全科医学

Textbook of Family Medicine

第9版

主　编　Robert E. Rakel
　　　　David P. Rakel

主　审　陈　竺

主　译　曾益新

副主译　于晓松　王家骥　刘中民

人民卫生出版社

ELSEVIER

Elsevier (Singapore) Pte Ltd.

3 Killiney Road

#08-01 Winsland House I

Singapore 239519

Tel: (65) 6349-0200

Fax: (65) 6733-1817

This translation of Textbook of Family Medicine, 9th edition by Robert E. Rakel and David P. Rakel was undertaken by People's Medical Publishing House and is published by arrangement with Elsevier (Singapore) Pte Ltd.

Textbook of Family Medicine, 9th edition by Robert E. Rakel and David P. Rakel 由人民卫生出版社进行翻译,并根据人民卫生出版社与爱思唯尔(新加坡)私人有限公司的协议约定出版。

《全科医学》(第9版)(曾益新 主译)

ISBN: 978-7-117-27231-5

全科医学

Textbook of Family Medicine

第 9 版

主　编　Robert E. Rakel
　　　　David P. Rakel

主　审　陈　竺

主　译　曾益新

副主译　于晓松　王家骥　刘中民

译　者（按姓氏笔画排序）

于　凯	于晓松	王　爽	王　嫘	王家骥	王彩霞
王皓翔	牛宪萍	田　山	田　径	朱亮亮	旭思哲
刘　玥	刘中民	齐殿君	江　华	江金华	祁慧萌
李　扬	李青青	李明珠	李增辉	吴　华	吴　彬
吴　瑛	何旖旎	沈士立	宋　阳	张　曼	张　蕊
陈　迎	陈　巍	陈自易	陈雁如	陈歆悦	周　虹
周　萍	周志衡	单海燕	官春兰	练玉银	赵　晶
姜申易	宫　雪	耿莎莎	徐　言	唐　杰	龚玮琦
葛剑力	董卫国	蒲　琳	翟淼淼	滕丽莉	

人民卫生出版社

图书在版编目（CIP）数据

全科医学 /（美）罗伯特·瑞克尔（Robert E. Rakel），（美）戴维·瑞克尔（David P. Rakel）原著；曾益新主译. —北京：人民卫生出版社，2018

ISBN 978-7-117-27231-5

Ⅰ. ①全…　Ⅱ. ①罗…②戴…③曾…　Ⅲ. ①家庭医学　Ⅳ. ①R499

中国版本图书馆 CIP 数据核字（2018）第 182166 号

人卫智网	www.ipmph.com	医学教育、学术、考试、健康，购书智慧智能综合服务平台
人卫官网	www.pmph.com	人卫官方资讯发布平台

图字：01-2018-6491

全 科 医 学

主　　译：曾益新
出版发行：人民卫生出版社（中继线 010-59780011）
地　　址：北京市朝阳区潘家园南里 19 号
邮　　编：100021
E - mail：pmph @ pmph.com
购书热线：010-59787592　010-59787584　010-65264830
印　　刷：北京盛通印刷股份有限公司
经　　销：新华书店
开　　本：889×1194　1/16　印张：88
字　　数：2850 千字
版　　次：2018 年 9 月第 1 版　2018 年 9 月第 1 版第 1 次印刷
标准书号：ISBN 978-7-117-27231-5
定　　价：680.00 元
打击盗版举报电话：010-59787491　E-mail：WQ @ pmph.com
（凡属印装质量问题请与本社市场营销中心联系退换）

我的父亲 Robert Rakel 是本书的创始人和主编，作为共同编者我有幸为我的父亲、导师和朋友题献辞。他于 1971 年开始编写这本教材，主要目的是为负责患者初级医疗服务的专业人员提供如何对患者及其家庭进行全面照顾的指导。在本次第 9 版修订教材中，他的遗产在本书及他撰写和编辑的其他 50 多本教材中得以延续。科学正在发展，但为患者和社区居民健康服务的使命未变。我非常有幸可以和他共同承担这项工作并领略他作为医生、老师和父亲的精湛艺术。

David P. Rakel

《全科医学》(第8版) 参译人员

主　编	Robert E. Rakel
	David P. Rakel
主　审	陈竺
主　译	曾益新
副主译	王仲

译　者　杨莹韵　范俊平　张冰清　余鸿雁　张明珠　周颖磊
　　　　李东凯　从杨　张雪　黄隽　孙蒙清　黄婧
　　　　孙之星　郭帆　赵青　肖伟元　王冰清　吴艳艳
　　　　张文文　吕倩雯　徐飞　魏冲　江怡　朱文佳
　　　　刘姝林　范思远　丁宁　刘辰　刘媛　季瑜婷
　　　　刘培瑶　张颖　郑西希　杨爽　赵丹青　崔立强
　　　　邢斌　李剑涛　蒋兰萍　汪一　李梓桐

审　校　潘慧　王江山　张浩　戴佳原　张晖　彭淑易
　　　　谢洪彬　尉楠　蔡思远　李越　刘易　李翰
　　　　卜建设

Syed M. Ahmed, MD, MPH, DrPH
Senior Associate Dean for Community Engagement, Professor, Family & Community Medicine, Medical College of Wisconsin, Milwaukee, Wisconsin
Psychosocial Influences on Health

Erin Allen, MD
Assistant Professor, Department of Pediatrics, Baylor College of Medicine, Houston, Texas
Care of the Newborn

Heather Bartsch, MD
Assistant Professor, Family and Community Medicine, Baylor College of Medicine, Houston, Texas
Care of the Newborn

J. Mark Beard, MD
Associate Professor and Residency Program Director, Department of Family Medicine, University of Washington, Seattle, Washington
Common Office Procedures

Wendy S. Biggs, MD
Residency Program Director, Department of Family Medicine, University of Kansas, Kansas City, Kansas
Human Sexuality

Christopher F. Blanner, MD
Family Physician, Mercy Clinic Family Medicine, O'Fallon, Missouri
Contraception

Elizabeth Boham, MD, RD
Physician, The UltraWellness Center, Lenox, Massachusetts; Faculty, Institute of Functional Medicine, Federal Way, Washington
Obesity

Robert D. Brook, MD
Professor of Medicine, Division of Cardiovascular Medicine, University of Michigan, Ann Arbor, Michigan
Cardiovascular Disease

Charles S. Bryan, MD
Heyward Gibbes Distinguished Professor of Internal Medicine Emeritus, The University of South Carolina, Columbia, South Carolina
Infectious Diseases

J. Brian Byrd, MD
Clinical Lecturer of Internal Medicine, Division of Cardiovascular Medicine, University of Michigan, Ann Arbor, Michigan
Cardiovascular Disease

Kara Cadwallader, MD
Associate Clinical Professor of Family Medicine, Department of Family Medicine, Family Medicine Residency of Idaho, Boise, Idaho; Senior Medical Director, Family Planning, Planned Parenthood of the Great Northwest, Seattle, Washington
Gynecology

Doug Campos-Outcalt, MD, MPA
Chair, Department of Family, Community, and Preventive Medicine, University of Arizona College of Medicine, Phoenix, Arizona
Preventive Health Care

William E. Carroll, MD
Medical Director, Grant Medical Center Neurology and OhioHealth Stroke Network, Adjunct Assistant Professor of Neurology, Wexner Medical Center, The Ohio State University, Columbus, Ohio
Neurology

Chuck Carter, MD
Residency Director, Palmetto Health Family Medicine Residency; Associate Professor, Family and Preventive Medicine, University of South Carolina School of Medicine, Columbia, South Carolina
Urinary Tract Infections

Sulabha Chaganaboyana, MBBS
Family Medicine Resident, University of Kansas Medical Center, Kansas City, Kansas
Human Sexuality

Frederick Chen, MD, MPH
Chief of Family Medicine, Harborview Medical Center; Associate Professor, Department of Family Medicine, University of Washington, Seattle, Washington
Clinical Genomics

Carol L. Chervenak, MD
Medical Director, ABC House; Child Abuse Intervention Center serving Benton and Linn Counties, Albany, Oregon
Child Abuse

Isabelle Chughtai-Harvey, MD
Clinical Assistant Professor, Weill Cornell Medical College;
Family Medicine Residency Program, Department of
Family Medicine, Houston Methodist Hospital, Houston,
Texas
Hematology

Emily Collins, MD
Staff Psychiatrist, Atlanta VA Medical Center, Atlanta,
Georgia
Crisis Intervention, Trauma, and Disasters

Douglas Comeau, DO
Medical Director, Sports Medicine, Ryan Center for Sports
Medicine at Boston University, Boston Medical Center,
Boston, Massachusetts
Rheumatology and Musculoskeletal Problems

Joseph Connelly, MD
Residency Director, Department of Family Medicine,
Stamford Hospital/Columbia University, Stamford,
Connecticut
*Patients with Personality Disorders; Difficult
Encounters*

Deanna Corey, MD
Primary Care Sports Medicine, Department of Family
Medicine, Boston University School of Medicine, Boston
Medical Center, East Boston Neighborhood Health
Center, Boston, Massachusetts
Rheumatology and Musculoskeletal Problems

Earl R. Crouch, Jr., MD
Associate Professor of Pediatrics, Department of
Ophthalmology, Eastern Virginia Medical School,
Norfolk, Virginia
Ophthalmology

Eric R. Crouch, MD
Associate Professor of Ophthalmology, Assistant Professor
of Pediatrics, Eastern Virginia Medical School, Norfolk,
Virginia
Ophthalmology

Ruth DeBusk, PhD, RD
Clinical Dietitian and Geneticist, Family Medicine
Residency Program, Tallahassee Memorial HealthCare,
Tallahassee, Florida; Faculty, Institute for Functional
Medicine, Federal Way, Washington
Obesity

Philip M. Diller, MD, PhD
Fred Lazarus Jr Professor and Chair, Department of Family
and Community Medicine, University of Cincinnati
College of Medicine, Cincinnati, Ohio
Clinical Problem Solving

Rina Eisenstein, MD
Assistant Professor of Medicine, Division of General
Medicine and Geriatrics, Emory University School of
Medicine, Atlanta Veterans Affairs Medical Center,
Bronze Geriatric Clinic, Atlanta, Georgia
Delirium and Dementia

Robert Ellis, MD
Associate Professor, University of Cincinnati, Department
of Family and Community Medicine, Cincinnati, Ohio
Clinical Problem Solving

Karen Farst, MD, MPH
Associate Professor, Pediatrics, University of Arkansas for
Medical Sciences, Little Rock, Arkansas
Child Abuse

W. Gregory Feero, MD, PhD
Residency, Maine Dartmouth Family Medicine Residency,
Augusta, Maine
Clinical Genomics

Robert E. Feinstein, MD
Professor of Psychiatry, Vice Chairman for Clinical
Education Quality & Safety, Department of Psychiatry,
Colorado School of Medicine, Aurora, Colorado
*Crisis Intervention, Trauma and Disasters; Patients
with Personality Disorders; Difficult Encounters*

Blair Foreman, MD
Cardiovascular Medicine, P.C., Genesis Heart Institute,
Davenport, Iowa
Cardiovascular Disease

Luke W. Fortney, MD
Family Medicine, Meriter Medical Group, Madison,
Wisconsin
Care of the Self

Thomas R. Grant, Jr., MD
Professor, Clinical Community and Family Medicine,
Eastern Virginia Medical School, Norfolk, Virginia
Ophthalmology

Mary P. Guerrera, MD
Professor of Family Medicine & Director of Integrative
Medicine, Department of Family Medicine, University
of Connecticut School of Medicine, Farmington,
Connecticut
Integrative Medicine

Steven Hale, MD
Senior Physician, Orange County Health Department,
Florida Department of Health-Orange, Orlando, Florida
Alcohol Use Disorders

Kimberly G. Harmon, MD
Professor, Departments of Family Medicine and
Orthopaedics and Sports Medicine, Team Physician,
University of Washington, Seattle, Washington
Sports Medicine

Diane M. Harper, MD
Rowntree Professor and Chair of Family and Geriatric
Medicine, Department of Obstetrics and Gynecology,
School of Medicine, Department of Bioengineering,
Speed School of Engineering, Departments of
Epidemiology and Population Health and Health
Promotion and Behavioral Health, School of Public
Health and Information Sciences, University of
Louisville, Louisville, Kentucky
Contraception

Joel J. Heidelbaugh, MD
Clinical Professor, Departments of Family Medicine and
Urology, University of Michigan Medical School,
Ann Arbor, Michigan
Gastroenterology

Vivian Hernandez-Trujillo, MD
Director, Division of Allergy and Immunology, Miami
Children's Hospital, Miami, Florida
Allergy

Arthur H. Herold, MD
Associate Professor of Family Medicine, Department of
Family Medicine, College of Medicine, University of
South Florida, Tampa, Florida
Interpreting Laboratory Tests

Paul J. Hershberger, PhD
Professor, Department of Family Medicine, Wright State
University Boonshoft School of Medicine, Dayton, Ohio
Psychosocial Influences on Health

N. Wilson Holland, MD
Associate Professor of Medicine, Division of General
Medicine and Geriatrics, Emory University School of
Medicine, Acting Designated Education Officer, Atlanta
Veterans Affairs Medical Center, Atlanta, Georgia
Delirium and Dementia

Thomas Houston, MD
McConnell Heart Health Center, Columbus, Ohio
Nicotine

Mark R. Hutchinson MD
Professor of Orthopaedics and Sports Medicine, Adjunct
Professor of Orthopaedics and Sports Medicine in
Family Medicine, Head Team Physician, University
of Illinois at Chicago, Chicago, Illinois
Common Issues in Orthopedics

Wayne Boice Jonas, MD
President & CEO, Samueli Institute, Alexandria, Virginia
The Patient-Centered Medical Home

Scott Kelley, MD
Clinical Lecturer, Department of Family Medicine,
University of Michigan, Ann Arbor, Michigan
Gastroenterology

Sanford R. Kimmel, MD
Professor and Vice Chair, Family Medicine, University of
Toledo College of Medicine and Life Sciences, Toledo,
Ohio
Growth and Development

Alicia Kowalchuk, DO
Assistant Professor, Department of Family and
Community Medicine, Baylor College of Medicine;
Medical Director, InSight Program, Harris Health
System; Medical Director, CARE Clinic, Santa Maria
Hostel; Medical Director, Sobering Center, Houston
Recovery Center, Houston, Texas
Substance Use Disorders

Jennifer Krejci-Manwaring MD
Assistant Professor, Department of Dermatology,
University of Texas Health Science Center; Chief of
Teledermatology, Audie Murphy Veteran's Hospital;
Medical Director, Limmer Hair Transplant Center,
San Antonio, Texas
Dermatology

David Kunstman, MD
Assistant Clinical Professor, Family Medicine, University
of Wisconsin School of Medicine and Public Health;
Associate Medical Director, Information Services,
University of Wisconsin Health, Madison, Wisconsin
Information Technology

Jeanne Parr Lemkau, PhD
Professor Emerita, Departments of Family Medicine and
Community Health, Wright State University, Dayton,
North Carolina
Psychosocial Influences on Health

Russell Lemmon, DO
Assistant Professor, Department of Family Medicine,
University of Wisconsin, School of Medicine and Public
Health, Madison, Wisconsin
Neck and Back Pain

Jim Leonard, DO
Associate Professor, Department of Orthopedics and
Rehabilitation, University of Wisconsin School of
Medicine and Public Health, Madison, Wisconsin
Neck and Back Pain

David R. Marques, MD
Associate Director with OB, Department of Family
Medicine, Grant Medical Center; Clinical Assistant
Professor, Department of Family Medicine, The Ohio
State University College of Medicine, Columbus, Ohio;
Clinical Assistant Professor, Department of Family
Medicine, Ohio University Heritage College of
Osteopathic Medicine, Athens, Ohio
Neurology

James L. Moeller, MD
Sports Medicine Associates, PLC, Bloomfield Hills, Michigan; Associate Professor, Family Medicine and Community Health, Oakland University William Beaumont School of Medicine, Rochester, Michigan
Common Issues in Orthopedics

Scott E. Moser, MD
Professor, Department of Family and Community Medicine, University of Kansas School of Medicine–Wichita, Wichita, Kansas
Behavioral Problems in Children and Adolescents

Ethan A. Natelson, MD
Professor of Clinical Medicine, Weill-Cornell Medical College; Department of Medicine, Division of Hematology, Houston Methodist Hospital, Houston, Texas
Hematology

Kelli L. Netson, PhD
Assistant Professor & Pediatric Neuropsychologist, Rockhill Clinic Director, Department of Psychiatry & Behavioral Sciences, University of Kansas School of Medicine–Wichita, Wichita, Kansas
Behavioral Problems in Children and Adolescents

Mary Barth Noel, MPH, PhD
Professor, Department of Family Medicine, College of Human Medicine, Michigan State University, East Lansing, Michigan
Nutrition

John G. O'Handley, MD
Clinical Associate Professor, Department of Family Medicine, The Ohio State College of Medicine, Columbus, Ohio
Otorhinolaryngology

John W. O'Kane Jr., MD
Associate Professor, Departments of Family Medicine and Orthopedics and Sports Medicine, Head Team Physician, University of Washington, Seattle, Washington
Sports Medicine

Justin Osborn, MD
Assistant Professor, Department of Family Medicine, University of Washington, Seattle, Washington
Common Office Procedures

Heather L. Paladine, MD
Assistant Professor of Medicine at Columbia University Medical Center, Center for Family and Community Medicine, Columbia College of Physicians and Surgeons, New York, New York
Gynecology

Birju B. Patel, MD
VISN 7 Co-Consultant for Outpatient Geriatrics; Director, Bronze Geriatric Primary Care Clinic; Director, Mild Cognitive Impairment (MCI) Clinic; Chair, Atlanta VA Dementia Committee, Atlanta Veterans Affairs Medical Center; Assistant Professor of Medicine, Division of General Medicine and Geriatrics, Emory University School of Medicine, Atlanta, Georgia
Delirium and Dementia

Gabriella Pridjian, MD, MBA
Professor and Chairman, The C. Jeff Miller Chair in Obstetrics & Gynecology, Department of Obstetrics & Gynecology, Tulane University School of Medicine, New Orleans, Louisiana
Obstetrics

Sana Rabbi, MD
Family Medicine Resident, Department of Family Medicine, Houston Methodist Hospital, Houston, Texas
Hematology

David P. Rakel, MD
Associate Professor, Department of Family Medicine, University of Wisconsin School of Medicine and Public Health, Madison, Wisconsin

Robert E. Rakel, MD
Professor, Department of Family Medicine and Community Medicine, Baylor College of Medicine, Houston, Texas

Karen Ratliff-Schaub, MD
Associate Clinical Professor, Department of Pediatrics, The Ohio State University; Medical Director, Child Development Center, Developmental-Behavioral Pediatrics, Nationwide Children's Hospital, Columbus, Ohio
Growth and Development

Brian Christopher Reed, MD
Associate Professor, Department of Family & Community Medicine, Baylor College of Medicine, Houston, Texas
Substance Use Disorders

Elly Riley, DO
Assistant Professor, Department of Family Medicine, University of Tennessee Health Science Center, Jackson, Tennessee
Allergy

Brian Rothberg, MD
Associate Professor, Department of Psychiatry, University of Colorado School of Medicine, Aurora, Colorado
Anxiety and Depression

Justin Rothmier, MD
Physician, The Sports Medicine Clinic; Clinical Assistant Professor, Department of Family Medicine, University of Washington, Seattle, Washington
Sports Medicine

Chad Rudnick, MD
Physician, Miami Children's Hospital, Miami, Florida
Allergy

J. Chris Rule, MSW, LCSW
Instructor, Departments of Psychiatry and Family and
Preventive Medicine, University of Arkansas for Medical
Sciences, Little Rock, Arizona
Behavioral Change and Patient Empowerment

George Rust, MD, MPH
Professor, Department of Family Medicine, Morehouse
School of Medicine; Co-Director, National Center for
Primary Care, Morehouse School of Medicine, Atlanta,
Georgia
Pulmonary Medicine

Christopher D. Schneck, MD
Associate Professor of Psychiatry, Department of
Psychiatry, University of Colorado School of Medicine,
Aurora, Colorado
Anxiety and Depression

Sarina B. Schrager, MD
Professor, Department of Family Medicine, University
of Wisconsin, Madison, Wisconsin
Gynecology

Stacy Seikel, MD
Chief Medical Officer, Advanced Recovery Systems,
Umatilla, Florida
Alcohol Use Disorders

Ashish R. Shah, MD
Otolaryngologist, OhioENT, Columbus, Ohio
Otorhinolaryngology

Nicolas W. Shammas, MD, MSc
Cardiovascular Medicine, P.C., Midwest Cardiovascular
Research Foundation, Davenport, Iowa; Associate
Professor of Clinical Medicine, University of Iowa
School of Medicine, Iowa City, Iowa
Cardiovascular Disease

Robert Shapiro, MD
Professor, Department of Pediatrics, Cincinnati Children's
Hospital Medical Center, Cincinnati, Ohio
Child Abuse

Mae Sheikh-Ali, MD
Associate Professor of Medicine, Associate Program
Director, Endocrinology Fellowship Program, Division
of Endocrinology, Diabetes, and Metabolism, University
of Florida College of Medicine, Jacksonville, Florida
Endocrinology

Kevin Sherin, MD, MPH, MBA
Clinical Professor, Department of Family Medicine, Florida
State University College of Medicine; Health Officer and
Director, Florida Department of Health in Orange
County, Florida Department of Health; Clinical
Associate Professor, Department of Family Medicine,
University of Central Florida College of Medicine,
Orlando, Florida
Alcohol Use Disorders

Jeffrey A. Silverstein, MD
Orthopedic Surgeon, Sarasota Orthopedic Associates,
Sarasota, Florida
Common Issues in Orthopedics

Charles W. Smith, MD
Executive Associate Dean for Clinical Affairs, Professor,
Department of Family and Community Medicine,
University of Arkansas for Medical Sciences, Little Rock,
Arkansas
Behavioral Change and Patient Empowerment

Douglas R. Smucker, MD, MPH
Adjunct Professor, Department of Family and Community
Medicine, University of Cincinnati; Program Director,
Hospice and Palliative Medicine Fellowship Program,
The Christ Hospital, Cincinnati, Ohio
*Interpreting the Medical Literature: Applying
Evidence-Based Medicine in Practice*

Melissa Stiles, MD
Professor, Department of Family Medicine, University
of Wisconsin, Madison, Wisconsin
Care of the Elderly Patient

P. Michael Stone, MD, MS Nutrition
Physician, Stone Medical, Ashland, Oregon; Faculty,
Institute of Functional Medicine, Federal Way,
Washington
Obesity

Margaret Thompson, MD
Associate Professor, Department of Family Medicine,
Michigan State University College of Human Medicine,
Grand Rapids, Michigan
Nutrition

Evan J. Tobin, MD
Clinical Assistant Professor, Otolaryngology–Head and
Neck Surgery, The Ohio State University, Columbus,
Ohio
Otorhinolaryngology

Peter P. Toth, MD, PhD
CGH Medical Center, Sterling, Illinois; Professor of Clinical
Family and Community Medicine, University of Illinois
School of Medicine, Peoria, Illinois; Professor of Clinical
Medicine, Michigan State University College of
Osteopathic Medicine, East Lansing, Michigan; Adjunct
Associate Professor of Medicine (Cardiology), Johns
Hopkins University School of Medicine, Baltimore,
Maryland
Cardiovascular Disease

Thuy Hanh Trinh, MD, MBA
Associate Medical Director, Houston Hospice; Adjust
Assistant Professor, Family Medicine Department,
Baylor College of Medicine, Houston, Texas
Care of the Dying Patient

Jeff Unger, MD
President, Unger Primary Care, Rancho Cucamonga,
California; Director of Metabolic Studies, Catalina
Research Institute, Chino, California
Diabetes Mellitus

Richard P. Usatine, MD
Professor of Family and Community Medicine, Professor
of Dermatology and Cutaneous Surgery, University of
Texas Health Science Center San Antonio; Medical
Director, Skin Clinic, University Health System, San
Antonio, Texas
Dermatology

Kathleen Walsh, DO
Assistant Professor, Department of Medicine, University
of Wisconsin School of Medicine and Public Health,
Madison, Wisconsin
Care of the Elderly Patient

Elizabeth A. Warner, MD
Associate Professor, Department of Internal Medicine,
University of South Florida, Tampa, Florida
Interpreting Laboratory Tests

Sherin E. Wesley, MD
Assistant Professor, Pediatrics, Family and Community
Medicine, Baylor College of Medicine, Houston, Texas
Care of the Newborn

Gloria E. Westney, MD
Associate Professor of Clinical Medicine, Department
of Medicine, Pulmonary and Critical Care Medicine
Section, Morehouse School of Medicine, Atlanta,
Georgia
Pulmonary Medicine

Russell White, MD
Clinical Professor of Medicine, Department of Community
and Family Medicine, University of Medicine-Kansas
City School of Medicine; Diplomate, American Board
of Family Medicine; Fellow of the American College
of Sports Medicine, Kansas City, Missouri
Diabetes Mellitus

Lauren E. Wilfling, DO, MBA
Family Medicine Faculty Physician, Mercy Family
Medicine Residency Program, Mercy Hospital, St. Louis,
Missouri
Contraception

Dave Elton Williams, MD
Daughters of Charity, New Orleans, Louisiana
Obstetrics

George A. Wilson, MD
Senior Associate Dean for Clinical Affairs, Department of
Community Health/Family Medicine, University of
Florida College of Medicine, Jacksonville, Florida
Endocrinology

Philip Zazove, MD
Professor and George A. Dean, MD, Chair, Department of
Family Medicine, University of Michigan, Ann Arbor,
Michigan
Clinical Genomics

此《全科医学》于 1973 年首次出版,适逢"家庭医疗"专科初建之时,现在全科医学得到了美国医学专业委员会的认可。

虽然自第 1 版以来医学实践发生了相当大的变化,但专业的内容基本保持不变。我们的目标是在一本教材中提供对我们学科至关重要的信息。虽然一些全科医生,特别是城市地区的全科医生不再接生,但实施全面初级医疗服务所需的知识广度仍然没有改变。由于美国全科医生严重短缺,那些接受过其他专业培训的医生往往要提供初级医疗服务。他们可能从这本教材中受益匪浅。

此版本的全部内容均以电子版形式提供,可通过 iPad、iPhone、PC 和 Mac 访问。由于纸质书的尺寸(和重量)的限制,一些材料(如参考资料)只能在网上找到,也可以在网上观看 38 个 Elsevier's Procedures Consult 中的视频。视频范围从如何使用组织黏胶修复创面到进行输精管切除。查看视频可得到更为完整的内容。

该教程的设计思路是为家庭医生们提供能够帮助他们保持与最新医学进展同步的资源。本书也特别有助于正在准备获得美国家庭医学委员会认证或者再认证的家庭医师。

该教程几乎所有作者都是家庭医师。对于每个临床章节,我们仍然保持着从第 1 版起即建立的规矩,即由一个该领域内的专家和一个富有临床经验的家庭医生共同编写,以保证信息既具有时代性,又能满足家庭医师的真正需求。

本版在治疗要点框里应用了推荐等级来说明证据的强度,并且会主要关注 A 级的证据。超过 1000 个表格和图片,方便读者更快地获取这些重要信息和深度数据。

本书关注家庭医生最常遇到的问题,并特别关注了具有潜在严重性、如果漏诊将产生危险后果的疾病诊断。在疾病早期和未分化阶段作出识别和诊断比症状进展到足以明确诊断时再诊断要困难得多。

为 Elsevier 的同仁对本书质量的高标准要求和坚持致以最诚挚的感谢!

医学博士 Robert E. Rakel
医学博士 David P. Rakel

目 录

视频目录

* 本书所有在线内容可访问以下网址获得：ebooks.elsevier.com。

当您登录网址后，请根据提示进行以下操作：

Select Language:English

↓

If you have a redemption code, click here.

↓

填入密码，点击 NEXT

↓

点击 SUBMIT

27231-1108

然后进行注册即可。

第一篇

基 本 原 则

第 1 章 家 庭 医 生

ROBERT E. RAKEL

重 点

■ 家庭医学带来的好处，不仅包括家庭医生在处理不同的临床问题时受到的专业激励和挑战；而且包括家庭医生通过时间、医患信任、医患尊重和医患情谊所积累的对患者细致的了解。

■ 美国家庭医疗委员会（The American Board of Family Practice，ABFP）成立于1969年，并于2004年更名为美国家庭医学委员会（The American Board of Family Medicine，ABFM），这是第一个要求每7年就需要重新认证的专科委员会，以确保该证书的持续竞争力。

■ 美国家庭医师学会（The American Board of Family Medicine，AAFP）的前身是成立于1947年的美国全科医疗学会（the American Academy of General Practice），并于1971年更名。

■ 初级医疗是为人群提供持续的、全面的医疗，不论性别、疾病或器官系统。

■ 最具挑战性的诊断是在疾病未被鉴别的早期作出的诊断，因为此时严重疾病和小恙之间往往只有细微的差别。

■ 家庭医生如同乐队的指挥家，将可能涉及重患照顾的各种卫生专业人员的技能编排在一起。

■ 最具成本 - 效益的医疗体系依赖于强大的初级医疗保健基础。正因为美国初级医疗保健基础薄弱，所以尽管它拥有世界上最昂贵的医疗体系，但是其整体医疗保健质量排名却在最差之列。

■ 一个国家的初级医疗保健医师越多，死亡率和医疗成本就越低。

家庭医生为所有患者提供持续、综合的个体化医疗服务，不论他们的年龄、现有疾病或主诉是什么。家庭医生在承担着管理个体全部健康需求的同时，与患者维持着一种亲密且互相信赖的关系。

家庭医学强调对于整个健康服务的持续性责任，从首次接触和初始评估，到对慢性疾病的持续管理。预防和早期识别疾病是这门学科的核心特征。协调和整合所有需要的医疗服务（减少分割）和解决绝大多数医疗问题的能力使得家庭医生可以提供具有成本 - 效益的医疗服务。

家庭医学是一个与其他临床医学学科在很多内容上有交叉、重叠的专科，它将这些重叠的知识进行整合，并通过独特的方式应用于基本医疗服务。除这些与其他医学专科重合的内容外，家庭医学的基础仍然是临床，主要关注点是患者的医疗服务。

本次培训家庭医生的课程是按照现实中医生在临床实践时所需的技能和知识体系来设计的，是基于家庭医生在临床实践中所遇问题的分析和所需要的技能。如今，不规范教育出来的初级医师已经被受过专门训练来解决临床中可能出现的各种问题的医生所取代。所以，"模型诊室"（model office）是所有家庭医学住院医师培训项目的一个主要部分。

家庭医疗的乐趣

如果你对工作不是喜爱而是厌烦，那你不如离开你的工作，坐在寺庙前等着接受那些带着乐趣工作的人的施舍。

KAHLIL GIBRAN（1883—1931）

家庭医学带来的好处很大程度上源自家庭医生对患者细致的了解，而这些了解建立在时间、医患信任、医患尊重和医患情谊之上。令人激动的是，与患者产生密切的关系（友谊），并且在一个人的一生中，每当他/她遇到身体或情感上的危机并向家庭医生求助时，这种联系都会得到增强。每天去诊室工作是一种快乐，能和那些尊重、珍惜我们努力的人密切接触则是一种荣幸。

家庭医疗实践中不仅拥有在检查室会见老朋友的快乐，同时所遇到的各种各样的问题，不断地给医生带来职业上的刺激和持久的挑战。相反的，在一个狭窄领域的专科里工作的医生就很容易因每天都看相同的疾病而丧失对医学的热情。家庭医疗的多样性则可以维持这种激情并且消除厌烦情绪。我们在医疗实践中最美好的日子就是当我们全心关注于我们的患者，并且享受与其他人一起努力工作的时候。

患者的满意度

获得患者满意度最重要的特征总结在了表 1-1 里（Stock Keister et al., 2004a）。总而言之，人们希望他们的基本医疗医生满足五项基本的标准："在他们的医疗保险覆盖范围内，在一个方便到达的地点，能够在一段合理的时间内安排就诊会面，有良好的沟通技巧，有相对充足的诊疗经验。"并且人们特别想要"一个会聆听患者，会花时间给患者解释，并且能够将其医疗保健资源有效整合的医生"（Stock Keister et al., 2004b, p.2312）。

表1-1 患者希望医生

- 不要评判
- 理解并且支持我
- 总是诚实而直接的
- 如同伙伴一样管理我的健康
- 治疗疾病，不论是否严重
- 照料我的情感和身体健康
- 真正地聆听
- 鼓励我过一种更健康的生活
- 努力了解和认识我
- 在任何问题上都可以提供帮助
- 是一个在我逐渐老去的时候还能和我一起的人

Modified from Stock Keister MC, Green LA, Kahn NB, et al. What people want from their family physician. Am Fam Physician. 2004a; 69: 2310.

医生的满足感

医生的满足感则与医疗的质量相联系，特别是在由患者的满意度来衡量的时候。医生满足感的最强关联因素并不是个人的收入，而是为患者提供高质量医疗服务的能力。医生们对他们的医疗实践最满意的时候，是那些他们能够与患者建立长期的关系，不用考虑经济利益冲突而作出合理的医疗决策，有充足的时间陪伴患者，并且与专科医生有充分交流的时候（DeVoe et al., 2002）。Landon 和他的同伴们发现（2003）对于医疗实践满意度降低的最强预警不是收入的减少，而是临床自主性的缺失。这包括不能为他们的患者获得医疗服务，不能很好地掌控与患者交流的时间，以及丧失提供高质量医疗服务的自由。

在一项对 33 个专科的调查中，Leigh 和他的同伴们（2002）发现那些高收入的"程序化"的专科的医生，比如妇产科、耳鼻喉科、眼科和整形外科，是最没有满足感的。这些专科的医生和内科医生都比家庭医生更容易对其职业产生不满。在所有专科中满足感最高的是老年科。因为从 1960 年到现在美国 65 岁以上的人口已经翻了一番，而到 2030 年将再翻一番，所以培养足够的服务于基本医疗的医生去照料他们成为一件十分重要的事情。应该在学生决定其日后的职业生涯之前就告诉他们对家庭医生行业的需求以及期望的回报。

一项关于医学生的研究（Clinite et al., 2013）表明，对于大多数人来说，享受自己的工作是选择专业的最重要的因素。把基本医疗列为第一选择的学生，把用于家庭的时间、工作/生活平衡、工作时间以外的个人时间排在前位，把薪水和声望排在后面。相比之下，对基本医疗最不感兴趣的学生将薪水和声望排名最高。所以，如果我们要提升愿意以人为基本医疗的学生人数，必须做出哪些改变就很清楚了。

专科的发展

早在 1923 年，Francis Peabody 曾评论说向专科方向的倾斜已达到极限，现代医学已经将医疗保健体系分解得太支离破碎。他号召要尽快回归到培养全科医师中来，以提供全面和个体化的医疗服务。

Peabody 博士的宣告被证明为时过早，无论是医疗机构还是社会都没有做好准备去响应这样一个号召。整个 20 世纪 50 年代，专科化的势头不减，越来越少的医生从事全科医疗。在 20 世纪 60 年代早期，全科医疗的带头人则为了扭转专科化的趋势并改变全科医师短缺的状况，开始提出了一项看起来有些自相矛盾的措施，即开创另外一门专科。这些医生设想了一种可以涵盖和体现他们认为是基本医疗所需的所有知识、技巧以及理念的专科。1966 年，在两份仅相隔 1 个月发布的不同报告中，一个基本医疗新学科的理念获得了官方认可。前一份是美国医学会公民医学教育委员会的报告（the report of the Citizens' Commission on Medical Education of the American Medical Association），也称为Millis委员会报告（the Millis Commission Report）；后一份报告则来自于美国医学会的医学教育理事会关于全科医疗教育的特设委员会，也称为Willard委员会（the Willard Committee）。3年后，即1969年，ABFP成为了第20个医学专科学会。该专科学会的名称在2004年改为ABFM。

Millis报告和Willard报告很大程度上是在美国全科医疗学会（the American Academy of General Practic）推动下产生的。该学会在1971年更名为美国家庭医师学会（the American Academy of Family Physicians，AAFP）。这次更名突出了以家庭为中心的医疗的愿景，并且希望家庭医疗这个新的专科能获得学界的认同。

专科认证

ABFM的特殊之处在于它是第一个需要再认证的专科，现在称为"维持认证"，每7年一次，以保证其成员一直都是能胜任工作的。认证最初只通过考试完成，没有像在其他专业建立之时需要的"先驱"实践经验。再认证需要有一定量的继续医学教育；完整、有效且不受限制的许可；完成办公室记录审核；以及再认证考试成功的表现。这些"初次"提高了美国专业认证的门槛，确立了ABFM在专业委员会中是领导者和创新者。ABFM重视继续教育来维持所需的知识和技能的理念已经被其他专业和国家医疗协会采用。目前，所有专业委员会都坚持再认证理念来确保他们的专科医师紧跟医学的发展现状。

现在认证的维护要求所有专科医师都遵守关于专业性，执照和个人管理的"国际法案"（ABFM）政策；每3年完成自我评估模块和实践活动表现的结合；每年至少积累50个继续医学教育学分；并每10年成功通过认证维护考试。

2003年，ABFM开始将经考试或再认证合格的专科医生从旧的认证范例过渡到新的流程，此举称为家庭医师认证的认证维护。截至2009年底，这一转型已经完成，ABFM成为第一个所有专科医师注册参加并参与认证维护的专业委员会。

ABFM还在五个方面提供亚专业附加资格证书，包括青少年医学，老年医学，临终关怀和姑息治疗，睡眠医学和运动医学。另外，为在医院环境中主要从事医疗工作的家庭医生，提供了一个特殊的认证维护途径，即重点医院医疗认可的特殊途径。联合住院医师项目可以由ABFM和适当的专业委员会联合提供。这些项目提供家庭医学和预防医学（六个方案），家庭医学和精神病学（五个方案），家庭医学和急救医学（两个方案）以及家庭医学和内科（两个方案）的培训。这些联合住院医师项目使候选人有机会同时获得两个专业委员会认证，其培训时间比分别完成两种培训要求的住院医师要少1年。

定义

家庭医学

家庭医学是对个人及家庭提供持续的、综合的医疗照顾的医学专科。在广度上，它整合了生物学、临床医学以及行为科学；在范围上，它涵盖了所有年龄、性别、每个器官系统和所有存在的疾病。

在许多国家，家庭医学和全科医学是同义词。新西兰皇家大学全科医师学院（the Royal New Zealand College of General Practitioners）强调全科医师提供的服务应该是"预期的并有反馈的，不受年龄、性别、种族、宗教或社会地位以及他们的身体和精神状态所限制的"。全科医师必须是患者的支持者，必须有能力、关心他人并且有同情心，必须能够与不确定性共存，必须能愿意承认局限性并能在必要时转诊（Richards，1997）。

家庭医生

家庭医生是在家庭医学专科领域受过教育和训练的医生。家庭医生具有独特的态度、技术和知识，使得他们有资格为一个家庭中的每个成员均能提供持续的和综合的医疗照顾、健康维护以及预防服务，无论性别、年龄或者是问题的类型（比如生物的、行为的或者是社会的）。由于这类专科医生的背景和与家庭的交往，使他们成为每个患者在健康相关问题方面最有资格的支持者，包括合理使用咨询顾问、医疗服务和社区资源等方面。

世界家庭医生组织（the World Organization of Family Doctors）［世界国立大学学术联合会，全科医师/家庭医师分会（World Organization of National Colleges, Academies and Academic Associations of General Practitioners/Family Physicians［WONCA］）在一定程度上对"家庭医生"定义为：负责为每个寻求医疗帮助的患者提供综合的医疗服务并在必要时安排其他医务人员提供诊疗的医生。家庭医生有多方位的作用，面对着每个寻求医疗的人,而其他的医疗从业人员则根据不同年龄、性别或者不同诊断提供局限的服务(WONCA,1991,p.2)。

基本医疗

基本医疗是可及的、全面的、协调的以及持续的卫生服务。提供这种医疗卫生服务的医师受过专门训练并且技巧娴熟,能为患者,以及那些体征、症状未明确或者为健康担忧的就诊者(即"未鉴别"的患者),提供全面的初次接触诊疗和持续诊疗,并且不局限于问题的来源(例如生物学、行为学或者社会学)、器官系统或者性别。

基本医疗是"由临床医生提供综合的、可获得的卫生保健服务,他们负责解决绝大多数个人卫生保健需求,与患者建立持续的伙伴关系,并在家庭和社区的环境下开展服务"(WONCA,2013)

除了诊治急慢性病之外,基本医疗还包括在各种医疗服务场合(例如办公室、入院患者、病危护理、长期护理、家庭护理)进行养生、疾病预防、健康维护、咨询以及患者教育。基本医疗是由个体医生酌情借助其他医学专家会诊或者转诊来进行和管理的。

基本医疗是整个医疗卫生系统的骨干,包括以下这些功能:

1. 初诊诊疗(first-contact care),是患者进入整个医疗卫生体系的入口。

2. 具有连续性(continuity),因为它是在一段时间里面对患者健康或疾病提供医疗服务。

3. 综合性照顾(comprehensive care),为了实现它的功能吸取所有传统的主要医学学科的知识。

4. 协调患者所有医疗方面的需求(coordinative function)。

5. 持续承担对于个体患者的随访和社区的健康问题解决的责任(continuing responsibility)。

6. 是一种高度个体化的医疗。

在2008年的报告《初级卫生保健——现在比以往更重要》(Primary Health Care—Now More Than Ever)中,世界卫生组织(the World Health Organization,WHO)强调了基本医疗是应对21世纪各种疾病的最佳方式,更好地应用现有的预防措施可以减少全球疾病负担达70%。相比频繁地调整治疗方案,国家应该将预防看得同治疗一样重要,并且将重点放在需要长期治疗以及强有力社会支持的慢性病的增加。此外,在2009年举行的第62届世界卫生年会(World Health Assembly)上,WHO强烈重申初级卫生保健的价值与原则是加强世界范围内的医疗卫生保健体系的基础。

基本医疗医生

基本医疗医生是对未确诊的患者在第一次接诊时就提供确定的诊疗,并且负责为这个患者提供持续医疗服务的全科医生。基本医疗医生的工作绝大多数是致力于为一特定的患者人群提供基本的医疗服务,即为患者几乎所有的医疗和卫生保健提供首诊的服务。基本医疗医生是患者的支持者,帮助患者协调地应用整个医疗卫生保健体系,从而使患者获益。

患者想要的医生,是一个能关心他们的需求,有能力和技术来满足这些需求,并且可以和他(她)们建立终身联系的医生。他们想要一个能够在不断发展的复杂的美国医疗卫生体系中给他们引路的医生。

ABFM和美国内科委员会(the American Board of Internal Medicine)在全科医生的定义上达成了共识,并且他们相信"提供最佳的全科医疗需要广泛和全面的训练,这些训练不能从短时的、不对等的教育经历中获得"(Kimball and Young,1994,p.316)。

美国毕业后医学生教育委员会(The Council on Graduate Medical Education,COGME)和美国医学院校委员会(the Association of American Medical Colleges,AAMC)将全科医生定义为在家庭医学、内科学或者儿科学方向完成了3年培训并且没有分亚专科的医生。COGME强调这个定义需要"基于客观分析能提供毕业生广泛医疗实践能力的各个学科的训练要求"。

尽管家庭医学专业的医学院学生数量远远低于美国有效的医疗卫生保健系统所需要的数量,但情况似乎正在改善。从2008年到2013年,医学院校毕业生从事家庭医学住院医培训的比例上升了近10%。

对家庭医生的需求已连续七年超过了对其他专科医生的需求。2013年的一项调查显示,家庭医生的搜索量(624)比其他专科医生(如内科医生(194)和精神科医生(198))要多。因此,家庭医生的工资从2011年到2012年增加了6%(www.aafp.org/news-now/practice-professional-issues/20130916recruitingstudy.html)。

提供基本医疗的医生需要经过特别的培训,才能应对基本医疗实践中会遇到的问题。Rivo和他的同事们(1994)确定了全科医师在基本医疗实践中应该掌握的常见疾病和诊断,并把它们与不同的全科专业培训进行比较。他们推荐培训应覆盖至少90%常见疾病的诊治。通过与住院医师培训项目相比较,Rivo提出:家庭医学(95%)、内科学(91%)、儿科学(91%)满足>90%的要求,但是妇产科学(47%)和急诊医学(42%)远远不能达此目标。

个体化医疗

> 知道患者有病远比知道一个患者有哪种病重要。
>
> **Sir William Osler（1904）**

早在 12 世纪，Maimonides 就说过，"愿我永不会只在患者身上看到疾病，而是看到痛苦中的人。愿我永不会仅仅将他当做承载疾病的容器"（Friedenwald，1917）。如果医生的主要考虑始终是与患者建立亲密的关系，那么高质量的医疗服务就会延续，无论这种医疗服务组织构建与财务支持的方式如何。正因如此，家庭医学强调将个体的患者置于他们的整个一生中去考虑，而不是对现有疾病的片段式医疗。

家庭医生评估患者的主诉和疾病，其中大部分自己解决，其余一小部分转诊给专科医生。家庭医生是患者的维护者，向患者和家属们解释疾病的起因和并发症，是这个家庭的顾问和知己。家庭医生可以从这种医疗实践中获得巨大的学术满足感，但是最大的奖励，却来源于人与人之间的深度理解以及个人满足感，这是家庭医学所固有的。

患者在一定程度上已经适应了非个体的医疗模式，经常向医疗机构而非个人寻求医疗服务；然而，他们对充满关心和同情的个体化治疗的需求是向往的。Tumulty（1970）发现，患者相信一个好的医生会表现出对他们的真正的兴趣，会彻底评估他们的问题，会表示同情、理解和温暖，会清楚地看到什么是不对的以及需要做出什么来改正它。

Ludmerer（1999a）强调这样的医学教育需要面对如下的问题：

一些托管医疗机构甚至要求把医生教导成医疗保险支付的维护人，而非他们照料的患者的维护者……医学教育者们要好好沉思在当前形势下教育这个国家的医生可能存在的长期后果：在如今的商业氛围下，好的接诊是时间短的接诊，患者为"消费者"，医疗机构官员更多的谈论财政平衡而非为患者服务及为患者解除痛苦（pp.881-882）。

Cranshaw 和他的同事们（1995）讨论了医疗职业的伦理问题：

我们的首要责任必须是向那些信任我们并且寻求我们帮助的人们提供好的医疗服务。医生并不是，也绝不能是商业的企业家、把门人，或者是与我们的信念相违背的财政政策的代言人。对于"患者健康至上"出现任何动摇都会在治疗中将患者置于医疗风险中，降低医疗服务的质量或可及性……只有通过关心和维护患者才能确立我们职业的完整性（p.1553）。

关爱

> 只有关爱没有科学是一种善意的友好，但是不是医学。另一方面，只有科学没有关爱则丢失了医学的治疗功效并否定了这个古老职业的巨大潜力。这两者相互补充，是行医艺术的本质。
>
> **B. Lown（1996, p.223）**

家庭医生不仅仅是治病，他们关爱患者。家庭医学的关爱功能强调个性化的方式把患者作为一个人去理解，尊重其作为独立的个体，并对他们的不适表现出同情。对一个关爱和有同情心的医生最好的诠释是 Luke Fildes 爵士所绘的"医生"（图 1-1）。这幅画描绘了在没有抗生素的时代，一个守在患病的小孩床旁的医生。画中的这个医生是 Murray 医生，他照顾的正是 Luke Fildes 爵士的儿子，这个孩子于 1877 年圣诞节的早上去世。这幅画已经成为了医学作为一个充满关爱的职业的象征。

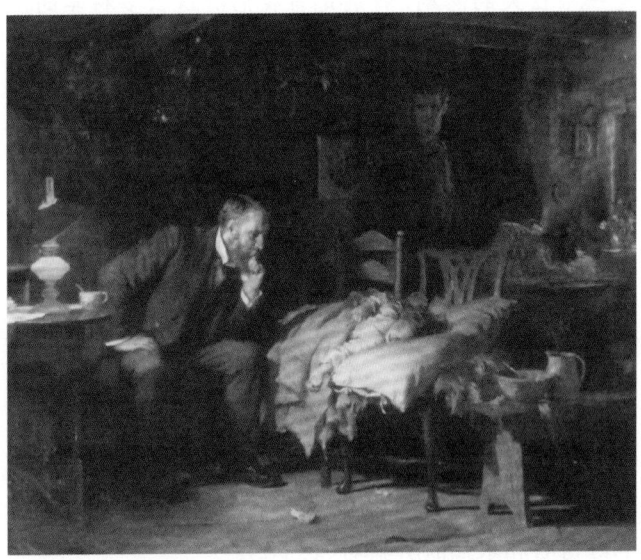

图 1-1　"医生"——Luke Fildes 爵士绘, 1891 年（© Tate, London, 2005.）

同情

> 疾病的治疗可能完全是非个体化的，对于患者的关爱则必须完全是个体化的。
>
> **Francis Peabody（1930）**

同情意味着对痛苦呈现出共鸣，反映了医生愿意在一定程度上分享患者的苦恼并理解疾病对于这个患者来说意味着什么。同情是努力去体会患者的感受。Pellegrino（1979）曾说："当我们高高在上地去评价的时候，我们永远不可能与他人感同身受；只有当我们看到自身的脆弱，以及他人的脆弱时，才可能做到。"（p.161）一个带有同情心的权威人物只有在别人能不感到被羞辱地接受"命令"时才能发挥作用。医生绝不能"制止"患者，而必须永远做好准备，用伽利略的话来说，"去说出那句智慧、率直并且谦虚的话——'我不知道'"。这种意义的同情，用在每次接诊时，缓和了当前高度机构化和技术化导向的医疗服务模式所固有的冷漠、不近人情。

家庭医生与每个患者的关系中都应该体现与高度职业诚实相结合的同情、理解和耐心。医生在解决问题时必须仔细周到，但是同时也要具有幽默感。他们必须要能够鼓励患者乐观、勇敢、有自知力和自律性，这些都是康复所必需的。

Bulger（1998，p.106）指出了在这个托管医疗环境中既科学又有同情的医疗面对的威胁：

出于利益的考虑，现在的医疗时间已经被不合理地量化了，导致美国的医生变得没有同情心……这将是一个巨大的悲剧，特别是当我们有这么多科学的治疗方法可以应用的时候，科学家们抛弃了同情，而将这个治疗过程中的关键要素留给那些非科学的治疗师。

给患者的医疗时间正受到越来越大的威胁。Bulger（1998，p.106）描述了一项涉及"好的撒玛利亚人（good Samaritan）"原则的研究，表明决定是否停下来去照顾一个深受痛苦的人，主要基于是否有时间。即使是那些有最美好意愿的人也需要有时间才能对痛苦的人提供帮助。

家庭医生的特点与作用

一个理想的家庭医生是一个探险家，被永不停息的好奇心和求知欲所驱动（表1-2）。

持续责任

家庭医生的重要作用之一就是愿意去承担管理一个患者的长期责任。在一个患者或者一个家庭被纳入了医生的工作之后，这份医疗关怀的责任就是完整并且持续的。Millis 委员会选择了"初级医生（primary physician）"这个词语来强调对患者的健康安乐负有基本责任的概念，只是，现在基本医疗医生（primary care physician）这个说法更为流行，并且指任何提供首诊医疗的医生，而且本质上是该患者的个人医生。

表 1-2　家庭医生的特质 *

- 对个人以及家庭的整个持续的医疗具有强烈的责任感，无论在健康时、病中还是康复期
- 同情和共情，对患者及其家庭抱有真诚的兴趣
- 持续的好奇心和求知欲
- 对于未明确的医学问题及其解决方法抱有热情
- 对临床医学有着广泛的兴趣
- 具有娴熟地处理同时发生在一个患者身上的多种问题的能力
- 愿意接受频繁的和多样的知识和技能的挑战
- 能够支持孩子们度过生长期和发育期并且帮助他们适应家庭和社会
- 能够帮助患者处理日常问题并且保持在家庭和社区中的稳定
- 协调所有患者治疗所需的医疗资源
- 热衷于学习，热衷于在不断的医学继续教育中获得最新的医学知识
- 遇到压力时保持镇定，并且能够有条不紊、高效而不失同情地作出迅速应答的能力
- 希望尽可能在最早期发现疾病并彻底地预防疾病
- 有强烈的愿望使患者尽可能满意，并认识到维持良好医患关系的重要性
- 拥有管理慢性疾病以及在急性疾病后保证最大限度康复所必需的能力
- 认识到个体化医疗中涉及各种生理、情感和社会成分的复杂混合
- 与从治愈短期发作的疾病中获得短期愉快感不同，个人满足感来源于在长期持续的医疗中自然发展起来的与患者的亲密关系
- 承诺并有能力教育患者及其家属，告知他们疾病的进程和保持健康的原则
- 承诺将患者的利益高于自己的利益

注：* 这些特质对于所有医生而言都是需要的，但是这些对于家庭医生来说更为重要

家庭医生对于患者的承诺并不在疾病退去后终止，而是一个持续的责任，不论患者是在健康状态还是在疾病进展中。没有必要去确定治疗的起止点，因为对于疾病的治疗可能在任何时间重新开始——即使下一次的来访可能主要是因为另外一个健康问题。这可以防止家庭医生过度狭窄地关注一个问题，并且帮助他们维持将一个完整的患者放在他们的生活环境中去考虑的整体观。Peabody（1930）认为很多患者的不满都是源于医生忽视了他们对监督患者医疗所负有的责任："由于这样那样的原因，没有一个病例是由一个医生从头看到尾的，而这个患者很可能正因为要看各种医生而饱受痛苦"（p.8）。

持续的照料是家庭医学的一个核心特质，跨越了多次病程，还包括临床预防性医疗和医疗协调的责任。"这个纵向的关系涉及医患间的强大纽带，这个纽带以信任、忠诚和责任感为特征"（Saultz，2003，p.134）。随

着医患关系的延续,信任感也会越来越强,并且为患者提供一种信心,认为这种医疗服务总会给予自己最大的利益。医患关系维持时间的延长,还会促进医疗质量的提高。

与患者持续接触的程度越深,医生越能够发现器质性疾病的早期症状和体征,并与功能性疾病相区别。对于那些因情绪和社会冲突所导致的疾病,可以通过一个对其个人、家庭和社会背景有深入了解的医生来有效地解决。这种了解只有通过细致洞察患者长期的行为模式以及对变化和压力的应答模式方能获得。这种纵向的视点对于儿童医疗特别有用,它使得医生更有效地帮助儿童发挥其全部潜能。在医生与年轻患者之间发展起来的亲密关系可以增加医生帮助患者处理他今后生活中出现问题的能力,比如青春期调整,工作或婚姻问题,以及改变社会压力。当家庭医生与一个家庭中连续几代人保持持续的关系时,随着对整个家庭背景了解地越深,处理期间发生问题的能力会越强。

由于这种持续的关系和与家庭之间的亲密联系,家庭医生能够敏锐意识到家庭的本性和运作风格。这一长期观察家庭的能力使得家庭医生拥有一种难得的洞察力,可以提高对个体患者的服务质量。家庭医疗中的一个主要挑战就是需要对于压力的变化、转变和对家庭成员的期望,以及这些事情和其他的家庭相互作用对于个体患者健康的影响有所警觉。

虽然家庭是家庭医生主要的关注对象,他的技能也同样可以应用于那些独立生活的个体或者那些生活在不同家庭生活模式中的人们。有着不同家庭生活模式的个体与对他们生活有重要影响的其他人相互作用。那些影响健康的群体动态和人与人之间关系的原则对所有人都是适用的。

家庭医生必须评估个体的人格,这样才能合理地评估表现出来的症状,并且给予适当的关注和重视。同样是腹痛,若是在一个经常因小毛病就诊的患者身上,可能只需要简单处理;但若是在一个个性坚强的人身上,则需立即予以重视并深度研究。对患者的生活方式、个性和既往反应方式的了解影响医生决定何时和选择何种检查。通过年复一年的持续接触,对患者背景的了解和洞察程度越高,医生越有能力针对当前主诉作出快速适当的早期评估。医生可以依赖的背景信息越少,对昂贵的实验室检查的需求就越多,也越有可能对主诉症状作出过度诊治。

接受持续全面医疗的家庭,比起没有常规医生的家庭,有更低的住院率,更少的手术操作,以及更少的因疾病就诊的次数。这归因于医生对于患者的了解,他

可以更早因急性疾病诊疗从而预防需要住院的并发症的发生,通过电话或电子邮件进行诊疗,以及通过频繁的诊室健康体检进行诊疗。这样的医疗也会更加便宜,因为减少了对影像学和实验室检查的需求,以及就诊于急诊的次数。

持续的医疗可以提高医疗的质量,特别是对慢性病患者,比如哮喘和糖尿病(Cabana and Jee,2004)。因为美国大约90%的糖尿病患者都从基本医疗医生那里获得治疗,所以医疗的持续性就显得尤为重要。Parchman和他的同事们(2002)发现对于2型糖尿病的成年人,同一个基本医疗医师提供的持续的医疗与更低的糖化血红蛋白值相关,无论这个患者得糖尿病的时间有多长。拥有一个规律的基本医疗资源可以帮助这些人管理他们的饮食并且更好地控制血糖。

无负责人的合作医疗

Michael Balint(1965)在他的无负责人的合作医疗中强调了对一个长期承担患者医疗责任的主要医生的需求。在这种情况下,患者就诊于多个医生,但是没有一个医生愿意承担疾病的整体管理。所做的一些重要的决定中,一些是好的,一些则较差,但没有任何人觉得自己对此负有全部的责任。患者和家庭都常常困惑谁是负责医疗的人。

Francis Peabody(1930)考察了一名患者在多位专科医生之间周旋治疗却未得到病情缓解的徒劳行为,因为该患者:

……缺乏一名了解其身体情况、焦虑气质,并且熟知其日常生活细节的可靠的全科医生的指导。而许多主动的患者多就诊于专科医生,将一个小问题放大,赋予其不必要的重要性,甚至接受了原本可能避免的手术。那些尤其富有的患者,不顾费用而只追求最好的治疗,并自以为是,因为他们可以随意支付任何著名的专科医生而得到最好的医疗。实际上他们是可悲的,因为他们不断从一个治疗转到另一个治疗。正如没有掌舵人的行船,顺着每一阵新吹来的风不停地变换方向行驶,却永远无法靠近健康的港湾,因为没有船长为他们的行程指明总方向(p.21-22)。

慢性疾病

家庭医生同时必须致力于常见的没有已知治愈方法的慢性病的管理,但对于这些慢性病,个人医生进行持续的疾病管理对维持患者最佳健康状态是非常必要的。对于这类不能治愈且进行性发展致残的疾病的管理通常是件棘手困难的工作,并且病情的控制通常需

要整个家庭生活方式的改变。

约有45%的美国人患有慢性疾病。个人以及卫生保健系统为此付出的开销十分巨大。2000年，美国政府在卫生保健方面每花费的1美元中就有75美分用于慢性病的治疗（Robert Wood Johnson Foundation Annual Report，2002）。

共患病，是指机体内出现了相互作用的、或明显不相关的多个疾病，共患病正随着人口的老龄化而不断增加。年龄达到或超过60岁的患者平均有2.2种慢性疾病，而对这些人的医疗服务大部分由基本医疗医生提供（Bayliss et al.，2003）。

糖尿病是增长最快的慢性疾病之一（图1-2）。对糖尿病患者的医疗若在基本医疗环境中进行，生活质量得到提高且不会影响医疗的质量（Collins et al.，2009）。

医疗质量

由受过特殊训练来处理所面临的问题的医生提供的基本医疗较其他医生而言具有更高的质量，因为前者对于他们的患者有很长时间的了解。这已被对比不同专业领域医师所提供医疗服务的各种研究证实。对于住院的肺炎患者，家庭医生提供的医疗和全职的专科住院医生提供的服务质量相差无几，但住院意味着更高的住院费，更长的住院时间和使用更多的资源（Smith et al.，2002）。

在美国，初级医疗医师人数上升20%与死亡率降低5%（每10万人群可减少40例死亡患者）相关，但如果基本医疗由家庭医生来提供，则获益还将更著。在每1万人中增加1名家庭医生与每10万人群中减少70例死亡人数相关，即死亡率降低9%。对于获得性肺炎、急性心肌梗死、充血性心衰及上消化道出血的患者，若由非疾病相应领域的专科医生治疗，将使死亡率升高。一项在美国50个州进行的关于健康结局主要决定因素的研究发现，当参加治疗的专科人数增加，患者的预后变得更差，然而基本医疗医师的增加则可使死亡率降低（Starfield et al.，2005）。

Veerappa和他的同事们（2011）发现，增加社区中家庭医生的数量与减少医院再住院数和节省大量成本有关。随着社区中家庭医生数量的增加，肺炎、心肌梗死和心力衰竭三十天的再住院率降低了。相反，所有其他主要专科（包括普通内科）的医生人数增加，与再住院的风险增加相关（图1-2）。

一项针对家庭医生与妇产科医生处理低危妊娠的对比显示，就新生儿结局而言，两组间并无差异。然而由家庭医生护理的孕妇接受剖宫产及外阴切开助产例

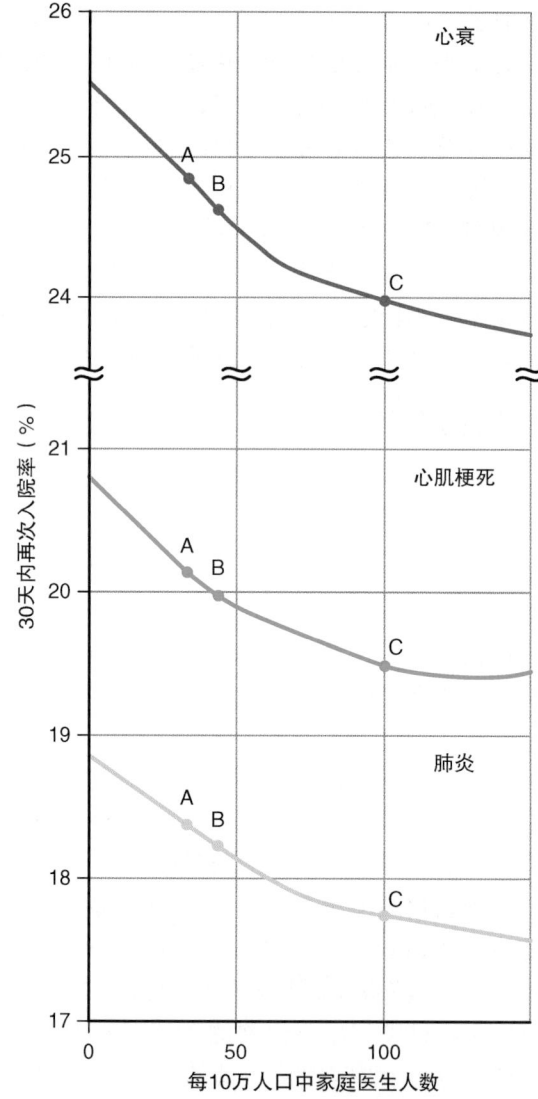

图1-2　2005年按家庭医生密度（FPs）计算的实际及估计的30天再次入院率。A. 2005年的实际再次入院数。B. 家庭医生密度为每10万人有46个家庭医生的估计再次入院数。C. 家庭医生密度为每10万人有100个家庭医生的估计再次入院数（From Veerappa K, Culpepper L, Phillips RL, et al. FPs lower hospital readmission rates and costs. Am Fam Physician. 2011; 83（9）: 1054）.

数较少，且接受硬膜外麻醉的可能性更小（Hueston et al.，1995）。

与亚专科医生在其专业领域治疗相比，由亚专科医生在其专业领域外治疗的患者住院时间更长，死亡率更高（Weingarten et al.，2002）。医师在某一领域接受广泛的昂贵的培训，却在另一个领域工作，例如外科医生却从事全科医生的工作，这使美国卫生系统的质量正蒙受破坏。要想将基本医疗做好，要求特别针对基本医疗中的常见问题进行广泛的训练。

由于美国医疗系统正在进行极其必要的改变，对于医生的分布情况保持一定的关注是明智的。Beeson

（1974）评论道：

　　一名优秀的家庭医生能够快速恰当地处理绝大多数医疗事件，我对此毫不怀疑。而另一方面，专科医生认为他一定是技艺精湛的，不仅因为他接受的培训，还因为他有要保护的声誉。因此他对每名患者都花费了更多的时间，并安排了更多的实验室检查。其结果是对医生时间及患者金钱的浪费。这不仅导致国家的医疗经费膨胀，也造成了医生紧缺的假象，而事实上真正需要的只是让现有的医生做正确的事情（p.48）。

成本 - 效益性医疗

　　相比从事短暂、片段性医疗的医生，对患者非常了解的医生可提供更多个体化和人性化，且更加经济实惠的医疗服务。非常了解其患者的医生可更快速、准确地评估他们问题的性质。

　　美国拥有世界上最昂贵的卫生保健系统。1965 年，美国用于卫生保健的开销不足国内生产总值（GDP）的 6%，而到 2008 年迅速上升至 GDP 的 16%，并且持续增长，预计到 2015 年，它将达到 GDP 的 20%。尽管拥有最昂贵的卫生保健体系，然而，在工业化国家中，美国的新生儿死亡率排名第 29 位，预期寿命排名第 48 位，可预防性死亡（19 个国家）的排名位第 19 位。

　　尽管有善辩者认为以这些花费获得全世界最好的卫生医疗体系是值得的，然而事实是我们距离那个目标还很远。WHO 将美国的卫生保健质量列于全世界第 37 位，远远地落后于摩洛哥和哥伦比亚（了解所有国家的信息，参见 http://geographic.org/countries/countries.html）。在一项使用了 16 个不同的健康指标对 13 个发达国家进行卫生保健质量的对比中，美国排名第 12 位，为倒数第二。有证据表明卫生保健质量与基本医疗水平相关。在平均医疗水平排名前 7 位的国家中，5 个国家拥有强大的基本医疗基础设施。正如 Starfield（2000）所说，"基本医疗医生于人群的比例越高，大多数的健康结局就越好"（p.485）。

　　同样的，一个国家从事基本医疗的医生数越多，则其用于卫生保健的开销就越少。图 1-3 显示，在英国、加拿大以及美国，卫生保健的开销与该国全科医生百分数成反比。英国拥有两倍的家庭医生百分比，但其花费只占一半。在美国卫生保健的高间接成本中，行政管理和收益占据了主要部分（31%）（Woolhandler et al.，2003）。在医生人数相等的情况下，在加拿大 1 名"记账人员"相当于美国的 17 名（Lundberg，2002）。

　　在拥有强大初级医疗体系的国家，卫生保健总费用更低，健康结果更好，国民更健康（Phillips and Starfield，

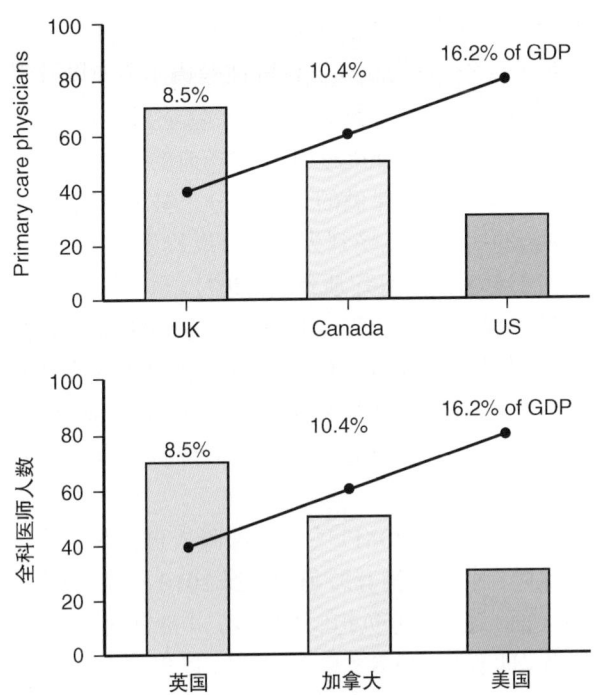

图 1-3　在英国、加拿大以及美国，全科医生人数与医疗保健开销成反比关系（From Henry J. Kaiser Family Foundation. Snapshots: Health Care Spending in the United States & Selected OECD Countries, April 12, 2011. Available at kff.org/health-costs/issue-brief/snapshots-health-care-spending-in-the-united-states-selected-oecd-countries/）

2004；Starfield，2001）。在对 11 个西方国家的 11 个基本医疗特点进行的对比中，美国在基本医疗排名最低，而在人均卫生保健开支方面则排名最高。美国在公众满意度、健康指标及药物使用方面同样表现不佳（Starfield，1994）。

　　在美国，初级医疗医生数目越多，则死亡率越低，而相反的，专科医生于人群中比例越高，则死亡率越高。在每 1 万人群中增加 1 名家庭医生，将减少 35 例死亡。而美国目前持续的专科医生人数的增加，与死亡率增高和医疗开销增长相关。如此过高开销中的三分之一归因于不必要医疗操作（Starfield et al.，2005）。

无保险人群

　　在《平价医疗法案》实施以前，美国无医疗保险的人数正以每年 100 万人的速度增长。2008 年，无保险人数占美国人口的 16%。保险金额不足的人数增长更快。与广为流传的观点相反，这一问题并不单纯局限于失业或贫困人群。无保险人群的一多半拥有高于 7.5 万美元的年收入，并且 10 人中有 8 人来自有工作的家庭。2013 年，美国 62% 破产归咎于医疗费用。这种因医疗而破产现象肯定会因《平价医疗法案》有所改变，

但变化的大小仍有待观察，因为许多申请破产的人已经有医疗保险，但其仍然因医疗账单而不堪重负。

美国是唯一未能达到医疗保险全覆盖的发达国家。根据 Geyman（2002）所述，"当前的非系统化正处于混乱状态。卫生保健的一大部分已被营利性公司接管，他们的兴趣更多受到为股东获取投资回报的驱使，而不在于对患者的医疗质量"（p.407）。

联合国通过决议倡导各国政府行动起来，提供全面的、平价的、高质量的医疗保健。2013 年，世卫组织在发布的一份世界卫生报告指出：全民医疗保险研究，其进行的重点是需要更多的关注来帮助各国建立全民医疗保险。

医学研究所（IOM）关于无保险人群的报告《美国医疗保险：原则和推荐》，呼吁"到 2010 年医疗保险要达到全面、连续、可负担、可持续，并能加强高质量医疗服务，即有效、高效、安全、及时、以患者为中心和公平的。……尽管没有推荐一个特定的方法，IOM 的无保险后果处理委员会认为单独支付者模式是对保证个人和社会可负担的、连续全面的医疗保险是最有效的"（Geyman，2004，p.635）。

在美国诊室接诊的医生中，家庭医生占比大于其他专科医生。然而，Geyman（2004，p.631）发现了问题：

国家的卫生保健（非）系统已经历了一次重大的转型，成为基于市场的系统，并且主要受公司利益及商业伦理主导。20 世纪 60 年代提出的以全科医生为基础重建美国卫生保健系统，让所有美国人可通过个体医生方便地利用综合卫生保健体系的目标并未实现。早在 4000 年前，医学的过度专业化就已成为一个问题：公元前 2000 年的希罗多德注意到"每名医生仅致力于一种疾病而无视其他疾病，医学的艺术就这样被分割了。"

综合医疗

综合医疗保健一词横跨了整个医学领域。医生进行基本医疗的效果取决于其接受培训和实践过程中参与的程度。家庭医生必须经过综合训练以获得大多数疾病所需的全部医疗技能。在家庭医生的培训和实践中省略的技能越多，因小病而转诊于其他医生的频率越高。一名真正的综合性基本医疗医师足以单独处理急性感染，皮肤及其他损伤组织活检，修复撕裂伤，治疗肌肉骨骼扭伤及微小骨折，移除异物，治疗阴道炎，提供产科护理及新生儿护理，提供心理支持治疗，并且指导诊断性操作。家庭医生的患者的要求很广：从常规体检，此时患者自身感觉良好，并希望查找潜在危险因素，到需要转诊于一个或多个具有高度专业技能的专科医生。家庭医生必须了解能用于帮助患者治疗的技能及设施的种类和复杂性，并且必须将这些与患者个体化的特殊需求相匹配，充分考虑患者的个体特点及期望值。

综合医疗包括一些补充和可选择的技术，通常在管理基本医疗的问题时体现价值（参见第 12 章）。《整合医学》这本书（Rakel，2012）关注的是对家庭医生有价值的技术，同时也明确了一些有害的或无效的技术。

对于疾病的管理包含的内容远多于诊断和治疗。它还需要了解所有可能促进或阻碍患者病情康复的因素。这种方式要求考虑患者的宗教信仰；社会、经济或文化问题；个体期望；以及遗传特质。出色的临床医师都能够识别来自精神的、知识的、情感的、社会的以及经济学的影响因素对患者疾病所起的作用。

家庭医生能够面对相当大量未经选择、病情未明确的患者，并具有长时间维系治疗关系的能力，这是基本医疗的一种独特技能。一名技术熟练的家庭医生比其同行具有更高的对未知的承受水平。

相比一名手术经验不足并同时承担基本医疗工作的医师而言，一名通过经常使用精确技能拥有大量手术经验来保持技术娴熟的外科医生，带给社会的利益更大。要在疾病无差异的早期就对其作出识别，是需要特定训练的；这可不是一个大部分在医院重症监护室接受培训的医生可以自动获得的技能。

人际交往技能

家庭医生的最重要的技能之一是在治疗患者的同时有效地利用人际关系知识的能力。这个临床医学中强有力的成分可能是该专业中最有用的技能。医生们常被视为缺乏人性化关怀，并且不能体会患者的焦虑及内心感受。有必要在学生们进入医学院校时，埋下对患者同情和关怀的种子。

家庭医学强调对同情心、同感及个体关怀的整合。在应用高效但非人性化的先带医疗程序时，必须将过去"老乡村医生"的某些诚挚关怀以及其对于患者不倦的同情心包含在内。应以同情的眼光将患者视为一个饱受痛苦的人，需要以关怀、尊重和个体化考虑来治疗。患者有权获得一些对于其疾病的深入了解，对可能结果的合理评估，以及与其医疗相关的情感、经济和工作方面付出的实际情况。最能有效防止患者因不当治疗而进行申报索赔的方法是获得患者的满意，与患者建立和谐的关系，以及促进患者积极参与医疗过程。

要与患者建立良好的关系，医生必须培养自己的同情心和谦恭之礼，发展建立密切关系及有效交流的能力，训练快速收集信息并将其加以整理的能力，识别患者所有重要问题并且正确处理这些问题所需的技能，倾听的能力，鼓励他人必要的技巧，以及观察和发现非语言线索的能力（参见第13章）。

可获取性

患者只要看到医生，就会产生治疗的效果。不论面对面的沟通还是打电话，医生给患者带来的安全感，就已经具有了治疗作用，且具有安慰和镇静的效果。可获取性是基本医疗最本质的特征。在患者需要时，必须能够提供医疗服务，且应该在邻近的地理范围内。若无法获得基本医疗，许多患者会转向医院的急诊室。对于急症，急诊室是不错的，但它不能替代家庭医生所提供的个体化的、长期的、综合的医疗照顾。

许多诊所设立了开放就诊的业务，在这里患者可以通过电话预约当天得到接诊。该举措传递给患者一个重要信息：他们是最高优先级，他们的问题会立刻得到解决。同时，在疾病的严重性及复杂性加重，需要医生投入更多时间和造成患者更大的残疾之前，医生对疾病早期即予以关注更能提高治疗效率。

一些内科医生已经转向了礼宾医疗（也称其为精品医疗或者特约医疗，以年费为基础的强化医疗保健），这是一种通过按月或年收费的方式，医生承诺提供24小时医疗服务。

诊断技能：表现无差异的疾病

家庭医生必须是一名杰出的诊断学家。该领域的技能必须得到充分训练以至娴熟，因为疾病常在其早期、表现未分化的阶段被发现，尚不具备被转诊至专科医生时表现出的清晰易分辨。这是家庭医学的独有特征，因为在这一阶段看到的症状通常是模糊不清且难以形容的，体征也很细微或阙如。与咨询专科医生不同，家庭医生接诊的疾病没有经过其他医生的筛选，且家庭医生所采用的诊断方法必须从整个医学范围内进行选择。

在疾病的这个阶段，严重疾病的早期症状与自限性轻微病症之间通常只存在轻微的差异。对于无经验的医生而言，临床表现可能毫无区别，但对于机智而有经验的家庭医生而言，一个症状则另一个更加可疑，因为其预示着发生潜在严重疾病的可能性更高。诊断通常建立在可能性的基础上，而某个特定疾病发生的可能性通常取决于与特定时期在医生所处社区所见症状相关的该疾病发生率。许多患者永远都无法获得一个最终的、明确的诊断，因为现有的症状或主诉可能在做

出具体诊断之前即已被解决。实际上，这是一种经济有效的方法，并且能得到患者的较高满意度，尽管对于那些坚信应该进行完整检查并作出具体诊断的纯粹派医生而言，这种做法会令他们感到不安。同样，家庭医生更倾向于使用尝试性治疗来确定诊断。

对于首次就诊的问题进行快速评估，是家庭医生的专长。他或她评价疾病的潜在重要性，通常在明确症状非严重疾病所致之后，通过排除法而不是纳入法作出诊断。一旦问题确认，允许一段时间进行观察。时间是一种有效的辅助诊断法。每隔一段适当的时间之后，安排随访以观察现有症状的细微变化。医生通常可识别最具有分辨价值的症状，并对其进行较其他症状更密切的追踪观察。显示疾病真实本质的最重要的线索可能有赖于此关键症状的轻微改变。家庭医生的效力通常取决于他或她对疾病隐匿或微妙方面的感知，以及密切的跟踪随访。

有句格言"准确的病史采集是做出正确诊断的最重要的因素"尤其适于家庭医学，因为患者到家庭医生处就诊时，症状可能是疾病仅有的明显特点。进一步问诊症状的性质、发作时间、缓解因素，以及其他独特的主观特征可在早期阶段提供仅有的诊断性线索。

家庭医生必须是一名具有洞察力的人文学家，对于新问题的早期识别具有警觉性。确定患者就诊的真正原因比做出早期诊断更重要。症状可能由一种自限性或急性疾病导致，但焦虑或恐惧可能是真正的诱发因素。尽管症状可能只是由上呼吸道感染伴发鼻后滴漏综合征导致的声音嘶哑，患者可能担心这是由喉癌引起的，因为这与他的一位近期查出患有喉癌的朋友类似。临床评估必须排除喉癌的可能性，但患者对于这种可能性的担心和忧虑也必须加以缓解。

每一个健康问题都含有情感的成分，尽管这个因素通常很微小，但它可能很重要。患者的个性、恐惧和焦虑在每一种疾病中都发挥作用，也是基本医疗中的重要因素。

作为协调者的家庭医生

Francis Peabody（1930），1921年至1927年哈佛医学院的医学教授，领先于其所在的时代。他的言论在今天听来仍然十分恰当：

公众从未像今天一样迫切地需要明智的、受过全面训练的顾问，以引导他们通过当代医学复杂的迷宫。医学的非凡发展，伴随着后续的医疗专业的多样化及各专业领域涵盖内容的不断缩小——这恰是造就专科医生的因素——本身就产生了一个新的需求，不是对

狭窄领域的专家,而是对众多领域均有了解的人的需求(p.20)。

家庭医生,由于经历过众多医学分科的广泛训练,对更局限的专科医生所掌握的技能具有独特的洞察力。若要为一个特定病例选择最能恰当使用其医学技能的专科医生,并协调他们各自的医疗活动,以防相互冲突,则家庭医生对此最有发言权。

随着医学越来越专业化和复杂化,家庭医生作为医疗服务的协调者的角色也越来越重要。家庭医生协助患者利用整个医疗保健系统,并且向患者阐释该系统的各项工作,解释疾病的性质,治疗的指征以及两者对患者生活方式的影响。以下来自 Millis 委员会报告(Citizens'Commission, 1966)关于患者期望的言论尤其恰当:

患者需要,并且应该拥有,具备高素质和良好判断力以负责全面医疗的人,可以作为所有医疗资源的协调者并帮助解决患者的问题的人。患者需要一个医疗团队的领导者,能够合理利用他的技能以及队伍中更加专业成员的知识。他需要一个指挥官来判断不断变化的病情,协调整个队伍,并且号召每位成员尽其所能为团队的努力作出特殊的贡献(p.39)。

这种视野的宽度对于一位起协调作用的医生而言是重要的。他或她必须对问题具有现实性的概观,并且知晓多种可选途径以选取一条最适合的。正如 Pellegrino (1966)所述:

还应该明确的是,并非单纯增加专科医生就能与家庭医生的作用相等同。要建造一面墙,需要的不是无目的地叠加砖块,而是一个建筑师。任何分析人体机理某些部分的运作,均要求其与另一个具有综合和协调作用的运作相平衡(p.542)。

当代医学的复杂性通常涉及各种在特定领域内有高水平技能的卫生保健专家。在对患者的医疗进行规划时,那些已与患者及其家庭建立和谐关系,并且了解患者背景、人格、恐惧及期待的家庭医生,最可能从多种多样的医学学科中选择合适的专科医生,并协调他们的工作。他们能与所有相关人员维持有效的交流,同时作为患者的支持者,向患者及其家属解释所使用的许多不熟悉且复杂的措施。这将防止任何一个参与会诊的医生,在不熟悉其他参与者的治疗策略或措施的情况下,为患者安排可能与其他治疗相抵触的检查或用药。Dunphy(1964)描述了外科医生与家庭医生作为团队密切合作的可贵价值:

没有对患者整体的了解,就无法提供高质量的手术治疗,而这只有家庭医生能做到。当他们的共同决定……为一位严重病患带来希望、安慰,以及最终的健康时,这整个经历就是医学的本质以及乐趣(p.12)。

和谐地结合不同专业知识和技能的能力是一种需要在训练中学习并且在实践中培养的技能。这并非是所有医生能够自动习得的特质,或者单纯接受大量专家培养就可达到的。这些协调者的技能超过了传统医学学科范畴,延伸到许多社区机构并联合了众多卫生专业。由于他或她与社区的密切接触,家庭医生是整合患者医疗的最理想人选,他或她具有适时协调会诊医师的技能,必要时联系社区护士、社会机构、牧师或者其他家庭成员。对于社区医疗资源的了解以及个人的社区参与度,可用来使诊断和治疗获得最大收益,还可用于达到最佳的康复水平。

家庭医生接诊的患者中只有 5% 会转诊,其中超过 50% 的患者是进行咨询而非直接接受干预治疗。转诊至外科的患者数最多,占 45.4%;其次为内科,占 31%;妇产科占 4.6%。咨询频率最高的医师为整形外科医生,其次为普通外科医生、耳鼻喉科医生以及消化科医生。精神科医生是接受咨询最少的(Forrest et al., 2002; Starfield et al., 2002)。

执业中的家庭医生

家庭医学的出现促使了医学教育的复兴,其中包括对于教学医院的传统医学教育环境的重新评价。现在认为在社区环境中训练医生更有实际意义,可以让他们接触到在执业中遇到的最相近的疾病和问题。大多数医学毕业生需要的门诊医疗技能和知识无法在三级医疗中心完全获得。家庭医学专业强调在一个合适的真实环境中,用患者代表一个社区的横断面,并且结合基本医疗医师最常遇到的问题来训练门诊医疗技能。

因此,模型诊室是完整家庭医疗训练所必需的,因为它模仿真实的环境,还模拟了学生和住院医师会在实际工作中遇到的各种问题。

转诊医疗中心缺乏医疗关联性同样适用于住院患者。图 1-4 如实显示了一个普通社区的医疗问题。在任何月份,800 人出现了至少一个症状,大多数都自我治疗处理了,但 217 名咨询了医生。这些人当中,8 名入院治疗,但只有 1 名就诊于教学医疗中心。在医疗中心就诊的患者(多数病例用于教学)代表了社区发生疾病中不典型的范例。若学生仅以此种途径接触患者,容易对社会中流行的,尤其是构成基本医疗的疾病种类形成不切实际的观念。这种教育形式将学生们的训练聚焦在对今后执业帮助有限的知识及技能上。

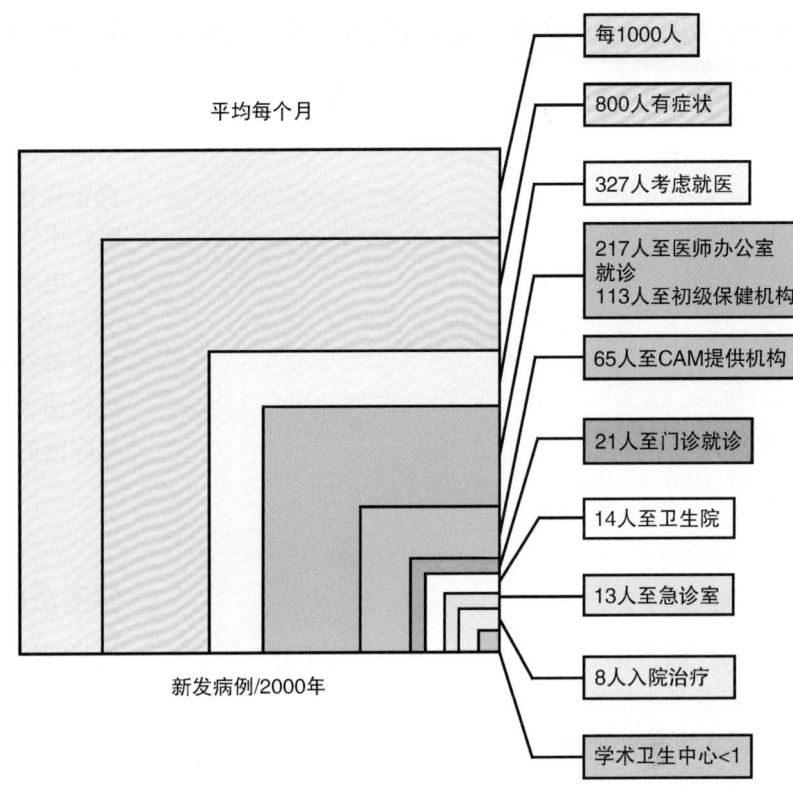

平均每个月

每1000人

800人有症状

327人考虑就医

217人至医师办公室就诊
113人至初级保健机构

65人至CAM提供机构

21人至门诊就诊

14人至卫生院

13人至急诊室

8人入院治疗

新发病例/2000年

学术卫生中心<1

图1-4　平均 1 个月时间内，每 1000 人中发生一次疾病的人数（From Green LA, Fryer GE Jr, Yawn BP, et al. The ecology of medical care revisited. N Engl J Med. 2001；344：2021-2025.）

实践内容

　　自 1975 年起，由美国卫生与人力资源服务部（the U.S Department of Health and Human Services）下属的国家卫生统计中心（the National Center for Health Statistics，NCHS）进行的全国门诊医疗保健调查，对美国基于诊室的医生（所有专业）诊治的疾病进行年度报告。表 1-3 显示了医生在他们的诊室中最常见的 20 种疾病。可以注意到关节炎排名第四，糖尿病排名第六，反映了在临床中慢性疾病的突出性。对于认为基本医疗与治疗急性咽炎差不多少的人，请注意该疾病仅排名第 19 位。当只列出慢性疾病时（表 1-4），关节炎排名第二，而糖尿病排名第四。

　　尽管高血压在门诊中是最常见的疾病（表 1-3），基本医疗医生对 60% 的就诊者检查了血压，相比之下外科医生只会对 20% 的患者进行血压测量，而内科医生为 40% 的患者测量血压（Woodwell and Cherry，2002）。

　　现有的关于基本医疗的数据显示，相较其他任何医疗服务类型而言，更多的患者愿意选择这种方式，并且与普遍想法相反的是，在通常的基本医疗诊治过程中，复杂的医疗技术既不是常规必需的，也没有过度应用。多数就诊于基本医疗的患者的疾病相对并不复杂，这其中多数为自限性的，但可造成患者的担心或不

表1-3　门诊就医病种的等级次序

1. 原发性高血压
2. 常规新生儿或儿童健康检查
3. 急性上呼吸道感染，排除咽炎
4. 关节病及相关疾病
5. 恶性肿瘤
6. 糖尿病
7. 脊柱疾病
8. 风湿病，排除背部
9. 全面体检
10. 随诊检查
11. 特殊操作及出院后医疗
12. 正常妊娠
13. 妇科检查
14. 中耳炎和咽鼓管病症
15. 哮喘
16. 脂肪代谢异常
17. 慢性鼻窦炎
18. 心脏病，排除缺血性
19. 急性咽炎
20. 过敏性鼻炎

From Cherry DK, Woodwell DA, Rechtsteiner EA. 2005 Summary: National Ambulatory Medical Care Survey. National Center for Health Statistics, Advance Data Vital Health Statistics. No 387. Washington, DC, US Government Printing Office; 2007.

表1-4　慢性疾病的等级次序, 所有年龄段

1. 高血压
2. 关节炎
3. 高脂血症
4. 糖尿病
5. 抑郁症
6. 肥胖症
7. 癌症
8. 哮喘
9. 慢性阻塞性肺疾病
10. 缺血性心脏病
11. 骨质疏松
12. 脑血管疾病
13. 充血性心力衰竭
14. 慢性肾衰竭

适。治疗通常是对症的, 包括缓解疼痛, 减轻焦虑, 而非真正意义上的"治疗"。医生识别了疾病的自限性过程, 患者的需求获得了满足, 同时, 没有因额外的检查而蒙受不必要的花费, 则收获了最大的成本-效益。

以患者为中心的医疗之家

已有4个医疗组织(家庭医学、儿科学、内科学、骨科学)提出要把以患者为中心的医疗之家(The patient-centered medical home, PCMH; 参见第2章)设立为基本医疗的强化模式, 从而减少医疗碎片化的过程、克服对专科医学而非基本医疗的依赖(Berenson et al., 2008; Rogers, 2008)。

鼓励基本医疗扩大其范围, 超越其单纯医疗的限制, 成为能够分析社区需求并关注具有患病风险人群的学科。这个过程于20世纪50年代由Sydney Karf首次提出, 他关注了自己位于南美洲的社区的需求, 无论他们是否为他的患者(Kark and Cassel, 1952; WONCA, 2013)。这一做法包括识别社区的健康问题, 如糖尿病或肥胖, 开发一个方案关注人群早期的健康问题, 并对方案的有效性作出评价(Longlett et al., 2001)。

展望未来

医学发展的步伐可导致将来的创新超过当今的想象。由于技术的更新, 未来的家庭医学将大不相同。每位患者及医生都能熟练使用计算机, 患者可以获得与医生相同的信息资源。患者可拥有自己的主页, 包含自己的医疗信息并能得到他们所需的任何服务(Scherger, 2005)。尽管互联网对于消费者获取他们的健康信息及宣传卫生保健信息是十分有效的方式, 但它永远不能取代面对面的讨论以及医生的检查。它不能传递语言中的忧虑, 或微妙的非语言信息, 而这些可能是疾病的真正原因。但是, 互联网确实让患者更积极地参与其医疗中。

电子病历的出现可能与青霉素的发现一样重要(参见第9章)。它将使家庭医生把最新的基于证据的建议整合到个体的医疗照顾中, 书写电子处方, 并且在接诊患者时警惕药物的相互作用。像这本一样的基于互联网的教科书可为诊疗提供即刻的信息获取渠道。

(于晓松　张蕊 译)

参考资料

Ad Hoc Committee on Education for Family Practice, Council on Medical Education of the American Medical Association (Willard Committee), Chicago, 1966, American Medical Association: Meeting the Challenge of Family Practice.

American Academy of Family Physicians: Congress adopts revised definitions concerning family physician, *Congress Reporter* 4–5, 1993.

American Academy of Family Physicians: *AAFP revises primary care definition and exhibit. Directors Newslett 1*, Orlando, FL, 1994, AAFP.

Balint M: *The Doctor, His Patient and the Illness*, New York, 1965, Pitman.

Bayliss EA, Steiner JF, Fernald DH, et al: Descriptions of barriers to self-care by persons with comorbid chronic diseases, *Ann Fam Med* 1:15–21, 2003.

Beeson PB: Some good features of the British National Health Service, *J Med Educ* 49:43–49, 1974.

Berenson RA, Hammons T, Gans DN, et al: A house is not a home: keeping patients at the center of practice redesign, *Health Aff (Millwood)* 27:1219–1230, 2008.

Bodenheimer T, Grumbach K, Berenson RA: A lifeline for primary care, *N Engl J Med* 360:2693–2696, 2009.

Bulger RJ: *The Quest for Mercy: the Forgotten Ingredient in Health Care Reform*, Charlottesville, VA, 1998, Carden Jennings.

Cabana MD, Jee SH: Does continuity of care improve patient outcomes? *J Fam Pract* 53:974–980, 2004.

Cherry DK, Woodwell DA, Rechtsteiner EA: *2005 Summary: National Ambulatory Medical Care Survey*. National Center for Health Statistics, Advance Data Vital Health Statistics. No 387, Washington, DC, 2007, US Government Printing Office.

Citizens' Commission on Graduate Medical Education, American Medical Association (Millis Commission), Chicago, 1966, American Medical Association: The Graduate Education of Physicians.

Clinite KL, Reddy ST, Kazantsev SM, et al: Primary care, the ROAD less traveled: what first-year medical students want in a specialty, *Acad Med* 88(10):1522–1528, 2013.

Collins MM, O'Sullivan T, Harkins V, Perry IJ: Quality of life and quality of care in patients with diabetes experiencing different models of care, *Diabetes Care* 32:603–605, 2009.

Cranshaw R, Rogers DE, Pellegrino ED, et al: Patient-physician covenant, *JAMA* 273:1553, 1995.

DeVoe J, Fryer GE, Hargraves L, et al: Does career dissatisfaction affect the ability of family physicians to deliver high-quality patient care? *J Fam Pract* 51:223–228, 2002.

Dunphy JE: Responsibility and authority in American surgery, *Bull Am Coll Surg* 49:9–12, 1964.

Eisenberg L: Whatever happened to the faculty on the way to the agora? *Arch Intern Med* 159:2251–2256, 1999.

Forrest CB, Nutting PA, Starfield B, et al: Family physicians' referral decisions: results from the ASPN referral study, *J Fam Pract* 51:215–222, 2002.

Friedenwald H: Oath and prayer of Maimonides, *Bull Johns Hopkins Hosp* 28:260–261, 1917.

Fryer GE, Dovey SM, Green LA: The importance of having a usual source of health care, *Am Fam Physician* 62:477, 2000.

Geyman JP: Family practice in a failing health care system: new opportunities to advocate for system reform, *J Am Board Fam Pract* 15:407–414, 2002.

Geyman JP: Drawing on the legacy of general practice to build the future of family medicine, *Fam Med* 36:631–638, 2004.

Green LA, Fryer GE Jr, Yawn BP, et al: The ecology of medical care revisited, *N Engl J Med* 344:2021–2025, 2001.

Hueston WJ, Applegate JA, Mansfield CJ, et al: Practice variations between family physicians and obstetricians in the management of low-risk pregnancies, *J Fam Pract* 40:345–351, 1995.

Kark SL, Cassel J: The Pholela Health Centre: a progress report, *S Afr Med J* 26:101–104, 1952.

Kimball HR, Young PR: A statement on the generalist physician from the American boards of family practice and internal medicine, *JAMA* 271:315–316, 1994.

Landon BE, Reschovsky J, Blumenthal D: Changes in career satisfaction among primary care and specialist physicians, 1997–2001, *JAMA* 289:442–449, 2003.

Leigh JP, Kravitz RL, Schembri M, et al: Physician career satisfaction across specialties, *Arch Intern Med* 162:1577–1584, 2002.

Longlett SK, Kruse JE, Wesley RM: Community-oriented primary care: historical perspective, *J Am Board Fam Pract* 14:54–63, 2001.

Lown B: *The Lost Art of Healing*, Boston, 1996, Houghton-Mifflin.

Ludmerer KM: Instilling professionalism in medical education, *JAMA* 282:881–882, 1999a.

Ludmerer KM: *Time to Heal: American Medical Education from the Turn of the Century to the Era of Managed Care*, New York, 1999b, Oxford University Press.

Lundberg GD: *Severed Trust: Why American Medicine Hasn't Been Fixed*, New York, 2002, Basic Books.

MacLean DS: Outcome and cost of family physicians' care: pilot study of three diagnosis-related groups in elderly inpatients, *J Am Board Fam Pract* 6:588–593, 1993.

McGann KP, Bowman MA: A comparison of morbidity and mortality for family physicians' and internists' admissions, *J Fam Pract* 31:541–545, 1990.

Osler W: *Aequanimitas and Other Addresses*, Philadelphia, 1904, Blakiston.

Parchman ML, Pugh JA, Hitchcock Noel P, et al: Continuity of care, self-management behaviors, and glucose control in patients with type 2 diabetes, *Med Care* 40:137–144, 2002.

Peabody FW: *Doctor and Patient*, New York, 1930, Macmillan.

Pellegrino ED: The generalist function in medicine, *JAMA* 198:541–545, 1966.

Pellegrino ED: *Humanism and the Physician*, Knoxville, 1979, University of Tennessee Press.

Phillips RL, Starfield B: Why does a U.S. primary care physician workforce crisis matter? *Am Fam Physician* 70:440–446, 2004.

Rakel D: *Integrative Medicine*, ed 3, Philadelphia, 2012, Elsevier.

Ramsdell JW, Swart JA, Jackson JE, et al: The yield of a home visit in the assessment of geriatric patients, *J Am Geriatr Soc* 37:17–24, 1989.

Richards JG: *The Nature of General Practice: General Practice in New Zealand 1997*, Wellington, 1997, Royal New Zealand College of General Practitioners.

Rivo ML, Saultz JW, Wartman SA, et al: Defining the generalist physician's training, *JAMA* 271:1499–1504, 1994.

Robert Wood Johnson Foundation: *Annual Report*, Princeton, NJ, 2002, The Foundation.

Rogers JC: The patient-centered medical home movement: promise and peril for family medicine, *J Am Board Fam Pract* 21:370–374, 2008.

Saultz JW: Defining and measuring interpersonal continuity of care, *Ann Fam Med* 1:134–143, 2003.

Scherger JE: The end of the beginning: the redesign imperative in family medicine, *Fam Med* 37:513–516, 2005.

Smith PC, Westfall JM, Nicholas RA: Primary care family physicians and 2 hospitalist models: comparison of outcomes, processes, and costs, *J Fam Pract* 51:1021–1027, 2002.

Starfield B: Is primary care essential? *Lancet* 344:1129–1133, 1994.

Starfield B: Is U.S. health really the best in the world? *JAMA* 284:483–485, 2000.

Starfield B: New paradigms for quality in primary care, *Br J Gen Pract* 51:303–309, 2001.

Starfield B, Forrest CB, Nutting PA, et al: Variability in physician referral decisions, *J Am Board Fam Pract* 15:473–480, 2002.

Starfield B, Shi L, Grover A, et al: The effects of specialist supply on populations' health: assessing the evidence, *Health Aff (Millwood)* 24:2005. http://www.healthaffairs.org/WebExclusives.php:W5-97-W5-107.

Stock Keister MC, Green LA, Kahn NB, et al: What people want from their family physician, *Am Fam Physician* 69:2310, 2004a.

Stock Keister MC, Green LA, Kahn NB, et al: Few people in the United States can identify primary care physicians, *Am Fam Physician* 69:2312, 2004b.

Tumulty PA: What is a clinician and what does he do? *N Engl J Med* 283:20–24, 1970.

Veerappa K, Chetty V, Culpepper L, et al: FPs lower hospital readmission rates and costs, *Am Fam Physician* 83(9):1054, 2011.

Weingarten SR, Lloyd L, Chiou CF, Braunstein GD: Do subspecialists working outside of their specialty provide less efficient and lower-quality care to hospitalized patients than do primary care physicians? *Arch Intern Med* 162:527–532, 2002.

Woodwell DA, Cherry DK: *2002 Summary: National Ambulatory Medical Care Survey, National Center for Health Statistics. Advance Data Vital Health Statistics 346*, Washington, DC, 2004, US Government Printing Office.

Woolhandler S, Campbell T, Himmelstein DU: Costs of health care administration in the United States and Canada, *N Engl J Med* 349:768–775, 2003.

World Health Organization: *Primary Health Care—Now More Than Ever*, Geneva, 2008, WHO.

World Health Organization: World Health Report 2013: Research for Universal Health Coverage, Aug. 15, 2013.

World Organization of National Colleges, Academies and Academic Associations of General Practitioners/Family Physicians: *The Contribution of Family Medicine to Improving Health Systems: A Guidebook from the World Organization of Family Doctors*, London, 2013, Radcliffe Publishing.

World Organization of National Colleges, Academies and Academic Associations of General Practitioners/Family Physicians: *The Role of the General Practitioner/Family Physician in Health Care Systems*, Victoria, Australia, 1991, WONCA.

网络资源

www.aafp.org: The American Academy of Family Physicians' site with information for members, residents, students, and patients. Publishes the *American Family Physician, Family Practice Management Journal, Annals of Family Medicine,* and *AAFP News Now.* Sponsors the Family Medicine Interest Group (FMIG) for medical students.

www.adfammed.org: The Association of Departments of Family Medicine represents departments of family medicine in U.S. medical schools.

www.familydoctor.org: Family Doctor provides consumer health information, including tips for healthy living, search by symptom, immunization schedules, and drug information.

www.globalfamilydoctor.com: The World Organization of National Colleges, Academies and Academic Associations of General Practitioners/Family Physicians (WONCA). The World Organization of Family Doctors is made up of 126 organizations in 102 countries.

www.napcrg.org: The North American Primary Care Research Group (NAPCRG) is committed to fostering research in primary care.

www.photius.com/rankings/healthranks.html: The World Health Organization's ranking of the quality of health care in 190 countries. Also available are life expectancy, preventable deaths, and total health expenditure (as percentage of gross domestic product).

www.stfm.org: The Society of Teachers of Family Medicine, representing 5000 teachers, publishes *Family Medicine, Annals of Family Medicine,* and the *STFM Messenger.*

www.theabfm.org: The American Board of Family Medicine, the second largest medical specialty in the United States. The site includes a link to *The Journal of the American Board of Family Medicine,* certification requirements, and reciprocity agreements with other countries.

第 2 章　以患者为中心的医疗之家

DAVID P. RAKEL ■ WAYNE BOICE JONAS

重 点

- 持续的、以健康为导向的关系是"医疗之家"，或者说"健康之家"建立的基础。这是一种人际氛围。
- 以患者为中心的医疗之家通过健康团队的形式将各领域的专业人员集中在一起，为满足社会的健康需求而共同工作。
- 医疗团队带头人需要经常自我反省，这可以使其在工作中避免倦怠、保持愉悦，并创造一个最佳的治疗环境（OHE）。这也就是内在环境。

- 健康之家致力于引导积极的生活方式，从而对公众健康产生巨大影响。这就是行为环境。
- 患者赋权重视患者的知情权，提高患者的参与感，使患者对自身疾病掌握准确的信息并具有决策权。
- 在医疗之家创建一个积极的治疗环境（包括内在的、人与人之间的、行为的及外在的）将有助于促进其向更加积极的方面发展。

> 直觉是人类庄严的天赋，理性只是人类有用的工具；我们却造就了一个歌颂工具，而遗忘天赋的社会。
>
> ——阿尔伯特·爱因斯坦

历史

"医疗之家"的概念源自 1967 年美国儿科学会（American Academy of Pediatrics，AAP）儿科实践委员会制定的儿童保健标准（standards of child care）。它定义了何为患病儿童的"理想关爱"：容易获得、协调、以家庭为中心，并具有人文影响作用。

美国家庭医师学会（American Academy of Family Physicians，AAFP）援用这个概念，并经过讨论，拓展了未来家庭医学特点。这些特点描述了"个体化"的医疗之家，它着重于公民医疗可持续性、以医患关系为中心、整体化、系统及全面治疗的重要性（Martin et al.，2004）。2007 年，AAP、AAFP、美国内科医师学会（American College of Physicians，ACP）、美国骨科学会（American Osteopathic Association，AOA）共同制定了以患者为中心的医疗之家（PCMH；表 2-1）未来的基本准则。医疗

之家的目的是强调初级治疗在改善治疗质量、健康结果及患者个人体验的重要性，以及高成本 - 效益比，被称为"美国医疗改进学院"的"三重目标"（IHI，2014）。

尽管如此，医疗之家（或是健康之家）的组成一直在根据医生及大众的需求被反复定义并改变着。组成

表 2-1　以患者为中心的医疗之家的原则

1. 医疗基于针对个人的医生所建立的持续发展的医患关系，这位医生需要能够提供初次诊治、长期随诊和综合医疗服务
2. 由医生领导的团队共同为患者的长期医疗需求负责
3. 关怀需定位在整体的人，实践的团队要么提供满足所有患者需要的医疗服务，要么为患者安排有资历的专家来提供医疗服务
4. 关怀需要协调并整合整个健康保健系统以及患者群体的各个方面
5. 使用诊所实践系统（如，登记、信息技术、健康信息交流）可以保证无论何时何地，都可以用恰当的文化及宗教形式给予患者所需要的医疗服务
6. 需要有赔偿体制来支持并鼓励这种医疗服务模型

Modified from American College of Physicians. Joint Principles of the Patient-Centered Medical Home, March 2007. http://www.acponline.org/advocacy/where_we_stand/medical_home/approve_jp.pdf.

的内容和实践是实现医疗之家及家庭医疗崇高目标的关键。本章节探讨组成医疗之家最关键的因素及家庭医生们所要承担的使命。

治疗、治愈及医疗之家的目标

所有医疗,特别是初级医疗中存在着疾病的诊断与消除疾病(治愈)之间、缓解疾病痛苦与处理(治疗)之间的持续矛盾。在本部分内容中,治疗指的是优化患者对治疗的反应并且在现实和情感上所有可能情况对患者提供帮助,即使是不可能治愈的临床问题。

在《痛苦的本质及医疗的目标》(The Nature of Suffering and the Goals of Medicine)一文中,Cassell(2004)细致描述了这种紧张局面及越来越多的应用特殊的高科技治愈手段对治疗本身的损害。在《是治疗的时候了》(A Time to Heal)一文中,Ludmerer(1999)提出在经过数十年课程改革的努力后,在追求治愈的压力下,为何医学教育所阐明治疗的真正核心价值仍未取得显著的成效。

因此,平衡"治疗"与"治愈"之间矛盾,成为创建医疗之家的一个相当大的挑战,尤其在治疗的执行上。这样一个健康之家的关键组成因素是什么?在当前的医疗体制下如何实现?要创建一个不仅仅治疗的场所,同时是一个理想的治愈环境,家庭医生们应该采用什么行动?

治疗疾病和促进健康之间的权衡

健康在很大程度上取决于良好的生活方式和行为,但这种业已养成的行为方式往往是难以改变的。注意避免不良生活习惯,如吸烟、肥胖、滥用药物及活动量不足等,能减少40%过早死亡的概率(McGinnis et al.,2002;Schroeder,2007)。良好的生活行为方式不仅能避免过早死亡,并且能延长平均预计寿命14年(Khaw et al.,2008)。目前,仅有约4%的医疗费用用于预防疾病及公共健康,另外96%花费在对已有疾病的治疗上(Lambrew,2007)。2/3的慢性疾病是行为相关的,并可通过多学科合作的方式引导患者选择健康的生活行为而有所缓解(McGinnis et al.,2002)。

能够在很大程度上预防慢性疾病及其进展的行为包括:①减少毒性物质(烟草、酒精、药物、污染)的暴露;②运动;③健康的饮食;④社会心理调整及压力控制;⑤疾病的早期诊断及治疗(Jonas,2009;McGininis,2003)。要发挥这些行为的影响力,健康之家需要资金支持,并将公共健康作为其首要目标。这就需要新的

资金模式,而不仅仅是针对疾病的支付方式。那种仅采用前者模式的初级治疗医院可导致医生缩短接诊的时间,更加依赖昂贵的检查技术,并常忽视症状且不重视病因。健康之家可以使图 2-1 中的曲线左移,也即致力于通过让更多的健康促进人员参与进来而使曲线扁平,从而减少当前对急诊和三级治疗体系的需要。

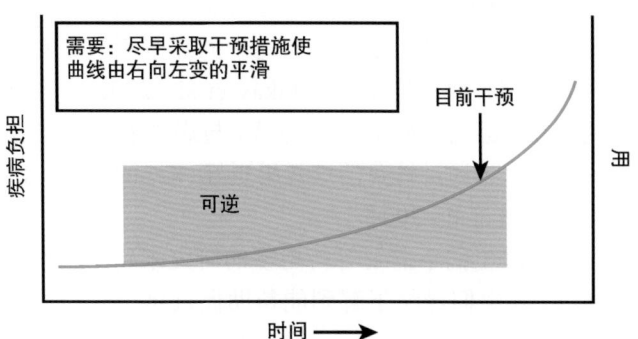

图 2-1　目前美国健康保健系统处在曲线的右方,采取使曲线左移的措施可以降低疾病负担以及所需费用和时间

建立理想的治疗环境

理想的治疗环境(optimal healing environment,OHE)包括医学治疗的内容及其执行实践,而不仅仅是治疗本身。它致力于在处理疾病的过程中(健康本源学)达到治疗的效果,这意味着要使治疗过程的"意义及实践"最大化,而非忽略它们的安慰剂效应。一个理想的治疗环境包括专注于治疗实施的 3 个主要方面:①内在的:医疗团队及患者本人的个体环境;②中间的:治疗实施的人际关系环境;③外在的:行为和医疗之家的环境(Chez and Jonas,2005;Jonas et al.,2014)。

通常情况下,医学赋予了药物最大限度上的信任。一个处方药的价值在于其特定的药物效用同随机(安慰剂 -)对照试验(RCTs)所认为的药效相同。这些研究关注药物的作用,并试图控制某些内容以减少影响试验结果的"非特定性"(安慰剂)效应。这能帮助医生理解他们所开出药物的特定效用,但并没有关注该处方药的非特异性作用。要去除患者服用药物的所有非特异性效用是不可能的,也是不可取的(Moerman and Jonas,2002)。

"意义"及"内容"效应在以医患关系为中心的治疗中根深蒂固,包括同情、信任、赋予及希望(Walach and Jonas,2004)。一些在初级治疗中最常见的药物研究,如选择性 5- 羟色胺再摄取抑制剂(selective serotonin reuptake inhibitors,SSRIs),显示它们对轻度至中度抑郁症的作用仅比安慰剂好 6%~9%(Kirsch et al.,2002;Turner et al.,2008)。安慰剂及药物均作用良好,在约

60% 的患者中有效。因此，如果药物仅占这种作用的 9%，何种因素在治疗中起主要作用？可能研究者没有对临床医生及其处方的非特异性效应给予足够的重视。也许只是简单地聆听患者的痛苦，给他们一种感觉，即有方法帮助解除痛苦。可能在开药前医患之间的相互信任起到了最大的治疗作用。那些致力于建立令患者信任的医患关系的心理学家同时采用安慰剂来治疗抑郁症，结果明显好于他们中间那些不擅长建立关系而采用药物的同事们（Mckay et al., 2006）。在同样的穴位，运用同样的治疗方式，与患者有更融洽治疗关系的医生通过针灸治疗效果更好（Kaptchku et al., 2008; Kellet et al., 2009）。

家庭医生们不需要等待更多的研究来建立理想医疗环境，医生们已经了解到能帮助促进这个复杂系统健康发展的诸多因素（总结于表 2-2 和图 2-2）。影响患者痊愈的最重要部分总结于表左侧部分，首先是自我反省的内心过程。家庭医生们首先需要了解保持自身持续健康的重要性，进而为保证他们患者的健康做准备。

自我关怀的重要性

爱别人，首先要爱自己。如同 Cassell（2004 年）所说的"实际上医生治疗疾病的所有力量均源自医生的自我掌控。"因此，真正的初级治疗也应包括医生对自己的照料。超过 60% 的临床医生有"精疲力竭"的症状（Shanafelt et al., 2003; Spickard et al., 2002）该现象在基本医疗保健中发生率极高，（Shanafelt, et al., 2012）。这与情绪透支、失去人格（视患者如物品）、同情心减弱及失去工作的意义有关（参见第 6 章）。

表 2-2　理想的治疗环境

从内在环境到外在环境

治疗查询	个人完整性	治疗关系	治疗组织	健康的生活方式	整合性协作性药物	治疗空间
预期	思想	同情	领导能力	饮食	个人主导	自然
希望	身体	共情	任务	运动	传统的	光线
理解	精神	社会支持	文化	放松	补充的	颜色
信任	家庭	交流	团队协作	成瘾	适合文化的	建筑
	社会					
进一步明确预期效果	加强个体的整合性	加强关怀与交流	改善递送方式	培养健康的习惯	加强医疗护理	改善治疗环境

Modified from Jonas WB, Chez RA. Toward optimal healing environments in health care. J Altern Complement Med. 2004; 10(suppl 1): S1-S6.

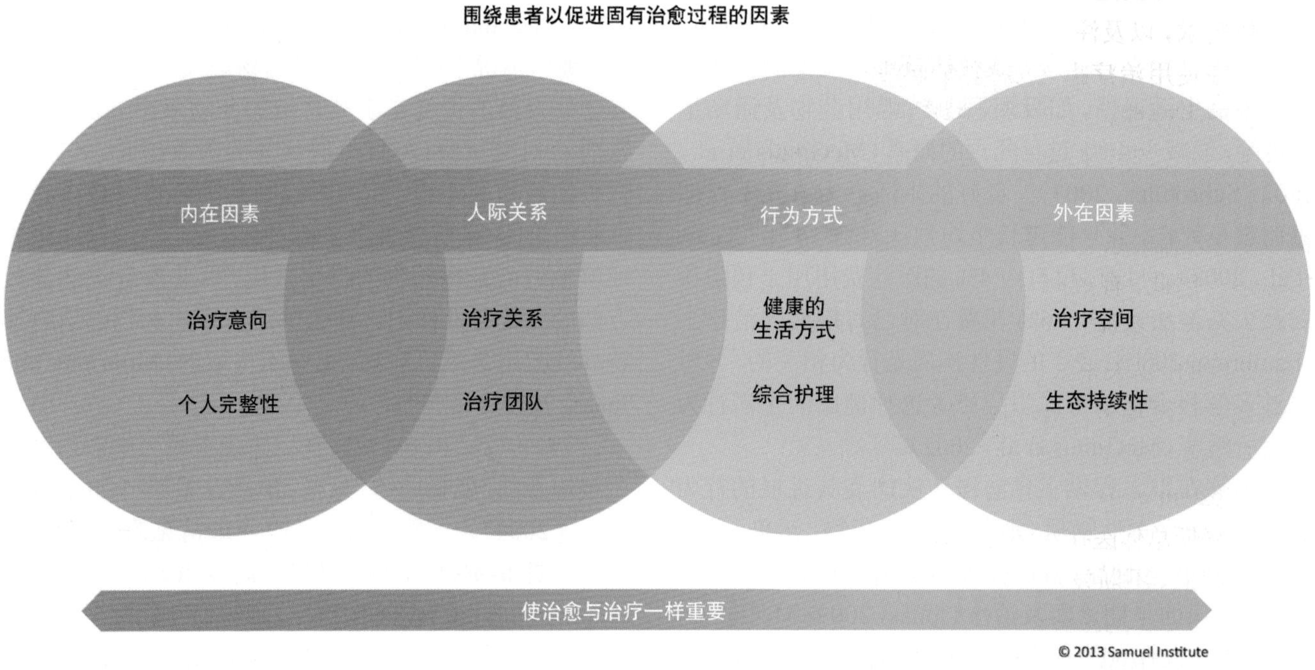

围绕患者以促进固有治愈过程的因素

图 2-2　最佳的治疗环境（Used with permission from Samueli Institute, www.SamueliInstitute.org. ）

精疲力竭时所丢失的各种特质是促进健康及治疗病患的重要因素。若一个健康团队的领导者自身就是精疲力竭的，健康之家就不会健康。当医生们生活方式健康时，他们将更可能教育患者该行为的重要性（Lewis et al., 1991），并更积极地促使患者向这种正确行为方式转变（Frank et al., 2000; Lobelo et al., 2009）。每一个家庭医生都会从有关个人健康平衡的自我反省中受益。这个行为可能时时受到挑战，需要重视及掌控。

多数初级治疗医师倾向于通过保持稳定持久的治疗关系来改变人们的生活。当工作环境的需求使得维持这种关系的负担加重时，压力、筋疲力尽就会接踵而来。此时的补救方法是与患者面对面，让"意义"这一交流贯穿临床工作的始终。以治疗为导向的初级治疗方法将每位患者当做一个具有特殊身体、情感及精神需求的特定个体，并留出时间及精力来应对这些需求。照顾到这些个性化需求的治疗要求医生全身心的投入，从而减轻彼此的痛苦（Epstein, 1999）。这个"注重意义"的方法已经被证实能够促进身体健康及改善以患者为中心的治疗中医生的态度（Krasner et al., 2009）并且减轻基层医生的压力、焦虑和抑郁（Fortney, et al., 2013）。这就需要医生们在健康之家中坐下来耐心倾听患者的心声（Rakel, 2008）。

医患关系中的投入

在医疗之家中，每个人都会感觉到自己是受欢迎的、被了解的，并且是这个大家庭的一分子。不断进展的医患关系使医生可以更深入地洞察患者更复杂的健康保健需求，以及注重健康各方面的相互作用。这使得医生在使用治疗指南的同时，意识到各种正常状态中蕴含的多样性。对一个患者是最好的治疗可能并不适合另一个患者。以患者为中心的治疗不应仅注疾病状态，而应该着重于患者个体的需要。理想的治疗目标应以"医患关系"为中心，鼓励医生关注患者个性化的需求。因此，有效的医疗之家的核心目标应为建立良好的治疗关系（Chez and Jonas, 2005）。

持续的、以关系为中心的初级治疗是有益的，其证据明确且逐渐增多（Neumann et al., 2010）。它已被发现能够提高治疗的质量（Starfield, 1991），减少诊断性试验（Epstein et al. 2005），减少住院（Gill and Mainous, 1998），降低总体医疗花费（De Maeseneer et al., 2003）。拥有持续的、不断发展的医患关系通常被认为是一个家庭医生最值得表扬的品质（Fairhurst and May, 2006）。一个关于有效团队治疗的系统性对照试验显示，当治疗过程中是以医患关系为中心时，能够降低病残率及死亡

率、提高医务工作者的积极性、减少医疗费用（Safran et al., 2006）。由富有同情心的医生照顾的糖尿病患者，具有较低的糖化血红蛋白和低密度脂蛋白胆固醇水平（Hojat et al., 2011）。

一个健康的治疗体系围绕建立长期的、信任的及可接受的医患关系这个理念来重建其整个机构，这就是中南部基金会阿拉斯加国家健康保健模式（Southcentral Foundation Alaska Native Health Care model; Eby, 2007）。当阿拉斯加基金会领导者被问及在他们公众拥有的健康治疗体系中最想要的是什么时，这个理念就是他们的答案。综上所述，有一个"愿意倾听、花时间解释疑问，能有效整合其全部医疗的医生"，并与这样的医生建立良好的关系，是他们最重视的（Gottlieb, 2007）。以上是这个系统的首要目标。这不仅提升了患者体验，而且还改善了临床结果。在 1999 年调整医疗模式后，抢救及急诊利用率减少 40%，专科利用减少 50%，住院时间减少 30%。群众满意率调查显示 91% 认为他们认为总体的医疗是令人满意的（Gottlieb et al., 2008）。

权利的赋予

人们越是依赖第三级健康医疗，越是造成极大数量的病痛、残疾及花费的出现。初级健康团队的目的就是减少这种依赖。医生赋予个体、家庭及社会能力，使他们明白，他们自己可以做些什么来降低疾病的风险并将图 2-3 中的曲线左移。这将增加个体自身、家庭及社会对健康的控制，减少对医疗产业的依赖。要理解如何尽可能地达到这个目标，了解授权的过程很重要。

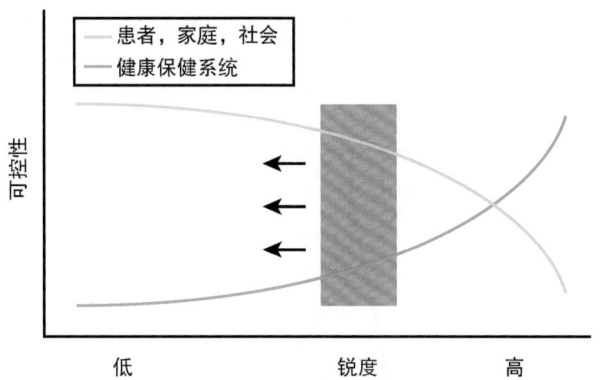

图 2-3 阿拉斯加国立健康保健模式将曲线的交叉点向左移动，降低了健康保健系统的依赖性并提高了家庭的可控性。目标是使曲线的右半部分变得平滑。健康保健系统应授权于家庭和社会，来协助保持健康并降低患者对"健康救援"的依赖性（Modified from Gottlieb K, Sylvester I, Eby D. Transforming your practice: what matters most. Fam Pract Manag. 2008; 15: 32-38.）

授权并不是指让患者言听计从，那仅仅是依从性。没有依从性就是两个人朝着不同的目标努力。权利的赋予是一种相互作用的方式，在这个过程中，准确的信息将以一种令人理解的方式传达，它既能尊重也能促进患者作出决定。患者决定的作出是"内在的"，但是也同时受如文化、家庭、同事、工作、治疗费用等外在因素的影响。Anderson 和 FUNNELL（2009）在对权利赋予及糖尿病的治疗的研究中描述到，98% 的糖尿病治疗是"患者主导"的，仅有不到 5% 的患者可以遵从医生提出的行为。

权利的赋予是一个过程，也是一个结果。这个过程需要健康治疗参与者意识到患者个性化的需要并帮助他们对其所选择要执行的决定进行批判性的判断和考虑。这将导致一个结果，即由患者决定什么对他们现在的情况来说是最合适的。医生们不能控制他们患者的决定，因而不能拥有结果。医生应能够观察到患者心理和情绪基础，这样可以促进积极的转变，使患者、家庭及社会能在他们家庭医生的逐步引导下，共同向着健康的目标努力。作为社会的健康指导，以医患关系为中心的健康之家需要医疗团队不断发展来促进这个转变。

健康团队

在以医生为中心的一对一就诊模式中，限制了患者获得就诊的机会，而以健康为导向的医疗就是要求初级医疗医师参与的治疗超越那种模式。未来的家庭医生将领导创建一个能提供多方面治疗的专业团队（图 2-4）（Grumbach and Bodenheimer，2004）。这就需要团队探视、电话随访及信息技术的参与，目标应是建立一个积极的、合作性的、以满足患者要求为目的的团队，而不仅仅是参照治疗指南（Nutting et al.，2009）。以治疗为导向的团队包括最适合社区健康需求的临床医生。这一过程可能但不一定是医生主导的，可以包括护士和护士执业人员、医师助理、心理学家和顾问、相关的保健医生、补充和替代的从业人员、健康教练和其他人员，以提供更有效的护理，从而缓解医生短缺的影响（Bodenheimer and Smith，2013）。治疗团队中行政办公室工作人员通过频繁的与患者互动也可以起到关键作用，当然，患者和他的家人、朋友、照顾者和社区成员常常以重要的方式参与互动。

2003 年，Robert Wood Johnson 基金会资助了一项

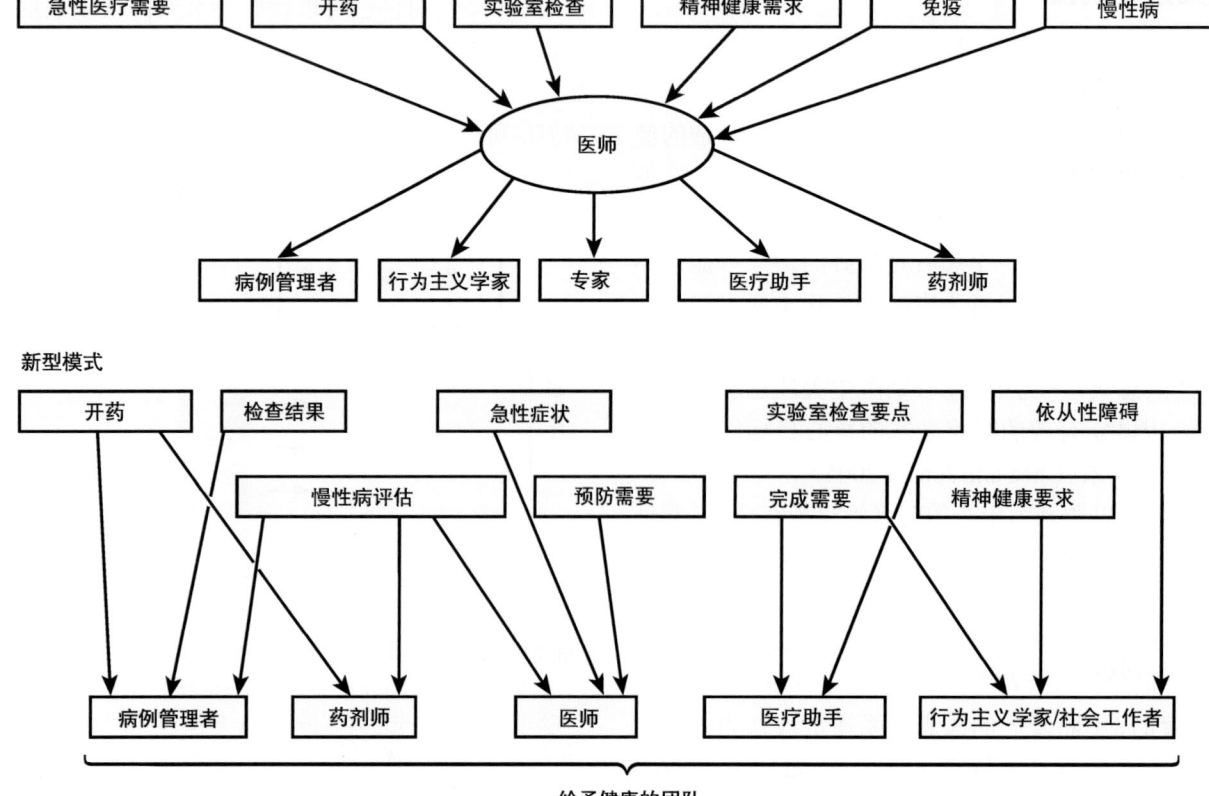

图 2-4　传统保健模型对比新型保健模型，后者有更多的途径进入健康之家（医疗之家）

研究,该研究着眼于在初级医疗中针对活动量少、不健康饮食、吸烟及酗酒进行主动的行为改变(Cifuentes et al.,2005)。17 个实践研究中心的数据显示:健康行为改变的资源被患者及医生们满腔热情地接受(Cohen et al.,2005;Woolf et al.,2005)。采用多方面团队的实践干预比采用孤立单种治疗方式的方法更能促进健康行为的转变(Goldstein et al.,2004;Prada,2006;Solberg et al.,2000;Woolf et al.,2005)。

当在团队中工作时,医生需要了解多学科的、各学科间的及跨学科的团队模式间的差异,这是非常重要的(表 2-3)。传统多学科团队通常注重疾病的本身状态及并局限于某一个特定的组织器官。在这样的多学科团队中,临床医生单独工作,交流及合作很少。那些团队模式更倾向于孤立地注重身体的某一个部位或系统,而没有意识到它们间的相关性。建立一个健康组织机构的共同目标能够让各学科一起来创立一个学科之间的团队,进而得到新的解决问题的深刻见解而非以前团队中那种观点的简单集合。当新的见解形成后,这个各学科间的团队将会发展成跨学科团队,团队中的成员将创造新的促进健康的方法从而从那种仓库式的治疗模式中"升华"(Choi and Pak,2006;Soklaridis et al.,2007)。

谁来组织建立健康团队?

家庭医生了解其所服务人群及其特定的健康需要。这一了解将明确哪个专业的人员能最好地实现健康促进。例如,肥胖是多个专科的重要健康威胁问题。一个以保持患者合理体重为目标,并且共同努力工作的专业团队要包括注册营养师、运动教练、心理学家或心理治疗师,以便理解压力与饮食间的关系。建立一个维持肌肉骨骼(背痛)健康为导向的团队的流程总结于表 2-4。

健康团队所注重的问题不同于疾病治疗团队,但两者间有较多明显的重合。例如,一个健康之家需要包括一个服务于糖尿病患者的营养学家或者健康教练。这样的团队组成能够为糖尿病前期人群及超重的青少年提供咨询建议,进而通过改变生活方式选择来阻止疾病的发生。

健康团队的模式

有多种方式来创立一个以健康为导向的团队。这个方式取决于患者的需要、团队成员的能力、医院的规模、策略规划、管理者及临床工作人员的支持程度。这种团队可以由各种规模的医院来发起,从大的复杂

表 2-3　学科团队的定义

专用名词	定义
多学科的团队	叠加性的:由超过 2 名来自于不同医学学科的专业人员组成,共同服务于同一位患者、同一种患者或临床问题,但提供的治疗彼此间是独立的。例如,一患者同时就诊一位初级治疗医师和一位物理治疗师,尽管这位初级治疗医师可能同时查阅物理治疗师的记录或报告,但两个学科往往是不相关的
各学科间的团队	互相合作的:针对于同一位患者、同一类患者或临床问题的一个不断发展的整体治疗团队。团队成员们创立同事间的关系、拥有共同的目标、共同制订决策。他们互相沟通、支持,同时质疑彼此的观点看法,根据患者的不同需要,协商制订健康促进策略
跨学科的团队	功能整体的:医生们彼此学习,在这个过程中超越传统学科的界限,产生新的知识。通常情况下,专业间的分差越大(认识论间的差距:如工程学及人文学科方面的),解决问题新的方式的见解越可能创立

Data from Choi BC, Pak AW. Multidisciplinarity, interdisciplinarity and trans-disciplinarity in health research, services, education and policy. 1. Definitions, objectives, and evidence of effectiveness. Clin Invest Med. 2006; 29; 351-364 and Choi BC, Pak AW. Multidisciplinarity, interdisciplinarity and trans-disciplinarity in health research, services, education and policy. 3. Discipline, inter-discipline distance, and selection of discipline. Clin Invest Med. 2008; 31: E41-E48.

表 2-4　以健康为导向的团队创立工作表(以维护背部健康为例)

任务	行动
所在社区的健康需求	维护背部健康
根据健康需求确定需要的专业	1. 按摩医师 2. 物理治疗师 3. 心理学家 / 心理治疗师 4. 健康教练
描述团队的目标 / 任务	鼓励患者,学习如何实现背部功能和健康的理想恢复
为这个健康计划命名	背部健康计划
建立团队成员之间的联系	团队成员初次会面确定计划的目标 / 任务以及需要相互作用的方式。定期会面讨论团队建设的需要以及患者因素的相互作用
认同团队的沟通方式	利用传真或电子邮件进行团队间的工作分配,交换新发现以及讨论
随访并促进维持性	患者需要定期到医疗之家约见健康教练 / 护士,来保持良好的生活行为方式

的机构到小的乡村医院均可,并可采用多种形式。例如,一个团队可以仅包括一名家庭医生及两位健康教练或医学助手。这个小型团队可将诊所就诊扩展至包括就诊前、就诊后及就诊中交流沟通(Bodenheimer and Laing,2007)。他们通过这些沟通机会来发觉患者的需

要并建立合适的治疗策略。健康团队的共同任务是最大限度地改善患者的生活质量。

这个团队并不需要有共同的领域，只要他们保持沟通并建立同志关系。这也会帮助临床医生们互相学习彼此的专长和才智、增进相互间的了解、信任及尊重。丧失了团队这个概念，仅会有孤立的治疗及专科的单独工作，导致治疗的分割。

一个高效团队的最重要的因素是相互间的信任——相信彼此会在治疗及过程改进方面起到各自特定的作用（Sargeant et al.，2008）。成为一个高效的团队，需要谦虚的态度及时间，并需要精确调整及改进质量。Miller 和 Crabtree（2005）制定了一套全面的团队医疗操作模式，并描述了建立高效团队流程的有效技术。尽管如此，医生们可以在适合实践的任何领域开展工作（表 2-4），作用亦会拓展至其他领域。如下所述即在实践评估中提供启动点。

健康之家备忘录

- 创建一个"家庭"，让来客感受到自己是被了解及欢迎的。在健康之家，患者记住他们感受的时间远远长于记住医嘱的时间。这始于他们入门时被问候的方式。
- 建立一个由健康之家成员多方面支持的共同任务。"致力于与我们所服务的人群建立一个持续的医患治疗关系。"
- 提供多种途径以获得最合适的健康专业人员，例如通过技术手段去提供办公室外探访的互动（图 2-4）。
- 提供多种探访形式以补充一对一访视所带来的不足。包括集体探访、邮件、视频、支持患病群体、健康促进或针对疾病的程序。
- 与一组能积极影响生活行为或针对特殊疾病状态的医学专业人员进行开放式对话，建立良好的关系。
- 提供一个途径，使患者向健康相关服务程序阐述所需，这个服务是基于患者所觉察到的需要而执行的。
- 提供一个了解重要领域的机会，即患者们认为对他们长期健康最为重要的领域（附框 2-1）。
- 在每次团队访视中，学会快速提供循证的有关生活方式及补充医学的信息。
- 评估执行实践的空间，建立一个不易带来压力并且对患者或健康工作人员均舒适的工作计划。
- 确保健康之家的创建与家庭医生们工作的意义及目标相一致。这会贯穿于医疗之家中，促进团队成员的接受性并降低他们自觉精疲力竭的风险。

早期编者的经验教训

2006 年启动了一项用于研究并实施"以患者为中心的医疗之家"的国家示范项目。该项目的调查结果证实了该项目的可行性。但进程缓慢，并应充分考虑每位个体及其健康团队的独特性及其社区需求。一个策略对一个健康之家有效，但每个健康之家之间均不相同（Crabtree et al.，2010）。事实上，在将文化从疾病模型转移到患者赋权和人口管理时会遇到的许多挑战，这类似于在复杂系统中促进健康（Bitton et al.，2012 年）。

高效的 PCMH 特征包括：

人际交往的自主性 医生需要学习团队协作，团队中的每一人需要了解和认同自己的新角色（Cronholm et al.，2013）。

独特性 每一个团队都有自己独特的潜质并通过其影响他们正在实施的项目。团队的人才和专家的决策通常直接导致最成功的结果（Alexander et al.，2013）。

领导责任制 团队领导负责制可以保持资源的可持续性并最终取得成功（True et al.，2013）。

沟通 建立一个沟通计划：团队成员应定期通过会议及电子健康记录探访患者，以持续协调照顾和专业合作。

支付 如果没有来自非面对面产业的支持以提高探访及其价值，则难以维持新的支付模式。倡导政策变革，以协调团队为基础的照顾和团队的健康结果作为优先事项支付。

耐心 不能孤立的建立以患者为中心的医疗之家，因为他们是一个随着时间改变的大的卫生保健系统的基础性成分。应庆祝这种文化转型的每一小步。

健康之家的支付模式

在过去的几年中，提供以单次治疗付费的孤立的治疗模式不适应于以患者为中心的医疗之家。虽然美国平价医保法的若干要素有利于 PCMH，但过渡到有效的支付模式对这些要素的实施对是至关重要的。最近，AAFP 已经开始重新思考如何为"健康之家"（家庭医学 2.0）调整支付模式，即从检查每个患者每月固定的资金每转变为能优化预防和治疗后护理的混合模型。初级卫生保健是我们医疗保健系统的中心，影响下游保健功能（三期，医院和急救部门照顾）和上游的保健（预防和人群健康）。家庭医生可以通过推广全球广泛支付模式转变来成为领导者，即使他们目前不依赖于这些模式。对初级保健适当投资的时机已经到来。

总结

与以健康为导向的团队一起创建合理的治疗环境给予医疗之家这个概念以荣誉，初级治疗医生们把这个视为健康转化的关键点（表 2-2 和图 2-2）。对于为了一个共同目标聚集在一起的各医学领域的人士来说，这是一个令人振奋的机会，并且给予特定专业以荣誉。家庭医生通过理解应用多重而复杂的系统协作来实现患者个性化的健康目标，促使健康之家模型的完善。

初级护理的一大收获是人们之间由于长期的治疗关系而建立的联系。如果家庭医生注重关怀，就可以提供有效且性价比较高的有质量的关怀，而关怀是最珍贵的，也是最难以衡量的。最重要的是同时发生在全科医生和患者之间无法估量的转变和进展（Scott et al., 2008）。

循证总结

- 积极的生活行为方式在降低病残率和死亡率方面起着最大的作用（Khaw et al., 2008; McGinnis et al., 2002; Schroeder, 2007）（推荐等级：A）。
- 基于团队的干预要比仅仅提供孤立的治疗在促进行为健康方面更有效（Woolf et al., 2005, Safran et al., 2006）（推荐等级：B）。
- 以医患关系为中心的关怀促进了关怀的质量（Starfield, 1991）（推荐等级：B）
- 以医患关系为中心的关怀降低了健康保健的开销（De Maeseneer et al., 2003; Epstein et al., 2005）（推荐等级：B）。

（王爽 译）

附录

附框 2-1

参考资料

Alexander JA, Paustian M, Wise CG, et al: Assessment and measurement of patient-centered medical home implementation: the BCBSM experience, Ann Fam Med 11(Suppl 1):S74–S81, 2013.
American Academy of Pediatrics, Council on Pediatrics Practice: Pediatric records and a "medical home." In Standards of Child Care, Evanston, IL, 1967, American Academy of Pediatrics, pp 77–79.
American College of Physicians: Joint Principles of the Patient-Centered Medical Home, 2007. http://www.acponline.org/advocacy/where_we_stand/medical_home/approve_jp.pdf.
Anderson RM, Funnell MM: Patient empowerment: myths and misconceptions, Patient Educ Counsel 2009.

Berwick DM, Hackbarth AD: Eliminating waste in US health care, JAMA 307(14):1513–1516, 2012.
Bitton A, Schwartz GR, Stewart EE, et al: Off the hamster wheel? Qualitative evaluation of a payment-linked patient-centered medical home (PCMH) pilot, Milbank Q 90(3):484–515, 2012.
Bodenheimer T, Laing BY: The teamlet model of primary care, Ann Fam Med 5:457–461, 2007.
Bodenheimer TS, Smith MD: Primary care: proposed solutions to the physician shortage without training more physicians, Health Aff (Millwood) 32(11):1881–1886, 2013.
Cassell EJ: The Nature of Suffering and the Goals of Medicine, New York, 2004, Oxford University Press.
Chez RA, Jonas WB: Challenges and opportunities in achieving healing, J Altern Complement Med 11(Suppl 1):S3–S6, 2005.
Choi BC, Pak AW: Multidisciplinarity, interdisciplinarity and transdisciplinarity in health research, services, education and policy. 1. Definitions, objectives, and evidence of effectiveness, Clin Invest Med 29:351–364, 2006.
Choi BC, Pak AW: Multidisciplinarity, interdisciplinarity, and transdisciplinarity in health research, services, education and policy. 3. Discipline, inter-discipline distance, and selection of discipline, Clin Invest Med 31:E41–E48, 2008.
Cifuentes M, Fernald DH, Green LA, et al: Prescription for health: changing primary care practice to foster healthy behaviors, Ann Fam Med 3(Suppl 2):4–11, 2005.
Cohen DJ, Tallia AF, Crabtree BF, Young DM: Implementing health behavior change in primary care: lessons from prescription for health, Ann Fam Med 3(Suppl 2):12–19, 2005.
Crabtree BF, Nutting PA, Miller WL, et al: Summary of the National Demonstration Project and recommendations for the patient-centered medical home, Ann Fam Med 8(Suppl 1):S80–S90, S92, 2010.
Cronholm PF, Shea JA, Werner RM: The patient centered medical home: mental models and practice culture driving the transformation process, J Gen Intern Med 28(9):1195–1201, 2013.
De Maeseneer JM, De Prins L, Gosset C, Heyerick J: Provider continuity in family medicine: does it make a difference for total health care costs? Ann Fam Med 1:144–148, 2003.
Eby DK: Primary care at the Alaska Native Medical Center: a fully deployed "new model" of primary care, Int J Circumpolar Health 66(Suppl 1):4–13, 2007.
Epstein RM: Mindful practice, JAMA 282:833–839, 1999.
Epstein RM, Franks P, Shields CG, et al: Patient-centered communication and diagnostic testing, Ann Fam Med 3:415–421, 2005.
Fairhurst K, May C: What general practitioners find satisfying in their work: implications for health care system reform, Ann Fam Med 4:500–505, 2006.
Fortney L, Luchterhand C, Zakletskaia L: Abbreviated mindfulness intervention for job satisfaction, quality of life, and compassion in primary care clinicians: a pilot study, Ann Fam Med 11(5):412–420, 2013.
Frank E, Breyan J, Elon L: Physician disclosure of healthy personal behaviors improves credibility and ability to motivate, Arch Fam Med 9:287–290, 2000.
Gill JM, Mainous AG 3rd: The role of provider continuity in preventing hospitalizations, Arch Fam Med 7:352–357, 1998.
Goldstein MG, Whitlock EP, DePue J: Planning Committee of the Addressing Multiple Behavioral Risk Factors in Primary Care Project. Multiple behavioral risk factor interventions in primary care: summary of research evidence, Am J Prev Med 27:61–79, 2004.
Gottlieb K: The Family Wellness Warriors Initiative, Alaska Med 49:16–21, 2007.
Gottlieb K, Sylvester I, Eby D: Transforming your practice: what matters most, Fam Pract Manage 15:32–38, 2008.
Grumbach K, Bodenheimer T: Can health care teams improve primary care practice? JAMA 291:1246–1251, 2004.
Hojat M, Louis DZ, Markham FW, et al: Physicians' empathy and clinical outcomes for diabetic patients, Acad Med 86(3):359–364, 2011.
Institute for Healthcare Improvement: 2014. http://www.ihi.org/engage/initiatives/tripleaim/pages/default.aspx.
Jonas W: Wellness Initiative for a Nation (WIN), 2009. http://www.siib.org/news/news-home/WIN-Home/WIN-Download.html.
Jonas WB: Reframing placebo in research and practice, Philos Trans R Soc Lond B Biol Sci 366(1572):1896–1904, 2011.
Jonas WB, Chez RA: Toward optimal healing environments in health care, J Altern Complement Med 10(Suppl 1):S1–S6, 2004.
Jonas WB, Chez RA, Smith K, Sakallaris BH: Salutogenesis: the defining concept for a new healthcare system, Global Adv Health Med 3:82–91, 2014.

Kaptchuk TJ, Kelley JM, Conboy LA, et al: Components of placebo effect: randomised controlled trial in patients with irritable bowel syndrome, *BMJ* 336:999–1003, 2008.

Kelley JM, Lembo AJ, Ablon JS, et al: Patient and practitioner influences on the placebo effect in irritable bowel syndrome, *Psychosom Med* 71:789–797, 2009.

Khaw KT, Wareham N, Bingham S, et al: Combined impact of health behaviours and mortality in men and women: the EPIC-Norfolk Prospective Population Study, *PLoS Med* 5:e12, 2008.

Kirsch I, Moore TJ, Scoboria A, Nicholls SS: The emperor's new drugs: an analysis of antidepressant medication data submitted to the U.S. Food and Drug Administration, *Prevention & Treatment* 5, 2002.

Krasner MS, Epstein RM, Beckman H, et al: Association of an educational program in mindful communication with burnout, empathy, and attitudes among primary care physicians, *JAMA* 302:1284–1293, 2009.

Lambrew J: *A Wellness Trust to Prioritize Disease Prevention,* 2007. http://www.brookings.edu/research/papers/2007/04/useconomics-lambrew.

Lewis CE, Clancy C, Leake B, Schwartz JS: The counseling practices of internists, *Ann Intern Med* 114:54–58, 1991.

Lobelo F, Duperly J, Frank E: Physical activity habits of doctors and medical students influence their counselling practices, *Br J Sports Med* 43:89–92, 2009.

Ludmerer K: *A Time to Heal: American Medical Education from the Turn of the Century to the Era of Managed Care,* New York, 1999, Oxford University Press.

Martin JC, Avant RF, Bowman MA, et al: The future of family medicine: a collaborative project of the family medicine community, *Ann Fam Med* 2(Suppl 1):3–32, 2004.

McGinnis JM: A vision for health in our new century, *Am J Health Promot* 18:146–150, 2003.

McGinnis JM, Williams-Russo P, Knickman JR: The case for more active policy attention to health promotion, *Health Aff (Millwood)* 21:78–93, 2002.

McKay KM, Imel ZE, Wampold BE: Psychiatrist effects in the psycho-pharmacological treatment of depression, *J Affect Disord* 92:287–290, 2006.

Miller WL, Crabtree BF: Healing landscapes: patients, relationships, and creating optimal healing places, *J Altern Complement Med* 11(Suppl 1):S41–S49, 2005.

Moerman DE, Jonas WB: Deconstructing the placebo effect and finding the meaning response, *Ann Intern Med* 136(6):471–476, 2002.

Neumann M, Edelhauser F, Kreps GL, et al: Can patient-provider interaction increase the effectiveness of medical treatment or even substitute it?—an exploration on why and how to study the specific effect of the provider, *Patient Educ Couns* 80(3):307–314, 2010.

Nutting PA, Miller WL, Crabtree BF, et al: Initial lessons from the first national demonstration project on practice transformation to a patient-centered medical home, *Ann Fam Med* 7:254–260, 2009.

Prada G: Lighting the way to interdisciplinary primary health care, *Healthc Manage Forum* 19:6–16, 2006.

Rakel D: The salutogenesis-oriented session: creating space and time for healing in primary care, *Explore (NY)* 4:42–47, 2008.

Safran DG, Miller W, Beckman H: Organizational dimensions of relationship-centered care: theory, evidence, and practice, *J Gen Intern Med* 21(Suppl 1):9–15, 2006.

Sargeant J, Loney E, Murphy G: Effective interprofessional teams: "contact is not enough" to build a team, *J Cont Educ Health Prof* 28:228–234, 2008.

Schroeder SA: We can do better: improving the health of the American people, *N Engl J Med* 357:1221–1228, 2007.

Scott JG, Cohen D, Dicicco-Bloom B, et al: Understanding healing relationships in primary care, *Ann Fam Med* 6:315–322, 2008.

Shanafelt TD, Boone S, Tan L, et al: Burnout and satisfaction with work-life balance among US physicians relative to the general US population, *Arch Intern Med* 172(18):1377–1385, 2012.

Shanafelt TD, Sloan JA, Habermann TM: The well-being of physicians, *Am J Med* 114:513–519, 2003.

Soklaridis S, Oandasan I, Kimpton S: Family health teams: can health professionals learn to work together? *Can Fam Physician* 53:1198–1199, 2007.

Solberg LI, Brekke ML, Fazio CJ, et al: Lessons from experienced guideline implementers: attend to many factors and use multiple strategies, *Jt Comm J Qual Improv* 26:171–188, 2000.

Spickard A Jr, Gabbe SG, Christensen JF: Mid-career burnout in generalist and specialist physicians, *JAMA* 288:1447–1450, 2002.

Starfield B: Primary care and health: a cross-national comparison, *JAMA* 266:2268–2271, 1991.

True G, Butler AE, Lamparska BG: Open access in the patient-centered medical home: lessons from the Veterans Health Administration, *J Gen Intern Med* 28(4):539–545, 2013.

Turner EH, Matthews AM, Linardatos E, et al: Selective publication of antidepressant trials and its influence on apparent efficacy, *N Engl J Med* 358:252–260, 2008.

Walach H, Jonas WB: Placebo research: the evidence base for harnessing self-healing capacities, *J Altern Complement Med* 10(Suppl 1):S103–S112, 2004.

Woolf SH, Glasgow RE, Krist A, et al: Putting it together: finding success in behavior change through integration of services, *Ann Fam Med* 3(Suppl 2):20–27, 2005.

网络资源

www.aafp.org/pcmh: Resources on the patient-centered medical home (PCMH) from the American Academy of Family Physicians.

http://www.pcpcc.org/about/medical-home: Patient-Centered Primary Care Collaborative site that includes a video to educate staff and colleagues about the PCMH.

samueliinstitute.org/our-research/optimal-healing-environments/ohe-framework: A graphic illustrating the components of an OHE.

samueliinstitute.org/our-services/assessment: A 360-degree assessment tool for making your clinic or health care setting an optimal healing environment.

www.transformed.com/Delta-Exchange: A community of clinicians, tools, and resources to help clinics transform to a PCMH (requires a monthly fee). Guides for creating an OHE in health care from the Samueli Institute.

www.transformed.com/mhiq/welcome.cfm: Module to calculate your medical home IQ. Gives a baseline practice assessment toward the creation of a medical home.

www.transformed.com/resources.cfm: Resources from TransforMED on transforming a medical practice to a medical home.

附框 2-1 健康协议

欢迎来到 the Odana Atrium Clinic！我们关注的是你的健康，但要成功，我们需要你的帮助。我们可能每年只相处几个小时，为你在余下的时间里如何优化健康和幸福搭建平台。我们可以引导你方向，但所有的治疗最终都需要自我调控。你选择怎样度过你的时间。我们是来和你一起度过的，但这是你的道路！

尽管保持您身体的部分组织持续工作，并根据需要调整至关重要，我们也希望将您作为一个整体来关注。这意味着要关注情感、思想、信仰、文化、人际关系——你生活中的所有细节。如果你这样做，你就会少生病，需要更少的药物和手术，并且生活质量更高。请与我们一起致力于您的健康。

我_____，会全力促进自己的健康。我承认以下方面对我的幸福有利：

1. 运动和锻炼。我会每周大部分的时间尝试做各种形式的剧烈运动或锻炼。

2. 健康的饮食。我会尝试每天至少要吃 7 份（1 份大小 = 你的手掌的大小）的新鲜水果和蔬菜。只要有可能，我将食用有机的和当地生产的食品，包括新鲜的多色的食品。

我会尽量限制加工或含有许多复杂难懂的人工成分的食物。

3. 休息。我承认我的身心需要休息才能恢复。我会努力每晚得到充分的睡眠，如果需要的话，我会在白天小睡一会儿。

4. 健康的体重。我会尽我最大的努力控制到并维持一个健康的体重。

5. 避免有害物质。如果有一些有害于我的物质，而且我会很难放弃，比如某些食物，咖啡因，烟草，酒精和毒品，我会寻求帮助减少或放弃它们。

6. 健康的人际关系。我将重点关注健康的家庭关系，友谊，性关系，和其他类型的关系。我明白，关心他人和被他人关心对我来说都是有益处的。

7. 压力管理。我明白了身体和心灵是一个整体。当其中一个受到伤害时，另一个也会受到影响。我会专心关注压力在我的身体中的位置和感觉，并且探索缓解它的途径。

8. 接触自然。我认识到环境影响我的健康，我会尽我最大的努力保护它。在自然中能愈合，我会花时间探索它。

9. 精神接触。精神是我为自己定义的东西。我承认，帮助和善待他人对我有好处。我会思考赋予我生命的意义和目的是什么，我会尽我最大的努力帮助它成长和与他人分享。

10. 保持平衡。我承认自己和他人相处的时间和工作和财务一样重要。我会尽我最大的努力在我的生活中找到平衡。

我会尽我最大的努力去实践这些健康的生活方式。我觉得我应该开始的方面（可多选）_____。

_____   _____
健康伙伴   **日期**

作为您的保健医生，我会帮助你实现这些目标。我会尽我最大的努力提供方便、体恤、持续，并以良好的科学为基础的卫生保健，我将尽我所能帮助你。

_____   _____
保健医生   **日期**

第 3 章

心理社会因素影响健康

SYED M. AHMED ■ PAUL J. HERSHBERGER ■ JEANNE PARR LEMKAU

重 点

- 影响健康的因素包括年龄、性别和性取向。
- 宗教、伦理和文化背景影响个体功能。
- 家庭组成、结构和功能影响个体健康。
- 工作和学习的状态影响个体健康。
- 社会支持网络和其他一些重要的影响个体健康。
- 经济状况,包括健康保险,影响个体健康状态。
- 评估患者健康状况需要整合个人和家庭的重大损失、创伤或疾病。

- 需要评估的心理学功能包括人格、防御机制、目前精神状态和安全感评估。
- 自我控制是一种可由健康饮食、充足睡眠和训练补充的有限资源。
- 必要的物质环境包括家庭、邻里和环境危险。
- 医师应当引导患者讲述近期生活中的应激事件和变故。
- 合作性的医患关系强调在敏感的心理社会治疗过程中医师的倾听能力。

- 一位 11 岁的肥胖男孩血脂代谢异常,他告诉家庭医师他最爱的娱乐活动是在线视频游戏。
- 一位中年妇女特意强调她的血压只有在医疗场所测量时才会升高。
- 一位兼职单身母亲无健康保险。她告诉医生除非药费低共付,否则她拒绝服药。

心理社会因素影响健康。以一种整合心理、社会、生物多个方面的方式来评估和治疗患者,将是家庭医学的重要组成部分,同时也将面临巨大的挑战。下面介绍一个很典型的案例。

几年前,52 岁的软件工程师 Ramirez 先生失去了原本收入丰厚的工作。在失业 8 个月过后,他找到了一份差强人意的工作,待遇也不尽如人意。Ramirez 先生在 45 岁时确诊为 2 型糖尿病,在他失业之前其血糖控制稳定。他参加过糖尿病患者的教育课程,并且确切知道如何控制好血糖。现在,Ramirez 先生很不情愿地告诉医生他不再像以前那样严格控制饮食,而且更加频繁地摄入快餐。他很怀念以前单位的运动场地和健身器械。如今,他很难调动积极性去锻炼身体。他的婚姻状况也不如从前美满了,同时对性生活也不那么感兴趣了。

当医师询问他一些关于抑郁症的情绪体验时,他说他从来不觉得自己虚弱,但是确实不能像以前那样饶有兴致地享受生活了。家庭医师关注了 Ramirez 先生在过去几年中所经历的一系列变化和压力给他带来的情绪影响。她简要地描述了压力和抑郁怎样使得血糖难以控制。此外,她和 Ramirez 先生共同制定策略来改善他的健康状况,提高生活质量。

这个案例着重点出在我们遇到患者的心理社会问题时应对的 3 个要点:

1. 医师首先应当查看患者,将病患在特定的社会、心理情景下的症状和行为在自己脑海中形成概念,同时对病患既往经历和优先考虑的事保持敏感。

2. 医师理解多种生物心理社会因素之间的交互作用性,并将这些信息有效地传达给病患。

3. 无论是为收集信息,还是为了有效干预,建立支持和移情的医患关系很重要。

这个案例告诉我们,生物医学因素可能只占病患就医的一小部分原因。生物医学模式建立在身心二元论、生物还原论及线性因果论的基础上,在高科技医学方面成就卓著,然而家庭医师只从生物医学角度考虑病情,显然是不够全面的。尽管如此,现代医学从生物医学模式转向生物心理社会模式面临着巨大的挑战。

1977 年，精神病学家 George Engel 提出生物心理社会医学模式这一概念，将社会和心理因素作为鉴别躯体疾病和精神疾病重要的决定性因素。在他提出的新的框架中，机体的各个亚系统相互作用，不断地构造出更为复杂的生物系统。这些系统同时受到心理和社会因素的双重影响。各种相互作用下的生物、心理、社会系统形成了统一的有机体，躯体疾病或是精神疾患也不只是在单一的生物学层面才能被理解。Engel（1980）认为生物、心理、社会因素对机体全身的相互影响与所有的躯体疾患以及患者的感受有关。因此，为了理解个体对疾病反应，我们需要考虑这些相互作用的因素——社会环境、文化背景、个体的心理资源，以及在人群中这种疾病的生物化学和遗传学知识（Brody，1999）。

在下一个部分中，我们将介绍一些概念模式及其视角，它们都强调一些虽有不同但仍有重叠的心理维度，这些维度都可影响健康（表 3-1）。这些模式可以帮助家庭医师在心理社会情境下采取对病患具有潜在疗效的干预措施。随后，我们将更为详细地介绍临床实践中收集和利用心理社会信息的实用策略。我们还将探讨在家庭医疗中处理心理社会方面问题的实用技巧。最后，在结尾部分，我们将简要地讨论循证实践和当前医疗系统中的挑战以及发展趋势将如何影响家庭医疗的实践。

表 3-1 心理社会影响：概念模式

生物心理社会学模式
系统化模式
压力和应对模式
毕生观点
种族医学文化模式

概念模式

生物心理社会模式

同前所述，Engel 在 1977 年提出将生物心理社会模式作为一种科学的模式，并鼓励临床医师观察社会环境相关的生物化学和形态学改变与情绪模式、生活目标、对待疾病的态度和社会环境的关系。Engel 认为大脑与周围脏器之间存在一种复杂且相互适应的关联，这种关联受到社会变化和物理刺激的双重影响。在这种模式中，环境和心理应激对个体而言，被视为潜在的致病因素。情绪可能充当了应激事件和体内生理

功能变化之间的桥梁（Zegans，1983）。Engel 呼吁医师在生物、心理和社会方面评估患者，从而有效地理解和处理临床问题（Wise，1997）。比如，在工作场所中发生的意外事件可以看做是来源于设备设计不良（社会）和低血糖（生物）导致的失神（心理）。类似的，意外事件能导致内脏的损伤（生物）、受挫（心理）以及收入丧失（社会），以上所有表现中的任何一种都能够成为临床医师干预的着眼点。

完整的生物心理社会维度的评估包括以下方面：
- 生物因素，包括遗传、既往史，以及影响生理功能的环境因素（比如致癌因素）。
- 心理因素，包括情感、认知和行为，比如情绪、信仰、期望、人格、应对方式、健康行为习惯（比如锻炼、饮食、吸烟），这些都与患者的健康和疾病体验相关。
- 社会因素，包括医疗保健可及程度、医疗质量、社会系统（比如家庭、学校、工作、教会、政府）、社会价值观、习俗以及社会支持。

深入地讨论生物因素对健康的影响将超出了本章节的范围。下面将讨论已知的影响健康的心理社会因素。

心理学因素

众多的心理学因素可影响身心健康。这里将讨论评估个性最常用的方法 - 五因素模型，以及健康行为的重要心理资源 - 自我控制。我们还将回顾关于情绪和健康关系的重要文献。

目前最著名的人格结构是五因素模型（Goldberg，1993）。这个模型将人格分成五大部分，简写成 OCEAN，分别是接纳、责任心、外向、随和、神经质（表 3-2）。对这 5 种因素和健康关系的研究也有了不少发现。责任心在健康个体中和长寿相关，在患有躯体疾病或躯体障碍的患者中则与更好的功能状态有关。各研究结果均发现神经质和健康负相关（Bogg and Roberts，2013；Goodwin and Friedman，2006；Smith and Mackenzie，2006）。而接纳、随和以及外向与健康的关系通常被认为相关性较弱。

表 3-2 人格的五因素模型

1. 接纳：对各种体验怀着好奇和欣赏的态度
2. 责任心：自律，计划，行动有目标
3. 外向：与人为善，热心，社交活跃
4. 随和：合作倾向，在出现分歧时倾向于和谐
5. 神经质：对生活琐事经常容易体验到负面情绪

人们认为人格在一生中相当稳定,出于健康的角度考虑,医师寄希望于患者在人格方面有所改变上并非明智之举。然而,理解特定病患的个性有助于医师采取积极有效的干预措施。

健康行为是慢性病发生、发展与管理的重要因素,而自我控制或意志力是重要的心理资源。研究发现自控能力强的孩子成年后身体更健康,善于自我控制的成人拥有更加健康的行为习惯。研究表明,意志力犹如肌肉一样是一种供应有限的资源,也是可以耗竭的(Baumeister and Tierney,2011)。幸运的是,它是可以补充。重要的是,对意志力的各种需求来自于相同的自我控制资源。意志力用于控制思想,调节情绪,管理冲动(与意志力最相关的作用)及引导行为,下定决心也需要消耗意志力。许多研究表明,大量消耗意志力的任务会耗尽自我控制的资源,使后续需要意志力的任务难以完成。有趣的是,当对自我控制的资源存在竞争性需求时,管理负面情绪优先于其他需求。鉴于慢性病管理相关的多重情绪和行为挑战,对有限自我控制资源过度需求的患者特别容易出现健康状况恶化。关于自我控制的关键因素,包括如何补充自我控制,详见表3-3。

表3-3   自我控制

自我控制犹如肌肉一样,是一种可以补充的有限资源。自我控制用于以下方面:

- 调节情绪
- 控制思想
- 管理冲动
- 引导行为
- 做出决定

补充或加强自我控制的方式:

- 能量(定期健康饮食)
- 睡眠
- 训练

高度自律的人善于计划和调整其安排,以减少对意志力的需求(随性的行为是自然的,无需意志力)。

持续的慢性负面情绪(抑郁、焦虑、愤怒)和健康状况不良相关。众多的研究结果都表明了负面情感以及悲观的生活态度与不良的健康结局的相关联(Peterson et al.,1988;Salovey et al.,2000)。尽管每个人都会体验到负面情绪,但是我们可以学着运用正确认知、积极应对和社会支持等方式有效地管理这些情绪。当负面情绪持续时间较长且较严重时,药物疗法是一种有效的辅助方式。

同样,大量研究表明正面情绪状态有助于健康与长寿。快乐、乐观以及对衰老持积极态度的人可以延长7年的寿命(Danner et al.,2001;Levy et al.,2002)。将近30年的研究结果表明积极的人生观有助于改善躯体疾病或精神疾患的预后(Peterson and Steen,2002)。家庭医师很早就发现了对患者进行鼓励和让患者保持希望的重要性,这些都有利于提高对疾病治疗的积极期望。此外,安慰剂显示出有效性也验证了这种方式的重要性(Sobel,1991)。

社会学因素

社会经济状况(SES)和健康之间的相关性与流行病学的研究结果一致(Marmot,2004)。低学历以及低收入人群与那些高学历以及高收入的同龄人相比,健康状况更差。最近的一项研究表明,2000年美国有245 000人由于低学历而死亡,176 000人由于种族歧视而死亡,162 000人由于缺乏社会支持而死亡,133 000人由于贫困而死亡(Galea et al.,2011)。有趣的是,主观的SES(比如个体认为自己所处的社会地位)较客观的SES与健康水平的相关性更大(Singh-Manoux et al.,2005)。负面情感、压力、悲观和情感失控都是降低主观SES与较差健康之间关联的因素(Operario et al.,2004)。

一般而言,社会支持可减轻生活压力,有利于更为良好的健康结局。社会支持指的是社会支持网络提供心理和物质上的资源以增强个体对压力处理能力的过程(Cohen,2004)。社会支持的数量和质量都很重要,支持的来源有配偶、爱人、朋友、家人、同事以及健康从业人员。如果一个人有许多朋友而无知己,那么他在需要帮助的时候可能得不到及时的社会支持。有些人只有几个亲近的朋友,却有很高的幸福指数,而有些人需要更强大的社会支持网络。

社会支持可分好几种类型(Cohen,2004)。情感支持包括表达关心、担忧、同情,给予抒发情绪的机会。物质支持包括提供某些类型的直接帮助,可能包括经济、交通或者给予日常工作上的帮助。信息支持包括给予建议和提供对个体有用的相关信息。

社会支持通过减轻压力对个体造成的负性影响,包括可能影响个体对压力的认知评估来增强个体的健康意识。当人们遭遇很强的应激源的时候,比如经济危机,拥有高水平社会支持的人与拥有较低水平社会支持的人相比,感受到应激源带来的压力更小。社会支持可能还在通过改变个体对应激源的应对方式来增强对压力的缓冲,因为个体在这个过程中会向朋友寻求建议、安慰或是物质上的帮助。融入社会,建立广泛的社会关系，增强自尊，培养那些公认的健康行为习惯，从而增进健康和幸福。无论个体是否处于压力的状态下，融入社会都会大有裨益（Cohen，2004）。

那些负面的社会关系不利于身心健康。比如，不幸的婚姻对心血管、内分泌和免疫系统都有负面影响（Robles and Kiecolt-Glaser，2003）。最近的一项研究发现负面情绪与细胞老化存在相关性，比如负面情绪可以缩短端粒酶的长度（Uchino et al.，2012）。

错误观念

Polan（1993）发现并解决了生物心理社会模式中的两种常见的错误观念。首先，与盛行的观念相反，人本主义的医师不一定实践着生物心理社会模式的医学。一名医师可以具有伦理观念，富于同情心，但同时也会忽视来自于社会与行为学的知识以及与患者生活相关的重要信息。比如，对于一名有吸烟习惯的哮喘患者而言，在医师的治疗过程中，同情的价值是有限的。了解患者的社会环境和患者自身的心理状态也应该属于治疗的范畴。

第二种常见的错误观念是将人简单地划分为相互独立的生物、心理、社会三种类别，或者说他们的问题可以被一套科学公式所表达，而诊断和治疗的方法也随之应运而生。实际上，尽管运用生物心理社会模式确实将患者的病情复杂化，然而它却提供了多种可干预的途径。将生物心理社会模式视为还原论的思考模式将会降低其整体性治疗的有效性。Borrell-Carrio 和同事们（2004）认为生物心理社会的医学模式基于以下几个方面的临床实践：自我意识，相互信任，同情的情感风格，摈弃偏见，在诊疗中注重情感，运用敏锐的直觉，以及促进临床证据的传播。

另一种重要的错误观念是告知患者重要的生物、心理、社会或环境因素必然会改变他们的行为。人的许多行为是自发的，由环境或情境因素而引发。健康的行为通常并非是经过深思熟虑的结果（Sheeran et al.，2013）。尽管意图和动机影响着患者对治疗计划和健康行为的依从性，但其他因素（如缺乏自制力，媒体和同龄人的影响，物理环境）也起着重要的作用。

系统化模式

人是一个十分复杂的有机体。要判断一个人处于疾病或健康状态，建立一种包含这种复杂性的系统化的模式很有必要。系统化的概念最早是由 Bertalanffy（1968）提出，起初应用于描述多个成分之间动态的相互关系。系统化模式是反对线性的因果关系，支持多维度、多方向的模式。

系统化模式对于形成家庭功能的概念影响深远。Smilkstein（1978）提出了针对家庭医学的最早的"家庭系统"这一概念。医师着重关注家庭成员之间的相互关系和危机、应对方式，以及资源对家庭功能的影响。他将这些成分归结为"家庭 APGAR（适应、陪伴、成长、情感、决策）"，一种便于记忆的用于评估在疾病和健康状态下家庭系统功能的工具（请不要和新生儿 Apgar 评分相混淆）。

压力及其应对模式

图 3-1 中展示了生活压力、应对资源和健康结局之间的一般关系。这一途径是系统化模式的又一个应用实例。就像这个模式所展示的那样，生活压力怎样影响个体，这也将会影响健康结局。个体的评估、应对方式、人格以及可支配的社会资源将缓和生活压力所造成的影响。尽管这些关系中复杂的协同关系是该系统化模式的特征，但已经超出了本章节的范围。这个模式中的多数变量为临床干预提供了基础。

压力的定义

对压力的定义有多种多样，有环境事件，对于环境或情景的反应，以及一个过程。有种定义将压力视为生活事件——外界刺激——需要个体去适应的境况或事件，在这个过程中会产生感到紧张。这些应激源可能是重大的灾难性的事件（如自然灾害），重大的生活事件（如丧偶），或者反复的日常烦心事（比如慢性疾病的管理）。

压力也可以视为一种反应。比如，社交恐惧症患者在如聚会的社交场景中感受到压力，心理上体验到紧张，伴有躯体症状，如口干、心慌、出汗。对应激源作出的生理和心理反应通常被称为应变。

第三种定义方式将压力视为一种过程，环境需求超过或耗尽了机体的适应能力，导致机体的生理和心理状态发生一系列的变化，增加了疾病的发生风险（Cohen et al.，1995）。由于环境和个体之间相互影响，这种定义方式将应激源、应变以及个体和环境之间的相互关系考虑在内（Sarafino，1990）。"适应能力"在实际生活中可分为韧性和脆性，医师考虑患者心理构成和社会生活的各方面时，有时需要增加其韧性，而有时却需要增加其脆性（Steptoe，1998）。

压力评估和应对

每一位家庭医师都见过处于压力状态下的患者，以

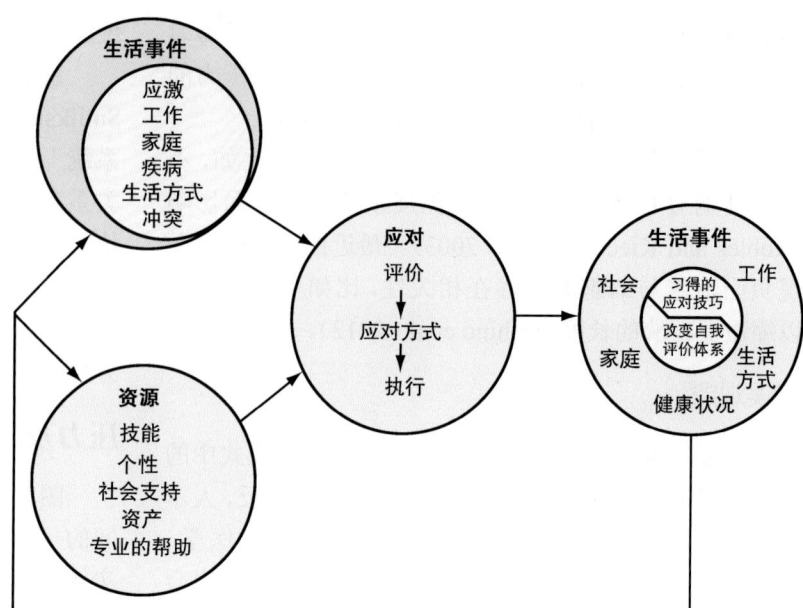

图 3-1 压力、生活事件及其应对方式（From Tunks E, Bellissimo A. Behavioral Medicine: Concepts and Procedures. Boston, Pergamon Press. Copyright 1991 Permagon Press.）

及他们表现出多种与压力相关的症状和应对的反应。个体如何看待和应对压力与应激源同等重要。对于应激源的认知评价，而不仅仅是其严重程度和持续时间，决定了个体的生理和行为反应（Epel et al., 1998）。

压力的应对是指个体如何处理在环境需求和应对资源之间现实或虚拟的差异。Lazarus and Folkman（1984）认为，适应压力包括的认知评估（压力对于个体的意义和个体用来应对压力的资源）和应对方式（应对压力的方法和行为）。在情绪导向型应对方式中，个体将集中精力调节内部的情绪状态；而在问题导向型方式中，个体将关注如何减弱应激源或者获取更多应对的资源（Sarafino, 1990）。压力性的生活事件对健康的影响由许多与应对相关的因素决定，比如认知类型、人格特征、社会以及行为学特点。

自我控制

个体在压力状态下的自我控制力对压力的认知评估至关重要，这包括对应激源以及个体反应的控制，无论是对于情绪导向型还是问题导向型的应对方式都适用。个体如何处理由生活事件激发的失控状态将影响健康的结局。

自我控制可以被定义为这样一种感受，即个体可以作出决策，采取有效的措施，达到预期的效果，避免不良的后果（Rodin, 1986）。调动强烈的自我控制力能够显著降低应激源对个体的影响，特别当个体对环境刺激的反应恰到好处时。Sarafino（1990）将自我控制分为以下 5 种类型：

1. 行为控制 包括能够产生具体的行动的能力，

降低应激源带来的影响。如使用特殊的呼吸方法来减轻疼痛。

2. 认知控制 包括利用思维或策略来减轻应激源影响的能力。比如医师正在对撕裂伤进行缝合的时候将患者注意力转移至高兴的事情上，也许可以减轻疼痛感。

3. 决策控制 包括在多种应对过程和处理措施中选择合适的时机。比如家庭暴力受害者也许能从考虑何时和如何逃离施暴者而获益。

4. 信息控制 包括获取某一压力事件的详细情况，将会发生什么，什么时候发生，为什么发生，以及很可能产生何种后果。比如患者得知术后如何处理操作可减轻不适感，从而可能降低对手术的焦虑感。

5. 回顾控制 包括在压力事件已经发生的情况下考虑其发生的原因。人为的因素造成不良压力事件会影响个体日后的思维方式及其行为。比如，当把不幸归咎于暂时和特殊的因素时，与那些持续而影响范围大的全球因素相比，个体将会更乐观（Seligman, 1990）。

生活压力影响健康结局，而且是因人而异，不仅仅体现在个体遗传和病理生理上的差异，而且心理社会因素也会缓和这些影响。心理社会影响包括认知评价和应对、个体特征、认知类型以及可支配的社会资源。

毕生观点

毕生观点强调个体在自身的发展轨迹中准确定位的重要性。过去的发展，当前的状态，以及预期的发展变化和挑战都需考虑在内。在生物水平上，从婴儿到年老，细胞功能一直在变化。机体精力的下降是这种变化的一种表现。在心理水平，一生之中人的个性都在不断变化（比如成为患者），每一个发展阶段都将会有自己的心理社会挑战。Erikson 的八阶段发展模式强调了婴儿时期的信任问题，童年早期的自主问题，中年的生育期问题以及老年的人生意义问题（Erickson，1959）。在社会层面上，个体与家庭或同龄人的关系一生都在变化，对健康的影响可能是正面的，也可能是负面的。比如，青少年在向成人转变的过程中，如果过度依赖同龄人关系可能会导致一些诸如吸烟或物质滥用等危险的行为。一个有虐待行为丈夫的逝世也许会改善妻子的生活质量。家庭医师需要处理那些可能改善或阻碍个体健康或发展的心理社会问题。

种族医学文化模式

医师和患者的每一次会谈都是一次跨文化的讨论。每个人带到医患关系中的独特的态度、知识和信仰的混合体都带有其文化的烙印。种族、性别、宗教、语言、教育和个人史对医患关系中双方的期待和行为都有塑形作用。医师对文化的把握基于确切的信息，以便进行准确的诊断和治疗（Carrillo et al.，1999）。理解患者的适应过程和文化背景相当重要，医师应该熟悉他们服务的主要文化群体。

种族医学文化模式强调与健康以及疾病相关的文化概念（Kleinman et al.，1978），包括患者对躯体、疾病和治疗的信念和预期。Berlin 和 Fowkes（1983）在临床实践中应用这种模式时，使用了 LEARN 的简称，鼓励临床医师做到以下几点：

- 听（Listen）：移情和理解患者的出发点，倾听患者对疾病的倾诉。
- 解释（Explain）：用患者能够理解的语言阐述你对问题的看法。
- 承认（Acknowledge）：承认你的解释和患者的理解之间的相似性和差异性，讨论一下重要的分歧。
- 推荐（Recommend）：在你对病情熟悉的情况下推荐最佳的治疗方案。
- 协商（Negotiate）：和患者就治疗方案进行沟通，寻找患者能够接受的治疗方式，遵循你的伦理标准，必要时可以利用患者的社会支持网络。

种族医学文化模式在各种的医患关系中强调跨文化的元素。

在临床实践中整合心理社会问题

Wynne（2003）说："在现实的医疗服务中，现在比以往任何时候都更需要系统化的思维，但其不断增加的复杂性对临床医师和研究者的系统化思维深度都是一种挑战"。知识、态度、信念、情绪、行为、关系以及社会/环境因素相互作用，影响着疾病和患者的健康体验。基于这种的观点，医师促进健康、缓解病痛的能力取决于他们有效地理解这一张复杂的关系网中的能力。这依赖于逐渐发展互信的关系，收集每一位患者的生物心理社会信息，将这些信息与理论知识进行整合，以便采取有效的可干预措施。可见，这是一项非常艰巨的任务。

即使对最为优秀的医师而言，短时间内迅速评估和处理重要的心理社会问题也是一种挑战。家庭医生在 10～15 分钟内详细评估所有相关的心理社会因素是不现实的。平衡这种目标和时间的限制是一种更为实用的方式。在所有的患者中，医师保持对心理社会因素和线索的敏感性，然而有时可限制直接问诊。当然，视具体的情况而定。医师并不需要对所有的患者都进行详细心理社会因素的评估，比如上呼吸道感染的患者，但是医师需要明确患者是否吸烟，因为如果吸烟的话可以进一步进行询问并干预。

从实用这个角度出发，医患合作，首先明确并处理那些迫在眉睫的问题，随后再解决那些不太要紧的问题。比如，对于家庭暴力，需要马上解决患者的安全问题。而解决长期问题，如应对压力的方式，与患者的安危相比，并非是一件十分紧急的事情。类似地，每一位医师都会优先处理以胸痛为主诉的患者，问诊内容包括患者的年龄、性别、家族冠心病史以及既往史。尽管如此，医师必须寻找心理社会方面的线索，明确能够提示焦虑或躯体化障碍的因素的线索。在医师明确患者没有心血管急症时可以更为深入地探究这些心理社会学的因素。

心理社会数据的收集

在家庭医疗场所，最为常见和自然的获取患者心理社会数据的方式就是交谈。弗洛伊德认为人健康发展的主要成就是具有"工作和去爱"的能力，这常常是一个很好的起点。患者在哪里工作？对工作、学校或家庭责任的感觉如何？患者的家人是谁？支持系统是否完善？当医患关系在逐渐发展时，详细询问工作和爱情将会显著增进对患者的了解，也会更容缓解患者的精神压力。

其他需要询问的重要方面包括患者的物理和社会环境。比如房屋的质量、邻里关系、食物、经济来源都将影响患者的安全、医疗服务的使用、家庭压力和身心健康。理解患者及其家庭的种族、宗教信念，以及政治文化对制定与文化相适应的治疗方案很重要。患者的个人史以及家族史是随着时间推移而逐渐被医师获悉，并且能够提醒医师注意重要的家庭危机应对模式、优势以及债务情况。尤其重要的是关于患者主要的家庭成员"脱节"的相关信息，包括亲人逝世、重大疾患以及创伤。从之前的家庭医师或者医疗手术记录那里了解到患者的既往的创伤史，将有助于医师预测并管理潜在的危机状态。

除了与患者进行交谈之外，还可以通过健康问卷调查表（SF36）、筛查量表（如 Beck 抑郁量表），以及压力、应对和社会支持工具获取信息。其他方式还包括和家属会谈，结构化的评估（如家庭 APGAR），查阅既有的记录（比如学校记录），咨询非医疗领域的同事（比如心理学家、职业治疗师），通过家访观察了解患者所处的环境，必要时可咨询文化工作者以及翻译人员。也许最有效的方式是不断地提出开放式问题，让患者用自己的话讲出重要的心理社会的信息。

使用心理社会数据进行干预

心理社会因素可影响健康，而对这些干预措施进行系统的回顾已超出了本章节的范围。这些讨论涉及临床心理学、社会工作、护理、职业治疗以及公共卫生等多个方面。即使在恰当的情况下，也只能用很少的篇幅简单地介绍一下。事实上，家庭医师应该对干预策略有所选择并达到基本的熟练程度，追求感兴趣的相关专业和与他们特定的临床实践需要在相关的领域进行额外的训练。在这里，我们基于压力、生活事件、应对方式、健康的一般化模式讨论对于临床医师实用的干预措施。

影响健康结局的因素包括应激性的生活事件、应对方式（比如压力评估）、资源（比如人格、社会支持系统），处理其中的任何一个维度都有助于达到良好的健康结局。当压力逐渐增长时，可支配的支持和应对措施就会失衡，简而言之，减轻压力或增加支持等应对措施都会获得较好的结局。家庭医师关注那些加重或减轻压力的措施是有效的。比如，当患者被确诊为一种新的疾病，而其爱人的生死相伴成为支撑的源泉；当不幸降临时，只要与爱人倾听和分担，这种压力事件的负面影响会明显减弱。一些生活事件，比如深爱的伴侣逝世，影响着模式中的几个重要因素。丧偶对个体而言无疑是一个重大损失（应激），就会缺乏配偶在平日里的安慰（支持减少）。当然，对于这些过度悲伤的人，他们的患病风险大为增加（Rogers and Reich, 1988），因

此，尽早关注他们的支持系统以及制定应对策略很有必要。

干预的措施应该成为家庭医师标准化诊疗的一部分，这些干预措施往往是有利无害的传统技能。值得一提的是，医师可以和患者配合共同降低患者的压力，增强或动员社会支持，强化或模式化正面的压力评估和应对方式。直接减压的方式包括干预患者的环境（比如安排老人休养，减轻其中年女儿的压力），消除患者对于疾病不切实际的恐惧感。增强社会支持系统的直接方法是加强与医师的会谈，间接方法是鼓励患者多与家人或朋友交流。医师提供正面支持的方法包括让患者感到希望并形成乐观的观念，鼓励患者重新适应。让患者重新想起以前面对危机时的个人坚强也很有帮助。医师通常可以通过询问较为开放式的问题来实施这些治疗策略（比如："你还记得几年前朋友去世时是怎样应对的吗？"）。特别是需要改变患者的行为方式时，与患者共同探讨往往比提建议更为有效。激励性会谈是一种有效的合作方式（Rollnick et al., 2008; Rubac et al., 2005）。

在生物心理社会模式的背景下对患者进行医疗服务时，多学科协作比单一学科更有优势。医师通过转诊或会诊，借鉴其他专业同事的智慧，能够更加积极地提高患者的生活质量。根据医师所受的培训、兴趣和时间，对患者的治疗还应包括一系列心理社会的干预措施，比如从家庭疗法到行为改变。

进行心理社会干预的合适时机

在合适的时机对患者的心理社会问题进行干预并提供家庭医疗服务很重要。在家庭生活的重要转换点，比如孩子出生或配偶去世，都需要家庭医师提供情感支持，评估患者的支持系统与正常情绪反应，以及随着家庭角色和功能转换时对患者提供必要的指导。

当生活方式或习惯问题显著影响身体健康时，仅仅关注于生物学机制的干预措施很可能无效。物质滥用、家庭暴力、贫困或缺乏运动对健康产生的影响最好通过关注患者的社会环境以及心理因素来处理。

患者症状的突然变化提示医师需要考虑心理社会因素。心理社会危机将导致慢性疾病的复发或加重（比如类风湿关节炎）、新发疾病（比如心肌梗死）或精神症状（比如焦虑、失眠），这些问题最好通过减压或者对症处理。

一项重大疾病的确诊可能加重患者情绪障碍或引起心理社会的波动，需要医师关注患者生活的方方面面。医师的有效干预包括预测患者潜在家庭危机的实

质，这些干预措施包括与患者家属与患者共同商讨策略并共渡难关，以及解决患者家庭的支持需求。适时提供准确的信息能够有助于患者自我控制。在开始的调整阶段，由医师的直接支持能够将严重的情绪障碍最小化。

慢性病患者需要敏感的心理社会学的护理。处理慢性健康问题对患者的能力是一种挑战，不仅需要长期坚持遵医嘱，还需要应对生活中的其他压力事件。患者通常以一种特别的方式来处理应对生活中的压力事件。对于这些问题的高度关注将能够更为简单和成功地帮助患者。对于慢性病患者来说，这些问题常常能够通过在医患关系框架内明智地转诊到支持小组内进行更为有效的应对。Pollin（1995）总结了慢性病患者需要面对的 8 种情感的问题：失控感、自我意象、依赖、羞耻、自暴自弃、愤怒、孤僻、死亡。这些情感问题都可以通过建立融洽的医患关系或合理转诊至慢性病患者管理中心而有效的解决。正如 Pollin 所言，慢性病患者的每一个情感问题都可由专业的医师解决。比如关于控制力这个话题，专业的医师应该帮助患者表达他们的失控感，并发掘他们内心感到无能为力的地方。平衡患者的心理以及消除恐惧感是解决患者失控感首要的一步。关于失控感的干预目标是增强患者的信心，让患者在医师的帮助下有能力应对生活中的压力事件。

循证实践

越来越多的高质量的研究支持适合家庭医疗实践的一般性和特异性行为干预措施的有效性（Trask et al., 2002）。Di Blasi（2002）和他的同事对医患关系的非特异效果作了系统综述，发现提供信息和情感支持有助于患者躯体疾病的康复或好转。由于应对压力和管理慢性疾病时常常需要患者改变行为方式，医师可能会使用"激励性会谈"的方式来帮助这些患者（Rollnick et al., 2008）。

众多的研究表明在以前一直被认为的躯体疾病，比如肿瘤（Anderson et al., 2007；Edwards et al., 2008；Rehse and Pukrop, 2003；Spiegel et al., 1989）、糖尿病（Bogner et al., 2007），心理社会的干预也是有效的。对心血管疾病的患者进行诸如锻炼的行为干预也有效（Taylor et al., 2004）。研究结果可以在线搜索（参见章节末尾的网络资源部分）。

由于家庭医师的诊疗时间有限，想要有效地使用行为干预措施就必须具有专业知识和技能，家庭医师

应该熟悉社区行为治疗师的情况，以便能够有效沟通和及时转诊。在众多关于对精神、心理学问题以及躯体疾病（比如焦虑和抑郁症，创伤受害者）的研究中，支持有效地进行行为干预的证据越来越多。由于家庭医师经常给精神疾患的患者服用精神类药物，而没有及时低将这类患者转诊至精神科医师就诊，导致这些患者并没有获得有效的治疗。然而，即使家庭医师有指南可遵循，但他们不愿改变的态度阻碍了指南的临床应用（Torrey et al., 2001）。

治疗要点

- 为患者提供信息和情感支持有助于患者疾病的康复和好转（推荐等级：A）（Di Blasi et al., 2002）。
- 负面情绪如愤怒、焦虑、抑郁不利于身心健康（推荐等级：A）（Salovey et al., 2000）。
- 正面情绪如快乐、乐观、积极能延长 7 年的寿命（推荐等级：A）（Danner et al., 2001；Levy et al., 2002）。
- 在应对众多的行为问题，激励性的会谈比提建议更有效（推荐等级：A）（Rubac et al., 2005）。
- 心血管疾病患者采用以锻炼为基础的康复会降低心血管相关死亡率和全因死亡率（推荐等级：A）（Taylor et al., 2004）。
- 治疗老年糖尿病患者的抑郁状态会降低死亡率（推荐等级：A）（Bogner et al., 2007）。

以患者为中心的医疗之家

在美国目前的医疗卫生费用占美国 GDP 的 18%，预计 10 之内将超过 20%（Sisko et al., 2009）。尽管扩大医疗保险覆盖率的法案已在 2014 年生效，但是对于那些没有医保或医保没有完全覆盖的人群担忧依然存在。

尽管对于医疗卫生系统应该如何改革目前是众说纷纭，但仍然存在一种共识，即在和谐的医患关系背景下，要重视基础医疗和慢性病的管理（Bein, 2009）。当重视基础医疗时，我们可以获得低成本高质量的医疗服务（Starfield et al., 2005），这一共识就是基于这种观点。

以患者为中心的医疗之家（PCMH）这一概念正体现了共识。正如第 2 章中提到的那样，PCMH 的众多成分包括电子病历记录系统，回访计划，使用循证医学，更多精准医疗卫生服务项目（比如多学科的团队合作、集体访问），以及不断强调改进医疗服务质量。有人认为这些改变还不够，临床实践的转变势在必行（Nutting et al., 2009）。这种转变更倾向于广泛的、群体

为基础的实践方式，不管对于预防性的服务还是慢性病的管理，将不再是"一次诊疗一个患者"的模式。然而，即使是转变后的医疗模式，医疗服务也需要结合患者自身情况及其预期，包括关注影响慢性病预防和管理的心理社会因素。

这些趋势反映了在医疗卫生改革中家庭医疗将担当领头羊的角色，强调心理社会因素的重要性。在和谐的医患关系背景下，PCMH 的概念与家庭医疗一直强调关注患者全方位护理的理念是相一致的。当然，在有需要的情况下，PCMH 的家庭医师能够与其他专业的医师合作，共同为患者处理心理社会的问题。

总结

要想敏锐地将心理社会方面的因素整合到临床实践中，家庭医师需要具备扎实的社会学和行为学的知识（Cuff and Vanselow，2004）。有了这些知识储备，对医师自身、患者、临床实践以及整个社区而言，是一种很好的补充。家庭医师客观认识自己有助于正确评价医师的知识储备、技能以及综合护理的相关态度。承认自己在家庭医疗过程中处理心理社会问题的不足之处对于家庭医师至关重要，这可以促进家庭医师进一步的培训和加强同其他专业的专家合作。一位富有责任感的家庭医师是不会假装博学或者移情，而是通过跨学科协作来弥补自身不足。

正如 Osler（1904）所强调的那样，预测什么样的人患什么样的疾病与明确患者是什么的疾病同等重要。只有准切地了解每位患者的生活压力、应对方式、人格和社会资源，才能为患者提供精准的心理社会的护理。此外，医师需要了解他们所服务的群体，包括人口统计学、社会经济学、文化背景以及流行病学。在处理种族多样的贫困人群中的心理社会问题比处理具有相似的种族和文化背景的富裕人群的心理社会问题更具有挑战性。卫生经济学和现行的卫生体制不可避免要影响整体的健康服务，了解它们对于理解临床实践很有必要。

（董卫国　田山　译）

参考资料

Anderson BL, Farrar WB, Golden-Kreutz D, et al: Distress reduction from a psychological intervention contributes to improved health for cancer patients, *Brain Behav Immun* 21:953–961, 2007.

Baumeister RF, Tierney J: *Willpower: Rediscovering the Greatest Human Strength*, New York, 2011, Penguin Press.

Bein B: AMA delegates adopt AAFP's joint principles of patient-centered medical home, *Ann Fam Med* 7:86–87, 2009.

Berlin EA, Fowkes WC Jr: A teaching framework for cross-cultural health care: application in family practice, *West J Med* 139:934–938, 1983.

Bogg T, Roberts BW: The case for conscientiousness: evidence and implications for a personality trait marker of health and longevity, *Ann Behav Med* 45:278–288, 2013.

Bogner HR, Morales KH, Post EP, Bruce ML: Diabetes, depression, and death, *Diabetes Care* 30:3005–3010, 2007.

Borrell-Carrio F, Suchman AL, Epstein RM: The biopsychosocial model 25 years later: principles, practice and scientific inquiry, *Ann Fam Med* 2:576–582, 2004.

Brody H: The biopsychosocial model, patient-centered care, and culturally sensitive practice, *J Fam Pract* 48:585–587, 1999.

Carrillo JE, Green AR, Betancourt JR: Cross-cultural primary care: a patient-based approach, *Ann Intern Med* 130:829–834, 1999.

Cohen S: Social relationships and health, *Am Psychol* 59:676–684, 2004.

Cohen S, Kessler RC, Cordon LU: Strategies for measuring stress in studies of psychiatric and physical disorders. In Cohen S, Kessler RC, Gordon LU, editors: *Measuring Stress: A Guide for Health and Social Scientists*, New York, 1995, Oxford University Press.

Cuff PA, Vanselow NA, editors: *Improving Medical Education: Enhancing the Behavioral and Social Science Content of Medical School Curricula*, Washington, DC, 2004, National Academies Press.

Danner DD, Snowdon D, Friesen WV: Positive emotions in early life and longevity: findings from the nun study, *J Per Soc Psychol* 80:804–813, 2001.

Di Blasi Z, Harkness E, Ernst E, et al: *Health and Patient Practitioner Interactions: A Systematic Review*, 2002, University of York, Department of Health Sciences and Clinical Evaluation, p 96.

Edwards AGK, Hulbert-Williams N, Neal RD: Psychological interventions for women with metastatic breast cancer, *Cochrane Database Syst Rev* (3):CD004253, 2008.

Engel GL: The need for medical model: a challenge for biomedicine, *Science* 196:129–136, 1977.

Engel GL: The clinical application of the biopsychosocial model, *Am J Psychol* 137:535, 1980.

Epel ES, McEwen BS, Ickovics JR: Embodying psychological thinking: physical thriving in response to stress, *J Soc Issues* 54:301–322, 1998.

Erikson E: *Identity and the Life Cycle*, New York, 1959, International Universities Press.

Galea S, Tracy M, Hoggatt KJ, et al: Estimated deaths attributable to social factors in the United States, *Am J Public Health* 101:1456–1465, 2011.

Goldberg LR: The structure of phenotypic personality traits, *Am Psychol* 48:26–34, 1993.

Goodwin RD, Friedman HS: Health status and the five-factor personality traits in a nationally representative sample, *J Health Psychol* 11:643–654, 2006.

Kleinman AM, Eisenberg L, Good B: Culture, illness and care, *Ann Intern Med* 88:251–258, 1978.

Lazarus RS, Folkman S: *Stress Appraisal and Coping*, New York, 1984, Springer.

Levy BR, Slade MD, Kunkel SR, Kasl SV: Longevity increased by positive self-perceptions of aging, *J Per Soc Psychol* 83:261–270, 2002.

Marmot M: *The Status Syndrome: How Social Standing Affects Our Health and Longevity*, New York, 2004, Times Books.

Nutting PA, Miller WL, Crabtree BF, et al: Initial lessons from the first National Demonstration Project on practice transformation to a patient-centered medical home, *Ann Fam Med* 7:254–260, 2009.

Operario D, Adler NE, Williams DR: Subjective social status: reliability and predictive utility for global health, *Psychol Health* 19:237–246, 2004.

Osler W: *Aequanimitas and Other Addresses*, Philadelphia, 1904, Blakinston.

Peterson C, Seligman MEP, Vaillant GE: Pessimistic explanatory style is a risk factor for physical illness: a thirty-five year longitudinal study, *J Pers Soc Psychol* 55:23–27, 1988.

Peterson C, Steen TA: Optimistic explanatory style. In Snyder CR, Lopez SJ, editors: *Handbook of Positive Psychology*, New York, 2002, Oxford University Press, pp 244–256.

Polan HJ: Acquired immunodeficiency syndrome: a biopsychosocial paradigm of illness. In Sierles FS, editor: *Behavioral Science for Medical Students*, Baltimore, 1993, Williams & Wilkins, pp 3–15.

Pollin I: *Medical Crisis Counseling: Short-Term Therapy for Long-Term Illness*, New York, 1995, WW Norton.

Rehse B, Pukrop R: Effects of psychosocial interventions on quality of life in adult cancer patients: Meta analysis of 37 published controlled outcome studies, *Patient Educ Counsel* 50:179–186, 2003.

Robles TF, Kiecolt-Glaser JK: The physiology of marriage: pathways to health, *Physiol Behav* 79:409–416, 2003.

Rodin J: Health control and aging. In Baltes MM, Baltes PB, editors: *The Psychology of Control and Aging*, Hillsdale, NJ, 1986, Erlbaum, pp 139–165.

Rogers MP, Reich P: On the health consequences of bereavement, *N Engl J Med* 319:510–511, 1988.

Rollnick S, Miller WR, Butler CC: *Motivational Interviewing in Health Care*, New York, 2008, Guilford Press.

Rubac S, Sandboek A, Lauritzen T, Christensen B: Motivational interviewing: a systematic review and meta-analysis, *Br J Gen Pract* 55:305–312, 2005.

Salovey P, Rothman AJ, Detweiler JB, Steward WT: Emotional states and physical health, *Am Psychologist* 55:110–121, 2000.

Sarafino EP: *Health Psychology: Biopsychosocial Interactions*, New York, 1990, Wiley & Sons.

Seligman MEP: *Learned Optimism*, New York, 1990, Knopf.

Sheeran P, Gollwitzer PM, Bargh JA: Nonconscious processes and health, *Health Psychol* 32:460–473, 2013.

Singh-Manoux A, Marmot MG, Adler NE: Does subjective social status predict health and change in health status better than objective status? *Psychosom Med* 67:855–861, 2005.

Sisko A, Truffer C, Smith S, et al: Health spending projections through 2018: Recession effects add uncertainty to the outlook, *Health Aff (Millwood)* 28:w345–w357, 2009.

Smilkstein G: The family APGAR: a proposal for a family function test and its use by physicians, *J Fam Pract* 6:1231–1239, 1978.

Smith TW, Mackenzie J: Personality and risk of physical illness, *Ann Rev Clin Psychol* 2:435–467, 2006.

Sobel DS: The placebo effect: Using the body's own healing mechanisms. In Ornstein R, Swencionis C, editors: *The Healing Brain: a Scientific Reader*, New York, 1991, Guilford Press, pp 63–74.

Spiegel D, Bloom JR, Kramer HC, Gottheil E: Effect of psychosocial treatment on survival of patients with metastatic breast cancer, *Lancet* 2:888–891, 1989.

Starfield B, Shi LY, Macinko J: Contribution of primary care to health systems and health, *Milbank Q* 83:457–502, 2005.

Steptoe A: Psychophysiological base of disease. In Bellack AS, Hersen M, editors: *Comprehensive Clinical Psychology*, Amsterdam, 1998, Elsevier Science, pp 39–78.

Taylor RS, Brown A, Ebrahim S, et al: Exercise-based rehabilitation for patients with coronary heart disease: systematic review and meta-analysis of randomized controlled trials, *Am J Med* 116:682–692, 2004.

Torrey WC, Drake RE, Dixon L, et al: Implementing evidence based practices for person with severe mental illnesses, *Psychiatr Serv* 52:45–50, 2001.

Trask PC, Schwartz SM, Deaner SL, et al: Behavioral medicine: the challenge of integrating psychological and behavioral approaches into primary care, *Eff Clin Pract* 5:75–83, 2002.

Tunks E, Bellissimo A: *Behavioral Medicine: Concepts and Procedures*, New York, 1991, Pergamon Press, p 6.

Uchino BN, Cawthon RM, Smith TW, et al: Social relationships and health: is feeling positive, negative, or both (ambivalent) about your social ties related to telomeres? *Health Psychol* 31:789–796, 2012.

von Bertalanffy L: *General Systems Theory*, New York, 1968, George Braziller.

Wise TN: Psychiatric diagnosis in primary care: the biopsychosocial perspective. In Leigh H, editor: *Biopsychosocial Approaches in Primary Care: State of the Art and Challenges for the 21st Century*, New York, 1997, Plenum Press.

Wynne L: Systems theory and the biopsychosocial approach. In Frankel R, Quill T, McDaniel S, editors: *The Biopsychosocial Approach: Past, Present, Future*, Rochester, NY, 2003, University of Rochester Press, pp 220–230.

Zegans LS: Emotions in health and illness: an attempt at integrations. In Temoshok L, Dyke CV, Zegans L, editors: *Emotions in Health and Illness: Theoretical and Research Foundations*, New York, 1983, Grune & Stratton.

网络资源

www.aafp.org/pcmh This resource from the American Academy of Family Physicians provides ready access to information about the patient-centered medical home movement.

www.cdc.gov Centers for Disease Control and Prevention. Information related to the protection of health and enhancement of quality of life.

www.cfah.org/hbns Health Behavior News Service. Disseminates the results of peer-reviewed research in the broad area of behavior and health.

www.motivationalinterview.org This website offers extensive resources on the topic of motivational interviewing.

MELISSA STILES ■ KATHLEEN WALSH

对于不断增加的老年患者而言，他们对医疗工作的要求是独特而复杂的，这也是家庭医师的职责所在。老年患者通常患有多种疾病，服用多种药物，并且存在心理、社会和功能方面的障碍。这一情况使得家庭医师对老年患者健康问题的复杂表现作出诊断和治疗时有一定困难。

本章讨论了常见的老年病综合征，并为家庭医师从事老年患者医疗工作提出了流程建议。其主要目的在于帮助老年患者保持功能水平，拥有自尊的生活质量，尽可能维持其习惯的生活方式。本章着重强调了功能评估、摔伤、虐待老人、压疮，合理用药以及尿失禁；其他一些老年病问题诸如痴呆、谵妄和抑郁等将在其他章节予以讨论

老年人心身评估

重 点

- 全面的老年人心身评估包括对其医疗情况以及功能、心理和社会范围的系统评估。
- 对患者用药情况回顾是老年人心身评估的核心部分。
- 确定干预和管理策略时需要使用多学科综合方法。
- 针对老年人心身评估的专门问卷可有助于医师问诊。
- 老年人心身评估的目标在于维持功能水平，保证生活质量。

在未来 25 年，人均寿命不断延长和"婴儿潮"一代的逐渐衰老将使美国年满 65 岁的老年人人数增加一倍。美国人寿命的显著增长是医疗条件改善和疾病预防工作的成果。在 2006 年，年满 65 岁的老年人为 3730 万，占全美人口的 12.4%，即每 8 个美国人中约

有一个老年人。65 岁以上的人口从 2000 年的 3500 万增加到 2010 年的约 4000 万，增长了 15%，到 2020 年将增加到 5500 万，在这十年中增长了 36%。根据美国疾病预防控制中心（the Centers for Disease Control and Prevention，CDC）的数据（CDC，2007），预计到 2030 年将会比 2000 年老年人口数目增加一倍，达到 7150 万，约占全美人口的 20%（表 4-1）。

表 4-1　按年龄和性别归类的人口统计数据：2010*

年龄	总计		男性	女性
	数量	百分比		
所有年龄组	310 233	100.0	152 753	157 459
55～59 岁	19 517	6.3	9450	10 067
60～64 岁	16 758	5.4	8024	8733
65～69 岁	12 261	4.0	5747	6514
70～74 岁	9202	3.0	4191	5011
75～79 岁	7282	2.5	3159	4123
80～84 岁	5733	1.8	2302	3431
85 岁以上	5751	1.9	1893	3859

* 数字以千为单位

Data from U.S. Census Bureau. 2010 Statistics. http://www.census.gov/compendia/statab/2012/tables/12s0009.pdf.

同时，人口的死亡原因也将会有显著改变，从以往的感染性疾病和急性疾病为主转变为慢性疾病和退行性疾病。对于老龄人群，其中约 8% 患有严重的认知功能障碍，20% 患有慢性功能障碍和视力问题，33% 存在行动和听力方面的困难（Freedman et al.，2002）。此外还有多种衰老相关的身体和生理方面改变。外部因素，如饮食、职业、社会支持及接受医疗服务的程度也显著影响着生理功能衰退的程度和速度（Sarma and Peddigrew，2008；Tourlouki et al.，2009）。

此外，美国老龄人口的人种和种族具有显著的多

样性。同时，少数族群的健康状况也明显差于那些非少数族群。多种慢性疾病和健康问题，如高血压病、糖尿病和癌症，在不同族群中分布的情况也存在着显著差异。美国国家卫生情报局（NHIS）1997 年至 2009 年的数据显示，70.2% 的年满 65 岁的非西班牙裔美国白人其健康状况报告为"非常好"或"优秀"，而在非西班牙裔黑人和西班牙裔人中这一比例仅分别占 57% 和 58.8%（CDC，2009）。

对老年医学进行研究具有显著的经济意义。为一位大于 65 岁的老年美国人提供医疗服务的成本比小于 65 岁者要高出 3～5 倍。预计到 2030 年，这一人口统计学改变将增加美国国家健康支出约 25%（CDC，2006）。

综合性的老年人心身评估是一套旨在收集患者信息的系统性方法。针对不同的评估条件，从患者与医师一对一评估，至专业医疗小组与多位患者的多对多评估，这一方法的应用可以差别很大。老年人心身评估方法可有助于医师针对每位患者制订个体化方案（表 4-2）。识别出能够描述每位老年患者的独特"健康蓝图"是很重要的，包括：年龄、种族、教育程度、宗教或精神信仰、传统、饮食、兴趣 / 爱好、日常习惯、内科疾病和功能障碍、言语障碍、功能状态、婚姻状态、性取向、家庭和社会支持、职业、生活经历以及社会经济地位。

表 4-2　老年评估目标

1. 更关注预防医学而非急性病医学
2. 更关注如何改善或维持功能水平，而非寻求"治愈"
3. 为那些有很多家庭医师，多次急诊就诊，住院治疗且随访不佳的"难于管理"的患者提供长期支持
4. 为影响健康的疾病诊断提供帮助
5. 制订治疗和随访的计划
6. 制定医疗协调计划
7. 判断进行长期医疗的必要性和地点
8. 帮助患者高效地利用医疗资源
9. 避免再次入院

老年人心身评估可分为以下 4 类：医学、功能、心理和社会。对于每一类的评估都有多种方法，包括使用那些有助于收集信息和制订医疗方案的医疗仪器。

医学评估

医学评估包括对患者病历、病史（现病史和既往史）和营养状况的全面回顾。一般而言，老年患者会有 4～6 个可独立诊断的疾病，因而会涉及多方面的诊疗内容。一种疾病可能会对另一种疾病产生影响，进而引起两种疾病均有所加重而导致预后不良。对患者病历的回顾应着重留意那些在老年人中经常出现的症状（老年综合征），及其相关的危险因素。

四类主要的危险因素——高龄、基本认知功能障碍、基本功能障碍和基本行动能力障碍——在五类最常见的老年综合征中均发生作用，即：压疮、尿失禁、摔伤、功能障碍和谵妄（Inouye et al.，2007）。医疗工作人员应对常见的老年躯体或系统性疾病所伴发的上述危险因素有所了解。理解这些老年综合征所涉及的基本机制对于选择治疗方案是非常重要的。

在进行医学评估时，对各系统的回顾应着重强调感觉功能障碍、牙列缺损、心境障碍、记忆困难、泌尿系统症状、摔伤、营养状况和疼痛。美国预防服用工作组（2013）建议应常规筛查视力和听力方面的障碍。

听力障碍是老年人中发病率居第三位的慢性疾病，仅次于高血压和关节炎，并且其发病率和严重程度随年龄增加而逐渐加重。在 65～75 岁的老年人口中，听力障碍的发病率 20%～40%（Cruikshanks et al.，1998；Rahko et al.，1985；Reuben et al.，1998），而对于 75 岁以上老年人，这一比例为 40%～66%（Ciurlia Guy et al.，1993；Parving et al.，1997）。

对听力障碍进行筛查可使用两种方法：检耳镜（客观）和简短的问卷调查（主观）。检耳镜是一种同时具备耳镜和听力计功能的手持器械，可用于检查耳道和耳鼓，并在必要时清除耵聍。听力镜使用简单，其敏感度为 87%～96%，特异度为 70%～90%（Abyad，1997；Mulrow，1991）。简明老年听力残疾量化测试表（Hearing Handicap Inventory for the Elderly Short Version，HHIE S）是一份用于评估听力障碍的客观问卷，共十道题目，需时 5 分钟，其总体精确度为 75%（Mulrow et al.，1990）。

对未能通过听力筛查的患者应进行一次全面的听力学评估。此项评估可有助于确定是否需要进一步的检查或治疗，包括佩戴听力辅助装置、药物治疗或外科干预。

对患者当前用药情况的回顾，包括非处方药（OTC），及其他药物过敏史或用药不良反应，是老年人心身评估的重要组成部分。药物不良反应（ADR；也称药物不良事件）是重要的公共卫生事件，特别是对于老龄群体（Thomsen et al.，2007）。多重用药定义为同时接受 4 种以上的药物治疗，是谵妄和摔伤发生的独立危险因素（Inouye et al.，2000；Moylan and Binder，2007）。

医师应嘱咐患者或家属带上患者全部处方药和辅助药品，包括首次就诊时和后续随诊时。医师应确保患者的依从性，在取得药品后遵嘱服用。医师应检查

患者是否有能力识别药品标签（常常是以小号字体印刷）、打开包装（特别是那些设计为防止儿童玩弄的类型），以及对其药物治疗方案的认知程度。药丸盒可有助于每周或每月定期整理患者用药情况。

营养状况评估是老年人心身评估的重要部分。日常饮食的类型、数量和频率都应详细询问。营养不良和营养较差都可能导致健康问题，包括康复延迟和住院日延长。患者存在营养问题的一项可靠标志是体重下降，一般指体重在过去 1 个月下降超过 5% 或在过去 6 个月下降超过 10%（Huffman, 2002）。临床医师应向患者询问其是否进行特殊饮食（如低糖、低盐或素食），或自行配制的某些"流行"饮食方案。营养状况筛查可有助于对患者营养健康的进一步评估，以及指导后续干预治疗（图 4-1）。此外还应向患者询问体重下降的具体情况，以及衣物尺码的改变；用于饮食的日常开支；获得各种新鲜食品的难易程度。

患者的咀嚼和吞咽能力也应认真评估。患有某些常见老年疾病，如口干燥症的患者可能存在此方面的障碍。味觉或嗅觉的减退可能会降低食欲，从而导致患者的进食量减少。伴有视力减退、关节炎、行动困难或震颤的患者可能在做饭时存在困难，并可能发生外伤或烧伤事故。对担心尿失禁的患者可能会减少饮水量，并相应减少进食。

功能评估

老年心身评估的主要目的是分析哪些干预措施有助于帮助维持患者的功能水平和独立生活能力。功能评估着重于患者日常生活能力（activities of daily living, ADLs）和摔伤风险筛查。基本 ADLs 包括进食、穿衣、洗浴、活动和如厕。工具 ADLs（instrumental ADLs, IADLs）包括购物、记账、驾驶、使用电话、做家务、洗衣、做饭和管理药品（Katz, 1983）。家庭健康和社会服务应优先考虑提供给 ADLs 存在困难的患者。评价患者步态和行动困难程度的一个简单方法是询问患者："在过去一年中您是否有过完全摔倒在地的情况?"，对肯定回答的老年患者应进一步的仔细评估，并考虑向物理治疗师转诊（Ganz et al., 2007）（参见"摔伤评估"）。

心理评估

心理评估旨在筛查认知功能障碍和抑郁状态，这两种情况都可对患者及其家人有显著影响。用于筛查认知功能的经典的量表是简明精神状态量表（mini mental

说明：请阅读下面的内容。　如果与您或您的代理人的事实相符，在"是"一栏中画圈。最后将画圈的项目得分相加。

	是
我所患有的疾病让我的饮食习惯发生了变化	2
我通常一天只吃一餐	3
我很少吃水果、蔬菜或乳制品	2
我每天至少要喝三次啤酒、烈酒或葡萄酒	2
口腔问题让我吃饭存在困难	2
我总是买不起我想要的食物	4
我一般都是一个人吃饭	1
我每天要至少吃三种药	1
最近半年我不自觉地瘦了或胖了四五千克	2
我经常因身体原因而无法去购物、做饭或自己吃饭	2
总计	

总共得分

0～2 分　很好! 过半年后再次复查您的营养状况评分。

3～5 分　您有轻度营养风险。想一想可以做些什么来改善您的饮食习惯和方式。可尝试向老年人办公室、老年营养计划、老年人中心或健康部门寻求帮助。过3个月后再次复查您的营养状况评分。

>6分　您的营养风险很高。在下次就诊时带上并将这份问卷给您的医师、营养师或其他有资质的健康或服务专业人员。向他们咨询您可能存在的问题。向他们寻求帮助以改善您的营养健康状况。

图 4-1　这样的营养问卷有助于评估老年患者的营养健康状况（Courtesy Nutrition Screening Initiative, Washington, DC, 2007. The Nutrition Screening Initiative is funded in part by a grant from Ross Products Division of Abbott Laboratories, Inc.）

state examination, MMSE），这也是确认患者患有中 - 重度痴呆的最好方法。抑郁状态可以通过 30 项——Yesavage 老年抑郁量表（GDS）（Yesavage et al.，1983）+ 缩减版进行评估。GDS 的 5 题版本包括下列问题：

1. 您对现在的生活是否满意？
2. 您是否经常感到厌烦？
3. 您是否经常感到无助？
4. 您是否宁可待在家里也不愿意外出做点新鲜事？
5. 您是否曾觉得现在这种日子过得没什么价值？

其中超过 2 题得到肯定回答为阳性结果（敏感度 97%，特异度 85%）（Rinalde et al.，2003）。Yale 抑郁筛查（"您是否经常感到悲伤或抑郁？"）是一种已经确认有效的单题 GDS 筛查工具（Mahoney et al.，1994）。

社会评估

在进行老年人心身评估时评价患者的生活状态和社会支持是非常重要的。生活状态的评价可有助于发现潜在的危险事件，特别是那些可能发生摔伤事故的患者。社会评估也包括那些旨在了解患者经济压力和照料者关注重点的问题。制订进一步计划是评估的关键部分，包括明确患者的价值观，并针对未来可能发生的生活不便而设定医疗工作的目标，包括确立患者对于医疗工作的"预先嘱托"。

小结

进行老年人心身评估能够识别出那些频繁出现的健康问题，因而可以对老年人常见的医疗和社会需求进行早期干预。然而值得注意的是，患者可能因担心丧失独立性而故意隐瞒某些医疗问题。患者还可能因为担心被视为情绪化或患有精神疾病而不大愿意向其家庭医师反复提出健康方面的需要。一般而言，老年患者总是倾向于将自己身上出现的症状归结于衰老的"正常"表现。

老年人心身评估成功的关键在于患者和医生之间的有效沟通和建立信任关系。在进行访谈时应为患者分配充足的时间，如有需要，还应安排多次来访，这一点对于充分收集患者信息是非常重要的。注意询问近期的社会经济变动情况、功能丧失或生活变动情况也同样重要。医师应注意在患者首次来访前取得其病历资料。患者应仔细填写一份老年人心身评估问卷，如有需要家庭成员也可帮助其完成（图 4-2）。语言、教育程度、社会支持、经济地位和文化 / 伦理因素对于患者的医疗效果也起着重要作用。在确立进一步的干预和管理计划时应使用多学科参与的方法。维持功能水平和保证生活质量是对老年人心身评估的主要目标（Miller et al.，2000）。

摔伤

重　点

- 摔伤将导致显著致残率和死亡率增加，以及功能水平下降。
- 应向患者详细询问其摔伤的病史和是否存在平衡的问题。
- 病史回顾对于摔伤的评估至关重要的。
- 多因素干预可以降低摔伤的发生率。
- 改善力量和平衡能力的锻炼计划可以有效改善防止摔伤。

流行病学

摔伤将导致致残率和死亡率显著升高，以及入住疗养院的比例升高。每年 65 岁以上的老年人中约有 30% 至少发生一次摔伤，且这一比例随年龄增加而增长。其中至少 10% 的摔伤导致严重的伤害事故。摔伤是 65 岁以上老年人中外伤相关性死亡的首要原因（CDC，2005）。在美国，髋部骨折目前占用了超过 300 000 张床位，其中 1 年内死亡率最高为 33%（Sattin，1992；Tinetti et al.，1998）。到 2050 年，预计全世界髋部骨折的老年患者将增加至 626 万人。2000 年在大于 65 岁的老年人中与摔伤相关的直接医疗成本将超过 190 亿美元（Stevens et al.，2006）。

摔伤还会通过直接损伤和间接心理结果造成患者功能受限。摔伤后焦虑将导致离床活动自信程度的降低和活动时给自身设定的限制。摔伤后焦虑综合征还会导致抑郁、社会孤立以及由于适应不良导致增加摔伤的风险。由于摔伤的原因通常是多因素决定的，相应的评估和干预涉及多个方面（Nevitt et al.，1989）

危险因素

与摔伤有关的多种危险因素可以分为内源性或外源性危险因素。内源性危险因素包括年龄相关性生理改变和增加跌倒风险的疾病（表 4-3）。外源性危险因素包括用药和环境障碍。存在多方面危险因素的患者其摔伤风险显著增加。一项前瞻性研究结果显示，存在 1 项危险因素的老年患者中有 19% 在 1 年中发生了

老年人健康问卷

日期：_____ 出生日期：_____ 医院代号：_____

姓名：_____ 地址：_____

说明：请在正确答案处画圈

1. 一般健康状况： 总的来说，您认为您的健康状况属于：
非常好/很好/好/还可以/比较差

您在上个月身体的疼痛情况如何？
没有/很轻/轻度/中度/重度/非常严重

2. 日常生活能力： 对于下列日常工作，您的完成情况是：（I）独立（靠自己完全可以完成）；
（A）需要协助（需要他人协助完成）；（D）依赖（完全不能自己完成）？

行走	I A D	打电话	I A D
穿衣	I A D	购物	I A D
洗浴	I A D	做饭	I A D
吃饭	I A D	做家务	I A D
如厕	I A D	吃药	I A D
开车	I A D	理财	I A D

3. 老年科系统回顾

a. 您是否因视力不好而在开车、看电视或阅读时存在困难？ 是/否
b. 您是否能在平时交谈时听得清楚别人说话？ 是/否
  您是否佩戴了助听器？ 是/否
c. 您是否有记忆力不好的问题？ 是/否
d. 您是否经常感到悲伤或抑郁？ 是/否
e. 您是否在过去半年里不自觉地瘦了很多？ 是/否
f. 您是否能正常控制小便？ 是/否
  您是否能正常控制大便？ 是/否
g. 去年您摔伤过几次？ _____
h. 您是否饮酒？ 是/否
  如果是，您每周喝多少？ _____

4. 您是否和别人一起住？ 是/否
  如果是，那么这个人是：配偶/子女/其他人/亲戚/朋友
  如果出现紧急情况，您会找谁寻求帮助？_____
  如果您无法表达自己的想法，您会找谁来代替您作出医疗决定？

  _____

5. 您平时吃几种药？包括处方药、非处方药和维生素？ _____
  您使用哪种方式来帮助自己按时服药？药箱/家人帮助/用药清单/无

6. 您现在还有性生活吗？ 是/否

7. 是否曾有人故意伤害您？ 是/否

8. 您是否接种过肺炎疫苗？ 是/否

9. 请画一个钟面，标上所有数字，并将表针绘制在11点10分的位置上。

记忆力：1分钟后回忆这三个单词（钢笔、狗、手表） 正确回忆个数 _____

患者签名 _____ 日期 _____

审核医师 _____ 日期 _____

图 4-2 老年人健康调查问卷能够帮助医师收集患者信息，评估老年患者的功能水平（From Jogerst GJ, Wilbur JK. Care of the elderly. In Rakel RE, ed. Principles of Family Practice, 7th ed. Philadelphia：WB Saunders；2007：67-105.）

一次摔伤,与之相比存在 3 项危险因素的老年患者这一比例为 60%(Tinetti et al.,1998)。

同时服用至少 4 种处方药物本身即为摔伤的危险因素。此外,多种药物可增加发生摔伤的风险,包括三环类抗抑郁药、神经安定类药物、5- 羟色胺再摄取抑制剂、苯二氮䓬类,以及 I A 类抗心律失常药物。麻醉性镇痛药、抗组胺药和抗惊厥药也会导致摔伤的风险增加(Ensrud et al,2002;Rubenstein and Josephson,2002)。

过去曾认为对患者予以物理限制可避免发生摔伤。尽管这里讨论的重点是社区的老年人,值得注意的是,即使是在护理院和医院环境下,使用物理限制的手段并不能降低发生摔伤的风险,相反会导致发生摔伤相关损伤的风险增加(Neufeld et al.,1999)。因而,自 20 世纪 80 年代至今,物理限制的应用明显减少了。

表4-3 摔伤的内源性危险因素

下列方面的年龄相关性改变:视觉,听觉,本体感觉
体位性低血压
体位性代偿肌肉反应延迟
年龄 >80 岁
认知功能障碍
抑郁
功能障碍
摔伤史
视力障碍
步态或平衡功能障碍
使用拐杖
关节炎
下肢无力

筛查

目前尚没有一种筛查试验能有效地识别出潜在的摔伤易感者(Gates et al.,2008)。预测摔伤发生的两项最主要的指标是摔伤史和已知的有关步态或平衡方面的异常(Ganz et al.,2007)。"在过去一年中您是否发生过摔伤事故?"是一项简单的筛查问题,可由患者本人或照料者在问卷中予以回答。对于未曾发生过摔伤事故的患者,在未来一年发生此类事故的验前概率为 19%~36%。而询问患者"您是否在步态、平衡或行动能力上存在任何困难?"是另一种简单的筛查问题。对任一问题肯定的回答均需要进行进一步的评估(Tinetti,2003)。

摔伤评估

摔伤评估应包括一项多因素评估,其中涉及摔伤的具体细节、相关症状、危险因素评估和用药史(表4-4)。

医师应仔细询问有关生活环境的信息(如室内或室外、昏暗或光线充足、具体的时间等)、环境障碍(如翘起的地毯、门槛、台阶)以及当时穿着的鞋。此外如果当时曾出现了意识丧失或其他心律失常的症状(如心悸),还应注意询问是否有前驱症状的出现(如头晕、眩晕等)。如可能,应向其他在场者核实信息。评估时还应注意询问有关危险因素、功能水平和用药史的相关信息(AGS et al.,2010)。

表4-4 摔伤的首次评估

病史	摔伤环境
	危险因素
	患病情况
	病史回顾
	功能水平
体格检查	卧立位血压
	视力水平
	心血管检查:心律、心脏杂音
	神经科检查:肌力、本体感觉、认知功能
	骨骼肌检查:活动范围(range of motion, ROM),关节畸形步态和平衡感评估
诊断性试验	不需要常规进行

CV, 心血管;ROM, 运动范围

体位性血压和脉搏变化是检查中重要的评估内容。超过 30% 的老年人曾出现过体位性低血压,尽管其中一些人可能从未出现过症状,另一些患者则可能主诉为头晕和眩晕(Luukinen et al.,1999)。肌肉骨骼检查应注意下肢的活动范围,下肢关节的炎性或退行性疾病,脊柱后凸,以及足部的异常。神经科检查应包括本体感觉、平衡功能、肌肉力量和认知功能的检查。心血管检查应注意寻找摔伤的可能原因(如心律失常、主动脉狭窄)。视力和听力也应予以检查。步态和平衡的异常可以通过向患者或照料者直接询问或简单的测试予以评估,如"站起离开"测试(Podsiadlo and Richardson,1991)。这一测试可以为评分型、计时型或用以整体评估患者的步态、稳定性、平衡性和力量水平。测试时应要求患者从坐位站起,行走约 3 米(10 英尺)后转身走回,并再次坐下。如果患者需要推开椅子或反复摇晃多次才能站起,则其腿部力量明显减弱。这一测试应在 10 秒内完成。应留意可能出现的步态异常,如抬腿高度过低、步长过短和缓慢步态。宽基步态和缓慢的多基点转身提示平衡方面存在异常。

应基于病史和临床表现决定进一步的实验室检查和影像学检查。如果怀疑存在潜在的代谢功能异常(如

糖尿病、贫血、脱水等),相应的血液检查可能有助于进一步的诊断。如果怀疑患者存在发生晕厥的可能,应进行相应的心律监测检查(如 Holter 或心脏事件记录器)。超声心动对于评估心脏杂音必不可少。对于神经科检查有定位体征的患者应进一步行磁共振成像(MRI)或计算机体层摄影(CT)。

管理

有证据显示降低老年患者摔伤的发生率需要应用多学科方法和干预策略(图 4-3)。由于最重要的几项可控危险因素中包括用药情况,详细的药物治疗回顾对于确定管理方案非常关键(Hanlon et al.,1997)。回

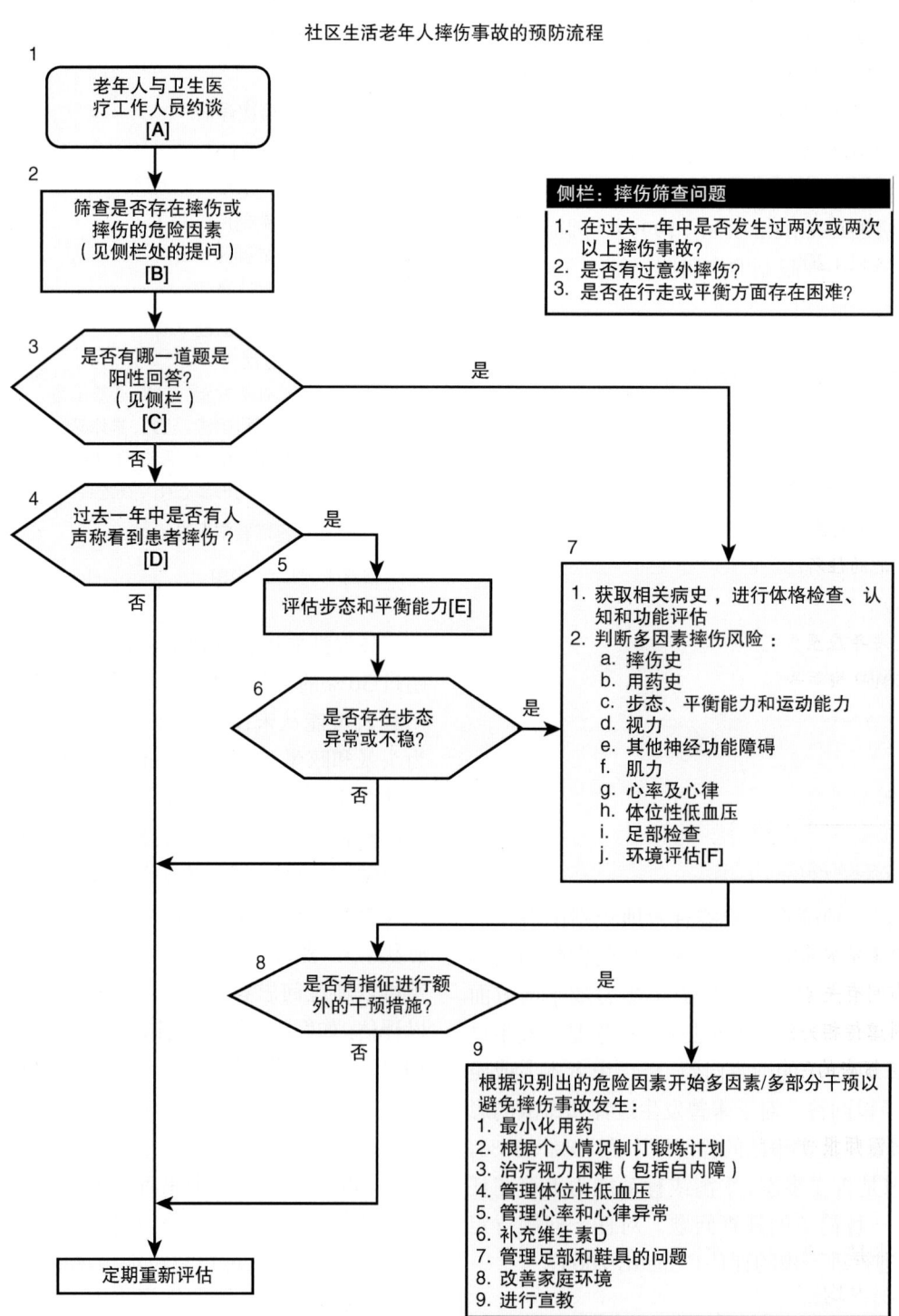

社区生活老年人摔伤事故的预防流程

1 老年人与卫生医疗工作人员约谈 [A]

2 筛查是否存在摔伤或摔伤的危险因素(见侧栏处的提问)[B]

侧栏:摔伤筛查问题
1. 在过去一年中是否发生过两次或两次以上摔伤事故?
2. 是否有过意外摔伤?
3. 是否在行走或平衡方面存在困难?

3 是否有哪一道题是阳性回答?(见侧栏)[C] 是→

4 过去一年中是否有人声称看到患者摔伤?[D] 是→

5 评估步态和平衡能力[E]

6 是否存在步态异常或不稳? 是→

7
1. 获取相关病史,进行体格检查、认知和功能评估
2. 判断多因素摔伤风险:
   a. 摔伤史
   b. 用药史
   c. 步态、平衡能力和运动能力
   d. 视力
   e. 其他神经功能障碍
   f. 肌力
   g. 心率及心律
   h. 体位性低血压
   i. 足部检查
   j. 环境评估[F]

8 是否有指征进行额外的干预措施? 是→

9 根据识别出的危险因素开始多因素/多部分干预以避免摔伤事故发生:
1. 最小化用药
2. 根据个人情况制订锻炼计划
3. 治疗视力困难(包括白内障)
4. 管理体位性低血压
5. 管理心率和心律异常
6. 补充维生素D
7. 管理足部和鞋具的问题
8. 改善家庭环境
9. 进行宣教

定期重新评估

图 4-3 预防老年人摔伤的实践指南(From American Geriatrics Society, British Geriatrics Society, and American Academy of Orthopedic Surgeons Panel on Falls Prevention: Guideline for the prevention of falls in older persons. J Am Geriatr Soc. 2001; 49: 664-672.)

顾应着重考虑是否可减量或中断镇静药物治疗。如果患者存在直立性晕厥的症状，还应考虑调整利尿药和降压药物的治疗方案。维生素 D 对于预防摔伤的作用是有待进一步研究。不过，尽管对于非维生素 D 缺乏的患者服用该药可能并不会降低发生摔伤的风险，但对于伴有骨质减少或骨质疏松的患者，仍应予以补充维生素 D（Gillespie et al., 2009）。

对摔伤的高危患者，应考虑制订监护下锻炼计划；锻炼可以降低发生身体损伤的风险（Rose, 2008）。特别是侧重于三个组成部分（力量锻炼、平衡训练和有氧/耐力训练）中的两项，持续至少 12 周的锻炼计划，其获益最为明显（Costello and Edelstein, 2008）。最后，家庭风险评估和干预是老年人摔伤评估中的核心组成部分（Gillespie et al., 2001；Stevens et al., 2001）。

治疗要点

- 危险因素评估和多因素干预可降低摔伤的发病率（Gillespie et al., 2009）（推荐等级：A）。
- 针对两个以上危险因素而制订的锻炼计划可降低摔伤的发病率（Gillespie et al., 2009）（推荐等级：A）。
- 在社区生活、之前发生过摔伤或存在摔伤危险因素的老年患者需要对他们的住所进行安全评估（Gillespie et al., 2009）（推荐等级：A）。
- 所有老年患者每年应至少进行一次摔伤评估（Tinetti, 2003，AGS et al., 2001）（推荐等级：C）。

老年人虐待

重 点

- 老年人虐待常常被隐瞒。
- 建议直接询问有关老年人虐待的情况。
- 医师应识别虐待相关的一些身体和行为方面的特征。
- 老年人虐待筛查的阳性结果提示应进行进一步的安全评估。
- 不同的州对医师报告老年人虐待的要求有所不同。

老年人虐待是一项重要的公共卫生问题，而家庭医师在院外和院内均应具备识别和陈述此类事件的能力。由于美国各州和世界上各个国家对此定义不同，老年人虐待的发生率很难判断，这一领域的研究也较为受限（Erlingsson, 2007）。在一份国际文献的系统性综述中，在所研究的人口群体中估计这一发生率为 3.2%～27.5%。一般人群中有超过 6% 的人在过去 1 个月中报告过虐待事件的发生（Cooper et al., 2008）。

在美国，曾遭受过虐待的年满 65 岁老年人有 100 万～200 万。2000 年成人保护服务（adult protective service，APS）机构共接到了 47 万例报告。在各类虐待类型中，"老年人自我忽视"最为多见。一项基于大量人口的前瞻性队列研究发现，在有关机构得到此类事件的报告后，老年人自我忽视导致其之后 1 年内死亡率增加了 5.82 倍（Dong et al., 2009）。对发生率的研究结果显示，相关机构每接到一例此类事件的报告，约有 5 起同类事件被瞒报（全国老年人虐待事件发生率研究，1998）。瞒报有来自患者（家庭秘密、否认、恐惧、羞耻）和照料者（忽视）两方面的原因（Kahan and Paris, 2003）。家庭医师如果能与患者建立良好的关系，则有机会早期发现患者身上出现的被虐待征象（Stiles et al., 2002）。

定义

老年人虐待美国国家中心（2009）对老年人虐待定义如下，"这一术语指照料者或任何其他人，对易受伤害的成年人造成伤害或构成明显伤害风险的，有意识、故意或过失行为。"尽管这一表述在各州有所不同，但老年人虐待可分为以下几种类型：身体虐待、情感虐待、性虐待、利用、忽视、自我忽视和遗弃（表 4-5）。老年人虐待也可根据其发生的场所进行分类。家庭虐待指发生在受害者家内。机构虐待指发生场所为护理院、医院、辅助生活中心或群体家庭。

表4-5　老年人虐待：定义

躯体虐待：对脆弱的老年人施加或威胁施加躯体痛苦或伤害，或剥夺其需要

精神虐待：通过语言或非语言行为对老年人施加精神痛苦或压力

性虐待：任何形式的非经同意的性接触

经济剥夺：非法或不适当地使用或占有老年人的财产、资金或其他形式的财

疏于照料：负责人拒绝或没有为老年人提供食品、住所、医疗条件或人身安全保护

遗弃：应该负责照料或已经承担照顾老年人责任的人遗弃老年人，或离老年人而去

自我忽略：为老年人威胁到自身健康或安全的行为

From National Center on Elder Abuse. http://www.ncea.aoa.gov/faq/index.aspx.

危险因素

对发生老年人虐待的危险因素有所警惕可有助于增加发现和早期干预此类事件的可能。尽管相关研究

仍然在进行,但只要发现那些受害者和施虐者经常表现出的特点,就应进行进一步的筛查询问。与受害者相关的危险因素包括共用生活设施、痴呆病史和社会隔离。施虐者相关的危险因素包括精神疾病病史(特别是抑郁)、酒精成瘾和依赖关系(Lachs and Pillemer,2004)。

筛查

对于无症状患者是否应进行老年人虐待的筛查目前尚无一致意见。美国医学会(American Medical Association,AMA,1992)建议所有门诊患者均应筛查有关家庭暴力的情况,但美国"预防服务工作组(2013)"认为尚缺乏足够的证据支持或禁止对老年人或其照料者进行老年人虐待相关的筛查。如果怀疑存在老年人虐待的情况发生则应对其进行筛查。询问时应选择开放性、非胁迫性的问题,同时应以不同方法评估老年人虐待的不同类型(表4-6)。若为阳性回答则应进一步提出更直接的问题以明确虐待发生的本质。医师提出的直接问询有助于提高此类事件的报告率(Oswald et al.,2004)。

表4-6 老年人虐待的筛查问题

您是否因某人在家而感到害怕?

您是否经常独处?

家中是否有人伤害您?

是否有人未经允许就随便拿走您的东西?

是否家中有人会让您感到不适或害怕?

是否有人强迫您签字,而签字的内容您并不理解?

您是否很难与朋友或亲戚联系?

临床表现

医师应关注那些提示可能发生过老年人虐待的特定行为和身体特征。照料者的行为特征包括代替患者回答、坚持在整个问询过程中陪同、不愿提供协助以及表情淡漠或愤怒。老年患者的行为特征包括眼神交流差、回答犹豫或对照料者有所恐惧。其他提示可能有虐待发生的特征包括:意识模糊、偏执、焦虑、愤怒和自暴自弃。提示可能有忽视发生的体征包括:卫生状况差、营养不良、脱水、压疮和外伤(表4-7)。医疗依从性不良也提示可能有虐待发生。

评估

对于怀疑发生过虐待的病例,进一步的评估应包括全面的病史回顾、体格检查以及功能、认知水平和精神健康水平的评估。患者和照料者应分别独立进行询

表4-7 老年人虐待的躯体表现

一般性表现	体重下降、脱水、卫生状况差
头面部	外伤性脱发、口腔状况差、没有佩戴助听器、义齿或老花镜、结膜下或玻璃体出血
皮肤	血肿、伤痕、烧烫伤、瘀伤、咬伤、压疮
会阴部	腹股沟皮疹、大便阻塞
骨骼肌	骨折、挛缩

问(Abbey,2009)。记录应包括对虐待或忽视事件的描述,应尽可能使用患者的原语。虐待的持续时间、频率和严重程度均应有所记录。如果存在外伤,应对伤害进行详尽的记录并拍照保存。功能依赖性的评估对选择进一步的服务是有益的,而对认知功能障碍的评价对于评估患者的风险和能力非常重要。评估应包括精神状态筛查,并特别关注抑郁状态、焦虑状态、失眠和酒精成瘾的可能。

对老年患者的照料者应仔细询问有关照料者压力和老年人虐待相关危险因素的情况,包括其是否存在酒精成瘾、抑郁状态和经济依赖性的情况。

管理

由于导致老年人虐待发生的原因是多方面的,其管理涉及多学科方法、社会工作者和法律、财政和APS工作代表。即时的管理应取决于其安全保障和能力评估结果。是否患者近期会受到人身伤害?如果是,应考虑安排紧急住院、布置安全保卫或移居至保护性场所。如果患者能力不足,医师应与APS协调安排,包括部署安全保卫、经济管理资源和申请保护令。对于其他一些情况,管理应尽可能利用社区资源以尽可能减少对患者活动范围的限制。其重点在于降低患者的社会隔离程度和照料者的压力。干预措施包括暂时性医疗护理、家庭医疗或监护服务、咨询,以及药物或酒精戒断治疗。

报告要求

所有50个州都有相应的法律要求APS机构对老年人虐待的案例予以干预。家庭医师必须了解所在州对于老年人虐待的强制报告制度及其相关要求,以及哪些类型(如身体、情绪、性、经济)需要进行报告。对于那些公众对老年人虐待了解程度较高的州和建立强制报告制度的州,统计得出的虐待发生率较高(Jogerst et al.,2003)。42个州的强制报告法是有争议的,因为这些法律与健全老年人的独立自主性和医患关系相冲突。在这种情况下,医师应向患者解释其向有关机构

报告的法律责任，并强调报告的目的在于进一步制订医疗方案以更好地帮助患者

治疗要点

- 医师提出的直接问询有助于提高此类事件的报告率（Oswald et al., 2004）（推荐等级：B）。
- 对老年人应进行老年人虐待筛查（AMA, 1992）（推荐等级：C）。

压疮

重 点

- 预防措施可降低老年人压疮的发生率。
- 疾病分类仅仅是创面评估的一个方面。
- 压疮的评估包括识别特定的危险因素。
- 疼痛评估是疾病管理的重要组成部分。
- 危险因素干预是压疮疾病管理的关键。

压疮是一项普遍而严重的公共卫生问题，特别是对于老年人。调查结果显示护理院人群本病的发生率高达 22%，而住院患者发生率为 4.7%～9%，最高达 32%（Allman, 1995, 1997; Coleman et al., 2002; Kaltenthaler et al., 2001）。预计美国每年与压疮相关的医疗费用超过 50 亿美元（Xakellis et al., 1995）。预防工作对于本病是非常重要的，可使其发生率降低一半。认真地评估伤口和潜在的危险因素是管理本病的关键。

压疮分类

本病的分类标准首先于 1989 年由美国国家压疮顾问专家小组（National Pressure Ulcer Advisory Panel, NPUAP）提出，并在随后由美国卫生保健政策和研究局（Agency for Health Care Po-licy and Research, AHCPR）提出的压疮临床实践指南（1992 年版和 1994 年版）予以认可。1998 年 NPUAP 修订了 I 级分类标准，之后在 2007 年增加了两类分级：可疑深部组织损伤和不能分级。6 级分级标准具体如下：

可疑深部组织损伤：由压力和剪切力对深部软组织造成损伤，导致局部皮肤褪色或充血并进而变为青紫或暗红色。之前这部分皮肤与周围相比可能有疼痛、变硬、潮湿、发热或发冷等。

I 级：皮肤出现红斑，多在骨性突起处出现，压之

不褪色，但皮面保持完整。皮肤颜色较深的区域也有可能红斑不明显，但其颜色仍与周围组织有差别。这部分皮肤与周围相比可能有疼痛、变硬、变软、发热或发冷。I 级对于皮肤颜色较深的患者不容易及时发现。

II 级：皮损侵及表皮层、真皮层，或两者均有。溃疡较表浅，与擦伤、烫伤的伤口类似，或仅表现为浅凹陷，没有形成腐痂。

III 级：皮损侵及全层皮肤，皮下组织出现损伤或坏死，并可能向下延伸，但没有穿透筋膜。溃疡临床表现为伴或不伴有邻近组织底层受累的深在凹陷。

IV 级：皮损侵及全层皮肤，皮下组织被广泛破坏，出现组织坏死，或损伤累及肌肉、骨骼或支持结构（如肌腱、关节囊）。伤口创面可能出现腐痂或焦痂，常伴有邻近组织底层受累甚至隧道现象。

不能分级：皮损侵及全层皮肤，溃疡基底部被创面腐痂（黄色、褐色、灰色、绿色或棕色）和（或）焦痂覆盖。

如果创面形成了焦痂或腐痂，则不能对其准确分级。由于创面往往不能按照预期愈合，该分级系统仅对于初期分类有效（Ferrell, 1997）。因此，对创面进行描述时要注意其他相关的影响因素，以帮助评估治疗效果。这些因素包括：创面大小、渗出物类型和主要组织类型的描述。创面大小可以用相互垂直的两条最长直径表示。渗出物的类型和量也应予以记录。渗出物类型包括浆液性（透明或棕色）、血性或脓性［黏稠、黄色和（或）恶臭气味］。主要的组织类型包括上皮性、颗粒性、坏死性和焦痂（AHCPR, 1992; Ferrell, 1997; Maklebust, 1997; NPUAP, 2007）。

危险因素

了解压疮的危险因素是预防和管理本病的关键。危险因素可被分为外源性和内源性两类（表 4-8）。

表 4-8　发生压疮的危险因素

外源性危险因素	内源性危险因素
压力	年龄
剪切力	运动能力减退
摩擦力	营养不良
潮湿	感觉障碍

外源性危险因素

外源性危险因素包括压力、剪切力、摩擦和潮湿。压力直接作用于受损组织导致该部分区域血流灌注减低，并进一步导致低氧、酸中毒，最终造成组织坏死。

压疮最常发生在腰部以下的骨性突起处：髂骨、大转子、踝部、足跟、坐骨结节和腓骨头处。值得注意的是，足跟是压疮第二好发的部位。近年来其他部位的压疮发病率均有所降低或基本维持不变，但足跟处的发病却在增加。

剪切力是由皮肤牵拉致深部组织结构发生相对位移造成的。通常发生在患者从 30°以上高卧位或坐位逐渐躺下的过程中。这种情况下患者的髂骨突起处很容易发生压疮。摩擦是指皮肤和相对静止的物品如被褥或床单之间发生摩擦。特别是在搬动患者上下床的过程中，应特别注意避免这种形式的危险因素。过度潮湿可导致皮肤浸软并进而导致皮肤溃烂。常见的原因包括失禁、腹泻和大量出汗（AHCPR，1994；Patterson and Bennett，1995）。

内源性危险因素

压疮发生的内源性危险因素包括高龄、活动能力较差、营养不良和感觉功能障碍。衰老相关的皮肤改变（如上皮变薄、血供降低）增加了老年患者对剪切力、压力和摩擦的耐受程度。不能活动会造成患者体位变动减少，并进而导致老年人身体受压的时间延长。营养不良，特别是热量或蛋白质摄入量不足的患者，其形成压疮的可能性增加（Thomas，2001）。AHCPR（1994）将具有临床意义的营养不良定义为血清白蛋白水平低于 35mg/dl，淋巴细胞计数低于 1800/mm^3，或体重低于80% 的目标体重。补充与皮肤愈合相关的微量元素，如维生素 C 和锌，并不能阻止压疮的发生或加快其愈合过程。患有感觉功能障碍，如糖尿病神经病变的患者不能对压力相关性的不适及时作出调整（Patterson and Bennett，1995；Reddy et al.，2006；Thomas，1997，2001）。

危险因素评估工具

AHCPR 指南推荐活动能力受限的患者应在住院、入住护理院或开始家庭医疗时进行压疮发生危险因素的筛查。Braden 量表是最常用到的评估工具（Pancorbo-Hidalgo et al，2006）。危险因素的识别和进一步的干预是压疮预防和管理的重要组成部分。

管理

压疮的管理原则包括对危险因素的干预、营养支持、维持创面环境处于适合组织愈合的状态，以及疼痛控制。

危险因素干预

首要目标是减轻高危骨性突起部的压力、剪切力

和摩擦力（表 4-9）。这一点可以通过卧位时频繁调整和变动卧姿（每 2 小时），坐位时频繁变动坐姿（每 1 小时），并使用支持设备来降低表面压力，如泡沫材料、恒压气垫、变压气垫、胶垫或水褥。变姿设备如枕头或泡沫楔状物可以用于保持骨性突起处（如膝部、踝部）不相互接触，或使高危区域（如足跟）不与床面直接接触。不应使用环形装置，因为环中的受压组织可能因静脉充血而发生坏死。

表 4-9　危险因素干预方法

实行	避免
使用支持结构以减小压力	环形装置
频繁调整位置	按摩骨性突起部位
枕头等调整姿势的设备	床头摇高 30°
吊架等抬举设备	转运时拖拽患者

不应对骨性突起部位进行按摩，否则可能导致深部组织创伤。当患者处于侧卧位时，应避免对股骨转子直接施加压力。为了避免剪切力效应，应将床头抬高控制在允许范围的低限。为了降低摩擦润滑剂的效果，可使用保护性贴膜、衣物或垫料。此外，一些抬升设备如吊架可以用于帮助活动能力受限的患者转运和调整体位（AHCPR，1994；Bergstrom，1997；Bluestein and Javaher，2008；Reddy et al.，2006；Remsburg and Bennett，1997）。

营养支持

旨在强调足量蛋白和热量摄取的营养支持治疗是压疮管理的另一重要组成部分。蛋白摄入量应达到 1.0～1.5g/（kg·d）。热量摄入应达到 30～35kcal/（kg·d）。尽管证据尚不充分，一些专家仍然建议同时补充维生素 C 和锌以加速创面愈合（AH CPR，1994；Langer et al.，2003；Reddy et al.，2006；Thomas，2001）。

清创术

创面肉芽组织生长和再上皮化进而最终实现愈合需要一个相对潮湿的环境，并且没有坏死组织和感染存在。为了清除坏死组织、腐痂和焦痂，往往需要进行清创术，综合使用锐性分离、机械分离、酶解和（或）自溶解技术。具体技术方法的选择取决于患者的一般状况、居住地、临床紧迫性和患者医疗的总体目标。清创术并不适合已形成稳定、干燥的焦痂，且没有水肿或感染征象的足跟部压疮（AHCPR，1994；NPUAP，2007）。

锐性清创术指使用相应方法清除广泛溃疡面的厚

痂和坏死组织。使用这一技术时必须注意控制患者的疼痛。此外，外科清创术可能导致一过性菌血症，因此对于高危患者可能需要预防性应用抗生素。

机械性清创术包括湿 - 干包扎、水化疗法、创面冲洗和使用聚糖酐，后者是具有高度亲水性的葡聚糖聚合物（如 Debrisan）。湿 - 干敷料在换药时可能会产生明显疼痛，而一旦创面足够清洁且不需再继续保持干燥时可以换用其他类型的敷料（Ovington，2001）。水化疗法适用于已形成浓稠分泌物或坏死组织的压疮。必须注意不要让喷水口太过靠近创面。冲洗压力应适当以充分清洗伤口，但也不能过高以避免造成组织损伤。安全有效的压力水平应介于 27.6～103.4kPa（4～15psi，1psi = 6.895kPa）。比如配备 19 号针头或血管导管的 35ml 注射器，连接控制在最低速度的喷水装置和可挤式盐水袋（250ml），就是这样一种安全的冲洗装置。

酶解清创术指使用具有蛋白酶解能力的蛋白酶产品，如木瓜酶和尿素混合制品（如 Accuzyme，Panafil）和胶原蛋白酶。一般每日使用一次，这些药品是可能损伤健康组织的，并且如果有感染存在时不宜使用。因此，应用这些药品时应予以密切关注患者创面情况，并且缩短使用时间（<2 周）。

自溶解清创术使用封闭性合成敷料，使正常存在于创面内的酶类自行分解坏死组织。如果创面感染或存在中等量的渗出物时，则不宜使用封闭性敷料（AHCPR，1994；Cervo et al.，2000；Goode and Thomas，1997）。

感染控制

大多数病例都可以通过及时充分的清创和清洗避免感染。创面应每日清洗并及时更换敷料。普通生理盐水是最适合用于清洗的液体。不应使用具有细胞毒性的皮肤清洗剂或杀菌剂，如聚维酮碘、过氧化氢和醋酸。创面感染的征象包括愈合延迟、创面扩大、脓性渗出物、疼痛和恶臭。开始时可以考虑局部应用抗生素，如磺胺嘧啶银乳膏（如 Silvadene），连用 2 周。创面表面培养仅仅采集的是创面表面的定植菌，因而对治疗帮助不大。理想情况是对深部感染组织进行活检以指导抗菌治疗。对于伴有蜂窝织炎、骨髓炎、菌血症或脓毒症的患者应静脉给予抗生素治疗（AHCPR，1994）。

敷料选择

创面包扎提供了一个更接近于生理状态的潮湿环境，可以促进创面愈合，缓解疼痛，清除坏死组织并降低压疮发生感染的可能性。敷料的选择应基于压疮的分级、渗出情况、创面大小、位置和周围皮肤的情况。没有适用于任何创面类型的湿性敷料（Bouze et al.，2005）。现代敷料的主要类别是聚氨酯薄膜、水胶体、无定型水凝胶、水凝胶薄膜、聚氨酯泡沫、泡沫胶、藻酸盐和水胶体 / 藻酸盐复合物（表 4-10）。

表 4-10　各类创面敷料特性

创面敷料	吸收能力 *	清创作用	敷料更换频率	适用分级
聚氨酯薄膜	无	无	最多 7 天	Ⅰ、Ⅱ
水凝胶	弱～中	自分解	最多 7 天	Ⅱ、Ⅲ、Ⅳ
水凝胶片	弱～中	自分解	最多 7 天	Ⅱ、Ⅲ
水胶体	弱～强	自分解	最多 7 天	Ⅱ、Ⅲ、Ⅳ
聚氨酯泡沫	弱～中	无	最多 7 天	Ⅱ、Ⅲ、Ⅳ
泡沫凝胶	弱～强	自分解	最多 7 天	Ⅱ、Ⅲ、Ⅳ
藻酸盐	弱～强	自分解	每天更换，不超过 3 天	Ⅱ、Ⅲ、Ⅳ
水胶体 - 藻酸盐	弱～强	自分解	3～5 天	Ⅲ、Ⅳ

* 无，弱，中，强

对于较深的、Ⅲ级和Ⅳ级压疮，往往需要进行包扎以消除死腔。这一点可以通过使用盐水浸湿的纱布、海藻酸钙、凝胶和葡聚糖实现。包扎后，创面可以用封闭性或半封闭性敷料覆盖。如果有大量的分泌物渗出，则敷料必须有足够的吸附性以控制渗出，同时又不会使创面过度干燥。盐水润湿的纱布、海藻酸盐和水胶体 / 藻酸盐混合敷料就符合上述要求。

压疮应由医疗专业人员每周进行评估。如果治疗进行 2 周后仍无愈合的征象则应重新评价治疗方案（Ferrell，1997；Goode and Thomas，1997）。

疼痛控制

对压疮患者的一般管理包括疼痛评估和控制。应对患者进行压疮相关疼痛的评估。疼痛管理包括使用相应的镇痛药和去除或干预疼痛来源。可以通过调整体位、使用支持设备来缓解疼痛。在更换敷料和清创时应预见到是否会给患者带来疼痛。必要时给予患者相应的镇痛药。

辅助治疗

为了加速创面愈合过程人们研发出了很多物理疗法，但其效果尚不明确。如电刺激疗法、高压氧治疗、超声治疗和水化治疗（Baba-Akbari et al，2006；Kranke et al.，2004；Olyaee Manesh et al.，2006）。负压创面治疗对Ⅲ级和Ⅳ级压疮的管理是有效的（Banwell and

Teot，2003；Mendez-Eastman，2004)。仍需要进一步研究，以寻找能够有效促进创面愈合的辅助治疗方法。

治疗要点

- 评估并寻找所有导致患者局部压力增加的支持表面和危险因素，并予以相应干预措施(AHCPR，1994；Reddy et al.，2006)(推荐等级：A)。
- 评估并管理患者的营养状态(AHCPR，1994；Langer et al.，2003；Thomas，2001)(推荐等级：B)。
- 对所有患者，评估压疮治疗相关的疼痛或疼痛控制本身带来的疼痛(AHCPR，1994；NPUAP，2007)(推荐等级：C)。

老年人合理用药

重 点

- 药物不良事件导致病残率和住院率的明显升高。
- 药物剂量应根据每位患者的肾功能水平进行调整。
- 老年患者的用药清单应定期复核，重点关注其适应证和副作用。
- 不应使用一种药物来减轻另一种药物的副作用。
- 一份合理的用药计划应包含药师的建议。
- 家庭医师在处理一系列涉及老年患者的用药事务中，包括联合用药、药物不良反应、依从性和某些特定状况的不当处理等起到重要作用。

药物使用在老年人口中是很常见的，并且随着年龄增长而不断增加。一项基于大量人口的调查显示大于 65 岁的老年人中有 44% 的男性和 57% 的女性每周使用至少 5 种药物(Kaufmann et al.，2002)。尽管年满 65 岁老年人口仅占全美人口总数的 13%，但他们占据了美国每年药品开支的 30% 以上，2006 年这一数字为 730 亿美元(MEPS，2006)。多药联合治疗是药物不良事件(Adverse Drug Events，ADEs)的主要高危因素。10% 的急诊患者和 10%～17% 的住院患者是由于 ADEs 造成的(Hayes et al.，2007)。

药代动力学和药效动力学

在为老年患者选择用药时必须对衰老过程中发生的生理改变有所了解。药代动力学和药效动力学的变化可以造成用药量的增加或减少，以及药物间相互作用(表 4-11)。

表4-11　老年人的药代动力学改变

吸收能力一般不变
脂溶性药物半衰期延长
水溶性和游离药物比例增加
排泄减慢

药代动力学指人体对药物的反应，包括吸收，分布，代谢和清除(排泄)。衰老相关的胃肠道和皮肤改变对药物吸收的影响较小，除了那些需要胃肠道主动转运的药物(维生素、矿物元素)，后者随着衰老而功能逐渐减退。分布容积(volume of distribution，Vd)是由血浆蛋白结合率和身体组成成分决定。除非某些特殊情况(如急性疾病，营养不良)导致血白蛋白水平明显降低，蛋白结合率一般不具有临床意义。水的比例和去脂体重随着衰老而有所降低。脂肪比例逐渐增加，导致脂溶性药物，如苯二氮䓬类药物的 Vd 值较大。尽管肝功能测试没有明显异常，但老年人肝脏体积和血流都在一定程度上有所降低。这一点的临床意义很难判断，因为个体的肝功能代谢水平存在着广泛的个体间差异。药物清除主要受到肌酐清除率水平下降的影响。此外，肌肉重量下降也会造成血清肌酐水平的(Cusak，2004)。一般使用 Cockcroft Gault(1976)公式估计肌酐(Cr)清除率：

Cr 清除率 =[140 - 年龄(yr)]×[真实体重(kg)]/[72×血清肌酐水平(mg/dl)]

用于女性时，应将计算结果乘以 0.85。值得注意的是这一公式对重症患者和有中 - 重度肾功能不全的患者准确性较差。

药效动力学指靶器官对药物的反应。尽管目前对其认识尚不如药代动力学那样全面，但已知药效动力学变化可以导致受体结合程度的改变、受体数量的减少和受体应答方式的变化。例如 β 肾上腺素能阻滞剂和 β 肾上腺素能激动剂的临床应用。随着人体不断衰老，心血管系统和呼吸系统内的 β 肾上腺素能受体活性不断降低，并进一步导致对 β 受体阻滞剂和 β 受体激动剂的反应性减弱(Cooney and Pascuzzi，2009)。

一般用药问题

可能造成 ADEs 的用药失误包括未能监测相应的用药情况、根据临床适应证用药、对患者进行宣教以及维持依从性(Higashi et al.，2004)。其中对老年患者不合理用药这一问题已有充分研究。1991 年，在对护理院中出现的 ADEs 进行研究的基础上，专家组制订了一份应尽量避免在老年人群中使用的药物清单(Beers et al., 1991)。这份 Beers 规范在 2002 年有所更新，使之适用于门诊患者和接受护理机构照料的人群(Fick et al., 2003/2004)。这份清单上的药品对于老年人一般是没有治疗效果的，但发生 ADEs 的风险却比较高，或有其他更加安全的替代品(表4-12)。这份清单还包括一些建议，提出了一般用药的最大剂量和在某些共病情况中应避免使用的药物。值得注意的是这份清单仅仅是一种建议，如果患者长期服用某一药物而没有出现不良反应，并不需要终止服药。

用药问题的另一方面是未能根据患者的病情开具合理的处方。常见的用药失误包括没有为患有充血性心力衰竭或有心梗病史的患者开 β 受体阻滞剂类药品，没有为有明确冠心病病史的患者开阿司匹林，或没有为患有糖尿病和蛋白尿的患者开 ACEI 类药品(Rosen et al., 2004; Sloane et al., 2004)。

处方原则

如果患者在不同的临床环境中接受多位照料者的护理，及时的更新患者的用药清单是非常重要的。在一项前瞻性观察研究中发现，74% 的患者正在服用至少一种未被其家庭医师知晓的药物(Bikowski et al., 2001)。

家庭医师要求老年患者应每年至少一次将其包括非处方药在内的全部药品带来。按照用药清单检查每一项用药(表4-13)。对于每一项用药，首先要重新评价其适应证。向患者充分告知其用药适应证可以降低发生 ADEs 的可能性并增加患者依从性(Garcia, 2006)。

表 4-12 一般老年患者应该避免或限制使用的药物

药理学因素	具体内容
应避免使用的药物种类	
抗组胺药	改用非镇静性抗组胺药(如非索非那定、氯雷他定)更为安全
解痉药	可能导致明显的抗胆碱能副作用、镇静和全身乏力
巴比妥类	易成瘾，且副作用很多；有很多镇静类药物可供选择
胃肠解痉药(如双环胺、莨菪碱)	明显的抗胆碱能作用
苯二氮䓬类药物(如甲胺二氮䓬、安定类)	短效或中效药物更为合适；应从小剂量开始服用
肌松药	可能导致明显的抗胆碱能副作用、镇静和广泛性无力
避免使用的特殊药物	
阿米替林	明显的抗胆碱能作用；可使用新型抗抑郁药或抗胆碱能作用较弱的三环类抗抑郁药
氯磺丙脲	半衰期长，导致发生低血糖的风险增加；可选择新型胰岛素促分泌药
潘生丁	可能导致眩晕和低血压
丙吡胺	抗胆碱能作用和负性肌力作用
多塞平	明显的抗胆碱能作用；可使用新型抗抑郁药或抗胆碱能作用较弱的三环类抗抑郁药
吲哚美辛	与其他 NSAIDs 相比，发生中枢神经系统、胃肠道和肾脏副作用的可能更大
哌替啶	其活跃代谢产物去甲哌替啶可出现药物积累并造成中枢神经系统过度兴奋和癫痫发作
甲丙氨酯	高度成瘾性，并可加重抑郁；应选择其他抗焦虑药
甲基多巴	常见的副作用包括抑郁、镇静和水肿；有很多降压药可供选择
喷他佐辛	混合性的激动和拮抗剂，有潜在的中枢神经系统影响
保泰松	可导致严重的骨髓移植；应选择其他 NSAIDs
丙氧酚	镇痛效果很弱(甚至不超过单用对乙酰氨基酚)，却有与其他镇痛药相似的副作用
蛇根碱	对中枢神经系统的影响包括镇静和抑郁状态；有很多抗高血压药可供选择
噻氯匹定	比阿司匹林或氯吡格雷的副作用更多
曲美苄胺	可导致锥体外系副作用；有很多止吐药可供选择
限制使用的药物	
地高辛	大多数老年患者应限制在 0.125mg/d 以内
硫酸亚铁	大多数老年患者应限制在 325mg/d 以内
螺内酯	>50mg；心力衰竭或肌酐清除率 <30ml/min 的患者应禁用

CNS，中枢神经系统；GI，胃肠道；NSAID，非甾体抗炎药

用药是否有效？临床上往往在开出药品时临床依据很充分，却从未回顾过其有效性。用药是否存在副作用？如果存在不能耐受的副作用就应该停止用药。此外，在患者出现任何新发症状时，应首先想到 ADE 可能是其原因。避免用一种药物治疗另一种 ADE 而导致的"处方瀑布"效应。用药是否需要实验室持续监测？这类情况包括直接血药浓度监测（如地高辛）或副作用监测（如服用氢氯噻嗪患者的电解质情况）。

表4-13　用药询问清单

1. 是否有明确的用药指征？
2. 用药有效吗？
3. 有没有副作用？
4. 患者是否规律服药？
5. 用药是否需要实验室监测？
6. 还需要继续用药吗？

　　患者是否一直在服用药物？用药依从性不良是受医师和患者两方面影响的常见而复杂的问题。根据其定义的不同，"依从性不良"的发生率为 14%～70%（DeSmet et al., 2007）。依从性与用药数量、药费、用药频率和患者对于自身疾病的了解程度等因素相关。以客观的方式获得患者对药物的看法和关注程度是很重要的（Erice Group, 2009）。宣教性干预手段和外源性认知帮助是增加患者依从性的有效方法。对于短期药物治疗，提供一份书面用药信息，解释用药的适应证和可能出现的副作用，以及保持电话联系可以增加患者依从性。不过对于接受长期药物治疗的患者这些方法可能无类似的显效不佳（Haynes et al, 2008；McDonald et al, 2002）。

　　最后一点，检查清单应包括确认这些药物是否仍然是必需的。患者的病情是否已经有所改善，而不再需要这些药品，例如对临终关怀患者的预防性用药。

　　在减少用药错误这一点上，药师的连续性和医师具有同等重要性。鼓励患者仅选择一家药房，并及时向药师告知出现的任何用药改变。向药师了解相关信息可以降低不合理用药的发生率（Garcia, 2006）。对于住院患者，药师应充分详细地了解患者的用药史，以降低发生严重 ADEs 的几率和严重程度（Carter et al., 2006；Reeder and Mutnick, 2008）。如有可能，应尽量使用每日一次的用药方式和普通药品以简化用药方案（Carlson, 1996）。开始用药后，从最低允许剂量开始服用（表4-14）。

　　在为患者开具处方时，除了要考虑患者年龄以外，还要注意患者的功能状态、共病情况、其他用药情况以及个人偏好和价值取向。在为虚弱的老年人开药时医

表4-14　老年人合理用药的基本原则

1. 定期更新和回顾用药清单
2. 与社区药师协同工作
3. 对用药情况向患者作出解释
4. 当患者出现新的症状时首先想到是否是药物不良事件（ADE）
5. 简化处方
6. 新增用药每次只增加一种，从最低剂量开始

师需要特别谨慎，应仔细权衡增加新药的风险和获益。定期复查患者的用药清单对于监测药物不良反应，特别是可能出现的不当用药、药物间相互作用和药物在疾病间相互作用非常重要。

治疗要点

- 目前用于改善慢性疾病患者用药依从性的方法并不十分有效（Haynes et al., 2008；McDonald et al., 2002）（推荐等级：B）。
- 老年患者应避免或限制使用某些特定药物（Fick et al., 2003/2004）（推荐等级：C）。
- 向当地药师了解患者的用药建议可以降低不当用药和药物不良反应的发生率（Garcia, 2006）（推荐等级：B）。
- 定期规律回顾用药清单可以减少多药联用和不当处方（推荐等级：B）。

尿失禁

重　点

- 尿失禁是老年人口中经常发生的医疗问题，涉及近 30% 女性和 15% 男性。
- 老年女性容易发生急迫性尿失禁和压力性尿失禁，而老年男性更倾向于发生充盈性尿失禁和急迫性尿失禁。
- 失禁的急性期一般多为潜在内科疾病（如感染、高血糖）或新加用药（如利尿药）所导致的后果。
- 老年患者的某些疾病风险，如抑郁和摔伤，与尿失禁具有相关性。
- 病史、体格检查、尿液分析和残余尿量测定对明确尿失禁的类型起着关键作用。
- 对于大多数患者而言，家庭医师即可对其尿失禁作出诊断和治疗。
- 尿失禁的治疗方法包括行为干预、盆底肌锻炼、药物治疗、阴道子宫托、尿道周围填充剂和外科治疗。
- 系统性激素替代治疗可能加重尿失禁的严重程度。

尿失禁即非自主排尿，成年人口中的 25%～30% 在其一生中会出现这一情况。虽然女性报告失禁比男性多，但两性在 80 岁后均受到同等程度的影响。在年满 65 岁的老年人中预计尿失禁的发病率不等，从社区人口中的 35% 至长期接受护理设施照料人群的超过 60%（Goode et al., 2008；Song and Bae, 2007；Tennstedt et al., 2008）。尿失禁的发病率不仅随着年龄上升而有所增加，还是老年综合征的一个重要特征。而在年轻人群中下尿路及其神经支配的病变是尿失禁的主要病因。然而老年人群中，尿失禁通常是继发于生理性衰老改变、共患病、用药和功能障碍等情况。

尿失禁的女性平均每年医疗费用近 750 美元，生活质量明显降低，并且能够接受每年近 1400 美元的费用而寻求治愈。每年用于尿失禁的医疗支出超过乳腺癌、卵巢癌、宫颈癌和子宫癌治疗费用的总和（Subak et al, 2006, 2008；Wilson et al, 2001）。

尿失禁与病残率和死亡率提高相关。研究显示尿失禁和总体功能水平的恶化存在关联。存在尿失禁问题的患者其健康相关的生活质量明显下降（DuBeau et al., 2009；Ko et al., 2005；Teunissen et al., 2006）。独立生活、辅助生活和长期照料生活的患者均出现了这种下降（DuBeau et al., 2006）。

与尿失禁相关的特定健康风险包括抑郁、社会孤立、泌尿系感染、压疮、摔伤和骨折、性生活质量下降、睡眠剥夺和照料者压力增加（Brown et al., 2000；Griebling, 2006；Ory et al., 1986；Spector, 1994）。尿失禁也常常是老年患者入住医疗机构的常见原因（Holroyd-Leduc et al, 2004）。

泌尿系统的衰老相关性改变

泌尿系统的衰老相关性改变可以直接导致尿失禁的出现。盆底肌肉松弛容易导致子宫、膀胱和直肠脱垂等病变，并进一步导致继发性急迫性尿失禁。膀胱总体容量的降低也会增加排尿时的急迫感。前列腺增生容易使老年男性残余尿增加。老年尿失禁患者和可能发生不自主性膀胱挛缩，进一步加重这个问题。

表现

根据尿失禁的表现可将其分为急性（"暂时性"）或慢性。突然发生的尿失禁称为急性尿失禁，多由于潜在可逆的和可治愈疾病所致，常见原因包括下尿路疾病、粪便嵌塞、谵妄、液体失衡、运动功能障碍和药物影响（表 4-15）。这些情况不仅容易导致尿失禁的发生，还会增加发展成为慢性尿失禁的可能。

慢性尿失禁可分为 5 类：急迫性、压力性、充盈性、功能性和混合性（表 4-16）。

表 4-15　与老年患者出现尿失禁有关的用药

等级	作用机制
止痛药	尿潴留，粪便嵌顿，镇静，谵妄，充盈性失禁
阿片类药物	
抗炎药；COX-2 抑制剂	增加液体残留，夜间利尿，功能性尿失禁
骨骼肌松弛剂	抑制膀胱收缩引起尿液残留和充盈性失禁
精神治疗	尿潴留，充盈性失禁
抗抑郁药，抗精神病药	镇静，谵妄，动力障碍，引起功能和充盈性失禁
镇静剂和催眠药	
止痛药	增加液体残留，夜间利尿和功能性尿失禁
NSAIDS，COX-2 抑制剂	
阿片类药物	膀胱松弛，粪便嵌顿，镇静，残留，充盈性失禁
骨骼肌松弛剂	抑制膀胱收缩，充盈性失禁
其他	抑制膀胱收缩，镇静，残留和充盈性失禁
抗胆碱能药，抗组胺药	
酒精，咖啡因	导致利尿作用，抑郁中枢抑制，急迫和充盈性失禁

COX，环氧合酶；NSAID，非甾体抗炎药

急迫性尿失禁

急迫性尿失禁是老年非住院患者最为常见的尿失禁类型，其特征为突然产生急迫尿意，并造成尿液大量或少量排出。急迫性尿失禁多合并尿频和夜尿增多。逼尿肌过度活跃是本病的常见表现，其原因为老年性平滑肌改变、中枢抑制通路损伤、盆底辐照史和膀胱感觉或运动神经支配缺损。当逼尿肌过度活跃和逼尿肌收缩性受损同时出现时，急迫性尿失禁可以合并膀胱残余尿增加。此类患者常常出现尿频和尿潴留，特别是那些服用抗胆碱能类药物的患者。

压力性尿失禁

压力性尿失禁指违背意愿的排尿。这一类型常与盆底肌无力进而导致膀胱出口和子宫活动度过大有关。压力性尿失禁常发生在身体活动时，如咳嗽、打喷嚏、大笑或提举重物。压力性尿失禁多见于有过阴道分娩史或盆腔手术史的老年女性。本病也与绝经期女性缺乏雌激素有关。肥胖可加重压力性尿失禁的症状。

充盈性尿失禁

充盈性尿失禁的症状包括排尿无力、点滴状排尿、

表 4-16   持续性尿失禁：类别、病因和治疗方法

类别	症状	病史	常见原因	首选治疗方法
张力性	在腹内压增高时不自主排尿（例如咳嗽、大笑和运动）	患者通常可以预测哪些活动会导致尿漏	尿道过度活跃 括约肌功能异常 前列腺根治术后	规律排尿 盆底肌锻炼 女性：运动中使用子宫托，棉塞；膀胱颈悬吊或悬挂手术；尿道填充剂 男性：套导尿管，阴茎夹；合成吊带，人造尿道括约肌
急迫性	出现膀胱充盈感后不能及时排尿而导致尿漏	尿液的流出可能从最小到完全排空膀胱（如果满） 尿频和夜尿常见	逼尿肌过度活跃 神经疾病 脊髓损伤	膀胱功能训练（包括盆底肌锻炼） 抗毒蕈碱药物 雌激素外用（患有严重阴道萎缩或萎缩性阴道炎的患者）
混合性	兼有急迫性和张力性症状	很多症状；患者通常会发现哪种症状更麻烦	兼有上述病因	针对更为突出的症状，综合使用上述一种或多种治疗方法
充盈性	由于膀胱受到机械压迫而过度充盈，或其他因素导致尿潴留和括约肌功能异常而出现的尿漏	膀胱排空受损才会发生 通常残留量 > 200 ~ 300ml	逼尿肌失效 神经疾病 脊髓损伤 糖尿病 解剖位置梗阻	膀胱功能训练 外科解除梗阻 间断导尿 留置尿管
功能性	由于认知或躯体功能障碍、内心不认可或环境障碍导致不能及时如厕而出现的排尿异常	行为或认知障碍 可能有下尿道缺陷	行动障碍 认知障碍	协助如厕以进行行为干预 适应环境 使用尿垫

排尿等待、尿频和夜尿增多。这些症状可能与其他类型的尿失禁有所重叠，而增加诊断的难度。充盈性尿失禁的病因包括逼尿肌无力，膀胱出口梗阻，或两者兼有。能够改善症状的常用药物包括麻醉药、抗胆碱能类药物和 α 肾上腺素能阻滞剂。

功能性尿失禁

功能性尿失禁指由于膀胱因素之外的因素导致的排尿。功能性尿失禁最常见的原因包括认知功能障碍（如痴呆）、运动功能异常（如帕金森病），以及无法使用卫生间。这些因素可能是暂时的，比如患有下肢骨折而不能独立进出卫生间的患者。

混合性尿失禁

混合性尿失禁指同时患有两种类型的尿失禁，常见如张力性和急迫性尿失禁。混合性尿失禁是女性中最为常见的类型，而两种类型的病因不一定相关。伴有收缩功能受损的逼尿肌过度活跃（detrusor hyperactivity with impaired contractility，DHIC）指一类特发于老年人的混合性尿失禁类型。其症状为逼尿肌异常收缩造成的尿频和尿急。当患者试图排尿时，膀胱并不能充分收缩并完全排空，从而造成充盈性尿失禁。

评估

进行临床评估时首先应识别出患有尿失禁的患者。许多老年患者由于感到尴尬，或认为其症状属于衰老过程中的正常表现而不愿向其照料者叙述自己的病情。在进行系统回顾时直接询问可有助于识别尿失禁：您是否有膀胱功能方面的问题？您是否有过不自主的排尿？您是否使用成人尿布来进行防护？（Fantl et al, 1996; Kane et al., 2004)。

详细的病史回顾和体格检查对于患有尿失禁的老年患者的临床评估是很重要的。评估的主要目的是诊断和治疗可逆性病因，鉴别尿失禁的主要类型并予以治疗和干预，识别出那些需要专科人员进一步处理的患者，以及改善患者的总体生活质量。一旦诊断了尿失禁，应对患者进行进一步评估，包括详细的尿失禁病史，包括尿失禁的类型、频率、持续时间、激发因素、治疗经过和总体治疗目标。体格检查应包括腹部、盆腔生殖器检查、直肠和神经科检查。照料者应警惕那些特定的"报警"症状，以及时帮助患者接受进一步的泌尿外科、妇科或尿动力学检查（表 4-17）。

应对所有尿失禁的患者进行尿液检查以评估泌尿系感染、血尿或其他可能导致尿失禁的内科疾病。持

表 4-17　将患有尿失禁的老年患者转诊至专科医师的"报警"指征

子宫、膀胱或直肠明显脱垂

过去半年中进行过下尿路的手术或放疗

过去半年中出现了两次以上有症状的泌尿系感染

在除外感染的情况下两次以上尿常规结果提示每高倍视野下多于 5 个红细胞

残余尿量大于 200ml

前列腺明显肥大，不对称，或触摸到膀胱上的硬结

在进行相应试验性行为或药物治疗后症状仍然持续

续性血尿应予以进一步检查，包括上尿路造影和膀胱镜检查。残余尿量测定（使用超声或导尿管）有助于除外充盈性尿失禁。临床实践中残余尿量低于 50ml 认为属于正常范围，一般而言残余尿量大于 200ml 认为属于异常（Fantl et al.，1996）。

排尿日记可为患者和医师提供很有价值的信息。日记包括对每次排尿的记录以及 3 天内发生的任何与尿失禁相关的症状。如有可能，患者还应记录液体的出入量（Abrams and Klevmark，1996）。在排尿日记里可以发现很多异常排尿模式。例如频繁的少量排尿可发生于患有膀胱过度活跃综合征、逼尿肌过度活跃以及其他一些痛性膀胱疾病（如癌症）的患者。频繁的大量排尿可能是多尿，例如饮水量过多或患有某些可能导致多尿的疾病（如糖尿病、高钙血症）。阻塞性睡眠呼吸暂停综合征、生理性衰老、充血性心力衰竭和某些特殊用药会导致夜尿增多（Bryan and Chapple，2004）。能够简单识别张力性尿失禁的方法是咳嗽试验。嘱患者大量饮水至有尿意后用力咳嗽，观察是否有漏尿以识别潜在的压力性尿失禁。

治疗

目前有多种治疗方法有助于管理不同类型的尿失禁。许多老年人在接受药物或手术治疗前一般倾向于先尝试保守治疗方法，如行为干预治疗。多数情况下，很多小的行为改变可以明显改善患者症状。

行为干预

某些特殊饮料可以加重老年人的下尿路症状。酒精、咖啡因和富含柠檬酸的水果及饮料具有膀胱刺激性，可能加重尿失禁症状。酒精具有利尿的效果，会增加排尿的频率。减轻体重对于某些患者可能是有益的，特别是患有压力性尿失禁的女性。夜尿增多是很多有多方面病因的老年患者的常见主诉（Sugaya et al.，

2008）。尽可能降低午后和傍晚的进水量可减少某些患者起夜的次数。患有阻塞性睡眠呼吸暂停综合征的患者其抗利尿激素生成不足。治疗这一疾病可改善夜尿增多的症状（Kujuba and Aboseif，2008）。

对于伴有尿急症状的老年患者，应建议他们按时排尿。许多患者仅仅在其膀胱充盈时出现上述症状，因此频繁排尿可以降低膀胱充盈的程度，并缓解尿急的感觉。伴有认知或活动障碍的老年患者往往需要辅助如厕的帮助。规律按时帮助患者如厕可以降低尿失禁的发生次数（van Houten et al.，2007）。某些患者可以尝试膀胱再训练，这一方法帮助患者逐渐延长两次排尿间的时间间隔（Wallace et al.，2004）。膀胱再训练可能耗时数月，而对于那些急迫性尿失禁患者，以及同时进行盆底功能锻炼的混合性尿失禁患者效果最为明显（Teunissen et al.，2004）。应鼓励患者仔细体会盆部感觉，进行充分的盆底肌肉收缩，直到尿急的感觉出现后再去卫生间排尿。

盆底肌（Kegel）功能锻炼仍然是尿失禁行为治疗中的主要方法。这一锻炼方法涉及盆底肌的反复收缩和舒张运动。在张力性、急迫性和混合性尿失禁中都被证实是有效的（Hay Smith and Dumoulin，2006）。教育女性患者识别和隔开盆底肌的简单方法是在进行阴道检查时让患者用力挤压医师的手指。在肛诊时通过收缩肛门括约肌挤压检查者手指对男性和女性患者均适用。

设备治疗

压力性尿失禁的女性主要有两种选择设备：子宫托和尿道插入物。多种形式的子宫托数百年来被广泛应用于治疗女性盆底器官脱垂和尿失禁。子宫托提供的支持作用可帮助纠正邻近器官间的角度和接触关系，从而最大限度减少导致尿失禁的膀胱刺激和自主收缩。子宫托必须由照料者为每位患者单独选择和放置。患者或其照料者必须对其进行日常清洁和护理。尿道插入物是短的一次性硅胶管。该管由女性置于尿道中，并通过位于膀胱颈部的矿物油填充的球型鞘保持在适当的位置。在对使用插入物的 150 名妇女进行为期 2 年的随访研究中，发生轻度尿道创伤（6.7%）和 UTI（31.3%）（Sirls et al.，2002）。尿道插入物没有像子宫托那样被广泛使用。

失禁的男性有几种选择设备，包括套式导尿管、随身小便器和阴茎夹。套式导尿管是一种众所周知的外部收集装置，比内置导尿管更安全，内置导尿管与 UTI 相关的留置导和患者不适有关（Saint et al.，2006）。有多种品牌和尺寸套式导尿管可供选择，大多数是无乳胶的。

另一个类似的装置是身随身小便器。随身小便器

由橡胶锥体（适合放入阴茎）和适合放在阴茎附近的轮缘（带有阴茎可以通过的中心孔）组成。随身小便器通过皮带或专门设计的支撑内衣固定在适当位置，而不是用黏合剂。最后的男性特定选项是阴茎夹。它是一种适用于阴茎下垂部位的装置，可防止尿漏，主要用于压力性尿失禁。阴茎夹有阴茎水肿，尿道侵蚀，疼痛和皮肤破裂的风险。这些设备只适合在短时间内使用，并且为认知功能正常的尿失禁患者提供了多种选择（Saint et al., 2006）。

吸水垫。许多患有尿失禁的老年患者使用某些垫子或贴身衣物来应付尿失禁。尽管这些产品在尿失禁症状的管理中起着重要作用，仍应鼓励患者寻求相应的治疗手段。这些产品花费不菲，也不会得到医保或大多数保险公司的报销。然而必须注意到使用这些吸收性材料可以保住老年患者维持其功能独立性，并参与到其喜好的活动中去。

药物治疗

有很多药物可用于治疗不同类型的尿失禁。然而，

由于目前几乎没有证据可证明肾上腺素受体激动剂可以改善张力性尿失禁，目前的大多数药品都仅用于治疗急迫性或混合性尿失禁（Alhasso et al., 2005）（表4-18）。用于治疗急迫性尿失禁的抗胆碱能和抗毒蕈碱类药物可以通过阻滞膀胱胆碱能受体而降低膀胱收缩性。但由于此类药物与唾液腺和结肠的毒蕈碱受体存在交叉反应，尽管临床有效但也存在一些副作用（如口干、便秘）（Alhasso et al., 2006）。此外，副作用还包括眼干、视物模糊和尿潴留风险。老年患者服用抗胆碱能类药物可进一步加重认知功能障碍，或出现药物相关的谵妄和假性痴呆。某些具有更强泌尿系统选择性的新药（例如 sanctura）理论上可以特异性结合膀胱毒蕈碱受体，其不良反应的发生也相对较少。治疗尿失禁的药物不应用于合并有活动性闭角型青光眼和接受胆碱酯酶抑制剂治疗的认知障碍患者，否则可能造成认知的进一步减退。抗胆碱能类药物和胆碱酯酶抑制剂的作用效果相反，如果同时使用可造成认知功能的迅速减退（Sink et al., 2008）。

α- 受体拮抗剂可用于治疗良性前列腺增生（benign

表4-18　尿失禁的药物治疗

尿失禁的药	剂量	作用机制	尿失禁类型
抗毒蕈碱药物			
达非那新（enablex）	75～15mg qd	减弱膀胱非自主收缩并增大膀胱容量	急迫性或混合性
奥昔布宁（ditropan）	2.5～5mg tid	减弱膀胱非自主收缩并增大膀胱容量	急迫性或混合性
（ditropan xl）	5～30mg qd（缓释）		
（oxytrol）transdermal	3.9mg 贴剂，每4天换	减弱膀胱非自主收缩并增大膀胱容量	急迫性或混合性
索非那新（vesicare）	5～10mg qd	减弱膀胱非自主收缩并增大膀胱容量	急迫性或混合性
托特罗定（detrol）	1～2mg bid	减弱膀胱非自主收缩并增大膀胱容量	急迫性或混合性
（detrol xl）	2～4mg qd（缓释）		
曲司氯铵（sanctura）	20mg bid	减弱膀胱非自主收缩并增大膀胱容量	急迫性或混合性
（santura xr）	60mg qd（缓释）		
雌激素			
外用雌激素	0.5～1.0g qd 持续2周，之后一周两次	加强尿道周围组织	急迫性，且与严重阴道萎缩或萎缩性阴道炎相关张力性
外用软膏			
阴道环	每只环可用3个月	改善尿道周围血供	
阴道药片	每天1片，连续2周，之后每周两次		
胆碱能激动剂			
乌拉胆碱（urecholine）	10～30mg tid	刺激膀胱收缩	充盈性，伴有无张力性膀胱
α- 肾上腺素能受体拮抗剂			
阿夫佐辛（uroxatral）	10mg qd	舒张尿道和前列腺囊平滑肌	急迫性，以及良性前列腺增生症相关性症状
坦索罗辛（flomax）	0.4mg qd		
特拉唑嗪（hytrin）	1～10mg qhs		

注：bid, 每天两次；qd, 每天；qhs, 每晚睡前；tid, 每天三次

prostatic hypertrophy，BPH）患者的尿失禁症状。低血压是传统 α- 受体类药物的常见不良反应。近年出现的新药（例如 tamsulosin）不良反应较少，可以用于伴有低血压或周期性眩晕发作的老年男性。对于接受 α- 受体类药物治疗但仍出现症状的男性，可以考虑增加抗毒蕈碱类药物。对于接受长期治疗的充盈性尿失禁男性患者，单独或联合使用 5α- 还原酶抑制剂可有效降低 BPH 导致的排尿症状以及尿潴留的发生率（McConnell et al.，2003）。

目前，FDA 没有批准用于治疗压力性尿失禁的药物。过去曾经规定了雌激素用于压力性尿失禁，因为它被认为可以改善尿道厚度和血管，并使膀胱颈部肌肉组织中的 α- 肾上腺素能受体敏感。然而，Cochrane 评估未能证明在患者服用雌激素时压力性尿失禁得到改善，并且尿失禁可能实际上与口服药物恶化。相反，口服雌 / 孕激素联合治疗可能导致尿失禁发生频率增加。在同一个 Cochrane 评估中，局部使用雌激素对于与萎缩性阴道炎或严重阴道萎缩相关的急性尿失禁的老年妇女是轻度有效的（Cody et al.，2009；Grady et al.，2001；Rossouw et al.，2002）。

手术治疗

悬吊术是手术治疗女性患者压力性尿失禁的主要方法。根据悬吊的具体位置和悬吊时使用假体材料的不同，这一术式可分为多个类型。悬吊的首要功能是增加膀胱出口阻力以避免在腹内压升高时出现漏尿。悬吊术的术后早期有效率为 80%～90%，但之后逐渐下降。部分患者因此会寻求其他治疗方式或要求再次接受悬吊手术（Anger et al.，2007）。

填充剂尿道周围注射对于某些压力性尿失禁的老年女性患者可能有效。这一术式创伤小、恢复快、见效迅速，可以在门诊开展。目前这一术式对女性压力性尿失禁的治疗效果尚无充分证据（Keegan et al.，2007）。这一治疗方式的缺点在于需要定期反复注射。对于不能接受创伤更大的悬吊术患者，或那些悬吊术后再次出现症状的患者，这一注射治疗方法是特别适用的。接受前列腺切除术后出现压力性尿失禁的老年男性患者也可选择填充剂尿道周围注射以改善症状（Fantl et al.，1996）。

治疗要点

- 盆底肌功能锻炼能够缓解女性出现的各种类型尿失禁症状（Hay Smith and Dumoulin，2006）（推荐等级：A）。
- 抗胆碱能类药物可有效治疗膀胱过度活跃综合征，但常有不良反应出现（Alhasso et al.，2006）（推荐等级：A）。

- 尿道周围注射对压力性尿失禁女性患者的治疗效果目前尚缺乏足够证据（Keegan et al.，2007）（推荐等级：A）。

（王嫘 译）

参考资料

Abbey J: Elder abuse and neglect: when home is not safe, *Clin Geriatr Med* 25:47–60, 2009.

Abrams P, Klevmark B: Frequency volume charts: an indispensable part of lower urinary tract assessment, *Scand J Urol Nephrol Suppl* 179:47–53, 1996.

Abyad A: In-office screening for hearing and vision loss, *Geriatrics* 52:45–57, 1997.

Alhasso A, Glazener C, Pickard R, et al: Adrenergic drugs for urinary incontinence in adults, *Cochrane Database Syst Rev* (3):CD001842, 2005.

Alhasso A, McKinlay J, Patrick K, Stewart L: Anticholinergic drugs versus non-drug active therapies for overactive syndrome in adults, *Cochrane Database Syst Rev* (4):CD003193, 2006.

Allman RM: Pressure ulcer prevalence, incidence, risk factors, and impact, *Clin Geriatr Med* 13:421–436, 1997.

Allman RM, Goode PS, Patrick MM, et al: Pressure ulcer risk factors among hospitalized patients with activity limitation, *JAMA* 273:865–870, 1995.

American Geriatrics Society and the British Geriatrics Society Prevention of Falls in Older Adults Clinical Practice Guideline, 2010. http://www.medcats.com/FALLS/frameset.htm.

American Geriatrics Society 2012 Beers Criteria Update Expert Panel: American Geriatrics Society updated Beers criteria for potentially inappropriate medication use in older adults, *J Am Geriatr Soc* 60:616–631, 2012. http://www.americangeriatrics.org/files/documents/beers/2012BeersCriteria_JAGS.pdf.

American Medical Association: *Diagnostic and Treatment Guidelines on Elder Abuse and Neglect*, Chicago, 1992, American Medical Association.

Anger JT, Litwin MS, Wang Q, et al: Complications of sling surgery among female Medicare beneficiaries, *Obstet Gynecol* 109:704–707, 2007.

Baba-Akbari SA, Flemming K, Cullum NA, et al: Therapeutic ultrasound for pressure ulcers, *Cochrane Database Syst Rev* (3):CD001275, 2006.

Banwell PE, Teot L: Topical negative pressure: the evolution of a novel wound therapy, *J Wound Care* 12:22–28, 2003.

Beers MH, Ouslander JG, Rollingher I, et al: Explicit criteria for determining inappropriate medication use in nursing home residents, *Arch Intern Med* 151:1531–1536, 1991.

Bergstrom NI: Strategies for preventing pressure ulcers, *Clin Geriatr Med* 13:437–454, 1997.

Bikowski RM, Rispin CM, Lorraine VL: Physician-patient congruence regarding medication regimens, *J Am Geriatr Soc* 49:1353–1357, 2001.

Bluestein D, Javaher A: Pressure ulcers: prevention, evaluation and management, *Am Fam Physician* 78:1186–1194, 2008.

Bouza C, Saz Z, Munuz A, et al: Efficacy of advanced dressings in the treatment of pressure ulcers: a systematic review, *J Wound Care* 14:193–199, 2005.

Brown JS, Vittinghoff E, Wyman JF, et al: Study of Osteoporotic Fractures Research Group. Urinary incontinence: does it increase risk for falls and fractures? *J Am Geriatr Soc* 48:721–725, 2000.

Bryan NP, Chapple CR: Frequency volume charts in the assessment and evaluation of treatment: how should we use them? *Eur Urol* 46:636–640, 2004.

Carlson JE: Perils of polypharmacy: 10 steps to prudent prescribing, *Geriatrics* 52:26–32, 1996.

Carter MK, Allin DM, Scott LA, et al: Pharmacist acquired medication histories in a university hospital emergency department, *Am J Health Syst Pharm* 63:2500–2503, 2006.

Centers for Disease Control and Prevention (CDC) and Merck Company Foundation: The State of Aging and Health in America, 2007.

Centers for Disease Control and Prevention. National Center for Health Statistics Data Warehouse: Trends in Health and Aging, 2009. http://www.cdc.gov/nchs/hdi.htm.

Centers for Disease Control and Prevention. National Center for Injury Prevention and Control. *Web-Based Injury Statistics Query and Reporting System (WISQARS)*, 2013. http://www.cdc.gov/injury/wisqars/index.html.

Cervo FA, Cruz AC, Posillico JA: Pressure ulcers: analysis of guidelines for treatment and management, *Geriatrics* 55:55–60, 2000.

Ciurlia-Guy E, Cashman M, Lewsen B: Identifying hearing loss and hearing and hearing handicap among chronic care elderly people, *Gerontologist* 33:644–649, 1993.

Cockcroft DW, Gault MH: Prediction of creatinine clearance from serum creatinine, *Nephron* 16:31–41, 1976.

Cody JD, Richardson K, Moehree B, et al: Estrogen therapy for urinary incontinence in post-menopausal women, *Cochrane Database Syst Rev* (4):CD001405, 2009.

Coleman EA, Martau JM, Lin MK, Kramer AM: Pressure ulcer prevalence in long-term nursing home residents since the implementation of OBRA '87, *J Am Geriatr Soc* 50:728–732, 2002.

Cooney D, Pascuzzi K: Polypharmacy in the elderly: focus on drug interactions and adherence in hypertension, *Clin Geriatr Med* 25(2):221–233, 2009.

Cooper C, Selwood A, Gill L: The prevalence of elder abuse and neglect: a systematic review, *Age Aging* 37:151–160, 2008.

Costello E, Edelstein J: Update on falls prevention for community-dwelling older adults: review of single and multifactorial intervention programs, *J Rehabil Res Dev* 45:1135–1152, 2008.

Cruikshanks KJ, Wiley TL, Tweed TS, et al: Prevalence of hearing loss in older adults in Beaver Dam, Wisconsin: the Epidemiology of Hearing Loss Study, *Am J Epidemiol* 148:879–886, 1998.

Cusak J: Pharmacokinetics in older persons, *Am J Geriatr Pharmacother* 2:274–302, 2004.

DeSmet PA, Denneboom W, Kramers W, et al: A composite screening tool for medication reviews of outpatients, *Drugs Aging* 24:733–760, 2007.

Dong X, Simon M, Mendes de Leon C, et al: Elder self-neglect and abuse and mortality risk in a community-dwelling population, *JAMA* 302:517–526, 2009.

DuBeau CE, Kuchel GA, Johnson T, et al: Incontinence in the frail elderly. In Abrams P, Cardozo L, Khoury S, et al, editors: *4th International Consultation on Incontinence*, Paris, 2009, Health Publications, pp 961–1024.

DuBeau CE, Simon SE, Morris JN: The effect of urinary incontinence on quality of life in older nursing home residents, *J Am Geriatr Soc* 54:1325–1333, 2006.

Ensrud K, Blackwell T, Mangione C: Central nervous system—active medications and risk for falls in older women, *J Am Geriatr Soc* 50:1629–1637, 2002.

Erice Medication Errors Research Group: Medication errors: problems and recommendations from a consensus meeting, *Br J Clin Pharmacol* 67:592–598, 2009.

Erlingsson C: Searching for elder abuse: a systematic review of database citations, *J Elder Abuse Negl* 19:59–78, 2007.

Fantl JA, Newman DK, Colling J, et al: *Urinary Incontinence in Adults: Acute and chronic Management. Clinical Practice Guideline No 2, Update AHCPR Pub No 96-0682*, Rockville, MD, 1996, US Department of Health and Human Services, Public Health Service Agency for Health Care Policy and Research.

Ferrell BA: Assessment of healing, *Clin Geriatr Med* 13:575–586, 1997.

Fick DM, Cooper JW, Wade WE, et al: Updating the Beers criteria for potentially inappropriate use in older person: results of a UW consensus panel of experts, *Arch Intern Med* 163:2716–2724, 2003. (erratum, 2004;164:298).

Freedman VA, Martin LG, Schoeni RF: Recent trends in disability and functioning among older adults in the United States: a systematic review, *JAMA* 288:3137–3146, 2002.

Ganz DA, Bao Y, Shekelle PG, Rubenstein LZ: Will my patient fall? *JAMA* 297:77–86, 2007.

Garcia RM: Five ways you can reduce inappropriate prescribing in the elderly: a systematic review, *J Fam Pract* 55:305–312, 2006.

Gates S, Smith L, Fisher J, et al: Systematic review of accuracy of screening instruments for predicting fall risk among independently living older adults, *J Rehabil Res Dev* 45:1105–1116, 2008.

Gillespie LD, Robertson M, Gillespie WJ, et al: Interventions for preventing falls in older people living in the community, *Cochrane Database Syst Rev* (9):CD007146, 2012.

Goode PS, Burgio KL, Redden DT, et al: Population-based study on incidence and predictors of urinary incontinence in black and white older adults, *J Urol* 179:1449–1454, 2008.

Goode PS, Thomas DR: Pressure ulcers: local wound care, *Clin Geriatr Med* 13:543–552, 1997.

Grady D, Brown JS, Vittinghoff E, et al: Postmenopausal hormones and incontinence: the Heart and Estrogen/Progestin Replacement Study, *Obstet Gynecol* 97:116–120, 2001.

Griebling TL: The impact of urinary incontinence on sexual health in older adults, *J Am Geriatr Soc* 54:1290–1292, 2006.

Hanlon JT, Schmader KE, Koronkowski MJ, et al: Adverse drug events in high risk older outpatients, *J Am Geriatr Soc* 45:945–948, 1997.

Hay-Smith EJ, Dumoulin C: Pelvic floor muscle training versus no treatment, or inactive control treatments, for urinary incontinence in women, *Cochrane Database Syst Rev* (1):CD005654, 2006.

Hayes BD, Klein-Schwartz W, Barrueto F: Polypharmacy and the geriatric patient, *Clin Geriatr Med* 23:371–390, 2007.

Haynes RB, Ackloo E, Sahota N, et al: Interventions for enhancing medication adherence, *Cochrane Database Syst Rev* (2):CD000011, 2008.

Higashi T, Shekelle P, Solomon D, et al: The quality of pharmacologic care for vulnerable older adults, *Ann Intern Med* 140:714–720, 2004.

Holroyd-Leduc JM, Mehta KM, Covinsky KE: Urinary incontinence and its association with death, nursing home admission, and functional decline, *J Am Geriatr Soc* 52:712–718, 2004.

Huffman GB: Evaluating and treating unintentional weight loss in the elderly, *Am Fam Physician* 65:640–650, 2002.

Inouye SK: Prevention of delirium in hospitalized older patients: risk factors and targeted intervention strategies, *Ann Med* 32:257–263, 2000.

Inouye SK, Studenski S, Tinetti ME, Kuchel GA: Geriatric syndromes: clinical research and policy implications of a core geriatric concept, *J Am Geriatr Soc* 55:780–791, 2007.

Jogerst G, Daly J, Brinig M: Domestic elder abuse and the law, *Am J Public Health* 93:2131–2136, 2003.

Kahan R, Paris B: Why elder abuse continues to elude the health care system, *Mt Sinai J Med* 70:62–69, 2003.

Kaltenthaler E, Whitfield MD, Akehurst RL, et al: UK, USA and Canada: how do their pressure ulcer prevalence and incidence data compare? *J Wound Care* 10:530–535, 2001.

Kane RL, Ouslander JG, Agrass IB, editors: *Essentials of Clinical Geriatrics*, New York, 2004, McGraw Hill.

Katz S: Assessing self-maintenance: activities of daily living, mobility, and instrumental activities of daily living, *J Am Geriatr Soc* 31:721–727, 1983.

Kaufmann DW, Kelly JP, Rosenberg L, et al: Recent patterns of medication use in the ambulatory adult population of the United States, *JAMA* 287:337–344, 2002.

Keegan P, Atiemo K, Cody J, et al: Periurethral injection therapy for urinary incontinence in women, *Cochrane Database Syst Rev* (3):CD003881, 2007.

Ko Y, Lin SJ, Salmon JW, et al: The impact of urinary incontinence on quality of life of the elderly, *Am J Manage Care* 11(Suppl):S103–S111, 2005.

Kranke P, Bennett M, Rooecki-Wiedmann I, et al: Hyperbaric oxygen therapy for chronic wounds, *Cochrane Database Syst Rev* (2):CD004123, 2004.

Kujuba DA, Aboseif SR: An overview of nocturia and the syndrome of nocturnal polyuria in the elderly, *Nat Clin Pract Nephrol* 4:426–435, 2008.

Lachs M, Pillemer K: Elder abuse, *Lancet* 364:1263–1272, 2004.

Langer G, Schloemer G, Knerr A, et al: Nutritional intervention for preventing and treating pressure ulcers, *Cochrane Database Syst Rev* (4):CD003216, 2003.

Luukinen H, Koski K, Laippala P, et al: Prognosis of diastolic and systolic orthostatic hypotension in older persons, *Arch Intern Med* 159:273–280, 1999.

Mahoney J, Drinka TJ, Abler R, et al: Screening for depression: single item GDS, *J Am Geriatr Soc* 42:1006–1008, 1994.

Maklebust J: Pressure ulcer assessment, *Clin Geriatr Med* 13:455–482, 1997.

McConnell JD, Roehrborn CG, Bautista OM, et al: Medical Therapy of Prostatic Symptoms (MTOPS) Research Group. The long-term effect of doxazosin, finasteride and combination therapy on the clinical progression of benign prostatic hyperplasia, *N Engl J Med* 349:2387–2398, 2003.

McDonald HP, Garg AX, Haynes RB: Interventions to enhance patient adherence to medication prescriptions, *JAMA* 288:2868–2879, 2002.

Medical Expenditure Panel Survey: *2006 Compendium of Tables. Household Medical Expenditures*, Rockville, Md, 2006, Agency for Healthcare Research and Quality. http://www.ahrq.gov.

Mendez-Eastman S: Determining the appropriateness of negative-pressure wound therapy for pressure ulcers, *Ostomy Wound Manage* 50(4a):13–16, 2004.

Miller K, Zylstra R, Standridge J: The geriatric patient: a systematic approach to maintaining health, *Am Fam Physician* 61:1089–1104, 2000.

Moylan KC, Binder EF: Falls in older adults: risk assessment, management and prevention, *Am J Med* 120(493):e1–e6, 2007.

Mulrow CD, Lichtenstein MJ: Screening for hearing impairment in the elderly: rationale and strategy, *J Gen Intern Med* 6:249–258, 1991.

Mulrow CD, Tuley MR, Aguilar C: Discriminating and responsiveness abilities of two hearing handicap scales, *Ear Hear* 11:176–180, 1990.

National Center on Elder Abuse, 2009. http://www.ncea.aoa.gov/index.aspx.

National Elder Abuse Incidence Study: Final Report, American Public Health Services Association, 1998.

National Pressure Ulcer Advisory Panel: *Updated Staging System*, 2007. http://www.npuap.org.

Neufeld RR, Libow LS, Foley WJ, et al: Restraint reduction reduces serious injuries among nursing home residents, *J Am Geriatr Soc* 47:1202–1207, 1999.

Nevitt MC, Cummings SR, Kidd S, Black D: Risk factors for recurrent non-syncopal falls: a prospective study, *JAMA* 261:2663–2668, 1989.

Olyaee Manesh A, Flemming K, Cullum NA, et al: Electromagnetic therapy for treating pressures ulcers, *Cochrane Database Syst Rev* (2):CD002930, 2006.

Ory MG, Wyman JF, Yu L: Psychosocial factors in urinary incontinence, *Clin Geriatr Med* 2:657–671, 1986.

Oswald R, Jogerst G, Daly J, et al: Iowa family physician's reporting of elder abuse, *J Elder Abuse Negl* 16:75–88, 2004.

Ovington LG: Hanging out wet-to-dry dressing out to dry, *Home Health Nurse* 19:477–483, 2001.

Pancorbo-Hidalgo PL, Garcia-Fernandez FP, Lopez-Medina IM, et al: Risk assessment scales for pressure ulcer prevention: a systematic review, *J Adv Nurs* 54:94–110, 2006.

Panel for the Prediction and Prevention of Pressure Ulcers in Adults. *Pressure Ulcers in Adults: Pressure Ulcer Treatment. Clinical Practice Guideline No 15. AHCPR Pub No 95-0653*, Rockville, MD, 1994, Agency for Health Care Policy and Research, Public Health Service, US Department of Health and Human Services.

Parving A, Bering-Sorensen M, Bech B, et al: Hearing in the elderly >80 years of age: prevalence of problems and sensitivity, *Scand Audiol* 26:99–106, 1997.

Patterson JA, Bennett RG: Prevention and treatment of pressure sores, *J Am Geriatr Soc* 43:919–927, 1995.

Podsiadlo D, Richardson S: The timed "Up & Go": a test of basic functional mobility for frail elderly persons, *J Am Geriatr Soc* 39:142–148, 1991.

Rahko T, Kallio V, Fagerstrom K, et al: Prevalence of handicapping hearing loss in an aging population, *Ann Otol Rhinol Laryngol* 94:140–144, 1985.

Reddy M, Gill S, Rochon P: Preventing pressure ulcers: a systematic review, *JAMA* 296:974–984, 2006.

Reeder TA, Mutnick A: Pharmacist versus physician obtained medication histories, *Am J Health Syst Pharm* 65:857–860, 2008.

Remsburg RE, Bennett RG: Pressure-relieving strategies for preventing and treating pressure sores, *Clin Geriatr Med* 13:513–542, 1997.

Reuben DB, Walsh K, Moore AA, et al: Hearing loss in community-dwelling older persons: national prevalence data and identification using simple questions, *J Am Geriatr Soc* 46:1008–1011, 1998.

Rinalde P, Mecocci P, Benedetti C, et al: Validation of the five-item geriatric depression scale in elderly subjects in three different settings, *J Am Geriatr Soc* 51:694–698, 2003.

Rose D: Preventing falls among older adults: no "one size suits all" intervention strategy, *J Rehabil Res Dev* 45:1153–1166, 2008.

Rosen AB, Karter AJ, Liu JY, et al: Use of angiotensin-converting enzymes and angiotensin receptor blockers in high-risk clinical and ethnic groups with diabetes, *J Gen Intern Med* 19:669–675, 2004.

Rossouw JE, Anderson GL, Prentice RL, et al: Risks and benefits of estrogen plus progestin in health postmenopausal women: principle results from the Women's Health Initiative randomized controlled trial, *JAMA* 288:321–333, 2002.

Rubenstein LZ, Josephson KR: The epidemiology of falls and syncope, *Clin Geriatr Med* 18:141–158, 2002.

Saint S, Kaufman S, Rogers M, et al: Condom versus indwelling urinary catheters: a randomized trial, *J Am Geriatr Soc* 54:1055–1061, 2006.

Sarma S, Peddigrew C: The relationship between family physician density and health-related outcomes: the Canadian evidence, *Can Sociol Demogr Med* 48:61–105, 2008.

Sattin RW: Falls among older persons: a public health perspective, *Annu Rev Public Health* 13:489–508, 1992.

Sink KM, Thomas IIIJ, Xu H, et al: Dual use of bladder anticholinergics and cholinesterase inhibitors: long-term functional and cognitive outcomes, *J Am Geriatr Soc* 56:847–853, 2008.

Sirls L, Foote J, Kaufman J, et al: Long-term results of the FemSoft urethral insert for the management of female stress urinary incontinence, *Int Urogynecol J Pelvic Floor Dysfunct* 13:88–95, discussion 95, 2002.

Sloane PD, Guber-Baldini AL, Zimmerman S, et al: Medication under-treatment in assisted living settings, *Arch Intern Med* 164:2031–2037, 2004.

Song HJ, Bae JM: Prevalence of urinary incontinence and lower urinary tract symptoms for community-dwelling elderly 85 years of age and older, *J Wound Ostomy Continence Nurs* 34:535–541, 2007.

Spector WD: Correlates of pressure sores in nursing homes: evidence from National Medical Expenditure Survey, *J Invest Dermatol* 102(Suppl):42S–45S, 1994.

Stevens JA, Corso PS, Finkelstein EA, et al: The costs of fatal and non-fatal falls among older adults, *Inj Prev* 12:290–295, 2006.

Stiles M, Koren C, Walsh K: Identifying elder abuse in the primary care setting, *Clin Geriatr* 10:33–41, 2002.

Subak LL, Brown JS, Kraus SR, et al: The "costs" of urinary incontinence for women, *Obstet Gynecol* 107:908–916, 2006.

Subak LL, Brubaker L, Chai TC, et al: High costs of urinary incontinence among women electing surgery to treat stress incontinence, *Obstet Gynecol* 111:899–907, 2008.

Sugaya K, Nishijima S, Oda M, et al: Biochemical and body composition analysis of nocturia in the elderly, *Neurourol Urodyn* 27:205–211, 2008.

Sultana CJ, Walters MD: Estrogen and urinary incontinence in women, *Maturitas* 20:129–138, 1994.

Tennstedt SL, Link CL, Steers WD, et al: Prevalence of and risk factors for urinary leakage in a racially and ethnically diverse population of adults, *Am J Epidemiol* 167:390–399, 2008.

Teunissen D, de Jonge A, van Weel C, Lagro-Janssen AL: Treating urinary incontinence in the elderly-conservative measures that work: a systematic review, *J Fam Pract* 53:25–30, 2004.

Teunissen D, van den Bosch W, van Weel C, et al: "It can always happen": the impact of urinary incontinence on elderly men and women, *Scand J Prim Health Care* 24:166–173, 2006.

Thomas DR: The role of nutrition prevention and healing of pressure ulcers, *Clin Geriatr Med* 13:497–512, 1997.

Thomas DR: Improving outcome of pressure ulcers with nutritional interventions: a review of the evidence, *Nutrition* 17:121–125, 2001.

Thomsen LA, Winterstein AG, Søndergaard B, et al: Systematic review of the incidence and characteristics of preventable adverse drug events in ambulatory care, *Ann Pharmacother* 41:1411–1426, 2007.

Tinetti ME: Clinical practice: preventing falls in elderly persons, *N Engl J Med* 348:42–49, 2003.

Tinetti ME, Speechley M, Ginter SF: Risk factors for falls among elderly persons living in the community, *N Engl J Med* 319:1701–1707, 1988.

Tourlouki E, Matalas AL, Panagiotakos DB: Dietary habits and cardiovascular disease risk in middle-aged and elderly populations: a review of evidence, *Clin Interv Aging* 4:319–330, 2009.

U.S. Census Bureau: *2010 Statistics*. http://www.census.gov/compendia/statab/2012/tables/12s0009.pdf.

U.S. Preventive Services Task Force: *Guide to Clinical Preventive Services*, 2013.

van Houten P, Achterberg W, Ribbe M: Urinary incontinence in disabled elderly women: a randomized clinical trial of the effect of training mobility and toileting skills to achieve independent toileting, *Gerontology* 53:205–210, 2007.

Ventry IM, Weinstein BE: The hearing handicap inventory for the elderly: a new tool, *Ear Hear* 3:128–134, 1982.

Wallace SA, Roe B, Williams K, Palmer M: Bladder training for urinary incontinence in adults, *Cochrane Database Syst Rev* (1):CD001308, 2004.

Wilson L, Brown JS, Shin GP, et al: Annual direct cost of urinary incontinence, *Obstet Gynecol* 98:398–406, 2001.

Xakellis GC, Frantz R, Lewis A: Cost of pressure ulcer prevention in long-term care, *J Am Geriatr Soc* 43:496–501, 1995.

Yesavage JA, Brink TL, Rose TL, et al: Development and validation of a geriatric depression screening scale: a preliminary report, *J Psychiatr Res* 17:37–49, 1982–1983.

网络资源

www.aoa.gov The Administration on Aging offers comprehensive information about "seniors," including aging statistics and government programs.

www.ncbi.nlm.nih.gov/bookshelf/br.fcgi?book=hsahcpr&part=A5124 The Agency for Health Care Policy and Research's treatment of pressure ulcers guideline.

www.ncea.aoa.gov/NCEAroot/Main_Site/Index.aspx The National Center on Elder Abuse provides information on the prevention, diagnosis, and management of elder abuse, including available resources for physicians, patients, and families.

www.npuap.org The National Pressure Ulcer Advisory Panel provides up-to-date information on the prevention and management of pressure ulcers.

视频

www.fammed.wisc.edu/our-department/media/615/geriatric-assessment An overview of geriatric assessment in the office.

www.youtube.com/user/WIFamilyMedicine#p/u/4%20%3/xIMJ1aVvch8 An overview of the assessment and management of elder abuse.

第 5 章 临 终 关 怀

ROBERT E. RAKEL ■ THUY HANH TRINH

我们所接受的医学教育和对待医疗工作的职业价值取向让我们总是希望能尽可能地治愈疾病和延长患者生命。这一观点是完全合情合理的,因为即便是在数十年前,最重要的人口死亡原因还是感染性疾病,而且患者主要是那些人生才刚刚开始的年轻人。随着抗生素应用于临床,人们有可能最终战胜这类疾病并避免过早的死亡。而且这些患者完全康复的可能性很大。完全可以理解,医生强调不惜一切代价延长生命,并痴迷于研究那些有助于诊疗的高科技。然而时至今日,人们往往不再死于急性感染性疾病,而是那些无法治愈的慢性疾病。这一转变要求我们更多的关注患者的生命质量而非长短,并认识到当疾病治愈的可能性很小时,减轻痛苦比治疗疾病更重要。支持治疗对慢性病和疾病终末期患者的获益可能更大。

在 20 世纪之前,生存和死亡的尊严是被同等看重的。但当今的美国文化拒绝接受死亡这一自然事实。孩子和年轻人对死亡的态度被其监护人或第三方所左右。个人对死亡的态度很大程度上取决于其经历亲属或朋友死亡的感受。疾病是可以促使患者进行一次反思,而非一段绝望的痛苦体验。对某些患者而言,这可能是他们第一次面对其自身的死亡。然而由于临终患者往往会被送至社会医疗机构,这种个人体验在很大程度上被忽略了。

疾病终末期患者的医疗护理往往关注疾病本身,而没有将患者作为整体看待。对治疗的价值必须根据患者获益情况进行评价。如果更多的治疗方法并不能带来更多的获益,应该为患者提供更为个性化的医疗护理服务,更加关注患者的情感变化和躯体不适。临终患者往往在生活和情感方面都很孤单,他们离开往日习惯的生活环境而被送至很少关注个体性格、担忧和生活经历的社会医疗机构。主管医生和患者亲友可以在很大程度上帮助患者有尊严地离开人世。然而为了使人们认识到死亡是生命周期的正常组成部分,必须帮助临终患者重新回归到正常的生活中去。

生命质量护理的概念并不强调死亡与医师尽全力抢救相矛盾。时至今日,让患者永远活下去是有可能的,但其代价往往是忽略了其生命质量。对生命"时长"的执著追求会对生命质量产生不利的影响;有时,有尊严、沉着地结束生命比苟延残喘地维持要更令人容易接受(LORAN Commission,1989)。多数人更看重生命的质量而非长短,并且希望在他们还能对这个世界有所寄予的时候结束生命。我们的目标是"在临终关怀的同时,也要尊重患者的生命体验"(Berlinger et al.,2013,p.13)。

医师态度

与仅占 10% 的猝死相比,90% 的患者在临终前都受到久治不愈的致死性疾病困扰(Emanuel et al.,2003)。对于医师而言,终末期疾病比突发的、意外的死亡更为棘手。可以理解的是,与患者建立起长期医患关系的家庭医师,在面对患者即将死亡时可能会感到不安,特别是当他们也同样感到无助的时候。遗憾的是,由于这种不安和无助感特别强烈,某些医师会放弃继续为那些疾病终末期患者提供帮助,而事实上他们往往可以做得更多。"即使最忙碌的医生也可以给予(患者)关心和同情"(Lieberman,2013,p.136)。

在对终末期患者表示关心和同情的同时,家庭医师还必须保持冷静和客观的态度。Osler(1904)提出了

"冷静沉着"(calm equanimity)这一概念,并指出,"沉着是让我们冷静地对待发生在我们身边朋友身上不幸的一种素质"(p.8)。长期以来,医学始终强调医师必须保持客观和务实的态度解决患者的问题;如果医师做不到,他们往往会隐藏自己的情感并表现出一副对患者的要求无动于衷和漠不关心的假象。一位患者的儿子这样描述自己的感受,"随着我父亲的状况变得越来越差,医生不再像以前那样友好和热情;查房的次数越来越少,时间也越来越短;父亲的性格变得越来越孤僻,总是爱生气"(Seravalli,1988,p.1729)。

有时医师在发现患者的疾病不可治愈后会变得不再热心诊治。出现类似情况的后果是在患者最需要情感支持的时候医患间的沟通反而减弱了。时动研究(time-motion studies)结果也指出,护士和其他病房工作人员在帮助终末期患者洗浴和进行常规护理工作时花费时间相对较少。Sulmasy 和 Rahn(2001)在对一所教学医院的终末期患者病房的录像调查结果中发现,平均每位患者每天清醒状态下独处时间超过 10 个小时。由于被抛弃感是终末期患者最主要的内心恐惧,必须设法避免患者独处,即尽量帮助患者与医师、护士或家人进行交流。

"同情疲劳"是一种情感耗竭的表现形式,在临终患者的职业医护人员中较为多见。其症状与创伤后应激障碍(posttraumatic stress disorder,PTSD)类似,即觉醒过度,表现为睡眠障碍和易激惹,回避患者,以及与患者临终关怀工作相关的插入性观念或梦境(Kearney et al.,2009)。

在致死性疾病的终末阶段,家庭医师保持热心和关切的态度对临终患者是很重要的,这种医患关系的纽带能够有力地维系着患者。

对于讨论患者预期死亡感到不适的医师,可能会在许多细小的方面干扰医患之间的沟通。医院的床位周转是很快的,往往是以肤浅、取悦的态度护理患者,不给患者表达恐惧和担忧的机会。对于那些足够明智、完全了解自身疾病严重程度的患者,那种像"一切都会好起来的"之类的话语会彻底中断医患之间的沟通。当医师告诉患者"别担心",患者会理解为"别烦我"。患者一般不会主动谈论他们对于死亡的恐惧或特定场合下的无助感,并且会一直保持沉默或回避这些问题,除非他们认为医师对这些问题确实感兴趣并且乐于倾听。医师常常回避此类交谈,但只要略微表露出愿意倾听其困扰的意愿,患者就会与医师进行坦诚的对话,这可以明显缓解其焦虑,并透露出其仅愿与医师分享的某些担忧。

离世的"合适时间"

Simpson(1976)这样描述所谓的"你怎敢当我面离世"综合征:患者在医护人员用尽所有治疗手段之前"毫无尊严"地死去。患者被认为应该在"合适的时候"死去——既不是尚未尝试过所有可能有效的治疗方法之前,也不是在用尽所有的姑息性方法之后。医护人员总希望在患者去世前能为他做尽可能多的事。这种态度也在不断转变,因为医护人员越来越关注疾病的预期结果而非患者自身需求。

我们可能会反思那些在层流隔离病房去世的患者,却不愿去抚慰那些时日无多的患者。这样的治疗是达不到预期效果的,是不切合患者实际需要的治疗(Saunders,1976)。

然而,除非自己真正面对过死亡,否则即便是医生,也不大可能在每位患者经历这种痛苦的感受时给予充分的帮助和支持。精神病学研究发展小组的研究结果显示医师中害怕死亡的比例较患者组更高(Aring,1971)。这些尽其一生与死亡作斗争的医护人员尚且如此,普通人又能有什么更好的办法呢?

患者往往比诊治他们的医师更愿意接受死亡这样一种结果,而实际上很多人更担心的是被迫接受更激进的治疗方法。对重症患者的调查结果显示,60% 的患者更愿意接受安慰治疗,哪怕这意味着存活时间的缩短。另外 40% 选择能够延长生命的医治方法。在倾向于安慰治疗的患者中,仅 41% 认同治疗方法符合他们的意愿(Teno et al.,2002)。另一项研究结果显示,超过半数的受访医师承认他们为患者选择了过于激进的治疗手段(Solomon et al.,1993)。

相当多的患者会选择毒副作用强烈的化疗方案,仅为了略微增加治愈的可能性,或多延长几个月的生命。事实上他们作出这一选择很大程度上是听从了医师的建议,尽管其生命中的最后时光很痛苦。这一点很重要:医师应该与患者进行坦诚的沟通,确切地告诉他们进行或不进行化疗对生活质量和生命长短的影响。Medicare 的结果显示,出现肿瘤转移的患者超过 20% 在去世前 2 周接受了新的化疗方案(Earle et al.,2004)。

遗憾的是,比起向患者详细的解释其必要性和可能出现的副作用而言,劝说患者进行化疗的经济利益可能对医师更为重要。因此当我们看到肿瘤科医师宁可选择三线甚至四线化疗方案,也不愿意劝说患者转至临终关怀医院,也就不足为奇了。比如,某位患者在去世前 6 天还花费 3400 美元进行了一次鞘内化疗(Harrington and Smith,2008)。

医患沟通

何时告知患者

时至今日，临床工作中决定是否告诉患者他们处于疾病终末期已不再是最主要的问题，多数情况下，令人困扰的往往是将这一情况告诉他们的具体方式——因为多数患者都在一定程度上了解其疾病进展的实质情况。由于对患者的情况最为熟悉，家庭医师应对患者了解病情的愿望，以及他们承受这一打击的能力作出评估。当肿瘤疾病最终进展至终末期时，多数患者总是更愿意向他们的家庭医师了解进一步信息，而非肿瘤科医师。

重 点

- 被遗弃感是临终患者最主要的内心恐惧，而事实上这些患者每天清醒时独处的时间平均超过 10 个小时。
- 认真倾听并鼓励患者表述内心的恐惧和担忧具有很重要的治疗价值。
- 抚慰和陪伴患者可以传达一种支持和同情的态度。
- 与患者及其家属的沟通必须建立在坦诚相待的基础上。
- 应允许患者自主作出决定，以避免产生对未知的恐惧。
- 如果不可能彻底治愈疾病，应更关注对症状的缓解。
- 不要给予患者不切实际的希望，但要记住幽默感和希望确实是有治疗效果的。

与家庭医师进行过临终谈话的患者，在他们生命最后 1 周的医疗花费相对较少。充分的医患沟通有助于提高生命质量，帮助患者安详离世，同时降低花费（Zhang et al.，2009）。临终的医疗工作往往是由不同的护理人员分别提供，不但导致单个患者的医疗工作不够连贯，还为患者提供高质量跨专科医护服务造成困难。一个家庭常常在患者开始出现器官功能衰竭后组织家庭会议，讨论一个患者有能力参与的后期护理计划（Berlinger et al.，2013）。在患者、家属和护理者之间形成良好沟通关系对于高质量临终医疗工作的进行非常关键（National Institutes of Health，2004）。

关于死亡，或患者预期存活时间的坦诚对话可能不一定必要。医患间的相互理解关系会让这种坦白不那么必要。医师为患者度过其疾病的进展期和终末期的支持是至关重要的。但是，对死亡感到不适的医师不能以此为借口回避这一问题。家庭医师的首要职责是评估患者情况，确保患者的真正需要得到了正确理解，并且基于患者而非医生的立场，向其尽可能的提供帮助（表 5-1）。医疗机构的政策应该注意到一种情况，专业医护人员可能因为宗教或其他道德因素，内心拒绝继续为患者提供诊疗服务而离开。各机构应在不违反诊疗规范及不损害患者利益的前提下，允许这一情况的发生。医师也应该尽责尽职，直到该患者被转诊到其他医疗机构（Berlinger et al.，2013）。

表 5-1　用于判断终末期患者内心需要和愿望的问题

- 您最害怕的是什么？
- 在最后这段时间里您最想做的事是什么？
- 您觉得最重要的事是什么？
- 我应该怎么帮您做到这一点？
- 这个病对您而言最难接受的一点是什么？
- 您的家人（妻子、丈夫、女儿等）是如何应对您的疾病的？
- 宗教信仰对您而言是不是很重要？

那些能够坦然地面对死亡的医师通常也能够更多关注患者本身，并通过倾听和对非语言表达性暗示的观察，判断患者的意识状态。提示患者希望谈论自身情况的线索可能就是简单的一声叹息、一滴眼泪或一句颤抖的话语。医师应在繁忙的查房过程中对类似线索保持警觉。只要时间允许，医师就应该坐下来与患者聊一聊。然而无论选择怎样的时间，这种交谈都应该是就此情此景自然发生的，因为患者总是更愿意在私下的场合畅所欲言。在查房时对这种情境感到不适的医师可能会回避这种交谈，而去检查床旁监护设备，或转移对患者的注意，从而彻底忽略这种反映患者需求的重要而细微的线索。

与患者谈论他们的死亡可能是很困难的，但进行有关生命终点的交谈却不会造成更大的情感或心理压力。与此相反，没有进行过类似交谈的患者预后更差。此类交谈可以减少临终阶段的医疗行为，并提前转至临终关怀医院的时间。Wright 及其同事（2008）研究发现，生活质量随着临终阶段积极干预措施的增多而有所下降，而与接受临终关怀医院护理的时间长短呈正相关。即使患者得到的临终关怀时间只有数小时至数天，但由于患者症状改善和患者及其家人都得到了医护人员的情感支持，患者仍然从更高的生活质量中获益（Waldrop et al.，2009）。临终关怀的一个最大益处是在患者死亡后 13 个月内为患者家属提供丧亲支持。当患者准备好讨论其即将来临的死亡时，医患间往往已经共同度过了其最为困难的一个阶段，而这时医师所需要做的仅仅是倾听患者的诉求,接纳患者的感受,并坦诚地回答问题。只要医师给予他们足够的机会,大多数患者提出的问题会在一定程度上反映其了解自身情况的意愿。医师最具支持和鼓舞性的举动就是坐下来并向患者询问,"您还有别的问题吗?"当医师这样亲切地询问时,那些准备好谈论死亡的患者往往会抓住机会,而对于日常匆忙的情境,他们总会觉得进行此类交谈会不合时宜。

患者经常会暗示医师对于疾病预后的态度,特别是当其回避此类话题并转而关注其他一些事情时。即便患者完全接受了其处于疾病终末期这一事实,他们也不能一直停留在对疾病预后的关注上,而总要转向某些更积极的事情。医师应尊重并理解患者这一内心需求,比如他们可以与患者谈谈疼痛或其他一些问题。

医师对临终患者表达出愿意倾听的愿望比交谈的具体内容更重要。医师对患者的医疗工作中最具安慰作用的部分是鼓励患者谈论起内心的恐惧、挫折、希望、需求和愿望。对问题本身的讨论具有很好的治疗效果。能够表达和谈论自身对于死亡和临终感受的患者在死亡真正到来时表现得更加从容,也不那么焦虑,痛苦感更少,并且更容易接纳自身的处境。如果他们被剥夺了这种机会,特别是在疾病终末期表现已经很明显的时候,患者可能会认为自己时日无多,用不着再多费口舌,从而导致严重的焦虑。一般而言,比起死亡本身,疾病终末期患者对死亡最终到来时的具体细节更为恐惧(如疼痛、孤独和被抛弃感、虚弱无力和无助感)。

那么究竟是不是所有的患者都希望了解自己所患的致死性疾病?调查显示80%～90%的受访患者称他们愿意了解这一点,尽管很多医生并不愿意告诉患者死亡即将来临。Ward(1974)发现家庭医师更愿意与女性患者谈论致死性疾病诊断结果(22%比7.5%),同时更愿意与社会地位较高的患者进行沟通(男性患者:24%比5%;女性:30%比26%)。医师常常会等到患者死亡即将来临之际才开始与患者及其家人讨论有关临终的问题。而癌症患者常常比非癌症患者接受到更加深入的有关临终问题的讨论(Abarshi et al.,2011)。更早地讨论有关患者临终死亡的决策,能更好地帮助患者及其家庭面对即将到来的变化。医学生应得到良好的培训,协助今后患者更好地应对死亡的过程。在临终死亡讨论中,给予患者及家属更多选择的空间,并积极的聆听每一位患者的需求,这种沟通对于参加讨论的每一位参与者都是有利的(Mazzi et al.,2013)。

多数医师会在患者直接询问时,便告知他们是晚期恶性肿瘤,但如果患者不去询问,医师一般都会回避这一问题,并仅与其家属进行充分沟通。多数情况下这也是最恰当的方法;有些患者会明确地表示他们不敢也不愿意去面对这一残酷的事实。但是必须注意的是,医师有责任评估患者对于了解病情的真实想法,既不能在患者希望了解时予以回避,也不能在其不愿谈论时强行告知。"当医师向患者告知复杂的诊断结果显得过于容易时,医生应该反思是不是变得有些冷漠了;而当这件事显得过于困难时,医生则应该反思自己太过内疚或者焦虑了"(Weisman and Brettell,1978,p.251)。

应该给患者留出充足的时间慢慢理解有关其疾病终末期阶段的有关知识,并给他们机会对将来可能实施的临终抢救措施作出回应。如果医师始终拖延而不告知患者,甚至将之合理化,认为最好对患者隐瞒,则上述目标都将不可能实现。这个过程不应持续过久,以至于没有给患者留下足够的时间来作出反应,并安排好临终前的各项事务。

如何告知患者

没有必要去预先回答患者还没有提出来的问题。一种逐步接近主题的方法是询问患者如何看待自己的疾病情况,或觉得自己病得有多重。患者的回答可能是直截了当("我想我得了癌症"),也可能是以回避问题的方式来表达愿望("我希望不会太严重"),可以逐步或分阶段地向患者告知病情,比如对术后患者说术中怀疑存在肿瘤的可能,但需要等待病理报告的最终确认。医师应该留意患者对最初疑似诊断的反应,并基于这种回应选择告知进一步病情的方式。Tumulty(1973)赞同这种向疾病终末期患者及其家属告知病情时所采用的所谓渐进主义策略:"应该一步一步地告知患者及家属疾病的真相,以便使他们在下一个打击来临之前已有充分的心理准备……让患者和家属逐渐接受这个残酷的事实……而非一下子被打倒"(p.180-181)。

这样一种逐渐告知的沟通方法更容易被接受,而严肃、突兀或生硬地告知患者真相很可能会导致否认或罹患严重的抑郁症。如果患者表现出拒绝接受这类信息,不要给他们施加压力,只要定期尝试与患者进行沟通,而在患者做好准备时再告诉他们进一步的信息。

有一种表述是永远都不合适的:"我们无能为力"。这样的表述告诉患者他们被抛弃了,只会增加他们内心的孤独和脆弱感。家庭医师永远有办法为患者和家属提供同情和安慰,哪怕只是坐在床旁,也不会让患者有被抛弃的感觉。痛苦可以有很多种表现形式:躯体、情感、精神,以及相应出现的一些常见预期症状,如疼痛、便秘、焦虑、抑郁、恶心等。家庭医师还可以中止或取消某些对提高患者生活质量没多大帮助的检查和治疗措施，比如测量生命体征，或当他们想睡觉时协助患者翻身。如果某项检查对治疗没有任何指导意义，就不要再进行。

传达"坏消息"

在准备把"坏消息"告诉患者时，一定要注意隐蔽，且不要被打扰（附表5-1）。使用患者能听懂的语言，允许患者有情绪化表达，帮助患者将这一信息转达给家人和工作单位，确保护理人员知晓患者被告知了什么（Field and Cassel，1997）。

在患者生命最后阶段对其进行护理的医疗工作者应该评估患者是否有进行此类谈话的心理准备，正确评价他们对自身状况的理解能力，以及他们了解相关情况的意愿。在了解患者的倾向后，医师可以相应对谈话内容作出取舍，定期检查患者的理解深度和沟通欲望。最好一次仅提供少量信息，并且反复评估患者的沟通欲望。此外，一定要到床旁去看看患者，了解究竟什么是患者真正想要知道的。

在将有关致死性疾病诊断的有关信息告知患者后，保持适当的眼神接触、肢体接触和个人距离都是很重要的。如果可能，应该坐在患者旁边，握住他的手或胳膊。这样的肢体语言传达了一种支持、亲近和同情的力量，强化了对患者承诺的话语，让患者相信即使在生命垂危的时刻自己也不会被抛弃。无论何时，一定要积极主动地与患者进行沟通（表5-2）。

与站着交谈相比，坐在患者身旁或床旁可以让医患彼此间处于同一高度，从而明确传达出一种交流和倾听的愿望。一项研究分析了医师对住院患者进行3分钟访视的结果，其中半数访视中医师坐在患者旁边，而另外一半始终是站着的，此外还有少数人从床旁站了起来。"医师坐着进行访视的患者中所有人都觉得大夫停留了至少10分钟，而在医师站着的那一组患者中没有人认为时间有那么久"（Kübler-Ross，1975，p.20）。

表5-2 与临终患者沟通时的积极语言

- 我会尽量帮助您不再那么难受
- 我会努力保证您的生活质量
- 我会帮助您在最后这段日子里过得更有意义
- 我会尽一切努力帮助您独立生活
- 维持您的独立生活和人格尊严是我最重要的职责
- 我会尽最大努力满足您留在家中的愿望

Modified from Stone MJ. Goals of care at the end of life.Proc(Bayl Univ Med Cent). 2001; 14; 134-137.

病情预后

医学领域里最困难的任务之一是估计终末期疾病患者的预期生存时间。不过总会有一些患者生存的时间比医生们预想的要长，而人们总是乐此不疲地一遍遍地讲述他们的故事。然而多数情况下，医师一般更容易过于乐观，而较短的预期时间实际上比较长的时间更为准确（Evans and McCarthy，1985）。

事实上，超过60%的情况下医师会高估患者的存活时间，而低估的情况仅占17%（Christakis and Lamont，2000）。医师高估患者生存时间的后果是，很多患者走到其生命最后阶段仍然相信他们的治疗方案（如放疗）可以治愈疾病，而实际上这也只是姑息性的。医师越了解他们的患者，越可能高估其存活时间，这可能是因为他们希望自己的患者能有最好的结果。临床实践经验越丰富的医师，其作出的预后估计更准确。患者总是喜欢乐观的医师，但是就某种意义而言，这种乐观主义会延误姑息性治疗。

有人试图设计一些指数（如Karnofsky评分）来帮助医师作出与实际存活时间接近的客观估计。然而，目前还没有足够精确的评估方法，很大程度上是因为影响患者死亡时间的因素非常多。作出较为保守的估计是一个比较好的办法。让患者和家属为"打破纪录"，或者说生存时间超过医师估计而感到骄傲，总比患者在预期时间之前离世要好。

保密协定

医师能与临终患者坦诚相待是医患间最理想的状态。然而现实情况是医师往往在患者和家属间左右为难，比如患者说，"别告诉我妻子，她接受不了这个事实"。而他的妻子却同样说，"别告诉我丈夫，他接受不了这一切"。尽管在为临终患者制订治疗方案时必须考虑到家属的意愿和要求，医师的首要责任仍然是关注患者本人。这样的治疗方案必须基于医师有关患者病情的知识储备，并综合患者的需求、感受和生活经历。事实上尽管医师为了隐瞒病情而作出种种努力，患者迟早还是会了解其自身处境。

与患者家属合作达成保密协定后，那些实际上属于患者个人隐私的信息会被隐瞒起来。事实上，只有在医师认为患者还没有准备好接受这些结果，或者真的不愿意被告知病情的时候，才可以这样做；然而这一原则常常被违背。就像某位患者所说的，"从他们开始骗我那一天起，我就知道我得的是癌症了"（Lamerton，1976，p.28）。Simpson（1976）记述了一位63岁老太太，当查出患有胃癌时已失去手术机会,而她的家人隐瞒了真相。当医师回访这位患者时,"她叹了口气,说'只是得了个胃溃疡……就会让我家远在威尔士的亲戚15年里第一次来看我,会让神父早上6点来看我?'"(p.193)。随着患者的这种困惑越来越多,终末期疾病患者会因为无法向身边最亲近的人坦诚地表达内心的关切和恐惧,而感到越来越孤独。每个人都在为圆谎而在患者面前隐瞒事实,这种由亲属和医师精心设计的患者"保护"方案却引起家庭内部紧张的关系。

类似的,没有向其亲属提供真实信息会造成患者的紧张和恐惧,因而无法被家庭成员和朋友理解,从而导致患者在最后一段日子里人际关系恶化。Dunphy(1976)记述了一位患有晚期肿瘤的患者,要求医师不将病情告诉他的妻子。随后他很快计划出一次周游世界的旅行,以充分享受生命之中最后的时光。虽然这位患者将自己当做沉默的奉献者,打算将这次旅行作为献给妻子的幸福回忆,但是他的妻子却完全不理解为什么要开始这个仓促制订的旅行计划,在整个旅途过程中都非常不愉快,并且一直在抱怨。直到回到家中经历完这段痛苦的旅行,他才将事实真相告诉了妻子。由此可见,如果早一点将病情告知他的妻子,他们最后相处的日子很有可能是一段愉快而又难忘的生活体验。在终末期疾病患者最需要拉近与身边人们距离的时候,善意的谎言往往会适得其反。

否认

多数患者在得知自己处于疾病终末期之后通常表现为否认这一事实。否认是一种保护自身免于过度焦虑,避免造成失能的应对方式。这种反应在尚未做好心理准备却突然被告知病情的患者中较为明显。尽管否认这一防御机制在患者刚刚得知死亡即将来临时表现得最为明显,但实际上在不同的时间点都会有所体现。即使那些已经接受疾病终末期这一事实的患者,他们也仍然需要使用否认的方法来回避绝望感。面临死亡时的心理压力永远是让人无法承受,人们必须生活,并且生活得愉快才能缓解这种压力。就像 Aring(1971)记录的那样,La Rochefoucauld 曾说过,"死亡就像太阳一样,不能一动不动地盯着看。"

面对医师给出的机会却没有询问自己病情或预后情况的患者,往往就是在否认这一切。过度的否认意味着患者潜意识里明白真相,却不愿面对这一现实。即使一再明确诊断结果,有些患者仍然不愿相信这个残酷的现实。只要患者不愿意面对现实,否认就会作

为情感防御机制一直存在下去。

"陪着我"

临终患者最大的恐惧就是一个人承受病痛的折磨并孤独地死去。这种孤独和疏离感可能比死亡本身更可怕。患者在面对死亡时特别恐惧被医师抛弃,并且随着病情逐渐加重而需要越来越多专业的支持治疗。特别是在患者亲友不能妥善应对患者不断恶化的病情并且开始回避接触时,这种恐惧就显得尤为突出,并且会进一步加重患者的孤独和被抛弃感。如果患者感到无处倾诉时就会产生绝望。相反,如果患者可以与医师分享自己的感受,并从中获得安慰、支持、鼓励,哪怕是一点点希望的力量,他在面对来自死亡的未知恐惧时就会好得多。

临终患者遇到的每一个新问题都应被谨慎对待,应该像对待急性病那样予以关怀和处理。当患者出现新的主诉时,医师应当再次进行检查,并帮助缓解患者症状,否则他们会觉得自己不再被关注。如果每次出现类似的新问题时都可以得到缓解或控制,患者就会感觉身边的人们确实愿意帮助自己继续活下去。医师应该关注患者生活中的具体细节,比如通过固定或修补牙齿来改善味觉,或者刺激患者的食欲,控制恶臭,以及考虑找份工作来避免产生厌烦情绪。

医师应该充分利用体格检查和患者接触的机会,而非远远站在一旁。轻轻地触碰疼痛区或简单的测量脉搏可有效传递一种关怀和温暖的力量,给恐惧和孤独的患者提供安慰。医师和其他医疗工作人员通过简单的对话就可以提供很多支持和帮助。医师回避或缩短医患沟通的倾向会加剧了患者的孤独感。沉默是临终患者的敌人,会增加他们与社会隔离的程度。对话可以作为维系患者社会关系的纽带,为患者提供发泄的方式从而缓解焦虑。Saunders(1976)引用了一位患者的话总结了临终患者的内心需求:"陪着我",也就是说希望医师在他最后的日子里不要抛弃他。倾听的愿望和充满关切的个人接触是任何现代"神奇药物"和医疗方法都替代不了的安慰和支持。

当临终患者注意到身边的人们都在躲避他们,他们可能理解为被他人排斥,这是因为一方面患者的身体状况不会有明显改观,另一方面患者从家人和朋友那里得到的关爱越来越少,这一点因为否定了患者长期以来建立起的良好人际关系而显得尤为可怕,患者继续活下去的信念突然间不那么重要了。临终患者的生活满意程度建立在与亲人,包括医师的良好关系的

基础上。如果医师和亲友都倾向于回避与疾病终末期患者的接触，患者生活下去的动力也就消失了，取而代之的是深深的绝望和抑郁。下面这段是一位处于疾病晚期的年轻护理专业的学生对医护人员所言（Kübler-Ross，1975）：

> 我知道你感到不安，不知道说什么好，也不知道该做些什么好。但是请相信我，如果你真的关心我，你做什么都不会有错的。只要你真的关心我……我最想知道，也最担心的是在我需要关怀时会不会真的有人愿意来握住我的手。死亡对你而言可能已经习以为常了，但对我来说还很陌生。请不要把我想得那么坚强……我希望我们能够彼此关怀并一起坦诚面对死亡的恐惧。如果你真的关心我，你会不会愿意放下你那宝贵的职业精神，陪我一起哭泣？如果真能这样，那么死亡也不是那么可怕——至少在医院里，有人陪着（p.26）。

患者的控制力

我们应该给患者提供选择，让他们能积极地参与自己的医疗工作，并从中获得控制感。

疾病终末期患者需要相信，尽管他们不能控制自己的病情，但是他们仍可以处理日常生活中的事情。他们有选择的自由，尽可能在生存的其他很多事情上承担责任。对多数人而言，这是生活中一个重要的组成部分，而这种控制力的丧失会摧毁他们继续生活下去的勇气。应该引导疾病终末期患者关注现实生活，因为日常生活中的具体问题总是显得尤为现实，并且可以分散患者对死亡的注意力。当患者了解并认可了自己的治疗方案，发现自己对生活事件仍然保有一定程度的控制力时，他们在后期治疗过程中会更为配合。

对未知的恐惧常常会让患者不配合治疗。患者也应该享有处理自身事务的机会。研究结果显示，40%的疾病终末期患者特别担心自己成为家人和朋友的负担，而40%的肿瘤患者家属确实因医疗花费而致贫（Emanuel et al.，2003）。将患者的注意转向经济问题和整理家务上是一种帮助患者重新享有决策权的切实有效的方法。某些患者在去世前可能会强烈地希望能完成某件重要的工作，挽回某段疏远的感情，或造访某处特别的地方。让他们实现这些愿望可以帮助他们更积极地生活下去。

如果疼痛或其他不适得到控制，那么建立这种控制感就显得更为容易。尽量不要用药物强制患者入睡，他们会害怕自己再也不会醒过来，有些患者还会频繁地做噩梦。

希望的重要性

希望是人类自身存在感的核心组成部分，没有希望，生活会变得黯淡无光、冷漠无情和令人沮丧。希望是力量和勇气存在的基础，只要有希望存在，不管遭受什么样的痛苦总会有一些积极的意义。而没有希望存在，痛苦完全是一种负面的体验（Tumulty，1973）。

希望可帮助患者寻找他们生命中积极的东西。Twycross（1986）将希望定义为一种"实现既定目标的正面预期。"希望还可以定义为患者相信某些事情仍可能发生。任何从中可以寻找到生活意义或目标的事件都会让患者对生活多一分希望。因此对神或其他某种形式的信仰能够给患者希望，帮助深受病痛折磨的他们寻找到继续生活下去的动力。

医师不应为了让患者继续抱有希望而给予其不切实际的幻想，或在治疗疾病时过于积极。有些患者总是在制订计划时不想得那么远，而是为未来留下一点希望。不切实际的希望会让患者和家人在他们共处的最后一段日子里对生活产生错误的认识和失望感。

即使是晚期肿瘤患者也完全可以积极地面对生活。医师可以帮助患者制订一个切实可行的目标，比如缓解疼痛，请求临终关怀医院向患者家庭提供帮助支持，或拜访他们的亲属。

即使是一个笑容也可以给患者希望。一位患者这样说，"我决定不了死亡到来的日期，不过我倒是有能力跟它开开玩笑。"此外，回忆过去那些愉快的时光，比如外出度假的经历，或者只是翻翻老相册都可以帮助患者坚定继续活下去的决心。过去的回忆能丰富现在的生活（Herth，1990）。

承认、尊重和关注患者的自主性能够帮助他们坚定信心，相反，当他们的个性特点得不到应有的重视，甚至产生被抛弃或被孤立的感受时，希望的力量就会大大降低。除此之外，严重的病痛或躯体不适本身也会削弱生活的信念。如果患者的病痛长时间得不到有效的控制，他们也会随之丧失对生活的希望（Herth，1990）。

即使当死亡悄然而至，患者仍可以希望在他最后的日子里能够生活得幸福。医师应该支持患者对生活质量的追求和希望，事实上这也是心灵疗法的一部分，最终目标同样是帮助患者安详而带有尊严地离世。

希望是帮助患者应对自身疾病，并与医师、配偶或亲友建立信任关系的一种有效的力量，希望也可以帮助患者防止抑郁的发生。医患协作的最终目的是帮助患者更好地应对生命即将结束所带来的一系列问题。

记得要永远鼓励患者对生活心怀希望（Ngo-Metzger et al., 2008）。

对宗教和精神力量的探讨

随着患者逐渐临近生命的终点，面对死亡时，他们可能会产生对宗教和精神力量的依赖。尽管有些医师不愿涉及患者宗教和精神方面的话题，但他们还是应该以中立和敬畏的态度与患者交谈，并且不去评价他们的观点。患者一旦相信医师真的理解了他们内心的需求，就不会在生命中最后的日子里感到孤独和寂寞（Low et al., 2002）。

可以通过向患者询问，"患病以来，信仰或宗教的力量是不是对您很重要？"来开始这一谈话。一项对晚期肿瘤患者的调查研究结果显示，88%的肿瘤患者承认宗教和信仰在他们对疾病状态的适应过程中起着重要作用（Balboni et al., 2007）。尽管宗教式的应对方法可以使患者在面对致死性疾病时不那么茫然和痛苦，令人奇怪的是，信仰程度较重的患者却更倾向于在临终前接受更为积极的医疗干预，比如机械通气。这类患者可能是在生命最后一刻仍然相信选择接受治疗能得到上帝的拯救（Phelps et al., 2009）。

维持生命还是延长临终过程

肺炎被视为"老年人之友"已经有很长时间了。随着各个器官逐渐走向衰竭，老年人会逐渐出现恶心、疼痛、谵妄等症状，而各种原有的慢性病也会不断恶化，老人最终进展为肺炎并死亡。家庭医师也不过是对此表示同情和支持；在抗生素出现以前，医师说"顺其自然"确实是无能为力。然而随着医疗水平的不断进步，过去仅需要几天的死亡过程现在可能会被拖延到几个月（Veatch, 1972）。现代的科技方法已将医疗水平推向了一个新的高度；曾有一位患者以植物人的状态存活了37年（LORAN Commission, 1989）。

死亡过程的延长是一项现代公共卫生问题。有些医师似乎忘记了他们的首要职责是缓解病痛，而不是延长病痛。越来越先进的医疗技术用在了支持治疗而非对疾病本身的治疗上。关心患者自身应当成为疾病终末期患者治疗过程中的一部分，应该让饱受病痛折磨的患者安详地离去，而不要再承受气管插管和呼吸机的痛苦。应当让患者知道"在身体状况变得越来越差时不受限制地使用高科技设备只会阻碍他们与他人的交流。患者的舒适感是最重要的事，而非医护人员"想做点什么"的愿望（LORAN Commission, 1989, p.29）。

在某些情况下，限制治疗措施对于患者有尊严地离世是必需的。当疾病已不可能治愈，治疗方案应更多关注患者及其家人的舒适感。就像伦敦 St. Christopher 临终关怀医院一样，饮食是护理人员用双手喂给患者，而非鼻胃管或静脉导管；"即便因此患者不能获得足够的营养，他们却得到了每天几个小时的护理所带来的关怀"（Nelson and Rohricht, 1984, p.174）。

症状管理

当患者的治疗选择越来越少时，家庭医师应更加积极主动地参与医疗过程。即使真的无药可医，医师还是可以做些什么来帮助患者缓解病痛。家庭医师可以帮助患者缓解恐惧心理、疾病症状和家庭压力，尽可能让患者生活的更加舒适，而不要产生被抛弃的感觉。善终的含义包括不必忍受疼痛和不适症状的折磨，并且在面对死亡时具有作出准确判断的能力。

临终患者的医疗工作可能是家庭医师临床实践过程中最为自豪的一部分。然而医师对死亡的回避往往会导致临终患者产生孤独感和挫败感。对呼吸抑制、药物成瘾或耐受的不合理担忧往往会让医师不愿意开出足够剂量的镇痛药。因此导致的严重疼痛会让患者生命的最后几周变成所有亲人的最痛苦的回忆。家人可能因为无法缓解患者的疼痛而失眠、恐惧甚至内疚，最终导致患者家属走向崩溃。

表5-3列出了重症住院患者的常见症状；其中一些是可以预测的，而所有这些症状都可以设法控制在一定程度。患者很少出现单一症状，大部分患者往往出现两个及以上症状。如果早期对症状进行干预和治疗，可以减轻这些症状的严重程度。设法唤起患者对抵御病痛的信念往往与控制症状同等重要。对疼痛、恶心

表5-3　危重住院患者的常见症状

症状	占全部患者的比例（%）	
	随时出现（%）	严重且频繁出现（%）
疼痛	51	23
呼吸困难	49	23
焦虑	47	16
抑郁	45	14
恶心	34	6

From Expert Consult—Cecil Medicine, after Desbiens NA, Mueller-Rizner N, Connors AF Jr, et al., for the SUPPORT Investigators. The symptom burden of seriously ill hospitalized patients. J Pain Symptom Manage. 1999; 17: 248-255.

和呼吸困难的妥善控制可以帮助患者在他们希望的地点安详而有尊严地离世。一项对姑息治疗的住院患者调查研究显示，症状管理的充分性和医师与患者家属进行预期后果沟通的有效性，都与临终患者的生存质量密切相关（Choi et al.，2013）。

和其他医学领域一样，症状控制的关键是详细的病史询问和体格检查，以及对治疗药物的充分了解，以便判断出造成躯体不适的不同原因。

疼痛控制

重　点

- 镇痛药应规律足量给药。当给予合适的剂量的镇痛药，不会造成药物成瘾或呼吸抑制。
- 口服吗啡是控制严重疼痛的一种选择方式。
- 非甾体类抗炎药适用于骨关节疼痛；抗抑郁药或抗惊厥药适用于烧伤或枪击伤引起的疼痛；抗胆碱能类药物适用于缓解腹部绞痛或膀胱痉挛；抗组胺药适用于烦躁和全身不适的患者。
- 接受阿片类药物治疗的患者需要防治便秘。

疼痛可以是躯体、心理、情感或精神上的感受。疼痛还可以是慢性疼痛、躯体痛、内脏痛和神经病性疼痛的混合表现。躯体痛和内脏痛占疼痛患者的 2/3，并且对传统的阿片类药物治疗反应良好。而 35% 的患者存在某种程度的神经性疼痛，表现为一种放电样的锐痛或刺痛。慢性疼痛受到过去疼痛记忆的影响，是对尚未出现的疼痛产生的一种预先体验。对疼痛加重的恐惧会干扰患者对目前自身不适感的判断。焦虑和挫折感会放大疼痛。所有这些因素都会降低患者的痛阈，并且生活中哪怕出现一点点改变都会反应过度（Twycross，1993）。

晚期肿瘤患者的全面治疗方案中应包括适当的疼痛控制。乏力、失眠、焦虑、烦躁和愤怒都会导致患者痛阈水平降低。相反，休息、睡眠、娱乐和陪伴都会帮助患者提高对疼痛的耐受力。

镇痛药应当足量给药以让临终患者感到舒适。规律及按需给予镇痛药是临终患者疼痛管理的理想方案。在剧烈疼痛时，只采取按需给药的方法，会导致患者痛阈水平降低和有效剂量的不断增加。而规律足量给予镇痛药，患者对疼痛的焦虑和恐惧得以缓解，同时由于患者不再担心疼痛复发或爆发痛，药物的用量也相对较少。

非药物治疗

疼痛的非药物管理方法包括经皮神经电刺激（transcutaneous electrical nerve stimulation，TENS）、锻炼疗法、热敷、冷敷、针灸、认知疗法（放松、想象、催眠、生物反馈）、行为疗法、心理治疗、音乐疗法和按摩治疗。冷敷对神经病性疼痛尤其有效；而热敷对肌肉痉挛效果很好。

阿片类镇痛药

详细的病史询问和仔细的体格检查有助于明确疼痛的原因。口腔念珠菌病、压疮溃疡、便秘和伤口感染都有其特定的治疗药物。多数癌性疼痛患者（以及很多非肿瘤性疾病所致疼痛）需要使用阿片类镇痛药。阿片类药物通常是最安全的有效镇痛药，一般仅会出现轻度的镇静作用，不过常需同时使用缓泻药。阿片类药物毒性可能表现为肌痉挛或做噩梦，在触摸时他们可能出现自发性震颤或缩手反应，从而给他人造成误会。口服吗啡可以有效缓解癌性疼痛但也存在一些不良反应，主要为便秘和恶心。

控制患者的严重疼痛需要使用大剂量阿片类药物。对于慢性、严重的癌性疼痛使用阿片类药物只要给药剂量适当，极少产生生理依赖性。如果是在出现疼痛之前给药，主动求药的现象也不会发生。长期使用可能会出现生理依赖性，但如果每 2 天减药不超过 20%，可以避免在减药时出现撤药反应。

过去医师总是担心给疼痛患者开出大剂量吗啡后受到美国药品管理局（Drug Enforcement Administration，DEA）的追查。但是今天，没有给予足量吗啡可能更麻烦，因为医师会因没有妥善治疗疾病终末期患者的疼痛而被告上法庭。恰当地使用治疗药物可以有效缓解疼痛，而不会造成意识模糊或情绪低落。

对药物依赖、呼吸抑制和耐受性的担忧对于严重疼痛患者而言是不必要的（Twycross，1993）。事实上如果仔细计算给药剂量，患者的疼痛（或者呼吸困难）往往能够得到完全控制。即使患者每 4 小时口服一次几百毫克的吗啡，神志仍然非常清醒（Bruera et al.，1990）。

目前已经有多种有效的口服阿片类药物制剂上市（表 5-4 和表 5-5）。当疼痛发作时，口服吗啡开始以每小时 2mg 起。如果在 24 小时内给药 4 次及以上，则在第二天将总剂量分成每 4 小时 1 次的剂量。可酌情增加每小时规定的剂量。以后按照相同的剂量给药。吗啡的给药量应该逐渐增加至镇痛效果能够持续 4 小时，而无上限。调整吗啡剂量，即使吗啡剂量使用到极量，

表5-4　阿片类镇痛药管理指南

1. 使用0~10分级评估患者的疼痛程度:
   A. 轻度疼痛:1~3
   B. 中度疼痛:4~7
   C. 严重疼痛:8~10
2. 对于慢性中度或重度疼痛,给药方式如下:
   A. 按时给予基础剂量。
   B. 根据PRN管理方法,每1~2小时口服1次或每30~60分钟通过皮下注射或静脉输液途径给予患者每天总量的10%。
   C. 对于持续输液患者,PRN给药可以按每15分钟的小时率或每30~60分钟给予总日剂量的10%。
   D. 上调每日基础用量,其用量大致与PRN使用总量相等即可。
   E. 与患者沟通缓解的效果,疼痛评分通常少于4分。
3. 一般来说,首选口服给药,然后是经皮给药,皮下注射和静脉输液途径。
4. 当由一种阿片类药物换为另一种时,一些专家建议将等剂量减少1/3~1/2,具体给药剂量参照指南2。
5. 老年患者或患有严重肝肾疾病的患者应从初始剂量的一半开始给药。
6. 如果轻中度疼痛患者需要注射给药,使用吗啡初始剂量的一半或相当的剂量。
7. 关于芬太尼给药指南,参阅 *Physicians' Desk Reference*。
8. 纳洛酮应仅在紧急情况下使用:用9ml生理盐水稀释0.4mg纳洛酮;通过缓慢的静脉推注给予0.1mg(2.5ml)直到起效;每15分钟检查一次患者。可能在30~60分钟内需要重复给予纳洛酮。
9. 术后初次使用短效制剂。若疼痛为慢性,并且确定每日使用镇痛药的总剂量,则将短效药改为长效药。

IV:静脉注射;IVP:静脉推注;PO:口服;PRN:长期备用医嘱;SC:皮下注射
Adapted from Quill T, Holloway R, Shah M, et al. Primer of Palliative Care. 5th ed. Glenview, IL: American Academy of Hospice and Palliative Medicine; 2010.

仍要保证镇痛效果持续4小时。氢化吗啡酮是一个很好的选择。

镇痛药的给药方式比选择药物种类更为重要。为了预防疼痛,并打破过度镇静和剧烈疼痛的恶性循环,应该全天规律给予口服镇静药。一次性给予相当于4小时常规剂量一半的"加强剂量"可用于控制突然出现的剧烈疼痛。

长效药物如美沙酮等(半衰期48~72小时)可每隔8~12小时给药一次,不过一般不适用于加强剂量给药。这些药物在体内蓄积几天,难于计算剂量,特别是那些疼痛程度经常发生变化,或肝肾功能不断恶化的患者。美沙酮是一类人工合成药物,与吗啡没有交叉耐药性,并且也比其他缓释阿片类药品要便宜。口服、静脉和其他途径均可给药。通过肝脏代谢,没有活性代谢产物的特点让美沙酮特别适合于肾功能不全患

者(Toombs and Kral,2005)。最近美沙酮注射给药的成本急剧上升,在许多情况下其成本过高。美沙酮静脉给药的实用价值有限。

缓释阿片类制剂包括缓释氯碘羟喹(MS Contin)和硫酸吗啡缓释片(Oramorph SR)等可以提供持续8~12小时的良好镇痛效果,而硫酸吗啡缓释胶囊(Kadian and Avinza)则可持续12~24小时。短效缓释胶囊可以在患者不能吞咽时经直肠给药(Wilkinson et al.,1992)。如果患者过于虚弱不能吞咽,还可以选择吗啡或羟吗啡酮的可溶性片剂或浓缩液舌下含服,并且4小时和加强剂量的给药方式均可。

芬太尼是一类人工合成的阿片类药物,目前已经有透皮贴剂(Duragesic)应用于临床,可以25μg/h、50μg/h、75μg/h和100μg/h的速度给药,以及经黏膜给药的锭剂产品(Actiq),可以达到200~1600μg的总给药量。由于这类药品价格昂贵,且血药浓度波动范围大(25μg透皮贴剂相当于每4小时4~11mg的口服吗啡给药剂量),应该在确实不能通过口服或皮下给药的时候再考虑使用此类药品。需要注意的是,由于药物吸收需要有一定量的脂肪组织才能实现,那些消瘦、营养不良的老年患者可能治疗效果不佳。如果口服足量给药镇痛效果满意,就不需要再通过静脉补充。

两种阿片类药物是不推荐对癌性疼痛患者口服给药的。哌替啶(杜冷丁,Demerol)口服吸收差,作用时间短,并且产生可导致震颤甚至抽搐的有毒代谢产物(Kaiko et al.,1983)。喷他佐辛(Talwin,Talacen)是一种激动剂拮抗药,其效果不如阿司匹林可待因复方制剂好,并且有发生神经失常(幻觉、意识障碍)的风险。

辅助镇痛药

辅助镇痛药是一类能够增强阿片类药物对特定类型疾病镇痛效果的药物(表5-6)。

骨痛

非甾体抗炎药(nonsteroidal antiflammatory drugs,NSAIDs)对于缓解骨骼或骨骼肌损伤导致的疼痛非常有效。非乙酰水杨酸类[如双水杨酯(Disalcid),三水杨酸胆碱镁(Trilisate)]对胃黏膜的毒性较低,并且不会抑制血小板功能(Zucker and Rothwell,1978),但是镇痛效果也较弱。而新型非水杨酸类NSAIDs与阿司匹林相比,镇痛效果更好,使用更方便,价格更贵,副作用更少。尽管没有哪一种药物令人完全满意,但对不同患者总还是有相对合适的药品。如患者吞咽大药片有困难,可以选择吡罗昔康(Feldene)胶囊,萘普生

表 5-5　口服镇痛药剂量使用指南

药物	等剂量（慢性疼痛）		>50kg 的成人常用起始剂量；阿片类敏感的患者（老年人或肝肾功能不全患者 1/2 剂量）静脉给药口服	评价	半衰期（小时）	持续时间（小时）
	肌注/静注	口服				
吗啡	10mg	30mg	2.5~5mg SC/IV q3~4h(◆1.23~2.5mg) ；5~15mg q3~4h (IR or 口服)(◆2.5~7.5mg)	速效片(15, 30mg)；口服溶液(2mg/ml, 4mg/ml) 口服给药(20mg/ml) 吗啡 ER 片剂(15, 30, 60, 100, 200mg)q8~12h Kadian ER 颗粒(10, 20, 30, 50, 60, 80, 100, 200mg)q12~24h Avinza ER 颗粒(30, 60, 90, 120mg)q24h 直肠栓剂(5, 10, 20, 30mg) 不推荐应用于肾衰竭患者	1.5~2	3~7
羟考酮	不详	20mg	不详 ；5~10mg q3~4h(◆2.5mg)	胶囊(5mg)；速效片(5, 10, 15, 30, 30mg)；溶液(20mg/ml) 泰乐宁(10, 15, 20, 30, 40, 60, 80mg)——由于高成本和潜在的成瘾风险，只在对吗啡治疗无效或有禁忌症时使用 可与对乙酰氨基酚或布洛芬(通常不推荐)联用，目前尚无肾衰竭患者应用的相关报道，慎用	3~4	4~6
氢吗啡酮	1.5mg	7.5mg	0.2~0.6mg SC/IV q2~3h(◆0.2mg) ；1~2mg q3~4h(◆0.5~1mg)	片剂(2, 4, 8mg) 口服液(1mg/ml) 栓剂(3mg) 肾衰竭患者应慎用	2~3	4~5
美沙酮	2mg 美沙酮口服 = 1mg 美沙酮肠胃外给药	24h 口服吗啡/美沙酮 　比例 <30mg　2:1 31~99mg　4:1 100~299mg　8:1 200~499mg　12:1 500~999mg　15:1 1000~1200mg　20:1 >1200mg	1.25~2.5mg q8h(◆1.25mg) ；2.5~5mg q8h(◆1.25~2.5mg)	片剂(5, 10mg)；溶液(1mg/ml) 2mg/ml, 浓缩 10mg/ml) q12h 或 q8h；半衰期较长，可应用于肾脏疾病；剂量的小幅度波动给患者造成很大变化，有积累效应；主要用于镇静催眠 由于半衰期长，除非经验丰富，否则不要使用美沙酮镇痛。从口服转为肠外给药时，剂量减半较为安全；当从肠外给药转为口服时，剂量保持不变	15~190	6~12

表 5-5　口服镇痛药剂量使用指南（续表）

药物	等剂量（慢性疼痛）肌注/静脉	口服		>50kg 的成人常用起始剂量；阿片类敏感的患者（老年人或肝肾功能不全患者 1/2 剂量）静脉给药 肌注/静脉	口服	评价	半衰期（小时）	持续时间（小时）
芬太尼	100mg/每次	24h口服剂量：30~59mg、60~134mg、135~224mg、225~314mg、315~404mg	滴速：12.5mcg/h、25mcg/h、50mcg/h、75mcg/h、100mcg/h	25~50mcg IM/IV q1~3h（◆12.5~25mcg）	镇痛贴 12.5mcg/h q72h（对阿片类药物敏感和不稳定疼痛患者慎用）	镇痛贴（12.5, 25, 50, 75, 100mcg） 当换用芬太尼时，可出现不完全交叉耐药；当转换为其他阿片样物质时，通常将等量药量降低50%（见本PDR） 可用于肾病患者；如果应用时间较长，需密切监测。静脉用药起效快，有可能会发生胸壁僵便 口服含片（200mcg起）和口服崩片（100mcg起）仅用于严重癌痛患者（见PDR和包装插页）	7（口崩片） 12~22（口含片） 13~22（经皮）	60+分钟（口崩片） 120+分钟（口含片） 48~72分钟（经皮）
哌替啶	75~100mg	300mg		75mg SC/IM q2~3h（◆25~50mg）一般不推荐	一般不推荐	不推荐用于常规镇痛 可能有助于友抖和程序性镇痛/镇静 有毒代谢物容易在肾脏和肝脏内积累 禁止与单胺氧化酶抑制剂联用	3~4	2~4
可待因	130mg	200mg		15~30mg IM/SC q4h（◆7.5~15mg）禁忌静注	30~60mg q3~4h（◆15~30mg）	片剂（15, 30, 60mg） 酊剂 12mg 120mg 对乙酰氨基酚/5ml 三硝基苯酚#3（30mg, 300mg 对乙酰氨基酚） Tylenol#4（60mg, 300mg 对乙酰氨基酚） 监测对乙酰氨基酚总剂量	3	4~6
氢可酮	不详	30mg		不详	5mg q3~4h（◆2.5mg）	平片剂量在 2.5~10 毫克变化，加上 300~750mg 对乙酰氨基酚 片剂（氢可酮/布洛芬：7.5/200mg） 酊剂 2.5mg 和 167mg APAP/5ml 监测对乙酰氨基酚或布洛芬的总剂量	3.3~4.5	4~6
丙氧芬	不详	130ng（HCl） 200mg 萘磺酸盐		不详	不推荐	不推荐：疗效不确切 胶囊（丙氧芬 HCl 65mg） 片剂（丙氧芬与乙酰氨基酚 50/325 或 100/650mg） 监测对乙酰氨基酚的总剂量	6~12	4~6

表 5-6　辅助镇痛药的剂量

疼痛来源	疼痛特点	药物类别	药物种类	说明
骨骼或软组织	骨关节活动时的压痛	NSAIDs	布洛芬, 400mg q4h	廉价；大药片
			舒林酸（Clinoril），200mg q12h	耐受性良好；可用于肾功能不全患者
			甲氧萘丙酸（Naprosynsusp, 125mg/5ml），15ml q8h	口服液
			吲哚美辛（Indocin, 50mg 片剂或混悬液），q8h	有栓剂；易诱发胃炎？
			吡罗昔康（Feldene, 20mg 片剂），qd	容易吞服；易诱发胃炎？
			三水杨酸胆碱镁（Trilisate 混悬液，500mg/5ml），15ml q12h	不会导致血小板功能异常；胃肠道症状较少；效果较弱
			塞来昔布（Celebrex），100mg q12h	胃肠道副作用较轻；费用高
		类固醇	地塞米松 4～8mg Bid（8am-2pm）	溶剂；可能会出现失眠、多梦
神经损伤或感觉异常	神经丛或脊神经根放射的灼热感或锐痛	三环类抗抑郁药	阿米替林（Elavil），10～50mg 睡前	研究透彻；镇静；从小剂量开始给药
			多塞平（Sinequan）10～50mg 睡前	也有 10mg/ml 的混悬液
			三唑酮（Desyrel）25～150mg 睡前	抗胆碱能作用较弱，约为阿米替林的 1/3
		抗惊厥药	卡马西平（Tegretol）200mg q6～12h	与苯妥英不同，可从直肠吸收
			丙戊酸（Depakene），250mg q8～12h	有口服液，可从直肠吸收
			加巴喷丁（Neurontin），100～400mg qd-qid	有效但费用高
		类固醇	地塞米松 4～8mg Bid（8am-2pm）	溶剂；可能会出现失眠、多梦
平滑肌痉挛	结肠：绞痛，腹痛，膀胱肌痉挛	抗胆碱能药	乙酰丙酸酯 0.4mg　q1h PRN	口服或注射给药
			双环胺（Bentyl），10mg q4～8h	胶囊
			奥昔布宁（Ditropan），5～10mg q8h	片剂
			莨菪碱（Levsin），0.125mg q4～8h	可舌下含服
			甘氨酸（Robinul），2mg q8h 0.2mg/ml 静脉输注或肌注 q4h PRN	

（Naprosyn）混悬液，或者吲哚美辛（Indocin）栓剂。环氧化酶-2（cyclooxygenase-2，COX-2）抑制剂塞来昔布（Celebrex）也是一种效果较好的镇痛药，其胃肠道副作用较小，但有发生中风或心脏事件的风险（当然这对于临终患者不一定是特别严重的问题），而且费用较高。类固醇也是一种有效缓解骨痛的辅助用药。它可能会出现失眠、多梦等副作用。建议早晨服用类固醇，如每天早上 8 点和 2 点，使用地塞米松 4mg，可以预防或减轻其副作用。

神经性疼痛

对于神经损伤导致的烧灼痛、锐痛或刺痛，抗惊厥药如加巴喷丁（neurontin），每日 1～4 次，每次 100～400mg 口服，或普瑞巴林（lyrica）每日 3 次，每次 50～100mg 口服，可能有治疗效果（Rosenberg et al., 1997）。抗抑郁药阿米替林或去甲替林在以低于其治疗剂量（睡前 10～50mg）应用时对此类疼痛有治疗效果，此外，一些新药如文拉法辛（effexor）或度罗西汀（cymbalta）也是有效的，并且副作用较少。如果患者有吞咽困难，同时又需要使用三环类药物，可以选择多塞平（sinequan）溶液。如果单用三环类药物效果不满意，可以加用卡马西平（200mg 每日 3 次）或丙戊酸盐（depakene，250mg 每日 3 次）。多塞平和卡马西平都有栓剂产品（Storey and Trumble, 1992）。对阿片类药物治疗效果不佳的神经性疼痛患者可短期内使用类固醇激素。

内脏性疼痛和平滑肌痉挛

如果平滑肌痉挛并非由于可治疗的疾病引起，如不必要的导尿造成的泌尿系感染，那么应使用抗胆碱能类药物，如双环胺（bentyl）或奥昔布宁（ditropan）。药量较少的情况下可使用透皮贴剂。如果症状较重，可以皮下注射 0.6～1.6mg 格隆溴铵（robinul）（Storey et al., 1990）。医师应警惕可能发生的副作用，如口干、便秘和谵妄。

焦虑和抑郁

如果患者焦虑程度严重到需要使用药物干预，可使用苯二氮䓬类药物，如劳拉西泮（Ativan），0.5～1mg，每日2或3次，可能有效。抗焦虑药物如去甲替林（Pamelor）、地昔帕明（Norpramin）或多塞平，小剂量使用（睡前25～75mg），可产生镇痛效果，同时有助于改善失眠和缓解焦虑。选择性5-羟色胺再摄取抑制剂（selective serotonin reuptake inhibitors，SSRIs）和5-羟色胺去甲肾上腺素再摄取抑制剂（serotonin-norepinephrine reuptake inhibitors，SNRIs）也是有效的。米氮平具有改善睡眠和食欲的优点。精神兴奋药如哌甲酯（Ritalin），早9时和中午12时口服2.5～10mg，可迅速缓解疾病终末期患者临终前的抑郁和疼痛症状（Block，2000）。喹硫平（seroquel），一种少见的用于治疗双相型情感障碍和精神分裂症的抗精神病药物，也可用作抗抑郁药的联合用药。

忧伤和抑郁似乎总是同时出现的，两者的重要差别在于患者是否出现失能。例如一位哀伤的患者仍然可以送小孩上学或外出工作，并且在照看孙子时症状能有所改善，而抑郁患者却不能如此。

对于家属而言，复杂性哀伤，也称为"持续性哀伤"，指持续时间超过6个月，或亲属去世6个月后仍然存在的哀伤情绪。正常情况下，哀伤的表现会慢慢消失，而复杂性哀伤则会持续或逐渐加重，最终形成慢性悲痛状态。尽管复杂性哀伤可以导致抑郁，但是否存在功能障碍是二者存在的重要区别和联系（Prigerson et al.，1995）。那些始终没有走出哀伤阴影的父母在4～9年后发生精神和躯体功能障碍的风险明显增加（Lannen et al.，2008）。

谵妄或躁动

谵妄或躁动常见于临终的患者，这可能是由于神经系统受抑制而产生。由于人格变化与谵妄有关，因此患者家属也可能出现这种情况。这可能导致患者在非常虚弱时幻想着从病床上坐起来，增加了患者摔倒或看护者受伤的风险。氟哌啶醇（haldolol）是一种抗精神病药，可用于烦躁不安的患者。它可以口服，直肠给药，静脉注射或皮下给药。根据患者的需要酌情给药，以控制住患者烦躁不安的症状，可以每小时0.5mg或1mg，同时在最初的24小时内监测药物浓度。如果患者一天内需要给予三次及以上的剂量，根据氟哌啶醇的总剂量，调整每次给药量，使之每次的剂量均衡。氯丙嗪（thorazine）是一种比氟哌啶醇镇静作用更强的抗精神病药物，患者家属在患者疾病进展的时候可能希望其产生镇静作用。逐渐增加氯丙嗪的剂量可能是治疗逐渐恶化的躁动和谵妄所必需的（Bascom et al.，2013）。皮下注射氯丙嗪可能比氟哌啶醇更多引起注射部位出现不适。如果患者能存活数周至数月，可以使用非典型抗精神病药，减少锥体外系症状和迟发性运动障碍等反应。喹硫平（seroquel）是一类适用于帕金森病或帕金森病特征患者的非典型抗精神病药，它可以改善谵妄的症状，同时不会影响患者的运动功能（Friedman，2011）。当焦虑和烦躁不安的症状都存在时，苯二氮䓬类药物能有效地控制这些症状，如上一节焦虑症所述。

呼吸困难

和疼痛一样，呼吸困难也会造成很多问题。在贫血、支气管痉挛和心衰因素能够排除或纠正后，关注的焦点应该放在症状控制上。有研究显示吸氧能够缓解低氧血症患者的呼吸困难，但与阿片类药物相比费用更高，也不大方便。如果细心探索剂量并规律使用阿片类药物缓解疼痛，并在呼吸困难缓解时加量，那么患者可以得到明显的缓解且不会出现严重呼吸抑制的情况（Bruera et al.，1990）。

有13项研究结果显示吗啡治疗进展期肺疾病和晚期癌症所导致的呼吸困难效果很好。不过具体是雾化吸入还是口服给药并无显著差别。大量证据表明长效β-受体激动剂对治疗慢性阻塞性肺病患者的呼吸困难有效（Qaseem et al.，2008）。

在患者清醒状态下，每4小时雾化吸入一次沙丁胺醇，可能会缓解支气管痉挛导致的呼吸困难和促使气道分泌物排出，在呼吸肌无力时，分泌物很难排出。

提供凉爽、流动的通风条件（开窗通风、排风扇通风），对患者也是有益的，同时也增加了患者与外界的交流。在终末期患者中应慎用抗生素治疗肺炎，因为呼吸困难本身并不需要使用抗生素进行治疗，医师应判断抗生素是否可以改善患者的生活质量，还是仅仅延长了临终过程。

便秘

预防便秘要比治疗容易得多。当患者活动量和进食量减少，且需要阿片类药物镇痛时，往往需要添加常规剂量的缓泻剂来避免形成严重的便秘。缓泻剂应每天给药1～2次，并逐渐加量至有效剂量。患者对容积性缓泻剂不易耐受，极少用于此类患者。如多库酯钠（colace），100～200mg每日2次的剂量，如效果不佳，可加用番泻叶（senokot），1～4片每日两次。如果片剂剂量不足或使用片剂致使吞咽困难而增加误吸的风险时，可加用 70% 山梨醇或乳果糖 15～45ml 每日 2～3 次。如果患者已经连续数日没有肠道蠕动，或仅有少量多次的稀便，提示可能需要人工灌肠以帮助排便。口服药物起效前可以间断使用比沙可啶(dulcolax) 10mg 栓剂或磷酸钠盐灌肠(Fleet)。粪便梗阻会导致谵妄，而后者可能与疼痛表现类似。对于此类患者，一次灌肠就可以使谵妄症状改善。

恶心和呕吐

对于伴有恶心和呕吐的患者，医师首先应积极寻找病因，如便秘或 NSAIDs 导致的胃炎。如果颅内高压是病因，则需要使用类固醇。如果保留鼻胃管或胃造瘘管，则进食过度也可能是一个原因。如果肝肿大限制胃排空或胃肠道运动造成明显的饱腹感，可以使用甲氧氯普胺(reglan)。多数恶心和呕吐的患者如果使用丙氯拉嗪(compazine)或异丙嗪(phenergan)效果不好，可以换用氟哌啶醇(haldol)，0.5～2mg 每 4～8 小时口服或皮下注射。目前还有一些有效而昂贵的药物（一般不适用于临终患者）用于治疗化疗过程中出现的恶心，包括昂丹司琼(zofran)、格拉司琼(kytril)、多拉司琼(anzemet)以及帕拉诺司琼(aloxi)。静脉给药如果可换成皮下注射给药，可能会减轻恶心的症状。D5 ½ 生理盐水或生理盐水通常有效，1L/d 或 40ml/h。如果时间有限，可以快速静滴，以避免患者全天输液。如果患者病情进展迅速，出现呼吸道分泌物增多，腹围增加，下肢水肿加重，则必须减少或停止输液，因为此时患者液体容量负荷过重。

与持续性疼痛类似，持续性恶心也应该规律使用止吐药治疗。可按需联合使用不同作用机制的止吐药。氟哌啶醇联合甲氧氯普胺或地塞米松可能有效。如果口服止吐药不能耐受，也可以尝试直肠栓剂。但后者很少能完全控制持续性恶心呕吐，除非联合使用上述的其他药物。连续皮下注射甲氧氯普胺、氟哌啶醇或相应的阿片类药物可能更为有效(Baines, 1988)。对于完全性肠梗阻患者，建议停用甲氧氯普胺，因为它可能会加重腹痛、恶心和呕吐症状(Doyle et al., 2004)。即使是完全性肠梗阻合并的呕吐，也可以在没有鼻胃管或胃造瘘的情况下通过连续皮下注射麻醉药、止吐药和抗胆碱能类药物而得以缓解(Baines et al., 1985)。生长抑素(sandostatin)也非常有效。

呃逆

影响膈神经功能的病变、胃胀或系统性疾病，如尿毒症等会导致患者出现持续性呃逆。口服药物治疗，包括巴氯芬(lioresal)，每 8 小时 10mg；氯丙嗪(thorazine)，每 4～6 小时 25～50mg；甲氧氯普胺，每 6～8 小时 10～20mg；以及氟哌啶醇，每 4～6 小时 1～2mg。

皮下给药途径

如果患者由于恶心、呕吐、昏迷或重度乏力而不能耐受口服阿片类药物或止吐药，应考虑使用肠外给药途径。频繁的肌内注射或静脉注射既给患者造成痛苦，也不便在家进行管理。对于此类情况应改为皮下给药、间断推注或持续注射。通过埋入上胸部、臂部、腹部或股部的小号蝶形针，在移动泵的带动下，可以实现每天最少 50ml 的给药量。已被证明，通过这一途径给予吗啡和羟吗啡酮是安全有效的(Bruera et al., 1988)。美沙酮、甲氧氯普胺、氟哌啶醇、劳拉西泮、地塞米松、格隆溴铵和注射液也可以皮下给药(Destro et al., 2012)。

营养支持

尽管剧烈疼痛是多数患者的常见主诉，但其家人最为担心的常常是患者吃的不好。癌性恶病质的原因目前尚不明确。癌症患者临终前往往有不能进食和消瘦的过程，人们希望医师就算不能治愈癌症，至少可以纠正营养不良以延缓患者的死亡。

问题在于管饲或混合营养制剂所带来的问题并不比获益少。家属会因患者体重下降并最终离世而感到自责。而遗憾的是，患者临终前那几周常常因饮食问题而与家属发生争执。有位患者曾说，"告诉她别再拿那勺子喂我了，我不想吃了！"对于那些不配合的患者，往往只能通过鼻胃管等其他方式给予营养。如果患者试图拔管，下一步就是用约束带束缚住他们的双手。一项对老年患者管饲情况的调查结果显示，置管 2 周内，67% 的患者会尝试自行拔管，而 43% 会发生吸入性肺炎。胃空肠造瘘自行拔管的比例较低(44%)，但 56% 的患者出现了吸入性肺炎，31% 在造瘘部位出现了渗漏或感染，50% 出现了导管堵塞或打折(Ciocon et al., 1988)。另一项综合研究认为重度痴呆患者管饲的风险很高，而获益几乎没有(Finucane et al., 1999)。当给予大量管饲营养，会引起患者腹部胀痛、恶心、腹泻以及呼吸道分泌物大量增加。在每次进食前应该常规回抽连接胃管的注射器检查胃内容物残留量。如果残留量超过约 60ml，则不再给予管饲，以便患者或家人可以看到为什么减少或停止管饲时，对于患者而言获益最大。

没有证据显示对癌症或痴呆患者强制进行管饲可以延长生命。在国立卫生研究院进行的代谢学研究显示,强制喂养的癌症患者代谢速率出现了不可逆的升高,其原因可能是肿瘤生长也出现了加速(Terepka and Waterhouse,1956)。动物实验结果显示多种肿瘤的生长速度都存在营养依赖性;如果禁食或提供无蛋白饮食,则肿瘤生长会减慢,相反如果使用完全肠外营养(total parenteral nutrition,TPN)则生长加速(Buzby et al.,1980;Stragand et al.,1979)。多个临床试验结果显示,比较了同时接受 TPN 和化疗的患者与仅接受化疗的患者。TPN 组死亡更快,特别是肺腺癌(Jordan et al.,1981)、结直肠癌(Nixon et al.,1981),和小细胞肺癌(Shike et al.,1984)的患者。Klein 及其同事(1986)对 1985 年接受 TPN 的肿瘤患者的研究结果发现,接受 TPN 的患者发生感染的可能性更大,并且对化疗的反应较差,生存时间也更短。在回顾了所有对于接受癌症化疗患者所进行的肠外营养临床试验结果后,美国医师协会(1989)总结道,"有证据表明,肠外营养支持具有负面影响,并且也没有发现使用肠外营养能够受益的疾病类型。因此对接受化疗患者不应该常规使用肠外营养支持治疗。"

那么应该如何解决晚期肿瘤患者的厌食问题?附表 5-2 列出了多种导致厌食的可逆性病因,如剧烈疼痛会影响患者的食欲,轻度恶心、口腔念珠菌病和便秘均会影响进食。应指导亲属使用装满水或果汁的注射器,并准备软食来帮助缓解患者的口干问题。使用皮质类固醇或甲地孕酮对某些患者可能有效,但也有副作用。家庭医师帮助患者家属消除内疚感是非常重要的。就像有人所说:"我不认为您丈夫的还能存活的时间或生活的质量取决于他摄入了多少营养。"患者家属可以咨询轻松的喂养方法,不是为了提供营养而是为了唤回患者关于美食的愉快回忆。一次只给予少量的食物,使其可耐受,允许患者随心所欲地进食。

离世的地点

只有在自己熟悉的地方有朋友陪伴在身旁,才有可能有尊严地离世。但是医师常常否认这一点,总认为良好的医疗条件可以给患者多争取一点生存的时间。医疗技术进步的后果是几乎不允许患者选择在家中离世,即使诊断已经明确了在疾病早期就预示了病程不断进展的本质。有这样一个故事说明了当下医疗技术的滥用,一位男性临终患者自己建造了一所房子,打算在这里离开人世,然而这个愿望却因为医师坚信自己提出的医疗方案可以延长患者几天或者几周的生存时间而不能实现。即使专科医师要求积极的治疗方

案,家庭医师也必须站在患者一边,因为他们的唯一愿望就是平静地离开人世。家庭医师应该有勇气去中断那些毫无疗效的积极治疗措施。

例如 Charles Lindbergh 就是这样一位坚持自己制订临终方案,以最大限度保留尊严和减少痛苦的患者。作为淋巴瘤患者,在临终时他拒绝住在东海岸的医疗中心,而是回到他在夏威夷的家中,在那里他妥善处理了自己的财产,并与亲友一起准备葬礼。他的离世也确实像他自己所希望的那样——安详、有尊严、私密,并且有亲友的陪伴。如果当时他没有强烈要求离开医疗中心,那么情况则会完全不同。

尽管 70% 的美国人是在医护机构中离世的(39% 在医院,31% 在护理院),调查显示其中 80% 的患者更愿意在家中度过生命的最后一刻(Farber et al.,2002)。Jacqueline Onassis 就是这样一位因选择在家中离世而备受人们尊敬的患者。类似的,Richard Nixon 提出当疾病已经严重影响到他的行动和思维能力时,不要再增加其他额外的治疗手段,最终他的这一愿望也得到了家属和医师的理解和尊重。

有些患者不想让自己成为家人的负担,因而选择自己花钱去住院或接受护理机构的护理。对于这些患者而言,逐渐地离开家人从情感上来说可能更容易接受,而且这个过程对处理好家庭和其他事务也是必要的。这一情况有时也仅仅是因为患者的配偶心理和生理上都没办法接受看着自己所爱的人在家中一步一步走向死亡。没有最好的方法,重要的是要为患者设法构建一个能够照顾到方方面面的支持体系。家庭医师应该在向患者及其家属进行交代病情时,注意寻找他们最能接受的临终关怀方式。

临终关怀医疗

重 点

- 临终关怀医疗的服务对象是预后生存期少于 6 个月的患者。
- 绝大多数患者在接受临终关怀医疗时都为时过晚,调查显示其中位生存期仅 3 周。
- 临终关怀医院的首要目标是尊重并实现患者在家离世的愿望。
- 临终关怀工作者应为患者家属提供持续不断的帮助,避免其出现情感衰竭,并且在患者去世后进行长达 1 年的随访。

"临终关怀医院"本指为朝圣者和旅行者提供补给和医疗服务的中途站,爱尔兰天主教仁爱会(Irish Sisters of Charity)将死亡看做旅途中的一个阶段。1879 年和 1905 年他们分别在都柏林和伦敦开设了为临终患者提供医疗服务的机构。在这些地方患者能够接受到不能在家中享受的医疗服务。

Cicely Saunders 在 20 世纪 40 年代原本是伦敦的一名护士和社会工作者。她护理的一位患者曾捐资 500 英镑,希望建立一所为临终患者提供特殊服务的机构。从医学院毕业后,1958—1965 年 Saunders 女士在伦敦的 St. Joseph 临终关怀医院工作。她发现了多专科协作、规律口服阿片类药物以及其他一系列能够缓解患者及家属的症状和压力的有效方法。她于 1967 年在伦敦南部创建了 St. Christopher 临终关怀医院,并推动了现代化临终关怀医疗的发展。截至 2008 年仅美国就有近 5000 家临终关怀医院。

无论离世地点在哪儿,临终关怀这个服务理念都可以使患者和家属倍感温馨。临终关怀计划包括姑息性和支持性治疗,以为临终患者及其家属提供躯体、心理、社会和精神的全面护理。医疗服务由一个包括多专业人员和志愿者所组成的团队来提供,并由医学专家监督。而且无论是在家还是在医疗机构均能获得。必要时应提供家庭医护服务,包括规律、间断或预约服务,抑或是钟点工式的计时服务。临终关怀这一理念直接面向预期生存时间有限的患者,为他们提供关怀的医疗服务。临终关怀和姑息性治疗是基于团队的医疗方法,涉及专业医护工作、疼痛管理,以及情感和精神支持,而且这些医疗方案应该基于患者的需求和愿望而制订。对与患者关系密切的人同样应该予以支持。临终关怀和姑息性治疗的核心理念是我们每一个人都有权利无痛苦和有尊严的离世,而我们的家人也理应得到相应的情感支持使这一切成为可能(www.nhpco.org,2009)。

入住临终关怀医院的主要条件是患者主治医师和临终关怀医院医师认定其预后生存期短于 6 个月,并且有医师确认患者的疾病处于自然病程。附表 5-3 列出了由美国国家临终关怀和姑息治疗组织(National Hospice and Palliative Care Organization,NHPCO)提出的临终关怀服务标准。

多学科协作的临终关怀团队包括患者医护工作协调员、护士、医师、咨询师、志愿协调员和精神治疗师。医疗服务应每周 7 天,每天 24 小时随时待命,应始终由同一个医疗团队为患者提供连续的医疗服务,以免患者产生不安的情绪。志愿者是医疗服务中的重要组成部分,并且可以提供多种服务。临终关怀服务的部分内容是涵盖在 Medicare、Medicaid 以及多家医疗保险公司的支付范围之内。有些临终关怀医院还可以提供慈善援助项目。

根据 Medicare 公司临终关怀计划(Medicare Hospice Benefit)制订的支付条件,患者的预期生存期应短于 6 个月。然而有必要重申的是,多数患者在转入临终关怀医院时都已为时过晚。一项对芝加哥 5 家临终关怀医院的调查结果显示,入院后的中位生存期仅为 24 天(Stone,2001)。事实上,7% 的患者在转入临终关怀医院后几个小时内就离世了。这可能是因为医师在转入患者时对预期生存时间作出正确估计仅占 20%,而 63% 的情况下过于乐观,17% 过于悲观。医生服务患者的时间越长,对患者的预期就越乐观。2011 年,临终关怀期的中位数(第 50 个百分位)只有约 19.1 天,平均服务时间为 69.1 天,其中在生命的最后一周转入的患者占 35.8%(NHPCO,2013 年)。家庭医师应该在患者还能够作出选择的时候提出转至临终关怀医院,而非在患者生命即将结束的时候才提出转入临终关怀医院。

家人支持

临终患者的家人和朋友同样会感到痛苦,理应得到情感支持。医师不应仅在患者临终这一阶段关注其家庭成员的需求,还应在患者离世后保持随访,无论是通过打电话、写信还是家访。

临终关怀并不仅仅关注患者本身;医疗的主体是患者及其家人。他们的生理、心理和人际交流需要都应该得到重视。在患者去世后,家庭成员可能会出现发病率和死亡率升高的情况,因而需要家庭医师更多的帮助和支持。遗憾的是,多数医师在患者去世后都没有保持与其家属的联系,因而这种需求常常被忽视。

"鳏寡效应"指在患者去世不久后其配偶也很快离世。但是接受临终关怀的患者其配偶往往比那些没有选择临终关怀的患者配偶活得更久,这可能是因为选择临终关怀的患者给家庭带来的压力更小(Christakis and Iwashyna,2003)。

临终关怀医院应该在患者去世后为患者亲属提供至少长达 1 年的随访。患者去世后其亲属会因为哀伤而比平时更容易发生躯体疾病和其他情感障碍。他们需要有人帮助他们应对哀伤、内疚感和缓解其他与情绪紊乱相关的症状。临终关怀医院提供的上述服务应该帮助他们尽可能避免出现这些问题,并且帮助逝者亲属应对回忆所带来的痛苦,特别是在节假日、生日和某些特殊的场合。

曾有一位男性肿瘤患者为了不给亲友带来痛苦而没有将自己的病情告诉他们。在他死后，确实有些人很佩服他默默承受痛苦的勇气，但更多的人认为自己受到了伤害而感到愤怒，觉得患者没有想过自己实际上承受不了这种噩耗带来的打击。活着的人感到愤怒不只是因为患者看上去似乎并不需要他们，还因为他连句再见都没来得及说，这使得他们的内心受到了伤害（New Age Hospice Horizons，1989）。

临终关怀活动最重要的贡献并非是因为提供了一种特殊的关怀机构，可以让临终患者死得不那么"壮烈"，更在于把患者家属也纳入了关怀的范围，同样重视他们的感受。随着医疗技术的迅速发展，家庭变得越来越难以面对和接受死亡。临终关怀运动逆转了这个趋势，它帮助家庭成员与社区支持机构一起为尽可能多的患者提供家庭医疗服务。而如果患者的症状在家中得不到有效控制，临终关怀医院可以为他提供一个与家庭尽可能接近的环境进行专业的医疗护理工作。

选择临终关怀医院

如今很多城市都有不止一家临终关怀医院。某些临终关怀医院选择招募一些医疗专业知识匮乏的志愿者，而另外一些机构却配备有独立病房和专职的医护人员。附表 5-4 中提到的问题有助于选择合适的临终关怀医院。

某些患者和家属拒绝接受临终关怀医院的原因是担心其医护工作会被陌生医师接管，而自己的家庭医生会撒手不管。家庭医师应努力消除他们的这种担忧（Jemal et al.，2009）。事实上很多临终关怀医院都会聘请持有医师执照的医师指导他们进行姑息性治疗，处理某些特别复杂的症状和问题（各地区认证医师列表详见 www.abhpm.org）。

社会支持和社区资源

见附录 5-1。

预先嘱托

重 点

- 预先嘱托是一份有法律效力的医疗文书，指明自己以后功能丧失不能作出医疗决定时希望获得的医疗方向。
- 其中最重要的项目是指定患者的授权委托人。

- 预先嘱托从简单到复杂各有不同，但无论如何都不可能预料到所有可能发生的事件。
- 网络上有很多根据不同患病情况制订的预先医疗计划文书。

预先嘱托是一份由功能健全的患者作出的有法律效力的医疗文书件，表明自己对于以后由于终末期疾病而功能丧失不能作出医疗决定时希望获得的医疗方向。预先嘱托可分为以下几类：

生存愿望嘱托 在疾病威胁生命时限制某些医疗手段的医疗文书。

授权委托人嘱托 指定某人作为患者的授权委托人（或委托医疗律师行使权力）在患者失去判断能力时作出医疗决策。

代理律师的嘱托 指定某人在患者失去判断能力时代理其作出健康、财产和法律事务的决定。

"放弃抢救"嘱托 由医师和患者、授权委托人或代理律师作出相应决定。

维持生命治疗嘱托（POLST） 与患者的主管医师讨论一套基于患者意愿的医疗方案。这样就可以保证医护人员仅提供患者所希望接受的治疗。目前此条例已在 14 个州通过立法支持，而且在其他州也在探讨中。

如果患者只剩下一件事可做，那就应该是指定一位授权委托人代表患者作出医疗决定。家庭医师应该鼓励每一位患者指定自己的决定人、委托人或律师在最后时刻帮助自己满足愿望。不过也确实存在这样的问题，在预先嘱托中指定的代理人常常未能在关键时刻作出决定，或过于感情用事而不能提供合理意见。

不同的患病情况都有其特殊的法律规定如何作出预先嘱托，详情可查询 www.caringinfo.org。此外还可以查询这些网站：www.familycaregiversonline.net/legal-resources。

1991 年通过的"患者自决法案"（Patient Self-Determination Act）要求 Medicare 或 Medicaid 基金覆盖范围内的医院和其他医疗机构必须向新入院的患者告知其享有作出预先嘱托的权力。这项措施的目的在于鼓励人们关注并接受预先嘱托这一形式，避免医疗决策过程中的含糊状态（Field and Cassel，1997）。这项法案要求医院必须向所有患者提供书面信息，告知其选择或拒绝治疗手段，并作出预先嘱托的权力受联邦法律保护。

美国人中有近 90% 认为他们不希望在自己临终前接受额外的医疗措施，但仅有 20% 的人把自己的意愿写到"生存愿望"书面嘱托中去。图 5-1 所示的生存愿望嘱托较其他版本有几个优点。它表明了患者的意愿，还邀请了两位见证人维护患者的个人愿望。这种叙述方式既满足了患者各个方面的良好愿望，又体现了方方面面的关切之情。

没有一种放之四海而皆准的预先嘱托计划方法。有些人选择相对简单的方法，而有些人选择更复杂的、按部就班的嘱托过程。简单方法从一开始就拒绝了某些支持治疗手段。对于已经制订了生存愿望嘱托并选定了授权委托人的患者而言，这种方法能有效保证患者确实只接受自己想要的医疗方案。

尽管预先嘱托并不能保证患者的意愿都能得到满足，但是没有这些嘱托就更不可能。TerriSchiavo，是一位41岁的女性，2005年在一场关于她的法律诉讼和政治风暴之后终于被拔除了营养管。从这个著名案例之后，患者开始关注是否应该指明自己对于维持生命的治疗手段的态度。Schiavo的案例阐明了预先医疗嘱托对于减轻家庭和医师的痛苦感的重要性。

遗憾的是，Schiavo案例所依据的法律限制了这一点。如今很多州立法院都规定在没有得到患者明确和有说服力的证据证明患者拒绝接受维持生命治疗之前，必须进行干预。尽管预先嘱托已经涵盖了相当多的终末期疾病类型，但仍然不可能对每一种患病类型都精确描述出患者的意愿。预先嘱托对复杂临床情况应对能力有限，而后者往往是更为现实的情况，这也就更加说明指定医疗代理人的重要性。

过去，临终决策往往仅限于判断是否进行心肺复苏（cardiopulmonary resuscitation，CPR）。现在这一范围已经扩展到管饲、饮水、住院、使用抗生素和临终镇静。亲属越关注患者真正的内心需要，而非家庭成员自身感受，最后作出的决策对患者就越有利（Lang and Quill，2004）。CPR在某些情况下是能够挽救生命，但对于大多数疾病终末期患者而言，其心肺功能几乎完全不可能恢复到令人满意的水平，更不用说出院或院外生活。一项大型的多中心临床研究结果显示，医师几乎从未意识到重症住院患者放弃CPR的愿望，而即使了解了这种愿望，也很少予以足够的尊重（Connors et al.，1995）。

相对简单的预先医疗方案文件可以在www.projectgrace.org网站上的终末期复苏和医疗指南（Guidelines for Resuscitation and Care at End-of-life，GRACE）项目中查到。这份文件试图涵盖在www.medicaldirective.org的医学指令部分所涉及的多种临床情况。患者和医师可以下载一份包括6种不同患病情况的生存愿望嘱托书，并作出个人生命和指定的授权委托人。可登录该网站查询更多信息。

心血管可植入电子设备

许多终末期心脏病患者都植入了电子设备，如起搏器和植入式自动除颤器（ICD）。为了让患者及家属更好的做好准备，家庭医师可以在患者出现心功能明显下降或需要住院治疗之前，与患者及家属沟通使用这些电子设备的获益与风险。有研究证实，起搏器不影响患者的寿命。一方面，起搏器中断可能导致心绞痛或呼吸困难，因此推荐在临终患者继续使用起搏器。另一方面，ICD会导致电击样疼痛，考虑可能与转复心律有关。在生命的尽头，如果想让患者过舒适的生活，可以停止使用ICD（Manaouil et al.，2012）。生产该设备的公司可以帮助中止ICD工作，也可以通过将一块与ICD磁体相同体积的磁体放在胸部ICD的表面，临时终止ICD工作。在高级的护理计划之中和患者临终时，医师应详细向患者及其家属介绍ICD失用的情况（Hastings，2013，p.167）。

> **生存愿望嘱托书**
>
> 　　我希望自己能活得长久，但并非不惜一切代价。如果我将无法避免地走向死亡，并且我已经失去、也没有机会恢复与他人进行交流的能力，或者我正受到剧烈和无法逆转的病痛折磨，我不会希望自己的生命再继续延续下去。那时我会请求你们不要对我进行手术或复苏治疗。我不希望接受机械通气、强化医疗，或其他一些延续生命的治疗手段，我更希望医疗能让我过得更舒适，帮助我尽可能地与人交流，给我带来平和与安详。
>
> 　　为了保证上述愿望能得到正确的理解和实现，我授权_____代表我与医师和医护人员协调一致，接受、计划和拒绝相应的治疗手段。他了解我对生命的价值观，懂得我会如何权衡失能、痛苦和死亡。如果在必要的时候无法联系到他，我授权_____作出上述决策。我已经和他们讨论过自己对于临终医疗的愿望，我相信他们能够代表我自己作出相应的决策。
>
> 　　此外，我已经和他们就我的医疗选择讨论并作出了下列特别要求：
>
> ［要求列表］
>
> 日期_____　　　签名_____
>
> 见证人_____　　　及_____

图5-1　生存愿望嘱托书示例

安乐死和协助自杀

见附录 5-2。

（董卫国 田山 译）

附录

参考资料

Abarshi E, Echteld M, Donker G, et al: Discussing end of life issues in the last months of life: a nationwide study among general practitioners, *J Palliat Med* 14(3):323–330, 2011.

American College of Physicians: Parenteral nutrition in patients receiving cancer chemotherapy [position paper], *Ann Intern Med* 110:734, 1989.

Aring CD: *The Understanding Physician*, Detroit, 1971, Wayne State University Press.

Baines M: Nausea and vomiting in the patient with advanced cancer, *J Pain Symptom Manage* 3:81, 1988.

Baines M, Oliver DJ, Carter RL: Medical management of intestinal obstruction in patients with advanced malignant disease, *Lancet* 2:990, 1985.

Balboni TA, Vanderwerker LC, Block SD, et al: Religiousness and spiritual support among advanced cancer patients and associations with end-of-life treatment preferences and quality of life, *J Clin Oncol* 25:555–560, 2007.

Bascom PB, Bordley JL, Lawton AJ: High-dose neuroleptics and neuroleptic rotation for agitated delirium near the end of life, *Am J Hosp Palliative Care*, 2013. [Epub ahead of print].

Bennett M: Effectiveness of antiepileptic or antidepressant drugs when added to opioids for cancer pain, *Palliat Med* 25(5):553–559, 2011.

Berlinger N, Jennings B, Wolf S, et al: *The Hasting Center Guidelines for Decisions on Life Sustaining Treatment and Care Near the end of Life*, ed 2, New York, 2013, Oxford University Press.

Block SD: Assessing and managing depression in the terminally ill patient, *Ann Intern Med* 132:209, 2000.

Bruera E, Brenneis C, Michaud M, et al: Use of subcutaneous route for administration of narcotics in patients with cancer pain, *Cancer* 62:407, 1988.

Bruera E, Macmillan K, Pither J, MacDonald RN: Effects of morphine on the dyspnea of terminal cancer patients, *J Pain Symptom Manage* 5:341, 1990.

Buzby GP, Mullen JL, Stein TP, et al: Host-tumor interaction and nutrient supply, *Cancer* 45:2940, 1980.

Choi JY, Chang YJ, Song HY, et al: Factors that affect quality of dying and death in terminal cancer patients on inpatient palliative care units: perspectives of bereaved family caregivers, *J Pain Symptom Manage* 45(4):735–745, 2013.

Christakis N, Iwashyna T: The health impact of health care on families, *Soc Sci Med* 57:465–475, 2003.

Christakis NA, Lamont EB: Extent and determinants of error in doctors' prognosis in terminally ill patients: prospective study, *BMJ* 320:469–473, 2000.

Ciocon JO, Silverstone FA, Grouer M, et al: Tube feedings in elderly patients, *Arch Intern Med* 148:429, 1988.

Connors AF Jr, Dawson NV, Desbiens NA, et al: A controlled trial to improve care for seriously III hospitalized patients: the Study to Understand Prognoses and Preferences for Outcomes and Risks of Treatments (SUPPORT), *JAMA* 274:1591–1598, 1995.

Cranston JM, Crockett A, Currow D: Oxygen therapy for dyspnoea in adults, *Cochrane Database Syst Rev* (3):CD004769, 2008.

Destro M, Ottolini L, Vicentini L, Boschetti S: Physical compatibility of binary and ternary mixtures of morphine and methadone with other drugs for parenteral administration in palliative care, *Support Care Center.* 20(10):2501–2509, 2012.

Diekstra RFW: Assisted-suicide and euthanasia: experience from The Netherlands, *Ann Med* 25:5, 1993.

Doyle D, Hanks G, Cherny N, et al. editors: *Oxford Textbook of Palliative Medicine*, ed 3, New York, 2004, Oxford University Press.

Dunphy JE: On caring for the patient with cancer, *N Engl J Med* 295:313, 1976.

Earle CC, Neville BA, Landrum MB, et al: Trends in the aggressiveness of cancer care near the end of life, *J Clin Oncol* 22:315–321, 2004.

Emanuel LL, von Gunten CF, Ferris FD, Hauser JM, editors: *The Education in Palliative and End-of-life Care (EPEC) Curriculum*, Chicago, 2003, EPEC Project.

Evans C, McCarthy M: Prognostic uncertainty in terminal care: can the Karnofsky Index help? *Lancet* 1:1204, 1985.

Farber SJ, Egnew TR, Herman-Bertsch JL: Defining effective clinician roles in end-of-life care, *J Fam Pract* 51:153–158, 2002.

Field MJ, Cassel CK, editors: *Approaching Death: Improving Care at the End of Life. Report of the Committee on Care at the End of Life, Institute of Medicine*, Washington, DC, 1997, National Academies Press.

Finnish Medical Society Duodecim: *Palliative treatment of cancer*, Helsinki, 2003, Duodecim Medical Publications.

Finucane TE, Christmas C, Travis K: Tube feeding in patients with advanced dementia: a review of the evidence, *JAMA* 282:1365, 1999.

Friedman JH: Atypical antipsychotic drugs in the treatment of Parkinson's Disease, *J Pharm Pract* 6:534–540, 2011.

Harrington SE, Smith TJ: The role of chemotherapy at the end of life: when is enough, enough? *JAMA* 300:2667–2678, 2008.

Herth K: Fostering hope in terminally-ill people, *J Adv Nurs* 15:1250, 1990.

Jackson KC, Lipman AG: Drug therapy for anxiety in adult palliative care patients, *Cochrane Database Syst Rev* (1):CD004596, 2004.

Jemal A, Siegel R, Ward E, et al: Cancer Statistics, 2009, *CA Cancer J* 59:225–249, 2009.

Jennings AL, Davies AN, Higgins JPT, et al: Opioids for the palliation of breathlessness in terminal illness, *Cochrane Database Syst Rev* 4:DC002066, 2001.

Jordan WM, Valdivreso M, Frankmann C, et al: Treatment of advanced adenocarcinoma of the lungs with Ftorafur, doxorubicin, cyclophosphamide and cisplatin (FACP) and intensive IV hyperalimentation, *Cancer Treat Rep* 65:197, 1981.

Kaiko RF, Foley KM, Gravinsky PLJ, et al: Central nervous system excitatory effects of meperidine in cancer patients, *Ann Neurol* 13:180, 1983.

Kearney MK, Weininger RB, Vachon ML, et al: Self-care of physicians caring for patients at the end of life, *JAMA* 301:1155–1164, 2009.

King S, Forbes K, Hanks GW: A systematic review of the use of opioid medication for those with moderate to severe cancer pain and renal impairment: a European Palliative Care Research Collaborative opioid guidelines project, *Palliat Med* 25(5):525–552, 2011.

Klein S, Simes J, Blackburn GL: Total parenteral nutrition and cancer clinical trials, *Cancer* 58:1378, 1986.

Kübler-Ross E: *Death: the Final Stage of Growth*, Englewood Cliffs, NJ, 1975, Prentice-Hall.

Lamerton R: *Care of the Dying*, Westport, 1976, CT, Technomic.

Lang F, Quill T: Making decisions with families at the end of life, *Am Fam Physician* 70:719–723, 2004.

Lannen PK, Wolfe J, Prigerson HG, et al: Unresolved grief in a national sample of bereaved parents: impaired mental and physical health 4 to 9 years later, *J Clin Oncol* 26:5870–5876, 2008.

Lieberman S: *Death, Dying and Dessert*, Houston, TX, 2013, Casa de Palabras.

Lindqvist O, Lundquist G, Dickman A, et al: Four essential drugs needed for quality care of the dying: a delphi study based international expert consensus opinion, *J Palliat Med* 16(1):38–43, 2013.

LORAN Commission: *A Report to the Community*, Brookline, MA, 1989, Harvard Community Health Plan.

Low B, Ruston D, Kates LW, et al: Discussing religious and spiritual issues at the end of life: a practical guide for physicians, *JAMA* 287:749–754, 2002.

Manaouil C, Gignon M, Traulle S: Cardiovascular implantable electronic devices: patient education, information, and ethical issues, *Med Law* 31(3):L 355–L 363, 2012.

Mazzi M, Bensing J, Rimondini M, et al: How do lay people assess the quality of physicians' communicative responses to patients; emotional cues and concerns? An international multicentre study based on videotaped medical consultations, *Patient Educ Couns* 90(3):347–353, 2013.

McNicol ED, Strassels S, Goudas L, et al: NSAIDs or paracetamol, alone or combined with opioids, for cancer pain, *Cochrane Database Syst Rev* (1):CD005180, 2005.

Michael N, O'Callaghan C, Baird A: Cancer caregivers advocate a patient- and family-centered approach to advanced care planning, *J Pain Symptom Management* 47(6):1064–1077, 2014.

Miles C, Fellowes D, Goodman ML, Wilkinson SSM: Laxatives for the management of constipation in palliative care patients, *Cochrane Database Syst Rev* (4):DC003448, 2006.

Miles SH: Physicians and their patient's suicides, *JAMA* 271:1786, 1994.

National Hospice Organization: *Standards of a Hospice Program of Care*, Arlington, VA, 1993, National Hospice Organization.

National Hospice and Palliative Care Organization: *NHPCO Facts and Figures: Hospice Care in America*, 2013. http://www.nhpco.org/sites/default/files/public/Statistics Research/2012 Facts and Figures.pdf.

National Institutes of Health: *Major Recommendations of the NIH State-of-the-Science Conference on Improving End-of-Life Care*, Washington, DC, 2004, National Institutes of Health.

Nelson JB, Rohricht JS: *Human Medicine. Ethical Perspectives on Today's Medical Issues*, Minneapolis, 1984, Augsburg Publishing House.

Ngo-Metzger Q, August KJ, Srinivasa M, et al: End-of-life care: guidelines for patient-centered communication, *Am Fam Physician* 77:167–174, 2008.

Nicholson AD: Methadone for cancer pain, *Cochrane Database Syst Rev* (3):CD003971, 2007.

Nixon DW, Moffit S, Lawson DH, et al: Total parenteral nutrition as an adjunct to chemotherapy of metastatic colorectal cancer, *Cancer Treat Rep* 65(Suppl 5):121, 1981.

Northouse L, Williams AL, Given B: Psychosocial care for family caregivers for patients with cancer, *J Clin Oncol* 30(11):1227–1334, 2012.

Osler W: *Aequanimitas*, Philadelphia, 1904, Blakiston's Son.

Paterson G: Death, dying, and the elderly. In Clements WM, editor: *Ministry with the Aging*, New York, 1981, Harper & Row, pp 227–228.

Perkins P, Dorman S: Haloperidol for the treatment of nausea and vomiting in palliative care patients, *Cochrane Database Syst Rev* (2):CD006271, 2009.

Phelps AC, Maciejewski PK, Nilsson M, et al: Religious coping and use of intensive life-prolonging care near death in patients with advanced cancer, *JAMA* 301:1140–1147, 2009.

Physician Orders for Life-Sustaining Treatment (POLST). https://www.polst.org.

Prigerson HG, Frank E, Kasl SV, et al: Complicated grief and bereavement-related depression as distinct disorders: preliminary empirical validation in elderly bereaved spouses, *Am J Psychiatry* 152:22–30, 1995.

Qaseem A, Snow V, Shekelle P, et al: Evidence-based interventions to improve the palliative care of pain, dyspnea and depression at the end of life: a clinical practice from the American College of Physicians, *Ann Intern Med* 148:141–146, 2008.

Quigley C: Hydromorphone for acute and chronic pain, *Cochrane Database Syst Rev* (3):CD003447, 2007.

Rosenberg JM, Harrell C, Ristic H, et al: The effect of gabapentin on neuropathic pain, *Clin J Pain* 13:251, 1997.

Saarto T, Wiffen PJ: Antidepressants for neuropathic pain, *Cochrane Database Syst Rev* (3):CD005454, 2007.

Saunders C: Living with dying, *Man Med* 1:227, 1976.

Seravalli EP: The dying patient, the physician and the fear of death, *N Engl J Med* 319:1728, 1988.

Shike M, Russell DM, Detsky AS, et al: Changes in body composition in patients with small-cell lung cancer—the effects of TPN as an adjunct to chemotherapy, *Ann Intern Med* 101:303, 1984.

Simpson MA: Planning for terminal care, *Lancet* 2:192, 1976.

Solomon MZ, O'Donnell L, Jennings B, et al: Decisions near the end of life: professional views on life-sustaining treatments, *Am J Public Health* 83:14–23, 1993.

Stone MJ: Goals of care at the end of life, *Baylor Univ Med Ctr Proc* 14:134–137, 2001.

Storey P, Hill HH, St Louis RH, Tarver EE: Subcutaneous infusions for control of cancer symptoms, *J Pain Symptom Manage* 5:33, 1990.

Storey P, Trumble M: Rectal doxepin and carbamazepine therapy in patients with cancer, *N Engl J Med* 327:1318, 1992.

Stragand JJ, Braunschweiger PG, Pollice AA, et al: Cell kinetic alterations in marine mammary tumors following fasting and refeeding, *Eur J Cancer* 15:218, 1979.

Strassels SA, Maxwell TL, Iver S: Constipation in persons receiving hospice care, *J Pain Symptom Manage* 40(6):810–820, 2010.

Sulmasy DP, Rahn M: I was sick and you came to visit me: time spent at the bedsides of seriously ill patients with poor prognoses, *Am J Med* 111:385–389, 2001.

Teno JM, Fisher ES, Hamel MB, et al: Medical care inconsistent with patients' treatment goals: association with 1-year Medicare resource use and survival, *J Am Geriatr Soc* 50:496–500, 2002.

Terepka AR, Waterhouse C: Metabolic observations during forced feedings of patients with cancer, *Am J Med* 20:225, 1956.

Toombs JD, Kral LA: Methadone treatment for pain states, *Am Fam Physician* 71:1353–1358, 2005.

Tumulty PA: *The Effective Clinician*, Philadelphia, 1973, Saunders.

Twycross RG: Hospice care. In Spilling R, editor: *Terminal Care at Home*, Oxford, England, 1986, Oxford University Press, p 105.

Twycross RG: *Symptoms Control in Far Advanced Cancer: Pain Relief*, ed 2, London, 1993, Pitman.

Veatch RM: Choosing not to prolong dying, *Med Dimensions* Dec:8ff, 1972.

Waldrop DP, et al: Can short hospice enrollment be long enough? Comparing the perspectives of hospice professionals and family caregivers? *Palliat Support Care* 7(1):37–47, 2009.

Ward A: Telling the patient, *J R Coll Gen Pract* 24:465, 1974.

Weisman A, Brettell HR: The pre-terminal and terminal patient. In Rakel RE, Conn H, editors: *Family Practice*, Philadelphia, 1978, Saunders, pp 249–257.

Widera E, Block S: Managing grief and depression at the end of life, *Am Fam Physician* 86(3):259–264, 2012.

Wiffen PJ, Collins S, McQuay HJ, et al: Anticonvulsant drugs for acute and chronic pain, *Cochrane Database Syst Rev* (2):CD001133, 2005a.

Wiffen PJ, McQuay HJ, Moore RA: Carbamazapine for acute and chronic pain in adults, *Cochrane Database Syst Rev* (3):CE005451, 2005b.

Wiffen PJ, McQuay HJ, Rees J, Moore RA: Gabapentin for acute and chronic pain, *Cochrane Database Syst Rev* (3):CD005452, 2005c.

Wiffen PJ, McQuay HJ: Oral morphine for cancer pain, *Cochrane Database Syst Rev* (3):CD003868, 2007.

Wilkinson TJ, Robinson BA, Begg EJ, et al: Pharmacokinetics and efficacy of rectal versus oral sustained-release morphine in cancer patients, *Cancer Chemother Pharmacol* 31:251, 1992.

Wright AA, Zhang B, Ray A, et al: Associations between end-of-life discussions, patient mental health, medical care near death, and caregiver bereavement adjustment, *JAMA* 300:1665–1673, 2008.

Zhang B, Wright AA, Huskamp HA, et al: Health care costs in the last week of life: associations with end-of-life conversations, *Arch Intern Med* 169:480–488, 2009.

Zucker MB, Rothwell KG: Differential influences of salicylate compounds on platelet aggregation and serotonin release, *Curr Ther Res* 23:194, 1978.

网络资源

www.aarp.org American Association of Retired Persons. Consumer information regarding living wills, life after loss, and end-of-life issues.

www.aahpm.org The American Academy of Hospice and Palliative Medicine, a professional organization providing educational resources, jobmart, news, and challenges in symptom management.

www.adec.org Association for Death Education and Counseling. Educational resources on coping with loss, bereavement rituals, grief counseling, and other end-of-life issues.

www.americangeriatrics.org American Geriatrics Society. A variety of clinical practice guidelines and educational materials for those caring for older adults, including inappropriate medication use.

www.ampainsoc.org American Pain Society. Professional education regarding pain management and research.

www.asbh.org American Society for Bioethics and Humanities. Educational materials for health care professionals engaged in academic bioethics and the health-related humanities.

cancer.net American Society of Clinical Oncology. Patient information regarding symptom and disease management.

cancer.org American Cancer Society. Includes a complete listing of support programs and services in your area.

getpalliativecare.org Center to Advance Palliative Care. Tells patients where to find palliative care. Provides links to important websites, videos, and specific resources for clinicians, caregivers, the media, and policy makers.

www.abanet.org/aging Commission on Law and Aging of the American Bar Association. Consumer information on elder abuse, guardianship law, Medicare advocacy, and cognitive impairment.

www.agingwithdignity.org Develops a living will by answering five questions: medical care when incapacitated, medical treatment I want or do not want, how comfortable I want to be, how I want people to treat me, and what I want my loved ones to know.

www.cancer.gov National Cancer Institute. Complete listing of cancer treatment and ongoing clinical trials for the public and health care professionals.

www.caringinfo.org National Hospice and Palliative Care Organization. A layperson's guide to advance care planning. Provides free advance directives for each state, financial considerations, choosing a hospice, and grieving a loss.

www.compassionandchoices.org Compassion & Choices. Nonprofit organization to improve care and expand choice at the end of life, including links to Facing a Terminal Illness, Planning for the Future, and Help for a Loved One.

www.dyingwell.org Dying Well. Dr. Ira Byock's website. Includes resources on end-of-life care, grief and healing, and frequently asked questions about end-of-life experience and care.

www.epec.net The EPEC Project. Education of health care professionals in the essential clinical competencies of palliative and end-of-life care.

www.hospicefoundation.org Hospice Foundation of America. How to locate and choose a hospice, paying for hospice care, tools for caregivers, and so on.

www.nahc.org National Association for Home Care & Hospice. Trade association representing interests and concerns of home care agencies and hospices, including regulatory, legislative, and educational resources.

www.caregiveraction.org Caregiver Action Network. Tips and tools for family caregivers and information on agencies that provide caregiver support.

www.nhpco.org National Hospice and Palliative Care Organization, formerly National Hospice Organization. A professional organization that provides a large variety of educational programs and helps find a hospice or palliative care program.

www.nih.gov/nia National Institute on Aging. Publications and clinical trials on aging and disease and an online searchable database of health topics and contact information that provide help to elderly patients.

www.polst.org Physician orders for life-sustaining treatment. A form that complements but does not replace the advance directive. YouTube videos demonstrate its use in practice.

www.prepareforyourcare.org Prepare for Your Care. An easy-to-use online advance care planning tool. Includes easy-to-understand videos.

www.projectgrace.org Project GRACE. Includes an advance care plan document, examples of a living will in English and Spanish, and which states require it to be notarized.

www.uslivingwillregistry.com U.S. Living Will Registry. National registry that stores advance directives for access by medical professionals (membership required). Provides advance directive forms for all 50 states.

www.ycollaborative.com A consulting service that assists with advance directives, do not resuscitate orders, and medical powers of attorney.

推荐阅读

Angell M: The quality of mercy, *N Engl J Med* 306:98, 1982.

Byock IR: The nature of suffering and the nature of opportunity at the end of life, *Clin Geriatr Med* 12:237, 1996.

Byock IR: *Dying Well: The Prospect for Growth at the End of Life*, New York, 1997, Riverhead Books.

Davidson GW: *Living with Dying*, Minneapolis, 1975, Augsburg.

Driscoll CE: Pain management, *Prim Care* 14:337, 1987.

Driscoll CE: Symptom control in terminal illness, *Prim Care* 14:353, 1987.

Field MJ, Cassel CK, editors: *Approaching Death: Improving Care at the End of Life. Report of the Committee on Care at the End of Life, Institute of Medicine*, Washington, DC, 1997, National Academies Press.

Graham J: *In the Company of Others*, New York, 1982, Harcourt Brace Jovanovich.

Hively J, editor: *Hospice of Marin Information Handbook*, San Rafael, 1981, CA, Hospice of Marin.

Kelly OE, Murray WC: *Make Today Count*, New York, 1975, Delacorte Press.

Kübler-Ross E: *On Death and Dying*, New York, 1969, Macmillan.

Kushner HS: *When Bad Things Happen to Good People*, New York, 1981, Schocken Books.

Lindemann E: Symptomatology and management of acute grief, *Am J Psychiatry* 101:141, 1944.

Lipman AG: Drug therapy in cancer pain, *Cancer Nurs* 3:39, 1980.

Nelson JB: *Human Medicine: Ethical Perspectives on New Medical Issues*, Minneapolis, 1973, Augsburg.

Pearson L, editor: *Death and Dying*, Cleveland, 1969, The Press of Case Western Reserve University.

Shimm DS, Logue GL, Maltie AA, et al: Medical management of chronic cancer pain, *JAMA* 241:2408, 1979.

Simpson MA: *The Facts of Death*, Englewood Cliffs, NJ, 1979, Prentice-Hall.

Snow LW: *A Death with Dignity: When the Chinese Came*, New York, 1974, Random House.

Stedeford A: Couples facing death. II. Unsatisfactory communication, *BMJ* 238:1098, 1981.

Storey P, Knight CF: *Hospice/Palliative Care Training for Physicians: a Self-Study Program. Unipac Series*, ed 3, 2008, Chicago: American Academy of Hospice and Palliative Medicine.

Switzer DK: *The Dynamics of Death*, New York, 1970, Abingdon Press.

Tolle SW, Elliot DL, Hickam DH: Physician attitudes and practiaces at the time of patient death, *Arch Intern Med* 144:2389, 1984.

White RB, Gathman LT: The syndrome of ordinary grief, *Am Fam Physician* 8:96, 1973.

Wong CB, Swazey JP, editors: *Dilemmas of Dying: Policies and Procedures for Decisions Not to Treat*, Boston, 1981, GK Hall & Co.

附表 5-1 向患者传达"坏消息"

- 选择隐蔽,安静的地方。
- 避免通过电话传递坏消息,因为通过电话无法知道患者对此事的反应,也无法给予患者可实施的支持。
- 保持充足的不被打扰的时间;手机关机或静音。
- 有一个家属或朋友(第三者)在场,因为患者可能在听到"癌症"之后什么都没听进去。
- 如果家属在场,请确认每一个人,并询问其与患者的关系。
- 向患者及家属询问他们所知晓的内容,并确认他们想要了解多少。
- 诚实而不直率,谈话中坦诚相待。
- 以简短的几句话传达信息,并确保患者当场理解。
- 注意你的肢体语言,通过坐在患者的身旁,肢体接触,眼神接触,传达你的关心。
- 让信息沉寂,提供给患者信息后暂停,等待患者的反应。鼓励患者表达自己的感受、恐惧及期望。
- 确保患者后期治疗尽可能以正常的生活方式进行。
- 告知患者在后期治疗中,你会尽一切努力减少他(她)的痛苦,让其过得舒适,并随时可以为其提供持续的支持治疗。
- 尽快列出患者家属后期探视表,回答他们的问题,并纠正误解之处。
- 根据患者对疾病的应对方式及想了解多少,继续进行沟通。
- 不要低估患者想要的信息量。减少对疾病诊疗的谈论,更多的沟通疾病对患者及家属的影响。
- 不要避开对疾病预后的讨论,患者在缺少对相关信息的了解时,会增加其焦虑。

附表 5-3 临终关怀服务准则

1. 无论年龄、性别、国籍、种族、信仰、性取向、残疾、疾病抑或患者家属的支付能力,临终关怀对所有疾病终末期患者提供姑息治疗和家属提供情感支持。
2. 临终关怀单元包括患者及家属。
3. 受过严格训练的高素质临终关怀人员和志愿者团队,他们致力于满足临终患者和家属的生理、心理、社会、精神甚至经济需求。
4. 临终关怀的跨学科协作团队与患者的主治医师不断沟通,共同制定一个基于患者的个性化护理计划。
5. 临终关怀是在各种适当的环境中为患者提供一个安全、协调的姑息治疗方案,重点是尽可能长时间地将终末病患者留在自己的家中,帮助患者家属度过丧亲这一痛苦的过程。
6. 每周 7 天,每天 24 小时提供临终关怀服务,如果患者护理计划发生变化,服务将持续不间断。
7. 临终关怀机构对其资源的适当分配和利用,以提供符合患者及其家属需求的最佳服务。
8. 对于每个患者和家属,临终关怀机构对所有护理环境提供全面准确的服务记录。
9. 临终关怀是一个有组织的管理机构,对组织机构负有全面和最终的责任。
10. 临终管理机构委托临终关怀行政人员对临终关怀经营进行总体的责任制管理,包括规划、组织、人员配置和评估组织及其服务。
11. 临终关怀致力于持续评估和提高其服务的质量。

From National Hospice Organization.Standards of a Hospice Program of Care. Arlington, VA: National Hospice Organization; 1993.

附表 5-2 厌食的管理

治疗"厌食"

疼痛

恶心

口腔念珠菌病

反应性抑郁症

排泄问题(便秘)

口干

医源性(化疗或放疗)

酸引起(胃溃疡)

嘱咐家属准备软食

考虑应用类固醇激素

避免鼻胃管或胃造口术和肠外高营养

安慰

附表 5-4　何时选择临终关怀的相关问题

患者的需求及愿望	临终关怀人员如何和护工及家人一起做到尊重患者本人的意愿？
家人参与，全家支持	1. 家庭护理者是否给予他们在家护理患者所需的信息和培训？ 2. 临终关怀提供什么服务来帮助患者和家人应对悲伤和损失？ 3. 是否提供临时护理（如让护理人员缓解心情），包括住院陪护？ 4. 是否告知家人在患者临终前期待什么，在患者死亡会发生什么？ 5. 患者家属可以得到哪些丧亲服务？
医师的角色	1. 患者在开始临终关怀后，医生的职责是什么？ 2. 临终关怀医师如何评估对患者的护理服务，并与患者的主治医生一起合作？
人员配置	1. 每一个负责护理临终患者的临终关怀人员会同时负责多少患者？
志愿者	1. 志愿者可以提供什么服务？ 2. 临终关怀志愿者在接触患者和家属之前接受何种类型的培训？
舒适及疼痛管理	1. 临终关怀工作人员是否定期讨论并评估患者和家属的疼痛控制和症状管理情况？ 2. 临终关怀工作人员能否立即满足患者额外止痛药的要求？ 3. 临终关怀提供哪些特色诊疗或扩展的医疗服务项目？ 4. 临终关怀如何满足患者和家属的精神和情感需求？
离世后的护理	1. 临终关怀对紧急情况的反应有多迅速？ 2. 患者离世后如何处理电话和来访？ 3. 其他服务，如牧师或社会工作者，在多久之后可以启用？
疗养院居民及其他居民的护理	1. 临终关怀如何为不同护理环境的居民提供服务？
医院和其他住院的选择	1. 临终关怀在患者入院期间如何利用医疗设备更好地为患者服务？ 2. 如果不能在家进行护理怎么办？
质量	1. 临终关怀采取什么措施来确保质量？ 2. 临终关怀计划是否遵循美国国家临终关怀和姑息治疗组织的临终关怀计划实践标准？ 3. 临终关怀专业人士在专业领域有特殊的资质吗？
调查和监督	1. 是否得到临终关怀计划的认证、授权，并通过美国国家或联邦政府的审查（如果美国国家执照仍然适用）？ 2. 临终关怀计划或其工作人员有什么其他类型的认证？
临终关怀的费用	1. 患者医疗保险是否涵盖所有的临终关怀护理费用？ 2. 患者需要自己支付哪些项目？是否免费提供任何服务？

From National Hospice and Palliative Care Organization. http://www.nhpco.org.

附录 5-1　　社会支持和社区资源

家庭医师除了可以运用家庭资源来护理患者以外，还可以利用来访护士及公共卫生护士等其他资源。大多数社区服务组织提供一些家庭护理服务。来自于公共或私立机构的社会工作者可以帮助患者及家属处理负面情绪、不和谐的人际关系、经济规划和财政援助计划。社会工作者是患者获得切实帮助的关键，如获得推轮椅、步行器、医院床位，以及帮助残疾患者适应家庭。

对于感官障碍的患者，可以从当地公共图书馆和美国国家盲人委员会图书馆获取有声读物、听力磁带和其他辅助资料。慢性病和终末期的学龄儿童可以在住所附近老师的教育下跟同龄人一样，使得他们每天尽可能积极地生活。应避免患者因拒绝即将死亡而感到沉重的负担。家属也可以帮助患者增进人际关系，避免患者因运动及社交受限而更孤立。

有些人通过参加教会、服务社、合唱团、祷告班、运动队、专业协会、兴趣俱乐部等建立了良好的人际关系。如果他们的朋友和同伴没有出现，可能就像 Orville Kelly 在组织"把握今日"活动之前发现的那样，面对将死的朋友，他们感到尴尬和不安，或不想参加。家庭医师没有时间成为社会协调员，但是打一个简短的电话给牧师、社会工作者或家庭成员还是可以的，让患者重新回归社会，医生只是触发因素。

每个宗教都特别关注将死之人。来自牧师或犹太教士的支持可以帮助患者解决有意义生活中的基本问题。一个宗教顾问可能很好地回答患者"为什么"的问题，以及处理愧疚感给患者带来的烦恼。即使是一个与疾病无关的未解决问题，无论是通过告白，圣礼赦免，恢复原状，还是与其他重要的调和等途径处理，可以缓解患者的烦恼。这在护理患者中与药物的疗效是同等重要的。当"问题处理得当"时，对逝去的亲人或朋友的悲伤之情也可以很好地缓解。

牧师或犹太教士不仅仅代表关心疾病和将死之人区域性信仰的象征，而且也是一种培育希望及信任的信仰体系。牧师（或犹太教士）的责任是在患者的终末期保持希望，同时让患者放弃不切实际的希望，使之在死亡临近时以平和的心态面对（Paterson，1981）。

附录 5-2   安乐死与协助自杀

几乎所有的临终患者都会考虑自杀,而且许多患者希望他们的主管医生帮助他们完成自杀。有时在护理临终患者的时候,最大的困难是看着患者在死亡边缘徘徊的时间比预期更长——即过老死。临终关怀医生应如何应对这种情况?

在医学与伦理道德交叉的所有领域,都会存在不同的意见及激烈的辩论。我们需要将安乐死,协助自杀以及放弃治疗区别开来。安乐死是指有目的管理特定药物以结束患者的生命,在荷兰是合法的,而在美国是非法的。按照患者(或代理人)的意愿,停止治疗,让疾病自然进展,这种做法几乎在每个国家都是合法的。协助自杀指的是开具大剂量的处方药,以帮助患者自行结束生命,这种做法在一些国家的某些情况下是合法的。

大多数医师在治疗临终患者的时候常常感到不安。有人认为,医师希望患者从病痛中解脱,这种心情可能是促进患者做出自杀决定的一个因素。一个患者的自杀可能对医师,特别是年轻医师产生巨大的影响。"在一定程度上,这种痛苦的程度相当于父母离世,虽然不会持续存在,但往往是痛彻心扉。患者自杀会导致主治医师愤怒,内疚和尊严丧失。"(Miles,1994,p.1787)。一些协助患者死亡的荷兰医师,他们的精神压力会使得他们"不愿重蹈覆辙"(Diekstra,1993)。

在俄勒冈州,大多数患者要求协助自杀的主要原因不是因为无法控制的疼痛,而是对身体衰弱的难以控制甚至不能忍受。然而,为减轻患者的恐惧,医师仍可以做很多工作,并且可以设计支持系统来为丧失生活能力的患者提供必要的护理。医师一般都可以制定出一种不加速患者死亡的有效止痛方案。曾经因为无法忍受病痛而要求协助自杀的患者,由于现在可以很好地控制病痛,他们感谢曾经拒绝协助自杀的医师,这种被感谢经历也会让医师对协助患者自杀保持谨慎的态度。应避免对暂时性问题的制定一劳永逸的方案。然而,少数患者在临终的最后几天会出现难以控制的症状,主管医师应与临终关怀中心和医院伦理委员会的相关医务人员共同探讨"终极的治疗方案",如使用姑息性镇痛剂。

对于终末期疾病可治疗的并发症必须得到治疗的观点是错误的。大多数患者并不想死,他们不仅关注生命剩余的时间,也关注生命后期的质量。医生可能将一个晚期癌症患者从一个潜在的致命并发症中拯救出来,却发现另一个更严重甚至致命的并发症。希波克拉底提出的"首要不伤害"原则也可能适用于在其他情况下的治疗。

见多识广和自主的成年患者有权拒绝某些治疗措施,即使拒绝后可能会导致患者死亡。很多患者愿意牺牲一部分的生命剩余时间来换取片刻的舒适。一项研究表明,60% 的重症患者倾向于将其治疗重点放在舒适和生活质量上,即使这些治疗措施缩短了他们的生命时长(Teno et al.,2002)。

治疗要点

- 定期评估临终患者的疼痛,呼吸困难和抑郁症(推荐等级:B)(Lindqvist et al.,2013;Qaseem et al.,2008)。
- 使用经证实有效的治疗措施来缓解临终时的疼痛,包括非甾体类抗炎药和阿片类药物(推荐等级:A)(King et al.,2011;Lindqvist et al.,2013;Qaseem et al.,2008;McNicol et al.,2005;Nicholson,2007;Quigley,2007;Wiffen and McQuay,2007)。
- 使用经证实有效的治疗方法来治疗临终时的呼吸困难,包括阿片样药物和吸氧(推荐等级:B)(Cranston et al.,2008;Jennings et al.,2001;Lindqvist et al.,2013;Qaseem et al.,2008)。
- 使用经证实有效的治疗方法来治疗临终患者的抑郁症,包括三环类抗抑郁药,SSRIs 或 SNRIs(推荐等级:B)(Qaseem et al.,2008;Widera and Block,2012)。
- 确保对所有重症的临终患者进行实施高级护理计划,包括完成预先医嘱(推荐等级:C)(Michael et al.,2014;Northouse et al.,2012;Qaseem et al.,2008)。
- 使用抗惊厥药物作为治疗疼痛的辅助用药(推荐等级:B)(Bennett,2011;Wiffen et al.,2005a,2005b,2005c)。
- 使用抗抑郁药作为神经性疼痛治疗的辅助用药(推荐等级:B)(Bennett,2011;Saarto and Wiffen,2007)。
- 治疗临终患者的焦虑(推荐等级:C)(Lindqvist et al.,2013;

Jackson and Lipman，2004）。

- 使用通便药治疗便秘（推荐等级：B）（Miles et al.，2006；Strassels et al.，2010）。
- 使用有效的治疗方法来控制临终前的恶心和呕吐症状（推荐等级：C）（Lindqvist et al.，2013；Perkins and Dorman，2009）。
- 对于接受姑息性放疗的患者，如果治疗开始时出现压迫症状，或者治疗期间出现压迫症状，则开始使用类固醇治疗（如地塞米松，3～10mg×1～3 次口服或静脉用药）（推荐等级：A）（Finnish Medical Society Duodecim，2003）。
- 阿片类药物能有效缓解呼吸困难；吗啡起始剂量为 12～20mg；长效吗啡的起始剂量为 10～30mg；并且剂量可增加 20%～30%（高达 50%）（推荐等级：A）（Finnish Medical Society Duodecim，2003）。

第 **6** 章 自我保健

LUKE W. FORTNEY

重 点

- 医师职业倦怠很常见,并且被视为影响医疗质量的职业危害。
- 职业倦怠是随着工作相关压力的程度及其持续时间而动态变化。
- 对于许多医师而言,职业倦怠开始于医学生时期,但在职业生涯中期时表现得最为突出,家庭医师是职业倦怠的高危人群。

- 保持医师身心健康的一般方法有助于预防和减轻职业倦怠。
- 利用"健康公式"以及其他工具所进行的简单且持久的努力具有循证医学依据,可帮助医师获得健康。
- 正念训练是身心医学的一种形式,对预防职业倦怠和促进健康均有帮助。
- 间断进行正念训练能帮助医师度过艰苦岁月,并提高医师的抗压能力。

职业倦怠困境

医师困境

人类社会早已认识到医师这一角色的脆弱性和挑战性。尽管医师在绝大多数的文化背景中很受尊重,但医师也存在管理社区内居民患病和死亡时的烦恼。在这种文化背景下,医务工作者一生都在致力于为患者解除病痛并促进患者的身心健康。在医疗科技不发达的时候,这种努力往往未能取得很好的效果(Rakel and Weil,2012)。

在与治疗相关的策略、文化、科技和信念都在不断发展的同时,医师的困境却一直存在。患者的每一次诊疗过程,都包含患者的五种期望:信任、同情、准确、安全和缓解。无论在何种情况下,每一位患者都希望寻找一名值得信任、富有同情心的医师为自己解除病痛、明确诊断,并且为自己提供安全有效的治疗方案。然而,医疗实践中难免会有失误、忽略以及不幸。处理医疗操作中的损伤,以及管理由损失所引发的一系列情绪问题如:责备、内疚、悔恨、悲伤、恐惧和愤怒等是一件极具挑战性的事情。

现代医疗行业可以称为是一种高压力、高预期和高风险的行业。医师经常需要承受患者突发危及生命的压力,而且这种压力往往不期而至。早期的心理学研究表明,狗对不可回避的电击会引发强烈的应激,长期累积下会变得无助以及抑郁。正如这个经典的条件反射实验一样,不可回避的压力会导致个体抑郁和无望(Seligman,1972)。来自于医疗急救、重症监护和随时待命的持续、无情、不可预知的压力也会导致医师变得抑郁和无望(Arora et al.,2013)。随着时间的推移,这些都将对医师的身心健康和生活质量产生负面影响(Sonneck and Wagner,1996)。

现代医师的困境包括一系列的应激源及其影响因素。患者满意度评分广泛应用于临床,主要用于确定医师治疗的成功以及补偿问题,这可能给医师造成了相当大的压力,特别是在治疗吸毒患者,或为要求甚高的患者服务,以及使用和管理药品管制局(DEA)管控的Ⅱ类和Ⅲ类药物等情况。此外,许多医师的角色不仅仅局限于在诊所或者医院为患者提供诊疗服务,还包括教学、监督高年资的卫生人员或管理医疗团队等行政任务(Nedrow et al.,2013)。

电子健康记录(EHRs)的临床应用,及应用相应的计费、编码、存档以及同电子患者沟通等，都给不断变化的医保报销政策和预先授权带来了机遇和挑战（Howard et al.，2013）。此外，医师作为一类独立执业且负有医疗责任的群体，越来越多地发现他们俨然已成为大型医疗公司中的一员。尽管在如此环境下，医师仍需学习最新的医疗进展并应用于临床实践。在大型企业医院的环境中，医师必须在工作和家庭生活中之间游刃有余（Chen et al.，2013）。

有时，医师需要休息的权利与患者的利己主义存在利益冲突，医师工作时间的限制也经常被打破。此外，患者无休止的生命危机更给医师造成了潜在的巨大压力（Sonneck and Wagner，1996 年）。简而言之，医师越来越多地被要求任何时候都要为每一位患者尽职尽责地服务（Merton，1966）。值得深思的是，患者的这些要求让医师掌握精湛的技艺的同时，也会给医师造成更多的心理应激。除了医疗上的压力，医师还要忍受来自于个人生活的压力，比如家庭矛盾和经济危机等。因此我们不难理解为什么当今的医师经常出现严重的职业倦怠。

让自己沉浸于众多利益攸关的担忧，屈服于太多无理的需求，忙碌于繁杂的琐事，试图拯救苍生无疑等同于向暴力妥协。工作的狂热打破了我们内心的宁静，因为它扼杀了原本使工作高效的智慧根源。因此我们的内心不再安宁。

——THOMAS MERTON

医师的职业倦怠

持续的工作压力导致情感、精神以及精力下降是职业倦怠的一大特征。这是由于医师没有时间休息和放松而长期处于压力状态。Maslach 倦怠量表（MBI）在世界各地被广泛应用，已经在各种职业中得到有效的验证，其中也包括医护人员（Maslach and Jackson，1996）。使用自我评估量表可以调查个体对工作的满意度。量表主要对职业倦怠综合征的三个方面进行量化评分，其中包括情感衰竭、去个性化以及缺乏成就感。重度职业倦怠的主要表现在情感衰竭和去个性化的子量表评分较高，而个人成就感的子量表的得分较低（Maslach and Jackson，1996）。研究表明，在职业倦怠的三个方面中，情绪衰竭是反映医师倦怠最重要的方面（Lee et al.，2013），主要是由于长时间工作而被剥夺了私人生活时间所致（Chen et al.，2013）。

医师的职业倦怠比其他职业更为常见，家庭医师和急诊科医师是高风险因素的人群（Fortney et al.，2013；Shanafel et al.，2012；Sonneck and Wagner，1996）（图6-1）。

然而，对住院部和门诊患者的护理研究中发现，医院的医师职业倦怠情况并没有诊所的医师职业倦怠情况严重（Roberts et al.，2013）。此外，与处于早期以及晚期职业生涯的医师相比，处于职业生涯中期的医师似乎更容易发生职业倦怠（Dyrbye et al.，2013）。

一般而言，以下三个因素被视为医师职业倦怠的风险因素：每周工作时间长，近期存在工作不顺或家庭矛盾，以及矛盾解决的方式（Dyrbye et al.，2011）。总之，高达60%的医师坦言他们在不同的职业生涯时期会有不同程度的职业倦怠（McCray et al.，2008），超过40%的医师在整个职业生涯期间都存在职业倦怠感（Wallace et al.，2009）。重要的是，医师的职业倦怠感出现得比较早，高达45%的医学生和80%的医务人员表现出了严重的职业倦怠（McCray et al.，2008）。对纽约高年级的医学生一项横断面调查研究发现，71%的医学生符合职业倦怠的标准（Mazurkiewicz et al.，2012）。

职业倦怠的原因

导致医师职业倦怠的危险因素如表6-1。多项研究提示家庭医师目前工作负荷过重。在美国，平价医疗法的实施将会增加3200万以前未参保的公民纳入医保系统，这将增加初级卫生保健的需求量（Mann，2011）。此外，随着人口老年化、医师的逐年损耗、医学生对基础医疗缺乏兴趣，以及相比其他专业的医师，家庭医师待遇差、压力大等多种原因，如今年轻家庭医师的数量存在巨大空缺（Baron，2010；Bell et al.，2002；Dyrbye et al.，2008；Dyrbye and Shanafelt，2011）。

有这样一句俗话，即补鞋匠总是穿着最破的鞋子。我们发现当医师努力为患者提供优质的医疗卫生服务时，他们自身的健康意识往往被忽略（Wallace et al.，2009）。越来越多医疗服务中的官僚化也造成了医师感觉异化和去人格化（Bell et al.，2002；McKinlay and Marceau，2011）。此外，某些个性特征，例如干劲十足，高度完美主义者，富有同情心，自卑，自尊心低下，以及典型"A型"性格的工作狂，都可能会增加职业倦怠综合征的发生风险（表6-1）（Vicentic et al.，2013）。

其他与职业倦怠有关的个人因素（表6-1）包括缺乏缓解压力能力（Epstein，1999；Nedrow et al.，2013），吸烟和酗酒等不健康生活习惯，以及与同事关系紧张等。医师最常见的担忧是缺乏时间自我保健，并且感觉无法完成当日的必须工作任务。调查显示部分职业倦怠的人会为选错专业而后悔（Eckleberry-Hunt et al.，2009）。从医疗实践的角度看，过多的医疗需求，重症患者的护理，高效率工作的压力，商业或医疗保险的问

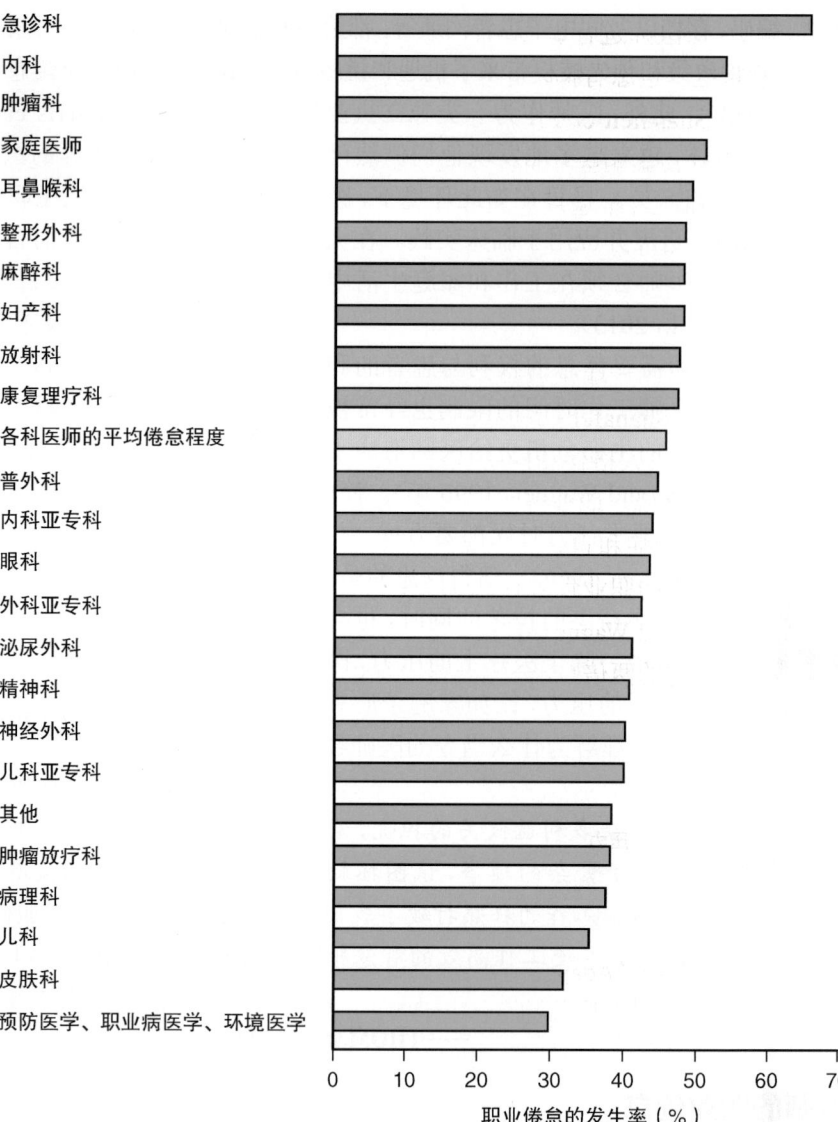

急诊科
内科
肿瘤科
家庭医师
耳鼻喉科
整形外科
麻醉科
妇产科
放射科
康复理疗科
各科医师的平均倦怠程度
普外科
内科亚专科
眼科
外科亚专科
泌尿外科
精神科
神经外科
儿科亚专科
其他
肿瘤放疗科
病理科
儿科
皮肤科
预防医学、职业病医学、环境医学

0 10 20 30 40 50 60 70
职业倦怠的发生率（%）

图 6-1 各医学专业职业倦怠的发生率（From Shanafelt TD, Bradley KA, Wipf JE, et al. Burnout and self-reported patient care in an internal medicine residency program. Ann Intern Med. 2002; 136(5): 358-367. ）

表 6-1 职业倦怠的危险因素

1. 干劲十足者，"工作狂"，完美主义者
2. 自尊心低下，自卑者
3. 持续的工作压力以及长时间的工作
4. 与同事关系紧张
5. 难以妥善处理家庭以及工作中的矛盾
6. 不良压力应对方式（吸烟、酗酒、药物滥用、逃避、对抗）
7. 缺乏自我保健的时间
8. 感觉今日事无法毕
9. 后悔选错专业
10. 缺乏对诊所计划或办公进程的掌控感
11. 不断更新的电子健康记录系统，不断更新的医保政策
12. 医疗卫生服务中的官僚化
13. 复杂和变化的患者病情

题，紧跟医疗科技和电子病历快速发展的步伐，难以掌控的个人行程等因素都会引起医师的忧虑（Shanafelt et al., 2002）。最后，研究还表明难以妥善解决家庭和工作中的矛盾是导致医师职业倦怠的一大重要原因（McCray et al., 2008; Dyrbye et al., 2014）。

职业倦怠的影响

大量的证据表明职业倦怠会对医疗质量产生负面影响（Durning et al., 2013），也会对医师本人产生不良的影响，其中包括抑郁症和自杀意念（Center et al., 2003; Devi, 2011; Dyrbye et al., 2008; Sonneck and Wagner, 1996）。此外，由于倦怠导致医师的损耗会中断患者治疗的连续性，并增加医疗机构的成本（Scott, 1998）。一旦发生职业倦怠，缺勤率增加，医师频繁更换工作岗位，工作满意度下降。然而，最糟糕的是，医师自我抱怨可能会导致护理医疗质量的下降和诊疗差错（McCray et al.，2008）。对医师进行调查研究还发现，存在职业倦怠的医师接近一半患有抑郁症以及酗酒的风险（Brown et al.，2009；Shanafelt et al.，2002）。值得注意的是，医师的职业倦怠会影响医疗的很多方面，包括医学报告错误、缺乏同情心、早退以及患者满意度下降（Dyrbye and Shanafelt，2011）。

职业倦怠谱

职业倦怠谱的一端是健康，幸福，平衡个人及工作生活（West and Shanafelt，2007）。然而，随着压力的持续及不断增加，去人格化和情感衰竭评分将会增高，个人成就感将会降低。职业倦怠的极端后果包括药物依赖、抑郁症、焦虑症和自杀意念（图6-2）。自杀身亡被认为是医师最大的职业危害（Center et al.，2003；Devi，2011；Sonneck and Wagner，1996）。医学生的自杀倾向几乎是普通人群的两倍（Dyrbye et al.，2008）。

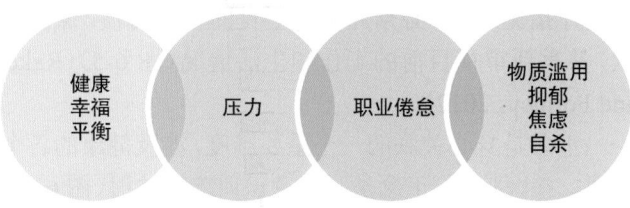

图6-2　职业倦怠谱（Adapted from West CP, Shanafelt TD. Physician well-being and professionalism. Minn Med. 2007；90（8）：44-46.）

职业倦怠的预防

某些处世态度或人生观似乎可以防止职业倦怠（表6-2）。具有健康的体质、好脾气、幽默感、自知之明、善于反思以及随和等态度，将有助于预防职业倦怠。此外，积极的核心价值观以及乐观的人生哲理观也是重要的保护性因素（Jensen et al.，2008）。健康、快乐、随和的医师对自己和他人往往表现出非主观、宽容、怜悯及接纳的态度。重要的事，满满的事业成就感有助于个体保持饱满的工作热情进而远离职业倦怠（Jensen et al.，2008）。所幸这些技巧都是可以学习的。

最后，当思绪起航，身体相伴左右，反之亦然。柏拉图很早就认识到了健康的真理，并写道："当今医师最大的错误就是治疗时缺乏身心统一的整体观念"。即使在今天，这种对健康认识的真理也是众所周知的。例如已经有超过1000项研究探讨了运动和抑郁以及焦虑之间的关联（Kirby，2005），80多项荟萃分析表明运动有助于改善情绪（North et al.，1990）。有研究表明

适度锻炼可治疗抑郁症、焦虑症并促进精神健康（Fox，1999）。正如这句俗语"我们还未发现运动对哪种疾病没有益处"。当谈到职业倦怠时，规律锻炼对身心健康的重要性不可低估。

表6-2　职业倦怠的保护性因素

1. 拥有温和的脾气和幽默感
2. 善于反思、自知之明、随和
3. 拥有积极的核心价值观
4. 拥有乐观的人生哲理观
5. 拥有无偏见和宽恕的态度
6. 对自己和他人表现出怜悯和接纳的态度
7. 满满的事业成就感
8. 拥有关于健康的底线，知道什么时候拒绝
9. 有休闲的时间来平衡工作和生活
10. 有可以帮助自己的朋友、家人以及同事
11. 保持均衡的生活方式，如规律饮食、坚持锻炼、关注身心需求

实现健康和幸福的方法

真正的医者深知健康是通过促进身体、情绪、心灵和精神的平衡而实现……首先医者应该身心健康，其次才能促进患者健康。

——HOWARD SILVERMAN，MD

职业倦怠对健康的影响不仅仅表现为去人格化、情绪衰竭和缺乏成就感。经过一系列级联放大效应后，持续不断的工作压力可以让人迅速失去健康和幸福，最终导致抑郁、焦虑和药物滥用。另一方面，持续不缓解的压力也可引发多种慢性病。由于倦怠谱随时间不断变化，健康和幸福也是不断变化的，因此我们要不断地促进健康，获取幸福。

一般而言，健康意味着发病率和死亡率的降低。因此，健康的第一准则是扫除健康的绊脚石。从这个角度来看，吸烟、饮食不规律以及缺乏运动可导致个体忍受病痛甚至早死（Katz，2013）。在美国每年死亡的人数中，有80%患者的死亡与以上三个不良的生活习惯密切相关（McGinnis and Foege，1993；Mokdad et al.，2004）。基于以上现象，疾控中心（CDC）确定了四种可干预的不良行为，即吸烟、缺乏运动、营养不良以及肥胖。这四种行为是导致美国患者的早死、患病以及忍受病痛的最主要原因（CDC，2014；Katz，2013）。

同时，积极干预这四种不良行为是防止不必要病痛的根源。赋予患者和医师一致的权力，采用简单和

直接的策略,有助于延年益寿和获得幸福(Kopes-Kerr,2010;健康公式)。一项关于健康生活行为获益的为期8年的大样本研究发现每周运动 3.5 小时、均衡饮食、戒烟、体重指数(BMI)小于 $30kg/m^2$ 将降低 81% 的心肌梗死(MI)风险,50% 的卒中风险,93% 的 2 型糖尿病风险,36% 的癌症风险。坚持运动、规律饮食、戒烟、减肥这四项健康行为能降低 78% 的死亡和危重疾病发生风险(Ford et al.,2009)。

避免不必要的病痛

一个基于循证的基本策略,减少发展慢性病和早期死亡的风险包括以下五个要素(www.meriter.com/wellness;Kopes-Kerr,2010):

1. 增加体育锻炼。
2. 均衡饮食。
3. 避免吸烟。
4. 适量饮酒,避免酗酒。
5. 明确并有效处理压力与身心的关联。

健康的基本要素:身心关联

预防和健康的三大支柱:①我们身体内的物质(例如营养、药物、补充剂、维生素);②我们如何让身体动起来(例如运动、手法治疗、手术);③我们如何看待世界(例如身心关联)(图 6-3)。身心意识和实践的沟通,情感、心灵、意义、目的等主观感受与其他客观事物间的桥梁,是人们认识最少,却对身心健康至关重要的一方面。例如一项来自《国际心脏病》的关于探讨初发心肌梗死的危险因素研究,纳入了来自 52 个国家 24 000 例成人患者。研究发现心理社会压力是导致急性心肌梗死的第二大危险因素,仅次于吸烟且位于高血压病和肥胖之前(Rosengren et al.,2004)。另一项研究发现,重度的情感压力是 19 例可逆性心脏病的病因。尽管其中 95% 的患者冠状动脉造影并无异常,但通过客观检查发现了器质性心脏病变,如射血分数下降,心电图发现 QT 间期延长,炎细胞浸润增多,血清肌钙蛋白和儿茶酚胺水平升高等(Wittstein et al.,2005)。此外,有一项研究表明幽默感与冠心病之间存在负相关。他们选取 150 名参与者阅读幽默书籍,其中 45% 已患心脏病的人几乎面无笑容,而那些善于微笑的人罹患心脏病或者心怀敌意的风险偏低(Clark et al.,2001)。针对医师职业倦怠的研究表明,长期处于压力状态下的医师发生心血管疾病风险增加,其中包括代谢综合征、高血压病、健康状况不佳,以及全身炎症反应(Melamed et al.,2006;Spickard et al.,2002)。

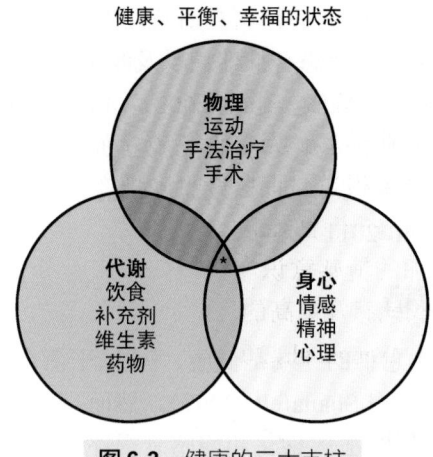

图 6-3   健康的三大支柱

正念训练的临床应用

从健康的三大领域(图 6-3)延伸出了治愈的更多具体方面,这些都有助于为不同的患者解除病痛,为追求健康提供个体化的策略(图 6-4)。但是,在进行任何治疗措施之前,必须先中止不良的行为习惯,保持现状,并重新审视目前的工作和生活情况(图 6-5)(Rakel and Fortney,2012)。

正念是身心关联的一个重要维度,涉及健康的各个方面。在医疗上,正念是一种意识训练的过程(图 6-6),让人们以一种平和的态度和非对抗的方式适应生活,从而有助于培养清晰的思维,以及平和、同情、开诚布公的心态(Ludwig and Kabat-Zinn,2008)。正念的目标是让世界上的行为富有同情心,基于大量证据做出正确的决定,更好地了解自我和患者,最终解除痛苦(Epstein,1999)。从这个层面来讲,正念旨在以一种能够巩固内心平衡和提高幸福感的方式,来维持个人开放性的意识。通过正念训练,人们可以认识到无用的惯性思想和不良的生活行为,从而产生创新性的应对方式。

正念训练与职业倦怠

越来越多的研究表明正念训练有助于身心健康(Fortney and Taylor,2010)。正念训练有助于预防和治疗医师的职业倦怠。实际上,正念操作可提高认知增强洞察力,从而有助于个体在任何时刻都能为健康做出明智的选择(Epstein,1999)。《美国医学会杂志》发表的一项研究,其结果表明对基础医疗的医师进行超过 12 个月的正念教育,有助于通过改善情绪和稳定情感来缓解职业倦怠。另一项研究也发现,即使是对家庭医师进行简短的与工作需求相关的正念培训,也能显著缓解倦怠、抑郁、焦虑和压力。即使不再对这些医师进行正念的强化训练或后续的正念训练,9 个月过后这种正面的效应仍然持续存在（Fortney et al., 2013）。

这项研究表明，对于长期职业倦怠的忙碌的家庭医师而言，相对简短的正念培训对他们获益颇多，可以显著缓解职业倦怠。无论是正念培训还是正念实践，与锻炼的效果相当，都有助于缓解职业倦怠和工作压力，促进幸福安康（Podein, 2013）。多项研究都表明医师不断增加的情感意识和较低的职业倦怠感，与其更高的工作成就感及更高的患者满意度密切相关（Jensen et al., 2008；Wenget al., 2011）。

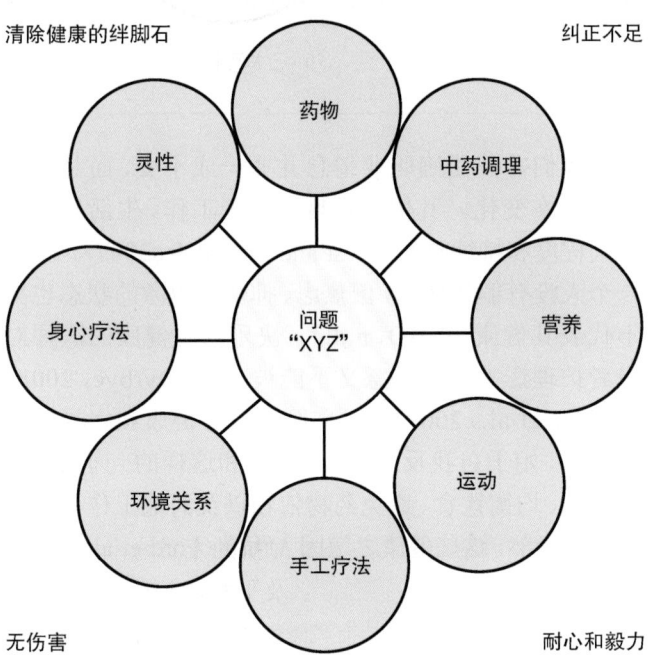

清除健康的绊脚石

纠正不足

无伤害

耐心和毅力

获取健康幸福的一般方法：
1. 意识到影响职业倦怠的危险因素
2. 迈向幸福的行动

生活方式因素： ①清除健康的绊脚石，比如吸烟、暴饮暴食、睡眠剥夺以及不利于健康的其他生活方式；②明确并纠正明显的病态（甲状腺功能亢进、贫血、营养不良等）；③选择有利无伤的策略；④耐心并持之以恒地改变生活方式。

解决职业倦怠和任何健康问题的8种方法： ①药物（改善睡眠、调节心情等）；②安全有效的非处方营养药品；③改善营养状况，包括过渡到健康均衡、无炎症、全食为主的饮食模式；④鼓励多参加业余活动和运动；⑤手法疗法，如按摩，针灸等；⑥环境和人际关系是影响健康的外部因素，如空气污染，受虐关系，有毒的工作/家庭环境等；⑦身心疗法处理情绪、信仰、思想和记忆等内在因素；⑧灵性难能可贵，它使生活富有意义，这可能是也可能不是宗教。

图 6-4 驶向健康幸福的 8 驾马车（Used with permission from Fortney L, Rakel D, Rindfleisch A, et al. Introduction to the integrative primary care: the health-oriented clinic. Prim Care. 2010; 37（1）: 1-12.）

正念训练的临床应用

随着科学家在神经科学、心理学以及医学等领域对正念的深入研究，发现正念具有促进意识和改善健康状态的疗效，包括改善职业倦怠和生活压力。正念可直接增强个体对挑战的应对能力，包括压力、职业倦怠以及自身的疾病。正念实践（图 6-5 和图 6-6）能引起身体的放松和心理的平衡。这为健康和幸福提供了坚实的基础（Rakel et al., 2011）。正如经验丰富的冥想老师夏洛特·乔科·贝克（Charlotte Joko Beck）所言，"正念提供了一种提高自我决定的技能——培养和运用内在才力，以一种平和和清晰的方式来应对所有情况"。

基础的正念实践缓解职业倦怠主要是以一种简单而有效的方法来应对医师在医疗实践过程中所遇到的个人以及学术挑战。医学生在参加为期 8 周的正念课程后表现为焦虑、痛苦以及抑郁明显减轻，以及共情的程度加深（Shapiro et al., 1998）。越来越多的证据表明，通过正念训练提高注意力和记忆力可增强当下意识（Jha et al., 2007）。此外，研究表明，正念冥想可以培养当下意识，从而减少医疗差错和提高患者护理质量。正念冥想可以更正错误的思维模式，如快速判断，注意力不集中，无意的陈见或其他导致重大医疗差错的认知缺陷（Groopman, 2007）。这种思维模式与以前的传统思维模式相反，即医学差错是由于缺乏正确的认知而导致。这些认知处理的错误可以通过正念实践巧妙地避免（Epstein, 1999）。

研究还发现，自身品行端正的医师在鼓励患者为健康而积极改变生活习惯时，更具有说服力（Fortney et al.,

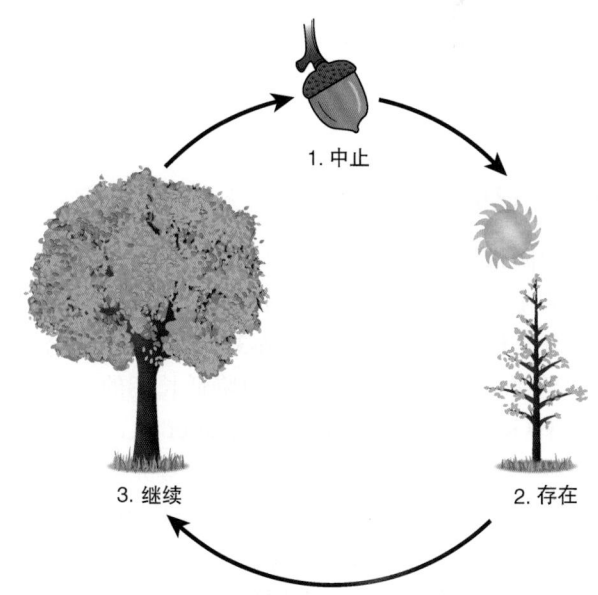

1. 中止

2. 存在

3. 继续

健康探索3步走：反复实践
1. 中止：停止，深呼吸，放下，关注当下。
2. 存在：关注思绪，感官以及非激烈的情感。
3. 继续：此刻全神贯注地应对需要注意的方方面面。

图 6-5 医学正念训练：反复实践（Used with permission from University of Wisconsin Integrative Medicine（http://www.fammed.wisc.edu/MINDFULNESS））

实践
1. 此时此刻,正在发生什么?
2. 体验如何瞬息万变?

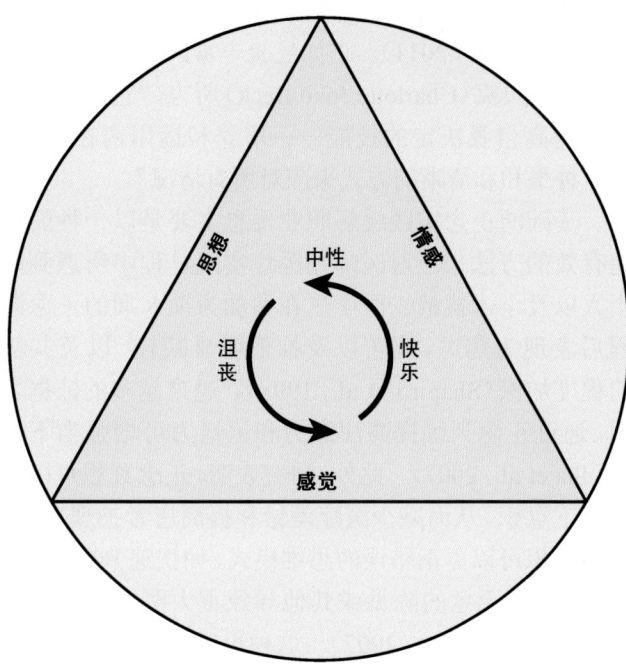

图 6-6 意识的三角结构:看透事物的本质,以便应对其变 (From Fortney L. Chapter 98: Recommending meditation. In: Rakel D, ed. Integrative Medicine. 3rd ed. Philadelphia: Elsevier; 2012.)

2010; Frank et al., 2000)。在一项由 18 名医师主管 124 名患者的随机对照研究中,接受正念训练的患者症状改善情况明显优于未接受正念训练的患者(Grepmair et al., 2007)。

制定自己的健康计划

预防性研究充分显示出了健康行为的益处,既可以预防慢性疾病,又能促进身心健康。运动、营养和身心护理是健康的三大领域(图 6-3),任何微小的努力都会给健康带来深远的影响,从而降低长期的死亡率和发病率(Kopes-Kerr., 2010; Mokdad et al., 2004)。在摆脱疾病和拥抱幸福的过程中,我们首先要明确那些直接或间接阻碍身心健康的重要因素(Fortney, 2010)。酗酒、吸烟以及进食大量垃圾食品是阻碍机体恢复和痊愈的最常见不良行为。制定健康计划对改善不良行为很有帮助,下面是相关策略(表 6-3;图 6-4)(参见网络资源)。

对于忙碌的家庭医师,离开医院,关掉呼机,卸下医师的治病救人的责任是一件极具挑战性的事情。家庭医师放下手头的工作,变得专注,过上均衡的生活似乎也不可能。然而,职业倦怠会对患者的护理会产生负面的影响,以及对患者的家庭生活、人际关系、身心健康和工作也都会产生负面效应。一项研究发现,专注于患者病情的医师更乐观,善于听劝并表现出更多的同情心,同时对日常工作保持激情(Beach et al., 2013)。另一项来自华威大学的研究发现,快乐的人会更加努力地工作,整体上会更有成就(Oswald et al., 2014)。俗话说,"你无法给予你不曾拥有之物"。然而,自我恢复是健康观、正念以及迈向健康行动的动态过程(Fortney, 2012; Jensen et al., 2008)(图 6-3 和图 6-4)。

总结

我们需要明确职业倦怠并非一成不变,而是随时间而动态变化。其倦怠程度取决于工作、生活压力的不同程度和持续时间(West and Shanafelt, 2007)。尽管一个人没有躯体疾病,但焦虑、抑郁和应激的状态也并不代表其健康(WHO, n.d.)。快乐以及健康的医师对患者护理影响的重要意义不能被夸大(Dyrbye, 2008; Wallace et al., 2009)。驶向医患双方健康和幸福的千里之行,始于自我反思、自知之明和这样的一小步:坚持运动、均衡饮食、避免药物依赖以及其他工作生活的改变。当然,这些健康之道因人而异(Ford et al., 2009)(表 6-3)。

表 6-3　消除职业倦怠的策略

培养心理平衡感,个"内在和外在"的需求,在任何时刻,请问自己"我需要什么",从身体、心理、情感和精神的角度来看,不同的情景可能会不同的追求	
能量	放能:减负 - 释放体内的压力和过度刺激。比如:步行、运动、物理活动 充能:恢复 - 在体力耗尽时补充能量。比如:休息、睡觉、补充食物和水
心理	放能:减负 - 积极探寻解决困惑的方法。比如:分析、洞察、解决问题、研究和学习 充能:恢复 - 心平气和,放下内心的杂念。比如:冥想、沉默、静坐、精神休息
情感	放能:减负 - 宣泄与释怀。比如:日记、唱歌、朋辈咨询、放声大喊等情感宣泄方式 充能:恢复 - 接受情感支持和关怀。比如:关爱、微笑、仁慈和爱抚
精神	意识到并承认生活中最有意义的事物,探索什么导致了好奇和敬畏感,接触自己之外的人和事——这些并不是对每个人都遥不可及。例子:培养与所爱之人的情感,本真地去接受和表达爱,予人之便以及与人为善,练习祷告或冥想,体验快乐和活着的感觉

治疗要点

- 职业倦怠是医师这个行业的一个重要危害，严重影响患者的护理，医师的个人以及工作生活质量（推荐等级：B）（Arora et al.，2013；Brown et al.，2009；Center et al.，2003；Chen et al.，2013；Devi 2011；Durning et al.，2013；Dyrbye et al.，2008；Dyrbye and Shanafelt，2011；Eckleberry-Hunt et al.，2009；Fortney et al.，2013；Lee et al.，2013；McCray et al.，2008；Melamed et al.，2006；Scott，1998；Shanafelt et al.，2002；Shanafelt et al.，2012；Sonneck and Wagner，1996；Spickard et al.，2002；Wallace et al.，2009）。

- 情感衰竭和自知之明是认识和处理职业倦怠最重要的两个方面（推荐等级：B）（Dyrbye et al.，2013；Epstein，1999；Jensen et al.，2008；Lee et al.，2013；McCray et al.，2008；Nedrow et al.，2013；Shapiro et al.，1998；Weng et al.，2011）。

- 正念实践已被证实可降低压力和职业倦怠（推荐等级：B）（Beach et al.，2013；Epstein，1999；Fortney et al.，2013；Krasner et al.，2009）。

- 应激、饮食不规律、缺乏锻炼和物质滥用是 4 种可干预的健康危险因素，这 4 种因素增加了疾病的早期死亡率和发病率（推荐等级：A）（CDC，2014；Kopes-Kerr，2010；McGinnis and Foege，1993；Mokdad et al.，2004；Rosengren et al.，2004）。

- 减轻压力，均衡饮食，每周至少运动 2.5 小时，避免吸烟，不饮酒或适度饮酒可降低慢性生活方式相关疾病的发病率和早期死亡的风险（推荐等级：A）（Ford et al.，2009；Fox，1999；Katz，2013；Kopes-Kerr，2010；Mokdad et al.，2004）。

致谢

感谢 Lisa Rambaldo，PsyD 帮忙绘制表 6-3。

（董卫国　田山 译）

参考资料

Arora M, Asha S, Chinnappa J, Diwan AD: Review article: Burnout in emergency medicine physicians, *Emerg Med Australas* 25(6):491–495, 2013. doi: 10.1111/1742-6723.12135. [Epub October 9, 2013].

Baron RJ: What's keeping us so busy in primary care? A snapshot from one practice, *N Engl J Med* 362(17):1632–1636, 2010.

Beach MC, Roter D, Korthuis PT, et al: A multicenter study of physician mindfulness and health care quality, *Ann Fam Med* 11(5):421–428, 2013.

Bell RB, Davison M, Sefcik D: A first survey. Measuring burnout in emergency medicine physician assistants, *JAAPA* 15(3):40–42, 45–48, 51–52, 2002.

Brown SD, Goske MJ, Johnson CM: Beyond substance abuse: stress, burnout, depression as causes of physician impairment and disruptive behavior, *J Am Coll Radiol* 6(7):479–485, 2009.

Center C, Davis M, Detre T, et al: Confronting depression and suicide in physicians: a consensus statement, *JAMA* 289(23):3161–3166, 2003.

Centers for Disease Control and Prevention (CDC): *Chronic Disease Prevention and Health Promotion*; updated May 2014. http://www.cdc.gov/chronicdisease/overview/index.htm.

Chen KY, Yang CM, Lien CH, et al: Burnout, job satisfaction, and medical malpractice among physicians, *Int J Med Sci* 10(11):1471–1478, 2013.

Clark A, Seidler A, Miller M: Inverse association between sense of humor and coronary heart disease, *Int J Cardiol* 80(1):87–88, 2001.

Devi S: Doctors in distress, *Lancet* 377(9764):454–455, 2011.

Durning SJ, Costanzo M, Artino AR, et al: Functional neuroimaging correlates of burnout among internal medicine residents and faculty members, *Front Psychiatry* 4:131, 2013.

Dyrbye LN, Shanafelt TD: Physician burnout, a potential threat to successful health care reform, *JAMA* 305(19):2009–2010, 2011.

Dyrbye LN, Sotile W, Boone S, et al: A survey of U.S. physicians and their partners regarding the impact of work-home conflict, *J Gen Intern Med* 29(1):155–161, 2014. doi: 10.1007/s11606-013-2581-3. [Epub September 17, 2013].

Dyrbye LN, Thomas MR, Massie FS, et al: Burnout and suicidal ideation among U.S. medical students, *Ann Intern Med* 149:334–341, 2008.

Dyrbye LN, Varkey P, Boone SL, et al: Physician satisfaction and burnout at different career stages, *Mayo Clin Proc* 88(12):1358–1367, 2013.

Dyrbye LN, West CP, Satele D, et al: Work/Home conflict and burnout among academic internal medicine physicians, *Arch Intern Med* 171(13):1207–1209, 2011.

Eckleberry-Hunt J, Van Dyke A, Lick D, et al: An exploratory study of resident burnout and wellness, *Acad Med* 84(2):269–277, 2009.

Epstein RM: Mindfulness practice, *JAMA* 282(9):833–839, 1999.

Ford ES, Bergmann MM, Kroger J, et al: Healthy living is the best revenge: findings from the European Prospective Investigation into Cancer and Nutrition-Potsdam study, *Arch Intern Med* 169(15):1355–1362, 2009.

Fortney L: Chapter 98: Recommending meditation. In Rakel D, editor: *Integrative Medicine*, ed 3, Philadelphia, 2012, Elsevier.

Fortney L: Managing non-cancer-related chronic pain without opioids, *Prim Care Rep* 18(11):137–152, 2012.

Fortney L, Luchterhand C, Zakletskaia L, et al: Abbreviated mindfulness intervention for job satisfaction, quality of life, and compassion in primary care clinicians: a pilot study, *Ann Fam Med* 11(5):412–420, 2013.

Fortney L, Rakel D, Rindfleisch A, et al: Introduction to the integrative primary care: the health-oriented clinic, *Prim Care* 37(1):1–12, 2010.

Fortney L, Taylor M: Meditation in medical practice: a review of the evidence and practice, *Prim Care* 37(1):81–90, 2010.

Fox KR: The influence of physical activity on mental well-being, *Public Health Nutr* 2(3A):411–418, 1999.

Frank E, Breyan J, Elon L: Physician disclosure of healthy personal behaviors improves credibility and ability to motivate, *Arch Fam Med* 9(3):287–290, 2000.

Grepmair L, Mitterlehner F, Loew T, et al: Promoting mindfulness in psychotherapists in training influences the treatment results of their patients, a randomized double blind controlled study, *Psychother Psychosom* 76:332–338, 2007.

Groopman J: *How Doctors Think*, New York, 2007, Houghton Mifflin.

Howard J, Clark EC, Friedman A, et al: Electronic health record impact on work burden in small, unaffiliated, community-based primary care practices, *J Gen Intern Med* 28(1):107–113, 2013.

Jensen PM, Trollope-Kumar K, Waters H, et al: Building physician resilience, *Can Fam Physician* 54(5):722–729, 2008.

Jha A, Krompinger J, Baime M: Mindfulness training modifies subsystems of attention, *Cogn Affect Behav Neurosci* 7(2):109–119, 2007.

Katz D: *Disease Proof: The Remarkable Truth About What Makes Us Well*, New York, 2013, Hudson Street Press.

Kirby S: The positive effect of exercise as a therapy for clinical depression, *Nurs Times* 101(13):28–29, 2005.

Kopes-Kerr C: Preventive health: time for change, *Am Fam Physician* 82(6):611–614, 2010.

Krasner MS, Epstein RM, Beckman H, et al: Association of an education program in mindful communication with burnout, empathy, and attitudes among primary care physicians, *JAMA* 302(12):1284–1293, 2009.

Lee RT, Seo B, Hladkyi S, et al: Correlates of physician burnout across regions and specialties: a meta-analysis, *Hum Resour Health* 11(1):48, 2013. doi: 10.1186/1478-4491-11-48.

Ludwig DS, Kabat-Zinn J: Mindfulness in medicine, *JAMA* 300(11):1350–1352, 2008.

Mann S: *Addressing the Physician Shortage under Reform*, 2011, Association of American Medical Colleges (AAMC). https://www.aamc.org/newsroom/reporter/april11/184178/addressing_the_physician_shortage_under_reform.html.

Maslach C, Jackson SE: Maslach Burnout Inventory-Human Services Survey (MBI-HSS). In Maslach C, Jackson SE, Leiter MP, editors: *MBI Manual*, ed 3, Mountain View, CA, 1996, CPP.

Mazurkiewicz R, Korenstein D, Fallar R, et al: The prevalence and correlations of medical student burnout in the pre-clinical years, a cross-sectional study, *Psychol Health Med* 17(2):188–195, 2012. doi: 10.1080/13548506.2011.597770. [Epub July 25, 2011].

McCray LW, Cronholm PR, Bogner HR, et al: Resident physician burnout, is there hope? *Fam Med* 40(9):626–632, 2008.

McGinnis JM, Foege WH: Actual causes of death in the United States, *JAMA* 270(18):2207–2212, 1993.

McKinlay JB, Marceau L: New wine in an old bottle: does alienation provide an explanation of the origins of physician discontent? *Int J Health Serv* 41(2):301–335, 2011.

Melamed S, Shirom A, Toker S, et al: Burnout and risk of cardiovascular disease: evidence, possible causal paths, and promising research directions, *Psychol Bull* 132(3):327–353, 2006.

Merton T: *Conjectures of a Guilty Bystander*, New York, 1966, Doubleday.

Mokdad AH, Marks JS, Stroup DF, et al: Actual causes of death in the United States, *JAMA* 291(10):1238–1245, 2004.

Nedrow A, Steckler N, Hardman J: Physician resilience and burnout: can you make the switch? *Fam Pract Manag* 20(1):25–30, 2013.

North TC, McCullagh P, Tran ZV: Effect of exercise on depression, *Exerc Sport Sci Rev* 18:379–415, 1990.

Oswald A, Proto E, Sgroi D: *Happiness and Productivity*. February 10, 2014. http://www2.warwick.ac.uk/fac/soc/economics/staff/academic/proto/workingpapers/happinessproductivity.pdf.

Podein R: Training the brain to prevent burnout, *Ann Fam Med* published letters, 2013. Published in response to Fortney L, Luchterhand C, Zakleskaia L, et al: Abbreviated mindfulness intervention for job satisfaction, quality of life, and compassion in primary care clinicians: a pilot study, Ann Fam Med 11(5):412–420, 2013.

Rakel D, Fortney L: Chapter 3: The healing encounter. In Rakel D, editor: *Integrative Medicine*, ed 3, Philadelphia, 2012, Elsevier.

Rakel D, Fortney L, Sierpina VS, et al: Mindfulness in medicine, *Explore (NY)* 7(2):124–126, 2011.

Rakel D, Weil A: Chapter 1: Philosophy of integrative medicine. In Rakel D, editor: *Integrative Medicine*, ed 3, Philadelphia, 2012, Elsevier.

Roberts DL, Cannon KJ, Wellik KE, et al: Burnout in inpatient-based versus outpatient-based physicians: a systematic review and meta-analysis, *J Hosp Med* 8(11):653–664, 2013. doi: 10.1002/jhm.2093. [Epub October 25, 2013].

Rosengren A, Hawken S, Onpuu S, et al: Association of psychosocial risk factors with risk of acute myocardial infarction in 11119 cases and 13648 controls from 52 countries (the INTERHEART study): case-control study, *Lancet* 364(9438):953–962, 2004.

Scott K: Physician retention plans help reduce costs and optimize revenues, *Healthc Financ Manage* 52(1):75–77, 1998.

Seligman ME: Learned helplessness, *Annu Rev Med* 23(1):407–412, 1972.

Shanafelt TD, Boone S, Tan L, et al: Burnout and satisfaction with work-life balance among US physicians relative to the general US population, *Arch Intern Med* 172(18):1377–1385, 2012.

Shanafelt TD, Bradley KA, Wipf JE, et al: Burnout and self-reported patient care in an internal medicine residency program, *Ann Intern Med* 136(5):358–367, 2002.

Shapiro S, Schwartz G, Bonner G: Effects of mindfulness-based stress reduction on medical students, *J Behav Med* 21:581–599, 1998.

Sonneck G, Wagner R: Suicide and burnout of physicians, *Omega (Westport)* 33(3):255–263, 1996.

Spickard A, Cabbe SC, Christensen JF: Mid-career burnout in generalists and specialist physicians, *JAMA* 288(12):1447–1450, 2002.

Vicentic S, Gasic MJ, Milovanovic A, et al: Burnout, quality of life and emotional profile in general practitioners and psychiatrists, *Work* 45(1):129–138, 2013.

Wallace JE, Lemaire JB, Ghali WA: Physician wellness, a missing quality indicator, *Lancet* 374:1714–1721, 2009.

Weng HC, Hung CM, Liu YT, et al: Associations between emotional intelligence and doctor burnout, job satisfaction and patient satisfaction, *Med Educ* 45(8):835–842, 2011.

West CP, Shanafelt TD: Physician well-being and professionalism, *Minn Med* 90(8):44–46, 2007.

Wittstein IS, Thiemann DR, Lima JA, et al: Neurohumoral features of myocardial stunning due to sudden emotional stress, *N Engl J Med* 352(6):539–548, 2005.

World Health Organization (WHO): *Frequently Asked Questions: What Is the WHO Definition of Health?* http://www.who.int/suggestions/faq/en/index.html.

网络资源

www.fammed.wisc.edu/mindfulness Comprehensive website for mindfulness in medicine, for personal use and for patient care.

www.fammed.wisc.edu/integrative/modules Evidence-based "Mind/Body Awareness Writing Exercises" that help address stress, trauma, and pain for physicians and patients.

www.fammed.wisc.edu/aware-medicine/self "Writing Your Personal Health Plan" and other self-awareness and self-care tools for physicians.

www.meriter.com/wellness An evidence-based roadmap and plan for improving general health, "The Formula for Good Health."

www.meriter.com/wellness General user-friendly exercise and nutrition prescriptions.

第 7 章　预 防 保 健

DOUG CAMPOS-OUTCALT

重 点

- 预防性的干预需在有效性和安全性方面，有高标准的证据支撑。

- 在所有制定预防建议的机构和组织中，美国预防服务工作组（USPSTF）的循证建议的证据方法学最强。

- 与制定初级保健及社区环境下的预防建议相关的组织还包括免疫实践咨询委员会（ACIP）、社区预防服务工作组，两者皆由疾病预防控制中心（CDC）进行支持。

- 筛查试验需对准确性、安全性和有效性进行评估。有效性指筛查带来的疾病结局要优于自然条件下发生的疾病结局，且其带来的益处大于害处。

- 筛查试验受领先时间偏倚和病程长短偏倚影响时，可能为假性有效。

- 对于患病率较低的疾病，即便采用精准的方法，其阳性预测值依旧较低。

- 筛查带来的危害之一是过度诊断，即在某疾病可能已经自愈或从未出现进展的情况下，做出诊断和治疗。

- 当某疾病状态可以自愈或不再发展时，过度的诊断和治疗将导致不必要的伤害。

- 一些有害健康的行为可通过门诊过程中的简短干预加以纠正，另一些则需更彻底的干预。

- 四步法包含风险评估、风险降低、筛查和免疫，它能帮助家庭医生为每个患者安排预防服务的提供。

- 观察性研究中得出的能降低特定疾病"风险"的发现，需在临床对照试验中加以验证，以确定该危险因素的降低是否能减少该疾病的发病率。

- 降低风险的工具包括行为纠正和化学预防。

- 医生给患者提供的筛查试验应得到 USPSTF 的 A 级或 B 级建议。

- 医生应提议及鼓励患者进行 ACIP 推荐的免疫接种。

- 应优先开展能使患者受益最大、接受度最高的预防服务。

- 在可预防的发病和死亡中，吸烟是最主要的导致因素。对于任何吸烟的患者，应鼓励其戒烟，并提供尼古丁替代品、药物或转介至互助小组。

- 对于有重大公共卫生影响的疾病，如性传播疾病、流感、结核等，进行精准的诊断与治疗，有利于疾病控制及预防耐药性的发生。

- 家庭医生对患有传染病的家庭成员及其接触人员，可采取快速同伴疗法，或将其转诊至公共卫生部门，通过这些推荐的治疗方式可以将传染病在社区的影响降至最小。

- 应加强临床环境下的感染控制工作。

- 医生应按各州和地方的报告要求，上报传染病、肿瘤等其他需上报的疾病。

- 医护人员应按 CDC 的要求进行预防接种。

- 避免不必要的或有害的检查和治疗及与之相关伤害，应成为家庭医生预防实践工作的组成部分。

- 基因组学和遗传学检查有望加强临床预防，但目前只有少部分检查被证实是有效的，尚无证据显示对慢性疾病的遗传风险评估能使患者获益。

- 将预防干预纳入临床系统中的常规工作，有助于确保高水准的预防保健效果。

家庭医学与预防

家庭医学的很大一部分是预防。家庭医生提供日常的预防保健服务，并经常有患者就如何保持健康和避免疾病进行咨询。家庭医生也是国家公共卫生体系基础的组成部分，是重大公共卫生疾病患者的首个接触点，是疾病患病监测的信息源，以及是公众健康防护信息的传播者。本章将讨论家庭医生扮演的全部这些角色，并描述如何将预防服务的实施效果最大化。

预防的定义

预防可分为三类：即一级预防、二级预防和三级预防。家庭医生应考虑这三类预防如何使每个患者可能得益。

一级预防的结果是防止疾病或症状的发生。例如免疫接种可预防一系列的传染病，戒烟可预防无数由持续的烟草使用导致的疾病。一级预防可以为社会节省费用（即节省下来的钱比花费的钱更多），然而并非总是如此。它经常包含社区范围内的干预（如提供洁净水和卫生设施），而公众往往无视及未能意识到这种获益。

二级预防包含对无症状个体的筛查以早期发现某种疾病，以及通过早期干预取得比晚期检查和治疗更好的结局。在那些已经表现出症状者中进行检查以诊断或排除可疑疾病，不属于筛查，而属于诊断性检查。筛查仅仅针对那些无症状者。许多对筛查价值的意见分歧，都是因为不理解筛检和诊断性检查的本质区别。

与普遍的想法相反，二级预防并不省钱。它能降低发病率和死亡率，与医疗干预手段如心脏搭桥手术相比通常有更好的成本效益，但节省下来的钱并不比花费的钱更多。尽管它可能会省钱，但也很花钱。

三级预防包括疾病发生或有明显症状之后的干预，试图让患者更健康及提高生活质量。例如心肌梗死发生后的心脏康复。三级预防同样不能节省费用。由于三级预防可以预防某一反复的事件，如心脏病的二次发作，它也常被误称作是二级预防。

循证为预防之本

可靠的证据对于支持一项干预措施的有效性和安全性是非常重要的。家庭医生的工作繁忙且需有效利用他们的时间，专注于提供确实可为他们的患者带来改善的服务。此外，在一级预防和二级预防中，干预对象包括健康人和无症状者。家庭医生需牢记在健康且无症状者中带来改善很难。这种改善可以实现，但在努力改善他人的健康状况时，我们不仅要确保干预的有效性，还要确保其安全性以避免在此过程中造成伤害。

基于这个原因，实施预防所需达到的证据阈值应高于治疗。如果某个患者病情严重亟需采用某一治疗方案，即便现有最好的证据来自中等质量研究和间接治疗效果，也可作为支持依据。对于预防而言，如果干预的安全性和有效性并非基于高质量证据，最好等更有力的证据出现，并先把精力集中在已有的许多获有力证据支持的干预上。诚然，剔除那些我们不确定是否有效的干预，将所有被证实有效的干预安排在紧凑的临床日程中是一件困难的事。

图 7-1 展示了在医学文献中可见的证据金字塔。高质量的系统综述和 meta 分析位于字塔的顶端，提供最高质量的证据。往下一层是随机对照试验，随后是低质量的对照试验。再往下是观察性研究，经常更易受偏倚影响。在观察性研究中，队列研究和病例对照研究比横断面研究提供的信息更可靠。相关性研究（生态学研究）以及病例报告处于金字塔的最底层，提供有趣的信息但不应作为有效性和因果联系的证据，有助于提出问题和为更深层次的研究提供方向。第 9 章阐述了各种类型的研究方法。

已被认可的实践不应由于单一观察性研究或某个随机对照试验的结果而轻易改变。这些单一的研究常常用于支持某一或其他观点，这种做法被称为"摘樱桃"。精明的家庭医生会想了解研究结果的可重复性，会明白就该问题可能存在不止一项研究，并且会问："所有的证据综合起来是什么结论？"

目前已有成熟的方法用于个体研究质量的评价及所有证据的综合评价。每个家庭医生不需具有这些能力，而且也肯定没有必要的时间对每一项可能的预防干预开展严格意义上的研究；有许多机构和官方小组行使这些职责。然而，家庭医生应该知道那些高质量的、完全基于实证的建议是如何得出的，以及哪些可靠的机构可以提供这些建议。

美国医学研究院（IOM）发布了关于如何开展高质量的系统综述（IOM，2011c）及如何制定高质量的可靠指南（IOM，2011a）。高质量的指南基于高质量的系统综述，且最好是由非利益相关的、独立的主体完成。一篇高质量的系统综述应该包含：对于某个问题的全部现有证据的检索方法及明确定义的纳入和排除标准、一套清晰可行的方法对每篇研究进行评价及对所有证

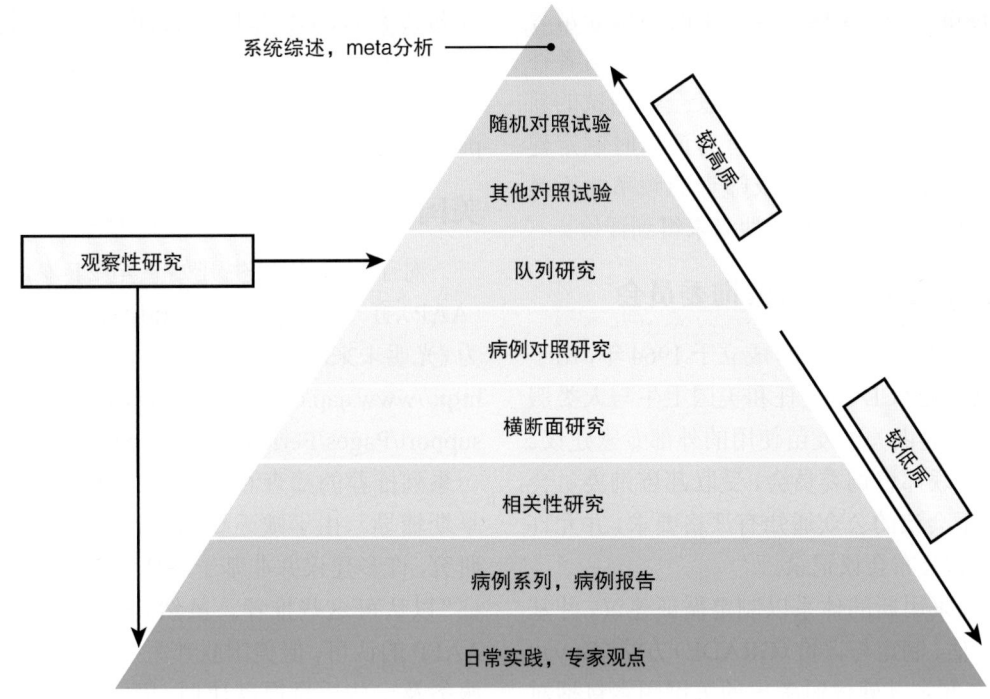

图7-1 证据金字塔

据进行概括和分级、并由数个审阅者进行评价，且使用既定的方法解决观点的分歧。

高质量的指南也需要专家组具备多项技能，包括如何评价医学文献；利益冲突策略以最小化及处理潜在的和实际存在的利益冲突；可给出推荐强度的方法以反映现有的最佳证据；简洁清晰且无歧义的建议；强调以患者为导向的结果及患者可根据偏好进行选择；对潜在危害及利益的考虑；如有可能帮助实施的工具；以及定期更新的计划。

正如 IOM 报告（2011a）中提到的，许多指南和建议目前均未达到这些标准。这将家庭医生置于一个尴尬的处境；另一方面，由专科协会和特殊利益集团制定的低质量指南被看作金标准，因为它们出自专科医生且被视为某一特定问题方面的专家。有的专科协会能发布高质量的指南，其他的则不能。由专科医生主导的专家组可能存在意见的不一致（对当前实践进行支持及证明支付的合理性），通常不会考虑潜在的危害，往往不以预防为导向，还可能缺少具有医学文献评价能力的成员。这促使美国家庭医生协会（AAFP）推出自己的预防建议。这可在 AAFP 的网站上找到（www.aafp.org/patient-care/clinical-recommendations/cps.html）。

美国预防服务工作组

美国预防服务工作组（USPSTF）首次成立于1984年，作为一个独立专家组为医生提供使用临床预防性

服务的指引。1998 年，它在维持其独立性的同时，处于医疗保健质量与研究局（AHRQ）的经费资助之下，以支持其对一系列广泛的临床预防性服务开展科学的循证评估，并提出建议。该工作组处理的问题包括筛查测试、咨询和预防用药。

USPSTF 采用缜密和严格的方法对证据进行考虑，并在权衡已证实的利弊后制订建议（USPSTF，2014）。该工作组并不考虑所评价服务的成本或进行成本效益分析。被评价的干预措施，通常已被普遍使用且经常得到专科及倡导组织的推荐，而其有效性和安全性尚未被彻底评估。

USPSTF 的建议分为 4 类：A 级建议指有高质量证据支持其得益处明确高于危害的干预措施。如果证据不够强，或是得益/危害的差距不大但得益仍较高，则被纳入 B 级建议。当得益和危害相当，或整体得益非常小时，被评为 C 级。D 级（一种反对意见）用于不存在得益或危害超过得益时。如果现有证据不足以衡量得益和危害，USPSTF 不会强行制定实施建议，并将其评为 I 级。

工作组制定的每种推荐都附加了疾病的自然史描述、可获得的干预的类型、有效性和危害性的现有证据水平、以及工作组的建议与其他组织的建议的异同点。所有的 USPSTF 建议可见其网站（www.uspreventiveservicestaskforce.org/recommendations.htm）。

USPSTF 采取的步骤科学性强，被视为证据评价和

建议制定的金标准。然而，这一步骤下的结果经常导致其建议与其他组织和倡议团体不一致，因为后者往往使用那些尚未经过全面的有效性和安全性测试的新方法。此外，由于它不主张在缺乏有力证据时制定建议，USPSTF 的建议中关于检查或筛查的频率并不具体，因为不同筛查频率的相对有效性尚未得到评价。

疾病预防控制中心免疫实践咨询委员会

免疫实践咨询委员会（ACIP）成立于 1964 年，用于为疾病预防控制中心（CDC）主任和美国卫生与人类服务部（DHHS）部长提供关于疫苗使用的外部专家建议。ACIP 是一个官方联邦咨询委员会，受联邦咨询委员会法管理，该法对于会议的公众通知有严格要求，并允许来自公众的意见和公布会议记录。

ACIP 近年来采用新的体系以制定循证建议，并基于推荐分级的评估、制定与评价（GRADE）方法（Guyatt et al., 2011）。在制定其建议时考虑的关键因素包括对得益和危害的权衡、证据类型、相关人群的价值取向和偏好，以及卫生经济学分析。建议分为两种类型：A 类（建议或反对）适用于某一年龄或具有某危险因素群体中的全部人；而 B 类建议并不意味着普遍适用，就某一疫苗来说，认可其在临床医师 - 患者诊疗环境下用于个体的有效性。它采用证据表格对证据主体的收益、危害、优点和局限性进行概括。这个新程序使 ACIP 与当代的循证过程更为一致（Ahmed et al., 2011）。

国家心肺血液研究所

国家卫生研究所下的国家心肺血液研究所（NHLBI）制定成人心血管疾病主要危险因素的预防及控制指南，包括两个有影响的临床指南；一个关于胆固醇，一个关于高血压（NHLBI, 2001, 2004）。这些及其他心血管疾病相关指南可见他们的网站（www.nhlbi.nih.gov/guidelines）。遗憾的是，NHLBI 在制定指南时未采用如同 USPSTF 那么严谨的方法。许多建议基于专家观点，用于支持每项建议的证据强度并不十分确凿。但它们仍被广泛视作医疗标准。在撰写此章节时，胆固醇和高血压的指南均正在修订之中。

美国家庭医师学会

用于指导家庭医生的临床预防建议由美国家庭医师学会（AAFP）的公共与科学卫生委员会制定，他们的建议由 AAFP 的董事会审核并批准。AAFP 采用严谨的循证方法，倾向于认可来自 USPSTF 及 ACIP 的推荐，但也有例外。AAFP 的儿童预防服务方法与美国

儿科协会（AAP）相比更为保守，且并不认可 AAP 的那些与 USPSTF 不同或未基于证据的建议。在 AAFP 的网站上列出了临床预防服务的建议（www.aafp.org/patient-care/clinical-recommendations/cps.html）。

美国儿科协会及《光明未来》

对于儿童从出生开始直至 21 岁，美国儿科协会（AAP）有一系列定期随访和临床指南。这套推荐被称为《光明未来》（bright future），可在 AAP 的网站上找到：http://www.aap.org/en-us/professional-resources/practice-support/Pages/PeriodicitySchedule.aspx。每次随访均有一系列推荐的筛查测试、发育评价、免疫接种和推荐的早期辅导。由于缺乏婴幼儿及儿童的预防服务的效果研究，许多建议并非基于高质量证据。AAP 称其为"实证"以认可这些推荐。虽然《光明未来》指南尚未获得 AAFP 的认可，但美国联邦医疗补助制度中的儿童预防服务及一些质量提高计划，仍以 AAP 的这些推荐为基础，用于儿童预防服务质量的绩效评估。

社区预防服务工作组

社区预防服务工作组（CPSTF）成立于 1996 年，由 CDC 主任任命的 15 名成员组成。他们的任务是基于现有的科学证据制定建议和指南，以说明哪些基于社区的健康促进和疾病预防干预行之有效，哪些是无效的。CDC 则为 CPSTF 提供技术和管理支持。

该工作组采用严谨的循证方法，包括对证据进行系统综述，并依据证据强度来制定建议。CPSTF 面临的一个挑战是全社区层面的建议很少经过临床对照试验的验证，因此对其他形式证据的评价和分级的方法必不可少。CPSTF 的网站对采用的方法进行了描述（www.thecommunityguide.org/index.html）。制定的建议被收录在《社区预防服务指南》，通常被称为《社区指南》，同样可在其网站上获取。

《社区指南》也为在临床环境中加强预防服务的利用提供了循证建议。

预防服务的支付

美国患者保护与平价医疗法案（PPACA），公法第 111～148 条，于 2010 年 3 月 23 日通过，它规定了一系列在无需团体健康计划、健康保险提供方或个体健康保险进行成本分摊的情况下，应被纳入的预防性健康服务。这些服务包括：

- USPSTF 推荐的 A 或 B 级别服务。

- ACIP 推荐的免疫接种服务。
- 卫生资源与服务管理局（HRSA）支持的指南中包括的婴幼儿、儿童和青少年的预防服务，这些服务事实上也是 AAP《光明未来》方案中介绍的内容。
- HRSA 支持的指南中对于女性的附加服务。HRSA 委托 IOM（2011b）对服务列表进行制定。

PPACA 条款的目的是为鼓励美国民众获得循证的（或者至少是实证的）预防服务，以促进健康和预防疾病。虽然从表面看来，它提供了一系列免费的预防服务，但家庭医生和患者需要意识到这些服务可能发生预期以外的开支。如虽然每 10 年一次的结肠癌肠镜筛查不需要患者进行成本分摊（这是 USPSTF 的 A 级建议），但在此过程中实施的息肉切除术和随访检查并未列入 PPACA 的条款中，且这可能导致高额的自费支出。

筛查测试的评价

许多医生和大部分公众都相信筛查及在早期发现疾病永远都是有利的。许多单一问题倡导组织对于他们所关心的疾病，将筛查视作控制的关键一环。家庭医生几乎没有时间去筛查他们关心的每一种疾病，而且即便他们有时间，也不应去筛查所有的疾病。只有当筛查的结果（早期发现疾病并对其治疗）带来的结局优于等待直至疾病出现症状时，才应实施筛查。此外，筛查测试带来的得益应超过其导致的任何危害。

要评价筛查测试的有效性并不简单。让我们假设一个例子。在对肿瘤的筛查过程中，如果检测标记出 A 器官发生肿瘤并进行治疗，其期望寿命为 8 年。如果该疾病是在症状出现之后才被发现并予以治疗，其期望寿命为 2 年。这是否证明了该筛查就是有效的呢？许多人的答案是肯定的，包括许多从业医生（Wegwarth et al.，2012），然而并非如此。在这类观察性研究中，有两种偏倚会对结果造成影响：领先时间偏倚和病程长短偏倚（图 7-2）。领先时间偏倚指的是疾病虽被早期发现，但结局并未改变。其死亡的时间点并未后移，只不过是疾病被早期发现，使得其期望寿命看起来延长了。病程长短偏倚源于一个事实，即筛查更易于发现进展较缓慢的疾病。肿瘤可为快速进展类型，也可进展缓慢。进展快速的类型从起病到筛查发现症状的时间较短。进展缓慢的类型有一段更长的无症状时期，更易通过筛查发现，这同样导致期望寿命看上去得到了延长。

证明筛查有效的唯一可靠方法是开展对照临床试验，在其中将许多人随机分配至两组中的任一组：筛查组和非筛查组。随后需随时间对他们进行随访，以确定经年龄校正后的癌症 A 的特异性死亡率（沿用前面的例子）。如果筛查能够有效预防癌症 A 导致的死亡，那么筛查组的死亡率应低于非筛查组。此外，整体死亡率应该更低。如果这两个条件都不符合，那么筛查试验的价值有待商榷。几乎没有筛查试验采用这么严谨的方式进行评估，我们通常根据低质量的观察性研究判断筛查试验是否有效。然而，如果观察性证据足够强，仍可在没有对照临床试验的情况下提出建议。这要求筛查组和非筛查组之间存在较大的差异，且这种差异在多个控制了潜在偏倚的研究中均可见。

评估一项筛查试验时应考虑的其他因素包括病情和筛查试验的特点。病情应严重（造成重大死亡或发病）并伴有包括一段长时间无症状期的自然史，且对于该症状应有一种有效的治疗或干预从而预防病情的扩散。筛查试验应能便利进行、相对价廉、可被接受，且最重要的是安全。这是因为大部分被筛查的人都不会患有被筛查的疾病，所以在筛查时切勿给他们带来伤害非常重要。

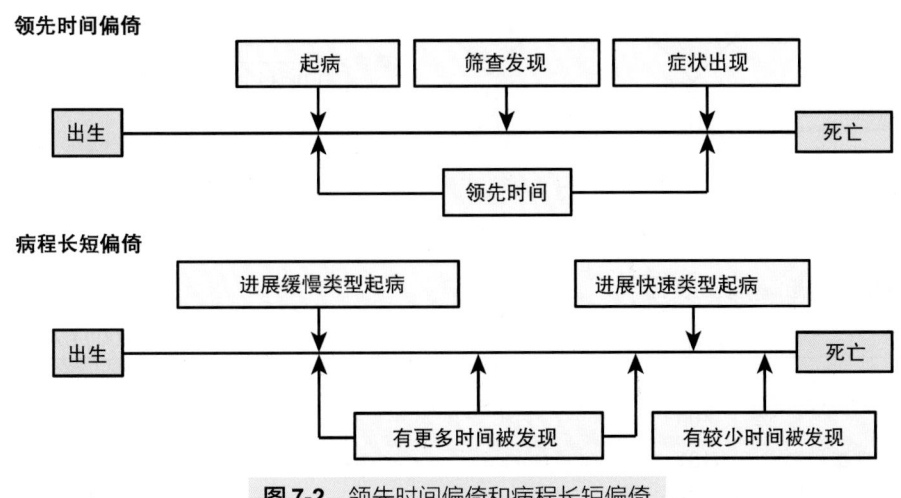

图 7-2 领先时间偏倚和病程长短偏倚

另外,试验应准确无误。准确性可通过灵敏度、特异度、阳性预测值(PPV)和阴性预测值(NPV)来衡量。图 7-3 中阐明了这些术语及如何对它们进行测定。灵敏度是指在那些患有某种疾病的人群中经试验被发现者的比例。特异度是指在没有患病的人群中被试验列为没有患病者的比例。一般来说,随着试验的灵敏度提高,特异度会降低,反之亦然。PPV 是试验结果为阳性且的确患有疾病者的比例,而 NPV 是试验结果为阴性且的确未未患疾病者的比例。虽然灵敏度和特异度通常作为最重要的统计数据进行报告,但从医生和患者的角度来看,预测值更为关键。

一项试验可以是具有非常好的灵敏度和特异度,但其 PPV 值不理想。这种情况发生于在筛查人群中该病的患病率(验前概率)较低时。对于罕见疾病,即使进行了非常准确的试验,试验为阳性结果很可能是假阳性而非真阳性(即 PPV 较低)。表 7-1 阐明了患病率对 PPV 造成的影响。这个概念对于评估筛查试验非常重要,因为假阳性可能会对患者造成伤害。

在评估筛查试验时必须理解的另一个统计学概念是相对风险降低和绝对风险降低的区别。用另一个假设的例子,如果一项筛查和早期治疗使死亡率降低 50%,这看起来很了不起。但是,如果死亡率是从 2/100 000 下降到 1/100 000 呢?死亡率相对减少了 50%,但每 100 000 人中的绝对减少量仅为 1 人。在这个例子中,需对 100 000 人进行筛查才能挽救一个生命,或换句话说,需筛查数(NNS)为 100 000 人。

当评估一项筛查试验时,了解所有这些变量很重要:灵敏度、特异度、PPV、NPV、NNS 和处理多少病例可引起一次伤害(NNH)。同时,也必须要比较试验带来的获益与造成的损害。得益可包括早发现带来的结局改善,以及对于传染性疾病而言,预防其传播给他人。损害可源自假阳性和假阴性结果,以及阳性试验结果之后的进一步检查或疾病治疗可能导致的并发症。

人们越来越意识到,检查可能会造成额外的损害,被称为过度诊断。它的发生是因为筛查发现的疾病并非全部注定会继续进展并导致患病或死亡。有时病情会消退或没有进展,或进展缓慢以至于其他疾病可率先导致死亡。前列腺癌就是这样的一个例子。许多通过筛查检测到的前列腺癌根本不会对男性造成任何问题。如果没有进行筛查试验,它会被继续忽视下去。但是几乎所有的被检测出来患前列腺癌的男性会做进一步诊断检查,然后进行治疗,其显著结果是这些干

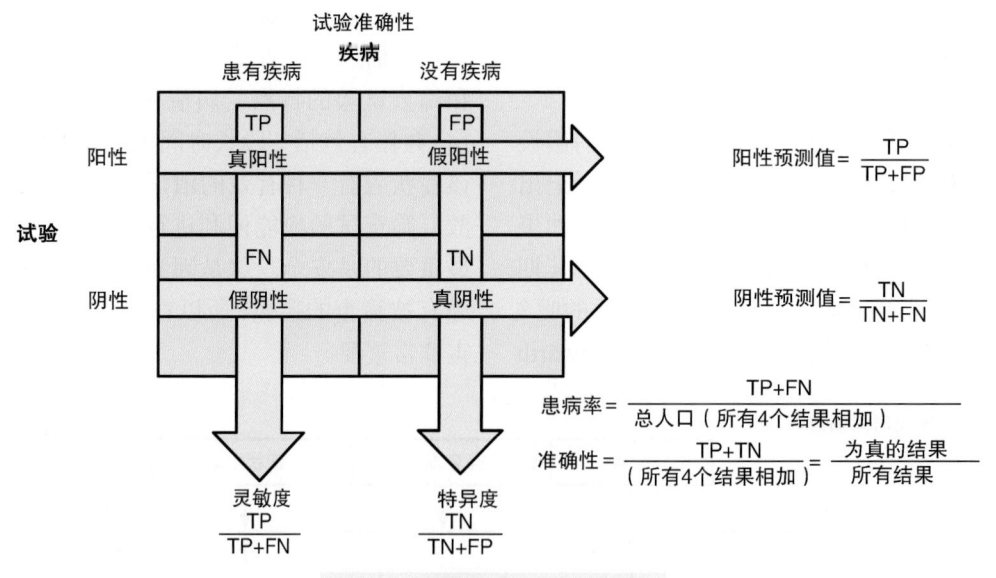

图 7-3 筛查试验准确性的衡量

表7-1　阳性预测值如何随着患病率发生变化*					
患病率	1/100 000	1/10 000	1/1000	1/100(10/1000)	1/10(100/1000)
真阳性数(TP)	1	1	1	10	99
假阳性数(FP)	100	10	1	1	1
阳性预测值(TP/所有阳性数)	1/101	1/11	1/2	10/11	99/100

*该例包括了一项试验,其灵敏度为 99% 且特异度为 99.9%(假阳性率为 1/1000),试验的数量与患病率的分母相同

预引起的并发症会导致患病甚至死亡。人们现在认识到，由于癌症筛查而导致过度诊断的发生比之前已知的更为频繁（Kalager et al., 2012）。

医生咨询的评价

改变患者的行为很困难。第8章对有效咨询和行为改变方法进行了深入讨论。尽管有很多行为会使人们在当下或未来处于健康受损的风险之下，在临床诊疗中并非所有的咨询都可带来行为改变从而获益。由于家庭医生没有时间就所有潜在的危险行为进行指导，所以重点关注对健康造成最大影响并且已有证据显示咨询效果的那些行为变得尤为重要。USPSTF 提供了有关该主题的指引，但经常发现证据不足以判断医生的建议和咨询是否会真正改变患者行为。这并不意味着当证据不足时，家庭医生不需要提供咨询，但他们应该意识到在这种情况下缺乏证据表明咨询的有效性，因而将时间更多地放在有强有力证据支持的干预上可能会更好。

将预防付诸实践

在家庭医学的临床环境下开展预防医学实践存在很多障碍。这些障碍包括时间压力、缺乏报酬、以及患者对其缺乏兴趣。通过系统的和有组织的实施预防可以克服这些障碍，这是每个患者诊疗过程的一部分。一套完整的预防服务可作为定期健康评估和健康检查的一部分进行开展，因为这些检查对于大多数人来说不需要每年进行。这些服务也可以逐渐增量的方式，通过医生在每次诊疗时开展一小部分内容来进行。未有证据表明以上的两种方法中的其中一种更优。在提供全面预防保健的过程中，通过连续性的照护，家庭医生可在每次就诊时都开展一些预防工作，并且可以加深预防的重要寓意。无论采取哪种方法，均可考虑采用四步过程法（表7-2）。

1. 风险评估
2. 风险降低
3. 筛查
4. 免疫接种

风险评估

每位患者都具有一系列可影响他/她近期或长期健康的风险。这些风险基于年龄、性别、家族史、病史、目前所患慢性病、职业、社会经济因素、环境和行为（饮

表7-2 临床诊疗中通过四步法开展预防

步骤1：风险评估基于：	年龄
	性别
	家族史
	病史
	职业
	社会经济状况
	环境
	行为：
	●饮食
	●体育锻炼
	●性行为
	●抽烟、饮酒和吸毒
	●冒险
步骤2：降低风险包括：	辅导和行为改变
	化学预防
步骤3：筛查	来自 USPSTF 的 A 级和 B 级建议
步骤4：免疫接种	ACIP 建议的免疫接种

ACIP，免疫实践辅导委员会；USPSTF，美国预防服务工作组

食、体育锻炼、性行为、饮酒、吸烟、吸毒，以及冒险）。其中一些风险是可改变的，有些则不行。这些信息可以在第一次就诊时或之后不久获得，但需要进行定期更新。了解患者的风险，有助于重点针对具有最大影响的风险提出其降低建议。

表7-3 列出了美国的人口主要死因。死亡的两个主要原因是心血管疾病和癌症。图7-4 展示了这些主要死亡原因的时间趋势，并表明心血管疾病的年龄校正死亡率正在下降，而癌症和伤害造成的死亡率则保持相对稳定。癌症将很快成为主要死因，而意外伤害

表7-3 主要死因，美国，2010

死因	死亡人数	占所有死亡人数的百分比	每100 000人死亡率
心脏病	307 384	24.9	202.5
癌症	301 037	24.4	198.3
意外伤害	75 921	6.2	50.0
慢性肺疾病	65 423	5.3	43.1
卒中	52 367	4.2	34.5
糖尿病	35 490	2.9	23.4
自杀	30 277	2.5	19.9
阿尔茨海默病	25 364	2.1	16.7
肾病	24 865	2.0	16.4
流感和肺炎	23 615	1.9	15.6

From Heron M. Deaths: leading causes for 2010. Natl Vital Stat Rep. 2013; 62（6）: 1-96. http://www.cdc.gov/nchs/data/nvsr/nvsr62/nvsr62_06.pdf.

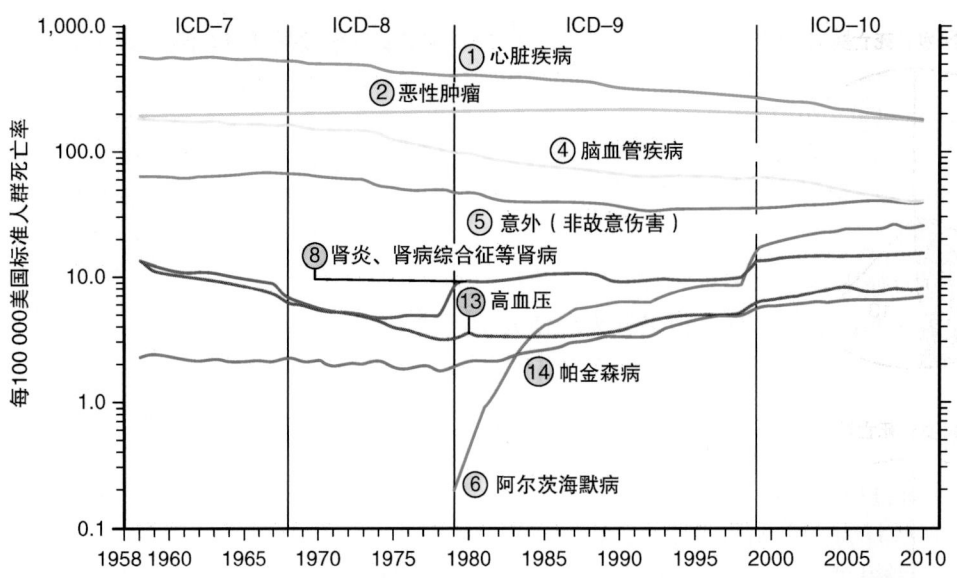

图7-4 主要死因的时间趋势。ICD，国际疾病分类（From Murphy SL, Xu J, Kochanek KD. Deaths: final data for 2010. Natl Vital Stat Rep. 2013; 61: 67.）

已经代替脑血管疾病成为第三大死因。这些数据表明，通过重点关注患心血管疾病、癌症和伤害的原因，可最大程度实现人口死亡率的改善。

表7-4列出了美国人口的实际死因，其中包括不健康的行为，尤其是吸烟、不良饮食、缺乏体育锻炼和酒精滥用。表7-5列出了主要死因的危险因素以及可归因于每个危险因素的死亡人数。这些行为和风险因素是临床环境下预防干预的首要目标。

图7-5表明，年龄较小组的主要死因与年龄较大组有很大的不同。此外，种族/民族和社会经济因素改变了这些死因的影响程度。家庭医生通过了解疾病流行病学及在其社区中的危险因素，可以重点针对那些对其患者的健康造成最大影响的风险因素。

在评估与这些死亡和致残的每一个主要原因相关的风险时，重要的一点是记住，对于观察性研究中识别出的"危险因素"，消除该危险因素可能并不会带来疾病的减少。

需有临床对照试验来为风险降低带来的结局改善提供证据。风险降低干预的一个有证据的例子是血压控制。观察性研究表明，高血压可带来冠心病和脑血管疾病的风险。在此发现之后，临床对照试验显示，控制血压可以减少这些疾病的发生。未能有效降低风险的一个例子是使用抗氧化剂预防癌症。观察性研究表

表7-4 实际死因，美国，2000

实际死因	人数（%）
抽烟	435 000（18.1）
不良饮食和体育锻炼不足	400 000（16.6）
饮酒	85 000（3.5）
传染病	75 000（3.1）
有毒物质	55 000（2.3）
车祸	43 000（1.8）
枪击	29 000（1.2）
性行为	20 000（0.8）
使用非法药物	17 000（0.7）

Data from Mokdad AH, Marks JS, Stroup DF, Gerberding JL. Actual causes of death in the United States 2000. JAMA. 2004; 291: 1238-1245.

表7-5 可归因于危险因素的死亡，美国，2009

排名	风险	死亡人数
1	吸烟	467 000
2	高血压	395 000
3	超重和肥胖	216 000
4	缺乏体育锻炼	191 000
5	高血糖	190 000
6	高胆固醇	113 000
7	高盐饮食	102 000
8	低 ω-3 脂肪酸摄入	84 000
9	高反式脂肪摄入	82 000
10	酒精摄入	64 000

Data from Danaei G, Mozaffarian D, Taylor, et al. The preventable cause of death in the United States: comparative risk assessment of dietary, lifestyle and metabolic risk factors. PLoS Med. 2009; 6(4): e1000058. doi: 10.1371/journal.pmed.1000058. http://www.plosmedicine.org/article/info: doi/10.1371/journal.pmed.1000058.

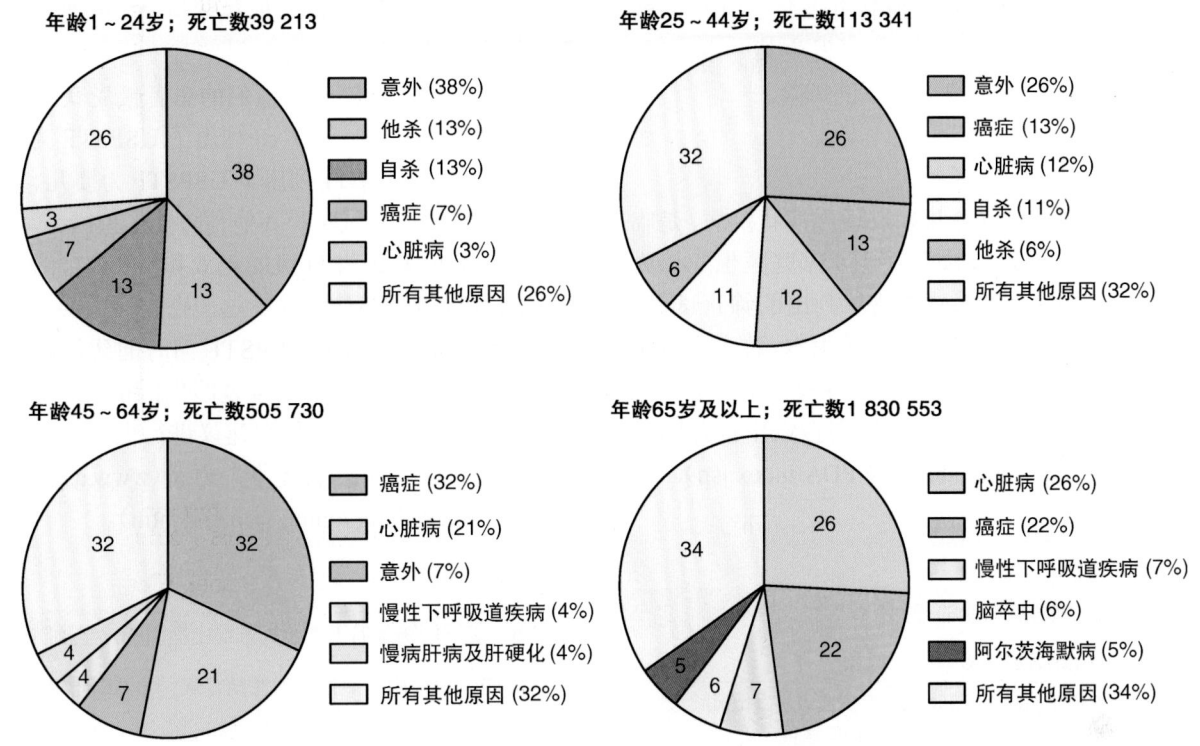

年龄1~24岁；死亡数39 213

- 意外 (38%)
- 他杀 (13%)
- 自杀 (13%)
- 癌症 (7%)
- 心脏病 (3%)
- 所有其他原因 (26%)

年龄25~44岁；死亡数113 341

- 意外 (26%)
- 癌症 (13%)
- 心脏病 (12%)
- 自杀 (11%)
- 他杀 (6%)
- 所有其他原因 (32%)

年龄45~64岁；死亡数505 730

- 癌症 (32%)
- 心脏病 (21%)
- 意外 (7%)
- 慢性下呼吸道疾病 (4%)
- 慢病肝病及肝硬化 (4%)
- 所有其他原因 (32%)

年龄65岁及以上；死亡数1 830 553

- 心脏病 (26%)
- 癌症 (22%)
- 慢性下呼吸道疾病 (7%)
- 脑卒中 (6%)
- 阿尔茨海默病 (5%)
- 所有其他原因 (34%)

图7-5 按年龄分的主要死因（From Minino AM. Death in the United States, 2011. NCHS Data Brief.2013; 115-1-8.）

明，某些具抗氧化特性的维生素摄入量较低与某些癌症的患病率较高有关。然而，临床对照试验未能证明增加抗氧化剂的摄入量能降低癌症发病率（Boffetta et al., 2010; Gasiano et al., 2009; Zhang, 2008）。回顾表7-5，有充分证据表明，风险1~6以及10的降低可以改善健康结局。风险7~9的降低所带来的得益并没有充足的证据。

风险降低

一旦了解了患者的短期和长期健康风险，家庭医生就可以集中精力减少这些风险。时间和精力最好用于降低那些有证据表明能带来结果改善的风险上。主要有两种工具可以减少患者的疾病风险 -- 行为改变辅导和化学预防。这两者都可以用于一级或三级预防。

第8章介绍了有关如何提供有效的行为改变辅导的内容。因为慢性病作为主要的致死原因，受行为影响且有害的影响可通过多年积累，所以要说服年轻人改变不健康的行为是具有挑战性的，正如同改变长期以来习得的生活习惯。然而我们应该牢记，即使仅在少部分患者中实现行为改变，而如果所有医生都采用最有效的辅导和行为改善方法，那么在群体水平上也可以积少成多。

有些行为能够通过临床诊疗中可提供的简短的咨

询来改变。表7-6列出了 USPSTF 的建议。其余的行为较难以改变，需要更强化和多元化的干预。表7-7列出了这一类行为，以及对其改变时 USPSTF 建议所需的强化型干预。在这些情况下，家庭医生可以自行提供更多的强化辅导，或转给在这方面有更多时间和经验的其他医疗卫生人员。

化学预防可作为一级或三级预防干预。表7-8列举的是 USPSTF 推荐的主要干预。表7-9列举了在特定情况下用药物进行预防的其他例子。这些包括常用的药物，如控制高血压和高胆固醇血症的药物，其可预防心血管疾病；以及用于糖尿病患者改善高血糖的药

表7-6　在临床接触中可采取短期辅导的状况

状况	辅导	对象
酒精滥用	简短的行为辅导干预措施，以减少酒精滥用	18岁及以上的成年人从事危险或有害饮酒
皮肤癌	有关减少紫外线照射以减少皮肤癌风险的辅导	皮肤白皙的年龄在10~24岁的儿童，青少年和年轻人
抽烟	戒烟干预措施	所有使用烟草制品的人
抽烟	干预措施，包括教育或简短辅导，预防开始抽烟	学龄儿童和青少年

Data from U.S. Preventive Services Task Force. http://www.uspreventive-servicestaskforce.org/index.html.

物,其可预防这种慢性病的微血管并发症。其余的药物不太常见,且需要特别注意当患者发生某一事件后,会有复发或暴露于某种感染因子下的风险。

筛查

二级预防,或通过筛查早期发现无症状疾病,是临床预防的重要组成部分。如前所述,家庭医生应该为患者提供在 USPSTF 和 AAFP 清单列出的筛查试验。USPSTF 提供了这些建议的电子易用版本,称之为电子预防服务选择器(ePSS)。它可通过各种类型的电子设备进行下载,并且可以按年龄和性别搜索出推荐的筛查试验(请参阅 http://epss.ahrq.gov/PDA/index.jsp)。如

果筛查试验仅推荐给特定的风险群体,可通过辅助工具来帮助衡量风险。

家庭医生应长期确保他们的患者接受获 A 级或 B 级建议的筛查试验。表 7-10 列出了 USPSTF 为成人推荐的筛查试验,表 7-11 列出了 USPSTF 为婴儿、儿童和青少年推荐的筛查试验和其他预防性干预措施。

被 USPSTF 评为 D 级的无效和 / 或有害的筛查试验(表 7-12),则不应被提供,这一点同样重要。这些表在本章编写时,参照了 USPSTF 当时的建议。对筛查建议做到持续更新将考验家庭医生的能力。USPSTF 每月会提出新建议或对陈旧建议进行更新。医生可在 USPSTF 网站注册后关注定期的更新(www.uspreventive-servicestaskforce.org/announcements.htm)。

表 7-7　需要强化辅导或转诊的行为

状况	强化辅导或转诊	对象
摔倒预防	运动或物理治疗辅导	65 岁及以上跌倒风险增加的社区居民
心血管疾病风险降低	健康饮食辅导	有高血脂症和其他已知的心血管和饮食相关慢性疾病风险因素的成人患者
家庭暴力	干预服务	家庭暴力筛查阳性的育龄妇女
肥胖,改善体重状况	深入、多元的行为干预	肥胖成人和儿童
性传播疾病	高强度行为辅导预防性传播疾病(STIs)	性行为频繁的青少年和成年人

Data from U.S. Preventive Services Task Force. http://www.uspreventive-servicestaskforce.org/index.html.

表 7-9　美国预防服务工作组尚未给出指引的化学预防的例子

- 异烟肼(INH)用于治疗潜伏性结核病(TB)和预防活动性结核病
- 抗病毒药物用于高风险暴露个体的流感预防
- 暴露于性接触或工作场所的人体免疫缺陷病毒(HIV)的后暴露预防
- 抗生素用于脑膜炎球菌和 B 型流感嗜血杆菌脑膜炎患者的接触者和家庭成员
- 抗凝剂用于房颤和后深静脉血栓或肺栓塞患者
- 抗生素预防用于进行心脏瓣膜植入性手术的患者
- 暴露于梅毒,淋病和衣原体后的后暴露预防
- 高血压、高胆固醇、糖尿病控制的治疗

表 7-8　由美国预防服务工作组推荐的化学预防

化学干预	预防的状况	何时使用	推荐等级	风险组
阿司匹林	心肌梗死	当由心肌梗死减少而产生的潜在益处超过由于胃肠道出血增加而导致的潜在危害时	A	45~79 岁男性
阿司匹林	缺血性卒中	当潜在的益处超过消化道出血增加的潜在危害时	A	55~79 岁女性
红霉素眼药膏	新生儿淋球菌性眼炎	所有新生儿	A	新生儿
补充氟化物	龋齿	当主要水源缺乏氟化物时	B	6 个月以上的学龄前儿童
含有 0.4~0.8mg(400~800μg)叶酸的每天补充剂	神经管缺陷	所有女性	A	计划或有怀孕能力的女性
补铁	缺铁	当缺铁风险增加时	B	6~12 个月儿童
他莫昔芬或雷洛昔芬	乳腺癌	研究化学预防和化学预防的潜在益处和危害	B	乳腺癌高风险且化学预防不良反应风险较低的妇女
补充维生素 D	老人摔倒	当摔倒的风险增加时	B	65 岁及以上的社区居民

Data from U.S. Preventive Services Task Force. http://www.uspreventiveservicestaskforce.org/index.html.

表 7-10 美国预防服务工作组推荐的成人筛查试验

状况	筛查试验	推荐等级	对象
腹主动脉瘤	通过超声检查对腹主动脉瘤实行一次性筛查	B	65～75 岁、有吸烟史的男性
酗酒	酗酒筛查	B	18 岁及以上
高血压	高血压筛查	A	18 岁及以上
携带乳癌基因	为 BRCA 检测提供遗传咨询和评估	B	有 BRCA1 或 BRCA2 基因位点有害突变风险增高家族史的女性
乳腺癌	每两年进行一次乳房 X 线检查	B	50～74 岁的女性
宫颈癌	每 3 年进行一次细胞学检查（Pap 涂片）；对于希望延长筛查间隔的 30～65 岁女性，每 5 年进行一次细胞学和人乳头瘤病毒（HPV）检测的组合筛查	A	21～65 岁的女性
衣原体感染	衣原体感染筛查	A	两性关系活跃的 24 岁及以下女性，有感染风险的老年女性
胆固醇含量异常	血脂异常筛查	A	患冠心病风险处于增加趋势的所有 35 岁及以上的男性和 45 岁及以上的女性
胆固醇含量异常	血脂异常筛查	B	患冠心病风险处于增加趋势的 20～35 岁男性和 20～45 岁女性
结直肠癌	用粪便潜血试验、乙状结肠镜或结肠镜检查筛查结直肠癌	A	年龄在 50～75 岁
抑郁症	人体系统正常运作时进行重度抑郁症的筛查，以确保准确的诊断、心理治疗（认知行为或人际关系）和随访过程	B	所有成年人
糖尿病	2 型糖尿病筛查	B	持续血压（治疗或未经治疗）高于 135/80mmHg 的无症状成年人
淋病	淋病感染筛查	B	感染风险处于增加趋势的性功能活跃的女性
丙型肝炎（HCV）	HCV 筛查	B	感染风险较高的成年人，包括对 1945 年至 1965 年期间出生的成年人进行一次性筛查
艾滋病（HIV）	HIV 筛查	A	年满 65 岁的成年人以及感染风险增加的老年人
亲密伴侣暴力	筛查亲密伴侣暴力如家庭暴力，并为筛查结果阳性的妇女提供干预服务	B	育龄妇女
肥胖	肥胖筛查	B	所有成年人
骨质疏松症	骨质疏松症筛查	B	65 岁及以上的女性和骨折风险相当于或大于 65 岁的没有其他危险因素的白人妇女的年轻女性
梅毒	梅毒感染筛查	A	梅毒感染风险增加的人群
吸烟	询问吸烟情况，为使用烟草制品的人提供戒烟干预措施	A	所有成年人

Data from U.S. Preventive Services Task Force. http://www.uspreventiveservicestaskforce.org/index.html.

免疫接种

对家庭医生而言，接种疫苗是一种最有效的主要干预手段之一。ACIP 每年都会发布更新的免疫接种计划。这些计划包括对婴儿、儿童和青少年常规推荐的免疫接种（图 7-6）以及对 19 岁及以上成年人群的免疫接种（图 7-7）和对这两个年龄组的补充免疫接种建议（都可以在 www.cdc.gov/vaccines/schedules/index.htmll 上找到）。对没有按照临床时间接种合适疫苗的人，补充计划有助于确定向其提供何种疫苗。

家庭医生应该抓住每一个机会，使用系统性方法来确保患者完全不受疫苗可预防疾病的影响。这包括指派一名临床小组成员担任疫苗倡导人，实现护士和其他人员管理疫苗的长期契约，在疫苗到期时发送电子提醒，并在每次临床接触时主动提供推荐的疫苗，除非有禁忌（社区预防服务工作组，增加适当的免疫接种）。

表7-11　美国预防服务工作组推荐的婴儿、儿童和青少年的筛查试验和其他干预措施

状况	筛查试验/干预	推荐等级
衣原体感染	对性功能活跃的女性进行衣原体感染筛查	A
淋病感染	对性功能活跃者进行淋病感染筛查	B
新生儿淋病性眼炎	新生儿眼睛局部用药	A
听力损失	新生儿听力损失筛查	B
血红蛋白病	新生儿镰状细胞病筛查	A
人类免疫缺陷病毒（HIV）感染	15岁及以上或有感染风险的15岁以下人群进行HIV感染筛查*	A
甲状腺功能减退症	新生儿先天性甲状腺功能减退症筛查	A
亲密伴侣暴力	育龄妇女中亲密伴侣暴力如家庭暴力筛查†	B
缺铁性疾病	对6～12个月的患缺铁性贫血风险增加的无症状儿童补充铁	B
肥胖	对6岁及以上的儿童进行肥胖筛查	B
苯丙酮尿症	新生儿苯丙酮尿症筛查	A
性传播疾病	高强度行为咨询防止在性功能活跃青少年中的性传播疾病（STIs）	B
皮肤癌	建议儿童、青少年和10～24岁皮肤白皙的年轻人尽量减少对紫外线的暴露，以降低患皮肤癌的风险	B
吸烟	通过教育或简单咨询等干预措施，防止学龄儿童和青少年中开始吸烟	B
梅毒	对梅毒感染风险增加的人群进行筛查	A
视力问题	所有儿童在3～5岁间进行至少一次视力检查，以检测弱视或其危险因素的存在	B

* 美国家庭医生学会（AAFP）建议常规筛查开始于18岁，对有感染风险者则更早开始

† 最早生殖年龄为14岁。如果青少年有亲密的伴侣关系，则建议进行筛查

Data from U.S. Preventive Services Task Force. http://www.uspreventiveservicestaskforce.org/index.html.

对预防服务进行优先排序

　　对大量可实施的预防性干预措施进行优先排序是非常有必要的，并且在时间和连续性允许的情况下首先处理最重要的问题。患者偏好是重要的考虑因素。当患者有多重风险和患有多种疾病时，选择比较困难，需要慎重考虑。患者经常同时患有多种慢性疾病，但每一种疾病的指导方针却是基于仅患一种病的。目前正在研究什么样的预防措施将给患有多重慢性疾病和风险的患者带来最大的收益（Taksler et al., 2013）。最后家庭医生和患者应该一起对干预措施进行优先排序。

将四步法付诸实践的实例

例1：年轻的成年男性

　　今年10月，一名28岁的男性患者因腹痛前来门诊就诊。疼痛发生前晚他和朋友聚会喝了6～7杯酒。他几乎每天都喝点酒。他承认在派对后偶尔会开车回家，但感觉自己并没有受到影响，尽管在几个月前他确

实受到了影响。他也承认过去一年里在酒吧里打过一两次架。他从17岁开始吸烟，每天少于一包，不过现在想要戒烟。除了偶尔抽大麻，他否认使用任何违禁药物。他是独生子女，父母都没有健康问题。他的家族中没有癌症或早期心脏病病史。他目前没有接受任何药物治疗，也没有慢性疾病。他只与女性发生性关系，在过去一年中有过8个性伴侣，并且不定期使用避孕套。他在办公室做保险理算员，每周在健身房锻炼举重3～4次。为了方便，他主要吃快餐。他认为自己已经接种了所有儿童疫苗，但还不确定。他最后一次注射破伤风疫苗是在22岁时，当时受了裂伤。他身高1.8m（5英尺11英寸），体重81.7kg（180磅）（体重指数［BMI］为20.9kg/m²）。他发育良好，肌肉发达。他的血压是125/75mmHg。

　　鉴于他对腹痛的担忧，所以需先解决这个问题。首先通过一个快速评估（步骤1）确定他的主要健康危险因素是否是吸烟、滥用酒精（这可能导致他的腹痛）、不安全的性行为和冒险行为。对这些问题可以一带而过，主要集中于吸烟，强烈建议他戒烟，并向他提供尼古丁替代品和戒烟支持小组的信息。同时做好记录提醒在

表 7-12　美国预防服务工作小组建议 D（不应进行的筛查试验）

婴儿、儿童和青少年	• 针对无症状青少年进行特发性脊柱侧凸筛查 • 对 1~5 岁的处于平均风险中的无症状儿童进行血铅水平是否升高的筛查
孕妇	• 对早产风险低的无症状孕妇进行细菌性阴道病的筛查 • 对无症状孕妇进行血铅水平是否升高的筛查
成年人：化学预防	• 使用阿司匹林和非甾体抗炎药（NSAIDs）在患结直肠癌中度风险者中预防结直肠癌 • 常规使用药物如他莫昔芬或雷洛昔芬可以降低患乳腺癌风险处于非增高趋势的女性患原发性乳腺癌的风险 • 使用阿司匹林预防 55 岁以下女性卒中和预防 45 岁以下男性心肌梗死 • β 胡萝卜素补充剂无论单独或组合使用都可以预防癌症或心血管疾病 • 雌激素和黄体酮组合使用可预防绝经后妇女患慢性疾病 • 使用雌激素可以预防子宫切除术后的绝经后妇女患慢性疾病 • 每天补充 400IU 或少量维生素 D_3 和 1000mg 或少量钙可初步预防绝经后妇女骨折
成年人：筛查	**癌症** • 对没有乳癌易感基因 1（BRCA1）或乳癌易感基因 2（BRCA2）有害突变风险增加家族史的女性常规转诊接受遗传咨询或进行常规的乳癌易感基因（BRCA）测试 • 教会对乳房进行自查（BSE） • 对 21 岁以下女性进行宫颈癌筛查 • 对有充分优先筛查理由和有宫颈癌高危风险的 65 岁以上妇女进行宫颈癌筛查 • 对没有癌前病变史（即宫颈上皮内瘤病变［CIN］2 级或 3 级）或宫颈癌的子宫颈切除的妇女进行宫颈癌筛查 • 对 30 岁以下女性，单独或结合细胞学利用人类乳头瘤病毒（HPV）试验进行宫颈癌筛查 • 对青少年或成年男性进行睾丸癌筛查 • 对 85 岁以上成年人进行结直肠癌筛查 • 对女性进行卵巢癌筛查 • 使用腹部触诊、超声检查或血清学检查对无症状成年人进行胰腺癌筛查 • 基于前列腺特异性抗原（PSA）筛查前列腺癌 **心血管和肺部疾病** • 对女性进行腹主动脉瘤筛查 • 对一般成年人群进行无症状颈动脉狭窄筛查 • 使用肺量测定法对成年人进行慢性阻塞性肺疾病（COPD）筛查 • 对患冠心病风险低的无症状成年人进行休息或运动时心电图（ECG）检查以预测冠心病（CHD）事件的发生 • 对无症状一般人群进行遗传性血色病的常规遗传筛查 **传染性疾病** • 对男性和非妊娠女性进行无症状性菌尿的筛查 • 对低感染风险的男性和女性进行淋病感染的筛查 • 对一般无症状人群进行慢性乙型肝炎病毒感染的筛查 • 在孕期任何时间对无症状孕妇进行单纯疱疹病毒（HSV）的血清学筛查，防止新生儿 HSV 感染 • 对无症状青少年和成年人进行 HSV 的血清学筛查 • 对梅毒感染风险不处于增加趋势的无症状人群进行筛查

Data from U.S. Preventive Services Task Force. http://www.uspreventiveservicestaskforce.org/index.html.

后续复诊中解决另外两个相关危险因素。向他推荐一个更健康的饮食，并在举重基础上增加有氧运动，即便在改变行为上这个建议的价值是不确定的（步骤 2）。

使用 USPSTF ePSS 确定建议的筛查是人类免疫缺陷病毒（HIV）、梅毒（如果社区中异性恋梅毒发生率很低则表示不可能）、血脂素乱（因为吸烟他患心血管疾病的风险较高）、高血压（在初诊和每一次复诊中都要进行）、肥胖（用原始测的身高和体重完成）和抑郁（可以推迟到复诊时进行）。除了需要的诊断性血液测试，HIV 检测、非空腹胆固醇和高密度脂蛋白（HDL）胆固醇水平都可以在实验室获取的血液样本中完成（步骤 3）。

可以让他去父母家里找找他的儿童疫苗注射记录，在复诊时带上，并为他提供流感疫苗和破伤风类毒素，少量的白喉类毒素以及百日咳疫苗（Tdap）（步骤 4）。

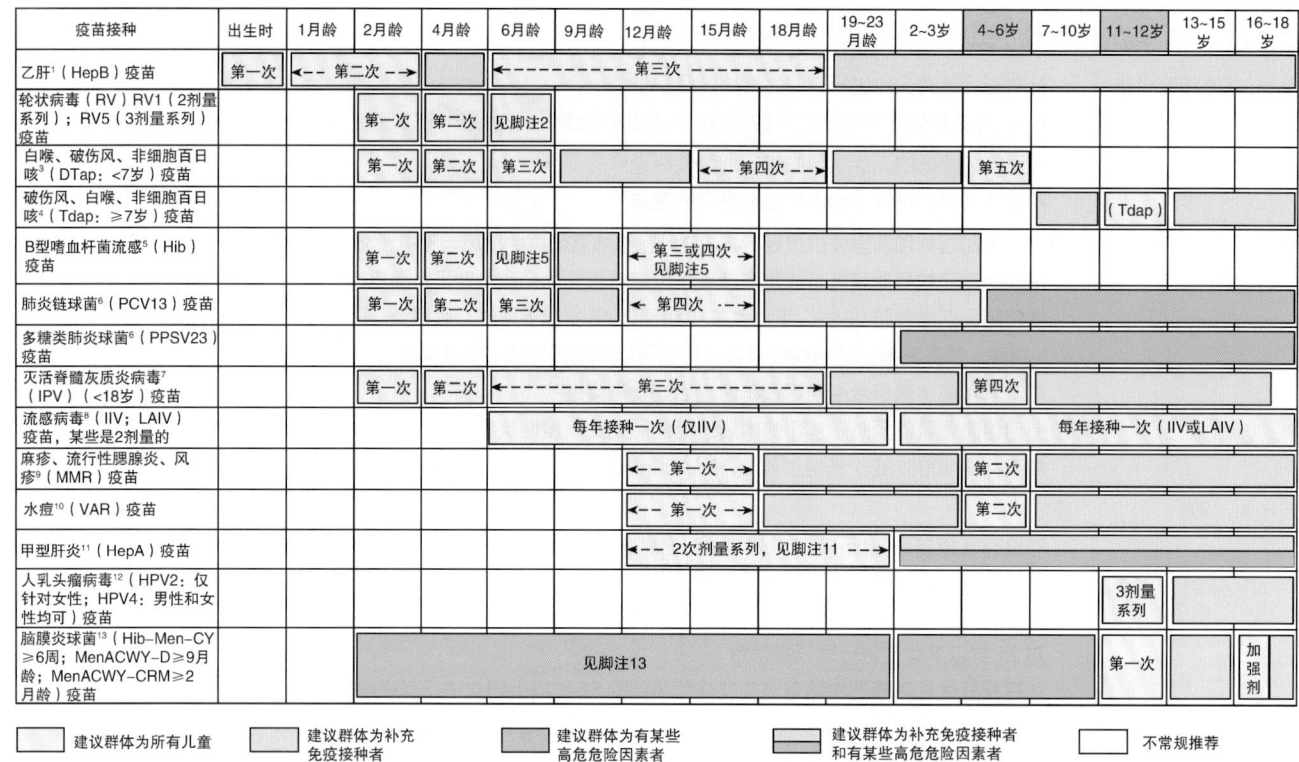

疫苗接种	出生时	1月龄	2月龄	4月龄	6月龄	9月龄	12月龄	15月龄	18月龄	19~23月龄	2~3岁	4~6岁	7~10岁	11~12岁	13~15岁	16~18岁
乙肝[1]（HepB）疫苗	第一次	←-- 第二次 --→			←------------- 第三次 -------------→											
轮状病毒（RV）RV1（2剂量系列）；RV5（3剂量系列）疫苗			第一次	第二次	见脚注2											
白喉、破伤风、非细胞百日咳[3]（DTap:<7岁）疫苗			第一次	第二次	第三次			←-- 第四次 --→				第五次				
破伤风、白喉、非细胞百日咳[4]（Tdap:≥7岁）疫苗														(Tdap)		
B型嗜血杆菌流感[5]（Hib）疫苗			第一次	第二次	见脚注5		←-- 第三或四次 见脚注5 --→									
肺炎链球菌[6]（PCV13）疫苗			第一次	第二次	第三次		←- 第四次 -→									
多糖类肺炎球菌[6]（PPSV23）疫苗																
灭活脊髓灰质炎病毒[7]（IPV）（<18岁）疫苗			第一次	第二次	←------------- 第三次 -------------→							第四次				
流感病毒[8]（IIV；LAIV）疫苗，某些是2剂量的					每年接种一次（仅IIV）							每年接种一次（IIV或LAIV）				
麻疹、流行性腮腺炎、风疹[9]（MMR）疫苗							←- 第一次 -→					第二次				
水痘[10]（VAR）疫苗							←- 第一次 -→					第二次				
甲型肝炎[11]（HepA）疫苗							←-- 2次剂量系列，见脚注11 --→									
人乳头瘤病毒[12]（HPV2:仅针对女性；HPV4:男性和女性均可）疫苗														3剂量系列		
脑膜炎球菌[13]（Hib-Men-CY≥6周；MenACWY-D≥9月龄；MenACWY-CRM≥2月龄）疫苗		见脚注13												第一次		加强剂

□ 建议群体为所有儿童　　□ 建议群体为补充免疫接种者　　■ 建议群体为有某些高危险因素者　　■ 建议群体为补充免疫接种者和有某些高危险因素者　　□ 不常规推荐

本计划表包括自2014年1月1日起生效的建议。当有指示和可行时，任何在推荐时间内没有注射的疫苗都应在复诊时补回。使用联合疫苗的效果通常优于单独注射其等效成分疫苗。
疫苗提供者应该查阅免疫实践相关咨询委员会（ACIP）申明获取详细建议，在 http://www.cdc.gov/vaccines/hcp/acip-recs/index.html 网站可以找到。疫苗接种后发生的临床重大不良事件应线上（http://www.vaers.hhs.gov）或致电（800-822-7967）向疫苗不良事件报告系统（VAERS）报告。疫苗可预防疾病的疑似病例应向州或当地卫生部门报告。其他信息如预防措施和接种疫苗的禁忌症可线上（http://www.cdc.gov/vaccines/recs/vac-admin/contraindications.htm）或致电（800-CDC-INFO [800-232-4636]）了解。
本计划表由免疫实践咨询委员会（http://www.cdc.gov/vaccines/acip）、美国儿科协会（http://www.aap.org）、美国家庭医生协会（http://www.aafp.org）和美国妇产科协会（http://www.acog.org）批准认可。

图 7-6　婴儿、儿童和青少年免疫计划。这些建议必须与疾病预防和控制中心（CDC）网站上的脚注一起阅读。对于那些落后于计划或接种较晚的患者，请参阅疾病控制中心网站上的补充接种疫苗时间表（From CDC. Recommended Immunization Schedule for Persons Aged 0 through 18 years—United States, 2014. http://www.cdc.gov/vaccines/schedules/downloads/child/0-18yrs-schedule.pdf.）

例2: 老年男性

一名 61 岁的男性在诊所接受例行检查，包括高血压、高胆固醇血症、肥胖和右膝骨关节炎等几种疾病。他的药物包括洛伐他汀，氢氯噻嗪，依那普利和对乙酰氨基酚。他最近没有住过院或进行过手术。有吸烟史，但 15 年前戒掉了，目前每周喝几次酒，每次一杯，不使用非法药物，过去也没有用过，已经和妻子结婚 35 年，没有婚外性伴侣。他有三个子女，均已成年且在外居住，还有三个孙子女，其中一个三周前刚刚出生。

他的父母亲均在世，分别为 89 岁和 90 岁。他平时没有定期参加体育锻炼。曾接种过破伤风疫苗但具体年份不详，从未接种过流感疫苗。他目前身高 1.78m（5 英尺 10 英寸），体重 113.4kg（250 磅）（BMI 35.9kg/m²）。当天的诊所测量血压 130/75mmHg（使用大号袖带测量），该结果与他自述的在家测结果相近。在就诊前一周进行了空腹实验室检测项目，显示其肾功能正常，

胆固醇水平为 155mg/dl，高密度脂蛋白胆固醇水平为 35mg/dl，血糖水平为 95mg/dl。

该患者的危险因素包括肥胖、高血压（服用药物控制）和高胆固醇血症（服用药物但控制效果欠佳）。使用 NHLBI 心血管疾病风险计算方法（http://cvdrisk.nhlbi.nih.gov/calculator.asp）计算，他在未来十年发生心肌梗死的风险为 12%。

风险降低的措施可包括肥胖的强化教育干预。为帮助他更有效地减轻体重，这些干预措施需要包括制定减重目标、改善饮食、增加体育锻炼、克服生活方式改变的障碍、定期进行体重自我管理，并制定策略以坚持生活方式的改变。在就诊当天你可以要求他上网并在 DHHS 网站（www.healthfinder.gov/HealthTopics/Category/health-conditions-and-diseases/diabetes/eat-healthy），评估他的饮食，并获得如何改善饮食习惯的建议。还应建立一个定期随访和监测的计划。

推荐的化学预防措施包括坚持治疗高血压和高胆

成人免疫接种计划建议，按接种疫苗和年龄组划分[1]

接种疫苗 ▼　　　　年龄组 ▶	19~21岁	22~26岁	27~49岁	50~59岁	60~64岁	≥65岁
流感疫苗[2,*]	每年一剂					
破伤风、白喉、百日咳（Td/Tdap）[3,*]	将Tdap的一次性剂量替换为Td助推器；然后每10年增加一次Td					
水痘疫苗[4,*]	二剂					
人乳头瘤病毒（HPV）疫苗，针对女性[5,*]	三剂					
人乳头瘤病毒（HPV）疫苗，针对男性[5,*]	三剂					
带状疱疹病毒疫苗[6]						一剂
麻疹、流行性腮腺炎、风疹（MMR）[7,*]	一剂或二剂					
13价肺炎球菌结合疫苗（PCV13）[8,*]	一剂					
肺炎球菌多糖疫苗（PPSV23）[9,10]	一剂或二剂					一剂
流脑疫苗[11,*]	一剂或以上					
甲肝疫苗[12,*]	二剂					
乙肝疫苗[13,*]	三剂					
b型流感嗜血杆菌疫苗（Hib）[14,*]	一剂或三剂					

*已被纳入疫苗不良事故赔偿计划

　　适合所有符合年龄要求、没有疫苗接种或感染史记录的人群；无论之前是否接种过，建议都要接种带状疱疹病毒疫苗

　　当出现其他危险因素时（如在医疗、职业、生活方式或其他适应症基础上）建议接种

A　　不推荐

向疫苗不良事件报告系统（VAERS）报告所有临床意义重大的疫苗接种后反应。完成VAERS报告的表格和说明可通过线上查阅www.vaers.hhs.gov或致电800-822-7967了解。

关于如何提出疫苗伤害赔偿计划申请的相关信息可通过线上查阅www.hrsa.gov/vaccinecompensation或致电800-338-2382了解。要申请疫苗伤害索赔，请联系美国联邦法院，717 Madison Place, N.W., Washington, D.C. 20005；或致电202-357-6400。

本计划表中关于疫苗的其他信息、可获得数据的范围以及疫苗接种的禁忌症等，可线上查阅www.cdc.gov/vaccines或在周一至周五（不包括假日）上午8点到晚上8点以英语或西班牙语致电CDC-INFO联系中心800-CDC-INFO（800-2232-4636）了解。

使用商业名称和商业来源仅为了便于识别，并不意味着得到了美国卫生和公众服务部的认可。

本免疫接种计划表得到疾病预防和控制中心（CDC）免疫接种实践咨询委员会（ACIP）、美国家庭医师学会（AAFP）、美国医师学会（ACP）、美国妇产科医师学会（ACOG）以及美国助产士学会（ACNM）批准。

基于医学和其他适应症，可适宜成人接种的疫苗[1]

接种疫苗 ▼　适应症 ▶	怀孕	免疫损害条件（不包括人类免疫缺陷病毒[HIV]）[4,6,8,15]	HIV感染CD4+T淋巴细胞计数[4,6,8,15] <200 cells/μL	HIV感染CD4+T淋巴细胞计数 ≥200 cells/μL	男同性恋（MSM）	肾衰竭、肾病终末期、接受血液透析	心脏疾病、长期肺部疾病、长期酗酒	脾缺失（包括选择性脾切除术和持续性补体成分缺陷）[8,14]	长期肝脏疾病	糖尿病	医护人员
流感疫苗[2,*]	每年一剂IIV				每年一剂IIV或LAIV	每年一剂IIV					每年一剂IIV或LAIV
破伤风、白喉、百日咳（Td/Tdap）[3,*]	每次怀孕一剂Tdap	将Tdap的一次性剂量替换为Td助推器；然后每10年增加一次Td									
水痘疫苗[4,*]	禁忌			二剂							
人乳头瘤病毒（HPV）疫苗，针对女性[5,*]	至26岁时三剂			至26岁时三剂							
人乳头瘤病毒（HPV）疫苗，针对男性[5,*]	至26岁时三剂			至26岁时三剂							
带状疱疹病毒疫苗[6]	禁忌			一剂							
麻疹、流行性腮腺炎、风疹（MMR）[7,*]	禁忌			一剂或二剂							
13价肺炎球菌结合疫苗（PCV13）[8,*]	一剂										
肺炎球菌多糖疫苗（PPSV23）[9,10]	一剂或二剂										
流脑疫苗[11,*]	一剂或以上										
甲肝疫苗[12,*]	二剂										
乙肝疫苗[13,*]	三剂										
b型流感嗜血杆菌疫苗（Hib）[14,*]	仅针对造血干细胞移植受体			一剂或三剂							

*已被纳入疫苗不良事故赔偿计划

　　适合所有符合年龄要求、没有疫苗接种或感染史记录的人群；无论之前是否接种过，建议都要接种带状疱疹病毒疫苗

　　当出现其他危险因素时（如在医疗、职业、生活方式或其他适应症基础上）建议接种

　　不推荐

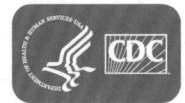

U.S. Department of Health and Human Services
Centers for Disease Control and Prevention

这些进度表标示了在19岁及以上的成人中，在2014年2月1日时已被许可使用的疫苗，其建议接种的年龄组和医学适应证。对于所有成人免疫接种计划推荐的疫苗：即使两次接种时间间隔过长，也无需重新接种疫苗系列。当组合疫苗的所有成分都明确且疫苗的其他成分没有禁忌时，就可以使用组合疫苗。所有疫苗的详细建议，包括那些未在美国使用或当年度正处于研发中的疫苗，都应向免疫实践咨询委员会（www.cdc.gov/vaccines/hcp/acip-recs/index.html）查阅厂商疫苗包和完整的说明书。使用商业名称和商业来源仅为了便于识别，并不意味着得到了美国卫生和公众服务部的认可。

B

图 7-7 成人免疫接种时间表。这些建议需要与疾病预防和控制中心网站上的脚注一起阅读（From CDC. Recommended Adult Immunization Schedule—United States, 2014. http://www.cdc.gov/vaccines/schedules/downloads/adult/adult-schedule.pdf.）

固醇血症,以降低发生心血管疾病的风险。如果患者无异常出血史,每天服用低剂量阿司匹林可能也有一定的益处,但效果仍值得商榷。在年龄为 61 岁、心脏病发作风险为 12% 的水平上,每天服用阿司匹林,可使每 100 名男性中大约 4 人在未来 10 年内免于心脏病发作(参考:www.uspreventiveservicestaskforce.org/uspstf09/aspirincvd/aspcvdrsf2.htm)。推荐进行的筛查测试包括结直肠癌(包括结肠镜检查、乙状结肠镜检查、或粪便潜血试验)、艾滋病和丙型肝炎、高脂血症(不适用,因为该患者正在接受治疗)、高血压(不适用,因为该患者正在接受治疗)、肥胖(已完成)、采用美国预防服务工作组网站上的其中一项抑郁症级别评分(www.integration.samhsa.gov/images/res/PHQ20-20Questions.pdf)、2 型糖尿病(已由临床前期实验室检查完成)。他不符合梅毒的筛检标准(发生男男性行为者、商业性工作者、性 - 毒品交易人群、成人监狱里的人群),因此不推荐进行该项筛检。

推荐的免疫干预措施包括每年接种流感疫苗、带状疱疹疫苗和百白破疫苗。如果该患者和他三周大的孙子女有接触的话,百白破疫苗和流感疫苗就更加重要。因此,也需基于同样的原因,建议他的妻子接种百白破疫苗和流感疫苗。

例 3:青春期早期女性

一位 12 岁非裔美国女孩和她的母亲一起去诊所,因为她母亲认为是时候给她的女儿进行健康检查了。女孩第一次去诊所由她母亲陪同,之后是她自己单独去。这个女孩身体健康,无急性或慢性疾病。她 6 个月前开始来月经,自诉没有性活跃或性幻想。该女孩积极参加体育运动,她的母亲让她进食大量的水果和蔬菜,很少吃快餐和甜味饮料。她母亲提供的一份疫苗接种记录显示,除了一份单剂量水痘疫苗外,该女孩接种了所有推荐的儿童疫苗。女孩身高 1.63m(5 英尺 4 英寸),体重 54.4kg(120 磅)(身高体重均位于第 75 百分位,BMI 20.6kg/m²)。她母亲今年 45 岁,在今年早些时候被诊断出乳腺癌。

危险因素评估显示,机动车车祸是导致该年龄段人群死亡最常见的原因。而对于她个人,一份更详细的家族史以判断她是否有高风险的乳腺癌家族史很重要。可以要求她的母亲收集这些信息,并在以后的随访中提交给医务人员。

风险降低措施必须包括避免使用烟草的建议。关于皮肤癌行为的建议推荐只针对白种人,不包括非裔美国人和其他黑种人。

推荐的筛查测试包括抑郁症,这可通过美国预防服务工作组网站上的一个评定工具来进行,以及肥胖(已完成)。

推荐的免疫干预措施包括接种百白破疫苗、脑膜炎球菌结合疫苗(MCV4)、三剂人类乳头瘤病毒疫苗的第一剂、水痘疫苗第二剂(补接种),以及每年接种流感疫苗。

《光明未来》对这个年龄段人群的建议包括测量血压、检查视力、进行心理和行为评估,并接受针对物质滥用和人身安全的先期辅导。而美国预防服务工作组则强调,目前的证据还不足以推荐或反对这些干预措施。

例 4:老年女性

一位 85 岁的女性到诊所进行年度体检并续购头痛药。她患有阵发性偏头痛,服用舒马曲坦进行缓解。她独自居住,每天走路 3.2km(2 英里),自诉无健康问题,可自如从地椅子上站起来。她身高 1.78m(5 英尺 10 英寸),体重 74.8kg(165 磅)(BMI 23.7kg/m²)。她的家族史表明,其无癌症或心血管风险。她已绝经 30 年,除了每天服用复合维生素以外,无服用其他药物。她在 65 岁时接种了肺炎球菌疫苗,4 年前接种了百白破疫苗,5 年前接种了带状疱疹疫苗,每年均接种流感疫苗。她的所有子女(4 个)和孙子女(8 个,年龄最小的 5 岁)均在当地居住。她的血压一直正常,当天在诊所测得血压是 125/75mmHg。

她常和她处于学龄期的孙子女接触,因此流感和肺炎是她的危险因素,而且对于 85 岁的人群而言,流感疫苗的有效性较低。

对于这名女性可通过建议其子女和孙子女接种流感和肺炎球菌疫苗,并避免不必要的筛查检测,最大程度实现风险的降低。对于该女性而言,唯一推荐的筛检是骨质疏松、肥胖(已完成)、高血压(已完成)和抑郁(患者拒绝)。她目前已接种其他所有推荐的疫苗。

除了筛查骨质疏松以外,这位女性最好不要做其他检查,以防止医源性疾病的发生。

家庭医生是公共卫生系统的基础

尽管在临床上,预防干预措施的应用对个体的健康和保健非常重要,但家庭医生应该意识到,公众健康最大的改善来自于针对全社会的公共卫生干预。表 7-13 列举了上世纪的一些公共卫生干预措施,这些措施大大降低了当时一些疾病的发病率和死亡率,具有重大意义。

表 7-13　上世纪公共卫生的主要成就

- 疫苗接种
- 机动车辆安全
- 更安全的工作场所
- 传染病控制
- 通过降低危险因素预防冠心病和卒中死亡
- 更安全、更健康的食品
- 妇幼保健项目
- 计划生育
- 饮用水加氯
- 预防烟草使用

Centers for Disease Control and Prevention(CDC). Ten great public health achievements—United States 1900-1999. MMWR Morb Mortal Wkly Rep. 1999; 48(12); 241-243.

表 7-14　家庭医生重要的公共卫生职能

- 提供和提高推荐的免疫接种
- 提供美国预防服务工作组(USPSTF)推荐的筛检试验
- 禁止提供未经证实和/或有害的筛查测试
- 使用有效的措施来改变风险行为
- 精准诊断和治疗性传播疾病、流感、结核等重要公共卫生疾病
- 为暴露于传染病中的家庭成员和其他接触者提供治疗，或转诊至公共卫生部门
- 坚持报告传染病、癌症和其他可报告的疾病
- 加强医院感染控制措施
- 为传染病患者提供如何避免传播疾病的建议
- 避免不必要的和有害的检查和治疗

表 7-15　重要公共卫生疾病常用参考指南

疾病	指南网址
性传播疾病 　治疗指南和更新内容	http://www.cdc.gov/std/treatment/2010/default.htm
结核 　活动性结核和隐性结核的诊断和治疗	http://www.cdc.gov/tb/publications/guidelines/Treatment.htm#treatment
流行性感冒 　疫苗 　诊断和治疗 　暴发控制 　暴露前和暴露后的化学预防	http://www.cdc.gov/flu/professionals/index.htm

各州和地方政治管辖区均设置有多种官方公共卫生组织机构，在地方一级，这些组织机构被称为地方卫生部门，它们受市、县或其他政府部门的管辖。各州设置有州级公共卫生部门，国家主要的公共卫生部门是疾病预防控制中心，但是，其他联邦机构也承担了重要的公共卫生职能。地方、州和国家卫生部门承担的职能包括疾病监测和报告、传染病控制、传染病暴发响应、应急准备和应急响应，以及慢性疾病的预防。

然而，公共卫生基础设施通过提供最少的、直接的临床保健服务，依靠家庭医生和其他初级保健提供者，来履行重要的公共卫生职能，从而有助于改善社区健康。表 7-14 中列出了这些相关职能。筛检试验、免疫干预和风险降低已经在本章中充分讨论，其他重要职能包括：精准诊断和治疗重要公共卫生疾病，如性传播疾病、流感、结核等；为家庭成员和其他传染病接触者提供推荐的治疗方案或转诊至公共卫生部门；按照州和地方的要求报告传染病、癌症和其他可报告的疾病；加强医院感染控制措施；并为传染病患者提供如何避免传播疾病的建议。除此之外，家庭医生为社区提供的预防保健服务包还应该包括：避免不必要或有害的检测和治疗。

家庭医生应该不断了解其社区的疾病流行病学，哪些疾病是地方病而哪些不是，哪些传染病的发生正在逐渐增加，并且是疫情或季节性增加的一部分。地方和州级卫生部门以及疾病预防控制中心通过各种通讯渠道，定期提供最新的疾病流行病学信息。这种信息有助于医生做出更准确的临床诊断并提供恰当的治疗。疾病预防控制中心和州级卫生部门也就如何诊断和治疗传染性疾病（如性传播疾病、流感、结核病等）提供建议。表 7-15 列出了 CDC 网站上最常用的建议及

对应网址。遵循这些官方指南有助于提供准确的监测数据、控制传染病暴发和预防抗生素耐药性的产生。

当发现有传染病患者时，家庭医生应该考虑到这个患者对其家庭和社区的影响。根据不同疾病，家庭成员可以通过免疫接种和/或化学预防来预防疾病的发生。一些州允许在不进行直接检查的情况下，直接对性传播疾病和其他传染病患者的接触者进行治疗。这被称为加速伴侣疗法（EPT），它不仅有利于接触者，还可以防止患者再次感染。

体现 EPT 优越之处的例子包括衣原体和滴虫感染。对于 EPT 不合法的州或不适合使用 EPT 的疾病，家庭医生要建议暴露的接触者去看医生进行评估和治疗，或将患者转诊至当地卫生部门。关于目前各州的 EPT 法律地位目录可以在 CDC EPT 网页上查看。

大部分公共卫生监测系统都依赖于来自临床的报告，因为政府要求，医院、医生和其他相关人员必须向当地卫生部门报告特定传染病的发生情况。在某些地方，新诊断的癌症也是必须报告的。家庭医生应该清楚地了解其所负责地区的疾病报告要求，这些要求通

常规定应报告疾病个案，但在某些情况下，这一要求仅仅适用于疑似暴发或多起案件的发生。而在任何时候，一旦发现一种不寻常的、并且有可能在社区中传播的传染病，家庭医生必须报告当地或州级公共卫生部门，以进一步采取解决措施。

　　大多数报告要求包括患者姓名、居住地址和电话号码等信息，如果这些信息齐全，就可以免除健康保险流通与责任法案（HIPAA）的要求，并且不再需要报告患者的知情同意。公共卫生部门将这些信息用于多个方面，包括详细的监测、联系通知和预防措施的实施。

　　临床环境可能是社区传染病传播的根源，患有传染性疾病的患者到医生诊所或诊室看病时，家庭医生需采取措施确保患者所患的疾病不会在这些环境中扩散、传染给其他患者、医生以及其他工作人员。可以采取的措施分为以下五类：呼吸道卫生制度、手部卫生制度、工作人员免疫接种、分流制度和个人防护装备（PPE）的使用。这些制度在所有这些环境都应该落实和执行。疾病预防控制中心制定了一份对门诊患者预防感染的最低要求清单，这份清单可在其卫生保健相关感染网页（www.cdc.gov/HAI/settings/outpatient/checklist/outpatient-care-checklist.html）上搜索到。

　　呼吸道卫生指当咳嗽或打喷嚏时使用一次性纸巾覆盖鼻子和嘴巴，这是对每个患者和工作人员的要求。表7 16列出了鼓励和加强实施呼吸道卫生的措施。每看完一个患者，卫生保健人员都应该洗手或进行手部消毒，同时也应该指导患者要勤洗手。放置在临床区和候诊室内的洗手液应该方便取用。

表7-16　卫生保健环境中的呼吸道卫生制度
● 在入口处设置标示牌告知患者，如果他们有呼吸道感染症状，应告知诊室工作人员
● 设置标示牌，讲解呼吸道卫生相关要求；示范在咳嗽或打喷嚏时用纸巾覆盖口鼻的正确方法；以及接触呼吸道分泌物后纸巾的妥善处理和手部的清洁
● 为咳嗽和不讲究呼吸道卫生的人员提供口罩
● 提供方便取用的纸巾和洗手液以及用于丢弃纸巾的非接触式容器

　　诊室设计和分流制度可以在时间上和空间上将有传染性的患者与其他人分开。有潜在传染性的患者可以安置在一个单独的等候区域，和／或安排他在特定的时间段进入诊室。不过，如果遵循呼吸道卫生和洗手制度，那些常见呼吸道感染的患者可以使用普通的候诊室和检查室。其他传染病则需要更严格的措施，发热伴皮疹尤其值得注意。麻疹、风疹和水痘都可以以这种方式呈现，并且具有强传染性。出现皮疹和发热的患者可以安置在指定的"皮疹诊室"，且在诊断明确之前都必须隔离在那里。如果最终确定为疑似或确诊为强传染性疾病，该房间在公共卫生部门确定的一段时间内将不能被其他患者使用。

　　医生和其他卫生保健人员传染病暴露的风险在不断增加，因此应该采取措施保护自己，进而保护患者和家人。所有卫生保健人员应该根据CDC的建议接种疫苗（表7-17）。没有接种疫苗的卫生人员会给他们自己、他们的家人和患者带来风险，这种做法对他们来说也是

表7-17　建议卫生保健人员使用的疫苗	
疫苗	**建议简介**
乙型肝炎	如果你没有乙肝疫苗的完整接种记录，或者没有最新的血液检测证明对乙型肝炎免疫（即没有免疫或预先接种疫苗的血清学证据），那么你应该： ● 接种3剂（目前接种第1剂，1个月后接种第2剂，第2剂接种后约5个月接种第3剂） ● 在接种第3剂后的1～2个月，检测乙肝表面抗原（HBs）血清学
流行性感冒	每年接种1剂流感疫苗
麻腮风（麻疹、腮腺炎和风疹）	如果你出生于1957年或以后，并且没有接种麻腮风疫苗，或者没有最新的血液检测证明对麻疹、腮腺炎和风疹免疫（即没有免疫或预先接种疫苗的血清学证据）：间隔4周接种2剂麻腮风疫苗 1957年出生的医护人员（HCWs），请参考免疫规范咨询委员会（ACIP）的建议
水痘	如果你没有患过水痘，或者没有接种过水痘疫苗，或者没有最新的血液检测证明对水痘免疫（即没有免疫或预先接种疫苗的血清学证据）：间隔4周接种2剂水痘疫苗
百白破（破伤风、白喉、百日咳）	如果你没有接种过百白破疫苗（不管之前何时接种白破疫苗），尽快接种单剂型百白破疫苗 此后每10年接种一次百白破促进剂 怀孕的医护人员在每次怀孕期间都需要接种1剂百白破疫苗
流行性脑脊髓膜炎	经常接触脑膜炎奈瑟菌分离株的人群应该接种1剂

From the Centers for Disease Control and Prevention (CDC). Recommended Vaccines for Healthcare Workers. http://www.cdc.gov/vaccines/adults/rec-vac/hcw.html.

一种责任风险。另外，在任何有潜在传染性的体液暴露的情况下，卫生保健人员都应该使用个人防护装备。有关正确使用个人防护装备的详细信息，可以查询 CDC 卫生相关感染网页（www.cdc.gov/HAI/prevent/ppe.html）。

当家庭医生发现一名患者患有传染病时，应为患者提供建议，指导他如何防止疾病传染给患者的家人、朋友和所在社区。表 7-18 列出了可以提供的建议。

如前所述，家庭医生在预防医学最理想实践中的最后一个重要作用是避免不必要和有害的检测和治疗。

表 7-18　针对患者防止传染病传播的建议

- 在疾病强传染性期间，患者必须留在家中，防止感染他人。如果患者必须离开家，应该严格遵循呼吸道卫生
- 在家中，尽可能为患者安置一个单独的房间，或将患者与其他家庭成员分开
- 限制与患者接触的家庭成员的人数
- 与患者或患者所在环境和产生的垃圾接触后，应遵循手部卫生清洁双手，包括用肥皂和清水洗手或使用酒精擦手
- 考虑让患者戴上医用外科口罩
- 酌情让家庭成员进行免疫接种
- 用温水和肥皂清洗碗碟、餐具和洗衣服
- 如果可以使用和推荐使用，考虑让家庭成员进行化学预防
- 家庭成员应该注意相关症状，并在症状第一次出现时寻求医生帮助
- 避免非家庭成员到患者家中拜访。若不能避免，应防止与患者近距离接触

乍看之下似乎显然是这样，但有充分的证据表明，日常医疗活动提供的许多检查和治疗并不是必要的，并且会造成危害（Kale et al., 2013; Korenstein et al., 2012）。使用抗生素治疗上呼吸道感染就是一个例子。AAFP 和其他专业组织联合起来，倡导了一项名为"明智选择"的举措。每个组织都制定了一份有关检查或干预措施的清单，这些措施不应该被使用，或只能在特定情况下进行。表 7-19 列举了 AAFP 清单中的 15 项干预措施。不必要的检查和治疗通常是昂贵的和有害的，避免使用它们是良好的预防。

家庭两代人的预防特点

家庭医生有机会体会和实现家庭中预防性干预的代际收益。婴儿和儿童的流感疫苗和肺炎球菌疫苗可以通过群体免疫减少疾病传播，为老年家庭成员（该人群呼吸道感染的发病率和死亡率最高）提供额外的保护。婴儿患百日咳发生严重并发症的风险较高，并且在完成基础免疫之前，百日咳疫苗并不能起到完全的

表 7-19　AAFP 的"明智选择"清单

1. 除非出现危险信号，否则在前 6 周内不应对腰背疼痛进行成像
2. 除非症状持续 7 天或以上，或者症状经治疗后初步改善后再次恶化，否则不应常规使用抗生素治疗急性轻度至中度鼻窦炎
3. 不使用双能 X 射线骨密度仪（DEXA）筛查没有危险因素的 65 岁以下女性或 70 岁以下男性是否患有骨质疏松症
4. 不为没有症状的低危患者安排每年一次的心电图检查（ECGs）或其他心脏筛查
5. 不为 21 岁以下女性或因疾病（非癌症）做过子宫切除术的女性进行子宫颈涂片检查
6. 孕 39 + 0 周之前，不择日分娩、无医学指征诱导分娩或剖腹产
7. 除非宫颈条件允许，否则在孕 29 + 0 周至孕 41 + 0 周期间，禁止进行选择性的、无医学指征的诱导分娩
8. 不为没有症状的成人患者进行颈动脉狭窄筛查
9. 不为 65 岁以上、早期已做过充分筛检、没有其他高风险因素的妇女进行宫颈癌筛查
10. 不单独使用人乳头瘤病毒（HPV）检测或 HPV 检测联合细胞学检查，为 30 岁以下女性进行宫颈癌筛查
11. 当观察指征允许时，不对没有严重中耳炎症状的 2～12 岁儿童患者使用抗生素治疗中耳炎
12. 当 2～24 月儿童首次发生尿路感染发热时，不常规使用尿路造影
13. 不常规使用前列腺特异性抗原（PSA）检测或直肠指检进行前列腺癌筛查
14. 不为青少年进行脊柱侧弯筛查
15. 开口服避孕药时不能要求患者必须先进行盆腔检查或其他身体检查

From American Academy of Family Physicians. Fifteen Things Physicians and Patients Should Question. http://www.aafp.org/dam/AAFP/documents/about_us/initiatives/choosing-wisely-fifteen-questions.pdf.

保护作用，这时，任何年龄的青少年和成人接种百日咳疫苗能为婴儿提供有效的保护。其他传染病可以在家庭成员中传播，本章前面已经讨论了减少这些传染病传播的方法。

另外，由于共同的基因和共同的环境，慢性病在家庭成员间的传播往往是普遍的，但同时，实施干预措施带来的收益也可以在整个家庭中传播。如戒烟有助于预防疾病，这不仅体现在吸烟者本身，还体现在减少家庭成员二手烟的暴露上。而改变饮食习惯、增加体育锻炼等家庭活动，则有利于改善患有肥胖或糖尿病的家庭成员的健康状况，也有助于降低其他家庭成员肥胖和糖尿病的患病风险。

基因组学与预防

人类基因组计划使人们对特定药物反应、药物不

良反应和许多具有潜在遗传性的疾病的基因基础有了更深刻的理解。

基因组学的迅速科学发展，以及基因组检测成本的降低，使得每个人都知道自己的全基因组成为了可能。这种新科学是否全面转变为有用和有效的临床干预措施，亟待研究证实其是否具有改善临床效果的作用和临床实用性。理论上，这将有助于更精准的药物靶向治疗、更少的药物不良反应和更有针对性的风险降低方法。

和其他筛检试验一样，基因组检测同样需要评估其有效性。到目前为止，证据小组已经对遗传和基因组检测用于预测糖尿病、冠心病、肥胖等慢性疾病发病风险这一作用进行评估，由于没有证据证明其临床有效性，这一作用尚未得到小组的认可。除了从家族史和传统危险因素中获得的信息外，遗传和基因组检测并不能提供更多的信息（EGAPP Working Group, 2010, 2013）。另外，人们是否会根据这些信息采取一些行动来改善他们的健康或降低他们的风险，这也仍然是不明确的。

可观的是，目前针对两种导致癌症高风险的因素进行遗传和基因组检测已经被证明有效：乳腺癌基因和 Lynch 综合征。USPSTF 建议，具有乳腺癌和子宫癌高风险家族史的女性应该进行 BRCA 基因检测的咨询（USPSTF, n.d.），如果患者具有 BRCA 基因，她们可以通过双侧乳房切除术和卵巢切除术来降低发生乳腺癌和卵巢癌的可能性。患有 Lynch 综合征、并且 Lynch 综合征是其患结肠癌病因的患者，其一级亲属可以通过遗传和基因组检测，看他们是否携带有相同的突变基因，如果有，他们可以通过更早、更频繁的结肠镜检查来降低结肠癌的风险。因此，建议所有新诊断结肠癌的 Lynch 综合征患者都应该进行检测，患有这种遗传病的患者的一级亲属应该进行咨询。

家庭医生需要随时掌握基因组学的进展，慎重决定何时使用基因组检测和基于基因组的干预措施，如果证据合理，则可以采用这些措施，避免不必要和可能有害的检测方法。

办公系统对预防的辅助作用

在繁忙的临床工作中，预防工作常常容易被忽略。坚持做好咨询工作、化学预防、筛检和接种疫苗等建议措施仍需要继续努力，向卫生部门报告传染病也容易被忽视。将常规预防干预措施作为临床系统的一部分，即将预防工作和临床工作系统化，有助于保证这些

措施的高度落实。可以实现系统化的例子包括：为医护人员提供电子健康记录提醒器，向每个患者提供推荐的预防服务；标记需要报告的传染病；安排免疫接种计划；当血压或血糖等目标超出正常水平时发出警示；自动生成提醒并通过电子媒介发送给患者；其他证实有效的全系统干预措施包括：举行糖尿病自我管理和增加乳腺癌筛检的小组教育会议；运用以团队为基础的方法帮助患者控制诸如高血压、糖尿病、高胆固醇等慢性疾病；定期向医护人员提供预防措施实施效果的评估和反馈（社区预防服务工作组，心血管疾病预防、糖尿病预防与控制、肥胖预防与控制）。小组成员也需履行特定的义务，如评估每个患者疫苗接种情况、确保洗手液和纸巾是否容易取用等。在等候室和检查室的墙上可以张贴免疫程序表，或者放置以预防为主的科普教育资料，以便患者查看和取用。关键在于把预防工作的各个方面放在首位，并设法使之成为现实。

（王皓翔　王家骥　译）

参考资料

Ahmed F, Temte JL, Campos-Outcalt D, Schünemann HJ, for the ACIP Evidence Based Recommendations Work Group (EBRWG): Methods for developing evidence-based recommendations by the Advisory Committee on Immunization Practices (ACIP) of the U.S. Centers for Disease Control and Prevention (CDC), *Vaccine* 29(49):9171–9176, 2011.

Boffetta P, Couto E, Wichmann J, et al: Fruit and vegetable intake and overall cancer risk in the European Prospective Investigation Into Cancer and Nutrition (EPIC), *J Natl Cancer Inst* 102:529–537, 2010.

Evaluation of Genomic Applications in Practice and Prevention (EGAPP) Working Group: Recommendations from the EGAPP working group: genetic testing strategies in newly diagnosed individuals with colorectal cancer aimed at reducing morbidity and mortality from Lynch syndrome in relatives, *Genet Med* 11:35–41, 2009.

Evaluation of Genomic Applications in Practice and Prevention (EGAPP) Working Group: Recommendations from the EGAPP working group: genomic profiling to assess cardiovascular risk to improve cardiovascular health, *Genet Med* 12:839–843, 2010.

Evaluation of Genomic Applications in Practice and Prevention (EGAPP) Working Group: Recommendations from the EGAPP working group: does genomic profiling to assess type 2 diabetes risk improve health outcomes? *Genet Med* 15:612–617, 2013.

Gasiano JM, Glynn RJ, Christen WG, et al: Vitamins E and C in the prevention of prostate and total body cancer in men, *JAMA* 301:52–62, 2009.

Guyatt GH, Oxman AD, Schunemann HJ, et al: GRADE guidelines: a new series of articles in the Journal of Clinical Epidemiology, *J Clin Epidemiol* 64(4):380–382, 2011.

IOM (Institute of Medicine): *Clinical Practice Guidelines We Can Trust*, Washington, DC, 2011a, The National Academies Press.

IOM (Institute of Medicine): *Clinical Preventive Services for Women: Closing the Gaps*, Washington, DC, 2011b, The National Academies Press.

IOM (Institute of Medicine): *Finding What Works in Health Care: Standards for Systematic Reviews*, Washington, DC, 2011c, The National Academies Press.

Kalager M, Adami HQ, Bretthauer M, Tamimi RM: Overdiagnosis of invasive breast cancer due to mammography screening: results from the Norwegian screening program, *Ann Intern Med* 156:491–499, 2012.

Kale MS, Bishop TF, Federman AD, Keyhani S: Trends in the overuse of ambulatory health care services in the United States, *JAMA Intern Med* 173:142–148, 2013.

Korenstein D, Falk R, Howell EA, et al: Overuse of health care services in the United States: an understudied problem, *Arch Intern Med* 172:171–178, 2012.

National Cholesterol Education Program (NCEP) Expert Panel: *Detection, Evaluation and Treatment of High Blood Cholesterol in Adults (Adult Treatment Panel III): Executive Summary*. National Institutes of Health, National Heart, Lung, and Blood Institute (NHLBI); 2001. http://www.nhlbi.nih.gov/guidelines/cholesterol/atp3xsum.pdf.

National Heart, Lung, and Blood Institute (NHLBI). *The Seventh Report of the Joint National Committee on Prevention, Detection, Evaluation and Treatment of High Blood Pressure—Complete Report*. JNC7 Complete Report: The Science Behind the New Guidelines; 2004. http://www.nhlbi.nih.gov/guidelines/hypertension/jnc7full.htm.

Taksler GB, Keshner M, Fagerlin A, et al: Personalized estimates of benefit from preventive care guidelines, *Ann Intern Med* 159:161–168, 2013.

U.S. Preventive Services Task Force (USPSTF): *Risk Assessment, Genetic Counseling, and Genetic Testing for BRCA-Related Cancer in Women*. http://www.uspreventiveservicestaskforce.org/uspstf/uspsbrgen.htm.

U.S. Preventive Services Task Force (USPSTF): *Methods and Processes*, 2014. http://www.uspreventiveservicestaskforce.org/methods.htm.

Wegwarth O, Schwartx LM, Woloshin S, et al: Do physicians understand screening statistics? A national survey of primary care physicians in the United States, *Ann Intern Med* 156:340–349, 2012.

Zhang SM: Effect of combined folic acid, vitamin B6, and vitamin B12 on cancer risk in women, *JAMA* 300:2012–2021, 2008.

网络资源

http://www.cdc.gov *Centers for Disease Control and Prevention*

http://www.thecommunityguide.org/index.html *Community Preventive Services Task Force*

http://www.thecommunityguide.org/vaccines/index.html Community Preventive Services Task Force article, *Increasing Appropriate Immunizations*

http://www.uspreventiveservicestaskforce.org/index.html *U.S. Preventive Services Task Force*

第 **8** 章 行为变化和患者授权

CHARLES W. SMITH ■ J. CHRIS RULE

重 点

- 患者要对自己的健康负责。
- 患者参与和医患共同决策有利于患者的预后。
- 激励式会谈可以帮助患者做出重要的改变。

虽然大多数人发现很难改变他们自己的行为，但如果他们成功地改变了行为很有可能获得更好的健康结果。本章将向你介绍"参与式医疗"的概念，以一种全新的视角来看待患者的伙伴关系，并促进这种观念，即患者实际上是要对自己的健康负责。除非患者自己做出这个决定，否则患者永远不会做富有意义、持之以恒的行为改变。而且，他们不会觉得被迫做出改变，除非他们有机会使用工具和方法。激励式会谈（MI）是一种技巧，医务人员可以利用这种技巧来帮助患者开始并坚持重要的变化改变。本章将介绍这种方法。

传统医师的角色

医师的训练通常包括对如何"引导"或"指导"患者改变提出建议，无论患者的目的是坚持治疗方案，戒烟，还是通过饮食控制来减肥。由于采用了这种以医师为中心的指导作用，医师经常错误地承担了患者的责任。这将会培育出家长式的互动模式，引发医师的挫败感，并导致医务人员的职业倦怠。接受共同决策、患者参与和患者赋权的观念，使患者和医师都能建立一种更平等的关系，并允许患者接受适当的指导和建议。这种类型的关系更有可能使患者承担起并做出必要改变的责任并达到最佳健康状态的目的（Stewart et

al.，2000）。Kaiser Permanente Health Connect 协作的心脏护理案例研究结果支持这种方法，该案例报告，患者的参与防止了 135 人死亡和 260 件昂贵的急诊器械的耗费，并将患者的胆固醇达标率从 26% 提高到 73%；它还显示了接受胆固醇水平筛查的患者从 55% 上升到 97%（Munro，2013）。

医疗模式的发展

在西医中占主导地位的医疗模式是生物医学模式。传统医疗模式将医师置于疾病/疾病范式之中。这种模式在医疗卫生系统持续了一个多世纪，并取得了巨大的成功。然而，这种体系迫切需要改变，部分原因是它对患者健康结果产生了负面影响。另一种模式，以患者为中心的患者参与模式，更注重促进和维持健康的生活方式。迈克尔·巴林（Michael Balint）是导致传统医学模式早期发展的"颠覆性"力量之一，他利用在医学和精神病学方面的双重经历，探索情绪对症状的影响。他还强调了医师本人和医患关系的重要性（Balint，1957）。Engel（1977）在一般理论系统的著作中，首次提出了生物心理社会模型这个概念，它包含了复杂的遗传学、生理学、家族史、家庭动力学、环境压力和压力相关疾病，以及社会和文化因素。它还考虑到许多个人因素会影响症状的出现，以及人们对疾病的反应和恢复。

"医学模式"侧重于诊断和提出治疗策略以达到治愈疾病的目的，这种模式在很大程度上是成功的。然而，对于某些慢性病的复发性，这种模式却有很大的局限性。同样，虽然生物心理社会模型联合 Balint 的医疗/心理社会方法有助于理解患者的行为，但他们并没有给医师提供帮助患者实现最佳健康结果方法。然而，这些学者们为一种令人兴奋新方法的产生提供了背景和基础，鼓励患者积极参与，向他们的主治医师讲述其经历（Engel，1997）。这可能提供一种更有效的方法，即参与式医疗。

参与式医疗模式

医学模式和生物心理社会模式阐述了医师如何看待他们的患者。但在相互作用和医患关系的领域，患者和医务人员都在呼吁建立一种新的医疗模式，在这种模式中，医务人员以一种陌生、随和的方式让患者更积极地参与到医疗过程之中。这种参与式模式要求患者积极地了解他们的病情，为医师的随访准备问题，与病情类似的患者合作，并积极参与改变他们生活方式的活动以达到改善健康和管理他们自身状况的目的。

参与式医学模式与互联网和移动技术的发展密切相关，它也包含了互联网对医疗卫生的巨大影响（Reynolds，2013）。但这些变化也使医患关系复杂化，使网络期刊、网站和博客之间的信息来源变得更加复杂，甚至矛盾。因此，作为医务人员，我们如何协调这种关系，我们如何促进患者在参与式医学模式中的作用？

在这种新型的医护模式中，患者将接受促进他们积极参与医疗过程和积极与医务人员合作的指导、方法和相关信息。除了研究他们的健康状况和医疗条件，患者还将与在线社区建立联系，以发现哪些治疗方法、医师和设施最有效。通过与其他参与的患者交流的网络效应，他们会更加意识到自己对保持健康的责任。由于家庭医疗监护设备往往比较普遍，这种方法将会更加有效，（Kruse et al.，2013）。

随着医师应用电子通讯越来越普遍，临床护理将转向"护理无处不在"的模式。门诊就诊将变得不那么重要，也不用那么频繁。大多数常规的随访，药物补充，血压评估，药物调整，以及其他以前的基于诊室的互动也将在网上进行。只有必要的检查、互动、手术等操作才会在门诊进行。这种新的医疗模式将会降低医疗费用，而且以患者为中心，尽可能地给予患者方便，并将最大限度地消除就医障碍。这些电子通讯方式包括电子邮件、安全的网络通讯、视频会议、手机通话、短信和即时通讯（Epstein and Street，2011）。

但是，任何事物都具有两面性，这些全方位的变化并非没有风险，也可能带来负面影响。这将增加对网络交流的依赖，泯没了面对面交流和非语言沟通的重要作用。因此，这将冒着丢失细微的临床线索的风险，

而这种线索可能会在门诊就诊时易被发现。此外，很难确定在网上交流的是否是患者本人，因此也存在欺诈的风险。各州的医疗法规通常会限制医师在事先没有建立医患关系或在网上交流前提供在线咨询或处方药的权利。因此，在大多数情况下，这就限制了医师与患者之间的在线交流。

"电子患者革命"的诞生

"电子患者：他们如何能帮助我们治疗疾病"罗伯特·伍德·约翰逊（Robert Wood Johnson）在一篇白皮书中阐述了医疗保健的新变化，并介绍了美国医疗保健的参与式模式（Ferguson et al.，2007）。最近，《平价医疗法案》（Affordable Care Act）指出，目前以患者为中心的医疗之家和可信赖的医疗机构（ACOs）正处于实施的早期阶段。这些卫生改革举措的有效性将很大程度上取决于我们如何成功地吸引和鼓动患者成为参与性伙伴。弗格森还指出，人们在80%～98%的时间里都自己提供医疗保健，因此自我保健实际上是主要的医疗模式（图8-1）。他还指出，随着互联网的出现以及随之而来的海量信息，三角关系正在"颠覆"；也就是说，自我保健现在更受鼓励，更常规，而且比以前更容易接受（图8-2）。弗格森认为患者现在对自己的健康状况更了解，更能在一个平等协商模式（参与式模式）中和卫生专业人员合作，而不是继续被动充当患者。

以患者及家庭为中心的医疗

医学教师强调了医师在诊断方面的突出作用，患者执行医师的"指令"，并完成后续的检查。这幅画面是"众所周知"的，而且医师在治疗过程中必须像"船长"一样把控着全局。这将把所有的压力集中在医师身上，并将患者置于被动的角色中，这通常会导致结果不尽如人意。

近年来，以患者为中心的医疗运动已经流行起来。以患者为中心的医疗模式体现了一系列的行动和策略，包括共同决策、医师和患者之间的相互沟通，通过患者门户、短信、电子邮件和社交媒体，MI，以及在正常的时间和下班时间（Bergeson and Dean，2006年）提供和响应。医院鼓励和接受这一运动，建立在线门户，允许患者请求或预约实验室检查和影像学报告，并与临床工作人员进行沟通。医院还聘请个人为患者和家庭宣传工作，包括成立患者咨询委员会。许多机构也开始让患者加入到医院委员会、董事会和工作组。如

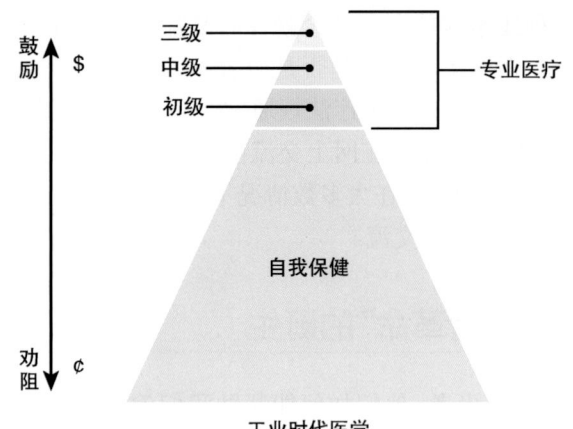

图 8-1 自我保健的重要性（From Ferguson T. Consumer health informatics. Healthc Forum J. 1995; 38(1): 28-33. ）

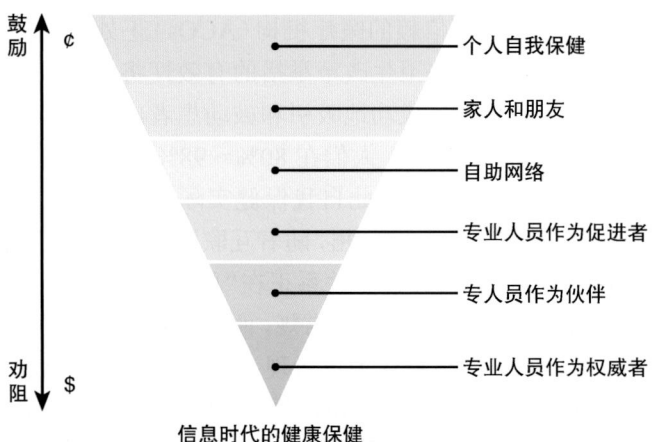

图 8-2 自我保健的出现（From Ferguson T. Consumer health informatics. Healthc Forum J. 1995; 38(1): 28-33. ）

果我们有效地将患者的声音和视角引入这些实体的功能（Luxford et al.，2011），那么这个患者参与卫生保健组织的管理是必要的补充。

患者参与度

"患者参与度"这个词最近已经成为"热门话题"，尚无统一的定义，很难衡量。Munro 注意到，搜索这个短语得到了超过 50 万的结果，这是演讲者和会议的高频话题（Munro，2013）。他还指出患者参与度不仅仅是个热门词汇，而是用来衡量医务人员和医疗机构开展患者参与活动的指标。而 Kernisan（2013）将患者参与度定义为建立一种卓有成效的合作，让患者和临床医师共同努力，帮助患者实现双方共同制定的健康目标。它要求医疗工作者与患者合作，以确定哪些健康结果是重要的，哪些是值得追求的，以及他们应该如何追

求。这使我们能够与患者建立有意义的伙伴关系。允许患者自行做出这些选择，对于许多医师而言，将是一种完全不同的心态。

以患者为中心的医疗之家

以患者为中心的医疗之家（PCMH）的概念已被许多组织和政策团体所接受，并广泛认为是医疗改革的关键举措。PCMH 是以团队的力量，为慢性病患者提供高质量的健康护理服务（罗伯特•格雷厄姆中心，2007）。PCMH 也吸引了那些想要预防疾病和保持最佳健康状态的健康人群。

应用 PCMH 的原则就是将医师的态度和实践转变为参与式医学模式的一种实用方法。它指出了患者和医务人员的新角色。它要求医师参与和支持患者教育。它涉及一个多学科的团队处理方法，团队的每一位成员都在"他们执业许可范围之内"发挥作用。这些团队通常包括心理健康专家、营养学家、药剂师和其他专业人员。它将彻底地改变医务人员的服务模式，广泛采用信息技术并扩大信息技术（IT）的范围，使得获取信息更容易和交流更频繁，并对团队成员重新设置奖励方式。许多学者认为它最终将终结对医疗服务付费的收费服务模式（NCQA，2011）。

这种方法将对医患双方互动模式有着深远的意义。医疗系统不再以"门诊就诊"的模式为主。医师将负责以各种方式来求医的患者，并得到事先的协定，以此得到理想的薪酬。因为支付给医务人员的费用不会仅仅基于患者"门诊就诊"费用，因此其他的交流方式将会有更多的奖励，包括电话、电子邮件、短信和社交媒体。

美国国家质量保证委员会（NCQA）为 PCMH 制定了 2011 年修改的认证标准（Peek and Oftedahl，2010），其中包括六个基本标准：

1. 促进就医的途径和连续性。
2. 人口管理。
3. 规划和管理医疗保健。
4. 使用社区资源提供自我保健支持。
5. 随访和协调医疗服务。
6. 检测和提高医疗服务质量。

满足这些标准需要重新对基层医师的办公团队进行重大的设计，包括护士管理人员的使用，这大大扩大了患者对护理的需求，并让患者参与目标设定和自我管理。它还包括评估患者的就医经历并对患者的治疗方案做出适当调整。还包括对人才招聘、IT 系统和人

员培训方面的大量额外投资。因此,如果这种模式是持续存在,医疗服务的支付者将需要将这些额外的费用考虑在内,以补偿这笔费用。

医患合作

采用并遵循 PCMH 的原则,将取代传统的医患沟通的模式。医师不再发出"医师的命令",但是这种模式已经演变成患者和医师不断合作和相互交流想法的模式。医务人员会让患者参与他们的治疗,并鼓励他们积极参与。医务人员也会邀请患者提供关于所接受治疗的反馈意见。这一反馈将包括识别和报告医疗错误(Allen,2012;Pear,2012)。

医师和患者将试图使用社交媒体的新方法同相同疾病的病友群体进行交流(癌症在线资源协会,www.acor.org)。医师通常会开"信息处方",给患者提供他们管理自己的医疗保健所需的信息。同样,患者也会为医师提供他们从自己的经验和社会网络中获得的见解(Reinders et al.,2011)。大多数医师将会有交互式的实践网站和一个电子门户,患者可以通过这些网站请求临床医师的在线解答或处方的更新。

信息技术和参与式医疗

电子病历(EMRs)和其他技术工具的临床应用将在这种新型卫生保健模式中发挥重要作用。在每一次网上相遇之后,EMR 中都会有一些简单的方式进行后续的追踪(Smith and Graedon,2012)。医师将从 EMR 中获得根据患者的喜好和技术途径得到的信息,以电子信息的方式发送给患者,或提供患者打印版的信息。实验室和影像学结果,连同治疗意见和任何必要医疗意见都将共享。医师和患者将使用电子邮件或保密的信息来讨论病情变化,提供进度报告,或交流其他重要信息。患者与其定期到医院随访就诊,还不如通过这些在线网络与医保持持续的交流

目前在智能手机和平板电脑上使用的健康应用程序(app)将在未来的医疗保健中发挥核心作用。患者将使用应用程序来指导减肥、推广锻炼计划和监测慢性疾病(Lim,2013)。有心脏疾患的患者可以将他们的心电图传送给他们的医师(Seppala,2013)。触摸式感应装置将用于监测脉搏、呼吸和氧饱和度(Bloom,2013)。糖尿病患者将在一个连网的血糖仪上测量他们的血糖,并直接从他们的设备上传输结果,允许在不需要门诊就诊的情况下进行咨询和调整药物。

健康行为改变和激励式会谈

重 点

- 健康行为改变和 MI 是以患者为中心的方法,促进健康行为改变,使患者解决矛盾心理,鼓励患者参与自己的医疗保健。
- 在临床上简短的 MI 和 HBC 临床干预比没有施行任何治疗方案的效果要好,并且与其他治疗时间长和成本高的治疗措施效果相同。

背景和主要原则

MI 是鼓励患者参与并积极做出改变的一种好方法。在 Miller(1983)提出 MI 是治疗酒精中毒一种有前景的方法,MI 被定义为"一种以合作为中心的引导和强化患者行为改变的方法"(Miller and Rollnick,2009,p137)。"MI"常常被它的提出者描述为不仅是一种技能,它还是一种与患者沟通的方式,使他们能够提高自己的健康水平,克服惰性和障碍,并增强他们维持这些变化的能力。Miller 和 Rollnick(1991)在不同的药物依赖的患者群体中采用 MI 进行治疗(Miller and Rose,2009)。在过去的二十年里,一个强有力的证据证明了 MI 可以解决多种不同类型患者的健康问题。Rollnick 和他的同事(2008)在他们的《健康护理的激励性访谈》一书中,确定了 MI 的四个指导原则,如下所述。

原则

1. 抵制"正确的反应"——认识到纠正患者行为可以产生一种矛盾的心理。(如,"不要试图去改正","也不要给出建议")。

2. 理解患者的动机——渴望改变和实现目标的决心必须来自于患者而不是医师。

3. 倾听患者的诉说——使用共鸣的、积极的倾听;这改变了医师知道所有答案的心态。

4. 相信患者的能力——要谨记当患者积极参与自己的治疗过程并对行为改变负责时,预期的结果往往会更好。

Prochaska 和 DiClemente(1984)提出了他们的跨理论模型,也被称为变化阶段的理论,他们提供了一个结构,医师可以通过健康行为改变来跟踪患者的进展。该模型有五个关键阶段,用于确定患者在该过程中的定位,并对该变化进行适当的干预。这些可以作为一

种打开与患者的改变行为对话的方式,医师也可以使用这个过程来调整治疗。阶段如表8-1所示。

表8-1　变化阶段理论

1. 意向阶段:未考虑改变
2. 思考阶段:评估反对改变的理由
3. 准备阶段:准备改变计划
4. 行动阶段:确定具体改变方案
5. 维护阶段:努力维持该变化
6. 复发阶段:倒退到原来的行为模式

　　临床上常见的第六步或第一步是"倒车"或复发(表8-1)。这部分的跨理论过程几乎可以在任何水平上发生,而且它对于了解患者在健康行为的决策和维护上循环反复是至关重要的。该模型可作为MI在临床实践中的补充。在PCMH模型中,几种指导思想使其成为一种很实用的方法。具体来说,健康行为改变(HBC)更广泛地成为由临床实践和医师转向患者参与和更多以患者为中心的医学实践的重要工具。以患者为中心的方法,患者与医师合作去制定治疗日程表;这与以医师为中心的方法形成对比,医师或其他卫生保健团队成员决定患者的日程表并指导治疗。患者和团队之间的合作被认为是至关重要的,因为目标必须根据患者的意愿和能力而定。这种目标与患者的效率、自主性和专长相符合,并使患者有能力改变并实施这些新的更健康的行为。

　　将MI成功应用于患者的临床治疗需要几个医师的共同努力,其中一些行为在医师的正式指导下进行。其中一种被称为"滚动抵抗"或拒绝继续做出改变。这使他们的遭遇不再成为患者和医师之间的对抗。医师还需要敏锐地意识到如何患者识别患者潜在的障碍,从而解决患者的矛盾心理。医师通过提高患者的自我控制力医师成为积极促进患者健康的合作者。

　　同情患者是重要的组成部分,它使得医师对患者的处境感同身受,并促使医师更深入地理解患者面对健康挑战时的确切感受。有了这种同情的态度,医师和患者都意识到改变行为的动机来自于患者。医师不需要说服患者改变或给予明智的建议。这种助记符(OARS)是以患者为中心的简短咨询的干预的基础,有助于引发对患者的同情感(Miller and Rollnick,2002;表8-2)。这些基本的咨询技能已经被证明可以很好地解决所有类型的患者面临的健康行为改变的问题。这些人际沟通技巧帮助临床医师掌握MI的"精髓",而这常常被模型的创始人认为是正确使用这种方法最关键的技巧(Miller and Rose,2009)。

表8-2　OARS对于简短咨询

开放式的问题,比如,"你这几天对你的健康感觉如何?"
肯定,如"你可能还没达标,但你看看你已经做的很好了。"
倾听,"听起来好像你对做这个改变没有信心,但你确实想要改变。"
总结,例如"让我总结一下我们刚刚讨论过的内容。"

健康行为改变和激励性会谈的证据

　　近年来,围绕各学科的meta分析和回顾性研究进一步验证了MI和其他赋权于患者的方法可以获得积极健康结果的结论(Britt et al.,2004;Burke et al.,2004;Martins and McNeil,2009;Rubak et al.,2005)。近年来,改变健康行为的策略也受到了关注(Martins and McNeil,2009;Rubak et al.,2005)。数十个对照试验已经表明了MI的对指导行为改变有重要意义,特别是在药物依赖方面。随机试验显示,有酗酒、吸烟和药物滥用问题,2型糖尿病,高血压病,赌博和减肥的患者已经从MI中获益(Miller et al.,2004)。考虑到文章的主题和广泛性,本节将重点讨论解决家庭医学实践中常见的一些问题。

　　HBC和MI补充了在卫生保健机构对各种慢性病的管理方法。"与患者相处的方式"是MI的核心部分,也是许多慢性病模型的重要组成部分,可用于解决这些复杂的问题,帮助医师以新奇的方式解决问题。通过处理患者的情绪和想法,以及使用MI解决矛盾心理,治疗的难度似乎更小,对治疗的依从性也更好。和所有的模型一样,这并不是万灵药,但是有大量的证据表明,MI和HBC的方法可以对许多疾病和行为改变产生积极的影响,而其他标准化的方法却有明显的不足之处。

家庭医学中常见问题的激励式会谈

饮食改变,肥胖降低体重指数指数

　　自1999年以来,至少已经进行了36多项试验研究了MI对饮食变化、减肥、减少体重指数(BMI)、增加运动量的影响(详见Martins and McNeil,2009,for a review,和Armstrong et al.,2011)。这些研究,大多是随机对照临床试验,其中支持MI和其他HBC有效性的证据为中等质量和高质量。他们使用了许多MI方法来达到他们预期的结果,包括同情和理解,开放问题以评估是否有打算改变的意向,将问题的重要性进行扩展,以产生差异并跟踪进展,以及多次时间不等的会话(10~40分钟)。在初步干预和维持干预时期,医护人员可以与患者进行当面交流，也可以通过电话交流。医患双方共同制定保持饮食健康和减肥的目标才是患者最有可能实现的目标。罗斯和同事（2013）最近的一篇评论总结了医师的建议，包括一些在使用 MI 的研究中，MI 产生的更大程度的健康行为改变，并达到了减肥的目标。在这个领域，MI 的长期作用似乎已经研究的很透彻了。在 Rubak 和他的同事们（2005）的评估中，应用 MI 降低 BMI 的综合效应表明 MI 可以很好地应用于临床。越来越多的证据支持使用这些技术和这种对超重和肥胖患者进行咨询的方式。

参与式接触的典型案例

见框 8-1。

高脂血症

有几项研究已经评估了 MI 对降低胆固醇水平的影响，未能得出一致的结果。Brug 和他的同事们（2007年）研究发现，接受 MI 教育的 2 型糖尿病患者比没有接受 MI 教育的患者的饱和脂肪评分要高得多。2 型糖尿病的其他风险行为，如控制血糖和体重，与对照组相比没有显著区别。一项研究比较了两种干预措施，其中一种是 MI，降低脂质水平和饮食脂肪摄入对这两种干预措施都有积极的效果，这些干预措施持续了 12 个月（Mhurchu et al., 1998 年）。此外，许多其他的基于广泛人群、较大年龄范围、多种文化的研究都表明使用标准的 MI 较其他方法对于降低血清胆固醇有较强的作用（Martins and McNeil, 2009; Rubak et al., 2005）。

糖尿病管理

在过去的 15 年里，有大量的研究调查了 MI 和其他 HBC 方法对糖尿病患者的影响（参见 Rubak 等 2005年的研究，2011）。大多数的研究都是在比较以 MI 或 HBC 为中心的干预措施时，产生的阳性的或混合的（阳性 - 中性）结果。最显著的变化是，接受了 MI 的干预组的体重减少了，显著地降低了糖化血红蛋白，改善了饮食变化，增加了活动水平，增强了学习糖尿病的动机，并改善了对坚持行为改变的看法（Channon et al., 2003 年，2007 年；Rubak 等人，2009）。韦斯特和他的同事（2007）2 型糖尿病的超重女性患者进行了研究，发现 MI 在 6 个月和 18 个月时减轻了患者的体重，并导致血红蛋白 A1c 水平显著降低。然而，这项研究也发现，随着时间的推移，对非裔美国人行为改变的动力似乎在减弱。这一观察引起了一些人对 MI 的临床持久性的质疑；然而，在与其他治疗策略中（Stanger et al., 2013），

有一些有前景的研究正在进行。这将是未来研究的一个重要领域，因为 MI 技术被重新研究，以探索如何最好地满足特殊人群的需要。基于团队的糖尿病治疗管理已经成为常态，包括内科医师、护士、护理主管、社会工作者、心理学家、支持团体和志愿者。HBC 和 MI 帮助教育患者，促进变化，并保持患者在各种护理水平上的坚持。考虑到现在所有的证据，这些技术已被证明能促进患者更加积极地参与他们糖尿病治疗的过程。MI 不仅使医师的工作更加高效，而且会降低医疗费用。随着进一步的深入研究，这可能是实现 MI 的最大获益。

激励式会谈的培训和发展

在过去 30 年里，这些方法被构想出来后，目前 MI 和 HBC 方法被广泛使用在各种不同的学科中，表明它们已经超越了新兴的趋势。目前，需要在整个卫生保健系统中对这些方法和原则进行扩展培训和教学。从心理学的学科开始，从家庭医学到妇产科，从内科医学到儿科再到精神病学，这些方法被应用于住院患者的治疗。它们也广泛应用于护理、公共卫生、社会工作学校和其他与健康相关的职业。MI 和 HBC 作为标准课程的一部分在医学院和其他卫生保健领域的开始阶段被讲授，因此未来的专业人员应该在 HBC 有更强的基础，而 MI 的基础是必备的技能。然而，美国医学院协会（AAMC, 2011）和美国医学协会最近的报告也强调了这一点。研究生医学教育认证委员会（ACGME）强调了医师与患者之间的关系，人际关系的社会心理方面，沟通技巧和提供优质护理所需的高级人际能力，以及搜索关于 MI 和 HBC 文献策略的重要性。这些方法的重要支持可能来自于 PCMH 的认证机构，因为这些方法越来越被视为涉及整个卫生保健团队、尤其是患者的具有成本效益的方法。

在合作医疗的精神中，Triana 和他的同事（2012）及从事 MI 的医师，最近展示了如何将标准化的 MI 课程作为家庭医学和精神病学的集中循环的一部分。这项研究加强了一对一指导和个人反馈作为 MI 训练的一部分的关键需求，并且它意识到，如果临床实践改变是最终目标（Miller et al., 2006），那么提高学习者的自我效率至关重要。目前的研究正在帮助建立一个共同的核心，包括技能，以 MI 的精神进行训练，激发谈话改变，并减少阻力（Soderlund et al., 2011）；然而，作者也指出，由于方法学的问题，研究结果在所有的研究可信度都不是很高。Seale 和他的同事们（2013 年）的一项研究表明，基于 MI 的训练对居民行为的影响相对较

框 8-1　参与式接触的典型案例

史密斯太太，59 岁，超重，平均血压 145/85mmHg，空腹血糖 135mg/dl，糖化血红蛋白 7.2%，双膝盖疼痛，X 线显示：严重骨关节炎，此外患者诉有燥热、失眠、抑郁。

当史密斯女士打电话给办公室预约就诊时，她的医疗信息被登记在办公室的患者门户网站，这让她可以在访问之前在网上提交她的病史和所有的保险和人口信息。当她到达办公室时，她会使用一个电脑化的电话亭来检查，因为她已经预先登记了，这个过程只需要不到 2 分钟的时间。她在计划访问之前，被带回到检查室。

医师根据激励式会谈（MI）的精神提问。开放式的提问开始了，医师认真地倾听，让患者以自己的方式讲述她的病情。这使患者能够告知医师她的担忧，以及她最重要的问题是什么。她表达了对糖尿病诊断和膝盖疼痛的担忧。

使用 MI 和健康行为改变的另一项关键技术，是医师可能会使用一个可伸缩的问题或回顾患者的"自信/准备的标尺"来评估患者的信心和她在做出必要的改变时所处的重要程度。这可能是一种定制的、基于表格的讲义，与临床电子病历（EMR）同步，也可以作为一种由患者为中心的医疗之家（PCMH）团队成员（护士、医疗助理或糖尿病护理经理）的帮助，这取决于患者的健康水平。医师（她已经回顾了她的网上历史）回顾了她的实验室结果，并讨论了她需要考虑的药物选择，医师不是匆忙做决定，而是将巧妙地利用以下信息：

- 确认患者如何感觉这些有意义的改变
- 解决她可能在药物治疗方案、饮食和活动水平上的建议改变的矛盾心理
- 将护理的生物医学和心理社会方面的内容制定成一个个性化的综合计划，并符合患者的心理预期。

在达成共识后，后续计划很容易实现。

因为这种 MI 方法经客户端发起的信息与医师的医学知识和临床判断融合在一起，这个过程有助于患者能够更多的参与到决策之中。患者和医师在用药上有共同点。

除了核心问题之外，医师和患者还讨论了患者可以通过 PCMH 获得的额外支持。这周晚些时候，这个患者被任命为营养学家和糖尿病教育工作者。她还为一个在线糖尿病支持小组提供了一个网络地址，以及一些被推荐给她来跟踪她的血糖水平和饮食变化的医师所熟悉的糖尿病护理应用程序。

为了解决患者的第二个议程项目，医师和患者在表 8-2 中重建 OARS 过程。他们达成共识，用布洛芬来治疗她的膝盖疼痛，并决定推荐一位专门从事骨关节炎治疗的理疗师。这位患者还表示，她愿意尝试一些其他的方法，这样她就可以获得有关针灸师的信息，以帮助她治疗关节炎疼痛。她被推荐到一个非常受人流行的网站，专门研究家庭疗法，并鼓励她查看治疗关节炎和膝关节疼痛的方法，并选择任何让她舒适的方法。她被要求坚持写日记，以便日后与医疗团队分享。

她被鼓励登录患者的门户来提供血糖水平、询问问题，并提供关于药物治疗效果的反馈。她使用一个联网的血糖计，以及她的智能手机上的一个新的移动应用程序，将她的血糖数据直接上传到她的医疗团队的数据库。她也有机会加入这个正在形成的患者咨询小组，她被邀请参加 3 天后的第一次会议。3 个月后医师对她进行了随访，但她说日程安排是"开放的"，这样她就可以早点或者任何有需要的时候回来。在访问结束时，她收到了一份简短的在线反馈调查问卷，邀请她对医师和他的工作人员提供关于这次随访进行反馈，以及她可能需要改善哪方面的建议。她在表格中指出，办公室工作人员对她的小组糖尿病访问给出了不正确的信息，而患者表格上的过时信息得到立即更正。

她被介绍给心理学家结合 PCMH 以帮助评估和治疗抑郁症。心理学家使用简单的 MI 和认知行为疗法（CBT）干预治疗抑郁症状。每次访问时，都会使用 MI 来确认、支持和鼓励患者进行这些改变，从而影响到她的整体健康。此外，她还得到了一个网络支持小组的网络地址，并被鼓励登录心理中心（www.psychcentral.com）来检查其资源和工具。

几天后，她出现了干咳，开始腹痛，于是她登录了患者门户，向治疗团队询问了这些症状。正在监测门户信息的护士联系了医师，医师决定将现在使用的 β- 阻滞剂转换成血管紧张素转化酶（ACE）抑制剂来治疗。他还建议她停止服用布洛芬，试着用醋氨酚（泰诺）及一个质子泵抑制剂，奥美拉唑，进行为期 2 周的试验。她被要求登录，并在 48～72 小时内提供在线更新。

两天后，她的腹痛和咳嗽已经解决了。她的血压正常，但她的血糖水平仍在 120～150 毫克/分升。在她的营养访问、团体访问和糖尿病教育访问之后，她被要求继续当前的课程并在网上进行检查。

两周后，在服用相同剂量的糖尿病药物的同时，她的课程和咨询也得到了帮助，她重新登录并自豪地报告说，她的血糖水平已经恢复到正常水平。3 个月后，她回到办公室，感觉很好，她很好地控制了自己的健康问题，并对 PCMH 团队的方法充满信心。

小，这凸显了在他们职业生涯的这一阶段，将这些方法融入到他们临床沟通技巧上比较困难。尽管迄今为止的结果喜忧参半，但 MI 在各种临床环境下的应用，以及由拥有多种专业背景的医师实施的效果来看，都表明这种方法非常适合 PCMH 护理模式（VanBuskirk and Wetherell，2013）。

由于 MI，广泛应用于基础医疗，MI 有可能发展成为一种基本的临床学科，就像历史和物理一样，有共同的实践指导方针和切实有效的干预措施。激励式会谈网络（MINT）建立了一组国际培训师和一套对 MI 认证的标准（http://www.motivational interviewing.org/motivational-interviewing-training）、用于验证 MI 的核心元素的一系列的评估工具（例如激励式会谈治疗完整性［MITI］量表）和在 MI 中培训后所获得的收益（Moyers et al.，2005）。

激励式会谈的挑战和局限性

随着研究的进展和 MI 继续其在医疗中广泛的使用，对于医师应该关注哪些方面，出现一些局限性。正如几篇评论文章指出的那样，许多研究未能提供足够

的信息来说明每一次干预的细节。MI 的度量和评估工具还处于开发的初始阶段，需要多的高质量研究加用验证。此外，尽管有过去 5～10 年的可靠的回顾研究和荟萃分析已经证明了结果有统计学意义，但对研究的每一个具体健康问题，MI 和 HBC 的效果都不一致。与临床实践中产生的许多方法以及基于经验、人际交往的方法一样，MI 和 HBC 技术的应用已经超过了对其有效性的研究。

治疗要点

- 激励式会谈（MI）在最近的荟萃分析和系统综述（Lundahl et al.，2010 年）中，与对照组相比，在一系列的健康、心理健康和物质使用条件方面有适度的意义和临床相关的影响（Lundahl et al.，2010；Martins and McNeil，2009；Rubak et al.，2005；VanBuskirk and Wetherell，2013）。

- 在 MI 的训练中，训练有素的训练人员可以很有成本效益，而且在 1 个指导和个人反馈的指导下，可以加强对专业临床技能的行为排练（Lundahl and Burke，2009；Miller et al.，2006）。

- 将 MI 应用于交叉学科的临床情景中，如以患者为中心的医疗之家，这在家庭医学中很常见。

（单海燕 译）

参考资料

Allen M: *Why Patients Don't Report Medical Errors, ProPublica*, 2012. http://www.propublica.org/article/why-patients-dont-report-medical-errors.

American Association of Medical Colleges: *Behavioral and Social Science Foundations for Future Physicians*, 2011. https://www.aamc.org/download/271020/data/behavioralandsocialsciencefoundationsforfuturephysicians.pdf. Accessed August 1, 2014.

Armstrong MJ, Mottershead TA, Ronksley PE, et al: Motivational interviewing to improve weight loss in overweight and/or obese patients: a systematic review and meta-analysis of randomized controlled trials, *Obesity Rev* 12:709–723, 2011.

Balint M: *The Doctor, His Patient and the Illness*, London, 1957, Churchill Livingstone.

Bergeson SC, Dean JD: A Systems Approach to Patient-Centered Care, (Reprinted), *JAMA* 296(23):2848–2851, 2006.

Bloom J: *Scanadu's real-life Star Trek Tricorder breaks Indiegogo records*, ABCTV, 2013. http://abclocal.go.com/kgo/story?id=9179073

Britt E, Hudson SM, Blampied NM: Motivational interviewing in health settings: a review, *Patient Educ Couns* 53(2):147–155, 2004.

Brug J, Spikmans F, Aartsen C, et al: Training dietitians in basic motivational interviewing skills results in changes in their counseling style and in lower saturated fat intakes in their patients, *J Nutr Educ Behav* 39(1):8–12, 2007.

Burke BL, Dunn CW, Atkins DC, Phelps JS: The emerging evidence base for motivational interviewing: a meta-analytic and qualitative inquiry, *J Cog Psychother* 18(4):309–322, 2004.

Channon SJ, Huws-Thomas MV, Rollnick S, et al: A multicenter randomized controlled trial of motivational interviewing in teenager with diabetes. *Diabetes Care* 30:1390–1395, 2007.

Channon S, Smith VJ, Gregory JW: A pilot study of motivational interviewing in adolescents with diabetes, *Arch Dis Chld* 88:680–683, 2003.

DiLillo V, West DS: Incorporating motivational interviewing into counseling for lifestyle change among overweight individuals with type 2 diabetes, *Diabetes Spectrum* 24(2):80–84, 2011.

Engel GL: The need for a new medical model: a challenge for biomedicine, *Science* 196(4286):129–136, 1977.

Engel GL: From biomedical to biopsychosocial, being scientific in the human domain, *Psychosomatics* 38(6):521–528, 1997.

Epstein RM, Street RL Jr: The values and value of patient-centered care, *Ann Fam Med* 9(2):100–103, 2011.

Ferguson T: Consumer health informatics, *Healthc Forum J* 38(1):28–33, 1995.

Ferguson T; e-Patient Scholars Working Group: *e-Patients: how they can help us health healthcare, E Patient White Paper*, 2007. http://e-patients.net/e-Patients_White_Paper.pdf.

Kernisan L: Patient engagement: on metrics and meaning, *The Health Care Blog* 2013. http://thehealthcareblog.com/blog/2013/09/12.

Kruse RL, Olsberg JE, Shigaki CL, et al: Communication during patient-provider encounters regarding diabetes self-management, *Fam Med* 45(7):475–483, 2013.

Lim H: 30 IPhone apps to help you watch your health, *Hongkiat.com* 2013. http://www.hongkiat.com/blog/iphone-health-app/.

Lundahl BW, Burke BL: The effectiveness and applicability of motivational interviewing: a practice-friendly review of four meta-analyses, *J Clin Psychol* 65:1232–1245, 2009.

Lundahl BW, Kunz C, Brownell C, et al: A meta-analysis of motivational interviewing: twenty-five years of empirical studies, *Res Soc Work Pract* 20(2):137–160, 2010.

Luxford K, Safran DG, Delbanco T: Promoting patient-centered care: a qualitative study of facilitators and barriers in healthcare organizations with a reputation for improving the patient experience, *Int J Qual Hlth Care* 23(5):510–515, 2011.

Martins RK, McNeil DW: Review of motivational interviewing in promoting health behaviors, *Clin Psych Rev* 29:283–293, 2009.

McAndrews JA, McMullen S, Wilson SL: Four strategies for promoting healthy lifestyles in your practice, *Fam Pract Manag* 18(2):16–20, 2011.

Mhurchu CN, Margetts BM, Speller V: Randomized clinical trial comparing the effectiveness of two dietary interventions for patients with hyperlipidemia, *Clin Sci* 95:479–487, 1998.

Miller WR: Motivational interviewing with problem drinkers, *Behav Psychother* 11:147–172, 1983.

Miller WR, Rollnick S: Ten things that motivational interviewing is not, *Beh and Cog Psychother* 37:129–140, 2009.

Miller WR, Rollnick S: *Motivational interviewing, preparing people to change addictive behavior*, New York, 1991, The Guilford Press.

Miller WR, Rose GS: Toward a theory of motivational interviewing, *Am Psychol* 64(6):527–537, 2009.

Miller WR, Sorensen JL, Selzer JA, Brigham GS: Disseminating evidence-based practices in substance abuse treatment: a review with suggestions, *J Subst Abuse Treat* 31:25–39, 2006.

Miller WR, Yahne CE, Moyers TB, et al: A randomized trial of methods to help clinicians learn motivational interviewing, *J Consult Clin Psychol* 72:1050–1062, 2004.

Moyers TB, Martin T, Manuel JK, et al: Assessing competence in the use of motivational interviewing, *J Subst Abuse Treat* 28(1):19–26, 2005.

Munro D: Patient engagement: blockbuster drug or snake oil? *The Doctor Weighs In* 2013. http://www.thedoctorweighsin.com/patient-engagement-blockbuster-drug-snake-oil/.

http://www.motivationalinterviewing.org/motivational-interviewing-training Accessed August 1, 2014.

NCQA: *Standards for Patient-Centered Medical Home (PCMH)*, 2011, Author.

Pear R: New system for patients to report medical mistakes, *New York Times*, 2012. http://www.nytimes.com/2012/09/23/health/new-system-for-patients-to-report-medical-mistakes.html?_r=0.

Peek CJ, Oftedahl G: A Consensus Operational Definition of Patient-Centered Medical Home (PCMH) Also known as Health Care Home, *University of Minnesota and Institute for Clinical Systems Improvement* 2010.

Prochaska JO, DiClemente CC: *The transtheoretical approach: Crossing traditional boundaries of therapy*, Homewood, IL, 1984, Dow/Jones Irwin.

Reinders ME, Blankenstein AH, van der Horst HE, et al: The effect of patient feedback on physicians' consultation skills: a systematic review, *Acad Med* 86(11):1426–1436, 2011. doi: 10.1097/ACM.0b013e3182312162.

Reynolds S: Average American spends 52 hours searching for healthcare data online vs 3 visits to doc a year, *Twitter* 2013. http://twitter.com/Cascadia/status/378963651236880384.

Robert Graham Center: *The Patient Centered Medical Home: History, Seven Core Features, Evidence and Transformational Change*, Washington DC, 2007, Center for Policy Studies in Family Medicine and Primary Care.

Rollnick S, Miller WR, Butler CC: *Motivational Interviewing in Health Care*, New York, 2008, Guilford Press.

Rose SA, Poynter PS, Anderson JW, et al: Physician weight loss advice and patient behavior change; a literature review and meta-analysis of survey data, *Int J Obes* 31:118–128, 2013.

Rubak S, Sandbaek A, Lauritsen T, et al: General practitioners trained in motivational interviewing can positively affect the attitude to behavior change in people with type 2 diabetes, *Scand J Prim Health Care* 27:172–179, 2009.

Rubak S, Sandbaek A, Lauritsen T, Christensen B: Motivational interviewing: a systematic review and meta-analysis, *Br J Gen Pract* 55:305–312, 2005.

Seale JP, Clark DC, Dhabliwala J, et al: Impact of motivational interviewing-based training in screening, brief intervention, and referral to treatment on residents' self-reported attitudes and behaviors, *Addict Sci Clin Prac* 8(Suppl 1):A71, 2013.

Seppala TJ: *AliveCor ECG Comes to Android, Transmits Your Palpitations to Instagram, Engadget*, 2013. http://www.engadget.com/2013/10/04/alivecor-android-ecg-biogram/.

Smith C, Graedon J: Solving the followup dilemma, *J Particip Med* 4:e14, 2012. http://www.jopm.org/opinion/editorials/2012/07/04/solving-the-followup-dilemma.

Smith DE, Heckemeyer CM, Kratt PP, Mason DA: Motivational interviewing to improve adherence to a behavioral weight-control program for older obese women with NIDDM, *Diabetes Care* 1:52–54, 1997.

Söderlund LL, Madson MB, Rubak S, Nilsen P: A systematic review of motivational interviewing training for general health care practitioners, *Pat Educ Couns* 84:16–26, 2011.

Stanger C, Ryan SR, Delhey LM, et al: Multicomponent motivational intervention to improve adherence among adolescents with poorly controlled type 1 diabetes: a pilot study, *J Pedatr Psychol* 38(6):629–637, 2013.

Stewart M, Brown JB, Donner A, et al: The impact of patient-centered care on outcomes, *J Fam Prac* 49(9):796–804, 2000.

Triana AC, Olson MM, Trevino DB: A new paradigm for teaching behavior change: implications for residency training in family medicine and psychiatry, *BMC Med Educ* 12:64, 2012.

VanBuskirk KA, Wetherell JL: Motivational interviewing with primary care populations: a systematic review and meta-analysis, *J Behav Med* 2013. doi: 10.1007/s10865-013-9527-4. [Epub ahead of print].

West DS, Gore SA, DiLillo V, et al: Motivational interviewing improves weight loss in women with type 2 diabetes, *Diabetes Care* 30:1081–1087, 2007.

网络资源

Participatory Medicine and Patient Empowerment Web Resources

http://acor.org This is one of the largest, most successful patient support groups for cancer patients, a major patient-empowerment resource for anyone with any type of cancer.

http://e-patients.net This is a participatory medicine "blog" where the leaders of the participatory medicine (PM) movement frequently post key issues from the provider and the patient sector.

http://e-patients.net/e-Patients_White_Paper.pdf This is the white paper that initially lays out the principles of participatory medicine and is regarded as the founding document of the e-patient movement.

http://www.jopm.org This is the online, peer reviewed *Journal of Participatory Medicine* where ideas, editorials, narratives, and research about PM and patient empowerment are published.

http://participatorymedicine.org This is the Society for Participatory Medicine website, where you can join the community of participatory medicine advocates.

http://patients.about.com/od/empowermentbasics/a/wisepatient.htm Patient advocate Trisha Torrey provides this practical guide to becoming an empowered patient.

Motivational Interviewing Resources

http://www.buildmotivation.com/online-training.php Provides a comprehensive series of training resources for MI by Great Lakes Training, Inc., The Center for Strength Based Strategies.

http://www.motivatehealthyhabits.com/html Helpful book and website with free resources for patients and training materials by Rick Botello, MD, of the University of Rochester.

http://www.motivationalinterviewing.org This is the motivational interviewing (MI) website. It provides resources for and information on MI and includes general information about the approach, as well as links, training resources, and information on reprints and recent research.

http://www.nova.edu/gsc/forms/mi_rationale_techniques.pdf Motivational Interviewing Strategies and Techniques: Rationales and Examples is an excellent brief overview with examples of change talk and MI language by Sobell and Sobell (copyright 2008).

http://www.psychologytools.org/motivational-interviewing.html PsychologyTools is a good source for free handouts that can be used for training and teaching or with clinical populations.

http://www.samhsa.gov/co-occurring/topics/training/change.aspx Substance Abuse and Mental Health Services Administration (SAMHSA). Co-Occuring Disorders.

http://www.youtube.com/watch?v=s3MCJZ7OGRk Introduction to MI video by Bill Matulich, PhD, Motivational Interviewing Network of Trainers.

第 9 章　应用医学文献：在实践中使用循证医学

DOUGLAS R. SMUCKER

重点

- 每位医师都应该能够使用医学文献，尤其是一些常用的免费或低价的循证医学综述。
- 医生在临床实践中应关注普遍适用于患者群体的具有统计学显著性的临床研究结果，而且应该评估研究中"以患者为导向（patient-oriented）"的重要结果，包括可能存在的潜在危险。
- 在临床实践中应用科学研究改变临床决策之前，医生应评估科学依据是否为高质量，具有一致性的科学研究。
- 由于医学文献数量不断增加，每位医生都应有计划地学习最新的重要研究，以便在临床决策中解决更多的用药和诊疗策略问题。
- 在综合评价时，使用一些研究指标例如"需治疗数"（number needed to treat, NNT）有助于更有效地帮助医生做出临床决策。

从发表的研究中收集临床证据

循证医学（evidence-based medicine，EBM）就是提出清晰、相关的临床问题，收集恰当的研究，批判性的评价文献和修正临床行为。循证医学已经成为医疗服务的重要组成部分。大多数医生没有时间或者没有相应的背景，无法批判性地回答医疗实践中产生的问题。有研究表明普通诊所的临床医生平均每接诊 10 位患者就会遇到 2.4 个临床问题（Barrie and Ward, 1997），但是他们在每位患者身上花费的时间平均只有 15 分钟。有关基本医疗保健实践问题的证据正在飞速积累，而且家庭医学范围之广也为从业人员提出了挑战。此外，还有很多因素制约了循证医学的应用，包括：缺乏适用于具体患者的临床证据，在临床实践时不能便捷地获得相关证据以及在临床实践中应用证据时可能产生的潜在的负面作用等（McAllister et al., 1999）。勤奋的医生们如何缩小目前临床决策和最佳的循证证据之间的距离呢？

在本章中，我们以绝经期妇女的激素替代治疗（hormone replacement therapy，HRT）为例，阐释临床实践的改进过程中证据本身的变化并复习与应用医学文献相关的重要概念。这些概念是循证医学工具应用的基础，而家庭医生可以使用这些工具来回答重要的临床问题。

建立有关干预（如激素替代治疗）的证据，通常从观察性研究开始。这包括非盲法的系列病例（case series）、病例对照研究（case control studies）、队列研究（cohort studies），最终到随机对照研究（randomized controlled trials，RCTs）（图 9-1）。为了更好地理解我们如何获得对激素替代治疗及其对心脏病影响的认识过程，我们将回顾近四十年来相关实验研究及证据的进展。20 世

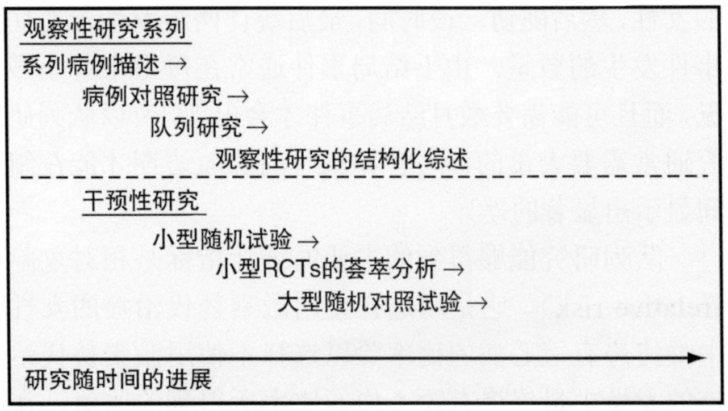

图 9-1　研究证据强度进度的一般规律；RCTs，随机对照研究

纪 70 年代和 80 年代的一系列观察性研究使得绝经期女性使用激素替代治疗来预防一系列严重的健康事件成为常规。通常来说,观察性研究包括病例对照研究和队列研究。

病例对照研究

病例对照研究通常是建立临床证据的第一步,因为这些研究通常耗资较少,完成较快。从时间上讲,病例对照研究通常关注过去的事件,也就是回顾性研究(retrospective studies)。通过回顾,病例对照研究可以发现暴露(exposure)和结局(outcome)之间的统计学相关性。要完成一项关于激素替代治疗和冠心病之间的病例对照研究,研究者会确定一个病例组(患冠心病的女性)和一个对照组(未患冠心病的女性),然后回顾两组中分别有多少女性曾使用激素替代疗法。在病例对照研究中,人们通常用机会比率(odds ratio,OR)来表示暴露(激素替代疗法)与结局(冠心病)之间的关联。机会比率就是产生所关注结局的相对危险的估计。在病例对照研究中常见的偏倚叫做回顾偏倚(recall bias),指的是在确定病例组及对照组个体是否曾暴露在激素替代治疗中产生的错误。

队列研究

队列研究通常是在建立暴露与结局之间关联的证据过程中的第二步。队列研究通常关注将要发生的事件,也就是前瞻性研究(prospective studies)。通常,相对于病例对照研究它需要耗费更多的资金,更长的时间。然而,队列研究能够对使用激素替代疗法的女性和不使用该疗法的女性最终患上冠心病的相对危险提供更准确地估计。队列研究同时也是观察性研究,它仅观察各组的结局,并不参与其中施加特定的暴露或治疗。在一个关于激素替代治疗和冠心病之间关系的队列研究中,研究者通常找一组使用激素替代治疗的女性,以及一组选择不使用激素替代治疗的背景相似的女性,然后随访一段时间,最后统计两组女性冠心病事件发生的数量。由于结局事件通常在每组中并不多见,而且可能需要数月结局事件才会出现,所以队列研究通常需要大量的参与者和长时间的随访期才能在组间显示出显著的差异。

队列研究能够得到的主要的统计指标是相对危险(relative risk)。它是用选择使用激素替代治疗的女性中最终患有冠心病的比率除以选择不使用激素替代治疗的女性中最终患有冠心病的比率所得到的比值。在研究预防性措施的队列研究中,一个常见的偏倚就是健康使用者偏倚,即选择使用某种预防性措施(激素替代治疗)的参与者同样会更倾向于采取更健康的生活方式(节制饮食、锻炼),而后者也能够预防所统计的结局(冠心病)。

从病例对照研究开始,经过进一步的队列研究,早期的观察研究显示激素替代疗法可能降低冠心病、骨折以及直结肠肿瘤的发病率。这些观察性研究也提示这种疗法可能产生负面作用,例如会轻度增加乳腺肿瘤、中风和静脉血栓的发病率。然而,权衡利弊,人们认为即便是激素替代疗法仅对预防冠心病产生微小的正面作用,也远比其潜在的副作用更重要。

结构化综述和荟萃分析

在一系列队列研究和小型的随机对照研究完成之后,人们通常会回顾和总结研究结论,发表结构化综述(structured reviews)。有时还会用一种叫做荟萃分析(meta-analysis)的统计学手段来整合一系列研究的结果。荟萃分析可以从统计学上更有效地衡量从一系列研究中得到结论的价值。自 20 世纪 90 年代以来,一系列病例对照研究和队列研究以及三项荟萃分析对激素替代疗法预防冠心病疗效予以肯定,这种方法被很快的推广开来(Pettiti,1998)。

1991 年,New England Journal of Medicine 的一篇社论总结道:"一系列流行病学报道表明,绝经后使用雌激素治疗的女性与未使用该治疗的女性相比,患缺血性心脏病的危险减少了 40%～50%。"(Goldman and Tosteson,1991)。激素替代疗法在 20 世纪 90 年代已经成为了绝经后女性的标准治疗。

随机对照试验的力量

在随机对照试验中,参与者被随机分到两组或多组中,然后分别接受干预(如激素替代疗法)或不接受任何有效治疗(如安慰剂或继续其既往方案)。由于这样一种设计结构能够消除观察性研究的许多固有偏倚,因此随机对照试验可以得到更令人信服的结论。在随机对照研究中,参与者是被随机的分配到治疗组和对照组,因此两组间较少存在其他会预防或促进冠心病的差异。

在随机对照研究中,健康使用者偏倚的可能性较小。这可能能够解释为何激素替代治疗在队列研究中显示出保护作用,但后来被证明是有害的。由于随机对照研究能够去除具有影响性的潜在偏倚形式(但其对偏倚本身并不产生免疫性),因此,医生可以对激素替代疗法和冠心病之间的关系的研究证据更有信心

（Ebell et al., 2004）。尽管有数十年的工作，多项观察性研究和结构化综述都显示激素替代治疗对于冠心病的保护作用，但仅一项大型的随机对照研究的不同结果便将上述研究击败，导致了医师相应临床决策的突然反转。

2002 年公布了一项妇女健康倡议（Women Health Initiative，WHI）的研究结果，这一结果如同医学界的一道冲击波。这项大型的随机对照研究首次表明在完全健康的绝经后妇女中使用激素替代疗法会导致冠心病事件显著增加，这一改变具有明显的统计学意义。在 WHI 研究发布结果的接下来数日内，许多女性纷纷致电她们的医生，询问是否应该继续激素替代疗法。而许多医生也因为 WHI 的研究结果彻底地改变了他们以前使用激素替代疗法的临床决策。9 个月内，曾经作为绝经后妇女标准治疗方法的激素替代疗法的医学处方就减少了 61%（Majumdar et al., 2004）。WHI 的报道也许比医学史上任何一项研究都更显著地改变了一项已被普遍接受的医疗实践。

理解研究结果的统计学意义

随机对照研究方法（如 WHI 研究）通常使用相对危险作为比较治疗组与对照组之间差异的统计方法（表 9-1）。为了计算相对危险，研究者首先分别计算两组（治疗组和安慰剂组）中某结局的发病率。每组的发病率是在一段固定时间内，新发结局事件（冠心病）数除以该组中处于该危险之下的患者数。在历时几年的研究中，人们通常以年均发病率作为衡量指标。在安慰剂 - 对照随机对照研究中，通过计算治疗组与安慰剂组发病率的比值得到相对危险（表 9-1）。

表 9-1　理解研究的结果

来自随机对照试验的典型统计结果：

发病率 = 在一段固定时间内某种疾病新发数 / 在这段时间内可能发生此种疾病的人数

相对危险（RR）= 治疗组的发病率 / 安慰剂组的发病率

可能对临床医生更有价值的统计结果：

归因危险（attributable risk，AR），或危险差 = 治疗组的发病率 − 安慰剂组的发病率

需治疗数（number needed to treat，NNT）或者需伤害数（number needed to harm，NNH）= 1/ 归因危险

那么，作为医生如何判断一项研究得出的相对危险是否足以影响临床决策？通常来说，研究结果会表明所得出结果（在 WHI 研究中指的是相对危险度）的统计学

意义。在发表的文献中，统计学意义通常用 p 值表示。p 值是指观察到的组间差异仅仅是由于偶然发生的概率大小。小于 0.05 的 p 值常被作为具有"统计学意义"的截止值。小于 0.05 的 p 值意味着所观察到的两组间的差异，仅仅是由于偶然发生的可能性小于 1/20（5%）；而 $p = 0.04$ 意味着 1/25 的可能性（4%）；$p = 0.06$ 意味着 1/16 的可能性（6%）。

尽管 p 值被经常使用，但是它仅能提供有限的信息：差异仅仅是偶然出现，或是由随机误差所导致。p 值本身无法确定一项发现是否有临床价值，而且也无法说明一项研究得出"无差异"的结果是否是由于随机误差导致的。

在解释研究的临床结果时，置信区间（confidence intervals，CI）比 p 值能提供更多的信息。在一个研究中给出相对危险的结果时，常常用 95% 置信区间来说明给出的相对危险的精确性。95% 置信区间表示，在 95% 的情况下，相对危险（RR）的真值处于这一区间内。如果相对危险为 1.0 则表示没有差异。例如一项研究的相对危险是 2.5，而 95% 置信区间是 2.3～2.7，我们有理由认为（95% 确定）RR 的真值不会小于 2.3，也不会大于 2.7。从而得出结论，认为 2.5 的相对风险是比较准确的。如果同样是相对危险 2.5，而 95% 置信区间是 1.1～5.0，RR 的真值就有可能低至 1.1（几乎无区别），或者高至 5.0（5 倍的区别），这就表示这项研究的相对危险结果非常不准确。

置信区间相比 p 值能更好地用于分析相对危险没有差别的研究结果。相对危险为 1.0 的 95% 置信区间表示两组间不存在差别。一项相对危险为 1.05，95% 置信区间是 0.99～1.11 的研究可以基本确定是无差异的（置信区间很窄），然而相对危险为 1.4，95% 置信区间是 0.99～1.7 的研究就无法得到确切的结论（置信区间很宽）。即使置信区间包含 1.0，也可能存在着在本研究中没能发现的差异。

应用研究结果：统计学显著性与临床意义

尽管 WHI 的研究表明，在随机分配到激素替代治疗组的女性中，冠心病的相对危险的增加有着显著性的统计学意义，我们仍然应该注意两组间冠心病事件的绝对差异，以此理解激素替代治疗与冠心病之间相关性的强度，以便与每个患者解释激素替代治疗的危险。计算绝对危险（除计算相对危险之外）有助于理解具有冠心病风险的一组女性在应用激素替代治疗时可能额外增加的危险性（表 9-2）。

表9-2　WHI研究中报道的统计比率实例

下列方程告诉你如何用发表的文献中常见的综合比率(如相对危险),来计算综合指标(如需治疗数、需伤害数),以便向临床医师和患者解释结果的意义。下面例子讨论在WHI研究中,激素替代治疗对冠心病事件的年平均发病率和相对危险的影响:

激素替代治疗组的年平均发病率=37冠心病事件/年/10 000女性

安慰剂治疗组的年平均发病率=30冠心病事件/年/10 000女性

冠心病的相对危险=(37冠心病事件/年/10 000女性)/(30冠心病事件/年/10 000)=1.29(调整后)

上述相对危险表示冠心病发病率相对增加29%。而考察两组发病率的绝对差值可能更有助于理解对给定患者的潜在危险。

归因危险=37冠心病事件/10 000女性－30冠心病事件/10 000女性=冠心病事件增加7例/10 000女性

计算需伤害数可以描述平均来说需要治疗多少女性1年会导致增加1例由于激素替代疗法导致的冠心病事件:

需伤害数=1/(7例冠心病事件/10 000女性)=10 000/7=1430

Date from Women Health Initiative(WHI)Writing Group: Risks and benefits of estrogen plus progestin in healthy postmenopausal women, JAMA 288: 321-333, 2002

在WHI的研究中,使用激素替代疗法的受试者患冠心病的相对危险度是1.29,95%置信区间没有跨越1.0(95%CI,1.02～1.63)。相对危险度1.29的意义可以解释为激素替代疗法与冠心病事件增加有29%相关性。这种统计方法也逐渐被医学杂志和主流媒体广泛报道。

仅用相对危险度来评价研究结果时,激素替代疗法和冠心病事件之间的相关性就显得耸人听闻(增加29%)。然而,如果用绝对归因危险来衡量,结果就较易于接受(表9-2)。在WHI研究中,使用激素替代疗法的女性每年平均患冠心病的概率是0.37%,相当于每年每1万个女性中,平均有37个冠心病事件,而安慰剂组的年平均患病率是0.3%,也就是每年每1万个女性中,平均有30个冠心病事件。尽管经校正的CHD RR为1.29(0.37/0.30),但这两组的归因风险或风险差异为0.07%(0.37-0.30)。换句话说,使用激素替代疗法平均会使每年每1万个女性的冠心病事件多增加大约7例。治疗组的归因危险可以用需伤害数表示,或者在研究有益的效应时,用需治疗数表示。在这个例子中,需伤害数大约是1430,也就是平均来说,每1430个使用激素替代疗法治疗的患者,每年会增加1例冠心病事件(归因危险度0.07的倒数,也就是10 000除以7)(表9-2)。需伤害数或需治疗数在医生和患者在权衡一项治疗的风险和收益的时候,常更有助于理解。

应用临床证据的其他要点

在解读一项研究结果,决定是否应该为此改变临床决策的时候,一项主要工作就是要考虑研究是否是以患者为导向的结果。例如在考虑预防骨折的因素时,在研究中要注意区别生理学结局(如血清钙),中间结局(如骨密度)和以患者为导向的结局(如骨折)。只

要可能,就应该尽量基于患者认为重要的结果来做出临床决策。例如在一项关于骨质疏松患者激素替代治疗的研究中,降低骨折的发病率比一项中间结局(如骨密度)的改变更有说服力。同样的,所有重要的伤害(风险)和经济学终点(如花销和节省的费用)都应该考虑在内。在一项关于抗骨质吸收的新物质的研究中,应详述关于食管炎、胃炎和食管穿孔的比例,以及衡量患者满意度,治疗中花销和节省的费用以及整体健康。

当评价一项新治疗方法的利与弊的时候,应选择合适的对照(包括空白对照)。一般来说,这样的对照,可以"负债表"的形式表现,用一个表比较每种干预手段的益处、害处和经济学终点。许多研究是随机分组、采用安慰剂对照的,在研究中一部分患者接受干预,另一些患者接受安慰剂或者假干预。或者,有的研究也会使用阳性对照(active comparator),即一种已知有效的干预。每种研究方式都有优点和缺点,但一定要记住,一项研究在某项指标上得出显著的统计学意义,并不意味着包含所有以患者为导向的结局。

当一项研究出现阴性结果,就应当对其效力(power)产生质疑。简单来说,效力就是一项研究发现某项干预影响的能力,它取决于研究样本量的大小,干预本身的影响幅度以及个体之间受干预影响的差异。有些干预中,即使很小的效果也可能很重要。例如高血压的许多非药物治疗手段(如食盐限制)具有相对温和的作用,但非常重要。医师应该常规对显示出阴性结果的小规模研究结果保持怀疑。最简单的判定研究样本是否太小以至于没有检测出临床上重要差异的统计学效力的方法,就是关注其置信区间(表现为置信区间很宽)。

如果一项研究得出阳性结果或者有显著的统计学意义,非常重要的一点是考虑这项结果是否具有临床价值,是否能够应用到你的临床实践中。例如如果一

项研究表明某种药物能够减少心脏病发病率百万分之一，即使这一结果具有统计学意义，我们也很可能怀疑其实用价值。同样的，如果一项在俄罗斯码头工人中做的研究表明，每天喝罗宋汤可以降低骨折发生率，那么这样的研究结果很可能无法在美国用于实践。而且，在现实临床实践中重复研究环境中发现的结果是困难的。一项关于骨质疏松症的研究发现需要每天注射的某种治疗方法非常有效，但是在日常实践中，这种有效性就大打折扣。

临床医生经常会根据多个研究结果来改变医疗实践，而不是某一个研究。也许我们会找到一些系统综述，通过缜密地设计，覆盖相关所有发表与未发表的，英语与非英语的文献，也或者会有一些更局限的综述，仅仅涵盖了一部分发表的文献。有的会使用正式的数学方法整合各研究的结果（如荟萃分析），有的则是定性的，通过作者的整体判断来整合数据。对于发表的综述，应考虑到的常见偏倚包括：它是否包含了所有可及的证据，各种不同的结果是如何整合的，是否评价了以患者为导向的结局，是否对所包含研究的质量和普适性进行了评估，作者是否分析了不同结果差异的成因，包括研究设计、人群、干预手段等多个方面。公开发表的综述，包括系统综述和临床指南，已经成为繁忙的临床医生日趋重要的工具。

理解基本概念对解读和应用医学文献是非常重要的（Bhandari and Haynes，2005）。临床医生也可以省略检索文献的基本操作，而直接使用在线的 EBM 工具和教育资源，或者通过参加 EBM 训练课程以获得应用医学文献的能力（表 9-3）。很多触手可及的工作表和工具可以帮助医生结构化地评价医学文献。然而对于繁忙的临床医生来说，详细审阅一手的研究也是一件非常繁琐和不切实际的事情。

在临床实践中使用证据

应用证据指导实践不再要求临床医生去严格地评价单个研究的结果。很多循证医学工具帮助医生在繁忙的医疗实践中迅速得到综合的、专业的综述。在线检索数据库提供了解决多种临床问题的已发表的具有权威性的综述评价。一些网上资源需要付费订阅，但可以通过当地医疗机构的医学图书馆或学术机构订阅后向临床医生提供（表 9-4）。其他的可以在网上或通过掌上数字设备的应用程序自由访问，这些为医生提供了日常医疗实践的一部分，即迅速获得已发表的证据的一个切实可行的第一步。在线的免费资源包括（表 9-4）：

- 系统综述和荟萃分析，包括 Cochrane 系统评估数据库和运用临床查询工具搜索 PubMed。
- 指南，由专业机构撰写，可以通过如 National Guide-line Clearinghouse（www.ngc.gov）等网站获取。
- *Trip* 数据库，一种利用多种来源查找系统综述和指南的临床搜索引擎。

一旦临床医生熟悉掌握网上数据库的检索，就能够快速地在临床实践时识别和审阅已发表的证据（Ebell，1999）。下面就是一个繁忙的医生使用免费在线 EBM 资源获得相关证据的例子（表 9-4）。

病例

一名 40 岁的女性因为严重的血管运动性症状（潮热）来就诊。这些症状使她在夜间难以入睡。她在半年前曾因子宫纤维瘤行开腹子宫双附件切除术。她有心脏病的家族史，并且对激素替代治疗增加心血管疾病风险有些顾虑。目前支持这名患者进行激素替代治疗的证据是什么？你应该怎样为其提供咨询？

表 9-3　循证医学工具和技术：在线学习资源

在线学习资源	描述
循证医学课程；Michigan State University(MSU)；http://omerad.msu.edu/ebm/index.html	由 MSU 的基本医疗学院发展的奖学金计划，这个免费的网络课程介绍循证医学的基本概念、信息的掌握以及医学文献的批判性评价
循证实践介绍；Duke University Medical Center Library and the Health Sciences Library at the University of North Carolina at Chapel Hill；http://guides.mclibrary.duke.edu/ebmtutorial	这个免费在线教程提供了一个基本循证实践的的介绍，涵盖了建立良好的临床问题的技能，有效的 PubMed 文献检索策略，以及对研究的批判性评价
循证实践中心；University of Oxford；www.cebm.net	牛津大学 CEBM 提供会议、研讨会、在线 PowerPoint 演示文稿和其他用于循证医学实践和教学的工具
知识转化（KT, Knowledge Translation）Funded by the Canadian Institute of Health Research；http://ktclearinghouse.ca	由多伦多圣米迦勒医院和多伦多大学医学院合作开展的，提供广泛的培训和学习循证医学技能的工具
JAMA 证据；American Medical Association；http://jamaevidence.com	JAMA 系统用户提供的免费在线内容。包括研究设计，基础理论的临床检查和循证医学技术

表9-4　循证医学证据来源的举例

信息来源	描述	费用
DynaMedTM；https://dynamed.ebscohost.com	医生撰写的有组织的证据摘要和专家意见，一个可搜索的资源，可以在临床实践场所有效地回答临床问题	收费，可免费试用
UpToDate®；www.uptodate.com/home/product	综合多学科专题的证据和专家意见，为临床问题提供实际的解决方案	收费
Cochrane Reviews；www.cochrane.org/cochrane-reviews	Cochrane 协作网是一个国际性、非营利性、独立的组织，它已经研发了数千份对医疗保健干预措施进行非常详细的系统综述。被许多人视为系统循证综述的金标准	免费检索和评论摘要。访问完整报告需要订阅
Family Physicians Inquiries Network（FPIN）；www.fpin.org	具有临床意义的虚拟学习社区以结构化的、批判性的文献回顾来回答临床问题，并强烈关注与家庭实践和其他初级保健专业相关的主题	收费
PubMed Clinical Queries；www.ncbi.nlm.nih.gov/pubmed/clinical	PubMed 的临床查询是美国国家医学图书馆提供的 MEDLINE 搜索引擎，对已发表的临床研究和系统评价进行集中搜索。免费的临床查询教程在线提供	免费
National Guideline Clearinghouse；www.guideline.gov	由美国联邦医疗保健研究和质量机构组织提供的循证临床实践指南的公共资源	免费
Trip Database；www.tripdatabase.com	从多个基于证据的资源和数据库中检索信息的搜索引擎	免费

在 Pubmed 上通过临床查询主页（http://www.nvbi.nlm.nih.gov/entrez/query/static/clinical/html）进行免费搜索，在临床查询搜索框敲入"HRT"，自动出现查询下拉列表，选择其中的"menopause HRT"。从这一简单的搜索中列出的第一篇文章是对 HRT 和心血管风险的结构化综述，包括自 2002 年 WHI 研究以来发表的研究（Hodis and Mack，2014）。搜索和浏览这篇文章大约用去了 5 分钟。作者的结论包括以下论述：

总体数据显示，当绝经年龄小于 60 岁和 / 或绝经少于 10 年的妇女使用 HRT 会降低冠心病发病和总死亡率，从而提供了一个"机会之窗"。

使用免费的在线数据库 Trip database（www.tripdaatabase.com）进行的另一次检索，使用关键词"hormone replacement therapy menopause"找到了一系列的临床指南。进一步限制搜索范围为"指南 / 美国"，快速浏览标题显示：2012 指南和北美更年期学会的专家声明，通过 National Guide-line Clearinghouse 的链接可在线免费获得（North American Menopause Society，2012）。这一系统综述和指南同时总结了 HRT 的风险和益处。搜索 Trip 数据库和浏览这个指南大约用时 4 分钟。总结指南的结论如下：

过早绝经妇女会增加骨质疏松症以及心血管疾病的风险，并且这些妇女相比正常绝经妇女会经历更严重的症状。因此，建议这些年轻的绝经妇女应接受 HRT 治疗，直到绝经年龄中位数时再重新评估。

这个例子说明了临床医生可以很迅速地找到并阅览到大量的临床证据和发表的指南。这些资源是依据对证据系统化地评价得到的，可以为医生提供临床帮助。循证医学、信息管理以及在临床对知识的应用还处在发展之中。通过对这些资源和工具的基本理解，医生可以为患者提供更有效、安全和高效的治疗。

重 点

- 统计学显著性和临床显著性不能等同。
- 避免绝对依赖医药代表或者专家，他们传达的信息可能有偏倚。
- 记得考虑干预治疗潜在的伤害和经济学效果。
- 即便是很好的研究，也不要假设其结果可以应用到你的患者人群上。
- 不要忘记要使用各种综合的循证医学信息。

（吴彬 译）

参考资料

Barrie RA, Ward AM: Questioning behavior in general practice: a pragmatic study, *BMJ* 315:1512–1515, 1997.

Bhandari M, Haynes RB: How to appraise the effectiveness of treatment, *World J Surg* 29:570–575, 2005.

Ebell M: Evidence-based clinical practice: information at the point of care—answering clinical questions, *J Am Board Fam Pract* 12:225–235, 1999.

Ebell MH, Siwek J, Weiss BD, et al: Simplifying the evidence to improve patient care: strength of recommendation taxonomy (SORT): a patient-centered approach to grading evidence in medical literature, *J Fam Pract* 53:11–120, 2004.

Goldman L, Tosteson ANA: Uncertainty about postmenopausal estrogen, *N Engl J Med* 325:800–802, 1991.

Hodis HN, Mack WJ: Hormone replacement therapy and the association with coronary heart disease and overall mortality, *J Steroid Biochem Mol Biol* 142:68–75, 2014. doi: 10.1016/j.jsbmb.2013.06.011. [Epub 2013 Jul 9].

Majumdar SR, Amasi EA, Stafford RS: Promotion and prescribing of hormone therapy after report of harm by the Women's Health Initiative, *JAMA* 292:1983–1988, 2004.

McAllister FA, Graham I, Karr GW, et al: Evidence-based medicine and the practicing clinician, *J Gen Intern Med* 14:236–242, 1999.

North American Menopause Society: The 2012 hormone therapy position statement of the North American Menopause Society, *Menopause* 19:257–271, 2012.

Pettiti DB: Hormone replacement therapy and heart disease protection, *JAMA* 280:650–652, 1998.

Women's Health Initiative (WHI) Writing Group: Risks and benefits of estrogen plus progestin in healthy postmenopausal women, *JAMA* 288:321–333, 2002.

网络资源

见表 9-3、表 9-4。

第 10 章　信息技术

DAVID KUNSTMAN

前言

医学领域中的信息技术已经从概念和便利层面发展到决定性的操作和患者护理需要层面。2009 年"医疗信息技术经济与临床健康法案"的颁布大大推进了这种趋势。该法案通过美国医疗保险和医疗补助划拨 270 亿美元,以鼓励医疗卫生机构对电子健康记录(EHRs)进行"有意义使用"。

医护人员面临的挑战是如何在与患者交流沟通的同时将数据录入系统。他们已从通过数据分析获得的信息和知识中收获颇多。设备技术、临床工作流程以及界面设计的改进都对上述工作具有促进作用。

无论是从正规的医疗结构还是其他资源,患者都见证了这次技术革命带来的影响。虽然网络仍是卫生信息的强有力工具,但是,2008 年应用商店和智能手机技术的出现将医疗信息带到了包括检查室在内的我们的日常生活中。

电子健康记录

首次提及 EHRs 是在 20 世纪 70 年代。从那时起,患者医疗信息的电子化存储就发生了变革,其核心就是结构化数据。数据的录入和组织是未来每个步骤成功的关键。每个数据元素都有一个定位,从个人或设备上获取的数值将会填充到这个定位上。强大的数据治理结构对于维持秩序至关重要。没有数据治理,个体将会去寻找各自的解决办法,结构化数据的下游优势就会丧失。

在制定数据架构时,治理小组应当留意组织和消费者的数据需求。新数据领域的每一个请求都应伴随有关数据最终会在何处使用的讨论。比如,讨论中应包括编码、兼容性、营业厅、法律、临床操作、临床研究以及最终的患者需求。

我们需要将数值合理地输入到指定字段,这样才会选择做出正确的事情。图形、表格、语音等工具都会起到帮助作用。数字成像和视频也是越来越流行的输入方法。

自然语言处理是一种新兴的辅助输入技术。它能够分析过去与原始病程记录相似的非结构化数据。这些记录被解析成电子记录中需包含的特定数据元素。

电子健康记录可用性

EHRs 的使用在很大程度上受其可用性的影响,或称为"用户友好"。简单定义为,指定用户在特定的环境下用该产品完成一系列指定任务的效果、效率和满意度(Schoeffel,2003)。可用性被认为是导致 EHRs 在美国应用缓慢的一个主要因素。2009 年,美国医疗信息与管理系统学会(HIMSS)对 EHRs 的可用性制定了一系列关键性的定义。

设计简洁性:最低限度地显示完成任务所需的信息。

自然性:用户可以自然而然地熟悉应用程序。

一致性:屏幕和工作流之间行为、布局和概念的可预测性。

认知负荷最小化:现有信息能够较容易做出正确决定和达到预期结果。

高效交互方式:完成任务所需步骤最少化。

宽恕和反馈:通过使用反馈,用户可以放心地揭露坏的结果。

语言有效运用:提供简洁明确的语言。

信息有效呈现:充分利用数据的密度、颜色和可读性。

环境保护:避免屏幕变化和对话框等常见干扰。

最优化

患者护理和 EHR 软件的复杂性使得最初临床操作

程序的教授过程十分困难。此外,软件是不断发展变化的,新的临床需求不断出现,且有时非常紧急。EHR的最优化使用是维护要点。系统用户需要软件进程的常规提醒,尤其那些很少使用的程序。我们也应介绍新程序。交流沟通有多种形式。培训团队对此会有所帮助,如同训练员培训模式中应用高级用户。推拉模式中有异步学习需求的用户或许会需要书面或电子材料。

有意义使用

有意义使用即美国医疗保险和医疗补助 EHR 激励计划,旨在对经认证的 EHR"有意义使用"给予财政激励。截至 2014 年 6 月,共有 479 941 名合格医生和 4741 家医院(医疗保险和医疗补助)参与了该项目。有意义使用分为三个阶段,见表 10-1(HealthIT.gov, 2014)。为得到奖励,具体标准的认证需要在 2014 年之前开始,奖励会在几年之内给予支付(HealthIT.gov, 2014)。医疗保险奖励的最后一年是在 2015 年,医疗补助奖励则是在 2021 年。

计算机决策支持

计算机决策支持(CDS)是有意义使用的重要组成部分。它依靠 EHR 中的结构化数据向组织机构或用户输出知识。EHR 软件通过分析数据和应用规则来识别值得注意的模式或临界值。这里,一个关键的概念就是正确的数据要在正确的时间以正确的方式呈现给正确的用户。

组织机构需要注意并且平衡业务工作流程中临床决策支持的数量。警报太多,或者"警报疲劳",都有可能抵消预想决策支持带来的益处。负责监控支持数量和重要程度的治理主体是非常有帮助的。

患者信息门户系统

有意义使用的第二阶段要求增加患者信息门户系统的使用。门户系统可以为提供者提供消息、补充需求、预约需求、通知以及在某种情况下的完整医疗记录访问。据估计,截至 2013 年,28%~40% 的患者可以使用这项技术。供应商对此有些担心,但许多组织机构已经开始直接向患者提供整个医疗记录且效果良好。门户系统的使用不仅为患者提供更多关于自身的健康信息,也允许他们参与到自身的医疗保健中。应用调查问卷或直接录入病历是一个不断发展变化的领域。不仅能够人工完成,设备制造商还在将这种技术与秤、血压袖带、血糖仪等用户产品相融合。

埃森哲咨询公司的一项 9100 名患者参与的跨国研究显示,41% 的美国患者同意医生获取他们的记录。84% 的患者认为他们可以获得自身的记录,但仅有 36% 的供应商同意这种观点(Accenture, 2013)。

技术考虑

随着 EHR 的发展,运用电子手段获取数据变得十分必要。现在提供纸质文件输出的设备也都应包含 EHRs 接口功能,如心脏监测仪、放射学和可见光成像、听力筛查、糖尿病监测。

在对这些设备进行评估时,不仅要有接口,这些接口也必须与 EHRs 兼容。成本因素需要包括设备本身,设备维护费用,服务预计使用年限,初始接口费用以及接口维护费用。最好首先询问 EHR 供应商设备的兼容性。另外,设备协调购买的集中化过程也是十分有帮助的。

技术小组同时要考虑到未来数字信息的存储问题,包括位置、格式、尺寸要求以及数据审查和数据恢复能力。对于上述电子接口技术,强大的扫描技术也应包括其中。

移动技术

据调查,智能手机用户每天查看手机 150 次(Kvedar, 2013)。在一项调查中,四分之一的美国人相信症状

表 10-1　有意义使用激励计划阶段

第 1 阶段: 数据获取与共享 有意义使用标准要点:	第 2 阶段: 优化临床过程 有意义使用标准要点:	第 3 阶段: 提升医疗服务结果 有意义使用标准要点:
以标准化形式电子化获取健康信息	增强卫生信息交换力度	提高医疗服务的质量、安全和效率
使用这些健康信息跟踪关键的临床疾病	增加电子处方和检查检验结果的要求	为国家重要卫生问题提供决策支持
以治疗协作为目的的共享信息	通过多种设备实现患者护理摘要的电子传输	向患者提供个人信息管理工具
启动临床质量测评和公共卫生信息报告	更多的患者自控数据	通过以患者为中心的卫生信息交换获取患者的综合数据
利用健康信息使患者及家人参与医疗保健		改善人群健康状况

检查网站或移动应用程序的程度与信任医生相差无几（PMLive，2013）。另一项涉及 2000 名患者、覆盖 20 种疾病状态的研究发现，90% 的患者会接受移动应用程序的建议，仅有 66% 的调查对象接受医生的处方（Royal Philips Electronics，2012）。

大部分移动应用程序都是未受监管的。这些应用程序要么控制规定的医疗器械，要么将智能手机转化为规定的医疗器械，他们在不久之后或许都会在美国食品药品管理局（FDA）的管辖范围。已有一些网站为临床医生和患者提供了应用程序方面的指导（如 mobihealthnews，网址为 http://mobihealthnews.com 和 iMedicalApps，网址为 http://www.imedicalapps.com）。

宾夕法尼亚大学的一项研究显示，2012 年移动医疗程序的前八名为：

- Epocrates Essentials
- MedCalc
- Medscape Mobile
- DynaMed
- VisualDx
- Micromedex
- Skyscape
- Diagnosaurus DDx

这些应用程序为临床医生提供很好的参考，同时也可能使患者受益。内科医生或许会考虑应用"处方"程序对患者进行治疗，参考以及追踪。考虑将应用程序运用于患者时，应考虑到患者使用的可能性，应用程序的开发者以及在开发者网站或应用商店上的评分（表 10-2）。如果可行，最好的方法是自己亲自试用应用程序。

表 10-2 面向患者的医疗应用程序

疾病	应用程序	开发者网站
营养与膳食	Lose It!	www.loseit.com
	SparkPeople	www.sparkpeople.com
	CalorieKing	www.calorieking.com
	MyFitnessPal	www.myfitnesspal.com
压力管理	Stress Check Pro	www.azumio.com
	Breathe2Relax	www.t2health.org
	Insight Timer	https://insighttimer.com
运动	MyFitnessPal	www.myfitnesspal.com
	Endomondo	www.endomondo.com
	Runtastic	www.runtastic.com
常识	WebMD	www.webmd.com

患者参与

有意义使用计划第二阶段以问题清单的方式直接获取患者更多的医疗记录。尽管对于许多检查室来说，引入计算机的现象出现不久，但计算机必须成为一个交互式学习工具。需要考虑以下几方面：

- 将计算机放置于卫生保健提供者与患者之间，方便患者与卫生保健提供者共同浏览信息。监视器上的枢轴臂可以大大增进这种互动。
- 坚持患者第一。每次登录之前问候患者。在适当的时间，向患者介绍计算机是医疗护理中的一个工具。
- 确保患者数据安全，特别提及用于保护他们数据的注销事项。
- 将打印设备放置于患者方便的地方或者鼓励患者参与到患者门户信息系统。

最后，患者可以与他们的图表直接交互，以及更新信息。在检查室让患者理解接受问题清单可以作为这方面一个很好的入门。

安全

1996 年，健康保险携带和责任法案（HIPAA）生效，该法案保障患者的个人权利，增加了具体的隐私和安全保护措施。2013 年，该法案连同 2009 年 HITECH 的违规通知要求一起扩大了认定违规的范围。提供者在确保患者记录的保密性方面发挥重要作用。出于治疗目的，患者信息可能会被共享，但以下关键几点仍需注意：

了解什么是受保护的健康信息（PHI），哪些信息是可以公开的，哪些是需要授权的。

提供保障措施如个人密码、浏览 PHI 的私密区域以及 PHI 发布的政策和程序。

仅能获取完成工作所需要的信息。

不要在公共场所讨论 PHI，不要将 PHI 告知与患者医疗护理过程无关的人。

遇到任何可疑违规行为，立刻向行政官员报告。

更多关于隐私措施的信息可登录美国卫生及公共服务部网站（www.hhs.gov/ocr/privacy/index.html）查询。有意义使用激励计划中关于隐私和安全的附加信息也可在其网站查询（www.healthit.gov/providers-professionals/ehr-privacy-security）。

总结

利用 EHRs 和其他数据库储存数据，这也只是我们刚刚开始看到信息技术带来的影响。我们不仅采集到数据，也获取了知识以及智慧。注重结构和可用性对保持完整性和真实性至关重要。

对于医疗卫生机构和患者，可用性仍是重中之重，另外，我们也依然不能忽略临床工作中的人际交流沟通。随着技术的推进，我们争取做到数据的无缝采集和理解。

最后，我们的行为及相互作用应以数据安全为指导。作为医疗卫生机构，患者将所有关于其生命的隐私都告知于我们，而我们也决不能辜负这种信任。

（宫雪　宋阳　译）

参考资料

Accenture: More than forty percent of U.S. consumers willing to switch physicians to gain online access to electronic medical records, according to Accenture survey. Press Release, 2013. http://newsroom.accenture.com/news/more-than-40-percent-of-us-consumers-willing-to-switch-physicians-to-gain-online-access-to-electronic-medical-records-according-to-accenture-survey.htm.

HealthIT.gov: Providers & Professionals web page, http://www.healthit.gov/providers-professionals/, 2014.

Healthcare Information and Management Systems Society (HIMSS) EHR Usability Task Force: *Defining and testing EMR usability: principles and proposed methods of EMR usability evaluation and rating*, Chicago, 2009, HIMSS.

Kvedar J: Could mobile health become addictive? The cHealth Blog, 2013. http://chealthblog.connectedhealth.org/2013/08/20/could-mobile-health-become-addictive/.

Royal Philips Electronics: Philips survey reveals one in 10 Americans believe online health information saved their life: survey findings point to the potential of integrated health information technologies and how they will transform the continuum of healthcare, 2012. http://www.newscenter.philips.com/us_en/standard/news/press/2012/20121212_Philips_Survey_Health_Info_Tech.wpd#.UjHrt3_fGVr.

PMLive: mHealth: patients open to app prescriptions, 2013. http://www.pmlive.com/pharma_intelligence/mhealth_patients_open_to_app_prescriptions_486119.

Schoeffel R: The concept of product usability, *ISO Bulletin* 34:6–7, 2003.

网络资源

见表 10-2。

推荐阅读

Hoyt RE, Yoshihashi A, editors: *Medical Informatics: A Practical Guide for Healthcare and Information Technology Professionals*, ed 4, Raleigh, NC, 2010, Lulu.com.

第**11**章 解决临床问题

PHILIP M. DILLER ■ ROBERT T. ELLIS

引言

家庭医学的实践过程是与困扰人类健康的问题进行持续不断斗争的过程。许多家庭医生的目标是成为一个解决临床主要问题的能手。处于临床的第一线，家庭医生目睹了悲欢离合，对患者在一生中经历的幸福和痛苦洞若观火。

本章的目的是概述家庭医生在一般情况下解决临床问题的系统方法。在此之前，我们先回顾一下家庭医生的诊疗思维，它为家庭医生解决临床问题构建了框架。通过采用系统化的方法解决临床问题和使用医疗点信息资源，医生可以将出错的可能降到最低，或至少能够控制实践中常见的一些不确定因素。

解决临床问题有四个主要的任务：

（1）开始通过临床思维理解问题。

（2）确定、选择问题（或亟待解决的问题）。

（3）讨论、建立治疗方案，最终选择一个一致同意的管理计划。

（4）监测疗效。家庭医生可以把临床解决问题的模型当作标准，来改进过程和识别过程中的变化，从而防止错误发生。本章旨在描述作为一个临床问题的解决者如何逐步迈向精通，进而实现所期望的疗效。

用家庭医学的原则来构建解决临床问题的框架

具有家庭医学的特征（Green et al., 2004），并为解决临床问题构建系统框架的原则包括：①深入理解全人照顾；②提供全面照顾；③实施首诊制，确保患者得到治疗；④序贯性治疗；⑤承诺以团队为基础的医疗。

全人照顾

患者呈现给家庭医生的问题是众多的。家庭医生可能遇见任何与人类健康状态有关的情况。家庭医生必须是一名人类学的学生，具备人类学五个维度的工作知识：①物理学；②心理学；③社会学；④精神学；⑤时间学（生命周期）。每一维度都可能产生问题，都需要治疗或解决。一些问题可能非常简单，例如咽喉疼痛很容易诊断，并已有相当标准的治疗方案。与之相对，患者也有可能罹患了充血性心力衰竭，但露宿街头，没有医疗保险，同时还具有控制不良的精神问题。因此，患者可能呈现的是多样化的问题，这些问题相互关联，使得用单一的解决方法来控制其中的任何一个都不切实际。因此，家庭医生需要具备多种解决问题的手段，要做到这一点，就需要一个非常强大的搜索网来帮助医生理解问题的始末。

全面关怀

应用就诊的分类系统也有助于理解家庭医学的常见问题。家庭医生可能会遇到诸如急症、自限性疾病、慢性病、心理健康问题、孕期保健、预防和健康咨询及评估性管理（如残疾评估或重返工作岗位评估）。此外，患者可能会有临终的担忧，包括疗养院的落实、或姑息性治疗的需要、或临终关怀的服务。因此，家庭医生处在众多的问题之中，不仅因为人类生活的多态性，而且因为家庭医生在医疗体系中给患者提供着广泛的综合服务。

首诊

家庭医生处于临床的前线，通常是患者就医的切入点，因此面对的是疾病早期的问题。在疾病的早期，患者的症状不够典型，诊断也有待整理。当家庭医生仅仅获悉了几个有限的表象或体征时，接诊患者的不典型状态会给医生诊断疾病提出挑战。家庭医生需要适应这种不确定性，并且明白时间将有助于理清患者的问题。家庭医生也必须精通概率，来辨别体征和症状的微小差别。这些信息可以帮助家庭医生抉择：究竟是选择干预的措施还是观察和等待的方法更为合理。

家庭医生可以在家庭、办公室、医院、疗养院，甚至工厂等多种场所提供诊疗服务。每个场所都有自身的医疗配置。了解每个场所的特性和局限性可以有助于解决患者的实际问题。在治疗计划中，患者所需要的医疗资源可能受到具体场所的制约。

序贯性医疗

由于与患者建立了纵向联系，所以家庭医生知晓他们以往个体化治疗的宝贵经验，不断积累的经验引导着家庭医生在判断患者病情以及制订治疗方案时十分高效。例如慢性阻塞性肺疾病（COPD）患者可能有基线水平的呼吸窘迫，但机体出现适应性改变后，患者可以耐受 89% 的氧饱和度。当他们因为一些诱发因素来就诊时，家庭医生需要作出决定：是住院治疗，还是门诊密切观察。由于确切地知道患者的个体化反应以及相应的必要措施，所以家庭医生在诊疗过程中遇到"下一步该如何治疗"的不确定的处境时会显得相对自信。与不了解患者病情的急诊科医生相比，家庭医生在发现患者的氧饱和度为 88% 之后，还会留意他们痛苦的表情，最后再决定是否收入医院。家庭医生不仅要掌握疾病规律，还要研究患者个体化的特征，这些是以患者为中心的临床决策的基础。

以团队为基础的医疗

最后，医疗体系是影响家庭医生的另一个因素，一个复杂且不断发展的医疗体系允许不同的治疗方案或创新的医疗模式有的放矢地实施。越来越多的医疗管理者正投身于新兴的初级医疗团队，加入到以患者为中心的医疗之家。家庭医生也需要清楚在医疗系统中存在哪些资源以及在医疗发展中有哪些新兴的手段可以达到更好的疗效。

家庭医生解决临床问题的任务和步骤

图 11-1 阐述了一个系统化、循序渐进的解决问题的方法。它有四个主要任务，每个任务都有具体的实施步骤：①开始通过临床思维理解问题；②确定需要处

理的问题；③制订治疗方案；④监测个体反应或基于实际疗效测试解决方案。家庭医生在解决临床问题时应依照这个思路。这个解决问题的方法也包含数据收集、临床分析、确定诊断、判断预后、制订治疗方案、监测疗效等基本的医疗步骤。

开始通过临床思维来理解问题

数据收集的第一步是采取传统的以疾病为中心的方法：倾听患者的主诉，记录患者的病史，进行体格检查，完善必要的实验室或影像学检查。这种传统的方法旨在阐明疾病的物理诊断。同时，家庭医生也会寻找患者本身的个性化资料，这些资料包含着人类学五个维度的信息。这些以人为本的资料可能是物理诊断之外的问题的来源，并影响问题的解决方法。

【译者注】 全文多次提及个性化资料的五个维度，由图 11-1 可知，分别为：时间维度、物理维度、心理维度、社会维度、精神维度。然而下文在针对每一个维度进行分述的过程中，并未提及物理维度。本段提及的物理诊断，也只是临床医生对疾病基本面的诊断，不在个性化资料的逻辑之内（由本段 Patient-as-person data can be a source of nonphysical problems 佐证）。本篇在翻译中，暂不对原文进行修改。这一问题存疑。

时间的因素对数据的收集很有意义，因为患者出现症状的原因可能与年龄相关。例如 4 个月大的婴儿发生便秘与中年人近期发生便秘的原因有很大不同。由于患者年龄的差别，相同的症状可能对应截然不同的诊断。

心理的因素不仅包括心理健康的诊断，而且包括人格、智力、注意力、处理信息能力、情绪和情感状态，譬如在社交中表现出来的恐惧和焦虑。这些因素之中的任何一个都可能成为患者问题的根源，也可能影响治疗方案。

家庭医生会积极地了解患者的社交因素来寻找潜在的问题。社交因素通常可以分为五个方面（Berkman and Kawachi, 2000）：①个人层面的关系，如个人的家庭单元或社会支持的来源；②工作环境；③社会地位（如教育水平）；④社会经济地位（如贫穷）；⑤社会关系和准则。所有这些都可能成为问题的来源，也可能为潜在的解决方案构建框架。此类信息在构建有效的治疗方案中通常十分重要。

精神的因素也可能成为患者问题和治疗方案的来源。患者可能将疾病归因于上帝的惩罚，也可能把它看作与意志的斗争和生活的意义。又或者，患者能够凭借强大的精神信仰或宗教信念来自我慰藉和支持。

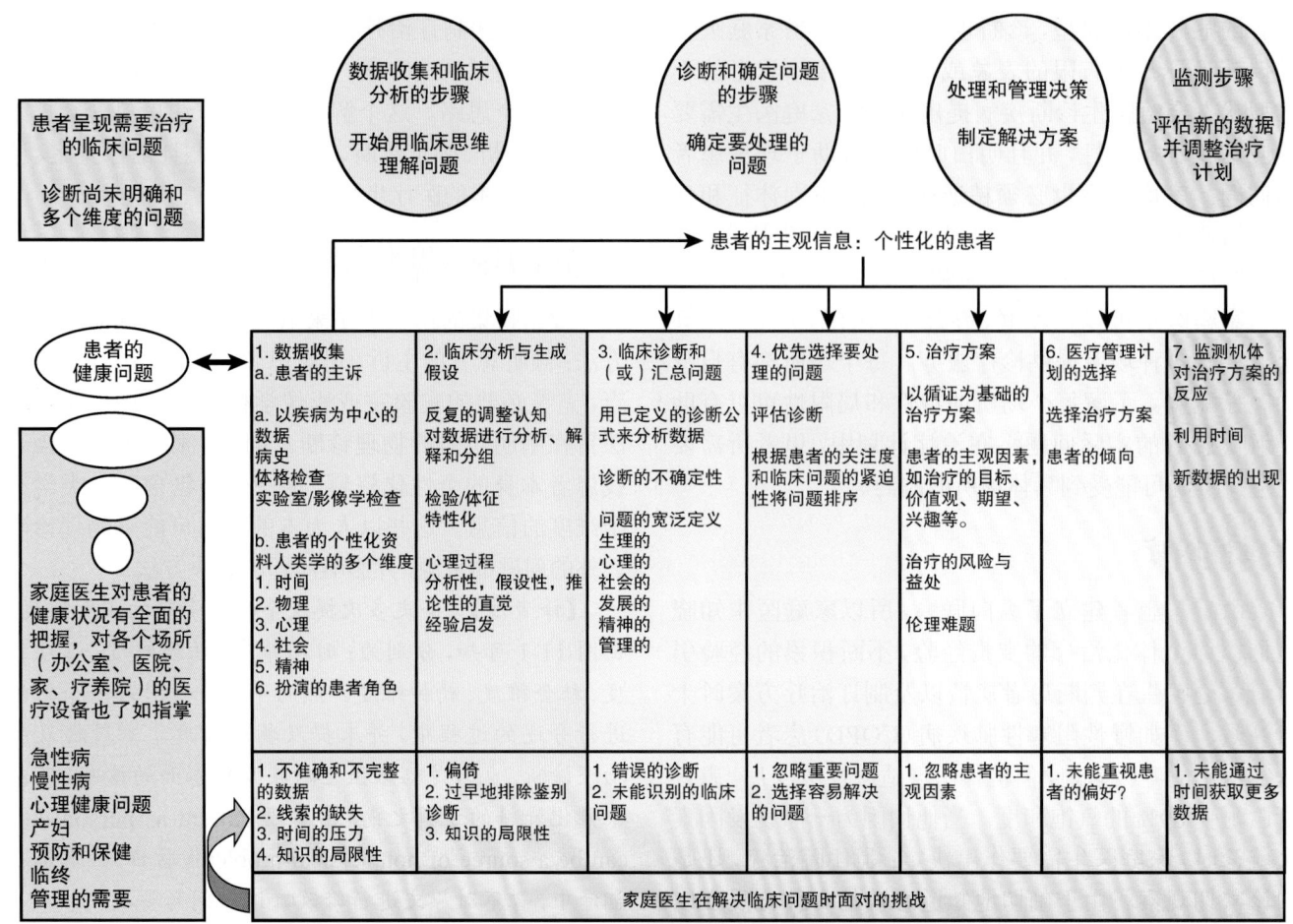

图 11-1　家庭医生明确临床问题和构建以患者为中心的治疗方案的步骤

除了人类学的这五个维度，所扮演的患者角色也可能成为问题的来源。例如理想中的患者应该遵循治疗计划，但依从性差是实践中的常见问题。如果患者依从性差，试图了解依从性差的影响因素已经成为医生研究的一部分。

家庭医生探究并寻找与物理诊断相关的"数据"、人类学的多个维度和患者所扮演的角色来了解众多的问题，并将问题汇总起来。

数据收集之后，第二步是临床分析。实际上，临床分析在数据收集的同时已经开始。医生具体的思维活动，包括最初的分类、筛选、分析和处理数据。体征和症状在诊断和预后方面具有不同的含义（Wilson, 1926）。医生通常根据收集的数据展开两种思维活动（Croskerry, 2009）。第一种是运用分析方法（或系统算法）来形成假设：将问题按顺序排列，根据患者的回答指向更深入的问题。运用这种系统的方法，医生可以筛选和分类信息，并进一步得出可能的假设结论。第二种是对问题进行直观的处理：医生运用先前的经验和模式识别将信息以一种更有效，更快速的方法进行分类。直观的处理会比常规的处理快得多，但是出错的可能性也越大。

分类、筛选数据和形成假设的价值在于它们能提高或降低某些特定诊断的可能性。在临床实践中，掌握具体体征（McGee, 2012）、症状、检验出现的概率（或这些的综合，例如疾病的严重程度）（Kellet, 2008）在确定某一特定疾病及其预后方面具有价值。此外，了解社区中特定疾病的发病率和患病率，也可以帮助家庭医生判断临床问题。这样的信息可能不容易获得，不过，例如根据四季变化，监测传染病的出现（如疾病预防控制中心（CDC）、流感地图网站等）；关注社区中的流感患者；当患者出现流涕、咳嗽、发烧和全身疼痛时，应高度警惕流感的发生。此类信息与 Will Pickles 对感染性疾病潜伏期的研究（Pickles, 1939）如出一辙，都有助于提高诊断的阳性率。Will Pickles 的研究表明：临床医生在接诊黄疸患者的时候，如果发现他与肝炎患者有过密切的接触，就有理由高度怀疑他感染了肝炎。

确定需要处理的问题

理解问题之后,下一步要做的是明确临床诊断、定义问题和创造问题列表。临床诊断是根据疾病的分类,将患者的症状和体征转化为医学的术语。诊断是根据患者的症状和体征给临床问题命名。它揭示了症状和体征的病理生理过程。用生物学的术语来理解患者的症状和体征,将渐渐揭开疾病的面纱。这有助于使疾病通往良好的预后,并提供规范的治疗方案。

对家庭医生而言,患者的问题不仅仅是物理诊断。Glenn(1984)告诫我们:家庭医生的诊断范围要广泛得多,除了物理诊断,还包含前文提到的心理、社会和精神等方面的问题。在治疗疾病中忽略这些问题通常会导致不良的后果,因为这些因素相互作用并贯穿患者的生活。帮助患者的一个重要途径是对这些问题进行分类,并认识到它们在疾病的形成中起到怎样的作用。

在汇总问题方面,医患沟通的重要目的是对"患者有哪些疾病,其中哪些最为严重"的看法达成共识。医患在疾病(和治疗)上形成一致的看法会影响预后(Stewart,1995)。

解决临床问题的下一步是明确哪些诊断和问题需要优先选择和处理。这并不像听起来那么简单,在诊疗中却十分重要,因为在临床实践中,当医生面对多个问题,他们必须决定要首先处理哪一个,以及按照什么顺序来处理(Balint,1964)。一些治疗方案是容易实施的,如开处方,而另一些治疗方案则需要患者和医生的共同努力(如行为改变)。医生的专业性和熟练度也会对临床问题的选择产生影响。

另一个影响因素是患者的关注度或临床问题的紧迫性。有严重自杀想法的患者需要立刻处理,而一个由于生活压力太大,经常感到疲劳和腰痛的可疑抑郁症患者则可以稍缓处理。这两个问题的紧迫性是不同的。患者对最严峻的问题会有强烈的感受,这也影响医生对"哪些问题需要优先处理"进行判断。这些都可以通过医患沟通来实现。

疾病的预后也会影响医生优先处理问题的顺序。例如癌症的初次确诊会在短期甚至长时间内改变患者的生活状态。当患者面对癌症的诊断报告,他们对疾病的关注会不断增加自己的担忧和焦虑:癌症的诊断预示着将来会发生什么?癌症会怎样影响他(或她)在工作和家庭中的职能?诸如此类的担忧影响着治疗方案。因此,医生在制订治疗方案时需要掌握疾病转归中可能出现的预后,并清楚哪些自然病程需要治疗,哪些不需要治疗。

制订治疗方案

当医生和患者理解问题,确定问题,优先处理问题,且对此达成共识,下一步就可以开始研究治疗方案。越来越多的医生采用循证的方法(Sackett et al.,1991)来选择治疗方案。一些方案有强烈的循证支持和较为肯定的疗效。在循证医学的实践中,医生常使用"医疗点资源"来指导治疗决策。另外,患者的参与(O'Connor,2001)也有助于他们了解方案的风险和获益。一组经过筛选的电子化资源如表 11-1 所示。

表 11-1　有助于解决临床问题的医疗点资源

资源	内容	种类	免费
5 分钟临床查询	快速而简明的临床参考:没有很多细节,但有助于快速了解病情	App, Web	否
AHRQ ePSS	易于使用的美国预防工作组指南:浏览患者的人口特征资料,获得患者的具体建议	App, Web	是
Epocrates	通用的药物参考	App	是
MedCalc	可以免费参考 300 多个公式、评分、量表和分类系统	App	是
MediMathMedicalCalculator	拥有超过 140 个重要的医学计算器和评分工具	App	否
Mediquations MedicalCalculator	拥有超过 230 个公式和评分系统	App	否
Medscape	流行的决策支持工具,包括医疗新闻、临床信息、药物信息、过程视频和医学计算器	App, Web	是
Shots by STFM	易于使用的免疫程序(以 CDC 指南为基础),包括疫苗信息和使用混合疫苗的时间表	App	是
Skyscape	包括临床信息、药物信息和医学计算器的决策支持工具	App	是
UpToDate	全面的循证资料,需要订阅	App, Web	否

AHRQ,卫生保健研究和质量局;CDC,疾病控制和预防中心;ePSS,电子化预防服务选择器;STFM,家庭医学教师协会;USPSTF,美国预防服务工作组

除了掌握治疗方案的循证支持，患者的主观因素也会影响方案的选择。患者的预期、价值取向和参与制订治疗方案的意愿都是主观因素的组成（Janz and Becker, 1984）。在家庭医学的实践中，许多患者都不喜欢服用药物，他们倾向于使用药物以外的疗法。因此，家庭医生应该熟悉综合治疗，并把它补充到一些临床的治疗方案中，最终创建一个患者愿意接受的管理计划。

患者的主观因素也可以通过其他的方式影响治疗方案。具体来说，对生活质量的关注可能使患者要求医生摒弃那些会导致生活质量下降的积极的治疗方案。如果患者在某一段特定的时间内有一个具体的目标，他们会在达成目标之前，推迟一些医疗干预手段。即使这些医疗手段具备令人信服的循证基础，他们还是会根据其他的价值取向和目标做出自己的选择。

此外，在实践中产生的道德问题也会改变和影响决策。患者常试图比较治疗方案的疗效和治疗副作用，如果最终判断这个治疗手段将引起比疗效更差的不良反应，那么患者可能会拒绝这个方案，即使他们清楚这样的决定会增加早亡的风险。家庭医生经常在实践中处理这样的伦理难题，他们把它视为医疗管理计划的一部分，也把它看作患者必须要面对的选择。

医生通常会根据以上这些与治疗方案相关的信息来定制一个由医患双方达成共识的医疗管理计划。在制订计划的时候，患者的喜好也是一个重要的参考因素。

监测疗效：基于实际结果测试疗效

监测疗效是问题解决过程的一个重要部分，因为治疗计划必须最终达到预期的结果——好的结果。当患者处于疾病的早期，通常不清楚问题是什么，但随着时间的推移，更多数据的出现，医生可以更好地理解病情并调整治疗计划。与之类似，观察机体对治疗的动态反应，也有助于阐明问题实际上是什么。例如一个消化不良的患者来就诊，医生一开始针对胃酸使用药物治疗。在随访中，医生可能通过监测患者对治疗的反应，并最后确诊为酸性消化不良。这种情况可能需要进一步评估是否有幽门螺杆菌感染；相应的，也为根除问题提供治疗的方向。

在监测疗效的过程中，医生和患者开始对问题进行深入的理解。医生获得具体的实践经验，判断"什么样的治疗起效，什么样的治疗无效"。时间会验证医生的理解和判断，也会评估治疗的效果。通过这种方式，监测疗效成为了学习的来源，也为以后的问题解决提供了思路。

解决临床问题的挑战

数据收集的步骤可能与潜在的错误相关，这种潜在的错误会导致解决问题出现差错。例如不准确或不完整的数据会引发对问题的片面理解，进而产生无效的治疗方案。对关键数据和重要问题搜集的临床知识的不足是引起潜在错误的另一个因素。临床压力也会限制收集信息所需要的时间，因此，收集的病史可能过于简单，体格检查可能并不完整。最终，重要的数据都没有得到。

运用直觉完成的临床推理可能使医生过早地排除了鉴别诊断，根据以往的模式识别对问题进行快速的判断可能是不可靠的。知识的局限性也会影响分析处理的临床推理能力。如果一个医生的知识是不完整的，那么他只能使用非常有限的分析方法（或算法），而具有非常详细知识库的医师会在追溯患者的病史上不断深入。知识的不完整会使医生在临床推理时受到错误的假设（偏差）的影响，最后导致错误的诊断和对问题错误的理解。

在问题的优先处理和选择方面，医生可以选择搁置重要的问题，因为它们更难处理。医生可以优先选择容易的问题，而不是那些令人沮丧和难以解决的问题。例如帮助高血压患者减肥的行为要比开高血压药的处方难得多。根据问题的困难程度和可利用的资源，患者可能不会选择去应对那些很难改变的问题。

在设计治疗方案时，医生可能会忽视患者的主观因素，譬如驱动患者的治疗预期、或者对治疗方案的知情同意。医生可能会采取家长式的方法，在医疗管理计划中把患者排除在外。有时家长主义是必要的，但其他时候，医生所构建的治疗方案不容易为患者接受。患者可能只是假装同意，然后离开诊室，不以为然。

最后，在监测管理计划的疗效时，医生可能无法获取新的数据和（或）没有尝试以新的方式来理解问题。医生可能不清楚时间在验证"问题是否正确、方案是否有效"中起到了怎样的作用。

总结

当家庭医生使用系统化的方法时，临床问题往往可以有效地解决。本章提供了一个解决问题的系统方法，概述了它的具体任务和实施过程的具体步骤。在整个医疗过程中，患者参与十分重要；家庭医生是解决问题的主导者，应发挥自己解决问题的能力，并及时地改进治疗，成为患者值得信赖的顾问。在当前循证医学的环境下，成为一个解决临床问题的主导者，对患者制订个体化的治疗并引导积极的疗效，对此我们也不能过度地强调。

（沈士立　吴瑛　译）

参考资料

Balint M: *The Doctor, His Patient and the Illness*, revised ed, New York, 1964, International Universities Press, Inc., p 18.

Berkman L, Kawachi I, editors: *Social Epidemiology*, New York, 2000, Oxford Univ Press.

Centers for Disease Control and Prevention (CDC). *Seasonal Influenza (Flu): Weekly US Map*. http://www.cdc.gov/flu/weekly/usmap.htm.

Croskerry P: A universal model of diagnostic reasoning, *Acad Med* 84:1022–1028, 2009.

Glenn ML: *On Diagnosis: A Systemic Approach*, New York, 1984, Bruner/Mazel, Inc.

Green LG, Graham R, Bagley B, et al: Task force 1. Report of the task force on patient expectations, core values, reintegration, and the new model of family medicine, *Ann Fam Med* 2:S33–S50, 2004.

Janz NK, Becker MH: The health belief model: a decade later, *Health Educ Q* 11(1):1–47, 1984.

Kellett J: Prognostication—the lost skill of medicine, *Eur J Intern Med* 19:155–164, 2008.

McGee S: *Evidence-Based Physical Diagnosis*, ed 3, Philadelphia., 2012, Elsevier.

O'Connor A: Using patient decision aids to promote evidence-based decision making, *EBM Notebook* (6):100–101, 2001.

Pickles WN: *Epidemiology in Country Practice*, Bristol, 1939, Wright.

Sackett DL, Haynes RB, Guyatt GH, Tugwell P: *Clinical Epidemiology: A Basic Science for Clinical Medicine*, ed 2, Boston, 1991, Little, Brown and Company.

Stewart MA: Effective physician-patient communication and health outcomes: a review, *CMAJ* 152(9):1423–1433, 1995.

Wilson RM: *The Beloved Physician: Sir James Mackenzie*, New York, 1926, Macmillan Company, pp 47–48, 50–1.

第12章 整合医学

MARY P. GUERRERA

重点

- 补充和替代医学(CAM)的术语和定义是多种多样并且不断发展的。
- 整合医学结合了CAM和传统医学。

传统医学和CAM的整合程度正在增长。这种增长使人们对一些工具或公式产生了需求,这些工具或公式可以用于评估应该为患者提供或推荐哪些治疗方案、或用于指导传统医疗服务提供者为患者推荐哪个CAM提供者及用于指导提供综合照护的组织构成。委员会认为,应用于这些工具发展的首要规则应该是,以提供安全有效的、具有协作性和跨学科性特点的综合性照护为目的,并且应尊重和接纳所有来源的干预措施(IOM, 2005)。

许多国家已经认识到发展一种有凝聚力的、综合的卫生保健方法的需求可使政府、卫生保健从业人员以及那些享受保健服务的人(最重要的一部分)以安全、尊重、高成本效益比和有效的方式使用T&CM(传统和补充医学)。对于想要就这一卫生保健服务中重要的——通常也是积极主动的——部分而发展一种前瞻性政策的国家,一项促进其适当一体化、监管和监督的全球策略是有效的(WHO, 2013)。

在这种动荡的医疗改革时期,家庭医生发现自己面临一道坎:职业保障和不确定性共存。他们是否会以新的意义和专业身份跨过这个历史悠久的门槛?他们会在治疗实践和卫生专业人员之间创造新的实践模式、新的交付方式,以及新的合作方式吗?工作已经开始了,比如以患者为中心的医疗家庭(PCMHs)和负责制护理组织(ACOs)。此外,家庭医学领域已经取得了

领先地位,目前正在开创性地将补充和替代医学(CAM)与整合医学纳入住院医师培训和临床照护(Benn et al., 2009; Lebensohn et al., 2012; Locke et al., 2013)。

这些相对较新和不断发展的卫生保健领域将如何优化和振兴家庭医学的实践?本章将介绍这些新领域,评估美国医疗机构的建议,并就实践者将目前的研究技术应用于复杂多样的治疗方法和系统中的挑战做以介绍。本章还为临床家庭医生所遇到的CAM的核心原则和具体案例提供了相关材料和有益的提示。

补充和替代医学建立在多种远早于传统西方医学的传统治疗的基础上。这些保健和治疗方法从世界各地不同的文化传统中发展而来,为人类生存条件提供了独特的视角和智慧。包括传统医学在内的许多传统医学方法,都有共同的根源和哲学思想,听从神圣的召唤以减轻他人的痛苦。在探索CAM的这些维度时,家庭医生应该保持开放的思想。

什么是补充和替代医学?

用来描述通常被称为CAM的定义有很多。随着领域的发展,术语也在不断变化。非传统的、未经证实的、替代的、补充的、整体的、整合性的以及完整的,是当前最常使用的术语。

从历史上看,医疗多元化在美国由来已久(Kaptchuk and Eisenberg, 2001a)。替代医学已经成为传统医学中一个公认的组成部分。由于公众越来越多地使用CAM,美国国家卫生研究院(NIH)于1992年设立了替代医学办公室(OAM),目的是应用其科学专业知识"更充分地探索非传统医学实践"(NCCAM, 2000)。因为越来越多的美国人使用CAM,美国国家补充和替代医学中心(NCCAM)在1998年增设了OAM,遵循以下使

命宣言（2000，p17）："我们致力于在探索补充和替代治疗实践中遵循严谨的科学态度，培训研究人员，并向公众和专业团体传播权威信息。"经过十年在该领域的努力，NCCAM 已经成为帮助公众和卫生专业人员更好地了解这个快速增长的医学领域的主要资源。该中心的名称使公众对应用 CAM 作为该领域的定义术语产生了更广泛的使用和认可。NCCAM 的免费网站包含了大量的信息，概括如下（2014）：

- **补充和替代医学** 常常被用来指代在主流医学之外的、具有一定应用历史或起源的医疗保健方法。NCCAM 在讨论我们为各种健康问题所做的研究实践和产品时，通常使用"补充医疗方法"一词。尽管有一些科学依据，但是随着一些被证实安全有效的治疗成为传统医疗保健的一种方式和新的医疗保健方法的出现，什么是 CAM 的定义也在不断改变。
- **替代医学** 是指使用非主流方法代替传统医学。
- **补充医学** 一般指使用非主流方法与传统医学相结合。
- **整合医学和综合医疗保健** 将非主流医疗保健方法与传统医学相结合。

NCCAM 将 CAM 分为五个类别或称领域（图 12-1）。目前，NCCAM 发现可以将这些方法视为以下两类：天然产品或精神和躯体实践。替代或整体医疗系统的实例包括顺势疗法、自然疗法和阿育吠陀养生学（附录 12-1 提供了关于 CAM 术语的词汇表）。虽然对 CAM 的复杂分类有很多方法（Kaptchuk and Eisenberg，2001b），但NIH 系统的使用频率最高。

整体医学是描述以上医疗实践及其哲学思想的另一个术语。美国整体医疗协会（AHMA）成立于 1978 年，是医师和其他健康专业人士的会员制组织，其成员寻求实践一种更广泛的医学形式，而不是目前在医学院校所教授的对抗疗法（表 12-1）。"整体医学是一门将人视为一个整体、治疗其身体、思想和精神的艺术与科学。

整体医学实将传统医学和补充疗法整合在一起，通过强调相关因素来促进健康、预防和治疗疾病"（AHMA，2014）。

1981 年，由一组护士发起、致力于将整体论的概念引入到护理实践的各个领域的护理学专业建立了美国整体护理协会（AHNA）。整体护理被定义为"以将人作为一个整体进行治疗为目的的所有护理实践"（AHNA，1998）。整体护理是利用护理知识、理论、专业技术和直觉来指导护士成为患者的治疗伙伴的一种专业实践。这一实践认为人类的整体——包括身体、思想、情感、精神、社会/文化、关系和环境是相互联系的"（AHNA，2014）。

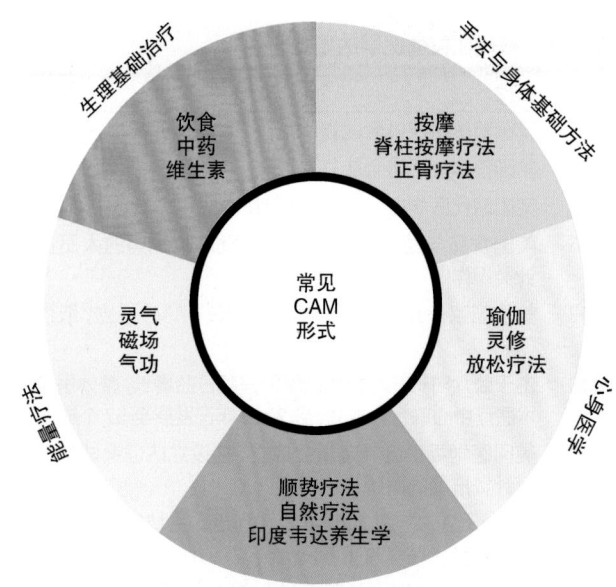

图 12-1 美国国家补充和替代医学中心（NCCAM）小组的补充和替代医学（CAM）实践分为五个领域，需注意的是它们之间可能有一些重叠。生物疗法使用自然界中的物质，如草药、特殊饮食或维生素（剂量与传统医疗的剂量不同）。能量疗法包括使用磁场或生物场等能量场（一些人认为能量场包围并穿透人体）。可操控的、基于身体的方法是基于操控或运动身体的一个或多个部位。心 - 身医学使用各种各样的技术来增强大脑对身体功能和症状的影响。替代或整体医疗系统建立在完整的理论和实践系统之上。通常情况下，这些系统的发展与美国传统医学方法不同

亚利桑那大学综合医学中心创新大学的创始人兼主任安德鲁·威尔（Andrew Weil）使整合医学这个术语得到了广泛应用，它描述了 CAM 和传统医学是如何结合在一起的（Rakel and Weil，2003，p6）：

整合医学是以治疗为导向，强调医患关系的中心性。它专注于侵入性程度最小、毒性最少而且花费最少的方法，通过整合对抗疗法和补充疗法来促进健康。这些都是基于对个体的生理、情感、心理和精神层面的理解。

总体来讲，"整体"和"综合"似乎能够更清楚地表达传统和非传统医学理想的结合，这意味着：两者之间的平衡、将个体视为整体并以其为中心的方法及将传统医学、CAM 模式和其他传统医学系统相结合、其基本目的是预防和治疗"（Lee et al.，2004，p10）。

"整合"一词是最近开始在文献中出现的。几十年前，在《精神、身体和健康》一书中首先被提及如下：提到整合医学（Gordon et al.，1984），它的最初使用可以追溯到 Sri Aurobindo，一个印度神秘主义者和政治领袖。这个术语被当代哲学家和超个人心理学家肯·威尔伯（2005 年）应用于其治疗实践中。在健康和治疗领域的

表 12-1 替代或整体医学的重要事件

年份	事件
1978	美国整体医疗协会成立
1981	美国整体护士协会成立
1992	美国替代医学办公室（OAM）设立
1996	美国食品与药品管理局（FDA）批准有执照的人员进行针灸操作
1998	美国国家补充和替代医学中心（NCCAM）成立，取代了 OAM
1999	由于公众对补充与替代医学的兴趣日益增长，整体医学学术医疗中心联合会成立，到 2013 年已发展至 57 个成员
2000	美国医学委员会针灸学会成立，并设立认证考试认证精通针灸技能的医师
2000	Clinton 总统指派 James S. Gordon 主持第一届白宫的补充与替代医学政策委员会会议（WHCCAMP）
2002	WHCCAMP 提交关于 CAM 能够最大限度使所有美国人获益的管理及立法建议的最终报告
2005	医学研究所（IOM）发布美国 CAM 的报告。NCCAM 发布 5 年计划
2006	CAHCIM 赞助举办了第一届北美补充与替代医学研究会议
2009	IOM 补充医学和公共健康峰会。CAHCIM 赞助第二届研究会议。NCCAM 准备其第三版政策计划
2011	退伍军人健康管理局（VHA）开设以患者为中心照护和"整体健康"文化转化的新办公区
2013	世界卫生组织（WHO）发布传统医疗策略 2014—2013，设置全球传统和补充医疗的课程
2014	美国整合医学委员会首次建立认证考试

许多思想领袖，包括 Noetic 科学研究所（IONS），均支持这些概念，并鼓励进一步研究可能被认为是医学模式转变的开始（Schiltz，2005）。以下节选旨在展现整合医学所需要的深刻变化和转变的本质（Wilber，2005，pp xxx-xxxi）：

　　任何一个完整医疗实践的关键因素并不是完整的医疗方案本身——如所有传统的药物、正统的外科手术、精准的能量医疗及针灸疗法——而是方案的制订者。整合信息的卫生保健从业者、医生、护士和治疗专家，已经将自己的意识范围展开——从疾病到身体到思想到灵魂到精神——他们因此意识到在所有层面似乎有什么事情正在发生。身体、思想和精神在自我、文化和自然中运作，因此健康和治疗、疾病和整体性，都被束缚在一个不能分割的多维画卷中。

　　家庭医生知道这是真的。他们在日益和谐的关系中，将患者视为整体进行照护，同时尊重家庭、社区和环境的丰富复杂性和相互作用性。他们承认个人和人与人之间的因素影响健康和疾病，并训练自己在诊治患者时考虑到其生活及生物医学因素的行为和社会效应。

　　现在是时候要重新找回它的根源，同时要将初级保健的规模扩大并应用于健康和治愈的可能性上。家庭医学是支持这一运动、并使失败的美国医疗保健系统发生改变的理想学科。无论是被称为整体的、整合性的还是整合的，家庭医生都在朝着一个更加怀有悲悯之心的、可持续的医疗体系方向发展，而这最终可能被称为"良药"。

20 世纪 90 年代补充和替代医学的应用

重 点

- 在美国，约 40% 的成年人和 20% 的儿童接受补充和替代医学治疗（CAM）。
- 美国成年人接受 CAM 的人数从 1990 年到 1997 年增长了 38%，并在 2002 年至 2007 年保持稳定。
- 女性、教育和收入水平较高者及近期住院的患者应用 CAM 比例更高。
- 多数患者没有告诉他们的医生他们正在接受 CAM 治疗。
- 多数患者同时接受 CAM 和传统治疗。

　　大卫·艾森伯格和其同事于 1990 年首次进行了关于美国应用 CAM 的研究（1993），并在新英格兰医学杂志上发表了具有里程碑式意义的论文。作为传统医学的警钟，研究者对全国范围内的 1539 名使用英语语言的成年人的电话调查数据显示，三分之一（34%）的美国人在前一年接受了 CAM 治疗。该研究还表明，接受 CAM 者到补充医学提供者处就诊的次数多达 4.25 亿——远高于同年正规就诊于全科医生的次数总和。这些 CAM 服务的付现成本每年约 140 亿美元。这一令人震惊的统计结果对主流医学发出了警报，并促进了对于公众应用 CAM 日益增长现象的更深入调查研究。

　　1997 年，艾森伯格和他的同事们再一次对使用英语语言的成年人（共 2055 人）通过国家电话调查进行了自 1990 年以来的后续随访研究。发表于美国医学协会杂志上的结果显示，应用 CAM 的美国人人数增加了 38%（从 6 亿增长到 8.3 亿人），而就诊于 CAM 提供者的人数估计从 4.27 亿增加到 6.29 亿。总体来说，42% 的美国人在过去 12 个月里至少接受一种 CAM 治疗。就花费而言，保守估计 CAM 专业服务的支出为 212 亿美元，其中约 122 亿美元为自付费用（Eisenberg et al.，1998）。

　　更值得注意的现象是，尽管 CAM 的应用在 7 年间持续增长,但愿意告知医生正在接受 CAM 治疗的患者比例却没有改变——在 1990 年到 1997 年之间大约 60%～70% 的 CAM 使用者不与他们的医师讨论 CAM 治疗的问题。2006 年,NCCAM/AARP(美国退休人员协会)调查 50 岁及以上成年人显示只有三人之一的 CAM 使用者将此事告知过他们的医师,该结果再一次表明医患之间缺少关于这方面的交流(NCCAM/AARP,2007)。

鉴于这个事实和潜在副作用,医生和其他卫生专业人员询问患者是否接受 CAM 治疗是必要的。除了 NCCAM 推荐的"谈话时间"以外,还有很多其他的询问方法被推荐(Eisenberg,1997);表 12-2 列出的 ABC 格式,特别适合繁忙的临床医生(Sierpina,2001)。

表 12-2　接诊寻求整合治疗患者的指导

询问: 而非告诉

愿意倾听和学习

交流与合作

诊断

解释和探讨选择和喜好

21 世纪补充和替代医学的应用

目前分别于 2002 年、2007 年(已发表)和 2012 年(准备发表)收集了美国民众应用 CAM 的数据。这些研究由 NCCAM 和美国国家卫生统计中心(NCHS),以及部分疾病控制和预防中心(CDC)实施,被认为是最全面可靠的关于美国人应用 CAM 的研究。关于 CAM 的具体问题首次被添加到 2002 年版的 NCHS 全国健康访问调查(NHIS)中,这项采访了数以万计的美国人年度调查研究,内容涉及他们的健康和疾病的经历。2002 年和 2007 年的研究调查了大约 30 000 个英语或西班牙语家庭中的 18 岁以上成年人。研究反映了过去 12 个月使用 CAM 的情况。2007 年的调查包括了在美国经常应用的 36 种 CAM 治疗的相关问题:其中 10 种为如针灸等以实施者为基础的治疗,其他 26 种则是不需要实施者的自我治疗。调查中设计的 CAM 治疗列于表 12-3,相关术语的定义列于附录 12-1。

如图 12-2 所示,CAM 在美国成年人中的应用由 2002 年的 36% 增加到 2007 年的 38%,几乎每 10 名美国成年人中有四人应用(Barnes et al.,2004,2008)。在 2007 年首次调查了 <18 岁的儿童使用 CAM 的情况,研究表明使用率为 12%,即每 9 名儿童中有 1 名应用。图 12-3 为成儿和儿童中应用最广泛的 10 中 CAM 治疗。

表 12-3　2002 年及 2007 年国民健康访问调查中包括的整合与替代医学治疗项目

针灸 *	活动疗法 †
印度韦达养生学 *	亚历山大疗法
替代医学从业者 *†	费登奎斯法
生物反馈 *	普拉提
螯合治疗 *	载体心理物理集成
脊椎按摩治疗 *	非维生素和非矿物质的天然作物(如草药、或从植物、酶中获取的产物)
CAM †	
深呼吸	自然疗法 *
基础运动套餐	正骨推拿治疗 *†
治疗性素食	为健康原因、为自己和曾经为你的健康而参加祷告的其他人
生机饮食法	
阿特金斯健康饮食法	放松气功
皮特金饮食法	灵修 *
欧尼许饮食法	太极
区域饮食法	传统医疗 *†
能量治疗法	神物铺子
民间医学疗法 *	巫医
意向引导	灵媒
顺势疗法	原住美洲治疗师
催眠疗法	萨满
按摩 *	萨博达
冥想	瑜伽
大剂量维生素疗法	

CAM, 补充与替代医学

表中治疗的概念见附录 12-1

* 代表以从业者为基础的治疗

† 2007 年调查

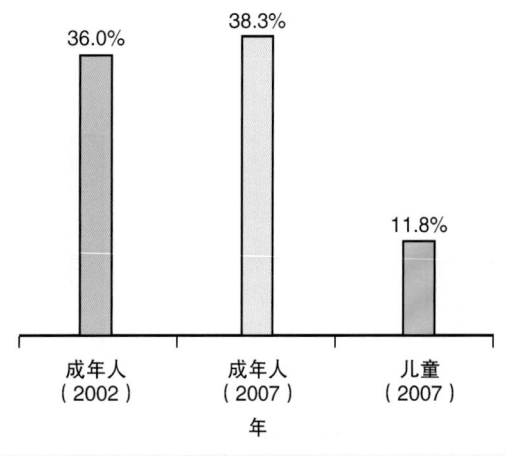

图 12-2　整合与替代医疗(CAM)在成年人(2002,2007)和儿童中的应用(2007)(From Barnes PM, Bloom B, Nahin R. Complementary and alternative medicine use among adults and children: United States, 2007. Natl Health Stat Rep. December 2008;(12):1-23.)

随访时间大于 5 年的研究显示,在成年人中,深呼吸、冥想、按摩和瑜伽的应用显著增长。NCCAM/AARP 关于 CAM 在大于 50 岁成年人中使用情况的研究也值得注意。约三人之二(63%)的人群应用一种或多种 CAM 治疗(NCCAM/AARP, 2007)。不与医师讨论 CAM 的最常见原因有:医师从未询问过(42%),患者不知道应该与医生讨论(30%),以及门诊就诊时没有足够的时间谈论此事(19%)。应用 CAM 的人群中,66% 是为了治疗特定的健康问题,而 65% 是为了维持整体的健康状态。美国 CAM 的费用具体表述于附图 12-1~附图 12-3,列于网站中。

哪部分人群更倾向于接受补充与替代医疗,其原因为何?

与 2002 年 NHIS 研究数据一致,2007 年应用 CAM 最广泛人群仍是:成年女性;年龄在 30~69 岁之间;教

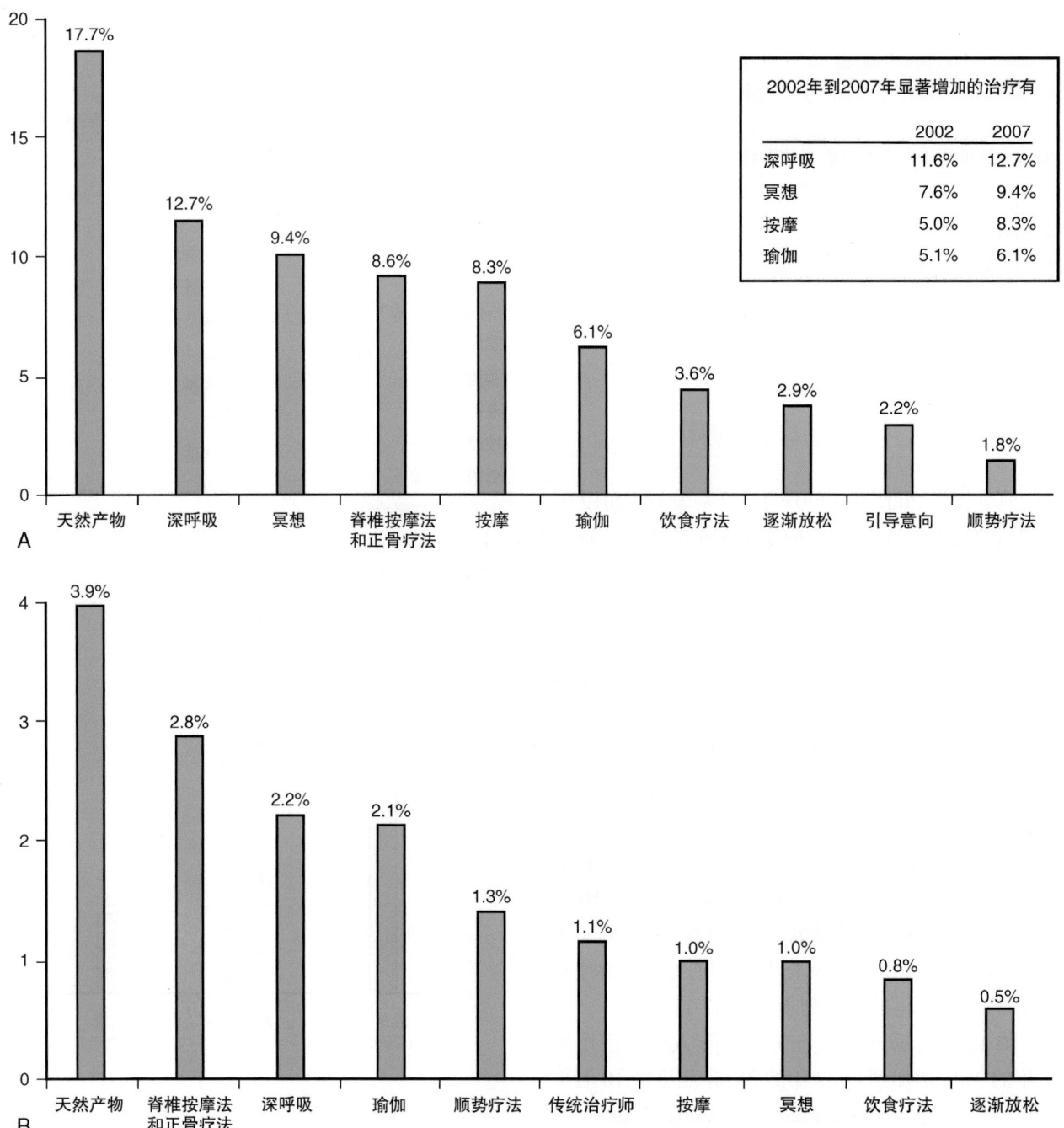

图 12-3　A,2007 年在成年人中十种常见的补充与替代医疗(CAM)治疗法。B,2007 年在儿童中十种常见的补充与替代医疗(CAM)治疗法(From Barnes PM, Bloom B, Nahin R. Complementary and alternative medicine use among adults and children: United States, 2007. Natl Health Stat Rep. December 2008;(12): 1-23.)

育水平更高；非贫穷人群；居住在美国西部人群；既往吸烟者；以及在过去的一年内住院治疗过的患者（Barnes et al., 2008）。CAM 的使用与患者过去一年中健康问题的数量和就诊次数呈正相关。从考虑花费问题或无法支付传统治疗的情况出发，成年人更愿意选择 CAM。对儿童而言，2007 年的数据没有显示出性别的差异。所有治疗综合分析，12~17 岁青少年接受 CAM 治疗的比例（16%）高于 5~11 岁（11%）和 0~4 岁（8%）儿童。父母的教育或收入水平越高，他们孩子接受 CAM

比例越高，而当一个家庭无法负担传统医疗费用时，孩子接受 CAM 的比例也越高。如果一名儿童的夫妻或母亲或其他亲属使用 CAM，则该名儿童较其他儿童使用 CAM 的可能性增加 5 倍（23% vs. 5%）。

图 12-4 分别展示出成年人和儿童患有哪些疾病或健康问题时最愿意寻求 CAM 治疗。2002 年的调查也关注这样一个重要问题：人们为什么使用 CAM？先前的研究显示，主要原因在于：医疗技术被滥用和治疗方法变得简单化、限制就医时间的管理办法限制了患者

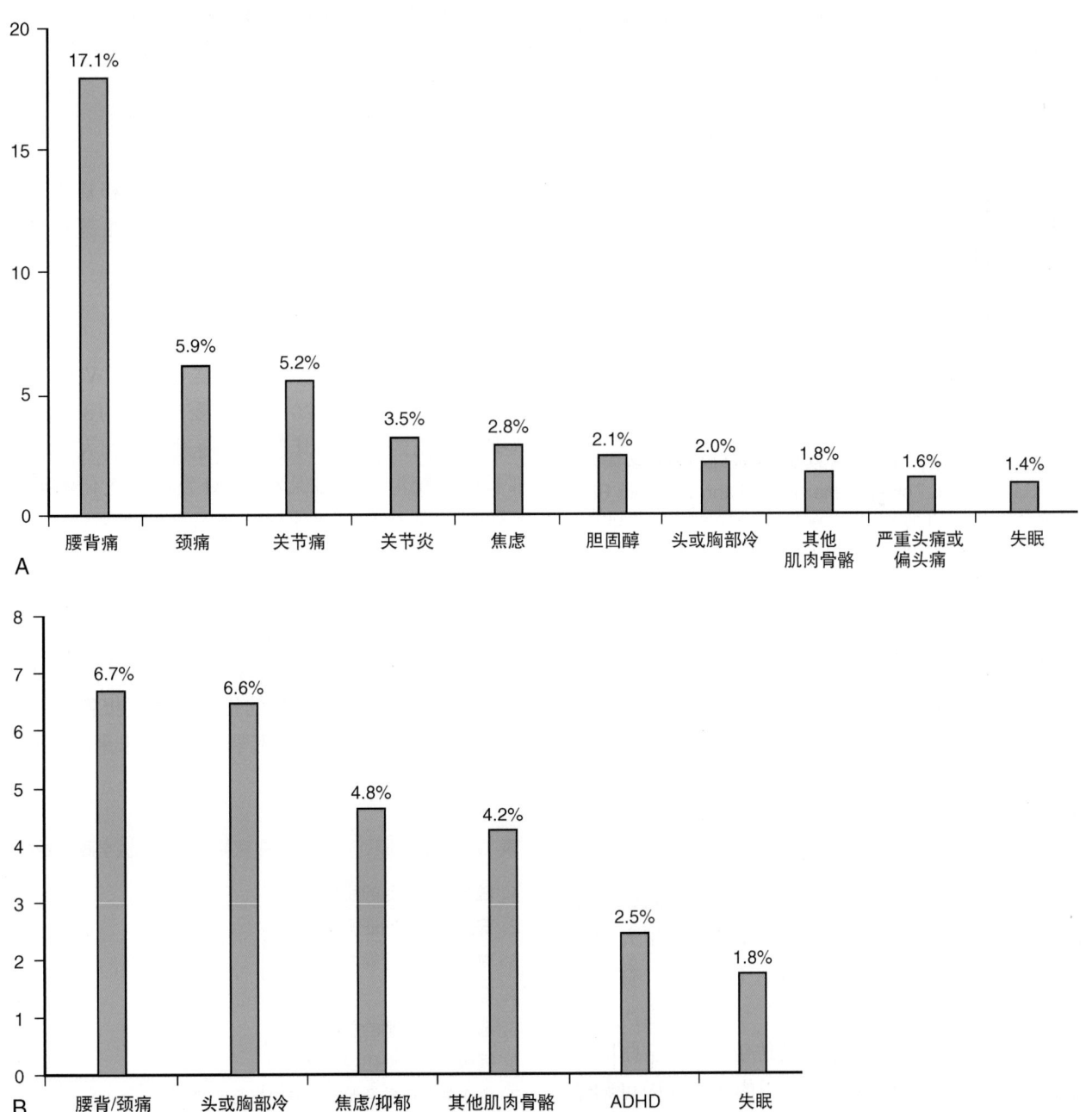

图12-4 A，2007 年成年人经常寻求补充与替代医学（CAM）治疗的疾病或状况。B，2007 年儿童经常寻求补充与替代医学（CAM）治疗的疾病或状况。ADHD，注意力缺失／多动症（From Barnes PM, Bloom B, Nahin R. Complementary and alternative medicine use among adults and children: United States, 2007. Natl Health Stat Rep. December 2008;(12): 1-23.）

就医并破坏医患关系及互联网关于 CAM 的信息爆炸。Astin（1998）发现，大多数替代医学的使用者具有更高的受教育程度和糟糕的健康状况，与此同时他们对传统医疗并不满意而想寻求在健康和生活方面与他们的价值观、信仰和哲学思维更接近的保健替代方式。报道中只有 4.4% 的人群在一开始就首先选择 CAM 治疗作为他们的保健方式。随后对同时使用 CAM 和传统治疗的患者进行研究，发现使用 CAM 并不意味着患者对传统治疗不满意（Eisenberg et al., 2001）。

图 12-5 显示了在 2002 年 NHIS 研究报告中指出的使用 CAM 的原因。略高于一半的受访者认为 CAM 治疗与传统医学治疗相结合是有益的。

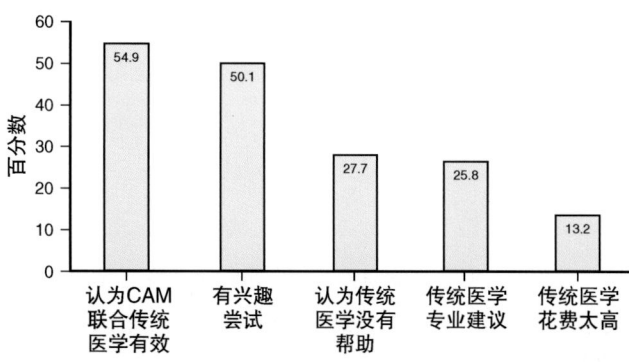

图 12-5 人们应用补充与替代医学治（CAM）治疗的原因（From Barnes PM, Powell-Griner E, McFann K, Nahin RL. Complementary and alternative medicine use among adults: United States, 2002. Adv Data. May 2004;（343）: 1-19.）

补充和替代医学使用的趋势

2002 年和 2007 年 NHIS 的数据显示，尽管成年人使用 CAM 总体比率保持相对稳定（分别为 36% 和 38%），其中的一些治疗方法的应用却显著增加，这些方法包括针灸、深呼吸运动、按摩治疗、冥想、物理治疗和瑜伽（图 12-3）。产生这种增长的原因可能包括：国家增加了一些治疗实践的许可、媒体和网络资源的使用使大众的公众意识有所增加。应用 CAM 的成年人和儿童的特点在以下几个方面是相似的，包括教育、贫困程度、地理位置、健康问题的数目、前一年中就诊次数以及由于花费高而延迟或没有接受传统治疗，这些因素均与 CAM 的使用相关。CAM 使用的所有原因可归结为以下两类：①治疗多种健康问题，尤其是疼痛；②促进和维持整体良好的健康状况。很多 CAM 为"自我治疗"，且大多数与传统治疗同时进行。

美国的重要报道

重 点

- 白宫委员会于 2002 年为补充和替代治疗的公共策略和卫生保健转换提供了蓝图。
- 医学研究院在 2005 年关于 CAM 和 2009 年峰会上均呼吁扩大对 CAM 的研究、教育和临床应用。
- 研究 CAM 是对传统研究方法的挑战。
- CAM 为创新性研究提供了机会。
- 美国国立卫生研究院（NIH）国家补充和替代医学中心在 2010 年战略计划中设定 CAM 的研究议程。

在过去的 20 年里，许多关于 CAM 和整合医学的重要研究在美国开展。本章就其中重要主题和推荐做一总结。

白宫委员会 2002 年报告

白宫委员会关于补充与替代医学策略（WHCCAMP）的 2002 年报告是由 20 位指定委员经过 18 个月的深入研究得出的要点。其任务是通过卫生和人类服务部部长向总统汇报能够保障 CAM 发挥最大化潜能的公共策略的立法和管理建议。委员会特别强调，增加对 CAM 产品的研究以增长相关知识；对从事 CAM 的人员进行教育与培训；向卫生保健人员提供关于 CAM 实践和产品的可靠有用的信息；并且就如何以适合的途径接受和支付 CAM 进行指导。表 12-4 列举了 10 个委员会认可的提出建议过程的指导原则。报告最终提出 29 项建议和一百多项实施步骤，为塑造未来的 CAM 政策规划了蓝图。

表 12-4 指导原则：2002 年白宫补充与替代医学政策委员会

1. 健康保健服务的完整化倾向
2. 安全与有效的证据
3. 对患者的治疗能力
4. 尊重个体
5. 选择治疗方案的权利
6. 强调健康促进和自我照顾
7. 合作关系在整合保健服务中是必要的
8. 将教育作为健康保健服务的基础
9. 传播全面及时的信息
10. 整合的公众参与

医学研究院 2005 年报告和 2009 年峰会

美国国家科学院附属医学研究院（IOM）作为一个私人的、非营利性学术团体，致力于促进公共利益的科学技术研究。由于美国公众应用 CAM 的增长及对安全、功效和信息获得方面的重视，委员会致力于探索新型科学、策略和实践问题并形成报告。这份长达 300页的 2005 年报告就研究、教育和临床治疗领域提出了具体建议；新的和创新型的研究方法被认为是必要的。IOM 委员会主席对研究人员发起了"行动呼吁"。（Bondurant and Sox, 2005, p150）：

忽略 CAM 不是好的选择。CAM 被患者广泛应用是对科学工作者的警示，它提示我们应该改善对 CAM实践相对薄弱的科学理解。此外，卫生专业人员有责任将这两类互为补充的医疗实践相结合提供给他们的患者。这一措施的实施应始于对所有证据采用统一标准。

在 2009 年，IOM 和 Bravewell Collaborative 开展了为期三天的整合医学与公共卫生峰会。600 多名科学家、学术带头人、政策专家、卫生工作者、倡导者及其他参与者从不同角度审视整合医学实践、其科学依据以及改善健康的潜能。请注意表 12-5 列出的一些反复出现的主题和价值观与家庭医学和 PCMH 的基本原则是一致的。家庭医生 Victor Sierpina 提出了整合医学和医师的未来愿景（表 12-6）。

美国国家中心补充和替代医学策略计划 2010

NCCAM 的第三个周期的 5 年策略计划中，继续探索 CAM 治疗实践的科学性，培训 CAM 研究者，并向公众和专业技术团体宣传权威信息。NCCAM 2010～2014 年的目标是为 CAM 研究创造优越条件，从而在满足财政现实的同时达到最好地为公共需求服务的目标，这一目标由以下四个因素指导：①科学承诺；②实践与应用的范围和性质；③符合严谨的科学要求；④改变医疗实践的可能。近期新的研究重点是关注症状处理，尤其是在疼痛管理和常见慢性疾病症状的心身干预方面的作用（Briggs and Killen, 2013）。

Nahin 和 Strauss（2001）及 Ahn 和 Kaptchuk（2005）讨论了 CAM 对传统的循证医学研究方法带来的独特挑战。

与我们熟悉的生物医学中单一药物实验相比，许多 CAM 的研究方法是复杂和不均衡的。因此，需要不断创新研究策略。CAM 可能帮助医学科学达到更进一步发展，这一点 Linde 和 Jonas（1999）论证如下：

表 12-5　医学研究所峰会上关于整合医学与公众健康反复出现的观点

Vision of optimal health	Alignment of individuals and their health care for optimal health and healing across a full life span.
Conceptually inclusive	Seamless engagement of the full range of established health factors—physical, psychological, social, preventive, and therapeutic.
Life span horizon	Integration across the life span to include personal, predictive, preventive, and participatory care.
Person-centered	Integration around, and within, each person.
Prevention-oriented	Prevention and disease minimization as the foundation of integrative health care.
Team-based	Care as a team activity, with the patient as a central team member.
Care integration	Seamless integration of the care processes, across caregivers and institutions.
Caring integration	Person- and relationship-centered care.
Science integration	Integration across approaches to care (e.g., conventional, traditional, alternative, complementary), as the evidence supports.
Policy opportunities	Emphasis on outcomes, elevation of patient insights, consideration of family and social factors, inclusion of team care and supportive follow-up, and contributions to the learning process.
最佳健康的愿景	个人及其健康保健的最佳健康和治疗相符合
观念上的全面覆盖	全方位健康的无缝连接——生理、心理、社会、预防和治疗
寿命水平线	整合整个生命周期，包括个人的、预期的、预防的和参与性的
以人为中心	每个人的个体和周围环境的整合
以团队为基础	作为团队活动给予治疗，将患者作为团队的核心成员
整合治疗	从治疗者到治疗机构，将治疗过程进行无缝连接
整合照顾	以患者和关系为中心的照顾
整合科学	如实验证据支持的那样，将照护方法进行整合（如，协作的、传统的、替代的、补充的），
政策机会	强调结局、提升患者的理解、家庭和社会因素的考量、关心和支持后续的团队及学习过程的贡献

From Institute of Medicine(IOM). Integrative medicine and the health of the public: summary of the February 2009 summit. Washington, DC: National Academies Press; 2009, p 5.

表 12-6　未来医师的作用

The Care Process Is ...	The Doctor's Role Will Be ...
Patient-centered	A navigator
Team based	Part of a multidisciplinary team
High touch, high tech	Grounded in the community
Genomic and personalized	Support of social and
Preventive	environmental policies
Integrative	promoting health
And Supports Patients Through ...	**And Will Follow ...**
Complementary and alternative practices	Evidence-based, outcome-focused practices
Belief that the body helps heal itself	Principles for creations of healing environments
	The lead of empowered patients

治疗过程为…	医生的角色是…
患者为中心	导航者
团队为基础	多学科团队的一部分
高接触、高科技	扎根于社区
遗传学与个体化	支持促进健康的社会与环境政策
预防性	
整合性	
通过…支持患者	**以及…**
整合与替代实践	以循证为基础、结局为焦点的实践
相信身体的自愈能力	创造治疗的环境
	患者的授权

From Institute of Medicine(IOM). Integrative medicine and the health of the public: summary of the February 2009 summit. Washington, DC: National Academics Press; 2009, p.43.

当今正统和非正统的医学之间无缝链接为新的研究策略和方法学的出现提供了机遇。通过努力保持主体与前沿之间的张力，我们可以推进科学方法，并更清晰地定义医学科学进程的边界和目的地。

补充和替代医学与医疗实践相结合

重点

- 营养，心 - 身医学，和灵修是整合医学实践的核心内容。
- 有充分证据支持心 - 身医疗用于治疗冠状动脉疾病、腰痛和头痛。
- 针灸是多种肌肉骨骼问题的安全有效的辅助治疗。
- 能量医学研究人员应用目前的技术探索 CAM 的前沿。

CAM 和整合医学的范围很大并且包含许多不同的方法与形式，因此本章将综述其核心要素并探讨 3 种

证据证实有效的 CAM 常见形式：针灸、瑜伽和顺势疗法。由于能量医学是 CAM 领域中的重要前沿部分，我们在此也一并讨论。

整合医学的核心内容

营养学、心 - 身医学和灵修是整合医学方法的核心内容，并且常在患者咨询中被应用。这些要素也趋向于成本效益和患者授权。营养原则被认为能够改善健康状态和增强治疗的基础，所以成为多数治疗计划的重要组成部分。

当美国和世界上其他人口面临即将到来的糖尿病和肥胖的流行时，"食物是最好的药物"这句谚语变得越加重要。已有研究表明地中海饮食对于代谢综合征的一级和二级预防的健康收益和成本 - 效益（Kastorini et al., 2011）。针对美国联邦政府公布新的饮食金字塔（MyPyramid.gov），Walter Willett 等人评论说："这将丧失宣传有关可使美国民众收益的健康饮食选择信息的机会。……金字塔对于健康饮食选择没有任何借鉴意义（Mitka，2005，p2581）。

治疗食物金字塔中给出了其他的选择（图 12-6）。在密歇根大学的整合医疗诊所开发针对不同人群的最佳营养建议过程中，家庭医生 Monica Myklebust 发现针对肥胖、情绪障碍、心脏疾病、糖尿病、慢性疼痛和炎症的多种预防与治疗推荐。她的研究成果为一款将所有数据整合到一起的、对使用者非常友好的工具。Omega-3 脂肪酸、抗氧化剂、药用调味料、大豆、巧克力和茶都被纳入。例如大量证据表明绿茶在预防癌症、卒中和心血管疾病中具有多种益处（Schneider and Segre，2009）。关于美国食物的来源和有机及野生食物的推荐等健康问题也被讨论。治疗饮食金字塔可在互联网上找到网页版（http://med.umich.edu/umim/food-pyramid/index.htm）。金字塔的最顶层留给患者本人填写自己的感受。

在营养学中，由于其降低炎症的价值而备受关注的一个特殊物质就是鱼油（如 omega-6 和 omega-3 脂肪酸）。omega-3 脂肪酸由二十碳五烯酸（EPA）和二十二碳六烯酸（DHA）组成，主要存在于鲱鱼和鲑鱼等多脂鱼体内。由于炎症对心血管疾病、哮喘、关节炎、牛皮癣和炎症性骨病等多种常见疾病均产生影响，研究发现 omega-3 脂肪酸能够减轻症状和改善预后。

鱼油在初级保健机构的实践应用推荐包括如下几项（Oh，2005）：

1. 美国心脏协会推荐所有冠状动脉疾病患者通过饮食或营养药来达到每天 1 克的摄入量。

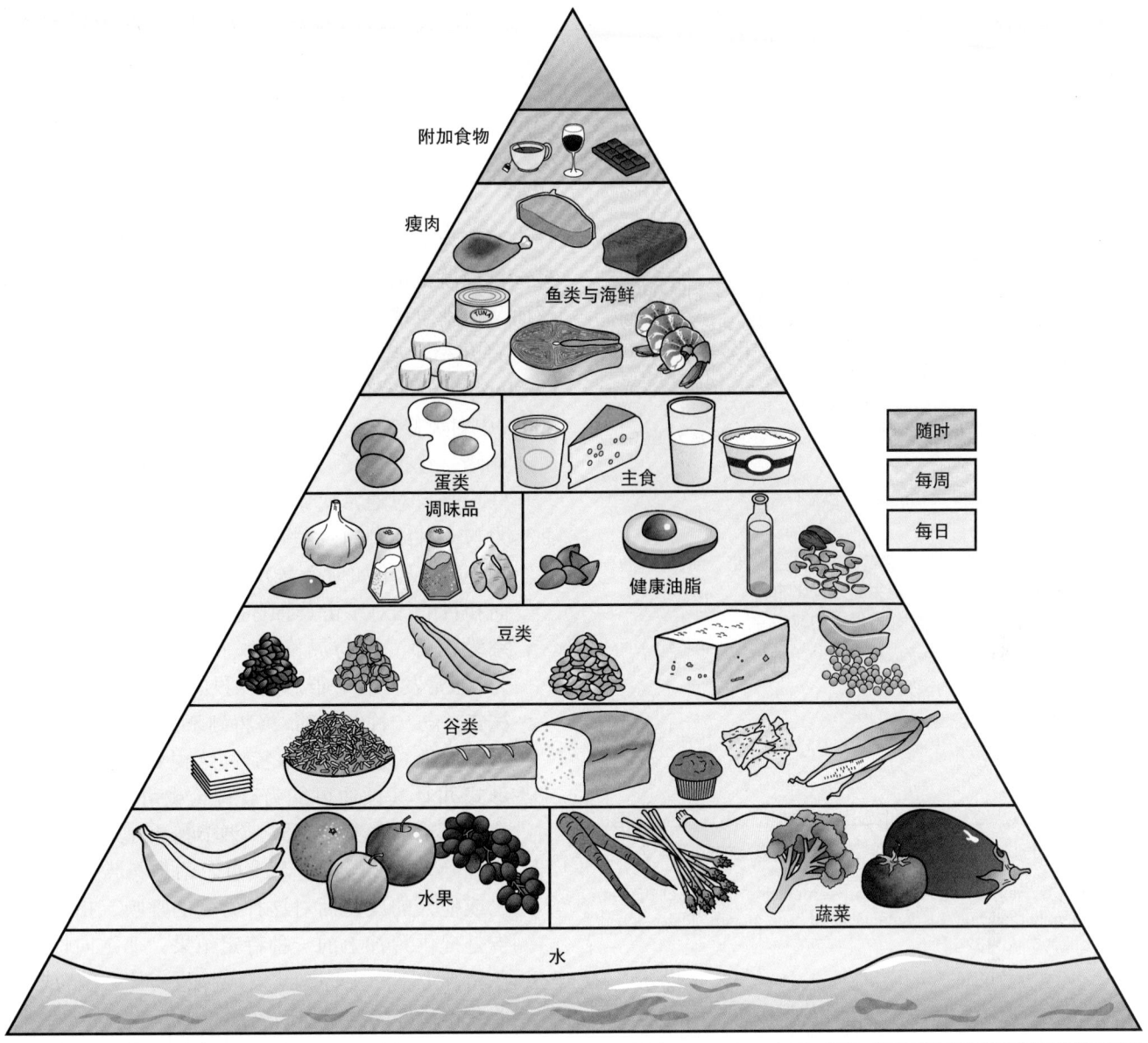

附加食物

瘦肉

鱼类与海鲜

随时

每周

每日

蛋类　主食

调味品

健康油脂

豆类

谷类

水果　蔬菜

水

图 12-6 治疗性食物金字塔强调 "治疗性食物"，这些食物具有治疗作用或必须的营养素；植物性食物的选择构成了基础，而重点在于动物性食物；色彩、营养素以及蛋白质类型的多样性与平衡；健康的环境；和 "用心饮食" 来品味、专注于眼前的食物

2．轻度或顽固性高甘油三酯血症患者，每天摄入 2～4 克鱼油可降低 20%～50% 甘油三酯水平以达到 HIN 的美国国家心脏、肺和血液研究所（NHLBI）成人治疗小组（ATP）Ⅲ的目标。

3．类风湿关节炎患者，每日摄入 2.6～6 克鱼油至少 8～12 周最为理想，并可能减少甚至停止非甾体抗炎药（NSAIDS）的应用。

但患者每天摄入量大于 3 克时，应考虑对临床出血和低密度脂蛋白（LDL）胆固醇及甘油三酯的反应进行监测，尤其是糖尿病患者。遗憾的是，由于我们的水域遭到了重金属的污染，故当我们与患者探讨应用鱼油时，应特别提示患者避免汞金属超标的鱼类（尤其是妊娠或哺乳期女性）（Williams，2005）。除了摄入鱼油，

还有其他能够减少炎症的饮食调整；表 12-7 是对处方抗炎症饮食的指导（Rakel，2003；Rakel and Rindfleisch，2006）。

心 - 身医学

CAM 领域中，心 - 身医学可能具有大量的研究基础，它包含了与许多传统医学和整体照顾相重叠的多种实践。Astin 和同事们（2003，p131）指出："有大量的新证据表明心 - 身治疗可有效辅助传统医学治疗多种常见临床疾病"。他们找到有力的证据支持心 - 身治疗方法可用于治疗腰痛、冠状动脉疾病、头痛、失眠、围手术期患者以及癌症、关节炎和尿失禁等疾病相关症状的处理。

表 12-7　抗炎饮食的处方指南

1. omega-3 和 omega-6 脂肪酸是必要的多不饱和脂肪酸（即，它们不能由人类自身合成）

2. 西部饮食中 omega-6 与 omega-3 的平均比例在过去 100 年里稳步升高。标准的美国饮食中 omega-6 与 omega-3 的比例为 20∶1，而理想范围应该为小于 4∶1

3. 遵循抗炎饮食，可以采取以下步骤
   a. 减少红肉、禽类的摄入以及减少每日摄入量
   b. 增加 omega-3 的摄入，如冷水鱼、亚麻籽、核桃和绿叶蔬菜
   c. 即使每周一次的冷水鱼摄入也能降低心脏疾病发病风险。理想的是每周两次鱼类摄入。如果不能实现，可考虑鱼油 500～2000mg，日两次的补充
   d. 一种替代方式为亚麻籽或亚麻籽油。亚麻必须新鲜，因为经过光照或加热会破坏其营养成分。补充方案为 500～2000mg，日二次
   e. 减少含 omega-6 食物的摄入，包括
      （1）人造奶油
      （2）玉米油、棉花籽油、葡萄籽油、花生油、红花油、芝麻油、豆油和葵花籽油（避免部分氢化油）
      （3）保质期长的食品，如咸饼干和薯条等

4. 可将该饮食方案用于治疗以下疾病：
   a. 心脏病或相关危险因素
   b. 炎症性风湿性疾病
   c. 自身免疫性疾病
   d. 慢性疼痛

5. 低碳水化合物、高蛋白饮食的 omega-6 含量较高，应小心应用

6. 观察饮食疗法的临床疗效可能需要 6 个月以上的时间

From Rakel D, Rindfleisch A. Integrative medicine. In: Rakel RE, ed. Essential family medicine: fundamentals and case studies. Philadelphia: Saunders; 2006, pp. 132-141.

考虑到学习这些技术或雇用技术人员相对容易，NCCAM 给予了心 - 身医学研究的优先权。心身医学方法可增加治愈率和维持理想健康状况。可推荐给多数想要维持健康或治疗疾病的患者，并可以在团队随访或健康指导过程中被轻松整合到 PCMH。此外，一项对 70 名参加正念训练集中项目一年以上的初级保健医生的调查显示，他们的专注力技能、倦怠、情绪障碍和同理心均显著改善（Krasner et al.，2009）。一篇相关社论指出，该研究论证了对医生进行正念训练艺术可能使他们通过工作促进健康。此外，承认并增强应用这些技巧进行医学实践能够"抵抗对工作的倦怠并促进以患者为中心的照顾，使医生和患者均受益"（Shanafelt，2009，p1340）。近期一项小型的将正念干预应用于初级保健医师的观察显示了它能够降低工作倦怠感、抑郁、焦虑和压力感（Fortney et al.，2013），而另一项多中心研究发现临床医生正念能使他们更注重以患者为中心的交流并且使患者的满意度更高（Beach et al.，2013）。

网络附件附录 12-2 总结了广为人知和研究充分的被称为正念减压疗法（MBSR）的心 - 身治疗技术，其中包括正念呼吸运动的短音频，可供感兴趣的读者尝试应用。

灵修

被认为可以加入患者的整体整合医疗照护方法的另一领域就是灵修。已有学者详细综述了这一应用广泛而又饱受争议的话题（Sierpina and Sierpina，2004）；本章将介绍一些主要的问题。萨姆厄会议（Samueli Conference）确立的治疗研究的定义和标准（Dossey，2003）中对灵修的定义和术语包括：

- **灵修**　包括感受、想法、经验和行为"次"去掉，这些均来自对通常叫做神性的探索。灵修通常被认为与一种绝对的、终将到来的、或超常的精神力量相连接（无论如何命名），并确信其意义、价值、方向和目的均对宇宙具有有益的一面。

- **宗教信仰**　是与灵修相关的仪式化的信仰和行为，通常发生在一群志趣相投的人当中。

- **祷告**　与一种绝对的、终将到来的、或超常的精神力量交流（无论如何命名）。这种交流可能有多种形式并且其性质可能为有神论也可能为无神论，就如同佛教的某些形式。调节祷告是对这种力量的呼唤，以影响其他人或事。治愈祷告是为了自己或他人的康复而对这种力量的呼唤。指向性祷告是提供精神上的一种特定结果。非定向性祷告在精神上不产生特定结果，例如"为什么做"或"可能获得最好的结果"。

鉴于 2002 年 NHIS 个关于祷告的数据以及六十多年来盖洛普民意测验的结果（显示 90% 以上的美国人相信上帝或一种普遍精神的存在），人们不难理解，支持者和批评者认为询问就诊者的信仰在全面的和文化上敏感的医疗咨询中是必要的。正如询问患者药物滥用、家庭暴力和性行为一样，询问患者的信仰也具有挑战性，但其对阐明精神信仰或宗教信仰如何影响患者对健康或健康相关的选择是有帮助的。可能在患者被确诊为某一疾病之初、失去所爱、产生抑郁或疾病终末期时这些讨论可能关联最大。对一个患者生活中的这些生物心理方面保持敏感并进行连续性照护促进了这一讨论的和谐进行。这样的调查也可能对其支持体系或深入识别冲突有所帮助。尽管不是所有医生都能从容面对患者的灵修问题，将其推荐给牧师保健或医疗牧师也是值得考虑的。

Egnew 采访了很多被认为是治愈研究领域学术带

头人的医师(2005，pp 258 and 255)，并发现"治愈被定义为包括生理、想法、感情、社会和精神方面经验的个人整体感受的发展"。这些反应的中心主体是提供疗愈的操作性定义："治愈是超越苦难的个人体验。"

目前就询问信仰的方法，有多个模型可供参考(表 12-8)(Anandarajah and Hight，2001；Kinney，1999；Puchalski and Romer，2000)。

针灸、瑜伽和顺势疗法

针灸、瑜伽和顺势疗法这三个隶属于 CAM 的领域似乎均与家庭医学相交叉。如表 12-9 所示，这三个领域是整个照顾系统或非对抗医疗系统的组成部分：中医学中的针灸、印度韦达养生学的瑜伽，以及同类疗法中的中流砥柱顺势疗法。许多家庭医生已经寻求这些领域中的专业培训，并且目前已经将新技术和观点整合入他们的临床实践。家庭医学教师学会(STFM)医

表12-8　精神评估工具

FICA 法

F：信仰——你的信仰是什么？

I：重点和影响——它在你的生活中重要吗？如何重要？

C：社群——你是某个宗教组织的成员吗？

A：关注与强调——作为你的医生，你希望我关注哪方面？你希望我在对你的治疗中如何强调你关心的问题？

HOPE 法

H：希望——你的希望、意义、力量、平静、爱和连接的来源是什么？

O：组织——你是否认为你是宗教组织的成员？

P：个人灵修与实践——你的灵修或心灵实践中的哪些方面对你来说作用最大？

E：效果——你的信仰对你想从我这里获得的治疗有什么作用？

三个问题：

1. 什么帮助你渡过难关？
2. 当你需要支持时你会寻求谁的帮助？
3. 这些经历对你有怎样的意义？

表12-9　非对抗医疗系统

传统中医

哲学：气和其他物质通过多种渠道或介质在身体中流动。阴和阳(如被动和主动)以及五行(如木、火、土、金和水)共同作用于身体的各个部位。过多或不足都会造成疾病。气不通则造成疼痛

诊断学：不需要特殊的检查手段。通过看病的四步法获得信息：望(即观察体位、面色、步态、举止以及舌象)；询问 11 个基本方面，包括体温、睡眠、液体代谢、疼痛以及消化等；听诊，包括呼吸、嗓音和肠鸣音；触诊患病部位及脉象。脉象包括三部分，分别与身体不同部位的状态相一致

治疗学：针灸是将针沿经络刺入体内。艾灸是在经络点或附近燃烧艾草。刮痧是利用一种边缘圆润的、硬的工具按压皮肤时出现淤血点。拔罐是造成罐的真空状态，并将真空罐吸住皮肤。推拿是特殊的手法运动。梅花针是沿经络运行的一簇针。典型的中药治疗是将几种草药特定地混合在一起应用于患者

印度韦达养生学

哲学：5000 年前传入印度的思想，它包含五个元素和三种类型的能量。Vata 与运动有关，pitta 主代谢，而 kapha 维持结构。饮食、生活方式和关系塑造了一个人的能量并决定了其健康状况。古老的文献记载将疾病按照具体特点进行分类，这与生物医学很相似

诊断学：减弱一个人的防御能力的因素有遗传、外伤、饮食、习惯、季节、气候、年龄、能量的平衡、情绪、代谢以及神的行为。完整的体格检查包括评价脉搏、语言和声音、眼睛、舌头、尿液和粪便

治疗学：方法包括预防、解毒、重建一个独特的能量平衡。食物、情绪和习惯可用来调节能量水平。排毒法用于去除过剩能量和毒素。排毒法包括呕吐，使用通便药、鼻腔用药、血液净化(古老的方法是放血，现在多用茶)和治疗性灌肠

自然疗法

哲学：通过自然界的治愈力量，身体有能力进行自我修复。通过天然的、未加工的食物；适当运动；避免环境毒素；适当清除体内废物；以及正面的思考和情绪均可达到治疗作用。治疗患者的主要原则是不伤害、采取预防措施以及保持健康而非治疗疾病。自然疗法的目的是教育、赋予和促进

诊断学：可以是任何方法，甚至包括生物医学机构中不常见的实验室检查

治疗学：手段包括营养素、植物萃取物、顺势疗法、中药、物理治疗(如超声波、按摩、推拿)、水疗(如药浴、蒸气、贴敷、灌肠)，以及各种排毒方法

顺势疗法

哲学：顺势疗法以相似法则为基础，其观点是药物在健康人中产生的症状类似于对患者的治疗方法。补救措施是使用最小量的药物，这往往意味着需要对药物进行稀释，甚至稀释到药物中不含有原来治疗成分的分子

诊断学：详细询问病史可以得到一个症状的具体性质。例如患有中耳炎的儿童，应根据他的情绪、哪边耳朵红肿、发热性质以及疼痛性质给予不通的治疗方案

治疗学：给予患者在健康人中能够引起相似症状的补救措施。其稀释程度用罗马数字表示。例如 6X 稀释表示稀释到其浓度的 10 的负六次方(如，初始浓度的 10^{-6})，而 200C 稀释则表示通过 200 次的稀释使其达到初始浓度的 1/100(如，初始浓度的 10^{-400})

From Rakel D, Rindfleisch A: Integrative medicine. In: Rakel RE, ed. Essential family medicine: fundamentals and case studies. Philadelphia: Saunders; 2006, pp 132-141.

院医学和程序培训组已经提议将针灸作为家庭医学培训范围内的一项高级课程(Kelly,2009)。

尽管研究很困难,仍然有实验表明针灸作为辅助治疗方法对膝关节的股关节炎(Berman et al.,2004)以及作为一个对怀孕期间骨盆带疼痛造成的破坏性影响的补充标准治疗是有效的(Elden et al.,2005)。系统综述评价显示针灸对慢性背痛、颈痛和头痛(偏头痛和神经性头痛)的治疗有帮助(Kelly,2009)。一项宏观分析评价了33项观察针灸治疗急性和慢性腰痛的随机对照研究(RCTs),显示针灸能够有效缓解慢性腰痛,尽管没有证据表明它比其他主流疗法更有效(Manheimer et al.,2005)。近期一项综述发现针灸是治疗慢性疼痛的有效选择(Vickers et al.,2012)。关于针灸理论、疗效和实践的优秀综述(Kaptchuk,2002;Nielsen and Hammerschlag,2004)援引了NIH共识发展小组1997年的研究结果。综述了直到1997年的所有能找到的RCTs证据后,该小组指出现有证据明确表明针灸对成年人手术后和化疗所致的恶心呕吐及手术后牙痛是有效的。该小组还指出针灸可被看作成瘾、卒中后康复、股关节炎、头痛、腰痛、网球肘、痛经、腕管综合征和纤维肌瘤的有效补充治疗(NIH,1998)。

瑜伽是一项在美国广受欢迎并且受众增长迅速的CAM实践,它起源于古印度,是一个梵文单词,意思是"轭"或"联盟"。做这些姿势的最初目的是净化身体并使它做好更高级别感知的准备。表12-10所示的哈他瑜伽(瑜伽气功)与其他种类的运动疗法一样,具有许多不同的形式,也是当今美国最流行的教学及实践形式。

由于大多数瑜伽教练并非卫生专业技术人员,因此推荐患者寻求具有多年实践经验的指导老师。一项关于瑜伽对妊娠结果的有效性研究(N-335)显示,在妊娠期间加入瑜伽是安全的,并且能够改善新生儿体重并降低早产和宫内生长阻滞等并发症的发生(Narendran et al.,2005)。近期对90名患有慢性腰痛的患者进行了为期24周,每周2次的瑜伽干预研究表明,瑜伽干预可降低疼痛级别,功能障碍和抑郁水平(Williams et al.,2009)。瑜伽治疗国际协会是由瑜伽教练、治疗师和研究人员组成的全球性组织(www.iayt.org)。瑜伽联盟(www.yogaalliance.org)成立于1999年,为瑜伽教练设立了最低训练标准。这两个组织均为专业人员和公众提供了良好的资源。

顺势疗法可能是CAM治疗的最大争议领域,顺势疗法似乎违背了生物医学试图破解其作用机制的尝试。尤其令人困惑的是,药物治疗剂量越低越有效。德国医生Samuel Hahnemann(1755~1843)发现的顺势疗法目前在欧洲仍被广泛接受与实践,而且现在正在美国得到复兴。Hahnemann博士是一位杰出的语言学家和实践家,他提出了"相似原则",其中"相似的治疗是类似的"观点是基于他的医学翻译工作和服用Cinchona bark后得疟疾症状的个人经历的基础上,这也是后来这种疾病的治疗方法。Jonas and colleagues(2003)对顺势疗法的批判性概述中综述了特殊疾病的研究和安慰剂效应。在分析了临床研究的系统综述后,作者总结道:"尽管顺势疗法的合理性遭到怀疑,一些随机的安慰剂对照研究和实验室研究报道了顺势疗法的出人意料的

表12-10　常用的运动疗法

治疗*	描述	研究
哈达瑜伽	主要应用瑜伽的姿势和呼吸运动(呼吸法);最初在印度用于净化身体和使新陈代谢的影响最小化;青光眼、视网膜脱落、肌肉拉伤或骨折等高风险者谨慎使用	大多数试验都是小型的 疗效见于肌肉骨骼和其他类型的疼痛;减少自主神经系统的交感活性;减少组胺对哮喘患者FEV1的影响;降低血压;改善头痛、糖尿病、骨关节炎和类风湿关节炎;促进总体平衡耐力和生命力
太极	5000多年前开始出现;通过运动和呼吸,并与换面的动作相结合,来影响能量或气的流动	关节炎和心血管疾病的有效辅助治疗手段。对于促进老年人姿势稳定和减少跌倒风险有帮助
气功	传统中医治疗的一部分;也用于运气;包括呼吸运动、冥想和身体运动;用于中国功夫艺术以及在治疗中产生气	多数研究在中国进行 与对照组相比,对于高血压、减少卒中整体风险和致死率、增加骨密度有潜在益处;可增加脑血流(如,作为记忆衰退、眩晕、失眠、头晕等的辅助治疗);改善心脏病的预后、射血分数和瓣膜功能
费登奎斯法	20世纪50年代由Moshe Feldenkrais创建;通过轻柔的运动和操作使身体重塑	随机实验研究有限。 用于改善柔韧性和姿势,缓解腰背痛以及改善声带功能

FEV₁,第1秒用力呼气量

*其他疗法包括亚历山大疗法——用最小耗能使肌肉产生最大的效率以及缓解由不良姿势造成的问题;以及普拉提——通过运动和其他技巧强化姿势肌肉

From Rakel D, Rindfleisch A. Integrative medicine. In: Rakel RE, ed. Essential Family Medicine: Fundamentals and Case Studies. Philadelphia: Saunders; 2006, pp 132-141.

效果。然而关于顺势疗法对某些特定的临床疾病有效性的研究还太少，且实验质量参差不齐，却普遍低于非对抗医学的现有实验治疗"(p397)。

苏格兰格拉斯哥的 David Reilly 评论了过去十年中对顺势疗法的科学验证，他的突破性研究表明，顺势疗法对过敏性鼻炎比安慰剂更有效(Taylor et al., 2000)。考虑到以往的研究显示其整体效果比较乐观，且公众对其持续的期望，而且观察研究显示出有益的结果，Reilly(2005)指出，在传统照顾已经失败或出现了瓶颈、还没有传统治疗手段、传统治疗存在禁忌、不能耐受传统治疗或是患者不愿接受传统照顾的情况下，顺势疗法可以作为治疗选择。

与医学研究其他领域的一个重要区别是："需要考虑到两个方面：药物治疗的直接效果和治疗方法对患者的治疗效果。"(p30)。Reilly 相信顺势治疗(去掉"方法")对医疗实践的整体愿景有帮助，他总结道："顺势疗法的证据增强了临床医生和患者的经验知识，这一方法可以对照护提供有价值的贡献，尤其是将人作为整体看待并整合入传统知识方面"(p31)。

能量医学：补充和替代医学中的前沿科学

实践 CAM 对西方科学产生了诸多挑战。针灸是怎样起作用的？以及气是什么？顺势疗法降低药物剂量怎么会对生物系统产生影响？能量中心是什么？瑜伽及印度韦达养生学的整体又是什么？这些奥秘为我们发现新知识、拓展我们的治愈能力提供了机遇(附录12-3)。很多科学家正在展示生物物理学和生物磁学研究是如何解释包括人类在内的生物系统的细微能量。功能性磁共振成像和红外温度记录等先进技术展示出与经验主义知识惊人相似的客观影像(附录12-4)。

思想开放的科学家们正在努力通过将研究发现与临床实践相结合来在 CAM 世界与传统医学之间搭建桥梁(Oschman, 2002)。"让我们记录每一个神奇的线索。我们体内的信息系统中存在的许多现象是缺乏联系的，这在过去看起来非常令人费解，而我们应该对他们加以描述以链接这些点。它是对知觉、运动和愈合等重要功能负责的一个系统"(Oschman, 2003, p. xiv)。

总结

补充与替代医学是一个发展迅速的健康照顾领域，在美国有五分之二的成年人和九分之一的儿童接受该治疗。CAM 是一个包括多种方法和治愈哲学的多样化体系，它作为整合医学被纳入传统健康照顾。

CAM 对拓展当前研究模式以适应其对健康和治愈的多维度方法带来的研究挑战提供了机遇。IOM 和世界卫生组织(WHO)等重要组织均发出号召，呼吁科学团体为提高这一领域的先进知识和临床应用采取行动。尽管家庭医生、对患者进行整体照顾的专家与患者之间具有连续的、治疗的关系，他们仍是将安全有效的 CAM 更好的融入其患者的整个治疗过程以提高患者的健康的理想人选(表12-11)。最后，复杂的术语会减低整合医学进入家庭医学领域的必要性。

表 12-11　整合与替代治疗中的注意事项

1. 首先，无害
2. 如果患者只应用整合与替代治疗(CAM)而放弃有效的传统治疗，可能出现并发症
3. 从业者的医学法律文件以及认证资格非常重要，本章没有涉及这部分内容

主要治疗

- 补充鱼油可能对维持健康(Bucher et al., 2002; Wang et al., 2004)、治疗高脂血症(Balk et al., 2004)和类风湿关节炎(Fortin et al., 1995; MacLean et al., 2004)有益(推荐等级：A)。
- 针灸应该作为对慢性腰痛(Furlan et al., 2005; Yuan et al., 2008)、颈痛(Fu et al., 2009, Trinh et al., 2006)以及头痛(神经性、紧张性)(Linde et al., 2009a, 2009b)等常见疼痛的一种治疗选择(推荐等级：A)。
- 绿茶与降低卒中和心血管疾病有关(Kuriyama et al., 2006)并可能有助于预防乳腺癌(Sun et al., 2006a)、胃肠道肿瘤(Sun et al., 2006b)和前列腺癌(Kurahashi et al., 2008)。(推荐等级：B)
- 瑜伽可降低慢性腰痛患者的功能性障碍、疼痛和抑郁(Williams et al., 2009)(推荐等级：B)。
- 注重沟通可改善医生的幸福感并更完善以人为中心相关的照顾(Kearney et al., 2009; Krasner et al., 2009)(推荐等级：C)。

(于凯　陈迎　译)

附录

参考资料

Ahn AC, Kaptchuk TJ: Advancing acupuncture research, *Altern Ther Health Med* 11:40–45, 2005.

American Association of Retired Persons (AARP), National Center for Complementary and Alternative Medicine (NCCAM): *Complementary and Alternative Medicine: What People 50 and Older Are Using and Discussing with Their Physicians*, Consumer Survey Report; 2007.

American Holistic Medical Association (AHMA). About holistic medicine. www.holisticmedicine.org/. Accessed December 2009.

American Holistic Nursing Association (AHNA). Welcome. www.ahna.org/. Accessed December 2009.

Anandarajah G, Hight E: Spirituality and medical practice: using the HOPE questions as a practical tool for spiritual assessment, *Am Fam Physician* 63:81–89, 2001.

Astin JA: Why patients use alternative medicine: results of a national study, *JAMA* 279:1548–1553, 1998.

Astin JA, Shapiro SL, Eisenberg DM, Forys KL: Mind-body medicine: state of the science, implications for practice, *J Am Board Fam Pract* 16:131–147, 2003.

Balk E, Chung M, Lichtenstein A, et al: *Effects of omega-3 fatty acids on cardiovascular risk factors and intermediate markers of cardiovascular disease. Evidence Report/Technology Assessment No 93*, Rockville, MD, 2004, Agency for Healthcare Research and Quality.

Barnes PM, Bloom B, Nahin RL: *Complementary and alternative medicine use among adults and children: United States, 2007. National Health Statistics Reports No 12*, Hyattsville, MD, 2008, National Center for Health Statistics.

Barnes PM, Powell-Griner E, McFann K, Nahin RL: Complementary and alternative medicine use among adults: United States, 2002, *Adv Data* 343:1–19, 2004.

Beach MC, Roter D, Korthuis PT, et al: A multicenter study of physician mindfulness and health care quality, *Ann Fam Med* 11:421–428, 2013.

Benn R, Maizes V, Guerrera M, et al: Integrative medicine in residency: assessing curricular needs in eight programs, *Fam Med* 41:708–714, 2009.

Berman BM, Lao L, Langenberg P, et al: Effectiveness of acupuncture as adjunctive therapy in osteoarthritis of the knee: a randomized, controlled trial, *Ann Intern Med* 141:901–910, 2004.

Bondurant S, Sox HC: Mainstream and alternative medicine: converging paths require common standards, *Ann Intern Med* 142:149–150, 2005.

Briggs JP, Killen J: Perspectives on complementary and alternative medicine research, *JAMA* 310:691–692, 2013.

Bucher HC, Hengstler P, Schindler C, Meier G: N-3 polyunsaturated fatty acids in coronary heart disease: a meta-analysis of randomized controlled trials, *Am J Med* 112:298–304, 2002.

Dossey L: Samueli Conference on Definitions and Standards in Healing Research: working definitions and terms. In: Jonas WB, Chez RA, eds. Definitions and standards in healing research—first American Samueli symposium, *Altern Ther Health Med* (Suppl 9):A1–A104, 2003.

Egnew TR: The meaning of healing: transcending suffering, *Ann Fam Med* 3:255–262, 2005.

Eisenberg DM: Advising patients who seek alternative medical therapies, *Ann Intern Med* 127:61–69, 1997.

Eisenberg DM, Davis RB, Ettner SL, et al: Trends in alternative medicine use in the United States, 1990-1997: results of a follow-up national survey, *JAMA* 280:1569–1575, 1998.

Eisenberg DM, Kessler RC, Foster C, et al: Unconventional medicine in the United States: Prevalence, costs and patterns of use, *N Engl J Med* 328:246–252, 1993.

Eisenberg DM, Kessler RC, Van Rompay MI, et al: Perceptions about complementary therapies relative to convention therapies among adults who use both: results from a national survey, *Ann Intern Med* 135:344–351, 2001.

Elden H, Ladfors L, Olsen MF, et al: Effects of acupuncture and stabilizing exercises as adjunct to standard treatment in pregnant women with pelvic girdle pain: randomized single-blind controlled trial, *BMJ* 330:761–764, 2005.

Fortin PR, Lew RA, Liang MH, et al: Validation of a meta-analysis: the effects of fish oil in rheumatoid arthritis, *J Clin Epidemiol* 48:1379–1390, 1995.

Fortney L, Luchterhand C, Zakletskaia L, et al: Abbreviated mindfulness intervention for job satisfaction, quality of life, and compassion in primary care clinicians: a pilot study, *Ann Fam Med* 11:412–420, 2013.

Fu LM, Li JT, Wu WS: Randomized controlled trials of acupuncture for neck pain: systematic review and meta-analysis, *J Altern Complement Med* 15:133–145, 2009.

Furlan AD, van Tulder MW, Cherkin DC, et al: Acupuncture and dry needling for low back pain, *Cochrane Database Syst Rev* (1):CD001351, 2005.

Gordon JS, Jaffe DT, Bresler DE, editors: *Mind, body and health: toward an integral medicine*, New York, 1984, Human Sciences Press.

Institute of Medicine (IOM): *Complementary and alternative medicine in the United States*, Washington, DC, 2005, National Academies Press.

Institute of Medicine (IOM): *Integrative medicine and the health of the public: a summary of the February 2009 summit*, Washington, DC, 2009, National Academies Press. http://www.iom.edu/Reports/2009/Integrative-Medicine-Health-Public.aspx.

Jonas WB, Kaptchuk TJ, Linde K: A critical overview of homeopathy, *Ann Intern Med* 138:393–399, 2003.

Kaptchuk TJ: Acupuncture: theory, efficacy, and practice, *Ann Intern Med* 136:374–383, 2002.

Kaptchuk TJ, Eisenberg DM: Varieties of healing. 1. Medical pluralism in the United States, *Ann Intern Med* 135:189–195, 2001a.

Kaptchuk TJ, Eisenberg DM: Varieties of healing. 2. A taxonomy of unconventional healing practices, *Ann Intern Med* 135:196–204, 2001b.

Kastorini CM, Milionis HJ, Esposito K, et al: The effect of Mediterranean diet on metabolic syndrome and its components: a meta-analysis of 50 studies and 534,906 individuals, *J Am Coll Cardiol* 15:1299–1313, 2011.

Kearney MK, Weininger RB, Vachon MLS, et al: Self-care of physicians caring for patients at the end of life, *JAMA* 301:1155–1163, 2009.

Kelly RB: Acupuncture for pain, *Am Fam Physician* 80:481–484:506, 2009.

Kelly BF, Sicilia JM, Forman S, et al: Advanced procedural training in family medicine: a group consensus statement, *Fam Med* 41:398–404, 2009.

Kinney C: *Three Questions*, Galveston, 1999, University of Texas, School of Nursing.

Krasner MS, Epstein RM, Beckman H, et al: Association of an educational program in mindful communication with burnout, empathy, and attitudes among primary care physicians, *JAMA* 302:1284–1293, 2009.

Kurahashi N, Sasazuki S, Iwasaki M, JPHC Study Group, et al: Green tea consumption and prostate cancer risk in Japanese men: a prospective study, *Am J Epidemiol* 167:71–77, 2008.

Kuriyama S, Shimazu T, Ohmori K, et al: Green tea consumption and mortality due to cardiovascular disease, cancer, and all causes in Japan: the Ohsaki Study, *JAMA* 296:1255–1265, 2006.

Lee R, Kligler B, Shiflett S: Integrative medicine: basic principles. In Kligler B, Lee R, editors: *Integrative medicine: principles for practice*, New York, 2004, McGraw-Hill, p 10.

Linde K, Allais G, Brinkhaus B, et al: Acupuncture for tension-type headache, *Cochrane Database Syst Rev* CD007587, 2009a.

Linde K, Allais G, Brinkhaus B, et al: Acupuncture for migraine prophylaxis, *Cochrane Database Syst Rev* CD001218, 2009b.

Linde K, Jonas WB: Evaluating complementary and alternative medicine: the balance of rigor and relevance. In Jonas WB, Levin JS, editors: *Essentials of complementary and alternative medicine*, Philadelphia, 1999, Lippincott, Williams & Wilkins, pp 57–71.

MacLean CH, Mojica WA, Morton SC, et al: *Effects of omega-3 fatty acids on lipids and glycemic control in type ii diabetes and the metabolic syndrome and on inflammatory bowel disease, rheumatoid arthritis, renal disease, systemic lupus erythematosus, and osteoporosis. Evidence Report/Technology Assessment No 89*. AHRQ Pub No 04-E012-1, Rockville, Md, 2004, Agency for Healthcare Research and Quality.

Manheimer E, White A, Berman BM, et al: Meta-analysis: acupuncture for low back pain, *Ann Intern Med* 142:651–663, 2005.

Lebensohn P, Kligler B, Dodds S, et al: Integrative medicine in residency education: developing competency through online curriculum training, *J Grad Med Educ* 3(1):76–82, 2012.

Locke AB, Gordon A, Guerrera MP, et al: Recommended integrative medicine competencies for family medicine residents, *Explore: The Journal of Science and Healing* 9(5):308–313, 2013.

Mitka M: Government unveils new food pyramid—critics say nutrition tool is flawed, *JAMA* 293:2581–2582, 2005.

Nahin RL, Strauss SE: Research into complementary and alternative medicine: problems and potential, *BMJ* 222:161–164, 2001.

Narendran S, Nagarathna R, Narendran V, et al: Efficacy of yoga on pregnancy outcome, *J Altern Complement Med* 11:237–244, 2005.

National Center for Complementary and Alternative Medicine (NCCAM). Nccam Priority Setting: Framework and Other Considerations. http://nccam.nih.gov/grants/priorities. Accessed October 2009.

National Center for Complementary and Alternative Medicine (NCCAM). Time to talk. Available at http://nccam.nih.gov/timetotalk/. Accessed December 2014.

National Institutes of Health (NIH): Consensus Statement Conference. Acupuncture, *JAMA* 280:1518–1524, 1998. http://consensus.nih.gov/1997/1997Acupuncture107html.htm.

Nielsen A, Hammerschlag R: Acupuncture and East Asian medicine. In Kligler B, Lee R, editors: *Integrative medicine—principles for practice*, New York, 2004, McGraw-Hill.

Oh R: Practical applications of fish oil (omega-3 fatty acids) in primary care, *J Am Board Fam Pract* 18:28–36, 2005.

Oschman JL: *Energy medicine: the scientific basis*, Edinburgh, 2002, Churchill Livingstone.

Oschman JL: *Energy medicine in therapeutics and human performance*, New York, 2003, Butterworth-Heinemann.

Puchalski C, Romer AL: Taking a spiritual history allows clinicians to understand patients more fully, *J Palliat Med* 3:129–137, 2000.

Rakel D: The anti-inflammatory diet. In Rakel D, editor: *Integrative medicine*, Philadelphia, 2003, Saunders.

Rakel D, Rindfleisch A: Integrative medicine. In Rakel D, editor: *Essential family medicine: fundamentals and case studies*, Philadelphia, 2006, Saunders.

Rakel D, Weil A: Philosophy of integrative medicine. In Rakel D, editor: *Integrative medicine*, Philadelphia, 2003, Saunders, pp 3–10.

Reilly D: Homeopathy: increasing scientific validation, *Altern Ther Health Med* 11:28–31, 2005.

Schneider C, Segre T: Green tea: potential health benefits, *Am Fam Physician* 79:591–594, 2009.

Schiltz M: The integral impulse: An emerging model for health and healing. In Schlitz M, Amorok T, Micozz MS, editors: *Consciousness and healing: integral approaches to mind-body medicine*, St Louis, 2005, Churchill Livingstone, pp xxx–xxxi.

Shanafelt TD: Enhancing meaning in work: a prescription for preventing physician burnout and promoting patient-centered care, *JAMA* 302:1338–1340, 2009.

Sierpina VS: How to talk to patients about integrative care. In *Integrative health care—complementary and alternative therapies for the whole person*, Philadelphia, 2001, FA Davis.

Sierpina VS, Sierpina M: Spirituality and health. In Kligler B, Lee R, editors: *Integrative medicine: principles for practice*, New York, 2004, McGraw-Hill, pp 301–310.

Sun CL, Yuan JM, Koh WP, Yu MC: Green tea, black tea and breast cancer risk: a meta-analysis of epidemiological studies, *Carcinogenesis* 27:1310–1315, 2006a.

Sun CL, Yuan JM, Koh WP, Yu MC: Green tea, black tea and colorectal cancer risk: a meta-analysis of epidemiologic studies, *Carcinogenesis* 27:1301–1309, 2006b.

Taylor MA, Reilly D, Llewellyn-Jones RH, et al: Randomized controlled trial of homeopathy versus placebo in perennial allergic rhinitis with overview of four trial series, *BMJ* 321:471–476, 2000.

Trinh KV, Graham N, Gross AR, et al: for the Cervical Overview Group. Acupuncture for neck disorders, *Cochrane Database Syst Rev* (3):CD004870, 2006.

Vickers AJ, Cronin AM, Maschino AC, et al: Acupuncture for chronic pain, *Arch Intern Med* 172:1444–1453, 2012.

Wang C, Chung M, Lichtenstein A, et al: *Effects of omega-3 fatty acids on cardiovascular disease. Evidence Report/Technology Assessment No 94. AHRQ Pub No 04-E009-1*, Rockville, Md, 2004, Agency for Healthcare Research and Quality.

White House Commission on Complementary and Alternative Medicine Policy (WHCCAMP) Report, March 2002. http://www.whccamp.hhs.gov. Accessed December 2009.

Wilber K: The integral vision of healing. In Schlitz M, Amorok T, Micozzi MS, editors: *Consciousness and healing: integral approaches to mind-body medicine*, St Louis, 2005, Churchill Livingstone, pp xv–xxxv.

Williams LK: Balancing the risks and benefits of fish consumption [letter], *Ann Intern Med* 143:946–949, 2005.

Williams K, Abildso C, Steinberg L, et al: Evaluation of the effectiveness and efficacy of Iyengar yoga therapy on chronic low back pain, *Spine* 34:2066–2076, 2009.

World Health Organization (WHO): *Traditional Medicine Strategy 2014-2023*, 2013, World Health Organization. Accessed February 2014.

Yuan J, Purepong N, Kerr DP, et al: Effectiveness of acupuncture for low back pain: a systematic review, *Spine* 33:E887–E900, 2008.

网络资源

http://www.abpsus.org/integrative-medicine American Board of Integrative Medicine credentials physicians in the field of integrative medicine.

www.integrativemedicine.arizona.edu Arizona Center for Integrative Medicine. Offers innovative education in integrative medicine.

www.imconsortium.org Consortium of Academic Health Centers for Integrative Medicine. Includes 57 member institutions throughout North America who are advancing the field of integrative medicine in the domains of education, research, and clinical care.

www.nccam.nih.gov National Center for Complementary and Alternative Medicine, part of the National Institutes of Health (NIH). Offers excellent complementary and alternative medicine (CAM) resources for both patients and clinicians.

http://nccam.nih.gov/timetotalk/ "Time to Talk." NCCAM's educational campaign to encourage patients and clinicians to discuss their use of CAM. Download a toolkit for your office.

http://apps.who.int/iris/bitstream/10665/92455/1/9789241506090_eng.pdf World Health Organization (WHO) 10-year plan for Traditional and Complementary Medicine (T&CM).

附录12-1　补充与替代医学术语表

针灸　通过多种技术刺激人体解剖点的程序体系。美国的针灸实践是将中国、日本、韩国及其他国家的传统医学相结合。科学研究最多的针灸技术包括应用金属细针穿透皮肤，以上过程为徒手操作或电刺激。

亚历山大疗法　通过改善姿势和行为来指导和教育的行动疗法。其目的旨在教会患者如何有效地运用肌肉改善身体的整体功能。作为CAM，亚历山大疗法被用于治疗腰痛和帕金森病的症状。

替代治疗提供者，替代治疗实践者　具有替代医疗健康实践相关丰富知识的人。这个人对其应用提供照顾或给予建议，且通常接受酬劳。对于一些实践，提供者可能接受了相关专业协会或董事会的正式的培训和认证。例如生物反馈（生物反馈治疗）实践者通常已经接受了心理和生理上的培训，并接受了美国生物反馈认证机构的认证。

印度韦达养生学　几千年前起源于印度的医学系统。在美国，印度韦达养生学被认为是CAM和整体医学系统中的一类。与其他这样的系统一样，它是基于健康和疾病理论并进行预防、管理、或治疗健康问题。印度韦达养生学旨在对身体、想法和精神进行整合与平衡（因此一些观点将其看作"整体"）。这种平衡被认为可以使人满意并有益健康，且可帮助预防疾病。然而，印度韦达养生学也针对某些生理或精神方面的特定健康问题提供治疗建议。印度韦达养生学实践的主要目标是净化身体中可能导致疾病的物质，而这也被认为能够帮助恢复协调与平衡。

生物反馈　是利用简单的电子仪器指导客户如何有意识地调节呼吸、心率和血压等机体功能以促进整体健康的一种技术。生物反馈可减少压力、缓解头痛、修护肌肉损伤、控制哮喘急性发作以及缓解疼痛。

神物铺子　传统治疗师有时提供与精神干预相关的治疗产品。

螯合作用　将某一物质与金属或矿物质等分子相紧密连接，以使这些分子能够被例如身体这种系统中移除的化学过程。在医学界，螯合物已被科学证明能够清除体内废物或有毒金属。例如一个中毒的患者可接受螯合治疗，使体内的废物在对身体产生伤害之前

及时被清除。

脊椎按摩疗法　通过调节脊柱和关节影响机体的神经系统和天然免疫系统以减轻疼痛促进健康的一种治疗方法。它最初被用于治疗背部疾病、神经系统炎症、肌肉痉挛和其他创伤。

正骨治疗　专注于机体的结构与功能之间联系（主要是脊柱）的一种治疗方法。脊柱按摩的医师也被称为脊医或脊柱按摩师，他们用一种被称为操作（或调理）的手法治疗作为主要临床治疗形式。

补充与替代医学　在美国医学院非常规教授且在美国医院不做常规治疗的一种治疗方式。被称为整合医学，治疗包括针灸、脊椎按摩治疗、放松技术、按摩治疗和中药制剂等。他们是由美国国家补充和替代医学中心定义，作为一个多样化的医疗保健卫生系统，目前的实践和产品不被看作是传统医学的一部分。

巫医　传统民间治疗师的一种。最初起源于拉丁美洲，利用超自然力量、草药和其他自然医学专门从事对疾病的治疗。

深呼吸　通过鼻腔缓慢而深吸气，通常持续10秒，然后在同样的时间内缓慢而完全地吐气。每次重复5～10次，每天重复数次。

能量疗法　通过医生的手将治愈能量注入客户的身体以恢复正常的能量平衡并恢复健康。能量疗法被广泛应用于各种各样轻微的疾病和健康问题，并常与其他补充与替代医学治疗同时应用。

巫医　评估患者状况并给予患者草药或宗教的护身符来改善其身体与精神健康或帮助其克服其个人的某些问题的传统治疗师。

费登奎斯法　利用对患者进行身体协调性和运动的一种运动疗法。实践者在一对一课程或集体课程中利用口头指导和轻触来教授这种方法。其目的是帮助一个人对其身体在空间中如何运动更敏感并促进生理功能。

引导意向　多种放松技巧均利用具体想象的视觉化，这些想象多为平静的自然界。如果用于治疗，这个人应该想象其身体摆脱了某一特殊问题或疾病。疗程多为每周数次，每次20～30分钟。

赫雷罗人 传统治疗师或实践者,对植物的医用价值十分了解,通常被称为 *yerbera*。

顺势疗法 一种医学实践体系,它基于可使一个健康人产生疾病症状的任何事物也可使一个患者的这些症状消失的理论。例如给予一个失眠的人顺势治疗剂量的咖啡。顺势治疗药物的剂量小,并多来自自然界,包括植物、金属、矿物质等。

催眠 改变意识状态以提高对建议的接受度。催眠状态首先需要机体放松,然后按照催眠师的指导,将注意力转移到一个范围更小的事物或想法上。这一过程被用于产生积极的改变和治疗多种健康问题,包括溃疡、慢性疼痛、轻微的呼吸系统疾病、压力和头痛。

增寿饮食 低脂饮食强调粗粮和蔬菜等食物、限制液体摄入;其重中之重是摄入新鲜的非加工食物。

按摩 对肌肉和结缔组织进行手法操作以增进这些组织的功能并促进放松与健康。

冥想 多数起源于东方宗教或精神传统的一组技巧。冥想时,人们学着关注自己的注意力并使占据她们精神的意识流减缓。这一实践被认为可产生更大程度的生理放松、精神平和和心理平衡。实施冥想可以改变一个人思想情感和意识。

美国本土治疗师 利用来自"精神世界"的信息造福社区的传统治疗师;患者常从他们那里寻求疾病的解脱或线索,或精神指导;也称为巫医。

自然疗法 提出一种治愈力量在体内建立、维护和恢复健康的替代医学系统。实践者的工作是通过营养或生活方式咨询、饮食补充、药用植物、锻炼、顺势疗法和中医(TCM)等治疗向患者提供这种力量。

非微生物亦非矿物质的自然产品 这些自然产品经口摄入,包含维生素和矿物质以外的饮食成分,对饮食进行补充;包括草药或草药治疗(单一草药或复方制剂)、其他植物性药材(如豆类或亚麻制品)以及饮食物质(如酶)。其中最受欢迎的是紫锥菊、银杏、人参、野甘菊、大蒜、卡瓦酒和锯棕榈;大蒜被用于治疗发热、咽痛、消化系统疾病和动脉粥样硬化。

欧尼饮食 用于控制食物种类但不限制卡路里摄入,用以减轻体重和保持健康的一种高纤维、低脂肪素食方式。可在任何一餐食用水果、豆类、谷物和蔬菜;脱脂乳制品如脱脂牛奶、脱脂奶酪和蛋白可适当食用。油、牛油果、坚果和种子以及肉类需避免食用。

正骨治疗 全身系统的手法技术,用于缓解疼痛、恢复功能和促进健康状态。

普拉提 应用体力活动尤其是特定姿势增强和建立肌肉控制力的一种运动疗法。关注呼吸和精准控制运动是普拉提的全部内容。如果可能,也应用一些特殊的器械。

逐渐放松 用于缓解系统性紧张和压力并放松肌肉群的技巧。

气功 古老的中国运动形式,结合柔和的生理活动、精神集中和深呼吸以达到身体的特定部位。这项运动通常每周2次或多次、每次30分钟。

灵气疗法 起源于日本的能量医学实践。实践者将手放在接受治疗者的身上或附近,以传输"气"- 一种生命能量。

萨满 作为不可见的精神世界与物质世界之间的媒介的传统治疗师。多数知识来源于与其相连接的精神世界,并应用这些信息进行占卜、影响自然事件和治愈患病或受伤的人。

Sobador 使用按摩技巧来治疗患者的传统治疗师。

太极 作为武术艺术起源于中国的一种心 - 身实践。实践者在深呼吸和沉思的同时缓慢轻柔的移动身体(太极有时被成为移动的冥想)。许多实践者相信太极能够帮助一种被成为"气"的重要能量流遍全身。练太极的人在一种缓慢、放松和优雅的状态下完成一些运动身体的活动。可单人训练或集体训练。这些活动构成所谓的运动形式(或历程)。

传统治疗师 应用基于原始的理论、信仰或经验的古老医疗实践并世代相传的人。传统治疗师运用的任何一种方法都揭示了该种疗法的不同哲学背景和文化起源。

整合精神物理学的载体 实践者运用一系列轻柔的有节律的动作运动关节的一种运动疗法。他们也指导生理和心理自我保健运动以加强身体的适当活动。其目的是缓解生理紧张增加身体活动度。作为 CAM 的一个例子是其用于治疗慢性头痛。

素食主义 素食主义完全拒绝肉类,无论红肉或白肉。对非肉类食物的要求多种多样。例如一些素食饮食限制植物产品,而另一些限制鸡蛋和乳制品。另有一些另类的要求限制生的水果,有时还有坚果或蔬菜。最后,许多素食饮食严禁酒精、糖、咖啡因或加工食品。

Yerbera 实践者对植物的医用价值有所了解,也被称为 *hierbero*。

瑜伽 呼吸运动、身体姿势和冥想相结合使神经系统平静并达到身体、思想和精神的平衡。每次课程45分钟,每周一次(或更频繁)。

附录 12-2　心 - 身实验和正念研究: 正念冥想练习

目录

有意识地呼吸（大约 15 分钟）将这种呼吸融入生活中的每一天

产品

授权 1999
导演 Saki F. Santorelli，EdD
正念医学中心、卫生保健机构及团体
University of Massachusetts Medical School 55 Lake Avenue NorthWorcester，MA http://www.umassmed.edu/content.aspx?id=41252

关于正念医学中心

由 Saki F. Santorelli 博士设计，正念中心在心 - 身医学领域处于创新性的领导地位，将正念整合到现代社会生活的关键领域，其中包括主流医学、健康照顾、学术医疗专业教育、公共和私立学校教育、企业和非营利组织领导层以及服务社会的广泛领域。

中心自 1995 年成立以来便成为广受好评的减压诊所，并采纳乔恩•卡巴金博士于 1979 年建立的历史最悠久、规模最大的以学术医疗为中心的减压项目。30 多年来，该中心一直致力于对正念的潜在效果的理解和正念起作用的机制方面的主动研究项目，出版许多同行评议论文以及科学书籍。该中心每年均举办国际性学术会议并邀请来自六个国家的专家学者参加。

30 多年的历程中，20 000 多人完成了减压项目。他们来自 5000 多名医生的推荐以及自荐。同样地，9000 名健康照顾专家和教育家也参与了 *Oasis* 培训——隶属于该中心的以正念为基础的专业教育与创新机构。与此同时，该中心还开展了一系列的针对公司领导、政府和非营利组织、教育家、律师和法官、囚犯和监狱工作人员、神职人员以及奥运会和职业运动员的创新项目。

这项工作在全球范围内创造了 250 多家正念为基础的减压项目（MBSR），并激励了世界各地研究人员参与到 MBSR 以及其他正念为基础的干预过程的调查研究。中心的工作已被收录在 PBS 比尔•莫耶斯的纪录片"治疗和心灵"（发表于 NBC 日报）、并且在美国广播公司晚间新闻和纪事以及奥普拉•温弗瑞脱口秀中均有播出。

参考文献来源于正念中心的医学、健康照顾和社团及其他研究人员

Davidson RJ, Kabat-Zinn J, Schumacher J, et al: Alterations in brain and immune function produced by mindfulness meditation, *Psychosom Med* 65:564–570, 2003.

Epstein RM: Mindful practice, *JAMA* 282:833–839, 1999.

Greeson JM: Mindfulness research update: 2008, *Complement Health Pract Rev* 14:10–18, 2009.

Hölzel BK, Carmody J, Vangel M, et al: Mindfulness practice leads to increases in regional brain gray matter density, *Psychiatry Res* 19:36–43, 2011.

Kabat-Zinn J: *Full catastrophe living: using the wisdom of your body and mind to face stress, pain and illness*, New York, 1990, Delacorte.

Kabat-Zinn J: Psychosocial factors in coronary heart disease: their importance and management. In Ockene IS, Ockene J, editors: *Prevention of coronary heart disease*, Boston, 1993, Little, Brown.

Kabat-Zinn J: *Wherever you go, there you are: mindfulness meditation in everyday life*, New York, 1994, Hyperion.

Kabat-Zinn J: Mindfulness-based interventions in context: past, present, and future, *Clin Psychol Sci Pract* 10:144–156, 2003.

Kabat-Zinn J: *Coming to our senses: healing ourselves and the world through mindfulness*, New York, 2005, Hyperion.

Krasner MS, Epstein RM, Beckman H, et al: Association of an educational program in mindful communication with burnout, empathy, and attitudes among primary care physicians, *JAMA* 302:1284–1293, 2009.

附录 12-3　能量治疗形式 *

能量形式	描述与评论
经络基础疗法	经络是遍布全身的能量通路。该通路上的点相互连接、相互影响。运用各种办法使经络上的能量失衡得以恢复
针灸	用针刺入经络中的关键点位
穴位按压	关键穴位的按压
电针刺	电流通过经络穴位。也可应用激光、音叉的声音和其他能源
认知领域的情感解放技术	利用各种穴位来释放消极情绪能量
能量场或脉轮平衡	该项技术的基础是"能量体"的概念。能量体的变化可反应生物体或脉轮的变化。七个主要脉轮来自于身体中心产生的能量旋涡。小的脉轮也存在于漩涡之中。围绕着身体能量场（如气环）可被治疗师的行为所影响
极性治疗	基于 Randolph Stone 的工作，这项技术能够结合饮食、运动和其他技术使能量场健康达到优化
灵气	起源于日本，在美国有多所学校。受训者接受一系列"协调"，能够使他们将宇宙治愈力量传给他人。能量被认为将流向最需要它的地方
治疗性碰触	由一位名为 Krieger 的护士于 20 世纪 70 年代创立，目前已有超过 50 000 名实践者从事专门的健康保健工作。主要用手来平衡体内的能量流和脉轮
治愈性碰触	由一位名为 Mentgen 的注册护士于 20 世纪 80 年代创立。该技术基于治疗性碰触原理和 Brennan、Bruyere 及其他人的工作。它要求完成标准化操作
其他治疗学校和技术	包括 Barb Brennan 和 Rosalyn Bruyere 的技术。他们专注于以治疗师的经验体系为基础的更具描述性的能量治疗方法
其他能量治疗形式	
精油	多种花卉被认为具有不同的保健功效
眼球运动释放法	迅速左右移动眼球或进行左右交替点振运动用于释放失衡的能量
色彩疗法	应用各种色彩影响能量场
音乐或声音疗法	将与各种能量漩涡相关的声音用于治疗
运动疗法	太极和气功融入了各种运动来改变能量形式或体内能量储备上限
相关性治疗	这些技术的理论基础是身体的特定部位反映了其他部位。关注于某一特定区域，可达到整体治疗效果。反射疗法中，脚上的特定部位被认为与身体的不同部位相关，应用基础精油对其进行按摩或治疗。在虹膜学说中，虹膜被认为能够反映身体的各个部位，通过观察虹膜给出诊断
磁性治疗	磁性作用于身体的各个部位
萨满治疗	通常被归为能量治疗的对立面——"精神治疗"。萨满凭直觉判断健康问题的来源，然后举行仪式，给予帮助；进行精神世界之旅；以及其他有利健康的技术

Modified from Rakel D, Rindfleisch A. Integrative medicine. In: Rakel RE, ed. Essential family medicine: fundamentals and case studies. Philadelphia: Saunders; 2006, pp 132-141.

* 这张表并不全面。许多整合与替代医学治疗可以被认为是能量的一部分。所有医疗系统，如印度韦达、传统中医（TCM）和顺势疗法，其方法也是以能量为基础。瑜伽和多种形式的冥想也与有意识的能量运行有关

附录 12-4 针灸研究和发现要点

1. Pomeranz B. Scientific research into acupuncture for the relief of pain. J Altern Complement Med. 1996; 2: 53-60.

2. Langevin H, Yandow J. The relationship of acupuncture points and meridians to connective tissue planes. Anat Rec. 2002; 269: 257-265.

3. Lagevin M, Churchill D, Cipolla M. Mechanical signaling through connective tissue: a mechanism for the therapeutic effect of acupuncture. FASEB J. 2001; 15: 2275-2282.

4. Cho ZH, Chung SC, Jones JP, et al. New findings of the correlation between acupoints and corresponding brain cortices using functional MRI. Proc Natl Acad Sci USA. 1998; 95: 2670-2673. 所有图片由美国国家科学院提供。这是第一个直接报道脑 - 穴位关系（即针刺某一特殊穴位对脑产生特异性影响）的研究。功能性核磁共振（fMRI）对作为神经元活动指标之一的血氧变化敏感，其近年来的发展使其可用于多个穴位与脑特定区域功能的定性研究（附图 12-4）。

如古代针灸文献所预测的，位于足部外侧的膀胱经络点能够影响视觉功能（A and B）（附图 12-5）。

fMRI 显示视觉刺激 shows visual stimulation（A = 光亮照眼睛）和穴位刺激（B = 点 VA1）与非穴位刺激（C = 对照）的比较（附图 12-6）。注意，与非穴位刺激相比，视觉和穴位刺激导致的 fMRI 表现相似。

经由穴位 VA1、VA3 和 VA8 刺激后激活的区域（附图 12-5）位于原始视觉皮质（如枕叶）。由这一结果可推测，穴位刺激或激活相应的中枢神经系统可调节病变部位神经递质的化学和激素释放最终达到治疗目的。

5. Schlebusch KP, Walburg MO, Popp FA. Biophotonics in the infrared spectral range reveal acupuncture meridian structure of the body. J Altern Complement Med. 2005; 11: 171-173. 该研究首次显示了人体结构中有针灸经络存在的证据。身体经艾灸后（如穴位附近在燃烧艾草或草本艾属植物）或相似的 3～5um 光刺激后，在体表出现光通道。这与传统中医教科书中的经络相一致。这些表现可以证实穴位经络的存在，并有助于理解能量在人体中运行的动力学。活性物质很可能不是固态的，而是以电活性存在。

下图的膀胱经和胃经有助于红外线温感定位（附图 12-7），胃经由腿和躯干前部向上直至面部区域侧面；仅右侧可见。

红外热图像演示光通道，与经络相一致（附图 12-8 和附图 12-9），经络结构在艾灸后显现。A，热源在患者左腿附近。B，另一边出现了镜像经络影像。

膀胱经在背部由脊柱两侧向下回到腿部。附图 12-10 显示左侧膀胱经。艾灸后沿膀胱经走行的结构。

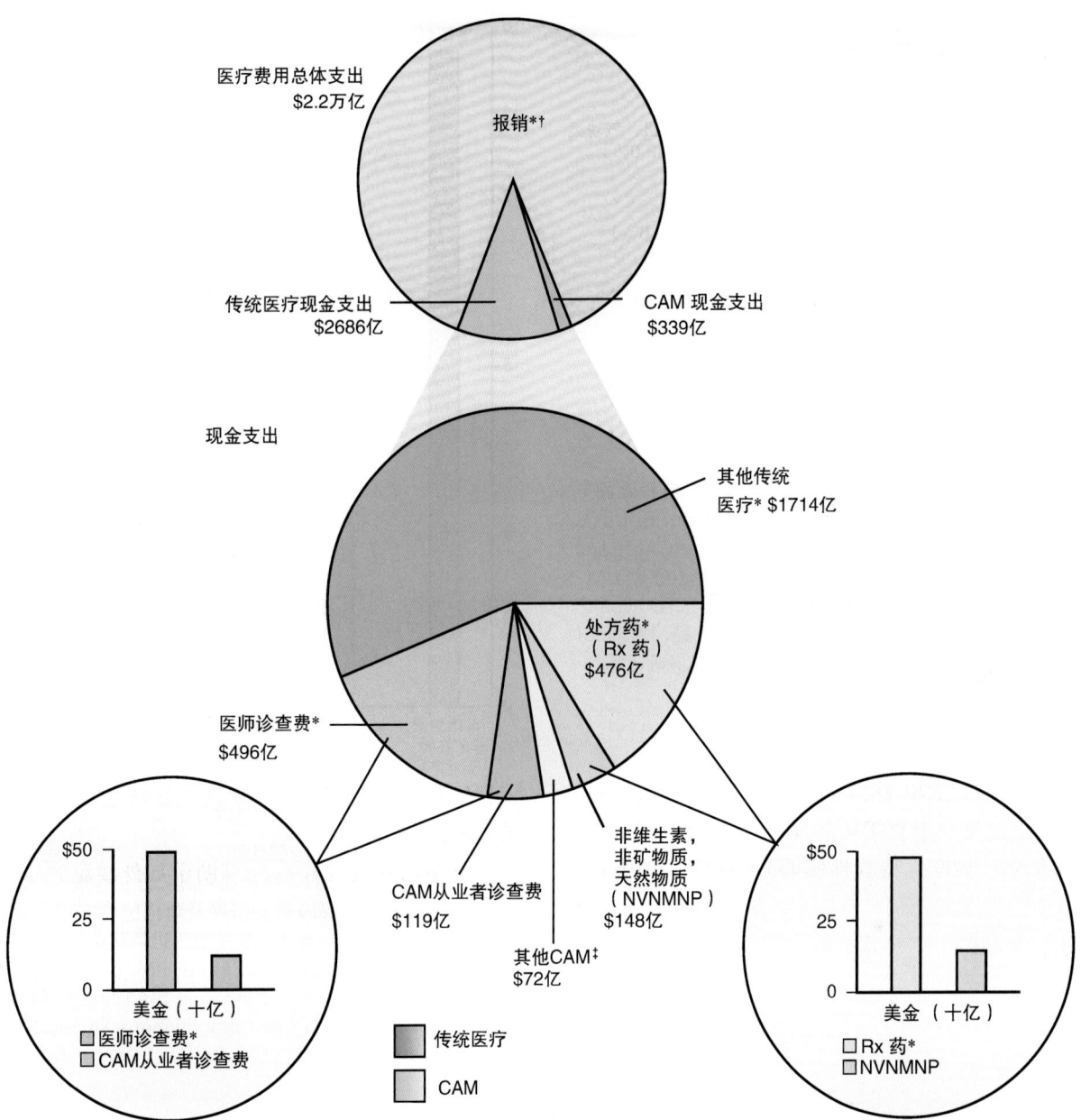

附图 12-1　传统健康照护和整合与替代医学（CAM）的卫生保健和现金总支出。*2007 年美国国家卫生支出数据。美国卫生和公共服务部，医疗保险和医疗补助服务中心的网站。2009 年六月获得。http://www.cms.hhs.gov/NationalHealthExpendData/o2_NationalHealthAccounctsHistorical.asp#TopofPage. † 报销支出包括雇主和个人的私人保险、医疗保险、医疗补助、美国国家儿童健康保险计划、其他私人和公共支出，和部分 CAM。‡ 其他 CAM 包括瑜伽、太极、气功；顺势疗法；放松技术（From Nahin RL, Barnes PM, Bloom E. Costs of complementary and alternative medicine [CAM] and frequency of visits to CAM practitioners: United States, 2007. Hyattsville, MD: CDC-National Center for Health Statistics, 2009.）

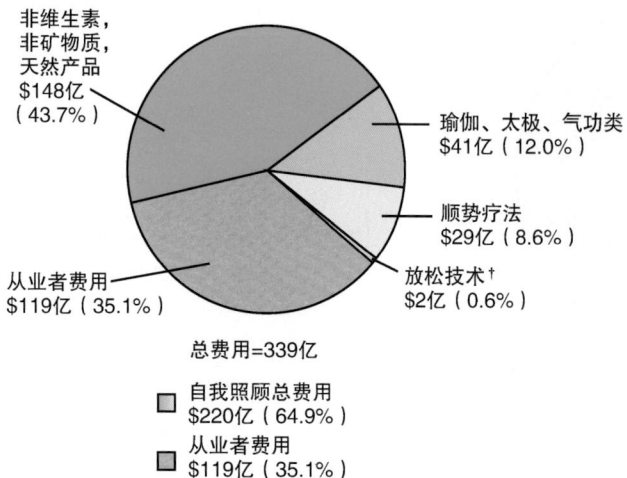

附图 12-2 整合与替代医学（CAM）现金花费：自我照顾与从业者花费（From Nahin RL, Barnes PM, Bloom E. Costs of complementary and alternative medicine [CAM] and frequency of visits to CAM practitioners：United States, 2007. Hyattsville, MD：CDC-National Center for Health Statistics, 2009.）* 自我照顾花费包括 CAM 产品、种类和材料。† 放松技术包括冥想、引导意向、逐渐放松和深呼吸练习

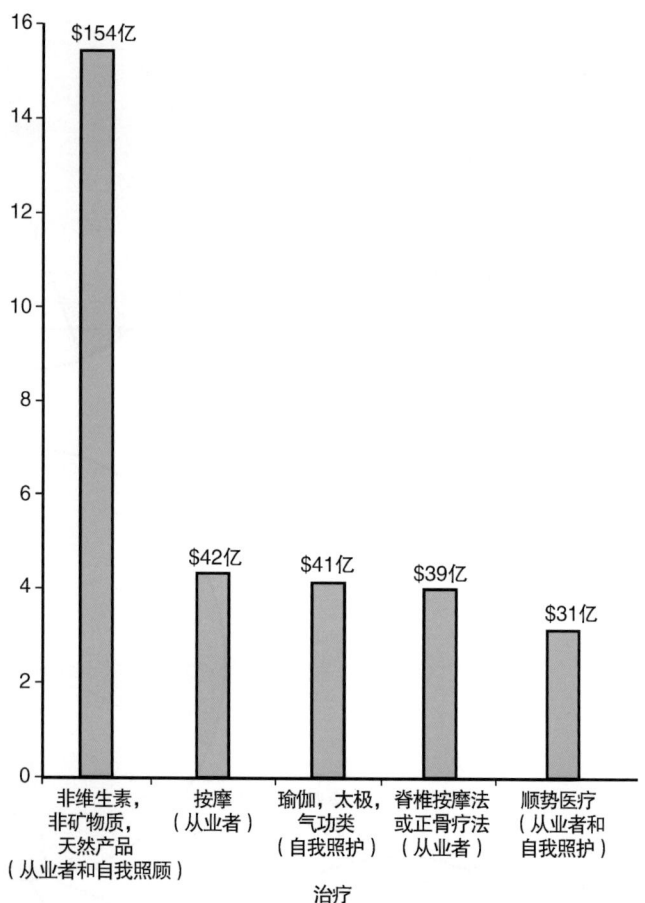

附图 12-3 选择补充与替代医学（CAM）治疗的现金花费。非维生素、非矿物质的天然产品和顺势疗法包括 CAM 从业者费用和 CAM 产品消费。按摩及脊椎按摩法和正骨疗法只包含从业者费用。瑜伽、太极和气功类花费只包括 CAM 产品花费（From Nahin RL, Barnes PM, Bloom E. Costs of complementary and alternative medicine [CAM] and frequency of visits to CAM practitioners：United States, 2007. Hyattsville, MD：CDC-National Center for Health Statistics, 2009.）

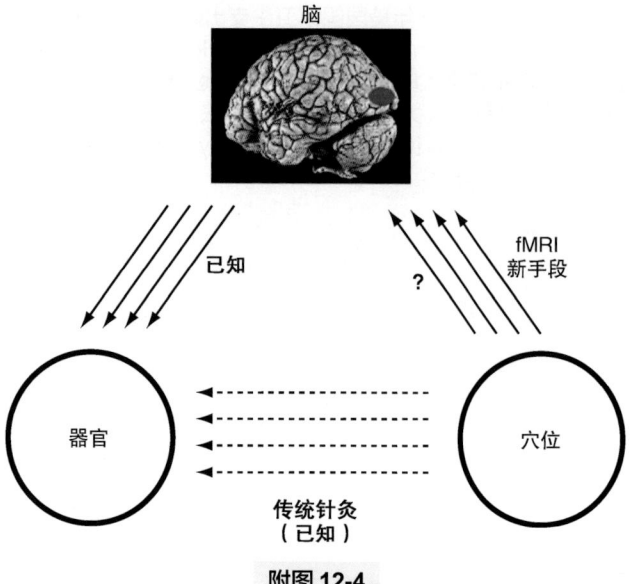

附图 12-4

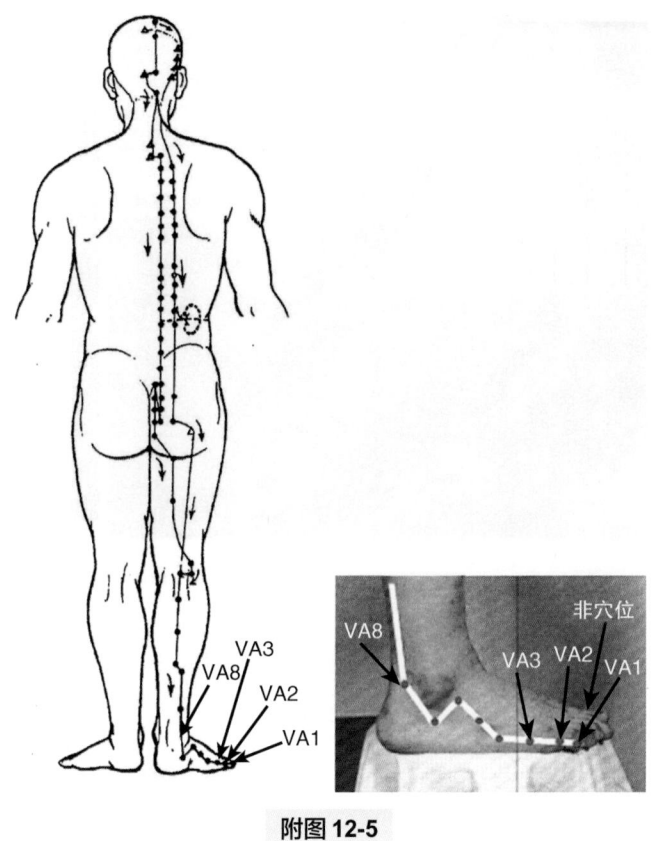

附图 12-5

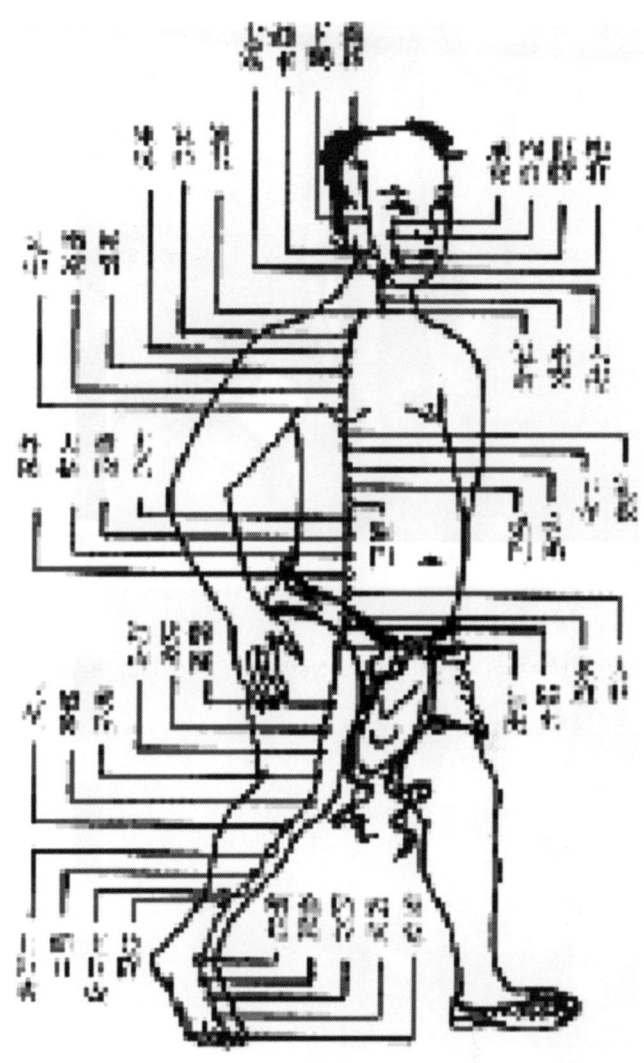

附图 12-7

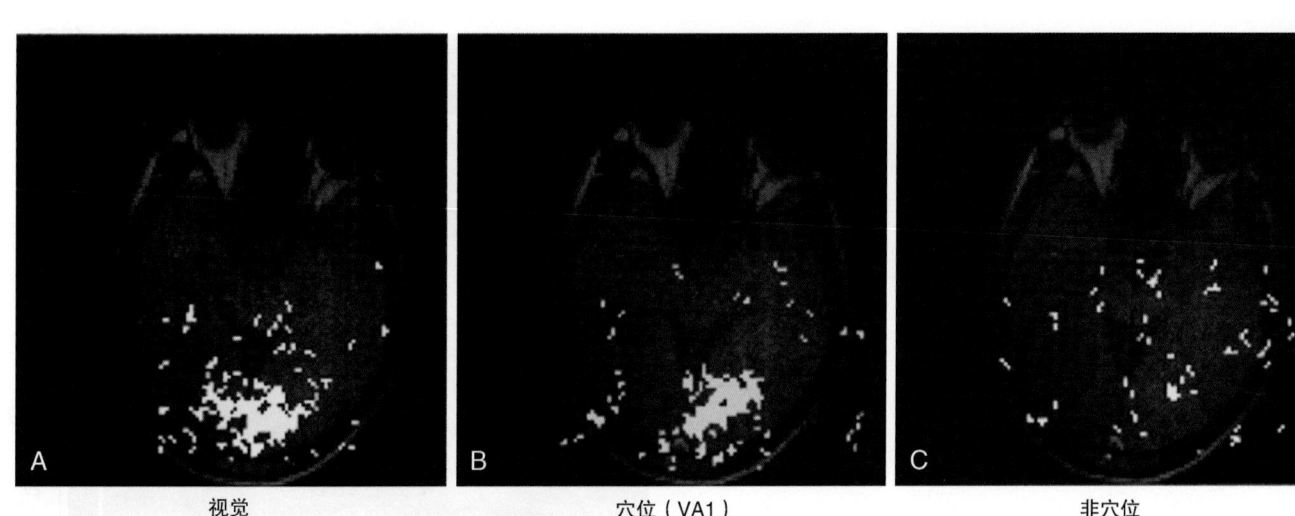

A　视觉　　B　穴位（VA1）　　C　非穴位

志愿者1

附图 12-6

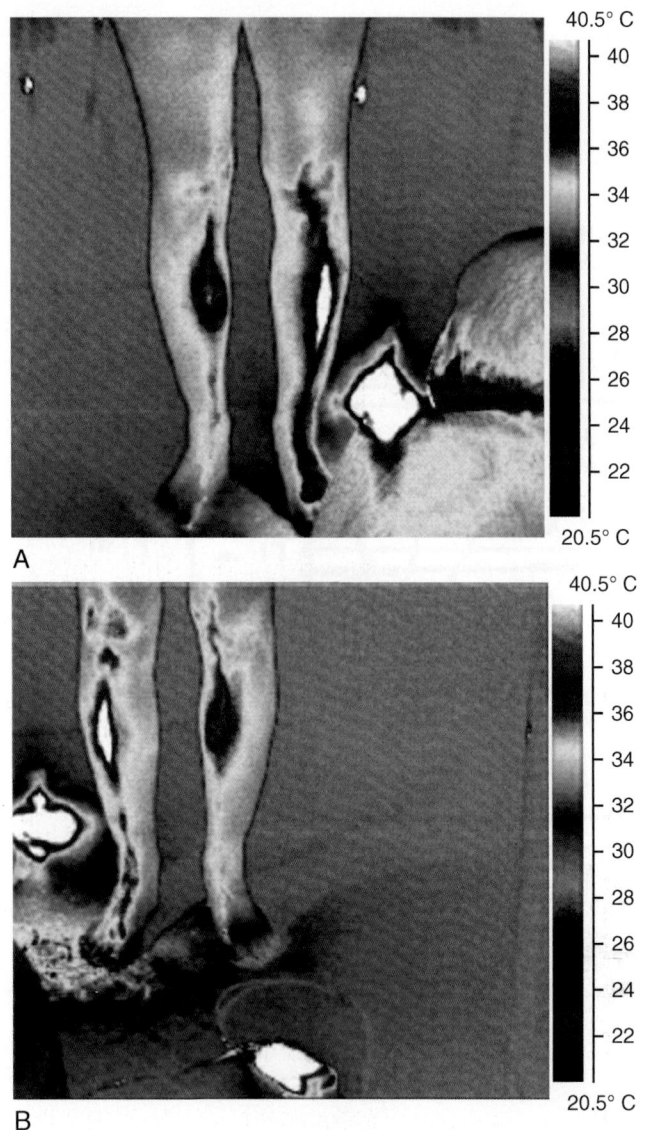

A

B

附图 12-8

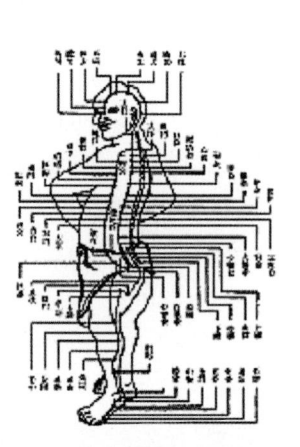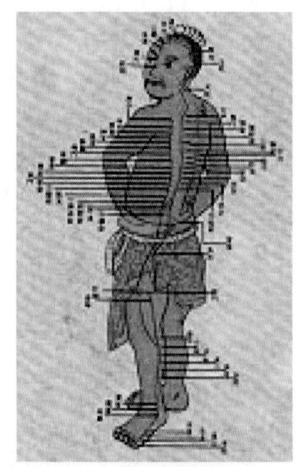

附图 12-9

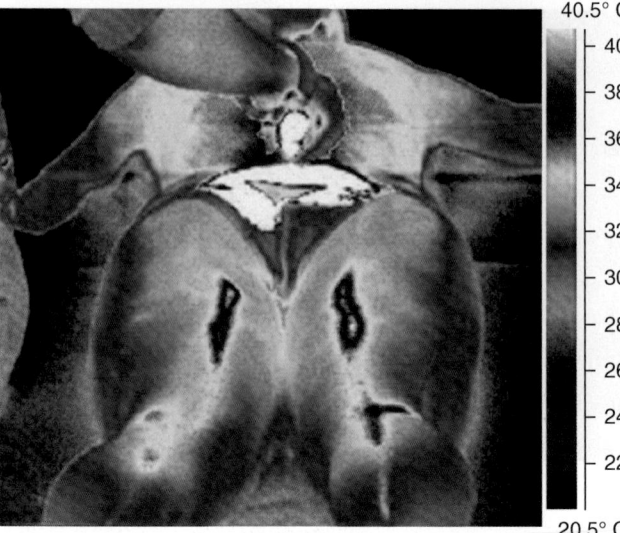

附图 12-10

第13章 建立和谐关系

ROBERT E. RAKEL

"和谐关系"（Rapport）一词由法语 en rapport 而来，指的是"与之和谐。"和谐关系最容易在患者的初诊中建立，与患者建立良好的关系可以提高患者依从治疗计划的可能性。当与患者建立了良好的关系后，患者会更加有可能接受和原谅与他预期不相符的经历以及临床结果。

即使是知识最渊博、技术最娴熟的医师，如果不能与患者建立一个良好的关系，他的效率也会大打折扣。但遗憾的是，良好的医患关系是一种无形的事物，而且它远比它的各个组成部分相加之和要大。良好的关系并不能简单地由任何知识的一部分来分析。然而，建立和谐关系的基础，是发展这样一种交流技巧：通过一些方法，如向患者传达真诚，或表现出我们对他们所关心事物以及他们的幸福感兴趣等，来向患者灌输信心与信任的感觉。患者的满意度以及对医师指导的依从性，取决于医师向患者表现出自己的理解、同情、对患者真正的兴趣以及提出一个完整的解决患者问题的方法的能力。患者满意度同样与医师针对其疾病进程的教育以及激励患者积极参与治疗过程中所做的努力有关。

如果医生与患者的交流出现问题，也会影响治疗的结果，其后果往往与在治疗过程中犯错误一样严重。比起技术上的治疗质量，患者对医生的不满更多的来源于医生对患者缺乏足够的关心。

大部分患者对医生的不满，以及那些常常引起法律纠纷的问题，都是医生与患者之间缺乏交流所致的。这些潜在严重问题的出现往往与医生对患者的诊断、治疗、预后或者预计花费告知不充分有关。这种误解会使医患双方产生不必要的花费以及忧伤。

同样地，歪曲的信息所致的担心也会使医患关系受到伤害。当医生在医院轮转或在办公室与同事谈论患者病情时，一定要注意确认你们的谈论地点远离该患者和其他患者可以听到的范围。因为患者会相信他们听到的内容，也许他们正好知道你们所谈论的患者，并向他传递不真实的信息。患者或者其他人听到的这些对话片段，会很容易被他们口口相传出错误的内容，这些错误的内容就成为大家产生害怕遐想的焦点，这样的遐想只会增加患者内心不安以及顾虑。

同情、兴趣以及缜密是成功地关心患者的必要因素。传统上，这些因素已经体现在了床旁交流方式上，它意味着关心、热情、友善、风趣，以及快乐的素质，这些都能营造一个信任和充满信心的医患关系。有良好的床旁交流能力的医生可能在交流内容本身上并没有作出特殊的努力，但是他的交流会呈现出一种关心、自然、舒服的方式。

Oliver Wendell Holmes 说过，为了提高效率，医生应该"温和地说话，衣着得体，安静地行事，眼神不能四处游移"（1883，p.388）。缺乏眼神交流可能直接被认为是缺乏关心。良好的第一印象肯定会对建立好的医患关系有很大的帮助，形成第一印象需要不到 7 秒的时间。你不会有建立良好第一印象的第二次机会。在合适的场合，医生应该以有勇气的、自信的方式与患者接触，包括微笑和握手。

个人形象是非语言交流的中非常重要的一部分。患者会认为穿着传统街头布料制作的白大褂的住院医师比穿着此等制服的工作人员更加有工作能力。如果穿了白大褂，患者会只关注领子、领带以及鞋，因此保持这些部分干净整洁非常重要。

姿势也是建立可信和有能力形象的重要因素。站姿挺直，抬头收腹动作迅速，比塌肩驼背好。充满活力的人几乎不会倒下，他们坐姿端正并且显得非常机灵。委靡状态或者昏昏欲睡的形象可能被当成缺少关心的表现。

在进入检查室或者医院诊室接见患者之前，简单地复习病历，并且熟记患者的名字以及它们正确的读音。如果患者的名字中有不常见或者难认的生僻字，在病历表格中注上读音，以备以后使用方便。为了确认患者姓名的读音可以重复读几遍，然后在 1 分钟内反复记录两次患者的名字。复习患者的病历资料，尤其是一些特别的方面，比如目前患者的疾病情况、家庭条件或者其他问题。患者会认为一个熟知他们信息的医生是真正关心他们的医生。其他的礼仪，比如开窗通风，以及帮助患者放置他们的衣物（尤其是老年患者），都会体现出医生对患者的关心，有助于建立和维持良好的医患关系。

尊重

应该让患者相信他们的倾诉被倾听，并被认真考虑和对待。也应当让他们相信，医生将他们的倾诉和意见看得很有价值，这样他们才能信任医生，才能提供更多、更加私密的信息给医生。只要医生对患者的态度体现出尊重、关心、热情，并且让患者体会到医生为了理解患者难处所作出的真诚努力，患者就会忽略或者原谅很多其他问题。

Oliver Wendell Holmes 建议患者"选择一个平易近人的医生，因为就诊于一个聪明、随和、快乐、充满同情心的医生和就诊于一个邋遢、无礼的医生，花费是一样的，但前者的形象比后者的任何药物都更加有效"（1883，p.391）。

缺乏自信，而不是过度自信，会导致医生看起来很冷漠并且对患者漠不关心。通常的情形是，医生认为像神一样无所不能的形象对于维持患者对自己的尊重以及信心是必要的。而缺乏自信常常使得医生躲在他自己的保护性形象后面，这会限制他们提供帮助的能力。稳重的医生更容易与患者建立紧密的个人关系，因为他们不会担心自己的地位受到威胁。一个拥有正面形象的医生更愿意认识到并承认自己的个人能力有限，他感觉向同事请教是很自然的，特别是请教的内容对患者有价值时。

如果一个医生经常称赞他人的优点，他与患者之间相互尊重的关系会被增强。患者如果发现一个医生经常诋毁或者说其他患者或医生的坏话，他将很难对这个医生产生尊重。任何可以被理解为"把自己的高度建立在踩踏在别人之上"的言论，只会造成相反的结果。

医生的效率依赖于其自知力，包括对自身性格缺点和可能导致曲解患者的心理防线的了解。医生必须认清引起他们恼怒或激惹的患者及情况（如对康复治疗毫无兴趣，而倾向于依赖社会的喋喋不休的患者）。如果他们意识不到，医生的情绪可能会成为发展良好医患关系的障碍。如果医生意识到自己对患者的负面情绪，就可以努力避免表现出自己的烦恼和气愤。人们常说，医生紧握拳头意味着这是一个歇斯底里的患者。医生应该尝试去保持客观的头脑，来分析当前状况对诊断的价值。

经常抱怨琐事或者有情感疾病所致躯体表现的患者，相比有明确器质性病变的患者往往会不被重视。有研究发现，医生抱怨患者问题太琐碎和不恰当的频率与医生接诊患者的数量以及医生感觉负担过重的程度相关。医生看的患者越多，工作压力越大，就越有可能认为患者的要求太琐碎、不恰当或者是在打扰他们。那些有更多时间，或者给每个患者的时间更长，以及那些更重视完整地倾听患者主诉的医生，经常可以发现重要的线索，也更少会认为患者的主诉太过烦琐。尊重患者包括认真对待他们的担心和顾虑，并且给出有价值的判断。那些经常为了自己非特异性躯体或功能疾病而寻求帮助的患者可能会非常苦恼（Widmer et al.，1980）。

患者满意度

医患关系与患者满意度之间有紧密的联系，本章将讲述这种关系的诸多方面。医生努力去理解患者正在"经历"（不单纯是他们的疼痛或不适，还包括这些症状给他们生活带来的影响）什么非常重要，而且医生要把这种对患者的理解告诉他们。

大多数研究表明，患者满意度取决于他们对自己病情了解的程度。Joos 和他的同事（1993）发现，那些期待能够得到更多信息或者对自己情感和家庭很关注的患者，如果期待没有得到满足，比起那些期待得到满足的患者，满意度会明显降低。即使患有慢性疾病，带病生存了很多年的患者，也会对自己的病情有需要解答的疑问。比起医生为他们进行各种检查和化验来说，他们的满意度更多与他们获得的信息以及得到的情感支持有关。患者满意度越高，他们依从医生推荐的治疗方案的可能性就越高。

虽然患者满意度很大程度上与看病时间长短相关，然而这种满意度还可以通过花一些时间与患者交流非医学相关的话题而得到提高。即使是简短地聊一些天气或者其他非医学话题，都可以给患者一个与他们交流了更长时间的印象，从而减少患者认为自己被草草打发的感觉（Gross et al.，1998）。

患者不满意

在典型的商业销售中，只有4%的顾客会说出他们的不满，另外96%的顾客保持沉默，91%的顾客不会再回来。正因如此，许多机构定期进行患者满意度调查，以便发现问题之所在。

交流

患者应该可以很方便地通过电话、电子邮件或者提早预约的方式联系到医生，而不是需要经过重重障碍。如果给患者回复的电话打晚了，很可能让患者在家中整天等待；如果根本不回电话，这对医患关系建立的负面影响是非常大的。

越是不愿意让患者方便地交流，越是会导致患者更频繁地尝试联系到医生，以及双方的不愉快。相反地，如果医生给予患者很高的交流优先权，他们会发现，大部分患者是非常通情达理的，甚至会帮助医生来节省时间。在开始的时候，患者会做一系列的测试，来判断是否能联系上医生；一旦医生通过了患者的测试，会发现他们很少被不必要的电话或就诊而打扰。

语言交流

大部分临床交流都是以言语为核心的。症状、既往用药史、家族史，以及社会心理学资料，都是主要通过语言交流的过程获得。患者的主诉非常重要，因为主诉可以告诉医生为什么患者需要医生的帮助。

那些没有提出自己的问题或者没有说出自己的需求的患者，对自己获得关心的满意度以及之后症状改善程度都会降低。Bell和他的同事（2001）发现，9%的患者会有一个或者更多的没有说出的需求，大部分是因为犹豫是否要把自己的问题向医生提出来寻求参考意见和治疗方式。这些患者对医生的信任也会随之降低。因为这个重要的原因，我们应该对一些细微的线索更加敏感，因为患者很可能有一些对他们来说很重要的问题没有说出。患者没有说出的问题其实跟他们说出的问题是同样重要的。

"无意说出"或者大部分的省略（如一个已婚的人从来没有提到自己的配偶）可能隐藏着一些问题。当这部分问题被发现时，患者就会认为医生非常有才能，并且明白其中隐藏的问题。医生应该常常考虑："为什么患者会跟我说这些？"即使非常简单，不经意的一句话很可能是患者道破自己最关注问题的方式；如果一个人说："哦，顺便说一句，我的一个朋友一直有走路

过多时胸痛的症状，您觉得这个严重吗？"这很可能实际是在询问他自己十分关心的问题，只是他不希望直接面对。一个带着孩子来诊室的女人表面上看起来是为孩子看一些小病，而实际可能是女人在寻找一个解决她自己苦恼问题的一个机会，孩子只是一张名片，暗示了打开交流通道的需要。医生如果对这些细小的线索很敏感，并且鼓励患者说出实际上自己最苦恼的问题，就会发现良好医患关系的建立可以让今后的交流过程更加开放和直接。

"手放在门把手上综合征"（hand-on-the-door-knob syndrome）

患者离开时的话语有时候是反映他来看病的主要原因的线索，或者能反映出其他非常关心的但出于恐惧心理的考虑不能说出口的问题，直到离开时鼓足所有勇气，才说出口。往往表现为最后的，几近绝望的尝试，因为，一只手已经放在门把手上了，如果医生对自己问题的反应很不好，可以迅速逃离诊室。这种隐匿的交流方式的原因是很重要的，而且必须被医生理解和重视。患者由于害怕遭到拒绝或羞辱，他们可能会先用一些小问题测试一下医生的反应，之后才会提出自己真正来看病的原因（Quill，1989）。医生在看诊过程中必须对患者任何不寻常的举动都加以警惕（如无意泄露，预料之外的反应，过分激烈的抵触），而且当一个患者提出一些非常琐碎和看起来不合理的主诉时，医生应该去寻找隐藏在深处的更有价值的线索来了解患者前来看诊的原因。医生在患者离开前常规问一句"还有我们没有涉及的问题，或者任何其他需要问我的问题吗"，是一个非常好的习惯。

例如患者害怕癌症，通常不能向医生说出自己的恐惧。相反的，他们会因为躯体化症状甚或人为原因来就诊，希望获得全面检查。他们希望检查可以减轻他们的恐惧，而不需要将其说出。一个女性患者为求全面查体而就诊，实际上可能是由于担心乳腺癌，因为她的姐姐在她同样的年龄时得了乳腺癌或她的朋友最近做了手术。这时强调要询问完整的家族史，讨论患者的担心，并努力使其浮出水面。之后需要注意减轻患者的焦虑。对癌症的恐惧可能是多方面的，但治疗这种恐惧的唯一方法是与医生进行充分的交流。

相比第一次见到患者的急诊室医生，业已和患者建立了长期友好关系的私人医生，与患者的交流更加自然顺畅。Korsch与Negrete（1972）发现，急诊医生说话要比患者多，虽然他们的感觉是相反的。因为住院医生与陌生患者的交流是在高度压力下且是在以治疗为导向

的情境下的。然而，Arntson 和 Philipsborn（1982）发现，一个在私人诊所工作了 26 年的医生认识他所有的患者，并且跟患者见面是在一个低压力的环境中，与患者交流是为了作出诊断或者维持患者健康，这样的医生说的话也会比患者多（大约为两倍）。这两种情况下的不同是很明显的，私人医生与患者会有一个非常好的、相互的情感关系。只要任何一方作出友好的表示，另一方就会有同样的表示，然而在急诊室那样的环境中，患者需要付出比医生多一倍的友好表现。

词汇

运用合适的词汇可以帮助建立良好的关系，因为合适的词汇可以让交流变得更加简单和准确。用患者可理解的语言进行交流，并且避免使用医学术语，可以帮助建立一种共同解决问题的感觉。需要考虑患者的文化背景和受教育程度，而且医生应当避免使用俚语或者做作的口音，因为患者会感到医生是故意并且有一种显然是高人一等的态度。

患者更希望被开导，他们需要最大限度的关心。医生最好以一种大众能理解的基础水平开始对患者进行解释，并且以患者能够理解和接受的速度逐步深入。曾有人对 1057 位患者进行录音研究，由 59 位初级保健医生及 65 位外科医生对他们进行访问，结果显示，90% 的患者没有能够得到很好的关于对他们的治疗建议或者检查的相关解释（Braddock et al.，1999）。

医学术语在交流中应该避免，除非你确定患者可以理解。比如说，一些患者会把"腰穿"理解成"一个引流肺的操作"。同样，如果医生在书写处方时使用拉丁文或者医学专业术语，没有任何的好处。

比喻有时是非常有害的，且医生经常对此浑然不知，无意间增加患者的焦虑程度。当劝说患者进行手术时，如果使用如"你正在用借来的时间生存"这样的话，可能增加患者的焦虑，也会增加术后发病率（Bedell et al.，2004）。

医生应该确认患者用自己的语言所要表达的真正意思，并且确认患者正在用适合他自己的方式与医生交流。当患者说他或她"喝的很少"的时候，应该继续询问所谓"很少"是什么意思。如果患者说自己"咯血"，我们一定要确认他或她是真正的咯血还是呕血。准确深入交流最大的阻碍就是人们往往站在自己的角度来表明观点，而不是尝试站在患者可以理解的角度。如果在与患者交流的过程中有疑问，医生最好重复所说的内容，直到患者满意为止。合同谈判者发现，当各方的意见出现分歧时，如果他们发现自己被理解了，那么各方

也会站在他人的角度看问题，这样就避免不必要的夸大和防御心理了。Korsch 和 Negrete（1972）发现，一些医患交流时间很长的例子中，交流的失败是最主要的原因；因为他们需要很长的时间去尝试"达成一致。"一个对话的分析中提示，只有不到 5% 的医生与患者对话时是友善的，而且虽然大部分医生认为自己很友善，也只有不到一半的患者同样认为医生是友善的。

非语言交流

语言交流占据日常社会交流的大部分，而非语言交流经常被忽略。但是，人们通过非语言方式可以表达很多意思。交流专家已经确切证明，非语言信息对证实或反对语言信息起重要作用，用自己的方式对交流信号产生巨大影响。当语言和非语言之间存在冲突时，后者更令人信服。

两个人之间的交流经常有 1/3 是非语言性的，尽管有些人说交流是由 93% 的非语言和 7% 的语言所组成（身体语言的秘密，2008）。语言交流所表达的意思往往要由非语言的方式强调，个人的态度和情感也经常在非语言的层面上表达。非语言交流信号是人们潜意识的，而语言信息则是人们有意识的，因此非语言信号往往更加真实。

查尔斯·达尔文认为，每种情感都有一种对应的独特的非语言表达方式。在人类和动物的情感表达（1872）一书中，达尔文提出，情感表达即使现在很少应用，但也是之前适应性行为的进化残余保留下来的。用咆哮的方式表示侵略就是其中一个例子。虽然近期的研究表明，情感表达是在遗传介导的基础上习得的，达尔文的特殊情感表达模式的理论在抑郁症和焦虑症中仍然适用，而且将来可能会在各种其他情感模式中被证明。

副语言

副语言就是伴随或者修正所说内容的语音效果。它包括说话的速度（如快、慢、犹豫的），语音以及声音大小，叹息和嘟囔，停顿，以及语调。急迫的，真挚的，有自信的，犹豫不决的，若有所思的，快乐的，悲伤的，以及顾虑的等均可以通过声音的品质来传达。Mc-Caskey（1979）认为，对词语字面的理解（如定义）只能在两人的交流中表达 10% 的意思，而面部表情以及语音在交流中可以表达 90% 的意思。

语言信息和语音信息有着很大的区别。语言信息指的是文字的字面意思。语音信息包括情感特质，语音语调，以及停顿的频率和长度等在文字表达中可能丢失的信息。就拿语音来说，不同的语音就可以改变

一个字面词语的意思,讽刺是体现语言信息和语音信息相违背的常见例子。对照性研究表明,当语言信息和语音信息之间不平行时,语音信息更加准确。

医生应该对患者微小的语音改变保持敏感,比如当患者询问是不是一切都会好起来的时候,他是在重新确认,还是在表达恐惧,或是在怀疑诊断的真实性?相比之下,睿智的医生会更关注患者说话的方式,而不仅仅是其内容。

在一项对外科医生的研究中,对比了被起诉的医生和未被起诉的医生。被起诉组的医生仅听他们说话的语气就可以分出来,他们说话显得非常强势;而未被起诉组医生说话就不那么强势,而且表现出更多对患者的关心。"这个问题最终回到尊重的层面上,最简单的交流尊重的方法就是通过合适的语音"(Gladwell,2005,p.43)。

接触

对患者的密切关注可以通过合适的接触来表达。在美国,最常用,并且为人们广泛接受的表达方式是握手,这可以帮助医生很快建立与患者的联系。握手如果应用适当,可以向患者传达真诚以及感兴趣的信息,也可以让他感觉到安全和镇定。这是一种无害地进入他人隐私世界的方式,而且在某些情况下可以用左手接触对方的前臂或上臂。这种方式经常被政治家应用,来强调自己的真诚和关注(图 13-1)。不同的是,政治家所使用的握手方式是"双手式",这几乎相当于一个小的拥抱。

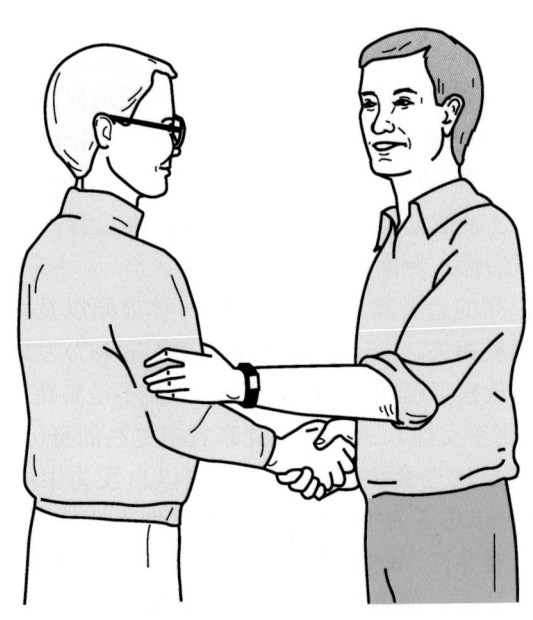

图 13-1　政治家的握手方式

政客们也会"占上风",将自己位于另一个人的右边,这样当他们握手时,他们的手就会在上面。另一种显示支配地位的方法是每次通过门时总走在最后的位置,通常还会拍拍先通过人的后背。这表明,最后一个穿过门的人是负责人。当克林顿总统欢迎以色列和巴勒斯坦领导人进入一幢大楼时,双方都坚持让对方先走,这个例子很好地证明了这一点。虽然这在美国被认为是有礼貌的,但在中东却反映了一场权力斗争。胜出者(最后一名通过门)通过在其他人进入时拍拍他们的背来强调这一点(身体语言的秘密,2008)。

握手作为一种传统的表示友好的问候方式,是由举起暴露的双手开始的,这样在接近对方的时候可以证明自己没有携带武器,之后就进展到握手。或者在罗马社会中,握前臂。在美国,坚实的握手是最容易被人接受的。通常,无力的或者"湿抹布"一样的握手表示没有兴趣和不真诚,尤其如果迅速撤回自己的手。手掌湿润是紧张或有所顾虑的表现,"半握手",也就是只有手指的握手表示不情愿或者犹豫不决。但是,握手的方式随着文化的发展而逐渐被修改,一个人应该格外小心,不要因对他人文化背景的不了解而误解了握手时表达的意思。

在过去的中国,儒家的礼仪规范规定,永远不应该触碰到别人,即使在今天,中国官员似乎也不愿伸出手来;一位中国男子曾握过自己的手(Butterfield,1982)。一些美国的年轻人已经改变了传统的掌对掌的握手方式,变成了抓住对方的大拇指以及大鱼际,并且正在不断地发掘出各种不同方式,让人联想到兄弟会的秘密握手。

接触可以成为交流中表达自己的关心与同情的有效方法,还可以打破交流中一些防线。但是"接触"一定要小心谨慎并且要经过一定的训练,避免作出过度行为或未被社会广泛接受的动作。如果没有经过训练就使用,接触可能被解读成对隐私的侵犯以及一种鲁莽的行为。在体格检查前,医生最好在接触患者之前对其进行详细的解释,说明自己将要进行什么操作。对灵长类动物的实验研究发现,接触动作经常可以是一种非侵略性的让人镇静的行为。适当的接触具有促进作用,并被对方欢迎。

接触作为一种治疗力量的巨大象征性价值在中世纪就已经证明,那时患有瘰的患者(结核性淋巴结炎)会寻求国王或贵族的触摸以获解脱,尽管当时的治愈率是非常低的。这种力量医生同样拥有,患者经常在接受常规体格检查后就感觉好些了。Friedman(1979)认为,85% 的患者在离开医生的办公室时会感觉良好,即使他们没有接受任何的药物或其他治疗, 50% 的患者即使在等待就诊的过程中, 单凭对即将获得帮助的预期, 就可以感觉好一些。

接触, 或者叫"手的放置", 也许可以促进治愈, 尤其当患者自己对此赋予一种特殊的价值时。Franz Mesmer(1734~1815)是首先强调手的放置对医疗的重要性的人。但是, Mesmer 相信他的手中有一种磁力, 被他称作"动物磁性", 可以应用于生病的患者身上。他的理论没有科学依据, 尽管他因为成功治疗了一些歇斯底里患者而闻名, 他最终还是被一个委员会所怀疑, 其中包括 Benjamin Franklin 和 Antoine Lavoisier。他们发现他的治疗方法根本没有磁性, 也是无效的。但是他们承认 Mesmer 确实帮助了很多患者, 也治愈了许多人。他们将这些治愈归因于一些未明确的因素, 而不是他所说的动物磁性。Mesmer 的理论是催眠术的先导, 最初被称为"人工梦游", 是由 Mesmer 的弟子 Puysegur 创造的。

接触的魔力使之成为一剂良药, 尤其当接触伴随关心、支持以及保证的时候。抚摸是一种特殊的接触, 它体现了对身体上, 或者象征性的微小属性。一个抚摸可以是一句友善的话语, 一个温暖的手势, 或者一个简单的手的触摸。被剥夺接触和抚摸权利的婴儿会出现精神上和身体情况的恶化。成年人同样需要抚摸, 来维持健康的精神状态。两人之间的抚摸可以给其中一方或者双方留下很好或者很满足的感觉。

轻轻触摸一个人的肘, 时间少于 3 秒, 可以让你达到目的的机会增加 3 倍(Pease and Pease, 2004)。肘关节的触摸适用于那些文化上不能接受触摸的地方, 例如英国和德国。

肢体语言

据说肢体语言本身代表一种不争的事实。睿智的医生会培养自己观察的能力, 这可以帮助他们去发现一些在患者的非语言行为中隐藏的或者微小的对诊断有帮助的线索。人体动作学(kinesics)是研究非语言手势或者身体动作以及他们作为交流方式的意义的学科。但是, 特殊的手势以及他们的意义只有在结合当时所处的周围环境的时候才有意义。单纯的肢体语言并不能比说话提供给他人更多的信息。就好比一个词不能单独构成一个句子, 甚至脱离了句子它可能根本没有意义, 一个单独的手势如果不作为一系列动作的一部分, 可能并没有临床意义。即使它们有意义, 当它单独存在时, 它表达出的意义也是没有可信度的; 只有在结合了这个人所有的行为模式内容之后, 我们才能

认为这是有意义的。

当语言和非语言信息一致时, 即动作所传达的意义与说出来的话相同时, 交流及其意义可能是一致的。然而, 当两者相左时, 非语言信息往往更加准确。除非是肢体语言、语音, 以及说出来的话全部相互一致, 否则你应该仔细寻找造成其中差异的原因。

患者尝试去隐藏自己的感觉是可以通过他的肢体语言被发现的。真实的感觉往往在刻意隐瞒的过程中泄露出来。相似的, 一个医生尝试欺骗患者也会被患者发现, 摧毁患者的信心, 破坏良好的医患关系。积极的语言交流(如"你今天看起来好多了")如果伴有消极的非语言暗示, 患者会理解为不真诚。比如说, 一个患者不知道自己的真实病情是绝症, 他总会从各种途径了解自己的病情, 这时如果继续伪装, 他就会对自己的家庭、朋友以及医生产生不信任感。

在一次医学院校的演讲中, Alan Alda 考验新入职医生是否有能力阅读患者的非自主的肌肉运动及其影像学表现。他问:"你们可以从我的脸上看到恐惧和不安吗? 如果我告诉你我哪里不好, 你能从我的声音中听出我哪里疼痛吗? 我让你检查我的身体, 然而我是把整个的我带到了你面前。你会告诉我你下一步将要做什么, 而且是用我能理解的语言吗? 如果你不知道该怎么办, 你愿意坦诚地告诉我吗?"(Time, 1979 年 5 月 28 日, p.68)只有当医生看着患者的时候, 医生才能在患者的脸上看到他的恐惧与担心, 而不是看着病案记录。Alda 的观点反映出患者所渴望的是关心和同情。使用合适的肢体语言, 医生可以用一种最有效的方式将自己的关注与关心传达给患者。

姿势

坐姿可以体现出不同程度的紧张或放松。紧张的人们会坐得笔直, 姿势相当拘谨。中度放松的人会身体前倾大约 20°, 侧面大概倾斜 10° 以内。非常放松的姿势(过于放松而妨碍医患交流)是将后背向后倾斜 20°(即后仰), 侧面倾斜 10° 以上。

更高的患者满意度与医生的身体前倾以及躯干向患者倾斜相关。Larsen 和 Smith(1981, p.487)发现, "如果医生放松下巴并且直接注视患者, 而不是高高抬起下巴(不用手支撑), 就好像以此来表示更高的身份地位, 患者的反应也会更好。"相比那些以自我为中心的医生, 那些以患者为中心的医生更频繁地更换身体姿势。

只要允许, 我们都应该尽量争取坐着与患者交流, 而不是站着。如果医生没有逼迫患者采用一种服从的姿势, 那么医患关系将更容易被提高。患者坐着说话

比躺着说话更加舒服而且可以减轻无助感。一般不推荐坐在患者的检查床上，但是对于某些患者而言，这反而是一种建立密切关系、传达温暖关怀并且让患者放松的好方法。

模仿

当两个人之间有良好的关系时，双方都会不由自主地模仿对方的动作。在模仿对方的动作或者身体姿势时可以在无意间建立起和对方的良好关系（Key，1980）（图13-2）。如果这种模仿行为中断，那可能意味着其中一方不同意另一方的说法或者觉得自己被背叛或侮辱了，而这种感觉不能通过语言表达出来。如果医生注意到患者这种模仿突然中断，他需要注意导致

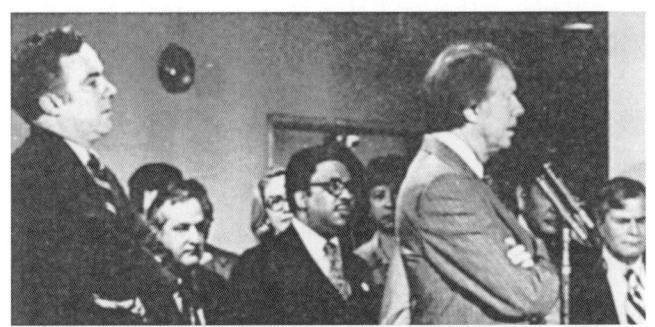
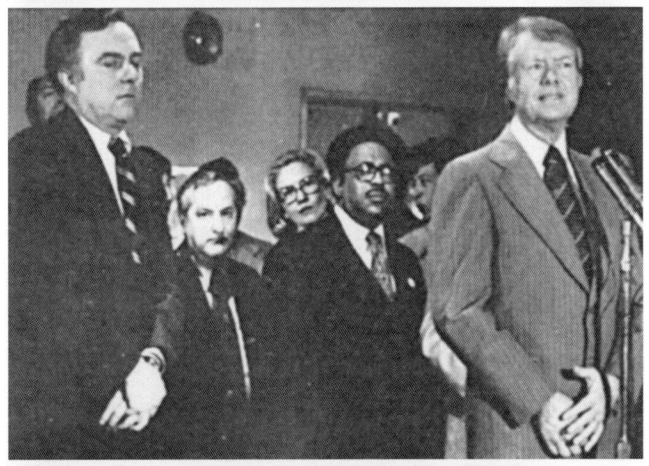
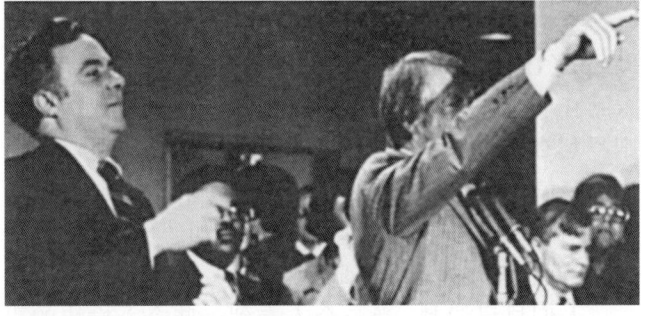

图 13-2 Joseph Califano（左侧），卫生、教育及福利局局长，通过姿势和手势模仿他的老板，Jimmy Carter 总统（From Key MR[ed]：The Relationship of Verbal and Nonverbal Communication. New York, Mouton; 1980, p v. ）

这种改变的原因。可能需要更多的协商与解释。建立良好医患关系的一个有力途径是有意识地配合对方的肢体语言。

头的位置

一般来说，人们在生气时头会前倾，反对、焦虑或恐惧时头会后倾，悲伤、服从、羞愧或者愧疚的时候会低头。向一边倾斜代表感兴趣和注意（Scheflen，1972）（图13-3）；在一定情况下，这也可以表示调情。抬头代表自信以及成熟。我们几乎不可能在我们不相信的人面前或我们害怕的人面前歪头。

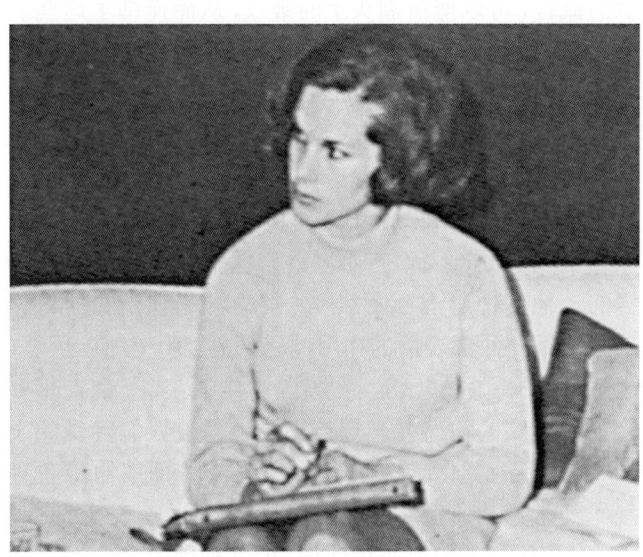

图 13-3 这位女士用固定、稍稍抬起头、集中注意看演讲者的姿势来表示注意和严肃（From Scheflen AE. Body Language and the Social Order-Communication as Behavioral Control. Englewood Cliffs, NJ, Prentice-Hall, 1972. ）

当我们倾听患者的语言时，医生应该用合适的姿势表现出兴趣以及关心，最好的姿势就是稍有前倾的坐下，并且面部表现出很感兴趣的表情，头微微倾斜。达尔文是第一批发现当动物认真倾听时会将头向侧面倾斜的人之一。

面部

人类的面部可以有7000种以上的表情，这些表情是通过44块面部肌肉完成的（Cleese，2001）；也有人说人类可以有10 000种面部表情（Ekman，2003）。

达尔文（1872）提出，虽然世界各地文化背景迥异，人们表达同一种感情或者思维状态时所使用的肢体动作惊人的一致。他的这些结论是来源于和土著居民一起工作的传教士朋友、处于催眠状态的人、婴儿和有精神疾病的患者。他还研究失明的人和失聪的人，尽管

他们不能向他人学习,仍然会在吃惊时扬起眉毛或在无助时耸肩。

达尔文认为,自然的面部表情是情感的表现,是一种独立的文化,且在全世界范围都是一致的。快乐、悲伤以及生气的面部表情,无论在澳大利亚的土著、美国的农民,还是挪威的渔民(Ekmen,2006),都是相同的。然而,不同的文化会从不同方面掩饰面部表情。在美国文化中,嘴经常被用来掩饰自身感觉。一个人在社交中可能是在微笑,但他内心可能是悲伤或气愤的。眉毛、眼睛以及前额最不容易受这些文化掩饰所影响,因此是最能够真实地体现感情的。然而,肉毒杆菌注射的流行,可以掩盖额头上的皱纹,从而掩饰了这些表情。"一个50岁而没有皱纹的人,几乎肯定有过某种整容手术或治疗(Hartley and Hartley,2010,p88)。就像莎士比亚写到的,"在他的脸上我看到了他的心"(冬天的故事,第一场,场景二)。

Ekman和Friesen(1975)发现,害怕、厌恶、快乐,以及生气的面部表情在不同语言国家和文化中都是一样的。他们使用混合面部照片的方法来观察脸的每一部分对不同面部表情的作用,特别是吃惊、害怕、厌恶、生气、快乐,以及悲伤。在美国文化中,当一个人想要掩饰他真实的情感并传递一种更容易被人们接受的表示时,他往往选择微笑。这在悲伤或者抑郁的患者中是尤其常见的。图13-4就一个混合的面部表情,其眼睛、眉毛和前额均流露出悲伤,但却被她嘴角的微笑而掩盖。

微笑

真正的微笑可以帮助快速建立友善的气氛,发展温暖的人际关系。微笑可能成为医生打破患者的抵触与顾虑最有效的武器,尤其是小孩或者青年人。很多研究都发现,患者面对微笑的医生时最有正面倾向。然而微笑必须是真诚的,因为患者很容易识别出虚假的微笑。

微笑是由面部多块主要肌肉共同支配的,包括与嘴角相关的肌肉以及眼轮匝肌。后者往往不受意识支配,因此可以由眼周特点表现出真诚的微笑。真诚的微笑可以点亮整个颜面;不真诚的微笑则更多的成为一种欺骗(Ekman,2005)。在图13-5A中,左边的人有一种很不由衷的微笑,而在右边则是由眼睛所表现出来的真正的快乐。同样的,在图13-5B中,右边的真诚的微笑会同时上提嘴角和眼睛。在John Cleese的DVD人类的面孔(2001)上可以看到关于面部表情的精彩的概述。

微表情

Ekman和Friesen(1975)还描述了微表情,它是提示掩饰及欺骗的非常有价值的暗示。"微表情是面部对内在感情的瞬时高效反映"(Morris,1977,p.110)。大部分面部表情持续1秒以上,然而微表情只会持续1/5秒(Ekman,2003)。这个时间大约相当于眨一下眼睛的时间,因此微表情很容易被不注重认真观察患者的医生错过。微表情往往在患者不自觉的或刻意掩饰自己真实感情时出现。可以观察到:患者刚开始表现出真实的面部表情,然后觉察到这点,并迅速掩饰该表情。一些微表情是完全可以反映出患者的真实感情的,但是更常见的是,医生仅仅能通过微表情认识到患者在隐藏,而看不出隐藏的内容。

大部分表情持续大约2秒(0.5~4秒)。惊讶是持续时间最短的表情(Ekman,2003)。

眼睛

眼睛大概是所有表情中最重要的器官。眼睛对一个人的形象十分重要,如果需要隐藏一个人的身份,我们只需要遮住他的眼睛。眉毛共有40种表达情感的位置,眼睑有23种。我们可以考虑一下,如果所有面部元素都包括进来后,可以组合出的巨大数量的表情。而且,每个器官不同的位置所表现出来的表情还可以通过注视时间长短及注视强度大小来进一步修饰。

在大多数文化背景中,60%~70%的时间内有目光交流,可以促进良好的关系。当我们交谈时,我们大约保持40%时间的眼神接触,当我们倾听时,大约保持80%时间的眼神接触。90%的注视都集中在由双眼及嘴组成的面部三角区内(Pease and Pease,2004)。见面时,两个人会首先打量彼此的脸大约3秒,之后迅速将视线转移到下方。向上的眼神转移可能给人不安的感觉,或者传递一种兴趣的缺失(Lewis,1989)(图13-6)。

眼睛比起其他器官可以给出更多关于情感的信息。Knapp(1978)发现,相比眉毛、前额或者脸的下半部,眼睛在表达害怕时更加准确,但在表达生气或厌恶时则不那么准确。即使单凭下眼睑的变化,也可以传递出很多信息。在图13-5中,我们可以非常明显地看出,B图中的人表现得比A图中的人更加悲伤,但是两图仅有一点不同:她们的下眼睑。

人们早已清楚,当一个人看到一些令人愉快的事情时瞳孔会扩大,而看到不愉快的事情时瞳孔会缩小。这种不随意的信号可以成为反映真实情况的重要信息。亚洲玉器经销商会戴深色眼镜,这样当他们发现

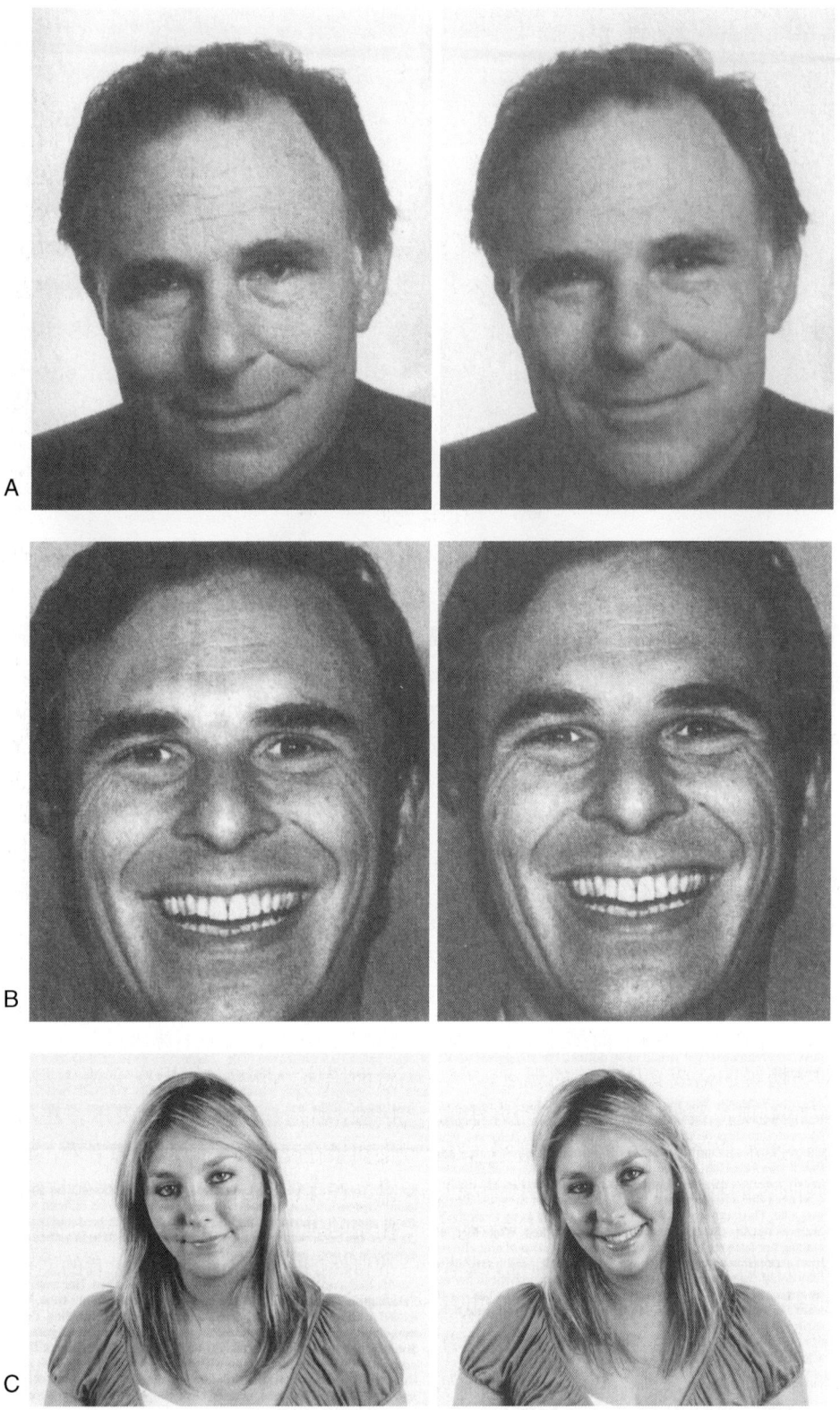

图 13-4　A. 右边的男人有一个真诚的微笑，他的眼睛更窄，脸颊更高，轮廓也变了。B. 图中两人在开怀大笑，但是左边的人有个大大的却不快乐的微笑，而右边的那个则显示出真正的快乐。C. 比较左边的不真诚的微笑和右侧图中眼角和嘴角明显上提的真诚的微笑（A and B, From Ekman P. Emotions revealed：recognizing faces and feelings to improve communication and emotional life. New York：Henry Holt；2003, pp. 207, 208；C, From Kuhnke E. Body Language for Dummies. Chichester, England：Wiley；2007, pp. 66-67.）

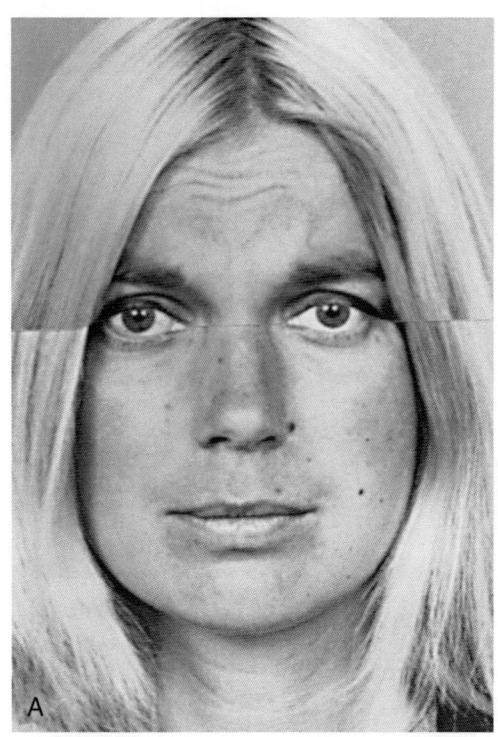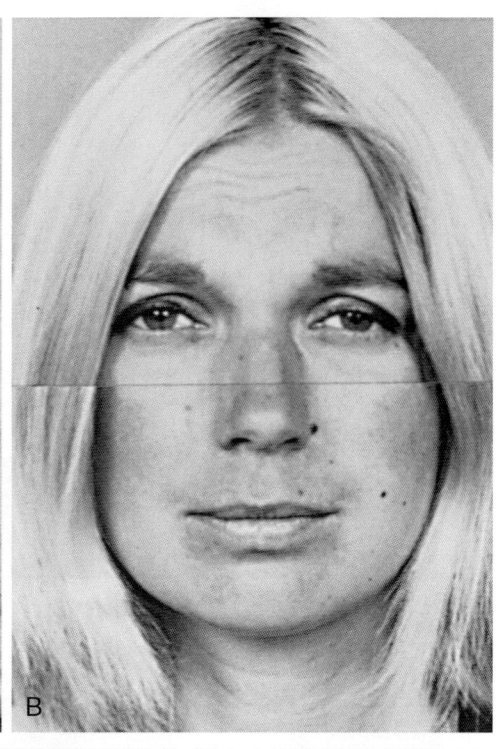

图 13-5 由眼睛和前额表现出的悲伤(嘴部相同)。由右图(B)中的人明显比左图(A)中的人更加悲伤,可以体现出下眼睑对表现感情的重要性,因为两幅图仅仅是下眼睑部分被替换(From Ekman P, Friesen WV. Unmasking the Face: a Guide to Recognizing Emotions from Facial Clues. Englewood Cliffs, NJ, Prentice-Hall, 1975.)

一个极品玉器时,没有人会发现他们的瞳孔因兴奋而不自主地扩大。相似的,表演纸牌魔术的魔术师也可以通过参与者瞳孔的放大看出他什么时候抽中了之前选中的牌。在一个试验中(Hess, 1975),当一个男性看到裸体女性的照片时,他的瞳孔会扩大,而当看到裸体男性的照片时,瞳孔会缩小。同性恋者正好相反。扩大的瞳孔还能表示倾听者很感兴趣,而缩小的瞳孔则表示他们不喜欢对方所说的话或者所表达的观点。

真诚可以由眼睛表现。最好的表示真诚的方法就是频繁的眼神接触,这正是倾听对方说话时最适宜的技术。一个优秀倾听者的特点就是经常看着倾诉者。倾听者如果不能保持与对方的眼神接触,而是持续的向下看或者偏离对方的眼神,可能是害羞、抑郁,或者表达对对方本人或对方所表述观点的抗拒。一个患者说过:"我见过一个医学生,他在看病的时候不是看着我而是看着他的脚趾头。如果他开始行医,我不认为我会信任他。"另一方面,说话者可以经常打断目光接触,并允许在思考或选择语句时眺望远方。但是,我们仍然应该尽量使眼神接触更频繁,即使持续时间短一些或者强度小一些也没有关系。

眼神接触是人与人之间传递认识的特殊方式。长时间的眼神接触,或者注视,可以是进攻性的。人可以通过注视一只猴子来挑起它们的争斗,因为这样的眼神表示一种侵略。然而在其他情况下,注视可能是一种挑逗。所以说,眼神的意义是取决于你所处环境的。

在不同文化背景中,对眼神接触的接受程度是非常不一样的。在美国,注视说话者表示尊重和注意,无论说话的人是什么样的年龄。但是墨西哥裔美国人则倾向于不保持那么多的目光交流,而是更经常的环顾四方。这不是一种不尊重或者不注意的表现。在拉丁美洲国家,青年人如果在交流中目光直接与年长者相接触,那是一种不尊重的表示。在那种文化背景下,医生如果在交流中一直盯着患者看,就可能被认为是不尊重。在美国,与陌生人眼神接触持续 3 秒以上是一种不礼貌的表现,但是欧洲人则认为长时间的眼神接触是非常自然的。医生需要考虑患者的文化背景,才能准确明白患者的眼神以及行为的意义。时不时把眼神从患者身上移开可能是一种尊重和感性的表现而非相反。与此同时,如果医生不能注视患者,将是不人性化的,可能让患者感觉自己只是一个物品而不是一个人。当医生用大于 50% 的时间注视患者的时候,患者会感觉最舒服,如果医生的眼神远离患者,那么患者最不舒服。一些人认为,如果一个人的凝视能达到 60%~70% 的时间,那么他的亲和力就会明显提升(Kuhnke, 2007)。

眼神接触的频率可以提供患者是否处于焦虑或抑郁状态的线索。焦虑患者会经常眨眼或者前后乱看。

抑郁患者与非抑郁患者没有区别，差别仅仅在于每次注视持续的时间。

由于器质性疾病引起腹痛的患者比起非特异性疼痛的患者更可能会在腹部触诊的时候张开眼睛（Gray et al., 1988）。真正腹部压痛的患者在医生的触诊手接近压痛部位时会焦虑地张开眼睛注视医生的手。

手

悲伤的人手会松弛地下垂，焦虑的人手会慌乱或紧握，生气的人手会紧握。说话时将其手指伸直指尖接触，称为指尖并拢，表示自信以及对自己所作的陈述确认）（图13-7）如果高高在上，并表现出傲慢，而不是自信，就会走向极端（Kuhnke, 2007）。

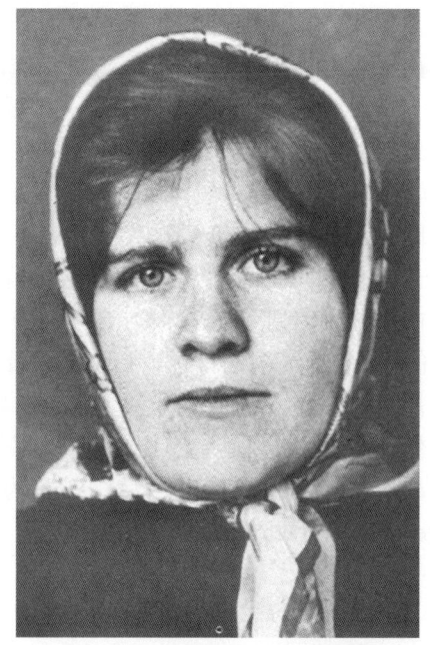

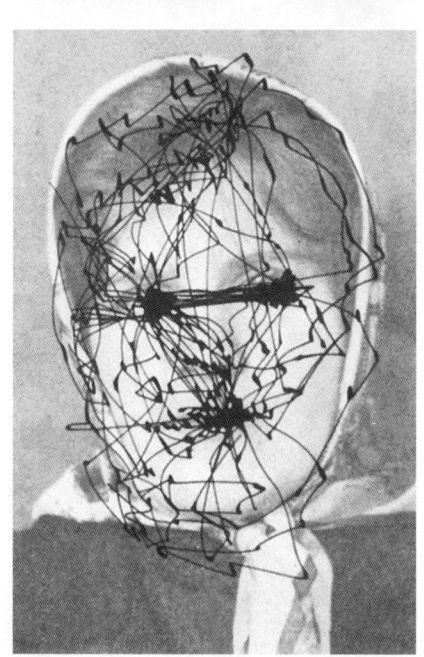

图13-6　记录了照片中年轻女孩的眼部移动

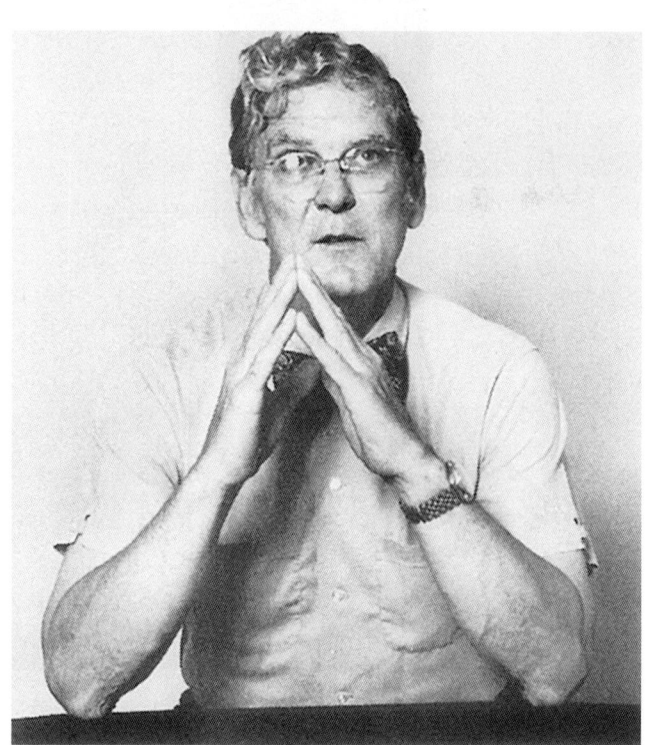

图13-7　指尖并拢

他们与非焦虑患者注视医生的频率可能相同，但是每一次注视持续的时间都比后者短。同样的，如果医生对患者缺乏注视，那么患者会解读为医生的焦虑、不舒服，甚至是抵触。

频繁眨眼可以是一种压力的表现。在1996年一个Senator Bob Dole与Bill Clinton总统的政治性辩论中，Dole平均的眨眼频率是每分钟105次，而Clinton的频率是每分钟48次，说明前者的压力比后者更大。

抑郁患者注视医生的持续时间是非抑郁患者的1/4。嘴向下收以及头向后倾也是抑郁的一种暗示。就像焦虑的患者一样，在他们与医生眼神接触的频率上，

交流时我们常将手掌置于掌心朝内的姿势。将掌心朝外可能略有求爱的表示（经常由女士应用），但是更经常的，这种行为表示温暖以及友好的欢迎（Davis, 1975）。

焦虑患者的手在握笔时会抖动，或者以一种很不协调的姿势。指关节弯曲紧锁手指的动作可能表示他正在掩饰他的焦虑。

手势可能是一种表示急于打断的委婉方式。医生要十分警惕患者这样的动作，这样才不会错过患者提供的非常有价值的信息，在任何时候都给患者充分的机会说出重要的信息。表示急于打断的手势可能是轻

轻抬起手,甚至是仅仅抬起示指,拉一拉耳垂,或者举起示指放到唇旁。后面的手势也可能表示患者尝试去反对一个观点,这应该让医生有所警觉,去询问更多的信息,来发掘背后隐藏的信息。患者如果倾听的时候采用"思考者"的姿势,也就是示指在嘴唇前交叉或者手指沿脸颊伸直,或者坐着的时候将肘部放在桌子上,手在嘴部前紧握,即使患者在注意地倾听,他很可能并不相信或者明白医生的意思(图 13-8)。这时医生还应该花一些额外的时间来进一步阐明观点或者向患者进一步解释诊断或治疗方案。

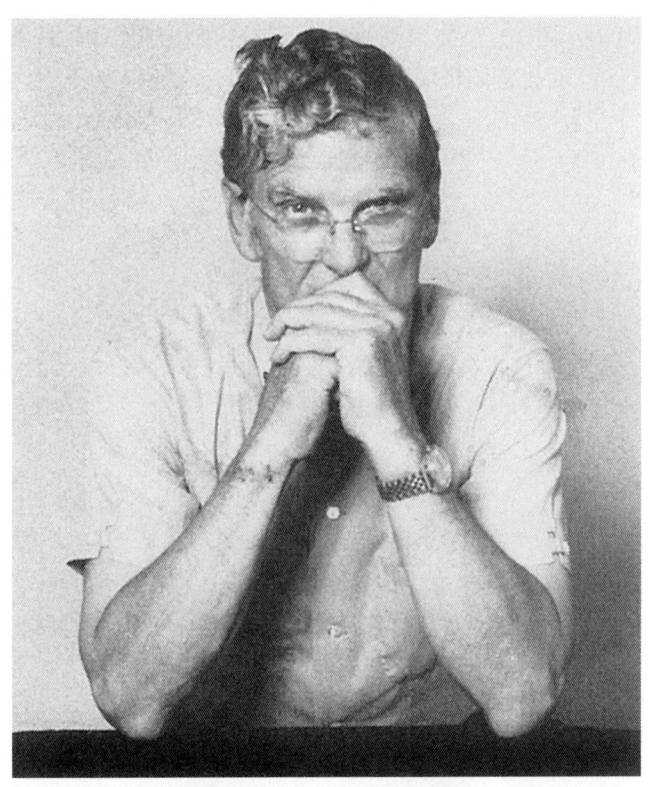

图 13-8 防御或怀疑的姿势

手臂

虽然交叉手臂在各种文化背景中都存在,这被认为是一种后天习得的动作而不是先天获得的,因为这是一种自然地舒服的姿势,无论在非洲部落人还是纽约银行家中都是一样的。就是这种微小的手臂姿势就可以为内在情感提供线索。交叉的手臂可能是一种防御姿势,表示对对方观点的不满,或者是一种不安全感的表示,然而这也可能仅仅是一种舒服的姿势,因此,观察这个姿势表达的意思,也需要结合其他各种表现一起,来推测对方的真正意思。

注意手臂是如何交叉的非常重要。它们是放松的,以一种自然的舒服姿势,还是一种表示不安全感或

者悲伤并需要进一步安慰的自我拥抱的姿势?生气的人可能紧握拳头,并把拳头藏在身后,防止控制不住自己打对方(图 13-9)。如果患者采用了一种抵抗、防御的姿势,双手双腿都交叉放置,并且可能把身体转向其他地方,医生应该寻找让患者采取这种姿势的原因,并尝试去消除这个原因。也许只是你让患者不要抽烟这个建议让患者觉得非常不能接受。在这种情况下,做一个额外的努力来合理解释让对方这样做的理由就是非常重要的;不要用简短的批评或指责一语带过。

处于压力之下的男性通常会交叉双手,好像在保护他们的生殖器,被称为遮羞布位置或者"保护他们的宝贝"。女性可能会在腹部交叉双臂,被称为"保护卵子"(Hartley and Karinch,2010)。

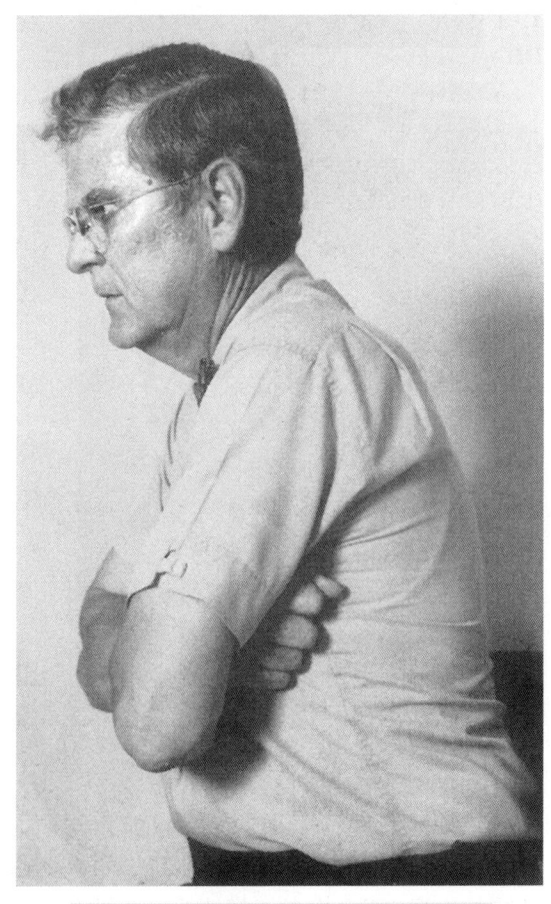

图 13-9 抵抗的姿势,提示压抑的气愤

腿

虽然双腿交叉是常见的舒服的姿势,这同样也可以表示将他人拒之门外或者对外界的防御。如果交叉双腿患者的全身姿势都进一步表明了拒绝,包括交叉双臂以及其他之前讨论过的信号(图 13-10),那么医生应该尽一切努力去弄清患者表现出防御的原因并且在它

进一步进展之前进行改正。相似的,脚踝相锁可能表示防御。对于一个充满防御的患者,从他们那里获得的信息可能不全面,治疗计划也可能不会被很好执行。

当坐着的时候,一个人的腿会指向感兴趣的方向,如果不感兴趣的话,腿会移开。同样地,当双腿交叉时,膝盖决定了兴趣的方向。

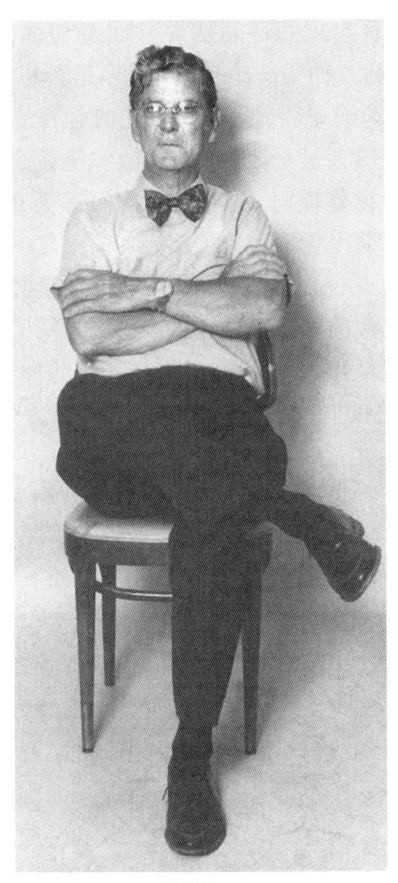

图 13-10 防御的姿势

我们还应该注意患者脚的位置及动作。正如忙乱的双手动作一样,焦虑患者也会有忙乱的、持续移动的双脚。一个焦虑或者害怕的人可能会以前倾的姿势坐着,他们的双脚会处于一个随时准备好逃跑的位置,即一只脚在前一只脚在后。生气的患者有可能双脚叉开的稳坐,而悲伤的患者更可能用双脚缓慢地移动画圈。

手势

在美国,竖起大拇指表示"做得好",但在一些伊斯兰国家,这种手势与举起中指表示的不称赞的意思相同。相似的,双手展开掌心朝前这样的手势在美国表示"停止",但是在西非一些国家,这种手势比举起中指表示的意思还要更加侮辱对方。

将大拇指和示指组成一个圆圈可以表示"可以(OK)",但是在很多拉丁美洲国家,这种手势是一种侮辱,而在法国,这种手势表示零或者没有价值。在得克萨斯州,将示指和小拇指举起,而中间两个手指收起是得克萨斯长角牛大学表示"牛角"的手势,然而这种手势在部分非洲国家表示诅咒,在意大利表示配偶不忠。

美国电视以及电影已经削弱了世界范围内的这种文化差异,但是仍然存在一部分。1978 年的电影"不光彩私生子(2009 年重新制作)"中,一个冒充德国人的美国人被他人发现,就是因为他在表示数字 2 的时候举起示指和中指,而在欧洲国家,人们会举起大拇指和示指来表示数字 2,因为大拇指表示数字 1。

整理仪表

整理仪表,比如男士整理袜子,调整领带,或者梳头发,女士整理衣服,或者照镜子来看看自己化的妆,可能并不是让自己变得更有魅力,而是在尝试建立良好的人际关系。如果整理仪表是为了调情,女士就可能会交叉双腿,将手放在臀部,抚摸她的腿,或者轻抚她的上臂或大腿等妩媚的方式。想要调情的男士经常会用专注的眼神,头倾斜来突出普通的姿势,或者可以伸展躯体来让自己显得更加魁梧。男性和女性都会使用"偶然的"接触来作为调情的信号。当一个人的注意力完全集中在另一个人身上时,他的双腿、双膝,以及双脚会经常伸向对方的方向。医生应对正常整理仪表的动作变形为调情的动作保持警觉,及时发现那些挑逗的患者并早期处理,防止不自觉地鼓励患者继续下去。

呼吸躲避反应

呼吸躲避反应指的是频繁地清理喉咙,而实际上喉咙里并没有痰或者黏液。所有动物都有呼吸躲避反应,都会试图清除呼吸道中一些让人不愉快或者不想要的物质。这种动作同样可以成为表现厌恶或者拒绝的非语言暗示。当医生发现自己在这样做时,应该去注意一下周围的环境,看看自己的喉咙是不是真的存在黏液分泌物。

擦鼻子

呼吸躲避反应的另一种表现形式是擦鼻子(图 13-11)。这个动作包括用示指轻轻地或者微弱地擦自己的鼻子,表示对对方观点的拒绝。如果擦鼻子是因为鼻子痒,往往会很用力,并且包括一连串擦的动作,然而呼吸躲避反应的擦鼻子很轻,只包括一两下轻轻的擦碰,往往只是轻轻弹一下鼻子。Morris(1977, p.111)将轻擦鼻子描述成"在内在想法与外部表现之间出现了分裂的反应"。这其中可能包含了撒谎或者为了抑制自己的气愤与不舒服而故作镇静的斗争。在 Bill Clinton 关于他的情人 Monica Lewinsky 的大陪审团证词中，他在说实话时很少触碰他的鼻子，但是当他说谎时，他会皱眉，之后触碰他的鼻子。在这个证词中，他碰了 26 次鼻子（Pease and Pease, 2004）。替代擦鼻子的方式包括拉自己的耳垂，抓自己脖子的侧面，或者揉一只眼睛。有些人意识到自己擦鼻子的时候往往处于很不舒服的状态中，可能因为自己，也可能因为不同意别人的观点。在观看电视访谈节目时如果关注这一点会发现，擦鼻子的被采访者可能对提出的问题感觉很不舒服，而采访者也会发现这是一个很"有挑战性"的问题。

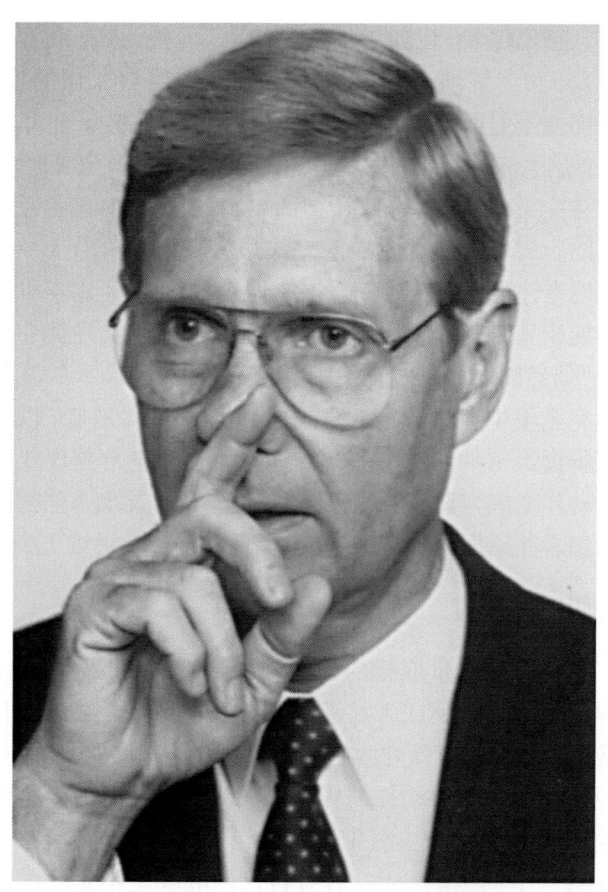

图 13-11　擦鼻子动作——呼吸躲避反应的另一种表现形式

这样的暗示可以在医患交流中起到很重要的作用。例如当一个医生问患者："是不是在家里一切都好？"患者可能会回答："是的。"但是之后，患者可能会清了清他或她的嗓子，并且轻轻地用示指擦了擦鼻子。他或她实际上是在说："我不喜欢你问我的这个问题，"或者"我对我自己的回答感到不舒服；在家里并不是一切都好。"如果有机会继续确认这个问题，我们可以简单的继续问一句："是真的吗？"或者"你的意思是连一点偶然

出现的小问题都没有吗？"这样，患者可能会开始如洪水一般滔滔不绝地向你倾诉他之前掩饰的很多信息。

语言 - 非语言不匹配

另外一个提示患者说的话可能与他实际想法不符的暗示是语言 - 非语言的不匹配，例如一个患者对"你和你丈夫之间是不是一切都好"这个问题的回答是"是"，但她看起来却很悲伤并且回避与你的眼神接触（Quill, 1989）。如果一个患者对"你是否患过性传播疾病"这个问题给予否定的回答，同时他擦自己的鼻子，那么医生应该在过一段时间，如做体格检查时，再次以相似的方式重复提问，这时更好的医患关系已经建立，患者可能会觉得更舒服，给出准确的答案。

患者没有说出真实感受还有其他证据，比如一个患者的非对称的面部表情，或者过长时间的微笑，或者过长时间表现出惊喜。几乎所有真实的面部表情仅能保持 4～5 秒的时间（Ekman, 1985）。

神经语言学程序

神经语言学程序（neurolinguistic programming，NLP）包括在思考时的眼睛运动，这取决于一个人是否正在脑子里构思自己的视觉、听觉或运动觉感受。一个右利手的人在回忆一些视觉经历时会向他或她的左上方看，但是当他或她虚构一些视觉体验时会向右上方看，换句话说，他这时正在掩饰或者说谎。相似的，右利手的人在回忆听觉经历时会朝他或她的左侧看，而虚构听觉体验时会向右侧看。也就是说，当一个右利手的人朝他或她的右上方（你的左上方）看的时候，他或她可能正在幻想一些自己从来没有见过的情景。这种技术在警察审问犯罪嫌疑人时时常用到。左利手的人会有相反方向的反应（Brooks, 1989; Zellmann, 2004）（图 13-12）。

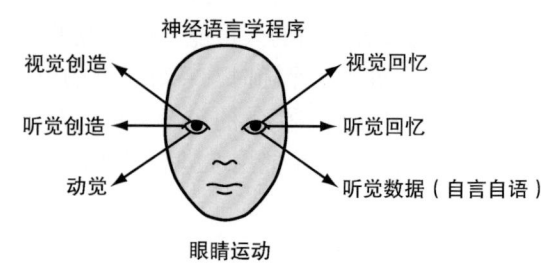

图 13-12　神经语言学程序

发现谎言

虚构场景或事实时，除了向右上方或右侧看，还可能有以下表现：

- 用手挡住自己的嘴。
- 擦鼻子或者突然抽动鼻子。
- 抓脖子。
- 拉耳朵，或者在耳朵后面摩擦。
- 揉眼睛。
- 过于频繁地眨眼（虽然不眨眼的情况也可能发生）。
- 有一些提示真实想法与所说不符的微表情。
- 逃避直接眼神接触。
- 较少使用双臂和双手。
- 采取防御的姿态而不是积极的姿态。
- 很突然的变换举止或姿势。

说谎者同样会很少接触对方或者用手指指向对方，而且他的故事不会包括对说谎不利的细节（Lieber-man，1998）。说谎者在安静的情况下是不安的，所以他们会比平时说话更多，来说服对方。如果你怀疑对方在说谎，就应该多与对方交谈，因为语言或非语言的线索在交谈中容易被发现（Vrij，2005）。说谎者很容易驼背，不像一个自信的人会挺胸抬头。记住，我们发现谎言一定要综合考虑语言和非语言的线索，没有任何一个单独的动作是完全可信的，我们需要对此抱以怀疑的心态。

空间关系学：空间因素

空间关系学是一项研究人与人之间如何无意识地构筑他们周围空间的学科。这种结构在不同的文化背景下大有不同。比如说北美人，他们与陌生人或者偶然相识的人接触时，会保持一个保护性的"身体泡泡"，即距离自己周围直径约 60cm 的球形空间。如果他人入侵到这个保护范围之内，他们就会感觉被侵犯，之后进入防御状态（图 13-13）。在中东，不存在这样的"泡泡"，进入这个范围是合适的。事实上，如果没有进入这个范围，会被当地人认为是一种不友好和远离的表现。阿拉伯人更喜欢相互靠近站着，以至于可以碰到对方和闻到对方身上的气味。但是，如果一个美国人被迫挤在人挨人的地铁上，他会用自己的眼睛（也就是远距离注视）来保持一个合适的距离。对大多数人来说，一臂长的距离说是比较合适的个人空间距离。妻子可以进入丈夫的"泡泡"之内，但是如果其他女人进入了"泡泡"的范围，妻子会非常不愉快，相反也是一样的。

Robert Frost 说过："合适的篱笆可以促进邻居关系。"在市郊以及小城市，人们更喜欢在有篱笆相隔的后院中交谈，而不是共用的后院（McCaskey，1979）。设定一个界限可以帮助人们保持界限意识，实际上可以使邻居之间关系更加亲近。

私密空间被定义为从亲密身体接触到约 46cm 距离以内，个人空间被定义为从约 46cm 到约 122cm 距离，社交空间被定义为从约 122cm 到约 366cm 距离，公共空间被定义为约 366cm 及其更远的距离（Lambert，2008）。在两个人之间放置一张桌子可以将两人之间的距离由个人空间范围增加到社交空间范围。在诊室中医生患者之间放置一张桌子也可以在双方之间设定一个交流界限，这样就会强调一种医生的重要性和权威性的错觉。偶尔这样是需要的，但是在家庭医师办公室，大多数时间是不需要这样的方式的。办公室的家具陈设应该尽

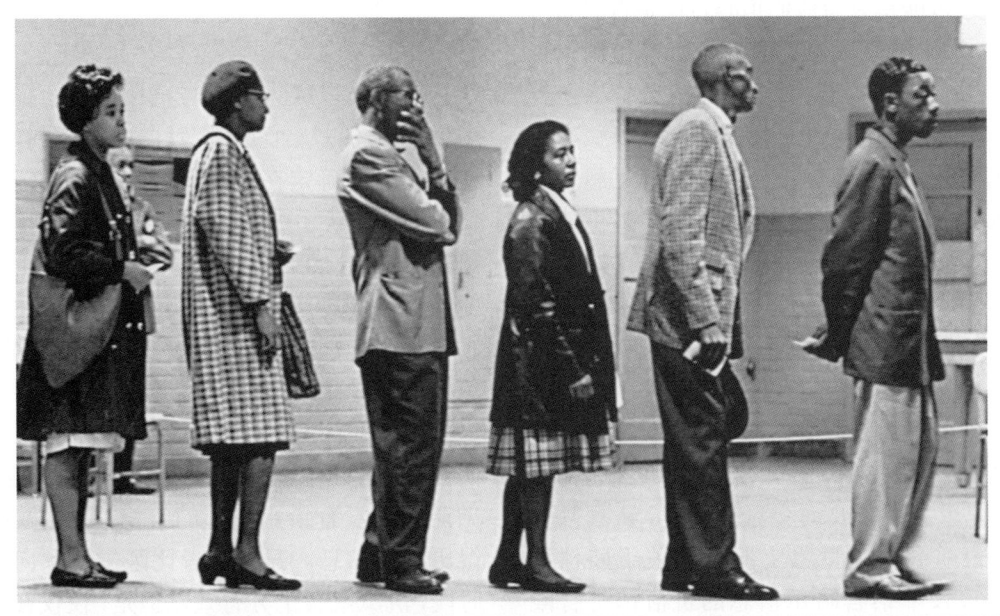

图 13-13 排队的人，体现出面对陌生人时保持的"身体泡泡"（Courtesy Magnum Photos, New York.）

量减少，以防阻碍患者与医生之间直接接触。

汽车电话会将一个人的个人空间放大 10 倍。路上行驶时一辆车直接插进了另一辆车前面，入侵了其空间，两位司机因此而产生了一段对话。请对比分析这两人的关系。

隐藏的或掩饰的交流及患者的期待

虽然一个人平均每 6 天就会有一些症状，但是他或她每 4 个月才会看一次医生。一些人会比其他人看医生的频率高，即使他们的症状相同。这部分人群更容易有抑郁、害怕、悲哀、挫败的感情。寻找、确定并且治疗可能存在的器质性疾病是医生的责任，但是在大约一半的病例中，我们无法找到器质性疾病。与治疗疾病同等重要的是确定患者来看病的原因——即患者关注度提高或者焦虑感觉增加的基础所在。一个人可能会认为一个微小的症状是一个潜伏的巨大灾难的提示，比如他可能认为这是一个提示他可能患病的征兆，正是这个疾病夺取了他父亲的生命。这个患者真的是"仅仅来测量一下血压"吗？还是可能因为最近他的一个朋友出现了急性心肌梗死，所以他会关注他的冠状动脉状况？如果医生仅仅关注患者的症状，患者真正的需求就可能被忽略，结果就是患者对就诊不满意并且对治疗不依从。

Barsky（1981，p.492）强调："患者表达对医疗过程的不满时应该询问原因，因为他们的不满可能是因为他们真正来看病的目的没有被发现。"他同时也建议医生，当患者前来就诊，如果不能查出临床指标方面的改变，应该去询问患者近期生活压力情况。

患者来就诊，可能是因为他们担心自己是否患有一种疾病，是这种疾病导致了自己的症状；而非单纯的担心自己的症状。确定患者到底希望医生做些什么——关注他们前来看病的期望——常常能够发现隐藏在背后的看病原因。医生应该确定自己努力了解了患者的期待，并且确认自己的理解是正确的。如果医生能够确定并且满足患者来看病的真正需求，那么良好的医患关系以及患者满意度一定会有所提高。不满意往往在患者的期待没有被满足的时候产生。

认真倾听

一个好的家庭医生必须是一个好的倾听者。在所有对建立良好医患关系必要的交流技巧中，认真倾听的能力可能是最重要的。世界上所有的关于肢体语言、语言信息，以及非语言暗示信息的价值都是有限的，除非它们帮助家庭医生成为了一个更好的倾听者。

就像 Lown（1996）强调的那样，"在提供病史的短暂时间中，我们的目的是去深入地看透这个人，而不是单纯获得必要的事实。这个听起来很容易，但是倾听是所有医生必备交流工具中最复杂和困难的一项。一个医生必须成为一个主动的倾听者，去听到那些没有被说出的问题。"（p.10）在倾听前做好充分准备的姿势是身体前倾并且保持眼神接触。医生如果看其他地方或者书写病历会让患者感觉没有勇气继续表述。如果我们的非语言行为不恰当，那么精挑细选的问题都会变得没有价值。如果我们不会倾听，那么即使最好的问题也没有意义。

对于很多人来说，说话的反义词不是"倾听"，而是"等待说话"。如果一个人一直在思考下一步说什么，那么他就不可能集中注意倾听。另一方面，学会倾听远比学会提出有价值的问题更有难度（Dimitrius and Mazzarella，1999）。

大部分人的平均倾听效率只有 25%，因为我们对对方所说的内容并没有集中注意去听。更高的倾听效率需要对对方所说的内容集中注意，并且注意他的音调、面部表情，以及身体动作。听到他人说什么与真正倾听他人说什么是完全不一样的（Zellmann，2004）。

对医患沟通过程的分析研究发现，平均起来，医生在交流中比患者说的话更多，然而当医生被问及这个问题时，他们都认为患者说得比自己多。一般来讲，在交流中医生说得越少，患者会说得越多。

无聊是所有状态中最不容易被掩饰的。如果你很难表示出感兴趣，反而感到很无聊，就需要相当大的努力来表现出感兴趣（Dimitrius and Mazzarella，1999）。

沉默

沉默可以成为一个与直接提问一样有效的引出更多信息的方法。但是，沉默的时机掌握非常重要，仅仅在医生十分确定在患者最后陈述之后还可能获得更多信息时，沉默才可以使用。在合适的时间改变一个姿势，或点点头并给予微笑，并伴随一段时间的沉默，可能比直接鼓励患者更加有效。继续陈述的非语言性鼓励比起语言性鼓励来说，可以较少地分散注意，也可以更好地促进交流。

律师在法庭中用沉默的方式来让见证人说出比他们预想提供的更多的信息。他们默默地等候，就好像见证人并没有给出完整的答案，这种做法通常可以获得更多的信息。只要患者比医生更倾向于填补空白的时段，沉默就会十分有效。但是，仅仅在可能获得更多信息的情况下这种方法才有效。我们都说，Charles De-

Gaulle 认为沉默是最后的有力工具，在他的演讲中，他用注视观众、从来不打断眼神接触、什么都不说的方法获得了对观众的控制。

打断

患者可能正在循着自己思路的主线进行陈述，并且可能即将陈述更多有用的信息，却在这时被医生打断而必须停止并重新集中自己的注意力。仅在以下情况时医生应该打断患者：必须将对话转移到一个新的话题上，澄清一个问题，引出不会自然得到的信息，提供保证，或减少患者的焦虑情绪。

医生通常使用封闭式问题来打断患者，然后不正确地控制谈话内容。Beckman 和 Frankel（1984）发现，69%的患者（74 位患者中的 53 人）仅有 18 秒的时间来陈述他们最初的主诉，之后就会被他们的医生打断。通常在患者刚刚陈述完一个关心的问题后，他们的话就被打断，破坏了患者主诉的流畅性。这提前终止了患者表述的机会。在 52 位患者中，仅有一位在之后的谈话中回到了原来的话题，有机会继续完成他的开放式表述。在这些记录的问诊中，只有 23% 的患者获得了完整表述他们所关心问题而未被打断的机会；当他们这样做时，其实往往仅需要 60 秒的时间，没有任何一位患者所用时间超过了 2.5 分钟。

幽默

医学的艺术在于让患者开心，同时自然而然地治疗疾病。

Voltaire

幽默在建立良好医患关系中十分有用，可以巩固医患关系。幽默可以用于"打破冰山"，在表达"我们共同面对"这个感受时也十分有用。幽默是医生在为患者提供支持以及移情时可以表现出人性化的有效方式。在共情方面做得好的医生同样会有更多的幽默感（Hampes，2001）。共情的幽默可以促进医生和患者之间建立强有力的良好关系，并且可以提高其他更加传统或非传统性治疗的有效性（Berger et al.，2004）。

但是，使用幽默时也必须小心，因为幽默是一把双刃剑，如果使用不恰当很可能两败俱伤。最保险的幽默为自嘲或集中于无关紧要的话题如天气或停车。而当患者正需要密切关注时，幽默可能是不适当的甚至可能疏远医患关系。

关于幽默在医疗环节中的价值还需要更多研究，这样我们就可以知道什么时候以及如何有效使用幽默。

Norman Cousins，Saturday Review 的前主编，患有强直性脊柱炎。他在观看戏剧录像带"三个臭皮匠"以及"Abbott 和 Costello"之后，疼痛缓解了三个小时，然而他在接受口服镇痛药治疗后，疼痛仅缓解了半个小时。一些医生会为患者开出每天大声笑三次的处方。在印度，有 600 多家笑声俱乐部每天早晨会集中 15～20 分钟，让参与者大声笑出来。即使是虚假的笑也可以让人在整个一天感觉更好。笑能增强免疫系统，甚至是被迫的笑也会带来一种良好的感觉，并且缓解压力和愤怒（Cleese，2001 年）。

表现出对患者想法十分关心的医生以及使用更多幽默的医生有更少的投诉。有品位的幽默可以缓解焦虑，建立友谊的联系，但是不适当使用的幽默可以放大患者与医生之间的距离，尤其当幽默对患者有贬低的意义时。

请参阅在线电子附录 13-1 进行有效的面试（包括促进技术）和电子附录 13-2 进行关心照顾。

关于如何有效访问（包括促成技术）以及用心关注的章节可以在线获得，网址 www.expertconsult.com。

（李增辉　齐殿君　译）

附录

参考资料

Arntson PH, Philipsborn HG: Pediatrician-parent communication in a continuity-of-care setting, *Clin Pediatr (Phila)* 21:302, 1982.

Barsky AJ: Hidden reasons some patients visit doctors, *Ann Intern Med* 94:492, 1981.

Beckman HB, Frankel RM: The effect of physician behavior on the collection of data, *Ann Intern Med* 101:692, 1984.

Beckman HB, Markakis KM, Suchman AL, Frankel RM: The doctor-patient relationship and malpractice: lessons from plaintiff depositions, *Arch Intern Med* 154:1365, 1994.

Bedell SE, Graboys TB, Bedell E, Lown B: Words that harm, words that heal, *Arch Intern Med* 164:1365–1368, 2004.

Bell RA, Kravitz RL, Thom D, et al: Unsaid but not forgotten: patients' unvoiced desires in office visits, *Arch Intern Med* 161:1977–1984, 2001.

Berger JT, Coulehan J, Belling C: Humor in the physician-patient encounter, *Arch Intern Med* 164:825–830, 2004.

Braddock CH, Edwards KA, Hasenberg NM, et al: Informed decision making in outpatient practice, *JAMA* 282:2313, 1999.

Brooks M: *Instant rapport*, New York, 1989, Warner Books.

Butterfield F: *China: alive in the bitter sea*, New York, 1982, Times Books.

Cleese J: *The human face*, *BBC Video* 2001. www.bbcamerica.com.

Colgan R: *Advice to the young physician on the art of medicine*, New York, 2009, Springer.

Darwin C: *Expressions of the emotions in man and animals*, London, 1872, John Murray.

Davis F: *Inside intuition*, New York, 1975, New American Library.

Dimitrius JE, Mazzarella M: *Reading people*, New York, 1999, Ballantine.

Ekman P: *Telling lies*, New York, 1985, WW Norton.

Ekman P: *Emotions revealed*, New York, 2003, Henry Holt.

Ekman P: *Darwin and facial expression*, Cambridge, 2006, Malor Books.

Ekman P, Friesen WV: *Unmasking the face: a guide to recognizing emotions from facial clues*, Englewood Cliffs, NJ, 1975, Prentice-Hall.

Ekman P, Rosenberg EL: *What the face reveals*, New York, 2005, Oxford University Press.

Friedman HS: Nonverbal communication between patients and medical practitioners, *J Soc Issues* 35:82, 1979.

Fuller LE: Primary caring, *JAMA* 270:1033, 1993.

Gladwell M: *Blink*, New York, 2005, Little, Brown.

Gray DW, Dixon JM, Collin J: The closed eye sign: an aid to diagnosing non-specific abdominal pain, *BMJ* 297:837, 1988.

Gross DA, Zyzanski SJ, Borawski EA, et al: Patient satisfaction with time spent with their physician, *J Fam Pract* 46:133, 1998.

Hampes WP: Relation between humor and empathic concern, *Psychol Rep* 88:241–244, 2001.

Hartley G, Karinch M: *The body language handbook*, Franklin Lakes, NJ, 2010, Career Press.

Hess ET: *The telltale eye*, New York, 1975, Van Nostrand Reinhold.

Holmes OW: *Medical essays: 1842-1882*, Boston, 1883, Houghton Mifflin.

Joos SK, Hickam DH, Borders LM: Patients' desires and satisfaction in general medicine clinics, *Public Health Rep* 108:751, 1993.

Key MR, editor: *The relationship of verbal and nonverbal communication*, New York, 1980, Mouton.

Knapp ML: *Nonverbal communication in human interaction*, ed 2, New York, 1978, Holt, Reinhart & Winston.

Korsch BM, Negrete V: Doctor-patient communication, *Sci Am* 227:66, 1972.

Kuhnke E: *Body language for dummies*, West Sussex, 2007, John Wiley & Sons.

Lambert D: *Body language 101*, London, 2008, Skyhorse.

Larsen KM, Smith CK: Assessment of nonverbal communication in patient-physician interview, *J Fam Pract* 12:481, 1981.

Lewis D: *The secret language of success*, New York, 1989, Galahad.

Lieberman DJ: *Never be lied to again*, New York, 1998, St Martin's Press.

Lown B: *The lost art of healing*, Boston, 1996, Houghton Mifflin.

McCaskey MB: The hidden messages managers send, *Harv Bus Rev* 135, 1979.

Morris D: *Manwatching: a field guide to human behavior*, New York, 1977, Abrams.

Peabody FW: *Doctor and patient*, New York, 1930, Macmillan.

Pease A, Pease B: *The definitive book of body language*, New York, 2004, Bantam.

Quill TE: Recognizing and adjusting to barriers in doctor-patient communication, *Ann Intern Med* 111:51, 1989.

Ritch V: *Do You See What I'm Saying? DVD*, Boulder, CO, 2004, Paladin Press.

Scheflen AE: *Body language and the social order—communication as behavioral control*, Englewood Cliffs, NJ, 1972, Prentice-Hall.

Schmitt BP, Kushner MS, Wiener SL: The diagnostic usefulness of the history of the patient with dyspnea, *J Gen Intern Med* 1:386, 1986.

Snyder D, Lynch JJ, Gruss L: Doctor-patient communication in a private family practice, *J Fam Pract* 3:271, 1976.

Strauss MB: *Familiar medical quotations*, Boston, 1968, Little: Brown.

The History Channel: *Secrets of Body Language. DVD*, New York, 2008, A&E Television Networks.

Vrij A: *Detecting lies and deceit*. Chichester, NY, 2005, Wiley & Sons.

Widmer RB, Cadoret RJ, North CS: Depression in family practice: some effects on spouses and children, *J Fam Pract* 10:45, 1980.

Zellmann AJ: *I read minds and so do you*, Canton, Ga, 2004, Zellmann.

网络资源

www.blifaloo.com/info/flirting-body-language.php Male and female flirting signals, eye contact, and mirroring. Also contains a link to "How to Detect Lies" plus tips on improving memory.

www.changingminds.org Covers a variety of body language message clusters, including aggressive, attentive, deceptive, romantic, and submissive.

www.wikihow.com/Read-Body-Language Good overview of the major components of body language; includes a video demonstration.

附录 13-1　　有效的访谈

患者的病史对于提供诊断来说是最合适的评估活动。几乎 80% 的病例在仅仅询问病史后就能得出明显的最终诊断，另外 12% 的病例在询问病史和体格检查后可以诊断；仅有 11% 的病例需要实验室检查做出诊断（Schmitt 等，1986）。

熟练的家庭医生可以花 10 分钟接诊一个患者，但患者可能认为这是 20 分钟。这个比医生花了 20 分钟，但让患者认为他很匆忙并且是正在侵占他的时间好得多。在办公室或在床边的过于简短或突然的谈话可能会严重损害关系。医生表示他们通过各种非言语暗示来计划用多少时间，患者很少有勇气通过要求更多时间来反击。医生匆忙地问"你好吗？"同时看了患者一眼之后就快速浏览图表，这会破坏交流。即使是最忙碌的医护人员也可以通过给予患者充分的关注很快完成：患者记住杰出的医生，他在任何时间都以轻松的姿态和仔细的态度真诚地交流。

在一家儿科诊所对医师与患者的录像分析发现，许多母亲不满意，因为医生对她们的孩子关注和了解的太少。她们的态度与医生实际给予儿童的，通常足够的关注无关（Korsch 和 Negrete，1972）。

即使在没有一个患者对医师不满意的已经建立的全科诊所，54% 的患者要么忘记提及某些关心的事，要么误解诊断或治疗的事实（Snyder 等，1976）。在 84 名患者中，29 名忘记了告诉医生一些困扰他们的事情。这说明了用这句话结束每次接诊是很智慧的："还有什么我们没讨论过的事使你烦恼？"

遇到新患者时，在介绍期间，用称呼患者的方法可以通过表达相互尊重的气氛帮助建立和谐关系。保持目光接触时，用握手和微笑热烈地问候病人。给予患者仅仅 60 秒的专注力，就会留下你真正感兴趣的印象。在介绍，访谈期间和离开时，叫出患者的名字。一个恰当的介绍是，"早上好，布朗夫人，我是医生 -"，或者，"早上好，布朗夫人。我是 -，一个二年级的医学生，我今天会采集你的病史并为你做检查。"最好用一个像这样的开场白表达对患者的关心，比如说："我能怎样帮助你？"而不是"你今天为什么来这？"。

促进技术

除了沉默和体位这些非语言的促进交流技术之外，还可以用简单的评论来鼓励患者进行近一步交流，比如"然后？"或者重复刚刚提出的一部分陈述：

患者：最近我一直很紧张。

医生：紧张？

面对

机智地面对可以帮助建立沟通和融洽关系。诸如"你看起来不开心"或"你显得非常焦虑"等陈述是基于医生对患者的观察。如果医生一直无法建立融洽关系，公开坦率地解决这个问题会有帮助："我们似乎没有很好地沟通。你能告诉我哪出错了吗？"当先前良好的关系突然变差时，这也是一种有用的策略。

概括或解释

概括是对患者所说的内容进行简短的重述，并为医生和患者提供纠正错误或误解的机会。它表明了医生对患者的病史有兴趣，并且他或她努力地准确收集这些信息。总结给患者提供了增加更多细节的机会，也让他或她知道医生正在听。医生可以重申患者的话，并强调重要的点以确保清楚地理解。总结确保双方都使用相同的定义并尽量减少不适当的假想。"让我看看我是否正确地理解了你。"或者"我是否理解正确？"是解释的好方法。

总结也是一种关注病史中重要事件的微妙方式，从而避免问可能抑制患者的封闭式问题。当医生想要转到另一个主题时，还可以使用总结来更改主题。

总结病史

为了避免留下病史上的空白或忽视患者的担忧，以"您还有什么要提及的吗？"或"我们没有讨论过什么吗？"这样的话来总结每个完整的病史是一个聪明的做法。但是,如果医生在放下笔和笔记的同时合上图表,并开始向门边走,这种优秀的做法就会没有任何价值。

开放式问题

也许口头沟通中最有价值的和谐促进因素,是在面试开始时使用开放式问题。"告诉我更多关于它的事"是一种问诊技巧和心理状态。明白不问用是或否回答的问题的医生,可能会将患者描绘成一个独特的人,这将创造出一种敏感和有趣的氛围,对早日建立融洽关系作出重大贡献。一旦了解了患者独特情况的大致轮廓,详细的问题就会迅速产生。

一个开放式的问题并不意味着你有想要的答案,并且患者可能回答意想不到的附加信息。即使你需要具体的信息,一个好的融洽关系建设者也应该从一些开放式的问题开始,在交流过程中逐渐专注(Dimitrius and Mazzarella 1999)。

具体的问题会产生特定的答案,而且很少有更多的东西。然而,在处理啰唆闲聊、拒绝紧扣要点的患者时,或需要特定的信息时,医生可能偶尔想要使用这种技术。然而,当寻求更综合或隐藏的数据时,医师必须选择能为获得信息提供最大可能性的问题和态度。为了有效,开放式问题需要医生展示出放松,无论等待的患者压力如何,都可以随时倾听。显而易见,在需要更多时间的情况下,需要重新预约以确保足够的时间。

阻止沟通的信号

虽然似乎回应肯定,并促进了谈话,但如果患者经常以传达不感兴趣或不耐烦的方式回答"是",他们实际上在敷衍医生。每个人都经历过在句子结束或表达观点之前说"是"的人。患者可以有意或无意地通过类似的方式被抑制并沉默。

保密

保密是专业化的基本原则。有效的沟通需要患者感受到安全,确保所有信息都将严格保密。保持这种保密关系是每位医生的道德责任。家庭医生必须认识到这种私密的和密切的纽带,并避免任何能破坏它的威胁。希波克拉底说"凡我所见所闻,无论有无业务关系,我认为应守秘密者,我愿保守秘密。"(Strauss,1968,p.325)

在与青少年打交道时,保证所有的信息和行为都会保密,尤为重要。他们可能没有意识到医学界的这一基本道德原则,或没意识到这适用于他们。他们可能不愿意分享信息和完全信任,以免父母或同伴可能会发现。

照顾同一家庭的几个成员的医生可能会出现复杂的保密问题。家庭成员通常可以提供重要信息,补充临床医师直接从患者身上获得的信息。不幸的是,信息有时可能仅在承诺不会向患者泄露时才提供。秘密很少能保存很长时间;患者迟早会得知被泄露的事情,使信任关系紧张。一般来说,最好不要作为秘密的当事人,而是找到一种讨论敏感信息的方法。如果要保持融洽关系,医生必须在患者情况允许的情况下,尽快谨慎地以建设性的方式探索出处理此类问题的可能性。

与家人保持联系

没有患者存在于社交真空中。家庭和朋友提供了一个社会环境,对疾病的临床过程产生有形或无形的重要影响。由于家人对患者的情感影响往往比医生强烈,因此与患者家人进行有效的沟通是患者成功治愈的重要因素。如果医生的管理计划想被很好地执行,他们的积极支持很重要。家庭对医师治疗方案的支持可以帮助确保患者保持规定的饮食,按照指示服药,适当休息,或保持适当的锻炼计划。不支持的家庭态度可以否定或严重危害以前的治疗收益。

家人,朋友和同事可以成为除了患者提供的关于病情重要信息的有价值来源,包括患者遗忘,不想提及甚至未知的事实。交流应该是由最负责任的家庭成员(患者除外)建立的。然而,重要的是让患者了解此类讨论内容,医生要与他们分享讨论总结,以避免当患者和家人交流时出现对想法的误解或冲突。如果患者和家属有不同的信息,他们可能会对未来与医生的沟通产生怀疑。

与有关家人和朋友的沟通不必花费很多时间。如果涉及严重或长期的疾病,家庭会议可以规划出要预期什么以及将要做什么。通常可以确定一个家庭成员作为未来交流的沟通渠道,避免频繁和重复的呼叫。许多临床医生发现,通过定期随访可以实现最佳控制并让患者满意。

缺乏对家庭担忧的理解和与家庭成员沟通不足是导致医疗事故诉讼的主要因素。贬低患者或家属的观点并且不理解他们的担忧是原告提到的一个主要原因(Beckman 等,1994 年)。最常见的抱怨是被医生遗弃的感觉,和当医生不会按照承诺回复呼叫或返回床边时,尤其是在不良事件发生后产生的孤独的感觉。

与儿童交流

与孩子一起工作是医疗的乐趣之一。儿童具有成人常常缺乏的新鲜和直接的品质。尽管有需要注意的地方，但是与年轻人的交流没有秘密。如果医生耐心行事，大多数的过程并不会令人不舒服，但是强迫的快乐和虚假承诺，如"不会痛"是不诚实的，一旦信任被破坏，任何医生都不会重新获得信任。例如，在检查孩子之前先检查母亲或者年长的兄弟姐妹的耳朵，通常会缓解焦虑。让孩子玩听诊器或者耳镜。简单的奖励也可以使医生办公室成为孩子感兴趣的地方。陪同其他家庭成员看医生可以帮助孩子熟悉医生办公室和医护人员。在职业关系早期为孩子和家人多花点时间的医生，将在未来几年内获得巨大的回报。

附录13-2   用 心 关 怀

"临床医师的基本素质之一是对人类的兴趣,因为照顾患者的秘诀是关心患者。"Francis Peabody(1930,p.57)的这一声明可以作为建立医患关系的格言。在继续强调医疗治疗的同时,家庭医学更加重视其关怀方面。关怀与冷漠恰恰相反,并且意味着将人类的温柔和同情心应用于个人的治疗。它包含了对人们的尊重,并且使医生能够激励患者参与他们的治疗。医生必须告诉患者他们关心患者并且真心地对提供帮助感兴趣。

"没有科学的关怀是好心的善意,但不是医疗。相反,没有关怀的科学使药物治疗没有意义,并且否定了古代医疗行业的巨大潜力。这两句话补充了行医的艺术并且对其非常重要。"(Lown,1996,p.223)。据说,不关心患者的医生所犯过的医疗错误比不会治病的医生所犯的错误多得多。关怀意味着医生跟患者之间的共情关系。共情是医生对于患者所经历的事情的理解能力,并且最好的做法是医生将自己置于患者的角色中,努力理解他们的感受。理解其他人感受的能力是医患关系的基础。

医生 Chekov 认为医学生应该花一半的时间学习生病的感觉。虽然这可能是学习共情的极端的方法,但重要的是,医学生在沉浸于医学技术和知识之前能够认知患者的感受,恐惧,忧虑和期望,从而能够在这些需求的背景下有意义地应用在读书期间所获得的知识。在医学院的第一年,让医学生在关注疾病的诊断和治疗之前接触患者,给他们提供一个在教师的关注下专注于与患者交流的机会。这样有效沟通的障碍就可以被识别出来。例如,学生可能难以允许确诊癌症的患者谈论即将到来的死亡。已经有不止一名学生站在病房门口的床尾通过非语言的表情传达不适,并且准备离开。

虽然医生可以偶尔治愈疾病,但医生可以总是安慰患者。一个不为人知的法国作者告诫医学界"有时去治愈,经常去缓解,总是去安慰。"家庭医生为患者提供个性化的护理,并且试图减少患者在我们高度结构化的现代医疗系统中,经常遇到的可怕的和非人性化的体验。医生必须不断努力去保护患者的个人尊严,尤其是在他们的身份受到奇怪和有些可怕的医院环境的威胁的时候。关怀患者比治疗患者更人性化。

大多数患者有一定程度的与目前抱怨有关的压力,家庭医生在尝试治疗疾病的同时传达一种关怀感十分重要。正如 Fuller(1993)所言"我每天都会评估疾病过程并且根据需要调整医疗行为,但是,我的喜悦来自于仔细倾听,帮助人们识别他们的压力,在我认为适当的时候提供最佳的建议并且一直提供我的关怀和理解……我被患者夸奖,并且很成功地发现只要承认我关心他们,患者就会感觉更好。"他的一位患者说"没人关心你知道多少,直到他们知道你有多关心他们。"

第**14**章　实验室检查分析

ELIZABETH A. WARNER ■ ARTHUR H. HEROLD

本 章 内 容	

所有内科和外科专业都应用实验室检查来确诊或除外疾病。在医疗实践中所有领域的内科医师都要依靠实验室检查来获得正确的诊断。由于许多因素会增加实验室检查结果的不确定性，因此内科医师需要了解实验室检查结果的局限性。

应用诊断性实验室检查来制订临床决策是基于该检查准确并且精确这样一个假设的。诊断性试验的准确性指的是该试验将某病患者同无该病的正常人区分开来的能力(Leeflang et al., 2008)。试验准确性并不一定固定不变；随着患者人群及临床条件的不同，准确性也会发生变化。精确性指的是一份样品在同样条件下重复测定的一致程度，用来衡量一项试验重复性的指标。不精确性来源于生理差异及分析差异。生理差异是指在不同时间对同一人进行同一项试验而出现结果的差异，这主要由于生理过程、自身因素或外界因素

表 14-1　影响实验室检查结果的生理变量

生理节律	昼夜节律
	超日节律
	亚日节律
体制因素	年龄
	性别
	基因型
外源因素	体位
	运动
	饮食
	咖啡因的使用
	药物治疗
	酒精的使用
	妊娠
	并发症

From Holmes EA: The interpretation of laboratory tests. In McClatchey KD, ed. Clinical laboratory medicine. 2nd ed. Philadelphia: Lippincott Williams & Wilkins; 2002, p 98.

的影响(McClatchey, 2002)(表 14-1)。分析差异指的是对同一份样品重复试验而出现的结果差异，与分析技术以及样品处理的差异是相关的。以现在的技术来看，在绝大多数的实验室检查中，生理性差异还是明显高于分析差异的。

"正常"的概念

实验室检查的结果要与参考标准值比对，参考值就是在健康人群中观察到的值。用"正常值"或者"正常范围"我们可以将"健康人"与"患者"区分开来，当然事实上总会有些重叠存在。

目前实验室结果的对比标准是参考范围，参考范围常常定义为健康人群某项化验值分布的一个百分位数区间(通常选取 2.5～97.5 百分位数)。在制订一个参考范围的时候往往遇到以下一些问题。通常选取的参考人群不能代表受试人。性别、年龄分布、人种、种族或者参考人群与受试人测试环境(住院 vs. 急诊患者)的不同都是存在的。受试人应该在与参考人群相似的生理条件(如空腹、坐位及静息)下接受测试。参考人群的大小可能不足以将整个人群的代表性区间包括进来。

参数统计与非参数统计这两种统计学方法，通常用来定义参考区间。参数统计法用于符合正态分布的样本人群数据的统计，该分布呈现为以平均值为中心的钟形曲线。在此种情况下，可以直接用统计学公式计算出第 2.5 和 97.5 百分位数。但是当参考值并不符合正态分布时，则可以应用非参数统计法，将参考对象的结果按照升序排列，然后将第 2.5 到第 97.5 百分位数的值找出作为参考范围。

一项检验的参考范围可以是制订者给出的或是根据人群差异进行修订的。《1998 年临床实验室改善法案(CLIA)》定义了参考值的三个要求：实验室检查的

正常或者参考值必须能提供给申请检验的医师；正常或者参考值必须要包括在实验室操作手册中；在给出某项检验的结果之前，实验室必须给出实验室检查方法特点的详细介绍，包括参考范围。当某项检验的分析步骤与厂家给出的一致，并且当受试人群与定义参考值的参考人群特点相近的时候，该厂家给出的参考范围就认为是可信的。当我们选取一个包含了 95% 实验结果的试验参考范围时，5% 的人群就会被排除在该范围之外。当申请了不止一项试验，出现至少一项结果超出正常范围之外的概率就会增加。表 14-2 对比了独立试验的数量与一健康人出现异常结果的概率。

表 14-2　一个健康人在多项检验中出现异常结果的概率

独立试验数量	异常检验结果概率（%）
1	5
2	10
5	23
10	40
20	64
50	92
90	99
无穷大	100

From Burke MD: Laboratory tests. Basic concepts and realistic expectations. Postgrad Med, 1978; 63; 55.

评价一项试验的特性

考虑到实验室检验并不是完全准确或精确，因此我们必须找到一种定量衡量这些缺点的方法。我们将一项检验区分患病人群与健康人群的能力是通过灵敏度、特异度、阳性和阴性预测值来定义的。表 14-3 介绍了怎样计算上述指标。灵敏度与特异度是一项化验固有的技术指标，与接受检查患者的疾病是没有相关性的。然而，鉴于疾病都有临床表现谱，如果样本人群中进展期患者占绝大多数，那该检查的灵敏度和特异度就会有所提高。

表 14-3　诊断性检验的性能特征

结果	有病	无病
阳性	真阳性（TP）	假阳性（FP）
阴性	真阴性（FN）	真阴性（TN）

灵敏度 = TP/（TP + FN）; 特异度 = TN/（TN + FP）
阳性预测值 = TP/（TP + FP）; 阴性预测值 = TN/（TN + FN）

灵敏度的定义为有病患者能够被某项化验正确诊断的比例。特异度指的则是没病的受试者能够被某项化验正确排除的比例。阳性预测值定义为具有某项化验阳性的受试者真正患有所查疾病的比例，而阴性预测值则指的是具有某项化验阴性的受试者没有所查疾病的比例。预测值受检验的灵敏度和特异度以及患病率（在某一特定时间某人群中患某一疾病的比例）的影响。

将"患者"区分于"非患者"

在理想状态下，灵敏度和特异度接近 100%。但实际上低于理想状态下。目前最好的能区分有病和无病的检验也不是完美的，其灵敏度和特异度大概 80% 左右。此外，一项化验的效能和有效性的不一致是很常见的。效能指的是一项化验在理想状态下的性能，而有效性则指的是在实际情况中该化验的性能。尽管目前进行的实验室检查都有严密的审查标准，但临床操作中，总会有因疏忽造成的误差影响化验的性能及对化验的解读。此外，患病人群和无病人群的化验值往往有交互重叠的部分。

我们往往用界值来区分"正常"和"不正常"。该值的选择是可变的，选定一个界值意味着选定了灵敏度与特异度的一个平衡（图 14-1）。受试者工作特征曲线（ROC）是在最小化假阳性和假阴性结果的基础上，用来分析界值的一种曲线分析（图 14-2）。针对一系列的界值，我们可以算出其灵敏度和特异度，将（1 - 特异度）作为 x 轴上的变量，敏感度作为 y 轴变量。该曲线上的每一个点代表该检验的一个界值。一个完美的检验应该有一个满足敏感度和特异度均为 100% 的界值。该点应该出现在图像的左上角。对一项检验来讲，最有效的界值应该是能够给出最准确结果的值，可以用离图像左上角最近的那个值来表示。

最合适界值的确定依赖于检验的目的以及风险/受益分析。当疾病检出比较重要时，我们可以选取最大灵敏度，而适当降低特异度的界值。如果我们要排除某些疾病时，就可以选取敏感度和阴性预测值最大的界值。确定一个阴性结果是真阴性而不是假阴性是很重要的，这样才能正确地排除一个个体有病。同样，如果我们想确诊某个疾病，特异度和阳性预测值就非常重要。确定阳性结果是真阳性而不是假阳性同样很重要，这样健康人群就不会被误诊，尤其当治疗（比如手术等）有很大的风险的时候。

一项化验的预测值与疾病验前概率直接相关。当

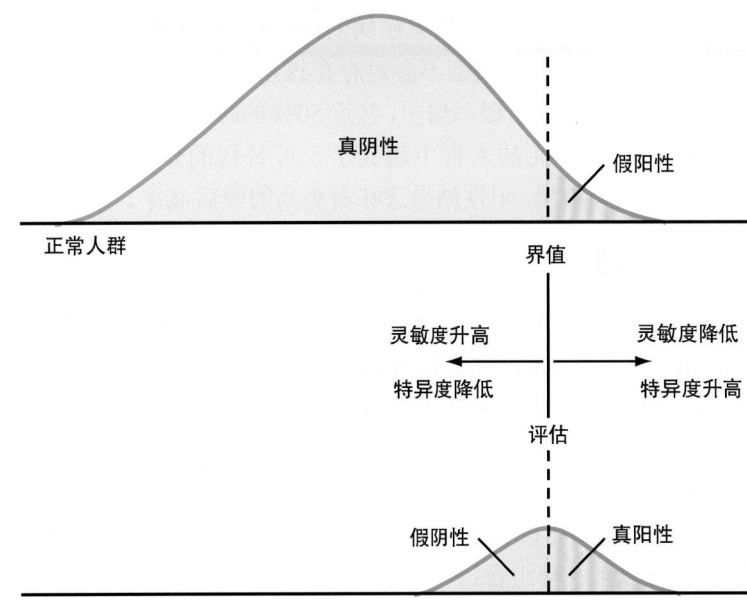

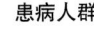

图 14-1 化验界值的改变对疾病分类的影响(Modified from Cebul RD, Beck LH. Teaching clinical decision making. Westport, CT: Praeger; 1985, p.4.)

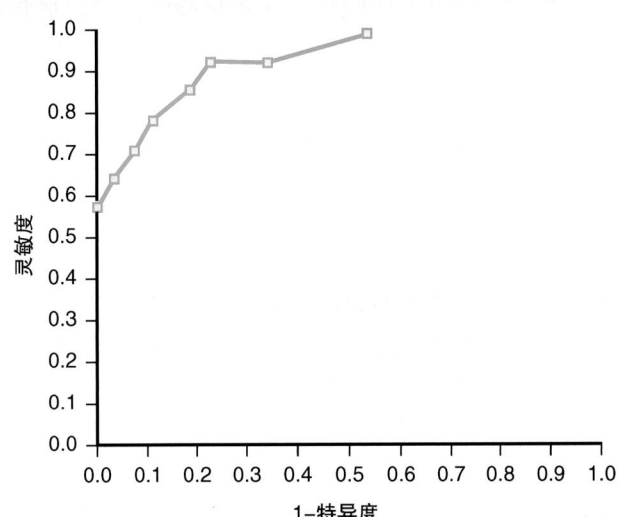

图 14-2 接受者工作特性(ROC)曲线显示改变界值对区分有病和无病效应的改变(From Tetrault GA. Laboratory statistics. In Henry JB, ed. Clinical diagnosis and management by laboratory methods. 20th ed. Philadelphia：Saunders；2001.)

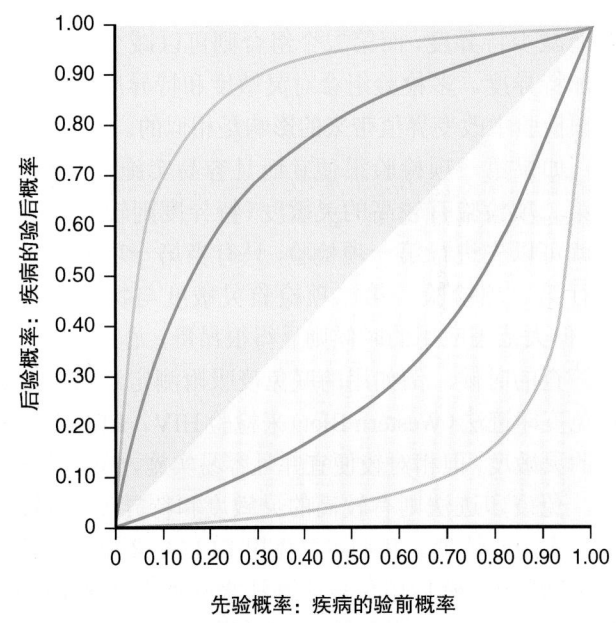

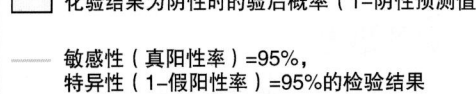

图 14-3 根据阳性或阴性化验结果来看疾病的验前概率和验后概率的关系(From Sackett DL, Haynes RB, Guynett GH, et al. Clinical epidemiology. 2nd ed. Boston：Little, Brown; 1991, p.92.)

疾病的患病率在人群中很高的时候,该化验阳性的可能性就远远大于阴性结果,因为疾病在人群中是很普遍的。同样,当患病率很低的时候,阴性值较阳性值则要常见的多,因为很少有人患病。因此当我们将阳性或者阴性结果与疾病的验前概率进行比较(图 14-3),预测值的这些特性就会大有用处。对阳性或者阴性化验来说,患病率(疾病的验前概率)按预测值进行绘图。对于那些患病率不高不低的病来说,化验往往就不能区分有病与正常。如果某一疾病的概率很低,那阳性或者阴性结果就不会对验后概率产生太大影响,验后概率仍然是低的。换句话说，如果疾病的概率很高，无论阳性或是阴性的验后结果都不会对存在该疾病的概率产生多少影响。当验前概率居中，接近50%的时候，预测值在区分有病和无病人群中起到了无可替代的作用。相对阴性化验结果，阳性结果意味着更高的验后概率。

多检验安排

对很多疾病来说，以诊断或者筛查为目的的检验都不止一个。因此往往会出现这样的疑问，是不是几项检验中的一项必须阳性才能确定诊断，还是一项检验阳性便足以诊断有病。这些检验如果分开来看，多种可能性都会对灵敏度和特异度产生影响。举一个例子，有两种化验可以诊断某一疾病。为了确定诊断，我们可能有以下3种组合：

1．一项或两项检验阳性，即可确定诊断。

2．两项检验同时阳性才能确诊。

3．只有第一项检验阳性才能进行第二项检验，只有第二项也为阳性才能确诊。

相对于每项单独检验，第一个组合可以增加灵敏度而减少特异度，而第二个组合则可以减少灵敏度而增加特异度。多检验组合对灵敏度和特异度的作用跟一项检验中改变界值带来的影响是相似的。

如果第一项检验很便宜而且容易实施，并且相对于第二项检验有较高的灵敏度（特异度则较低），那我们就可以先进行第一项检验，只有当第一项为阳性再进行第二项检验。第二项检验灵敏度与特异度都很高，但大范围应用的时候则显得很昂贵，尤其应用于疾病筛查的时候。例如用酶联免疫吸附测定法（ELISA）和免疫印迹法（Western Blot）来检验HIV。ELISA有较高的灵敏度，但相对较便宜并且容易实施，但特异度稍差。免疫印迹法则有较高的灵敏度和特异度，但较贵而且实施较烦琐。我们可以先用ELISA来筛出几乎所有患病的人，然后用免疫印迹法来除外那些被ELISA误诊为该病的人（假阳性）。该检验次序相对于单个检验来讲，大大提高了灵敏度和特异度，而相对同时做两个化验来讲，则显得更为经济。

安排检验的思考

在安排检验方面，除了对诊断准确性有帮助外，另外一点很重要的考虑就是对患者最终的影响。根据现有的检验结果，下一步该做什么？基于现有的阳性或者阴性结果患者可能出现的结局有哪些？某一项检验是否对患者的益处大于坏处？但遗憾的是，目前来讲用于评价检验和治疗策略结局的随机对照试验（RCTs）

并不适用于大多数临床情况。对诊断试验准确性的全面系统评价，以及评价治疗方案的临床证据，是目前用来指导诊断试验决策的最有效证据（Cornell et al., 2008）。

接下来的部分我们将给出40个常用检验的概述。每一部分都将包含该检验的生理意义，参考值的典型范围，以及能够解释某一异常结果的疾病列表。每项检验的参考范围在不同的实验室都不一样，主要跟参考人群以及实验室检验方法学相关。

白蛋白

白蛋白是主要在肝脏合成的，用于维持机体渗透压的转运蛋白。白蛋白的半衰期很长（20天），每天更新率则较低（约5%）。白蛋白水平从出生到1岁一直在上升，从此之后便维持在一相对稳定的水平，整个成人期大约保持在3.5～5.5g/dl。在一些进展性的肝病、肾病综合征、失蛋白肠病、营养不良以及一些炎症性疾病中，白蛋白水平都会下降（表14-4）。除了由于脱水，血清白蛋白升高比较少见。

表14-4 引起白蛋白水平降低的因素

吸收减少	合成减少
吸收不良	慢性肝病
营养不良	
蛋白代谢	**丢失增加**
感染	肾病综合征
甲状腺功能减退	肝硬化
烧伤	蛋白丢失性肠病
恶性肿瘤	出血
慢性炎症	
稀释性	
抗利尿激素分泌异常综合征（SIADH）	
静脉补液	

在严重的急性感染，白蛋白合成减低以及代谢的增加导致血清白蛋白的水平在12～36小时开始下降，大概在5天左右下降到最低值。但作为营养不良的一个指标，白蛋白水平的下降则要相对迟一些。白蛋白在评价水肿、肝病以及蛋白尿中是非常有用的。

血清白蛋白水平、腹腔积液中白蛋白水平以及血清-腹水白蛋白梯度（SAAG）之间的区别，可用于鉴别门脉高压及其他因素引起的腹腔积液。在门脉高压引起的腹腔积液中，SAAG＞1.1g/dl；SAAG＜1.1g/dl则意味着其他原因引起腹腔积液，例如腹膜炎症及恶性肿瘤。

大多数经肾脏滤过的白蛋白都会被重吸收，因此尿中出现大量白蛋白往往提示肾脏功能异常。大量

（＞300mg/dl）白蛋白可以用标准尿干化学法检测。微量蛋白尿指的是尿中白蛋白持续高出正常水平，但是尚未到达尿干化学检验能检出的水平。微量白蛋白尿是早期糖尿病肾病的一个标志，并且对大血管疾病也有一定的提示意义。尿白蛋白可以直接用随机尿来分析，但需要用尿肌酐来校正，但更常见的还是使用 24 小时尿来进行分析。以 mg/d 来计量的 24 小时尿白蛋白在数值上与随机尿白蛋白（mg）／肌酐（g）的比值是相等的。因此每项检验的参考范围正常＜30，微量白蛋白尿 30～300，临床蛋白尿＞300。例如剧烈或者长时间的运动、站立位、血尿、月经、生殖道或者泌尿系感染、充血性心力衰竭、未控制的高血压或高脂血症，以及高蛋白或高盐摄入均是可以干扰检验准确性的因素。

碱性磷酸酶

碱性磷酸酶（ALP）可以在很多组织中发现，包括肝脏、骨骼、小肠以及胎盘等。ALP 的参考值跟年龄、性别均有相关性，在儿童、青少年以及孕妇体内均有较高的水平。成人典型的参考范围是 25～100U/L。引起成人 ALP 升高的可能原因包括肝脏、骨骼以及药物因素（表 14-5）。一般肝源性的 ALP 升高，往往意味着胆汁淤积性肝病或者胆道功能障碍。轻度 ALP 升高（高于参考范围 1～2 倍）提示肝脏实质病变，例如肝炎或者肝硬化。显著的 ALP 升高往往提示浸润性肝脏疾病、肝内或肝外胆道梗阻。持续升高的 ALP 水平，可以是早期原发性胆汁性肝硬化的一个标志。在胆汁淤积性疾病当中，胆红素以及 γ- 谷氨酰转移酶（GGT）水平也会升高，但氨基转移酶升高往往没有这么明显。为了确定升高的 ALP 水平是肝源性的，应该同时测定 GGT 水平，GGT 是不会因为骨骼疾病而升高的。在存在肝脏源性 ALP 水平的升高基础上，肝脏的影像学检查，例如超声或者 CT，可以对梗阻提供解剖定位。

氨基转移酶

肝脏生化检查被广泛用来评价肝脏功能。常见的肝脏细胞损害指标是氨基转移酶，例如天冬氨酸转氨酶（AST）和丙氨酸转氨酶（ALT）。但 AST 也可见于其他组织，例如心脏、血液以及骨骼肌等，但 ALT 则相对更特异。氨基转移酶是由受损或死亡的肝细胞释放的。AST 的参考范围是 10～40U/L，ALT 的参考范围是 15～40U/L，有人主张，ALT 的正常上限应降低（Pacifico et al.，2013）。一些研究检测了健康人的正常身体质量指数（BMI）、正常血糖和血脂值以及无肝毒性药物，发现 ALT 第 95 百分位数是男性 30IU/L 和女性 19IU/L。氨

表 14-5	碱性磷酸酶升高的原因
骨源性	Paget 病
	骨软化症
	佝偻病
	甲状旁腺功能亢进骨骼转移瘤
	转移瘤
肝源性	肝外胆管梗阻
	胰腺癌
	胆管癌
	胆总管结石
	肝内胆管梗阻
	肝脏转移瘤
	浸润性疾病
	肝炎
	原发性胆汁性肝硬化
	硬化性胆管炎
	肝硬化
	肝淤血
其他因素	药物
	苯巴比妥
	苯妥英
	氯磺丙脲
	甲状腺功能亢进
	颞动脉炎

基转移酶升高的多少以及 AST/ALT 的比值可以提示肝脏疾病的发病原因，却不一定与潜在的肝脏疾病的严重程度或预后相关。事实上，正常或轻度转氨酶升高可见于终末期肝病患者。AST 或 ALT 轻度升高（大于正常值上限 5 倍），常见于慢性肝病，包括慢性病毒性肝炎、脂肪肝以及药物等。最常见的引起不能解释的持续氨基转移酶升高的疾病是肝脏脂肪浸润。其他的一些常见的引起氨基转移酶轻度升高且 ALT＞AST 的疾病包括自身免疫性肝炎、血色病、α1- 抗胰酶缺乏病、肝豆状核变性、肝脏转移瘤以及胆汁淤积性肝病。而轻度氨基转移酶升高伴 AST＞ALT 则更倾向于酒精相关的肝病，但也可见于肝硬化以及脂肪肝。在酒精性肝炎中，AST 水平接近于 ALT 水平的 2 倍，但 AST 水平很少高于 300U/L。AST 和 ALT 的显著升高（超过正常上限的 15 倍多）往往鉴于严重的坏死，如急性病毒性或药物性肝炎、缺血性肝炎，以及急性胆道梗阻（Green and Flamm，2002）。当 AST 升高但 ALT 正常时，我们应该考虑肝外疾病，尤其是心肌或者骨骼肌异常。当 AST 和 ALT 近乎同步升高时，我们主要考虑肝脏问题。附表 14-1 比较了肝细胞性和梗阻性疾病在肝功方面的异常。

乳酸脱氢酶（LDH）在肝病中也有升高，但不特异；在骨骼肌、心肌、血液以及一些肺部疾病中都有可能升高。LDH 的测定很少会对评价肝脏疾病有用。GGT 是可以被酒精以及一些药物诱导的微粒体酶，包括华法林以及一些抗惊厥药。尽管不是很特异，但 GGT 是目前对酗酒最敏感的肝酶。

淀粉酶和脂肪酶

胰腺疾病，尤其是急性胰腺炎常常伴随淀粉酶和脂肪酶的升高。表 14-6 列出了常见的引起淀粉酶和脂肪酶升高的疾病。对胰腺疾病来讲，脂肪酶相对于淀粉酶来说有更高的灵敏度和特异度。因为检测方法不同，因此淀粉酶和脂肪酶的参考范围也不相同，因此临床医生应该参考实验室给出的参考范围来确定检验的正常上限值。急性胰腺炎发作 3～6 小时后，淀粉酶和脂肪酶开始升高，并且均在 24 小时达到峰值。3～5 天后淀粉酶水平就恢复正常了；而脂肪酶水平要到 8～14 天才能恢复正常。但是如果是酒精引起的胰腺炎，由于胰腺炎的反复发作引起外分泌不足，淀粉酶的水平则较胆囊结石或药物诱发的胰腺炎低一些。当淀粉酶水平升高到正常上限值的 3 倍，对胰腺炎的提示意义就非常大了。当脂肪酶升高到正常值的 5 倍以上，胰腺炎是肯定存在的。但是即便是不高的淀粉酶，也不能除外胰腺炎，尤其是由高甘油三酯血症引起的胰腺炎。

抗核抗体

抗核抗体（ANAs）是指针对于细胞核某些部分的抗体。结合结缔组织疾病相关的症状，如关节炎、雷诺现象或发热，ANA 检验可以帮助诊断一些胶原血管性疾病（附表 14-2）。ANA 协助诊断疾病的可能性与该病的验前概率是紧密相关的。ANA 的检验是对显示免疫荧光核染色的血清不断稀释，直至稀释到最高界值时染色阴性（无染色）或者阳性，这时按照该稀释倍数下免疫荧光核染色阴性（无染色）或阳性来给出检验报告。如果是阳性，那就应该注意是哪种 ANA 类型。一旦 ANA 检验阳性，就要根据临床来寻找特殊核抗原。

尽管 ANA 在诊断系统性红斑狼疮（SLE）上有 95% 的灵敏度，但特异度不高，常见于一些其他疾病。较高滴度通常指向 SLE 特异度更高，但也可见于其他自身免疫疾病。大约 20% 的正常人会有 ANA 滴度 1∶40 或更高，5% 的人群有 1∶160 甚至更高的滴度。在一系列因 ANA 阳性而转诊到风湿科的患者中，没有一例 ANA 小于 1∶160 的患者被诊断为 ANA 相关性风湿性疾病

表 14-6　引起淀粉酶和脂肪酶升高的疾病

淀粉酶	脂肪酶
胰腺疾病	
急性胰腺炎	急性胰腺炎
慢性胰腺炎	慢性胰腺炎
胰腺假性囊肿	
胰腺癌	
胰腺外伤	
非胰腺疾病	
唾液腺异常	急性胆囊炎
小肠穿孔、缺血或梗阻	小肠梗死
糖尿病酮症酸中毒	消化性溃疡穿孔
消化性溃疡穿孔	肾衰
异位妊娠破裂	
肾衰	
巨大淀粉酶血症	
妊娠	

（Abeles and Abeles，2013）。不足 5% 的确诊 SLE 的患者其 ANA 滴度为阴性。正因为人群中 ANA 阳性的正常人占很大比例，因此临床医师需要在有临床证据指向 SLE 时才可以给出 SLE 的诊断。ANA 滴度与疾病的复发、缓解以及疾病的严重程度并无很好的关联，并且也不能用作反映治疗效果的一个监测指标。当临床上考虑结缔组织病时才考虑给患者安排此检验，但在评价非特异性的主诉时，例如疲劳广泛的疼痛或腰痛并没有多大用处（Solomon et al.，2002）。

对于 ANA 滴度阳性的患者来说，通过 ANA 染色及临床证据，可以进一步检测特异性核抗体。低滴度 ANA 的患者如果有额外的临床发现，提示不需要进一步检测 ANA 相关性疾病。对某些特异性核抗原检验的解读并不是那么容易的，大多数"特异性"抗原并不是对某个疾病 100% 特异的，也需要在临床背景上加以解读。抗 DNA 检验对于 SLE 来讲有很高的特异度，高达 95%，但仅有 50%～60% 的灵敏度。

胆红素

胆红素来源于肝外组织中血红蛋白分解代谢。肝细胞摄取并合成胆红素，然后将其分泌到胆汁中。血胆红素水平与胆红素合成速率及胆汁排泄直接相关。总胆红素包括脂溶性的非结合胆红素和水溶性的结合胆红素。总胆红素正常值小于 1.5mg/dl，并且以非结合胆红素为主。在评价胆红素升高时，我们首先要做的就是区分结合（直接）和非结合（间接）高胆红素血症。

最常见的引起非结合高胆红素血症原因可能还是

吉尔伯特综合征（Gilbert syndrome），该病占人群总数的 5%，是一良性病变。该病只有非结合胆红素升高；其余的肝酶都是正常的。其他引起非结合高胆红素血症的疾病包括溶血、红细胞无效性生成（例如巨幼红细胞贫血），或者新近血肿。如果肝脏功能正常，溶血引起的胆红素升高一般不会超过 5mg/dl。在无症状患者中如果非结合胆红素轻度升高（<4mg/dl），而该患者又没有应用引起胆红素升高的药物，也没有溶血的证据，且肝酶也是正常的，那么我们就可以初步诊断吉尔伯特综合征（Green and Flamm, 2002）。高结合胆红素血症一般跟肝脏分泌异常相关，包括肝外胆管梗阻、肝内胆汁淤积、肝硬化、肝炎和肝毒素。

血尿素氮和肌酐

通过检测血尿素氮（BUN）和肌酐来评价肾功能。BUN 的参考范围是 7～18mg/dl。BUN 水平的升高并不是肾脏疾病特异的，可见于低血容量、蛋白质摄入过多、使用糖皮质激素、皮质醇增多症和胃肠道出血。随着容积的缺失，尿素被肾小管重吸收，而且 BUN 成比例的高于肌酐。BUN 肌酐比值有助于鉴别肾前性、肾后性和肾性原因引起的肾功能不全。比值为 10∶1 提示肾性疾病；比值大于 20∶1 提示肾前性或肾后性原因。在严重的肝脏疾病、营养不良及抗利尿激素分泌异常综合征（SIADH）的时候也可以出现 BUN 减低。

目前，肌酐是评估肾小球滤过率（GFR）最常用的实验室检查方法。肌酐是肌肉代谢的产物，其产生与肌容量、年龄、性别、种族以及饮食中肉类摄入是相关的。如果肾功能正常，尿肌酐主要来自于肾小球滤过、5%～10% 是来自肾小管分泌的。一些药物，如西咪替丁、甲氧苄啶嘧啶、非诺贝特、水杨酸类可以抑制肌酐的排泌，在那些 GFR 比较低的人当中也会提高肌酐水平。肌酐水平随着肾功能的降低而增加：肾功能越高，GFR 的大幅降低反映了肌酐微小变化；肾功能越低，GFR 的微小变化反映了肌酐的更大的变化。尽管用血清肌酐来评价肾功能在临床应用已久，但根据美国肾脏基金会最新的指南，推荐使用估计 GFR（eGFR）来评价肾功能。许多临床实验室目前使用肾脏病饮食修订（MDRD）公式来自动给出 eGFR。该公式考虑了年龄、血清肌酐以及性别来估计 GFR，单位是 ml/min/1.73m²。当 eGFR 低于 60ml/min 时，MDRD 公式结果是相当准确的。但对于评估更高的 eGFR，它可能会低估了 eGFR（Ferguson and Waikar, 2012）。此外，该公式是针对于拥有慢性肾病的白人患者的，因此在老年人、非白色人种或健康人群中的应用是没那么准确的。

钙

钙总量衡量的是包括游离（或离子）钙、蛋白结合钙以及螯合钙在内的钙的水平。大约 50% 的钙是以离子形式存在的，40%～50% 是与白蛋白相结合的，还有 5%～20% 的钙是与其他离子相结合的。只有游离或者离子钙是具有生理活性的。因为钙是与白蛋白相结合的，因此在评价钙异常的时候要同时检测钙和白蛋白。当白蛋白低于 4g/dl 的时候，血清白蛋白每下降 1g/dl，就应该在测得的血清钙水平上再升高 0.8mg/dl 来进行修订。另外一个解决办法是直接测量血清白蛋白异常患者的离子钙水平。血清钙的参考范围是 8.5～10.5mg/dl，离子钙的浓度则为 4.65～5.28mg/dl。仅仅依靠血清钙的测量来区分钙水平正常还是轻度升高是不够准确的。首次发现钙异常应该重复检测。脱水和长时间使用止血带可引起钙水平升高。

在血钙过高的患者当中，超过 90% 的患者其高钙血症的病因是甲状旁腺功能亢进或恶性肿瘤。一般门诊的高钙血症患者大多数患有甲状旁腺功能亢进症。噻嗪类药物也可引起轻度高钙血症；典型的患者是一个老年女性。甲状旁腺激素（PTH, parathormone）水平可以用来鉴别甲状旁腺功能亢进与其他原因引起的高钙血症。非甲状旁腺功能亢进因素引起的钙浓度升高其 PTH 水平是偏低或"正常"的；而在甲状旁腺功能亢进的患者中，PTH 是升高的。一般来讲，甲状旁腺功能亢进的患者其高钙血症并不很严重，一般少于 11mg/dl，而且症状往往也不明显。住院患者的高钙血症可能是恶性中流量引起的。与恶性肿瘤有关的高钙血症钙含量通常大于 13mg/dl。有时也可见有高钙血症家族史的患者其钙排泄是减少的，并且有家族遗传性的低钙尿高钙血症。其他的一些引起高钙血症的疾病与消化道（GI）吸收增加、骨重吸收增加和肾脏排泄减少相关（表 14-7）。

最常见的引起钙总量低的因素是低白蛋白水平。如果一旦发现低钙血症，首先应该确定血清白蛋白是否正常。如果血清白蛋白水平也是减低的，那我们就要应用上面提到的校正方法来确定是否有低钙血症的存在。另外一个引起低钙血症的重要因素是低镁血症，低镁血症可以引起 PTH 抵抗或者降低 PTH 分泌。镁缺乏的校正常常可以用于对低钙血症的校正。其他引起低钙血症的因素见表 14-7。

癌胚抗原

癌胚抗原（CEA）是一种癌胚糖蛋白抗原，主要用

表 14-7　引起钙异常的疾病

高钙血症	
甲状旁腺功能亢进（原发或继发）	肉芽肿性疾病
恶性肿瘤	结节病
乳腺、肺、前列腺、肾、骨髓瘤	结核
T 细胞白血病、淋巴瘤	慢性肾衰
药物	制动患者
噻嗪类利尿剂	甲状腺功能亢进
乳 - 碱综合征	
维生素 D 中毒	

低钙血症	
低镁血症	药物
甲状旁腺功能减退	袢利尿剂
钙或维生素 D 吸收不良	苯妥英
急性胰腺炎	苯巴比妥
横纹肌溶解症	顺铂
高磷血症	庆大霉素
慢性肾衰	戊烷脒
输入多个单位枸橼酸盐血	酮康唑
	二膦酸盐

于评价消化道腺癌，尤其是结直肠癌的评价。在良性以及恶性疾病中 CEA 都可以升高（附表 14-3）。CEA 是不推荐用于筛查潜在肿瘤（包括结直肠肿瘤）的，因为 CEA 的灵敏度和特异度都比较低。该指标最主要的用途在于对持续性、转移性或者复发性结肠癌术后监测。如果所有病灶均切除干净，那么在术前升高的 CEA 应该在 6～12 周恢复正常（CEA 半衰期为 2 周）（Duffy et al.，2013）。成人 CEA 的参考范围对不吸烟者来讲是 2.5ng/ml 或以下，而吸烟者的参考范围为 5.0ng/ml 或以下。CEA 升高水平与肿瘤大小是相关的，因此与预后也是有关联的。一般术前若 CEA 水平低于 5ng/ml，提示疾病为局限性的并且预后较好，若水平高于 10ng/ml 提示疾病为进展性的，并且预后往往较差。约 30% 的转移性结肠癌患者其 CEA 是正常的。一般来讲，良性疾病 CEA 的水平不会高于 5～10ng/ml。由于 CEA 分析方法的差异，对于需要重复化验 CEA 或纵向监测患者病情的时候，应该在同一实验室用同一分析方法完成相应检验。如果血浆中 CEA 浓度上升 20%～25%，我们认为有显著变化。对于复发性疾病，升高的 CEA 水平可以早于临床症状出现 2～6 个月。

凝血检查

最常用的凝血检查是凝血酶原时间（PT）和部分凝血致活酶时间（PTT），可用来评价患者的凝血异常或监测应用肝素或口服抗凝剂的患者的凝血功能。

凝血酶原时间是用来评价外源性凝血通路的简单而又便宜的一项检验，描述的是含枸橼酸盐的血浆在加入钙以及促凝血酶原激酶（thromboplastin）后凝血的时间（以秒计）。该检验的准确性依赖于样本的收集及检验仪器。PT 常用于监测华法林（warfarin）抗凝疗法、评价肝脏功能（因为肝脏合成大部分凝血因子）以及监测外源性凝血系统的异常。凝血因子 I（纤维蛋白原）、II（凝血酶原）、V、VII 以及 X 的异常均可导致 PT 延长。在之前，由于促凝血酶原激酶敏感度的不同导致不同实验室间测得的 PT 时间相差很大。为了纠正由于促凝血酶原激酶不同导致的差别，世界卫生组织（WHO）推荐对口服抗凝剂的患者使用国际标准化比率（INR）来给出 PT 结果，算法如下：

$$INR = （患者 PT / PT 平均正常值）ISI$$

ISI 是实验室使用的促凝血酶原激酶国际敏感度指数（international sensitivity index）的缩写。该数值由实验室提供，反映的是在 PT 检验中应用的促凝血酶原激酶的反应性。在未接受抗凝治疗的患者中，PT 的参考值是 11～13，INR 的参考值是 0.9～1.1。PT 延长见于维生素 K 缺乏，包括脂肪吸收不良综合征、最近使用广谱抗生素的患者，还见于早产儿。此外严重肝病、酒精中毒、凝血因子缺乏以及循环抗凝物均可导致 PT 延长。PT 是不受血小板异常或血小板计数影响的。在某些特殊的情况下，目标 INR 值是有区别的。总体来说，静脉血栓类疾病或者心房纤颤时，目标 INR 控制在 2.5（2.0～3.0）。对于有动脉血栓风险的患者来说，包括进行心脏机械瓣换瓣手术的患者，目标 INR 应该控制在 3.0（2.5～3.5）。

活化的部分凝血致活酶时间（aPTT，或简单的 PTT）可用来评价内源性凝血通路、监测肝素治疗、筛查血友病 A 和 B，以及检测凝血抑制剂。PTT 的检测是向含枸橼酸盐的血浆中加入接触活化剂，并且放置于 37℃ 恒温保存 5 分钟后，该血浆凝血的时间（以秒计）。加入促凝血酶原激酶和钙之后，记录血块形成的时间，该时间与对照时间差应在 10 秒以内。在大多数（约 90%）有凝血异常的患者中，PTT 是异常延长的，因此该检验对怀疑有凝血异常的患者来说是最好的筛查手段。除了 VII 和 XIII 因子外，PTT 能够筛查剩下的所有参与凝血酶形成的凝血因子。包括凝血因子 I，II，V，VIII（抗血友病因子），IX（Christ-mas），X 和 XII（Hageman）。PTT 可用于评价已知、可疑或者活动性出血的患者；消耗性凝血障碍（例如弥散性血管内凝血）；纤维蛋白凝块形成障碍；或是纤溶蛋白原不足。此外，PTT 的延长还可见于 Fletcher（前激肽释放酶）因子及 Fitzgerald 因子缺乏，华法林或肝素疗法，狼疮抗凝物以及维生素 K 缺乏。在溶血患者中，PTT 是明显缩短的，血细胞比容的改变也会影响 PTT，而血小板功能或者数量的改变则不会对 PTT 产生影响。PT 或者 PTT 的延长可由于凝血因子抑制剂的存在或凝血因子的缺乏引起。为了区分到底是凝血因子抑制剂的缘故还是凝血因子缺乏引起的 PT 或 PTT 延长，我们可以通过混合试验来解决该问题。如果将样品与正常血液混合后，PT 和 PTT 的异常可被纠正，则更像是凝血因子缺乏导致。如果混合后不能纠正则提示存在凝血因子抑制剂。

在监测肝素使用时，最常用的抗凝目标要求 PTT 是正常时间上限的 1.5～2.5 倍。然而现在由于在不同分析方法中使用的促凝血酶原激酶的巨大差异，不同实验室之间的 PTT 结果相差很大。目前，还没有标准化的类似于 INR 的 PTT 结果。治疗性的肝素水平（用抗 Xa 因子单位衡量）为抗 Xa 因子的 0.3～0.7 倍。在血浆肝素浓度为 0.3IU/ml 时，研究者发现依据实验室使用的方法不同，PTT 的平均值从 48～108 秒不等。美国胸科医师学会推荐各个实验室根据肝素的治疗剂量来决定 PTT 的范围（Garcia et al.，2012）。

钴胺（维生素 B_{12}）和叶酸缺乏

当出现巨幼红细胞性贫血（红细胞平均体积[MCV]>100fl）时，患者就有可能存在维生素 B_{12} 或叶酸的缺乏。维生素 B_{12} 缺乏，不是叶酸缺乏，也与神经症状相关，包括感觉异常、麻木、共济失调和认知能力的下降。维生素 B_{12} 和叶酸的缺乏均可引起巨幼红细胞贫血。巨幼红细胞是骨髓中的增大的母细胞（红系和髓系前体），是由于 DNA 合成异常造成的。外周血涂片常可见到

椭圆大红细胞及多分叶核的中性粒细胞（超过 5% 的中性粒细胞分叶超过 5 叶，或存在 6 叶中性粒细胞）。网织红细胞计数常常是降低的。临床医师一定要区分叶酸和维生素 B_{12} 的缺乏，因为只有通过补充缺乏的物质才会纠正因缺乏而引起的症状，例如补充叶酸并不会改善由于缺乏维生素 B_{12} 引起的神经精神症状。维生素 B_{12} 引起的神经精神症状能进一步促进叶酸的缺乏。由于引起维生素 B_{12} 和叶酸缺乏的原因常常是重叠的，因此二者的缺乏通常是同时存在的（表 14-8）。

维生素 B_{12} 的参考值范围通常是 200～900pg/ml；但最近发现有一大部分维生素 B_{12} 水平在于 200～400pg/ml 的患者，其维生素 B_{12} 缺乏的症状已经出现了。存在抗内因子抗体、叶酸缺乏与妊娠的患者的维生素 B_{12} 会错误地水平会升高。维生素 B_{12} 是甲基丙二酸向琥珀酰辅酶 A（succinyl coenzyme，CoA）转化以及同型半胱氨酸向蛋氨酸（甲硫丁氨酸）转化的一个辅因子，维生素 B_{12} 不足会导致甲基丙二酸和同型半胱氨酸水平上升。叶酸是同型半胱氨酸向蛋氨酸转化必需的，但并不是甲基丙二酸向琥珀酰辅酶 A 转化必需的。因此叶酸缺乏会导致同型半胱氨酸升高，但甲基丙二酸往往是正常的。我们可以通过测定甲基丙二酸以及同型半胱氨酸来确定可疑缺乏叶酸和维生素 B_{12} 缺乏的患者是否真正有二者的缺乏。然而门诊研究发现症状与维生素 B_{12} 缺乏一致的患者的维生素 B_{12}、甲基丙二酸和同型半胱氨酸水平具有显著的个体性差异。更重要的是，他们发现许多维生素 B_{12}、甲基丙二酸、同型半胱氨酸水平正常的具有维生素 B_{12} 缺乏症状的患者对药理剂量的维生素 B_{12} 是有临床效应的（Solomon，2005）。因为诊断维生素 B_{12} 缺乏症时检测方法的局限性，有些人

表 14-8　钴铵（维生素 B_{12}）和叶酸缺乏		
常见原因	维生素 B_{12} 缺乏	叶酸缺乏
摄入不足	严格素食（少见） 酗酒，老年患者	营养不良 酗酒
需要增加	妊娠，哺乳	妊娠，哺乳，婴儿期 肿瘤，甲状腺功能亢进，溶血
吸收或储存缺陷	内因子减少（如恶性贫血、内因子先天不足、胃切除术） Zollinger-Ellison 综合征（胃泌素瘤） 胰腺炎 回肠黏膜病变（如口炎性腹泻、局限性回肠炎、手术、淋巴瘤） 绦虫感染，其他寄生虫感染 盲袢综合征中细菌过度增殖 药物（例如秋水仙素、阿司匹林、二甲双胍）	吸收不良： 药物（例如抗惊厥药、抗结核药、口服避孕药、叶酸拮抗剂） 空肠黏膜病变（例如淀粉样变、口炎性腹泻、淋巴瘤、手术） 肝脏疾病（肝硬化、肝癌）

建议应提供兼顾改善临床症状的维生素 B_{12} 水平的预定临床终点的维生素 B_{12} 的临床证据(Stabler，2013)。

通常来讲，叶酸 >4ng/ml 认为是正常的，2~4ng/ml 认为不确定是否有缺乏，在排除近期禁食的情况下，叶酸 <2ng/ml 可诊断为叶酸缺乏症。一个叶酸代谢处于负平衡的人，其血清叶酸水平的下降是早于其储存叶酸水平下降的；因此血清叶酸水平下降只能说明患者处于叶酸代谢负平衡状态，而不能确定是否有组织叶酸缺乏。对于住院或可疑叶酸缺乏的患者，应在其进食、服用维生素及输血之前测其血清叶酸的量，因为摄入叶酸可能会纠正血清叶酸水平。当叶酸水平处于正常值边缘时，同型半胱氨酸或红细胞(RBC)计数水平可有助于确诊叶酸缺乏。

全血细胞计数

全血细胞计数(CBC)测量的是包括红细胞(RBC)、白细胞(WBC)和血小板在内的循环血细胞(附表 14-4)。现在应用的电子细胞计数技术，可以统计细胞数量以及大小，提供平均细胞容积(MCV)、红细胞分布宽度(RDW)以及白细胞分类(包括中性粒细胞、淋巴细胞、单核细胞、嗜酸性粒细胞和嗜碱性粒细胞)数据(Tefferi et al.，2005)。一般来讲，只有在有要求或者自动血液分析仪提示异常结果的时候，我们才进行外周血涂片人工审核。对于大多数指标来讲，现代仪器通过分析大量细胞，可以得到较人工检查准确得多的数据。尽管如此，目前来说如果要评价溶血、红细胞包涵体、骨髓异常增生、巨幼红细胞改变、血小板增多症、血小板减少症、白细胞增多症以及未成熟或异常细胞等，还是要人工审核学涂片的(Bain，2005)。

红细胞

在进行 CBC 检验的时候，最常见的异常就是轻度贫血。我们要根据贫血的程度以及 CBC 存在的其他异常来决定是否需要进一步检查。评价贫血的第一步就是根据 MCV 将贫血分为小细胞性(<80fl)，正细胞性(80~100fl)，或是大细胞性(>100fl)。对于小细胞性贫血，最重要的检查是铁蛋白水平，当铁蛋白低于 30ng/ml 就可以诊断缺铁性贫血。对于正细胞性贫血，首先要做的就是除外可治疗的疾病引起的贫血(例如近期的出血、溶血、肾功能不全、维生素缺乏)。其他因素(例如慢性病引起的贫血、原发性骨髓障碍)引起的正细胞性贫血往往需要骨髓活检来确定诊断。对大细胞性贫血来讲，重要的信息包括用药史、酗酒、维生素 B_{12} 或叶酸缺乏。

红细胞增多指的是血细胞比容高于参考范围。对绝对红细胞增多来说，总的循环红细胞计数是增加的，而在相对红细胞增多中，红细胞计数是正常的，不过血浆容量是减少的，因此血细胞比容升高。如果真正红细胞增多中促红细胞生成素水平提高，提示继发因素导致红细胞增多，可用于区分继发红细胞增多与真性红细胞增多症(表 14-9)。

表 14-9　红细胞增多的分类
相对红细胞增多
血浆容量减少
绝对红细胞增多
原发性骨髓疾病
红细胞增多症
伴促红细胞生成素正常增高的继发条件
慢性肺部疾病
从右向左分流
睡眠呼吸暂停综合征
高海拔
一氧化碳中毒
伴促红细胞生成素异常增高的继发条件
肾癌
肝癌
小脑癌
血管瘤后肾
移植多囊性
肾脏疾病药物
雄激素
外源性红细胞生成素

白细胞

白细胞计数常用于协助诊断感染或者炎症。白细胞计数还可用来监测疾病过程或者监测患者对治疗的反应。白细胞包括如下几种细胞，中性粒细胞(分叶核及带状核)、淋巴细胞、单核细胞、嗜酸性粒细胞和嗜碱性粒细胞。带状核中性粒细胞是未成熟的，而分叶核中性粒细胞则为成熟细胞。如果要诊断粒细胞减少，必须要有绝对中性粒细胞计数(ANC)。ANC 可以通过细胞计数器获得，或者通过用 WBC 总数乘以带状核细胞与成熟中性粒细胞(分叶核)的比例获得。在发生严重粒细胞减少(ANC 少于 500 个 /mm³)时，患者就有感染的风险。引起中性粒细胞减少的因素包括药物反应、细菌或病毒感染、造血系统疾病、恶病质、脾功能亢进及自身免疫疾病。在成人如果淋巴细胞少于 1500 个 /mm³，或儿童淋巴细胞少于 3000 个 /mm³ 时，就可以诊断淋巴细胞减少。引起淋巴细胞减少的因素包括免疫抑制药物、糖皮质激素治疗、病毒感染（包括 HIV）以及遗传免疫缺陷。

　　白细胞增多，或 WBC 计数升高定义为 WBC 总数 >10 000 个 /mm³。WBC 计数升高可见于反应性过程（类白血病反应）或白血病。类白血病反应可由感染、中毒、肿瘤、骨髓组织增生性疾病以及其他血液系统疾病引起。评价白细胞增多的第一步是区分哪种 WBC 的升高。白细胞增多可由中性粒细胞、嗜酸性粒细胞、嗜碱性粒细胞、单核细胞及淋巴细胞增多引起（表 14-10）。

表 14-10　常见的引起白细胞增多或白细胞减少的原因（根据白细胞类型进行分类）

白细胞增多	
中性粒细胞增多	感染、白血病、风湿及自身免疫病、肿瘤、化学因素、外伤、内分泌及代谢异常、血液病、药物
嗜酸性粒细胞增多	感染、寄生虫感染、过敏性疾病、骨髓增生性疾病及肿瘤、皮肤病、胃肠道疾病
嗜碱性粒细胞增多	过敏反应、慢性髓性白血病髓样化生、真性红细胞增多、离子辐射、甲状腺功能减低、慢性溶血性贫血、脾切除术后
单核细胞增多	感染、肿瘤、胃肠道疾病、结节病、药物反应、骨髓抑制恢复期
淋巴细胞增多	感染、肿瘤、胃肠道疾病、结节病、药物反应、骨髓抑制恢复期
白细胞减少	
中性粒细胞减少	严重细菌感染、病毒感染、药物反应、离子辐射、造血异常、脾功能亢进、过敏性休克、恶病质、自身免疫病
嗜酸性粒细胞减少	急性应激（通常身体应激）、急性炎症状态、库欣综合征、应用皮质激素
嗜碱性粒细胞减少	持续糖皮质激素治疗、急性感染或应激、甲状腺功能亢进
单核细胞减少	开始糖皮质激素治疗、毛细胞白血病
淋巴细胞减少	开始糖皮质激素治疗、毛细胞白血病

From Speicher CE. The right test. 3rd ed. Philadelphia: Saunders; 1998, pp. 281-283.

血小板

　　血小板是骨髓前体细胞巨核细胞的碎片，是凝血块形成所必需的，寿命大约为 10 天。临床上，如果某一患者黏膜表皮或外伤后出血过量，我们就要怀疑是否有血小板的异常。当血小板计数降至（50～70）×10³ 个 /μl，出血的临床证据就很明显了。如果血小板计数小于（10～20）×10³ 个 /μl，往往有大量自发性出血。血小板减少可以是血小板生成、分布或破坏异常导致（表 14-11）。为了评价血小板减少，第一件事是做外周血涂片来除外

是否有血小板凝块，或者用枸橼酸钠抗凝后的血重新进行计数。血小板增多或血小板计数增加可见于反应性过程或骨髓增生障碍。反应性过程通常不会引起血小板计数 >1000×10³ 个 /μl。引起血小板增多常见原因包括铁缺乏、急性失血、炎症性疾病、恶性肿瘤、脾功能亢进及骨髓增生障碍。

表 14-11　血小板减少的病因

生成减少	破坏增多
先天性疾病	免疫性血小板减少症
放疗或化疗	奎宁
维生素 B₁₂ 或叶酸缺乏	奎尼丁
药物	肝素
系统性红斑狼疮	磺胺类药物
再生障碍性贫血	丙戊酸
急性白血病	弥漫性血管内凝血（DIC）
淋巴瘤	溶血性尿毒综合征
酗酒	HELLP（溶血、肝功能异常及血小板减低综合征）
病毒感染，包括 HIV	脓毒症
脾隔离症	体外循环
	先兆子痫、子痫

二氧化碳和碳酸氢盐

　　酸碱失衡主要通过血中二氧化碳（CO_2）异常来识别的，血中 CO_2 主要包括碳酸氢盐（HCO_3^-）、少量碳酸以及溶解的 CO_2。CO_2 的参考范围是 22～29mmol/L。血清碳酸氢盐浓度减低提示代谢性酸中毒，尤其是合并 pH 减低的时候。而血清碳酸氢盐浓度升高则常见于代谢性碱中毒。碳酸氢盐常用作生成过量酸时的缓冲剂，在代谢性酸中毒的时候是减低的。在评价酸中毒的时候，血清阴离子间隙（anion gap，AG）有助于判断酸中毒的原因，具体如下：

　　AG 的正常范围是 10～12mmol/L。阴离子间隙的升高通常提示代谢性酸中毒的存在，而且往往伴随乳酸、磷酸盐、硫酸盐及酮酸等这些未测量的离子浓度的升高。AG 正常的酸中毒常见于碳酸氢盐丢失、氯离子重吸收增加，最常见于慢性腹泻，但也可见于某些类型肾小管酸中毒。AG 减低常见于低白蛋白尿、充血性心力衰竭，偶见于多发性骨髓瘤。

　　代谢性碱中毒的时候，血清碳酸氢盐浓度通常是升高的。代谢性碱中毒可见于酸丢失，例如呕吐，但正常的话肾脏会通过排泌过多碳酸氢根来纠正。一旦代谢性碱中毒持续存在，说明肾脏已经不能通过排泌过多碳酸氢盐来代偿了。该异常常见于血容量减少，当

钠重吸收增加,那为了维持电解质平衡必然有伴随的阴离子被重吸收。当尿中氯离子不可用的时候,碳酸氢盐就和钠离子一起被重吸收,因此会有碱中毒。尿中氯离子含量低于 10mmol/L 说明存在氯化反应代谢性碱中毒,如呕吐引起的血容量不足。尿中氯离子升高(>20mmol/L)和盐皮质激素过多有关,如醛固酮增多症、皮质醇增多症。

C 反应蛋白

C 反应蛋白(CRP)是一种急性期反应性糖蛋白,与炎症相关。在炎症过程中 CRP 是最早升高的蛋白,当炎症反应平息的时候,CRP 也是下降很快的。健康人的 CRP 水平通常低于 0.8mg/L,而且常常低于目前标准分析方法的检测下限。在细菌和病毒感染、炎症、严重外伤、手术、肿瘤增殖、组织损伤或坏死以及移植排斥反应时,CRP 会显著升高,超过 100mg/L。CRP 不受年龄、种族以及饮食的影响,并没有明显的昼夜节律变化。可以通过控制炎症来降低或抑制 CRP 水平的药物包括他汀类、贝特类、烟酸、非甾体抗炎药(NSAIDs)、类固醇、水杨酸类、血管紧张素转换酶(ACE)抑制剂以及 β-肾上腺素能受体阻断药。与红细胞沉降率(ESR)相比,CRP 升高早、恢复快,并且较少受到体内生理状态的影响。

在评价动脉粥样硬化风险时,CRP 的升高要远远低于炎症相关引起的 CRP 升高。高敏 CRP(hsCRP)可以准确地检测出低至 0.3mg/L 的 CRP。许多研究发现,hsCRP 对心梗、缺血性发作、外周血管疾病以及引起健康人死亡任何因素的长期风险具有预测作用(Greenland,2010)。冠心病(CHD)中度风险(10 年 CHD 风险为 10%~20%)的患者可使用 hsCRP 进一步评价。CRP 水平可分为三级:低危(<1.0mg/L)、中危(1.0~3.0mg/L)以及高危(>3.0mg/L)。相对于低危组来说,高危组发生心血管事件的风险是低危组的 2 倍。一旦 hsCRP 水平罕见地高于 10mg/L,我们首先要排除是否合并非心血管因素导致的升高,如感染和炎症反应,然后重新检测评估(Smith et al.,2004)。

红细胞沉降率

红细胞沉降率(ESR)是目前临床检验里面应用时间很长的一种。该检验衡量的是抗凝管中抗凝的血液红细胞在 1 小时下降的距离。血浆中的急性期反应物(即血浆蛋白)会促进红细胞聚集,反过来又会影响血液中的实体成分在毛细管中沉降的速率。按照引起该聚集现象(缗钱样聚集)的血浆蛋白的能力高低,我们

可排序如下:纤维蛋白原、β-球蛋白、α-球蛋白、γ-球蛋白和白蛋白。炎症、感染、肿瘤以及结缔组织病均可导致 ESR 的升高。ESR 在诊断风湿性多肌痛和颞动脉炎;而对于其他疾病来说,特异度和灵敏度都不是很高。在已经经病理结果证实的颞动脉炎患者中,90%的患者其 ESR 高于 30mm/h,平均值为 90mm/h。约 4%的病理证实的颞动脉炎患者其 ESR 是正常的(Smetana and Shmerling,2002)。当临床上高度怀疑颞动脉炎而 ESR 正常时,我们就应该进行颞动脉活检或者进行诊断性激素治疗。尽管 ESR 可用来监测风湿性多肌痛和颞动脉炎对激素治疗的反应,但还是应该结合临床证据来使用。一般来说,在激素治疗几天之后,ESR 就会下降,但仍高于正常水平。此外,症状复发不是总伴有 ESR 升高的,临床上也要注意。

表 14-12 列出了影响 ESR 的生理、病理以及技术因素,ESR 在女性中以及年长人群中都是较高的。一般来讲,健康成年男性的年龄除以 2 就可以得到 ESR 的参考值,而女性 ESR 参考值则为(年龄 + 10)/2。至于临床上何时应该查 ESR 早有定论(Brigden,1998;Sox and Liang,1986)。对于临床无症状的人来说,是不能用 ESR 来常规筛查的。有人曾做过研究,在无临床症状与体征,病史无异常的人来说,用 ESR 检测出严重疾病的概率不足 6/10 000。一般引起 ESR 升高的疾病都会有明确的病史和体征,尤其是 ESR 升高至 100mm/h 的时候。许多不能解释的 ESR 升高都是一过性的,并且通常不是由严重疾病导致。如果没有明确引起 ESR 升高的因素,几个月后应该复查该检验,而不是直接寻找隐匿性疾病。

表 14-12　影响 ESR 因素

增加	减少	无影响
贫血	红细胞增多症	体温
大红细胞症	小红细胞症	饮食
女性	球形红细胞增多症	阿司匹林
老年	极度白细胞增多	NSAIDs
第二和第三孕期	镰状细胞贫血症	孕早期妊娠
白蛋白血症	过量抗凝物质	
ESR 管倾斜	ESR 管过短	
室温过高	室温过低;样品凝血	

ESR,红细胞沉降率;NSAID,非甾体抗炎药

粪便隐血试验

粪便隐血试验(FORT)是用来检测粪便中非肉眼可见出血的一项化验。对于主诉有直肠出血或肛门指

检发现出血的患者来讲，就不必进行此项化验了，应该进行进一步检查。虽说该化验主要用来筛查结直肠癌，但特异度并不是很高。目前临床可用的有两种 FORT，一种是愈创木脂法，该法检测的是血红蛋白血红素部分的假过氧化物酶；另外一种较贵的化验是免疫化学法，该法查的是人血红蛋白球蛋白部分。

愈创木脂法的基础是血红蛋白的假过氧化物酶在加入过氧化氢显色剂后，可将愈创木脂氧化成蓝染的醌类化合物。愈创木脂法的阳性可能性与大便中血的含量是相关的。有一些因素可以导致 FORT 检验的偏差。例如近端消化道损伤，包括右侧结肠在内，血红素会在消化道被降解，因此愈创木脂法可能测不到。红肉中的肌球蛋白和血红蛋白可以导致检验结果假阳性，尽管理论上摄入 8 盎司（226.8g）熟红肉仅仅有 5% 的概率 FORT 阳性，我们也应该注意。另外，对于食用一些富含过氧化物酶的未加工蔬菜和水果（如萝卜、欧洲防风草根、辣根、朝鲜蓟、蘑菇、小红萝卜、西兰花、菜花、甜菜、橘子、香蕉、甜瓜、葡萄、梨、李子以及罗马甜瓜），如果直接测新鲜大便，也有可能出现假阳性。因为植物过氧化物酶是不稳定的；因此如果标本在收集后过几天再测，那由植物过氧化物酶引起假阳性的概率就会大大减低。

像阿司匹林、NSAIDs 及过量酒精摄入能够刺激胃肠的物质，也可能引起该化验阳性。口服补充铁剂或对乙酰氨基酚（扑热息痛）的摄入则不会影响愈创木脂法。大量摄入（>250mg/d）抗坏血酸（维生素 C）或复合维生素制剂（含维生素 C）会引起检验结果假阴性，因为抗坏血酸是一种还原剂，能够干扰愈创木脂的氧化反应。其他的一些抗氧化剂同样会干扰该化验结果，应该避免。

在评价检验结果的时候，从采集样本到 FORT 检验过程都是很重要的。标本放置时间越久，脱水越严重，因此过氧化物酶的活性也会减弱，最终会导致检验的灵敏度下降。从标本获取到实验室检查之间的等待时间最好不要超过 6 天。至于干掉的标本能否再次水化还有待争议。标本的重新水化可增加灵敏度，但降低了特异度（假阳性率增加）（Bresalier, 2010）。如果患者月经结束不超过 3 天，或者有明显的直肠出血或血尿，均不适进行该检查。在做该检验前的 3 天内，不能进食红色肉类、含较多过氧化物酶的蔬菜（西兰花、萝卜、哈密瓜、菜花和小红萝卜）、阿司匹林、NSAIDs 以及维生素 C。此外该试验阳性时显现的蓝色也会受到其他因素的干扰，包括粪便涂片过厚、环境温度过高以及摄入铁过多导致黑便。

大约 2%～6% 的无症状人群有 FORT 的阳性，这些人中约有 10% 有癌症，20%～30% 有腺瘤。剩余的可能来自于上消化道源性的出血，或者非肿瘤性的下消化道出血（如痔疮），或不明原因的出血。如果是自己留标本，可用 3 份标本进行检查 FORT。因为在诊室内通过肛门指诊（DET）仅能获得一份标本。单纯一份肛门指检标本的 FORT 结果，其灵敏度与特异度都是很低的，不推荐用做结肠癌筛查手段。

新的分辨免疫化学法检验（FITs）是基于对人类血红蛋白特异的抗原 - 抗体反应。与动物血红蛋白或含过氧化物酶的食物之间无反应。此外，FIT 是不受维生素 C、铁、再水化的影响的，因此不需要饮食限制。然而，球蛋白水平在高温下会降低，而且测试延迟，这可能会降低灵敏度。因为球蛋白在上消化道中分解，球蛋白试验无法像愈创木脂法那样检测上消化道出血。目前的免疫化学测试使用一个或两个粪便样本。愈创木脂法和 FIT 检测结直肠癌和晚期腺瘤的灵敏度高于潜血检测试纸Ⅱ。愈创木脂法和 FIT 的特异度可能相近。免疫化学检测的参与率高于愈创木脂法，可能是因为所需粪便样本数少和饮食限制少。

糖

空腹血糖正常参考范围是 70～99mg/dl。尽管不同患者之间引起低血糖表现的血糖水平各不相同，目前临床上还是一致认为静脉血糖低于 50mg/dl 为低血糖。对于未使用胰岛素或口服降糖药物的患者出现无症状性低血糖，我们要除外是否为实验室人为因素导致，或由于标本放置时间过久引起的代谢所导致。要诊断低血糖，最好要有临床典型症状、实验室数据证明存在静脉血低血糖，以及补充葡萄糖后症状缓解的证据。葡萄糖耐量试验（GTT）可以引起正常人低血糖的发生，因此在评价低血糖的时候不应常规进行该试验。

低血糖可分别定义为医源性、餐后或空腹低血糖。餐后低血糖是指发生于餐后，常常为轻度且自限的。营养性低血糖常见于患者胃排空过快。相对于血糖水平，饭后胰岛素水平上升是很快的，但下降速度相对较慢，容易引起低血糖。空腹低血糖相对于反应性低血糖较为少见，可能是更为严重疾病的一个信号，例如产胰岛素胰腺瘤以及肝、肾上腺、肾功能不全等，此外应用过量胰岛素或磺酰脲类也可导致空腹低血糖。真正空腹低血糖需要进一步检验，同时检测血糖与胰岛素水平。该技术可用于分辨该低血糖是否与过量胰岛素相关。

糖尿病的特点即高血糖。美国糖尿病协会规定正常空腹血糖应少于 100mg/dl（5.6mmol/L），糖尿病前期定义为 100～125mg/dl（5.6～6.9mmol/L），糖尿病期则高于 126mg/dl（7.0mmol/L）。

糖化血红蛋白（血红蛋白 A1c）

糖化血红蛋白（hemoglobin A_{1c} [HbA_{1c}]）分数衡量的是非酶糖基化血红蛋白，跟血糖浓度水平以及红细胞寿命是相关的。HbA_{1c} 分数可用于评估在过去的 2～3 个月当中血糖控制情况。在红细胞寿命正常的人群中，过去的 30 天中血糖水平会对 50% 的 HbA1c 产生影响，而再先前的 90～120 天仅仅影响其中的 10%。最新的标准推荐在给出 HbA1c 时使用我们熟知的百分比（按国际单位 mmol/mol）同时结合 HbA1c 缺乏的平均血糖（HbA1c-derived average glucose，ADAG）（Saudek et al.，2008）。根据全国健康和营养调查（NHANES）Ⅲ 的数据，人群平均 HbA1c 为 5.17，标准差（SD）0.45，国际专家委员会（2009）选取的糖化血红蛋白 6.5%（高出平均水平约为 3 倍 SD）作为界值来诊断糖尿病，结合上空腹血糖 126mg/dl 或口服糖耐量试验（OGTT）大于 200mg/dl，或重复 HbA1c 高于 6.5% 即可确诊。HbA1c 筛选出的糖尿病患者少于血浆葡萄糖或 OGTT。关于糖尿病的控制一直存在争议，但对大部分患者来说 HbA1c 控制在 7% 以下还是很合理的。但若患者红细胞寿命减低、溶血或新近的出血都可以引起 HbA1c 减低。黑人患者的糖化血红蛋白水平往往比白人患者高（0.2～0.3）（Inzucchi，2012）。

幽门螺杆菌

幽门螺杆菌（H. pylori）是一种螺旋形产脲酶的一种细菌，与 90% 的十二指肠溃疡相关。进行该项检验的指征包括：活动性或先前有记载的消化性溃疡疾病，或"警报症状"的消化不良，或者有胃 MALT（黏膜相关淋巴组织）淋巴瘤（MALToma）病史（Chey and Wong，2007）。在内镜检查的同时还可进行其他一些检验。活检标本的快速脲酶试验有超过 90% 灵敏度和超过 95% 的特异度，该结果在 1～24 小时内是有效的。治疗 H. pylori 的药物可以降低快速脲酶试验的灵敏度，这类药物包括铋、抗生素、氢离子泵抑制剂（PPI）。胃活检的组织学检查也能检测出 H. pylori。H. pylori 的培养是很困难的，而且比较贵，因此并没有得到广泛应用。

有三种内窥镜方法检测 H. pylori 感染。H. pylori 的 IgG 抗体可以通过血清学检查识别既往感染，该方法的灵敏度为 88%，但特异度仅仅为 70%～80%。抗体检查廉价而且具有较好的阴性预测意义。阳性预测值取

决于 H. pylori 的患病率。即使在抗生素清除微生物后滴度缓慢下降，但这些试验在评价抗生素治疗的有效性方面作用有限，不能可靠地区分当前感染和既往感染。

在评价未检测的消化不良时，幽门螺杆菌抗体检测的价值取决于幽门螺杆菌感染率。在患病率高（>20%）的地区，血清学检测可能是一种有效的检测和治疗策略。在流行率较低的地区，血清学阳性预测值低限制了它的实用性；粪便抗原检测或尿素呼气检测更准确。抗体检测价格低廉，具有很好的阴性预测值。

尿素呼气试验使用 ^{13}C 或 ^{14}C 标记的尿素来检测正在复制的 H. pylori。这类检验主要用于确定 H. pylori 是否在治疗后被清除掉，也可以确定活动性感染的存在。患者摄入标记过的尿素，产生尿素酶的 H. pylori 就会分解尿素，并且释放标记的 CO_2，CO_2 经循环吸收并呼出，我们就可以用袋子收集呼出的气体进行检验。如果最近应用了抗生素、铋或者 PPIs，该呼气试验可能出现假阴性。大多数研究证实脲酶呼气试验的灵敏度和特异度均高于 95%。

利用免疫测定法检测粪便中 H. pylori 抗原，其灵敏度超过 90%，而特异度接近 100%，是一种准确、无创的诊断幽门螺杆菌阳性感染的方法。与尿素呼气试验一样，近期应用抗生素、PPIs 或者铋可以引起假阴性结果。粪便检查也可用于确定病原是否清除干净，但应在治疗结束后 4 周后进行。幽门螺杆菌抗原快速检测已经能够现场进行。

肝炎血清学

甲型肝炎病毒（HAV）、乙型肝炎病毒（HBV）以及较少见的丙型肝炎病毒（HCV）是常见的引起急性肝炎的因素。具有急性肝炎表现的患者应该进行如下 4 项肝炎血清学检查：甲型肝炎病毒球蛋白 M（IgM）抗体（anti-HAV）、乙型肝炎病毒表面抗原（HBsAg）、乙型肝炎病毒核心抗原抗体（anti-HBc）IgM 以及抗丙型肝炎病毒抗体（anti-HCV）。目前，针对 HAV 抗原的粪便和血液检查还不可用。甲型肝炎的诊断需借助于急性期抗甲型肝炎病毒 IgM 的检测。但若只有抗甲型肝炎病毒 IgG 的阳性，则提示患者既往感染史。

乙型肝炎患者的 HBsAg 是提示病毒感染最早的血清学标志，早于氨基转移酶的升高。如果 HBsAg 持续存在超过 6 个月，则提示患者有慢性感染（携带者）。HBsAg 抗体（anti-HBs）提示对乙型肝炎病毒具有免疫力，该抗体在 HBsAg 消失后数周到数月内持续存在。在 HBsAg 出现到 anti-HBs 产生这段时间称为窗口期；在这段时间内，血中抗乙型肝炎病毒核心抗原抗体（anti-

HBc)是可检测到的。anti-HBc 可分为两种,IgM 往往提示新近感染,IgG 则提示既往感染。乙型肝炎病毒 e 抗原(HBeAg)是核心抗原的亚粒子,只有当 HBsAg 存在的时候才会出现,是传染性的标志。在 HBeAg 消失后出现 anti-HBe,表明感染减轻和预后良好,并保持多年可检测到。HBV DNA 检测可以用来判断患者是否需要进行抗病毒治疗。HBV 感染患者中有 4% 并存丁型肝炎病毒(HDV)感染,死亡率增加。HDV 基于 HBV 的复制和表达的存在的基础上,可引起急性或慢性感染。

丙型肝炎通常表现为急性肝炎,更常见于氨基转移酶升高或慢性肝病的患者。2012 年,美国疾病控制和预防中心(CDC)建议在 1945～1965 年出生的美国人,不论危险因素如何,均应进行一次性丙型肝炎筛查。常用的筛查方法是检测丙型肝炎抗体(anti-HCV)的酶免疫法,抗体检测通常在暴露后 8～12 周内检测。anti-HCV 阳性的患者建议对 HCV RNA 进行进一步检测,以确认 HCV 感染的活跃性。anti-HCV 抗体阳性而 HCV RNA 阴性说明假阳性筛查或既往 HCV 感染暴露。HCV-RNA(病毒载体)和基因型检测应在治疗前进行。

人类免疫缺陷病毒

通常诊断人类免疫缺陷病毒(HIV)感染都依赖于检测病毒抗体。筛查 HIV 感染推荐的检查是酶免疫分析法——ELISA(酶联免疫吸附测定)法,该检查可在 HIV 感染后 2～8 周内检测出相应抗体。初始 ELISA 检测阳性应该复查,若复查仍为阳性应做特异度更高的检验来确定,通常使用蛋白质印迹法(Western blot)。该测试模式的敏感性和特异性均大于 99.5%。阳性 ELISA 结果合并蛋白印迹法阴性,我们认为这是 HIV 感染为假阳性,意味着不存在 HIV 感染。阳性 ELISA 以及蛋白印迹法中度阳性提示患者处于感染早期或进展期获得性免疫缺陷综合征(AIDS),但也有可能是假阳性结果。阳性 HIV 检验的预测意义依赖于当地人群感染率。

目前有快速通过唾液、全血或者血浆来检测 HIV 的检验。全血细胞检查直接用试纸条检验毛细血管血,不需要做离心。在数分钟时间内,不需要仪器就可以通过试纸颜色的改变来判读结果。这种快速检验方法适用于不想做标准检测的患者,或应用于从未接受过 HIV 检测的孕妇,以及职业暴露的快速检验。HIV 快速检验方法与标准 ELISA 检验具有相似的灵敏度与特异度,超过 99.5%,也需要证实。

直接检测 HIV 的检验技术包括 PCR 定量 HIV RNA 检测,通过测量病毒载量或病毒复制来进行检测。当患者还未出现血清学转化的时候,在 Western blot 结果不确定以及急性 HIV 感染患者当中,应用 HIV RNA 定量检测是很有用的。由于 HIV 感染的母亲产下的新生儿常带有母体的抗体数月,因此早期应用 HIV DNA PCR 可以确定婴儿是否有 HIV 感染。新组合第四代 p24 抗原-HIV 抗体检测可以缩短急性 HIV 感染窗口期到检测出来的时间,可用于健康保健人员暴露后的检测。(Kuhar et al., 2013)。2006 年美国疾病控制与预防中心(CDC)推荐所有 13～64 岁的患者常规自愿做 HIV 筛查。

铁检验

铁缺乏是引起贫血最常见的原因,因此是引起人类疾病的重要原因。在健康人群中,除了月经失血外,铁的丢失几乎是微不足道的。正常来说,近端小肠调控铁的重吸收从而调控铁平衡。铁缺乏的原因可分为需求增加(婴幼儿生长、妊娠)、丢失过多(月经、出血、消化道丢失)、摄入不足(饮食缺铁)或者吸收不良(胃切除术或口炎性腹泻)。在成年男性或已绝经女性当中,如果从铁负平衡开始算起,这些储备铁要消耗光大概需要 3～4 年的时间。

在缺铁性贫血早期,红细胞可以是正色素正细胞性的,但过一段时间后外周血涂片就可表现出小细胞、红细胞大小不均、异型红细胞以及血红蛋白过少。网织红细胞计数往往减低,RDW 升高(>16)。骨髓储铁也会减低或缺乏。血清铁有明显的日间变化(早晨高,此后则降低),并且在餐后有一过性升高。由于一般都是根据早晨的水平来决定参考范围,因此抽取血标本的时候应该在早晨、空腹的状态下进行。如果仅仅有血清铁而没有转铁蛋白(总铁结合力,TIBC)的数据,其作用是有限的。在炎症、感染、抗坏血酸缺乏的时候血清铁是减低的,但在铁摄入过多、输血、肝脏病变、再生障碍性贫血及无效造血的时候,血清铁则是增加的。TIBC 或转铁蛋白是不随日间波动而改变的,但在慢性炎症以及营养不良的时候是降低的。血清铁蛋白是间接评价铁储备的最好的标志,通常铁蛋白低于 10～15ng/ml 是诊断缺铁性贫血标准。但是用 30ng/ml 这个标准诊断铁缺乏也有 92% 的敏感性和 98% 的特异性(Mast et al., 1998)。铁蛋白是一种急性期反应物,在一些肝病、肿瘤、炎症或感染性疾病患者中也可升高。对于慢性炎症患者,应把铁蛋白水平除以 3,低于 20ng/ml 则怀疑同时存在铁缺乏。铁蛋白水平高于 100ng/ml 的人群中少于 10% 有铁缺乏。溶血可能会导致错误的血清铁高水平（附表 14-5）。

铁过载通常与血色素沉着症或反复输血相关，与升高的铁、转铁蛋白饱和度和铁蛋白水平相关。超过 60% 的男性和 50% 的女性的转铁蛋白饱和度在检测症状性纯合性血色素沉着症时有 90% 的敏感度，许多指南界定了一个临界值，以评价在疾病早期阶段超过 45% 男性和女性是否应该进行进一步检查。没有慢性炎症或肝脏疾病时，铁蛋白水平超过 300ng/ml 的男性和 200ng/ml 的女性提示铁过载。

血脂

血脂水平常用来评价心血管疾病风险。一共有 4 类主要的脂蛋白：乳糜微粒，极低密度脂蛋白（VLDL）和极低密度胆固醇（VLDL-C），低密度脂蛋白（LDL）和低密度胆固醇（LDL-C），高密度脂蛋白（HDL）和高密度胆固醇（HDL-C）。血浆中的胆固醇有 60%～70% 是以 LDL-C 形式存在的。随着 LDL-C 的增加，CHD 患病风险也在升高。HDL-C 的功能主要是将胆固醇逆向转运至肝脏，并且能携带载脂蛋白 A-1。HDL-C 占总胆固醇的 20%～30%。HDL-C 与 CHD 之间有着很强的负向关联性；HDL 每下降 1mg/dl，冠脉疾病（CAD）发生风险升高 2%～3%。美国国家胆固醇教育计划（NCEP Expert Panel, 2001）下属的成人治疗小组（ATPⅢ）推荐通过血脂筛查来降低全民的心血管疾病风险。ATPⅢ 推荐的标准血脂检查包括总胆固醇、HDL-C、甘油三酯以及空腹 9 小时后计算得到的 LDL-C。LDL 计算的 Friedewald 公式：LDL＝总胆固醇－HDL－（甘油三酯/5）。

用来计算 LDL 的 Friedewald 公式并不适用于如下 3 种情况：乳糜微粒存在时；甘油三酯超过 400mg/dl 时；血 β 脂蛋白异常（Ⅲ型高 β 脂蛋白血症）。高甘油三酯血症以及血 β 脂蛋白异常会低估 LDL 的量。在使用该公式的时候，非 LDL 脂蛋白——如中等密度脂蛋白（IDL）和脂蛋白（a）——均计算时算作 LDL。对于高甘油三酯血症的患者来说，也可直接测定 LDL，不过缺点是该检验较昂贵，但是计算得到的 LDL 值更为准确。最近的研究指出，如果使用非空腹胆固醇和 HDL，可以不必测定甘油三酯的量来评价 CHD 风险，且该评价更为可靠（Di Angelantonio et al., 2009）。美国心脏协会（AHA）2010 指南建议不要使用脂蛋白亚型、粒径和密度测量对无症状成年人进行心血管风险评估，因为目前缺乏证据支持这些指标可提高标准血脂的预测能力（Ip et al., 2009）。虽然分析显示 LDL 微粒数较高的个体患 CHD 风险较高，但风险与非 HDL 胆固醇风险

相似（El Harchaoui et al., 2007）。脂蛋白（a）水平与卒中和冠心病风险有一定的相关性，但由于对测量标准化的考虑和缺乏过渡危险因素评估以外的风险预测的有力证据，AHA 不推荐无症状个体进行检测。

在血脂测定的时候，有一些生理性或分析源性的差别存在。如果禁食不成功导致甘油三酯升高，引起 LDL 估计值过低。禁食或餐后总胆固醇和 HDL 并没有太大变化。饮食改变会对 1～2 周内的血脂水平产生明显影响；因此患者在进行血脂检查之前 3 周应该保持稳定的饮食。早晨留取标本较好，因为甘油三酯也有明显的日间变化，早晨最低，中午最高。如果最近有生病或手术，包括心肌梗死、中风或者心脏导管术等，患者血脂会下降数周。对于严重的疾病或外伤，最好等 2～3 个月后再检查血脂。在心肌梗死发生后 24 小时，胆固醇便有降低，且可以持续 12 周。表 14-13 列出了可能影响脂质成分的一些药物。主要引起继发性血脂异常的疾病包括糖尿病（DM）、甲状腺功能减低、肾病综合征以及梗阻性肝脏疾病。

表 14-13　药物对血脂的影响

药物	总胆固醇	LDL-C	HDL-C	甘油三酯
噻嗪类利尿剂	↑	↑	–	↑
β- 受体阻滞剂	–	–	↓	↑
α- 受体阻滞剂	↓	↓	↑	↓
ACEI	–	–	–	–
钙通道阻滞剂	–	–	–	–
无拮抗雌激素	↓	↓	↑	↑
无拮抗孕激素	–	↑	↓	↓
他莫昔芬	↓	↓	–	↑
雷洛昔芬	↓	↓	–	–
异维 A 酸	↑	↑	–/↓	↑
蛋白酶抑制素	↑	–	–	↑

ACEI，血管紧张素转化酶抑制剂；HDL，高密度脂蛋白；LDL，低密度脂蛋白
Adapted from Mantel-Teeuwisse AK, Kloosterman JM, Maitland-van der Zee AH, et al. Drug-induced lipid changes: a review of the unintended effects of some commonly used drugs on serum lipid levels. Drug Saf. 2001; 24（6）: 443-456.

镁

由于镁并不是常规生化检验检查的项目，因此镁异常往往被临床忽视。血清镁浓度的参考范围为 1.7～2.2mg/dl（1.5～1.7mEq/L，或 0.75～0.95mmol/L）。最常见的引起高镁血症的原因是慢性肾病患者过量摄入镁（表 14-14）。当镁浓度位于 4～6mg/dl，就会出现高镁血症的症状。

表 14-14	引起镁代谢异常的因素
高镁血症	
摄入过多（常见于肾功能不全）	肾功能不全
抑酸剂	Addison 病
泻药	甲状腺功能减退
通便药	锂中毒
低镁血症	
胃肠道原因	药物
低镁饮食	利尿剂（噻嗪类和袢类）
吸收不良	洋地黄
腹泻	环孢素
肾小管疾病	顺铂
酮症酸中毒	氨基糖苷类
酗酒	质子泵抑制剂
	两性霉素 B

低镁血症相对于高镁血症更为常见。引起低镁血症的 3 种机制包括：营养不良或吸收不良引起的小肠吸收不良；尿丢失过多；胞内转移。低镁血症通常与酗酒、低钾血症、低钙血症、慢性腹泻以及室性心律失常相关。当血清浓度低于 1mEq/L 时，就表现出临床症状。临床上出现低镁的时候往往出现神经肌肉应激过高，包括震颤、手足搐搦以及很罕见的癫痫发作。为了区分低镁血症是由肾脏丢失过多还是由于肾外丢失过多，可监测 24 小时尿镁排泄或随机尿排泄分数。如果 24 小时尿镁排泄 > 24mg 或随机尿镁排泄分数 > 2%，提示引起低镁血症的原因为肾脏丢失过多。

单核细胞增多症[EB 病毒（EBV）感染]

单核细胞增多症是一种常见的病毒感染，常见于青少年和年轻人。典型症状包括发烧、咽炎、子宫颈淋巴结肿大和疲劳。通常，单核细胞增多症与 Epstein-Barr 病毒（EBV）的感染有关。实验室检查提示白细胞 50% 以上为淋巴细胞，超过 10% 为异型淋巴细胞。接近 90% 单核细胞增多症的患者其肝酶是异常的。要诊断单核细胞增多症需要检测嗜异性抗体，该抗体并不是对 EBV 感染特异的。嗜异性抗体是能够与绵羊、马的红细胞表面抗原发生凝集，而不与豚鼠（荷兰猪）肾脏细胞凝集的一类 IgM 抗体。Monospot（传染性单核细胞增多症检测试剂盒）检验是利用快速玻片凝集法与马的红细胞来检测嗜异性抗体，临床上该病患者嗜异性抗体反应在第一周约 25% 为阴性，第二周或以后仍有 5%～10% 为阴性（Luzuriaga 和 Sullivan，2010）。嗜异性抗体在急性感染后持续存在 3～6 个月，很少持续存在 1 年。嗜异性抗体检验存在 10%～15% 的假阴性

率，12 岁以下的儿童假阴性率较高。嗜异性抗体假阳性可见于风疹、肝炎、其他病毒感染以及淋巴瘤。

如果嗜异性抗体检验阴性或感染性单核细胞增多症症状不典型，可进一步检测特异度 EBV 抗体来确诊。如果存在如下的 4 种血清学标准，那我们就可以考虑患者存在急性或新近感染：病毒壳蛋白抗原（VCA）的 IgM 抗体阳性；高滴度的 VCA IgG 抗体（> 1∶320）；早期抗原抗体（anti-EA）阳性；早期缺乏 EBV 核抗原（EBNAs）抗体。诊断急性单核细胞增多症的最有效的 EBV 特异抗体是 VCA IgM 抗体，该抗体在感染后很短的时间内就会出现，并且其灵敏度为 91%～98%，特异度为 99%。在疾病恢复期，EBNA IgG 会出现，而 VCA IgM 和 anti-EA 则会消失。

如果临床表现与单核细胞增多症类似，但嗜异性抗体检验阴性，那就要考虑嗜异阴性传染性单核细胞增多症。最常见于巨细胞感染和弓形虫病。此外，病毒性肝炎、风疹、淋巴瘤、白血病以及异烟肼和苯妥英等药物也可引起类单核细胞增多症综合征。由于急性 HIV 感染可能出现类似症状，具有 HIV 感染危险因素的患者应考虑检验 HIV 核酸。由于嗜异性抗体检验在疾病早期并不都是阳性的，因此需要每周复查来确诊单核细胞增多症。由于 EBV 特异性血清学检测和 PCR 比较贵而且耗时较长，因此除非诊断不清的病例，否则对于大多数传染性单核细胞增多症的患者来说都是不必要的。在具有典型临床表现的青少年中，嗜异性抗体具有 95% 的特异度和灵敏度。

钠尿肽（脑钠肽和 N 端脑钠肽前体）

血中钠尿肽水平是用来评价心衰的。在心肌细胞受到牵张以及管壁张力作用时，就会释放钠尿肽。心室肌细胞释放一种脑钠肽前体（pro-BNP），可分解为具有活性的脑钠肽（BNP）和无活性的 N 端钠尿肽前体（NT-pro-BNP）。BNP 和 NT-pro-BNP 随着年龄增长以及肾脏功能不全而升高，女性更高，肥胖与 BNP 水平降低有关。像螺内酯、血管紧张素转化酶抑制剂（ACEI）、血管紧张素受体抑制剂（ARB）等都会降低 BNP/NT-pro-BNP 的水平。其他一些引起钠尿肽升高的疾病包括心肌缺血、房颤、肺动脉栓塞、肺动脉高压、慢性肾病以及脓毒血症。

BNP 最大的作用在于评价急性呼吸困难，当病因不清楚的时候，可利用该检查来区分该症状是由心衰引起还是由其他因素引起的。在急性呼吸困难的情况下，排除或诊断急性失代偿性心力衰竭时，钠尿肽水平比临床判断更准确。因为该检查具有很高的阴性预测

价值，因此对于急性呼吸困难的患者来说，如果 BNP 检查是阴性的，那基本可以排除是由心衰导致的。BNP/NT-pro-BNP 的界值随年龄改变。当 BNP < 100pg/ml 或 NT-pro-BNP < 400pg/ml 时，就基本排除了心衰的诊断。BNP > 400pg/ml 或 NT-pro-BNP > 2000pg/ml 的水平表明心力衰竭（Dickstein et al.，2008）。BNP 和 NT-pro-BNP 水平升高也可预示死亡或心血管事件增加。现有一些证据表明，利用钠尿肽检验来指导心力衰竭治疗可能有助于改善临床结局，临床试验正在进行，以帮助确定最佳方法（Januzzi，2012）。

磷

磷代谢异常与饮食摄入、磷排泄以及细胞间转移都是相关的。成人血清中磷的含量为 2.5～4.8mg/dl，儿童则为 4.0～6.0mg/dl。因为餐后由于葡萄糖磷酸化会降低血清磷的水平，因此空腹标本检测更为准确。高磷血症最常见于肾脏功能不全导致的肾脏排泄功能减低。其他引起高磷血症的因素包括过量磷酸盐摄入（无论是直接摄入或使用含磷灌肠剂），甲状旁腺功能减低以及一些假性因素（例如血小板增多）。一些少见的因素，例如肢端肥大症、甲状腺功能亢进、酸中毒、溶血导致的大量细胞溶解、横纹肌溶解症以及化疗后的肿瘤裂解也可引起高磷血症。

低磷血症定义为血清磷低于 2.5mg/dl。血清磷低于 1.5mg/dl 时会出现临床有意义的低磷酸盐血症。引起低磷酸盐血症最主要的 3 种机制包括小肠吸收减少、磷酸盐经肾丢失增多以及磷向骨中转移增多。吸收减少常可见于服用抗酸剂后。持续性的低磷酸盐血症最常见于经肾脏磷酸盐丢失增多，包括甲状旁腺功能亢进、维生素 D 缺乏症、肾小管疾病、慢性酸中毒和佝偻病。急性呼吸性碱中毒、饥饿后营养过度、静脉输入营养液、静脉碳水化合物输注、肿瘤快速生长、呼吸衰竭的治疗以及糖尿病酮症酸中毒等都可以引起低磷酸盐血症（Bacchetta and Salusky，2012）。在无法仅根据病史确定低磷血症的原因的情况下，如果磷的排泄分数（FEPi（%））小于 5%，表明病因不是由于肾损伤；如果排泄分数超过 5%，则意味着问题是肾脏疾病造成的磷的消耗。（FEPi（%）=[（嘌呤 / 血磷）× 100 ×（血肌酐 / 尿肌酐）]

钾

钾是人体内最丰富的阳离子，在细胞内的浓度远远高于细胞外液。正常来讲，由于肾脏对钾的排泄功能进行调节，因此即便我们摄入钾的量在不断变化，体内钾还是能维持在一稳定水平。高钾血症定义为血清钾浓度高于 5.1mmol/L。高钾血症偶可由于放血术（静脉切开术）导致的人为升高（假性高钾血症）而造成，这是由于放血术会导致血小板增多、白细胞增多以及溶血。对于无明显诱因出现高钾血症的患者，可以通过测定血浆钾来消除这些因素对钾测量的影响。血钾升高时机体的正常反应是增加排泄，因此摄入增加一般不会引起高钾血症，除非钾的排泄出现异常。在急性代谢性酸中毒、挤压伤、烧伤、胰岛素缺乏、β-肾上腺素能阻滞以及溶血时，均可引起胞内钾向胞外转移，从而引起一过性高钾血症。持续性的高钾血症常与钾排泄减少相关。钾的排泄是与排尿相关的；因此少尿或无尿是引起高钾血症的重要因素。由于醛固酮缺乏是引起钾排泄减少的重要因素，因此低肾素性醛固酮血症、IV 型肾小管酸中毒以及应用抑制醛固酮的药物往往会出现高钾血症（表 14-15）。

表 14-15　引起血钾异常的因素

高钾血症	低钾血症
假性高钾血症	**摄入不足**
血小板增多症	营养不良
白细胞增多	酗酒
长时间使用止血带	
静脉穿刺	
溶血	
排泄减少	**肾性损失**
少尿	利尿
肾功能衰竭	肾小管性酸中毒，近端和远端型
低肾素性低醛固酮症	低镁血症
肾上腺皮质功能不全	醛固酮增多症
IV 型肾小管酸中毒	库欣综合征
细胞转移	**细胞转移**
急性酸中毒	碱中毒
胰岛素缺乏	β-肾上腺素能药物
横纹肌溶解症	儿茶酚胺过量
药物	**药物**
β-受体阻滞剂	噻嗪类利尿药
ACEI	袢利尿剂
ARB	肾上腺素
螺内酯	沙丁胺醇
氨苯蝶啶	甘草
阿米洛利	糖皮质激素
NSAID	盐皮质激素
肝素	
环孢素	
戊烷脒	

NSAID，非甾体抗炎药

低钾血症定义为血清钾浓度低于 3.5mmol/L。低钾血症的症状并不很特异，常有肌无力症状。通常，低钾血症可见于长期钾摄入不足，尤其是酗酒的患者更为常见。一过性的低钾血症主要是由于胞外钾向胞内转移，常见于儿茶酚胺增加、高胰岛素血症以及肾上腺素能药物（如支气管扩张剂）的使用。但使用袢利尿剂或噻嗪类利尿剂以及经消化道丢钾引起的低钾血症更为常见，例如长时间呕吐、腹泻以及通便药的滥用。其他引起低钾血症的因素包括低镁症、药物、代谢性碱中毒、经皮肤丢失以及经尿丢失增多等。在低钾血症的原因不明显的情况下，测量尿钾是有帮助的。随机尿钾/肌酐比值大于 15mEq/gm 提示存在肾脏消耗（Groeneveld et al.，2005）。

妊娠检验

目前进行妊娠检查主要应用的单克隆抗体免疫分析法，通过测定人绒毛膜促性腺激素（hCG）的 β 亚基来进行。目前的血清分析以及敏感的尿液分析法可以在受孕 1 周后即可检出。目前家用的妊娠检查法在诊断妊娠上也足够敏感，在月经过期第 1 天敏感度为 50%～97%，月经过期第 11 天敏感度接近 100%。最常见的引起检验妊娠假阴性的原因是时间不合适，例如检查的过早。因此如果初始测试为阴性，建议重复家庭测试（Cole，2012）。

在妊娠刚开始的 4～8 周，hCG 的水平大约每 2 天翻倍一次。如果 48～72 小时内 hCG 水平未能加倍，则提示可能为异位妊娠或宫内妊娠异常。在怀孕的头两周，血清 hCG 水平会高于尿中的。而大约从第 3 周开始尿中 hCG 的水平就要高于血清中了。大约分娩后 2 周 hCG 水平回到正常。流产则需要 3～8 周恢复正常。其他引起 hCG 升高的疾病包括妊娠滋养细胞肿瘤，例如葡萄胎和绒癌。假阳性妊娠试验是不常见的，但在具有嗜异性抗体的女性和在产生垂体 hCG 的围绝经期女性中可以看到。

前列腺特异性抗原

前列腺特异性抗原（PSA）是前列腺上皮产生的一种糖蛋白蛋白酶。该蛋白在血清中循环，在前列腺良性或恶性疾病中会升高。有 50%～90% 的 PSA 是与蛋白结合的，其余则是游离状态。PSA 作为前列腺癌的一个肿瘤标志物，主要用于肿瘤的筛查、诊断以及治疗。PSA 在诊断癌症时缺乏特异性，因为在一些良性疾病如良性前列腺肥大（BPH）和前列腺炎中也会升高。在评价前列腺癌时，PSA 高于 4ng/ml 时具有 70%～80%

的灵敏度和 60%～70% 的特异度。除了前列腺癌外，其他因素也可影响 PSA 水平（表 14-16）。前列腺活检和经尿道前列腺切除术（TURP）都可以提高 PSA，但肛门指检（DRE）不会引起 PSA 明显的升高。

表 14-16　影响 PSA 的非癌因素

因素	改变
急性尿潴留	增加
雄激素	增加
抗雄激素	减少
卧床休息	减少
良性前列腺肥大	增加
肝硬化	增加
膀胱镜检查	增加
肛门指检	不明确
日间变化	无变化
射精	增加
大量运动	增加
非那司提	减少
生理变化	波动 30%
前列腺按摩	增加
前列腺穿刺活检	增加
前列腺炎	增加
根治性前列腺切除术	减少
放疗	刚开始升高后减低
经尿道前列腺切除术	增加
经尿道前列腺超声	无变化
尿道仪器操作	增加

尽管 PSA 升高与前列腺癌风险增高是相关的，但关于 PSA 正常值上限定为 4ng/ml 还是存在争议。PSA 的水平增高与年龄、性生活的活跃有关，而 PSA 水平下降是和 5α- 还原酶抑制剂相关的。在最初进行的筛查试验中，PSA 水平位于 4.1～9.9ng/ml 的患者中前列腺癌患者占 27%，而 PSA 高于 10ng/ml 的患者中前列腺癌占 59%（Hernandez and Thompson，2004）（附表 14-6）。然而 PSA 水平位于 2.1～3.0ng/ml 时，23.9% 的患者是有前列腺癌的，3.1～4.0ng/ml 的患者中该概率为 26.9%（Thompson et al.，2004）。如果患者的 DRE 是异常的，那阳性预测值（PPV）就会加倍。正常 PSA 并不能除外前列腺癌，20%～40% 局限性前列腺癌患者的 PSA 是在正常范围之内的。目前尚无证据推荐使用 PSA 快速检测，游离 PSA/ 总 PSA 和尿前列腺癌抗原 3（PCA3）进行筛选。

关于能否用 PSA 筛查前列腺癌目前尚在争论中。尽管 PSA 检测有助于前列腺癌的早期诊断，但早期诊断和治疗对于前列腺癌的死亡率的降低是否有帮助还是未知的。据估计，10 年中每 1~4 年筛查 1000 名 55~69 岁的男性，有 1 例前列腺癌死亡可预防，110 例将被诊断（Carter et al.，2013）。通过 PSA 筛查诊断患有前列腺癌的男性大多不会出现临床症状。除了筛查作用外，PSA 还可用于检测局限性前列腺癌的治疗反应。根治性前列腺切除术后，PSA 水平应该检测不到。因此一旦检出 PSA，可能预示着患者手术未切干净或肿瘤复发，PSA 检出往往早于临床表现的出现数月到数年时间。放疗后 PSA 的水平也会下降，不过通常不会降到不能检测的水平。PSA 复发定义为放疗后 PSA 水平连续三次检测升高。

总蛋白

总蛋白包括白蛋白和球蛋白。影响总蛋白水平的因素包括体液状态、蛋白合成与代谢平衡以及蛋白丢失。机体在脱水的状态下，血清蛋白浓度就会有相对的升高；同样道理，体液容积增加可以引起血清蛋白浓度相对的减低。机体在非脱水状态下出现的蛋白水平升高，主要还是以球蛋白增多为主。如前面所讨论的一样，急性期反应物质包括 CRP、结合珠蛋白、纤维蛋白原、铜蓝蛋白以及 α1- 抗胰蛋白酶等都是这类炎症状态下升高的蛋白物质。

血清蛋白电泳依据蛋白可以在电场中移动的特性来分流蛋白质，因此可以给出白蛋白和球蛋白水平的视觉估计。在电泳板上显现的五条条带包括：白蛋白、α1- 球蛋白、α2- 球蛋白、β- 球蛋白和 γ- 球蛋白。免疫球蛋白则主要见于 γ 区带。γ 区带的弥散性升高可见于慢性感染、肝病、自身免疫病以及肉芽肿性疾病等。γ 区域中的单克隆尖峰表示单核苷酸的增殖，如在骨髓瘤中看到的或具有不确定性意义的单克隆丙种球蛋白病。在蛋白质电泳上发现的免疫球蛋白异常可通过免疫固定进一步表征，其可以确定单克隆免疫球蛋白并且可以确定免疫球蛋白的重链或轻链型。

类风湿因子和抗环瓜氨酸肽抗体

类风湿关节炎（RA）的诊断主要还是基于临床表现，辅助以实验室检查。2010 年，美国风湿病学会 / 欧洲抗风湿病学会分类标准包括 RA 诊断标准中类风湿因子（RF）和抗环瓜氨酸肽抗体（ACPAs）的实验室检测。目前最主要的检查还是 RF，该抗体是针对 IgG 分子的 Fc 段的自身抗体。根据检验方法的不同，RF 诊断类风湿关节炎的灵敏度介于 54%~88%，而特异度介于 48%~92%（Lee and Schur，2003）。RF 对于 RA 的诊断并不特异，在其他一些类风湿性疾病、慢性感染、炎症性疾病以及健康老年人中也可检测到。

该结果通常是通过试管稀释后的滴度来表示。有意义的滴度是 1:80 或者更多。在 RA 患者中，RF 滴度通常介于 1:640 到 1:520，但也有高到 1:320 000 的时候。非常高的滴度一般意味着疾病较重或累及全身。连续滴度增高可用于监测 RA 的疾病进展，但不能对治疗作出反应。在疾病缓解期 RF 滴度也可降低，但很少会转阴。ESR 是衡量疾病活动度的更好的一个指标。

抗环瓜氨酸肽抗体（ACPA）补充了 RF 在 RA 中的诊断。已经发现 ACPA 在 RA 疾病进程中早期存在，并且对于 RA 病情进展具有很高的预测价值。ACPA 的敏感性和特异性分别为 60%~80% 和 85%~98%。ACPA 对 RF 的优势在于它对 RA 更特异。对 RA 来讲，患者若有中度验前概率，阳性的 ACPA 会大大增加 RA 的可能性（Shmerling，2009）。

钠

体液平衡失调分为低渗性，对于溶质平衡来说水过量；高渗性，对于溶质平衡来说水过少。钠是体内主要的溶质，这些水平衡失调表现为低钠血症或高钠血症。血清钠的参考范围是 135~145mmol/L。在评价血钠水平异常的时候，对计算血浆渗透压是很有用处的，血浆渗透压的正常范围是 280~295mOsm/kg H$_2$O。渗透压也可以使用以下公式计算：

计算渗透压 =（2×Na）+（BUN/2.8）+ 血糖 /18

注：BUN，尿素氮。

该公式给出与测得的渗透浓度相当的结果，除非存在显著的未测定的溶质，如甘露醇或放射性造影剂。

在大多数情况下，低血钠往往伴随着低渗透压（附表 14-7）。假性低钠血症可见于葡萄糖或蛋白质水平非常高时，造成人为的低血清钠水平。在这些情况下测量的血浆渗透压正常。在其他一些具有渗透活性物质存在的时候，例如葡萄糖和甘露醇，低钠血症可与正常或增加的渗透压相关。在高血糖的情况下，每升高 100mg/dl 的血糖，血清钠的浓度就下降 1.6mmol/L。

低渗低钠血症的诊断评估应从对患者容量状态和尿液电解质的评估开始（Verbalis et al.，2013）。低钠血症可见于低血容量、等容状态以及高血容量状态（表 14-17）。低血容量性低钠血症可发生在消化道、肾脏丢失或第三腔丢失时，患者通常表现出血容量不足的临床表现。如果没有肾脏丢失，尿中钠的浓度一般低于 30mmol/L，尿渗透压一般高于 100mOsm/kg H$_2$O。低血容量性低钠血症通常对等张液体输注治疗反应较好。

表 14-17 低钠血症分类

临床表现	原因
血容量不足	消化道性丢失：呕吐、腹泻
心动过速	肾性丢失：利尿剂、慢性肾衰竭、失盐肾病
低血压	
尿钠 < 30mmol/L（如肾以外的损失）	皮肤丢失：烧伤
	第三腔丢失：胰腺炎
尿渗透压 > 100mOsm/k H_2O	充血性心力衰竭，肾病综合征，肝硬化
尿渗透压增高	
血容量增高	
水肿	
尿钠 < 10mEq/L	
尿渗透压增高	
等容性低钠血症	**SIADH**
无水肿或脱水证据	CNS 疾病：感染，大块损伤，头部外伤
尿钠 > 30mmol/L（除非低钠饮食）	肺：肺癌，感染
尿渗透压 > 100mOsm/kg H_2O	药物：氯磺丙脲，阿片类，尼古丁，吩噻嗪，长春新碱，SSRIs
正常甲状腺和肾上腺功能	
精神性烦渴	

CNS, 中枢神经系统；SIADH, 抗利尿激素分泌失调综合征；SSRIs, 选择性 5 羟色胺再吸收抑制剂

高血容量性低钠血症常见于晚期的充血性心力衰竭、肝硬化、肾病综合征以及肾衰，且往往伴随全身钠过负荷以及水肿。在上述这些情况下，有效的肾脏血流量是下降的，进而刺激了精氨酸加压素（AVP）的释放，也称为抗利尿激素（ADH），其导致肾脏水分排出的减少。水和钠都是增加的，但水增加对于钠增加的比例更高。如果没有进行利尿治疗，尿中钠的浓度一般低于 30mmol/L。

等容量性低钠血症是由身体水分过量引起的。最常见的引起等容量性低钠血症的原因是抗利尿激素分泌异常综合征（SIADH），这种情况下 ADH 的分泌与渗透压或肾血流量是不相关的。尽管血容量以及体重会轻度增加，但没有水肿的存在。尽管血浆渗透压降低，但 ADH 的释放是持续存在的。SIADH 诊断标准包括：①低渗透性（Posm < 275mOsm/kg H_2O）的存在；②尿钠水平大于 30mmol/L，假设钠摄入量足够；③尿渗透压大于 100mOsm/kg H_2O；④临床体液容量正常；⑤没有利尿剂治疗、甲状腺功能减退和糖皮质激素缺乏症。其他一些提示 SIADH 的临床表现包括尿酸水平低于 3mEq/dl，BUN 小于 10mg/dl。血清 ADH（AVP）的浓度则没有多大意义，主要因为引起低钠血症的所有疾病往往都合并有 ADH（AVP）水平的升高。最常见引起 SIADH 的原因包括药物、肺和中枢神经系统疾病。限水以及纠

正基础病变都可以引起 SIADH 改变。引起等血容量性低钠血症的另外一个原因是原发性烦渴症，该病发生于那些大量饮水以及大量排尿的患者。总的来说，血浆渗透压轻度减低。这类患者往往有尿钠减低以及尿液稀释。减少液体的摄入就可纠正该类低钠血症。

与溶质损失相比，高渗性疾病与多余的水分损失有关。临床上表现为高钠血症，这种严重的电解质异常往往伴随严重的基础疾病。主要原因是摄入水量不足或排泄过多。例如有严重腹泻的患者，当摄入水不能弥补丢失的量的时候就会出现高钠血症。当临床评价不明确时，尿渗透压的测定是有帮助的。在高钠血症和水摄入量不足的情况下，尿液被最大限度地浓缩，高于 800mOsm/kg H_2O。在高钠血症的情况下，如果尿渗透压小于 800mOsm/kg H_2O，则存在肾脏浓缩障碍。这种情况可见于高血糖、渗透性利尿或尿崩症。使用去氨加压素（DDAVP）后尿液渗透压的升高将区分中枢性尿崩症与肾源性尿崩症。

如果外源性钠负荷过高，也可引起总钠升高性的高钠血症，不过比较少见。例如静脉输注高张性液体、海水溺水、高张性透析等均可以引起高钠血症。

链球菌检验

急性咽炎是门诊常见的一类疾病，但唯一的一种需要抗生素治疗的咽炎是由 A 组 β- 溶血链球菌（GABHS）引起的。有咽痛症状的 20%～30% 的儿童以及 5%～15% 的成人都有链球菌咽炎。有特征性的临床症状包括发热，无咳嗽或流鼻涕，扁桃体渗出或咽呈牛肉红色，以及触痛性颈前淋巴结病。由于病毒和链球菌性咽炎症状有重叠，2012 年美国传染病学会指南推荐检验，除非患者有症状明显提示病毒性病因。对于急性患者，快速抗原检测试验（RADT）以及传统的咽喉细菌培养都可以用来鉴别 GABHS。对于有咽炎以及典型症状的患者，RADT 阳性便足以开始进行治疗。这两项检查的灵敏度均受到咽拭子技术的影响。双侧扁桃体或扁桃弓、咽后壁均应取到。精细的操作会增加抗原或细菌标本获取的概率。RADT 的优势在于可以快速出结果，便于早期进行抗生素治疗，因此会减少疾病持续时间、并发症以及接触传染性。因此近期抗生素使用会导致假阴性的发生。快速链球菌检测法的最主要缺陷在于灵敏度低（平均 70%～90%），但特异度约为 95%。因此阳性结果可用作疾病诊断以及治疗的依据，不必再进行其他的检验。而阴性结果并不能排除 GABHS 引起咽炎的可能性。对于 RADT 阴性的儿童和青少年，应进行咽喉细菌培养来确诊。鉴于链球菌

咽炎发生率很低，而且引起成人风湿热的风险极低，因此美国传染病协会支持在成人中单独使用 RADT，不必进行培养确诊（Shulman et al.，2012）。

咽喉细菌培养是在有氧条件下在绵羊血琼脂培养基上进行。如果标本采集和涂平板技术合理，咽喉细菌培养的灵敏度为 95%，特异度为 99.5%。如果技术较差，灵敏度可低至 30%。抗生素的应用会减少菌落数量。如果临床提示存在其他咽部病原体，例如淋病奈瑟球菌，那就应该换其他检验，因为标本采集和涂平板的方法和技术是不一样的。咽喉细菌培养结果一般在涂平板后 24～28 小时报告。抗生素敏感度并不是常规回报的，因为 GABHS 都对青霉素敏感。

梅毒检验

性传播性疾病（STD）梅毒常常通过血清学检查诊断。尽管暗视野显微镜可以从原发性梅毒患者的伤口获得的体液中找到螺旋体，但该检验方法很容易出现假阴性，而且很多临床医师并没有经过很好的培训来进行此项检验。目前梅毒密螺旋体 DNA 的 PCR 技术可用于诊断早期梅毒，且该检验灵敏度与特异度均很高。

目前最主要的梅毒血清学检验方法包括非特异的非密螺旋体性病研究实验室（VDRL）法以及快速血浆反应素（RPR）法，此类方法测定的是对心磷脂 - 胆固醇 - 卵磷脂抗原产生抗体的量，还有特异性密螺旋体抗体检查，测的是梅毒密螺旋体的抗体。由于以上各检测均有假阳性结果，确诊梅毒需要进行两种检测。通常筛查梅毒需要两步，先使用 RPR 或 VDRL 法，继而使用梅毒密螺旋体抗体进行确诊试验。然而一些实验室目前先进行密螺旋体酶免疫测定实验（EIA），再进行非密螺旋抗体实验以确诊当前的感染。

RPR 或 VDRL 法是以出现阳性结果最高稀释滴度给出报告的。一般在下疳形成后大约 1～4 周即可出现 VDRL 检验的阳性。非密螺旋体检查在继发性梅毒中，其滴度往往是最高的。在原发性梅毒中，RPR 或 VDRL 检验的灵敏度介于 78%～86%，而继发性梅毒其灵敏度为 100%，而潜伏梅毒其灵敏度则为 95%～98%。VDRL 或 RPR 的滴度与疾病活动性是平行的。原发或继发梅毒在恰当治疗 1 年内，往往滴度就会转阴。如果原发或继发梅毒治疗后 6 个月滴度下降 4 倍，提示治疗是足量的。治疗后滴度升高 4 倍则提示再感染。对于晚期以及潜伏梅毒，治疗后仍可能持续低滴度。约有 20% 的非密螺旋体筛查试验是假阳性的，假阳性结果通常其滴度小于 1:8。引起非密螺旋体检验假阳性的原因包括自身免疫病、HIV 感染、传染性单核细胞增多症、心内膜炎以及淋巴瘤。

一旦非密螺旋体试验阳性，我们可以用密螺旋体试验，如荧光密螺旋体抗体吸收（FTA-ABS）试验或密螺旋体酶免疫分析法（EIA）来进行确证试验。螺旋体检验报告为阳性或阴性。原发性梅毒灵敏度为 84%，而在其他各期的梅毒中接近 100%。特异度为 96%；密螺旋体抗体假阳性占整个人群的 1%。在 95% 的患者中密螺旋体试验是阳性的，即便在治疗后也是阳性的，但该法不适用于监测治疗反应，也不能区分已治疗的梅毒的活性。如果使用密螺旋体 EIA 进行筛查，CDC 建议在阳性密螺旋体 EIA 后进行标准的非密螺旋体试验，以指导治疗决定。如果非密螺旋体试验为阴性，则应进行不同的密螺旋体试验以确认感染。如果第二次梅毒检验是阳性的，那么未经治疗的患者应该得到治疗，如果存在再次感染的可能，有治疗史的患者应该接受再次治疗（Workowski and Berman，2010）。现在可以进行床旁密螺旋体抗原的免疫测定的快速测试。灵敏度为 84%～97%，特异度为 92%～98%。

神经梅毒的脑脊液（CSF）异常包括蛋白升高、脑脊液淋巴细胞增多以及 VDRL 试验阳性。CSF VDRL 是试验室首选试验，因为相比于 CSF FTA 试验来说其特异度更高。但是由于 VDRL 的灵敏度很低，因此阴性的 CSF VDRL 试验也不能除外神经梅毒。在先天性梅毒中，诊断可能很困难，因为 FTA 和 VDRL 抗体都可以被动转运至新生儿体内，因此刚出生的新生儿的阳性并不意味着感染存在。被动转运的抗体往往在出生后 2 个月内开始下降。如果出生后抗体滴度升高，则更提示先天性梅毒的诊断。使用特异性的密螺旋体 EIA IgM 抗体可以更早诊断先天性梅毒。

睾酮

只有明显的雄激素缺乏迹象和症状存在时，才应该对男性低睾酮进行评估。早晨血清睾酮水平最高，随季节波动，并伴有间歇性分泌和测量变化。因此，标准是在上午 8：00 至 10：00 之间采集多个样品。影响睾酮水平的其他因素包括急性和慢性全身性疾病、药物（包括阿片样物质和糖皮质激素）、饮食失调、过度运动和性激素结合球蛋白（SHBG）。SHBG 受体重、糖尿病、衰老、甲状腺、肾脏和肝脏疾病、肢端肥大症、艾滋病毒感染和药物的影响。

大部分循环中的睾酮与 SHBG 紧密结合或与白蛋白松散结合，而仅约 0.5%～3% 是未结合的游离睾酮。生物可利用的睾酮是指游离以及白蛋白结合的那部分。一般测量总血清睾酮就足够了。只有总睾酮低水平或影响 SHBG 的条件存在时，才需要检测游离或生物可利用的睾酮浓度。游离和生物可利用的睾酮测试的成本明显高于总睾酮。总的来说，生物可利用和游离睾酮的参考范围因实验室和测定而异。在睾酮反复低水平的个体中，测量黄体生成素（LH）和促卵泡激素（FSH）水平有助于区分原发性和继发性性腺功能减退。这些促性腺激素在原发性性腺功能减退中（睾丸）较高，在继发性性腺功能减退中（垂体）较低。

起始治疗的血清睾酮水平目前尚不明确。一般来说，睾酮水平较低的老年男性和无症状或具有非特异性症状的边界值水平的男性不应接受治疗。治疗目标是在正常值参考范围内能改善症状的最低睾酮水平（Bhasin et al., 2010）。

甲状腺检查

目前主要通过测定甲状腺功能、下丘脑 - 垂体 - 甲状腺轴或者是甲状腺激素水平来评价甲状腺功能。第三代促甲状腺激素（TSH）试验是目前确诊或除外甲状腺病最好的检查手段。TSH 是由垂体合成的，受到循环甲状腺素（T_4）和三碘甲腺原氨酸（T_3）的抑制调节。整体上讲，TSH 水平正常（$0.5\sim5$mIU/L）基本可以排除甲状腺功能亢进以及原发性甲状腺功能减低。超敏法检查 TSH 可以检测到低至 0.01mIU/L 的结果。TSH 水平低于 0.1vmIU/L 提示甲状腺功能亢进。TSH 水平介于 $0.1\sim0.5$mIU/L 则代表亚临床甲状腺功能亢进或过量使用甲状腺激素。TSH 水平介于 $6\sim10$mIU/L 则通常考虑为亚临床甲状腺功能减低，游离 T_4 水平往往是正常的，而且一般没有临床症状。对于亚临床甲状腺功能减低的患者来说，如果同时甲状腺抗体阳性，那该患者每年有 5% 的风险转变为甲状腺功能减低。当 TSH 水平高于 10mIU/L 的时候，就会出现症状性甲状腺功能减低。TSH 水平也是用来监测替代疗法或抑制治疗效果的最好方法。尽管 TSH 水平是监测甲状腺功能非常好的手段，但在急症患者中的应用要注意。只有当 TSH 水平低于 0.1mIU/L 或高于 20mIU/L 的时候，才能应用 TSH 水平诊断急性住院患者的甲状腺功能异常。糖皮质激素、多巴胺和奥曲肽可降低 TSH 水平。

在评价 TSH 水平异常的时候，要测定循环甲状腺激素的水平。游离 T_4 衡量的是血液中总的激素，包括游离以及与蛋白结合的激素。在雌激素疗法以及肝脏病变等引起蛋白结合异常的情况下，总 T_4 或 T_3 水平的测量就有可能有偏差。正常成人游离 T_4 的参考范围是 $0.7\sim2.5$ng/dl，游离 T_3 的参考范围是 $0.2\sim0.5$ng/dl。游离 T_3 的测定通常没必要。但在甲亢的早期，由于 TSH 是受抑制的，游离 T_4 是正常的，但此时游离 T_3 是升高的。

原发性甲状腺功能减退占甲状腺功能减退总数的 95% 以上，与 TSH 升高，游离 T_4 减低相关。中枢性甲状腺功能减退（二级或三级）的游离 T_4 是减低的，TSH 水平正常至减低。原发性甲状腺功能亢进与 TSH 减低和游离 T_4 升高相关。亚临床甲状腺功能亢进 TSH 减低，游离 T_4 和 T_3 水平正常。

甲状腺放射性碘摄取试验衡量的是 24 小时甲状腺摄取放射性碘的剂量。正常人摄取 $8\%\sim30\%$。在甲状腺摄碘试验中是不能区分正常值的下限与真正甲状腺功能减退的。该检验的最主要用处在于鉴别与摄碘减低相关的甲状腺毒症，例如甲状腺炎以及因摄入过多甲状腺激素而导致的人为甲亢。其他一些引起甲状腺激素摄取减低的因素包括含碘造影剂以及胺碘酮的使用。

尿酸

尿酸是嘌呤经肝脏代谢产生的一类副产品。尿酸的测定可用于评价痛风以及某些化疗的应用。在饮食中嘌呤摄入过多、排泌减少或产生增多的时候，尿酸水平就会升高。此外，体内的容量状态也会影响尿酸的排泌。当细胞外液减少的时候，尿酸排泌是减低的，血清尿酸则会升高。相反，如果血容量增加则会促进尿酸的排泄，从而引起低尿酸血症。一些药物会抑制尿酸在肾脏的重吸收，从而引起尿酸尿（表 14-18）。

进行性增高的高尿酸血症往往提示痛风的可能；然而大多数专家认为无症状性的高尿酸血症是不用治疗的。在 37℃，当尿酸水平高于 6.8mg/dl 的时候，血浆

表 14-18　引起高尿酸血症的因素

生成过多	
骨髓增生性疾病	银屑病
真性红细胞增多症	妊娠毒血症
溶血性贫血	乙醇
恶性肿瘤	
分泌减少	
肾功能衰竭	甲状旁腺功能亢进
血容量减少	糖尿病酮症酸中毒
甲状腺功能减退症	
药物	
噻嗪类	吡嗪酰胺
呋塞米	环孢菌素
阿司匹林（小剂量）	烟酸
乙胺丁醇	维生素 B_{12} 治疗

中尿酸就饱和了。大多数痛风的患者其尿酸水平在有些时候会高于 7mg/dl，但在痛风急性发作的时候其尿酸水平也可能为正常的。尽管尿酸水平高于 6.8mg/dl 的时候是有生物学意义的，但基于人群研究发现表明"正常"上限对男性来讲为 7.7mg/dl，女性则为 6.8mg/dl。对男性来讲，尿酸水平高于 9mg/dl 其每年发生痛风的概率大约为 5%，而尿酸水平在 7.0~8.9mg/dl 之间的时候发生率仅仅为 0.5%。

尿酸生成增多或尿酸排泌减少引起的高尿酸血症是有区别的，我们也可利用二者的区别来评价痛风患者。当排泄分数（尿酸排泄/肌酐排泄）小于 6% 时提示排泄不足。正常饮食情况下，如果尿酸排泄高于 800mg/d，就考虑为高尿酸尿。我们可在患者低嘌呤饮食后，重新测定，如果 24 小时尿酸排泄高于 600mg 则提示尿酸生成过多。在所有痛风患者当中，约有 90% 是由于尿酸排泄减少引起的，不足 10% 的患者是由于尿酸生成过多引起。氯沙坦、氨氯地平、非诺贝特及阿伐他汀均可降低血清尿酸。

尿液药物分析

临床上用于吸毒者尿中药物筛查的标准检查法是免疫分析法。该方法包括联邦规定的五种药物：安非他命、可卡因、阿片制剂、大麻以及苯环哌啶。还可检测其他种类的药物，包括苯二氮䓬类，以及合成的阿片类毒品（如羟考酮、美沙酮和芬太尼）也可进行检测。在实际应用的时候根据需要也可使用快速检测试剂盒。这些快速检测试剂盒可在数分钟内给出结果，而且灵敏度较好。

尿液药物筛查用临界值来确定阳性或阴性。为了最大限度提高灵敏度和特异度，这些临界值的选取比较主观，与机体受损程度及毒力均不相关。尿中药物浓度低于该界值则定义为阴性，无论该毒品是否存在。在进行标准毒品筛查时，免疫分析法常常会出现假阳性结果。在临床上可以订购使用层析法/质谱分析法（GC/MS）或液相色谱/质谱（LC/MS）等更特异的试验进行验证性测试，确定药物是否存在。

一般来说，在吸毒后 3 天之内毒品及其代谢产物都是可以检测得到的。但是大麻例外，如果大量应用后尿中可以持续存在数周。尿检筛查有很多限制性，而且很多不为我们发现。例如大多数检测"鸦片剂"的免疫分析法是用来检测海洛因和可待因（海洛因和吗啡代谢产物）。而合成阿片类（如芬太尼或美沙酮）和"阿片"免疫分析法并无交叉反应，因此会产生阴性结果。羟考酮与标准阿片测定法具有可变的交叉反应

性。关于尿鸦片筛选和 GC/MS 的"预期"结果的图片参见表 14-19。用于羟考酮、氢可酮、美沙酮和芬太尼的特异性试验的尿液筛查可用于监测慢性阿片治疗。

表 14-19 尿液阿片筛查的预期结果和气相色谱/质谱法

阿片类药物处方	阿片类免疫分析	GC/MS
吗啡	阳性	吗啡
		可待因
可待因	阳性	可待因
		吗啡
		氢可酮
氢可酮	阳性/阴性 *	氢可酮
		氢吗啡酮
氢吗啡酮	阳性/阴性 *	氢吗啡酮
羟考酮	阳性/阴性 *	羟考酮
		羟吗啡酮
羟吗啡酮	阴性	羟吗啡酮
美沙酮	阴性	美沙酮
芬太尼	阴性	芬太尼

GC/MS，气相色谱/质谱法

* 取决于阿片样物质与规定药物的交叉反应性；在检测中可变

维生素 D

维生素 D 不仅仅对预防佝偻病有重要作用，还可以预防骨质减少、骨质疏松、肌无力以及跌倒。对于那些老年患者、骨质疏松患者、骨质减少患者、脂肪吸收不良、慢性肾病以及皮肤色素沉着增加的维生素 D 缺乏风险增加的患者来说，就应该进行维生素 D 水平测定。"维生素 D"包括维生素 D_2 和维生素 D_3。维生素 D_2（钙化固醇）是酵母中的植物固醇合成的。维生素 D_3（胆钙化固醇）则是由羊毛脂合成的。维生素 D 在肝脏中羟基化后生成 25-羟基维生素 D-[25-(OH)-D]，是体内循环维生素 D 的主要形式。肾脏将 25-(OH)-D 转化成 1,25-二羟维生素 D-[1,25-(OH)$_2$-D]，是具有活性的维生素 D（Rosen，2011）。

维生素 D 缺乏的诊断依赖于实验室测定 25-(OH)-D 的水平多少。临床上一般不测定 1,25-(OH)$_2$-D，因为该物质不能反映维生素 D 状态的真实水平。1,25-(OH)$_2$-D 的半衰期仅为 4 小时，而 25-(OH)-D 的半衰期则为 3 周。此外 1,25-(OH)$_2$-D 随着维生素 D 缺乏而增加，因为增加的 PTH 水平会引起刺激 25-(OH)-D 转化为 1,25-(OH)$_2$-D。

血清 25-(OH)-D 是衡量维生素 D 摄入量的一个指标，在接受阳光照射后在体内合成。有些实验室会给出 25-(OH)-D$_2$ 和 25-(OH)-D$_3$ 的结果，二者的总量可用来监测体内维生素 D 水平。在 25-(OH)-D 减少至 30ng/ml

以下的时候，PTH 水平就会升高。尽管有些实验室给出的 25-(OH)-D 参考范围是 20～100ng/ml，但大多数专家还是更倾向于 30～60ng/ml 为正常范围，<20ng/ml 定义为缺乏，20～30ng/ml 则定义为不足。

（姜申易 译）

附录

参考资料

Abeles AM, Abeles M: The clinical utility of a positive antinuclear antibody test result, *Am J Med* 126(4):342–348, 2013.

Bacchetta J, Salusky IB: Evaluation of hypophosphatemia: lessons from patients with genetic disorders, *Am J Kidney Dis* 59(1):152–159, 2012.

Bain BJ: Diagnosis from the blood smear, *N Engl J Med* 353:498–507, 2005.

Bhasin S, Cunningham GR, Hayes FJ, et al: Testosterone therapy in men with androgen deficiency syndromes: an Endocrine Society clinical practice guideline, *J Clin Endocrinol Metab* 95(6):2536–2559, 2010.

Bresalier RS: Colorectal cancer. In Feldman M, Friedman LS, Brandt LJ, editors: *Sleisenger and Fordtran's gastrointestinal and liver disease*, ed 9, Philadelphia, 2010, Elsevier, pp 2191–2238.

Brigden M: The erythrocyte sedimentation rate: still a helpful test when used judiciously, *Postgrad Med* 103:257–274, 1998.

Burke MD: Laboratory tests: basic concepts and realistic expectations, *Postgrad Med* 63:55, 1978.

Carter HB, Albertsen PC, et al: Early detection of prostate cancer: AUA Guideline, *J Urol* 190(2):419–426, 2013.

Chey WD, Wong BC: American College of Gastroenterology guideline on the management of *Helicobacter pylori* infection, *Am J Gastroenterol* 102:1808–1825, 2007.

Cole LA: The hCG assay or pregnancy test, *Clin Chem Lab Med* 50(4):617–630, 2012.

Cook JD: The measurement of serum transferrin receptor, *Am J Med Sci* 318:269–276, 1999.

Cornell J, Mulrow CD, Localio AR: Diagnostic test accuracy and clinical decision making, *Ann Intern Med* 149:904–906, 2008.

Di Angelantonio E, Sarwar N, Perry P, et al: Major lipids, apolipoproteins, and risk of vascular disease, *JAMA* 302:1993–2000, 2009.

Dickstein K, Cohen-Solal A, Filippatos G, et al: ESC Guidelines for the diagnosis and treatment of acute and chronic heart failure 2008: the Task Force for the Diagnosis and Treatment of Acute and Chronic Heart Failure 2008 of the European Society of Cardiology, *Eur Heart J* 29:2388–2442, 2008.

Duffy MJ, Lamerz R, Haglund C, et al: Tumor markers in colorectal cancer, gastric cancer and gastrointestinal stromal cancers: European group on tumor markers 2014 guidelines update, *Int J Cancer* 2013.

El Harchaoui K, van der Steeg WA, Stroes ES, et al: Value of low-density lipoprotein particle number and size as predictors of coronary artery disease in apparently healthy men and women: the EPIC-Norfolk Prospective Population Study, *J Am Coll Cardiol* 49(5):547–553, 2007.

Ferguson MA, Waikar SS: Established and emerging markers of kidney function, *Clin Chem* 58(4):680–689, 2012.

Garcia DA, Baglin TP, Weitz JI, Samama MM: Parenteral anticoagulants: antithrombotic therapy and prevention of thrombosis. American College of Chest Physicians Evidence-Based Clinical Practice Guidelines, *Chest* 141(2 Suppl):e24S–43S, 2012.

Green RM, Flamm S: AGA technical review on the evaluation of liver chemistry tests, *Gastroenterology* 123:1367–1384, 2002.

Greenland P, Alpert JS, Beller GA, et al: 2010 ACCF/AHA guideline for assessment of cardiovascular risk in asymptomatic adults: a report of the American College of Cardiology Foundation/American Heart Association Task Force on Practice Guidelines," *J Am Coll Cardiol* 56(25):e50–e103, 2010.

Groeneveld JH, Sijpkens YW, Lin SH, et al: An approach to the patient with severe hypokalaemia: the potassium quiz, *QJM* 98(4):305–316, 2005.

Hernandez J, Thompson I: Prostate-specific antigen: a review of the validation of the most commonly used biological cancer marker, *Cancer* 101:894–904, 2004.

International Expert Committee: Report on the role of the A_{1c} assay in the diagnosis of diabetes, *Diabetes Care* 32:1327–1334, 2009.

Inzucchi SE: Clinical practice. Diagnosis of diabetes, *N Engl J Med* 367(6):542–550, 2012.

Ip S, Lichtenstein AH, Chung M, et al: Systematic review: association of low-density lipoprotein subfractions with cardiovascular outcomes, *Ann Intern Med* 150(7):474–484, 2009.

Januzzi JL Jr: The role of natriuretic peptide testing in guiding chronic heart failure management: Review of available data and recommendations for use, *Arch Cardiovasc Dis* 105(1):40–50, 2012.

Kuhar DT, Henderson DK, Struble KA, et al: Updated US public health service guidelines for the management of occupational exposures to human immunodeficiency virus and recommendations for post-exposure prophylaxis, *Infect Control Hosp Epidemiol* 34(9):875–892, 2013.

Lee DM, Schur PH: Clinical utility of the anti-CCP assay in patients with rheumatic diseases, *Ann Rheum Dis* 62:870–874, 2003.

Leeflang MM, Deeks JJ, Gatsonis C, et al: Systematic reviews of diagnostic test accuracy, *Ann Intern Med* 149:889–897, 2008.

Luzuriaga K, Sullivan JL: Infectious mononucleosis, *N Engl J Med* 362(21):1993–2000, 2010.

Mantel-Teeuwisse AK, Kloosterman JM, Maitland-van der Zee AH, et al: Drug-induced lipid changes: a review of the unintended effects of some commonly used drugs on serum lipid levels, *Drug Saf* 24(6):443–456, 2001.

Mast AE, Blinder MA, Gronowski AM, et al: Clinical utility of the soluble transferrin receptor and comparison with serum ferritin in several populations, *Clin Chem* 44(1):45–51, 1998.

McClatchey KD: *Clinical laboratory medicine*, ed 2, Philadelphia, 2002, Lippincott, Williams & Wilkins.

National Cholesterol Education Program (NCEP) Expert Panel: Executive summary. Third report on detection, evaluation, and treatment of high blood cholesterol in adults (adult treatment panel III), *JAMA* 285:2486–2497, 2001.

Oesterling JE: Prostate-specific antigen: a valuable clinical tool, *Oncology* 5:107–122, 1991.

Pacifico L, Ferraro F, Bonci E, et al: Upper limit of normal for alanine aminotransferase: Quo vadis?, *Clin Chim Acta* 422:29–39, 2013.

Rosen CJ: Clinical practice. Vitamin D insufficiency, *N Engl J Med* 364(3):248–254, 2011.

Saudek CD, Herman WH, Sacks DB, et al: A new look at screening and diagnosing diabetes mellitus, *J Clin Endocrinol Metab* 93:2447–2453, 2008.

Shmerling RH: Testing for anti–cyclic citrullinated peptide antibodies, *Arch Intern Med* 169:9–13, 2009.

Shulman ST, Bisno AL, Clegg HW, et al: Clinical practice guideline for the diagnosis and management of group A streptococcal pharyngitis: 2012 update by the Infectious Diseases Society of America, *Clin Infect Dis* 55(10):e86–e102, 2012.

Smetana GW, Shmerling RH: Does this patient have temporal arteritis?, *JAMA* 287:92–101, 2002.

Smith SC, Anderson JL, Cannon RO, et al: CDC/AHA workshop on markers of inflammation and cardiovascular disease, *Circulation* 110:550–553, 2004.

Solomon DH, Kavanaugh AJ, Schur PH, et al: Evidence-based guidelines for the use of immunologic tests: antinuclear antibody testing, *Arthritis Rheum* 47:434–444, 2002.

Solomon LR: Cobalamin-responsive disorders in the ambulatory care setting: unreliability of cobalamin, methylmalonic acid, and homocysteine testing, *Blood* 105(3):978–985, 2005.

Sox HC Jr, Liang MH: The erythrocyte sedimentation rate: guidelines for rational use, *Ann Intern Med* 104:515–523, 1986.

Speicher CE: *The right test*, ed 3, Philadelphia, 1998, Saunders.

Stabler SP: Clinical practice. Vitamin B_{12} deficiency, *N Engl J Med* 368(2):149–160, 2013.

Tefferi A, Handon CA, Inwards DJ: How to interpret and pursue an abnormal complete blood count in adults, *Mayo Clin Proc* 80:923–936, 2005.

Thompson IM, Pauler DK, Goodman PJ: Prevalence of prostate cancer among men with a prostate-specific antigen level 4.0 ng per milliliter, *N Engl J Med* 350:2239–2246, 2004.

Verbalis JG, Goldsmith SR, Greenberg A, et al: Diagnosis, evaluation, and treatment of hyponatremia: expert panel recommendations, *Am J Med* 126(10S1):S1–S42, 2013.

Workowski KA, Berman S: Sexually transmitted diseases treatment guidelines, 2010, *MMWR Recomm Rep* 59(RR–12):1–110, 2010.

网络资源

http://labtestsonline.org/understanding/analytes/ Developed by the American Association for Clinical Chemistry, this site allows patients to search for explanation of specific tests.

www.nlm.nih.gov/medlineplus/laboratorytests.html An overview for patients that explains basic laboratory principles, and gives links to other resources.

http://www.uspreventiveservicestaskforce.org/ Homepage of the U.S. Preventive Services Task Force (USPSTF), which lists recommendations for screening tests.

附表 14-1　肝功升高的类型

检验名称	肝细胞异常	梗阻性疾病
胆红素	+	++
氨基转移酶	+++	+
碱性磷酸酶	+	++
γ-谷氨酰转移酶	+	++
白蛋白	减少	正常

附表 14-2　ANA 检验阳性的疾病

具有诊断意义的 ANA
系统性红斑狼疮
系统性硬化
对诊断可能有帮助的 ANA
硬皮病
多发性肌炎-皮肌炎
对疾病检测或预后有帮助的 ANA
药物相关性狼疮
混合性结缔组织病
自身免疫性肝炎
对诊断、监测或预后无意义或尚未证明其价值的 ANA
类风湿关节炎
多发性硬化
甲状腺疾病
感染性疾病
特发性血小板减少性紫癜
纤维性肌痛

ANA：抗核抗体
From Solomon DH, Kavanaugh AJ, Schur PH, et al. Evidence-based guidelines for the use of immunologic tests：antinuclear antibody testing，Arthritis Rheum. 2002；47：434-444.

附表 14-3　与 CEA 升高相关的疾病

疾病	CEA 升高患者的百分比（%）
内胚层来源肿瘤（结肠、胃、胰腺、肺）	60~75
结肠癌	
总和	63
Dukes 分期 A	20
Dukes 分期 B	58
Dukes 分期 C	68
肺癌	
小细胞癌	约 33
非小细胞癌	约 67
非内胚层来源癌（如头颈部、卵巢、甲状腺）	50
乳腺癌	
转移性	≥50
局灶性	约 25
急性良性炎症性疾病，特别是胃肠道（如溃疡性结肠炎、局限性肠炎、憩室炎、消化性溃疡、慢性胰腺炎）	可变
肝病（酒精性肝硬化、慢性活动性肝炎、阻塞性黄疸）	可变
肾功能衰竭，纤维囊性乳腺病、甲状腺功能减退症	可变
健康人群	
非吸烟者	3
吸烟者	19
既往吸烟者	7

CEA：癌胚抗原

附表 14-4　全血细胞计数组成

检验	描述	传统 95% 参考范围	国际参考范围
血红蛋白（Hb）	衡量血液携氧能力，用 g/ 单位体积（通常分升；g/L）表示	M：13.5～17.5g/dl F：12.0～16.0g/dl	135～175g/L 120～160g/L
血细胞比容（Hct）	衡量血液（主要为 RBC）实体体积（余下的为血浆）的指标，以全血百分比来计量。Hct = MCV × RBC，以百分比 % 表示，通常为 Hb 的 3 倍。在贫血患者中 Hct 和 Hb 通常都是减低的，但在急性失血早期可能不是很明显，这是因为血浆容量需要 12～24 个小时来达平衡	M：39～49% F：35～45%	0.39～0.49 0. 35～0.45
红细胞（RBC）计数	红细胞计数；直接测细胞数量 /L	M：4.3～5.7×10⁶cells/μL F：3.8～5.1×10⁶cells/μL	4.3～5.7×10¹²/L 3.8～5.7×10¹²/L
红细胞指数	MCH、MCHC、MCV 注意：在贫血早期，MCV 可能在 Hb 和 Hct 之前发生变化		
红细胞平均血红蛋白（MCH）	MCH = Hb/RBC；代表红细胞中平均血红蛋白含量（质量）；不如 MCHC 有用	26～34pg/cell	0.40～0.53fmol/cell
红细胞平均血红蛋白浓度（MCHC）	MCHC = Hb/Hct，单位容积的压缩红细胞的 Hb 浓度；外周血涂片中红细胞的形态是受细胞内 Hb 浓度影响的；该值低，低色素性；正常，正色素性；高，高色素性	31.37% Hb/cell	4.81～574mmol Hb/L RBC
平均红细胞容积（MCV）	MCV = 1000Hct、RBC；反映的是红细胞大小；小，小细胞性；正常，正细胞性；大，大细胞性。注意：一份样品中同时存在大细胞与小细胞，MCV 也可正常	80～100fl 1fl（飞升）= 10⁻¹⁵L = 1 立方微米（μm3）	80～100fl
红细胞分布宽度（RDW）	估计 RBC 大小差异（红细胞大小不均）的指标；RDW = RBC 大小标准差（SD）/MCV	11.5～14.5	11.5～14.5
网织红细胞计数（%）	每计 1000 个 RBC 中网织红细胞的比例	0.5～1.5%	0.005～0.015（数量分数）
网织红细胞计数（绝对值）	网织红细胞比例（%）× RBC 计数；衡量红细胞生成	50×10³/μL	50×10⁹/L
血小板计数		150～450×10³/μL	150～450×10⁹/L

附表 14-5　常见贫血的铁相关实验室检查

贫血类型	血清铁	总铁结合量（TIBC）	转铁蛋白饱和度	血清铁（SF）	血清转铁蛋白受体
缺铁性贫血	低	高	低	低	高
慢性病贫血	低	低	低	高 *	低
地中海贫血	高	低	高	高	高
巨幼红细胞性贫血	高	低	高	高	高
溶血性贫血	高 *	低 *	高 *	高 *	高

* 可降至正常范围

From Cook JD：The measurement of serum transferrin receptor. Am J Med Sci. 1999；318：269-276.

附表 14-6　总 PSA 对前列腺癌的阳性预测值（PPV）

肛门指检	PSA 值		
	0.0~4.0ng/ml	4.1~10ng/ml	>10ng/ml
阴性	9%	20%	31%
阳性	17%	45%	77%

PPV，阳性预测值；PSA，前列腺特异性抗原

Data from Oesterling JE. Prostate-specific antigen：a valuable clinical tool. Oncology. 1991；5：107-122.

附表 14-7　高钠血症分类

钠总量（Na）	原因	尿检查
全身钠减少（Na 和 H_2O 都丢失，但 H_2O 丢失更多）	消化道丢失：腹泻，乳果糖 皮肤丢失：过量出汗 肾脏丢失：袢利尿剂，渗透利尿剂	尿钠 < 10mEq/L 高渗尿 尿钠≥20mEq/L 低渗或等渗尿
全身钠总量正常（H_2O 丢失）	肾脏丢失：中枢或肾性尿崩症，锂，脱甲氯四环素，高钙血症，低钾血症 非肾脏丢失：经皮肤或呼吸道无感觉性丢失	尿钠可变 尿渗透压可变 尿钠可变 高渗尿
全身钠总量增加（加入 Na）	高渗液体输注 高渗透析液 海水溺水	尿钠 > 20mEq/L 高渗或等渗尿

Modified from Schrier RW. Renal and Electrolyte Disorders. 4th ed. Boston：Little, Brown；1992, p.43.

第二篇

应用实践

第15章 感染性疾病

CHARLES S. BRYAN

对往昔的感染性疾病的驯服作为人类的一项福利，与麻醉、无菌外科及改善公共卫生并驾齐驱。感染仍然导致了世界上三分之一的死亡，是发达国家首位的死亡因素（归因），而且代表了一系列挑战，如出现新的病原体以及老的病原体耐药等。在美国导致感染性疾病负担的因素包括人口老龄化，医学进步（如对癌症、心血管疾病，以及退行性关节疾病的治疗）移民，HIV/AIDS，新病原体的出现以及老病原体出现耐药，郊区城市化，无家可归，监禁，户外活动以及国际旅行。

大多数家庭医生将会发现感染性疾病在他们职业生涯中会带来多数的欢乐与少许悲伤。自限性感染构成了他们日常诊疗业务中的大多数，但是在非特异性症状和体征预示威胁性命的疾病时，必须时常保持警惕才能避免悲剧的发生。这个章节主要集中讨论原则与诊断。药物剂量在此省略了；现今这些都可以通过电子资源普遍可得，而且对药品应该具备以下方面全面的知识才能开出处方：药品的排泄途径；副作用；药物相互作用；怀孕期间使用情况；对肾或肝功能损害者的必要的剂量调整，非寻常高体重，以及极端的年龄等。

原则

这一部分回顾家庭医学中对感染性疾病进行预防、诊断和管理的一些基本原则。

感染性疾病的发病机理

在 19 世纪疾病的微生物理论因 Robert Koch、Louis Pasteur 和其他人得到了发展，他们认为一种有毒的病原体引起一种特定的疾病。从此疾病的微生物理论变得更加微妙，而且 Koch 建立的病原性的假设继续得到了发展。以下几个概念对理解感染的发病机理是有用的：

1. 感染的公式包含，临床感染的可能性是一种侵入性微生物的致病性产物（V，virulence），乘于微生物的数量（N，number），再除于宿主的抗力（R，resistance）——也就是，感染的可能性 = (V × N)/R。只有高度致病性有机体，如结核病的病原体（tuberculosis，TB）、免疫热（tularemia）和鼠疫（plague），仅需要少量的微生物就能使健康人生病。而较低致病性者则需要大量有机体或者宿主的抵抗力受损（的条件才能致病）。

2. 流行病学三大要素包括在有生命或无生命环境中的潜在病原体作为传染源；传播途径，如身体接触，体液滴，污染的食物或水，或者一种昆虫媒介；以及易感宿主，其对疾病的抵抗力（如在"感染的公式"中所表达的）也许已经被疾病、伤害，或药物减弱了。

3. 潜在病原体在上皮表面的增殖即定植（colonization）——是一种常见的事件，偶尔（而不是时常）会伴随着病原体侵袭皮下组织导致疾病。

4. 外源微生物是从有生命或无生命的植物群落获得的；内源性微生物属于患者的微生物菌丛。内源性微生物可能是永久性的（例如结肠内的大肠杆菌、肠球菌和厌氧菌）或者临时聚居者（例如，上呼吸道中的肺炎链球菌和脑膜炎奈瑟菌）。

5. 每当组织的完整性被伤害、外来机体，或者植入的仪器所破坏时，会出现最小抵抗点（A locus minoris resistentiae）。例如通过宿主防御剥夺微生物的入侵而创造了一个安全的避风港。

让我们用以下的例子来说明这些概念，一个 17 岁的高中足球运动员在周五晚上的球赛中跑过线的时候擦伤了他的臀部。第二天晚上，当他准备约会时，挤了痘痘。一个星期后他去看急诊时，有发热、寒颤和疼痛、发红及臀部肿胀。血培养显示金黄色葡萄球菌（Staphylococcus aureus，S. aureus）感染，进一步的检查明确诊断为股骨上端金黄色葡萄球菌骨髓炎。

这个病例说明了金黄色葡萄球菌(图 15-1)的聚集(定植)和侵入性感染的动态,中等致病性微生物需要大量的细菌才能导致疾病,除非宿主防御受损了。犹如一间上锁的房间里充满了聚集的团队伙伴,促使金黄色葡萄球菌在患者的鼻子上定植,当他挤痘痘时,就引起了少量的金葡菌进入他的血流中,导致其毛囊中的微小脓肿。其中一些金黄色葡萄球菌逃避宿主防御,在他的股骨远端干骺端毛细血管破裂产生一个小血肿(a small hematoma, a locus minoris resistentiae);否则,他永远不会知道它们的存在。以流行病学和病理生理学的术语思考常常允许探究性思维的临床学家确切地阐述一个近乎真实的故事,即为什么感染会在一个特定的时间发生在一个特定的人身上。严重的感染

重 点

- 有助于了解感染发病机制的概念,包括感染的公式,流行病学三要素,外源性和内源性菌群,定植菌群,以及小血肿。
- 对常见且通常是自限性的感染如上呼吸道感染(upper respiratory infection, URI)和尿道感染(urinary tract infections, UTI)的诊疗方案应该包括可能预示着更严重的疾病的症状和体征的清单。
- 全面的病史和体格检查,结合简单的实验室检查如血常规和尿常规,应该先于昂贵的"送出去"的检查。
- 应当建立一个系统流程来回顾化验结果,特别是对于关键结果,如血培养阳性、抗酸杆菌(acid-fast bacillus, AFB)培养阳性。对阳性结果忽略不采取行动会导致悲剧。
- 对有频繁 UTI 或频发皮肤感染(疖病)患者的免疫缺陷作评估常常是不值得的。
- 对疫苗禁忌证的常见误解包括有轻微疾病,正在使用抗菌药物,疾病暴露或急性病康复期,居家孕妇,哺乳,早产,对疫苗以外的产物过敏,对结核菌素皮试以及多种疫苗的需要。
- 在开出假定(经验性)的抗生素处方之前,应该要明确综合征,估计其严重程度,并试问是否可治疗,考虑最可能的病原菌,并评估患者的其他疾病。
- 对一个有新的医疗主诉的归来的旅行者,医师应该做出两个诊断可能性的清单:一个是旅行地相关的疾病以及患者在家时可能已经得的另一些疾病。
- 一个诊所的医疗常规应该建立一个感染控制计划,并且提倡一种"(洁净)无菌的文化"。

是一个偶然事件,在真实世界里我们当中的任何人都与数十亿微生物在一起亲密和谐共处。

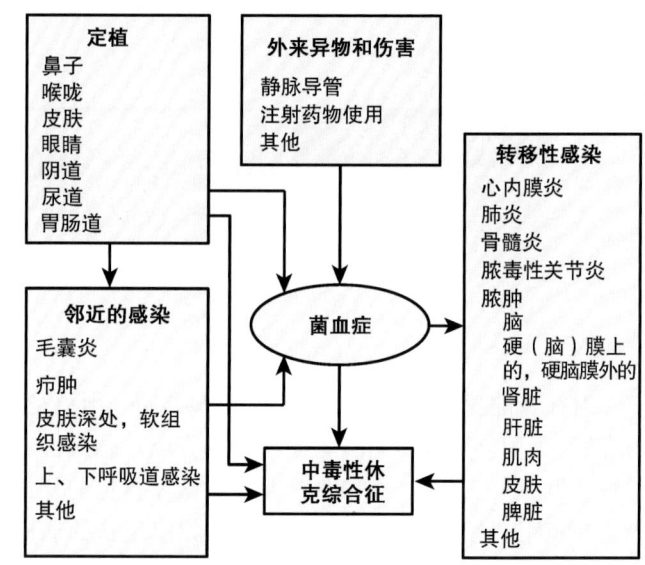

图 15-1　金黄色葡萄球菌定植和感染的动力学。鼻腔定植往往先于可能导致菌血症(bacteremia)的邻近的感染。在有小血肿的特别情况下,菌血症有对深部器官和组织带来严重感染的潜在风险。产毒菌株能引起金黄色葡萄球菌中毒性休克综合征。GI,胃肠道(gastrointestinal);IV,静脉注射(intravenous)

病史和体格检查

提示感染性疾病的症状促使临床医生去寻找相关的体征。通常情况下,可能性的诊断很快就会显现出来。对于家庭医学中更为常见的综合征——例如,普通感冒,中耳炎,急性咽炎,以及急性无并发症膀胱炎——有助于设计、保持,并且定期更新指导医生助理实施的执业标准。这些方案理想情况下应该包含这样的清单,以捕捉异常的可能显示某些更为严重疾病的症状和体征。

主诉,连同陈述及其持续时间应逐字逐句记录下来。症状的出现是逐渐的还是突然的?有一个可识别的前驱症状吗?这样问会有用:"你最近一次处于健康状态是什么时候?"可能要反复问这个问题,有时会找到一种严重潜在问题的第一个线索(暗示)。

体格检查应该包括准确的生命体征,包含呼吸频率的测量(而不是估计)。有经验的医师常常通过看患者的手开始体格检查。甲床的裂片形出血,奥斯勒结节(Osler nodes),小脓疱(图 15-2),或者手掌上无痛的小红斑(Janeway lesions),睑结膜上的点状病变,均提示心内膜炎。应该总是先详细问病史和进行体格检查,因而通常可以消除对昂贵的实验室检查的需要。

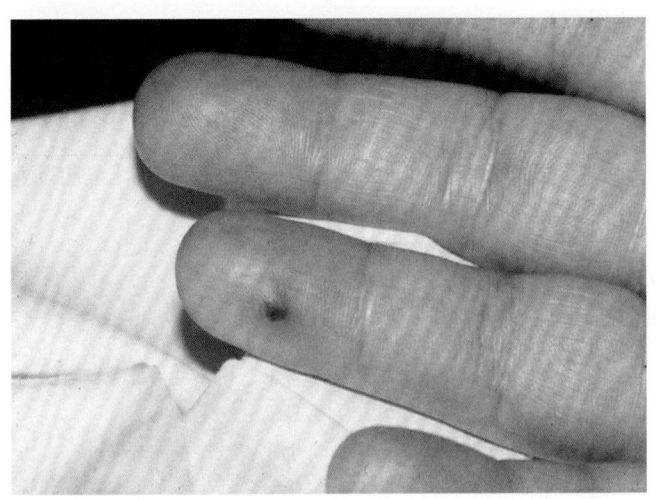

图 15-2　金黄色葡萄球菌性心内膜炎患者手指上的一个小脓疱

实验室的使用

临床实验室改进法案（CLIA）及其修正案现在妨碍了许多或许是大部分初级卫生保健医师开展办公室试验，例如血常规（the complete blood count，CBC），白细胞分类计数，以及革兰氏染色的标本的检查。这些被认为是中度复杂的检查不仅需要花费，而且不利于保证对 CLIA 管理条例的依从。家庭医生通常依赖以下三种类型的实验：

1. 一种内部实验室，典型无需化学发光免疫 CLIA 的试验，供者操作显微镜，以及需要送出标本的抽血服务项目。

2. 在一个当地医院的实验室或者其他机构可以开展最常见类型的常规培养，真菌培养，结核分枝杆菌（mycobacterial，AFB）培养和染色，以及各种血清学试验。

3. 一个或多个参考实验室。

与实验室的沟通虽然可能是耗费时间的，但是至关重要，特别是当结果不支持一种强烈的临床印象时。以下是有效使用实验室的一些建议：

1. 不要忽视白细胞（white blood cell，WBC）总计数，分类计数，血小板计数以及尿沉渣检查的价值。这些常常会给严重疾病提供细微的线索。

2. C 反应蛋白（C-reactive protein，CRP），替代红细胞沉降率（erythro-cyte sedimentation rate，ESR）作为感染的一种标记物（因为它较少被非感染因素影响），因而有助于诊断感染以及监测治疗的功效（Ansar and Ghosh，2013）。

3. 降钙素原水平被越来越多地用作脓毒症的生物标志物，但是必须在其他的检查发现存在的情况下进行解释（Wacker et al.，2013）。

4. 在抗菌药物给患心内膜炎易感者用之前应该先获得血培养结果。

5. 应该建立一个系统来回顾实验室结果，特别是对诸如血培养阳性和 AFB 培养阳性这样的结果。对这些阳性结果忽视并不作出反应会带来悲剧。

6. 请求实验室保存一份血清标本以备进一步测试的可能常常是有用的，特别是在要求对急性和恢复期的样本进行比较的情况下。

7. 通常情况下从可预测定植区域，身体表面，或者体液获得培养标本是不适宜的。例如，从溃疡或开放伤口，窦道引流，鼻拭子等（除非是希望侦察到金黄色葡萄球菌的定植），以及鼻咽拭子在中耳炎患者中的应用。

8. 当可以（如从切开引流术中）得到大量的脓性物质时，就不要送拭子标本。

一系列的新检查（它们大多数是基于核酸的）在特殊情况下是可获得的，而且令人激动的新试验赫然耸现（Mitsuma et al.，2013）。

宿主防疫功能受损

小心谨慎的医师了解他们的患者的特定疾病的倾向（表 15-1）。这些宿主因素包括年龄和常患疾病；使用免疫抑制药物；还有不太常见的原发性（先天性）免疫缺陷病。

易致感染的常见病症

控制不好的糖尿病损害中性粒细胞功能，诱发几种特定的综合征（恶性外耳炎、鼻脑型毛霉菌病和多微生物引起的足部小骨头骨髓炎）以及产气性感染；软组织感染，包括坏死性筋膜炎；以及尿路感染。有多发性感觉末梢神经病变的糖尿病患者应该对他们的足部做好细心的照护，包括每天的检查。

急性酒精中毒可诱发肺炎。习惯性饮酒损害骨髓中的中性粒细胞的成熟，从而抑制细胞介导的免疫。有酒精相关肝脏疾病的患者很容易得败血症（"ALPS 综合征"表示酒精肝病、白细胞减少症、肺炎球菌败血症，但是革兰氏阴性杆菌可能会是病因）和特发性细菌性腹膜炎（spontaneous bacterial peritonitis）。自发性菌血症（spontaneous bacteremia）也会发生，通常是由于感染了大肠杆菌（Escherichia coli，E. coli）引起的。形成肺大疱的伴有严重的蜂窝组织炎（cellulitis）的创伤弧菌败血症（vibrio vulnificus septicemia），与酗酒、肝硬化（cirrhosis）及摄食生牡蛎有关。

解剖性或者功能性无脾综合征（asplenia）在一生中估计有高达 5% 的风险会带来有很高死亡率的势不可

表 15-1　某些诱发感染性疾病的宿主因素

宿主因素	选择性感染
人口相关的宿主因素	
难民与国际收养	乙型肝炎，丙型肝炎，丁型肝炎(delta 病毒)，巨细胞病毒感染，艾滋病，麻疹，结核病，梅毒，肠道病原体，猪囊虫病，疟疾
无家可归者	肺炎球菌性肺炎；脑膜炎球菌病；结核病；寄生虫疾病；牙周病；常见皮肤感染，包括蜂窝(组)织炎，虫媒病；以及战壕热(汉赛巴尔通体菌和五日热巴通体菌)
被监禁者	性传播性疾病，艾滋病，结核病，乙型肝炎和丙型肝炎
潜在疾病或病症	
糖尿病	参见正文
酗酒和肝脏疾病	肺炎、肺脓肿、厌氧胸膜肺感染、肺脓肿，特发性细菌性腹膜炎，结核病
注射毒品	甲型肝炎，乙型肝炎，丙型肝炎和丁型肝炎(delta 病毒)；皮肤和软组织感染，包括金黄色葡萄球菌感染和坏死性筋膜炎；血管内感染，包括心内膜炎和化脓性关节炎
脾切除术	由肺炎链球菌(Streptococcus pneumoniae 中)或其他病原体引起的败血症(见文中)
脊髓损伤	尿路感染、褥疮、肺炎(首要死因)
器官移植接受者	巨细胞病毒感染(通常在第一个月之后)，EB 病毒感染(可能导致移植后淋巴组织增生性疾病)，多瘤 BK 病毒感染(在肾移植接受者中可能引起肾病与器官排斥)，肺囊虫肺炎，侵袭性曲霉病，类圆线虫病
粒细胞减少(血液中绝对中性粒细胞计数 < 1000 个 / 毫升)	细菌性败血症；霉菌性败血症；侵入性霉菌感染，包括曲霉菌感染，肠溃疡(中性粒细胞减少性小肠结肠炎或"盲肠炎")

挡的败血症。肺炎球菌(S. pneumoniae)导致其中大约 60% 的病例；其他病因包括流感嗜血杆菌(Haemophilus influenzae)，脑膜炎奈瑟菌(N. meningitidis)，多种需氧的革兰氏阳性和革兰氏阴性细菌，犬咬二氧化碳嗜纤维菌(Capnocytophaga canimorsus)，以及巴贝斯虫病(babesiosis)(地区特有的蜱传播寄生虫)。来势汹汹的败血症的风险在脾切除术(splenectomy)术后最初的两年里是最大的。所有解剖性或者功能性无脾综合征的患者均应该接受肺炎球菌(pneumococcal)，脑膜炎球菌的(meningococcal)以及流感嗜血杆菌(H. influenzae)的疫苗注射。

免疫抑制药物

皮质类固醇主要通过破坏中性粒细胞，淋巴细胞功能和伤口愈合来加重感染。普遍的共识认为给予 10～15mg 强的松当量的剂量至少 2 个月，会损害淋巴细胞功能。淋巴细胞功能损害相关的机会性病原体包括病毒(尤其是 DNA 病毒，如疱疹病毒，还有 RNA 病毒，包括人乳头瘤病毒[HPV]和麻疹病毒)，胞内菌(尤其是结核分枝杆菌，单核细胞增多性李斯特菌，诺卡菌，沙门菌，布鲁菌，军团菌)，真菌(尤其是新生隐球菌，区域性真菌病，耶氏肺孢子虫)，以及寄生虫(如刚地弓形虫和肠类圆线虫)。接受糖皮质激素治疗的患者应该知道如何注意感染的情况，因为迟钝的免疫反应会使感染症状和体征变得轻微而不易察觉。

生物制剂常用于治疗疾病，如类风湿性关节炎，尤其是单克隆抗体诱导的抗肿瘤坏死因子，和其他引起炎症的细胞因子也会诱发与损害的淋巴细胞功能的相关的机会性病原感染。在可得的生物制剂中感染风险存在差异。(抗肿瘤药物)利妥昔单抗(Rituximab)，一种针对 CD20B 细胞的单克隆抗体，已经证明与细菌感染有关，而很少有渐进的多灶性白质脑病(progressive multifocal leukoencephalopathy，PML)。

原发性免疫缺陷病

原发性免疫缺陷病在儿童时期很少出现——例如，X 连锁无丙种球蛋白血症(X-linked agammaglobulinemia)，迪格奥尔格综合征(DiGeorge syndrome)，重症联合免疫缺陷综合征(severe combined immuno-deficiency syndromes)，慢性肉芽肿病(chronic granulomatous disease)，网状组织发育不全(reticular dysgenesis)，先天性白细胞颗粒异常综合征(Chédiak-Higashi syndrome)，和共济失调毛细血管扩张(ataxia-telangiectasia)——它们超出了本章的范围。在这里，我们回顾几种也许在青少年或者成年早期出现的免疫缺陷病：

1. 世界上每 300～700 人就有一人发生选择性 IgA 缺乏症，但是却很少诱发感染。一些患者有感染复发，特别是 URI，特应性疾病，或者自身免疫性疾病(autoimmune disorders)。过敏(anaphylaxis)可由于使用血制品或者注射免疫球蛋白引起。

2. 在世界各地每 25 000 人就有 1 人发生常见的多样性免疫缺陷而诱发常见的呼吸道感染（sinopulmonary infections），耳部感染，结膜炎（conjunctivitis），慢性肺病，自身免疫性疾病（autoimmune disorders，大约 25% 的患者），胃肠功能紊乱（gastrointestinal disorders，包括炎症性肠道疾病，吸收不良（malabsorption），以及恶性贫血（pernicious anemia），以及淋巴瘤（lymphoma）。诊断通常以测量血清中的 IgG，IgA，和 IgM 水平而定。如果其水平低但是不是特别低（i.e.，低于 200mg/dL），就可以通过测量抗体对疫苗的反应确定诊断（e.g.，肺炎球菌和破伤风疫苗）。免疫球蛋白替代疗法可减少感染的发生率。

3. 由大约 30 种未知蛋白质组成的补体系统中的遗传性缺陷在人群中发生率大概是 0.03%，通常是以常染色体隐性遗传性状（autosomal recessive traits）遗传的。疾病的易感性依据蛋白质的缺乏情况而不同。受影响的患者易发生复发的轻度或重度细菌性感染。对特定成分（一种能消灭细菌和病毒的血清即 properdin，C3，H 因子和 I 因子）的缺乏易诱发感染有包囊的有机体，如肺炎链球菌（S. pneumoniae）。对迟发性成分（C5，C6，C7 和 C8）的缺失会诱发弥漫性脑膜炎（disseminated meningococcal），而较少发生淋球菌感染（gonococcal infection）。通过测试溶血补体总量（total hemolytic complement，CH_{50}）完成对补体缺陷进行筛查。

4. 复发感染高免疫球蛋白（hyperimmunoglobulin）E 综合征（被称为"约伯综合征"即 Job syndrome，《圣经》人物之后）通常在儿童时期变得明显但是可能在以后的生命阶段出现。特征包括复发的皮肤和软组织感染，特别是葡萄球菌感染；反复的上呼吸道感染；干眼症；以及骨结构的表型异常（phenotypic abnormalities）。免疫球蛋白 E 水平急剧提高。

5. 对免疫球蛋白 G 亚类缺陷，通过低水平的一种或多种亚型（IgG1，IgG2，IgG3，和 IgG4）进行诊断是有争议的。疑似患有这种和其他体液免疫轻微异常（e.g.，免疫球蛋白水平正常但是患者不能对特定抗原做出反应的"特异性抗体不足"即"specific antibody deficiencies"）的患者可能应该转诊给免疫学家。

全面的免疫学评估对于"频发感冒"或者频发的"热病"（疟病）很少是值得的，除非还有其他理由怀疑患有免疫缺陷。

疫苗接种

主动免疫包括对诱导免疫应答的疫苗和类毒素的使用。被动免疫在此处不作进一步讨论，它包含外源性的免疫球蛋白的使用。所有的家庭医生都应该了解最新的为普通人群推荐的全国性疫苗计划（Advisory Committee on Immunization Practices，2014；亦可参见 http://www.cdc.gov/vaccines）（图 7-6 和图 7-7 显示近年来的免疫接种推荐意见）。

疫苗分为两大类。减毒活疫苗是通过将能引起疾病的病毒或细菌的"野生型"病原体改良成无毒型制成的，其在受者体内中繁殖后诱导免疫反应。罕见例外如活脊髓灰质炎疫苗（主要是口服制剂），这种疫苗通常只需一次剂量即可产生免疫。常用的减毒活疫苗包括麻疹、腮腺炎、风疹、小儿麻痹症、黄热病、水痘、流感（活的，鼻内给药的疫苗）、带状疱疹以及之前接种天花的疫苗。因为它们在受者体内复制，所以如果对于免疫力低下的人，必须小心地给予减毒活疫苗。

灭活疫苗来源于已灭活的病毒或细菌，如果是细菌，可能由整个细菌机体或部分组分，如类毒素，亚基或多糖表面抗原组成。有效的免疫反应通常需要一定的时间间隔进行多次接种。并且可能需要定期加强接种来维持有效保护性抗体水平。灭活细菌疫苗可能由整个细菌机体或部分组分，如类毒素，亚基或多糖表面抗原组成。灭活疫苗包括脊髓灰质炎、流感（肌肉注射疫苗）、甲肝、乙肝、百日咳、白喉、破伤风、肉毒杆菌、肺炎链球菌、B 型 H 流感和脑膜炎奈瑟菌的疫苗。由于灭活疫苗不会在宿主体内繁殖，所以它可以安全地提供给免疫低下的人。

该操作应该建立两个提醒系统：一个是工作人员，另一个是患者群体。许多疫苗对工作人员是强制性的。除了年龄小于 6 个月的幼儿患者，所有的患者应被敦促接受每年一次的流感疫苗接种。青少年时期女孩应该被鼓励去接受 HPV 疫苗注射从而降低尖锐湿疣和宫颈癌的发病风险（Herweijer et al.，2014）；年龄超过 60 岁的人应该接受水痘 - 带状疱疹（带状疱疹）疫苗注射以减少带状疱疹和带状疱疹后神经痛的患病风险及其疾病严重程度。医生和工作人员应该尽力说服那些拒绝接种疫苗的人，或者更坏的是拒绝为他们的孩子们接种疫苗的人。群体免疫是每个人的责任。

疫苗禁忌证相对较少。有效禁忌证包括过敏，主要是 I 型变态反应（过敏反应、血管性水肿、荨麻疹和支气管痉挛）以及严重疾病。如前所述，如果免疫抑制者有指征可给予灭活疫苗（但不是活疫苗）；孕妇也是同样的情形。接受过流感疫苗 6 周内发生过吉兰 - 巴雷综合的人不该再接受流感疫苗注射。最近对血液制品的使用是减毒活疫苗的一个相对禁忌，因为血液制品中可能含有能使疫苗失效的抗体。使用 MMR（麻疹

measles、腮腺炎 mumps 和风疹 rubella）以及 MMRV（麻疹 measles、腮腺炎 mumps、风疹 rubella、水痘 varicella）疫苗时，应提供医疗保健，因为当有癫痫发作史时，这些疫苗对儿童热性惊厥有小的风险。无细胞百日咳、DTaP（白喉 diphtheria、破伤风 tetanus、无细胞百日咳 acellular pertussis），和水痘疫苗，不具有类似的风险。

许多人错误地认为，疫苗在以下情形中是禁忌的，包括轻微的疾病，抗生素疗程中，疾病暴露或急性疾病恢复期，怀孕家庭，母乳喂养，早产，对疫苗中未包含的因子过敏，需要结核菌素皮肤试验，以及需要多种疫苗。疫苗接种的筛查问卷可以在免疫行动联盟（the Immunization Action Coalition）等来源找到（http://www.immunize.org）。

疫苗最常见的不良反应包括：注射部位疼痛或红斑，或发热。有时会发生晕厥，尤其是青少年和年轻人。过敏反应的症状包括，脸红，面部水肿，口腔或咽喉肿胀、呼吸困难和喘鸣——是致病的症状。因此，疫苗接种机构应具备有效的应对过敏反应的设备和措施。

抗菌剂

抗菌治疗分为三种类型：在微生物病因未被明确时进行的推断性（经验性）治疗；在有感染的微生物分离出来后进行的精准（靶向）治疗；在某些确定的定义明确的情形下进行的预防性治疗。

推断性（经验性）抗菌药物治疗

关于是否可以采取推断性抗菌治疗，以及描述什么样的病原体的决定，依据对结构化问卷的答案（图 15-3）。

应尽可能地明确定义感染综合征。综合征的严重程度和潜在疾病的存在，如严重疾病、免疫抑制剂的使用和高龄会影响：①使用抗生素或"观察和等待"的决定；②如果进行推断性治疗，是否覆盖大部分潜在的病原体或仅限于是更有可能的一些病原体的决定。误差的范围有多大？医生还必须决定是否将患者收治住院，如果不住院，则必须决定随访的频率。

精准（靶向）抗菌药物治疗

严重或潜在严重疾病都应在初次接诊后 48～72 小时内进行全面复查。在这个时间框架内：①如果病原菌曾被分离（罕见的例子包括分枝杆菌、真菌和某些苛刻的细菌），病原菌通常会被分离出来；②如果药物治疗覆盖了病原体，以及不存在诸如不引流脓肿之类的复杂因素，患者会表现出改善。应继续使用该药物。

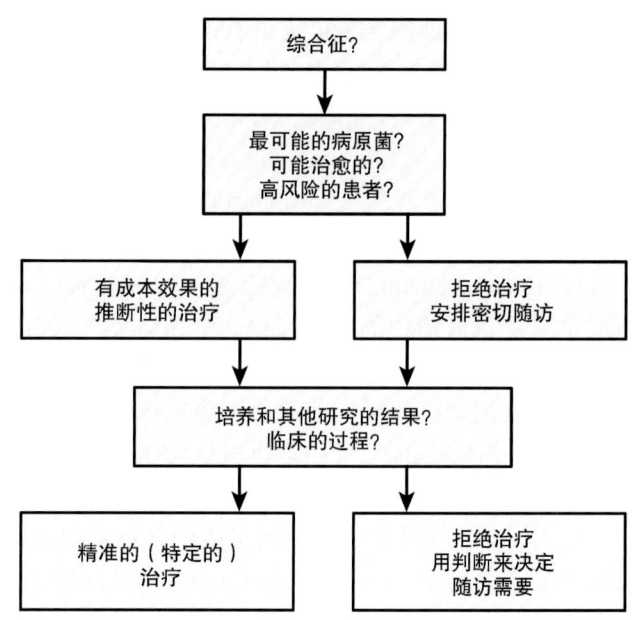

图 15-3　感染性疾病的抗菌治疗决定开始于对患者综合征的准确定义

降级治疗包括基于所分离的特定微生物和临床反应，应该缩小药物的抗菌谱范围。克服"由于患者病情好转而不做改变"的想法，通常对患者是有利的。不必要的广泛抗菌容易被药物耐药菌所定植，并有诸如药物反应和难辨梭状芽孢杆菌感染的肠炎等附带损伤的风险。

预防性抗菌治疗

在计划性的侵入性手术 1 小时内给予预防性抗菌治疗效果最佳，一旦感染结果将是灾难性的。当药物使用时间后延或者不明确时，预防性治疗效果不佳，但对这样的治疗有明确的指征。例如预防艾滋病晚期患者的 P. jiroveci 和分枝杆菌的复合感染，预防性交活跃妇女的膀胱炎，以及使用抗病毒药物保护实性器官移植受者免于严重的巨细胞病毒（CMV）感染。

特定的抗菌剂

对有关活性抗菌谱，药代动力学，药效学和药物-药物相互作用的知识有助于抗生素的选择，就像对局部抗生素敏感性模式的认识一样。表 15-2 按类别和作用机制列出了常用的抗生素，并对预防措施进行了选择性评述。关于常用抗生素的功效，安全性和成本的一般知识是至关重要的。即使医生通过商品名称开具药品，"用通用名思考"的做法会提高对文献中出现的通用药的新进展（包括药物不良反应）的认识。

表 15-2　常见抗生素分类

抗生素分类	选择的抗菌剂	选择性评论
β-内酰胺类(通过抑制肽聚糖的交叉连接来破坏细胞壁的合成)	青霉素类:青霉素 V、青霉素 G	当患者对青霉素或其他 β-内酰胺类抗生素有过敏史时,应记录不良反应及其发生年份
	氨基青霉素:氨苄西林、阿莫西林、巴氨西林	1 型(IgE 介导的变态反应)由过敏反应,荨麻疹,血管性水肿或支气管痉挛定义
	广谱青霉素类:替卡西林、哌拉西林	所有 β-内酰胺类抗生素均出现 1 型交叉反应,其中氨曲南单一例外。然而,青霉素,碳青霉烯类和头孢菌素类型 1 交叉反应的风险很低(<3%~5%)
	β-内酰胺类-β-内酰胺酶抑制剂的组合:氨苄西林舒巴坦钠阿莫西林克拉维酸;替卡西林他唑巴坦哌拉西林-克拉维酸	表现为嗜睡,昏迷和癫痫发作的神经毒性可能是致命的并且与剂量有关;碳青霉烯类风险最高
	碳青霉烯类:还含有亚胺培南,厄他培南,米诺配能,多尼培南	碳青霉烯类抗多数有氧和厌氧细菌活跃;包括 MRSA,嗜麦芽窄食单胞菌,洋葱伯克霍尔德菌,军团菌和棒状杆菌
	单环 β-内酰胺:氨曲南	
	第一代头孢菌素类:头孢唑啉、头孢氨苄	
	第二代头孢菌素:头孢呋辛	
	第三代头孢菌素类:头孢曲松、头孢噻肟、头孢他啶、头孢地尼	氨曲南只对有氧革兰氏阴性杆菌有活性;它可以安全地用于有其他 β-内酰胺类型 1 过敏史的患者
	第四代头孢菌素:头孢吡肟	
	第五代头孢菌素:广谱头孢菌素	头孢菌素缺乏对肠球菌的覆盖,因此易患肠球菌双重感染
	头孢霉素类:头孢噻吩、头孢替坦	所有广谱抗生素都易患艰难梭状芽孢杆菌结肠炎
糖肽类(破坏细胞壁的合成,很明显是由于中枢神经的阻碍形成了脊梁链)	万古霉素、替拉万星	穿透力很弱,进入脑脊液并发症包括输注相关的"红人综合征",肾毒性和血小板减少症。为了安全起见,推荐监测谷值血清水平。与万古霉素相比,特拉万星在抗革兰氏阳性菌(包括 MRSA)的重量基础上更具活性(即最小抑制水平较低),并具有较长的血清半衰期但具有较大的肾毒性
脂肽(破坏细胞膜,制造出能让钾离子产生的洞)	达托霉素	达托霉素被肺表面活性剂灭活,因此对肺炎无效。可发生横纹肌溶解;每周应监测血清 CPK 水平。严重的嗜酸细胞性肺炎可能发生
噁唑烷酮类(破坏蛋白质合成,于50S 的核蛋白体亚单位)	利奈唑酮、噁唑烷酮类	延长的疗程可导致骨髓抑制(≤10% 的患者)和潜在的不可逆性外周和视神经病变。当与血清素能药物(例如 SSRI)组合使用时,可引起血清素释放综合征。由于极好的渗入肺部,对 MRSA 引起的肺炎很有用
双甘氨肽(破坏了 30S 核糖体亚基的蛋白质合成)	替加环素	初始剂量后恶心呕吐明显。批准用于复杂性皮肤和皮肤结构感染,腹腔内感染,和社区获得性肺炎。使用未经许可的适应证已与死亡率增加有关;因此,一个"黑盒子"的警告
叶酸拮抗剂(抑制核酸合成)	甲氧苄啶-磺胺甲噁唑(TMP-SMX)	对许多细菌有效接近 100% 的生物利用度甲氧苄啶组分引起血清肌酸酐的良性增加。Sulfa 组分赋予严重过敏反应的风险,包括 Stevens-Johnson 综合征。副作用包括肾毒性,高钾血症,骨髓抑制和光敏性
氟喹诺酮(抑制各种拓扑异构酶和 DNA 旋回酶)	环丙沙星、左氧氟沙星、吉米沙星、莫西沙星、诺氟沙星、氧氟沙星	可导致 QTc 延长,并伴有尖端扭转型室性心动过速风险,同时使用皮质类固醇会增加肌腱炎和肌腱断裂的风险;由于软骨畸形,避免怀孕和小孩。其他副作用包括光敏性和血糖异常
硝基咪唑(似乎破坏了 DNA,并通过人们知之甚少的机制抑制核酸合成)	甲硝唑	对绝大多数厌氧细菌和一些寄生虫具有活性接近 100% 的口服生物利用度引起双硫仑反应;避免同时使用酒精(即使使用阴道制剂)。高剂量引起恶心和呕吐。长时间使用会导致神经毒性,包括脑病和感觉或运动周围神经病

表 15-2　常见抗生素分类（续表）

抗生素分类	选择的抗菌剂	选择性评论
四环素类（抑制蛋白质合成在 30s 的核糖体亚基）	四环素类抗生素、多西环素、二甲胺四环素	避免孕妇和小于 8 岁的儿童，因为牙齿变色（详见落基山斑疹热） 光敏感，皮肤变色（二甲胺四环素），食管炎（多西环素）；避免同时服用口服类的四环素和多化合价的阳离子（例如钙和镁） 大环内酯类（在核糖体亚单位 50s 抑制蛋白质合成） 阿奇霉素、克拉霉素、红霉素、非达霉素 可导致 QTc 间期延长与尖端扭转型室性心动过速的风险。药物与药物之间的相互作用继发 3A4 抑制（克拉霉素，红霉素）。副作用包括恶心，呕吐，腹泻；味觉障碍（克拉霉素）。非达霉素，一种不能被吸收的药剂用来治疗艰难梭菌感染的难治性，能引起过敏反应
[医]林肯(酰)胺（抑制蛋白质合成的核糖体 50s 亚基）	可林达霉素；氯林达霉素	梭状芽孢杆菌与结肠炎相关的经典的联系。除了艰难梭菌之外的大部分厌氧菌和针对许多革兰氏阳性好氧细菌的细菌都具有活性。针对革兰氏阳性菌的敏感性测试包括筛选抗药性细菌亚群的"D 测试" 副作用包括恶心，呕吐，腹泻和腹部抽筋
[医]利福霉素类（抑制 DNA 依赖性 RNA 合成）	利福平、利福喷丁、利福布丁，利福星	这些药物不应该单独使用，因为可能会出现抗药性。如果同时使用异烟肼或安慰剂可增加肝炎风险或吡嗪酰胺。过敏反应包括间质性肾炎
[医]氨基糖苷类	链霉素、庆大霉素、妥布霉素、丁胺卡那霉素	肾毒性虽然通常是可逆的，但与住院患者的死亡率增加有关。听觉和前庭毒性是不可逆转的。也可能导致神经肌肉阻滞
[医]多黏菌素类	多黏菌素 B、甲磺酸黏菌素	由于持续出现耐药革兰氏阴性杆菌，使用可能会扩大。肾毒性和神经肌肉阻滞的风险可能低于以前的报道。尽管如此，咨询应该在使用前寻求
硝基呋喃（未知的机制抑制蛋白质，DNA，RNA，细胞壁的合成）	泌尿康钠；硝基呋喃妥因；硝基呋妥因；呋喃旦啶	急性肺部反应是由过敏引起的慢性肺毒性，通常在使用 > 6 个月后，包括可被误诊为心力衰竭的肺静脉炎
甲氧西林（抑制核糖体 50s 亚基蛋白质的合成）	[医]奎奴普丁（抗菌药）；达福普	另外，奎奴普丁和达福普汀是抑菌的。这些试剂组合起来对革兰氏阳性细菌有协同作用。适应证是耐万古霉素的屎肠球菌和屎肠球菌和葡萄球菌。毒性包括静脉炎。副作用包括关节痛，肌痛，恶心，呕吐和腹泻
膦酸衍生物（通过抑制烯醇式丙酮酸转移酶阻断细胞壁的合成）	磷霉素	对许多革兰氏阴性和革兰氏阳性细菌具有广泛的活性 用于治疗 UTI，通常作为单一的大剂量

脑脊液常规检查（CSF），脑脊液；CPK，肌酸磷酸激酶；MRSA，耐甲氧西林金黄色葡萄球菌；SSRI，选择性血清素再摄取抑制剂；UTI，尿路感染

* 请参阅有关怀疑落基山斑疹热（RMSF）的儿童使用四环素的文章

门诊肠外抗菌治疗

　　有一些家庭医生可能参与门诊肠外抗菌药物治疗项目；更常见的是，临床医生会发现自己通常在从医院出院的患者中监测这种治疗。当口服药物足以满足临床治疗时，临床医生应该注意到选择各种肠外治疗的诱惑因素（包括经济刺激）。某些药物经口服给药时，其药物生物利用度接近 100%，包括甲氧苄啶 - 磺胺甲噁唑（TMP-SMX）、氟喹诺酮（例如左氧氟沙星）、甲硝唑和氯霉素（由于罕见的再生障碍性贫血病例，目前很少使用）。对门诊肠外抗菌药物治疗的患者不仅要监测血清药物水平（如万古霉素和氨基糖苷类药物）和肾功能，还应监测与血管通路相关的脓毒症的可能性。

旅行与地理医学

　　旅客被强烈建议查阅旅行目的地特定的推荐意见，目前它们在互联网上广泛可得。也许最有用的网站是疾病控制和预防中心（CDC）的旅行健康部分（http://

www.cdc.gov/travel)。其他联邦资助的网站包括 CDC 的国际旅行健康信息（http://www.cdc.gov/mmwr）和美国国务院的旅行警告（http://www.state.gov/travel）。

前往发展中国家的旅客应该知道旅行者腹泻的预防措施。大多数游客都被建议使用碱式水杨酸铋（Pepto-Bismol）预防；洛哌丁胺（易蒙停）进行对症治疗；氟喹诺酮类药物治疗严重（不是轻度或中度严重）腹泻，通常是细菌性感染（尤其是大肠杆菌、空肠弯曲菌、沙门菌、志贺菌）。旅行者腹泻也可能是由病毒引起的（尤其是轮状病毒，游船上，诺如病毒）和原生动物（如隐孢子虫、微孢子虫、贾第虫和等孢子球虫）。

旅行者应该带上所有备用的维持药物（事实上，稍微超量以允许延迟返回）。临别赠言可能包括以下提醒：事故（尤其是道路交通事故）是旅行相关死亡的最常见原因；艾滋病在内的性传播疾病在某些目的地的风险很高。

对于出现新的医疗主诉症状的返回的旅行者，临床医生应该提供两个诊断可能性列表。一个列表包含与旅行目的地有关的疾病；另一个列表包含患者原来呆在家里可能已经发生的疾病。无论何时评估患者发生病因不明确的感染的可能时，询问旅行史都是重要的，因为一些旅行相关的疾病具有长时间的潜伏期；例如结核病，艾滋病，布鲁菌病和利什曼病。

目前，疟疾是返回美国的旅行者的主要传染病的死亡原因，下面将在寄生虫部分进行讨论。其他可能致命的疾病包括伤寒。从加勒比海返回的旅行者的发热病可能是由登革热（"破骨热"）引起的，而且自 2013 年以来，基孔肯雅热（"chik fever 奇克热"）都是由伊蚊传播的病毒引起的。旅客的发热性疾病也可能是由立克次体感染引起的，导致黄热病则很少见。

感染控制

应尽一切可能降低为了改善健康而进入一个卫生机构而离开时可能将感染新的病原体的风险。办公室感染控制计划应包括清洁和消毒仪器的书面处理程序、感染废物的管理、消毒用品适当储存、每天工作结束时对检查台和水平面的清洁消毒，以及面向所有医生和工作人员提供的员工健康政策。该计划应由被授权实施纠正措施的指定人员（通常是护士）来监督。这种做法应该提倡一种"清洁文化"，首先要从强调手部卫生开始。

综合征

传染病突发事件

临床医师应记住各种危及生命的感染的基本特征，这些感染可能出现非特异性症状和体征。表 15-3 讨论了其中一些综合征；其他在本章的其他部分也有讨论。

重点

- 怀疑感染的患者应评估严重程度：脓毒症、脓毒症综合征、严重的脓毒症和脓毒性休克。
- "流感样疾病"的鉴别诊断包括由金黄色葡萄球菌或革兰氏阴性杆菌引起的脓毒症、落基山斑疹热（RMSF）、脓毒性流产和疟疾。
- "最头痛"的感染性病因包括脑膜炎、脑脓肿、RMSF、蝶窦炎、恶性疟疾。
- 皮肤、筋膜和肌肉的坏死性感染是一组多样的综合征，其中坏死性筋膜炎是最常见的。每当伴有皮肤或皮下组织有组织损伤时，应考虑坏死性筋膜炎；当皮肤或皮下组织的组织损伤伴随全身毒性，与体格检查发现不相符的疼痛，明显肿胀，或者是疱疹，大疱，或者是有捻发感等症状时，肌肉构成一组不同的综合征则是应该考虑的。
- 发烧与局部疼痛或脊柱压痛提示椎体骨髓炎或脊髓硬膜外脓肿。

- 在给患有心内膜炎，如有血管反流杂音、先天性心脏病或有人工心脏瓣膜的患者，开抗生素之前，应该先获取血液培养物。
- 急性细菌性脑膜炎可以因为突出的恶心为第一临床症状，而被误诊为"肠胃炎"。
- 当一个青少年或青年表现出流感样疾病而似乎并非急性病时，但也可能患有脑膜炎球菌病，开"安全检查（buddy check）"的医嘱，确保有人对患者就寝后几小时进行多次观察。
- 患有嗜睡症、言语障碍、怪异行为或幻觉的患者应评估单纯疱疹病毒（HSV）性脑炎。
- 蜂窝织炎的不寻常原因包括：产气单胞菌感染、流感嗜血杆菌、肺炎链球菌、新感染隐球菌、红细胞和链球菌。
- 恶性外耳炎通常发生于糖尿病患者，由铜绿假单胞菌引起，涉及颞骨，可延伸至大脑。

- 当患者存在疑似肺炎时，应仔细询问是否可能由其他疾病引起（例如肺栓塞），严重程度是否达到需住院以及是否存在非常见微生物肇事。
- 每当有人在社区流感盛行时出现典型流感症状时，临床判断应优先于一个阴性的"快速流感测试"结果。
- 除严重疾病或痢疾综合征患者（频繁排小的、且带血和黏液的粪便）外，粪便常规培养的阳性率较低。
- 年龄大于 50 岁的沙门菌胃肠炎患者应接受抗生素的治疗，因为存在主动脉的真菌性动脉瘤的风险。
- 对首次发作性溃疡性结肠炎患者开类固醇类药物之前，应排除阿米巴病。
- 约 2%～3% 的梭状芽孢杆菌结肠炎患者发展为严重的并发症，如中毒性巨结肠或结肠穿孔；明显的白细胞增多（WBC 计数 > 30 000/mm³）强烈提示严重疾病。

- 无症状菌尿的治疗，即使伴有脓尿，也不建议老年患者和尿路梗阻患者进行，因为这种治疗会促进难治性微生物的定植。
- 淋球菌感染在女性中诊断不足，女性患者容易发生盆腔炎（PID）、不孕及淋球菌性关节炎 - 皮炎综合征的传播性感染。
- 在疾病的第一周，多达半数 RMSF 患者无皮疹；诊断线索包括血小板减少、低钠血症和轻度的氨基转移酶增高。
- 对于非特异性症状的患者，且无慢性红斑的记录，也没有在某个高度流行的地区待过太长时间，不推荐莱姆病进行血清学检测。
- 初级保健中临床医生在 HIV 疾病的诊断、管理和预防中起着至关重要的作用，对于能够遵从所有建议的患者来说，这种疾病是高度可治疗的。

脓毒症综合征：类流感疾病的鉴别诊断

初级保健医师经常看到发烧、不适、肌痛和其他全身症状的患者。当局部症状很少时，当患者不出现生病或"中毒"时，并且当体格检查没有阳性发现时，这些患者通常被推断为有"流感样疾病"或"病毒综合征"。然而，其中一些患者有危及生命的疾病。包括由金黄色葡萄球菌或需氧革兰氏阴性杆菌引起的败血症，败血性流产，心内膜炎，和 RMSF。临床医生的任务是确定哪些患者需要密切观察、特殊实验室检查和经验性抗菌治疗。

以下定义按严重性的升序来表明脓毒症的分期阶段：

1. 败血症表示感染和宿主反应的临床证据：发热（体温 > 38.0℃[100.4℉]）或体温过低（体温 < 36.0℃[96.8℉]），心动过速（心率 > 90 次 / 分钟），呼吸急促（呼吸频率 > 20 次呼吸 / 分钟或 PaCO₂ < 32mmHg），以及循环 WBC 的定量和定性变化（总 WBC 计数 > 12 000 个细胞 /mm³ 或 < 4000 个细胞 /mm³ 或 > 10% 条带中性粒细胞差分计数）。

2. 败血症综合征表示败血症加器官灌注受损的证据。器官输注受损的证据包括精神状态改变，尿量减少，以及脉搏血氧仪测得的低氧饱和度。乳酸酸中毒也可能存在。

3. 严重败血症是指与器官功能障碍，低灌注或低血压相关的脓毒症。低灌注异常包括少尿和精神状态改变。低血压定义为收缩压低于 90mmHg 或在无低血压情况下患者基线血压下降超过 40mmHg。

4. 感染性休克定义为败血症伴低血压，尽管有足够的体液复苏以及灌注异常，如乳酸酸中毒，少尿或精神状态改变。

全身炎症反应综合征的概念表达了机体对各种各样的损伤做出的一种固定数量的方式的反应。因此，伴有急性呼吸综合征和肾衰竭的休克不仅可能由感染性疾病导致，还可能由急性出血性胰腺炎而导致。

不能过分强调金黄色葡萄球菌脓毒症常表现为未分化的类流感疾病。金黄色葡萄球菌脓毒症患者可迅速发展为败血症综合征、严重脓毒症、脓毒性休克和难治性感染性休克。

面对可能出现脓毒症的患者，临床医生有三项任务：

1. 通过仔细的询问病史和体格检查（如果可以还包括脉搏血氧仪）来寻找感染的线索及其严重程度。

2. 根据患者的一般情况，潜在状况或 CBC 结果（特别是白细胞增多症，白细胞减少症，血小板减少症或血小板减少症）决定是否需要入院。

3. 如果患者被认为入院没有保证，请确保密切随访。

坏死性筋膜炎和其他皮肤、筋膜和肌肉的坏死性感染

本文作者对美国传染病协会（Infectious Disease Society of America，IDSA）成员进行的一项调查表明，坏死性筋膜炎比任何其他传染性疾病的紧急情况都更可能导致误诊并带来灾难性后果。皮肤，筋膜和肌肉的坏死感染构成了一组不同的综合征，当皮肤或皮下组织的组织损伤伴随有任何组合如：①气泡，大气泡或气泡（所有这些都表明气体形成）；②明显肿胀；③疼痛与体格检查结果不相称；④蓝灰色皮肤变色；和⑤全身或"系统"毒性。

表 15-3　一些感染性疾病的典型表现

疾病表现	病因
急性似流感疾病,伴有发热、不适、肌痛或关节炎	由革兰氏阴性杆菌或金黄色葡萄球菌引起的败血症、心内膜炎、RMSF、败血性流产、疟疾、原发性 HIV 感染
"史上最严重的头痛"	脑膜炎、脑脓肿、脑炎、RMSF、蝶窦炎、恶性疟疾
严重、渐进性、单侧逆行或额前头痛	感染性海绵窦血栓形成
以前健康的大学生(特别是大学新生)发烧、头痛、脖子僵硬、恶心、呕吐	脑膜炎奈瑟菌引起脑膜炎,脑膜炎球菌血症
肺炎链球菌引起的脑膜炎	老年鼻窦压痛、胸部检查异常或红鼓膜发热、头痛及精神状态改变
年老体弱的疗养院居民的低烧和精神状态改变	肺炎链球菌、单核细胞增生李斯特菌(Listeria monocytogenes)或需氧革兰氏阴性杆菌引起的脑膜炎
发烧、头痛和神经中枢神经症状	脑脓肿,硬膜下脓胸,颅内硬膜外脓肿
发热和局部背痛进展到下肢无力,肠或膀胱功能受损	脊髓硬膜外脓肿(通常由金黄色葡萄球菌引起)
流感发烧的老年人,伴有心脏瓣膜病和心力衰竭的病史或体征	心内膜炎引起的。在主动脉或二尖瓣上的金黄色葡萄球菌
注射性吸毒患者有似流感疾病伴发烧,在胸部 X 线检查中发现斑疹性肺浸润	金黄色葡萄球菌引起的主动脉瓣或二尖瓣上的心内膜炎
在已知肝硬化的患者中出现流感样发热,并且最近食用生蚝,这些患者可能有皮肤病变,提示有大泡性蜂窝组织炎	由弧菌引起的脓毒症
发烧、喉咙痛、颈部前部或沿胸锁乳突肌的压痛	侧或后咽间隙感染,颈内静脉血栓形成(Lemierre 综合征)
喉咙痛,呼吸困难,在体检时咽部相对正常	急性会厌炎
严重的局部疼痛,表面上的皮肤或软组织损伤,有或没有全身毒性	坏死性筋膜炎
严重的局部疼痛,皮肤上的病变包括大泡,水样分泌物,或裂隙	梭状肌坏死(气坏疽)或坏死性筋膜炎
中毒样发热和疼痛的淋巴结,在美国西南部有户外活动史	黑死病
在美国西南部的户外活动史上,流感样疾病发展为低血压和肺水肿	汉坦病毒肺综合征
在最近治疗"病毒性上呼吸道感染"的患者中,出现呼吸困难、发热、出汗和发绀	生物恐怖主义吸入炭疽病
发烧伴有昏睡和混乱,性格改变,或言语障碍	单纯疱疹脑炎
严重脓毒症综合征(脓毒症)患者在腹部左上腹部有瘢痕	暴发性后脾切除术感染综合征,最常见的是链球菌肺炎杆菌和流感嗜血杆菌
旅行返回者发烧,头痛,全身毒性	恶性疟原虫引起的疟疾
休克、多器官衰竭、弥漫性红皮病提示晒伤,通常是年轻人	由金黄色葡萄球菌引起的毒性休克综合征
休克、多器官衰竭和局部皮肤病变伴严重疼痛,中年或老年人	由链球菌引起的毒性休克综合征(A 组链球菌)
患有动脉粥样硬化和近期腹泻的老年人,伴有腹痛和背部疼痛	由沙门菌引起的腹主动脉瘤
一个处于蜱栖息地的年轻人的上肢弛缓性麻痹	蜱瘫痪
下肢瘫痪、对称脑神经麻痹、瞳孔扩张、口干、沟舌	肉毒中毒
发热伴心动过缓,双侧肺片状浸润,转氨酶轻度升高,暴露于野兔或其他动物的病史	兔热病

RMSF,落基山斑点热(Rocky Mountain spotted fever)

由 A 群链球菌(A streptococci)引起的坏死性筋膜炎(necrotizing fasciitis)作为"肉食细菌综合征"受到了广泛的关注。许多受影响的患者具有链球菌中毒性休克综合征的特征。第二种类型的坏死性筋膜炎是由各种好氧和厌氧细菌引起的,通常是兼有两者。所产生的综合征包括非梭菌厌氧性蜂窝组织炎,协同坏死性蜂窝组织炎和 Fournier 坏疽(涉及会阴;下腹壁;以及

男性,阴囊和阴茎;许多患者具有潜在的糖尿病)。梭菌性肌坏死(气性坏疽)是一种暴发性坏死性肌肉感染,具有毒素产生梭菌菌株引起的显著毒性,特别是产气荚膜梭菌。美国每年发生多达 3000 例,其中大多数与创伤或穿透性伤害有关。自发形式在癌症患者中发生并且通常由败血梭菌引起。疼痛往往是最初的主诉。当感染影响肢体时,患者经常注意到肢体感觉"沉重"。

皮肤变得黑暗并且经常斑驳,伴有水肿和多个大疱。捻发音比梭状芽孢杆菌蜂窝织炎通常不是那么明显。

坏死性皮肤和软组织感染需要高度的诊断怀疑指数。一项研究显示白细胞增多症(总白细胞计数 >15400/mm³)和低钠血症(血清钠水平 <135mmol/L)有助于区分坏死性筋膜炎和轻度软组织感染。影像学检查,特别是磁共振成像(MRI),有助于明确诊断,但手术探查通常需要以确定感染的类型和范围。适当的初始抗菌治疗应涵盖有氧和厌氧病原体。通过广泛的清创术(有时需要截肢)去除所有感染累及的组织是预防死亡的必要条件。

治疗要点

- 应用青霉素 G 联合克林霉素治疗由化脓链球菌(A 组链球菌)引起的坏死性筋膜炎的非青霉素过敏患者(以抑制毒素产生)(推荐等级:A)。
- 非青霉素过敏患者伴有社区获得性坏死性筋膜炎合并混合性病原微生物,应用三种药物治疗,如氨苄西林 - 舒巴坦 + 克林霉素 + 环丙沙星(推荐等级:A)。
- 青霉素 G 是由产气荚膜梭菌感染引起的气性坏疽(厌氧性肌坏死)的首选药物(推荐等级:A)。

脊髓硬膜外脓肿

在作者对 IDSA 成员的调查中,脊髓硬膜外脓肿是第二种最为严重的可能被不幸误诊而带来不良结果的感染。全面的三联征包括发烧,局部疼痛和脊椎压痛,脊髓压迫症状(肠或膀胱功能受损,下肢无力或瘫痪)。一个前驱症状往往是由最常见的致病微生物金黄色葡萄球菌引起的菌血症。这种诊断的疑似患者应立即进行 MRI 并住院治疗,急速外科引流,联合抗菌治疗,这些措施对患者良好的预后是必需的。

葡萄球菌和链球菌中毒性休克综合征

中毒性休克综合征是由链球菌(streptococcus,A 组链球菌)和金黄色葡萄球菌(staphylococcus aureus)的毒株所引起的,这种毒株会产生独特的毒素,就像超级抗原一样,导致淋巴细胞产生大量的炎性细胞因子。这些症状表现为急性疾病,有发热、低血压、心动过速和呼吸急促。葡萄球菌中毒休克综合征通常发生前有短暂的前驱症状,如寒颤、不适和全身疼痛。在链球菌毒性休克综合征中,患者通常有局部感染的症状和体征,最常见的是肢端剧烈的疼痛。对以上任何一种综合征的怀疑都应敦促患者住院治疗。

治疗要点

- 对于非青霉素类过敏性患者的葡萄球菌毒性休克综合征的经验治疗包括高剂量抗葡萄球菌抗生素(推荐等级:A)。
- 链球菌毒性休克综合征的治疗包括高剂量青霉素 G 联合克林霉素以抑制毒素合成(推荐等级:A)。

心内膜炎

"感染性心内膜炎"(infective endocarditis)通常是指心脏瓣膜的感染,但其他内膜表面也会受到影响,例如室间隔缺损附近的心内膜。动脉内膜炎指的是一种与影响大血管相似的过程,例如动脉导管未闭。心内膜炎在没有治疗的情况下都会致命。这种诊断有可能被前期的抗生素治疗而掩盖。初级卫生保健临床医师的任务是了解何时疑诊心内膜炎,何时申请血液培养,何时获得特殊的检查如超声心动图,以及何时安排患者转诊入院治疗。

心内膜炎的表现由以下因素引起:①血液中持续存在的微生物;②赘生物栓塞;③循环免疫复合物;④心脏组织的破坏,引起心力衰竭和心律失常。"草绿色链球"菌是以往导致心内膜炎最常见的原因,但在最近的一些病例中,葡萄球菌更常见。肠球菌(enterococci)导致的病例高达 18%。凝固酶(coagulase)负性葡萄球菌和真菌是假瓣膜患者的重要病因。许多不常见的微生物与心内膜炎有特定的关联,如熟知的解没食子酸链球菌(前称链球菌)心内膜炎或大肠杆菌的菌血症。

血液培养是诊断的关键。修正后的杜克标准(Duke critria)中"明确"或"可能"的心内膜炎也考虑以下项目的结果,超声心动图、心脏状况发病倾向评估或注射药物使用、有记录的脉管现象(栓塞、皮肤损伤和其他病证的证据)和免疫学现象。典型的亚急性心内膜炎是由草绿色链球菌(viridian streptococci)引起的,通常会持续数周甚至几个月,患者经常以似乎与心脏无关的主诉寻求医疗救助。因此,当患者有前期症状的时候(例如,回流性的杂音,新的杂音,人工瓣膜,或先天性心脏病),就有抗生素使用指征,即使在另一种可替代诊断似乎很明确的情况下,也要谨慎地获取血培养。

在大多数的心内膜炎患者中,血培养呈阳性。当强烈怀疑心内膜炎而血液培养无菌时,应与微生物学实验室探讨其他可替代培养方法。心内膜炎血培养阴性的最常见原因是培养之前的抗生素治疗。提示不同寻常暴露的原因包括猫(巴氏杆菌)、牛(Coxiella burnetii 贝纳特立克次体)、山羊或野猪(布鲁菌)和鹦鹉(衣原体）。血清学（IgM 和 IgG）对所有这些微生物感染的可能性和支原体都是有辅助诊断作用。尿抗原可能对由军团菌（legionella）引起的心内膜炎的诊断有帮助，真菌心内膜炎可由念珠菌、荚膜组织胞浆菌和曲霉菌引起。

强烈被怀疑心内膜炎的患者应住院治疗。

脑膜炎球菌病

脑膜炎球菌血症（meningococcemia）无论是否伴有脑膜炎（meningitis），是少数几种能够在数小时内导致健康人死亡的感染性病之一。它主要影响儿童、青少年和年轻人（尤其是大学新生），但在任何年龄都可能发生。最初的症状通常是非特异性的。上呼吸道感染（URI）前期可能伴有发烧、发冷、不适、全身疼痛、头痛、恶心和呕吐的流感样症状。瘀斑皮疹在高达 60% 的患者身上发现，起初在脚踝、手腕、腋窝皱褶出现了一种瘀点疹和压力疹（如来自弹性）上（图 15-4），皮疹后来变成了紫色。当患者在门诊就诊时，患者似乎没有明显的病证，例如，轻度患者有发热、轻微头痛，和恶心的症状，但也有可能有脑膜炎球菌血症，因此建议以下检查（"buddy check"）：①确定在夜间有人观察患者；②指定其好友在患者就寝 4 小时后唤醒患者，检查患者的意识水平，在上述部位寻找小红斑疹；③如果有任何恶化情况即刻向急诊部报告。

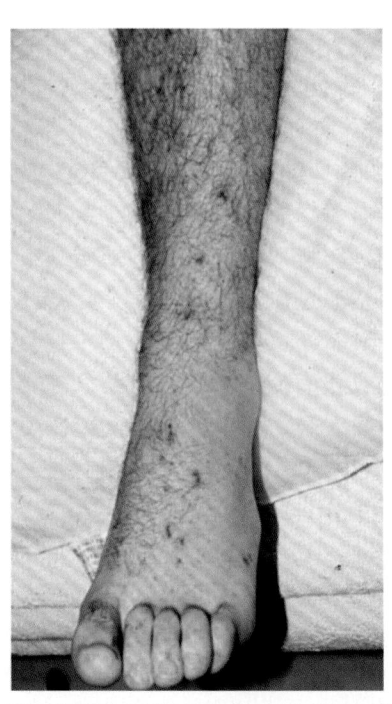

图 15-4　在足部，脚踝，以及远端肢体上出现斑疹（患脑膜炎球菌血症的大学新生）

急性细菌性脑膜炎和无菌性脑膜炎

急性细菌性脑膜炎是一种以发热、头痛、假性脑膜炎 Meningismus（颈部僵硬）、恶心、呕吐和精神状态改变为特征的医学急症。没有以上这些症状也不能排除脑膜炎。在大约 15% 的患者中，尤其是在儿童和老年人中，这种病症表现不明显。在早期，恶心和呕吐可能占主导地位，导致误诊为胃肠炎（gastroenteritis）。

由于对这种微生物的广泛免疫接种，B 型流感嗜血杆菌引起的脑膜炎在每 10 万名儿童中仅有 2 例发病。脑膜炎奈瑟菌是儿童、青少年和年轻成人中最常见的脑膜炎的病因。四价脑膜炎球菌结合疫苗包括五种主要的脑膜炎球菌性血清型中的四种；在美国，有三分之一的侵袭性脑膜炎球菌病病例是由（这四种血清型之外的）B 型血清组病原引起的。

肺炎链球菌（Streptococcus pneumoniae）脑膜炎可引起所有年龄组发病，是老年人最常见的病因。大多数患有肺炎球菌性脑膜炎的患者，与大多数脑膜炎球菌性脑膜炎患者不同，有一种易诱发的病症，如中耳炎（otitis media）、鼻窦炎（sinusitis），肺炎（pneumonia）、或基底颅骨骨折。肺炎球菌性脑膜炎的诊断常常被耽误，因为另一种病症，例如急性酒精中毒，严重肺炎，或者神经疾病——可以解释患者的呆滞。细菌性脑膜炎的不常见原因包括链球菌（B 组链球菌），尤其见于儿童病例中；老年人的单核细胞性李斯特菌（Listeria monocytogenes）和衰弱或免疫抑制的个体；而在新生儿、老年人和接受过神经外科手术的患者中，有嗜氧革兰氏阴性杆菌。脑膜炎症状的亚急性或慢性发作增加了结核或真菌脑膜炎的可能性。

当怀疑急性细菌性脑膜炎时，应尽快进行腰椎穿刺（lumbar puncture，LP），除非症状和体征（如局部神经表现）提示颅内肿块病变。脑脊液（the cerebrospinal fluid，CSF）公式，即 WBC 计数和差异、葡萄糖和蛋白质，通常证实诊断或使临床医生把握正确的诊治方向。高 WBC 计数（> 1000/mm³）具有多形核中性粒细胞的趋势，低血糖水平（< 40mg/dL，即同时血糖的 40%），高蛋白含量（> 160mg/dL）几乎可以诊断为急性细菌性脑膜炎。革兰氏染色有时是致病性病原体的表征。在无菌性脑膜炎（稍后讨论）的患者中，脑脊液 WBC 计数通常较低，葡萄糖水平通常正常，蛋白质含量正常或略高。当即时腰穿（LP）不可行或被认为是最好排除中枢神经系统（CNS）肿块病变进行计算机断层扫描（CT）检查时，应当在腰穿之前谨慎考虑给予一种抗生素（通常是头孢曲松）的初始剂量。

治疗要点

- 推荐的经验性抗生素治疗急性细菌性脑膜炎与年龄相关（推荐等级：A）。
- 万古霉素 + 第三代头孢菌素推荐用于 1 个月和 50 岁之间的患者（推荐等级：A）。
- 辅助地塞米松推荐用于感染了 b 型流感嗜血杆菌脑膜炎的婴儿和儿童，如果他们已接受抗生素治疗则需停止用药（推荐等级：A）。
- 氨苄西林通常用于老年人单核细胞增多性李斯特菌，当可能感染了需氧革兰氏阴性杆菌时，在诊断明确前，患者应该接受一种能有效抵抗铜绿假单胞菌的药物，直到明确诊断（推荐等级：B）。
- 大多数成年患者尤其是证明或疑似肺炎球菌脑膜炎的患者，应该接受辅助地塞米松治疗，削弱强烈的炎症反应，而避免致残（推荐等级：B）。

无菌性脑膜炎

无菌性脑膜炎只在这里讨论，因为它需要与急性细菌性脑膜炎区分开来，因为无菌性脑膜炎的正确诊断可以节省患者的费用和不便。无菌性脑膜炎在实践中基本上等同于病毒性脑膜炎，是在 20 世纪 30 年代提出的，用来表示一种临床症状，如发烧、头痛、畏光。未暴露脑脊液普通微生物的研究，以及一种无需治疗的自限性病程。肠病毒通常是在夏季和秋季引起无菌性脑膜炎的经证实的最常见原因。受影响的患者经常主诉剧烈头痛——有时行腰椎穿刺后会极大缓解——但精神状态尚可，而且他们并未显示急性病证。当患者首次犯病就诊时，脑脊液计数差异可能显示多形核白细胞为主。然而，即使在接下来的 24 小时内，每隔 4～6 小时重复进行腰椎穿刺（LP），尽管未给抗生素，也会出现显著的淋巴细胞增多。无菌性脑膜炎（从定义上来讲）的预后非常好，但偶尔也有患者出现一次或多次复发。

不常见的是，接受抗生素治疗的患者出现提示无菌性脑膜炎的症状和体征。因而鉴别诊断包括无菌性脑膜炎或部分治疗的细菌性脑膜炎。部分治疗细菌性

脑膜炎可使脑脊液淋巴细胞异常增多，脑脊液葡萄糖水平恢复正常。然而，脑脊液蛋白水平通常保持升高水平。在这种情况下，检测脑脊液中细菌抗原或细菌 DNA 可能是有用的。

脑炎

脑炎是一种危及生命的疾病，病理特征为脑组织炎症，临床表现为神经异常，包括改变意识、局部化（病灶）症状和体征以及癫痫发作。在 100 多种致病微生物中，HSV（单纯疱疹病毒）在美国临床医生的重要性排名中排第一，是因为它潜在的严重程度和药物的有效治疗。

单纯疱疹病毒性脑炎通常始于发烧昏睡，迅速发展到麻木加重。言语障碍，行为怪诞，或幻觉，提示脑部颞叶和额叶的损伤，这是可以用神经影像学（MRI 比 CT 更敏感）证实的。5% 的患者脑脊液通常表现为淋巴细胞增多症，尽管白细胞计数是正常的。红细胞通常出现于脑脊液，反映炎症坏死性的过程。聚合酶链反应（PCR）检测 CSF 中单纯疱疹病毒（HSV-1 和 HSV-2）具有超过 95% 的敏感性和几乎 100% 的特异性。偶尔，感染早期 PCR 测试结果是假阴性的。即使进行治疗，死亡和残障也是很常见的。

在美国引起脑炎的虫媒病毒包括圣路易脑炎病毒（老年人和流浪者经常感染），东方马脑炎病毒（人类死亡率高达 33%），加州脑炎病毒（类似于 HSV，幸存者可以导致严重的脑炎，伴有长期后遗症和行为障碍），西尼罗河脑炎病毒。西尼罗河病毒，由迁徙鸟类携带，主要由库蚊传播给人类；自 1999 年以来，在美国大多数州已经被承认；约 20% 的感染者出现症状性疾病（典型症状为发烧，常伴有皮疹和淋巴结病）；在不到 1% 的人群中导致严重的中枢神经系统疾病，许多人都是老年人。西尼罗河病毒引起的中枢神经系统疾病的疾病谱包括脑炎，脑膜脑炎、脑膜炎和弛缓性肌炎瘫痪。虫媒脑炎的诊断通常是通过血清学试验；在疾病的第 10 天，几乎所有病例中都可以在 CSF 和血清中检测到病毒特异性 IgM 抗体。没有专门的治疗方法。在美国脑炎的罕见原因包括狂犬病、登革热、黄热病；在免疫功能不全的人由于 HHV-6 和 JC 病毒（引起进行性多灶性白质脑病的病因 [PML]）。

化脓性颅内感染（脑膜周围感染）

脑膜周围感染包括需要及时诊断和通常进行手术引流的综合征：脑脓肿，硬膜下脓肿，脓毒性血栓形成（硬膜静脉）和硬膜外脓肿。神经成像（MRI 优于 CT）简化了诊断。

脑脓肿往往进展缓慢。经典的三联征——头痛(≈70% 的病例)、发烧和局灶性神经系统体征——在不到一半的成年人中存在。链球菌，尤其是厌氧链球菌(类链球菌)和咽峡炎链球菌，是引起患病最常见的细菌，但金黄色葡萄球菌和需氧革兰氏阴性杆菌也可以参与其中。

硬膜下积脓通常是由鼻窦炎引起的，尤其是额窦炎，当一个鼻窦炎患者逐渐发展为严重头痛恶心或呕吐应该考虑该诊断。

海绵状静脉血栓形成通常是由鼻部疖的连续感染引起的(因此，警告不要在所谓危险区域"挤压粉刺")，筛骨或蝶窦性鼻窦炎(图 15-5)或口腔感染。金黄色葡萄球菌是最多的常见病原体(≈70% 的病例)其次是链球菌、革兰氏阴性杆菌，厌氧细菌。经典的表现包括头痛，畏光，单侧眶周水肿，眼眶肿胀(眼球突出)。检查眼睛可能会发现下垂；球结膜水肿；还有涉及三、四、五、六脑神经的瘫痪，侧凝视障碍(第六神经麻痹)是最常见的。瞳孔可能会扩张和反应迟缓。疑似海绵窦血栓形成应立即住院，进行影像学检查及使用针对上述病原体的广泛抗菌谱的抗生素治疗。

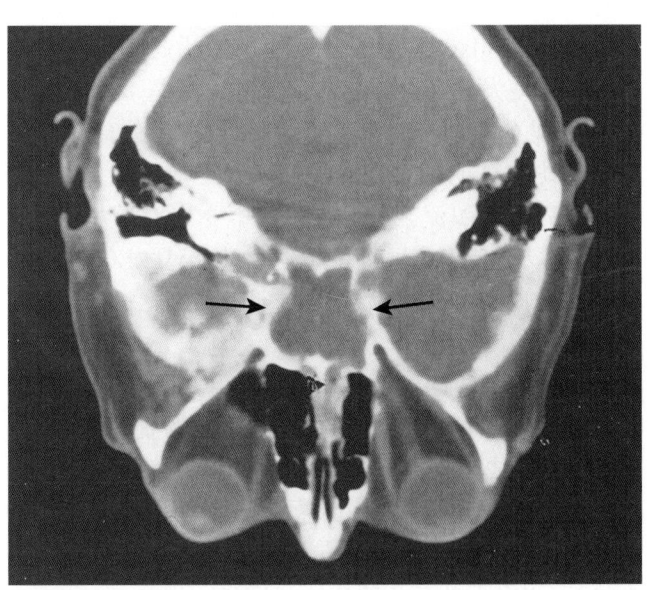

图 15-5 完整的蝶窦鼻窦炎，表现为"史上最严重的头痛"，并因为误诊导致致命的后果。箭头表示蝶窦

肉毒杆菌中毒

肉毒杆菌中毒是由肉毒梭菌产生的一种极其强效的神经毒素引起的，在美国并不常见但偶尔会导致疫情暴发，而且是一种生物恐怖主义潜在的药剂。这种疾病通常会出现对称的颅骨神经麻痹和下肢运动瘫痪；其他特点包括视力模糊，复视，瞳孔放大，口干，血压正常，精神警觉，尽管有明显的神经缺陷，而感觉完好无损。

类似肉毒杆菌中毒的病症包括中风，吉兰-巴雷综合征(Guillain-Barre Syndrome)，重症肌无力，白喉，有机磷中毒。婴儿肉毒杆菌中毒，现在在美国最常见的表现通常是发病始于虚弱，包括微弱哭闹，喂养问题，易怒，以及低张力。有机械通气的积极强化照护使患者能够存活。抗毒素可以从疾病预防与控制中心(CDC)获取。

破伤风

破伤风(被称为"牙关紧闭"，因为咬肌的特征性强直)在美国每年影响超过 100 人，主要是老年人特别是老年妇女。所有的表现都归因于毒素。门户通常是微不足道而被忽视。对神经毒性药物和其他中枢性多巴胺拮抗剂的异常反应类似破伤风；然而，患有肌张力障碍的患者往往表现出来侧颈转动，并对苯海拉明或苯托品反应。马钱子碱中毒像破伤风。怀疑破伤风的患者应住院治疗。

生物恐怖

家庭医生对生物恐怖的早期识别至关重要——不像理化因素的恐怖主义——受影响的人在症状出现之前可能会广泛地散在分布。潜在的生物恐怖因素被分为三类，即 A、B 和 C 类。A 类生物很容易从中心源传播，或容易在人际间传播，造成高死亡率，并可能扰乱社会秩序。这类生物包括天花，炭疽，鼠疫，兔热病，肉毒中毒，以及某些病毒性出血热。B 类生物的传播比较容易，引起的死亡率低但发病率高，并且造成识别问题。这类生物包括沙门菌病、痢疾、隐孢子虫病、出血性结肠炎(E. coli O157：H7)、Q 热(Coxiella burnetii，贝氏柯克斯体)，和病毒性脑炎等因素。C 类生物包括那些将来可行生物工程，可潜在地导致高发病率和死亡率，对公共卫生产生重大影响的生物。这类生物包括多重耐药结核杆菌(TB)、蜱传出血热病毒、蜱传脑炎病毒、尼帕病毒(Nipah virus)和各种呼吸道病毒。无论是健康人群出现大量严重病例，还是发生单一罕见的感染病例，临床医师都应怀疑生物恐怖。其他线索是，常见疾病的发病率和死亡率高于预期；常规疗法对普通疾病治疗失效；出现非寻常的地理或季节性的疾病分布；在动物中暴发不明原因的疾病，人类中先出现或同时伴随严重的疾病；还有与疾病暴发有关的普通暴露，包括水源和通风系统。

皮肤和软组织感染

家庭医学中，皮肤及软组织感染是常见的，有时必须区别于危及生命的病症，如前面讨论的坏死性筋膜炎。

在美国皮肤感染门诊就诊次数快速增加，估计现在每年有超过 1400 万人次就诊，部分原因是耐甲氧西林金黄色葡萄球菌（methicillin-resistance S. aureus，MRSA）播散。初级卫生保健临床医生的论题包括：①何时怀疑皮肤病变反映一种全身疾病，如心内膜炎；②何时进行经验性治疗而不用特殊检查；③何时获得革兰氏染色、培养或如果有坏死软组织感染，则需要 MRI 检查；④何时对用抗生素治疗的脓肿补充进行切口和引流；⑤何时入院治疗。

脓疱病和臁疮

非牛头状脓疱是一种角质层表面的囊泡感染，通常在夏天见于儿童。囊泡迅速破裂形成厚的，"钉在"金黄色到蜂蜜色结痂上。化脓性链球菌（A 组链球菌）是典型病因，但在一些地方，金黄色葡萄球菌现在更常见。大多数病例都是自限性的，尽管可以发展为链球菌性肾小球肾炎。

在通常情况下，臁疮类似于非大疱性的脓疱，后者由 A 组链球菌或葡萄球菌引起，并且开始于囊泡变成脓疱，然后破裂。臁疮与非大疱性的脓疱在以下方面有不同，①最常发生在下肢；②除了幼儿，发生在其他年龄组中，尤其是老年人；③穿过表皮，留下一个"穿孔"的溃疡，带有紫萝蓝色边缘；④通常需要全身用抗生素。"简单的臁疮"必须与坏死性脓疱区分开来，后者由全身感染引起（特别是铜绿假单胞菌），通常在中心部位有坏死的焦痂病变。

大疱性脓疱病通常发生在婴幼儿，是由金黄色葡萄球菌产生的一种去角质毒素引起的，其特点是囊泡形成大的弛缓性大疱。大疱破裂暴露在外，潮湿，红色的皮肤形成薄的浅棕色"面包皮样"外皮。这种温和的病征是自限性的，但是发病表现为广泛型（也就是葡萄球菌烫伤皮肤综合征，当它影响新生儿时，被称为新生儿脓疱疮），威胁生命。

治疗要点

- 虽然出现耐药菌株，局部非大疱性脓疱疮建议外用莫匹罗星（推荐等级：A）。
- 局部治疗非大疱性脓疱疮失败的患者，口服抗生素治疗化脓性链球菌和金黄色葡萄球菌可能呈现多发病变（推荐等级：A）。

毛囊炎、疖、痈、皮肤脓肿

毛囊炎（包括毛囊和汗腺脓皮病）在几乎每个人或

早或晚都受到影响，而且通常是自限性的。有时发展为较大的病灶（疖、痈）。特征性"单位病变"是一个 2～5mm 的红斑丘疹，脓疱通常包含一个小的顶。典型病变是多个的而且通常有瘙痒。当超过脸长胡子的区域，这种病征被称为须疮。门诊患者多为金黄色葡萄球菌所致。铜绿假单胞菌引起的广泛毛囊炎发生在暴露于污染的热水浴缸，漩涡，游泳池或湿衣的患者。其他革兰氏阴性杆菌有时会引起毛囊炎，见于延长抗生素疗程的痤疮和酒渣鼻患者。白色念珠菌、糠秕马拉色菌引起的毛囊炎，见于免疫功能低下的，患有糖尿病的或已经接受抗生素或类固醇治疗的患者。

各种毛囊炎包括：①红球性毛囊炎（eosinophilic folliculitis，"itchy folliculitis"，"痒性毛囊炎"），这主要发生在感染 HIV 的患者，尤其是在躯干也在脸上；②假性毛囊炎须（"剃刀肿块"或"向内生长的头发"），丘疹或脓疱性炎症反应影响剃除卷发的人（尤其是非洲裔美国男性）；③"类固醇性痤疮"，由全身或局部糖皮质激素治疗引起的毛囊炎，有时由糠秕孢子菌引起；④病毒性毛囊炎，与免疫功能低下者的疱疹病毒感染有最常见的关联；⑤丘疹性药疹（"痤疮样皮肤病"）。

疖肿（boils，疖）被认为由毛囊炎引起。"疖病"是指多发或复发性疖肿。这些病变的直径是 1～2cm（或大约大理石的大小），几乎都是由金黄色葡萄球菌引起。历史悠久的治疗方法包括用温热的湿敷，以促进"向头部"自发引流。应建议患者不要施加压力或挤压病灶，因为有发生菌血症的风险。频繁复发（疗疮）通常令人沮丧而难以对付；很多方法都试过了，但没有一个是一致有效的。严格的卫生和频繁洗澡经常与试图阻止金黄色葡萄球菌鼻腔传输相结合，因为许多（可能是大多数）患者都是带菌者。有限的经验提示，每个月重复 5 天有 2% 莫匹罗星鼻软膏涂的策略是经济有效的。推荐个体化治疗；患者需要的流程图可能包括单列日期；培养结果（包括鼻拭子培养）；局部和全身抗生素治疗；以及新的疗疮的位置和疗法。

痈是更深层次的复杂病变，通常位于颈部、背部或大腿的后面。有一些痈患者满足脓毒症综合征的标准。

皮肤脓肿不同于疖和痈，因为它们更深并且不一定出现在毛囊中。它们通常是由金黄色葡萄球菌引起的，近年来社区获得性耐甲氧西林金黄色葡萄球菌（community-acuired MRSA，CA-MRSA）已经成为一个非常重要的病因。患者经常会述说一个由虚假的"蜘蛛咬"演变成红肿的疖或脓肿伴随周围皮肤红斑的病史。对大范围的病变切开引流是必要的，而且家庭医生被强烈推荐学习新引流方法（Singer and Talan，2014）。2011 版

IDSA 指南建议，如果患者没有复杂因素，辅助抗生素治疗是不必要的（见后面讨论）。现在广泛共识是，对于单纯的皮肤感染（包括脓肿）的治疗存在抗生素过度使用的情况。复方磺胺甲噁唑（TMP-SMX）用于儿童和成人的皮肤脓肿的随机安慰剂对照试验，相对于单独引流并未显示明显收益，虽然接受抗生素治疗的患者稍少可能出现新的病变进展（Singer and Talan, 2014）。然而，许多医生喜欢开一种辅助抗生素，最常见的是 TMP-SMX，因为替代品如利奈唑胺通常贵得惊人。最近一项研究结果表明，大约有一半单纯的皮肤感染可以避免抗生素处方，即没有所列的复杂因素（Hurley et al., 2013）。

治疗要点

- 大多数患者（≈90%）皮肤有波动感脓肿引流有效，而使用抗生素治疗并没有显著提高疗效（推荐等级：A）。
- 皮肤脓肿患者抗生素治疗的适应证包括不易引流的区域（例如，脸上，手上，或生殖器感染）的病灶，多发病灶，快速进展成相关的蜂窝织炎、糖尿病、HIV 感染、严重并存疾病或免疫抑制剂治疗，体温高于 38℃（100.4℉）和极端年龄（年龄小于 3 岁或大于 75 岁）。
- 需要使用抗生素的皮肤脓肿患者，选择药物包括 TMP-SMX、四环素、克林霉素，高达 50% 的社区获得性耐甲氧西林金黄色葡萄球菌（CA-MRSA）菌株耐克林霉素，并且发生诱导性耐药。

丹毒和蜂窝织炎

临床诊断"蜂窝组织炎"，指皮下组织的蔓延性感染。丹毒是一种快速进展的浅表蜂窝织炎，通常由化脓性链球菌（A 组链球菌）引起。涉及的皮肤通常是一条明亮的、火红的、边界清晰的皮损（图 15-6）。

丹毒最常见发生于下肢，常伴有鲜红色的"淋巴管条纹"导致局部淋巴结压痛。蜂窝织炎比丹毒更加常见地由化脓性链球菌、金黄色葡萄球菌引起，或两者皆为病因。患侧和健侧皮肤之间的边界模糊，与丹毒相反，淋巴管的条纹很少出现。可能发生脓肿形成或扩展至脂肪或筋膜层。病史或患者的人口统计学特征可能会提示一种可替代的病因，如嗜水产气单胞菌，当伤口已经暴露于淡水中时；创伤弧菌，当伤口已经暴露于盐水或苦咸水时；儿童感染流感嗜血杆菌；各种需氧革兰氏阴性杆菌，见于免疫功能低下患者和糖尿病患者；非 A 组溶血性 β 链球菌，见于虚弱的老年人；肺炎链球菌，免疫功能低下患者和酗酒者；隐球菌，服用免疫

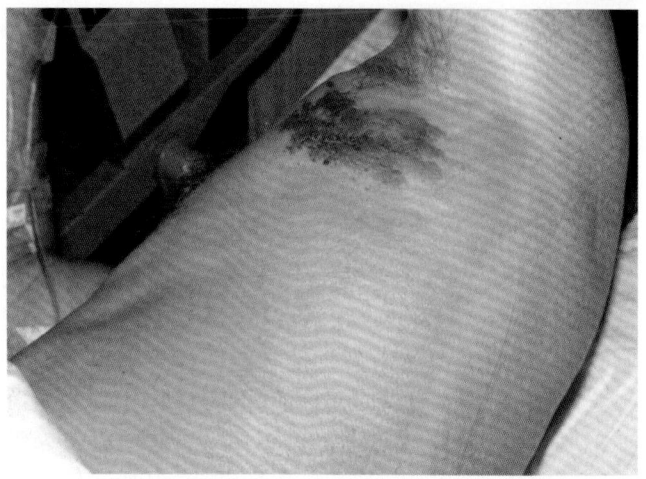

图 15-6　胸部和腹壁丹毒（浅表蜂窝织炎）由化脓性链球菌引起。注意原发病灶在腋部明显分界下的正常与发炎的皮肤之间

抑制药物的患者；红斑丹毒丝菌，当擦伤已暴露于淡水鱼、贝类、肉类、皮革或家禽时；海豚链球菌，来自于类似暴露于生鱼，尤其是罗非鱼。

如前所述，当临床发现坏死性筋膜炎的可能性升高时，建议作影像学检查，如 MRI。当出现严重全身毒性反应时，应获得血培养；但是其阳性率低。对于免疫功能低下者来说，病变培养的热望可能是有帮助的（检出率 30%）；这项技术是在完整皮肤注入少量生理盐水（无防腐剂），然后回抽注射器和灌注到血培养瓶。

复发性蜂窝织炎

约 17% 的下肢蜂窝织炎患者在 2 年内复发。复发的危险因素包括胫骨病变、皮炎、大体积、慢性外周水肿、恶性肿瘤和皮炎。对易感病症的治疗，如皮炎、"护腿长袜"，皮肤卫生，以及耐甲氧西林金黄色葡萄球菌（MRSA）的患者的非定植化（decolonization），可能是有益的。

治疗要点

- 青霉素 G 是丹毒（一种快速蔓延的浅表蜂窝织炎）的首选药物，用于非青霉素过敏患者（推荐等级：A）。
- 患者表现为蜂窝织炎而没有丹毒经典的特征，应该询问关于由不寻常的病原体引起的蜂窝组织炎的风险因素（详见前面的讨论）（推荐等级：A）。
- 当不寻常的蜂窝织炎病因似乎不存在，更应考虑患者为非青霉素过敏的蜂窝织炎，而不是丹毒，应采用的抗葡萄球菌青霉素或第一代头孢菌素，除非怀疑 MRSA，在这种情况下，应使用万古霉素（推荐等级：A）。
- 经常复发的患者（>3 次 / 年）可能受益于预防性抗生素。

小剂量口服青霉素（每天两次，250mg/次）最近显示能有效预防复发（推荐等级：B）（Thomas et al.，2013）。其他疗法包括每月注射肌注青霉素和口服红霉素（推荐等级：C）。

糖尿病足溃疡感染

糖尿病足感染是令人苦恼地常见的，往往会导致截肢。评估应分为三个层次：患者整体（包括血糖控制）、受累肢体（是否有感觉性多发性神经病和周围血管疾病）和伤口本身。对伤口的评估包括：①确定伤口是否感染，由脓性或至少有两个炎症的典型症状界定（红斑、温热感、压痛（tenderness）、疼痛、肿胀或硬结）；②是否感染，如果存在，是浅或深；③是否存在骨髓炎。足部溃疡复发或深化提示骨受累，作为一个积极的"探针对骨测试"（例如，一个无锈钢无菌仪器通到适合于伤口深度，产生"单击"一下敲击骨），但 MRI 是在缺乏骨活检时建立或排除骨髓炎的最敏感的方式。有严重感染的患者应住院治疗，对于家庭支持较差的中度感染的患者也应考虑住院治疗。

治疗要点

- 轻度至中度糖尿病足溃疡患者可使用抗菌药物治疗革兰氏阳性球菌，尤其是金黄色葡萄球菌，包括 MRSA 和链球菌（推荐等级：A）。
- 严重的糖尿病足感染患者应在咨询医生下，注意各种方针处理（IDSA 和其他人）（推荐等级：A）。
- 对严重糖尿病足感染的患者应给予抗生素治疗，最好是以通过穿透完好皮肤或骨活检而获得深部培养物为指导（推荐等级：A）。
- 表层（拭子）培养物和来自引流管道的培养物，在糖尿病足感染的治疗中几乎没有任何作用，应予以劝阻（推荐等级：B）。

咬伤伤口感染

在美国可见动物咬伤约占急诊部就诊量的 1%，最常见的是狗（80%），最常发生在远端肢体，但也可能是孩子的头部或颈部。巴斯德杆菌是最常见的隔离株，但是细菌培养揭示了平均大概有五种类型的需氧和厌氧菌。狗咬伤需要评估狂犬病的传播。人类咬伤，包括紧握拳头的伤害（"战斗咬伤"），很可能不仅涉及厌氧细菌和链球菌，而且有啮蚀艾肯菌，一种革兰氏阴性芽孢杆菌，通常对第一代头孢类头孢菌素和大环内酯类具有耐药性。

治疗要点

- 对非青霉素过敏的动物咬人伤口，治疗应该包括口服药氨苄西林 - 克拉维酸（ampicillin-clavulante）或静脉注射氨苄西林 - 舒巴坦（ampicillin-sulbactam），取决于咬伤的严重程度（推荐等级：B）。
- 人咬伤应该用静脉注射氨苄 - 舒巴坦（ampicillin-sulbactam）或头孢西丁（cefoxitin）（推荐等级：B）。
- 在人类咬伤后进行预防性的抗生素治疗，降低感染的发生率（推荐等级：C）
- 手部咬伤（任何一种伤口）后进行预防性的抗生素治疗可以减少感染的发生率（推荐等级：B），如果手部肌腱或骨质受累则应咨询手外科医生（推荐等级：A）。
- 如果需要，应给予患者破伤风免疫（推荐等级：A），而如果有指征，应给予患者暴露后预防 HIV（推荐等级：B）。

上呼吸道感染

上呼吸道感染（Upper respiratory infections，URI）构成社区中所有有症状的疾病中至少一半，其确切测量工具如发病率，上课和工作的缺勤率，直接的卫生保健费用和抗生素过度使用。多数上呼吸道感染都是自限性的，但进展到危及生命的疾病的发生以及发展为慢性疾病是常见的。

普通感冒（急性病毒性鼻窦炎）

普通感冒是一种急性自限性的卡他综合征，局限于上呼吸道黏膜，大约占幼儿疾病的四分之三和成年人疾病的一半以上。大约一半的病例是由鼻病毒引起的；约 10% 由冠状病毒引起；其余的部分由其他病毒引起，包括呼吸道合胞病毒（respiratory syncytial virus，RSV），腺病毒，还有流感和副流感病毒。鼻病毒在皮肤或物体上保持存活至少 2 个小时而且最有效的传播方式是通过直接接触。

普通感冒是一种主要基于症状的临床诊断：在发作时喉咙沙哑或喉咙痛，鼻塞或阻塞（有 87% 的病例 CT 扫描显示异常鼻旁窦，因此有另一种术语是"病毒性鼻窦炎"），大约有 30% 的病例在第四，第五天开始出现咳嗽（"chest cold"，"胸部感冒"）。在幼儿中，可替代诊断包括异物和链球菌鼻咽炎。过敏性鼻炎不同于普通感冒之处是季节性发病，眼睛发痒，鼻腔分泌物中嗜酸性粒细胞增多 20% 以上。持久的，低级别的细菌性鼻窦炎是通过症状的长期存在而被识别。有高烧、寒战、肌痛、标志脑膜刺激症，或眼球突出者应及时考虑其他诊断。

对于大多数声称要救治的患者来说，缺乏良好对照设计的试验。已发表的文献提供了对异丙托溴铵和锌锭剂的轻度支持的证据，但对抗组胺药，解充血药，抗炎药物和草药方案（包括紫锥菊）的支持证据很少。几乎所有的权威人士都认为应该劝阻使用抗生素。预防措施包括手卫生，患感冒的人使用一次性纸巾，避免与患者的手或污染物的接触，以及正常饮食中的维生素。用酚醇（碱液）表面去污可减少传播。

非典型肺炎（severe acute respiratory syndrome, SARS）以提示普通感冒的症状开始，但是会进展为完全的急性呼吸窘迫综合征（acute respiratory distress syndrome, ARDS），因而是危及生命的病症，在 2002 年出现在东南亚地区，并被证明是由于一种新近识别的，被命名为 SARS-CoV 的冠状病毒引起的。随后，在 2012 年，阿拉伯半岛出现了一种类似的疾病，被命名为中东呼吸系统综合征（Middle East respiratory syndrome, MERS），已被证明是由称为 MERS-CoV 的一种冠状病毒引起的。这些综合征会引起令人不安的可能性，即冠状病毒可能会成为导致死亡的主要原因，或者甚至是生物恐怖制剂。

鼻窦炎

参见第 18 章，耳鼻咽喉科学。

外耳道炎

外耳炎，是由感染，过敏，或原发性皮肤疾病引起的病症，10% 的人群在他们的有生之年会发病。病症范围包括：

1. 急性局部性外耳炎从耳朵里的一个或多个脓疱或糠疹开始，通常是由金黄色葡萄球菌引起，表现为瘙痒，疼痛，肿胀，发红，有时听力下降，检查可见耳道中伴有一个或多个小脓疱或疖。

2. 急性弥漫性外耳道耳炎（游泳者耳炎）表现为严重甚至难以忍受的耳痛，发痒，分泌物和听力下降，最常见的原因是铜绿假单胞菌感染，耳道检查可见弥散性红斑和水肿。

3. 外耳和耳道的丹毒，由 A 型链球菌（化脓性链球菌）引起，外耳弥漫充血发红、疼痛，外耳道检查有时会看到红肿疼痛的和出血性的水疱。

4. 慢性外耳道炎，表现为轻度不适，长时间的脱屑，通常有经常使用含抗生素耳部制剂用药史。

5. 外耳湿疹性耳炎，伴有严重瘙痒，皮肤表面剥落，渗出，红斑，反映皮肤疾病累及耳部，如接触性皮炎，脂溢性皮炎和特应性皮炎。

6. 恶性外耳炎，又称侵袭性外耳炎，通常通过铜绿假单胞菌感染糖尿病患者而引起。临床病程通常是亚急性或慢性的：①初期症状和体征提示无并发症的中耳炎；②多疗程地使用滴耳剂显示无效；③耳道的上皮表现为浸润的蜂窝织炎，息肉样肉芽组织形成持续疼痛，持续耳道流液（耳漏）和听力丧失；④脑受累表现为脑膜炎或脑神经麻痹（常累及第Ⅶ、Ⅸ、Ⅹ和Ⅻ对脑神经）。现认为，致病细菌在耳道的上皮下面，通过耳软骨之间的间隙（fissures of Santorini，托里尼裂隙）蔓延，进入颞骨（造成骨髓炎），然后延伸到大脑的底部。恰当的处理包括影像检查（增强 MRI），耳鼻咽喉专科医生进行积极的清创术，以及针对铜绿假单胞菌的全身抗菌治疗。

除了以上的脑受累外，外耳道炎患者通常可以进行保守的局部照护和局部耳用制剂（包括适当的抗菌药物），但有严重的耳道疾病或耳道完全闭塞的患者应被转到耳鼻喉科就诊。

中耳炎和乳突炎

急性中耳炎是儿童常患但并不是其特有的一种疾病，是由多种致病菌引起的，并通过充气式耳镜检查显示鼓膜的移动性降低来优化诊断。鼓膜穿刺引流术需要确切的微生物学诊断，对于新生儿来说需要更深思熟虑，当病情非常严重，且抗生素治疗无效时，或有确诊或怀疑有化脓性并发症时，才可进行鼓膜穿刺引流术。急性中耳炎必须与分泌性中耳炎（浆液性中耳炎）相鉴别，分泌性中耳炎常表现为无临床症状或症状较轻的中耳积液且无发热或耳痛。

慢性化脓性中耳炎是急性中耳炎的并发症，常由鼓膜病变而引起，如鼓膜穿孔或鼓膜造孔置管术。它伴有化脓性耳漏。乳突炎是常发生的。相关细菌的不同取决于是否存在感染性胆脂瘤；胆脂瘤通常包含厌氧细菌，因此可能发出恶臭。当无胆脂瘤时，往往可以发现革兰氏阴性杆菌，包括铜绿假单胞菌和大肠杆菌。

乳突炎，在抗生素发明前，往往是一种人们比较关注且颅内并发症发生率较高的疾病，如今通常表现为颞骨无痛性感染。一旦发生乳突炎自行愈合是很少见的。

慢性化脓性中耳炎和乳突炎的并发症包括骨质破坏、骨膜下脓肿、面瘫、迷路炎、岩锥炎，更危险的有脑脓肿、硬膜下脓肿、硬膜外脓肿，和一个或多个静脉窦感染性血栓形成。

急性咽炎：A 组链球菌性咽炎与病毒性咽炎

急性咽炎（喉咙痛）是临床实践中最常见的问题之一，病因往往是病毒原性的。常见的临床问题，包括识别和治疗由 A 组链球菌（化脓性链球菌）引起的咽炎，约有 15%～30% 的病例见于 5 岁和 15 岁之间的儿童，约有 5%～15% 的成人病例。链球菌咽炎的准确诊断可期待以防止过度使用抗生素；降低症状的严重程度和持续时间；减少疾病的传播；并且，对于儿童可防止化脓性并发症和急性风湿热（非化脓性并发症）。多年以来，已经提出了许多临床标准，以识别可能有 A 组链球菌性咽炎而不是病毒性咽炎的患者，后者在所有人群中更为常见。一般来说：

1. 在小于 3 岁的儿童中，症状是非典型而可能旷日持久的。术语"链球菌"已经应用于三联征，包括长期鼻塞和分泌物，低热，和颈部淋巴结肿大。年龄小于 1 岁的儿童的症状可出现烦躁，食欲降低和低烧。

2. 在 5 岁以上的儿童中，有下列临床特征使患链球菌咽炎的可能性大于 50%，但还不足以做准确诊断：存在咽分泌物、软腭瘀斑，或猩红热样皮疹；呕吐；以及颈部淋巴结疼痛肿大。虽然设计了各种评分系统，但每个都需要进行诊断测试。

3. 在成人中，一个称为 Centor 系统的检查表采用四个标准：发烧，扁桃体分泌物，颈部淋巴结疼痛肿大和不伴有咳嗽。它已经表明，这四个诊断标准中满足两条或更少的患者不需要诊断试验或抗生素，除非他们有严重感染的高风险因素（例如，控制不佳的糖尿病患者，免疫功能低下者，和那些长期接受类固醇治疗的患者）。

在家庭医生对急性咽炎的管理方案中，应考虑到链球菌性咽炎和病毒性咽炎之外的许多潜在病因。

治疗要点

- 怀疑患有链球菌性咽炎的患者应进行快速抗原检测或咽喉分泌物培养（推荐等级：A）。
- 证明患有链球菌性咽炎的患者应用青霉素或氨苄西林处理，或者在青霉素过敏的情况下，则用第一代头孢菌素（如果不过敏）或大环内酯类抗生素处理（推荐等级：A）。
- 在等待咽喉分泌物培养结果的同时，推迟 24～48 小时的治疗并不会降低治疗的效果。事实上，即使在其出现症状后 9 天才开始治疗，已经证明有疗法能有效地预防非化脓性后遗症，如急性风湿热（推荐等级：A）。

急性咽炎：排除危险综合征

急性咽炎的鉴别诊断包括至少五个医疗急症：

1. 急性会厌炎（声门上喉炎）：危及生命的会厌及邻近结构的蜂窝织炎，主要发生在儿童身上，通常但并不总是由 B 型流感嗜血杆菌感染引起。孩子通常会出现突然的发热，发音困难，吞咽困难，呼吸困难。孩子经常身体前倾，流口水。疑似急性会厌炎的儿童应立刻进行气管插管急救，因为气道梗阻的死亡率达到 80%。大多数专家都认为，在保证气道安全之前，不应尝试（通过喉镜或影像学）来明确诊断。成年人更有可能出现严重的咽喉痛，吞咽困难和感觉气道阻塞。

2. 扁桃体周围脓肿（脓性扁桃体炎）：可以根据扁桃体内侧移位或同侧软腭肿胀来诊断。患者通常会出现严重的患侧咽喉痛，发烧，和"热土豆"或低沉的声音。约三分之二的患者发生牙关紧闭（张口时咀嚼肌痉挛）。颈部肿胀和同侧耳部疼痛，唾液增多或流口水都很常见。

3. 颌下间隙感染（Ludwig's angina）：可通过在颌下区出现质地柔软的，对称的，"木质"样的硬结进行诊断，患者的症状可能包括发烧、寒战、乏力、颈部僵硬、口腔疼痛、流口水、吞咽困难。与患有急性会厌炎的儿童类似，该病患者同样会身体前倾，试图增加他们的气道直径。

4. 咽后间隙感染常通过表现为咽喉后壁膨出或颈部侧面肿大进行诊断。通常病因是好氧及厌氧菌兼而有之。

5. 颈内静脉感染性血栓形成（Lemierre syndrome）：该病症常由梭杆菌属（正常菌群中的厌氧菌）引起，且伴有发热、脓毒性肺栓塞和胸腔积液。

急性咽炎：其他微生物病因

少见但严重的喉痛原因包括以下几种病症：

1. 白喉　白喉在现今的美国很少见，典型表现为喉咙呈灰色且伴有疼痛，贴壁上的假膜容易被误认为是渗出液。一般情况下，白喉起病缓慢，具有明显的全身毒性反应。

2. 厌氧菌性咽炎（Vincent's angina）　这种罕见的感染是由厌氧菌和螺旋体的混合引起的，常与 A 组链球菌和金黄色葡萄球菌的作用有关。患者有脓性分泌物，呼吸常有恶臭。其并发症包括扁桃体周围脓肿、颈内静脉感染性血栓形成。

3. 川崎病（Kawasaki disease）　患结膜炎的儿童有喉咙痛，嘴唇红斑、草莓舌、手足水肿和皮疹可增加诊断的可能性，发病可累及冠状动脉。

4. 耶尔森菌性小肠结肠炎（Yersinia enterocolitica）渗出性咽炎和颈部淋巴结病是死亡率高的急性发热性疾病；其他特征包括腹痛伴或无腹泻。该疾病暴发是由受污染的食物或饮料造成的。

5. 原发性 HIV 感染（急性逆转录病毒综合征）　症

状可包括喉咙痛,除了有发热、体重减轻、淋巴结肿大、皮疹和脾肿大。

6. 淋病 虽然主要见于性活跃的青少年,但淋球菌性咽炎可发生于任何年龄。咽部可能会出现红斑和渗出物,也可能出现在表现正常但菌培养呈阳性的患者。

7. 兔热病 伤寒型兔热病,常由于吸入微生物而致病,典型病变开始于发烧和喉咙痛而提示链球菌性咽炎。

导致咽喉痛的不太严重的原因包括:

1. 传染性单核细胞增多症 由 EB 病毒(Epstein-Barr virus, EBV)引起的单核细胞增多症可出现与链球菌性咽炎极其相似的症状,如咽痛、有咽分泌物。通常由巨细胞病毒(CMV)引起的单核细胞增多症出现的咽炎的临床表现多是轻微的。

2. 溶血性隐秘杆菌 由这种细菌引起的咽炎主要发生在青少年。大约一半的患者可出现上肢的伸肌表面上出现猩红热样的皮疹,该皮疹与猩红热的皮疹不同在于该皮疹不脱屑,且可作为有效的诊断依据。该微生物在绵羊琼脂平板上生长缓慢,对青霉素耐药;红霉素是治疗的首选药物。

3. 单纯疱疹病毒(HSV) 咽炎主要发生在青少年,通常是由 HSV-1 引起的。近半数患者有分泌物。上颚出现小囊泡和浅表型溃疡相汇合的症状可作为诊断依据,但只有少数患者会在嘴唇处出现"热病性疱疹"。

4. 流行性感冒 主诉有时是喉咙痛,但其他的症状,如肌痛、头痛、咳嗽、重度疲劳就会很快出现并占主导地位。

5. 非A组乙型溶血性链球菌(non-group-A β-hemolytic streptococci) C 组和 G 组链球菌可引起的咽炎临床上不能与化脓性链球菌引起的区分,有时见于常见的食物来源的爆发。一些研究者报道了在大学生中频发的由 C 组链球菌所致的咽炎。

6. 各种原因 其中包括肺炎支原体、肺炎衣原体(Chlamydophila pneumoniae,前称 Chlamydia pneumoniae)、苍白密螺旋体(Treponema pallidum,梅毒 syphilis)和许多病毒。

下呼吸道感染

下呼吸道感染是家庭医学中常见的疾病,是导致抗生素过度使用的主要原因,而且依然是老年人死亡的常见原因。

急性支气管炎("Chest Cold","胸部感冒")及不伴有肺炎的气管支气管感染

急性支气管炎("chest cold","胸部感冒")极其常见,通常由病毒性病原引起,而且会导致抗生素的过度使用。术语"急性感染性支气管炎"有时被用来表示区分其他病因导致的咳嗽,有时使用术语"气管支气管炎"表示其准确性,因为患者气管也感染发病。急性支气管炎的发病率在 5 岁以下儿童中最高,另一个高峰是老年人。这种疾病是季节性的,最常见于冬季中期。

大多数病例(某些研究估计为 95%)是由病毒引起的。所有影响上呼吸道的常见病毒都可致病。肺炎支原体和肺炎衣原体可引起旷日持久的气管炎病例。百日咳博德特氏菌(Bordetella pertussis),百日咳的病原,已经成为咳嗽持续超过 3 周的成人发生急性支气管炎的重要原因。

发病前至少有 24 小时的先兆症状,有普通感冒和咽炎的症状。干咳、早期气道炎症演变为咳嗽、咳少量黏液脓性痰。发烧,头痛,肌痛,和胸骨后疼痛等不适。体格检查可见气管区压痛,肺部听诊可闻及粗湿啰音,偶有哮鸣音。患者很少出现毒性症状。

90% 以上的咳嗽持续时间超过 3 周的患者需要考虑鼻后滴漏综合征、哮喘、胃食管反流,或药物诱发咳嗽(其中血管紧张素转换酶[ACE]抑制剂是目前最常见的原因)等诊断。百日咳的分离需要特殊的培养基和 5~7 天的培养期。用直接免疫荧光标记抗体法可以更迅速地识别生物体。

急性支气管炎为建议患者戒烟提供了好机会。

治疗要点

- 大量试验表明:抗生素对急性支气管炎只有轻微的益处,所以应该用于有并发症高风险的患者,其中包括老年人、慢性肺部疾病患者以及宿主防御能力受损者(推荐等级:A)。
- 四环素或大环内酯类抗生素可能对由肺炎支原体和肺炎衣原体引起的慢性支气管炎患者有治疗作用(推荐等级:B)。肺炎衣原体引起的支气管炎可能需要多于一次的疗程的抗生素治疗,因其可导致顽固性呼吸系统疾病(推荐等级:B)。
- 百日咳应该用大环内酯类抗生素(红霉素,阿奇霉素或克拉霉素)治疗(推荐等级:A)。
- 成年人应当侧重考虑将无细胞百日咳疫苗(包含在 TDaP 疫苗中)作为其常规免疫接种的一部分。

慢性支气管炎急性发作

美国胸科协会(The American Thoracic Society,ATS)将慢性支气管炎定义为:主要由吸烟引起的慢性支气管炎,存在咳嗽、咳痰至少持续 3 个月、连续 2 年,并且排除如结核或支气管扩张等潜在疾病。成年人中

有高达 25% 的人口患有这种常见疾病，并可能充分发展为慢性阻塞性肺疾病，慢性支气管炎急性加重的原因仍然存在争议。目前的观点认为，慢性支气管炎的恶化大多是由病毒或非感染性病原体引起的，尽管痰培养常常显示有流感嗜血杆菌、肺炎链球菌、黏膜炎莫拉氏菌或其他细菌的非分型菌株。但有证据表明，慢性支气管炎患者的细菌感染反复发作会导致肺功能恶化，严重可导致呼吸衰竭的后果，所以虽然短期抗生素治疗（5～7 天）仅对气流有一定程度的改善并且存在争议，但仍然作为常规治疗基础肺功能明显受损的患者。

治疗要点

- 慢性阻塞性肺疾病急性加重期患者如出现气短、化脓性痰，应给予抗生素治疗（推荐等级：A）。
- 阿莫西林克拉维酸 - 或氟喹诺酮类（而不是环丙沙星）是目前治疗慢性阻塞性肺疾病急性加重疾病的首选药物，疗效优于较老的药物如多西环素、复方磺胺甲噁唑（TMP-SMX）、阿莫西林（推荐等级：B）。
- 在冬季提供预防性抗生素的做法不具有可靠的证据支持，应予以劝阻（推荐等级：B）。
- 慢性阻塞性肺疾病患者每年应接受肺炎球菌疫苗和对抗流感的疫苗免疫接种（推荐等级：A）。

支气管扩张

支气管扩张症是一种获得性病症，其特征是支气管和细支气管的异常扩张，临床表现为慢性排痰性咳嗽和频繁的下呼吸道感染。在采用广谱抗生素和预防麻疹和百日咳疫苗后，其患病率急剧下降。

具体原因包括：

（1）治疗延误的坏死性肺炎；

（2）囊性纤维化，常为主要表现；

（3）诊断延误的过敏性支气管肺曲霉病；

（4）免疫缺陷综合征；

（5）纤毛运动障碍综合征；

（6）幽门螺杆菌感染可能。

胞内分枝杆菌复合体（M. avium-intracellulare complex, MAC）感染与女性支气管扩张无密切相关（参见下文关于分枝杆菌感染的讨论）。

进展期支气管扩张症患者每天咳嗽产生大量稠厚的、黏液性、顽固性痰。然而，大多数患者产生的痰量较少，至少在疾病早期如此。早期，咳嗽可能没有痰的（"干性支气管扩张"），甚至没有咳嗽。呼吸困难和咯血是常见症状。

超灵敏、高分辨率 CT 扫描显示支气管壁增厚和腔内扩张，是目前首选的影像学检查方法。检查包括血常规和不同的免疫球蛋白（IgA、IgG 和 IgM）水平定量、痰革兰氏染色和常规病原体培养、痰分枝杆菌培养（AFB 培养）和真菌培养。过敏性支气管和肺曲霉菌病的筛查试验包括血常规（寻找嗜酸性粒细胞）、IgE 水平和抗曲霉菌沉淀抗体的检测。当儿童、少年或青年人出现支气管扩张时，应怀疑囊性纤维化。

除切除肺受累部分外，没有其他治愈性方法。高剂量的抗生素治疗应该应用于因痰量增加而引起的反复发热。

细支气管炎（ "喘息性支气管炎" 或 "哮喘性支气管炎" ）

细支气管炎是儿童早期的一种常见病，以喘息为特征，几乎总是由病毒引起，最典型的是呼吸道合胞病毒（RSV）。诊断依据的是临床表现和自限性过程，从疾病的第三到七天时开始改善。除了罕见的细菌超级感染患者，抗生素的使用没有明确的指征，但应密切观察患者直到出现改善。一些证据表明，糖皮质激素、雾化吸入肾上腺素联合使用可减少住院治疗的需要，但数据应谨慎解读（Fernandes and Hartling, 2014）。

急性社区获得性肺炎

在发达国家，肺炎仍然是死亡的主要原因和最常见的传染病死因。

数据显示，在住院部，管理这种疾病的成本增加了 28 倍，这促使人们重新致力于识别可在门诊的基础上安全处理的患者（Wunderink and Waterer, 2014）。遗憾的是，很难对肺炎做出准确的病因诊断，尤其是在首次临床就诊时。在过去，许多医生非常重视仔细检查获得的痰的革兰氏染色。近几十年来，更加重视对疾病的严重程度进行分级并进行相应的治疗。

罹患率最高见于人生极限的年龄：4 岁以下，65 岁以上。冬天里达发病率高峰。

"典型细菌性肺炎"（通常由肺炎链球菌引起的大叶性肺炎）和由肺炎支原体引起的非典型肺炎的区别已经变得模糊，但在概念上仍然有用。典型的细菌性肺炎主要包括肺泡炎症，导致化脓性痰，白细胞计数升高（或，在某些患者中，白细胞计数低或正常并伴有差异计数中的过量带中性粒细胞），以及周围局部的胸膜炎性胸痛。非典型肺炎主要涉及的是气管支气管黏膜和肺间质的炎症，导致少量非化脓性痰，白细胞计数正常，位于中央位置的胸骨后疼痛。典型肺炎球菌肺炎通常是突然起病的，但非典型肺炎的发病更可能是渐进的（表 15-4）。

表 15-4　来自病史的肺炎的病因线索

病史	建议的病因
突然发病	急性细菌性肺炎, 通常由肺炎链球菌引起
逐渐发病	"非典型"肺炎, 常由肺炎支原体或肺炎衣原体所致
家族呼吸系统疾病	肺炎支原体, RSV, 流感
近期和小孩子有接触	支原体肺炎, RSV
慢性支气管炎或慢性阻塞性肺病	肺炎链球菌, 嗜血杆菌流感, 卡他莫拉菌、嗜衣原体属肺炎。铜绿假单胞菌
居住于护理之家(院)或近期住院	肺炎链球菌, 流感嗜血杆菌, 好氧革兰氏阴性杆菌, RSV
酗酒	肺炎链球菌, 好氧革兰氏阴性杆菌(特别是肺炎克雷伯氏菌), 和好氧细菌("口腔菌群"), 结核分枝杆菌
精神状态变化, 癫痫发作, 酗酒, 近期有牙科手术	"口腔菌群吸入性肺炎"(混合厌氧菌和好氧菌), 肺炎链球菌
无家可归或被监禁的人	肺炎链球菌; 结核分枝杆菌
使用注射毒品	金黄色葡萄球菌(考虑来自右侧内膜炎的脓毒性肺栓塞), 肺炎链球菌
家庭使用小容量雾化器	铜绿假单胞菌, 其他需氧革兰氏阴性杆菌
近期甲型或乙型流感	肺炎链球菌, 金黄色葡萄球菌, A 群链球菌(化脓性链球菌)
糖尿病酮症酸中毒	肺炎链球菌, 金黄色葡萄球菌
暴露于受污染的气溶胶(淋浴器, 空气冷却器, 水供应), 两周前在酒店或游轮停留	嗜肺军团菌(Legionnaire's disease, 军团菌病)
囊性纤维化	铜绿假单胞菌, 金黄色葡萄球菌, 洋葱伯克霍尔德菌
B 淋巴细胞疾病(无丙种球蛋白血症, 多发性骨髓瘤, 慢性淋巴细胞性白血病)	肺炎链球菌
镰状细胞性贫血	肺炎链球菌
接触鸟类(长尾小鹦鹉, 美冠鹦鹉, 相思鹦鹉)	鹦鹉热衣原体(鹦鹉热)
接触牛, 羊, 山羊或临产的猫	贝纳特氏立克次体(Q 热)
接触兔子, 狐狸或松鼠的组织或体液	土拉热弗朗西丝菌(土拉菌病)
接触原毛, 山羊毛, 动物皮, 牛, 猪或马	炭疽芽孢杆菌(炭疽病)
接触松鼠, 大鼠, 花栗鼠或草原犬只	耶尔森菌(鼠疫)
接触啮齿动物粪便, 尿液或唾液; 在美国西南部的"四角"地区进行勘探	汉坦病毒肺综合征
接触被动物尿液污染的水或野生啮齿动物, 狗, 牛, 猪或马	钩端螺旋体属(钩端螺旋体病)
军事招募	脑膜炎奈瑟球菌, 4 或 7 型腺病毒
前往美国西南部或加利福尼亚南部, 尤其是遇到暴风雪时	球孢子菌(球孢子菌病)
前往俄亥俄州或密西西比河谷; 暴露于蝙蝠粪便或来自鸟类粪便富集的土壤; 洞穴探险	荚膜组织胞浆菌病(组织胞浆菌病)
前往西南亚, 西印度群岛, 澳大利亚, 关岛或南美洲或中美洲	类鼻疽伯克霍尔德菌(类鼻疽病)
减重	结核分枝杆菌, 支气管内癌后支气管肺炎
肺泡蛋白沉积症	诺卡菌属(诺卡菌病)
HIV 疾病(早期)	肺炎链球菌, 流感嗜血杆菌, 结核分枝杆菌
HIV 疾病(晚期, CD4 淋巴细胞计数, < 200/mm³)	如上所叙述, 加上肺孢子虫, 新型隐球菌, 荚膜组织胞浆菌, 曲霉属(Aspergillus spp.)铜绿假单胞菌和非结核分枝杆菌(特别是堪萨斯分枝杆菌)
伴随的急性关节炎	药物反应或结缔组织病
疑似生物恐怖主义	炭疽芽孢杆菌(炭疽), 鼠疫耶尔森菌(鼠疫), 土拉热弗朗西丝菌(兔热病)

急性肺炎的诊断通常基于病史、体格检查发现和胸部 X 线检查结果。急性肺炎与慢性肺炎的区别（见下文）是根据病史。三个基本问题是：

1. 是肺炎还是其他诊断？应考虑下列鉴别诊断：肺栓塞（可以说是"非典型肺炎"最常见的原因），充血性心力衰竭伴有急性病毒性上呼吸道感染或"病毒综合征"，由药物或嗜热放线菌引起的过敏性肺炎，闭塞性细支气管炎肺炎（也被称为隐源性机化性肺炎），特发性急性嗜酸性粒细胞肺炎（以高热、肺部、呼吸衰竭为特征，外周血嗜酸性粒细胞通常是不存在的，相反，慢性嗜酸性肺炎[Carrington's syndrome，卡林顿综合征]）、异物吸入、结缔组织病、肺泡蛋白沉积症，变应性支气管肺曲菌病，肿瘤（特别是绒癌）、肺出血（如 Goodpasture's syndrome 和二尖瓣狭窄），和游离基可卡因吸入（"裂肺综合征"，表现为发热、低氧血症、咯血、呼吸衰竭），外周血嗜酸性粒细胞通常是升高的。

2. 肺炎的严重程度，是否需要住院治疗？作出这些决定的循证指南依然在继续变革。肺炎严重度指数（Pneumonia Severity Index，PSI），包括 20 个变量，需要使用决策支持工具，将患者分层为五组。CURB-65 系统对肺炎严重程度分级提供了一种更实际的方式，使用五个预后变量：意识障碍（基于特定的精神状态测试或时间、地点和人物的定向障碍）、尿素（血尿素氮 >20mg/dL）、呼吸频率（>30 次 /min）、血压（收缩压 <90mmHg 或舒张压 <60mmHg）、年龄 >65 岁。为每个变量提供一个得分点；得 2 分的患者应住院，评分在 3 分或以上的患者应考虑入住重症监护病房。这些标准不应取代临床判断，这种判断应考虑到患者维持口服功能，对患者并发症的知晓、生活状况，对药物滥用的倾向，依从药物治疗的能力，和认知障碍。选择进行门诊处理的患者时需要（理想化地）通过脉搏血氧测定法评估氧合充分度。

3. 什么是最有可能的致病微生物？尽管美国目前的做法不像以前那样强调预测致病微生物，但需要注意的是，在需要住院治疗的患者给予抗生素前应获得血培养（推荐等级：A）医院质量指标包括——临床医生应熟悉的病因谱（表 15-4～表 15-6）。

肺炎链球菌性肺炎持续为严重社区获得性肺炎被证实的最常见的原因，其三分之二的病例血培养呈阳性。可由急性病毒性上呼吸道感染诱发。侵袭性肺炎球菌病的危险因素包括极端年龄、酗酒、HIV 疾病、终末期肾病、镰状细胞贫血病、糖尿病、痴呆、营养不良、恶性肿瘤、影响 B 淋巴细胞功能的疾病和免疫抑制性疾病。肺炎球菌对青霉素 G 敏感性降低（根据非脑膜分

表 15-5　体检发现肺炎病因线索

发现	建议的病因
相对心动过缓	病毒感染，兔热病，肺炎支原体，军团菌病，鹦鹉热
精神状态改变	伴有脑膜炎，结核，真菌病，军团菌病，心内膜炎
"胸外"症状突出，如头疼和腹泻	军团菌病
口腔卫生差，气味难闻	"口腔菌群"吸入性肺炎（混合好氧菌和厌氧菌）
大疱性骨膜炎	肺炎支原体
皮肤损伤	非典型麻疹，水痘 - 带状疱疹，真菌性肺炎，诺卡菌病，葡萄球菌性肺炎
多形性红斑	肺炎支原体
红斑结节	组织胞浆病毒，球孢子菌病，结核病
坏死性脓疮	铜绿假单细胞，金黄色葡萄球菌
肺部听诊清晰（尽管肺部影像显示渗出）	肺炎衣原体，衣原体肺炎
脾肿大	鹦鹉热，伤寒，布鲁菌病，心内膜炎

表 15-6　肺炎病因线索及其胸部 X 线或 CT 的含义

检查发现	提示的病因和含义
肺大叶实变	肺炎链球菌；更少见的是革兰氏阴性杆菌
多小叶实变	应强烈推荐住院治疗
累及两侧下叶	考虑血栓栓塞症，包括脓毒性栓塞，慢性吸入性肺炎，肺炎支原体肺炎
斑驳的双边浸润	右侧心内膜炎，败血性栓塞，"非典型肺炎"（特别是兔热病）
放射检查或 CT 扫描比体格检查提示更突出	非典型肺炎（特别是肺炎支原体肺炎）；肺栓塞
体积损失	结核病，癌
粟粒模式	结核病，组织胞浆菌病，球孢子菌病，细菌性败血症
肺结节	真菌感染（特别是隐球菌病），脓毒性肺栓塞，军团菌
空洞病变	吸入性肺炎，革兰氏阴性杆菌性肺炎，结核病，空洞性癌变
大量胸腔积液	化脓性链球菌（A 组链球菌）
肺门淋巴结肿大	肺结核，百日咳，兔热病，肺炎鼠疫，癌
尽管强烈疑似肺炎，还应拍胸部 X 线片	实验研究及轶闻报告支持偶有肺炎患者因脱水而的胸部 X 线片正常；使用静脉液体后渗出"开花"的（X 线片）征象

离株最低抑菌浓度 > 2μg/ml 确定）的危险因素包括极端年龄（2 岁或以下，70 岁或以上）、延期住院、近期 β- 内酰胺类抗生素治疗。在日间照护中心活动（要么是儿童或工作人员），住在护理之家（疗养院），或慢性病（如肝硬化或慢性肺病）。

流感嗜血杆菌是老年患者和严重潜在疾病，包括慢性阻塞性肺病患者肺炎的常见原因。肺炎（病变）通常呈片状或节段性分布，它是支气管肺炎而不是大叶性肺炎的特性。

金黄色葡萄球菌肺炎，呈现为社区获得性肺炎时，往往是急性而且暴发性的。金黄色葡萄球菌是社区获得性肺炎的一种非寻常病因，除了在流感流行期间，其病例大概只有 1%。流感病毒明显地使葡萄球菌更易于在呼吸道黏膜种植。葡萄球菌肺炎往往是一种引起坏死过程，伴有脓肿形成。在儿童中，胸片可能显示空洞而称为肺囊肿。

A 组链球菌（化脓性链球菌）肺炎，除了在流感流行期间之外，是罕见的病症，其特点往往是进展快速的大脓胸因而需要胸腔引流。

肺炎克雷伯菌肺炎在酗酒患者中是一种相对常见的肺炎病因，并且经常呈现一种特别是肺上叶的肺叶型肺炎。大肠杆菌和其他需氧革兰氏阴性杆菌是体弱老人的常见肺炎病因，铜绿假单胞菌虽然是院内获得性肺炎的共同原因，但很少与没有潜在的肺部疾病或严重的衰弱患者的社区获得性肺炎相关。

由口腔菌群引起的肺炎（由好氧和厌氧菌混合而成，通常以厌氧菌为主）最常见于酗酒或口腔卫生不良的患者。无牙患者的"口腔菌群"肺炎应怀疑是由肺癌引起的支气管内阻塞。大多患者都有恶臭的气息，但不是所有受影响的患者都有。肺脓肿或脓胸是常见的。

肺炎支原体是一种细胞壁缺陷型生物体——对呼吸上皮具有特殊亲和力。肺炎支原体肺炎患者可能有第二种肺部病原体。这种疾病主要影响青少年和年轻人，最常见累及肺下叶，有时伴有胸腔积液。大疱性鼓膜炎（鼓膜的红斑与"泡"）发生在少于 5% 的患者身上，但它对肺炎支原体肺炎有较高的阳性预测价值。胸部 X 线平片一般显示浸润范围比体格检查所显示的范围更广。肺外表现，可主导临床过程，包括溶血性贫血、皮疹（包括 Stevens-Johnson syndrome），中枢神经系统并发症（严重程度的范围从无菌性脑膜炎到横贯性脊髓炎）、心脏并发症（包括心肌炎），和多关节痛。诊断最常用的方法是测定肺炎支原体的 IgM 和 IgG 抗体。

肺炎克雷伯菌引起的肺炎，与肺炎支原体肺炎不同，主要影响老年人。感染肺炎衣原体的年轻人更容易表现为咽炎而不是肺炎。有症状的肺炎克雷伯氏杆菌肺炎通常（但并非总是如此）是一种相对较轻的疾病，但通常情况下恢复缓慢。

军团病是某些地区的肺炎的一个相对常见的病因。临床上严重的病例往往发生在缺乏宿主防御能力的人身上，通常发生于慢性阻塞性肺病、免疫抑制或高龄人群。嗜肺支原体血清第 1 组群尿抗原检测灵敏度约为 80%，特异性接近 100%；该血清群约占 80% 的军团病病例。

在美国鹦鹉热（鸟疫）是由鹦鹉热衣原体引起的肺炎，是一种罕见的肺炎病因（最常见的是，有肺下叶实变）；其他症状包括伤寒病伴发热、不适、相对心动过缓和肝脾肿大；传染性单核细胞增多综合征伴有发热，咽喉痛，淋巴节肿大，以及肝脾肿大；不明原因发热（FUO）；和非特异性流感样疾病。诊断是基于血清学的检查。多西环素是首选药物。

目前大环内酯类药物被推荐给以前健康的社区获得性肺炎患者，这些患者对有青霉素耐药的肺炎球菌的无感染风险，而且无住院指征，除了对大环内酯耐药的肺炎链球菌的发生率高（> 25%）的地区之外（推荐等级：A）。当患者在前 3 个月中有并发症或已接受抗抗菌素时，替代品包括除环丙沙星以外的氟喹诺酮类药物（推荐等级：A）或与大环内酯类或多西环素联合的第三代头孢菌素（推荐等级：B）。

对于患有共患病和需要住院治疗的患者，应该参考目前美国医院的抗生素选择方案，如果不是全部的话，最多也是如此。对于不需要住重症监护病房的患者，联合使用 β- 内酰胺类药物（例如头孢曲松），加上，一种大环内酯类或多西环素是通常的治疗方案（推荐等级：A），对青霉素过敏患者建议使用氟喹诺酮类药物。

医疗保健相关性肺炎

在 2005 年，ATS 和 IDSA 将"医疗保健相关肺炎"指定为基于患者人群的第三类肺炎，——是除了以前的"社区获得性肺炎"和"医院获得性肺炎"这两类的另外一类。医疗保健相关肺炎的定义包括在近 90 天内在延长照护机构居住 2 天或 2 天以上，接受家庭输液治疗或在门诊进行伤口护理，并在前述期间的 30 天内到血液透析中心治疗。这个实体已经招致某种争议。最近对 24 项研究进行的分析证实，与没有列出的危险因素的"社区获得性肺炎"患者相比，医疗保健相关肺炎患者更有可能患上由耐甲氧西林金黄色葡萄球菌（MRSA）或包括铜绿假单胞菌在内的好氧革兰氏阴性杆菌引起的肺炎（Chalmers et al., 2014）。

流行性感冒

在美国，每年大约有 36 000 人死于流感，或者与交通事故造成的死亡人数大致相同。感染人类的流感病毒分为 A、B 和 C（罕见），甲型流感病毒是根据包膜糖蛋白的抗原特性的变化而进一步分类的，称为血凝素 Hemagglutinin（H）抗原和神经氨酸酶 neuraminidase（N）抗原。A 型流感病毒的 RNA 基因组不断地发生重排。抗原转变预示病毒基因中重大的改变，并且其发生往往先于地方病和大流行。抗原漂移反映了与较局部感染爆发有关的微小变化。B 型流感病毒不太容易突变；抗原性漂移发生于其 H 抗原，但尚未见抗原转变相关报道。

流感病毒的命名提示它们的身份特性。细想一下，2013—2014 年的四价疫苗病毒为代表的例子。名为"A（H1N1）/ 加利福尼亚 /7/2009"的病毒确认为 A 型流感病毒伴有血凝素 Hemagglutinin 1 型和神经氨酸酶 neuraminidase 1 型（即，H1N1），2009 年首次在加利福尼亚分离出来，为序列中的第七个毒株。流感病毒间抗原转换，如最近发现在鸟类中的流感病毒 A 的 H5N1 和 H3N7 毒株，带来潜在的流感病毒全球大流行，因为很少人有自然发在的保护性抗体。B 型流感疫苗只有一种已被确认的 H 抗原和一种 N 抗原，因此其命名较短。因此，"B/ 马萨诸塞州 /2/2012"确认为 2012 年在马萨诸塞州分离出来的 B 型流感病毒作为其序列中的第二株。甲型流感的暴发流行在普通人群中的发病率为 10%～20%，在日间照护中心的儿童和护理之家（疗养院）中发病率很高。甲型流感的大流行可以攻击 50% 以上的普通人群。

流感的临床疾病谱范围从类似普通感冒的自限性疾病到可于数小时内致死的病毒性肺炎。成年人通常能回忆确定具体某时出现症状，如搏动性头痛、畏光、肌肉酸痛、喉咙痛、胸骨后疼痛、干咳、无力性疲劳。学龄前儿童易表现出发烧、鼻炎、咽炎、呕吐和腹泻。老年人患者中，病程通常以高烧、鼻塞、疲劳和腹泻为主。在所有年龄组中，出现的全身的症状可能比呼吸系统的症状更为令人印象深刻（Memoli et al., 2014）。

美国食品药品监督管理局（FDA）批准了 10 多份 15 分钟内可提供结果的"快速流感检测"。一般来说，它的灵敏度在 50%～70% 之间，特异度在 90%～95% 之间。这些快速检测在社区没有流感报告的情况下，对有类似流感症状的患者做诊断决策尤其有用。然而，当患者出现了流感的症状和体征，并且流感正在社区中流行，一次快速流感测试的阴性结果，决不应该成

为排除流感的根据。流感的症状与其他病毒性呼吸道感染重叠；近期有数据表明，呼吸道合胞病毒（RSV）通常导致老年人的急性呼吸道疾病，尽管其发病进程常常比流感更为渐进（Sundaram et al., 2014）。而且即使流感似乎很明显，但也应该牢记其他危及生命的疾病的可能性（图 15-7）。

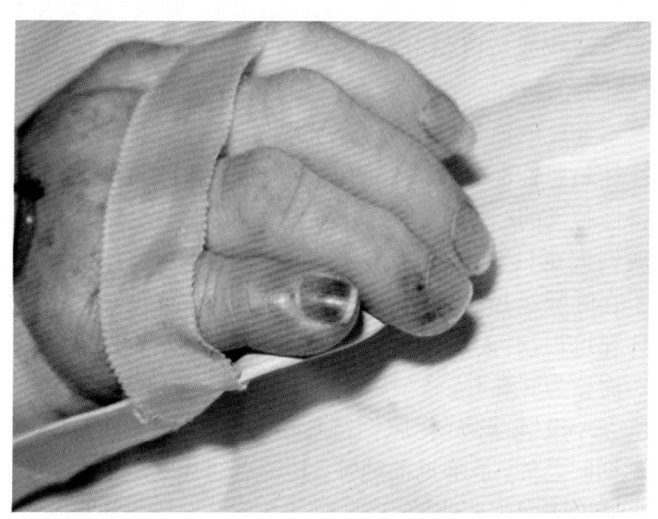

图 15-7　在 A 型流行性感冒高峰期出现发热和心力衰竭的患者中，诊断金黄色葡萄球菌心内膜炎的关键包括皮肤小栓塞性病变和甲床下大型裂片性出血

肺炎是危及生命的主要并发症。当持续数天出现高热、呼吸困难时，应疑诊原发性流感性肺炎。这种疾病在老年人和免疫力低下的人群中更为常见，但是健康的年轻人也会感染。当病情似乎要好转的患者突然又恶化，应怀疑继发性细菌性肺炎。后者通常是由肺炎链球菌（S. pneumoniae）引起的（高达半数的病例），但是金黄色葡萄球菌在以上的情境下也是比较普遍的病因。

流感主要是一种儿童疾病，病毒由儿童传播给他们的父母、祖父母和其他人。再次强调，除非有绝对的禁忌证，年龄超过 6 个月的人每年都应该注射流感疫苗。

治疗要点

- 严重、有并发症的或进行性加重的流感患者，若在发病后 2 天内确诊，应用抗病毒药物治疗，这可能会减少疾病持续时间和降低严重并发症的风险。奥司他韦（Oseltamivir）和扎那米韦（zanamivir）是目前治疗该疾病的首选（推荐等级：A）。

- 奥司他韦（Oseltamivir）每日两次，每次 75mg。较高剂量似乎并不能提高功效（推荐等级：B）。

- 持续时间超过 48 小时的无并发症的流感患者不推荐使用抗病毒药物治疗（推荐等级：A）。

胃肠道及腹腔内感染

急性腹腔内感染，主要是感染性腹泻，成为全球仅次于心血管疾病的死因。在美国，急性胃肠炎是仅次于病毒性呼吸道疾病的导致急性疾病的病因。大多数的腹腔感染的发作都是自限性的，但每年由感染性腹泻和各种食源性疾病引起的死亡超过 500 例。其他类型的腹腔感染相对比较常见，且代表着诊断和处理的困境。家庭医生应该明确以下诊断的误区：

1. 急性细菌性脑膜炎有时会因为明显的恶心和呕吐而被误诊为"胃肠炎"。

2. 胸腔内疾病如肺炎、肺血栓栓塞和急性心肌梗死有时表现为上腹部疼痛。相反地，较低位置的胸痛可能反映出腹腔内病变。

3. 未被发现的伴有反流症状的食管疾病，可以引起哮喘、持续性咽喉痛和慢性吸入性肺炎。慢性吸入性肺炎可以导致支气管扩张和非结核分枝杆菌感染。

4. 发烧并伴有右下腹部疼痛提示的急性阑尾炎（假性阑尾炎综合征），可能是由小肠结肠炎耶尔森菌（Yersinia enterocolitica）（常见的病因）、肠炎沙门菌（Salmonella enteritidis）、伤寒沙门菌（S. typhi）或空肠弯曲杆菌（Campylobacter jejuni.）引起的。

5. 糖尿病患者的腹痛，可能是危及生命的综合征的指征，如气肿性肾盂肾炎（emphysematous pyelonephritis）或气肿性胆囊炎（emphysematous cholecystitis）。

6. 肝硬化、腹水患者若腹痛、发热或有脓毒血症证据应提示自发性细菌性腹膜炎（spontaneous bacterial peritonitis）或自发性菌血症（spontaneous bacteremia）的可能性。

7. 老年人的腹痛和脓毒血症证据，应高度警惕由急性胆囊炎、憩室炎、结肠穿孔、急性阑尾炎、主动脉瘤破裂等疾病而引起的"急腹症"的可能性。

8. 对近期有憩室炎、胆囊炎或胰腺炎的腹痛和发烧患者，应提高腹腔脓肿诊断的可能性。

食物中毒

在美国，每年大约有 5000 起食物中毒的疫情报告，食品的集中加工和配送以及外出就餐的趋势，使食物中毒成为一个日益严峻的问题。大约三分之二的食物中毒疫情暴发的病因已经明确，通常是由细菌（75%），以及化学试剂（17%）、病毒（6%）和寄生虫（2%）引起。症状包括轻微的面部潮红（"中国餐馆综合征"）或肠胃炎到危及生命的瘫痪或结肠炎。1 小时以内出现症状提示是由化学试剂引起的；1～6 个小时内出现症状通常

提示，从被金黄色葡萄球菌（S. aureus）或蜡样芽孢杆菌（Bacillus cereus）污染的食物中摄入它们产生的毒素，常见症状为呕吐和腹部痉挛性疼痛，有三分之一的患者出现腹泻。8～16 个小时以内出现症状有许多可能，尤其是细菌感染如产气荚膜杆菌（C. perfringens）、产肠毒素菌株的蜡样芽孢杆菌（B. cereus）；典型症状可由多种肠道致病菌引起，表现为腹部绞痛和腹泻。个别病例很少成为被调查的指征，但同时发生两起或两起以上病例应及时通知当地卫生当局。

感染性腹泻

急性腹泻在家庭医学中是极为常见的疾病。医生最首要的任务就是判断该症状是传染性的还是非传染性的（图 15-8）。这里的重点主要是出现于青少年或成年人的腹泻。腹泻的非传染性病因包括食物过敏、内分泌紊乱、炎症性肠病、毒品（包括可卡因），应考虑它们与带有腹痛的缺血性结肠炎和见于青年或中年患者的血性腹泻进行鉴别诊断。研究结果表明，医学上重要的腹泻需要进一步的检查，包括高热（≥38.5℃[101.3°F]）、大量的水样腹泻导致严重的血容量减少、严重的腹部疼痛（尤其在年龄大于 50 岁人群）、血性腹泻、溶血性贫血或肾衰竭患者的腹泻、痢疾综合征（粪便带血和黏液，体

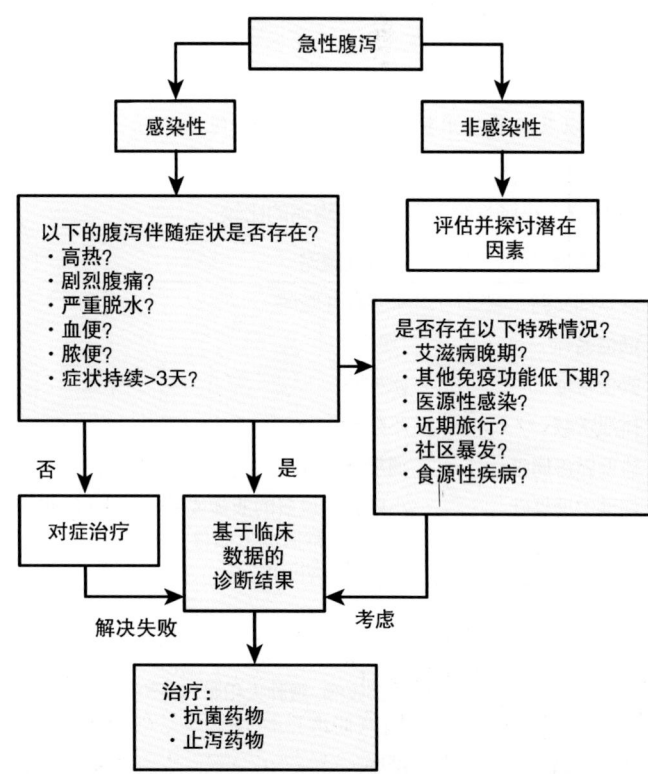

图 15-8 根据一系列结构化问题对青少年或成人急性腹泻患者的评估

积小）、持续时间超过三天、高龄（年龄 79 岁或以上）、免疫力功能低下状态或出现提示社区疾病暴发的许多类似病例。急性出血性腹泻是一种紧急的医疗病症。

"小肠性腹泻"与"大肠性腹泻"之间的区别（表 15-7），在概念上是有用而有临床相关性的，尽管它们存在相当大的重叠。在美国，约 90% 的急性社区获得性传染性腹泻病例，表现为以稀水样便为特征的"小肠性腹泻"，约 5%～10% 的病例表现为"大肠性腹泻"或痢疾综合征，以经常含有血和黏液的小体积粪便为特征。诊断检查对痢疾综合征比"小肠性腹泻"的发现率高，后者不鼓励进行大便常规培养。

粪便的肉眼观察有利于区别非炎症性或炎症性腹泻（表 15-7）。患者应使用一个方便的容器如一个大的、密封的玻璃瓶携带标本到检验科。当粪便中有血液和黏液时提示炎性腹泻，粪便样本应检查白细胞（WBC）。传统的检验方法快速且便宜：取一点粪便放在载玻片上，添加一滴亚甲蓝溶液，盖上盖玻片，利用显微镜的高倍镜或者油镜镜检。市售的乳铁蛋白大便白细胞试验（Leuko-Test）可能更敏感。粪便培养，毒素检测，对虫卵和寄生虫显微检查应根据全面的临床表现来作为选择依据，常常考虑粪便的形态和粪便白细胞的存在或缺失。调查表明，只有 0.6%～6% 的常规便培养能找出病原体，这意味着需要更大的选择性。

治疗要点

- 大多数腹泻患者应给予对症处理，注意补充体液和电解质，以及正确使用抗动力药物（推荐等级：A）。

- 抗动力药物应避免用于可能由艰难梭菌或大肠杆菌产生的志贺毒素引起的结肠炎的血性腹泻患者（推荐等级：A）。
- 对于在美国初级保健中遇到的以下六种情况，建议针对感染性腹泻的特异性抗菌治疗：旅行者腹泻，志贺菌病，艰难梭菌结肠炎，空肠弯曲杆菌感染，50 岁以上老年人的沙门菌肠胃炎，以及证实了的某些寄生虫感染。

产志贺毒素型大肠杆菌（E. coli O157∶H7 和其他型大肠杆菌）

在初级保健中，所有感染性腹泻病例中产志贺毒素的大肠杆菌菌株感染病例所占比例不到 1%，但有肉眼可见血性便的感染性腹泻患者粪便培养阳性率达 8%。这些病例大部分是由牛肉引起的感染，尤其在未煮熟的牛肉汉堡。大肠杆菌 O157∶H7 型和其他血清型引起的出血性结肠炎患者，因为有严重的并发症，包括溶血性尿毒症综合征的风险，所以应住院治疗。

治疗要点

- 尤其在儿童中，应避免使用抗动力药物，因为它们增加了毒素暴露的持续时间和程度（推荐等级：A）。
- 抗生素使溶血性尿毒症综合征的风险增加 17 倍，因此不应使用（推荐等级：A）。

沙门菌　在美国和其他发达国家中，伤寒作为一个主要的公共卫生问题已经基本上被消灭，尽管偶发病例仍然存在，而主要都出现在返回的旅行者中。美国和其他地方一样，由于食品尤其是家禽和鸡蛋中的沙门

表 15-7　小肠性腹泻和大肠性腹泻的比较

影响因素	小肠性腹泻	大肠性腹泻
医学同义词	非炎症性腹泻	炎症性腹泻（菌痢）
通俗名称	"腹泻"	"喷泻"
粪便特征	水样便	半成形的，典型者带有血和黏液
排泄次数	不频繁	频繁
排便时疼痛感	通常无	经常出现
病理生理基础	小肠分泌过多的液体或吸收减少；结肠有储液功能，正常情况下储存大量的液体，直到提示急性肠运动过度时	结肠发炎，因此储液功能不能正常发挥，引起频繁、小体积的排便，通常由大肠的炎症反应导致疼痛感
粪便中的多形白细胞	很少出现	通常出现
发烧	通常无	经常出现
相关症状	腹部绞痛、腹肿大和胀气；严重者会导致血容量减少（脱水）	全身中毒；下腹部疼痛和压痛
典型疾病	霍乱	志贺菌
重要的注意事项	病毒；肠毒性大肠杆菌（旅行者腹泻）；原虫（包括贾第鞭毛虫和隐孢子虫）	空肠弯曲杆菌；产毒素志贺菌（尤其是 E. coli O157∶H7）；阿米巴；同时考虑非感染性疾病如溃疡性结肠炎、缺血性结肠炎

菌广泛存在，非伤寒沙门菌肠道的感染极其常见。沙门菌感染至少包括五种症状：

1. 非伤寒沙门菌引起的肠胃炎通常在摄入受污染的食物或水后的 6～48 小时表现为恶心、呕吐、腹泻，粪便通常松软、中等大小、无血，粪便培养通常呈阳性。

2. 菌血症伴血管内感染可以表现为真菌性动脉瘤（尤其是主动脉，图 15-9）；血管移植物感染；或者心内膜炎（少见）。若获得血培养物，高达 4% 的沙门菌胃肠炎患者的结果呈阳性，但菌血症通常为一过性的，除非宿主因素表现为最小抵抗状（a locus minoris resistentiae）。主动脉粥样硬化晚期容易发生细菌繁殖而感染。

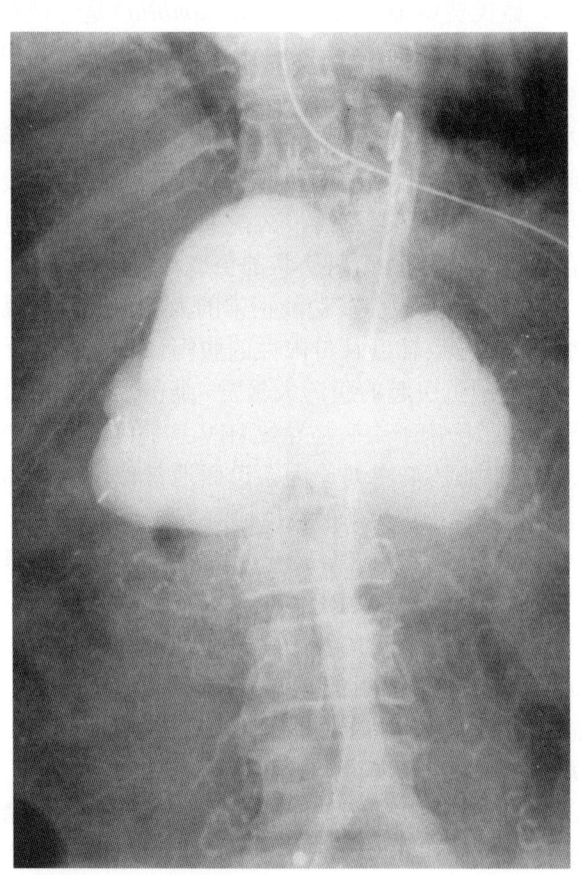

图 15-9　在最近有沙门菌肠胃炎的患者中的腹主动脉瘤（主动脉造影术显示）

3. 局部转移性感染可表现为中枢神经系统感染；骨髓炎或化脓性关节炎（特别是镰状细胞病或免疫抑制时）；软组织感染；泌尿道感染 UTI（特别是存在结石，恶性肿瘤，肾移植，或在某些地区有血吸虫病）；很少有其他综合征。

4. 无症状携带者的非伤寒沙门菌感染发生率在 0.2%～0.6%，多见于女性和胆道异常患者，在食品工业中占有重要地位。

5. 伤寒肠热病（由伤寒沙门菌引起的伤寒以及由其他菌种引起的副伤寒）典型症状为进展性发热演变为持续性发热（即温度不回归到基线水平）。主诉很少有腹泻，约有 30% 的患者症状表现为便秘而不是腹泻，其中大部分为成年人。腹痛有时伴有在躯干和腹部出现小的"玫瑰斑"，第二周开始发展，并在第三周出现肠穿孔或出血等严重的并发症。此时血培养阳性率为 40%～80%，粪便培养阳性率为 30%～40%，骨髓培养阳性率达 98%。

治疗要点

- 抗菌治疗推荐给病情较重的非伤寒沙门菌引起胃肠炎的患者和某些易患并发症的患者（即小于 2 岁或大于 50 岁的患者；恶性肿瘤患者或 T 淋巴细胞功能受损者；那些导致"吞噬细胞阻滞"病症的患者和那些带有人造血管的患者）（推荐等级：B）。

- 当有抗菌治疗的指征时，目前首选的药物是磺胺类（TMP-SMX）和喹诺酮类（推荐等级：B）。

志贺菌属　志贺菌是痢疾的经典病因（参见表 15-7），具有高度传染性。痢疾志贺菌血清型 1（志贺芽孢杆菌）是最致命的志贺菌种，是全球儿童发病率和死亡率的一个重要原因。宋内志贺菌（S. sonnei）引起相对轻微的疾病，在美国志贺菌病中占 60%～80%。罹患率最高的人群为 1～4 岁的儿童。尽管炎症反应比较严重，但它相对较浅，因此菌血症并不常见。

治疗要点

- 由志贺菌引起的痢疾，抗菌治疗包括磺胺类（TMP-SMX）或氟喹诺酮类（推荐等级：A）。

弯曲杆菌属　在美国，空肠弯曲杆菌（C. jejuni）是当前粪便培养中分离出的最常见的细菌，主要感染幼儿、青少年以及青年。发热和腹痛是常见的主诉。非典型的特征包括一种严重的流感样疾病、假性阑尾炎综合征（急性阑尾炎手术患者中有 3% 被分离出空肠弯曲杆菌）、还有急性结肠炎提示炎症性肠病（溃疡性结肠炎或克罗恩病，Crohn's disease）。其他并发症包括胆囊炎、胰腺炎、肝炎、腹膜炎、溶血性尿毒症综合征（hemolytic-uremic syndrome）、先前存在的炎症性肠病加重、称为 Miller-Fisher 综合征的吉兰 - 巴雷变异 Guillain-Barré variant（除了脑神经被感染，还有上行性多神经炎）。胎儿弯曲杆菌（Campylobacter fetus）较少引起腹泻，但对血管部位有明显偏好，还可引起心内膜炎、心包炎以及血栓性静脉炎。

治疗要点

● 空肠弯曲菌肠炎通常使用红霉素进行治疗（推荐等级：B）。
● 大部分由空肠弯曲杆菌感染引起的严重的胃肠炎患者，以及几乎所有的由胎儿弯曲杆菌引起的胃肠炎都应该住院治疗（推荐等级：A）。

耶尔森菌属感染　两种耶尔森菌种，小肠结肠炎耶尔森菌和假结核耶尔森菌，导致的胃肠炎与其他类型的炎性腹泻难以鉴别，常见于幼儿感染。该细菌存在于回肠的淋巴组织中（集合淋巴小结），因此肠系膜淋巴结引起临床综合征酷似急性阑尾炎（假性阑尾炎综合征）。耶尔森菌也可导致铁过载综合征患者或糖尿病患者的肝脓肿。当怀疑是耶尔森菌的感染的时候，应通知实验室使用特殊培养基处理粪便培养物。

治疗要点

● 大多数肠道耶尔森菌的感染不推荐使用抗生素（推荐等级：C）。
● 对耶尔森菌导致的严重的感染或免疫力低下者的感染的患者，治疗方案包括磺胺类（TMP-SMX）、氟喹诺酮类或联合应用多西环素和氨基糖苷类（推荐等级：B）。

弧菌感染　霍乱，是由霍乱弧菌导致的，它是引起非炎症性（而却是致命性的）腹泻的典型病因。细菌产生的毒素刺激腺苷酸环化酶系统，导致组织结构正常的小肠出现大量分泌性腹泻，除非积极治疗，否则会因脱水而导致死亡。副溶血性弧菌是导致胃肠炎的重要因素，与摄入未煮熟的食物和食用生海鲜（尤其是生牡蛎）有关，暴发性水样腹泻通常为首发症状。虽然副溶血性弧菌感染症状通常是温和的，但在幼儿、老年人和严重衰弱的人群中，其感染可能是致死的。创伤弧菌在本章前面已讨论过，可引起血液和软组织的感染，但很少引起腹泻。

病毒性胃肠炎　在美国，轮状病毒和诺如病毒的感染显然是引起腹泻最常见的病因，但这种疾病通常症状很轻微。轮状病毒引起的腹泻主要发生在5岁以下儿童，同时也可导致老年人的严重腹泻，尤其在长期照护机构中。诺如病毒从大量粪便中脱落而引起人际之间传播；在容纳性环境条件中如游轮、医疗保健机构或学校中引起腹泻的大暴发；患者突然开始腹泻，常伴有恶心、呕吐（冬季呕吐病）、水样大便，这些症状通常在3天后消退。

寄生虫性腹泻　腹泻持续7天以上的患者应考虑寄生虫引起的感染。在世界各地，引起寄生虫性腹泻的原因有很多（见下文"寄生虫"部分），而在美国最重要的三种原生动物是：蓝氏贾第鞭毛虫、隐孢子虫和溶组织内阿米巴。基于分子的技术正在取代传统的显微镜镜检（粪便中的虫卵和寄生虫），因为后者的诊断灵敏性低。在最近的一项研究中，实时的PCR对这三种原生动物的检测具有100%的敏感性和特异性，但传统的显微镜镜检只有38%的敏感性（即便有近100%的特异性）（Van Lint et al., 2013）。

贾第鞭毛虫病（*Giardiasis*）可以从湖泊或溪流、污染的食物，或者个人接触，特别是在日间保健中心中被感染。蓝氏贾第鞭毛虫（*Giardia lamblia*）是一种有鞭毛的原生动物，在许多哺乳动物身上包括海狸、猫和狗中被发现。贾第鞭毛虫的包囊可以抵抗水的氯化，但是水煮沸后可以被杀灭。露营者有较高风险被感染，因此，从溪流或者湖泊中获得的水应充分煮沸。腹泻一旦发生，通常都会持续很久。粪便中很难发现包囊的存在，现推荐使用一种市售的免疫测定法。

隐孢子虫病在免疫功能正常的人体内通常表现为无症状，或导致轻度且自限性的腹泻。不推荐进行治疗。隐孢子虫引起的腹泻大暴发，是由于城市供水污染导致的。隐孢子虫病是导致HIV疾病晚期患者严重的、顽固性腹泻的主要原因。诊断通常使用粪便部分抗酸染色法或采用更新的抗原检测方法。

由溶组织内阿米巴（*E. histolytica*）引起的阿米巴病，在许多发展中国家、美国的某些特定的机构环境中，以及来自墨西哥的新近的移民中高度盛行。高达90%的无症状溶组织内阿米巴患者是阿米巴包囊传播者。某些感染者有急性非特异性腹泻伴血便。暴发型主要见于儿童；该病症表现可能被误诊为溃疡性结肠炎。因此，如果以为是初次发生的溃疡性结肠炎而用类固醇，应该先除外阿米巴疾病。非致病性阿米巴原虫，尤其是痢疾阿米巴，易在镜检中与溶组织内阿米巴混淆。抗原检测方法可供检测粪便中的溶组织内阿米巴，血清学检查阳性通常见于肝脓肿患者，这是主要的全身并发症。

治疗要点

● 甲硝唑是贾第鞭毛虫病的首选药物（推荐等级：A）。
● 巴龙霉素和硝唑尼特已经用于治疗隐孢子虫病，但结果往往不尽如人意（推荐等级：B）。
● 甲硝唑与双碘喹啉或巴龙霉素一种联合使用，用于治疗阿米巴疾病（推荐等级：A）。

艰难梭菌感染　腹泻是抗生素治疗中一种较为常见的并发症，约 10%～30% 的病例与艰难梭菌有关。在门诊患者中，在 10 000 个抗生素疗程中大约有一次发生由艰难梭酸菌感染导致的假膜性结肠炎。初级保健临床医生很有可能遇到下列三类艰难梭酸菌感染的患者：①给予广谱抗生素的患者，最常见的有氨苄西林、阿莫西林、新头孢菌素和克林霉素；②最近出院的患者；和③在长期照护机构中的患者。无症状的艰难梭酸菌的定植患者很常见，其芽孢（可以抵抗常见的消毒剂，包括含酒精的洗手液）经常污染环境。人与人之间的传播的发生，要求在直接接触已知或疑似被该微生物定植的患者后，要用肥皂和水洗手保持手部卫生。艰难梭酸菌结肠炎的典型表现是水样腹泻，伴有低热和腹痛。约有 2%～3% 的患者有严重的并发症，包括肠梗阻、中毒性巨结肠（结肠最大直径≥7cm）、肠穿孔和蛋白丢失性肠病。显著性的白细胞增多（白细胞计数 > 30 000mm^3）表示严重的疾病，粪便中多形核白细胞可证明。

由于新近 PCR 的分子检测技术的引进，对艰难梭菌毒素 A 基因和 B 基因的检测诊断已被简化，更新的检测的灵敏度接近 100%。然而，这种检测手段不能区分感染和无症状定植者。通常需要给对结肠诊断有疑问的患者预约结肠内镜检查。尽管艰难梭菌的最佳治疗方法仍然存在争议，但所有权威都同意这一点：如果可以，应该停止广谱抗生素的治疗。

治疗要点

- 在艰难梭菌引起的结肠炎患者中，应避免使用改变正常肠蠕动的药物（推荐等级：A）。
- 推荐口服甲硝唑治疗艰难梭菌引起的轻度到中度的结肠炎（推荐等级：A）。
- 对于严重的艰难梭菌性结肠炎，建议口服万古霉素（推荐等级：B）
- 替代药物的治疗现在包括非达霉素，但对于严重疾病或频繁复发的患者，没有完全满意的疗法（推荐等级：B）
- 大约 20% 的患者出现艰难梭菌性结肠炎，包括粪便移植在内的许多措施仍在继续研究中（推荐等级：C）

泌尿道感染

尿路感染（urinary tract infections，UTI）是家庭医学中最常见的细菌感染，在所有人中有一半在其一生中可能遭遇感染，并且由于尿路致病性大肠杆菌（uropathogenic E. coli.）的耐药菌株的出现，而变得越来越成问题。UTI主要是女性的疾病，除了在新生儿早期和成年后期（Barber et al.，2013）。

术语"UTI"表示具有或不具有疾病症状和体征的膀胱尿中微生物共同存在的多种病症。无症状菌尿这一术语表示每毫升尿液中有超过 10^5 个细菌的菌落形成单位（colony-forming units，CFU）。目前的观点认为，对有症状的患者（怀疑患有膀胱炎或肾盂肾炎的患者），以及直接从留置导尿管中获得标本的患者应该降低计数（低至 10^{3}CFU/ml 尿液）。单纯的 UTI，其感染局限于泌尿膀胱，主要是一种妇女的疾病。约三分之一的妇女发生 UTI 而需要在成年早期进行治疗。复杂的 UTI 意味容易发生结构、功能异常，更难以治疗；因而需要积极的评估和患者随访。有些主管部门坚持认为，除了年轻，健康，未怀孕的妇女以外，所有的尿路感染都应该考虑是复杂的。

许多管理机构建议放弃术语"下"和"上"尿路感染，但这些术语在概念上用于哪些患者有需要泌尿科干预的指征时是有用的。术语"下尿路感染"是指在或低于膀胱水平的感染，并且在临床实践中与"膀胱炎"同义，"膀胱炎"是以排尿困难（排尿时的疼痛），尿频，紧迫性和可变的耻骨上膀胱疼痛为特征的综合征。"下尿道炎"还包括前列腺炎，尿道炎和尿道周围腺体感染。术语"上尿路感染"是指高于膀胱——也就是输尿管，肾脏和肾周组织的感染。该术语通常表示肾盂肾炎，但也可表示肾内脓肿（通常由金黄色葡萄球菌引起的"肾痛"）和肾周脓肿。阻塞性尿路疾病是指在任何水平阻塞尿流。

尿培养仍然是诊断的金标准，但是对于大多数单纯性尿路感染的病例是不必要的。对于显性的菌尿来说，粗清尿液有 91% 或更高的阴性预测值。联合使用白细胞酯酶 - 亚硝酸盐测试（通过尿液的试纸分析）对于 UTI 具有 70%～90% 的灵敏度。大多数有症状的 UTI 患者有脓尿。如果复发与性活动的关联不清楚，那么复杂性 UTI 的患者和复发的单纯性 UTI 的患者应该获得尿培养。由于通常引起尿路感染的细菌在室温下迅速繁殖，因此当样本未被立即电镀或冷藏时，可能导致培养结果的假阳性。通过 UTI 症状，背痛，血尿的病史或菌尿试纸分析可以增加尿培养阳性的预测概率。

无症状性菌尿

如上所定义的无症状菌尿在某些患者组中是相对常见的。妊娠早期（妊娠头三个月）强烈建议筛查无症状性菌尿，因为孕妇对急性肾盂肾炎的风险增加。不鼓励在大多数患者人群中筛查。根除感染微生物通常会导致更难以治疗的病原体在膀胱定植。

治疗要点

- 对无症状性菌尿的抗生素治疗的应用指征如下：①妊娠期间；②膀胱输尿管反流的幼儿；③某些患有泌尿系统疾病或输尿管梗阻的患者（特别是当患者被安排做任何类型的植入手术时，短暂性的菌血症可能导致灾难性的后果）；④肾移植受者术后早期；⑤严重粒细胞减少症患者（推荐等级：A）。
- 在其他患者组群中，尤其是老年患者，特别是老年妇女，治疗无症状性菌尿可能是确实有害的，因此不推荐使用（Mody and Juthani-Mehta, 2014）（推荐等级：A）。
- 当患者因对常见抗生素耐药的微生物引起的无症状菌尿或只能用相对毒性的药物（如一种氨基糖苷类抗生素）治疗时，最好做到以下方面：①在患者的病历本中记录出现的微生物；②在患者出现并且发展为发热，侧腹压痛或记录在案的菌血症中任意症状的合并，则应使用抗生素治疗。
- 有脓尿患者伴有无症状菌尿症并不能作为抗生素治疗的指征（推荐等级：C）。

非妊娠少女和成年女性中的无并发症膀胱炎

未妊娠少女和成年女性的单纯性急性膀胱炎通常由大肠杆菌引起，在春季和夏季由腐生葡萄球菌（表15-8）所致。诊断通常基于以下症状：尿急和尿频，排尿困难，耻骨上不适和尿液浑浊。应排除阴道炎和生殖器疱疹的单纯感染。出现发烧或侧腰疼痛（即在脊肋角或"肾上方"感受到疼痛）强烈提示急性肾盂肾炎。急性肾盂肾炎患者往往有"下尿路"症状，但感染局限于下尿路的患者很少，如果有的话，患者会有发热和寒战。大量的经验性实践支持对单纯性膀胱炎首次发作的处理，而且病情复发与性活动明确相关，需要短期（3天）的抗菌药物疗程而无需进行尿培养。

目前备受关注的是在世界范围内出现了致肾盂肾炎大肠杆菌菌株的序列类型131（ST131株）的尿路致病性大肠杆菌菌株（表15-8），它通常对多种抗生素有着高度耐药性。

治疗要点

- 氟喹诺酮类药物和β-内酰胺类抗生素不宜再用作急性膀胱炎的经验性治疗，因为尿毒症大肠杆菌存在耐药性（推荐等级：A）。
- 单纯性膀胱炎的常见治疗选择包括TMP-SMX，呋喃妥因和磷霉素（推荐等级：A）。

- 大多数患者症状迅速改善；如果不能改善，就会增加并发症因素的可能性（推荐等级：A）。
- 强制液体（Forcing fluids）疗法还没有被证明对急性膀胱炎有益（推荐等级：B）。
- 蔓越莓汁可能是没有帮助的，除非大量饮用（推荐等级：B）。
- 对年轻非妊娠妇女的复发性尿道感染进行预防和治疗的策略包括症状发作患者的自我治疗，持续的低剂量抗生素预防和性交后抗生素预防。近期有文献分析表明，日用低剂量硝基呋喃妥作为预防，在五种可替代方法中是最有效的（Eells et al., 2014）（推荐等级：B）。

急性肾盂肾炎

急性肾盂肾炎通常由细菌从膀胱上升至肾髓质而产生。尿路结构正常的患者的肾盂肾炎通常由尿路致病性大肠杆菌菌株引起。其他需氧革兰氏阴性杆菌在有泌尿系统并发症的患者中致病。发热，腹痛，恶心和呕吐——伴有或不伴有下部 UTI（排尿困难，尿频，尿急）的症状——提示诊断。PID 常被误诊为急性肾盂肾炎。因此，应当在出现性传播疾病（STD）的危险因素时应进行盆腔检查。脓尿几乎总是存在，尿液的显微镜检查可能会发现其中白细胞（图15-10）。由于亚硝酸盐测试缺乏敏感性，并且无法提供致病微生物的信息，如果首次治疗失败，则需要做尿液培养。需要住院的患者应做血培养。若患者避孕的可靠性存疑或有月经失调，应作妊娠试验。

治疗要点

- 急性肾盂肾炎患者出现包括恶心，呕吐在内的严重症状，应开始使用注射抗生素治疗，如头孢曲松（推荐等级：A）。
- 住院治疗指征包括：严重的败血症，诊断不确定和持续脱水（推荐等级：A）。
- 门诊治疗对于那些有轻至中度疾病的，可预期是依从治疗的非妊娠妇女，通常是足够的（推荐等级：A）。
- 除非出现输尿管梗阻，肾或肾周脓肿，或其他严重并发症，致病微生物对所选药物敏感时，72小时内通常会有显著改善。如果在72小时内症状未缓解，应立即通过CT扫描或超声检查对泌尿道进行评估。急性肾盂肾炎有2次或以上复发的患者也是影像学检查的适应证（推荐等级：A）。

成人复杂性尿路感染

复杂性尿路感染（如前定义）起病通常更隐匿。先于诊断的前几周或几个月时间内症状逐渐恶化，而与

表 15-8　一些引起泌尿系感染的微生物及临床相关因素

微生物	临床相关性
大肠杆菌	导致 >70% 无并发症 UTI 和许多有并发症的 UTI。尿道致病菌株具有 P. fimbriae（肾盂肾炎相关菌毛）与尿道上皮细胞结合从而定殖膀胱。称为 ST131 菌株的某些菌株对抗生素显示出高水平的耐药性
腐生葡萄球菌	一种凝固酶阴性的葡萄球菌在女性中引起多达 15% 的单纯性 UTI，在春季和夏季月份更常见。它可以通过对新生霉素的耐药性与其他凝固酶阴性葡萄球菌区分开来
奇异变形杆菌	引起尿液呈碱性（pH≥7）的尿素分解革兰氏阴性杆菌，由此促进鸟粪石结石的形成，从而变成能够完全阻塞肾盂的大"鹿角"结石
大肠杆菌和奇异变形杆菌以外的需氧革兰氏阴性杆菌	克雷伯菌属偶尔会造成简单的社区获得性 UTI，但有氧革兰氏阴性杆菌的存在通常表示复杂的 UTI，典型情况是接受多疗程抗生素治疗的患者，留置膀胱导管的患者或接受泌尿外科干预的患者
肠球菌	尿液中肠球菌的存在通常与先前的抗菌素治疗，泌尿器官检查或梗阻性尿路疾病相关。肠球菌很少引起急性症状性 UTI（Hooton et al., 2013）。然而，肠球菌 UTI 是肠球菌性心内膜炎的危险因素
金黄色葡萄球菌	尿液中金黄色葡萄球菌的存在可能代表菌血症的"溢出"，而不是尿道本身的感染，尽管可能会出现例外情况，特别是在梗阻性尿路病变的老年男性中。金黄色葡萄球菌菌尿也可以表示存在肾内脓肿（肾痈）
B 族链球菌（无乳链球菌）	B 组链球菌在健康的年轻女性中很少引起急性膀胱炎（Hooton et al., 2013）。然而，B 组链球菌可引起年龄较大的 UTI 患者（有并发症 UTI 的风险因素）出现症状性 UTI
表皮葡萄球菌	表皮葡萄球菌是尿液培养物中的常见污染物，因为其在正常皮肤菌群中存在大量存留。症状性 UTI 主要发生于留置导尿管的患者
白色念珠菌和其他酵母菌	酵母细胞结块在一起的趋势使得 "10^5CFU/ml 尿液" 对于确定尿培养物中酵母菌的"显著"生长与细菌相比不太准确。接受过多疗程抗生素治疗的导尿患者通常会有酵母菌。患者往往是无症状的，因而往往不需要治疗。然而，酵母菌可以感染肾脏，并会产生阻塞输尿管的"菌球"
乳酸杆菌属，阴道加德纳菌和支原体属	这些微生物已被认为是 UTI 的病因，但其相对重要性尚不清楚
腺病毒	腺病毒偶尔会导致急性出血性膀胱炎，主要见于儿童和年轻人

UTI, 尿路感染（urinary tract infection）

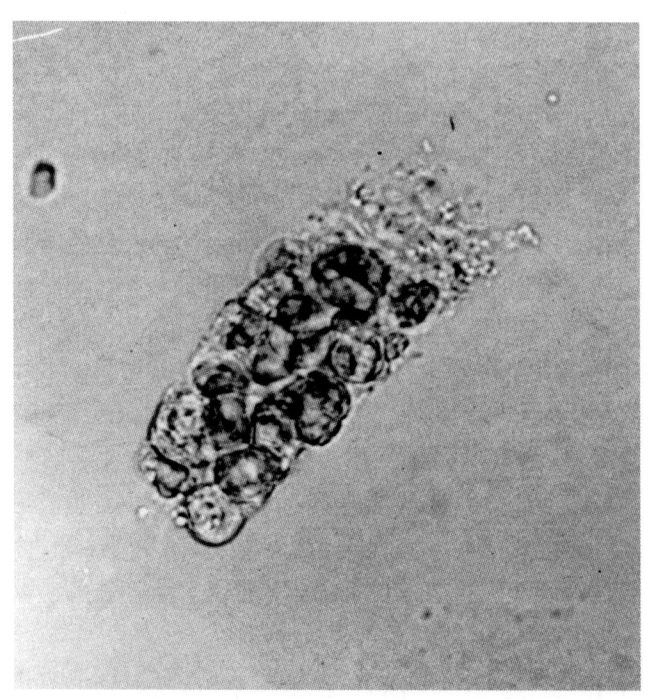

图 15-10　有脓尿，发热，腹痛和白细胞计数升高基本上能确诊急性肾盂肾炎

之相反，大多数急性单纯性肾盂肾炎患者在 3 天内症状就会缓解。在上尿路感染的标准治疗后，如果临床症状未能在 5 天内改善（体温、WBC 恢复正常）的情况下，也应疑诊复杂性尿路感染。

肾周脓肿典型地与尿路结石、糖尿病或兼有两者相关联。肾皮质脓肿（肾痈，通常是金黄色葡萄球菌菌血症的结局）可能表现出急性肾盂肾炎的症状，但对治疗的反应性较差。影像学检查（CT 扫描或超声检查）有助于这些诊断。黄色肉芽肿性肾盂肾炎是慢性肾盂肾炎的一个少见的变异，通常见于有复发性尿路感染病史的中年女性。病变通常是单侧的，影像学检查通常显示一个巨大的，功能低下的肾脏（数个结石或鹿角形结石）。这个影像表现可能与恶性肿瘤混淆。气肿性肾盂肾炎是肾实质罕见的产气菌感染，通常见于糖尿病患者，且伴有多器官功能衰竭和死亡的高风险。现在可通过 CT 扫描进行诊断。积极的泌尿系统干预有时可以避免需要肾切除术来挽救患者的生命。

成年男性的尿路感染

成年男性大约一半（或许是那些顺利活到 80 岁的

大多数男性)在一生中因为尿路感染而就医。男性尿路感染患者通常要进行影像学检查以排除梗阻性尿路疾病。急性细菌性前列腺炎的表现有发热,排尿困难,盆腔或会阴部疼痛,以及脓尿。当诊断似乎是明确的时候,应避免痛苦的直肠检查,因为其可能导致菌血症。除非有革兰氏染色或尿液沉淀结果的提示,最初使用抗生素时,应该覆盖包括需氧革兰氏阴性杆菌和革兰氏阳性球菌的具有广谱活性的药物。慢性细菌性前列腺炎的诊断通常是在复发性尿路感染或无症状性菌尿的检查过程中得出的。直肠检查往往提示柔软而又凹凸不平的前列腺,但结果显示可能是正常的。在前列腺按摩前后收集尿常规和尿培养(四杯试验)可能有提示意义,但不能排除这种诊断。抗生素治疗必须延长,通常需要 4～12 周,并且由于很多抗生素很难渗透到前列腺,从而使治疗变得困难。偶尔有患者有由结核或真菌导致的肉芽肿性前列腺炎(主要是芽生菌病,球孢子菌病和隐球菌病,很少见于组织胞浆菌病),可由抗生素治疗失败和检查发现前列腺坚硬结节而提示该病。年轻人的附睾炎最常见于性传播性疾病的结果;老年人的附睾炎通常由与前列腺疾病相关的革兰氏阴性或革兰氏阳性细菌引起。

性传播疾病

　　性传播疾病严重的健康后果不均衡地影响妇女,儿童和青少年,特别是在不同种族中和少数民族群体中。有效预防性传播疾病的障碍包括公众缺乏认识,医疗保健职业人士培训不足,以及社会文化对其风险和后果的误解。一些研究表明,尽管初级保健医生在预防中有明显的作用,但只有不到 50% 的家庭医生在新患者问诊中获取足够的性行为史(冶游史)。此处重点主要是识别;家庭医生应该通过疾病预防控制中心网站(http://www.cdc.gov/std/treatment)随时获取掌握不断更新的治疗建议。

治疗要点

- 已经证明对于大部分性传播疾病,治疗(主要除外梅毒)患者性伴侣对于预防再感染和减少进一步传播是有效的(推荐等级:B)。

女性尿道炎、阴道炎、宫颈炎和盆腔炎

　　女性 STDs 的后果包括:不孕症,胎儿并发症包括死胎,以及未识别的梅毒和淋病等临床结局。

　　通常由淋病奈瑟球菌,沙眼衣原体或单纯疱疹病毒(HSV)引起的女性的尿道炎(尿道炎症,特征是排尿期间的灼热感或尿道口处的瘙痒或放电感觉)出现排尿困难,尿频和下腹部疼痛等症状。必须区分类似于尿道炎的急性膀胱炎,它往往发病前有性行为。如有疑问,应对患者进行淋病和沙眼衣原体感染的检测;对其尿液核酸或尿道分泌物检测是高度敏感性和特异性的。

　　阴道炎在妇科一章中讨论。

　　宫颈炎(宫颈感染)是一种常见却知之甚少的疾病,它在性病门诊就诊妇女中有 32%～45% 的发病率,并且往往是无症状的。宫颈炎可伴有阴道分泌物,性交后出血或深度性交痛。黏液脓性宫颈炎的定义是由宫颈内口有黏液脓性分泌物,或当拭子宫首次接触到宫颈内膜(柱状上皮区域)时,该处易碎或容易引起出血。阴道毛滴虫是最常见的原因,但其他重要致病菌包括淋球菌和沙眼衣原体。约 40% 的病例没有确定病原体,有些病例被推断为非感染性病因。如果患者 60 天内发生性接触,其性伴侣的管理应基于可疑或检测到的患者的感染。

　　盆腔炎——女性上生殖道及相关结构的炎症——可表现为子宫内膜炎,输卵管炎,附件炎,输卵管周围脓肿,盆腔腹膜炎,周围炎或慢性盆腔疼痛。输卵管炎容易发生输卵管妊娠,输卵管脓肿和不孕。一次盆腔炎发生后,输卵管因素不孕的风险为 7%,3 次或以上发生后风险增加至 28%。患有盆腔炎的女性发生宫外孕的风险增加 7～10 倍,占所有妊娠相关死亡的 9%。大多数盆腔炎患者由沙眼衣原体和 / 或淋病奈瑟球菌感染引起。对输卵管黏膜的损伤使得来自阴道菌群的机会菌(革兰氏阴性杆菌,各种厌氧菌,B 组链球菌和生殖器支原体)感染入侵。盆腔炎的临床表现范围从无症状感染、轻度子宫内膜炎、输卵管炎到广泛性腹膜炎。淋球菌性盆腔炎的妇女可能会出现少于 3 天时间的腹痛;患有衣原体性盆腔炎的妇女倾向于伴有超过 1 周的腹痛。盆腔炎的临床诊断的最低标准包括以下一项或多项:下腹压痛,附件压痛和宫颈举痛。当所有这三种病征都存在时,应该给予经验性治疗。支持诊断的其他标准是体温大于等于 38.3℃(101℉),宫颈或阴道有异常的分泌物时,ESR 或 CRP 水平升高,或有分泌物培养或尿液核酸检测提示的淋病奈瑟球菌或沙眼衣原体感染的宫颈炎的病史记录。

　　盆腔炎治疗包括决定是否住院,患者教育,随访和性伴侣治疗。抗菌治疗范围应包括淋病奈瑟菌,沙眼衣原体,厌氧菌,链球菌和革兰氏阴性杆菌。

治疗要点

- 如果无法获取明确的诊断和随访的保证，宫颈炎患者应考虑对沙眼衣原体和淋病奈瑟球菌的推断性治疗（推荐等级：A）。

- 当同时存在以下三种情况时，应给予盆腔炎经验性治疗：下腹压痛、附件压痛和宫颈举痛（推荐等级：A）。

男性尿道炎

男性尿道炎的原因包括淋病奈瑟球菌，沙眼衣原体，解脲支原体，生殖支原体，少见的病因有阴道毛滴虫，单纯疱疹病毒，梅毒和各种细菌病原体。而淋菌性尿道炎通常会引起脓性分泌物和排尿困难，而非淋球菌性尿道炎通常有少量黏液排出的临床症状，并且可能是无症状的。高达 30% 的淋球菌尿道炎的男性同时合并的衣原体感染，稍后有详细讨论。一些研究表明，高达三分之二的男性的非淋菌性尿道炎病例未被诊断。其治疗取决于具体细菌感染的病因。

沙眼衣原体感染

沙眼衣原体是最常见的性传播病原体之一，特别是在 15～24 岁之间。在男性中，其致病范围包括尿道炎、直肠炎、附睾炎和反应性关节炎。在妇女中，其致病范围包括尿道炎，巴特尔炎，宫颈炎，子宫内膜炎，输卵管炎，输卵管周围脓肿，异位妊娠，盆腔腹膜炎和肝周炎。在患有淋病的妇女中，30%～50% 伴有衣原体感染。多次暴露于不同的血清型衣原体感染可能是宫颈肿瘤的风险因素。约 75%～90% 的衣原体宫颈炎女性病例无症状。受感染的男性通常有尿道炎。尿液核酸扩增检测现在被广泛用于该病的诊断。妇女适当的标本包括阴道拭子，宫颈拭子，自行收集的外阴阴道拭子和尿液；男性适当的标本包括尿道拭子和尿液。

治疗要点

- 所有淋病患者（无论男性还是女性）合并衣原体感染均应接受经验性治疗。阿奇霉素和多西环素是首选抗生素。

淋病

类似于许多性传播病原体，淋病奈瑟菌在男性中致病通常（95%）是有症状且容易诊断的，但在女性中则更难发现和更危险的病原体。约 10%～20% 的女性发展为急性输卵管炎或盆腔炎。妇女诊断不足可导致

播散性淋球菌感染，其最常见的表现为化脓性关节炎或腱鞘炎，有时伴有远端四肢红斑基部（淋球菌性关节炎皮炎综合征）的软化，坏死性皮肤结节。罕见的并发症包括心内膜炎和脑膜炎。

尿道分泌物的革兰氏染色对有症状的淋球菌性尿道炎患者具有高敏感性（90%～95%），但在女性中的可靠性要低得多。在美国，对于诊断淋病，核酸扩增试验（PCR）已经在很大程度上取代了革兰氏染色和培养来诊断淋病，但是它没有提供关于有关药物敏感性的信息。由于耐药性高，氟喹诺酮不再用于治疗淋病。淋球菌日益显示出对其他药物的抗药性，很少有新药准备上市（Hook and Van der Pol, 2013）。

治疗要点

- 目前对单纯淋病的治疗包括头孢曲松加阿奇霉素或多西环素，但应遵循文献的证据（推荐等级：A）。

梅毒

由梅毒螺旋体引起的梅毒，在美国依然是一个公共健康问题，高发病率不均衡地分布于各种族和少数族裔群体以及艾滋病毒感染者中，在后者中这种疾病很难得到治疗。原发性梅毒通常在暴露后 2～6 周出现无痛，硬结的溃疡（chancre），边界清楚，底部干净，通常在生殖器黏膜上发生，有时在口腔黏膜或肛门直肠的黏膜上。继发性梅毒，在未经治疗的原发性梅毒患者中发生率为 60%～90%，是一种由梅毒螺旋体传播引起的系统性疾病，临床表现包括发热、全身性淋巴腺病、头痛、喉咙痛、关节痛、皮疹，不太常见地涉及中枢神经系统，眼睛，肝脏和肾脏（如免疫复合物肾小球肾炎）。潜伏梅毒由反应性血清学检测确定而没有疾病迹象。第三型（晚期）梅毒表现为心血管疾病（主动脉瘤，主动脉瓣关闭不全，冠状动脉狭窄），神经系统疾病（如全身麻痹，中枢神经胶质瘤（坏死性中枢炎性肿块））和其他赢得梅毒"强大的隐匿性病毒"名声的综合征。

原发性梅毒的明确诊断是基于暗视野显微镜或直接免疫荧光法检测螺旋体。其他疾病状态的诊断主要基于血清学检测，包括非特异性检测（特别是快速血浆反应素［RPR］检测和 CSF，性病研究实验室（Venereal Disease Research Laboratory, VDRL）检测）和特异性密螺旋体试验，值得注意的是微血细胞凝集 - 梅毒螺旋体（MHA-TP）检测。二期梅毒是血清学检测可靠的唯一阶段，RPR 敏感度为 99%，MHA-TP 敏感度为 100%。通常通过结合反应性 RPR 和确证试验（例如 MHA-TP）

并结合与疾病一致的临床症状和体征来诊断第三(后期)梅毒。

苄星青霉素 G 用于早期梅毒的非青霉素过敏患者及其近期(90 天内)性伴侣。CSF 评估的指征包括神经性,听觉性,眼科性或心血管性体征(例如主动脉瓣反流);治疗失败(定义为,在原发性或继发性梅毒治疗 6 个月内,非螺旋体滴度不能降低到 1/4,例如从 1:8 降至 1:32);和艾滋病情境下的潜伏梅毒。大剂量青霉素 G 静脉给药仍然是治疗非青霉素过敏的晚期梅毒患者的首选治疗方法。潜伏梅毒(通过非密螺旋体血清学检测,经特异性密螺旋体血清学证实,并且从定义上,通过 LP 排除的晚期梅毒)用几个疗程的苄星青霉素 G 进行治疗。

治疗要点

- 青霉素 G 是非青霉素过敏患者梅毒全部阶段的治疗选择,但其制剂和剂量取决于疾病阶段(推荐等级:A)。

其他生殖器溃疡的原因

在美国,大多数生殖器、肛门和肛周溃疡都是由单纯疱疹病毒(稍后在关于疱疹病毒的部分讨论)或梅毒引起的。由杜克雷嗜血杆菌引起的溃疡在美国的一些地区是特有的,并且与梅毒的坚硬、无痛的溃疡形成对照,引起软的,疼痛的溃疡(软性下疳)。诊断通常是根据临床症状,因为用于分离杜克雷嗜血杆菌的培养基不是广泛可得的。一个伴有疼痛的溃疡加上柔软的淋巴结病很有临床提示作用,但是在任何情况下梅毒和 HSV 感染必须排除。各种疗法通常是可以治愈的。性病淋巴肉芽肿性无痛性生殖器溃疡通常不明显,早期病程以巨大化脓性淋巴结肿大为主,晚期病程以脓肿,瘘管,狭窄和窦道为主。诊断通常由血清学证实,治疗包括多西环素与腹股沟腺炎和脓肿的引流。

人类乳头状瘤病毒感染

人乳头状瘤病毒感染是世界范围内最常见的由病毒引起的性传播疾病。在美国,大学生(35%～43%),少数族裔和多性伴侣的人群中,HPV 的发病率尤其高。大多数生殖器 HPV 感染是临床症状不明显而通过性接触传播。大约有 100 种类型的 HPV 已经被鉴定出来。已经显示大约 30 种感染肛门生殖器区域;根据它们与肛门生殖器癌症的关系,将它们分成"低风险"和"高风险"组。在约 90% 的尖锐湿疣(生殖器疣)病例中发现 HPV 类型 6 和 11,但它们很少与癌症相关。另一方面,

16、18、31 和 35 型 HPV 与外阴、阴道、宫颈、阴茎和肛门鳞状细胞癌(约 95% 的宫颈鳞状细胞癌呈 HPV DNA 阳性)相关。几种治疗措施都不能保证治愈。

肌肉,骨骼,关节和骨科硬件感染

这些感染的症状大多数是严重的,需要住院治疗或医生咨询。

化脓性肌炎

化脓性肌炎是最常见的影响下肢或躯干大肌肉的急性感染,在热带地区相当普遍,但在美国并不普遍;约 95% 的热带病例和约三分之二的美国病例是由金黄色葡萄球菌引起的。经常有钝挫伤的历史,造成一个抗性微小位点(a locus minoris resistantiae)。化脓性肌炎也与 HIV 疾病,注射药物和宿主防御缺陷有关。影像检查,特别是 MRI,能够进行诊断。患者应住院接受静脉注射抗生素和手术引流,因为未经治疗的化脓性肌炎通常发展为严重的败血症甚至死亡。

骨髓炎

骨髓炎——骨骼感染,是病因不同而通常会出现诊断性和治疗性的两难困境。根据几个分类之一,骨髓炎有三大类型:①血源性;②与创伤或连续感染有关;③糖尿病患者的足部小骨多发性骨髓炎。骨髓炎通常使复合骨折复杂化并导致骨不连。

急性血源性骨髓炎常常累及儿童和青少年的长骨(特别是胫骨和腓骨)的干骺端和成人脊柱(Petola and Pääkkönen,2014)。金黄色葡萄球菌是最常见的原因,但许多细菌和其他有机体(特别是结核分枝杆菌和真菌)有时会引起急性血源性骨髓炎。一些患者出现局部感染的症状(如果有的话)很少,疾病以发热和全身毒性症状为主。然而,仔细的触诊往往会发现局部的压痛区域。所有有原因不明的发烧的成人都应考虑椎骨骨髓炎;整个脊柱的触诊或叩诊可能获得第一诊断线索。白细胞计数通常升高,ESR 和 CRP 也升高,血培养结果通常为阳性。对于早期诊断,MRI 比普通 X 线片更敏感。因为治疗必须延长——至少 6 周——即使需要骨活检进行培养,确保微生物学诊断也是非常重要的。急性骨髓炎的积极治疗降低了慢性骨髓炎的风险,后者存在终生复发的风险。

脓毒性关节炎

以前健康者中急性化脓性关节炎主要由金黄色葡萄球菌引起,通常累及四肢大关节。受影响的关节发

热肿胀,关节液通常显示超过 50 000 个 WBC,主要是中性粒细胞。在性活跃的个体中应考虑淋球菌。在注射吸毒者(脓毒性关节炎通常影响异常关节,如胸锁关节和骶髂关节)中,应考虑到金黄色葡萄球菌(P.aeruginosa),在有高危因素的患者中应考虑革兰氏阴性菌,例如高龄,类风湿性关节炎人工关节,其他关节手术,糖尿病,皮肤感染和免疫抑制。在亚急性和慢性病例中应始终考虑结核和真菌感染。诊断在很大程度上取决于滑液分析和培养;当怀疑淋菌性脓毒性关节炎时,在关节穿刺术后在床旁接种培养基是有用的。化脓性关节炎的治疗包括高剂量抗生素治疗;对于需要引流的复杂病例,应该请整形外科医生会诊。

反应性关节炎

反应性关节炎,以前称为"Reiter's syndrome"而现在归类为脊椎关节病,影响腰背部、手部、足部、膝盖以及脚踝部等处的关节。它最常见于男性,与 HLA-B27 基因有较强的关联,并且常常伴随(作为假定性免疫反应)由沙眼衣原体(C. trachomatis)引起的尿道炎,或者由弯曲杆菌、沙门菌、志贺杆菌、耶尔森菌所致的肠炎。其起病可能是急性、亚急性,或者慢性的,而且是依据临床表现进行诊断。

整形外科硬件感染

人工关节或用于稳定骨折的硬件的感染可能出现急性症状和体征,或在植入后数月至数年内出现疼痛,会有组件松动和细微的炎症迹象。大多数感染是手术中伤口污染的结果。如果由金黄色葡萄球菌引起,临床表现是急性或亚急性的,但是如果由凝固酶阴性葡萄球菌引起则通常是慢性的。很少情况下感染是由伤口裂开引起的。最近的研究表明,金黄色葡萄球菌菌血症具有相当大的风险(18%~60%)感染预先存在的人工关节(其作为一个抗性微小位点)。这些感染的管理是困难的,通常需要整形外科医生和感染疾病专家的参与,并且与初级保健临床医生协同工作。

蜱传疾病

作为人类疾病的昆虫载体,蜱在北美排名第一,在全球仅次于蚊子排名第二。近 900 种已知的蜱种中有少数导致大多数在北美的人类蜱传播的疾病(表 15-9)。与蜱有关的疾病主要发生在一年中较温暖的季节,在夏季达到高峰。预防措施包括在高峰季节避免蜱虫栖息;穿着浅色的衣服;覆盖身体的大部分(如长袖衬衫,裤子,袜子和鞋子);用含 DEET(二乙基甲苯酰胺;避蚊胺)的驱虫剂覆盖暴露的区域;并定期检查身体(包括头发,颈部,腋下和生殖器部位)的蜱虫。去除蜱的最好方法是用镊子抓住嘴部(附着点),然后轻轻拉动,直到蜱放开。化学物质或火焰的使用可能会导致蜱破裂,潜在地增加传播的风险。确保清除包括嵌入口在内的整个蜱虫后,应彻底清洁该区域。

落基山斑疹热

落基山斑疹热是美国最重要的危及生命的蜱传疾病,通过几种蜱类传播(表 15-9)。其发病在五个州(Arkansas, the Carolinas, Oklahoma, and Tennessee)占 56%。立克次体(Rickettsia rickettsii)是致病微生物,具有血管内皮的取向,这至少部分地解释了该疾病的严重性以及普遍特性。经过 2 天到 2 周的潜伏期后,患者出现发热,寒战,头痛,不适,肌痛及其它症状,常伴随多器官功能衰竭伴癫痫发作和昏迷。斑丘疹在 2 到 5 天内开始出现在四肢,典型地会累及手掌和脚掌,并演变为瘀点疹。然而,在第 1 周一半以上的患者中可能没有皮疹,并且在高达 10% 的患者(所谓的"落基山无斑点热")中从未发生皮疹。非特异性表现症状和体征提示诊断性的挑战性。常见的实验室检查结果包括血小板减少症,肝酶轻度升高和低钠血症。

治疗要点

- 怀疑 RMSF 应立即强力推荐多西环素的经验性治疗,因为血清抗体可能在发病后 7~10 天内才能检测到,而治疗延迟会增加死亡率。用短疗程多西环素会使牙齿染色的远期风险不应排除其用于儿童(推荐等级:A)。
- 氯霉素可能是严重疾病的一种替代方法,但在妊娠(尤其是妊娠末三个月)时应避免使用,因为有发生灰婴综合征的风险(推荐等级:A)。

埃里希体病和无浆体病

埃里希体病和无浆体病是由至少 5 种专性细胞内细菌感染而破坏 WBC(单核细胞或中性粒细胞,取决于物种)引起的。在美国,发生蜱传播疾病的原因包括:①由查氏埃里希体(查菲埃立克体)引起的人类单核细胞性埃里希体病;②由埃立克体病伊氏埃立克体引起的人类粒细胞性埃立克体病;和③吞噬细胞无嗜血杆菌引起的人类粒细胞遗传性无形体病(表 15-9)。经过 1~2 周的潜伏期后,患者出现以下一些联合症状:发热,寒战,头痛,不适,肌痛,胃肠道症状,咳嗽,皮疹和意识不清。常见的实验室检查异常是轻度贫血,血小

表 15-9　美国的一些蜱虫及其疾病

蜱虫	外观	地理分布	特征	疾病
美国狗蜱（变异革蜱）	深棕色；圆的嘴部分	广泛分布在落基山脉以东和太平洋海岸的有限地区	在靠近空地的路径和路边；通常在狗身上发现	RMSF；人粒细胞巨噬细胞埃里希体病；兔热病
黑脚硬蜱（蜱虫）（肩突硬蜱）	深棕色；长嘴巴部分	北方形式：美国东部和中部至弗吉尼亚州；南部形式：美国南部至墨西哥	偏好路径和道路的边缘；成熟型活跃于秋天、冬天和春天；不成熟形态在春夏活跃	北方形式：莱姆病，人类粒细胞无性无形体病；巴贝斯虫病（南方型的摄食习惯使其不太可能成为人类疾病的载体）
孤星蜱（美洲钝眼蜱）	棕红色；长嘴巴部分；雌性后背的小白点	美国东南部和东部	在南部地区积极叮咬	人单核细胞埃里希体病；兔热病；STARI 综合征
海湾蜱（斑点钝眼蜱）	嘴部和金属标志的硬蜱盾板的棕色雌性	沿着大西洋海岸和墨西哥湾的沿海地区	积极叮咬	立克次体帕克里立克次体病（一种斑点热）
落基山木业蜱（安氏革蜱）	暗褐色；盾板上的白色斑纹	落基山脉和相邻地区	偏好厚厚的植被	RMSF；兔热病；蜱瘫痪
西部黑脚硬蜱（太平洋硬蜱）	类似于 I. 肩胛	通过加州的加拿大太平洋沿岸	偏好城市和农村地区的野草和低植被	淋巴疾病；人型粒细胞性无浆体病；也可能引起 I 型高敏反应
回归热蜱（虎纹龟及其他种群）	一种灰软蜱，半径为 1cm	美国西南部和中南部到佛罗里达北部；落基山脉	特别在啮齿目动物出没的质朴的山间小屋里发现	反复发热
棕色狗壁虱（血红扇头蜱）	红棕色；比其他大多数蜱类稍微长一些	可能是世界上分布最广的蜱虫	狗；偏好温暖、干燥、室内环境	RMSF
卡延钝眼蜱（卡因花蜱）	斑驳的褐色身体；成年雌性腹部大的黑色区域	美国南部，延伸到拉丁美洲和南美洲	喜欢有马（一种偏好的宿主）的草地	RMSF

I 型超敏反应：过敏反应，血管性水肿，荨麻疹和支气管痉挛

RMSF，落基山斑疹热（Rocky Mountain spotted fever）；STARI，南方蜱相关的皮疹疾病（Southern tick-associated rash illness）

板减少症，白细胞减少症以及轻度至中度的氨基转移酶升高。有时在外周血涂片中可见到特征性的细菌群。基于核酸的检测带来了希望，但是回顾性诊断通常基于血清学，理想情况下用成对的急性和慢性血清样品进行检测。

治疗要点

● 多西环素是治疗成人和患儿埃里希体病或无浆体病的首选药物。

巴贝西虫病

巴贝西虫病是在美国东北部由巴氏锥虫（Babesia microti）造成的原虫感染，并且由两种硬蜱传播，或者罕见地通过输血传播。巴贝西虫病的症状和体征包括发热，发冷，出汗，不适，疲劳，消化道症状，黄疸，轻度脾肿大以及罕见肝肿大。这种疾病的表现在免疫力强的人中通常是轻微的，而在无脾脏或免疫功能低下的患者中则是严重的。实验室检查结果包括溶血性贫血，血小板减少，转氨酶轻度升高和急性肾衰竭。外周涂片上的红细胞常常可以看到生物体，巴贝西虫 DNA 可以通过血液 PCR 检测显示。两药方案用于治疗；应考虑进行感染性疾病咨询。

莱姆病

莱姆病是美国最常见的蜱传感染，它是由伯氏疏螺旋体（Borrelia burgdorferi）引起，并由两种蜱传播（表 15-9）。最初感染的症状和体征包括不适，头痛，发烧，肌痛，关节痛，淋巴结肿大，以及称为游走性红斑（中央清晰的"目标"或"牛眼"病变）的皮疹。患有传播性疾病的患者可能有心脏传导障碍，心肌炎，短暂性关节炎，第Ⅶ对脑神经麻痹（Bell 麻痹，有时是双侧的）以及脑膜炎或脑膜脑炎。实验室检查结果可能包括 ESR 升高和氨基转移酶轻度升高。当存在脑膜炎时，脑脊液通常显示淋巴细胞增多，蛋白轻度升高，葡萄糖正常。在高度流行地区，在确认蜱暴露 72 小时内，可以

给予单一预防剂量的多西环素（200mg）。未治疗的患者有晚期并发症的风险，最常见的是累及膝关节的迁移性关节炎（85% 的患者）。

大部分当局同意，对于在莱姆病高度流行地区没有呆过相当时间的患者的非特异性症状（例如疲劳和肌痛），应该强烈劝阻进行莱姆病的血清学检测。此外，只有酶联免疫吸附测定（enzyme-linked immunosorbent assay，ELISA）应该是要安排的。当莱姆病的预测概率低时（正如由贝叶斯定理所预测的那样），Western 印迹试验（特别是通过 Western 印迹检测 IgM 抗体）的结果常常是假阳性的。

治疗要点

- 无中枢神经系统累及的莱姆病选择药物为多西环素，阿莫西林和头孢呋辛，给药 14~21 天（推荐等级：A）。
- 头孢曲松是有中枢神经系统累及的莱姆病的首选药物（推荐等级：A）。
- 对照试验表明，抗生素对所谓的"慢性莱姆病"是没有效果，一个有争议的状况（推荐等级：A）。

兔热病

兔热病可以通过几种蜱类传播（表 15-9）。该疾病根据其侵入口（溃疡腺，腺体，口咽，丘疹，伤寒或肺炎）而进行分类。症状包括发烧，寒战，头痛，不适，疲劳，厌食，肌痛，胸部不适，咳嗽，喉咙痛和胃肠道症状。相对性心动过缓经常出现。常见的实验室检查结果是血小板减少症，低钠血症和氨基转移酶和肌酸磷酸激酶的升高。诊断是基于配对血清中抗体滴度的四倍变化或有机体的分离，然而这可能对实验室工作人员有害。阳性免疫荧光抗体测试结果支持该诊断。确认暴露后，可以使用多西环素进行预防。

治疗要点

- 兔热病应该用链霉素或者庆大霉素治疗（推荐等级：A）。

新出现的蜱传播疾病

南方蜱相关性皮疹疾病（southern tick-associated rash illness，STARI）综合征表示轻度，流感类似疾病，伴有皮疹而提示性或典型的游走性红斑，后者与孤星蜱的咬伤有关，但是莱姆病血清学检查结果呈阴性。这种综合征首先在密苏里州和美国东南部被发现，但是现在在如中西部和大西洋中部的各州的其他地区也出现了。一种螺旋体，Borrelia lonesrari，被疑诊，但还没有被证明是其病因。患者接受多西环素治疗，但药物治疗的疗效尚不清楚，因为尚未确定严重的长期后果。

有一种由各种硬蜱虫和 Dermacentor 蜱传播的 RNA 病毒引起的疾病，导致一名加拿大安大略省波瓦桑（Powassan）镇的年幼的男孩死亡而以 Powassan 的名字命名。这种疾病表现为脑炎，在约 10% 的病例中是致命的，并且在大约一半的幸存者中导致永久的神经功能缺损。在写这篇文章的时候，在美国已经有大约 50 人因该病死亡。诊断试验的可得性有限，并且没有已知的有效治疗方法。

美国蜱咬热，根据病原体也称为立克次体病（Rickettsia parkeri），以斑丘疹为特征，但可以通过在接种部位存在焦痂（黑色伤口）与 RMS 区分。这种疾病在美国的流行病学和分布情况仍有待阐明。多西环素已用于该病的治疗。

最近被识别的疾病，364D 立克次体病在蜱咬部位同样具有焦痂的特征。疾病的分布及其全部临床表现仍有待确定。

不明原因的发热

初级保健中不明原因的发热（fever of unclear origin，FUO）是常见的问题，但大多数都会在 1 或 2 周内解决。被称为 Petersdorf-Beeson 标准的 FUO 的经典定义包括：①至少持续 3 周的疾病；②多次测得的温度超过 38.3℃（101℉）；③在医院进行一周的强化诊断努力后还没有明确诊断。这些标准已经被今天强调在门诊环境中执行诊断程序所修正，导致 FUO 的疾病谱随着影像学检查，微生物学和血清学等方面的进步而使其早期诊断成为可能。FUO 的不同子集（例如，卫生保健相关的 FUO，免疫缺陷型 FUO 和 HIV 相关的 FUO）也已经被认识。"经典 FUO"有 100 多个记录的原因，但即使是感染性疾病专家看到的符合修正的 Petersdorf-Beeson 标准的患者也相对较少。然而，对"真正的 FUO"的主要原因普遍熟悉（表 15-10）是有用的，因为这些疾病可能以其他方式见到。患者在强化评估后 FUO 仍然未被诊断者通常在长期随访中表现良好。在门诊的环境中，药物应始终被视为 FUO 的原因。最好的办法是停止使用所有非必需的药物。在大多数情况下，（停药后）72 小时内温度出现明确的下降趋势。

一般来说，除了老年患者和接受抗炎药物治疗的患者外，坚持"发热"的定义是通过测量的温度高于 38.3℃（101℉）是有用的。除非患者有强烈提示某种疾病的症状或体征，否则对较小程度的温度升高的广泛测试通常是没有效果的。有少数患者长期（即超过几天）发烧（温度＞38.3℃[101℉]），没有局部的症状和体征，但仔细的病史询问和体格检查通常会提供诊断线索。

偶尔患者表现出定期发热（periodic fever），其定义为复发性发热性疾病，通常持续 1～3 天，无发热间隔至少 14 天。其中一些患者具有遗传性周期性发热综合征（例如，家族性地中海热，Muckle-Wells 综合征，超免疫球蛋白 D 综合征和 TNF 受体 -1 相关的周期性综合征）；其他患者最终发现有一个可辨认的原因，但在许多情况下，没有找到原因，但患者除了反复发热之外情况良好。

发烧和皮疹

许多疾病引起伴有皮疹或皮肤以及黏膜的其他损害的发热（表 15-11）。Adult Still 病（表 15-10）和急性风湿热（表 15-11）有发热和关节炎或关节痛，有时伴有

轻微的皮疹。川崎病（Kawasaki disease）是一种原因不明的全身性血管炎，主要影响儿童，偶尔会出现于青少年和年轻人。患者应该住院或转诊给相关专家。

在美国，钩端螺旋体病主要发生在接触受到动物尿液污染的水或土壤的人，可能引起有发热，寒战，头痛，恶心，呕吐，腹痛和结膜充血等病证的全身性疾病。发生黄疸的患者由于多器官功能衰竭而有很高的死亡风险。对于通过户外活动，例如农业，牧场，淡水游泳，乘竹筏漂流或狩猎，可能会发生钩端螺旋体病潜在暴露的发热患者应该疑诊该病。

细小病毒（Parvovirus）B19 在儿童中引起特征性的"耳颊"疹（传染性红斑或第五种疾病），但是在成人中更容易出现对称性关节炎或主要影响手和脚的小关节的多发性关节炎，并且常伴有皮疹，可能是斑丘疹，紫癜，或蕾丝状和网状皮疹。该病通过证明 IgM 抗体进行诊断。细小病毒 DNA 可通过血液 PCR 检测证实，但

表 15-10　导致经典未明原因发热的部分病因

疾病	注释和线索
感染	
TB	主要是传播（粟粒型）和肺外结核。考虑重复体格检查，骨髓活检和培养，以及肝活检和培养
腹腔脓肿和其他部位的隐藏脓肿	不管是通过超声、CT 还是 MRI 检查，仍然存在一些案例检查不到，出现漏诊的情况
肝胆疾病	血清碱性磷酸酶升高提示，由革兰氏阴性菌脓毒症引起的考虑上行性胆管炎复发（Charcot 间歇热，胆道疾病间歇热）
心内膜炎	在皮肤和黏膜处寻找细微的线索；通过不同的培养方法和血清学试验，运用指南方案评估疑似"血培养阴性心内膜炎"
UTI	非典型性尿路感染包括肾脓肿（肾痈）和肾周脓肿
CMV 感染	导致较为年轻者中 FUO，且没有生病表现和缺乏阳性体征的重要病因。血清学检查有帮助
多种感染	包括鼻窦炎、导管相关性感染、骨髓炎、疟疾、布氏杆菌病、鹦鹉热、播散性真菌病
肿瘤	
白血病，淋巴瘤和多发性骨髓瘤	可寻找霍奇金病（Hodgkin disease）患者的发热佩尔 - 埃布斯坦（Pel-Ebstein）热型，虽然这是比较少见的；在夜间严重的瘙痒是一个有用的线索
实体肿瘤	肾癌可能表现出 FUO 并且没有其他恶性肿瘤的表现。许多肿瘤转移到肝脏的时候，会导致发热
结缔组织疾病	
成人 Still 病	其症状包括双峰热（每天两次发热峰值）、喉咙痛、关节炎、关节痛、淋巴结肿大，渐逝的橙红色皮疹、白细胞增多、血清铁蛋白升高
颞动脉炎	导致较年长的患者中不明原因发热的主要原因之一。其线索包括复视或者其他视觉的症状，咀嚼时的疼痛（间歇性咀嚼）和急剧增加的红细胞沉降率 ESR（＞100mm/h）以及 CRP
结节性多动脉炎和其他类型血管炎	其原因为多动脉炎包括周围神经系统病变（多发性神经炎）、尿沉淀物变多以及肾脏受累，偶尔可见嗜酸性细胞增多。其他形式的血管炎引起发热等包括过敏性血管炎、韦格纳（Wegener）肉芽肿和伴随性类风湿性关节炎和血管炎
其他病因	
肉芽肿病	不明来源的肉状瘤病，克罗恩病（Crohn disease），肉芽肿的肝炎都可能导致 FUO。其诊断需要活体检查和慎密排除感染

CMV，巨细胞病毒（Cytomegalovirus）；CRP，C 反应蛋白（C-reactive protein）；CT，计算机断层扫描（computed tomography）；ESR，红细胞沉降率（erythrocyte sedimentation rate）；FUO，不明原因发热（fever of unknown origin）；MRI，磁共振成像（magnetic resonance imaging）；TB，结核病（tuberculosis）；UTI，泌尿道感染（urinary tract infection）

在别的健康人中也可呈阳性。该病毒选择性地感染红细胞前体,对于孕妇,红细胞更新率高的人和免疫抑制的人可能是灾难性的。

发烧和淋巴结肿大

发热伴淋巴结肿大有许多潜在原因,包括恶性肿瘤(表 15-12)。直径大于 1.5cm 的淋巴结——特别是如果结实或波动——通常表示需要病理检查程序。通过病史、体格检查和最初的实验室检查(包括血清学检查)等诊断不明确时,淋巴结活检通常是适宜的。导致发热和淋巴结病的的疾病越常见,其病程越趋向于良好。

表 15-11　伴有发热和皮疹的疾病

疾病	皮疹形态学	皮疹的分布
急性风湿热	皮肤斑,风湿性边缘性红斑(红斑,有环纹斑,或者是多轮斑,传播迅速),皮下结节	风湿性边缘性红斑存在于躯干或者四肢;皮下结节在靠近关节的伸肌的表面
巴贝西虫病	瘀点,紫癜,出血斑	广泛分布
环孢子菌病	丘疹,结节,牙斑(空斑),溃疡,丘疹脓疱	头部
隐球菌病	丘疹,牙斑(空斑),结节,隐匿性紫癜,蜂窝织炎,坏疽样溃疡脓皮病	头部和颈部
播散性念珠菌病	红斑性丘疹和结节	四肢和躯干
播散性淋球菌感染	开始的时候会出现斑点,丘疹,小囊泡和瘀斑,可能逐渐发展成为出血性脓疱	远端肢体,通常靠近受感染的关节
坏疽性深脓疱病和假单胞菌脓毒症	红斑紫癜性斑疹、出血性水疱、大疱,结节,中央坏死性无痛性溃疡,黑色的焦痂	尤其是在腋窝和肛门与生殖器的区域
埃里希体病	通常有斑疹和丘疹;可能会伴有瘀点(瘀斑),有时可见四处散发的红斑	躯干
流行性斑疹伤寒	斑疹、丘疹、瘀点	腋襞,躯干,四肢(有代表性地,脸上,手掌上和脚底幸免于难)
带状疱疹和弥散性带状疱疹	成组的水疱可见于红斑的基底上,出血性大疱,播散型大溃疡和斑块	带状疱疹呈皮区分布,播散性带状疱疹广泛可见
组织胞浆菌病	溃疡,丘疹,斑块,紫癜,脓肿,结节,黏膜溃疡	广泛分布
感染性心内膜炎	瘀点,紫癜,Osler 结节,Janeway 病变,分裂出血	瘀点,紫癜可见于足跟,肩膀,腿,口腔黏膜,结膜;Osler 结节可见于手指,足趾(尤其是手指和脚趾的髓部);手掌和脚掌的 Janeway 病变,甲板上有裂片出血
川崎病(Kawasaki disease)	红斑(最常引起的,深红色,斑块爆发状);手脚肿胀;累及黏膜(干、裂唇、草莓舌;口咽红斑;结膜弥漫;后期,脱屑)	广泛分布,尤其在躯干和四肢;在会阴部更严重
钩端螺旋体病	黄斑,丘疹,荨麻疹(风疹块),紫癜	四肢
莱姆病(Lyme disease)	黄斑、丘疹、慢性红斑(目标或靶心病变)	躯干、下肢;典型可见单一病变,但有多处病灶可呈现
脑膜炎球菌血症和爆发性紫癜	瘀点,斑点,丘疹,紫癜(可能成为瘀斑)	广泛分布,尤其下肢;颈部和面部通常可幸免于难
鼠斑疹伤寒	斑疹、丘疹、麻疹样的皮疹	开始于手臂和腋窝的内表面;迅速变得普遍,尤其累及躯干(脸部、手掌和脚底可局限受累)
肺炎支原体感染	斑疹或麻疹皮疹最常见;可以看到多种皮疹,包括荨麻疹、多形红斑(包括 Stevens-Johnson 综合征)、红斑结节和丘疹水疱性病变	多样性的
北美芽生菌病	炎症性丘疹和结节伴痂皮;中央溃疡性角化斑块	脸和四肢
细小病毒 B19 感染儿童	"拍打脸颊"皮疹(红斑传染病)	面部
细小病毒 B19 成人感染	变量:斑丘疹,紫癜,或带网状	通常在四肢,特别是远端("手套和袜子")
原发性 HIV 感染	斑疹,丘疹,黏膜溃疡,腭丘疹	脸,躯干
由螺菌引起的鼠咬热	斑丘疹,后来成为瘀斑	始于腹部;发展到四肢;可能涉及手掌和足底

表 15-11　伴有发热和皮疹的疾病（续表）

疾病	皮疹形态学	皮疹的分布
由念珠状链球菌引起的鼠咬热	斑丘疹或瘀斑	广泛分布于四肢；典型地在关节周围；可能进展遍布全身
落基山斑疹热	斑疹、丘疹；后来成为瘀斑	始于手腕和脚踝，然后是手掌和足底；最后，向心扩散到脸、躯干和四肢的更近端
猩红热（通常是化脓链球菌属）	弥漫性红斑皮肤化脓性链球菌）（"砂纸皮"）；线性条纹（Pastia 线）或汇合性瘀点（可以通过使用止血带来在手臂上示范）	分布广泛，口腔周围的区域幸免（"口周苍白"）
二期梅毒	黄斑，丘疹，黏液斑，尖锐湿疣 Lata 病	通常分布较广累及手掌和脚掌；有时局限于手掌和足底或脸部
葡萄球菌毒性休克综合征	猩红热样皮疹（弥漫性红斑，可能类似晒伤）；草莓舌；在病程后期脱皮	分布广泛
链球菌中毒性休克综合征	局部的蜂窝织炎或坏死性筋膜炎；有时也普通红斑	局部或广泛
Stevens-Johnson 综合征和毒性表皮坏死松解症	斑疹，斑块，靶病灶（典型和非典型性），小疱，大疱，糜烂，及黏膜的水疱	分布广泛
伤寒热（伤寒沙门菌）	轻微凸起粉红色的斑点，压力下变白（玫瑰斑点）	躯干，前部和后部（通常见大约 10～20 个病灶）
创伤性弧菌感染	大，出血性大疱具有特征性；也可见蜂窝组织炎、淋巴管炎	尤其是见于下肢

表 15-12　感染性病因导致的局部和全身的淋巴结病

淋巴结分区	一些主要注意事项
颈部	各种原因的咽炎、结核分枝杆菌（结核病和非结核分枝杆菌）、川崎病、头皮局部感染、风疹（枕状淋巴结病）
锁骨上	肉芽肿性疾病，包括 TB（锁骨上淋巴结通常指恶性肿瘤）
腋窝	上肢局部感染，猫抓病
胸肌下	当蜂窝织炎或胸膜下脓肿出现时，提示腹内感染
肱骨内上踝	局部感染上肢、猫抓病、孢子菌病、疱疹甲沟炎
腹股沟和股骨	STD（尤其是梅毒、性腺淋巴肉芽肿、单纯疱疹、软下疳）、下肢局部感染
髂骨	化脓性淋巴结炎，通常由金黄色葡萄球菌引起；可能很难诊断
所有淋巴结（广义淋巴结病）	异嗜性单核细胞增多症（EBV）、异型-阴性单核细胞增多症（CMV）、HIV 感染、继发性梅毒、TB、组织胞浆菌病、布鲁菌病、杜鲁病、麻疹、登革热

CMV, 巨细胞病毒（cytomegalovirus）；EBV, Epstein-Barr 病毒（Epstein-Barr virus）；STD, 性传播性疾病（sexually transmitted diseases）；TB, 结核病（tuberculosis）

猫抓病是一种相对常见的疾病，进展缓慢，由巴尔通体（Bartonella henselae）造成的通常是自限性的区域性淋巴结炎。这种疾病主要会影响那些与猫（尤其是小猫咪或者是流浪猫）在一起玩耍的小孩子们。出现疼痛，有时化脓性淋巴结病最经常发生于颈部或者腋窝。累及单一的淋巴结，见于大约一半的案例。并发症包括帕里诺眼腺体综合征（肉芽肿性结膜炎与耳前淋巴结炎），非典型性肺炎，肉芽肿性肝炎，持续发热，脑病，神经视网膜炎（带着星型的黄斑渗出液），以及骨髓炎。IgM 和 IgG 抗体的血清测试对诊断有 95% 的敏感度以及有 98% 的特异度。

弓形体病在免疫活性的人中主要表现为发烧和淋巴结炎。猫是常见的感染源（主要通过清洗垃圾箱），但食用未煮熟的肉类（包括许多国家中的羊肉以及美国的情形）可以传播该疾病。进行血清 IgM 抗体测试可使患者免于进行淋巴结活检的需要，如果做了活检，通常会显示生发中心的周围突出的上皮样组织细胞集群。

HIV/AIDS

从 1981 年发现 AIDS 以来，HIV 感染及其终末期表现，已成为全球关注的问题，在全世界有超过 3400 万人，在美国有超过 110 万人受影响，在美国每年大约有 50 000 个新感染病例。全世界大约 50%，在美国大约 15% 的艾滋病毒感染者对其感染不知情。艾滋病主要是通过性接触传播，但是也通过血液暴露以及母婴传播，不同程度地影响着非裔美国人，西班牙人以及拉丁美洲人。

联合抗逆转录病毒疗法（antiretroviral therapy，ART）已经使HIV从一种一贯致死性的疾病转化为一种可以较好耐受并使患者依从治疗的慢性病。家庭医生对于早期诊断、综合性照护以及预防起着关键作用。初级保健机构的管理降低了该疾病的耻辱感（stigma），帮助患者应对陪护情绪障碍、生活适应和社会问题。如果家庭医师想要负责该疾病所有方面，包括ART方案的选择，则必须投入时间和精力在跟进这个快速发展的医学领域的新进展。大多数的家庭医生会发现，在管理HIV感染的患者时，与将该疾病作为他们的重要实践内容的医生（或者，在许多社区中，HIV治疗中心）建立伙伴关系是有利的。

HIV病毒属于病毒组逆转录病毒科（逆转录病毒）并且属于亚组慢病毒科（慢病毒）。它的RNA基因组经历着频繁的突变；尽管病毒复制的平均时间大约是两天，但是大约每分钟会有导致遗传变异的10^7种突变发生。这种变异要求严格遵循多药ART来延迟耐药菌株的出现。初发感染之后，会发生一阵带有高水平的病毒血症的病毒复制。有些但不是全部的患者，在2～4周之内（范围从1～6周）会发展成为急性逆转录病毒综合征，那可能会呈现流感样症状，有时会有斑丘疹；作为一种异染性的阴性单核细胞增多综合征（偶然情况下单次现场抽查的结果呈假阳性），或者是无菌性脑膜炎。该患者在数月至数年内保持无症状，但完全能够将病毒传播给他人。HIV RNA水平（病毒负荷）的定量从其感染后峰值下降至"设定值"变得相对稳定下来，反映病毒复制和宿主反应之间的一种平衡。CD4细胞计数逐渐下降，而且因为CD4＋T淋巴细胞对细胞介导免疫是至关重要的，通常经过数月至数年（中位数，2～3年；范围1～>15年）会导致严重并发症或死亡的结果。AIDS可被通过CD4计数少于200/mm³，或者是通过特定的机会感染或很少会发生在免疫活性的人身上的肿瘤来界定。治疗的进步使得"HIV感染"和"AIDS"之间的区别与以前的情况相比较少相关了。

HIV感染的诊断

感染HIV的人寻求医疗照护要么是由于感染的测试结果或者因为疾病的症状和体征而寻求帮助。美国预防服务特遣部队（Prevention Services Task Force）和CDC现在建议，在通知到个人之后，在所有卫生保健机构作自愿检测，并允许他们选择退出。早期诊断可

增加治疗的可及性，可促使更早期治疗，延缓病情进展和降低传播风险。在过去，血清学诊断依赖于酶联免疫吸附法（ELISA）测试，接着是一个确证性的免疫印迹试验（Western blot test，西方墨点试验）。在感染后的平均6～7天内，更新的第四代艾滋病毒酶免疫分析（EIA）检测可发现HIV抗体和HIV p24抗原。快速筛查试验成本低、快速且易于操作（小于20分钟的周转时间），不需要任何仪器，而且可免于化学发光免疫分析法（CLIA）。

当13～64岁的患者有下列任何一种症状时，强烈建议对其进行HIV检测：①STD；②全身症状，如发烧、盗汗、厌食、体重减轻；③鹅口疮（口咽念珠菌病）；④在五十岁以下的人群中的带状疱疹；⑤无症状广泛性淋巴结病；⑥口腔毛状白斑病（舌侧边缘的白色螺旋状病变，代表EBV的晶体）。感染HIV的人更可能有严重或长时间的口腔炎以及以下多种皮肤状况之一，包括脂溢性皮炎、银屑病、传染性软疣、复发性单纯疱疹和毛囊炎。

P. jiroveci（吉罗维奇）肺炎，在1981年6月出现的机会性感染，即现在所谓的"艾滋病毒／艾滋病（HIV/AIDS）"，引起了世界性关注。它在没有寻求HIV检测的人群中仍然是一种常见的现象，或者如果进行了检测，却失于随访。疾病的发作常常是隐伏的，在几周甚至几个月的时间里，会出现咳嗽、呼吸急促和低烧的病状。胸腔X线照片呈弥漫性双侧浸润，但在高达30%的患者中检查结果可能是正常的。目前致病微生物被认为是真菌而不是单细胞生物，通常可以在支气管肺泡灌洗的诱导痰或标本中得到证实。许多患者，或许是大多数患者，当出现症状、体征、低氧血症和血清乳酸脱氢酶水平的升高等而提示该疾病时，他们目前可以得到经验治疗。高剂量的TMP-SMX是在对无磺胺类药物过敏史的患者中选择的治疗方法，当低氧血症严重时（无吸氧的$PaO_2 \leq 70mmHg$），可以补充皮质类固醇激素。其他的艾滋病定义性感染包括隐球菌病，中枢神经系统弓形虫病（通常在CT或MRI中可见多个环增强的肿块病变），巨细胞性视网膜炎，以及播散性禽型（M.avium）复杂性疾病，使得一个单一的AFB血液培养有90%～95%的敏感度。其他的患者则寻求医疗关注，是因为有多重顽固的，略微凸起的或结节状的0.5～2cm的紫罗兰色或深红色的皮肤病变，在活检中确定为卡波西肉瘤（Kaposi sarcoma）。

HIV疾病的初始管理

HIV疾病的诊断应促使对疾病的本质的教育，确

保他们在依从药物治疗的情况下有接近正常生活的可能性，并且促进与同伴及药物顾问一起积极的随访，以及敦促当地卫生部门联络调查。所有的新患者都应进行以下检查：CD4 计数、HIV RNA（病毒载量）定量、HIV 基因型检测（筛查耐药性）、全血细胞计数、血清肌酐（并且计算肌酐清除率）、尿常规、结核菌素皮试（或 interferon-γ release assay 干扰素 -γ 释放试验），抗弓形虫 IgG 血清学、乙型肝炎筛查（（HBsAg，抗 HBsAg，抗 HBc，对易感人群进行抗 HBV 疫苗接种），丙型肝炎病毒抗体（如果阳性有定量 HCV RNA），梅毒血清学 RPR，用于淋病和衣原体感染筛查，以及胸部 X 线检查。除了男 - 男性行为的男性（可以假定为 CMV 血清阳性）患者外，均应该检查血清学巨细胞病毒检测（抗 CMV IgG），而且所有女性都应该进行阴道滴虫宫颈涂片检查筛查试验（推荐等级：A）（Aberg et al.，2014）。

现在建议对所有 HIV 感染者进行 ART 治疗。在写这篇文章的时候（2014 年 2 月），有单片药每日一次的三种治疗方案可供使用，包括立普妥（依法韦仑 + 替诺福韦 + 恩曲他滨），康普莱（利吡韦林 + 替诺福韦 + 恩曲他滨），Stribild（埃替格韦 + 科奇斯特 + 替诺福韦 + 恩曲他滨）（Johnson and Saravolatz，2014）。最理想的情况是，家庭医生、会诊医生和患者共享（并各自维护）一份有四个专列的流程图：日期，患者的 CD4 计数（CD4+T 淋巴细胞计数 /mm^3），患者的病毒载量（HIV 病毒 RNA/mm^3 血液样本）和患者的 ART 药物治疗方案。监测治疗不仅包括 CD4 计数和病毒载量，而且包括观察药物副作用，如血脂异常、葡萄糖耐受不良和肾脏异常。患者应该接受常规疫苗，包括每年的流感疫苗注射；应该接受肺炎球菌疫苗；如果他们缺乏抗乙肝病毒抗体，还应该接种抗乙肝病毒疫苗。

在进行稳定的 ART 伴有抑制病毒载量和 CD4 计数超过 200/mm^3 的患者，在超过 2～3 年的时间里，可能就诊频次很少（如每 6 个月一次），对他们的病毒载量每 6 个月监测一次（推荐等级：A）以及 CD4 计数每 6 个月到 12 个月监测一次（推荐等级：B）。最近被诊断出患有急性疾病的患者，以及那些对 ART 治疗无效的或是最近更改了 ART 治疗方案的患者，他们需要更频繁的诊治。病毒载量在 ART 治疗开始或改变后应更频繁地监测（最好在 2～4 周内而不超过 8 周，每 4～8 周重复检测一次，直到病毒载量无法检测到）（推荐等级：B）。因为 CD4 计数可以波动到总数的 30%，所以至少在 4～8 周之间进行分开两次 CD4 细胞计数，这对于评估患者疾病的免疫阶段是必要的。

治疗要点

- 所有确认 HIV 疾病的患者都应使用高度活跃的抗逆转录病毒药物治疗（推荐等级：B）。
- HIV 疾病患者必须明白遵从药物治疗方案是极其重要的。

怀孕和 HIV

所有 HIV 感染的育龄妇女，在治疗的开始及其后定期进行治疗时，都应被询问有关她们对怀孕的渴望。无论其免疫或病毒状况如何，孕妇应接受 ART，以防止胎儿感染（推荐等级：A）。在子宫内暴露于 HIV 的婴儿，应接受抗逆转录病毒暴露后预防，并且在其出生 10～21 天，1～2 个月或 4～6 个月的时候接受 HIV 诊断检测（推荐等级：B）。

暴露后预防

暴露后预防（postexposure prophylaxis，PEP）应考虑给予卫生保健工作者和其他可能已经在工作中或工作职责线上接触 HIV 感染的血液的人，还有那些可能已经遭受过性侵犯、暴露于无防护性的随意性行为，或与被认为有很高感染风险的伴侣发生性行为的人。应尽快开始 PEP；逻辑上提示"越早越好"。动物模型表明，当在暴露后超过了 72 小时，PEP 可能不太起作用。当有人寻求 PEP 时，应该问以下两个问题：

1. 暴露有危险吗？当然，所有的性接触都应该被认为是危险的，但是在其他的情况下，危险的暴露被定义为通过皮肤损伤的血液接触（特别是在空心针的血液中）；通过溅到黏膜上的血接触（眼睛、嘴和鼻子）；或者不完整的皮肤与血液，组织，或潜在感染的体液接触。

2. 病毒源危险吗？应识别源患者并使其接受 HIV 检测，而且最好进行快速检测。

如果对这两个问题的答案都是肯定的，那么就应该给予药物治疗。因为可能在接触到 HIV 病毒后，患者的焦虑情绪会很高，所以当情况不清楚或患者有疑问时，通常最好先启动 PEP，然后再推迟一到几天，再决定是否要完成这 28 天的疗程。

治疗要点

- 在写这篇文章的时候，我们所推荐的对 HIV 的 PEP 是将每天两次的雷特格韦（Isentress）和每天一次的替诺福韦 - 恩曲他滨（Truvada）的联合治疗（Kuhar et al.，2013）（推荐等级：B）。

暴露前预防

2012 年 6 月，根据对异性恋和同性恋者的研究，FDA 批准使用泰诺福韦和恩曲他滨（TDF-FTC），对性行为活跃的人群中的 HIV 传播高危者预防 HIV 传播。

病原体

本节的目的是帮助家庭医生了解他们对传染病的理解，并简要回顾本章中其他部分中未讨论的一些病原体。

耐药性和不寻常细菌

耐药性细菌现在已经很常见了（John and Steed，2013）。一些感染由于缺乏有效的抗生素而变得无法治疗。

MRSA 可能是目前在家庭医学中发现的最成问题的细菌病原体。医院获得性和社区获得性 MRSA 菌株之间的区别正在变得模糊，但后者往往容易对广谱抗生素敏感，如 TMP-SMX、多西环素和克林霉素。与先

重 点

- 有问题的耐药细菌包括 MRSA、万古霉素耐药肠球菌、尿路致病性大肠杆菌的 T131 种类以及表达超广谱 β- 内酰胺酶和碳水菌酶的革兰氏阴性杆菌。
- 8 个人类疱疹病毒现在被识别；HHV-6 导致了玫瑰红（第六种疾病），这是导致儿童发烧的主要原因，而 HHV-8 则导致了在晚期艾滋病患者中出现了卡波西肉瘤。
- 念珠菌仍然容易受到氟康唑的影响，但克柔假丝酵母在本质上对氟康唑具有耐药性，而高达 25% 的念珠菌菌株现在是耐药的。
- 隐球菌脑膜炎和结核性脑膜炎应在慢性或持续性头痛和神经症状的患者中考虑，包括缓慢恶化的精神功能。
- 首要护理临床医师，生活在组织浆菌病、芽孢菌病、球囊菌病等流行性传染病的地方，应完全熟悉这些疾病及其蛋白质的表现。
- 尽管结核病在美国某些地区中仍然有问题，一个阳性的抗酸的芽孢杆菌染色或培育是目前更有可能表明非结核性的分枝杆菌。
- 在返回美国的旅行者造成的医疗紧急情况中，恶性疟原虫引起的疟疾是导致与感染相关死亡最常见的原因。

前的情况相比，MRSA 菌株对万古霉素（最小抑制浓度［MIC］≥2μg/ml）的敏感性较低。这类菌株引起的严重感染通常使用高剂量的万古霉素（以 20μg/ml 或更高的血清水平为目标），达托霉素（对非肺部感染），或利奈唑胺。最近的研究表明，感染性疾病咨询和使用循证联合治疗包可以降低金黄色葡萄球菌菌血症的死亡率（López-Cortés et al., 2013；Schmidt et al., 2014）。

凝血酶 - 阴性的葡萄球菌是移植外科医生最头痛的细菌，因为它们能够促进各种类型的生物膜（"黏液"）的形成，包括假关节、假心脏瓣膜、心脏起搏器和心脏除颤器、血管导尿管、CSF 分流器等。设备移除通常是很必要的。凝血酶 - 阴性葡萄球菌通常是多耐药性的，类似于 MRSA，经常显示对万古霉素的敏感性降低。在中枢神经系统的 16 种以上的细菌中，表皮葡萄球菌是最常见的，而 S. lugdunesis 是最具攻击性的。

肠球菌一直存在着治疗问题（尤其是引起心内膜炎的时候），而万古霉素耐药肠球菌（vancomycin-resistant enterococci, VRE，通常是 E. faecium 屎肠球菌，而不是常见的粪肠球菌 E. faecalis）的出现，使得治疗陷入困难。

α- 溶血性（α-hemolytic）和非溶血性（nonhemolytic）的"病毒粒子"（"viridians"），与肠球菌相似，是一种共生的有机体，它被认为有临床的重要性主要是作为心内膜炎，或者是宿主防御缺陷患者感染的原因。与之前的敏感情形相比来说，这些有机体现在通常对青霉素 G 和氨苄西林比较不敏感。一种亚组"病毒粒子"链球菌，其不同的称谓是 Streptococcus anginosus 或 Streptococcus milleri 组，它能引起严重的感染，包括脑脓肿和肺炎。

肺炎链球菌（肺炎球菌属）通常表现出对青霉素和第三代头孢菌素低水平的耐药性（偶尔也会表现出高水平耐药性），促使了对危及生命的肺炎球菌肺炎和肺炎球菌脑膜炎使用头孢曲松和万古霉素的联合治疗。

现在的需氧型革兰氏阴性杆菌通常会抵抗许多抗生素，有时可以抵抗所有抗生素。在美国的许多地区，大肠杆菌对氨苄西林的耐药性超过了 50%，对氟喹诺酮类药物的耐药性超过了 30%。许多分离菌仍对 TMP-SMX 和其他药剂有耐药性。尿道致病性 T131 菌株（表 15-8）以前已经讨论过。革兰氏阴性杆菌能对 β- 内酰胺类抗生素（表 15-2）具有强的耐药性是因为它可以产生 β- 内酰胺酶。其中，有这几个家族：青霉素酶、头孢菌素酶、广谱 β- 内酰胺酶、超广谱 β- 内酰胺酶和碳青霉烯酶。碳青霉烯酶得到关注是因为碳青霉烯类（表 15-2）是对付革兰氏阴性病毒感染的最后手段。分离的铜绿假单胞菌和不动杆菌属还有其他的革兰氏阴性病菌往往对氨基糖苷类抗生素有耐药性。

经验治疗通常用于厌氧菌，因为大多数医院的实验室是不提供常规药物敏感性试验的。从历史经验来看，尤其是那些可能由厌氧菌型脆弱拟杆菌（Bacteroides fragilis）引起的感染，氯霉素，然后是氯林可霉素，和现在的甲硝唑一直以来都是首选的治疗药物。脆弱拟杆菌现已证明它能成为甲硝唑的耐药菌。其他一些可能表现出独特的敏感性模式的厌氧菌还包括普雷沃菌属（Prevotella），梭形杆菌属（Fusobacterium），梭状芽孢杆菌（Clostridium spp.），沃氏嗜胆菌（Bilophila wadsworthia），Sutterella wad-sworthensis（Brook et al.，2013）。

家庭医生应该通晓某些不常分离的细菌。有用的缩写包括 HACEK 是对某些需要复杂营养的革兰氏阴性细菌来说，有时会导致心内膜炎（副流感嗜血杆菌 Haemophilus parainfluenzae，蚜虫嗜血杆菌 Haemophilus aphrophilus，副蚜虫嗜血杆菌 Haemophilus para-phrophilus，猪胸膜肺炎放线杆菌 Actinobacillus actinomycemcomi-tans，蚜虫团聚体 Aggrega-tibacter aphrophilus，人型棒状杆菌 Corynebacterium hominis，啮蚀艾肯菌 Eikenella corro-dens，和金甲虫 Kingella kingae）和缩写的 MYSPACE 是会经常出现问题的有氧革兰氏阴性杆菌，因为耐药性（摩根菌属 Morganella morganii，小肠结肠炎耶尔森菌 Yersinia enterocolitica，粘质沙雷菌 Serratia marcescens，普罗维登西亚菌属 Providencia species，普通变形杆菌 Proteus vulgaris，铜绿假单胞菌 P. aeruginosa 不动杆菌属 Acinetobacter spp.，柠檬酸杆菌属 Citrobacter spp. 和肠杆菌属 Enterobacter spp.）。

高级的细菌具有较高的临床重要性——成为"更高"，因为它能产生分支，丝状的类似真菌的菌群——是放线菌（厌氧菌，导致放线菌病）和诺卡菌属（引起诺卡菌病的专性的需氧菌）。放线菌属产生特色的"硫磺颗粒"，在显微镜下诺卡菌能被通过它的弱酸性快速分支纤维，常常可以被识别。典型的放线菌病的临床表现是颈面部的，肺部的，以及腹腔的疾病，典型表现是引流静脉窦（draining sinus tracts）。诺卡菌病会引起肺炎和脑脓肿，以及在免疫系统疾病患者中出现的机会性感染。

疱疹病毒

疱疹病毒是一种大型的 DNA 病毒，它通过知之甚少的过程来确立终生的潜伏感染。近 100 种疱疹病毒已经被从不同的动物物种中分离出来，其中 8 种目前被认为是人类病原体（表 15-13）。传播通常涉及人与人之间的接触，将受感染的体液转移到易受感染者的组织，如眼睛、口腔、呼吸道或泌尿生殖道黏膜。有几类抗病毒药物可供使用，所有这些药物都应该被仔细地注意到排泄路径、副作用和药物与药物之间的相互作用。

在家庭医学中，对疱疹病毒感染的抗病毒药物治疗几乎完全是由核苷酸类似物组成：阿昔洛韦、伐昔洛韦、泛昔洛韦、更昔洛韦和缬更昔洛韦。阿昔洛韦的口服生物药效率只有 10%～20%，随着剂量的增加而减少。伐昔洛韦是一种无环的前体药物，在口服治疗后几乎

表 15-13   人类疱疹病毒

疱疹病毒	病毒	主要疾病	传播途径
1	单纯疱疹病毒 1 型	唇疱疹，疱疹性口腔炎，角膜炎，皮肤病变（外伤性疱疹；疱疹性指炎），生殖器溃疡，脑炎，多发性先天性异常	两种类型均为密切接触；尤其是 2 型通过性接触；其他形式的皮肤间接触，包括外伤性疱疹
2	单纯疱疹病毒 2 型		
3	水痘-带状疱疹病毒	水痘；带状疱疹（局部性和播散性）；肺炎，脑炎，脊髓炎，小脑共济失调	接触或经过呼吸系统
4	EB 病毒	嗜血细胞阳性单核细胞增多症，淋巴瘤，鼻咽癌，脑膜脑炎，淋巴细胞增生性综合征（移植受体）	唾液
5	巨细胞疱疹病毒	异嗜性阴性单核细胞增多症；FUO；在免疫功能低下患者中，视网膜炎，结肠炎，神经根病，多发性先天性异常	接触；血源；移植；先天性
6.	嗜淋巴细胞疱疹病毒	儿童玫瑰疹（幼儿急疹子）（HHV-6B）；与多种疾病（包括多发性硬化症）有很多可能的联系	接触或呼吸
7	HHV-7	儿童发热、皮疹和发热性痉挛	未知
8	HHV-8	卡波西肉瘤（常见）和原发性渗出性淋巴瘤（不常见）见于 HIV 疾病患者；也可能导致多中心淋巴结增生症（Castleman disease）	可能的体液交换

HHV，人类疱疹病毒（human herppesvirus）

被完全转化为阿昔洛韦。同样，更昔洛韦的口服生物药效率仅 5%；缬更昔洛韦是一种具有口服生物活性的药物。其他对疱疹病毒有活性的药物包括西多福韦和膦甲酸钠；这些都是在特殊情况下使用的（Evans et al.，2013；Field and Vere Hodge，2013）。

人类疱疹病毒 1 型和 2 型（HSV-1 and HSV-2）

人类疱疹病毒 1 型和 2 型通常被称为 HSV-1 和 HSV-2。这些病毒引起唇部溃疡（唇疱疹）和颊黏膜溃疡（疱疹性口炎）、角膜炎、皮肤损伤（如疱疹性甲沟炎累及手指、或累及身体的任何部分的外伤性疱疹），脑炎（尤其是 HSV-1），无菌性脑膜炎（特别是 HSV-2），新生儿先天性疾病，肺炎（罕见），以及——家庭医生最关心的——生殖道的病变。典型的病变是红斑性基底上的长出一个水疱。水疱性病变通常是代表性地分组的也有可能是融合的。在 2005 年至 2010 年间，一项对年龄在 14～49 岁之间的男性和女性进行的调查显示，人类疱疹病毒 1 型和 2 型的感染血清抗体阳性率分别为54% 和 16%。

生殖器病变主要是由人类疱疹病毒 2 型造成的，但人类疱疹病毒 1 型则造成的显著比例的病例。在美国，在 14 岁至 49 岁的人群中，生殖器疱疹会影响大约1/6 的人，尽管可以通过口对生殖器的接触发生传染，但是通常是通过性接触获得的。在高度特征性的成组囊泡出现之前，原发性生殖器疱疹通常以发热、发冷、头痛、不适、局部疼痛或感觉异常等症状开始出现。外阴的受累可能会特别痛苦。生殖器外部表现包括肠和膀胱功能紊乱；臀部、腹股沟和大腿的广泛溃疡；无菌性脑膜炎；横向脊髓炎和骶神经根病。

血清检测通常是无用的。如果在疾病的囊泡阶段完成病毒培养，则是高度敏感的。然而，PCR 已经成为可选择的诊断程序。决定生殖器疱疹是否由人类疱疹病毒 1 型或人类疱疹病毒 2 型引起对估计预后有意义，因为人类疱疹病毒 2 型与更频繁复发有关联。所有的患者都应该接受咨询，无临床症状的性伴侣也一样应该接受咨询。

治疗要点

- 在首次发作的生殖器疱疹中，抗病毒药物（阿昔洛韦和伐昔洛韦）可减少症状的严重性和持续时间，但并不能减少复发的频率，也不能减少传染给他人的风险（推荐等级：A）。
- 生殖器疱疹的复发期间，伐昔洛韦被批准为其使用，可用于发作时的治疗或通过持续的抑制疗法（推荐等级：B）。
- HSV-1 和 HSV-2 膦甲酸钠（Foscarnet）：为非核苷类广谱抗病毒药，可直接作用于核酸聚合酶的结合部位、通过非竞争性结合而抑制这些聚合酶的活性，从而抑制病毒复制。

水痘带状疱疹病毒

水痘 - 带状疱疹病毒引起水痘和带状疱疹，后者通常是在背根神经节中的潜伏病毒被重新激活所导致的。水痘有高度传染性。在 1995 年常规疫苗接种出现之前，水痘通常发生在学龄前儿童和学龄儿童。发烧、头痛和喉咙痛的前驱症状是在红斑性基底上广泛出现的小疱疹。疱疹的标志是在所有发展阶段存在的病变——与之相比，天花的病变则在特定的时间的同一进展阶段发生。患者在皮疹出现的 1 到 2 天前是传染性的，其传染性维持到所有病变结痂。免疫能力强的人中的大多数病例都是自限制的。并发症包括继发性细菌感染（包括由 A 组链球菌引起的坏死性筋膜炎）、肺炎、小脑共济失调和脑炎。这种病毒在怀孕期间是非常危险的；它会导致母亲严重的肺炎，胎儿的丧失，以及在怀孕的前半期严重的水痘（severe material varicella）——一种胎儿水痘综合征，其异常症状是不可逆转的。

带状疱疹主要发生在老年人和免疫功能低下的人群中，在美国的发病率是每 1000 人中有 4 人发病。水疱性皮疹的皮区分布是一种实质诊断。并发症包括带状疱疹后神经痛（其发病率随着年龄大幅增加），眼部受累（眼带状疱疹，应该敦促紧急转诊到眼科医生），面瘫伴耳朵受累（拉姆齐亨特综合征，the Ramsay Hunt syndrome），皮肤和软组织感染（包括，再一次，坏死性筋膜炎），脑膜脑炎、肺炎、肝炎、急性视网膜坏死，和死亡——尤其当疾病以弥漫形式出现在免疫力差的人身上时会导致死亡。

治疗要点

- 阿昔洛韦，如果在最初的 24 小时内开始，可以减少水痘的严重程度和持续时间（推荐等级：A）。
- 抗病毒药物治疗会减少疱疹后神经痛的发病率（推荐等级：B）。
- 在暴露的 3 天内给易感儿童注射水痘疫苗可能会缓和疾病或预防疾病（推荐等级：A）。
- 更老的（>60 岁）免疫功能正常的人应该被敦促接受水痘 - 带状疱疹（带状疱疹）疫苗，即使他们以前得过带状疱疹（推荐等级：A）。

巴尔病毒和巨细胞病毒

这些临床上重要的病毒，分别是嗜异性阳性和嗜异性阴性的单核细胞增多症的原因，在这一章中的前部分已经讨论过；一些另外的临床表现在表 15-13 中显示。

巨细胞病毒引起的感染，主要发生在免疫功能低下和需要转诊的患者；治疗药物包括更昔洛韦，缬更昔洛韦，西多福韦和膦甲酸钠。

其他人类疱疹病毒

HHV-6B 在 1986 年被发现，引起儿童疾病幼儿玫瑰疹（也叫幼儿急疹或"第六疾病"），这可能是 6 个月～24 个月儿童热性惊厥发作最常见的原因。约有 95% 的成年人血清型 HHV-7 血清反应阳性，但是它在疾病中的作用机制尚未清楚。HHV-8 病毒的出现证实成为 HIV 感染者患有卡波西肉瘤的显然原因，这些患者也会导致原发渗出性淋巴瘤。HHV-8 也可能导致多发中心的巨大淋巴结增生症（Castleman disease）。

真菌

近 250 000 个被识别的真菌品种中只有约 150 种被人们认为能引起疾病。无侵入性、浅层皮肤的真菌感染及相关结构（皮肤真菌病）在皮肤病学的章节中讨论。在这里，我们将主要讨论念珠菌病，孢子丝菌病；和"深部真菌病"，包括在美国的三大"区域性"真菌病，组织胞浆菌病、球孢子菌病、芽生菌病。主要的抗真菌药物见表 15-14 所示。

念珠菌病

念珠菌病，俗称是"真菌感染"。范围广泛，包括黏膜、皮肤和指甲感染。口腔念珠菌病（鹅口疮）有多种形式：伪膜性、红斑和超塑性念珠菌病；义齿性口炎（在 90% 的病例中都包含念珠菌属）、口角炎（涉及念珠菌属，常与金黄色葡萄球菌混合感染，见于 80% 的病例中）和正中棱形舌炎。念珠菌性外阴道炎在妇科章节中讨论；而男性对应的是念珠菌性龟头炎——龟头的感染，发病者通常未割包皮。皮肤念珠菌病和指甲感

表 15-14 选择性抗真菌药

抗菌类型（方法）	选择性抗菌药	注释
多烯类化合物（与真菌细胞膜的麦角甾醇结合，破坏膜的空间完整性）	两性霉素 B 制剂： 两性霉素 B 脱氧胆酸 两性霉素 B 脂质复合物， 两性霉素 B 胆固醇硫酸酯， 两性霉素 B 脂质体 口服或外用药物： 制霉菌素、杀念珠菌素、其他	两性霉素 B 脱氧胆酸有效治疗深部真菌感染但具有肾毒性 其他不良反应包括输液相关性发热，恶心，呕吐，低血压；低钾血症和低镁血症；代谢性酸中毒；和肾原性糖尿病尿崩症。较新的"脂质制剂"毒性更小，但价格更昂贵
抗代谢物嘧啶类似物（干扰必需蛋白的结合；抑制真菌 DNA 合成）	氟胞嘧啶	氟胞嘧啶最初是作为抗代谢物开发，具有显著的骨髓毒性，包括致命的骨髓衰竭。当疗程延长时，理想情况下应该监测血清水平，特别是肾功能受损的患者
唑类化合物（抑制羊毛甾醇去甲基化酶，P450 组的细胞色素酶，阻碍麦角甾醇合成）	咪唑类：酮康唑等 三唑类：氟康唑，伊曲康唑，伏立康唑等	对人类的毒性主要来源于对 P450 酶的作用 使用时应考虑到患者正在服用的所有药物，因为可能存在严重的药物相互作用
棘白菌素（通过酶 1,3-β 葡聚糖合酶抑制细胞壁中的葡聚糖合成）	阿尼芬净，卡泊芬净，米卡芬	比氟康唑更可靠地覆盖所有念珠菌属 对隐球菌没有临床有效的活性 药物相互作用的潜力 一般很好耐受
烯丙胺（抑制角鲨烯环氧酶，麦角固醇合成所需的酶）	特比萘芬，阿莫罗芬，布替萘芬，萘替芬	主要用于皮肤病的局部治疗，如癣，脚气，股癣 罕见的系统性使用适应证
灰黄霉素（与其他抗真菌剂无关的小分子；与角蛋白前体细胞结合；进入真菌后，干扰微管，从而抑制有丝分裂）	灰黄霉素	主要用于指甲，头发，体表大面积等严重受累的皮肤癣菌病的口服治疗 禁忌在妊娠期，严重肝病，系统性红斑狼疮和卟啉症 拮抗口服抗凝剂和避孕药 降低苯巴比妥的吸收

染（灰指甲）的多种形式见皮肤病学章节中。食管念珠菌病是晚期 HIV/AIDS 感染的一个主要问题，通常用唑类化合物来治疗（氟康唑或其他药物，表 15-14）。

念珠菌血行感染（念珠菌血症）在家庭医学实践中最常见的表现为与静脉留置相关的脓毒症，尤其是正在接受静脉输入营养液的患者。取下静脉留置必须辅以抗真菌类药物。白念珠菌是最普遍的分离菌株，对氟康唑几乎都敏感，但是其他的念珠菌种也可能积极活动。克柔念珠菌本质上对氟康唑具有耐药性，而且近期服用氟康唑的患者对念珠菌属的血液培养呈现阳性反应，都该考虑克柔念珠菌是最明显的可能。目前超过 25% 的光滑念珠菌的菌株对氟康唑具有耐药性。侵袭性念珠菌病的并发症包括眼内炎导致潜在的永久性视力丧失、骨髓炎和化脓性关节炎。念珠菌性腹膜炎是由腹膜透析导管感染引起，但也发生在腹膜感染或坏死性胰腺炎的患者身上。念珠菌心内膜炎通常发生在有人工心脏瓣膜的患者；尽管存在可引起动脉栓塞的赘生物，血液培养也可能是无菌的。

治疗要点

- 从血液培养基中提取出来的念珠菌菌株，应该促使申请实验室进行形态学检查，而经验性治疗则采用氟康唑（如果患者并没有严重患病而且克柔念珠菌或光滑念珠菌的概率比较低）或棘皮菌素化合物（推荐等级：A）。
- 两性霉素 B 仍然是一种可替代的选择，相关警告称，两种念珠菌属——葡萄牙念珠菌和季也蒙念珠菌——对于两性霉素 B 经常具有耐药性（或者在治疗过程中会增加耐药性）（推荐等级：A）。

隐球菌病

目前有超过 30 种已知的隐球菌，其中两种隐球菌——新型隐球菌和加特隐球菌是公认的人类病原体。前者有全球范围内的分布，是疾病的常见原因；后者则是更多地方性分布，包括美国的西北太平洋和加拿大的不列颠哥伦比亚。类似于大多数深部真菌感染，隐球菌通常可通过吸入（感染性气体）而致病。类似于肺炎、甚至肺转移性癌症，有时偶然地，为另一个病因引起的疾病而拍片时，在胸片上发现隐球菌肺部疾病的表现。脑膜炎是隐球菌病最常见的一种临床表现，在免疫功能良好或免疫功能不全的人身上都会致病。80%～90% 公认的隐球菌性脑膜炎病例发生在 HIV/AIDS 患者身上，而其他病例则与皮质类固醇治疗、淋巴瘤或一些抑制 T 细胞免疫的状况有关。免疫功能完整的人患

有隐球菌性脑膜炎，有时会叙述有暴露在积累的老化鸟粪，例如栖息场所、阁楼或空置的老房子的过去史。

治疗要点

- 对于隐球菌脑膜炎的最初治疗应该在医院开始，治疗药物通常是两性霉素 B 加上氟胞嘧啶，不管是免疫功能不全的人（推荐等级：A）还是免疫功能良好的人（推荐等级：B）。对于后者来说，高剂量的氟康唑只是一个供替代的选择方案。

孢子丝菌病

孢子丝菌病，是由申克孢子丝菌引起，在全科医疗中主要表现为结节性淋巴炎综合征——沿着淋巴管分布的结节状肿胀，通常有可识别的线性条纹（图 15-11 所示）。不常见的是，该综合征是由巴西诺卡菌、海分枝杆菌、利什曼原虫属、土拉热弗朗西丝菌、堪萨斯分枝杆菌、不同种类的其他真菌以及包括葡萄球菌和链球菌的化脓性细菌引起。通常需要对组织活检或组织抽吸做培养以决定致病微生物。

治疗要点

- 伊曲康唑是孢子菌病的首选药物（推荐等级：A）。

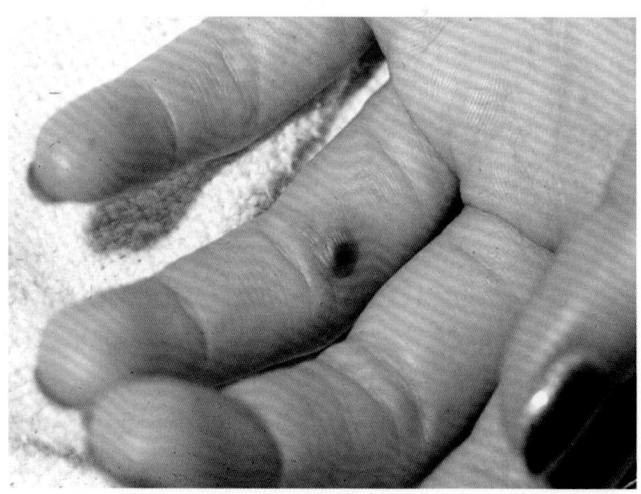

图 15-11　在淋菌性关节炎 - 皮炎综合征患者的底部红斑上的出血性水疱病变。这个病变将破裂，留下一个疼痛、坏死结节

组织胞浆菌病

荚膜组织胞浆菌是双态性真菌（也就是说，它在组织中以酵母菌的形态，但是在外界环境和培养基中则是一种霉菌），是俄亥俄州和密西西比河山谷的地方病，但

是在世界上很多地方都时有发现。居住在流行地区的大多数人都被感染,但只有不到10%的患者前来就诊。这种疾病有几种形式,急性肺组织胞浆菌病通常是一种轻微的疾病,但可能引起高烧,胸部CT表现为斑片状浸润。纵隔淋巴结病通常是持续进展且无症状,考虑可能为组织胞浆菌病,可为患者省去不必要的手术探查。愈合的肺组织胞浆菌病通常会留下类似于结核治愈后的肺钙化。吸入大量的孢子菌,特别是如果对以前的感染有一定程度免疫力,可引起愈合后留下"铅弹"钙化模式的肺粟粒性肉芽肿病。急性渐进弥散性组织胞浆菌病,如果不治疗其病死率高达83%~100%,在免疫功能不全的患者,特别是艾滋病患者中应该考虑该病。该病的诊断有时通过外周血涂片检查。当患者出现有发热、减重,局部症状(特别是消化道和中枢神经系统)、肝肿大、穿孔性口腔溃疡和血细胞减少等联合症状,应该疑诊亚急性弥散性组织胞浆菌病。其他形式包括孤立的慢性空洞型肺病、肺结节(可随时间推移而变大,提示肺癌)、纵隔纤维化(可阻塞主要血管并导致心力衰竭)、支气管结石病和肾上腺功能不全。尿液和血清抗原检测在艾滋病毒感染患者中特别有用,但对组织胞浆菌病的明确诊断往往要以培养结果为依据。

治疗要点

- 两性霉素B是弥散性和严重性肺部感染的首选药物(推荐等级:A)。
- 伊曲康唑在其他情况下是有用的(推荐等级:A)。

北美芽生菌病

北美芽生菌病,由双相真菌皮炎芽生菌引起,在许多方面类似于组织胞浆菌病:流行于密西西比河和俄亥俄河流域;吸入感染;肺部疾病作为一般的临床表现;弥散性疾病,主要出现在一些免疫功能严重低下的人群身上;两性霉素B用于严重疾病(推荐等级:A)但伊曲康唑确定有作用。不同于组织胞浆菌病,芽生菌病更可能是有症状,(50%,vs.组织胞浆菌病<10%)且更可能继发累及皮肤、骨骼和泌尿生殖道。和组织芽孢菌病一样,血清和尿液抗原试验都是可以得到的,但诊断最好是通过培养结果。然而,临床上的诊断被强烈建议通过脓、皮肤碎片或痰标本的氢氧化钾(KOH)制剂来进行,这样可以揭示芽殖酵母菌的确定性外观:高折光的细胞壁和一个单一的、内含物广泛的子酵母菌(与其他的芽殖酵母菌相比而言)。

球孢子菌病

球孢子菌病,由双相球孢子菌引起,流行于美国西南部(尤其是亚利桑那州南部、加利福尼亚中部、新墨西哥南部和得克萨斯西部),美国中部和南部的部分地区。从这些地区回国的游客和旅行者们应该怀疑是否染上这种病。和组织胞浆菌病和芽生菌病一样,这种疾病是通过吸入感染而致病,通常表现为肺部疾病,但偶尔也在人群中传播,尤其是在HIV/AIDS患者中。肺部的临床表现为片状肺炎、胸腔积液、结节、薄壁胸腔(8%的患者会出现这种症状),和慢性纤维空洞性肺炎。大多数急性肺部感染是自限性的而且不需要治疗。传播可能涉及皮肤(通过丘疹、结节、斑块或溃疡)、骨骼、关节和中枢神经系统。球孢子菌性脑膜炎有引起伴随缺血性中风和出血的中枢神经系统血管炎的潜在可能性。IgM和IgG抗体试验可作为疾病依据,但是要得到确切的诊断还需要培养结果。对球孢子病的管理涉及许多细节问题,应该参考IDSA指南。

曲霉菌病

曲霉菌属是腐生菌,在世界性范围内分布,经常在黏膜表面定植,通常会污染实验室培养标本,并且会导致一系列临床综合征。

1. 过敏性支气管曲霉病,一种呼吸道超敏性疾病,尤其见于哮喘或囊性纤维化患者,早些时候在支气管扩张症的部分讨论过。

2. 曲霉菌病(曲霉肿),在一个先前存在的肺腔或鼻旁窦存在并进展,常无症状,但可能会导致危及生命的大咯血,或当涉及鼻旁窦时引发复发性细菌感染和局部侵袭性疾病。

3. 浅表性曲霉病,通常会发生慢性外耳道炎,由尼日尔曲霉引起。

4. 黏膜表面无症状定植。

5. 侵袭性曲霉病,肺部好发(80%~90%病例),是一种严重的、进展迅速的疾病,通常发生在免疫功能低下患者(最常见的是严重粒细胞减少患者)。明确的诊断需要组织活检,因为阳性的培养皿即使是通过支气管镜检查,也能被污染。特征性的CT表现包括"晕轮征"和"空气新月征"

毛霉菌病

"毛霉菌病"指的是由一种或另一种属于毛霉菌目的不同群体的真菌引起的侵袭性组织感染。大多数感染患者都有一个诱发因素,例如本身患有糖尿病(控制不良或近期有酮酸症中毒史)、有大面积的创伤、烧伤或者正处于免疫功能低下状态。毛霉菌种如曲霉属会侵入血管壁从而引起组织梗死和坏疽。鼻脑黏膜病患者进行体格检查有时会在鼻腔或腭黏膜上有局部黑色(梗死)区域。范围向大脑的延伸会危及生命。类似于侵袭性肺曲霉病,肺毛霉病主要见于严重持续性粒细胞减少症患者。

较少见的深部真菌感染

真菌属于镰刀菌属,创伤性免疫接种后会在免疫功能正常的人群中引起感染,主要有三种症状:真菌性角膜炎;甲癣;以及皮肤、肌肉、骨骼或关节的慢性感染。后者包括足菌肿(Madura foot 足分枝菌病),是一种由各种腐生箔真菌(包括镰刀菌)引起的缓慢渐进且经常疼痛的组织损坏。

波氏假性霉样菌(生物体的有性阶段或完善阶段)和尖端赛多孢子菌(同一生物体的无性或不完善阶段)可以在免疫功能正常的宿主内造成局部顽固性疾病。波氏假性霉样菌偶尔会引起侵袭性真菌性鼻窦炎、脑膜炎或弥散性感染。

暗色真菌的特点是细胞壁中有一种黑素样色素,在组织标本或培养物中呈现出深褐色或黑色的外观,它们会引起一种叫做"噬菌病"的疾病。最严重的发病形式是侵袭性真菌鼻窦炎,该炎症有可能扩散到大脑。

分枝杆菌

结核病仍然是世界上最重要的分支杆菌病,但是随着 HIV/AIDS 的良好控制,它在美国的发病率已经稳步下降。然而,结核病在弱势群体中仍然很普遍,比如年老体衰的人、移民、注射吸毒者、无家可归者、城内的穷人以及感染 HIV 的患者。而当今的全科医生更有可能遇到非结核分枝杆菌,特别是胞内分枝杆菌。

肺结核

结核病通常表现一种肺部疾病,但全世界有 10%~25% 的患者的病灶在肺外。肺外结核占以下三种形式之一:弥散性(粟粒状)结核,在儿童和免疫抑制的人群中更常见;"浆膜的"结核(结核性胸膜炎、脑膜炎、心包炎、腹膜炎和关节炎);以及实质器官结核(包括结核性骨髓炎和肾上腺结核,以前是 Addison 病的常见原因)。

肺部结核通常表现为一些发热、盗汗、排痰性咳嗽、咯血,厌食和体重减轻的联合症状。影像学通常显示肺上叶空洞性病变(肺结核再活化),也可以提示肺下叶顶部或上叶底部的实变(原发结核),或结节性病变,可以伴有或不伴有淋巴结病变。感染 HIV 的患者中肺结核可能会更严重,临床表现非典型,且胸部放射线检查结果有时是正常的。

潜在结核由阳性结核菌素皮肤试验结果或阳性干扰素 -γ 释放试验(QuantiFERON-TB Gold 试验和 T-SPOT TB 结核斑点试验)来判定,无需疾病的证据。但后者的一次性血液样本更具有便利性,对于肺结核杆菌也更具有特异性,但是缺乏对重复测试的回忆应答。两种方法的阳性测试结果之一应促使参考抗结核预防治疗指南使用异烟肼。

采用分子方法证实 AFB 阳性痰涂片的患者,还有那些 AFB 阳性涂片者以及 TB 怀疑指数高的患者,应该以多药联合方案开始治疗。美国标准的治疗方案包括异烟肼、利福平、吡嗪酰胺和乙胺丁醇。结核分支杆菌的多重耐药性菌株发生风险低的患者在治疗两周后通常被认为不再具有传染性,即使 AFB 痰涂片测试结果由阳性转变为阴性需要更久的时间(不超过 8 周)。美国的肺结核患者需要接受六个月的治疗,不论其身体状况如何,包括 HIV 患者,并且受到当地或州卫生部门监督。

弥散性 TB 是由淋巴进行血行扩散所致。"粟粒"一词源于小肉芽病灶与小米种子相似。但免疫功能低下的人(特别是 HIV 感染患者)、儿童、孕妇、酗酒或者有肝病的患者可能不存在肉芽肿生成。其症状通常不明显(微妙),但是诊断可能需要组织活检。

原因不明的脑膜炎、心包炎、腹膜炎或积液性慢性关节炎都应立即考虑到结核病。但是最麻烦的综合征"浆膜结核"是结核性脑膜炎,因为其诊断很困难,而且结核性脑膜炎也可能导致永久性的脑损伤。在 CSF 上的应用 PCR 代表一个明显的进步;在一个小系列中,多重 PCR 对于培养确诊的结核性脑膜炎具有 94% 的敏感度和 100% 的特异性。

更多信息参见第 16 章。

非结核分枝杆菌

非结核分枝杆菌(NTM)也叫做非典型分枝杆菌或如除结核分枝杆菌以外的分枝杆菌(MOTT),是典型的环境生物,它不通过人际间传播,而且它从临床标本中分离出来时往往意义甚微或没有意义。然而它们的临床重要性却在不断增加。大多数医院的实验室缺乏识别这些有机体的必要设备,因此临床医生应该知道什么时候需要将分离菌转送到介绍的实验室检查。

与非结核分枝杆菌 NTM 相关的肺部疾病至少包括四种综合征:

1．慢性空洞性肺病在有潜在的慢性阻塞性肺病的患者身上出现，典型的患者是白人男性吸烟者。而且类似于上叶空洞性肺结核，但是其表现通常较轻微。致病微生物通常是胞内分枝杆菌 MAC 或堪萨斯分枝杆菌 *M. kansasii*。

2．结节或网状结节肺病，常伴有支气管扩张症，典型地通常出现在 50 岁以上的瘦弱白人妇女中（所谓的温德米尔综合征，Lady Windermere syndrome）。这些患者有时会出现漏斗胸畸形或二尖瓣脱垂的现象。胞内分枝杆菌 MAC 是常见的病原体，但堪萨斯分枝杆菌和脓肿分枝杆菌也会引起这种综合征。

3．伴有囊性纤维化的支气管扩张患者。通常的分离菌是 MAC 或脓肿分枝杆菌，而且很难确定这些分离菌株是否代表定植或者感染。

慢性下叶肺炎通常在容易吸入的患者体内表现为一种模糊的浸润，通常是由下食道疾病引起。在这种环境中分离出来的机会致病性分枝杆菌包括偶发分枝杆菌、脓肿分枝杆菌、耻垢分枝杆菌和胞内分枝杆菌。因为无所不在的微生物定植是常见的现象，仅仅靠单次显示阳性的培养结果来诊断疾病是不够的。除了要参照由美国胸科协会（American Thoracic Society，网站参照下文）发布的诊断和治疗指南，总体上非结核分枝杆菌疾病的诊断包括：①相容的临床综合征；②适当排除其他诊断；③多次阳性培养结果。可能也会需要经支气管镜活检。

非结核分枝杆菌导致的肺外疾病的独特综合征包括：

1．子宫颈淋巴结炎（淋巴结核），典型为无痛性和单侧性，有时与瘘管形成有关，通常发生在幼儿身上。在美国，80% 的病例是由胞内分枝杆菌导致，淋巴结分枝杆菌也会引起这种症状，结核分枝杆菌也同样如此。这种情况应进行手术切除而不是引流，以避免窦道形成。

2．一种类似于孢子菌病的淋巴管综合征，对于饲养海洋生物的人来说，它构成一种职业危害，由鱼或螃蟹的刺伤造成的海鱼分枝杆菌感染导致。这种疾病暴发与游泳池相关。

3．术后感染，通常发生在切口部位或整形手术后（例如，隆胸术后），可由分枝杆菌快速生长引起，如偶发分枝杆菌、龟分枝杆菌和脓肿分枝杆菌。当被怀疑术后感染时，应该申请抗酸杆菌 AFB 培养，并提醒实验室注意非结核分枝杆菌。

4．发生在腱鞘、骨骼或黏液囊这些部位的特殊风湿性感染可由胞内分枝杆菌和海鱼分枝杆菌引起。

5．在热带或亚热带气候中，出现在皮肤上的无痛结节性的移动性肿胀可以演变成大面积的皮肤和软组织破坏，而在极端情况下则会出现更大的溃疡。这种情况被称为"布鲁里溃疡"（"Buruli ulcer"），是由溃疡分枝杆菌引起的。

6．血管通路导管患者的阳性血液培养偶尔也发生于正在接受癌症治疗的患者身上，而且与拔除导管和接受抗生素治疗后引起的高烧有关。在一个序列中的最常见的分离菌株（80% 的病例）是黏液分支杆菌 *M. mucogenicum*。

麻风病

麻风病，由麻风分枝杆菌引起，在美国每年会有 100~200 个人受到感染，主要发生在移民身上，流行于南方各州（路易斯安那州、阿肯色州、得克萨斯州和密西西比州）。瘤型麻风，主要症状表现为对称性皮肤结节、斑块、真皮增厚和后天面部畸形，发生在那些对麻风分枝杆菌没有免疫能力的人群身上。结核型麻风，一种不是很严重的疾病，身上的皮肤斑块呈不对称分布，并累及周围神经。麻醉斑块，一种没有触感和痛感的局部色素减退性皮肤病变，是结核型麻风的标志。在瘤型麻风而不是结核型麻风中，真皮巨噬细胞中塞满了麻风分枝杆菌——一种仍然无法在人工介质中培养的有机体。

寄生虫

在美国，除少数例外，大多数医生很少会遇到甚至很少想到寄生虫病。流行病学史对于诊断和管理至关重要。近期的长途旅行、职业、社会经济状况、娱乐和动物的接触以及生活安排都可以提供有价值的线索。免疫功能低下的人包括 HIV 疾病患者更容易遭受到以别的方式潜伏着再次激活的寄生虫感染；其中这些感染包括：弓形虫病、隐孢子虫病和弥散性粪类圆线虫病。

疟疾

从死亡率来说，疟疾是最重要的寄生虫疾病，由五种疟原虫引起：恶性疟原虫、间日疟原虫、卵形疟原虫、三日疟原虫和诺氏疟原虫。临床特点是发热，表现为三个阶段的发作："冷时期"寒颤或颤抖持续 15 分钟到几个小时；"热时期"高烧持续几个小时并大汗淋漓。出现顺时针规律性的发烧代表是由间日疟原虫、卵形疟原虫以及三日疟原虫引起的疟疾。和恶性疟原虫一样，诺氏疟原虫也是会危及生命，从最近对东南亚猕猴的实验中已经证明它能感染人类。恶性疟原虫能感染所有时期的红细胞,导致大量的寄生虫血症;它还可以附着于内皮细胞,导致微血管疾病。并发症包括脑毛细血管阻塞,伴有精神错乱、癫痫发作、昏迷(脑型疟疾);肾衰竭,表现为血红蛋白尿症("黑水热");肺水肿和低血糖。任何回国的旅行者出现发热,都应该考虑到疟疾。诊断是通过检查厚和薄的血液薄膜。CDC 设有疟疾热线(855-856-4713),在正常工作时间内民众可以联系;公众可以随时联系热线(770-488-7100)。

其他寄生虫疾病

家庭医生应该为遇到一些寄生虫病(例如虱子、蛲虫、疥疮和弓形虫病)而做些准备;应该辨认其他几种有时会出现在他们的医疗实践中的寄生虫(皮肤幼虫移行症,包虫病,血吸虫皮炎,而对于西班牙移民来说 - 猪囊虫病),这取决于地理区域;应该知道犬心丝虫病会导致不必要的开胸手术;应该警惕那些喜欢温暖的淡水湖和湖泊而不是适于潜水活动的年轻患者,会增加患原发性阿米巴脑膜炎的风险(表 15-15)。家庭医生有时可能会遇到患有寄生虫妄想症(一种出人意外地难以管理的异质性疾病)的患者。

朊病毒

朊病毒是一种可传播的蛋白质,虽然缺乏完整的遗传物质,但所导致的人类疾病特征却是渐进性神经性退化,引发死亡,病理上有脑实质海绵状变化。已知的五种综合征中,在美国最重要的是克 - 雅病(Creutzfeldt-Jakob disease)。MRI(可以是提示性但也是诊断性的)可有助诊断,脑脊液 CSF(具有低敏感性和特异性)对于 14-3-3 蛋白的测量也是很有用。外科手术应该避免,认为有可能会污染仪器,并且将医护人员暴露在这种无法治疗的疾病环境中。

致谢

作者感谢以下人员的协助:Divya Ahuja, Helmut Albrecht, Majdi N. Al-Hasan, P. Brandon Bookstaver, Babatunde Edun, Jeffrey W.W. Hall, Joseph Horvath, Sangita Dash, Elizabeth Nimmich, Kamla Sanasi-Bhola, and Sharon Weissman。

表 15-15　选择性寄生虫

疾病	寄生虫(常规传播)	注释
阿米巴病	溶组织内阿米巴	见文章
阿米巴脑膜脑炎	福氏耐格里阿米巴(通过筛板进入脑脊液;与温暖的淡水湖泊和池塘相关)	死亡率快速上升约 95%,诊断可以通过在潮湿的 CSF 上显示滋养体来进行
管圆线虫病	广州管圆线虫(摄食生的或未煮熟的蜗牛或其他带菌生物)	嗜酸性粒细胞性脑膜炎或脑膜脑炎
蛔虫病	蛔虫(被蛔虫卵污染的食物或饮料)	嗜酸性粒细胞增多症(PIE 综合征)肠梗阻主要发生在儿童,胰胆管阻塞,主要见于成人
巴贝斯虫病	巴贝斯虫(美国)	见文章
南美锥虫病(美洲锥虫病)	克氏锥虫锥鼻虫(锥蝽亚科)	急性:发热性疾病有时伴有淋巴结肿大,咬合部位局部肿胀(南美洲锥虫结节)和眼睑水肿晚期:扩张型心肌病,食管巨结肠,神经病变
肝吸虫病	华支睾吸虫(摄入未煮熟,熏制或腌制的淡水鱼)	急性:发热和右上腹疼痛引起的胆囊梗阻慢性:胆管肝炎;复发性胆管炎;胆管癌
隐孢子虫病	隐孢子虫等	见文章
皮肤幼虫迁徙("游走性幼虫病","地痒","沙虫")*	巴基斯坦钩虫(皮肤接触污染的土壤,如赤脚走在狗常去的沙滩上)	严重瘙痒,匐行性,红斑疹常常并继发刮擦引起的细菌感染
环孢子虫病	环孢子虫(摄入受污染的水果和蔬菜)	水样腹泻,通常自我限制,美国的疫情追溯到污染的生菜或覆盆子
囊虫病	绦虫(摄入未煮过的猪肉或用未经处理的污水灌溉田间生长的生蔬菜)	脑囊肿性病变(神经囊尾蚴病)合并癫痫和脑积水皮下结节,眼睛病变
裂头绦虫病	裂头绦虫(摄入生的或未煮熟的鱼)	恶心,呕吐,腹泻,腹痛,体重减轻巨幼细胞性贫血(绦虫竞争维生素 B_{12})
恶丝虫病	恶丝虫(蚊虫叮咬;主要寄主是狗,狼,狐狸和浣熊)	皮肤或结膜炎性结节表现为球型病变的肺部病变
姜片虫病	布氏姜片虫(摄入生水生植物)	腹泻,腹痛,贫血梗阻胆管或胰管过敏反应

表15-15 选择性寄生虫（续表）

疾病	寄生虫（常规传播）	注释
贾第鞭毛虫病	肠兰伯鞭毛虫	见文章
钩虫病	美洲钩虫（美国）；十二指肠钩虫（皮肤接触被卵污染的土壤）	渗透部位的瘙痒病（"搔痒"）缺铁性贫血智力障碍和儿童发育迟缓
棘球蚴病（包虫病）	细粒棘球绦虫，多房棘球绦虫 E.（Vogeli），大肠杆菌（*E. oligoresrus*）（摄入卵）	肝脏或其他器官中生长缓慢的群众："肺泡囊肿"（E. 颗粒状，最常见的形式）；"多囊性囊肿"（多房棘球绦虫 E.）；"多囊性疾病"（罕见；*E. vogeli* 和 *E. oligarsrus*）囊肿破裂引起的过敏反应（无论是自发性，创伤性还是手术摘除）
膜壳绦虫病	微小膜壳绦虫、H膜壳绦虫（摄入卵）	通常无症状可能导致厌食，腹痛，腹泻，直肠周围瘙痒和烦躁不安
虱子	人体虱、耻阴虱（人与人接触，也可以服装或床单）	强烈的瘙痒症（从过敏反应）常常伴随着瘙痒和继发性细菌感染以各种形式刮擦，体虱可传播流行性斑疹伤寒，海啸热和流行性复发热阴虱应该及时调查其他性传播疾病
罗阿罗阿丝虫病（皮下丝虫病）	罗阿丝微丝蚴（苍蝇，主要是鹿茸和芒果苍蝇）	通常无症状由过敏反应引起的局部肿胀（西伯利亚的松鼠皮肿胀）在四肢结膜下受累（"非洲眼虫"）
淋巴丝虫病（班氏丝虫病；象皮病）	班氏线虫，马来丝虫，布鲁菌（蚊子）	象甲：水肿，常为块状，继发于淋巴阻塞
疟疾	间日疟原虫，卵形疟原虫，疟疾疟原虫，恶性疟原虫，诺氏疟原虫	见文章
眼幼虫移行症	犬弓蛔虫（摄食卵）	继发于眼内炎，葡萄膜炎或脉络膜视网膜炎的视觉缺陷视网膜病变可以模仿视网膜母细胞瘤，导致眼球摘除
盘尾丝虫病（河盲症）	盘尾丝虫（黑尾蝇）	皮肤：瘙痒和炎症眼睛：由于几乎任何部分的眼睛受累而引起的视觉缺陷（仅次于沙眼，成为全球失明的主要原因）
肺吸虫病	卫氏并殖吸虫[摄取不足熟或腌蟹（"醉蟹"）或小龙虾]	急性：腹泻，发热，荨麻疹，肝脾肿大，嗜酸性粒细胞增多肺：咯血的结节或空洞（"地方性咯血"）可以涉及其他器官，包括大脑
蛲虫（蛲虫病）	蠕形住肠蛲虫（通常摄入卵）	肛周瘙痒
疥疮（"7年之痒"）	疥螨（通常是皮肤接触皮肤）	激烈的瘙痒和表面的皮疹，往往是连续的结痂的疥疮（以前称为"挪威疥疮"）：主要在老年人和免疫功能低下者
血吸虫病	曼氏血吸虫，埃及血吸虫，日本血吸虫；偶尔还有其他血吸虫（与淡水蜗牛居住的水接触）	依赖于物种-器官损害的许多症状主要是由对虫卵的免疫反应引起门静脉高压（伴有静脉曲张）和肺动脉高压（曼氏血吸虫，日本血吸虫）有膀胱癌风险的膀胱炎（埃及血吸虫）
昏睡病（非洲锥虫病）	罗氏锥虫（采采蝇）	急性：发热，头痛，瘙痒，关节痛晚期：混乱，失眠，失去协调，麻木
类圆线虫病	类圆线虫；偶尔 *S. fülleborni*	皮肤症状，包括幼虫，快速流动迁移性皮炎与宽带荨麻疹和肛周受累腹泻，腹痛，体重减轻感染性免疫抑制患者出现复合感染综合征
游泳者痒（尾蚴皮炎）	不同种类的血吸虫（皮肤渗入幼虫）	发痒的丘疹（炎症免疫反应）
弓形体病	弓形虫	见文章
旋毛虫病	旋毛虫（摄入未煮熟的猪肉或野味）	通常无症状急性：肌肉疼痛，发热，虚弱，眶周水肿，指甲出现裂性出血很少有心肌炎，脑炎，肺炎
内脏幼虫移行症	犬弓首蛔虫，其他线虫（在污染的土壤中摄取鸡蛋（通常来自幼崽的异食癖）或未洗过的肉类和蔬菜）	通常温和和自我限制。腹痛，咳嗽，发热，喘息，烦躁不安很少有心脏或中枢神经系统受累

（周虹 旭思哲 译）

参考资料

Aberg JA, Gallant JE, Ghanem KG, et al: Primary care guidelines for the management of persons infected with HIV: 2013 update by the HIV Medicine Association of the Infectious Diseases Society of America, *Clin Infect Dis* 58:1–10, 2014.

Advisory Committee on Immunization Practices: Recommended immunization schedule for adults aged 19 years or older: United States, 2014, *Ann Intern Med* 160:190–197, 2014.

Ansar W, Ghosh S: C-reactive protein and the biology of disease, *Immunol Res* 56:131–142, 2013.

Barber AE, Norton JP, Spivak AM, Mulvey MA: Urinary tract infections: current and emerging management strategies, *Clin Infect Dis* 57:719–724, 2013.

Brook I, Wexler HM, Goldstein EJC: Antianaerobic antimicrobials: spectrum and susceptibility testing, *Clin Microbiol Rev* 26:526–546, 2013.

Chalmers JD, Rother C, Salih W, Ewig S: Healthcare-associated pneumonia does not accurately identify potentially resistant pathogens: a systematic review and meta-analysis, *Clin Infect Dis* 58:330–339, 2014.

Eells SJ, Bharadwa K, McKinnell JA, Miller LG: Recurrent urinary tract infections among women: comparative effectiveness of 5 prevention and management strategies using a Markov chain Monte Carlo model, *Clin Infect Dis* 58:147–160, 2014.

Evans CM, Kudesia G, McKendrick M: Management of herpesvirus infections, *Int J Antimicrob Agents* 42:119–128, 2013.

Fernandes RM, Hartling L: Glucocorticoids for acute viral bronchiolitis in infants and young children, *JAMA* 311:87–88, 2014.

Field HJ, Vere Hodge RJ: Recent developments in anti-herpesvirus drugs, *Br Med Bull* 106:213–249, 2013.

Herweijer E, Level A, Ploner A, et al: Association or varying number of doses of quadrivalent human papillomavirus vaccine with incidence of condyloma, *JAMA* 311:597–603, 2014.

Hook EW, Van der Pol B: Evolving gonococcal antimicrobial resistance: research priorities and implications for management, *Sex Transm Infect* 89(Suppl 4):iv60–iv62, 2013.

Hooton TM, Roberts PL, Cox ME, Stapleton AE: Voided midstream urine culture and acute cystitis in premenopausal women, *N Engl J Med* 369:1883–1891, 2013.

Hurley HJ, Knepper BC, Price CS, et al: Avoidable antibiotic exposure for uncomplicated skin and soft tissue infections in the ambulatory care setting, *Am J Med* 126:1099–1106, 2013.

John JF, Steed LL: Antibiotic resistance: a clinical danger beyond 2013, *J SC Med Assoc* 109:54–58, 2013.

Johnson LB, Saravolatz LD: The quad pill, a once-daily combination therapy for HIV infection, *Clin Infect Dis* 58:93–98, 2014.

Kuhar DT, Henderson DK, Struble KA, et al: Updated US Public Health Service guidelines for the management of occupational exposures for human immunodeficiency virus and recommendations for postexposure prophylaxis, *Infect Control Hosp Epidemiol* 34:875–892, 2013.

López-Cortés LE, del Toro MD, Gálvez-Acebal J, et al: Impact of an evidence-based bundle intervention in the quality-of-care management and outcome of *Staphylococcus aureus* bacteremia, *Clin Infect Dis* 57:1225–1233, 2013.

Memoli MJ, Athota R, Reed S, et al: The natural history of influenza infection in the severely immunocompromised vs. nonimmunocompromised hosts, *Clin Infect Dis* 58:214–224, 2014.

Mitsuma SF, Mansour MK, Dekker JP, et al: Promising new assays and technologies for the diagnosis and management of infectious diseases, *Clin Infect Dis* 56:996–1002, 2013.

Mody L, Juthani-Mehta M: Urinary tract infections in older women: a clinical review, *JAMA* 311:844–854, 2014.

Petola H, Pääkkönen M: Acute osteomyelitis in children, *N Engl J Med* 370:352–360, 2014.

Rubin LG, Levin MJ, Ljungman P, et al: Executive Summary: 2013 IDSA clinical practice guidelines for vaccination of the immunocompromised host, *Clin Infect Dis* 58:309–318, 2014.

Schmitt S, McQuillen DP, Nahass R, et al: Infectious disease specialty intervention is associated with decreased mortality and lower healthcare costs, *Clin Infect Dis* 58:22–28, 2014.

Singer AJ, Talan DA: Management of skin abscesses in the era of methicillin-resistant *Staphylococcus aureus*, *N Engl J Med* 370:1039–1047, 2014.

Sundaram ME, Meece JK, Sifakis F, et al: Medically attended respiratory syncytial virus infections in adults aged ≥ 50 years: clinical characteristics and outcomes, *Clin Infect Dis* 58:342–349, 2014.

Thomas KS, Crook AM, Nunn AJ, et al: Penicillin to prevent recurrent leg cellulitis, *N Engl J Med* 368:1675–1703, 2013.

Van Lint P, Rossen JW, Vermeiren S, et al: Detection of *Giardia lamblia*, *Cryptosporidium* spp., and *Entamoeba histolytica* in clinical stool samples by using multiplex real-time PCR after automated DNA isolation, *Acta Clin Belg* 68:188–192, 2013.

Wacker C, Prkno A, Brunkhorst FM, Schlattmann P: Procalcitonin as a diagnostic marker for sepsis: a systematic review and meta-analysis, *Lancet Infect Dis* 13:382–384, 2013.

Wunderink RG, Waterer GW: Community-acquired pneumonia, *N Engl J Med* 370:543–551, 2014.

网络资源

aidsinfo.nih.gov This website includes federally approved guidelines for treatment of HIV disease, a database on drugs, information about clinical trials, and patient education materials.

www.cdc.gov Information from the Centers for Disease Control and Prevention is alphabetized on this website. Especially valuable are the guidelines for vaccine use and the destination-specific recommendations for travelers.

www.idsociety.org/idsa_practice_guidelines The clinical practice guidelines of the Infectious Disease Society of America are alphabetized on this website and provide up-to-date consensus recommendations.

www.thoracic.org/statements Statements from the American Thoracic Society include essential recommendations pertaining to TB and pneumonia.

GEORGE RUST ■ GLORIA E. WESTNEY

基本医疗中的肺部疾病

呼吸和心跳是生与死之间的一条分界线。肺部疾病、呼吸系统症状和呼吸功能衰竭是常见的对身体有明显影响的状况。例如哮喘是儿童期最常见的慢性疾病；在美国，肺癌现在已经成为了男性和女性癌症患者死亡的首位原因。在因癌症死亡的男性和女性患者中，肺癌所占的比例分别为 28% 和 26%（American Cancer Society，2013）。世界卫生组织（WHO）认为导致该现象出现的部分原因是全球烟草蔓延，现已将慢性阻塞性肺疾病（COPD）列为第五大死因，并且预计未来十年死亡人数将增加 30%（World Health Organization，2013）。

吸烟和其他肺部疾病的危险因素

美国疾病预防控制中心（CDC）将吸烟描述为美国最容易预防的早逝原因，并且造成了每年超过 440 000 人的死亡，或者说死亡的每五个人中就有一个是因为吸烟。吸烟者因肺癌死亡的风险要比正常人增加 20 倍，而因支气管炎或肺气肿死亡的风险比正常人增加 10 倍。在美国，死于肺癌的人数几乎是乳腺癌的两倍。2000 年，世界范围内因吸烟而死亡的人数达到了五百万，其中将近有两百万人是因为肺癌和其他肺部疾病而死亡的。WHO 预计，到 2020 年，吸烟相关的死亡人数将会翻倍（Ezzati，2003）。

为了预防肺部疾病、心血管疾病以及各种原因造成的死亡，其中最重要的一点就是戒烟。对于预防儿童的哮喘和肺部感染以及成人的癌症，避免吸入二手烟也是十分重要的，特别是家庭内的二手烟（DHHS，2006）。每年有大约 50 000 人死于吸二手烟，其中多数死于心脏病。

即使医生只是简单地建议患者戒烟，也能造成一个边际效益从而使 2.5% 的患者成功戒烟（Lancaster and Stead，2004）。另外，还可以通过将咨询服务和教育患者结合起来，或者将群组策略和使用尼古丁替代药物或特殊药物等药物治疗结合起来，这些干预措施能够使 25%～30% 的人持久戒除烟草（Hughes et al.，2004；Solomon et al.，2005；Stead and Lancaster，2005）。美国医疗保健研究与质量局（Agency for Healthcare Re-search and Quality，AHRQ，2008）对较早的戒烟和处理烟草依赖的临床指南作出了全面的更新。咨询服务是对戒烟最有效的一项措施，因为它同时包括实际问题的处理和社会支持。药物治疗中的尼古丁替代治疗、安非他酮和瓦伦尼克林等都已经被证明对戒烟有效，并且与咨询服务或者群组计划一起使用时效果最佳。美国遗产基金会报道，已戒烟者在达到最终的持久远离烟草的目标之前，平均经历过 8 次戒烟的尝试。表 16-1 提出了一个帮助患者戒烟的策略，为方便记忆而简化为"五个 A"（分别为提问、建议、评估、协助、安排）。

动机性谈话是一种有效的非判断性行为技术，可帮助患者发现自己的戒烟动机。医生还可以在以社区为基础的初级保健中发挥关键作用，帮助建立有效的戒烟团体和其他戒烟项目，以及影响清洁室内空气政策和执行有关向未成年人出售烟草的法律。

表 16-1　五个 A：帮助患者戒烟的策略

提问(ask)	系统性确认每次到访的患者中的所有吸烟者
	所有诊室均实施一个系统化的工作程序，目的是为了确保每个患者以及他们每次到访时，他们的烟草使用情况都被询问并且记录下来
建议(advise)	强烈建议所有吸烟者戒烟
	用一种明确的、强烈的和个性化的方式，鼓励每个吸烟者去戒烟
评估(assess)	评估患者决定戒烟的意愿有多大
	询问每一个吸烟者此时是否有意愿去尝试戒烟（例如在接下来的 30 天内戒烟）
协助(assist)	帮助患者戒烟
	帮助患者制订戒烟计划；提供切实可行的咨询服务；提供治疗过程中的社会支持；帮助患者获得治疗过程以外的社会支持；除了某些特殊情况以外，可以建议患者使用已经批准的药物治疗；提供附加的资源
安排(arrange)	随访的日程安排
	随访的日程安排，上门随访或者电话随访

From Global Initiative for Chronic Obstructive Lung Disease(GOLD); Global Strategies for the Diagnosis, Management, and Prevention of COPD, Updated 2014. Table 3.2, Brief Strategies to Help the Patient Quit; p.20; http://www.goldcopd.org/uploads/users/files/GOLD_Report_2014_Jun11.pdf.

肺部医学的诊断工具

病史和体格检查

要想诊断患者得的是什么病，首先要询问病史和进行体格检查。根据询问的现病史来评估患者的肺部症状，如症状的性质、病程、起病情况、持续时间、加重和缓解因素、自行治疗的效果以及患者自己觉得的可能的病因。例如哮喘患者所描述的症状可以多种多样，例如气短、喘息、哮鸣音、气喘、胸闷、气促或者活动耐量降低。另外，患者常常自己服用一些非处方药和处方药治疗，或者使用草药和非药物的其他疗法治疗，而这些治疗经过往往只在被医生特别问起时，他们才会想起来并且告知医生（Braganza et al., 2003）。

除了一般的病史采集以外，详细采集呼吸道暴露因素和危险因素的病史是十分必要的。吸烟大概是最重要的导致肺部疾病的危险因素。一份详细的吸烟史包括初次吸烟的年龄、吸烟的量、吸烟的年数、其他烟草的使用情况、之前尝试戒烟的情况以及对尼古丁成瘾水平的评估。从家族史中可以发现患者有无亲属患有免疫球蛋白 E（IgE）介导的变态反应性或者特应性疾病，例如变态反应性鼻炎、哮喘、湿疹、鼻息肉和阿司匹林高敏性，或者有无亲属拥有重要的遗传危险因素，如患有囊性纤维变性病或者 α_1- 抗胰蛋白酶缺陷。有早产、新生儿期呼吸功能衰竭和机械通气经历等围产期病史的儿童，在经过新生儿加强护理治疗后仍存活者，可能会引自身支气管肺的发育异常以及慢性肺部疾病。

询问患者的职业史也很重要，既要询问他目前从事职业的类型，又要询问他既往从事过的职业类型。除此之外，医生还应该问两个问题：

1. "你是否曾经接触过烟雾、燃气或者粉尘？"
2. "在周末或者假日你离开工作场所的时候，你的症状是否有所好转？"

体格检查的第一步是检查生命体征，例如与发热程度不成比例的呼吸频率加快可能是儿童期肺炎的首发症状。然后是评估呼吸困难的严重程度，这个可以通过以下几个方面来评价：明显的气短，呼吸做功的大小，辅助呼吸肌的使用以及一句话说到一半时需要停下来喘气（这种情况被称为三、四个字呼吸困难）。再者就是一般检查，它还能够鉴别周围性发绀和中央性发绀。杵状指一般见于慢性肺部疾病，而病态肥胖可能与睡眠呼吸暂停综合征或者右侧心功能衰竭（肺心病）或与两者都相关。

胸部检查首先是视诊，接着依次进行触诊、叩诊和听诊（Fitzgerald & Murray, 2005）。通过视诊可以发现干扰呼吸运动的胸廓畸形（例如漏斗胸和连枷胸）或者脊柱畸形（例如脊柱后凸或者脊柱侧凸），还有因为慢性肺泡扩张引起的成人胸廓前后径（anteroposterior, AP）扩大。病态肥胖的成人或者曾经受过胸部外伤的限制胸壁运动的成人做肺功能检查（PFTs）时，其结果与肺外源性限制性肺部疾病的肺功能检查结果一致。婴幼儿和儿童发生呼吸窘迫时，其肺泡是可以复张的。

胸部触诊能够帮助辨别胸壁的畸形、肺部肿块或者胸壁压痛，另外还能发现不对称的胸廓扩张运动。正常的双侧胸部叩诊时，应当发出清音。叩诊出现浊音提示该处可能存在胸膜腔积液，或者是存在因为正常含气的肺泡腔被液体填满而引起的肺叶实变。这两种情况同时还可造成病变区域呼吸音减低。然而，叩诊出过清音提示该处可能存在由于阻塞性肺部疾病引起的肺泡过度扩张，更有甚者可能是气胸。

肺部听诊的部位应该包括双侧背部肺野的上、中、下部，以及前部肺野的肺尖部和肺中部。其中，右肺中叶和左肺舌叶只能从前部听诊。听诊时，除了听是否存在呼吸音减弱的部位以外，还要根据呼吸音的性质鉴别可能存在的肺部病理学改变。正常的呼吸音（肺泡呼吸音）是连续的。其他连续的呼吸音还包括喘息音（如哨笛音或者乐鸣音）和支气管呼吸音/管状呼吸音（如"Darth Vader"或者通气管样呼吸音），而后者正常情况下可以在气管周围或者前上部胸壁听到。然而，在因液体积聚而引起肺部实变的区域，小肺泡腔突然打开的声音是不连续的，这些声音听起来像附加音，例如细啰音或者爆裂音。这个声音可以发生在双侧肺底部，同发生充血性心力衰竭时一样，或者也可以发生在一个更加局限的区域，就像大叶性肺炎一样。另外，还有人形容这个声音像捻发音。

因为呼吸音减弱和叩诊呈浊音同样可以见于胸膜腔积液和肺叶实变，所以还需要其他的物理检查手段来帮助鉴别这两种情况。听觉语颤和触觉语颤在肺叶实变时加强，而在胸膜腔积液时却减弱。局限性的支气管咩音（即发音时"e"变成了"a"）表示肺的这一节段或者这一叶实变了。然而胸膜腔积液的患者，只在他的积液平面以上的一小块条带区域存在这种现象，其他部位没有。

支气管炎症、黏液分泌以及阻塞的体征包括水泡音和喘息音（如洪亮的干啰音或者乐鸣性干啰音）。另外，在正常的肺泡呼吸音中，吸气相的持续时间比呼气相长，并且通常情况下 90% 的气体在呼气相开始的第一秒内呼出。呼气相的延长是支气管阻塞的早期征象，甚至比喘息的发生更早。表 16-2 总结了这些体格检查结果的诊断学提示。

肺功能测试

> **重 点**
>
> ■ 阻塞性肺部疾病的诊断标准为第一秒呼气量（forced expiratory volume at 1 second，FEV_1）：用力肺活量（forced vital capacity，FVC）（或者 FEV_1/FEV_6）< 70%。
> ■ 使用支气管扩张剂前后 FEV_1 比之前增加至少 12% 或者增加的量不小于 200ml，则说明气道梗阻是可逆的。
> ■ 限制性肺部疾病的诊断标准为使用肺量计测定的 FVC 低于正常预计值的 80%，如果没有发生梗阻，则 FEV_1/FVC 正常。

肺功能测试对于发现肺部疾病以及鉴别阻塞性和限制性肺部疾病具有重要意义。肺功能检查（pulmonary function test，PFT）可以在医院的肺功能实验室进行，但是更常见的是在门诊并在家中自行使用肺量计进行测试。最简便的肺功能检查指标是最大呼气流速（peak expiratory flow rate，PEFR），它是由手动机械峰值流速计测定的，可以用于患者自行测量，也可以用于诊室和急诊科对于哮喘急性发作患者的快速评估。最大呼气流速是用力呼气时所产生的最大呼气流速（"深吸一口气然后尽全力呼出"）。

旧式的肺量计不仅笨拙还需要经常再校准，新型的肺量计小巧灵便，且由计算机管理，能够经常自行校准。为了获得良好的测试质量，应该让患者舒服地坐下并且向患者说明。一项成功的肺功能检查必须具备三个有效条件（开始迅速，配合良好，维持用力呼气至少 6 秒以上而不咳嗽），除此之外，还要连续三次所得的结果相近（即 FVC 的变异 < 200ml）。

肺活量测定的结果用图形和数字表示，实际值分别与患者的年龄、身高和性别的预测值进行比较。图 16-1

表 16-2　常见肺部疾病的体格检查表现

疾病	视诊	触诊	叩诊	听诊
支气管哮喘（急性期）	过度通气；使用辅助呼吸肌	胸廓扩张受限；触觉语颤减弱	过清音；膈肌降低	呼气相延长；吸气性和呼气性喘息
气胸（完全性）	患侧运动减弱	无触觉语颤	过清音或者鼓音	无呼吸音
胸腔积液（大量）	患侧运动减弱	触觉语减弱；气管和心脏被推向健侧	浊音或者实音	无呼吸音
肺不张（整叶的阻塞性肺不张）	患侧运动减弱	触觉语减弱；气管和心脏被推向患侧	浊音或者实音	无呼吸音
肺实变（肺炎）	可能出现患侧运动减弱或者无运动	触觉语颤增强	浊音	支气管呼吸音；支气管音；胸语音；爆裂音

Modified from Hinshaw HC, Murray JF. Diseases of the chest. 4th ed. Philadelphia：Saunders；1980：23.

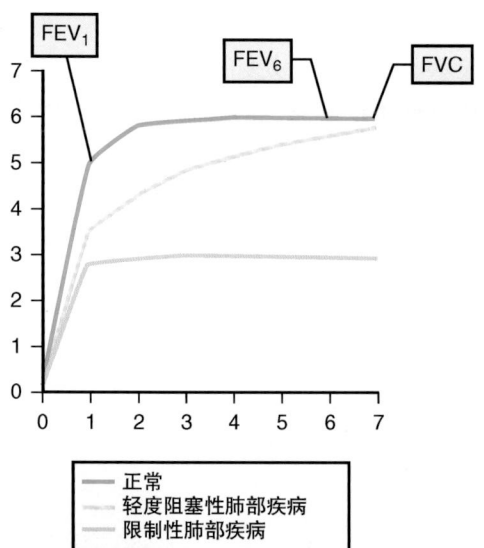

图 16-1　时间 - 容量曲线显示了 FEV_1、FVC 和 FEV_6 三个量是如何被测出的，并且对比了阻塞性肺部疾病和限制性肺部疾病该曲线的特点

显示了在时间 - 容积曲线上测量两个临界值 FEV_1 和 FVC 的点。图 16-2 显示了正常肺功能检查与阻塞性肺病和限制性肺病患者的典型流量回路做出的对比（Zoorob et al., 2002）。6 秒末肺活量正在被用作一种可靠且可重复的替代指标，可替代无法完成超过 6 秒用力呼气的患者的 FVC。

肺量计测量的几个重要的参数分别是 FEV_1、FVC 和 FEV_1/FVC 比值（即第一秒内呼出气体容量占总呼出气体容量的百分比）。阻塞性肺部疾病的诊断标准是 FEV_1/FVC（或 FEV_1/FEV_6）< 70%，即患者在第一秒内呼出的气体容量不到总呼出气体容量的 70%。其他测试气道阻塞的参数还有最大呼气中期流量（mid-maximal expiratory flow rate，MMEF 或 FEF 25～75），即中间一半的呼出气体的平均呼气流速，或者说在呼出 25% 与

75% 倍 FVC 气体之间的这段时间内的平均呼气流速。这个参数用于表示小气道的梗阻，但是由于它可重复性低，所以在临床指南中没有将其列为评估阻塞性肺部疾病的标准，然而 MMEF 可以作为吸烟或者职业性肺尘埃沉着病引起的肺损伤的早期诊断指标。另外，FEF25 和 FEF75 是即时测量的呼气流速，因此它们存在与临床因素无关的个体差异。

肺量计在诊断和治疗阻塞性肺部疾病方面的另一个用途就是对比吸入一定量的 β_2- 肾上腺素能受体激动剂前后这些参数的变化。如果使用支气管扩张剂后 FEV_1 值比使用前增加至少 12% 或者增加的量不小于 200ml，则说明气道梗阻是可逆的。完全的可逆性有助于诊断哮喘，除此之外，这项检查还有助于证明药物的疗效并且指导治疗。例如 COPD 患者更适合用抗胆碱能药物治疗，如吸入性异丙托铵，而其他患者更适合用吸入性 β_2- 受体激动剂治疗，如沙丁胺醇。

诊断限制性肺部疾病的"金标准"测试是肺总量（total lung capacity，TLC），即用力肺活量（FVC）及残气量（residual capacity，RC）之和。但是这个参数只能在肺功能实验室内测得，在那里会让患者待在一个密闭的空间内来测量。在基本医疗的实际情况中，限制性肺部疾病的诊断标准为肺量计测量的 FVC 减少到预计值的 80% 以下，且若未发生梗阻，则 FEV_2/FVC 比值正常。另外一个只能在肺功能实验室测量而不能用肺量计测量的是肺一氧化碳弥散（diffusion capacity，DLCO），即一氧化碳弥散通过肺泡 - 毛细血管壁膜的能力。临床上 DLCO 数值的减少可以发生在肺泡毛细血管膜增厚的情况下，这往往是肺间质纤维化的象征。

胸部 X 线摄影术和其他影像学手段

尽管现在已经有更多先进的影像学技术可供使用

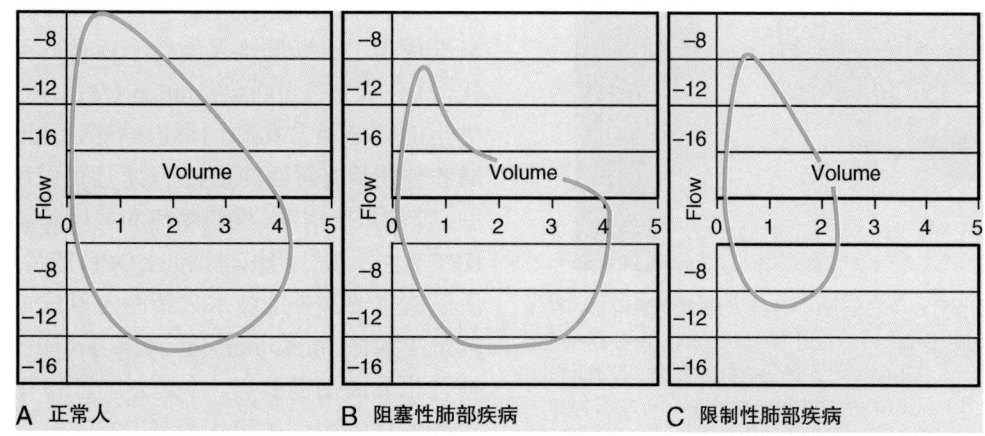

图 16-2　流量 - 容积环显示了正常人（A）、阻塞性肺部疾病患者（B）以及限制性肺部疾病患者（C）的曲线

了，但是胸部 X 线摄影术（chest x-ray film，CXR）仍然是一项十分重要的诊断学手段，它可以清楚的显示肺炎、COPD、心功能衰竭、肺结核、肺部结节和胸腔积液的征象。图 16-3 是一个右肺中叶肺炎的胸片。虽然后前位片（posteroanterior，PA）显示出一些实变影，但是

它被上方投射的正常的肺下叶影加强了。然而，旁边的图片显示了右肺中叶实变的经典的楔形实变影。

存在可疑结核暴露史的患者常常通过胸片来评价其是否感染了结核，除此之外，还可通过患者的症状、个人接触史或者皮内纯化蛋白衍生物试验（purified protein derivative，PPD）的阳性结果来评价。图 16-4 显示的是一个典型的肺结核胸片结果，可以看见肺部斑片浸润影和肿大的肺门淋巴结。肺结核在胸片上的表现可以是多种多样的，比如淋巴结肿大、胸膜瘢痕、肺部浸润影、肺部空洞性结节以及粟粒性结核。

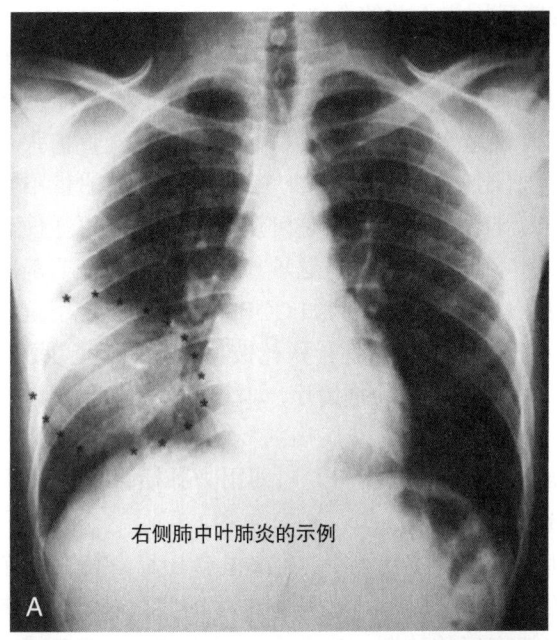

右侧肺中叶肺炎的示例

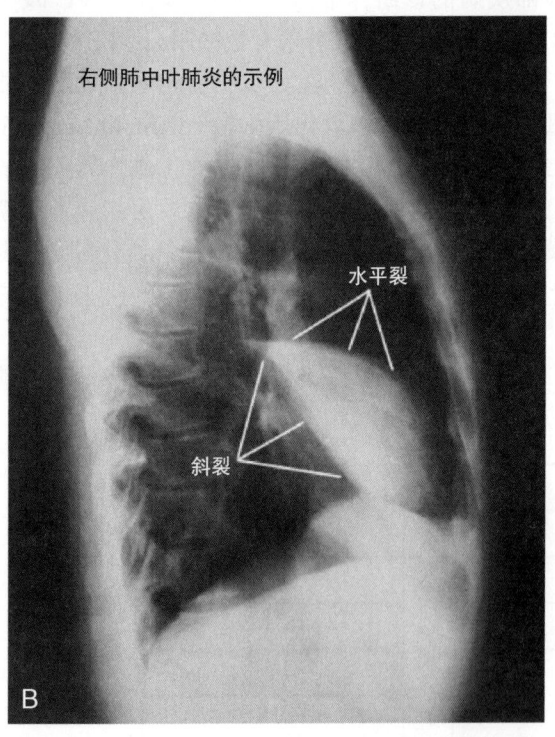

右侧肺中叶肺炎的示例

水平裂

斜裂

图 16-3 该图显示了一个右侧肺中叶肺炎患者的前位（A）和侧位（B）胸片（From Department of Neurobiology and Developmental Sciences, University of Arkansas for Medical Sciences, Little Rock. http://anatomy.uams.edu/anatomy-html/xrays/xra_atlas39.html and http://anatomy.uams.edu/anatomyhtml/ xrays/xra_atlas5.html. ）

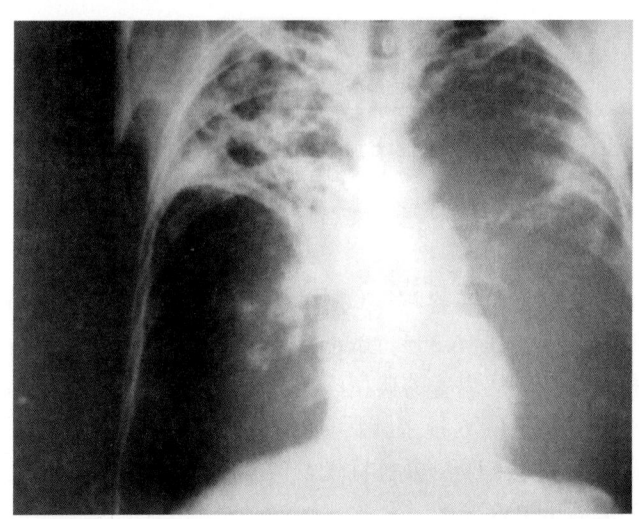

图 16-4 胸部 X 线平片显示肺结核伴上叶纤维性斑块浸润和肺门淋巴结肿大（From Centers for Disease Control and Prevention, Public Health Image Library, Image 2543. http://phil.cdc.gov/phil/home.asp. ）

胸片还有助于诊断非肺源性的呼吸困难，如充血性心力衰竭，在这种情况下，胸片中可以看见心影扩大，双侧肺基底部实变，小量的胸腔积液以及明显的肺部血管影。又如哮喘，尽管存在明显的呼吸困难，但是胸片基本上是正常的。

胸部计算机断层扫描术（computed tomography，CT）渐渐成为了诊断肺部疾病的一项重要手段。与胸片相比，高分辨 CT（high-resolution CT，HRCT）可以分辨出更小的肺部结节和肺门淋巴结影，因此对于肺癌的诊断和分期具有重要的意义。CT 还可以用于发现肺部脓肿、肺部血管病变、胸膜瘢痕和胸膜肿物。然而即使是 HRCT 也不易分辨出早期的 COPD 或者肺气肿性改变，所以就需要额外的技术来帮助实现这个目的。如最小剂量投射法（minimum-intensity projection，MIP）就能整合相邻断面的数据，并减去血管和其他不符合肺实质或气体的密度的组织影像，最后显示出的是与早期肺气肿类似的小的含气腔。

一些影像学手段，如螺旋 CT 已经被证明了对于有高危吸烟史患者肺癌的早期诊断具有重要的意义。美国预防服务特别工作组（USPSTF）建议：年龄在 55 岁至 80 岁的成年人，如果具有 15 年的吸烟史，且满足 30 包烟 / 年的吸烟量，则建议每年进行低剂量 CT 扫描筛查（US Preventive Services Task Force，2013）。当 CT 上发现肺部有非钙化的小结节影时，可以根据结节的大小、密度、数量和随时间生长的速度并且结合患者的因素来判断结节的良恶性。患者的因素包括他的年龄、吸烟史、性别、肺活量测定结果、职业史以及地方性肉芽肿性疾病的情况等（Libby et al.，2004）。

18F- 脱氧葡萄糖的正电子发射断层扫描术（positron emission tomography scans using18 F-fluorodeoxyglucose，FDG-PET）逐渐成为了诊断肺癌和淋巴瘤的一项重要手段。它不仅能够确定肿瘤的解剖部位，还能通过肿瘤对葡萄糖的摄取速率来判断肿瘤的代谢情况，PET 可以用于肿瘤的分期、发现淋巴结受累的情况、判断肿瘤切除的可能性、预计肿瘤对治疗的反应以及肿瘤的复发率等（Avril and Weber，2005）。肺部孤立结节的诊断向来是基础保健护理中的一个棘手的问题。一项 meta 分析研究对比了动态 CT（dynamic CT）、磁共振成像（magnetic resonance imaging，MRI）、FDG-PET 和单光子发射计算机断层扫描术（single-photon emission computed tomography，SPECT），其中以诊断阳性率与诊断阴性率之比来代表恶性与非恶性的肺部孤立结节数之比，结果发现这四项技术是一样准确的（Cronin et al.，2008）。另外，核医学中的镓扫描还广泛用于诊断是否感染了 HIV 或者评估 AIDS 患者的肺部症状，这些内容将在 HIV 相关的肺部感染一节中再详细讨论。

还有一些其他的影像学手段在某些特殊的情况下起到重要作用。肺通气 - 灌注扫描（V/Q）是一项在基础保健护理医疗中长期使用的核医学技术。这项技术特别用于肺栓塞的排除，若在通气良好的区域出现局灶的灌注缺陷，则提示可能发生了肺栓塞。在没有相应的肺部病理学改变的情况下出现的肺通气 / 灌注不匹配的情况高度提示了肺栓塞的可能性。但是当某个肺部区域由于通气不良而引起血液分流时，患者也可以呈现出肺通气 / 灌注不匹配的现象。若该检查提示不存在灌注缺陷，那么就说明患者发生显著的肺栓塞的可能性很低。随着技术的发展，肺通气 / 灌注扫描已逐渐被其他技术所取代了（见下文）。

支气管内镜检查

纤维支气管镜可以让人们直观地观察支气管树的

结构。在需要获得下呼吸道感染的支气管肺泡灌洗液（bronchoalveolar lavage，BAL）进行培养或者需要进行支气管源性肺癌的活体组织检查以助于诊断时，这项手段起到了很重要的作用。有的时候这些技术需要结合起来使用，例如在卡氏肺孢子菌肺炎（PCP）的诊断中，使用支气管镜下支气管肺泡灌洗进行诊断的灵敏度近 86%，而经支气管镜肺活检术诊断的灵敏度是 87%（Broaddus et al.，1985）。在获得呼吸机相关性肺炎患者的支气管分泌物样本时，采用盲探支气管刷检、支气管镜辅助下的灌洗术、支气管镜引导下的刷检以及盲探气管内吸引法这几项技术对其进行检测时，无明显差别（Wood et al.，2003）。使用传统的支气管镜检查时，若不进行活检则发生咯血和气胸等并发症的概率是 0.5%～1.0%，而若进行活检则此概率将达到 6.8%（Pue and Pacht，1995）。另外，在一项肺部疾病合作研究计划中，发现所有的支气管镜检查操作（无论是否进行活体组织检查）引起并发症的概率是 2.06%（Ouellette，2006）。支气管镜下的治疗性干预措施也越来越广泛地应用到临床工作中，这些措施包括经支气管镜的激光治疗、冷冻治疗、电灼烧治疗和支架治疗（Rafanan and Mehta，2000）。

如今随着技术的发展，有一些更新的手段已经出现了。其中，荧光支气管镜对于支气管内壁肿瘤的诊断灵敏度更高（Gilbert et al.，2004；Moghissi et al.，2008），而仿真支气管镜使用了复杂的软件将 HRCT 获得的图片进行重构，从而在无需进行有创操作的情况下获得了一份三维立体的图像。然而，后者在做部分性肺切除手术的术前计划时是很有价值的，但是它不能提供支气管镜下所能直接看到的管壁黏膜的颜色、质地或者易脆性等信息（Finkelstein et al.，2004）。

血气检查

血气的测量和监测可以是有创的或者无创的。经皮脉搏血氧测定术是目前应用最广泛的无创测量方法。氧合血红蛋白和还原血红蛋白在吸收特定波长的光时存在差别，经皮脉搏血氧测定术正是通过这一点来测量血红蛋白氧饱和度（oxygen saturation，SO_2）的，并且在其值介于 70%～100% 的情况下它的准确性相当高。当 SO_2 为 98% 时，相对应的动脉血氧分压（arterial oxygen partial pressure，PaO_2）为 100mmHg；而当 SO_2 为 95% 时，PaO_2 变为 80mmHg。然而，这项检查的 95% 置信区间的宽度为 ±5%，因此该检查所得出的结果具有很大的不确定性。另外，当血氧饱和度 <89% 时，对应的 PaO_2 将会低于 60mmHg。黄疸或者静脉内注射具

有染色效果的物质时会引起组织灌注降低或者颜色改变，这些都会影响该检查手段的准确性。经皮动脉血氧水平（tcPO$_2$）还可以通过皮肤表面的氧电极来测量，但是它的准确性也受到组织灌注、皮肤温度和其他因素的影响。

呼出气二氧化碳浓度也可以通过无创的方法测得，它们最常用于 ICU 里机械通气的患者或者手术室中全身麻醉的患者。例如二氧化碳图、比色分析法和 CO$_2$ 传感器，这些技术都可以用于发现失败的机械通气或者不恰当的气管内置管引起的低通气状态，以及因此而导致的高碳酸血症。

测量血氧浓度、血二氧化碳浓度和血中酸性 - 碱性化合物浓度的最常用的有创手段是动脉血气检查（arterial blood gas，ABG）。虽然该方法需要进行动脉穿刺并且获得数毫升的血液，但是它是一个高度准确的和可重复的方法。任何发生急性呼吸窘迫或者呼吸衰竭的患者都是进行 ABG 测量的指征。ABG 检查除了测量 PaO$_2$ 和动脉血二氧化碳分压（arterial carbon dioxide partial pressure，PaCO$_2$）以外，也可以用于测量动脉血的 pH、碳酸氢盐浓度（HCO$_3^-$）和阴离子间隙，这些有助于发现呼吸性（而非代谢性）酸中毒和碱中毒。中到重度 COPD 患者会表现出慢性缺氧加上慢性高碳酸血症（即 PaO$_2$ 降低而 PaCO$_2$ 升高）。除此之外，他们还可以表现出原发性呼吸性酸中毒的征象（即 pH 降低而 CO$_2$ 浓度升高），并且伴有因肾脏对 HCO$_3^-$ 重吸收增强而引起的代偿性的代谢性碱中毒（即对 pH 的部分性代偿，PaCO$_2$ 仍升高）。PDA 中的图表法或者软件可以将 pH、CO$_2$ 浓度以及 HCO$_3^-$ 浓度同时作图，这有助于分析混合性的呼吸性和代谢性酸碱平衡紊乱。

常见的肺部症状

气短

气短是一个常见的肺部疾病的临床症状。若一个患者表现出近期发作的或者间歇性发作的气短症状，那么我们就需要搞清楚一个基本问题：这是由于肺部疾病引起的，还是由于心脏疾病或者其他原因引起的？引起慢性或者反复气短发作的最常见原因有哮喘、吸烟相关的 COPD、慢性肺部感染（如肺结核和 HIV 相关性肺部感染）以及职业性肺尘埃沉着病。然而，引起急性发作的气短症状的原因包括：上述慢性疾病的急性加剧；急性感染，例如肺炎或者急性支气管炎；还有自发性气胸。对于没有基础疾病的健康儿童，气短多数情况下与哮喘、细支气管炎、肺炎以及喉炎或会厌炎等

上呼吸道疾病有关。儿童的慢性气短症状则与治疗效果不佳的哮喘、婴儿期的支气管 - 肺发育不良或者慢性疾病（如囊性纤维变性病）有关。

心血管系统疾病也是引起气短症状的常见原因之一。对于中、老年成人最常见的一类引起气短症状近期发作的原因是充血性心力衰竭（congestive heart failure，CHF）。这些患者除了有气短的症状以外，由于他们的肺部充血，所以还会有喘息的主诉，称为心源性哮喘。对于有吸烟史或者患有其他慢性疾病的中、老年患者，鉴别引起他们呼吸困难的原因是由于早期的 CHF 还是肺部问题是一件极富有挑战性的工作。另外，还有其他引起气短的心源性原因包括心包炎、心肌病和表现为呼吸窘迫的婴儿先天性心脏缺陷。至于血管方面的疾病，又有慢性肺动脉高压和肺栓塞可以导致急性气短发作。

除了详尽的病史询问和体格检查以外，实验室检查也有助于鉴别肺源性呼吸困难和心源性呼吸困难。临床医师常首先给患者做心电图，甚至有时做超声心动图，用以除外心源性气短的可能性。但是，简单的病史询问、心脏和肺部听诊检查、胸片检查和肺活量检测也能够评估一些常见的肺部原因引起的气短问题。如果患者表示在周末或者非工作日时症状有所缓解，则提示可能是由于职业性暴露因素诱发的。又如果患者表现为呼气相延长并伴有呼气性喘息，则提示可能存在阻塞性肺部疾病。还有，端坐呼吸和双下肢水肿提示心源性疾病。双侧肺基底部啰音提示 CHF 引起的双侧肺下野液体积聚。ECG 可以用于估计心脏腔室的扩大和确定可能引起心室充盈时间缩短的心律失常。超声心动图可以用于测量心脏射血分数和诊断表现为心脏收缩或舒张功能障碍的心功能衰竭；另外，超声心动图还可以发现局灶性室壁运动异常，这往往提示有缺血性疾病；最后，超声心动图还可以用于瓣膜功能异常的评估。B 型尿钠蛋白（BNP）诊断 CHF 的灵敏度为 90%，而特异度为 76%；当 BNP 的水平低于 100pg/ml 时，CHF 是造成气短或喘息的主要原因的可能性不大（Mueller et al.，2005）。胸片检查可以帮助除外肺部或其他胸腔肿物、肺部感染、肉芽肿性或间质性肺部疾病、胸膜疾病、气胸和心脏扩大等疾病，但是进一步做 CT 检查辅助诊断是有必要的。虽然体格检查正常的年轻患者做胸片检查时，有阳性结果的几率很小，但是对于年龄 >40 岁的呼吸困难者，有将近 86% 的人可以在胸部 X 线片上发现异常（Benacerraf et al.，1981）。肺活量检测显示 FEV$_1$/FVC 比值小于 70% 时，考虑诊断为阻塞性肺部疾病，而 FVC 小于预计值的 80% 并且 FEV$_1$/FVC 比值正

常时考虑诊断为限制性肺部疾病。

许多气短的患者最初都以运动后呼吸困难为主要表现。相较于最大运动量实验，六分钟步行实验对于 COPD 的患者、其他肺部疾病的患者以及 CHF 不同阶段的患者来说都是一个十分有效的评价运动耐量的手段。在基层医疗条件下，这个实验可以用来评估功能障碍和对于治疗的反应（American Thoracic Society［ATS］，2002；Lipkin et al., 1986）。在严密控制的情况下，肺动脉高压的患者努力行走 6 分钟所走的距离也是疾病死亡率强有力的独立预测因子（Miyamoto et al., 2000）。

对于由于心肌缺血所诱发气短而无胸痛症状的患者来说，通过平板运动进行的心电图测试可以评价运动耐量水平、诊断心脏缺血性疾病或者与心绞痛相似的情况。但是，这个检查的灵敏度仅有 63%，特异度为 74%（对于三支病变或者左主干病变性的冠心病的诊断特异度为 86%）（Gibbons et al., 1997）。有的其他类型的心脏负荷实验的特异度要更高一些，例如运动负荷超声心动图检查或者核医学铊平板实验（参见第 27 章）（Mayo Clinic，1996）。美国心脏病学会和美国超声心动学会近来联合发表了一个指南，介绍如何在特定的临床情况下合理应用负荷超声心动图检查（Douglas et al., 2008）。对于不能够大量运动的患者，可以使用药物来诱使心脏做功增加。但是，双嘧达莫和腺苷都能引起支气管痉挛，所以应该避免将它们用于患有哮喘或者任何其他阻塞性肺部疾病或者未诊断的肺部疾病患者（Tak and Gutierrez，2004）。

患者如果出现急性发作的气短症状，则需要紧急的检查。除了询问病史和查体以外，还需要立即进行峰流量测试、胸部 X 线检查、ECG 检查、血常规检查以及脉搏血氧定量检查或者 ABG 检查。根据这些初始检查结果，可以对患者进行鉴别诊断，从而指导进一步的检查和治疗。心脏同工酶和肌钙蛋白的检查能够帮助诊断有无心肌梗死。如果怀疑患者有哮喘的可能，则需要看看他对支气管扩张剂吸入实验的反应如何，这个实验不仅可以用于诊断，还可以用于治疗。对于肺炎或者其他肺部感染的患者，需要开始抗生素治疗；而对于可疑的机会性感染（如 PCP）的患者，则需要进行 HIV 检查。

任何情况下，一旦怀疑是肺栓塞（pulmonary embolism，PE）引起的急性气短症状，就需要进行特定的诊断性检查，以便于尽快对这个潜在的危及生命的疾病进行干预治疗。气短症状急性发作伴有胸膜性胸痛、咯血，且胸片上出现楔形肺梗死灶，而 ECG 上提示 S1Q3 型和心动过速，同时具有所有上述表现对于诊断 PE 是

十分特异的，但是大多数患者的表现都不是那么典型。所有表现为急性气短的患者，如果没有其他明确的病因，都应该进行 PE 的检查。深静脉血栓（deep venous thrombosis，DVT）的查体征象（如双侧小腿或大腿直径不对称、小腿触痛、霍曼斯征）是相对不敏感的且不特异的，然而其他的实验室检查（如 D- 二聚体、CT 血管造影检查）有助于更准确地诊断明显的 DVT。使用客观的评分算法来制订的临床诊断规则能够帮助提高先验概率，从而增加这些实验室检查对 PE 的预测性价值（Wells et al., 2000）（见下文）。

咳嗽

在基本医疗中，咳嗽也是一个常见的临床表现。虽然咳嗽可以是一组指向特定疾病的症候群中的一员，但是它也可以是某些未分化的疾病的早期症状。在这些情况下，要获得诊断，就必须结合详尽的病史资料、体格检查、有限的诊断性实验检查，还有时需要尝试经验性的治疗。病史资料中的许多元素指导了初始的鉴别诊断，特别是吸烟史、免疫妥协病史（HIV/AIDS 病史或者癌症化疗史）、慢性肺部疾病史、药物使用情况（如 ACE 抑制剂）、特定的职业暴露史和结核患者或结核流行病区的暴露史。

急性期的咳嗽发作被定义为发作时间少于 3 周，而它们几乎都是由于急性感染（常常是病毒性的）或者是哮喘或 COPD 这样的慢性疾病的急性加重所致。对于这些情况，首要的一条原则就是"无害"，即保守性治疗并且以时间作为诊断性实验。大多数感染引起的急性咳嗽都是病毒源性的，主要是病毒性上呼吸道感染或者急性支气管炎。然而，急性细菌性感染包括鼻窦炎以及慢性支气管炎或 COPD 加重期的细菌过度繁殖。发热、咯血或明显的气短，再加上咳嗽，这就构成了胸片或者其他即时的诊断性检查的指征。单一的咯血症状提示需要紧急的支气管镜检查用以诊断，或者有可能用以治疗（如出血点的电凝治疗）。之前健康的患者在没有证据证明他们存在细菌感染（明确的鼻窦炎或者肺炎的证据）之前，应该给予他们一般的对症治疗，而不需要用抗生素，除非这些症状持续超过了 3 周。

当儿童出现急性或者慢性咳嗽时，需要考虑到异物吸入的诊断。哮喘的加重期以及百日咳博代杆菌或者副百日咳博代杆菌感染均可引起持续性的咳嗽，持续时间为 3～8 周。咳嗽也可以是某些哮喘患者的唯一症状（如咳嗽变异型哮喘）。当气短、喘息、缺氧或者活动受限的症状加重并伴有痰液突然的改变（即从稀薄、

清亮变成厚重、大量、黄绿色)时,具有慢性支气管炎或COPD基础疾病的患者就有了使用抗生素的指征。其他亚急性或者慢性的感染还有支气管扩张症,它表现为咳黏液脓性痰、微带血性痰或者恶臭味痰。若儿童出现慢性咳嗽、咳痰或者反复的肺部感染,则必须考虑囊性纤维变性病的可能。新生儿加护病房中机械通气维持的早产儿将来可能会有慢性肺部疾病急性加重的可能性。

不吸烟的成人中,引起慢性咳嗽的最常见的原因有鼻后滴注、哮喘、胃食管反流病(gastroesophageal reflux disease,GERD)和血管紧张素转化酶抑制剂(Holmes and Fadden,2004)。而对于吸烟者,慢性支气管炎、支气管扩张症和支气管肺癌(肺癌)也必须列入考虑。病史资料中的附加信息能够提示其他可能的诊断。例如职业性暴露因素可以提示像煤肺病或农民肺这样的特定疾病的诊断。来自于或者曾去过结核流行地区的迁徙史则提示存在结核病的可能。

完成病史询问和体格检查之后,胸片检查就是最具有诊断价值的一项评估慢性咳嗽患者的检查了。通过胸部X线片可以发现感染病灶(如非典型性肺炎或者肺结核)、肿物病灶(如肺癌)、肉芽肿性疾病(如结核病)或者职业性肺病的证据。影像学检查还能发现慢性咳嗽的非肺源性的病因,如早期的CHF或者胸膜疾病。也可以使用肺量测定法检查来排除阻塞性肺部疾病。

对慢性咳嗽但体能良好且胸部X线检查正常的非吸烟者,可以采用一些简单的措施来帮助诊断。正在使用ACE抑制剂的患者应该换用其他可替代的药物治疗。拥有职业暴露因素的患者应该避免接触暴露因素或者使用保护性器材,并且开始写日志,记录每日待在工作场所暴露因子区域内的时间以及相应的症状。表现出变态反应性鼻炎或者鼻后滴注征象的患者可以开始简单的抗组胺药的试验性治疗。表现为症状性GERD的患者可以开始使用质子泵抑制剂(如奥美拉唑)或者H₂受体阻断剂。有些情况下,慢性咳嗽是GERD的唯一症状,使用上述药物治疗后,若症状成功地改善了,则支持该诊断。

随访是十分必要的,而且基础医疗的医生必须为患者写下说明,告诉他们若经验性治疗2~3周后仍没有反应,则需要进行进一步的诊断性评估。若怀疑是哮喘,并且初始的肺量测定法检查提示肺功能是正常的,那么可以采用一个简单的方法,即让患者记录每日的症状和每天早晨起床后30分钟内测定的那次峰值气流量数值。对于胸片有异常表现或者胸片正常但是

吸烟的患者,若慢性咳嗽症状对经验性治疗无反应,则具备了进行HRCT扫描甚至是支气管镜检查的指征,用以除外恶性肿瘤。慢性咳嗽的其他原因还包括结节病、肺结核和其他肉芽肿性或者间质性肺部疾病,除此之外,还有自身免疫性疾病的肺部表现,例如类风湿关节炎(rheumatoid arthritis,RA)或者系统性红斑狼疮(systemic lupus erythematosus,SLE),这些都需要进一步的检查方能诊断。

HIV/AIDS或者其他免疫系统妥协性疾病的患者应该进行特殊的检查(参见第15章)。任何有危险因素的患者都具有进行HIV检查的指征,因为肺部症状可以是症状性HIV疾病的首发症状。对于已知的HIV阳性的患者,除了胸片和HRCT检查以外,还应该进行镓扫描、PET、支气管镜下BAL(包括染色和培养)、PPD以及PCP的痰液检查。

阻塞性肺部疾病

最常见且对全世界残疾和卫生保健有重大影响的慢性肺部疾病是3种阻塞性肺部疾病:哮喘、慢性阻塞性肺病和慢性支气管炎。有些患者拥有一种以上的疾病的特征。例如有个患者既有哮喘(急性发作的可逆性阻塞),又有慢性支气管炎(相邻的至少两年中,每年咳嗽、咳黏液痰的时间超过3个月)。又例如一个成年的哮喘患者发生了一定程度的肺功能不可逆性的减退。单一的COPD能够最终造成肺气肿的病理性改变,而后者之前只能依靠组织病理学检查或者X线片上的肺大疱来诊断,但现在逐渐可以依靠多层HRCT之类的技术来显示了。

哮喘

重 点

- 哮喘被认为是一种炎性的、偶发的、完全可逆性的阻塞性肺部疾病。
- 自我管理的重点在于控制环境诱发因子、规律监测峰值气流量以及制订能够预防和终止大多数哮喘突然发作的行动计划。
- 所有持续性哮喘(即日间症状超过一周两次或者夜间症状超过1个月两次)的患者应该长期每日使用药物治疗,最好是吸入性的皮质类固醇。
- 避免被动接触到吸烟者是清除环境诱发因子的最重要的干预措施。

哮喘是一种慢性炎症性的气道疾病，它的特点是反复急性发作的可逆性的气道梗阻，且在发作间隙肺功能恢复正常。虽然支气管痉挛是造成可逆性气道梗阻的主要原因，但是最近的临床指南强调了哮喘的炎性病理生理改变（National Heart，Lung and Blood Institute，2007）。因此，临床医生必须治疗和预防那些造成黏膜水肿、分泌物增加、气道组织学重构和平滑肌源性支气管痉挛的炎性过程。

流行病学和危险因素

哮喘不仅是最常见的儿童慢性疾病，它还能够见于许多成年患者。全世界哮喘的患病率正飞速增长。如今，它已影响到超过 3 亿人，并且每年因此损失超过 15 000 000 的劳力丧失修正寿命年（DALY）（Global Initiative for Asthma，2006）。尽管急救护理设施的利用率因为医疗服务的改进而有所下降，但是哮喘的患病率在全球范围内并没有降低，并且在许多国家反而升高（Anandan et al.，2010）。美国的国民健康访问调查（National Health Interview Survey NHIS）数据显示，有2000 万名美国人现在正患有哮喘（平均 72‰）。另外，估计全美国有 610 万儿童患有哮喘（平均 83‰）。2011年美国有 384 588 人因被诊断为哮喘而入院，次均住院费用超过 2 万美元。同年，美国哮喘患者总住院费用总计高达 80 亿美元（Agency for Healthcare Research & Quality［AHRQ］，2011a）。儿童方面，2011 年超过 70 万次儿童急诊就诊的主要诊断为哮喘，其中在急诊室就诊的 10名儿童中有 1/10 住院接受治疗（AHRQ，2011b）。

哮喘还是一个具有高度个体差异性的疾病。低收入、无医疗保险的少数人群患哮喘时，他们受到的护理和最终治疗情况都比普通人群中哮喘患者要差（Lang and Polansky，1994）。另外，在美国，黑人患者的住院率比白人患者要 3.3 倍（National Center for Health Statistics，2011）。在发生急性加重时，有公费医疗保险的患者更倾向于住院，而没有公费医疗保险的患者更倾向于寻求急诊科的救治（Targonski et al.，1995）。

引起哮喘的最强的危险因素是接触到家庭中的吸烟者和拥有哮喘或特应性疾病（如哮喘、特应性皮炎或变态反应性鼻炎）的家族史。还有鼻息肉或者阿司匹林高敏性的家族史也能够成为 IgE 介导的特应性疾病的危险因素。另外，还有许多数据是关于早期的儿童期感染以及奶瓶喂养与母乳喂养之间的差别对于哮喘发生的影响，至少它们二者都很明确与 0～3 岁期间喘息的发作有关。早期接触宠物、家畜和细菌抗原对于儿童的保护作用仍然没有定论（Adler et al.，2005）。

临床表现和诊断

可疑哮喘的患者的一份完整的病史资料包括目前症状的发作频率和严重程度，并且应该将日间症状与夜间症状的发作频率区分开，这也是哮喘分期中的一个重要的影响因素。过去吸烟（烟草或者其他药物）和目前吸烟的情况是很必要的，还有就是询问当前因家庭中有吸烟者而引起的被动暴露或者职业性香烟烟雾的二次暴露情况（如酒吧侍者、饮服人员）。临床医师还需要询问以下资料，患者的活动、急性疾病或者环境暴露因素等诱发哮喘发作的情况，哮喘或者特应性疾病的家族史以及详细的个人职业史。某些患者也会因为个人的兴趣爱好如喜好木材加工或者画油画，而接触到一些支气管刺激物。

在症状方面，患者经常抱怨慢性或者急性偶发的气短发作、喘息、胸闷或者慢性咳嗽（通常在夜间）。如果他们已经诊断为哮喘，则应该能够在使用复苏气雾剂（如沙丁胺醇）之后得到缓解。许多患者，特别是儿童，只有夜间咳嗽的症状，这个情况被称为咳嗽变异型哮喘（cough-variant asthma），然而，其他人的症状大多数情况下是由于活动或者呼吸冷空气而促发的。

体格检查时，急性发作的患者可以有明显的呼吸困难或者可听见的喘息。有明显气短的患者在不换气的情况下说出一句完整的句子会有困难，这个症状被称为"三字呼吸困难"（患者不换气的情况下所能说出的字数）。视诊可以发现鼻翼翕动、噘唇呼吸、中央性或者肢端性发绀、胸廓过度扩张以及辅助呼吸肌的使用。在更加极端的情况下，患者会表现出呼吸衰竭、中央性或者肢端性发绀，甚至精神反应迟滞。

听诊时，气道阻塞最早期的征象是呼气相延长（呼气相比吸气相长）。而一个更加明显的哮喘征象是呼气性哮鸣音。哮鸣音有时可以因用力呼气而诱发，具体操作为嘱患者用力呼气，同时检查者听诊患者的胸骨右缘第二肋间隙。在更加严重的阻塞时，能够造成吸气相和呼气相同时出现哮鸣音。而在最严重的情况下，哮鸣音几乎不可闻，因为气流已经最小了。在这种情况下，当气流改善时，哮鸣音反而变得更加明显。另一个反映急性发作的严重程度的征象是奇脉，即吸气相时收缩压降低超过 20mmHg。

在哮喘急性发作时，一个更加客观的测量肺功能的方法是测量用力呼气时的峰值气流量，可以使用一个简单的、便宜的峰值气流量计来测量。气流是用 L/s 来表示的。连续测量三次，记录下来得到的最好的一次，作为峰值气流量测定值。测定结果将用于与基于患者年龄、性别和身高列图计算出的结果对比，但是一个更好的方法是将患者急性发作时的峰值气流量与基线情况下即哮喘征象或者症状完全消失或者最好情况下的测量结果进行对比。

如果患者有在基础医疗诊治时表现出哮喘样症状的历史，则可以通过肺量计的检查来明确诊断，肺量计是肺功能测试的一种形式。最基本的气道阻塞的诊断标准是 FEV_1/FVC 比值小于70%。要诊断哮喘，临床医师还必须进行支气管扩张剂吸入实验来判断患者气道的可逆性，通过患者的病史或者用力呼气容量改善超过200ml或者12%来进行评估。因为哮喘被定义为发作间期完全可逆性的阻塞性肺部疾病，所以在无症状期间进行测试将不显示出气道梗阻。在这种情况下，使用家庭用峰值气流量计对于患者来说很有帮助，他们每天早晨要测量三次并且记录下最佳值，另外症状发作时也要进行测量。全科医生可以通过查阅这些记录帮助诊断，并且可以帮助患者进行自我管理并预防将来发作的可能。

如果患者有典型的发作性气道梗阻的病史，特别是如果这个梗阻发作可以被β-受体激动剂的复苏气雾剂逆转，则不需要做胸部影像学检查。然而，对于婴儿和儿童，临床医师必须鉴别上气道梗阻和阻塞性肺部疾病。例如喉炎或者喉气管支气管炎、会厌炎以及上气道异物阻塞。对于婴儿和中老年人，临床医师还必须除外心源性哮喘的可能性，它表现为因肺水肿或者CHF引起的喘息或者其他气道梗阻的征象。对于这些患者，建议进行胸部影像学检查。

对于超过40岁的患者出现近期哮喘发作，我们应该进行一套完整的检查用以除外其他气道梗阻的原因。许多临床医师对于所有新发哮喘患者都常规进行胸部影像学检查，虽然这些检查的阳性率很低。哮喘急性发作期的胸部X线片中可能会有类似浸润性改变或肺不张的假阳性发现。

治疗

全国哮喘教育和预防计划（National Asthma Education and Prevention Program，NAEPP）指南为哮喘的临床治疗提供了综合的和循证医学的指导（National Heart Lung and Blood Institute，1997；NAEPP Expert Panel Report 3，2007）。但是很遗憾，临床实际情况和严格依据操作指南的治疗活动之间存在很大的差距，这可以通过对于这项国家指南的依从性（Thier et al.，2008）和当严格遵守指南操作时可获得的临床结果来评价。

急性发作期　哮喘急性发作期的主要治疗方式是使用吸入性β-受体激动剂类药物治疗，如沙丁胺醇。虽然在急诊室和医师的诊室，β-受体激动剂类药物通常是通过喷雾器来给药的，但是在一项对照 meta 分析中显示，带有储雾器的手提式定量吸入气雾器（metered-dose inhaler，MDI）与喷雾器相比，在递送沙丁胺醇和获得临床反应的效率方面，作用至少是相当的，而这个效率是通过肺功能和临床结局（如住院率）来评估的（Castro-Rodriguez and Rodrigo，2004）。将异丙托溴铵添加到沙丁胺醇喷雾器中用以治疗就诊于急诊科的有严重气流梗阻的患者，可以增加其支气管扩张的效果，从而减少住院率（Plotnick and Ducharme，2000；Rodrigo and Castro-Rodriguez，2005）。

其他的治疗手段还包括鼻导管或者面罩吸氧和经静脉（IV）输液水化。短期的全身性皮质类固醇治疗也被证明是有效的。皮质类固醇的用药途径可以是经静脉注射（如甲泼尼龙）、肌内注射（如地塞米松或等价物）或者口服（如泼尼松或者甲泼尼龙）。当给予3～5天的类固醇激素冲击治疗或者脉冲剂量治疗时，不需要逐渐减量以预防肾上腺抑制。然而，慢性或者明显加重的哮喘患者需要长时间的逐渐减量来防止因气道梗阻复发而再住院的可能性。

还有一个被证明对哮喘急性发作期有明确效果的治疗手段是静脉注射硫酸镁，它既能减少急诊科患者的住院率，又能改善患者的肺功能和临床症状评分（Cheuk et al.，2005）。近期的 NAEPP 专家组报告（EPR-3，2007），建议今后对于常规哮喘治疗1小时后仍无反应的患者，应考虑使用硫酸镁静脉注射或者氦氧混合剂驱动的沙丁胺醇喷雾器治疗。之前的研究中，简单地将氦氧混合剂取代了氧气，被证明对患者没有益处（Rodrigo et al.，2003）。其他治疗手段的受益情况暂没有较好的记录。使用茶碱治疗过的儿童，在住院期间若发生急性哮喘加重，则需要比没有使用过茶碱治疗的儿童更多的沙丁胺醇来治疗并且住院时间更长（Goodman et al.，1996）。

慢性期的护理和疾病治疗　为了获得最大的疗效，每个哮喘患者都应该有一套个体化的护理计划，为了方便记忆，这套计划简称为 MAP 计划（表16-3）。其中，管理计划包括每天服用药物及采取测量峰值气流量等方式来监控病情的情况；而应急计划则是当症状加重或者峰值气流量结果恶化时，可以采取一些特殊的措施；最后，预防计划主要着眼于发现个人的和环境中的诱发因素，例如避免被动暴露于吸烟的烟雾、清除尘螨和蟑螂的抗原。治疗的重点是减轻症状，增加功能，减少不良后果（比如耽误学业、急诊、住院和死亡）的风险。

表 16-3　哮喘护理的 MAP 计划

管理计划	为了控制哮喘发作,患者每天需要做的事情有哪些?
应急计划	当患者发生急性症状或者峰值气流量计测量的数值下降时,应当如何处理?
预防计划	患者应该如何控制哮喘的诱发因素并且预防哮喘的突然发作?

对于慢性哮喘的适当治疗依赖于对于哮喘病情临床严重程度的准确分期。1 期是间断的发作,而 2、3、4 期都是持续性的疾病发作(又分别为轻度、中度和重度持续性疾病)。分期标准见图 19-1 和图 19-2。这个哮喘的分期系统是基于开始治疗前患者的症状或者气道梗阻的严重程度和发作频率来分期的。而患者在哪个期是由分期最严重的那个特征所决定的,并且分期是根据治疗之前的症状进行的。哮喘的药物治疗原则与该分期结果是有关联的,图 19-3 和图 19-4 显示了这个治疗的原则。

重要的决策点是判定患者是否符合该标准中对于持续性哮喘的定义。有证据证明在基本医疗中医师通常会低估哮喘严重程度的分期,从而导致治疗不足,仅每日用抗炎药物和长期控制用药治疗。NAEPP 指南建议只有真正的间断性哮喘的患者——即患者的峰值气流量数值正常,日间症状不超过每周两次,并且夜间症状不超过每月两次——才能只用间断性药物控制。所有其他的患者——包括轻度、中度和重度持续性哮喘的患者——应该进行每日抗炎治疗以及长期的控制用药,例如吸入性皮质类固醇激素治疗。有一项临床研究曾通过举例提出了允许使用间断性用药来治疗轻度到中度持续性哮喘患者的证据,但是这项研究最终却恰

恰发现了每日使用布地奈德(一种皮质激素)治疗时,引起的使用支气管扩张剂之前的 FEV_1、支气管反应性、痰中嗜酸性粒细胞数、呼出气中一氧化氮水平、哮喘控制情况的评分以及无症状期持续的天数的改善要更加明显,但是对使用支气管扩张剂之后的 FEV_1 和报道中生活质量的改善无明显优势(Boushey et al., 2005)。

一项 meta 分析发现吸入性皮质类固醇激素治疗后的患者哮喘发作的情况减少了 55%,与之相比,对照组或者使用短效 β- 受体激动剂 -(SABA)和长效 β- 受体激动剂(LABA)的患者发作情况只减少了 26%(Sin et al., 2004)。相似的,一篇 Cochrane 数据库的综述中提到当吸入性类固醇激素的剂量等价于 $400\mu g/d$ 的倍氯米松时,它的疗效比白三烯受体拮抗剂更好,因此推荐将吸入性皮质类固醇激素治疗作为持续性哮喘单一疗法的一线用药。另一篇 Cochrane 数据库的综述又提到,对于轻到中度的持续性哮喘的患者,使用小剂量($\leqslant 200\mu g/d$)的氟替卡松治疗和使用大剂量($\geqslant 500\mu g/d$)治疗相比,在哮喘的控制水平方面相似,而且大剂量治疗的副作用更加严重。吸入性类固醇激素的剂量等价关系列在表 16-4 中。

遗憾的是,在临床试验以外的实际监测中,仅有 20% 患者能够坚持每天维持使用糖皮质激素(Rust et al., 2013)发。

现在有一项监测治疗效果的新方法,就是测量呼出气中一氧化氮的分数(frac-tion of exhaled nitric oxide, FENO),它有助于将来更好地调整吸入性皮质类固醇激素治疗的剂量(Smith et al., 2005)。大剂量的吸入性皮质类固醇激素治疗在帮助患者戒断口服激素治疗的开始阶段是十分有用的。

表 16-4　青少年(≥12 岁)和成人使用日常剂量的吸入性皮质类固醇激素治疗的比较评估

药品名	剂量	日常剂量(μg)		
		小剂量	中等剂量	大剂量
倍氯米松 HFA	40 或 80μg/ 喷射	80 ~ 240	> 240 ~ 480	> 480
布地奈德 DPI	90、80 或 200μg/ 次吸入	180 ~ 600	> 600 ~ 1200	> 1200
9- 去氟肤轻松(flunisolide)	250μg/ 喷射	500 ~ 1000	> 1000 ~ 2000	> 2000
9- 去氟肤轻松 HFA	80μg/ 喷射	320	> 320 ~ 640	> 640
氟替卡松				
HFA/MDI	44、110 或 220μg/ 喷射	88 ~ 264	> 264 ~ 440	> 440
DPI	50、100 或 250μg/ 次吸入	100 ~ 300	> 300 ~ 500	> 500
莫米松(mometasone)DPI	200μg/ 次吸入	200	400	> 400
曲安奈德(triamcinolone acetonide)	75μg/ 喷射	300 ~ 750	> 750 ~ 1500	> 1500

DPI, 干粉吸入器(Dry powder inhaler); HFA, 氢氟烷(hydrofluoroalkane); MDI, 计量吸入器(metered-dose inhaler)

From National Heart, Lung and Blood Institute, NHI, Expert Panel 3(EPR3). Guidelines for the Diagnosis and Management of Asthma. National Asthma Education and Prevention Program(NAEPP)Coordinating Committee, 2007. http://www.nhlbi.nih.gov/guidelines/asthma/asthgdln.htm.

其他的二线长期控制药物包括 LABA（沙美特罗、福莫特罗）、长效抗胆碱能药物（噻托溴铵）、白三烯受体拮抗剂、吸入性肥大细胞稳定剂（色甘酸、奈多罗米）以及茶碱。虽然它们都有一定的疗效，但是没有一个能和吸入性皮质类固醇激素相比。当小剂量的吸入性皮质类固醇激素治疗没有达到完全缓解时，临床医师可以添加第二种药物治疗或者将吸入性类固醇激素的剂量增加到中等水平。在一项对照实验中，Yurdakul 和他的工作伙伴们（2002）分别将一种吸入性 LABA（福莫特罗）、茶碱和一种白三烯受体拮抗剂（扎鲁司特）作为吸入性皮质类固醇激素治疗的辅助二线用药，通过对比它们的疗效，发现 LABA 在预防哮喘发作方面比其他二者更加有效，并且副作用更少。Cochrane 数据库中一篇对于 12 项对照实验进行的综述中也提到 LABA 在作为吸入性类固醇激素治疗的追加治疗时比白三烯受体拮抗剂更加有效（Ram et al., 2005）。然而，人们对于 LABA 的关注度一直很高，有人发现 LABA 在作为单一治疗而没有同时使用吸入性皮质类固醇激素治疗时，其死亡率会升高（Abramson et al., 2003b）。随机对照实验显示，低剂量的吸入性皮质类固醇（ICS）加上噻托溴铵的治疗优于单独增倍 ICS 的剂量，而与添加 LABA 的追加治疗的疗效相当（Peters, 2010）。白三烯合成抑制剂齐留通可以改善患者的肺功能情况，并且减少患者对 β- 受体激动剂的依赖，但是在 2%～3% 的患者中会出现明显的肝脏转氨酶升高（Nelson et al., 2007）。

免疫疗法也是十分有效的治疗方法。一篇 Cochrane 的综述中提到变应原免疫疗法可以减轻哮喘的症状和减少用药，其效果与吸入性皮质类固醇激素治疗的效果相近（Abramson et al., 2003a）。一个更新的三线治疗方法是每月注射一次或者两次抗 -IgE 单克隆抗体（omalizumab）。这是一个昂贵的治疗方法，但是它可以使游离的 IgE 减少 98%～99%，并且显著的减少哮喘的发作，它甚至可以允许患者戒除吸入性皮质类固醇素的治疗（Walker et al., 2003）。

预防

虽然尘螨总是被称为可以控制的环境诱发因素，但是一篇 Cochrane 数据库的关于 49 项对照实验的综述提到，尚无证明表明采用物理或者化学方法来减少屋内的尘螨会对健康有利（Gotzsche et al., 2004）。另一方面，有一个对照实验，它采取了一些干预措施来减少蟑螂和尘螨抗原以及减少有变应性哮喘的城市儿童被动吸烟情况，结果有效地减少了家庭中的变应原，并且减少了患者发生哮喘症状的天数（Morgan et al., 2004）。教育患者自我监测和自我管理，按照行动计划来执行，并且按时去他们的医生那里随访，这样可以有效地减少哮喘的发作次数和症状的严重程度（Gibson et al., 2002）。对儿童而言，哮喘患者的父母可以成为有效的沟通者，尤其能减少文化和语言的障碍（Flores et al., 2009）。和大多数肺部疾病一样，最有效的预防策略就是戒烟，吸烟不仅对患者是一个危险因素，它对家人和工作场所的同事也是一个危险因素。

治疗要点

- 每日使用吸入性皮质类固醇激素治疗显著地减少了持续性哮喘患者的发作次数和住院几率，并且与其他任何替代药物相比，它都是更加有效的一线长期控制药物（Sin et al., 2004）（推荐等级：A）。

- 长效 β- 受体激动剂（LABA）在作为 ICS 治疗的追加治疗时，比白三烯受体拮抗剂更加有效。因为 ICS 治疗的最大益处是在小剂量用药时体现出来的，所以在小剂量或者中等剂量 ICS 治疗的基础上添加 LABA 治疗比使用更高剂量的 ICS 治疗更加受欢迎。LABA 不能够被用于单一治疗，因为那样会使死亡的风险增高（FDA 黑框警告）（NAEPP EPR-3; Ram et al., 2005）（推荐等级：A）。

- 将异丙托溴铵（ipratropium bromide）添加到沙丁胺醇喷雾器中用以治疗急诊科就诊的有严重气流梗阻的患者，可以增加其支气管扩张的效果，从而减少住院率（Plotnick and Ducharme, 2000; Rodrigo and Castro-Rodriguez, 2005）（推荐等级：A）。

- 在哮喘的长期控制中可运用茶碱与 ICS 相结合作为二线用药，它能够替代 LABA（但不作为首选），但是茶碱或者氨茶碱不能够用于急诊科或住院患者的急性期治疗（推荐等级：A）。

- 鼓励和教育患者积极进行有效的自我管理，从而改善临床结局（Gibson et al., 2002）（推荐等级：A）。

- 护理管理人员，社区卫生工作者和家长陪同可以改善哮喘的自我管理和临床结果（推荐等级：B）。

慢性阻塞性肺病和慢性支气管炎

全球慢性阻塞性肺病倡议（Global Initiative, Global Strategy, 2014）中明确地将 COPD 定义为患者有气道梗阻的证据（FEV_1/FVC 比值 <70%），且梗阻不完全可逆，即使用支气管扩张剂后 FVC 仍小于 80% 预计值（Global Initiative Pocket Guide, 2014）。虽然某些哮喘患者，特别是吸烟的患者，会表现出不同程度的不可逆

的气道梗阻，类似于 COPD，但是哮喘潜在的病理生理学机制和炎症性改变与 COPD 患者相差甚远。

流行病学和危险因素

世界卫生组织估计，由于烟草成瘾的全球蔓延，COPD 已经是第五大死因，并将很快成为第五大致残原因。在美国，2011 年有 729 030 人入院，主要诊断为慢性阻塞性肺病，平均住院时间为 4.4 天，院内死亡率为 1.4%。其中三分之一的人是年龄相对较小的 45 至 64 岁的成年人（AHRQ，2011c）。

与非吸烟者或者既往吸烟者相比，吸烟患者的 FEV_1 存在加速的下降，因此吸烟是 COPD 最重要的危险因素，并且导致 COPD 患者的进行性损伤。在已经戒烟的 COPD 患者中，二手烟的暴露也是一个重要的使病情急性加重的诱发因素。环境中空气质量（臭氧和小颗粒物质）的差别也是与 COPD 急性加重有关的一个危险因素。在许多国家的贫困地区，每天做饭常常都是用室内的灶火或者炭火，所以在那里空气污染对于呼吸道的损害与吸烟相当，也是一个重要的损害来源。其他引起 COPD 急性加重的诱发因素还包括急性上呼吸道感染、鼻窦炎、灰尘或宠物毛发的接触以及其他并发的疾病。然而，一旦患者进展到了一个更加严重的期别，即残留的肺功能已经是最小限度了，这时，几乎任何一点小的改变（例如疲劳、压力、天气的改变）都能够诱发病情加重。

其他引起 COPD 进展的主要危险因素还有遗传性疾病——遗传性 α_1- 抗胰蛋白酶缺陷病。通过对这个疾病以及它的肺损伤细胞学机制的认识，让我们知道了蛋白酶和抗蛋白酶之间的不平衡是肺气肿性 COPD 进展的一个重要机制。任何没有明显吸烟史的 COPD 患者，任何有突出 COPD 家族史的患者以及任何在 45 岁以前发展为临床上显著 COPD 的患者，都应该进行 α_1- 抗胰蛋白酶缺陷的筛查。美国胸科协会（American Thoracic Society）和欧洲呼吸系统协会（European Respiratory Society）（2003 年）对有 α_1- 抗胰蛋白酶缺陷或者是这个缺陷等位基因携带者患者的遗传咨询达成了统一的认识并且进行了详细的讨论。

临床表现

COPD 是指患者出现了慢性支气管炎和慢性肺气肿两种病理情况。实用的临床方法是：首先根据体格检查和肺功能检查确定气道可逆性梗阻，然后评估者是否也存在慢性支气管炎的症状，即咳嗽、咳黏液痰每年至少持续 3 个月，连续两年以上。许多患者在发展为

临床上或者肺量计上测量的阻塞性肺部疾病之前，就已经符合了慢性支气管炎的定义了。国际 GOLD 指南不再将这个状态归类为 COPD 第 0 期，因为尚无证据表明那些患者最后会发展成为阻塞性肺部疾病。

吸烟的患者常常会有多年的慢性吸烟者性咳嗽，而只有在他们开始出现活动后气短或者静息状态下气短的症状时，他们才会寻求医学的治疗。症状性 COPD 的标志性症状是进行性的持续性气短。因为呼吸系统的代偿作用，所以只有在肺功能有显著下降或者肺实质有明显损伤时才会发现它们的功能性缺陷。然而，USPSTF 不建议常规做肺量检查来筛查阻塞性肺部疾病或者肺功能下降。

并发症是很常见的问题，为了让患者获得更好的临床结局和生活质量，这些并发症必须和 COPD 一起治疗。例如多年的右侧肺内压力过高最终将引起 CHF（右侧心功能衰竭最终导致双侧心室功能衰竭），或者患者只是在 COPD 的基础上患有吸烟相关的心肌梗死和冠状动脉性缺血。症状性 COPD 对于患者的生活质量有明显的不良作用，而很大百分比的 COPD 患者将会并发抑郁症。慢性缺氧和空气缺乏也可以引起明显的焦虑情绪。

诊断和分期

到了要治疗的阶段，许多患者 COPD 的诊断都已经很明确了。这些患者除了有呼吸困难、慢性咳嗽咳痰和肺功能受限的症状以外，查体时还会表现出肺过度扩张（叩诊时肺界变大，胸廓的前后径增加以及呼吸时使用辅助呼吸肌）。胸部以外的征象还包括周围性或者中央性发绀、杵状指，还有中心静脉压升高等，甚至出现右心功能衰竭。表 16-5 显示了 GOLD 指南上关于 COPD 的鉴别诊断以及它的可供区分用的特征。任何没有明确吸烟史的 COPD 患者或者 45 岁之前发病的 COPD 患者都应该做 α_1- 抗胰蛋白酶缺陷的筛查。HRCT 既可以帮助鉴别肉芽肿性疾病和间质性肺部疾病，也可以提供支气管扩张的证据。

肺量测定法检查是确诊 COPD 的关键环节，同时也是疾病严重程度分期的重要依据。当阻塞性肺部疾病不完全可逆时，就可以诊断为 COPD，具体标准是使用支气管扩张剂之后 FVC 仍然小于 80% 预计值，且患者有气道梗阻的证据（即 FEV_1/FVC 比值 <70%）。若肺量测定结果呈限制性肺部疾病的表现（即 FVC < 80% 预计值，并且 FEV_1/FVC 比值正常），那么就可能有其他的诊断，例如肺间质纤维化、结节病、自身免疫性疾病或者原发性 CHF。

表 16-5 COPD 的鉴别诊断*（GOLD 指南）

COPD	中年起病
	症状缓慢进展
	较长的吸烟史
	活动过程中出现呼吸困难
	大部分是不可逆性的气流受限
哮喘	早年起病（常常是儿童期起病）
	症状每天的差异很大
	症状多发生于夜间和早晨
	变态反应、鼻炎和（或）湿疹也常常发生
	有哮喘的家族史
	大部分是可逆性的气流受限
充血性心力衰竭（CHF）	听诊肺基底部有细小的爆裂音
	胸片显示心脏扩大、肺水肿
	肺功能检查显示血流容量限制，而不是气流受限
支气管扩张症	大量的脓性痰
	常常并发细菌感染
	听诊肺部有粗大的爆裂音
	胸片或者 CT 上显示支气管扩张或者支气管壁增厚
肺结核（TB）	所有年龄段均可发病
	胸片上显示肺部浸润影
	微生物学证据确证
	所在地区的地方性肺结核患病率高
闭塞性细支气管炎	年轻的非吸烟者发病
	可以有类风湿关节炎或者烟尘暴露的病史
	呼气相 CT 上显示肺部低密度影
弥漫性全细支气管炎	大多数患者是男性和非吸烟者
	几乎所有患者都有慢性鼻窦炎
	胸片和 HRCT 上显示肺部弥漫性小叶中央性的细小结节状不透明区域以及肺通气过度

* 这些疾病的特征并非每个病例都有。例如，从未吸烟的人可能患上慢性阻塞性肺病（COPD），特别是在发展中国家，其他危险因素可能比吸烟更重要；而成人甚至老年患者也可能会有哮喘

HRCT，高分辨 CT（high-resolution computed tomography）；RA，风湿性关节炎（rheumatoid arthritis）

From Global Initiative for Chronic Obstructive Lung Disease: Pocket Guide to COPD Diagnosis, Treatment, and Management: A Guide for Health Professionals; Updated 2014. Table 2, p.8. http://www.goldcopd.org/uploads/users/files/GOLD_Pocket_2014_Jun11.pdf.

虽然 COPD 有多种严重程度的分级系统，但是 ATS 指南和国际 GOLD 标准这两者是大同小异的（图 16-7）。它们都是基于肺量测定法检查的标准来判定的，即存在梗阻的证据并且 FEV_1 的缺陷达到一定的水平，并且与急性加重和 3 年死亡率强相关，但与感知生活质量和功能限制相关性小。根据 TORCH 研究表明，中度慢性阻塞性肺病（GOLD2）的 3 年死亡率为 11%，非常严重的 COPD（GOLD4）为 24%（Calverly et al., 2007）。

全球 COPD 倡议推荐的一项经过验证的调查工具是八项 COPD 评估测试（CAT），评估的范围更广泛，而不仅仅是呼吸困难（GOLD，2013b）。CAT 分数大于或等于 10 被认为是治疗决策的症状分类的高分。六分钟步行实验是 COPD 分期的另一条途径，它是根据疾病对日常活动的影响程度来分期的。六分钟内尽快行走，所能走的距离若少于 149 米，则说明功能受限十分严重，若所行走的距离超过 350 米，则说明功能受限的程度很小（Celli et al., 2004）。

治疗

急性加重期 COPD 的病程特点是患者在日常生活中已经适应了慢性阻塞的状态，但间断性的病情加重可能危及生命，治疗中只有部分病例的疗效是肯定的。初始的评价包括评估患者症状的严重程度加上体格检查、胸部影像学检查以及 ABG 检查。预测哪些患者离开急诊科回家是安全的或者哪些患者是需要住院观察的，这个问题需要通过评价临床和社会心理学指标来解决（Smith et al., 2000）。

胸部影像学检查有助于发现引起病情急性加重的潜在原因，例如肺炎或者 CHF。ABG 检查对于评估疾病初始阶段的缺氧和高碳酸血症情况是十分有效的，同时在监测患者对鼻导管或者面罩吸氧的反应也起到作用。虽然低氧血症的缓解能够减轻患者的症状并且改进其心脏功能，但是它也能减低慢性高碳酸血症和部分代偿性呼吸性酸中毒患者的呼吸驱动力。因此，在开始氧疗后，ABG 检查应该每隔不超过 30 分钟就复查一次，而现有的低氧血症的情况应该通过脉搏 - 氧饱和度仪检查来监测（即使在 SO_2 水平 <70% 时，该氧饱和度仪的准确度会下降）。

哮喘患者使用吸入性 β_2- 受体激动剂治疗后，应该立即有所好转，但是对于 COPD 急性加重期的患者，使用支气管扩张剂治疗的效果是有限的。有些患者对于抗胆碱能性支气管扩张药物的反应比较好，例如异丙托铵，还有一些患者对于 β_2- 受体激动剂的反应更好，所以在急诊治疗中，这些药物常常合并使用。在家里，患者可以通过增加现用药物的剂量或者频率，或者在他们原来的慢性治疗的基础上增加一些短效的药物（例如增加沙丁胺醇和 LABA 联用，或者将异丙托铵和慢性噻托溴铵治疗联合使用），来应对病情的急性加重。另外，还可以使用储雾器或者机械性喷雾器递送系统来给药。COPD 急性加重期的全身性皮质类固醇激素治疗（口服或者肠外途径用药）可以使治疗失败率减少超过 50%，并且可以改善短期的呼吸困难症状和

肺功能检查结果,但是会增加不良作用(Wood-Baker et al.,2005)。持续使用这种全身性皮质类固醇激素治疗超过 2 周,对患者没有明显的益处。

其他 COPD 急性加重的药物治疗包括非特异性磷酸二酯酶(PDE)抑制剂,如茶碱和氨茶碱,它们具有一定的扩张支气管作用,对中枢驱动呼吸,对膈肌收缩有积极作用,对支气管炎症有一定的作用。更具体的 PDE-4 抑制剂如罗非昔布具有抗炎作用,显著改善 FEV_1,同时减少恶化(McIvor,2007),但有明显的胃肠道副作用以及心理健康问题(抑郁症和自杀念头)。他们治疗 COPD 中的地位仍然不确定。

当有肺炎、败血症或者其他细菌感染的征象时,就有了使用抗生素的指征。若喘息尚未加重,但近期的痰液发生改变(大量、厚重、多色或者微带血性的)预示着慢性炎症性的支气管黏膜上细菌的过度繁殖,这也是一个使用抗生素的指征。而当细菌慢性聚集生长时,使用二代和三代的抗生素可能获得更大的收益。

需要住院治疗的指征包括潜在疾病的严重程度、此次病情加重中严重恶化、患者在家或者门诊治疗失败、有严重的并发症(如 CHF、心律不齐或者电解质紊乱)以及存在肺炎或者其他急性疾病。而需要收入 ICU 治疗甚至可能需要插管和机械通气治疗的指征则包括严重的呼吸困难并且对于初始治疗无反应、精神状态无改善(如意识模糊、昏睡),还有严重的或者恶化的低氧血症($PaO_2 < 40mmHg$)、高碳酸血症($PaCO_2 > 60mmHg$)或者呼吸性酸中毒(pH < 7.25)。Quon 和他的工作伙伴们(2008)做了一项对于 COPD 急性加重期的住院患者的治疗策略的 meta 分析,他们发现全身性皮质类固醇激素治疗降低了治疗失败率的 46% 并且减少住院时间达 1.4 天,但是高血糖情况的风险则增加了将近六倍。抗生素的使用同样也使治疗失败率降低了 46%,而住院死亡率则降低了 78%。另外,无创正压通气治疗(noninvasive positive-pressure ventilation,NPPV)使插管治疗的风险降低了 65%,使住院死亡率降低了 55%,而住院时间则减少了 1.9 天。无创间歇正压通气治疗(noninvasive intermittent positive-pressure ventilation,NIPPV)可以用于精神状态正常、血流动力学稳定并且没有较高吸入风险的患者,治疗他们中度到重度的呼吸衰竭。大约 80% 的患者在开始 NIPPV 治疗后 4 小时内就能改善症状(Putinati et al.,2000;Wijkstra,2003)。另一方面,长期夜间使用 NIPPV 还显示出了明显的益处(Wijkstra et al.,2003)。

确保其他因素不会使病情加重期的情况更加复杂,这与治疗肺部疾病同样重要。除非患者有明确的禁忌证,否则对于因 COPD 急性加重期而住院的患者就应该开始进行皮下肝素治疗或者预防 DVT 的治疗。在急诊科,心电监护是经常被用到的,并且它的使用已经超出了评估和治疗相关心律失常或者心脏缺血性疾病的范围。电解质异常也是十分常见的,特别是在 $PaCO_2$ 和酸碱平衡快速变化的情况下。ICU 患者的肺炎发病率在 7%~40%,其中因呼吸机相关肺炎而死亡的几率可以高达 50%。抗生素的预防性治疗能够使 ICU 患者中呼吸系统感染的发病率减少将近 50%,但是抗生素的使用不能降低死亡率(Liberati et al.,2004)。合并焦虑和抑郁症是非常普遍的,患者可以从行为健康专家的咨询和协作护理中获益。

慢性期的护理和疾病治疗　每个患有 COPD 的患者都需要有一个持续性的医疗计划,而这个计划应该包括哮喘患者治疗 MAP 计划中的元素(每日的管理计划、处理急性加重的应急计划以及预防计划)。急性加重期应该如何应对在前面已经讨论过了,但是每个患者都应该有一套个体化的应急计划来应对加重的症状,这样也可以减少住院率。一些症状或者体征的出现提示患者需要打电话给他们的医生,还有一些则提示患者需要使用短效 β_2- 受体激动剂(沙丁胺醇、特布他林)、短效抗胆碱能药物(异丙托溴铵)或者口服类固醇激素治疗,这个应急计划应该包括上述这些症状或体征。依据痰液的变化(痰量增多或者痰液性状从清亮变为黄绿色)使用短期抗生素治疗也是很常见的,但是它没有被对照实验证实过。

一项对照实验的 meta 分析评估了各种 COPD 治疗方法的作用(Sin et al.,2003)。而评价疾病结局的标准包括住院率、病情加重的速率以及与健康相关的生活质量。吸入性皮质类固醇激素、长效 β_2- 受体激动剂(沙美特罗、福莫特罗)以及长效抗胆碱能药物噻托溴铵中每个都能使中到重度的 COPD 患者的病情加重几率降低 20%~25%。而只有当患者的 FEV_1 在 1~2L 时,这些药物的治疗效果才能达到最大化。吸入性皮质类固醇激素和长效 β_2- 受体激动剂的联合治疗只能适度的增加患者的收益(病情加重几率的降低达到 30%)。另外,还可以在吸入性皮质类固醇激素和长效 β_2- 受体激动剂联合治疗的基础上加入噻托溴铵,成为三联疗法。口服茶碱治疗似乎也能带来一些有益的效果,因为它不仅可以作为支气管扩张剂,还可以增加膈肌的收缩性和呼吸运动的中枢驱动力。因此,茶碱能够改善患者的 FEV_1、PaO_2 和 $PaCO_2$,但是这些益处必须与茶碱可能存在的显著的副作用互相权衡,例如恶心、震颤和心悸。

慢性阻塞性肺疾病的药物治疗以减少症状（增强功能和生活质量）和减少不良后果（住院和死亡）的风险为目标。基于高或低症状（通过 CAT 或 mMRC 量表测量）以及高与低风险（通过肺活量测定和加重测量），在 GOLD 治疗指南中将患者分成 A，B，C 或 D 四个类别。例如一些患者可能症状较重，但基于肺功能测定（GOLD1 级或 2 级）和低住院率被归类为低风险；他们将是类别 B 为治疗目的。其他患者的症状较轻，但基于肺量计（GOLD3 级或 4 级）或住院频率（每年两次或更多），它们被归类为高风险组，因此治疗类别为 C。高症状，高风险患者在这个模式中是 D 类。表 16-6 总结了每类 COPD 症状和风险的治疗指南。

非药物治疗则显示出具有混合的效应。对于静息状态下出现低氧血症（$PaO_2 < 60mmHg$）的患者，家庭氧疗可以明显减轻他们呼吸困难的症状以及增加他们的生存率，但是对于只有运动后或者夜间才出现低氧血症的患者，家庭氧疗无明显益处（Crockett et al., 2000）。除了有严重的高碳酸血症（$PaCO_2 > 55mmHg$，或者 $PaCO_2$ 在 $50 \sim 54mmHg$ 并且出现夜间氧饱和度下降或者在过去的一年里反复住院）患者以外，NPPV 没有表现出能够明显改进 COPD 患者的结局。肺功能康复治疗主要着眼于改进患者的力气、心肺适应度以及运动耐量。将患者的健康状态用 St George 呼吸功能评分问卷（SGRQ）和慢性呼吸功能问卷（CRQ）来评价，补充营养治疗有利于改善患者的健康状态，但是，这并不能降低患者的住院率或者死亡率（Lacasse et al., 2001）。肺功能康复治疗对于 COPD 患者以及其他慢性肺部疾病患者有益，

因此被美国胸科医生协会和美国心肺康复协会联合发表的循证医学的临床实践指南推荐使用（Ries, 2007）。

一项使用自我管理和电话随访的疾病控制计划能够使 COPD 患者的住院率降低 36%，而使其死亡率降低 45%（Bourbeau et al., 2003）。但是，其他的疾病控制计划的实验则没有能够表现出如此的成效。尽管有证据证明中度到重度的 COPD 患者存在严重的营养缺陷，但是增加抗氧化剂（维生素 E 或者 β- 胡萝卜素）的营养素补充治疗或者增加卡路里摄入的营养支持治疗，都不能表现出明显改进 COPD 患者的结局或者功能状态的疗效。

肺减容手术的使用对于 FEV_1 小于 30%～40% 预计值的患者而言，能够明显的改善他们的生活质量以及活动耐量（Fishman et al., 2003; Geddes et al., 2000; Goldstein et al., 2003）。虽然如此，但是手术并不能减少患者的五年死亡率，而且实际上却使短期的死亡率增加了（National Emphysema Treatment Trial Research Group, 2001）。

预防

戒烟是预防 COPD 的最重要的因素，并且是预防 COPD 的急性加重以及肺功能进行性恶化的基础（Man et al., 2003）。如果 COPD 的患者戒烟的话，那么他们肺功能降低的速度可以减缓为原来的一半（从 60ml/y 到 30ml/y）（Anthonisen et al., 1994）。避免吸二手烟，特别是在家庭中的二手烟，也是十分重要的。即使临床医师仅仅只是口头劝解患者戒烟，也能见到一定的效

表 16-6　COPD 症状和风险的治疗方案

分类	症状	风险	首选方案	备选方案
A 低症状/低风险	低（CAT 值 < 10）	低 低 = GOLD 1～2 级，且增加 0～1 级/年	短效吸入性 β- 受体激动剂或抗胆碱能药物	长效吸入 β- 受体激动剂或抗胆碱能药（或兼用短效类）
B 高症状/低风险	高（CAT 值 > 10）	低 低 = GOLD 1～2 级，且增加 0～1 级/年	长效吸入 β- 受体激动剂或长效抗胆碱能药	长效吸入 β- 受体激动剂和长效抗胆碱能药
C 低症状/高风险	低（CAT 值 < 10）	高 高 = GOLD 3～4 级，或增加 2 级/年	吸入糖皮质激素加长效吸入 β- 受体激动剂或加长效抗胆碱能药	长效吸入 β- 受体激动剂和长效抗胆碱能药或其中任一种加上 PDE-4 抑制剂
D 高症状/高风险	高（CAT 值 > 10）	高 高 = GOLD 3～4 级，或增加 2 级/年	吸入糖皮质激素加长效吸入 β- 受体激动剂，同时加长效抗胆碱能药	吸入皮质类醇加长效吸入 β- 受体激动剂 或长效抗胆碱能药 并联合应用 PDE-4 抑制剂

* 需要时可考虑使用短效吸入 β- 受体激动剂或抗胆碱能药物。根据特殊情况（成本、耐受性或对其他疗法的反应）可考虑用茶碱

CAT, COPD 评估试验（Chronic obstructive pulmonary disease assessment test）；PDE, 磷酸二酯酶（phosphodiesterase）

Table summarizing Global Initiative（GOLD）guidelines for treatment of COPD, see Tables 4 and 7（pp.10, 19）of Global Initiative Pocket Guide, 2014.

果，而且当结合了其他的干预措施（例如临床咨询加上患者教育或者群组策略加上药物治疗，如尼古丁或者安非他酮治疗）时，就算是COPD的患者也至少能够达到25%的长期香烟戒除率。使用肺量计作为COPD患者的筛查以及早期诊断的手段，以利于增强对吸烟者的戒烟干预措施的效力，这个方法没有表现出能够提高香烟戒除率或者造成其他临床结果的能力。避免接触二手烟雾，特别是在家庭中是非常重要的。在三分之二的世界环境中，这可能意味着用厨房烟囱或烟囱代替室内开放式烹饪。

　　流感疫苗应该每年都使用；它能够使因肺炎、心血管疾病以及其他所有原因而引起的患者住院或者死亡事件的比例减少将近30%～40%（Govaert et al., 1994; Nichol et al., 2003）。所有的COPD患者都具有注射肺炎球菌疫苗的适应证，而且如果患者第一次疫苗接种是在65岁以前进行的，那么他就应该在10年以后再次强化接种该疫苗。虽然在全国范围内，疫苗接种率正在增长，但是对于没有医疗保险的人群以及在人种或者种族上属于少数的人群，他们的疫苗接种率仍然明显的低于其他人（CDC, 2003b）。家庭医生可以在医疗实践中下达流感疫苗和肺炎球菌疫苗的医嘱来提高这些疫苗的接种率（CDC, 2003c; 2009），也可以在学校、高级医疗中心和社区中鼓励接种疫苗并展现关键的作用。

　　家庭医生在慢性COPD患者的长期治疗中扮演着重要的角色，他们应该与患者以及患者的家庭成员进行开诚布公的倾谈，讨论关于临终的问题，例如急性加重期的治疗方案。虽然这个过程已经成为了癌症患者治疗的常规步骤，但是对于重度的COPD患者，他们的五年生存率（与心力衰竭和其他慢性器官功能衰竭一样）常常比许多癌症患者的五年生存率更差。许多患者极力地避免机械通气治疗，原因只是为了摆脱气管插管和意识障碍的状态，并且防止将来脱离呼吸机时有困难。如果在COPD病程中，患者出现了并发症，那么患者的家属需要协助患者作出临终决定，即使他们之前从未做过相关的讨论。为了促使这些家属完成这个讨论，医生应该提供一个生存意愿和健康医疗委托书的模板，并且作出有关法律、心理学或者宗教方面的咨询，这样就可以在并发症出现之后以及面临死亡时，很大程度上缓解患者家属们的困惑以及痛苦。

治疗要点

- 戒烟是减慢长期慢性的FEV_1降低速率的最好的干预措施（Anthonisen et al., 1994）（推荐等级：A）。

- 对于所有的患者，我们都应该劝说他们戒烟；结合有效的行为疗法（行为群体疗法和社会支持）与药物治疗（尼古丁替代治疗和抗抑郁药治疗）（Hughes et al., 2004; Lancaster and Stead, 2004; Stead and Lancaster, 2005）（推荐等级：A）。

- 为了增加疗效和减少副作用，吸入型支气管扩张剂优于口服制剂，长效型优于短效型。（推荐等级：A）。

- COPD患者接受LABA治疗时，在气道受限的评估、健康相关的生活质量以及复苏药物的使用上表现出明显的受益，但是抗胆碱能药物噻托溴铵在减少重度COPD患者的急性加重的发病率方面，比LABA更强（Rodrigo, 2008）（推荐等级：A）。

- 噻托溴铵等长效抗胆碱能药物能减少恶化和住院，同时改善健康状况，但不会减缓肺功能的逐渐下降（推荐等级：A）。

- COPD的患者接受吸入性皮质类固醇激素治疗超过24周时，这与重症肺炎的风险显著增加有关联，但是与其死亡率的增减无明显关联，特别是在使用了大剂量ICS治疗的患者以及FEV_1位于最低基线值的患者中，这种关联更加明显（Drummond, 2008; Singh, 2009）（推荐等级：A）。

- 三联疗法，向联合的LABA和ICS吸入器中加入噻托溴铵可能会增加肺功能，改善生活质量，减少恶化（推荐等级：B）。

- 包括患者教育和心肺运动训练在内的肺康复显著改善了临床结局和健康相关的生活质量，降低了住院率以及COPD相关性焦虑和抑郁（推荐等级：A），并提供了一些有利于生存的证据（推荐等级：B）。

- 家庭氧疗可以帮助静息状态下$PaO_2 < 60mmHg$的患者改善病情，但是对于正常氧分压水平或者仅在运动后出现低氧血症的患者无效（Crockett et al., 2000）（推荐等级：A）。

急性呼吸功能衰竭

　　急性呼吸功能衰竭可以是急性肺部感染、慢性肺部疾病的急性加重或者其他情况譬如肺栓塞、张力性气胸以及败血症引起的。

临床表现和诊断

　　急性呼吸功能衰竭的临床表现通常都是很明显的，虽然有些患者早期表现出比较轻微的呼吸窘迫症状，但在治疗过程中可直接转变为呼吸功能衰竭，其中病因包括肺炎、CHF、哮喘以及COPD的急性加重。急性呼吸功能衰竭可以有以下两种情况中的其中之一或者两者皆有：弥散功能不全（低氧血症）和通气功能不全（导致高碳酸血症以及呼吸性酸中毒）。虽然患者早期可以仅表现为严重的气短、低氧血症以及$PaCO_2$升高，但是他们最终都能发展成为大脑呼吸中枢的抑制，除此之外还能出现昏睡、木僵或者昏迷的症状。

呼吸功能衰竭特别严重的一个形式就是急性呼吸窘迫综合征（acute respiratory distress syndrome，ARDS），它通常发生在严重创伤的患者，特别是接受了大量输血或者发生严重感染、脓毒性休克以及与镰状细胞贫血相关的急性胸部综合征的患者。

气管插管和机械通气治疗的适应证包括低氧血症和低通气状态，并且它们对于药物性干预以及面罩或者气管插管的辅助通气是无反应的。对于因为中枢神经系统受到抑制或者咽反射消失，而不能保护自身气道的患者，也需要进行气管插管治疗。机械通气治疗的详细操作已经超出了本章的范围，但是我们可以从呼吸机的参数设置上来理解机械通气治疗，其中包括增加或者减少通气的参数（通气模式、呼吸频率以及潮气量），还有改善氧合的参数：如用力吸气氧浓度（forced inspiratory oxygen concentration，FiO_2）和持续性气道内正压（continuous positive airway pressure，CPAP）或者呼气末正压（positive end-expiratory pres-sure，PEEP）。

帮助患者脱离呼吸机，特别是帮助有慢性肺部疾病的患者脱离呼吸机，是一件具有挑战性的工作。二次气管插管治疗会带来发生创伤以及发生呼吸机相关肺炎的风险。与医生的临床决断相比，基于客观的标准所制订的计划能够显著减少为了帮助患者脱离机械通气维持所耗费的时间、费用以及由此引发的并发症。

其他慢性支气管疾病

支气管扩张症

支气管扩张症不仅是一种慢性气道感染性疾病，还是一种慢性肺部炎症性疾病。支气管扩张症在美国以外的其他地方更加常见（Tsang and Tipoe，2004）。它的临床过程可以是进行性的或者是稳定的。咳嗽是它的主要症状，并且某些患者还可以表现为显著的咯血或者气短，或者二者皆有。恶臭味的口气是特征性的体征。其中，与遗传性疾病无关的支气管扩张症被命名为非囊性纤维化支气管扩张症。

抗生素常常用于长期治疗，其中抗假单胞菌类抗生素可以是口服治疗，也可以做成类似氨基糖苷类抗生素的喷雾状进行吸入治疗。大环内酯类抗生素例如阿奇霉素（azithromycin），它在治疗支气管扩张症中不仅可以对抗细菌，而且还有对抗炎症的作用。一篇Cochrane的综述发现长期使用抗生素治疗，对于有脓痰的支气管扩张症的患者来说，作用虽然小但是有很

显著的效果（Evans et al.，2003）。痰培养中还需要监测有无真菌（曲霉菌）和分枝杆菌的感染，因为它们的存在会使这些患者的混合性多微生物感染的情况更加复杂（Morrissey and Evans，2003）。当支气管阻塞变成肺部功能缺陷的主要问题时，应该尝试使用支气管扩张剂治疗、氧气治疗甚至是无创性肺部通气治疗。对于局限性肺部疾病的患者，手术切除病变肺段的治疗可能对患者有利（Greenstone，2002）。

囊性纤维病

囊性纤维病（cystic fibrosis，CF）是一种遗传性疾病，它是由于第7号染色体上出现单个基因的常染色体隐性缺陷而引起的疾病。它主要影响黏膜的功能，包括分泌黏液的腺体（如汗腺）、胰腺，以及胃肠道和呼吸道的黏膜。当存在胰腺炎，并且有自婴儿或者儿童期开始的慢性或者复发性肺部感染时，需要考虑诊断CF的可能性。明确诊断则需要做汗液氯化物测试。CF的治疗在过去的一段时间里取得了长足的进步。目前患有该病的患者通常能够存活到成年，所以现在成年的CF患者比儿童的CF患者更多。家庭医生和内科医生（与专科医生们协力合作）越来越多地参与到这个复杂疾病的治疗中。

CF的特殊治疗方法还包括物理治疗、营养治疗、溶黏蛋白剂治疗、抗生素治疗以及应用广泛的抗炎治疗。患者自己操作的气道清理技术与胸部理疗一样有效（Main et al.，2005）。必须选择广谱的和能够抗假单胞菌的抗生素，它们常常在病情急性加重或者发生急性感染时联合应用。近年来，吸入性妥布霉素逐渐成为了治疗支气管扩张症和CF的有效药物。另外，也发现氨基糖苷类药物能够抑制CF的跨膜传导调节蛋白的表达。抗炎症治疗包括口服皮质类固醇激素治疗和布洛芬治疗；而既是抗生素治疗又兼有抗炎作用的还有阿奇霉素。吸入性皮质类固醇激素治疗、甲氨蝶呤（methotrexate）治疗以及蛋白酶替代治疗并没有表现出明显的效果（Prescott and Johnson，2005）。病毒载体或者其他方法可以很快地将基因治疗导向呼吸道，从而达到治愈CF患者或者长期缓解症状的目的。

急性肺部感染性疾病

儿童细支气管炎

细支气管炎是一种与支气管阻塞有关的病毒感染性疾病。最常发生在秋季和冬季。大约有一半的儿童

在生命的头两年里经历过细支气管炎，而发生细支气管炎的平均年龄是 6 个月。呼吸道合胞病毒（respiratory syncytial virus，RSV）是该病最常见的病源微生物，但是其他的病毒（例如腺病毒、流感病毒、副流感病毒以及鼻病毒）也能引起细支气管炎。

临床表现

典型的情况下，婴儿或者刚学走路的儿童通常表现为上呼吸道感染的常规体征和症状，例如咳嗽、打喷嚏、鼻炎以及低热。呼吸困难和呼吸道的易激性，甚至可以听见的喘息症状随后也可能发生。呼吸频率过快和鼻翼翕动也是典型的症状，除此之外，还有气道梗阻的体征，例如胸廓过度扩张和听诊时可闻及哮鸣音，以及呼气相延长。胸部影像学检查能够显示出气体积聚、支气管周围增厚、肺不张以及肺部斑块状浸润影等征象。有慢性疾病的早产儿和儿童发生呼吸功能衰竭或者其他并发症如细菌性肺炎的风险特别高，并且高达 5% 的患者需要住院治疗他们严重的呼吸窘迫症状。

治疗

有轻度细支气管炎的婴儿可以在家里予以液体补充和退热药治疗，必要时还可以使用 β₂- 受体激动剂。患有细支气管炎的儿童的住院指征包括：年龄 < 6 个月，存在低氧血症（$PaO_2 < 60mmHg$ 或者 $SO_2 < 92\%$），病情快速恶化，呼吸暂停或者进食困难。

住院的婴儿应该接受液体治疗（口服补液或者静脉输液），并且补充性的给予雾化吸氧。雾化吸入支气管扩张剂包括雾化吸入肾上腺素（epinephrine），可以减轻气道梗阻。雾化吸入利巴韦林可以用于存在潜在危险因素的婴儿或者儿童，但是一项关于 8 个随机对照实验的 meta 分析发现，常规使用抗病毒药物并没有使患者明显受益。一篇关于糖皮质激素治疗的系统性综述中提到，所有患有细支气管炎的患者亚群接受激素治疗后都没有明显的受益（Patel et al.，2004），且皮质激素并没有预防细支气管炎后的喘息性疾病的功能（Blom et al.，2007）。使用肾上腺素的患者预后较安慰剂组好，使用肾上腺素治疗与使用沙丁胺醇（舒喘宁）治疗相比，前者在门诊治疗细支气管炎患者上稍有优势，但是这个优势并没有在住院患者中体现出来（Hartling et al.，2004）。一篇 Cochrane 的综述中总结到，对于患有急性病毒性细支气管炎的婴儿，雾化吸入高渗性（3%）生理盐水可以显著地减短患者的住院时间，并且可以改善患者其他的临床指标（Zhang et al.，2008）。

有些患者根据其初始表现诊断为细支气管炎，但是最终却发展成为哮喘，然而 RSV 并非慢性哮喘的病因。一篇系统性的综述中提到使用 RSV 免疫球蛋白治疗患者，可以减少患者的住院率和入住 ICU 的几率，但是不能降低患者的死亡率（Wang and Tang，1999）。另外，患有严重的呼吸暂停或者呼吸功能衰竭的儿童可能需要进行气管插管和机械通气治疗。抗生素治疗只有在发生继发性细菌性感染时才需要。

预防

家庭中有吸烟者会使婴儿患细支气管炎的几率增高，所以每个有婴儿或者儿童的家庭都应该停止吸烟。对于患有潜在的肺部疾病、心脏疾病或者是低出生体重的小部分婴儿，每月进行 RSV 的超免疫 γ- 球蛋白治疗被证明可以保护他们免于发生严重的疾病。虽然流感病毒是细支气管炎的一个相对不常见的病因，但是流感疫苗的接种建议表明：6 个月到 23 个月大的儿童，以及所有与 2 周岁以下婴幼儿有密切接触的人，都有必要进行该疫苗的接种。

急性支气管炎

急性支气管炎是在儿童和成人中常见的感染性疾病，典型的表现为病毒性的呼吸道感染，伴有下呼吸道症状，如咳嗽、咳黏痰、声音嘶哑或者喘息。这个综合征应该与慢性支气管炎急性加重鉴别，后者更加易受伤害，并且呼吸道中繁殖着不同的细菌群落，它需要更加强力的治疗手段。在患有急性支气管炎的健康人群中，病原微生物主要是病毒。即使在流感流行的季节里，RSV 和鼻病毒仍然是常见的致病微生物。

对于本来健康的人群的急性支气管炎的治疗首先应该采用支持疗法，因为该病大部分是自限性的。患有潜在肺部疾病的患者，或者吸烟者，患肺部并发症（例如继发性肺炎）或者 COPD 的急性加重几率会更高。症状性治疗的方法包括空气湿化，抑制咳嗽的药物治疗以及解热镇痛药治疗。虽然有时使用 β- 受体激动剂治疗，但它只对气道梗阻有效。

抗生素的使用是有争论的。因为急性支气管炎最常见的病因是病毒感染，所以抗生素常常过度使用，而这也是一个可以避免造成抗生素耐药的因素之一。然而，对于咳嗽咳痰超过 10～14 天的患者，特别是吸烟者或者是患有潜在肺部疾病的患者，使用抗生素治疗是合理的，主要是为了治疗细菌的合并感染。在法国的一项关于社区获得性急性支气管炎的研究中发现，PCR 检测显示 4.1% 的患者感染的是肺炎衣原体（Chlamydia pneumoniae），2.3% 的患者感染的是肺炎支原体(Mycoplasma pneumoniae)(Gaillat et al., 2005)。

一篇关于随机对照实验的系统性综述中对比了抗生素治疗与安慰剂治疗对于急性支气管炎患者或者是没有潜在原因的急性咳嗽咳痰的患者的治疗效果，以患病天数、持续性咳嗽症状以及体格检查时的异常肺部表现作为评价指标，发现应用抗生素治疗的患者有显著的受益(Smucny et al., 2004)。但是，使用抗生素治疗的组发生副作用的几率与安慰剂组相比也增加了，并且副作用的增加比它所带来的益处更为突出，另外，谨慎使用抗生素，避免抗生素的不必要使用，这在人群水平上对于预防抗生素耐药菌的传播仍然是有效的。尽管我们知道大多数社区的细菌耐药形式，但是特异性地选择抗生素治疗似乎没有什么效果。一篇关于对照实验的系统性综述中对比了阿奇霉素和阿莫西林(amoxicillin)或者阿莫西林 - 克拉维酸序贯治疗，对于急性支气管炎、肺炎以及慢性支气管炎急性加重患者的治疗，大环内酯类抗生素并没有显著的优势(Panpanich et al., 2004)。

肺炎

重 点

- 在美国，肺炎造成了每年超过一百万的住院人群。
- 对于年龄超过 50 岁的患者以及患有慢性肺部疾病、糖尿病、免疫功能缺陷病或者其他慢性器官功能衰竭的患者，应该每年接种流感疫苗。
- 如果第一次肺炎球菌疫苗的接种是在 65 岁之前，那么患者应该在 10 年之后再次接种该疫苗。
- 虽然非典型病原微生物是造成社区获得性肺炎的常见原因，但是对照实验显示，对于大多数情况，β- 内酰胺类抗生素与大环内酯类抗生素和喹诺酮一样有效。

肺炎是肺部的感染，通常情况下它常常引起充满气体的肺泡组织的实变。它可以发生在所有的年龄组群，并且有多种微生物可以造成该疾病，其中包括病毒、细菌、分枝杆菌、支原体以及真菌。系统性的病毒感染，例如成人的 A 型和 B 型流感病毒感染，以及儿童的麻疹病毒或者水痘病毒感染，都能够引起继发性的细菌性肺炎。

流行病学和危险因素

在美国，每年有超过一百万住院患者诊断为肺炎，这些住院患者中有 3.3% 在院内死亡，每年这些住院治疗的总费用("美国国家法案")总计超过 350 亿美元(AHRQ, 2011d)。

临床表现

肺炎的患者可以表现为咳嗽、发热、呼吸困难或者身体不适。咳嗽可以是有痰或者无痰的，可以是有微量血丝或者完全是血性的。原本健康的肺炎患者的临床表现常常为两种形式中的一种，而它所表现出来的形式能够指向它的病因。急性起病的咳嗽和气短症状并伴有高热，这提示是经典的细菌性大叶性肺炎，例如肺炎链球菌引起的肺炎。一旦发生了肺部实变，体格检查就能发现包括肺部呼吸音减低、叩诊呈浊音以及患侧的支气管哮音等体征。白细胞(WBC)计数常常升高(>15 000)，并且以中性粒细胞为主。而若患者隐匿起病，并且有低热且全身症状较少，提示非典型性肺炎，这可以是由例如呼吸系统病毒、支原体、衣原体或者军团菌属细菌感染引起的。

对于新发生肺炎的患者，可以将它们分为两类，一类是社区患者，另一类是住在疗养院或者其他院舍式环境中的患者。长期住院或者住在疗养院的患者可能感染的细菌是革兰阴性的细菌(例如黏质沙雷菌、假单胞菌)、厌氧菌或者多重耐药的细菌。

根据肺炎患者是具有免疫能力的还是无免疫应答的，可以进一步将他们分类。免疫缺陷的患者(包括 HIV/AIDS 患者)可以发生机会性病源微生物感染，它们包括卡氏肺孢子菌、隐球菌、粗球孢子菌、非典型性分枝杆菌以及真菌。酒精中毒会使患者易于患肺部感染流感嗜血杆菌(Haemophilus influenza)，或者易于吸入厌氧微生物，例如消化链球菌(Peptostreptococcus)或者拟杆菌(Bacteroides)。

患有肺炎的儿童的体征可以包括身体不适、咳嗽、胸痛、呼吸频率过快以及肋间隙凹陷。而患有病毒性肺炎的儿童，中毒表现不是很明显，仅有轻度发热、喘息和咳嗽。但是，患有细菌性肺炎的儿童疾病表现更加急性，常有高热、寒战、咳嗽以及呼吸困难。对于儿童患者，最早期的诊断线索可能是跟发热的程度不相称的呼吸频率过快。

对于婴儿，他们患肺炎的可能病因受制于生命前几个月的特定经历。新生儿的肺炎常常与他的母亲阴道所定植的细菌群落有关。B 组链球菌的感染可以发生在出生后的头 48 小时内，也可以发生在出生后的 7～10 天。其他的新生儿期的感染还包括革兰阴性菌的感染，例如大肠杆菌。虽然眼睛的衣原体感染可以发生在 1～2 周的新生儿身上，但是典型的衣原体肺炎却见于6~8周的婴儿。对于年龄在1~3个月的婴儿，其他的肺炎病因还包括尿素分解尿素支原体和巨细胞病毒（CMV）感染。

在学龄前期儿童以及稍大一点儿的儿童中，病毒性肺炎是最常见的疾病。病毒性上呼吸道感染或者细支气管炎的发生也能够使患者更易患细菌性肺炎。细菌性病原微生物感染只占所有感染性儿童期肺炎的10%~30%。链球菌性肺炎已经成为了儿童期细菌性肺炎的最常见的病因，但是它的发病率正因全球范围的肺炎球菌疫苗推广而降低。而B型流感嗜血杆菌性肺炎则常常并发菌血症以及其他的深部组织感染（例如脑膜炎、关节炎、蜂窝织炎），但是它也因为免疫接种的普遍性而显著减少。金黄色葡萄球菌的感染可以造成侵袭性肺炎，从而引起急性呼吸功能衰竭、气瘤或者肺气肿等情况使病情更加复杂。典型的葡萄球菌性肺炎发生在葡萄球菌性皮肤感染或者系统性病毒性疾病之后，后者例如水痘或者麻疹。

诊断

肺炎经常是根据临床表现和可能的影像学表现来推测进行诊断的。病毒性肺炎的胸部X线片表现包括可见斑块影或者条索影，常常是双侧受累，有间质性肺炎以及双肺过度通气的表现。而细菌性肺炎可以表现出典型的大叶性实变和肺泡浸润性改变的征象，但是典型的X线表现常常比临床病程延迟1~2天，并且在起病的第1天可以完全正常。肺外胸腔积液也可能发生。

肺炎也可以进行痰液的革兰染色和培养，但是阳性率很低。有些细菌例如军团菌感染，需要进行血液中的抗原检查才能发现。支原体肺炎可以根据外周血冷凝集素实验阳性来诊断。如果患者有肺结核患者接触史、住在肺结核流行地区或者其临床表现提示肺结核，那么应该做痰抗酸杆菌（acid-fast bacilli, AFB）涂片和培养。有创的操作（例如BAL、肺内吸引法、支气管镜检查）也被保留用于一些特殊的情况，例如诊断免疫缺陷患者的肺炎或者呼吸机相关肺炎。

治疗

尽管社区获得性肺炎（community-acquired pneumonia, CAP）在基本医疗中很常见，但是它也有很多争议。显然，许多患者可以在门诊的基础上进行管理（Segreti et al., 2005）。使用诸如肺炎严重指数（PSI）或CURB-65等规范的指标可以更准确地筛选出符合门诊治疗的患者（IDSA/ATS, 2007）。门诊患者的选择口服抗生素时

必须覆盖所有细菌性肺炎的常见病原菌。许多治疗指南中都建议使用覆盖了非典型致病菌例如支原体和军团菌的抗生素，但是缺乏证据支持（Bjerre et al., 2004）。治疗至少应该持续5天以上，并且药物应至少使用到患者发热体征或者临床不稳定表现消失48~72小时之后。

对于伴有菌血症的肺炎球菌性肺炎患者，仅有有限的证据证明，β-内酰胺类抗生素和覆盖非典型菌的抗生素的二联疗法与单独使用β-内酰胺类抗生素的治疗相比，前者最后发生致命性事件的几率更小。对比β-内酰胺类抗生素与对于非典型病原菌有活性的抗生素在治疗非重型CAP中的治疗效果，一项关于这个研究的meta分析发现，对于非典型病原菌有活性的抗生素并没有优势（Shefet et al., 2005）。即使是在对于支原体肺炎患者和衣原体肺炎患者的亚群分析中，这个结果也是正确的，但是对于感染了军团菌的少数肺炎患者[相对危险度（RR），0.40]，使用大环内酯类抗生素治疗的治疗失败率明显要更低（Mills et al., 2005）。患有严重的并发症或者慢性器官功能衰竭的患者，以及存在耐药性葡萄球菌性肺炎风险的患者，应该使用呼吸性氟喹诺酮（respiratory fluoroquinolone）治疗或者结合β-内酰胺类抗生素和大环内酯类抗生素治疗（IDSA/ATS, 2007）。

患者需要住院治疗的指征包括对口服抗生素治疗无反应或者耐受，中度到重度呼吸窘迫，氧合[肺泡-动脉（A-a）O_2梯度]严重缺陷，有多于一处的大叶性实变、肺气肿、免疫抑制、肺脓肿形成、气瘤形成，存在潜在性心肺疾病以及PSI评分为高危的患者。还有两个额外的因素是患者的年龄（例如小于2月的婴儿，年长的患者）和并发症（潜在性肺部或者心血管疾病）。

即使是在医院里，也不是所有的患者都需要进行静脉注射抗生素治疗（Marras et al., 2004）。有些患者住院治疗可能是为了进行脱水或者吸氧治疗，但是在这些病例中，口服抗生素治疗与静脉内使用的抗生素治疗的疗效相当，而且前者的花费更小并且需要住院的天数更少。其他的患者则可能需要在医院接受静脉注射抗生素，通过系统算法早期将静注抗生素改为口服抗生素可减少住院时间。

新生儿肺炎的治疗应该主要针对于B组链球菌和革兰阴性细菌，例如大肠杆菌。患有可疑的细菌性肺炎的年长儿童应该使用能够覆盖流感嗜血杆菌和链球菌性肺炎的抗生素治疗。对于年龄>5岁的儿童，抗生素的选择应该包括大环内酯类，为的是能够覆盖支原体性肺炎。当症状再次发生或者持续超过1个月时，则需要

对潜在性疾病进行评价（结核皮肤测试，血清免疫球蛋白检查，支气管镜检查，吞钡检查，汗液氯化物实验）。

预防

通过每年接种流感疫苗，加上有指征时进行一次肺炎球菌疫苗接种可以预防将近一半的成年人的肺炎（Vu et al.，2002）。灭活的流感疫苗对于所有年龄组的患者都是适合的，但是有生命的、减毒的流感活疫苗只允许在5～49岁的健康人群中使用。为了防止流感的社区传播，CDC建议给所有年龄超过6个月的人接种流感疫苗。

健康医疗工作者是流感病毒传播的重要来源，他们使病毒从感染者传播到其他易感者。因此，他们也应该进行免疫接种，当他们与严重的免疫缺陷的患者有密切的接触时，最好给他们接种灭活疫苗。接种有生命的、减活的流感病毒疫苗的健康医疗工作者或者患者的家属，在接种后的至少7天内，都应该避免与严重免疫抑制的患者接触。

一项系统性综述表明，肺炎球菌疫苗并不能显著降低全因死亡率或总体肺炎发生率，但对预防侵入性肺炎球菌疾病特别有效（Dear et al.，2003）。

有两种疫苗可用于免疫侵袭性肺炎球菌疾病。所有5岁以下的儿童和有特殊危险因素的成人推荐接种13价（PCV13）的肺炎球菌疫苗。所有65岁以上的成年人和年轻成人以及具有特定危险因素的儿童应接受包含23种血清型的肺炎球菌多糖疫苗（PPSV23）。免疫规范咨询委员会（ACIP）建议："在65岁以前接受过一剂或多剂PPSV23治疗的患者，如果距上次接种已经超过5年，应该重新接种一次疫苗。如果在65岁或以上时接受过一剂PPSV23，则不建议再次接种"。对于不知道是否接种过疫苗的老年人，应给予一剂疫苗。表16-7列出了肺炎球菌疫苗的具体适应证。

表16-7　19岁以上成人的PCV13和PPSV23管理的适应证

风险组	潜在适应证	PCV13 推荐	PPSV23* 推荐	第一次服药5年后的再接种
有免疫能力的人	慢性心脏病†		√	
	慢性肺病‡		√	
	糖尿病		√	
	脑脊液漏	√	√	
	人工耳蜗植入	√	√	
	酗酒		√	
	慢性肝病		√	
	吸烟		√	
功能性或解剖性脾脏缺失的人	镰状细胞病或其他血红蛋白病	√	√	√
	先天性或获得性无脾	√	√	√
免疫力低下的人	先天性或获得性免疫缺陷	√	√	√
	HIV感染	√	√	√
	慢性肾功能衰竭	√	√	√
	肾病综合征	√	√	√
	白血病	√	√	√
	淋巴瘤	√	√	√
	霍奇金病	√	√	√
	广义的恶性肿瘤	√	√	√
	医源性免疫抑制§	√	√	√
	实体器官移植	√	√	√
	多发性骨髓瘤	√	√	√

* 所有65岁或65岁以上的成年人都应接受一剂PPSV23，无论是否有肺炎球菌疫苗接种史

† 包括充血性心力衰竭和心肌病

‡ 包括慢性阻塞性肺病、肺气肿和哮喘

§ 需要免疫抑制药物治疗（包括长期全身性皮质类固醇和放射治疗）的疾病

PCV13，肺炎球菌结合疫苗；PPSV23，肺炎球菌多糖疫苗

From Centers for Disease Control and Prevention. Pneumococcal conjugate vaccine (PCV-13) and pneumococcal polysaccharide vaccine (PPSV-23), Table 1. http://www.cdc.gov/vaccines/vpd-vac/pneumo/vac-PCV13-adults.htm#recommendations.#.

治疗要点

- 大环内酯类抗生素或者呼吸性氟喹诺酮来治疗不复杂的社区获得性肺炎,并没有证据证明它们比头孢菌素或者氨基青霉素治疗更加有优势(Mills et al.,2005;Shefet et al., 2005),但是当患者有明显的并发症或者其他危险因素时,这个情况例外(IDSA/ATS,2007)(推荐等级:A)。
- 年龄小于 65 岁的患者,并且之前没有肺部疾病或者其他慢性疾病,加上他们的生命体征稳定且没有缺氧或者败血症的证据,对于他们使用口服抗生素治疗不复杂的 CAP 是安全和有效的(Bjerre et al.,2004;Marras et al.,2004)(推荐等级:A)。
- 流感疫苗和肺炎球菌疫苗在年长的患者和患有慢性疾病的患者中是明显有效的(Vu et al.,2002)(推荐等级:A)。

慢性肺部感染性疾病

肺结核

结核病是由于结核分枝杆菌(Mycobacterium tuberculosis)感染引起的,主要是因与感染的患者密切接触而通过空气传播,从而引起感染。肺部感染是它最常见的形式,但是血源性的肺外结核病[脑膜炎、腹膜炎、肾脏或者肾上腺结核感染、脊柱结核感染(Pott 病)等]可以发生在儿童、年长的人群、居住在高度流行区域的人群以及具有免疫缺陷或者营养不良的患者。

重 点

- 80% 的肺结核病例来自于 22 个高发国家,并且其中有 1/3 的病例发生在印度。
- 痰培养可以用于确诊肺结核,同时也是确定药物耐受形式的重要方法。
- 使用聚合酶链反应来寻找遗传的多态性,可以更迅速地诊断出药物耐受的结核分枝杆菌。
- 潜伏期感染(有阳性的皮肤测试结果,但是胸部影像学检查正常且无症状的患者)的治疗方法是使用异烟肼(isoniazid)治疗 6~9 个月,或者使用利福平治疗 4 个月。
- 活动性肺结核的治疗需要多药联合治疗 6~12 个月;80% 的患者痰培养在 2 个月内应该变为阴性。

流行病学和危险因素

在世界上的许多地方,结核病是致死性肺部感染的最常见的病因之一;其中 80% 的病例来自于 22 个高发国家,并且有 1/3 发生在印度。WHO(2005 年)估计 2003 年内全世界有 880 万个新发的结核病例,其中包括 674 000 个 HIV 感染的患者,在这些结核病例中有 170 万人因结核病而死亡。在大多数地区,结核病例数正处于下降中或者保持稳定状态,但是在非洲却在上升。在北美洲,20 世纪 80 年代结核病的发病率是上升的,但是自从 1992 年起,结核病的发病率已经开始下降了。

儿童、年长的人群以及免疫缺陷的患者是特别容易感染的。在美国,22% 的结核病例发生在年长的成人,并且居住在长期护理机构的年长人群发病率最高(Thrupp et al.,2004)。感染结核的最重要的危险因素是家庭成员中有活动性结核的患者或者由于其他原因而与活动性结核患者有密切接触。

临床表现

结核感染可以是危及生命的感染。肺结核的症状包括咳嗽、发热、呼吸困难、夜间盗汗以及体重减轻或者体重不增。除了体重减轻以外,体格检查还能发现少数体征包括干啰音或者患侧肺野实变的征象。结核杆菌的血源性传播可以引起肺外感染的征象。有些初始诊断为 CAP 的患者最终感染结核。对于 CAP 的患者,在以下情况下需要对结核进行评估,例如有症状提示结核感染的患者或者对抗生素治疗无反应,有肺上叶浸润或者空洞性病变,来自结核流行地区,或者持续性咳嗽或者咯血的患者(Kunimoto and Long,2005)。

对于有症状或者 PPD 试验阳性的患者,需要进行胸部影像学检查和痰培养找抗酸杆菌。典型的胸部 X 线检查可以看到肺门或者纵隔的淋巴结肿大、斑块状浸润影、肺尖部瘢痕以及胸腔积液,但是空洞样病变或者粟粒样改变(典型的小米样的肉芽肿性病灶,散在分布于肺野中)对结核感染更具有特异性。

诊断

对于检测之前暴露于结核分枝杆菌从而导致结核感染,在潜伏期的最佳检查方法仍然是皮肤测试。PPD 试验是在皮内注射 5 个单位(0.1ml)的结核菌素,它比需要多点穿刺的结核菌素穿刺试验更加准确。对于该实验的解释取决于患者患该病的风险有多大。对于曾直接暴露于活动性结核患者或者免疫缺陷的患者(例如 HIV 感染），如果他们皮肤的硬结在 48～72 小时后，直径 >5mm，那么都应该被认为是 PPD 试验阳性。其他的患者大多数在皮肤硬结直径 >10mm 时，才被认为 PPD 试验阳性。患病风险非常低的患者（年龄 >5 岁，没有暴露史，免疫功能正常，所在地区的结核发病率低）只有在硬结直径 >15mm 时才被认为是 PPD 试验阳性。这些规则总结在表 16-8 中（CDC，2000）。接种过卡介苗（bacille Calmette-Guerin，BCG）的人群也可以使用 PPD 皮肤测试来准确的评估。对于高危人群，若检

表 16-8　依据不同风险分组的判定结核菌素试验结果为阳性的标准

反应性硬结直径≥2mm	HIV 阳性的患者
	近期接触过结核患者
	胸片上显示出纤维化的改变，符合早先有过结核感染的诊断器官移植以及其他免疫缺陷的患者（接受等效于≥15mg/d 泼尼松且治疗≥1 个月的患者）
反应性硬结直径≥10mm	近期（即过去的 5 年内发生的）从高度流行的国家移民过来的人
	注射吸毒者
	在高危的聚集性场所居住的居民或者工作的雇员
	监狱和拘留所
	疗养院和其他老年人的长期护理机构
	医院和其他保健机构
	AIDS 患者居住的机构
	无家可归者的庇护所
	分枝杆菌学实验室的工作人员
	高危人群
	矽肺
	糖尿病
	慢性肾衰竭
	一些血液系统疾病（例如白血病、淋巴瘤）
	其他特殊的肿瘤（例如头 / 颈部或者肺部肿瘤）
	体重减轻≥10% 理想体重
	胃切除术
	空肠回肠旁路术
	年龄 <4 岁的儿童或者暴露于高危成人的婴儿、儿童以及青少年
反应性硬结直径≥15mm	没有结核危险因素的人群

注：使用皮质类固醇激素治疗的患者，他们患结核的风险随着治疗剂量的增加和病程的延长而增高

对于在雇佣关系开始时就检测过的低危人群，反应性硬结直径 >15mm 时才被认为是 PPD 试验阳性

Centers for Disease Control and Prevention, 2000. Table 7, Criteria for Tuberculin Positivity by Risk Group. Morbidity and Mortality Weekly Report (MMWR), Targeted Tuberculin Testing and Treatment of Latent Tuberculosis Infection; June 9, 2000. 49 (RR06); 1-54.

测静脉全血的 QuantiFERON 结核实验（QuantiFERON-TB test，QFT）所测得的结核菌素反应百分比高于 15，那么这与皮肤测试的阳性结果有中度的相关。在低危人群中，无论是 PPD 试验还是 QFT 都不建议将其作为常规的筛查实验（CDC，2003a）。

在疾病流行区域，临床诊断常常基于患者的暴露史、临床征象、抗酸染色涂片以及胸部 X 线检查。痰培养有助于确诊，并且它也是确定致病菌的药物耐受形式的一个重要方法。对于婴儿和较小的儿童，实际上仅有 50% 可以通过痰涂片抗酸染色和痰培养加上连续 3 天早晨抽吸胃液检查获得诊断。其他的病例则可以根据患者的暴露情况、症状以及胸部影像学检查结果，来进行试验性治疗。对于痰培养阴性的结核患者，我们需要找出首发病例，并且获得他的痰培养和药敏试验结果，从而指导对于这些痰培养阴性却患有活动性结核的患者的治疗。

历史上，结核的实验室诊断依赖于痰涂片的抗酸染色和痰培养出结核分枝杆菌。痰培养需要 2～8 周的时间，但是更加快速的方法能够在 5～14 天内发现早期的结核分枝杆菌的生长（Katoch，2004；Schluger，2003）。为了获得快速的结果可以使用 PCR 技术做基因扩增来检查痰样本，还可以检查脑脊液（cerebrospinal fluid，CSF）、胃液、胸腔积液以及尿液的样本。PCR 对于诊断痰涂片阳性以及痰培养阳性的病例是高度敏感的（95%～98%），但是对于痰涂片阴性而痰培养却阳性的病例的灵敏度就较低一些（57%～78%）（Rat-tan，2000）。PCR 也可以用于检查从阳性痰培养中获取的早期生长的细菌，从而更加迅速地发现药物的耐受性，这项技术利用的事实是耐药的结核分枝杆菌几乎总是伴随着出现遗传的多态性。虽然该检查的阳性结果是非常特异的，但是没有发现基因突变也并不能除外药物耐受的情况（Hazbon，2004；Nachamkin et al.，1997）。

治疗

若一个患者的 PPD 皮肤测试结果为阳性，但是无症状并且胸部 X 线片结果正常、HIV 检查结果为阴性，那么他就处在没有活动性的感染潜伏期。疗程为 6 个月或者 9 个月的异烟肼治疗方案对于治疗潜伏期感染和预防发展为活动期结核都是有效的。大约 0.6% 的接受过异烟肼治疗的患者可合并肝炎（Smieja et al.，1999）。一个有效的替代性治疗方案是为期 4 个月的利福平治疗。为期 2 个月的短程利福平和吡嗪酰胺（pyrazinamide）联用治疗方案，已经不再推荐使用，因为有证据证明此方案会增加对肝脏的毒性（CDC，2001）。对于 PPD 阳性

处于感染潜伏期的患者，即使之前有 BCG 疫苗接种史也需要进行治疗，并且对于合并了 HIV 感染的患者，治疗仍然是有效的（Wilkinson et al.，1998）。

活动性肺结核需要多药联合治疗，疗程为 6～12 个月。对于无并发症的新型肺结核药物敏感病例，世界卫生组织建议在头 2 个月内使用四种药物（异烟肼，利福平，吡嗪酰胺和乙胺丁醇），为期 6 个月，继续使用两种药物（异烟肼，利福平）在未来 4 个月（推荐等级：A）（WHO，2009）。应对所有既往接受过治疗的结核患者进行宣教和药物敏感性试验（DST），其中 DST 的重点至少是确定机体对异烟肼和利福平的敏感性。在基于快速分子 DST 的环境中，结果应指导药物治疗方案的选择。强烈建议使用基于快速分子的 DST 或基于培养的 DST 来指导治疗 HIV 阳性患者。

在异烟肼耐药率较高且没有常规药敏试验的国家，乙胺丁醇可与异烟肼和利福平联合用药 6 个月。尽量做到每天服用，除非直接给药。随机对照实验证明，每周治疗两次的间歇性治疗方案没有每天治疗的方案有效（Mwandumba and Squire，2001）。治疗了 2 个月后应重复痰培养检查，此时 80% 的患者培养结果会转阴性。若治疗了 2 个月后，仍有肺部空洞性病变或者存在持续性的痰培养阳性，那么就提示需要将疗程延长到 9 个月。

对于存在某些特定危险因素引起治疗依从性差从而导致治疗失败的患者，则需要进行直接观察治疗（directly observed therapy，DOT），但是在大量的保健机构中进行的随机对照实验中并没有清楚地显示 DOT 相较于传统的公共卫生策略的优势（Volmink and Garner，2003）。加强的 DOT 会更加的有效。表 16-9 中列举了一些在宽基策略中可以混杂的策略，它们包括社会支持、减少障碍、依从性监测以及鼓励，这些策略的目的是为了确保治疗的依从性以及疾病治愈（ATS，CDC，IDSA，2003）。WHO 报道全世界结核治疗的成功率是 82%，但是多重耐药的结核分枝杆菌的流行也在增加。

PPD 试验阳性并且具有结核的 X 线证据但是痰涂片阴性的患者，他们的治疗依赖于临床上活动性结核的可疑水平。当可疑度高时，即使痰培养的结果没有出来，也应该开始多药联用治疗。如果痰培养结果为阴性，但是患者在按照结核治疗了 2 个月后，临床上或者影像学上的征象都有改善，那么这个患者就被认定为痰培养阴性的结核感染，并且应该完成异烟肼和利福平的治疗疗程。如果痰培养持续阴性，并且没有临床上或者影像学上的改善，那么应在 2 个月后不再继续治疗。对于患结核的嫌疑很小的患者，只有当结核

培养的结果出来以后，才能进行治疗。如果培养结果持续阴性，并且患者没有症状，胸部 X 线片上也没有进展，则提示需要开始潜伏期结核患者的标准治疗疗程（异烟肼治疗 9 个月或者利福平治疗 4 个月）。

预防

预防结核的最重要的手段包括筛查暴露因素，发现以及随访活动性结核患者，还有隔离临床上没有症状的感染患者。在肺结核发病率相对较低的人群中，PPD 试验和感染潜伏期的治疗比 BCG 疫苗接种更加有效，但在高度流行的地区，对于婴儿的 BCG 疫苗接种策略能够使儿童期感染结核的几率降低 50%（Cold-itz et al.，1995）。PPD 试验阳性，但是临床症状且胸片阴性的患者，应该每日使用异烟肼治疗 9 个月或者利福平治疗 4 个月或者应用表 16-10 的其他方案。

维持一个有效的公共卫生基础设施是必需的，该基础设施应该包括对结核患者的监测、筛查以及追踪与之有接触的人。痰培养和药敏试验逐渐成为了有效的公共卫生策略中的一个重要组成成分，它有利于确诊和控制多重耐药的结核分枝杆菌的传播。

表 16-9　为确保结核病治疗的依从性以及疾病治愈所制订的宽基策略

教育者	鼓励者
协助患者完成治疗的干预措施	针对每个患者的愿望和需要，采取特定的措施动员患者，从而真正激励患者积极配合
运输凭证	
儿童保健	提供食品券或者点心和饭菜
便利的就诊时间和就诊地点	提供餐厅的优惠券
精通该人群语言的临床工作人员	协助寻找住所或者提供住房
提醒系统，并对错过预约的患者进行随访	提供衣服或者其他私人用品
	提供书籍
社会服务机构的协助（对于药物治疗滥用的合理安排，咨询服务，提供住房以及其他服务），外展工作人员（需要能说两种语言以及兼具两种文化；能够提供多种服务，包括提供 DOT 服务、随访错过的预约患者、每月监测、运输服务、痰样本收集、社会服务的协助以及强化教育，以利于维持患者的依从性）	定期津贴补助
	患者知情同意书
将结核病的治疗与其他疾病的治疗结合起来	

DOT，直接观察治疗

American Thoracic Society, CDC, & IDSA Guidelines for treatment of tuberculosis, Am J Respir Crit Care Med 167：603-662, 2003.

表 16-10　潜伏期结核感染治疗方案

药物	持续时间	用药间隔	最低剂量
异烟肼	9 个月	每日	270
		每周两次直接观察	76
异烟肼	6 个月	每日	180
		每周两次直接观察	52
异烟肼和利福喷丁	3 个月	每周两次直接观察	12
利福平	4 个月	每日	120

Centers for Disease Control and Prevention, 2014. Treatment of Latent TB Infection(updated Feb 7, 2014); http://www.cdc.gov/tb/topic/treatment/ltbi.htm.

治疗要点

- 疗程为 9 个月的异烟肼治疗或者疗程为 4 个月的利福平治疗，能够有效地预防 PPD 试验阳性但是胸部 X 线片阴性的无症状患者（例如潜伏期感染）的活动性结核的发展，甚至是对合并 HIV 感染的患者，也能够有效地预防（Smieja et al., 1999; Wilkinson et al., 1998)（推荐等级：A）。
- 随机对照实验证明，每周 2 天的间歇性治疗方案比每日治疗的疗效差（Mwandumba and Squire, 2001)（推荐等级：A）。
- 在高度流行的人群中，BCG 疫苗的接种能够有效地降低感染率，大约能降低 50%（Colditz et al., 1995)（推荐等级：B）。
- 即使在接受卡介苗预防的患者中，阳性 PPD 检测结果也需要进行诊断评估。

艾滋病相关性感染

重 点

- 特殊的机会性感染常与 HIV 感染有关，另外，细菌性社区获得性肺炎也很常见。
- 在 CD4+ 细胞数 <200 个 /μl 的 HIV 感染患者中，超过一半以上的患者在之后的 2 年内会经历 AIDS 相关性的机会性感染。
- 结核病在 HIV 患者中很常见。并且结核病会加重 HIV 感染患者的临床病情，而 HIV 感染又会使结核的治疗更加复杂。
- 高分辨 CT 扫描检查是确诊 HIV 相关性肺部感染的最好的影像学手段。
- 对于仍然能够发生明显免疫反应的 HIV 感染患者，都建议接种灭活的流感疫苗和肺炎球菌疫苗。

根据定义来看，HIV/AIDS 能够使我们对原本良性的感染宿主防御功能发生妥协。并且，在 HIV/AIDS 患者的最常见的机会性感染中，一般会将肺作为靶器官，从而影响肺功能。

流行病学和危险因素

表 16-11 显示出机会性感染（opportunistic infection, OI）和免疫缺陷水平之间的关系，后者通过计量 CD4+ 淋巴细胞个数来确定；200 个 /μl 是进行预防性治疗的临界值（Clumeck and Wit, 2003）。在 CD4 + 细胞数低于此水平的 HIV 感染患者中，超过一半以上的人在 2 年内会发生 AIDS 相关的 OI。

表 16-11　与感染 HIV 的患者发生主要机会性感染相关的危险因素

感染	CD4+ 细胞数的危险阈值（个 /mm³）	其他危险因素
卡氏肺孢子菌肺炎（PCP）	≤200	既往有 PCP 病史 现在 CD4 + 细胞比例 <14% 不明原因的发热 出现鹅口疮
结核分枝杆菌	所有	结核菌素皮肤测试（PPD）阳性 与感染患者接触
分枝杆菌复合体	≤50	既往有过呼吸道或者胃肠道菌群生长 既往有过机会性感染 病毒载量高（>105 个拷贝 /ml）
巨细胞病毒（CMV）感染	≤50	血清学阳性（CMV 的 IgG 抗体） CMV 病毒血症 既往有过机会性感染 病毒载量高（>105 个拷贝 /ml）
隐球菌性脑膜炎	=50~100	环境的暴露因素
弓形虫病（toxoplasmosis）	=100~200	血清学阳性（刚地弓形虫的 IgG 抗体）
念珠菌性食管炎	≤100	既往有过念珠菌的菌落生长 病毒载量高（>105 个拷贝 /ml）
隐孢子虫病	≤100	环境的暴露因素（污染的水资源、土壤和动物性的暴露）
组织胞浆菌病	≤100	暴露因素（流行地区：美国的中西部以及西南部）
球孢子菌病	≤100	暴露因素（流行地区：美国的西南部以及墨西哥）

GI, gastrointestinal; PPD, purified protein derivative.

Guidelines for the Prevention and Treatment of Opportunistic Infections in HIV-Infected Adults and Adolescents, 2013

现在已经明确人类患 PCP 是感染肺孢子菌引起的。大多数健康的儿童在 4 岁之前都曾经无症状性的感染过肺孢子菌（Pifer et al., 1978），所以在 HIV 患者中，PCP 的发生是由于病灶的激活或者新近的暴露。若没有进行抗反转录病毒治疗或者没有进行预防 PCP 治疗，那么超过 70% 的 HIV 感染患者都将会发生 PCP，其中20%～40% 的患者会死亡（Phair et al., 1990）。随着有效的抗逆转录病毒疗法的广泛使用，西方国家艾滋病毒感染者中 PCP 的发病率现在每年不足 1%（Buchacz et al., 2010）。

临床表现

HIV/AIDS 合并 OI 的患者可以出现不同的临床表现。其中 PCP 可以表现为咳嗽、呼吸频率加快以及发热。而在病程的早期，它的胸片可能相对正常，但是最终都将表现为蝴蝶形的弥漫性、双侧对称性的间质浸润性病变。缺氧，即 $PaO_2 < 70mmHg$，以及肺泡 - 动脉氧气分压差增加都是典型的症状。感染了 HIV 的患者若发生气胸，则提示可能患 PCP，因为 PCP 常常会引起组织破坏而形成肺大疱。

对于 HIV 感染的患者，临床医师应该更加警觉肺结核的可能性。而在 CD4 + 细胞数≥200 个 /μl 时，肺结核的症状是相当典型的（肺上叶斑块状浸润影，伴有或不伴有空洞性改变），然而，对于更加严重的免疫抑制的患者，他们常常不具有典型的肺部表现（肺叶的浸润性改变或者粟粒样改变）或者肺外形式的结核病。在严重免疫缺陷的患者中，即使他们的胸片是正常的，他们的痰样本抗酸杆菌培养也可以是阳性的。

另外，在导致 HIV 感染患者死亡率和病死率高的原因中，细菌性肺炎也是不容忽视的一个重要原因。链球菌、流感嗜血杆菌、铜绿假单胞菌（pseudomonas aeruginosa）以及金黄色葡萄球菌是从痰培养中分离出来的最常见的菌种（Rimland et al., 2002）。这些患者表现出的典型包括发热、呼吸频率过快、咳嗽和全身症状，胸部 X 线片上还可以有大叶性肺炎的改变或者其他浸润性的改变。

诊断

PCP 的诊断可以根据实验室检查、组织病理学检查以及影像学检查结果来进行判断。免疫组织化学染色以及直接免疫荧光染色可以明确在被诱导出的痰样本中是否有细菌存在，但是使用 BAL 或者经支气管镜活检术获得的样本具有更高的灵敏度（90%～99%）（Cruciani et al., 2002）。开胸肺活检术是"金标准"，并

且对于有出血性疾病的患者来说，它比支气管镜检查更加安全。

核医学检查和 CT 检查也广泛应用于对 HIV/AIDS 患者肺部症状的评估。例如 PCP 患者的 HRCT 检查可以显示出斑块状的毛玻璃影或者典型的气瘤性改变。镓 -67 闪烁显影检查也是很有用的。一项对 57 个有肺部感染的免疫缺陷患者的研究中发现，CT 所作出的第一诊断在大多数真菌感染（95.0%）以及 PCP 感染（87.5%）中是很准确的，但是对细菌性感染（73.7%）和病毒性感染（75.0%）的准确性却有所降低，还有 2 个分枝杆菌感染的病例没有被发现（Demirkazik et al., 2008）。如果一个 HIV 感染患者的镓扫描检查发现双肺弥漫性摄取增加，则也提示该患者可能患有 PCP。该检查的灵敏度很高（>90%），但是特异性却低到 51%。在一个异常的镓扫描检查结果中，可以增加诊断特异度和阳性预测值的特征包括胸片正常情况下双肺摄取增加，肺的摄取明显增强（比肝脏摄取更强）以及弥漫性的异源性改变。一项研究对比了有肺部症状但是胸片正常或者接近正常的 HIV/AIDS 患者的镓扫描检查和 HRCT 检查结果，发现 HRCT 结果的阳性预测值（86%）和阴性预测值（88%）都比镓闪烁显影检查要高（62% 和 73%）（Kirshenbaum et al., 1998）。

序贯的铊扫描和镓扫描检查可以用于卡波西肉瘤的诊断。结合阳性的铊扫描检查结果和阴性的镓扫描检查结果可以高度特异性地诊断卡波西肉瘤，但是当发生了机会性感染时，该方法的灵敏度将会降低，因为机会性感染也会使镓扫描检查的结果为阳性。其他的核医学显像技术还有使用放射性铟或者锝标记的细胞表面肽受体结合分子的显像技术（van de Wiele et al., 2002）。

预防和治疗

HIV 感染患者的治疗在第 17 章中已经叙述了。然而，HIV 感染患者的肺部机会性感染，在特定情况下也是可以预防的。抗反转录病毒治疗（antiretroviral therapy, ART）将 HIV/AIDS 转化成为一种慢性疾病，使得患者的 CD4+ 细胞数常常能够维持在一定的水平，从而预防机会性感染的发生。预防性用药是还没有 ART 时所用的方法，但是对于重症患者的治疗，该方法仍然能够有效地降低机会性感染的几率，从而预防肺部并发症。ART 使得 HIV 相关的死亡率和机会性感染的几率显著地下降，但是它还存在着一些特殊的问题，诸如费用高、药物治疗方案复杂、药物相互作用等，特别是将预防性抗生素治疗或者抗结核治疗药物与蛋白酶抑制剂

混合使用时,这种药物之间的相互作用更为严重。

若根据机会性感染而得出了 HIV/AIDS 的初始诊断,那么就应该立即同时开始 ART 治疗和针对机会性感染的治疗。如果患者在接受了 ART 治疗数周后,出现发热或者临床症状加重,那么这可能与患者的免疫功能的恢复有关,称为"免疫重建或者再活化综合征"。这需要与治疗失败或者疾病进展相鉴别,后者主要是根据连续测量的 CD4+ 细胞数和 RNA 病毒载量来评价的。

复方磺胺甲唑(TMP-SMX)预防性治疗已经被证明能够预防卡氏肺孢子菌肺炎,并且能够增加 CD4+ 细胞数低的患者的生存率(D'Egidio et al.,2007)。对于不能耐受 TMP-SMX 的患者,口服氨苯砜或者吸入戊烷脒可以作为替代性的治疗。TMP-SMX 还可以用于治疗 PCP 感染的患者,但是它的副作用在 HIV/AIDS 患者中更加显著。对于有严重的呼吸窘迫或者低氧血症的患者,还可以添加皮质类固醇激素治疗。

结核病会加重 HIV 感染的临床病程,而 HIV 感染也会使结核病的治疗更加复杂(Sharma et al.,2005)。所有感染 HIV 的患者都应该进行 PPD 检查,以除外结核分枝杆菌的潜伏期感染。若一个感染 HIV 患者的 PPD 反应直径 >5mm,则被认为是阳性。如果 PPD 结果为阴性,但 CD4 计数低于 200 个细胞 /mm³,则应在治疗后再次检测患者病毒载量,并将 CD4 水平恢复到 200 个 /mm³ 以上。结核病干扰素 -γ 释放测定法(IGRAs)可能比结核病皮试法更为敏感,且与卡介苗的交叉反应较少,但其在常规实践中(例如替代或结合 PPD)的作用尚未完全确立。如果胸部 X 线片检查是阴性,而且没有其他活动性肺部或者肺外结核感染的征象,那么就应该开始针对潜伏期结核患者进行治疗。对于皮肤测试阳性的 HIV 感染患者,针对潜伏期结核感染的治疗可以明显地减少发生活动性结核的风险(Volmink and Woldehanna,2004)。这个治疗方案和针对 HIV 阴性的患者的治疗方案是相似的,但是如果选的是异烟肼,那么疗程应该是 9 个月而不是 6 个月。活动性结核患者的标准治疗方案对于 HIV 感染的患者也是有效的,但是对于患有结核以及更加严重的 HIV 相关性免疫缺陷的患者,需要多次尝试才能确定最佳的疗程、方案和给药频率。在疾病预防控制中心网站(CDC,2013b)上可获得并经常更新结核病和艾滋病毒联合治疗的最佳结果,同时尽量减少药物相互作用的详细指南。

克拉霉素或者利福布汀治疗可以预防分枝杆菌复合体(mycobacterium avium complex,MAC)感染,但是它们对于克拉霉素的耐药性正在增加。播散性 MAC 感染经常表现为多器官系统受累的征象。局限性肺炎可以发生在接受 ART 治疗且具有相对完整的免疫功能的患者身上。

虽然也存在其他能够预防系统性病毒或者真菌感染的预防性治疗方案,但是它们并没有提高生存率的效果。对于仍然能够发生显著免疫应答的 HIV 感染患者,推荐接种灭活的流感疫苗以及 23 价肺炎球菌疫苗,并且在疾病的早期就开始进行,之后再每年接种流感疫苗。活疫苗是禁止使用的。

治疗要点

- 在 HIV/AIDS 患者中,对于潜伏期结核感染(皮肤测试阳性)的治疗可以减少其进展为活动性结核的风险(Volmink and Woldehanna,2004)(推荐等级:A)。
- 对于 HIV/AIDS 患者,流感疫苗的接种是需要的(推荐等级:A)。
- 对于无症状性 HIV 感染的患者,使用复方磺胺甲唑治疗能够显著减少肺孢子菌的肺部感染(Grimwade et al.,2003)(推荐等级:A)。

肺部真菌感染

地方流行性真菌病(组织胞浆菌病、球孢子菌病以及类球孢子菌病)不仅能够在有暴露因素的患者中引起原发性肺部感染,也能够在 HIV 感染或者存在其他免疫抑制的患者中引起再活化综合征。然而,因为 ART 治疗在 HIV 感染患者中的广泛使用,这些感染的发病率明显降低。与曲霉相关的真菌感染在地理上分布更为广泛,但是曲霉菌病的发病率也因为 ART 使用的增加而有所降低。

流行病学和危险因素

组织胞浆菌病(夹膜组织胞浆菌)最常见于俄亥俄河和密西西比河的流域。而在美国,芽生菌病(皮炎芽生菌)也可见于相同的地区,另外它还可见于加拿大的部分地区。球孢子菌病(粗球孢子菌)在美国的西南部沙漠地区十分流行,并且类球孢子菌病(巴西副球孢子菌)是美国中部和南部最常见的地方流行性真菌病。暴露于局部土壤空气是一个危险因素。在亚洲南部和东南部(特别是印度、中国、泰国和越南),马尔尼菲青霉病对 HIV/AIDS 患者是另一个最常见的地方流行性真菌病(Randhawa,2000)。曲霉菌病最常发生在免疫抑制的患者身上,特别是 CD4+ 淋巴细胞数 <50 个 /μl 的 HIV 感染患者。白细胞减少症、全身性皮质类固醇

激素治疗、骨髓移植以及广谱抗生素治疗也会增加曲霉菌病的患病风险。

临床表现

任何地方流行性真菌病的临床表现都依赖于患者潜在的免疫功能状态以及暴露因素的严重程度。例如对于有严重的免疫抑制的患者（CD4＋淋巴细胞数＜150个/μl），组织胞浆菌病可以表现出播散性多器官感染的症状和体征，然而对于免疫功能尚完整的患者，它可以表现为更加局限性的肺部症状和体征。芽生菌病感染常常具有自限性，但是它可以导致慢性肺炎或者皮肤、骨骼肌肉或者中枢神经系统的受累（Pappas，2004）。咳嗽、呼吸困难和发热是最常见的症状，同时可以伴有或者不伴有体重减轻和夜间盗汗（Baumgardner et al.，2004）。球孢子菌病也可以表现出相似的自限性肺部感染的症状。然而，在存在高强度的暴露因素或者免疫抑制时，患者可以表现为严重的暴发性肺部感染，发生急性呼吸窘迫综合征或者播散性感染（腹膜炎、淋巴结肿大、皮肤结节、脑膜炎、肌肉骨骼或者肝脏受累）。

曲霉菌引起的呼吸系统疾病可以以假膜性气管炎或者侵袭性肺炎的形式出现。假膜性气管炎能够导致气道梗阻。这两种呼吸系统综合征都会出现咳嗽、热、呼吸困难和咯血，并且肺炎还能造成缺氧的表现。胸部X线片可以显示出弥漫性间质浸润性改变，甚至可能出现由于真菌浸润血管组织而造成肺梗死的征象。

诊断

对于播散性组织胞浆菌病，组织胞浆菌抗原可以在血液或者尿液中被发现，它们的灵敏度为85%～95%。为了分离肺部的组织胞浆菌，需要用到BAL或者经支气管镜肺活检术。球孢子菌可以被培养出来，也可以在组织病理学染色上找到，还可以使用血液或者脑脊液的血清学检查。曲霉菌可以从痰样本中培养出来，然而，当患者出现典型的临床症状并且没有其他可能的诊断时，这就足够诊断曲霉菌病了。但是，更加准确的诊断需要进行BAL（灵敏度50%）或者开胸肺活检术。

治疗

对于免疫系统功能正常的患者，急性且不复杂的肺部组织胞浆菌感染可以进行观察治疗（Wheat et al.，2004）。严重的播散性组织胞浆菌病或者严重的肺部弥漫性组织胞浆菌感染可以使用脂质体形式的两性霉素B治疗3～10天，之后使用口服伊曲康唑继续治疗12周，然后终生使用伊曲康唑预防性治疗。新的抗真菌

药物，例如伏立康唑（voriconazole）、卡泊芬净（caspofungin）和米卡芬净（micafungin），都是可供选择的药物（Herbrecht et al.，2005；Ruhnke，2004）。治疗组织胞浆菌病和芽生菌病的详细治疗指南目前在IDSA上可以看到（Chapman et al.，2008；Wheat et al.，2007）。

对于球孢子菌病和芽生菌病的患者，两性霉素B常常作为初始治疗的选择。而对于较轻的感染，它们可能会对氟康唑（fluconazole）或者伊曲康唑有反应，另外还有一些关于伏立康唑治疗成功的报道（Baldeh et al.，2005）。脑膜炎的治疗需要使用氟康唑或者鞘内注射两性霉素B。CDC建议对于侵袭性曲霉菌病的患者使用伏立康唑治疗。

预防

预防肺部真菌感染的最重要的方法是治疗HIV/AIDS患者的ART治疗。治疗HIV患者的组织胞浆菌病或者球孢子菌病，需要终生使用伊曲康唑或者其他可替代的抗真菌药物来长期抑制性治疗。PCP的预防性治疗药物TMP-SMX也可以保护患者免受类球孢子菌的感染。对于在疾病流行地区进行挖掘、建筑工地作业或者洞穴勘探的人们，进行教育并且采取保护装置（防护面罩），能够帮助他们预防由于高水平环境暴露因素而引起的急性肺部感染。

肺部血管疾病

肺栓塞

重 点

- 使用客观的评分系统来进行临床决策，有助于确定验前概率和增强肺栓塞（pulmonary emboliSm，PE）其他检查的预测价值。
- 在排除性诊断中使用的ELISA定量D-二聚体检查中，若D-二聚体的值＜500μg/L，那么对于具有低等或者中等水平的疾病验前概率的患者，就能有效地排除PE。
- 在PE诊疗流程中，可以同时对肺部和下肢深静脉进行增强的高分辨CT检查。
- 对于血流动力学稳定的次大面积肺栓塞患者，可以使用调整剂量的静脉肝素治疗或固定剂量的皮下肝素治疗。
- 对于血流动力学不稳定的大面积肺栓塞的患者，则可以使用溶栓药物治疗或者进行血栓清除术治疗。

■ 血栓开始形成后再进行预防性治疗则无明显效果，因此对于静脉血栓栓塞的患者，除非有特殊的禁忌证，标准入院治疗都应该包括肝素皮下注射的预防性治疗。

19 世纪，Rudolf Virchow 定义了肺栓塞的病理学过程：血栓破裂并阻塞了肺动脉系统，导致肺梗死、外周静脉回流、血液氧合下降以及右心压力上升（Dalen，2002）。有 2/3 的栓子可以到达双侧肺脏，并且能够停留在大的或者中等大小的肺动脉中，其中大部分在肺下叶。这些血栓通常来自一侧或者双侧的下肢深静脉。

流行病学和危险因素

在 2003 年，美国有 98 921 名住院患者诊断为肺栓塞，他们的治疗耗费了将近 20 亿美元的资金。这些患者的住院死亡率是 3%（health care utilization project，2003）。1975 年 Dalen 和 Alpert 强调了快速诊断和治疗的重要性。他们推算在那个医学历史时期因肺栓塞而死亡的病例中，只有 6% 的人明确诊断并治疗了肺栓塞（Dalen，2002）。

肺栓塞最重要的原因是 DVT，而这两种情况都能被包括在一个更加宽泛的概念——静脉血栓栓塞中。Virchow 的危险三联征包括高凝状态、血流淤滞以及血管壁损伤。所以，术后（特别是髋部或者骨盆的手术）、重大创伤、长期住院或者卧床的患者，甚至是在固定位置长期坐立的人（例如乘飞机、公交车或者汽车旅行的人，以及在医学院上课的人），他们都有发生 DVT 的可能。风险最高的患者是既往有 DVT 病史的患者。其他的危险因素还包括吸烟、癌症、肥胖、怀孕、心脏病、中风、烧伤以及某些药物的使用（例如雌激素治疗）。具有遗传危险因素的患者包括具有抗凝血酶Ⅲ缺陷、高同型半胱氨酸血症、蛋白 C 或者蛋白 S 缺陷以及 V 因子 Leiden 突变的患者，还有就是获得性高凝状态的患者，例如抗磷脂综合征的患者。

临床表现

任何急性气短发作的患者，若怀疑有肺栓塞的可能，就需要进行特殊的诊断性检查，并且快速地治疗干预这个可能危及生命的状况。急性气短发作，伴有胸膜性胸痛、咯血，胸片上可见肺部楔形梗死灶，而心电图显示为 S1Q3 型，并且有心动过速，这些都指向肺栓塞的诊断。但是大多数患者的临床表现并不典型。支气管动脉存在侧支循环，导致肺梗死相对少见。大面积肺栓塞可以导致急性右心衰竭和循环系统的崩溃。

如果在室内气压下，$PaO_2 > 80mmHg$，并且肺泡 - 动脉氧气分压差正常，那么诊断肺栓塞的可能性就很小了，但是并不能完全除外。所有急性气短发作的患者，若没有明显的病因，那么就应该进行肺栓塞的筛查。

诊断

肺栓塞的诊断包括对于 DVT 的评价。其中，对于 DVT 体征的检查（双侧小腿或者大腿直径不对称，小腿触痛以及 HomanS 征）相对不敏感且不特异，而其他检查（静脉多普勒超声检查或者螺旋增强 CT 检查）可以更加准确地明确是否有潜在的 DVT。

一旦怀疑肺栓塞，应该立刻明确或者排除这个诊断。治疗失败可能危及生命，但是治疗也有很高的风险。使用客观的评分系统作为临床决策的标准，有助于建立验前概率（高的、中等的或者低的），从而增加其他肺栓塞检查的预测价值（Ebell，2004）。其中一个常用的决策工具只需要依据病史和体格检查情况就能作决定（Well et al.，2001），而另一评分系统则还需要胸部 X 线片检查和动脉血气检查才能作决定（Wicki et al.，2001）。

目前，D- 二聚体的检查有很多种定性的、半定量的以及定量的实验室检查方法。对于疾病验前概率低的患者，这三种方法中的任何一种的阴性结果，都可以除外肺栓塞的诊断。但是对于具有中等大小验前概率的患者，只有当使用 ELISA 的定量 D- 二聚体检查得到的结果 $< 500μg/l$ 时，才能有效地除外肺栓塞的可能。螺旋增强 CT 和磁共振血管成像（magnetic responance angiography，MRA）可以很大程度地替代肺通气 / 灌注扫描，并且对有潜在的心脏或者肺部疾病的患者来说，它们更加准确和方便，同时对中央性栓子的发现比对周围性栓子可能更加准确。螺旋 CT 检查还能够帮助诊断其他的疾病，另外，对于肺栓塞的患者，做螺旋 CT 检查时常常还要进行双下肢 CT 检查，以助于发现可能存在的 DVT。表 16-12 总结了用于除外肺栓塞诊断的检查结果（使用的标准是验后概率 $< 5\%$）或者用于确诊肺栓塞的检查结果（使用的标准是验后概率 $> 85\%$）（Roy et al.，2005）。

治疗

治疗肺栓塞的方法包括抗凝治疗、溶栓治疗以及（少数情况下）手术治疗。目前所进行的对照实验中，还没有发现能够应用于所有肺栓塞患者的溶栓指征。有一个关于阿替普酶（alteplase）加上肝素治疗的临床试验显示，对于次大面积肺栓塞的患者，与单独使用肝素治疗相比，能够显著地降低患者的死亡率（Konstantinides et

表16-12 用于除外或者确诊肺栓塞的诊断性检查

基于客观的临床决策规则的验前概率	除外性诊断（PE＜5%）	确定性诊断（PE＞85%）
临床可能性小（10%）	D-二聚体检查阴性（定量或者半定量） 螺旋CT扫描阴性 MRA阴性 V/Q扫描结果提示可能性低	肺部血管造影结果阳性（对于临床可能性小的患者，没有其他的检查能够确诊肺栓塞）
临床可能性中等（35%）	定量的D-二聚体＜500μg/l（ELISA方法） 正常或者接近正常的肺部V/Q扫描 螺旋CT检查阴性加上双下肢静脉多普勒超声检查阴性	阳性的螺旋CT检查V/Q扫描结果提示可能性高 MRA阳性 双下肢静脉多普勒超声检查阳性
临床可能性大（70%）	肺部血管造影阴性（对于临床可能性大的患者，没有其他的检查能够除外肺栓塞的诊断）	螺旋CT检查结果阳性 V/Q扫描结果提示可能性高 MRA阳性 超声心动图结果阳性

注：CT，计算机断层扫描；Elisa，酶联免疫吸附试验；MRA，磁共振血流成像；V/Q，通气/灌注比

al.，2002）。然而，一项关于所有随机对照实验的meta分析对比了肺栓塞患者的溶栓治疗和肝素治疗，结果显示前者只有对于血流动力学不稳定的患者（大面积肺栓塞的患者）才表现出生存方面的优势。在除外大面积栓塞患者的试验中，溶栓治疗并没有使患者受益（甚至接受溶栓治疗的患者死亡率有轻度升高）（Wan et al.，2004）。对于DVT患者的溶栓治疗也有一些研究，虽然静脉血流可能有所改善并且DVT后综合征也有所减少，但是发生出血性并发症（例如中风）的风险显著升高。

对于循环系统崩溃的大面积肺栓塞的患者，常常使用溶栓治疗，但是在心胸外科手术能够快速开展的条件下，急诊肺动脉血栓清除术也是一个很好的选择。Dauphine和Omari（2005）报道了11个进行了急诊肺动脉血栓清除术治疗的大面积肺栓塞病例。其中有7个患者在手术前没有发生过心脏骤停，他们全部存活了下来并且最后能够出院。然而，在4个术前发生心脏骤停的患者中也有一个人最后存活了下来并且最终出院。

对于血流动力学稳定的非大面积肺栓塞的患者，初始治疗的选择可以是使用静脉注射调整剂量的普通肝素或者皮下注射固定剂量的低分子肝素（low-molecular-weight heparin，LMWH）。一项meta分析计算了这两种治疗的优势比并且对比了它们对静脉血栓栓塞的治疗效果，发现LMWH有更高的复发率和出血性并发症的发生率，但是这些差别在统计学上无显著性（Erkens and Prins，2010）。皮下注射固定剂量的LMWH在疗效和安全性上至少与传统的调整剂量的普通肝素治疗不相上下。华法林的抗凝治疗在初始肺栓塞发生后必须持续3～6个月，对于高凝状态或者复发的患者，应该要确保能够终生治疗。对于对抗凝治疗无反应的复发患者，下腔静脉植入滤器治疗可以使他们获益。

预防

肺栓塞基本预防的第一步是预防DVT。创伤、髋部或者骨盆手术、普外科手术以及住院或者长期卧床，这些因素都会让患者处于短期的巨大风险中。如果及时开展预防性治疗，许多VTE的发生是可以被预防的。但如果血栓已经开始形成了，那么这些预防性治疗就没有明显的效果了。所以，对于为了手术入院或者病情危重的患者，在入院的常规治疗中加入VTE的预防性治疗（皮下肝素治疗以及机械性干预）是至关重要的。临床医师目前对临床指南所推荐的预防性治疗方案使用不足。除了患者有特定的禁忌证或者很明显没有危险因素，都应该在入院时自动开始进行肝素预防性治疗，而不是只有当危险因素很明显时才开始（Tooher et al.，2005）。一旦下肢发生了DVT，快速诊断和治疗是有效的二级预防措施，可以防止发生危及生命的肺栓塞。

治疗要点

- 除了有特定禁忌证的患者，入院时应常规开展深静脉血栓的预防能够防止许多院内肺栓塞的发生（Tooher et al.，2005）（推荐等级：a）。
- 根据临床指标制订的评分系统、定量的D-二聚体检查结果以及多种多样的影像学检查（包括增强的螺旋CT检查、mra、静脉多普勒超声检查）可以用于确定（可能性＞85%）或者排除（可能性＜5%）肺栓塞（roy et al.，2005）（推荐等级：a）。

肺动脉高压

肺动脉高压是指肺动脉压力超过正常水平,并且伴随发生相应的症状。这个疾病可以是原发的,也可以继发于肺部、心脏或者全身性疾病。

流行病学和危险因素

肺动脉高压的继发性原因包括慢性肺部疾病(COPD和慢性支气管炎)、心脏疾病(先天性心脏病、二尖瓣狭窄、左心房黏液瘤)、自身免疫性疾病或者炎症性疾病,例如硬皮病和系统性红斑狼疮(Paolini et al., 2004),还有肉芽肿性疾病,例如结节病。某些药物(芬氟拉明)也能够引起肺动脉高压,另外伴有门脉高压的慢性肝脏疾病患者也能患肺动脉高压。有些患者发生肺动脉高压是因为动脉血栓形成或者单次或者多次发生肺栓塞而引起慢性损伤。

只有患者在没有明显的病因,并且具有家族聚集性特征的情况下才可能诊断原发性肺动脉高压。每一千名活产新生儿中有 1.9 名会发生由于卵圆孔未闭或者动脉导管未闭引起分流而造成的持续性肺动脉高压,可以伴有或者不伴有肺部的发育不良(Greenough and Khetriwal, 2005)。

临床表现

肺动脉高压的症状包括容易疲劳、活动后呼吸困难、胸痛、眩晕或者头晕以及晕厥。潜在的肺部或者心脏疾病会影响肺动脉高压的早期诊断。肺动脉高压常常是在出现了右侧心力衰竭的表现后,才较晚地被诊断出来。对于患有 COPD、肺纤维化、结节病或者是具有右心衰竭表现的复发性肺栓塞(肺心病)的患者,应该评估肺动脉高压发生的可能性。

诊断

在基层医疗机构中,可以在 ECG 上看到右侧心腔扩大的表现。超声心动图可以在静息状态下进行,也可以在活动后进行,它的结果也提示右侧心脏压力增高,并且心脏指数降低。这些检查还能够现继发性肺动脉高压的心脏性原因(Bossone et al., 2005)。肺动脉高压的诊断是根据导管介入测得的肺动脉压力高于25mmHg 来确定的。

治疗

肺动脉高压的非特异性治疗方法包括应用祥利尿剂、地高辛以及在有指征时进行华法林抗凝治疗。传统的治疗方案包括钙通道拮抗剂二氢吡啶类药物治疗,例如硝苯地平和氨氯地平,它们可以轻度降低对血管活性物质有反应的患者的肺动脉压力,但是对血管活性物质无反应的患者,这些药物可能引起猝死(Humbert, 2004; Malik et al. 1997)。

其他的治疗方法包括前列环素治疗,例如依前列醇和曲前列环素;它们二者都是肺部以及全身性的血管扩张剂,但是必须通过静脉留置导管来进行持续性静脉输注或者通过皮下注射治疗(曲前列环素)(Paramothayan et al., 2005)。伊洛前列素是前列环素的吸入性剂型,它的副作用明显要少一些,并且它可以改善患者的运动能力以及症状的评分,但是这需要频繁给药(Baker and Hockman, 2005)。副作用以及经济成本是这些药物被广泛使用的巨大阻碍。波生坦是非选择性内皮素受体拮抗剂,西他生坦是选择性内皮素受体拮抗剂。这两种药物均能改善肺动脉高压患者的功能状态以及生理学指标(Liu and Cheng, 2005)。

西地那非(sildenafil,商品名:伟哥)可以抑制肺部血管系统的 5 型磷酸二酯酶。一项临床对照实验的结果证明它可以改善患者六分钟步行的距离、心功能分级、肺动脉压力、心脏指数以及氧合状态,基于此它被批准用于肺动脉高压的患者。同时,西地那非(2005年)比前列环素和内皮素受体拮抗剂更加便宜。双嘧达莫也具有一些 5 型磷酸二酯酶的活性。

吸入性一氧化氮是选择性的肺部血管扩张剂,它常常用于治疗新生儿的持续性肺动脉高压。对于成年患者的肺动脉高压,一项为期 2 年的吸入性一氧化氮结合双嘧达莫的试验证实可以该治疗方案能改善患者的运动能力、症状以及血流动力学指标(Perez-Penate et al., 2005)。一个欧洲的专家小组发表过关于一氧化氮治疗肺动脉高压的指南(Germann et al., 2005)。

手术治疗可以是广泛性的(肺移植),也可以是特异性的,例如对于先天性分流畸形、二尖瓣狭窄或者心房缺陷的修复。对于因骑跨性肺动脉血栓栓塞而引起肺动脉高压的患者,肺部的血栓动脉内膜切除术是有效的(Olsson et al., 2005)。

其他肺部血管的疾病

Wegener 肉芽肿是一种肺部小血管的血管炎,它可以表现为气短或者咯血,甚至因为反复的小量肺泡出血而引起进行性的肺部纤维化,通常同时有肺部和肾小球肾炎的表现。肺脏或者肾脏的活体组织检查结果都可以用于诊断。血管炎、肾小球肾炎以及呼吸道的坏死性肉芽肿性改变一同引起 Wegener 肉芽肿患者的各种临床症状。对于肺部损伤的诊断，CT 检查可能比 MRI 检查更加敏感。

弥漫性肺泡出血常常是因为自身免疫性胶原血管病或者血管炎、Goodpasture 综合征以及其他血管病引起的。Goodpasture 综合征的病因是形成了抗肾小球基底膜的抗体，这个抗体也能攻击肺部毛细血管的基底膜。原发性肺血管炎主要影响小血管，但是在全身性受累的情况下，它可以影响到所有尺寸的血管。Churg-Strauss 综合征是小血管性的血管炎，最开始常常表现为哮喘。大多数患者还会有上颌窦炎、过敏性鼻炎或者鼻息肉，随后出现胃肠道、神经系统以及心脏的受累。使用全身性类固醇激素对此疾病的反应良好，但是患者需要长期小剂量的泼尼松维持治疗（Guillevin et al., 2004）。

镰状细胞贫血的肺部并发症

患有镰状细胞病的患者可以合并一些表现为肺部的症状和体征的并发症。例如他们特别易受有荚膜的细菌的感染，如肺炎链球菌（肺炎球菌）和流感嗜血杆菌。这些感染会使患者表现为急性大叶性肺炎、脓毒血症，甚至发生肺炎相关的急性呼吸窘迫综合征。肺炎球菌和流感嗜血杆菌 B 型的疫苗接种加上青霉素预防性治疗，显著地减少（达不到消除）严重感染的发生几率（Hord et al., 2002）。

急性胸部综合征是镰状细胞病的一个多器官受累的急性并发症。将近 1/3 的急性胸部综合征患者有明确的感染性病因，而少于 1/10 的患者被证明有脂肪栓塞。大多数没有明确病因的患者假设发病机制包括缺氧诱导的肺部血管收缩、微血栓形成同时一氧化氮和其他扩血管的化学介质水平下降、炎症反应以及细胞的保护作用（Stuart and Setty, 2001）。羟基脲治疗可以促进血红蛋白 F 的合成，并且可以减少发生急性胸部综合征的可能性或降低严重程度。一氧化氮治疗也许能用于急性胸部综合征的急性治疗和肺动脉高压的慢性治疗，但是还没有充足的临床对照实验证据证明它的疗效。

在患有镰状细胞病的成年患者中，肺动脉高压是导致患者死亡的一个重要原因，即使肺动脉压力只是轻度升高，对于患者的死亡率仍具有重要的预测价值。肺动脉高压可以是由于广泛的小动脉血栓形成而导致的，但是这个病因在许多病例中并不明确（Adedeji et al., 2001）。动脉高压也可以并发于其他慢性溶血性贫血（Machado and Gladwin, 2005）。

肺部恶性肿瘤性疾病

肺癌

> **重 点**
>
> - 肺癌是导致美国男性和女性患者因癌症死亡的首要原因。
> - 吸烟是肺癌最严重也是最普遍的危险因素。
> - 任何肺部症状若持续超过 3 周，就提示需要进行肺癌的诊断性检查。吸烟者和年龄 >40 岁的患者应该进行更加积极的检查。
> - 在肺癌的诊断中，高分辨 CT 比胸片检查更加敏感。CT 检查还可以提供解剖学上的细节，帮助分期以及判断手术的可行性。
> - 非小细胞肺癌 I 期的患者，在进行了适当的手术切除治疗后，5 年生存率可以达到 50%。
> - 家庭医生可以有力地促进家庭成员之间的讨论，包括诊断和治疗方法的选择，预先的指导，姑息治疗，以及作出其他临终的决定。

流行病学和危险因素

虽然肺癌不是最常见的癌症，但是它是美国男性和女性由于癌症死亡的首要原因。因为女性吸烟人数增多，以及乳腺癌诊断、治疗和生存水平的发展提高了乳腺癌的生存率，20 世纪 90 年代，女性肺癌的死亡率超过了乳腺癌的死亡率。很明显，吸烟是发生肺癌的最严重也是最普遍的危险因素。根据 CDC 的报道，2000 年到 2004 年间，估计美国每年因吸烟而死亡的男性和女性平均为 269 655 名和 173 940 名。吸烟引起的最常见疾病为肺癌、缺血性心脏病以及 COPD（CDC, 2008）。

临床表现

吸烟是肺癌显著的危险因素，但是其他人也可以发生肺癌，特别是当患者常常暴露于二手烟或者其他致癌物质时。石棉的接触史是发生间皮瘤的特异性危险因素。肺癌患者可以表现为呼吸系统的症状，例如咳嗽、咯血或者气短，有时还可以表现为全身性的症状，例如疲劳和不明原因的体重减轻。在一些病例中，患者是在因其他原因而进行胸片检查才发现了肺部的结节或者病灶。对于肺部转移癌的患者，他们的原发病灶的症状可以是主要的也可能被掩盖。

诊断

任何肺部症状持续超过了 3 周，都提示需要进行深入的肺癌评估，而对于吸烟或者年龄超过 40 岁的患者，都应该接受更积极的检查。诊断性评估可以先从胸部 X 线片检查开始，但是胸片检查结果阴性并不能除外肺癌的可能性，也不能提供组织学上的诊断或者分期。HRCT 检查对于明确肺癌的诊断更加敏感，即使是在无症状阶段。HRCT 检查也可以提供一些解剖学上的细节，用于肺癌的分期和手术可行性的评价。组织学诊断不仅是确诊恶性肿瘤存在的必要手段，而且对于明确肿瘤的组织病理学分型也是必需的。纤维支气管镜下刷检和灌洗检查，在诊断位于近端支气管分支的中央性支气管源性肺癌时，表现出高度的准确性。经支气管镜肺活检术则可以到达更加深部的组织，因此可以用于转移性肺癌结节的诊断，甚至是淋巴结的活检。周围性肺癌或者胸膜的病灶可以在 CT 引导下细针穿刺活检或者手术开胸活检明确。

结合活体组织和影像学检查的结果，可以获得肿瘤的组织病理学分型以及癌症的分期。非小细胞肺癌可以进一步分类为不同的组织病理学细胞类型，例如腺癌和鳞状细胞癌。对于非小细胞肺癌的分期总结在表 16-13 中（American Cancer Society，2005）。

治疗

一般的治疗原则和指南为全科医生提供了一套诊疗的框架。组织病理学分型和分期的诊断决定了治疗方法的选择。例如对于小细胞肺癌手术切除的预后并不理想，但它对于化疗的反应较好。另一方面，若给予适当的手术治疗，I 期的非小细胞肺癌患者的 5 年生存率可以达到 50%。欧洲呼吸学会和欧洲心胸外科学会发表了详尽的临床指南，指导医生评价肺癌患者对于手术加化疗的联合治疗方案的度（Brunelli et al.，2009）。

除了手术治疗，可供选择的治疗方法包括放疗和化疗。肿瘤对于不同治疗的反应是不同的，主要取决于细胞类型（例如鳞状细胞癌与腺癌）、不同的肿瘤分期以及肿瘤是原发的还是继发的。某些类型的肺癌具有基因多态性，对特定的化疗药物有反应。雌激素受体阳性的乳腺癌转移性肺部结节与原发性肺部腺癌的治疗方案明显不同，虽然它们通常都需要进行化疗。全科医生必须与肿瘤内外科医生保持紧密的工作关系，以助于指导患者及其家属在不同的治疗方案中做出选择。

表 16-13　肺癌的分期与相应的 5 年生存率

临床分期	特征	平均五年生存率（%）
非小细胞癌		
I	肿瘤局限于肺组织；没有累及其他器官或者周围组织，没有淋巴结受累。根据肿瘤的大小而分为 a、b 两个亚级别	51
II	肿瘤局限于肺组织；没有累及到其他器官或者周围组织，但是有淋巴结受累。根据肿瘤的大小而分为 a、b 两个亚级别	26
III	肿瘤侵犯临近组织，例如胸壁、膈肌、纵隔或者对侧肺脏。IIIa 期可能可以手术切除；但IIIb 期则无法手术切除	8
IV	转移到胸腔以外的远处器官或者组织	2
小细胞肺癌		
局限型	局限于一侧肺或者一侧胸腔，无远处转移	10~20
进展型	超出一侧肺，有远处转移	1~2

（II 和 III 合并标注为 17）

From Lung and bronchus cancer: survival rates by race, sex, diagnosis-year, stage and age. SEER Statistics in Review, 1975-2003. National Cancer Institute. http://seer.cancer.gov/csr/1975_2003/results_merged/sect_15_lung_bronchus.pdf.

家庭医生扮演着一个特殊的角色，他们帮助患者及其家属以一种积极的方式表达出他们的心理社会需求。家庭医生会开启患者与其家属之间关于"癌症"的讨论，以及关于死亡和死亡过程的探讨。在鼓励家属怀有希望和帮助家属建立预案来应对可能发生的危机之间，家庭医生必须找到一个平衡。这些危机包括呼吸骤停和功能丧失，后者可以使患者失去独立在家生活的能力。

医疗委托书和预先医疗指示文件都是对生前预嘱的必要补充，因为生前预嘱只能覆盖临终时的小部分情况。家庭医生应该确保患者的疼痛和其他的不适得到了适当的治疗，并且与患者、家属、肿瘤学家、护士、临终关怀医院以及患者信仰的宗教组织之间保持密切的联系，以助于积极维持患者生命与减少患者痛苦之间的平衡，特别是对于晚期患者，这点尤为重要。

预防

吸烟会导致肺癌。从不吸烟是现有的预防肺癌最重要的手段，不过戒烟可以减少患所有主要组织学类型的肺癌的风险（Khuder and Mutgi，2001）。β- 胡萝卜素和维生素 E 并不能预防肺癌，相反，治疗剂量的 β-胡萝卜素可能与癌症发病率的轻度升高有关（Albanes et al.，1995）。

无论是否同时进行痰细胞学检查，常规的 X 线筛查并不能降低患者的死亡率（Manser et al.，2003）。研究建议对于吸烟者每 6 个月进行一次胸部螺旋 CT 检查，可以提高癌症的早期诊断率，增加对可以切除的非小细胞肺癌的发现率，所以可能会降低死亡率（Gohagan et al.，2005）。Ⅰ期非小细胞肺癌患者的 5 年生存率为 50%，但是若没有进行常规筛查，只有 15% 的肺癌患者能够在这个时期被发现。

另外，肺癌死亡率的降低还取决于不同的民族和宗教信仰，他们在疾病的Ⅰ期接受可以治愈疾病的手术治疗的几率不同。例如美籍非洲裔患者的手术率明显低于其他人，他们的死亡率明显高于其他人。造成不同民族之间差异的原因包括患者的因素（健康的控制、对手术的接受度，以及是否认为手术让肿瘤暴露于空气中存在风险）、医生的因素（具有偏向性的治疗推荐或者对患者需要的推测）、系统的或者制度上的因素（缺乏医疗保险、贫穷），以及可能是最重要的一点，即患者和医生之间的关系（尊重、信任以及有效的沟通对于治疗方案的协商结果有着重要的影响）。

治疗要点

- 吸烟导致肺癌。从不吸烟是现有的预防肺癌最重要的手段，但是戒烟也可以减少患所有主要组织学类型的肺癌的风险（Khuder，2001）（推荐等级：A）。
- 对吸烟者进行常规筛查胸片或者痰细胞学检查并不能改进他们的存活率。规律地进行螺旋 CT 检查可以提高癌症的早期发现率，并且改善非小细胞肺癌的死亡率（Gohagan et al.，2005；Manser et al.，2003）（推荐等级：A）。
- β-胡萝卜素和维生素 E 并不能预防肺癌，治疗剂量的使用还可能与癌症发病率的轻微升高相关（AlbaneSet al.，1995）（推荐等级：B）。

职业相关的肺部疾病

重 点

- 成人哮喘病例中至少有 10% 是由职业性因素引起的。
- 有两个关键的问题："你是否曾经有过烟雾、有害气体或者粉尘的接触史？"，"当你离开工作场所时，例如周末或者休假，你的症状是否有所缓解？"
- 石棉沉着病已经超越了煤肺病，一跃成为美国职业性尘肺病的首要死亡原因。
- 因为大多数职业性面罩或者防毒面具不合适佩戴，工人常常会摘掉它们，所以预防性策略应该着眼于改进工地的空气质量。

工作地点的烟雾、有害气体或粉尘暴露是肺部症状和疾病的常见原因之一。获得一份完整的职业史非常重要。在职业史的采集中，应该询问患者工作的特殊类型，以及过去从事过的其他工作。有两个关键的问题，一个是"你是否曾经有过烟雾、有害气体或者粉尘的接触史？"，另一个是"当你离开工作场所时，例如周末或者休假，你的症状是否有所缓解？"。临床上，职业性肺部疾病分为 5 种主要类型[National Institute for Occupational Health and Safety（NIOSH），1999]：职业相关的哮喘、肺尘埃沉着病（尘肺病）、过敏性肺炎、急性刺激性或者吸入性中毒以及职业相关的肿瘤。

职业相关的哮喘

成年哮喘患者中，至少有 10% 的患者是由于职业暴露引起的，所以对于每个哮喘患者都应采集一份完整的职业史。另外，它的诊断标准与其他原因的哮喘或者气道梗阻是一样的，包括肺量检查结果（FEV_1/FVC 比 <0.7）以及气道可逆性的证据。

化学物质或者一些自然界中的物质可以诱发或者加重哮喘病。这些化学物质包括用于清洁或者工业生产过程中的化学品。造成职业相关性哮喘的职业暴露因素包括粉尘暴露（例如棉尘、锯木屑、石灰粉、面粉）、有机物暴露（例如谷物类农产品中生长的真菌和霉菌）、化学暴露（例如溶剂、塑料、环氧树脂、氨水、氯气、石油蒸汽）以及来自焊接或者其他工业原料的烟雾（van Kampen et al.，2000），这些都列在图 16-5 中（NIOSH，2004a）。每天在同一时间使用峰值流速仪测量，记录工作日、周末以及假期的测量结果，有助于确定引起残疾的职业性病因从而获得保险赔偿。

职业性肺尘埃沉着病

职业性肺尘埃沉着病是弥漫性肺实质病变，主要是由于空气源性的无机物暴露引起的，例如石棉、二氧化硅和煤炭粉尘。在 1998 年和 1999 年，石棉超越了煤炭工人的肺尘埃沉着病（煤肺病）成为美国职业性尘肺病的首要死亡原因。其中，男性患者占死亡人数的 98%。石棉导致的死亡率的上升体现在图 16-6 中

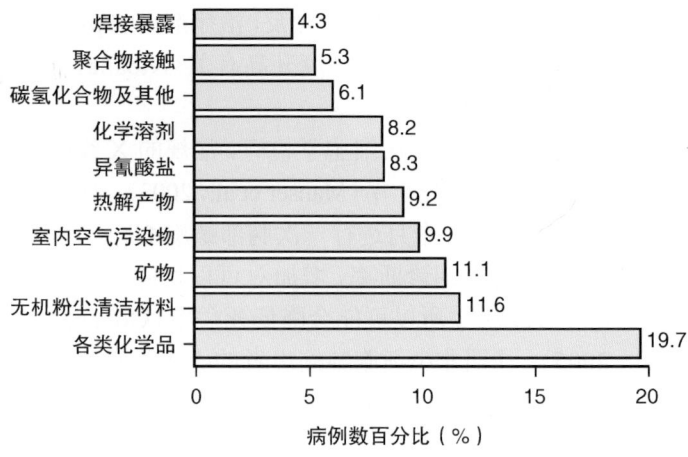

图 16-5 职业相关性哮喘的病因。该图显示了从 1993 年到 1999 年职业相关哮喘病的病因分布情况（From National Institute for Occupational Safety and Health. Distribution of agent categories most often associated with work-related asthma cases for all four SENSOR reporting States [California, Massachusetts, Michigan, New Jersey], 1993-1999. Worker Health Chartbook, 2004. http://www2a.cdc.gov/niosh-Chartbook/imagedetail.asp?imgid=206.）

（NIOSH, 2004b）。其他职业性肺部疾病与重金属粉尘或者烟雾有关，并且引起一些特殊的综合征，例如铍中毒（铍）和锡尘肺（锡）。棉尘肺，或者叫褐肺病，主要见于纱线厂、制线厂以及纺织厂的工人，因为他们时常暴露于棉尘。

患有职业性尘肺病的患者首发症状可以表现为咳嗽和呼吸困难，他们的肺功能检查结果可能显示存在小气道疾病或者明显的气道梗阻征象。随着疾病进展，患者的肺量检查和胸片也可以表现出限制性肺部疾病的特征。预防疾病进展的最主要方法就是让患者离开暴露的环境或者工作场所。这些肺尘埃沉着病对于皮质类固醇激素治疗反应不佳。此外吸烟能够明显加重职业性尘肺病的恶化（Wang and Christiani, 2000）。

过敏性肺炎

暴露于有机物（如真菌、植物蛋白、动物毛发或者其他有机粉尘）可以引起类似的弥漫性肺实质病变，即过敏性肺炎。例如农民肺、蘑菇工人肺以及鸟爱好者

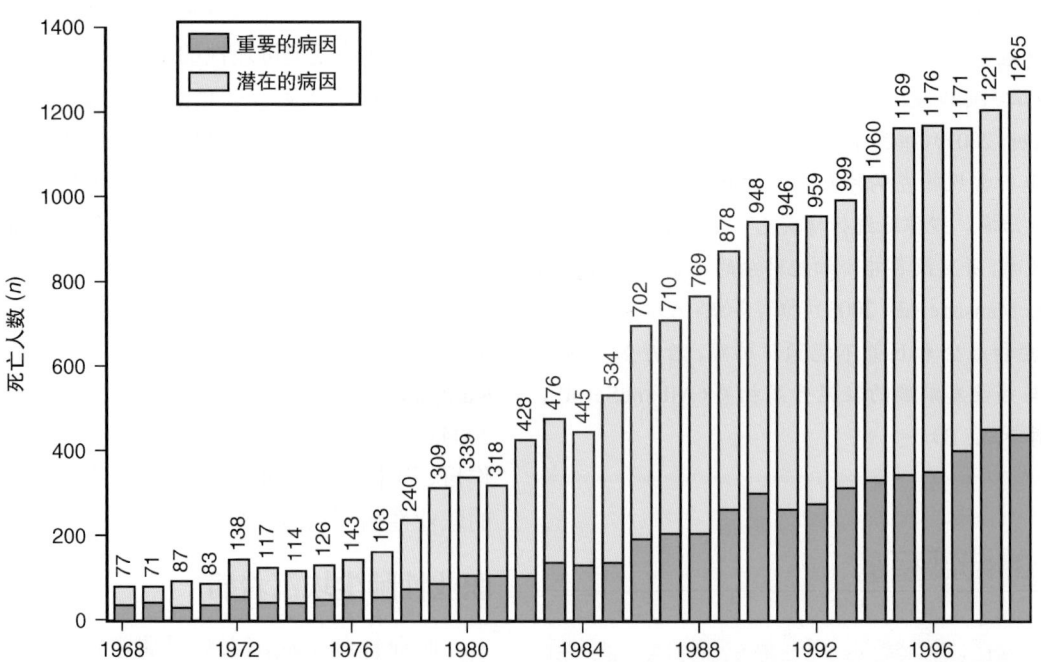

图 16-6 石棉暴露引起患者死亡的情况。该图显示了从 1968 年到 1999 年，在美国因为石棉暴露而引起死亡的情况，它们分为以石棉为主要病因引起的死亡和以石棉为间接病因而引起的死亡（From National Institute for Occupational Safety and Health. Number of deaths of U.S. residents aged 15 or older with asbestosis recorded as an underlying or contributing cause on the death certificate, 1968-1999. Worker Health Chartbook, 2004. http://www2a.cdc.gov/NIOSH-Chartbook/imagedetail.asp?imgid=217.）

肺。虽然在美国，每年只有不到 100 人直接因为过敏性肺炎而死亡，但是过敏性肺炎的实际例数和由此而引起的短期或者长期失能的人数可能还要更高。

急性刺激性或吸入性中毒

每年都有许多急性的呼吸暴露与吸入刺激化学物质有关。例如当某些家务用化学品例如漂白粉和氨水混合时，就能产生氯气。而氯气和氯化物能通过呼吸道直接损伤组织，其中包括支气管黏膜组织。这种损伤可以引起肺泡内充溢液体，形成非心源性肺水肿，或者称为"化学性肺炎"。

肺泡腔很大的表面积与肺部毛细血管网之间密切接触，所以一些吸入性的试剂可以通过肺泡腔进入血液而运行全身，引起全身性中毒。例如作为神经毒气或农业杀虫剂的有机磷酸酯和氨基甲酸酯类化学物质可以通过呼吸道很快地吸收入血。1984 年，发生在印度的博帕尔的某工厂异氰酸甲酯泄漏事件中，超过5000 人于吸入该气体后 1 周内死亡。另外，肺部中毒也可以继发于其他全身性暴露。例如杀虫剂百草枯可以通过皮肤或者通过胃肠道吸收，患者发生上述接触后，通常死于肺部出血或者进行性肺纤维化。

职业相关的肿瘤性疾病

与职业吸入性暴露因素关系最为明显的肿瘤是间皮瘤，它常常与石棉的接触有关。在美国，1985～2009年，石棉相关性恶性间皮瘤引起了将近 21 500 人死亡（Lilienfeld et al. 1988）。职业史中曾做过焊接、接水管、造船或者其他与石棉有接触的职业的患者是有危险的。

肺癌还与多种职业暴露因素有关，包括焊接、冶炼烟尘、煤炭粉尘、石英粉末以及有机溶剂。最近又发现了一个更加常见的职业暴露因素——烟草烟雾的二次暴露。酒吧侍者、餐厅服务生以及其他在吸烟环境中工作的人都有发生包括肺癌在内的烟草相关疾病的高风险，即使他们自己从不吸烟。

预防

吸烟会明显加重职业性尘肺病的病情进展，例如肺煤尘沉着病（煤肺病）和矽肺。因为大多数职业性面罩或者防毒面具即使佩戴也不完全合适（并且工人为了舒适常常间断地摘下面罩），所以依赖于在工作场所每天持续使用防毒面具或者面罩来预防暴露接触对预防职业性肺部疾病的效果不如改善工作场所的空气质量来得有效（例如增加场所的通风、装置空气滤过器、减少粉尘或者毒物的产生）。

肺部肉芽肿性疾病

结节病

结节病（sarcoidosis）是最常见的非感染性原因的肺部肉芽肿性疾病，其定义是不明原因的多系统受累的肉芽肿性炎症性疾病，可能是由遗传易感人群对环境或病原体产生的异常免疫反应引起。根据抗原，HLA 分子的特异性排列和 T 细胞受体的不同，结节病有不同的病因。

危险因素

结节病见于全世界各个国家，但是它在流行病学以及临床表现上都存在着地域性的和民族性、人种性的差异，这点很值得关注。例如斯堪的纳维亚民族和美籍非洲裔人的发病率比其他人群更加高，在每 100 000 人中就有 35.5 个美籍非洲裔人发生该疾病，并且女性患者稍微多于男性患者。已经发现了许多职业性的以及环境的暴露因素可能是结节病的危险因素，但是没有一个能够最终被确证。Sarcoidosis Genetic Analysis study（SAGA）研究发现了美籍非洲裔人中与结节病的遗传易感性相关的特定基因位点（Gray-McGuire et al., 2006）；其他研究显示了找到适用于更宽范围的民族或人种群体的特征性遗传易感性位点的希望（Iannuzzi, 2007）。

临床表现

结节病通常在中青年发病，多于 20～40 岁之间。虽然这是全身性疾病，但是有一系列的临床症状可以提示疾病的预后。发热、关节痛、胸片上显示双侧肺门淋巴结肿大，还有胫前的红色的丘疹（结节性红斑），以上症状是 Lofgren 综合征的特征，它是一种急性的、自限性的结节病，常常可以自行缓解，且预后良好。然而，隐匿起病的呼吸困难、干咳，胸片上显示肺门淋巴结肿大和肺部浸润影、躯干和四肢新出现的皮疹和近期视力下降，这些症状都符合慢性进行性结节病的特征，这种结节病表现为反复多次复发，所以需要患者终生反复治疗。

引起患者就医的常见症状最多发生于肺部、皮肤或者眼睛的（葡萄膜炎和泪腺肿大）。如果患者的症状被归类为更加常见的肺部疾病，例如哮喘或者慢性支气管炎，结节病的诊断则可能被延误（Judson et al. 2003）。某些结节病亚群中，可以检测出肺功能的气道梗阻和肺部高反应性，需要与难治性哮喘相鉴别。肺部的症状可能是支气管阻塞引起的，也可能是肿大的淋巴结从外部压迫气道或者是气道内生长了肉芽肿。进行性疾病可以导致肺实质损伤，造成肺功能限制性改变，弥散能力下降，这与进行性间质性肺部损伤是一致的。而可能与不良预后相关的临床特征包括冻疮样狼疮、慢性葡萄膜炎、高钙血症或者肾钙质沉着病、鼻黏膜受累以及骨囊肿。神经类肉瘤病和心脏受累虽然不常见，却常会造成死亡率升高和带来更加严重的疾病。

诊断

结节病的诊断是一种排除性的诊断。这个疾病的确诊除了需要相应的临床症状和影像学表现以外，还需要活体组织样本检查发现非干酪样肉芽肿（noncase-ating granuloma，NCG）来支持。但是，NCG性炎症也可以见于真菌感染、异物包涵体以及其他非感染性肉芽肿性疾病，例如朗格汉斯细胞组织细胞增生症[langerhans cell histiocytosis，也被称为嗜酸细胞性肉芽肿（eosinophilic granulomatosis）或者肺组织细胞增多病X（pulmonary histiocytosis X）]以及Wegener肉芽肿，所以除外以上诊断非常必要。组织活检常常是从肺部、可触及的淋巴结、皮肤病灶或者眼睛（结膜或者泪腺）获得的。少数情况下也可以使用CT引导下的经皮细针穿刺对肝脏、腹膜后或者腹腔淋巴结进行活检。中枢神经系统或者心脏部位的活检则需要咨询相应专科的医生。

除了临床症状和活检，胸部X线片检查也可以增加结节病诊断的确定性。Scadding分期系统将胸片分为：0期（正常）、1期（双侧肺门淋巴结肿大）、2期（淋巴结肿大并且有肺部浸润影）、3期（只有肺部浸润影），以及4期（肺部纤维化以及肺容积缩小）。如果胸片显示为双侧肺门淋巴结肿大，并且患者的HIV阴性，还有皮肤测试和结核分枝杆菌培养均为阴性，提示可能有结节病，但是需要除外淋巴瘤以及其他病因。HRCT可以确定肿大淋巴结的大小和位置，还可以显示肉芽肿和早期肺纤维化的情况。

经支气管活检可以判断疾病的病理学类型，并且评价支气管内呼吸道黏膜受累的情况。细针穿刺支气管内淋巴结的技术正逐渐被广泛使用。使用支气管内超声检查可以增加定位较为外侧淋巴结的准确度。BAL灌洗液的分析显示C4/C8淋巴细胞比例高于3.5，这对结节病的诊断是有高度特异性的。开胸肺活检常常是不必要的，但是它具有诊断性价值。许多生物标记物和细胞因子分布型对于诊断结节病和判断疾病的活动性可能是有帮助的（Bargagli et al.，2008），这还需要继续研究。历史上曾用血清中血管紧张素转化酶水

平的升高来诊断早期结节病，但是随着疾病进展，这一检查并不完全可靠。现在已经有了一项评估工具来帮助临床医师更好地发现结节病患者器官受累的情况（Judson et al.，1999）。

治疗

某些结节病患者是不需要治疗的，或者仅仅需要间断使用NSAIDs来治疗关节症状以及全身症状。局部使用皮质类固醇激素治疗可能对于前葡萄膜炎和某些皮肤病损有效。吸入性皮质类固醇激素和支气管扩张剂常常用于以咳嗽为主要症状的肺部受累患者，但是这些治疗的效果并不明确。全身性治疗对于大多数患者来说都是需要的。全身性皮质类固醇激素治疗是一线用药，而且对于肺部受累的患者，它可以改善患者的临床症状、肺功能以及胸部X线征象。

二线治疗方案包括细胞毒性药物以及其他免疫调节剂治疗（Baughman et al.，2008）。甲氨蝶呤和羟氯喹（hydroxychloroquine）能够用于激素节制疗法。对于心脏或者神经结节病的患者，治疗方案应该包括细胞毒性药物治疗[例如环磷酰胺（cyclophospha-mide）]。其他的治疗策略还有抑制肿瘤坏死因子α的药物[英夫利昔单抗（infliximab）、阿达木单抗（adali-mumab）以及依那西普（etanercept）]（Nunes et al.，2005）。在结节病患者中，共存的疾病和多器官受累是很常见的（Cox et al.，2004；Westney et al.，2007），所以应该使用监测患者健康相关生活质量的方法来监测患者对于治疗的总体反应（DeVries and Drent，2007），另外，还建议多学科团队合作来治疗患者。

肺部间质性疾病

肺间质性疾病（interstitial lung disease，ILD）是一类范围很广的急性和慢性肺部疾病的总称。它的病理学检查结果可以表现为多种多样的肺部炎症和纤维化性改变，并且最终都能发展为终末期肺病。ILD被归类在一个更加宽泛的概念里——弥漫性肺实质病变（diffuse parenchymal lung disease），这类疾病包括很多种已知病因的（职业性和环境暴露性疾病，以及进行性的感染性疾病）和病因未知的[结节病、淋巴管肌瘤病（lymphangioleiomyomatosis）、肺组织细胞增多病X、嗜酸细胞性肉芽肿、特发性间质性肺病（idiopathic interstitial lung disease）]疾病。美国胸科协会（American Thoracic Society）和欧洲呼吸协会（European Respiratory Society）（2002）进一步将特发性ILD分类为几种临床病理学

类型，按照相对发生频率来排序为：特发性肺纤维化（idiopathic pulmonary fibrosis，IPF）、非特异性间质性肺炎（nonspecific interstitial pneumonia，NSIP）、隐源性机化性肺炎（cryptogenic organizing pneumonia，COP）、急性间质性肺炎（acute interstitial pneumonia，AIP）、呼吸性细支气管炎伴间质性肺病（respiratory bronchiolitisassociated interstitial lung disease，RB-ILD）、脱屑性间质性肺炎（desquamative in-terstitial pneumonia，DIP）以及淋巴样间质性肺炎（lymphoid interstitial pneumonia，LIP）。

流行病学和危险因素

职业性危险因素和一些特殊的职业性肺部疾病在前面的章节已经讨论过了。有许多种药物、化疗试剂以及放疗都能够导致弥漫性肺实质病变，并且最终造成终末期肺病和肺纤维化。其他的病因则包括自身免疫性结缔组织病（SLE、RA）、肉芽肿性疾病（结节病、肺朗格汉斯细胞组织细胞增多症、嗜酸细胞性肉芽肿）、代谢性疾病（高歇病、尼曼 - 匹克病）、先天性肿瘤性疾病（结节性硬化症、神经纤维瘤病）、恶性肿瘤（淋巴性癌症、支气管肺泡癌症、肺部淋巴瘤）以及某些药物引起的疾病［博来霉素（bleomycin）、呋喃妥因（nitrofurantoin）、胺碘酮（amiodarone）］。在间质性肺部疾病中，特发性肺纤维化多数发生在年龄超过 60 岁的患者中，并且男性患者多见于女性患者。吸烟、慢性吸入性肺病、多种多样的环境暴露因素（金属或者木尘）以及多种病毒感染（EB 病毒、流感病毒和 CMV）都被认为是该疾病的潜在性危险因素。其他的 ILD 则很少发生，根据它们不同的临床病理学特征可以把它们作为不同的独立疾病来对待（Lynch et al.，2005）。

临床表现

ILD 的标志性症状是隐袭性起病的进行性气短和运动后呼吸困难，伴有阵发性干咳。详细询问病史可以发掘出患者更加早期的病毒性感染的前驱症状，这些症状可能包括咳嗽、咳痰，痰量可多可少，以及全身性症状，例如发热或者体重减轻。体格检查中，大多数患者可能有典型的吸气末干啰音（"Velcro"音），而这种呼吸音最常见于肺基底部。如果查体时发现患者有发绀，并且第二心音增强、右心室扩张，还有下肢水肿，那么就提示患者已经发展到了疾病的终末期，而这些症状是由于慢性缺氧和肺纤维化引起的。

诊断

所有 ILD 的诊断通常都是依赖一份全面的病史资料和体格检查结果，加上胸部影像学检查结果和肺功能检查结果来判断的。对血清抗核抗体滴度以及相关抗体的评估可以表明结缔组织疾病的存在，而该病的生存时间比 IPF 长。典型的胸片表现为双侧肺野外周以及基底部的网格状改变，并且常常是不对称的。对于 ILD 患者，正常的胸片很少见，但是即使是胸片正常，也不能除外显微镜下的 ILD 的表现。X 线的异常可以早于症状的发生很多年，所以医生还需要对比患者以往的胸片检查结果。特发性肺纤维化的 HRCT 是有特点的，常见双侧肺基底部的胸膜下蜂窝样改变、牵拉性支气管扩张（图 16-7）、小叶间隔增厚以及小的毛玻璃样改变。如果 HRCT 主要表现为毛玻璃样改变，特别是远离胸膜下区域的毛玻璃样改变，那么应该考虑如非特异性间质性肺炎、闭塞性细支气管炎伴机化性肺炎（bronchiolitis obliterans organizing pneumonia，BOOP）或者过敏性肺炎。在某些病例中，纤维性瘢痕和结节可以形成一个肿块样病灶，这些病灶必须与癌症或者其他肿瘤相鉴别。

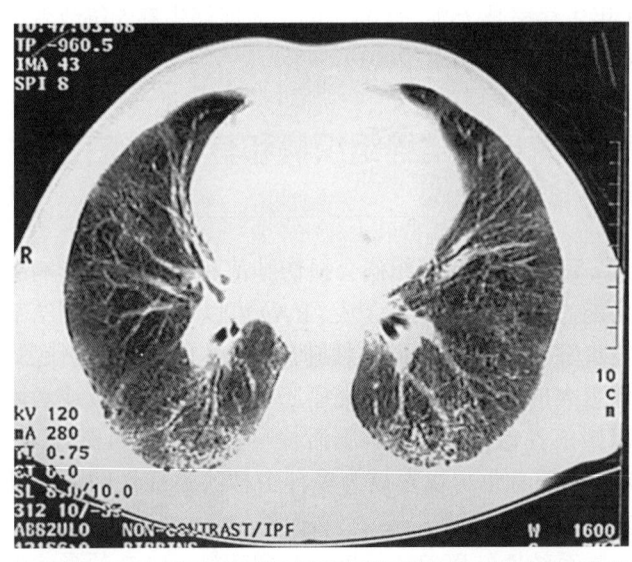

图 16-7 特发性肺纤维化患者的计算机断层扫描结果

典型的肺功能结果类似于限制性通气功能障碍，可以出现肺通气的流速和容量下降，FEV_1/FVC 比例增高以及 DLCO 降低。肺组织活检对于除外恶性肿瘤或者确诊特殊的疾病（如结节病）是必要的。而记录下患者每次的肺功能结果、活动耐量（六分钟步行试验）情况以及 ILD 与任何职业性或者环境性暴露因素之间的关系，对于帮助患者获得应得的员工赔偿或者残疾人补助都是必要的。

治疗

戒烟是必需的,肺部康复训练可以改善 ILD 患者的生活质量以及功能性行为能力。药物治疗包括单药治疗以及皮质类固醇激素与免疫调节剂或者抗纤维化药物[硫唑嘌呤(azathioprine)、环磷酰胺、秋水仙碱(colchicine)、D- 青霉胺(D-penicillamine)]的联合治疗。总体来说,这些治疗方法对于特发性肺纤维化的病例几乎没有效果,然而对于其他类型的 ILD 病例,它们可以获得更好的反应(Davies et al.,2003)。一项关于 390 个肺纤维化病例的 meta 分析发现干扰素 γ-1b 治疗可以明显的减少死亡率(Bajwa et al.,2005)。一项研究发现,肺纤维化的死亡原因分布为呼吸衰竭(39%)、心血管疾病(27%)、肺癌(10%)、肺部感染和肺栓塞(6%)(Panos,1990)。

对于进展期肺间质纤维化伴有慢性呼吸衰竭的患者,单侧肺移植可以增加他们的生存率和提高肺功能,然而对于肺纤维化伴有肺动脉高压的患者,他们可能需要进行双侧肺移植(Alalawi et al.,2005)。肺移植后 1 年生存率是 75%,有 44% 的患者能够生存 5 年或者更长的时间(Trulock,2001)。

自身免疫性结缔组织病和其他系统性疾病的肺部表现

许多种结缔组织病会损伤肺部和胸膜或者影响肺功能。例如类风湿关节炎(RA)可以引起因纤维结节性炎症反应而造成间质性肺病,或者更有甚者引起肺部更大的类风湿结节。炎症还能引起胸腔积液或者胸膜瘢痕性改变,并且胸膜活检可以发现类风湿结节。RA 的患者也可以发展为多种多样的炎症性间质性肺炎中的一种。

系统性红斑狼疮可以累及到肺部。SLE 的炎症性反应在性质上更加符合血管炎的特点,它可以表现为肺部出血、血栓栓塞性疾病或者是伴有胸腔积液的胸膜炎。

其他可以引起肺部病变的自身免疫性疾病包括混合性结缔组织病(mixed connective tissue disease,MCTD)、干燥综合征(Sjögren syndrome)以及进行性系统性硬化病(progressive systemic sclerosis)(硬皮病 scleroderma)。进行性系统性硬化病可以表现为肢体远端皮肤的变厚、变紧,指硬化性改变,雷诺现象,肺部、皮肤、肾脏、心脏以及胃肠道等多器官受累。60% 的患者表现为气短;其他可以表现为咳嗽、胸膜性胸痛或者咯血。进行

性系统性硬化病和其他自身免疫性疾病的肺 CT 检查结果可以表现出胸膜瘢痕和 ILD 的改变,特别是毛玻璃样的纤维结节性改变和蜂窝肺。

胸膜和肺外间隙的疾病

重 点

- 在全世界的医疗场所中,最常见的胸膜性疾病的病因是结核感染。
- 体格检查可以发现超过 200ml 的胸腔积液,立位胸部 X 线片检查可以发现肋膈角的变钝从而判断是否存在胸腔积液。而侧卧位的 X 线片检查,在下方的一侧即使胸腔积液只有 10ml 也可以被发现。
- 当卧位患者的胸腔积液水平面至少超过 1cm 时,就可以进行盲法胸腔穿刺术,否则要在超声引导下进行。
- 当胸腔积液蛋白含量 / 血清蛋白含量比值 >0.5,并且胸腔积液 LDH/ 血清 LDH 比值 >0.6(或者胸腔积液 LDH 含量 >200IU/dl)或者胸腔积液蛋白含量 >3g/dl 时,就能诊断胸腔积液是渗出性的。
- 中性粒细胞计数升高以及 pH<7.2 提示胸腔积液为脓性,这时就需要留置胸管引流以及使用抗生素治疗。
- 对于大量胸腔积液的患者,快速引流超过 1L 的胸腔积液(或者快速引流气胸患者胸腔内的气体)可能造成复张性肺水肿。

肺脏表面覆盖着脏层胸膜,而胸腔的内面覆盖着壁层胸膜。正常情况下,这两者是紧密接触的,其间只有足够的液体起到润滑作用。

流行病学和临床表现

在美国以外的国家,胸膜疾病中最常见的病因是结核感染。而在美国,结核病仍然很重要,但是其他疾病,例如肺炎、HIV 相关性感染、结缔组织病(特别是狼疮)以及恶性肿瘤(间皮瘤、周围性肺癌)也必须考虑在内。胸腔积液可能是由于系统性的原因(急性心功能衰竭、肝功能衰竭伴有腹水、自身免疫性疾病)引起的漏出液或者由于局部炎症(并发于肺炎的胸腔积液、胰腺炎、肿瘤)引起的渗出液。

胸膜疾病或者胸膜腔疾病根据病理学类型可以分为 4 类:胸腔积液(漏出液、渗出液、血性或者乳糜性积液)、气胸、胸膜瘢痕以及胸膜肿物。

诊断

如果吸气时发生胸痛，则提示有胸膜性疾病。超过 200～300ml 的胸腔积液可以在体格检查中被发现。体格检查时，如果听到呼吸音减弱伴有叩诊出现浊音，提示可能是胸腔积液或者肺实变，但是区别在于胸腔积液时的触觉语颤和听觉语颤会减弱。通常，在胸腔积液液面的上缘常常存在一个小区域（1～2cm），这个区域可以表现出传统的肺实变的征象，包括羊鸣音。胸膜摩擦音可以在炎症的区域听到，但是当出现大量胸腔积液时，它缓冲了脏层胸膜和壁层胸膜之间的摩擦，所以胸膜摩擦音会消失。对于气胸，只有当大量气体充斥在胸腔中时，才能听见过清音，但是患侧呼吸音常常减低。有 1%～2% 的病例会发生张力性气胸，即气体只能进入该间隙，使得该间隙内的压力与胸腔外压力或者支气管内气体压力无法平衡，所以临床医师可以发现气管移位、心脏移位或者心音减低。

当胸腔积液积累到大约 200ml 时，就能在胸片上发现肋膈角变钝以及可见的胸腔积液。侧卧位的胸片，在下方的一侧可以发现最少 10ml 的胸腔积液。而当卧位胸片可见胸腔积液的深度超过 1cm 时，则可以考虑盲法胸腔穿刺，否则，就需要进行超声引导。

气胸也能够在胸部 X 线片上被识别，特别是当胸腔内的气体量超过 10% 或者超过 100ml 时。在胸片上胸壁和肺之间若有 2.5cm 的空隙，那么就相当于 30% 的气胸。气胸最好在直立位后前位胸片以及侧位胸片上观察，或者在少数情况下可以在侧卧位胸片上发现在上方的一侧的气胸。其他影像学手段（CT、MRI）可以提供更多的关于患者的肿块或者瘢痕病灶的解剖学信息。而这些手段在发现小量气体的气胸时，比胸片检查更加敏感。

诊断性胸腔穿刺术有助于确定胸腔积液的性质和可能的病因。漏出液是浆液性的，则常与炎症反应有关。漏出液是相对清澈微微泛黄的或者是稻草黄色的液体，并且是透明的，可以透过这些积液阅读下面的文字。而更加特异地用于鉴别渗出液和漏出液的实验室诊断标准是胸腔积液蛋白含量 / 血清蛋白含量比值 > 0.5，胸腔积液 LDH/ 血清 LDH 比值 > 0.6（或者胸腔积液 LDH 含量 > 200IU/dl）以及胸腔积液蛋白含量 > 3g/dl。

渗出液中存在白细胞，则常表现为对感染的反应，例如脓胸或者结核感染。并发于肺炎旁胸腔积液最初可以是炎症性的漏出液，之后当白细胞甚至是感染性微生物播散到胸腔时，可以进展为渗出液。当 pH > 7.2 时，可以诊断为感染性渗出液，而这也是留置胸管引流的指征。更有特异性的是，当胸腔积液中白细胞计数升高，其中淋巴细胞多于粒细胞，并且胸腔积液葡萄糖含量 / 血清中葡萄糖含量的比值 < 0.5 时，可以根据这些情况来诊断结核性胸水。胸腔内出血可以根据肉眼或者镜下发现大量红细胞来诊断，但是不恰当的穿刺操作也可以引起血性胸腔积液，但是达不到诊断血胸的水平。如果要确诊肿物或者瘢痕的性质，那么就需要进行胸腔内活检（可以用于诊断肉芽肿或者恶性肿瘤），方法可以使用经皮细针穿刺或者手术开胸活检。

治疗

治疗主要针对原发病。例如 SLE 引起的炎症性胸腔积液需要使用全身性皮质类固醇激素治疗或者其他抗炎药物治疗。抗生素可以用于治疗肺炎以及并发于肺炎的胸腔积液，但是脓性胸腔积液或者胸腔内脓肿则除了使用抗生素，还需要进行留置胸管引流。

其他的留置胸管引流的适应证还包括限制通气的气胸，即气体量超过 25% 或者在初次胸腔穿刺后复发性气胸。创伤引起胸腔内出血也可能需要进行胸管引流，甚至是开胸手术来确定出血点并止血。有些胸腔积液可以使用胸腔穿刺治疗而不需要进行胸管引流。在这些病例中，通过穿刺针或者导管可以一次性引流出 1L 以上的液体。对于这些穿刺针，可以在其后接上一个导管和真空瓶，这样相较于使用大注射器和大针头一次抽出 30～50ml 液体的传统方法，可以增加它的治疗效果并且减少出血或者是由于穿刺过程中针头的活动而引起的胸腔内损伤的风险。快速引流大量胸水或者气体有复张性肺水肿的风险。

复发性气胸的患者可能需要进行手术治疗来修复他们病损。而具有恶性胸腔积液并且在肺完全复张后再次发生气胸的患者，可以进行胸腔硬化治疗，使用的硬化剂包括博来霉素或者四环素。胸膜部分切除术很少使用，因为它发生并发症的几率很高。

呼吸功能紊乱

睡眠呼吸暂停可以由于阻塞性原因或者中枢性原因引起，或二者皆有。反复的呼吸暂停对身体的影响远远超过了单纯的疲劳或者睡眠剥夺，它可以引起严重的心血管疾病和神经系统疾病。而阻塞性睡眠呼吸暂停的患者常常肥胖，但也不绝对。他们夜间会有间断性的呼吸暂停，常常伴有打鼾，特别是在深睡眠期。除了肥胖，腺样体肿大或者扁桃体肿大、巨舌症以及软腭和咽部组织的松弛也可以引起睡眠呼吸暂停。中风、脑肿瘤、创伤、脑水肿以及其他中枢神经系统疾病也可以在中枢水平上影响呼吸功能。脑干梗死可以导致呼吸骤停和死亡。潮式呼吸（Cheynes-Stokes respiration）是指一种波动形式的呼吸，由深、快呼吸相和浅、慢呼吸相相互交替，甚至可以发生呼吸暂停。

许多阻塞性睡眠呼吸暂停的患者同时存在中枢性的原因。例如酒精和镇静剂就能加重呼吸抑制和咽部肌肉的松弛。除此之外，慢性阻塞性睡眠呼吸暂停的患者还能发生慢性的 CO_2 潴留，这又进一步加重了呼吸抑制。经典的 Pickwickian 综合征（肥胖 - 低通气综合征）表现为一系列的体征，包括病理性肥胖、阻塞性呼吸暂停、红细胞增多症、肺动脉高压以及右心功能不全。这些患者可以表现为白天困倦、昏昏欲睡，或者感觉休息不充足。因为常常听到很大声的鼾声和发现患者睡眠中出现呼吸声停止，患者的家人可能会告知患者或者家庭医生，引起他们的注意。有时，患者在驾驶时由于嗜睡而引起交通事故，这才将问题提到了台面上来。另外，这些患者还可以并发抑郁症。

除了与睡眠被剥夺或者上呼吸道阻塞相关的症状以外，睡眠呼吸暂停还会提高其他疾病的发病率和死亡率。常见的有缓慢性心律失常，低氧血症可以引起室性的心律失常甚至心肌缺血和中风。当间歇性低通气频繁发作或者转为慢性时，可以引起低氧血症和高碳酸血症，从而引起代谢性反应来中和低通气相关的呼吸性酸中毒；肾脏重吸收碳酸氢盐，导致代偿性代谢性碱中毒。全身性疾病和肺动脉高压只是一个中间结果，最终引起更加严重的心脏并发症。

睡眠呼吸暂停的正式诊断需要在睡眠实验室进行脑电图、心电图、呼吸道空气流速、上呼吸道肌肉张力以及氧定量法等多通道监测记录[多导睡眠描记法（polysomnography）]。单用家庭使用的氧定量测量检查可能不够敏感。这些患者最重要的治疗方法就是减轻体重，消除肥胖。其他的行为学治疗方法还包括避免仰卧位睡姿，戒除酒精和避免使用安眠药。经鼻导管的 CPAP 对于可以耐受的患者是有效的。有许多种经口腔的机械通气方式可供选择，但是对于这些方法疗效的研究数据尚有限。手术可以用于减轻气道阻塞的情况，例如处理软腭或者扁桃体咽部或者腺样体的手术。美国睡眠医学学会（AASM）已经发表了关于评价、诊断、治疗和随访睡眠性疾病患者的循证医学建议和评价系统的临床指南（Epstein et al., 2009）。

（王新 译）

参考资料

Abramson MJ, Puy RM, Weiner JM: Allergen immunotherapy for asthma, *Cochrane Database Syst Rev* (4):CD001186, 2003a.

Abramson MJ, Walters J, Walters EH: Adverse effects of beta-agonists: are they clinically relevant? *Am J Respir Med* 2:287–297, 2003b.

Adedeji MO, Cespedes J, Allen K, et al: Pulmonary thrombotic arteriopathy in patients with sickle cell disease, *Arch Pathol Lab Med* 125:1436–1441, 2001.

Adler A, Tager I, Quintero DR: Decreased prevalence of asthma among farm-reared children compared with those who are rural but not farm-reared, *J Allergy Clin Immunol* 115:67–73, 2005.

Agency for Healthcare Research and Quality: *Treating tobacco use and dependence: update*, 2008. http://www.ahrq.gov/path/tobacco.htm.

Agency for Healthcare Research and Quality, US Department of Health & Human Services: *Weighted national estimates from HCUP Nationwide Inpatient Sample (NIS), 2011, based on data collected by individual States and provided to AHRQ by the States. HCUP-Net query on U.S. Hospital admissions by age for asthma*, 2011a. http://hcupnet.ahrq.gov.

Agency for Healthcare Research and Quality, US Department of Health & Human Services: *Weighted national estimates from HCUP Nationwide Emergency Department Sample (NEDS), based on data collected by individual States and provided to AHRQ by the States. HCUP-Net query on U.S. Hospital admissions by age for asthma*, 2011b. http://hcupnet.ahrq.gov.

Agency for Healthcare Research and Quality, US Department of Health & Human Services: *Weighted national estimates from HCUP Nationwide Inpatient Sample (NIS), based on data collected by individual States and provided to AHRQ by the States. HCUP-Net query on U.S. Hospital admissions by age for chronic obstructive lung disease and chronic bronchitis*, 2011c. http://hcupnet.ahrq.gov.

Agency for Healthcare Research and Quality, US Department of Health & Human Services: *Weighted national estimates from HCUP Nationwide Inpatient Sample (NIS), based on data collected by individual States and provided to AHRQ by the States. HCUP-Net query on U.S. Hospital admissions by age for pneumonia and influenza*, 2011d. http://hcupnet.ahrq.gov.

Alalawi R, Whelan T, Bajwa RS, Hodges TN: Lung transplantation and interstitial lung disease, *Curr Opin Pulm Med* 11:461–466, 2005.

Albanes D, Heinonen OP, Huttunen JK, et al: Effects of alpha-tocopherol and beta-carotene supplements on cancer incidence in the Alpha-Tocopherol Beta-Carotene Cancer Prevention Study, *Am J Clin Nutr* 62(Suppl):1427S–1430S, 1995.

American Cancer Society, 2005.

American Cancer Society: *Estimated cancer deaths by sex and age*, 2013. http://www.cancer.org/acs/groups/content/@epidemiologysurveilance/documents/document/acspc-037115.pdf.

American Thoracic Society: ATS Statement. Guidelines for the six-minute walk test, *Am J Respir Crit Care Med* 166:111–117, 2002.

American Thoracic Society, Centers for Disease Control and Prevention, Infectious Diseases Society of America: Treatment of tuberculosis, *Am J Respir Crit Care Med* 167:603–662, 2003 and *MMWR Morb Mortal Wkly Rep* 2003;52(RR-11):1–77. http://www.cdc.gov/mmwr/preview/mmwrhtml/rr5211a1.htm.

American Thoracic Society, European Respiratory Society: International multidisciplinary consensus classification of the idiopathic interstitial pneumonias, *Am J Respir Crit Care Med* 165:277–304, 2002.

American Thoracic Society, European Respiratory Society: ATS/ERS consensus standards for the diagnosis and management of patients with alpha-1 antitrypsin deficiency, *Am J Respir Crit Care Med* 168:818–900, 2003.

American Thoracic Society, European Respiratory Society, World Association of Sarcoidosis and Other Granulomatous Disorders: Statement on sarcoidosis. Joint Statement of ATS/ERS/WASOG, *Am J Respir Crit Care Med* 160:736–755, 1999.

Anandan C, Nurmatov U, van Schayck OC, Sheikh A: Is the prevalence of asthma declining? Systematic review of epidemiological studies, *Allergy* 65:152–167, 2010.

Anthonisen NR, Connett JE, Kiley JP, et al: Effects of smoking intervention and the use of an inhaled anticholinergic bronchodilator on the rate of decline of FEV_1: the Lung Health Study, *JAMA* 272:1497–1505, 1994.

Avril NE, Weber WA: Monitoring response to treatment in patients utilizing PET, *Radiol Clin North Am* 43:189–204, 2005.

Bajwa EK, Ayas NT, Schulzer M, et al: Interferon-gamma1b therapy in idiopathic pulmonary fibrosis: a meta-analysis, *Chest* 128:203–206, 2005.

Baker SE, Hockman RH: Inhaled iloprost in pulmonary arterial hypertension, *Ann Pharmacother* 39:1265–1274, 2005.

Bakleh M, Aksamit AJ, Tleyjeh IM, Marshall WF: Successful treatment of cerebral blastomycosis with voriconazole, *Clin Infect Dis* 40:e69–e71, 2005.

Bargagli E, Mazzi A, Rottoli P: Markers of inflammation in sarcoidosis: blood, urine, BAL, sputum, and exhaled gas, *Clin Chest Med* 29:445–458, 2008.

Baughman RP, Costabel U, du Bois RM: Treatment of sarcoidosis, *Clin Chest Med* 29:533–548, 2008.

Baughman RP, Culver DA, Judson MA: A concise review of pulmonary sarcoidosis, *Am J Respir Crit Care Med* 183(5):573–581, 2011.

Baumgardner DJ, Halsmer SE, Egan G: Symptoms of pulmonary blastomycosis: northern Wisconsin, United States, *Wilderness Environ Med* 15:250–256, 2004.

Benacerraf BR, McLoud TC, Rhea JT, et al: An assessment of the contribution of chest radiography in outpatients with acute chest complaints: a prospective study, *Radiology* 138:293–299, 1981.

Bjerre LM, Verheij TJ, Kochen MM: Antibiotics for community acquired pneumonia in adult outpatients, *Cochrane Database Syst Rev* (2): CD002109, 2004.

Blom D, Ermers M, Bont L, et al: Inhaled corticosteroids during acute bronchiolitis in the prevention of post-bronchiolitic wheezing, *Cochrane Database Syst Rev* (1):CD004881, 2007.

Bossone E, Bodini BD, Mazza A, Allegra L: Pulmonary arterial hypertension: the key role of echocardiography, *Chest* 127:1836–1843, 2005.

Bourbeau J, Julien M, Maltais F, et al: Chronic Obstructive Pulmonary Disease axis of the Respiratory Network Fonds de la Recherche en Sante du Quebec. Reduction of hospital utilization in patients with chronic obstructive pulmonary disease: a disease-specific self-management intervention, *Arch Intern Med* 163:585–591, 2003.

Boushey HA, Sorkness CA, King TS, et al: National Heart, Lung, and Blood Institute's Asthma Clinical Research Network. Daily versus as-needed corticosteroids for mild persistent asthma, *N Engl J Med* 352:1519–1528, 2005.

Braganza S, Ozuah PO, Sharif I: The use of complementary therapies in inner-city asthmatic children, *J Asthma* 40:823–827, 2003.

Broaddus C, Duke M, Stulberg M, et al: Bronchoalveolar lavage and transbronchial biopsy for the diagnosis of pulmonary infections in AIDS, *Ann Intern Med* 102:747–752, 1985.

Brunelli A, Charloux A, Bolliger CT, et al: The European Respiratory Society and European Society of Thoracic Surgeons clinical guidelines for evaluating fitness for radical treatment (surgery and chemoradiotherapy) in patients with lung cancer. Joint Task Force on Fitness for Radical Therapy, *Eur J Cardiothorac Surg* 36:181–184, 2009.

Buchacz K, Baker RK, Palella FJ Jr, et al: AIDS-defining opportunistic illnesses in US patients, 1994-2007: a cohort study, *AIDS* 24(10):1549–1559, 2010.

Calverley PM, Anderson JA, Celli B, et al: TORCH investigators. Salmeterol and fluticasone propionate and survival in chronic obstructive pulmonary disease, *N Engl J Med* 356(8):775–789, 2007.

Castro-Rodriguez JA, Rodrigo GJ: β-Agonists through metered-dose inhaler with valved holding chamber versus nebulizer for acute exacerbation of wheezing or asthma in children under 5 years of age: a systematic review with meta-analysis, *J Pediatr* 145:172–177, 2004.

Celli BR, Cote CG, Marin JM, et al: The body-mass index, airflow obstruction, dyspnea, and exercise capacity index in chronic obstructive pulmonary disease, *N Engl J Med* 350:1005–1012, 2004.

Centers for Disease Control and Prevention: Table 7, Criteria for Tuberculin Positivity by Risk Group, *MMWR* 49(RR06):1–54, 2000.

Centers for Disease Control and Prevention: Targeted Tuberculin Testing and Treatment of Latent Tuberculosis Infection, *MMWR* 49(RR06):1–54, 2000.

Centers for Disease Control and Prevention: Fatal and severe liver injuries associated with rifampin and pyrazinamide for latent tuberculosis infection, and revisions in American Thoracic Society/CDC recommendations—United States, 2001 update, *MMWR Morb Mortal Wkly Rep* 50:733–735, 2001.

Centers for Disease Control and Prevention: Guidelines for using the QuantiFERON-TB Test for diagnosing latent *Mycobacterium tuberculosis* infection, *MMWR Morb Mortal Wkly Rep* 52(RR–02):15–18, 2003a.

Centers for Disease Control and Prevention: Racial/ethnic disparities in influenza and pneumococcal vaccination levels among persons aged >65 years—United States, 1989–2001, *MMWR Morb Mortal Wkly Rep* 52(40):958–962, 2003b.

Centers for Disease Control and Prevention: Notice to readers: facilitating influenza and pneumococcal vaccination through standing orders programs, *MMWR Morb Mortal Wkly Rep* 52(04):68–69, 2003c. http://www.cdc.gov/mmwr/preview/mmwrhtml/mm5204a4.htm.

Centers for Disease Control and Prevention: *Managing drug interactions in the treatment of HIV-related tuberculosis*, 2007. http://www.cdc.gov/tb/TB_HIV_Drugs/default.htm.

Centers for Disease Control and Prevention: Prevention and control of seasonal influenza with vaccines. Recommendations of the Advisory Committee on Immunization Practices (ACIP), *MMWR Morb Mortal Wkly Rep* 1–52, 2009.

Centers for Disease Control and Prevention: *Smoking and tobacco use: Tobacco-related mortality*, 2013a. http://www.cdc.gov/tobacco/data_statistics/fact_sheets/health_effects/tobacco_related_mortality/index.htm.

Centers for Disease Control and Prevention: *TB Guidelines: TB & HIV*, 2013b. http://www.cdc.gov/tobacco/data_statistics/fact_sheets/health_effects/tobacco_related_mortality/index.htm.

Centers for Disease Control and Prevention: Treatment of Latent TB Infection (updated Feb 7, 2014), 2014. http://www.cdc.gov/tb/topic/treatment/ltbi.htm.

Chapman SW, Dismukes WE, Proia LA, et al: Clinical practice guidelines for the management of blastomycosis: 2008 update by the Infectious Diseases Society of America, *Clin Infect Dis* 46:1801–1812, 2008.

Cheuk DK, Chau TC, Lee SL: A meta-analysis on intravenous magnesium sulphate for treating acute asthma, *Arch Dis Child* 90:74–77, 2005.

Clumeck N, Wit S: HIV/AIDS. Prevention of opportunistic infections. In Cohen J, Powderly WG, editors: *Infectious Diseases*, St Louis, 2003, Mosby, pp 1263–1268.

Colditz GA, Berkey CS, Mosteller F, et al: The efficacy of bacille Calmette-Guérin vaccination of newborns and infants in the prevention of tuberculosis: meta-analyses of the published literature, *Pediatrics* 96:29–35, 1995.

Cottin V: Significance of connective tissue diseases features in pulmonary fibrosis, *Eur Respir Rev* 22(129):273–280, 2013.

Cox CE, Donohue JF, Brown CD, et al: Health-related quality of life of persons with sarcoidosis, *Chest* 125:997–1004, 2004.

Crockett AJ, Cranston JM, Moss JR, Alpers JH: Domiciliary oxygen for chronic obstructive pulmonary disease, *Cochrane Database Syst Rev* (4):CD001744, 2000.

Cronin P, Dwamena BA, Kelly AM, Carlos RC: Solitary pulmonary nodules: meta-analytic comparison of cross-sectional imaging modalities for diagnosis of malignancy, *Radiology* 246:772–782, 2008.

Cruciani M, Marcati P, Malena M, et al: Meta-analysis of diagnostic procedures for *Pneumocystis carinii* pneumonia in HIV-1-infected patients, *Eur Respir J* 20:982–989, 2002.

Dalen JE: Pulmonary embolism: what have we learned since Virchow? Natural history, pathophysiology, and diagnosis, *Chest* 122:1440–1456, 2002.

Dalen JE, Alpert JS: Natural history of pulmonary embolism, *Prog Cardiovasc Dis* 17:259–270, 1975.

Dauphine C, Omari B: Pulmonary embolectomy for acute massive pulmonary embolism, *Ann Thorac Surg* 79:1240–1244, 2005.

Davies HR, Richeldi L, Walters EH: Immunomodulatory agents for idiopathic pulmonary fibrosis, *Cochrane Database Syst Rev* (3):CD003134, 2003.

Dear K, Holden J, Andrews R, Tatham D: Vaccines for preventing pneumococcal infection in adults, *Cochrane Database Syst Rev* (4):CD000422, 2003.

Decramer M, Celli B, Kesten WS, et al: Effect of tiotropium on outcomes in patients with moderate chronic obstructive pulmonary disease (UPLIFT): a prespecified subgroup analysis of a randomised controlled trial, *Lancet* 374:1171–1178, 2009.

D'Egidio GE, Kravcik S, Cooper CL, et al: *Pneumocystis jiroveci* pneumonia prophylaxis is not required with a CD4+ T-cell count <200 cells/μL when viral replication is suppressed, *AIDS* 21:1711–1715, 2007.

Demirkazik FB, Akin A, Uzun O, et al: CT findings in immunocompromised patients with pulmonary infections, *Diagn Interv Radiol* 14:75–82, 2008.

DeVries J, Drent M: Quality of life and health status in sarcoidosis: a review, *Semin Respir Crit Care Med* 28:121–127, 2007.

Douglas PS, Khandheria B, Stainback RF, et al: American College of Cardiology Foundation, American Society of Echocardiography, American College of Emergency Physicians, American Heart Association, American Society of Nuclear Cardiology, Society for Cardiovascular Angiography and Interventions, Society of Cardiovascular Computed Tomography, Society for Cardiovascular Magnetic Resonance. 2008 Appropriateness criteria for stress echocardiography: a report of the ACCF Appropriateness Criteria Task Force, ACCF, ASE, ACEP, AHA, ASNC, SCAI, SCCT, SCMR, endorsed by Heart Rhythm Society and

Society of Critical Care Medicine, *J Am Coll Cardiol* 51:1127–1147, 2008.

Ebell MH: Suspected pulmonary embolism. Part I. Evidence-based clinical assessment, *Am Fam Physician* 69:367–369, 2004.

Epstein LJ, Kristo D, Strollo PJ, et al: American Academy of Sleep Medicine clinical guideline for the evaluation, management and long-term care of obstructive sleep apnea in adults, *J Clin Sleep Med* 5:263–276, 2009.

Erkens PM, Prins MH: Fixed dose subcutaneous low molecular weight heparins versus adjusted dose unfractionated heparin for venous thromboembolism, *Cochrane Database Syst Rev* (9):CD001100, 2010.

Evans DJ, Bara AI, Greenstone M: Prolonged antibiotics for purulent bronchiectasis, *Cochrane Database Syst Rev* (4):CD001392, 2003.

Ezzati M: Estimates of global mortality attributable to smoking in 2000, *Lancet* 362:847–852, 2003.

Finkelstein SE, Summers RM, Nguyen DM, Schrump DS: Virtual bronchoscopy for evaluation of airway disease, *Thorac Surg Clin* 14:79–86, 2004.

Fishman A, Martinez F, Naunheim K, et al: A randomized trial comparing lung-volume-reduction surgery with medical therapy for severe emphysema, *N Engl J Med* 348:2059–2073, 2003.

Fitzgerald FT, Murray JF: History and physical examination. In Mason RJ, Murray JF, Broaddus VC, Nadel JA, editors: *Murray & Nadel's Textbook of Respiratory Medicine*, Philadelphia, 2005, Saunders, pp 493–510.

Flores G, Bridon C, Torres S, et al: Improving asthma outcomes in minority children: a randomized, controlled trial of parent mentors, *Pediatrics* 124(6):1522–1532, 2009.

Gaillat J, Flahault A, deBarbeyrac B, et al: Community epidemiology of *Chlamydia* and *Mycoplasma pneumoniae* in LRTI in France over 29 months, *Eur J Epidemiol* 20:643–651, 2005.

Geddes D, Davies M, Koyama H, et al: Effect of lung-volume-reduction surgery in patients with severe emphysema, *N Engl J Med* 343:239–245, 2000.

Germann P, Braschi A, Della Rocca G, et al: Inhaled nitric oxide therapy in adults: European expert recommendations, *Intensive Care Med* 31:1029–1041, 2005.

Gibbons RJ, Balady GJ, Beasley JW, et al: ACC/AHA guidelines for exercise testing: a report of the American College of Cardiology/American Heart Association Task Force on Practice Guidelines (Committee on Exercise Testing), *J Am Coll Cardiol* 30:260–311, 1997.

Gibson PG, Powell H, Coughlan J, et al: Self-management education and regular practitioner review for adults with asthma, *Cochrane Database Syst Rev* (3):CD001117, 2002.

Gilbert S, Luketich JD, Christie NA: Fluorescent bronchoscopy, *Thorac Surg Clin* 14:71–77:viii, 2004.

Global Initiative for Asthma: *Global burden of asthma report*, 2006, http://www.ginasthma.com/BackgroundersItem.asp?intId=19.

Global Initiative for Chronic Obstructive Lung Disease (GOLD): Pocket Guide to COPD Diagnosis, Treatment, and Management: A Guide for Health Professionals; Updated 2014. http://www.goldcopd.org/uploads/users/files/GOLD_Pocket_2014_Jun11.pdf.

Global Initiative for Chronic Obstructive Lung Disease (GOLD): *Global strategy for the diagnosis, management, and prevention of COPD: update*, 2014. http://www.goldcopd.org/uploads/users/files/GOLD_Report_2014_Jun11.pdf.

Gohagan JK, Marcus PM, Fagerstrom RM, et al: The Lung Screening Study Research Group: Final results of the Lung Screening Study, a randomized feasibility study of spiral CT versus chest x-ray screening for lung cancer, *Lung Cancer* 47:9–15, 2005.

Goldstein RS, Todd TR, Guyatt G, et al: Influence of lung volume reduction surgery (LVRS) on health-related quality of life in patients with chronic obstructive pulmonary disease, *Thorax* 58:405–410, 2003.

Goodman DC, Littenberg B, O'Connor GT, Brooks JG: Theophylline in acute childhood asthma: a meta-analysis of its efficacy, *Pediatr Pulmonol* 21:211–218, 1996.

Gotzsche PC, Johansen HK, Schmidt LM, Burr ML: House dust mite control measures for asthma, *Cochrane Database Syst Rev* (4):CD001187, 2004.

Govaert TM, Thijs CT, Masurel N, et al: The efficacy of influenza vaccination in elderly individuals: A randomized double-blind placebo-controlled trial, *JAMA* 272:1661–1665, 1994.

Gray-McGuire C, Sinha R, Iyengar S, et al: Genetic characterization and fine mapping of susceptibility loci for sarcoidosis in African Americans on chromosome 5. SAGA Study Consortium, *Hum Genet* 120:420–430, 2006.

Greenough A, Khetriwal B: Pulmonary hypertension in the newborn, *Paediatr Respir Rev* 6:111–116, 2005.

Greenstone M: Changing paradigms in the diagnosis and management of bronchiectasis, *Am J Respir Med* 1:339–347, 2002.

Grimwade K, Swingler GH: Cotrimoxazole prophylaxis for opportunistic infections in adults with HIV, *Cochrane Database Syst Rev* (3):CD003108, 2003.

Guidelines for the Prevention and Treatment of Opportunistic Infections in HIV-Infected Adults and Adolescents; Recommendations from the Centers for Disease Control and Prevention (CDC), the National Institutes of Health (NIH) and the HIV Medicine Association of the Infectious Diseases Society of America (IDSA), 2013. http://aidsinfo.nih.gov/contentfiles/adult_oi.pdf.

Guillevin L, Pagnoux C, Mouthon L: Churg-Strauss syndrome, *Semin Respir Crit Care Med* 25:535–545, 2004.

Hartling L, Wiebe N, Russell K, et al: Epinephrine for bronchiolitis, *Cochrane Database Syst Rev* (1):CD003123, 2004.

Hazbon MH: Recent advances in molecular methods for early diagnosis of tuberculosis and drug-resistant tuberculosis, *Biomedica* 24:149–162, 2004.

Health Care Utilization Project: *Weighted national estimates from HCUP Nationwide Inpatient Sample (NIS), Agency for Healthcare Research and Quality (AHRQ)*, 2002. http://hcup.ahrq.gov/HCUPnet.asp.

Health Care Utilization Project: *Weighted national estimates from HCUP Nationwide Inpatient Sample (NIS), Agency for Healthcare Research and Quality (AHRQ)*, 2003. http://hcup.ahrq.gov/HCUPnet.asp.

Herbrecht R, Nivoix Y, Fohrer C, et al: Management of systemic fungal infections: alternatives to itraconazole, *J Antimicrob Chemother* 56:i39–i48, 2005.

Holmes RL, Fadden CT: Evaluation of the patient with chronic cough, *Am Fam Physician* 69:2159–2166, 2004.

Hord J, Byrd R, Stowe L, et al: Streptococcus pneumoniae sepsis and meningitis during the penicillin prophylaxis era in children with sickle cell disease, *J Pediatr Hematol Oncol* 24:470–472, 2002.

Hughes J, Stead L, Lancaster T: Antidepressants for smoking cessation, *Cochrane Database Syst Rev* (4):CD000031, 2004.

Humbert M: Treatment of pulmonary arterial hypertension, *N Engl J Med* 351:1425, 2004.

Iannuzzi MC: Advances in the genetics of sarcoidosis, *Proc Am Thorac Soc* 4:457–460, 2007.

Infectious Diseases Society of America: American Thoracic Society (ISDA/ATS). Consensus guidelines for the management of community-acquired pneumonia in adults, *Clin Infect Dis* 44:S27–S72, 2007.

Judson MA, Baughman RP, Teirstein AS, et al: Defining organ involvement in sarcoidosis: the ACCESS proposed instrument. ACCESS Research Group. A Case Control Etiologic Study of Sarcoidosis, *Sarcoidosis Vasc Diffuse Lung Dis* 16:75–86, 1999.

Judson MA, Thompson BW, Rabin DL, et al: ACCESS Research Group. The diagnostic pathway to sarcoidosis, *Chest* 123:406–412, 2003.

Kalkanis A, Judson MA: Distinguishing asthma from sarcoidosis: an approach to a problem that is not always solvable, *J Asthma* 50(1):1–6, 2013.

Katoch VM: Newer diagnostic techniques for tuberculosis, *Indian J Med Res* 120:418–428, 2004.

Khuder SA: Effect of cigarette smoking on major histological types of lung cancer: a meta-analysis, *Lung Cancer* 31:139–148, 2001.

Khuder SA, Mutgi AB: Effect of smoking cessation on major histologic types of lung cancer, *Chest* 120:1577–1583, 2001.

Kirshenbaum KJ, Burke R, Fanapour F, et al: Pulmonary high-resolution computed tomography versus gallium scintigraphy: diagnostic utility in the diagnosis of patients with AIDS who have chest symptoms and normal or equivocal chest radiographs, *J Thorac Imaging* 13:52–57, 1998.

Konstantinides S, Geibel A, Heusel G, et al: Heparin plus alteplase compared with heparin alone in patients with submassive pulmonary embolism, *N Engl J Med* 347:1143–1150, 2002.

Kunimoto D, Long R: Tuberculosis: still overlooked as a cause of community-acquired pneumonia, *Respir Care Clin North Am.* 11:25–34, 2005.

Lacasse Y, Brosseau L, Milne S, et al: Pulmonary rehabilitation for chronic obstructive pulmonary disease, *Cochrane Database Syst Rev* (4):CD003793, 2001.

Lancaster T, Stead L: Physician advice for smoking cessation, *Cochrane Database Syst Rev* (4):CD000165, 2004.

Lang DM, Polansky M: Patterns of asthma mortality in Philadelphia from 1969 to 1991, *N Engl J Med* 331:1542–1546, 1994.

Libby DM, Smith JP, Altorki NK, et al: Managing the small pulmonary nodule discovered by CT, *Chest* 125:1522–1529, 2004.

Liberati A, D'Amico R, Pifferi S, et al: Antibiotic prophylaxis to reduce respiratory tract infections and mortality in adults receiving intensive care, *Cochrane Database Syst Rev* (1):CD000022, 2004.

Lilienfeld DE, Mandel JS, Coin P, Schuman LM: Projection of asbestos related diseases in the United States, 1985-2009. I. Cancer, *Br J Ind Med* 45:283–291, 1988.

Lipkin DP, Scriven AJ, Crake T, Poole-Wilson PA: Six minute walking test for assessing exercise capacity in chronic heart failure, *Br Med J (Clin Res Ed)* 292(6521):653–655, 1986.

Liu C, Cheng J: Endothelin receptor antagonists for pulmonary arterial hypertension, *Cochrane Database Syst Rev* (1):CD004434, 2005.

Lynch DA, Travis WD, Muller NL, et al: Idiopathic interstitial pneumonias: CT features, *Radiology* 236:10–21, 2005.

Machado RF, Gladwin MT: Chronic sickle cell lung disease: new insights into the diagnosis, pathogenesis and treatment of pulmonary hypertension, *Br J Haematol* 129:449–464, 2005.

Main E, Prasad A, Schans C: Conventional chest physiotherapy compared to other airway clearance techniques for cystic fibrosis, *Cochrane Database Syst Rev* (1):CD002011, 2005.

Malik AS, Warshafsky S, Lehrman S: Meta-analysis of the long-term effect of nifedipine for pulmonary hypertension, *Arch Intern Med* 157:621–625, 1997.

Man SF, McAlister FA, Anthonisen NR, Sin DD: Contemporary management of chronic obstructive pulmonary disease: clinical applications, *JAMA* 290(17):2313–2316, 2003.

Manser RL, Irving LB, Byrnes G, et al: Screening for lung cancer: a systematic review and meta-analysis of controlled trials, *Thorax* 58:784–789, 2003.

Marras TK, Nopmaneejumruslers C, Chan CK: Efficacy of exclusively oral antibiotic therapy in patients hospitalized with non-severe community-acquired pneumonia: a retrospective study and meta-analysis, *Am J Med* 116:385–393, 2004.

Mayo Clinic Cardiovascular Working Group on Stress Testing: Cardiovascular stress testing: a description of the various types of stress tests and indications for their use, *Mayo Clinic Proc.* 71:43–52, 1996.

McIvor RA: Future options for disease intervention: important advances in phosphodiesterase-4 inhibitors, *Eur Respir Rev.* 16(105):105–112, 2007.

Mills GD, Oehley MR, Arrol B: Effectiveness of β-lactam antibiotics compared with antibiotics active against atypical pathogens in non-severe community-acquired pneumonia: meta-analysis, *BMJ* 330:456, 2005.

Miyamoto S, Nagaya N, Satoh T, et al: Clinical correlates and prognostic significance of six-minute walk test in patients with primary pulmonary hypertension: comparison with cardiopulmonary exercise testing, *Am J Respir Crit Care Med* 161:487–492, 2000.

Moghissi K, Dixon K, Stringer MR: Current indications and future perspective of fluorescence bronchoscopy: a review study, *Photodiagnosis Photodyn Ther.* 5:238–246, 2008.

Morgan WJ, Crain EF, Gruchalla RS, et al: Inner-City Asthma Study Group. Results of a home-based environmental intervention among urban children with asthma, *N Engl J Med* 351:1068–1080, 2004.

Morrissey BM, Evans SJ: Severe bronchiectasis, *Clin Rev Allergy Immunol* 25:233–247, 2003.

Mueller C, Laule-Kilian K, Christ A, Staub D: The use of B-type natriuretic peptide in the diagnosis of acute dyspnoea, *Clin Lab* 51:5–9, 2005.

Mwandumba HC, Squire SB: Fully intermittent dosing with drugs for treating tuberculosis in adults, *Cochrane Database Syst Rev* (4):CD000970, 2001.

Nachamkin I, Kang C, Weinstein M: Detection of resistance to isoniazid, rifampin, and streptomycin in clinical isolates of *Mycobacterium tuberculosis* by molecular methods, *Clin Infect Dis* 24:894–900, 1997.

NAEPP National Asthma Education and Prevention Program Expert Panel Report 3: *Guidelines for the diagnosis and management of asthma*, summary report 2007. http://www.nhlbi.nih.gov/health-pro/guidelines/current/asthma-guidelines/full-report.htm.

National Center for Health Statistics, 2011: *Asthma prevalence, health care use and mortality United States*, 2005-2009. http://www.cdc.gov/nchs/data/nhsr/nhsr032.pdf.

National Emphysema Treatment Trial Research Group: Patients at high risk of death after lung-volume-reduction surgery, *N Engl J Med* 345:1075–1083, 2001.

National Institute for Occupational Safety and Health: *Work-related lung disease surveillance report*, 1999. http://www.cdc.gov/niosh/docs/2000-105/2000-105.html.

National Institute for Occupational Safety and Health: *Distribution of agent categories most often associated with work-related asthma cases for all four SENSOR reporting states (California, Massachusetts, Michigan, New Jersey), 1993-1999: Worker Health Chartbook*, 2004. http://www2a.cdc.gov/niosh-Chartbook/imagedetail.asp?imgid=206.

National Institute for Occupational Safety and Health: *Number of deaths of U.S. residents aged 15 or older with asbestosis recorded as an underlying or contributing cause on the death certificate, 1968-1999: Worker Health Chartbook*, 2004. http://www2a.cdc.gov/NIOSH-Chartbook/imagedetail.asp?imgid=217.

Nelson H, Kemp J, Berger W, et al: Efficacy of zileuton controlled-release tablets administered twice daily in the treatment of moderate persistent asthma: a 3-month randomized controlled study, *Ann Allergy Asthma Immunol* 99:178–184, 2007.

Nichol KL, Nordin J, Mullooly J, et al: Influenza vaccination and reduction in hospitalizations for cardiac disease and stroke among the elderly, *N Engl J Med* 348:1322–1332, 2003.

Nunes H, Soler P, Valeyre D: Pulmonary sarcoidosis, *Allergy* 60:565–582, 2005.

Olsson JK, Zamanian RT, Feinstein JA, Doyle RL: Surgical and interventional therapies for pulmonary arterial hypertension, *Semin Respir Crit Care Med* 26:417–428, 2005.

Ouellette DR: The safety of bronchoscopy in a pulmonary fellowship program, *Chest* 130:1185–1190, 2006.

Panos RJ, Mortenson RL, Niccoli SA, King TE Jr: Clinical deterioration in patients with idiopathic pulmonary fibrosis: causes and assessment, *Am J Med* 88:396–404, 1990.

Panpanich R, Lerttrakarnnon P, Laopaiboon M: Azithromycin for acute lower respiratory tract infections, *Cochrane Database Syst Rev* (4):CD001954, 2004.

Paolini R, Armigliato M, Zamboni S: Pulmonary hypertension and systemic diseases, *Curr Drug Targets Inflamm Allergy* 3:459–467, 2004.

Pappas PG: Blastomycosis, *Semin Respir Crit Care Med* 25:113–121, 2004.

Paramothayan NS, Lasserson TJ, Jones PW: Corticosteroids for pulmonary sarcoidosis, *Cochrane Database Syst Rev* (2):CD001114, 2005a.

Paramothayan NS, Lassserson TJ, Wells AU, Walters EH: Prostacyclin for pulmonary hypertension in adults, *Cochrane Database Syst Rev* (2):CD002994, 2005b.

Patel H, Platt R, Lozano JM, Wang EEL: Glucocorticoids for acute viral bronchiolitis in infants and young children, *Cochrane Database Syst Rev* (3):CD004878, 2004.

Perez-Penate G, Cabrera Navarro P, Ponce Gonzalez M, et al: Long-term inhaled nitric oxide plus dipyridamole for pulmonary arterial hypertension, *Respiration* 72:419–422, 2005.

Peters SP, Kunselman SJ, Icitovic N, the National Heart, Lung, and Blood Institute Asthma Clinical Research Network, et al: Tiotropium bromide step-up therapy for adults with uncontrolled asthma, *N Engl J Med* 363(18):1715–1726, 2010.

Phair JP, Munoz A, Detels R, et al: The risk of *Pneumocystis carinii* pneumonia among men with human immunodeficiency virus type 1, *N Engl J Med* 322:161–165, 1990.

Pifer LL, Hughes WT, Stagno S, et al: *Pneumocystis carinii* infection: evidence for high prevalence in normal and immunosuppressed children, *Pediatrics* 61:35–41, 1978.

Plotnick L, Ducharme F: Combined inhaled anticholinergics and beta2-agonists for initial treatment of acute asthma in children, *Cochrane Database Syst Rev* (4):CD000060, 2000.

Prescott WA Jr, Johnson CE: Antiinflammatory therapies for cystic fibrosis: past, present, and future, *Pharmacotherapy* 25:555–573, 2005.

Pue CA, Pacht ER: Complications of fiberoptic bronchoscopy at a university hospital, *Chest* 107:430–432, 1995.

Putinati S, Ballerin L, Piattella M, et al: Is it possible to predict the success of non-invasive positive pressure ventilation in acute respiratory failure due to COPD? *Respir Med* 94:997–1001, 2000.

Quon BS, Gan WQ, Sin DD: Contemporary management of acute exacerbations of COPD: a systematic review and metaanalysis, *Chest* 133:756–766, 2008.

Rafanan AL, Mehta AC: Role of bronchoscopy in lung cancer, *Semin Respir Crit Care Med* 21:405–420, 2000.

Ram FS, Cates CJ, Ducharme FM: Long-acting β2-agonists versus anti-leukotrienes as add-on therapy to inhaled corticosteroids for chronic asthma, *Cochrane Database Syst Rev* (1):CD003137, 2005.

Randhawa HS: Respiratory and systemic mycoses: an overview, *Indian J Chest Dis Allied Sci* 42(4):207–219, 2000.

Rattan A: PCR for diagnosis of tuberculosis: where are we now? *Indian J Tuberc.* 47:79–82, 2000.

Ries AL, Bauldoff GS, Carlin BW, et al: ACCP/AACVPR evidence-based clinical practice guidelines, *Chest* 131:4S–42S, 2007.

Rimland D, Navin TR, Lennox JL, et al: Prospective study of etiologic agents of community-acquired pneumonia in patients with HIV infection, *AIDS* 16:2361–2362, 2002.

Rodrigo GJ, Castro-Rodriguez JA: Anticholinergics in the treatment of children and adults with acute asthma: a systematic review with meta-analysis, *Thorax* 60:740–746, 2005.

Rodrigo GJ, Nannini LJ, Rodríguez-Roisin R: Safety of long-acting beta-agonists in stable COPD: a systematic review, *Chest* 133:1079–1087, 2008.

Rodrigo GJ, Rodrigo C, Pollack CV, Rowe B: Use of helium-oxygen mixtures in the treatment of acute asthma, *Chest* 123:891–896, 2003.

Roy PM, Colombet I, Durieux P, et al: A systematic review and meta-analysis of strategies for the diagnosis of suspected pulmonary embolism, *BMJ* 331:259–267, 2005.

Ruhnke M: Mucosal and systemic fungal infections in patients with AIDS: Prophylaxis and treatment, *Drugs* 64:1163–1180, 2004.

Rust G, Zhang S, Reynolds J: Inhaled corticosteroid adherence and emergency department utilization among Medicaid-enrolled children with asthma, *J Asthma* 50(7):769–775, 2013.

Schluger NW: The diagnosis of tuberculosis: what's old, what's new, *Semin Respir Infect* 18:241–248, 2003.

Segreti J, House HR, Siegel RE: Principles of antibiotic treatment of community-acquired pneumonia in the outpatient setting, *Am J Med* 118(Suppl):21S–28S, 2005.

Sharma SK, Mohan A, Kadhiravan T: HIV-TB co-infection: epidemiology, diagnosis and management, *Indian J Med Res* 121:550–567, 2005.

Shefet D, Robenshtock E, Paul M, Leibovici L: Empiric antibiotic coverage of atypical pathogens for community acquired pneumonia in hospitalized adults, *Cochrane Database Syst Rev* (2):CD004418, 2005.

Sildenafil (Revatio) for pulmonary arterial hypertension, *Med Lett Drugs Ther* 47:65–67, 2005.

Sin DD, McAlister FA, Man SF, Anthonisen NR: Contemporary management of chronic obstructive pulmonary disease: a scientific review, *JAMA* 290:2301–2312, 2003.

Sin DD, Man J, Sharpe H, et al: Pharmacological management to reduce exacerbations in adults with asthma: a systematic review and meta-analysis, *JAMA* 292:367–376, 2004.

Singh S, Amin A, Loke YK: Long-term Use of inhaled corticosteroids and the risk of pneumonia in chronic obstructive pulmonary disease: a meta-analysis, *Arch Intern Med* 169:219–229, 2009.

Smieja MJ, Marchetti CA, Cook DJ, Smaill FM: Isoniazid for preventing tuberculosis in non-HIV infected persons, *Cochrane Database Syst Rev* (1):CD001363, 1999.

Smith AD, Cowan JO, Brassett KP, et al: Use of exhaled nitric oxide measurements to guide treatment in chronic asthma, *N Engl J Med* 352:2163–2173, 2005.

Smith DM, Giobbie-Hurder A, Weinberger M, et al: Predicting non-elective hospital readmissions: a multi-site study. Department of Veterans Affairs Cooperative Study Group on Primary Care and Readmissions, *J Clin Epidemiol* 53:1113–1118, 2000.

Smucny J, Fahey T, Becker L, Glazier R: Antibiotics for acute bronchitis, *Cochrane Database Syst Rev* (4):CD000245, 2004.

Solomon LJ, Marcy TW, Howe KD, et al: Does extended proactive telephone support increase smoking cessation among low-income women using nicotine patches? *Prev Med* 40:306–313, 2005.

Spagnolo P, Grunewald J: Recent advances in the genetics of sarcoidosis, *J Med Genet* 50(5):290–297, 2013.

Stead LF, Lancaster T: Group behaviour therapy programmes for smoking cessation, *Cochrane Database Syst Rev* (2):CD001007, 2005.

Stuart MJ, Setty BN: Acute chest syndrome of sickle cell disease: new light on an old problem, *Curr Opin Hematol* 8:111–122, 2001.

Tak T, Gutierrez R: Comparing stress testing methods: available techniques and their use in CAD evaluation, *Postgrad Med* 115:61–70, 2004.

Targonski PV, Addington W, Orris P, Persky VW: Trends in asthma mortality among African Americans and whites in Chicago, 1968 through 1991, *Am J Publ Health.* 8:1830–1833, 1994.

Thier SL, Yu-Isenberg KS, Leas BF, et al: In chronic disease, nationwide data show poor adherence by patients to medication and by physicians to guidelines, *Manage Care.* 2008;17:48–52, 55–57.

Thrupp L, Bradley S, Smith P, et al: SHEA Long-Term Care Committee. Tuberculosis prevention and control in long-term care facilities for older adults, *Infect Control Hosp Epidemiol* 25:1097–1108, 2004.

Tooher R, Middleton P, Pham C, et al: A systematic review of strategies to improve prophylaxis for venous thromboembolism in hospitals, *Ann Surg* 241:397–415, 2005.

Trulock EP: Lung and heart-lung transplantation: overview of results, *Semin Respir Crit Care Med* 22:479–488, 2001.

Tsang KW, Tipoe GL: Bronchiectasis: not an orphan disease in the East, *Int J Tuberc Lung Dis* 8:691–702, 2004.

US Department of Health and Human Services: The health consequences of involuntary exposure to tobacco smoke: a report of the U.S. Surgeon General, *DHHS.* 2006.

U.S. Preventive Services Task Force: Screening for Lung Cancer: U.S. Preventive Services Task Force Recommendation Statement, AHRQ Publication No. 13-05196-EF-3. http://www.uspreventiveservicestaskforce.org/uspstf13/lungcan/lungcanfinalrs.htm.

Van de Wiele C, Signore A, Dierckx RA: Peptide receptor imaging: advances in the diagnosis of pulmonary diseases, *Am J Respir Med* 1:177–183, 2002.

Van Kampen V, Merget R, Baur X: Occupational airway sensitizers: an overview on the respective literature, *Am J Ind Med* 38:164–218, 2000.

Volmink J, Garner P: Directly observed therapy for treating tuberculosis, *Cochrane Database Syst Rev* (1):CD003343, 2003.

Volmink J, Woldehanna S: Treatment of latent tuberculosis infection in HIV infected persons, *Cochrane Database Syst Rev* (1):CD000171, 2004.

Vu T, Farish S, Jenkins M, Kelly H: A meta-analysis of effectiveness of influenza vaccine in persons aged 65 years and over living in the community, *Vaccine* 20:1831–1836, 2002.

Walker S, Monteil M, Phelan K, et al: Anti-IgE for chronic asthma, *Cochrane Database Syst Rev* (3):CD003559, 2003.

Wan S, Quinlan DJ, Agnelli G, Eikelboom JW: Thrombolysis compared with heparin for the initial treatment of pulmonary embolism: a meta-analysis of the randomized controlled trials, *Circulation* 110:744–749, 2004.

Wang XR, Christiani DC: Respiratory symptoms and functional status in workers exposed to silica, asbestos, and coal mine dusts, *J Occup Environ Med* 42:1076–1084, 2000.

Wang EEL, Tang NK: Immunoglobulin for preventing respiratory syncytial virus infection, *Cochrane Database Syst Rev* (3):CD001725, 1999.

Wells PS, Anderson DR, Rodger M, et al: Derivation of a simple clinical model to categorize patients' probability of pulmonary embolism: increasing the model utility with the SimpliRED D-dimer, *Thromb Haemost* 83:418, 2000.

Wells PS, Anderson DR, Rodger M, et al: Excluding pulmonary embolism at the bedside without diagnostic imaging: management of patients with suspected pulmonary embolism presenting to the emergency department by using a simple clinical model and d-dimer, *Ann Intern Med* 135:98–107, 2001.

Westney GE, Habib S, Quarshie A: Comorbid illnesses and chest radiographic severity in African-American sarcoidosis patients, *Lung* 185:131–137, 2007.

Wheat LJ, Conces D, Allen SD, et al: Pulmonary histoplasmosis syndromes: recognition, diagnosis, and management, *Semin Respir Crit Care Med* 25:129–144, 2004.

Wheat LJ, Freifeld AG, Kleiman MB, et al: Clinical practice guidelines for the management of patients with histoplasmosis: 2007 update by the Infectious Diseases Society of America, *Clin Infect Dis* 45:807–825, 2007.

Wicki J, Perneger TV, Junod AF, et al: Assessing clinical probability of pulmonary embolism in the emergency ward: a simple score, *Arch Intern Med* 161:92–97, 2001.

Wijkstra PJ: Non-invasive positive pressure ventilation (NIPPV) in stable patients with chronic obstructive pulmonary disease (COPD), *Respir Med* 97:1086–1093, 2003.

Wijkstra PJ, Lacasse Y, Guyatt GH, et al: A meta-analysis of nocturnal noninvasive positive pressure ventilation in patients with stable COPD, *Chest* 124:337–343, 2003.

Wilkinson D, Squire SB, Garner P: Effect of preventive treatment for tuberculosis in adults infected with HIV: Systematic review of randomised placebo controlled trials, *BMJ* 317:625–629, 1998.

Wood AY, Davit AJ 2nd, Ciraulo DL, et al: A prospective assessment of diagnostic efficacy of blind protective bronchial brushings compared to bronchoscope-assisted lavage, bronchoscope-directed brushings, and blind endotracheal aspirates in ventilator-associated pneumonia, *J Trauma* 55:825–834, 2003.

Wood-Baker RR, Gibson PG, Hannay M, et al: Systemic corticosteroids for acute exacerbations of chronic obstructive pulmonary disease, *Cochrane Database Syst Rev* (1):CD001288, 2005.

World Health Organization: *WHO Report 2005: Global tuberculosis control—surveillance, planning, financing*, http://www.who.int/tb/publications/global_report/2005/en/.

World Health Organization: *Chronic Respiratory Diseases: Burden of COPD*, 2013 http://www.who.int/respiratory/copd/burden/en/.

World Health Organization: *Treatment of tuberculosis guidelines, fourth edition*, 2009. Recommendation 1.1, p. 32. http://whqlibdoc.who.int/publications/2010/9789241547833_eng.pdf.

Young LM, Good N, Milne D, et al: The prevalence and predictors of airway hyperresponsiveness in sarcoidosis, *Respirology* 17(4):653–659, 2012.

Yurdakul AS, Calisir HC, Tunctan B, Ogretensoy M: Comparison of second controller medications in addition to inhaled corticosteroid in patients with moderate asthma, *Respir Med* 96:322–329, 2002.

Zhang L, Mendoza-Sassi RA, Wainwright C, Klassen TP: Nebulized hypertonic saline solution for acute bronchiolitis in infants, *Cochrane Database Syst Rev* (4):CD006458, 2008.

Zoorob RJ, Sidani M, Deboisblanc BP: Pulmonary medicine. In Rakel RE, editor: *Textbook of Family Medicine*, St Louis, 2002, Mosby, pp 395–423.

视频资料

**The following videos are available at www.expertconsult.com:
Video 16-1 Chest Tube Placement**

网络资源

www.aafp.org/afp/2004/0301/p1107.html Interpretation of spirometry.

www.cdc.gov/flu/professionals/ and www.cdc.gov/vaccines/vpd-vac/pneumo CDC information on pneumococcal and influenza vaccines.

www.cdcnpin.org/scripts/tb/cdc.asp CDC tuberculosis information.

www.goldcopd.com Global Initiative for Chronic Obstructive Lung Disease (COPD); Global Strategy for the Diagnosis, Management, and Prevention of COPD (GOLD guidelines).

www.guidelines.gov Provides clinical guidelines for pulmonary function testing and treatment.

www.lungusa.org American Lung Association; community and patient resources.

http://meded.ucsd.edu/clinicalmed/lung.htm; www.med.ucla.edu/wilkes Physical examination and lung auscultation.

http://www.med-ed.virginia.edu/courses/rad/ On-line tutorials for reading chest x-rays and chest CT.

http://www.nhlbi.nih.gov/health-pro/resources/lung/naci/asthma-info/naepp.htm Clinical guidelines for asthma.

http://www.nlhep.org/pages/spirometry.aspx National Lung Health Education Program; spirometry information.

www.nlm.nih.gov/medlineplus National Institutes of Health MedlinePlus online service.

http://phil.cdc.gov/phil/quicksearch.asp Pulmonary imaging (e.g., chest radiograph, CT).

http://www.thoracic.org/statements American Thoracic Society guidelines on clinical areas such as TB, pneumonia, asthma, and COPD.

www.uams.edu/radiology/education/teaching_cases/default.asp University of Arkansas Medical Sciences, Department of Radiology Teaching Cases.

第 17 章 眼 科 学

EARL R. CROUCH, Jr. ■ ERIC R. CROUCH ■ THOMAS R. GRANT, Jr.

全科医师接诊患者时，可能只观察到有限的症状，但这些症状间的细微差别可能提示着不同的诊断。所以一定要全面评估患者的状况，以便决定是否给予治疗或转诊给眼科专科医师治疗。为了做出准确的诊断，掌握眼部的基本解剖知识非常必要（图 17-1）。

红眼病

全科医师经常会遇到患者主诉眼睛发红，通常，导致红眼症状的都是普通疾病，例如结膜炎、结膜下出血等。这些疾病可以自愈，或易于治疗。但少数红眼症状源于更严重的疾病，例如树枝状溃疡，虹膜炎，急性闭角性青光眼，新生儿眼炎，先天性青光眼等。全科医生必须能清晰地将其与普通的结膜炎及结膜下出血等区分开，立刻将他们转诊至眼科专家处治疗至关重要。为了判断红眼病，全科医师需要笔形电筒、裂隙灯、视力表荧光染色剂、麻醉剂和眼压计等。

评估

症状及体征

通常主诉为红眼的患者，会告诉医生症状是迅速发展还是缓慢进展的。这些信息非常重要，因为一颗异物例如一颗沙粒掉入结膜囊，结膜会迅速充血，但病毒性或过敏性结膜炎，以及虹膜炎，则起病较慢。眼部疼痛也是重要的症状（表 17-1）。角膜表层若受到刺激，例如有异物时，眼部会有沙粒感。眼睛深部的炎症反应，例如虹膜炎、虹膜睫状体炎或角膜深层嵌入异物会造成更严重的钝性疼痛。

第三种需要全科医师引起注意的症状是畏光。畏光提示患者可能患有角膜炎、虹膜炎或闭角性青光眼。结膜炎患者通常不伴有畏光（表 17-2）。

红眼病患者常有眼部分泌物增多的主诉（表 17-3）。

如果患者没有主动提起眼部分泌物，医师也必须了解是否有分泌物及其类型和数量。脓性（乳白色或黄色）分泌物提示细菌感染。浆液性或清水样分泌物提示病毒感染。少量白色黏性分泌物常见于过敏性结膜炎。患者若没有分泌物，需要警惕少见病因，如虹膜睫状体炎，紫外线性角膜炎（日光盲），或急性闭角性青光眼。视力下降是一个重要和危险的信号，必须记录在病史里。

查体

双眼都必须检查，因为很多单眼的结膜炎患者的双眼都有明显的结膜炎前期表现。需要仔细检查充血的种类：结膜充血的特点是多个可分辨的结膜表层血管血管充血，以穹窿部最为明显，向角膜边缘方向充血逐步减轻。而睫状充血则为近角膜缘周充血，说明睫状体的深部血管受累，炎症更为严重，常见的疾病有角膜深层感染，虹膜炎，虹膜睫状体炎。用裂隙灯仔细检查睑结膜上有无淋巴样增生（铺路石样的改变）。拉下下眼睑要检查分泌物的数量与形态。监测泪小点的形态，观测有无脓液从泪道中渗出。在急性泪囊炎时，泪囊部的触诊会有压痛。

全科医师应该仔细检查角膜。正常情况下，角膜是完全透明的，角质基质内过量液体存积会造成部分混浊，使用笔形手电筒直接照射角膜可以观察到。弥漫的角膜云雾混浊可见于先天性青光眼和闭角型青光眼中。使用笔形电筒观察角膜之后，需行角膜荧光染色。染色纸为无菌的滤纸条，打湿染色纸，轻触远离角膜的结膜表面。患者眨眼后，染色便均匀遍布整个角膜表面，然后使用 UV 光源的增强荧光。角膜上的亮绿色部分代表上皮细胞缺失或病变。角膜染色能明确地提示角膜上皮擦伤，帮助医生诊断角膜异物或感染性的上皮细胞缺损，例如单纯疱疹病毒所致的树枝状角膜炎（图 17-2）。

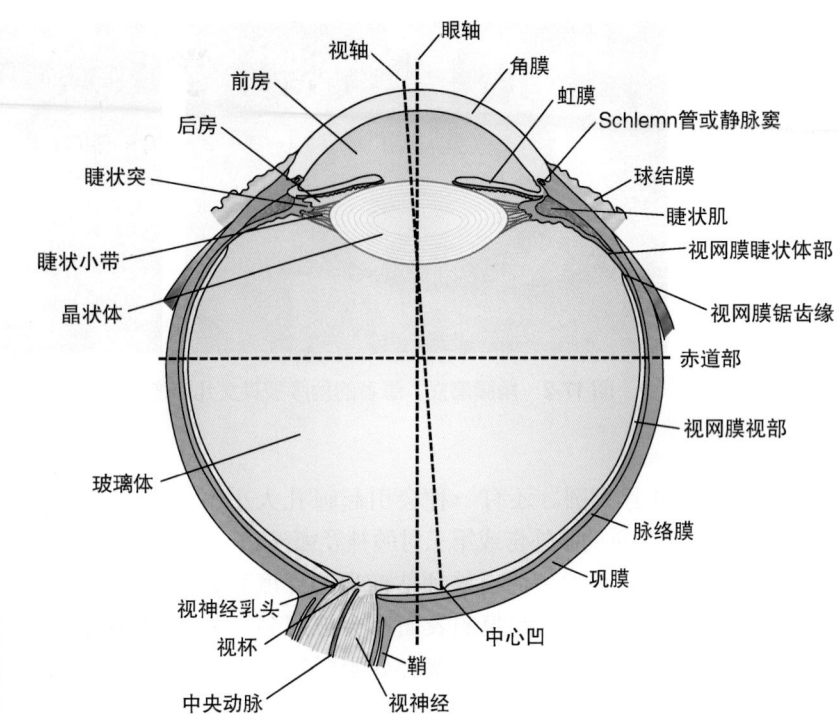

图 17-1　右眼的解剖结构(From Scheie HG, Albert DM. Textbook of ophthalmology, 9th ed. Philadelphia, Saunders, 1977.)

表 17-1　红眼病:鉴别诊断

症状	细菌性结膜炎	虹膜炎	角膜炎(keratitis)	急性青光眼
视力	正常	下降	下降	严重下降
疼痛	无	中度,间歇性,针刺样	严重,尖锐	严重,可伴有恶心、呕吐
畏光	无	中度	中度	中度
分泌物	量大,附着在眼睫毛上	无	无或较少	无
充血	结膜充血	睫状充血	睫状充血	混合充血
角膜形态	透亮	透亮	混浊	混浊
瞳孔大小	正常	正常或低缩小	正常	扩大
眼内压	正常	正常或降低	正常	升高

* 注意:不要在有分泌物的情况下测量眼内压

From American Academy of Ophthalmology. The red eye. San Francisco: AAO Professional Information Committee; 1986.

表 17-2　红眼病患者的处理流程(无外伤史者)

1. 检查有无以下症状或体征
   a. 视力下降
   b. 眼痛
   c. 畏光
   d. 角膜染色
   e. 角膜水肿
   f. 瞳孔大小不等
   g. 眼内压升高
2. 若有以上任何一个症状,请将患者转诊给眼科专家进行治疗
3. 若无以上症状,患者可能为结膜炎
4. 若红眼、眼痛、视力下降这三联征出现,医生应该警惕患者失明的风险

表 17-3　结膜炎的表现

症状	原因
脓性分泌物	细菌性
浆液性或清水样分泌物	病毒性
稀薄白色分泌物	过敏性
耳前淋巴结肿大	病毒性

　　全科医师应仔细检查双侧瞳孔的大小和形状。大部分人双侧瞳孔等大等圆;少部分人先天瞳孔不等大,这些人通常自知瞳孔不对称。若某患者既往瞳孔对称,新出现瞳孔大小不等,提示可能患有虹膜炎,其特征表现为患眼的瞳孔缩小。闭角型青光眼急性发作时,患

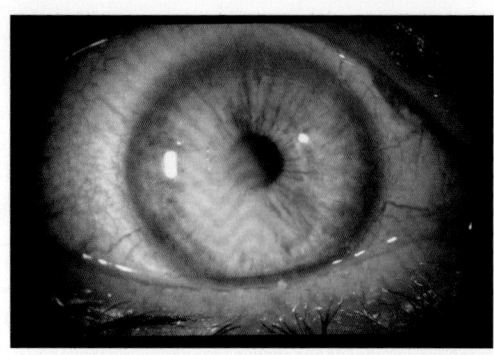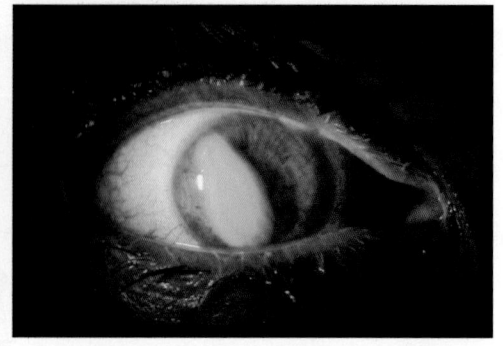

图 17-2　角膜磨损。患者的角膜被其女儿抓伤(左),右侧图片为特征性的荧光染色结果

瞳通常扩大,并且不圆。还有一种会引起瞳孔大小不等的情况,就是严重的眼外伤或第三对颅神经瘫痪。

　　全科医生可以通过旁照射法评估前房的深度。如果前房正常或较深,整个虹膜的表面都会被照亮。如果前房浅,则离瞳孔较远的虹膜就会处于阴影中。红眼同时伴有浅的前房可能提示急性闭角型青光炎或眼部外伤。先天性青光眼患者的前房都较深。

　　如果红眼病患者没有明显感染,则可使用眼压计测量眼内压。大部分的红眼病患者眼内压正常,升高的眼内压提示急性闭角性青光眼。虹膜炎、眼外伤和眼穿通伤的患者眼内压通常较低。测量眼内压前后都需给眼压计消毒,最好用加热灭菌法。

　　耳前淋巴结肿大是病毒性结膜炎的常见伴随症状,而在急性细菌性结膜炎患者不会见到(表 17-3)。

婴儿红眼病

重　点

- 医生需重视婴儿的红眼病,鉴别新生儿眼炎、先天性青光眼、结膜炎或泪囊炎。
- 若症状提示为新生儿眼炎,需做分泌物培养。
- 泪囊炎患儿伴有发热时,需做培养以确定针对性的治疗方案。
- 怀疑为先天性青光眼的患儿应被转诊到眼科专家处接受治疗。
- 慢性泪囊炎患儿最佳手术治疗年龄为 6~12 个月。
- 泪囊突出的患儿需到眼科专家处就诊并且接受全身抗生素治疗。

　　1 岁以内的婴儿可能患一些特殊的疾病,例如新生儿眼炎、急性或慢性泪囊炎、细菌性结膜炎和先天性青光眼。

新生儿眼炎

　　新生儿眼炎发生在 4 周内,为结膜的感染或炎症。可能的原因为化学性结膜炎、奈瑟淋球菌和衣原体感染。成人性病增多以及能预防新生儿眼炎的硝酸银溶液短缺,使得新生儿眼炎持续增加。新生儿眼炎往往是全身感染的一个表象,除了很快好转的病例之外都需要找到确切的原因,表 17-4 概述了各种不同新生儿眼炎的治疗方法。目前,红霉素(erythromycin)是最佳选择。聚维酮碘滴眼液(0.5%)毒性小、经济、有效,却没有得到推广,因为人们经常将其与聚维酮碘肥皂相混淆。

　　预防性用药硝酸银已被红霉素替代,所以化学性结膜炎的发生率大幅降低。在有这些预防性用药之前,新生儿眼炎常见原因为奈瑟淋球菌感染。半数淋球菌结膜炎患儿会出现角膜混浊,最终导致失明。虽然有红霉素预防,淋球菌结膜炎也会偶尔发生。患儿通常表现为眼睑红肿、脓性分泌物、牛肉红样结膜以及结膜充血。淋球菌可以快速穿透完整的角膜上皮,若诊断或治疗不及时,则会造成角膜穿孔。若怀疑新生儿患有淋球菌结膜炎,一定要请眼科专家诊治。患儿也可能会有全身受累,伴有中枢神经系统症状。如果可能的话,患儿家长需检查有无性病,并同时治疗。

　　CDC 推荐使用 1 次 1% 硝酸银溶液或 0.5% 红霉素眼膏或 1% 四环素眼膏预防新生儿眼炎(CDC,2002b)。

衣原体感染

　　导致新生儿眼炎最常见的病因为衣原体感染。若产道被衣原体感染,那么分娩时新生儿就会不可避免地接触衣原体,且没有预防措施,这造成了衣原体新生儿眼炎的高发病率。新生儿随时可以发病,典型病例为轻微的单眼或双眼浆液脓性结膜炎,伴有眼睑水肿及结膜充血。全身受累还可引起鼻炎、阴道炎和中耳炎。

表 17-4　新生儿眼炎的治疗

疾病	诊断	治疗
淋球菌结膜炎	细胞内双球菌革兰染色阴性；巧克力培养皿或 Thayer-Martin 培养皿上生长；葡萄糖发酵试验阴性、麦芽糖发酵试验阴性	头孢曲松，125mg IM 单次注射加上以下其中一个：口服四环素 500mg qid；口服多西环素 100mg bid；口服红霉素 500mg qid；眼科专家会诊
其他细菌性结膜炎	革兰染色试验；在血性培养皿或巧克力培养皿上生长	革兰染色阳性：红霉素眼膏 qid 治疗 2 周；革兰染色阴性：庆大霉素、妥布霉素或氟喹诺酮 qid 治疗 2 周
衣原体结膜炎	吉姆萨染色——碱性细胞质内包涵体；衣原体培养	四环素 500mg qid 治疗 3~4 周；红霉素 250~500mg 治疗 3 周；多西环素 100mg bid 治疗 2 周；阿奇霉素 1g（1 次）

治疗选用四环素眼膏或红霉素眼膏，每日 4 次，共 4 周。同时父母也需口服四环素或阿奇霉素治疗。其他可选的治疗方案包括口服红霉素或多西环素 3 周。哺乳期妇女应避免使用全身四环素治疗。

所有怀疑为感染性新生儿眼炎的患儿都需做结膜分泌物培养（CDC 2002）。

细菌性结膜炎

常见引起细菌性结膜炎的革兰阳性细菌包括金黄色葡萄球菌、肺炎链球菌，以及 A、B 族链球菌（图 17-3）。常见革兰阴性细菌包括流感嗜血杆菌、大肠杆菌、铜绿假单胞菌。所有年龄段的人群均可感染细菌性结膜炎。常见症状为球结膜水肿、脓性分泌物、眼睑水肿和结膜充血，甚至可引发菌血症，尤其是铜绿假单胞菌。结膜分泌物需在血性或巧克力培养皿中进行培养。

在培养结果未回时，氟喹诺酮点眼可以有效治疗病情严重的病例（Leibowitz，1991）。革兰染色阴性细菌最好选用妥布霉素或氟喹诺酮点眼。若有全身感染症状，最好使用全身抗生素治疗。医生在使用庆大霉素、新霉素、磺胺醋酰滴眼液时，需特别小心，因为这几种抗生素都有可能造成化学性结膜炎，处理较为复杂。轻症结膜炎用红霉素或杆菌肽素治疗可取得良好疗效。

急性泪囊炎

婴儿可患急性泪囊炎，即泪囊的急性炎症（图 17-4）。通常患儿会有疼痛、流泪、红肿及泪小点出现分泌物。若患儿发热，需行分泌物革兰染色及培养。肺炎链球菌及金黄色葡萄球菌最为常见。在病程急性期需全身使用抗生素，眼科专家应立即会诊，因患儿需要泪道冲洗及探针探查以使泪道畅通。病情严重时可造成泪囊突出、全身性感染、脑膜炎，甚至死亡，特别是在小婴儿中。

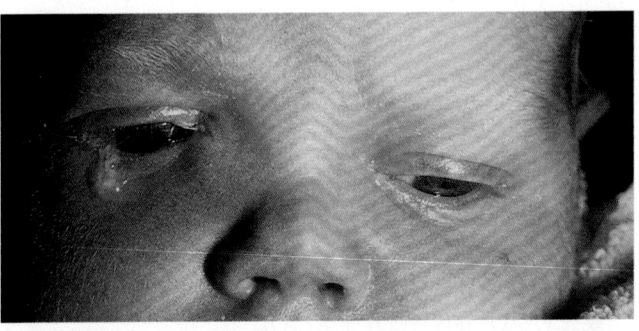

图 17-4　新生儿急性泪囊炎伴发热和不适。泪囊按摩及全身抗生素治疗可减轻急性感染

慢性泪囊炎和鼻泪管阻塞

慢性泪囊炎患儿往往有长期的流泪史，泪小点附近有黄色分泌物和痂壳。局部治疗可选用氟喹诺酮等抗生素点眼，每天 4 次。母亲应该学会如何按摩挤压患儿泪囊，每天做 4~6 次。80% 患儿可以在 6~12 个月龄左右自愈。若治疗不成功或泪囊炎持续存在，患儿应去眼科专家处治疗，在 6~10 个月龄时疏通泪囊管。14 个月龄之前，1 次探针穿通鼻泪管的成功率为 90%。

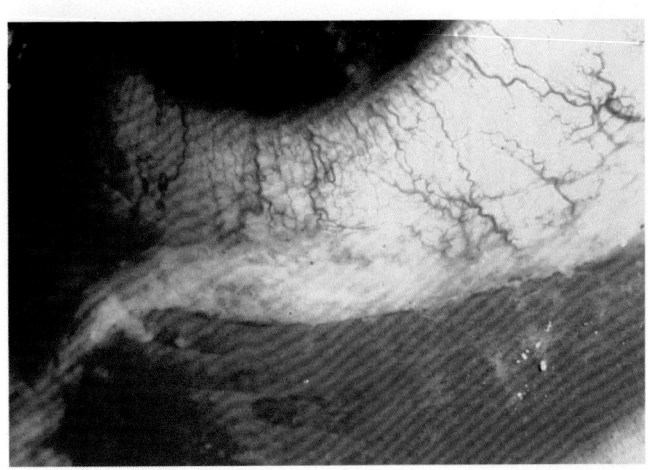

图 17-3　化脓性结膜炎提示链球菌、流感嗜血杆菌、葡萄球菌或铜绿假单胞菌感染（From American Academy of Ophthalmology. The red eye. San Francisco：AAO Professional Information Committee；1986.）

先天性青光眼

先天性青光眼发生率为 1/10 000 活产，有潜在致盲性，常常被误诊为慢性泪囊炎。2/3 的患儿为双侧眼受累，常表现为长期流泪。同时患儿畏光，喜欢把头埋在枕头中或毯子里，伴有频繁眨眼及眼睑痉挛。临床检查可发现患儿有大角膜（正常情况≤12mm）、角膜混浊（图 17-5）。患儿眼内压升高，使角膜后弹力层破裂，房水流入角膜基质，导致角膜水肿。同时高眼压还引起严重的视神经损伤，最终失明。一旦怀疑青光眼，应立刻请专家会诊。90% 的患儿都可通过手术治愈。所有患儿都应由专家终身随访，避免眼压再次升高和出现弱视。

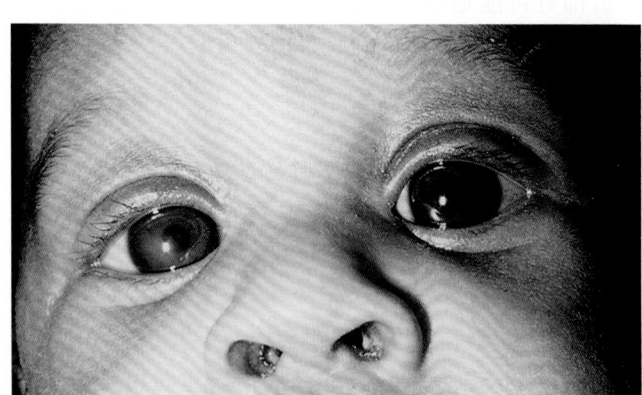

图 17-5 一位患有先天性青光眼的 2 个月大患儿，其右眼角膜呈云雾状并伴有高眼压，诊断为先天性青光眼

治疗要点

- 新生儿应预防性使用 0.5% 红霉素眼膏或 1% 四环素眼膏以降低新生儿眼炎的发病率（CDC, 2002）（推荐等级：A）。
- 0.3% 环丙沙星滴眼液经验性治疗细菌性结膜炎有良好疗效（Leibowitz, 1991）（推荐等级：A）。
- 大部分细菌性结膜炎可使用广谱抗生素治疗 5~7 天，疗效佳（AAO 2008）（推荐等级：A）。
- 鼻泪管阻塞患儿可于 6~12 个月龄时行鼻泪管手术治疗，若病情需要，也可提前手术（Katowitz et al., 1987）（推荐等级：C）。
- 先天性青光眼患儿应由小儿眼科专家或青光眼专家进行诊治（AAO 2008）（推荐等级：A）。

大龄儿童及成人红眼病

重 点

- 大龄儿童及成人红眼病需仔细检查来进行鉴别诊断。

- 脓性结膜分泌物需行培养，使用广谱抗生素进行治疗。
- 局部点眼治疗过敏性结膜炎通常效果较好，而全身抗组胺治疗时可诱发过敏性结膜炎。
- 眼部蜂窝组织炎患者需行 CT 检查，并使用全身抗生素治疗。结膜分泌物、血液、鼻咽部分泌物都需进行细菌培养。
- 虹膜炎特征症状为疼痛、畏光、瞳孔缩小以及睫状充血，通常在眼部外伤后致病。
- 若红眼病患者戴隐形眼镜，需仔细检查有无角膜溃疡。
- 急性闭角型青光眼属于急症，须立即由眼科专家进行治疗。

睑缘炎

睑缘炎是眼睑的慢性炎症以及睫毛附近的睑腺异常。两种最常见的类型是慢性葡萄球菌性睑缘炎和鳞屑性睑缘炎（图 17-6）。慢性葡萄球菌性睑缘炎是发病率最高的外眼感染。最初无特殊症状，但随着疾病进展，患者眼部出现烧灼感、异物感，睫毛呈束状，甚至脱落，睑缘红肿，睫毛附着痂皮。鳞屑性睑缘炎患者头皮、睫毛、眉毛和耳朵上都有皮脂聚集。睫毛上附着黄色蜡样分泌物，干后成痂为其特征。睑缘炎不伴有皮肤溃疡。两种睑缘炎的治疗均费时费力，且容易复发，往往需反复治疗。患者需注意眼睑清洁，葡萄球菌性睑缘炎还需使用局部抗生素治疗。

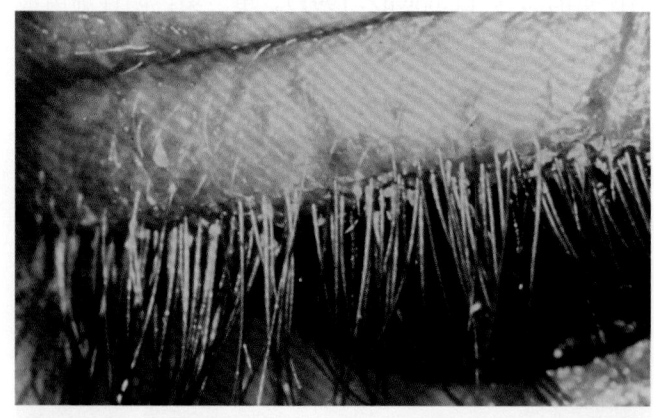

图 17-6 鳞屑性睑缘炎的特征是皮脂聚集睫毛根部，呈黄色蜡样分泌物，干后结痂（From AAO. The Red Eye）

睑腺炎

睑腺炎也称麦粒肿，是睑缘腺体最常见的局灶性感染（图 17-7）。睑腺炎外形类似于疖子，患者眼睑红肿热痛，结膜可能有中度充血。治疗措施包括每天 4 次，

每次 15 分钟的热敷,以及局部涂抹抗生素。一般患者不需全身应用抗生素,除非睑腺炎继发隔前蜂窝组织炎。睑腺炎通常在几天之内自动破溃,脓液流出,若 2 个星期患者还未恢复,则需转诊到眼科专家处治疗。

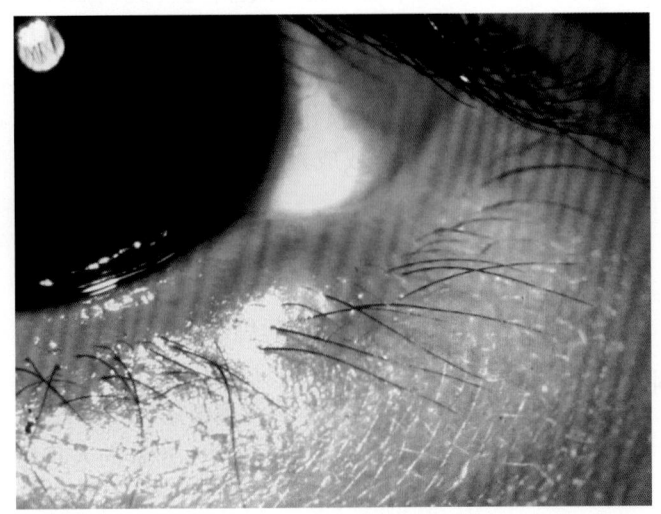

图 17-7 急性睑腺炎,即麦粒肿。眼睑红肿热痛,内有类似于疖子的病灶。治疗方法为热敷和局部抗生素涂抹(From American Academy of Ophthalmology.The Red Eye. San Francisco:AAO Professional Information Committee;1986.)

睑板腺囊肿

睑板腺囊肿又称霰粒肿,为睑板腺的特发性慢性非化脓性炎症,眼睑慢性肿胀,不伴结膜炎(图 17-8)。睑板腺囊肿是一种慢性肉芽肿性炎症反应,可以持续数周或数月。除非睑板腺囊肿有继发感染,否则口服或局部抗生素治疗无效。触诊时有橡胶感,囊肿无触痛。若发生在上眼睑,视力可有暂时性损害。如果睑板腺囊肿持续超过 4~6 周,可考虑手术切除或刮除。如果存在睑板腺癌,则会反复出现睑板腺囊肿,所以这种情况下需进行活检及病理切片检查。

细菌性结膜炎

所有常见的细菌都可以导致急性结膜炎。现在最常见的病原体为肺炎链球菌、流感嗜血杆菌、金黄色葡萄球菌和铜绿假单胞菌。超急性细菌性结膜炎的主要病原体为奈瑟淋球菌和奈瑟脑膜炎球菌。发生细菌性结膜炎的危险因素包括佩戴隐形眼镜、与患者接触、免疫力低下、鼻泪管阻塞和鼻窦炎。若有大量脓性分泌物,必须做细菌培养(图 17-3)。患者可出现结膜下出血,特别是流感嗜血杆菌感染。

治疗选用局部抗生素,例如红霉素或杆菌肽素。妥布霉素眼膏可用于多种革兰阴性或阳性菌感染。环

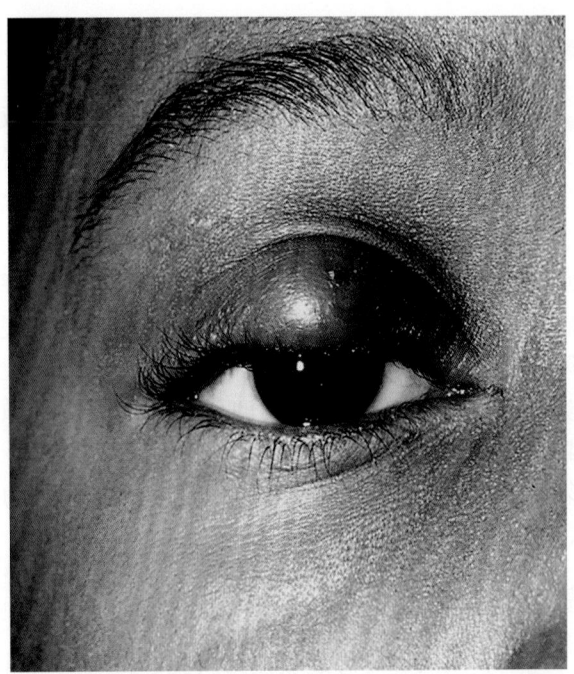

图 17-8 10 岁女童右眼上眼睑的睑板腺囊肿(From American Academy of Ophthalmology. The red eye. San Francisco:AAO Professional Information Committee;1986.)

丙沙星和氧氟沙星同样可以有效覆盖大部分细菌性结膜炎病原体。奈瑟淋球菌与流感嗜血杆菌性结膜炎需要全身抗生素治疗。若结膜炎症状在治疗后 2~3 天内无缓解或加重,则需请眼科专家治疗。

环丙沙星和氧氟沙星对大多数细菌有效,新型喹诺酮药物如加替沙星与莫西沙星属于,抗菌谱更广,对革兰阳性菌的穿透力也更强。除非有眼科专家的特殊指导,通常情况下对结膜炎或其他原因所造成的红眼病不采用激素或激素与抗生素混合物治疗。

局部使用激素可能会造成严重的眼科副作用,禁止用于结膜炎。副作用主要有以下几种:

1. 有未发现的角膜疱疹感染,激素会导致感染侵入角膜深层,造成穿孔。

2. 长期局部使用激素(通常 >2 周)可以造成开角型青光眼。

3. 长期使用激素可以造成白内障。

4. 局部使用激素可增加真菌角膜溃疡的易感性。

综上所述,局部使用激素应在眼科专家的指导下进行。

治疗要点

● 所有疑诊为新生儿眼炎的患儿需进行结膜分泌物培养(推荐等级:A)。

病毒性结膜炎

病毒性结膜炎与细菌性结膜炎不同，分泌物较少且为水性。由于病毒性结膜炎传染性极强，所以必须勤洗手加以预防。若感染，医院员工、护工或研究人员必须隔离以防止相互传染。耳前淋巴结肿大可用于鉴别病毒性和细菌性结膜炎。同时患者可伴有上呼吸道感染。严重病例还可因角膜受累而出现畏光、视力下降，这时需请眼科专家会诊。但大部分的病毒性结膜炎能够自愈，不需要特殊处理。特别注意局部激素是禁止使用的。大部分患者在 10～14 天内可恢复，也无须血清学诊断。若结膜炎持续不好转或出现视力下降、疼痛，则需请眼科专家治疗。

过敏性结膜炎

儿童和成人都可患过敏性结膜炎。发病通常具有季节性，春秋季最易受累。虽然可伴有过敏性鼻炎，但过敏性结膜炎也可单独出现而没有其他系统性症状。患者有瘙痒感，眼红及球结膜水肿，其程度不一，变化较快。季节性过敏性结膜炎与各种花粉有关，根据花粉种类的不同，其发病季节和严重程度也不同。

患者两只眼睛的严重程度可以不相同。慢性过敏性结膜炎最常见于对屋内的一些物质过敏，例如尘螨、动物毛发、真菌和蟑螂。而猫对过敏患者而言是个尤为强烈的刺激。

过敏性结膜炎的治疗包括避免接触过敏原、过敏季节晚上关窗以及保护眼睛（甚至戴太阳镜都会降低过敏性结膜炎的发病率）。进屋后洗手、每天洗头、避免用手摸眼，这些行为也能减低发病率。床上用品每周应清洗一次。在严重或顽固病例中需测试过敏原及进行脱敏治疗。

能缓解症状的治疗措施包括冷敷、人工泪液以及非处方类抗组胺药。局部抗组胺能减充血剂包括盐酸萘甲唑啉/磷酸安他唑啉（vasocon A）和盐酸萘甲唑啉/马来酸非尼拉敏（naphcon A），它们既安全又有效。但使用后会有反射性血管扩张，造成慢性结膜充血。

4% 色甘氨酸钠和盐酸奥洛他定（patanol）为有效的肥大细胞稳定剂。氨基三丁醇奥洛他定（acular）、盐酸氮斯汀（optivar）和氨基三丁醇氰苯草氨酸（alomide）也都是治疗过敏性结膜炎的不错选择。系统性抗过敏药可引发过敏性结膜炎，其原因为泪膜减少。

结膜下出血

结膜下出血患者可以表现为血红色眼，但视力不受损，也无痛感。通常出血没有明确原因，但部分患者可在发病前有咳嗽、打喷嚏或用力史。医生应安慰患者除了结膜下出血外并无其他病变，告知患者出血可在 2～3 周内自行吸收，不需特殊处理。除非患者反复发生结膜下出血，否则不需行凝血试验检查，且出血性疾病一般很少累及血管较少的巩膜。若怀疑有外伤，患者需由眼科专家检查，以排除更为严重的疾病，例如穿孔、钝挫伤或眼球的隐性损伤。结膜下出血可能提示患者为受到虐待的儿童或成人，这时需进一步检查身体其他外伤。

角膜疱疹病毒感染

眼部疱疹病毒感染可以引起结膜炎、角膜炎和葡萄膜炎（虹膜、睫状体和脉络膜的炎症）。温带地区最常见的引起角膜混浊的疾病为单纯疱疹病毒（HSV）感染。人类是这种 DNA 病毒的唯一宿主，90% 的人身体里有抗 HSV 抗体。HSV 的潜伏期为 2～12 天，最常见感染眼部的为 HSV-1 型，但 HSV-2 型也可能感染。以前认为 HSV-1 型为眼型，而 HSV-2 型为生殖器型，但现在流行病学证明它们都可造成角膜感染，所以检测病毒载量或培养时同时对 2 套病毒监测。

初发单纯疱疹病毒感染　未具免疫的人初次感染单纯疱疹时通常表现为结膜炎，伴清水样分泌物、眼睑皮肤上有水疱和耳前淋巴结肿大。患者往往伴有口腔和皮肤的水疱及溃疡。角膜感染可能会有单一或多个树枝状溃疡。若出现树枝状溃疡，需请眼科专家进行诊治。特别需注意检查患者鼻部是否受累。若鼻尖有水疱，说明病毒已感染滑车神经的分支鼻睫神经，而角膜即通过鼻睫神经受感染。单纯疱疹病毒感染治疗方法为 1% 三氟胸苷（trifluridine）溶液点眼，每天 5 次，疗程 10～14 天。若其他部位发生感染，例如眼睑或角膜，则需加用片剂阿昔洛韦。眼部受累患者须由眼科专家进行治疗。

复发的角膜单纯疱疹病毒感染　首次感染时，单纯疱疹病毒进入中枢神经系统，潜伏在三叉神经节或其他神经节中。当病毒再次激活时，即可造成复发感染。病毒通过感觉神经到达靶组织，其中便有眼部。反复发作的角膜感染引起树枝状溃疡，数量不一。一段时间过后，受感染的角膜上皮崩塌，形成了树枝状溃疡。若角膜荧光染色发现树枝状溃疡，患者应被转诊到眼科专家处。

隔前蜂窝组织炎　隔前蜂窝组织炎影响眼睑及眼球周围软组织，其特征为眼睑的急性红肿。感染通常在上呼吸道感染、眼外感染或眼睑外伤基础上发生。患者可有低烧,主诉流泪、结膜炎及局部压痛。但往往隔前蜂窝组织炎症状不明显,除非引起继发的隔后蜂窝组织炎。治疗可经验性使用头孢呋辛、头孢曲松或萘夫西林。

隔后蜂窝组织炎

隔后蜂窝组织炎可发生于儿童或成人(图 17-9),通常继发于筛窦感染。这是儿童最常见的突眼原因。有时的确很难鉴别隔前和隔后蜂窝组织炎。隔后蜂窝组织炎时,患者动眼时会有疼痛,伴有结膜水肿,眼球运动受限。最常见的病原体为金黄色葡萄球菌、链球菌和流感嗜血杆菌。鼻咽部、结膜分泌物和血液应分别做细菌培养以确定病原体。

患者须请眼科专家会诊并立即留院观察。行急诊CT 以判断是否为隔后蜂窝组织炎,若确诊,则需住院静脉输入抗生素,同时请眼科专家诊治。其疗效取决于所选用的抗生素是否有效。隔后蜂窝组织炎的严重并发症包括海绵窦血栓、脑膜炎及失明。

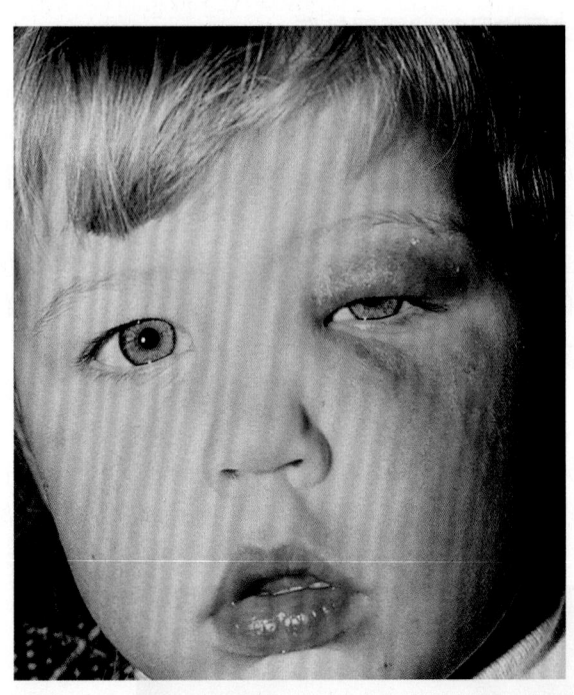

图 17-9　一位患有眼部蜂窝组织炎的 3 岁儿童(From American Academy of Ophthalmology. The red eye. San Franciso: AAO Professional Information Committee;1986)

虹膜炎

虹膜炎为前房组织的炎症,通常由感染或外伤引发。典型症状为睫状充血、疼痛、畏光及瞳孔缩小,不伴分泌物增多,伴角膜周围炎症,眼内压正常或降低。起始治疗包括用后马托品扩瞳,氯替泼诺减轻患者症状,并立即通知眼科专家会诊。

角膜溃疡

引起角膜溃疡最常见的原因为革兰阳性菌感染,包括葡萄球菌和链球菌,以及革兰阴性杆菌感染,包括铜绿假单胞菌和肠细菌。较少见的革兰阴性菌包括脆性类菌。角膜溃疡危险因素包括角膜磨损、持续角膜上皮缺损、免疫力低下、佩戴隐形眼镜、长期使用局部或全身激素、糖尿病和酗酒。治疗时需请眼科专家会诊,确定病原体培养,以选择合适的抗生素。

闭角性青光眼

房水外流途径的急性阻滞会造成眼内压急剧升高,这种情况在亚洲人种中多见,但各个人种都可发生。情绪波动或体力劳动、暗室中瞳孔扩大、扩瞳药物(较少见)都会诱发急性闭角型青光眼发作。急性发作的患者通常伴有剧烈眼痛、眼红、视力模糊、虹视,时有恶心及呕吐。检查可发现眼部睫状充血、瞳孔中度扩大、反应不佳、眼内压急剧升高。通常一次发作只有单眼受累。进展的病例可出现角膜混浊或水肿。

急性闭角型青光眼发作属于眼科急症,需立即采取药物治疗降低眼内压。一旦眼内压降低,可行 YAG 或激光虹膜周边切除术。

眼部外伤及其他急症

重 点

- 眼部化学烧伤需迅速进行处理、治疗,以稳定眼部表面情况。
- 视网膜中央动脉阻塞需立即进行处理,恢复视网膜血供。需彻底检查患者,确定动脉阻塞原因。
- 前房积血患者需小心处理、卧床休息、包裹伤眼,采用药物或手术治疗减轻并发症。前房积血和前房角退缩的患者终身都需随访,避免青光眼的发生。
- 眼表异物可保守治疗,去掉异物并使用抗生素眼膏。需仔细检查患者是否有眼球穿通伤。
- 视网膜脱离的早期症状有闪光感、浮影飘动,须立即进行处理。

急症

真正的急症是指需在几分钟内开始治疗措施的疾病。两种眼部急症分别为角膜化学烧伤和视网膜中央动脉阻塞。

化学烧伤

大部分酸溶液在接触角膜的瞬间就达到了其最大破坏程度——浓度越高,破坏程度也越大。但碱溶液对眼部的损伤更为严重,因为它可以持续发挥破坏作用,即使角膜早已脱离了碱环境。角膜溶解可能造成穿孔,晚期可出现严重的慢性青光眼。酸碱烧伤角膜是眼科真正的急症。碱烧伤,例如烧碱,能造成角膜永久不可逆的损伤,并导致失明。

化学烧伤后须立即不断地用普通生理盐水或林格溶液冲洗眼睛,一般需 1000ml,若暂时无法获得以上溶液,淋浴喷头、水龙头或饮用水都可用于冲洗。冲洗后及 30 分钟后分别测试结膜 pH 值,检测眼部表面状态是否已稳定下来,正常 pH 值处于 7.5～8。若 pH 值仍不正常,则继续冲洗直至正常为止。冲洗后积极使用抗生素眼膏,保持眼部润滑,并立即请眼科专家会诊。

治疗要点

- 眼部表面化学烧伤后需立即使用至少 1000ml 溶液进行冲洗,直至 pH 值恢复正常。眼科专家需在烧伤后 24 小时内进行评估诊治(AAO,2007)(推荐等级:C)。

视网膜中央动脉阻塞

视网膜中央动脉阻塞通常不由外伤引起,其发病率为 1/10 000。危险因素包括心房纤颤、二尖瓣疾病、动脉粥样硬化、高凝状态和高血压。另外,长期眼内肿胀也能导致视网膜中央动脉阻塞,这种情况往往发生于俯卧位做手术的患者。患者典型的眼底表现为动脉狭窄,视盘苍白,视网膜普遍变白。动脉阻塞几小时后视网膜上出现一个樱桃红点(图 17-10)。

该病的治疗需争分夺秒,包括让患者朝袋子内呼吸以提高体内二氧化碳浓度。急诊穿刺术能有效缓解眼内压力,可迅速挽回视力。但大部分医生都不能在几分钟内给患者行穿刺术。眼部按摩也能缓解眼内压力。一些医疗中心使用高压氧治疗,在部分患者中可恢复视网膜血流。只要还有恢复视力的希望,那么就应该在患者就诊后 90 分钟内采取治疗措施。视网膜中央动脉阻塞患者必须详细检查是否有心血管系统疾病。

紧急情况

紧急情况指治疗措施应在几分钟或几小时内开展的疾病,包括眼球穿通伤、急性闭角型青光眼、瞳孔阻滞、隔后蜂窝组织炎、角膜溃疡、角膜异物、淋球菌结膜炎、新生儿眼炎和急性虹膜炎。此外外伤致视网膜撕裂、玻璃体出血、视网膜脱离和前房积血都属于紧急情况。

眼球异物及其他眼部外伤

全科医生最常遇到的眼部外伤为眼部异物,而最常见的结膜囊异物或埋在角膜内的异物为来源于风中的灰尘、职业伤害,或者金属小颗粒,例如使用锤子锤击金属物体时飞溅的小颗粒。医生需检查异物所在具体位置及深度,患者的症状也可有所提示。如主诉眼内有沙粒感时异物一般在角膜表面,若异物穿入角膜基质,则会有眼内或眼后钝痛感。

临床检查时要注意患者眼部的炎症症状,结膜局灶的炎症通常提示异物位于眼表面,而睫状充血则提示异物处于深层,这时需眼科专家会诊。检查前先局部点麻醉药,避免眼睑痉挛以及反射性眨眼。在暗室

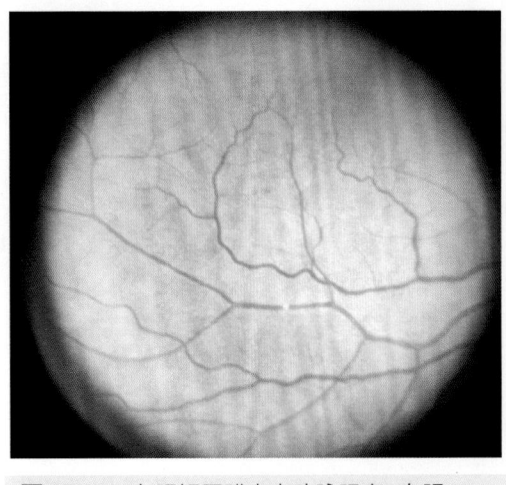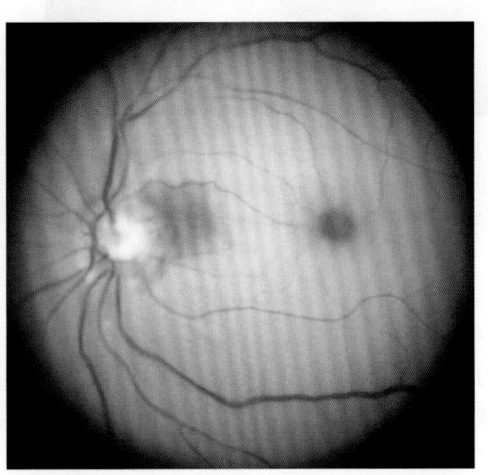

图 17-10　左眼视网膜中央动脉阻塞,右眼 Hollenhorst 斑。患者左眼黄斑具有典型的樱桃红点。右眼具有 Hollenhorst 斑和视网膜 arcade,表明双侧颈动脉疾病和心血管病

中检查,使用笔形电筒或检眼镜照明。裂隙灯检查更能清楚地观察角膜表面情况。角膜染色可显示角膜磨损,帮助确定已进入角膜基质的异物。

全科医生可以选择直接用无菌盐水冲洗掉结膜囊中的异物或是翻起上眼睑后用湿棉签拭去。对于浅表的角膜异物可以使用无菌湿棉签拭去,而埋在角膜基质中的异物需请眼科专家诊治。

角膜损伤 角膜磨损的通常原因为上眼睑内的异物或指甲等其他小物体的意外损伤。为了翻转眼睑,患者应取坐位并向下看,全科医生捏紧上眼睑中部睫毛先往外下拉,用棉签轻压睑板缘直到上眼睑上翻至正确位置。这时可以看到异物并用棉签除去。角膜磨损可用抗生素眼膏治疗。小磨损不需包扎,而大磨损需要加压包扎或佩戴角膜接触镜。

若棉签不能很容易地去除异物,或磨损在24小时内无法愈合,则需请眼科专家诊治。患者表现为角膜磨损时,也需检查有无其他眼球损伤。若患者伴有瞳孔不等大的体征,则提示可能有眼球穿通伤,需立即请眼科专家治疗。

隐形眼镜过度佩戴 隐形眼镜过度佩戴综合征的患者佩戴隐形眼镜的时间过长,在清早会有数小时的疼痛、流泪症状。长时间佩戴后,角膜出现水肿,上皮细胞受损。全科医生可安慰患者虽然疼痛剧烈,但其实疾病并不严重。但偶尔隐形眼镜会造成角膜磨损,特别是软性镜片,可能迅速导致严重的角膜感染。患者应在第二天随访检查,若无改善,建议去眼科专家处就诊。只有在角膜上皮完全修复后才能继续佩戴隐形眼镜。

金属异物 若金属异物留存眼中超过几个小时,在移除后会留下锈斑。锈斑可刺激角膜,可以造成慢性的炎症反应。应每日检查患者,行角膜染色,观察角膜愈合的速度是否达到预期。若24~48小时角膜还未开始愈合,则需怀疑角膜是否存在感染并立即请眼科专家会诊。为了防止感染的并发症,去除异物后都需局部使用抗生素眼膏。

角膜和巩膜撕裂

全科医生遇到角膜和巩膜撕裂患者后需给患眼进行包扎,并立即请眼科专家诊治。通常角膜和巩膜撕裂的体征包括瞳孔大小不等、眼内压下降、虹膜脱垂以及前房积血,并且角膜撕裂往往同时影响晶状体。还需检查患者是否同时存在眼球后部损伤,例如视网膜脱离、视网膜裂孔和玻璃体出血(图17-11)。这些患者可在门诊使用抗生素治疗。在修复手术时也可同时给

予玻璃体内抗生素治疗。一部分患者需住院进行静脉抗生素治疗,但现在大多抗生素的穿透玻璃体的能力差不多。一旦有条件,撕裂部应进行修复。转院可能造成伤口愈合延迟、增加感染几率或造成眼内容物脱出。

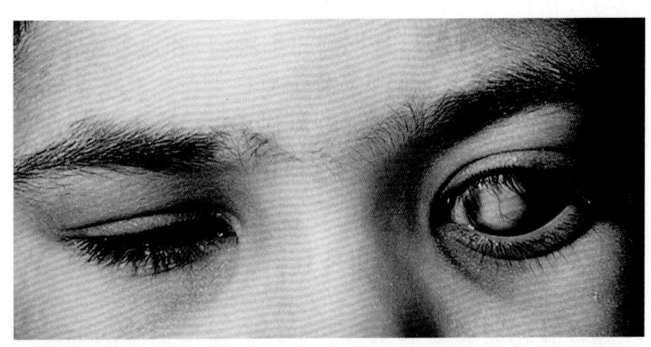

图 17-11 6岁男孩的角膜白斑。诊断为眼球外伤和穿通性角膜撕裂伤

眼球钝器伤

眼球钝器伤通常来源于不起眼的伤害或被高速抛出的物体撞击。全科医生应该询问具体的受伤过程了解撞击的速度,进一步推算出眼球所遭受的创伤程度。医生也需询问患者视力是否在受伤后立即下降。通常患者在创伤时感到眼前有闪光感,这提示视网膜受到刺激,因为任何视网膜的刺激都会被大脑理解为光亮。但持续的视力模糊提示更为严重的损伤,例如有血液漂浮在前房房水中。漂浮的血液在直接检眼镜检查时不易被发现,需要裂隙灯检查。

眼瘀斑(眼睑钝裂伤) 睑瘀斑可轻可重,若同时伴有严重的疼痛、出血或持续的视力模糊,医生就得考虑患者是否有更严重的损伤。这些患者需行CT检查,请眼科专家会诊以排除眼球破裂。

红眼病 几乎所有的眼部外伤都会造成眼表面血管出血或扩张(结膜下出血)。这在所有程度的外伤中都可观察到,例如自发结膜下出血往往意味着眼部小伤,但若伴有其他体征,则可能会有更严重的损伤,特别是同时伴有前房积血或玻璃体出血。

瞳孔改变 眼部的钝器伤也会造成瞳孔括约肌撕裂,导致外伤性瞳孔扩大。与先天性瞳孔不对称不同的是,外伤性瞳孔扩大有明确外伤史,扩大的瞳孔形状不规则。虽然瞳孔不对称本身对健康无危害,但它意味着眼部可能存在其他损伤,所以医生需仔细检查患者有无玻璃体或视网膜周边受损。

外伤性前房积血 眼部钝器伤可造成虹膜、前房角及其他眼内结构损伤。前房积血通常发生于儿童,往往由眼球前部被高速飞行的物体撞击造成。各种各样的

物体都会造成损害,例如球、石块、抛出的玩具、气枪、蹦极的绳子和拳头。随着儿童虐待案的上升,拳头及皮带造成的损伤越来越普遍。患者中有 75% 为男孩。

在极少数情况下,患者可能有自发性前房积血,这会与外伤性前房积血相混淆。自发性前房积血来源于新生血管、眼部肿瘤(视网膜母细胞瘤)和血管畸形(青少年黄肉芽肿),这些出血被认为是来自瞳孔旁的血管丛。外伤性的前房积血可以用毫米为尺度测量前房中的血液高度来进行分级。这属于眼科紧急情况,需立即请眼科专家诊治。

外伤性前房积血还可伴有白内障、脉络膜破裂、玻璃体出血、前房角退缩性青光眼、和视网膜脱离,这些伴随症状预示着预后不良。外伤性前房积血的预后与 3 个因素有关:①眼部其他的损伤程度,例如脉络膜破裂、黄斑瘢痕,②有无继发性出血,③有无继发青光眼、角膜血染或视神经萎缩。治疗能使大部分前房积血患者好转(参见附录 17-1,前房积血分级、并发症、治疗和预后的讨论)。

治疗要点

- 前房积血患者应卧床休息,包扎患眼,使用药物治疗消除积血并控制眼内压(Crouch,2009)(推荐等级:A)。
- 如果眼压持续升高或前房出血量超过 50% 的前房面积,需要手术取出血凝块以降低眼内压,保证角膜清晰,降低视神经萎缩风险(Sheppard et al.,2009)(推荐等级:A)。

非意外折磨神经创伤(既往的"惊吓婴儿综合征")

由于收集数据困难,非意外折磨神经创伤的真实发病率一直不得而知。据估计每年美国有 1300 位儿童因虐待而受到致死性的颅脑损伤。非意外折磨神经创伤的症状包括重复的、剧烈的、不受控制的、加速和减速相互交替的头颈运动。神经外伤也可发生在没有头颅外伤的儿童中。患儿通常小于 3 岁,大部分为 1 岁内。患儿典型表现为具有颅骨骨折或眼内出血,但这些不是确诊的必需条件。所有怀疑为非意外折磨神经创伤的患者都需接受眼科专家的检查,记录眼底检查结果。20% 的患者会在头几天内死亡。外伤性视网膜劈裂为非意外折磨神经创伤的特征性表现,特别是发生于小于 5 岁的儿童。

视网膜脱落

新发的眼前漂浮感或较以往增多的漂浮感提示视网膜脱离。眼球钝器伤后可发生视网膜脱离,特别是

老年人。自发性视网膜脱离有时也会发生,特别是在高度近视的人群中。患者可主诉患眼整体光亮度下降,或有持续闪光感,这提示视网膜牵拉。眼外伤后,医生不但应检查视网膜中央,视网膜周边也不能忽视。检查前使用短期扩瞳药扩瞳,在暗室中进行检查。若全科医生对检查结果有任何疑问,都需立即将患者转诊到眼科专家处。

其他严重损伤包括虹膜外伤性撕裂、晶状体半脱位或全脱位至前房中以及眼球向外破裂伴下直肌嵌顿所引起的眼球向上运动不能。这些损伤通常易被医生确认。

小儿眼科学

重 点

- 儿童应在出生时、3 个月、3~6 个月、6~12 个月、3 岁、5 岁时进行眼科筛查,以后每 1~2 年检查一次。
- 弱视和斜视虽不同,但却关系密切。儿童可患有弱视但没有斜视。所有弱视或斜视儿童都应由小儿眼科专家诊治。
- 白内障是小儿弱视的一个常见原因,需正确处理。
- 小儿白内障提示可能有潜在的代谢疾病、TORCH 感染(弓形虫、风疹、巨细胞病毒、单纯疱疹病毒和其他)或染色体异常。
- 白瞳症患儿需进行进一步详细检查,引起白瞳症的严重疾病包括白内障、犬弓蛔虫感染、视网膜疾病和视网膜母细胞瘤。

4 个月龄内的婴儿的视力检查

父母可能会告知医生孩子的眼睛不会看着他们。若有这条主诉,则全科医生需详细记录婴儿是否早产、有无胎儿窘迫、新生儿窒息或产伤。以神经发育为例,婴儿达不到适龄的发育标准提示存在异常,抽搐、脑瘫、染色体异常病史都提示潜在的病因。父母的这种主诉提示医生检查婴儿注视的能力。正常新生儿可以追寻人脸,2~3 个月的婴儿追寻亮光及对比度强烈的物体。视力评估可通过视动性眼球震颤鼓进行。若患儿的眼睛明显无法跟踪物体,提示其涉及动眼的结构可能有缺陷。双侧动眼神经麻痹、先天性纤维综合征或部分动眼神经麻痹都可造成这一现象。

眼球不停地转动是一种严重的眼球颤动形式,这表明中心凹知觉低下。眼球颤动是视力障碍的重要体

征之一,往往提示视力小于 20/200。通常在出生时或出生后不久起病,可为跳动性或振动性眼球震动。医生需记录眼球震动的方向,例如垂直、横向、旋转等。

眼前部的异常可以造成严重的视力下降,用 10 倍放大镜就可清楚地发现。这些异常包括先天性青光眼造成的角膜白斑(leucoma)、异常角膜和晶状体、先天性白内障、炎症或视网膜疾病相关的白瞳症(leukocria)。

眼后部的评估包括检查红光反射,可以提示早期的视网膜脱离或视网膜母细胞瘤。视神经发育异常可能与中线中枢神经异常相关,例如透明隔缺失、胼胝体发育不全或垂体功能低下。视神经发育不全或其他视神经异常常伴有眼球震颤。CT 与 MRI 可以检查到这些异常结构。视网膜电流描记计(ERG)对发现视力低下原因有帮助,Leber 先天性黑矇症、先天性全色盲和先天性夜盲症都具有异常的 ERG 结果。视觉诱发电位检查可以发现视觉通路是否有异常。

一些小婴儿视力检查无异常,却依然不能注视,这可能由于视觉系统发育迟缓。通常视觉系统在 4~6 个月发育成熟。视觉诱发电位视力在出生后几天约为 20/400,到 6 个月时提高到 20/40。一些患儿的视觉诱发电位反应和临床视力评估有异常,直到 4~12 个月时才开始好转。虽然没有明确的定义,但通常认为视觉系统发育迟缓的患儿视力偏弱,眼科检查可以没有问题,瞳孔对光反射也敏感,通常不伴眼球震动,ERG 检查也是正常的。

视力筛查与眼科检查

正确的视力筛查是小儿眼科保健中的重要环节。因为黄斑部接受视刺激对视觉发育起着至关重要的作用,所以早期发现及纠正视力问题可以有效地减少严重视力低下或失明的危险。美国眼科学会、美国儿科学会和美国小儿眼科与斜视学会强调了早期发现、早期治疗的重要性。全科医生需筛查以下 4 个问题:斜视、弱视、眼球疾病和屈光不正。在实际临床操作中,全科医生扮演着重要角色,因为他们能早期发现小儿的视觉问题。正确的筛查取决于以下几点:筛查的年龄、检查的设计、筛查步骤、效率以及转诊到眼科专家处就诊的标准。临床实践中,筛查必须便宜、快速,筛查工具易获得且容易使用。筛查手段需具有高敏感性,使得过度转诊和转诊过低率都控制到最小。

筛查的 4 个步骤

AAO(美国眼科学会)和 AAPOS(美国小儿眼科与斜视学会)推荐使用 4 个步骤为小儿进行筛查(表 17-5)。

1. 出生期,医生需检查所有新生儿。高危新生儿应由眼科专家检查,包括早产儿视网膜病、白内障、先天性异常及其他眼部异常。

2. 6 个月时检查。

3. 3 岁时检查。

4. 5 岁及以后检查。

美国眼科学会建议全科医生与当地一位熟悉小儿眼病的眼科专家紧密联系,以便确定筛查方案及转诊标准(参见附录 17-2)。

表 17-5 推荐的全科医生筛查视力方法

年龄	检查	转诊标准
新生儿	笔形电筒检查角膜	一切眼球异常
	排除眼球震颤	眼球震颤
	红光反射	异常红光反射或白光反射
6 个月	注视光源或小物体	反向遮盖健侧眼
	笔形电筒检查	眼球震颤
	角膜映光法	任何眼球异常
	遮盖试验	斜视
	红光反射	异常红光反射或白光反射
3 岁	视力检查:Snellen Letters	单眼或双眼视力低于 20/40
	E 字母或 HOTV 视	斜视
	力检查	一切眼球异常
	角膜映光法	
	眼底检查	
≥5 岁	视力检查:Snellen Letters	单眼或双眼视力低于 20/30
	E 字母或 HOTV 视	斜视
	力检查(参见网络资源)	一切眼球异常
	角膜映光法	
	遮盖试验	
	眼底检查	

特殊的儿童需要额外的视力筛查。以下儿童在非筛查年龄也应进行筛查:所有患眼科疾病风险的儿童,包括精神发育迟滞、21- 三体综合征或脑瘫儿童;所有伴有视力障碍体征或症状的儿童,例如学习成绩下降、阅读障碍或其他学习障碍者。医生需注意阅读障碍的发生率其实与不伴有阅读障碍但有眼部异常(斜视、屈光不正)的发病率一致。但阅读障碍是大脑皮层处理信息过程中出现问题,与眼部无关。眼部疾病不会造成书写时写反数字、文字、英语单词。

视力检查

很多诊断手段可用于检查斜视、弱视、眼球疾病以及屈光不正。这些手段包括视力检查、注视偏好测量,角膜映光法、遮盖试验、红光反射、眼底检查、立体视检查和屈光检查。

检查因弱视造成视力低下的最佳方法为分别检查双眼。应紧密遮盖避免偷看。若没有明显的弱视体征，唯一的线索为儿童反感把健侧眼遮住，并且儿童喜欢用健侧眼注视，无法用弱视眼注视远距离物体。这两种表现都是弱视的常见症状，可能由屈光不正、角膜白斑、视网膜或视神经异常或大脑皮层异常造成。

大于42个月的儿童可进行 Snellen 字母、Snellen 数字、E 字母和 HOTV 字母表检查，检查时需遮盖非测试眼，可使用眼罩等。

立体视力及屈光检测

视力检查是最常用的筛查视觉系统的方法，但单用这一方法可能会漏掉一些斜视或弱视患者。立体视力检查例如随机点立体图较便宜、准确，操作简单。立体视力检查是一项补充检查，可以提供更多的视觉健康信息。

屈光检查仪在临床中的运用处于起始阶段。红光反射的结果可重复，并可筛查不能说话的婴儿或儿童，对诊断 1.00～2.00 屈光不正敏感性高（可达95%）。儿童测试之前需麻痹睫状肌，以免得到假阳性结果，特别是近视患儿。另外还要注意需拍摄两张照片以免遗漏散光情况。这些技术效果显著，但必须相对价格便宜。最近，越来越多新型技术设备将被引入视力筛查中。

斜视和弱视

斜视和弱视是儿童视觉障碍中最常见的两种情况。斜视与弱视患者分别占人群的4%。弱视患者中有一半同时患有斜视。

眼睛垂直或横向运动由6条眼外肌控制，眼外肌固定于巩膜表面。双眼共同运动是双眼单视的基础。通过融合作用（fusion），大脑将双眼所见物体合成一个三维立体画面。只有眼外肌使双眼同时运动，大脑才能正确处理这些信息。若眼外肌功能失衡，一只眼向上、向下、向内或向外运动，而另一只眼保持不动，这时大脑接受到的两只眼的视物不同，所以无法进行融合。

眼外肌不能协同作用导致斜视的发生。除了融合不能，斜视的其他原因还有屈光不正、解剖异常和神经支配不等量。成人新发的斜视往往造成复视，但儿童斜视往往会抑制斜视眼所看到物体。抑制的结果导致正视眼承担了视觉的所有功能，对侧眼由于缺乏使用而造成中心视力下降。斜视的种类很多，例如水平、垂直和旋转斜视（参见附录17-3）。

眼部无器质性病变但视力低下称之为弱视。不要将斜视与弱视混淆，因为前面已经提到弱视患者中有一半同时患有斜视。小于4岁的儿童中斜视是造成单眼失明的最重要的原因（图17-12）。弱视通常为单眼，但双眼都可能患有高度近视、远视或散光。除非早期治疗，否则弱视将会导致永久的视力损害。3～4岁时开始治疗弱视是可行的，如果超过13岁则治疗困难，但也有成功的报道。治疗越早，效果也越好。早期的弱视治疗包括佩戴眼罩、眼镜或同时佩戴。眼罩应遮住健侧眼，同时治疗合并的白内障或屈光不正。

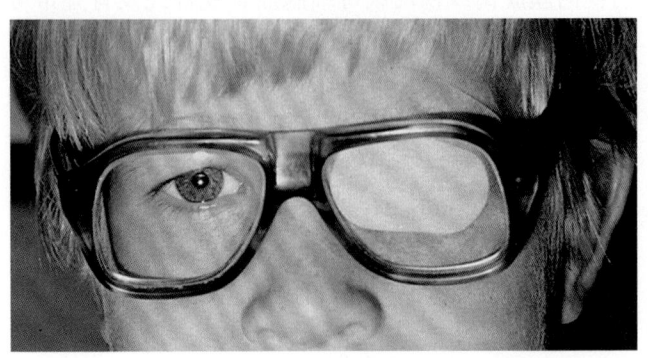

图17-12 弱视——一位5岁男孩用眼罩遮住健侧眼以提高弱视眼的视力

斜视的检查

斜视检查的4大方法包括角膜映光法、遮盖试验（cover test）、红光反射和眼位检查。角膜映光法检查时，患儿双眼注视前方，用笔形电筒同时照射双侧瞳孔，比较双侧角膜映光的位置。如果无斜视，则应处于相同位置。若存在斜视，其中一只眼睛的映光则偏离中心位置。图17-13说明了不同方向斜视中映光的偏离位置。A图中，左眼角膜映光位于中心，但右眼角膜映光偏于外侧，这说明右眼偏向内侧，即右眼内斜视。B图中，左眼角膜映光位于中心，但右眼映光偏于内侧，说明右眼偏向外侧，即右眼外斜视。C图中，角膜映光提示右眼上斜视，左眼为正视眼。

进行遮盖试验时要求患儿直视20m以外的物体（图17-14）。大于3岁的患儿我们一般使用视力表，而小一点的孩子我们使用有颜色的运动物体，或者玩具。当患儿注视着这个物体时，遮盖右眼，观察左眼的运动方向。如果左眼为了聚焦物体而移动，说明遮盖右眼前左眼有斜视。重复以上步骤，遮盖左眼，观察右眼运动情况。如果未遮盖眼向内运动，则为外斜视，反之若向外运动则为内斜视。

第三种试验包括瞳孔红光反射的激发试验。这项检查能评价眼位以及排除眼内介质的异常，例如白内障。检查在暗室中进行，医生站在患儿550～730cm（18～

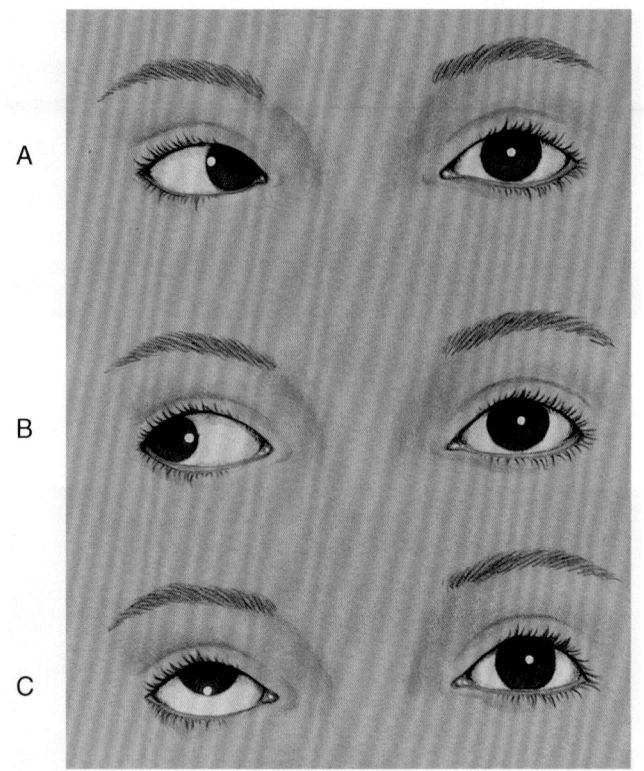

图 17-13 右眼内斜视(A), 右眼外斜视(B), 右眼上斜视(C)
(From American Academy of Ophthalmology. The child's eye: strabismus and amblyopia. San Francisco: American Academy of Ophthalmology, Professional Information Committee; 1982.)

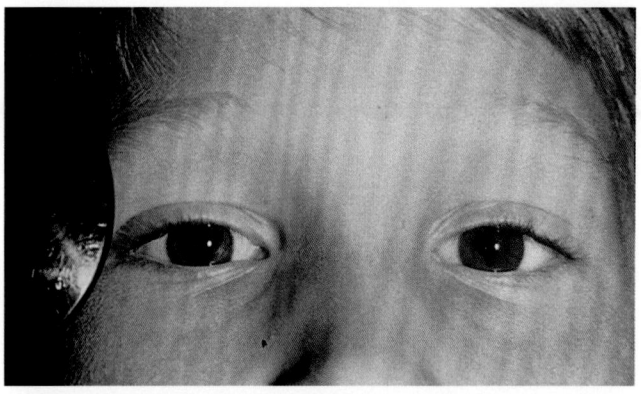

图 17-14 遮盖 - 去遮盖试验。检查未遮盖眼是否有斜视
(From American Academy of Ophthalmology. The child's eye: strabismus and amblyopia. San Francisco: American Academy of Ophthalmology, Professional Information Committee; 1982.)

24 英尺)外。同时观察双侧红光反射,并用直接检眼镜比较两者差别。红光反射应双侧对称。若眼内介质异常,则双侧红光反射不对称或为白光反射。异常的反射也可能说明有高度屈光不正或小斜视。检眼镜也可以直接观察到眼底和视盘。第四种检查方法测试眼球运动及眼位(图 17-15)。检查结果可以很好地提示是否有双眼的协同障碍。所有全科医生都应学会这项检查,因为早期发现斜视患者可以使他们的预后更好。

表 17-6 列出了几种斜视类型。先天性内斜视最好用手术治疗,时间选在 6～12 个月龄(图 17-16)。内斜视也可由屈光不正引起,这种情况可配戴眼镜治疗(图 17-17 和图 17-18)。大角度外斜视和上斜视也通过手术治疗(图 17-19 到图 17-23)(参见附录 17-3)。

表 17-6 斜视分类

类型	比例(%)	发病年龄
先天性或婴儿型内斜型	20	出生 6 个月
调节性内斜型	45～50	6 个月至 7 岁(通常 2 岁)
非调节性内斜型	10	因原因不同而不同
外斜视	20	不定(通常在 1～2 岁内发病)
上斜视	<5	因原因不同而不同

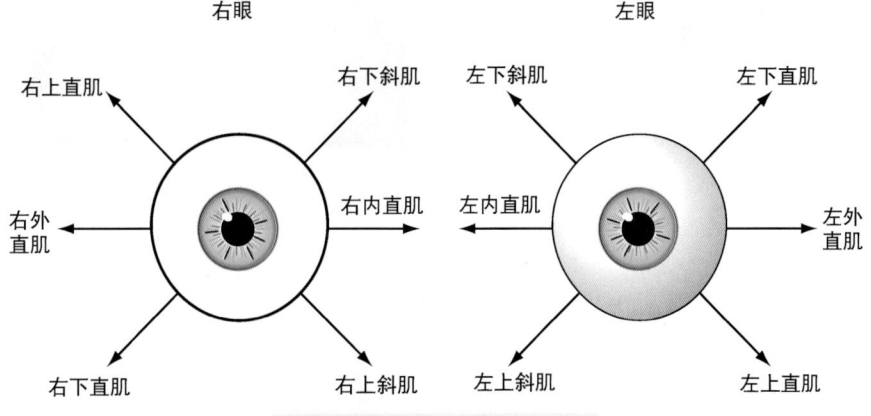

图 17-15 眼外肌的运动功能

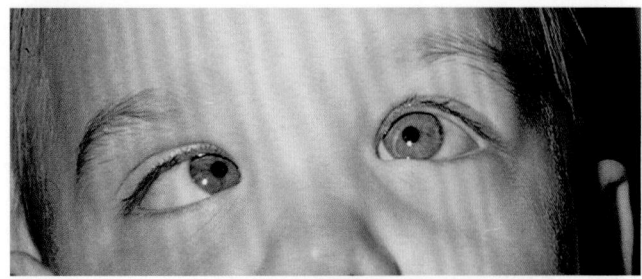

图 17-16　一位 12 个月的男婴患有内斜视。图右侧眼固定时，左侧眼呈内斜视

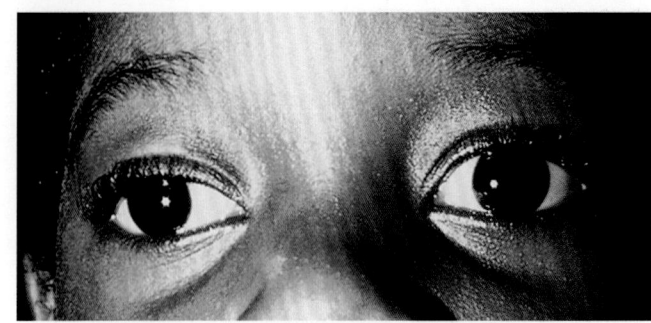

图 17-19　一位 8 岁儿童患有右眼外斜视

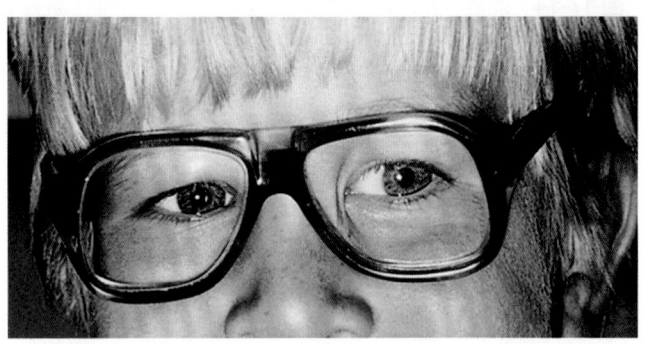

图 17-17　一位 5 岁儿童患有调节性内斜视和屈光参差性弱视，其双眼屈光不正不对称

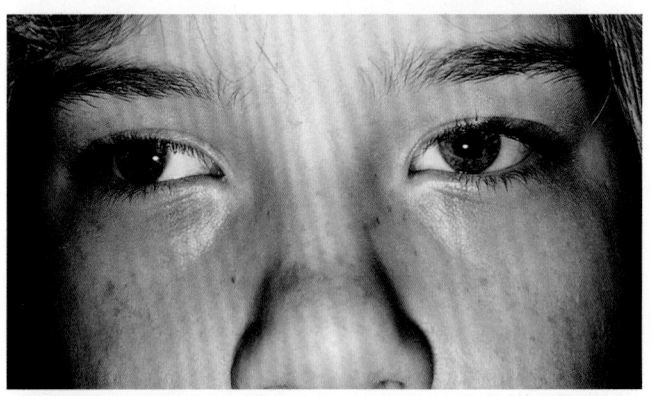

图 17-20　一位 8 岁儿童，其正性 Kappa 角看上去很像外斜视。事实上，这位儿童患有早产儿视网膜病，双侧黄斑牵拉

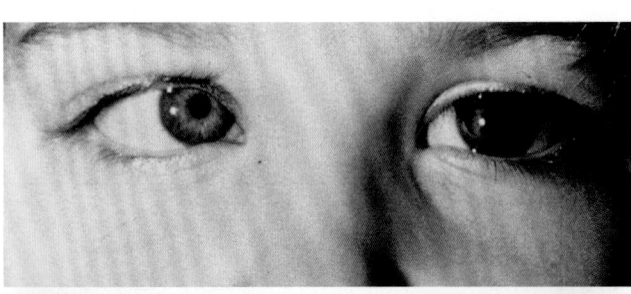

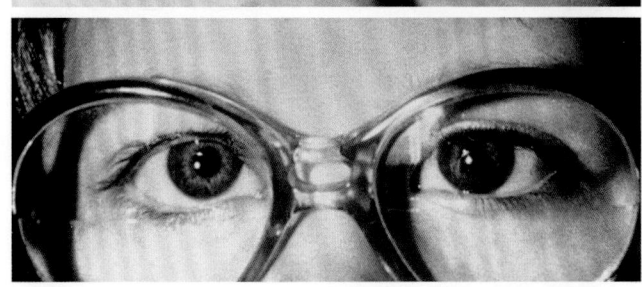

图 17-18　一位 3 岁儿童患有调节性内斜视。上图为矫正前，下图为远视眼镜矫正后（From American Academy of Ophthalmology. The child's eye：strabismus and amblyopia. San Francisco：American Academy of Ophthalmology, Professional Information Committee；1982.）

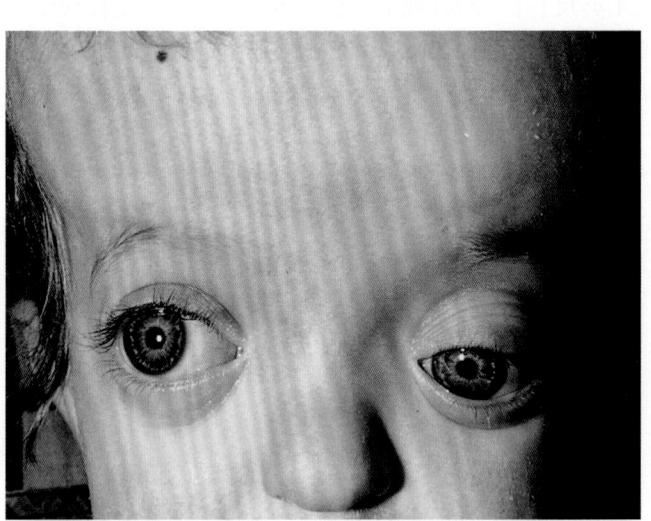

图 17-21　患有 Crouzon 综合征的儿童，其眼球突出、弱视，并且患有左眼外斜视

假性斜视

　　一个常见的误解是认为内斜视的儿童长大后就能自己恢复，但事实并非如此。这个误会可能来源于假性斜视和真性斜视的混淆。假性内斜视儿童为内眦赘皮，看上去像内斜视，孩子长大后内眦赘皮变得不明显，假性内斜视就自然消失了。如果儿童是真性斜视，则需眼科专家诊治。

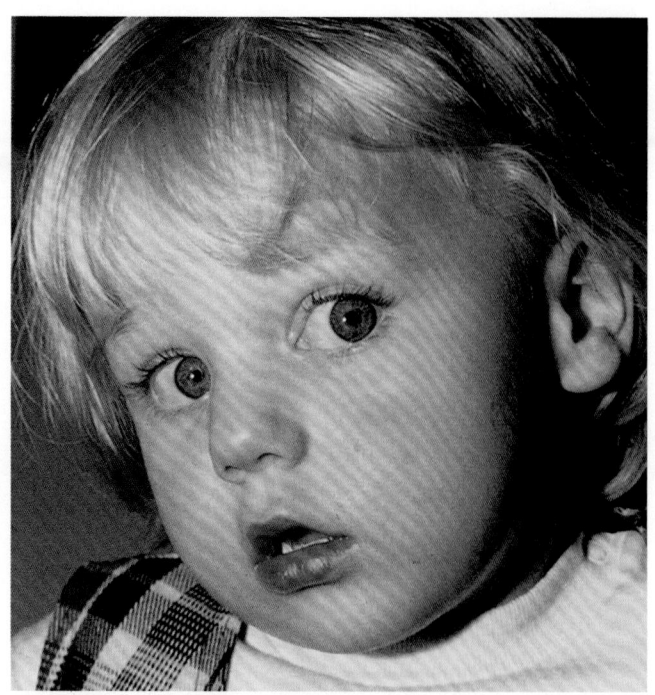

图 17-22　一位 4 岁儿童有代偿头位，提示垂直斜视，特别是上斜肌麻痹（From American Academy of Ophthalmology. The child's eye：strabismus and amblyopia. San Francisco：American Academy of Ophthalmology, Professional Information Committee；1982.）

其他病因引起的斜视

病毒性上呼吸道感染可能造成急性展神经麻痹，进而引起急性斜视。中耳炎可引发岩部炎及展神经麻痹，但由于抗生素的普及应用，这种情况已不常见。突发的斜视可能提示神经系统病变。另一个原因为近反射痉挛，其特征表现为瞳孔缩小。外伤和 Duane 综合征可引起麻痹性和机械性斜视。另外，神经系统外伤可引起动眼神经、滑车神经和展神经麻痹（图 17-24）。

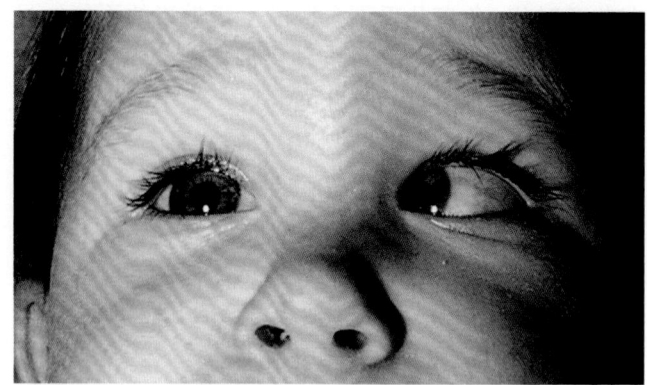

图 17-24　上呼吸道感染后主诉左外侧直肌麻痹和左内斜视的 14 个月患儿，第Ⅵ神经病毒相关性麻痹综合征

治疗斜视的手段包括保守治疗，例如佩戴眼罩和眼镜，需要时可行手术治疗。若保守治疗不能使眼外肌运动协调、斜视及立体视无改善或视力持续下降，则需手术治疗。斜视手术有以下几个特点：

1. 手术安全有效。
2. 非取出眼球的手术。
3. 为了达到眼外肌运动协调，手术可能需多个步骤。
4. 为了治疗斜视，双眼可能都需手术。

斜视治疗的目的包括形成及维持双眼单视，形成立体视力。

治疗要点

● 斜视的手术和非手术疗法有利于适当的视觉发育、弱视减轻和感觉运动功能或深度感知的恢复（AAO，2007）（推荐等级：A）。

屈光不正及色觉

部分人的眼轴过长或过短，导致光线很难聚焦到视网膜上形成清晰的像。若眼轴太长，则光线在视网膜前汇聚，成像模糊，这称为近视眼，这些人可通过移

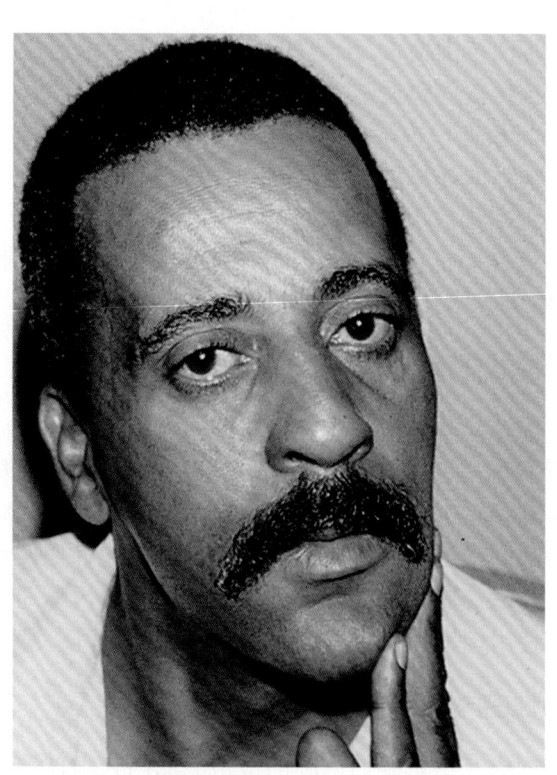

图 17-23　34 岁斜视病人。注意不正常的头部倾斜

近物体或佩戴眼镜以看得更清晰。若眼轴太短，光线则在视网膜后汇聚，成像模糊，这称为远视眼。以上两种屈光不正都可以佩戴眼镜或隐形眼镜来矫正视力。散光是另一种眼部屈光异常，它由角膜表面曲率不规则造成。若散光造成视力模糊或有眼部不适感，则需配戴眼镜矫正。除非近视、远视和散光度数极深，或者双侧眼屈光度高度不一致，那么眼镜都能达到良好疗效。20%的儿童都有屈光不正而需佩戴眼镜。

色盲通常不会造成严重的视力障碍。大约8%的白人男性为红绿色盲，而只有不到1%女性受累。尤其在儿童时代，色盲几乎不会造成生活学习的不便。虽然早期发现这一问题可能会使孩子在课堂中表现得更好，但并不推荐给孩子过分强调这一小小的缺陷。我们不推荐色盲测试，除非是怀疑有视网膜萎缩、视神经疾病、阳性家族史或家长明确要求测试。

头痛

头痛是一个常见症状，抱怨头痛的儿童比成人少。大部分头痛并无危险，往往由紧张导致。许多人误以为眼部紧张和戴眼镜会造成头痛，虽然这是有可能的，但很少见。眼部疾病造成的疼痛往往限于眼眶中或眉弓处。而且这些头痛还会伴有其他体征，例如视力模糊、虹视或畏光。大多数头痛与压力有关。

学习障碍与眼部

虽然好视力能使阅读更轻松、更快，但视力障碍通常不会造成学习障碍，并且眼部疾病也不会使孩子把字母、数字、单词等写反。以前，学习障碍被归咎与视力差，实际上学习障碍的儿童患眼病的概率不比其他人群高。我们发现其他一些情况，例如阅读障碍、多动症、社会问题或家庭问题才会造成孩子的学习障碍。

这些孩子应该进行完整的眼科检查。若诊断出有视力问题，应予以解决。若视力被矫正后还是存在学习障碍，那么没有可以进行进一步治疗的眼科手段。荟萃分析发现学习障碍儿童不会因视力训练、肌肉训练、知觉训练或手眼协调训练而收益（AAO/AAP/AAPOS Policy Statement，2009）。儿童满6~7岁以前很难确诊学习障碍，而一旦确诊，就需进行合适的教育帮助。

小儿白内障

40%的小儿继发白内障源于外伤，1/3小儿白内障为先天性。当遇到白内障患儿时，需了解白内障是一单独疾病，还是与系统性疾病相关，抑或伴有其他眼部异常。若同一家族多人患有先天性白内障，则需寻找

其遗传特征，其中常染色显性遗传方式最为常见。X性染色体连锁的白内障非常少见，通常与眼脑肾综合征一起出现。先天性或婴儿型白内障被发现可与其他很多先天性异常相关（附表17-1）。

疾病史和眼部检查

医生应该询问白内障患儿发病年龄或者视力下降的年龄，了解可能的胎儿宫内感染病史，例如风疹、巨细胞病毒、弓形虫、水痘病毒和单纯疱疹病毒。医生还应该记录孕期用药史和产伤史。

患儿应进行详细的眼科检查，包括注视和追踪视力测试。患有双侧先天性白内障的婴儿对视物无兴趣，发育迟缓。视觉剥夺造成眼球震颤，这提示视力极差。而注视和追踪可能减退或消失。在一些病例中，最先出现的症状是斜视，特别是单眼白内障患儿。

患儿应排除青光眼或其他疾病。使用视网膜镜检查红光反射能发现非常微小的晶状体混浊。用视网膜镜或眼底镜透过未扩瞳的患眼检查可以评估视力。任何晶状体中心混浊或四周>3mm的皮质混浊提示病情严重。通常而言，越靠近后囊部的晶状体混浊越影响视力。全科医生还需用直接检眼镜或超声排除可能影响预后的疾病，例如视网膜脱离、视网膜母细胞瘤以及其他眼球病变。

大部分前极性白内障病灶不大，小于1~2mm，一般不再进展，很少需要手术治疗，其预后也很好。若白内障混浊范围增大，影响视力，则可能需手术治疗。

核性白内障通常为先天性，其混浊沿轴分布，大于3mm。核性白内障常与小眼球伴发，为常染色体显性遗传病。即使早期行手术治疗，预后也不佳，但若不进行手术则预后更差。这些患者更易发生无晶状体青光眼。风疹病毒白内障为经典风疹综合征之一：心脏异常、听力异常及白内障。

部分晶状体浑浊

部分晶状体混浊的评估根据白内障位置的不同而有所不同。前极性白内障包括前部圆锥形晶状体、极性白内障、持续的瞳孔膜和眼前节异常。后极性白内障包括后部圆锥形晶状体、后极性、持续的增生性原发性玻璃体和后囊膜下晶状体混浊。后囊膜下白内障通常与激素使用、特异性皮炎、炎症性疾病相关，双侧受累。

外伤性白内障和后部圆锥形晶状体

造成儿童单眼白内障的最常见原因为眼球穿通伤或钝器伤。而后部圆锥形晶状体是第二大造成儿童继

发性单眼白内障的原因。后部圆锥形晶状体是指婴儿或儿童晶状体后囊膜和皮脂的椭圆形、圆形隆起，大约限制在 2mm×7mm 左右。隆起缓慢发展，其附近皮质渐渐产生白内障改变。后部圆锥形晶状体可降低红光反射。21 位后部圆锥形晶状体患者中只有 2 位为双侧病变。后部圆锥形晶状体的产生和白内障的间隔时间不定。手术后眼球大小正常，视力也能恢复。发生后部圆锥形晶状体的年龄差异很大，小至 3 个月，大至 15 岁。若视力低于 20/70，需手术治疗白内障，并且植入眼内人工晶体或佩戴角膜接触镜。

晶状体完全浑浊

完全性白内障需进行以下检查：全身系统评估、眼部超声、代谢检查、血清生化检查以及染色体检查。造成先天性白内障的原因包括胎儿宫内感染、代谢疾病、染色体异常或某些系统性综合征。先天性白内障患儿还需进行尿检，测试其中是否有异常代谢物或某些特定氨基酸，以及测试血钙、血磷、血糖、BUN 和 TORCH 病毒载量。如果有需要可进行遗传咨询。部分患者还需作 CT 或 MRI 检查。

手术治疗

通过手术去除混浊的白内障，随后立即采取视力纠正措施能使单侧或双侧白内障患儿的视力恢复到最佳状态。是否进行手术取决于患者的年龄、弱视的概率、眼球可能的生长，以及对手术的反应。小于 6 个月至 2 岁的患儿，最佳手术方案为晶状体切除，玻璃体切除和及 6mm 后囊切除术伴前部玻璃体切除术，因为 90% 小于 2 岁的儿童后囊膜白内障患者会复发，而这个方案可预防复发。大于 2 岁的患儿，最佳手术方案为晶状体切除伴玻璃体切除和 4mm 后囊切除。大部分患儿都可佩戴角膜接触镜，虽然部分外伤性白内障患儿需要眼内型人工晶体。在儿童患者植入眼内型人工晶体，外伤性白内障是最没有争议的适应证。眼内型人工晶体方面取得的突破及先进的手术使得幼儿白内障的治疗取得了长足进步。

先天性或幼儿单侧、双侧白内障的预后较以往有很大提高。目前关于幼儿白内障最佳治疗方法的临床试验正在研讨中。

治疗要点

- 白内障术后是否植入眼内型人工晶体取决于视力障碍的程度和弱视的发生概率。在视力受到严重损害的白内障新生儿和婴儿中，应在术后植入眼内型人工晶体、或佩戴无晶状体角膜接触镜、无晶状体眼镜纠正视力（AAPOS, 2007）（推荐等级：C）。
- 大龄儿童术后是否植入眼内型人工晶体取决于视力障碍的程度、并存的疾病及系统性疾病（AAPOS, 2007）（推荐等级：C）。

视网膜细胞瘤

视网膜母细胞瘤为所有年龄组中发病率第二的原发性眼内恶性肿瘤（成人发病率第一的为黑色素瘤），位于儿童原发性眼内恶性肿瘤发病率首位。其发病率约 1/14 000 新生儿，推测美国每年有 250～300 个新发病例。

40% 的患者肿瘤为双侧。患儿通常在 14～18 月龄确诊，多于 90% 的患儿在 3 岁之前确诊。6% 的患儿有家族史，但 15% 的双侧患儿携带致病基因，剩余 94% 为散发病例。肿瘤起源于生殖细胞突变占 25%，而体细胞突变占 75%。大部分双侧病例源于生殖细胞突变。这种肿瘤通过常染色体隐性肿瘤抑制基因遗传，所以表现为常染色体显性伴不完全外显遗传模式。临床上几乎无法判断具体的突变位置，也无法预测哪个肿瘤可以遗传给下一代。极少数病例来源于染色体异常（13 号染色体长臂部分缺失）。这种肿瘤与 21- 三体综合征也相关。

61% 视网膜母细胞瘤患者因表现为白瞳症，22% 的患者表现为斜视最终诊断，也有表现为视网膜脱离、红眼病伴疼痛或自发性前房积血（图 17-25）。简而言之，肿瘤较小的患者表现为视力下降或斜视，肿瘤较大的患者表现为白瞳症，有时会继发青光眼。随着肿瘤的长大，患者会出现突眼，肿瘤转移至眼眶。肿瘤可能转移至中枢神经系统、骨骼、淋巴结或其他器官。

对于肿瘤占据 50% 眼部体积的患者，眼剜除术是唯一选择。若对侧眼也受累，治疗方法取决于肿瘤大小及其是否扩散至眼外。如有需要，外照射可以用于治疗对侧眼或双眼。对于限于视网膜周边部的小肿瘤，光凝治疗和冷冻治疗效果都不错。新型治疗方案整合化疗减瘤及眼敷贴放射治疗。单侧或双侧晚期肿瘤在剜除治疗后还需行全身化疗。

治疗要点

- 患有视网膜母细胞瘤的儿童应长期随诊，监测是否有其他系统性肿瘤（Children Oncology Group, 206）（推荐等级：C）。
- 视网膜母细胞瘤手术需在上级医院由专家进行（National Collaborating Center for Cancer, 2005）（推荐等级：C）。

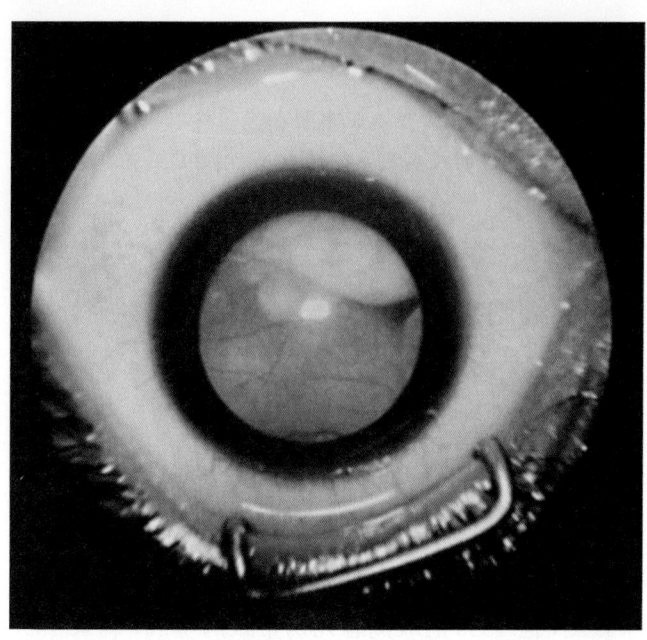

图 17-25　一位患有视网膜母细胞瘤的 23 个月大婴儿,表现为白瞳症,图示为视网膜脱离

成人眼科学

重　点

- 成人屈光不正可由眼镜、隐形眼镜进行矫正,或更多的先进的近视手术技术供选择。这些治疗的风险和获益因选择不同而变化。
- 后天性上睑下垂患者应检查是否有 Horner 综合征、重症肌无力或动眼神经麻痹。
- 反复发作前部葡萄膜炎的患者应筛查是否有强直性脊柱炎、炎症性肠病、肉样瘤病、少年性类风湿关节炎、Reiter 综合征、单纯疱疹病毒性角膜炎以及莱姆病。患者应请眼科专家诊治。
- 后部葡萄膜炎的常见原因包括弓形虫感染、肉样瘤病、巨细胞感染、EB 病毒感染、贝赫切特病和巴尔通体感染。
- 眼科用药,特别是抗青光眼药物,具有多种系统性副作用。一些药物例如 β- 受体阻滞剂对心肺系统疾病患者具有不良作用。

屈光不正的治疗

隐形眼镜

隐形眼镜一个最主要的作用为矫正近视、散光及无晶状体眼。选择它的患者必须有能力佩戴隐形眼镜。

隐形眼镜可以分为 4 类:①日佩戴硬质角膜镜,②日佩戴软质角膜镜,③硬质透气性角膜镜,④长期佩戴软质角膜镜。硬质角膜镜的材料为聚甲基丙烯酸甲酯,它没有软质角膜镜吸水力强。软质角膜镜可以达到 80% 或更高的水合度。软质角膜镜和硬质角膜镜的新型材料都在研发当中。隐形眼镜的并发症,特别是长期佩戴型,包括感染、眼部过敏、滤泡性结膜炎、角膜水肿、隐形眼镜性混浊和角膜新生血管。所以,若佩戴隐形眼镜的人出现红眼病,应立即诊治。

屈光手术

近视、远视和散光的最新治疗方法为激光屈光手术。准分子激光屈光性角膜切削术(PRK)和准分子激光原位角膜磨镶术(LASIK)使用激光对角膜组织进行切削,使角膜变平。PRK 用激光切掉角膜表面一层组织,能治疗 −1.00 至 −10.00 的近视。与 LASIK 不同,PRK 没有角膜瓣,并且视力恢复较好。但它比 LASIK 更疼。LASIK 先使用板层刀制作 6mm 角膜瓣,然后用激光切削基质,适用于大于 6 至 8 屈光度的近视。与 PRK 相比其优势为激光操作更精确、术后并发症较少、视力恢复快以及可预知的修复过程。一些研究认为 LASIK 治疗的近视需重复治疗的比例较 PRK 高。

目前远视和散光也可以通过激光屈光手术进行治疗,LASIK 较适于这两种情况。过去的几年中,PRK 和 LASIK 非常流行,替代了眼镜和隐形眼镜。老花眼目前可通过传导性角膜成形术治疗,但术后远近视力平衡往往需要折中处理。潜在的手术风险为感染、上皮细胞不再生长、光环以及对比敏感度丧失。伴有轻度白内障的患者,推荐做白内障手术而非屈光手术,因为患者做了屈光手术后只能保持几年的视力便需做白内障手术了。

具体手术方式的选择应基于术者的经验、患者屈光度及仪器设备。应告知患者可能的选择。不能行屈光手术的患者,可以采取其他办法矫正视力,例如后房型人工晶状体适于高度近视患者,其耐受性好,术后并发症也少(例如光环)。

眼科用药

眼科用药可能有严重的全身不良反应,例如很多抗青光眼药物。抗青光眼药物通常被分为 β- 受体阻滞剂、前列腺素类、碳酸酐酶抑制剂、α- 肾上腺能激动剂和其他更老的药物(例如肾上腺素和毛果芸香碱)。

β- 受体阻滞剂如果全身吸收,例如噻吗洛尔可能加重哮喘。它也可能影响呼吸、造成心动过缓和低血压。患有心脏传导阻滞、充血性心衰、哮喘和阻塞性肺疾病的患者禁用。

碳酸酐酶抑制剂，例如醋甲唑胺可以减低眼内压，减少房水生成。碳酸酐酶抑制剂的副作用，例如乙酰唑胺可以造成尿多、食欲下降、头痛、恶心、无力以及肾结石。另外，这些药物可降低血钾，特别是那些同时服用利尿剂的患者，需要补充钾制剂，以免出现低血钾。

α- 肾上腺能激动剂，例如酒石酸溴莫尼定能够降低血压以及眼内压，副作用包括口干和乏力。另外，酒石酸溴莫尼定能透过血脑屏障，引起嗜睡。安普尼定在 20%～25% 的服药人群中引发过敏反应，且在 25% 的人群中无效。

前列腺素类药物属于新型抗青光眼药物。拉坦前列素、曲伏前列素、异丙基乌诺前列酮都可引起睫毛过度生长，虹膜、结膜和眼睑色素增多。另外，这些药物可能造成结膜充血，增加术后视网膜水肿风险。

其他眼科用药包括抗生素、抗炎类药物和激素。有时会让患者使用抗生素和激素的混合物，例如妥布霉素 - 地塞米松，这会升高眼内压、诱发白内障，并有潜在的引起真菌溃疡风险。激素性青光眼为一类开角型青光眼，若未及时发现而继续使用激素点眼，最终视神经受损，包括青光眼性视神经萎缩。普遍而言，撤掉激素后，眼内压会降低，但往往需要几个月时间。而这一时间段发生的视力受损可能是永久的。正因为激素点眼有这些副作用，所以一些眼部轻微炎症不能用激素治疗。简而言之，需要激素点眼的疾病都需眼科专家诊治。

老年人眼科疾病

最常见的造成老年人中心视力或周边视力受损的疾病包括青光眼、白内障、糖尿病视网膜病变和黄斑变性。这些疾病中的大部分都可被很好地控制，其中白内障经过治疗后视力有明显提高，生活质量也随之得到大幅度改善。青光眼和黄斑变性患者经过正确治疗后也能延缓疾病发展。规律的眼科检查能及早发现眼部疾病及时给予正确的治疗。所以我们推荐大于 40 岁的人每 3 年、大于 65 岁的人每 1～2 年进行一次完整的眼科检查。

眼睑疾病

睑内翻指睑缘内翻致使睫毛摩擦眼球，造成眼表磨损的疾病。睑外翻指睑缘外翻，眼球与泪小点接触不良，致使溢泪、眼部发炎的疾病。以上两种疾病多见于老年人，都可造成眼部刺激感及角膜病变。

基底细胞癌多发于老年人，常见于下眼睑。一般而言，基底细胞癌周围隆起，中心因溃疡而凹陷。

老年人皮肤松弛，造成眼睑松垂，遮挡眼球，影响视力。这是由于眼睑皮肤萎缩、弹性改变造成。眼睑松垂不会对视力造成不可逆的损伤。

老年人眼睑长期处于痉挛状态称之为眼睑痉挛（图 17-26）。这种疾病会影响阅读及开车。目前治疗措施为小剂量肉毒素注射。

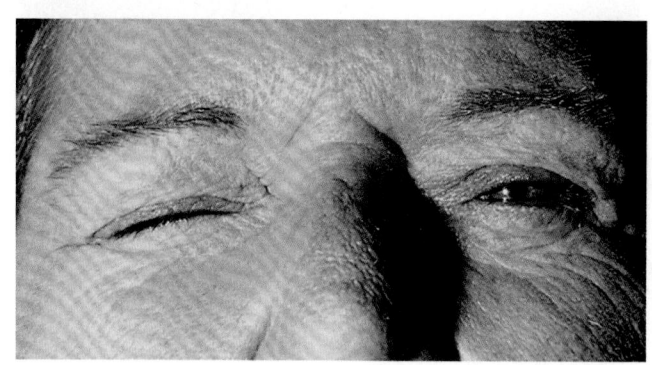

图 17-26　一位患有眼睑痉挛的 68 岁妇女，由于眼睑不受控制地痉挛，她已无法开车

带状疱疹和单纯疱疹

带状疱疹多见于老年人，若皮损累及眼睑和鼻尖，则需请眼科专家会诊眼部是否受累。带状疱疹和单纯疱疹病毒感染都会引起角膜树枝状溃疡（图 17-27）。HSV 感染多与葡萄膜炎相关。治疗 HSV 可使用三氟胸苷，而治疗带状疱疹需使用激素点眼。

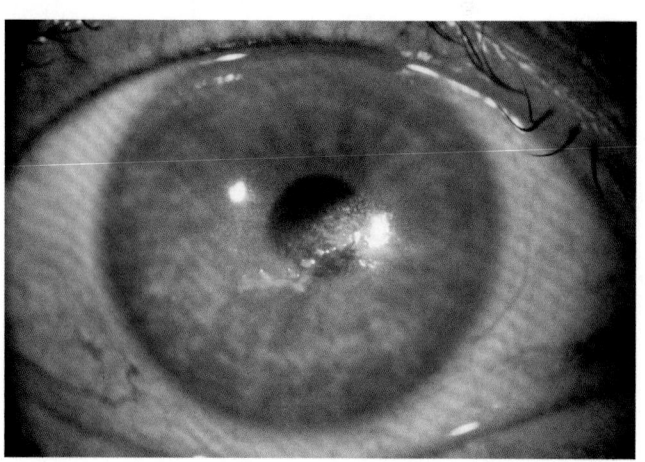

图 17-27　带状疱疹性角膜炎。此照片显示假性树枝状角膜炎

上睑下垂

上睑下垂可分为先天性、假性和获得性这三种情况（图 17-28）。先天性上睑下垂可累及单侧或双侧。格恩

综合征,颌动瞬目反射(jaw-winking)的原因为动眼神经支配区域错误。获得性上睑下垂包括肌肉疾病,例如重症肌无力和持续的眼外肌瘫痪,还包括神经系统病变,例如 Horner 综合征和动眼神经麻痹(图 17-29)。假性上睑下垂患者看上去像上睑下垂,但实际不是,特别是小眼球患者更易造成这种假象。下斜视也能造成假性睑下垂。

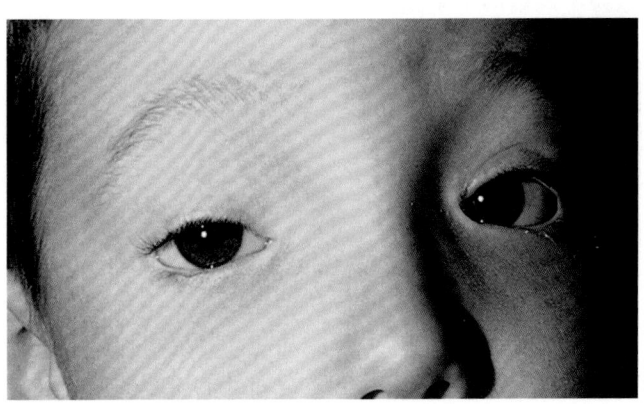

图 17-28　一位 4 岁儿童患有先天性上睑下垂

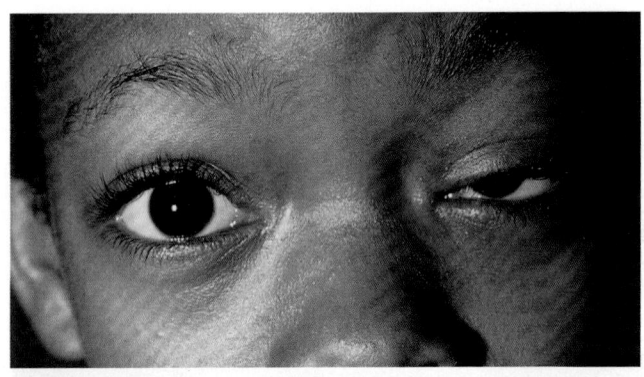

图 17-29　一位 8 岁儿童患有眼部肌无力,随后发展为右上睑下垂及外斜视

先天性上睑下垂可通过扩筋膜悬吊或在提上睑肌功能良好的患者中通过提上睑肌切除术纠正。成人睑下垂的患者应用结膜睑板切除术,加强提上睑肌腱膜和提上睑肌切除术。

重症肌无力

重症肌无力属于自身免疫系统疾病,可发生于所有年龄段人群中,多见于女性。这种疾病与基因相关,但通常为散发性。重症肌无力患者中,乙酰胆碱受体抗体降低神经肌肉接头突触后膜受体的反应性,所以肌肉无法接收神经冲动,临床表现为肌无力,程度可多变,也可为慢性,范围可局限,也可广泛受累。免疫反应参与其发病过程(胸腺生成的 B,T 淋巴细胞)。75%

的患者胸腺异常,10% 的患者伴有胸腺瘤。

重症肌无力患者眼部体征有单侧或双侧睑下垂,不对称的眼睑肌纤维收缩成束状以及眼睑退缩。患者常常由于眼肌无力而形成复视。全身症状包括下颌、颈部运动无力,脊柱肌肉无力导致身体无法直立和四肢无力。另外,患者可能出现呛咳及呼吸困难,这提示肌无力危象。语言困难也可能出现。重症肌无力通常由神经科医生治疗,以眼部症状起病的患者预后一般较好。

成人斜视

成人斜视既造成视力损害,也会影响心理健康。患有斜视的成人可能由于一些关于手术或保守治疗的错误观念而不接受手术治疗,但其实成功的斜视手术能有效改善复视和视觉混乱,重塑立体视,扩大视野、纠正代偿头位,并且改善心境,提高求职成功率。

患斜视的成年人应被转诊到熟悉成人斜视手术治疗与保守治疗的眼科专家处诊治。医护人员应教育患者有关斜视的知识和护理原则,介绍手术的利弊。

治疗要点

- 患有斜视的成年人接受保守治疗或手术治疗,能够获得更好的双眼单视功能,重塑视觉感觉运动系统,并且改善心境。(AAO,2007)(推荐等级:A)。

干眼

泪液具有润滑和杀菌效果,对维持正常的角膜及结膜结构与功能起到重要作用。泪液生成出现障碍,将导致干眼。干燥性角膜结膜炎通常见于 50 岁左右的人群,女性多见。起始症状为眼内异物感、干涩及灼热感,并随着病情发展而加重,这时反而刺激泪腺分泌泪液。患者可能主诉较多,但体征较少。临床检查可发现角膜、结膜光亮度降低,角膜有点状缺损。随着泪液中水分减少,脂质成分会代偿性地增加,形成黏性的分泌物。

一部分干燥性角膜结膜炎与自身免疫系统疾病相关,特别是患者其他黏膜也很干燥。这通常与类风湿关节炎、系统性红斑狼疮和干燥综合征伴发。起始治疗应采用人工泪液润滑眼睛表面,使用眼膏补充或取代泪膜。中度或重度患者可以请眼科专家阻塞泪小点,并缝合眼睑以保护角膜。也可使用湿房进行治疗。只有在出现继发性感染时才需使用抗生素。其他治疗方法都无效后,可以试用 0.05% 环孢素它可减轻由于炎症导致的泪液分泌不足。

瞬目过少或睡眠时眼睑无法闭合将导致暴露性角

膜炎，其症状与干眼类似。Bell 麻痹、眼睑瘢痕或位置异常或甲状腺相关眼病都可导致暴露性角膜炎。治疗可使用润滑液和眼膏。也可考虑运用机械方法使眼睑闭合，例如在白天多按摩眼睑，练习闭合；使劲闭眼以刺激产生 Bell 反射，晚上睡觉时用胶带将眼睑黏上。不能仅仅戴眼罩，因为眼罩下方的眼睑依旧没能闭合，角膜还是会受损。

甲状腺相关性眼病（甲状腺眼病）

甲状腺功能亢进的患者中一部分会产生眼部病变。这些患者甲状腺弥漫性肿大伴有浸润性眼病。甲状腺相关眼病通常见于甲状腺疾病患者，但甲状腺功能测试可能正常。患者眼外肌有炎细胞浸润，甚至在甲状腺疾病处于良好控制的基础上也会发生。眼外肌浸润的具体机制目前不甚明了，是否有基因易感性也不得而知。

95% 的 graves 病患者会产生 Graves 眼病，但桥本氏病患者几乎无人患眼病。甲状腺功能正常的 Graves 眼病通常为临床诊断，可以通过 CT 检查确诊。其临床表现为下斜视、内斜视或垂直斜视与水平斜视的混合状态。很多确诊的患者可能目前甲状腺功能正常，但以前也曾经患过甲状腺功能异常疾病。甲状腺肌病是成人垂直斜视的常见原因之一，但在儿童少见。Werner 将 Graves 眼病分级：无症状；只有眼睑回缩或凝视麻痹，伴 / 不伴眼睑迟落征或眼球突出；软组织受累；眼球突出；眼外肌受累；角膜受累，例如角膜干燥；视神经受累导致视力障碍。

眼外肌肌肉容积随着病情恶化而增多。肌容积可通过螺旋 CT 评估。甲状腺眼病的治疗适应证包括：复视、代偿头位、大角度水平或垂直斜视以及失明。如果有患者面临着失明风险，那么治疗措施首选眼内解压。保守治疗可选用佩戴棱镜改善复视。眼肌手术选用可调节缝线。

老龄性眼部改变

角膜老年环（arcus senlis）是位于角膜周边的一薄层白色或黄色的沉积物，其形成的原因较多，多见于老年人。沉积物的成分是胆固醇和其他脂质，通常并不代表有系统性疾病，对视力或眼部功能无任何影响。白种人中，角膜老年环可能提示脂质代谢异常，有较高的心血管系统疾病风险。虽然非洲裔美国人更易患角膜老年环，但未在他们身上发现这种相关性。随着年龄的增长，瞳孔缩小，对黑暗或括瞳的反应不佳。玻璃体发生后脱离，牵拉视网膜造成患者眼前闪光感。视

网膜色素上皮层萎缩，可见其下的脉络膜血管。晶状体也逐渐变硬，在 40 岁左右开始出现近距离聚焦困难。60 岁左右，大部分人的调节力大幅下降，晶状体变硬造成老花眼，这时人们需要佩戴老花镜阅读。

白内障

白内障疾病困扰着很多人，在美国做得最多的手术即为白内障。美国目前有 4000 万白内障患者。通常情况下晶状体正常的老化和白内障病变与其代谢相关。后天性白内障可能由穿通性外伤、放射、热损伤或钝器伤造成。代谢性白内障的发生与糖尿病有着紧密的联系，血糖的变化可以改变晶状体的屈光度，高血糖时，糖代谢产物进入晶状体，使其水肿，形成近视。核硬化性白内障是眼科医生在临床中最常见到的晶状体混浊，中心硬化度越大，其屈光性越强，用于矫正近视的眼镜度数也随之加深。这种类型的白内障发展缓慢，可能数年后才需手术治疗。

手术时是否需要植入眼内人工晶体取决于患者视力下降的程度和其日常生活的要求。白内障手术适应证包括患者要求、Snellen 视力测试及视野测试发现患者视功能严重下降以及患者同时患有其他眼病。

白内障手术包括去除患病晶状体，再植入眼内型人工晶体。一般来说手术采用局麻，但也有患者采用全身麻醉。现代白内障手术可以采用囊外整体晶状体摘除术，或通过角膜上一个小切口进行超声乳化术。儿童白内障通常很软，需要吸引器装置。

晶状体超声乳化术利用超声能量将晶状体组织打碎，再用细针吸出。超声乳化术常被人们与激光白内障摘除术相混淆，所以医生必须告诉患者手术并不使用激光。这个误解可能与 YAG 激光可以治疗后发性白内障或后囊膜混浊有关。YAG 激光能造成囊膜破裂，形成一个小窗口以提高视力。白内障摘除术效果非常好，成人患者术后一般都会放置眼内人工晶体。如果患者双眼都无晶状体，可以佩戴角膜接触镜或白内障眼镜，但佩戴眼镜会造成中度的视物变形，并且限制视野。白内障手术的健康患者进行常规术前检查并不能改善其预后。

葡萄膜炎

前部葡萄膜炎通常表现为红眼伴疼痛、畏光和泪液分泌增多，患者视力也可能出现下降。睫状充血伴有巩膜深部血管同时受累为前部葡萄膜炎的首发症状之一。另外，炎症反应可以影响房水的生成，造成眼内压降低。

怀疑患有前部葡萄膜炎的患者应转诊至眼科专家处进行诊治。该病患者多数为特发性,病因不明,其他可以引起前部葡萄膜炎的继发原因为强直性脊柱炎、炎症性肠病、肉样瘤病、少年性类风湿关节炎、Reiter综合征(尿道炎、多动脉炎和眼部炎症)、疱疹性角膜炎和莱姆病。

后部葡萄膜炎患者通常视力下降伴玻璃体内漂浮物。这些患者可能出现视网膜血管炎、视网膜缺血、视神经水肿及渗出性视网膜脱离症状。若仔细进行临床检查可观察到玻璃体内的漂浮物。常见的病因包括弓形虫感染、肉样瘤病、巨细胞病毒感染、EB病毒感染、贝赫切特病和巴尔通体感染。其中弓形虫感染占30%,它可以破坏黄斑及其他重要的组织,其特征为炎症引起视网膜渗出。犬弓蛔虫感染也可以表现为葡萄膜炎。

视网膜及视神经病变

重点

- 青光眼是致盲的首位原因,可以通过药物和手术治疗。
- 脉络膜黑色素瘤为发病率第一的眼内恶性肿瘤。
- 玻璃体后脱离是常见的引起玻璃体漂浮物的原因,也可以与视网膜脱离表现类似。
- 年龄相关性黄斑变性为导致老年人中心视力丧失的重要原因。
- 一部分黄斑疾病患者能通过激光治疗受益。
- 某些黄斑疾病患者通过补充维生素病情可有所好转。
- 应常规进行眼底镜检查以发现高血压视网膜病变及糖尿病视网膜病变。
- 美国20～74岁的人群中致盲首位原因为糖尿病视网膜病变。
- 巨细胞动脉炎(giant cell arteritis)一般发生于大于55岁的人群中,症状为头痛、头皮紧张感、颌跛行、乏力以及一过性黑矇。
- 颈动脉疾病是一过性缺血发作(TIA)的重要原因;50%因此疾病而发生第一次TIA患者在1个月之内会卒中。
- 75%的视神经炎女性患者和34%的男性患者会在15年之内发生多发性硬化。

失明患者有10%～15%源于视网膜疾病。常见视网膜疾病包括黄斑变性、糖尿病视网膜病变、视网膜脱离和视网膜血管病变。突然失明的原因很多,其中4个最常见的为视网膜脱离、颞动脉炎、缺血性视神经病和视神经炎(表17-7)。

玻璃体漂浮物　玻璃体凝胶从中年开始退化,在眼内形成显微结构线。漂浮物较前增多,突然出现闪光感,或眼前有帷幕遮盖都提示视网膜脱离。玻璃体后脱离是造成玻璃体漂浮物的常见原因。突然出现的玻璃体漂浮物对患者是一种警示,应立即去看医生。一般情况下,玻璃体漂浮物只是老龄的一种正常表现,但可以影响视力,特别是在阅读时。玻璃体后脱离通常无害,但也可能造成视网膜出血、视网膜撕裂和脱离。

黑色素瘤　脉络膜黑色素瘤为脉络膜上的色素隆起病灶,是最常见的眼内恶性肿瘤。随着肿瘤的生长,会出现视网膜脱离。另外,视网膜色素上皮会发生改变,出现小疣或脂褐素沉积(图17-30)。脉络膜黑色素瘤的鉴别诊断包括脉络膜痣、视网膜脱离以及转移至脉络膜上的恶性肿瘤。所有患有眼内肿瘤的患者都应进行临床和实验室的详细检查,排除转移癌。许多眼部黑色素瘤在诊断时已有转移。治疗措施包括眼敷贴放射治疗,眼球剜除术一般很少进行。若在老年患者眼中发现一个小的、生长缓慢的黑色素沉着的病灶,可以进行临床观察随访。

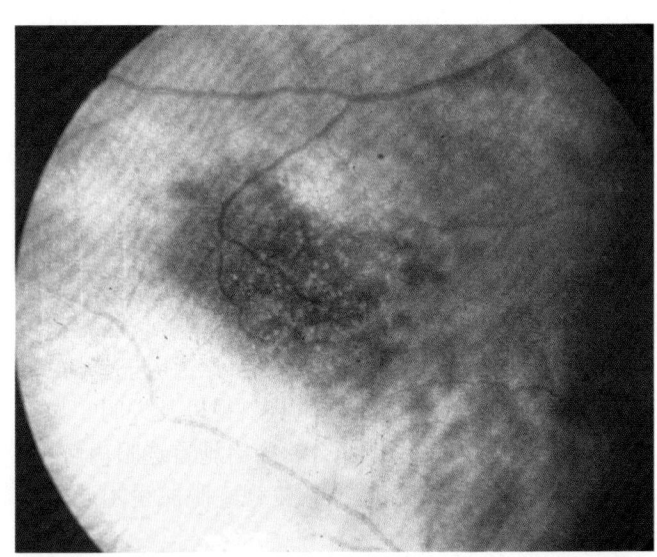

图17-30　脉络膜黑色素瘤。脉络膜色素加深,病灶之上有特征性的脂褐素沉积。病灶轻度隆起,其上的血管成弓状。这位患者在地方医院进行治疗

黄斑变性　年龄相关性黄斑变性(ARMD)是最常见的黄斑疾病,占总数的70%。ARMD造成中心视力受损,但对周边视力无影响。某些患者进行激光治疗有一定疗效。黄斑变性以非渗出性改变起病(图17-31)。但许多黄斑变性患者有异常血管生成,激光治疗不是全部有效(图17-32)。对侧眼1年内发病的概率为10%。

正常情况下,黄斑被一薄层组织所保护,它隔开了

表 17-7 视力迅速下降或突然失明患者的系统鉴别

表现	症状	体征	治疗
疼痛			
闭角性青光眼	疼痛,流泪,头痛 急性闭角性青光眼,间歇性光晕(虹视),视物模糊 恶心、呕吐	前房浅 眼内压突然提高 睫状充血 角膜水肿、混浊	立即转诊 若暂时没有眼科专家,则口服甘油(1ml/kg),肌肉内注射乙酰唑胺(500mg),加上毛果芸香碱(1%~4%)每15分钟点眼一次
无痛			
中央视网膜动脉阻塞	急性单侧视力下降或失明(之前可能出现一过性视力模糊)	黄斑区有樱桃红点 动脉血管变细 视神经乳头苍白视网膜水肿	手指按摩眼球 向口袋内呼吸,提高血二氧化碳浓度,若有条件可吸入含95%氧气、5%二氧化碳的气体
无痛			
巨细胞动脉炎	游走性关节疼痛,低烧,食欲下降,继而出现突发单侧视力下降或失明。眼球无疼痛,但有头皮疼痛,伴严重的头痛	颞动脉增粗、疼痛 ESR增快是诊断重点	立即转诊 治疗措施为全身应用大剂量激素 对侧眼很快受累,所以须立即转诊
视网膜脱离	通常为迅速的视力下降或失明,但也可能较慢。前驱症状有闪光感、漂浮物感。常见于近视患者,白内障摘除术后或钝器伤后	眼底镜检查中视网膜隆起	转诊至眼科专家处治疗

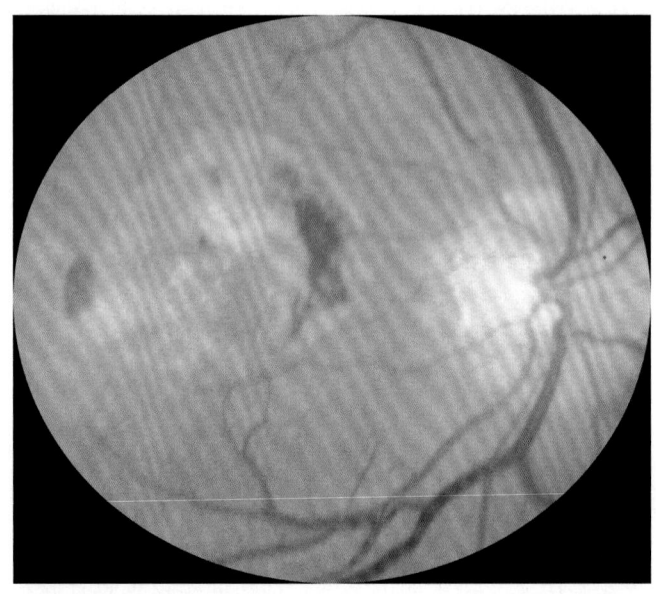

图 17-31 年龄相关性黄斑变性伴有脉络膜新生血管。黄斑变性处形成了异常的血管,需仔细评估是否需要激光治疗

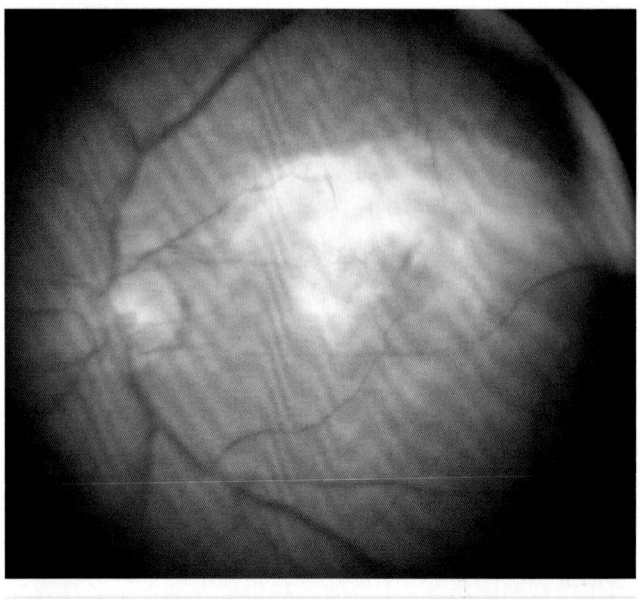

图 17-32 年龄相关性黄斑变性伴有脉络膜新生血管。黄斑变性处形成了异常的血管,需仔细评估是否需要激光治疗

黄斑和其下营养眼球后部的脉络膜血管网。当发生血管渗出,会形成瘢痕组织,继而引发新生血管形成。新生血管特别脆弱,常常会渗出、出血。若双眼都有黄斑变性,那么近距离活动将变得困难重重。即便患者因黄斑变性失去中心视力,其周边视力也不会受损。

眼科专家可以确诊黄斑变性,诊断试验包括色觉测试、眼底镜检查,若有需要还可行荧光血管造影。检查显示视网膜色素上皮后部有膜碎片聚集,观察到视网膜小疣、视网膜色素上皮萎缩。另外还可能发现视网膜色素上皮脱离和脉络膜新生血管。

ARMD患者无法治愈,但眼科激光手术可以控制病情,减慢渗出性黄斑变性的进展速度,但只在早期有效。激光治疗和抗血管内皮生长因子药物对治疗膜和新生血管有效。黄斑移位术在部分严重的黄斑变性患者身上取得了成功。目前，服用复合维生素加上β胡萝卜素和维生素E可以延缓很多ARMD患者疾病发展。但吸烟者服用β胡萝卜素增加肺癌发病率。补充维生素对白内障的形成没有影响。

治疗要点

- 中度ARMD的患者服用以下维生素和矿物制剂可以减慢病情发展达25%：维生素C（500mg），维生素E（400IU），β胡萝卜素（15mg[25 000IU]），氧化锌（80mg），氧化铜（2mg）（Age-Related Eye Disease Study Research Group，2001）（推荐等级：A）。
- 黄斑变性的治疗措施包括随访观察、抗氧化维生素、矿物质、玻璃体内注射抗VEGF药物、光动力治疗以及激光光凝手术（AAO，2008）（推荐等级：A）。

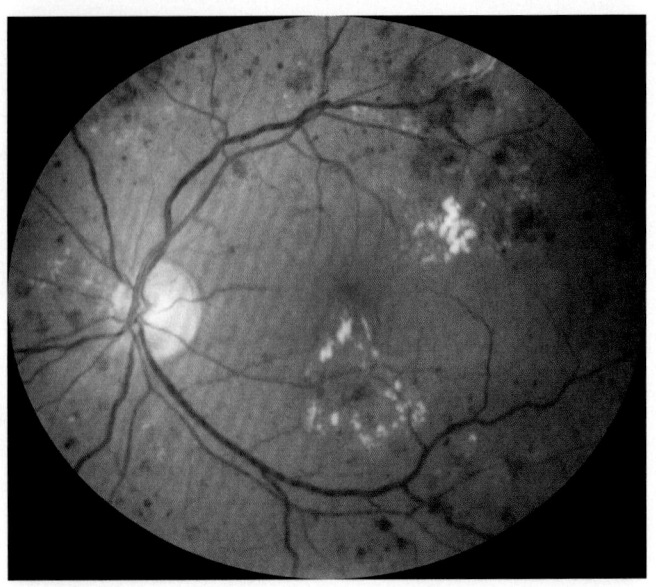

图17-33　左眼非增生性糖尿病视网膜病变。病情较严重，有大血管瘤、出血及渗出。虽然还没有新生血管，但患者发生增生性视网膜病变的风险很高

高血压视网膜病变　高血压患者应进行常规的眼底镜检查，这不但可以使医生了解患者小血管的状态，协助评价高血压的患病时间及严重程度，也可以为恶性高血压或急性加重的高血压提供临床证据。在血管系统中，小血管为阻力血管，小血管床的总横截面积就是外周血管总阻力。在眼底检查中，医生可以直观地观察到小血管的痉挛程度，评价长时期高血压对血管壁造成的影响。严重的高血压视网膜病变可能造成极大的视力损失，但大部分病例无自觉症状。

正常小血管壁透明，可以看到其中的血流状态。在小血管和小静脉交汇的地方，它们有共同的血管外膜，所以一旦动脉壁增厚，小静脉则受压，这就是动静脉交叉压迫征。眼底表现的分级有两种，一为高血压分级，二为小动脉硬化分级（参见附录17-4）。

糖尿病视网膜病变　美国20～74岁人群致盲首位原因为糖尿病视网膜病变。糖尿病患者因此病失明的风险是非糖尿病患者因其他所有疾病失明风险的25倍。此病女性更常见，但男性患者更易发展为复杂而严重的增生性视网膜病变。1型糖尿病患者发病5年之内发生糖尿病视网膜病变很少见，但15年后，大部分患者都出现了此病，其中增生性视网膜病变高达40%。2型糖尿病患者发病年龄通常大于30岁，在诊断时往往已经发现了视网膜病变。需要胰岛素治疗的患者发生视网膜病变及增生性视网膜病变的几率更高。

糖尿病视网膜病具体发病机制不明，但已知靶组织为视网膜血管。局部缺血灶刺激VEGF生成，继而诱发新生血管。眼科专家可通过眼底镜检查，根据视网膜形态进行糖尿病视网膜病变分期。

第一期为非增生期或背景期（图17-33），毛细血管渗出，以后将堵塞。视网膜病变包括小血管瘤、硬性渗出、视网膜内出血以及黄斑水肿。在非增生期，除非黄斑受累，否则患者不会有视力下降。由于黄斑病变造成的失明患者占糖尿病患者的5%～20%，具体数据与糖尿病类型及患病时间有关。随着病情发展，患者进入增生前期，这一期的患者通常最终会进展为增生期视网膜病变。增生前期的特征表现为棉絮斑的出现，为一块白色混浊，边缘不清。这提示视网膜神经纤维层的缺血坏死。

增生性糖尿病视网膜病变是糖尿病患者失明的最重要原因。随着视网膜缺血的加剧，视网膜表面及视盘部出现很多新生小血管（图17-34）。若不进行激光光凝治疗，这些新生血管会造成视网膜脱离，并在玻璃体重新形成血管网。新生血管可以引起玻璃体出血及视网膜牵拉。一旦纤维增生使视网膜脱离，那么手术将非常困难。增生期患者进行预防性激光光凝是避免发生这些并发症的最佳方法。

推荐筛查方案

- 2型糖尿病患者进行眼科检查能预防失明（Tubbs et al.，2004）（推荐等级：A，1）。
- 1型糖尿病患者发病5年后需进行第一次眼科检查。
- 2型糖尿病患者在确诊时就需进行眼科检查。
- 糖尿病患者怀孕前或孕早期应进行基线眼科检查。
- 进行眼科筛查前，所有糖尿病患者都应扩瞳，由眼科专家检查眼底。若血糖控制不佳或出现症状，则提前检查（AAO，2007）（推荐等级：A，1）。

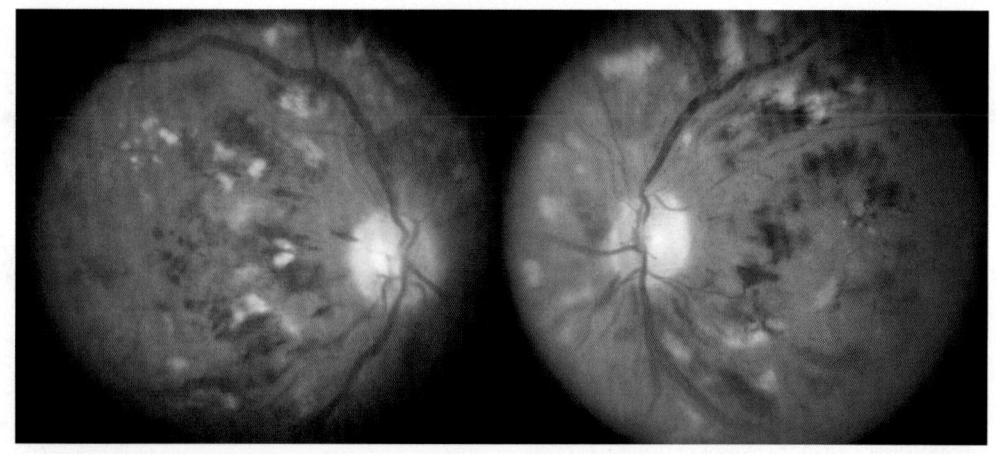

图 17-34　增生性糖尿病视网膜病变。患者病情严重,视网膜所有象限广泛出血,新生血管出现,这时需立即行全视网膜激光光凝治疗。左眼视盘处可见新生血管

视网膜脱离　视网膜脱离指视网膜与其血供相分离。通常沿着视网膜原有的撕裂或小洞脱离。视网膜撕裂可能由外伤或视网膜疾病引起,但大部分撕裂原因不明。当视网膜脱离时,这部分视力缺失。若黄斑受累,除非在 24 小时内得到治疗,否则视力将永久损害。90%的患者经过治疗都能达到解剖学复原。

巨细胞动脉炎(颞动脉炎)

颞动脉炎属于系统性自身免疫疾病。病理特点为大动脉及中动脉有炎症性肉芽肿病变。通常此病发生于大于 55 岁的人群中,男女发病率无差异。各个器官可受累,眼部病变往往由于睫状后动脉受累引起。常见症状包括一过性黑矇、头痛、头皮紧张感、颌跛行、偶尔有耳痛或关节痛、单侧或双侧颞部疼痛或紧张感,眼部症状包括视力下降或丧失、复视、疼痛、红眼以及眼部缺血综合征。对于怀疑患有颞动脉炎的患者,需进行详细的临床和实验室检查。检测项目包括 ESR、C 反应蛋白、全血计数及分类。使用 Westergen 测试的 60 岁男性 ESR 正常值为 30mm/h,对于女性而言,ESR 高限为年龄加上 10 再除以 2,那么 60 岁女性 ESR 高限即为 35mm/h。突然视力丧失的鉴别诊断还包括栓塞、中央视网膜动脉阻塞以及视网膜脱离。

颞动脉炎导致视神经缺血,最终造成视力丧失。视网膜中央动脉阻塞可与颞动脉炎伴发。颞动脉炎需要尽早诊断,因为如果不进行激素治疗,患者最终会双眼失明。当一只眼受累后,65%的患者会出现对侧眼失明。一般而言,对侧眼受累发生在起病 10 天内。当临床症状提示颞动脉炎时,应行颞动脉活检确诊。ESR 通常明显升高。若对诊断有任何怀疑,都应行活检。

一旦确诊,应立即开始激素治疗。只要怀疑为颞动脉炎,都应给予患者100mg泼尼松[1.0～1.5mg/(kg•d)]口服,一部分医生推荐静脉滴注激素治疗。活检确诊的患者或高度怀疑为此病的患者往往需要数月的治疗。不要因为等待活检结果而推迟激素治疗。颞动脉炎激素治疗 1 周内进行活检都为阳性。开始治疗后,可通过症状及 ESR 结果观察疗效。因为颞动脉炎严重影响全身,这些患者都应被密切观察。

治疗要点

- 颞动脉炎患者在颞动脉活检前就应使用口服激素或静脉激素治疗,不要因为等待活检结果而推迟激素治疗(Turbin et al.,1999)(推荐等级:A)。

青光眼

美国至少有 10% 的盲人由于青光眼致盲。非洲裔美国人中青光眼发病率为白人的 4 倍,而且这些患者失明率为白人的 8 倍。美国人随着年龄增加青光眼发病率增加,而相反,日本人随着年龄增加而发病率下降。糖尿病患者发生青光眼的危险性也比一般人群高。

美国最常见的青光眼类型为原发性开角型青光眼,占总病例的 2/3。亚洲最常见的青光眼类型为闭角型青光眼。开角型青光眼倾向于与基因相关,为多因素遗传或常染色体隐性遗传,携带者较多。青光眼累及双眼,通常发生于大于 50 岁的人群,但 30 和 40 岁人群的发生率也很高,甚至也有青少年病例。青光眼在非洲裔美国人群中更严重。目前美国患病率为 2%。全科医生可用眼压计测量升高的眼压。眼压计可有 Schiotz、Perkins、Tono-Pen XL 和 Goldmann 几种。从 35 岁开始,至少每 3 年应进行一次眼压测量。

青光眼造成的视力损害是不可逆的。若能早期发现青光眼，则可通过药物、激光手术、小梁切除术或其他干预措施控制、治愈青光眼。必须提醒医生的是青光眼可发生于任何年龄。分类包括先天性青光眼、慢性开角型青光眼、闭角型青光眼和其他类型的青光眼，包括色素性青光眼。

最常见的继发性青光眼为激素性青光眼，多见于使用激素点眼或激素眼膏治疗超过几周的患者。这也可以发生口服或全身使用激素的患者，但非常罕见。激素性青光眼属于开角型青光眼，与原发性开角型青光眼类似，只要早期发现，都可有效治疗。若眼内压没有及时降下来，就会对视神经造成永久的损害。治疗这类青光眼的方法为停用激素，加用局部抗青光眼药物。停用激素后2～3个月或更长时间，眼压才会下降至正常。这期间视神经的损害也是不可逆的。眼部激素使用没有一个明确的安全范围可避免激素性青光眼的发生，甚至激素和抗生素的混合眼药水或其他眼科用药都可以升高眼内压。因为局部使用激素造成激素性青光眼的发生率不低，且具有其他副作用（例如白内障、眼部感染加剧），所以除了特殊情况外，一般眼部的炎症不使用激素治疗。

继发性青光眼也可由外伤、眼内炎症、眼内肿瘤和颈动脉疾病造成。不管是哪种病因，所有怀疑为继发性青光眼的患者都应立即转诊到眼科专家处进行检查和治疗。治疗方法需根据具体病因及眼内压升高程度而定。一些眼科用药也可以造成青光眼，包括提示可能发展为闭角型青光眼的警示症状。另外，托吡酯造成葡萄膜外流，并造成特异性的急性青光眼。

增高的眼内压会损害视神经，造成视野异常。几乎所有眼内压升高都源于房水外流受阻碍。房水在睫状体生成，环绕晶状体流动，通过瞳孔进入前房。房水通过前房角流出（小梁网和Schelmm管）（图17-35）。10%的青光眼患者眼压正常，说明眼对压力的改变极其敏感。青光眼的治疗不只是降低眼内压。视神经受损的原因包括作用于视神经上的机械因素、视神经血供减少以及筛板轴浆流动下降。颈动脉狭窄会影响视神经血供，也会造成损伤。还有一些较罕见的情况，例如Sturge-Weber患者静脉压升高，阻碍房水外流，造成眼内压升高。

眼内压升高最严重的后果为视神经受损（图17-36）。随着眼内压的升高，视盘处的视网膜神经受损，造成不可逆的视力损伤。周边视力最先受累，随后所有视力都逐渐丧失（图17-37）。

前部缺血性视神经病

前部缺血性视神经病的临床特点是起病通常大于60岁、无痛性视力丧失和瞳孔传入缺陷（Marcus Gunn

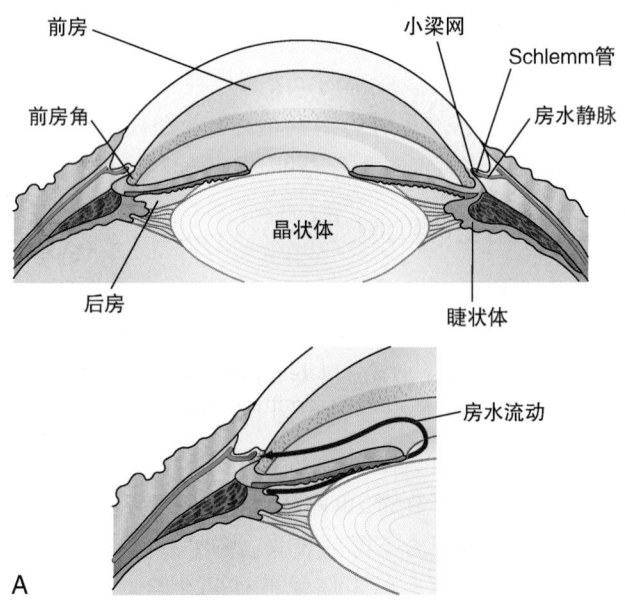

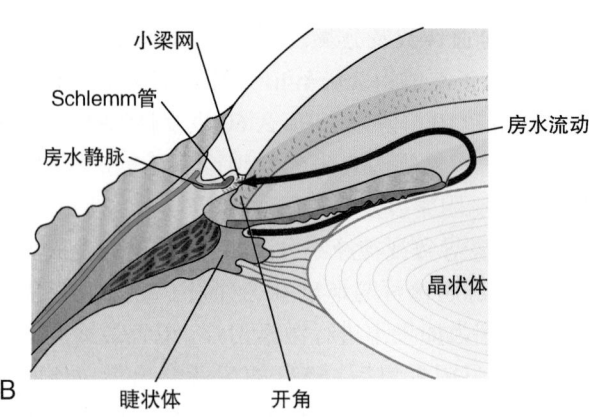

图 17-35　A，正常开放的前房角中，房水由睫状体生成后通过小梁网和 Schlemm 管流出。B，慢性开角型青光眼（From Scheie HG, Albert DM. Textbook of Opthalmology, 9th ed. Philadephia：Saunders；1997）

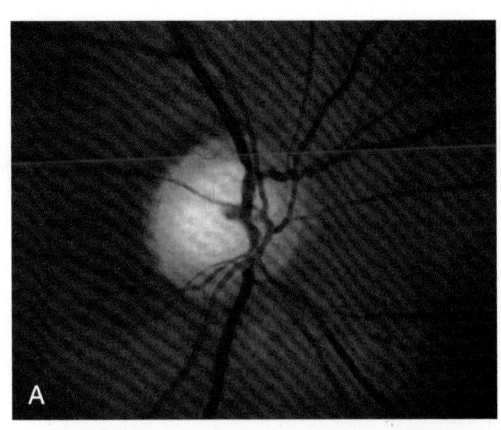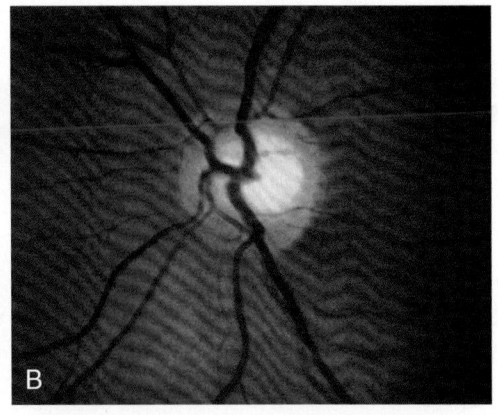

图 17-36　一位 60 岁男性双侧青光眼患者，伴有糖尿病史。视杯变大为青光眼的特征。A 图，右眼视杯变大。B 图，左眼视杯变大。视神经 rim 变窄

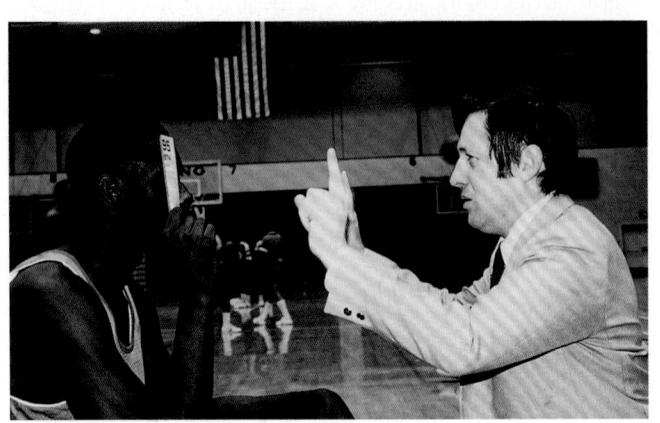

图 17-37　对照法测试周边视野（From American Academy of Ophthalmology. The Athlete Eye. San Francisco, AAO, Professional Information Committee, 1986）

瞳孔）。这些患者的视野通常也受到影响。临床检查发现几乎所有病例都有视盘水肿。其病理机制可能与睫状循环不良有关。仅通过视盘水肿很难确定患者是外周视力轻微受损伴中心视力良好，还是中心视力下降伴严重视野缺损。诊断前必须排除颞动脉炎。患者需要详细的临床检查及血液检查。目前还没有治疗手段可以预防前部缺血性视神经炎，包括激素和抗凝血药物。

颈动脉疾病致短暂性脑缺血发作

　　短暂性缺血发作是神经系统疾病，发作时间短于 24 小时，并且症状可逆。最常见的眼科短暂性缺血症状为一过性黑矇，为血栓所导致的短暂的单眼失明。起病往往迅速，患者视力由外周向中心严重下降，几秒钟之内整个视野缺失。1～5 分钟之后，中心视力最先恢复。短暂性缺血的其他原因为慢性视盘水肿（这种情况造成的失明只持续几秒钟而不是几分钟）、慢性视盘水肿伴视神经疾病造成的双侧黑矇（通常持续几秒

钟，由姿势改变引发）和基底动脉疾病。由基底动脉疾病引起大脑后循环改变，其引发的短暂性缺血发作持续几秒到几分钟不等。

　　与脑血管意外相关的颈动脉性短暂性缺血发作，其重要发病机制为源于颈动脉或其分支的血栓栓塞，或者颈动脉狭窄或阻塞造成大脑灌注下降，也可能两种机制同时存在。大多数患者（90%）的颈动脉狭窄部位为颈动脉窦。Hollenhorst 斑为亮黄色的胆固醇栓子，可以阻塞视网膜小动脉（图 17-10）。纤维斑块栓子可在视网膜小动脉附近形成并影响视力。胆固醇或纤维斑块栓子都提示颈动脉存在溃疡性病变，患者发生缺血性心脏病、外周动脉疾病、卒中和腹主动脉瘤形成的风险很高。一种罕见的颈动脉性短暂性缺血发作与心脏瓣膜疾病相关，特别是二尖瓣脱垂或心律不齐。大约 30%～50% 的颈动脉性短暂性缺血发作患者在首次发作的 1 个月内会发生脑血管意外。

视神经炎

　　视神经炎为局限性的视神经鞘炎症，造成神经传导下降、视力下降。多数患者自觉色觉丧失及红色饱和度丧失。通常最初几天情况持续恶化，但随后几周会有缓慢好转。儿童视神经炎病因多种，最典型是病毒相关性视神经炎。年轻患者多与多发性硬化有很强的关联。75% 的视神经炎女性患者和 34% 的男性患者会在 15 年之内发生多发性硬化。所以所有视神经炎患者都应该行 MRI 神经系统扫描，确定是否有斑块形成。医生应例行询问患者是否有疲劳感、乏力、劳累后是否出现运动困难及视力下降，以及之前是否有同样病史。

　　静脉滴注甲泼尼龙（1g/d，共 3 天），然后口服泼尼松［1mg/（kg·d），共 11 天］能够延缓多发性硬化的病情发展约 2 年（Beck，1988）。高危患者使用干扰素治疗

后多发性硬化发病率下降44%（controlled High RISK Avonex Mutiple Sclerosis Trials，CHAMPS 试验）。目前使用干扰素 β-1a 和干扰素 β-1b 的新型治疗措施已极大地提高了多发性硬化患者的生活质量，并且能够减少复发。视神经炎治疗试验推荐视神经炎患者接受静脉滴注甲泼尼龙（1g/d，共 3 天），然后口服泼尼松（1mg/（kg•d），共 11 天）治疗（Beck et al.，1993）。儿童患者不论口服还是静脉滴注，激素量均为 1mg/（kg•d）。最初 3 天接受口服激素治疗的患者比接受静脉滴注激素的患者复发率更高。需注意的是激素能够加快视力恢复，但并不改变整体预后，主要作用为延缓多发性硬化的发生。

（江华　葛剑力 译，刘中民 审校）

附录

附表 17-1　　　附录 17-1　　　附录 17-2

附录 17-3　　　附录 17-4

参考资料

Age-Related Eye Disease Study Research Group: A randomized, placebo-controlled, clinical trial of high-dose supplementation with vitamins C and E, beta carotene, and zinc for age-related macular degeneration and vision loss, *Arch Ophthalmol* 2001.

Agency for Healthcare Research and Quality: Routine preoperative testing before cataract surgery, 2000.

American Academy of Ophthalmology: Routine preoperative laboratory testing for patients scheduled for cataract surgery, 2000.

American Academy of Ophthalmology: *Preferred practice patterns for managing conjunctivitis*, 2008.

American Academy of Ophthalmology. Cornea/External Disease Panel, Preferred Practice Patterns Committee: *Bacterial keratitis*, San Francisco, 2005, American Academy of Ophthalmology.

American Academy of Ophthalmology/American Academy of Pediatric/American Association of Pediatric Ophthalmology and Strabismus Policy Statement: Screening examination of premature infants for retinopathy of prematurity, *Pediatrics* 117(2):527–576, 2006.

American Academy of Ophthalmology/American Academy of Pediatric/American Association of Pediatric Ophthalmology and Strabismus Policy Statement: Learning disabilities, dyslexia and vision, 2009. Available at: http://www.aao.org/about/policy/upload/Learning-Disabilities-Dyslexia-Vision-2009.pdf. Accessed December 2014.

American Academy of Ophthalmology and American Association of Pediatric Ophthalmology and Strabismus Policy Statement Vision Screening Guidelines, 2007.

American Academy of Ophthalmology Pediatric Ophthalmology Panel: *Pediatric eye evaluations*, San Francisco, 2002, American Academy of Ophthalmology.

American Academy of Ophthalmology Refractive Errors Panel: *Refractive errors*, San Francisco, 2002, American Academy of Ophthalmology.

American Academy of Pediatrics: Perinatal guidelines, *Pediatrics* 100:1021–1022, 1997.

American Academy of Pediatrics (AAP): Red Reflex Policy Statement. Red reflex examination in children, *Pediatrics* 109:980–981, 2002.

American Academy of Pediatric Ophthalmology and Strabismus (AAPOS): Congenital nasolacrimal duct obstruction, 2005.

Beck RW: Optic Neuritis Study Group: the optic neuritis treatment trial, *Arch Ophthalmol* 106:1051–1053, 1988.

Beck RW, Clear PA, Trobe JD, et al: The effect of corticosteroids for acute optic neuritis on the subsequent development of multiple sclerosis, *N Engl J Med* 329(24):1764–1769, 1993.

Centers for Disease Control and Prevention: Diseases characterized by urethritis and cervicitis, *MMWR Recomm Rep* 51(RR–6):30–42, 2002a.

Centers for Disease Control and Prevention: *Sexually transmitted diseases: treatment guidelines*, Atlanta, 2002b, US Department of Health and Human Services.

Children's Oncology Group: Long-term follow-up care for retinoblastoma, 2006. Available at: http://www.childrensoncologygroup.org/index.php/aftertreatmentforretinoblastoma?id=220. Accessed December 2014.

Cotter SA, PEDIG, et al: Treatment of anisometropia amblyopia in children with refractive correction, *Ophthalmology* 113:895–903, 2006.

Crouch ER: Botulinum toxin in strabismus. In *Clinical diagnosis in ophthalmology: pediatric ophthalmology*, 2009, Jaypee Bros Medical Publishers.

Crouch ER, Miller DS, Pressman SH, et al: *Intraocular lens implantation in pediatric patients: bilateral cataract extraction versus unilateral cataract extraction*, 1999, Association for Research in Vision and Ophthalmology.

Crouch ER, et al: Trauma: ruptures and bleeding. In Tasman W, editor: *Duane's clinical ophthalmology*, Philadelphia, 2002, Lippincott.

Garg A, et al: Cranial nerve palsies in strabismus. In *Clinical diagnosis in ophthalmology: strabismus*, London, 2009, Jaypee Brothers Medical Publishers.

Hertle RW, Scheiman MM, et al, Pediatric Eye Disease Investigator Group: Stability of visual acuity improvement following discontinuation of amblyopia treatment in children aged 7 to 12 years, *Arch Ophthalmol* 125:655–659, 2007.

Holmes JM, Edwards AR, Beck RW, et al, Pediatric Eye Disease Investigator Group: A randomized trial of near versus distance activities while patching for amblyopia in children 3 to <7 years old, *Arch Ophthalmol* 115(11):2071–2078, 2008.

Katowitz JA, Welsh MG: Timing of initial probing and irrigation in congenital nasolacrimal duct obstruction, *Ophthalmology* 94:698–705, 1987.

Leibowitz HM: Antibacterial effectiveness of ciprofloxacin 0.3% ophthalmic solution in the treatment of bacterial conjunctivitis, *Am J Ophthalmol* 112(Suppl 4):29–33, 1991.

Mannor GE, Rose GE, Frimpong-Ansah K, Ezra E: Factors affecting the success of nasolacrimal duct probing for congenital nasolacrimal duct obstruction, *Am J Ophthalmol* 127:616–617, 1999.

National Institutes of Health and Clinical Excellence: Guidance on cancer services: improving outcomes in children and young people with cancer: the manual, 2005. Available at: http://www.nice.org.uk/guidance/csgcyp/evidence/improving-outcomes-in-children-and-young-people-with-cancer-manual-update-2. Accessed December 2014.

Pediatric Eye Disease Investigator Group: The clinical profile of moderate amblyopia in children younger than 7 years, *Arch Ophthalmol* 120:281–287, 2002a.

Pediatric Eye Disease Investigator Group: The clinical spectrum of early-onset esotropia: experience of the Congenital Esotropia Observational Study, *Am J Ophthalmol* 133:102–108, 2002b.

Pediatric Eye Disease Investigator Group: Spontaneous resolution of early-onset esotropia: experience of the Congenital Esotropia Observational Study, *Am J Ophthalmol* 133:109–118, 2002c.

Pediatric Eye Disease Investigator Group: A randomized trial of atropine vs. patching for treatment of moderate amblyopia in children, *Arch Ophthalmol* 120:268–278, 2002d.

Pediatric Eye Disease Investigator Group: A randomized trial of prescribed regimens for treatment of severe amblyopia in children, *Ophthalmology* 110:2075–2087, 2003.

Pediatric Eye Disease Investigator Group: A randomized trial of atropine vs. patching for treatment of moderate amblyopia: Follow-up at age 10 years, *Arch Ophthalmol* 126:1039–1044, 2008.

Pediatric Eye Disease Investigator Group: The relationship between preoperative alignment stability and postoperative motor outcomes in children with esotropia, *J AAPOS* 13:335–338, 2009.

Repka MX, Cotter SA, Beck RW, et al, Pediatric Eye Disease Investigator Group: A randomized trial of atropine regimens for treatment of moderate amblyopia in children, *Ophthalmology* 111:2076–2085, 2004.

Royal College of Ophthalmologists: Age related macular degeneration: guidelines for management, 2007. Available at: http://www.rcophth.ac.uk/core/core_picker/download.asp?id=1851. Accessed December 2014.

Scheiman MM, Hertle RW, et al: Pediatric Eye Disease Investigator Group. Randomized trial of treatment of amblyopia in children aged 7 to 17 years, *Arch Ophthalmol* 123:437–447, 2005.

Scheiman MM: Pediatric Eye Disease Investigator Group. Patching vs atropine to treat amblyopia in children aged 7 to 12 years: a randomized trial, *Arch Ophthalmol* 126:1634–1642, 2008.

Sheppard JD, et al: Hyphema, *eMedicine* 1, 2009.

Tien DR, Young D: Balloon dilation of the nasolacrimal duct, *J AAPOS* 9:465–467, 2005.

Trivedi RH, Wilson ME Jr, Golub RL: Incidence and risk factors for glaucoma after pediatric cataract surgery with and without intraocular lens implantation, *J AAPOS* 10(2):117–123, 2006.

Trobe JA: *Physician's guide to eye care*, ed 3, Chicago, 2006, American Academy of Ophthalmology.

Tubbs CG, Safeek A, Mayo HG, Markova T: Clinical inquiries. Do routine eye exams reduce occurrence of blindness from type 2 diabetes? *J Fam Pract* 53(9):732–734, 2004.

Turbin RE, Kupersmith MJ: Giant cell arteritis, *Curr Treat Options Neurol* 1:49–56, 1999.

Writing Committee for the Pediatric Eye Disease Investigator Group, Cotter SA, et al: Optical treatment of strabismic and combined strabismic-anisometropic amblyopia, *Ophthalmology* 119:150–158, 2012.

网络资源

www.aafp.org/afp/2007/1215/p1815.html *American Family Physician*; differential diagnosis of the swollen red eyelid.

www.aao.org AAO; includes education, practice guidelines, practice management tips, and news.

www.aapos.org AAPOS; focuses on research and training in pediatric ophthalmology and the advanced care of adults with strabismus.

www.ascrs.org American Society of Cataract and Refractive Surgeons; provides clinical and practice management information to members.

www.childrenseyefoundation.org Children's Eye Foundation; programs to help parents and physicians prevent vision loss and eye disease, especially related to amblyopia and strabismus.

emedicine.medscape.com/article/1217083-overview Summary of optic neuritis treatment.

www.eyecareamerica.org EyeCare America website, Foundation of AAO; includes information on cataracts, glaucoma, diabetic neuropathy, macular degeneration, and how patients can gain access to no-cost care.

www.nei.nih.gov/health/glaucoma/glaucoma_facts.asp Government site that includes many facts about glaucoma.

www.nei.nih.gov/health/maculardegen/nei_wysk_amd.PDF Age-related macular degeneration handout for patients.

www.nlm.nih.gov/medlineplus/maculardegeneration.html Macular degeneration reference for patients.

pediatrics.aappublications.org/cgi/content/extract/100/6/1021 AAP perinatal guidelines.

www.preventblindness.org Prevent Blindness America; volunteer eye health and safety organization to prevent blindness and preserve sight through vision screening and research.

telemedicine.orbis.org/learning/bins/login.asp?cid=740 Orbis CyberSight Telemedicine Learning of Ophthalmology.

附表 17-1   小儿白内障：病因和伴随情况

宫内感染	代谢性疾病
风疹	半乳糖血症
弓形虫	半乳糖激酶缺乏
单纯性疱疹	甲状旁腺功能减退
巨细胞病毒	假性甲状旁腺功能减退
水痘	糖尿病
	低血糖症
	营养过度（囊泡形成）
	甘露糖苷储积症
药物诱导	**炎性疾病**
皮质类固醇	幼年型类风湿关节炎
氯丙嗪	结节病
麦角碱	睫状体
樟脑丸	过敏性皮炎
眼部疾病	**遗传性和综合征**
视网膜色素变性	常染色体显性遗传
先天无虹膜	常染色体隐性遗传
持续性的	X染色体遗传
增生性	唐氏综合征（21-三体）
原始玻璃体	13-三体
	18-三体
	Lowe 综合征
	Dubovitz 综合征
	Hallermann-streiff 综合征
	Alport 综合征
	Cri du chat 综合征
	脑腱黄瘤病
	Marinesco-Sjögren 综合征
	肌强直性营养不良
	Rothmund-Thomson 综合征
	Cockayne 综合征
	色素失调症
	Stickler 综合征
	Craniofacial 综合征
	Zellweger 综合征
	Wilson 综合征
	Hallgren 综合征
	Laurence-Moon, Bardet-Biedl 综合征
	软骨发育异常
	Refsum 病
	先天性病
	硬皮病
Leber 先天性黑矇	葡萄糖-6-磷酸脱氢酶缺乏症
早产儿视网膜病变	Rubinstein-Taybi 综合征
视网膜母细胞瘤	
放射性损伤	**外伤**

附录 17-1　　前　房　出　血

角膜充血主要发生在有前房出血伴随眼压（IOP）增高的患者。可能增加角膜充血的因素如下：

1. 角膜内皮细胞的状态（因为外伤或老龄导致的活力下降，例如角膜点状变性）
2. 外科手术导致的内皮创伤
3. 大量血凝块与内皮细胞接触
4. 持续的眼压增高

分级

大致来说，出血可以分为以下级别：

1 级——出血占前方容积小于 1/3
2 级——出血占前方容积小于 1/3 至 1/2
3 级——出血占前方容积 1/2 以上，但未充满
4 级——出血伴血凝块充满前房（"黑球"或"八球"出血）

继发于外伤后的眼前房出血，预后比较差。大约 64% 的继发性出血患者最终视力可恢复到 20/50（6/15），79.5% 没有再出血的患者可能更好一些。真性继发性前房出血表现为房内血容积增多。前房出血患者约有 25% 为继发性出血（波动范围，7%～38%）。继发性出血患者中，前房出血量大于容积 50% 的发生率高。

并发症

创伤性前房出血有四种主要的并发症：前房虹膜后粘连，房角粘连，角膜血染，视神经萎缩。视神经萎缩可能由于急性、暂时性高眼压或慢性眼压升高所致。虹膜后粘连可引起继发性虹膜炎或虹膜睫状体炎。虹膜后粘连不常见于药物治疗的患者药物，但在手术治疗前房积血后的患者中多见。在接受药物治疗的患者中，如果前房积血仍持续存在（= 9 天），前周粘连发生则比较多见。

角膜充血发生于前房出血伴眼压升高的患者。这些因素影响了血管内皮的完整性。角膜充血及前房出血少的患者可伴有低眼压或正常眼压。角膜充血多见于前房大量出血，伴随持续 6 天以上眼压大于 25mmHg 的患者。角膜充血可能需要几个月或更长时间消退。

非青光眼性视神经萎缩的前房出血患者，可能由于创伤或一过性眼压增高所致。弥漫性视神经苍白是由于瞬间急剧增高的眼压所致；眼压持续增高大于 50mmHg 维持 5 天以上，或眼压持续增高大于 35mmHg 维持 7 天以上。镰状细胞性贫血的前房出血患者更难管理，需要更严格控制眼压，或需要前房穿刺治疗。镰状细胞血红蛋白病和前房出血的患者镰刀红细胞更多的集中于前房而非静脉内。镰状红细胞较正常细胞更易阻塞小梁网状结构，较少的前房出血即有明显的眼压上升。中度眼压升高伴镰状细胞血红蛋白病的患者会产生视网膜中央动脉、睫状动脉灌注急剧减少引起视力的迅速恶化。

预后和治疗

外伤性前房出血常伴随白内障、脉络膜破裂、玻璃体出血、青光眼房角变窄、视网膜脱离，最后导致视力减退。这被认为与外伤性前房出血后视力恢复的三大影响因素直接相关：①伴随的其他眼部结构损伤的程度（如脉络膜破裂或黄斑疤痕）；②是否存在继发性出血；③是否合并青光眼，角膜充血，视神经萎缩。

治疗方法应是直接降低继发性出血的发生率及角膜充血和视神经萎缩的风险。前房出血是否成功取决于视力的恢复程度，约 75% 的患者预后可。80% 前房出血面积小于 1/3 的患者，视力可恢复到 20/40（6/12）或更好。约 60% 出血量在 1/2 以上的患者视力能恢复到 20/40 或更好，但前房大出血患者中仅有约 35% 的人视力有较好的恢复。小于 6 岁的患儿中有 60% 能恢复良好的视力；较相对年长人群比例要高。

（葛剑力 译，刘中民　江华 审校）

附录 17-2　儿童视力筛查（表 17-5）

新生儿视力筛查

新生儿视力筛查包括两个要素：用手电筒检查角膜透明度和评估眼球是否震颤及对红色的反应，需同时检查。对于有视网膜病变（ROP）高风险、先天性白内障、视网膜母细胞瘤、代谢性或遗传性疾病家族史的新生儿应进行更详细的眼科检查。

出生体重低于 1500 克或小于 31 周的早产儿有更大的发生 ROP 的风险。呼吸窘迫综合征的新生儿患 ROP 的风险也更高。每年美国有约 1300 名婴儿因 ROP 造成视力丧失，400 至 800 名婴儿造成严重视力受损。对于大多数的婴儿，ROP 是一个短暂性病态，可逐步自行缓解。然而有些患者，则表现为渐进性加剧的 ROP。所以目前建议对早产儿 4 周龄时进行眼科检查，或孕 32 周时做相应筛查。

（白瞳症）出生最常见的原因是白内障；其他常见的原因是：

■ 视网膜母细胞瘤
■ 原始玻璃体增生症
■ 视网膜脱离
■ 玻璃状出血（建议共存疾病或眼外伤）
■ 眼内炎症，如犬弓蛔虫病（少见）

在美国，每 5000 个活产婴儿的发病率有 1 位婴儿发病。55% 的先天性白内障婴儿有家族史。因为疾病干扰视觉系统的正常发育，所以婴儿的白内障治疗必须比成年人积极。有些患者不需要治疗，但有些患者需要早期就进行外科手术治疗，后续使用隐形眼镜或眼镜治疗弱视。

视网膜母细胞瘤是一种致命的白瞳症，在刚出生几周就可发病。它是儿童中最常见的眼内恶性肿瘤，每 16 000 到 20 000 个活产婴儿中即有 1 位发病，美国每年有 250 到 300 位新病例。约 25% 的患者有家族史，多为双侧视网膜母细胞瘤。60% 视网膜母细胞瘤患者出现白色的眼底反射，20% 伴有斜视。长期预后及视力的影响取决于视网膜母的大小及浸润程度。

原发性玻璃体增生症，也被称为"持续性胎儿血管"，是一种先天性发育异常引起的白瞳症。它是由于眼睛的胚胎血管系统残存导致。患眼比另一只眼睛小，晶状体浑浊，不透明。临床治疗与白内障相似。白瞳症的其他原因包括并存疾病导致的视网膜脱离和玻璃体出血及眼外伤。眼内炎症，如由犬蛔虫引起的，是白瞳症的另一个原因。

6 月龄婴儿的视力筛查

6 个月龄的婴儿都应该接受 1 次家庭医生进行的眼部检查。评估婴儿的视线集中能力及跟随灯光和玩具移动的能力。每只眼睛应分别测试。筛查也应评估对任何一种眼睛遮挡后检查，这可提示弱视的常见症状。为了进一步视力校准，应进行角膜光反射、遮盖试验和交替遮盖试验。同时检查对红色反应有助于排除晶状体和视网膜的异常。这些和其他测试将在本节后面详细描述（参见"测试视力"）。

大约 6 个月龄的婴儿的眼睛会重新定位，在眼睛单侧追随一系列物体后，这种现象被称为"铁路"或"电话"眼震，是完全正常的反应。它也可由凝视画有竖条纹的鼓旋转引起（视动鼓）。

视动带可以评估有视力减退的婴儿，可用于评估水平和垂直性眼球震颤。当父母认为孩子可能失明时，在确定视力是否存在是有帮助的。

3 岁幼儿的视力筛查

在早期发育期及时检出斜视和弱视非常最重要。斜视是由于眼部肌肉错位造成的。6 个月龄前发现的眼肌的偏差，都应到眼科医生处就诊。4 月龄后的间歇性的眼肌失调也要由眼科医生评估。后天性斜视的成年人最终会发展为复视，但斜视的儿童，能快速学习神经适应抑制斜视。弱视是指解剖学正常的眼睛发育过程中出现的不良中央视力，可能由视野缺失、斜视或屈光不正引起。弱视伴或不伴斜视。另外，大多数弱视儿童并没有视觉异常的主诉。

在 36 个月龄，就可以通过 Snellen 字母或"翻滚"的游戏来进行视力测试。如果这个年龄段的孩子能读懂大部分字符,孩子必须识别每一行的每一个字符。在网上,这方法被认为是可接受的。其他方法包括HOTV字母和艾伦匹配的图片卡。除了视力检查外,还应进行眼底检查、遮盖试验和角膜反射试验。

视力检测为20/40及更差,两眼视力有相差的孩子(即使两条线的范围内)都应进行专科眼科检查。也包括斜视或眼球病理异常的孩子。患有内斜视的婴儿如大于10周龄,则自行缓解率很低(Pediatric Eye Disease Investigator Group,2002a,2002b)。

5岁及以上儿童的视力筛查

儿童应在幼儿园前、一年级(6岁)及其后每隔一年进行筛查,直到11岁或12岁。视力评估,最好使用Snellen视力测试。家庭医生也用双目仪器,包括Titmus立体测试测试和遥测双目镜。双目仪器用来检测视力,远视,和眼肌平衡度。近年来,计算机辅助视力测试在家庭医学中的应用越来越广泛。它占用空间小,可以由一个人管理。然而,在筛查过程中不能检测到孩子的眼部结构。Titmus测试推荐用于5岁以上的儿童。

在这个年龄组中,视力低于20/30或双眼视力有差异及有斜视或任何眼部异常的孩子,都因至眼科专科就诊。近视,通常发生在三或四年级(年龄9~10岁)的儿童。有高度近视(−6至−7度屈光度)家族史的儿童,出生时可能就有近视。远视或远视,一般不需戴眼镜矫正,特别当+2.50屈光度以下,除非伴有斜视或调节障碍。如果远视超过+4屈光度,眼镜可别推荐。眼镜也可能需要合并矫正散光,这是眼睛聚焦异常的常见原因。

美国眼科学会(AAO)通过视力筛查推荐,在成年前,约有20%孩子需要佩戴眼镜。推荐的视力筛查年龄包括3个月,3至6个月,6至12个月,3岁,5岁,5岁后每1~2年。一旦发现异常到眼科进一步检查(American Academy of Ophthalmology Pediatric Ophthalmology/Strabismus Panel,2012)。

检测工具:过去史

在开始对视力进行客观测试之前,先从父母那里获取有无眼病家族史,以确定是否有潜在眼部问题。潜在的眼部问题的症状包括:

1. 揉眼睛
2. 闭上或遮盖一只眼睛
3. 倾斜或转动头部

4. 眯眼
5. 看不清远处的物体
6. 撞到东西

典型的主诉包括:①无法分辨距离,②视力模糊,③复视。

可以提问家长相关问题:

1. 您的孩子为了看清,是否会保持物体非常接近他或她的脸?
2. 你孩子的眼睛出现十字交叉吗?
3. 你认为你孩子视力好吗?

问问父母,孩子是否能很容易地抓住和捡起小东西,以及他或她的眼睛是否追随他们穿过房间。如果有眼病家族史,尤其是弱视和斜视,则是一个重要线索。

家族史的重要性

阳性家族史在检测儿童视力问题中是一个重要线索。回顾500名因小儿眼科疾病转诊的患者数据;220有斜视的疾病,包括外斜视(先天和后天)和内斜视(先天的,可调节的,和不可调节的)。一项研究发现,39%内斜视患者和42%外斜视患者的父母一方有家族史(AOA,2002)。进一步亚组分析,先天性斜视阳性家族史者中,57%患有先天性内斜视,34%患有调节性内斜视,67%患有先天性外斜视,38%为其他类型外斜视患者。没有阳性家族史的非调节性内斜视患者,于出生后18个月龄发病。

此外,55%的先天性白内障患者有先天性白内障的家族史。

视力检测

一些3到5岁的孩子可能还不能用字母和数字进行视觉测试。对于这些孩子,"E字表"的测试可以使用。家长可以在家中为孩子们准备这一测试信息,包括练习Es、E挂图和家长使用说明。这个年龄组另一个好的测试方式是HOTV测试,包括挂图组成的H、O、T和V。孩子有一块22cm×28cm(8.5英寸×11英寸)的板含有H、O、T、V。测试者指向墙上图表,孩子自己的板上识别正确的字母。无论是E字表或HOTV表,都比较适合这个年龄段。测试者可以决定哪种方法在实践中最有用,并优先使用该测试。无论是E字表或HOTV表都建议用于检测能认识数字及字母的孩子。

然而,这些测试可以被用来认识数字和字母的孩子。在有些情况下,检测者认为测试的不良表现可能是由视力以外的问题引起的。有些年龄在 3～4 岁的孩子可能无法进行的 E 字表或 HOTV 测试。在这种情况下，可以使用闪存卡类型的图片测试，如艾伦卡测试。艾伦卡测试由包含 7 张图像的四张卡片组成。对于年幼的孩子，可以从玩牌开始，并确保孩子能够识别所有这七张图片，这是一个好的方法。有时孩子可能不认识其中的 1～2 个数字。在这种情况下，应该用剩余的数字进行测试。

　　所有艾伦的数字都是 20/30 大小的数字。孩子能够准确识别图片最远距离作为分子，30 作为分母。例如如果孩子能准确地识别出 4.5m（15 英尺）处的图片，视力将被记录为 15/30，相当于 20/40 或 10/20 视力。然后重复该过程并遮蔽单眼，先左眼后右眼。

参考文献

American Academy of Ophthalmology Pediatric Ophthalmology/Strabismus Panel: *Esotropia and exotropia*, San Francisco, 2012, American Academy of Ophthalmology.

American Optometric Association: Pediatric eye and vision examination, 2002. Available at: http://www.aoa.org/documents/CPG-2.pdf. Accessed December 2014.

Pediatric Eye Disease Investigator Group: The clinical spectrum of early-onset esotropia: experience of the Congenital Esotropia Observational Study, *Am J Ophthalmol* 133(1):102–108, 2002a.

Pediatric Eye Disease Investigator Group: Spontaneous resolution of early-onset esotropia: experience of the Congential Esotropia Observational Study, *Am J Ophthalmol* 133(1):109–118, 2002b.

附录 17-3　　斜视的特殊类型

斜视的几种类型（表 17-6）。先天性内斜视，婴幼儿型内斜视，几乎 25% 的患者有家族史。这种情况通常在出生后不久或在 6 个月龄内被发现。斜视方向一般是恒定的，可能伴随着外展受限（移动眼睛向外看）。先天性内斜视的婴儿通常没有全身性的疾病。手术是主要的治疗方法，通常建议在 6 到 12 个月龄进行手术（图 17-16）。

调节性内斜视是斜视最常见的原因，几乎占 50%。这种类型的内斜视是由过度内聚调节。一般来说，调节性内斜视会由间歇性发作逐渐变得持续发作。发病年龄约为 2 岁，但也有在 6 月龄或 7 岁以后发病的。一般来说，具有调节性内斜视患者有一定程度地近视。通常，处方眼镜处方可缓解症状，但需要适应（图 17-17）。通过眼睛调节聚焦，从而改善斜视。眼镜一般需要随时佩戴，从而使眼睛变直。如果内旋转向需要更大距离，则需要双聚焦眼镜（图 17-18）。

非调节性内斜视（后天性）不适由过度调节引起的。对非调节性内斜视最常见的原因包括不对等的屈光不正、白内障、角膜疤痕。一般来说，治疗针对以下情况，包括弱视矫正，眼肌手术需要纠正的眼肌的偏差。

外斜视约占斜视的 20%。大约 75% 的外斜视患者表现为间歇性症状，这导致了诊断的混淆和延误。通常，父母会注意到，在明亮的阳光下孩子会闭上一只眼睛，或在疲劳、生病时有一只眼睛外转。当存在这个可疑情况时，建议近距离及远距离测试外斜视。外斜视的其他原因包括动眼神经麻痹，神经系统疾病，骨性眼眶畸形。Apert-Crouzon 病患者经常表现出间歇性外斜视。轻微的外斜视可以观察，严重的外斜视则需要手术（图 17-19 到图 17-21）。

少于 5% 斜视患者可见上斜视，或垂直偏差（图 17-22）。它可以发生在任何年龄。垂直偏差很重要，因为它们伴随一些严重情况，如外伤、脑肿瘤和眼眶疾病以及甲状腺疾病。垂直偏差通常被称为"高的眼睛"。垂直偏差的患者可能有头倾斜，必须与眼性斜颈相鉴别（图 17-23）。棱镜是用来纠正小的肥厚性偏差，而手术推荐治疗大的偏差。当复视（复视）伴发斜视时，可以使用手术、棱镜或兼用两者来治疗。

附录 17-4 高血压视网膜病变的分级

高血压的级别反映了动脉系统内的硬化程度。高血压的眼底改变还没有被普遍接受的分类。Scheie 分类依据小动脉血管渗漏和小动脉硬化的（Scheie and Albert，1977）。

高血压性视网膜病变的分级如下：

1 级——大量的视网膜小动脉衰退

2 级——更明显视网膜小动脉衰退和局部病灶形成

3 级——广泛的小动脉衰退，视网膜渗出物，棉绒斑，出血

4 级——等级 3 级加视神经乳头水肿

依据小动脉的变化分级如下：

1 级——小动脉反射增宽和微小动脉静脉（A-V）交叉的缺陷级

2 级——小动脉光反射增加和动静脉交叉变化

3 级——铜线样小动脉和动静脉交叉显著变化

4 级——银丝样小动脉和严重的动静脉交叉变化

参考文献

Scheie HG, Albert DM: *Textbook of Ophthalmology*, ed 9, Philadelphia, 1977, Saunders.

第 **18** 章 耳鼻咽喉科

JOHN G. O'HANDLEY ■ EVAN J. TOBIN ■ ASHISH R. SHAH

本 章 内 容		

急症

会厌炎

会厌炎,或称声门上喉炎是一种需要医师及时关注的疾病。会厌炎导致声门上结构(包括会厌和杓状软骨)细菌感染(偶有病毒),我们需要对这个疾病有很高的警惕性,才能及早确诊,显著减少发病率。急性呼吸失代偿和气道完全阻塞是最需要我们注意的情况。当患者表现出发热、咽痛、吞咽困难或者当咽喉体格检查发现与患者症状不相符的时候,我们应该高度警惕。

这些患者可能会被误诊为喉炎,扁桃体炎,扁桃体周围脓肿或其他颈部感染。会厌炎好发于 2～7 岁的儿童,婴儿或年龄更大的儿童甚至成年人中也会发生。据报道,成人会厌炎致死率为 6%～7%。

会厌炎的症状和体征包括快速进展的咽痛、高热、烦躁不安和昏睡。在声门上的会厌炎中,患者的声音大多好像被口鼻捂住一般低沉。许多患者不能控制唾液,会出现口涎外流。这些患者的经典姿势为前倾坐位,因为这个姿势可以减轻由于声门上结构肿胀所导致的阻塞症状。患者可能表现出呼吸困难或喘鸣。

鉴别诊断包括扁桃体炎、扁桃体周围脓肿、咽喉壁

重 点

■ 流口水、异常姿态和呼吸窘迫是会厌炎的典型症状。

■ 常规的流感嗜血杆菌(Hib)疫苗接种后,儿童人群中会厌炎不常见,现在多见于成人,病情进展有气道阻塞危险。

■ 侧颈部 X 线片显示拇指指纹标志可以诊断会厌炎,但能视及喉部至关重要。

■ 咽后壁脓肿的及时诊断取决于对该疾病高度怀疑。

■ 患者出现听力损失或耳鸣,没有证据耳垢栓塞或中耳积液,应考虑突发感音神经性听力损失(SSNHL)。

■ 在没有哮喘病史的儿童中,急性发作的喘息应提醒临床医生可能的气道异物。

■ 儿童食管异物通常表现为流口水,拒绝口服,无感染的迹象。

■ 食管异物在放射上通常是不透明的,气道异物类似于对放射透明的食物,病史和体格检查至为重要。

■ 鼻出血的危险因素包括鼻部疾病,鼻外伤、高血压、鼻窦瘤、凝血障碍。通常凝血病是医源性和治疗性的。

■ 在呼吸窘迫和低血容量休克患者中鼻出血无进展,尤其是昏迷患者。

■ 复发性鼻出血的青春期男孩可能患有青少年鼻咽血管纤维瘤。

■ 适当的装备能有效治疗鼻出血,包括前灯,吸引器,鼻出血治疗包,用于烧灼的硝酸银和填塞材料。

■ 鼻腔填塞会导致中毒性休克综合征

■ 鼻腔填塞会导致血氧不足,特别是患有心肺疾病或睡眠呼吸暂停。

■ 明确呼吸消化道道异物诊断可能需要内镜检查。

■ 怀疑食管异物是电池需要紧急内镜检查,因为很快会发生明显的组织坏死。

■ 鼻出血经常对风险因素(高血压,干燥,凝血疾病)的校正有反应。

■ 如果鼻腔填塞无效,需要更多侵入性手术,包括内镜检查、血管结扎、血管造影和栓塞。

脓肿、气道异物和喉炎。在鉴别这些疾病时，体格检查尤其是喉镜检查非常有价值。如果怀疑将出现气道阻塞，则不应进行内镜检查。内镜检查一般会看到红肿的会厌和杓状软骨。其他阳性体征还有颈部触诊发现喉部触痛，虽然颈部触诊在考虑诊断会厌炎时应尽量避免。使用压舌板可能会促进气道阻塞，因此考虑诊断会厌炎的患者应该避免使用。

　　只要会厌炎的诊断有任何疑问，就应该考虑请耳鼻喉科和感染科会诊。与喉炎的鉴别诊断可能会很困难，因为两者的症状可能会有重叠（表18-1）（Berry and Yemen，1994）。颈部侧位放射片有助于诊断。"指纹征"是诊断会厌炎经典的放射证据。如果疑诊会厌炎或者颈部侧位放射结果支持诊断，那么就应该将患者送到手术室，在麻醉师和耳鼻喉科医师在场的情况下进行经口气管插管。对任一气道阻塞的患者，经口气管插管有时可能很困难或完全无法完成，这时环甲膜切开术或者气管切开术可能起到救命的作用。有些患者，尤其是成年患者，也可以采用静脉用药以及重症监护室观察。如果对气道稳定性任何怀疑，我们就不建议进行观察。

表18-1　会厌炎和喉炎的鉴别要点

特征	会厌炎	喉炎
病因	细菌	病毒
年龄	1岁~成年	1~5岁
气道阻塞位置	声门上	声门下
起病	急（以小时计）	缓（以天计）
发热	高	低
吞咽困难	显著	无
流涎	明显	少
体位	坐位	侧卧
毒血症	中到重度	中度
咳嗽	常无	犬吠样，低沉，自发的
语音	清亮或沉闷	嘶哑
呼吸频率	正常或快速	快速
喉部触诊	痛	无痛
临床病程	短	长

From Berry FA, Yemen TA. Pediatric airway in health and disease. Pediatr Clin North Am. 1994; 41: 153.

　　控制气道之后，应立即进行会厌炎感染微生物的培养和抗生素敏感性检测。B型流感嗜血杆菌是常见的病原菌，可能产生β-内酰胺酶。自从20世纪80年代应用了，儿童会厌炎患病率有所下降。然而成年人会厌炎患病率却维持稳定或稍有升高，广泛使用Hib

疫苗后，金黄色葡萄球菌相对发生率也有所增加。治疗应给予静脉应用抗生素，有效的抗生素包括头孢噻肟、头孢曲松、氨苄西林加舒巴坦或者氨苄西林加氯霉素，类固醇激素可以有效控制水肿和炎症，然而目前还没有临床对照试验证明其有效性。

扁桃体周围脓肿

　　扁桃体周围脓肿是扁桃体周围间隙内积聚的脓液。它所感染的病原菌与常见的扁桃体感染是相同的：链球菌、葡萄球菌和厌氧菌。

　　其典型的症状体征包括发热，持续咽痛，吞咽困难，吞咽痛，语言含混不清。其他如张口困难也非常常见。查体可见扁桃体和扁桃体周围组织不对称的红肿，软腭和悬雍垂肿胀，向脓肿对侧移位。通常鉴别脓肿和扁桃体周围蜂窝织炎是很困难的。如果触诊能触及波动感，有助于诊断扁桃体周围脓肿。一般来说，本病以临床诊断为主，但当诊断不明确时可以用CT来确诊（图18-1）。

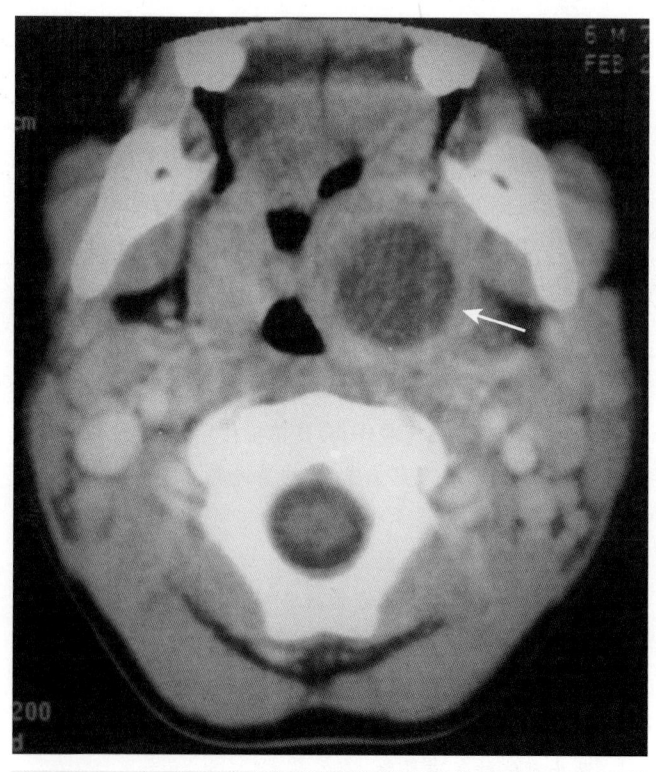

图18-1　左侧扁桃体周围脓肿（箭头所示），需要外科引流

　　如果不加治疗，扁桃体周围脓肿有可能会自发地向颈部深层扩散，甚至导致气道阻塞。最重要的治疗手段就是用针吸、切开引流或者扁桃体切除术引流。取得脓液病原培养后，应进行广谱抗生素治疗。合适的抗生素包括：氨苄西林-舒巴坦或克林霉素。许多患者可能会出现脱水症状，如果可能应给予静脉补液。在严密气道和氧浓度监测下，有必要时给予镇痛药。有时可能需要给予 1～2 倍剂静脉皮质类固醇激素来控制炎症和疼痛。

儿童出现扁桃体周围脓肿应住院治疗。初始治疗应包括静脉补水和抗生素治疗。扁桃体周围蜂窝织炎或者早期的脓肿对治疗反应很好，而已经形成完整脓腔的患者对治疗反应不佳。对药物治疗反应不佳的患者，必须进行引流。对能配合良好的成年人进行引流可以在急诊室局部麻醉下进行，后续门诊治疗即可。儿童通常需要全麻下引流，同时进行扁桃体切除术。为预防复发建议择期扁桃腺摘除术，尤其是对于有过反复扁桃体炎史的患者，但是目前几乎没有支持以上做法的临床对照试验。

突发性感音神经性听力丧失

尽管大部分听力丧失都不是急症，突发性感音神经性听力丧失却是一种"耳科急症"，应引起我们的注意。任何主诉突发性听力丧失的患者都需要进行积极的评估。如果是耵聍嵌塞或者中耳积液等常见情况可以进行常规处理。如果初步检查没有发现病因，那么就应怀疑是 SSNHL 并及时进行耳鼻喉科会诊。SSNHL 可能继发于血管源性、血栓栓塞性、病毒性或自身免疫性病因，也可能是由耳毒性物质导致，其中病毒性引起最为常见。如果不进行治疗，约 1/3 患者可以恢复听力，约 1/3 患者可以维持部分听力，约 1/3 患者听力丧失不会改善。推荐无明显口服皮质类固醇激素禁忌证患者早期使用可以改善预后，泼尼松初始剂量 60mg/d，持续 10～14 天短程治疗比较合理，如果患者对全身激素反应不佳，对照试验证明使用鼓膜内激素可以改善预后，鼓膜内激素对于有口服激素禁忌证的患者也适用（例如糖尿病）。如果患者听力恢复不良，建议 MRI 检查排除前庭神经鞘瘤（听神经瘤），少数患者有突发性听力丧失。

异物

吞下或吸入异物常见于儿童，成人也可以出现。这些异物可能嵌顿在上呼吸消化道的任何位置。

食管异物

食管异物最常见的位置是在环咽肌水平。其他部位可见于食管解剖性狭窄处，如胃食管交界处，左主支气管和主动脉弓压迫食管的位置。目前来看，在儿童中食管最常见的异物是硬币。而成年人常见鸡骨或鱼刺。

诊断食管异物主要依靠病史和体格检查，影像学检查对诊断有帮助。家长可能目睹了孩子吞下异物，继而出现咳嗽、作呕、拒食或流涎。然而，常常孩子吞下异物的过程没人目睹，这样就要依靠其他的诊断手段了。

X 线平片（包括侧位）对于多数儿科患者具有诊断价值，因为多数食管异物射线透不过的（图 18-2）。其他能够提示食管异物的影像学发现包括：椎前间隙软组织密度增加，纵隔增宽，食管内见气液平以及食管周围存在气体。我们应对纽扣电池提高警惕，因为这类异物如果不紧急处理，可以导致食管严重损伤和穿孔。纽扣电池在侧位 X 线片上有典型表现，大致像一个 10 美分的硬币放在一个 5 美分的硬币上（类似图 18-2）。

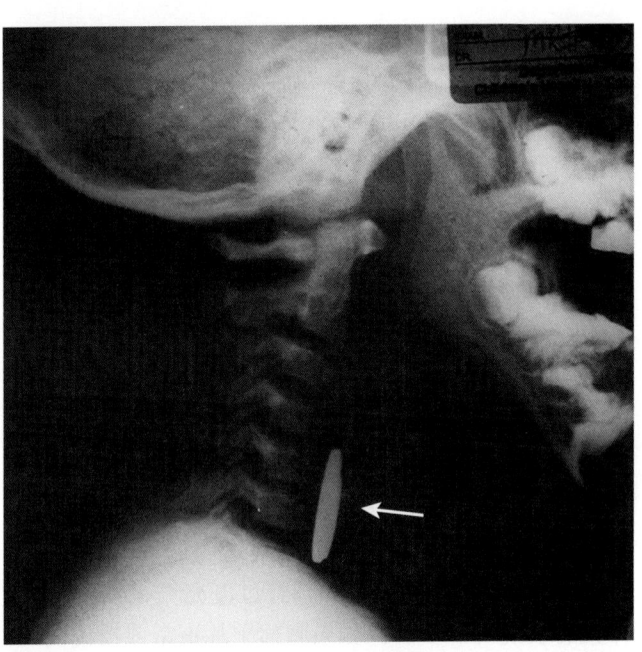

图 18-2　临床表现为干呕和流涎的儿童的侧位 X 线片，显示在食管靠近环咽肌水平有两枚硬币（箭头）

如果患者食管异物的证据充分，我们建议耳鼻喉科会诊做硬食管镜以取出异物。尽管钡剂食管造影有假阴性的结果，而且可能使硬食管镜的观察更困难，但当患者吞下对辐射透明的异物，我们还是需要做钡剂食管造影。

气道

像食管异物一样，气道异物在婴儿和小龄儿童更常见。许多气道异物所致的死亡都来不及就医而死于家中。最常见的吸入异物是食物，其中以坚果为首。异物吸入气道后常嵌顿在支气管树，也常在喉部或气管。如果有人目睹了患者吸入异物，并导致气道完全阻塞，

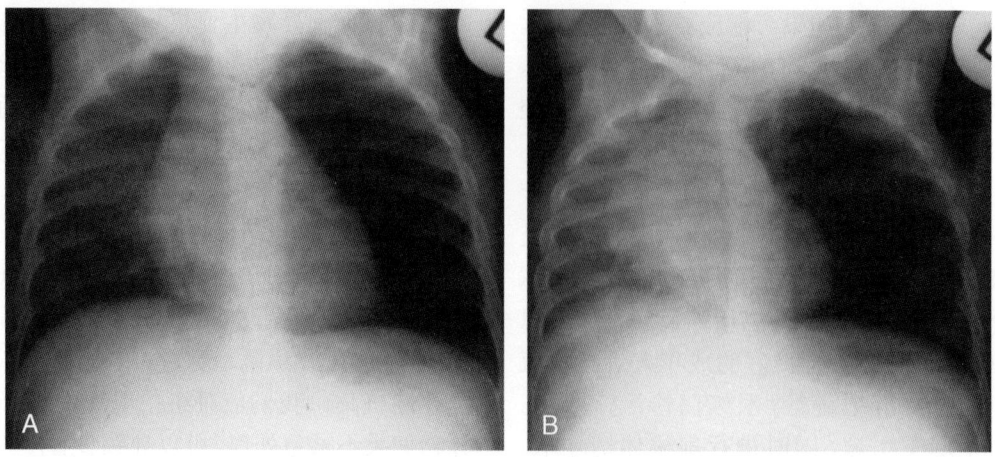

图 18-3　8 岁男童有左气道异物（花生）。图为其 X 线片, 分别为吸气（A）和呼气（B）相。在平片中看不到任何异物, 然而呼气相可以看到左肺过度充气, 导致纵隔右移

应立即进行 Heimlich 手法救治。然而吸入常常没有人目睹到, 如果异物嵌顿在气管或喉部, 患者常常有声嘶、持续咳嗽、喘鸣等症状。由于气道异物致死率很高, 所以一旦出现上述情况需要迅速诊断和及时处理, 以防止悲剧发生。

在无既往气道高反应性疾病的儿童, 一旦表现喘鸣或粗糙呼吸时, 应该鉴别诊断气道异物。患者和家长常会告诉大夫, 患者吃饭时出现阵发性咳嗽, 然后症状消失, 甚至可能会有一段时间没有任何症状, 之后又出现咳嗽或喘鸣等。

确诊气道异物最重要的就是时刻提高警惕。医师应当仔细叩诊肺野, 很可能发现双肺叩诊音不对称。由于大部分气道异物都是对辐射透明的, 胸部 X 线片可以表现正常, 异常表现如肺野过度充气、肺不张或者肺炎的表现（图 18-3）。如果胸部平片正常或模棱两可, 而患者处于稳定状态, 也可以行气道透视检查。

我们常需要向具有气道异物移除经验的医师咨询。气道异物最终治疗需要用直接喉镜和硬质支管镜确认和去除异物。

鼻出血

尽管鼻出血仅仅是一件恼人的小事, 有时却可能非常严重以至需要紧急的医疗处理。在一些罕见的情况中, 鼻出血甚至可以是致命的急症。

鼻出血诱因包括创伤、经常清洗或挖鼻孔、天气干燥、高血压、出血性疾病（凝血因子缺乏、遗传性出血性毛细血管扩张症、淋巴增殖性疾病）、抗凝治疗（阿司匹林、肝素、华法林、氯吡格雷）和鼻内肿瘤等。对于青春期男性反复鼻出血和鼻腔阻塞应引起注意, 因为这可能是鼻炎纤维血管瘤的表现。是一种局部袭性行良性

肿瘤。所有这些潜在的危险因素都应该考虑在内, 必须被妥善处理, 以便对患者给予恰当的治疗。如果鼻出血是由严重创伤所致, 会影响评估和治疗, 将在本章"头部和颈部创伤"章节中讨论。

鼻出血根据其部位分类如下：前鼻腔的出血最为常见, 常来源于前纵隔丰富的静脉丛, 称 Kiesselbach 静脉丛（图 18-4）。这个部位的出血, 虽然比较麻烦, 但严重程度轻, 多数比鼻后部出血容易控制。后部鼻出血来自鼻腔后三分之二, 常常更严重, 也更难以控制。

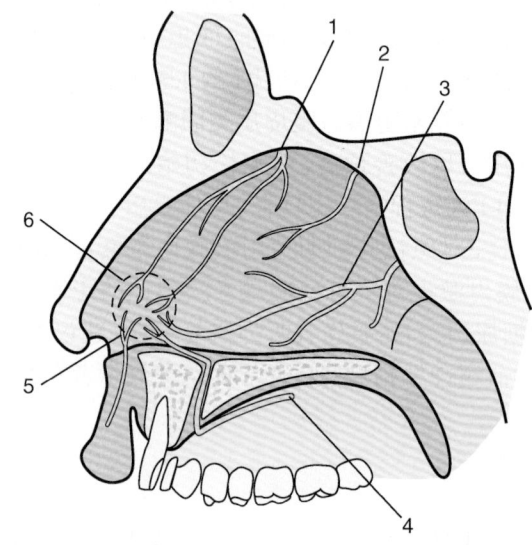

图 18-4　Kiesselbach 静脉丛。1 和 2, 筛前动脉和筛后动脉；3, 蝶腭动脉隔支；4, 腭大动脉；5, 上唇动脉分支；6, Kiesselbach 静脉丛

处理鼻出血应首先评估和稳定生命体征。严重鼻出血偶尔可危及气道和 / 或血流动力学稳定, 尤其是对于心肺功能不全患者。医师应当首先评估和稳定气道, 必要时急诊处理。严重的高血压应该进行控制, 但注

意防止继发低血压的出现。应完善血液方面的检查，包括全血细胞计数、凝血酶原时间和活化部分凝血酶时间等。及时建立静脉通道，以便在必要时进行液体的输入和静脉药物的使用。

治疗

有效的治疗需要良好的视野和患者配合。治疗水平取决于初级保健医生的临床经验，舒适度和适当的药物和器材的可及性。如果以上条件不能完全达到，应考虑请耳鼻喉科会诊。应尽量使患者放心并向其解释下一步治疗方案，这可以有效促进患者配合，减少患者焦虑，增加治疗成功率。医师需要一盏明亮的额灯、鼻镜、大号的鼻用吸引器和尖镊。如果患者情况稳定并且处于监测之下，可以基于镇静和镇痛的目的给予少量静脉麻醉剂。注意不要过度麻醉患者。对低血容量患者给予麻醉剂进行鼻内操作可能会导致严重的血管迷走神经性反应，因此在治疗中和治疗后给予麻醉剂的问题上我们应尽可能小心。

所有的血块应尽量洗出。有时很困难，需要镊子帮助。此后可以对鼻腔进行局部麻醉和减轻充血（4%利多卡因和去氧肾上腺素混合液效果很好）。如果很容易确定出血点，也可以进行烧灼处理。

前鼻孔填塞 如果吸引、减充血和烧灼处理后不能止血，而且出血点位于前部，我们应该进行前鼻孔鼻腔填塞，可以用抗生素软膏覆盖的 1cm 宽的油纱填塞，也可以用很多其他的东西。Merocel 填塞物或者预包装可充气的填塞物都简便易用。填塞时要记得鼻腔向后延伸，而不是向上，这会有助于填塞。填塞物应预先用抗生素软膏包裹，最好使用较小的填塞物会更有效。

放置填塞物时患者可能非常不适。我们可以通过适当的减轻充血和局部麻醉来减少患者的不适感。如果是用 Merocel 填充物，有时先将其浸湿并展开可能有助于填塞，无菌盐水或去氧肾上腺素都可以用来浸湿填充物。尽管填塞物展开后看起来很大，但是它可以压缩得很紧密，而且在覆盖了抗生素软膏后很容易填入。如果要进行这项操作，应使用尖镊夹持整个填塞物。预先展开填塞物也可以预防在填塞的过程中磨损鼻黏膜导致再出血。这项操作对出血一侧伴鼻中隔偏曲有益。无论使用的何种填塞物，应该注意在填塞后不要过度扭曲或扩张鼻孔。这会非常不适，可能导致鼻翼坏死。

填塞完成之后，观察患者是否有再次流血情况。如果患者情况稳定，对填充耐受良好，无其他合并疾病，而且仅有单侧前部填塞，给予患者一些轻度止痛药

和抗生素以预防感染性休克和鼻窦炎，然后让患者出院。2～5 天后去除填塞物，然后指导患者在接下来的 2 周内使用一些鼻内的盐水或软膏。反复鼻出血应请耳鼻喉科会诊。

后鼻孔填塞 如果流血用较小的前鼻孔填塞无法控制，那么出血点一定在后部，因此就需要较大的前鼻孔或前-后鼻孔填塞物。其中最有效、经常使用的是快速 Rhion 填塞物，Rhion 填塞物来自短前鼻孔或长前-后鼻孔气球棉塞，作为血小板聚集体，与水接触形成润滑剂，它有一个充气的袖口，预包装套件附带详细的插入说明。这些包装适用于许多急诊室，对严重前鼻和后鼻出血均有效。如果预成型的前后填塞物不可用或者无效，还可以使用传统的前-后部填塞。后填塞必须基本上封闭后鼻腔，提供支撑件，以防止前填塞物从后方滑落。

放置后鼻孔填塞物需要经验，而且即便成功完成了后鼻孔填塞，我们也建议你请耳鼻喉科会诊来协助后续的止血，移除填塞物以及监测填塞并发症。前-后鼻孔填塞物常常导致患者不适以及填入后潜在的并发症。局部的并发症，包括鼻翼、中隔和腭的坏死，需要仔细监测预防其发生。低氧血症也是并发症之一，出现低氧血症时应吸氧，监测血氧含量。有心肺疾病的患者更应严密观察，很可能需要送进重症监护室。患者可能需要恰当合理的麻醉剂减少疼痛，同时用抗生素预防感染。

其他技术 偶尔鼻出血用填塞的方法不能够止血，需要进一步治疗。包括手术室内内镜下烧灼，内镜下或开放视野的动脉结扎或者血管造影下选择性动脉内栓塞。每一项技术都有优点和缺点。总体来说，在没有外科手术禁忌证的情况下，外科手段比栓塞有更多优势。所有的外科手段成功率都很高。有经验的医师行血管栓塞术也很有效，但是存在着相对较小的颈内动脉不全栓塞的风险，并继而导致大脑缺血性损伤，而这个结果则是毁灭性的。

治疗要点

- 如果有气道阻塞危险，应采取措施迅速准备稳定气道（推荐等级：C）。
- 气道阻塞的干预措施包括面罩通气，继而气管插管、环甲软骨切开术或气管切开术（推荐等级：C）。
- 会厌炎患者针对流感和金黄色葡萄球菌，通常对Ⅳ类固醇和Ⅳ代抗生素有反应；严密监测预防气道阻塞。
- 大部分扁桃体周围脓肿需要引流，虽然小脓肿或脓肿早期药物治疗会取得很好效果（推荐等级：C）。

● SSNHL 早期治疗使用皮质类固醇可以改善结果，需要考虑皮质类固醇的使用风险和禁忌证（推荐等级：B）。

头颈部创伤和呼吸窘迫

重 点

■ 创伤的 ABCs 包括排查气道、呼吸、循环和颈椎问题。

■ 在遇到颈部钝器伤或穿刺伤时，应注意喉部和咽食管损伤的可能。

■ 单纯的面部创伤可以导致大出血和眶周以及中枢神经系统损伤。

■ 面部骨折如果被忽视可能会导致长期的功能障碍，有损美观。

我们在救治一名颈部 / 面部创伤的患者时，应牢记创伤的 ABCs：气道（airway）、呼吸（breathing）、循环（circulation）和颈椎（cervical spine）。继发于严重的面、头或颈部创伤后最重要的问题是潜在的呼吸道压迫。意识状态的改变可能导致吸入血液或分泌物，伴有或不伴有中枢性通气不足。粉碎性面部骨折（面部中央或上腭）可能使口腔或咽部气道严重变形导致阻塞。未发现的咽部或颈部血肿增大会通过外压气管或喉部导致气道阻塞。颈部钝器或穿刺伤可以导致喉部骨折、出血或者血肿，进而导致严重的气道阻塞。

医师必须迅速处理潜在的气道阻塞情况，因为气道完全阻塞可能进展很快。气道阻塞通常是临床诊断，因为低氧血症和二氧化碳潴留等实验室检查是阻塞晚期表现。大面积的面部肿胀和瘀斑应想到面部骨折。语音含混不清可能是由于血肿增大导致的。患者语音改变、咯血、皮下气肿或喘鸣应想到喉部和咽部的损伤。

对于气道受累的患者，应尽快稳定气道。可以先尝试气管内插管，备急诊环甲膜切开术。如果时间允许，应请值班麻醉师、创伤外科医师或者耳鼻喉科医师会诊协助气道管理。盲插管（尤其是经鼻管插管）和喉罩是不被推荐的，因为如果插管不成功，会进一步恶化患者气道受累情况。尽管当气管内插管无法完成或有禁忌证时，气管切开术是最好的选择，但是环甲膜切开术也可行，并能挽救生命。

在严重的头颈部创伤之后可能出现大量失血的情况。应尽快建立静脉通路，迅速开始容量替换。面部

创面的出血可以通过直接压迫和结扎出血动脉解决。鼻出血的处理在之前已经讨论过了。颈部的出血，或者有血肿增大的证据，都提示主要脉管损伤，需要创伤外科医师、血管外科医师或者耳鼻喉科医师立即手术探查。

如果医师没能诊断咽部或食管损伤，则可能导致威胁患者生命的感染。这类损伤在初始评估时可能并不明显，因此需要提高警惕。确诊常需要钡餐造影和内镜检查。治疗咽部或食管损伤需要手术修复损伤或者外引流以促进愈合。

单纯的面部损伤很少危及生命，但仍可能导致大出血和气道压迫以及永久的残疾。医师应该在急诊室对严重的面部创伤进行评估，当患者有严重的面部损伤时，应考虑到颅内损伤和颈椎损伤的可能。眶周创伤需要眼科评估。所有的撕裂都应仔细检查、清创、缝合。如果伤口有污染的可能，就应该使用抗生素。

更深层的损伤可能导致面神经横断。如果查体发现面神经功能差，就必须请整形外科或者耳鼻喉科会诊来修复神经。腮腺导管也可能受到损伤，这需要在支架上修复。面部骨折需要通过 CT（轴位和冠状位）评估。应该用 X 线平片（包括体层成像）来评估可能的上腭骨折。面部骨折如果被忽视可能导致长期的功能障碍，有损美观。有时还需要口腔外科会诊，尤其是外伤累及牙齿或影响咬时。

治疗要点

● 关注即将发生的气道阻塞，应采取措施保证气道通畅。

● 如果伤害影响适当可视性，不应该尝试插管。在此情况下，应该采取气管切开术或环甲软骨切开术。

● 及时建立静脉通道和容量替换。

● 深面部伤口可能需要探查，结扎血管修复面神经损伤或腮腺唾液管。

鼻外伤

鼻创伤性损伤十分常见，然而在一些患者中，创伤可能导致重要的外表和功能性问题。严重情况下，鼻外伤会导致严重的出血和脑脊液漏，甚至危及生命。

评估持续鼻外伤患者需要知晓完整病史。损伤的机制必须被了解，如果近期受伤，患者必须检查颈，下颌，上颌骨，眼窝，颅内损伤体征。单纯的鼻外伤后出血可能相当严重，但通常可自行停止或压迫止血。

初步评估包括面部外观总体评估，特别注意其他

面部骨折的可能性（眼窝，颧骨、下颌骨）。明显的鼻子畸形应该注意，虽然某些情况下被明显水肿掩盖了。可以放射检查，但其效用是可变的，因为无移位骨折通常不需要治疗，移位骨折通过体格检查可以明显发现。

鼻腔内检查排除鼻中隔血肿或脑脊液漏，鼻中隔血肿发生于隔膜软骨膜和底层之间的软骨出血。血肿可以单侧或双侧。它导致鼻腔阻塞隔增宽。成功的治疗需要正确诊断，随后切开、引流和填塞，防止重新积聚。如果未经治疗，特别是双侧、血肿导致软骨缺血性坏死或可能导致脓肿形成。可能最终导致失去足够的鼻中隔软骨造成外部鼻崩溃，称为鞍鼻畸形。因为它是极难修复，避免鞍鼻畸形是至关重要的。

严重鼻外伤出血后会导致筛骨、蝶腭骨或偶尔颈动脉血管损伤。控制鼻出血的方法已经在本章中描述，如果创伤严重或持续出血考虑耳鼻喉科会诊。从鼻一侧或双侧有清澈的引流液滴出，可诊断为脑脊液漏，在相应的位置漏液会增多。鼻脑脊液漏需要紧急耳鼻喉科和神经外科会诊。通常会自行解决，但可以危及生命，如性气脑（颅穹隆内积气）、脑膜炎和脑脓肿。

鼻创伤后孤立的鼻畸形导致鼻骨、鼻软骨或隔位移。如果实施鼻骨闭合复位术，可以取得完美效果，通常需要进行局部或全身麻醉，在最初的水肿消退，骨形成之前（伤后 7~10 天）。鼻骨再骨折时需要实施切开复位术，如果鼻中隔明显倾斜，可以同时修复。如果持续鼻畸形，接下来可做正规鼻整形术，包括鼻外部各个部位。患儿鼻骨折建议早于成人做闭合复位术，因为其骨折愈合更快。修复受伤应在 7 天内完成。切开复位通常不推荐儿童，因为担心影响未来鼻生长。如果有必要，鼻整形术是推迟到鼻生长完成后，青春期后不久。

耳

重 点

- 当内科检查不支持耳部疾病，耳痛可能来源于牵涉痛。
- 吸烟者患有耳痛，考虑炎症但是对抗生素无反应，临床怀疑咽癌可能。
- 鼓气耳镜对确诊中耳积液有用。
- 外周性前庭疾患是眩晕最常见的原因（占 38%~56%）。
- 良性发作性位置性眩晕（BPPV）是外周性前庭眩晕最常见的病因，女性患病率是男性的两倍。
- 除非良性发作性位置性眩晕不能明确诊断，否则不予推荐放射性检查及前庭测试。

- 在有外淋巴瘘的时候，鼓气耳镜可能导致眼震和眩晕。
- 耳鸣最常见于感音神经性听力丧失，偶见于血管异常、高代谢状态、药物作用或颅内肿物。
- 儿童最常见的感染是急性中耳炎。
- 诊断急性中耳炎的三个诊断标准为，急性发病、中耳积液。中耳炎症的症状和体征。
- 严重中耳炎定义中度到重度耳痛，发烧超过 39℃（102.2℉）。
- 鼓膜水疱（大疱鼓膜炎）是急性中耳炎的变体，应给予治疗。
- 所有外伤性鼓膜穿孔需要听力评估排除 SNHL。
- SSNHL 是耳科急症。

体格检查

参见附录 18-1。

耳痛

尽管大多数患者的耳痛都是耳源性疾病引起，医师应该想到耳痛可也能是牵涉痛。耳的感觉神经包括第 V、VII、IX、X 对颅神经，因此被这些神经支配的结构出现问题也可以导致耳痛。除非体格检查支持耳部感染，否则医师一定不要简单地认为耳痛是感染导致的。耳痛可能是鼻、鼻窦、口腔、咽、喉、牙齿、颞下颌关节和涎腺等异常所致。对于耳痛患者必须仔细检查这些结构，尤其是耳部检查正常的患者。对吸烟的患者更是如此，因为喉咽癌的首发症状就可能是耳痛。当考虑到牵涉性耳痛的时候，可能需要请耳鼻喉科会诊做喉镜检查（耳痛的鉴别诊断，附表 18-1、附表 18-2）。

耳肿瘤

耳部肿瘤比较罕见，常通过部位分类（外耳、中耳、内耳）。外耳或中耳肿瘤常可通过耳镜发现病变作出诊断。有时症状可能与感染相似[耳痛、耳溢液]。内耳肿瘤可以表现为听力丧失、耳鸣、平衡失调或者面瘫（附表 18-3）。

眩晕

平衡觉需要体内多个系统和器官的正常、协调工作。包括肌肉骨骼系统、心血管系统、中枢神经系统、眼和耳等。这些系统中任何一处的异常都可能导致头晕或失衡。眩晕被用来描述人对于环境，或者环境对于人出现相对运动感觉，常常是旋转运动。导致不平衡的原因可以分为以下三类：外周性（内耳或迷路）、中枢神经系统和系统性（例如心血管系统、代谢因素）。尽管眩晕不是迷路疾病的特有表现，其出现常常意味着内耳功能异常。

患者常用"头晕"来描述许多不同的感觉，因此最好通过详细询问病史区分感觉异常（表18-2）。关于持续性头晕的病因的主要研究，包括 Drachman 和 Hart（1972）到 Davis（1994），都把头晕分为以下四种情况：头昏、晕厥前状态、不平衡感和眩晕。各个研究都表明持续性头晕的最常见原因是外周性前庭疾病（38%～56%的病例），其次是心因性疾病（6%～33%）。大约25%的患者是由于多种诱因包括多感觉异常、药物作用、静态平衡位等混合所致的晕厥前状态、头昏或不平衡感。中枢性前庭疾病导致的头晕并不常见，仅占不到10%的病例。

表 18-2　"头晕"病史

描述感受（包括相关症状）
起病（急性，渐进性）
持续时间（最初发现症状的日期、持续时间）
强度（严重程度）
加重因素（导致其加重的运动、体位、环境）
缓解因素（使其减轻的运动、体位、环境）
药物（处方药、草药、非处方药）
其他医学问题（例如糖尿病、高血压、心脏病）
心理社会因素（压力）

医师通过详细的病史鉴别真性眩晕（旋转感）和其他感觉，例如晕厥前状态、头昏和不稳定感。并用准确的病史指导体格检查和实验室检查。眩晕感来自于前庭系统，可以进一步分为周围性（前庭神经和内耳）与中枢性（小脑、脑干、丘脑和大脑皮质）。

关于听力和神经病变的问题可以有助于明确前庭系统受累部位（附表18-4）。周围性眩晕常为一过性，而中枢性眩晕常为持续性。周围性眩晕一般无神经症状和意识丧失，而中枢性常伴有上述症状。眼震方向是其快相的方向，在两类眩晕中都会见到水平和旋转眼震，垂直眼震仅见于中枢性眩晕。

体格检查应该包括：静态平衡位血压变化、完整的耳科检查、音叉实验、充气耳镜（对外淋巴瘘患者诱导出眩晕）、平衡试验、步态检查（包括走直线）和脑神经检查。Dix-Hallpike 手法（附图18-3）有助于诊断良性发作性位置性眩晕。头部运动会让真性眩晕加重，反之，则可能是前庭系统病变之外的原因导致的头晕。

如果病史和体格检查之后，不能发现明确的眩晕

病因，可做听力图检查。眼震电图描记是一项前庭系统的客观检查，可以协助前庭病变定位。眼周电极感受眼震方向。眼震可以是自发的，也可以由手法诱导的，包括：冷热实验、变位性眼震、视动性眼震和钟摆跟踪等。对于有单侧耳部症状和治疗反应不佳的患者可以做头部 MRI。如需抽血检查包括：血常规、血清快速反应实验、维生素 B_{12} 水平、叶酸水平、毒品筛查和重金属筛查等。

梅尼埃病

梅尼埃病以发作性的严重眩晕为主要表现，持续数小时，伴有单侧轰鸣样耳鸣，波动性低频听力丧失和耳胀满感。典型病例在40～50岁发病。确切病因还不清楚，目前推测与过敏、感染或者自身免疫性疾病相关。组织病理学可见内淋巴积水，被认为与内淋巴过度生成或者吸收减少相关。

梅尼埃病主要依靠病史进行临床诊断。可能需要做一些检查来证实或排除其他疾病。听力测试表现为低频感音神经性听力丧失。而荧光密螺旋体抗体吸收试验（FTA-ABS）可以用来除外梅毒。ENG 监测冷热试验表现为单侧外周性前庭功能减弱。如果不能确诊，可以用增强 MRI 评价耳蜗后损伤。梅尼埃病鉴别诊断包括急性迷路炎、神经性梅毒、迷路瘘、自身免疫性内耳疾病、前庭神经炎和偏头痛相关的眩晕。

尽管梅尼埃病临床病程差异很大，大部分患者在集中发作期之间有一段很长的无症状期。绝大多数患者预后很好，症状在几年之后就消失了。然而，有些患者会经历反复严重的发作以致残。平均来说，患者最终会有中度的听力丧失。在45%的病例中，本病会发展为双侧（不同研究数值差异很大）。

治疗梅尼埃病急性发作需要使用前庭抑制剂和止吐药。和其他前庭疾患一样，前庭抑制剂只能在出现急性症状时使用，因为他们可能有成瘾性，而且可能导致中枢代偿功能受损。后续的治疗包括减少摄盐量，每天少于 1500mg，使用利尿剂，如氨苯蝶啶氢氯噻嗪片。应向患者建议减少咖啡因、酒精、尼古丁和巧克力的摄入。抗过敏治疗对某些患者有帮助。大部分患者通过以上治疗能够较满意地控制症状。有几项研究表明短期服用类固醇不能改善梅尼埃病。

不能控制症状的患者可以进行操作和手术治疗。庆大霉素是一种耳毒性的氨基糖苷类抗生素。可以将其注射到中耳，使其渗透到内耳。这种方法控制眩晕的成功率大约在90%，但是会有可能导致听力丧失。通过乳突切除术进行内淋巴囊减压或分流可以使大部

分患者受益，而且对于听力的损伤最小。作为一种为大家广泛接受的操作，还缺乏临床证据证明其有效性。对于对其他治疗没有反应的患者，可以使用更积极的治疗，包括前庭神经截断和迷路切除术。

前庭神经炎

急性眩晕伴有恶心和呕吐（不伴有神经和听力症状），且起源于前庭神经的疾病被称为前庭神经炎，前庭神经炎可以自发出现，也可以伴随着病毒感染出现。患者有水平眼震，快相指向受累的对侧。症状在 24 小时内达到顶峰，并持续 3～4 天。活检可以发现一条或多条前庭神经干的细胞降解，这与累及面神经的 Bell 面瘫的活检结果相似。短期（3～5 天）使用前庭抑制剂［例如美克洛嗪（meclizine）、地西泮（diazepam）］和止吐药［例如异丙嗪（promethazine）］可以在急性发作时减轻症状。

鉴别前庭神经炎和细菌性迷路炎或者迷路缺血是很重要的。诊断细菌性迷路炎主要依靠听力丧失和中耳炎或脑膜炎，而诊断迷路缺血依靠听力丧失合并神经症状以及既往血管性疾病史。

良性阵发性位置性眩晕

成人最常见的外周前庭性眩晕就是良性阵发性位置性眩晕（benign paroxysmal positional vertigo, BPPV）。BPPV 在所有人群中均可出现，但常见于 50～70 岁。其发病率是每年每十万人中 11～64 例，女性发病率是男性的两倍。这通常是由于耳石从椭圆囊或球囊脱落嵌顿在后半规管所致，因而又称为耳石症。这使得半规管变成了重力感受器官，而头部移动导致耳石移动，产生眩晕感。

Dix-Hallpike 手法可以重现患者的眩晕，产生眼震（图 18-3）。BPPV 的眼震特点包括：易疲劳性，移动头部到出现眼震有 1～5 秒的潜伏期，眼震持续 5～30 秒，当患者改变为坐位的时候眼震方向反转等。如果患者眼震没有这些特点，而且治疗不成功，就不能诊断 BPPV。这时就要想到中枢神经系统疾病。BPPV 可以是梅尼埃病、耳手术、前庭神经炎或者内耳缺血的后遗症。头部创伤，即便是很轻微的创伤，都可能导致 BPPV。然而，有三分之一的 BPPV 是特发性的。

治疗 BPPV 可以使用复位手法，以希望耳石回到球囊或椭圆囊（Nguyen-Huynh, 2012）。而且患者在家也可以尝试复位：首先在床上坐直，然后以患侧向下迅速仰卧，耳朵朝下。1 分钟后，交替另外一只耳朵向下，再躺 1 分钟。然后慢慢回到坐姿，之后重复以上操作

数次。每天做两组上述操作，直至症状消失（Hilton and Pinder, 2010）。

美国耳鼻咽喉头颈外科学会组织的专家组不建议使用"抗组胺药和地西泮等前庭抑制剂常规治疗 BP-PV"（Bhattacharyya et al., 2008），因为不同患者差异很大，应由医师判断每个病例选择用药。在几周或几个月内疾病可以得到缓解，呈现良性病程，但是可能复发。

外淋巴瘘

气压的迅速变化（气压伤）、耳科手术、暴力打击鼻子或打喷嚏、头部创伤或者慢性耳疾病都可能导致外淋巴液从内耳漏到中耳，导致中耳眩晕发作。其伴随症状多种多样，可以是首先出现耳内突发爆破音，而后继发听力丧失，眩晕，偶尔会有眼震。诊断可以使用漏管试验，即使用鼓气耳镜对鼓膜加正压和负压，诱发眼震和眩晕。

迷路炎

和前庭神经炎一样，迷路炎也会导致突发的严重眩晕。与前庭神经炎不同的是，迷路炎患者还会出现眼震和听力丧失。其听力丧失是感音神经性的，而且常常是重度、永久。迷路炎是由于内耳感染所导致。病毒感染最常见，细菌性迷路炎常常是因为细菌性中耳炎扩散至内耳所致。急性中耳炎之后也会出现无菌性的渗出性迷路炎。密螺旋体感染（梅毒）和立克次体感染（Lyme 病）少见。

迷路炎的对症治疗和前庭神经炎类似。如果怀疑是细菌感染则推荐使用抗生素。同急性中耳炎一样，急性迷路炎引起脑膜炎罕见。很少有会出现听力丧失、眼震和眩晕三联征，但是应注意鉴别脑血管缺血、脑膜炎、脑脓肿和脑炎。尽管眩晕可以在数天至数星期内消失，听力丧失和眼震可以持续存在。

已知许多耳毒性药物可以导致急性听力丧失和不平衡，但这不是真的迷路炎。这些药物包括水杨酸类、氨基糖苷类、袢利尿剂和多种化疗药物。对于正在服用这些药物而主诉听力丧失和眩晕的患者，我们应当考虑到是药物副作用的可能。

耳鸣

耳鸣（tinnitus）用来描述患者感知到的内源性噪音。它常常提示有耳科疾病，但不总是如此。耳鸣大多数时候是主观的（也就是只能被患者听到）。然而，有时它也会是客观的，患者和检查者都可以听到。大多数情况下，耳鸣继发于双侧感音神经性听力丧失，因

而不需要任何进一步的评估。偶尔,耳鸣可以是血管异常(动脉瘤或动静脉畸形)、高代谢状态、颅内肿物的症状之一。在这种情况下,如果不经评估,可能延误治疗。中耳和少见的外耳疾病,以及许多药物都会导致耳鸣(表18-3)。应注意患者的用药情况。

表18-3　耳鸣的病因

主观	耳源性:老年性耳聋,噪音导致的听力丧失,Meniere 病,耳硬化
	代谢性:甲亢,甲减,高血脂,维生素缺乏
	神经性:颅底骨折,挥鞭伤,多发性硬化,脑膜炎
	药物性:阿司匹林,NSAIDs,氨基糖苷类,三环类抗抑郁药,袢利尿剂,重金属,口服避孕药,咖啡因,可卡因,大麻
	口腔:颞下颌关节综合征
	心因性:抑郁,焦虑
客观	血管畸形:动静脉畸形,动脉球肿瘤,颈动脉狭窄,血管环,遗留镫骨动脉,颈静脉球裸露,高血压
	镫骨肌疾病:腭痉挛,特发性镫骨肌痉挛
	咽鼓管开放
	中枢神经系统异常:先天性中脑导水管狭窄,1 型 Arnold-Chiari 畸形

评估耳鸣首先需要得到完整的病史,包括症状持续时间、可能的诱发事件(如耳损伤)、伴随症状(如眩晕、听力丧失、头痛、视野改变等)。针对耳鸣的提出的问题很重要:单侧还是双侧? 耳鸣的性质是怎样的(音高,音量)? 听起来像心跳或者血流冲击么? 有变化么? 应进行完整的一套耳鼻喉检查,听力测定是必需的。

一般来说,如果耳鸣是双侧的,不表现喷射性及脉搏性,伴随着对称的听力丧失,那么这很可能是继发于听力丧失的耳鸣。如果听力丧失不对称,则需要进行增强MRI检查。

如果耳鸣是搏动性的,而且耳镜检查正常,需要行MRI检查血管异常。如果耳镜检查发现鼓膜后的肿物,则应进行颞骨CT评价血管肿物或异常。贫血或者甲亢引起高代谢状态,使流经耳蜗的血液增加,导致耳鸣,抽血检查可排除上述疾病,听诊颈部、耳周和胸部可能会听到振动或杂音,提示需要进行心脏多普勒超声或超声心动图检查。大部分动脉搏动性耳鸣继发于颈动脉粥样硬化。静脉搏动性耳鸣常可通过指压颈内静脉缓解。其原因包括特发性静脉嗡鸣,高位颈静脉球或者良性颅内高血压。

有效治疗耳鸣十分困难,常需要多种手段。必须首先发现和解除可能的病因(尤其是药物原因)。应建议患者停用咖啡因和尼古丁。医疗保健研究和质量(AHRQ's)保健项目的一项研究中发现,一种选择性

5-羟色胺再摄取抑制剂,能持续降低响度,提高生活质量,减轻耳鸣的程度。静脉利多卡因能够解除一部分患者的耳鸣,但并不实用,而且有明显的副作用。多种顺势疗法和营养支持在某些情况下有效,但大都没有在对照试验中得到验证。助听器对于有听力丧失的患者,可以掩盖耳鸣。患者可以购买耳鸣掩蔽器,通过许多扰乱的噪音掩盖耳鸣。生物反馈和一种叫做耳鸣再训练治疗对于一些患者有帮助。这些可以在许多正规出版书籍或者耳鸣治疗中心学到。所有被耳鸣困扰的患者都可以加入美国耳鸣协会,这是最大的耳鸣组织,能得到可靠的信息。

外耳疾病

外耳炎

外耳痛最常见的病因是急性外耳炎,有3%~10%的人曾患本病。耳道皮肤平时会黏附在听道的骨和软骨上,感染时发炎和水肿导致疼痛。炎症反应可以由细菌、真菌感染或者接触性皮炎导致(表18-5)。

耵聍在听道中形成酸性屏障有助于防止感染。外耳炎的诱因包括由于患者过度清洁耳道使得耵聍保护功能消失,水浸软耳道皮肤 pH 值升高,异物或棉棒对听道皮肤的创伤等。

如果考虑是细菌感染,就应将耳道内所有碎屑和液体清除,并滴入抗生素药水,伴或不伴有皮质激素。因为这里感染最常见的病原菌是铜绿假单胞菌和金黄色葡萄球菌,含有环丙沙星或新霉素/多霉素 B 的药水更有效。合用皮质激素可以控制炎症、疼痛和瘙痒近期研究表明 Ciprodex 对铜绿假单胞菌比新霉素/多霉素B/氢化可的松更有效(Dohar et al.,2009)。

医师必须判断感染的严重程度并给予相应的治疗。如果感染扩散到耳道之外,需要口服抗生素。如果治疗48小时之后患者临床症状没有缓解,应进行重新检查加用新的治疗或转诊给耳鼻喉科专家。

不到10%的外耳炎病例是真菌感染。最常见的病原是黑曲霉、念珠菌,在热带地区更多见。与细菌感染相比,真菌感染的瘙痒更明显,而疼痛相对较轻。治疗真菌感染首先应清洁。

耳道。使用含 2% 醋酸的滴耳液,含或不含皮质激素,就可以起到治疗效果。克霉唑滴耳液或粉剂治疗真菌感染也很有效(大约 90% 的坏死性外耳炎发生在免疫抑制的患者身上,如糖尿病患者、艾滋病患者、接受化疗的患者。这时候应该使用全身抗生素治疗,在医院内静脉注射抗假单胞菌抗菌药物。同时需要外科

清创。坏死性外耳炎的表现常有面神经瘫、乳突炎、脑膜炎，甚至死亡（Quick，1999）。

其他影响外耳道的疾病包括耵聍嵌顿、脂溢性皮炎、牛皮癣、接触性皮炎、葡萄球菌疖肿。症状包括瘙痒、水肿、瘢痕、外听道封闭、流液和开裂。治疗基础疾病是首要目标。糖皮质激素对于脂溢性皮炎、牛皮癣和接触性皮炎治疗很重要。葡萄球菌疖肿需要口服抗生素，有时还需要切开引流。

耳廓血肿

耳廓钝性伤，常见于摔跤手和拳击手。这可能将软骨膜与底层软骨撕裂，导致血肿。波动性肿胀和失去正常耳廓结构可以用来鉴别血肿和瘀斑。如果不加治疗，耳廓血肿可能会导致纤维化和新软骨生成，导致外耳畸形，又叫菜花耳。因此，必须及时治疗。

尽管有 Cochrane 综述认为没有明确有效的治疗急性耳廓血肿的手段，常用而有效的治疗手段是切开引流，并将纱卷缝在耳廓前后面（图 18-5）。仅使用针吸引会导致复发。纱卷支撑常保留 4～7 天，并要求患者在回到摔跤或拳击场之时带着头部护具。预防性使用抗葡萄球菌的抗生素。处理长期存在的血肿和菜花耳时，必须清除纤维化组织和新生软骨（Jone and Mahendran，2008）。

外耳道异物

外耳道异物是家庭医师常接诊的疾病。可能有各种各样的异物。在一个对 191 位外耳道异物的患者病历研究中，发现了 27 样不同的异物（Ansley and Cunningham，1998）。最常见的是小珠子、塑料玩具、小卵石、虫子（尤其是蟑螂）、爆米花、耳环、纸、豆子、羊毛、铅笔橡皮和种子。当患者表现为慢性干咳对一般药物治疗反应不好时，应注意寻找外耳道异物（刺激第 IX 对脑神经）。

如果异物在外耳道的外三分之一，那么移除异物是很容易的。而如果异物在内三分之二，则会困难很多。可以根据异物类型选择很多器具，包括掏耳勺、鳄牙钳和耳用尖吸引器。使用温的蒸馏水可以松动异物，但如果是吸水的异物，比如蔬菜、豆子和其他食物，就有可能吸水后膨胀而导致挤得更紧，因此不能用水。纽扣电池可能导致外耳道液化坏死，因此应该立即取出。对于电池也不能使用水浸润，因为这样会导致电解液漏出。

取出光滑、球形的物体时，还有另外的问题：你越试图取出它，就越容易把它捅到里面。使用耳道润湿甚

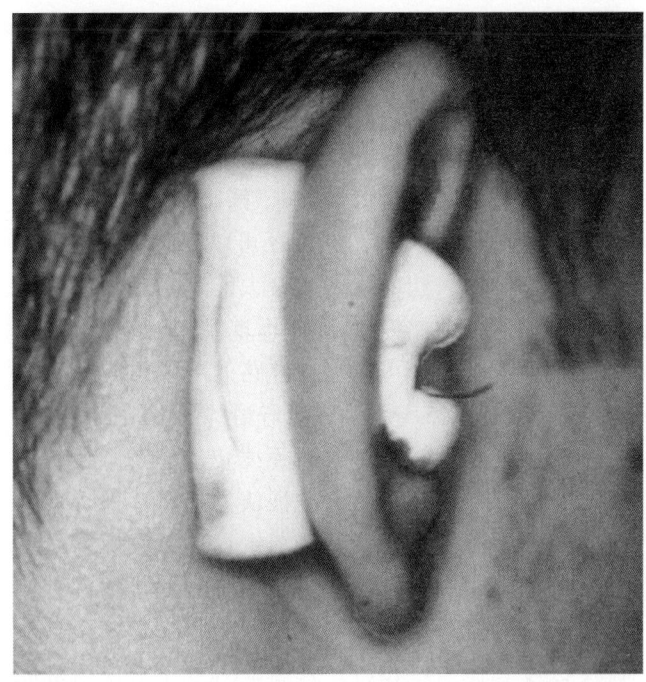

图 18-5 图中为 16 岁男孩由于摔跤比赛导致耳廓血肿，予切开引流和纱卷缝合操作

至用强力的胶水涂在纸夹顶部能有效的取出这些困难物体。取出蟑螂和其他虫子的方法包括显微镜油、矿物油或者利多卡因。用油能够使虫子淹死，而利多卡因可以让蟑螂快速地爬出耳道（Bressler and Shelton，1993）。有时，为了安全，可能需要耳显微镜来取出异物。

根据患者年龄，不到 35% 的患者需要麻醉。患者越年轻越需要麻醉。边缘锋利的物体最好在全麻下用手术显微镜去除。移除异物的并发症包括耳道创伤和鼓膜穿孔。固定患者是成功取出耳内异物的关键，而且至少需要两位助手。

耵聍

外耳道外三分之一的腺体分泌物和上皮脱屑一起形成耵聍。耵聍的作用是为外耳道提供一个防水、酸性的环境，以防止感染。外耳道本身是一个自洁系统，耵聍会慢慢向外脱落。

耵聍嵌塞是耵聍在外耳道积聚而产生一系列症状，或影响了耳部检查。并不需要完全阻塞就能产生一些症状，如听力丧失、耳鸣、瘙痒、耳胀满感、耳痛、咳嗽、异味和头晕。嵌塞多是由于使用棉棒推挤，因此我们并不鼓励患者这样做。外耳道上皮发生改变的老年人，外耳道异常的患者（如骨瘤、外生骨疣、狭窄等），使用助听器和耳塞的人都是耵聍嵌塞的高危人群。因为耵聍生成过多而导致嵌塞是很少见的。

对大多数人来说，洗澡的时候用手指套上毛巾清洁外耳道就足够了。医师处理耵聍嵌塞可能会用到耵聍溶解剂、灌洗剂，或手法去除。耵聍溶解剂包括水溶、油溶、无水、无油等剂型。一篇 Cochrane 综述表明任何一种滴耳液（包括水和盐水）都比不治疗更好，但是研究质量还有所欠缺。医师还可以在门诊用灌洗的办法，使用一支大注射器和一个大的血管导管头来帮助患者。使用何种溶剂灌洗并不重要，但是注意使用温水灌洗，否则患者可能因为迷路的冷热反应产生眩晕感。在灌洗前 15 分钟滴入耵聍溶解剂可能提高成功率。应注意鼓膜穿孔和既往耳手术史的患者不适合做灌洗。注意，使用自来水灌洗被认为是恶性外耳炎的诱因之一。因此，我们推荐在清水灌洗糖尿病患者后滴入酸化的滴耳液。手法去除耵聍需要对耳解剖有相当的了解，注意防止耳创伤。可能会用到手持耳镜和刮匙，以及其他一些设备。耳鼻喉科专家常使用双筒显微镜帮助改善视野。我们应该告诉询问耳烛方法的患者，这没有被证明是有效的，而且有导致耳部烫伤的风险（Burton and Doree，2008）。

冻伤

最容易被冻伤的部位依次是耳、鼻、脸颊。暴露于低于冰点的温度是主要危险因素，风也会显著增加皮肤的热量丢失。穿衣保护可以显著降低冻伤的风险。

冻伤可以分为三级：Ⅰ级冻伤，皮肤红肿；Ⅱ级冻伤，皮肤起疱；Ⅲ级冻伤，真皮层局部坏死，长达 1～2 周。为了评估冻伤的严重程度，医师需要在皮肤变白后观察数小时到 2 天。

治疗冻伤应迅速用 38～40℃ 的温水浸湿的纱布温暖耳朵。如果形成水疱，应不予处理，使其自发吸收。局部可以使用抗生素软膏，并注意定时观察局部组织的活性。

撕裂伤

当耳部受到外伤需要缝合时，必须进行仔细对位以维持耳廓外形。应使用 1% 利多卡因（不加肾上腺素）麻醉局部组织，然后仔细检查组织损伤程度。详细评估伤情和精细的缝合。如果撕裂仅累及皮肤，那么可以用不可吸收线进行外翻缝合。如果耳垂被撕掉，就需要分层缝合：可吸收线缝合真皮，不可吸收的 5-0 或 6-0 线缝合皮肤。如果撕裂伤累及软骨、软骨周膜，那么也可以进行分层缝合，不过最好是将患者转诊给耳鼻喉科专家或整形科专家。

中耳疾病

大疱性鼓膜炎

大疱性鼓膜炎指鼓膜上痛性炎症性的大疱。大疱可能表现为血性。人们曾经认为大疱性鼓膜炎是由肺炎支原体感染导致。然而 Roberts（1980）总结了包括 858 名大疱性鼓膜炎患者的 6 个临床研究，肺炎支原体仅在一例患者中被分离出来。现在认为大疱性鼓膜炎大多数是由病毒感染所致，少数是由细菌感染所致。有研究表明急性中耳炎的患者鼓膜疱液培养的细菌和中耳渗液培养的细菌相似。主要的致病菌有肺炎链球菌、流感嗜血杆菌和乙型溶血性链球菌。鼓膜起疱可能仅仅是一种非特异的炎症反应，是急性中耳炎的一个变种，因而应该像急性中耳炎一样进行治疗。

应注意鉴别大疱性鼓膜炎和急性外耳炎，因为后者需要局部治疗，也要鉴别带状疱疹，因为带状疱疹会导致脑神经病变需要抗病毒治疗。这两种疾病通常不会只累及鼓膜。

中耳炎

急性中耳炎　门诊接诊儿童最常见的感染就是急性中耳炎。美国每年因急性中耳炎花费约 2.88 亿美元。93% 的儿童到 7 岁时，至少有一次急性中耳炎发作，75% 的儿童有过反复的发作。任何年龄都可以患急性中耳炎，但是在美国，好发年龄段是 6～24 个月。

中耳细菌定植的主要原因是咽鼓管功能不良。咽鼓管顺应性异常和鼓膜张肌神经支配发育迟缓导致咽鼓管塌陷。需氧、厌氧细菌，以及病毒都会导致中耳感染（Lieberthal et al.，2013）。急性中耳炎最常见的三种细菌是肺炎链球菌（25%～40%）、流感嗜血杆菌（10%～30%）和卡他莫拉菌（2%～15%）（Klein，2004）。急性中耳炎的危险因素包括集中看护儿童和父母吸烟。表 18-4 列出了急性中耳炎的常见危险因素。病毒性上呼吸道感染常诱发急性中耳炎。

诊断急性中耳炎必须满足标准：耳痛急性发作（在不会说话孩子中表现握住、拖拽、摩擦耳朵的行为）或者鼓膜明显红斑，中度到严重肿胀、或者新发耳漏，如果无中耳渗液，不能诊断急性中耳炎中（Lieberthal et al.，2013）证据等级：B，中耳渗液只需直视看到鼓膜后气液平即可，也可以通过鼓膜膨胀，鼓气耳镜下鼓膜缺乏活动，或者水平的鼓室导抗图提示鼓膜无运动证明中耳渗液。鼓膜红、痛、发热都是中耳发炎的常见证据（附表 18-6）。鼓膜仅发红而无中耳渗液可以诊断鼓膜

表 18-4　急性中耳炎的常见危险因素
男性
奶瓶喂养，尤其是仰卧位
暴露于上呼吸道感染（如幼儿园，冬季）
基因因素
种族因素（如因纽特人或美国印第安人）
父母吸烟
过敏
颅面畸形（腭裂）
既往急性中耳炎发作，尤其是之前的 3 个月
使用奶嘴

表 18-5　除急性中耳炎之外导致耳痛的疾病
牙齿脓肿
颈部关节炎
错畸形
鼻咽癌
鼻窦感染
咽痛
颞下颌关节异常

炎，是与急性中耳炎独立的诊断。如果仅仅有耳痛，而鼓膜松弛，外观正常，提示其他原因引起耳痛（表 18-5）。

6 个月以上的儿童治疗 AOM 的标准取决于症状的严重程度。抗生素应给予 6 个月及以上有严重症状的孩子（中度或重度耳痛或温度 39℃（102.2℉）或更高（B 级）。症状不严重或父母可以选择观察或抗生素（乙级）。决定是否使用抗生素或观察患者，基于确定性的诊断，症状的严重程度和患者的年龄（Lieberthal et al., 2013）（表 18-6）。

当符合 AOM 的诊断标准，症状是双侧的，诊断明确，对任何 2 岁或更年轻的儿童（Lieberthal et al., 2013）采用抗生素治疗。如果症状不严重和单侧，就可以观察这个年龄组。对于 2 岁以上的儿童，如果病情不严重，可以选择观察，如果需要的话，可以依赖父母报告患者

的情况，并能在必要时获得药物治疗。严重疾病的定义是中度到重度的耳痛和发烧超过 39℃（102.2℉）。当两个或更少的诊断标准，诊断是不确定的，允许观察 6 个月及以上儿童与疾病者（Toll Nunez，2012）。

肺炎链球菌对青霉素的耐药性越来越严重，根据地区不同有 15%～50%。其耐药机制主要是改变了青霉素结合蛋白，而不是像流感嗜血杆菌和卡他莫拉菌一样产生 β- 内酰胺酶。儿童患者肺炎链球菌耐药性比成人更高，尤其是上托儿所或者在过去 3 个月中使用过抗生素的患儿阿莫西林治疗急性中耳炎的剂量是 80～90mg/（kg·d），分二次使用，(Lieberthal et al., 2013)。这使得药物能够克服致病菌的耐药性。对于青霉素过敏的患者，在过去 30 天内用过阿莫西林，替代的药物包括头孢呋辛，头孢泊肟、头孢丙烯、或者头孢曲松。一项荟萃分析发现第一代头孢菌素与青霉素有交叉过敏现象，然而第二代和第三代头孢菌素与青霉素的交叉过敏现象可以忽略不计（Pichichero and Casey, 2007）。

表 18-6　急性中耳炎的治疗	
特征	治疗
低危患者	
大于 6 岁，既往 3 个月内未使用抗生素，无耳瘘，不上托儿所，或者体温低于 38℃	阿莫西林：40～50mg/（kg·d），分次服用，共 5 天
高危患者	
小于 2 岁，上托儿所，既往 3 个月使用过抗生素，有耳瘘，或者体温高于 38℃	阿莫西林：80～90mg/（kg·d），分次服用，共 10 天
治疗失败	
症状和体征持续超过 3 天	阿莫西林 - 克拉维酸：80～90mg/（kg·d），共 7～10 天
	或头孢呋辛：20～30mg/（kg·d），每日两次，共 7～10 天
	头孢曲松（罗氏芬）：50mg/kg，< 12 岁，总量不超过 1g/ 静滴，1～3 天；> 12 岁，1～2g/d，根据症状静滴 3～4 天
青霉素过敏患者	
任何条件	头孢呋辛：20 个月～5 岁，30mg/（kg·d），q12～24h，最大剂量：1000mg/d
	头孢泊肟：2 个月～5 岁，5mg/（kg·d），q12～24h，最大剂量：1000mg/d；6～12 岁，10mg/（kg·d），最大剂量：100mg/d
	头孢曲松（同上）

对儿童急性中耳炎患者我们并不推荐大环内酯类抗生素，因为流感嗜血杆菌在这个年龄组是主要致病菌。中耳渗液会在治疗 3～6 天后达到无菌，因此对于大于 2 岁单纯的急性中耳炎儿童，治疗时间为 5～7 天。

如果初始抗生素治疗不能在 72 小时内缓解症状（耳痛，发热，鼓膜发红和肿胀，耳溢液），我们推荐使用大剂量的阿莫西林 - 克拉维酸。对于青霉素过敏患者的替代治疗如前所述。对阿莫西林 - 克拉维酸治疗反应不好的患者可以使用肌内注射头孢曲松 3 天。如果儿童呕吐或不能吞下口服药物，也可以给予单剂头孢，抗生素使用剂量见表 18-6。

流感疫苗已被证明可以减少免疫患者中 AOM 的病例数，并根据免疫咨询委员会，AAP 和 AAFP 的建议所有儿童接种流感疫苗。应该鼓励前 6 个月母乳喂养，避免吸烟。

分泌性中耳炎　分泌性中耳炎[渗出性中耳炎（otitis media with effusion，OME）]是中耳持续溢液，而无耳痛、发热、鼓膜发红，常常继发于急性中耳炎，也可以新发。大约 90% 的儿童在达到上学年龄之前曾患分泌性中耳炎。80%～90% 的病例在 3 个月内好转，95% 的病例在 1 年内好转。表 18-7 是 AHCPR 提供的治疗 OME 指南。

表 18-7　AHCRP 治疗分泌性中耳炎指南

分泌性中耳炎持续时间	治疗
6 周	观察 选择听力评估
3 个月	听力评估；如果 20 分贝听力丧失
4～6 个月	如果听力丧失，转诊置入聚酯管

可以用鼓室测压确定是否存在中耳液体。记录分泌性中耳炎的受累耳，渗出持续时间，并发症的表现和严重程度非常重要。所谓并发症包括耳胀满感、爆破声、轻度疼痛、听力丧失、平衡问题、言语发育迟滞等。

如果分泌性中耳炎持续超过 3 个月，应进行全面的听力评估。大于或等于 40 分贝的双侧听力丧失应该进行置入聚酯管的评估。对于听力丧失在 6～39 分贝的患儿，应由家长或监护人决定是进行聚酯管置入还是改善听和学习的环境。对于听力丧失小于或等于 5 分贝的听力丧失，可以观察 3 个月，如果仍有耳溢液，可以重复听力测试。只要没有严重的听力丧失或者中耳结构畸形的证据，可以每 3～6 个月进行听力测试直至渗液好转。否则就应进行聚酯管置入。

转诊给外科医师之前，首诊医师应提供一份详细的资料，包括中耳溢液的持续时间，儿童发育阶段，以及既往急性中耳炎病史等相关信息。应该明确医师和患者转诊的目的。置入聚酯管的决定应该由各方面共同认定。置管后反复手术的可能性有 20%～50%，再次手术时推荐对软腭正常的患儿一并进行腺样体切除术，因为这可以减少 50% 未来再次手术的可能。

复发性中耳炎　6 个月内出现 3 次急性中耳炎发作，在发作之间可以完全缓解，或者 12 个月内出现 4 次急性发作称为复发性中耳炎。尽管有结论相反的临床试验，但在 2006 年 Cochrane 回顾显示，复发的情况只有很小的改善，只有当抗生素持续应用时才会出现这种减少。作者不建议鼓励使用阿莫西林预防复发性中耳炎发作，不光是因为其无效，而且还可能导致耐药肺炎球菌增加，（Lieberthal et al.，2013）肺炎链球菌疫苗接种对复发性中耳炎 1～7 岁儿童的健康生活质量或功能健康状况没有任何有益的影响（Brouwer et al.，2005）。

鼓膜造口置管和腺样体切除术可能对于在 6～12 个月内需要反复使用抗生素的复发性急性中耳炎有好处，尤其是当发作非常严重的时候。

慢性化脓性中耳炎　慢性化脓性中耳炎（CSOM）是从穿孔的鼓膜或鼓膜造口管持续流出脓性分泌物。持续存在的鼓膜穿孔可以是由急性中耳炎、慢性咽鼓管功能不良或者外伤导致。表皮样瘤或罕见的肿瘤也可能引起慢性化脓性中耳炎。耳溢液也可能是由慢性外耳炎导致，所以在开始治疗之前可能很难鉴别。导致中耳溢液的原因不都是中耳细菌感染（附表 18-7）。

伴随症状包括听力丧失和耳鸣。疼痛加重、眩晕或面瘫可能预示着慢性化脓性中耳炎的一些并发症（后述），而需要耳鼻喉科医师紧急会诊。与常规耳镜相比，双眼耳镜能有更好的视野，帮助吸出脓性物质。如果治疗失败或者怀疑出现并发症，可以进行影像学检查。CT 对于评估骨侵蚀很有帮助。如果怀疑有中枢神经系统侵犯，可以进行 MRI 检查。

首先应进行渗液的培养和药敏试验，以便正确选择抗生素。如果怀疑有慢性外耳炎，还应该进行真菌培养。应该经验性使用抗生素覆盖常见的病原，包括肺炎链球菌、流感嗜血杆菌、金黄色葡萄球菌、假单胞菌类和一些厌氧菌。一篇 Cochrane 综述显示局部使用抗生素比口服抗生素具有优势。中耳局部使用喹诺酮是安全的。局部使用氨基糖苷类抗生素有一定的耳毒性危险，但有时其利大于弊。对于重症患者或溢液过多以至于无法耳局部使用抗生素的患者可能需要全身使用抗生素。使用醋酸溶液（1 份蒸馏水，1 份白醋）冲洗耳道可以帮助清除碎屑，具有一定的抗菌作用（Macfadyen et al.，2006a，2006b）。

如果溢液停止但是鼓膜穿孔仍然存在，可以推荐患者做鼓膜成形术（鼓膜修复）来降低复发风险，改善听力。如果药物治疗不能控制炎症，就需要做鼓室乳突切除术来根除感染，暴露中耳和乳突，修复鼓膜。慢性鼓膜造口管溢液的治疗与慢性化脓性中耳炎一致。对一些顽固病例，需要移除或更换管路。而且，可能需要考虑做腺样体切除术，因为慢性腺样体炎可能作为中耳感染的病灶存在。

并发症 尽管抗生素的发展使得中耳炎的并发症越发罕见了，但是我们必须尽早发现并发症，以减少其发病率和致死率（表18-8）。慢性或复发性中耳炎可以导致鼓膜瘢痕（鼓膜硬化），这本身并没有什么问题，但如果累及了听小骨，就会导致听力丧失。也可能导致鼓膜收缩或穿孔。

表18-8 中耳炎的并发症

急性乳突炎
脑脓肿
硬膜外脓肿
面神经麻痹
迷路炎
脑膜炎
乙状窦血栓性静脉炎
硬膜下脓肿
骨膜下脓肿
表皮样瘤

颞骨内并发症：感染扩散到乳突气房内可以导致急性乳突炎。急性乳突炎的症状和体征包括发热和耳周紧张感，红肿，水肿。诊断乳突炎比影像学诊断更重要，因此颞骨CT异常必须结合体格检查才能诊断急性乳突炎。而且，急性乳突炎必须鉴别继发于急性外耳炎的耳廓蜂窝织炎。面瘫可能是由急性中耳炎或者慢性化脓性中耳炎导致，因为在面神经通过中耳的一段会因上述疾病而发炎。治疗急性乳突炎和面神经麻痹需要静脉使用抗生素，鼓膜切开置管引流，有时还需要急诊乳突切除术。中耳感染可能扩散到内耳，导致迷路炎。迷路炎可以表现为眩晕，耳鸣和感音神经性听力丧失。应迅速开始广谱抗生素治疗，有时还需要鼓膜切开置管。岩部炎相对罕见，是岩尖部气房发炎，可能会导致Gradenigo综合征，即眶后疼痛、耳溢液、第Ⅵ对脑神经麻痹。治疗需要静脉应用抗生素和手术引流。

颅内并发症：中耳炎最严重的并发症是感染向中枢神经系统扩散，导致乙状窦血栓性静脉炎、脑膜炎和脑脓肿。出现中枢神经系统并发症的预警体征包括疼痛加剧、头痛、高热或者意识状态变化。可能需要进行MRI和腰椎穿刺来评估。怀疑中枢神经系统并发症的患者需要紧急进行神经外科、耳鼻喉科和感染科会诊。为了降低发病率和致死率，需要大剂量静脉应用抗生素，有时还需要急诊手术（乳突切除术或开颅手术）。儿科患者主要的并发症致死原因是脑膜炎。幸运的是，针对流感嗜血杆菌和假单胞菌类的疫苗可以降低其发生率。

"胆脂瘤（表皮样瘤）"是中耳的一个破坏性的上皮囊，可以扩展到乳突气房。这个名称本身是有误的，因为胆脂瘤里没有胆固醇，只有鳞状上皮细胞和角质碎屑。外耳道和鼓膜的外层覆盖有鳞状上皮细胞。随着新的上皮细胞成熟，角质碎屑不断脱落。在一个正常的耳朵里，这些碎屑慢慢移动到耳道外口，然后被冲走。与外耳不同，中耳覆盖着呼吸上皮，不会产生角质碎屑。当鳞状上皮细胞误处于中耳内时，角质碎屑就会积聚，产生表皮样瘤。

表皮样瘤常导致慢性化脓性中耳炎，表现为脓性耳溢液、息肉和肉芽肿。然而，有些表皮样瘤是没有分泌物的，仅发现鼓膜后白色肿物或者鼓膜上覆盖着白色的物质。表皮样瘤必须与鼓膜硬化进行鉴别。后者通常是平滑、白色的鼓膜瘢痕。表皮样瘤酶的特性、炎症和压力可能导致骨侵蚀和听力丧失。如果不予治疗，可能会导致包括面瘫、迷路瘘、颅内并发症（表18-8）等严重的情况。

先天性表皮样瘤发生于无鼓膜穿孔或收缩病史的患者，被认为是先天性中耳鳞状上皮细胞定植所致。可以在没有明确中耳炎病史的儿童出现，常被诊断为鼓膜后偶发白色肿块。

原发性获得性表皮样瘤来源于长期咽鼓管功能不良。中耳负压导致鼓膜在松弛部形成收缩袋。鳞状上皮细胞可能积聚在收缩袋里，导致表皮样瘤。任何鼓膜收缩袋都需要进行进一步的评估，防止其进展为表皮样瘤。

继发性获得性表皮样瘤继发于鼓膜穿孔。有时，穿孔的鼓膜让外耳的鳞状上皮细胞可以迁移到中耳，导致表皮样瘤形成。

尽管积极的药物治疗可能减少炎症，对于几乎所有表皮样瘤患者，我们还是需要做外科治疗。对于早期的表皮样瘤，可以做"砌墙"鼓室乳突切除术，保留外耳道。由于可能存在显微病灶和持续的咽鼓管功能不良，需要进行严密的随访。对于晚期的表皮样瘤，可以做"拆墙"鼓室乳突切除术（改良根治或根治性乳突切除术），一并移除外耳道的后壁。这个手术可能导致传导性听力丧失，但是由于外耳道变宽，乳突更可及，因此使表皮样瘤外置。一般来说，半年一次的乳突腔清洁术足够清除鳞状上皮细胞碎屑和耵聍，防止发炎。

创伤性鼓膜穿孔

创伤性鼓膜穿孔可能是由耳气压伤（滑水运动伤、爆炸伤、一侧头部受击打等）、耳道内器械（棉签、发卡、纸夹、掏耳勺等）或中耳炎（前述）所致。患者常主诉急性耳痛，迅速缓解，伴有血性耳溢液。有时会出现严重的眩晕，但大都很快缓解。持续的眩晕提示内耳累及（外淋巴瘘）。听力丧失和耳鸣也很常见。

体格检查可能发现耳道和穿孔周围有新鲜血液。除非在显微镜下，否则不能移除任何耳道内的血块和碎屑。可能需要耳局部使用抗生素以预防继发感染。内耳局部使用氟喹诺酮是安全的。为了除外感音神经性听力丧失，需要进行听力检查。如果音叉检查提示感音神经性听力丧失，或者结果不可靠，就应该将患者转诊到耳鼻喉科完善听力检查。

单纯的穿孔病例，可能在几天到几周时间里自发痊愈。应该指导患者在这段时间内保持耳内干爽。如果穿孔在几周后没能愈合，应该行鼓膜成形术关闭破口，而且如果必要的话，还要修复听小骨。修复穿孔可以增进听力，减少感染，防止表皮样瘤形成。

气压伤和气压创伤性耳炎

在乘飞机（或进行轻便潜水）时海拔改变可能导致中耳压力迅速变化，导致中耳积聚浆液性液体或血液。引起包括耳胀满感、耳痛、传导性听力丧失等症状。大多数情况下几周时间液体都会被吸收，自动充气（autoinflation）手法（按压耳朵）可能加快恢复。口服或局部使用的减充血剂，鼻用激素喷雾，或者短期使用皮质激素都可能有效。只有感染证据明确才建议使用抗生素。如果液体持续存在或者对患者造成困扰，可以进行鼓膜切开术引流液体。持续中耳积液可以使用鼓膜造口管置入。

中耳压力迅速变化会导致内耳和中耳之间形成外淋巴瘘十分罕见。患者主诉严重的眩晕和听力丧失（感音神经性丧失）（见眩晕）。需要进行紧急耳鼻喉科会诊。

听力丧失

听力丧失可能由听力传导或者之后的某处神经冲动出现障碍导致。必须及时确诊和治疗听力丧失，未确诊或未治疗的听力丧失可能导致成人和儿童严重的社会心理影响。在成年人群中，听力丧失会导致不合群和抑郁。在儿童人群中，听力丧失导致言语或认知发育迟缓。听力丧失也会由于不能感知警示声音（如汽车鸣笛、警报、火警等）而产生严重的安全问题。

听力丧失分为以下4种：

1. 传导性听力丧失是包括外耳和中耳在内的声音传导部分异常，导致不能正常传播声能。

2. 感音神经性听力丧失是耳蜗毛细胞不能产生神经信号或者神经信号传导障碍等内耳异常。

3. 混合性听力丧失是同时出现传导性听力丧失和感音神经性听力丧失。

4. 中枢神经性听力丧失可能由大脑缺血或外伤导致。

听力丧失可以进一步分为先天性和获得性。或者根据其严重程度（轻度、中度、重度）、受累侧（右侧、左侧、双侧）、稳定程度（稳定、进展、波动）和病因进行分类。

评估听力丧失要记录其起病和持续时间，刺激因素，客观严重程度，心理社会冲击等。伴随的耳部症状、病史、耳毒性药物使用史也是很重要的。尽管病史和体格检查可以提示听力丧失的病因，要进行确诊还是需要进行完整的听力评估。表18-9列出了传导性听力丧失和感音神经性听力丧失的最重要的原因。

表18-9　传导性和感音神经性听力丧失的常见类型

传导性听力丧失	感音神经性听力丧失
表皮样瘤	听神经瘤
耵聍嵌塞	糖尿病
耳道异物	遗传性（先天性）听力丧失
听小骨异常	特发性听力丧失
分泌性中耳炎	Meniere病
耳硬化症	多发性硬化
鼓膜收缩（咽鼓管功能不良）	噪音诱发的听力丧失
耳道或中耳肿瘤	耳毒性物质
鼓膜穿孔	外淋巴瘘
鼓膜硬化	老年性耳聋
	梅毒

耳硬化症

耳硬化症是由镫骨硬化固定导致的疾病，是没有既往创伤和感染病史的成年人最常见的导致传导性听力丧失的病因。这是一种常染色体显性遗传病，女性比男性多见。耳硬化症常常是双侧发病，呈进行性发展。

可选的治疗方案包括：不进行治疗、声音放大（助听器）氟化物治疗（稳定病情，不改善听力）、外科手术（镫骨切除术）。镫骨切除术包括移除镫骨并用一个很小的假体替代镫骨。这个手术成功率＞95％。手术风险包括听力下降、鼓膜穿孔、味觉改变和丧失平衡。

突发感音神经性聋

见急症部分。

老年性聋

老年性聋包含了年龄相关听力丧失的总体。65～75 岁的老人中 30％～35％ 以及大于 75 岁的老人中 40％～50％ 都有听力丧失。老年性聋的症状包括渐进性听觉分辨能力减退，尤其是高音部分（女声和童声）和特殊情况下（有背景噪音）减退更明显。常常伴有耳鸣。

老年性聋的病因很可能是多因素的，但是耳蜗毛细胞功能的最终丧失被认为是大多数病例最主要的问题。毛细胞可能因为慢性噪音暴露、基因易感性和耳毒性药物而受到损伤或丧失。听力丧失也可能是由于许多类似高血压或者糖尿病等慢性病继发的神经血管损伤导致。还应考虑到老年人的激素水平，比如甲状腺功能减退，和一些罕见的情况，如三期梅毒。另外中枢神经系统的问题也可能导致听力丧失，如痴呆、脑血管病或者脑血管意外（卒中）。

尽管"老年性聋"意指感音神经性听力丧失，自传导性听力丧失的因素也应该考虑到，包括耵聍嵌塞、慢性分泌性中耳炎和耳硬化（表 18-9）。

听神经瘤

听神经瘤，或者更确切地称为前庭神经施万细胞瘤是来自第Ⅷ对脑神经的施万细胞良性肿瘤。听神经瘤占颅内肿瘤的 10％。最常诊断于中年人。女性比男性患病率稍高。常常是散发的，但是与神经纤维瘤病 1 型和 2 型相关。大多数神经纤维瘤病 2 型的患者会出现双侧的听神经瘤。而 1 型患听神经瘤的患者就少得多。

前庭神经施万细胞瘤的主要症状是不对称的听力丧失（感音神经性）和耳鸣。听力丧失常常逐渐发病，进展性病程，但是也可以是突然起病。患者很少以平衡缺失首次就诊，但是大多数患者都会有轻度的不平衡感。较大的肿瘤可以导致耳周面部感觉迟钝。如果听神经瘤诊断的较晚，患者可以表现出小脑症状和占位症状以及阻塞性脑积水。

在进行了完善的神经科 - 耳科体格检查和听力评估之后，为了明确诊断，还应进行特殊的 MRI 检查，即增强的头部 MRI，对内听道进行薄层扫描。

治疗选择包括：观察、手术或者立体定向放疗，大部分听神经瘤需要进行治疗以防止继续生长导致的脑部并发症。如果患者年老或身体虚弱，可以考虑观察。很小的肿瘤由于其生长速度很慢可行观察，手术治疗时，如果听力很差可以选择经迷路切除，如果想保留听力可以选择经颅路径。立体定向放疗可以避免进行大手术，而对于较小的肿瘤成功率与手术切除相当。这种治疗的缺点包括延迟面瘫、肿瘤复发（因而需要常规监测）和将来出现放射线诱导的肿瘤的可能。

声能所致的听力丧失

过度的噪音暴露是一个很重要也可以预防的听力丧失的原因。听力丧失可以由急性或慢性噪音暴露造成耳蜗毛细胞损伤导致。另外，急性听觉创伤也可以损伤鼓膜和中耳结构。

长期噪音暴露可能是娱乐和职业所致。职业安全与健康标准（OSHA）已经提出关于急性和慢性噪音暴露安全限制指南，以预防职业噪音诱发的听力丧失。许可每天小于 8 小时暴露于 90 分贝以下的噪音。随着噪音强度增加，许可暴露时间就缩短。OSHA 提出了听力保护和检测的措施。这些标准也可以有助于减少过度的娱乐活动的噪音暴露。已知造成过度噪音暴露的娱乐活动包括打猎或使用火器打靶，使用大型工具或大马力的修剪草坪设备，出席体育集会，摩托车比赛，动作电影，或者音乐会和用耳机大声听音乐。我们推荐在上述活动中进行听力保护或避免上述活动。

急性暴露于过大的噪音可以导致传导性或感音神经性听力丧失。传导性听力丧失可以是由爆炸样损伤导致鼓膜穿孔和听小骨损伤。听力损伤的传导部分经常是可以修复的，但是严重的听觉创伤常合并感音神经性听力丧失。急性听觉创伤所导致的感音神经性听力丧失常常有毛细胞功能障碍或永久性损伤，导致相应的一过性或永久性听阈位移。一次震荡或爆破伤（如掌掴、气囊展开到耳朵上）可以形成内耳到中耳的迷路瘘，进而导致严重的眩晕和感音神经性听力丧失。大部分迷路瘘可以通过卧床休息自己修复，但是有些需要中耳探查和修补。然而，感音神经性听力丧失常常是永久的。

儿童听力丧失

先天听力丧失常常是遗传的，但也可以是继发于子宫内侵犯或感染。遗传的听力丧失主要是非综合征型的常染色体隐性遗传。先天性听力丧失的危险因素包括听力丧失的家族史，面部畸形，收住 ICU，脑膜炎病史，患有与听力丧失相关的综合征，出生时低 Apgar 评分，使用已知导致听力丧失的药物（如氨基糖苷类），胆红素高，产前产妇感染，或者怀疑听力丧失。

使用耳声发射和听觉脑干诱发电位进行新生儿听力普查能够早期发现听力缺陷儿童。在 6 岁前进行干预可以促进语言能力发展。颞骨 CT 常用来评估内耳畸形，内耳畸形的患者即使是遭遇轻度的头部创伤也可能导致听力丧失。可以进行基因评估和咨询。一个常染色体隐性遗传病：Connexin-26 基因的突变，占了非综合征型遗传性听力丧失的很大一部分。听力丧失可能合并其他问题（如肾、眼、甲状腺、感染、心脏疾病），因此根据临床疑诊情况可能需要其他方面的检查。

我们建议有显著听力丧失的儿童佩戴助听器。对于听力非常差以至于几乎不能使用常规助听器的患儿，可以考虑耳蜗植入物。耳蜗植入物是一个用外科手段植入耳蜗的设备，可以将声音转化为电信号，直接刺激耳蜗。对于适合的患者，其效果是很好的。

儿童听力丧失的一个很重要而容易被忽视的病因，就是慢性分泌性中耳炎。患有双侧或单侧难治性分泌性中耳炎超过 3 个月的患儿应该进行听力检测。如果发现双侧传导性听力丧失，应进行鼓膜切开置管，有时单侧病例也应该如此做。

治疗听力丧失

每种听力丧失的治疗差异很大，这一段仅对常见病因可能增进听力的治疗方法做一概述。

手术常用于传导性听力丧失。鼓膜切开术和视病情置管能够纠正分泌性中耳炎的听力丧失。儿童进行这项操作时需要进行全麻，而成年人可以进行局部麻醉。鼓膜成形术用于鼓膜穿孔和用假体重建听骨链。镫骨切除术加假体置换术对于耳硬化患者常常是一个很好的选择。

耳蜗植入用于严重的不能使用常规助听器的感音神经性听力丧失患者。这项操作成人和 12 个月以上的儿童都适用。

现在感音神经性听力丧失和传导性听力丧失的患者可以选择各种式样的助听器纠正其听力问题。最简单的（也最便宜）是声音模拟放大的耳后助听器。最复杂的（也最昂贵）是完全听道内助听器，具有可编程的数字放大系统。还有很多介于这二者之间的助听器。一个有资质的听力学家，在耳鼻喉科专家的指导下，可以帮助患者选择恰当的助听器。

治疗要点

- 治疗严重的梅尼埃病使用前庭抑制剂和止吐药，维持治疗包括减少氯化钠和利尿剂的使用（推荐等级：A）（Thirlwall and Kundu，2006）。
- 梅尼埃患者传统治疗失败，鼓室内庆大霉素治疗可能改善眩晕症状（推荐等级：B）。
- BPPV 患者用耳石重新定位操作治疗（推荐等级：B）（Herdman，2013）。
- 0.1% 环丙沙星 - 地塞米松治疗比新霉素 - 硫酸多黏菌素 - 氢化可的松对抗铜绿假单胞菌（最常见）急性中耳炎效果好（推荐等级：A）（Dohar et al.，2009）。
- 耳血肿的成功治疗是切开引流，用牙卷缝合于前耳廓（推荐等级：B）（Jones and Mahendran，2008）。
- 急性中耳炎严重程度，侧向性和患者年龄决定是否使用抗生素或密切随访（推荐等级：B）。
- 严重的急性中耳炎被定义为中度到重度耳痛和发烧超过 39℃（102.2℉），应该使用抗生素治疗。
- 第二代和第三代头孢菌素可用于治疗青霉素过敏患者或在前 30 天内接受阿莫西林的患者（推荐等级：A）（Pichichero and Casey，2007）。
- 抗组胺剂，减充血剂，抗生素，皮质类固醇不推荐用于急性中耳炎的常规治疗（推荐等级：A）（van Zon et al.，2012）。
- 置入鼓室造瘘管减少复发性急性中耳炎的复发频率和总复发时间（推荐等级：A）（Cheong and Hussain 2012）。

面神经麻痹

重　点

- Bell 麻痹是面瘫最常见病因。
- 莱姆病为面瘫病因经常被忽视。
- 面瘫患者推荐听力测定，因为面神经紧邻第 VII、VIII 对脑神经。

面神经瘫痪有许多原因。可能的病因列在表 18-10。Bell 面瘫被用做描述特发性面瘫。

然而，有研究表明，绝大多数特发性面瘫实际上是面神经或膝状神经节内潜伏的疱疹病毒再活化导致。

尽管面瘫最常见的原因实际上是 Bell 面瘫，这仅仅是一个排除性诊断。也就是说只有在除外其他可能的病因后才能作出这个诊断。首先，需要完善病史和

表 18-10　依发生率排序导致面神经瘫痪的病因

病因	比例（%）	特点
特发性（Bell 面瘫）	60~85	急性起病；病毒前驱感染（60% 病例）
创伤	20~50	既往功能正常的神经，出现急性瘫痪或轻瘫
带状疱疹	10~15	Ramsay-Hunt 综合征导致第Ⅶ对脑神经受累。有前庭神经受累（眩晕）、耳蜗神经受累（听力丧失）症状
肿瘤	10~15	慢性进展，导致面神经完全麻痹
先天性	10~15	先天性综合征的表现，或产伤所致
感染	4	乳突炎，中耳炎，直接第Ⅶ对脑神经感染，Lyme 病等
脑损伤（中枢神经系统）	<10	核上或脑干损伤

From Brody R, Har-El G. From Lucent FE, Har-El G. Essentials of Otolaryngology. Philadelphia, Lippincott Williams & Wilkins, 1999, p 131.

体格检查，包括耳科和神经科评估。应该询问患者反复感冒咽痛的病史，提示疱疹病毒感染。应注意近期旅行史（尤其是露营），因为 Lyme 病是一种经常被忽视的面瘫病因。对有既往慢性中耳炎或者表皮样瘤的患者应该注意疾病累及面神经的可能。其他症状也应该注意：耳痛常常是 Bell 面瘫的表现，并不意味着耳部受累。当然，关于脑血管病或者既往脑血管事件危险因素的问题也应该收集。

评估面神经功能需要仔细检查，两侧对比。应该让患者处于休息自主运动状态进行检查。为了检查面神经的各支，应让患者抬眉毛、闭眼睛、撅嘴唇等。检查面部皮肤，可能会发现带状疱疹的皮疹（Ramsy-Hunt 综合征）。检查眼部，看是否有闭合缺乏和眼干，以除外暴露性角膜炎。如果怀疑有角膜炎，应进行眼科会诊防止视力损伤。如果发现神经系统缺陷，行完善的神经科体格检查和神经科会诊。如发现耳道内病变应怀疑带状疱疹或者侵犯面神经的外耳道恶性肿瘤。外耳道炎症和面神经功能减弱可能是恶性外耳道炎的表现，尤其在糖尿病和免疫抑制患者。发现中耳炎的体征可以提示炎症累及走行在中耳的面神经部分。应注意检查唾液腺和周围颈部，除外唾液腺肿物侵犯面神经。任何有关耳的发现应及时请耳鼻喉科会诊，因为早期干预可以改善预后。评估面神经麻痹时建议使用测听技术，因为第Ⅶ和第Ⅷ对脑神经在颞骨内位置非常近。

如果没有发现明确的病因，就可以诊断 Bell 面瘫（最后面神经功能恢复或 MRI 可以除外面神经瘤和听神经瘤，在排除以上两种疾病之前不能确诊 Bell 面瘫）。从前认为 Bell 面瘫使用期待疗，原因不明因而使得治愈很困难。现在证据表明大部分 Bell 面瘫是继发于膝状神经节内疱疹病毒的再活化，导致神经水肿和神经失用。基于这个研究，抗病毒药物和激素治疗被认为可以改善预后。如果没有激素使用的禁忌证，就可以用泼尼松[1mg/（kg·d），不超过 60mg，持续约 7 天]。除激素之外，还可以使用对疱疹病毒有效的口服抗病毒药物[200mg 阿昔洛韦每天 5 次或 500mg 伐昔洛韦每天 2 次，共 7 至 10 天]。治疗中最重要的一点就是保护眼睛。应该给予患者湿润角膜的眼药水和夜用润滑剂。如果有任何眼部刺激症状，就应请眼科会诊。

如果面瘫继发于 Ramsay-Hunt 综合征，治疗与 Bell 面瘫类似，但是临床病程和预后可能会差一些。这个综合征是由带状疱疹（而不是单纯疱疹）侵犯面神经（膝状神经节），前庭耳蜗神经节和（或）三叉神经节所致。感染会导致疼痛和耳周及外耳道水疱最终破裂。有些患者仅在咽部或硬腭出现水疱。面部无力和间断的面瘫很常见。有 20%~30% 的患者出现听力丧失、耳鸣和持续性眩晕（Adour，1994）。像 Bell 面瘫一样，一经诊断就应该及时开始口服激素和阿昔洛韦。药物治疗可以减轻眩晕，促进面神经功能的恢复，但是效果不如 Bell 面瘫那样好。有些患者会长期面瘫、疼痛、听力丧失（Robillard et al.，1988）。

合并外耳炎和中耳炎的面神经麻痹需要不同的治疗。如果怀疑患者有恶性外耳炎，就需要住院治疗，控制糖尿病，请耳鼻喉科和感染科会诊。使用静脉抗生素，必要时进行外科清创治疗。有可能会出现中枢神经系统并发症。

急性中耳炎患者出现面肌无力应该用覆盖常见中耳炎致病菌的广谱抗生素。鼓膜切开，视情置管被认为能够使感染减压而加速康复，改善预后。这样也可以进行细菌培养和药敏试验。如果慢性中耳炎或表皮样瘤患者出现面肌无力，应使用局部和全身的抗葡萄球菌和抗假单胞菌抗生素，并请耳鼻喉科紧急会诊，以期防止永久性面神经麻痹和进一步的并发症。

Bell 面瘫的患者大概有 80% 能够完全恢复功能。20% 的恢复程度各异。如果不能够完全恢复，应行 MRI 检查除外表现类似 Bell 面瘫的恶性疾病（最可能是面神经瘤）。糖尿病患者患 Bell 面瘫概率更高，而且预后更差。带状疱疹患者遗留永久的面肌无力更为常见。继发于其他疾病的面神经麻痹预后各有不同，主要取决于原发疾病、患者健康状况和治疗反应。

面神经功能恢复不好的患者，应进行康复训练。

最重要的目标是保护眼睛，其次是美观需要，眼科及耳鼻喉科继续治疗（Almeida et al., 2009）。

治疗要点

- Bell 麻痹，类固醇可能提高神经功能恢复程度（推荐等级：A）（Gronseth and Paduga 2012）。
- 治疗 Bell 麻痹，类固醇治疗上辅以抗病毒治疗适度增加（7%）面神经功能恢复（推荐等级：A）（Gronseth and Paduga 2012）。

鼻和鼻窦

重 点

- 吸烟和环境过敏是导致慢性鼻炎的重要原因。
- 过度使用减充血的鼻喷剂会导致鼻黏膜肿胀反弹和鼻部症状恶化。
- 单纯性急性鼻窦炎不一定需要鼻窦 CT 确诊。如果诊断不明，治疗失败，出现并发症或怀疑肿瘤时可以进行 CT 扫描。MRI 对于评估鼻窦肿瘤很有帮助。
- 腺样体肥大是导致儿童鼻部症状的常见原因，但在成人可提示淋巴增生性疾病或 HIV 感染。
- 儿童近期出现单侧鼻塞、鼻溢、鼻异味时应怀疑鼻异物。
- 鼻息肉可在哮喘、囊性纤维化和罕见的鼻肿瘤中看到。鼻息肉往往需要进一步检查。
- 与成人不同，儿童鼻窦炎很少表现为面部痛。
- 当典型的上呼吸道感染（URI）症状持续超过 10 天或症状恶化或发热时，应考虑急性细菌性鼻窦炎。
- 成人或儿童急性鼻窦炎抗生素的经验性治疗应覆盖绝大多数的病原体，如：肺炎球菌、流感嗜血杆菌、卡他莫拉菌。
- 慢性和复发性鼻窦炎导致生活质量显著下降，但很少导致危及生命的并发症。
- 鼻腔及鼻窦肿瘤的症状类似于鼻窦炎。
- 及时诊治鼻中隔血肿可以防止继发的软骨破坏。

病史

大部分鼻和鼻窦的症状和体征包括鼻塞、鼻溢、鼻出血、面部紧张、口臭、面部疼痛、头痛、咳嗽、耳痛、面部或眶周肿胀、嗅觉变化（减退、消失、异常）、鼻后滴漏。

面对以鼻部症状为主诉的患者应首先完善病史，应使用封闭性问题获得症状开始时间，持续时间以及加重缓解因素。应该寻问患者是否既往有鼻外伤史。应该问患者是否使用针对鼻，鼻窦和过敏的处方药和非处方药。

许多患者在寻求医师帮助之前使用过非处方药。过度使用减充血鼻喷雾可以促进甚至导致继发的药物性鼻炎（rhinitis edicamentosa）的鼻塞，使鼻充血反弹。另外应问患者既往有无鼻手术史。有时患者可能会使用一些极端的非传统的自助治疗方法（如过氧化物冲洗、过度鼻腔清洁）。这可以解释持续症状的存在，这些潜在问题可能是真正的疾病，或者强迫观念会使患者表现为反复鼻腔清洁。

关于既往病史和社会史的信息也很重要。患者工作环境的信息可能会与症状相关。暴露于化学品或烟雾可能导致鼻症状。伐木工患鼻窦鼻腔癌的概率更高。环境致敏原或者免疫低下的病史也是相关的。许多疾病（哮喘、自身免疫性疾病）与鼻窦鼻疾病相关。其他疾病（如高血压）会限制减充血剂的使用。偏头痛病史也值得注意，因为偏头痛可能会跟鼻窦痛混淆。有些处方药会诱发或导致鼻功能异常，尤其是那些会导致鼻过度干燥的药物（抗组胺药、利尿剂、抗抑郁药）。应该注意药物过敏情况。如果有既往鼻手术史，可能会导致问题更加严重。吸烟和酗酒以及过度使用咖啡因对黏纤毛功能有负面影响，可能会导致鼻充血。鼻或面创伤的病史非常重要。既往或新近使用鼻内可卡因会导致严重的疾病和症状。

体格检查

见附录 18-2 的内容。

影像学检查

平片常应用在面部创伤，尤其是单纯的鼻创伤，可以弥补体格检查的不足。鼻窦平片在某些情况下很有用。急性鼻窦炎时使用平片评估上颌窦和额窦非常准确。平片发现这些鼻窦完全混浊或者有气液平常提示急性鼻窦炎。然而平片的特异度和灵敏度相对较低，尤其是在评估筛窦的时候更是如此，这也限制了平片的使用。

CT 是评估慢性鼻和鼻窦问题的重要检查手段，也是平片鼻窦检查的必要补充。鼻窦 CT 能够从各个角度评估鼻和鼻窦的复杂结构，这也增加了对鼻窦炎病生理学的理解。CT 可以显示鼻窦黏膜轻度增厚的地方（提示慢性鼻窦炎），完全混浊（见于急性鼻窦炎、息肉或鼻窦肿瘤），骨破坏，或眼眶和脑等周围重要组织的脓肿形成（图 18-6）。CT 可以显示窦口鼻道复合体（正常鼻窦引流的"瓶颈"）是否通畅，显示鼻和鼻窦的多种正常变异，有些变异可能是鼻窦鼻腔疾病的诱因。

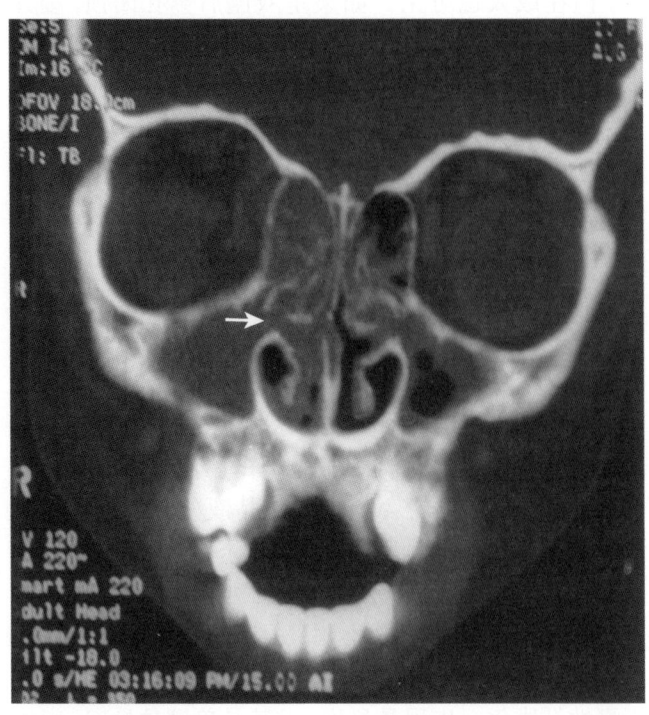

图 18-6 冠状位 CT 扫描显示右上颌窦和筛窦完全模糊，左上颌窦和筛窦部分模糊。箭头指示窦口鼻道复合体

当怀疑慢性鼻窦炎，鼻窦炎药物治疗失败，要进行手术治疗，疑似鼻窦炎并发症以及怀疑鼻或鼻窦肿瘤时，应进行鼻窦 CT 检查。急性非复杂性鼻窦炎并不用需要 CT 检测，除非特殊情况。在急性复发性鼻窦炎或是诊断不明确时，扫描是有帮助的。怀疑患者感染进行影像学检测可以确诊或排除诊断。扫描识别异常或是不需要干预的正常解剖变异，偶尔有些异常要求进一步治疗。例如黏液性囊肿在高达 20% 的人口中可见，但一般是无症状的，所以不需要治疗，除非它们很大或者怀疑有感染（患者抱怨囊肿附近的疼痛）。现在低辐射，锥形束扫描仪在耳鼻喉科已经变得很普遍。这个技术提供了相对便宜的"即时检查"成像，较螺旋 CT 辐射小，成本低。

MRI 评估鼻窦炎不是特别有帮助，它主要有两个局限。首先，MRI 通常太敏感，显示无明显临床意义的黏膜增厚。第二，MRI 无法显示骨性结构，这在慢性鼻窦炎的诊断和手术中至关重要。MRI 可用于评估疑似鼻窦肿瘤和鼻窦真菌感染。MRI 的局限性及相对 CT 较高的成本，没有理由将其纳入慢性鼻窦炎的常规检查。如果 MRI 发现鼻窦炎，并且程度严重，不对称性的，或患者有症状，则应进一步治疗（或耳鼻喉科会诊）。

临床问题

在全科患者中以鼻与鼻窦有关症状来就诊的很常见。急性鼻炎（感冒），过敏性鼻炎和鼻窦炎占绝大多数，并造成了巨大的社会经济影响，如误工，误学，增加医药成本。鼻和鼻窦疾病导致显著生活质量降低，但很少导致衰弱或危及生命。

鼻出血

另见前述急症一节。鼻出血可以由创伤、干燥、高血压、出血性疾病、抗凝血治疗和鼻内肿瘤导致。青少年男性反复鼻出血和鼻塞可能患有鼻咽血管纤维瘤。鼻出血对保守性治疗反应好，包括用盐水喷雾、鼻用软膏、环境加湿来湿润鼻黏膜，防止手指对鼻黏膜创伤，控制高血压等。如果鼻出血持续，应转诊至耳鼻喉科进行完善的鼻腔检查和烧灼治疗。有时可能需要检查血液，看是否有凝血性疾病。

鼻塞

感觉单侧或双侧鼻腔阻塞是非常常见的，可以从轻度可忽略的鼻塞到非常严重的鼻塞。鼻塞可以与其他症状合并，如鼻溢、嗅觉丧失或改变、面部不适等。鼻塞可以是由鼻腔或鼻咽部疾患导致（表 18-8 总结了最常见的病因、伴随症状和体征、鼻塞的治疗）。

体格检查 见附录 18-3 所述。

治疗 成功治疗鼻塞需要依赖正确的诊断。当诊断明确，就可以制订治疗方案了。如果鼻塞继发于某种鼻溢，应使用药物治疗。这包括鼻用激素、抗组胺药、白三烯抑制剂、黏液溶解剂、口服减充血剂、局部减充血药物和鼻用盐水。这些药物可以单用也可以组合使用。药物选择取决于症状严重程度和患者病史、治疗反应，以及期望目标。口服激素可以用于某些重症患者，但是应注意其严重的副作用。鼻减充血剂喷雾治疗严重的鼻充血非常有效，但使用应有节制，不能连续使用超过 3 天，以防止鼻塞反弹（药物性鼻炎）。当怀疑过敏性鼻炎时可以进行过敏原检测，上述一般治疗大都是无效的。如果怀疑有细菌感染（急性鼻窦炎）可以使用抗生素。

腺样体肥大

腺样体肥大（adenoid hpertrophy）在儿童很常见。如果在成年人发现腺样体肥大，常提示淋巴增生性疾病或 HIV 感染。患者可能表现为鼻部症状或咽鼓管功能不良的症状。儿童腺样体肥大会导致慢性或复发性鼻塞、鼻溢、打鼾、咳嗽或中耳炎。腺样体肥大一般进行临床诊断，但是确诊需要侧位颈部 X 线片。如果症状持续或很严重，可以进行腺样体切除术。选择合适的患者，一般可以显著改善症状，尽管证明其有效的研究较少。

异物

儿童近期出现单侧鼻塞、鼻溢或异味时，无论是否有既往鼻部疾病史，都应该怀疑鼻异物。鼻异物在同时有黏膜水肿、黏液或脓液存在时可能是不可见的。

如果发现异物，且儿童配合，应移除异物。如果不能移除或诊断不明确，应进行耳鼻喉科会诊。既可以在门诊进行耳鼻喉科检查，也可以在手术室进行，这取决于患者能否配合以及诊断的把握。对鼻腔进行吸引，减充血，局部利多卡因麻醉，也可行内镜检查。如果发现异物，应顺便移除。

如果儿童年龄够大，可以教其在减充血剂使用后擤鼻，这可能会移除异物，至少会使异物向前移动。移除异物可能会很困难，经验对此很重要。鼻出血和视线模糊可能会影响异物移除。有可能无意中就会把异物向后推移。食物、纸巾等柔软的异物可以分解后移除。

建议使用头灯和双瓣鼻窥具，应配备吸引器。有时会用小的鳄齿钳或枪刺样牙钳，但可能仅仅会将异物向后推移。有时候要用一种耳科手术器械"上鼓室钩（attichook）"，是一种小的圆头直角探针，可以轻轻的放到异物的后面，转 90° 后将异物向前拉出鼻腔。

一旦移除异物，应再次检查鼻腔，寻找更深处的异物。其他的鼻腔和耳道内也应检查一遍，因为儿童可能是"惯犯"。如果有明显感染的证据或不确定完全移除异物需要重复检查时，可以给予抗生素。

鼻前庭炎

前部鼻前庭轻度感染会导致慢性刺激，硬壳覆盖，有时还会有鼻出血。体格检查常发现鼻孔内轻度变红，龟裂，黄色硬壳，但也可能是正常的。这经常是金黄色葡萄球菌感染，有时也可以是真菌感染。疱疹感染常更严重病程更短。使用非处方局部抗生素软膏（由于患者局部敏感，不使用新霉素）治疗即可，应避免局部刺激。如果症状持续，可能是 MRSA，可以使用莫匹罗星（mupirocin）软膏治疗。有时候口服抗生素可能是必需的，进行细菌培养是有帮助的。症状持续需要耳鼻喉科会诊来评估其他可能的原因，包括慢性鼻窦炎，解剖学问题，如鼻中隔偏曲，甚至肿瘤病因。

后鼻孔闭锁

后鼻孔闭锁（choanalatresia）是儿童常见的鼻塞原因，但在成人也可见。如果是双侧后鼻孔闭锁，婴儿出生后不久即出现气道急症，因为婴儿是"专性鼻呼吸者（obligatenasal breathers）"，不能忍受鼻塞。通常他们哭的时候氧合很好，而停止哭泣时出现发绀，而且不能够进食。这需要耳鼻喉科急诊处理，进行稳定气道和闭锁修复。如果是单侧后鼻孔闭锁，则可能直到儿童甚至成年时期才会发现。患者会主诉常年鼻塞、鼻溢。可以使用鼻内镜和 CT 确诊，手术治疗。

鼻息肉

鼻息肉（nasal polyps）是鼻黏膜炎症和水肿的结果。体格检查会发现鼻息肉通常是银白色透明状的。如果合并感染，息肉可能会变红或被黏液覆盖。息肉会导致严重甚至完全的鼻塞，但通常是无痛，无知觉的。鼻息肉患者患鼻窦炎概率更高，而且可能导致失嗅。

鼻息肉直接病因并不明确，常与反应性气道疾病相关，偶尔与环境致敏原相关。儿童鼻息肉患者应筛查囊性纤维化。出现鼻息肉，尤其是单侧鼻息肉，应该考虑鼻腔肿瘤或真菌感染。如果发现了鼻息肉，进一步应进行过敏原筛查和哮喘检查以及 CT 扫描。首先应给予药物治疗，但这通常是不够的。初始治疗包括局部激素、抗过敏治疗、鼻窦炎治疗等。有些患者需要内镜下鼻窦手术，可能显著改善症状。手术后如果无后续治疗，鼻息肉复发率很高，适当的术后治疗可以显著减少或抑制息肉的复发。鼻窦手术切除息肉可显著改善症状。

鼻中隔偏曲

大多数患者有不同程度的鼻中隔偏曲（septal deviation），但是有些患者非常严重以至于导致鼻塞。鼻中隔偏曲常常是既往鼻部创伤的结果。鼻创伤当时可能看起来很轻，也可能导致鼻骨骨折。有些鼻中隔偏曲是先天的。体格检查能够清楚地看到前部鼻中隔偏曲导致鼻塞的情况。如果是后部鼻中隔偏曲，则需要用鼻内镜或 CT 检查确诊。任何主诉持续鼻塞的患者都需要进一步检查，尤其是病因不明确时。有症状的鼻中隔偏曲用门诊手术就可治疗。

鼻中隔成形术（septoplasty）可以通过鼻内切口完成，可以将异位的软骨和骨复位或去除，让患者的鼻道对称。鼻中隔成形术常合并鼻甲缩减术。这些手术的耐受性好，曾需要进行鼻内填塞和填塞物去除。术后疼痛是一个很严重的问题,现在的新设备可以让术后不适大大减少,如软硅胶夹板等。

儿童患者常不推荐使用鼻中隔成形术,因为这可能干扰鼻和面的发育,尽管这种风险可能很低。慢性张口呼吸也会对面部生长产生负面影响,因此"限制性"鼻中隔成形术可以应用在严重或先天性偏曲的患儿。

鼻甲肥大

下鼻甲肥大(inferior turbinate hypertrophy)是儿童和成人相对常见的情况。常常由过敏或鼻窦炎所致的慢性炎症引起。鼻甲肥大对药物治疗反应良好,对于药物治疗后仍然严重肥大的鼻甲,可以使用鼻甲缩减术,包括烧灼、射频、截断、切除、激光治疗等。

黏膜下切除部分鼻甲的骨组织和间质组织成功率很高。保留有功能的鼻甲组织很重,它是反应性结构,能过滤,加温,加湿吸入的空气。过度去除鼻甲组织可以导致鼻腔太空,导致到鼻塞,不适,出血和感染,这是被称为"空鼻综合征"。日后这种症状很难治疗,尽量避免手术是至关重要的。

鼻炎

急性病毒性鼻炎、普通感冒和上呼吸道感染 普通感冒的症状众所周知。已知许多病毒可导致上呼吸道疾病,最常见的是鼻病毒。感染通常会引起呼吸道上皮损害,导致喉痛,咳嗽,低热,精神萎靡,流涕,耳闷,嘶哑和鼻塞。有效控制症状是患者最关心的问题,许多非处方药物可用于缓解咳嗽,鼻塞和鼻溢液,包括口服和局部的减充血剂,生理盐水雾化或灌洗,止咳药或黏液分解剂,镇痛药和解热药。局部减充血剂对鼻塞的治疗非常有效,但在使用 3 天后必须停止以防止反弹性肿胀("药物性鼻炎")。有较多鼻腔分泌物者,可用生理盐水盐雾和冲洗。对于简单的 URI,除非怀疑细菌感染,否则不用抗生素治疗。

虽然许多治疗方法可用于病毒性 URI,但很少有学者对此进行深入研究。Cochrane Collaboration 对 URI 的以下列治疗作了具体说明:

- 研究发现经常补充维生素 C 可以降低感冒的严重程度和持续时间。感冒期间,建议患者尝试使用维生素 C,以了解其是否有帮助。但其效果仍需要进一步的研究。
- 抗组胺药 - 减充血剂 - 止痛药联合应用对成年人和大龄儿童有"一般的益处"。
- 鼻内异丙托溴铵喷雾剂有效减少鼻溢液,对鼻塞无明显作用,副作用一般均可耐受。

- 出现症状后,在 24 小时内给予 75mg/d 或更多锌锭剂,会减少常见感冒症状的持续时间,但存在个体差异。锌味道不好可引起恶心。预防性使用锌锭剂的效果不明显。
- 目前的证据并不支持在治疗 URI 时使用口服激素。
- 在儿童和成人的普通感冒的治疗中,禁忌常规使用抗生素。
- 用疫苗治疗普通感冒缺乏证据支持。
- 大蒜补充剂疗效在治疗 URI 方面尚未得到证实。

初级保健医生的责任是帮助患者缓解症状,并确定患者是否需要更紧密的随访或治疗。由于暂时的黏液纤毛功能障碍,局部免疫损伤和病毒性 URI 导致的上皮损伤,患者的感染可能进展为急性中耳炎(AOM),细菌性咽炎,支气管炎,肺炎,急性细菌性鼻窦炎(ABRS)。如果发现任何上述疾病的可疑临床症状,则需要进一步评估。感冒发展成细菌性鼻窦炎时,对于患者和临床医师来说,都是特别具有挑战性和令人沮丧的。据估计,1% 至 2% 的感冒会进展为细菌性鼻窦炎。如果症状持续 10 至 14 天或早期出现症状迅速加重(图 18-7)可诊断感冒已发展为细菌性鼻窦炎,还应考虑患者的病史和吸烟史。应当听取患者的顾虑,并建议适当的对症治疗,但不进行不必要的治疗,例如抗生素或口服激素,这可能适得其反,甚至很危险。

过敏性鼻炎 参见第 19 章。

血管运动性鼻炎和特发性鼻炎 当不能查明鼻炎的病因时,可以诊断为血管运动性鼻炎或特发性鼻炎。主要症状是鼻塞感和流涕感。表 18-11 列出了不同类别的血管运动性鼻炎。血管运动性鼻炎患者的过敏性皮肤试验结果为阴性,鼻拭子嗜酸性粒细胞小于 25%。这些患者对局部或全身应用激素没有明显的疗效。该病症表明副交感神经系统反应性增高,交感神经系统反应性减弱使黏膜下静脉窦血管舒张,黏液腺分泌增多。血管运动性鼻炎鼻漏发病机制与功能性肠病类似。可用减充血剂和抗组胺药或局部抗胆碱能药如异丙托溴铵(0.06% 鼻喷雾剂)治疗。由于症状持续存在,应警告患者勿过量使用 OTC 鼻喷雾剂,过量使用易导致药物性鼻炎。

药物性鼻炎 长时间使用局部减充血剂本身可以引起鼻塞。原因是喷雾剂减充血效果消散后的反弹性肿胀。反弹性肿胀后患者继续增加喷雾剂量,如果没有对患者进行教育和医疗帮助,恶性循环很难中断。

药物性鼻炎的治疗,患者必须停止局部减充血剂以恢复受损的鼻黏膜。推荐局部和口服激素以缓解继发的反弹性黏膜肿胀。患者使用鼻减充血剂的持续时

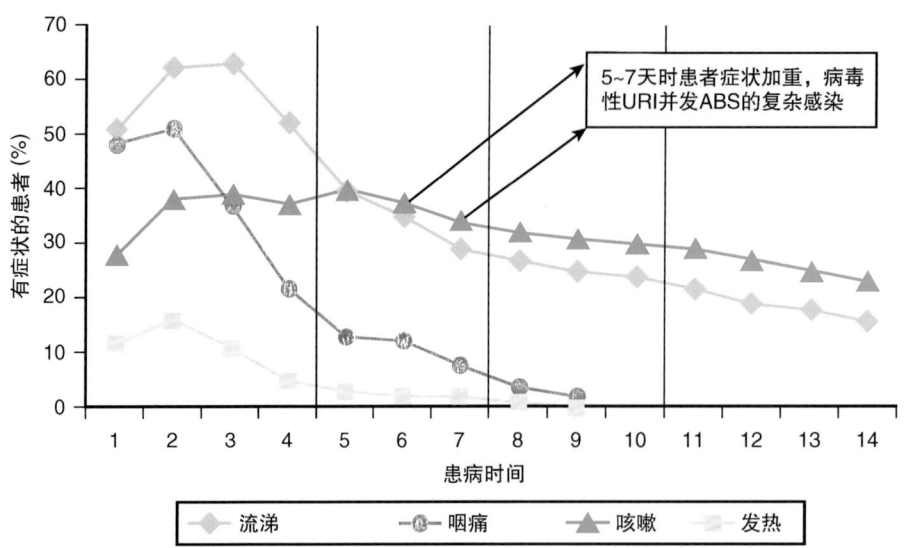

图 18-7　上呼吸道(病毒性)疾病期间症状的时间过程。ABS,急性细菌性鼻窦炎;URI,上呼吸道感染

表18-11　不同类别的血管运动性鼻炎
药物诱发性鼻炎(利血平,非选择性 β- 受体阻滞剂,抗抑郁药,口服避孕药)
刺激性鼻炎(烟雾,气体)
温度和湿度引起的鼻炎
情绪和压力引起的鼻炎
激素性鼻炎(怀孕,月经前,甲状腺功能减退)
特发性鼻炎

间决定治疗药物性鼻炎的周期。逆转肿胀和组胺敏感性至少需要 2 周。其他形式的治疗包括全身性抗组胺药或减充血剂,激素注射入下鼻甲,夜间镇静。由于潜在的基础疾病,例如鼻中隔移位,鼻甲肥大或慢性鼻窦炎,许多患者一直使用喷雾剂缓解症状。这时候,可能需要手术。Graf 及其同事(1995)用激素治疗药物性鼻炎 6 周后治愈率 100%,而且未使用鼻减充血剂。对患者进行教育:药物性鼻炎的治疗需要时间和耐心,两者都是治疗成功的关键。

萎缩性鼻炎　老年患者更容易进展为萎缩性鼻炎,导致鼻塞,鼻痂和恶臭。尽管有效治疗萎缩性鼻炎的证据缺乏,但生理盐水鼻喷雾剂(生理盐水,芦荟,油的混合物)润湿鼻腔,含抗生素(病原菌培养指导下选择的抗生素)的生理盐水冲洗。均对患者有一定疗效(Mirshra et al., 2012)。

萎缩性鼻炎也可以继发于鼻甲手术(称为"空鼻综合征"),可卡因的使用,自身免疫性,全身炎症性疾病(例如狼疮,Wegener 肉芽肿)。在系统性疾病的病例中,对该病的适当治疗一般能缓解相关的鼻部症状。如果患者萎缩性鼻炎的病因不清楚,则需进一步检查,包括组织活检。

鼻窦炎

鼻炎和鼻窦炎(sinusitis)的症状有时非常相似,很难鉴别。鼻窦炎是一个或多个鼻窦的炎症。常伴有鼻炎,因此更准确的说法叫鼻 - 鼻窦炎(rhinosinusitis)。研究表明单纯病毒性上呼吸道感染(upper respiratory infections,URIs)的患者 CT 扫描常有鼻窦黏膜增厚和模糊。因此,大多数 URIs 被称为病毒性鼻鼻窦炎。大多数情况,这些症状随着时间和治疗可以缓解。鼻鼻窦炎或者鼻窦炎一般用于怀疑鼻窦细菌感染的情况。大约 50% 的病毒性 URIs 会进展为细菌性鼻鼻窦炎。美国每年大约有 2000 万细菌性鼻窦炎病例,分别占儿童和成人每年抗生素处方的 9% 和 21%(Sinus Partnership,2004)。

每年,鼻窦炎的炎症由于造成巨大的医疗花销和误工而产生严重的社会经济影响。慢性鼻窦炎非常影响患者的体力。研究表明慢性鼻窦炎患者的生活质量分数与患有那些更严重的疾病(慢性心力衰竭、慢性阻塞性肺疾病)的患者类似。慢性鼻窦炎也会诱发其他共存的疾病,尤其是气道高反应性疾病。

鼻窦炎是成人需要抗生素治疗最常见的疾病之一。医师评估可能有鼻窦炎的患者时,鉴别诊断是很有挑战性的,需要鉴别病毒性 URI,过敏性鼻炎,甚至是偏头痛这些对抗生素治疗无效的疾病,而细菌性鼻窦炎是需要抗生素治疗的。抗生素可以加速普通感冒的恢复是大家普遍的印象。有些医师为了不让患者失望,给这些不需要抗生素的患者开具抗生素，他们认为这没有明显的风险。事实上，证据表明使用抗生素不当对患者来说，弊大于利（Scott and Orzano，2001）。广谱抗生素耐药细菌的出现使得医学界改变治疗 URI 的策略。除非明确或可能细菌感染，否则不能开具抗生素。应教育患者理性对待此事，这通常会得到理解。

鼻窦炎潜在的病因通常是黏纤毛功能不良和鼻窦阻塞。上颌窦、前组筛窦和额窦都通过窦口鼻道复合体（ostiomeatal unit）引流到中鼻甲下面的中鼻道。窦口鼻道复合体的阻塞可能导致这些鼻窦的阻塞和继发感染。后组筛窦和蝶窦更晚受累。鼻窦炎常继发于病毒性 URI 或急性鼻炎发作。黏膜水肿、局部免疫失调和纤毛功能不良导致鼻窦引流不畅和黏液淤积，进而出现细菌感染。有时，鼻窦炎也可以是细菌通过感染的牙齿或创伤污染鼻窦所致。

鼻窦炎分为急性（症状持续 3 周以内）、亚急性（症状持续 3～6 周）和慢性（症状持续大于 6 周）。急性鼻窦炎很快康复后再次出现被称为复发性急性鼻窦炎。尽管各种鼻窦炎有很多共性，但是它们在致病和治疗方面也有很多重要的不同。

鼻窦炎最重要的危险因素是鼻炎（如病毒性、过敏性）。其他危险因素包括解剖异常（鼻窦内异常、鼻中隔偏曲、后鼻孔狭窄、异物、腺样体肥大）、鼻息肉（也可以继发于慢性鼻窦炎）、局部或全身性免疫失调、囊性纤维化、原发性纤毛功能不良（Kartagener 综合征）、继发性纤毛功能不良（吸烟、滥用鼻减充血剂、滥用可卡因）、胃食管反流性疾病（gastroesophageal，GERD）、系统性炎症性疾病（结节病、Wegener 肉芽肿）、口腔疾病、鼻或鼻窦肿瘤等。

以上任何一种疾病都可能与鼻鼻窦炎类似或导致鼻鼻窦炎。如果在治疗之后患者鼻或鼻窦症状持续存在，应进行进一步检查。鼻窦炎诊断首先是临床诊断。初始阶段并不需要影像学和培养（Reider，2003）诊断。1996 年美国耳鼻咽喉头颈外科学会发起的鼻窦炎工作组制定了鼻窦炎诊断标准。把鼻窦炎的症状和体征分为主要和次要两组。主要症状体征包括：面部紧张和疼痛，鼻充血和鼻塞，鼻分泌物，无色的鼻后滴漏，嗅觉丧失和嗅觉减退，发热（仅限急性），鼻内检查发现脓液。次要症状体征包括头痛，耳痛或耳压力，口臭，牙痛，咳嗽，发热（非急性），以及儿童乏力和烦躁。如果患者有两项或更多的主要指标或者一项主要指标加上两项或更多的次要指标，就拟诊鼻窦炎。出现 1 项主要指标或者 2 项次要指标提示鼻窦炎病史。

鼻窦炎的病原根据其病程差异很大。急性鼻窦炎初始通常是病毒感染。如果症状持续，则细菌性感染的可能性增加。急性鼻窦炎最常见的致病菌有肺炎球菌属、流感嗜血杆菌和卡他莫拉菌，这些细菌常产生 β-内酰胺酶。慢性鼻窦炎与急性鼻窦炎的致病菌大致相似，但是厌氧菌、假单胞菌属和葡萄球菌更常见。包括 MRSA 和多耐药肺炎球菌在内的抗生素耐药的细菌越来越多。多种微生物混合感染也不是很罕见。

鼻窦炎也可以是由真菌感染导致。对于免疫功能缺陷或控制不佳的糖尿病患者，可以出现侵袭性真菌性鼻窦炎（常见曲霉或毛霉）。即使积极地使用药物治疗和手术，这样的患者也会有生命危险。相比之下，惰性的真菌性鼻窦炎更常见。免疫功能正常的患者常见过敏性真菌性鼻窦炎（allergic fungal sinusitis）。这通常和鼻息肉相关，被认为是对真菌的过度免疫反应导致的，而不是一个真正的感染。患者不总是对真菌有 I 型超敏反应。这种患者常合并继发的细菌感染。

鼻窦炎更罕见的病因还包括分枝杆菌和寄生虫感染。

鼻窦炎的并发症　无论是否用药，大多数鼻窦炎都会缓解。然而我们经常为了防止并发症，加速恢复而用药治疗。由于鼻窦和眼眶、脑邻近，感染可能会扩散到这些地方。鼻窦炎的眼眶和中枢神经系统累及会导致视力丧失和生命危险，因此需要及早诊断治疗。表 18-12 列出了鼻窦炎的可能并发症及治疗建议。需要对鼻窦炎的并发症提高警惕，尤其是年轻的患者。近期患 URI 的患者表现出眶周红斑、视力改变、严重头痛或头痛加重、高热、第二部分家庭医学应用意识状态改变需要紧急评估和治疗。出现眼眶并发症时需要请

表 18-12　鼻窦炎的并发症

并发症	体格检查	治疗
眶周蜂窝织炎	眶周红斑，水肿	抗生素：口服或静脉
眼眶蜂窝织炎	红肿，突眼 ± 视力丧失	静脉抗生素，严密观察
眼眶脓肿	红肿，突眼 ± 视力丧失	静脉抗生素 + 引流，FESS
海绵窦血栓形成	红肿，突眼 + 视力丧失	静脉抗生素 + FESS
脑膜炎	头痛，意识状态改变，颈项强直，发热	静脉抗生素 ± FESS
颅内脓肿	头痛，意识状态改变，发热	静脉抗生素 + 引流，FESS
黏液囊肿或脓液囊肿	面部肿胀 ± 发热 ± 痛	引流

注：FESS，功能性鼻内镜手术

眼科、感染科和耳鼻喉科会诊。眶周和眼眶的蜂窝织炎通常可以用静脉抗生素治疗。严重的眼眶并发症可能还需要合并引流操作。外科引流也可以获得病原培养。眶周并发症经过及时积极地治疗通常可以痊愈。但是即便是采用了恰当的治疗，也可能会导致永久的视力丧失。

中枢神经系统并发症需要神经外科、耳鼻喉科和感染科会诊。使用大剂量的静脉抗生素。有时推荐使用鼻窦外科引流处理感染灶和确定致病菌。中枢神经系统并发症的恢复水平差异很大，主要取决于患者年龄、病史、感染严重程度和治疗反应。

尽管复杂感染不常见，也要提及蝶窦和额窦。有时候，额窦引流会出现问题。慢性反复性额窦炎不经治疗会导致颅内和眼科并发症。额窦内可能形成黏液囊肿（mucocele）或黏液脓性囊肿（mucopyelocele），导致毁容和斜视。这时通常需要外科引流。同样的，蝶窦炎偶尔也会非常严重。颈内动脉和视神经横跨蝶窦的外壁，蝶窦位于颅顶的前下侧。急性或慢性蝶窦炎可以导致中枢神经系统或眼部并发症，也可以两者兼有。如果 CT 扫描发现额窦或蝶窦受累，应进行耳鼻喉科评估。

急性鼻窦炎的药物治疗　通常使用药物治疗急性鼻窦炎。大体上讲，药物治疗急性鼻窦炎其目的是恢复黏纤毛功能，清除感染，改善患者症状。恢复黏纤毛功能与使用抗生素同样重要。改善黏纤毛功能使患者局部免疫系统恢复正常，致使感染康复。

患者的用药史，包括过敏史，也应该考虑到。控制不良的高血压或冠心病可能不能耐受减充血剂。急性鼻窦炎患者可以通过组合使用，口服或局部使用减充血剂（局部使用少于 3 天）、黏液分解剂、鼻清洗（盐水雾化或灌洗）改善黏纤毛功能。鼻部盐水灌洗无须处方，在家就可以完成。0.9% 的等渗盐水和高渗盐水都很有效。鼻用激素可能会减轻某些患者的症状，加速恢复，但是在急性鼻窦炎中不推荐使用。除非有明确的过敏因素，否则抗组胺药通常是无效的，而且还会增加黏液黏度和黏膜干燥。口服激素一般不用于急性鼻窦炎，但是对于某些特定的患者可能有效。

当怀疑急性细菌性鼻窦炎时，一般使用抗生素。即使是适当的抗生素疗程也可能导致严重的副作用或并发症。根据 Cochrane Collaboration 关于治疗急性鼻窦炎的建议，抗生素轻微改善简单，急性（非并发症）鼻窦感染。然而，在未使用抗生素的情况下，2 周内 10 名患者中有 8 名患者症状得到改善。Cochrane Collaboration 指出："抗生素治疗临床诊断的急性鼻鼻窦炎的潜在益

处需在不良事件高发生率的背景下才可以显明。考虑到抗生素耐药性和可能出现严重并发症，我们得出结论，临床诊断为非复杂性急性鼻鼻窦炎患者不需要使用抗生素。"临床医生可据此判断何时应用抗生素。适当的咨询后，一些患者可以选择不使用抗生素。这些患者需要紧密随访。

急性鼻窦炎中特异性病原体快速检测方法可能在未来会出现，但目前，根据预期的病原体和当地病原的耐药性经验性选择抗生素，必须考虑到产 β- 内酰胺酶的流感嗜血杆菌，卡他莫拉菌菌株和青霉素耐药性肺炎球菌的高发率。谨慎的抗生素应用可能导致目前这些耐药致病菌出现到达一个平台期。然而 MRSA 确实更加常见了，尤其是在慢性鼻窦炎患者中。

许多抗生素可以被用来治疗急性细菌性鼻鼻窦炎。而且许多 FDA 未批准用于鼻窦炎的抗生素可以被恰当地用在治疗鼻窦炎上。

Anon et al.（2004）制订以下关于急性鼻鼻窦炎治疗的综合建议：

1. 如果病毒性 URI 在 10 天后症状没有改善，或在 5～7 天后症状加重，应怀疑细菌感染。

2. 抗生素耐药非常普遍。特别是肺炎链球菌对青霉素重度耐药占 15%，完全耐药占 25%。肺炎链球菌和流感嗜血杆菌对复方磺胺甲唑，以及肺炎链球菌对大环内酯类抗生素的耐药很常见。产 β- 内酰胺酶的溶血性链球菌和卡他莫拉菌分别占 30% 和 100%。

3. 抗生素选择应该根据症状严重程度、过去 4～6 周患者接受抗生素治疗情况、对目前抗生素治疗 72 小时后的反应决定。轻度症状包括鼻溢和乏力。中度症状包括充血、低热和面部痛。

4. 对轻症鼻窦炎广泛使用氟喹诺酮可能促进了对这类抗生素的耐药性。

5. 对于轻症无近期抗生素使用史的成年人，可以选择阿莫西林（1.75～4g/d，视情况合用克拉维酸）、头孢泊肟酯、头孢呋辛酯或者头孢地尼。青霉素过敏的患者，可以考虑使用复方磺胺甲唑、多西环素、阿奇霉素、红霉素和克拉霉素，但是治疗失败的比率可能高达 20%～25%。治疗失败应重新评估或者改变治疗方案。

6. 对轻症或中度症状近期使用过抗生素治疗的成年人，可以选择阿莫西林 - 克拉维酸（4g/d）或者喹诺酮类（左氧氟沙星或莫西沙星）。头孢曲松（1～2g/d，肠外途径给药，共 5 天）或者联合抗革兰阳性和阴性菌的治疗。治疗失败应及时对患者进行重新评估，进行 CT 扫描、内镜、培养，或者更换治疗方案。

7. 对于轻症无近期抗生素使用史的儿童，可以选

择阿莫西林[90mg/（kg·d），视情况联用克拉维酸]、头孢泊肟酯、头孢呋辛酯或者头孢地尼。对于青霉素过敏患者（尤其是 I 型超敏反应），可以使用复方磺胺甲唑、多西环素、阿奇霉素、红霉素和克林霉素等，但是治疗失败率会高达 20%～25%。如果患者对 β- 内酰胺酶具有真性 I 型超敏反应，可能会需要脱敏、病原菌培养、CT 扫描或者其他干预方法。如果超敏反应不重，可以试用其他 β- 内酰胺类抗生素。如果治疗失败，应及时重新评估患者，或者更换治疗方案。

8. 对轻症或中度症状近期使用过抗生素治疗的儿童，可以选择阿莫西林 - 克拉维酸[90mg/（kg·d）]。如果患者对青霉素产生不严重的超敏反应（皮疹），可以使用头孢泊肟酯、头孢呋辛酯或者头孢地尼。头孢地尼的患者耐受性良好。头孢曲松[50mg/（kg·d），肠外途径给药，共 5 天]或者联合抗革兰阳性菌和革兰阴性菌治疗。治疗失败应及时对患者进行重新评估，进行 CT 扫描、内镜、培养，或者更换治疗方案。

如果感染反复或严重程度的增加，应使用更广谱的抗生素。在这些情况下，可使用大环内酯类，氟喹诺酮类，强效青霉素类和头孢菌素类。对于更顽固的病例，可能需要病原菌培养和药敏试验，指导用药。病原菌培养通常需要转诊耳鼻喉科，因为简单地鼻腔拭子不可靠。

可以在内镜下中耳拭子获得培养物。也可以行上颌窦抽吸术，但是这更具侵入性而且不会更准确。在不久的将来，DNA 拭子可快速鉴定病原体和相关抗性。随着反复感染增加，改善黏膜纤毛功能的辅助治疗变得更加重要。

治疗

治疗要点

美国耳鼻咽喉头颈外科学会（The American Academy of Otolaryngology-Head and Neck Surgery）一致通过了关于拟诊鼻窦炎治疗的临床指南（Clinical Practice Guideline for Treatment of Presumed Sinusitis）（Rosenfeld et al., 2007），以下指南总结是针对急性病毒性鼻窦炎（viral sinusitis，VRS）、拟诊急性细菌性鼻鼻窦炎（acute bacterial rhinosinusitis，ABRS）和慢性鼻鼻窦炎（chronic rhinosinusitis，CRS）。鼻窦炎主要症状包括鼻溢、鼻塞和面部紧张与疼痛。

强烈推荐的治疗

有高质量强有力的证据支持治疗利大于弊（证据等级：A，B）：

- 医师应试图鉴别病毒和细菌性鼻窦炎。
- 治疗 ABRS 时应评估疼痛程度。

推荐的治疗

治疗利大于弊，但是数据不够充分（证据等级：B，C）：

- 无并发症的 VRS 不建议做影像学检查。
- 如果决定治疗 ARS 且患者对青霉素不过敏，应以阿莫西林作为一线用药。
- 如果患者病情恶化或者在 7 天内没有好转的患者，应开始或更换抗生素。
- 医师应该试图将 CRS 与复发性 ARS 鉴别。
- 医师应该对 CRS 或复发性 ARS 患者进一步检查寻找能诱发鼻窦炎的疾病或解剖异常。
- 评估复发性 ARS 或者 CRS 时，医师应进行 CT 扫描。
- 应该教育患者控制 ARS 和 CRS 的方法。

可选的治疗

仅有较弱的证据支持治疗利大于弊（证据等级：D）：

- 治疗 VRS 时应给予缓解症状的手段。
- 治疗 ARS 时应给予缓解症状的手段。
- 不出现并发症且体温低于 38.3℃ 的 ARS 应继续观察，而不是应用抗生素。
- 评估复发性 ARS 和 CRS 时应使用诊断性鼻内镜。
- 复发性 ARS 或者 CRS 的患者应检查过敏和免疫系统功能不良的情况（推荐等级：B）。

2012 年，美国传染病学会（IDSA）发布了成人和儿童治疗 ABRS 的实践指南。多学科小组讨论了 ABRS 治疗中的几个关键问题：①准确区分细菌性与病毒性急性鼻鼻窦炎的难度，区分不准确可导致不当的抗生素治疗；②经验性抗生素治疗 ABRS 未达成共识；③发展相关的 ABRS 细菌菌株谱和药物敏感性谱；④结合疫苗对肺炎链球菌的影响以及相关 ABRS 非疫苗血清型的出现。对于后续的治疗，基于耐药性风险评估和临床表现改变，提出了一种有效的诊疗步骤（图 18-8）。

慢性鼻窦炎的药物治疗　慢性鼻窦炎与急性鼻窦炎的药物治疗原则相同：促进黏纤毛功能，去除细菌。如果怀疑慢性鼻窦炎，则应在治疗之前通过 CT 鼻窦扫描确诊。治疗慢性鼻窦炎需要更积极的手段，这有可能产生一些副作用。这与急性鼻窦炎正相反，急性鼻窦炎不需要 CT 扫描。除了确诊和评价感染严重程度以外，CT 可以找到那些预示着治疗反应不佳的解剖异常。这包括鼻中隔后部偏曲、息肉、过敏性真菌性鼻窦炎和许多鼻窦异常。这项扫描可能能够发现可疑的鼻窦鼻腔肿物或肿瘤，进而需要耳鼻喉评估。

值得注意的是，没有 FDA 批准的药物治疗慢性鼻窦炎适应证。尽管如此，几种医疗方案对于改善 CRS 患者的症状是有效的。生理盐水灌洗能有效缓解 CRS

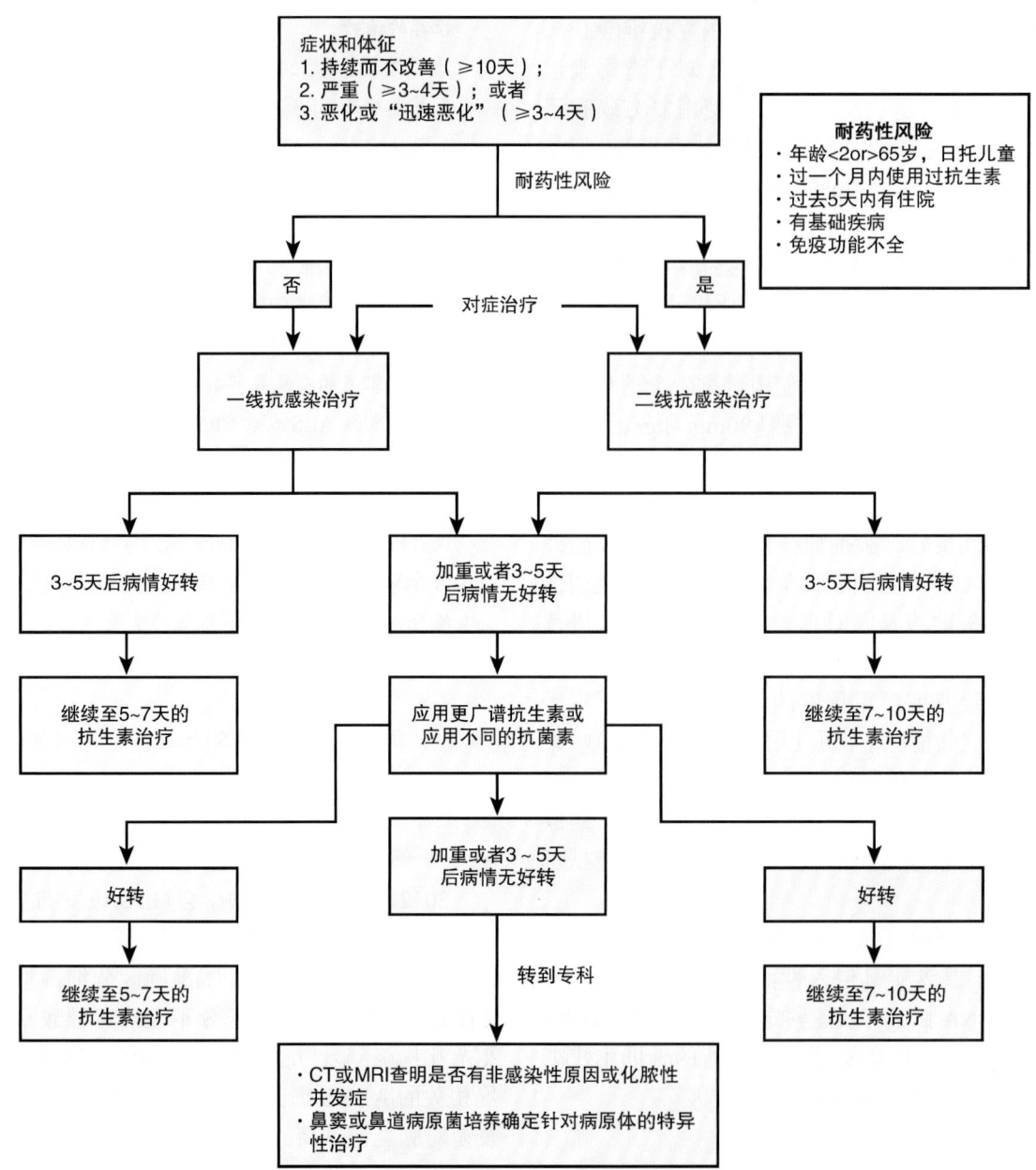

图 18-8 治疗急性细菌性鼻鼻窦炎的步骤（Reprinted with permission from Chow AW, Benninger MS, Brook I, et al. IDSA clinical practice guideline for acute bacterial rhinosinusitis in children and adults. Clin Infect Dis. 2012；54（8）：e72-e112.）

症状且患者耐受性良好的。虽然轻微副作用常见，但利大于弊。局部生理盐水也可作为 CRS 对症治疗的辅助治疗。此外，Cochrane 在 2011 年的评估中得出结论，局部鼻用激素可能对治疗 CRS 有效，而且不良反应轻微（Snidvongs et al.，2011）。

局部和全身使用皮质激素可以减少黏膜炎症、水肿和黏液产生，进而改善慢性鼻窦炎的引流。大多数局部鼻用激素需要每日使用，累计数周，才会产生明显的疗效。尽管口服激素可以明显改善症状，其效果持续时间很短，还应注意其潜在的副作用。对于已知过敏的患者应该积极治疗。应该注意抗组胺药导致的黏

膜干燥和黏液滞留。慢性鼻窦炎急性加重的患者，可能需要停止抗组胺药物的使用。盐水灌洗非常有效。白三烯抑制剂和 IgE 拮抗剂等治疗过敏和哮喘的药物也对合并的鼻窦炎有疗效。

虽然使用抗生素常见，但在治疗慢性鼻窦炎的疗效尚未在成年人的相关研究中得到验证。两项共识声明：抗生素可能对成年人有益，但对儿童无益处（Duiker，2004；B 级）。由于明显的疗效，抗生素通常用于治疗成人慢性鼻窦炎。必须选择抗葡萄球菌，以及更典型的抗病原菌（具有预期的抗生素抗性）抗生素。对于有鼻息肉的患者，可能需要抗假单胞菌抗生素。尽管没

有抗生素具有 FDA 批准的"慢性鼻窦炎"适应证，但可选择包括大环内酯类，广谱头孢菌素，氟喹诺酮类和大剂量青霉素。"过时"的抗生素，如 TMP-SMX，克林霉素，多西环素和利奈唑胺对于已知的葡萄球菌感染中可能很有效。而且，合用利福平可能对治疗已知的葡萄球菌感染有帮助。耳鼻喉科评估：诊断性鼻内镜下中耳拭子和病原菌培养。中耳拭子培养已经被证明能取代侵入性上颌窦穿刺和抽吸。通常，治疗慢性鼻窦炎需要更长疗程的抗生素（3～6 周）。但很少有研究支持这一点，可能是由于其副作用。应考虑口服益生菌，可以保护胃肠道（GI）正常菌群。

已有研究证实了患者使用全身性，局部抗真菌剂或两者均使用，可成功治疗 CRS。这是基于下述理论，即真菌在易感患者中能引起强烈的免疫反应。由于缺乏进一步研究支持这一理论，Cochrane Collaboration 建议避免常规使用抗真菌剂治疗 CRS。但对于某些病例，这种治疗方案应给予考虑。

耳鼻喉科医师已经使用各种局部药物治疗慢性鼻窦炎。其中一些是非常规使用或联合使用（通常是抗生素和激素）。由于存在大量得治疗鼻和鼻窦疾病的局部药物（以及缺乏精准的对照研究），很难说明哪一种药物治疗效果更好。一般来说，局部药物更好，因为药物直接在病灶部位起作用而不需要胃肠道消化和代谢。副作用和并发症少见，许多局部药物可应用于儿童（甚至小于 2 岁）。任何局部药物起作用的前提是它必须能到达鼻上皮。如果有鼻中隔移位或鼻息肉，则必须手术治疗。大多数喷雾剂的 FDA 适应证是针对过敏性鼻炎，但也具有非过敏原性鼻炎的功效。

药物治疗鼻窦炎失败　如果药物治疗复发性急性鼻窦炎和慢性鼻窦炎不成功，就需要进一步的评估和治疗。慢性鼻窦炎患者对于药物反应不佳，应该进行耳鼻喉科会诊。应该评估前述的危险因素，有可能时要做一改变。应该进行过敏原实验和免疫检查。如果患者有控制不佳的气道高反应性疾病，肺部评估很有帮助。

如果还没有做 CT 检查，应该进行鼻窦的 CT 检查，评价鼻窦解剖情况。如果已经做了 CT，而且症状发生改变或者时间过去很久，那么重复 CT 检查可能会有帮助。在重复 CT 之前，请耳鼻喉科会诊可以确定更好的扫描方式。标准的鼻窦 CT 扫描仅冠状位，为了手术评价可能需要更详细的扫描。现在许多耳鼻喉科室拥有低辐射鼻窦扫描仪，而这种扫描仪通常比医院扫描便宜得多。

CT 扫描可以提示慢性黏膜水肿甚至完全的模糊。部分或完全的双侧鼻窦模糊是长期慢性鼻窦炎或息肉病的典型表现。单侧模糊或者骨破坏更可能是恶性疾病或者真菌感染。还可以评估鼻甲大小和鼻中隔位置。如果药物治疗失败，或者对持续的积极药物治疗不耐受，可能要考虑手术治疗。内镜下鼻窦手术（endoscopic sinus surgery，ESS）或者 FESS 已经成为慢性鼻窦炎手术干预的主要方法。尽管偶尔还会使用较早的手术技术，FESS 却具有无外部瘢痕，特异性针对鼻窦内重要部位——窦口鼻道复合体的极大优势。此手术常规全麻下完成，但是局部麻醉下也可以完成。期望成功率>90%，多个研究的报道也是如此。有些患者病情会反复，尤其是鼻息肉。在这些患者使用翻修手术往往非常成功。

成功的鼻窦手术会使感染减少、减轻，而且对未来的药物治疗反应更好。本手术很多时候与鼻中隔成形和鼻甲手术一并完成，耐受性很好。微创手术技术的优势使得患者能保留更多正常组织，减少手术意外。一般不需要填塞鼻腔。如果需要填塞，一般会使用可吸收的填塞物，以免去除填塞物的不适。ESS 的潜在并发症包括出血，瘢痕致鼻窦阻塞，嗅觉丧失，罕见的眼眶和中枢神经损伤。因此，手术仅在恰当的药物治疗无效以及患者慎重考虑之后进行。

根据 Cochrane Collaboration 对治疗 CRS 的建议，目前开展的 FESS 是一种安全的手术。有限的证据表明，相比于药物治疗（有或无生理盐水灌洗），FESS 并没有取得更好的疗效。重要的是应该注意到，在大多数病例中，FESS 应该被视为药物治疗的辅助治疗，而不是主要的治疗方式。手术后，鼻窦对局部治疗的反应性更好，包括生理盐水灌洗，激素或抗生素。开放式的鼻窦腔，可直接进行鼻内镜引导下的病原菌培养，并可进行更具针对性的抗生素治疗。考虑到这一点，对于药物治疗失败的患者，FESS 已被证明是可行治疗方案。仍需要更多的随机对照试验来比较 FESS 与药物治疗和其他治疗方法的疗效，并进行长期随访。

药物治疗和手术治疗的进步值得一提。新的抗过敏和哮喘药物（白三烯抑制剂和 IgE 拮抗剂）对于未来治疗慢性鼻窦炎很有希望。治疗耐药菌的新抗生素不断涌现。制药公司已经发明了对一些患者更有效局部抗细菌和抗真菌配方。局部治疗更受欢迎，因为可以达到很高的局部抗生素浓度，减少全身副作用，理论上也减少了耐药菌的产生。鼻窦手术导致开放鼻窦的患者，局部药物可及性更好，使用局部治疗更有效。对鼻窦炎易感基因的研究仍在继续，在未来可能促进治疗。

手术进步包括改进的手术清创器可以保留正常黏膜，使手术效率更高，减少失血。填塞材料进步而可吸收性更好。影像引导下的手术变得越来越普遍。球囊技术使得不切除组织就可以进行鼻窦入口扩张，但是不能用于筛窦。尽管不能替代医师丰富的经验，但是这些进步使得医师手术更加精准、安全。

小儿鼻窦炎 尽管鼻窦在青春期之前还没有完全发育，儿童仍然可以患鼻窦炎，常见累及筛窦和上颌窦。儿童一年间可以有5~10次急性鼻炎（病毒性 URI）发作。URI 症状持续超过2周可能提示有细菌性鼻窦炎。其他提示儿童鼻窦炎的症状包括夜间咳嗽、呼吸异味。儿童很少主诉面部疼痛，而成年人很常见。

儿童持续的 URI 样症状考虑除鼻窦炎以外的诊断。可能会是之前未诊断的后鼻孔闭锁或者狭窄。单侧或双侧鼻异物也可以导致这些症状。还应考虑环境过敏原、免疫缺陷、GERD 和囊性纤维化。许多哮喘儿童同时患有鼻窦炎，这可能使哮喘控制更加困难。复发性鼻窦炎可以导致或加重哮喘发作。

慢性腺样体肥大或慢性腺样体炎在儿童中可以类似鼻窦炎。腺样体肥大可以导致继发于鼻塞、黏液滞留和感染的鼻窦炎。不论有无扁桃体肥大都有可能发生。腺样体肥大可以导致慢性口腔呼吸，进而导致面容改变。长期鼻塞的儿童常具有长瘦脸型和张口呼吸，称为"腺样体面容"。鉴别慢性腺样体炎和鼻窦炎可能会有困难，因为二者症状可能相似，而且经常并发。

根据 Cochrane Collaboration 的推荐，有限的证据表明鼻内皮质激素可以显著改善轻到中度腺样体肥大儿童的鼻塞症状。这种改善可能与腺样体缩小有关。这些患者鼻内皮质激素使用的长期效果还有待观察。

儿童急性鼻窦炎的药物治疗与成人类似：减充血剂、鼻内盐水灌洗或雾化，以及抗生素（Duiker，2004）。其病原菌也与成人类似：肺炎球菌、流感嗜血杆菌和卡他莫拉菌。应该控制并发症（如哮喘）。治疗也需要患者家长的努力，因为儿童可能不会自愿进行鼻内盐水灌洗。如果依从性好，药物治疗对于绝大多数儿童的治疗效果都是很好的。

药物治疗失败的儿童要转诊给耳鼻喉科医师。一般来说，建议进行腺样体切除术。对于合适的人群，腺样体切除术成功率很高，能够极大地缓解症状。

对药物治疗和腺样体切除术反应不好的儿童，需要进行 CT 扫描。如果仍有鼻窦炎，则儿童很可能患有慢性鼻窦炎。这就应该重新开始药物治疗，因为在腺样体切除后药物可能会更有效。如果之前没有筛查过敏原、免疫缺陷和囊性纤维化，应该在这时进行评估。

抗生素治疗儿童慢性鼻窦炎的效力没有得到证明。不像成年慢性鼻窦炎患者那样可能从长时间服用抗生素中受益，循证研究表明儿童并不能获益（Duiker，2004）。

如果症状持续，应考虑做 ESS。手术通过改造窦口鼻道复合体以期改善鼻窦引流和通气。也可以行纤毛活检评估纤毛运动障碍。还应进行病原培养以优化术后抗生素使用。对于适当的患者，鼻窦手术有着极高的成功率。尽管罕见，但是手术会出现包括出血、眼眶和颅内损伤在内的严重并发症，应当考虑周全。对于合并肺部疾患（哮喘或囊性纤维化）的儿童，手术可能特别有益。

鼻腔鼻窦肿瘤

鼻内和鼻窦肿瘤经常表现为类似良性鼻窦鼻腔疾病的症状。鼻塞、面部紧张或疼痛、血性鼻溢常见于鼻内或鼻窦恶性疾病。由于这些症状在鼻窦炎患者也很常见，诊断需要很高的警惕性，而且经常不能及时诊断。

外鼻的肿瘤常与过度日光暴露相关。基底细胞癌和鳞状上皮细胞癌最常见（参见第33章）。鼻内肿瘤可以是良性或恶性的。最常见的鼻腔内肿瘤是由人乳头瘤病毒（human papillomavirus，HPV）引起的良性鳞状上皮乳头状癌（benign squamous papilloma）。这类肿瘤常表现为鼻内外生性损伤，常常位于鳞状上皮和呼吸上皮交接处，导致易激惹和流血。简单的切除就可以治疗，很少反复，恶变极其罕见。

一类更具侵袭性的乳头状病变是内翻性乳头状瘤（inverted papilloma）。这类肿瘤常表现为单侧息肉，可以导致鼻塞、鼻出血、鼻窦炎的症状。这类病变会局部破坏，可能恶变，因此需要切除。大部分可以经内镜下切除，有时需要进行外部路径切除。

青少年鼻咽纤维血管瘤（juvenile nasopharyngeal angiofibroma）是一类仅发生于青春期男性的肿瘤。肿瘤位于鼻咽部，但是常可导致鼻部症状。患者表现为鼻塞和反复鼻出血。由于这两类症状都是常见症状，因此需要高度警觉才能及时诊断。这类肿瘤可以侵袭性很强，必须手术切除。肿瘤可能复发，某些患者需要进行放疗。

鼻和鼻窦恶性肿瘤包括鳞状细胞癌、腺癌，腺样囊性癌，血管外皮细胞瘤，骨肉瘤和恶性黑色素瘤。同样的，早期症状与鼻窦炎类似，因而会导致诊断不及时。预后差异很大，可以从非常好到非常差，取决于肿瘤类型和分期。有时会出现眶内和颅内扩散，这两处扩散和远隔转移都会导致预后很差。因此需要积极的治疗，综合手术和化疗，甚至是放疗。

治疗要点

- 生理盐水雾化或灌洗是鼻炎和鼻窦炎的非常有效的治疗方法（推荐等级：B）。
- 鼻用激素喷雾剂是慢性鼻窦炎的重要治疗方法（推荐等级：B）。
- 恢复鼻窦炎患者黏膜纤毛功能可能与抗生素治疗一样重要（推荐等级：C）。

口腔及咽部

重 点

- IDSA 推荐单用快速抗原检测确认成人 A 组乙型溶血性链球菌（GABHS）咽炎。
- 由于 GABHS 发生率低，风湿热风险低，即使成年人急性抗原检测试验（RADT）阴性，也不需要进行咽喉分泌物培养。不推荐使用抗链球菌抗体滴度来诊断急性 GABHS，因为它们可表示曾经感染。
- 食管运动障碍更可能导致液体吞咽障碍，而机械性阻塞同时导致固体和液体吞咽障碍。
- 23%～60% 表现为癔球症（梅核气）的患者有胃食管反流性疾病。
- 打鼾是阻塞性睡眠呼吸暂停最常见的症状，男性比女性多见。

体格检查和影像学检查

见网络资源 www.expertconsult.com。

急性咽炎和扁桃体炎

大部分咽喉痛都是由病毒感染导致的。即使出现渗出，只有不到 15% 的儿童和 10% 的成人被确认是 A 组乙型溶血性链球菌（group A beta-hemolytic streptococci，GABHS）感染导致。小于 3 岁的儿童，病毒感染的比率比学龄儿童更高。

GABHS（化脓性链球菌）所致的咽炎的发病高峰是晚冬和早春。潜伏期是 2～5 天，以急性咽喉痛起病，伴有吞咽痛、发热和寒战。偶尔还有头痛、腹痛和恶心症状。体格检查时能看到扁桃体上白色脓性渗出，颈前淋巴结增大而疼痛。有时会出现猩红热疹（弥漫性，红色斑疹，不光滑的皮疹，可以融合）和软腭瘀斑。猩红热是产外毒素的 GABHS 感染导致。帕氏线指皮疹

在肘前或腋窝皮肤屈曲的皱褶处密集呈线状。草莓舌是 GABHS 感染的另一个体征。

咽喉分泌物培养是诊断 GABHS 的"金标准"。用 5% 羊血凝胶盘培养咽喉拭子，24 小时内出结果（灵敏度 96%）。血清学检测（抗链 O 滴度）很准确，但是由于获得结果所需时间太长，升高的滴定度可能仅表示过去的感染。因而不用于诊断急性感染。快速抗原检测实验或光学免疫监测（optical immunoassays，OIAs）是检测 GABHS 最常用的方法。尽管多数厂家声称可以达到 95%～97% 的真阴性（特异度），临床试验的数据大致是 90%。标称的真阳性（灵敏度）是 90%～95%，但是同样，临床试验的数据灵敏度是 60%～80%。

已经开发了基于咽喉痛特征的评分系统。McIsaac 决定规则是对诊断 GABHS 标准的修改（McIsaac et al.，2000）。麦克萨克规定每一特定标准的分数。以下每一标准 1 分：温度高于 38℃，无咳嗽，正前颈部疼痛，扁桃体肿大或有渗出，3 至 14 岁。15 岁至 44 岁 0 分，45 岁以上的人 -1 分。；得分可预测患 GABHS 的发生率，0 分，发生率 2%～3%；1 分，发生率 4%～6%；2 分，发生率 10%～12%；3 分，发生率为 27%～28%；和 4 分，GABHS 发生率为 38%～63%。当分数小于 2 时，不建议进行治疗。当分数为 2 或 3 时，建议咽喉微生物培养或 OIAs。当分数为 4 或 5 时，治疗是最佳选择。IDSA 现在建议单独使用快速抗原测试来确认成人中是否存在 GABHS（Bisno，2002）。

有一项对比了五种治疗策略（无治疗及检查，经验型青霉素治疗，咽喉培养，OIA 获得阴性结果时进行培养，单用 OIA）的研究发现当 GABHS 患病率为 10% 时，经验性治疗的成本效果比最低，而培养是成本效果比最高的策略。单用 OIA 与 OIA 阴性时进行培养具有类似的效果（Neuner et al.，2003）。如果 OIA 检查阳性，应用青霉素或头孢菌素进行治疗，因为在体内还没有发现对这些药物的耐药性。

治疗 GABHS 使用青霉素 VK，儿童：250mg，每天 2～3 次，青少年和成年人：500mg，每天 3～4 次，共计 10 天。如果患者耐受性不佳或者儿童不能吞咽或者呕吐，可以使用肌内注射苄星青霉素 G（penicillin G benzathine），小于 27kg 患者 60 万单位，大于 27kg 患者 120 万单位。混合苄星青霉素 G 和 30 万单位普鲁卡因青霉素（procaine penicillin）减轻一些不适。青霉素过敏的患者可以使用红霉素，40mg/(kg·d)，分两到四剂，共计 10 天。对于反复发作的病例，可以使用先锋霉素（cephalexin），12.5mg/kg 或者 250mg，每天 3～4 次，共计 10 天。其他替代抗生素包括头孢泊肟酯、头孢罗

齐、头孢呋辛酯、头孢克肟、氯头孢霉素、头孢布烯（头孢布坦）、氯拉卡比、阿奇霉素、克拉霉素和阿莫西林 - 克拉维酸。头孢菌素在灭菌和临床治愈方面比青霉素更好（Pichichero and Brixner，2006）。

经过治疗，15% 的患者咽喉培养仍然是 GABHS 阳性，这被认为是携带者状态。有效消除携带者状态的药物是克林霉素，20mg/（kg•d）（最多 450mg/d），分三剂，共 10 天（Tanz et al.，1998）。与其他人的接触传染与携带 GABHS 的时长呈负相关。只有当被接触者出现相应症状时才对其进行培养。认为宠物是 GABHS 的携带者，但是有一些证据对此提出质疑（Wilson et al.，1995）。

尽管认为抗微生物治疗能够减少 GABHS 感染的化脓（扁桃体周围脓肿）和免疫后遗症［急性风湿热（acute rheumatic fever），急性肾小球肾炎（acute glomerulone-phritis，AGN）］，还有很多是人们不知道的。急性风湿热在 1986 年时已经变得非常罕见，之后其发病率又增加了，各种解释都仅仅是猜测而已。有证据表明抗微生物治疗缩短了 GABHS 的症状期，对预防急性风湿热起一定作用。然而，即使是经过恰当的诊断和治疗的 GABHS 咽炎，甚至没有感染症状的病例中，都可能出现急性风湿热。

只有 GABHS 的特殊几种血清型（12，49，55，57，Red Lake 菌株等）会导致急性肾小球肾炎，其机制是抗原抗体复合物在肾小球基底膜上沉积。如果一位患者的 GABHS 感染是由上述某菌株引起的，也只有 15% 会出现 AGN。水肿、高血压和酱油色尿是急性肾小球肾炎的标志，出现在感染后 10 天。用青霉素及时治疗 GABHS 似乎不能预防 AGN。AGN 的治疗主要是对症治疗、控制血压和水肿。

GABHS 感染需要扁桃体切除术的指征是：1 年内出现 6 次发作或 2 年内每年 3～4 次发作（Pichichero，2004）。还应将感染的严重程度，误工或误学的总时间考虑在内，睡眠呼吸障碍是扁桃体切除术的另一个指征，包括打鼾和睡眠呼吸暂停。

导致咽炎的病毒包括鼻病毒（rhinovirus）（占 20%）、冠状病毒（coronavirus）、腺病毒（adenovirus）和副流感病毒（parainfluenza virus）（占 5%）（Middleton，1996）。柯萨奇病毒 A（Coxsackie virus A）会导致扁桃体、悬雍垂和软腭上 1～2mm 大小的红色环状水疱，被称为疱疹性咽峡炎（herpangina）。柯萨奇病毒 A16 是手足口病（hand，foot，and mouth disease）的主要病原，会导致舌、颊黏膜 4～8mm 的溃疡和手掌、脚底的水疱，持续 1 周。本病的潜伏期为 4～6 天。

一类与柯萨奇病毒 A16 咽炎类似的咽炎是由单纯疱疹病毒感染所致。软腭、牙龈、嘴唇或颊黏膜上出现痛性，边缘红色的浅溃疡。会出现发热、疼痛和淋巴结肿大。对于严重的疱疹性口炎可以用阿昔洛韦，200mg，每日 5 次，共 5 天；泛昔洛韦，125mg，每日 2 次，共 5 天；伐昔洛韦，500mg，每日 2 次，共 5 天。这可以减少症状持续时间和病毒入侵。

EBV 会导致类似 GABHS 感染的咽炎，也可与 GABHS 感染同时出现。研究表明在 2%～33% 的病例中两者同时出现。严重咽喉痛的前驱症状包括不适、厌食、寒战和头痛。疲劳、淋巴结肿大和肝脾大会在 5～14 天内出现。伴有扁桃体肥大和扁桃体白色膜状渗出的咽炎会持续 5～10 天。淋巴结肿大和肝脾大会持续 3～6 周。在 6 周内避免接触身体的运动，因为可能导致脾破裂。有些并发症在 EBV 感染患者中出现的概率不到 2%，包括血小板减少、溶血性贫血、Guillain-Barre 综合征、Bell 面瘫、横断性脊髓炎和无菌性脑膜炎。EBV 感染患者有 20%～50% 会出现肝炎。

EBV 咽炎的诊断基于临床发现、阳性抗体检查可以支持诊断。全血细胞计数（CBC）可以发现不典型淋巴细胞，用单滴试验（monospot test）检测传染性单核细胞增多症的阳性率有 95%（Middleton，1996）。扁桃体肥大导致咽部阻塞或者出现其他危及生命的并发症，是使用激素的指征（有时甚至需要急诊扁桃体切除术）。应避免使用阿莫西林，因为这常常会导致传染性单核细胞增多症的患者出现皮疹。

当症状提示传染性单核细胞增多症，而单滴试验或 EBV 滴度阴性时，患者可能是被 CMV 感染。巨细胞病毒感染会持续 2～6 周，在年龄较大的患者更典型，比传染性单核细胞增多症感染发热更高，不适更重，但是咽炎较轻。CMV 特异性免疫球蛋白 M（IgM）抗体检测是诊断这种感染的最佳办法。对免疫缺陷患者使用更昔洛韦或膦甲酸（foscarnet）可以控制感染。GABHS 以外的细菌所致的咽炎列在表 18-13 中。

治疗要点

- 尽管目前的治疗指南推荐口服青霉素 V 和肌内注射苄星青霉素 G 治疗 GABHS，但是有很强的证据支持头孢菌素作为第一选择（推荐等级：A）（Casey and Pichichero，2007）。
- 在风湿热发病率低的国家，口服 3～6 天头孢菌素治疗 GABHS 比常规的口服 10 天青霉素更有效（推荐等级：A）（Altamimi et al.，2009）。
- 阿莫西林（750mg～1g），每日 1 次，共 10 天与每日 2～3 次效果是相同的（推荐等级：A）（Lennon et al.，2008）。

表 18-13　除 GABHS 以外导致咽炎的细菌

C 组乙型溶血性链球菌

G 组乙型溶血性链球菌

厌氧菌(消化链球菌属,梭菌属,拟杆菌属)

溶血性隐秘杆菌

肺炎衣原体

白喉棒状杆菌

溶血棒杆菌

肺炎支原体

淋病奈瑟菌

土拉热弗郎西斯杆菌(兔热病)

结肠耶氏菌

流感嗜血杆菌(会厌炎)

Bisno AL, Gerber MA, Gwaltney JM Jr, et al: Practice guidelines for the diagnosis and management of group A streptococcal pharyngitis, Clin Infect Dis 35: 113-115, 2002.

口部异常

参见附表 18-9。

吞咽障碍

吞咽困难(dysphagia),顾名思义,指患者吞咽固体或液体存在困难。大约 7% 的美国人在一生中会经历吞咽困难,30%~40% 住在疗养院的人有吞咽障碍。食管运动障碍常导致液体吞咽困难,而机械性阻塞会同时导致固体和液体吞咽困难。

咽肌无力或中枢神经系统疾病可能导致发动吞咽动作困难。食管近端三分之一是由横纹肌(随意肌)组成,中三分之一是横纹肌和平滑肌共同组成,远端三分之一完全是由平滑肌组成。吞咽需要经过两个括约肌,分别是:食管上括约肌(upper esophageal sphincter, UES)和食管下括约肌(lower esophageal sphincter, LES)。

食物滞留在喉咙被称为口咽吞咽困难(oropharyngeal dysphagia),约 80% 的病例是由于神经肌肉疾患导致(附表 18-10)(Trate et al., 1996)。不能将食管内固体运送到胃被称为食管吞咽困难(esophagealdysphagia),这比口咽吞咽困难更常见(附表 18-11)。病史对明确吞咽困难的病因非常重要。如果吞咽困难合并胸痛,尤其是在吞咽冷的液体时有困难,最可能的诊断是弥漫性食管痉挛。

总感觉喉咙有一块东西被称为癔球症(globus hystericus),又称梅核气,这并不一定与吞咽动作相关。只有在除外了咽、喉、食管的解剖和运动异常以后才能作出上述诊断。癔球症患者 23%~60% 是由 GERD 引起的(Ahuja et al., 1999)。附表 18-12 列出了 GERD 相关的头颈部症状与胃食管症状。

如果食团滞留在食管远端,很可能是由于食管狭窄、食管肿瘤或食管环所致。贲门失弛缓(achalasia)或者肠肌丛神经细胞体变性可能导致食管扩张,食物潴留合并 LES 张力增加。

食管运动障碍导致吞咽障碍的病程一般是数月到数年。如果老年人厌食,体重下降,而且对于固体的吞咽困难迅速进展,就应该怀疑癌症;如果还有吸烟和饮酒史,那么更可能诊断癌症。药物诱导食管炎的特征是吞咽诱发的急性胸骨后疼痛,最常见与此相关的药物是四环素类(多西环素、米诺环素)、氯化钾片、铁制剂、奎尼丁及其衍生物、阿司匹林和 NSAIDs。

吞咽困难的另一个机械性原因是食管蹼(esophageal web),它是近段食管的一个薄的隔膜。如果合并缺铁性贫血则称为 Plummer-Vinson 综合征。压出性憩室(pulsion diverticula)常见于环咽肌水平,主要发生在 50 岁以上的男性。吞咽后立刻出现食物和液体反流是本病的标志性表现,而较大的憩室可能会完全阻塞食管。Zenker 憩室来源于食管后壁,其上界是环咽肌,下界是咽下肌,一般需要手术治疗。

儿童吞咽困难常继发于扁桃体肥大或食管异物。可以用钡餐食管造影观察咽、食管和胃来作出诊断。钡衣药片或软糖可以显示食管狭窄位置,发现食管环或早期食管狭窄。如果 X 线片发现病灶,应该使用食管胃镜进一步检查。

如果未发现异常,应该进行食管测压(manometry)。食管测压的目的是观测食管收缩的特性,明确 LES 和 UES 工作情况和它们对吞咽的反应。用这个测验,只有约 50% 的患者显示出明确的异常。食管测压的激发试验包括腾喜龙(edrophonium)灌注、食管气球扩张或者向食管内注酸。在医院进行食管 pH 值记录可以显示酸反流与患者症状是否同时出现。

治疗吞咽障碍需要针对各自病因。附表 18-13 列出针对不同病因的治疗方案。

打鼾和阻塞性睡眠呼吸暂停

打鼾是非常常见的症状,也是阻塞性睡眠呼吸暂停(obstructive sleep apnea, OSA)最常见的症状。OSA 是由于上呼吸道在睡眠的时候塌陷,导致气道阻塞、低通气和低氧血症。OSA 与高血压的产生和进展、冠心病、肺动脉高压、注意力不集中、性无能、肥胖、抑郁以及机动车事故风险增加相关。如果不经检查可能会忽略这个严重的疾病。

男性患 OSA 多于女性,儿童也可以患病。成年人 OSA 患者常超重或矮胖。别人可能告诉他们说他们打鼾声音很大,家人可能会注意到他们呼吸阻塞或喘息的发作。OSA 的症状包括大声打鼾、白天乏力、晨起头痛(继发于低氧血症)、不安的睡眠习惯、频繁小睡(常不自主,有时在开车时发生)。

体格检查时应注意患者体型。检查口腔内扁桃体肥大和多余软腭组织情况。应注意舌头的大小和位置。应检查是否有鼻塞。应评估下颌骨的大小和位置以及其与颈部的关系。

如果强烈怀疑睡眠呼吸暂停,应进行夜间睡眠监测(overnight sleep study)或多导睡眠图(polysomnogram)确诊。睡眠监测记录打鼾程度、呼吸暂停或呼吸不足(部分暂停)的出现情况、氧饱和度、睡眠效率和心率。生成关于呼吸暂停和呼吸不足次数的数值:呼吸暂停 - 呼吸不足指数,或者叫呼吸紊乱指数(respiratory distress index,RDI)。RDI<5 是正常的,RDI>5 伴或不伴有氧饱和度下降表示存在睡眠呼吸暂停。有些患者 RDI 正常但是有打鼾,有睡眠中断。这种情况被称为上气道阻力综合征(upper airway resistance syndrome),其治疗与 OSA 类似。

治疗 治疗 OSA 有手术方法和非手术方法。非手术方法首先试图减轻体重,用持续性气道正压(continuous positive airway pressure,CPAP)帮助夜间通气。在患者开始吸气时,CPAP 用正压使塌陷的气道开放。这种方法的耐受性好,安全,对于依从性好的患者非常有效。遗憾的是,有些患者可能不耐受 CPAP 或者选择不使用 CPAP,这时就需要手术治疗。

治疗 OSA 有许多手术方式。其中金标准是气管切开术,可以绕过阻塞的上气道,几乎总是可以成功消除睡眠呼吸暂停。显然,对很多患者来说这不是个可行的方案。然而对于严重的 OSA 合并病态肥胖,气管切开术的结果非常令人满意。还有很多流行的手术,试图消除(而不是绕过)上气道阻塞。悬雍垂腭咽成形术(uvulopalatopharyngoplasty)最为常用,这需要去除口咽部多余组织,包括扁桃体、悬雍垂、一部分软腭等。其成功率取决于 OSA 严重程度和患者解剖结构。其他手术包括激光或射频组织切除术以去除多余的咽部结构。如果存在鼻塞,可以纠正之。有一些针对舌底和面部骨骼的手术,对适当的重症患者可能有效。

喉

重 点

- 大部分急性喘鸣都继发于感染性疾病,如喉炎、会厌炎和气管炎。
- 成年人主诉声音改变或吞咽困难应怀疑恶性可能。
- 持续或严重的喘鸣以及声音、喉咙症状的患者,都应该目视检查咽喉。
- 副流感病毒是喉炎最常见的原因。
- 喉软骨软化病是新生儿慢性喘鸣最常见的原因。
- 声带结节常双侧出现,息肉和囊肿常单侧出现。
- 声音改变的患者应注意吸烟和饮酒史,因为这与癌症相关。
- 尽管声带麻痹常常是特发或医源性的,但仍需要仔细检查。
- 声带功能障碍常被误诊为哮喘。

初步评估

声嘶(hoarseness)、喘鸣(stridor)、异物感(癔球症)和吞咽困难是喉及下咽疾病的共有症状。如果患者有以上任何一种症状,应取得完整的既往医疗史和社会史。而且,如果声嘶持续,需要进行喉镜检查。可以使用喉镜检查。如果由于过多的呕吐物反流导致间接喉镜看不清咽和喉,可以进行可弯曲的直接纤维喉镜。可以在鼻部使用局部血管收缩药(如 0.5% 麻黄碱)和局部麻醉(如局部利多卡因)使患者更舒适,然而这经常是不必要的。之后,再使用可弯曲的纤维鼻咽镜穿过咽部看到喉部。

影像学检查

评价喉部肿瘤和创伤性喉损伤时需要对喉进行影像学检查。可以用 CT 或者 MRI 评价肿瘤浸润深度。CT 对于恶性和非恶性疾病的成像更好,而 MRI 在某些特定情况下使用。创伤性损伤最好用 CT 扫描评估。喘鸣的检查模式由病史和体格检查决定。可能应用的影像学手段包括胸部 X 线片(后前位和侧位片)、颈部 X 线片(后前位和侧位片)以及荧光透视检查。食管造影对评估造成气道和食管压迫的血管畸形或除外气管食管憩室很重要。

特殊检查

气道荧光透视检查对于评估儿童喘鸣很有用。荧光透视可以提供从鼻咽到隆突的整个气道的动态影像。这有助于通过呼吸的两个阶段确认气道阻塞性病变和异物。

有一项称为可视喉动态镜(video laryngeal stroboscopy,VLS)的更专业的检查,由语言病理学家完成。这项技术能够取得喉部高分辨图像，评价声带大体运动和振动功能。VLS 是记录咽喉影像的有力设备。VLS 也可以帮助声音治疗师确认和随访有声音疾患的患者，包括声嘶和反常声带功能障碍（paradoxical vocalcord dysfunction）（见后述）。

最后，可以在手术室中进行直接硬喉镜检查，用来做喉部疾病的进一步评估和活检。

喉炎

喉炎是急性声嘶最常见的病因。声嘶继发于喉部弥漫性肿胀。病毒感染是喉炎的最常见病因，而且常导致其他上呼吸道症状。通常使用保守治疗，推荐适当减少发音和避免香烟或其他刺激性物质的吸入。湿化吸入的气体可能会有帮助。病毒性咽炎的症状通常几天内会有好转，一般如果声嘶持续超过几天时间，考虑其他原因。Cochrane 评估得出结论，应用抗生素的风险超过治疗的好处（Reveiz & Cardona，2013）。

真菌感染也可以局限在喉部。其中，白色念珠菌（candida albicans）是最常见的真菌，在免疫缺陷患者、使用吸入激素患者、长期使用广谱抗生素的患者身上多见。体格检查的典型表现为黏膜弥漫变红，覆盖有白色斑点。局部治疗包括制霉菌素（nystatin）、咪康唑（miconazole）或者克霉唑（clotrimazole）；系统性用药包括氟康唑（fluconazole）或酮康唑（ketoconazole）。其他罕见的喉炎感染原因包括结核病和梅毒。

喘鸣

喘鸣意指呼吸时有噪音。喘鸣是一个症状，不是疾病诊断。它是由气流的湍流和气道不同程度的阻塞导致，通常阻塞位于咽喉或气管水平。成年人和儿童都可以出现喘鸣，但是儿童喘鸣的诊断和治疗非常有挑战，因为能获得的病史有限，体格检查更困难，他们的小气道也更容易出现严重的阻塞。由于婴儿和儿童的气道直径很小，只要很小很细微的异常都会导致喘鸣和气道阻塞。

确定喘鸣出现在呼吸周期的什么时候非常有帮助。一般来说，吸气相喘鸣通常是由真声带及其以上的气道阻塞导致，而呼气相喘鸣通常定位于更远端的气管支气管树。双相的喘鸣通常是由真声带水平的阻塞导致，尤其是声门下一点点的水平。

病史能够为评估喘鸣提供很多有价值的信息。儿童病史应该包括发绀、喂食困难、不能增重和退缩行为。喘鸣起病时间、出生史、早产史、出生时需要立即插管等信息都有助于确定喘鸣病因。对成年人有既往吸烟和酗酒史应提高恶性病变的警惕性。应记录可能诱发喘鸣的因素，包括：不同体位，哭泣，进食时喘鸣强度的改变。既往插管或咽喉创伤可能导致获得性声门下或气管狭窄。急性起病和发热可能提示感染，包括会厌炎、喉炎或者气管炎。新发喘鸣或喘鸣加重可能预示将出现气道窘迫，因而需要紧急处理，严密观察，必要时稳定气道。

有时可能很难确定气道阻塞的严重程度以及是否需要干预。儿童部分气道阻塞会表现出喘鸣，但是可能不会处于呼吸窘迫中，也许需要干预，也许不需要。体格检查需要记录呼气相和吸气相的喘鸣情况，以及是否出现胸骨上凹陷和肋间隙凹陷。应注意鼻、口腔、口咽部是否通畅。扁桃体或腺样体过大可能增加气道阻塞。应触诊颈部，寻找可能导致气道外压的包块。严重的气道阻塞可能导致心动过速、呼吸急促、意识模糊、焦躁或迟缓。此时最重要的是看到喉部。可弯曲的纤维喉镜对于喘鸣的检查最为有用。这通常需要耳鼻喉科会诊。这项操作在婴儿和成年人都很容易完成。

成年人和儿童喘鸣的原因有很多。其鉴别诊断包括影响气道各个部分的病损（附表 18-14）。儿科喘鸣患者先天性病因更多见，而继发于创伤、炎症、肿瘤、息肉或乳头瘤，以及异物的喘鸣在各个人群均可出现。常见的先天性异常包括喉软骨软化病、真性声带麻痹、声门下狭窄、喉蹼（laryngeal webs）和喉裂（laryngeal clefts）、声门下血管瘤（subglottic hemangiomas）、反常性大血管（anomalous great vessel）和完全性气管（complete tracheal ring）。大多数急性喘鸣是由于炎症性疾病导致，包括喉炎、会厌炎和气管炎。慢性喘鸣多由先天性疾病、肿瘤或气道狭窄导致。

儿科最常见的急性喘鸣病因是喉炎（croup 或 laryngotracheobronchitis）。副流感病毒是其最常见病原，主要累及声门下区，但是也可以累及喉和气管的其他部分。其喘鸣可以是吸气相的也可以是双相的，常与犬吠样咳嗽（barking cough）并存。影像学检查可以发现典型的水肿导致的声门下狭窄。典型受累年龄组是 6 个月～2 岁，但是在小于 5 岁的儿童都可见到。其感染和炎症通常是自限性的，一般推荐保守性治疗。有证据支持对大部分喉炎儿童使用常规皮质激素治疗（Husby et al.，1993）。疾病早期干预可以减轻症状严重程度，减少复诊、急诊就诊和医院住院的频率。许多患者对单剂口服地塞米松反应良好。对于不耐受口服药物的患者，可以用雾化吸入布地奈德或肌内注射地塞米松替代。

根据 Cochrane Collaboration 的关于用糖皮质激素治疗喉炎的推荐，地塞米松和布地奈德在治疗后最早 6 小时就可以减轻症状。减少复诊和住院率，缩短住院时间。地塞米松对于轻度喉炎患者也有效(推荐等级：A)。

重症的喉炎可能表现为严重的呼吸窘迫甚至阻塞。这些患者需要住院治疗(有时需要 ICU 治疗)；可以用皮质激素，补充氧气，补充液体，加湿，雾化消旋麻黄碱气雾剂(racemic epinephrine aerosols)，氦氧混合气治疗，有时还需要插管。喉炎的并发症包括气道阻塞、肺炎、肺水肿和心衰。

喉软骨软化病(laryngomalacia)是新生儿慢性喘鸣的最主要病因。其特点是高调吸气相喘鸣、激动、喂食和置于仰卧位时会加重。这种疾病是喉软骨发育不完全导致的，支气管镜的典型发现为"Ω"形的会厌和松软的杓会厌襞在吸气时部分阻塞咽入口。诊断的关键是病史和纤维支气管镜下典型表现。气道荧光透视可以提供动态的喉气管复合体评估，有时还可以显示部分气管软化。这种疾病通常不需要治疗，因为通常是自限性的，在 18 个月的时候就可以自己缓解。由于需要增加压力梯度才能获得足够的通气，这会导致胃酸反流到食管，因此这种患儿的胃食管反流非常常见。这导致反流性食管炎，也会加重疾病。偶尔会有患儿出现因喂食障碍导致生长迟缓、肺心病、睡眠时持续氧饱和度低。这些患儿有手术指征。可以通过外科干预改善气道情况。即使是怀疑无并发症的喉软骨软化病，也应请耳鼻喉评估和确诊。

真性声带麻痹(vocal cord paralysis)也是一个先天性喘鸣的常见原因，常见于从出生到 2 个月的儿童。新生儿导致真性声带麻痹的原因可以是出生时迷走神经损伤，或者是继发于中枢神经系统异常。幸运的是，单侧麻痹比双侧麻痹常见，而只有双侧声带麻痹才导致气道阻塞。确诊需要纤维喉镜检查。其他检查包括钡餐的颈部和胸部 X 线片检查，以及心内科会诊除外心胸病因导致迷走神经麻痹。本病通常是不需要治疗的，因为大部分患者可以通过对侧声带改善症状或充分代偿。双侧声带麻痹表现为高调的喘鸣。检查需要包括头 MRI 来除外脑积水和 Arnold-Chiari 畸形。有时会需要急诊插管或气管切开等气道干预措施。

成年人也可能会患双侧或单侧的声带麻痹。可能的病因包括肿瘤、创伤导致喉返神经损伤或特发性声带麻痹。如果病因明确(如颈部手术后喉返神经损伤)，可能不需要进一步检查。如果病因不明，就需要脑、颈、胸部的影像学检查除外喉返神经压迫性病变。

复发性呼吸道乳头状瘤病可在各个年龄段发生，但在儿童中更常见。它是呼吸道最常见的良性肿瘤，通常发生在真声带、声门和声门下区域。致病因子是 HPV，通常为 6 型和 11 型。对于幼年患者，病毒通过产道获得。成人患者通过性传播。首发症状通常是声音嘶哑或失声，随后逐渐发展成为喘鸣和呼吸困难。

这种疾病能进展到气道完全阻塞，最终患者死亡。不能完全治愈，但有些患者最终病情缓解。治疗包括内镜引导下用各种激光或专业喉部手术刀进行减瘤手术，但复发和多次手术常见。对于顽固性病例常局部应用西多福韦，但缺乏足够的相关研究(Chadha, 2012)。贝伐珠单抗是一种有潜力的新疗法。希望 HPV 疫苗接种计划将降低呼吸道乳头状瘤的发病率。

声门下气管狭窄(subglottic tracheal stenosis)是由于声门下气管瘢痕形成所致，既可以是先天的也可以是后天获得性的。瘢痕通常会影响这个部位是因为环状软骨是气管唯一的完整的环，也是气道最狭窄的部位。获得性声门下狭窄是由于长期插管，导致声门下创伤和压迫坏死，最终形成瘢痕。获得性声门下狭窄也可以是特发性的，成年人和儿童都可患本病。气道严重狭窄导致严重的呼吸系统症状的患者通常需要手术干预，包括用短期支架、软骨移植或放置长期支架撑开声门下的狭窄气道。

尽管成年人喘鸣的患者有如前所述的很多种，大多数患者的症状都继发于声门下气管狭窄、喉部炎症或水肿、肿瘤或声带麻痹。完善的病史和内镜检查可以精简所需的检查。总的来说，治疗喘鸣需要针对病因。最重要的是稳定气道，以期防止灾难。有些疾病可以对药物治疗反应好，但是除非能够明确排除气道阻塞，否则所有喘鸣患者都应当像即将出现气道阻塞一样对待。有时需要 ICU 观察，这样会有专人通过插管和气管切开稳定气道。为了进一步的评估和更多的有效治疗，建议请耳鼻喉科会诊。

喉外伤

气道损伤是头颈创伤患者的重要死因。必须及早发现喉创伤，才能防止灾难性的结局。治疗这些损伤的第一步也是最重要的一步就是确保气道安全。最容易防止的致死因素就是延误诊断。不严重的喉损伤可能开始没有被诊断出来，而喉部的严重损伤可能导致患者很快死亡。

钝器创伤(blunt trauma)是机动车车祸最常见的死因。喉部钝器伤的机制是颈部过伸(如撞到仪表盘)使得喉部压迫和固定在颈椎上，进而导致软骨折断或粉碎以及软组织损伤。喉气管分离可以由"晒衣绳"损伤(clothesline injury)导致，这常见于摩托车和雪地摩托车的事故。

穿通伤(penetrating trauma)由于平民暴力事件的

增加而越发重要。在他杀的案例中,刀和枪击伤口是致死最常见的原因。其他颈部受伤的结构包括大血管、食管和颈椎。

喉气管创伤的体征包括喉部触痛、颈前挫伤、皮下气肿、可触及的捻发音或骨折、喉结消失、气管移位和咯血。其症状包括声嘶、气短、不耐受仰卧位和吞咽困难。

条件允许的情况下,应该对每位患者进行纤维支气管镜检查,评价喉的解剖和功能。影像学检查包括颈椎 X 线片、胸部 X 线片和 CT 扫描。除非体格检查和纤维支气管镜都是正常的,否则大多数病例都应进行 CT 扫描。患者是否需要进手术室取决于病史、体格检查、纤维支气管镜和 CT 扫描。

对任何创伤患者来说,气道管理都是最重要的。对于最佳的气道管理方法仍有一些争议。大部分作者推荐清醒/局部气管切开,认为这是成年咽部创伤患者最安全、损伤最小的保护气道的方法。有些报道描述了试图对喉创伤患者进行经口和经鼻插管失败所导致的灾难性后果。然而仍有人推荐插管作为保护气道的首选措施。如果时间紧迫,不允许进行标准的气管切开术,也可以选择紧急环甲膜切开术(cricothyroidotomy)。

声嘶

应该询问所有声嘶的患者病史、持续时间和症状进展情况。声嘶可以分为慢性和急性。急性声嘶很少是由恶性病变导致。急性声嘶常因过度发声、喉炎或吸烟导致。慢性声嘶患者应考虑恶性疾病,同时还应鉴别 GERD、息肉、结节、神经疾病、乳头状瘤和功能性发音障碍(附表 18-15)。

其他症状可以与声嘶合并出现。咳嗽可以是急性或慢性炎症刺激声带导致,也可以是喉或肺部肿瘤导致。吞咽困难可以是咽和食管疾病的临床表现。除非有其他证据,否则咯血合并声嘶应考虑继发于恶性疾病。吸烟史和过度发声应引起重视。通过直接或间接喉镜看到喉部对于所有声嘶且无法自发缓解或药物治疗缓解的患者是绝对必要的。除非家庭医师受过这方面的训练且有经验,否则就需要转诊给耳鼻喉科专家。

痉挛性发声困难(spasmodic dysphonia)是一种罕见的导致声音异常的疾病,其确切病因还不清楚,但是被认为属于中枢神经系统中"局部张力障碍"一类。这种疾病常导致尖锐间断的声音,也可以是气息声。痉挛性发声困难对于语音治疗反应不佳,但是对肉毒素咽部注射反应良好,既可以内镜下注射,也可以外部途径注射。这个治疗可以在数月内松弛肌肉,减轻症状。一般需要反复注射,但治疗反应会逐渐变差。

声带麻痹

声带麻痹可以表现为声嘶。然而许多患者对侧声带代偿良好,因而可以维持相对正常的语音。患者交谈中会气短,吞咽或吸入时会咳嗽,会有反复发作的肺炎。患者可能主诉在关闭声门鼓气(Valsalva 动作)时会漏气。通过直接或间接喉镜观察喉部可以看到一条不动的、惰性的声带处于旁中位。

声带麻痹可能是由周围神经(喉返神经或迷走神经)损伤或中枢神经系统疾病(脑血管意外)导致。大约 90% 的声带麻痹是由周围神经功能不良导致的。大多数声带麻痹的病因可以通过详细的病史和体格检查发现(附表 18-16)。

由于喉返神经在左侧绕过主动脉,而在右侧绕过锁骨下动脉,从颅底到纵隔中间的 CT 成像评估整个神经范围。动态喉镜非常有用,常可以提供进一步的诊断和预后信息。手术创伤是单侧声带麻痹的最主要原因。常见于甲状腺切除术、颈动脉手术或颈椎手术。特发性或推测的病毒性病因是另一个常见原因。肿瘤,包括甲状腺、肺和食管的癌症,都需要除外压迫或侵犯神经的可能。颅底肿瘤和纵隔肿瘤是相对少见的导致麻痹的病因。仔细触诊颈部以除外肿物的存在,评估其他脑神经可以帮助确认这些疾病。

双侧声带麻痹通常因为双侧声带向中间靠拢阻塞声门,导致严重的呼吸窘迫。许多这样的患者需要通过插管或气管切开建立气道。双侧声带麻痹的病因包括甲状腺或颈椎手术或中枢神经系统疾病。脑积水或 Arnold-Chiari 畸形可能通过脑干疝出牵拉迷走神经导致双侧麻痹。这些情况下,治疗主要目标是稳定气道,治疗潜在病因,通常在几个月后麻痹的声带可以恢复正常功能。

促进发声的手术技术有很多。内镜下注射同源、异源或异体物质可以将较无力的声带中位化,以便可移动的声带可以与之接触,这样可以暂时,甚至永久的促进发声。永久性单侧声带麻痹也可以做开放手术,效果很好。现在使用异体移植物将声带中位化很常见。纠正永久性双侧声带麻痹的手术方法有:移除部分腺样体或声带以打开气道;或者最后还可以行永久性气管切开术。

声带小结

声带小结是由于长期过度发声导致的。结节通常对称分布在两侧声带的前部。这在女性、儿童、教师、教练和专业歌手中更常见。最主要的症状是声嘶和持

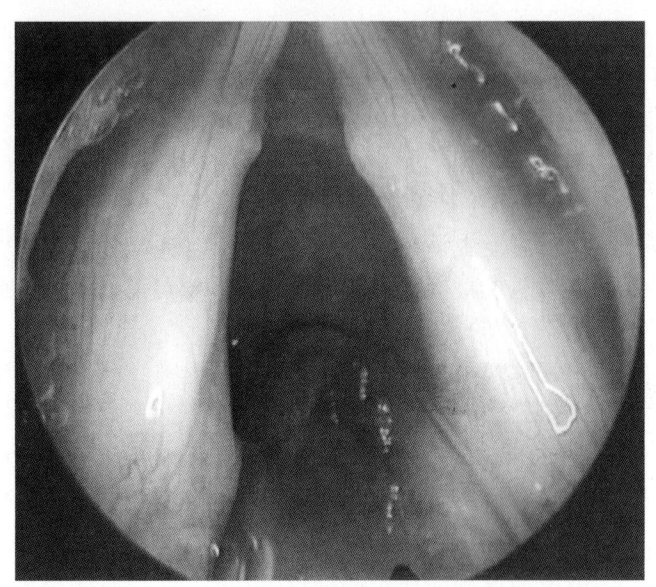

图 18-9 手术中图像：25 岁教师，真声带结节

续刺耳的语音。吸烟、过敏和 GERD 可能会加重病情，阻碍康复。

结节通常是双侧分布，典型的结节位于两侧声带的前中三分之一交界处（图 18-9）。声带结节应该与息肉鉴别，后者更光滑，常单侧；还应与肉芽肿鉴别，后者位于声带靠后的位置。初始治疗使用保守治疗。将患者转诊进行语音治疗，包括咨询、发音再训练、相对发音休息和心理治疗学康复。

反流性喉炎

反流性喉炎（reflux laryngitis），又称咽喉反流（laryngopharyngeal reflux，LPR），是一类相对常见的疾病。许多患者没有包括胃灼热在内的 GERD 典型表现，确诊病例通常最初会被忽视。不断地清嗓子可能是唯一的症状。其他表现包括感觉喉咙中有一块东西，感觉被噎住（癔球症），吞咽痛，吞咽困难，慢性咳嗽，以及声嘶。患者也可能主诉鼻后滴漏。辛辣食物、脂肪、咖啡因、巧克力、啤酒、牛奶和橘子汁都会降低 LES 压力，加重反流性喉炎。许多药物会增加反流到食管的胃酸，例如 β- 受体阻滞剂、钙通道阻滞剂、地西泮、黄体酮等。肥胖和睡眠呼吸暂停也会诱发患者 GERD 和反流性喉炎。

诊断需要仔细完成病史和体格检查。直接或间接喉镜发现可能不特异，包括水肿、红斑和腺样体周围和环状软骨后大量黏液。有时，在杓状软骨声带突旁还会发现小的肉芽肿。有助于确诊 GERD 的检查包括钡餐造影、pH 值探针、食管测压和食管镜。有时可能需要消化科会诊。

通常不能通过经验性治疗进行反流性喉炎的诊断、确诊或是排除诊断。治疗反流性喉炎需要综合饮食和生活习惯改变以及抑酸药物。饮食改变包括避免已知促进胃酸反流的食物。生活方式改变包括避免睡前进食，睡觉时抬高头部 15～25cm，减轻体重，避免紧身衣物。药物治疗通常先用一段 H2 受体阻断剂，或者每日应用更好的质子泵抑制剂。复发或重症病例通常对每日两次的质子泵抑制剂有反应。尽管大部分患者对治疗有反应，可能需要恰当治疗后数月时间才能缓解症状。如果患者症状持续及早看到喉部情况非常重要，可以排除一些更严重的疾病，比如肿瘤。

喉部癌症

鳞状细胞癌是目前喉部最常见的癌症。每年发现的喉癌占所有癌症的 1%～4%。高发年龄是 60～65 岁，男性比女性发病率更高（8∶1），但是女性发病率正逐渐增加。喉癌最常见于吸烟和酗酒的人群。如果同时有这两条，患喉癌的风险比只吸烟和只酗酒风险的总和高 50%。只有 2%～5% 的喉癌患者没有吸烟史。因此，对于有头颈部主诉的患者应明确其吸烟和酗酒史。

声嘶可能是非常早期的症状，进而早期发现喉癌，因此大部分发现的喉癌都是可治的。也正因如此，永远不要在完善的评估之前就把声嘶简单地理解为"喉炎"。其他症状，包括咽喉痛和牵涉性耳痛，可以不合并声嘶而出现。医师常常错误地在很长一段时间给予这些患者抗生素治疗，延误转诊，因此这些患者的死亡率更高。

发现喉癌需要看到喉部。用直接或间接喉镜常可看到喉腔内孤立的、边界清楚的外生性病变，最常见于某一条真声带上。如果肿瘤很大，需要注意潜在的气道阻塞风险，因而常需要急诊气道干预。应注意触诊颈部，评估淋巴结肿大情况。喉癌可能会转移到肺或脑部。

对于喉癌有许多治疗模式。原位癌和白斑可用激光气化治疗。Ⅰ期癌可用外放疗或部分喉切除术治疗。Ⅱ期癌可用放疗，部分喉切除术或全喉切除术治疗。Ⅲ期喉癌可用单一疗法或者联合疗法。单一疗法包括放疗或手术。联合疗法为放疗，手术或化疗相结合。Ⅳ期喉癌可用全喉切除术、部分喉切术辅以放疗或放化疗。具体治疗取决于肿瘤的位置和范围。器官保留方案中，常用放疗和放化疗保护喉功能。全喉切除术后应用人工发声瓣仍可进行语音恢复。颈转移者需要颈部清扫。Ⅰ期声门型喉癌治疗后 5 年存活率 90%，因为声带肿瘤早期出现声音嘶哑，声带淋巴管较少，肿瘤不易转移。遗憾的是，对于其他位置的喉部肿瘤，通常仅在瘤体巨大或出现转移时引起症状。因此，这些肿瘤的预后更差。

治疗要点

美国耳鼻咽喉头颈外科学会（The American Academy of Otolaryngology-Head and Neck Surgery）发表了一份声嘶（发音困难）临床操作指南。

强烈推荐的治疗

有高质量强有力的证据支持治疗利大于弊（证据等级：A，B）：

- 医师不应常规开具口服抗生素治疗声嘶。
- 患者声嘶导致语音相关的生活质量下降，应进行语音治疗。

推荐的治疗

治疗利大于弊，但是数据不够充分（证据等级：B，C）：

- 患者音色改变可以诊断声嘶。
- 对声嘶患者进行病史询问和体格检查时应注意既往可能会影响喉返神经和喉部的因素或治疗。这包括颈胸手术或放疗、气管内插管、吸烟或职业性过度发声。
- 如果声嘶持续 3 个月，或者高度怀疑有更严重的疾病，医师可以进行喉镜检查，或转诊完成此操作。
- 喉镜看到喉部之前，不应使用 CT 或 MRI 检查（这些检查可能不必要）。
- 如果没有其他反流的症状和体征，不应开具抗反流的药物。
- 医师治疗声嘶不应常规开具皮质激素。
- 在推荐进行语音治疗之前应完成喉镜检查。
- 如果怀疑有恶性病变、软组织损伤或声门缺陷，医师应该推荐手术治疗。
- 应对痉挛性发声困难的患者介绍肉毒素治疗。

可选的治疗

仅有较少的证据支持治疗利大于弊（证据等级：D）：

- 诊断声嘶后，医师可以在任何时候进行喉镜检查（或转诊）。
- 声嘶患者如果喉镜发现慢性喉炎，应开具抗反流药物。
- 应教声嘶患者控制和预防的方法（推荐等级：A，B）。

颈部

重 点

- 解剖学知识对颈部肿块的诊断至关重要。
- 对于儿童，颈部肿块普遍为传染性或炎症性肿块。
- 对于成年人，颈部肿块首先考虑是肿瘤，进一步检查确定诊断。

- 对颈部疾病的评估，需要做影像学检查，包括增强 CT，超声或 MRI。
- 当常规检查和影像检查不能诊断疾病时，可能需要进行细针穿刺活检或切除活检。
- 除淋巴瘤以外，避免在的疑似肿瘤形成的情况下进行中心针刺活检和作切口活检，以防止将肿瘤播散进周围组织。

体格检查

见附录 18-5。

颈部肿块

对颈部肿块的适当评估包括取得完整病史和完成详细的颈部和所有黏膜表面的体格检查。解剖学知识对缩小鉴别诊断范围至关重要，因为颈部肿块的疑似诊断非常多。对于病史，应包括肿块持续时间；增长率；以及相关的症状，如疼痛，喉咙痛，声音变化，吞咽困难，发烧，体重减轻，夜间盗汗和耳痛。对于个人史，例如吸烟或被动吸烟，喝酒，不良接触史和最近旅行情况。通过检查，临床医生应了解肿块的特征，如肿块是否质软，质硬，移动，固定，搏动，波动，疼痛或皮肤变化。影像学检查包括增强 CT，增强 MRI 和超声。据此诊断疾病并确定病变的程度。确定颈部肿块的病因往往需要组织取样。通常，推荐首选细针穿刺活检，常需在影像引导下进行。当针刺活检不确定或需要进一步的病理评估时，进行切除活检。当涉及除淋巴瘤以外的肿瘤时，应避免中心细针活检和切除活检，以防止肿瘤细胞播散进周围组织。颈部肿块包括先天性，炎性和肿瘤性疾病。一般来说，儿科颈部肿块通常是炎症性的，其次是先天性疾病，肿瘤发生率较低。在成人中，迄今为止最常见的肿块是肿瘤，炎症性较少，先天性罕见。

先天性颈部肿块

先天性颈部肿块儿童最常见，也可见于各个年龄段的人群。这是儿童最常见的非炎症性颈部包块原因。将包块按位置分为中线或两侧有助于进一步的检查，因为先天性包块与相应的解剖结构有关（附表 18-17）。

颈部中线包块

甲状腺舌管囊肿（thyroglossal duct cysts）是儿童前颈部中线肿块最常见的病因。这是甲状腺从舌底盲孔下降到其正常颈部位置路径上的遗迹。在这条路径上的任何部位都可以出现囊肿或瘘管,这些囊肿或瘘管可以间断的感染。体格检查常发现颈前部 2～4cm 大小的包块,随着吞咽动作可以移动,伸舌时会上升(图 18-10)。通常需要手术切除囊肿和整条路径遗迹,包括舌骨到舌底(Sistrunk 手术)。有报道这些囊肿会癌变,而且手术后可能复发。

皮样囊肿(dermoid cysts)常发生在中线胚胎融合平面上,由外胚层和中胚层的遗迹组成。在颈部常见于颏下区。另外也见于鼻背。皮样囊肿不像甲状腺舌管囊肿那样,一般不随吞咽移动,也不随伸舌上升。通常需要手术切除。

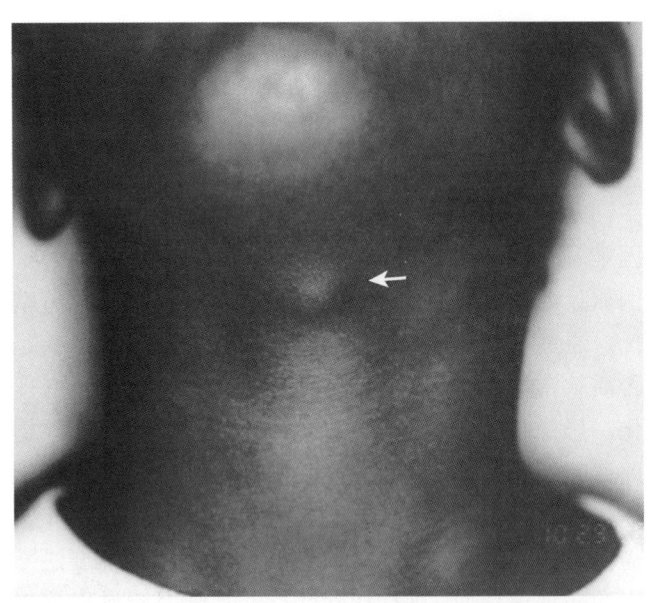

图 18-10　9岁男孩,颈部中线近舌骨处肿物(箭头所示)。肿物会随着吞咽移动。手术切除后病理证实为甲状腺舌管瘘

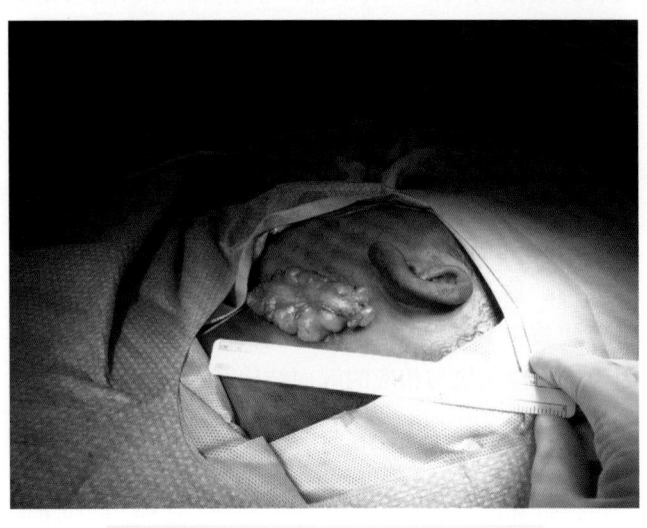

图 18-11　左上颈部巨大脂肪瘤术中照片

舌下囊肿(ranulas)是常见于舌底部囊性病损。这些病损可以“突然下降”,通过肌肉层达到上颈部中间的位置。颈部舌下囊肿被认为是由于唾液腺导管阻塞,黏液外渗导致。体格检查常可发现颏下区囊性肿物,伴或不伴有口底囊性肿物。

颈侧肿块

鳃裂囊肿(branchial cleft cysts)是颈外侧区域常见的先天性异常,常因胚胎期发育过程中鳃裂闭合失败导致。本病还可以表现为皮肤上的窦道或瘘管。这些异常会间断感染,尤其是 URI 之后。

目前最常见的是第二鳃裂异常。这通常表现为胸锁乳突肌前方的包块,伴或不伴有瘘管开口。窦道可以穿过颈内动脉和颈外动脉之间,终止于扁桃体隐窝。本病需要用适当的抗生素控制感染之后,手术完全切除囊肿和窦道。第一鳃裂囊肿相对少见,常表现为外耳道重复畸形(Ⅰ型)或者表现为下颌角旁感染的肿物合并从腮腺上方穿过的窦道(Ⅱ型)。

淋巴血管瘤(lymphangiomas),又称水囊状淋巴瘤(cystic hygromas),是颈部常见的先天性淋巴管来源的肿物,常于 1 岁以内起病,URI 后增大。肿物可以由于囊内出血而增大。淋巴血管瘤是由淋巴系统发育异常或正常发育后阻塞所致。通常为颈后三角不对称分布,但也可以见于颈前,导致气道或吞咽问题。体格检查可以发现无痛、波动性、质软、海绵样的肿物,边界不清。手术是淋巴血管瘤的主流治疗方法,其他治疗手段还有囊内注射硬化剂和全身应用干扰素。

血管瘤(hemangiomas)是最常见的先天性畸形。大多见于皮肤上,少数位置较深。头颈部深部血管瘤最常见于咬肌。血管瘤典型表现为出生时或出生后出现,此后肿瘤在 6～18 个月内迅速增大。然后进入平台期,之后是一个长达 6～8 年的退行期。无并发症的血管瘤即便很大,在不治疗的情况下也几乎能够完全恢复。所以最常推荐保守治疗。

包括鼻尖、嘴唇、眼睑在内的某些部位会导致严重的功能缺陷或外观损害,应转诊进行去除。巨大血管瘤可能导致高输出量心衰或消耗性凝血功能紊乱(Kasabach-Merritt 综合征),而较小的血管瘤可能出现溃疡、感染或出血等并发症。治疗肝血管瘤包括手术切除,脉冲染料激光治疗,β- 阻断剂,干扰素 -α-2ab 和 2b,激素。

颈部肿瘤性肿块

良性头颈部肿瘤包括脂肪瘤(lipomas)和纤维瘤(fibromas),除非导致了严重的功能或外观影响,否则

不需要治疗。皮脂腺囊肿（sebaceous cyst）和表皮包涵囊肿（epidermal inclusion cyst）也很常见，一般需要手术切除，因为复发性感染的几率很高。

　　所有成年人颈部肿物都应该假设是恶性的，直到能够证伪。最常见的成年人颈部恶性肿瘤是转移性SCC。原发性肿瘤通常位于上呼吸消化道或皮肤，可转移到颈淋巴结。吸烟和酗酒是主要的病因。然而，与HPV16和18亚型相关的舌和扁桃体SCCs越来越普遍。仔细检查头颈部的所有黏膜表面对于确定原发性肿瘤位置至关重要。内镜下活检是诊断的第一步。治疗包括手术切除肿瘤原发部位，联合放射和化疗，具体治疗根据原发肿瘤的位置和分期以及颈部转移的范围。与烟草相关的癌症相比，HPV相关的SCC具有较高的治愈率（常用放化疗）。

　　淋巴瘤（lymphoma）是儿童颈部最常见的恶性肿瘤，各个人群皆有发生。患者可能表现为淋巴结肿大合并全身症状（盗汗、发热、体重下降），肺门淋巴结肿大，或者肝脾大。确诊需要淋巴结切除活检。大部分头颈部淋巴瘤需要综合放疗与化疗进行治疗。

　　横纹肌肉瘤（rhabdomyosarcoma）是儿童时期常见肿瘤，其发病率在5岁时达到高峰。其早期症状包括无痛性、增大肿物或与肿瘤阻塞相关的症状。大约35%的横纹肌肉瘤见于头、颈和眼眶。胚胎横纹肌肉瘤和葡萄状肉瘤（botryoid sarcoma）（胚胎横纹肌肉瘤的一种）最常见于头颈部，占所有病例的75%。其他类型包括腺泡状（alveolar）肉瘤和多形性（pleomorphic）肉瘤。确诊需要切除性活检，治疗则是多模式的，包括手术、化疗和放疗。

　　颈动脉体瘤（carotid body tumor）来源于颈总动脉分叉处血管外膜的副交感神经节。被认为是来源于神经嵴细胞，是弥散神经内分泌系统的一部分。在约7%的病例中可以与其他同源肿瘤同时出现，包括甲状腺髓样癌、甲状旁腺腺瘤和嗜铬细胞瘤。家族发病率为8%～10%，呈常染色体显性遗传。家族性副交感神经节综合征患者双侧颈动脉体瘤发病率很高，1%～3%的肿瘤具有释放儿茶酚胺或5-羟色胺的活性。儿茶酚胺释放的症状包括头痛、出汗、心悸、苍白和恶心。检查血和尿儿茶酚胺含量可以用来除外分泌儿茶酚胺的肿瘤和其他副神经节瘤。5-羟色胺分泌的表现是类癌综合征，包括腹泻、潮红、严重的头痛和高血压。

　　其他头颈部肿瘤来源于神经组织，包括施旺细胞瘤、神经纤维瘤、神经纤维肉瘤和神经母细胞瘤。这些肿瘤可以表现为相应的脑神经损伤症状。通过手术切除治疗。

炎症性颈部肿块

　　反应性淋巴结（reactive lymph node）如果是病毒感染导致的，可以采取期待疗法，而如果是类似链球菌性扁桃体炎或咽炎等细菌感染，就应该用适当的抗生素治疗。传染性单核细胞增多症是广泛的颈淋巴结炎的重要原因。并发扁桃体炎、发烧和精神萎靡应怀疑此病。Monospot或EBV血清学检查可诊断此病。通常，ESR或CRP检查，全血细胞计数CBC差异有助于确定淋巴结肿大是否为炎症引起。有时候，淋巴结炎可以发展为脓肿，需要切开引流。在大约4到6周后，考虑为反应性淋巴结的肿物如果对保守治疗（抗生素）效果不好，常需要转诊做进一步评估以获得确诊。

　　颈部淋巴结炎（cervical lymphadenitis）常由不典型分枝杆菌（atypical mycobacteria）导致，表现为皮下脓肿合并皮肤红斑（图18-12）。治疗包括活检切除和根据药敏试验进行抗生素治疗。切开引流是禁忌，因为这会导致慢性瘘管形成。

　　猫抓病（cat-scratch disease）是另一种可以表现为淋巴结肿大的儿科感染。大部分患者有过与猫类接触，许多人有类似接种部位的表皮损伤。本病通过血清汉赛巴尔通体（bartonella henselae）检查可以诊断，是自限性的。

　　颈部淋巴结结核（tuberculous cervical lymphadenitis）是由结核分枝杆菌（mycobacterium tuberculosis）感染导

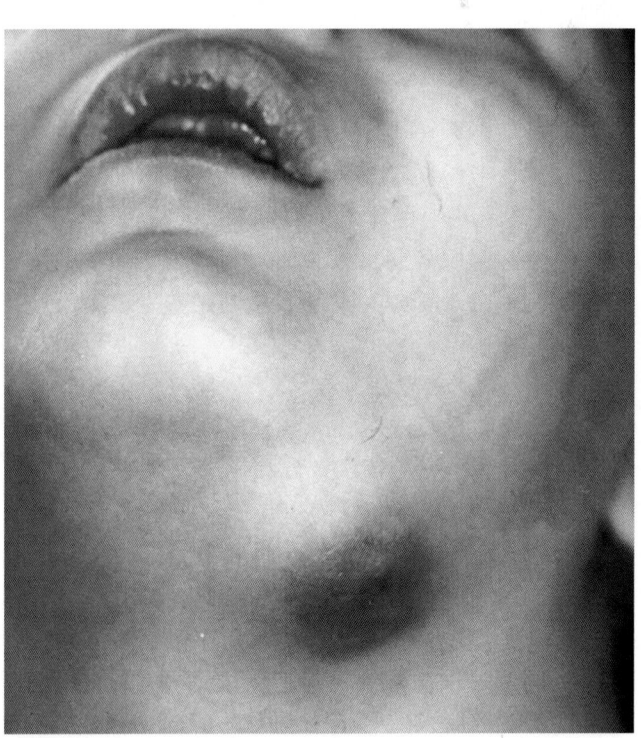

图18-12　照片所示一名儿童患有颈部淋巴结炎，其表层皮肤出现红斑。病原培养发现不典型分枝杆菌

致的,可以表现为双侧头颈下部淋巴结肿大,常合并肺部受累。通常使用多药联合治疗。对药物治疗无反应的淋巴结应该予以切除。

感染、HIV 的患者可以表现为不对称的淋巴结肿大。持续淋巴结肿大在 AIDS 患者中很常见,如果淋巴结稳定,大部分都可以继续随诊。由于这些患者罹患非霍奇金淋巴瘤(non-Hodgkin lymphoma)和卡波西肉瘤(Kaposi sarcoma)的几率更高,任何有嫌疑的颈部肿物合并其他全身症状都应该转诊进行活检诊断。可以进行细针穿刺活检,如果细胞学检查不能确诊,可以进行开放手术切除活检。其他免疫缺陷患者淋巴结肿大的原因包括组织浆细胞病(histoplasmosis)、结核、不典型分枝杆菌感染和弓形虫病。

结节病(sarcoidosis)是一种肉芽肿样疾病,可以导致颈部淋巴结肿大,在 10%~15% 的病例中是首发症状。本病常见于非裔美国人。其他表现包括发热、鼻窦炎、腮腺肿大和 X 线提示肺门淋巴结肿大。

通过组织活检发现非干酪样肉芽肿进行诊断。高血管紧张肽转换酶水平常见于本病,但不能作为诊断依据。其他检查包括细胞浆型抗中性粒细胞胞浆抗体(cytoplasmic antineutrophil cytoplasmic antibody,c-ANCA)除外其他肉芽肿样疾病,纯化蛋白衍生物(purified protein derivative,PPD)和抗酸染色(acid-fast bacillus stain)除外结核病,性病研究实验室(Venereal Disease Research Laboratory,VRDL)和 RPR 除外梅毒。

皮脂腺囊肿和表皮包涵囊肿也很常见,因为复发性感染的发生率高,通常需要切除。

涎腺疾病

涎腺包括成对的腮腺、颌下腺和舌下腺,以及许多小唾液腺。涎腺疾病可以分为炎症性、代谢性和肿瘤性(附表 18-18)。病史和体格检查帮助鉴别这类疾病。

炎症性疾病

急性涎腺炎(acute sialoadenitis)是导致腮腺和颌下腺痛性肿大的常见原因。致病菌通常是金黄色葡萄球菌,也可以是肺炎链球菌和其他细菌。感染继发于唾液淤滞,通常是由产生减少(脱水、口腔卫生不佳)或内/外阻塞(结石、狭窄、肿物)导致。患者表现为腺体强烈的疼痛,发热,有时还有皮肤红斑。手法按摩腺体可能从导管挤出脓液。治疗包括抗葡萄球菌抗生素、足量饮水、腺体按摩、催涎药(sialagogue)和保温加压。如果出现脓肿,就需要切开引流。

流行性腮腺炎(mumps)是儿童非常常见的疾病,表现为痛性单侧或双侧腮腺肿大。本病由副黏病毒导致,通过血清抗 S 和 V 病毒抗体增高或尿中分离出病毒诊断。潜伏期为 2~3 周,感染持续 7~10 天。治疗一般使用保守方法,严密随诊,观察并发症的可能,包括胰腺炎、脑膜炎、睾丸炎和听力丧失。

涎石病(sialolithiasis)是间断性唾液腺肿大的病因之一,发病常与进食相关。结石多见于下颌下腺管,通常是 X 线不透明结石。腮腺结石较少见,而且常为 X 线透明结石。本病的症状包括复发性、单侧、痛性唾液腺肿大,在 24~48 小时内恢复正常。体格检查常在腺体导管处触及结石。如果不能触及结石,可以用涎腺造影诊断。CT 扫描和超声检查对确诊结石也有帮助。治疗取决于结石梗阻位置。靠近导管出口的结石可以很容易经口腔去除。靠近腺体门部的有症状结石常需要切除腺体。涎管内窥镜是一种常用的方法,可以成功地去除涎石。

HIV 感染患者可以表现为唾液腺增大。腺体可能被良性淋巴组织或淋巴上皮囊肿(lymphoepithelial cyst)浸润。囊肿常见于腮腺尾部,穿刺吸出内容物可以暂时缓解症状。患者通常保守治疗,因为囊肿在切除或穿刺吸出内容物后常会复发。HIV 患者唾液腺肿大的鉴别诊断包括非霍奇金淋巴瘤和卡波西肉瘤。细针穿刺或切除活检可疑的肿物是诊断恶性疾病的方法。

主要涎腺炎性疾病的鉴别诊断包括结核病、猫抓病、CMV 感染和第一腮弓囊肿和窦道。

自身免疫性疾病

干燥综合征(Sjögren syndrome)的典型表现为口干(xerostomia),合并或不合并腮腺肿大。慢性炎症细胞和淋巴细胞浸润腺体,导致腺体实质纤维化和萎缩。眼干提示泪腺受累,导致眼睛沙砾感或疼痛。原发性干燥综合征累及外分泌腺体,但没有合并其他结缔组织病。继发性干燥综合征常合并风湿性关节炎和其他自身免疫病。

SS-A 和 SS-B 自身抗体在多数原发性干燥综合征患者是阳性的。其他有用的实验室检查包括类风湿因子、抗核抗体、甲状腺球蛋白抗体和甲状腺抗微粒体抗体滴度。唇线活检可以确诊干燥综合征,诊断后应转诊给免疫病专家。治疗包括适当的口腔清洁、冲洗和促进唾液流量的药物。激素对重症病例有效。

其他导致口干的疾病包括头颈部手术和放疗。几种常用的药物可以有口干的副作用。这包括抗组胺药、镇痛药、抗惊厥药、抗抑郁药、抗高血压药等。与口干相关的全身疾病包括脱水、糖尿病、贫血和体质虚弱。

肿瘤性疾病

大部分唾液腺肿瘤来源于腮腺，常为良性。大约80%的腮腺肿瘤是良性的，其中多形性腺瘤（pleomorphic adenoma）在成人最多见。血管瘤（hemangiomas）是儿童最常见的良性肿瘤。儿童涎腺实性肿物的恶性可能比成人要高。其他良性肿瘤包括淋巴瘤性乳头状囊腺瘤（papillary cystadenoma lymphomatosum）和涎腺嗜酸性粒细胞瘤（oncocytomas）。最常见的成人和儿童恶性肿瘤是黏液表皮样癌（mucoepidermoid carcinoma）。其他恶性肿瘤包括腺样囊性癌（adenoid cysticcarcinoma）、恶性混合瘤（malignant mixed tumor）和鳞状细胞癌（squamous cell carcinoma）。治疗涎腺肿瘤需要手术切除。

甲状腺肿块

对于每个常规到门诊就诊的患者都应该仔细检查甲状腺异常。甲状腺结节（thyroid nodule）见于5%～10%的人；其中约10%是恶性的。甲状腺肿块的鉴别诊断见表18-14。肿块为恶性的危险因素包括放射线暴露和甲状腺髓样癌的家族史。增加恶性可能的因素包括声嘶、小于20岁或大于45岁、男性、表现为固定硬性结节和声带麻痹。

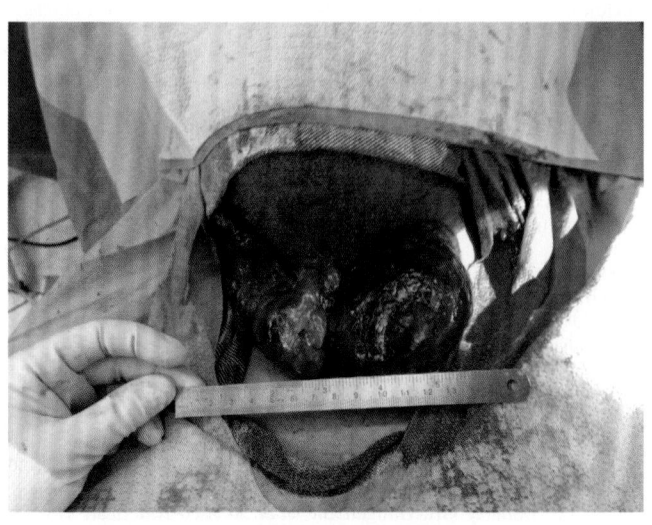

图 18-13 大型多结节性甲状腺肿术中照片

甲状腺结节患者最常见的疾病是非毒性多结节性甲状腺肿（nontoxic multinodular goiter）。出现多发结节对于诊断很有帮助，但有时体格检查仅查到1个结节。非毒性多结节性甲状腺肿可能是在缺碘地区流行，也可能是散发的。结节被认为是继发于反复甲状腺激素不足，导致促甲状腺激素（thyroid-stimulating hormone，TSH）增加，导致甲状腺腺体增殖。甲状腺结节有时可

表 18-14	甲状腺结节
退行性疾病	Graves 病
	非毒性结节性甲状腺肿
甲状腺炎	急性甲状腺炎
	慢性淋巴细胞性甲状腺炎（桥本病）
	纤维性甲状腺炎（Riedel 病）
	亚急性甲状腺炎（肉芽肿性，淋巴细胞性）
肿瘤	**良性**
	滤泡状腺瘤
	恶性
	未分化癌
	滤泡状癌
	淋巴瘤
	髓样癌
	乳头状癌

能导致气管和食管压迫症状。对于压迫导致气管，食管功能障碍或者需要除外恶性的病例，可以采取手术切除。胸部 X 线片和 CT 对于评估胸骨后甲状腺肿很有帮助。

Graves 病是一类导致弥漫性甲状腺肿、甲亢、浸润性眼病和黏液性水肿的自身免疫性疾病，是甲亢最常见的病因，多见于20～50岁的女性。治疗包括抗甲状腺药物、放射性碘治疗，药物治疗失败时选用手术切除甲状腺炎（thyroiditis）可以导致甲状腺结节肿大。亚急性甲状腺炎可以由于储存的甲状腺激素释放导致间断性甲状腺功能亢进。慢性淋巴细胞性（桥本病）甲状腺炎可以导致甲状腺弥漫性结节增大。检测抗甲状腺微粒体抗体对于诊断本病有帮助，但并不特异。

纤维性（Riedel 病）甲状腺炎是导致甲状腺增大的罕见疾病，其与肿瘤鉴别困难甲状腺肿瘤分为良性和恶性肿瘤。滤泡性腺瘤是最常见的良性肿瘤。恶性肿瘤包括乳头状癌（65%）、滤泡状癌（20%）、髓样癌（5%）和未分化癌（10%）。髓样癌可以合并多发性内分泌肿瘤（multiple endocrine neoplasia，MEN）ⅡA 型的血清降钙素水平升高、嗜铬细胞瘤和甲状旁腺增生等，也可合并多发性内分泌肿瘤ⅡB 型的嗜铬细胞瘤、黏膜神经瘤（mucosal neuromas）、神经节细胞瘤（ganglioneuromatosis）和马方综合征样体型（marfanoid body habitus）。检测尿儿茶酚胺、苦杏仁酸和间甲肾上腺素水平对于诊断嗜铬细胞瘤有帮助，如果诊断合并嗜铬细胞瘤，应在手术切除甲状腺髓样癌之前先治疗嗜铬细胞瘤。高钙血症通过检查血钙浓度诊断。

对于可疑或可触及的甲状腺结节的初步评估包括甲状腺超声和 TSH 水平检测。如果 TSH 水平低，可以做放射性碘扫描。如果结节对应的区域摄取增加，可

以不做活检,因为所有的“热”结节都是良性的。

　　超声可以确定结节的性质和大小,以及提示恶性的特征。大于 1cm 或者超声以及体格检查特征可疑恶性的结节有做细针穿刺活检(fine-needle aspiration biopsy,FNAB)的指征。超声引导对于增进难以触及的结节诊断效果有帮助(附图 18-19)。FNAB 准确率很高。报告会给出良性、未定性、恶性或无法诊断。良性结节应该继续体格检查和超声随诊。如果出现显著的大小变化,应重复 FNAB。未定性诊断可能代表滤泡性疾病。滤泡性肿瘤无法区分良恶性,因为细针穿刺不能确定血管侵犯。因此,需要做甲状腺叶切除术诊断。或者,可以做放射性碘扫描,如果是“冷”结节,可以进行手术。如果给出“无法诊断”的结果,应重复 FNAB。如果 FNAB 给出恶性诊断,应进行甲状腺全切和中部淋巴结切除术。术后常进行碘放疗。甲状腺手术的危险包括损伤喉返神经和甲状旁腺功能减低。

　　乳头状甲状腺癌的预后很好,尤其是年轻患者。甲状腺髓样癌和滤泡性甲状腺癌的预后也不错,但是未分化癌的预后一般很差(Cooper et al.,2006)。

治疗要点

- Sistrunk 手术(切除舌骨体中份)后甲状舌管囊肿复发率低于 5%(推荐等级:A)。
- 与 HPV 相关的颈部转移性口咽鳞癌,放化疗后 5 年生存率超过 90%(推荐等级:A)。
- 建议超声检查和 TSH 检测评估疑似甲状腺结节(推荐等级:A)。
- 如果针刺活检细胞学检查结果可疑或诊断为甲状腺乳头状癌,建议手术(推荐等级:A)。

（江华　陈巍　蒲琳　译,刘中民　审校）

附录

参考资料

Aardweg MTA, Schilder AGM, Herkert E, et al: Adenoidectomy for recurrent or chronic nasal symptoms in children, *Cochrane Database Syst Rev* (1):CD008282, 2010.

Adour KK: Otological complications of herpes zoster, *Ann Neurol* 35(Suppl):S62–S64, 1994.

Ahmed S, Shapiro NL, Battacharyya N: Incremental health care utilization and costs for acute otitis media in children, *Laryngoscope* 124(1):301–305, 2014.

Ahuja V, Yencha MW, Lassen LF: Head and neck manifestations of gastroesophageal reflux disease, *Am Fam Physician* 60:873–880, 885–886, 1999.

Almeida AI Jr, Khabori M, Guyatt GH: Combined corticosteroid and antiviral treatment for Bell's palsy, *JAMA* 302:985–993, 2009.

Altamimi S, Khalil A, Khalaiwi KA, et al: Short versus standard duration antibiotic therapy for acute streptococcal pharyngitis in children, *Cochrane Database Syst Rev* (1):CD004872, 2009.

Anon JB, Jacobs MR, Poole MD, et al, Sinus and Allergy Health Partnership: Antimicrobial treatment guidelines for acute bacterial rhinosinusitis, *Otolaryngol Head Neck Surg Suppl* 130(1 Suppl):1–45, 2004.

Ansley JF, Cunningham MJ: Treatment of aural foreign bodies in children, *Pediatrics* 101:638–641, 1998.

Berry FA, Yemen TA: Pediatric airway in health and disease, *Pediatr Clin North Am* 41:153–180, 1994.

Bhattacharyya N, Baugh RF, Orvidas L, et al, American Academy of Otolaryngology–Head and Neck Surgery Foundation: Clinical practice guideline: benign paroxysmal positional vertigo, *Otolaryngol Head Neck Surg* 139(5 Suppl 4):47–81, 2008.

Bisno AL, Gerber MA, Gwaltney JM Jr, et al: Practice guidelines for the diagnosis and management of group A streptococcal pharyngitis, *Clin Infect Dis* 35:113–125, 2002.

Bjornson C, Russell K, Vandermeer B, et al: Nebulized epinephrine for croup in children, *Cochrane Database Syst Rev* (10):CD006619, 2013.

Bressler K, Shelton C: Ear foreign-body removal: a review of 98 consecutive cases, *Laryngoscope* 103:367–370, 1993.

Brouwer CN, Maille AR, Rovers MM, et al: Effect of pneumococcal vaccination on quality of life in children with recurrent acute otitis media: a randomized controlled trial, *Pediatrics* 147:124–125, 2005.

Burton MJ, Doree C: Ear drops for the removal of ear wax, *Cochrane Database Syst Rev* (2):CD004326, 2008.

Burton MJ, Glasziou PP: Tonsillectomy or adeno-tonsillectomy versus nonsurgical treatment for chronic/recurrent acute tonsillitis, *Cochrane Database Syst Rev* (1):CD001802, 2009.

Casey JR, Pichichero ME: The evidence base for cephalosporin superiority over penicillin in streptococcal pharyngitis, *Diagn Microbiol Infect Dis* 57(Suppl 3):39–45, 2007.

Chadha NK: Intralesional cidofovir for recurrent respiratory papillomatosis: systemic review of efficacy and safety, *J Laryng Voice* 1(1):22–26, 2012.

Cheong KH, Hussain SS: Management of recurrent otitis media in children: systematic review of the effect of different interventions on otitis media recurrence, recurrence frequency and total recurrence time, *J Laryngol Otol* 126(9):874–885, 2012.

Chow AW, Benninger MS, Brook I, et al: IDSA clinical practice guidelines for acute bacterial rhinosinusitis in children and adults, *Clin Infect Dis* 54(8):e72–e112, 2012.

Cooper DS, Doherty GM, Haugen BR, et al, American Thyroid Association Guidelines Taskforce: Management guidelines in patients with thyroid nodules and differentiated thyroid cancer, *Thyroid* 16:1–33, 2006.

Cooper DS, Doherty GH, Haugen BR, et al: Revised American Thyroid Association guidelines for patients with thyroid nodules and differentiated thyroid cancer, *Thyroid* 19(11):1167–1214, 2009.

Davis LE: Dizziness in elderly men, *J Am Geriatr Soc* 42:1184–1188, 1994.

Dohar JE, Roland P, Wall GM, et al: Differences in bacteriologic treatment failures in acute otitis externa between ciprofloxacin/dexamethasone and neomycin/polymyxin B/hydrocortisone: results of a combined analysis, *Curr Med Res Opin* 25:287–291, 2009.

Drachman DA, Hart CW: An approach to the dizzy patient, *Neurology* 22:323–334, 1972.

Duiker SS: Do antibiotics improve outcomes in chronic rhinosinusitis?, *J Fam Pract* 53:237–240, 2004.

Fakhry C, Westra WH, Li S, et al: Improved survival of patients with human papillomavirus-positive head and neck squamous cell carcinoma in a prospective clinical trial, *J Natl Cancer Inst* 100(4):261–269, 2008.

Fisher LM, Derebery MJ, Friedman RA: Oral steroid treatment for hearing improvement in Meniere's disease and endolymphatic hydrops, *Otol Neurotol* 33(9):1685–1691, 2012.

Froehling DA, Silverstein MD, Mohr DN, et al: Benign positional vertigo: Incidence and prognosis in a population based study in Olmstead County, Minnesota, *Mayo Clin Proc* 66:596–604, 1991.

Geller KA, Cohen D, Koempel JA: Thyroglossal duct cysts and sinuses: a 20-year Los Angeles experience and lessons learned, *Int J Pediatr Otorhinolaryngol* 78(2):264–267, 2014.

Graf P, Hallen H, Juto JE: The pathophysiology and treatment of rhinitis medicamentosa, *Clin Otolaryngol Allied Sci* 20:224–229, 1995.

Gronseth GS, Paduga R: Evidence-based guideline update: steroids and antivirals for Bell's palsy: report of the guideline development subcommittee of the American Academy of Neurology, *Neurology* 79:2209–2213, 2012.

Herdman SJ: Vestibular rehabilitation. Current opinion, *Neurology* 26(1):96–101, 2013.

Hilton M, Pinder D: *The Epley (canalith repositioning) manoevre for benign paroxysmal positional vertigo. Collaboration*, Cochrane Database Syst Rev, 2002.

Husby S, Agertoft L, Mortensen S, Pedersen S: Treatment of croup with nebulised steroid (budesonide): a double blind, placebo controlled study, *Arch Dis Child* 68:352–355, 1993.

Jones SEM, Mahendran S: Interventions for acute auricular haematoma, *Cochrane Database Syst Rev* (4):CD004166, 2008.

Klein JO: Epidemiology, pathogenesis, diagnosis and complications of acute otitis media, *Up To Date* 2004.

Koufman JA: The otolaryngologic manifestations of gastroesophageal reflux disease (GERD): a clinical investigation of 225 patients using ambulatory 24-hour pH monitoring and an experimental investigation of the role of acid and pepsin in the development of laryngeal injury, *Laryngoscope* 101:1–78, 1991.

Kroenke K, Lucas CA, Rosenberg ML, et al: Causes of persistent dizziness: a prospective study of 100 patients in ambulatory care, *Ann Intern Med* 117:898–904, 1992.

Lee D, Sperling N: Initial management of auricular trauma, *Am Fam Physician* 53:2339–2344, 1996.

Lennon DR, Farrell E, Martin DR, Stewart JM: Once-daily amoxicillin versus twice-daily penicillin V in group A beta-hemolytic streptococcal pharyngitis, *Arch Dis Child* 93:474, 2008.

Lieberthal AS, Carroll AE, Chonmaitree T, et al: The diagnosis and management of acute otitis media, *Pediatrics* 131(3):e964–e999, 2013.

Lucente FE, Har-El G: *Essentials of otolaryngology*, Philadelphia, 1999, Lippincott, Williams & Wilkins.

Macfadyen CA, Acuin JM, Gamble CL: Systemic antibiotics versus topical treatments for chronically discharging ears with underlying eardrum perforations, *Cochrane Database Syst Rev* (1):CD005608, 2006a.

Macfadyen CA, Acuin JM, Gamble CL: Topical antibiotics without steroids for chronically discharging ears with underlying eardrum perforations, *Cochrane Database Syst Rev* (4):CD004618, 2006b.

McIsaac WJ, Goel V, To T, Low D: The validity of a sore throat score in family practice, *CMAJ* 163(7):811–815, 2000.

Middleton DB: Pharyngitis, *Prim Care* 23:719–739, 1996.

Mirshra A, Kawatra R, Gola M: Interventions for atrophic rhinitis, *Cochrane Database Syst Rev* (2):CD008280, 2012.

Neuner JM, Hamel MB, Phillips RS, et al: Diagnosis and management of adults with pharyngitis, a cost-effective analysis, *Ann Intern Med* 139:113–122, 2003.

Newman CW, Sandbridge SA, Bea SM, et al: Tinnitus: patients do not have to "just live with it, *Cleve Clin J Med* 78(5):312–319, 2011.

Nguyen-Huynh AT: Evidence based practice management of vertigo, *Otolaryngol Clin North Am* 45:925–940, 2012.

Pichichero ME: Treatment of streptococcal tonsillopharyngitis, *Up to Date* 2004.

Pichichero ME, Brixner DI: A review of recommended antibiotic therapies with impact on outcomes in acute otitis media and acute bacterial sinusitis, *Am J Manag Care* 12(10 Suppl):292, 2006.

Pichichero ME, Casey JR: Safe use of selected cephalosporins in penicillin-allergic patients: a meta-analysis, *Otolaryngol Head Neck Surg* 136:340–347, 2007.

Pichora-Fuller MK, Santaguida P, Hammill A, et al: *Evaluation and treatment of tinnitus: comparative effectiveness*, Rockville, MD, August 2013, Agency for Healthcare Research and Quality, *Comparative Effectiveness Review*; (no. 122), pp 1–294.

Quick G: Hot weather woes: stemming the tide of swimmer's ear, *Consultant* 2223–2226, 1999.

Reider JM: Do imaging studies aid diagnosis of acute sinusitis?, *J Fam Pract* 52:565–567, 2003.

Reveiz L, Cardona AF: Antibiotics for acute laryngitis in adults, *Cochrane Database Syst Rev* (3):CD004783, 2013.

Roberts DB: The etiology of bullous myringitis and the role of mycoplasms in ear disease. A review, *Pediatrics* 65:761–766, 1980.

Robillard RB, Hilsinger RL Jr, Adour KK: Ramsay Hunt facial paralysis: clinical analysis of 185 patients, *Otolaryngol Head Neck Surg* 95:292–297, 1988.

Roland PS, Smith TL, Schwartz SR, et al: Clinical practice guideline: cerumen impaction, *Otolaryngol Head Neck Surg* 139(3 Suppl 2):S1–S21, 2008.

Rosenfeld RM, Andes D, Bhattacharyya N, et al: Clinical practice guideline: adult sinusitis, *Otolaryngol Head Neck Surg* 137(3 Suppl):S1–S31, 2007.

Russell KF, Liang Y, O'Gorman K, et al: Glucocorticoids for croup, *Cochrane Database Syst Rev* 1:2011.

Sajjadi H, Paparella M: Meniere's disease, *Lancet* 372(9636):406–414, 2008.

Schwartz SR, et al: Clinical practice guideline: hoarseness (dysphonia), *Otolaryngol Head Neck Surg* 141(Suppl):S1–S31, 2009.

Scott J, Orzano AJ: Evaluation and treatment of the patient with acute undifferentiated respiratory tract infection, *J Fam Pract* 50:1070–1077, 2001.

Shulman ST, Bisno AL, Clegg HW, et al: Clinical practice guideline for the management of group A streptococcal pharyngitis: 2012 Update by the Infectious Disease Society of America, *Clin Infect Dis* 2012(55):1279–1282, 2012.

Slattery WH, Fisher LM, Iqbal Z, et al: Intratympanic steroid injection for treatment of idiopathic sudden hearing loss, *Otolaryngol Head Neck Surg* 133:251–259, 2005.

Snidvongs K, Kalish L, Sacks R, et al: Topical steroid for chronic rhinosinusitis without polyps, *Cochrane Database Syst Rev* (8):CD009274, 2011.

Tanz RR, Poncher JR, Corydon KE, et al: Clindamycin treatment of chronic pharyngeal carriage of group A streptococci, *J Pediatr* 119:123–128, 1998.

Thirlwall A, Kundu S: Diuretics for Meniere's disease or syndrome, *Cochrane Database Syst Rev* (3):CD003599, 2006.

Toll EC, Nuñez DA: Diagnosis and treatment of acute otitis media: review, *J Laryngol Otol* 126(10):976–983, 2012.

Trate DM, Parkman HP, Fisher RS: Dysphagia: evaluation, diagnosis, and treatment, *Prim Care* 23:417–432, 1996.

Van Bolen FA, Smit WM, Zuithoff NP, Verheij TJ: Clinical efficacy of three common treatments in acute otitis externa in primary care: randomised controlled trial, *BMJ* 327:1201–1205, 2003.

Van Zon A, van der Heijden GV, van Dougen TM, et al: Antibiotics for otitis media with effusion in children, *Cochrane Database Syst Rev* (9):CD009163, 2012.

Wei BPC, Mubiru S, O'Leary S: Steroids for idiopathic sudden sensorineural hearing loss, *Cochrane Database Syst Rev* (1):CD003998, 2006.

Wilson KS, Maroney SA, Gander RM: The family pet as an unlikely source of group A beta-hemolytic streptococcal infection in humans, *Pediatr Infect Dis J* 14:372–375, 1995.

Xenellis J, Papadimitriou N, Nikolopoulos T, et al: Intratympanic steroid treatment in idiopathic sudden hearing loss: a control study, *Otolaryngol Head Neck Surg* 134:940–945, 2006.

网络资源

www.ahrq.gov The Association for Healthcare Research and Quality provides updated comparative effectiveness reviews of various interventions for many otolaryngology problems.

www.cochrane.org The Cochrane Collaboration. Contains reviews of the latest literature in the field of otolaryngology.

www.entnet.org The American Academy of Otolaryngology–Head and Neck Surgery. Contains resources for physicians seeking information on ENT topics, as well as a section on patient education.

www.medlineplus.com A service from the National Library of Medicine. Contains the most accurate database of the scientific medical literature plus a guide to more than 9000 prescription and OTC medications.

www.nidcd.nih.gov The National Institute on Deafness and Other Communication Disorders. Contains information about hearing, balance, smell, taste, voice, speech, and language.

www.UTMB.edu/otoref/ Dr. Quinn's Online Textbook of Otolaryngology, The Texas Nasal and Sinus Center, The Centers for Cancers of the Head and Neck, The Center for Audiology and Speech Pathology. Contains up-to-date information on all aspects of otolaryngology.

附录 18-1　　耳:体格检查

　　与耳部问题相关的典型症状包括听力减退,耳部疼痛(耳痛),耳鸣、眩晕、漏液(耳漏)。临床医生应确定时间、严重程度、持续时间、相关症状和调整因素。

　　耳部检查从外耳开始,包括耳廓和耳道(附图 18-1)。有些儿童由于过于突出的耳朵,或巨耳遭人戏弄,可以通过手术耳部整形。耳廓皮肤应该仔细检查,可能是感染、光化学变化、明显病变或创伤的体征,耳道检查最好使用配置最大的反射镜的耳镜,耳道有少量褐色耵聍无需清除,除非引起症状或整个鼓膜模糊。耳道检查包括是否溃疡,肿块,红斑,漏液,或异物。有些患者耳道有双侧平滑突出物称为骨外生骨疣。一般不会引起明显病变,除非阻塞耳道。它们在喜冷水游泳和冲浪者中常见。

　　鼓膜、中耳也可以用耳镜评估(附图 18-2)。中耳包括鼓膜和听小骨(锤骨、砧骨和镫骨)。鼓膜呈现半透明,细血管沿着锤骨一部分连接到膜。正常光反射在鼓膜的前下部分,检查鼓膜包括是否暗沉,红斑、收缩、膨胀、穿孔或漏液。还应该尽力寻找任何位鼓膜后面的肿块。位于鼓膜的白色部分(鼓膜硬化)通常继发于以前的创伤或感染,很少具有临床意义,而位于鼓膜后面的白色团块可能是胆脂瘤。

　　临床医生应该熟悉气动耳镜,怀疑中耳积液及时耳镜检查,大一点耳镜尖段或者特殊软质尖段能完整测及耳道。用一个小灯泡附着于耳镜手柄或一个小硅

弹性(硅橡胶)管(止血带管)置于检查者口中,产生少量的正压和负压。如果中耳压力是正常的,鼓膜来回移动相等,中耳积液或穿孔则鼓膜缓慢或不动。

　　虽然成人检查方法原则同样适用儿童和婴儿,但由于耳道较小和患儿不配合使耳道检查不能很好实施。哭泣可能导致鼓膜红斑,模糊急性中耳炎诊断。首先做耳部检查,父母或医疗助理的帮助通常是必需的,如果耵聍栓塞不能视及鼓膜,应及时清除。气动耳镜检查可确认中耳积液。

　　如果怀疑听力损失,应予 Weber 和 Rinne 测试音叉检查。这些测试有助于区分传导(中耳)和感音神经性(内耳)损失。通畅 512Hz 音叉就足够了,额外的音叉(256 和 1024 赫兹)增加敏感度和特异度,Weber 检查轻轻敲击音叉,并将其放在患者的前额或上切牙上。如果患者一个耳朵听到响亮的音(称耳定位),可以是同耳传导性听力损失,也可以是对侧耳朵感音神经性听力损失。Rinne 试验比较空气传导和骨传导,协助 Weber 测试确定哪个耳朵受到影响。林纳试验是轻轻敲击音叉,交替放置在乳突尖(骨传导)和直接放置在耳前(空气传导)。听力正常或感音神经性听力损失患者会听到耳旁声音大(林纳试验阳性)。传导性听力损失患者会听到乳突尖的声音大(林纳试验阴性)。

　　Dix-Hallpike 试验是一种评价良性阵发性位置性眩晕(BPPV)特异性检测(图 18-3)。这个测试是通过让患者坐在一张检查台上,双腿伸展。患者的头转向一

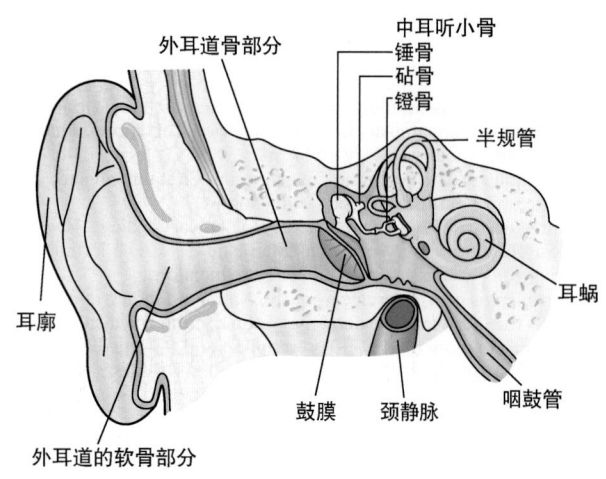

附图 18-1 耳冠状面

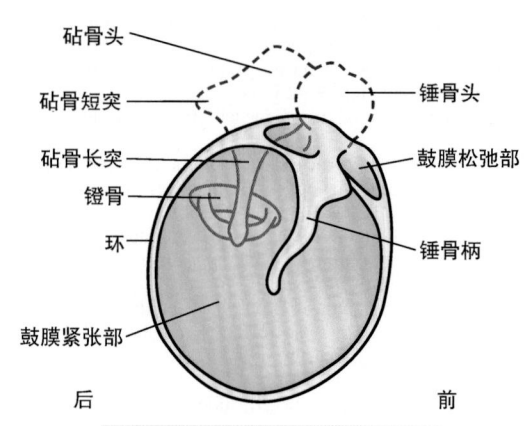

附图 18-2 鼓膜和中耳听小骨

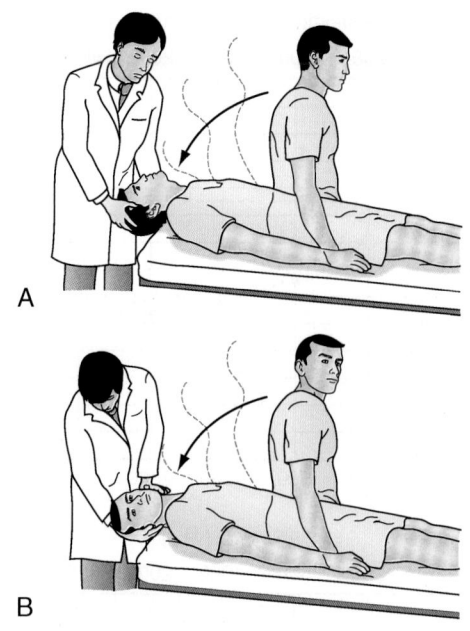

附图 18-3　Dix-Hallpike 试验（A 和 B）

侧，在帮助下回到仰卧姿势，头部仍然转动，允许轻轻伸展过桌子边缘。要让患者直接眼睛向地面。患者被要求报告任何不平衡感，而检查者检查眼睛是否有眼球震颤的迹象。一侧检查结束后，进行另外一侧检查。阳性结果包括：主观眩晕之前的短暂延迟，旋转性眼球震颤朝向地面快速相，几秒钟后（一般 15～30 秒）症状及眼球震颤自发停止和重复试验疲劳。BPPV 患者部分结果可能不存在，然而，缺乏自发停止、眩晕或眼震疲劳症状可能与中枢神经系统（CNS）功能障碍有关。

虽然不是耳科检查的必查项目，当患者主诉不平衡时，应给予完整神经系统检查。包括脑神经功能评估，小脑测试和 Romberg 试验。此外，心血管评估，包括体位性生命体征，也为非耳源性眩晕提供线索。

电测听和声阻抗

电测听、声阻抗是听觉系统的客观测试，一个完整的耳部评价的协助检查，是必不可少的部分。电测听主要分为两个部分：纯音测听和语音测听（附图 18-4～附图 18-7）。

纯音测听是指测试患者对不同耳朵音调的感知，响度测量基于分贝刻度，这是一个对数。正常听力是指在低于 20 分贝听到每个音（从 250～4000Hz），通过耳机在空气中传导，或通过位于乳突尖的骨传导振动器进行骨传导。在这两种方式中呈现声调可以使听觉的传导性成分（即外耳和中耳结构）和感音神经性成分（即内耳结构和第Ⅷ对脑神经）在每一只耳朵中独立地

被评估。外耳道耵聍测试前应清除，纯音测听形成的听力图能生动描绘导电性和感音神经性双耳听力。

语音测听是对内耳功能的测试，它通过让患者重复单音节的单词来完成（每只耳朵都有足够的音量）。

分数，也叫"辨别分数"，如果每个耳朵辨别率计分低于 90% 被认为异常。辨别率计分不对称，怀疑单侧内耳病变（听神经瘤）。电测听在合作患者中是一种很好、可靠的检测方法。而对那些不能（或不会）遵循指令的患者（婴儿，幼儿，精神障碍患者，装病者）有限制。通过音叉检查，得到异常的听力图。准确的听力图能清晰描述听觉的敏锐度，而且最重要的是，如果两个耳朵之间存在任何变化的话。在疑似装病者中给予特别的听力测试是非常有用的。

阻抗测听或声阻抗测量中耳结构的阻力和依从性，间接测试咽鼓管功能。通过在耳导管处放置一个密封的压力探针来完成的。该探针能够产生少量正负压，同时提供刺激，测量小的体积变化，从而测量鼓膜

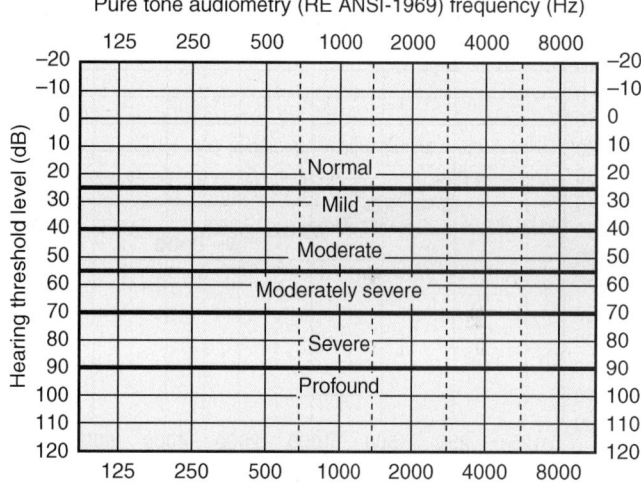

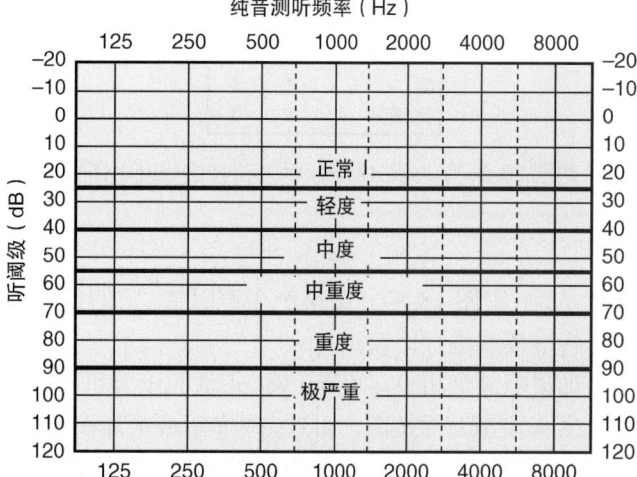

附图 18-4　感音神经性听力丧失　美国国家标准协会标准修订版

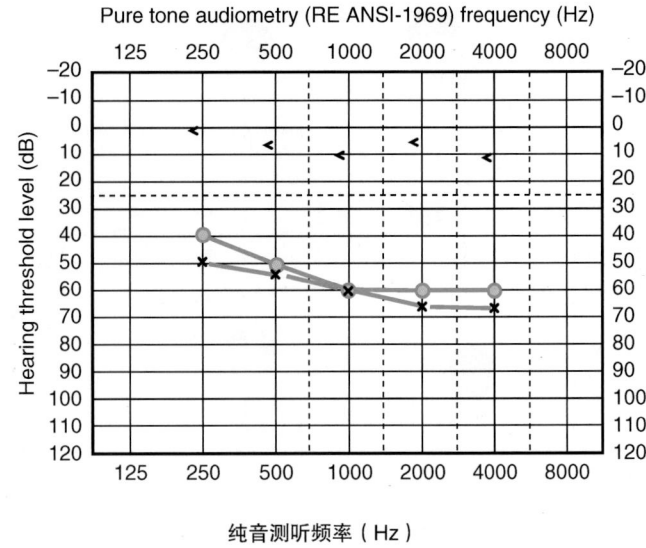

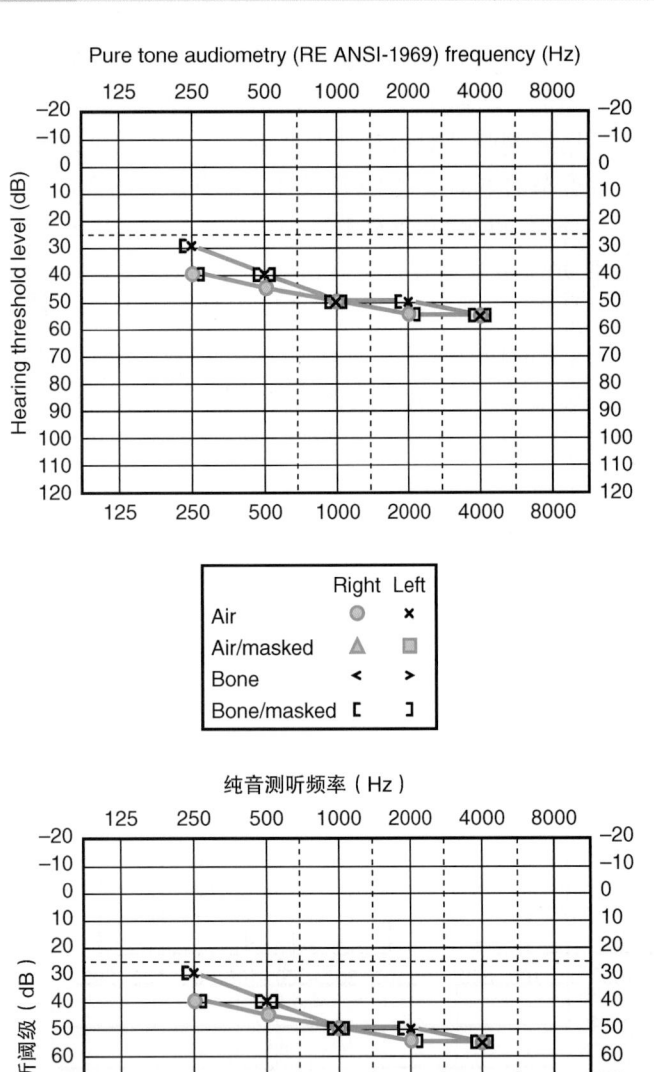

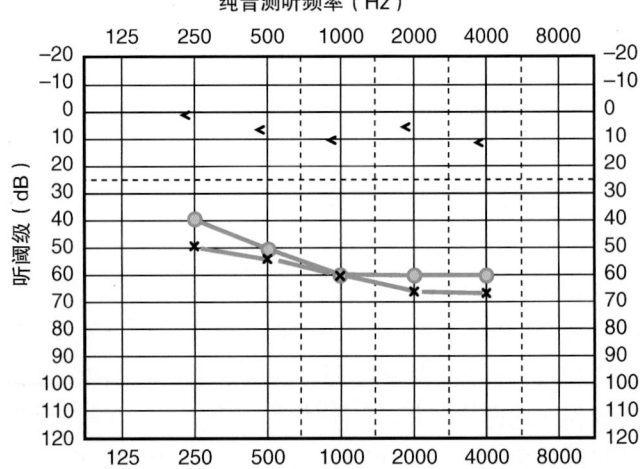

附图 18-6 传导性听力丧失 美国国家标准协会标准修订版

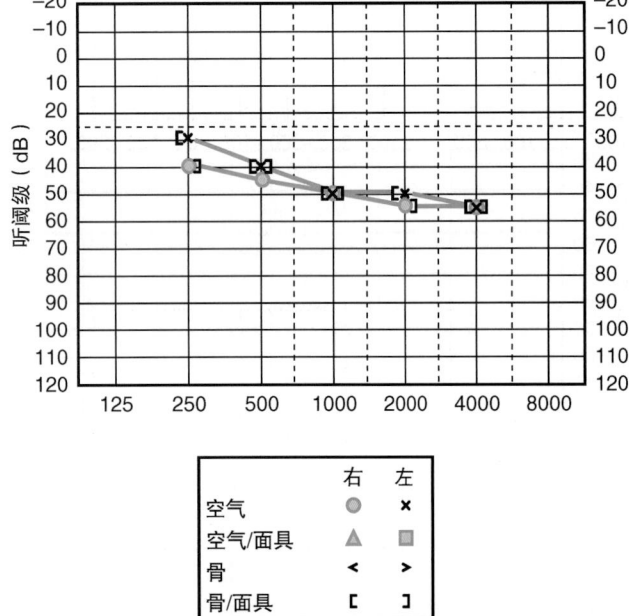

附图 18-5 听力丧失程度 家标准协会标准修订版

特殊检查

听觉脑干反应（ABR）是听觉神经（第Ⅷ对脑神经）对听觉刺激神经传导测试，正常的 ABR 结果产生一种特征波形，反映从第八神经到大脑的正常神经传递。它可以在有意识或无意识的患者身上进行。虽然它的评价并不像听力图那样精确，但 ABR 是一个完全客观的测试，不需要患者耐心的合作。它最常用于测试不能用常规听力测定的患者，包括婴儿或幼儿听力检查失败、耳聋的测试，或被怀疑或有听力损失的危险。因为它不需要患者的反馈，ABR 可以在无意识的患者和可能的装病者上检查。它可能被要求作为对一些可能怀疑听神经瘤或者不能接受磁共振成像的患者做筛选测试。

耳声发射也是一种测量耳蜗对噪声反应的客观测试。当出现某些声音刺激时，耳蜗内的毛细胞产生可预测的噪音。假设没有传导性听力丧失，缺乏刺激的 OAEs 产生，提示耳蜗功能障碍和可能的听力丧失。这个测试提供了关于听力的准确信息。OAE 被推荐用于

的依从性（附图 18-8）。结果产生声阻抗，它的结构可以与标准模式进行比较。

如果咽鼓管和中耳功能正常，正常的压力和依从性会产生 A 型鼓室导抗图。如果中耳负压或中耳积液，则异常的鼓膜依从性和中耳压力分别会产生异常的 C 型或 B 型（扁平型）鼓室导抗图。A 鼓膜穿孔导致 B 型（扁平）鼓室导抗图，因为中耳与外耳道交通，体积更大。

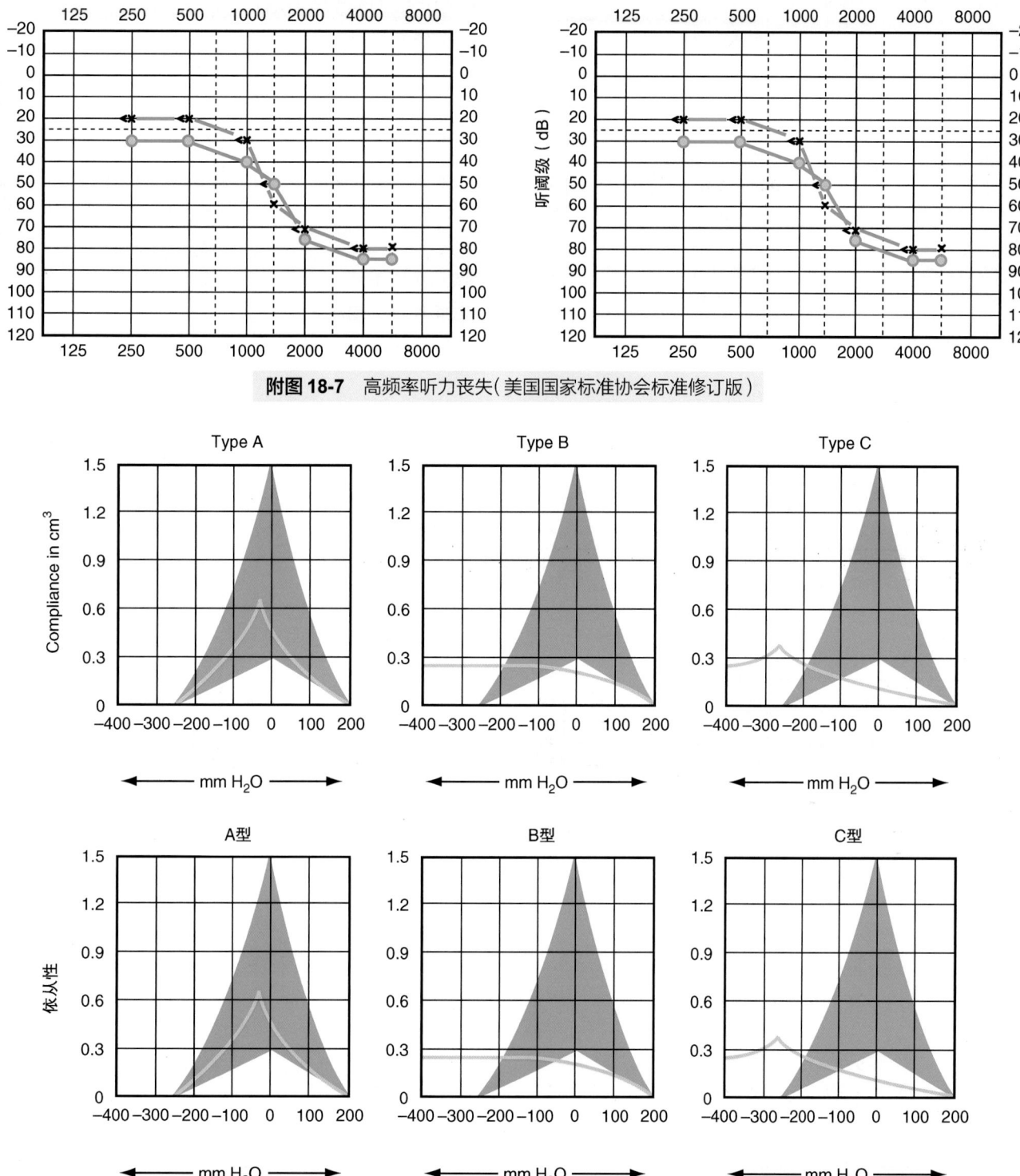

附图 18-7　高频率听力丧失（美国国家标准协会标准修订版）

附图 18-8　A 型是正常鼓室导抗图，如果有中耳负压或中耳积液，鼓膜运动能力受损。B 型鼓室导抗图提示中耳积液。C 型提示中耳中耳负压

筛查所有婴儿的听力损失，并已在美国大多数州实施。在新生儿中，异常的 OAE 测试需要进一步的评估，包括重复测试，可能的 ABR，耳朵，鼻子和喉咙评估。

眼震电图是一种对内耳前庭（平衡）部分的测试，它依赖于颅内神经支配耳和眼内神经的神经关系（第

Ⅲ、Ⅳ 和 Ⅵ 对脑神经）。眼睛周围放置电极可以检测眼球震颤（自发的和被激发的），这对观察者来说是不可见的。异常眼球震颤提示中枢神经系统或周围神经功能障碍，或两者皆有。该测试也可以使用特殊的护目镜和视频来进行，为"视频眼震图"。

附表 18-1　耳痛鉴别诊断

外耳	中耳或乳突
弥散性外耳炎	急性中耳炎
疖病	急性乳突炎
坏死性(恶性)外耳炎	气压性创伤
耳垢栓塞	急性咽鼓管阻塞
软骨膜炎	慢性中耳炎
异物	骨膜下脓肿
大疱骨膜炎	岩锥炎
耳部带状疱疹	硬膜外血肿
肿瘤	横窦血栓形成
耳真菌病	肿瘤
创伤	创伤
阻塞性角化病	手术后耳痛
耳道胆脂瘤	

附表 18-2　耳痛可能性原因

耳痛可能来源	
通过第 V 对脑神经	鼻和鼻窦
	鼻炎
	牙齿
	颞下颌关节
	唾液腺
	三叉神经痛
	蝶颚骨神经痛
通过第 Ⅶ 对脑神经	膝状体神经痛
通过第 Ⅸ、Ⅹ 对脑神经	咽
	扁桃体
	喉
	舌
	食道
	细长的茎突

附表 18-3　耳肿瘤

耳肿瘤	
外耳	**恶性**
	基底细胞癌
	鳞状细胞癌
	肉瘤
	黑素瘤
	良性
	骨瘤或外生骨瘤
	粉瘤
	疤痕疙瘩
	耳轮结节性软骨皮炎
	阻塞性角化病 - 耳道胆脂瘤
	腺瘤
中耳	鳞状细胞癌
	血管球瘤
	组织细胞增生症
	横纹肌肉瘤
	血管瘤
内耳	听神经瘤
	面神经瘤

附表 18-4　外周前庭疾病特点对比

特征	BPPV	美尼尔氏病	前庭神经炎	外淋巴瘘
听力损失	无	初始低频	超高频率(>8KHz)或无	变量
耳鸣	无	有	无	变量
眩晕类型	位置	自发	自发	变量
眩晕持续时间	1~2分钟	20分钟~24小时	24~48小时	变量
体格检查	Dix-Hallpike 实验阳性	眼球震颤出现在急性期	眼球震颤出现在急性期	66% 患者瘘测试阳性
治疗	重新定位策略；如果头晕持续建议手术	利尿剂作为维持治疗；严重眩晕可用地西泮(安定)治疗	急性期地西泮(安定)；发病后72小时前庭练习	最初卧床休息；如果头晕持续建议手术

附表 18-5　外耳道耳溢液

Cause	Physiologic Process	Diagnostic Clue	Treatment
Cerumen	Accumulation of cerumen in external ear canal with possible infection	Impacted cerumen in external ear canal	Cerumen removal
Otitis externa	Inflammation of external ear canal, usually by *Pseudomonas aeruginosa*	Purulent drainage in external ear canal Edema or erythema of external ear canal Recent history of water in external ear canal History of diabetes mellitus History of canal trauma (with cotton swabs) Otalgia Polyp in external ear canal	Otic antibiotic drops with or without oral antibiotics Aural cleaning Dry-ear precautions Consider ear wick if unable to visualize tympanic membrane
Foreign body	Foreign body impacted in external ear canal	Foreign body visualized in external ear canal History of inserting foreign body History of ear cleaning with cotton swabs Young person or person with mental retardation having had foreign body in nose	Removal of foreign body Otic antibiotic drops if evidence of infection or bleeding Referral to ENT if foreign body cannot be removed
Canal trauma	Trauma to skin of external ear canal caused by, e.g., cotton swab or bobby pin; possible head trauma	History of instrumentation such as ear cleaning Bloody otorrhea Laceration or bleeding visualized in external ear canal	Otic antibiotic drops Temporal bone CT if history of head trauma Complete audiologic evaluation Referral to ENT
Neoplasia	Neoplasms originating in or extending to external ear canal	Unilateral involvement Mass seen in external ear canal Polyp in external ear canal	Temporal bone CT Referral to ENT
Malignant otitis externa	Fulminant infection, almost always caused by *Pseudomonas* spp.	Severe pain Patient has diabetes or is old Polyp in external ear canal	*Pseudomonas*-specific IV antibiotics Aural cleaning Temporal bone CT
Fungal otitis externa	Fungal infection	Visible hyphae Refractory to antibiotic therapy Patient has diabetes or is old or immunocompromised	Acetic acid otic drops Dry-ear precautions
Dermatosis	Allergic or irritant dermatosis	History of contact with known allergen or irritant Erythema and itching	Removal of causative agent Topical steroids Systemic steroids if severe Antibiotics if secondary infection is present
Psychogenic factors	Psychogenic condition	Continued reports of wet or crawling sensations in the external canal Irritated or possibly secondarily infected external canal Normal findings at evaluation for cause after patient has been treated for infection	Topical steroids Antibiotics if secondary infection is present Psychiatric referral

CT, Computed tomography; *ENT*, ear, nose, and throat; *IV*, intravenous
Lucente FE, Har-El G. *Essentials of otolaryngology*. Philadelphia: Lippincott, Williams & Wilkins; 1999.

原因	生理过程	诊断线索	治疗
耳垢	可能感染的外耳道耵聍积累	外耳道耵聍栓塞	耳垢清除
外耳炎	外耳道炎症,通常由铜绿假单胞菌感染	外耳道脓性溢出 外耳道水肿或红斑 近期外耳道进水史 糖尿病史 耳道创伤史(棉签) 耳痛 外耳道息肉	抗生素滴耳,用/不用口服抗生素 耳部清洁 耳部干燥的预防措施 如果鼓膜不能看见,考虑耳芯
异物	异物阻塞外耳道	外耳道可见异物 有异物插入史 用棉签清洁耳朵史 年轻人或智力缺陷者将异物放入鼻中	清除异物 如果有感染或出血证据,抗生素滴耳 如果异物不能清除,转诊耳鼻喉科
耳道创伤	棉签,发夹,头部创伤引起的外耳道皮肤创伤	耳朵清洁史 血性耳漏 外耳道可见裂伤或出血	抗生素滴耳 如果头部外伤史,建议颞骨 CT 完整的听力评估 转诊耳鼻喉科
瘤形成	起源于外耳道肿瘤或延伸到外耳道	单侧 外耳道可见肿块 外耳道息肉	颞骨 CT 转诊耳鼻喉科
重症外耳道炎	爆发型感染,几乎全由假单胞菌引起	剧烈疼痛 有糖尿病史或者年老 外耳道息肉	Ⅳ代抗生素 耳清洁 颞骨 CT
真菌外耳炎	真菌感染	可见菌丝 抗生素治疗效果不显 有糖尿病史或年老,或免疫功能不全	醋酸滴耳 耳干燥的预防措施
皮肤病	过敏或刺激皮肤病	已知过敏原接触史或刺激物 红斑和瘙痒	清除病原体 局部类固醇 如果严重,全身性类固醇 如果继发性感染,使用抗生素
心因性因素	心因性疾病	一直主诉外耳道有湿润和爬行的感觉 刺激或可能继发的外耳道感染 患者抗感染治疗后,病因评估无异常发现	局部类固醇 如果继发性感染,使用抗生素 转诊精神科

附表 18-6　中耳炎和中耳积液的常见症状和体征

听力减退	耳痛
拽拉耳朵	耳漏
发烧	耳鸣
易怒	眩晕
食欲不振	呕吐

附表 18-7　中耳道耳溢液

原因	病理生理过程	诊断线索	治疗
急性穿孔性中耳炎	中耳空间脓性积液并发穿孔	前期上呼吸道感染 耳痛前耳漏 脓性引流液	口服抗生素同时抗生素滴耳 耳道清洁 耳内干爽的预防措施
慢性中耳炎 穿孔 有/无胆脂瘤	中耳腔和乳突的慢性炎症,通常有葡萄球菌和假单胞菌引起	脓性引流液 鼓膜穿孔史 鼓膜后出现白色或珍珠样团块 对之前的抗菌治疗无效 外耳道息肉	抗生素滴耳 完整的听力评估 颞骨 CT 对抗菌治疗无效引流培养 转诊耳鼻喉科
创伤	头部外伤与颞骨骨折,可能的脑脊液漏	头部或耳外伤史 血性引流液 清除引流液后仍持续积聚 面神经衰弱	抗生素滴耳 完整的听力评估 颞骨 CT 耳内干爽的预防措施 转诊耳鼻喉科
中耳结核	结核杆菌通过血运传播至中耳腔	PPD 和过敏试验阳性 肺结核病史 薄,无味的引流物(慢性) 对之前的抗菌治疗无效	AFB 涂片和培养 如果 PPD 试验阳性或高度怀疑结核, 使用抗结核药物
瘤形成	起源于或延伸到中耳腔的肿瘤	单侧 搏动性耳鸣 可视及肿块 外耳道息肉	完整听力评估 颞骨 CT 转诊耳鼻喉科

附录 18-2 鼻和鼻窦：体格检查

患者以鼻部症状为主诉的查体应包括面部，口腔，口咽腔、鼻咽腔、耳、肺、鼻、鼻窦一个完整的检查评估。第一步视诊应注意患者是否有张口呼吸；是否有因为创伤、鼻和鼻窦肿瘤或息肉有关的任何面部不对称现象；眶周有无肿胀或红斑。上颌窦、额窦区应触或扣诊了解有无压痛，还应检查外鼻皮肤。

在儿童中应检查口腔和口咽部有无肿块，溃疡或鼻后引流。要注意扁桃体的大小和外观。可以用牙科镜间接检查鼻咽部有无异常引流、肿块，并且可以评估腺样体大小。

耳部检查发现积液，这是耳炎与鼻窦疾病、腺样体肥大或鼻咽肿块共存的媒介。在某些患者中慢性鼻窦炎和肺部疾病（慢性阻塞性肺，哮喘，囊性纤维化，韦格纳肉芽肿病，纤毛无力综合征）共存，因此肺部听诊也是必需的。鼻窦和鼻咽肿瘤经常伴有颈淋巴结肿大所以应进行颈部触诊。

鼻内检查最好用一个有明亮头灯的鼻窥镜。前端比较大的耳镜更好用而且更适合在儿童中使用。利用刚性或柔性内窥镜检查鼻腔，医师需要足够的经验才能达到最佳可视效果。正常的鼻黏膜的外观是粉红色和湿润的。不论鼻涕性状如何，都应描述。鼻中隔的位置应该评估，虽然大多数人有轻度，无症状的鼻中隔偏曲，但严重的偏曲可引起鼻塞。

下鼻甲在鼻腔下部容易看到，在左右不对称的情况下，它们有时被误认为是肿块或息肉，正常情况下下鼻甲大小随周期变化不同。在鼻腔上部可看到中鼻甲，这是一个关键的结构，因为鼻窦产生的黏液（～1qt/d）被引流到窦口鼻道复合体或窦口鼻道单位（OMC 或 OMU）的地方并被汇集，然后排到了中鼻甲下的中鼻道。没有内窥镜上鼻甲是看不到的。任何病变，溃疡，近期出血或异物（儿童）都应进行检查。如有明显鼻漏，鼻腔充血或鼻中隔偏曲，不仅仅是进行鼻腔，耳的检查，还应检查喉部。

鼻塞

应对面部，口腔，咽部和鼻内外部进行全面检查。能观察到患者（不知道）在静息时用口呼吸的现象。对于儿童来说尤其重要的鼻塞症状可能是张口呼吸。过敏性鼻炎可见眼睛下"过敏性光泽"或鼻梁上的褶皱。长期鼻塞的儿童（例如腺样体肥大）常具有口哨姿势，眶周水肿和狭窄面，腺样体相等经典外观。鼻部创伤可造成明显的鼻外部畸形。通过口腔及咽部检查可见扁桃体肿大，它通常与腺样体肥大共存。鼻窦炎可见沿咽后壁引流比较浓的分泌物。鼻窦或鼻腔肿瘤检查时可见软腭变形或溃疡。可以尝试用头灯和牙镜间接检查鼻咽部。

应该系统检查鼻腔。鼻中隔检查可发现明显的鼻中隔偏曲。评估下鼻甲的大小。应描述鼻涕的外观和性状，有无鼻息肉或鼻腔内肿块。关于鼻塞的诊断见附表 18-8。

附表 18-8 鼻塞的诊断

频率	儿童(0~10岁)	青少年(11~19岁)	成人(≥19岁)
常见	病毒感染、细菌感染、过敏、腺样体肥大（年幼＞年长）	病毒感染、细菌感染、过敏、鼻中隔偏曲（男＞女）、血管运动性鼻炎	病毒感染、细菌感染、过敏、鼻中隔偏曲（男＞女）、药物性鼻炎、环境和职业刺激（男＞女）
少见	鼻中隔偏曲、慢性鼻窦炎（细菌）、鼻中隔血肿、鼻中隔脓肿、鼻异物	药物性鼻炎、慢性鼻窦炎（细菌）、鼻中隔血肿、鼻中隔脓肿、传染性单核细胞增多症、后鼻孔息肉（女＞男）	萎缩性鼻炎、慢性鼻窦炎（细菌）、代谢或内分泌紊乱、鼻中隔穿孔、甲状腺功能减退症、后鼻孔息肉（女＞男）、糖尿病、月经、怀孕
罕见	萎缩性鼻炎、后鼻孔闭锁、囊性纤维化、异常丙种球蛋白血症、肿瘤	萎缩性鼻炎、血管纤维瘤（男孩）、纤维异常增殖症（女＞男）、鼻石、Tornwaldt 囊肿	恶性肿瘤、妊娠肉芽肿、韦格纳肉芽肿、鼻石、Tornwaldt 囊肿、Paget 病

Modified from May M, West JW. The "stuffy" nose. Otolaryngol Clin North Am. 1973; 6: 665.

附录 18-3　　鼻塞：体格检查

在口咽腔中可以发现多种疾病，信息从病史及系统的查体中获得。口腔中的通常是牙科问题，所有医生通过咨询牙科同事都应该能够准确描述异常。儿童有 20 颗乳牙，成人有 32 颗恒牙。牙齿从右上第三臼齿开始编号为牙 1，左上第三臼齿为牙 16，左下第三臼齿为牙 17 号，右下第三臼齿为牙 32。成人上下切牙各 4 个下切牙，尖上下共 4 颗，小臼齿上下各 4 颗，大臼齿上下各 4 颗，后面那两颗就是智齿，俗话叫力士牙。检查时注意牙齿外观，评估牙齿的状况。

检查时要注意黏膜的外观，正常黏膜应该是粉红色，湿润，光滑，如果有溃疡或肿块要引起注意。黏膜异常原因可能是先天性，感染性，自身免疫性，创伤性，肿瘤性，毒性或刺激性（香烟，烟草）。它们也可能继发于免疫缺陷（艾滋病毒／艾滋病），全身性炎症性疾病或营养缺乏。正确识别这些才能及时诊断和治疗。

舌乳头覆盖了舌头及背面的大部分，包括菌状乳头，丝状乳头，轮廓乳头。轮廓乳头是 V 型乳头位于舌头前三分之二与后三分之一处，这些乳头可能会被患者甚至医生误诊。盲孔是位于舌前三分之二与后三分之一间交界处中线上的一个小孔，它是胚胎甲状腺从咽底下降到颈部的遗迹。舌扁桃体位于舌根部，是一个感染和肿瘤的常见部位。如果考虑有肿瘤存在要触诊舌根。应检查两对主要唾液管。沃顿导管从颌下腺排出唾液，它位于口底，舌系带两侧。斯坦森导管道从腮腺排出唾液。他们开口于上第一磨牙的颊黏膜处。应触诊每个腺体。在疑似唾液腺炎时，应按摩腺体，化验唾液。如果正在感染，可看到脓液从受累腺体的导管乳头溢出。

应检查腭扁桃体，它们是口咽部分，要描述它们的大小，外观和对称性。扁桃体按肿大程度分 4 级，1 级扁桃体相当小，几乎看不见，4 级扁桃体在中线处接触（接吻扁桃体），2 级和 3 级扁桃体轻度和中度肿大。非对称性扁桃体肿大需要进一步调查，这常见于恶性肿瘤，特别是成人。

附录 18-4   口腔和咽部：影像学检查

在某些情况下，口腔和口咽成像对这些区域的检查非常有帮助。下颌骨的平片或 CT 扫描可显示骨折，感染，囊肿和肿瘤。全景 X 片特别有助于评估下颌骨的骨质异常。CT 和磁共振成像（MRI）扫描对评估口腔和口咽肿瘤很有帮助。这些扫描不仅有助于辨别固体，囊肿和血管病变，还可以分辨病变的深度及其与重要神经血管结构的关系。

成像对扩散到颏下和舌下区域的肿块也是非常有帮助的。CT 或 MRI 可以帮助确定病变是否是炎症性（路德维希心绞痛），囊性（下垂的舌下囊肿），血管性（血管瘤）或肿瘤性（鳞状细胞癌或唾液腺肿瘤）。增强 CT 对扁桃体脓肿的诊断以及与肺泡蜂窝组织炎的鉴别诊断特别有帮助。扫描有时表现出较小的局限的蜂窝织炎变化，代表早期脓肿形成。这有助于为患者制订适当的治疗方案。

附表 18-9　按部位分类的口腔疾病

疾病	简述	疾病	简述
非特异性急性疱疹龈口炎	大面积溃疡性水疱病变	疣状癌	缓慢生长,外生型,通常分化良好,出现在鼻咽刺激部位,转移异常,发现晚
贝赛特氏症	多发性口腔溃疡,类似于口疮性口炎	白色海绵痣	牙龈以外的大部分厚的白色的褶皱颊黏膜;良性
瘢痕性类天疱疮	迅速破裂的大疱,留下溃疡;口腔病变后出现的眼部病变	**腭** 单核细胞增多症	在硬软腭的交界处的瘀点
湿疣	性传播的疣形成花椰菜状的形状	kaposi 肉瘤	无痛,红色至紫色斑点进展为痛性丘疹
角化病	发生在黏膜红斑病,黏膜白斑病(在黏膜上不会消散)和混合的红白斑病变;癌前病变	坏死性唾液腺化生	大而迅速发展的溃疡,常常无痛;恶性程度高;在 1~3 个月内自发愈合
多形性红斑	多发性大疱迅速破裂,留下出血性溃疡;包括史蒂文森-约翰逊综合征	乳头状炎性增生	红色海绵组织,其次为纤维组织褶皱;良性
血管瘤	紫色至深红色病变,类似于红痣;良性	尼古丁口炎	小涎腺导管处的红色点状区域,通常具有严重的,良性的白斑病
遗传性出血性毛细血管扩张症	局部扩张血管	继发性单纯疱疹	小丘疹迅速聚结成一系列溃疡
扁平苔藓	花边图案(Wickham striae)有时会腐蚀;可恶化	颌隆突	中线骨骼过度生长;良性
淋巴管瘤	局部肿胀或变色;良性	Wegener 肉芽肿	致命性中线肉芽肿:骨破坏,死骨形成和穿孔
黏液(黏液滞留囊肿)	软结节　如果表浅,覆盖薄层上皮;偏蓝	**舌和口腔底部** 舌系带短缩	舌头不能伸出
坏疽性口炎	小疱或溃疡迅速扩大并坏死	良性淋巴上皮囊肿	黄色结节在舌腹侧或口腔底的前部
类天疱疮	小,黄或出血,大疱张力较高;破裂前可能持续数天	良性游走性舌炎(地图舌,游走性红斑)	发病机制是舌背和舌边缘的角化过度和红斑;不规则的圆形红斑中丝状乳头剥脱,中心经常发炎,边界为黄色或者白色
Peutz-Jeghers 综合征	褐色黑素斑点与胃肠息肉病	皮样囊肿	口腔底部肿胀
复发性口疮(口腔溃疡)	小,疼痛的溃疡或大,疼痛的瘢痕溃疡	舌肿大	局限性或广泛性取决于缺失多少牙齿,邻牙可缩舌
梅毒	硬下疳,*黏膜斑,梅毒瘤	阴囊舌	侧面和背部深沟
嘴唇光化萎缩	薄,萎缩性黏膜与糜烂区域;易引起癌变	舌炎	红色,舌痛　常继发于过敏或特发性的病症
血管性水肿	急性肿胀	黑毛舌	黑色,细长的丝状乳头
角唇炎(唇干裂)	口角裂缝,经常浸渍	舌白线	舌边缘细白线,通常为双侧
腺性唇炎	肿大,发炎,分泌管扩张的结节性腺性唇炎;有时候会出现外翻肥厚的嘴唇	舌甲状腺结节	平滑的结节状的甲状腺滤泡组织在舌背后部,通常在中线水平
唇炎肉芽肿	弥漫性肿胀的嘴唇,主要是下唇	咽峡炎	舌根位置后置可能阻塞气道
破裂剥脱性唇炎	表面黏膜细胞的慢性脱落	正中菱形舌炎	红色(通常)菱形样病损在舌背中线
棘皮瘤	良性,局部破坏性上皮肿瘤,类似鳞状细胞癌;大约 5 个月后自然退化	神经鞘瘤	持续肿胀,可在以前的创伤部位
继发性单纯性疱疹(唇疱疹)	短暂存在的水疱,随后在唇红缘出现小的痛性溃疡	恶性贫血	光滑舌,常伴舌痛或灼痛
寻常疣	鹅卵石样表面	舌下囊肿	巨大囊肿可穿透下颌舌骨肌;可向颈部深层延伸;嘴角肿大
口腔黏膜阿司匹林性溃疡	痛性白色黏膜,当被擦掉时,暴露炎症部位	甲状舌骨囊肿	伸舌时中线肿块向上移动

附表 18-9　按部位分类的口腔疾病（续表）

疾病	简述	疾病	简述
Fordyce 斑	奶油色斑点，直径约 1mm；良性	结核病	舌背溃疡，颈淋巴结病
手足口病	小，溃烂的水疱	**唾液腺**	
疱疹性咽峡炎	口腔后壁的水疱	良性淋巴上皮病变（Mikulicz 病）	单侧或双侧唾液腺增大；伴经常性口干和眼干
刺激性纤维瘤	表面光滑，圆形无蒂	唾液腺炎	肿大，伴疼痛；良性
Koplik 斑	在腮腺管孔附近的微小的灰白色斑点，周围有红晕	唾液腺结石	在进餐后或吃腌菜后肿胀（例如嘴角）程度增加
白线	细白线，通常双侧均有，在咬合面水平面；良性	Sjögren 综合征	见唾液腺文本部分
无烟烟草病变	白色或灰色，波纹状；通常在下唇后面；有恶变倾向	口干症	口干

* 红色丘疹迅速发展成为无痛性溃疡，有血痂形成

From Beers MH, Berkow R, eds. The Merck manual of diagnosis and therapy. 17th ed. White House Station, NJ: Merck Research Laboratories; 1999: 752-754.

附表 18-10　口咽吞咽困难的原因

神经肌肉疾病	**中枢神经系统** 卒中 肌萎缩性侧索硬化 脑干肿瘤 脊髓灰质炎 多发性硬化症 帕金森病 **外周神经系统** 糖尿病，酒精或甲状腺疾病引起神经病变 运动终板病变 重症肌无力 随意肌损伤 脚气 肌萎缩症 多发性肌炎
局部结构病变	癌症 食管蹼 甲状腺肿大 咽食管

附表 18-11　食管吞咽困难的原因

机械性障碍	**内因** 碱性反流性食管炎瘢痕 良性肿瘤 癌 食管蹼 Schatzki 环（食管末端） 狭窄继发于慢性胃食管反流 **外因** 纵隔异常（淋巴结，甲状腺） 血管压迫（主动脉瘤）
运动性障碍	贲门失弛缓症 淀粉样变性 抗胆碱能药物 糖尿病神经病变 食管痉挛 老年性食管 硬皮病

附表 18-12　胃食管反流疾病

头颈症状
慢性咳嗽
食物滞留在喉咙
癔球症
口臭
嘶哑
咽喉痛
清嗓
反酸

附表 18-13　吞咽困难的治疗

原因	治疗
癌灶在食管远端 1/3 且无转移	手术
癌灶在食管中段 1/3	手术和放疗, 化疗或两者兼有
癌灶在食管近端 1/3	放疗
良性食管狭窄, 直径小于 13mm	Hurst 或 Maloney 扩张条扩张狭窄食管
神经肌肉疾病, 反流性食管炎, 或硬皮病	抗慢性反流药物, PPIs 或 H2 阻滞剂和床头升高
贲门失弛缓症	肉毒素, 球囊扩张 LES, 括约肌切开术 (Heller 手术)
弥漫性食管痉挛	药物 (抗胆碱能药, 钙通道阻滞剂, 硝酸盐, 肼屈嗪)

LES, 食管下括约肌; *PPI*, 质子泵抑制剂

附表 18-14　喘鸣的原因

鼻	口腔或者口咽
鼻孔狭窄	咽峡炎
后鼻道闭锁 (单侧或双侧)	扁桃体肥大或急性扁桃体炎
鼻息肉	扁桃体周围脓肿
肿瘤	咽旁脓肿
	巨舌症
	颌后缩
	肿瘤
喉	**气管**
喉软骨软化病	肿瘤
双侧声带麻痹	声门下狭窄
乳头瘤	脉管性疾病
喉气管支气管炎 (格鲁布性喉头炎)	血管瘤
会厌炎	完整的气管软骨环
乳突淋瘤	气管食管瘘
肿瘤	气管炎
	气管软化
	甲状腺肿大
	外来异物
	新生物形成

附表 18-15　声嘶常见疾病与病因

疾病	病因
急性	
急性喉炎	病毒性或细菌性
声带出血	发声滥用或用声不当
鼻涕倒流	鼻窦炎或过敏性鼻炎
胃食管反流	胃酸
颈部外伤	钝挫伤或穿透性损伤
肉芽肿	插管
精神问题	转换障碍, 歇斯底里失语
慢性	
慢性喉炎	病毒性, 细菌性, 吸烟
恶性肿瘤	鳞状细胞癌, 甲状腺癌
声带小结	声音滥用或发声不当
声带息肉	声带滥用或误用, 吸烟, 过敏
乳头状瘤	复发性呼吸道乳头状瘤病
声带麻痹	癌症, 创伤, 卒中, 退行性疾病

附表 18-16　声带麻痹的原因

肿瘤	**神经压迫**
	支气管肿瘤
	食管肿瘤
	颈静脉瘤
	喉癌
	颈部肿瘤
	甲状腺肿瘤
	直接导致瘫痪
	甲状腺癌入侵
创伤	**医源性**
	颈动脉手术
	颈椎前路手术
	食管手术
	心脏手术 (动脉导管未闭)
	甲状腺手术
	钝性损伤
	分娩损伤
	晒衣绳伤
	打架
	车祸
	穿透伤
	枪伤
	刀伤
神经疾病	**小儿**
	Arnold-Chiari 畸形 (双侧麻痹)
	脑积水
	低位小脑幕
	脊髓脊膜膨出
	成人
	肌萎缩性侧索硬化
	脑炎
	多发性硬化症
	脊髓灰质炎
	假性延髓麻痹
	Wallenberg 综合征
其他	特发性原因

附录 18-5   颈部：体格检查

颈部检查是常规耳鼻喉检查中重要部分。首先应该鉴别异常肿块。但在某些情况下，几种正常的解剖结构与异常肿块鉴别不清，包括低位下颌下腺，钙化的颈动脉，颈椎横突。颈部的肿块可能继发于淋巴结肿大，甲状腺肿块，唾液腺肿块或多种其他异常。如果在适当的治疗之后，患者颈部肿块仍未消失，应该立即请头颈外科医师会诊。

附表 18-17 颈部肿块的鉴别诊断	
先天性	**中线水平**
	皮样囊肿
	甲状舌管囊肿
	舌下囊肿（下降）
	外侧
	鳃裂囊肿
	淋巴管瘤（水囊瘤）
炎症性	**AIDS**
	非典型分枝杆菌
	猫抓病
	颈淋巴结炎（病毒性，细菌性）
	肉芽肿结节病）
	组织胞浆菌病
	传染性单核细胞增多症
	弓形虫病
	肺结核
新生物	**良性**
	表皮样包涵囊肿
	纤维瘤
	脂肪瘤
	纤维神经瘤
	副神经节瘤
	神经鞘瘤（神经鞘瘤）
	皮脂腺囊肿
	恶性
	淋巴瘤
	转移性鳞状细胞癌
	神经纤维肉瘤
	横纹肌肉瘤
	唾液腺癌
	甲状腺癌

附表 18-18 唾液腺增大原因	
炎性	急性或慢性涎腺炎
	猫抓病
	巨细胞病毒
	第一鳃弓囊肿或鼻窦炎
	人类免疫缺陷病毒（淋巴上皮囊肿）
	流行性腮腺炎
	涎石病
	肺结核
代谢性	药物代谢
	结节病
	Sjögren 综合征
肿瘤	**良性**
	血管瘤
	嗜酸细胞瘤
	多形性腺瘤（混合瘤）
	乳头状囊腺瘤
	恶性
	腺样囊性癌
	淋巴瘤
	转移
	黏液性表皮样癌
	鳞状细胞癌

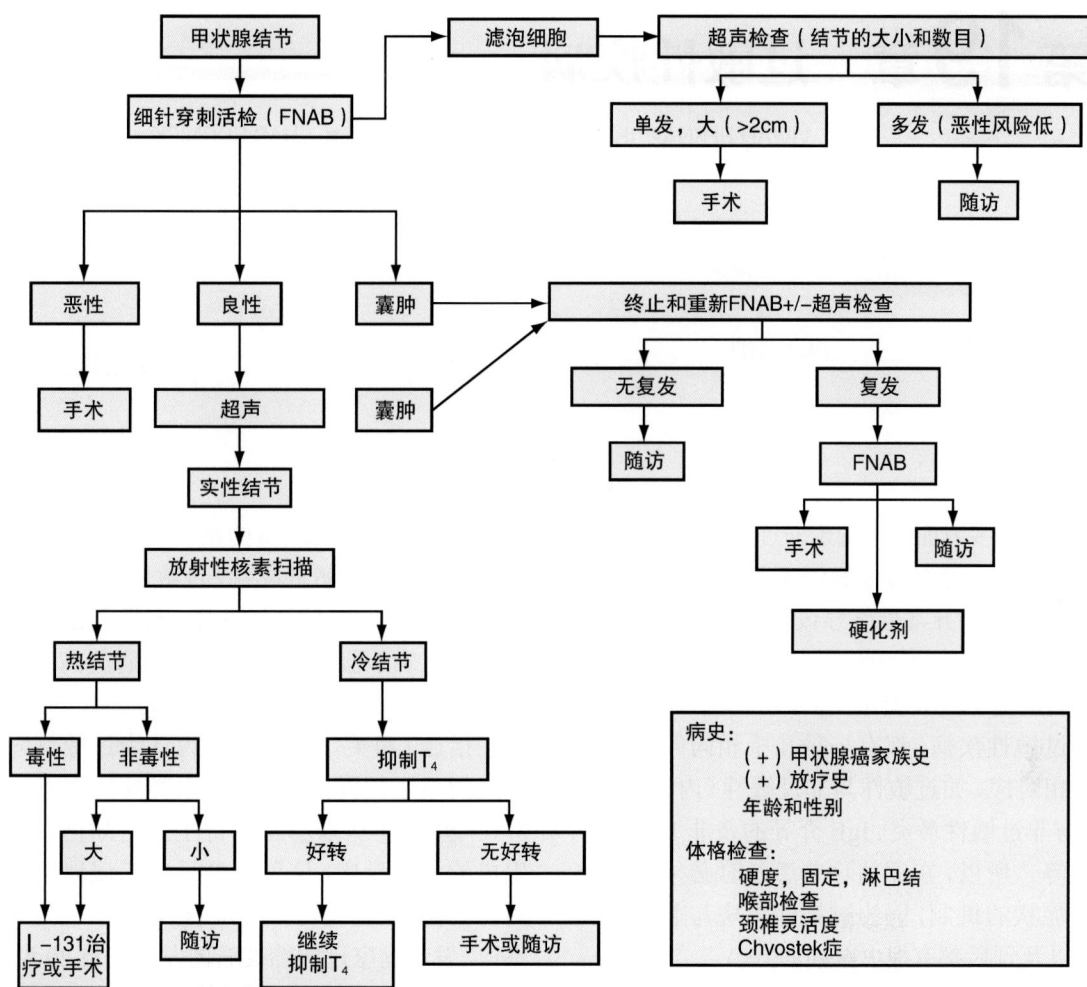

附图 18-9　甲状腺结节诊断和治疗步骤。T_4,甲状腺素(From Gates GA. Current therapy in otolaryngology-head and neck surgery. St. Louis：Mosby Year Book；1998)

第19章 过敏性疾病

VIVIAN HERNANDEZ-TRUJILLO ■ ELLY RILEY ■ CHAD RUDNICK

过敏患者在很多方面都不同于非过敏者(表 19-1),具体原因并不清楚,可能与细胞因子的异常产生明显相关(表 19-2)。这些异常最终导致这些患者患有过敏性疾病,如过敏性鼻炎、过敏性哮喘等。

过敏性疾病是通过表型定义的,这一点应该牢记。对于每一种过敏性疾病,都有一种几乎相同的非过敏性疾病与之相对应,如过敏性与非过敏性(内源性)哮喘、过敏性与非过敏性鼻炎、IgE 介导的及非 IgE 介导的过敏反应等。所以,在评估这些患者时必须要考虑到产生这些症状的机制,因为过敏性疾病与非过敏性疾病的治疗以及预后都有很大区别。

病史对于过敏性疾病的诊断非常重要。过敏性与非过敏性疾病只能通过过敏测试区分,而最敏感并且廉价的测试是过敏原皮肤试验。体外实验通常也有帮助,但只是作为筛查手段。

另外一个需要注意的重要问题是主要过敏性疾病(过敏性鼻炎、过敏性哮喘、过敏反应)的发病率正在逐年上升。原因并不完全清楚,但学者已经提出了一些假设。卫生学假说认为过敏性疾病的高发与婴幼儿感染的控制(如通过预防接种)以及公共卫生的改善(如卫生措施)相关。另一个假说认为过敏反应与抵抗寄生虫的反应相同,随着寄生虫类疾病在发达国家的下降,一些个体从未暴露于寄生虫但却仍有强大的抗寄生虫的免疫反应,这种免疫反应错误地用于一些无害的有机物质,如花粉、动物皮屑以及食物等。避开机制不谈,发达国家过敏性疾病的发生率自 20 世纪 70 年代以来迅速增长。

过敏性鼻炎

表 19-1　过敏患者的异常

倾向于对无害的物质(如花粉、食物等)产生大量的 IgE 抗体

自主神经系统异常

β- 肾上腺素的低反应性

α- 肾上腺素的高反应性

气道胆碱能受体的高活性

肥大细胞和嗜碱性粒细胞的易释放性

表 19-2　过敏患者细胞因子的产生异常以及效应

细胞因子	效应
IL-4 产生增加	IgE 产生增多
IL-13 产生增加	IgE 产生增多
IL-5 产生增多	嗜酸性粒细胞活性及寿命增加
IL-9 产生增多	气道高反应性

注:Ig,免疫球蛋白;IL,白细胞介素

重　点

- 鼻黏膜苍白、味觉或嗅觉缺失、鼻音、咽鼓管功能障碍以及睡眠中断等。
- 应请眼科医师会诊除外角膜并发症。
- 急性鼻炎的治疗包括环境控制、药物以及免疫疗法。
- 灰尘过敏者的环境控制包括更换空调过滤器、更好 HEPA 过滤器、戴微泡沫面罩等。
- 用热水洗亚麻,使用不可穿透的材料制成的枕头和床垫。
- 避免使用风扇、冷雾加湿器以及地毯。
- 口服的二代抗组胺要药比之前一代药物的镇静作用更少小。
- 药物治疗包括鼻内类固醇激素、局部用抗组胺药、白三烯调节剂。
- 免疫治疗是针对特定的过敏原。

过敏性鼻炎是由空气传播的抗原引起的一组症状。初始过敏致敏后，暴露于空气中的抗原会引起过敏原特异性 T 细胞活化，激活和增加其他因子，导致产生过敏原特异性 IgE（Rosenwasser，2011）。通常在空气中花粉浓度高时出现，被称作季节性鼻炎（枯草热）。当症状间歇发作或持续发作，与季节无明显关系时被称作常年性过敏性鼻炎（Orban，et al. 2009）。常发生于有过敏性疾病病史的家族中，常年性过敏性鼻炎和常年性与季节性混合鼻炎的发生率是季节性鼻炎的两倍（Skoner，2001）。

临床表现

季节性鼻炎的患者在暴露之后会出现以下症状，如打喷嚏、流水样的鼻涕、鼻黏膜充血以及鼻部瘙痒。结膜和咽部的痒感也常出现。不常见的症状包括鼻后滴漏以及额部发胀或疼痛。

这类患者常会出现过敏性仪态，即用手掌摩擦鼻翼，因为这样可以缓解痒感并打开气道，并由于口腔呼吸呈张口状。过敏性着色或 Dennie 线指的是下眼睑部的褶皱。发音时鼻音加重。在儿童，鼻部的刺激症状常导致儿童挖鼻以及反复的鼻出血。睡眠障碍常由鼻腔阻塞及经口腔呼吸引起，患者常有睡眠呼吸暂停类似的症状，如不安睡眠、打鼾及夜间咳嗽等，以及鼻后黏液引流和轻度声嘶。鼻腔黏膜变的潮湿，鼻甲苍白增大，并出现流涕。食欲也因嗅觉减退而降低。慢性的症状会导致上颌骨和下颌骨的不协调（覆咬𬌗或反𬌗）。

常年性鼻炎患者的症状包括鼻充血、瘙痒、阻塞，频繁的抽鼻子与嗅觉或味觉的减退有关，听力也会减低，耳部可有砰砰声。喷嚏阈值的降低与常年性鼻炎患者自主神经反射的改变有关。阵发的喷嚏和流涕可能由环境温度的变化、头部运动、香水的气味、烟草烟雾、刺激剂、酒精及少量抗原的暴露引起。运动可以使鼻部充血得到数分钟到数小时的减轻。

鼻甲通常是肿胀、水肿的，所以常被误认为是鼻息肉，鼻息肉是珠灰色的胶样物质，在无并发症的过敏性鼻炎中并不多见。鼻甲以下的黏膜常因黏膜水肿而凸出。三分之一到一半的患有过敏性鼻炎的儿童有咽鼓管的阻塞，从而导致严重的耳炎。耳镜检查常显示骨膜回缩或膨胀，运动减低或可见液平。对骨膜完整的患者可采用鼓室测压法测量中耳压力从而间接反映咽鼓管功能（lazo-saenz et al.，2005）。水肿的鼻黏膜可以阻塞鼻窦的开口，导致充血或鼻窦炎，产生压力或头痛，在前倾时更明显。约三分之一的患者合并下呼吸道疾病，包括运动诱发哮喘或中度的持续性哮喘。

诊断

与季节相关的病史或与吸入过敏原相关对诊断很有帮助。常年性鼻炎患者通常难以找到特异的过敏原，晚间或清晨症状通常与灰尘过敏有关。偶尔环境的更换导致症状改善暗示与环境过敏原相关。鼻分泌物涂片的 Hansel 染色识别嗜酸性粒细胞可以支持鼻腔过敏反应的诊断，但本身并不足以诊断过敏性鼻炎。外周血嗜酸性粒细胞增高也有益于诊断，然而严重的过敏症状也可不伴血的嗜酸性粒细胞增多。

根据病史，过敏性鼻炎的诊断可以通过皮肤点刺试验来支持。将过敏原提取物通过细针进入皮肤。积极的结果是由水疱直径 3mm 为阳性≥风团反应表明。结果由风团来反应，风团直径≥3mm 为阳性。可能存在周围红斑，但红斑的出现或大小不提示测试结果为阳性或阴性（Bousquet et al.，2012）。皮肤点刺试验是确定吸入性过敏原过敏，比临床过敏特异性 IgE 检测更敏感。具有可定义的阈值水平的 IgE 检测也能预测变应原暴露后的呼吸道阳性反应（Bernstein et al.，2008）。

治疗

非特异治疗

最重要治疗是去除已知的过敏原，因为这可以消除症状。当暴露不可避免时，应该控制环境以减少症状的发生，并预防加重。患者及其家人应该对环境控制承担责任，并应该对过敏原有所了解。常见的吸入过敏原包括花粉，可以产生季节性过敏性鼻炎、结膜炎和哮喘症状。与过敏相关的花粉可以来自树木、草地或是杂草（Platt-Mills，2003；Shiekh et al. 2004）。花卉植物的花粉是经昆虫传播的，并不是重要的过敏原。花粉的传播通常由重力滑动作用决定，由于风向、风速及气流的影响，每日报道的花粉浓度常常不能准确地反映环境中真实的花粉浓度。

吸入真菌过敏原对于真菌敏感的个体可以产生季节性症状。湿润或多雨的天气，干草、覆盖物、商业泥煤苔或堆肥都是利于真菌生长的环境。室内孢子形成的地方有浴室门帘、窗户压条以及潮湿的地下室等。另外，冷雾加湿器也可以作为真菌繁殖的场所。

过敏患者及其家人最重要的任务是控制室内灰尘。室内灰尘是多种物质的混合物，包括细菌、各种植物或动物来源的纤维样物质、人的皮屑、食物残渣、真菌、昆虫碎屑、动物毛发，以及一种主要的抗原物质——尘螨。尘螨在室内无处不在，多位于床罩、褥垫、地毯以及装有垫子的家具上，尤其是温暖以及湿度高的环境。空调和降湿器对这些患者是有益的。高效粒子空气（HEPA）过滤器可以滤过灰尘和动物毛发。这些患者应避免使用风扇，这样这些轻重量的粒子就可以沉积下来。清理杂物以及去掉地毯同样是有效的措施。亚麻品应该在热水中清洗（55℃）。枕头和床垫可以用不通透的材料包被。用可置换的微泡沫过滤器覆盖口鼻，可用于减少对吸入抗原的暂时暴露，如灰尘和花粉。

动物抗原主要来自脱落猫毛上的干唾液、鼠尿，以及家畜表皮物质。动物抗原引起的呼吸道过敏反应是物种特异的。加工过的皮毛或羊毛不是过敏原。新鲜的羽毛通常不是过敏原，只有在降解后才能产生过敏症状。详细的病史很重要，可以通过病史确认环境过敏原，针对过敏原可以对患者提出建议及治疗的方案。

症状控制

抗组胺药对过敏性鼻炎的症状控制很有效，无论是季节性还是常年性（Bousquet et al. 2008；Wallace et al. 2008；推荐等级：A）。为了达到最好的结果，抗组胺药应该在暴露于抗原之前使用。如果只是偶尔使用则不能起到完全的控制效果。在发作季节连续服药能达到最好的症状缓解效果。新的二代抗组胺药提供了一种更方便使用的剂型，从而使患者的依从性得以提高（附表19-1）。这组药物进入中枢神经系统的量很少，从而极大地减少了镇静副作用。二代抗组胺药还有抗炎的效果。

非索非那定（Allegra）是特非那定的类似物，是一种安全并有效的药物。通过作用于T细胞，可以降低气道的炎症。氯雷他定（Claritin）是一种一天服用一次的药物，规律服药可有效控制过敏性鼻炎的大部分症状。地氯雷他定（Clarinex）也是一种一天服用一次的药物，是氯雷他定的代谢产物。在鼠类模型上，地氯雷他定可以抑制支气管高反应性及气道炎症。西替利嗪（Zyrtec）是羟嗪的代谢产物，可以一天一次使用，有抗炎作用，对患有过敏性鼻炎和气道反应性疾病的患者有效。然而西替利嗪的化学属性导致其中枢神经系统的穿透更多，所以镇静是其主要的副作用（发生率16%，而非索非那定和氯雷他定为4%）。左西替利嗪（Xyzal）也是一天一次的剂型，是西替利嗪的代谢产物，相比西替利嗪，左西替利嗪的镇静作用更少。

草药也被有效地用于治疗季节性及常年性鼻炎。款冬类草药（32mg/d）可有效地治疗季节性鼻炎，与西替利嗪（10mg/d）比较，治疗2周后，125名患者中使用草

药治疗的患者的活力、一般状况及体力活动都有所改善，并且镇静作用更少（Schapowal, 2002；推荐等级：A）。

二代抗组胺药可与α-肾上腺素能减充血剂合用，合用的效果比单用抗组胺药好。局部使用α-肾上腺素能的药物也有效。局部使用的血管收缩剂（喷剂和滴剂）最好临时使用，如当乘坐飞机或当严重症状发作时。遗憾的是，当联合使用时副作用也增加了。鼻内抗组胺药的起效时间最快，当用于治疗季节性过敏性鼻炎时与口服二代抗组胺药同样有效（推荐等级：A）。氮斯汀（Astelin）喷剂可降低鼻腔气道阻力，从而有效的治疗鼻炎。奥洛他定（Pantanase）是另一种局部使用的抗组胺药，可有效控制鼻炎症状。白三烯受体拮抗剂，如孟鲁司特（Singulair）可有效地治疗常年性及季节性过敏性鼻炎（Wallace et al. 2008）。鼻内局部使用的糖皮质激素，如倍氯米松、氟替卡松、莫米松、曲安西龙、氟尼缩松、环索奈德、布地奈德等是治疗过敏性鼻炎的最有效的药物（Wallace et al. 2008）。

这些药物的效用取决于每日正确的使用，因此患者的依从性很重要。副作用主要有鼻腔干燥和鼻出血。使用盐水湿润可以减少这些副作用。这些药物的疗效不是即刻出现的，患者通常需要使用1~3周才能达到最佳的效果。

当症状严重并对局部治疗无反应时，口服糖皮质激素可以作为最后的方法，但不能长期使用。糖皮质激素治疗过敏性鼻炎的原理是：虽然过敏性鼻炎是IgE介导的，但有双重属性：导致水肿和过度分泌的速发相，以及迟发的炎症反应相（Ciprandi et al. 2005）。这种双重反应同样出现在哮喘中。

特异免疫治疗

如果患者通过皮肤试验确定了不可避免的吸入过敏原，可以使用免疫疗法治疗过敏性鼻炎。其有效性对于控制花粉过敏症状为80%，对真菌和室内灰尘为60%。免疫疗法对季节性过敏性鼻炎要比对常年性过敏性鼻炎更有效。当考虑免疫疗法时，医生需要在症状发生的频率及严重性、通过免疫治疗控制症状的可能性以及可以使用的其他方法之间作出权衡（Cox et al. 2011）。

治疗要点

- 口服抗组胺药，包括非索非那定、西替利嗪、氯雷他定、左西替利嗪、地氯雷他定，相对于安慰剂，可以明显缓解季节性过敏性鼻炎患者的症状（如流涕、鼻痒、打喷嚏），提高患者的生活质量（推荐等级：A）。
- 草药可以有效地治疗常年性及季节性鼻炎（推荐等级：A）。

- 吸入性糖皮质激素比口服抗组胺药能更有效地治疗季节性过敏性鼻炎的各种症状，如鼻充血、流涕、瘙痒及打喷嚏等（推荐等级：A）。
- 免疫治疗能有效控制过敏性鼻炎，并能在儿童中预防哮喘的发生（推荐等级：A）。

非过敏性鼻炎

重点

- 非过敏性鼻炎的症状包括慢性鼻塞、鼻涂片中嗜酸性粒细胞增多、不伴过敏。
- 局部糖皮质激素对治疗非过敏性鼻炎伴嗜酸性粒细胞增多（NARES）有效。
- 引起血管收缩性鼻炎加重的因素包括物理变化或刺激物的刺激。
- 异丙托溴铵是控制血管收缩性鼻炎最有效的药物。

　　一些常年性鼻炎患者并没有过敏性疾病的病史，或是不能通过皮肤试验发现过敏原。慢性鼻腔阻塞是这些患者的常见症状。虽然通过皮肤试验不能发现过敏原，但鼻分泌物中可发现大量的嗜酸性粒细胞以及嗜酸性的阳离子蛋白，进而可以诊断（Kramer et al., 2004）。这种情况又被称作非过敏性鼻炎伴嗜酸性粒细胞增多（NARES）。很多患者表现为慢性鼻炎、流涕、鼻窦滴漏，以及慢性或间歇性的鼻腔阻塞，多种因素可导致上述症状的加重，如冷空气、气味、香烟的烟雾等。皮肤试验是阴性的，组织和分泌物中找不到嗜酸性粒细胞。

　　对 NARES 的患者来说，局部糖皮质激素比抗组胺药或减充血剂都更为有效。和哮喘患者一样，有鼻窦疾病或鼻息肉的患者对阿司匹林及非甾体抗炎药（NSAIDs）产生不良反应的比例更高。NARES 的患者也是睡眠呼吸暂停的高危人群（Wallace et al., 2008）。其他被证实有效的治疗包括异丙托溴铵（0.03%）喷剂、氟替卡松、氮斯汀喷剂。对一些患者来说抗组胺药和减充血剂联用是有效的。规律使用生理盐水灌洗也可有效控制症状。

眼部过敏

重点

- 眼部过敏的症状包括瘙痒、红斑及多泪。
- 治疗包括口服抗组胺药加局部治疗，包括肥大细胞膜稳定剂或 H1 受体阻断剂等。

　　结膜炎是眼部对空气中过敏物质的常见反应。和其他过敏性炎症反应一样，肥大细胞在其中发挥了重要作用。发痒通常为首发症状，可以伴有泪液分泌增多。结膜血管的扩张导致眼睛"变红"。血管壁通透性的增高导致结膜的水肿，渗出的细胞以及颗粒样的黏液组成了眼屎。多数过敏性疾病患者结膜炎和过敏性鼻炎是伴发的，但也有一部分患者只患有结膜炎。和其他的结膜炎不同，过敏性结膜炎的分泌物中嗜酸性粒细胞量较多。

　　春季结膜炎在春夏多见，特点是结膜的双向炎症反应。春季结膜炎多见于 5～20 岁的患者，通常在 10 年内缓解。患有春季结膜炎的儿童中有 50% 患有其他过敏性疾病，如过敏性鼻炎、湿疹或哮喘。症状和体征包括急性瘙痒、多泪、畏光以及黏液分泌增多。患者常感觉眼部有异物感。

　　过敏性结膜炎的表现再加上分泌物涂片中嗜酸性粒细胞增多可以确立诊断。在睑板（眼睑）型中，常有鹅卵石样的平顶乳头出现，在眼缘型中，缘乳头常有胶冻样肥厚，且常和白斑（Trantas 斑）一起出现。虽然春季结膜炎通常是自限性的，但也可能出现角膜并发症，此时需要眼科医生会诊（Bozkurt, et al., 2009）。虽然结膜炎是季节性的，并在过敏患者中很常见，但至今为止尚未发现明确的病因或加重因素。

　　过敏性结膜炎的常用治疗为口服抗组胺药，加一种局部应用的药物（附表 19-2）。色甘酸（opticrom）和 0.1% 洛度沙胺（alomide）是肥大细胞膜稳定剂。局部 h1 受体拮抗剂对治疗过敏性结膜炎同样有效。眼部应用的组胺拮抗剂溶液包括依美斯汀（emadine）和左卡巴司汀（livostin）。氮斯汀（optivar）、依匹斯汀（elestat）、酮替芬（zaditor, claritin eye, zyrtec itchy eye）和奥洛他定（patanol, pataday）是具有双重作用的药物，既能稳定肥大细胞，又有抗组胺的活性。痛力克（acular 酮洛酸氨丁三醇，眼用）是一种非甾体抗炎药，每天规律使用可以起到最大的疗效。在严重春季性结膜炎中，局部使用糖皮质激素是有效的，如氟米龙滴眼液（0.1%）。用药量应该调整到可以控制症状的最小剂量。糖皮质激素必须间断使用，因为持续使用可能会导致白内障、细菌感染或单纯疱疹病毒角膜炎，以及眼内压的升高。激素类滴眼液必须在有眼科医生指导的情况下使用。

哮喘

重点

- 诊断依据可逆性气道阻塞、气道炎症和气道对多种刺激物的高反应性。
- 识别过敏原，避免促发因素是必要的。
- 为改善哮喘病情，需控制鼻炎症状。
- 应制定一个治疗计划来帮助患者判断可能出现的病情恶化。
- 治疗基于特定的临床表现，以及肺功能测定值。

近年来哮喘的诊断发生了很多变化，但三个诊断的基本要素没有改变，即可逆性的气道阻塞、气道炎症以及气道对多种刺激物高反应性。临床医生必须知道，不是所有的喘息都是哮喘，也不是所有的哮喘患者都有喘息。哮喘是一种气道的慢性炎症反应，多种细胞参与此过程。在哮喘患者中，这种炎症反应可引起气短、胸闷、反复发作的喘息以及咳嗽，在夜间尤其严重。这些症状通常和变化的气流受限相关，这些气流受限经治疗是部分可逆的，或可以自发恢复。这种炎症反应导致气道对多种刺激物的反应性增高（Busse et al.，2007）。CDC 的数据表明从 1980 年到 2010 年美国哮喘的患病率增加。然而，自 1997 年起哮喘的死亡率和住院率都没有再增加，而从 2001 年起哮喘的死亡人数在直线下降（参考网站 cdc.gov/asthma）。

诊断

由于哮喘患者的病史和体格检查缺乏特异的症状和体征，很多患者被误认为有哮喘。有许多疾病需要和哮喘鉴别诊断（表 19-3，附框 19-1，附框 19-2）。虽然有一半的儿童哮喘患者的父母有哮喘病史，但病史的阳性预测值仅为 11% to 37%（Burke et al.，2003）。哮喘的诊断应分为三个阶段：第一，出现与胸部相关的可疑症状并伴有促发因素时，应想到哮喘的可能；第二，应进一步进行相关检查以确定诊断；第三，经过恰当哮喘治疗患者的症状应该改善（见分级）。只有当所有的标准都满足时哮喘的诊断才能成立。

促发因素

所有怀疑哮喘的患者应该警惕早期的报警信号及促发因素。哮喘发作的早期报警信号包括咳嗽、喉咙

表 19-3　哮喘的鉴别诊断

幼儿及儿童	成人
过敏性鼻窦炎	ACE 抑制剂诱发的咳嗽
囊性纤维化	慢性阻塞性肺病
异物	充血性心力衰竭
胃食管反流病	嗜酸性粒细胞肺浸润
心脏病	胃食管反流病
反常声带运动	机械性气道阻塞
肿瘤	反常声带运动
病毒性细支气管炎	肺栓塞

ACE，血管紧张素转化酶

表 19-4　能促发哮喘的因素

环境过敏原如花粉、真菌、室内尘螨、蟑螂排泄物以及动物皮屑
环境改变或天气改变
运动
暴露于刺激物（如烟草烟雾），强烈的气味，空气污染剂等
药物，如水杨酸盐、NSAIDs、β- 受体阻滞剂
暴露于职业化学物或过敏原
暴露于某些食品添加剂
胃食管反流病
月经
妊娠
鼻窦炎
强烈的情绪
呼吸道病毒感染

GERD，胃食管反流病；NSAIDs，非甾体抗炎药

痒、鼻塞，特别是在上呼吸道感染之后。许多其他的因素可以诱发哮喘症状或是急性发作（表 19-4）。弄清楚这些促发因素可以使哮喘患者知道早期的报警信号并避免能导致哮喘加重的暴露。识别这些症状和促发因素是诊断哮喘的第一步。

确认试验

肺功能测试是诊断及评估哮喘的金标准。肺功能检查唯一的禁忌证是不能耐受检查，大多数由患者的年龄决定（通常 <4 岁）。肺通气功能测定是诊断哮喘最有意义的方法。通气功能包括测量用力 1 秒末呼气量（FEV_1），以及用力肺活量（FVC），即用力呼气时能排出的气体量。FEV_1 是评价气流阻塞最重要的指标，气道阻塞时其值下降，下降程度与阻塞的严重程度相关，当治疗对阻塞有效时，其数值相应增加。气道阻塞的程度通过患者 FEV_1 值与预测值的百分比定义（表 19-5）（Brusaco et al.，2005）。

测试通气功能时可以使用支气管扩张剂，如沙丁

表 19-5　基于 FEV₁* 的气道严重程度评价

严重程度	FEV₁（% 预测值）
轻度	>70%
中度	60%～69%
中度严重	50%～59%
严重	35%～49%
非常严重	<35%

From Brusaco V, Crapo R, Viegi G. Interpretative strategies for lung function tests. Eur Respir J. 2005; 26; 948-968. American Thoracic Society.

注：* 用力 1 秒末呼气量

胺醇。当应用支气管扩张剂后，如果 FEV_1 增加超过 12% 或 200ml 说明气道阻塞为可逆性。另一个有用的数据是 FEV_1/FVC，低于预测值的第 5 百分位提示有阻塞性气道疾病。FVC 下降但 FEV_1/FVC 正常或升高提示限制性肺病（Brusaco et al.，2005）。如果怀疑有哮喘但通气功能正常时可做支气管激发试验。支气管激发试验的禁忌证为严重的气流减少（$FEV_1 < 50\%$）、急性冠脉综合征，3 个月内出现脑卒中病史、未控制的高血压以及已知的主动脉瘤。

峰流量监测

家用的峰流量监测仪可以用做哮喘的管理，但并不用于诊断。国家哮喘教育与预防计划（Brusaco et al.，2005）建议：①中到重度持续性的哮喘患者；②严重哮喘恶化病史的患者；③哮喘恶化而不易发现的患者（包括儿童）需每日进行监测。目前没有证据证明每日的峰流量监测相比于自身症状的监测能改善患者的预后。但是，如果提供峰流量监测，那么医生应教患者如何正确使用。患者应在没有哮喘症状时建立一个峰流量的基线，然后设定监测仪的三个级别：绿色、黄色以及红色。绿色是指患者个人最好表现的 80%～100%，表明患者应继续目前的治疗。黄色为 50%～80%，说明患者应根据医生的建议改变测量计划。红色为 50% 以下，说明患者应寻求医生的帮助。峰流量监测可以帮助一些患者评估其哮喘的严重程度。

治疗

分级

根据主观症状的频率和严重性以及肺功能的客观测量，可以将哮喘患者分为 4 类（图 19-1 和图 19-2）。由于每个患者的临床症状可以重叠，分级是根据某种特征出现的最高级别作出的。每个患者个体的分级应

该随着时间变化，所以经过适当的治疗患者可以被分到更低的级别。

哮喘治疗的目的是用最少的药、最低的副作用控制哮喘症状。对哮喘患者和医生来说，哮喘完全控制不是一件容易事。衡量哮喘是否被控制有以下几个关键：症状（咳嗽、喘憋）是否被预防，肺功能是否正常，活动耐量是否正常，是否有急性加重，以及是否合乎患者及其家人的预期。

哮喘的分级是哮喘诊断的最后一步。哮喘患者应根据分级接受适当的治疗。美国国家心脏、肺及血液研究所（NHLBI）提供了目前的临床指南（图 19-3 和图 19-4）（Busse et al. 2007）。临床医生在运用 NHLBI 指南时应记住以下几点：

1. 这种阶梯式的方法是用来辅助而并不是代替临床的，具体的方法应以满足每个患者个体的需要为准。

2. 进行严重性分级时应将患者分至满足某些特征的最严重的一级。

3. 最快取得对疾病的控制（可能需要使用系统糖皮质激素），然后再退到维持治疗。

4. 减少短效 β2- 受体拮抗剂的使用。过度依赖该药物说明哮喘控制欠佳，患者应该开始或加强长期治疗。

5. 对患者进行哮喘控制教育，告诉患者控制加重哮喘的环境因素（过敏原、刺激物等）的重要性。

6. 患有中度或重度持续性哮喘的患者需要哮喘病专家的指导。轻度的持续性哮喘可考虑是否需要咨询专家。

儿童哮喘的管理

有半数的儿童哮喘患者在 5 岁之前出现哮喘症状。但是，由于对这类患者缺乏可靠的检测手段，诊断常常很困难，只能依赖临床表现。对于 5 岁以下的儿童，哮喘症状的最常见诱因是病毒性上呼吸道感染。前的专家意见认为，对于每周需要使用 2 次以上控制症状的药物，或加重间隔少于 6 周的患者，需要每天使用并长期使用控制性药物。对于在过去的一年中有超过 4 次的喘息发作，每次持续时间超过 1 天并影响睡眠，哮喘预测指数为阳性的儿童推荐进行治疗（Busse et al. 2007）。哮喘预测指数阳性是指 2 条主要标准（哮喘家族史，变应性皮炎）中至少满足 1 条，或 3 条次要标准（感冒之外的时间出现喘息，外周血嗜酸性粒细胞 >4%，有食物过敏的证据）至少满足 2 条（Castro-Rodriguez. 2011）。给药可以使用有间隔装置的定量吸入气雾剂，目前证据表明对于哮喘儿童这类装置的效果不差于喷雾剂（推荐等级：A）（Hsu et al. 2004）。

严重性分级指标		间歇性		持续性					
				轻度		中度		重度	
		年龄 0~4	年龄 5~11	年龄 0~4	年龄 5~11	年龄 0~4	年龄 5~11	年龄 0~4	年龄 5~11
损伤	症状	≤2次/周		>2次/周但非每日		每日		全天	
	夜间憋醒	0	≤2次/月	1~2次/月	3~4次/月	3~4次/月	>1次/周但非每夜	>1次/周	7次/周
	短效β$_2$-激动剂使用次数	≤2次/周		>2次/周但非每日		每日		一天几次	
	干扰正常活动	无		轻微受限		部分受限		重度受限	
	肺功能 ● FEV$_1$（占预计值）或峰流量（占个人最好水平） ● FEV$_1$/FVC	不适用	发作间期FEV$_1$正常 >80% >85%	不适用	>80% >80%	不适用	60%~80% 75%~80%	不适用	<60% <75%
风险	发作期需口服激素	0~1次/年		6个月内需口服激素≥2次或每年≥4次喘息发作每次≥1天，并且有持续性哮喘的危险因素	≥2次/年 年相对风险率与FEV$_1$相关				
	推荐的初始治疗 （见"哮喘控制逐级治疗方案"）	步骤1		步骤2		步骤3 可考虑短期使用口服激素	步骤3 中剂量的ICS，可考虑短期使用口服激素	步骤3 可考虑短期使用口服激素	步骤3 中剂量ICS或步骤4并且考虑短期使用口服激素
	在2~6周后，需要根据严重程度对哮喘的控制水平进行评估。 ● 0~4岁儿童：如果4~6周内未观察到明显的疗效，需停止治疗，考虑其他诊断或调整治疗方案。 ● 5~11岁儿童：相应的调整治疗方案。								

儿童哮喘严重性分级及初始治疗

图 19-1 哮喘严重程度分级及儿童的初始治疗。FEV$_1$，用力 1 秒末呼气量；FVC，用力肺活量；ICS，吸入皮质类固醇激素；N/A，不适用（From Busse WW, Boushey HA, Camargo CA, et al. Guidelines for the diagnosis and management of asthma. National Asthma Education and Prevention Program, Expert Panel Report 3. NIH Pub No 08-5846, October 2007.）

哮喘急性加重的控制

哮喘急性加重主要表现为渐进性加重的气短、咳嗽、喘憋或胸部发紧感，如果使用峰流量监测仪可以发现 FVC 及 FEV$_1$ 值下降。峰流量检测仪可以帮助对哮喘急性加重的严重性进行分级。对哮喘急性加重的患者应及早开始治疗。哮喘患者，尤其对于持续性哮喘或有过急性加重病史的哮喘患者，医生应为其准备一份关于哮喘急性加重自我控制的治疗指南。患者应该能够尽早识别急性加重的前驱征象，如 PEFR 的下降等。当出现这些预兆时患者应尽早与医生联系以阻断哮喘的恶化，甚至在就医前就可短期使用糖皮质激素。治疗的目的是纠正严重的低氧、快速逆转气道阻塞，并通过治疗减少严重气道阻塞再发生的可能性。

NHLBI 的专家小组建议增加吸入 β2- 受体拮抗剂的使用频率，并开始或增加口服糖皮质激素的使用。大量饮水以及吸入温暖、潮湿的空气并不被推荐。一些非处方药，如抗组胺药、感冒药以及支气管扩张剂等

严重性分级指标		12岁以上患者哮喘严重性分级及初始治疗			
		间歇性	持续性		
			轻度	中度	重度
损伤 正常FEV$_1$>FVC 8~19岁：85% 20~39岁：80% 40~59岁：75% 60~80岁：70%	症状	≤2次/周	>2次/周但非每日	每日	全天
	夜间憋醒	≤2次/月	3~4次/月	>1次/周但非每夜	7次/周
	短效β$_2$-激动剂使用次数	≤2次/周	>2次/周但非每日	每日	一天几次
	干扰正常活动	无	轻微受限	部分受限	重度受限
	肺功能	• 发作间期FEV$_1$正常 • FEV$_1$>预计值的80% • FEV$_1$/FVC正常	• FEV$_1$>预计值的80% • FEV$_1$/FVC正常	• FEV$_1$位于预计值的60%~80% • FEV$_1$/FVC减少5%	• FEV$_1$<预计值的60% • FEV$_1$/FVC减少5%
风险	发作期需口服激素	0~1次/年	≥2次/年 ——————————————————→		
		←———— 考虑上次发作的严重度及发作间隔 对任何严重程度的患者发作频率和严重程度都可能随时间波动 年相对发作风险与FEV$_1$有关 ————→			

推荐的初始治疗 （见"哮喘控制逐级治疗方案"）	步骤1	步骤2	步骤3	步骤4或5
				可考虑短期使用口服激素
	在2~6周后，根据哮喘的控制程序调整治疗方案。			

图 19-2　哮喘严重性分级。EIB，运动诱发的支气管痉挛；FEV$_1$，用力 1 秒末呼气量；FVC，用力肺活量（From Busse WW, Boushey HA, Camargo CA, et al. Guidelines for the diagnosis and management of asthma. National Asthma Education and Prevention Program, Expert Panel Report 3. NIH Pub No 08-5846, October 2007.）

不推荐使用。对于急诊就诊的患者，医生应该有目的地询问病史，并获得一些客观的数据，如峰流速、脉搏、血氧等。医生应该对以下可能致死的哮喘保持警惕：因哮喘行气管插管或被收入 ICU，2 次及以上的住院，过去一年去过 3 次以上急诊，每月需要使用两小瓶短效 β2- 受体拮抗剂，社会经济水平较低，使用毒品，患有精神疾病，以及有其他的疾病，如心血管疾病或慢性肺病等。对于怀疑有一些复杂情况，如气胸、肺炎、充血性心力衰竭的患者应行胸片检查。急诊室中急性加重的哮喘患者应使用短效 β2- 受体拮抗剂以及抗胆碱药，如异丙托溴铵的雾化吸入治疗（Busse et al. 2007）。然而，NHLBI 并不推荐对住院的患者持续使用吸入性抗胆碱药物。通常，当 FEV$_1$ 或 PEFR 恢复到预测值的 70% 并且呼吸窘迫消失时，患者即可出院。

治疗要点

- 肺功能检测是哮喘诊断和控制的金标准，应对所有 4 岁以上的患者适用（推荐等级：C）。
- 应尽量减少短效 β2- 受体拮抗剂的使用（推荐等级：C）。
- 短效 β2- 受体拮抗剂每周使用不应超过 2 次，否则就需要按阶梯增加治疗力度（推荐等级：C）。
- 持续性哮喘的患者应使用吸入糖皮质激素的治疗（推荐等级：A）。
- 哮喘急性加重的患者应使用口服糖皮质激素治疗（推荐等级：A）。
- 异丙托溴铵雾化吸入应被应用于急诊中的哮喘急性加重患者，但不应被用于住院患者（推荐等级：A）。

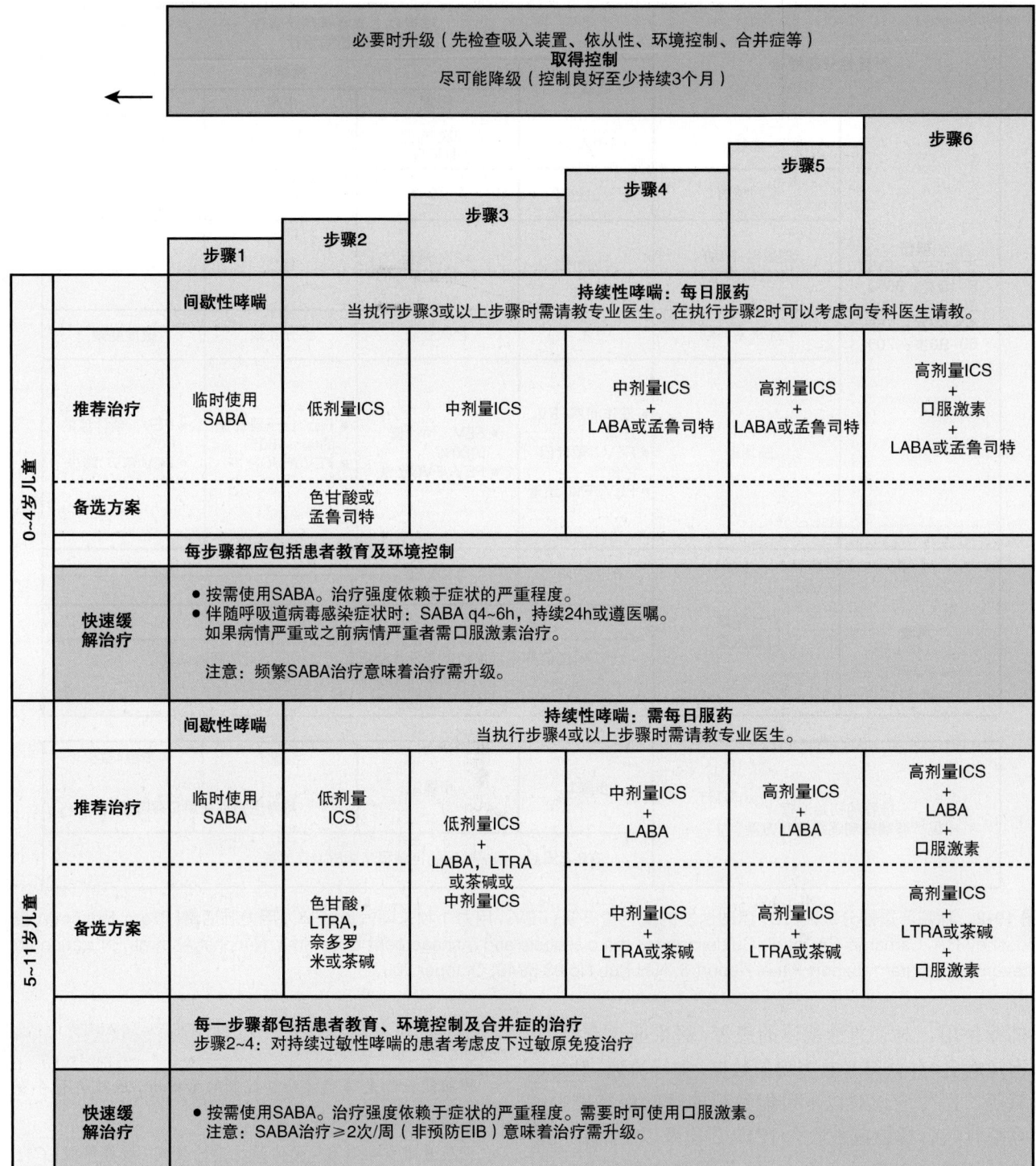

图 19-3　儿童哮喘分级治疗。EIB，运动诱发的支气管痉挛；ICS，吸入皮质类固醇激素；LABA，长效β受体激动剂；LTRA，白三烯受体拮抗剂；PRN，必要时；q，每；SABA，短效β受体激动剂（From Busse WW, Boushey HA, Camargo CA, et al. Guidelines for the diagnosis and management of asthma. National Asthma Education and Prevention Program, Expert Panel Report 3. NIH Pub No 08-5846, October 2007.）

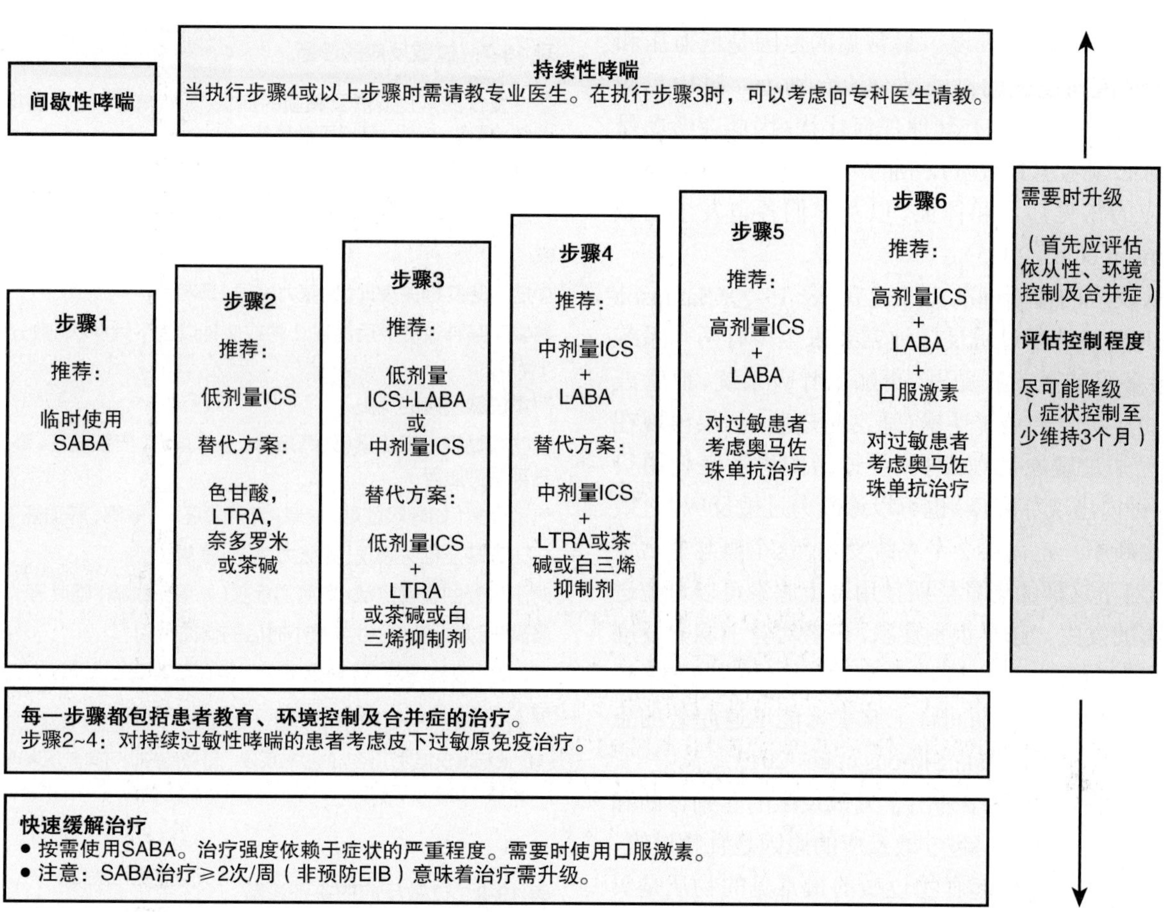

图 19-4　成人哮喘分级治疗。EIB，运动诱发的支气管痉挛；ICS，吸入皮质类固醇激素；LABA，长效 β 受体激动剂；LTRA，白三烯受体拮抗剂；PRN，必要时；SABA，短效 β 受体激动剂（From Busse WW, Boushey HA, Camargo CA, et al. Guidelines for the diagnosis and management of asthma. National Asthma Education and Prevention Program, Expert Panel Report 3. NIH Pub No 08-5846, October 2007.）

过敏反应

重　点

- 过敏反应是一种严重过敏的反应可导致死亡。
- 越来越多的过敏反应被报道。
- 阻止死亡发生的重点是认识过敏反应的表现和症状。
- 诊断性试验可以帮助临床判断过敏反应。
- 对于这些患者，临床医生应该随时准备给予肌注肾上腺素。

　　传统的过敏反应被定义为一种急性、系统、速发的超敏反应，是由 IgE 介导的肥大细胞和嗜碱性粒细胞的脱颗粒引起的（Lieberman，2006）。而类过敏反应（anaphylactoid）指的是一种临床上和过敏反应相似，但机制却不是 IgE 介导的肥大细胞和嗜碱性粒细胞脱颗粒的临床过程。后来世界卫生组织又重新进行了分类（Johansson et al.，2004），这次分类取消了类过敏反应这一概念，将两者通称为过敏反应，并进一步将其分为免疫性和非免疫性。免疫性过敏反应又被分为由 IgE 介导的肥大细胞和嗜碱性粒细胞脱颗粒引起的过敏反应和由其他免疫过程引起的过敏反应。非 IgE 介导的免疫反应的一个例子是输血反应。非免疫性过敏反应的一个例子是使用放射对比剂导致的肥大细胞和嗜碱性粒细胞的脱颗粒（RCM），该过程没有 IgE 参与。对于 RCM 引起的过敏反应，如果符合临床应用指征，患者应事先服用类固醇和抗组胺药（Lieberman，2009；Lieberman et al.，2010；附表 19-3）。

临床表现

　　几乎所有出现过敏反应的患者都有皮肤的症状，最常见的是荨麻疹和血管水肿。然而，过敏反应也可以不伴有任何的皮肤表现。最常见的原因是低血压和休克，此时流向皮肤的血液被分流至别处。过敏反应可以导致晕厥，而不伴有其他任何症状，因此在考虑晕厥病因时必须考虑到过敏反应的可能。表 19-6 列出了过敏反应的常见症状和体征，以及它们各自发生的频率（Sampson et al.，2005）。

过敏反应的诊断标准已经建立（表 19-7）（Sampson et al.，2006）。诊断过敏反应通常要求至少有两个系统受累，最多见的是皮肤受累，再加上呼吸系统、血管或胃肠道的症状。单系统受累（通常是皮肤）如果出现在暴露于已知过敏原后（如对贝类过敏的患者在使用贝类 30 分钟内出现荨麻疹）也可以诊断为过敏反应，过敏反应的诊断不一定需要 2 个系统受累，这个概念非常重要，因为对于这样的患者早期使用肾上腺素可以避免进一步损害的发生。越早识别症状，患者对肾上腺素反应的可能性就越大。死亡风险存在于未接受肾上腺素治疗或者在过敏性反应期间肾上腺素未能迅速起效的患者中（Simons et al.，2011；Simons et al.，2013）。

表 19-8 和表 19-9 中列出了过敏反应的鉴别诊断和常见病因。最常见的引起过敏反应的原因是食物过敏，其次是药物过敏。引起食物过敏的最常见的物质是贝类，婴儿期是牛奶，在儿童中则是花生。大约有 50% 的过敏反应经过认真研究仍不能确定其原因（Webb et al.，2004）。近来报道在红肉中对淀粉类（α-1，3- 半乳糖）的迟发过敏反应（Simons et al.，2011）。实验室检查

可以帮助诊断过敏反应，并且有助于排除一些和过敏反应很相似的其他疾病（表 19-10）。最常用的诊断过敏性疾病的检查是血清类胰蛋白酶，该检查特异度高，但灵敏度低。

治疗

在处理过敏反应患者时需要用到一些特殊的设备（表 19-11）。图 19-5 介绍了对急性过敏反应的处理流程。

表 19-7　过敏反应的诊断

急性发作的累及皮肤及黏膜的症状（如荨麻疹，全身瘙痒，皮肤发红，嘴唇、舌头、悬雍垂肿胀等）

合并

气道受累（如呼吸困难，喘息，支气管痉挛，喉鸣，肺功能下降等）

或

血压下降及相关表现（如张力减退，晕厥）

暴露于某种过敏原后出现 2 种或 2 种以上下列症状（数分钟到数小时）：

严重过敏反应的病史

皮肤或黏膜组织受累（如荨麻疹，全身瘙痒，皮肤发红，嘴唇、舌、悬雍垂肿胀等）

气道受累（如呼吸困难，喘息，支气管痉挛，喉鸣，肺功能下降等）

血压下降及相关表现（如张力减退，晕厥）

对于可疑的食物过敏：胃肠道症状（如腹部绞痛，呕吐等）

暴露于过敏原数分钟或数小时后的低血压

婴幼儿：收缩压降低（根据不同年龄有所不同）

成人：收缩压低于 100mmHg

注意：此标准仅描述了经典的过敏反应。过敏反应也可有其他表现。另外医生也需要注意区别由恐慌、血管迷走反射或其他原因引起的相似症状

表 19-8　过敏反应的鉴别诊断

过敏反应
血管减压剂及血管迷走反射
其他类型的休克
出血性
低血糖
心源性
内毒素性
面红综合征
类癌综合征
万古霉素引起的红人综合征
绝经后症状
酒精引起的相关反应
血管活性肠肽及其他血管活性物质分泌
胃肠道肿瘤
非器质性疾病，如恐慌发作等

表 19-6　过敏反应常见症状体征及发生频率

症状及体征	百分比（%）
皮肤	**90**
荨麻疹和血管水肿	85～90
皮肤发红	45～55
不伴皮疹的瘙痒	2～5
呼吸系统	**40～60**
呼吸困难、喘息	45～50
上气道血管水肿	50～60
鼻炎	15～20
腹部	
恶性、呕吐、腹泻、腹部绞痛	25～30
其他	
头晕、晕厥、低血压	30～35
头痛	5～8
胸骨下疼痛	4～6
抽搐	1～2

表 19-9	引起过敏反应的常见病因
食物	贝类
	花生
	坚果
	鱼
药物	抗生素（特别是 β- 内酰胺类）
	NSAIDs
物理因素	运动
	寒冷
	炎热
	日光
	特发性

表 19-10　诊断过敏反应的实验室检查

检查	评价
用于诊断的检查	
血清类胰蛋白酶	症状出现后 60～90 分钟达到顶峰，可持续 6 小时。最佳取血时间为症状开始后 1～2 小时
血浆组胺	症状出现后 5～10 分钟开始升高，可持续升高 60 分钟
24 小时 N- 甲基组胺	可能症状开始后 24 小时尿中出现的组胺代谢产物
用于排除其他疾病检查	
血清 5- 羟色胺	排除类癌
尿 5- 羟吲哚乙酸	排除类癌
血清血管活性多肽类激素 *	排除血管活性多肽分泌性胃肠道肿瘤或甲状腺髓样癌
血浆游离间甲肾上腺素和尿香草扁桃酸	除外嗜铬细胞瘤的特殊反应

注：* 比如：胰抑制素、胰激素、血管活性肠肽、P 物质等

　　一旦怀疑过敏反应发生，治疗应立即开始（表 19-12）。应立刻评估患者的气道、循环以及意识水平。应立即给氧，并使患者处于头低脚高平卧位。保持卧位很重要，因为直立位可能会导致患者死亡。直立位会导致回心血量减少，进而导致无脉性心室收缩以及心律失常。

　　肾上腺素应该在评估患者状态的同时使用（Working Group of the Resuscitation Council，2008）。大腿内侧的肌内注射比皮下注射或三角肌注射更快的产生峰浓度，因此大腿外侧是推荐的注射部位。成人患者的剂量是 1：1000 肾上腺素溶液 0.2～0.5ml。儿童剂量是 0.01mg/kg，最大量是 0.3mg。英国复苏会议推荐了更精确的剂量（表 19-13）。如果症状无缓解，每隔 5 分钟后可重复使用（如果医生认为必要的话可以更频繁）。如果多次注射后仍没有反应，则需考虑静脉使用肾上腺

表 19-11　过敏反应治疗设备及药物

初级		支持
肾上腺素溶液（1：1000）（1ml 安瓿和多种剂量的小瓶）		多巴胺
肾上腺素溶液（1：10 000）（预装于注射器中）		吸引器
止血带		碳酸氢钠
1ml 和 5ml 注射器		氨茶碱
氧气管、面罩及鼻导管		阿托品
苯海拉明注射液		静脉输液装置
雷尼替丁或西咪替丁注射液		非乳胶手套
注射液糖皮质激素		**备用**
救护车，口腔导气管，喉镜，气管导管，12 号针带大口径导管的静脉输液装置		除颤器
静脉输入液体：2000ml 晶体液，1000ml 羟乙基淀粉		葡萄糖酸钙
β2- 受体支气管扩张剂气溶胶和压缩雾化器		抗癫痫药
胰高血糖素		利多卡因
心电图机		
生理盐水：10ml 小瓶，用以稀释肾上腺素		

表 19-12　过敏反应治疗

立即行动
评估
检查气道
快速评估意识水平
生命体征

治疗
肾上腺素
卧位，脚部抬高
给氧
注射部位近端绑止血带

根据评估情况决定
开始外周静脉输液
H1 和 H2 拮抗剂
血管升压药
糖皮质激素
氨茶碱
胰高血糖素
阿托品
心电监护
转院

医院控制
医用抗休克裤
继续应用以上药物治疗，控制并发症

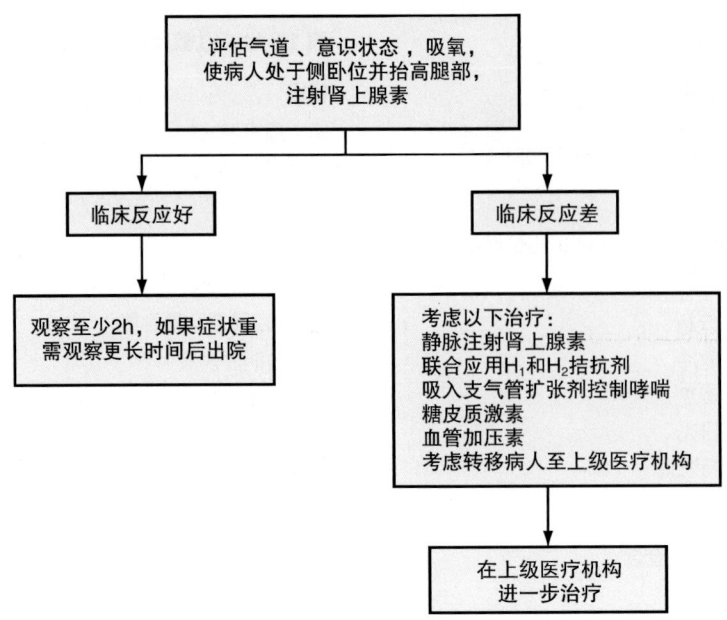

图 19-5　过敏反应发作的治疗流程

素。可将 1mg 肾上腺素溶液（1∶1000）加入 250ml 50% 葡萄糖溶液中，得到浓度为 4.0μg/ml 的溶液。将此溶液以每分钟 1～4μg 速度注射，对成人和青少年最大剂量为 10.0μg/min，对儿童剂量为 0.01mg/kg（0.1ml/kg 1∶10 000 溶液，最大滴速 10μg/min），最大推荐剂量为 0.03mg。

　　肾上腺素是治疗过敏反应的主要药物。其他药物包括 H1 和 H2 受体拮抗剂，两者联合使用比单独使用 H1 受体拮抗剂对血管症状更有效。而抗组胺药只作为肾上腺素应用后的治疗。苯海拉明 25～50mg，儿童 1mg/kg 缓慢静注也可用于治疗。雷尼替丁成人剂量为 1mg/kg，儿童为 12.5～50mg，可在 10～15 分钟内注射。对于糖皮质激素的疗效目前尚缺乏对照研究，但在长时间的过敏反应中可以使用。虽然没有公认的剂量，建议的等效剂量为甲泼尼龙 1～2mg 每 6 小时。

表 19-13　肌注肾上腺素推荐剂量

成人

0.5mg（0.5ml 浓度 1∶1000）

儿童

年龄 >12 岁：0.5mg（0.5ml 浓度 1∶1000）或 0.3mg（0.3ml 浓度 1∶1000），如果该儿童较小或未发育

6～12 岁：0.3mg（0.3ml 浓度 1∶1000）

6 个月～6 岁：0.15mg（0.15ml 浓度 1∶1000）

<6 个月：0.15mg（0.15ml 浓度 1∶1000）

* 在儿科给药取决于孩子的体重，而不是年龄。在办公室 / 医院，成人推荐剂量是 0.5mg，1∶1000 浓度。患者目前使用的自动注射器设备是 2 种剂量：低剂量 0.15mg 和高剂量 0.3mg。如果孩子很小，用 0.01mg/kg 的剂量

　　对于持续性的低血压应补充液体或使用其他的血管加压剂（或联合使用）。对于持续性低血压的成人，可输入 1～2L 的生理盐水，速度为最初 5 分钟 5～10mg/kg，症状缓解后应对患者密切观察，因为 23% 的病例可以出现双相反应（Scranton et al.，2009）。观察窗应持续 6～24 小时，根据反应的严重情况而异（Tole and Lieberman，2007）。

　　曾有过过敏反应的患者以及未来有进一步再发风险的患者（如虫叮高反应或食物过敏）应该准备肾上腺素自动注射器，并告知如何使用。药物警告腕带对这些患者有益。另外，对于此类患者而言，应尽量减少任何可能增加过敏反应的严重度及与肾上腺素存在干扰的药物（附表 19-3）。

治疗要点

● 过敏反应治疗的第一位药物是肾上腺素（推荐等级：A）。

● 患者应处于卧位，需要时应该吸氧（推荐等级：A）。

● 使用肾上腺素后可静脉补充液体、使用抗组胺药（H1 和 H2），以及糖皮质激素（推荐等级：A）。

● 对于对治疗抵抗的过敏反应可应用胰高血糖素或阿托品（推荐等级：A）。

（江华　龚玮琦 译，刘中民 审校）

附录

参考资料

Bernstein IL, Li JT, Bernstein DI, et al: Allergy diagnostic testing: an updated practice parameter; Joint Task Force American Academy of Allergy, Asthma and Immunology and the American College of Allergy, Asthma and Immunology, *Ann Allergy Asthma Immunol* 100(Suppl 3):3, 2008.

Bousquet J, Heinzerling C, Bachert NG, et al: Practical guide to skin prick tests in allergy to aeroallergens, *Allergy* 67:18–24, 2012.

Bousquet J, Khaltaev N, Cruz AA, et al: Allergic rhinitis and its impact on asthma (ARIA): 2008 update (in collaboration with the World Health Organization, GA[2]LEN and AllerGen), *Allergy* 63(Suppl 86):8–160, 2008.

Bozkurt MK, Bozkurt B, Artac N, et al: Vernal keratoconjunctivitis—a rare but serious comorbidity of allergic rhinitis and Eustachian tube dysfunction, *Int J Pediatr Otorhinolaryngol* 74:60–63, 2009.

Brozek JL, Bousquet J, Baena-Cagnani CE, et al: Global Allergy and Asthma European Network; Grading of Recommendations Assessment, Development and Evaluation Working Group. Allergic rhinitis and its impact on asthma (ARIA) guidelines: 2010 revision, *J Allergy Clin Immunol* 126:466–476, 2010.

Brusaco V, Crapo R, Viegi G: Interpretative strategies for lung function tests, *Eur Respir J* 26:948–968, 2005.

Bryce PJ, Geha R, Oettgen HC: Desloratadine inhibits allergen-induced airway inflammation and bronchial hyperresponsiveness and alters T-cell responses in murine models of asthma, *J Allergy Clin Immunol* 112:149–158, 2003.

Burke W, Fesinmeyer M, Reed K, et al: Family history as a predictor for asthma, *Am J Prev Med* 2:160–169, 2003.

Busse WW, Boushey HA, Camargo CA, et al: *Guidelines for the diagnosis and management of asthma*, 2007, National Asthma Education and Prevention Program, Expert Panel Report 3. NIH Pub No 08-5846, pp 305–310. http://www.nhlbi.nih.gov/guidelines/asthma/asthgdln.htm.

Castro-Rodriquez JA: The Asthma Predictive Index: early diagnosis of asthma, *Curr Opin Allergy Clin Immunol* 11(3):157–161, 2011.

Castro-Rodriquez JA, Ciprandi G, Tosca MA, et al: Relationship between allergic inflammation and nasal airflow in children with seasonal allergic rhinitis, *Ann Allergy Asthma Immunol* 94:258–261, 2005.

Ciprandi G, Tosca MA, Marseglia GL, et al: Relationships between allergic inflammation and nasal airflow in children with seasonal allergic rhinitis, *Ann Allergy Asthma Immunol* 94(2):258–261, 2005.

Cox L, Nelson H, Lockey R, et al: Allergen immunotherapy: a practice parameter third update, *J Allergy Clin Immunol* 127(Suppl 1):S1–S55, 2011.

Gelfand EW, Cui ZH, Takeda K, et al: Fexofenadine modulates T-cell function, preventing allergen-induced airway inflammation and hyperresponsiveness, *J Allergy Clin Immunol* 110:85–95, 2002.

Hsu JT, Parker S, Hoekzema G: Clinical inquiries: are inhalers with spacers better than nebulizers for children with asthma?, *J Fam Pract* 53:55–57, 2004.

Johansson SGO, Bieber T, Dahl R, et al: Revised nomenclature for allergy global use: report of the Nomenclature Review Committee of the World Allergy Organization, October 2003, *J Allergy Clin Immunol* 113:832–836, 2004.

Kramer MF, Burow G, Pfrogner E, Rasp G: In vitro diagnosis of chronic nasal inflammation, *Clin Exp Allergy* 34:1086–1092, 2004.

Lazo-Saenz JG, Galvan-Aguilera AA, Martinez-Ordaz VA, et al: Eustachian tube dysfunction in allergic rhinitis, *Otolaryngol Head Neck Surg* 132:262–269, 2005.

Lieberman P: Anaphylaxis, *Med Clin North Am* 90(1):77–95, 2006.

Lieberman P: Anaphylaxis. In Adkinson JRF, Adkinson NF, Busse WW, et al, editors: *Middleton's Allergy: Principles and Practice*, Philadelphia, 2009, Elsevier, pp 1027–1050.

Lieberman P, Kemp S, Oppenheimer J, et al: The diagnosis and management of anaphylaxis: an updated practice parameter: 2010 update, *J Allergy Clin Immunol* 477–480, e1–42, 2010.

Orban NT, Saleh H, Durham SR: Allergic and nonallergic rhinitis. In Adkinson JRF, Adkinson NF, Busse WW, et al, editors: *Middleton's allergy: principles and practice*, Philadelphia, 2009, Elsevier, pp 973–990.

Platts-Mills TAE: Indoor allergens. In Adkinson NF, Yunginger J, Busse W, et al, editors: *Middleton's allergy principles and practice*, St Louis, 2003, Mosby, pp 557–572.

Rosenwasser LJ: Current understanding of the pathophysiology of allergic rhinitis, *Immunol Allergy Clin North Am* 31:433–439, 2011.

Sampson HA, Muniz-Furlong A, Bock SA, et al: Symposium on the definition and management of anaphylaxis: summary report, *J Allergy Clin Immunol* 115(3):584–591, 2005.

Sampson HA, Munoz-Furlong A, Campbell RL, et al: Second Symposium on the Definition and Management of Anaphylaxis. Summary report. Second National Institute of Allergy and Infectious Disease/Food Allergy and Anaphylaxis Network Symposium, *J Allergy Clin Immunol* 117:391–397, 2006.

Schapowal A: Randomised controlled trial of butterbur and cetirizine for treating seasonal allergic rhinitis, *BMJ* 324:144–146, 2002.

Scranton S, Gonzalez E, Waibel K: Incidence and characteristics of biphasic reactions after allergen immunotherapy, *J Allergy Clin Immunol* 123:493–498, 2009.

Sheikh A, Singh Panesar S, Dhami S: Seasonal allergic rhinitis, *Clin Evid* 12:141–143, 2004.

Simons FER, Akdis CA: Histamine and H1-antihistamines. In Adkinson JRF, Adkinson NF, Busse WW, et al, editors: *Middleton's allergy: principles and practice*, Philadelphia, 2009, Elsevier, pp 1517–1548.

Simons FER, Ardusso LRF, Bilo MB, et al: World Allergy Organization Guidelines for the Assessment and Management of Anaphylaxis, *WAO J* 4:13–37, 2011.

Simons FER, Ardusso LRF, Dimov V, et al: World Allergy Organization anaphylaxis guidelines: 2013 update of the evidence base, *Int Arch Allergy Immunol* 162:193–204, 2013.

Skoner DP: Allergic rhinitis: definition, epidemiology, pathophysiology, detection and diagnosis, *J Allergy Clin Immunol* 108(Suppl):S2–S8, 2001.

Tole JW, Lieberman P: Biphasic anaphylaxis: review of incidence, clinical predictors, and observation recommendations, *Immunol Allergy Clin North Am* 27:309–326, 2007.

Wallace DV, Dykewicz MS, Bernstein DI, et al: The diagnosis and management of rhinitis: an updated practice parameter; Joint Task Force on Practice; American Academy of Allergy; Asthma & Immunology; American College of Allergy; Asthma and Immunology; Joint Council of Allergy, Asthma and Immunology, *J Allergy Clin Immunol* 122(Suppl 2):1–84, 2008.

Webb L, Green E, Lieberman P: Anaphylaxis: a review of 593 cases, *J Allergy Clin Immunol* 113:S240, 2004.

Working Group of the Resuscitation Council (UK): Emergency treatment of anaphylactic reactions, 2008. http://www.resus.org.uk/pages/reaction.pdf.

网络资源

www.aaaai.org American Academy of Allergy, Asthma and Immunology website; includes information on the diagnosis and treatment of allergic diseases.

www.acaai.org American College of Allergy, Asthma and Immunology website; includes information on the diagnosis and treatment of allergic diseases.

www.cdc.gov/nchs/fastats/asthma.htm and www.cdc.gov/ASTHMA/healthcare.html Centers for Disease Control and Prevention statistics.

www.nhlbi.nih.gov/guidelines/asthma/asthgdln.pdf National Heart, Lung and Blood Institute and National Asthma Education and Prevention Panel: Expert Panel Report 3: Guidelines for the diagnosis and management of asthma, 2007.

http://www.thoracic.org/statements/resources/pft/pft5.pdf American Thoracic Society information for interpretative strategies for lung function tests.

附表 19-1　用于治疗过敏性鼻炎的二代抗组胺药

药物（商品名）	配方	剂量	患者年龄
西替利嗪 *（Zyrtec）	5mg/5ml 糖浆	qd	6 个月
	5mg, 10mg 咀嚼片	qd	
	10mg 片剂	qd	
地氯雷他定（Clarinex）	2.5mg/5ml 糖浆	qd	6 个月
	5mg 片剂	qd	
非索非那定（Allegra）	30mg, 60mg 片剂	bid	6 岁
	180mg 片剂	qd	
左西替利嗪（Xyzal）	2.5mg/5ml 糖浆	qd	6 个月
	5mg 片剂	qd	
氯雷他定 *（Claritin）	5mg/5ml 糖浆	qd	2 岁
	10mg 快速溶解含服片	qd	

注：* 为非处方药

附表 19-2　可用于治疗过敏性结膜炎的滴眼液

药物	剂型	剂量
肥大细胞膜稳定剂		
色甘酸（Opticrom）	4%	每 4～6 小时 1～2 滴
洛度沙胺	0.1%	一天 4 次，每次 1 滴
H1 组胺拮抗剂		
依美斯汀（Alomide）	0.05%	一天 4 次，每次 1 滴
左卡巴司汀（Livostin）	0.5mg/ml	一天 2 次，每次 1 滴
联合作用		
酮替芬（Zaditor）	0.025%	一天 2 次，每次 1 滴，间隔 8～12 小时
西替利嗪（Zyrtec Itchy Eye）	0.025%	一天 2 次，每次 1 滴，间隔 8～12 小时
氯雷他定（Claritin Eye）	0.025%	一天 2 次，每次 1 滴，间隔 8～12 小时
依匹斯汀（Elestat）	0.05%	一天 2 次，每次 1 滴
奥洛他定（Patanol）	0.1%	一天 2 次，每次 1 滴，间隔 6～8 小时
奥洛他定（Pataday）	0.2%	一天 1 次，每次 1 滴
氮斯汀（Optivar）	0.05%	一天 2 次，每次 1 滴
非甾体抗炎药		
痛力克（眼用）	0.05%	一天 4 次，每次 1 滴

附框 19-1 运动诱发的支气管痉挛

运动诱发的支气管痉挛是指发生于剧烈运动中的或运动数分钟后的支气管痉挛。支气管痉挛通常在运动结束后 5~10 分钟最为严重，30 分钟时缓解。疾病治疗的目的是让患者可以进行任何他们想进行的活动，而不必受哮喘症状的限制。

在运动开始之前使用 β2- 受体拮抗剂对 80% 的患者有效，其他可以选择的药物有色甘酸以及奈多罗米。如果这些还不能控制症状，患者应该接受长期的治疗，如吸入糖皮质激素或白三烯调节剂。运动前的热身可能对患者有利（Busse et al.2007）。

附框 19-2 反常声带运动

反常声带运动指的是吸气和呼气时真声带不恰当的内收。这种功能性的气道阻塞表现为明显的吸气相喉鸣和喘息，与哮喘的症状很像。反常声带运动常被误诊为难治性哮喘，该病通常与精神因素有关，多见于年轻女性，常有精神疾病病史（如抑郁、人格障碍、创伤后应激障碍、性虐待、广泛性焦虑等）。诊断需要通过喉镜直接观察呼吸周期内声带的运动。此病治疗较困难，目前还没有关于此病精神动力性治疗或药物治疗疗效的研究发表。

附表 19-3 可能使病情恶化或复杂的药物

药物类别	效果
β- 受体阻滞剂	可加重低血压或喘息，并降低 β- 肾上腺能的反应，加强 α- 肾上腺能的反应
ACE 抑制剂	ACE 代谢过敏反应中激活的激肽，因此 ACE 抑制剂可加重病情
ACE 阻断剂	虽然没有明确的警告，但其作用可能与 ACE 抑制剂相似
单胺氧化酶抑制剂	可干扰肾上腺素的代谢，可干扰药物的剂量计算
三环类抗抑郁药	抑制儿茶酚胺的再摄取，从而增强肾上腺素的效果，使计算剂量更困难

注：ACE，血管紧张素转化酶

第20章 产科学

DAVE ELTON WILLIAMS ■ GABRIELLA PRIDJIAN

重点

- 美国的婴儿死亡率在世界上排名第31位。
- 新生儿的死亡原因包括早产、出生缺陷、婴儿猝死综合征、呼吸窘迫综合征,以及产妇的妊娠合并症等。

美国家庭医生协会(American Academy of Family Physicians,AAFP)将家庭医疗实践的特色描述为"独一无二、围绕着家庭进行的全科医学实践的强化表达"。家庭医生的保健服务,将会贯穿家庭生活的整个周期,而对孕妇的保健正是其中重要的一个方面。家庭医生要将孕产妇的保健,包括社会心理、生物医学危险因素的评估与管理等,纳入一个综合的方案中。对那些低危的孕妇,家庭医生同样要提供保健服务,给予她们生产所需的器械设备,并免除不必要的医疗干预。

而对那些平素身体比较健康、有望自然生产的孕妇,家庭医生应备有一套独特的管理方案。这套方案应当以患者为中心、预防为主、注重宣教,同时又是非干预性的。在美国全国,只有不到29.6%的家庭医生所在的医院,能够提供常规的产科服务(美国家庭医生协会,2011),而这一数字还在稳步下降。这一数字也随地区的不同而有所波动,说明在不同人群、不同地区中,人们对医疗的态度和需求不尽一致(美国家庭医生协会,1998)。大多数家庭医生由于生活压力较大、相关医疗事故保险所需的费用过高、难以获得医院的特权和优待等原因,并不希望做产科方面的保健。然而,家庭医生又经常会被邀请去解答或治疗与孕产妇有关的问题,即使这并不属于日常医疗的范畴。个体开业的医生,也有责任在产科(包括产科急症)领域具备一定的基础知识和诊治水平。鉴于家庭医生——特别是农村地区,或者医疗水平欠发达地区的医生——有可能是当地唯一一位产科服务的提供者,掌握产科相关的知识和技能、学会处理若干产科特有的问题与急症,就变得愈发重要。产科高级生命支持(Advanced Life Support in Obstetrics,ALSO)课程始于1990年,这一课程除了具备其他一些生命支持课程的优点之外,还相当有效地涵盖了产科保健所需要的技能。

对于家庭医生而言,如能与一位产科专科医生一起工作,对成功实施产科医疗是极为必要的。产科医生、家庭医生(有时还要加上接生护士)之间的协作关系,有助于向孕妇提供始终如一的、高效的保健服务。通过可靠的会诊以及适当的转诊,那些病情复杂的患者也能得到很好的保健和治疗,并获得满意的临床结局。

将产前保健整合到家庭医生的临床医疗工作中,不仅反映出家庭医学在视野上更加开阔,并且在无形中,也将儿科患者的后续保健纳入其中。而对那些关注着家庭医学及相关的产科医疗和保健的医学生或住院医生来说，这样的模式也有利于对他们开展培训。

本章旨在对产科学的各个领域，包括孕妇在产前、产中及产后的医疗保健作一概述。当涉及那些尚存在争议，或当前主要还是依赖经验进行诊疗的领域时，为了满足家庭医生的特殊需求，我们将给出循证证据，这也是为了强调产科文献阅读在研究和治疗工作中的重要性。

妇女和儿童的保健

在一个国家中，母亲及新生儿的健康状况，每每反映出该国的国民健康水平。世界卫生组织（WTO）就常以一个国家的母亲及新生儿的患病率和死亡率的统计数据，作为其人口健康状况的一个指标。而它也确实是一个国家或地区在社会、政治、卫生保健服务、医疗产出等方面的重要概括。在美国，尽管相对并不缺乏经济财富和医疗资源，在诸如母亲和婴儿死亡率（IMRs）方面的世界排名却一直比较糟糕。

最近的可用数据（2008），美国共有 28 059 名婴儿在 1 岁生日之前死去，婴儿死亡率（IMR）达 6.6 平均每 1000 名活产婴儿。虽然较 2005 年的 IMR 6.9 有所下降，并为历史最低值，但根据经济合作与发展组织（OECD）的排名；该数据仍然只在全世界排在第 31 名，位列诸如日本、斯堪的纳维亚各国以及加拿大等之后（表 20-1）。这一数字至少部分地反映出，美国公民享有的卫生服务在连续性上的不一致。

造成婴儿死亡的原因是多种多样的，其中出生缺陷是第一位的原因。2008 年，美国的婴儿第一年死亡率为 20.1%；而早产儿（孕满 37 周之前生出的婴儿）或低出生体重儿（low birth weight，LBW）是导致婴儿死亡的第二大原因。随种族的不同，早产儿所占的比例略有差异；以黑人婴儿为最高（13.3），其次是美洲印第安人（8.4）、白人（5.7）以及亚裔（4.8）。这一持续存在的差异，也是美国（与美国类似的发达国家相比）的婴儿死亡率一直比较高的原因之一。引起婴儿死亡的原因还包括婴儿猝死综合征、呼吸窘迫综合征，以及产妇的妊娠合并症等。前 10 大原因造成的婴儿的死亡率将近占到总死亡数的 70%（图 20-1）。尽管整体的婴儿死亡率有所上升，但是早产、出生缺陷、低出生体重儿的概率保持相对不变。而这也提示我们，需要进一步的卫生保健工作，满足产妇及腹中胎儿的健康需求。

表 20-1 婴儿死亡率（每 1000 活产婴儿死亡人数）在 OECD 及其他国家的排名，2008

国家	死亡率	排名
卢森堡公国	1.8	1
斯洛文尼亚	2.1	2
冰岛	2.5	3
瑞典	2.5	4
日本	2.6	5
芬兰	2.6	6
挪威	2.7	7
希腊	2.7	8
捷克共和国	2.8	9
爱尔兰	3.0	10
葡萄牙	3.3	11
比利时	3.4	12
德国	3.5	13
西班牙	3.5	14
奥地利	3.7	15
意大利	3.7	16
法国	3.8	17
以色列	3.8	18
荷兰	3.8	19
丹麦	4.0	20
瑞士	4.0	21
澳大利亚	4.1	22
经济合作与发展组织平均水平	4.6	—
韩国	4.7	23
大不列颠共和国	4.7	24
新西兰	4.9	25
爱沙尼亚	5.0	26
匈牙利	5.6	27
波兰	5.6	28
加拿大	5.7	29
斯洛伐克共和国	5.9	30
美国	6.6	31
智利	7.0	32
墨西哥	15.2	33
土耳其	17	34

OECD, Organisation for Economic Co-operation and Development.
Adapted from Organization for Economic Cooperation and Development. *OECD Health Data*, 2010. http://www.oecd.org/dataoecd/4/36/46796773. pdf. U.S. 2008 data from Ariadi M, Minino MPH, Sherry L, et al. *National Vital Statics Reports; deaths; final data for 2008.* Hyattsville, MD: National Center for Health Statistics 59(10), December 7, 2011.

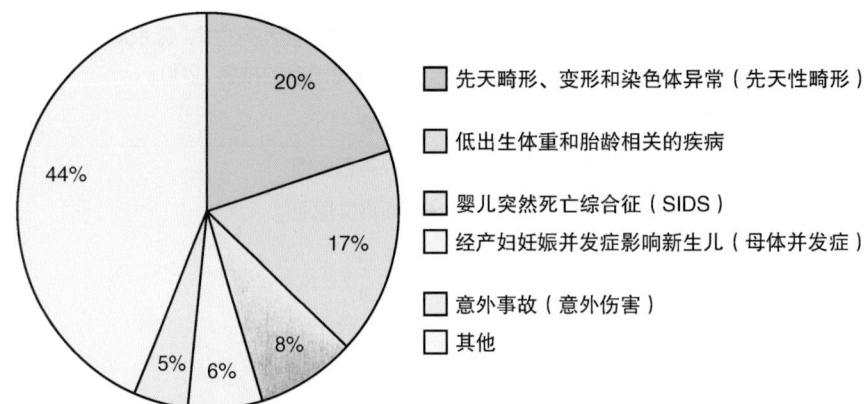

先天畸形、变形和染色体异常（先天性畸形）

低出生体重和胎龄相关的疾病

婴儿突然死亡综合征（SIDS）

经产妇妊娠并发症影响新生儿（母体并发症）

意外事故（意外伤害）

其他

图 20-1　美国婴儿死亡的六个主要原因，2008（Data from Ariadi M, Minino MPH, Sherry L, et al. *National Vital Statics Reports：Deaths：Final Data for 2008*. Hyattsville, MD：National Center for Health Statistics 59(10), December 7, 2011.）

孕前咨询

> **重 点**
>
> ■ 孕前保健是完整的产前保健不可或缺的组成部分，目的是促进健康，以及早期发现那些能进行治疗的妊娠危险因素，并在妊娠之前予以治疗。
>
> ■ 如果可能，孕前即应开始补充叶酸，或在获知怀孕后立即补充之。

在理想状态下，女性应当与医生一起规划怀孕事宜，并就自己的计划与医生进行充分讨论。然而，实际生活中往往做不到这一点。于是，预先考虑妊娠有哪些潜在的风险，对准备怀孕者讲解妊娠前应进行哪些准备工作，并且讲解避孕方法，就都成为了医生的任务。初级保健医生可以随时注意到自己辖区内那些女性所面临的医学问题和社会关注，因此是进行这一咨询工作的最佳人选。其实早在 1989 年（或更早之前），孕前保健就为许多医学专家所推荐（Caring for Our Future，1989）。然而，如今我们相信，孕前保健——别是其中的宣教——应当在女性达到生育年龄之后就进行，而不是在她宣布想要怀孕时才去做。

孕前是进行教育和咨询工作的理想时段，应告诉想要怀孕的女性，停止吸烟、饮酒或使用毒品。经常有这样的情况：因为希望有一个更健康的妊娠过程，人们会有足够的动力对平时的许多生活方式作出改变。尽管许多女性能够在妊娠期间远离香烟、酒精和毒品，但在分娩之后或是停止母乳喂养之后，她们中的大多数还是会重拾旧习。因此，对于家庭医生来说，孕前也是

一个很好的机会来强化这些女性健康生活的意识。烟草是一种已知的会损害胎儿生长的致癌物。女性在怀孕前或怀孕早期戒烟，能明显减少包括早产、低出生体重儿、婴儿死亡的不良结局的风险。然而，戒烟疗法也会给孕妇带来危险。据一项对 77 000 名丹麦孕妇的研究表明，在怀孕早期使用尼古丁替代疗法可能会增加出生缺陷的风险（Morales-Suárez-Varela et al.，2006）。

用于治疗有烟草依赖的孕妇的其他辅助性药物，其安全性和有效性尚未经过测试。因此，对于怀孕的吸烟者应该加强发挥人在其中的作用，而不是某些微乎其微的戒烟建议，如行为支持和解决问题、咨询和转到支持组织。

孕前补充叶酸是美国疾病预防控制中心于 1991 年正式推荐的一项措施。此外，美国儿科学会遗传学委员会也在 1999 年推荐在孕前补充叶酸。相关证据显示，在妊娠之前储备足够的叶酸，可以使神经管缺陷的发生率降低 50%（Milunsky et al.，1989）。现在对所有处于生育年龄的女性，都推荐每日摄入 0.4mg 的叶酸（U.S. Centers for Disease Control and Prevention，1992）；通过医生为这些女性在孕前及整个孕期之中，开具产前及哺乳期专用维生素的处方，上述剂量是很容易达到的。如果不方便服用这种需要处方的专用维生素，也可以服用非处方的（over-the-counter，OTC）维生素作为替代，如今许多非处方的维生素中也包含了较多的叶酸。对于那些有一个以上的孩子患有神经管缺陷，或是有这方面疾病家族史的夫妇，家庭医生应将其转诊到专科医生处，进行专门的孕前咨询。一般而言，对于此类女性，至少应从孕前 1 个月开始服用叶酸，每天 2~4mg，一直服用到孕 3 个月时。

如今，许多遗传病都有必要进行产前诊断。方法包括直接分析潜在的基因突变，或者是分析基因的蛋白

质产物、异常的代谢产物等。遗传咨询应当包括对双亲家族史的系统评估，这既可以通过有针对性的问卷的形式，也可以由遗传咨询师或是遗传病专科医生为来诊者进行正式的遗传咨询（表 20-2）。在医疗实践中，家庭医生还应注意患者在人种方面的情况，尤其是要熟知，不同种族的人群中各有哪些高发的遗传病（表 20-3）。如果有针对性的筛查提示了潜在的遗传疾病的存在，则应进行正式的遗传咨询。随着许多疾病的遗传基础不断被揭开，能被纳入产前诊断的疾病病种也在不断增加。

表 20-2　遗传学筛查 / 畸胎学咨询

1. 当您的宝宝出生时，您会达到 35 岁吗？
2. 您从上个月经周期到现在，服用了什么药物（不管是处方药、草药，还是自己到药店买的非处方药）吗？
3. 您从上个月经周期到现在，饮酒、吸烟、使用街头药物的量各有多少？
4. 您曾经有过流产或死胎的情况吗？各有过几次？
5. 您是否患有代谢性的疾病（比如糖尿病，苯丙酮尿症）？
6. 您从上个月经周期到现在，生过病，或者有过任何的感染吗？
7. 可否告诉我们，您和宝宝父亲的种族背景？你们有任何意义上的血缘关系吗？
8. 您，您宝宝的父亲，以及你们所有的家族成员，是否有人患有：
   1）神经管缺陷（脊髓脊膜膨出、脊柱裂、无脑畸形）？
   2）先天性心脏病？
   3）唐氏综合征？
   4）黑矇性家族性白痴（特别是在犹太人、移居美国路易斯安纳州的法人后裔，或是法裔加拿大人）？
   5）镰状细胞贫血（特别是在非洲裔美国人）？
   6）地中海贫血（特别是在意大利人、地中海人、亚洲人，或是非洲裔美国人）？
   7）肌营养不良症？
   8）囊性纤维化？
   9）亨廷顿舞蹈病？
   10）脆性 X 综合征、精神发育迟滞、孤独症？
   11）其他的任何染色体异常、遗传性异常，以及出生缺陷？

表 20-3　遗传学筛查 / 畸胎学咨询

种族群体	高危疾病	出现携带者的几率
白种人	囊性纤维化	1/25
非洲裔美国人	镰状细胞贫血	1/12
	乙型地中海贫血	
南亚人	甲型地中海贫血	1/20
地中海人（意大利人，希腊人）	乙型地中海贫血	1/25
犹太人	黑矇性家族性白痴	1/30
	葡糖脑苷脂沉积病 1 型	1/12
	脑白质海绵状变性综合征	1/40
	囊性纤维化	1/25

治疗要点

- 对没有危险因素的女性，应当每日补充叶酸 0.4mg；而对具有危险因素者，每日补充叶酸的剂量应增加到 4mg（推荐等级：A）。

营养

有充分的数据表明，孕期较差的营养状况常常会带来不佳的妊娠结局，特别是造成胎儿成长受限（fetal growth restriction，FGR）和早产。基于女性的孕期体重，特别是其体重指数（body mass index，BMI），医学界已经制定出若干特殊的营养指南（表 20-4）。孕妇每日需要多摄入 1255kJ/kg（300kCal/kg）的热量，以满足母亲的体重增加和胎儿的生长需要。

表 20-4　推荐的孕期女性总体重增加量

表现型	BMI	体重的增加	
		lb	kg
低体重	<18.5	28~40	13.7~18.2
正常体重	18.5~24.9	25~35	11.4~15.9
超重	25~29.9	15~25	6.8~11.4
肥胖（各种类型）	≥30	11~20	5~9.1

Modified from Institute of Medicine, National Academies of Science: Weight gain during pregnancy: reexamining the guidelines. Curr Opin Obstet Gynecol 21（6）: 521-526, 2009.

在孕前补充维生素和矿物质是世界通行的做法，尽管许多营养学家认为这是不必要的。对于饮食很好、单胎妊娠的女性，这些营养学家只推荐采取下面两条营养措施：

1. 在孕期的中间 3 个月和后 3 个月，每日摄入 30mg 的铁，以满足胎儿红细胞生成的需要。

2. 孕前和孕期的前 3 个月，每日摄入 400μg 叶酸，以预防胎儿的出生缺陷。

然而，由于许多美国妇女平时并未摄入足够的维生素和矿物质（Block 和 Adams，1993），并且对摄入了哪些营养物质进行特定的评估也很困难，因此在妊娠期补充维生素矿物质的做法还是被广泛采用。科学家建立了针对孕妇的、每日推荐的营养物质摄取量表，并不断进行再评估和修正（表 20-5）。对于那些脂溶性维生素，应注意避免摄入过量造成的中毒；特别是维生素 A（视黄醇），越"多"并不意味着越好。每日摄入的视黄醇如果超过了 10 000 国际单位，即，接近 3000 视黄醇当

表 20-5　推荐的女性膳食许可量

	非妊娠期 （15～50岁）	妊娠期 （单胎妊娠）	哺乳期 （前6月）
热量 /kJ（kCal）	7946～9200 （1900～2200）	+1255 （300）	+2091 （500）
蛋白质 /g	44～50	60	65
维生素 A/μg RE	800	800	1300
维生素 D/μg*	5～10	10	10
维生素 E/mg TE	8	10	12
维生素 K/μg	55～65	65	65
维生素 C/mg	60	70	95
硫胺素（维生素 B_1）/mg	1.1	1.5	1.6
核黄素 /mg	1.3	1.6	1.8
烟酸 /mg NE	15	17	20
维生素 B₆/mg	1.5～1.6	2.2	2.1
叶酸 /μg	400	400	400
维生素 B₁₂/μg	2.0	2.2	2.6
钙 /mg	800～1200	1200	1200
磷 /mg	800～1200	1200	1200
镁 /mg	280	300	355
铁 /mg	15	30	15
锌 /mg	12	15	19
碘 /mg	150	175	200
硒 /μg	50～55	65	75

注：* 按照 VD3 即胆酰骨化醇的量计算

RE，视黄醇当量；TE，α- 生育酚（即维生素 E）当量；NE，尼克酸当量

Data from Report of the Subcommittee on the Tenth Edition of the RDAs, Recommended Dietary Allowances, National Academy of Sciences, with modifications from ACOG Committee Opinion #196, 1998; and Centers for Disease Control. Use of folic acid for the prevention of spina bifida and other neural tube defects. MMWR Morb Mortal Wkly Rep. 1991; 40: 513-516.

量（retinolequivalents，RE），有可能反而会增加胎儿发生出生缺陷的概率（American College of Obstetrics and Gynecologists，2008；Rothman et al.，1995）。摄入奶制品不足的女性容易缺钙，此时补充一些钙会有好处。这也很容易做到，医生开具的抗酸药就是由碳酸钙制成的，只要嚼碎服用即可。借此不仅可以补充钙质，还可以治疗妊娠后半期经常发生的疾病——食管反流症。

最近的数据则提示，补充 ω-3 脂肪酸，特别是二十二碳六烯酸（docosahexaenoicacid，DHA）与二十碳五烯酸（eicosapentaenoicacid，EPA），可能会非常有益（Dunstan et al.，2008）。无论是 DHA 还是 EPA，都有助于胎儿大脑的发育。科学家也发现，这两种营养物质在野生

鱼类中都有很高的含量。然而，我们也并不推荐在孕期食用太多的鱼类，因其也会增加人体摄入汞的风险。从这个角度看，或许还是以额外补充 DHA 和 EPA 为佳。在制定出针对孕妇的指南之前，我们还需要做许多大样本的、设计得很好的对照研究；不过，这种额外的补充或者说替代治疗，无疑都应建立在对患者的个体化考虑的基础上。美国食品药品管理局（FDA）已经于 2004 年对育龄期、妊娠期和哺乳期的女性，以及幼童发出了正式警告：避免食用剑鱼、鲨鱼、大耳马鲛、方头鱼等，每周食用长鳍金枪鱼罐头也不要超过 170g（约合 6 盎司），因为这些食物中都含有较多的甲基汞。所有的孕妇，都应注意营养方面的危险因素，包括起始阶段的低 BMI 指数、前一胎为低出生体重儿、因为青春期、宗教或者文化的原因限制自己的食谱、患有需要控制饮食的医学疾病、药物滥用、饮食失调等（Kolasa and Weismiller，1995）。一些情况特殊的女性，应能从营养科医生、营养专家的正式饮食咨询中获益。

治疗要点

- 在孕期的中间 3 个月和后 3 个月，每日摄入 30mg 的铁，以满足胎儿红细胞生成的需要（推荐等级：A）。
- 孕前和孕期的前 3 个月，每日摄入 400μg 叶酸，以预防胎儿的出生缺陷（推荐等级：A）。

医学风险评估

对于期望怀孕的妇女，怀孕之前的这段时间是对自己在妊娠期间将可能遇到哪些疾病和风险进行评价和咨询的理想时机。在那些可能对胎儿产生重要影响的医学问题中，高血压与糖尿病最为常见。高血压根据严重程度的不同，可能会对妊娠过程产生种种不同的影响：从对胎儿影响微乎其微，到增加流产、胎儿宫内发育受限、胎盘早剥以至于死胎等事件的几率。对于潜在的血压障碍，应在妊娠前予以适当的治疗。一些患有高血压的育龄期妇女被给予血管紧张素转化酶抑制剂（ACEI）来治疗，但这类药物可能会对胎儿的发育造成显著的危险。因此，应当停用这些药物，如果有必要的话，也可以对治疗药物作出更换。对于那些过去曾患有高血压的女性，家庭医生应进行转诊，邀请一名在高血压孕妇管理方面富有经验的内科医生一同参与孕期保健。

糖尿病也可以对胎儿发育造成许多不同的影响。研究已经证实，母亲在妊娠之前如果对代谢状况控制

得当——反映在化验指标上，即：空腹和餐后血糖值在正常范围内，且糖化血红蛋白的值在正常范围内——则可以大大降低与糖尿病相关的胚胎病的发病几率，甚至降低到与不患糖尿病的孕妇几乎相等的水平（Mills et al.，1988）。曾患有糖尿病的女性如果考虑妊娠，也应向专科医师转诊，并予以特殊的保健和护理。

当前，医生对孕妇在妊娠期间情绪和心理障碍方面的关注仍显不足。须知，妊娠过程本身即有可能成为一个应激源，其结果或是导致某些急性事件的发生，或是导致紧张、抑郁情绪的加重。这在产褥期可能会表现得更为明显。

治疗要点

- 孕前保健是完整的产前保健不可或缺的组成部分，目的是促进健康，以及早期发现那些能进行治疗的妊娠危险因素，如糖尿病和高血压，并在妊娠之前予以治疗（推荐等级：A）。
- 曾患有糖尿病的女性如果考虑妊娠，应向专科医师转诊，并予以特殊的保健和护理（推荐等级：C）。

常规产前保健

在多数西方国家，妊娠女性要进行 7～11 次不等的产前检查，尽管最近的数据显示，产前检查的次数如果稍微再少一些的话，对母亲和胎儿也不会有什么不好的影响（Carroli et al.，2001）。研究也发现，无论是由产科医生、家庭医生还是由助产护士来进行产科保健，效果都是相同的；然而如果是由助产护士或者家庭医生来实施产科保健的话，孕妇相对而言会感到更满意一些（Villar et al.，2004）。经典的产前保健服务包括进行一些筛查，对相应的医学状况作出治疗，并对那些与妊娠结局相关的行为危险因素（例如吸烟、营养不良）进行鉴定和处理。

产前保健最重要的目标之一就是识别哪些女性具有妊娠高危因素，并分别对其采取合适的保健措施（Kontopoulos and Vintzileos，2004）。识别出哪些女性具有不良妊娠结局的危险，并向专科医生转诊、予以恰当的特殊保健，是极为重要的事情。研究已经证实，良好而充分的产前保健可以让女性有更大的机会享有健康的妊娠过程，并生出健康的宝宝。

第一次产前检查

第一次产前检查是整个怀孕过程中最重要的事情

之一，特别是在女性没有进行过孕前保健的情况下（表 20-6）。通常来说，第一次产前检查应当在女性发现自己可能怀孕之后，尽快进行，并作为孕前咨询的一个延续。家庭用的验孕棒，敏感度和特异度均能在 95% 以上；许多孕妇早在末次月经的第五周即能测出是否怀孕。在第一次产前检查中，最重要的一些事项包括：宣教，危险评估，适当的实验室检查，以及孕周的计算。

表 20-6　美国产前保健专家组推荐的第一次产前检查内容

完成以下所有的危险性评估
病史
迄今为止的疾病／手术史
迄今为止的营养状况
迄今为止的妊娠次数 *
社会心理因素
吸烟
饮酒
药品与毒品使用
社会支持状况
体力工作、体育锻炼及其他活动的最大负荷
压力状况
体格检查
血压 *
体重
乳腺检查 *
盆腔检查（包括子宫大小，相当于的孕周数，有无异常 *）
实验室检查
推荐以下所有项目：
血红蛋白／血细胞比容
中段尿培养
推荐选做以下项目：
Rh 筛查
梅毒检测
血糖水平
淋球菌培养
旨在促进健康的内容和信息（针对所有孕妇）
避免畸胎
安全性行为 *
妊娠期身体和情绪的改变 *
性行为咨询 *
孕期不适的自我调节（针对部分孕妇）
胎儿的生长及发育
关于孕期营养状况、身体改变、体育锻炼、心理社会适应能力的培训
营养咨询（针对部分或全部孕妇）
进行筛查及诊断试验的准备工作
各次产前检查的内容和时间 *
对孕期的危险指征应及时报告医生 *

* 以上内容为美国产前保健专家组认可，但未受到特别的复审 From Rosen M, Merkatz I, Hill J. Caring for our future：a report by the expert panel on the content of prenatal care. Obstet Gynecol 77：785，1991.

对孕妇的宣教是产前保健的重要组成部分，尤其是对那些首次怀孕的女性。医生应当告诉她们需要隔多长时间来进行一次产前检查，并向其解释妊娠期间可能会有的一些心理改变。医生还应围绕着对生育过程的准备工作这一核心主题，与孕妇谈一谈关于保健的问题，以及诸如是否选择母乳喂养之类的事情。旨在促进母乳喂养的、有组织的教育项目，收效如何尚属未知。医生应告知孕妇可能造成畸胎的危险因素，例如吸烟、饮酒、使用毒品或药物（包括处方药、非处方药、草药等）。还应鼓励孕妇养成良好的洗手习惯，因为这是避免患上社区获得性感染疾病的一个最好的方式。适当的免疫，如注射流感疫苗以及新型流感 A（H1N1）病毒疫苗等，也是应当去做的。还可以试一试，在工作场所等地方适当晒晒太阳，或是参加一些洗热水浴、桑拿浴的活动。如果孕妇没有产科方面的禁忌证的话，体育锻炼也应受到鼓励（ACOG，1994）（表 20-7）。妊娠期间的性生活问题应受到更积极的关注，因为一些女性并不愿意谈到这方面的问题，即使是与自己的医生也不愿谈论。一般而言，在孕期是可以继续进行性生活的，除了少数例外，比如出现前置胎盘、早产等情况。对性传播疾病（sexually transmitted diseases，STD）的情况也应进行评估和加以预防。对于孕妇的营养问题，应注重个体化的原则，并依据估算得来的孕妇的理想体重增加值进行处理。

表 20-7　对妊娠期锻炼的建议

1. 如果有定期锻炼的习惯，可以继续进行，强度控制在轻至中度即可
2. 应避免高密度或高冲击力的定期锻炼，或适当减量
3. 在妊娠中后期（注：孕 4 个月之后），应避免采取仰卧位
4. 锻炼时注意避免体温过高的情况
5. 如进行负重锻炼，应将强度调至尽可能小，因为孕期关节较为松弛
6. 应仔细制定锻炼计划，将创伤（摔伤）的风险减至最小
7. 应保证摄入足量的营养，以弥补妊娠所需
8. 产后如继续进行锻炼，应当注意循序渐进

预产期（estimated date of delivery，EDD）的推算，有赖于准确的末次月经时间（lastmenstrualperiod，LMP）。末次月经的第一天对于推算预产期是很好的临床指标，但记得要根据平时的月经周期是长于还是短于 28 天，稍做修正。计算预产期有一个 Nagle 法则：在末次月经第一天的基础上，减去 3 个月，再加上 7 天（例如，末次月经第一天是 1 月 1 日；从 1 月份起，向前减去 3 个月是 10 月份，从 1 日起加上 7 天是 8 日，因此推算的

预产期是 10 月 8 日——译者注）。如果平素的月经周期比 28 天要长，预产期也要相应推后；如果月经周期比 28 天短，则预产期要相应提前。这一提前或推后的原则，也同样适用于对末次月经的准确时间不能确定的情况。

第一次产前检查的体格检查，应包括对子宫大小的细致评估。如果在通过月经计算的孕龄，以及通过子宫大小推知的孕龄之间存在出入，可以考虑在妊娠早期进行超声检查，以帮助在妊娠时间方面予以确认。最近的证据显示，早期的超声波扫描对妊娠时间的确定非常之准确，而这对于进行若干在时间上有要求的产前筛查或医学干预，以及对采取最佳措施治疗一些并发症（例如，过期妊娠），都有着重大的意义（Neilson，2004）。晚期超声检查，即在孕 24 周之后进行的超声检查，在确定孕龄方面就不那么敏感了。附带补充一句，对于所有的不规律出血或是腹部疼痛的情况，医生都应进行超声波扫描检测，以证实是否存在妊娠的可能性，以及是否为正常的宫内孕。

在产检中，应询问病史并进行直接的体格检查，以判断是否存在某些可能会令母亲和围生期胎儿的发病率或死亡率有所增加的医学状况。对于那些近期没有做过宫颈癌防癌检查的女性，第一次产前检查也是一次很好的机会，可以做一个巴氏涂片检查（Pap smear）来进行宫颈癌方面的筛查。尽管，对孕妇进行的巴氏涂片检查可能会稍微不那么可靠。与此同时，也可以做一些其他的检查，包括血糖、镰状细胞贫血、黑矇性家族性白痴筛查，以及其他感染性疾病的监测等。

常规的胎儿心脏听诊，尿常规监测，对母亲体重、血压以及宫高的测定，也都是普遍被推荐的检测项目，尽管对此尚无压倒性的支持性证据（Kirkham et al.，2005）。在第一次产前检查中，女性还应当进行 ABO 血型和 Rh 血型的检测，并进行贫血的筛查。对那些具有家族史，或之前生育的孩子、胎儿患有遗传病，抑或之前有过反复流产史的夫妇，应进行相关的遗传咨询及检测。所有的孕妇还都应当进行胎儿血清学标志物的检查，以筛查有无神经管缺陷，以及（染色体）非整倍体的情况。而如果孕妇具有非整倍体的危险因素，则应接受羊膜穿刺术，或是进行绒毛膜绒毛取样（chorionic villus sampling，CVS）。当然，有必要对以上这些检查的局限性、危险性，及其可能对孕妇造成的心理影响进行评估。此外，在妊娠之前以及妊娠早期补充叶酸，可以降低胎儿神经管缺陷的发病几率。第一次产前检查所需的实验室检查包括：血红蛋白含量、血细胞比容（用于判断有无贫血）；Rh（D）血型；梅毒螺旋体、风疹病毒以

及乙型肝炎病毒的血清学检查；尿常规。同时，强烈推荐进行针对人类免疫缺陷病毒（HIV）感染的检测，原因是恰当的医学干预可以有效降低艾滋病病毒在围生期的垂直传播。在盆腔检查时，可以做一次巴氏涂片检查并进行淋病双球菌和衣原体的病原菌培养。

后续的产前检查

根据美国产前保健专家组（Expert Panelon Prenatal Care）的有关报告（Rosen et al., 1991），无相关危险因素的、初次妊娠的妇女，应至少进行 10 次产前检查；而无相关危险因素的经产妇，应进行至少 8 次产前检查。然而，另外的一些数据也显示，产前检查的次数其实可以稍微少几次，这并不会对母婴有什么不良影响（Carroli et al., 2001）。具有心理方面的若干情况，或者是具有妊娠合并症的女性，产前检查则应再频繁一些。如果孕妇没有发现有什么特殊的状况，则在妊娠期的前 3 个月和中间 3 个月，可以每间隔 5～6 周进行一次产前检查；在孕 30 周以后，两次产检的间隔可以缩短一些，而孕 37 周之后，应当每周都来做产检。推荐的产前检查内容请见表 20-8。即使是妊娠风险较低的孕妇，也应按时做常规的产检，并进行相应的实验室检查。针对染色体异常的产前筛查可以在妊娠期的前 3 个月，更具体地说是在孕 10^{+2} 周到孕 13^{+6} 周之间来进行。旨在检测胎儿的结构性缺陷（特别是神经管缺陷）以及染色体组型异常的甲胎蛋白相关的检测（"四联"筛查，见下文）可以在孕 16 周至孕 18 周之间进行。妊娠期糖尿病的筛查以及用血红蛋白或红细胞压积筛查贫血，推荐在孕 26 周至孕 28 周之间进行。在此期间，还推荐进行一些抗体的筛查；对 Rh（D）阴性的孕妇，预防性地给予 Rh0（D）免疫球蛋白（RhoGAM）；以及对有危险因素的孕妇，予以复查感染性疾病的相关指标等。

B 组链球菌（GBS）是导致早发性新生儿败血症的主要原因。孕 35～37 周时，可以对孕妇进行直肠和阴道部位的乙型链球菌培养。疾病预防控制中心（CDC）最近更新了预防新生儿早发性 B 组链球菌疾病的指南（2010）。如果培养结果呈阳性，应在分娩时预防性地给予抗生素治疗。如果孕妇不对青霉素过敏，可在分娩时静脉输注青霉素（起始剂量 500 万单位，之后每隔 4 小时输注 250 万单位）；氨苄西林静脉输注可替代青霉素（初始剂量 2g，然后每 4 小时 1g，直到分娩）。如果有青霉素过敏，则进行克林霉素和红霉素的药敏试验，并择一给予治疗。如果 GBS 对这两种抗生素都敏感，那么就可以使用克林霉素。如果 GBS 对克林霉素或红霉素耐药，或者时间不允许进行检测，那么有严重

表 20-8 美国产前保健专家组推荐的产前检查内容

内容	孕周数；孕前/孕中/孕后 3 个月
检测任何可能的感染 *	
体格检查	
血压	24[†]
体重	每次产前检查时
宫高/子宫增长速度	16[†]
胎位/胎先露/是否已衔接/胎儿心率 *	24[†]
宫颈检查	41*
实验室检查	
血红蛋白/血细胞比容	24～28
Rh 敏感性[‡]	26～28
糖尿病筛查	26～28
复查梅毒[‡]妊娠期	最后 3 个月
复查淋球菌和 HIV 病毒[‡]	36
血清甲胎蛋白	14～16
超声检查 *	有指征时
健康促进的内容	
避免畸胎	每次产前检查时
安全性行为	每次产前检查时
使用孕妇安全带	孕早期/中期/后期各 1 次
戒烟[‡]	孕早期/中期/后期各 1 次
工作/营养状况咨询[‡]	每次产前检查时
早产的指征	孕中期/后期各 1 次
身体/情绪改变 *	孕早期/后期各 1 次
性行为咨询 *	妊娠后半期
胎儿生长/发育	每次产前检查时
孕期不适的自我调节[‡]	每次产前检查时
一般卫生习惯	每次产前检查时
母乳喂养	26[†]
婴儿汽车安全椅	每次产前检查时
分娩/育儿培训	32
家庭角色的转换	38
实验室检查结果判读 *	进行实验室检查前
生育计划 *	妊娠期最后 3 个月
分娩（何时需要来医院/去哪里办手续）*	妊娠期最后 3 个月

From Rosen M, Merkatz I, Hill J. Caring for our future：a report by the expert panel on the content of prenatal care. Obstet Gynecol 1991；77：785.

注：* 被美国产前保健专家组认可，但未受到特别的复审

　　† 在该周以及此后的每一周都应进行检查

　　‡ 可以只用于部分孕妇

青霉素过敏（严重过敏反应被定义为在应用青霉素或头孢菌素后出现血管神经性水肿、过敏反应、荨麻疹、或呼吸窘迫。）的妇女应该用万古霉素治疗。轻微青霉素过敏（例如，只是起药疹）者则可在分娩时，静脉给予一代头孢菌素（如先锋霉素V）（美国妇产科医师学会（ACOG），2002a，CDC，2009；Schrag et al., 2002；Verani et al., 2010）。携带乙型链球菌的孕妇，以及之前生育的婴儿曾经患有乙型链球菌引起的败血症的孕妇，无须进行病原菌的筛查培养，均应在产时接受抗生素的治疗。若决定择期剖腹产或无破膜及产程发动，分娩时不主张预防性应用抗生素。

治疗要点

- 筛查35～37周的孕妇，对有细菌定值的孕妇分娩时进行治疗，是降低新生儿GBS感染的最有效方法（ACOG，2011）（推荐等级：A）。

常规产前检查所应包括的临床项目，其实是存在着争议的。许多指南推荐，每次产检时都要常规测量母亲的宫高和血压，检测其尿液中的蛋白质和葡萄糖含量，听诊胎儿心脏，以及询问胎动的情况。每次产检时，还应对子宫生长速度和子宫大小加以评估。对胎儿心音的评定，也被推荐为每次应做的项目。在孕12周以前，子宫的大小可以通过双手的盆腔检查判断出来；在此时期内，有时也可以通过多普勒超声听到胎儿的心音，不过不一定每次都能听到。从孕12周到孕20周，已经可以由子宫底在下腹部的位置高低，来判断子宫的生长速度（图20-2）。胎儿心音也已经能从听诊器中确实可靠地听到。孕20周时，多数女性已经能从平脐处触摸到宫底。孕20周以后，测量宫高时，要从耻骨联合测量到宫底部。已经经历的完整孕周数，应当与用这一方法测得的子宫高度相吻合（允许误差±2cm）。在用此法测量时，要注意尽可能取得准确的数据。孕周与宫高不一致的最常见原因就是测量误差，包括孕龄计算的误差和由于母亲肥胖而导致的宫高测定误差。子宫高度如果高于预期值，可能原因有多胎妊娠、子宫肌瘤、羊水过多或大于胎龄儿（large-for-gestational-age，LGA）。而子宫高度如果小于预期值的原因，则要考虑有无羊水过少、胎儿宫内发育迟缓，以及死胎的原因。

到孕30周时，胎儿已经发育得足够大，而且可以从孕妇的腹部摸到。在这时以及之后的产检中，应对胎位加以确定。对大多数孕妇来说，这通过利奥波德手法很容易加以实现（图20-3）。第一步判断子宫底部

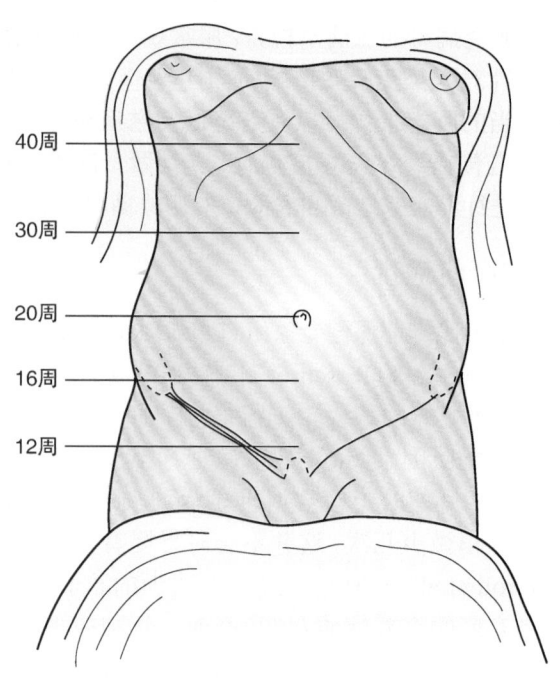

图20-2 不同孕周时，子宫宫底的增长速度

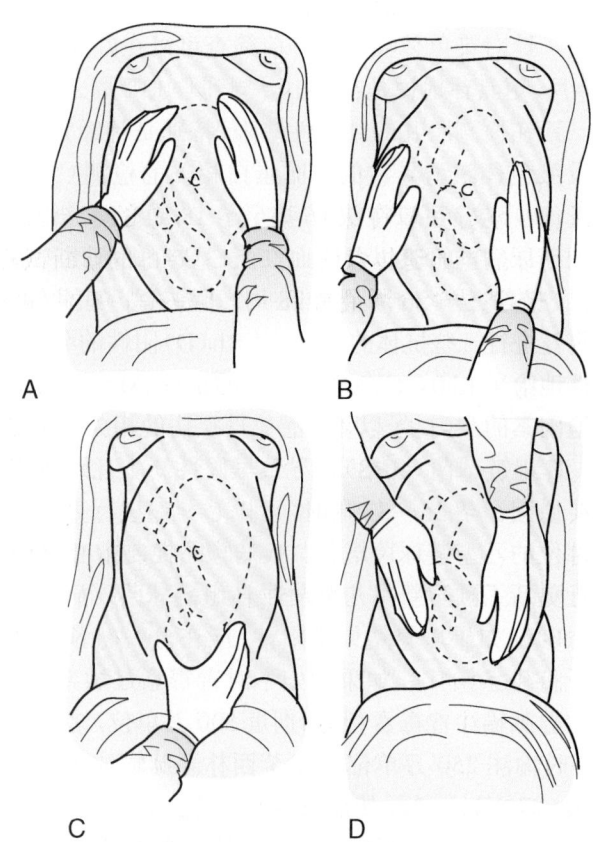

图20-3 用利奥波德手法确定胎儿位置。A. 第一步：触到子宫宫底，确认胎儿的位置。B. 第二步：确定胎背的位置。C. 第三步：将双手拇指与其余4指分开，确定胎先露部及胎方位。D. 第四步：触到胎头隆突，并以此确定胎头的旋转程度

的胎儿部位。之后，触诊的手从侧方滑下，进行第二步：确定胎背的位置。第三步是要将双手拇指与其余 4 指分开，置于耻骨联合上方，握住胎先露部，进一步查清是胎头还是胎臀，并左右推动，以确定胎先露部是否已降入盆腔。若可推动则未降入盆腔（未衔接）。如果先露部为胎头，则需在第四步确定其旋转程度：检查者转过 180°，面向孕妇大腿部，触诊胎头的隆突。另一个确定胎背位置的方法，是根据从多普勒超声或者听诊器中听到的胎儿心音。胎儿的心音在胎背处听得最清晰；当胎头处于左枕前位、横位、枕后位时，胎背在子宫的左下方，而当胎头处于右枕位时，胎背在子宫的右下方。尽管上述触诊方法也并没有压倒性的支持性证据，但它还是一直被作为产科保健的标准手法（Kirkham et al.，2005）。

到了妊娠末期，医生应对孕妇的胎位有确切地了解，孕妇也应当知道自己的胎位。这样可以有助于孕妇在娩出非头先露的胎儿时，所采取的紧急处置。数字化的宫颈内检查在进行检查的同时，还可以对胎儿的胎先露部作出修正，因此在必要时可以采用。然而除非具有相应的指征，否则在孕 41 周之前，一般并不需要常规检查宫颈来确定宫颈的成熟程度（cervical readiness）。

产前筛查及其诊断试验

所有孕妇均应进行产前胎儿筛查。对孕妇来说，如果被发现存在着特殊的可致胎儿异常的危险因素，则应进行适当的遗传咨询，并做一些特殊的诊断试验。进行产前遗传学诊断最常见的原因是高龄妊娠（高龄妊娠的定义是孕妇预计生产时的年龄在 35 岁或以上）。在某种意义上，高龄妊娠会使得减数分裂的过程中，发生染色体不分离的风险直线上升，从而导致非整倍体的妊娠（即，胎儿的染色体数目异常）。这也是高龄孕妇在妊娠前 3 个月内的自然流产率更高的一个原因。同时，这也解释了为什么高龄产妇所生的婴儿更可能具有染色体的异常——以唐氏综合征（21- 三体综合征）最为多见。

妊娠风险较低的孕妇，可以在孕前期或孕中期的 3 个月内采用生物化学的方法，对胎儿的遗传学异常进行筛查。也可以采用超声测量胎儿的颈部透明带厚度（妊娠期的前 3 个月之内），或者靶向性评价胎儿解剖结构的办法，对胎儿的异常作出筛查，不过此二者的最佳检查时机为孕 18 周至孕 20 周。医学界一致认为，无论何种年龄的女性，只要愿意接受检查所带来的可能的风险，都是可以进行上述这些筛查或者诊断试验的。

生化方面的检查，意在对孕妇血液中，某些被发现对胎儿发育异常具有提示作用的化学物质进行测定。"四联筛查"是一项孕妇外周血的检测，在孕 15 周至孕 20 周时（但最敏感的时间是孕 16 周至孕 18 周之间），抽取孕妇的外周血，检测甲胎蛋白、雌三醇、β- 人类绒毛膜促性腺激素（β-hCG）等的含量。这些检验结果的正常值，会随着孕周的变化而波动。通过测定孕妇血清中的甲胎蛋白含量（maternalserumalpha-fetoprotein，MSAFP），可以查明那些开放性神经管缺陷（如脊柱裂、无脑畸形），此时蛋白质会从胎儿的组织中渗漏出来，透过羊膜进入羊水，并最终进入到母亲的循环系统当中。孕妇血清中的甲胎蛋白含量如果低于正常值，常常提示胎儿患有唐氏综合征。而对 β- 人类绒毛膜促性腺激素、雌三醇等的含量同时进行测定，可以增加对染色体异常的检测敏感度（表 20-9）。该检测可以用于所有的妊娠妇女，并注意向其解释检测的敏感度及特异度。对检测结果显示有异常者，应予以靶向性的超声检查，或是进行羊膜穿刺术。

表 20-9　妊娠中期的四联筛查结果

生化检测结果				
	甲胎蛋白	雌三醇	β-hCG	抑制素 A
唐氏综合征	降低	降低	升高	升高
18- 三体症	降低	降低	降低	不变或降低
开放性神经管缺陷 *	升高	**	**	**

能力统计			
	检测敏感度	假阳性率	阳性预测值
唐氏综合征	77%～79%	3%～5%	3.7%
18- 三体症	60%	2%～4%	2.2%
开放性神经管缺陷 *	90%	4.0%	2.5%

注：* 孕 16 周至孕 18 周时，最为敏感；** 不用于神经管缺陷的检测
hCG：人类绒毛膜促性腺激素

目前，孕 3 个月内的超声检查以及生化检测——特别是在孕 10＋2 周至孕 13＋6 周之间进行的"孕 3 个月内的早期筛查"，均已在临床上广泛开展。这些检查包括超声测量胎儿的颈部透明带厚度（即胎儿颈部淋巴液的分布）（图 20-4）、实验室检测妊娠相关浆细胞蛋白 A（PAPP-A）和 β-hCG 等。孕 3 个月内的早期筛查，对唐氏综合征的敏感度大约在 85%，不过也会有 4% 左右的假阳性率。在孕早期 3 个月和孕中期 3 个月内，也常联合采用上述几项检查，以求具有更高的敏感度。医生应尽可能地熟知这些临床常用检查的敏感度、特异度和可用性。

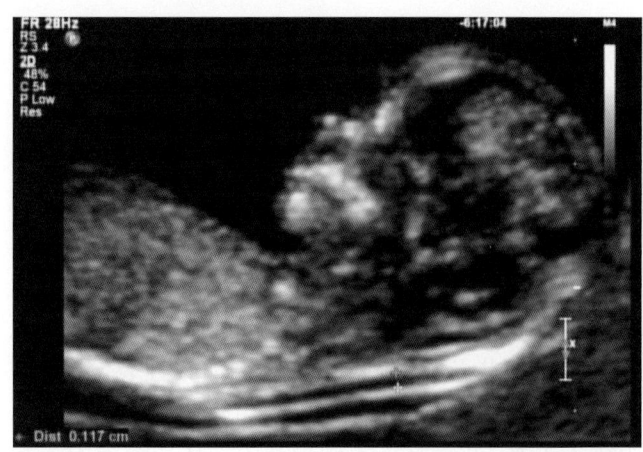

图 20-4　通过经腹部的超声检查，测量胎儿的颈部透明带厚度（NT）。图中显示的测量结果是正常的。如果测得的数值有所增加（>3mm），则提示胎儿有更高的可能会有染色体异常、复杂的先天性心脏病，或者其他的遗传综合征

新开发的从母血筛检游离胎儿 DNA（cell-fress fetal DNA, cffDNA）不仅改进了非整倍体筛查的灵敏度而且具有非常低的假阳性率（Chiu et al., 2011）。例如，这些检查检测唐氏综合征的敏感性为 99%，18-三体的敏感性为 98%。这些测试可在妊娠 10 周后任意时间进行，而测试的基础原理是可在血液中探及足够数量的 cffDNA 片段，该片段被认为是母亲胎盘的凋亡细胞。相对数量的游离碎片组成染色体三体或单体可用于预测一个特定的染色体。游离胎儿 DNA 筛查适用于高龄孕妇、有非整倍体病史、胎儿超声异常或血清生化筛查试验结果异常的妇女。这种检测方法目前正在用于低风险妇女研究中，并有望在未来取代生化的筛查。

在母血检测到游离胎儿 DNA 任何异常应进行 CVS 或羊膜穿刺术确诊。

循证总结

● 在妊娠的前 3 个月内（在 10 周 +2 天、13 周 +6 天）超声测量胎儿的颈部透明带厚度，以及测定母亲血中的生化标志物，都是筛查一般人群中的唐氏综合征的有效方法（推荐等级：A）。

● 妊娠前 3 个月内，一旦通过筛查发现胎儿具有较大的非整倍体的风险，即应对孕妇进行遗传咨询；与此同时，应进行绒毛膜绒毛取样，或在妊娠中期的 3 个月中进行羊膜穿刺术（推荐等级：A）。

● 孕妇血液中游离胎儿 DNA 筛查是一项新开发的高灵敏度和低假阳性率的筛查试验，目前可用于高危妇女。任何异常应进一步用 CVS 或羊膜穿刺的方法来明确诊断（推荐等级：A）（Wilson et al., 2013）。

产前诊断试验

羊膜穿刺

羊膜穿刺的产前遗传学诊断最好在孕 15 周至孕 20 周之间进行，不过在孕 20 周之后，也是可以做羊膜穿刺的。在对胎儿与胎盘进行超声检查之后，选择其下方完全为羊水区域的皮肤，碘酒消毒。医生在超声的引导下，以 22 号腰椎穿刺针穿过腹壁、子宫肌层及羊膜进入羊膜腔，抽取 20ml 左右的羊水。穿刺时，应仔细操作，避免伤及胎儿、脐带，以及胎盘中的大血管。对于经验丰富的医生来说，因羊膜穿刺术而造成的流产率大约是 1/300。抽出羊水后，应送检进行染色体分析，此项检查所需的时间为 10~12 天。此外，在遗传咨询时，如果认为还可能存在其他家族遗传性疾病，也可以对羊水中的漂浮物进行代谢方面的检查，以利作出诊断。更早期（孕 11~13 周）进行羊膜穿刺术也有成功的先例，但现在一般不再推荐，因为近期第一手研究的结果表明，过早进行羊膜腔穿刺，可能会略微增加新生儿畸形足的风险。

绒毛膜绒毛取样

绒毛膜绒毛取样是另一项旨在获取胎儿组织（绒毛膜绒毛或胎盘细胞），以进行遗传学评价的技术。在超声的引导下，可以对孕 10 周至孕 13 周的女性进行绒毛膜绒毛取样，方法是用腰椎穿刺针穿过腹壁，或者是用专门为此设计和制作的导管穿过阴道，取得胎儿的组织。对所得绒毛细胞进行的染色体分析，可以在 7 天之内完成。绒毛膜绒毛取样的优点是可以在妊娠早期进行检测，并尽快取得结果。此项检查所致的流产率在 1/125 左右（Jackson et al., 1992）。

循证总结

● 在孕 14 周之前，行早期羊膜穿刺术可能会有不安全，因此推荐在妊娠中期（即孕 4~7 个月时）再行羊膜穿刺术，或在孕 14 周之前以绒毛膜绒毛取样代替之（推荐等级：A）。

● 绒毛膜绒毛取样不应在孕满 10 周之前进行（推荐等级：B）。

● 绒毛膜绒毛取样都应在超声的直接引导下进行（推荐等级：B）。

● 在妊娠的最后 3 个月进行羊膜穿刺术，似乎不会有明显的风险引起相应的并发症，并导致急诊分娩（推荐等级：B）。

妊娠期的药物和化学品暴露

孕妇常常会问到，暴露于药物或者其他的化学品中——这种暴露可以是接触环境中的污染物质，也可以是使用非处方药或处方药——对尚未出生的胎儿会有哪些影响。毕竟，这种暴露存在于我们每天的生活当中：在工作场合，在社区，在接受医学诊疗时，等等。而暴露的结果也可以很不相同，轻则也许不会表现出什么危害，重则也许会危及胎儿的安全。医生应当对回答这些妊娠相关的问题有充分的准备，并能给予孕妇恰当的建议。

化学品暴露会产生什么样的结果，或许与化学试剂的性质、起效时间及剂量、暴露的持续时长等密切相关。根据这些因素的不同，对胎儿的影响的变数也会较大：从引起最轻微的形态异常和生长受限，到导致严重的畸胎甚至是流产。沙利度胺（一种镇静药）对胎儿有明显的影响，可以使三分之一左右的胎儿产生短肢缺陷障碍。不仅如此，它的致畸作用还不甚明显、难以捉摸，或者是在摄入人体内很多年之后才出现（Welch et al.，1993）。己烯雌酚（Diethylstilbestrol，DES）这种药物，则与子宫结构异常发育和阴道的透明细胞癌有关，如果母亲患病，女儿也会有很高的发病几率。

从各种动物实验的研究结果中，人们已经对"化学品暴露"及其"对生育和胎儿发育的影响"之间的联系了解得相当之多了。但鉴于遗传多样性以及不同物种之间的特异性，动物实验的结果仍使人们心存疑虑，这种暴露与结果之间的联系似乎仍然呈现出许多的不确定性。由于上述局限，家庭医生和保健的提供者，必须在用药前，对各类研究和临床证据进行仔细的权衡。为了帮助医生选择合适的药物种类，美国食品药品管理局（FDA）于1980年发布了一份危险因素的索引，它将药物简单地分为如下的类别：

A类：药物已经在女性中进行了对照实验，结果未显示药物对胎儿具有风险。

B类：药物已经在动物中进行了与生育有关的研究，结果未显示对胎儿有风险，不过在人类的孕妇当中尚未进行对照性的研究；或是虽然动物生育研究显示了药物的副作用，但未被在人类中进行的对照性实验进一步证实。

C类：动物研究提示了对胎儿的副作用，但在人类的女性中尚无对照性研究。因此，当且仅当医生认为，用药后患者的潜在获益超过药物可能对胎儿造成的风险时，方能用药。

D类：有证据表明该类药物对人类的胎儿具有危险，但相对于孕妇从用药中的获益而言，是可以接受的。

X类：对动物或人类的研究已经证实，药物对胎儿具有影响；或在人类的用药过程中，有证据显示药物对胎儿具有危险。此类药物禁用于即将或可能已经怀孕的女性。

以上的分类是一个过于简化的分类，而在对孕妇的实际临床管理中，医生需要对所获得的数据加以权衡。在畸胎学中，真正的绝对致畸物质是极少的，然而在当前，我们还是针对孕期常用的药物类型，作出了总结和推荐（表20-10）。需要强调的是，对实际产生的畸形与某种特定药物之间的必然关系来作出证明，其实是很难的；不过不管是在什么时候，我们都不能因为找不到相关的负面数据（或其不存在），就认为一种药物是安全的。

表20-10 妊娠期的药物暴露

药物类别	用药推荐	药物评价
抗组胺药	可用	多数为B类药
减充血剂	可用	首选伪麻黄碱
含有愈创甘油醚的止咳药	可用	—
对乙酰氨基酚	可用	首选的解热镇痛药
阿司匹林	避免使用	增加出血风险；子痫前期获益不大；特殊医学状况下可由医生开具低剂量处方
非甾体类抗炎药（NSAIDs）	避免使用	可致动脉导管过早关闭
头孢菌素	可用	—
磺胺类药	妊娠最后3个月避免使用	可致新生儿核黄疸（即新生儿胆红素脑病）
四环素	避免使用	可致牙齿色素脱失
血管紧张素转化酶抑制剂（ACEI）	避免使用	可致死胎，肾发育异常，新生儿肾衰竭
免疫接种	避免使用减毒活疫苗	可致麻疹，腮腺炎，风疹
过敏疫苗注射	可用	需改为维持剂量

Modified from Hueston WJ, Eolers GM, King DE, McGlaughlin VG. Common questions patients ask during pregnancy. Am Fam Physician. 1995; 51: 1465-1470.

妊娠期感染

尽管女性无论是在孕期还是在非孕期，都同样能成为许多病原菌的感染对象，但一些特定的感染性疾病会对胎儿的发育产生影响，或者会导致一些诸如早产、胎膜早破等妊娠并发症。某些妊娠期间的感染可以导致畸胎，特别是当感染发生在妊娠的前 3 个月时。这些病原体被给予了一个缩写：TORCH，即弓形虫病（toxoplasmosis），其他——比如说梅毒，风疹（rubella），巨细胞病毒（cytomegalovirus，CMV）和疱疹病毒（herpervirus）。尽管 HIV 病毒并不会导致胎儿畸形，但仍然会通过孕妇传播给胎儿，并有可能在儿童期导致死亡。

弓形虫病

弓形虫病的病原体是一种叫做刚地弓形虫的寄生虫，常常感染啮齿动物。根据血清学研究，近三分之一的育龄妇女都曾经患有弓形虫病。在美国，通过母体感染弓形虫病的几率大约为 0.5%。只有当母亲在妊娠期发生了活动性感染时，胎儿才会患上先天性的弓形虫病。每 1 万名新生儿中，大约有 1 名会有可见的损害；而具有感染弓形虫的证据，但无相应症状表现的比例尚不清楚。如果母亲是在妊娠的最初 3 个月感染了弓形虫病，则会有更大的可能导致流产，或对胎儿造成显著损害。妊娠后期的感染，对胎儿的影响相对较小。

孕妇接触到弓形虫的主要原因是食用了含有虫囊的生肉。此外，感染了弓形虫的猫会通过粪便排出其卵囊，因此孕妇也有可能通过粪 - 口传播途径，接触到猫排出的弓形虫卵囊，从而感染本病。那些以家中残羹或罐头为食的猫，是不大可能感染弓形虫的。而从野外捕获啮齿动物并以此为食的猫，感染的风险则要大得多。孕妇应当避免接触猫砂盆或者猫窝褥草，避免用自己的手去抱猫，特别是那些被放任在户外闲逛的猫。孕妇如感染了弓形虫病，可以是没有明显症状的，也可以表现出类似于单核细胞增多症的症状。由此还可能给胎儿带来一系列的先天性疾病，从来势汹汹的癫痫发作、小头畸形或者脑积水、脉络膜视网膜炎、肝脾肿大、黄疸、小眼畸形、白内障，到一些症状不那么明显的疾病（包括脉络膜视网膜炎）。产前超声诊断或产后的脑扫描，都可以显示出颅内的钙化灶。对胎盘也应送检病理，以查明有无刚地弓形虫的虫囊（Beazley and Egerman，1998）。

弓形虫病的诊断主要依靠血清学检查，可以通过酶联免疫吸附测定（ELISA），看是否存在免疫球蛋白 G（IgG）和 IgM。但应注意，有时这一测定会产生很高水平的假阳性结果。应选择那些在这方面技术熟练精湛的实验室进行此项检测。对于在产前感染了弓形虫病的孕妇，可以采用乙胺嘧啶（息疟定）和磺胺嘧啶进行治疗。不过，这些治疗对预防胎儿的先天性感染的效果似乎不尽一致（Wallon et al.，1999）。并不推荐在产前对所有孕妇进行这方面的筛查。

梅毒

梅毒是由梅毒螺旋体（一种可以运动的螺旋体）引起的、可治疗的感染性疾病。对孕妇而言，最常见的感染途径是性传播。梅毒感染被分为四个时期：潜伏期梅毒，一期梅毒，二期梅毒以及三期（晚期）梅毒。在孕妇中，三期或者说晚期梅毒很少见（Sheffield and Wendel，1999）。

妊娠对于梅毒的进程基本不会有影响，但梅毒对于妊娠过程以及孕妇腹中的胎儿却会产生比较大的影响。梅毒螺旋体血症（spirochetemia）常见于一期梅毒晚期以及二期梅毒，梅毒螺旋体血症也是对于胎儿而言最为危险的时期。如果胎儿感染了梅毒，那么流产、胎儿水肿、死胎、早产等的发生几率都会增加。青霉素是目前唯一被推荐用于治疗妊娠期梅毒的抗生素，安全性和有效性均获得了认可，并且它还能穿过胎盘屏障，让胎儿也得到治疗（美国疾病预防控制中心，1999）。青霉素过敏的孕妇可以先行脱敏治疗。在妊娠中，应在何时开始治疗仍是一个问题；此外，还应进行重复治疗，因为先天性梅毒是一种可以预防的疾病。所有患有梅毒的妇女都应接受细致的评估，以确认是否合并有其他性传播疾病，特别是艾滋病，因为一旦出现合并感染，治疗与监测的措施会有很大不同。此外，医生还应对孕妇神经梅毒的可能性进行细致评估。

风疹

先天性风疹最初为人们所认识是在 1941 年。当时的风疹大流行过后，无数由于感染风疹的孕妇所生育的婴儿被发现患有白内障。随即，在美国、加拿大以及其他许多欧洲国家，都开展了针对风疹病毒的免疫工作，这降低了妊娠期风疹感染的发病率，并使先天性风疹患儿的数量得以减少。在美国，每年只有数例先天性风疹的报道。医学界已经转而开始关注那些发展中国家消灭风疹的努力（Banatvala，1998）。

尽管孕妇感染风疹病毒后，可能不会有什么临床症状，但在通常 14～21 天的潜伏期过后，还是会出现一些斑疹：起初是在面部，逐渐蔓延到颈部、躯干、手臂和腿部，同时还可伴有淋巴结的肿大、乏力、关节痛以及皮肤瘀斑。因此，孕妇如发现自己不能对风疹病毒产生免疫，应当远离患病人群；医生也应告诫她们，避免接触传染源。疑似感染风疹的孕妇，应当进行特异性风疹病毒抗体 IgG 和 IgM 的检测，或者进行病毒培养。

孕妇如果在妊娠的最初 3 个月感染了风疹，则胎儿患有先天性风疹、并因此受到损害的风险就会比较大；对于确诊的病例，应当及时向医生咨询，终止妊娠。先天风疹综合征可疑表现为各种类型的胎儿异常，包括白内障、脉络膜视网膜炎、小眼畸形、先天性心脏病、心肌炎、小头畸形、耳聋、精神发育迟滞、骨损害等，还可以出现系统性感染的体征（肺炎、肝脾肿大、肝炎、血小板减少）（Stamos and Rowley, 1994）。

巨细胞病毒

约有 2% 的妊娠妇女会患上原发性的巨细胞病毒（cytomegalovirus, CMV）感染，这一疾病是通过直接接触或呼吸那些已感染患者呼出的气溶胶而传播的。感染本病后，常无明显的临床症状，或只有轻微的全身症状如疲劳、乏力、发热、淋巴结肿大和咽炎等。近 50% 的在妊娠期感染了巨细胞病毒的孕妇，其腹中胎儿也会出现巨细胞病毒的感染；不过只有 10%～15% 的胎儿会因感染而受到损伤。其中听力丧失是最常见的表现。

胎儿的感染和损害更多地发生在妊娠的最初 3 个月和中间 3 个月。尽管听力丧失最为常见，但先天性的巨细胞病毒感染仍有可能表现为小头畸形、脑积水、小眼畸形、精神发育迟缓或是颅内钙化。来势凶猛的胎儿感染被称为巨细胞病毒感染症，这种疾病并不常见，常由母亲在妊娠晚期的感染所致，但对胎儿常常是致命的。

孕妇在妊娠期间，如反复感染巨细胞病毒，也常会引起胎儿的感染，但一般很少对胎儿造成损害（Stagno, 1982）。因此，那些具有危险因素的女性（如儿童保育员或者保健工作人员）为了保险起见，可以在妊娠之前注射巨细胞病毒的疫苗，并进行血清学方面的检查。目前还不推荐在妊娠之前，针对巨细胞病毒进行常规筛查。可疑的巨细胞病毒感染的孕妇，可以通过对宫颈、羊水、尿液等做血清检查或培养检查，以求进一步确诊。

疱疹病毒

单纯疱疹病毒 2 型（HSV-2）是绝大多数生殖器疱疹的病原体，另外有少数生殖器疱疹的病原体是单纯疱疹病毒 1 型（HSV-1），而它也常常会导致口咽部的疱疹。无论是在孕妇还是在胎儿体内，都可以检测到原发性的感染，这种感染可以表现为发热、乏力、腹股沟淋巴结肿大，以及尿潴留。暴露于病毒环境之后的第 2～10 天，在患者的宫颈、阴道、会阴或直肠等处可以出现内含大量病毒颗粒的水疱，并伴有令患者疼痛的出疹；之后疱疹会破溃，伤口的破溃可以持续 1～3 周。疾病如果反复发作，上述疱疹性损害持续的时间就会更短一些，并且常常不伴有全身症状。

胎儿对疱疹感染以及病毒血症（许多原发性的疱疹疾病，都会产生病毒血症）期间的损害最为敏感。在此期间，母体所产生的、疱疹特异的 IgG 的数量尚不够多，还不足以穿透胎盘屏障，保护胎儿免遭病毒感染。假如母亲的阴道中感染了病毒，胎儿也有可能在分娩的过程中感染上单纯疱疹病毒。——在这种情况下，如果母亲是初发的单纯疱疹病毒感染，则胎儿先天性感染的风险约为 50%；而如果母亲在妊娠期间的感染是复发性的，那么胎儿先天性疱疹病毒感染的风险就要小得多，还不到 8%。先天性的疱疹病毒感染可以局限在皮肤、眼部以及口腔，也可以累及中枢神经系统（central nervous system, CNS）。这种先天性的感染可以是广泛传播并常常具有致死性的，也可以是基本不产生什么症状的（Riley, 1998）。

为了降低疱疹感染在分娩时的经阴道传播，人们尝试过许多种类的监测措施。目前采取的做法是在分娩时，对生殖道溃疡的情况进行细致评估。如发现有任何急性期的损害，则通过剖宫产的方式娩出胎儿（Roberts et al., 1995）。在产前使用阿昔洛韦仍是有争议的做法，但目前，对于合并有系统性疾病，或是经常、反复地感染单纯疱疹病毒的孕妇，在经过其正式同意后，也会在产前给予阿昔洛韦。

人类免疫缺陷病毒

人类免疫缺陷病毒（human immunodeficiency virus, HIV）是一种反转录病毒，通过感染者的分泌物进行传播，尤以性传播最为常见。妊娠期间，HIV 感染所能导致的最严重的后果是可以传染给胎儿，使其一出生就成为 HIV 的先天性感染者。母亲体内的 HIV 并不会引起胎儿畸形，也不会增加流产的几率（除非是在疾病晚期）。因此，妊娠期的目标应当是鉴别出那些患有 HIV 的孕妇，并努力预防 HIV 的母婴传播。具有危险因素的孕妇包括血友病患者，静脉吸毒者，妓女，以及男性感染者的性伴侣。尽管 HIV 更多见于大城市，但其实在整个美国，HIV 感染者的比例都处于上升状态。

对 HIV 的产前筛查是受到推荐的，每一位孕妇都应当进行 HIV 的筛查。而具有危险因素的女性，应当在孕期内接受一次以上的筛查。上述筛查主要是应用 ELISA 的方法，来检测体内的 IgG 抗体。对筛查呈阳性者，还可以使用具有更高特异性的 Western 印迹法等方法加以确认。孕妇一旦在这些检测之后，被证实感染了 HIV，应当为此进行专门的咨询；这种咨询最好能在熟知艾滋病的治疗与管理的医学中心进行。为了继续妊娠，医生可以给予孕妇一些特殊的治疗，以预防艾滋病病毒的孕期传播。

感染 HIV 的孕妇，在孕 14 周至孕 34 周之间应用齐多夫定（zidovudine），可以将 HIV 的垂直传播几率从 25.5% 降低到 8.3%（Connor et al., 1994）。目前，高效抗逆转录病毒疗法（highly active retroviral therapy, HART）或联合抗逆转录病毒疗法，包括齐多夫定，推荐用于治疗 HIV 感染孕妇。HIV 感染的孕妇应向有经验的妊娠期 HIV 管理中心进行咨询。在分娩期间，可检测到的病毒量的孕妇在分娩前应接受至少 4 小时的齐多夫定静脉输注，特别是静脉给药，第一小时每千克体重给予 2mg，此后每千克体重给予 1mg，直至分娩；HIV 病毒量低于 400 拷贝 / 毫升，接受联合抗逆转录病毒疗法的妇女不再需要静脉输注齐多夫定。

齐多夫定还可以给予新生儿（每 6 小时每千克体重给药 2mg，连续 6 周）。目前使用比较广泛的也是这种治疗方法。不过，许多医学专家还是更推崇联合治疗，包括使用一些反转录酶的抑制剂（Rose, 1998）。

孕妇在使用齐多夫定进行治疗的过程中，必须每月监测骨髓抑制以及肝功能的情况。尽管还缺乏长期研究的资料，但齐多夫定对胎儿应该是安全的。胎儿是否会感染 HIV，很大程度上取决于母体中的病毒（HIV-1 RNA）负荷量（Mofenson et al., 1999）。也因此，采用何种分娩方式更为适宜，目前仍存在争议。许多专家推荐，对病毒负荷量较高的孕妇采用剖宫产的方式。如采用阴道分娩，则禁止人工破膜或以放置胎儿头皮电极（scalpelectrode）的方式进行监护。羊膜穿刺术以及母乳喂养，对于感染 HIV 的孕妇也都是禁忌的。

循证总结

- 每一位孕妇都应当在妊娠早期进行 HIV 的筛查，因为恰当的产前干预可以有效地预防 HIV 病毒的母婴传播（推荐等级：A）。
- 医生应当告知那些 HIV 检测呈阳性的孕妇进行医疗干预，包括使用抗反转录病毒、采用剖宫产的方式分娩、避免母乳喂养等，均可以降低 HIV 的母婴传播危险（推荐等级：A）。
- 对于感染 HIV 的孕妇，禁止进行羊膜穿刺术以及母乳喂养（推荐等级：A）。

流感及新型甲型流感（H1N1）病毒

对于孕妇而言，流感病毒是一个极为重要的威胁。大多数感染了新型甲型流感（H1N1）病毒，或者是一般的季节性流感病毒的孕妇，都会表现出典型的急性上呼吸道症状、流感样疾病症状（包括咳嗽、清喉咙、流涕等）及发热。还可以有其他方面的症状如全身疼痛、头痛、疲乏、呕吐、腹泻等。多数孕妇的病情都不会太复杂。然而，孕妇却很可能因为感染了流感，而增加患上其他合并症的可能性；其中一部分疾病如肺炎、胎儿窘迫等，还有可能会因为一些继发性的细菌感染，而进展得更快、更严重。对此，也有严重的疾病甚至死亡，导致妊娠结局不良和孕妇死亡的病例报告。疑似感染了新型甲型流感（H1N1）病毒的孕妇，最好是能够做一个流感病毒的检测，但实际上，社区医院中使用的快速检测试剂盒，一般在敏感度上会比较有限。

对流感应当及时进行治疗，即使在检查结果尚未最后明确，或者缺乏实验室检测的情况下，治疗也不可拖延。如能在症状出现后及早（即在 2 天之内）开始抗病毒治疗，常常可以有比较好的效果。当务之急，是对出现流感样症状的孕妇尽早给予治疗。当前，新型甲型流感（H1N1）病毒对神经氨酸酶抑制剂类的新型抗病毒药物——扎那米韦（瑞乐沙）和奥司他韦（达菲）——较为敏感。而妊娠也并不被视作扎那米韦或者奥司他韦的禁忌证。但由于孕妇服药毕竟具有更高的风险，医生在应用扎那米韦或奥司他韦来对流感进行治疗或者药物预防之前，还是应当加以权衡，如果认为用药的收益大于使用抗病毒药物可能带来的风险，再决定用药。美国免疫接种顾问委员会（Advisory Committee on Immunization Practices）推荐所有的孕妇都应当接种新型甲型流感（H1N1）和季节性流感的疫苗，接种疫苗的时间可以是在妊娠期的任何时间。美国妇产科医师学会（American College of Obstetricians and Gynecologists, ACOG）和美国家庭医师学会也推荐对所有孕妇进行常规的疫苗接种。对孕妇应用鼻喷雾疫苗则没有得到认可。目前认为，无论是对于新型甲型流感（H1N1），还是季节性的流感，都不宜给予孕妇鼻喷雾疫苗。

治疗要点

- 确诊、可能患有或疑似患有新型甲型流感（H1N1）的孕妇，都应服用奥司他韦（达菲）进行抗病毒治疗（美国疾病预防控制中心，2009）（推荐等级：C）。

妊娠期的免疫接种

破伤风，白喉和百日咳 - 破伤风 - 白喉三联疫苗

医疗保健人员应该不论患者的既往史，给予每个孕妇接种百日咳（Tdap）（CDC, 2013）。虽然疫苗可在怀孕期间任何时间接种，但为使母亲抗体达到最大量

以及有效的婴儿被动免疫，疫苗的最佳注射时机是孕27周和孕36周之间。

理论上，怀孕期间母亲接种疫苗对胎儿是有风险的。免疫接种的不能是活疫苗，减毒的病毒疫苗不是妊娠接种的禁忌。没有证据证明孕妇注射灭活的病毒或细菌疫苗或类毒素对胎儿会造成危害。但在理论上，给孕妇注射活疫苗会给胎儿带来危害；只要不是减毒活病毒的疫苗，那么在妊娠期间进行免疫接种是允许的。麻疹、腮腺炎和风疹（measles，mumps and rubella，MMR）的疫苗是最为常见的减毒活疫苗，故在妊娠期应避免接种。尽管回顾性的研究也显示，即使接种了上述疫苗，也没有发现胎儿具有显著的风险。当得病的可能性较大或感染对母亲或胎儿有危险或疫苗不太可能造成伤害，孕妇接种疫苗的获益多过接种疫苗的风险（CDC，2011）。接种疫苗的这些获益中，一个明显的例子就是不论患者的免疫接种史，推荐的新的百白破疫苗剂量。孕27周至孕36周为最佳的管理时间，这是为了尽量减少易感新生儿百日咳的患病（CDC，2011）。可进一步参考表20-11。

妊娠期疾病

许多医学疾病都可以见于妊娠期的妇女，与妊娠不能相容的疾病是极少的。对合并有医学疾病的孕妇进行管理和保健时，最重要的是理解正常的妊娠生理，以及疾病对妊娠的影响，反之，在病理状态下也是如此。妊娠期的常见疾病包括贫血、哮喘、高血压、糖尿病和肾盂肾炎。对于那些在妊娠前即患有中到重度医学疾病的孕妇，家庭医生应将其转诊给在妊娠期疾病的管理方面富有经验的内科医生，以求更适当的评价和处理。

静脉血栓栓塞

静脉血栓栓塞（VTE）是美国孕产妇死亡的主要原因。妊娠较非妊娠状态的VTE风险增加四倍以上。如果有个人或家族血栓或血栓形成史，风险将进一步增加。静脉血栓栓塞的两种表现是深静脉血栓（DVT）和肺栓塞（PE）。虽然大多数研究表明，VTE可发生在怀孕的任何一个月，一些研究表明，VTE在怀孕的前半程更常见。DVT和PE的并发症包括肺动脉高压、深静脉血栓后综合征，静脉瓣膜功能不全。在这一领域的研究表明，孕妇与非妊娠患者相比，深静脉血栓形成的解剖分布不同。妊娠时左下肢深静脉血栓形成较常见，近端的DVT局限于股动脉或髂静脉，它们也是栓塞最容易及最常见的部位（Chan，2010）。这也可发生在不累及小腿血管的情况下。

表20-11　孕妇疫苗使用的建议

疫苗	建议	说明
甲肝	如果有需要接种，建议接种	如果提示在高危感染的环境或感染可能
乙肝	如果有需要接种，建议接种	可用的疫苗包括无传染性的乙肝表面抗原并且不能对胎儿有感染风险
人乳头状瘤病毒	不推荐接种	如果在接种后发现怀孕，接下来的接种剂量推荐在产后接种
流感（灭活）	推荐接种	在流感季节，所有怀孕或即将怀孕的妇女都要常规接种流感疫苗
流感（减毒疫苗）	禁忌	
流行性脑脊髓膜炎疫苗	如果有需要接种，建议可接种	
腮腺炎联合疫苗	禁忌	应建议女性在接种麻疹或腮腺炎疫苗或麻疹风疹疫苗或其他含有风疹的疫苗后28天内避免怀孕
肺炎球菌结合疫苗	推荐数据不足	目前ACIP还没有PCV13的孕妇使用指南
脊髓灰质炎	如果需要可以使用	
肺炎球菌多糖疫苗	推荐数据不足	
狂犬病	如果有需要接种，建议可接种	
破伤风和白喉	如果有需要接种，应接种	
百白破	推荐	无论患者既往有无接种过百白破疫苗，孕时均建议接种
水痘	禁忌	非孕妇在接种疫苗后1个月内避免怀孕
带状疱疹	禁忌	接种带状疱疹疫苗4周后妇女应避免怀孕。如果孕妇接种疫苗或接种疫苗1个月内怀孕，应告知对胎儿的潜在影响

Adapted from Centers for Disease Control and Prevention. General Recommendation on immunization: recommendations of the Advisory Committee on Immunization Practices(ACIP). MMWR. 2011; 60(2): 26.

深静脉血栓形成的症状是与非妊娠状态相比无明显特异性，包括单侧下肢疼痛和肿胀。赫曼征（Homan sign）（单侧背屈疼痛）对于疾病的诊断既不敏感也无特征性。肺栓塞多出现在产后和剖宫产术后。肺栓塞的症状和体征同样无特异性，包括气短，胸部疼痛，甚至心肺衰竭。这两种疾病都需要临床医生高度重视。

妊娠期诊断测试也同样具有挑战性。在临床上用于危险分层的 d- 二聚体检测，在怀孕期间逐渐增加，并且没有统一的怀孕期间数值。然而，低 D- 二聚体及较少的临床症状具有较高的阴性预测值。目前评价 VTE 的首选试验是下肢静脉超声检查。然而，如果检查不能明确或者多普勒检查结果提示异常，或者高度怀疑盆腔深静脉血栓形成，进一步需行磁共振成像（MRI）检查。MRI 已被证明在非妊娠患者，对盆腔 DVT 的敏感性为 97%，特异性为 95%。螺旋 CT 肺动脉造影（CT-PA）是妊娠时推荐用于评估肺动脉栓塞的检查，特别是在已知的肺疾病或有异常的胸部影像学表现（Michiels，2000）。在一个 y 没有肺部疾病和胸部影像学正常的孕妇，如果没有螺旋 CT，可以选择通气 / 灌注（V/Q）扫描。

当诊断为 DVT 或 PE 时，应在治疗剂量下进行抗凝。选项包括低分子量肝素（low-molecular-weight heparins，LMWHs），普通肝素（unfractionated heparin，UFH），与华法林抗凝治疗。华法林是已知的致畸剂，其使用应在产后。华法林在哺乳期间是安全的。低分子量肝素代替普通肝素作为治疗和预防妊娠期深静脉血栓的首选药物。与普通肝素相比，低分子量肝素的副作用更少，包括肝素相关的血小板减少症，有症状的骨质疏松症、出血以及过敏反应。

贫血

妊娠期如果患有缺铁性贫血，将有可能会增加低出生体重儿（LBW）和早产的风险，并增加围生期死亡率（perinatal mortality）。妊娠期间作为一种正常的生理变化，血管内的血量会有所增多，并因此导致妊娠期的生理性贫血。然而若孕妇的血红蛋白（hemo-globin，Hb）含量低于 6g/dl，则为严重的贫血，此时胎儿的氧合会出现异常，进而出现不安全的胎心率模式、羊水减少、胎儿脑血管扩张等，甚至可以导致胎儿死亡。在正常的单胎妊娠过程中，孕妇的血容量会增加将近 36%，其中血浆的量增加 47%，而红细胞总量增加 17% 左右；也因此，妊娠期间会产生相对的血液稀释，不过这种情况多见于孕 28 周以后。在此情况下，血红蛋白的量（Hb）、血细胞比容（Hct）、红细胞总数均低于正常

值；不过一些红细胞的指标，特别是平均红细胞容积（MCV）、平均红细胞血红蛋白量（MCH）和平均血红蛋白浓度（MCHC）仍然是正常的。血清铁、总铁结合力和铁蛋白的测定结果也仍会保持不变。如果孕妇的血红蛋白低于 15mg/dl，同时血细胞比容低于 33%，一般应考虑为妊娠期的非生理性贫血。

妊娠期最常见的非生理性贫血是缺铁性贫血。当血中红细胞的指标低于正常，并且在外周血涂片中可以见到小红细胞或者低色素（即血红蛋白含量较低）的红细胞时，应怀疑有缺铁性贫血。这种贫血可以通过血清中的铁含量较低、总铁结合力高、转铁蛋白饱和度也较低而确诊。如果孕妇在其他方面都很健康，那么患有缺铁性贫血的危险因素主要包括缺乏营养、月经量过多、妊娠间隔时间过短（short interconceptual period）等。育龄期妇女往往容易因为这些原因，导致身体内储存铁的含量偏低或者含量异常。而妊娠期间，孕妇对铁的需求是增多的，这一方面是由于孕妇自身需要储存铁，另一方面也更是由于铁可以透过胎盘屏障主动运输给胎儿，作为胎儿生长发育的原料。如果在妊娠期间供给足够的铁，可以有效地降低母亲在分娩时发生贫血的几率；反之，则会有许多母亲出现缺铁的症状。因此对于正常孕妇，推荐以简单的铁盐（如硫酸亚铁，葡萄糖酸亚铁，延胡索酸亚铁）的形式，每日摄入 30mg 的铁元素。而对患有缺铁性贫血的孕妇，则应每日分两至三次，摄入 60～120mg 的铁元素进行治疗，并注意可能会因为铁的补充而产生一些胃刺激和便秘的症状。而研究显示，更大剂量或者更为频繁的治疗，也并不会使得铁剂被更多地吸收。妊娠期间孕妇对铁的需求，会在孕 20 周之后达到最高峰，因此根据贫血的轻重程度，可以等到孕满 20 周时再给予全剂量的补铁治疗，届时妊娠相关的恶心、呕吐等反应也已经大大减弱了。当孕妇摄取大剂量的铁剂时，可以在膳食上作出一些改变，并辅之以大便软化剂，以减轻可能的便秘症状。

如果通过适当补充铁剂的方法不能使贫血缓解，应及时考虑更深入的原因。原因可能是诊断不当，合并有其他疾病，吸收不良（有时可以由肠溶性药片，或者同时服用的抑酸药引起），患者的依从性差，以及血液仍在继续流失，等等。如果小细胞低色素性的贫血，并且平均红细胞容积（MCV）小于 80fl，则提示地中海贫血（thalassemia）。因此在对小细胞低色素性的贫血进行诊断时，还应进行血红蛋白电泳。缺铁性贫血和乙型地中海贫血是可以并存的。巨细胞性贫血是由于叶酸缺乏而导致的，在孕妇中较少见到这种贫血，这是

由于多数的育龄期妇女每日至少都会摄入400μg叶酸。不过其他类型的贫血则都可以见于孕妇。对此均应给予及时的诊断和治疗，以确保胎儿的健康。而如果孕妇患有遗传性的贫血，医生还应告诉孕妇，这种贫血可能遗传给胎儿。

循证总结

- 补充铁剂可以有效地降低孕妇在分娩时发生贫血的几率（推荐等级：A）。
- 孕期的缺铁性贫血可以增加低出生体重儿、早产和围生期死亡的风险（推荐等级：B）。
- 如果孕妇的血红蛋白含量低于6g/dl，则为严重的贫血，会导致胎儿的氧合异常；因此，如果胎儿出现相应的指征，可以考虑为孕妇进行输血治疗（推荐等级：B）。

哮喘

哮喘是由于可逆性的气道阻塞造成的，具体病因可以是支气管平滑肌痉挛、分泌物增多、多种原因（最多见的是感染或者过敏）引起的水肿等。上述气道阻塞在呼气相更为严重，并可因此而引起呼吸困难及乏力。哮喘是一种急性加重的慢性疾病。

接近4%的妊娠妇女患有哮喘，严重程度不等，轻者症状较为轻微，重者可以威胁生命。1/3的患有哮喘的孕妇，在妊娠期间会有病情的加重和发作（Stenius-Aarnaila et al.，1988）。严重哮喘的女性，妊娠期间发作的可能性会更大。除此之外，中到重度的哮喘还会对妊娠过程产生较为显著的影响，包括早产、低出生体重儿、围生期死亡等的风险增加，以及出现子痫前期等。

在正常的妊娠过程中，孕酮可以使得呼吸时的潮气量增加，并导致每分通气量（minute ventilation）的增大，这可以使胎儿得到更多的氧气（表20-12）。如果患者有轻度的呼吸性碱中毒，在解释血气分析的结果时，应当将上述生理变化的影响考虑在内（表20-13）。

对急性哮喘的评价与管理，应当包括：对肺功能以及胎儿各方面状况的客观评估；尽量避免或控制接触环境中的诱发因素；药物治疗；以及对患者的宣教（Clark，1993）。对哮喘患者的气道阻塞程度进行评定的最佳参数是FEV1（表20-12）。而测定这个参数，则需要做一个正式的肺功能测试，因此对于日常监测来说实用性相对不那么强。不过，FEV1的数值还可以通过测定呼气高峰流量（peak expiratory flow rate，PEFR）估算出来，而这个检查只需要一台价格低廉的手提式高峰流量测定仪就可以完成。因此，合并中到重度哮喘的女性，在妊娠期间，应当每日数次地监测自己的PEFR数值。女性在正常妊娠期间的PEFR值，与在非妊娠期间相似，都是380~550L/min。PEFR的数值可以用于早期诊断哮喘发作，也可以用于评价哮喘的治疗效果。

药物治疗对于妊娠期间的哮喘患者，与非妊娠的女性并无太多不同。治疗的主要目标是使孕妇与胎儿都保有足够的氧气供应。应将动脉血氧分压（PaO$_2$）维持在60mmHg以上，血氧饱和度（SO$_2$）维持在95%以上。对于妊娠期间哮喘急性发作者，住院治疗和插管治疗的指征都宜适当放宽，而如果此时孕妇处于妊娠中期或者妊娠最后的3个月内，则还应当对胎儿进行监测。

而对中到重度的哮喘患者，医生应进行超声检查，观测有无胎儿宫内发育迟缓（IUGR）的情况。如果存在IUGR，则还需进行进一步的产前检查。在分娩时，应避免使用前列腺素F（F-series prostaglandins）这一类的药物，特别是前列腺素F2α（欣母沛），因其会刺激支气管平滑肌产生痉挛。作为替代，前列腺素E2（普洛舒定）会使支气管舒张，因此是可以使用的。

表20-12 妊娠期间肺功能的变化

参数	非妊娠期的数值	妊娠期的数值
潮气量（VT，每次呼吸过程吸入或呼出的气量）	450ml	600ml
呼吸频率（次/分）	16~18	相同
每分通气量（进出肺的气体总量/分）	7.2L	9.6L
一秒末用力呼气容积（FEV1）	肺活量的80%~85%	相同
呼气高峰流量（PEFR）	380~550L/min	相同
用力肺活量（FVC，尽力最大吸气后，尽力尽快呼气所能呼出的最大气量）	3.5L	相同
残气量（RV，深呼气后肺内剩余的气量）	1000ml	800ml

Modified from Cugell DW, Frank NR, Gaensler EA, Badger TL. Pulmonary function in pregnancy. I.Serial observations in normal women. Am RevTuberc, 1953; 568

表20-13 妊娠期间正常的动脉血气数值

	pH	PCO$_2$（mmHg）	PO$_2$（mmHg）
正常	7.40	35~40	75~100
妊娠期间	7.45	27~32	90~108

慢性高血压

　　历史上，医学界对妊娠期高血压有过许多种分类方式，但始终未能取得较为一致的意见。在本章中我们将使用由美国国立卫生研究院（National Institutes of Health，NIH）提出的、也是目前被接受的一种分类方法（见美国国家高血压教育项目工作组：关于妊娠期高血压的报告），即将妊娠期高血压疾病分为如下类别：①先兆子痫／子痫；②妊娠期高血压；③慢性高血压；④慢性高血压并发先兆子痫（表 20-14）。这样的分类代表了一系列不同的疾病，它们有时会有重叠，但在流行病学特征、病理生理以及对母婴的风险等方面，并不尽相同。而"妊娠高血压综合征"作为一个较为陈旧、特异性也比较差的术语，已经不再使用。

表20-14　妊娠期高血压疾病的分类

慢性高血压

先兆子痫／子痫

慢性高血压并发先兆子痫

妊娠期高血压

1. 如果一直没有出现先兆子痫，血压在产后 12 周回落至正常水平，则为妊娠期一过性高血压

2. 如果血压一直处于升高的状态，则为慢性高血压

　　如果孕妇在妊娠之前就存在高血压，常常会使妊娠过程变得更为复杂。当高血压先于妊娠存在，或者孕妇在孕 20 周之前就诊断了高血压时，医生会给出慢性高血压的诊断。正常妊娠时，当受精卵着床之后不久，动脉血压（blood perssure，BP）以及外周血管阻力（periphetal vascular resistance，PVR）会有所下降。正常的孕早期（孕 3 个月内），以及孕中期（孕 4～7 月）的早期，坐位的动脉收缩压大致会波动在 92～114mmHg 之间，动脉舒张压波动在 46～66mmHg 之间；而平卧位的动脉收缩压大致会波动在 103～123mmHg 之间，动脉舒张压波动在 47～77mmHg 之间。孕 28 周至孕 30 周时，正常孕妇的血压会上升到接近妊娠之前的水平。普遍认为，妊娠期间，无论何时，如果血压超过 130/80mmHg，就是不正常的。

　　慢性或既有的高血压对胎儿造成的影响，取决于高血压的严重程度；轻者可以基本没有影响，重者会造成胎儿宫内发育迟缓、胎儿窘迫、胎盘早剥、早产（prematurity），以致胎儿死亡（Haddad and Sibai，1999）。而那些妊娠之前即患有高血压的女性，有将近 20% 的几率发展成为慢性高血压并发先兆子痫。对于此病，母亲和胎儿的发病率及死亡率均要高于单发慢性高血压或者先兆子痫。

　　绝大多数患有慢性高血压的孕妇，在第一次产前检查时即已诊断了该病。但也有多达 1/3 的、患有原发性高血压的孕妇，在妊娠的前半程中，血压会变得一直正常。她们常因此而停服那些抗高血压的药物，但在血压重新升高（往往发生在孕 28 周之后）时，不得不再次开始服药。而对于既往已经存在高血压的孕妇，是否有必要采用药物治疗来改善胎儿的预后，或者是降低并发先兆子痫的风险，至今仍有争议。不过，如果舒张压持续升高的话，孕妇确实可能出现一些并发症。因此，目前普遍接受以药物来降低孕妇的血压，孕妇的舒张压最好能控制或保持在 100～105mmHg。同时，也应当避免使孕妇的血压在短时间内大幅度下降，以防止心输出量的突然降低，保障对胎盘以及胎儿的血供。

　　α- 甲基多巴（爱道美），一种中枢性的 α- 肾上腺素受体激动剂，假性神经递质，与拉贝洛尔——α 和 β 阻断剂，是最常用的两种用于治疗妊娠期高血压的药物。起始剂量为 250mg 每 8 小时；假使需要的话，还可以将这一剂量增加到 2g/d。拉贝洛尔的起始剂量为 200mg 口服，每日 2 次，最大剂量为 800mg，一日三次。

　　如果仍然不能收到足够好的控制血压的效果，还可以加入第二种药物，最常用的是硝苯地平或者肼屈嗪。但是，在妊娠期间，禁止用血管紧张素转化酶抑制剂（ACEI）或是利尿剂来控制血压（Witlin and Sibai，1998）。

　　产科管理还包括在妊娠早期进行的、若干基本的实验室检测，其结果会在之后有助于并发的先兆子痫的诊断。在常规的产前检查的项目之外，上述检测还特别包括了对肾功能、肝酶、血小板、尿酸，以及 24 小时蛋白尿和肌酐清除率的测定。而如果孕妇的慢性高血压是新近才诊断的，应当注意通过检测血清或 24 小时尿中的儿茶酚胺的水平，来除外嗜铬细胞瘤（Keely，1998）。此外，早期的超声波检查可以用于确定孕周数，并对胎儿生长速度作出快速评估，而这有助于胎儿宫内发育迟缓的确诊。那些合并有中到重度高血压的孕妇，进行产前检查的次数应当更多、更频繁一些，在家中也应当经常监测血压，这些都会对她们有很大益处。而合并有先兆子痫或者胎儿宫内发育迟缓的孕妇，都应当接受产前诊断试验。她们还有可能发生早产。

治疗要点

● α- 甲基多巴（爱道美），一种中枢性的 α- 肾上腺素受体激动剂，假性神经递质，或拉贝洛尔，一α 和 β 阻断剂，可以作为慢性高血压合并妊娠的治疗药物（推荐等级：C）。

妊娠期糖尿病

在孕妇中，会有 3%～5% 的人患有妊娠期糖尿病，或者说妊娠期间诊断的糖尿病。由于一些胎盘合成的激素，特别是人胎盘生乳素——它会随着胎盘质量以及孕周数的不断增加而增加，妊娠过程是一个胰岛素抵抗明显升高、孕妇体内组织对胰岛素的敏感性下降的过程。尽管多数女性会有一些补偿机制，但对于少部分的孕妇而言，却不具有这一补偿机制。葡萄糖代谢的早期损害可能不会给母体带来明显的症状或体征，但却可能对胎儿造成影响，包括巨大儿、胎儿窘迫和死胎等。

对妊娠期糖尿病的筛查主要是葡萄糖负荷试验（glucose chanllenge test），推荐在孕 26 周至孕 28 周之间进行。目前，几乎没有证据支持更早期的筛查。不过美国预防服务任务小组（The United States preventive Serices Task Force，USPSTF）认为，当前的研究证据尚不足以对妊娠期糖尿病（gestational diabetes mellitus，GDM）筛查的利与弊作出准确的评估，无论这样的筛查是在孕 24 周之前还是之后作出的。而他们也推荐，医生应当就妊娠期糖尿病筛查与患者进行一些讨论，并视不同的情况，作出个体化的决定。这样的讨论应包括告知患者，筛查所能带来的收益与损害并不十分肯定；也应告诉患者，筛查试验都会有哪些大致可能的结果。如果患者较为肥胖，或年龄大于 25 岁，或具有 2 型糖尿病或妊娠期糖尿病家族史，或属于某些特定的种族群体（譬如西班牙人、美洲印第安人、亚洲人、非洲裔美国人等），则会具有更高的患有妊娠期糖尿病的风险。

最初的筛查是在非空腹的情况下进行的。医生会要求受试孕妇喝下含有 50g 葡萄糖的溶液；1 小时后测定血浆中的葡萄糖水平。如果结果是 140mg/dl 或更高，则需要再做更具决定性的 100g 葡萄糖负荷试验。孕妇需要在检查前至少 3 天内，口服足够的葡萄糖，进行检查的前一晚开始空腹，并于次日口服 100g 葡萄糖。分别测空腹时，以及服糖后 1、2、3 小时的静脉血糖值。如有两项结果异常，则可以诊断妊娠期糖尿病（表 20-15）。不同的研究对于妊娠期糖尿病的诊断指征略有区别，医生宜遵循自己所在机构的制度规范，作出诊断（Carpenter and Caustan，1982）（表 20-16）。对于妊娠期糖尿病的高危女性，例如现有糖尿症状，或既往曾患有妊娠期糖尿病，或较为肥胖，或具有这方面的家族史者，都应在妊娠早期接受筛查。如果筛查结果为阴性，还应当在妊娠后半期复查一次。不过，对此还没有压倒性的支持证据。

表 20-15　妊娠期糖尿病的筛查试验

检查项目	异常的血糖水平（mg/dl）
50g 葡萄糖负荷试验，1 小时	≥140
100g 葡萄糖负荷试验，3 小时 *	
空腹血糖	≥105
服糖后 1 小时血糖	≥190
服糖后 2 小时血糖	≥165
服糖后 3 小时血糖	≥145

注：* 如果有两项结果异常，则需诊断为妊娠期糖尿病

From National Diabetes Data Group. Classification and diagnosis of diabetes mellitus and other categories of glucose intolerance. Diabetes. 1979；28：1039-1057

表 20-16　妊娠期糖尿病的诊断标准一览（单位 mg/dl）

口服葡萄糖耐量试验（OGTT）	美国国家糖尿病资料组标准 *	卡彭特标准 †
空腹血糖	105	95
服糖后 1 小时血糖	190	180
服糖后 2 小时血糖	165	155
服糖后 3 小时血糖	145	140

注：* 美国国家糖尿病资料组（National Diabetes Data Group，1979）

†Carpenter MW，Coustan DR. Criteria for screening tests for gestational diabetes. Am J Obstet Gynecol. 1982；144；768-773.

妊娠期糖尿病的初始治疗主要是控制饮食和加强锻炼（如果锻炼不是妊娠期间禁忌的话，形式则可以是散步之类）。此外，糖尿病教育专员对患者进行合适的宣教、营养科医生对膳食给予恰当的建议、在产前保健的过程中加强对各项指标的监测等，都是应做的工作。对妊娠期糖尿病患者，每日推荐摄入的热量是 125～146kJ/kg（30～35kCal/kg）去脂体重（lean body mass）。如果空腹血糖值不能维持在 105mg/dl 以下，2 小时餐后血糖不能维持在 120mg/dl 以下，则需要开始胰岛素治疗。可以每隔 4～6 周，对 HbA1c（即糖化血红蛋白）的水平做一次测定，但糖化血红蛋白的值一般不会升高，除非在空腹状态下即有高血糖。对于妊娠期糖尿病的患者，推荐至少每周测一次血糖，因为胰岛素抵抗的程度会随着妊娠的进程而有所增加。每隔 4～6 周，孕妇还可以做一次超声波检查来评估胎儿的大小。而那些需使用胰岛素的孕妇，在妊娠的最后 3 个月内还要进行若干产前检查。良好的血糖控制对于降低一些代谢性的新生儿合并症，如新生儿的低血糖症、低血钙症、红细胞增多症以及高胆红素血症等的发生几率，极为重要。

家庭医生应当记住，患有妊娠期糖尿病的女性，终其一生，会有 30%～60% 的机会发展成为 2 型糖尿病（O'Sullivan，1979）。因此对于这些女性，推荐在产后以及此后每年，都要进行糖耐量的检查。研究显示，减轻体重和加强锻炼可以降低她们最终发展为 2 型糖尿病的风险。

循证总结

- 美国预防服务任务小组建议在妊娠 24 周后，对无症状的妊娠期糖尿病（GDM）孕妇进行筛查（推荐等级：B）。
- 美国预防服务任务小组认为目前的证据难以评估在妊娠 24 周前在无症状的孕妇中筛查糖尿病的利弊（一份声明）。

肾盂肾炎

在 3%～5% 的孕妇中，可以发现无症状性菌尿，而其中高达 10% 的人具有镰状细胞遗传特征（sickle cell trait）。无症状性菌尿经常是由大肠杆菌所致的。抗生素治疗与非妊娠期的情况类似。头孢菌素、氨苄西林、呋喃妥因（硝呋喃基亚甲基氨基咪唑烷二酮）等，都是在孕期安全而常用的药物。治疗妊娠期间的无症状性菌尿，最好是能够连续治疗 5～7 天。而如果不加治疗的话，约有 30% 的女性的无症状性菌尿会进展成肾盂肾炎。妊娠期间，激素水平以及解剖学方面的改变所导致的肾积水和输尿管积水，是孕妇的肾盂肾炎发病率增高的主要原因。典型的肾盂肾炎发生时，泌尿道的病原体计数会显示，每毫升尿液中至少存在 10 万个菌落；尽管有些时候，如果每毫升尿液中有 2 万～5 万个菌落，也可以诊断肾盂肾炎（Cunningham and Lucas，1994）。对于具有镰状细胞遗传特征，或患有反复发作的尿路感染、反复发作的无症状性菌尿、尿液试纸检查显示有细菌生长（例如亚硝酸盐检测呈阳性）的女性，也可以做尿培养（periodic culture）进行筛查。

妊娠期间的肾盂肾炎需要住院治疗，因之常常与脱水、恶心、呕吐和早产等相关，并有引起虽然不甚常见，但同样危险的内毒素性休克以及内毒素性的肺泡毛细血管膜的损害（它可以导致肺水肿，以及成人呼吸窘迫综合征）的风险（Gurman et al.，1990）。患有肾盂肾炎的孕妇，应当住院接受强制性的水化治疗以及肠外的抗生素治疗。抗生素治疗的方法与对非妊娠者的治疗没有明显区别。静脉给予抗生素，如头孢菌素或者广谱的青霉素等，直到症状有所改善、发热完全消退，作为起始治疗常常就足够了。此外，大约有 25% 的患有轻度急性肾盂肾炎的孕妇都会出现复发，因此这些患者应当每月做一次尿培养，或者口服呋喃妥因（硝呋喃基亚甲基氨基咪唑烷二酮）等抑菌性的抗菌药物，每日 100mg，直至产后 4～6 周。应避免应用氟喹诺酮类的药物，因其可能会对胎儿具有致畸效应。此后，仍应口服抗生素 7～10 天。对于病情较为严重的女性，可以考虑在治疗的一开始加用氨基糖苷类抗生素，直到找到对致病菌敏感的药物。用药期间，应注意监测肾功能，以及氨基糖苷类药物的峰谷水平。

妊娠早期并发症

异位妊娠

如果受精卵着床于任何非子宫内膜的部位，就称之为异位妊娠（也称为宫外孕）。总体而言，95% 的异位妊娠都发生于输卵管，另有 15% 发生在腹腔，0.5% 发生在卵巢 0.03% 发生在宫颈（Breen，1970）。宫内宫外同时妊娠（hererotopic pregnancy）是指宫腔内妊娠与异位妊娠同时存在的一种妊娠状态。从历史上的文献报道来看，目前宫内宫外同时妊娠的发生率正呈现出一种逐渐上升的趋势，现在孕妇中的发生率约为 1/4000。而这一发病率之所以不断上升，被认为与促排卵药物的使用以及辅助生殖技术有关。在美国，孕妇死亡的所有原因中，异位妊娠要占到 10% 以上（Koonin et al.，1997）。

既往曾患有盆腔炎性疾病的女性，发生异位妊娠的几率要比没有这方面病史的女性高出 6～10 倍。盆腔炎性疾病（pelvic inflammatory disease，PID）常常是由于淋球菌或衣原体从宫颈部位侵犯到了子宫以及输卵管而引起的；这些部位的组织感染，往往可以导致剧烈的炎症反应。在机体抵御炎症的过程中，细菌、白细胞、脓液等会充填在输卵管中；但在炎症的恢复期，这些充填物却会令脆弱的输卵管黏膜产生经久不愈的瘢痕。最终，输卵管的伞部和内腔会因为这些瘢痕组织而部分或全部地阻塞。如果这些女性的盆腔炎性疾病能够在很早期得到治疗（如静脉滴注抗生素）的话，有可能将她们的输卵管的损害降到最低，并保留其生育功能。除了盆腔炎性疾病，异位妊娠的可能原因还包括佩戴含有孕激素的宫内节育器（intrauterine devices，IUDs），既往的输卵管手术史，以及接受了输卵管结扎术等。

诊断

异位妊娠的常见临床表现是经典的三联征：停经，腹痛，不规则的阴道出血。对于所有具备以上这些症状的女性，都应考虑和评价异位妊娠的可能性。

在临床上，常常用血清 hCG 定量检测来对女性的异位妊娠加以确诊。单独的 hCG 对于确诊并无太大用途，除非测得的 hCG 的水平极高，已经超出了特定的阈值——此时，子宫内的胚胎已经长大到用超声波检查都能看到的程度；这个阈值的具体数值，随着所测定的 hCG 的类别不同，以及超声波检查的技术水平不同，可能会稍有变化（Peisner and Timor-Tritsch, 1990）但如果在 48 小时之内连测两次 hCG，前后两次 hCG 的水平差异如何，却具有非常大的诊断价值。一般规律是hCG 的值应在 48 小时之内升高一倍。不过，如果 hCG 升高得比较慢的话，医生应当慎重地给出妊娠的诊断，因为此时可以有各种可能性，包括可能是正常的生理现象而并非是妊娠。如果 hCG 持续不升高，则符合异位妊娠或者异常的子宫内妊娠的表现，此时可以用超声波检查来对这两者作出鉴别。

血清孕酮的水平对于作出异位妊娠的诊断也有其价值（Stovall et al, 1989）。据统计，在 81% 的宫外孕、93% 的异常宫内孕以及 11% 的正常宫内孕中，孕酮的水平都低于 15ng/ml；而仅仅在不到 2% 的宫外孕以及不到 4% 的异常宫内孕的情况下，会有孕酮水平达到或者高于 25ng/ml。因此，如果单测孕酮的水平，发现低于 15ng/ml，提示存在异常妊娠的可能，应进行进一步的检查。而如果单测孕酮的水平，发现高于 25ng/ml，一般提示是正常的妊娠。

超声检查

> **重　点**
>
> ■ 对低危孕妇进行常规的超声筛查，与降低围生期死亡率、出生体重、早产风险等无关（Bernard et al., 1993）。

凭借高清晰度的阴道超声检查，可以在妊娠的第 $5^{1/2}$ 周到第 6 周（即发现停经后的第 $1^{1/2}$ 周到第 2 周）看到正常的单胎妊娠。此时，hCG 的定量刚达到可检测的判别阈（discriminatory zone），或者说刚刚超出可以通过 B 超看到妊娠囊的水平。判别阈并不是一个固定不变的数值：在不同的医疗单位中，由于超声技术和检测水平的差异，判别阈是可能有所不同的。不过一般都波动在 800~1000IU/L（国际标准第二版）或者 1000~2000IU/L（国际标准制品第一版）之间（Nyberg et al., 1985; Peisner and Timor-Tritsch, 1990）。

多达 20%~30% 的异位妊娠是用超声波检查发现不了的（图 20-5A）。对于异位妊娠，典型的超声波下的发现包括单侧的团块，子宫直肠窝积液，以及不能找到宫腔内妊娠的证据（图 20-5B 和 C）。最终，只有在子宫外可以看到胎儿心脏运动的情况下，才能依靠超声波检查作出异位妊娠的诊断，而这仅见于大约 20% 的异位妊娠。

治疗和管理

异位妊娠的治疗可以是药物或者手术。甲氨蝶呤（一种叶酸拮抗剂）常被用于异位妊娠的药物治疗。它会阻断早期胎盘中滋养细胞的快速生长。目前，有数种不同的用药方法，可以选择性地加以采用（Buster and Pisarska, 1999）。低剂量的甲氨蝶呤一般不会带来什么副作用，即使有，也是较为轻微和一过性的。根据文献报道，有 70%~95% 的异位妊娠能够经过药物治疗缓解，具体数字可能会因为选择标准而稍有变化。

异位妊娠的手术治疗则包括腹腔镜下的确诊和治疗，偶尔也需要做腹腔镜下的切除术。在一般情况下，医生会选择进行输卵管造口术；对于未来不再有生育要求的女性，也可以选择输卵管切除术。

自然流产

发生在妊娠最初 3 个月内的流产是很常见的。每一位经临床医生确认怀孕的女性，都会有大约 15% 的几率在妊娠的前 3 个月内发生自然流产（Evans and Beischer, 1970）。如果孕妇较为年轻，流产的风险相对会低一些；年龄较大的孕妇，流产的几率则相对就会更高。由于孕妇甚至可能会在获知怀孕之前，就表现出一些自然流产的症状，因此所有的家庭医生都应熟练掌握自然流产的评估和管理方法。

在妊娠的前 3 个月内发生的自然流产的原因有很多，在这之中，偶发的染色体数目异常（非整倍体），要占到大约 60%。其余 40% 的原因还包括孕妇患有慢性病（如糖尿病、结缔组织病），子宫结构有畸形，患有某些特殊的感染，体内孕酮水平不足，以及其他一些我们还了解得不很清楚的原因，诸如免疫排斥反应，或者环境因素的作用，等等。

诊断

妊娠前 3 个月内的流产，可以通过流产时的孕周数（stage）以及孕妇所具有的症状，来进一步确诊。先兆流产（threatened abortion）是指孕妇表现出阴道出血，下腹部不适，或者盆腔中部痉挛等症状。体格检查可以发现，此时孕妇的宫颈外口仍然是关闭的，多普勒超声也提示尚有可能继续妊娠。大约有 25% 的孕妇在妊

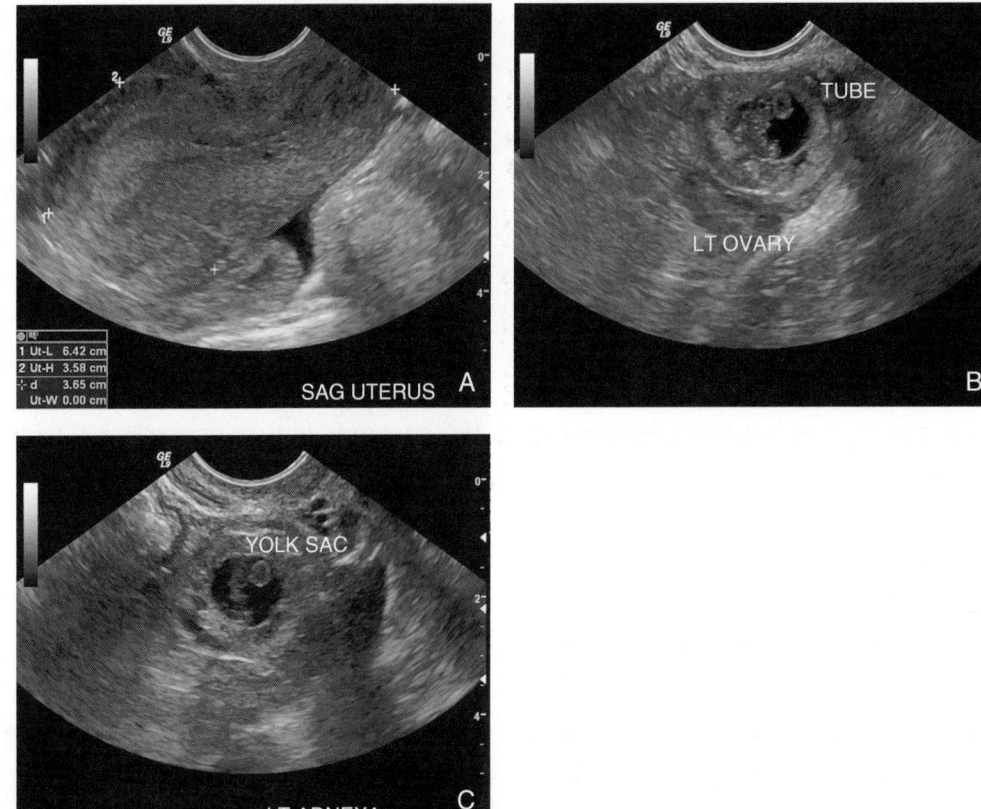

图 20-5 A. 异位妊娠前 3 个月的 B 超结果：若子宫内空且宫腔小，异位妊娠可能，但也可能是一个非常早期的宫内妊娠，以至于无法被 B 超探及。然而，随访 B 超可进一步鉴别。B. 左侧输卵管横截面显示一个具有卵黄囊的早期妊娠（胎儿心脏运动可见）。左侧卵巢被输卵管及异位妊娠分开。C. 同样有正常卵黄囊的输卵管妊娠

娠的前 3 个月内可以有不同程度的阴道出血，其中的半数左右会出现流产。而对其余的女性来说，可能届时出现产前并发症（比如早产、胎儿宫内发育迟缓等）的几率会稍微高一些，但胎儿患先天畸形的可能性是不会因此而增高的。

当发生难免流产（inevitable abortion）时，阴道流血会非常之多以至于需要手术干预，也有可能出现胎膜的破裂。尽管宫颈外口一开始可能仍处于关闭状态，也没有组织从阴道排出，但流产仍已不可避免。

当胚胎已经流出到子宫颈外口的水平时，应诊断为不全流产（incomplete abortion）。此时常常有阴道大量出血和盆腔中部的剧烈疼挛，子宫颈外口也已经扩张。

发生完全流产（complete abortion）时，妊娠物已全部排出。这可以通过对流出的胚胎进行检查而得到确认。而通过盆腔的超声检查，以及有些时候对 hCG 的水平进行回顾、发现其逐步下降，也都有助于确认子宫中的妊娠物已经排空。

"过期流产"（missed abortion）是一个不甚确切的术语，但人们还是习惯用它来描述"胚胎已经死亡，但仍滞留在宫腔内尚未自然排出，持续超过 4 周"的情况。

对这些孕妇进行超声波扫描，往往可以作出早期诊断，并提供更具体的病因，例如只见空的胎囊（empty sac）而未见胚芽、假妊娠（an embryonic gestation），或是胎死宫内。

当子宫以及妊娠物发生感染时，可以诊断为流产感染（septic abortions）。流产感染最常发生于不全流产时。如果孕妇出现发热、子宫压痛、阴道分泌恶臭的液体，以及外周血白细胞增多等症状时，均提示流产感染。

反复自然流产（recurrent spontaneous）是指孕妇有过 3 次或 3 次以上的妊娠初期的流产。医生在给出这一诊断的同时，还应对可能的病因作进一步的评估。

管理

早期流产的管理目标，是确保子宫内的妊娠物完全地排净。在这一过程中宜尽可能采取无创的方式，避免大量失血，预防感染，并为孕妇提供足够的情绪和心理方面的支持。在处理女性的先兆流产时，应注意消除她们的顾虑，告诉她们，这种情况下既不意味着流产马上就要发生，也不意味着流产是不可避免的。可以鼓励孕妇卧床休息，不过并没有循证证据表明这种

方法能够预防流产的发生。

当出现极为严重的出血或感染时，对难免流产、不全流产或者流产感染的女性，需要及时进行手术治疗；一般是扩张宫颈和刮宫术（dilation and curettage，D&C），有时也可以是单独的刮宫术。需要时，可以给予静脉的抗生素。一般无需输血。而对那些有大量阴道分泌物的女性，口服抗生素以及使用甲基麦角新碱可能会有帮助。

如果诊断是过期流产或者不全流产，但是不伴有出血或感染时，可以选择外科手术进行干预，也可以等待自然发生的完全流产。在若干经过精细选择的病例中，目前尚无具有说服力的证据来证明究竟哪种方法更好；许多临床医生也会允许患者选择是接受扩宫和刮宫手术，还是等待自发的完全流产。扩宫和刮宫术可能会在麻醉方面具有一定的风险，还可能导致宫颈创伤、子宫瘢痕及穿孔；等待自发的完全流产则有引发感染及出血的危险。不过，如果需要对妊娠物进行染色体组型的分析，来对习惯性流产作出评价的话，还是应当选择手术，以便获得未经污染的组织进行培养。

对于 Rh（D）血型为阴性的孕妇，如果在妊娠尚不足 13 周时诊断了流产，宜给予 50µl 的抗 D 免疫球蛋白肌内注射，用以预防过敏反应。如果在孕周大于 13 周时诊断流产，则应给予 300µl 的抗 D 免疫球蛋白。但如果已经知道胎儿的父亲同样是 Rh（D）阴性，则可以不必注射。如果孕妇存在严重的出血，或有此可能性，应当给予补铁治疗。

葡萄胎

葡萄胎（molar pregnancy，hydatidiform mole）在妊娠中属于相对不常见的情况。作为一种良性的妊娠滋养细胞疾病（gestational trophoblastic，GTD），本病好发于年龄较大的女性。在美国，葡萄胎在妊娠妇女中的发生率约为 1/1800（Grimes，1984）。葡萄胎可以分为完全性葡萄胎和部分性葡萄胎，两者是不同的疾病，在病因和病理方面均有很大区别。完全性或者说水疱状葡萄胎中没有胎儿成分，完全由水样的胎盘绒毛构成，且常常合并有其他的医学状况，并会有 15%～20% 的可能性发展为恶性妊娠滋养细胞疾病（Jones，1987）（图 20-6）。而在部分性葡萄胎中，一般会含有一个胎儿，大多是异常的；胎盘可以是水样的，也可以存在部分正常的小胎盘，发展为恶性妊娠滋养细胞疾病的风险在 5%～10%。

葡萄胎常能在妊娠的最初 3 个月内得到诊断，因为其具有比较突出的症状：极为明显的恶心、呕吐；阴

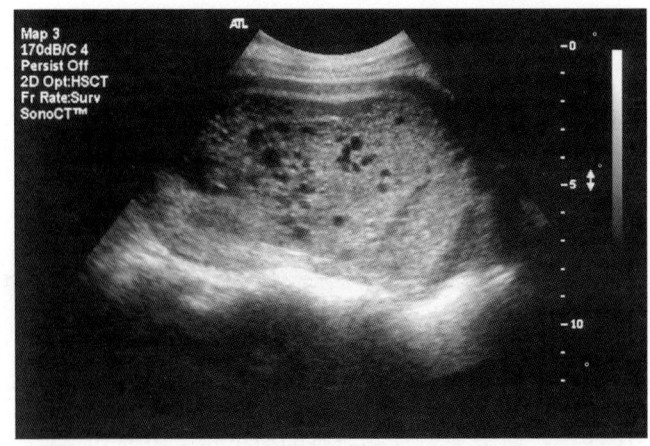

图 20-6　葡萄胎（完全性葡萄胎）在妊娠 12 周（经腹 B 超）；超声显示扩张的子宫内膜腔含有许多不同大小的无回声囊肿。不见胎儿

道出血；子宫大于预期大小；超声波检查时未见胎儿，却能发现很大的、上有无数小囊的胎盘。如有上述发现，应及时对孕妇的 hCG 的水平进行定量测定，而此时 hCG 经常是升高的。仔细评价子宫的大小，以及密切注意清宫后的 hCG 水平，对查明有无恶性滋养细胞疾病（多为侵蚀性葡萄胎，偶尔也可以是绒毛膜癌）极为重要。如果诊断了葡萄胎，一年之内应避免妊娠。

部分性葡萄胎最常在孕中期得到诊断，偶尔，也可能在妊娠的最后 3 个月才得到诊断。作出诊断，可能是因为发现了胎盘的异常，或胎儿生长速度及胎儿结构的异常，也可能是因为孕妇本身出现了先兆子痫的症状和体征。

妊娠晚期并发症

早产

早产的定义是在孕 37 周之前即发生子宫收缩，并导致宫颈产生变化。所谓"宫颈变化"是指，最初一次检查已经显示宫颈口开大到 2cm 以上，或者宫颈管消失了 80%；或者每隔一段时间检查一次宫颈，发现宫颈口扩张或宫颈管消失正在逐渐的进展当中；在这两种情况下都可以作出宫颈口变化的诊断。也有些时候，孕妇只有子宫收缩，而不伴有宫颈开大，此时无需进行干预。不过在实际工作中，清晰地分辨此二者可能会很困难，特别是在子宫收缩刚刚开始的阶段。

某些特定的女性会有更高的发生早产的危险（表 20-17）。医生应对这些女性进行产前评估的次数应当更频繁一些，并告诉她们早产时可能会出现的一些症状和体征。鉴于目前有许许多多旨在确定孕妇早产风

表 20-17　早产的危险因素

较低的社会经济状况	孕妇体重增加较慢
子宫发育异常	菌尿或泌尿道感染
非洲裔美国人的种族群体	之前曾有过早产病史
子宫平滑肌瘤	前置胎盘或胎盘早剥
营养状况较差	使用可卡因
细菌性阴道炎	羊水过多
孕妇低体重（不足 50kg）	使用尼古丁
多胎妊娠	产前保健不足

险的检查，研究者对这些检查的效果作了验证和评估，结果，只有用超声检查确定宫颈长度，以及对胎儿纤维连接蛋白（fetal fibronectin）的检测被证明是有效的（美国妇产科医师学会，2001；Iams et al., 1996）。如果经阴道超声测得子宫颈长度较短，并且宫颈阴道处的胎儿纤维连接蛋白检测呈阳性，则提示早产的风险增加。

对可能发生早产的患者，评估内容应包括：监测早期的子宫收缩情况；监测胎儿的心率（因为这两个监测装置在孕妇处于休息的体位时，分别位于身体的左右两侧）。当然，也应进行详尽的病史采集与体格检查，以利于找出所有与早产有关的、可以进行治疗的病因，同时也能及时发现抗分娩治疗的禁忌证。还应当做一次尿常规和尿培养的检查，这样，若尿液中有可疑的异常，就可以进行抗生素治疗。而如果孕妇具有胎膜早破的可能性，宜用无菌窥器进行宫颈的检查，并检测阴道液，看在硝嗪纸上是否呈碱性，以及涂片是否出现羊齿状结晶（如果存在，提示阴道液的成分为羊水，从而胎膜早破的可能性极大）。同时，也可以视情况对阴道液做乙型链球菌（GBS）、衣原体、单纯疱疹病毒（HSV）和淋病奈瑟菌的培养检查。如果病史和体格检查均无证据提示胎膜早破，可对宫颈做指诊，仔细评估其质地软硬、宫口扩张以及宫颈管消失的情况。还要注意通过对子宫压痛、血中白细胞的数值、孕妇有无发热、胎儿方面健康状况等的评估，除外绒毛膜羊膜炎（chorioamnionitis）。

在孕 22 周至孕 35 周之间，进行指诊前，可以先对是否出现了胎儿纤维连接蛋白加以评估。胎儿纤维连接蛋白是从孕妇的绒毛膜和子宫蜕膜中释放出来的、预示着孕妇即将发生早产的一种物质。大多数医院的检验科可以在 1 小时之内，即对胎儿纤维连接蛋白的含量作出测定；它最大的用途在于阴性预测值很高。因此，如果胎儿纤维连接蛋白的结果为阴性，也就意味着孕妇在未来的至少 7~10 天内，都基本不会发生早产。而如果检测结果呈阳性，则还需进行密切监测或作出处理。

管理

水化（hydration）似乎可以将早期子宫收缩的频率降低，但不会降低早产的发生几率。医生应定期进行宫颈的指诊，这样既有助于早产的确诊，又可以监测其进展的过程。这些检查的间隔时间并没有统一的规定，应基于临床的实际情况加以决定。然而，每次阴道有排液或出血时，都应做宫颈的指诊，以确认宫颈的变化情况。

如果存在早产的可能，医生应当给予预防性的抗生素治疗，以防止乙型链球菌的感染（ACOG, 2002a）。对孕妇使用倍他米松也是推荐的，时间应选在孕 24 周至孕 34 周之间，可以每 24 小时肌内注射 12mg，共注射两次，促进胎肺成熟（Liggins and Howie, 1972）。

如果作出了早产的诊断，并且在卧床休息和加强水化之后，子宫收缩仍不能消退，可以考虑药物治疗。用药物阻止早产的禁忌证包括绒毛膜羊膜炎，胎盘早剥，阴道大量出血，严重或慢性的高血压，以及胎死宫内。尽管许多抗分娩的药物都是可用的，但最常用的还是特布他林以及硫酸镁。

以前，皮下注射特布他林来尽量延长妊娠。然而，美国食品药品管理局（FDA）警告称，由于可能引发产妇的心脏病和死亡，因此不应该用特布他林来预防或治疗孕妇早产（超过 48~72 小时），无论是在医院或门诊。β- 受体激动剂在作用于 β1- 受体时，可以增加心率、增加每搏输出量，从而能够更多地分解脂肪、促使血钾转移到细胞内，能减轻胃肠道的蠕动。而当作用于 β2- 受体时，β- 受体激动剂可以使支气管与子宫处的平滑肌松弛，还能促进糖原的分解。孕妇心脏方面的疾病是使用特布他林的禁忌证。在使用 β- 受体激动剂的过程中，孕妇还可能出现心跳过速、神经过敏等症状，偶尔还会发生恶心和呕吐。一旦孕妇的心率达到或超过 120 次 / 分，应禁止继续用药，并且给药的间期及给药量需要变化。虽然基于临床的专业判断，对于住院的孕妇，出现紧急情况可适当地应用特布他林注射，但不提倡为了阻止早产而延长用药。胎儿心动过速亦不少见。同时，口服或注射用特布他林不能用于门诊。

静脉滴注硫酸镁也可以用于预防早产。在目前所有的抗分娩的药物当中，并没有哪一种药物在疗效上明显更优于另一种。硫酸镁可以通过对钙离子的竞争性抑制，使子宫平滑肌松弛。医生在用药时应仔细确定剂量，以求既能有效地减少或者彻底抑制子宫收缩，又不致达到让孕妇中毒的剂量。为此可以适当增加子宫检查的次数，经常触诊有无深部肌肉的放松；最佳的用药效果应当是深部肌肉出现微微的松弛。如果肌肉完全松弛，提示可能已经将要到达药物的中毒窗，应将药物减量。也可以测定血清中的镁离子水平，将其保持在5～8mg/dl之间。因镁离子主要是由肾脏分泌的，血中镁离子水平在受药物影响的同时，也会受到尿量的影响。如果出现了镁中毒，可以持续给予葡萄糖酸钙进行解毒。经静脉给予镁离子的过程中，孕妇可能会出现四肢温暖、面色发红、肌张力下降等症状，有些人还会有复视、恶心和呕吐。这些副作用大多发生于用药的最初阶段。通常，硫酸镁的使用不超过24小时，之后即予停药。长期应用抗分娩药物并未显示出更好的疗效。

循证总结

- 在早产的管理中，并没有明确的"一线"抗分娩药物；应结合临床实际情况以及医生的倾向确定治疗方式（推荐等级：A）。

- 没有证据表明，抗生素可以帮助延长妊娠时间，但对临产的孕妇应用抗生素可以预防乙型链球菌感染（推荐等级：A）。

- 无论是持续地以抗分娩药物维持妊娠，还是重复地给予急性抗分娩治疗，都不能改善妊娠结局，因此，此二者都不宜作为一般治疗（推荐等级：A）。

- 一旦出现早产的迹象，可以应用抗分娩药物将妊娠时间延长2～7天，在此期间可以给予类固醇药物促进胎肺成熟，并考虑将孕妇转送到三级医疗中心（推荐等级：A）。

- 用超声检查确定宫颈长度，以及对胎儿纤维连接蛋白（fetal fibronectin）的检测，均具有较高的阴性预测值；这也就意味着，单独或联合进行这两种检查，可以有助于确认哪些患者无需抗分娩治疗（推荐等级：B）。

- 可以对早产的孕妇进行羊膜穿刺术，评估胎肺成熟情况和羊膜腔内感染的情况（推荐等级：B）。

- 卧床休息、加强水化和采用骨盆支持器（pelvic rest）均不能减少早产几率，因此不作为常规的推荐措施（推荐等级：B）。

宫内发育迟缓

胎儿的宫内发育迟缓（intrauterine growth restriction，IUGR）也称为宫内生长受限，是指胎儿出生体重低于同胎龄平均体重的第10百分位的情况。出现宫内发育迟缓，意味着胎儿在宫内没能达到其定值的生长潜能（Vandenbosche and Kirchner，1998）。也有一部分胎儿尽管出生体重低于第10百分位，但并不是由于生长受限，而是生来个头就比较小；这些胎儿达到了自己的生

长潜能，同样是健康的。然而，要区分这两种情况实际上很困难。

胎儿有轻微的生长发育受限一般是可以接受的，不过如果生长受限的程度更严重一些，则可能带来不佳的妊娠结局，包括胎儿窘迫、死胎、出生后的发育异常等（Botero and Lifshitz，1999）。医生应能对胎儿的发育迟缓作出鉴别，以便采取相应的治疗和管理措施，确保最好的妊娠结局。影响胎儿生长的因素可以分为如下三类：

1. 孕妇自身的因素，可能影响到胎儿获得营养，例如营养状况不佳、吸烟等（Chomitz et al.，1995）。

2. 孕妇自身的因素，可能影响到胎盘的生长和功能，例如孕妇患有高血压、有血管受累的糖尿病、结缔组织病等。

3. 胎儿因素，使得尽管能获得足够的营养物质，但无法充分加以利用，如患有胎儿的感染或是有遗传性疾病等。

发育迟缓可以分为非对称性的，以及对称性的。非对称性的或者说"不涉及头部"（head-sparing）的宫内发育迟缓，是由于胎儿对血流的自我调节。当胎儿缺乏足够的氧气或营养物质时，首发反应就是将有限的血流转而集中供应重要的脏器，如脑、肾上腺等。肌肉及其他内脏（比如肾脏），在某种程度上就得不到如此充分的血供，其结果是，胎儿的脑部发育比较正常，但相形之下，躯体大小、肌肉质量等都会有所欠缺，并且由于肾脏的血供不充分，胎儿的尿量会比较少，因而羊水的量也会相对不足。而如果上述氧气和营养物质的缺乏发生在妊娠早期，并且持续存在、程度较重，则胎儿体内的所有器官和组织都会受累，于是会导致对称性的宫内发育迟缓。由胎儿感染或者先天性遗传病引起的宫内发育迟缓，常常也是对称性的，因在这种情况下，胎儿体内的所有组织基本都会受累。

诊断

如果在产前检查时，子宫底的增长速度不能达到相应孕龄的要求，医生就应考虑是否存在宫内发育迟缓。一旦出现宫底增长速度过慢的情况，无论是否伴有宫内发育迟缓的危险因素，都应及时做超声检查进行评估。而如果孕妇具有宫内发育迟缓的危险因素，更应及早进行超声波检查，以便准确估算预产期，为诊断提供帮助。例如，一名孕30周的女性，第一次超声检查的结果提示了胎儿宫内发育迟缓的可能性。所有的测量参数都显示，胎儿为27周大小。在这种情况下就很难确定，胎儿究竟是对称性的宫内发育迟缓，还是只是预产

期存在 3 周的误差。总体而言，超声波检查对于诊断胎儿宫内发育迟缓具有 80%～90% 的敏感度，具体数字还要取决于所用的超声测定方法。腹围（abdominal circumference）是一项软组织的测量指标，它可以作为一个首要的常规测量参数，以用来判断胎儿的生长是否落后于正常水平，或者说存在宫内发育迟缓。此外，还可以根据腹围的测定值估算出胎儿的体重，并将其标记在胎儿生长标准曲线上，从而对这一体重在特定胎龄儿群体中所占的百分位的情况作出判定。

管理

对于胎儿宫内发育迟缓，唯一被认为有效的治疗方法是以侧卧位进行卧床休息。这一体位可以防止腔静脉受到妊娠的子宫的压迫，保证有尽可能多的回心的静脉血量，从而最大限度地增加心输出量，以及对子宫和胎盘的供血。一部分胎儿的发育迟缓，是孕妇患有明显的身体疾病造成的；孕妇以侧卧位卧床休息后，身体状况会有所改善，因此这一部分胎儿也会从这样的体位中受益。对于宫内发育迟缓的胎儿，推荐进行产检检查。如果产检的结果异常，或是显示有羊水过少，可以考虑让孕妇在足月前分娩。否则，这些胎儿应在孕 38 周至孕 40 周时娩出，具体时间取决于其发育迟缓的程度。

先兆子痫

先兆子痫是引起围生期发病和死亡的最常见的原因之一。先兆子痫的病因目前还不清楚。然而，胎盘功能不全可能会引发系统性的血管痉挛、局部缺血和血栓形成，而这最终会造成孕妇的器官损害，并导致胎盘梗死、胎儿宫内发育迟缓，甚至是胎儿死亡。在所有的孕妇中，先兆子痫的发生率为 5%～10%；发病年龄主要为两个极端：可以发生于育龄期妇女，但更多见于 20 岁以下的女性。先兆子痫的危险因素有：孕妇年龄过高或过低，孕妇为未产妇，在种族群体上属于非洲裔美国人，多胎妊娠，葡萄胎，孕前存在医学疾患（高血压、糖尿病、肾病、结缔组织病、血管疾病），以及之前有先兆子痫/子痫的病史或家族史，等等。

对有高血压和蛋白尿的表现、但之前并无慢性高血压病史的孕妇，应高度疑诊本病。水肿则不再被视为可靠的、具有提示意义的临床特征，这是由于在很多孕 20 周之后的妊娠妇女中，都能见到不伴有高血压的水肿。历史上，曾经以收缩压升高 30mmHg 或者舒张压升高 15mmHg 作为轻度先兆子痫的诊断标准。但当今，医学界一致将轻度的先兆子痫描述为"孕妇的血压达到或超过 140/90mmHg，并且 24 小时尿蛋白超过 0.3g"。同样地，单独出现的水肿也同样不再被列入诊断标准。医学界还将重度的先兆子痫确定为：收缩压超过 160mmHg 或者舒张压超过 110mmHg；且合并有显著的蛋白尿（> 5.0g/d），终末器官损害的客观性证据，以及重度先兆子痫的提示性症状，包括头痛、视觉障碍、意识模糊、右上腹痛（righ upper quadrant, RUQ）或上消化道疼痛、肝功能受损、蛋白尿、少尿（< 500ml/24h）、肺水肿、微血管病性溶血性贫血、血小板减少、羊水过少以及胎儿宫内发育迟缓等。

孕前即被诊断患有高血压的孕妇，在妊娠期内可能会发展为先兆子痫。而慢性高血压并发先兆子痫这一疾病，在妊娠期高血压疾病当中，要占到 15%～30%。对轻度先兆子痫的治疗包括卧床休息，以及检测和评估并发症的进展情况。医生应当谨慎地推延分娩的时间，直至胎肺成熟，或孕妇进展为重度先兆子痫，抑或出现其他的并发症。多数情况下，分娩是重度子痫最好的治疗。

在分娩过程中，应当为先兆子痫的孕妇静脉滴注硫酸镁，以预防其发作，具体剂量是先予 4g 的负荷剂量，15～20 分钟输完。之后再以每小时 2g 的速度静脉维持，与在早产时给予硫酸镁治疗的方法类似（表 20-18）。在此过程中，还应对血压进行密切监测，若舒张压持续高于 110mmHg，应经静脉给予肼屈嗪进行治疗。如果孕妇出现重度的先兆子痫，一般应在 24 小时内完成分娩。产后，根据病情的严重程度，推荐静脉滴注硫酸镁 12～24 小时。

表 20-18 早产的硫酸镁治疗

1. 进行持续的胎儿电子监护和宫缩情况的监测

2. 患者采取侧卧位

3. 初始阶段禁食禁水，之后如果有足够的肌张力防止误吸，可以进流食

4. 经静脉给予乳酸林格和 5% 葡萄糖混合溶液

5. 将 4g（在 2～6g 范围内均可）$MgSO_4 \cdot 7H_2O$ 溶于 500ml 的 5% 葡萄糖溶液中，作为负荷剂量，15 分钟输完

6. 在给予上述起始剂量之后，再以每小时 3g $MgSO_4 \cdot 7H_2O$ 的速度，进行静脉维持

7. 还可以持续给予葡萄糖酸钙

8. 准确记出入量

9. 经常对深部腱反射的情况进行评估

10. 经常进行肺部查体，以求早期发现可能的肺水肿的体征

11. 对血清镁的含量进行持续监测，可以作为很好的临床提示

12. 上述措施应持续 24 小时。如果需要，之后可以改用口服的 β 肾上腺素能药物

HELLP 综合征

如果不能得到正确和及时的诊断，则先兆子痫可以进展为 HELLP（hemolysis，elevated liver enzymes，and low platelets，即溶血、肝酶升高和血小板减少）综合征。这是一种可以见于情况似乎比较稳定的患者的并发症。人们注意到，先兆子痫的患者中有 5%～10% 会出现 HELLP 综合征。这些患者常常有右上腹以及上腹部的疼痛，周围血涂片也持续表现为微血管病性溶血性贫血。还可以有血小板计数的减少，以及转氨酶（AST，ALT）和乳酸脱氢酶（LDH）的升高。本病是一种可以威胁生命的急症，需要及时将胎儿娩出。

子痫

先兆子痫的又一种严重的并发症是发展为癫痫或昏迷。这被称之为子痫。子痫发生于近 0.2% 的孕妇中，并会使 1000 名孕妇中的 1 名终止妊娠。子痫带来的癫痫和精神状态变化被认为是高血压脑病的结果。子痫造成的胎儿围生期死亡率在 2.0%～8.6%（Sibal et al.，1981）。孕妇死亡率不足 2%，其中颅内出血是最主要的原因。

妊娠期高血压

妊娠期高血压的定义是：孕前血压正常的女性，在孕 20 周及孕 20 周之后，收缩压达到或超过 140mmHg，和（或）舒张压达到或超过 90mmHg，且不伴有蛋白尿。而如果收缩压持续达到或超过 160mmHg，和（或）舒张压持续达到或超过 110mmHg，就应被认定为重度的妊娠期高血压。女性如果血压超过 140/90mmHg，但不伴有蛋白尿或终末器官的损害，可能最后会发展为先兆子痫。而那些一开始血压正常的孕妇，在妊娠后期、分娩过程中或者产后 24 小时内，通常也会出现高血压，但在产后 10 天左右血压即可恢复正常。如果先兆子痫不继续进展，医生可以就此诊断为妊娠期高血压。但要注意，妊娠期高血压是一个临时性的诊断，只适用于那些尚达不到先兆子痫或者慢性高血压诊断标准的孕妇，且只适用于妊娠期间。

胎盘早剥

胎盘早剥指的是正常位置的胎盘，在胎儿娩出之前，即与子宫壁发生分离。胎盘早剥的发生率约为 1/129。严重的胎盘早剥可以导致胎儿死亡，并占到了胎儿死亡原因的 0.2%。发病时，血液流入子宫内膜的底蜕膜，而导致了胎盘剥离。由此形成的血肿还会使得胎盘进一步与子宫壁发生分离。血肿也会压迫相应的结构，使得供应胎儿的血流减少，宫腔内的压力、子宫压痛以及宫缩的频率增加，从而加重胎儿窘迫，甚至还会导致胎儿死亡。胎儿窘迫的严重程度与胎盘剥离程度是相一致的。

当胎盘剥离的范围很大时，由于宫腔压力不断增加，胎盘后的血流可能会透过子宫壁，进入到腹腔内。这一现象称之为"子宫胎盘卒中"或"库弗莱尔子宫"（couvelaire uterus）。此时子宫肌层会变得非常薄，少数时候甚至会破裂，从而立即造成危及生命的产科急症。而在几乎完全或者完全性的胎盘剥离中，胎儿的死亡是不可避免的，除非立即进行剖宫产手术娩出胎儿。近期，人们意识到胎盘早剥可能与可卡因的使用具有因果关系，而对这一疾病重新给予了关注（Kline et al.，1997）。

胎盘早剥是一个临床诊断，其标志性特征是在妊娠末期出现疼痛性的阴道出血。由于超声波检查对本病具有很高的假阴性率，因此在诊断这一产科并发症时，首要依据是阴道出血、腹痛、子宫压痛、子宫收缩和胎儿窘迫。根据一项前瞻性的研究，几乎有 80% 的胎盘早剥患者都具有阴道出血的表现，另外还有 66% 的患者表现出了子宫或背部的疼痛，60% 的患者具有胎儿窘迫（Hurd et al.，1983）。其他提示胎盘早剥的证据包括特发性早产、高张性子宫收缩乏力（uterine hypertonicity）、胎儿死亡等。对子宫收缩的监测可以反映出子宫同时收缩时，常常每隔 1～2 分钟出现一次的高基线的压力状况（high baseline pressure）。

病因

患有胎盘早剥的女性中，有 40%～50% 具有潜在的高血压。而孕妇的外伤在胎盘早剥的原因中占到了 1.5%～9.4% 其余的原因可能与过度饮酒、使用可卡因、子宫压力突然减小（例如娩出了双胞胎的其中之一）、羊膜穿刺术后，细针穿刺部分出现胎盘后出血等有关，吸烟可能也会有一些影响。在一项小样本的研究中，并没有发现上述潜在的可能原因；但在这一样本群体中，子宫血管以及蜕膜的异常则是存在的。

管理

对胎盘早剥的管理和治疗，首先是要采取支持性的措施。充分的水化，以及监测母亲及胎儿的健康状况都是必要的。如有相应的指征，还需要及时娩出胎儿（Turner，1994）。出血和凝血方面的疾病将有可能导致母婴死亡。因此，应注意进行凝血相关的检查，查明有无弥散性血管内凝血（disseminated intravascular coagulation，DIC）的情况。还要预备相应类别的袋装红细胞，做好输血的准备。如果胎儿看上去已经可以成活，但还是受到了一些影响，应考虑及时行剖宫产手术。推荐的实验室检查包括：全血细胞及血小板计数，凝血酶原时间（prothrombin time，PT）和部分凝血酶原时间（partial thromboplastin time，PTT）测定，纤维蛋白原、纤维蛋白降解产物（fibrin degradation products，FDP）、D-二聚体、血型的测定，以及胎儿血红蛋白酸洗脱试验（Kleihauer-Betke 试验）。对 Rh（D）血型为阴性的孕妇，如能给予一些 D 免疫球蛋白的药物，也会有所裨益（Pearlman et al.，1990）。

前置胎盘

前置胎盘是一种可以威胁生命的产科状况，可以表现为三种不同的类型（图 20-7）。如果宫颈内口完全为胎盘组织所覆盖，称为完全性前置胎盘或者中央性前置胎盘；如果宫颈内口只是部分地为胎盘织所覆盖，称为部分性前置胎盘；如果胎盘组织只是延伸到宫颈内口的边缘并不超越宫颈内口，称为边缘性前置胎盘；而胎盘植入于子宫下段的情况，则称为低置胎盘（low-lyling placenta）。在每 200～250 名孕妇中，可以有 1 例前置胎盘发生。前置胎盘可以由出血，胎盘剥离以及紧急剖宫产手术等导致，并成为上述这些情况的潜在而严重的结果（Lyasu et al.，1993）。

前置胎盘的诊断通常依靠患者的主诉：妊娠后期（即最后 3 个月内）无痛性的阴道出血。还有一小部分患者可以表现为分娩过程中的大出血。一般来说，最

开始的出血量并不会多到致死的程度，但也不会自发地止住，只是反反复复地出血不止。首次出血的平均发生时间是孕 27 周至孕 32 周。完全性前置胎盘的孕妇更容易发生更早期的出血，并且这些出血常常也会更加严重。病史中的另一个可能增加前置胎盘风险的因素是胎位不正，特别是横位或臀位。

危险因素

容易导致前置胎盘的一些因素包括：孕妇年龄过大，产次过多，子宫结构异常，多胎妊娠，吸烟，前次妊娠有前置胎盘的情况，以及子宫部位的手术史等。

超声检查

经腹部的超声检查是一项简单、准确而又安全的检查，对胎盘情况进行诊视的手段，其准确率在 93%～98%（Bowie et al.，1978）。但局灶性的子宫收缩或者膀胱扩张，可以导致假阳性结果。而如果胎盘植入于子宫后壁，对胎盘位置的精确评估也有可能会变得很困难。对那些胎盘边缘显示不清、没有活动性出血的患者，可以采用经阴道超声的办法。首先在检查前排空膀胱，之后，将阴道专用的超声探头插入阴道内，探查宫颈。一旦看到闭合的宫颈，就可以将超声探头插得更深一些，以便对胎盘进行检视。阴道超声的方法对诊断前置胎盘来说，是十分安全而准确的（图 20-8）。

在妊娠中期的常规超声波检查中，常常能够发现和诊断前置胎盘。一般情况下，在大约孕 16 周时，胎盘可以覆盖子宫表面积的 25%～50%。而在妊娠后期，子宫下段的生长速度将会超过胎盘的生长速度，使得

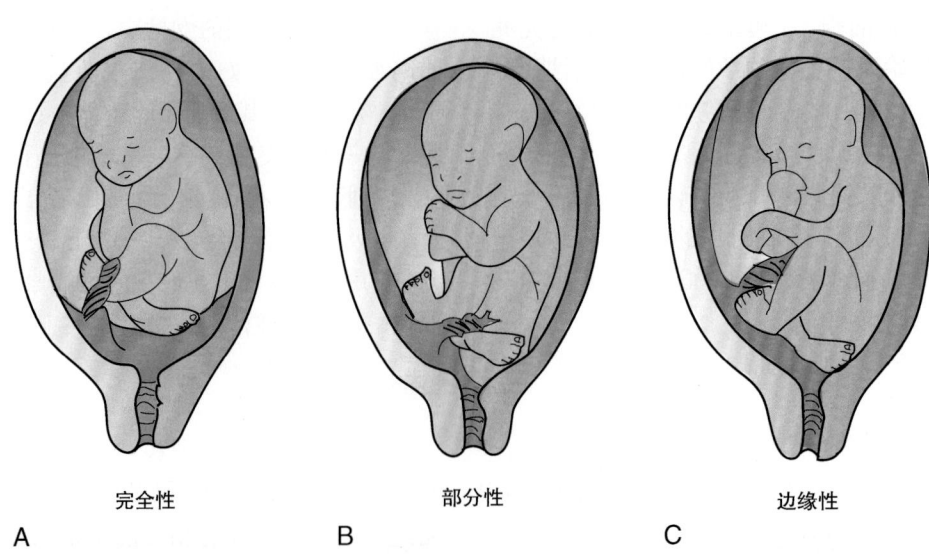

完全性　　　　　　　　　　部分性　　　　　　　　　　边缘性

A　　　　　　　　　　　　　B　　　　　　　　　　　　　C

图 20-7　不同类型的前置胎盘。A. 宫颈内口完全为胎盘组织覆盖；B. 宫颈内口部分为胎盘组织覆盖；C. 胎盘组织延伸到宫颈内口的边缘

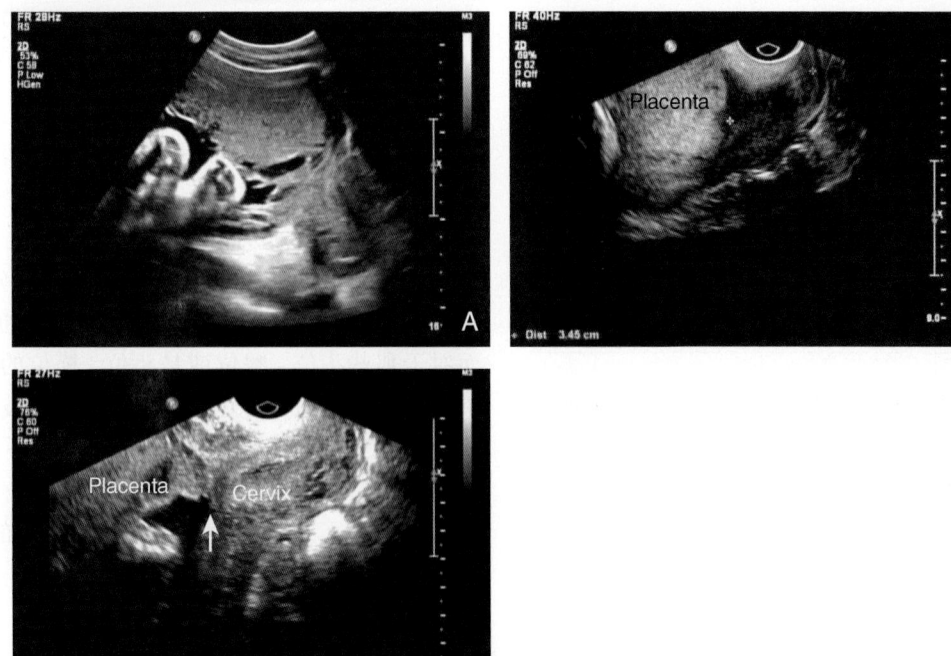

图 20-8　A. 经腹正中矢状 B 超检查完全性前置胎盘。前壁胎盘植入子宫,子宫颈被完全覆盖。B. 经阴道完全性前置胎盘 B 超检查。宫颈管测量的图像(+)。胎盘覆盖整个宫颈管。C. 边缘性前置胎盘。子宫前壁胎盘植入只覆盖到宫颈内口

胎盘表现出"移行"(placental migration),即从宫颈内口处移开。也由于这个原因,尽管约有 5% 的孕妇会在妊娠中期被诊断为完全性前置胎盘,但其中的 90% 左右在产时都已得到自发的缓解(Rizos et al., 1979)。当妊娠中期的超声波检查提示有前置胎盘时,经阴道超声可以有助于在产前作出更确切的诊断。

血管前置

血管前置是一种罕有报道的产科疾病。胎儿的血管并不附着于脐带或者胎盘组织上,而是分散成数支从胎膜之间穿过;当这些分散的血管附着于子宫下段(胎先露部以下),并越过宫颈内口时,即称为血管前置。绝大多数情况下,血管前置都是与脐带的帆状附着(velamentous insertion)并存的。当存在血管前置的情况时,一旦发生自发性或者人工性的胎膜破裂,会导致胎儿大血管的撕裂,从而导致胎儿的大出血。由此造成的胎儿死亡几率在 33%～100% 不等(Bright and Becker, 1991)。

在数字化的影像学检查中,如果在看到胎儿头顶部之前,就能扪及血管的搏动,就应当结合脐带的位置,考虑血管前置的可能性。此外,对于所有妊娠晚期(最后 3 个月)的出血,都必须将血管前置列入鉴别诊断。可以将流出的血液送检,看其中有无胎儿血红蛋白,但多数情况下,不会有充裕的时间留待这些检查。

血管前置往往是在因胎儿窘迫而行紧急剖宫产手术之后,所作出的一个回顾性的诊断。但如果保持足够的警惕,采取可靠的诊断方法,并且一旦需要,及时进行手术干预的话,是可以减少因血管前置而导致的胎儿发病和死亡的(Messer et al., 1987)。

粘连性胎盘、植入性胎盘和穿透性胎盘

这三种疾病都是由于胎盘的附着异常——滋养层的侵入超过了正常位置和限度,而不同程度地深入到子宫肌层——导致的。如果子宫内壁存在异常的血供,或者患者先前曾有过子宫内膜层及子宫肌层的创伤,则子宫下段的生理状况容易因此而有所改变,并导致胎盘的植入。胎盘植入最常见的危险因素包括前次剖宫产史,以及之前的子宫手术史。

在这一组疾病中,孕妇死亡的风险大约在 3%。如果出现穿透性胎盘,并且累及了膀胱,则孕妇的死亡风险会因此增加到 20%。导致死亡的首要原因是子宫出血以及 DIC。粘连性胎盘、植入性胎盘和穿透性胎盘常常是产时胎盘滞留的病因(Breen et al., 1997)。在人工取出胎盘的过程中,那些未能完全与子宫壁分离的胎盘碎片,也会导致无法控制的大出血。

影响预后的主要因素是胎盘植入的程度。如果胎盘植入的程度很浅(粘连性胎盘),则常可以人工剥离,

或者采用刮除术的方法加以分离。如果植入的程度较深，已经达到子宫肌层（植入型胎盘），或者穿透了子宫肌层（穿透性胎盘），则往往需要行子宫切除术。剖宫产分娩率的增加，也使得胎盘附着异常变得更加频繁；特别是，胎盘常常会附着于前一次手术时子宫切口的位置上。

多胎妊娠

在每 80 名新生儿中，至少就有 1 对双胞胎。而辅助生殖技术的出现，又将这一比例进一步提高到 1/60～1/50。接近 2/3 或 3/4 的双胞胎是二卵双生（dizygotic）的。

双胎妊娠对于孕妇和医生都是一种独特的挑战。同卵双生儿发生先天性异常的几率，大约是二卵双生或是单胎妊娠胎儿的两倍之多。双胎妊娠的孕妇也更容易发生妊娠早期的流产，并且更容易发生早产。根据统计，约有半数的双胞胎的母亲会经历早产。在孕 5 个月之后，医生常常会建议这些孕妇卧床休息以预防早产。对这些孕妇进行早产相关的症状和体征的宣教也是非常重要的。双胎妊娠的孕妇的平均分娩时间为孕 36 周。

同时，对于双胎妊娠的女性，发生慢性高血压、肾盂肾炎、妊娠期糖尿病以及前置胎盘等的风险也会更高一些。这些孕妇应当补充铁剂，特别是在妊娠的最后一两个月，即使她们并没有表现出铁的缺乏。也有可能出现胎儿生长不一致的情况，其原因可以是双胎输血综合征（twin-twin transfusion syndrome，TTTs），还可以更简单，就是不同程度的胎盘植入或者胎盘与滋养层的粘连。对此，推荐每隔 6 周进行一次超声检查。如发现有双胎生长不一致的情况，应当进行产前检查。

在大多数双生儿的分娩过程中，一般都是两个胎头最先娩出（头位 - 头位，图 20-9A）；或者先娩出第一胎的胎头、再娩出第二胎的胎臀（头位 - 臀位，图 20-9B）。其他的组合方式也都是可以见到的，尽管这其中还是以头位 - 横位（图 20-9C）和臀位 - 头位相对最常见。一旦孕妇健康地进入到妊娠后期（即妊娠最后 3 个月），最先显露出的那个胎儿通常就会保持住之前的胎位；第二胎的胎位则可以经常变换，甚至到了分娩初期还偶尔可以变换。头位 - 头位的双生儿可以通过阴道娩出。而对于那些头位 - 臀位或是头位 - 横位的双生胎儿，如果孕妇情况合适，接生者又富于经验和技巧的话，也是可以试着经阴道分娩的。如果第一胎不是头位，则最好通过剖宫产的方式完成分娩。许多双生儿的母亲都成功地实现了母乳喂养，并且母乳喂养的方式也是受到鼓励的。

产前胎儿监测

如果要对宫内胎儿的健康状况作出评价，那么三种最常采用的方式就是胎心监护（无应激试验）、宫缩应激试验以及生物物理评分（Babbitt，1996）。此外，振动声音刺激试验和胎儿运动计数也是很有用的、评价胎儿健康状况的辅助工具。

进行产前胎儿监测的适应证有很多种，它们提示了可以使胎儿发病率和死亡率有所增加的医学疾病（Smith-Levitin et al., 1997）。凡是能引起胎儿缺氧、子宫胎盘功能不足，以及死亡的疾病，都是对胎儿进行更密切的监测的适应证。在这里，并没有一个加强胎儿监测的完全彻底的指南；但是鉴于母亲及婴儿承受的风险，确实有一些习惯性的，也是被普遍接受的做法。譬如说，对于低危或中危（妊娠期糖尿病，慢性高血压，中度先兆子痫）的孕妇，在孕 32 周之前，应当每周进行

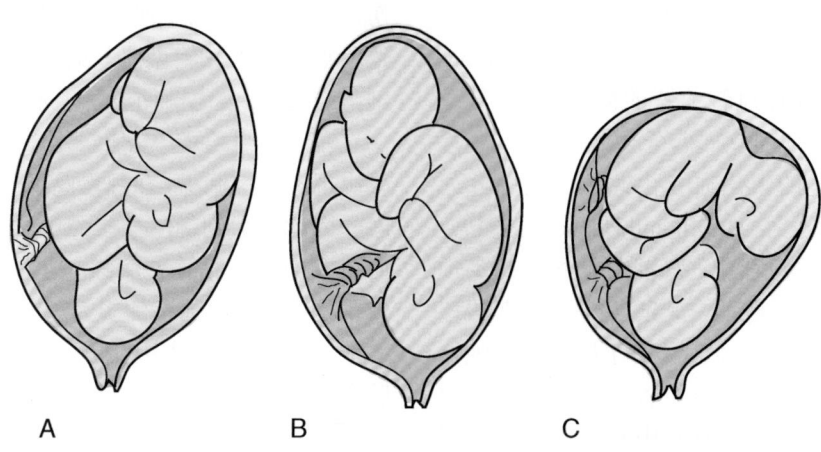

图 20-9　双胎妊娠的三种常见胎位。A. 头位 - 头位；B. 头位 - 臀位；C. 头位 - 横位

产前检查。而对妊娠结局不良的危险性更高的孕妇，产前检查的时间应更加提前，次数也应更加频繁一些，并在考虑具体方案时注重个体化。

胎心监护（无应激试验）

在许多情况下，无应激试验（nonstress test，NST），即胎心监护，都是产前胎儿监测最基本的工具。过去40年来，它一直被用于记录妊娠中期以及妊娠后期的胎儿健康状况。而对于评价胎儿自主神经系统的发育情况，以及评价子宫胎盘的功能是否良好，无应激试验也能作为一个替代性的指标（Myrick and Harper，1996）。

无应激试验的特异性比敏感性要更高一些，因此它是胎儿健康（而非胎儿患有疾病）的一个很好的提示。这一试验的结果分为"反应型"和"无反应型"两种，并且对于一些高危孕妇，还可以间隔一段时间之后进行重复测定。如果在监测的20分钟之内，胎动次数大于等于2次，并且两次胎动时，都能有高于胎心基线水平（即，胎心大于等于15次/分，持续至少15秒）的胎心加速，那么我们就称这次无应激试验的结果为"反应型"，或者说是令人安心的。而如果到第一个20分钟结束时，还没能观测到这样的"反应型"结果，则应尝试采取措施唤醒胎儿。注意，在引出一个"反应型"的无应激试验的过程中，胎儿的休息时间——有报道称，每次休息会持续30~40分钟——必须排除在外。由于胎儿正常的睡眠周期可以达到40分钟，因此如果初始时无应激试验的结果为"无反应"型，宜等待一个小时以上，再行重复测定。重要的是：即使结果的确是无反应型，医生也需要鉴别，这一结果是反映出子宫的受累，还是说仅仅是一种临时的状态（Knuppel et al.，1982）。

如果在排除了胎儿睡眠的情况之后，仍然没能监测到胎心加速，则意味着无应激试验的结果是"无反应型"。无应激试验作为一种基本的胎儿监测工具，不存在什么禁忌证，易于重复测定，费用低廉，可以被绝大多数孕妇接受。如果孕妇使用了致幻剂，或是出现极度早产（extreme prematurity），又或者胎儿患有心脏及中枢神经系统方面的异常，都可能造成无应激试验的"无反应"型结果。"无反应"型的无应激试验结果不意味着胎儿一定处于危险中，但应成为进一步检查和评估的提示。评估的方式可以是生物物理评分，也可以是宫缩应激试验。

生物物理评分

生物物理评分（biophysical profile，BPP）是一种以超声检查来评估胎儿健康状况的方式。在最初的设计中，它被用来模仿Apgar评分对胎儿进行产后的评分。生物物理评分在技术操作的难度上要更大一些，对结果的解释说明也相对更为复杂；但同时，它对胎儿健康的评估也具有更高的确定性。在30分钟的检查过程中，胎儿的若干种确定的行为模式——这些行为提示着胎儿很健康——被一一记录下来。检查的最终评分分为5级，依次有2分的级差（表20-19）。一些指标，比如羊水量，胎儿呼吸，胎儿心率，胎动情况，以及胎儿的肌张力等，都被记录下来。如果评分在8~10分，表明胎儿的状况令人放心；6分则需要进一步评估；评分在4分及以下，则是预后不佳的征兆，提示需要立即采取干预措施。较低的评分也可以反映出胎儿在测试过程中的行为状态，例如正在正常睡眠，或者是因为母亲使用致幻剂或者中枢神经系统抑制剂而处于镇静状态。不过，如果评分不断降低，往往意味着预后不良，或意味着胎儿酸血症（acidemia）程度正在增加。

表20-19 生物物理评分的项目一览 *

参数	正常（评分＝2）	异常（评分＝0）
无应激试验大	大于等于2次胎心加速，每次的胎心率不低于15次/分，持续至少15秒	强度和时间达标的胎心加速不足2次
羊水量	在垂直面上，至少有一个2cm×2cm（或更大）的羊水池	不能找到2cm×2cm大小的羊水池，或羊水指数＜5
胎儿呼吸样运动	稳定的胎儿呼吸，持续至少30秒	胎儿呼吸样运动持续不足30秒
胎动	胎动3次或以上，包括肢体运动和躯体运动	肢体或躯体运动不足3次
胎儿肌张力	胎儿休息时四肢屈曲良好，且至少出现一次四肢或脊柱的伸张并恢复原样	休息时四肢伸直，或四肢或脊柱伸张后未能恢复原样

注：* 后四项内容的评分均要求在30钟内，通过超声波检查完成。总评分在8~10分表明胎儿的状况令人放心；评分在4分及以下则提示预后不佳
羊水指数（amniotic fluid index，AFI）：以脐水平线和腹白线为标志将子宫直角分成四个象限，测量各象限最大羊水池的垂直径线，四者之和即为羊水指数
Modified from Norman LA, Karp LE. Biophysical profile for antepartum fetal assessment. Am J Fam Physician 1986；34：83-89.

改良的生物物理评分

改良的生物物理评分由无应激试验和羊水指数两部分组成。本检查被证明是对胎儿进行监测，以及鉴别围生期的不良预后以及小于胎龄儿（small-for-gestational-age，SGA）的最佳方法。研究也已经证实，本检查在评估胎儿的健康状况方面，具有与生物物理评分同等程度的有效性。

宫缩应激试验

随着无应激试验的不断普及，宫缩应激试验（contraction stress test，CST），又名缩宫素激惹试验（oxytocin challenge test，OCT），常常被作为胎儿监测的补充手段。宫缩应激试验所需的设备较为笨重，结果较难解释和判读，也存在着一些禁忌证。此项试验用于测定在多次宫缩压力的作用之下胎心率的变化情况，从而了解胎盘功能，以及胎儿在轻微损害时的储备能力（Collea and Holls，1982；Lagrew，1995）。宫缩应激试验/缩宫素激惹试验的目标是通过输注缩宫素或是乳头刺激，达到在 10 分钟内诱导产生三次宫缩，并观察有无晚期的胎心减速。

如果没有晚期的胎心减速，则认为宫缩应激试验的结果为阴性。阴性（即正常）的结果提示着胎儿的健康状况足够好；而这一健康状况也能够通过产程中有无胎儿窘迫、Apgara 评分、是否缺乏胎便等情况加以印证。而如果在 50% 及以上的宫缩时，出现了晚期胎心减速，则认为宫缩应激试验的结果为阳性。阳性结果预示着，其中多达 80% 的胎儿会在产程中出现胎儿损害和胎儿窘迫；在某些特定的临床状况下，宫缩应激试验结果阳性还提示着需要立即娩出胎儿。如果胎心减速的次数不足 3 次，意味着疑义。后两种情况下，都需要进行更进一步的检查。宫缩应激试验的禁忌证包括：具有早产风险；前置胎盘；典型的子宫瘢痕，或者之前因子宫手术而留有较厚的瘢痕（full thickness scar）宫颈内口松弛；以及多胎妊娠（Babbitt，1996）。

振动声音刺激试验

振动声音刺激试验是一种通过手持式、电池供电的人工喉，人为释放出噪音的检查（Birnholz and Benacerraf，1983）。这种设备轻便易携，并能很容易地向孕妇腹部施加声音和振动的联合刺激。本检查的目的在于改变胎儿的行为状态，唤醒睡眠中的胎儿，并触发胎心的加速。通过这种声振设备，可以显著地增加"反应型"无应激试验的次数，并且显著地降低全部测试的耗时。

研究还发现，通过振动声音刺激试验形成胎心加速，在提示胎儿良好的预后方面，与自发形成的胎心加速具备同样的效果（Smith et al.，1986）。

正常临产及分娩

临产（labor），无论是早产还是足月的临产，指的是在充分的宫缩（包括频率、强度和持续时间）下，宫颈管消失以及宫颈内口扩张的状态。正常临产的调控机制是相当复杂的，尽管医学对此已经取得了一些进展，但我们对此的了解仍远远不够。有证据表明，前列腺素（prostaglandin，PG）参与了正常临产的调节过程，特别是前列腺素 E2 和前列腺素 F2α，此外还有其他一些递质也参与其中（Ulmsten，1997）。

在临产开始之前，胎头已经下降并进入了盆腔，子宫底的高度也因此有所减小。这个过程可能是一个很迅速的过程，孕妇对此的感觉很明显；但也有可能会历时数周。在此过程中，盆腔的压力会有所增加。假临产，或者说发生于真正的临产之前的、短暂而不规则的宫缩，可能会在事实上有助于宫颈管的缩短（至此，子宫颈的形态变得像漏斗状）。随着真正的临产时刻不断逼近，宫颈管消失以及宫口的早期开大将开辟出一条通道，孕妇会由此排出一些染血的黏膜样物质，称为"见红"。多数孕妇会在见红后的 3 天之内迎来真正的临产。如果此时的出血量达到了堪称"与月经初期相仿"的出血量，则可能是病理性的，孕妇需要做相应的检查，判断有无前置胎盘、胎盘早剥，或是其他一些导致阴道出血的原因。

在产程的活跃期，常常每隔 2~3 分钟可发生一次宫缩，持续时间约 1 钟，平均强度大约为 40mmHg。然而，也有些孕妇的宫缩频率和强度都要更弱一些，但最终也能成功分娩。每隔 1~2 分钟出现一次的频繁宫缩可能意味着子宫内压力的增加——而这可能与胎盘早剥有关。两次宫缩之间能有足够的放松是极为重要的，它可以使得含氧血液进入绒毛之间的空隙，并进而输送给胎儿。在临产的过程中，子宫收缩可以使宫颈管消失、宫口开大达 10cm，为胎头的娩出开辟通道，并保证胎头的最长径也能通过产道。

产程进展

宫颈内口扩张的程度和速率，标志着产程进展的程度。无论是对于未产妇，还是对于经产妇而言，产程都可以被划分为一些不同的时期（表 20-20，图 20-10）。第一产程又可以分为潜伏期和活跃期。

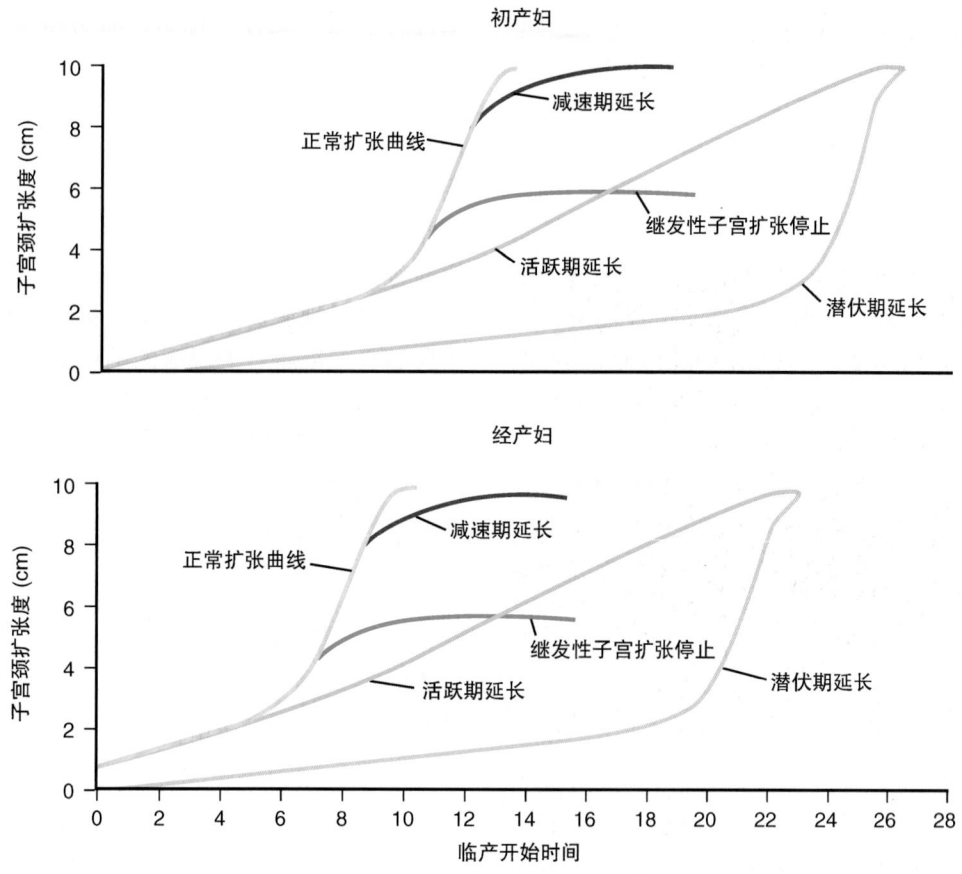

初产妇

减速期延长
正常扩张曲线
继发性子宫扩张停止
活跃期延长
潜伏期延长

经产妇

减速期延长
正常扩张曲线
继发性子宫扩张停止
活跃期延长
潜伏期延长

临产开始时间

图 20-10 正常与异常产程进展的组合曲线（From Scherger J, Levitt C Acheson L: Teaching family-centered perinatal care in family medicine. Part 2. Fam Med 1992; 24: 369）

表 20-20 产程的各个时期		
时期	**开始**	**结束**
第一产程（分为潜伏期和活跃期）	产程活跃期	子宫颈全开
第二产程	子宫颈全开	胎儿娩出
第三产程	胎儿娩出	胎盘娩出
第四产程	胎盘娩出	子宫开始缩小

第一产程

潜伏期

第一产程的潜伏期的长短并不固定。一般而言，未产妇的潜伏期不会超过 20 小时，而经产妇的潜伏期在 14 小时左右。此时很少能看到子宫颈的扩张，但宫颈确实会为临产做好准备，包括由于胶原及结缔组织的改变而导致的宫颈硬度的变化。还可以观察到前部宫颈管的消退程度不断增加。在潜伏期，如果给予传导麻醉（即注射局麻药物到神经附近），可以使宫颈管消退的过程延长或者停滞。对于正常孕妇，潜伏期最好能够在家中度过。在此时期，鼓励进食一些清流食，

来替代那些难以消化的饮食。前往医院的指征包括月经样的阴道出血、破水、每隔 3～4 分钟（甚至更短）即出现疼痛的宫缩，以及胎动减少。一部分女性会有潜伏期延长的情况，对此可以到医院以吗啡进行治疗。通常这种治疗会促进孕妇进入到活跃期。

活跃期

第一产程的活跃期是宫口快速开大的时期，并且这种宫口的开大不会受到镇静剂或是传导麻醉的影响。活跃期通常开始于宫颈内口达到 4～5cm 的时候。总体而言，未产妇的宫口开大的速度不会少于 1.2cm/h，而经产妇的宫口开大速度不会少于 1.5cm/h（Friedman，1978）。活跃期的进展程度，主要取决于：宫缩的强度和频率，子宫的大小、位置，胎头的姿势，同样还有骨盆的大小和形状。由于孕妇骨盆入口平面、中骨盆平面以及骨盆出口平面的直径各异，胎儿的头部必须不断转动和调整，才能顺利降入骨产道。胎头在此期间的旋转是至关重要的，因为只有这样才能不断减少胎头的前后径（anteroposterior，AP），从而更加容易地降入盆腔。胎头在产程中的重要运动包括：衔接，下降，旋转，俯曲，内旋转，仰伸复位，外旋转，以及胎儿娩出。

无论是连续的胎儿电子监测仪（electronic fetal monitoring，EFM）还是间断的听诊，都能用于活跃期的胎儿监测（美国妇产科医师学会，1995a）。如果是低危产妇的正常分娩，那么在活跃期也可以不用连续的胎儿电子监测仪，而是在宫缩发生之后对胎心进行听诊，并且每隔 30 分钟记录一次。对于高危孕妇，可以将听诊胎心的频度增加至每 15 分钟一次。如遇到胎心减速的情况，则做听诊或者连续胎儿电子监测的次数还应更频繁。胎心听诊，相比起连续的胎儿电子监测而言，可以允许孕妇在分娩过程中有较大的活动度，他们也会因此觉得更舒适一些。孕妇的情况如果正常而良好，可以适当给予一些静脉输液的支持。而对那些因产程延长，在口服补液之后仍有脱水症状的孕妇；以及那些需要传导麻醉，或大剂量镇痛药，或存在 / 疑似存在相关合并症者，可以保留静脉通路。

第二产程

第二产程涉及孕妇的产力（在宫缩过程中，帮助胎儿下降和最终娩出）。对正常、低危孕妇，无须使用连续的胎儿电子监测仪，但应当每隔 15 分钟听诊和记录一次胎心；高危孕妇应当每隔 10 分钟听诊和记录一次胎心。第二产程的持续时间，在经产妇大约为 20 分钟，而在未产妇大约为 50 分钟。尽管对于未产妇，如果屏气用力超过 2 小时（非硬膜外麻醉），或者屏气用力已达 3 小时（硬膜外麻醉）而胎儿仍未能娩出，医生应当警惕头盆不称的情况，但如果胎心率良好，胎头持续下降，也可以再等待一段时间。

第三产程

第三产程开始于胎儿娩出之际。此时应当采取适当的器械帮助胎儿复苏。母亲在宫缩时的屏气用力，会使得胎儿头部向着会阴组织的方向膨出，同时也会使得子宫内压增大，于是阴道腔张开，胎儿头部得以娩出。只有在胎头已经伸展和抵达会阴组织的位置之时，才能决定进行会阴侧切。胎头带着张力缓缓娩出，之后医生应吸净胎儿口、鼻以及咽部的羊水，如果出现了胎便，还可以使用羊水收集器（DeLee trap）进行壁面抽吸。在以喉镜确认声带以下已没有胎粪存留之前，不应刺激胎儿产生呼吸运动。当胎头娩出以及羊水清理全部完成之后，医生就需要查看胎儿的颈部，看有无脐带绕颈；如有，最好能加以处理，及时解开缠绕的脐带。若脐带缠绕太紧无法解开，医生可以钳夹住脐带，之后将其剪断。之后，医生轻轻向下牵引胎儿的前肩，帮助前肩娩出，但最主要的还是借助产妇本身的产力，

这样可以避免过分牵拉胎背而引起臂神经丛的损伤。如果胎儿腿部在髋关节处过度屈曲，会使前肩的娩出变得更加容易。前肩娩出之后，只需轻轻向上牵拉后肩，后肩一般都会很顺利地娩出。此时，产妇如过分用力，可能会造成会阴的撕裂。所以产妇应遵照医生的指示，在娩出胎儿前肩的时候用大力，而在娩出后肩时轻柔一些。一旦胎肩娩出，胎儿身体的其他部分就会很容易地脱离母体。可以将新生的婴儿放置在母亲腹部事先准备好的温暖的毛巾上。钳夹脐带的具体时机，目前还存在着争议。婴儿被放在母亲的腹部的整个过程中，一般都不会有过多的血液流经未经钳夹的脐带。因此可以在这时钳夹住脐带。之后可以保留脐带血，如果愿意的话还可以测一下脐带血的 pH 值。

胎盘应当在胎儿娩出后，自动与子宫壁分离。在这期间，医生可以对阴道和宫颈做初步的诊视，看这些部位有无撕裂。不过仔细的检查还需要等到胎盘娩出之后再进行。胎盘剥离的征象包括脐带长度变长，血液不断从阴道内流出，以及子宫底的轮廓发生改变。胎盘与孕妇子宫蜕膜的分离，很有可能是子宫——现在已经变小了很多——进行收缩的剪切力所造成的。胎盘分离之后，子宫的收缩还会使原先胎盘粘连和植入部位的面积不断减小，从而逐渐止住出血。娩出胎盘的过程同样既需要借助孕妇的产力，也需要医生轻轻牵拉脐带。按摩子宫和立即哺乳会有助于维持一段时间的宫缩，减少子宫收缩乏力的发生。在有些病例中，可能还需要催产素来维持宫缩。胎盘与子宫分离之后，就可以对会阴侧切术（如果进行了侧切）的切口，以及所有的产道撕裂进行修补和缝合。

第四产程

一些专家将胎盘娩出之后的一个小时称为第四产程。在这一时期内，宫缩乏力的风险是最高的。患者应受到悉心的看护，以防发生阴道流血过多、宫底不断增高以及低血压等情况。为了使子宫恢复收缩，以及停止出血，按摩子宫底常常是有效的方法。也可以将催产素（20 或 40 单位每升）入液；或者如不需要静脉滴注的话，肌内注射 20 单位的催产素。如果产妇没有高血压的情况，还可以选择每隔 20 分钟给予甲基麦角新碱 0.2mg。最后，如不能止住出血，可以根据需要每隔 15～20 分钟肌内注射 250µl 的前列腺素 F2α（欣母沛），最多注射 3 次。米索前列醇是一种前列腺素，现在已被广泛使用，尽管它是非适应证型用药，在产后有增加子宫张力和减少出血的作用。它可以通过口腔、舌下、阴道和直肠的途径给药，在剂量范围可从 200～1000µG。

它没有明显的禁忌证,但在患有心血管疾病的孕妇中,应谨慎应用,剂量过高时可伴有恶心、呕吐、发热、腹泻。

引产

当孕妇存在破膜时间延长、胎死宫内、重度先兆子痫或过期妊娠等情况时,为了预防相关的并发症,医生可以进行引产。例如,孕42周之后的过期妊娠,会给孕妇以及胎儿都带来风险——包括增加围生期的胎儿死亡几率,增加剖宫产几率,因巨大儿而造成会阴撕裂伤,以及难产等(Gülmezoglu et al., 2006)医生可以通过种种不同的途径,刺激临产的起始。少数干预措施(例如剥离羊膜)可能会有效,但具有不可预料性,因此对那些需及时进行分娩的孕妇来讲是不合适的。剥离羊膜的实施要求子宫颈口开得足够大,以便能伸入一根手指进行探查。这种方法潜在的危险包括胎膜破裂、感染和出血。然而,这一技术看上去基本是安全的,特别是对那些即将过期妊娠的孕妇(El-Torkey and Grant, 1992)。

在大多数情况下,如要对妊娠过程进行药物诱导,应当具备内科或产科方面的指征,比如高血压、糖尿病、胎膜早破、过期妊娠、胎儿死亡,或者胎儿宫内发育迟缓。后勤和心理方面的因素,譬如医院离家太远、临产的到来过于迅速等,同样也可以作为药物引产的指征。引产的详细适应证,与自发的临产以及阴道分娩的指征都较为类似。在对孕妇进行引产之前,应确认胎儿已经发育成熟。医生应当通过早期的阳性怀孕测试结果,早期的超声检查,或者早期的胎儿心音听诊,确定孕龄已经达到或超过39周。对于有些病例,还需要通过羊水进行胎肺成熟度的检测。

引产成功的主要影响因素是产次,以及引产时宫颈是否已准备就绪。1964年,一套针对宫颈的评分系统由 Bishop 提出,并日益普及(表20-21)。Bishop 评分大于等于9分者适合进行引产。如果产妇的 Bishop 评分比较低,在引产之前应用前列腺素促进宫颈成熟,可能会有益处。

表 20-21 用于选择性引产的 Bishop 盆腔评分

评分	宫口开大	宫颈管消失	先露位置	宫口方位	宫颈硬度
0	闭合	0~30	−3		
1	1~2cm	40~50cm	−2	后位	硬
2	3~4cm	60~70cm	−1,0	中位	中
3	5+cm	80+	+1,+2	前位	软

遵循下表进行 Bishop 评分:

如有下述情况,每出现一条,总分需加上1分:

先兆子痫

此前的阴道分娩史(每一次阴道分娩加一分)

如有下述情况,每出现一条,总分需减去1分:

过期妊娠

未产妇

胎膜早破,或者破膜时间延长

评分解读

使用前列腺素促宫颈成熟的指征

1. Bishop 评分 <5
2. 胎膜完整
3. 没有规律的宫缩

使用催产素引产的指征

1. Bishop 评分 ≥5
2. 胎膜破裂

剖宫产率	初产妇	曾有过阴道分娩史的产妇
Bishop 评分 0~3	45	7.7
Bishop 评分 4~6	10	3.9
Bishop 评分 7~10	1.4	0.9

注:Bishop 评分:将表中各分项的评分相加,总分大于等于9分者适合进行引产

Points for each parameter are added. A score of 9 or greater is favorable for induction.

Modified from Bishop EH. Pelvic scoring for elective induction. Obstet Gynecol 1964; 24: 266

前列腺素 E2 现已被 FDA 批准用于促宫颈成熟。地诺前列酮（普比迪，Prepidil）是一种 2.5ml 的凝胶，其中含有 0.5mg 经过修饰的前列腺素 E2。使用时，将此药物放入宫颈管内，如果 Bishop 评分改善不明显，可以在相隔 6～12 小时之后再重复用药一次。宫颈内的地诺前列酮可能会、也可能不会引起宫缩。它对宫颈硬度所产生的影响，似乎也与宫缩的次数无关。此外，也可以不用宫颈管内的地诺前列酮凝胶，而是代之以阴道内用的控释地诺前列酮栓剂（普贝生，Cervidil）的形式，栓剂一般要放置 12 小时，但若出现子宫过度刺激则取出栓剂。先前的剖宫产手术史也不是此种用药的禁忌证。如果这样仍不能帮助孕妇自然生产，可以在随后输注催产素。

米索前列醇（喜克溃，Cytotec）是一种合成的前列腺素 E1 制剂，已被 FDA 批准用于治疗胃溃疡；但在现行药品说明书标示（识）以外，它也有促宫颈成熟以及引产的效果。对此，人们也建立和完善了好几种具体的用药方法。喜克溃可以作为潜在的子宫收缩剂，但同时也有可能增加子宫破裂的机会。因此，对于以前曾有过剖宫产手术史或者子宫手术史的女性，最好不要使用米索前列醇。

催产素用于引产至今已有 40 年。如果使用得当，在安全性上可以在达到与自然分娩同样的效果。静脉点滴催产素来进行引产的用药方法有许多种，从小剂量持续给药（Mercer et al.，1990），到大剂量、药量不断增加的给药方式（Muller et al.，1992；Satin et al.，1994）。静脉输液开始后，大约经过 40 分钟，可以达到稳定的血药浓度。药物的起始剂量可以控制在 0.5～2mU/min，之后每隔 30～60 分钟，将药量增加 1～2mU/min（美国妇产科医师学会，1995b）。最终目标是要达到在 10 分钟内产生 2～4 次宫缩。无论采用何种给药方法，其预防措施都是一样的：都必须对胎儿的心率以及产妇的宫缩情况进行连续的监测。因为即便在输液速度已经稳定的情况下，也有可能出现子宫的过度刺激。一般来说，当产妇达到产程的活跃期，或者一旦破水之后，宫缩的强度和频率总会自发地有所增加；这时就需要降低缩宫素的输注速度。而若出现了子宫过度刺激以及与此相关的胎心减速，也需要改为间断输液，或者降低给药剂量。大剂量输注缩宫素的时间如果过长，有可能会造成水中毒，因为缩宫素的生化结构与抗利尿激素的结构较为类似。

研究显示，只进行人工破膜，或者在人工破膜的同时合并给予缩宫素，都能有效地缩短临产时间。在一些病例中，单行人工破膜即可刺激正常临产，而不再需要缩宫素的参与。早期行人工破膜的危险在于，有可能会引发脐带脱垂和绒毛膜羊膜炎。因此在临床实践中，究竟是进行引产，还是实行期待治疗，应当在评估了宫颈的准备情况、产妇的产次、有无一些医学合并症或者产科疾病、产妇及医生的便利条件及意愿之后，综合权衡作出决定。

循证总结

- 医生应告知产妇，临产期间的步行无助于促进或改善产程，但也是无害的（推荐等级：A）。
- 应当鼓励医护人员在产妇的生产过程中给予持续的支持，产妇和新生儿都会从中受益（推荐等级：A）。
- 产程中的积极管理可以缩短未产妇的临产时间，不过一直还没有证据显示它有助于减少剖宫产率（推荐等级：B）。
- 在产程的活跃期，可以通过羊膜穿破术（人工破膜）来促进产程进展，但它也会增加产妇发热的风险（推荐等级：B）。
- 宫内压力导管（IUPC）可能会有助于对某些产妇（例如肥胖者）的难产进行治疗和管理（推荐等级：C）。
- 双胎妊娠的女性，产程可能会有所延长（推荐等级：C）。

治疗要点

- 前列腺素 E 的类似物对于促进宫颈成熟和进行引产都是有效的（推荐等级：A）。
- 对于具有引产指征的产妇，无论是给予小剂量还是大剂量的催产素都是恰当的（推荐等级：A）。
- 在孕 28 周之前，如果不考虑 Bishop 评分，阴道用米索前列醇似乎是最有效的引产方法，尽管也可以予以输注大剂量的催产素（推荐等级：A）。
- 应用米索前列醇来促宫颈成熟和进行引产时，可以将起始剂量定为 25μg 左右，并且每次的用药间隔不超过 3～6 小时（推荐等级：A）。
- 对胎膜早破的孕妇，给予阴道内用的前列腺素 E2 进行引产看起来是安全并且有效的（推荐等级：A）。
- 对于以前曾接受过剖宫产手术或是子宫部位的大手术的女性，米索前列醇可能会增加子宫破裂的机会，因此她们最好避免在妊娠末期使用这一药物（推荐等级：A）。
- 在某些情况下，适合采用米索前列醇（每 6 时给药 50μg）进行引产；但大剂量的用药有可能会使并发症（包括宫缩过频，以及由此带来的胎心减速）的风险增加（推荐等级：B）。

异常分娩

功能障碍性分娩

　　功能障碍性分娩，指的是前文叙述过的、产程的各个时期偏离了正常的基准（图 20-10）。对于第一产程中的潜伏期来说，可以出现时相的延长（或者说过长）。而对于第一产程中的活跃期来说，则既可能出现时相的延长，又可能出现时相的停滞（O'Brien and Cephalo, 1991）。对于各个时期中的不同障碍，我们将分别进行描述。

潜伏期延长

　　第一产程的潜伏期的长度是可以变化的，但在未产妇通常小于 20 小时，在经产妇小于 14 小时。潜伏期的定义是以出现规律宫缩为开始，一直到活跃期的出现为结束。宫口扩张的速度一般小于等于 0.6cm/h。如果实际情况超出了这些参数的范围，就应当考虑存在潜伏期的延长。可能的病因包括宫颈未成熟，假临产，镇静剂的作用，以及宫缩乏力。除非有需要尽快娩出胎儿的情况，否则，对潜伏期延长的处理措施主要是保守治疗：休息，观察，如果需要还可以增加催产素的用量。医生可以通过给予治疗量的吗啡，帮助产妇达到休息状态，因其有助于让产妇从早期临产的压力中暂时脱离出来，并促进睡眠。大多数此类患者会声称，自己已经进入临产，或是停止了宫缩；此时就可以作出"假临产"的诊断。在这一时期，应当避免进行人工破膜，因它会增加绒毛膜羊膜炎的患病风险。潜伏期延长的情况本身并不是剖宫产的指征。

活跃期延长

　　活跃期指的是宫口扩张的速度大于等于 1.2cm/h（对于未产妇），或者大于等于 1.5cm/h（对于经产妇）。如果宫口开大的速度低于上述数字，则称为活跃期延长，又名原发性功能障碍性分娩。活跃期延长的病因包括：胎位不正（如枕后位），相对性头盆不称，子宫收缩不足，以及麻醉原因。历史上，围绕着活跃期延长的处理措施，曾有过激烈的辩论。当前的趋势是以催产素进行积极的干预，使子宫得以很好地收缩。活跃期延长常常是继发性子宫颈扩张停滞的先发症状，并且也会使手术分娩的可能性增加。

继发性子宫颈扩张停滞

　　如果子宫颈停止扩张达到了 2 个小时，并且产妇在之前曾有过正常扩张的历史，则将这种情况称为继发性的子宫颈扩张停滞。对此的治疗措施相当多样，然而，在初始都应对患者加以检查和评估（包括阴道），记录下宫颈开大的程度，胎儿的位置，胎先露的部位，以及宫口方向。可以考虑放置宫内监测仪，以评估宫缩是否充分。其他的替代性措施还包括让产妇尝试步行，人工破膜，如果认定确实有宫缩乏力，还可以增加缩宫素的用量。对于本病患者，胎儿出现头盆不称的可能性相当大，并有相当数量的产妇需要手术分娩。

第二产程异常

　　第二产程被定义为从宫口完全开大，到婴儿娩出的过程。和第一产程一样，第二产程的异常也包括时相的"延长"和胎儿下降的完全"停滞"；而像后者这种胎儿位置持续不变的状态，也常常被称之为胎头无法下降。对胎头下降障碍的评估应当包括：母亲和胎儿各方面的健康状况，宫缩是否充分，是否存在梗阻性因素（例如膀胱过度充盈），以及头盆相对比例等。其他的程度较轻的原因则包括：产妇过分疲倦，用力不到位，传导性麻醉的作用，以及会阴部位对胎头的阻力。对于本病患者，胎儿出现头盆不称的可能性也相当大，并且也有相当数量的产妇需要手术分娩。

　　胎头下降停滞在判断上的难度要更大，但其定义是指胎头下降的速率小于 1cm/h（对于未产妇），或者小于 2cm/h（对于经产妇）。一旦诊断本病，需要及时评估病因，如头盆不称，巨大儿，或是产妇用力不足等。

肩难产

　　肩难产指的是当胎头娩出后，胎儿前肩嵌顿于耻骨联合上方，用常规助产手法不能娩出的情况；多发生于胎肩的宽度大于胎头双顶径时（图 20-11）。这是一种可以威胁生命的严重情况，胎儿出现相应疾病乃至死亡的几率都非常高，因此特别需要早期识别及时处理。肩难产的总发生率在 0.03～0.1%，但当新生儿是巨大儿（出生体重 >4500g）时，发生率会增加至 5%～7%。尽管有很多因素都与肩难产的发病相关，但其阳性预测值却都比较低，因此，医生就有责任对本病保持格外的警惕。

　　有若干种孕妇以及胎儿的并发症，被认为与肩难产的发生有关（Carlan et al., 1991）。孕妇的并发症通常是软组织损伤所引起的。在其尝试娩出胎儿的过程中，有可能造成会阴侧切的刀口处的四度裂伤，并伴有肛门括约肌和直肠黏膜的破坏。其他并发症还包括继发于宫缩乏力的出血，阴道裂伤，以及子宫破裂。

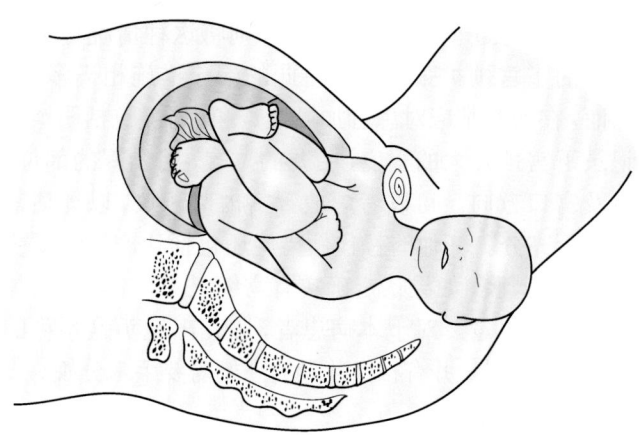

图 20-11　肩难产。胎儿的前肩嵌顿于耻骨联合处

胎儿的并发症所带来的影响往往会更大。可以有臂神经丛的损伤，其中大多数都能在出生后的 6 个月内，通过充分的理疗而得以缓解。然而，这类损伤也有可能迟迟不能缓解，以致造成长期的残疾。欧勃麻痹（Erb palsy）是最为常见的臂神经丛损伤，主要影响颈 5 和颈 6 神经根。克兰麻痹（Klumpke palsy）则主要影响颈 8 神经根，以及胸 1 神经纤维。胎儿还可能发生自发的或者医源性的锁骨骨折，少数情况下还会因此造成下方组织的损害。由于分娩延迟而产生的继发性的胎儿缺氧时间过长，还可能会导致严重的神经损伤，甚至导致胎儿死亡。

有可能会发展到肩难产的情况，大多不是与巨大儿有关，就是与骨盆狭窄有关。然而，重要的是，在所有的肩难产中有近一半发生在正常体重的胎儿身上，而且是在医生的预料之外的。容易导致发生肩难产的情况包括：孕前体重超过约 81.7kg（180Ib），孕期体重增长过多，具有糖尿病史或者糖耐量异常，高龄妊娠，以及过期妊娠等。

肩难产的处理要诀在于正确预料和做好准备。值得警惕的体征有：第二产程延长，以及需要使用真空吸引器或产钳进行助产。一旦发现肩难产难以避免，可以使用多种手法协助娩出两个胎肩（图 20-12）。McRoberts 手法是一种由来已久、也被证明是行之有效的产科技术，在进行初始处理时很值得加以采用（Gherman et al., 1997）。它的主要动作是将产妇的髋部屈曲，使大腿旋转至腹部——这可以增加骨盆入口平面的直径，拉直腰椎和骶椎的前凸，还能消除骶部可能会阻碍分娩的突起。医生也常常在采用 McRoberts 手法的同时，行耻骨上加压，以这种方式从孕妇的耻骨联合后方移开嵌顿的胎肩。而与耻骨上加压相比，子宫底的加压则常常会加剧胎肩嵌顿，因此不宜采用。其他可行的措施还包括 Woods 旋转手法：尝试向胎儿后肩的后方

施加一个压力，使后肩旋转，于是前肩得以解除嵌顿，胎儿也得以斜着娩出。又或者，也可以试着先让胎儿娩出后面的胳膊。如果上面的方法均不能奏效，作为最后的手段，还可以试一试 Zavanelli 手法：将胎头复位，然后行剖宫产。

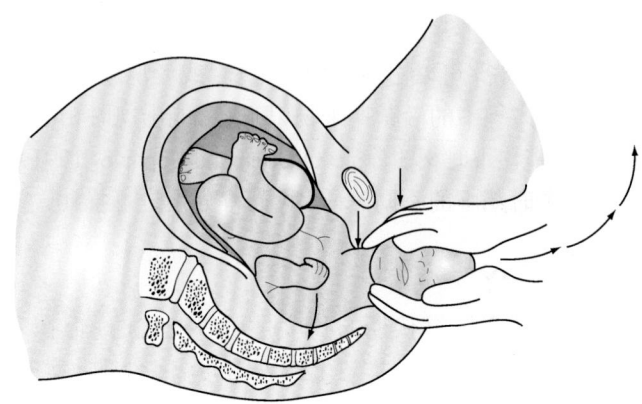

图 20-12　肩难产。将胎儿的前肩从耻骨联合后方释放出来

胎儿电子监护

胎儿电子监护是在 20 世纪 60 年代由耶鲁大学发展起来的，并作为一种间接反映胎儿氧合状态的方法，于 70 年代早期在临床得到普及和应用。胎儿电子监护可以早期检测到异常的胎儿心率的波形——这些波形预示着，胎儿可能存在潜在的缺氧，以及代谢性酸中毒的情况。使用胎儿电子监护，也迅速成为了高危孕妇管理和保健的标准方案，以及低危孕妇保健的标准方案之一。根据 2002 年美国国立卫生统计中心（National Center for Health Statistics，NCHS）的估计，约有 85% 的产妇使用了胎儿电子监护。但应注意，使用胎儿电子监护可以对好的预后作出预测，但并不适合用于准确评价以及预测不好的预后。换句话说，EFM 预测不良妊娠的假阳性率很高。正是由于认识到了这一局限性，美国妇产科医师学会（ACOG）在 2005 年一致认为，对于低危孕妇，胎儿电子监护并不比准确的胎心听诊具有更大的优越性。而在 1996 年，美国预防服务工作组（USPSTF）也不推荐在低危产妇的常规管理中使用胎儿电子监护。

胎儿电子监护的使用，往往意味着手术干预（真空吸引器、产钳、剖宫产等）的几率，金钱的花费，以及法律方面可能的风险……都会有所增加；然而，使用了胎儿电子监护，也并不意味着脑性瘫痪的发病率必然会有所降低。如果监护设备是内置式的，反而可能会增加子宫穿孔，以及新生儿头皮脓肿的风险。

需要使用胎儿电子监护的原因可以有很多，而它们又可被细分为产妇方面的适应证，以及胎儿方面的适应证（表20-22）。胎儿电子监护最主要适用于高危产妇的监测，以及常规地间断听诊胎心出现异常的情况；当医生的人员配备不足以支撑间断听诊时，也可以采用胎儿电子监护。

表20-22　胎儿电子监护的适应证	
产妇方面	**胎儿方面**
高血压	胎膜早破
胰岛素依赖性糖尿病	胎位不正
哮喘	早产
其他疾病	过期妊娠
高龄妊娠	使用催产素（缩宫素）
硬膜外镇痛	宫内发育迟缓
未进行产前检查与保健	存在胎粪（羊水粪染）
多胎妊娠	

对胎儿心率记录的阐释

在评价胎儿心率（fetal heart rate，FHR）时，最好能采用系统性的记录方法，以便于对结果进行判读和阐释。相关的研究显示，即使是熟练的读图者对结果的阐释，其可靠性和一致性也都较差。相关的阐释方法，最初由美国国立儿童健康与人类发育研究所（National Institute of Child Health and Human Development，NICHHD）的一个工作组于1997年推荐的，现在这一方案已得到了修订和更新——此项工作是由NICHHD和母婴医学学会（Society for Maternal-Fetal Medicine）2008年的一个工作组共同完成的——而其中的一部分内容就是对胎儿心率的阐释加以简化和标准化（ACOG，2009；Macones et al.，2008）。胎儿心率需要评价的特征有五项：基线，可变性，胎心加速，胎心减速及其亚分类，以及与上述内容相对应的宫缩情况。和2008年的指南一样，胎心记录可以被人为地分为三大类：正常（NICHHD的第一类），尚不确定（NICHHD的第二类）和异常（NICHHD的第三类）。正常的胎心曲线表明子宫内的pH值正常，并且胎儿的健康状况良好，可以对产妇继续采取当前的管理措施。尚不确定或者异常的胎心曲线，则提示需要做进一步的评估，可能还需要进行一些干预。进一步的评估内容可能包括：阴道检查，核定孕妇的生命体征，给予氧气，改变孕妇体位，给予液体，进行胎儿头皮刺激，以及测定胎儿头皮毛细血管血的pH值。在NICHHD第二类（"尚不确定"类）的胎心记录曲线中，会包括临床和保健工作中所能遇到的、极为重要的一些情况，而这些情况既不属于胎心记录中的第一类（"正常"的），也不属于第三类（"异常"的）。而异常（即NICHHD第三类）的胎心记录曲线，常常提示需要在采取既有措施的同时，还要考虑迅速进行分娩。

胎心基线

正常的基线胎心率的范围在110～160次/分。所谓基线改变，是指在没有宫缩的情况下（或者两次宫缩之间），持续10分钟以上的胎心基线的改变。如果胎心率小于110次/分，称之为心动过缓。我们知道，胎儿心率反映了自主神经系统的功能。迷走神经有抑制胎心的作用，而交感神经系统有刺激胎心的作用。随着孕期的增加，迷走神经系统的影响逐渐占据了主要地位，其结果是胎心基线的缓慢下降。一些应激事件，诸如胎儿缺氧、子宫收缩、胎头被挤压而引起一个压力感受性的反射等，都可以使胎儿的外周血管收缩，还能造成高血压并由此导致心动过缓。而相对地，外周神经的受体的刺激，则会导致胎心加速（图20-13）。我们把基线胎心率超过160次/分的情况，定义为心动过速。在孕妇和胎儿的某些特定情况下可以见到心动过速，比如绒毛膜羊膜炎，孕妇发热，以及胎儿快速型心律失常等。

胎儿心率的变异性

在正常情况下，基线胎心率会有一个持续的波动，我们将其称之为变异性。胎儿心率的变异性常常是一个很好的提示，说明胎儿神经系统的功能良好。变异性是指胎心率围绕着胎心基线的震荡幅度，通常这一振幅在6～25次/分。变异性所反映的只是迷走神经传出冲动的情况。如果胎心率没有其他异常，仅仅是变异性消失，那么原因可能是胎儿处于静止状态（睡眠期），也可能是中枢神经系统受到抑制（例如，使用了地西泮、吗啡、硫酸镁等药物），或者是使用了副交感神经阻滞药（例如阿托品）等。单纯的胎心率变异性的消失，本身并不意味着胎儿酸中毒的风险有所增加（或者说，这一风险增加的程度可以小到忽略不计），并且胎儿的Apgar评分也不会因此而降低。但如果在胎心率变异性下降的同时，还伴有晚期的或是变化剧烈的胎心减速，则是一个不好的预示。临床上，胎心率的变异性是最为重要的、反映胎儿各方面健康状况的指标之一，对于大多数婴儿来说，如果胎心率变异性良好，则无论有没有胎心减速，胎儿的健康状况都会很好。

在对胎儿健康状况进行评价时，近期的一些指南并没有推荐将胎心率的变异性作为指标，也不认为短

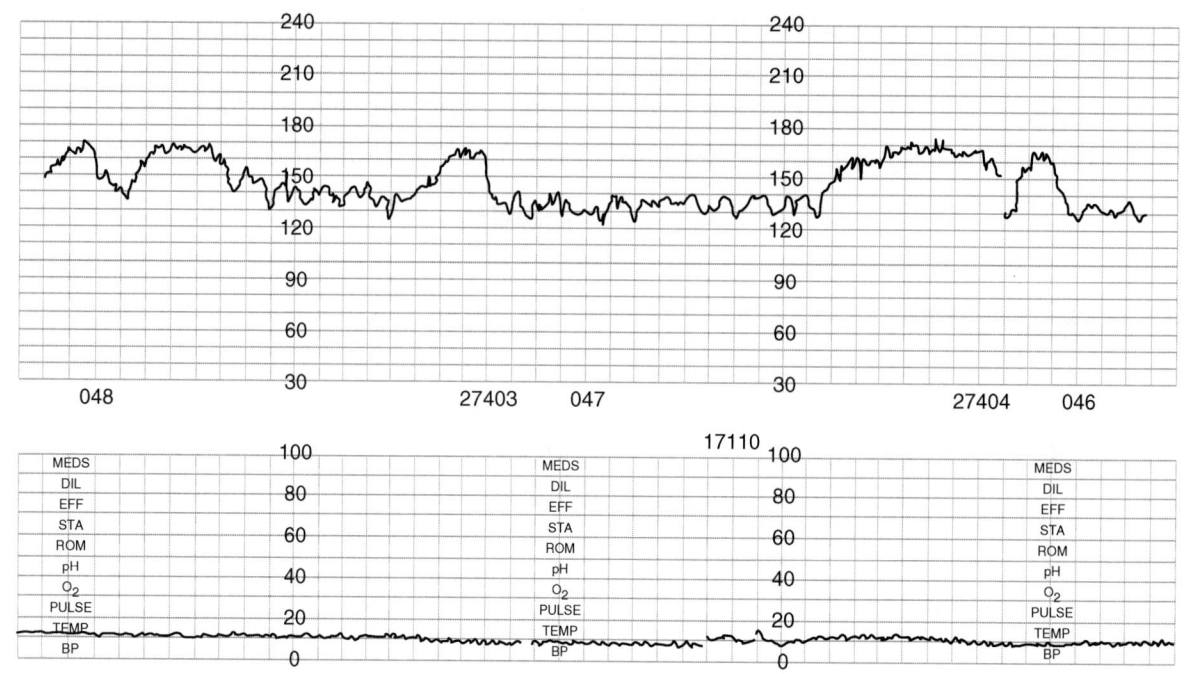

图 20-13　在胎心基线为 130～140 次 / 分的基础上的胎心加速。本图很好地显示了胎儿心率的变异性

期和长期的变异性之间存在什么区别（美国国立儿童健康与人类发育研究所，2008）。当前，在评价胎心率的变异性时，推荐如下的分类方式，它是按照胎心率围绕着胎心基线的震荡幅度进行分类的（图 20-14）：

无变异：不能察觉到震荡幅度。

轻微变异：可以测知震荡幅度的存在，但小于等于5 次 / 分。

中度变异：震荡幅度在 6～25 次 / 分。

显著变异：震荡幅度超过 25 次 / 分。

心动过缓

心动过缓的定义是胎心率小于 110 次 / 分，并持续至少 10 分钟。轻度心动过缓，指的是胎心率在 100～110 次 / 分。如果胎儿有轻度的心动过缓，而与此同时胎心率的变异性是正常的，则并不意味着胎儿有酸中毒的风险，这种情况被认为是可以让人放心的。中度心动过缓，指的是胎心率在 80～100 次 / 分，这种情况就不能令人放心了。而如果胎心率小于 80 次 / 分，是一个很不好的预示，常常提示着终末事件（图 20-15）。胎儿心动过缓的病因可以有很多（表 20-23）。

心动过速

胎儿心动过速的定义是胎心率大于 160 次 / 分，并持续至少 10 分钟。轻度心动过速，指的是胎心率在160～180 次 / 分。重度心动过速，指的是胎心率大于180 次 / 分。胎儿心动过速如果超过 200 次 / 分，其原

因常常是胎儿的快速型心律失常，或者是先天性的异常（但较为少见），偶尔也可以是胎儿缺氧导致。胎儿心动过速的病因同样可以有很多（表 20-24）。

表 20-23　胎儿心动过缓的病因
过长脐带的压迫 / 脐带脱垂
体温过低
宫缩力量巨大
宫颈旁阻滞麻醉
硬膜外和脊髓镇痛
孕妇的癫痫
（产程中）胎儿快速下降
阴道检查时用力过大
冠心病
胎心传导阻滞
胎儿严重缺氧

表 20-24　胎儿心动过速的病因
绒毛膜羊膜炎
甲状腺功能亢进
副交感神经阻滞药（阿托品，安泰乐）
拟交感神经药（特布他林）
胎儿的快速型心律失常
孕妇焦虑
孕妇发热
胎儿感染
早产
胎儿缺氧
特发性原因

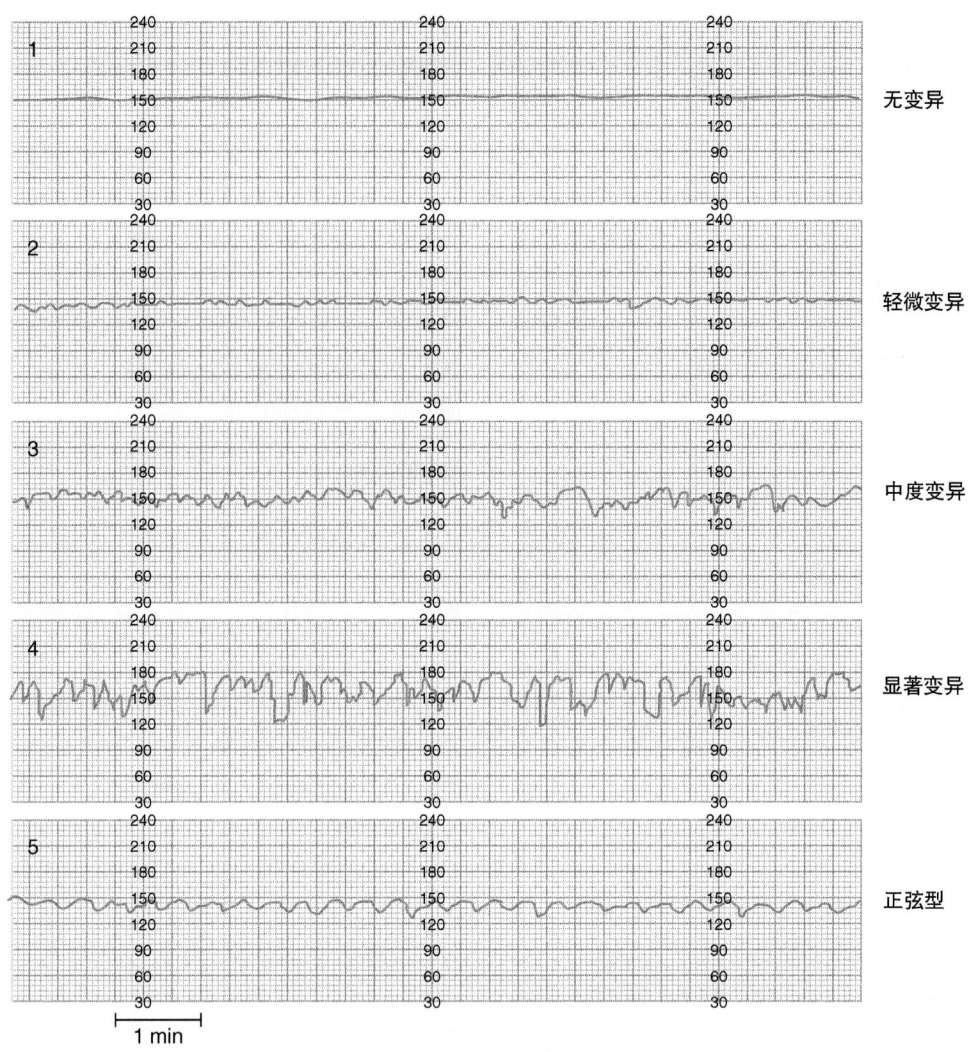

图 20-14 胎心率的变异性。相关的定义出自美国国立儿童健康与人类发育研究所（Redrawn from Cunningham FG, Leveno KL, Bloom SL, et al. Williams obstetrics. 2nd ed. New York：McGraw-Hill；2005）

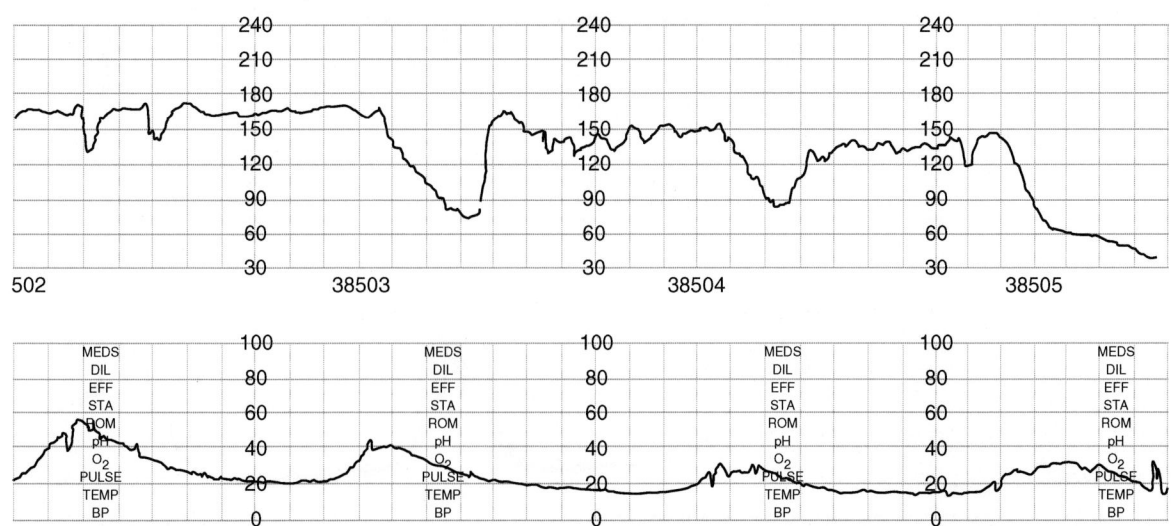

图 20-15 胎心减速，伴有子宫收缩。最后一次宫缩过后发生了心动过缓（图中只显示了最开始的一段）

胎心加速

胎心加速是胎儿心率的一过性升高，并伴有胎动，头皮或声音刺激，以及子宫的收缩。胎心加速是一种可以让医生和孕妇安心的状况，也意味着胎儿各方面的健康状况都很好。胎心加速也是无应激试验结果为"反应型"（"反应型"的定义是出现大于等于两次胎心加速，每次的胎心率都要大于等于 15 次 / 分，且持续至少 15 秒钟）的一个基本条件（图 20-13）。

早期减速

胎心的早期减速，是由于胎头在受到压迫之后会产生一个迷走神经反射，并因此导致了胎心率的下降。胎心减速的曲线具有平滑而均匀的形态，也是相应宫缩的镜像反应。每一次的胎心减速都随着子宫收缩而开始，在宫缩最大时达到胎心率的最低点，并在宫缩结束之后很快回归基线的胎儿心率。早期减速被认为是一个可以让医生和孕妇安心的结果，提示胎儿具有很好的预后。

变异减速

变异减速的特点是：胎儿心率出现一个骤然的下降，斜率很大，之后又还能大致恢复到先前的胎心率。变异减速的曲线可以有各种不同的形状，有时人们将其描述为"v"形、"u"形或者"w"形（图 20-16）。变异减速与宫缩之间的关系也各有变化，不一而足。根据曲

线的深度和持续时间，可以将变异减速分为轻度（曲线深度超过 80 次 / 分，持续时间小于 30 秒）、中度（曲线深度在 70～80 次 / 分，持续时间在 30～60 秒）和重度（曲线深度不足 70 次 / 分，持续时间超过 60 秒）。

变异减速是临床上最为常见的胎心曲线，在所有分娩中的发生率是 50%～80%，并且几乎都是由于脐带受压引起的。人们注意到，变异减速的发生常常与脐带绕颈、脐带过短或脱垂，抑或是胎膜已破有关。如果在变异减速的之前或之后，还出现了一段胎心加速，则提示胎儿的健康状况良好。

晚期减速

胎心的晚期减速是与 NICHHD 分类中的第三类相一致的异常的胎儿心率曲线，往往与子宫胎盘功能不全有关。晚期减速由宫缩所激发，往往意味着子宫血供的减少，或是胎盘功能发生了障碍。晚期减速是一种胎儿心率的对称性、逐渐性的降低，往往发生于宫缩高峰来临时或者宫缩高峰之后，并且只有在宫缩已经消失之后，才会缓慢地回归基线的胎儿心率（图 20-17）。晚期减速的病因可以有很多，过期妊娠、先兆子痫、慢性高血压、糖尿病等都是胎盘功能障碍的可能原因，因此也是胎心晚期减速的可能原因。晚期减速的处理措施包括：转动患者的体位，以求生理性地增加心输出量、增加子宫血供；静脉输液纠正低血压；间断输注催产素，以及让孕妇吸氧等。

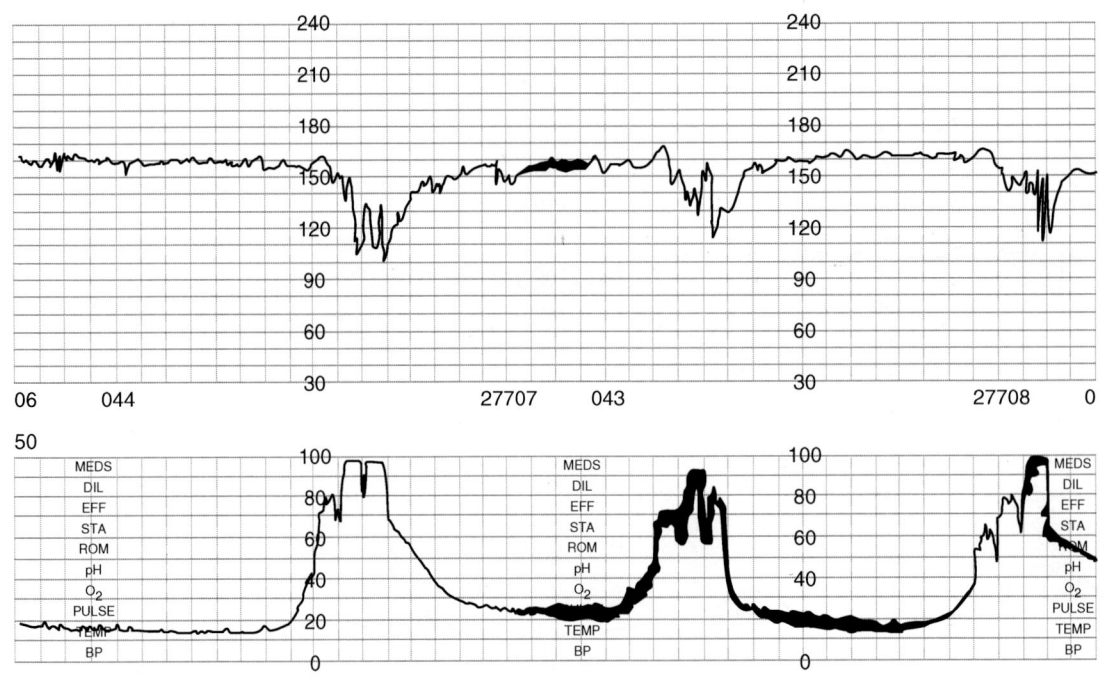

图 20-16 胎儿心率的变异减速

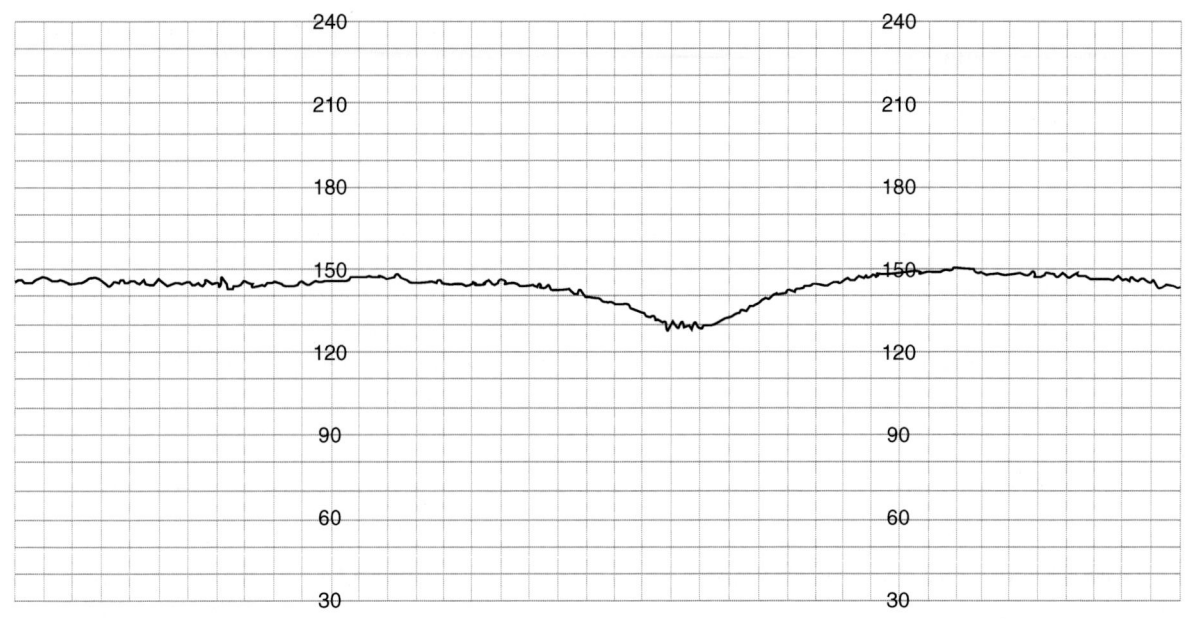

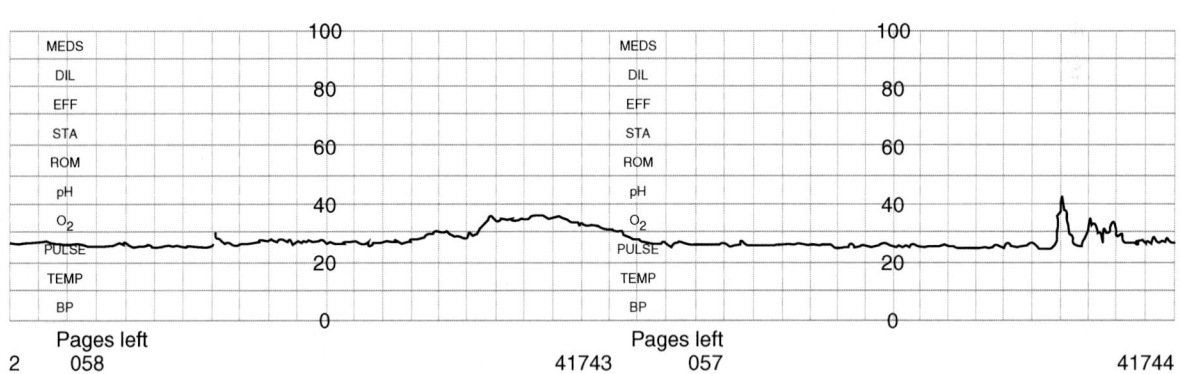

图 20-17 胎心的晚期减速

正弦型

正弦型的胎心曲线较为少见，但却是极为不好的预示。按照前文中 NICHHD 的分类，正弦型属于其中的第Ⅲ类，并与很高的胎儿疾病发生率和胎儿死亡率相联系。正弦型胎心曲线的特点是平滑、起伏、形如正弦波，每分钟重复 2～5 个周期，围绕着胎心基线的振幅在 5～15 次 / 分，并伴有显著的胎心率变异性的缺失（图 20-18）。正弦型发生于胎儿贫血或严重缺氧时，并需要与"假正弦型"曲线加以鉴别。后者是一种良性的、均匀变异的曲线，在每次胎儿心跳时均有变异。一般来说，正弦型曲线都是不良的提示，不过它偶尔也可以见于给孕妇使用了麻醉剂之后。

宫缩

宫缩可以分为正常收缩（10 分钟之内的子宫收缩次数不超过 5 次）和宫缩过频（持续观测 30 分钟以上，每 10 分钟之内的平均子宫收缩次数大于 5 次）。"过度刺激"这个术语已经不再为医学界接受，应当停止使用。一旦出现宫缩过频，应当确定有无伴发的胎心减速；宫缩过频既可以自发出现，也可以在受到刺激之后出现。

循证总结

- 使用胎儿电子监护（EFM）判断不良预后的假阳性率是很高的（推荐等级：A）。
- 胎儿电子监护的使用，往往是与手术干预的几率将有所增加相联系的（推荐等级：A）。
- 使用常规的间断胎心听诊，与使用连续的胎儿电子监护，对于总的新生儿死亡率没有差异（推荐等级：A）。
- 连续的胎儿电子监护有助于降低新生儿癫痫的发生几率（推荐等级：A）。
- 没有证据显示，胎儿的脉搏 - 血氧饱和度检测（Fetal pulse oximetry）可以降低剖宫产率（推荐等级：A）。

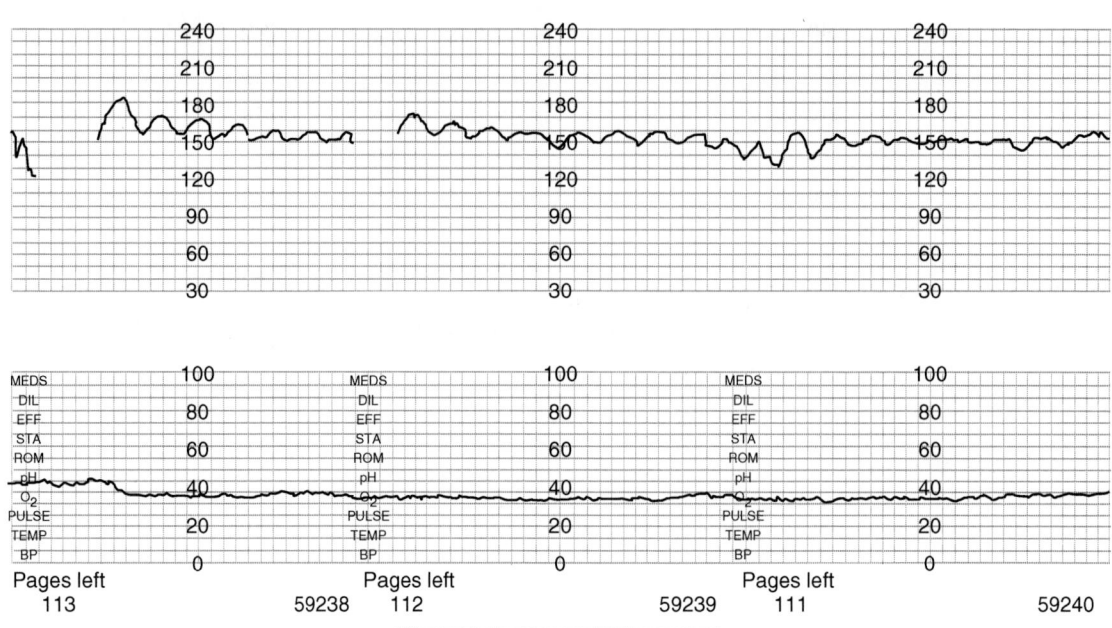

图 20-18 正弦型的胎心曲线

- 使用胎儿电子监护,不会降低脑性瘫痪的发生率(推荐等级:A)。
- 对于高危孕妇,其临产和分娩过程应得到连续的监测(推荐等级:B)。
- 对胎儿心率曲线的重新解读,特别是在已知新生儿预后之后的重新解读,是不可靠的(推荐等级:B)。
- 目前,还不推荐在临床工作中使用胎儿的脉搏 - 血氧仪(推荐等级:B)。

剖宫产术后再次妊娠阴道分娩

剖宫产术后再次妊娠阴道分娩(vaginal birth after a previous cesarean delivery,VBAC 指在之前曾有过剖宫产史,而本次尝试通过阴道分娩),对于绝大多数曾有子宫下段横切(low-transverse)剖宫产史的女性来说,都是一种可以接受的分娩方式。但对于 VBAC,也存在着一些可能会使疾病发生率有所增加的因素,对此应予以充分认识,这样才能为每一位患者选择最佳的分娩方式。美国妇产科医师学会(ACOG)曾在 2004 年建议,在选择合适的患者时,参考以下的入选标准:曾接受剖宫产手术;骨盆大小足够;没有子宫切口瘢痕;并且一旦需要进行紧急的剖宫产手术,要求既能立刻找到手术医生,又能立即获得所需的麻醉和手术设备。对于这些女性,不鼓励使用前列腺素促宫颈成熟,因为一旦产妇具有瘢痕子宫的话,此种用药会稍稍增加子宫破裂的风险。

美国家庭医师协会(AAFP)曾在 2005 年,对剖宫产术后再次妊娠阴道试产(trial of labor after cesarean,TOLAC)作了回顾,并将其与选择性重复剖宫产(elective repeat cesarean section,ERCS)加以比较,形成了下面的推荐意见:

对于大部分有下段横切口剖宫产史的女性而言,均可以考虑采用 VBAC 的分娩方式。医生应当向她们详细讲解与 VBAC 分娩有关的事宜,并鼓励她们进行阴道分娩的尝试;在分娩时可以考虑对采用 VBAC 的产妇实施硬膜外麻醉(推荐等级:A)。

而对于子宫下段有纵切口、但切口未到达宫底的女性而言,也可以考虑采用 VBAC 分娩(但对此的科学证据还不充分,或者说正反两方面的证据都是存在的)(推荐等级:B)。

对于大多数曾有剖宫产史的孕妇来说,不鼓励使用前列腺素促宫颈成熟或者是引产。由于一旦发生子宫穿孔,后果将是灾难性的,因此只有在那些急诊设备完善、医生也能在必要时立即到位进行紧急救护的医院中,才能实施 VBAC 的分娩方式。只有在经过了详尽、彻底的评估,充分权衡了孕妇通过 VBAC 的获益和风险之后,才能最终决定究竟是试行 VBAC,还是再次进行剖宫产;最终的决定应当是医生和患者共同作出的。对此的讨论和决定,应在病历中留下记录。VBAC 的禁忌证包括曾行子宫纵切,或曾接受经宫底的子宫手术,且手术切口较大(会议共识和专家意见,推荐等级:C)。

通过精心选择合适的患者、进行细致的术后准备以及术后管理,在每 10 名具有子宫切口瘢痕的女性中,有 7～8 名可以成功地经阴道分娩。对 VBAC 的安全性最具预测意义的,是既往子宫瘢痕的位置。对于有过一次子宫下段横切口剖宫产史的女性来说,再次妊娠阴道试产的安全性已经有了循证方面的结论。在这些切口处发生子宫破裂的危险性是比较低的,大约为 0.5%(Pridjian,1992)。而对于那些本来适合进行 VBCA,但却合并有两次及以上子宫下段横切口剖宫产史、有子宫下段垂直切口剖宫产史、多胎妊娠、胎位为臀位,或是有可疑巨大儿的孕妇,本次妊娠进行阴道试产是否安全,目前还没有足够的证据。

无论是催产素的使用,还是硬膜外麻醉,都不是 VBAC 的禁忌证——尽管,如果希望尝试 VBAC 的话,做这些操作的确都应当慎之又慎。当用药物催产或者引产的时候,推荐进行子宫内的压力监测。子宫破裂最常见的症状和体征有:胎心减速以及胎儿窘迫,重度阴道出血,胎先露下降变慢甚至完全停滞,子宫收缩强度减弱(子宫内压力监测仪可以将之记录下来),两次宫缩之间的子宫或盆腔疼痛,以及血尿等。

最有可能成功地在剖宫产术后再次妊娠阴道分娩的,是这样的女性:年龄在 40 岁以下,仅有一次剖宫产史,本次为顺产,婴儿体重不超过 4000g,之前的剖宫产手术切口不会影响产程的活跃期,也不会造成活跃期内的胎儿头盆不称。根据全部的现有数据,剖宫产术后再次妊娠阴道试产(TOLAC)与选择性重复剖宫产(ERCS)的总体预后非常接近,因此这两者基本上在医学上是等效的。也因此,在整个妊娠和分娩过程中最终选择何种方式,也必须询问和尊重产妇本人的意向。医生应鼓励那些剖宫产术后再次妊娠的产妇尝试阴道试产,但这些产妇也可以有机会自己来权衡:此次进行阴道试产与选择性重复剖宫产各自可能的收益与风险。如果产妇最终决定做剖宫产,医生也应当支持这一决定。

循证总结

- 对大多数有下段横切口剖宫产史的孕妇,本次妊娠均可以考虑阴道分娩(VBCA,指在之前曾有过剖宫产史,而本次尝试通过阴道分娩)。医生应当向她们详细讲解与 VBCA 分娩有关的事宜,并鼓励她们进行阴道分娩的尝试(推荐等级:A)。
- 在分娩时可以考虑对 VBCA 的产妇实施硬膜外麻醉(推荐等级:A)。
- 对于子宫下段有纵切口、但切口未到达宫底的孕妇,本次也可以考虑阴道分娩(推荐等级:B)。

- 有剖宫产或主要子宫手术史的患者使用米索前列醇与增加子宫破裂有关,因此在第三产程应避免使用。(推荐等级:B)。
- 只有在充分权衡了孕妇通过 VBCA 的获益和风险之后,才能最终决定究竟是试行 VBCA,还是再次进行剖宫产;最终的决定应当是医生和患者共同做出的(推荐等级:C)。
- VBCA 的禁忌证包括:患者曾行子宫纵切;曾接受经宫底的子宫手术,且手术切口较大(推荐等级:C)。

分娩全过程

产科麻醉

目前,许多产妇选择接受镇痛,以减轻分娩过程中的疼痛。镇痛有好几种方法。据报道,在美国的许多医院中,有超过 50% 的临产妇女会在产时选择硬膜外麻醉。这可能在某种程度上反映了社会期望的变迁,也反映出麻醉医师和注册合格的麻醉护士正愈来愈多地参与到分娩的过程之中。

第一产程疼痛的主要原因是子宫的收缩和宫颈的开大。宫颈和子宫的传入冲动,将会通过胸 10 和腰 1 段的脊神经(T10-L1)传递到脊髓。而疼痛则会沿着宫颈旁神经和下腹下神经丛加以传导。第二产程中也会发生疼痛,这次是由于盆底结构及会阴部位的增长、增宽而引起的。第二产程疼痛的本质主要是躯体疼痛,是通过骶 2 到骶 4 段的脊神经(S2-S4)传递的。

产时疼痛的管理和治疗方法主要有全身麻醉、局部麻醉,以及精神心理方面的方法(Howell,2000)。用于在分娩过程中进行镇痛的全身麻醉药包括哌替啶(度冷丁,25mg 肌内注射或静脉注射)和纳布啡(10mg 肌内注射)。应注意避免在分娩时(或者即将分娩时)应用全身麻醉药,因其可能会导致产妇的恶心、呕吐、胃动力下降和呼吸功能的抑制,从而使其无法集中精神,配合用力。麻醉药对胎儿的影响包括呼吸和中枢神经系统的抑制,以及体温的上下波动。静脉快速推注纳洛酮(0.01mg/kg)可以用来拮抗麻醉药的作用,缓解新生儿的上述抑制。

阴部神经阻滞也能带来阴道口和会阴部位的镇痛效果。这通常是在第二产程来做的,方法是向阴部管(位于坐骨直肠窝外侧壁,坐骨结节上方 3～4cm 处,为闭孔筋膜与会阴浅筋膜共同围成的管状裂隙。其中有阴部内血管和阴部神经通过)之中注射 5ml 的 1% 利多卡因。在注入麻醉剂前小心吸出血液。麻醉大约会在

10 分钟之后起效。主要的潜在并发症有注射部位的感染，麻醉药注入血管内，以及产妇的用药过量等。

无论是医生还是患者，都很愿意采用轴索麻醉或者硬膜外麻醉（Vincent and Chestnut，1998）。对于第一产程中的硬膜外麻醉，麻醉医生的目标是提供 T10 和 L1 皮节的节段性感觉麻醉。有效临产麻醉所需的麻药剂量，取决于患者对痛觉的敏感度和定位。这也就意味着，麻药剂量取决于宫颈开大的程度和速度；子宫收缩的强度、频度、持续时间；以及开始进行硬膜外麻醉时的胎头位置。医生一般使用布比卡因（麻卡因）或者罗哌卡因（耐乐品），可以加上一个小剂量的水溶性阿片类药物，例如芬太尼或者舒芬太尼（枸橼酸舒芬太尼制剂）——它可以在有效镇痛的同时，帮助取得尽可能小的运动神经阻滞，不过也可以不加。硬膜外麻醉的维持可以通过给予间断静脉推注、持续静脉输注，或者通过由患者控制的镇痛泵来完成。

尽管硬膜外麻醉可以在临产和分娩过程中较大程度地缓解疼痛，但围绕着它的缺点，也一直存在着许多争议。这些缺点包括：临产时间的延长；催产素需要量的增加；以及如果麻醉失败，还会增加剖宫产手术率。但硬膜外麻醉最常见的并发症还是产妇的低血压，以及硬脊膜穿刺不慎而带来的头痛。

硬膜外麻醉的禁忌证包括：患者拒绝；产妇具有活动性出血；产妇患有败血症或尚未治愈的发热性疾病；有位于或者靠近进针部位的感染；以及产妇患有凝血性疾病等。

精神心理方面的镇痛方法主要有：拉玛泽（Lamaze）呼吸法，自然分娩疗法，针刺疗法，生物反馈疗法，以及自我催眠疗法等。这些方法对于减轻产妇焦虑很有用，并可能有助于减少麻醉药的需要量。

会阴切开术

会阴切开是在会阴部位作一手术切口，以在分娩时扩大阴道口。在美国，会阴切开术是最为普遍的医疗措施之一。会阴切开术共有两种（图 20-19）。其中，中线的或者说正中的会阴切开术在美国最常见。它是在阴道后壁下段作一切口，切口的位置直接朝向肛门，长度大约为会阴长度的一半。而旁正中的会阴切开术，则是朝向中线任意一侧的诊断性切口，旨在防止会阴的裂伤裂向直肠。旁正中的会阴切开术可以减少第三和第四产程中，会阴撑大后会阴撕裂的发生率，但一旦发生会阴撕裂，行旁正中的会阴切开术其实会造成撕裂的伤口更难修补，会带来更多的出血、疼痛、愈合缓慢和性交疼痛。会阴切开术通常在胎头初露 3～

4cm 时进行。切口平均长度为 5～6cm，一直延伸入阴道。会阴切开术造成的会阴裂伤和伸长，根据累及的组织范围，分别有不同的命名（表 20-25）。

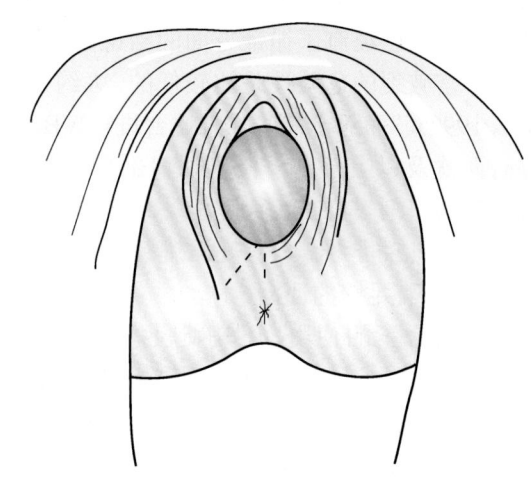

图 20-19　胎头正在撑开会阴组织。虚线标出了中线（正中）会阴切开术，以及旁正中会阴切开术的切口位置

表 20-25　会阴和阴道裂伤的分类

1 度裂伤：局限于皮肤浅层或黏膜层，除非范围太大或发生出血，通常无需进行修补
2 度裂伤：累及阴道和会阴黏膜，以及更深部的组织
3 度裂伤：累及肛门括约肌
4 度裂伤：累及直肠黏膜，并常常横贯肛门括约肌

历史上，许多指征都曾经是行会阴切开术的指征。比如，如果预计到分娩过程会产生不规整的会阴裂伤，就可以预先做出一个相对整齐的手术切口替代之；还比如，为了缩短第二产程的时间；或是为了减少会阴裂伤继发的盆腔松弛及盆底肌肉的创伤。

1980 年以来的文献，并不能作为所谓"会阴切开术带来的收益"的可靠证据（阿根廷会阴切开术队列研究协作组，1993），而更多的由美国医疗保健研究与质量局在近期所作的文献回顾也证实了这一点（Viswanathan et al.，2005）。之前人们普遍认为的、此种手术带来的长期和短期获益，其实一直是不甚可靠的。会阴切开术目前被用于近 1/3 的阴道分娩中，以加速胎儿娩出和防止产程中的会阴撕裂，但事实上，它并不能实现我们在传统中对其大肆描述的那些母婴获益（Klein，1995）。会阴切开术不能防止会阴的损伤和盆底结构的松弛，也不能缩短第二产程的时间，以及保护新生儿免于发生颅内出血或产时的机械性窒息。而且，它也不能保护产妇免遭尿失禁或便失禁、盆腔器官脱垂，以及从产后 3 个月到 5 年内的性交困难。不仅如此，对于初次妊娠的女性,会阴切开术似乎还会造成与此相关的会阴3度或4度裂伤。

总而言之,会阴切开术是一种不具有保护作用的、有争议的手术方式,最好能对与之相关的胎儿和产妇的适应证严格加以限制。多数数据不支持将会阴切开术作为一种常规术式,因此最好将开展这一手术的决定权留给个别的医生和患者(Sleep et al.,1984)。

会阴切开术的切口修补应当通过标准化的手术原则来进行。患者需采取合适的体位;在有充足照明的情况下,由术者决定伤口的范围;维持足够的麻醉深度;找到出血的位置并进行充分的止血。修补过程中,术者的目标是采用尽可能少的缝合针数,确保创口没有死腔。好几种修补方式都是可以接受的。一般而言,医生会使用与缝针相锚定、具有止血效果的可吸收或者延迟吸收的缝线,比如2-0的铬制肠线,或是聚乙醇酸制成的缝线,在阴道切口的顶端缝合一针;阴道黏膜则采用连续交锁缝合的方式,一直缝到处女膜环的位置(图20-20A)。对于会阴切开术的缝合来说,聚乙醇酸缝线要优于铬制肠线。与羊肠线或铬制缝线来进行手术修补相比,3-0的薇乔线(此缝线是将乙交酯和丙交酯以9∶1的比例混合)能使伤口裂开的几率更低,术后会阴区的疼痛也更轻。之后,可以将缝线系紧,也可以继续向下,缝合会阴深层(图20-20B)。再之后,则以间断或连续缝合的方式,缝合会阴组织深层的肌肉和筋膜。最后,以皮内缝合的方式缝合皮肤,打结,并将缝线在处女膜环以上的位置包埋入阴道(图20-20C)。

超声诊断

在恰当的时候进行超声波检查是一种技巧,它能很好地增强家庭医生诊断和治疗产科状况的能力。即使是非产科的医生,所面临的许多临床问题也会具有超声检查的指征。相关的一些研究并不支持对低危孕妇常规地采用超声检查;然而,对婴儿巨大的社会期望,以及超声技术的广泛普及,都使其已经成为产科保健中不可或缺的一个组成部分。Radius的研究小组对15 151名低危孕妇使用超声波进行筛查的情况进行了评估,结果发现婴儿的围生期死亡率、出生体重、早产率等均无差异。这一研究没有对高危孕妇使用超声波的情况加以评估(Bernard et al.,1993)。

产科超声的指征有许多,对于产前保健也很有益处(表20-26)。这些获益包括:以生物统计学的方式对胎儿的胎龄进行估算(孕20周之前的误差在1周以内,孕20~28周时的误差为±2周,孕28周之后的误差为±4周)。对于经验丰富的超声大夫来说,妊娠囊的大小,或是顶臀的长度,都是测量胎龄的可靠指标(图20-21)。除此之外,早期超声波还可以提供更多的准确信息,而这些信息对于在各个时间节点及时进行产前筛查试验,以及对一些并发症——比如过期妊娠——及时采取最理想的干预措施等,都是极为重要的(Neilson,2004)。而对胎儿的先天性异常,生长发育异常(例如胎儿大小与胎龄的不一致)在产前进行诊断和评估,进行胎儿评价(例如头盆不称、死胎的确诊),以及对产妇因素(例

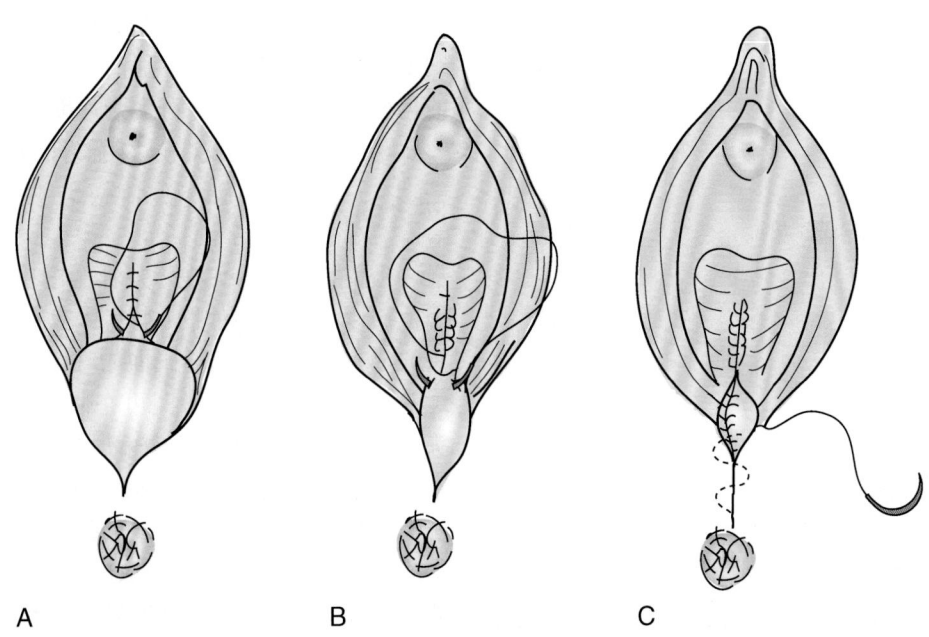

图20-20 会阴切开术的切口修补。A. 阴道部分的缝合;B. 修复深部会阴;C. 修复浅层会阴切开术的切口修补

如，异位妊娠的诊断）和子宫结构异常等作出评价，也都是超声检查的适应证，并且产妇都能从中获益。

如果滥用超声波检查，或是将其视为消遣甚至娱乐，则可能会引起医学与法律方面的风险，特别是在超声大夫缺乏经验的情况下。

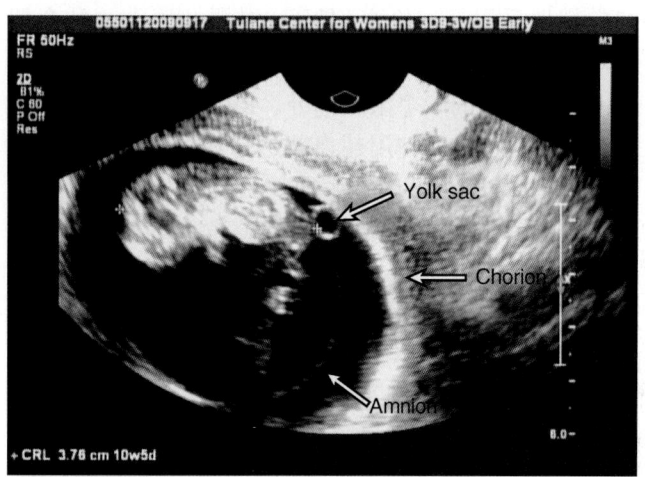

图 20-21　十字交叉代表胎儿的头臀长（CRL）。应在正中矢状平面仔细察看整个胎儿，以不致让胎儿的全身图超出视窗范围，造成测量不准确。相对地，卵黄囊并非头臀长的组成部分，因此如将其包括在内，也会造成测量结果过大

表 20-26　产科超声的指征

1. 确定胎龄
2. 诊断下列疾病
 - 可疑流产或死胎
 - 阴道出血
 - 盆腔痛
 - 可疑多胎妊娠
 - 可疑葡萄胎
 - 可疑异位妊娠
 - 胎儿大小与胎龄不一致
 - 出现子宫或盆腔的包块或者异常
 - 先天性异常
 - 胎先露
3. 产前监测
 a. 生物物理评分（BPP）
 b. 胎儿宫内发育迟缓（IUGR）
 c. 巨大儿
4. 胎儿附属物的产科情况
 - 绒毛膜绒毛取样
 - 羊膜穿刺术
 - 胎头倒转术
5. 美国妇产科学会推荐所有患者在孕 18 周均要进行超声检查
 - 确认胎龄和胎儿存活情况

手术助产的阴道分娩

通过调整对分娩的管理和干预的门槛，可以安全地降低原发性剖宫产率。例如，有必要重新审视分娩难产的定义，因为最近的数据显示，目前分娩的进展速度比之前教的要慢得多。此外，完善和规范 FHR 解释和管理可能有影响。在分娩过程中产妇获得非药物干预越来越多，如连续分娩的支持，也已被证实可以降低剖宫产率。对于臀先露的胎儿施行外部倒胎头倒转术以及双胎妊娠产妇第一个胎儿是头先露时进行试产等几种干预措施，就是安全降低剖宫产率的很好例子。

对于低危产妇来说，手术助产的阴道分娩的指征包括：非反应型的胎心率；产妇疲劳；第二产程延长（一般未产妇为 3 小时，经产妇为 2 小时）等。

在手术助产的阴道分娩中，安全性的评价是一个永恒不变的主题。临产女性应当明了为何要选择手术分娩，并在病历中加以记录。产妇的体位应能使双腿最大限度地打开，最好能将双腿置于脚镫上，会阴部位则应位于产床的边缘。通常要对产妇进行擦洗，并嘱其排空膀胱。充分的麻醉可以使器械的操作更加容易，也便于产妇进行配合。如果胎头已经处在骨盆出口平面的位置，那么用阴部神经阻滞的麻醉方式就足够了。不过医生也常常使用传导麻醉。手术助产时，宫颈应当已经完全开大，胎膜也已经破裂；胎位、宫口方向以及胎头的方向都应当是已知的；胎头应当已经衔接入盆。通过触诊、产妇的感觉，或是通过宫缩监测，都有助于确定宫缩的时间节点。医院应当备有剖宫产所需的设备。而如果使用产钳或者真空吸引器，则要求医生具有熟练的手术技巧，周围可以获得相应的器械设备，以及充分考虑到母婴的状况（包括骨盆的形状和大小，胎头位置，以及能够获得麻醉的情况等）。

产钳助产

当前，产钳助产被分为骨盆出口平面钳、低位钳、中位钳以及高位钳的助产，具体应用哪一种，取决于胎头的位置。在骨盆出口平面的产钳助产中，胎头已经到达盆底，无需分开阴唇即可在阴道口处看到胎头。胎头可以偏右、偏左，或恰好位于枕前部或者枕后部，可以无需旋转超过 45° 即完成分娩。如果是低位钳的助产，则胎头至少处在 +2cm 的位置（胎位在 0 至 +5cm 之间），而不是在盆底。胎头所需的旋转可能大于也可能小于 45°。中位钳的助产发生于胎头已经衔接入盆，但还稍稍不足 +2cm 时。而高位钳的助产发生于胎头尚未衔接时，现在的产科已经不再使用这一方法。

使用产钳的必要条件是术者训练有素，并且要选择合适的产钳类型。最常用的是 Simpson（或 Simpson-DeLee）或 Elliot 产钳，一般用于低位钳的助产，以及骨盆出口平面的产钳助产。当遇到需要手术助产的阴道分娩时，术者要站在适当的位置，面向孕妇的会阴，手持产钳。一般都是先放置产钳的左叶：术者将右手放在胎头和阴道左侧壁之间，在 12 点钟处握住左侧的产钳柄，顺时针旋转，放下产钳左叶，直到产钳的叶片位于胎头和术者的右手之间。放好之后，大部分叶片应当都看不到了。类似地，术者用左手协助放好产钳的右叶。都放好之后，产钳的左右两个柄应当能够很容易地对合到一起。仔细检查，确认产钳已经放妥。胎儿的矢状缝应与产钳的两个叶以及垂直的长柄等距，以使胎儿的后囟刚好处在产钳的两叶之间。后囟应在互成角度的两叶之上，大约一个手指的位置，并可以触摸到。如果产钳没有对称地放置，则有伤害胎儿的危险，产钳助产也会失败。

术者须使用中等程度的力量将产钳的左右两个柄握在一起，如果需要还可以旋转胎头，使其恰好为枕前位或枕后位（即矢状缝与骨盆垂直）。旋转胎头应当在子宫平滑肌正处于松弛状态、即将开始收缩时进行。胎头在旋转过程中的轻度屈曲可以使得旋转更加容易。当产妇出现宫缩、并且自身配合用力时，术者也可以给予一个牵引力。牵引的方向应当是沿着产妇骨盆的方向。最开始的牵引是向下（即朝向盆底）的，直至胎头到达耻骨联合。之后，牵引的方向需要稍微向上一点，帮助胎头仰伸着娩出（图 20-22）。尽管在有些病例中，早期的会阴切开术对产钳助产是有益的，但在更多的情况下，当胎头已经凸出于会阴组织时，可以不必行会阴切开术。许多时候，在此时移去产钳可以预先

排除要行会阴切开术的风险。在胎头娩出之前，应在胎头对侧移去产钳，移除顺序与当初放置产钳的顺序一致。最后，应仔细诊察阴道和宫颈有无撕裂。

真空吸引器助产

目前美国广泛使用的是带有一个软吸盘、材质为硅树脂或者塑料的真空吸引器。这种真空吸引器比起经典的 Malstrom 金属吸盘要更小巧，活动度也更好。真空吸引器使用起来很方便。尽管硅树脂或塑料制成的软吸盘，较之金属杯常常会更频繁地滑脱，但人们也注意到，它们对胎儿头皮造成的创伤要少许多。一般而言，用真空吸引器帮助分娩只需要很小量的麻醉剂，甚至无需麻醉剂，不过有时还是免不了要进行手术助产的阴道分娩。若要达到最佳的使用效果，应将真空吸盘置于矢状缝以上、距离后囟大约 3cm 处；不过这对于胎头下降伴有头盆倾度不均（横向偏转）的胎儿来说可能会较为困难。放置好真空吸盘之后，医生需用一个手指进行检查，确认没有宫颈、阴道及会阴组织被包卷入吸盘。宫缩发生时，一旦产生足够的真空，医生就应当上下牵引胎头（图 20-23）。在胎头下降的过程中，如果需要，胎头应能自由旋转。但一般不推荐通过抽吸真空吸盘，过于用力地旋转胎头，因其会增加头皮受伤的风险。一旦停止抽吸，真空吸盘可以很容易地脱离。同样地，在胎儿娩出之后，也应当仔细诊察阴道和宫颈有无撕裂。

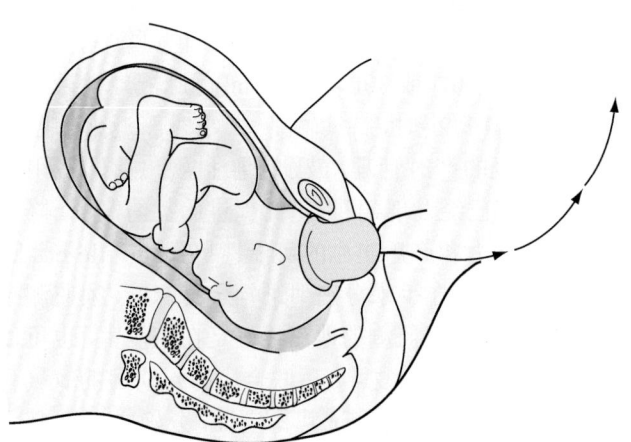

图 20-23 使用真空吸引器，按照 J 字形的方向牵引胎头，与产钳助产类似

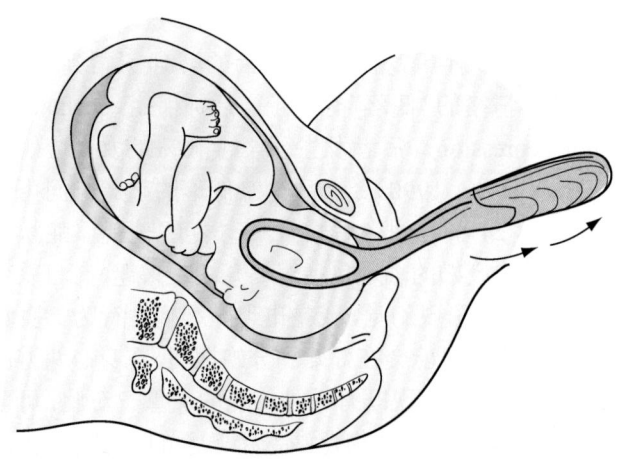

图 20-22 骨盆出口平面的产钳助产。牵引方向首先向下，使胎头到达耻骨联合，之后向上，使胎头仰伸着娩出

产褥期

产后时期，或者称为产褥期，是产妇在解剖、心理和生物化学等方面逐渐恢复到孕前状态的时期。这一

恢复过程开始于第三产程，结束于产后的第 6 周。相应的变化都是正常的生理变化，不应和病理状态下的情况相混淆。在产褥期，产妇会经历精神和情绪的变化，初级保健医生需要对此多加监测。

在最初的 24 小时内，产妇的脉率会有所下降，体温则会有轻微的上升。一般而言，白细胞计数是在产时就开始升高的，而在 24 小时之后，白细胞可以显著升高到 20 000 个 /μl。最初 3～4 天，阴道会有血性的分泌物（也叫"血性恶露"）。接下来的 10 天左右，恶露会变为浆液性的，呈淡褐色，量也会有所减少（也叫"浆液性恶露"）。最终，在产褥期的第 7～10 天，恶露将变为暗淡的黄白色，分泌的量也进一步减少。尿的排出量会有暂时性的增多，尿中还可能含有蛋白和糖，这也是产妇利尿作用的反应。上述体液流失以及相伴的、人为的血管容量的降低，会造成之后几天内，产妇血细胞比容的增高。产后，子宫会逐渐发生复旧；5～7 天后，子宫的质地会变硬，不再有触痛，延伸进入耻骨联合以及脐带之间。产后 2 周时，通过腹壁应不再能触摸到子宫。此时子宫逐渐复旧，宫缩常常会引起疼痛，往往需要使用镇痛药物。但在选择镇痛剂时应当小心，不要因此而影响母婴的联结或者影响哺乳。

第三产程结束后，医生应观察产妇 1 小时，并给予周期性的子宫按摩，以确保子宫能不断地缩小、再缩小，防止过多出血。如果产妇有哺乳的意愿，可以在此时开始哺乳，以达到促进宫缩，减少出血，并促使子宫复旧的目的。若仅靠按摩不足以维持子宫的收缩，还可以给予缩宫素，可以是 10U 肌注，也可以是稀释之后静脉输注（10U 或 30U 每 1000ml 静脉液），输液速率 125～200ml 每小时，持续输 1～2 小时。近来的趋势是采取积极的产时管理，鼓励在胎盘娩出前即应用缩宫素。研究已经发现，可以借此促进胎盘的娩出，降低子宫收缩乏力和产后出血的可能性（Prendiville et al.，2000）。如果要在手术分娩中进行全身麻醉，须监测孕妇各方面的情况（监测的地点最好是在恢复室，也可以选在待产 - 分娩 - 恢复 - 产后联合病房）；病房的氧气和输血设备都需要事先测试其稳定性，分娩之后还必须要有条件毫无困难地进行静脉输液。

对膀胱的护理也很重要。如果可能的话，应当尽量避免尿潴留、膀胱过度充盈，以及插入导管进行导尿的情况。产妇有可能会很快出现大量排尿的现象，特别是在停用催产素的情况下。医生必须鼓励女性排空膀胱，并监测残余尿，以防无症状性的膀胱过度充盈。还应鼓励女性在离开医院之前进行排便，尽管如果是一大早出院的话，女性患者的肠道常常还没有开始蠕动。便秘的患者可能需要用一些通便药。如果肠道不蠕动已经超过 3 天，可以给予轻泻药。如果患有痔疮，可以通过坚持合适的饮食，维持良好的肠道功能，尽可能地减轻或消除症状，也可以通过温水坐浴进行治疗。局部麻醉（脊髓或硬膜外）会使患者的活动延迟，也会使自发排尿的时间延后。如果连续 12 小时尿量不多，但膀胱明显是充盈的，则推荐进行导尿。

患者出院前，需要做全血细胞计数的检查，以确认没有明显的贫血。被确诊为风疹抗体的血清反应呈阴性者，应在出院之日进行风疹的免疫接种。如果患者的血型是 Rh 阴性的，尚未发生免疫激活，而胎儿是 Rh 阳性的，则患者应在分娩后的 72 小时之内接种 300mg 的 Rh_0D 免疫球蛋白，以防止体内免疫的激活。

对于所有的孕妇，在进行第一次妊娠相关的保健检查时，都强烈推荐做一次 Rh（D）血型及抗体的测定。美国预防服务工作组发现了很好的证据，表明无论是测定 Rh（D）血型和抗 Rh（D）抗体，还是使用 Rh（D）免疫球蛋白进行治疗，对于防止产妇的免疫激活，改善新生儿的预后，都是非常得当的。由此带来的益处，要比任何潜在的害处都大（美国预防服务工作组，1996）。

早期哺乳可能会引起乳腺的疼痛和肿胀，尤其是在开始分泌较大量乳汁的时候。如果母亲不打算哺乳，可以通过稳固地支撑住乳腺来抑制乳汁分泌，这是因为重力可以刺激产生下奶反射，使乳汁流出。许多母亲会发现：紧紧束缚住双侧乳腺，严格限制经口的入液量，同时辅之以稳固地支撑乳腺，可以有效地抑制泌乳，相关症状仅会持续 3～5 天。

产褥期如果出现了"产后情绪低落"（baby blue，一种自限性的情绪障碍），则病情可以变得十分复杂。产后情绪低落的特征性症状包括轻度的抑郁症状、焦虑、易怒、情绪不稳定、敏感性增加和容易疲劳。这种"低落"最常在产后第 4 天到第 5 天达到顶点，持续时间从数小时到数天不等，并常能在产后的第 10 天得到缓解。

产后情绪的"低落"有别于产后抑郁症（postpartum major depression），后者发生于大约 10% 的女性分娩者（O'Hara et al.，1990）。产后情绪低落的起病时间可以是从产后 24 小时到产后数月，起病可以很急，症状可以很严重。产妇的表现包括对婴儿缺乏兴趣，有自杀或杀人的想法，出现幻觉，或是出现精神病性行为。真正的精神病患者可能会在妊娠和分娩期间，在身心两方面压力的作用下，出现既有精神疾病的加重。对此，可以给予心理疗法或者药物疗法，无论是单用还是联合应用都是可行的。选择性 5- 羟色胺再摄取抑制剂（SSRI）可能会与婴儿的先天性心脏异常有关，因此妊娠期间应当慎用。所有的女性都应当在产前,对抑郁症的病史进行常规的评估。

为了产妇的身体能够完全恢复,在产后避孕数月是最佳的做法。目前,已经要求将风疹疫苗的接种推迟到妊娠之前的 3 个月。故而在产后,只要有性生活方面的欲望,并且没有感到不适,可以及早开始性生活,但避孕仍然是需要的,因为存在着造成怀孕的可能性。产妇在出院时即可开始口服避孕药。最好能够准备好小剂量的雌激素,或者单纯黄体酮的阴道避孕环。只有当产妇的子宫完全复旧之后——时间是在产后 6~8 周——才能被纳入横膈膜;在此期间,可以使用海绵、果胶或是避孕套进行避孕。对于没有进行哺乳的母亲来说,最早的排卵通常发生在产后第 4 周,也就是第一次月经到来的前 2 周。然而,也有早在产后第 2 周即发生怀孕的报道,因此早于产后第 4 周的排卵也是有可能的。那些哺乳的母亲一般则会在产后第 10~12 周出现排卵,以及之后的月经来潮。无排卵期的持续时间会受到哺乳频率,哺乳持续的时间,以及辅食所占比例的影响。

产后出血

传统上,产后出血(postpartum hemorrhage,PPH)曾被定义为阴道分娩的产妇失血超过 500ml,或者剖宫产的产妇失血超过 1000ml。然而,若干研究也显示,一例并不复杂的分娩也常会导致 500ml 以上的失血,但却并不会给产妇的健康状况造成任何危害(Pritchard et al.,1962)。基于这些临床发现,一些作者就希望将产后出血的定义放得更宽泛一些:任何出血,只要是已经造成了血流动力学的不稳定,并导致相关的症状和体征;或是如果不加以处理,可能造成血流动力学的不稳定,都可以考虑诊断为产后出血。如果上述情况在产后 24 小时之内出现,就叫做早期的或者是原发性的产后出血,而如果发生于产后 24 小时以后或者更晚,则叫做晚期的或者是继发性的产后出血。本节主要讨论早期 PPH。

产后出血最常见的病因是宫缩乏力,以及阴道和宫颈部位的裂伤。其余可能的病因还包括:胎盘碎片残留,生殖道下段裂伤,子宫破裂或内翻,植入性胎盘,以及遗传性的凝血疾病等。晚期产后出血(发生于产后 24 小时到产后 6 周之间)的病因则包括感染、胎盘附着部复旧不全、胎盘碎片残留、遗传性的凝血疾病等(美国妇产科学会,1998a)。

宫缩乏力的危险因素包括:继发于羊水过多的子宫过度膨胀,多胎妊娠,使用缩宫素,巨大儿,产次过多,产程过快或过长,羊膜腔内的感染,以及使用子宫松弛药物(Combs et al.,1991)。分娩过程中,子宫破裂的发生率大约是 1/2000。既往的子宫手术史是子宫破裂、植入性胎盘和产后出血的一个显著的危险因素。其他的危险因素还包括产道梗阻,多胎妊娠,胎位不正,以及产次过多。

在行剖宫产的过程中,出血的危险因素包括先兆子痫,产程活跃期障碍,既往出血的病史,肥胖,使用全身麻醉以及羊膜腔内的感染等。

对于那些具有产后出血的显著危险因素的女性来说,医生应对其血管内的情况进行充分的评估。研究显示,对第三产程采取积极的管理,可以有效地降低产后出血的发生率。研究还显示,早期应用缩宫素,早期剪断和钳夹脐带,以及有控性牵拉脐带等,可以减少 2/3 的产后出血(Soriano et al.,1996)。

一旦发生了出血的情况,可以给予缩宫素,加强细胞的氧供。还要密切监测产妇的心率与血压。早期的实验室检查主要有全血细胞计数和血小板浓度的检测。如果不知道产妇的血型,还需要进行血型测定和交叉配血试验。此外还应当进行纤维蛋白原,纤维蛋白裂解产物,凝血酶原时间,以及部分凝血酶原时间的测定(美国妇产科学会,1998a)。

如果在胎盘娩出后发生大量的阴道出血,应及时强有力地按摩子宫底,同时迅速给予产妇每 1L 静脉液体 10~30U 的缩宫素。如果宫底没有变硬,则宫缩乏力是最可能(并且也是最常见)的诊断。宫缩乏力的治疗方面,可以在给予缩宫素的同时,先用双手按摩和压迫产妇的子宫;如果静脉输注或肌注缩宫素看起来效果不佳,还可以试用其他子宫收缩剂,例如甲麦角新碱(methylergonovine)和前列腺素的衍生物(15- 甲基前列腺素 F2α)就可以作为二线的治疗(美国妇产科学会,1998a)。甲麦角新碱的用法是每隔 2~4 小时肌注 0.2mg。甲麦角新碱可能的副作用包括肌肉痉挛、头痛、头晕目眩等;它的禁忌证是高血压,因其能引起血管收缩,而血管收缩可以引发严重的高血压。

15- 甲基前列腺素 F2α(欣母沛)的用法是每隔 15~90 分钟肌注 0.25mg(注射总数不宜超过 8 次)。前列腺素 F2α 也可以在剖宫产时,通过子宫肌层内注射给予,或是在阴道分娩后经腹给予。PGE$_2$ 可引起血管舒张,加重低血压,因此 15- 甲基前列腺素 F2α 优选。因为已经报道了使用 PGF 2α 患者氧饱和度出现下降,所以使用 PGF 2α 应该给予指脉氧监测。

如果患者出血不止,并且子宫很硬,则提示有不易觉察到的阴道或宫颈裂伤。只要有充分的照明、适当的暴露和足够的辅助设备，这类撕裂伤是很容易诊断，也很容易进行修补的。如果没有看到明显的裂伤，宫底很硬，则需要对子宫进行轻柔而彻底的手法探查，以确定有无胎盘残留，如有，必须将残存的胎盘组织全部取出。偶尔，通过手法探查还可以发现子宫穿孔的证据，此时需要立即手术。

阴道检查也有可能发现隐匿性的或者是显而易见的子宫内翻。子宫内翻在某种程度上在初产妇中更为常见，也与产时处置不当没有明确的关系。由于子宫内翻可以迅速导致休克，医生应在静脉水化的情况下，将子宫抓握在手掌中，拇指在前。然后将子宫上推回腹腔内，并坚持数分钟（Brar et al., 1989）。有报道称，此时给予静脉输注 0.25mg 的硫酸镁，将有助于子宫的复位（Catanzarite et al., 1986）。

如果通过子宫和阴道的探诊，没有具有诊断价值的发现，又如果排除了子宫内翻的可能性，并且宫底质硬，则应考虑一些更少见的、可以导致产后出血的原因。产后血肿一般会导致外阴或阴道的包块，隐匿性的腹膜后血肿会有产后的剧烈腹痛，甚至引起休克。对此主要依靠腹腔镜来确诊。肉眼可见、但小于 4cm 的血肿，或是不再继续扩大的血肿，可以用冰袋冷敷处理，之后继续观察。大小超过 4cm 或是不断增大的血肿，必须进行切开、冲洗、填塞止血，并结扎任何有明确出血的血管。如果静脉穿刺点有渗血，需要考虑有无凝血疾病。

如果进行手术干预，需要有直接的指征，例如疑有胎盘组织残留，或药物止血失败时，可以考虑刮宫术。最常见的急诊行子宫切除术的指征包括宫缩乏力、植入性胎盘、子宫穿孔，以及子宫下段横切口的外延等。

治疗要点

- 子宫收缩剂应当作为宫缩乏力造成的产后出血的一线治疗方法（推荐等级：C）。
- 对于不同的患者，产后出血的管理手段可以有很大差异，具体应如何去做，取决于出血的可能原因、可得的治疗方案，常常还需要多学科的合作（推荐等级：C）。
- 阴道分娩后，如果应用子宫收缩剂止血无效，则下一步应在腹腔镜下进行探查（推荐等级：C）。
- 如果患者表现出与植入性胎盘有关的症状，则产科医生必须高度怀疑胎盘植入的可能性，并采取恰当的预防措施（推荐等级：C）。

（江华 龚玮琦 陈自易 译，刘中民 审校）

参考资料

Advisory Committee on Immunization Practices: Charter, April 2008–March 2010. Available at: http://www.cdc.gov/vaccines/recs/acip/charter.htm.

American Academy of Family Physicians: Practice Profile I Survey, 1998.

American Academy of Family Physicians: Trial of labor after cesarean (TOLAC), formerly trial of labor versus elective repeat cesarean section for the woman with a previous cesarean section, March 2005. Available at: http://www.aafp.org/x1597.xml.

American Academy of Pediatrics, Committee on Genetics: Folic acid for the prevention of neural tube defects, *Pediatrics* 104:325–327, 1999.

American College of Obstetricians and Gynecologists: Exercise during pregnancy and the postpartum period, *Tech Bull* 189, 1994.

American College of Obstetricians and Gynecologists: Fetal heart rate patterns: monitoring, interpretation, and management, *Tech Bull* 207, 1995a.

American College of Obstetricians and Gynecologists: Induction of labor, *Tech Bull* 217, 1995b.

American College of Obstetricians and Gynecologists: Postpartum hemorrhage. Educational Bulletin No 243, 1998, *Int J Gynaecol Obstet* 61:79–86, 1998a.

American College of Obstetricians and Gynecologists: Vitamin A supplementation during pregnancy, *Comm Opin* 196, 1998b.

American College of Obstetricians and Gynecologists: Assessment of risk factors for preterm birth. Practice Bulletin No 31, *Obstet Gynecol* 98:709–716, 2001.

American College of Obstetricians and Gynecologists: Diagnosis and management of preeclampsia and eclampsia. *Pract Bull* 33, 2002a. *Obstet Gynecol* 99:159, 2002b.

American College of Obstetricians and Gynecologists: Prevention of early-onset group B streptococcal disease in newborns, *Comm Opin* 279, 2002a.

American College of Obstetricians and Gynecologists: Management of preterm labor, *Pract Bull* 43, 2003.

American College of Obstetricians and Gynecologists: After previous cesarean delivery, *Pract Bull* 54, 2004.

American College of Obstetricians and Gynecologists: Intrapartum fetal heart rate monitoring, *Pract Bull* 70, 2005.

American College of Obstetricians and Gynecologists: Postpartum hemorrhage, *Pract Bull* 76, 2006.

American College of Obstetricians and Gynecologists: Anemia in pregnancy, *Pract Bull* 95, 2008.

American College of Obstetricians and Gynecologists: Intrapartum fetal heart rate monitoring: nomenclature, interpretation, and general management principles. Pract Bull 106, *Obstet Gynecol* 114:192–202, 2009.

American College of Obstetricians and Gynecologists: Induction of labor, *Pract Bull* 107, 2009.

American College of Obstetricians and Gynecologists: Prevention of Early-Onset Group B Streptococcal Disease in Newborns, Committee on Obstetric Practice, No 485, April 2011. reaffirmed 2013.

American Diabetes Association (ADA): Standards of medical care in diabetes. III. Detection and diagnosis of gestational diabetes mellitus (GDM), *Diabetes Care* 31(Suppl 1):S15, 2008.

Argentine Episiotomy Trial Collaborative Group: Routine vs selective episiotomy: a randomised controlled trial, *Lancet* 342:1517–1518, 1993.

Babbitt NE: Antepartum fetal surveillance: nonstress test, contraction stress test, and biophysical profile, *S D J Med* 49:403–408, 1996.

Banatvala JE: Rubella—could do better, *Lancet* 35:849–850, 1998.

Beazley DM, Egerman RS: Toxoplasmosis, *Semin Perinatol* 22:332–338, 1998.

Bernard G, Ewigman JP, Crane FD, et al: Effect of prenatal ultrasound screening on perinatal outcome Radius Study Group, *N Engl J Med* 329:821–827, 1993.

Birnholz JC, Benacerraf BR: The development of human fetal hearing, *Science* 222:516–518, 1983.

Bishop EH: Pelvic scoring for elective induction, *Obstet Gynecol* 24:266–268, 1964.

Block G, Abrams B: Vitamin and mineral status of women of childbearing potential, *Ann NY Acad Sci* 678:244–254, 1993.

Botero D, Lifshitz F: Intrauterine growth retardation and long-term effects on growth, *Curr Opin Pediatr* 11:340–347, 1999.

Bowie JD, Rochester D, Cadkin AV, et al: Accuracy of placental localization by ultrasound, *Radiology* 128:177–180, 1978.

Brar HS, Greenspoon JS, Platt LD, Paul RH: Acute puerperal uterine inversion: new approaches to management, *J Reprod Med* 34:173–177, 1989.

Breen JL: A 21-year study of 654 ectopic pregnancies, *Am J Obstet Gynecol* 106:1004–1019, 1970.

Breen JL, Neubecker R, Gregori CA, Franklin JE Jr: Placenta accreta, increta, and percreta: a survey of 40 cases, *Obstet Gynecol* 49:43–47, 1997.

Briggs GG, Freeman RK, Yaffe SJ: *A reference guide to fetal and neonatal risk: drugs in pregnancy and lactation*, ed 4, Baltimore, 1994, Williams & Wilkins.

Bright DA, Becker LJ: Vasa previa: an unusual cause of fetal distress, *J Am Board Fam Pract* 4:465–467, 1991.

Buster JE, Pisarska MD: Medical management of ectopic pregnancy, *Clin Obstet Gynecol* 42:23–30, 1999.

Caring for our future: the content of prenatal care, Washington, DC, 1989, U.S. Public Health Service, p 51.

Carlan SJ, Angel JL, Knuppel RA: Shoulder dystocia, *Am Fam Physician* 43:1307–1311, 1991.

Carpenter MW, Coustan DR: Criteria for screening tests for gestational diabetes, *Am J Obstet Gynecol* 144:768–773, 1982.

Carroli G, Villar J, Piaggio G, et al: WHO systematic review of randomised controlled trials of routine antenatal care, *Lancet* 357:1565–1570, 2001.

Catanzarite VA, Moffitt KD, Baker ML, et al: New approaches to the management of acute puerperal uterine inversion, *Obstet Gynecol* 68(Suppl):7S–10S, 1986.

Centers for Disease Control and Prevention: Use of folic acid for the prevention of spina bifida and other neural tube defects, *MMWR* 40:513–516, 1991.

Centers for Disease Control and Prevention: Recommendations for the use of folic acid to reduce the number of cases of spina bifida and other neural tube defects, *MMWR* 41:1–7, 1992.

Centers for Disease Control and Prevention: Congenital syphilis—United States 48:757–761, 1999.

Centers for Disease Control and Prevention: *Pregnant women and novel influenza A (H1N1): considerations for clinicians*, Atlanta, 2009, Centers for Disease Control and Prevention.

Centers for Disease Control and Prevention: General Recommendation on immunization: recommendations of the Advisory Committee on Immunization Practices (ACIP), *MMWR* 60(2):26, 2011.

Centers for Disease Control and Prevention: Updated recommendations for use of tetanus toxoid, reduced diphtheria toxoid, and acellular pertussis vaccine (Tdap) in pregnant women: Advisory Committee on Immunization Practices (ACIP), 2012, *MMWR* 62(07):131–135, 2013.

Chan WS, Spencer FA, Ginsberg JS: Anatomic distribution of deep vein thrombosis in pregnancy, *CMAJ* 182(7):657–660, 2010.

Chiu RW, Akolekar R, Zheng YW, et al: Non-invasive prenatal assessment of trisomy 21 by multiplexed maternal plasma DNA sequencing: large scale validity study, *BMJ* 342:c7401, 2011.

Chomitz VR, Cheung LW, Lieberman E: The role of lifestyle in preventing low birth weight, *Future Child* 5:121–138, 1995.

Clark SL: Asthma in pregnancy. National Asthma Education Program Working Group on Asthma and Pregnancy. National Institutes of Health, National Heart, Lung and Blood Institute, *Obstet Gynecol* 82:1036–1040, 1993.

Cockburn JE, Pearce JM, Chamberlain GV: Intrapartum fetal monitoring, *Lancet* 340:610, 1992.

Collea JV, Holls WM: The contraction stress test, *Clin Obstet Gynecol* 25:707–717, 1982.

Combs CA, Murphy EL, Laros RK: Factors associated with postpartum hemorrhage with vaginal birth, *Obstet Gynecol* 77:69–76, 1991.

Connor EM, Sperling RS, Gelber R, et al: Reduction of maternal-infant transmission of human immunodeficiency virus type 1 with zidovudine treatment. Pediatric AIDS Clinical Trials Group Protocol 076 Study Group, *N Engl J Med* 331:1173–1180, 1994.

Crowley P: Prophylactic corticosteroids for preterm birth, *Cochrane Database Syst Rev* (2):CD000065, 2000.

Cugell DW, Frank NR, Gaensler EA, Badger TL: Pulmonary function in pregnancy. I. Serial observations in normal women, *Am Rev Tuberc* 67:568, 1953.

Cunningham FG, Lucas MJ: Urinary tract infections complicating pregnancy, *Clin Obstet Gynecol* 8:353–373, 1994.

Dunstan JA, Simmer K, Dixon G, Prescott SL: Cognitive assessment of children at age 2½ years after maternal fish oil supplementation in pregnancy: a randomised controlled trial, *Arch Dis Childhood Fetal Neonat* 93:F45–F50, 2008.

East CE, Chan FY, Colditz PB, Begg LM: Fetal pulse oximetry for fetal assessment in labour, *Cochrane Database Syst Rev* (2):CD004075, 2007.

El-Torkey M, Grant JM: Sweeping of the membranes is an effective method of induction of labour in prolonged pregnancy: a report of a randomized trial, *Br J Obstet Gynaecol* 99:455–458, 1992.

Evans JH, Beischer NA: The prognosis of threatened abortion, *Med J Aust* 2:165–168, 1970.

Fiore MC, Jaén CR, Baker TB, et al: *Treating tobacco use and dependence: 2008 update*, Rockville MD, 2008, Public Health Service. http://www.surgeongeneral.gov/tobacco/treating_tobacco_use08.pdf.

Friedman EA: *Labor: Clinical evaluation and management*, ed 2, New York, 1978, Appleton.

Gherman RB, Goodwin TM, Souter I, et al: The McRoberts maneuver for the alleviation of shoulder dystocia: how successful is it? *Am J Obstet Gynecol* 176:656–661, 1997.

Grimes DA: Epidemiology of gestational trophoblastic disease, *Am J Obstet Gynecol* 150:309–318, 1984.

Gülmezoglu AM, Crowther CA, Middleton P: Induction of labour for improving birth outcomes for women at or beyond term, *Cochrane Database Syst Rev* (4):CD004945, 2006.

Gurman G, Schlaeffer F, Kopernic G: Adult respiratory distress syndrome as a complication of acute pyelonephritis during pregnancy, *Eur J Obstet Gynecol Reprod Biol* 36:75–80, 1990.

Haddad B, Sibai BM: Chronic hypertension in pregnancy, *Ann Med* 1:246–252, 1999.

Heit JA, Kobbervig CE, James AH, et al: Trends in the incidence of venous thromboembolism during pregnancy or postpartum: a 30-year population-based study, *Ann Intern Med* 143(10):697–706, 2005.

Hofmeyr GJ: Amnioinfusion for meconium-stained liquor in labour, *Cochrane Database Syst Rev* (1):CD000014, 2014.

Hofmeyr GJ: Amnioinfusion for umbilical cord compression in labour, *Cochrane Database Syst Rev* (2):CD000013, 2000.

Howell CJ: Epidural versus non-epidural analgesia for pain relief in labour, *Cochrane Database Syst Rev* (2):CD000331, 2000.

Hueston WJ, Eilers GM, King DE, McGlaughlin VG: Common questions patients ask during pregnancy, *Am Fam Physician* 51:1465–1470, 1995.

Hurd WW, Miodovnik M, Hertzberg V, Lavin JP: Selective management of abruptio placentae: a prospective study, *Obstet Gynecol* 61:467–473, 1983.

Iams JD, Goldenberg RL, Meis PJ, et al: The length of the cervix and the risk of spontaneous premature delivery. NICHD Maternal Fetal Medicine Units Network, *N Engl J Med* 334:567–572, 1996.

Iyasu S, Saftlas A, Rowley DL: The epidemiology of placenta previa in the United States, 1979 through 1987, *Am J Obstet Gynecol* 168:1424–1429, 1993.

Jackson LG, Zachary JM, Fowler SE, et al: A randomized comparison of transcervical and transabdominal chorionic-villus sampling. The U.S. National Institute of Child Health and Human Development Chorionic-Villus Sampling and Amniocentesis Study Group, *N Engl J Med* 27(327):594–598, 1992.

Jones HW: Gestational trophoblastic disease. In Rosenwalks Z, Benjamin F, Stone ML, editors: *Gynecology: principles and practice*, New York, 1987, MacMillan, p 249.

Katz VL, Bowes WA: Meconium aspiration syndrome: reflections on a murky subject, *Am J Obstet Gynecol* 166:171–183, 1992.

Keely E: Endocrine causes of hypertension in pregnancy: when to start looking for zebras, *Semin Perinatol* 22:471–484, 1998.

Kirkham C, Harris S, Grzybowski S: Evidence-based prenatal care. Part I. General prenatal care and counseling issues, *Am Fam Physician* 71:1307–1316, 2005.

Klein MC: Studying episiotomy: when beliefs conflict with science, *J Fam Pract* 41:483–488, 1995.

Klein MC, Gauthier RJ, Robbins JM, et al: Relationship of episiotomy to perineal trauma and morbidity, sexual dysfunction, and pelvic floor relaxation, *Am J Obstet Gynecol* 171:591–598, 1994.

Kline J, Ng SK, Schittini M, et al: Cocaine use during pregnancy: sensitive detection by hair assay, *Am J Public Health* 87:352–358, 1997.

Knuppel RA, Lake M, Ingram JM: A review of the nonstress test, *J Reprod Med* 7:120–126, 1982.

Kolasa KM, Weismiller DG: Nutrition during pregnancy, *Am Fam Physician* 6:205–212, 1995.

Kontopoulos EV, Vintzileos AM: Condition-specific antepartum fetal testing, *Am J Obstet Gynecol* 191:1546–1551, 2004.

Koonin LM, Mackay AP, Berg CJ: Pregnancy related mortality surveillance—United States, 1987–1990, *MMWR Surveill Summ* 46:17–36, 1997.

Lagrew DC: The contraction stress test, *Clin Obstet Gynecol* 38:11–25, 1995.

Laing FC: Placenta previa: avoiding false-negative diagnosis, *J Clin Ultrasound* 9:109–113, 1981.

Liggins RN, Howie GC: A controlled trial of antepartum glucocorticoid treatment of the respiratory distress syndrome in premature infants, *Pediatrics* 50:515–525, 1972.

Lo YM, Tein MS, Lau TK, et al: Quantitative analysis of fetal DNA in maternal plasma and serum: implications for noninvasive prenatal diagnosis, *Am J Hum Genet* 62(4):768, 1998.

Macones GA, Hankins GDV, Spong CY, et al: The 2008 National Institute of Child Health and Human Development workshop report on electronic fetal monitoring: update on definitions, interpretation, and research guidelines, *Obstet Gynecol* 112:661–666, 2008.

March of Dimes Birth Defects Foundation, 1999. http://www.modimes.org.

Martin JA, Hamilton BE, Sutton PD, et al: Births: final data for 2002, *Natl Vital Stat Rep* 52:1–113, 2003.

Mercer B, Pilgrim P, Sibai B: Labor induction with continuous low-dose oxytocin infusion: a randomized trial, *Obstet Gynecol* 75:757–761, 1990.

Messer RH, Gomez AR, Yambao TJ: Antepartum testing for vasa previa: current standard of care, *Am J Obstet Gynecol* 156:1459–1462, 1987.

Michiels JJ, Freyburger G, van der Graaf F, et al: Strategies for the safe and effective exclusion and diagnosis of deep vein thrombosis by the sequential use of clinical score, d-dimer testing, and compression ultrasonography, *Semin Thromb Hemost* 26(6):657–667, 2000.

Mills JL, Knopp RH, Simpson JL, et al: Lack of relation of increased malformation rates in infants of diabetic mothers to glycemic control during organogenesis, *N Engl J Med* 318:671–676, 1988.

Milunsky A, Jick H, Jick SS, et al: Multivitamin/folic acid supplementation in early pregnancy reduces the prevalence of neural tube defects, *JAMA* 262:2847–2852, 1989.

Mofenson LM, Lambert JS, Stiehm RE, et al: Risk factors for perinatal transmission of human immunodeficiency virus type 1 in women treated with zidovudine, *N Engl J Med* 341:385–393, 1999.

Morales-Suárez-Varela MM, Bille C, Kaare C, Olsen J: Smoking habits, nicotine use, and congenital malformations, *Obstet Gynecol* 107(1):51–57, 2006.

Muller PR, Stubbs TM, Laurent SL: A prospective randomized clinical trial comparing two oxytocin induction protocols, *Am J Obstet Gynecol* 167:373–381, 1992.

Myrick T, Harper D: Principles of nonstress testing in pregnancy, *J Fam Pract* 3:443–448, 1996.

National Center for Health Statistics: Final mortality data, 1990–1994 and period linked birth/infant death data, 1995-present. http://www.marchofdimes.com/peristats.

National Diabetes Data Group: Classification and diagnosis of diabetes mellitus and other categories of glucose intolerance, *Diabetes* 28:1039–1057, 1979.

National Institute of Child Health and Human Development: Electronic fetal heart rate monitoring: research guidelines for interpretation, *Am J Obstet Gynecol* 177:1385–1390, 1997.

National Institutes of Health: Report of the National High Blood Pressure Education Program Working Group on High Blood Pressure in Pregnancy, *Am J Obstet Gynecol* 183(Suppl):S1, 2000.

Neilson JP: Ultrasound for fetal assessment in early pregnancy, *Cochrane Database Syst Rev* (4):CD000182, 2004.

Nochimson DJ, Turbeville JS, Terry JE, et al: The nonstress test, *Obstet Gynecol* 1:419–421, 1978.

Norman LA, Karp LE: Biophysical profile for antepartum fetal assessment, *Am Fam Physician* 34:83–89, 1986.

Nutrition during pregnancy: *Part I. Weight gain*, Washington, DC, 1990, National Academy of Sciences, National Academies Press.

Nyberg DA, Filly RA, Mahony BS, et al: Early gestation: correlation of hCG levels and sonographic identification, *AJR Am J Roentgenol* 144:951–954, 1985.

O'Brien WF, Cephalo RC: Labor and delivery. In Gabbe SG, Niebyl JR, Simpson JL, editors: *Obstetrics: normal and problem pregnancies*, New York, 1991, Churchill Livingstone, pp 435–439.

O'Hara MW, Zekoski EM, Philipps LH, Wright EJ: Controlled prospective study of postpartum mood disorders: comparison of childbearing and non-childbearing women, *J Abnorm Psychol* 99:3–15, 1990.

O'Sullivan JB: Gestational diabetes: factors influencing rates of subsequent diabetes. In Sutherland HW, Stowers JM, editors: *Carbohydrate metabolism in pregnancy and the newborn*, New York, 1979, Springer-Verlag, pp 429–431.

Oyelese KO, Turner M, Lees C, et al: Vasa previa: an avoidable obstetric tragedy, *Obstet Gynecol Surv* 54:138–145, 1999.

Pearlman MD, Tintinalli JE, Lorenz RP: Blunt trauma during pregnancy, *N Engl J Med* 323:1609–1613, 1990.

Peisner DB, Timor-Tritsch IE: The discriminatory zone of beta-hCG for vaginal probes, *J Clin Ultrasound* 18:280–285, 1990.

Pomp ER, Lenselink AM, Rosendaal FR, Doggen CJ: Pregnancy, the postpartum period and prothrombotic defects: risk of venous thrombosis in the MEGA study, *J Thromb Haemost* 6(4):632–637, 2008.

Prendiville WJ, Elbourne D, McDonald S: Active versus expectant management in the third stage of labour, *Cochrane Database Syst Rev* (2):CD000007, 2000.

Pridjian G: Labor after prior cesarean section, *Clin Obstet Gynecol* 35:445–456, 1992.

Pritchard JA, Baldwin RM, Dickey JC, et al: Blood volume changes in pregnancy and the puerperium, II. Red blood cell loss and changes in apparent blood volume during and vaginal delivery, cesarean section, and cesarean section plus total hysterectomy, *Am J Obstet Gynecol* 84:1271–1282, 1962.

Riley LE: Herpes simplex virus, *Semin Perinatol* 22:284–292, 1998.

Rizos N, Doran T, Miskin M, et al: Natural history of placenta previa ascertained by diagnostic ultrasound, *Am J Obstet Gynecol* 33:287–291, 1979.

Roberts SW, Cox SM, Dax J, et al: Genital herpes during pregnancy: no lesions, no cesarean, *Obstet Gynecol* 85:261–264, 1995.

Rose V: Recommendations for the use of antiretroviral drugs in pregnant women infected with HIV, *Am Fam Physician* 58:261–263, 1998.

Rosen M, Merkatz I, Hill J: Caring for our future: a report by the expert panel on the content of prenatal care, *Obstet Gynecol* 77:785, 1991.

Rothman KJ, Moore LL, Singer MR, et al: Teratogenicity of high vitamin A intake, *N Engl J Med* 333:1369–1373, 1995.

Satin AJ, Leveno KJ, Sherman ML, McIntire D: High-dose oxytocin: 20-versus 40-minute dosage interval, *Obstet Gynecol* 83:234–238, 1994.

Schrag S, Gorwitz R, Fultz-Butts K, Schuchat A: Prevention of perinatal group B streptococcal disease: revised guidelines from the CDC, *MMWR Recomm Rep* 51(RR–11):1–22, 2002.

Schrag S, Gorwitz R, Fultz-Butts K, Schuchat A: Prevention of perinatal group B streptococcal disease. Revised guidelines from CDC, *MMWR Recomm Rep* 51(RR–11):1–22, 2002.

Screening for Gestational Diabetes Mellitus, Topic Page: U.S. Preventive Services Task Force. http://www.uspreventiveservicestaskforce.org/uspstf/uspsgdm.htm.

Sheffield JS, Wendel GD Jr: Syphilis in pregnancy, *Clin Obstet Gynecol* 42:97–106, 1999.

Sibai BM, McCubbin JH, Anderson GD, et al: Eclampsia. I. Observations from 67 recent cases, *Obstet Gynecol* 58:609–613, 1981.

Sleep J, Grant A, Garcia J, et al: West Berkshire Perineal Management Trial, *BMJ* 289:587–590, 1984.

Smith CV, Phelan JP, Platt LD, et al: Fetal acoustic stimulation testing: a randomized clinical comparison with the nonstress test, *Am J Obstet Gynecol* 155:131–134, 1986.

Smith-Levitin M, Petrikovsky B, Schneider EP: Practical guidelines for antepartum fetal surveillance, *Am Fam Physician* 56:1–11, 1997.

Soriano D, Dulitzki M, Schiff E, et al: A prospective cohort study of oxytocin plus ergotamine compared with oxytocin alone for the prevention of postpartum haemorrhage, *Br J Obstet Gynaecol* 103:1068–1073, 1996.

Stagno S: Congenital cytomegalovirus infection-the relative importance of primary and recurrent maternal infection, *N Engl J Med* 306:945–949, 1982.

Stamos JK, Rowley AH: Timely diagnosis of congenital infections, *Pediatr Clin North Am* 41:1017–1033, 1994.

Stenius-Aarniala B, Hedman J, Teramo KA: Acute asthma during pregnancy, *Thorax* 51:11–14, 1996.

Stenius-Aarniala B, Pinala P, Teramo K: Asthma and pregnancy: a prospective study of 198 pregnancies, *Thorax* 43(1):8–12, 1998.

Stovall TG, Ling FW, Cope BJ: Preventing ruptured ectopic pregnancy with a single serum progesterone, *Am J Obstet Gynecol* 160:1425–1431, 1989.

Subcommittee on Tenth Edition of RDAs: *Food and Nutrition Board, Commission on Life Sciences, National Research Council. Recommended dietary allowances*, ed 10, Washington, DC, 1989, National Academies Press.

Timor-Tritsch IE, Monteagudo A: Diagnosis of placenta previa by transvaginal sonography, *Ann Med* 25:279–283, 1993.

Turner LM: Vaginal bleeding during pregnancy, *Emerg Med Clin North Am* 12:45–54, 1994.

Ulmsten U: Onset and forces of term labor, *Acta Obstet Gynecol Scand* 76:499–514, 1997.

U.S. Food and Drug Administration: *Fed Regist* 44:3744–3767, 1980.

U.S. Food and Drug Administration: What you should know about mercury in fish and shellfish. EPA-823-R-04–005. http://www.fda.gov/food/resourcesforyou/consumers/ucm110591.htm.

U.S. Preventive Services Task Force: *Guide to clinical preventive services*, ed 2, Baltimore, 1996, Williams & Wilkins, pp 433–442.

Vandenbosche RC, Kirchner JT: Intrauterine growth retardation, *Am Fam Physician* 58:1384–1390, 1998.

Verani JR, McGee L, Schrag SJ; Division of Bacterial Diseases, National Center for Immunization and Respiratory Diseases, Centers for Disease Control and Prevention: Prevention of perinatal group B streptococcal disease—revised guidelines from CDC, 2010, *MMWR Recomm Rep* 59(RR–10):1–36, 2010.

Villar J, Carroli G, Khan-Neelofur D, et al: Patterns of routine antenatal care for low-risk pregnancy, *Cochrane Database Syst Rev* (4):CD000934, 2004.

Vincent RD Jr, Chestnut DH: Epidural analgesia during labor, *Am Fam Physician* 58:1785–1792, 1998.

Viswanathan M, Hartmann K, Palmieri R, et al: *The use of episiotomy in obstetrical care: a systematic review. Summary, evidence report/technology assessment: Number 112. AHRQ Publication Number 05-E009-1*, Rockville, MD, 2005, Agency for Healthcare Research and Quality.

Wallon M, Liou C, Garner P, Peyron F: Congenital toxoplasmosis: systematic review of evidence of efficacy of treatment in pregnancy, *BMJ* 318:1511–1514, 1999.

Welch S, Paul ME, Ambre J, et al: Exposure to hazardous substances and reproductive health, *Am Fam Physician* 48:1441–1448, 1993.

Wilson KL, Czerwinski JL, Hoskovec JM, et al: NSGC practice guideline: prenatal screening and diagnostic testing options for chromosome aneuploidy, *J Genet Couns* 22(1):4–15, 2013.

Witlin AG, Sibai BM: Hypertension, *Clin Obstet Gynecol* 41:533–544, 1998.

网络资源

www.aafp.org American Academy of Family Physicians. Includes continuing medical education opportunities, clinical information, and links to the American Family Physician, Family Practice Management, and the Annals of Family Medicine.

www.ahrq.gov Agency for Healthcare Research and Quality. Contains clinical information, research findings, survey data, and funding opportunities.

www.guideline.gov U.S. federal health guidelines. Contains links to a variety of medical care and evidence-based guidelines for many clinical problems, in addition to obstetrics.

www.marchofdimes.com/peristats Excellent source of free access to national, state, and city maternal and infant health data; includes graphs, quick facts, maps, and state summaries.

www.uptodate.com Subscription program offering clinical information focused on primary care but also including a variety of other clinical specialties.

SHERIN E. WESLEY ■ ERIN ALLEN ■ HEATHER BARTSCH

新生儿的出生是一件令人兴奋的事情，有时候还是父母不同寻常的经验。家庭医生因为有机会同时照顾到准妈妈和新生儿而有着一个特殊的位置。他们为准妈妈提供孕早期指导而且持续到新生儿生出以后。他们熟知妈妈妊娠、分娩的情况和新生儿将要入住的家庭环境。家庭医生与准父母建立了良好的关系，这对他们提供新生儿照顾建议非常有用。在一个医疗保健日益分裂的世界里，父母却可以放心地知道他们的家庭医生可以为他们所有的家庭成员提供综合而一体化的医疗照顾。

分娩护理

重 点

- 对于大多数婴儿来说，向宫外环境的过渡几乎不需要复苏。早产儿、剖宫产，或先天性异常可能有过渡困难和增加复苏的需要。
- 呼吸道、呼吸和循环是新生儿复苏的关键原则。
- 一个足月、充满活力的婴儿，在出生时会作强烈的呼吸努力去呼吸和哭叫，心跳超过 100 次 / 分钟，并有良好的肌张力。
- 可以利用胎儿和母亲因素预测高风险分娩，应有接受过新生儿护理和复苏培训的人员在场。
- 所有新生儿要接受维生素 k 肌内注射以预防新生儿出血性疾病。
- 用 0.5% 红霉素眼膏涂于新生儿眼内，预防新生儿淋菌性眼炎。
- 如果出生后检测到双脐带，应仔细检查婴儿的症状和解剖结构异常。

生理转变

出生时，新生儿要经历快速的生理转化，以适应宫外环境。这种转变是多器官系统之间复杂的相互作用，包括心血管系统、肺系统、神经系统和内分泌系统。

胎盘负责胎儿血液的氧合。胎儿循环通过三个分流平行进行：静脉导管、动脉导管和卵圆孔。图 21-1 显示胎儿循环。脐静脉将氧合血液从胎盘返回到胎儿的肝脏。脐静脉的一部分血液通过静脉导管直接汇入下腔静脉，远离肝脏。从下腔静脉开始，有氧的血液流入右心房。由于右心房的压力较大，大部分血液通过卵圆孔分流到左房，并通过主动脉分布到大脑和冠状动脉。血液从头部通过上腔静脉回流到右心房，从右心室流入肺动脉，并通过动脉导管，大部分血液重新进入降主动脉，在降主动脉中分布于身体和下肢。含废物和二氧化碳的去氧血液然后通过脐动脉离开胎儿，由母亲处理。

新生儿分娩时第一次呼吸后，肺血管阻力下降，肺血流量增加，血氧饱和度增加。胎儿肺液的清除和表面活性物质的产生对肺的扩张具有重要意义。表面活性剂的产生，开始于妊娠 24～28 周，降低了肺泡表面张力和允许肺扩张。胎儿肺液清除的机制和时机尚不完全清楚。以前，机械力如阴道挤压力和 Starling 力，被认为是清除胎儿肺液的主要因素（Jain et al., 2006）。研究表明，胎儿肺液的清除也依赖于氯离子介导的分泌液体的通道的终止和气道上皮 II 型细胞上的基底膜 ATP 酶通道的激活（Jain et al., 2006）。胎儿和新生儿体内皮质醇、甲状腺激素和儿茶酚胺水平的升高也起到清除肺部液体的作用（Hillman et al., 2012; Jain et al, 2006; Liggins, 1994）。此外，通过激活脑干呼吸中枢来启动持续呼吸对新生儿的存活至关重要。

随着脐带的切割，新生儿的外周血管阻力增加，并且没有血液供应，静脉导管在出生后几分钟内会功能性闭合，并且在生命的第一周内会结构性闭合。肺血管阻力随着肺的扩张和血液的氧合而降低，流到左心房的肺血流量增大，这反过来又增加左心房的血压。

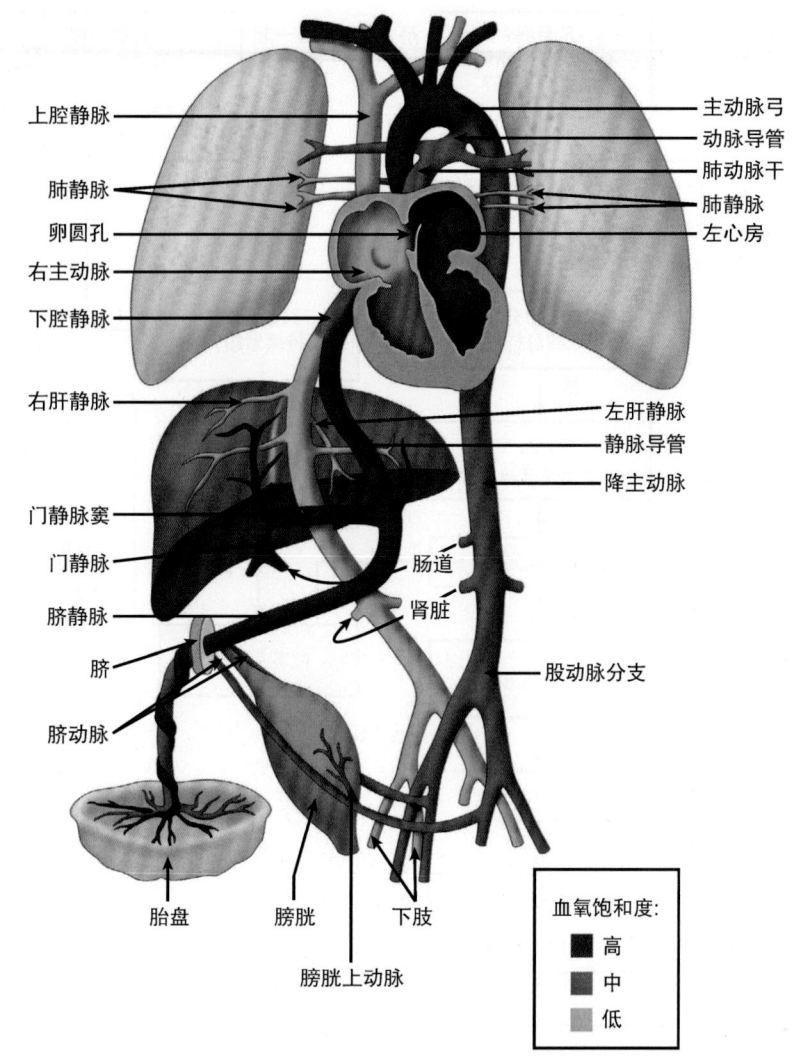

上腔静脉
肺静脉
卵圆孔
右主动脉
下腔静脉
右肝静脉
门静脉窦
门静脉
脐静脉
脐
脐动脉

主动脉弓
动脉导管
肺动脉干
肺静脉
左心房
左肝静脉
静脉导管
降主动脉

肠道
肾脏

股动脉分支

胎盘　　膀胱　　下肢

膀胱上动脉

血氧饱和度：
■ 高
■ 中
■ 低

图 21-1　胎儿循环（Used with permission from Florin T, Ludwig S, Aronson PL, Werner HC, eds. *Netterpediatrics*. Philadelphia：Elsevier；2011.）

现在，因为左心房压力超过右心房，卵圆孔关闭。动脉导管在出生后收缩，从而增加血液的血氧饱和度，对应地血流减少。随着胎儿心脏分流的关闭，循环功能像成人一样。

对于正常的足月新生儿来说，这种转变发生得很快，除了标准的干燥、刺激和气道清除外，很少需要复苏。

早产儿、先天性心脏或肺畸形的婴儿、糖尿病母亲的婴儿和剖宫产婴儿可能会随着宫外环境的转变而挣扎，并增加复苏需求。

新生儿复苏

分娩后，评估新生儿的气道、呼吸和循环将使医生确定新生儿的复苏需要。在每次分娩时，应指定一名受过新生儿复苏训练的工作人员照顾新生儿，协助新生儿复苏的辅助工作人员也应接受过培训。美国心

脏协会（AHA）和美国儿科研究所（AAP）制定了专门用于新生儿复苏的工具，称为新生儿复苏项目（NRP）。图 21-2 的新生儿复苏流程提供了新生儿复苏的简易步骤，但它并不能取代新生儿复苏项目（NRP）。复苏设备应易于获取，如果新生儿有并发症的高风险，应在分娩前组装和测试设备（表 21-1）。

新生儿评估

有清晰羊水的足月婴儿（出生时呼吸或哭声强烈，呼吸力强，心率超过 100 次 / 分，肌张力良好），经擦干后送回母亲身边进行肌肤接触和母乳喂养。母乳喂养应在分娩后尽快开始，最好在分娩后的第一个小时内开始。

如果婴儿没有呼吸或哭泣，将婴儿的背部放在保暖装置上，脖子稍微伸长。这个位置通过调整咽后部、

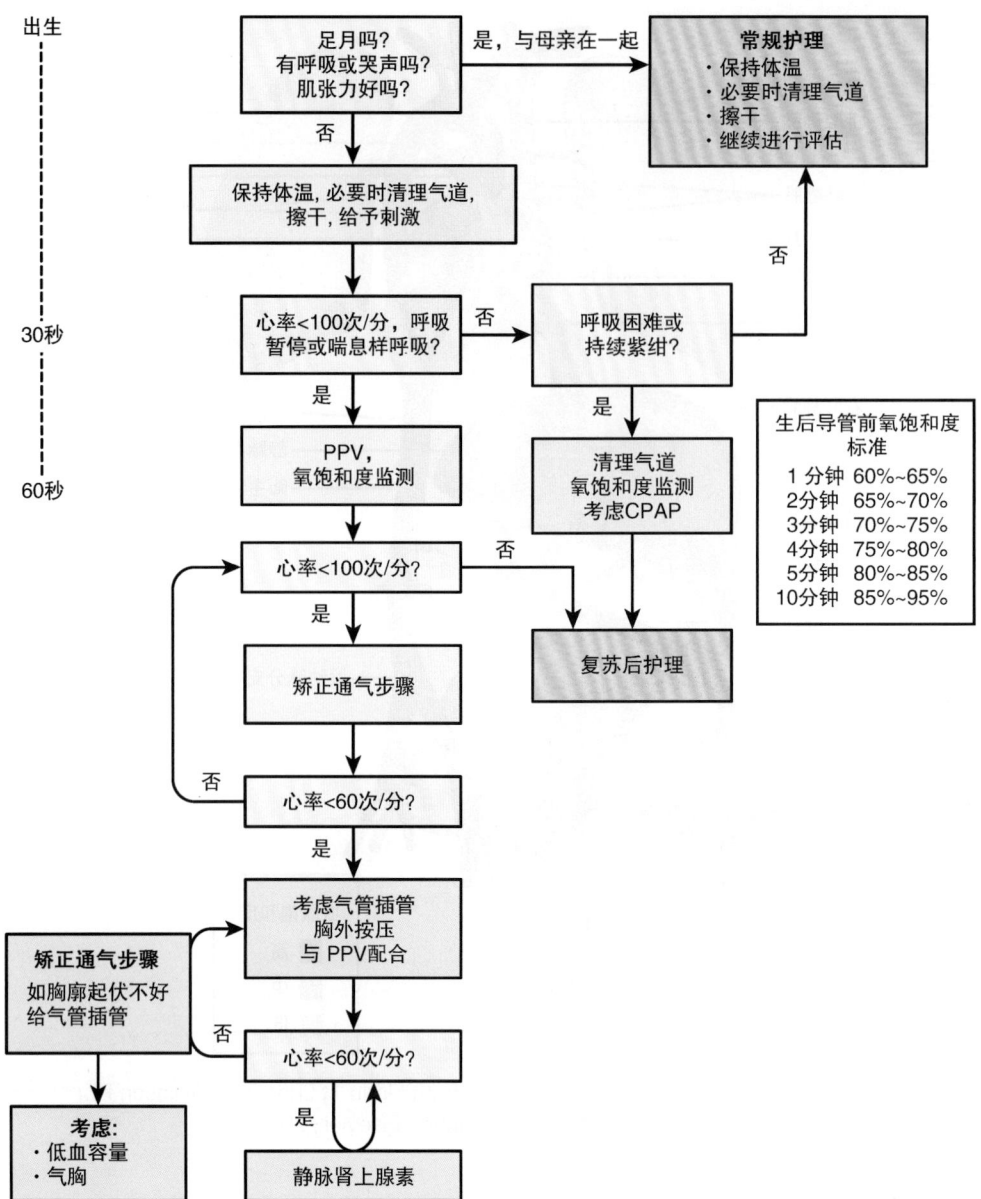

出生

30秒

60秒

足月吗？
有呼吸或哭声吗？
肌张力好吗？

是，与母亲在一起

常规护理
·保持体温
·必要时清理气道
·擦干
·继续进行评估

否

保持体温，必要时清理气道，
擦干，给予刺激

心率<100次/分，呼吸
暂停或喘息样呼吸？

否

呼吸困难或
持续紫绀？

否

是

PPV，
氧饱和度监测

是

清理气道
氧饱和度监测
考虑CPAP

生后导管前氧饱和度
标准

1分钟　60%~65%
2分钟　65%~70%
3分钟　70%~75%
4分钟　75%~80%
5分钟　80%~85%
10分钟　85%~95%

心率<100次/分？

否

是

矫正通气步骤

复苏后护理

心率<60次/分？

是

考虑气管插管
胸外按压
与PPV配合

矫正通气步骤

如胸廓起伏不好
给气管插管

否

心率<60次/分？

是

考虑:
·低血容量
·气胸

静脉肾上腺素

图 21-2　新生儿复苏流程图（Used with permission from Kattwinkel J, Perlman JM, Aziz K, et al; American Heart Association. Neonatal resuscitation: 2010 American Heart Association Guidelines for Cardiopulmonary Resuscitation and Emergency Cardiovascular Care. *Pediatrics*. 2010; 126: e1400-e1413. American Academy of Pediatrics. 2010.）

喉部和气管来促进空气进入（Kattwinkel，2011）。接着，用吸球或大口径冲洗导管清除气道。同时，新生儿要干燥。干燥和吸吮的动作也能刺激婴儿。其他刺激触觉的技术包括用手指轻拍足底，用手轻轻摩擦新生儿的背部、躯干或四肢。然后评估新生儿的心率、呼吸频率和肤色，图 21-2 是新生儿复苏流程。

新生儿粪染羊水

胎粪污染羊水的婴儿活力不足（肌张力差，心率低于 100 次 / 分钟，呼吸困难），应暂时气管插管，如果有胎粪的，应从呼吸道抽吸走胎粪。如果有胎粪污染羊

水的婴儿充满活力，则应使用吸管或大口径导管清除口腔和鼻部的胎粪。然后将婴儿擦干并送回母亲处，以便进行亲热和母乳喂养。

高风险分娩

胎儿和母亲因素可以预测高风险分娩。胎儿因素包括早产、大于 42 周的胎龄、多胎妊娠、粪染羊水、不良胎心音、异常表现（如臀位）和先天性异常。孕妇因素包括糖尿病、高血压、药物滥用、高龄产妇、胎盘异常和绒毛羊膜炎（Kattwinkel，2011）。一组受过新生儿复苏训练并有能力复苏和稳定新生儿的医护人员应该

表21-1 足月儿生产时新生儿复苏设备和器械

清理工具	冲洗球
	机械冲洗器和冲洗管
	冲洗导管
	8-F 胃管和20ml针头
	胎粪吸引器
球囊和面罩	新生儿复苏球囊,有压感瓣或压力监测计
	面罩,新生儿和早产儿大小尺寸
	氧气来源,有流量计和管道
药物和供给应该需要时随手可得	肾上腺素1:10 000
	等张胶体,用于扩容
	碳酸氢钠4.2%
	氯化氢纳洛酮(0.4mg/ml)
	葡萄糖10%
	生理盐水用于冲管
	脐血管插管工具
	针头和针管
其他	手套和适宜的个人防护工具
	保暖床或其他保温装置
	结实、填塞的复苏表面
	外罩
	温暖的床单和干燥的毯子
	听诊器
	口咽气道
	直叶片喉镜,1号
	喉镜专用的灯泡和电池
	气管插管(ET),型号2.5,3.0,3.5,和4.0mm
	固定ET的工具
	CO_2 检测器

Modified from Kattwinkel J, ed. *Textbook of neonatal resuscitation.* 6th ed. Elk Grove Village, IL: American Academy of Pediatrics and American Heart Association; 2011.

在高风险分娩时在场。如果预期会有高风险分娩,建议在分娩前将其转到有围产期中心的医院。

APGAR 评分

1952年由 Virginia Apgar 设计的 Apgar 评分是一种用标准的方法来评估新生儿出生后的身体状况的工具。它也可以用来评估婴儿对复苏的反应。在出生后1分钟和5分钟内,对心率、呼吸强度、肌肉张力、刺激反应和肤色五个生理指标进行评分。每个类别的分数为零到两分(表21-2)。评分7~10分被认为是正常的。小于7分的分数应每隔5分钟重复一次复苏,直到出生后20分钟(AAP,2006)。不能因为 Apgar 评分而延迟对新生儿气道,呼吸和循环的评估。Apgar 评分可能受胎龄、产妇用药、神经、心肺呼吸状况、创伤、感染和在进行的复苏操作的影响(Freeman et al.,1988)。未有

证据显示低 Apgar 评分(0~3)能预测神经功能结局,也不能使用低评分来确定子宫内是否发生缺氧性事件(AAP,2006)。一些证据表明在5分钟时0~3分可能与新生儿死亡相关(Casey et al.,2001)。

表21-2 Apgar 评分 *

征象	评分 *		
	0	1	2
心率	无	<100次/分	≥100次/分
呼吸	无	无规律、缓慢	有力的呼吸,哭
肌张力	柔软	一些屈曲	屈曲良好,活动多
对触觉刺激的反射	无反应	轻度反应	咳嗽、打喷嚏、哭
肤色	发绀或苍白	肢端发绀,身体粉色	完全粉色

*Apgar 评分需要在出生后1分钟和5分钟时进行。评分7~10分被认为是正常的。如果5分钟 Apgar 评分小于5分,需要持续复苏,且每5分钟评分一次,直到出生后20分钟

新生儿复苏不能因为要进行 Apgar 评分而被耽搁或打断

Modified from Kattwinkel J, ed. *Textbook of neonatal resuscitation.* 6th ed. Grove Village, IL: American Academy of Pediatrics and American Heart Association; 2011.

生长参数和胎龄的评估

婴儿的长度、体重和头围应在生长图表上测量和绘制。根据这些测量结果可以识别婴儿是大胎龄、小胎龄还是适合胎龄。合适胎龄(AGA)婴儿的长度、体重和头围均介于第十和第九十百分位数之间。发育参数小于第10百分位的婴儿被归类为小胎龄(SGA),出生后可能会出现并发症,包括温度不稳定和低血糖。大胎龄(LGA)婴儿的生长参数大于第90个百分位数的年龄,通常是由控制不了的糖尿病母亲所生,而且这些婴儿出生后也有发生低血糖的风险。用新 Ballard 评分去评估胎龄。新 Ballard 评分(图21-3),对新生儿的神经肌肉和身体成熟度进行评估。将每个分数相加,在此基础上使用一个表格来确定胎龄。表21-3详细解释了新 Ballard 评分和检查。如果按日期计算得到的胎龄与经检查得到的胎龄之间存在大于1周的差异,则应使用较早的孕龄。应在分娩后24小时内对新生儿进行从头到脚的检查。有关检查的详细信息,将在下一部分"新生儿病房护理"中阐述。

分娩时的日常护理

分娩后夹紧脐带并把它切断。切断脐带的时机并没有一个标准。与延迟切断脐带相比(出生后30秒60秒),目前的证据不足以支持足月儿过早切断脐带(出

神经肌肉的成熟

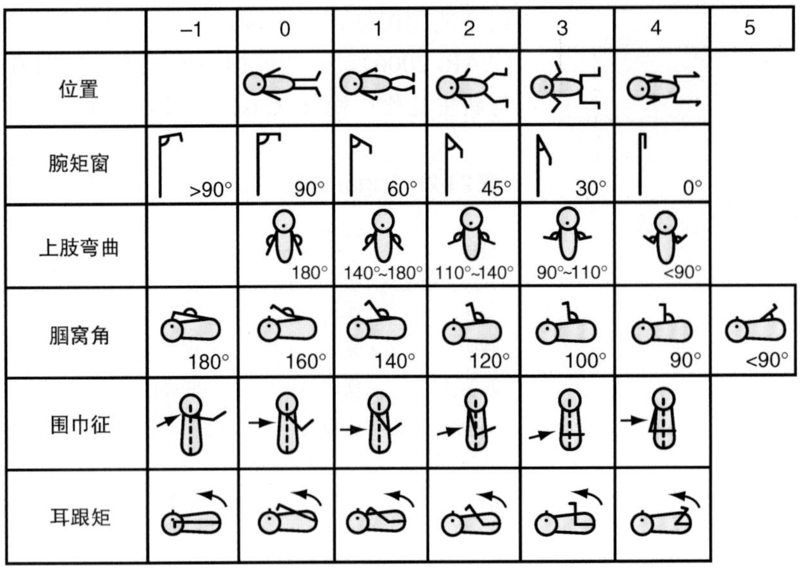

	-1	0	1	2	3	4	5
位置							
腕矩窗	>90°	90°	60°	45°	30°	0°	
上肢弯曲		180°	140°~180°	110°~140°	90°~110°	<90°	
腘窝角	180°	160°	140°	120°	100°	90°	<90°
围巾征							
耳跟矩							

成熟评分

评分	孕周
-10	20
-5	22
0	24
5	26
10	28
15	30
20	32
25	34
30	36
35	38
40	40
45	42
50	44

成熟的体征

皮肤	黏;脆;透明	胶状;红;半透明	光滑;粉红;静脉可见	表面脱屑和(或)皮疹;静脉少见	破裂;苍白区;静脉罕见	羊皮纸样;深破裂;没有静脉	羽毛状;破裂;皱褶
胎毛	无	稀少	大量t	纤细	光秃区	大部分光秃	
足掌表面	足跟-足趾 40-50mm:-1 <40mm:-2	>50mm;无裂隙	苍白红线	只有前横纹	横纹2/3	横纹跨全掌足	
乳房t	细微	稍微可见	乳晕平坦;无乳芽	点状;1~2mm乳芽	乳晕隆起;3~4mm乳芽	乳晕完整;5~10mm乳芽	
耳/眼	眼睑松:-1 紧:-2	眼睑睁开;耳廓平坦	耳廓卷曲;柔软;屈曲较慢	耳廓卷曲良好;柔软;完全屈曲	完全形成;且硬立即屈曲	软骨硬;不能屈曲	
外阴(男)	阴囊平坦;光滑	阴囊空;皱褶淡	睾丸位于腹股沟管上段;皱褶罕见	睾丸下降;皱褶少	睾丸下降完全;皱褶好	睾丸积水;深皱褶	
外阴(女)	阴蒂明显;阴唇平坦	阴蒂明显;小阴唇小	阴蒂明显;小阴唇较大	大/小阴唇同样大小	大阴唇较大;小阴唇较小	大阴唇遮盖小阴唇和阴蒂	

图 21-3　成熟胎龄的估计(新 Ballard 评分)技术描述见框表 21-3(From Ballard JL, Khoury JC, Wedig K, et al. New Ballard score, expanded to include extremely premature infants. *J Pediatr.* 1991;119:417-423.)

生后 15 秒钟内)(美国妇产科学会(ACOG),2012 年)。将脐带夹紧后应清点脐动脉和脐静脉的数目。通常包含两条动脉和一条静脉(Granese et al.,2007)。单条脐动脉通常是孤立的,它可能与染色体和解剖异常有关。如果产前超声检查发现脐带内血管数目呈双脐带,心脏和肾脏也应该被成像(Dagklis et al.,2010;Pursutte and Hobbins,1995)。如果出现异常,应向母亲提供胎儿核型分析。如果分娩后发现双脐带,应仔细检查婴儿的综合征特征和解剖异常。

新生儿出生时采取的其他护理措施包括补充维生素 K 和人工眼部局部用药。出生时,给新生儿肌肉注射 0.5~1.0mg 维生素 K,以预防新生儿早期和晚期出血性疾病。所有婴儿出生时都缺乏维生素 K(Zipursky,1999)。导致新生儿患上血液疾病的其他因素包括:肝脏中维生素 K 含量较低,母乳中维生素 K 含量较低,以及维生素 K 的半衰期较短(Loughnan et al.,1996)。肌内维生素 K 比口服维生素 K 更有效地预防晚期出血性疾病(Zipursky,1999)。

表 21-3 新 Ballard 评分的检查工具

神经肌肉	姿势:当婴儿放松且安静时评分
	成熟方窗:测量腕关节屈曲的角度,在小鱼际突隆和前臂之间
	上臂屈曲:屈曲前臂 5 秒,完全伸展上臂再快速放开,对上臂的位置评分
	腘窝角:臀部完全屈曲,轻柔的伸展膝关节,测量腘窝的角度
	围巾征:将上臂置于对侧肩膀,保持肩胛位于检查台上
	足跟耳:保持骨盆置于检查台上,注意腿不用力,将婴儿的足置于头顶上
体格成熟	皮肤:胎龄越大,皮肤越厚、越粗糙,透明度降低
	胎毛:描述胎儿后背和肩胛区的细软、浓密的胎毛
	脚掌面:测量大脚趾尖到足跟的距离
	乳腺:描述乳头大小,发育程度,乳腺组织的多少
	眼/耳:轻拉眼睑张开,足月儿的耳郭发育完整,而且在弯曲后可以迅速恢复
	外生殖器:描述外生殖器的发育程度

Modified from Tureen PJ, Deacon J, Hernandez JA, et al. *Assessment and care of the well newborn.* 2nd ed. Philadelphia: Saunders; 2005.

为预防新生儿淋菌性眼炎,在新生儿双眼中常规应用红霉素 0.5% 眼膏。淋球菌性眼球炎可导致角膜瘢痕形成、眼穿孔和失明。在感染淋病的妇女所生婴儿中,28% 的新生儿发生了淋球菌性眼炎(美国预防服务工作队[USPSTF],2012 年)。硝酸银 1.0% 溶液和四环素 1.0% 软膏也可以使用,但在美国不再可用。预防应在生命的头 24 小时内使用。

治疗要点

- 所有新生儿出生时肌肉注射维生素 k 可预防新生儿出血性疾病(Zipursky,1999)(推荐等级:A)。
- 红霉素 0.5% 眼膏预防新生儿淋菌性眼炎(USPSTF,2012)(推荐等级:A)。

新生儿病房护理

首次新生儿评估和常见体检结果

重 点

- 应在新生儿出生后的 24 小时内进行完整的全面查体,检查是否有任何身体畸形或者医学问题。

- 周期性呼吸是新生儿的一个正常的表现,特点是不规则的呼吸模式。
- 出生后一个小时,检查时会听到轻微的水泡音,因为需要清除肺内过多的液体,但是持续有呼吸窘迫的表现则需要进一步检查。
- 出生后 24 小时听诊时可以闻及柔和的收缩期杂音,因为动脉导管延迟关闭或者外周肺动脉狭窄。
- 因为新生儿通过产道娩出时对头颅的压迫,所以新生儿常常有先锋头和骨缝重叠。
- 因为受母体激素的影响,出生后一两周女性新生儿的阴道往往有乳白色或者血性分泌物流出。
- 应当采用弹进弹出试验来仔细检查臀部,观察是否有脱位的表现。
- 正常婴儿往往会有一些良性皮肤病变,需要对父母进行适当教育和安抚。

在出生后的 24 小时里,应当完成全面的病史采集和体检。新生儿的病史应该回顾孕期、分娩和生产的所有过程。询问完整的母亲病史非常重要,包括母亲的健康问题;过往的产科病史;孕期使用药物、违禁药、酒精或者吸烟史;以及产前血清学检查。同时,也应该标注产科并发症和新生儿复苏措施。如果婴儿安静卧位则是最佳的检查时机,并且应该从观察婴儿的整体外观开始,接下来进行心脏和肺脏的听诊。然后,应该进行全面的系统查体。以下章节描述了如何给婴儿进行各部分体检,以及检查中可能见到的正常和异常发现。

整体外观

检查应该从观察开始,包括观察婴儿的呼吸情况、姿势、活动力和皮肤颜色。健康的婴儿呼吸应该是安静的,没有呼吸窘迫。周期性呼吸的特点是不规律的呼吸模式,呼吸加强加快与持续 5~10 秒的呼吸暂停交替出现,这被视为新生儿的正常表现。正常的新生儿休息时肢体蜷曲,外观粉红色。手脚颜色变蓝是正常的,又称为手足发绀。中枢性发绀、苍白、黄疸或者红色的肤色都提示健康问题。表 21-4 列出了足月婴儿的正常生命体征。婴儿的体重、身长和头围都应该记录在标准生长记录表上。

头面部

对于头部的检查应该包括观察头的形状、大小和触诊前后囟门和骨缝。前囟是在额中缝、矢状和冠状

表 21-4　出生后数日的生命体征

生命体征	正常值
心率	100~180 次/分钟
呼吸频率	24~60 次/分钟
收缩压	65~90mmHg
舒张压	50~70mmHg
体温	<100.4℉(38.0℃)和 96.8℉(36.0℃)

数据来自 Gunn VL, Nechyba C. *The Harriet Lane handbook.* 16th ed. St Louis：Mosby；2002；Rudolph AM, Kamei RK, Sagan P. *Rudolphfundamentals of pediatrics.* 2nd ed. Norwalk, CT：Appleton & Lange；1998.

缝的接合处，后囟是在矢状和人字缝的接合处。触诊两个囟门都应该是柔软囟门的。如果平静的新生儿触诊囟门膨胀或者紧绷，可能提示颅内压增高，应该进一步评估。前囟的大小一般直径 4~6cm，而后囟往往直径小于 1cm（Bickley，2012）。大囟门往往提示先天性甲状腺功能低下。新生儿的先锋头和颅缝重叠非常常见，因为在头部通过产道的时候受到挤压。先锋头导致的颅骨不对称是暂时的，应该在产后数日恢复正常。但是，如果不对称持续，应该进一步评估是否有颅缝早闭。生产也可能造成颅外并发症，例如产瘤和头颅血肿。产瘤在出生时发生，指的是横过骨缝线的头皮局部水肿，在数日内缓解（图 21-4）。头颅血肿是因为骨膜下空间出血，在出生数小时后才逐渐明显，并不会横跨骨缝线，需要数周甚至数月才能缓解（图 21-5）。

　　脸部应该检查是否对称。不对称可能是因为分娩时外伤导致的面神经瘫痪或者先天性畸形。生产时可能导致面部暂时的皮肤损伤，尤其是使用产钳的时候。

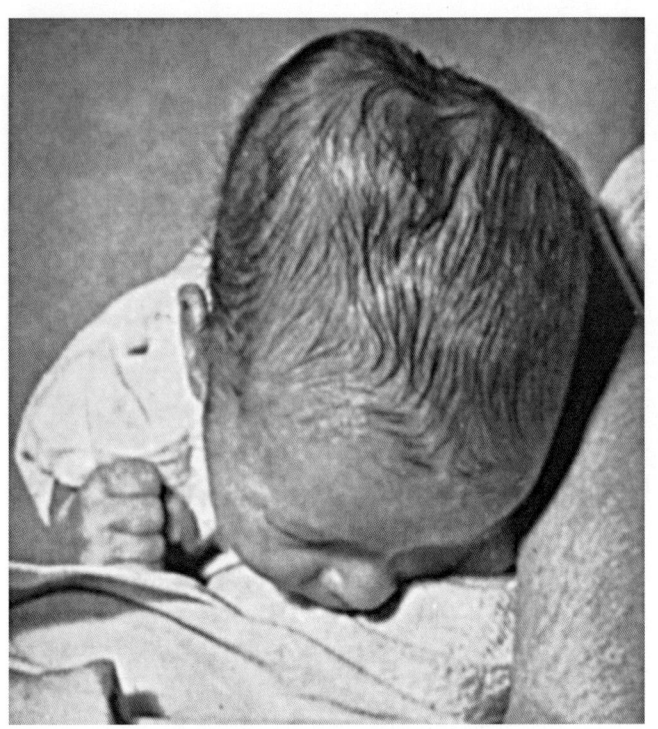

图 21-5　右顶骨的头颅血肿（Used with permission from Carlo WA. Nervous system disorders. In Kliegman RM, Stanton BF, St. Geme JW, et al, eds. *Nelson textbook of pediatrics.* 19th ed. Philadelphia：Elsevier；2011：565-574.）

眼睛

　　应该先检查眼睛来评估间隔、对称性和正常的眼外活动。在出生后最初一两个月，间歇性斜视是正常的。应该评估瞳孔是否对称，以及双侧红光反射是否存在。白色反射可见于视网膜母细胞瘤、白内障或者视网膜脱离，因此需要转诊给眼科医生进行进一步评估。可能看到结膜下出血，多见于产伤。在出生后几天，可能会出现先天性鼻泪管堵塞。症状包括持续流泪和睫毛上分泌物增多。对于大部分婴儿，经过轻柔按摩该部位和观察等待治疗，六个月后症状会缓解（Pediatric Eye Disease Investigator Group，2012；Takahashi et al.，2010）。鼻泪管堵塞导致的分泌物需要和新生儿结膜感染导致的脓性分泌物相区别，后者需要紧急医疗处理。因为新生儿大部分时间都是闭着眼睛的，检查眼睛可能比较困难。在黑暗的房间里将婴儿竖直抱起，同时将他或她缓慢旋转，可能可以刺激眼睛睁开。

耳鼻喉

　　耳朵应该评估其位置和外观。位置异常、旋转或者形状异常的耳朵可能意味着潜在的医疗问题。应该观察耳道的开放情况。鼓膜的视觉观察可能比较困

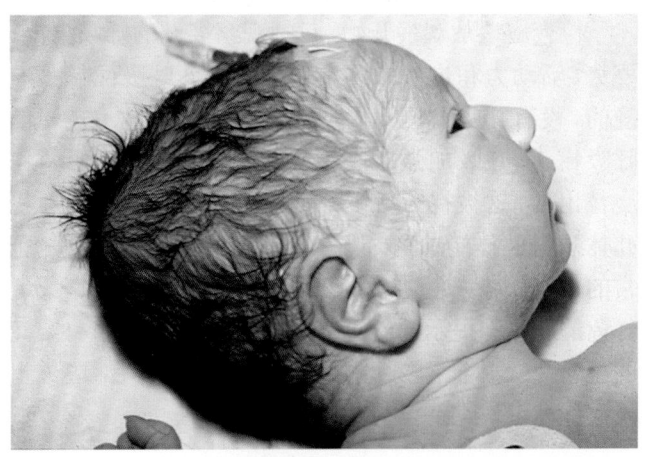

图 21-4　一个新生儿的产瘤（Used with per-mission from Brozanski BS, Riley MM, Bogen DL. Neonatology. In Zitelli BJ, McIntire SC, Nowalk AJ, eds. *Atlas of pediatric physical diagnosis.* 6th ed. Philadelphia：Elsevier；2012：45-77.）

难，因为耳道很小，而且胎儿皮脂可能使鼓膜变得模糊。可以通过监测新生儿对突然噪音的惊吓和眨眼来评估其听力。

应该观察鼻子的形状，以及验证鼻孔的开放性。堵塞的鼻孔可能是因为解剖学问题，例如鼻后孔闭锁，这可以通过尝试在每一侧鼻孔分别插入一条小饲管或者吸痰管来检测。

应该检查嘴巴双侧，并且触诊检查是否有异常。牙龈可能会出现白色的小潴留性囊肿，也就是 Bohn 结节，或者硬腭上出现的话叫做 Epstein 小结，这些都会在一两个月之内缓解（图 21-6）。偶尔，医生会观察到胎生牙。往往只有单独一只，但是有时会和其他先天畸形相关。应当触诊上颚来确保其完整性，没有黏膜下层的裂缝。如果舌系带过短的话就会限制舌头的伸出，也就是舌系带短缩。大部分舌系带短缩的婴儿都没有症状。有些婴儿可能有母乳困难，以及未来可能有发音问题，因此可能可以从手术干预获益（Buryk et al., 2011；Lalakea and Messner, 2003）。

胸肺

应该观察胸部是否有对称性或者结构畸形。男性和女性婴儿都可能有乳房发育，因为母体的雌性激素影响，有时伴有乳白色分泌物，又称为"新生儿乳"。应该触诊锁骨检查平滑性和对称性。不对称的拥抱反射、捻发音或者触痛可能提示锁骨骨折。肩难产的婴儿在生产过程中有锁骨骨折的风险。

如果新生儿安静入睡，则是肺部检查的最佳时机。在听诊之前，先观察婴儿的呼吸力量，以确定是否有呼吸窘迫的表现，例如呼吸急促、鼻音、水泡音或者吸气时肋间皮肤回缩。呼吸急促的定义是呼吸频率超过 60 次／分钟。然后应该进行听诊来评估呼吸音的音质和杂音。没有呼吸困难或其他呼吸窘迫表现的水泡音往往发生在出生后一个小时内，因为需要清除肺内残留的宫内液体。持续的水泡音或者吸气时肋间皮肤回缩提示呼吸窘迫，需要进一步评估。

新生儿呼吸困难最常见的原因是暂时性呼吸增快（TTN），这是因为胎肺内液体的延迟清楚。TTN 最主要的表现是呼吸困难，但也可能出现吸气时肋间皮肤回缩、水泡音或者发绀。应该严密监测患有 TTN 的婴儿，并且可能需要呼吸支持供氧。症状往往在 12～24 小时内缓解，但是也可能持续长达 72 小时。

心脏

在听诊之前，应该注意毛细血管灌注情况，以及最强心尖搏动点（PMI）的触诊。心脏听诊最好是沿着胸骨左源，并且应该闻及清楚、有规律的第一和第二心音。如果心音或者 PMI 出现在右胸，可以诊断右位心。在出生最初 24 小时内，往往闻及杂音。这是因为动脉导管延迟关闭或者外周肺动脉狭窄，这些情况被视为暂时性、良性。如果杂音很粗糙、完全收缩杂音、Ⅲ/Ⅳ级或者强度较强、与第二心音异常相关，则需要进一步评估。应该触诊股动脉搏动，以评估是否有充足的灌注。无法触及或者不对称的股动脉搏动可能提示主动脉缩窄。

腹部

正常新生儿腹部应该是柔软的、对称的，并且稍微有些隆起的。舟状腹部或者膨大的腹部需要进一步检查。可能是腹直肌分离或者脐疝。这两种情况都需要严密监测是否能自行缓解。大部分脐疝都能在 1 岁之前缓解，除非缺损很大，否则几乎所有都能在 5 岁之前缓解（Katz, 2001；Kelly and Ponsky, 2013；Snyder, 2007）。腹部检查应该听诊四个象限的肠鸣音。腹部应该触诊评估肝脏、脾脏和肾脏的情况。正常婴儿肝脏边缘应

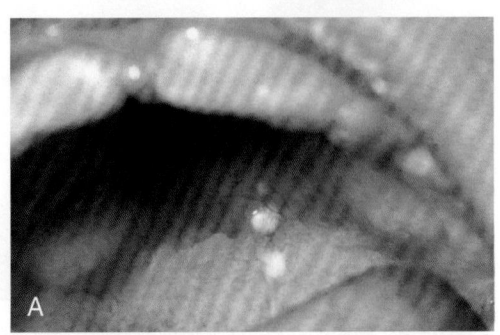
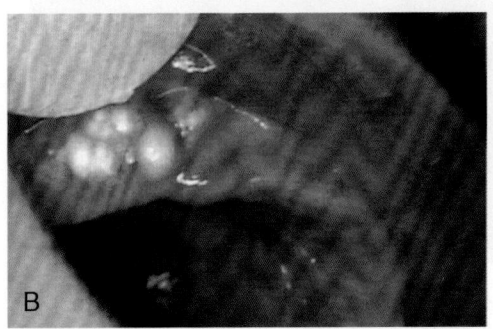

图 21-6　A. 位于上颚中缝的 Epstein 小结。B. 位于齿龈上的 Bohn 结节（Used with permission from Martin B, Baumhandt H, D'Aleslo A, et al. Oral disorders. In Zitelli BJ, McIntire SC, Nowalk AJ, eds. *Atlas of pediatric physical diagnosis*. 6th ed. Philadelphia：Elsevier；2012：775-802.）

在右侧肋下 1～2cm 处，并且应该边缘平滑。正常脾脏应能触及。如果触及其余肿物，应该进一步评估。

生殖器

女性新生儿的外生殖器应见到大阴唇、小阴唇、阴蒂、阴道口和开放的阴道。两片大阴唇应完全分开。而开放的阴道应该坚持是否有处女膜闭锁。可能可以观察到阴道或者处女膜尾部。因为受母体激素撤退的影响，出生后一两周女性新生儿的阴道往往有乳白色或者血性分泌物流出。

在男性新生儿中，应该检查阴茎、尿道开放情况、阴囊和睾丸。阴茎长度应该通过测量拉伸的阴茎来评估。足月婴儿的平均阴茎长度是 3.5cm（Feldman and Smith，1975）。尿道口应在中线上，以及龟头的中间位置。尿道口开口于阴茎表面的腹侧被称为尿道下裂，而开口于背侧则是尿道上裂（图 21-7）。如果婴儿有尿道口异常，不应进行包皮环切术。应该触诊检查双侧阴囊内的睾丸情况。鞘膜积液和腹股沟疝都是新生儿

常见的阴囊肿块（图 21-8）。鞘膜积液是因为睾丸周围的液体聚集，在 1 岁的时候自行缓解。这些情况应该与腹股沟疝进行鉴别诊断，因为无法自行复原，还可以透照。如果是腹股沟疝，应该转诊进行手术修复。

背部和脊椎

应该观察和触诊脊椎，寻找神经管缺损的表现，包括软组织肿块、骶骨裂缝或者浅凹、簇生毛发或者皮肤异常（例如血管瘤）。骶骨裂缝非常常见，如果是基底部完整的话，一般并不需要进一步影像学检查。如果浅凹在离肛门超过 2.5cm 处、大且深、与皮肤异常相关或者没有完整的基底部，则须接受脊椎超声检查进一步评估（Zywicke et al.，2011）。

臀部

臀部应认真检查是否有脱位表现。脱位往往发生于髋部发育性发育不良（DDH）的婴儿。应当采用弹进弹出试验来评估臀部的稳定性（图 21-9）。检查法评估臀部是否有向后脱位，做法是外展臀部，同时按压各侧的股骨大转子。阳性结果为检查者感觉到股骨归位。对完整但是不稳定的臀部进行半脱位的 Barlow 检查法，应向下按压屈曲和内收的臀部，同时按压大转子。如果感觉到股骨头向后滑出髋臼，则是阳性结果。

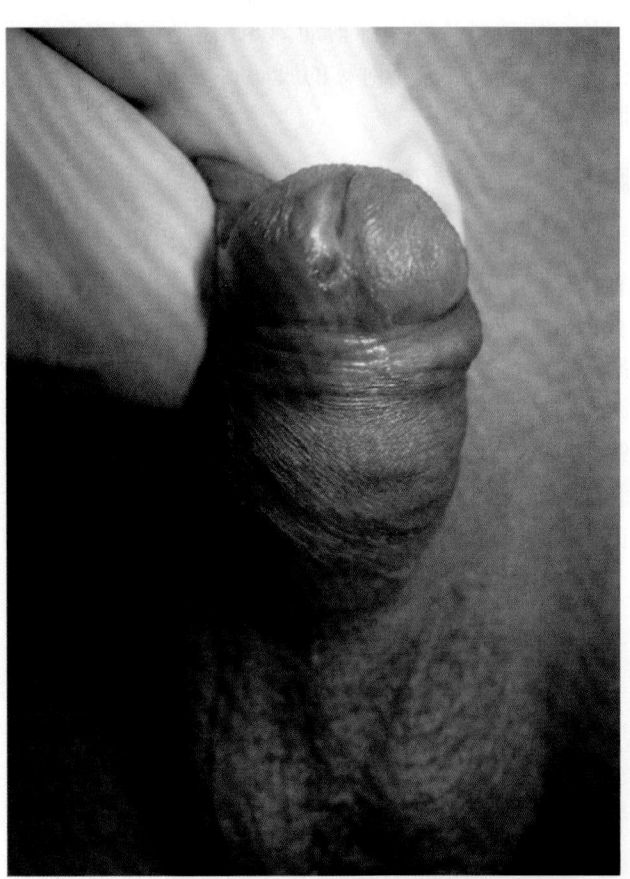

图 21-7　阴茎头尿道下裂，最常见的形式，尿道开口靠近阴茎头（Used with permission Elder JS. Anomalies of the penis and urethra. In Kliegman RM, Stanton BF, St. Geme JW, eds. *Nelson textbook of pediatrics*. 19th ed. Philadelphia：Elsevier；2011：1852-1858.）

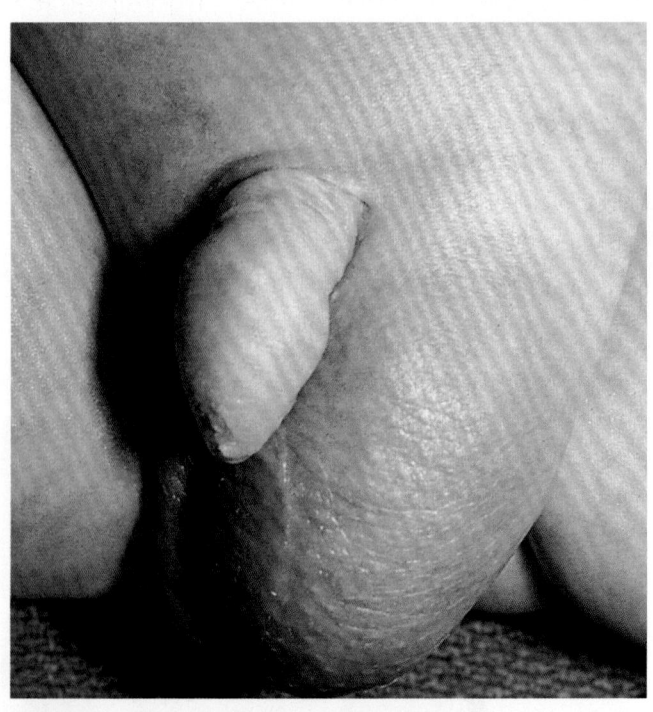

图 21-8　腹股沟疝导致左侧腹股沟隆起（Used with permission from Davenport KP, Kane TD. Surgery. In Zitelli BJ, McIntire SC, Nowalk AJ, eds. *Atlas of pediatric physical diagnosis*. 6th ed. Philadelphia：Elsevier；2012：643-692.）

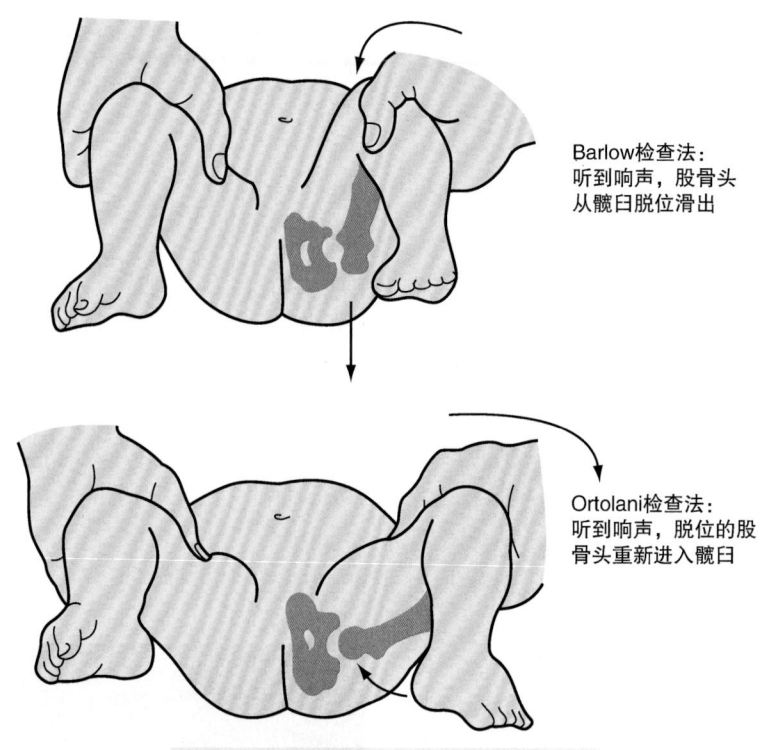

Barlow检查法：
听到响声，股骨头
从髋臼脱位滑出

Ortolani检查法：
听到响声，脱位的股
骨头重新进入髋臼

图 21-9 臀部发育不良的体检操作手法

DDH 的危险因素包括女性、臀位和家族史。儿保时所有的婴儿都应进行 DDH 的体检，直到他们可以行走。阳性检查结果的新生儿应该转诊给骨科医生。如果检查是可疑阳性，应该在 2 周后再次检查。臀位生产、但是体检正常的婴儿，和 DDH 阳性家族史的女性婴儿都应该在 6 周时接受臀部超声筛查（Committee on Quality Improvement，2000；Shipman et al.，2006）。

神经系统

婴儿的神经系统检查包括对硬腭一般状况、肌张力、姿势和原始反射的评估。并且应该记录婴儿的警觉性。可以通过监测新生儿的睡姿和他或她对被动活动的抵抗情况来监测肌张力。孕周不同，肌张力的情况也变化各异。足月婴儿的四肢应该是屈曲和对称性活动的。低张性婴儿是柔软无力的，躺姿为青蛙腿姿势，手臂屈曲而双手靠近耳朵。肌张力高的婴儿可能有强制状态或者僵硬活动。所有的新生儿都应该有先天性反射，又称为原始反射，在妊娠期间发育，出生后表现这些反射（表 21-5）。活动不对称、局部神经系统异常或者无法引出原始反射都是神经系统疾病的表现。

臂丛神经损伤往往是因为分娩时用力牵拉。这些损伤都是因为神经拉伸、撕裂或者神经内出血。*Erb* 麻痹是上臂丛神经损伤（C5-C6），导致肩膀内收和内转，前臂回旋。*Klumpke* 麻痹是下臂丛神经损伤（C7-C8 和 T1），导致手麻痹。这两种情况往往都会在 1～3 个月内缓解，没有神经系统后遗症。

表 21-5 新生儿原始神经反射

原始反射	操作	出现的年龄
踏步反射	将婴儿垂直抱起，使其双脚接触检查台，婴儿表现出交替踏步的动作	出生到 2 个月
躯干反射	从肩膀到屁股方向轻抚婴儿背部一侧脊柱，婴儿的躯干向刺激侧移动	出生到 2 个月
不对称性颈强直反射	把婴儿的头转到一边。那一边的上肢和下肢会伸展，而对侧的四肢会弯曲	出生到 4 个月
觅食反射	轻触新生儿口角周围皮肤，新生儿会张开嘴巴，头部转向刺激侧	出生到 4 个月
手掌和脚掌抓握反射	按压手掌和脚掌表面，婴儿会卷曲他 / 她的手指或脚趾去抓握检查者的手指	出生到 4 个月
拥抱反射	仰卧位将新生儿托起，突然将他 / 她的身体下移，婴儿的上臂外展和伸展，张开手，之后马上屈曲上肢并握拳	出生到 6 个月

Adapted from Bickley L. *Bates' guide to physical xxamination and history taking*. 11th ed. Philadelphia：Lippincott Williams & Wilkins；2012.

皮肤

在新生儿时期，常见的良性皮疹往往需要对父母进行教育和安慰。新生儿的皮肤较薄，头发、汗液和皮脂腺分泌较少。这些良性皮疹通常只见于新生儿时期（Treadwell，1997）。

新生儿中毒性红斑（ETN）是一种常见的良性皮肤病变，31%～72%的足月婴儿会发生这种情况（图21-10）（Treadwell，1997）。ETN的特点是多发性红斑和丘疹，在红斑的基础上迅速进展为脓疱。病变分布在躯干和近端，掌跖除外。他们通常在出生后24～48小时内出现，并在5～7天内痊愈。大多数医生能够从临床上诊断ETN，但可以通过显微镜检查证实。涂片显示嗜酸性粒细胞占优势。ETN在不需要干预或治疗的情况下自行痊愈。

新生儿短暂性脓疱性黑变病（TNPM）是另一种良性皮肤损害，比ETN更少见（图21-11）。它主要影响足月婴儿的皮肤色素沉着，在所有的种族中都可以看到。TNPM的特征是三个不同的病变在不同的阶段出现。最初，小浅表白色脓疱爆发出来，可能在出生时就出现。然后，这些脓疱破裂开，暴露出边界分明的红斑，周围有一个可持续数周至几个月的鳞片。最后，色素沉着的斑点会出现，并在几个星期到几个月内逐渐消退。TNPM也可以通过显微镜检查Wright染色涂片来证实，显示中性粒细胞占优势。TNPM也会在没有治疗的情况下得到解决。

新生儿痤疮发生在大约20%的婴儿身上，似乎不会在家庭中发生（图21-12）（Treadwell，1997）。新生儿可以有多个丘疹和脓疱主要分布在额头，脸颊和上胸部。据认为，母体和内源性雄激素刺激皮脂腺会加剧痤疮。新生儿痤疮通常在2或3周左右开始。在大多数情况下，不需要额外的治疗，因为这些病变通常在4～6个月内自行消退，没有疤痕。受影响的新生儿在

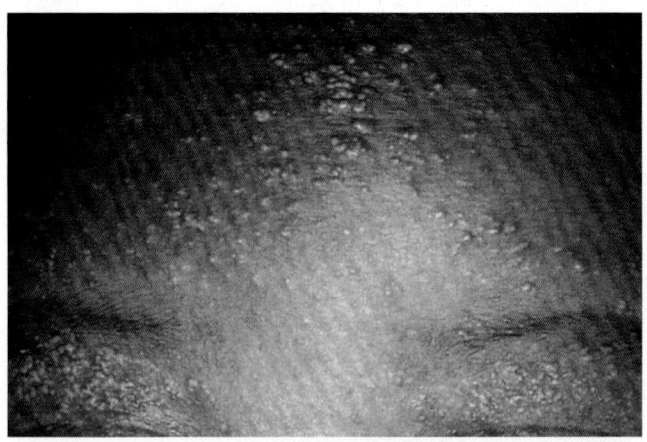

图21-11　新生儿短暂性脓疱性黑变病（Used with per-mission from Muniz AE. Neonatal skin disorders. In Baren JM, Rothrock SG, Brennan JA, Brown L, eds. *Pediatric emergency medicine*. Philadelphia：Elsevier；2008：345-349.）

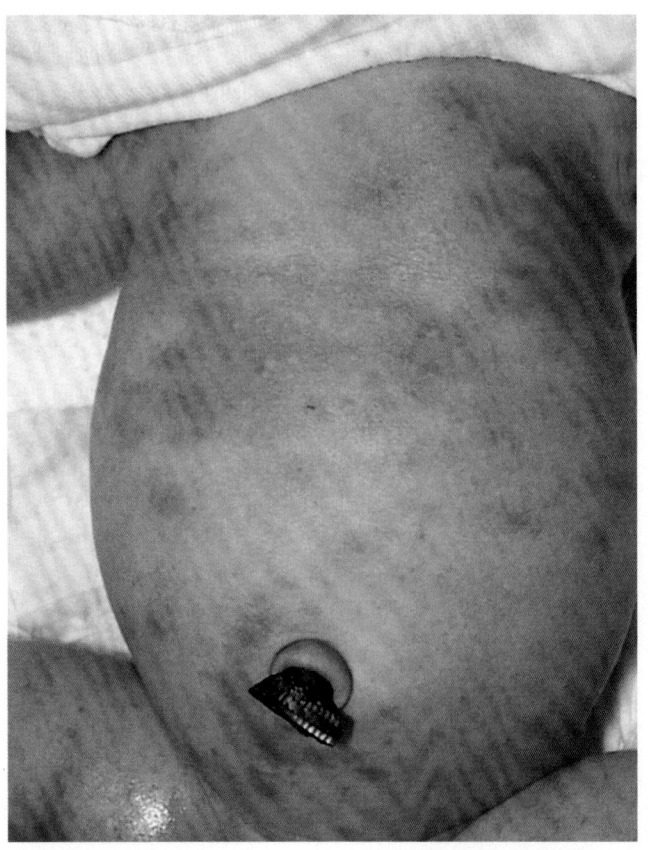

图21-10　新生儿中毒性红斑（Used with permission from Cohen BA, Davis HW, Gehris RP. Dermatology. In Zitelli BJ, McIntire SC, Nowalk AJ, eds. *Atlas of pediatric physical diagnosis*. 6th ed. Philadelphia：Elsevier；2012：299-368.）

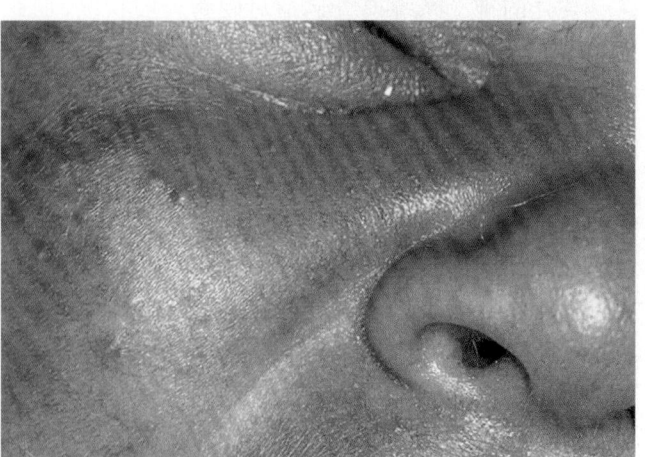

图21-12　新生儿痤疮（Used with permission from Burch JM, Aeling JL. Acne and acneiform eruptions. In Fitzpatrick JE, Morelli JG, eds. *Dermatology secrets plus*. 4th ed. Philadelphia：Elsevier；2011：148-155.）

青春期患痤疮的风险似乎不会更大，父母可以放心。

婴儿痤疮不同于新生儿痤疮，它出现在3~4个月大。其表现往往更为严重，包括典型的凹槽状病变，包括皱襞、炎性丘疹、脓疱，有时还包括面部结节。婴儿痤疮也是由继发于多种刺激的皮脂腺增生引起的，在男孩中更常见（Treadwell，1997）。如果皮损严重，并导致疤痕，可能需要专家治疗。否则，婴儿痤疮通常会在一岁前自行痊愈。

粟疹也是良性皮肤病变，由白色的针尖丘疹组成，通常散落在鼻子和脸颊上（图21-13）（Zitelli et al.，2007）。这些上皮化的丘疹是由于毛囊中角蛋白和皮脂质物质的滞留造成的。这些皮脂腺病变也是在出生后的最初几周内消失的，没有任何治疗。事实上，应该教育父母不要试图剥去这些皮损，因为这可能会导致疤痕。

粟粒疹是新生儿中常见的一种，特别是在温暖的气候中（图21-14）。它是由表皮汗管下面的汗液积聚而引起的，这些汗液被角质堵塞。其中一种常见的形式是红色粟粒疹或"痱子"。当汗液被堵塞进入真皮并引起局部炎症反应，在面部、上躯干和颈部的褶皱处长出红斑性丘疹和脓疱。

粟粒疹是另一种自我限制的皮疹，不需要特别的治疗。当婴儿被置于较凉爽的环境中时，皮损通常会

迅速消退。应该建议家长采取措施减少出汗，例如使用轻的、宽松的衣服和凉水浴。

先天性真皮黑素细胞增多症，也称为蒙古斑，是新生儿最常见的良性色素性病变（图21-15）。这些良性病变的患病率存在明显的种族差异，亚洲新生儿的患病率最高，超过85%（Treadwell，1997）。先天性皮肤黑素细

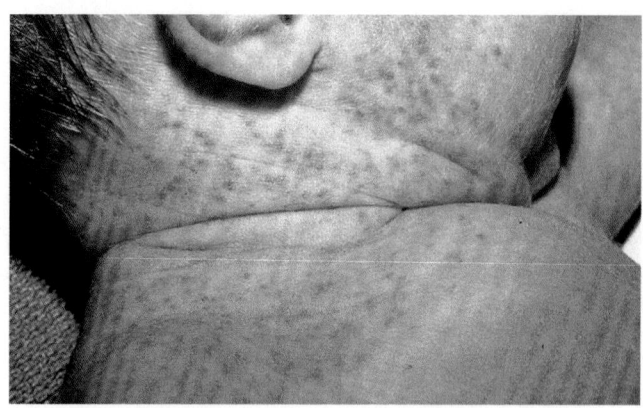

图21-14 红色粟粒疹（Used with permission from Cohen BA. *Pediatric dermatology*. 4th ed. Philadelphia: Elsevier; 2013: 14-67.）

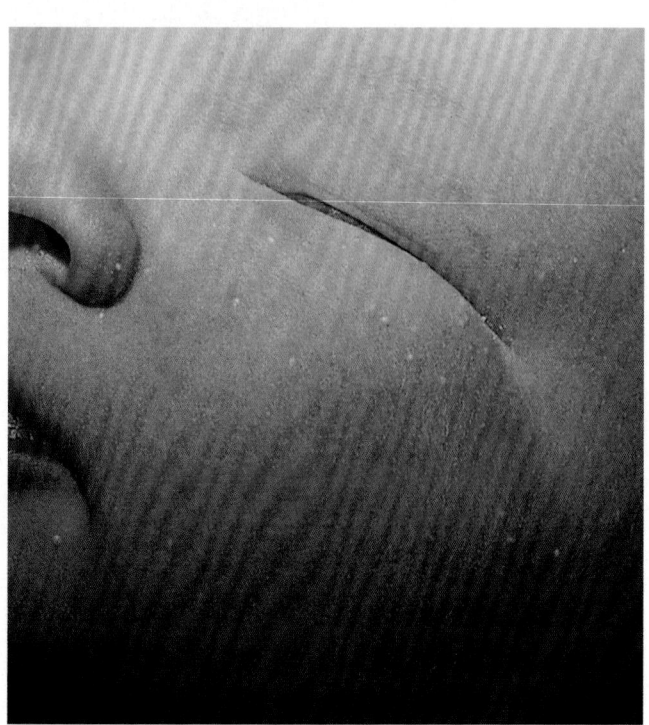

图21-13 粟粒疹（Used with permission from Cohen BA, Davis HW, Gehris RP. Dermatology. In Zitelli BJ, McIntire SC, Nowalk AJ, eds. *Atlas of pediatric physical diagnosis*. 6th ed. Philadelphia: Elsevier; 2012: 299-368.）

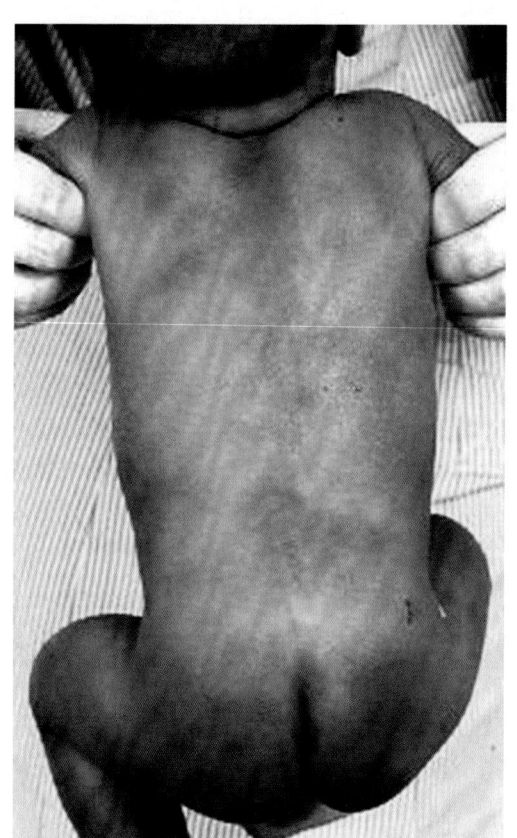

图21-15 Congenital dermal melanocytosis (Mongolian spot). (Used with permission from Lissauer T, Clayden G. Illustrated textbook of paediatrics. 4th ed. Philadelphia: Elsevier; 2012:133-153.)

胞增生症通常表现为蓝灰色色素沉着，平片不规则边界。病变的直径可达 10cm 或更大。最常见的部位是骶臀区，但这些病变可以出现在身体的任何地方。先天性皮肤黑素细胞增生症通常在出生的第一年或第二年消退，大多数在 7～10 岁时完全消退，无需任何干预或治疗（Treadwell，1997）。虽然这些蓝灰色斑块的独特临床表现具有诊断作用，但有报道称，当这些病变被误认为是瘀伤时，就会出现虐待儿童的错误指控（Cohen，1987）。因此，重要的是记录存在这些良性病变的新生儿档案，并教育父母这些病变的良性及自我限制的本质。

筛检

> **重点**
>
> - 健康足月儿不推荐常规血糖筛查。
> - 生理性黄疸是高胆红素血症最常见的原因，通常在生命的第一周就会消退。
> - 出院前应测定总胆红素，并在光疗图上绘制出来。
> - 脉搏血氧筛查正逐渐成为筛查先天性心脏病的一种越来越普遍的方法。
> - 所有婴儿出院前都推荐进行听力筛查。

葡萄糖

健康足月儿在正常妊娠和分娩后不建议进行常规血糖筛查。应测量有低血糖风险的婴儿和出现低血糖症状的婴儿的血糖水平。危险因素包括婴儿 SGA、LGA、新生儿母亲是糖尿病患者或晚期早产儿（34～36$^6/_7$ 周胎龄）。有低血糖临床症状的婴儿应立即进行血糖水平筛查。低血糖的临床症状是非特异性的，包括紧张、音调下降、易怒或嗜睡、呼吸暂停、心动过缓、发绀、喂养不良、体温过低、癫痫或轻弱的哭泣。低血糖本身可能是一个更严重的医疗问题的征象，如脓毒症或与生俱来的代谢问题。

低血糖的定义是有争议的。2011 年 AAP 报告建议以 45mg/dl 为目标；然而，每家医院系统可能对低血糖有不同的定义（AAP，2011）。床边葡萄糖检测可作为一种快速筛查方法。由于这些措施的准确性不如实验室测试，所以异常血糖浓度应通过实验室测试确认，但确认不应延误治疗。

低血糖的处理应根据婴儿的需要而量身定做，视是否有低血糖的迹象而定（AAP and ACOG，2012）。应鼓励有发生低血糖危险的婴儿在生命的第一个小时内进食，并应在喂食后 30 分钟内获得初始血糖水平。筛查应在生命的最初 12～24 小时内每 2～3 小时继续进行，或直到婴儿喂养良好，血糖水平恢复正常为止。对有症状的婴儿或严重低血糖的婴儿，应开始静脉注射葡萄糖。无症状的低血糖婴儿应喂养母乳或配方奶，并在 1 小时内重复血糖水平。如果血糖水平当时没有升高，建议静脉注射葡萄糖。

胆红素

出院前推荐进行胆红素筛查以预防急性胆红素脑病或核黄疸，因为黄疸是新生儿的常见问题。当毒性水平的胆红素越过血脑屏障，导致破坏性和永久性的神经缺陷时，就会出现核黄疸。黄疸是由于血液中的结合胆红素（直接）或非结合（间接）胆红素水平增加造成的（表 21-6）。在大多数婴儿中，黄疸是继发于未结合高胆红素血症，这是由于胆红素产生增加，胆红素

表 21-6　新生儿高胆红素血症的原因

结合型高胆红素血症	脓毒病
	感染（弓形虫病，巨细胞病毒，风疹，疱疹，梅毒）
	胆管缺乏
	胆汁酸代谢障碍
	严重溶血病
	胆道闭锁
	巨细胞性肝炎
	胆总管囊肿
	囊性纤维化
	半乳糖血症
	α_1- 抗胰蛋白酶缺乏症
	酪氨酸血症
非结合型高胆红素血症	胆红素增加
	- 同族免疫介导的溶血（ABO 血型不相容，Rh 不相容）
	- 遗传性砸细胞膜缺陷（球细胞增多症、椭圆细胞增多症）
	- 红细胞酶缺陷（G6PD 缺乏症，丙酮酸激酶缺乏症）
	- 脓毒病
	- 红细胞增多症
	- 血管外出血（头颅血肿，广泛瘀伤）
	胆红素清除下降
	- Crigler-Najjar 综合征
	- Gilbert 综合征
	- 婴儿母亲糖尿病
	- 先天性甲状腺机能减退
	肠肝循环增加
	- 生理性黄疸
	- 母乳性黄疸
	- 功能性或结构性障碍

清除率降低，或肠肝循环增加。导致婴儿高胆红素血症的最常见原因是生理性黄疸（Kliegman et al.，2007）。生理性黄疸是红细胞周转增加、UDP- 葡萄糖醛酸转移酶（UGT）短暂缺乏、肝胆红素清除下降和肠肝循环增加的结果。生理性黄疸一般在生命的第一周就会消退，不需要干预。对于持续或重度黄疸的婴儿（生命的前 24 小时黄疸或总胆红素水平大于第 95 百分位数），应测量直接胆红素和总胆红素水平，以区分结合高胆红素血症和未结合胆红素血症，并应进一步评估婴儿是否存在黄疸的病理原因。

胆红素筛查可以确定婴儿高胆红素血症的危险程度（Subcommittee onHyperbilirubinemia，2004）。主要危险因素包括出院前总胆红素水平处于高危区、生命前 24 小时黄疸、血型不合、胎龄 35～36 周、既往兄弟姐妹需要光疗、脑血肿或瘀伤、纯母乳喂养和过度减肥，以及东亚种族。出院前应测定总胆红素水平，并在光疗示意图上绘制出来（图 21-16）。当总胆红素水平超过光疗列线图（图 21-16）上的阈值和危险水平时，开始光疗。光疗列线图是根据婴儿年龄（用"小时"表示）评价胆红素水平。婴儿的危险水平取决于是否存在以下危险因素：同族免疫性溶血病、葡萄糖 -6- 磷酸脱氢酶（G6PD）缺乏、窒息、严重嗜睡、温度不稳定、脓毒症、酸中毒或白蛋白低于 3.0g/dl。BiliTool 是一个很好的在线资源，可以用来帮助评估对光疗的需求（http://www.bilitool.org）。

在接受光疗时，婴儿可以继续母乳喂养，但如果体重下降过大（超过出生体重的 12%）或摄入不足，则可能需要补充挤出来的母乳或配方奶。静脉滴注水化是专为有严重低血容量的婴儿而准备的，不需要在所有婴儿身上启动。当总胆红素水平下降到安全水平时，停止光疗。在停止光疗 18～24 小时后，总胆红素水平应重新评估，以确保水平没有反弹。

对于出院前胆红素水平不需要接受治疗的婴儿中，重复评价的必要性和时机取决于总胆红素水平下降到区域和婴儿的年龄（图 21-17）。随访的时间安排很重要，出院前应与婴儿的基层医疗提供者进行后续预约。

严重先天性心脏病

脉搏血氧测定法筛查危重型先天性心脏病已成为一种越来越普遍的做法。脉搏血氧测定法可以检测出没有明显检查结果如杂音或发绀的先天性心脏病婴儿低氧血症的轻度水平（Thangaratinam et al.，2012）。筛查的目的是鉴别低增生性左心综合征、肺闭锁、法洛

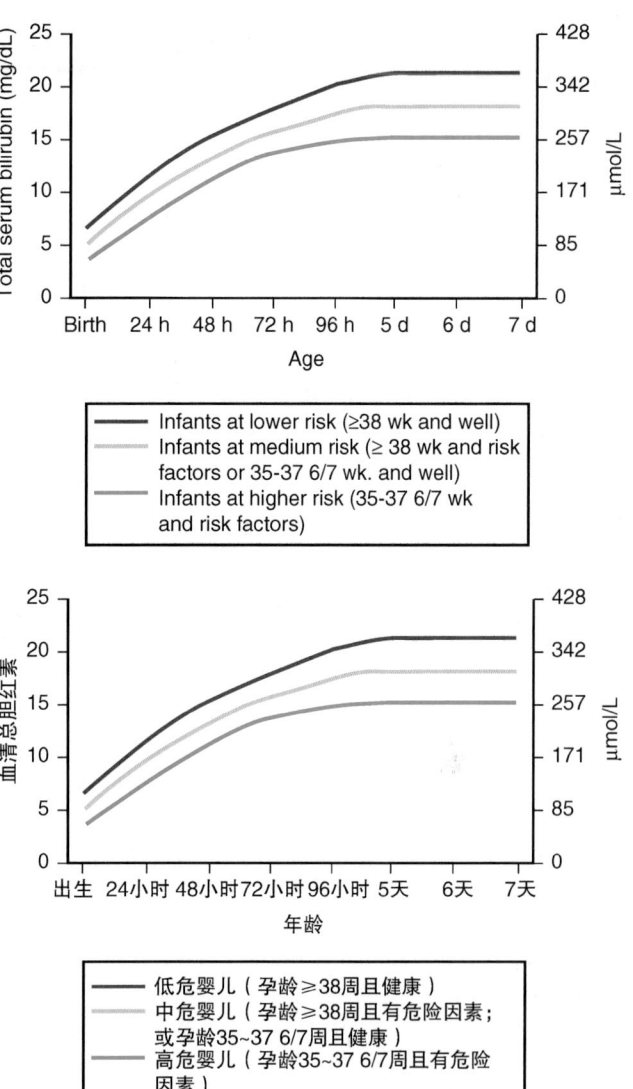

图 21-16　35 孕周以上婴儿进行光疗的指南。危险因素包括同族免疫性溶血病、葡萄糖 -6- 磷酸脱氢酶（G6PD）缺乏、窒息、严重嗜睡、温度不稳定、脓毒症、酸中毒或白蛋白低于 3.0g/dl（From AAP Subcommittee on Hyperbilirubinemia. Management of hyperbilirubinemia in the newborn infant 35 or more weeks of gesta-tion. *Pediatrics.* 2004；114：297-316.）

四联征、总肺静脉异常回流、大动脉转位、三尖瓣闭锁和动脉干。筛查应在生命 24 小时后，在右手和两只脚上放置一个脉搏血氧测量探头。阳性筛查结果符合以下标准：①手或足的 $SaO_2 < 90\%$；②上下肢 SaO_2 的三次测量结果 $<95\%$，每次测量间隔 1 小时；或③上下肢 SaO_2 差值大于 3%（Mahle et al.，2012）。阳性筛查需要转介到专科医生做超声心动图检查。

新生儿筛查

新生儿筛查方案的目标是在症状出现前发现疾病，开始早期治疗并预防并发症。新生儿筛查项目测试各

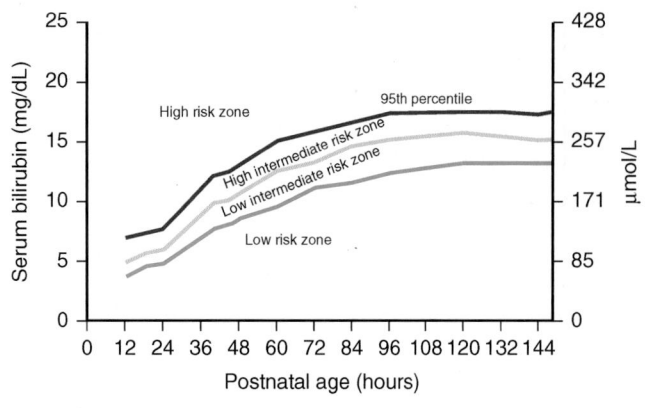

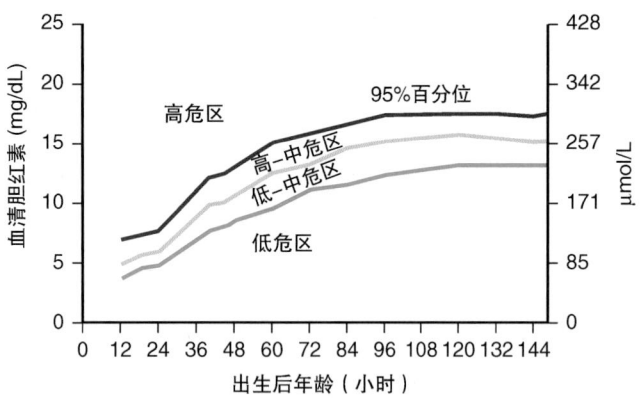

图 21-17 良好新生儿高胆红素血症评估列线图。胆红素水平应在出院前测定。胆红素水平落在的区域预测了后期胆红素水平超过 95 百分位的可能性（高危区）和决定随访的时机（From AAP Subcommittee on Hyperbilirubinemia. Management of hyperbiliru-binemia in the newborn infant 35 or more weeks of gestation. *Pediatrics.* 2004；114；297-316.）

种先天性疾病，包括代谢紊乱，内分泌疾病，血红蛋白病，囊性纤维化和免疫缺陷。它们是法律授权的，并在国家级水平执行。应在 24 小时和 48 小时之间通过脚跟刺血采集血液样本（AAP and ACOG，2012）。一些州要求在 10～14 天内重复采样，以减少漏诊的机会。

听力

建议对所有婴儿进行普遍听力筛查。每 1000 名活婴中有 1～3 名遭受听力损害，对儿童的语言、社会发展和学业成绩有重大影响（USPTF，2008）。USPTF 建议所有婴儿在出生后 1 个月前接受筛查。未通过筛查的婴儿应在 3 个月前接受听力评估，被诊断为听力丧失的婴儿应在 6 个月前接受干预。耳声发射（OAE$_S$）和听觉脑干反应（ABR）都是合适的筛选测试。在 OAE$_S$ 中，放置在婴儿耳朵附近的麦克风产生刺激噪声，并检测从婴儿耳蜗产生的声波。在 ABR 筛查中，放置在前额、颈部和乳突上的电极可以测量由听觉脑干对刺激的反应产生的波形。ABR 必须在婴儿睡眠状态下时

完成。最常用的方法是使用 OAE$_S$，因为它们快速、易于管理、价格低廉，并且可以在婴儿醒着或睡着时进行。许多医院采用两步的方法来进行筛查。首先采用 OAE$_S$，如果测试失败，再进行 ABR 检查。未通过听力检查的婴儿应转介给儿童听力专家作进一步评估。

新生儿出院

当新生儿被观察足够长的时间来发现医疗问题，以及当家庭能够并准备好在家照顾新生儿时，新生儿就可以出院了。如果母亲或新生儿需要更长的停留时间，则应尽一切努力使新生儿和母亲在一起，尽可能的促进联系亲子关系。出院前，婴儿应至少有 12 个小时的正常而稳定的生命体征，包括在开放式婴儿床的正常体温（Committee on Fetus and Newborn，2004）。婴儿应至少排尿和大便一次，并成功喂养两次。应观察喂养，以证明婴儿能够协调吸吮、吞咽和呼吸，并在母乳喂养时有适当的衔乳。应给予新生儿父母适当的预期指导（"基层诊所照顾"部分），以便他们有信心地提供足够的护理。大多数母亲 - 新手爸爸在护理 48 小时后符合出院标准。所有婴儿应在出院后 2～3 天内到接受家庭访视。

基层诊所照护

重 点

- 在基层诊所初诊时，应评估婴儿的体重增加、排尿和排便方式，以及黄疸。
- AAP 建议对母乳喂养婴儿的出生体重下降 7% 以上的婴儿进行及时评估。
- 正常新生儿在生命的前 24 小时内排出尿液和胎粪。
- 使父母知道粪便的颜色和成分可能偶尔会有变化是重要的。
- 母乳喂养的婴儿可能发展为母乳性黄疸或生理性黄疸，这种黄疸持续到生命的第一周以后。

评估与评价

新生儿在出生后的第一年会比其他任何时候更多地去看医生，通常从分娩时的新生儿检查开始，然后过渡到初级保健室的第一次访视。这最早发生在生命的头 3～5 天。在基层诊所的第一次保健中，医生将进行类似的全面新生儿检查，如本章前面所述。医生还应该评估婴儿的体重增加或减少，喂养困难，排尿或排

便异常，以及黄疸。婴儿应在 2～3 周时进行第二次访视，以便医生能够监测体重增加情况，并在此期间为母亲提供额外的支持和鼓励（Wenner Van Vleet，2012）。

生长

在基层诊所里对新生儿的初步评估包括测量体重、长度和额枕环状面（FOC）。把测量结果绘制在生长曲线上。分娩后体重下降是正常的，预期损失是出生体重的 5%～7%（Paul et al.，2006）。足月、健康的婴儿通常在 5 天内停止减重，通常在 2 周内恢复出生体重。母乳喂养或建立了良好的配方奶喂养后，婴儿每天应增加 15～30 克。过度减重是指出生体重的 10% 以上的损失。超过这个正常预期量的体重下降可能表明摄入不足，需要医疗照顾和干预。AAP 建议，如果母乳喂养的婴儿出生体重下降超过 7%，应立即对其进行评估（Section onBreastfeeding，2012）。

医生还应详细了解排尿和排便模式的具体情况。排尿从头 24 小时的一次排尿增加到第二个 24 小时的 2 或 3 次，第 3 和第 4 天的 4～6 次，第 5 天及其后的 6～8 次。从母乳或奶瓶中成功喂食的婴儿，应在出生后 48 小时内排粪，然后在出生后约 3 天内有过渡性粪便。在第 4 或第 5 天后，大多数婴儿每天有三次或更多的大便，这通常与喂奶时间有关。经过黑暗而厚实的胎粪后，正常的婴儿便会变成黄色、柔软、几乎流着种子状颗粒的粪便（Wenner Van Vleet，2012）。

使父母知道粪便的颜色和成分可能偶尔会有变化是重要的。新生儿胃结肠反射是一种生理反射，它控制胃 - 肠束的运动，或蠕动。它涉及结肠运动的增加，以响应胃的伸展。这可以用来解释大便次数增加的原因，尤其是母乳喂养的婴儿。到了 1 个月，一些婴儿的便便次数减少是正常的。有些婴儿每周可能只有一次排便。如果婴儿喂养良好，尿布尿液量适当，并产生柔软的粪便，父母需要放心，这种粪便模式可能仍然在正常范围内。在母乳喂养的婴儿中，粪便可能呈现绿色和泡沫状。

这种情况发生在婴儿母亲产生大量母乳，喂乳时在婴儿未能吸尽第一个乳房的母乳之前母亲给婴儿换一个乳房喂乳的情形。后段母乳中的高脂肪含量通常会减缓肠道运动，以至于大多数的乳糖变化都发生在小肠。如果婴儿没有完全清空一个乳房，他或她会有较少的后乳来减缓运动，高浓度的乳糖会到达大肠。这又导致大肠内细菌菌群产生过多的气体和起泡的粪便。应该建议母亲在换另一个乳房喂乳前允许婴儿吸空一个乳房，即使孩子不吸第二乳房（Section on Breastfeeding，2012）。

高胆红素血症

早期随访的一个重要组成部分是重新评估婴儿是否有黄疸，因为高胆红素血症是重新入院的最常见原因（Paul et al.，2006）。医生应该用他们的临床判断来确定婴儿是否需要测定血清胆红素或经皮胆红素。治疗需要必须再次根据光疗指南进行（图 21-16）。需要使用光治疗的婴儿可能需要重新入院。

母乳喂养的婴儿可能发展为母乳性黄疸或生理性黄疸，这种黄疸持续到生命的第一周以后。母乳性黄疸是一种轻度的非结合型高胆红素血症，它是由母乳中的一种促进胆红素吸收增加的因素引起的。在生命的第一周黄疸的婴儿应该用总胆红素水平和直接胆红素水平来评估，以确保不存在黄疸的病理原因。确诊母乳性黄疸后，可密切监测婴儿，以确保胆红素浓度不会增加到需要光治疗的水平。这些婴儿可以继续接受母乳，直到黄疸消退。

家长教育和出院前预期指导

重 点

- 除非有禁忌，应该建议所有婴儿都母乳喂养，如果在生命的最初几个小时内启动，母乳喂养是最成功的。
- 除非有医生医嘱，否则不建议给母乳喂养婴儿另外补充水、糖水或者奶粉。
- 在出生两个月内，所有的母乳喂养婴儿都应该每日补充维生素 D 滴剂。
- 脐带部位应该保持清洁和干燥，不需要反复使用抗生素制剂。
- 应将婴儿置于坚硬的卧具上仰卧睡觉，以减少婴儿猝死综合征（sudden infant death syndrome，SIDS）。
- 在 2011 年更新的 AAP 安全座椅建议中包括了使用反向安全座椅直至孩子满 2 周岁。
- 爱丁堡产后抑郁量表对于筛查产后抑郁非常有用和有效。

母乳喂养

成功的母乳喂养需要在孕期、产后住院期间及最初的新生儿期间给父母提供足够的支持和教育。鼓励母亲在产后立刻给她的新生婴儿提供肌肤接触。这个时候，帮助母亲将宝宝抱在怀里，建立一个良好的衔乳是辅助成功母乳喂养的重点（图 21-18）。应该鼓励母亲根据新生儿的需求，在任何时候婴儿发出早期肚饿信号的情况下按需喂养，例如张嘴、觅食反射、表现不耐烦或者肢体活动增加。在母乳喂养的刚开始，一般每2～3小时喂婴儿一次，或者在24小时内喂8～12次（AAP Committee on Nutrition，2009）。应该鼓励母亲每次哺乳时双侧乳房都给婴儿吸吮，但是首先哺乳的一侧乳房应当交替进行，这样双侧乳房都能得到相同的刺激和乳汁排空。在新生儿出生的第2～4天，母亲逐渐产生乳汁，这段时间婴儿摄入的是初乳。在第3～5天，产乳量显著增加。应向家长保证正常新生儿不需要奶粉补充，除非有特殊的医疗指征。同样，不应给新生儿喂食水、糖水或者其他液体。在出院后，母乳婴儿应严密随访以确保体重合理增加，并且为已经成功母乳的母亲提供支持。采用哺乳顾问或者经培训的产科护士来建立母乳可以为母亲提供舒适和自信，以及为哺乳时婴儿的体位、衔乳、吮吸和吞咽进行评估。

父母应意识到，纯母乳喂养足以支持婴儿最初六个月的理想生长发育需求（Section on Breastfeeding，2012）。只要是有益的、并且符合母亲和孩子期望，至少在婴儿出生的第一年及其后，在辅食添加的同时应继续鼓励

母乳喂养。富含铁的辅食应在6个月左右的时候逐渐引入。在最初六个月，并不推荐水喝果汁，因为这些并不会为婴儿提供营养（Gartner et al.，2005），2005）。

尽管母乳含有少量维生素D，却并不足以预防维生素D缺乏症或者佝偻病。所有母乳婴儿都应该在出生后前两个月每日口服摄入200IU的维生素D滴剂（AAP Committee on Nutrition，2009）。应该继续给母乳婴儿补充维生素D，直至每日摄入维生素D强化奶粉或者牛奶至少500毫升（大约16盎司）。在出生后六个月之内不应补充氟化物。从6个月到3岁，是否补充氟化物的决定应该基于当地自来水中是否有足够的氟浓度。

很多母亲都在哺乳期间经历了很多问题，包括产乳减少，乳头问题，涨奶，堵奶，以及乳腺炎。大部分女性都可以通过延长哺乳时间或者泵奶来刺激乳房、增加产乳量。充足的休息、饮水和营养都对保证足够的母乳供应至关重要。产后往往迅速出现乳头疼痛，而错误的哺乳方法会导致乳头破损起疱。应该观察哺乳时母婴的链接，以确保达到了合适的衔乳姿势。乳头受损可以用凉爽或者温暖的敷料、水凝胶衬垫、抗生素软膏或者其他隔离膏体（例如羊脂膏）及镇痛药来治

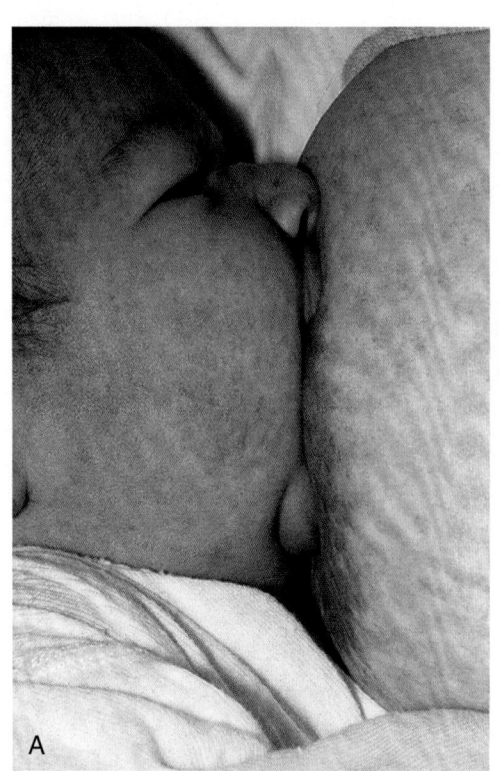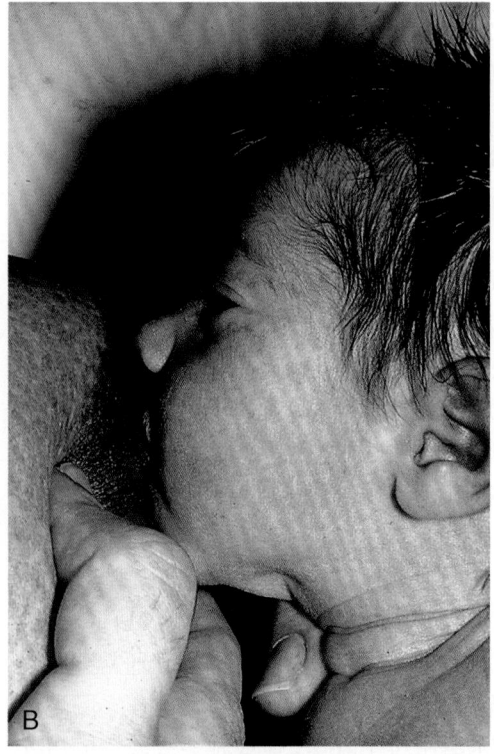

图21-18　A，哺乳时合适的衔乳姿势特点是张大嘴，嘴唇外翻，由较高位置含住乳晕。B，不恰当的衔乳特点是嘴巴半闭，嘴唇靠近母亲乳头的基底部，婴儿的嘴只含住了母亲少部分的乳晕（Used with permission from Brozanski BS, Riley MM, Bogen DL. Neonatology. In Zitelli BJ, McIntire SC, Nowalk AJ, eds. *Atlas of pediatric physical diagnosis.* 6th ed. Philadelphia：Elsevier；2012：45-77. Courtesy Susan Costanza, RN, IBCLC, Rochester General Hospital, Rochester, NY.）

疗。在哺乳时也可以使用乳头罩来缓解疼痛。涨奶往往是因为母乳供大于求。涨奶一般会随着时间推移好转，但是可以用温暖或者凉爽的敷料、轻度镇痛药及敷冷卷心菜叶来缓解症状。手挤奶或者泵奶可以帮助缓解疼痛。乳腺管堵塞表现为疼痛的肿块，可能进展为感染或者乳腺炎。应该鼓励母亲频繁哺乳或者泵奶，以帮助堵塞区域的排空。在此期间，不应停止母乳，因为戒奶会使问题恶化。热敷和按摩可以帮助疏通堵塞（AAP and ACOG，2012）。

在母乳没有特别禁忌证的情况下，医生应该建议所有婴儿母乳喂养，或者挤出哺乳瓶喂。母乳喂养很少真正的禁忌证。这些包括：①母亲感染 HIV，人类 T 细胞淋巴病毒，乳房疱疹病毒感染，或者活动性肺结核；②母亲药物滥用；和③新生儿患有半乳糖血症，需要不含乳糖的奶粉。大部分母亲用药都可以继续母乳喂养，但是应该在用前查看药物是否有潜在禁忌证（参见网络资源的 LactMed）（AAP and ACOG，2012）。

脐带护理

在医院，脐带的消毒护理需要钳夹和切断脐带。这些措施已经作为常规护理的一部分来尽量减少脐炎的风险。在一项对医院中进行的脐部护理试验的荟萃分析中，常规干燥脐带护理方案和联合任何抗生素局部用药的护理方案之间没有发现差异，试验局部用药方案包括三重用药、酒精消毒、洗必泰、水杨酸糖粉或者生黏土粉（Imdad et al.，2013）。给家长的预期指导应该包括保持脐带干燥清洁的重要性说明。

脐带掉落一般发生在出生后一两周内。脐带掉落起初是血栓形成，以及脐带血管收缩，然后是吞噬细胞介导组织分解和脐带残端上皮形成（Imdad et al.，2013）。通过母体生殖道或者环境感染导致脐带残端的细菌定植可能会导致脐带感染，因此保持脐带干燥清洁非常必要。直至脐带脱离，医生应该建议家长为婴儿擦拭洗浴，而不是将他或她浸没在一盆水中洗浴。尿片上端应折叠于脐部以下，保持脐部暴露在空气中，有助于保持该区域干爽。过于频繁地清洁脐带和使用外用酒精可能导致正常白细胞无法黏附。正常的脐带脱离过程可能各有迥异，因此，延迟的脐带脱离并没有清晰定义。一般来说，如果出生 4～6 周后脐带仍未脱离，往往代表延迟的脐带脱离。延迟的脐带脱离可能与潜在的免疫缺陷、感染或者脐尿管异常有关。应该评估脐带脱离延迟和有脐带感染症状的婴儿的中性粒细胞功能，因为患有白细胞黏附障碍的婴儿往往会有上述表现（Imdad et al.，2013）。

睡眠安全

AAP 在 1992 年发布了建议，推荐婴儿睡眠时应置于非俯卧姿势。自从该建议的发布，SIDS 的发生率显著下降，但是近年来这一下降变得平缓。除了俯卧睡眠，AAP 还在 2005 年发布了针对其他几项婴儿意外猝死（SUID）原因的最新声明（婴儿意外猝死综合征工作组，2011）。很多风险因素都是可以控制的，例如过软的卧具表面，松散的寝具，二手烟暴露，使婴儿过热，以及父母同床。强调这些睡眠相关婴儿死亡的原因愈发重要。AAP 扩展其建议，从仅仅关注 SIDS 到确保家长长期提供一个安全的睡眠环境来减少所有睡眠相关婴儿死亡的发生。尽管侧卧远比俯卧姿势安全，仍然有发生 SIDS 的分析，因此不应推荐。强烈建议仰卧姿势睡觉。医生应该建议家长使用牢固的卧具表面，例如用床罩包裹婴儿床垫。符合消费产品安全委员会的安全标准的摇篮或者便携婴儿床或者游戏床都可以推荐。婴儿的睡眠环境应该没有悬挂的绳子、电线及窗帘挂绳，因为它们可能有缠绕的风险。不推荐婴儿在医院或者家里的乘坐设备上睡觉，例如安全座椅、婴儿车、摇篮、婴儿背带及婴儿吊带。柔软的物体，例如枕头、填充毛绒玩具及大毯子都不应该放置在婴儿睡眠的区域。AAP 并不推荐使用婴儿床围垫或者类似物品来栓在婴儿床围栏或者侧栏上，因为没有可靠证据证明这些物品能预防婴儿受伤（婴儿意外猝死综合征工作组，2011）。另外，这些产品会导致潜在窒息、套头、绞勒的风险。应该告诫家长，避免在孕期吸烟或者避免在家或者在婴儿周围吸烟可以减少婴儿 SIDS 的风险。同样重要的是，给婴儿置备轻便睡衣以及不要使其过热。

自从仰卧睡眠全国大行动推出建议后，头颅不对称和体位性扁平颅都有所增加。最早应该在婴儿 2 周儿保时向家长提供关于"俯卧时间"的预期指导，并且在其后随访中不断提醒（婴儿意外猝死综合征工作组，2011）。

安全座椅

在 2011 年 3 月份，AAP 发布了其修改的儿童乘客安全建议。声明中把儿童应保持使用反向座椅的最低年龄从 1 岁调整至 2 岁。如 AAP 和全国高速交通安全管理所建议，低龄儿童应在汽车安全座椅中乘坐汽车，直至至少 4 岁，而学龄期儿童应使用安全带定位的增高坐垫椅直至至少 8 岁，或者直到座椅安全带合适的时候。政策还包括了一个关于儿童乘坐汽车时应坐在后排座位的变更，将可以坐前排座椅的年龄调整至 13 岁（伤害、暴力和毒物预防委员会，2011）。在每次就诊时，医生应该和家长一起阅读这些最新推荐，并且提醒他们安全座椅不应放置在有安全气囊的前排座椅上。另外，如果安全座椅如果遇到过一场机动车辆意外，则不应再次使用（Lincoln，2005）。

洗澡

给婴儿洗澡对父母和婴儿来说都是开心的时间；但是，最初这可能是令人生畏的。意外溺亡每年导致超过 600 位 5 岁以下儿童死亡。根据消费产品安全委员会的报告（2011），浴缸是小于两岁儿童的主要溺亡地点之一。医生应当提醒父母，永远不能把颖儿单独留在浴缸中，并且经常建议父母在开始洗澡之前就准备好所有所需物品。父母应当确保家里的水温设定不超过 120° 以免烫伤（Simon et al.，2003）。

婴儿不需要每日洗澡，因为频繁洗澡会导致婴儿皮肤过于干燥。但是，医生应当提醒父母，每次更换尿片时应当彻底清洗或者清洁尿片区域。医生也应当建议父母在给婴儿洗澡或者使用护肤霜或者油剂时，选择不含香料、低敏的婴儿产品（AAP，2009）。

发热和疾病的征兆

给婴儿父母的预期指导应该包含关于发热的内容，以及如何恰当和准确地量体温。AAP 不再建议使用玻璃水银体温计，因为这些体温计有可能破损并且导致吸入有毒气体。AAP 建议使用电子体温计。如果婴儿摸起来比较热，建议父母使用干净的体温计来量体温。触摸皮肤是一种主观的办法，而且非常不准确。对于婴儿，肛温是最为准确和推荐的。如果父母并不熟悉，或者不喜欢这种方法，那么建议探测腋温。医生应当建议父母避免使用安抚奶嘴体温计和前额体温贴来测量温度。婴儿的发热指的是肛温超过 100.4℉ 或 38℃。应当告知父母，如果月龄低于 3 个月的婴儿发热，需要立刻告知医生。目前的指南建议，医生应该谨慎处理新生儿（0～28 天）和小婴儿（29～90 天）的发热，因为无法识别或者没有治疗的严重细菌感染可能导致的不良结局或者风险（Ishimine，2006）。大概 12% 的发热新生儿都可能有严重细菌感染，而 B 族链球菌是该年龄段最常见的病原体。目前的指南建议，所有肛温等于或者超过 100.4℉ 或 38℃ 的新生儿都应该接受血、尿及脑脊液培养，不管婴儿的临床表现如何。另外，如果新生儿有呼吸窘迫的征兆，也应该接受胸部放射线检查（Lissauer，2011）。

产后抑郁

在生产之后，大部分母亲和她们的朋友和家人都期待产后期是健康新生儿降生后非常开心的一段时光。但是，事实是，很多女性会感受到急性或者慢性情绪障碍。产后抑郁指的是暂时的情况，特点是轻度和快速的情绪改变。大约 40%～80% 的产后女性会出现这种情绪改变，可能包括极度兴奋、悲伤、易激惹、焦虑、失眠、健忘、哭哭啼啼、甚至不明原因哭泣。这种情况往往发生与产后 2～3 天，并且在产后 2 周内缓解（Cox et al.，1987）。另一方面，产后抑郁指的是在一天内的大部分时间出现抑郁情绪或者淡漠的诊断，几乎每天都会如此，并且每次持续至少 2 周。

照顾新生儿的医生询问产后母亲的精神状况是非常必要的。爱丁堡产后抑郁量表（EPDS）是一份 10 项自我报告问卷，专门为筛查产后抑郁而设计。现在已经翻译为 12 种不同语言，而且经证实有效（Cox et al.，1987）。回答的评分方法是每项 0、1、2 或者 3 分，总分最多 30 分。得分超过 13 分的母亲都有可能患有不同程度的抑郁问题（Cox et al.，1987）。在使用 EPFS 评分时，医生必须也要特别留意第十题，该题是关于母亲是否有意自伤。不管 EPDS 总分如何，如果该问题的回答不是零，问卷结果被认为不正常。EPDS 评分不应推翻临床判断，也不应使医生认为不需要让母亲参与讨论她的感觉或者决定她需要什么程度的支持。应该给予被认为有产后抑郁的母亲足够的支持、建议及转诊给一位专家。

（练玉银 赵晶 译）

参考资料

American Academy of Pediatrics, American College of Obstetricians and Gynecologists: *Guidelines for Perinatal Care*, ed 7, Elk Grove, IL, 2012, American Academy of Pediatrics.

American Academy of Pediatrics: *Caring for Your Baby and Young Child: Birth to Age 5*, ed 5, New York, 2009, Bantam Books.

American Academy of Pediatrics, Committee on Fetus and Newborn, American College of Obstetrics and Gynecologists and Committee on Obstetric Practice: The Apgar score, *Pediatrics* 117:1444–1447, 2006.

American Academy of Pediatrics, Committee on Fetus and Newborn: Clinical report: postnatal glucose homeostasis in late-preterm and term infants, *Pediatrics* 127:575–579, 2011.

American Academy of Pediatrics, Committee on Fetus and Newborn: Hospital stay for healthy term newborns, *Pediatrics* 113:1434–1436, 2004.

American Academy of Pediatrics, Committee on Injury, Violence and Poison Prevention: Policy Statement-Child Passenger Safety, *Pediatrics* 127:789, 2011.

American Academy of Pediatrics, American Heart Association. *Textbook of neonatal resuscitation*, ed 6, Elk Grove, IL, 2011, American Academy of Pediatrics.

American Academy of Pediatrics, Committee on Nutrition: American Academy of Pediatrics: Breastfeeding. In Kleinman R, editor: *Pediatric nutrition handbook*, ed 6, Elk Grove, IL, 2009, American Academy of Pediatrics, p 29.

American Academy of Pediatrics, Committee on Quality Improvement, Subcommittee on Developmental Dysplasia of the Hip: Clinical practice guideline: Early detection of developmental dysplasia of the hip, *Pediatrics* 105:896, 2000.

American College of Obstetrics and Gynecologists: Committee opinion no. 543: timing of umbilical cord clamping after birth, *Obstet Gynecol* 120(6):1522–1526, 2012.

Ballard JL, Khoury JC, Wedig K, et al: New Ballard score, expanded to include extremely premature infants, *J Pediatr* 119:417–423, 1991.

Bickley L: *Bates' guide to physical examination and history taking*, ed 11, Philadelphia, 2012, Lippincott Williams & Wilkins.

Buryk M, Bloom D, Shope T: Efficacy of neonatal release of ankyloglossia: a randomized trial, *Pediatrics* 128:280–288, 2011.

Casey BM, McIntire DD, Leveno KJ: The continuing value of the Apgar score for the assessment of the newborn infants, *N Engl J Med* 344:467–471, 2001.

Cohen BA: Hemangiomas in infancy and childhood, *Pediatr Ann* 16:17–26, 1987.

Cox JL, Holden JM, Sagovsky R: Detection of postnatal depression. Development of the 10-item Edinburgh postnatal depression scale, *Br J Psychiatry* 150:782–786, 1987.

Dagklis T, Defigueiredo D, Staboulidou I, et al: Isolated single umbilical artery and fetal karyotype, *Ultrasound Obstet General* 36:291–295, 2010.

Feldman KW, Smith DW: Fetal phallic growth and penile standards for newborn male infants, *J Pediatr* 86:395–398, 1975.

Freeman JM, Nelson KB: Intrapartum asphyxia and cerebral palsy, *Pediatrics* 82:240–249, 1988.

Gartner LM, Morton J, Lawrence RA, et al: Breastfeeding and the use of human milk, *Pediatrics* 115:2005.

Granese R, Coco C, Jeanty P: The value of single umbilical artery in the predication of fetal aneuploidy: findings in 12,672 pregnant women, *Ultrasound Q* 23:117–121, 2007.

Hillman NH, Caliper SG, Jobe AH: Physiology of transition from intrauterine to extrauterine life, *Clin Perinatol* 30:769–783, 2012.

Imdad A, Bautista RM, Senen KA, et al: Umbilical cord antiseptics for preventing sepsis and death among newborns, *Cochrane Database Syst Rev* (5):CD008635, 2013.

Ishimine P: Fever without source in children 0 to 36 months of age, *Pediatr Clin North Am* 53(2):167–194, 2006.

Jain L, Eaton DC: Physiology of fetal lung fluid clearance and the effect of labor, *Semin Perinatol* 30:34–43, 2006.

Kattwinkel J, editor: *Textbook of neonatal resuscitation*, ed 6, Elk Grove Village, IL, 2011, American Academy of Pediatrics and American Heart Association.

Katz D: Evaluation and management of inguinal and umbilical hernias, *Pediatric Ann* 30:729–735, 2001.

Kelly KB, Ponsky TA: Pediatric abdominal wall defects, *Surg Clin North Am* 93:1255–1267, 2013.

Kliegman R, Behrman R, Jenson H, et al: *Nelson textbook of pediatrics*, ed 18, Philadelphia, 2007, Saunders Elsevier.

Lalakea ML, Messner AH: Ankyloglossia: Does it matter?, *Pediatr Clin North Am* 50:381–397, 2003.

Liggins GC: The role of cortisol in preparing the fetus for birth, *Reprod Fertil Dev* 6:141–150, 1994.

Lincoln M: Car seat safety: Literature review, *Neonatal Netw* 24(2):29–31, 2005.

Lissauer T, Martin RJ, Fanaroff AA, Walsh MC, editors: Physical examination of the newborn. In *Neonatal-perinatal medicine: diseases of the fetus and infant* (vol 1), ed 9, St. Louis, 2011, Mosby, p 485.

Loughnan PM, McDougall PN: Does intramuscular vitamin K1 act as an unintended depot preparation?, *J Pediatr* 32:251–254, 1996.

Mahle W, Martin G, Beekman R, et al: Endorsement of health and human services recommendation for pulse oximetry screening for critical congenital heart disease, *Pediatrics* 129:190, 2012.

Paul IM, Lehman EB, Hollenbeak CS, et al: Preventable newborn readmissions since passage of the newborns' and mothers' health protection act, *Pediatrics* 118:2349–2358, 2006.

Pediatric Eye Disease Investigator Group: Resolution of congenital nasolacrimal duct obstruction with nonsurgical management, *Arch Ophthalmol* 130:730–734, 2012.

Persutte WH, Hobbins J: Single umbilical artery: a clinical enigma in modern prenatal diagnosis, *Ultrasound Obstet Gynecol* 6:216–229, 1995.

Section on Breastfeeding: Breastfeeding and the use of human milk, *Pediatrics* 129:e827–e841, 2012.

Shipman S, Helfand M, Moyer V, et al: Screening for developmental dysplasia of the hip: A systematic literature review for the US preventative services task force, *Pediatrics* 117:e557, 2006.

Simon HK, Tamura T, Colton K: Reported level of supervision of young children while in the bathtub, *Ambul Pediatr* 3(2):106–108, 2003.

Snyder CL: Current management of umbilical abnormalities and related anomalies, *Semin Pediatr Surg* 16:41–49, 2007.

Subcommittee on Hyperbilirubinemia: Management of hyperbilirubinemia in the newborn infant 35 or more weeks gestation, *Pediatrics* 114:297–316, 2004.

Takahashi Y, Kakizaki H, Chan WO, et al: Management of congenital nasolacrimal duct obstruction, *Acta Ophthalmol* 88:506–513, 2010.

Task Force on Sudden Infant Death Syndrome, Moon RY: SIDS and other sleep-related infant deaths: expansion of recommendations for a safe infant sleeping environment, *Pediatrics* 128, 2011.

Thangaratinam S, Brown K, Zamora J, et al: Pulse oximetry screening for critical congenital heart defects in asymptomatic newborn babies: a systematic review and meta-analysis, *Lancet* 379:2459–2464, 2012.

Treadwell PA: Dermatoses in newborns, *Am Fam Physician* 56:443–450, 1997.

Tureen PJ, Deacon J, Hernandez JA, et al: *Assessment and care of the well newborn*, ed 2, Philadelphia, 2005, Saunders.

U. S. consumer product safety commission: Submersions related to non-pool and non-spa products, 2011 report.

U.S. Preventive Services Task Force: Universal screening for hearing loss in newborns: US preventive services task force recommendation statement, *Pediatrics* 122:143–148, 2008.

U.S. Preventive Services Task Force: Ocular prophylaxis for gonococcal ophthalmia neonatorum, *Am Fam Physician* 85(2):195–196, quiz 197–198, 2012.

Wenner Van Vleet M: General care of the newborn. In Elzouki A, Harfi H, Nazer H, et al, editors: *Textbook of clinical pediatrics* (vol 1), ed 2, Heidelberg, 2012, Springer, pp 137–158.

Zipursky A: Prevention of vitamin K deficiency bleeding in newborns, *Br J Haematol* 104:430–437, 1999.

Zitelli B, et al: *Atlas of pediatric physical diagnosis*, St. Louis, 2007, Mosby.

Zywicke H, Rozzelle C: Sacral dimples, *Pediatr Rev* 32:109–114, 2011.

网络资源

bilitool.org An online tool designed to help providers assess the risk of hyperbilirubinemia.

pediatrics.aappublications.org/content/114/1/297.full The full clinical practice guideline regarding the management of hyperbilirubinemia from the American Academy of Pediatrics.

toxnet.nlm.nih.gov LactMed is an online database of drugs and their interactions with breastfeeding.

www.cdc.gov/vaccines Updated childhood immunization schedule from the Centers for Disease Control and Prevention as well as information about vaccines and preventable diseases.

www.childrenshealthnetwork.org/CRS/CRS_pa_index.htm Updated patient information and handouts from Barton Schmitt's Pediatric Advisor. Handouts are available in six other languages.

www.dermatlas.net Collection of dermatology images.

www.healthychildren.org An American Academy of Pediatrics–sponsored parenting website with ample information related to child health and guidance on parenting issues.

www.nichd.nih.gov/sts/Pages/default.aspx Information provided by the National Institute of Child Health and Human Development about sudden infant death syndrome and safe sleep practices for infants.

www.pediatriccareonline.org/pco/ub A website offering multiple resources, including Point-of-Care Quick Reference, AAP Textbook of Pediatric Care, Bright Futures, Antimicrobial Therapy Guide, and a Visual Library. Other tools include Pediatric Care Updates, Algorithms, a Signs and Symptoms Search, and Patient Handouts.

www.seatcheck.org Provides locations for parents to have car seats inspected for proper installation.

www2.aap.org/nrp/index.html Information on the Neonatal Resuscitation Program from the American Academy of Pediatrics and American Heart Association.

第22章　生长和发育

SANFORD R. KIMMEL ■ KAREN RATLIFF-SCHAUB

与其他年龄段人群不同，儿童的生长发育具有程序性、规范化和可预测的特点。这些生长发育通常是有序进行的，并且存在个体差异。在对儿童进行健康监护时，全科医生必须熟悉其正常身体指标范围并理解个体发育中的差异。

生长是一个动态变化的过程，在此过程中，各组织中细胞的大小和数目均有增长，从而导致整个机体在形体上的增大。而发育是组织在形态和功能上的分化与成熟，反映了遗传因素和环境的相互作用。营养、家庭、情感、社会文化、社区影响以及物理因素在儿童心理和生理发育的塑造中起着重要的作用（Vaughan and Litt，1992）。对一种特定的刺激，儿童以其天生的或特殊的方式作出了应答，这反映了他/她的性格。

了解正常和异常生长发育模式，有助于医生帮助儿童最大限度地发挥其潜能。身高和体重是反映儿童整体健康的敏感指标。偏离正常的状态可以反映出儿童现存的疾病或环境中的干扰。表22-1列出了一些导致生长异常的重要原因。

全科医疗中的儿童保健

全科医生有机会在家庭和社区中提供以家庭为中心的儿科服务。诊室设置应体现出"儿童友好型"特点，能够保证儿童安全，至少有一个房间备有可用于测量儿童生长指标的设备，具有可用来测量1.5岁以上孩子血压的血压袖带。电源插座和电源线都应该被安全隔离，具有潜在危害的化学药品和生物危险箱都应当放在儿童够不到的地方，或者是被锁住，以确保不会被好奇的幼儿接触到。美国儿科学会（AAP）的《光明的未来：婴幼儿、儿童和青少年健康监护指南》（Hagan et al.，2008）提供了关于"健康儿童"或"健康少年"随访频率的指南。

一个婴儿或儿童首次就诊时的病史包括出生史、营养史（如母乳喂养和奶粉喂养），生长发育记载、免疫接种记录和环境史（如父母是否吸烟）。在此之后，医生或工作人员还需要进行预期指导，包括伤害预防和对疫苗可预防疾病进行免疫接种。

通过观察亲子间的互动，医生可以了解到父母和孩子（尤其是婴幼儿）之间的关系。那些坐在椅子上看杂志而任凭年幼的小婴儿在检查台上"摇摇欲坠"的家长，相比那些站在孩子身边或将孩子抱在腿上的家长，更应引起医生的关注。通过观察孩子的外观、警觉性、肌肉力量、是否缺水、呼吸状况，同样可以判断家长对儿童的关心程度。心肺检查最好是在孩子坐或躺在家长腿上时进行，而腹部、外生殖器、臀部检查则最好是在检查床上进行。而"HEENT"检查（头部、眼睛、耳朵、鼻子和喉咙）通常是最后进行，因为它最有可能引起不适。

血压监测

高血压在儿童和青少年中越来越常见，自1988年以来，高血压的患病率逐年增加，特别是某些特定人群，如墨西哥裔美国人和黑人（Din-Dzietham et al.，2007）。肥胖，特别是向心性肥胖，可能是其原因之一。由于成年以后潜在的终末器官损伤和心血管风险，推荐在对儿童进行接诊时，对所有3岁以上或3岁以下高风险的儿童进行血压监测（表22-2）。对于小婴儿，则需要自动血压测量仪。血压升高需要进行复查。

指南中将高血压定义为：3次及以上的血压测量值

表 22-1	儿童生长异常的重要影响因素
身材矮小	
家族性	体质性生长延迟
	家族性（遗传性）身材矮小
遗传性	唐氏综合征
	努南综合征
	鲁 - 辛综合征
	骨骼发育异常（侏儒症）
	特纳综合征
	男性先天性肾上腺皮质增生症（儿童期高，成人期矮）
系统性疾病	艾滋病
	哮喘（控制不佳）
	癌症，由营养不良，化疗或放疗引起
	乳糜泻
	慢性心功能衰竭
	先天性心脏病
	Cushing 综合征
	囊性纤维化
	糖尿病（控制不佳）
	内分泌疾病
	胃肠道疾病
	生长激素缺乏症（先天性或获得性）
	心脏病
	垂体功能减退症
	甲状腺功能减退症
	免疫系统疾病
	炎症性肠病（克罗恩病）
	吸收不良综合征
	肺病
	肾病，慢性肾功能衰竭，肾小管酸中毒
	严重混合型免疫缺陷
环境性	营养不良
	社会心理剥夺
	毒素或药物暴露（如铅）
身材高大*	
家族性	体质性生长加速
	家族性身材高大
遗传性	Beckwith-Wiedemann 综合征
	脑性巨人症（Soto 综合征）
	高胱氨酸尿症
	马方综合征
系统性疾病	内分泌疾病
	垂体性巨人症（肢端肥大症）
	甲状腺毒症

*Data from Bell J. Tall stature. In Finberg L, ed. Saunders manual of pediatric practice. Philadelphia：Saunders；1998：728-730

表 22-2	3 岁以下儿童血压测量的指征
早产、极低出生体重或其他新生儿并发症史，需要严密监护	
先天性心脏病（修复后或未修复）	
反复尿路感染，血尿或蛋白尿	
已知的肾脏疾病或泌尿系统畸形	
先天性肾脏疾病家族史	
器官移植	
恶性肿瘤或骨髓移植	
使用可以升高血压的药物治疗	
其他合并高血压的系统性疾病（例如神经纤维瘤，结节性硬化）	
颅内压增高	

*Data from National High Blood Pressure Education Program Working Group on High Blood Pressure in Children and Adolescents：The Fourth report on the diagnosis, evaluation, and treatment of high blood pressure in children and adolescents. Pediatrics. 2004；114：555-576.

超过同性别、年龄和身高儿童平均收缩压 / 舒张压的 95%。高血压前期定义为血压值在 90%～95% 之间；对于青少年来说，血压值大于或等于 120/80mmHg，但小于平均值的 95% 即为高血压前期。由于在制定指南过程中纳入了多种人群，这些指南对所有种族均适用（附表 22-1 和附表 22-2，www.nhlbi.nih.gov/files/docs/guidelines/child_tbl.pdf）。

明确儿童高血压的方法需个体化，且需要考虑到诸如并发症和家族史等个体因素对血压的影响。对于超重或肥胖的儿童，需要考虑代谢综合征的可能性。对于处于第一阶段高血压（BP 大于平均值的 95%～99% 加上 5mmHg）的儿童来说，改变生活方式（包括饮食和锻炼）就足够了。处于第二阶段高血压（BP 大于平均值 99% 加上 5mmHg）的儿童以及合并靶器官损伤的儿童，则需要药物治疗（National High Blood Pressure Education Program Working Group，2004）。

生长指标的测量

重点

- 所有儿童健康体检均需要测量身高和体重。
- 小于 24 个月的儿童需要测量头围，大于 3 岁的儿童需要测量血压。
- 在 NCHS 生长曲线图上绘图可以显示正常生长过程。
- 如果儿童生长发育曲线超过正常曲线范围，需要寻找导致显著偏离的原因。

体重、身长和头围是婴儿常规检查中最常用的测量指标。测量2岁以下婴幼儿的总身长，最准确的方法是让婴儿平躺在检查床上，测量头顶到足跟的距离。将儿童的头部垂直置于一个固定板的平板上，臀部和膝盖完全伸展，足底抵在一个活动的平板上。年长的儿童则需要测量脱鞋后的站立高度，使用身高测量仪，测量时足跟和后背应贴近墙面。无论年龄大小，均需要摆正头位，使得外眼角与外耳道对齐，并垂直于测量平面（Halac and Zimmerman，2004）。每次测量体重时，最好穿相同的衣服，婴儿最好不要穿衣服，年长的儿童可以穿轻便的衣服，但不要穿鞋。测量之后，在对应年龄和性别的生长曲线图上描绘身高和体重的点，这些图是由国家健康统计中心（National Center for Health Statistics，NCHS）开发（附图22-1，或从网站下载：http://www.cdc.gov/growthcharts/clinical_charts.htm）。

对于大多数儿童和青少年来说，体重指数（body mass index，BMI）是衡量肥胖程度的可靠指标，且具有年龄和性别的特异性。BMI低于该年龄的5个百分位为体重过低，第5百分位到第85百分位为正常体重，第85到第95百分位为超重，第95百分位以上为肥胖（CDC，2009）。在上述网络资源中同样可以获得BMI表。

头围反映了颅骨及其内容物的生长。在生命最初的2年里，常规体检中应对其进行测量并记录大小，而且，任何年龄的儿童在首次接诊时都需进行这一项的检查。通常使用一种皮软尺进行测量，围绕枕骨、顶叶和前额突起，来测得最大周长。头围偏小（小头畸形）的原因包括：家族性、颅缝早闭、先天性病毒感染、胎儿药物综合征、潜在的骨骼畸形，或继发于创伤、感染或异形综合征。头围偏大（大头畸形），通常是由脑积水引起的，但也可能是家族性的、颅内出血、肿块或颅骨增厚所致，或与脆性X综合征及其他疾病相关（Green，1986）。

正确使用和解释生长曲线图

网站上的附图22-1所示的生长曲线是由NCHS（2000）对美国营养良好的儿童进行调查之后进行修订的版本，它适用于美国各个种族和经济水平的儿童。这些图表提供了各个年龄段儿童体重和身高/身长的正常范围。3岁以下儿童需要在表格中记录其平躺时的身长，而2～18岁儿童需要记录其站立时的身高。早产儿需要根据其早产的程度进行年龄调整，直至2岁，因为大部分追赶性生长会在这个阶段完成。若身高或体重高于第95百分点或低于第5百分点时医生应当警觉可能出现的异常情况，但有些时候，这也可能只是正常

范围的边界而已。

婴儿的线性生长是以多个飞跃方式来实现，而非持续的过程（Lample et al.，1992）。在长期随访过程中记录儿童的身高和体重，并将其描绘成个人的生长曲线，有助于医生将儿童当前的生长状况与过去的情况进行对比。线性生长速度，即身高增长速度，在1岁前增长速度为每年25cm，1岁以后开始下降，直至6～7岁会降到青春前每年5～6cm的增长速度（Miller and Zimmerman，2004）。在青春期，生长又会有一次突增。无论儿童的绝对生长百分点是多少，若其生长曲线均与正常曲线平行，那么该儿童就具有正常的生长速度。

相比之下，若儿童的身高或体重超过多个百分点或线性生长速率低于4cm/y，则需要进一步评估可能导致生长加速或减速的营养、社会心理或器质性问题（Lipsky and Hormer，1988）。遗传性身材矮小的儿童出生时具有正常的身高和体重，但通常在2～3岁达到遗传的最大潜力，其生长百分位开始下降（Halac and Zimmerman，2004）。

仔细测量和绘制生长指标是随访儿童生长状况最准确的方法，而近似生长指南可以帮助医生记住并形成孩子生长状况的整体印象（表22-3）。

家族性矮小和体质性生长延迟

每个儿童的成熟速率，或Boas所说的"生长速度"，都是不同的（Tanner，1986）。体格矮小在儿童中约占2.5%，其定义为身高低于平均身高2个标准差（SD）以下（Miller and Zimmerman，2004）。如果一个孩子的生长超出正常范围，那么有效的做法是获取其左手和手腕的骨龄X线片，并将之与相应的年龄标准进行比较。只有大于2岁的儿童才能准确的识别干骺端的骨化中心。表22-4列出了一些使骨龄加速或减速的原因。成年身高的平均预测值可以有效判断孩子是否充分发挥其遗传潜能。成年身高的平均预测值计算如下（Rogol，2004）：

男孩的平均身高 = [父亲身高 + (母亲身高 + 13cm)]/2

女孩的平均身高 = [(父亲的身高 − 13cm) + 母亲的身高]/2

体格偏矮的儿童或青少年若骨龄小于生理年龄，则其生长潜力比那些骨龄等于生理年龄的儿童要强。若排除可以导致体格偏矮的身体原因，骨龄落后的儿童可能会有体质性生长延迟的情况。而这些儿童大部分都是在出生时具有正常身高和体重的男孩，在最初的2年内其生长速度减慢，随后恢复正常。在此之后其生长

表 22-3　儿童近似生长指南

年龄	身高或身长（ht）	体重（wt）
新生儿	平均 50cm（20 英寸）	平均 3.4kg（7.5 磅）
新生儿~3 个月	—	体重平均增长：1kg/ 月（1 盎司 / 天）
3~12 个月	—	Wt（kg）=［年龄（月）+9］÷2 Wt（lb）=年龄（月）+11*
12 个月	平均 75cm（30 英寸）	出生时体重的 3 倍
12~24 个月	每年增长 >10cm	每月增长 0.25kg
>5 岁	>5cm/y，直到出现青春期生长飞跃	2.3kg/y，直到出现青春期生长飞跃
2~12 岁	Ht（cm）=［年龄（岁）×6］+77 Ht（in）=［年龄（岁）×2.5］+30*（例如 4 岁的小孩 =40 英寸）	1~6 岁： Wt（kg）=［年龄（年）×2］+8 Wt（lb）=［年龄（年）×5］+17* 7~12 岁： Wt（kg）=［年龄（岁）×7−5］÷2 Wt（lb）=年龄（岁）×7+5*
青春期	8~14cm/y	

*Modified from Needleman RD. The first year. In Behrman RE, Kliegman RM, Jenson HB, eds. Nelson textbook of pediatrics. 17th ed. Philadelphia：Saunders；2004：31.

表 22-4　身材矮小的原因及与骨龄、生长率的关系

骨龄小于年龄	**生长率正常或略有下降** 基础生长延迟 **生长率下降** 内分泌失调 库欣综合征 生长激素缺乏 慢性全身性疾病 克罗恩病 心脏衰竭 肾功能衰竭 严重营养不良 严重的心理剥夺
骨龄等于年龄	**生长率正常或略有下降** 家族矮小的身材 骨骼发育不良 疳 **生长速率下降** 染色体病症 唐氏综合征 特纳综合征
骨龄大于年龄	**生长速率早期上升，但成年后下降** 先天性肾上腺皮质增生 外源性雄激素类固醇 性早熟

速度在生长曲线上会处于较低的百分位，直到出现青春期生长飞跃和发育，而其青春期通常比同龄人要晚一些。生长发育迟缓通常具有相应的家族史（Bareilleand Standhope，1998）。这些孩子的骨龄与他们的身高年龄相符，即其身高处于生长曲线上第 50 个百分位。

家族性体格偏矮的儿童通常会有偏矮的父母或亲属。通常，这些儿童具有正常的出生体重和身长，但是在最初的 2~3 年里其生长速度会下降。他们的生长曲线会平行于正常的曲线，但随后落于第 5 百分位之后（Bareille et al.，1998）。骨龄与其生理年龄相一致，但低于身高年龄。美国食品药物管理局（FDA）已经批准使用重组生长激素来治疗隐源性体格偏小，预测其可以使身高增加超过 7cm（Miller and Zimmerman，2004）。由于潜在的副作用和昂贵的费用，需要与儿童生长异常方面的专家共同讨论治疗的可行性。

青春期生长发育

所有的孩子发育速度都不相同，一些会成熟较早，而有一些会成熟较晚。这种差异在青春期最为明显。而 NCHS 生长曲线已经将年龄延长至 20 岁。Tanner 和 Davis（1985 年）利用早期 NCHS 的数据，制定了身高和体重的生长速度曲线，该曲线对早熟或晚熟的儿童同样适用。同时，这些表格还对青春期各个阶段特征进行了描述（表 22-5）。

表 22-5　男孩和女孩的性成熟阶段

阶段	男性生殖器	阴毛	女性乳房
1	青春期前:睾丸,阴囊和阴茎均为儿童大小	无;可能有一些绒毛,超过腹部	青春期前:只有乳头隆起
2	阴囊皮肤变红,有轻微肿大;阴茎几乎没有增大	长而稀疏,略带色素,阴毛柔软,直或轻微卷曲,主要在阴茎底部或沿着阴唇分布	乳房萌芽阶段;乳房和乳头形成一个小丘;乳晕直径增大
3	阴囊进一步增大;阴茎增大(主要是长度)	颜色加深、浓密、卷曲;稀疏地散布在耻骨联合处	乳房和乳晕进一步扩大,轮廓尚未分明
4	阴囊进一步增大、颜色加深,阴茎增大(特别是在宽度上);龟头发育	成人型阴毛,未延伸到大腿,比成人覆盖的范围小	乳晕和乳头突出,形成第二丘;10% 的女孩未出现乳晕丘的发育,20% 轻微发育;当存在时,该隆起可持续到成人阶段
5	成年人的大小和形状	成人的数量和类型,延伸到大腿,但没有超过腹白线	成熟的女性;乳头和乳晕发育成一般轮廓的乳房
6	—	扩展至白线(80% 的男性,10% 的女性)	—

Modified from Tanner JM. Normal growth and techniques of growth assessment. Clin Endocrinol Metab.1986;15:436.

在美国,女孩出现青春期的平均年龄为 9 岁,在 11.5 岁时达到生长高峰(对于早熟或晚熟者,其范围在 9.7～15.3 岁之间)。而男孩出现青春期的平均年龄为 10 岁,在 13.5 岁时达到生长高峰(范围:11.7～15.3 岁)(Tanner and Davis,1985)。由于男孩的青春前期时间比女生多两年,且最快生长速度比女孩要高,因此他们的最终身高要高于女生。头、手和脚首先达到成人的大小,其次是腿部长度、躯干长度(青春期生长飞跃的主要部位)和身体宽度。青春期男孩的肩宽比女孩更宽,而女孩的臀宽则较大些。青少年不必焦虑,因为他们的身形比例(包括手和脚)最终会变得更有比例。男孩的肌肉容积和力量比女孩的大,但脂肪较少。这是由于雄激素分泌增加的缘故,雄激素还可以增加红细胞大小和血红蛋白含量(Tanner,1986)。

青少年在骨骼和体格方面的生长突增与生殖系统的发育密切相关。尽管每个人性成熟开始的时间和发育速度均有所不同,但各性别的发育顺序是相同的(图 22-1 和图 22-2)。女孩在 7～8 岁之前、男孩在 9 岁以前出现第二性征需要考虑性早熟。相反,如果女孩在 13 岁、男孩在 14 岁还未出现性发育现象,则需要考虑发育延迟(Plotnick,1999)。

男孩出现性发育的最早征象是睾丸和阴囊的生长,阴囊皮肤变红出现褶皱。此后 6 个月内出现阴毛,随后 12～18 个月内阴茎增大,且在 2～2.5 年内出现生长高峰(Copeland,1986)。通常在阴毛生长 2 年后,腋毛开始出现(第 4 阶段阴毛),但具有较大的变异性。有些男孩在青春期后期会出现乳房的增大。当生长速度达

到高峰后,男孩的精囊发育成熟、胡子发育完全并开始变声。然而,声音的改变出现的较晚并且是一个渐进的过程。

乳房发育是女孩青春期发育的第一征象,通常情况下与青春期生长突增同时出现,在乳房和阴毛发育

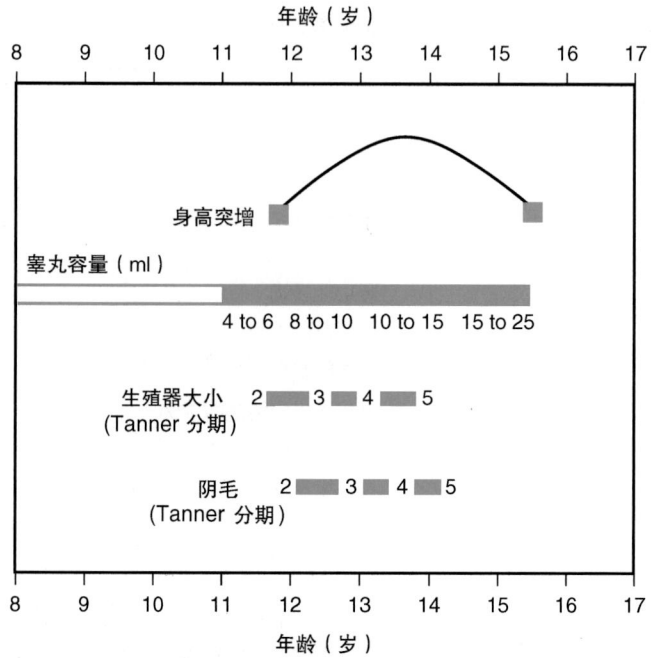

图 22-1 普通美国男孩青春期发育顺序(Modifed from Brookman RR, Rauh JL, Morrison JA, et al. The Princeton maturation study;1976, unpublished data for adolescents in Cincinnati, Ohio. In Copeland KC, Brookman RR, Rauh JL, eds. *Assessment of pubertal development.* Columbus, OH: Ross Products Division, Abbott Laboratories;1986:4.)

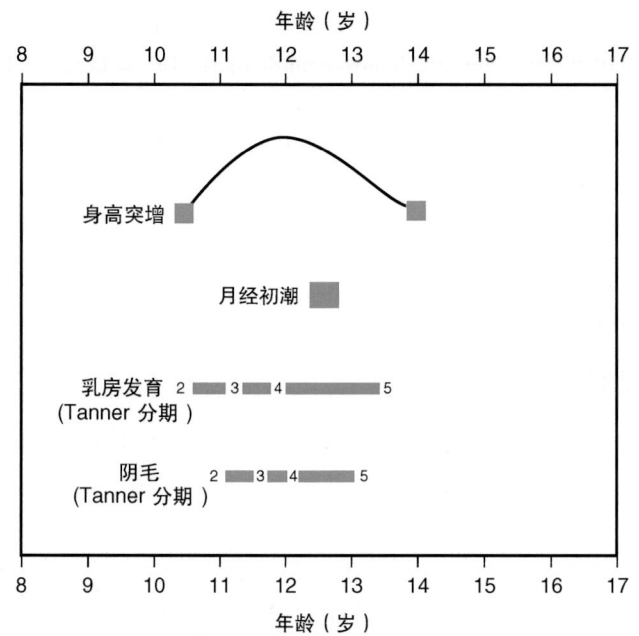

图22-2 普通美国女孩青春期发育的顺序（Modifed from Brookman RR, Rauh JL, Morrison JA, et al. The Princeton maturation study; 1976, unpublished data for adolescents in Cincinnati, Ohio. In Copeland KC, Brookman RR, Rauh JL, eds. *Assessment of pubertal development.* Columbus, OH: Ross Products Division, Abbott Laboratories; 1986: 4.）

的第三阶段达到高峰。子宫、阴道与乳房同时发育，但月经初潮通常在乳房和阴毛发育至第四阶段时才会出现。尽管已经错过高峰速度，月经初潮后女孩的身高通常还会增加6cm。早期的月经可能是不规律和无排卵的，但也不能因此推断月经早期女孩无生育能力（Tanner，1986）。

健康儿童的筛查

重点

- 所有新生儿在出生一个月内要进行听力筛查。
- 所有体检均应进行眼部检查，视力筛查应从3岁开始。
- 从15个月开始提供纪律指导。

儿童预防保健服务通常包括对健康状况的筛查，早期发现和治疗疾病可以预防或消除今后更严重的问题。筛查检测应采用成本效益的方法，检测大多数有该问题的人（敏感性），同时排除无疾病的人（特异性）。在城市中，婴儿期的长期持续保健与针对贫血、铅和肺结核的高检出率有关（Flores et al.，2008）。

听力和视力筛查

早期筛查、干预听力和视力缺陷对儿童长期功能发展非常重要。有严重听力障碍的儿童丧失了学习语言的机会，其在交流、认知、阅读和社会情感发育方面会落后于同龄人，影响长期教育和工作能力（AAP Joint Committee on Infant Hearing, 2007）。在不考虑危险因素的前提下，所有出生1个月以内的婴儿都应接受听力筛查。没有通过筛查的儿童应在3个月内时进行完整的听力评估，经筛查存在听力缺陷的儿童应在6个月内接受适当治疗，以确保最佳疗效。无论新生儿筛查的结果如何，推荐继续进行听力功能检查。当存在发育迟缓及其他危险因素（表22-6），特别是在语言方面，以及父母对婴儿听力有担忧的情况下，即使新生儿筛查结果正常且没有听力障碍的危险因素，也应及时进行完整的听力评估（Hagan et al.，2008）。听力损失的分级列在表22-7中。

视力评估是新生儿常规健康检查的一个推荐项目。在幼儿时期（<3岁），视力评估和眼部检查通常是主观的。高危的儿童，例如早产、视网膜母细胞瘤或青光眼的家族病史、严重的发育迟缓或神经系统疾病，应该被

表22-6 儿童听力丧失延迟发作的危险因素

护理人员对听力，言语，语言或发展迟缓关注度
永久性儿童听力丧失家族史
新生儿重症监护时间超过5天
宫内感染（例如巨细胞病毒）
颅面异常（例如耳坑，耳道缺陷）
已知与听力丧失有关的综合征（例如神经纤维瘤病）
神经退行性疾病（例如弗里德赖希共济失调）
产后感染（例如脑膜炎）
头部创伤（例如基底颅骨/颞骨骨折）
化疗

Modified from Hagan JF, Shaw JS, Duncan PM, eds. Bright futures: guidelines for health supervision of infants, children, and adolescents. 3rd ed. Elk Grove Village, IL: American Academy of Pediatrics; 2008: 232.

表22-7 听力损失分级

听力受损	听觉阈值（dB）
无	10～25
轻度	26～40
中度	41～55
中度-重度	56～70
重度	71～90
极重度	>91

转诊给有经验的儿童眼科医生。美国预防服务工作组(USPSTF)建议所有儿童在 3～5 岁之间至少进行一次视力检查,特别是检测弱视或其危险因素(例如斜视),这些危险因素在 2%～4% 的学龄前儿童中出现(USPSTF,2011,B 级证据)。检测时会使用一些标准视力检测系统,如 Allen 卡片,该卡片具有一些很容易识别的图片。3～4 岁的儿童正常视力在 20/30～20/40 范围内,在学龄早期会增加到 20/20。专门的眼部检查应该包括弱视检查(图片中有超过一条线的差异)(推荐等级:B)。对疑似弱视或斜视的儿童,应进一步评估以预防长期视力丧失。在学龄期、青春期,以及出现其他迹象的时候,如眯眼或抱怨不能在学校看到黑板,应该进行常规筛查(Hagan et al.,2008)。

缺铁性贫血的筛查

美国预防服务工作组近期发现,6～12 个月龄无症状婴儿需要进行常规缺铁性贫血(IDA)的筛查,目前没有足够的证据支持或反对这一观点(USPSTF,2006)。用静脉血红蛋白评估贫血比末梢血红蛋白更加准确;血清铁蛋白可以作为铁缺乏的验证性检验(Baker et al.,2010)。然而,真正的缺铁要比缺铁性贫血更加普遍。有证据表明,患有严重贫血的儿童即使接受了补铁治疗,在 10 年后仍然表现出行为和发育缺陷(Lozoff et al.,2000)。美国儿科学会(APP)建议针对 1 岁左右的儿童进行大范围的贫血筛查。筛查应该包括对风险因素的评估,包括早产或低出生体重的出生史,纯母乳喂养超过 4 个月无补充铁,或者在断奶时吃低铁的全脂牛奶或其他食物。如果这些危险因素存在,可以在任何年龄进行选择性筛查(Baker et al.,2010)。

铅中毒的筛查

铅具有神经毒性,能够对智力和行为功能产生影响,疾病预防控制中心将血铅水平 >= 5μg/dl 定义为高血铅水平(CDC,2013)。

由 2007～2010 年全国健康与营养调查研究的数据可知,在 1～5 岁的儿童中,血铅水平 >= 5μg/dl 的比例是 2.6%,其中非西班牙裔黑种人有 5.6%,墨西哥裔美国人有 2.6%,非西班牙裔白种人有 2.4%。然而,大约 7%～40% 的移民和难民儿童,特别是来自近东、非洲、亚洲和中美洲或加勒比国家的儿童,有很高的血铅水平。因此,这些 6 个月到 16 岁的孩子在到达美国后,应该在 30～90 天内接受筛查(CDC,2013)。同时,还应进行缺铁性贫血的筛查,因为其是高血铅水平的一个重要危险因素。州或第三方支付机构(如医疗补助计划)建议,应针对性地筛查特定的儿童群体,具体信息可在 http://www.cdc.gov/nceh/lead 获得。需要筛查的儿童包括:①家长或监护人认为有暴露的危险;②兄弟姐妹或亲密玩伴的血铅浓度较高;③父母或监护人在职业或娱乐中接触铅;④家庭成员使用传统草药或偏方或化妆品;⑤由于当地的环境,健康部门认为该家庭有铅暴露风险,如居住在高风险的地区(Wengrovitz and Brown,2009)。

结核筛查

2007 年,全球约有 1000 万新发或复发结核病例,有 180 万人死于结核,主要集中在低收入国家(Marais et al.,2009)。在美国,活动性肺结核发病率较低,但经估计仍有 1000 万～1500 万人有隐性结核感染(latent tuberculosis infection,LTBI)。结核病 6 个高危人群包括:儿童、外国出生者、艾滋病毒感染者、流浪者、劳改所拘留犯和因犯,以及密切接触者(CDC,2005)。目前推荐对儿童进行选择性而非普遍性结合感染筛查。LTBI 的高危因素包括:①既往结核菌素皮肤试验阳性;②出生在结核病高发国家(如中国、印度、墨西哥、菲律宾群岛、越南和一些非洲国家);③在高发国家的非旅游区停留超过 1 周;④与结核病感染者接触;⑤家庭成员中有 LTBI(CDC,2005)。建议儿童使用结核菌素皮肤实验,因为对于儿童来说,该实验结果与干扰素 -γ 释放试验结果吻合(Connell et al.,2008)。

纪律

家长经常询问全科医生一些关于纪律的问题。纪律是 15～18 月龄儿童预期指导中的首要问题(Hagan et al.,2008)。有效的纪律有三个组成部分:①父母和孩子之间积极的、关爱的关系;②积极强化策略以增加预期行为;③处罚或移除强化措施以减少或消除非期望行为。尽管经常与惩罚相混淆,纪律实际上意味着教育。所有的儿童都能从引导和条理性中受益,大多数儿童都需要偶尔的纪律。最好的纪律具有一致性,且考虑儿童的发育水平和儿童看问题的角度。有效的策略包括改善环境(例如对儿童安全带房屋构造),分散注意力,重新定向,给予合适的选择,以及出去玩。虽然许多家长会打孩子屁股(Regalado et al.,2004),但体罚是有争议的,并有潜在的长期负面影响(Smith,2006)。其他的纪律方法从长远来看更加有效,因此应该得到应用。有些家庭可能需要密切的帮助,医生应该知道当地有哪些针对家长的教育资源。

营养

重 点

- 母乳是婴儿的推荐食物，也是婴儿配方奶粉的标准。
- 母乳喂养的婴儿和每天摄入少于 1L 的维生素 D 强化牛奶或配方奶粉的婴儿，需要给予维生素 D 补充剂。
- 4～6 个月以上婴儿或 2 周以上的低出生体重婴儿（LBW），需要开始铁强化辅食。
- 对以下儿童记录空腹脂肪情况：血脂异常的家族史，早发血管动脉粥样硬化性疾病，或个人风险因素，如超重、高血压、吸烟和糖尿病。

婴儿期到青春期

正常的体格生长和认知发育依赖于合理的营养。研究发现，相对于正常儿童，患有严重缺铁性贫血的婴儿和幼儿在语言和总体 IQ 的得分较低，且在算数和写作的成绩较低，即使在接受治疗 10 年之后这种现象依然存在（Lozoff et al., 2000）。据报道，虽然早年缺铁与行为异常并不直接相关联，但行为异常的发生率仍在升高。在第三次国家健康和营养调查（1988～1994 年）中，12～16 岁的女孩中有 7.2% 缺铁，但只有 1.5% 表现出贫血症（Halterman et al., 2001）。与没有铁缺乏的女孩相比，青春期具有铁缺乏的女孩数学测验得分显著降低。在世界范围内，包括北美地区，均有关于儿童和青少年的维生素 D 缺乏或不足的报道（Wagner and Greer, 2008）。无论是母乳喂养期间母亲和孩子的交流，还是在晚餐时期讨论当天发生的事情，用餐时间都代表了一个家庭交流的时间。

在美国营养不良仍然是一个问题，尤其是不适当的营养导致的超重和肥胖已经越发普遍。NHANES 最近的研究显示，2～19 岁女孩中超重（BMI≥95%）的比例从 1999～2000 年的 13.8% 上升到 2003～2004 年的 16%，而 2～19 岁的男孩则是从 14% 上升到 18.2%（Ogden et al., 2006）。儿童期 BMI 增高与多种健康问题有关，包括高血压、睡眠呼吸暂停、哮喘、多囊卵巢综合征、2 型糖尿病、胃食管反流和骨关节问题（Benson et al., 2009）。对超过 6000 多名儿童和青少年进行的全国性调查发现，至少有 30% 的儿童吃"快餐"，与不吃快餐的儿童相比，这些儿童摄入的总脂肪、总碳水化合物、糖添加剂和含糖饮料更多，而牛奶、水果和非淀粉类蔬菜的量较少（Bowman et al., 2004）。

在 10～15 岁的儿童中，每天观看电视的时间超过 5 小时的儿童，其 BMI 大于 85% 的危险度是每天仅观看 0～2 小时的儿童的 4 倍以上（Gortmaker et al., 1996）。纽约州一项针对低收入家庭学龄前儿童的调查发现，卧室里有电视机的儿童每周观看电视和录像带的时间比没有电视机的孩子多 4.6 个小时。在这个群体中，每天多看一个小时的电视，发生超重（BMI > 85%）的危险度增高 1.06 倍（Dennison et al., 2002）。经常看电视会导致活动减少，过量摄入高热量垃圾食品，最终导致肥胖（Dietz and Gortmaker, 1985）。相反，为了追求达到媒体所提出的完美女性形象而节食可能会导致饮食紊乱，例如贪食或厌食（Dietz and Gortmaker, 1985）。CDC 提出了 24 项预防美国人肥胖的方法，包括增加健康食品和饮料的可及性和选择性，限制公共服务领地区非健康食品和饮料的供给，增加学校的体育活动（Khan et al., 2009）。

婴儿和幼儿

出生前 6 个月的婴儿每天大约需要 120kcal/kg 的热量以满足基础代谢、生长和活动的需求。低出生体重儿（Low-birth-weight，LBW）可能每天需要 130～150kcal/kg 的能量来完成生长追赶。出生前 3 个月内，体重增长应该为 25～30g/d，3～6 个月时降低为 15～20g/d，6～12 个月为 10～15g/d（APP, 2009）。大量的运动，疾病（如囊性结节）或一些症状（如发热），都可能增加能量需求。对于小于 6 个月的婴儿来说，常规的液体需要量为 130～190ml/（kg•d），发热时则需要增加体液供给量（Barness and Curran, 1996）。

母乳的成分因时间，日期和母体营养状况而异，而且其营养物存在个体差异。婴儿配方奶粉含有的蛋白质比母乳多约 50%，与母乳相似，脂肪含量为 40%～50%（表 22-8）。从 2 岁开始，脂肪能量的需求逐渐降低到总能量的 30% 左右，其中饱和脂肪酸含量少于 10%，膳食胆固醇含量少于 300mg/d（APP, 2009）。

12 月龄内的足月婴儿理想食物是母乳。Oliver Wendell Holmes 曾经写到："在为婴儿配制营养乳时，一对结实的乳房比学识渊博教授的两个大脑半球更加优秀"（Cone, 1979）。母乳是新鲜的，有适宜的温度，并且通常不含污染的细菌。其耐酸的乳清蛋白中包含分泌型免疫球蛋白 A（sIgA）、α- 乳清蛋白和乳铁蛋白（一种运输铁并抑制肠内许多细菌生长的乳清蛋白）。母乳中的蛋白质主要由乳清蛋白组成，这种蛋白比牛乳蛋白营养价值更高，且更易消化吸收（APP, 2009）。

市面上买的牛乳和大豆配方奶粉必须含有更高的

蛋白质以补偿其质量的不足（表 22-8）。然而，对于那些无法哺乳或倾向于奶瓶喂养的母亲来说，这两种选择都不错。推荐先天性乳糖酶缺乏或半乳糖血症的婴儿使用大豆配方奶粉，对不耐受牛奶的婴儿可以尝试使用，但大豆配方奶粉不应用于早产儿。因为一些对牛乳蛋白过敏的婴儿可能同时对大豆蛋白产生过敏反应，建议试用蛋白质充分水解的奶粉，以防止出现牛奶过敏或吸收不良。这些不含乳糖，且含有中链甘油三酯，可帮助脂肪吸收（APP，2009）。

推荐 12 个月内的婴儿试用母乳或铁强化的婴儿配方奶粉。牛乳不适合婴儿，因为其中蛋白质，钠，钾和氯化物的含量较高，摄入会增加肾脏的负荷。此外，铁、锌、必需脂肪酸、维生素 E 和其他微量营养素不足可能导致相应的营养缺乏。在年龄小于 12 个月的婴儿中，喂养牛乳可能会出现肠道失血。尽管可以增加摄入量，非常低脂的牛奶仍然缺乏足够的能量。由于母乳中的铁非常容易吸收，母乳喂养的足月儿在 4～6 月龄内很少发生 IDA。足月婴儿每天需要 1mg/kg 的铁，而铁强化的婴儿谷物或肉是铁元素的良好来源。所有早产儿或低出生体重儿每天至少需要 2mg/kg 的铁元素，从 2 周开始直至 12 个月（APP，2009）。需要提醒家长的是铁过量可能引起中毒，因此需要谨慎。

6 个月到 3 岁的儿童若不饮用含氟水或饮料，则需要给予 0.25mg/d 的氟补充剂。母乳只含有少量的具有生物活性的维生素 D，在母乳喂养的婴儿、深色皮肤色素沉着的婴儿，以及很少接触阳光的年长儿会出现佝偻病。因此，所有母乳喂养、部分母乳喂养、非母乳喂养的婴儿和维生素 D 强化配方奶或奶粉摄入不足 1000ml/d 的大龄儿，需要每天补充 400IU 维生素 D，从出生后几天内即开始，直到婴儿或幼儿每天摄入的维生素 D 强化配方奶或奶粉达到 1000ml（APP，2009）。慢性脂肪吸收不良的婴儿需要更高剂量的维生素 D。若母亲为严格的素食主义者，在进行母乳喂养时，应对婴儿补充维生素 B_{12}。

WHO 和 APP 建议 6 个月内的婴儿接受严格的母乳喂养。当婴儿身体充分准备好时，可以在 4～6 个月龄之间添加安全营养的辅食。添加辅食的顺序并不严格，但每次只能添加一种单一成分的辅食，尝试一周，以观察可能的过敏反应，然后才能添加其他食物或混合食物。单一谷类的婴儿麦片，例如大米（缺乏谷蛋白）通常具有良好的耐受性，而且可以补充强化铁。自制婴儿食品不应添加盐或糖。蜂蜜与婴儿肉毒素中毒有关，不应给予 1 岁以下的婴儿食用。可以在婴儿 8～10 个月大的时候给予磨牙饼干或剁碎的食物。但是，不应该给婴儿或幼儿提供爆米花、坚果和圆形糖果等食物，因为存在呛咳、误吸，甚至死亡的危险。含有潜在危险的食物，如热狗、葡萄，必须切成小块，且必须有监护人在场。12～15 个月的幼儿需要逐渐从奶瓶过渡到饮水杯，且不鼓励睡前吃东西，因为可能会引起龋齿（APP，2009）。

幼儿的食物，每天甚至是每一餐都不同。因为儿童不能为自己选择均衡的饮食，家长必须提供营养、安全和适宜生长的食物，且正餐和加餐应该规律。每次用餐时，孩子都应该坐在规定的位置上，不能被其他事物

表 22-8　常用奶与婴儿奶粉的比较

奶或奶粉	kcal/30ml	蛋白质（g/dl）	碳水化合物（g/dl）	碳水化合物类型	脂肪（g/dl）	铁（mg/L）	注释
母乳	20	1.0	6.9	乳糖（为主）、葡萄糖、低聚糖	4.4	<0.1	小絮凝物易于消化，铁易吸收
全脂牛奶	19	3.3	10.0	乳糖	3.7	少量	凝乳不容易消化，会导致肠道失血。12月前请勿使用
脱脂牛奶	43	6.9	10.0	乳糖	7.6	少量	凝乳更柔软，更小，不易过敏。稀释并加入葡萄糖制成 20 千卡/盎司的配方
配方奶粉（基于牛奶）	20	1.4～1.7	6.9～7.5	乳糖	3.4～3.8	4.7～12.2*	美国儿科学会只推荐铁强化配方
副配方（基于大豆）	20	1.7～1.8	6.8～7.4	玉米糖浆、玉米糖浆固体、蔗糖、玉米麦芽糖糊精	3.4～3.7	12～12.2	如果乳糖酶缺乏素食，半乳糖，或牛奶过敏，可以使用

* 铁强化配方

† 此配方有时会与牛奶蛋白发生交叉反应

Modifed and compiled from Kleinman RE, ed. Pediatric nutrition handbook. 6th ed. Elk Grove Village, IL: American Academy of Pediatrics; 2008: 1250-1265.

干扰，例如电视（APP，2009）。学龄前儿童应当给予小分量的食物，让孩子决定自己吃多少，当孩子需要时，可以提供更多食物。大分量的食物可能会在后期导致肥胖。食物类型和分量的指南可以从美国农业局的 Choose My Plate 网站（http://www.choosemyplate.gov）获得，该指南根据个人的年龄、性别和活动量，提供了关于谷类、蔬菜、水果、奶制品的摄入量的建议。

挑食但是整体生长良好的幼儿和学龄前儿童的家长应得到相关指导。家长需要提供各种有营养的食物，例如水果和蔬菜，引导孩子挑选食物，并记住，在孩子接受一种食物之前，需要 8～10 次的接触（APP，2009）。吃饭不应该像打仗，因为强迫孩子吃干净盘子中的食物，可能会导致对该食物的厌恶，或者后期诱发肥胖。不鼓励在看电视时吃零食或吃东西，而应该鼓励体育锻炼。

饮食习惯健康、摄入食物多元化的儿童通常不需要再补充多种维生素。不吃乳制品、肉类或鸡蛋的儿童需要补充维生素 B_{12}，并有维生素 D 缺乏的风险，特别是在缺乏足够的阳光照射或大量皮肤色素沉着时。严格素食饮食的孩子，其铁和钙摄入量通常较低，需要进行补充。通常，他们摄入的锌含量低，因此需要通过锌强化的食物或成人食物来补充。1～3 岁儿童，推荐的纤维摄入量为 19g/d，4～8 岁儿童为 25g/d。大量的纤维摄入可能会降低高能量食物摄入并抑制一些矿物质的吸收（APP，2009）。

吸收不良或溶血性贫血的儿童可能需要补充叶酸。一些家长坚持使用维生素补充剂，虽然孩子没有明显不良反应，仍建议家长使用那些不超过参考饮食摄入量的维生素制剂，参考饮食摄入量由国家科学院医学研究所建立的。应特别注意，维生素 A 和维生素 D 过量可能导致中毒。

青少年

青少年比其他年龄段的孩子更可能出现营养缺乏，因减肥、文化差异等各方面原因，他们可能会不吃正餐、吃很多零食甜食、吃更多的快餐并且跟随时尚食谱。十几岁孩子可能用软饮料、咖啡、茶和含酒精饮料替代牛奶和果汁，从而降低了钙和维生素 A 和 C 的摄入量。青少年铁的摄入量不足，除了与女性经期失血有关外，还因为摄入量不能满足他们瘦体重和血红蛋白数量的快速增长。锌也是生长和性成熟所必需的。大多数青少年的摄入量并没有达到推荐的 1300mg/d 钙量（APP，2009）。

青少年之间的能量需求差异很大，这取决于他们的性别、活动量和所处的青春期阶段。久坐不动的女孩能量需要量为 1600～1800kcal/d，男孩为 1800～2200kcal/d。中度活动需要增加 200kcal/d，而那些非常活跃的孩子则需要增加 200～400kcal/d 的能量（Daniels and Greer，2008）。BMI 正常的健康妊娠妇女需要控制其分娩前饮食，使总体重增加 11.5～16kg，或在孕中期和孕晚期每天增加 300kcal 的能量。孕中期和孕晚期时每天蛋白质增加量分别是 15g 和 27g。在孕中期和孕晚期，大多数孕妇需要补充不同形式的铁，其需求量约为 30mg/d。由于缺锌具有致畸风险，怀孕的青少年需要每天补充 13mg 的锌和 1mg 的铜。所有具有生育能力的女性，需要在每天 400μg 的膳食叶酸摄入量的基础上，增加 400～600μg 的叶酸摄入，以降低神经管畸形的风险。同时，孕妇还需每天摄入 1300mg 的钙质（APP，2009）。

胆固醇的推荐量

目前不推荐对儿童高胆固醇血症进行普遍筛查。以下情况需要测量空腹血脂：有血脂异常家庭史、早发冠心病（男性≤55 岁，女性≤65 岁）、外周血管或脑血管疾病家族史。此外，家族史不详，或有其他风险因素如超重（BMI≥85% 和 <95%）、肥胖（BMI≥95%）、高血压（BP≥95%）、吸烟或糖尿病，则也需要进行筛查。筛查应该在 3～10 岁时进行。美国国家胆固醇教育项目（National Cholesterol Education Program，NCEP）指南指出：总胆固醇小于 170mg/dl 是可以接受的，170～199mg/dl 是临界值，200mg/dl 或更高为高脂血症。同样，低密度脂蛋白（LDL）水平小于 110mg/dl 也是可以接受的，110～129mg/dl 是临界值，而 130mg/dl 或更高为增高（Daniels and Greer，2008）。美国心脏病协会规定甘油三酯（TG）水平高于 150mg/dl，高密度脂蛋白（HDL）水平低于 35mg/dl 为异常。如果最初的血脂值在可接受的范围内，则需要在 3～5 年内进行复查。

推荐大于 2 岁的健康儿童遵循多元化的饮食习惯，这样不仅能够提供足够的热量，还可以促进正常生长发育，并获得理想的体重。

总脂肪摄入量不应超过总能量的 30%，饱和脂肪酸不应超过 10%；膳食胆固醇应低于 300mg/d。对于超重或肥胖，且 TG 高或 HDL 低的儿童，建议其合理饮食并增加运动量。有高脂血症或早发心血管疾病家族史的高危儿童需要接受特殊食谱，限制饱和脂肪酸占总热量的 7%，胆固醇限制在 200mg/d（Daniels and Greer，2008）。大于 10 岁的儿童若出现如下症状，需要考虑药物治疗：LDL≥190mg/dl 无其他危险因素；LDL≥160mg/dl 合并心脏病家族史或至少两个危险因素；LDL≥130mg/dl 合并糖尿病（APP，2009）。

治疗要点

- 通过饮食或补充剂的形式，确保维生素 D 摄入量至少 400IU/d（Wagner and Greer, 2008）（推荐等级：A）。
- 大于 2 岁的儿童食谱中，总脂肪摄入量不应超过总能量的 30%，饱和脂肪酸不应超过 10%（Daniels and Greer, 2008）（推荐等级：B）。
- 社区应该通过降低健康食品的价格、增加非健康食品的价格，来提高平价健康食品和饮料选择的选择性，并限制公共服务中的非健康食品的获得渠道（Khan et al., 2009）（推荐等级：B）。

行为和神经发育

重　点

- 发育是内源性和外源性因素共同作用的产物。
- 拥有儿童发育的基本知识可以帮助医生指导和教育家庭。
- 发育有一定的时序性。
- 一个领域的发育延迟可能会影响到另一个领域。
- 对于早产儿，需要根据不成熟程度进行纠正，直到 2 岁。

儿童初级保健的回报之一就是与家庭共同分享认知、运动、社交和语言技能的发育过程。医生需要科学地了解儿童发育理论框架，从而提供个体化服务，以满足每个家庭的特殊需求。医生需要制定方案用于临床评估儿童发育和处理已发现的发育异常。

发育原理

儿童发育在 20 世纪获得广泛研究。对常规原理的整体理解可以帮助医生和孩子建立良好的关系。大部分儿童发育研究者认为，发育是内源性因素（包括遗传潜能和气质）和外源性因素（例如宫内环境、感染、创伤、化学和社会文化因素）的共同产物（Vaughan and Litt, 1992）。在不同的儿童中，这些因素的权重相差很大，因此不太可能建立一个公式来预测每个孩子的发育结局。

在熟悉了理论模型的关键因素之后，医生可以将其灵活的运用到无数临床环境中，逐渐成为该领域的专家。例如，医生可能会使用 Erikson 的心理社会阶段理论，向因 2 岁孩子而烦恼的父母解释：孩子持续发脾气

实际上是孩子在环境中自动性释放的正常表现。而在接诊另一个患者时，医生可能会运用 Piaget 具体运算思维的概念来解释，为什么一个 10 岁的孩子可能无法考虑近期行为的远期结果（例如："如果我不为科学测试而学习，那么我就不能实现成为一名宇航员的愿望"）。

可以在多种儿科参考资料中找到最广为接受的发育理论的特点（Dixon and Stein, 2000）。表 22-9 总结了每个理论的突出特点及其临床应用。

Erikson 的心理社会阶段理论是最相关的（表 22-10）。根据他的理论，在每个人生阶段，个体都面临着需要将个人需求与社会文化需求相结合的危机。需求和发展的成功结合是适应的正常表明。熟悉这些阶段的医生可以为不同年龄阶段儿童的情感需求提供家庭服务，并对儿童有挑战性但正常的行为作出解释。

气质的概念在初级保健方面也具有临床相关性。气质是一组持续、天生的特征，影响个体与环境交流和学习的方式（Thomas et al., 1968）。个人的气质特征是与生俱来的。基于 9 种不同的婴儿特征，表 22-11 列出了三种基本气质特性。这些只是大体的分类，不是所有婴儿都可以很容易的归入这三类中。

每个家庭的个人价值观可以影响其对儿童某一气质的反应。例如，一个竞争激烈的、运动导向的家庭，相对于一个重视学习的家庭，更加看中高能量、高强度的气质特点。一些特质，例如内向或外向，通常是基于气质的特点形成的，并且不易因环境而改变。在一个个体气质特点之间不"适应"的家庭中，了解气质的天生性可以帮助家庭接受孩子的独特性格。预期指导可以帮助家庭和儿童之间建立良好的关系。

临床评估指南

虽然每个孩子都按照自己的速度发育，在正常范围内差异很大，但其神经发育和成熟的规律依然可以作为指南，帮助临床工作者为每个孩子建立其发育轨迹（Sturner and Howard, 1997）。发育轨迹可以看作是个体化的生长发育曲线，以正常神经发育里程碑为基础，经过孩子、父母和环境因素修饰而成，环境因素包括气质、父母的心理健康和铅暴露等。

发育通常分为语言，精细运动，粗大运动，个人 - 社会和认知几部分。其中任何一个或几个均可能发生延迟。例如，一个有智力发育迟滞的儿童，尽管其粗大的运动技能可能保留得较好，但可能会在多个领域出现迟缓发育。相反，脑瘫患儿可能有正常或接近正常的认知能力，但在粗大运动和精细运动方面发育显著

表 22-9 儿童发育理论综述

理论(支持者)	主要特征	潜在的临床应用
规范学派:随着成熟而发育(Gesell)	行为取决于神经和身体的发育成熟 发育顺序的统一过程 环境和气质最小原则	建立每个年龄段的发育里程碑,在临床中常用
性心理和分析心理学理论:发展是冲突的结果(Freud, Erikson)	情感生活对发展和行为产生强大影响 生物动力和社会期望的潜意识冲突持续塑造了行为和自我概念 家长是孩子的主要交流者,影响孩子的行为直到成人 需要在情感发展的不同阶段控制主要发展任务	人与人之间的关系,特别是与监护者之间,影响孩子现在和将来的判断、共輎和自我概念 关系的重要性
行为和社会学习理论:发展是由于学习(Pavlov, Skinner, Bandura)	行为,而不是其潜在的影响和冬季,是可以被学习和改变的环境刺激是塑造发展和行为的主要因素 环境刺激对现存行为有正面或负面的强化作用	儿童模仿他们看到的,因此环境榜样对于学习是非常重要的(例如媒体的影响) 行为管理方式的基础
构造论视点:发展是认知改变的结果(Piaget)	认知发展依赖自然和营养 儿童使用体力和脑力来观察和适应环境 观察和行为推动认知发展 儿童的精神过程随着年龄发展,影响孩子如何感知并对待世界	儿童有天生的学习动机 游戏是儿童学习和发展的工具 父母可以通过选择合适的玩具和设置来引导孩子学习
生态系统:随文化和生态适应而发育	一个相互作用的系统(例如家庭、学校、社区、医疗服务)会影响发育 各系统之间相互影响 发育由孩子与家庭之间的交流决定	需要在家庭和环境的大背景下考虑儿童的需求

表 22-10 利用 Erikson 的心理社会阶段理论直到儿童发展

社会心理阶段	指导
基本的信任和不信任(0~2岁,婴幼儿期)	家长提供持续的营养,帮助建立信任的态度
自主感 VS. 羞怯和疑虑(2~4岁)	家长应提供安全的探索环境,鼓励孩子做决定
主动感 VS. 内疚(5~7岁)	对孩子的限制应该是出于对孩子、家庭和社会的保护,而非无缘无故的谴责
勤奋感 VS. 自卑(8~12岁)	监护人和学校共同努力,保证孩子发挥最大潜能,获得战胜自卑的能力
统一感 VS. 角色混乱(13~17岁)	选择职业目标:建立与异性的关系;监护人鼓励其从家庭中独立出来;没有适应前面阶段使得这个阶段更加困难
亲密感 VS. 独立(18~22岁)	需要作出个人和职业承诺

表 22-11 气质特征和分类

特点	描述
气质特征	
活动力	参与的频率和速度
节律性	生物功能的规律(例如饥饿、睡眠、排泄)
趋避性	遇到新刺激时孩子的即时反应
适应性	孩子对新刺激的适应程度和困难程度
强度	回应的能量水平,不考虑回应是正面的还是负面的
情绪	清醒时主要是快乐和友善的,还是不友善的
注意广度/耐力	孩子在有或无干扰的情况下,参与某一活动的时间
注意分散度	外源性刺激形象孩子工作的容易程度
感觉阈	引起反应所需要的外界刺激量
分类	
容易型(40%的孩子)	生物功能规律,对新刺激采取正面回应;对改变高度适应;轻到中等强度的情绪,且主要是正面的
困难型(10%的孩子)	生物功能不规律,对新刺激采取消极逃避;对改变无适应或适应较慢;强烈的情绪表达,且主要是负面的
慢热型(15%的孩子)	对新刺激有轻度消极反应,对反复接触有缓慢接受,反应强度较轻

Modified from Chess S, Thomas A. Dynamics of individual behavior development. In Levine MD, Carey WB, Crocker AC, eds. Developmental-behavioral pediatrics. Philadelphia: Saunders; 1992:86.

延迟。许多神经发育方面的规则都强调这些领域之间的关系。

儿童按照预期的顺序完成发育任务。例如,孩子们通常在学会了爬行和站立之后才可能会行走。尽管大部分儿童在 9 个月大时能够爬行,14.5 个月时能够行走,即使严重发育迟缓的儿童也要遵循爬行,站立和行走的顺序发育(Milani Comparetti and Gidoni,1967)。这个预期的顺序建立在已经学会的技能和中枢神经系统成熟的基础之上(Springate,1981)。在中枢神经系成熟的关键期之前，无论孩子的智力潜能或家长的期望如何，某些技能都是不可能实现的。例如，由于中枢神经系统控制的外部肛门括约肌在18～24个月之前是不完整的，因此即使是早熟的儿童，在这个年龄之前也是不可能通过训练掌握上厕所技能的。

对刺激的反应是从广泛、对称、全身性地反射发展为具体的、皮质控制的自主行为。新生儿反射在个体生存方面扮演着重要的角色，例如觅食反射能够帮助新生儿获取营养。当孩子学会控制环境时，自主行动就会有所发展。

发育是按照由头到尾、由近端到远端的顺序进行的，有一定的方向性。因此，婴儿在上肢支撑身体之后，才能够用下肢支撑住身体。

随着近端到远端的发育，婴儿调控小肌肉的能力会发展的更加精细，用手进行抓、捏和操纵物体。语言能力也遵循这种顺序。一名新生婴儿首先用胸部发出"咕噜声"。随着近端到远端的发育成熟，发声部位逐渐变远：咽部（咕咕声）、声门（喉咙音节，"嘎"）、舌（"嗒"）和嘴唇（"吧"）。

一个领域的发育延迟可能会影响其他领域的发育。例如，一个18月龄伴有脊柱裂继发运动障碍的婴儿，由于其不能自由的探索环境，从而无法了解两个物体的空间位置。同样，一个领域的发育延迟可能会影响医生对其他领域能力的评估。一个4岁的脑瘫儿童，可能会理解按形状分类的概念，但因缺乏运动能力不能控制物体，因而无法完成标准化测评。

表22-12列出了每个年龄段中各领域发育的显著特征。医生应该考虑正常发育指南，同时在接诊过程中询问既往史、父母的关心、临床观察和儿童发育动态筛查。达到生理年龄2岁的早产儿，需要进行年龄矫正，即生理年龄减去早产的月份。

幼龄儿童发育情况筛查

重点

- 如果儿童语言发育迟滞，一定要检查听力。
- 不要忽视父母的关心。
- 怀疑发育延误，应早期转诊。
- 发育筛查，使用家长汇报的测量值比临床判断更准确。
- 自闭症通常表现为语言发育迟缓。

医生和儿童的每一次接触都涉及发育和行为问题。关注这些细节可以使每个孩子受益。通过对发育

进行监测，全科医生有机会根据儿童目前的能力和气质定制个体化预期指南（Sturner and Howard，1997）。

全科医生有义务发现发育迟缓的儿童。美国联邦法律（残疾人教育法[Individuals with Disabilities Education Act，IDEA]）要求医生对疑似发育迟缓的儿童进行早期干预（出生至3岁）或转诊早期儿科（3～5岁）。具体的医疗服务每个州均有所不同，但都是免费的，并根据儿童和家庭的需要个性化的（AAP Committee on Children with Disabilities，1999年）。作为与儿童接触最频繁（有时是唯一接触者）的专业人员，全科医生有最理想的机会发现可能存在的发育问题。此外，面对信赖的医生，家长更愿意分享他们的担忧，并从医生那里寻求建议。

早期发现发育迟滞十分重要，因为大脑发育在生命早期具有最高的可塑性（Shonkoff and Phillips，2000）。早期干预已被证明具有经济效益，可获得更好的知识、社会和适应行为，提高高校毕业率和就业率，减少犯罪率和青少年怀孕率（Gomby et al.，1995；Reynolds et al.，2001）。遗憾的是，只有不足一半的发育迟滞儿童是在上幼儿园之前被发现的。

研究表明，在检测发育迟缓方面仅仅依靠临床初诊效果相当差（Glascoe，2000）。因此，APP建议在所有预防保健医疗服务过程中进行常规检查（监测），在9、18、24、30个月龄时使用标准化的发育筛查试验，同时，在18、24或30月龄时进行自闭症筛查（AAP Council on Children with Disabilities，2006年）。基于家长汇报的新的筛查测验可以辅助完成这一建议。家长汇报是现在公认的可靠方法，该方法可以确定哪些儿童需要进一步评估发育状况，尤其是这些建议是用标准方式提出和解释的（Glascoe and Macias，2003）。

家长汇报的测量可有多种方式，可以在候诊室内完成，让家长带回家下次再带来，或工作人员通过面对面的或电话采访来完成。让一个工作人员常规询问家长是否愿意和他们一起完成这些检查，可以保证文化或语言不会成为筛查的障碍。虽然是工作人员管理家长报告，家长报告的测量是目前最准确、最有效、最具成本效益的发育筛查方法。表22-13列出了具有可接受的灵敏度和特异度（70%～80%）的筛查工具。尽管各地补助差异很大，医生仍可以对筛查收费（Glascoe and Macias，2003）。关于发育筛查的更多信息，包括编码和账单方面，可以在网站：http://www.dbpeds.org上获得。

发育迟滞的评估

发育障碍是常见的，约占美国儿童的15%（Boyle

表22-12　幼龄儿童发育里程碑

年龄	粗大运动	精细运动和运动反射	社会、适应、认知	语言
新生儿	屈曲反应，平躺时头偏向一侧，如果没有支持，头下垂，腹部悬挂时身体后仰	反射：拥抱反射、握持反射、踏步反射、吮吸反射、蜷缩反射	注视面部或灯光，随着声音韵律活动	对声音警觉
1个月	腿稍伸展，平躺时可稍额首，仍有头部后仰	反射：新生儿反射存在，颈强直反射	注视人，头随视线水平运动达中线，开始微笑，身体岁声音韵律活动	喉部声音，各种原因的啼哭，如饥饿，疼痛
2个月	俯卧时可抬头，伸展时头与身体保持在同一平面，推着坐起时头落地	反射：踏步反射退出	接触人时微笑，能够被声音吸引	咕咕声
4个月	俯卧时头抬到垂直位，上肢可支撑身体，腿伸直，仰卧时手可对称的置于中线，推着坐起时头不会后仰，站立姿势时脚推地，坐位时头保持竖直	小运动：抓握物体，送到嘴中 反射：握持反射、拥抱反射、颈强直反射退出；向下降落伞反射保持	大声笑，如果脱离关系会表示不高兴，看到食物会兴奋，关心小物体	元音，视线寻找说话声
6个月	弯着背坐，滚动，爬	小运动：抓捏小物体，双手传递东西，转身以抓物体 反射：旁侧降落伞反射保持	喜欢妈妈，对情感有反应，模仿撞击声，视线跟随降落的物品	多音节词，爆破音（"木莓"），笑声
9个月	坐直，爬，抓着双手走路，拉着站立，可以独立坐起来	小运动：手指指示物体，辅助指尖抓握 反射：向前和向后降落伞反射存在，足跖握持反射退出	玩藏猫猫、拍手游戏、拜拜挥手；寻找藏起来的物品；见到陌生人会哭	对一些命令动作有反应如"不"；模仿一些声音；说"妈妈""爸爸"，但不特异
12个月	抓着到处走，独立站立，可以迈一些步子，握手行走	小动作：准确的手指抓握，在命令下松手，将两个小方块放在杯子里，小圆球放在瓶子里	玩球，穿衣服时调整姿势，从杯子里饮水，模仿一些活动（对着玩具电话筒讲话）	1~2个真正的词语，象征性动作（例如摇头代表不），有目的的指向物体
15个月	独自走路，爬楼梯，倒着走，跌倒后站起来	小动作：从瓶子里将小圆球到处拉力，用蜡笔画线，自发的涂鸦，将两个方块叠起来	用餐具自己吃饭，简单的家务活动（将玩具捡起来），拥抱父母	只想身体部位，理解难懂的话，没有手势指令也可以遵循下一步骤
18个月	迅速跑，坐在小椅子上，扶着栏杆走上楼梯	小动作：将4个方块叠放起来，按要求将小圆球从瓶子里倒出来，用蜡笔模仿线条	用餐具自己吃饭，缩起嘴亲吻父母；翻抽屉、垃圾桶；脱大衣；遇到困难时寻求帮助	10个词；说不；为图片命名；指向一个身体部位
24个月	跑，一步一步上楼梯或下楼，原地跳，怕家具，踢球	小动作：将7个方块叠起来；用4个方块模仿"火车"；用蜡笔模仿直线或圆圈，模仿拿纸	听有图片的故事，帮助脱衣服，在帮助下穿衣服，互动游戏，熟练地使用勺子	30~50个词，2~3个词的句子，使用代词，但是不正确；讲述近期的经历；50%的语言是不正确的
36个月	交替脚上楼梯，短暂的单脚站立，双脚向前跳，儿童三轮车，将球扔过头顶	小动作：将10个方块叠起来，用3个方块模仿"桥"，模仿交叉线、重复地画圈，试图画人	知道年龄和性别，数3个物体，重复3个序列号码，理解排队、洗手、擦干手，帮助穿衣服	说全名，使用完整的句子；对陌生人的句子中75%是正确的，正确使用复数、过去式、代词
48个月	单脚跳，将球扔过头顶，单脚站立保持平衡2~3秒	小动作：使用剪刀剪图片，模仿交叉线、方块；画人，有一个头和2~4个身体部位（一对算作一个部分），讲故事	正确的数4个物体，参与角色扮演的群体游戏，独立上厕所，自己穿衣服而不需要太多辅助	—
60个月	跳跃，单脚站立保持平衡4~5秒	小动作：模仿三角，画人物有8~10个部分	数10个物体，写自己的名字，家庭角色扮演，问词句的意思，独立穿衣服或脱衣服	使用完整的句子，命名4种颜色，重复10个词的句子，完成需要3个步骤的指令

Compiled from Vaughn VC, Litt IF. Growth and development. In Behrman RE, Kliegman RM, Nelson WE, Vaughn VC, eds. Nelson textbook of pediatrics. 14th ed. Philadelphia：Saunders；1992：41-42.

表 22-13 发育筛查工具

工具	年龄范围	用时	来源
年龄和阶段问卷	0～60 月龄	~7 分钟	Paul H. Brooks Publishers；www.pbrookes.com
儿童发育调查	3～72 月龄	~10 分钟	行为科学系统
发育情况的父母评估	出生～8 岁	~2 分钟	Ellsworth & Vandermeer, www.pedstest.com

et al, 2011）。虽然这种障碍, 包括注意力缺陷多动障碍（ADHD）, 在学龄前通常不会表现出来, 但是许多孩子会表现出其他方面的发育迟滞。一些儿童在多个领域出现迟滞, 或全面发展迟滞。全面发展迟滞的定义为两个或更多发育领域中存在显著迟滞（大运动或精细运动、表达和语言、认知、社会和个人、日常生活）。发育迟滞越严重, 就越可能确定其原因（Roberts et al, 2004）。一旦发现发育迟滞, 家长通常迫切地希望知道原因。全科医生指导其进行合适的干预措施, 同时检查初步治疗。

尽管许多医生会将患者转诊给专科医生（例如发育学儿科医生, 神经科医生）作进一步评估, 但这些专科医生可能已经有很长的候诊者。全科医生可以很容易进行一些初级检查。美国神经病学会和儿童神经病学协会推出了关于全面发育迟滞儿童的检查指南, 列在表 22-14 中（Michelson et al, 2011；Shevell et al., 2003）。表中列出的指南均有循证医学证据, 全科医生可以很容易地使用指南, 在等待专家预约的同时对儿童进行检查。病情检查的结果可能有助于更多具体操作。即使不是全面发育迟滞, 所有语言迟滞的儿童均应进行正规的听力学评估, 以排除听力损伤。

自闭症筛查

自闭症是一种发育障碍, 患者在沟通和社会交往过程中存在困难, 并且有一些特殊和限制性的行为。自闭症的患病率呈迅速增长的趋势, 目前病因尚不清楚（Fombonne, 2003；Yeargan-Allsopp et al., 2003）。最新的患病趋势显示每 68 名儿童中大约有一名儿童具有自闭倾向（Autism and Developmental Disabilities Monitoring Network Surveillance, 2014 年）。这就要求所有的全科医生都能够识别儿童自闭症的征象和症状, 并及时进行下一步的评估。现已证明早期诊断、早期强化行为干预效果显著（Butter et al., 2003）。表 22-15 列出了应该及时进行下一步评估的"危险信号"（Filipek et al., 2000）。此外, 当孩子患有异食癖时, 应当进行正式的听力筛查以及铅筛查。需注意的是, 大部分患自闭症的儿童都是在出现语言发育迟滞时, 才被送去主治医

表 22-14 全面发育迟滞的评估

指征	检查
所有儿童	
一线检查	全面病史采集和听力、视力筛查
	代谢检查和 T4 检查（如果新生儿筛查结果不清楚
	EEG, 如果有抽搐症状
	如果有语言发育迟滞, 筛查自闭症
阳性家族史	
遗传、代谢或 CNS 疾病	根据特定疾病筛查
非特异性发育迟滞	染色体和脆性 X 综合征
存在征象或症状	
特殊遗传异常	特殊基因监测
甲状腺功能减退	甲状腺功能检查
CNS 异常	MRI
其他	
可能性铅中毒	血铅浓度
能力退化或父母近亲	MRI、染色体、脆性 X、代谢检测、EEG、基因评价
无特异征象/症状（按照顺序）	MRI、染色体、脆性 X、代谢检测、瑞特综合征检测

Data from Roberts G, Pafrey J, Bridgemohan C. A rational approach to the medical evaluation of achild with developmental delay. Contemp Pediatr. 2004；21：76-100；Shevell M, Asheval S, Donley D, et al. Practice parameter：evaluation of the child with global developmental delay. Neurology. 2003；60：367-380；Michelson D, et al. Evidence report：genetic and metabolic testing on children with global developmental delay. Neurology. 2011；77：1629-1635；and Noritz G, Murphy NA；Neuromotor Screening Expert Panel. Motor delays：early identification and evaluation. Pediatrics. 2013；131：e2016.

表 22-15 评估的预警症状和绝对指征

年龄	症状
12 月龄	无咿呀学语
	无定向
	无姿势
16 月龄	无单一词语
24 月龄	无两个词语的短语
任何年龄	丧失语言或社会能力

Modified from Filipek PA, Accardo PJ, Ashwal S, et al. Practice parameter：screening and diagnosis of autism. Neurology. 2000；55：468-479.

生那里治疗。对于有语言障碍的孩子，医生在对语言障碍进行鉴别诊断时需要考虑自闭症。

学龄期儿童的发育评估

学龄期儿童的发育监测应侧重于识别非预期性的学习问题，包括多动症、轻度精神迟滞、学习障碍，以及发现情绪问题如焦虑、抑郁或学校恐惧。

情绪问题可以通过儿科症状检查表（mild mental retardation，PSC）来筛查，PSC 是一个单页调查问卷，在健康儿童的日常保健中使用，比较容易管理和解释。阳性结果促使医生进一步探讨关于学校、朋友、家庭、情绪和活动的问题。如有必要进行转诊。可在麻省总医院的 PSC 网站上获得更多关于 PSC 的信息。

通过向儿童和家长询问学校课程、回顾成绩单和标准化检测结果等比较简单的方法，医生可以监测儿童在学校的进步状况。检查表由家长完成，老师可以提供更多的特殊事项的信息（如注意力）或整体行为表现（表 22-16）。

联邦法律（IDEA）要求所有儿童，无论是否残疾，都应当享有免费且合适的教育。因此，对疑似患有学习障碍的儿童，学校有义务免费为其提供评估和必要的服务。父母应当主动要求进行多因素评估（Multi-Factored Evaluation，MFE）。联邦法律要求 MFE 必须在 60 天内完成。MFE 由涉及学习各个方面的标准化评估组成。MFE 完成后，学校人员与家长共同回顾评估结果，一同讨论孩子是否需要接受特殊教育。尽管法律要求此项服务在最小限制的环境里完成，仍可以选择是在常规教室完成，还是在单独的房间里完成。这一服务的目的是保证孩子最大限度地追赶上同龄人。

一旦孩子被认为需要接受特殊服务后，要制定个人教育计划（IEP）。家长的建议和意见是这一计划的必要部分。如果家长不同意推荐的 IEP，家长有权利进行法定诉讼。当 MFE/IEP 计划开始实施时，应当向所有家长解释该合理进程。在 IEP 制定之后，需要每年更新一次。在整个学年中，家长应获得进展报告，如有需要，他们可能要求临时更改 IEP。至少每 3 年需要进行一次重新评估（Henderson，2001）。

这一切对家庭来说都是难以应付。全科医生可以提供简单的关于进程的解释，同时每年回顾 IEP，帮助家长理解该进程。医生还需要鼓励家长成为善解人意的孩子的支持者。

一些孩子可能需要更多地帮助，但按照 IDEA 的标准未达到障碍的标准。1973 年"康复法"（Henderson，2001）第 504 节涵盖了多动症等相关疾病。这个法规所规定的范围更广，使得病情没那么严重的孩子同样可以获得特殊服务。这种做法虽然有帮助，但相比符合 IEP 条件的孩子，其改善效果通常没有那么明显。

无论如何，与学校人员交流都是有帮助的。教师评定量表（常规或特定）、口头或书面的直接交流都会发挥作用，这些沟通交流体现了家庭与学校人员合作的优势。对医生来说，遵守健康保险可携性和责任法案（Health Insurance Portability and Accountability Act，HIPAA）的指南，获得家长的书面许可，并在与学校分享信息时显示自由裁量权（"需要知道"）是非常重要的。

表 22-16 学龄儿童检查表

目的	年龄	描述	网站资源
儿科症状检查表			
对行为问题的简单筛查	4～16 岁	35 个项目，由家长完成	www.brightfutures.org/mentalhealth/pdf/professionals/ped_symptom_chklst.pdf
儿童行为检查表			
对行为/感情问题的深度筛查	1～5 岁和 6～18 岁儿童有不同的表格	家长、老师、监护人、儿童（11～18 岁）；99～118 项，取决于使用的表格	www.aseba.org
Conners 分级			
针对多动症和学习障碍的特异调查	3～17 岁	家长、老师、儿童（12～17 岁）；短的或长的表格，27～87 项，	www.pearsonassessments.com
临床注意问题分级			
简短，对注意力和多动症的特异性调查	6～12 岁	24 项，教师版	www2.aap.org/sections/dbpeds/screening.asp
Vanderbilt			
多动症的症状，常见并发症	6～12 岁	老师/家长；首次（43～55 项）和复诊（26 项）表格	www.nichq.org/NIaCHQ/Topics/ChronicConditions/ADHD/Tools/

免疫接种

重点

- 每次接诊要回顾儿童的免疫接种记录，避免错过注射疫苗的机会。
- 在青少年 11～12 岁时进行免疫检查，以补种错过的疫苗或接种新疫苗。
- 接种期间，要向父母或者监护人提供该疫苗的最新信息。

适应证和禁忌证

常规免疫对于控制和预防以往的儿童常见传染病是至关重要的。2012 年期间，大约 90% 的、年龄介于 19～35 个月的美国儿童接种一剂或多剂麻疹、腮腺炎和风疹（MMR）联合疫苗，三剂或更多剂量的脊髓灰质炎病毒疫苗，三剂或更多剂量的乙肝疫苗（Hep B）和一剂或多剂水痘疫苗。尽管低于到 2020 年健康人群 90% 接种覆盖率，但目前约 80% 的幼儿接受了四剂或更多剂量的白喉、破伤风类毒素和甲泼尼龙（DTaP）疫苗；四剂或更多剂量的肺炎球菌结合疫苗（PCV）和全系列 B 型流感嗜血杆菌（Hib）疫苗（CDC，2013）。不过，各州和社区的免疫接种率仍有显著差异。幼儿在推荐年龄内没有获得免疫接种，可能是由于：错过免疫接种时机、该地缺乏卫生服务、没有保险、不能获得医疗服务、缺乏免疫接种必要性的公共健康意识，或担心潜在的副作用。2014 年，AAFP 和 AAP 均颁布了 0～18 岁人群的免疫接种程序（具体免疫接种信息见网址 http://www.cdc.gov/vaccines/schedules，该网站包含了免疫接种时间表）（推荐等级：A）。

家长和监护人应该询问疫苗接种后可能的禁忌证、注意事项和任何已发生的不良事件（附表 22-3）。告知疫苗的可能益处和风险以及不接种免疫而导致疾病的风险。每次在接种由"国家疫苗补偿伤害法"涵盖的或由联邦合同购买的疫苗时，医生必须向家长或监护人提供最新的疫苗信息声明（vaccine information statements，VIS），该声明中包含疫苗的可能益处和风险（AAP Red Book，2012，p7-8）。可从 CDC 网站上（http://www.cdc.gov/vaccines/pubs/VIS/default.htm），免疫行动联盟网站（http://www.immunize.org）或国家卫生部门获得相关免疫接种信息声明。

疫苗已成为"自己成功后的受害者"（Cooper et al.，2008）。由于他们不再面临疫苗可预防的疾病，一些个人、家长和团体越来越担心免疫接种带来的各种副作用。在众多研究中，丹麦的一项研究证实了 B 型流感嗜血杆菌（Hib）和百日咳等疫苗有效性，但目前没有发现 MMR 或含硫柳汞疫苗与自闭症谱系障碍的相关性（Hviid，2006）。

医生是免疫信息的主要来源，全科医生应该向父母和年长儿（如青少年）解释免疫接种的潜在益处和风险（Gellin et al.，2000）。如果家长仍然不希望自己的孩子接种疫苗，医生可以在网站："http://www2.aap.org/immunization/pediatricians/pdf/RefusaltoVaccinate.pdf."获取更多信息和文件。

在免疫接种前，医生应该询问儿童最近的健康状况，以及其他家庭成员的健康状况。有妊娠或免疫抑制的家庭成员，通常可以接种大多数常规活病毒疫苗，如 MMR、水痘或轮状病毒疫苗。对于需要保护性环境的免疫抑制人群（例如干细胞移植接受者），不应给予鼻部活性减毒流感疫苗（live, attenuated influenza vaccine，LAIV）。轻度发热性疾病不是疫苗接种的禁忌证。总的来说，禁忌证包括：既往对特定疫苗或疫苗成分的过敏性反应，例如明胶、抗生素（新霉素、链霉素或多霉素 B）。如果使用含有天然橡胶的小瓶或注射器来接种疫苗，乳胶过敏也是禁忌证（AAP Red Book，2012）。

疫苗接种

大部分免疫接种是通过深部肌内注射（IM）或皮下注射（SC）来完成的。婴幼儿 IM 注射的位置为大腿前外侧，年长儿童为上臂的三角肌。深部臀部注射可能会损伤坐骨神经。尽管扑热息痛（对乙酰氨基酚）24 小时内可以降低轻度到中度的反应，如体温 38℃（100.4℉）或更高，但其可能会降低抗体对某些疫苗抗原的反应（Prymula et al.，2009）。局部麻醉药、甜味剂方案和母乳喂养可能减少儿童免疫接种时的注射疼痛（HELPinKIDS，2009）。

如果在 28 天内先后注射两种活病毒疫苗，则可能损伤免疫反应。活病毒疫苗必须同时或至少相隔 4 周进行接种（AAP Red Book，2012，25）。如果接种了免疫球蛋白（IG），则活病毒疫苗需要推迟 3～6 个月，以使抗体达到最佳效果（AAP Red Book，2012）。如果接种了大剂量的静脉内丙种球蛋白（IV），则可能需要推迟更长的时间。

计划免疫

针对 0～18 岁儿童和青少年的免疫接种计划，包括追赶免疫的时间表，都可以在网站（http://www.cdc.gov/vaccines/schedules）中获得。免疫计划中出现某一失误并不需要重新开始全过程。任何疫苗的剂量都不应该分割或减少，因为这可能导致不完全的反应。早产儿需要获得相同的免疫剂量，通常在与足月儿相同的生理年龄进行接种。大部分疫苗可以在不同的部位使用不同的针头同时接种（AAP Red Book，2012）。

脊髓灰质炎疫苗

美国最近一次本土的野生脊髓灰质炎病例发生在 1979 年，最后一起输入性病例发生在 1993 年。1980～1996 年期间，美国每年大约有 8 例由口服脊髓灰质炎疫苗（OPV）引起的疫苗相关麻痹型脊髓灰质炎（vaccine-associated paralytic poliomyelitis，VAPP）。2000 年，推荐美国所有常规的儿童脊髓灰质炎接种都使用灭活脊髓灰质炎病毒疫苗（IPV）。2005 年，1 名有症状的、未经免疫接种的、患有免疫缺陷的儿童被证实患有 VAPP，随后，在同一社区又发现了另外 7 名未经免疫的儿童出现相同状况（AAP Red Book，2012）。

麻疹，腮腺炎和风疹疫苗

首次接种麻疹-腮腺炎-风疹疫苗（MMR）应该是在 12～15 月龄。第二次 MMR 或麻疹-腮腺炎-风疹-水痘（MMRV）疫苗推荐在入学前，约 4～6 岁期间接种，而如果有大暴发或需要外出旅行时，可以提前接种，但第二针要比第一针晚至少 28 天。12 岁或 12 岁以下儿童的水痘疫苗接种的间隔期为 3 个月，但对于 7～12 岁的儿童来说，为了追赶目标可以间隔至少 4 周。应该告知家长，12～23 月龄的儿童接种 MMRV 疫苗时，患热性惊厥的风险略有增加（约 1/2500）。所有 4～6 岁儿童，在入学前都应该接受第二次 MMR 或 MMRV 疫苗接种（AAP Red Book）。许多大学要求通过免疫或血清学来记录 MMR 疫苗的免疫力。即使家里有怀孕或免疫抑制的成员，儿童也可以接种 MMR 疫苗，因为该病毒疫苗不具有传播性（AAP Red Book，2012）。

B 型流感嗜血杆菌结合疫苗

使用 B 型流感嗜血杆菌（Hib）结合疫苗将美国 5 岁以下儿童的侵袭性 Hib 的发病率降低了 99%。目前，在美国从 2 月龄开始接种该疫苗，如 PRP-OMP（PedvaxHIB）和 PRP-T（ActHIB）。PRP-T 可以用于 15 个月至 4 岁儿童的加强免疫（CDC，2009）；PRP-OMP-HepB（Comvax）的接种时间为 2、4 和 12～15 月龄；DTaP-IPV + PRP-T（Hiberix）的接种时间为 2、4、6 和 15～18 月龄（AAP Red Book，2012）。如果需要的话，Hib-MenCY（Menhibrix）的接种时间为 2、4 和 6 个月龄，在 12～15 个月年龄进行强化接种。

不同类型的疫苗接种时间不同（可在 http://www.cdc.gov/vaccines/schedules 查询，包含追赶免疫计划）。接受初级免疫接种的 12～15 月龄儿童在最后一次接种后，需要至少间隔 2 个月再进行 Hib 结合疫苗接种。如果孩子年龄大于 15 月龄，只需要接种一次。≥12 月龄的儿童在初次接种了 Hib 系列强化疫苗后，如果患有脾脏疾病或脾脏缺失，则不需要再继续接种该免疫。但如果需要进行脾切除术，则在术前 7～10 天应提前加强接种 Hib。目前，对于因 HIV 感染正接受化疗的儿童或患有其他免疫性损伤的儿童，尚不清楚其是否能从 Hib 加强免疫中受益。未免疫接种或 12 月龄前只接种一次 Hib 疫苗的高危儿童，应接种两次 Hib，每次相隔 2 个月。对于部分 ≥59 月龄的儿童，由于脾脏、白血病、HIV 等疾病而未接种 Hib，他们可能有潜在风险，应接种一次 HiB 疫苗（AAP Red Book，2012）。

脱细胞百日咳疫苗

在美国，脱细胞百白破疫苗（DTaP）是儿童的首次和加强疫苗。与全细胞百日咳疫苗相比，这些疫苗（DAPTACEL，Infanrix）具有免疫原性，并且产生的局部或全身不良反应较少，例如发热和过敏。只要有可能，在整个疫苗接种过程中，应尽量使用同一种 DTaP 疫苗，因为这些疫苗的交叉使用时，缺乏安全性或效力的相关数据。但是，如果原来使用的疫苗功效未知或无法获得，任何一种获得许可的 DTaP 疫苗都可以用于儿童免疫接种。联合疫苗，例如 DTaPIPV-HepB（Pediarix）和 DTaP-IPV-Hib（Pentacel）分别可用于其组成疫苗的前 3 次和前 4 次接种；而 DTaP-IPV（Kinrix）则只允许在 4～6 岁儿童 DTaP 的第 5 次加强和 IPV 第 4 次加强免疫（AAP Red Book，2012）。

两种含有减量的白喉毒素和百日咳抗原合并破伤风类毒素（Tdap）的疫苗现已被批准用于青少年和成年人（Boostrix and ADACEL）。建议 11～18 岁的青少年，接种这些疫苗进行破伤风加强免疫，以减少破伤风杆菌的残留。对于美国百日咳病例的报道（2012 年超过 42 000 例）越来越多，使得那些对白日咳完全免疫的 7～10 岁的儿童也进行了相关疫苗注射。此外，妊娠 20 周以后的孕妇，以及可能与 12 个月以下婴儿密切接触的青少年和成年人最好能注射一次 Tdap 疫苗。

轮状病毒疫苗

每年，全世界有 50 万人，美国有 20～60 人，因轮状病毒痢疾而死亡。在出现轮状病毒疫苗（RV1 或 Rotarix，RV5 或 RotaTeq）之前，在美国，轮状病毒每年引起 300 万人感染，导致超过 40 万人次就诊和 5.5 万～7 万人住院（CDC Pink Book，2012）。RV1 在 2 月龄和 4 月龄分别口服一次，RV5 分成 3 次分别在 2，4，6 个月时给予。每次疫苗接种应间隔至少 4 周。无论哪种疫苗，都不应该在 15 周、0 天之后开始，所有的接种都必须在 8 个月、0 天时完成。应该注意疫苗专用包装说明书，明确适应证和禁忌证。

水痘疫苗

推荐在 12 个月到 12 岁的儿童中，接种两次 SC 单效价水痘带状疱疹病毒（VZV）或 MMRV 疫苗。每剂之间应至少相隔 3 个月，通常推荐第二剂在 4～6 岁，即在幼儿园或一年级前完成。应该让家长了解到，儿童第一次接种 MMRV 可能会有轻度增加高热惊厥的风险，家长可以选择是注射 MMRV，或者分别进行 MMR 和 VZV 疫苗的注射，然后在第二剂时注射 MMRV。≥13 岁的儿童没有水痘免疫力证据时，应该接受两次 VZV 疫苗，至少间隔 28 天。只接种过一次剂水痘疫苗者需要接种第二次。在 7～12 岁的儿童中，两次接种至少间隔 4 周。水痘疫苗的禁忌证包括：妊娠、免疫缺陷或接受高剂量系统性激素治疗（≥20mg/d 泼尼松或等效价的激素）超过 14 天。而对于 CD4＋T 淋巴细胞计数≥15% 的 HIV 感染患者，可考虑使用 VZV 疫苗。VZV 的病毒亚型很少交叉，接种疫苗后出现皮疹的儿童应避免接触免疫缺陷者（AAP Red Book，2012）。带状疱疹疫苗不能代替水痘疫苗，且不能用于儿童。

甲型肝炎疫苗

甲型肝炎病毒（Hepatitis Avirus，HAV）以粪 - 口途径或摄入受污染的食物或水的方式在人与人之间传播，但很少经输血或血制品的方式传播。在美国，两种 HAV 灭活疫苗，HAVRIX 和 VAQTA，被批准可用于 1 岁以上的儿童。TWINRIX 是一种甲型肝炎和乙型肝炎的联合疫苗，可用于 18 岁以上者。因为这些疫苗有不同的配方，医生在使用时应参考包装内的说明书了解合适的剂量。

在美国，所有 12～23 月龄的儿童都应接种 HAV 疫苗，而对于 2～18 岁儿童，若为注射也应考虑进行疫苗接种。HAV 疫苗接种的适应证包括：在 HAV 流行的国家或地区旅行或居住，与新近被收养人有密切接触，接受凝血因子治疗，慢性肝病，注射性（IDU）和非注射性药物成瘾，男性同性恋（MSM），有家庭暴力、性暴露和职业暴露风险（例如灵长类动物处理人员）（AAP Red Book，2012）。

乙型肝炎疫苗

乙型肝炎病毒（Hepatitis Bvirus，HBV）在东南亚、太平洋群岛、中国、非洲、中东部分地区和亚马逊盆地流行。全世界有超过 3.5 亿人感染 HBV。在美国，乙肝疫苗的覆盖率较高，儿童间传播的可能性较小。但在围产期，受感染的母亲将 HBV 垂直传播给婴儿的风险为 10%～90%，这取决于母亲的乙型肝炎 e 抗原（HBeAg）是阴性还是阳性（CDC Pink Book，2012）。

对所有新生儿在出院前均推荐接种儿童配方的 HBV 疫苗。母亲 HBV 表面抗原（HBsAg）阳性或母亲 HBsAg 状态未知的新生儿，应在出生后 12 小时内接种 HBV 疫苗。母亲 HBsAg 阳性的婴儿，需要在出生后 12 小时内，在不同部位肌注首剂 5μg RecombivaxHB 或 10μg Engerix-B 和 0.5ml HBV 免疫球蛋白（HBIG）。在 1 个月和 6 个月时分别重复接种一次疫苗。如果母亲 HBsAg 状态不明，可在出生后 7 天内进行 HBIG 注射。母亲 HBsAGg 阴性的婴儿，在其 6～8 周龄时开始，可以接种 DTaP-HBV-IPV（Pediarix）或 PRP-OMP-HBV 疫苗（Comvax）的联合疫苗。医生应根据剂型和用途，参考包装说明书中的适当剂量使用疫苗。任何尚未接种过 HBV 疫苗的儿童，在接种第一剂疫苗之后，至少间隔 4 周进行第二次接种，之后间隔 4～6 个月给予第三次接种。对于 11～15 岁的青少年，可以使用替代方案：注射两次 RecomivaxHB 疫苗，每次剂量为 10μg，每次间隔至少 4～6 个月（CDC Pink Book，2012）。

所有儿童都应接种 HBV 疫苗，尤其是容易受到感染的高危儿童或成人，包括终末期肾病患者、慢性肝病或 HIV 感染者、接受凝血因子治疗者、HBsAg 阳性的家庭或性交易人群、男性同性恋者、注射性药物依赖者，以及从乙肝高发地区收养的儿童或前往乙肝流行地区的长期旅行者。在青少年拘留中心、成人惩教机构中，未免疫的性侵犯受害者或囚犯，以及 19 岁至 59 岁的糖尿病患者，也应进行免疫接种（AAP Red Book，2012）。

肺炎球菌结合疫苗

2008 年，全球范围内有超过 50 万 5 岁以下的儿童死于肺炎球菌疾病（O'Brien，2013）。2010 年，FDA 批准 13 价结合肺炎球菌疫苗（PCV13）用于 6 周龄到 71 月龄的儿童。应在 2、4、6、12～15 月龄的婴儿中接种该疫苗，且该疫苗可在超过 90% 的接种者中刺激产生针对 13 个血清型的有效抗体。7～11 月龄儿童需要接种两次，间隔 2 个月，然后在 12～15 月龄接种第三剂（至少 2 个月以后）。12～23 月龄的儿童需要接种 2 剂，间隔时间为 2 个月。对于 24～59 月龄的儿童，即使已经接种 7 价 PCV，仍需要再接种一剂 PCV13。那些 24～71 月龄或者年龄在 6～18 岁之间的儿童，正处于侵袭性肺炎球菌病感染（如免疫功能低下，解剖或功能性衰竭，包括镰状细胞病，HIV，人工耳蜗植入）的高风险期，应接种 PCV13 疫苗。而在 8 周后，应当接种 23 价肺炎球菌多糖疫苗（AAP Red Book，2012；CDC，2013）。PCV13 和 PPSV23 最近被推荐用于 19 岁及以上免疫功能低下的成年人（CDC，2012）。

流感疫苗

建议所有 6 个月以上的人每年常规免疫接种流感疫苗，包括艾滋病毒或慢性肺（包括哮喘）或心脏、肾脏或代谢性疾病等高危疾病的患者，长期使用免疫抑制剂或阿司匹林治疗的患者，血红蛋白病患者，以及患有可能危及呼吸功能的任何病症（例如认知功能障碍，癫痫发作，神经肌肉障碍）的患者。孕妇、与高危患者家庭接触的人员，包括医护人员也应接种该疫苗。现在有多种灭活流感疫苗（IIVs）可供使用，其中包括含 2 种甲型流感病毒和 1 种乙型流感病毒的三价疫苗，以及含 2 种甲型流感病毒和 2 种乙型流感病毒的新型四价疫苗。相关人员在提供疫苗接种服务时，应该阅读有关处方信息，了解疫苗适用的年龄和剂量要求。一般来说，9 岁及以上的儿童只需要接种一剂流感疫苗。如果自 2010 年 7 月 1 日以来，6 个月至 8 岁的儿童没有接种过两次流感疫苗，需要补种两次流感疫苗，每次间隔四周。活的减毒流感疫苗（LAIV4）现在是一种四价疫苗，批准用于 2～49 岁的未怀孕的健康人群。LAIV4 不能应用于哮喘患者，而那些接受环境保护和护理的严重免疫抑制住院患者的密切接触者也不能使用。尽管大多数 IIV 和 LAIV4 疫苗是在鸡蛋中提取的，但是现在只有严重的鸡蛋过敏史（例如涉及心肺或消化道症状的过敏反应或那些需要使用肾上腺素的过敏反应）被认为是真正的免疫禁忌证。此外，建议对疫苗接种者观察 30 分钟，并且必须提供适当的复苏设备。三价灭活的细胞培养基疫苗和重组疫苗现在可用于 18 岁以上的人（AAP Committee on Infectious Diseases，2013 年），这些疫苗并不是从鸡蛋中提取的。

脑膜炎结合疫苗

在美国，四效价的膜炎球菌多聚糖蛋白质结合疫苗（mcv4-d，Menactra，Sanof Pasteur] 和 mcv4-crm，Menveo，Novartis）已获得许可，分别在 9 月龄 -55 岁和 2 月龄 -55 岁时接种使用。建议所有 11～12 岁的儿童接受常规免疫，接种 MCV4 中的一种，16 年后加强免疫。在 13～15 岁接受第一次免疫接种的人，应该在 16～18 岁时进行一次强化免疫。由于这种疫苗含有血清型 A，C，Y 和 W-135，在美国 11 岁以上的人群中，有 75% 的脑膜炎球菌病病例都是由疫苗引起的（Bilukha and Rosenstein，2005）。这两种疫苗都不能抵抗，而 B 型血清是其余大部分病例发生的原因。9～23 月龄的儿童，伴有持续性的精神不适、长期旅行或居住在脑膜炎球菌病高流行区的国家，应接种两次 MCV4，每次的间隔时间为 3 个月。由于 MCV4-D 可能会干扰 PCV13 的免疫，因此建议在 PCV13 系列完成后 4 周内不要接种该疫苗。对于年龄小于 19 个月、伴有解剖或功能性无脾的患儿，分别在 2、4、6 和 12～15 个月时给予 MCV4-CRM 或 HibMenCY（MenHibrix）。在 19～23 月龄的未免疫儿童中，MCV4-CRM 的初次剂量至少间隔 3 个月。未经免疫接种的 2～18 岁、患有持续性补体缺乏症、解剖或功能性无脾症的儿童，应接受两次剂量的 MCV4 疫苗，每次剂量接种间隔 8 周。对于脾虚的儿童，在完成所有 PCV13 剂量后 4 周内不应给予 MCV4-D。对于脑膜炎球菌病持续风险的儿童，根据其在 2～6 岁、7 岁或以上是否接受了初次系列免疫，可以分别给予 3 年或 5 年的加强免疫（AAP Red Book，2012）。在高流行性、流行性脑膜炎奈瑟菌的国家旅游或者长期居住的 2 岁及以上的人群，应当接受一剂 MCV4 的免疫接种（CDC Pink Book，2012）。那些未进行免疫又住在宿舍的大学新生，也有较高的脑膜炎球菌感染的风险，应该给予单剂量的 MCV4 免疫接种。

6 周～18 个月的婴儿处于脑膜炎球菌疾病的高风险时期，因此可以对这些婴儿接种一种含有脑膜炎球菌血清群 C、Y 以及流感嗜血杆菌 - 破伤风类毒素 [Hib-MenCY（MenHibrix）] 的疫苗。对于有补充成分缺陷或功能性脾脏疾病（如镰状细胞病）的婴儿，可以给予四剂量的治疗。这种疫苗不能预防 B 型血清的疾病，而在 0～59 个月的儿童中这些疾病约占 60%。因为它不包含血清型 A，所以 9～23 月龄的婴儿在前往麦加朝圣地或撒哈拉以南非洲的"脑膜炎带"旅行前，应给予至少两次 MCV4 免疫接种，每次接种之间间隔 8 周。在完成 PCV13 系列免疫之后，至少间隔 4 周使用 MenACWY-D 疫苗。2～10 岁的儿童、在流行性脑脊髓膜炎高流行国家旅行或居住的青少年应接种一剂 MCV4（AAP Red Book, 2012）。

人乳头瘤病毒疫苗

大多数人类乳头瘤病毒（HPV）感染自发消退，但是在大约 99% 的 16 型和 18 型宫颈癌中能够发现高危型 HPV，约占全世界宫颈癌的 70%。此外，人们也认为 HPV 引起 90% 的肛门癌，40% 的外阴、阴道或阴茎癌，以及 12% 的口腔癌和咽癌。在喉乳头瘤病中，90% 生殖器疣中能发现 6 型和 11 型 HPV。建议对 11 岁或 12 岁女孩使用二价 HPV2（16 型和 18 型）疫苗（Cervarix）和四价 HPV4（6 型、11 型、16 型和 18 型）疫苗（Gardasil）进行常规免疫，最好在发生性生活之前进行免疫接种。此外，对于未免疫女童以及 13～26 岁的女性也适用。推荐 HPV4 可用于 11～12 岁男童、未免疫男童以及 13～21 岁男性的常规免疫。此外，对 22～26 岁的男性，该免疫方式同样适用（AAP Red Book, 2012）。两种疫苗均以三剂系列给药，仅对其所含的 HPV 型进行预防，并不能对已经存在的各型感染进行治疗。在不同的情况下，人乳头瘤病毒疫苗可以与 MCV4 和 Tdap 疫苗同时使用。

临床特殊问题

免疫功能低下或感染艾滋病毒的儿童通常不应接种活病毒疫苗。然而，麻疹可能导致有症状的艾滋病毒感染者严重的疾病和死亡。对于 CD4+ T 淋巴细胞计数为 15% 或更高的 HIV 感染儿童，推荐在 12 个月时使用 MMR 疫苗（但不包括 MMRV），在 28 天后进行第二剂疫苗接种以改善免疫应答。具有年龄特异性、CD4+ 计数低的儿童不应使用含麻疹病毒的疫苗（AAP Red Book, 2012）。艾滋病病毒感染的儿童，其水痘和带状疱疹并发症的风险也较高，CD4+ 计数高于 15% 的儿童应接种两剂水痘疫苗，每剂应间隔 3 个月（AAP Red Book, 2012）。

在美国，大多数麻疹新病例都是从国外（包括欧洲国家）带入的。因此，6～11 月龄的婴儿出国应接种一剂量的 MMR 疫苗。在 12 月龄时，重复接种同剂量的疫苗。而 12 月龄及以上的儿童在出国旅行前，应进行两次 MMR 疫苗接种，两次的间隔为 28 天（AAP Red Book, 2012）。

具有解剖或功能性无脾症的儿童，败血症的发病率比无癫痫患儿高 350 倍（AAP Red Book, 2012）。建议所有 60 个月以下儿童和 24～71 月龄且患有高危疾病（镰状红细胞疾病、功能性或解剖性脾脏疾病、HIV 感染、其他免疫缺陷或免疫抑制治疗、慢性心脏或肺部疾病、慢性肾功能不全、糖尿病、脑脊液渗漏或人工耳蜗植入）的儿童接种 PCV13 疫苗。接种四剂 PCV13 的高危儿童也应在 24 个月时接种一剂 23 价多糖肺炎球菌疫苗（PPSV23, Pneumovax-23）。24～71 月龄的儿童，如果 PCV13 疫苗接种少于 3 剂，则在接种一剂 PPSV23 疫苗 8 周后应该接种 2 剂 PCV13 疫苗。6～18 岁未进行免疫的儿童中，具有解剖或功能性脾脏疾病、HIV、人工耳蜗植入、脑脊液漏液或其他免疫功能低下等风险的儿童应该进行 PCV13 疫苗免疫接种，并在 8 周之后接种 PPSV23 疫苗。所有免疫抑制的儿童、解剖性或功能性脾脏疾病患儿应在第一次接种 5 年后接种第二剂 PPSV23 疫苗（ACIP, CDC, p521-524）。

国家儿童疫苗伤害法

1986 年通过《全国儿童疫苗伤害法》，该法案为任何常规推荐免疫中儿童意外伤害提供赔偿，并为制造商和免疫提供者提供赔偿责任保护。这项法律的目的是确保疫苗的稳定供应，并允许常规的免疫接种继续下去。医生或其他医疗保健提供者必须长期保存疫苗接种日期，疫苗种类，制造商，批号，名称，地址和职称。健康资源和服务管理局可以提供可报告但不一定是可赔偿事件的清单。重大不良事件应报告给疫苗不良事件报告系统（VAERS）800-822-7967 或 http://www.vaers.hhs.gov。

治疗要点

- 除了出现真正的禁忌证、预防措施或免疫接种被拒绝之外，要管理所有推荐或必需的免疫接种（AAP Red Book, 2012; Hviid, 2006）（推荐等级：A）。

鸣谢

本章收录了医学博士洛林·M·费伊（Lorraine M. Fay）在《家庭实践教科书》第 6 版中为本章编写的一些资料。

（张曼 唐杰 译）

附录

附表 22-1 附表 22-2
附表 22-3 附图 22-1

参考资料

American Academy Committee on Nutrition, Kleinman RE, editors: *Pediatric Nutrition Handbook*, ed 6, Elk Grove Village, IL, 2009, American Academy of Pediatrics.

American Academy of Pediatrics: *Red book: report of the committee on infectious diseases*, Elk Grove Village, IL, 2012, AAP, pp 25, 7–8, 25, 33–34, 37–38, 49–53, 86–88, 103–106, 346–351, 364–367, 377–390, 493–495, 505–508, 521–524, 529–530, 557–566, 578–580, 588, 786–788.

American Academy of Pediatrics Committee on Infectious Diseases: Recommendations for prevention and control of influenza in children, 2013-2014, *Pediatrics* 132(4):e1089–e1104, 2013.

American Academy of Pediatrics Joint Committee on Infant Hearing: Year 2007 position statement: principles and guidelines for early hearing detection and intervention programs, *Pediatrics* 120:898–921, 2007.

Autism and Developmental Disabilities Monitoring Network Surveillance: Prevalence of autism spectrum disorder among children aged 8 years, 11 sites, United States, 2010, *MMWR* 63(SS02):1–21, 2014.

Baker RD, Greer FR, The AAP Committee on Nutrition: Clinical report—diagnosis and prevention of iron deficiency and iron-deficiency anemia in infants and young children (0-3 years of age), *Pediatrics* 126:1040–1050, 2010.

Bareille P, Craig F, Standhope R: Familial short stature. In Finberg L, editor: *Saunders manual of pediatric practice*, Philadelphia, 1998, Saunders, pp 733–734.

Bareille P, Standhope R: Constitutional short stature. In Finberg L, editor: *Saunders manual of pediatric practice*, Philadelphia, 1998, Saunders, pp 731–733.

Barness LA, Curran JS: Nutritional requirements. In Nelson WE, Behrman RE, Kliegman RM, Arvin AM, editors: *Nelson textbook of pediatrics*, Philadelphia, 1996, Saunders, pp 141–151.

Benson L, Baer HJ, Kaelber DC: Trends in the diagnosis of overweight and obesity in children and adolescents, 1999-2007, *Pediatrics* 123:E153–E158, 2009.

Bilukha OO, Rosenstein N: Prevention and control of meningococcal disease. National Center for Infectious Diseases, Centers for Disease Control and Prevention (CDC). Recommendations of the Advisory Committee on Immunization Practices (ACIP), *MMWR* 54(RR):1–21, 2005.

Black S, Shinefield H, Fireman B, et al: Efficacy, safety and immunogenicity of heptavalent pneumococcal conjugate vaccine, *Pediatr Infect Dis J* 19:187–195, 2000.

Bowman SA, Gortmaker SL, Ebbeling CB, et al: Effects of fast-food consumption on energy intake and diet quality among children in a national household survey, *Pediatrics* 113:112–118, 2004.

Boyle CA, Boulet S, Schieve LA, et al: Trends in the prevalence of developmental disabilities in US children, 1997-2008, *Pediatrics* 127:1034–1042, 2011.

Bright Futures Steering Committee and Medical Home Initiatives for Children with Special Needs Project Advisory Committee: Identifying infants and young children with developmental disorders in the medical home: an algorithm for developmental surveillance and screening council on children with disabilities, section on developmental behavioral pediatrics, *Pediatrics* 118:405, 2006.

Butter EM, Wynn J, Mulick JA: Early intervention critical to autism treatment, *Pediatr Ann* 32:677–684, 2003.

Canfield RL, Henderson CR, Cory-Slechta DA, et al: Intellectual impairment in children with blood lead concentrations below 10 mcg per deciliter, *N Engl J Med* 348:1517–1526, 2003.

Centers for Disease Control and Prevention: Controlling tuberculosis in the United States, *MMWR Morb Mortal Wkly Rep* 54(RR–12):1–81, 2005.

Centers for Disease Control and Prevention: *About BMI for children and teens*, 2009. http://www.cdc.gov/healthyweight/assessing/bmi/childrens_bmi/about_childrens_bmi.html:Accessed.

Centers for Disease Control and Prevention: Use of 13-valent pneumococcal conjugate vaccine and 23-valent pneumococcal polysaccharide vaccine for adults with immunocompromising conditions: recommendations of the Advisory Committee on Immunization Practices (ACIP), *MMWR Morb Mortal Wkly Rep* 61:816–819, 2012.

Centers for Disease Control and Prevention: Use of 13-valent pneumococcal conjugate vaccine and 23-valent pneumococcal polysaccharide vaccine among children aged 6-18 years with immunocompromising conditions: recommendations of the Advisory Committee on Immunization Practices (ACIP), *MMWR Morb Mortal Wkly Rep* 62:521–524, 2013.

Centers for Disease Control and Prevention: National, state, and local area vaccination coverage among children aged 19-35 months—United States, 2012, *MMWR Morb Mortal Wkly Rep* 62:733–740, 2013.

Centers for Disease Control and Prevention: Lead screening during the domestic medical examination for newly arrived refugees. http://www.cdc.gov/immigrant refugeehealth/pdf/lead-guidelines-aug-8-2013_final_cleared_clean.pdf.

Centers for Disease Control and Prevention, Atkinson W, Wolfe S, Hamborsky J, editors: *Epidemiology and prevention of vaccine-preventable diseases. pink book*, ed 12, Washington, DC, 2012, Public Health Foundation, pp 115–138, 200–201, 263–274.

Committee on Children with Disabilities: The pediatrician's role in development and implementation of an individual education plan (IEP) and/or an individual family service plan (IFSP), *Pediatrics* 104:124, 1999.

Cone TE: *History of American pediatrics*, Boston, 1979, Little: Brown, p 138.

Connell TG, Ritz R, Paxton GA, et al: A three-way comparison of tuberculin skin testing, QuantiFERON-TB Gold and T-SPOT. TB in children, *PLoS ONE* 3(7):E2624, 2008.

Cooper LZ, Larson HJ, Katz SL: Protecting public trust in immunization, *Pediatrics* 122:149–153, 2008.

Copeland KC: Variations in normal sexual development, *Pediatr Rev* 8:47–55, 1986.

Council for Exceptional Children: An overview of ADA, IDEA, and Section 505: update 2001. http://www.ericec.org/digests/e606.

Daniels SR, Greer FR: Lipid screening and cardiovascular health in childhood. American Academy of Pediatrics, Committee on Nutrition, *Pediatrics* 122:198–208, 2008.

Dennison BA, Erb TA, Jenkins PL: Television viewing and television in bedroom associated with overweight risk among low-income preschool children, *Pediatrics* 109:1028–1035, 2002.

Dietz WH Jr, Gortmaker SL: Do we fatten our children at the television set? Obesity and television viewing in children and adolescents, *Pediatrics* 57:807–812, 1985.

Din-Dzietham R, Yong L, Bielo MV, et al: High blood pressure trends in children and adolescents in national surveys, 1963-2002, *Circulation* 116:1488–1496, 2007.

Dixon SD, Stein MT: *Encounters with Children: Pediatric Behavior and Development*, ed 3, St. Louis, 2000, Mosby-Year Book, pp 15–46.

Filipek PA, Accardo PJ, Ashwal S, et al: Practice parameter: screening and diagnosis of autism, *Neurology* 55:468–479, 2000.

Flores AI, Bilker WB, Alessandrini EA: Effects of continuity of care in infancy on receipt of lead, anemia, and tuberculosis screening, *Pediatrics* 121:E399–E406, 2008.

Fombonne E: Epidemiological survey of autism and other pervasive developmental disorders: an update, *J Autism Dev Disord* 33:365–382, 2003.

Gellin BG, Maibach EW, Marcuse EK: Do parents understand immunizations? A national telephone survey, *Pediatrics* 106:1097–1102, 2000.

Glascoe FP: Early detection of developmental and behavioral problems, *Pediatr Rev* 21:272–280, 2000.

Glascoe FP, Macias M: Implementing the AAP's new policy on developmental and behavioral screening, *Contemp Pediatr* 4:85, 2003.

Gomby DS, Larner MB, Stevenson CS, et al: Long-term outcomes of early childhood programs: analysis and recommendations, *Future Child* 5:6–24, 1995.

Gortmaker SL, Must A, Sobol AM, et al: Television viewing as a cause of increasing obesity among children in the United States, 1986-1990, *Arch Pediatr Adolesc Med* 150:356–362, 1996.

Green M, editor: *Pediatric diagnosis*, Philadelphia, 1986, Saunders, pp 278–285.

Hagan JF, Shaw JS, Duncan PM, editors: *Bright futures: guidelines for health supervision of infants, children, and adolescents*, Elk Grove Village, IL, 2008, American Academy of Pediatrics, pp 227–235, 240:56–58.

Halac I, Zimmerman D: Evaluating short stature in children, *Pediatr Ann* 33:170–176, 2004.

Halterman JS, Kaczorowski JM, Aligne A, et al: Iron deficiency and cognitive achievement among school-aged children and adolescents in the United States, *Pediatrics* 107:1381–1386, 2001.

HELPinKIDS, Shah V, Taddio A, Rieder MJ: Effectiveness and tolerability of pharmacologic and combined interventions for reducing injection pain during routine childhood immunizations: systematic review and meta-analyses, *Clin Ther* 31:S104–S151, 2009.

Henderson K: *An overview of ADA, IDEA and Section 504: update 2001 from ERIC ED Digest #606*. http://ericec.org/digests/e606.html.

Hviid A: Postlicensure epidemiology of childhood vaccination: the Danish experience, *Expert Rev Vaccines* 5:641–649, 2006.

Khan KL, Sobush K, Keener D, et al: Recommended community strategies and measurements to prevent obesity in the United States, *MMWR Recomm Rep* 58(RR–07):1–26, 2009.

Lampl M, Veldhuis JD, Johnson ML: Saltation and stasis: a model of human growth, *Science* 258:801–803, 1992.

Lipsky MS, Horner JM: The child with short stature, *Am Fam Physician* 37:230–241, 1988.

Lozoff B, Jimenez E, Hagen J, et al: Poorer behavioral and developmental outcome more than 10 years after treatment for iron deficiency in infancy, *Pediatrics* 105:E51, 2000.

Marais BJ, Paed MM, Paed FC, et al: Screening and preventive therapy for tuberculosis, *Clin Chest Med* 30(4):2009.

Michelson DJ, Shevell MI, Sherr EH, et al: Evidence report: genetic and metabolic testing on children with global developmental delay, *Neurology* 77:1629–1635, 2011.

Milani-Comparetti A, Gidoni EA: Routine developmental examination in normal and retarded children, *Dev Med Child Neurol* 9:631–638, 1967.

Miller BS, Zimmerman D: Idiopathic short stature in children, *Pediatr Ann* 33:177–181, 2004.

National Center for Health Statistics: *CDC growth charts: United States, 2000.* http://www.cdc.gov/growthcharts.

National High Blood Pressure Education Program Working Group on High Blood Pressure in Children and Adolescents: The fourth report on the diagnosis, evaluation, and treatment of high blood pressure in children and adolescents, *Pediatrics* 114:555–576, 2004.

O'Brien KL: Optimizing the use of pneumococcal conjugate vaccine globally, *JAMA* 310:911–913, 2013.

Ogden CL, Carroll MD, Curtin LR, et al: Prevalence of overweight and obesity in the United States, 1999-2004, *JAMA* 295:1549–1555, 2006.

Pelletier H, Abrams M: *The North Carolina ABCD project: a new approach for providing developmental services in primary care practice,* 2002. http://www.nashp.org/Files/CW5_NC_field_report_final_july_2002.pdf.

Plotnick LP: Puberty and gonadal disorders. In McMillan JA, editor: *Oski's pediatrics: principles and practice,* ed 3, Philadelphia, 1999, Lippincott-Williams & Wilkins, pp 1772–1776.

Prymula R, Siegrist CA, Chlibek R, et al: Effect of prophylactic paracetamol administration at time of vaccination on febrile reactions and antibody responses in children: two open-label, randomized controlled trials, *Lancet* 374:1339–1350, 2009.

Regalado M, Sareen H, Inkelas M, et al: Parent's discipline of young children: results from the National Survey of Early Childhood Health, *Pediatrics* 113:1952–1958, 2004.

Reynolds AJ, Temple JA, Robertson DL, et al: Long-term effects of an early childhood intervention on educational achievement and juvenile arrest: a 15-year follow-up of low-income children in public schools, *JAMA* 285:2339–2346, 2001.

Roberts G, Pafrey J, Bridgemohan C: A rational approach to the medical evaluation of a child with developmental delay, *Contemp Pediatr* 21:76–100, 2004.

Rogol AD: Diagnostic approach to children and adolescents with short stature, *Up To Date* 2004. Available by subscription at www.uptodate.com.

Shevell M, Asheval S, Donley D, et al: Practice parameter: evaluation of the child with global developmental delay, *Neurology* 60:367–380, 2003.

Shonkoff JP, Phillips D, editors: *From neurons to neighborhoods: the science of early childhood development,* Washington, DC, 2000, National Academies Press.

Smith AB: The state of research on the effects of physical punishment, *Soc Policy J NZ.* 27:114–127, 2006.

Springate JE: The neuroanatomic basis of early motor development: a review, *Dev Behav Pediatr.* 2:146–150, 1981.

Sturner RA, Howard BJ: Preschool development. 1. Communicative and motor aspects, *Pediatr Rev* 19:291–301, 1997.

Tanner JM: Normal growth and techniques of growth assessment, *Clin Endocrinol Metab* 15:411–451, 1986.

Tanner JM, Davies PSW: Clinical longitudinal standards for height and height velocity for North American children, *J Pediatr* 107:317–329, 1985.

Thomas A, Chess S, Birch HG: *Temperament and behavior disorder in children,* New York, 1968, New York University Press.

US Preventive Services Task Force: *Screening for iron deficiency anemia—including iron supplementation for children and pregnant women.* http://www.ahrq.gov/clinic/usptf06/ironsc/irons.htm.

US Preventive Services Task Force: Vision screening for children 1 to 5 years of age: US Preventive Services Task Force recommendation statement, *Pediatrics* 127:340–346, 2011.

Vaughan VC: Assessment of growth and development during infancy and early childhood, *Pediatr Rev* 13:88–97, 1992.

Vaughan VC, Litt IF: Growth and development. In Behrman RE, Kliegman RM, Nelson WE, Vaughan VC, editors: *Nelson textbook of pediatrics,* Philadelphia, 1992, Saunders, pp 13–43.

Wagner CL, Greer FR: Section on Breastfeeding and Committee on Nutrition. Prevention of rickets and vitamin D deficiency in infants, children, and adolescents, *Pediatrics* 122:1142–1152, 2008.

Wengrovitz AM, Brown MJ: Recommendations for blood lead screening of Medicaid-eligible children aged 1-5 years: an updated approach to targeting a group at high risk, *MMWR Recommen Rep* 58(RR–09):1–11, 2009.

Yeargan-Allsopp M, Rice C, Karapurkar T, et al: Prevalence of autism in a U.S. metropolitan area, *JAMA* 289:49–55, 2003.

重点资源

Centers for Disease Control and Prevention, Atkinson W, Wolfe S, Hamborsky J, McIntyre L, editors: *Epidemiology and prevention of vaccine-preventable diseases. Pink book,* ed 12, Washington, DC, 2012, Public Health Foundation. Inexpensive reference from the CDC that is updated yearly, covering the nuts and bolts of vaccine-preventable diseases and immunizations.

网络资源

www.aan.com American Academy of Neurology. Practice parameters for screening and diagnosis of autism and evaluation of developmental delay.

www.aap.org American Academy of Pediatrics. Good general information regarding health care for children and access to guidelines for developmental screening and other topics.

www.brightfutures.org/mentalhealth/pdf/professionals/ped_symptom_chklst.pdf Massachusetts General Hospital, Pediatric Symptom Checklist. Free access and instructions for use and scoring.

www.cdc.gov/growthcharts/clinical_charts.htm National Center for Health Statistics' growth charts for female and male development.

www.cdc.gov/growthcharts Centers for Disease Control and Prevention's developmental screening for health care providers. Provides excellent information about child development and screening with helpful links and patient material.

www.cdc.gov/vaccines/pubs/VIS/default.htm Centers for Disease Control and Prevention, National Immunization Program. Vaccine information statements.

www.choosemyplate.gov U.S. Department of Agriculture's MyPyramid allows development of a personalized meal plan based on age, gender, and activity level.

www.dbpeds.org Developmental Behavioral Pediatrics. Provides a wealth of information about developmental screening and other topics related to child development and behavior.

www.hhs.gov/ocr/hipaa US Department of Health and Human Services, Office for Civil Rights, Health Insurance Portability and Accountability Act (HIPAA).

www.hrsa.gov/vaccinecompensation/vaccineinjurytable.pdf Health Resources and Services Administration, National Vaccine Injury Compensation Program, National Childhood Vaccine Injury Act. A vaccine injury table lists potentially compensable vaccine adverse events.

www.immunize.org/vis Immunization Action Coalition. Includes vaccine information statements.

www.vaers.hhs.gov Vaccine Adverse Event Reporting System (VAERS). Individuals, health care providers, and manufacturers may report vaccine-associated adverse events; this does not prove causation.

出生到36个月：男孩
按年龄计算的身高和体重的百分比

姓名 ________________

记录 # ________________

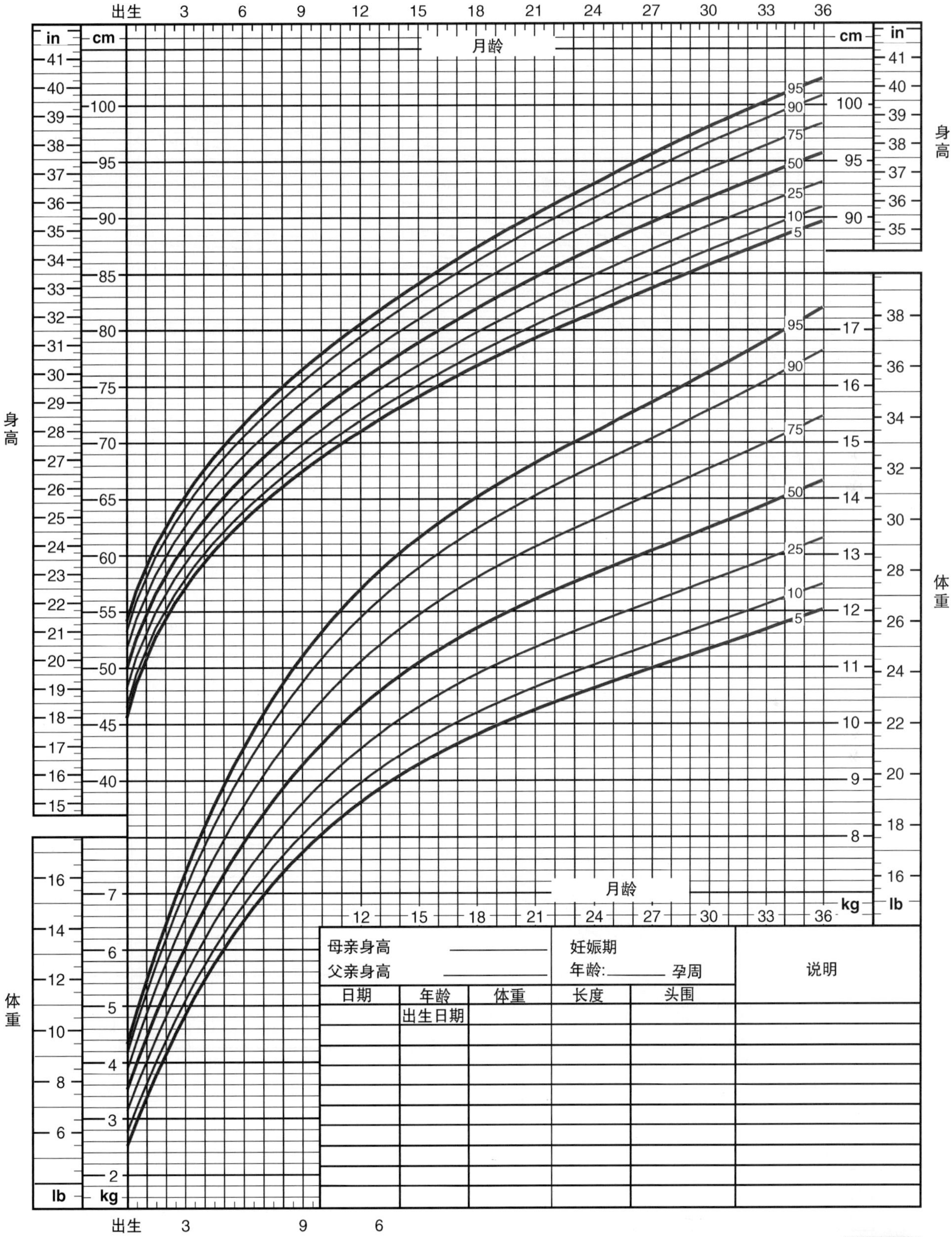

发表于2000年5月30日（修改为4/20/2001）。

资料来源：由美国国家卫生统计中心与国家慢性病预防和健康促进中心合作制定（2000年）。

http://www.cdc.gov/growthcharts

CDC SAFER • HEALTHIER • PEOPLE™

A

附图 22-1A　男孩身高与体重的生长图表

出生到36个月：男孩

头围–相对年龄和重量–长度百分比

姓名 _____

记录 # _____

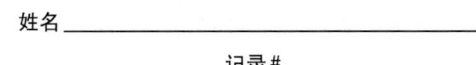

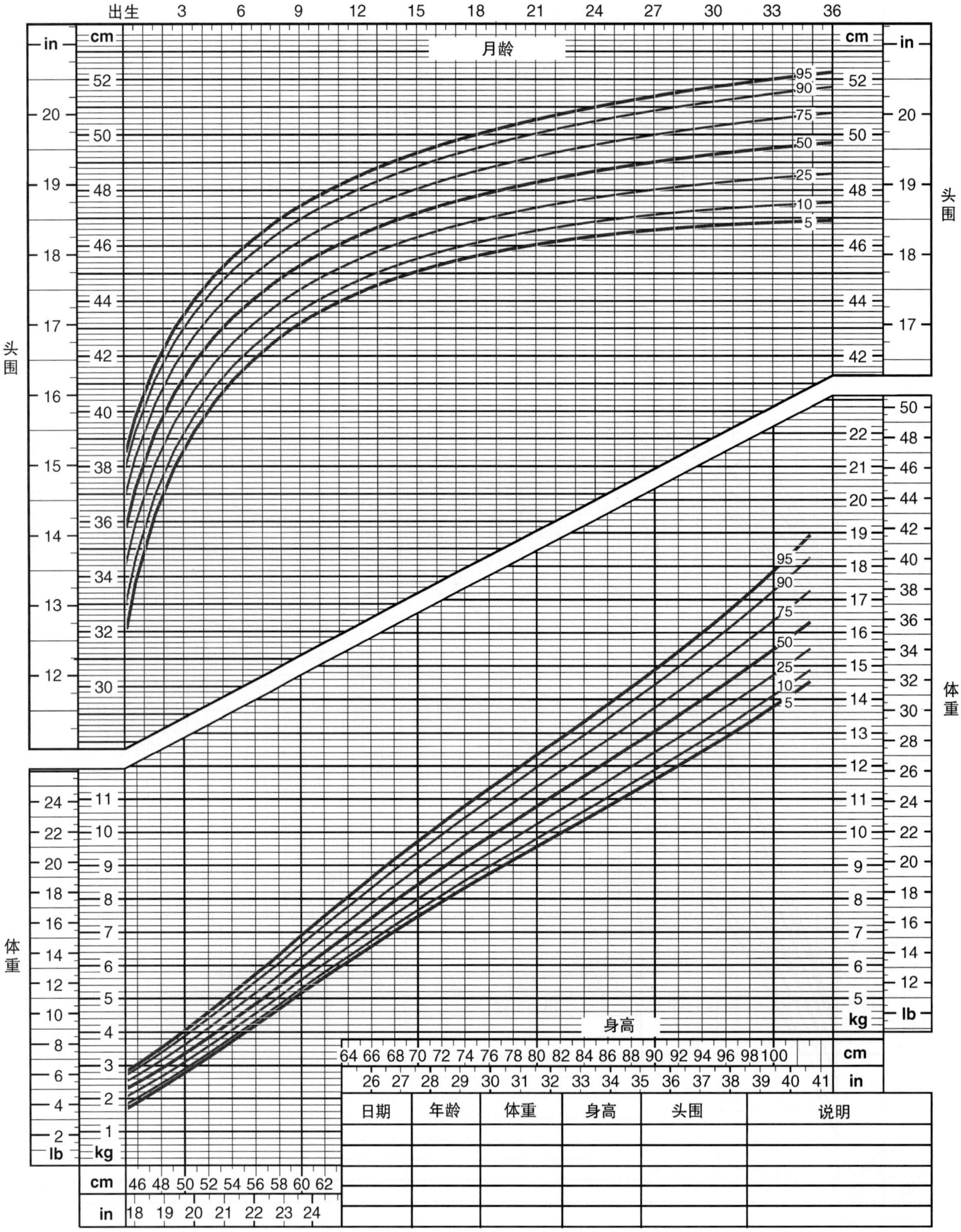

发表于2000年5月30日（修改为10/16/2000）。

资料来源：由美国国家卫生统计中心与国家慢性病预防和健康促进中心合作制定（2000年）。

B　　http://www.cdc.gov/growthcharts

SAFER · HEALTHIER · PEOPLE™

附图 22-1B　男孩头围和体重的生长图表

出生到36个月：女孩

按年龄计算的身高和体重的百分比

姓名 _____

记录 # _____

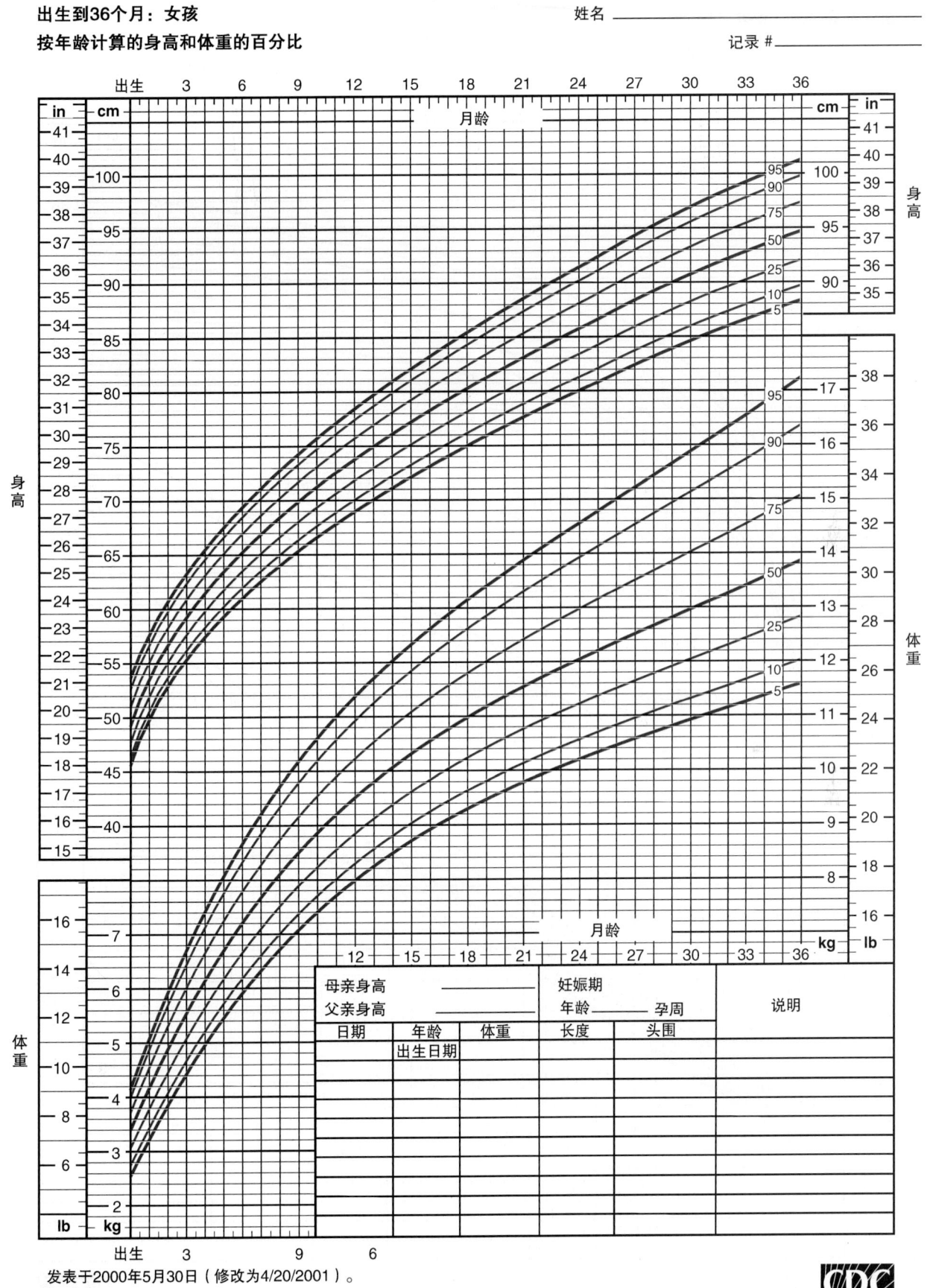

发表于2000年5月30日（修改为4/20/2001）。

资料来源：由美国国家卫生统计中心与国家慢性病预防和健康促进中心合作制定（2000年）。

http://www.cdc.gov/growthcharts

C

SAFER·HEALTHIER·PEOPLE™

附图 22-1C　女孩身高和体重的生长图表

出生到36个月：女孩

头围-相对年龄和重量-长度百分比

姓名

记录 #

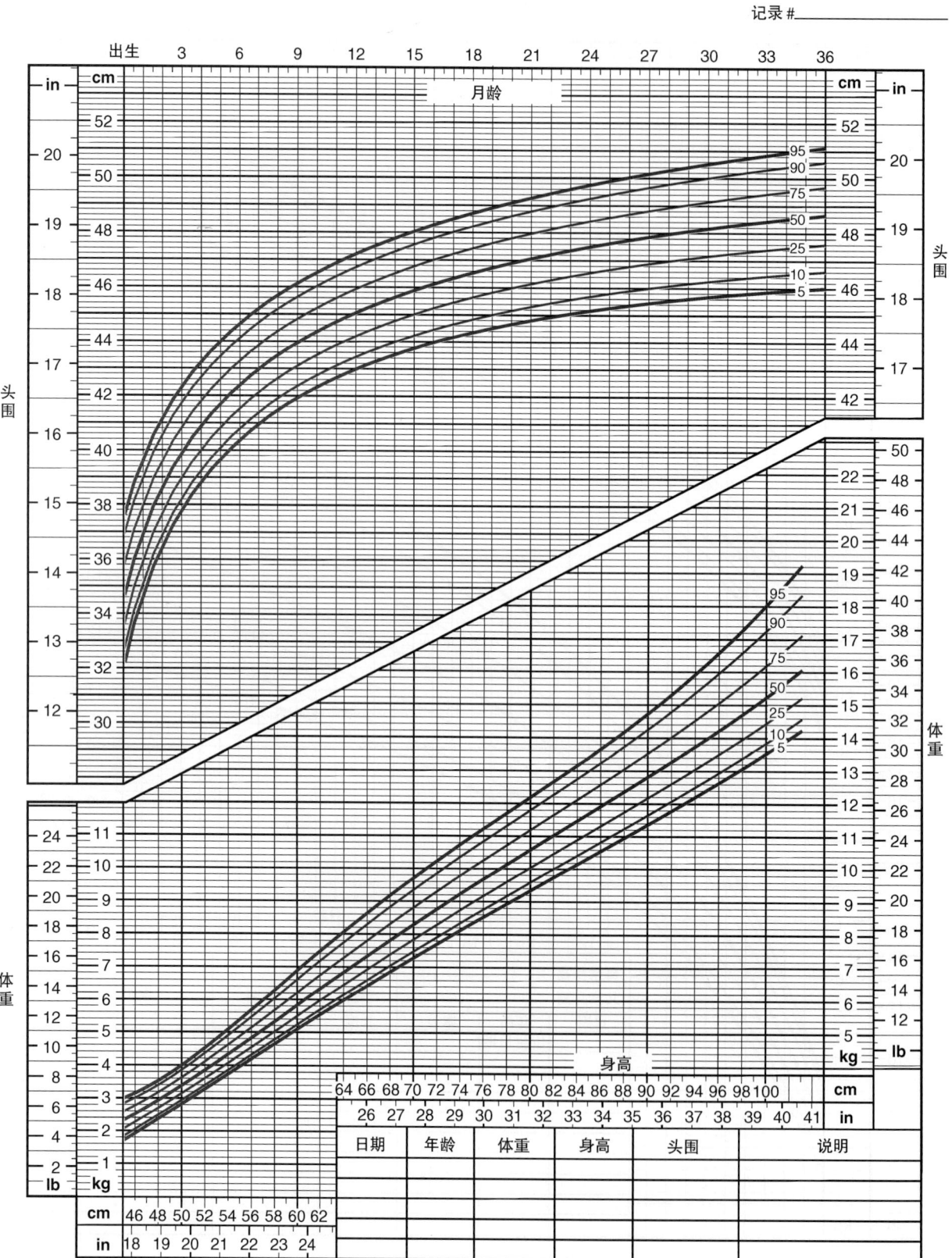

发表于2000年5月30日（修改为10/16/2000）。

资料来源：由美国国家卫生统计中心与国家慢性病预防和健康促进中心合作制定（2000年）。

D   http://www.cdc.gov/growthcharts

附图 22-1D 女孩头围和体重的生长图表

2-20岁：男孩
按年龄计算的身高和体重百分比

姓名 _____

记录 # _____

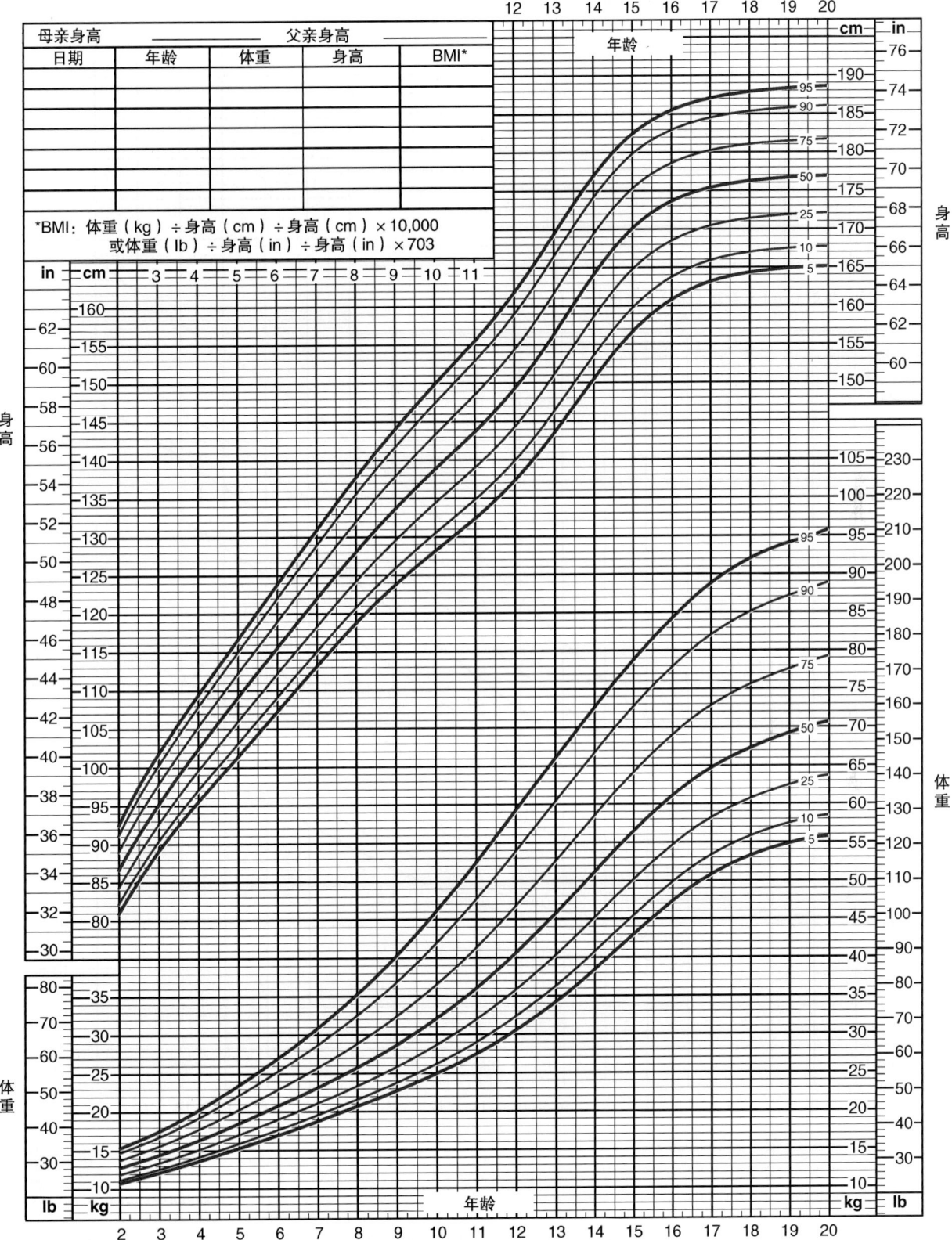

发表于2000年5月30日（10/16/2000）。

资料来源：由美国国家卫生统计中心与国家慢性病预防和健康促进中心合作制定（2000年）。

http://www.cdc.gov/growthcharts

SAFER·HEALTHIER·PEOPLE™

附图 22-1E 男孩身高和体重的生长图表

2-20岁：男孩
体重指数

姓名 _____

记录 # _____

日期	年龄	体重	身高	BMI*	说明

*BMI：体重（kg）÷身高（cm）÷身高（cm）×10,000
或体重（lb）÷身高（in）÷身高（in）×703

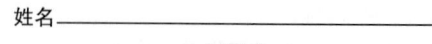

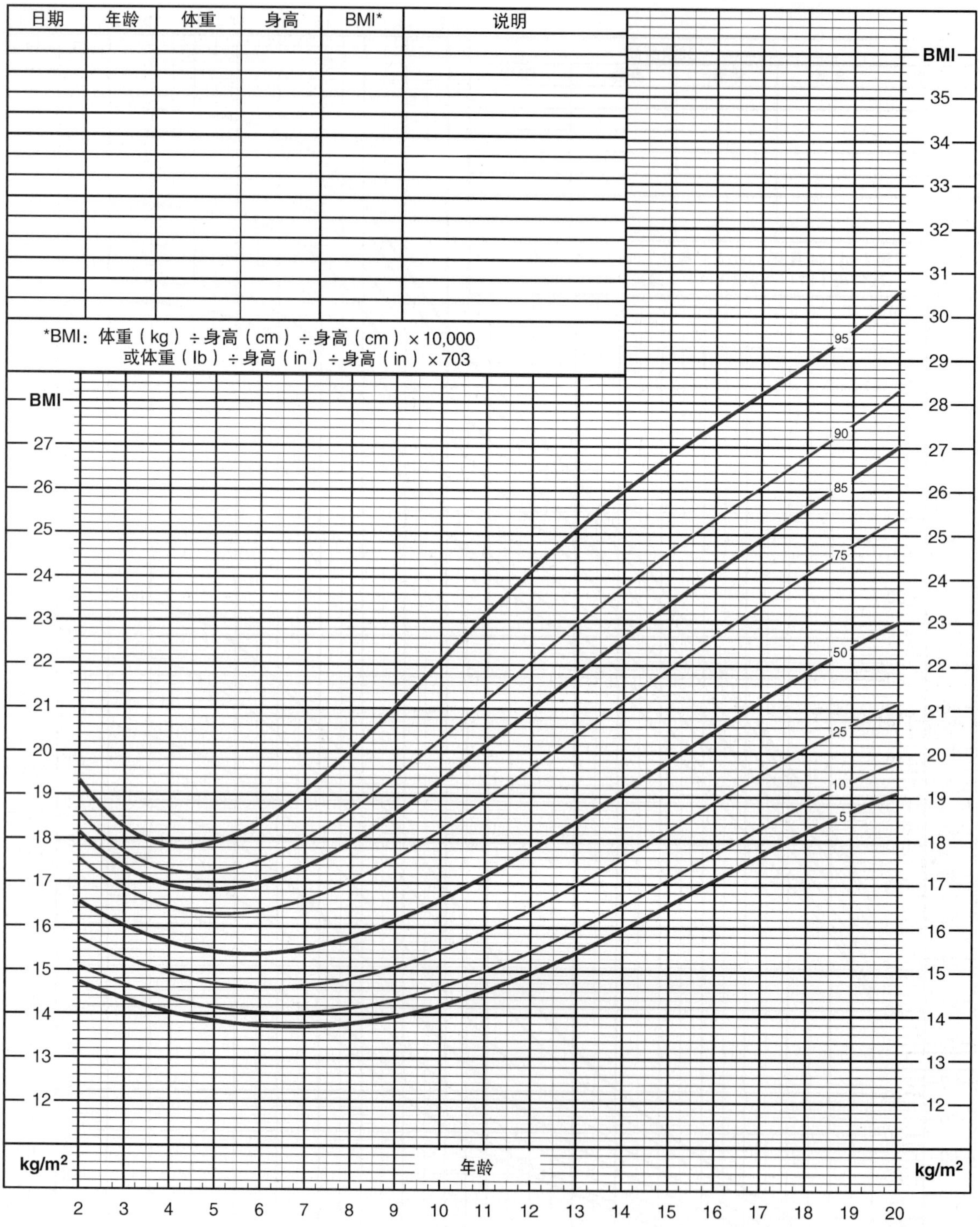

BMI

95
90
85
75
50
25
10
5

BMI
27
26
25
24
23
22
21
20
19
18
17
16
15
14
13
12

年龄

kg/m²

2 3 4 5 6 7 8 9 10 11 12 13 14 15 16 17 18 19 20

BMI
35
34
33
32
31
30
29
28
27
26
25
24
23
22
21
20
19
18
17
16
15
14
13
12

kg/m²

发表于2000年5月30日（10/16/2000）。

资料来源：由美国国家卫生统计中心与国家慢性病预防和健康促进中心合作制定（2000年）。

F   http://www.cdc.gov/growthcharts

CDC
SAFER·HEALTHIER·PEOPLE™

附图22-1F 男孩质量指数的生长图表

2-20岁：女孩

姓名 _____

记录 # _____

按年龄计算的身高和体重百分比

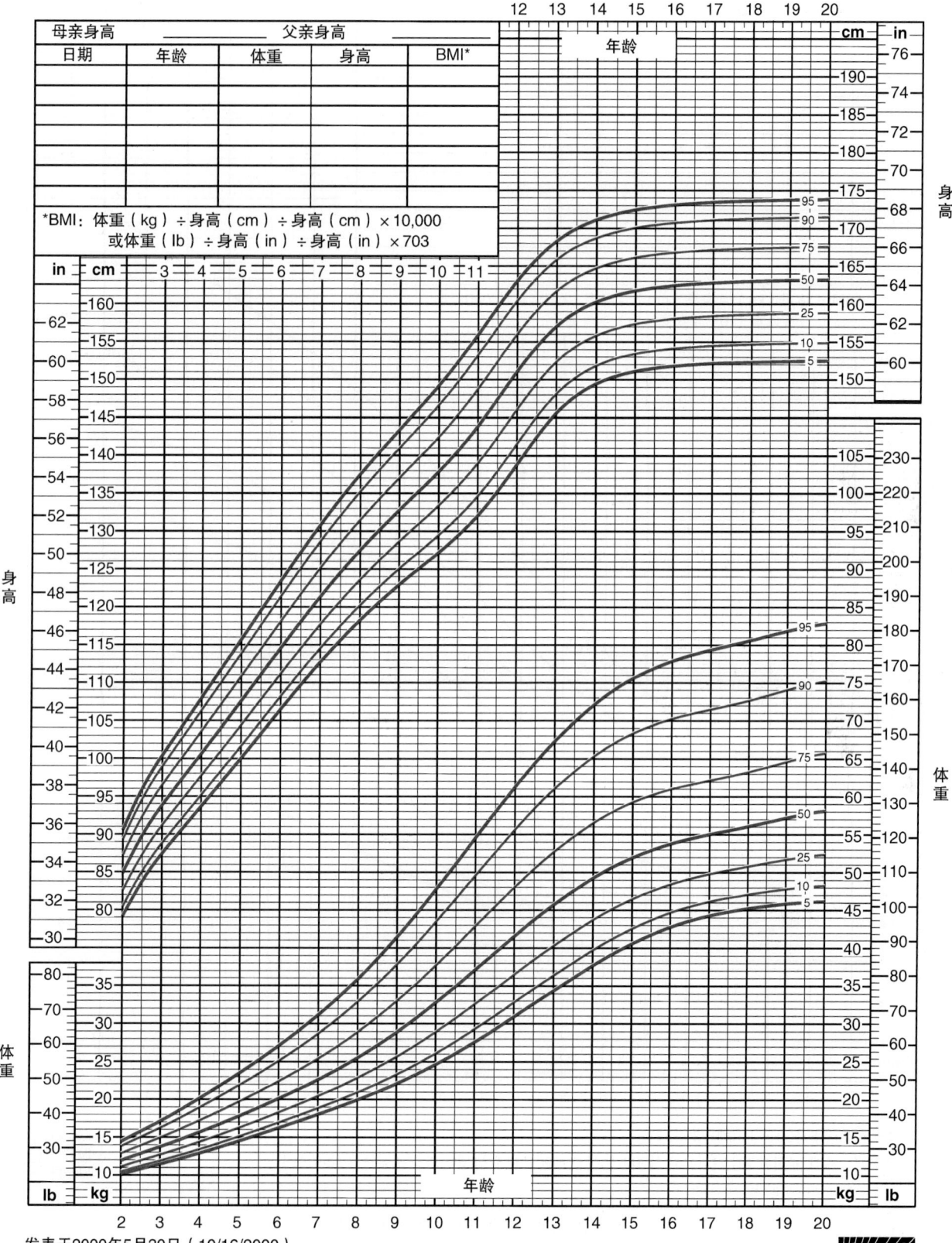

附图 22-1G 女孩身高和体重的生长图表

2-20岁：女孩
体重指数

姓名_____

记录 # _____

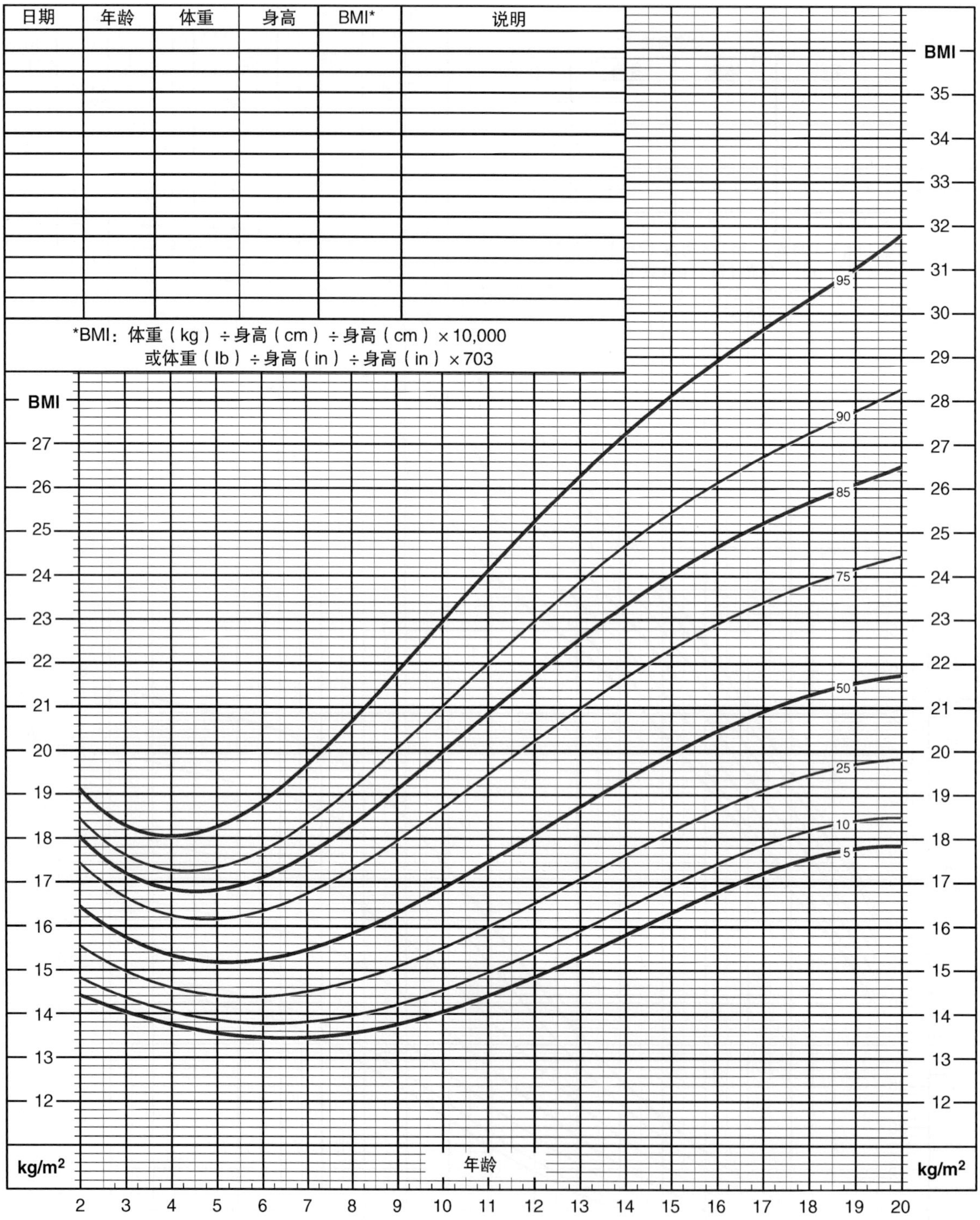

日期	年龄	体重	身高	BMI*	说明

*BMI：体重（kg）÷身高（cm）÷身高（cm）×10,000
或体重（lb）÷身高（in）÷身高（in）×703

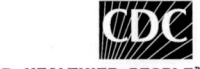

发表于2000年5月30日（10/16/2000）。

资料来源：由美国国家卫生统计中心与国家慢性病预防和健康促进中心合作制定（2000年）。

H   http://www.cdc.gov/growthcharts

SAFER · HEALTHIER · PEOPLE™

附图 22-1H 女孩质量指数的生长图表

附表 22-1　男童在不同年龄和身高的血压水平

年龄（岁）	血压百分点	收缩压 /mmHg							舒张压 /mmHg						
		身高百分点							身高百分点						
		5th	10th	25th	50th	75th	90th	95th	5th	10th	25th	50th	75th	90th	95th
1	50	80	81	83	85	87	88	89	34	35	36	37	38	39	39
	90	94	95	97	99	100	102	103	49	50	51	52	53	53	54
	95	98	99	101	103	104	106	106	54	54	55	56	57	58	58
	99	105	106	108	110	112	113	114	61	62	63	64	65	66	66
2	50	84	85	87	88	90	92	92	39	40	41	42	43	44	44
	90	97	99	100	102	104	105	106	54	55	56	57	58	58	59
	95	101	102	104	106	108	109	110	59	59	60	61	62	63	63
	99	109	110	111	113	115	117	117	66	67	68	69	70	71	71
3	50	86	87	89	91	93	94	95	44	44	45	46	47	48	48
	90	100	101	106	105	107	108	109	59	59	60	61	62	63	63
	95	104	105	107	109	110	112	113	63	63	64	65	66	67	67
	99	111	112	114	116	118	119	120	71	71	72	73	74	75	75
4	50	88	89	91	93	95	96	97	47	48	49	50	51	51	52
	90	102	106	105	107	109	110	111	62	63	64	65	66	66	67
	95	106	107	109	111	112	114	115	66	67	68	69	70	71	71
	99	113	114	116	118	120	121	122	74	75	76	77	78	78	79
5	50	90	91	93	95	96	98	98	50	51	52	53	54	55	55
	90	104	105	106	108	110	111	112	65	66	67	68	69	69	70
	95	108	109	110	112	114	115	116	69	70	71	72	73	74	74
	99	115	116	118	120	121	123	123	77	78	79	80	81	81	82
6	50	91	92	94	96	98	99	100	53	53	54	55	56	57	57
	90	105	106	108	110	111	113	113	68	68	69	70	71	72	72
	95	109	110	112	114	115	117	117	72	72	73	74	75	76	76
	99	116	117	119	121	123	124	125	80	80	81	82	83	84	84
7	50	92	94	95	97	99	100	101	55	55	56	57	58	59	59
	90	106	107	109	111	113	114	115	70	70	71	72	73	74	74
	95	110	111	113	115	117	118	119	74	74	75	76	77	78	78
	99	117	118	120	122	124	125	126	82	82	83	84	85	86	86
8	50	94	95	97	99	100	102	102	56	57	58	59	60	60	61
	90	107	109	110	112	114	115	116	71	72	72	73	74	75	76
	95	111	112	114	116	118	119	120	75	76	77	78	79	79	80
	99	119	120	122	123	125	127	127	83	84	85	86	87	87	88
9	50	95	96	98	100	102	106	104	57	58	59	60	61	61	62
	90	109	110	112	114	115	117	118	72	73	74	75	76	76	77
	95	113	114	116	118	119	121	121	76	77	78	79	80	81	81
	99	120	121	123	125	127	128	129	84	85	86	87	88	88	89

附表 22-1　男童在不同年龄和身高的血压水平（续表）

年龄（岁）	血压百分点	收缩压 /mmHg							舒张压 /mmHg						
		身高百分点							身高百分点						
		5th	10th	25th	50th	75th	90th	95th	5th	10th	25th	50th	75th	90th	95th
10	50	97	98	100	102	103	105	106	58	59	60	61	61	62	63
	90	111	112	114	115	117	119	119	73	73	74	75	76	77	78
	95	115	116	117	119	121	122	123	77	78	79	80	81	81	82
	99	122	123	125	127	128	130	130	85	86	86	88	88	89	90
11	50	99	100	102	104	105	107	107	59	59	60	61	62	63	63
	90	113	114	115	117	119	120	121	74	74	75	76	77	78	78
	95	117	18	119	121	123	124	125	78	78	79	80	81	82	82
	99	124	125	127	129	130	132	132	86	86	87	88	89	90	90
12	50	101	102	104	106	108	109	110	59	60	61	62	63	63	64
	90	115	116	118	120	121	123	123	74	75	75	76	77	78	79
	95	119	120	122	123	125	127	127	78	79	80	81	82	82	83
	99	126	127	129	131	133	134	135	86	87	88	89	90	90	91
13	50	104	105	106	108	110	111	112	60	60	61	62	63	64	64
	90	117	118	120	122	124	125	126	75	75	76	77	78	79	79
	95	121	122	124	126	128	129	130	79	79	80	81	82	83	83
	99	128	130	131	133	135	136	137	87	87	88	89	90	91	91
14	50	106	107	109	111	113	114	115	60	61	62	63	64	65	65
	90	120	121	123	125	126	128	128	75	76	77	78	79	79	80
	95	124	125	127	128	130	132	132	80	80	81	82	83	84	84
	99	131	132	134	136	138	139	140	87	88	89	90	91	92	92
15	50	109	110	112	113	115	117	117	61	62	63	64	65	66	66
	90	122	124	125	127	129	130	131	76	77	78	79	80	80	81
	95	126	127	129	131	133	134	135	81	81	82	83	84	85	85
	99	134	135	136	138	140	142	142	88	89	90	91	92	93	93
16	50	111	112	114	116	118	119	120	63	63	64	65	66	67	67
	90	125	126	128	130	131	133	134	78	78	79	80	81	82	82
	95	129	130	132	134	135	137	137	82	83	83	84	85	86	87
	99	136	137	139	141	143	144	145	90	90	91	92	93	94	94
17	50	114	115	116	118	120	121	122	65	66	66	67	68	69	70
	90	127	128	130	132	134	135	136	80	80	81	82	83	84	84
	95	131	132	134	136	138	139	140	84	85	86	87	87	88	89
	99	139	140	141	143	145	146	147	92	93	93	94	95	96	97

The 90th percentile is 1.28SD, the 95th percentile is 1.645SD, and the 99th percentile is 2.326SD over the mean.

附表 22-2 女童在不同年龄和身高的血压水平

年龄（岁）	血压百分点	收缩压 /mmHg							舒张压 /mmHg						
		身高百分点							身高百分点						
		5th	10th	25th	50th	75th	90th	95th	5th	10th	25th	50th	75th	90th	95th
1	50	83	84	85	86	88	89	90	38	39	39	40	41	41	42
	90	97	97	98	100	101	102	103	52	53	53	54	55	55	56
	95	100	101	102	104	105	106	107	56	57	57	58	59	59	60
	99	108	108	109	111	112	113	114	64	64	65	65	66	67	67
2	50	85	85	87	88	89	91	91	43	44	44	45	46	46	47
	90	98	99	100	101	103	104	105	57	58	58	59	60	61	61
	95	102	103	104	105	107	108	109	61	62	62	63	64	65	65
	99	109	110	111	112	114	115	116	69	69	70	70	71	72	72
3	50	86	87	88	89	91	92	93	47	48	48	49	50	50	51
	90	100	100	102	103	104	106	106	61	62	62	63	64	64	65
	95	104	104	105	107	108	109	110	65	66	66	67	68	68	69
	99	111	111	113	114	115	116	117	73	73	74	74	75	76	76
4	50	88	88	90	91	92	94	94	50	50	51	52	52	53	54
	90	101	102	103	104	106	107	108	64	64	65	66	67	67	68
	95	105	106	07	108	110	111	112	68	68	69	70	71	71	72
	99	112	113	114	115	117	118	119	76	76	76	77	78	79	79
5	50	89	90	91	93	94	95	96	52	53	53	54	55	55	56
	90	103	103	105	106	107	109	109	66	67	67	68	69	69	70
	95	107	107	108	110	111	112	113	70	71	71	72	73	73	74
	99	114	114	116	117	118	120	120	78	78	79	79	80	81	81
6	50	91	92	93	94	96	97	98	54	54	55	56	56	57	58
	90	104	105	106	108	109	110	111	68	68	69	70	70	71	72
	95	108	109	110	111	113	114	115	72	72	73	74	74	75	76
	99	115	116	117	119	120	121	122	80	80	80	81	82	83	83
7	50	93	93	95	96	97	99	99	55	56	56	57	58	58	59
	90	106	107	108	109	111	112	113	69	70	70	71	72	72	73
	95	110	111	112	113	115	116	116	73	74	74	75	76	76	77
	99	117	118	119	120	122	123	124	81	81	82	82	83	84	84
8	50	95	95	96	98	99	100	101	57	57	57	58	59	60	60
	90	108	109	110	111	113	114	114	71	71	71	72	73	74	74
	95	112	112	114	115	116	118	118	75	75	75	76	77	78	78
	99	119	120	121	122	123	125	125	82	82	83	83	84	85	86
9	50	96	97	98	100	101	102	103	58	58	58	59	60	61	61
	90	110	110	112	113	114	116	116	72	72	72	73	74	75	75
	95	114	114	115	117	118	119	120	76	76	76	77	78	79	79
	99	121	121	123	124	125	127	127	83	83	84	84	85	86	87

附表 22-2　女童在不同年龄和身高的血压水平（续表）

年龄（岁）	血压百分点	收缩压 /mmHg 身高百分点							舒张压 /mmHg 身高百分点						
		5th	10th	25th	50th	75th	90th	95th	5th	10th	25th	50th	75th	90th	95th
10	50	98	99	100	102	103	104	105	59	59	59	60	61	62	62
	90	112	112	114	115	116	118	118	73	73	73	74	75	76	76
	95	116	116	117	119	120	121	122	77	77	77	78	79	80	80
	99	123	123	125	126	127	129	129	84	84	85	86	86	87	88
11	50	100	101	102	103	105	106	107	60	60	60	61	62	63	63
	90	114	114	116	117	118	119	120	74	74	74	75	76	77	77
	95	118	118	119	121	122	123	124	78	78	78	79	80	81	81
	99	125	125	126	128	129	130	131	85	85	86	87	87	88	89
12	50	102	103	104	105	107	108	109	61	61	61	62	63	64	64
	90	116	116	117	119	120	121	122	75	75	75	76	77	78	78
	95	119	120	121	123	124	125	126	79	79	79	80	81	82	82
	99	127	127	128	130	131	132	133	86	86	87	88	88	89	90
13	50	104	105	106	107	109	110	110	62	62	62	63	64	65	65
	90	117	118	119	121	122	123	124	76	76	76	77	78	79	79
	95	121	122	123	124	126	127	128	80	80	80	81	82	83	83
	99	128	129	130	132	133	134	135	87	87	88	89	89	90	91
14	50	106	106	107	109	110	111	112	63	63	63	64	65	66	66
	90	119	120	121	122	124	125	125	77	77	77	78	79	80	80
	95	123	123	125	126	127	129	129	81	81	81	82	83	84	84
	99	130	131	132	133	135	136	136	88	88	89	90	90	91	92
15	50	107	108	109	110	111	113	113	64	64	64	65	66	67	67
	90	120	121	122	123	125	126	127	78	78	78	79	80	81	81
	95	124	125	126	127	129	130	131	82	82	82	83	84	85	85
	99	131	132	133	134	136	137	138	89	89	90	91	91	92	93
16	50	108	108	110	111	112	114	114	64	64	65	66	66	67	68
	90	121	122	123	124	126	127	128	78	78	79	80	81	81	82
	95	125	126	127	128	130	131	132	82	82	83	84	85	85	86
	99	132	133	134	135	137	138	139	99	99	99	91	92	93	93
17	50	108	109	110	111	113	114	115	64	65	65	66	67	67	68
	90	122	122	123	125	126	127	128	78	79	79	80	81	81	82
	95	125	126	127	129	130	131	132	82	83	83	84	85	85	86
	99	133	133	134	136	137	138	139	90	90	91	91	92	93	93

*The 90th percentile is 1.28SD, the 95th percentile is 1.645SD, and the 99th percentile is 2.326SD over the mean.

附表 22-3　常用疫苗禁忌证和注意事项指南 [1, *, †]

疫苗	禁忌证	注意事项
乙型肝炎（HepB）	• 因疫苗成分或首次注射而造成的过敏反应（如过敏现象）	• 伴有或不伴有发热的中度或严重急性疾病 • 婴儿体重不足 2000 克 [2]
轮状病毒（RV5 [RotaTeq]，RV1 [Rotarix]）	• 因疫苗成分或首次注射而造成的严重过敏反应（如过敏现象） • 严重联合免疫缺陷（SCID） • 肠套叠史	• 伴有或不伴有发热的中度或严重急性疾病 • 免疫活性改变（除 SCID 以外） • 慢性胃肠疾病 [3] • 脊柱裂或膀胱外翻 [3]
脱细胞百白破疫苗（DTaP） 百日咳抗原合并破伤风类毒素（Tdap） 破伤风白喉疫苗（DT, Td）	• 因疫苗成分或首次注射而造成的严重过敏反应（如过敏现象） • 对于含百日咳的疫苗：DTP、DTaP、Tdap 首次注射前 7 天内出现不明原因的脑性疾病（例如昏迷，意识水平下降，长时间使用）	• 伴有或不伴有发热的中度或严重急性疾病 • 首次注射含破伤风类毒素疫苗后，6 周内出现格林 - 巴利综合征（GBS） • 首次注射破伤风或白喉类毒素疫苗后，有蒿甲醚过敏反应史；推迟接种，距上一次含破伤风类毒素疫苗注射至少 10 年 • 对于含百日咳的疫苗：在已确立治疗方案并且病情稳定之前，有进行性或不稳定的神经系统疾病（包括 DTaP 的婴儿痉挛），不受控制的癫痫发作或进行性脑病 **仅适用于 DTaP：** • 首次进行 DTP/DTaP 接种后，48 小时内温度达到 40.5℃或更高 • 首次进行 DTP/DTaP 接种后，48 小时内出现虚脱或休克（即低渗低反应发作） • 首次进行 DTP/DTaP 接种后，3 天内癫痫发作 • 首次进行 DTP/DTaP 接种后，48 小时内出现持续，不可容忍的哭泣，持续 3 小时或更长时间
流感嗜血杆菌 b 型（Hib）	• 因疫苗成分或首次注射而造成的严重过敏反应（如过敏现象） • 年龄小于 6 周	• 伴有或不伴有发热的中度或严重急性疾病
灭活脊髓灰质炎病毒疫苗（IPV）	• 因疫苗成分或首次注射而造成的严重过敏反应（如过敏现象）	• 伴有或不伴有发热的中度或严重急性疾病 • 怀孕
肺炎球菌（PCV13 或 PPSV23）	• 因疫苗成分（包括任何含有白喉类毒素的 PCV13 疫苗）或首次注射而造成的严重过敏反应（如过敏现象）	• 伴有或不伴有发热的中度或严重急性疾病
麻疹 - 腮腺炎 - 风疹疫苗（MMR）	• 因疫苗成分或首次注射而造成的严重过敏反应（如过敏现象） • 已知严重的免疫缺陷（例如血液和实体肿瘤，接受化疗，先天性免疫缺陷、长期免疫抑制治疗 [5] 或严重免疫功能低下 [6] 感染 HIV 病毒的患者） • 怀孕	• 伴有或不伴有发热的中度或严重急性疾病 • 近期（11 个月内）收到含有抗体的血液制品（具体时间取决于产品）[7] • 血小板减少症或血小板减少性紫癜史 • 需要结核菌素皮肤测试
水痘（Var）[4]	• 因疫苗成分或首次注射而造成的严重过敏反应（如过敏现象） • 已知严重的免疫缺陷（例如血液和实体肿瘤，接受化疗，先天性免疫缺陷、长期免疫抑制治疗 [5] 或严重免疫功能低下 [6] 感染 HIV 病毒的患者） • 怀孕	• 伴有或不伴有发热的中度或严重急性疾病 • 近期（11 个月内）收到含有抗体的血液制品（具体时间取决于产品）[7] • 接种疫苗前 24 小时内接受特定的抗病毒药物（即阿昔洛韦，泛昔洛韦或伐昔洛韦）；接种后 14 天内，避免使用这些抗病毒药物
甲型肝炎（HepA）	• 因疫苗成分或首次注射而造成的过敏反应（如过敏现象）	• 伴有或不伴有发热的中度或严重急性疾病

附表 22-3　常用疫苗禁忌证和注意事项指南（续表）

疫苗	禁忌证	注意事项
流感；灭活（IIV）[9]	<ul><li>因疫苗成分（如卵蛋白）或首次注射而造成的过敏反应（如过敏现象）</li></ul>	<ul><li>伴有或不伴有发热的中度或严重急性疾病</li><li>首次流感疫苗接种 6 周内的 GBS 病史</li><li>有麻疹患病史人，接触鸡蛋应注射 RIV（18～49 岁之间），或者采取额外的安全措施，注射 IIV[9]</li></ul>
流感；重组（RIV）[9]	<ul><li>因疫苗成分或首次注射而造成的过敏反应（如过敏现象）；RIV 不含鸡蛋蛋白[9]</li></ul>	<ul><li>伴有或不伴有发热的中度或严重急性疾病</li><li>首次流感疫苗接种 6 周内的 GBS 病史</li></ul>
流感；减毒（LAIV）[4,9]	<ul><li>因疫苗成分（如卵蛋白）或首次注射而造成的过敏反应（如过敏现象）</li><li>ACIP 建议不要使用的条件，但不包括疫苗包装说明书中的禁忌证：免疫抑制，某些慢性疾病，如哮喘，糖尿病，心脏或肾脏疾病以及怀孕[4,9]</li></ul>	<ul><li>伴有或不伴有发热的中度或严重急性疾病</li><li>首次流感疫苗接种 6 周内的 GBS 病史</li><li>接种疫苗前 48 小时接受特定的抗病毒药物（即金刚烷胺，金刚乙胺，扎那米韦或奥司他韦）；疫苗接种后 14 天内，避免使用这些抗病毒药物</li></ul>
人类乳头瘤病毒（HPV）	<ul><li>因疫苗成分或首次注射而造成的严重过敏反应（如过敏现象）</li></ul>	<ul><li>伴有或不伴有发热的中度或严重急性疾病</li><li>怀孕</li></ul>
脑膜炎球菌：结合物（MenACWY），多糖（MPSV4）	<ul><li>因疫苗成分或首次注射而造成的严重过敏反应（如过敏现象）</li></ul>	<ul><li>伴有或不伴有发热的中度或严重急性疾病</li></ul>
带状疱疹（HZV）[4]	<ul><li>因疫苗成分而造成的严重过敏反应（如过敏现象）</li><li>已知的严重免疫缺陷（例如来自血液和实体瘤，接受化疗或长期免疫抑制治疗[5] 或 HIV 感染严重免疫受损的患者）</li><li>怀孕</li></ul>	<ul><li>伴有或不伴有发热的中度或严重急性疾病</li><li>接种疫苗前 24 小时，接受特定的抗病毒药物（即阿昔洛韦，泛昔洛韦或伐昔洛韦）；疫苗接种后 14 天内，避免使用这些抗病毒药物</li></ul>

[1] 疫苗接种说明书和完整的免疫接种咨询委员会建议，应征求有关疫苗相关禁忌证和预防措施的更多信息和疫苗佐剂的更多信息。作为预防措施列出的事件或条件应仔细审阅。应考虑在这种情况下给予特定人接种疫苗的益处和风险。如果认为接种疫苗的风险大于受益者，则不应接种疫苗。如果认为接种疫苗的益处大于风险，则应给予疫苗。禁忌证增加了严重不良反应的机会。因此，当存在禁忌证时，不应接种疫苗。是否和何时接种百白破疫苗给具有证实或可疑签在神经系统疾病的儿童，应根据具体情况进行决定

[2] 如果在出生时，母亲乙型肝炎表面抗原（HBsAg）呈阴性，早产儿和体重小于 2000g 的婴儿应推迟乙型肝炎疫苗接种。接种可在 1 月龄或出院时开始。对于母亲 HBsAg 呈阳性的婴儿，不管其出生体重是多少应在出生后 12 小时内注射乙型肝炎免疫球蛋白并接种乙型肝炎疫苗

[3] 详情请查阅美国疾病控制中心："Prevention of Rotavirus Gastroenteritis among Infants and Children：Recommendations of the Advisory Committee on Immunization Practices.（ACIP）" MMWR 2009；58（No. RR-2），网址：www.cdc.gov/vaccines/hcp/acip-recs/index.html.

[4] 流感减毒活疫苗、麻疹 - 腮腺炎 - 风疹疫苗和带状疱疹疫苗可以在同一天接种。如果不在同一天进行，这些活疫苗应该至少间隔 28 天

[5] 对每天接受 2mg 或以上的强的松或同等剂量的 20mg 免疫抑制类固醇者，应在停止治疗后至少一个月应才可接种疫苗。供应商应咨询免疫接种咨询委员会的建议，向免疫抑制药物或免疫抑制人群提供特定活疫苗的完整信息

[6] 如果 CD_4^+ T 淋巴细胞计数 >15%，HIV 感染儿童可接受水痘疫苗和麻疹疫苗。（Source：Adapted from American Academy of Pediatrics. Immunization in Special Clinical Circumstances. In：Pickering LK, ed. Red Book：2012 Report of the Committee on Infectious Diseases. 29th ed. Elk Grove Village, IL：American Academy of Pediatrics：2012.）

[7]V 如果注射了免疫球蛋白产品，疫苗应推迟到适当的时间间隔。（see "General Recommendations on Immunization：Recommendations of the Advisory Committee on Immunization Practices（ACIP）" MMWR 2011；60（No. RR-2）available at www.cdc.gov/vaccines/hcp/acip-recs/index.html.）

[8] 麻疹疫苗接种可暂时抑制结核菌素反应性。麻疹疫苗可在结核菌素皮肤试验当天施用。如果在麻疹 - 腮腺炎 - 风疹疫苗接种后一天不能进行测试，则应推迟到接种后至少 4 周。如果迫切需要进行皮肤试验，那么就要认识到疫苗的反应性可能会降低

[9] 有关在鸡蛋过敏患者中使用流感疫苗的更多信息，请参见美国疾病预防控制中心

*Adapted from "Table 6. Contraindications and Precautions to Commonly Used Vaccines" found in：CDC. "General Recommendations on Immunization：Recommendations of the Advisory Committee on Immunization Practices（ACIP）." MMWR 2011；60（No. RR-2），p.40-41, and from Atkinson W, Wolfe S, Hamborsky J, eds. Appendix A. Epidemiology and Prevention of Vaccine-Preventable Diseases. 12th ed.

† 关于乳胶过敏，请参阅疫苗接种说明书

第23章 儿童青少年行为问题

SCOTT E. MOSER ■ KELLI L. NETSON

当儿童的健康和发展出现问题时，家长通常情况下会首先向家庭医生求助。家庭医生在解决儿童青少年的健康问题时应减轻家长不必要的恐惧，但也要在问题出现时迅速给予正确的处理，因为早期干预是治疗儿童青少年问题行为的关键。儿童行为问题包含一系列复杂的精神障碍、遗传及医学障碍、家庭互动障碍、社会及学校问题及以上问题的组合。近年西方国家儿童青少年群体中，抑郁、自杀、品行障碍、药物及酒精滥用等心理社会问题的发病率普遍呈上升趋势（Fombonne, 1998），一部分原因是由于临床诊断标准发生了变化。这种趋势在经济水平以及躯体健康普遍提高的大环境下更加令人困扰，对于医生来说，将有更多的患者会因为社会心理原因来寻求帮助。

本章主要讨论儿童青少年时期各发育阶段过程中常见的心理行为问题，我们将讨论这些行为问题的相同点与不同点，以帮助我们识别或诊断这些问题。处理方面主要侧重介绍家庭医生需要掌握的、简洁的早期干预方式以及关于进一步转诊的建议。

尽管行为问题以及儿童的年龄段不同，但在处理儿童青少年行为问题时需遵循以下基本原则：

1. 尽量获取行为问题的具体例子而不是一般的结论。例如："一名儿童在课堂上每隔几分钟就离开座位到处走动"，而不是"破坏课堂纪律"；又如"在凌晨2点尖叫"而不是"睡不好觉"。

2. 尽可能从多个旁观者处获得完整的信息。很多行为问题的诊断中都包含了癫痫发作及其他神经系统疾病，只有获得详尽的病史，结合神经病学检查及恰当的心理评估才能对这些行为问题进行鉴别。

3. 情绪压力和虐待，包括躯体虐待、言语虐待和性虐待可以诱发或加剧行为问题。因此，在获取这方面的信息时，如果儿童已经可以语言交流，应在没有家长的情况下单独询问儿童。

4. 可以同时考虑多个诊断。许多行为障碍的病因是多因素的，且许多精神疾病共病的概率很高。故避免用一种线性的一元论的态度对待行为问题的诊断。

5. 运用综合的治疗方式。采用心理治疗、药物治疗、家长及老师教育及其他疗法对行为问题进行综合治疗的效果显然比单一的治疗方式效果更好。

很多时候，家庭医生需要将患者转诊给行为或精神专家。因此，家庭医生应充分了解社区内的资源，了解不同服务提供者的执业范围或执业资质，以便为患者提供转诊服务。每个专业人员都有资格提供个人或家庭治疗，以解决特定的行为或情绪相关的问题。对于需要咨询或心理治疗的行为问题，应向患者推荐适当的临床心理学家、心理咨询师、婚姻家庭治疗师或临床社会工作者。当一个潜在的智力或发育障碍可能会导致行为问题时，孩子应该被转诊至具有资质的临床心理学家和神经心理学家，以便接受正确的评估和治疗。学校心理学家通常只能向学业困难的学生提供援助，但他们在美国多个州不具有心理评估或心理诊断的资质。许多家庭医生为他们熟知的患者开具药物或物理处方，但是一旦患者患有复杂的精神疾病并有多个并发症时，或患有难治性精神疾病时，家庭医师就应将儿童和青少年患者转诊或协助转诊给精神科专科医生。

睡眠障碍

重 点

- 许多睡眠障碍可因良好的睡眠卫生而避免。
- 睡眠障碍对其他心理障碍或疾病的发生有重要的影响。

- 对于阻塞性睡眠呼吸暂停综合征，儿童需要到睡眠实验室作睡眠检查的标准与成人相似，但是检查的结果则需要儿科专家来解读。
- 儿童中引起阻塞性睡眠呼吸暂停的最常见原因是腺样体、扁桃体肥大，本病的治疗首选手术治疗。

正常的睡眠具有规律的快速动眼睡眠（rapid eye movement，REM）和非快速动眼睡眠两种模式，并且这两种模式随着年龄的变化而变化。非 REM 睡眠可以根据脑电图（electroencephalography，ECG）特点进一步分为 1、2、3、4 阶段，最深的非 REM 睡眠发生在第 3、4 阶段。正常的夜间睡眠周期约 90 分钟，包含多次短暂的无记忆的觉醒及之后快速恢复睡眠的状态。入睡的前几个小时是以深非 REM 睡眠为主，而在醒来前的几个小时主要是 REM 睡眠。研究表明人类，尤其在青少年群体，REM 睡眠及非 REM 睡眠的时间症状逐渐减少。

现今美国儿童青少年睡眠时间与其他地区及过去相比有所减少（Dahl，1998），对于家庭医生来说，儿童睡眠时间的缩短可能意味着认知能力降低，会导致一系列行为问题的风险增加，包括多动症、进行性的肥胖和代谢综合征（Kelly et al.，2013；Scharf, et al.，2013；Xi et al.，2014）。由于儿童的发育及睡眠模式有较大的个体差异，因此，难以给家长提供一个固定的观察值，一般认为：2 个月大的婴儿夜晚睡眠应为 6～8 小时，而 6 个月大时应每晚睡 10～12 小时。1 岁的儿童就不再需要在上午打盹了，而 3 岁时也不再需要午睡了。总睡眠时间随着年龄的增长而减少，出生一周的婴儿每天需要睡眠 16.5 小时，1 岁时需 14 小时每天，2 岁时需 13 小时每天，3 岁时需 12 小时每天，5 岁时需 11 小时每天，而 9 岁时只需 10 小时每天（Blum and Carey，1996）。

预防睡眠问题的一个重要方法是养成良好的睡眠卫生（表 23-1）。睡眠卫生是指对于健康而有效的睡眠具有实践意义的条件。柔和的灯光对一些儿童可能有安慰效果，过亮的灯光则会影响睡眠。新生儿在一般情况下应采用仰卧位入睡，小婴儿采用俯卧位入睡则增加发生婴儿猝死综合征（sudden infant death syndrome，SIDs）的风险（Guntheroth and Spiers，1992）（推荐等级：A）。许多儿童在有"过渡物体"（如最喜欢的毯子或玩具）时睡得较好，但应避免儿童嘴里含奶嘴入睡，因为这样会引起严重的龋齿。最后，儿童应该在还醒着的时候上床，这样有助于他们发展自我安慰的技能并且能够在夜间醒来后继续入睡。

表 23-1　良好的睡眠卫生

环境	时间安排	活动
暗	每天早上醒来时间规律	不看令人恐惧的电视节目或听这样的故事
安静	小睡时长一定	睡觉前 1 小时不从事剧烈体力活动
凉爽	规律的入睡时间	固定的睡前活动 固定的安慰方式 在孩子醒的时候上床

From Blum NJ, Carey WB. Sleep problems among infants and young children. Pediatr Rev. 1996; 17(3): 87-92.

20%～30% 的儿童青少年存在睡眠问题，这不仅影响了青少年自身的身心健康，也给他们的家庭带来一定的困扰（Dahl，1998）。不同阶段的睡眠问题可能有不同的表现，婴儿期常表现为入睡困难或夜间觉醒，3～8 岁儿童的主要睡眠问题是类睡症和阻塞性睡眠呼吸暂停综合征，而睡眠剥夺、睡眠时相推迟和嗜睡是青少年常见的睡眠问题（Carskadon and Roth，2000）。

睡眠问题对身体、心理和社会的许多方面都有严重的负面影响。而许多医学问题，如夜间疼痛或夜尿情况、精神疾病如双相情感障碍（bipolar disorder，BD）也会导致睡眠问题（美国《精神障碍诊断统计手册》第 5 版，Diagnostic and Statistical Manual of Mental Disorders，5th edition，DSM-5）。不仅如此，睡眠问题可能还对健康有长期的影响，研究表明早年的睡眠问题可以预测许多后来的行为和情绪问题（Dahl，1998）。夜间频繁觉醒的儿童躯体虐待的风险增加，可能是因为这些儿童的家长表现更严重的疲劳、易激惹和抑郁。在睡眠问题的评估和处理中应该将潜在的睡眠打断因素作为问题的首要原因或加重因素。一类主要的睡眠打断因素是引发疼痛或瘙痒的疾病（例如幼年型类风湿关节炎，偏头痛以及过敏性皮炎）。另一类型的睡眠打断因素是可引起呼吸症状的疾病，包括夜间哮喘，胃食管反流（Gastroesophageal reflux，GERD）以及阻塞性睡眠呼吸暂停。

拒绝睡眠

婴幼儿经常拒绝在家长希望的时间入睡，常常难以确定孩子是由于正常的需要及恐惧或只是寻求关注或不听话。拒绝睡眠的表现常是反复要求吃零食、喝水、上厕所或者说害怕暗、噪音或怪兽。

睡眠日记可以帮助找到拒绝睡眠的病因以及处理的方法。家长持续 2 周记录儿童每日睡觉和起床的时间，并记下出现的问题和对各种情况的反应。家长在看日记的过程中常会自己发现问题。

许多睡眠拒绝的模式可以通过关注睡眠卫生来处理（表 23-1）。如果问题是因为不听话，那么最好的方法是忽视他。如果孩子从床上起来，家长应该把孩子送回床上并且除了确定的"是睡觉的时间了"不要有其他的对话。当家长故意忽视孩子时，孩子在平息之前通常会闹得更厉害。但是对于忽视的策略即使最坚持的孩子最终也会平息（Blum and Carey, 1996）。如果忽视的处理方法给家庭内部造成太大压力则可以采用"逐渐忽视"的方法（Reid et al., 1999）（推荐等级：B），即每隔几分钟就短暂看一下孩子并且逐渐拉长去看孩子的间隔直到他们入睡。

对于因为恐惧无法入睡的儿童，家长的忽视会让他们更加恐惧，哄孩子上床之后家长逐渐离开的效果更好。家长可以在孩子入睡的过程中坐在房间里，但是不要有关于孩子的恐惧感的对话。当孩子可以开始入睡之后，家长可以逐渐坐在离孩子较远的地方，直至离开房间。如果上述疗法对因恐惧而无法入睡的儿童没有效果那么应该考虑进一步转诊让儿童接受更专业的类似于处理恐惧症的治疗。

夜间醒来

大多数儿童可以在夜间醒来后自行再次入睡。而不能自行入睡的儿童可能对家庭的影响很大。与对待拒绝睡眠类似，睡眠日记也有助于解决夜间醒来不能再次入睡问题，向家长宣教睡眠卫生也很重要。但是，以下两类问题需要特别对待：梦魇和噩梦（表 23-2）。

表 23-2　梦魇于噩梦的诊断特点

特点	梦魇	噩梦
发生的时间	早，一般在入睡后 4 小时	晚
醒来的程度	迷惑，无定向力	害怕
对家长的反应	对家长没有反应，无法安抚	可以安抚
对发作的记忆	除非被唤醒，否则无记忆	对梦境有清楚的记忆
回到睡眠	除非被唤醒否则很快入睡	因恐惧而不敢入睡
睡眠阶段	从深度非 REM 睡眠中的部分唤醒	REM 睡眠

From Blum NJ, Carey WB. Sleep problems among infants and young children. Pediatr Rev. 1996; 17(3); 87-92.

梦魇表现为突发的，从深度非 REM 睡眠中的部分唤醒。它的特点是部分大脑突然醒来而部分仍处于睡眠状态。因为深度非 REM 睡眠在入睡初的 4 个小时占

主导，梦魇常发生在这段时间。儿童会突然坐起来，惊叫、大汗、心跳加速、呼吸加速。这种发作常持续数分钟，骤发骤停，如果没有被家长叫醒，儿童则会快速恢复睡眠状态。由于儿童并没有真正醒来，所以对家长的安慰不会有反应。儿童会表现得非常迷惑，目光呆滞，第二天早上醒来后不记得昨晚发生的事情。梦魇一般发生在 2～6 岁的儿童中，并且在生病、受到压力或睡眠时间不够时容易发生。梦魇需与夜间癫痫发作进行鉴别，特别是当梦魇发生在刚入睡时或家中有癫痫家族史的儿童中（Dahl, 1998）。

噩梦是将儿童从 REM 睡眠中惊醒的令人害怕的梦境。故噩梦常发生在后半夜，而且儿童可以清楚地回想起梦境的内容。儿童对家长的安抚有反应但是由于恐惧不敢再次入睡。与梦魇一样，噩梦常发生在幼儿或学龄前儿童，并且易在应激时发生。

处理

原则上，夜间醒来不是镇定类药物的适应证，而与对待拒绝睡眠类似的行为疗法则更为合适。对于梦魇仍无针对性的疗法，但可以告诉家长这种问题很常见并且一般是自限性的。发生梦魇后家长不要叫醒儿童，因为这样只能让他们更恐惧并难以入睡。对于在梦魇过程中抽动明显的情况，家长要采取措施不要让儿童伤到自己。如果担心儿童梦游到危险的地方，家长可以在儿童卧室门口放置铃铛或电子闹铃来提醒自己。由于疲劳是诱发梦魇的主要原因，充足的睡眠以及规律的睡眠周期十分重要。

噩梦在受到情感上的刺激时最易发生，有效的治疗方案应注重帮助家长解决潜在的情感刺激。当噩梦发生时，儿童会惊醒并感到恐惧，家长在安慰儿童时应避免讨论噩梦的具体内容，也不要用"开手电找怪物"的方式（Blum and Carey, 1996），因为这些做法会加重儿童的恐惧。

阻塞性睡眠呼吸暂停综合征

3%～12% 的学龄前儿童长期打鼾，其中儿童阻塞性睡眠呼吸暂停综合征（Obstructive Sleep Apnea syndrome, OSAS）的发病率约为 2%。美国儿科学会公布了 OSAS 的循证医学诊疗指南（APP, 2002）。

儿童中，OSAS 最常见于腺样体和（或）扁桃体肥大，另外某些面部特征如小颌、巨舌、唐氏综合征等也会引起本病。与成人不同，儿童会经常短暂的醒来并调整呼吸道，因此受累儿童可以没有明显血氧下降。儿童 OSAS 最主要的临床问题可能是睡眠不完整。对

于睡眠打鼾以及睡觉不踏实的儿童，一旦出现注意力不集中，情绪波动大，夜间醒来（梦魇，梦游）以及起不来床等睡眠剥夺的征象时应首先考虑到 OSAS（Dahl，1998）。

但并不是所有打鼾或腺样体、扁桃体肥大的儿童都患有 OSAS，在确诊 OSAS 前应行睡眠检查。需要注意的是，儿童的睡眠检查结果需要儿科相关专家来解读。

对于因腺样体、扁桃体肥大而患 OSAS 的儿童，手术治疗是首选的方法。持续呼吸道正压（CPAP）也有一定的疗效，但一般只在手术不成功或无法手术时才考虑这种疗法（APP，2002）（推荐等级：A）。

睡眠剥夺和睡眠时相推迟综合征

睡眠剥夺和睡眠时相推迟综合征是青少年中常见的睡眠问题。青少年所需要的睡眠时间与青春前期相同（Carskadon and Roth，2000），但是由于生物和文化因素，青少年的睡眠明显减少。学龄期的儿童像"百灵鸟"，习惯早起，不论昨晚是否睡得很晚。而青少年的昼夜节律发生了变化，更像"夜猫子"，晚睡晚起。而各种社会性的刺激活动加剧了这种生物变化，包括社交、兼职、科技进步（电视，上网），一些物质如咖啡和烟草等也会使睡眠延迟。尽管如此，学龄期儿童还是要求早起，这样的矛盾导致了睡眠剥夺，这就类似工作日 - 休息日之间的转换会发生时差一样。这种日程变化可能是造成青少年最常见的睡眠问题——睡眠时相推迟综合征的原因（Dahl，1998）。

对于这类问题的评估主要凭借病史，本病的主要鉴别诊断是一些青少年由于某种原因自主选择晚睡生活方式的行为。后者中的青少年并不想改变这种生活方式，也无不适感，对于这样的情况，家长应促使他们解决晚睡的习惯或分析晚睡的原因，对于愿意接受治疗的青少年，应试图改变日程变换并持续一定的昼夜节律。对于不习惯早睡的情况，可以先让他们一夜不睡然后在第二天晚上开始建立新的睡眠规律。对于儿童睡眠问题，Mindell 和 Owens（2009）提供了实用的临床指南。

嗜睡症

嗜睡症较罕见，但该病是日间嗜睡的重要原因并且会对个人安全及学业表现可造成严重的影响，本病是可以治愈的。正常情况下，REM 睡眠只有在入睡60～90 分钟后才会出现并且是在经过了非 REM 睡眠的四个阶段后才出现的。然而嗜睡症患者，会在觉醒或刚进入睡眠时出现突发的 REM 睡眠，其特点是反复

发作的突发睡眠，并且是在不合适的情势下突然、非主观意愿、无法抗拒的睡眠发作，如在对话和驾驶时出现。常见的表现有猝倒（突然丧失双侧肌张力以及突发意识障碍），入睡前幻觉（入睡前鲜活的梦境般的画面），以及睡眠麻痹（在早上刚醒过来时体验到的无法动弹或说话的感觉）。对于发生过日间嗜睡且对改变睡眠卫生的初始治疗无效或有发作性睡病家族史的儿童青少年应该进行进一步评估，并需要做睡眠检查。

嗜睡症的治疗包括行为治疗和药物治疗。患者需要保持良好睡眠卫生。治疗性的日间小睡可以提高清醒度并减少兴奋剂的用量。兴奋剂，包括哌甲酯、右苯丙胺或莫达非尼，对于嗜睡症很有效（Vgontzas and Kale，1999）（推荐等级：A）。抗抑郁药物是 REM 抑制剂，并可以防治猝倒和入睡前幻觉。非镇定性的抗抑郁药物，特别是选择性 5 羟色胺再摄取抑制剂（SSRIs）与兴奋剂有协同作用（Vgontzas and Kale，1999）（推荐等级：B）。

孤独症

重点

- 孤独症一般 3 岁前起病并且表现为社会交往障碍，言语交流障碍和重复性刻板行为。
- 孤独症不是由注射含硫柳酸钠的疫苗引起的。
- 标准的发育筛查量表对于孤独症的敏感性很低。
- 早期综合干预能够改善孤独症的预后。

孤独症谱系障碍（autism spectrum disorders，ASD）是一类神经发育障碍性疾病，主要表现为社会交往障碍、兴趣狭隘及重复刻板行为。据美国 CDC 估计，美国儿童 ASD 的发病率为 1/88，男女比例约为 4:1～9:1（CDC，2008）。根据 DSM-5 中的诊断标准，ASD 儿童在社会 - 情感互惠性、社交互动的非语言沟通行为和发展、维持和理解人际关系上存在缺陷。诊断 ASD 时，必须具有至少以下两个领域里的症状：运动动作、物品使用或说话方式表现出刻板或重复；坚持单调无变化，僵硬的坚持常规习惯或方式、语言及非语言行为仪式化；极为局限的、迷恋的兴趣，并且兴趣强度和兴趣点反常；对感官输入反应过度或反应不足或环境的某些感觉方面有异常的兴趣（American Psychiatric Association[APA]，2013）。DSM-5 诊断标准中取消了"3 岁前有充足的症状证据"这一表述，以"社会交的能

力和要求未达到的症状"为标准。因此,在没有达到中学或高中阶段,只要儿童存在的社交障碍或问题,他们仍有可能被诊断为 ASD。其他的症状或疾病应添加 ASD 患者的诊断中,如语言障碍;与医疗、遗传、环境因素的相关的一些因素;或者其他的神经发育、心理或行为障碍(如 ADHD)。

孤独症症状表现有很大的异质性,在临床诊断的过程中难以判断其类型。因此在 DSM-5 中,不再用自闭症、阿斯伯格综合征(Asperger disorder)、其他未注明的广泛性发育障碍(pervasive developmental disorder)、儿童期崩解障碍(childhood disintergrative disorder)等诊断对患者进行分类,而统一使用"孤独症谱系障碍(autism spectrum disorders,ASD)"。由于这一变化,以往被诊断为阿斯伯格综合征或广泛性发育障碍的患者可能不再符合这一标准,有些可能需要被诊断为社交障碍(没有重复刻板行为)。诊断分类的变化对于以社区为基础的教育服务资格的影响尚不清楚。

大量的证据表明环境因素和遗传因素在孤独症的发病中均有作用(Kolevzon et al.,2007;Schaefer and Mendelsohn,2008)。约有 15% 的孤独症儿童有明确的基因突变,然而在不同的患者中,这些突变基因并不相同,事实上大约有上百个基因位点与孤独症的表型是有关的(APA,2013)。详尽的 meta 分析表明注射硫汞柳酸钠疫苗不会增加儿童患孤独症的风险(Parker et al.,2004;Thompson,2013)。

评估

发育筛查应该是正常儿童体检的组成部分,儿童发育评估的常用量表包括一般常用于儿童发育筛查的工具有丹佛发育筛查量表 -Ⅱ(Frankenburg et al.,1992)、年龄与发育进程问卷(ASQ;Bricker and Squires,1999),这些工具对于孤独症筛查的特异性较差。专门适合于孤独症的评估的工具有 M-CHAT(modified checklist for autism in toddlers),该问卷使用简洁、便于操作,适合在初级卫生保健工作筛查使用。无论筛查的结果是否为阳性,医生均应注意家长关于儿童语言发育的主诉,特别是当孩子小于 18 个月时。此外,常见的症状还包括挑战性行为(challenging behavior),这种行为可以包括对环境和日常生活中一些细微变化的剧烈反应,拍手或摇摆等刻板动作,以及对无生命的物体和狭窄的兴趣全神贯注。美国儿科医学会颁布了一项初级卫生保健工作中监测儿童发育的政策,并提供了一个简易的评估方法,当建议评估有问题时应进行专门的评估以确定该问题(AAP,2006)。

儿童发育评估的常用量表包括一般常用于儿童发育筛查的工具有丹佛发育筛查量表 -Ⅱ(Frankenburg et al.,1992)、年龄与发育进程问卷(ASQ;Bricker and Squires,1999),这些工具对于孤独症筛查的特异性较差。专门适合于孤独症的评估的工具有 M-CHAT,该问卷使用简洁、便于操作,适合在初级卫生保健工作筛查使用(Robins et al.,2001)。

当怀疑孤独症时,应该做详尽的检查,包括合适的智力测验、语言评估和行为评估。尽管不需要对孤独症有十分准确的诊断,但诊断孤独症的金标准工具包括孤独症诊断访谈量表修改版(ADI-R;Rutter et al.,2008)和孤独症诊断观察量表,第二版(ADOS-2;Lord et al.,2012),专业的诊断应该由综合医院、发育行为儿科专家、临床心理学家或临床神经心理学家出具。因为听力障碍可以表现得像孤独症,评价手段还需要包括听力的测试。常见的共病包括焦虑、抑郁以及强迫性的行为(Prater and Zylstra,2002)。

处理

早期干预对于本病的预后十分关键(Rogers and Vismara,2008)。具有里程碑意义的干预研究表明强化的、个性化的行为干预可显著提高孤独症患者的预后(Lovaas,1987)。最成功的干预措施应该是综合性的方法,包括行为治疗、社交发展、家庭疗法以及运用精神药物来治疗那些行为疗法无法改变的危险行为(Myers and Johnson,2007)。建议转诊使用既定的治疗方案。早期干预可以运用有实证支持的、能持续实现的、数据驱动的行为干预方式进行早期强化行为干预(EIBIs),其主要目的是改善患儿的智力、社会、行为、情感方面的健康结局(LeBlanc and Gillis,2012),这些行为疗法被证实是孤独症目前最好的早期干预措施。尽管也偶有替代及非传统治疗方法治疗本病有效的报道(如改变饮食),但其效果尚无临床对照实验证实。大多数孤独症患者需要终生照顾,经过康复训练后,约有 1/3 的儿童能够像正常人一样完成学业、参加工作(Shattuck et al.,2012)。语言发展水平是成人期预后的预测指标(Bryson et al.,2003)。

治疗要点

- 综合的行为干预疗法被多项研究证实是最有效的干预措施。
- 利培酮对易激惹、重复动作以及社交隔离有效,副作用主要有体重增加(Jesner et al.,2007)。

大便失禁和遗尿

见附录 23-1 和网上讨论 www.expertconsult.com。

注意缺陷多动障碍

重 点

- 对表现出多动、冲动、注意力不集中、学业较差或有行为问题的儿童要考虑注意缺陷多动障碍（ADHD）。
- 当评估 ADHD 时可应用 DSM-5 中的诊断标准。
- 从孩子、家长、教师处获得信息，如果可能的话用标准行为报告。
- 当考虑治疗时，要注意 ADHD 是一种慢性疾病，而药物只能暂时缓解症状改善功能。
- 兴奋剂是药物治疗的一线和二线药物。

注意力缺陷多动障碍（attention-deficit hyperactivity disorde，ADHD）是儿童最常见的行为问题，患病率为 5%，男女比例为 2∶1（DSM-5，2013）。ADHD 是一种可从儿童期持续到青少年甚至延续到成人期的慢性疾病，明显的多动会随着年龄的增长而消退，但注意力不集中和冲动性会持续存在可导致潜在的严重后果。因此对于 4～18 岁学龄期儿童凡表现出多动、冲动、注意力不集中、学业较差或有行为问题的儿童均要考虑 ADHD（AAP，2011）。

ADHD 是一种多基因遗传疾病，遗传度高达 77%。环境暴露包括母亲孕期吸烟、饮酒、妊娠和分娩的并发症、不良社会心理因素和环境毒物暴露，如多氯联苯、杀虫剂等都可能增加本病的发病风险。现有研究证据并不支持食品添加剂和长时间观看电视增加此病发生的风险（Banerjee et al.，2007；Bouchard et al.，2010）。ADHD 共病很常见，包括 54%～84% 共患对立违抗障碍（oppositional defiant disorder，ODD），19% 共患吸烟，25% 共患语言或学习障碍，33% 共患焦虑或抑郁（Dobie et al.，2012）。

评估

目前还没有有效的单独可以诊断 ADHD 的测试。可信的诊断只有通过完善的诊断标准和评估方法来获得。与 DSM-4 相比较，DSM-5 中关于 ADHD 的诊断仅仅做了少量的修改，见表 23-3。DSM-4 中 3 种类型

ADHD 被 3 类症状所取代，包括：①注意力不集中症状；②多动与冲动症状；③组合症状。每一个症状具体评价标准并未发生变化，但在 DSM-5 中，每个症状增加了举例或说明。此外，DSM-5 已将成人 ADHD 诊断问题整合到儿童标准之中。只是症状的识别要考虑成人特点，诊断条目要比儿童更宽泛。每组症状要求比儿童少 1 条，即符合症状中的 5 项即可考虑做出成人 ADHD 的诊断。另外，需要注意的是，诊断成人 ADHD 必不可少的是：必须有足够证据证明患者在 12 岁前（而不是 7 岁前）确实存在并满足 ADHD 诊断，并且症状显著损害了患者社会功能。这些诊断标准的变化可能会导致 ADHD 报告的发病率增加。

完善的诊断评估应从家长、儿童及教师等方面获得相关信息。ADHD 症状的基线评估可以使用标准行为报告，包括 Conners 评定量表（1997 修订），NICHQ 表格（national institute for children health quality），或者 SNAP（the Swanson，Nolan，and Pelham）清单。一些广泛的行为评定量表，例如儿童行为清单（CBCL，Achenbach），不能很好地区分 ADHD 和非 ADHD 儿童，但是可以帮助评价 ADHD 的共病（Dobie，2012）。因为儿童青少年精神障碍中的共病患病率很高，而评价需要包含对这些共病的评价。除了精神症状，儿童在不同领域的表现也需要评价，这些领域包括与成人的关系，与兄弟姐妹的关系，与同龄人的关系，社区生活中的表现，学业表现，兴趣和游戏活动以及主观的心理压力。

医师应该进行一个完整的医学筛查实验，包括听力和视力检查。其他诊断实验，根据症状和体征的指示可以进行对铅中毒、甲状腺功能异常、肿瘤的神经影像学检查以及癫痫的实验室筛查（Dobie，2012）。事实上，简单的病例可以通过标准化的家长和教师调查表，结合仔细的临床病史在初级保健服务站进行诊断。

处理

临床医师需要建立一个完善的处理程序，需要将 ADHD 看做一个慢性疾病，并且需要和家长、儿童及教师共同确定治疗目标。本病的转诊指征包括：①儿童患有 ADHD 同时患有其他精神疾病；②对于初始治疗反应不佳的 ADHD 患儿。关于评估和处理详细的指导可以通过咨医疗保健实践指南（american academy of child and adolescent psychiatry［AACAP］，2007；AAP，2011；Dobie，2012）。初始治疗的首要问题是要教育 ADHD 家长和患儿（附录 23-1）。

心理社会疗法

医师或治疗师应回顾控制家长行为的方法来确定家长是否理解并执行了这些方法。这包括合理的运用正强化和惩罚措施。一个已经建立的标准化系统（称"代币筹赏制"系统）十分有用，但需要家长投入大量的时间和精力。家长常犯的错误包括惩罚过度而奖励太少，奖赏给予得过晚，将制度建立得过于苛刻，以致儿童难以获得奖赏，执行不连贯，以及缺乏监督。

为孩子寻找合适的教育方式十分重要，至少家长应该与孩子的老师交流并确认孩子会受到严密的监管，能够在一个组织良好的教学环境中学习，各种行为会得到适当的处理，并且老师能够和家长及时沟通。如果这样还不够的话，美国的家长可以根据1973年的康复法案中的504节要求合适的教育安置。这一项美国联邦法令规定了向患有致长期残疾的慢性疾病患者包括患有精神疾病的患者提供特殊安置和服务。申请这项法令需要将写明致长期残疾的疾病的医师证明提交给该学区的负责人员，即"504节执行负责人"。如果这样还不够，而且孩子在一个或以上的学科不及格，家长可以要求儿童研究小组为孩子接受特殊教育进行一个详尽的评估（"其他健康受损的"符合条件——美国联邦公共法94-142，现在的残疾个人教育法令，IDEA）。申请者应以书面方式想学区负责人提出申请。这个过程的评估最多需要85个学校日并可能给出一份个体化的教育项目（IEP），其中包括对于学校应该提供怎样的特殊服务的描述和合同。（本段内容可能不适用于中国国情，仅供读者了解美国相关制度与做法——译者注）

表23-3 DSM-5关于ADHD的诊断标准

A. A persistent pattern of inattention and/or hyperactivity-impulsivity that interferes with functioning or development, as characterized by (1) and/or (2):

1. Inattention: six (or more) of the following symptoms of inattention have persisted for at least 6 months to a degree that is inconsistent with developmental level and that negatively impacts directly on social and academic/occupational activities:

   Note: The symptoms are not solely a manifestation of oppositional behavior, defiance, hostility, or failure to understand tasks or instructions. For older adolescents and adults (age 17 and older), at least five symptoms are required.

   (a) Often fails to give close attention to details or makes careless mistakes in schoolwork, at work, or during other activities (e.g., overlooks or misses details, work is inaccurate).

   (b) Often has difficulty sustaining attention in tasks or play activities (e.g., has difficulty remaining focused during lectures, conversations, or lengthy reading).

   (c) Often does not seem to listen when spoken to directly (e.g., mind seems elsewhere, even in the absence of any obvious distraction).

   (d) Often does not follow through on instructions and fails to finish schoolwork, chores, or duties in the workplace (e.g., starts tasks but quickly loses focus and is easily sidetracked).

   (e) Often has difficulties organizing tasks and activities (e.g., difficulty managing sequential tasks; difficulty keeping materials and belongings in order; messy, disorganized work; has poor time management; fails to meet deadlines).

   (f) Often avoids, dislikes, or is reluctant to engage in tasks that require sustained mental effort (e.g., schoolwork or homework; for older adolescents and adults, preparing reports, completing forms, reviewing lengthy papers).

   (g) Often loses things necessary for tasks or activities (e.g., school materials, pencils, books, tools, wallets, keys, paperwork, eyeglasses, mobile telephones).

   (h) Is often easily distracted by extraneous stimuli (for older adolescents and adults, may include unrelated thoughts).

   (i) Often forgetful in daily activities (e.g., doing chores, running errands; for older adolescents and adults, returning calls, paying bills, keeping appointments).

2. Hyperactivity and impulsivity: six (or more) of the following symptoms of hyperactivity-impulsivity have persisted for at least 6 months to a degree that is inconsistent with developmental level and that negatively impacts directly on social and academic/occupational activities:

   Note: The symptoms are not solely a manifestation of oppositional behavior, defiance, hostility, or failure to understand tasks or instructions. For older adolescents and adults (age 17 and older), at least five symptoms are required.

   (a) Often fidgets with or taps hands or feet or squirms in seat.

   (b) Often leaves seat in situations in which remaining seated is expected (e.g., leaves his or her place in the classroom, in the office or other workplace, or in other situations that require remaining in place).

   (c) Often runs about or climbs in situations where it is inappropriate (Note: in adolescents or adults, may be limited to feeling restless).

   (d) Often unable to play or engage in leisure activities quietly.

   (e) Is often "on the go," acting as if "driven by a motor" (e.g., is unable to be or uncomfortable being still for extended time, as in restaurants, meetings; may be experienced by others as being restless or difficult to keep up with).

   (f) Often talks excessively.

   (g) Often blurts out an answer before a question has been completed (e.g., completes people's sentences; cannot wait for turn in conversation).

   (h) Often has difficulty waiting his or her turn (e.g., while waiting in line).

   (i) Often interrupts or intrudes on others (e.g., butts into conversations, games, or activities; may start using other people's things without asking or receiving permission; for adolescents and adults, may intrude into or take over what others are doing).

B. Several inattentive or hyperactive-impulsive symptoms were present prior to age 12 years.

C. Several inattentive or hyperactive-impulsive symptoms are present in two or more settings (e.g., at home, school, or work; with friends or relatives; in other activities).

D. There is clear evidence that the symptoms interfere with, or reduce the quality of, social, academic, or occupational functioning.

E. The symptoms do not occur exclusively during the course of schizophrenia or another psychotic disorder and are not better explained by another mental disorder (e.g., mood disorder, anxiety disorder, dissociative disorder, personality disorder, substance intoxication or withdrawal).

DSM-5, *Diagnostic and Statistical Manual of Mental Disorders*, 5th edition.
Adapted from American Psychiatric Association. *Diagnostic and statistical manual of mental disorders*. 5th ed. Arlington, VA: American Psychiatric Publishers; 2013.

A. 持续的注意力不集中和 / 或多动与冲动, 并且影响多种功能或发育, 表现为(1)和 / 或(2)

（1）注意力不集中: 以下症状当中出现6条及以上, 并持续超过6个月, 并且程度严重到与发育年龄不符的适应不良或直接影响社交、学业或职业活动

注意: 这些症状并不是完全对立的行为, 蔑视, 敌意或不理解的任务或指令。对于年龄大于17岁的青少年或成人, 要求至少满足5条症状

（a）经常在学习、工作或其他活动中难以在细节上集中注意力或犯粗心大意的错误, 如忽视或质疑不到细节、工作粗枝大叶

（b）经常在学习、工作或娱乐活动中难以保持注意力集中, 如在演讲、谈话或长时间阅读时难以保持注意力集中

（c）经常在于他人谈话时显得心不在焉、似听非听, 如思绪似乎在其他地方, 即使没有任何明显分散注意力的事情

（d）经常不能按要求完成作业、家务及工作任务, 如开始任务时但很快失去注意力, 并容易分心

（e）经常难以有条理的安排任务和活动, 如难以管理顺序性人物, 难于有序保管资料或物品, 做事凌乱, 糟糕的时间管理, 很难如期完成任务

（f）坚持不愿或回避进行需要持续动脑筋的任务, 如学校作业或家庭作业, 对较大青少年和成年人则为准备报告、完成表格、审阅较长文章

（g）经常丢失学习和活动必须品, 如学习资料、铅笔、书、钱包、钥匙、文书工作、眼镜、移动电话

（h）经常因外界刺激而容易分心, 如对较大青少年和成人, 可包括无关思维

（i）经常在日常生活中健忘, 如做杂务、跑腿等; 对较大青少年和成人: 回电话、付账等

（2）多动或冲动症, 以下症状当中出现6条及以上, 并持续超过6个月, 并且程度严重到与发育年龄不符的适应不良或直接影响社交、学业或职业活动:

注意: 这些症状并不是完全对立的行为, 蔑视, 敌意或不理解的任务或指令。对于年龄大于17岁的青少年或成人, 要求至少满足5条症状

（a）经常坐立不安, 手脚不停地拍打、扭动

（b）经常在应该坐着的时候离开座位, 如在教室、办公室或其他工作场所离开位置, 或其他要求留在原地的情形

（c）经常在不适宜的场所中跑来跑去、爬上爬下, 在青少年或成人可能只有坐立不安的感受

（d）经常难以安静参加游戏或可与活动

（e）经常一刻不停的活动、犹如被马达驱动一样, 如在长时间内难以安静或不舒服, 如在餐厅、会议中, 可能让他人烦躁或很难跟上

（f）经常讲话过多、喋喋不休

（g）经常在问题尚未问完时就抢着回答, 如完成别人的句子, 抢着回话

（h）经常难以耐心等候, 如排队等候时

（i）经常在日常生活中健忘, 如插入谈话、游戏或活动; 可能未询问或得到别人允许就开始用别人的东西; 对青少年和成年人, 可能侵入或接管别人正在做的事情

B. 有些注意力不集中或多动、冲动的症状多发生在12岁以前

C. 有些注意力不集中或多动、冲动的症状需发生在2个以上不同场景中, 如家中、学校、工作场所, 与朋友或亲戚, 或其他的活动

D. 有明确证据表明社交、学业或工作出现严重障碍

E. 症状不只是出现在广泛性发育障碍的病程中, 或伴有精神分裂症及其他精神疾病, 并且没有其他情绪障碍、交流障碍、分离障碍或人格障碍可以解释的临床症状

资料来源: DSM-5, Diagnostic and Statistical Manual of Mental Disorders, 5th edition. Adapted from American Psychiatric Association. Diagnostic and statistical manual of mental disorders.5th ed. Arlington, VA; American Psychiatric Publishers; 2013.

对于只患有 ADHD 的儿童, 兴奋剂的治疗效果比行为疗法更佳(MTA Cooperative Group, 1999)。但是, 对于共患有其他疾病的 ADHD 患者或家庭功能破损的患者来说, 心理社会疗法更加合适。

药物治疗

如为共患其他疾病 ADHD 患者, 兴奋剂是所有年龄段治疗的首选(Dobie, 2012)。在国立精神卫生机构的研究中, 哌甲酯被证明对学龄前 ADHD 儿童十分有效, 但在年龄较大的儿童中, 疗效并没有学龄前儿童明显, 且有明显的不良反应(Abikoff et al., 2007; Gleason

et al., 2007)。表 23-4 列出了具体的推荐剂量。70% 的 ADHD 的患者在使用兴奋剂治疗一个疗程后, 症状有明显的改善; 85%~90% 的患者在服用了至少一种表中列出的药物后有明显改善。当药物起效时, 动作会减少, 一些认知过程将得到改善, 积极性增强, 学业将会改善, 同时违抗性及攻击性行为将减少。但是这类药物只在服药时起效, 并没有长期的治愈作用。

医师应该用一种系统的方法来进行治疗。如果第一种兴奋剂在一段时间的中等剂量实验后没有起效, 则应在换用另一种药之前在这一类药物中逐一选取其他药物进行试用。应该试用至少一种哌甲酯和一种安

表 23-4 儿童兴奋剂使用中的要点

药物	商品名	可选剂型	有效时间	建议用量
哌甲酯	利他林普通装 （Ritalin regular Methylin）	5、10、20mg 片剂 Methylin 也有咀嚼片以及溶液	1~4 小时	0.3~2.0mg/（kg·d），分服； FDA 批准用于大于等于 6 岁的儿童，PDR：最大用量 60mg
哌甲酯，缓释	利他林 SR	20mg 片剂	3~9 小时	快速加量到一次用量 0.5mg/kg，监测效果，如有需要可加大剂量
	利他林 LA （Ritalin LA）	10、20、30、40mg 片剂	10~12 小时	—
	Metadate ER	20mg 片剂	8 小时	—
	Metadate CD	10、20、30、40、50、60mg 胶囊	8~12 小时	
	专注达	18、27、36、54mg 胶囊	12 小时	所有患者起始剂量均为 18mg/d，根据效果增加 儿童最大剂量 54mg/d 青少年或成人最大剂量 72mg/d
	Quillivant XR	5mg/ml、缓释液	12 小时	0.3~2mg/（kg·d），单剂量
	Daytrana 皮贴	10、15、20、30mg 皮贴	皮贴贴上时 9 小时	—
右哌甲酯	佳能（Focalin）	2.5、5、10mg 片剂	4~6 小时	0.3~1.0mg/（kg·d），PDR：最大剂量 20mg/d
	佳能 XR （Focalin XR）	5、10、15、20、30、35、40mg 胶囊	12 小时	最大剂量每天 30mg
安非他明盐	阿拉德 （Adderall）	5、7.5、10、12.5、15、20、30mg 刻痕片	6~8 小时	0.3~1.0mg/（kg·d），最大剂量 40mg/d
	阿拉德 XR （Adderall XR）	5、10、15、20、25、30mg 胶囊	10~12 小时	10mg/d，儿童最大剂量 30mg/d，青少年和成人最大剂量 40mg/d
右旋安非他明片剂	迪西卷 （Dexedrine）	2.5、5、7.5、10、15、20、30mg 片剂	1~8 小时	0.3~1.0mg/（kg·d）；FDA 批准用于大于等于 3 岁儿童；PDR：最大剂量为 40mg/d
安非他明缓释剂	迪西卷 ER （Dexedrine ER）	5、10、15mg 缓释胶囊剂	8~9 小时	最大剂量：60mg/d
	Procentra	5mg/5ml 缓释剂	10~12 小时	3~5 岁儿童：单剂量起始用量 2.5mg/d，最大用量 40mg/d 6 岁以上儿童：单剂量起始用量 5mg/d，最大用量 60mg/d
赖右苯丙胺	Vyvanse	20、30、40、50、60、70mg 胶囊	10~13 小时	最大剂量，70mg/d

注：FDA，美国食品药品管理局；PDR，医师案头参考（药典）；（本表中有一些药物可能目前国内还没有，就注以英文名称，建议请专家再核定——译者注）

非他明制剂。随诊要规律，并应在随诊时从家长、老师和儿童等方面获取信息（Dobie，2012）。所有兴奋剂的药物不良反应类似，并且多达 20% 的儿童可能出现不良反应。严重的不良反应包括厌食、体重下降、易激惹（年龄小的儿童更易发生）、腹痛以及失眠（只有在下午 5 点之后给药才会发生）、烦躁不安（年龄小的儿童更易发生），药效过后的行为问题加重、认知实验中的表现下降（哌甲酯一次剂量大于 1mg/kg）、心动过速以及抽动增加（如果患者同时患有抽动症）。总的来说，生长抑制不是需要担心的不良反应，除非儿童的厌食很严重。没有证据显示 ADHD 儿童和青少年服用合法剂量的兴奋剂会导致药物滥用，并且正确的用药对于药物

滥用还有预防作用（Biederman，1999）。最近，服用兴奋剂的患者出现猝死的问题令人担忧，美国食品药品管理局（FDA）发布了 2009 通讯建议在 ADHD 儿童用药时要谨慎但并没有禁止兴奋剂的应用。医生在用药前应详细询问患儿的病史，并进行详细的体格检查，排除患儿有心脏并发症，但目前的证据并不支持对所有患者进行常规心电图检查（Dobie，2012）。

FDA 指定的 ADHD 的三线治疗药物（前两线治疗是兴奋剂）是阿托莫西汀。初始剂量为 0.5mg/（kg·d），早上服用或分开服用（早上和傍晚）。最多可加量到 1.4mg/（kg·d），或最多 100mg/d。最大疗效在初始的 4 周可能不会显现（Dobie，2012）。阿托莫西汀不是美国毒

品强制管理局（DEA）列表中的药物，不会引起潜在的滥用，故可以一次开出一段时间的带药。常见的不良反应包括恶心、呕吐、胃痛、厌食、头痛、乏力以及嗜睡。潜在严重的副作用可能有肝损伤及产生自杀意念。

可乐定缓释剂（kapvay）和胍法辛缓释剂（intuniv）可作为辅助治疗 ADHD 的兴奋剂。他们对于有对立违抗障碍症状的 ADHD 儿童十分有效（Dobie，2012）。安非他酮，三环类抗抑郁药（TCAs，例如丙咪嗪，去甲替林）以及 α 肾上腺能药物可乐定等均没有得到 FDA 的批准用于治疗 ADHD，但这些药物的效果已经从随机对照试验及非随机对照试验中得到证实（Dobie，2012）。许多其他精神类药物已被研究用于 ADHD 但这些都超出了家庭医生的范围。

治疗要点

- 兴奋剂类药物是治疗所有年龄的 ADHD 的首选用药（Dobie，2012）（推荐等级：A）。
- 阿托莫西汀尽管不是一线用药但是对 ADHD 有效（Hammerness et al.，2009）（推荐等级：A）。
- 行为疗法对于 ADHD 患者是药物治疗的很好补充（Fabiano et al.，2009）（推荐等级：A）。

对立违抗性障碍

重 点

- 为确保对立违抗性障碍治疗成功，治疗者应与家长和患儿建立一个治疗同盟。
- 对立违抗性障碍根据家长和儿童的报告进行诊断，因此存在其他疾病共患的可能。
- 对立违抗性障碍的最佳治疗方式是家长对儿童的行为管理技能进行培训。
- 对立违抗性障碍共患病的治疗可能需要使用药物。

18 岁以下人群对立违抗性障碍（oppositional defiant disorder，ODD）的患病率为 1%～11%（APA，2013）。在青春期以前，男童的患病率高于女童，但在青春期后，男女的患病率相当。该病是慢性持续性障碍，表现为明显不服从、对抗、消极抵抗、易激惹或挑衅等令人厌烦的行为特征（APA，2013）。该病的严重性取决于行为的广泛性。通常情况下，ODD 儿童和青少年不表现出与老师或陌生人公然挑衅的态度，但在家庭环境中会表现出明显的行为困难。ODD 儿童表现出的任性和易怒的特点与日益麻木不仁和抑郁症有关，并且增加了青春后期和成年早期犯罪的风险（Whelan et al.，2013）。

ODD 的易感因素包括生物因素、社会因素和家长及儿童的心理因素。这类患者的家长通常做事成效差，效率低，不连贯并且一概而论，常运用严苛但是缺乏连贯性的教育手段并且疏于监测。这些儿童通常性情暴躁，冲动，活跃，心不在焉；父母通常也是不成熟的、喜怒无常、易冲动。家庭成员通常经历过严重的婚姻、健康、经济和个人问题（Barkley，1997）。生理指标可能包括皮肤电导反应降低和静息心率降低，以及基础皮质醇反应性降低，这些指标的改变可能在其他破坏性行为障碍中更为常见（APA，2013）。

评估

在正常的生长发育过程中有两个阶段会出现对立行为："糟糕的两个阶段"分别是 18～24 个月的幼儿和青春期，前者是幼儿自主性发育的表现，而后者是青少年独立自主，脱离父母，建立自我认同感觉的表现。与 ODD 不同的是这些阶段一般不会持续多于 6 个月（表 23-5）。

家长认为有 ODD 行为的儿童，在诊室不一定会表现出这些行为。这些儿童的 ODD 行为只有在熟人和熟悉的环境中才会明显地表现出来。在与成人的争论中，这些孩子会持有一种不战而败、妄自菲薄的态度，而这种挣扎的过程变得比现实状况更加重要，所以孩子会表现出宁愿失去一些东西或活动而不愿在争辩中处于下风。即使是在执行家长指令时一点延迟对于孩子来说也是一种胜利。ODD 的评估应该包含直接从家长和儿童处获取关于症状、发病年龄、持续时间以及功能异常程度等信息。

如果对立行为只局限在学校，在家发生得较少（在家出现的与学业相关的对立行为除外），在鉴别诊断时就需要考虑其他共患病的可能性，包括精神发育迟滞、特殊的发育障碍（例如学习障碍）以及 ADHD。尚没有特定的实验室检查和病理学检查能够协助医师作出 ODD 的诊断。

处理

由于缺乏严谨的随机对照实验，本病的治疗推荐主要是基于专家共识。适合 ODD 患者的心理社会干预方式包括对家长进行行为管理方式的培训：增进家长与孩子的关系，正强化，对儿童行为的密切监督，给予更有效的指令，代币赏酬制等。在 6 岁以前实施结构化的行为干预，约有 50%～67% 的回应率（Barkley，

表 23-5　DSM-5 关于 ODD 的诊断标准

A. A pattern of angry/irritable mood, argumentative/defiant behavior, or vindictiveness lasting at least 6 months with at least four of the following symptoms:
Angry/Irritable Mood
1. Often loses temper
2. Is often touchy or easily annoyed
3. Is often angry and resentful
Argumentative/Defiant Behavior
4. Often argues with authority figures or, for children and adolescents, with adults
5. Often actively defies or refuses to comply with requests from authority figures or with rules
6. Often deliberately annoys others
7. Often blames others for his or her mistakes or misbehavior
Vindictiveness
Has been spiteful or vindictive at least twice within the past 6 months
B. The disturbance in behavior is associated with distress for the individual or caregivers or negatively impacts social, educational, occupational, or other important areas of functioning.
C. The behaviors do not occur exclusively during the course of a psychotic, substance use, depressive, or bipolar episode. Criteria are not met for Disruptive Mood Dysregulation Disorder.
Severity:
Mild: Symptoms confined to one setting
Moderate: Some symptoms are present in at least two settings
Severe: Some symptoms are present in three or more settings

Adapted from American Psychiatric Association. *Diagnostic and statistical manual of mental disorders.* 5th ed. Arlington, VA: American Psychiatric Publishers; 2013.

A. 愤怒 / 烦躁的情绪、争论 / 挑衅行为或报复行为持续至少 6 个月，并伴有至少 4 种以下症状：
愤怒 / 烦躁的情绪
1. 经常发脾气
2. 易怒、易生气
3. 经常生气和易怒
争论 / 挑衅行为
4. 经常与他人争论
5. 经常主动违抗或拒绝服从权威人士或规则要求
6. 经常故意惹人生气
7. 经常责怪别人的错误或不当行为
报复行为
在过去 6 个月里至少有两次恶意或报复
B. 行为的干扰与个人或照顾者的痛苦有关，或消极地影响社会、教育、职业或其他重要的功能领域
C. 行为不发生在精神病、物质滥用、抑郁或双极障碍发作的过程中。未达到破坏性情绪失调障碍诊断标准
严重程度
轻度：以上症状中仅存在一种情况
中度：部分症状存在至少 2 种情况
严重：部分症状存在 3 种或以上情况

1997）。尽管这些家庭通常有破碎的家庭生活并且成员易情绪化，医师还是要尽量与家长和儿童都建立治疗上的统一战线，这样才能保证治疗的成功（Steiner and Remsing，2007）。干预方式应该是基于家庭、做到有的放矢，旨在解决问题。传统的个人心理治疗，非结构

性的 / 无目的的家庭疗法以及短期治疗通常不起作用。精神药物可以用于治疗本病的共患病，以改善症状为目标，但对于 ODD 的治疗无益。对于严重的、持续的 ODD 可能需要积极的长期治疗。一次性危机干预（如尝试"恐吓从善"）通常无效。

品行障碍

重 点

- 与品行障碍预后不良的因素有：发病年龄早，低智商，多种品行障碍症状，发作频率高以及症状的严重性。
- 对于品行障碍青少年要怀疑药物和酒精滥用。
- 与品行障碍患者交谈还不够，要从多方面（家长，教师，法院）获取信息。
- 家庭医生应该努力寻找品行障碍可治疗的原因，因为品行障碍尚无有效的疗法。
- 对于某些家长来说，将品行障碍儿童安置在少管所或家庭以外的环境，是最好的选择。

18 岁以下儿童品行障碍（conduct disorder，CD）的患病率为 4%（APA，2013）。在各年龄段中，男性患者均多于女性。男性患者通常表现出更强的攻击性，而女性患者通常表现为一些更隐蔽的行为和卖淫。城市的 CD 患病率要高于农村，CD 已经成为精神机构的门诊和住院儿童患者中最常见的诊断。严重受本病影响的患者的死亡率比非患者高，并且儿童期的不当行为可能使个体进入成年后形成不良的生活方式和慢性疾病（von Stumm et al.，2011）。有 CD 的青少年更有可能死于凶杀、自杀、暴力事故或药物过量，更有可能参与药物滥用行为和对健康产生持久影响的伤害。

总体来说，CD 的自然病程包括早发的 ADHD 及之后出现的 ODD 并最终发展为 CD。青少年患者会出现酒精和药物滥用。与 CD 预后不良的因素有：发病年龄早，更多的行为症状，发作频率高。预后较好的因素则包括 CD 症状较少，没有共患的精神疾病以及正常智力发育。儿童期发病与青少年期发病的 CD 的主要区别是儿童期发病的患者神经精神障碍更多，智商更低，攻击性更强，男性较多，并且其他家庭成员患显性的行为障碍的可能性更大。儿童期 CD 约占 CD 的 50% 以上，仅有 15% 的 CD 发生在青少年时期，并会发展成为反社会人格障碍——一种慢性的违法纪的行为。

目前认为，CD 的病因是遗传因素、生物因素以及

环境因素（如家长的因素，社会文化因素，心理因素以及长期受虐）共同作用的结果。没有一种单一的因素可以解释 50% 以上 CD 的发病率，也没有一种各因素的组合能够解释 70% 以上 CD 的发病率。许多具有危险因素的儿童并不发展成为 CD 患者。

评估

CD 的诊断标准见表 23-6。临床医师在面对患儿时不应立刻接受 CD 的诊断，因为目前对于 CD 还没有有效的治疗方法，医师应该尽量寻找可以解释临床症状的、可治疗的精神心理障碍。这些精神心理障碍应该作为有 CD 临床症状的患儿的第一诊断，需要考虑的鉴别诊断包括 ADHD，ODD，间歇性暴躁障碍（intermittent explosive disorder），成瘾性药物滥用，情绪障碍（双向障碍以及抑郁症），创伤后应激综合征（PTSD），分离障碍，边缘人格障碍以及适应性障碍伴行为障碍。对于表现为经常说谎，对他人有身体上的攻击性，冲动的性行为，偷窃，夜间潜出家门，夸大以及长期广泛的易激惹的青少年要考虑躁狂发作的诊断。

在做精神心理评估时，只与 CD 患者见面是不够的。说谎是青少年常见的行为问题，同时他们还会故意或下意识地少报告他们的症状。一个有效的评估还需要从其他方面获取资料，比如从家长、老师、其他专业人员以及法庭的工作人员处获取信息。CD 常见的并发症有学业表现的下降，社会及家庭关系紧张，触犯法律，工作表现差，因斗殴或不注意而受伤，性传播疾病，怀孕，毒品问题，自杀以及谋杀。在人际交往中常见的问题包括偏执或多疑，误认为他人的行为是恶意的，无法理解同龄人或成人，无愧疚感以及缺乏同情心。

CD 患儿对于惩罚的反应与正常儿童不同。正常儿童的不良行为会随惩罚而减少，而 CD 儿童的不良行为会随惩罚而增多。

没有特定的实验室检查能够协助诊断 CD。但是实验室检查可能对 CD 的鉴别诊断有意义。这些鉴别诊断包括颅脑外伤、癫痫、出生时大脑受损以及脑炎。

处理

只对 CD 患者某个方面进行单一的干预不能达到预期的效果，一般需要对所有受损的方面在自然的情境下持续地进行干预。多系统的家庭干预（家长培训 / 指导，功能性家庭疗法）加以行为方法为主的社会技能训练对于治疗 CD 患者更为有效（von Sydow et al., 2013）。以解决解决问题的技巧和移情训练的个体治疗也一定的效果。规则和后果一致的环境也十分有效。在学校

通过行为疗法鼓励亲社会行为，反对反社会行为也十分必要。

使认知行为疗法失败的因素有：情况过于激化，患者过于脆弱，家长私下支持患儿的行为，家长已经放弃对孩子的治疗，家长不能做到长期一致或不能发挥有效的监督作用，行为疗法的设计存在问题，奖赏难以得到以及家长缺乏社会支持。能够影响家庭环境中儿童青少年行为的因素有家长间的冲突，家长缺失，家长患

表 23-6　DSM-5 中关于品行障碍的诊断标准

A. A repetitive and persistent pattern of behavior in which the basic rights of others or major age-appropriate societal norms or rules are violated, as manifested by the presence of at least three of the following 15 criteria in the past 12 months, with at least one criterion present in the past 6 months.

Aggression to People and Animals
  1. Often bullies, threatens, or intimidates others
  2. Often initiates physical fights
  3. Has used a weapon that can cause serious physical harm to others (e.g., a bat, brick, broken bottle, knife, gun)
  4. Has been physically cruel to people
  5. Has been physically cruel to animals
  6. Has stolen while confronting a victim (e.g., mugging, purse snatching, extortion, armed robbery)
  7. Has forced someone into sexual activity

Destruction of Property
  1. Has deliberately engaged in fire setting with the intention of causing serious damage
  2. Has deliberately destroyed others' property (other than by fire setting)

Deceitfulness or Theft
  1. Has broken into someone else's house, building, or car
  2. Often lies to obtain goods or favors or to avoid obligations (i.e., "cons" others)
  3. Has stolen items of nontrivial value without confronting a victim (e.g., shoplifting, but without breaking and entering; forgery)

Serious Violations of Rules
  1. Often stays out at night despite parental prohibitions, beginning before age 13 years
  2. Has run away from home overnight at least twice while living in the parental or parental surrogate home, or once without returning for a lengthy period
  3. Is often truant from school, beginning before age 13 years

B. The disturbance in behavior causes clinically significant impairment in social, academic, or occupational functioning.

C. If the individual is age 18 years or older, criteria are not met for antisocial personality disorder.

Specifiers:

Childhood-onset type: Individuals show at least one symptom characteristic of conduct disorder prior to age 10 years.

Adolescent-onset type: Individuals show no symptom characteristic of conduct disorder prior to age 10 years.

Unspecified onset: Criteria for a diagnosis of conduct disorder are met, but there is not enough information available to determine whether the onset of the first symptom was before or after age 10 years.

With limited prosocial emotions: The individual displays at least two of the following over at least 12 months and in multiple relationships and settings:

Lack of remorse or guilt

Callous—lack of empathy

Unconcerned about performance

Shallow or deficient affect

Adapted from American Psychiatric Association. *Diagnostic and statistical manual of mental disorders.* 5th ed. Arlington, VA: American Psychiatric Publishers; 2013.

A. 一种重复的、持久的行为模式，它侵犯了他人的基本权利或主要年龄适当的社会规范或规则，如在过去 12 个月至少有以下 15 项标准中的三项出现，其中至少有一个标准持续超过 6 个月，则可以诊断为 CD

攻击人或动物

1. 经常欺负、威胁或恐吓他人

2. 经常斗殴

3. 使用武器致使他人受伤（如球棒、砖头、瓶子、刀子或枪）

4. 对人很残忍

5. 对动物很残忍

6. 当面进行偷盗等（如抢劫、抢夺财物、勒索、持械抢劫）

7. 强迫某人进行性行为

破坏财物

1. 故意纵火以造成严重的损害

2. 故意破坏他人的财物（除纵火外）

欺诈或盗窃

1. 闯入别人的房子、建筑物或汽车

2. 通常为了获得物质或恩惠或逃避责任而说谎

3. 偷走价值不菲的物品（如入店行窃但没有破门而入；伪造签字等）

严重违反规则

1. 在 13 岁之前，经常不顾父母的禁令，晚上外出

2. 住在父母或继父母的家里，至少两次离家出走，或一次离家长时间不归

3. 从 13 岁开始，经常逃学

B. 行为障碍导致了显著的社会、学习和职业功能的损害

C. 如患者年龄到达 18 岁及以上，但症状标准尚未达到反社会人格障碍

区分

儿童起病类型：个人在 10 岁以前表现出至少一种品行障碍特征

青少年起病类型：个人在 10 岁以前没有表现品行障碍的症状特征

未确定的类型：诊断品行障碍的标准得到满足，但没有足够的信息来确定第一症状的发作是在 10 岁之前还是之后

亲社会情绪有限：在 12 个月内个人至少出现以下两项，并在多个关系和场景中显示

缺乏悔恨或内疚

无情——缺乏同情心

冷漠

浅薄或缺乏感情

Adapted from American Psychiatric Association. Diagnostic and statistical manual of mental disorders. 5th ed. Arlington, VA: American Psychiatric Publishers; 2013.

有精神疾病，纪律前后不一致，对于适当行为的期望很少或不明确。

在美国，如果家长无法控制孩子的行为，那么有一些法律手段可以选择。多数州的法令都包含可由区检察官向青少年法庭法官申请的特殊的项目（例如需要照顾的儿童 / 个人法令），这些项目允许法庭通过听证会，判缓刑期，强制治疗和监督以及强行将患儿放置到治疗机构等方式监管患儿。但是，在将青少年 CD 患者关进少管所时要意识到一些潜在危险。因为 CD 患者习惯于行为不受限制，当他们在被监禁的环境中时容易变得抑郁并且有自杀的冲动。在精神机构住院治疗是评估对共患病的初始治疗的可行方式，并且可以稳定有自杀和他杀倾向患者的情况，之后可以将他们放置在限制较少的生活的环境中。但是这种短期住院治疗对于 CD 本身还是过短，很难起到疗效。（本段内容可能不适用于中国国情，仅供读者了解美国相关制度与做法——译者注）

用药物治疗 CD 本身没有明显效果。精神药物可以用于治疗共病以及改善症状（攻击性，冲动，情绪不稳定等）。常用药物包括锂剂、抗抑郁药物、卡马西平、普萘洛尔、兴奋剂、可乐定以及抗精神病药物（通常是氟哌啶醇）。医师在给 CD 患者特别是青少年开处方时要注意，他们可能会买药、囤积药物或在冲动性自杀中使用药物。

进食和喂养障碍

重 点

- 当诊断喂养障碍时应该请熟悉生长发育问题的专家会诊，因为本病的鉴别诊断非常多。

- 神经性厌食远期死亡率为 6%～20%，是精神疾病中最高的。

- 评估青少年极度消瘦的有用指标是年龄校正的 BMI 小于第 50 百分位。

- 对于神经性厌食，呕吐是提示预后不良，而对于神经性贪食，使用泻药也提示预后不良。

- 对患有进食障碍的患者应该采取多学科联合的治疗方式，包括初诊医师、精神科医师以及营养师。

良好的营养有益于健康，因此喂养问题和饮食障碍对多器官系统发育和儿童的发展起十分重要的作用。最常见的并且也是最严重的进食障碍是神经性厌食和神经性贪食，这两种疾病常在青少年期发病。但是，婴儿以及儿童也可能出现进食障碍。在 DSM-4 中这些障碍被归类为"婴儿期、儿童期或青少年期常被诊断的障碍"，在 DSM-5 中，这些障碍被重新归类为"喂养和进食障碍"并指出这些障碍可以发生在任何年龄阶段。

婴儿以及儿童早期喂养及进食障碍

喂养障碍在婴儿以及儿童早期很常见。通常这些障碍都是不严重和可自愈的,可以通过教育和安慰照料者得到解决。但是,医师应该注意到某些进食和喂养障碍可能引起营养不良或因未消化的食物引起的中毒。回避性/限制性进食障碍(ARFID)是在DSM-5中新出现的名词用于替代DSM-4中的"婴儿和儿童早期喂养障碍"、"心理社会发育不良"和"心理侏儒症"等诊断。那些不能通过饮食摄取足够的热量或营养,且不能通过并发的疾病或其他精神疾病来解释的营养不足即符合这种诊断。因不健康而入院的儿童中,有一半以上存在心理社会原因。鉴于ARFID鉴别诊断复杂、营养缺乏后果严重及潜在的虐待或忽视的社会影响重大,因此建议与有经验的团队进行早期的协商。

其他重要的鉴别诊断包括异食癖,持续的进食无营养的物质,例如头发、泥土、颜料、动物粪便及沙子。异食癖可以造成维生素缺乏,铅及其他重金属中毒,植物粪石和其他并发症。异食癖的患病率不清楚,但在学龄前儿童中很常见,特别是在患有精神障碍的儿童中。在异食癖24个月后,可通过口腔探查辨别是否为异食癖。持续性或强迫性的咀嚼(如指甲、服装、秸秆)没有摄入也应区别于异食癖。在评估异食癖最重要的方法是问诊,评估和治疗取决于儿童摄入的特定物质和症状。

评估婴儿和儿童喂养困难的最重要的方面是每次就医时要监测身高和体重。除了医学检查外,还应密切地观察和评估心理社会因素。

神经性贪食和神经性厌食

对于青少年女性,进食障碍是继肥胖和哮喘后的第三大慢性疾病。被诊断为进食障碍(神经性厌食和神经性贪食)和进食紊乱(符合进食障碍的部分但不是全部诊断)的青少年数量呈现上升趋势,这可能部分与对本病的认识和报道有关。95%的患者为女性,进食障碍的发病率与节食行为的发病率密切相关。高风险人群包括女性运动员和糖尿病患者。有些进食障碍的患者参与了鼓励不良的饮食行为的在线社交网络。父母和医生应该警惕与"Ana"(厌食症)和"Mia"(暴食症)有关的在线活动,因为这些活动通常用来掩盖对危险饮食行为的讨论。在这些网站上频繁张贴裸体或近乎裸体的照片也是一种常见的做法,患者希望比较明显的减肥证据。

神经性厌食的三个基本特征时:①持续性能量摄入限制;②对体重增加或肥胖或妨碍体重增加的持续性行为有强烈的恐惧感;③自我感知的体重或体型障碍(APA,2013)。神经性厌食患者常有停经的症状,但在DSM-5中,此症状不再属于诊断标准。神经性厌食长期的死亡率为6%~20%,是精神类疾病中死亡率最高的疾病(Roerig et al.,2002),死亡原因通常为自杀(Pompili et al.,2006)。神经性贪食症的特点是暴饮暴食和不适当的摄食,试图通过呕吐,滥用泻药或利尿剂、禁食或过度运动等避免体重增加。神经性贪食在青少年和成年女性中也十分常见,其患病率约为1%~1.5%(APA,2013)。肥胖者容易患贪食症。

评估

评估的首要目标是区分"正常节食者"和进食障碍的患者。除了表23-7所列出的特点之外,进食障碍的患者对于体重增加有病理性的反应。评估这种可能性,可以通过询问患者"如果一周之后你发现自己重了一公斤你会怎么样?"类似的问题,患有进食障碍的患者对于这个问题会有过于情绪化的反应(Selzer et al.,1995)。

评估中的另一个重要的方面就是要排除其他可以引起类似症状的器质性疾病,包括炎症性肠病,甲状腺功能亢进,慢性感染,糖尿病以及原发性肾上腺功能减退。红细胞沉降速率(ESR)以及血清白蛋白在进食障碍的患者中常是正常的。因此ESR的升高以及白蛋白下降提示体重下降是由器质性疾病造成的(Selzer et al.,1995)。

评价营养不良或水电解质紊乱的严重程度和急性程度在接诊中是很重要的。如果体格检查和实验室检查中的异常发现提示严重的进食障碍,需要立刻转诊。实验室检查包括血常规、电解质、血糖、白蛋白以及心电图(Walsh et al.,2000)。

神经性厌食症的诊断不再需要"极度消瘦"的具体证据,但在儿童和青少年中使用BMI百分位法定义轻度、重度和重度消瘦。对于神经性厌食,出现呕吐是预后不良的因素,而对于神经性贪食使用泻药也是预后不良的因素(Wilhelm and Clarke,1998)。

处理

需要住院的指征包括"体重极度(小于等于75%预期体重)或快速减轻;电解质严重紊乱,心功能受损和其他急性疾病;严重或难治性腹泻;精神异常和自杀倾向;以及门诊治疗难以处理的症状"(Becker et al.,1999)。

对患有进食障碍的患者应该采取多学科联合的治疗方式,治疗团队应包括基层保健医师,精神科医师以及营养师。家庭医师应该了解所在区域的各种资源,

表 23-7　正常节食与进食障碍的区别

特点	正常节食	进食障碍
与他人的交流	正常节食者向周围的人宣传自己正在节食，常以此为荣	不愿与他人讨论自己的饮食，即使自己很明显是在节食
控制摄入	通常运用自我比较的方法来制定节食方案	常与周围的人比较，要比这一桌吃的最少的人还少，以此来避免自私感和暴饮暴食感
行为	当减肥目标达到后，常穿着更露体的衣服来显示自己的新身材	避免暴露自己的身体，倾向于用衣服把自己包起来。不论体重减轻多少总对自己的体形有厌恶感
自我评价	当减肥目标达到后，有成就感并增加自尊	对自己很苛责，常表现得抑郁或易激惹，避免社交场合

并且做好准备，及时将对初步治疗反应不好的进食障碍患者转诊到专门机构。美国精神病协会的实践指南是制订治疗方案时的重要依据（Yager，2006）。

各种抗抑郁药物对神经性贪食有效，但对神经性厌食患者无确定的效果。神经性厌食的最佳心理治疗方法为认知行为疗法（Cognitive-behavior Therapy，CBT）（Berkman et al.，2006）。

治疗要点

- 一级预防可显著增加人群对于进食障碍的认知，但是对于"减少不当的进食态度和行为效果不大"。针对高危人群的研究结果更有意义。"没有数据支持医院发放进食障碍的心理教育宣传物会引发饮食障碍"（Fingeret et al.，2006）（推荐等级：A）。

- "神经性厌食（Anorexia nervosa，AN）：关于药物治疗 AN 的文献很少并且无明确结论……认知行为治疗可能减少成人 AN 患者恢复体重后复发几率。侧重于家长监控下摄入营养的家庭疗法是治疗青少年 AN 的有效疗法"（Berkman et al.，2006）（推荐等级：B）。

- "神经性厌食（Bulimia nervosa，BN）：氟西汀（60mg/d）可在短期内减少 BN 的核心症状……治疗的最佳疗程尚无定论。认知行为疗法在短期和长期都有效"（Berkman et al.，2006）（推荐等级：A）。

心境障碍

重点

- 为了将稳定的行为模式与离散的情绪区分开来，医生应当尝试定义离散情绪的"时间表"。
- 应从其他障碍中仔细识别躁狂症。
- 自杀意念和冲动性自杀未遂可能由任何一种情绪障碍导致。

儿童和青少年情绪失调一直是一个有争议的诊断问题，这些争端已经在 DSM-5 中得到了解决。儿童可出现一系列的情绪症状，包括悲伤、易怒、兴奋、愤怒、和发脾气，这些症状可以是短暂的和合适的，或长期的和不适应的应对方式。有其他行为障碍的儿童（如多动症和违抗对立障碍）更容易患心境障碍。因此，必须认真对待多种疾病共患的情况。一般来说，当孩子经历任何一种情绪失调，应考虑将其转诊给心理治疗师并要考虑使用精神类药物。

评估

心境障碍的评估应仔细询问患者最初的症状，触发事件或者压力源，症状持续时间，症状的模式等。确定患者是否有发作性或持续性的症状可以帮助医生区分不同的心境障碍（如发作性精神激动伴狂躁与 ADHD 有关）。对父母、儿童、老师进行问卷调查（如 Conners，第 3 版；儿童行为系统评估，第 2 版；儿童行为量表等）能够提供一系列与 DSM 分类相关的诊断维度的标准化评估。流调中心儿童抑郁问卷（CES-DC），狂躁评定量表（YMRS）和破坏性行为量表等免费工具也可以用于评定儿童的情绪。在解释评价结果时，应结合患者、家长或老师等报告的症状。

重性抑郁障碍

重性抑郁障碍（major depressive disorder，MDD）仍然是影响儿童青少年的主要健康问题，在 13～18 岁人群中的患病率约为 11%（National Institutes of Mental Health，2013）。DSM-5 中关于 MDD 的诊断标准并没有修改，主要包括持续时间（至少 2 星期）和症状要求（必须达到 9 个症状当中 5 个：伤心或抑郁情绪；兴趣或喜欢参与的活动减少；体重发生明显变化；睡眠障碍；情绪激动或迟缓；疲劳或无精打采；无价值感或罪恶感；注意力不集中或无法决策；反复思考死亡）。指定现有包括焦虑的困扰，混合（例如轻躁狂）特征，精神病症状和季节性模式。现在可用的说明词包括焦虑不安、混合（如轻狂躁）特征、精神病特征和季节模式。诊断标准中排除了丧亲之痛，主要是认识到即使是在儿童身上，悲伤也是许多 MDD 发作的触发事件。

处理

几乎所有的青少年（>90%）都会从抑郁发作中完全康复，但仍有一半以上青少年将经历反复发作（Melvin et al.，2013）。2003 年，FDA 批准氟西汀为治疗儿童抑郁的一线药物；2005 年 FDA 要求对儿童服用抗抑郁药物进行了黑盒警告。目前已确定氟西汀会增加自杀意念的风险，这表明在服药的过程中应加强监测并仔细随访评估患者的自杀意念、想法和自残的意图。尽管存在这些风险，SSRIs 仍然是治疗儿童和青少年抑郁的第一线药物。Meta 分析结果显示 TCAs 对于儿童和青少年抑郁无效（Hazell and Mirzaie，2013）。无论是联合药物治疗还是单独治疗，心理疗法被强有力的证据证明是一种有效的治疗方法，这些心理疗法包括 CBT 和人际疗法等（Curry，2001）。使用 CBT 和氟西汀联合治疗儿童和青少年抑郁症的效果优于任何一种单独的治疗方法（TADS；March et al.，2004）。

双相情感障碍

儿科双相障碍是一项有争议的诊断，目前的估计显示，在 18 岁以下的儿童中，双相情感障碍的患病率为 3%（NIMH，2013）。成人双相障碍的诊断标准在诊断儿童疾病时是有问题的。一般认为，诊断儿童双相障碍需要有躁狂或轻度躁狂发作。"广泛表现型"的标准（即：更松弛的诊断标准）建议存在 8 条 DSM 标准中只需要满足四条即可，其中必须包括：①得意；②浮夸；③思维奔逸（Staton et al.，2008）。许多临床医生不需要在儿科人群中使用情景性过程标准来进行诊断，因为许多患有 BD 诊断的儿童会在一天内多次出现"循环"或多次情绪变化。然而，AACAP 推荐使用 DSM 标准，以达到临床和研究的一致性，从而导致更严格的标准来诊断"狭窄表型"的障碍。加入频繁地缺乏情景性标准（例如轻度躁狂发作 4 天和躁狂发作 7 天），儿童可能会符合 BD 的标准（Leibenluftand Rich，2008）。

处理

尽管很少有 RCT 研究表明情绪稳定剂（如锂或抗惊厥药）有确切的疗效，它仍是治疗 BD 的一线药物（Leibenluft and Rich，2008）。在成人自杀预防的 meta 分析中，锂被证明可有效预防自杀，但其效果在儿童和青少人群中尚未得到充分的研究（Cipriani et al.，2013）。

心理治疗干预的目的应该是：①向儿童和家庭提供关于疾病的教育；②管理症状；③改善应对技能；④处理社会和家庭关系；⑤改善学术和职业功能；⑥预防复发（AACAP，2007；McClellan et al.，2007）。

破坏性情绪失调障碍

破坏性情绪失调障碍（disruptive mood dysregulation disorder，DMDD）是 DSM-5 中新增加的一种疾病，它是一种慢性、严重、持续易怒的模式，这种症状与儿童青少年的身心发展不适应。DMDD 被概念化为一种针对儿童双相障碍行为的替代解释，研究表明 DMDD 与成年期的单极情绪障碍关系极为密切（Copeland et al.，2013）。这些孩子每周有三次或三次以上的发脾气，持续至少 1 年。在诊断时必须至少 6 岁，在症状出现时不超过 10 岁。一项研究 DMDD 诊断标准可行性的社区研究初步表明，DMDD 的总体流行率为 1%～3%；然而，DMDD 的症状与其他精神疾病诊断有高度的重叠，最明显的是 ODD 和 BD（Copeland et al.，2013）。目前的诊断标准表明 DMDD 在出现 ODD 或 BD 时可能不会被诊断。因此，无论是在临床样本或是社区样本中，将这种诊断标准作为单一疾病的诊断标准来使用就存在问题了（Axelson et al.，2012）。

处理

鉴于 DMDD 时一种新的诊断，与此病相关的治疗研究几乎是空白的。有证据表明对症处理是最主要的治疗目的，其具体的治疗方式为 ODD、ADHA、抑郁和 BD 的综合。家长培训和行为管理可以针对 DMDD 伴随的攻击性、爆炸性和挑衅行为。有潜在抑郁或易怒症状的患者可以使用抗抑郁药物和心理治疗。目前，主要的治疗方法是采用非典型抗精神病药物或抗惊厥药物稳定患者情绪，并结合兴奋剂或 α 激动剂改善患者的冲动性。随着临床医生和研究中心开始更频繁地使用 DMDD 的诊断，有关该病治疗的试验即大量开展。

（唐杰 译）

附录

附录 23-1

参考资料

Abikoff HB, Vitiello B, Riddle MA, et al: Methylphenidate effects on functional outcomes in the Preschoolers with Attention-Deficit/Hyperactivity Disorder Treatment Study (PATS), *J Child Adolesc Psychopharmacol* 17:581–592, 2007.

American Academy of Child and Adolescent Psychiatry: Practice parameter for the assessment and treatment of children and adolescents with attention-deficit/hyperactivity disorder, *J Am Acad Child Adolesc Psychiatry* 46(7):894–921, 2007.

American Academy of Pediatrics: Identifying infants and young children with developmental disorders in the medical home: an algorithm for developmental surveillance and screening, *Pediatrics* 118:405–420, 2006.

American Academy of Pediatrics: ADHD: clinical practice guideline for the diagnosis, evaluation, and treatment of attention-deficit/hyperactivity disorder in children and adolescents, *Pediatrics* 128:1007–1022, 2011.

American Psychiatric Association: *Diagnostic and statistical manual of mental disorders*, ed 5, Arlington, VA, 2013, American Psychiatric Publishers.

Axelson D, Findling RL, Fristad MA, et al: Examining the proposed disruptive mood dysregulation disorder diagnosis in children in the Longitudinal Assessment of Manic Symptoms study, *J Clin Psychiatry* 73:1342–1350, 2012.

Banerjee TD, Middleton F, Faraone SV: Environmental risk factors for attention-deficit hyperactivity disorder, *Acta Paediatr* 96:1269–1274, 2007.

Barkley RA: *Defiant children: a clinician's manual for assessment and parent training*, ed 2, New York, 1997, Guilford Press.

Becker AE, Grinspoon SK, Klibanski A, Herzog DB: Eating disorders, *N Engl J Med* 340(14):1092–1098, 1999.

Berkman ND, Bulik CM, Brownley KA, et al: Management of eating disorders, *Evidence Report/Technology Assessment No 135* AHRQ Pub No 06–E010, 2006.

Biederman J, Wilens T, Mick E, et al: Pharmacotherapy of attention-deficit/hyperactivity disorder reduces risk for substance use disorder, *Pediatrics* 104(2):1–5, 1999.

Blum NJ, Carey WB: Sleep problems among infants and young children, *Pediatr Rev* 17:87–92, 1996.

Bouchard MF, Bellinger DC, Wright RO, Weisskopf MG: Attention-deficit/hyperactivity disorder and urinary metabolites of organophosphate pesticides, *Pediatrics* 125:e1270–e1277, 2010.

Brazzelli M, Griffiths PV: Behavioral and cognitive interventions with or without other treatments for the management of faecal incontinence in children, *Cochrane Database Syst Rev* (2):CD002240, 2006.

Bricker D, Squires J: *Ages and stages questionnaire*, Baltimore, 1999, Paul H. Brookes Publishing.

Bryson SE, Rogers SJ, Fombonne E: Autism spectrum disorders: early detection, intervention, education, and psychopharmacological management, *Can J Psychiatry* 48:506–516, 2003.

Burt SA, McGue M, Carter LA, Iacono WG: The different origins of stability and change in antisocial personality disorder symptoms, *Psychol Med* 37:27–38, 2007.

Carskadon M, Roth T: *Adolescent sleep needs and patterns: research report and resource guide*, Arlington, VA, 2000, National Sleep Foundation.

Centers for Disease Control and Prevention: *Prevalence of autism spectrum disorders—autism and developmental disabilities monitoring network, 14 sites, United States, 2008*, Atlanta, 2008, Centers for Disease Control and Prevention.

Cipriani A, Hawton K, Stockton S, Geddes JR: Lithium in the prevention of suicide in mood disorders: updated systematic review and meta-analysis, *BMJ* 346:f3646, 2013.

Copeland WE, Angold A, Costello EJ, Egger H: Prevalence, comorbidity, and correlates of DSM-5 proposed disruptive mood dysregulation disorder, *Am J Psychiatry* 170:173–179, 2013.

Curry JF: Specific psychotherapies for childhood and adolescent depression, *Biol Psychiatry* 49:1091–1100, 2001.

Dahl RE: The development and disorders of sleep, *Adv Pediatr* 45:73–90, 1998.

Dobie C, Donald WB, Hanson M, et al: *Institute for Clinical Systems Improvement. Diagnosis and management of attention deficit hyperactivity disorder in primary care for school-age children and adolescents.* http://bit.ly/ADHD0312.

Fabiano GA, Pelham WE Jr, Coles EK, et al: A meta-analysis of behavioral treatments for attention-deficit/hyperactivity disorder, *Clin Psychol Rev* 29:129–140, 2009.

Fingeret MC, Warren CS, Cepeda-Benito A: Eating disorder prevention research: a meta-analysis, *Eat Disord* 14:191–213, 2006.

Fombonne E: Increased rates of psychosocial disorders in youth, *Eur Arch Psychiatry Clin Neurosci* 248:14–21, 1998.

Frankenburg WK, Dodds J, Archer P, et al: The Denver II: a major revision and restandardization of the Denver Developmental Screening Test, *Pediatrics* 89:91–97, 1992.

Glazener CMA, Evans JHC: Desmopressin for nocturnal enuresis in children, *Cochrane Database Syst Rev* (3):CD002112, 2002.

Glazener CMA, Evans JHC, Peto RE: Complex behavioral and educational interventions for nocturnal enuresis in children, *Cochrane Database Syst Rev* (1):CD004668, 2004.

Glazener CMA, Evans JHC, Peto RE: Alarm interventions for nocturnal enuresis in children, *Cochrane Database Syst Rev* (2):CD002911, 2005.

Gleason MM, et al: Psychopharmacological treatment for very young children: contexts and guidelines, *J Am Acad Child Adolesc Psychiatry* 46:1532–1572, 2007.

Gould MS, Walsh BT, Munfakh JL, et al: Sudden death and use of stimulant medications in youth, *Am J Psychiatry* 166:992–1001, 2009.

Guntheroth WG, Spiers PS: Sleeping prone and the risk of sudden infant death syndrome, *JAMA* 267(17):2359–2362, 1992.

Hagglof B, Andren O, Bergstrom E, et al: Self-esteem in children with nocturnal enuresis and urinary incontinence: improvement of self-esteem after treatment, *Eur Urol* 33(Suppl 3):16–19, 1998.

Hammerness P, McCarthy K, Mancuso E, et al: Atomoxetine for the treatment of attention-deficit/hyperactivity disorder in children and adolescents: a review, *Neuropsychiatr Dis Treat* 5:215–226, 2009.

Hazell P, Mirzaie M: Tricyclic drugs for depression in children and adolescents, *Cochrane Database Syst Rev* (6):CD002317, 2013.

Hjalmas K: Nocturnal enuresis: basic facts and new horizons, *Eur Urol* 33(Suppl 3):53–57, 1998.

Hughes CW, Emslie GJ, Crismon ML, et al: The Texas Children's Medication Algorithm Project: report of the Texas Consensus Conference Panel on medication treatment of childhood major depressive disorder, *J Am Acad Child Adolesc Psychiatry* 38:1442–1454, 1999.

Jesner OS, Aref-Adib M, Coren E: Risperidone for autism spectrum disorder, *Cochrane Database Syst Rev* (1):CD005040, 2007.

Kelly Y, Kelly J, Sacker A: Time for bed: associations with cognitive performance in 7-year-old children: a longitudinal population-based study, *J Epidemiol Community Health* 0:1–6, 2013.

Kiddoo D, Klassen TP, Lang ME, et al: *The effectiveness of different methods of toilet training for bowel and bladder control*. Evidence Report/Technology Assessment No 147. University of Alberta Evidence-based Practice Center. AHRQ Pub No 07-E003, Rockville, MD, 2006, Agency for Healthcare Research and Quality.

Kolevzon A, Gross R, Reichenberg A: Prenatal and perinatal risk factors for autism; a review and integration of findings, *Arch Pediatr Adolesc Med* 161:326–333, 2007.

LeBlanc LA, Gillis JM: Behavioral interventions for children with autism spectrum disorders, *Pediatr Clin North Am* 59:147–164, xi–xii, 2012.

Leibenluft E, Rich BA: Pediatric bipolar disorder, *Annu Rev Clin Psychol.* 4:163–187, 2008.

Lord C, Rutter M, DiLavore PC, et al: *Autism diagnostic observation schedule*, ed 2, Torrance, CA, 2012, Western Psychological Services.

Lovaas OI: Behavioral treatment and normal educational and intellectual functioning in young autistic children, *J Consult Clin Psychol* 55:3–9, 1987.

March J, Silva S, Petrycki S, et al: Fluoxetine, cognitive-behavioral therapy, and their combination for adolescents with depression: Treatment for Adolescents with Depression Study (TADS) randomized controlled trial, *JAMA* 292:807–820, 2004.

Marcus CL, Brooks LJ, Draper KA, et al: American Academy of Pediatrics clinical practice guideline: diagnosis and management of childhood obstructive sleep apnea syndrome, *Pediatrics* 130:576–584, 2012.

McClellan J, Kowatch R, Findling RL: Practice parameter for the assessment and treatment of children and adolescents with bipolar disorder, *J Am Acad Child Adolesc Psychiatry* 46:107–125, 2007.

Melvin GA, Dudley AL, Gordon MS, et al: What happens to depressed adolescents? A follow-up study into early adulthood, *J Affect Disord* 151:298–305, 2013.

Mindell J, Owens J: *Clinical guide to pediatric sleep: diagnosis and management of sleep problems*, ed 2, St. Louis, 2009, Lippincott Williams & Wilkins.

MTA Cooperative Group: A 14-month randomized clinical trial of treatment strategies for attention-deficit/hyperactivity disorder. Multimodal Treatment Study of Children with ADHD, *Arch Gen Psychiatry* 56:1073–1086, 1999.

Myers SM, Johnson CP: Council on Children with Disabilities. Management of children with autism spectrum disorders, *Pediatrics* 120:1162–1182, 2007.

National Institutes of Mental Health: *Depression in children and adolescents: fact sheet*. http://www.nimh.nih.gov/health/publications/depression-in-children-and-adolescents/index.shtml.

Parker SK, Schwartz B, Todd J, Pickering LK: Thimerosal-containing vaccines and autistic spectrum disorder: a critical review of published original data, *Pediatrics* 114:793–804, 2004.

Pompili M, Girardi P, Tatarelli G, et al: Suicide and attempted suicide in eating disorders, obesity and weight-image concern, *Eating Behav.* 7:384–394, 2006.

Prater CD, Zylstra RG: Autism: a medical primer, *Am Fam Physician* 66:1667–1673, 2002.

Reid MJ, Walter AL, O'Leary SG: Treatment of young children's bedtime refusal and nighttime wakings: a comparison of "standard" and graduated ignoring procedures, *J Abnorm Child Psychol* 27:5–16, 1999.

Robins DL, Fein D, Barton ML, Green JA: The modified checklist for autism in toddlers: an initial study investigating the early detection of autism and pervasive developmental disorders, *J Autism Dev Disord* 31:131–144, 2001.

Roerig JL, Mitchell JE, Myers TC, Glass JB: Pharmacotherapy and medical complications of eating disorders in children and adolescents, *Child Adolesc Psychiatr Clin North Am* 11:365–385, 2002.

Rogers SJ, Vismara LA: Evidence-based comprehensive treatments for early autism, *J Clin Child Adolesc Psychol* 37:8–38, 2008.

Rutter M, LeCouteur A, Lord C: *Autism diagnostic interview—revised,* Torrance, CA, 2008, Western Psychological Services.

Schaefer GB, Mendelsohn NJ: Clinical genetics evaluation in identifying the etiology of autism spectrum disorders, *Genet Med* 10:301–305, 2008.

Scharf RJ, Demmer RT, Silver EJ, Stein REK: Nighttime sleep duration and externalizing behaviors of preschool children, *J Dev Behav Pediatr* 34:384–391, 2013.

Shattuck PT, Narendorf SC, Cooper B, et al: Postsecondary education and employment among youth with an autism spectrum disorder, *Pediatrics* 129:1042–1049, 2012.

Selzer R, Bonomo Y, Patton G: Primary care assessment of a patient with an eating disorder, *Aust Fam Physician* 24:2032–2036, 1995.

Staton D, Volness LJ, Beatty WW: Diagnosis and classification of pediatric bipolar disorder, *J Affect Disord* 105:205–212, 2008.

Steiner H, Remsing L: Practice parameter for the assessment and treatment of children and adolescents with oppositional defiant disorder, *J Am Acad Child Adolesc Psychiatry* 46:126–141, 2007.

Thompson T: Autism research and services for young children: history, progress and challenges, *J Appl Res Intellect Disabil* 26:81–107, 2013.

U.S. Food and Drug Administration: *Communication about an ongoing safety review of stimulant medications used in children with attention-deficit/hyperactivity disorder (ADHD),* Washington, DC, 2009, U.S. Food and Drug Administration.

Vgontzas AN, Kales A: Sleep and its disorders, *Annu Rev Med* 50:387–400, 1999.

von Stumm S, Deary IJ, Kivimaki M, et al: Childhood behavior problems and health at midlife: 35-year follow-up of a Scottish birth cohort, *J Child Psychol Psychiatry* 52:992–1001, 2011.

von Sydow K, Retzlaff R, Beher S, et al: The efficacy of systemic therapy for childhood and adolescent externalizing disorders: a systematic review of 47 RCT, *Fam Process* 52(4):576–618, 2013.

Walsh JME, Wheat ME, Freund K: Detection, evaluation, and treatment of eating disorders: the role of the primary care physician, *J Gen Intern Med* 15:577–590, 2000.

Whelan YM, Stringaris A, Maughan B, Barker ED: Developmental continuity of oppositional defiant disorder subdimensions at ages 8, 10, and 13 years and their distinct psychiatric outcomes at age 16 years, *J Am Acad Child Adolesc Psychiatry* 52:961–969, 2013.

Wilhelm KA, Clarke SD: Eating disorders from a primary care perspective, *Med J Aust* 168:458–463, 1998.

Xi B, He D, Zhang M, et al: Short sleep duration predicts risk of metabolic syndrome: a systematic review and meta-analysis, *Sleep Med Rev* 18(4):293–297, 2014.

Yager J: *APA work froup on eating disorders. Practice guideline for the treatment of patients with eating disorders,* ed 3, Chicago, 2006, American Psychiatric Association.

网络资源

www.dshs.state.tx.us/mhprograms/adhdpage.shtm Texas Children's Medication Algorithm Project. The most recent algorithms are from May 2006.

Sleep Disorders

www.aasmnet.org Sponsored by the American Academy of Sleep Medicine, a professional society, with public access to patient information and referral centers.

www.nlm.nih.gov/medlineplus/sleepdisorders.html National Institutes of Health–sponsored patient-oriented site with extensive background information and links to recent research and ongoing clinical trials.

www.sleepfoundation.org Sponsored by the National Sleep Foundation, an advocacy group. This is a patient-oriented site with direct answers to frequently asked questions.

Autism

www.autism-society.org Sponsored by the Autism Society of America, a national advocacy group, with good general information and networking opportunities.

www.autismspeaks.org Advocacy and funding agency supporting research and dissemination of information, as well as support networks for families.

www.ninds.nih.gov/disorders/autism/detail_autism.htm National Institutes of Health–sponsored patient-oriented site with extensive background information and links to other valuable sites.

Encopresis and Enuresis

familydoctor.org/familydoctor/en/kids/toileting/enuresis-bed-wetting .html Sponsored by the American Academy of Family Physicians, with general patient recommendations; less commercialized than many other sites.

www.lpch.org/diseaseHealthInfo/healthLibrary/growth/encopres.html Sponsored by the Lucile Packard Children's Hospital at Stanford, answers patients' frequently asked questions, including diet and activity recommendations.

Attention-Deficit Hyperactivity Disorder

www.add.org Resources from the ADD Association, a national ADHD adult support group.

www.chadd.org Resources from the national support group for children and adults with ADHD.

www.nichq.org/adhd_tools.html#adhd_parent Resources for clinicians and parents on ADHD from the National Initiative for Children's Healthcare Quality, including a number of assessment forms.

www.nimh.nih.gov/health/topics/attention-deficit-hyperactivity-disorder-adhd/index.shtml Information on ADHD from the National Institutes of Mental Health, including a link to current ADHD clinical trials.

Oppositional Defiant and Conduct Disorders

jamesdauntchandler.tripod.com/ODD_CD/oddcdpamphlet.htm Detailed assessment and treatment information on ODD and CD from a physician; includes case examples.

www.aacap.org/cs/ODD.ResourceCenter Resource Center on ODD by the American Academy of Child and Adolescent Psychiatry.

Eating Disorders

www.anad.org Sponsored by the National Association of Anorexia Nervosa and Associated Eating Disorders, an advocacy group with general information and networking opportunities.

www.nationaleatingdisorders.org Sponsored by the National Eating Disorders Association, an advocacy group, with general information and networking opportunities.

图书资源

Attention-Deficit Hyperactivity Disorder

Taking Charge of ADHD by Russell A. Barkley. Book recommending environmental changes to structure the schedule and behavior of children with ADHD.

Smart but Scattered by Peg Dawson and Richard Guare. Book recommending routines and study skills to maximize functioning in children with ADHD.

Oppositional Defiant and Conduct Disorders

Barkley RA, Benton CM: *Your Defiant Child: Eight Steps to Better Behavior,* 2nd ed, The Guilford Press, 2014, New York.

Barkley RA, Robin A, Benton CM: *Your Defiant Teen: Ten Steps to Resolve Conflict and Rebuild Your Relationship,* .2nd ed, The Guilford Press, 2014, New York.

附录 23-1 大便失禁和遗尿

大便失禁

重点

■ 在大多数儿童的大便失禁与便秘密切相关。
■ 在评估儿童大便失禁时,应考虑性虐待,包括肛交。
■ 大便失禁的治疗包括加强药物治疗,结合灌肠和泻药 使促使每日规律排便,此外,应结合针对儿童和父母 开展行为治疗。

大便失禁是 4 岁以上儿童,多次将粪便排泄在不 恰当的地方,如衣服上,地板上。在多数情况下,大便 失禁儿童的意识无法控制,并伴有便秘。慢性便秘可 导致直肠疼痛和肛裂,进一步加重粪便潴留,导致大便 失禁。

大便潴留最初可以由多种心理和生理问题发展而 来,心理方面包括因在公共场所或托儿所训练如厕,或 丧失隐私如厕的恐惧感。生理方面包括饮食的转变,如 从母乳或配方牛奶起始的饮食。偶然的大便失禁与便 秘无关,可能由其他疾病引发。在有对立违抗性障碍或 品行障碍的儿童中常出现蓄意尿失禁。5 岁以上儿童大 便失禁的发生率约为 1%,男孩发生率较女孩高,且 40% 以上患儿伴有遗尿(American Psychiatric Association, 2013)。

评估

评估的主要目标是大便失禁儿童是否有便秘,以 及确定严重的心理和生理病理因素。在大多数情况 下,通过详细询问病史、体格检查,包括直肠指诊可以 实现评估目标。5 天到 7 天的症状和饮食日记是十分 有用的评估工具,家长可通过详细记录患儿大便的频 率和特征,疼痛及大便失禁情况,饮食日记帮助确定营 养充足和纤维素含量。三环类抗抑郁药是便秘的潜在 原因。性虐待和肛门虐待也可能是便秘的原因。体格 检查方面,儿童身高、体重增长是筛查儿童其他导致 大便失禁疾病的重要方面。腹围是判断腹胀的重要指

标,特别是排泄前后腹围的变化值。先天性巨结肠是 便秘的常见鉴别诊断,但先天性巨结肠患儿一般没有 大便失禁的症状。

处置

预防措施包括便秘的如厕训练和治疗,防止慢性 便秘发生(Kiddoo et al.,2006)。大便失禁的治疗效果 很大程度上取决于家庭的理解与配合。已有研究表明 行为疗法和泻药配合使用对于治疗大便失禁有很好的 效果(Brazzelli and Griffiths,2006),治疗通常包括一些 列灌肠后,采用适当的泻药和纤维素补充剂使大便软 化,使大便能够顺利排出。当儿童建立了每天 1~3 次 规则的排便习惯后,泻药的量要逐步减少。

治疗要点

● 行为疗法加通便疗法改善儿童便秘引起的功能性大便失 禁的效果优于单独使用通便疗法(Brazzelli and Griffiths, 2006)(推荐等级:A)。

遗尿症

重点

■ 对于除遗尿症状外无其他症状和其他阳性体征,尿液 检查结果正常的原发性夜间遗尿症,治疗可以在没有 进一步检查的情况下启动。
■ 仅在白天遗尿或继发性的遗尿可能是社会心理原因 导致。
■ 三种常用的治疗原发性遗尿症的方法:电子遗尿报警 器,去氨加压素(DDAVP),丙咪嗪,每一种方法都有 各自的优点和缺点。

一般情况下,孩子在 3~4 岁开始控制排尿,如果 在 5~6 岁以后还经常性尿床,或尿在衣服上,则称 为遗尿症。遗尿常发生在夜间,但也可在白天发生。

DSM-5 定义可以控制排尿的年龄位 5 岁,据估计约有 15%～20% 的 5 岁以上儿童有夜间遗尿现象。随着年龄的增长,每年约有 15% 的儿童可自发治愈,到 10 岁时约有 5%～10% 的儿童,到 18 岁时约有 1%～2% 的青少年仍有遗尿症。因此,儿童遗尿症是最常见的慢性疾病,其患病率仅次于过敏性疾病。遗尿症可能是原发性的(儿童从未建立有节制的排尿习惯)也可能是继发性的(继发于其他健康问题)。

遗尿症的病因是多方面的,并有一定的遗传性。当父母双方都没有遗尿症时,子代患遗尿症的概率为 15%;当夫妻一方患遗尿症时,发病风险增加到 40%;当双方患遗尿症时,子代发病风险增加到 75%。

遗尿症的病理生理因素包括:①夜尿过量;②膀胱体积过小;③膀胱充盈时不能唤醒。关于夜尿产生过量,有研究表明遗尿症儿童夜间抗利尿激素(antidiuretic hormone,ADH)水平低于正常儿童,这有可能是导致儿童遗尿症的重要原因,但在青少年儿童中 ADH 的水平并不能解释这一现象。对遗尿症儿童的膀胱容量往往是正常的,但约在 1/3 的患儿中观察到其逼尿肌在睡眠期间过度活动,表明睡眠时功能性膀胱容量减少也是遗尿症的重要原因。另外,家长调查和睡眠实验室测试证明遗尿症儿童比正常儿童更难从睡眠中唤醒(Hjalmas,1998)。

评估

根据儿童最初的病史,体格检查和尿液分析等,可将遗尿症分为复杂性遗尿症和单纯性遗尿症。单纯性遗尿症患儿仅有遗尿症状,体格检查和尿液分析正常,对待此类患儿应立刻对症治疗。复杂性遗尿可能有更重大的心理问题或医疗问题,因此,需要在最初评估的基础上进行广泛的评估。

原发性夜间遗尿通常的病因不是心理因素,但心理病理因素常可导致继发性遗尿症。儿童遗尿症心理压力源包括父母 - 儿童,老师 - 儿童的交流问题,当家庭结构发生改变时,患儿想引起家人关注(如患儿的弟弟、妹妹出生,家长将更多的精力放在弟弟妹妹身上),躯体暴力或性暴力。

如出现日间遗尿和夜间遗尿,可能是由尿路感染所致,此类患儿常表现为轻度尿急,7 岁儿童日间排尿频次可多达 7 次以上(Hjalmas,1998)。然而,白天尿频和尿急的症状,即使没有尿失禁,当与夜间遗尿结合时,应考虑泌尿系统的问题,如后尿道瓣膜。此外,如果大便失禁伴随尿失禁,应考虑心理社会病理和神经系统异常。

体格检查应包括腹部、生殖器、下脊柱、神经的发育及功能检查,也应注意心理的适应性检查,还应进行尿培养和尿液检查以鉴别代谢性疾病和尿路感染。附加的检测结果可帮助复杂遗尿症患儿寻找特定的次要原因,也可帮助单纯性遗尿症患儿寻找治疗无效的原因。

处理

遗尿症有较高的患病率也有较高的自愈率,因此,6 岁以内儿童的遗尿症不建议特殊治疗。成功的治疗措施可以使患儿的自尊恢复正常(Hagglof et al.,1998)。特别是日间遗尿的患者,在试图单独治疗遗尿之前可能需要解决心理社会问题。

患者与家庭之间的配合是成功治疗该病的关键因素。对于夜间遗尿症,一般的建议包括:①限制夜间摄入液体;②按时就寝,养成睡前排尿的习惯;③避免睡眠剥夺;④如夜间无遗尿进行奖励;⑤避免惩罚夜间遗尿;⑥让儿童以适当的方式(非惩罚的方式)负责清理衣物和被褥;⑦如果通过唤醒已经入睡的儿童排尿,应确定儿童完全清醒。

针对夜间遗尿个体的潜在病因治疗方式有:抗利尿激素分泌不足,逼尿肌反射亢进,兴奋阈值高。然而目前没有常规的临床试验可以区分这些原因,因此治疗方式的选择必须基于其他标准。这种治疗缺乏特异性,可能在治疗失败中占相当大的比例。

夜间遗尿三种最常用的治疗方式是电子遗尿报警器,DDAVP 和丙咪嗪。系统综述表明这三种方式都有效,都具有一定的优势和劣势(Glazener,2009)。遗尿警报器可通过唤醒儿童促进其排尿。传感器放在孩子的内裤里,并连接到衣服的报警器上。传感器可以检测到非常小的尿量,这样在孩子完成排尿之前警报就响了。被唤醒的孩子可以在厕所里排尿,更换湿的衣服。警报是比药物更为有效的治疗,但对孩子和家庭提出更大的要求。传感器的价格也并不昂贵(＜100 美金)且容易获取,但保险公司一般不予报销。

去氨加压素由精氨酸加压素合成,是一种天然的 ADH,可减少夜间尿量的产生。该药有口服片剂和鼻喷剂两种。去氨加压素价格昂贵但可由保险公司支付。该药十分有效,但停药后夜间遗尿可能复发。快速滴定法可以使其复发率降至最低:夜间无遗尿 1～3 天后,维持治疗至少 4～6 周,然后逐渐减少剂量。该药的副作用轻微,少有报销。罕见但极其严重的潜在副作用的风险是低钠血症的发作,如前所述,该风险可以通过限制夜间液体摄入量来减降低。

丙咪嗪属三环类抗抑郁药,多年来一直用于治疗遗尿症。丙咪嗪通常的给药剂量为睡前 1～2mg/kg，持续 6～8 个星期，然后逐渐减少药量，第二疗程可予反复治疗。丙咪嗪价格便宜、有效，但具有较严重的副反应，包括心律失常，和大剂量时药物本身的毒性。因此，丙咪嗪一般不作为治疗遗尿症的一线药物。

对以上任何一种措施进行随访，提高患者的依从性十分重要。循证医学暂没有足够的证据表明膀胱练习增加膀胱功能性容量和抗胆碱能药物放松膀胱平滑肌等对遗尿症有效。针对不同病因的遗尿症建议采用多种方式联合治疗（遗尿报警和去氨加压素），特别是难治性病例，但目前仍缺乏足够的证据表明其有效性。患儿如同时有大便失禁症状，应先解决大便失禁。这

是因为粪便排后，可使膀胱有足够的空间扩张，从而使遗尿症自发地解决。

治疗要点

- 相对于去氨加压素和三环类抗抑郁药物，报警器的效果更好，超过 50% 的儿童在报警器响停止后仍然没有遗尿。过度练习（睡前摄入过量的液体，使用报警器训练夜间排尿）、干床训练和避免处罚等措施可以进一步降低遗尿症的复发率（Glazener et al., 2005）（推荐等级：A）。
- 行为和教育的干预效果不如警报器，但同时使用可增加报警器的效果（Glazener et al., 2004）（推荐等级：A）。

第24章 儿童虐待

ROBERT SHAPIRO ■ KAREN FARST ■ CAROL L. CHERVENAK

我们的大脑是被我们的早期经验雕刻而成。虐待就像一把凿子，它可以雕刻我们的大脑来对抗争斗，但我们却将要面对深刻而持久的创伤。

Teicher, 2000.

一个 6 个月大的男婴因食欲下降、烦躁不安而就诊。医生注意到婴儿左上唇肿胀，右太阳穴处有一小块瘀伤，婴儿的母亲向医生解释这些伤是前一天晚上在浴缸里滑倒所致，医生接受了这一解释。一周后，婴儿因虐待性头颅外伤死亡（AHT），孩子的父亲承认他打了婴儿的头和脸，导致了他的死亡。

"虐待儿童是一种欺骗性和容易伪装的实体"（Jenny et al., 1999），其诊断有一定难度。这些孩子在他们死亡的几周前一般都接受过卫生保健服务，然而他们的受伤通常被诊断为"意外"（King et al., 2006）。儿童虐待的早期识别对防止儿童的进一步伤害或死亡至关重要。受虐儿童再次发生虐待的风险约为50%（Alexander et al., 1990；McDonald, 2007），其中忽视被认为是再次虐待风险最高的虐待类型（Hindley et al., 2006）。

在美国儿童虐待和忽视是发病率和死亡率的主要原因（U.S. Department of Health and Human Services[HHS], 2012）。

- 在 2011 年，由儿童保护局（CPS）确定的儿童虐待和忽视受害者的人数估计为 681 000 人（每 1000 名儿童中有 9.1 名受害者）。
- 总共有 79% 的受害者被忽视、18% 的身体虐待和 9% 的性虐待。
- 在 2011 年，超过 1500 名儿童死于虐待与忽视。
- 总共有 82% 的死亡病例发生在 4 岁以下的儿童，其中大多数（78%）是由一个或多个父母造成的。
- 儿童虐待是造成婴儿伤害相关死亡的主要原因，也是造成年长儿童伤害死亡的第二大原因（Jenny and Isaac, 2006）。

- 在美国，儿童虐待所造成的经济负担约为 1240 亿美元（Fang et al., 2012）。

家庭医生作为家庭保健提供者，是检测、评估、诊断和干预虐待和忽视儿童的最佳人选。当怀疑儿童受到虐待时，许多医生都不愿意面对或不愿意责备其父母或其家庭。了解虐待儿童的影响，熟悉以证据为基础的虐待和忽视指标，并采用评估和管理策略，可以帮助医生对儿童和家庭的生活产生积极的、有意义的影响。

法律规定，医生必须向 CPS 或执法者或同时向两者报告可疑或确诊的儿童虐待和疏忽。表 24-1 定义不同类型的虐待儿童。

虐待的影响和长期结果

研究表明童年创伤应激的长期影响包括危害健康行为、残疾、疾病和过早死亡等（felitti et al., 1998）。儿童期不良经历（ACE）的研究评估了超过 17 000 名成年人的 HMO 和收集各种形式的虐待儿童史，暴露于家庭暴力，父母的物质滥用和精神疾病，和父母缺失（ACE 研究出版物的完整书目可在以下网站中找到：http://www.cdc.gov/ace）。"儿童期不良经历"是常见的，并与多个影响青少年和成年人的健康和社会问题高度相关（Anda et al., 2006；Larkin et al., 2012），这些问题包括缺血性心脏病、癌症、慢性肺病、肝病、多种心理健康诊断和过早死亡。

婴儿期和儿童早期经验影响大脑的发育，包括智力，情感，和人格（Butchart et al., 2006）。那些在生命早期最初几年遭受长期虐待和忽视的儿童可能经历过度反应或分离，依恋困难，移情能力有限，以及各种心理健康问题，包括抑郁症、创伤后应激障碍（PTSD），注意

表 24-1　儿童虐待的定义

	定义	注释
儿童虐待（Leeb et al., 2008）	父母或其他照顾者造成伤害、潜在伤害或威胁伤害儿童的任何行为或不作为；伤害不需要故意	80% 以上的施暴者为家长（儿童福利信息网关，2013）
躯体虐待	故意使用身体力量对抗儿童导致或有可能导致身体伤害包括不留下身体痕迹的行为，以及造成永久残疾、毁容或死亡的行为（Barnett et al., 1993）	物理行为可以包括打、踢、打、殴打、刺伤、咬、推、猛拉、投掷、拉扯、拖、掉落、颤抖、扼杀或窒息、使窒息、烧、烫伤、中毒
性侵犯	任何已完成的或未遂的性行为，性接触，或照料者利用孩子（即，非接触性的互动）	包括替代照顾者（如教师、教练、牧师和亲属） 性行为：无论多么轻微，包括孩子和另一个人之间通过口，阴茎，外阴，或肛门进入；也包括通过手，手指或其他物体进入肛门或生殖器打开 性接触：包括故意的接触，无论是直接或通过服装的生殖器、肛门、乳房、臀部（不包括正常的护理要求接触） 非接触性虐待：暴露的性活动，拍摄，或商业性剥削
心理（或情感）虐待	故意传达给孩子，他或她是毫无价值的，是有缺陷的，不被爱的，不想要的，危险的，或只看重在满足别人的需要的行为（APSAC，1995）	持续或间断的（例如与照顾者药物滥用相关）可能包括指责、贬低、侮辱、威胁、恐吓、隔离、约束、限制、破坏、利用、拒绝，或其他行为方式，这些是有害的，可能有害的，或者对孩子的成长需要不敏感或可能伤害孩子心理或情绪
忽视	未能满足孩子的基本生理、情感、医疗或牙科，或教育需求；未能提供足够的营养，卫生，或住所；或未能保证孩子的安全	包括未能提供足够的食物、衣物或住所；在需要时不寻求医疗照顾；允许儿童错过大量的学校；无法保护儿童免遭家庭或邻里暴力或避免危险

Adapted from Gilbert R, Widom CS, Browne K, et al. Burden and consequences of child maltreatment in high-income countries. Lancet. 2009; 373; 68-81.

缺陷多动障碍和感觉统合失调（National Clearinghouse on Child Abuse and Neglect Information，2001）。

忽视

> **重　点**
>
> - 忽视是最常见的儿童虐待。
> - 与其他形式儿童虐待相比，儿童忽视可能导致更为严重的后果，再次受虐待的风险更高。
> - 受虐儿童存在物质滥用的风险。
> - 儿童虐待通常在有家庭暴力的家庭中发生。

虽然难以界定和确认，忽视是最常见的虐待儿童形式，占 2011 年的确诊病例的 78%。与其他形式的儿童虐待相比，忽视可能导致更为严重的后果（American Professional Society on the Abuse of Children，2008；Perez and Widom，1994；Teicher，2000）。

儿童福利机构和各州相关的法律通常定义儿童忽视是指父母或照顾者的不作为行为，特别是未能给孩子提供身体，情感，或教育基本需求或未能保护孩子免受伤害或潜在伤害的行为（表 24-2）。忽视包括孤立的事件，也包括长期的忽视（Butchart et al.，2006）。

以儿童为中心的观点认为，儿童忽视是指当儿童的很多基本需求得不到满足。导致儿童忽视的因素是多个方面的，包括个人、家庭、社区、社会层面；因此干预忽视也应是多层次的（DePanfilis，2006；Dubowitz，2009）（表 24-3）。

忽视的处置方式取决于确定造成疏忽的原因以及紧迫性。处置的目标是协助家庭给孩子提供一个安全和健康的环境。这些处置原则和步骤可以在 Dubowitz（2013）的综述中找到。

药物暴露下的新生儿和儿童

研究表明药物滥用与儿童虐待之间有较强的联系（Wells，2009）。在有药物和酒精滥用的家庭中，儿童发生虐待的风险增加近三倍，发生忽视的风险增加四倍（U.S. Department of HHS，1998）。

产前药物滥用增加婴儿对于不良照顾的脆弱性，这部分可能是因为对新生的认知和行为的影响（Zuckerman and Bresnahan，1991）。此外，研究表明，与同一社会经济阶层和社区的儿童相比，产前有非法物质暴露的儿童发生虐待和忽视风险将增加两到三倍（Jaudes et al.，1995）。

被药物危害的儿童暴露在人际暴力、创伤性事件、

表 24-2 忽视的类型

忽视的类型	定义	注释
未能提供		
身体忽视	照顾者未能提供足够的营养, 卫生, 或住房; 未能提供干净的、大小合适的或适合该季节的服装; 包括放弃或逐出家	食物不足可表现为生长停滞或重复的饥饿; 食物不适当或营养不良可表现为肥胖 其他的例子: 孩子可能是肮脏、难闻的气味; 2 周或以上的不稳定的生活安排; 家庭可能出现昆虫或害虫; 地板和床上用品有动物粪便; 不安全, 脏兮兮的睡眠环境
情感忽视	照顾者忽视孩子或没有对孩子的情感给予回应或给予充分的心理关爱	包括不断贬低孩子, 拒绝给予关爱; 让孩子处在家庭暴力中; 允许孩子使用毒品或酒精
医疗或牙科忽视	未能为儿童提供适当的保健(虽然财政上可以这样做), 从而使儿童面临严重残疾、毁容或死亡的风险	包括保健建议的依从性; 推迟或未能得到保健 宗教信仰: AAP 强烈反对这些医疗保健的豁免
教育忽视	未能提供获得足够教育机会	包括长期逃课; 未能帮小孩申请入学, 未提供足够的家庭教育, 或未能参加其他教育的需要
缺乏监督		
监管不足	未能确保儿童从事安全活动和使用适当的安全装置; 确保儿童不受不必要的危险; 或确保适当的替代照顾者的适当监督	包括缺乏发育需要的适当监管(例如婴儿留在浴缸里; 蹒跚学步的孩子独自留在家里的) 不适当的照顾者: 故意留下孩子给性罪犯者照顾 放弃是一种极端的形式
处在暴力环境中	照顾者未能提供有效的方法保护孩子远离家庭, 邻居或者社区暴力	曝光儿童犯罪活动(例如非法毒品交易, 允许欺负孩子而没有干预)。暴露于家庭暴力与心理伤害有关的, 虐待的风险增加从而忽视
环境危害的保护不足	避免暴露于家里或家外的环境危害	例子: 包括儿童接触的有毒物质; 在有哮喘的儿童面前吸烟; 以及接触枪械
新生儿和较大的儿童的药物暴露	母体的药物滥用; 直接和间接(例如摄入, 被动吸入)暴露于较大的儿童	包括儿童接触非法制造的毒品、贩毒、父母酗酒和滥用药物以及处方药滥用或误用

Adapted from Leeb RT, Paulozzi L, Melanson C, et al. Child maltreatment surveillance. Uniform definitions for public health and recommended data elements. Version 1.0. Atlanta: Centers for Disease Control & Prevention; 2008.

儿童虐待、在其周围环境中的有毒化学品会明显增多, 与其他儿童相比, 创伤后应激障碍的发病率显著增高(Sprang et al., 2008)。被动吸入、误食, 并通过母乳或故意给药都是儿童在家中物质滥用的风险因素。

家庭暴力与儿童

家庭暴力是指家庭成员中出现攻击, 打架, 强制或威胁的行为。家庭暴力不仅对成人造成了直接的伤害, 也会对儿童造成危害, 不管儿童是亲眼见到暴力或亲耳听见暴力的发生。家庭暴力和虐待儿童共发生率约为 30% 和 60%(Appel and Holden, 1998; Edleson, 1999)。一项关于父母与长子风险研究显示, 在抚养孩子的头 6 个月里, 家庭暴力的可能性是身体虐待的两倍多, 而且在抚养孩子的头 5 年中, 心理虐待和忽视的可能性增加了一倍多(McGuigan and Pratt, 2001)。家庭暴力增加了儿童的行为、情感和认知功能方面的问题, 也会导致儿童对暴力和冲突观念和态度的扭曲(Edleson, 1999)。

身体虐待

重 点

- 任何社会经济群体中的儿童都是身体虐待的受害者。
- 所有有伤害的儿童都应考虑是儿童虐待。
- 病史通常不能准确解释瘀伤原因。
- 一项骨骼调查可以提供有关 3 岁以下儿童虐待可能性的关键信息。

认识到身体虐待的严重性可以挽救生命, 并能防止孩子遭受进一步的伤害。认识到儿童在遭受虐待之前的危险, 就有机会通过早期干预防止虐待儿童。家庭医生可以帮助父母在养育子女方面变得更有效, 提倡他们的基本生活需求, 如食物和住所, 并鼓励高质量的儿童保育。

表 24-3 儿童虐待的风险因素

个人因素	儿童特征	照顾者或父母的特征
	低出生体重	药物滥用
	早产儿	心理健康问题,特别是抑郁症
	慢性残疾或疾病	认知延迟
	遗传异常	冲动,判断力差
	父母很难感知其个性或性格(例如婴儿持续的哭声,不易缓解;孩子多动,冲动的,具有攻击性)	缺乏对孩子培养教育或同情心
	有精神不健康症状的儿童	参与犯罪活动
		对孩子不切实际的期望
		缺乏育儿技巧
家庭特征与关系因素	亲子关系对抗性或缺乏依恋	
	家庭暴力	
	社会隔离	
	参与犯罪	
	混乱的生活方式(例如频繁的外出,不稳定的住房)	
	高强度的压力(如贫穷、失业)	
社区因素	忍受暴力	
	住房不足	
	贫困	
	资源或支持服务很少缺乏获得医疗服务	
	容易获得酒精;非法毒品交易	
社会因素	贫困	
	获得保健的机会有限成人或儿童获得心理辅导的机会少	
	教育系统不足促进暴力的社会和文化规范;支持僵硬的性别角色;削弱儿童的地位	
	对儿童进行商业性剥削的条件	

Adapted from American Professional Society on the Abuse of Children. Psychosocial evaluation of suspected psychological maltreatment in children and adolescents. Practice guidelines. Chicago: American Professional Society on the Abuse of Children; 1995 and Ondersma SJ. Predictors of neglect within low-SES families: the importance of substance abuse. Am J Orthopsychiatry. 2002; 72(3)383-391.

身体虐待的表现

瘀伤

儿童身体虐待最常见的表现是瘀伤。虽然意外的瘀伤在会走路的儿童中十分常见,但在不能走动的婴儿中较罕见,因此在不能走动的儿童中如发现瘀伤应及时地进行评估。在能走动的儿童中如果发现瘀伤,以下情况应考虑为虐待,包括照顾者提供的病史不能解释瘀伤的位置、数目或模式;病史不符合儿童的能力;瘀伤的图案或位置表明有可能受到虐待。在躯干、腹部、面颊、耳朵和臀部发现的瘀伤都可能是虐待性损伤,但并不局限于这些地方。必须认识皮带、绳子、手和桨造成的伤害模式。由于创伤愈合的变化很大,可从1天到数周,因此推测瘀伤发生的时间往往不准确。瘀伤是凸起的,疼痛的,有磨损状可能是近期造成的,但依据挫伤颜色的改变去推测损伤发生的时间往往不

准。咬伤是儿童常见的虐待性伤害,而识别则需要高度的怀疑。寻找单个牙齿和上下弓形损伤的痕迹。最常见的损伤模式包括:凝血障碍(如血管性血友病、维生素 K 缺乏症、白血病和血友病);蒙古斑;传统的治疗方法如拔罐、压印、针灸;过敏性紫癜;特发性血小板减少性紫癜;意外撞伤。

骨折

骨折是当前或过去虐待的有力指征。虐待性骨折通常通过骨折原因调查来确定,一般而言虐待性骨折往往没有令人满意的解释。与瘀伤类似,对于不能走路的孩子来说,骨折多由虐待所致。隐匿性骨折,骨折显示不同年龄的愈合,肋骨骨折,干骺端病变(CMLs或角骨折)和椎体压缩性骨折常与儿童虐待相关。虐待性骨折可能涉及任何骨头。由于寻求治疗的延迟或缺失,可能导致骨折的临床症状消失。此外,创伤史可能会被保留,而痛苦或残疾史不会被披露。在意外或

虐待受伤后骨折部位很少有瘀伤。根据临床和影像学表现，判断骨折是否为近期或愈合是可能的，但推测骨折确切发生的时间仍很困难。骨折后 10 天左右，会出现放射状硬斑的迹象，但这种情况可能婴幼儿身上可能会早几天出现。骨折后缺乏固定可能导致过度的骨痂反应。颅骨和椎体骨折愈合，无骨痂形成。重塑可能需要 2 年才能完成。最常见的骨折模式包括意外骨折、骨质疏松、骨量减少、产伤、门克斯综合征、肿瘤、感染、佝偻病、正常 X 线变异。

烧伤

热水烧伤在虐待性烧伤中十分常见，但香烟烧伤、熨斗烧伤和打火机烧伤时有发生。热水烫伤是经常与浴室事故和惩罚有关。烫伤的模式，加上烫伤发生的详细历史，通常可以区分虐待性烫伤或意外烧伤。烧伤深度取决于水或物体的温度、接触时间的长短和皮肤的厚度。年幼的孩子比成年人更容易烧伤；厚的皮肤如手掌和脚掌可能表现出更多的表面烧伤。随着烧伤的进展，烧伤的情况和深度可能会改变，在区分意外烧伤或虐待性烧伤时应充分考虑这一情况。最常见的烫烧方式有尿布疹，意外烧伤，脓疱疮、水痘。

虐待性头部创伤

虐待性头部外伤（abusive head trauma，AHT）可导致严重的死亡率和发病率。AHT 的术语包括摇晃婴儿综合征、摇晃冲击综合征、头部损伤和非意外头部损伤。严重的振动往往涉及 ATH，即使没有接触头皮和颅骨损伤，其影响不能排除。AHT 的受害者通常在 1 岁以内，哭泣常常被认为是导致事态升级的重要原因。AHT 可以在任何社会经济群体中，但当存在其他虐待的社会风险因素时，AHT 出现频率更高（见前文）。最常见的解剖损伤是硬膜下出血（SDH），其次颅骨骨折、蛛网膜下腔出血和脑实质损伤。SDH 最常见的部位是额顶骨和大脑半球之间。确定 SDH 发生的时间是困难的，只能估计。混合密度硬膜下密度并不一定意味着两个单独的损伤，因为急性出血通常也可出现这一影像图片。一般不需要外科手术治疗。除了虐待儿童的其他物理指标、视网膜出血占 AHT 案例的 85%。视网膜出血也可由出生创伤、高血压、血管炎和颅内压增高引起。AHT 症状包括精神状态改变、呼吸困难或呼吸暂停、惊厥、呕吐、烦躁不安。临床表现多种多样，包括轻度呕吐、易怒甚至是心脏骤停。解释儿童虐待性颅内损伤史通常是不存在或轻微，比如从沙发上或床上摔下来。有些报告包括"抢救性创伤"，其中儿童因窒息或抽搐而颤抖。ATH 最常见的凶手是孩子的父亲或母亲的男友。ATH 的结局通常不好，仅少部分结局较好，不良的结局包括死亡、严重的发育迟缓、癫痫发作、视力和听力障碍。最常见的颅脑损伤模式包括意外伤害、产伤、血管畸形和戊二酸尿症 I 型。

疑似儿童身体虐待的诊断与评价

详细的病史采集和体格检查对儿童身体虐待的诊断和评价至关重要。如果怀疑身体虐待，应对 2 岁以下儿童开展骨骼调查（Duffy et al.，2011），最近也有研究表明，骨骼调查年龄应该放宽到 3 岁。骨骼测量包括整个骨骼系统的 19 张图（表 24-4），单独一张"婴儿图像"不足以评价身体虐待（图 24-1）。评估完成之后，如果虐待被确认或仍然怀疑，应在 2 周内进行后续的骨骼调查（Harper et al.，2013）。后续调查经常发现初次调查中未确认的骨折或澄清可疑的发现。小于 6 个月的儿童即使没有神经症状也应该做颅内成像。头部计算机断层扫描（CT）是最常选择的方式，但在无症状儿童，有时候需要选择脑磁共振成像（MRI）。如考虑为 ATH 诊断，则需要选择间接检眼镜检查扩张的视网膜，应尽可能获得视网膜摄影以记录结果。任何视网膜出血的位置、深度和数量都应该记录下来。任何皮肤检查结果的照片都应连同显示损伤部位和测量的文件一起记录。当瘀伤或出血发生，需排除凝血功能障碍。此外，儿童腹部创伤通常是隐匿性的，当腹部瘀伤或肝功能测试结果升高时，应立即进行腹部 CT 检查（Lindberg et al.，2013）。当出现咬伤时，应用棉签在咬痕中心收集 DNA 分析。对受虐待儿童的兄弟姐妹和家庭其他人员都应进行虐待评估（Lindberg et al.，2012）。

表 24-4　完整的骨骼调查

附肢骨骼的视图	中轴骨骼的视图
肱骨（AP）	胸部（AP，侧，右，左斜包括肋骨，胸椎和上腰椎）
前臂（AP）	骨盆
手（PA）	腰骶椎（侧）
股骨（AP）	颈椎（侧）
小腿（AP）	颅骨（正面和侧面）
脚	

Adapted from the American College of Radiology. Society of Pediatric Radiology practice guideline for skeletal surveys in children. 2011, available at http://www.acr.org/~/media/9bdcdbee99b84e87baac2b1695 bc07b6.pdf.

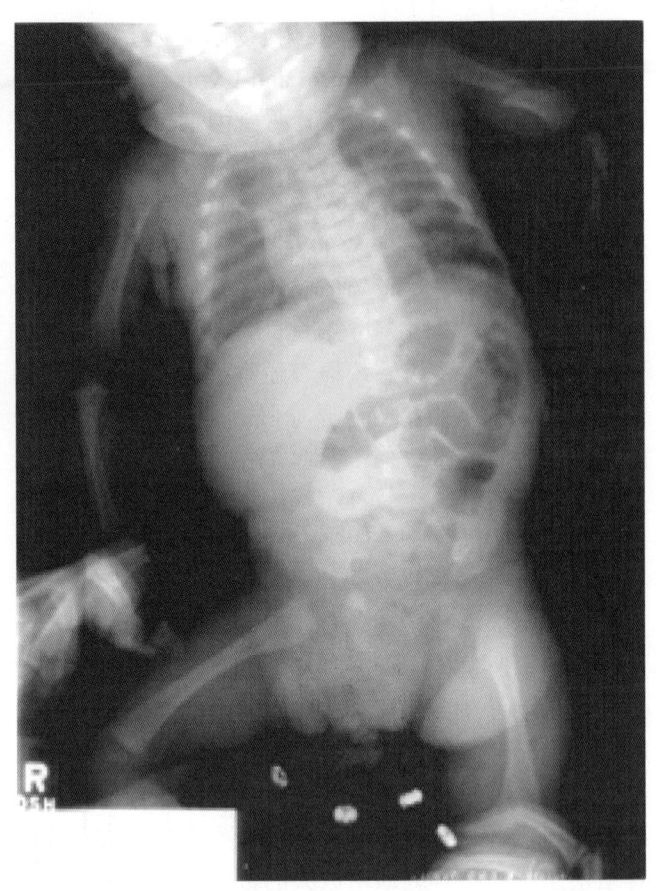

图 24-1 婴儿图像。这绝不能用来代替完整的骨骼测量（表24-4）

性虐待

重点

- 大多数遭受性虐待的儿童和青少年，不会有身体创伤。
- 如果在过去 72~96 小时内发生性接触，可能会留下生物材料如精液、血液或儿童有受伤或感染的症状，因此，应对疑似儿童性虐待（CSA）进行紧急的医学评估。
- 在大多数情况下，施虐者是孩子和家长认识的。由于施虐者的操纵、胁迫、欺骗和威胁等，CSA 的披露延迟很常见。

在美国儿童性虐待（Child Sexual Abuse，CSA）的患病率较高，在男童中约为 7.5%，而在女童中高达 25%（Pereda et al.，2009）。儿童性虐待这个词经常被用来描述青少年或成人利用儿童进行性刺激的行为，包括暴露于色情、性爱抚或性交。性侵犯通常用于急性状况下的术语，在这种情况下，罪犯不是受害者的看守人。强奸指的是一种急性或过去的行为，其中包括口头、阴道或肛交（无论受害者是儿童、青少年还是成年人）。

CSA 与青少年或成人性侵犯的概念有重叠的部分，但也存在一些重要的区别，了解这些差异有助于理解为什么 CSA 的披露经常被推迟，为什么在 CSA 的案例中没有物理损伤。CSA 发生前，施虐者会跟孩子通过各种方式建立亲人关系，如给小孩子礼物，让孩子感到其特别，在此之后会发展成性接触。此时因为孩子对施虐者很信任，施虐者的性接触通常在没有任何身体或情感暴力的实施，可认为是自愿的。然而，随着事件的进一步发展，施虐者可能会采取强迫、操纵和威胁等方式伤害儿童或其家庭（U.S. Department of HHS，2006）。儿童受害者揭露虐待这一事实常因恐吓或犯罪而推迟。此外，当孩子们最终揭露这些信息时，他们往往是不被相信，特别是当被揭发人是孩子的亲戚或是特别受人尊重的人。被亲戚虐待的孩子，与被陌生人或熟人虐待的孩子相比，更有可能由于虐待而责备自己（Ullman，2007），可能有更严重的心理压力。近三分之一的 CSA 受害者在没有披露信息的情况下长大成人，几乎一半的人将他们的信息披露时间推迟了 5 年以上（Smith et al.，2000）。

性虐待的临床评估

病史

对涉嫌或被怀疑的 CSA 进行评估的最佳实践应包括多部门（MDT）的联动，包括当地儿童保护机构、执法部门和医疗团队合作。这种团队的方法将最大限度地减少儿童的心理创伤，包括缩短儿童披露的时间和治疗的时间。儿童倡导中心（CACs）是以社区基础的 MDT 机构，致力于促进协调、注重创伤（National Children Alliance，2014）。CAC 协议将儿童接受采访的次数最小化，使用法医访谈技术来增加对儿童信息披露的验证，并可以为未来的调查使用录像记录。CAC 开展的 MDT 模型已经被证明十分有效，不仅增加照顾者和儿童的满意度，还可以使受害者的医疗和精神健康服务的转诊率更好，以便获得更好的服务（Farst，2013）。

关于 CSA 的具体的病史包括接触类型（身体的某个部位被某物体或身体某部位接触）；衣服上面或下面；射精、舔舐或接吻的历史；虐待发生的地点；自上次接触以来的时间；被指控犯罪者的身份；以及与受害者的关系。在年龄较大的孩子中，应该询问最后一次月经期和任何性交史。病史应该包括对饮食、睡眠、学业成绩、肠道或膀胱症状以及行为改变等方面的评估。虽然身体伤害在性侵犯的评价中并不常见，但在 CSA

的创伤后，行为变化很常见。在访谈的过程中，孩子应该被问到一些开放式的、不重要的问题，比如："告诉我你的感受"，而不是"它疼吗?"访谈的记录应该是精确的。在 CACs 中，访谈通常采用音频或视频记录。如果录音是不可能做到，那么应用文档记录具体的问题和儿童的回答。

检查

如果在过去 72～96 小时内发生性接触，可能在儿童或儿童的衣服上留下精液、唾液、血液或其他生物材料，因此应进行紧急体检。在这种情况下，检查必须包括收集法医证据标本，同时应对标本适当保存，在大多数情况下，这一采样的过程是在急诊室内完成，或在有条件的其他场所完成。决定是否紧急或是否需要紧急评估的其他因素还包括儿童的症状和儿童评估的安全性等因素（表 24-5）。大多数披露超过 72～96 小时的时限，并应在安全问题处理后及时安排有经验的评估者进行评估。

对 CSA 的体格检查，除了对儿童的全面评估之外，还包括收集和记录对法律意义有重要意义的发现。检查人员必须了解肛门解剖、检查技术、检查结果的解释以及性传播感染（STIs）的诊断。虽然初级保健提供者可能没有时间、专业知识或可用的设备来进行深入的评估，但他们应该知道本地区有哪些资源供患者转诊。大多数儿童都能很好地接受临床医生的临床检查（Marks et al., 2009; Palusci and Cyrus, 2001）。在解释检查结果的准确性方面，有两个因素与准确性呈正相关，这两个因素分别是 CSA 领域和参与同行审查调查的经验（Adams et al., 2012）。研究表明，经验不足的临床医师无法识别正常的女性生殖器官结构，并将检查结果误以为是虐待（Hornor and McCleery, 2000; Ladson et al., 1987; Makoroff et al., 2002）。

青春期女性生殖系统检查通常窥镜进行。青春期前的女性泌尿生殖检查总是局限于外部检查，最典型的青春期前的检查位置是仰卧，脚底和大腿外展。在阴唇和腹股沟的区域，通过放置手套的指尖，将阴唇分开（仰卧位置分离）。如果不能很好地观察到处女膜，那么检查者就可以用拇指和食指抓住被检查者的阴唇，向下延伸到大腿内侧（"唇侧牵引"）。如果需要进一步的技术来更好地观察处女膜，可以使用膝胸位置（Berkoff et al., 2008）。棉签可以用来帮助观察青春后期的处女膜（后青春期），但在青春期之前一般不采用此方法。窥镜可用于鉴定阴道出血的来源或评估清除器女孩阴道异物，但在使用窥镜时一般需要使用镇静类药物。对生殖系统的检查应该用放大的数字影像或视频捕捉图像，以供同行或法医审查（图 24-2）。

性虐待的检查结果

只有不到 10% 的 CSA 受害者的身体检查结果可以被认为是急性或可治愈的创伤（Anderst et al., 2009; Berkoff et al., 2008; Heger et al., 2002; Kellogg et al., 2004）。常见的特异性的生殖器损伤检查结果有：后缘横切和后段处女膜缺失段（指 3～9 点钟位置缺失）。还有一些非特异性的检查结果（在研究儿童虐待与非虐待）如处女膜结构的变化，"巨大"的处女膜孔，反射性肛门扩张不是性虐待的迹象，但如果误解性虐待，将对孩子和家庭有潜在危害（Adams, 2011）（表 24-6）。有关 CSA 的医学评估的详细描述，请参阅 Adams 等人的指南（2007, 2011）。

性传播感染测试

在所有发生性虐待和性侵犯案例中，当性侵犯者和受害者之间发生了黏膜皮肤接触时，均应考虑性传播感染测试（Centers for Disease Control and Prevention [CDC], 2010）。虽然在受感染的儿童中可能出现炎症液体流出或排尿困难等症状，但有些感染，如生殖器毛滴虫、沙眼衣原体感染及淋病可没有明显的症状。通过病原体培养方法可直接检测相关的病原体，而通过

表 24-5 对疑似儿童性虐待的医疗评估时机

紧急（无延迟）	侵犯可能发生在过去的 72～96 小时（或其他国家规定的时间间隔内），并且可能发生了追踪证据的转移，这些证据将被收集用于以后的法医分析（即由于怀疑有精液、血液、唾液或其他 DNA 物质的转移，应该收集性侵犯证据
	紧急避孕的必要性（紧急避孕药）
	对包括艾滋病毒（抗生素或抗病毒治疗）在内的性传播感染的预防措施
	孩子抱怨生殖器或肛门处疼痛
	有关于肛门出血或损伤的证据或抱怨
	孩子正在经历重大的行为或情感问题，需要对可能有自杀意念或计划进行评估
紧急（安排在 1～2 天内）	所有紧急情况均未见，但在前两周内发生疑似或报告性接触
非紧急（预定）	所有紧急或紧迫情况均未见，但是孩子已经公开了虐待或性虐待，被 MDT 或担心虐待的家庭怀疑

Floyed RL, Hirsch DA, Greenbaum VJ, et al. Development of a screening tool for pediatric sexual assault may reduce emergency-department visits. Pediatrics. 2011; 128: 221-226 and Christian CW. Timing of the medical examination. J Child Sex Abus. 2011; 20: 505-520.

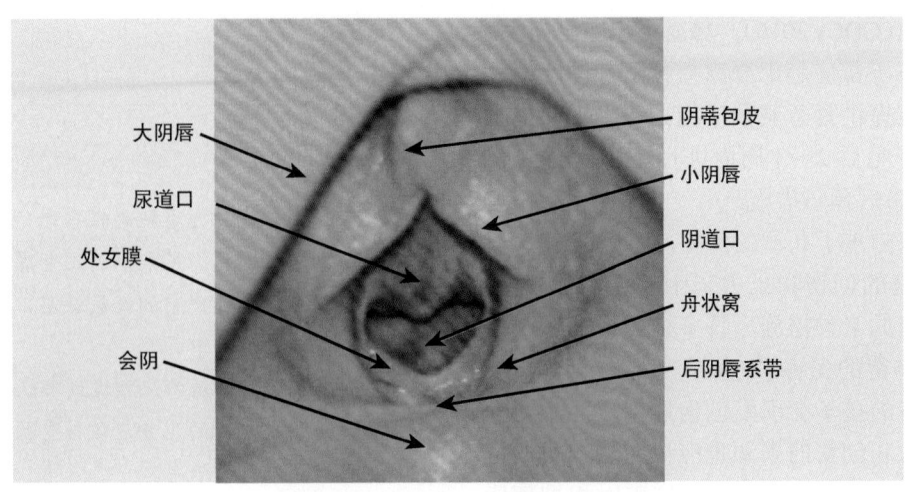

大阴唇
尿道口
处女膜
会阴

阴蒂包皮
小阴唇
阴道口
舟状窝
后阴唇系带

图 24-2 女性泌尿生殖器的解剖

核酸扩增试验（NAATs）的非培养测试在测试敏感性（特别是衣原体）和患者舒适度（CDC，2010）中提供了优势。如果感染在调查或法律程序中很重要，那么所有的阳性测试结果都应该通过使用一种不同于第一次测试的方法来确认，培养或核酸扩增试验（NAATs）交

替采用或测试不同的靶基因（Hammerschlag，2011）。通过这种检验可以判断感染是否由性虐待导致。在青春期前的儿童中，除非临床适应禁忌外，否则在使用抗生素治疗前应获得确认性检测，怀疑为艾滋病毒、梅毒和肝炎感染时，应开展相应的血清学检测（表24-7）。

表 24-6　生殖系统检查的分类（"Adams 分类"）

正常的变异和被误认为是虐待的情况	处女膜结构的先天变异（环状、新月、多余） 处女膜上的处女膜缺口或裂缝（在 3~9 点的仰卧位置上） 处女膜肿块或成堆 肛周组织红斑 阴唇粘连 肛周静脉淤积 肛门舒张 尿道黏膜脱垂 中线融合和会阴槽失败
不确定的结果（没有专家共识）	在后青春期女孩的 3 点和 9 点的位置上有很深的缺口或裂缝 肛门 - 生殖器湿疣 肛门 - 生殖器单纯疱疹病毒
创伤或性接触的诊断	肛门组织急性撕裂 在 4~8 点钟的位置上的处女膜横断面的愈合 处女膜缺失部分 确诊淋病、衣原体、滴虫或梅毒（当围产期传播除外） 确诊为艾滋病毒（当围产期、血液制品或针棒传播被排除在外） 怀孕 孩子身体内的精子

Adapted from Adams JA, Kaplan RA, Starling SP, et al. Guidelines for medical care of children who may have been sexually abused. J Pediatr Adolesc Gynecol. 2007; 20: 163-172.

表 24-7　性传播感染与儿童性虐待的诊断关系

STI 确认	性虐待的关系 *	建议的操作
淋病	诊断	报告
衣原体	诊断	报告
毛滴虫	诊断	报告
HIV	诊断	报告
梅毒	诊断	报告
尖锐湿疣（生殖器疣）	可疑的 †	报告
生殖器单纯疱疹病毒	可疑的 †	报告 ‡
细菌性阴道炎	不确定的	医学随访

注: * 如果通过围产期或同龄人的传播，就排除了双方自愿的接触
† 从围产期传播、性接触或非性皮肤与皮肤接触到的传播
‡ 在幼儿中，非性传播更可行，但在儿童性虐待的评估中有经验的提供者进行彻底的医学评估仍然是需要的

Adapted from Kellogg N; American Academy of Pediatrics Committee on Child Abuse and Neglect. The evaluation of sexual abuse in children. Pediatrics. 2005; 116: 506-512.

性虐待的处置

CSA 和性侵犯受害者的医疗处置主要时针对性接触引起的疾病的治疗或预防（感染或怀孕），也包括在评估过程中发现的其他医学问题的咨询、心理健康干预，提供报告及与协调执法部门保护受害者。青春期后的女孩遭受了严重的侵犯和生殖器接触，她们应该接受抗生素预防淋病、衣原体和滴虫病，因为她们盆腔

感染的风险会升高（CDC，2010）。暴露于口腔淋病、梅毒、HIV、肝炎病毒等都应考虑暴露后预防性治疗。应向青春期后的女孩提供紧急避孕措施。青春期前的女孩和男孩应该在侵犯后 2～3 周内进行随访（跟踪）测试，但不需要提供事后预防措施。

虽然处置措施侧重于儿童的需要，但很多 CSA 案例都涉及整个家庭的创伤和压力，因此，也应针对受害者家庭开展一定的干预措施。许多被虐待儿童的照料者可能也是被虐待的受害者，但从未揭露或有机会接受治疗。受虐待的孩子会引发创伤后应激症状。儿童家庭的其他压力和创伤的来源也应该在这个时候进行评估和处理。家庭暴力、照料者药物滥用和抑郁应该被认为是严重的不良童年经历，如果不加以解决，可能会对孩子的身心健康产生长期的负面健康影响（Felitti et al.，1998）。应向 CSA 的所有受害者提供循证治疗。

最后，必须向当地权威机构报告 CSA。应首先立即通过电话报告，然后是书面报告。《健康保险可携性和责任法案》（HIPAA）规定如果涉嫌虐待儿童，应向儿童服务和执法部门提供相关的信息。

性虐待的误解

文化误解和社会期望创造了一个期望，即在检查结果可以证明是性虐待和性侵，或缺乏相关的证据证明没有性虐待和性侵发生。然而，事实上大多数 CSA 受害者没有身体上的虐待证据，主要有以下几个原因：①信息披露的延迟使得人们不太可能发现快速愈合的表面损伤；②肛门和生殖器黏膜皮肤是有弹性的，能够进入而没有撕裂损伤；③伤口和眼泪黏膜皮肤愈合迅速，而且通常没有疤痕；④一个年轻女孩在描述生殖器侵入的痛苦时，可能仅仅反映的是接触处女膜的痛苦而不是侵入式的；⑤从儿童的身上获取微量的生物证据是并不常见，但可从服装和床上用品中获取生物证据（Anderst et al.，2009；Heppenstall-Heger et al.，2003；Thackeray et al.，2011）（表 24-8）。

表 24-8　关于儿童性侵犯的常见谣言和误解

虐待发生后，孩子们通常会马上说出来。
如果发生性侵，物理或实验室的检查结果应该是不正常的。
在体操和骑自行车等活动中，处女膜通常会受伤。
当女孩第一次发生性行为时，会有"砰然声"、处女膜破裂或出血的情况发生。
在儿童中，性传播感染通常是偶然接触或污染物传播。
家庭成员不会性虐待自己的孩子。

总结

治疗要点

- 卫生保健工作者作为委托的报告者，必须向县当局报告所有的儿童虐待问题。早期识别儿童虐待可以挽救生命。
- 儿童忽视可能导致严重的发展缺陷，必须将孩子置于一个细心和支持的环境中。
- 某些性传播疾病的治疗应推迟到确认性测试完成为止。
- 那些被虐待或忽视的儿童应该接受筛查，以便确认是否需要创伤性认知行为治疗。

（陈雁如　唐杰 译）

参考资料

Adams JA, Kaplan RA, Starling SP, et al: Guidelines for medical care of children who may have been sexually abused, *J Pediatr Adolesc Gynecol* 20:163–172, 2007.

Adams JA: Medical evaluation of suspected child sexual abuse: 2011 update, *J Child Sex Abus* 20:588–605, 2011.

Adams JA, Starling SP, Frasier LD, et al: Diagnostic accuracy in child sexual abuse medical evaluation: role of experience, training and expert case review, *Child Abuse Negl* 36:383–392, 2012.

Alexander R, Crabbe L, Sato Y, et al: Serial abuse in children who are shaken, *Am J Dis Child* 144:58–60, 1990.

American Academy of Pediatrics: Committee on Bioethics. Religious objections to medical care, *Pediatrics* 99:279–281, 1997.

American Humane Association. *Child Neglect.* http://www.americanhumane.org/children/stop-child-abuse/fact-sheets.

American Professional Society on the Abuse of Children: *Psychosocial evaluation of suspected psychological maltreatment in children and adolescents. Practice guidelines*, Chicago, 1995, American Professional Society on the Abuse of Children.

American Professional Society on the Abuse of Children: *Challenges in the evaluation of child neglect. practice guidelines*, Chicago, 2008, American Professional Society on the Abuse of Children.

Anda RF, Felitti VJ, Bremner JD, et al: The enduring effects of abuse and related adverse experiences in childhood: a convergence of evidence from neurobiology and epidemiology, *Eur Arch Psychiatry Clin Neurosci* 56(3):174–186, 2006.

Anderst J, Kellogg N, Jung I: Reports of repetitive penile-genital penetration often have no definitive evidence of penetration, *Pediatrics* 124:e403–e409, 2009.

Appel A, Holden E: The co-occurrence of spouse and physical child abuse: a review and appraisal, *J Fam Psychol* 12:578–599, 1998.

Barnett D, Manly JT, Cicchetti D: Defining child maltreatment: the interface between policy and research. In Cicchetti D, Toth SL, editors: *Advances in applied developmental psychology: child abuse, child development and social policy*, Norwood, NJ, 1993, Ablex, pp 7–73.

Berkoff MC, Zolotor AJ, Makoroff KL, et al: Has this prepubertal girl been sexually abused? *JAMA* 300:2779–2792, 2008.

Butchart A, Kahane T, Phinney Harvey A, et al: *Preventing child maltreatment: a guide to taking action and generating evidence*, Geneva, 2006, World Health Organization and International Society for the Prevention of Child Abuse and Neglect.

Centers for Disease Control and Prevention. *2010 STD treatment guidelines*, 2010. http://www.cdc.gov/std/treatment/2010.

Child Welfare Information Gateway: *Child maltreatment 2011: summary of key findings*, Washington, DC, 2013, U.S. Department of Health and Human Services, Children's Bureau.

Christian CW: Timing of the medical examination, *J Child Sex Abus* 20:505–520, 2011.

DePanfilis D: *Child neglect: a guide for prevention, assessment, and intervention,* Washington, DC, 2006, Department of Health and Human Services, Administration for Children and Families; Office on Child Abuse and Neglect. http://www.childwelfare.gov/pubs/usermanual.cfm.

Dubowitz H, Giardino A, Gustavson E: Child neglect: guidance for pediatricians, *Pediatr Rev* 21:111, 2000.

Dubowitz H: Tackling child neglect: a role for pediatricians, *Pediatr Clin North Am* 56:363–378, 2009.

Dubowitz H: Neglect of children, *Pediatr Ann* 42(4):73–77, 2013.

Duffy SO, Squires J, Fromkin JB, Berger RP: Use of skeletal surveys to evaluate for physical abuse: analysis of 703 consecutive skeletal surveys, *Pediatrics* 127:e47–e52, 2011.

Edleson JL: Children's witnessing of adult domestic violence, *J Interpers Violence* 14(8):839–870, 1999.

Fang X, Brown DS, Florence CS, Mercy JA: The economic burden of child maltreatment in the United States and implications for prevention, *Child Abuse Negl* 36:156–165, 2012.

Farst K: The National Children's Alliance: empowering local communities to serve victims of child abuse, *APSAC Advisor* 1-2:9–14, 2013.

Felitti VJ, Anda RF, Nordenberg D, et al: Relationship of childhood abuse and household dysfunction to many of the leading causes of death in adults. The adverse childhood experiences (ACE) study, *Am J Prev Med* 14:245–258, 1998.

Floyed RL, Hirsch DA, Greenbaum VJ, et al: Development of a screening tool for pediatric sexual assault may reduce emergency-department visits, *Pediatrics* 128:221–226, 2011.

Gilbert R, Widom CS, Browne K, et al: Burden and consequences of child maltreatment in high-income countries, *Lancet* 373:68–81, 2009.

Hammerschlag MR: Sexual assault and abuse of children, *Clin Infect Dis* 53(Suppl):S103–S109, 2011.

Harper NS, Eddleman S, Lindberg DM: The utility of follow-up skeletal surveys in child abuse, *Pediatrics* 131:e672–e678, 2013.

Heger A, Ticson L, Velasquez O, et al: Children referred for possible sexual abuse: medical findings in 2384 children, *Child Abuse Negl* 26:645–659, 2002.

Heppenstall-Heger A, McConnell G, Ticson L, et al: Healing patterns in anogenital injuries: a longitudinal study of injuries associated with sexual abuse, accidental injuries or genital surgery in the preadolescent child, *Pediatrics* 112:829–837, 2003.

Herrenkohl TI, Sousa C, Tajima EA, et al: Intersection of child abuse and children's exposure to domestic violence, *Trauma Violence Abuse* 9:84–99, 2008.

Hindley N, Ramchandani PG, Jones DPH: Risk factors of maltreatment: a systematic review, *Arch Dis Child* 91:744–752, 2006.

Hornor G, McCleery J: Do pediatric nurse practitioners recognize sexual abuse? *J Pediatr Health Care* 14:45–49, 2000.

Jaudes PK, Ekwo E, Van Voorhis J: Association of drug abuse and child neglect, *Child Abuse Negl* 19(9):1065–1075, 1995.

Jenny C, Hymel KP, Ritzen A, et al: Analysis of missed cases of abusive head trauma, *JAMA* 281:621–626, 1999.

Jenny C, Isaac R: The relation between child death and child maltreatment, *Arch Dis Child* 91:265–269, 2006.

Jouriles EN, McDonald R, Slep AM, et al: Child abuse in the context of domestic violence: prevalence, explanations, and practice implications, *Violence Vict* 23(2):221–235, 2008.

Kellogg ND, American Academy of Pediatrics Committee on Child Abuse and Neglect: The evaluation of sexual abuse in children, *Pediatrics* 116:506–512, 2005.

Kellogg ND, Menard SW, Santos A: Genital anatomy in pregnant adolescents: "normal" does not mean "nothing happened", *Pediatrics* 113:e67–e69, 2004.

King WK, Kiesel EL, Simon HK: Child abuse fatalities: are we missing opportunities for intervention? *Pediatr Emerg Care* 22(4):211–214, 2006.

Ladson S, Johnson CF, Doty RE: Do physicians recognize sexual abuse? *Am J Dis Child* 141:411–415, 1987.

Larkin H, Shields JJ, Anda RF: The health and social consequences of adverse childhood experiences (ACE) across the lifespan: an introduction to prevention and intervention in the community, *J Prev Interv Community* 40(4):263–270, 2012.

Leeb RT, Paulozzi L, Melanson C, et al: *Child maltreatment surveillance. Uniform definitions for public health and recommended data elements,* Version 1.0. Atlanta, 2008, Centers for Disease Control & Prevention.

Lindberg DM, Shapiro RA, Blood E, et al: Utility of hepatic transaminases in children with concern for abuse, *Pediatrics* 131(2):268–275, 2013.

Lindberg DM, Shapiro RA, Laskey AL, et al: Prevalence of abusive injuries in siblings and household contacts of physically abused children, *Pediatrics* 130(2):193–201, 2012.

Makoroff KL, Brauley JL, Brandner AM, et al: Genital examinations for alleged sexual abuse of prepubertal girls: findings by pediatric emergency medicine physicians compared with child abuse trained physicians, *Child Abuse Negl* 26:1235–1242, 2002.

Marks S, Lamb R, Tzioumi D: Do no more harm: the psychological stress of the medical examination for alleged child sexual abuse, *J Paediatr Child Health* 45:125–132, 2009.

McDonald KC: Child abuse: approach and management, *Am Fam Physician* 75(2):221–228, 2007.

McGuigan WM, Pratt CC: The predictive impact of domestic violence on three types of child maltreatment, *Child Abuse Negl* 25:869–883, 2001.

National Children's Alliance. *Our story,* 2014. http://www.nationalchildrensalliance.org/our-story.

National Clearinghouse on Child Abuse and Neglect Information; National Adoption Information Clearinghouse. *In focus: understanding the effects of maltreatment on early brain development,* 2001. http://nccanch.acf.hhs.gov/pubs/focus/earlybrain/index.cfm.

Ondersma SJ: Predictors of neglect within low-SES families: the importance of substance abuse, *Am J Orthopsychiatry* 72(3):383–391, 2002.

Palusci VJ, Cyrus TA: Reaction to videocolposcopy in the assessment of child sexual abuse, *Child Abuse Negl* 25:1535–1576, 2001.

Pereda N, Guilera G, Forns M, et al: The prevalence of child sexual abuse in community and student samples: a meta-analysis, *Clin Psychol Rev* 29:328–338, 2009.

Perez CM, Widom CS: Childhood victimization and long-term intellectual and academic outcomes, *Child Abuse Negl* 18(8):617–633, 1994.

Smith DW, Letourneau EJ, Saunders BE, et al: Delay in disclosure of childhood rape: results from a national survey, *Child Abuse Negl* 24:273–287, 2000.

Sprang G, Staton-Tindall M, Clark J: Trauma and the drug endangered child, *J Trauma Stress* 21(3):333–339, 2008.

Teicher MH: Wounds that time won't heal: the neurobiology of child abuse, *Cerebrum* 2(4):50–67, 2000.

Thackeray JD, Hornor G, Benzinger EA, et al: Forensic evidence collection and DNA identification in acute child sexual assault, *Pediatrics* 128:227–232, 2011.

Ullman SE: Relationship to perpetrator, disclosure, social reactions, and PTSD symptoms in child sexual abuse survivors, *J Child Sex Abus* 16:19–36, 2007.

U.S. Department of Health and Human Services, Public Health Service, Substance Abuse and Mental Health services Administration & Office of Applies Studies: *National household survey on drug abuse: main findings, 1996,* Rockville, MD, 1998, Substance Abuse and Mental Health Services Administration, Office of Applied Studies.

U.S. Department of Health and Human Services, Administration for Children and Families. *Child maltreatment,* 2006. http://archive.acf.hhs.gov/programs/cb/pubs/cm06/cm06.pdf.

U.S. Department of Health and Human Services, Administration for Children and Families, Administration on Children, Youth and Families, Children's Bureau. *Child maltreatment 2011,* 2012. http://www.acf.hhs.gov/programs/cb/research-data-technology/statistics-research/child-maltreatment.

Wells K: Substance abuse and child maltreatment, *Pediatr Clin North Am* 56:345–362, 2009.

Zuckerman B, Bresnahan K: Developmental and behavioral consequences of prenatal drug and alcohol exposure, *Pediatr Clin North Am* 38(6):1387–1406, 1991.

网络资源

developingchild.harvard.edu Center on the Developing Child. Discusses reducing toxic stress.

emedicine.medscape.com/article/915664-overview Child abuse review, including an image library of injury patterns.

nrepp.samhsa.gov/Index.aspx U.S. Department of Health and Human Services Substance Abuse and Mental Health Services Administration. Evidence-based interventions to use after trauma.

purplecrying.info Newborn abuse prevention program.

theinstitute.umaryland.edu/seek Safe Environment for Every Child (SEEK) model of prevention.

www.cdc.gov/ace Centers for Disease Control and Prevention Adverse Childhood Experience (ACE) Study.

www.cdc.gov/std/treatment/2010 The Centers for Disease Control and Prevention's sexually transmitted disease treatment guidelines.

www.childwelfare.gov/pubs/usermanual.cfm *Child Neglect: A Guide for Prevention, Assessment, and Intervention.*

www.dontshake.org National Center on Shaken Baby Syndrome. Includes resources and references.

www2.aap.org/connectedkids Child abuse prevention materials.

第25章 妇 科 学

SARINA B. SCHRAGER ■ HEATHER L. PALADINE ■ KARA CADWALLADER

以患者为中心进行完善的妇科检查

完善的妇科检查可以帮助家庭医生促进患者健康状况、预防各种疾病并增进与患者的关系。尽管传统意义上医生建议女性每年进行一次包括巴巴尼古拉涂片法在内的身体检查，但最新的筛查指南已经放宽了这一时间标准，并停止了继续强调巴氏涂片法（也并不需要每年进行一次这个检查）的重要性。建立一个互信的医患关系是非常重要的，因为女患者更容易向一位她信任的医生寻求敏感问题方面的帮助。另外，有些女性以前可能有过不愉快的盆腔检查的经历。

有循证医学证据的筛查指南

美国疾病预防服务专责小组（U.S. Preventive Services Task Force，USPSTP）公布了有循证医学证据支持的筛查指南，以指导家庭医生的工作。表25-1中列出了该指南中有A或B证据的成年女性推荐筛查项目。遗憾的是，传统妇科检查中很多经典的检查项目缺乏充分的循证支持。在USPSTP的指南中，性伴侣施暴的筛查、日常乳房自我检查、平均风险的女性接受脂代谢紊乱的检查、2型糖尿病筛查和规劝患者锻炼身体在循证医学的推荐分级都是"不确定"。家庭医生在为女患者进行全套妇科检查时可以选择检查上述方面的内容，但首先应该确保有更强循证医学证据的检查已全部完成。USPSTP还列举出了一些因潜在危险性而不被推荐的检查。这当中包括为曾因良性病而切除子宫的患者进行宫颈癌筛查，为低危女性进行淋病筛查，以及卵巢癌的筛查等。

接种疫苗是妇女保健中的一个重要方面。所有患者都能从疾病预防当中获益，女性经常需要照顾老人和儿童，后两者正是这些可以通过疫苗预防的疾病的高危人群。美国疾病预防与控制中心（Centers for Disease Control and Prevention，CDC）的疫苗咨询委员会（Advisory Committee on Immunization Practices，ACIP）推荐的疫苗包括百白破疫苗、流感疫苗、50岁以上人群接种的带状疱疹疫苗、65岁以上人群接种的肺炎链球菌疫苗以及26岁以下女性接种的HPV疫苗。

巴氏涂片法指南

> **重 点**
>
> ■ 女性应该从21岁开始巴氏涂片法的检查，每三年一次。30岁以上女性可以将巴氏涂片法与HPV检测同时检查，每五年一次。
>
> ■ 曾因良性疾病而切除子宫的女性不应进行巴氏涂片法的检查。
>
> ■ 女性不需要在开始激素避孕之前进行巴氏涂片法的检查。
>
> ■ 65岁以上的女性之前的巴氏涂片法结果若均正常，则不需继续接受巴氏涂片法检查。

尽管巴氏涂片法仍是宫颈癌筛查的支柱，但有关人乳头瘤病毒（human papilloma virus，HPV）研究的最新进展正为宫颈癌筛查领域带来革命性的变化。HPV是最常见的性传播病原体，其在20~24岁人群中患病率最高（53.8%）（Hariri et al.，2011）。尽管HPV主要是性传播，但这项研究显示，感染HPV的女性中有15%的人表示从未性交过。医生们应该明确的是，即使上述调查是匿名进行的，这15%中的一部分人可能仍然不愿意暴露自己的性生活史，还有一部分人可能进行过其他形式的性行为，但她们本人认为并不算性交。

HPV 感染的危险因素包括较低的社会经济状况、既往性伴侣的数目、终生性伴侣的数目、初次性交的年龄和婚姻状况。

推荐分类证据等级（SORT）中关于宫颈癌筛查的

A 级推荐包括 21 岁开始巴氏涂片法筛查，每三年一次；对于 30 岁以上的女性，可以同时筛查巴氏涂片和 HPV，如果两者均正常，则每五年进行一次巴氏涂片法即可。指南中对于 21 岁以下或 30 岁以上的女性巴氏

表 25-1　USPSTF 公布的有 A 或 B 循证医学证据的成年女性身体检查项目

情况	推荐	SORT
酒精使用不当	筛查和行为学评估	B
高血压	血压低于 120/80mmHg，每 2 年筛查 1 次；血压在 120～139/80～89mmHg，每年筛查 1 次	A
乳腺癌	50～74 岁女性每 2 年行乳腺 X 线片检查	B
巴氏涂片法	21～65 岁女性每 3 年筛查 1 次；30～65 岁女性需结合 HPV 检测，每 5 年筛查 1 次	A
衣原体疾病	24 岁以下有性生活的女性	A
脂代谢紊乱	45 岁以上有升高心脏病风险的女性；	A
	20～45 岁有升高心脏病风险的女性	B
结直肠癌	50～75 岁成人，用大便潜血试验、结肠镜或乙状结肠镜筛查	A
抑郁症	在成人中筛查，需要同时确保准确的诊断、有效的治疗和随访	B
2 型糖尿病	血压 >135/80mmHg 的成年人	B
肥胖	对成年人进行筛查，通过改变生活方式和提供咨询服务介入	B
骨质疏松	对 65 岁以上危险性增加的女性常规筛查	B
吸烟	筛查成人，以戒烟的方式干预	A
HIV 检测	对 15～65 岁或有高危因素的女性常规筛查	A
丙肝病毒	对 1945～1965 年出生的成年女性常规筛查	B
亲密伴侣暴力	对育龄期女性常规筛查	B

HPV，人乳头瘤病毒（Human papillomavirus）；SORT，推荐分类强度等级（strength of recommendation taxonomy）

U.S. Preventive Services Task Force（USPSTF）recommendations available at http://www.ahrq.gov/clinic/uspstfx.htm.

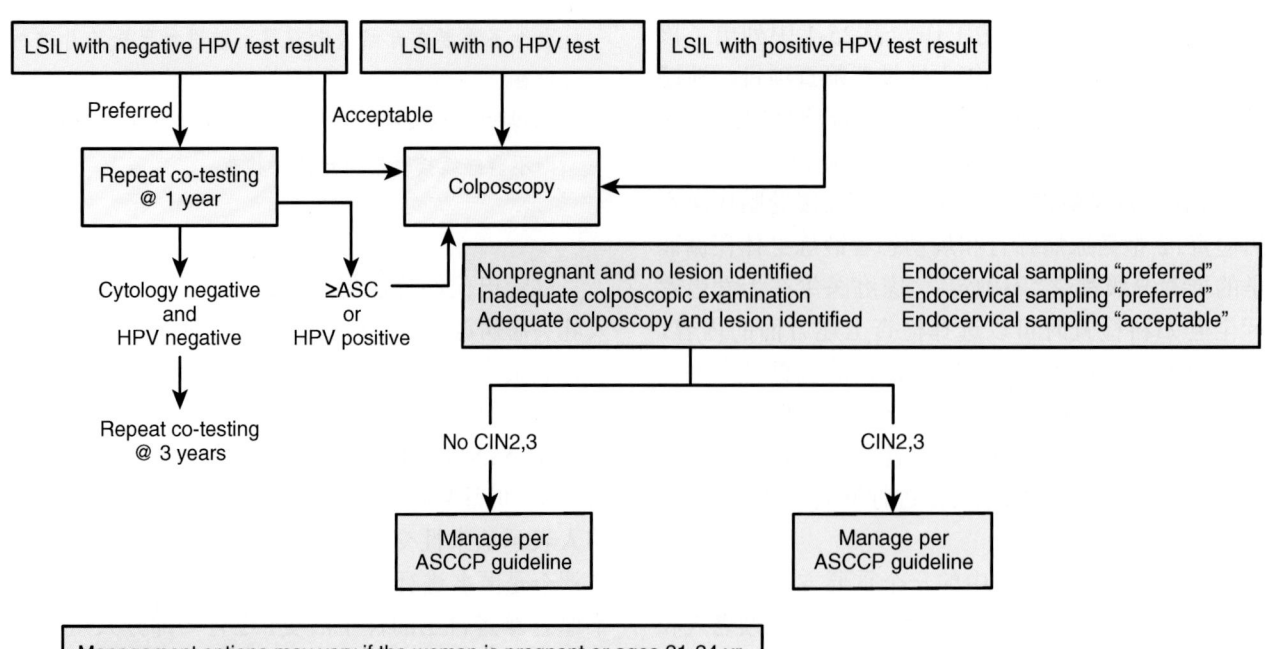

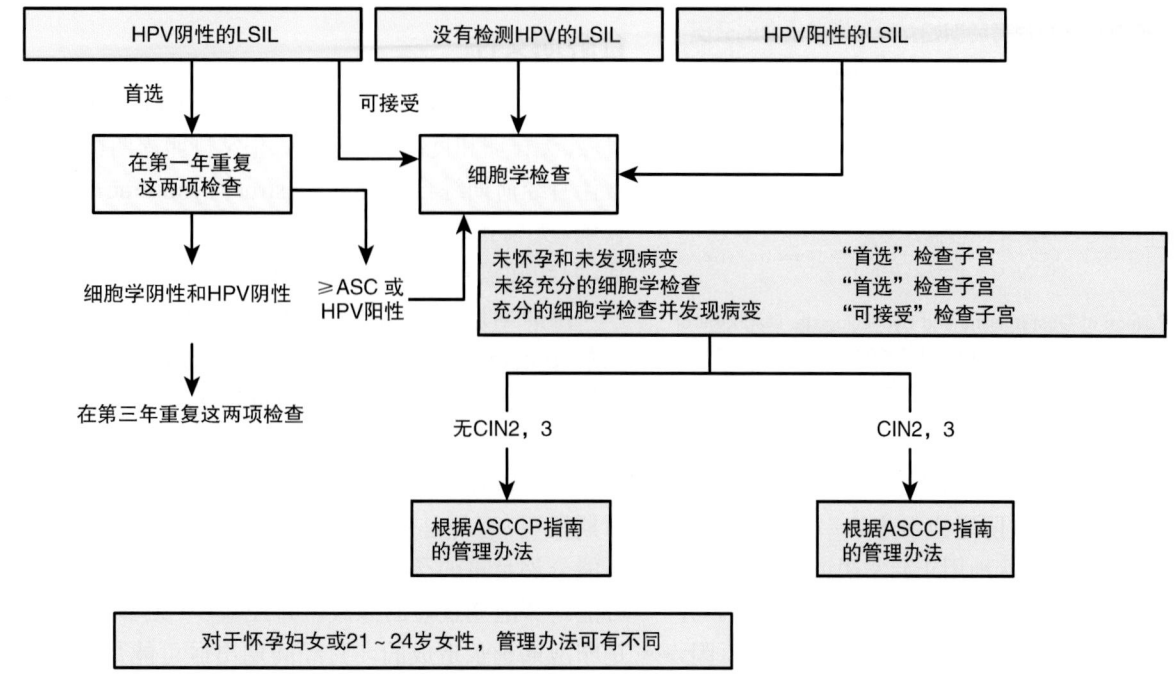

图 25-1　低度鳞状上皮内病变（LSILs）的管理办法。ASC，非典型磷状细胞（atypical squamous cells）；ASCCP，美国阴道镜和宫颈病理学协会（American Society for Colposcopy and Cervical Pathology）；CIN，宫颈上皮内瘤样病变（cervical intraepithelial neoplasia）；HPV，人乳头瘤病毒（human papillomavirus）（Used with permission from American Society for Colposcopy and Cervical Pathology © Copyright 2013.）

涂片法检测的频率降低与最新的 HPV 流行病学结果是相符合的，年轻的女性更容易感染 HPV，但大多数不需干预就能自行清除病毒。更年老的女性新发 HPV 感染的可能性较低，而只有持续性的 HPV 感染才有引发宫颈癌的危险。女性在开始激素避孕前不需要进行巴氏涂片法筛查。当没有必要进行巴氏涂片法检查时，医生可以用随访的方式取代这种检查，并以此为契机对女患者进行性病和生殖健康相关基础知识的教育，同时也可以进行指南中列出的其他有循证医学证据支持的筛查项目（ACOG，2012a）。

异常巴氏涂片结果的处理

结合了对 HPV 感染的流行病学特点的最新认识，对巴氏涂片法异常结果的处理方式也在本次指南中有所更新（图 25-1）（Saslow et al.，2012）。这当中包括对青春期女性、妊娠期女性、绝经女性等特殊人群的推荐处理方法，这些方法都可在美国阴道镜和宫颈病理学学会（ASCCP）的网站：www.asccp.org. 上查到。大多数患有低度鳞状细胞上皮内病变（low-grade squamous intraepithelial lesions，LSIL）、意义不明的非典型鳞状细胞（atypical squamous cells of undetermined significance，ASCUS）伴 HPV 筛查阳性、高度鳞状细胞上皮内病变（highgrade SIL，HSIL）的女性都应接受阴道镜检查。

异常阴道出血

重点

- 无排卵在月经初潮后 18 个月内是常见现象。
- 青春期的月经紊乱通常表现为月经过多。
- 无排卵是育龄期妇女最常见的异常阴道出血的原因。
- 4 种最常见的继发性闭经的原因是妊娠、高泌乳素血症、甲状腺疾病和医源性因素。
- 评估 45 岁以上的异常阴道出血患者时应包含子宫内膜活检检查。
- 无排卵的女性体内雌激素水平相对过高，有促使子宫内膜过度增生或子宫内膜癌的风险。应对其定期使用孕酮拮抗雌激素的所用，诱导内膜消退、月经来潮。
- 对绝经后使用激素替代疗法的女性来说，任何阴道出血都是不正常的。
- 子宫内膜活检或者盆腔超声检查可以排除绝经后女性中的子宫内膜癌。

正常月经出血的定义是月经周期第 21～35 天的时间段内规律的阴道出血。正常的月经周期以排卵前的

表 25-2　美国妇产科学院对育龄期妇女异常阴道出血的分类

PALM（结构性因素）	COEIN（非结构性因素）
息肉	凝血功能障碍
子宫内膜异位	排卵功能障碍
平滑肌瘤	子宫内膜因素
恶性病变和增生	医源性因素
	无法分类的因素

From American College of Obstetricians and Gynecologists. Diagnosis of abnormal uterine bleeding in reproductive-aged women. Practice Bulletin No. 128. Obstet Gynecol. 2012; 120(1); 197-206.

卵泡期作为开始，然后是排卵期和之后的黄体期。异常阴道出血是全科医生最常面对的主诉之一。育龄期妇女中某些原因导致的异常阴道出血患病率可达 10%～30%。每年美国直接或间接地用于异常阴道出血的花费分别高达 10 亿美元和 120 亿美元（Liu et al., 2007）。异常阴道出血同时也是妇科医生接诊患者的常见原因，而且还是多达 25% 的妇科手术的手术指征（Goodman，2000）。ACOG 最近将育龄期妇女人群中的异常阴道出血做出了分类——息肉、子宫内膜异位症、子宫肌瘤、恶性肿瘤及增生、凝血系统疾病、排卵功能异常、子宫内膜因素、医源性因素以及尚未分类的其他因素（ACOG，2012b）。

从患者生活周期的角度来分析异常阴道出血的原因常有助于诊断和治疗的选择。

青春期女性

青春期女性阴道出血异常最常见的 3 种情况是无排卵、月经过多和闭经。由于青春期时下丘脑 - 垂体轴尚未发育成熟，女性初潮后在平均 18 个月内不会再排卵，这完全是正常的。月经过多（即月经出血量大）是青春期女性相当常见的情况，其原因通常是无排卵（Rimsza，2002）。但有些年轻女性初潮时出血量大是出血倾向导致的。青春期月经过多的女性中可能有高达 24% 的人是由于未明确诊断的出血倾向造成的（Strickland，2004）。月经过多的青春期女患者应做的检查有：全血细胞计数，凝血指标检查，如果临床上有怀疑，还应筛查 vWF。通常情况下，无排卵和月经过多都能用激素避孕法调整月经周期来治疗。

原发性闭经最常见的原因包括：妊娠，染色体异常（比如 Turner 综合征或 Sawyer 综合征），下丘脑功能减退，子宫、宫颈或阴道先天性缺乏或结构异常（如阴道横隔或处女膜闭锁）。闭经的诊断要点包括详细询问病史，妇科盆腔检查，用盆腔超生检查盆腔器官是否齐全等，如临床上有提示，还应进行染色体分析。

育龄期女性

育龄期女性阴道出血异常最常见的原因有妊娠并发症，无排卵和良性盆腔病变。正常排卵周期长短适中，常伴月经前期综合征（premenstrual syndrome，PMS）的表现，无宫颈黏膜的改变。而无排卵时常会有月经紊乱，月经间隔和每次的出血量差异很大。

排卵周期中常见的异常出血包括月经过多、月经频发（polymenorrhea）、月经减少（oligomenorrhea）和月经间期出血（intermenstrual bleeding）。月经过多可能和结构性病变（子宫平滑肌瘤、子宫内膜息肉或增生）、凝血障碍、肝衰竭或慢性肾衰竭有关。月经频发（月经周期很短）可能是黄体期障碍造成的（黄体期中，黄体不能分泌足量的孕酮维持子宫内膜的结构稳定性），也可能是卵泡期过短的缘故。月经减少（频率降低）通常是卵泡期延长造成的。月经间期出血可能是宫颈病变（发育异常或感染）或者宫内节育器（intrauterine device，IUD）导致的。女性月经异常出血病因的诊断需要视出血的类型而定（表 25-3）。

表 25-3　育龄期女性异常月经出血的临床评估

有排卵的异常月经出血	病史、体格检查、妊娠试验
	月经过多
	考虑检查肝功能、尿素氮 / 肌酐、全血细胞计数、凝血指标
	用盆腔超声除外子宫纤维瘤
	用子宫内膜活检（尤其是 35 岁以上患者）除外子宫内膜癌
	月经间期出血
	巴氏涂片法、宫颈细菌培养
	用基础体温变化图估计黄体期和卵泡期的长度
无排卵的异常月经出血	病史、体格检查、妊娠试验
	实验室检查
	TSH 水平检测
	催乳素水平检测
	全血细胞分析（急性出血或频繁严重出血情况下）
	空腹血糖和胰岛素水平
	筛查进食障碍、应激和女运动员三联征

BUN/Cr, 血尿素氮 / 肌酐(blood urea nitrogen/creatinine); CBC, 全血计数(complete blood count); TSH, 促甲状腺激素(thyroid-stimulating hormone)

无排卵是育龄期女性月经出血异常的最常见原因。其中多数与下丘脑异常或者多囊卵巢综合征（polycystic ovarian syndrome，PCOS）有关系（表 25-4）。显然，无排卵会导致月经周期紊乱而没有规律可循，更不符合任何一种阴道出血的模式。这种患者可能会一个月里

表 25-4 无排卵月经紊乱的原因
下丘脑原因
体重下降
进食障碍
女运动员三联征
慢性病
应激
过量运动
多囊卵巢综合征
甲状腺疾病
高泌乳素血症
特发性慢性无排卵
药物（中断激素避孕法）

表 25-5	阴道异常出血的治疗
患者希望怀孕	用氯美芬促排卵
	转诊至妇科医生
患者希望避孕	口服雌激素 / 孕酮、长效安宫黄体酮
	或使用含左炔诺孕酮的宫内节育器控制周期
急性出血	**门诊患者**
	服用大量口服避孕药，最多每天 4 粒，连续 5～7 天，之后按常规方式继续服用 1 个月
	口服雌激素或孕酮治疗急性出血
	住院患者
	静脉补液，支持治疗，静脉补充雌激素治疗
	可以考虑手术治疗
避孕方法	**雌激素 / 孕酮**
	最初 3 个月支持治疗
	评估有无依赖 OC 的生活方式
	补充雌激素
	增大雌激素用量或选用其他类型孕酮
	只使用孕酮
	补充雌激素或混合型 OC
	使用 NSAID 减轻出血

IUD，宫内避孕装置（intrauterine device）；NSAID，非甾体类抗炎药（nonsteroidal antiinflammatory drug）；OC，口服避孕药（oral contraceptive）
Modified from Ely JW, Kennedy CM, Clark EC, Bowdler NC. Abnormal uterine bleeding：a management algorithm. J Am Board Fam Med. 2006；19：590-602 and Schrager S. Abnormal uterine bleeding associated with hormonal contraception. Am Fam Physician. 2002；65；2073-2080.

连续 14 天每天月经量都很大，下一个月里断断续续不时有点来潮，然后连续 3 个月没有来潮。这种月经表现是由于缺乏排卵所以没有一个强势的雌激素的分泌高峰。这种雌激素的缺乏促使子宫内膜生长不均匀，因此容易出现内膜不同部位出血不统一的情况。正常情况下，整个子宫内膜功能层在月经来潮时同时脱落。而对于无排卵患者，其子宫内膜的不同部分常在不同时间脱落，导致不规律的出血。

如果患者不想怀孕、没有因月经紊乱而感到困扰而且没有贫血的全身症状，那么她的月经异常出血并非一定要治疗。不过，长期无排卵时卵巢持续分泌雌激素而不受拮抗，使用某种形式的孕酮来拮抗雌激素从而降低子宫内膜癌的风险就是必需的了。除了这种不受拮抗的高雌激素水平外，肥胖、糖尿病、未生育和年龄 35 岁以上都是子宫内膜癌的危险因素。为了避免子宫内膜增生最终发展为子宫内膜癌，所有慢性无排卵的女性一年至少需要使用孕酮诱导 4 次子宫内膜功能层脱落出血（Albers et al. 2004）女患者可以连续 10 天服用甲羟孕酮每天 10mg，然后停药数日，之后就应该出现月经来潮了。

如果患者希望怀孕，可以通过促排卵药治疗相应的月经紊乱。若患者不想怀孕，则通过口服激素避孕法调节月经周期就可以了。不能服用含雌激素的避孕药调节周期的患者使用以月为单位循环服用的孕酮或者含有孕酮的节育用品（如长效甲羟孕酮、含有左炔诺孕酮的宫内节育器等）也很有效。如果患者不愿意服用激素类药物，有些非甾体类抗炎药物（NSAIDs）也可以增加月经出血的量（Ely et al.，2006）（表 25-5）。

月经异常出血的另一个常见表现是急性失血。这种情况下，患者很有可能是无排卵的。在评估这种患者的病情时需要测血红蛋白、血细胞比容并评估有无容量不足。45 岁女性还应该行子宫内膜活检。

如果患者出血量大而且开始出现血容量不足的表现，则应该住院并通过静脉给予雌激素止血或者宫颈扩张及子宫内膜剥除术（D&C）等手术方法进行治疗。如果患者情况稳定，血红蛋白、血细胞比容均正常的话则可以尝试用门诊大剂量口服避孕药（OC）、雌激素或孕酮治疗（Ely et al.，2006）。

还有一种情况就是闭经。继发性闭经（以前月经正常，现在停经超过 6 个月）最常见的 4 个原因是妊娠、高泌乳素血症、甲状腺疾病和医源性原因。其他原因包括流出受阻（比如宫内器械损伤产生的子宫瘢痕或宫颈狭窄导致的 Asherman 综合征）和原发卵巢衰竭。对闭经患者的诊断要从病史和体格检查开始。实验室检查需要包括妊娠试验、TSH 水平和泌乳素水平。下一步是连续 10～14 天使用孕酮后停药诱导来潮。如果诱导成功的话就能够排除流出受阻或低雌激素水平（如卵巢衰竭）等原因了。而若诱导失败，则应先给 3 周雌激素，再用孕酮诱导来潮。如果这次诱导成功，则基本可以确定停经是低雌激素水平引起的，可以考虑卵巢衰竭，同时应检测促卵泡激素(FSH)和促黄体激素(LH)水平。如果诱导来潮仍旧失败，则应通过子宫输卵管造影(注射染料后子宫、输卵管 X 线片)来检查是否有流出受阻的情况。

围绝经期女性

女性绝经之前的 5～10 年常出现月经异常。最常见的病因是卵泡数量下降和抑制素 B 水平下降导致的无排卵(Jain and Santoro, 2005)。更年期女性也常因结构性病变(最常见的是子宫纤维瘤)或出血性疾病而阴道出血。评估这个人群的异常出血患者的情况时一定要行子宫内膜活检以除外子宫内膜增生或子宫内膜癌。未生育、患有糖尿病和肥胖的女性，子宫内膜癌的风险较高(Espomdola et al., 2007)。这个年龄组的非吸烟人群用口服避孕药就能有效的控制月经周期，而吸烟人群应避免使用雌激素，因为存在血栓形成的风险，她们可以周期性地服用孕酮类药物确保每月一次的规律来潮。

绝经期女性

绝经的定义是连续 12 个月没有月经。这 12 个月之后，任何出血都是异常的。丹麦一项大型研究显示女性绝经后出现异常出血的患病率高达 10%(Astrup, 2004)。停经时间越长，出血的发生率越低。绝经女性出血最危险的情况是子宫内膜癌，后者引起的绝经出血占总数的 10%～20%(Hale and Fraser, 2007)。盆腔超声或子宫内膜活检是评估绝经女性出血最有效的手段。盆腔超声可以测量子宫内膜的厚度，也就是子宫内膜条纹。直径大于 4mm 条纹应该考虑子宫内膜癌的可能(ACOG, 2009)。子宫内膜活检是评价内膜状况的最佳检查(Dijkhuizen et al., 2000)。对有些患者来说，宫颈狭窄会导致活检失败。此时如果盆腔超声的结果可疑，可以考虑手术。

治疗要点

- 出血严重、病情不稳定的患者应该送往医院静脉输大剂量雌激素或手术治疗(ACOG, 2012b)(推荐等级 C)。
- 治疗异常出血的患者，若其希望怀孕则可使用促排卵的方式治疗，若不想怀孕则应使用激素治疗调整月经周期。(ACOG, 2012b)(推荐等级 C)。
- 为了避免子宫内膜增生最终发展为子宫内膜癌，所有慢性无排卵的女性一年至少需要使用孕酮诱导 4 次子宫内膜功能层脱落出血(Albers et al., 2004)(推荐等级 C)。
- 如果患者情况稳定，血红蛋白、血细胞比容均正常，可以

尝试用门诊大剂量口服避孕药、雌激素或孕酮治疗(Ely et al., 2006)(推荐等级 C)。

盆腔肿块

重 点

- 对盆腔肿块的诊断而言，盆腔体格检查既不敏感，又不特异。
- 对盆腔肿块患者的最初评估应包含详细的病史、体格检查和盆腔超声。对绝经的患者，还要检测 CA125 水平。
- 结合囊肿形态学分析和多普勒功能的盆腔超声能区分良性卵巢肿瘤和卵巢癌，这对绝经的患者尤为重要。
- 虽然混合口服避孕药能够减少功能性卵巢囊肿的风险，但是避孕药没有治疗作用。

诊断

盆腔肿块可能会有症状，也可能是其他原因进行体格检查、盆腔超声所发现的。盆腔肿块的来源可能是卵巢、子宫，也可能是非女性生殖系统的器官。评估的第一步是详细询问患者的年龄、病史和危险因素。比如说，年轻女性的卵巢囊肿通常是功能性的，而老年女性的卵巢肿物更可能是恶性的。另外还应关注患者的月经史、家族史、性传播感染风险、雄激素过高的表现和有无痛经。

盆腔体格检查对于诊断盆腔肿块来说既不敏感，也不特异。随着人群平均体重指数(BMI)的上升，这种趋势愈发明显(Myers et al., 2006)。但是，盆腔体格检查能够提供诸如包括位置、活动度、宫颈运动触痛、盆腔触痛和阴道分泌物方面的情况，也有助于诊断。最开始的评估中需要进行盆腔超声检查，依肿块位置选择经腹壁或经阴道的超声方式。未绝经的女性应该除外妊娠的可能性。绝经后发现附件肿物的患者可以通过多普勒超声、囊肿形态学分析和 CA125 筛查来除外卵巢癌。表25-6 列出了盆腔肿物的常见特点和鉴别特点。

子宫纤维瘤

大约 1/3 的育龄期女性都有子宫纤维瘤(Viswanathan et al., 2007)。多数子宫纤维瘤都是无症状的，但仍有一部分会引起盆腔疼痛、严重的阴道不规则出血等症状，而且子宫纤维瘤是美国子宫切除的首要原因。治

表25-6 盆腔肿物的鉴别诊断

诊断	特点
子宫	
子宫纤维瘤	盆腔压力增高，阴道出血较严重
宫内孕	妊娠试验阳性，停经
输卵管	
宫外孕	妊娠试验阳性，附件区疼痛或压痛，血流动力学不稳定
输卵管-卵巢脓肿	有性病风险，盆腔疼痛，宫颈移动疼痛，阴道异常分泌物，发热
卵巢	
单纯囊肿	未绝经女性多见，可能有盆腔压力增高
子宫腺肌病	痛经
良性畸胎瘤	盆腔压力增高
卵巢癌	绝经女性
多囊卵巢综合征	高雄激素的表现，月经不规律，超声显示多发囊肿
生殖细胞肿瘤	盆腔压力增高，染色体异常，十几岁的青年女性多见
肠道	
阑尾炎	厌食，右下腹疼痛或压痛，血象白细胞升高，发热
憩室炎	左下腹疼痛或压痛，痉挛，便秘，高龄，发热
泌尿道	
膀胱肿瘤	血尿
盆腔异位肾	通常无症状

疗的选择之一是密切随访，因为很多子宫纤维瘤会在绝经后缩小。子宫切除术的疗效是绝对肯定的，但它仍是一个大手术，有相当的风险。子宫肌瘤切除术和其他保留子宫的手术术后症状的复发率很高（5年内复发的几率高达50%），但可能对于控制围绝经期的患者症状更为有效。患子宫纤维瘤的女性不孕的几率更高，但尚无证据证明纤维瘤是导致患者不孕的原因，切除这些纤维瘤也没有增加患者怀孕的几率（Metwally et al.，2012）。非甾体类抗炎药物和口服避孕药等治疗方法尚未有充分研究。研究证实含有左炔诺孕酮的宫内节育器，与口服避孕药相比，更有助于避免因纤维瘤而严重出血的患者切除子宫（Sayed et al.，2011）。低剂量的米非司酮（ru 486）能够减轻症状，改善生活质量（Tristan et al.，2012）

卵巢囊肿和卵巢癌

如前所述，卵巢囊肿的初始评估需要做经阴道超声。结构简单的囊肿通常是良性的，而结构复杂（厚壁，形态不规则，乳头状，有分隔，有回声）并且大于10cm的

囊肿恶性的可能性较高（Modesitt，2013）。恶性肿瘤在多普勒超声检查时常显示出丰富的血供（ACOG，2007）。妇科肿瘤学家协会和美国妇产科学院已经制定了转诊到妇科肿瘤学医师的标准。如果绝经前妇女CA-125水平大于200U/ml，存在腹水，证实有转移灶或一级亲属有乳腺癌或卵巢癌病史，应当转诊到肿瘤科治疗。如果绝经后妇女CA-125水平升高，存在腹水，结节或固定性的盆腔肿块，证实有腹水或一级亲属有乳腺癌或卵巢癌的家族史，也应当转诊到肿瘤科治疗（Liu and Zanotti，2011）。虽然混合口服避孕药能够减少功能性卵巢囊肿的风险，但是避孕药没有治疗作用（Grimes et al.，2011）。

治疗要点

- 多数单纯卵巢囊肿都能按照计划处理好（ACOG，2007）（推荐等级B）。
- 含有左炔诺孕酮的宫内节育器有助于避免因肌瘤导致严重阴道出血的患者切除子宫（ACOG，2007）（推荐等级B）。
- 低剂量的米非司酮能够减轻症状，改善生活质量（ACOG，2007）（推荐等级B）。

异常阴道分泌物

重 点

- 单纯冲洗阴部不能预防或治疗阴道炎。
- 阴道炎的症状并不特异，但通常可以通过显微镜检查确定病因。
- 诊断阴道炎时阴道镜检查不是必需的；非直视下阴道穹隆的拭子取样检查也同样敏感。
- 患者自行诊断的阴道感染是不可靠的。

阴道炎是全科医生诊断得最多的妇科疾病。常见的症状有不伴盆腔疼痛或系统症状的阴道分泌物增加，外阴瘙痒、灼烧感、排尿困难，还可能会有异味。正常白带多种多样，并且会随着女性的月经周期而改变。如果检查发现化脓性宫颈炎，则应检查衣原体和淋病奈瑟菌（French et al.，2004）。对绝经女性来说，阴道激惹、干燥和浅层出血通常是萎缩性阴道炎引起的（参见绝经部分）。异维A酸和一些避孕药也能导致干燥、瘙痒等症状，因此详细地询问病史是很重要的。个人卫生习惯也可能会导致上述部分症状。过度用肥皂

表25-7   阴道炎的特点比较

疾病	症状	检查	pH	KOH	盐水湿涂片
细菌性阴道病	恶臭味阴道分泌物	灰色黏薄的分泌物	>4.5	胺味或腥味	可见线索细胞
外阴阴道念珠菌病	瘙痒，灼痛	凝乳样分泌物，外阴红肿	3.8~4.5	假菌丝；出芽酵母	偶见菌丝；酵母菌
阴道毛滴虫病	腥味分泌物	红肿，触痛	6~7	阴性	阴道毛滴虫，大量白细胞
萎缩性阴道炎	干燥，疼痛	苍白，脆性	>4.5	阴性	红细胞，白细胞，大量细菌
需氧性阴道炎	异味	大量脓性分泌物	>4.5	阴性	球菌或粗杆菌
过敏性阴道炎	瘙痒，肿胀	红肿	任何	阴性	阴性

KOH, 氢氧化钾 (potassium hydroxide)

清洗外阴或者穿着带有高吸收性衬里的连裤袜都有可能导致激惹的症状。另外，如果患者自行诊断感染并使用抗真菌药物治疗后效果不佳，则应该对其进行检查 (ACOG, 2006)。表 25-7 和表 25-8 概括了阴道炎的特点和鉴别诊断。

表25-8   异常阴道分泌物的鉴别诊断：阴道炎

假丝酵母

细菌性阴道病 (厌氧菌：加德纳菌属，拟杆菌属)

脱屑性阴道炎：厌氧菌

阴道毛滴虫

过敏性阴道炎或接触性皮炎

衣原体感染或淋病

糜烂性扁平苔藓阴道炎

放线菌感染 (与使用宫内节育器有关)

外阴前庭炎

生理性白带

萎缩性阴道炎

IUC, 宫内避孕 (Intrauterine contraception)

阴道炎的诊断常需要显微镜检查的结果。阴道念珠菌病和细菌性阴道病 (BV) 中很少见到大量白细胞，若有则提示阴道毛滴虫病；如果不是毛滴虫，则应考虑淋病或衣原体感染 (Anderson et al., 2004)。可以使用非处方类的诊断试剂盒 FemV 进行检查，如果结果为阳性，则提示 BV 或者阴道毛滴虫病，结果为阴性则更可能是酵母菌感染 (Prescribers Letter, 2006)。

细菌性阴道病

细菌性阴道病是阴道菌群从乳酸杆菌为主转变为厌氧革兰阳性菌为主造成的。虽然细菌性阴道病 (BV) 是导致阴道异常分泌物和异味的最常见原因，但一般的 BV 患者是没有症状的 (CDC, 2010)。BV 与术后感染、盆腔炎症性疾病 (PID)、有相关危险因素的早产女

性 (French et al., 2004) 都有关系。另外，BV 与日益增长的 1 型人免疫缺陷病毒 (HIV-1) 的传播也有紧密联系 (Oduyebo et al., 2009)。吸烟、使用宫内节育器、更换新的性伴侣、与另一个女性发生性行为、阴道内放置异物、使用香皂清洁阴部和冲洗阴部都是患 BV 的危险因素 (Allsworth and Peipert, 2007)。

病史加上显微镜检查就能诊断细菌性阴道病 (图 25-2)。患者自行诊断是不可靠的 (ACOG, 2006)。BV 常有很重的发霉奶酪味，而如果没有闻到异味，则 BV 的可能性很小 (Anderson et al., 2004)。在临床工作当中，可以使用革兰氏染色或 Amsel 标准来评价阴道 (而非宫颈) 标本，来诊断 BV (表 25-9)。

BV 有很多有效的治疗手段可供选择。2009 年 Cochrane 的文献报道克林霉素和甲硝唑以各种方式给药的疗效都是相同的。口服甲硝唑治疗 BV 的标准用药方法是每天 2 次，每次 500mg，连续 7 天。甲硝唑和克林

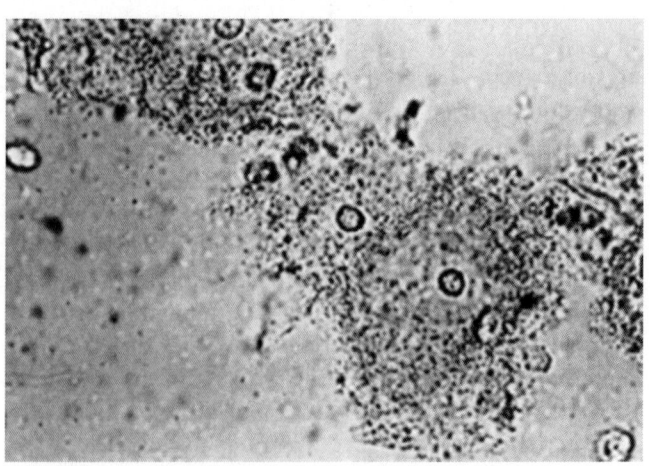

图 25-2   细菌性阴道病。典型的阴道上皮线索细胞被大量球杆菌覆盖，丧失了清晰的细胞边缘 (放大 400 倍)(From Holmes KK. Lower genital tract infections in women: cystitis/urethritis, vulvovaginitis, and cervicitis. In Holmes KK, Mårdh PA, Sparling PF, et al, eds. *Sexually transmitted diseases*. New York: McGraw-Hill; 1984)

表 25-9　细菌性阴道病诊断的 Amsel 标准 *

1. 阴道 pH > 4.5（最敏感）（敏感度 89%，特异度 74%）
2. 盐水涂片中线索细胞 > 20%（敏感度 74%，特异度 86%）
3. 同种阴道分泌物：灰色，黏稠，但容易抹掉（敏感度 79%，特异度 54%）
4. Whiff 试验（加 KOH 后产生氨味）（敏感度 67%，特异度 93%）

* 满足以上 3 条即可诊断

Modified from Gutman RE et al. Evaluation of clinical methods for diagnosing bacterial vaginosis. Obstet Gynecol. 2005; 105: 551-556.

霉素阴道乳膏的用法都是一天 1 次。2% 克林霉素乳膏的副作用发生率更低。阴道内乳酸杆菌凝胶片的治疗也很有效（Oduyebo et al., 2009）。替硝唑也很有效，而且没有严重的不良反应，但是价格更贵（Livengood et al., 2007）。美国 FDA 最近批准了甲硝唑每天 1 次，每次 750mg，连续 7 天的治疗方案和阴道内单剂克林霉素治疗 BV 的方案，但其效果如何仍有待研究（CDC, 2010）。双氧水冲洗和三联磺胺的治疗被认为是无效的（Oduyebo et al., 2009）。

　　反复发作的 BV 治疗起来可能有一定的困难。如果怀疑是复发，则应明确诊断、明确危险因素并加以控制，在再次治疗 BV 的同时也应考虑其他的原因（Alfonsi et al., 2004）。每周用两次甲硝唑乳膏可以有效地减少复发，但却会增加阴道念珠菌病和疼痛的发生率（Sobel et al., 2006）。如果再次治疗仍效果不佳，应该尝试用 0.75% 甲硝唑凝胶连续治疗 10 天后，每周 2 次治疗 4～6 个月的压制治疗。没有证据证明治疗性伴侣能有效预防复发（CDC, 2010）。口服或阴道内使用乳酸杆菌制剂可能会有效预防 BV 复发（Jurden et al., 2012）（推荐等级 B）。

治疗要点

- 所有有症状的 BV 患者均需接受治疗（CDC, 2010）（推荐等级 B）。
- 无症状的患者，如需进行流产或子宫切除术也应接受治疗以降低感染性并发症的发生率（BAASH, 2012）（推荐等级 A）。
- 口服或阴道局部使用甲硝唑（BAASH, 2012）和克林霉素治疗未妊娠患者有同样好的疗效（Kane, 2001）（推荐等级 A）。
- 治疗男性性伴侣无法降低本病的复发率（CDC, 2010）（推荐等级 A）。
- 替硝唑治疗本病同样有效，副作用也更少，但是价格比甲硝唑贵（Livengood et al., 2007）（推荐等级 A）。
- 治疗复发性 BV 时，0.75% 甲硝唑凝胶连续使用 10 天，然后每周 2 次，坚持使用 4～6 个月的压制疗法可能会有效（Alfonsi et al., 2004）（推荐等级 C）。

念珠菌性阴道炎

　　外阴阴道念珠菌病（Vulvovaginal candidiasis，VVC）是继 BV 以后的第二大常见的阴道炎。女性一生中患该病的可能性高达 70%～75%（Spence, 2007）。白色念珠菌是 VVC 最主要的致病菌（80%～90%）。VVC 最大的危险因素是 1 型糖尿病；其他危险因素包括近期使用抗生素、使用杀精剂、安全套和子宫帽、口交、使用口服避孕药、妊娠和免疫抑制。患者自行诊断的 VVC 有 50% 的比率都是错误的，很不可靠。即使患者的拭子检查确实发现念珠菌阳性，若 VVC 无症状也不推荐治疗（Spence, 2007）。VVC 不经性途径传播，因此不推荐治疗患者的性伴侣。复发性 VVC 的定义是一年内出现 4 次以上有症状的 VVC。VVC 的并发症较少见，包括外阴前庭炎和绒毛膜羊膜炎（French et al., 2004）。

　　菌培养确诊的 VVC 患者最常见的主诉是阴部的瘙痒和灼烧感。除此之外，黏稠的阴道分泌物、炎症的表现而没有异味也有很强的 VVC 诊断价值（Anderson et al., 2004）。我们的研究则显示，大约有一半后来确诊 VVC 的患者的阴道分泌物都比较稀薄（French et al., 2004）。

　　尽管显微镜检查是诊断 VVC 最常用的方法，但细菌培养才是真正的金标准（图 25-3）（ACOG, 2006）。如果致病菌是白色念珠菌，阴道的 pH 值通常在 5.0 或更低，但是，如果致病菌不是白色念珠菌，阴道的 pH 值可能会高一点。另外，还应用湿盐水涂片镜检除外阴道毛滴虫或 BV。氢氧化钾（KOH）检查也应该进行，但是其敏感性并不稳定。如果一个患者有持续或反复发作的症状，镜检和 KOH 试验均正常但仍怀疑念珠菌感染，则应用细菌培养来诊断（French et al., 2004）。阴道酵母菌快速抗原检测比传统镜检有更高的敏感性，具有实用价值。但是，阴性结果仍不能完全除外酵母菌感染，还需要做菌培养确定（Chatwani et al., 2007）。

　　咪唑是治疗 VVC 的基石。阴道内使用 OTC 类咪唑，如克霉唑、咪康唑、噻康唑，治疗 1 天、3 天或 7 天的效果和口服治疗一样有效。另外，单次服药和多次服药的效果也基本相同（Nurbhal et al., 2007）。口服、阴道内使用或同时使用乳酸杆菌对抗生素后阴道念珠菌感染是没有预防效果的（Pirotta et al., 2004）。

　　5%～8% 的女性有反复发作的 VVC。美国感染性疾病医师协会认为，复发性 VVC 应治疗 10～14 天，然后连续 6 个月每周 150mg 单剂服用氟康唑进行压制治

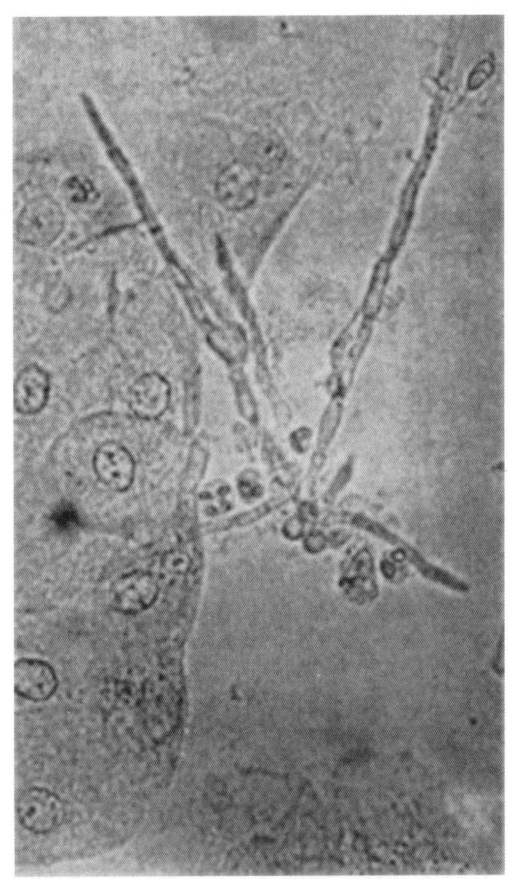

图 25-3　念珠菌性阴道炎（外阴阴道念珠菌病）。高倍镜下观察盐水处理的样本，能清楚地看到念珠菌的菌丝和分生孢子（From Kaufman RH, Faro S: Benign disease of the vulva and vagina. 4th ed. St. Louis: Mosby; 1994.）

疗（Pappas et al.，2009）。口服效果是否优于阴道内给药仍不清楚。没有证据证明阴部冲洗，阴道内涂抹硼酸、茶树油、大蒜、酸奶或治疗性伴侣能有效预防复发。使用乳酸杆菌作为压制治疗也无法预防复发（Jurden et al.，2012）。另外，阴道冲洗还会增加盆腔感染的机会（Spence 2007）。如需查询具体的治疗方案，请登录：http://www.cdc.gov/std/treatment/。

治疗要点

- 口服氟康唑和伊曲康唑都能有效治疗 VVC（Spence 2007）（推荐等级：A）。
- 口服和阴道内用药的效果相同，应根据实际情况和患者需求选择治疗方式（Nurbhal et al.，2007）（推荐等级：B）。
- 阴道内咪唑治疗与口服治疗疗效相同，而且单剂治疗似乎和多剂治疗同样有效（Spence 2007）（推荐等级：B）。
- 复发性 VVC 应治疗 10～14 天，然后连续 6 个月每周 150mg 单剂服用氟康唑进行压制治疗（Pappas et al.，2009）（推荐等级：A）。

阴道毛滴虫病

阴道毛滴虫病是由一种活动的原生动物引起的。每年全世界大约有一亿两千万人患该病。这种病通常是性传播，并且跟其他性病的传播有关（Forna，2003）。患本病的危险因素主要是多个性伴侣，阴道内酸度降低可能也是危险因素之一。男性一般为携带者，不发病。但有研究显示男性 10% 的非淋球菌性尿道炎是由毛滴虫引起的（（French et al.，2004））。

半数以上的女性患者没有症状，症状者常以黄绿色恶臭阴道分泌物、灼烧感和排尿困难为主要表现。妇科体格检查中点状、出血性的宫颈病变是本病的特异性征象，但只有 2% 的患者会出现（（French et al.，2004））。更常见的征象有恶臭的脓性分泌物、阴道触痛、外阴红肿等。患者的阴道 pH 值通常是碱性的。显微镜检查是一线诊断方法（ACOG，2006）。检查时应从后穹隆取样并用两滴盐水稀释。毛滴虫的活动性减少得非常迅速，所以标本处理好后应尽快镜检（图 25-4）。尽管显微镜检查特异度很好（99%），菌培养阳性的病例中仅 50%～80% 能在镜下观察到毛滴虫。OSOM 滴虫快速检测法和 AFFIRM VP Ⅲ 都是 FDA 批准的检测滴虫的重点方法，检测毛滴虫病都具有较高的敏感性，但也有更多的假阳性结果（CDC，2010）。因此，菌培养是本病的金标准。巴氏涂片法也能观察到毛滴虫，但是这种方法并不推荐，因为其敏感度仅为 58% 左右（French et al.，2004）。男性镜检的敏感性非常低，因此必须结合尿道样本培养和初段尿培养来增加诊断率。

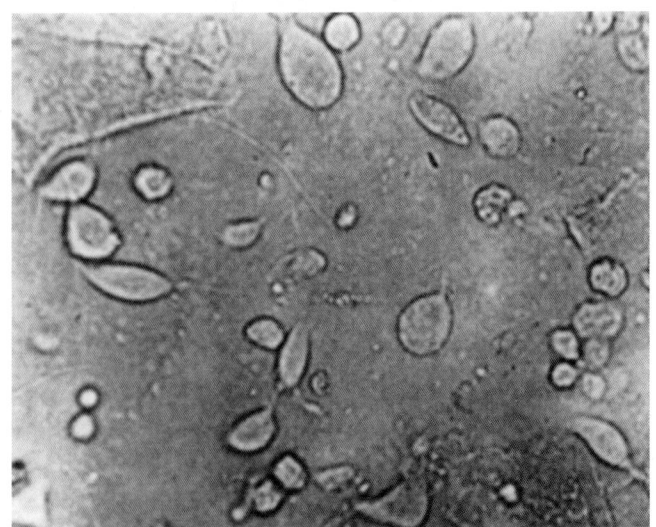

图 25-4　阴道毛滴虫病。在高倍镜下观察生理盐水支配的涂片，可以看到毛滴虫。在毛滴虫的分泌物中，常能找到不成熟的上皮细胞（From Kaufman RH, Faro S. Benign disease of the vulva and vagina. 4th ed. St Louis, Mosby, 1994）

单剂的甲硝唑或替硝唑就可以有效治疗阴道毛滴虫病。另一种有效的治疗方式是连续 7 天，每天 2 次，每次 500mg 口服甲硝唑。与口服药相比，甲硝唑凝胶的有效性较低（治愈率＜50%）（CDC，2006）。甲硝唑过敏的患者推荐用脱敏疗法治疗。硝基咪唑类药物都不能和酒精合用。甲硝唑对头 3 个月妊娠期的胎儿没有致畸作用（BASHH，2007）。多数女患者的性伴侣均有阴性感染，因此推荐同时治疗。

如果单剂 2g 的甲硝唑无效，则可用单剂 2g 的替硝唑或连续 7 天，每天 2 次，每次 500mg 口服甲硝唑治疗（CDC，2006）。如果仍然无效，则应每日 2g 甲硝唑或替硝唑口服，连续治疗 5 天。如持续治疗无效则应转诊。症状好转后不需要检测是否治愈（BASHH，2007）。

治疗要点

- 患阴道毛滴虫病的女性在她本人和性伴侣都接受治疗并没有症状后才能进行性行为（ACOG，2006）（推荐等级：A）。
- 单剂量的硝基咪唑类药物就能治愈阴道毛滴虫病，其中单次 2g 替硝唑效果最好（CDC，2010；Forna，2003）（推荐等级：A）。
- 如果单剂 2g 的甲硝唑无效，则可用单剂 2g 的替硝唑或连续 7 天，每天 2 次，每次 500mg 口服甲硝唑治疗（CDC，2010）（推荐等级：B）。

其他种类的阴道炎

需氧性阴道炎的特点是恶臭的阴道分泌物，同时阴道菌群以异常的需氧菌占优势。患者常有不带腥味的恶臭阴道分泌物，体检会发现红肿等炎症的表现和后穹隆溃疡等。尽管细菌培养是诊断的金标准，但临床上常将本病作为 pH＞6、镜检发现大量白细胞而没有菌丝或线索细胞的患者的一个排除性诊断。局部使用克林霉素治疗有很好的疗效（French et al.，2004）。局部合用雌激素可能能增加治疗的成功率。

阴道疾病的鉴别诊断中还应包括过敏性阴道炎。常见的过敏原包括杀精剂、冲洗剂、子宫帽、乳胶避孕套和局部用药等。治疗方法是停用致敏的物品（French et al.，2004）。

细胞溶解性阴道炎是阴道内乳酸杆菌过度生长，导致阴道扁平上皮细胞裂解的一种疾病。其病因仍不清楚，不过可能和阴道内用品、药物的使用有关。其表现为白色黏稠的乳酪样阴道分泌物，pH 值多处于3.5～5.5，与 VVC 很相似。治疗方法是停止使用相关

的阴道内用品，也有用小苏打水冲洗的治疗方法，但其疗效没有证据支持（French et al.，2004）。

脱屑性阴道炎的特点是大量带有脱落上皮细胞的脓性分泌物。该病病因不明，但可能是多因素导致的，有时可能与扁平苔藓有关。一般情况下，镜检、KOH 和菌培养的结果都是阴性的。治疗方法有局部 / 全身使用糖皮质激素（French et al.，2004）或克林霉素栓剂。

外阴病变

重　点

- 肉眼可见的尖锐湿疣应该给予治疗（推荐等级：C）。
- 对治疗无效的疣、慢性且有症状的病变和像痣一样有色素的病变，应取活检（推荐等级：B）。
- 硬化性苔藓推荐取活检，以除外外阴扁平细胞癌（推荐等级：B）。
- 治疗非肿瘤性外阴病变的基石是糖皮质激素（推荐等级：C）。

外阴病变的鉴别诊断包括：外生殖器疣（EGWs），念珠菌病，单纯疱疹，萎缩性硬化苔藓症，扁平苔藓，银屑病和湿疹。EGWs 是由 HPV 感染导致的（90% 由 HPV6 或 11 导致），后者主要经性传播。外部的疣可以通过视诊诊断，使用醋酸可以显示出扁平的疣。对治疗无效的疣、慢性有症状的病变和像痣一样有色素的病变，应取活检。治疗 EGWs 分为主动治疗（鬼臼树脂、咪喹莫特和西勒茶素）与被动治疗（冷冻疗法、鬼臼毒素、三氯乙酸和外科手术）模式。冷冻疗法和三氯乙酸都是治疗 EGWs 的有效方法，这二者均比鬼臼树脂更为有效。鬼臼毒素和鬼臼树脂的效果相同，并均可用于治疗小型实性病变。咪喹莫特乳膏的效果也很好，但必须用于没有皮肤破损的情况下。西勒茶素软膏治疗有效，但应该避免用于免疫低下患者（CDC，2010）。干扰素治疗也是有效的，应优先选择局部治疗而非全身给药。电外科治疗的疗效至少与冷冻疗法等同，二者同样优于鬼臼树脂（Buck，2006）。四价疫苗对引起生殖器疣的 90% 的 HPV 具有有效的保护作用（CDC，2010）。

非肿瘤性外阴病变包括硬化性苔藓、扁平苔藓和慢性单纯性苔藓（图 25-5）。硬化性苔藓在绝经后女性中最为常见，常伴严重的瘙痒（图 25-5A）。最初体格检查时会发现外阴皮肤增厚、变白，但阴道无受累。然后

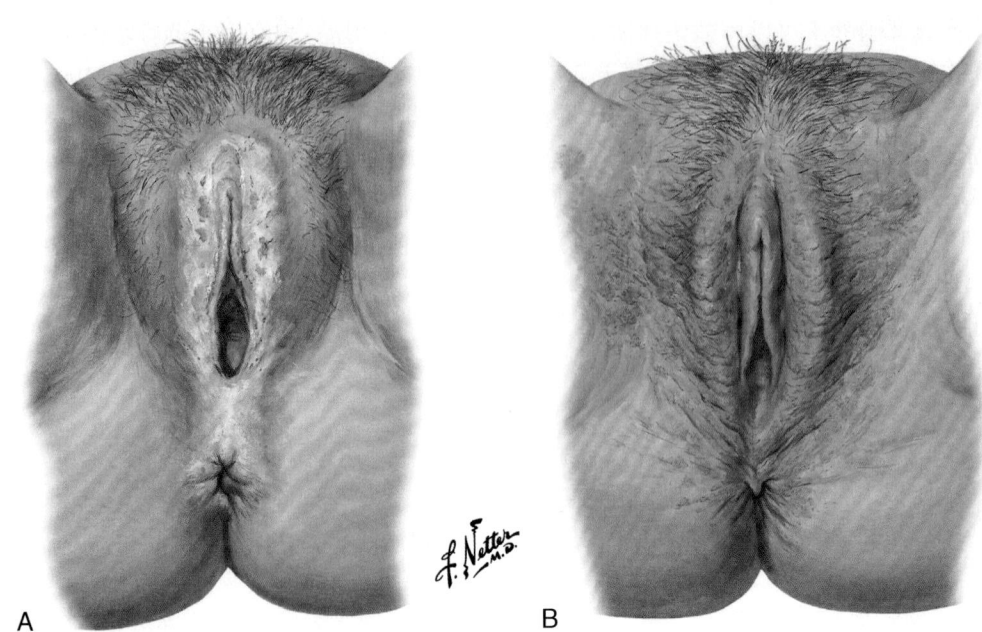

图 25-5   A. 萎缩性硬化苔藓症。B. 慢性单纯性苔藓症(Used with permission from Anderson BE. *The Netter collection of medical illustrations. Vol. 4, integumentary system.* Philadelphia：Elsevier；2012）

逐渐进展为纤薄、褶皱的卷烟纸样皮肤。局部使用强效皮质激素对减轻症状和结构性破坏都很有效。扁平苔藓是一种自身免疫疾病，可能同时累及外阴和阴道。局部使用长效皮质激素或氢化可的松栓剂都是有效的治疗。慢性单纯性苔藓表现为慢性瘙痒和抓挠导致皮肤苔藓化的红肿斑片（图 25-5B）。治疗最重要的基础是停止抓挠(O'Connell et al.，2008)。

治疗要点

● 冷冻疗法和三氯乙酸都是治疗外部 EGWs 的有效方法，而且这二者均比鬼臼树脂更为有效。电外科治疗的疗效至少与冷冻疗法等同，二者均优于鬼臼树脂(Buck，2006)（推荐等级：B）。

● 局部使用长效皮质激素对阻止硬化性苔藓的症状及其导致的结构性破坏都很有效(O'Connell et al.，2008)（推荐等级：B）。

● 治疗慢性单纯性苔藓最重要的基础是停止抓挠(O'Connell et al.，2008)（推荐等级：C）。

急性盆腔疼痛

重 点

■ 多种器官的疾病都可以导致急性盆腔痛。

■ 常见的导致的急性盆腔痛的妇科疾病包括妊娠并发症、感染和卵巢囊肿。

■ 对炎症性盆腔疾病应该积极治疗，因为有潜在的慢性并发症的风险。

多种器官的疾病都可以导致急性盆腔痛。尿路感染的常见表现是膀胱疼痛和尿频、尿急、尿痛等尿路刺激症状。消化道疾病包括急性阑尾炎、憩室炎、肠易激综合征和缺血性肠病。

导致盆腔痛的妇科疾病有妊娠并发症、感染和卵巢病变等。宫外孕是一种以急性盆腔疼痛来表现的严重疾病，其实质是早期妊娠。当患者的人绒毛膜促性腺激素的水平不适当地持续增高或数值＞1500IU，但B超没有看到宫内胎囊时，应考虑宫外孕的可能性。患者的疼痛是由不断长大的胚胎导致的输卵管扩张引起的。为了避免输卵管破裂，必须进行紧急的保守或外科治疗。宫外孕常能通过B超诊断。治疗方法包括内科治疗和手术治疗。最常用的药物治疗是单剂甲氨蝶呤，50mg/m²，肌内注射。但是没有研究比较过单剂和多剂治疗的优劣(ACOG，2008)。妊娠第 4~6 个月时缺血退化的纤维瘤也能导致疼痛。

急性宫颈炎和盆腔炎症性疾病（PID）等盆腔感染导致的疼痛常伴有阴道异常分泌物和感染的各种全身症状。体检时多数患者会有脓性宫颈炎和宫颈移动痛。门诊和入院治疗的方法可查询 CDC 的 STI 治疗指南(2010)。门诊治疗 PID 的方法通常是肌注头孢曲松和多西环素 10 天,以覆盖衣原体和淋病奈瑟球菌。PID 治疗中未提出口服头孢类抗生素,因为我国人群对球菌的耐药性逐渐增加(CDC,2010)。长期不治疗 PID 可能会产生脓肿和瘢痕,导致不孕。值得注意的是,PID 临床诊断的阳性预测值在 65%~90%(BASHH,2005)。对怀疑 PID 的患者应该积极治疗。

卵巢囊肿很常见,大部分患者并不觉得疼痛。但囊肿破裂时对腹膜的强烈刺激会产生急性盆腔疼痛。另外,大的卵巢囊肿更容易因扭转缺血引起疼痛。

治疗要点

- 对合适的宫外孕患者使用内科保守治疗的效果和外科治疗一样好(ACOG,2008)(推荐等级:B)。
- 宫外孕最常用的内科药物治疗是单剂甲氨蝶呤,50mg/m^2,肌内注射。(ACOG,2008)(推荐等级:C)。
- 临床医师应该积极治疗炎症性盆腔疾病,因为它有潜在的慢性并发症的风险(BASHH,2005)(推荐等级:C)。

慢性盆腔疼痛

重 点

- 在美国,40% 的腹腔镜手术的指征都是慢性盆腔疼痛。
- 慢性盆腔疼痛最常见的 4 种原因是子宫内膜异位症、盆腔粘连、间质性膀胱炎和肠易激综合征。
- 70% 的女性慢性盆腔疼痛患者有一种以上的病因。
- 几乎一半的慢性盆腔疼痛女性患者既往有药物或酒精滥用或遭受性虐待。

慢性盆腔疼痛的定义是持续超过 6 个月的非周期性盆腔疼痛。它的发病率很高,15% 的育龄期女性都可能遇到这种情况。在美国,每年慢性盆腔疼痛这个诊断跟 10% 的妇科门诊、40% 的腹腔镜手术和 18% 的子宫切除手术有关(Zondervan and Barlow,2000)。1996 年美国与慢性盆腔疼痛有关的医疗费用高达 8.8 亿美元(Yunker et al.,2012)。

几乎一半的慢性盆腔疼痛女性患者既往有遭受性虐待或抑郁病史(Latthe et al.,2006)。既往有外伤史的女性症状往往更加严重(Meltaer-Brody et al.,2007)。最近一项对既往有遭受虐待病史的女性患者的荟萃分析显示该人群中功能性肠病、非特异性慢性疼痛和慢

性盆腔疼痛的患病率均有升高(Paras et al.,2009)。药物或酒精滥用与疼痛的发生率升高有关(Latthe et al.,2006)。人种、民族、教育程度和社会经济地位都与慢性盆腔疼痛的发病无关(ACOG,2004)。

慢性盆腔疼痛经常是多器官、多因素导致的。70% 的女性患者的病因不止一种(Butrick,2007)。慢性盆腔疼痛最常见的妇科病因是子宫内膜异位症和盆腔粘连。最常见的消化道原因是肠易激综合征,最常见的泌尿系统病因是间质性膀胱炎(Bordman and Jackson,2006)。另外,很多有慢性盆腔疼痛的患者都有盆底肌肉的肌盘膜痛(表 25-10)。

表 25-10 慢性盆腔疼痛的常见原因

妇科	子宫内膜异位症
	盆腔粘连
	盆腔淤血
	盆腔炎症性疾病
	子宫腺肌病
	外阴痛
	子宫肌瘤
消化系统	肠易激综合征
	炎症性肠病
	慢性便秘
	结肠炎
	憩室炎
泌尿系统	间质性膀胱炎
	慢性尿路感染
	尿道综合征
	放射性膀胱炎
	尿路结石
骨骼肌肉系统	肌盘膜痛(腹壁或盆底肌肉)
	纤维肌痛
	下腰或尾骨疼痛
	神经痛

Modified from Bordman R, Jackson B. Below the belt: approach to chronic pelvic pain. Can Fam Physician. 2006; 52: 1556-1562 and Reiter RC. Chronic pelvic pain. Clin Obstet Gynecol. 1990; 33: 117-118.

初诊慢性盆腔疼痛的患者时,详细地询问病史是非常重要的,病史中疼痛的特点可能能帮助医生作出诊断。比如说,腹部既往手术史会增加盆腔粘连的可能性。完善手术史、家族史、性生活史和精神疾病史也很重要。另外,判断疼痛对患者日常生活的影响也是非常重要的。体格检查则应包括全身检查和详尽的盆腔体检。体检时应尽最大努力通过某种方式的双手检查或直肠阴道检查来重现患者的疼痛。

实验室检查对诊断仅起辅助作用。很多患者需要盆腔超声来进一步评估盆腔的解剖情况。最终，很多患者需要用诊断性腹腔镜来寻找疼痛的原因。其中35%～40%的腹腔镜结果是正常的。30%左右的腹腔镜检查能诊断子宫内膜异位症，另外25%能诊断盆腔粘连（Howard，2000）。

慢性盆腔疼痛的病因常不止一种，因此治疗上也应采用多种方式联用以针对不同的病因（ACOG，2004；Stones et al.，2009）。医患之间团结互信的关系是治疗成功的基础。一线用药包括非麻醉类止痛药。甲羟孕酮、混合激素类避孕药和促性腺激素释放激素（GnRH）同系物都是激素治疗子宫内膜异位症的有效药物。因为副作用（如停经、骨质疏松等）较大，GnRH最多只能用6个月。

腹腔镜治疗子宫内膜异位症、分离严重粘连对一部分患者帮助很大。但若粘连不严重，腔镜分离粘连对减轻疼痛没有明显的效果（ACOG，2004）。其他治疗无效的患者行子宫切除术治疗能有效减轻疼痛，合并切除双附件效果最佳。子宫切除术是大手术，有很多并发症的风险，但确实能治愈一些子宫内膜异位症导致的疼痛。子宫骶骨神经切断术治疗特发性慢性盆腔疼痛效果并不好（Daniels et al.，2009）。

上述治疗方法无一针对慢性疼痛的病理生理机制。一些新的抗惊厥药物（加巴喷丁、托吡酯、丙戊酸和普瑞巴林）和抗抑郁药物（如三环类药物和5-羟色胺选择性再摄取抑制剂等）在治疗一些其他来源的神经源性疼痛时都有很好的疗效。但是治疗慢性盆腔疼痛的女性效果如何仍有待研究。盆底肌肉疼痛触发点注射治疗和注射肉毒杆菌毒素（Botox）治疗肌盘膜痛都有很好的前景（Gomel，2007）。盆腔疼痛的多学科综合治疗应该涵盖临床医生、心理医生和理疗师的通力合作。

治疗要点

- 慢性盆腔疼痛的病因常不止一种，因此治疗上也应采用多种方式联用以针对不同的病因（Stones et al.，2009）（推荐等级：A）。
- 子宫骶骨神经切断术治疗特发性慢性盆腔疼痛效果并不好（Daniels et al.，2009）（推荐等级：A）。
- 治疗慢性盆腔疼痛的一线用药包括非麻醉类止痛药（ACOG，2004）（推荐等级：A）。
- 甲羟孕酮、混合激素类避孕药和促性腺激素释放激素（GnRH）同系物都是激素治疗子宫内膜异位症的有效药物（ACOG，2004）（推荐等级：A）。

绝经

重点

- 绝经的平均年龄是52岁。
- 绝经最常见的征象是血管舒缩症状。
- 女性健康启蒙运动的研究（WHI）显示绝经后激素替代疗法对预防绝经后女性心血管疾病的发生没有帮助，反而会增加乳腺癌的风险。

绝经的定义就是月经停止，是一种在女性没有月经12个月之后所作出的回顾性诊断。这种停经的转变往往在数年的时间内逐渐完成，这个过程中卵泡的数量会逐渐减少。这一过渡期被称作围绝经期，长短因人而异。由于闭锁的卵泡数量越来越多，只有更高的雌激素水平才能刺激促黄体激素高峰的形成，进而促使卵巢排卵。因此，围绝经期女性每个月经周期血浆雌激素水平的起伏非常大。绝经女性最早的变化是血浆抑制素B的水平下降（Burger et al.，1999）。雌激素水平较低时会刺激促卵泡激素的释放，使FSH的血浆浓度升高。两次FSH水平大于40U/L，且两次之间间隔1个月以上，就可以诊断绝经。这个时期阴道异常出血的最主要原因是一些排卵周期中雌激素水平不够高导致的无排卵。

美国女性平均绝经年龄是52岁。大部分的女性都会在40～58岁绝经。卵巢早衰的定义是40岁之前绝经，可能与一些自身免疫病有关。影响绝经年龄的因素包括吸烟和家族史等（Nelson，2008）。

潮热、夜间多汗等血管舒缩症状是绝经期常出现的症状。有些女性可能在最终月经停止的几年之前，雌激素水平较低的月份中就开始有这些症状了。很多女性的这些症状会持续数年之久。高达10%的女性一直到70岁仍会有上述症状（Politi et al.，2008）。对于有卵巢早衰病史、绝经前卵巢切除术后、超重或抑郁的女性来说，症状会格外严重（Hendrix，2005）。治疗血管舒缩症状要先从改变生活方式做起，也可以同时使用激素或非激素类的药物治疗。穿着自然纤维的衣物、避免辛辣食物和炎热的环境（如日光浴、桑拿等）、戒酒、锻炼身体、保持健康的体重都可能帮助女性控制血管舒缩症状。

血管舒缩症状的药物治疗中包括激素治疗（HT），既可以口服也可以经皮肤给予最小有效剂量的激素

(Bachmann et al.，2007)。对一般患者应该雌激素和孕酮联用，而对子宫切除的患者则应只用雌激素单药治疗。要注意尽可能减少使用剂量、缩短治疗时间（NAMS，2012）。对使用雌激素有顾虑或者禁忌的患者，可以考虑用一些非激素类的药物。氟西汀、帕罗西汀和文拉法辛等抗抑郁药物的治疗作用都优于对照。相比于安慰剂，每天 900mg 加巴喷丁治疗（300mg 每天 3 次或者每晚 900mg）潮热有很好的治疗效果（Grady，2006）。

很多患者用辅助疗法治疗血管舒缩症状。有些人吃各种各样的草药（比如黑升麻）进行治疗，效果不一。很多妇女也用各种大豆制品和其他异黄酮来减轻不适。上述方法在随机对照试验中没有一种与安慰剂有显著差异（Nelson, et al.，2006）。压力控制和冥想在治疗血管舒缩症状上都有不错的发展前景（Tremblay et al.，2008）。

萎缩性阴道炎，即绝经后雌激素刺激缺乏导致的阴道上皮层变薄。这种疾病很常见，10%～40% 的女性绝经后都会患此病。患者的主诉通常是阴道干燥、激惹症状和性交痛。与血管舒缩症状不同，萎缩性阴道炎不会在绝经后立刻出现，而是随着雌激素水平减低，在数月甚至数年的时间内逐渐产生症状。本病不经治疗不会自行好转，而会逐渐进展。治疗的第一步是用合适的含水阴道润滑液让性生活更舒适。治疗的核心是阴道局部使用的雌激素（NAMS，2013）。在美国有好几种阴道雌激素制剂在售。患者对雌激素乳膏、片剂和缓释硅酮环的耐受能力都很好，而这三者治疗效果没什么差别。局部使用的雌激素很少作用于全身，因此没有必要同时使用孕酮，虽然目前尚无超过 1 年治疗的安全性研究（NAMS，2013）。FDA 最近批准了一种专用于治疗萎缩性阴道炎及相关性交疼痛的产品。欧司派米芬是选择性雌激素受体调节剂，能有效减少萎缩性阴道炎的相关症状。其主要副作用是潮热（Portman et al.，2013）。

其他常见的绝经症状包括记忆力下降（词不达意最常见）、情绪不稳定和性欲下降（绝经后雌激素水平下降所导致）。

在女性健康启蒙运动（WHI）之前，激素是治疗绝经症状、预防心脏病和骨质疏松的最常用方法。WHI 是一项大型的（样本量超过 16 000 人）人群研究，主要任务是研究服用雌激素对 50～79 岁女性预防充血性心脏病（CHD）的作用。这个实验由于许多受试者发生心血管事件或罹患乳腺癌而提前中止：平均每 10 000 人中有 7 人得了 CHD，8 人得了脑卒中，8 人得了乳腺癌，14 人得了深静脉血栓，单独使用雌激素的实验组因高

发的脑卒中（每 10 000 人中 12 人发病）而在试验开始 2 年后中止。雌激素组受试者乳腺癌的发病率与对照组没有显著差异（Manson et al.，2013）。两个激素治疗组髋部骨折的发生率均低于对照。

治疗要点

- 血管舒缩症状的治疗可以用激素疗法，但应尽可能减少激素的使用剂量、缩短治疗时间（NAMS，2013）（推荐等级：C）。
- 萎缩性阴道炎最佳的治疗是局部使用阴道内雌激素乳膏或片剂，一般每周 3 次，症状好转时减量（NAMS，2013）（推荐等级：A）。
- 氟西汀、帕罗西汀和文拉法辛等抗抑郁药物治疗潮热的作用都优于对照（Grady，2006）（推荐等级：A）。
- 每天 900mg 加巴喷丁（300mg 每天 3 次或者每晚 900mg）治疗潮热有很好的治疗效果（Grady，2006）（推荐等级：A）。
- 压力控制和冥想在治疗血管舒缩症状上都有不错的发展前景（Tremblay et al.，2008）（推荐等级：B）。

（江华 翟淼淼 译，刘中民 审校）

参考资料

Albers JR, Hull SK, Wesley MA: Abnormal uterine bleeding, *Am Fam Physician* 69:1915–1926, 2004.
Alfonsi GA, Shlay JC, Parker S: What is the best approach for managing recurrent bacterial vaginosis? *J Fam Pract* 53:8, 2004.
Allsworth JE, Peipert JF: Prevalence of bacterial vaginosis: 2001–2004 National Health and Nutrition Examination Survey data, *Obstet Gynecol* 109:114, 2007.
American College of Obstetricians and Gynecologists: Medical management of ectopic pregnancy. Practice Bulletin No. 94, *Obstet Gynecol* 111(6):1479–1485, 2008.
American College of Obstetricians and Gynecologists: ACOG Committee Opinion No. 426: The role of transvaginal ultrasonography in the evaluation of postmenopausal bleeding, *Obstet Gynecol* 113(2 Pt 1):462–464, 2009.
American College of Obstetricians and Gynecologists: Well-woman visit. Committee Opinion No. 534, *Obstet Gynecol* 120:421–424, 2012a.
American College of Obstetricians and Gynecologists: Diagnosis of abnormal uterine bleeding in reproductive-aged women. Practice Bulletin No. 128, *Obstet Gynecol* 120(1):197–206, 2012b.
American College of Obstetricians and Gynecologists: Committee Opinion, No. 556, *Obstet Gynecol* 121(4):887–890, 2013.
American College of Obstetrics and Gynecology: Chronic pelvic pain. Practice Bulletin No. 51, *Obstet Gynecol* 103:589–605, 2004.
American College of Obstetrics and Gynecology: Vaginitis. Practice Bulletin 72, *Obstet Gynecol* 107:1195–1206, 2006.
American College of Obstetrics and Gynecology: Management of adnexal masses. Practice Bulletin No. 83, *Obstet Gynecol* 110:201–214, 2007.
Anderson MK, Klink K, Cohtssen A: Evaluation of vaginal complaints, *JAMA* 291:1368–1379, 2004.
Astrup K: Frequency of spontaneously occurring postmenopausal bleeding in the general population, *Acta Obstet Gynecol Scand* 83:203–207, 2004.
Bachmann GA, Schaefers M, Uddin A, Utian WH: Lowest effective transdermal 17β-estradiol dose for relief of hot flushes in postmenopausal women: a randomized controlled trial, *Obstet Gynecol* 110:771–779, 2007.

Bordman R, Jackson B: Below the belt: approach to chronic pelvic pain, *Can Fam Physician* 52:1556–1562, 2006.

British Association for Sexual Health and HIV: *United Kingdom national guideline for the management of pelvic inflammatory disease*, London, 2005. http://www.guideline.gov.

British Association for Sexual Health and HIV, Clinical Effectiveness Group: *United Kingdom national guideline on the management of Trichomonas vaginalis*, London, 2007. http://www.guideline.gov.

British Association for Sexual Health and HIV, Clinical Effectiveness Group: *National guideline for the management of bacterial vaginosis*, London, 2012, p 15. http://www.guideline.gov.

Buck HA: What are the effects of treatments for external genital warts? Genital warts, *Clin Evid* 13:2005–2015, 2006.

Burger HG, Dudley EC, Hopper JL, et al: Prospectively measured levels of serum follicle-stimulating hormone, estradiol, and the dimeric inhibins during the menopausal transition in a population-based cohort of women, *J Clin Endocrinol Metab* 84:4025–4030, 1999.

Butrick DW: Chronic pelvic pain: how many surgeries are enough? *Clin Obstet Gynecol* 50:412–424, 2007.

Centers for Disease Control and Prevention: *Sexually transmitted diseases: treatment guidelines, 2010*. http://www.cdc.gov/std/treatment/2006/vaginal-discharge.html.

Centers for Disease Control and Prevention/Advisory Committee on Immunization Practices: *ACIP immunization guidelines*. http://www.cdc.gov/vaccines/recs/ACIP/default.htm.

Chatwani AJ, Mehta R, Hassan S, et al: Rapid testing for vaginal yeast detection: a prospective study, *Am J Obstet Gynecol* 196:309.e1–309.e4, 2007.

Daniels J, Gray R, Hills RK, et al: Laparoscopic uterosacral nerve ablation for alleviating chronic pelvic pain: a randomized controlled trial, *JAMA* 302:955–961, 2009.

Dijkhuizen FP, Mol BW, Brolmann HA, et al: The accuracy of endometrial sampling in the diagnosis of patients with endometrial carcinoma and hyperplasia: a meta-analysis, *Cancer* 89:1765–1772, 2000.

Ely JW, Kennedy CM, Clark EC, Bowdler NC: Abnormal uterine bleeding: a management algorithm, *J Am Board Fam Med* 19:590–602, 2006.

Espindola D, Kennedy KA, Fischer EG: Management of abnormal uterine bleeding and the pathology of endometrial hyperplasia, *Obstet Gynecol Clin North Am* 34:717–737, 2007.

Forna F: Gulmezoglu A Metin. Interventions for treating trichomoniasis in women, *Cochrane Database Syst Rev* (2):CD000218, 2003.

French L, Horton J, Matousek M: Abnormal vaginal discharge: using office diagnostic testing more effectively, *J Fam Pract* 53:10, 2004.

Gomel V: Chronic pelvic pain: a challenge (clinical opinion), *J Minim Invas Gynecol* 14:521–526, 2007.

Goodman A: Abnormal genital tract bleeding, *Clin Cornerstone* 3:25–35, 2000.

Grady D: Management of menopausal symptoms (clinical practice), *N Engl J Med* 355:2338–2347, 2006.

Grimes DA, Jones LB, Lopez LM, Schulz KF: Oral contraceptives for functional ovarian cysts, *Cochrane Database Syst Rev* (9):CD006134, 2011.

Hale GE, Fraser IS: Changes in the menstrual pattern during the menopause transition. In Lobo RA, editor: *Treatment of the postmenopausal woman: basic and clinical aspects*, Burlington, MA, 2007, Elsevier.

Hariri S, Unger ER, Sternberg M, et al: Prevalence of genital human papillomavirus among females in the United States, the National Health and Nutrition Examination Survey, 2003–2006, *J Infect Dis* 204(4):566–573, 2011.

Hendrix SL: Bilateral oopherectomy and premature menopause, *Am J Med* 118(Suppl 12B):131–135, 2005.

Howard RM: The role of laparoscopy as a diagnostic tool in chronic pelvic pain, *Baillieres Best Pract Res Clin Obstet Gyneco* 14:467–494, 2000.

Jain A, Santoro N: Endocrine mechanisms and management for abnormal bleeding due to perimenopausal changes, *Clin Obstet Gynecol* 48:295–311, 2005.

Jurden L, Buchanan M, Kelsberg G, Safranek S: Clinical inquiries. Can probiotics safely prevent recurrent vaginitis? *J Fam Pract* 61(6):357–368, 2012.

Kane KY: What are the most effective treatments for bacterial vaginosis in nonpregnant women? *J Fam Pract* 50:5, 2001.

Latthe P, Mignini L, Gray R, et al: Factors predisposing women to chronic pelvic pain: systematic review, *BMJ* 332:749–755, 2006.

Liu Z, Doan QV, Blumenthal P, Dubois RW: A systematic review evaluating health-related quality of life, work impairment, and health-care costs and utilization in abnormal uterine bleeding, *Value Health* 10:183–194, 2007.

Liu JH, Zanotti KM: Management of the adnexal mass, *Obstet Gynecol* 117(6):1413–1428, 2011.

Livengood CH 3rd, Ferris DG, Wiesenfeld HC, et al: Effectiveness of two tinidazole regimens in treatment of bacterial vaginosis: a randomized controlled trial, *Obstet Gynecol* 110:302–309, 2007.

Manson JE, Chlebowski RT, Stefanick ML, et al: Menopausal hormone therapy and health outcomes during the intervention and extended poststopping phases of the women's health initiative randomized trials, *JAMA* 310(13):1353–1368, 2013.

Meltzer-Brody S, Leserman J, Zolnoun D, et al: Trauma and posttraumatic stress disorder in women with chronic pelvic pain, *Obstet Gynecol* 109:902–908, 2007.

Metwally M, Cheong YC, Horne AW: Surgical treatment of fibroids for subfertility, *Cochrane Database Syst Rev* (11):CD003857, 2012.

Modesitt SC, Pavlik EJ, Ueland FR, et al: Risk of malignancy in unilocular ovarian cystic tumors less than 10 centimeters in diameter, *Obstet Gynecol* 102:594–599, 2003.

Myers ER, Bastian LA, Havrilesky LJ, et al: *Management of adnexal mass. Evidence Report/Technology Assessment No 130. Duke Evidence-Based Practice Center. AHRQ Pub No 06-E4*, Rockville, MD, 2006, Agency for Healthcare Research and Quality.

Nelson HD: Menopause, *Lancet* 371:760–770, 2008.

Nelson HD, Vesco KK, Haney E, et al: Nonhormonal therapies for menopausal hot flashes: systematic review and meta-analysis, *JAMA* 295:2057–2071, 2006.

North American Menopause Society: The 2012 hormone therapy position statement of The North American Menopause Society, *Menopause* 19(3):257–271, 2012.

North American Menopause Society: Management of symptomatic vulvovaginal atrophy. 2013 position statement of the North American Menopause Society, *Menopause* 20(9):888–902, 2013.

Nurbhai M, Grimshaw J, Watson M, et al: Oral versus intra-vaginal imidazole and triazole anti-fungal treatment of uncomplicated vulvovaginal candidiasis (thrush), *Cochrane Database Syst Rev* (4):CD002845, 2007.

O'Connell TX, Nathan LS, Satmary WA, et al: Non-neoplastic epithelial disorders of the vulva, *Am Fam Physician* 77(3):321–326, 2008.

Oduyebo OO, Anorlu RI, Ogunsola FT: The effects of antimicrobial therapy on bacterial vaginosis in non-pregnant women, *Cochrane Database Syst Rev* (3):CD006055, 2009.

Pappas PG, Kauffman CA, Andes D, et al: Infectious Diseases Society of America. Clinical practice guidelines for the management of candidiasis, 2009, *Clin Infect Dis* 48:503–535, 2009.

Paras ML, Murad MH, Chen LP, et al: Sexual abuse and lifetime diagnosis of somatic disorders: a systematic review and meta-analysis, *JAMA* 302:550–561, 2009.

Pirotta M, Gunn J, Chondros P, et al: Effect of lactobacillus in preventing post-antibiotic vulvovaginal candidiasis: a randomized controlled trial, *BMJ* 329:548–551, 2004.

Politi MC, Schleinitz MD, Col NJ: Revisiting the duration of vasomotor symptoms of menopause: a meta-analysis, *J Gen Intern Med* 23:1507–1513, 2008.

Portman DJ, Bachmann GA, Simon JA, et al: Ospemifene, a novel selective estrogen receptor modulator for treating dyspareunia associated with postmenopausal vulvar and vaginal atrophy, *Menopause* 20(6):623–630, 2013.

Prescriber's Letter: *Dynamed* 13:27, 2006.

Rimsza ME: Dysfunctional uterine bleeding, *Pediatr Rev* 23:227–233, 2002.

Saslow D, Solomon D, Lawson HL, et al: American Cancer Society, American Society for Colposcopy and Cervical Pathology, and American Society for Clinical Pathology Screening Guidelines for the Prevention and Early Detection of Cervical Cancer, *J Low Genit Tract Dis* 16(3):2012.

Sayed GH, Zakherah MS, El-Nashar SA, Shaaban MM: A randomized clinical trial of a levonorgestrel-releasing intrauterine system and a low-dose combined oral contraceptive for fibroid-related menorrhagia, *Int J Gynecol Obstet* 112(2):126–130, 2011.

Sobel JD, Ferris D, Schwebke J, et al: Suppressive antibacterial therapy with 0.75% metronidazole vaginal gel to prevent recurrent bacterial vaginosis, *Am J Obstet Gynecol* 194:1283–1289, 2006.

Spence D: What are the effects of treatments for acute vulvovaginal candidiasis in non-pregnant women? Candidiasis (vulvovaginal), *Clin Evid (Online)* 13:2271–2284, 2007.

Stones W, Cheong YC, Howard FM: Interventions for treating chronic pelvic pain in women, *Cochrane Database Syst Rev* (4):CD000387, 2009.

Strickland JL: Management of abnormal bleeding in adolescents, *Mo Med* 101:38–41, 2004.

Tremblay A, Sheeran L, Aranda SK: Psychoeducational interventions to alleviate hot flashes: a systematic review, *Menopause* 15:193–202, 2008.

Tristan M, Orozco LJ, Steed A, et al: Mifepristone for uterine fibroids, *Cochrane Database Syst Rev* (8):CD007687, 2012.

U.S. Preventive Services Task Force: *U.S. Preventive Services Task Force (USPSTF): An Introduction.* http://www.ahrq.gov/clinic/uspstfix.htm.

Viswanathan M, Hartmann K, McKoy N, et al: *Management of Uterine Fibroids: An Update of the Evidence. Evidence Report/Technology Assessment No 154. RTI International–University of North Carolina Evidence-Based Practice Center. AHRQ Pub No 07-E011,* Rockville, MD, 2007, Agency for Healthcare Research and Quality.

Yunker A, Sathe NA, Reynolds WS, et al: Systematic review of therapies for noncyclic chronic pelvic pain in women, *Obstet Gynecol Surv* 67(7): 417–425, 2012.

Zondervan K, Barlow DH: Epidemiology of chronic pelvic pain, *Bailliere's Best Practice and Research in Clinical Obstetrics and Gynecology* 14:403–414, 2000.

网络资源

http://www.uspreventiveservicestaskforce.org/recommendations.htm U.S. Preventive Services Task Force screening recommendations. Includes the Electronic Preventive Services Selector (enter a patient's age and gender and receive a list of evidence-based recommendations) and the option to sign up for e-mail updates on preventive services.

http://www.asccp.org/Portals/9/docs/ASCCP%20Management%20 Guidelines_August%202014.pdf American Society for Colposcopy and Cervical Pathology guidelines for management of abnormal Pap test results. Provides detailed algorithms describing how to manage each specific Pap smear abnormality.

www.cdc.gov/std/treatment The 2006 sexually transmitted infection treatment guidelines provide detailed recommendations for treatment of all sexually transmitted diseases as well as other types of vaginitis.

http://www.cdc.gov/vaccines/schedules/ Centers for Disease Control and Prevention and Advisory Committee on Immunization Practices immunization guidelines, including tables for adults, adolescents, and pregnant women; e-mail updates are also available.

第26章　避　孕

DIANE M. HARPER ■ LAUREN E. WILFLING ■ CHRISTOPHER F. BLANNER

重 点

- 从青少年时期到围绝经期，随着年龄的增长，女性使用雌激素及孕酮的剂量需要逐步调整。
- 有多种多样的雌激素和孕酮类的避孕药物可供不同需求的女性选择。
- 单孕酮避孕药会使体内缺少雌激素，导致提早周期性出血或周期内不规则出血。
- 宫内节育器是紧急避孕最有效的方式。
- 低剂量雌激素宫内节育器推荐用于青少年女性，以增加依从性。

在未来 10 年，健康人群 2020 目标将意外怀孕率从 49% 降至 44%（Guttmacher Institute，2013）。近一半的意外怀孕最终流产（图 26-1）。最年轻的青少年女性人群具有最高的意外怀孕率（图 26-2）。这种情况推迟了她们的独立社会发展，例如在 30 岁前无法高中毕业或获得普通教育水平，或者无法在更长时间范围内获得更多社会救助（Hoffman，2006；Hoffman and Marynard，2008）。

不管是意外怀孕与否，不管母子是否依赖社会，生产相关的死亡在所有年龄段都确实发生，随着女性年龄增长而更频发（图 26-3）。低剂量服用及植入激素类避孕药、宫内节育器、避孕环及避孕贴剂显著减少了激素相关副作用导致的死亡。而 40 岁以上女性，不管是否吸烟，只有口服避孕药物会带来更高的死亡风险。因此，避孕有双重社会意义：避免育龄期女性早产死亡，以及为是否怀孕提供一种选择。

疾病预防控制中心（CDC，2010）以图片的形式发布了所有避孕方法指南及失败率（图 26-4）。在美国 15～44 岁避孕女性中，口服避孕药使用最普遍（27.5%），紧接着是女性绝育手术（26.6%）。男用避孕套（16%）和男性绝育手术（10%）占有很大比例，而宫内节育器和体外射精各占 5%（Mosher and Jones，2010）。

本章节描述了选择每日口服避孕药物的所有年龄段女性作决策的过程，将副作用减至最小，最大化地提高依从性。选择方式需要充分了解雌激素及孕酮的副作用，激素浓度的细微改变可能会影响依从性。激素对下丘脑 - 垂体 - 卵巢轴（HPO）的作用及两者的相互作用无法分开讨论。孕酮的代谢活动差别巨大，从动物数据中使用外推法，限制了将所有复合物转化为炔诺酮的相似物。但这种方法能保证品质，包括将激素类混合物所致的症状分类，开药时能灵活给药，能耐心使用新方式，使全科医师在应对女性不断变化的体内环境时能找到合适的激素治疗方式。

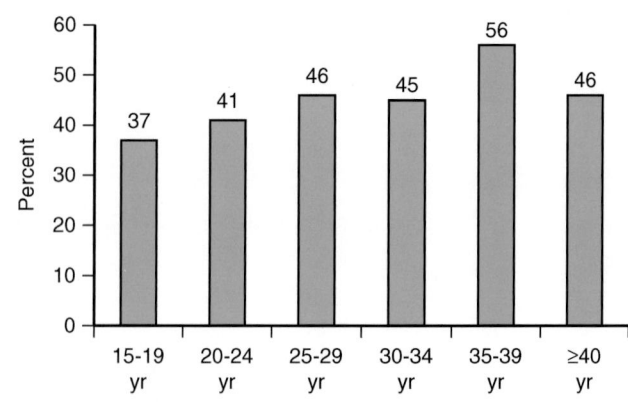

图 26-1　各个年龄组意外怀孕流产的百分比（Data from Finer LB, Zolna MR. Shifts in intended and unintended pregnancies in the United States, 2001-2008. *Am J Public Health*. 2014；104（suppl 1）：S43-S48.）

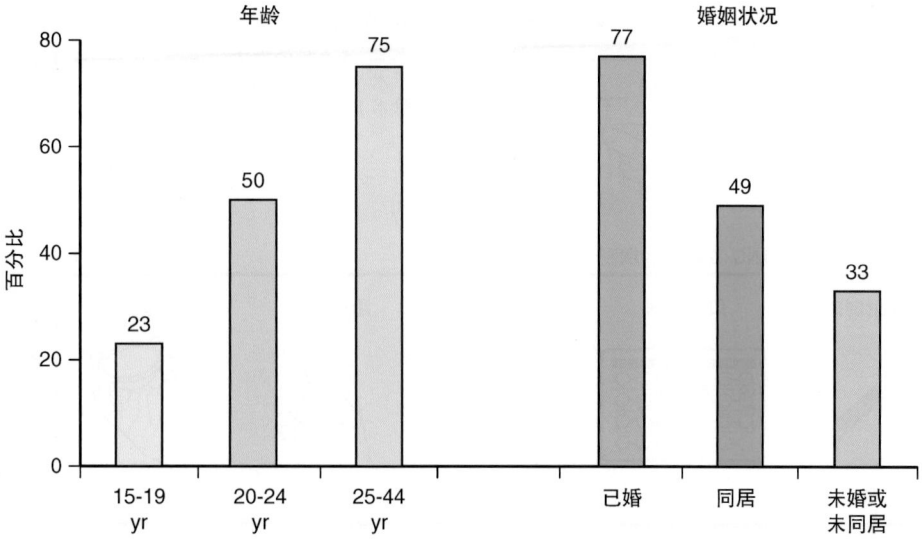

图 26-2 2006～2010 年美国，根据母亲年龄及生产时的婚姻状况，使用避孕措施后有计划的出生率（Data from Mosher WD, Jones J, Abma JC. Intended and unintended births in the United States：1982-2010. *Natl Health Stat Report.* 2012；（55）：1-28.）

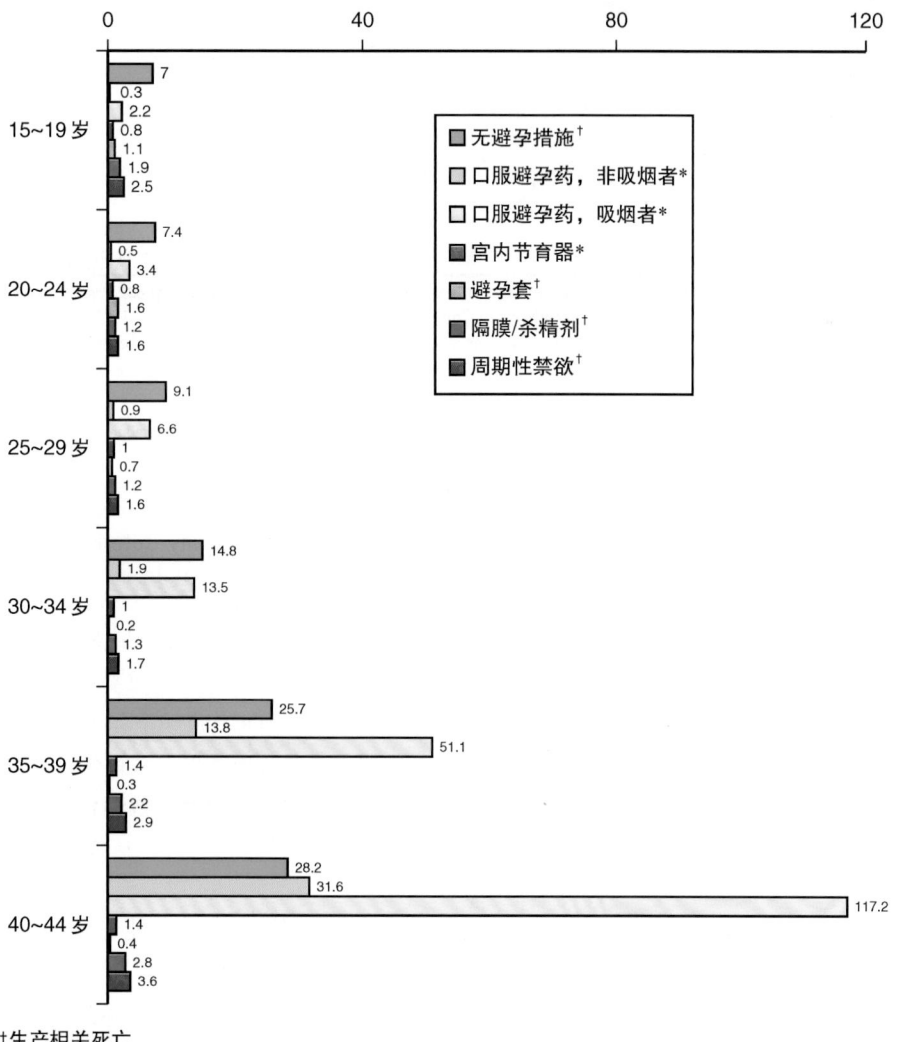

†生产相关死亡
*避孕相关死亡

图 26-3 各个年龄组及使用不同避孕方法的由生产及避孕措施导致的每年每 100 000 名妇女的死亡率（Data from Ory HW. Mortality associated with fertility and fertility control：1983. Fam Plann Perspect. 1983；15：50-56.）

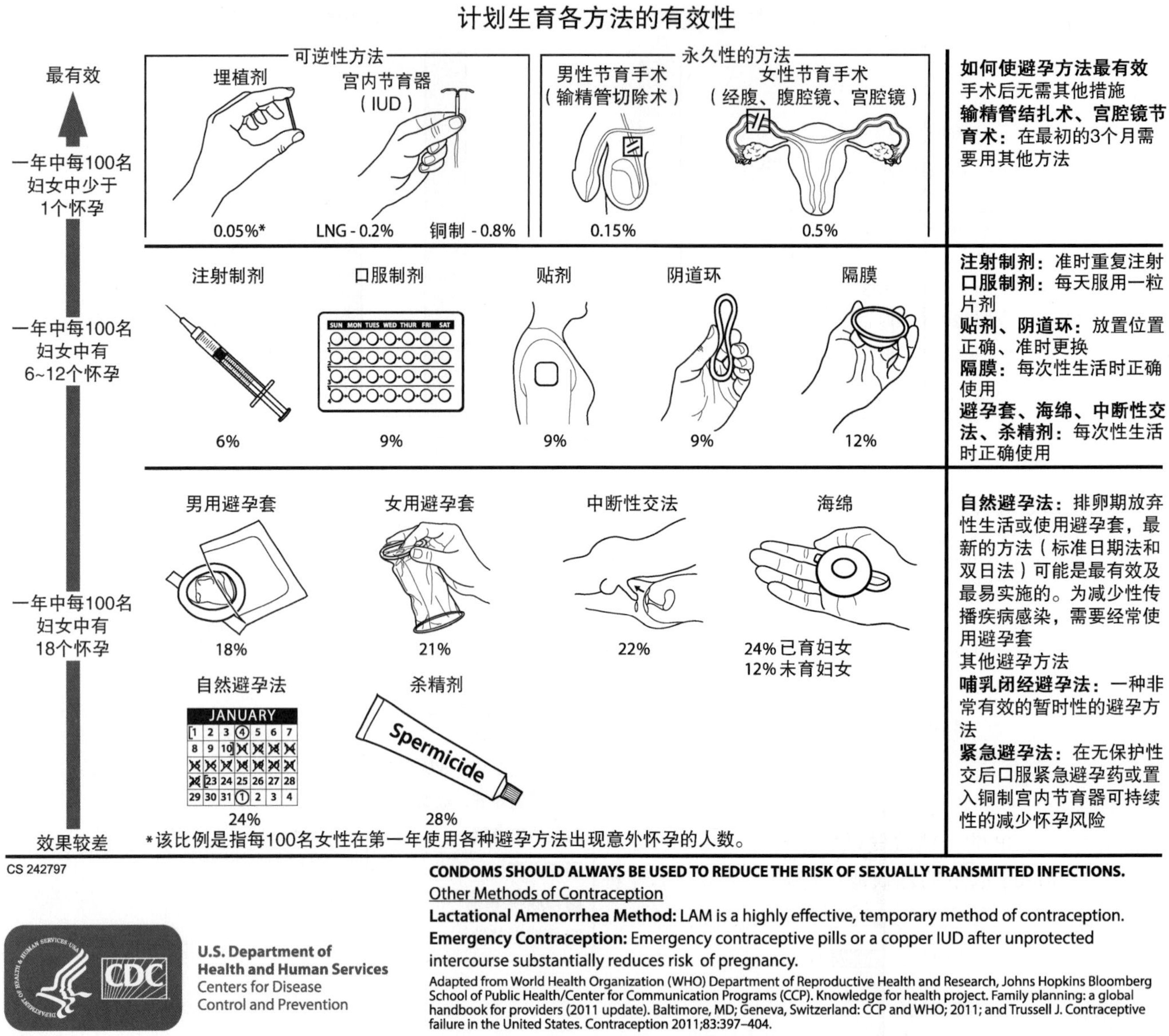

计划生育各方法的有效性

	可逆性方法			永久性的方法		如何使避孕方法最有效

最有效
↑

一年中每100名
妇女中少于
1个怀孕

埋植剂	宫内节育器（IUD）		男性节育手术（输精管切除术）	女性节育手术（经腹、腹腔镜、宫腔镜）
0.05%*	LNG - 0.2%	铜制 - 0.8%	0.15%	0.5%

如何使避孕方法最有效
手术后无需其他措施
输精管结扎术、宫腔镜节育术：在最初的3个月需要用其他方法

一年中每100名
妇女中有
6~12个怀孕

注射制剂	口服制剂	贴剂	阴道环	隔膜
6%	9%	9%	9%	12%

注射制剂：准时重复注射
口服制剂：每天服用一粒片剂
贴剂、阴道环：放置位置正确、准时更换
隔膜：每次性生活时正确使用
避孕套、海绵、中断性交法、杀精剂：每次性生活时正确使用

一年中每100名
妇女中有
18个怀孕

男用避孕套	女用避孕套	中断性交法	海绵
18%	21%	22%	24%已育妇女 12%未育妇女

自然避孕法	杀精剂
JANUARY	Spermicide
24%	28%

自然避孕法：排卵期放弃性生活或使用避孕套，最新的方法（标准日期法和双日法）可能是最有效及最易实施的。为减少性传播疾病感染，需要经常使用避孕套
其他避孕方法
哺乳闭经避孕法：一种非常有效的暂时性的避孕方法
紧急避孕法：在无保护性交后口服紧急避孕药或置入铜制宫内节育器可持续性的减少怀孕风险

效果较差　*该比例是指每100名女性在第一年使用各种避孕方法出现意外怀孕的人数。

CS 242797

CONDOMS SHOULD ALWAYS BE USED TO REDUCE THE RISK OF SEXUALLY TRANSMITTED INFECTIONS.
Other Methods of Contraception
Lactational Amenorrhea Method: LAM is a highly effective, temporary method of contraception.
Emergency Contraception: Emergency contraceptive pills or a copper IUD after unprotected intercourse substantially reduces risk of pregnancy.

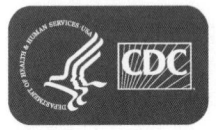

Adapted from World Health Organization (WHO) Department of Reproductive Health and Research, Johns Hopkins Bloomberg School of Public Health/Center for Communication Programs (CCP). Knowledge for health project. Family planning: a global handbook for providers (2011 update). Baltimore, MD; Geneva, Switzerland: CCP and WHO; 2011; and Trussell J. Contraceptive failure in the United States. Contraception 2011;83:397–404.

U.S. Department of Health and Human Services
Centers for Disease Control and Prevention

图 26-4　计划生育各方法的失败率（From Centers for Disease Control and Prevention. U.S. Medical Eligibility Criteria for Contraceptive Use, 2010. Adapted from the World Health Organization Medical Eligibility Criteria for Contraceptive Use, 4th edition, May 28, 2010. http://www.cdc.gov/mmwr/preview/mmwrhtml/rr59e0528a1.htm.）

混合激素避孕药

重点

- 现代口服避孕药物有多种药理机制，能导致不育，也会存在怀孕风险。
- 乙炔雌二醇，是除了一种混合激素避孕药以外所有 OCP 中所含有的雌激素复合物。它是导致药物相关症状的主要成分，其剂量需因人而异。
- 目前在美国有四代正在使用的孕酮类药物，每代都有不同的症状、副作用，会引发相应的医学、社会及法律问题（Davtyan，2012）。

- OCP 会掩盖及增强个别女性的雄激素相关症状，在综合避孕管理中是个重要部分。
- 初始选择 OCP 应该个体化，但是对于早期无月经问题、无危险因素以及从未使用 OCP 的人群，每28天给予 735μg 乙炔雌二醇非常合适。

足够浓度的雌激素能影响 HPO 轴，从而抑制排卵周期，会引发暂时性的不孕。然而，低剂量的混合激素避孕药物主要依赖孕激素类复合物，使宫颈的黏膜层增厚，有助于减少精子穿入，而不是依赖雌激素抑制卵泡发育。这种细微差别引发个人对激素浓度的敏感度不同，可以指导用药方式。

使用含雌激素避孕药物的风险需要与怀孕风险一同权衡。对混合 OCP 的副作用有较高风险的高危因素包括每日吸烟超过 15 支、35 岁以上、有心脏疾病、高血压、脑血管疾病、肾脏疾病、糖尿病靶器官受损、有糖尿病家族史、有镰刀状细胞疾病（血红蛋白 SS 或 SC）、系统性红斑狼疮、活动性胆囊疾病、先天性高胆红素血症（Gilbert 疾病）、父母或同胞有 50 岁前心梗死亡（尤其是母亲或姐妹）、有高脂血症家族史、有深静脉血栓或肺栓塞风险、或有偏头痛。

OCP 禁止用于未经诊断的异常生殖器出血、肝脏肿瘤、乳腺癌或其他雌激素或孕激素敏感的肿瘤和孕妇。

雌激素

早期 OCP 使用大剂量的炔雌醇甲醚作为雌激素的复合物，但是因为和其他雌激素一样，它有严重的副作用，目前除了一种四相性药物，在所有片剂中都使用低剂量乙炔雌二醇。

乙炔雌二醇的代谢在不同的个人及人群中都有巨大差别（Goldzieher，1990），同一剂量会引起一位女性因激素过量导致的副作用，也会引起另一女性因激素缺乏导致的副作用（表 26-1）。激素的个体化效应无法精确定义，但雌激素的效应总有一主导症状。这份决策指南允许 OCP 的一些改变以迎合女性需求。有 6 种药物含有 500μg 以下的乙炔雌二醇每 28 天服用，4 种含 600μg 以下，8 种含 700μg 以下，10 种含 800μg 以下，2 种含 900μg 以下，4 种含 1000μg 以下。

孕激素

用于 OCP 中的有四代孕激素。第一代孕激素（例如炔诺酮和炔诺酮醋酸酯）制定于抑制卵巢功能。第二代孕激素主要单独用于制成长效醋酸甲孕酮（DMPA），或用于绝经后妇女的激素治疗。第三代（例如左炔诺孕酮、去氧孕烯、孕二烯酮）和第四代孕激素（例如屈螺酮）除了解决雌激素过量（腹胀和循环体重增加）及雄激素过量（痤疮、多毛和皮肤出油）的全身作用外，已经开发用于在子宫内膜发挥抗雌激素作用，使子宫内膜不适于植入。这些孕激素具有最小的雄激素及增加盐皮质激素的作用（表 26-2）。虽然 OCP 中雌激素剂量加大与动脉血栓事件发生的风险增加有关，前三代孕激素同样会增加 3 倍的静脉血栓形成风险（Stegeman et al.，2013）。

在美国，唯一用于 OCP 的第四代孕激素是屈螺酮。该孕激素是 17α- 螺内酯的衍生物，而前三代孕激素都与 19 去甲睾酮相关。随着时间推移，研究发现服用含屈螺酮的 OCP，与服用含左炔诺孕酮的 OCP 相比，使静脉血栓形成的风险翻倍，而与未服用任何 OCP 的人群相比，风险增加 6 倍（Wu，2013）。超过 16 亿美元已经赔付给优思及优思明的使用者。因此，使用含屈螺酮的避孕药的人群大幅度降低。

每 28 天转化为炔诺酮当量的孕激素从 5mg 到超过 35mg 炔诺酮不等。有用于孕激素过量敏感者的低于 5mg 的单一制剂，低于 10mg 的有三种制剂，不超过 15mg 的有八种制剂，低于 20mg 的有四种制剂，低于 25mg 的有七种制剂，超过 30mg 的有四种制剂。

雄激素

只有雄激素过多时，相关症状才会表现出来（表 26-3）。为减少雄激素生成，混合 OCP 抑制卵巢生成睾酮，同

表 26-1　雌激素的副作用

	过量	缺少
全身	腹胀（液体潴留）	情绪紧张
	水肿	
	易怒	
	体重增加（循环）	
心血管系统	毛细血管脆性增加	
	脑血管意外	
	深静脉血栓	
	肺栓塞	
	血栓栓塞疾病	
	毛细血管扩张	
消化系统	肝细胞腺瘤	
	肝癌	
	恶心呕吐	
泌尿系统		盆腔松弛症状
生殖系统	宫颈向外 *	无撤退性出血
	乳腺囊性改变	萎缩性阴道炎
	月经异常（月经过多）	月经减少
	乳腺增大（导管和脂肪组织）	突破性出血和点滴出血：
	白带或黏液外流	1. 周期早期（口服药物第 1～9 天）
	子宫增大	2. 连续性点滴出血（整个周期）
	子宫肌瘤增长	
神经系统	头晕头痛（循环：血管性偏头痛）	血管舒缩症状
肌肉骨骼系统	腿部抽筋	
皮肤	黄褐斑	

* 最常见

Based on information in Dickey R, Dickey RP. *Managing contraceptive pill/drug patients.* 14th ed. Durant, OK: Essential Medical Information Systems; 2010.

表 26-2　孕激素的副作用

	过量	缺少
全身	性欲减退	
	抑郁 *	
	食欲增加（无体重增加）*	
	疲劳 *	
心血管系统	高血压	
代谢系统	碳水化合物代谢减弱（糖尿病相关）	
	高密度脂蛋白胆固醇降低	
	低密度脂蛋白胆固醇增加	
生殖系统	宫颈炎	月经异常
	月经时间减少	突破性出血（服药第 10～21 天）
	念珠菌病 *	
	乳腺增大（囊泡组织）	月经过多
	撤退性出血延迟	阴道出血或点滴出血
皮肤	神经性皮炎，瘙痒症	

* 最常见

Based on information in Dickey R, Dickey RP. *Managing contraceptive pill/drug patients.* 14th ed. Durant, OK: Essential Medical information Systems; 2010.

表 26-3　雄激素相关症状

过量
痤疮 *
淤胆型黄疸
水肿
多毛症 *
性欲增加
皮肤和头皮出油 *
瘙痒
皮疹

* 最常见

Based on information in Dickey R, Dickey RP. *Managing contraceptive pill/drug patients.* 14th ed. Durant, OK: Essential Medical information Systems; 2010.

表 26-4　口服避孕药的禁忌证

绝对禁忌	单核细胞增多症急性期
	有以下病史：
	脑血管意外
	冠状动脉疾病
	已知或怀疑乳腺癌
	已知或怀疑雌激素依赖的肿瘤
	良性或恶性肝脏肿瘤
	血栓性静脉炎或血栓栓塞疾病（包括 V 因子莱顿突变基因携带者）
	怀孕
相对禁忌	在怀孕早期 3 周内终止妊娠
	3 次血压达到 140/90mmHg
	1 次舒张压超过 110mmHg
	肝脏功能受损
	哺乳
	下肢重大创伤或无法活动
	4 周后计划重大手术
	既往怀孕期间有胆汁淤积
	未经诊断的异常阴道出血

时使性激素结合蛋白数量增加，以结合任何游离的睾酮。使用较低剂量的混合避孕药物，无法抑制卵巢活动，避孕药物中的孕激素制剂会引发雄激素的副作用，副作用的表达也是因人而异，可以通过换药来解决。

选择口服避孕药物

　　表 26-4 罗列了各种口服避孕药物的禁忌证。表 26-5 罗列了近来美国食品药品监管局（FDA）批准上市的口服避孕药物，包括每 28 天周期所含的雌激素、孕激素及雄激素的剂量（Dickey and Dickey，2010；Harper，2001）。多种竞争产品还有同样的成分。值得注意的是，仿制药可能并不总比名牌药物价格便宜，根据法律规定，仿制药疗效只能为名牌药的 80%（生物等效性；CDC，2014；Hupila and Smith，2008）。

　　初次选用片剂需要考虑患者的体重指数，因为总体上肥胖女性需要较大剂量的雌激素和孕激素来引起不孕，而且没有出血的副作用（Reifsnider et al.，2013）。其他需要考虑的患者特征包括痤疮、抑郁和肥胖倾向，这些都可以通过激素剂量的改变来调整。在服用 OCP 之前，患者需要体检，包括测血压、血脂、肝肾功能、询问怀孕状况及记录近期出血状况。

　　对于先前无月经不调、无危险因素、并且没有使用 OCP 经验的女性，每 28 天周期中给予多达 735μg 的乙炔雌二醇是合适的。含较低剂量雄激素的制剂可能较少导致痤疮等不利于美容的效果。

　　需要 3 个月的试用期来了解身体对任何新的激素方案如何反应。如果患者首次服用 OCP，必须警告患者激素使用的第一个月会出现乳房触痛和恶心，以防患者过早停药（"我不能吃药；他们不同意我的看法"）。如果患者在 3 个月后有不良反应，反应是有效的，应予以解决。应使患者放心，后续问题可以通过改换其他不同的片剂来纠正。只有约 16% 的女性因为医学原因无法服用 OCP（Shortridge and Miller，2007）。大多停用 OCP 的女性是因为药物副作用,这些副作用没有得到解决,因为给药者不知道有 34 种不同可能的激素组合。

新药应该在之前激素的 28 天周期末期服用,应基于患者在症状,并不要求就诊(Guttmacher Institute, 2008)。一次分配成三个包装可以不间断给药。基于症状的调整可以逐步解决:①确定最显著的不良反应,以及最有可能引起该反应的激素。②确定最近服用片剂的成分。③使不引起问题的成分保持剂量稳定。④找到片剂中引起副反应的更多或更少的成分(表 26-5)。

表 26-5 口服避孕药物:雌激素、孕激素和雄激素每 28 天含量

雌激素(μg 乙炔雌二醇)	孕激素(mg 炔诺酮)*	雄激素(mg 甲基睾酮)†	天数:乙炔雌二醇剂量	天数:孕酮剂量	品牌名称‡(时相)
420	11.1	0.39	21:20μg	21:0.10mg LN	Alesse(mono) *Aviane*(mono) *Falmina*(mono) *Lutera*(mono) *Orsythia*(mono)
420	11.1	0.39	21:20μg	21:0.10mg LN	Loestrin 1/20(mono) *Junel*(mono) *Microgestin*(mono)
420	11.1	0.39	21:20μg	21:0.10mg LN	Levlite(mono) *Lessina*(mono) *Sronyx*(mono)
470	12.6	0.42	21:20μg 5:10μg	21:0.15mg DG	Mircette(bi) *Azurette*(bi) *Kariva*(bi) Jenest-28(bi)
480	no data	0	24:20μg	24:3mg DRSP	Yaz(mono) *Loryna*(mono) *Vestura*(mono) *Gianvi*(mono)
480	no data	0	24:20μg	24:3mg DRSP	Beyaz(mono)
525	4.5	0.09	7:25μg 7:25μg 7:25μg	7:0.18mg NORG 7:0.215mg NORG 7:0.25mg NORG	Ortho Tri-Cyclen Lo
525	10.5	0.35	7:25μg 7:25μg 7:25μg	7:0.1mg DG 7:0.125mg DG 7:0.15mg DG	Cyclessa(mono) *Caziant*(mono) *Cesia*(mono) *Velivet*(mono)
560	14.8	0.52	84:20μg 7:10μg	84:0.10mg LN 7:0mg LN	LoSeasonique(mono) *Camrese Lo*(mono) *Amethia Lo*(mono)
560	14.8	0.52	28:20μg	28:0.09mg LN	Lybrel(mono) *Amethyst*(mono)
625	21	0.42	5:20μg 7:30μg 9:35μg	21:1mg NE	Estrostep(tri)
630	12.6	0.42	21:30μg	21:0.15mg DG	Desogen(mono) Ortho-Cept(mono) *Apri*(mono) *Enskyce*(mono) *Reclipsen*(mono) *Emoquette*(mono) *Solia*(mono)

表26-5 口服避孕药物：雌激素、孕激素和雄激素每28天含量（续表）

雌激素（μg 乙炔雌二醇）	孕激素（mg 炔诺酮）*	雄激素（mg 甲基睾酮）†	天数：乙炔雌二醇剂量	天数：孕酮剂量	品牌名称‡（时相）
630	16.4	0.59	21：30μg	21：0.3mg NG	Lo/Ovral（mono） *Low-Ogestrel*（mono） *Cryselle*（mono） *Elinest*（mono）
630	16.7	0.59	21：30μg	21：0.15mg LN	Nordette（mono） *Levlen*（mono） *Levora 0.15/30*（mono） *Altavera*（mono） *Kurvelo*（mono） *Portia*（mono）
630	37.8	1.01	21：30μg	21：1.5mg NG	Loestrin 1.5/30（mono） *Altavera*（mono）
630	no data	0	21：30μg	21：3mg DRSP	Yasmin（mono） *Ocella*（mono） *Syeda*（mono） *Zarah*（mono）
680	10.2	0.87	6：30μg 5：40μg 10：30μg	6：0.05 LN 5：0.075 LN 10：0.125 LN	Triphasil（tri） Tri-Levlen（tri） *Trivora*（tri） *Enpresse*（tri） *Levonest*（tri） *Myzilra*（tri）
704	21	0.42	21：50μg	21：1mg NE	Ortho-Novum 1/50（mono） *Norinyl 1 + 50*（mono） *Necon 1/50*（mono） Genora 1/50（mono） Nelova 1/50（mono） Norethin 1/50M（mono）
735	5.4	0.17	7：35μg 7：35μg 7：35μg	7：0.18mg NORG 7：0.215mg NORG 7：0.25mg NORG	Ortho Tri-Cyclen（tri） *Trinessa*（tri） *Tri-Sprintec*（tri） *Tri-Privifem*（tri） *Tri-Linyah*（tri） *Tri-Estarylla*（tri）
735	6.3	0.2	21：35μg	21：0.25mg NORG	Ortho-Cyclen（mono） *Estarylla*（mono） *Mono-Linyah*（mono） *MonoNessa*（mono） *Previfem*（mono） *Sprintec*（mono）
735	8.4	0.17	21：35μg	21：0.4mg NE	Ovcon 35（mono） *Briellyn*（mono） *Balziva*（mono） *Zenchent*（mono） *Philith*（mono）

表 26-5 口服避孕药物：雌激素、孕激素和雄激素每 28 天含量（续表）

雌激素(μg 乙炔雌二醇)	孕激素(mg 炔诺酮)*	雄激素(mg 甲基睾酮)†	天数：乙炔雌二醇剂量	天数：孕酮剂量	品牌名称‡(时相)
735	10.5	0.21	21：35μg	21：0.5mg NE	Brevicon(mono)0.5/35 Modicon(mono) Necon 0.5/35(mono) Nortrel 0.5/35(mono) Wera(mono) Genora 0.5/35(mono) Modicon(mono) Nelova 0.5/35E(mono)
735	15	0.3	7：35μg 9：35μg 5：35μg	7：0.5mg NE 9：1mg NE 5：0.5mg NE	Tri-Norinyl(tri) Aranella(tri) Leena(tri)
735	15.8	0.3	7：35μg 7：35μg 7：35μg	7：0.5mg NE 7：0.75mg NE 7：1mg NE	Ortho-Novum 7/7/7(tri) Alyacen 7/7/7(tri) Necon 7/7/7(tri) Nortrel 7/7/7(tri) Cyclafem 7/7/7(tri) Dasetta 7/7/7(tri) Pirmella 7/7/7(tri)
735	16	0.032	21：35μg	21：1mg NE	Ortho-Novum 1/35(mono) Necon 1/35(mono) Norinyl 1 + 35(mono) Nortrel 1/35(mono) Cyclafem 1/35(mono) Alyacen 1/35(mono) Dasetta 1/35(mono) Pirmella 1/35(mono) Genora 1/35(mono) Nelova 1/35(mono) Norethin 1/35E(mono)
735	21	0.42	10：35μg 11：35μg	10：0.5mg NE 11：1mg NE	Ortho-Novum 10/11(bi) Necon 10/11(bi) Nelova 10/11(bi)
735	29.4	0.25	21：35μg	21：1mg ED	Demulen 1/35(mono) Zovia 1/35E(mono)
840	22.3	0.56	84：30μg	84：0.15mg LN	Seasonale(mono) Daysee(mono) Quasense(mono) Jolessa(mono) Introvale(mono)
840	22.3	0.79	84：30μg 7：10μg	84：0.15mg LN 7：0mg LN	Seasonique(mono) Amethia(mono) Camrese(mono)
1050	21	0.17	21：50μg	21：1mg NE	Ovcon 50(mono)
1050	27.3	0.99	21：50μg	21：0.5mg NORG	Ovral(mono) Ogestrel(mono)
1050	29.4	0.25	21：50μg	21：1mg ED	Demulen 1/50(mono) Zovia 1/50(mono)

表 26-5   口服避孕药物：雌激素、孕激素和雄激素每28天含量（续表）

雌激素（μg 乙炔雌二醇）	孕激素（mg 炔诺酮）*	雄激素（mg 甲基睾酮）†	天数：乙炔雌二醇剂量	天数：孕酮剂量	品牌名称‡（时相）
1050	29.4	0.25	21：35μg	21：1mg ED	Demulen 1/35（mono）
					Zovia 1/35（mono）
					Kelnor（mono）
—	4.9	0.10	—	28：0.075mg DG	Cerzette
—	9.8	0.20	—	28：0.35mg NE	Nor-QD
					Camila
					Heather
					Nora-BE
—	9.8	0.33	—	28：0.35mg NE	Ortho-Micronor
					Errin
					Jencycla
					Jolivette

*Androgen levels have been calculated from progestin potency based on Dickey and Dickey 2010.

†All progestins have been converted to norethindrone equivalents based on Dickey and Dickey 2010.

‡Italicized drugs are generic products.

DG, Desogestrel（third-generation progestin）; DRSP, Drospirenone（fourth-generation progestin）; ED, ethynodiol diacetate（first generation）; LN, levonorgestrel（third-generation progestin）; MDPA, medroxyprogesterone acetate（second-generation progestin）; NE, norethindrone（first-generation progestin）; NORG, norgestimate（third-generation progestin）.

Adapted from Harper DM. A practical approach to managing oral contraceptive pills in adolescents. *Family Practice Recertification*. 2001; 23（11）: 47-57.

解决混合口服避孕药副作用的实例

重点

- 在排卵前改变雌激素和孕激素的比例来预防早期突破性出血，需要更换为含有较多雌激素的片剂，而保持孕激素剂量相似。排卵后晚期突破性出血（这是需要更多孕激素）需要更换为含有较多孕激素的片剂，而保持雌激素剂量相似。
- 周期内大量出血需要更换为雌孕激素比例较低的片剂，通过降低雌激素的剂量实现。雌激素促进子宫内膜增生，导致月经过多。
- 整个周期的突破性出血需要更换为含更多雌激素的片剂，无需改变孕激素的剂量。
- 血压升高和心情抑郁需要更换为含较少孕激素剂量的片剂。

月经异常

过去两年，一位越野队中大学生年龄段的女性一直服用 Apri。她表示，过去 6 个月，她有 3 天的光照期，紧接着是 4 天无出血，之后是 3 天点滴出血。这种突破性出血是因雌激素缺乏引起，这让她很难过。具有更多雌激素和相似剂量的孕激素的片剂是比较理想的药物。三妇康或炔雌醚 7/7/7 含有足量的雌激素和几乎相同剂量的孕激素，是很好的选择。

一名服用 Tri-Sprintec 的 16 岁女孩抱怨在她月经周期前 3～5 天时内裤上出现褐色血迹，而在周期中出现许多浸润的血斑。她要参加游泳比赛，所以大量出血尤其让她觉得麻烦，这样会在卫生棉条周围渗漏。她最近的周期（10～21 天）中突破性出血和痛经可能归因于孕激素缺乏。Tri-Sprintec 含有非常小剂量的孕激素，但有普遍含量的雌激素，因此有非常多的替代选择方案。她改用 Necon 0.5/35。3 个月后，点滴出血的问题得到解决，而周期中大量出血仍在继续。她报告在周期前一周有腹胀的症状，会影响她游泳比赛中的发挥。痛经和腹胀是雌激素过多的表现，所以应给她含有较少雌激素的药物。Cyclessa 是很好的选择，对她或许管用。

一名 42 岁女性尚未出现围绝经期症状，一直在服用 Mircette。最近，她出现了 2 天的出血，每次在她周期的第 2 天出现褐色血迹。因为突破性出血总是在周期中断断续续地发生，她的子宫内膜需要更多的雌激素，Mircette 无法提供。Desogen 可以提高雌激素水平，同时维持孕激素和雄激素水平稳定。Necon 0.5/35 类药物含有更多的雌激素、稍少量的孕激素和一半的雄激素，也是一个很好的选择。

体重增加和抑郁

一名 18 岁的多囊卵巢综合征患者服用低剂量雌激素药物无法控制病情，换成服用 Demulen。在 3 个月的随访期间，她血压有轻微升高（140/92mmHg），她的体重增加了 13.6kg（30Ib），她抱怨心情不好。她想继续服药，因为能够改善 PCOS 的症状，但她需要换一种药物。问题在于孕激素过多。许多 OCP，例如 Genora 1/35，含有 735µg 的乙炔雌二醇和少量孕激素。给她服用该药物 3 个月，预约每月监测血压情况。

组合单相制剂和扩展周期药物

初始制剂是单相的，在 28 天周期中的前 21 天，雌激素和孕激素的剂量无任何改变，周期最后 7 天添加惰性安慰剂或铁剂。随后的双相制剂通过模拟月经周期中期初的雌激素高峰和后来的孕激素高峰，以试图减少突破性出血和其他副作用。

三相制剂最初只是改变孕激素成分，在周期中前 21 天分三步逐渐增加孕激素剂量。后来的三相制剂保持孕激素剂量恒定，在周期前 21 天增加雌激素剂量。有一套制剂在周期的中期使雌激素剂量达到最大（低、高、低），在 21 天中逐步增加孕激素剂量。

研制长周期药物使贫血风险降至最小，并减少 1 年中 4 次撤退性出血所致失血。三个 28 天的周期相结合，后面是 7 天的撤退期。最初扩展周期是用单相的 30µg 乙炔雌二醇和 0.15mg 左诺孕酮 84 天（例如 Seasonale，Introvale，Quasense，Jolessa）。在 84 天周期中会出现周期中早期出血或间断点滴出血的雌激素缺乏的症状。人们会使用延迟下一个周期的制剂，期初 84 天的成分不变，而在原来服用安慰剂的 7 天中加入 10µg 乙炔雌二醇（例如 Seasonique，Amethia，Camresse，Daysee）。最后，为减少血栓形成风险，含较小剂量的雌激素和孕激素的制剂已经被批准使用 20µg 乙炔雌二醇和 0.10mg 左诺孕酮总共 84 天，紧接着在扩展周期的剩下的 7 天中用 10µg 乙炔雌二醇（例如 LoSeasonique，AmethiaLo，CamresseLo）。

四相制剂是最新的配方，能够更接近模拟月经周期和减少子宫出血或不规则出血。28 天周期制剂含有四种不同的雌孕激素组合（图 26-5A）。新的雌激素配方（雌二醇戊酸酯）开始是最高剂量，周期中剂量减少至零。第四代孕酮（地诺孕素）分为两种不同剂量，在周期中期的 17 天用较高剂量。

扩展的四相制剂含有四种剂量的雌激素和单一剂量的孕激素（图 26-5B）。头 42 天含单相的 20µg 乙炔雌二醇和 0.15mg 左诺孕酮，以利于稳定子宫内膜。没有含有如此少量雌激素的单相制剂能和被批准最高剂量的左诺孕酮相平衡。接下来的两个 21 天的时间段增加雌激素的剂量达到了 25µg 乙炔雌二醇，再是 30µg 乙炔雌二醇和同样大剂量的 0.15mg 左诺孕酮。最后 7 天减少雌激素的剂量达到 10µg 乙炔雌二醇，且不含孕激素。

找到 28 天周期中激素剂量的最佳范围应改变药物制剂的成分含量。

单孕酮避孕药

> **重 点**
>
> - 与混合雌孕激素制剂不同，单孕酮避孕药可用于在产后最初阶段的哺乳期妇女。
> - 单孕酮避孕药包括片剂、针剂和皮下埋植剂，都能通过增厚宫颈黏液和使子宫内膜变薄来发挥作用。
> - 单孕酮避孕药需要在每天同一时间服药来起效。
> - 在处方 DMPA 时，需要考虑到它会使骨密度减低，尤其对于青少年和围绝经女性。

单孕酮避孕药对产后希望马上哺乳的女性有作用。CDC 建议立即使用单孕酮片剂、DMPA 针剂、或皮下埋植剂（CDC，2011），尽管有些人群因为静脉血栓形成风险较大，不推荐 3 周内使用激素（Marik and Plante，2008；Rodriguez and Kaunitz，2009）。现在美国市场上出售的单孕酮片剂只有一种剂量，即 0.35mg 炔诺酮，在 28 天周期共 9.8mg。该剂量孕酮能使宫颈黏膜增厚，从而阻止精子进入上生殖道。另外，它还能导致子宫内膜变薄，不利于胚胎植入。孕酮的半衰期较短，它的作用机制要求每天同一时间服药，时间差别不能超过 3 个小时（Wright et al.，1970）。欧洲的一种单孕酮片剂含 75µg 去氧孕烯，每天的服用时间可以有 12 小时的差异（Korver et al.，2005）。

单孕酮片剂最常见的副作用是不规则出血、抑郁和痤疮暴发（McCann and Potter，1994；St-Andre et al.，2012）。这些症状在 DMPA 中更严重，每 90 天肌肉注射一次（150mg）和经 3 年皮下植入都是有效的（68mg 依托孕烯，依托孕烯植埋剂）（Hoggart et al.，2011）。值得注意的是，连续两年使用 DMPA 会引起骨密度丢失（Isley and Kaunitz，2011）。这对青少年和围绝经期妇女特别麻烦，因为青少年还没有完成骨量积累，而围绝经期妇女已经开始出现骨量不断地流失。2004 年，

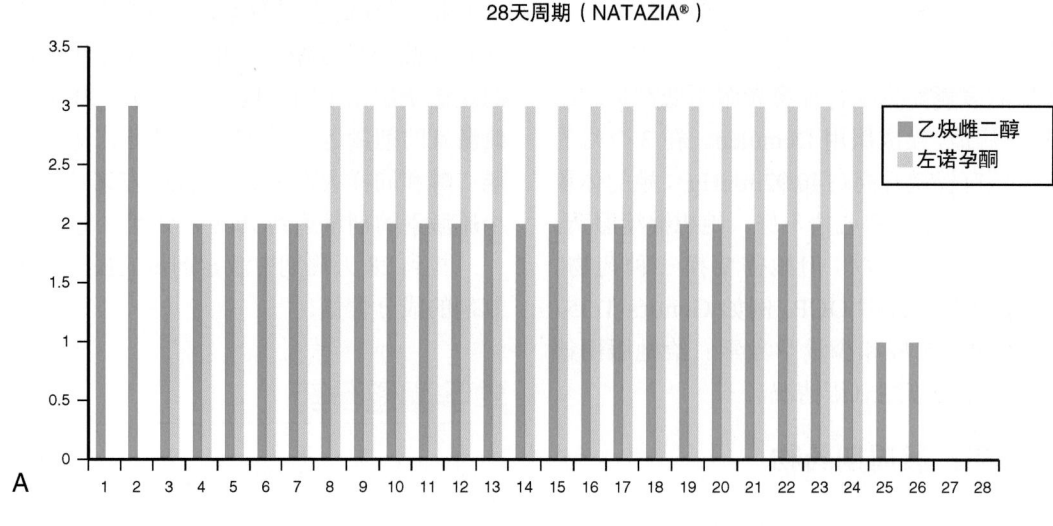

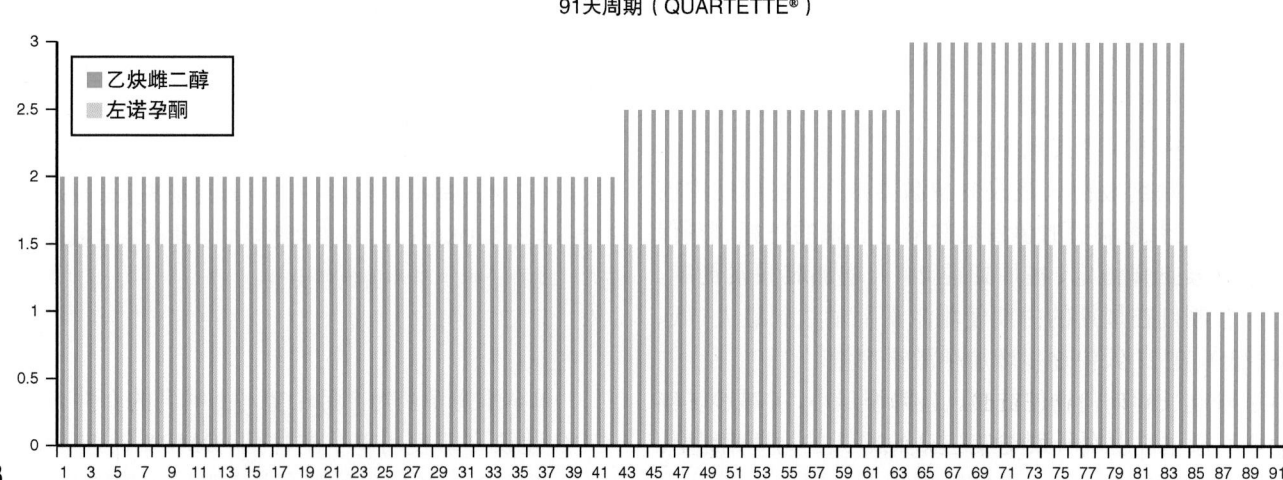

图26-5   四相配方设计。A. 28天周期(地诺孕素)。B. 91天周期(四重奏配方)

FDA 对 DMPA 增加了一条"黑盒子"警告,但是世界卫生组织和美国妇产科学院尚未在她们的建议中指出该风险(ACOG, 2008; FDA, 2014; WHO, 2007)。

其他避孕方法

重 点

■ 灵活的阴道嵌入式的塑料环和透皮贴剂是额外的避孕方法。这些都含有雌激素成分和第三代孕酮左炔诺孕酮,左炔诺孕酮与静脉血栓形成有关。

■ 用于性交 5 天内紧急避孕的方法有铜制宫内节育器和激素类药物,包括雌孕激素药物和单孕酮药物。

■ 美国目前在售的非处方激素类紧急避孕药物适用于 17 岁及以上女性。

■ 宫内节育器通过在子宫内形成无菌性炎症反应导致不孕。

■ 铜制宫内节育器和含有左炔诺孕酮的宫内节育器是最有效的可逆性的避孕方法,取出宫内节育器的主要原因有不规则出血和抽搐。

周期性激素选择

阴道环是阴道嵌入式的唯一灵活的塑料环,它含有最低剂量的乙炔雌二醇,每 28 天周期中为 315μg。欧梭依罗是唯一的透皮避孕贴剂,每 28 天周期含有 420μg。孕激素分别为依托孕烯和甲基孕酮的第三代衍生物。这些孕激素会引起非常多例的静脉血栓形成的病例,而 Nuvaring 和 Ortho-Evra 的制造商已经花费了数百万美元解决这些问题(Feeley and Voreacos, 2014; Voreacos, 2008)。正如其他任何一种避孕方法一样,阴道环和透皮贴剂在个体使用前应权衡利弊,使用中若出现任何症状应及时报告。

紧急避孕

在美国，激素类紧急避孕药物已经批准作为非处方药物出售给 17 岁及以上女性，用于 5 天内性交后的避孕。美国 15～44 岁有性生活女性中共有 11% 的人群用过激素类避孕药物，其中 22～24 岁人群占最大比例（Daniels et al., 2013）。使用口服激素类紧急避孕药物的人群是使用铜制宫内节育器的 9 倍，尽管有证据表明宫内节育器更有效（风险降低率为 99.2%，而使用单孕酮类、雌孕激素药物分别为 89% 和 74%）（Cheng et al., 2008；Trussell et al., 2003；Zhou and Xiao, 2001）。这个推断主要归因于卫生保健人员需要在性交 5 天内置入铜制宫内节育器。有种错误的观念，宫内节育器在 10 年中不能取出，取决于诊所，并需要提前支付费用。

子宫内避孕器具

子宫内器具避免怀孕，使胚胎无法植入。子宫内的异物会引起对精子有害的无菌性的炎症反应，抑制精子活性，减少精子的容量及存活率，有吞噬精子的作用（Ammala et al., 1995；Patai et al., 2003）。

有两种类型的宫内节育器。其中一种是在紧急避孕法中描述的铜制节育器，铜的表面积为 380mm^2，作用可长达 20 年（ParaGard）。IUD 的作用机理是以铜盐来补充的。另外一种含有左炔诺孕酮，有两种剂型。52mg 的剂型（LNg20）每日释放 20μg 左炔诺孕酮，在 5 年中逐渐降低至每日 10～14μg，大小与铜制节育器一致。13.5mg 的剂型（LNg14）每日释放 14μg，3 年内降到 5μg（Skyla）。这两种节育器都会引起不规则出血和抽搐，这也是早期取出节育器最普遍的原因（Teal and Sheeder, 2012）。左炔诺孕酮节育器在一些人群中会导致闭经。

青少年问题

> **重 点**
>
> - 在美国，青少年在意外怀孕人群中占有最高的比例，15～19 岁女孩占 77%。
> - 在所有年龄组中，除了宫内节育器和皮下植入制剂，青少年人群对其他任何避孕措施的中止率最高，在 24 个月期间超过 50%。
> - ACOG 建议，在性生活活跃的青少年人群中，宫内节育器应作为一线避孕措施。

青少年的意外怀孕率最高，任何形式的避孕措施都是最高的中止率（ACOG, 2012；Finer & Zolna, 2014；Mosher et al., 2012）。虽然许多青少年一开始使用了避孕措施，但在 24 个月期间都停止使用：IUD 有 23%（铜制和 LN 无差异），皮下植入制剂有 31%，OCP 有 57%，透皮贴剂有 60%，阴道环有 59%，DMPA 有 62%（ONeil-Callahan et al., 2013）。ACOG 最近宣称，对于青少年来说，最具成本效益的避孕方法是要长效且可逆的措施，例如含有或不含有激素的宫内节育器（ACOG, 2012）。由于这一代 IUD 有单丝尾，多性伴侣人群使用上一代 IUD 所导致的不育风险大大降低。

其他信息

> **重 点**
>
> - 除了禁欲之外，在所有的避孕措施中，男用和女用的避孕套为性传播疾病提供最重要的保护。
> - 绝育是最有效的计划生育的方法，但实施起来是失败的。
> - 服用雌孕激素药是最常见的避孕方法，对配方的管理是个体化治疗的关键。

关于疾病和相关健康问题的国际统计分类（ICD-10）的第 10 次修订，包括关于避孕问题的费用报销准则，可见表 26-6。

没有一种避孕方法可以完全预防性传播疾病。屏障法，例如男用和女用避孕套，在节欲后可提供最大的保护。由于对人乳头瘤病毒和 HIV 病毒的促进作用，不再推荐像非氧诺 -9 这样的杀精剂（Gupta and Nutan, 2013）。如果需要润滑剂，以盐为基础的润滑剂是最安全的。子宫帽、宫颈帽和海绵提供其他可能吸引女性的屏障方法。

生育意识法失败率最大，但通常是选择的方法，因为没有外源性激素或异位来产生副作用（Gribble et al., 2008）。

绝育手术是永久的，但确有失败发生。输卵管破裂导致的女性绝育 1000 例有 2～10 例失败；输精管切除术的男性绝育手术有 11/1000 的失败率（ACOG, 2013；Jamieson et al., 2004）。子宫镜下放置的镍线圈，没有在输卵管形成疤痕，导致在 1000 个手术中有 2～3 个发生妊娠（Bradley et al., 2008），并且会引起镍过敏。

最常用的避孕方法是使用不同比例的雌孕激素，

表26-6　避孕措施报销的 ICD-10 编码

Z30.0 代表一般的咨询以及给予避孕方面的建议

Z30.0.1 代表避孕措施最初的处方

Z30.0.11 代表口服避孕药物最初处方

Z30.0.12 代表紧急避孕最初处方

Z30.0.13 代表注射避孕药物最初处方

Z30.0.14 代表宫内避孕装置最初处方

Z30.0.18 代表其他避孕措施最初处方

Z30.0.19 代表未指定避孕措施最初处方 *

Z30.0.02 计划生育避孕的咨询与指导

Z30.0.09 代表其他一般的咨询以及给予避孕方面的建议 *

Z30.2 代表节育措施

Z30.4 代表避孕措施的监督

Z30.40 代表未指定的避孕措施的监督

Z30.41 代表口服避孕药物的监督

Z30.42 代表注射用避孕药物的监督

Z30.43 代表宫内避孕装置的监督

Z30.430 代表宫内避孕装置置入

Z30.431 代表宫内避孕装置常规检查

Z30.432 代表宫内避孕装置移除

Z30.433 代表宫内避孕装置移除和再置入

Z30.49 代表其他避孕措施的监督 *

Z30.8 代表其他避孕管理包括输精管结扎后精子计数

Z31.4 代表生殖研究及检测

Z31.41 精子计数检测生殖能力

Z31.42 节育术后精子计数

Z30.9 代表未指定的避孕管理

Z31 代表生殖管理

Z31.61 计划生育生殖咨询和建议

Z32.0 代表妊娠试验

Z32.01 代表妊娠试验结果阳性

Z32.02 代表妊娠试验结果阳性

* 该编码项目无法报销

ICD-10, International Statistical Classification of Diseases and Related Health Problems, 10th ed.

每月有撤退性出血。需要细心和耐心地设计组合中的成分剂量,才能使每月出血量最少,副作用也最少。

重要治疗方法

- 口服避孕药物是最常用的避孕方法,因为它的副作用,也是最易被遗弃的方法(推荐等级:A)。
- 对于寻求避孕的青少年,建议采取长效的可逆的避孕措施,如铜制节育器和左炔诺孕酮节育器(推荐等级:C)。
- 单孕酮药物适用于产后哺乳期妇女(推荐等级:C)或无法耐受雌激素成分的女性。这种药物的半衰期很短,要求女性每天在同一时间服药,时间差异不能超过3小时。

- 激素紧急避孕法既可用于口服制剂,也可用于宫内节育器。尽管越来越多的女性选择使用口服配方,但铜制节育器是预防意外怀孕最有效的措施(推荐等级:A)。

（江华　翟淼淼　译,刘中民　审校）

参考资料

American College of Obstetricians and Gynecologists: Adolescents and long-acting reversible contraception: implants and intrauterine devices. Committee Opinion No. 539, *Obstet Gynecol* 120:983–988, 2012.

American College of Obstetricians and Gynecologists: ACOG Practice Bulletin No. 133: benefits and risks of sterilization, *Obstet Gynecol* 121:392, 2013.

American College of Obstetricians and Gynecologists Committee on Gynecologic Practice: ACOG Committee Opinion No. 415: Depot medroxyprogesterone acetate and bone effects, *Obstet Gynecol* 112:727, 2008.

Ammälä M, Nyman T, Strengell L, Rutanen EM: Effect of intrauterine contraceptive devices on cytokine messenger ribonucleic acid expression in the human endometrium, *Fertil Steril* 63(4):773, 1995.

Belden P, Harper CC, Speidel JJ: The copper IUD for emergency contraception, a neglected option, *Contraception* 85(4):338–339, 2012.

Bradley LD, Price TM, Van Herendael BJ, Cayuela E: Long-term follow-up of hysteroscopic sterilization with the Essure micro-insert [abstract], *J Minim Invas Gynecol*. 15(Suppl):14S, 2008.

Centers for Disease Control and Prevention: *U.S. medical eligibility criteria for contraceptive use, 2010. Adapted from the World Health Organization medical eligibility criteria for contraceptive use, 4th edition*, May 28, 2010. http://www.cdc.gov/mmwr/preview/mmwrhtml/rr59e0528a1.htm.

Centers for Disease Control and Prevention: Update to CDC's U.S. medical eligibility criteria for contraceptive use, 2010: revised recommendations for the use of contraceptive methods during the postpartum period, *MMWR Morb Mortal Wkly Rep* 60(26):878, 2011.

Centers for Disease Control and Prevention: *Effectiveness of family planning methods*, 2014. http://www.cdc.gov/reproductivehealth/UnintendedPregnancy/PDF/Contraceptive_methods_508.pdf.

Cheng L, Gülmezoglu AM, Piaggio G, et al: Interventions for emergency contraception, *Cochrane Database Syst Rev* (2):CD001324, 2008.

Daniels K, Jones J, Abma J: *Use of emergency contraception among women aged 15–44: United States, 2006–2010. NCHS Data Brief*, no 112. Hyattsville, MD, 2013, National Center for Health Statistics.

Davtyan C: Four generations of progestins in oral contraceptives, *Proc UCLA healthcare* 16:1–3, 2012.

Dickey R, Dickey RP: *Managing contraceptive pill/drug patients*, ed 14, Durant, OK, 2010, Essential Medical Information Systems.

Feeley J, Voreacos D: *Merck said to agree to $100 million NuvaRing settlement*, February 7, 2014. http://www.bloomberg.com/news/2014-02-06/merck-said-to-agree-to-100-million-nuvaring-settlement.html.

Food and Drug Administration: *Highlights of prescribing information: DEPO-PROVERA CI (medroxyprogesterone acetate) injectable suspension, for intramuscular use*, 2014. http://www.accessdata.fda.gov/drugsatfda_docs/label/2010/020246s036lbl.pdf.

Finer LB, Zolna MR: Shifts in intended and unintended pregnancies in the United States, 2001-2008, *Am J Public Health* 104(Suppl 1):S43–S48, 2014.

Goldzieher JW: Selected aspects of the pharmacokinetics and metabolism of ethinyl estrogens and their clinical implications, *Am J Obstet Gynecol* 163:318, 1990.

Gribble JN, Lundgren RI, Velasquez C, Anastasi EE: Being strategic about contraceptive introduction: the experience of the Standard Days Method, *Contraception* 77(3):147, 2008.

Gupta SK, Nutan: Clinical use of vaginal or rectally applied microbicides in patients suffering from HIV/AIDS, *HIV AIDS (Auckl)* 5:295–307, 2013.

Guttmacher Institute: *Improving contraceptive use in the United States*, 2008. http://www.guttmacher.org/pubs/2008/05/09/ImprovingContraceptiveUse.pdf.

Guttmacher Institute: *Unintended pregnancy in the United States*, 2013. http://www.guttmacher.org/pubs/FB-Unintended-Pregnancy-US.html.

Harper DM: A practical approach to managing oral contraceptive pills in adolescents, *Family Practice Recertification* 23(11):47–57, 2001.

Hoffman S: *By the numbers: the public costs of teen childbearing*, Washington, DC, 2006, National Campaign to Prevent Teen Pregnancy. http://www.thenationalcampaign.org/costs/pdf/report/BTN_National_Report.pdf.

Hoffman S, Maynard R, editors: *Kids having kids: economic costs and social consequences of teen pregnancy*, ed 2, Washington, DC, 2008, Urban Institute Press.

Hoggart L, Newton VL, Dickson J: "I think it depends on the body, with mine it didn't work": explaining young women's contraceptive implant removal, *Contraception* 88(5):636–640, 2013.

Hupila MK, Smith DL: *Consumer Health Information Corporation: 5 common questions about generic drugs*, 2008. Available at: http://www.consumer-health.com/services/5CommonQuestionsAboutGenericDrugs.php.

Isley MM, Kaunitz AM: Update on hormonal contraception and bone density, *Rev Endocr Metab Disord* 12(2):93–106, 2011.

Jamieson DJ, Costello C, Trussell J, et al, US Collaborative Review of Sterilization Working Group: The risk of pregnancy after vasectomy, *Obstet Gynecol* 103(5 Pt 1):848, 2004.

Korver T, Klipping C, Heger-Mahn D, et al: Maintenance of ovulation inhibition with the 75-microg desogestrel-only contraceptive pill (Cerazette) after scheduled 12-h delays in tablet intake, *Contraception* 71(1):8–13, 2005.

Marik PE, Plante LA: Venous thromboembolic disease and pregnancy, *N Engl J Med* 359(19):2025–2033, 2008.

McCann MF, Potter LS: Progestin-only oral contraception: a comprehensive review, *Contraception* 50(6 Suppl 1):S1, 1994.

Mosher WD, Jones J: Use of contraception in the United States: 1982-2008, *Vital Health Stat* 29:1–44, 2010.

Mosher WD, Jones J, Abma JC: Intended and unintended births in the United States: 1982-2010, *Natl Health Stat Report* 55:1–28, 2012.

O'Neil-Callahan M, Peipert JF, Zhao Q, et al: Twenty-four-month continuation of reversible contraception, *Obstet Gynecol* 122(5):1083–1091, 2013.

Ory HW: Mortality associated with fertility and fertility control: 1983, *Fam Plann Perspect* 15:50–56, 1983.

Patai K, Szilagyi G, Noszal B, Szentmariay I: Local tissue effects of copper-containing intrauterine devices, *Fertil Steril* 80(5):1281, 2003.

Reifsnider E, Mendias N, Davila Y, Bever Babendure J: Contraception and the obese woman, *J Am Assoc Nurse Pract* 25(5):223–233, 2013.

Rodriguez MI, Kaunitz AM: An evidence-based approach to postpartum use of depot medroxyprogesterone acetate in breastfeeding women, *Contraception* 80(1):4, 2009.

Shortridge E, Miller K: Contraindications to oral contraceptive use among women in the United States, 1999-2001, *Contraception* 75(5):355, 2007.

St-André M, Stikarovska I, Gascon S: Clinical case rounds in child and adolescent psychiatry: de novo self-mutilation and depressive symptoms in a 17-year-old adolescent girl receiving depot-medroxyprogesterone acetate, *J Can Acad Child Adolesc Psychiatry* 21(1):59–62, 2012.

Stegeman BH, de Bastos M, Rosendaal FR, et al: Different combined oral contraceptives and the risk of venous thrombosis: systematic review and network meta-analysis, *BMJ* 347:f5298, 2013.

Teal SB, Sheeder J: IUD use in adolescent mothers: retention, failure and reasons for discontinuation, *Contraception* 85(3):270–274, 2012.

Trussell J, Ellertson C, von Hertzen H, et al: Estimating the effectiveness of emergency contraceptive pills, *Contraception* 67:259–265, 2003.

Voreacos D: *J&J paid $68 million to settle birth-control cases (Update 3)*, October 10, 2008. http://www.bloomberg.com/apps/news?pid=newsarchive&sid=amZTOX84_8zU.

World Health Organization: *Hormonal contraception and bone health: provider brief*, 2007. http://www.who.int/reproductivehealth/publications/family_planning/pbrief1/en/index.html.

Wright SW, Fotherby K, Fairweather F: Effect of daily small doses of Norgestrel on ovarian function, *J Obstet Gynaecol Br Commonw* 77(1):65, 1970.

Wu CQ, Grandi SM, Filion KB, et al: Drospirenone-containing oral contraceptive pills and the risk of venous and arterial thrombosis: a systematic review, *BJOG* 120(7):801–810, 2013.

Zhou L, Xiao B: Emergency contraception with Multiload Cu-375 SL IUD: a multicenter clinical trial, *Contraception* 64(2):107, 2001.

网络资源

www.cdc.gov/mmwr/preview/mmwrhtml/rr5904a1.htm and http://www.cdc.gov/mmwr/pdf/rr/rr5904.pdf Describe the U.S. and World Health Organization medical eligibility criteria to use different contraceptive formulations.

www.guttmacher.org/statecenter/adolescents.html Describes the laws concerning confidentiality of providing contraceptive care to adolescents with or without parental consent.

www.menopause.org/for-women/sexual-health-menopause-online/reminders-and-resources/contraception-you-need-it-longer-than-you-may-think Describes the methods of contraception as women age into the perimenopausal years.

第27章 心血管疾病

PETER P. TOTH ■ NICOLAS W. SHAMMAS ■ BLAIR FOREMAN ■
J. BRIAN BYRD ■ ROBERT D. BROOK

在美国以及大多数发达国家,无论男性还是女性,居于首位的发病及致死原因,当属心血管疾病(CVD)。在亚洲大部分地区,心血管疾病已成为近几十年来致死及致残的主要原因。在全世界范围内,人们持续花费了大量努力去研究心血管疾病对人类躯体、心理和社会经济造成的严重影响,并且取得了重大进展。在2000~2010年间,与心血管疾病与脑卒中相关的疾病死亡率分别下降了31%和35.6%(Go et al., 2014)。仅仅在美国,每年因为心血管疾病与脑卒中造成的全部经济损失就接近3150亿美元,每34秒就有一个人发生冠状动脉事件。

在心血管疾病的检测和管理方面,人们已取得了重要进展。借助新型药物干预的出现,经皮冠状动脉介入术应用于瓣膜性心脏病、动脉瘤以及外周血管病的治疗技术的发展,以及心律失常纠正方法的创新,心血管医学正迅速发展。多种心血管疾病的特征性分子缺陷正成为研究热点,并将有可能带来新的治疗方式从而预防或应对多种心血管系统异常。

许多专业协会和国际组织都已经发布了针对具体心血管疾病的详细指南,并不断对其中的内容进行重新评估和更新,以便优化对危险因素及既有疾病的管理。尽管如此,在世界各地,对疾病指南的依从率依然相对较低。此外,虽然人们借助随机临床试验,已经确立了许多药物类别在降低心血管疾病的发病率和死亡率中的有效性,但这其中的许多药物仍未得到有效利用,或未能按合适的剂量进行使用。随着全球人口的老龄化,更多的患者发生心脑血管疾病事件,同时高血压(HTN)、血脂异常、代谢综合征、糖尿病(DM)、肥胖以及其他危险因素的发生率也在持续增长,在发现心血管疾病并进行有效管理方面,家庭医生肩上的重任日益增加。

动脉粥样硬化

动脉粥样硬化是一类复杂、且有多个因素影响的全球高发疾病。同时,它也是急性冠状动脉综合征(ACS)如心肌梗死(MI)和不稳定型心绞痛(UA)、冠心病、缺血性脑卒中、肾动脉狭窄以及外周血管疾病等一系列疾病的病因(Libby, 2001)。许多危险因素导致动脉粥样硬化的进展,包括血脂异常、高血压、糖调节受损、年龄、家族史、吸烟、肥胖以及系统性炎症。人们正不断发现新的危险因素,并通过流行病学及临床试验,对这些危险因素在识别疾病风险人群中的效用进行研究。对患者进行心血管风险负担的总体评估,以及积极应对可改变的危险因素,是初级卫生保健工作的重中之重。

随着临床观念的改变,动脉粥样硬化已经不再被视为一种被动的结果。人们过去认为,动脉壁内脂质沉积的逐渐进展是不可避免的,并最终导致血流量及携氧量的减少,从而引起临床症状。而现在人们认为,动脉粥样硬化是一个包含一系列生化及组织学变化的动态过程,这一过程持续地影响着动脉粥样硬化斑块的形成和进展(Hansson, 2005; Libby et al., 2002)。动脉粥样硬化斑块的形成并非不可改变,通过治疗干预可以稳定甚至缩小斑块,从而减少心血管事件的发病率和致死率。

内皮细胞功能异常是动脉粥样硬化形成的早期标志(Toth, 2009)。内皮作为一个整体应视为一种器官系统。内皮细胞位于血管壁腔面，能够调节血管张力并帮助各种分子通过血管壁完成分子转运。当内皮细胞遇到应激，如血液流变学的干扰、炎症或者氧化应激、血糖紊乱、高脂血症以及高血压的时候，其功能和特点就发生了改变。功能异常的内皮血管扩张能力较低，更容易形成血栓，同时上调了多种细胞黏附分子的表达，如血管细胞黏附分子 -1(VCAM-1)和细胞内黏附分子 -1(ICAM-1)(Lusis, 2000)。这些黏附分子促进了单核细胞、T 细胞和肥大细胞与内皮表面的结合。被黏附的炎性白细胞(WBC)在梯度性单核细胞趋化蛋白 -1 和其他细胞因子的引导下，穿过内皮细胞，到达内皮下间隙。进入内皮下间隙后，这些白细胞便在此定居，形成炎症病灶。在巨噬细胞集落刺激因子的作用下，单核细胞转变为巨噬细胞。炎性白细胞是超氧自由基、过氧化物以及羟自由基等氧自由基的潜在来源。这些具有反应活性的氧自由基可以氧化脂蛋白中的磷脂和脂肪酸，使其更容易导致炎症以及动脉粥样硬化。当巨噬细胞暴露于这些氧化性致动脉粥样硬化性脂蛋白后，便会上调细胞表面清道夫受体(如 CD36 和清道夫受体 A)的表达，这些受体会促进胆固醇和胆固醇脂的内吞作用，从而形成泡沫细胞。泡沫细胞融合聚积形成脂纹，即组织学上动脉粥样硬化斑块的前体。积聚在内皮下间隙的巨噬细胞、T 细胞以及肥大细胞同时还会帮助募集其他白细胞，并通过分泌多种细胞因子、白细胞介素(ILs)及氧化酶，对内皮细胞、平滑肌细胞和成纤维细胞的功能、增殖产生负面影响，从而推动动脉粥样硬化性疾病不断向前进展。

随着疾病的进展，动脉粥样硬化斑块在分子学及组织学层面上不断发生变化。当泡沫细胞凋亡后，细胞碎片积聚，进一步激发炎症反应(Tabas, 2005)。基质金属蛋白酶(MMPs)大量表达，降低了斑块中胶原蛋白、弹性蛋白和细胞外基质蛋白多糖的量。如果这一过程发生在粥样斑块的肩部区域，那么斑块就有可能发生急性破裂或者产生裂隙。一旦斑块破裂，将会使胶原蛋白、组织因子以及血栓形成脂质核心暴露于血小板与凝血因子中，最终导致斑块上方血栓形成，血管腔阻塞，造成急性缺血。如果不能立即恢复缺血组织的血流量，则有可能发生梗死。动脉粥样硬化斑块由于高度炎症化，含有大量巨噬细胞或脂质核心，因此结构很不稳定，容易发生急性破裂。此外，如果一些脆弱的滋养斑块周围血管组织的血管滋养管因痉挛受到损伤，那么则有可能导致斑块内出血，斑块因此迅速增

大，从而致使冠状动脉血管腔变得狭窄。

在绝大多数病例中，急性心肌梗死的病变斑块在破裂或者产生裂隙前并没有导致明显的血流受阻。任何在冠状动脉造影术中可以辨认的动脉粥样硬化斑块都应被认为是可能导致急性冠脉综合征的潜在因素。患者如果在冠状动脉的任何位置存在粥样硬化性病变的证据，就需要积极进行风险评估，同时改变生活方式、接受恰当的药物干预，以降低疾病进一步发展的可能，同时减少心血管事件的发病率和致死率。

血脂异常

> **重　点**
>
> - 接受血脂异常筛查的患者应当进行一次全套的空腹后血脂检测。
> - 新版美国心脏病学会 / 美国心脏协会(ACC/AHA)血胆固醇治疗指南已转变为以风险为中心的模式。
> - 他汀治疗可用于所有二级预防的患者以及动脉粥样硬化性心血管疾病(ASCVD)10 年风险≥7.5% 的患者。
> - 他汀治疗的强度取决于风险水平。血脂异常的次要原因也应该排除在外。
> - 任何针对血脂异常的药物治疗必须配合生活方式的改变。

尽管能够导致疾病，但胆固醇仍然是一种重要的物质，它可以调节细胞质膜的流动性、并且是类固醇合成器官用来生物合成激素的底物。血脂异常与冠状动脉、外周血管、肾血管、脑血管的粥样硬化性疾病有着明确的关系。遗传与环境因素可以导致脂蛋白异常血症，这种异常可以通过改变生活方式以及应用药物干预而改变。Framingham 研究、多危险因素干预研究(Multiple Risk Factor Intervention Trial)以及七国研究(Seven Countries Study)均表明，随着血清胆固醇水平的升高，冠状动脉疾病(CAD)发生率也随之增加。及早发现并治疗血脂异常将会降低动脉粥样硬化性疾病及其相关临床表现的患有率。

血清极低密度脂蛋白(VLDL)及低密度脂蛋白(LDL)颗粒负责将胆固醇和甘油三酯运输至外周组织及血管壁。这些脂蛋白可以穿过血管内皮屏障，从而引发动脉粥样硬化形成。未被外周组织吸收的致粥样硬化性脂蛋白就被肝脏 LDL 受体从循环中清除。有些抗动脉粥样硬化药物就是通过增加肝脏 LDL 受体从而降低致

粥样硬化性脂蛋白在血液循环中的水平。

血脂异常可能由胃肠道（GI）营养吸收异常、血清或细胞内酶活性异常，和 / 或细胞表面受体表达异常引起。所有接受血脂异常筛查的人都需要进行全套空腹后（12～14 小时）脂蛋白检测（包括低密度脂蛋白胆固醇[LDL-C]、甘油三酯、高密度脂蛋白胆固醇[HDL-C]水平检测）。由于 CAD 的风险只与某种特定脂蛋白的血清水平有关，因而仅仅测量总胆固醇水平几乎没有什么临床参考价值。

全国胆固醇教育计划成人治疗组Ⅲ（NCEP ATPⅢ）建议现已被取代为 ACC/AHA 血胆固醇治疗降低成人动脉粥样硬化性心血管疾病风险指南（Stone et al.，2013）。新指南引起了大量争议，并非被所有专业协会认可。新建议总结为图 27-1 及表 27-1。新指南的重点从 LDL-C 和非 -HDL-C 的阈值和目标值，转向了对急性心血管事件的总体风险是否施以他汀治疗的判断。Framingham 风险公式已不再是新指南中的内容。对于一级预防的患者，建议使用新汇集队列方程评估 10 年 ASCVD 风险，可在 http://my.americanheart.org/professional/Statements-Guidelines/PreventionGuidelines/Prevention-Guidelines_UCM_457698_SubHomePage.jsp 下载。ASCVD 包括 ACS，MI 病史，稳定或不稳定型心绞痛，冠状动脉或其他动脉血管重建，脑卒中，短暂性缺血发作（TIA），或推断为动脉粥样硬化病因的外周动脉疾病（PAD）。

无论何种性别、种族或民族，一级预防的患者开始接受他汀治疗的 10 年风险阈值为≥7.5%。表 27-2 总结了高 -，中等 - 以及低 - 强度他汀治疗的定义。对于非 -HDL-C 或低 HDL-C 的治疗，该指南未提出相关建议。在评估风险时，还需要考虑 LDL-C≥160mg/dl 或其他遗传性高脂血症的证据；早发 ASCVD 家族史，即有 55 岁前发病的直系男性亲属或 65 岁前发病的直系女性亲属；高敏 C 反应蛋白（CRP）水平高于 2mg/L；冠状动脉钙化指数≥300Agatston 单位或大于对应年龄、性别和种族 75% 以上；踝肱指数（ABI）低于 0.9；或 ASCVD 患者终生风险升高。血脂异常次要原因的评估和治疗总结于表 27-3。

表 27-1 ACC/AHA 血胆固醇治疗指南及建议

建议	NHLBI 等级	NHLBI 证据陈述	ACC/AHA COR	ACC/AHA LOE
治疗目标				
1. 在 ASCVD 的一级或二级预防方面，专家组对于特定 LDL-C 或非 HDL-C 目标值未提出支持或反对的建议	N（无建议）	1~4	/	/
二级预防				
1. 年龄≤75 岁且有临床 ASCVD* 表现的女性和男性，除非有禁忌证，否则应该开始或持续将高强度他汀治疗作为一线疗法	A（充分证据）	1, 6~8, 10~23, 26~28	I	A
2. 有临床 ASCVD* 表现且需要接受高强度他汀治疗的个体，若存在高强度他汀治疗禁忌证†，或诱发他汀治疗相关不良反应特征的情况下，如果可耐受中等强度他汀治疗，应该将中等强度他汀治疗作为第二选择	A（充分证据）	13~22, 24, 27, 28	I	A
3. 年龄 >75 岁且有临床 ASCVD 表现的个体，在开始中等或高强度他汀治疗前，应评估潜在的 ASCVD 风险降低收益、不良反应及药物间相互作用，并考虑患者意愿。对于可耐受的患者，最好继续接受他汀治疗	E（专家观点）	/	Ⅱa	B（16, 20~43）
年龄≥21 岁且 LDL-C≥190mg/dl 个体的一级预防				
1. LDL-C≥190mg/dl 或甘油三酯≥500mg/dl 的个体，应该评估其高脂血症的次要原因	B（中度证据）	75	I‡	B（44, 45）
2. 年龄≥21 岁且原发性 LDL-C≥190mg/dl 的成人应采用他汀治疗（无需评估 10 年 ASCVD 风险）： • 若无禁忌证，采取高强度他汀治疗 • 对于不能耐受高强度他汀治疗的个体，采用其可耐受的最大他汀治疗强度	B（中度证据）	6, 19, 28, 33~35, 37, 38	I§	B
3. 年龄≥21 岁且未予治疗的原发性 LDL-C≥190mg/dl 者，最好强化他汀治疗，使 LDL-C 水平至少减少 50%	E（专家观点）	/	Ⅱa	B（20, 46~50）
4. 年龄≥21 岁且未予治疗的原发性 LDL-C≥190mg/dl 者，在已采取最大强度他汀治疗后，可考虑增加非他汀类药物进一步降低 LDL-C 水平。评估潜在的 ASCVD 风险降低收益、不良反应、药物间相互作用，并考虑患者意愿	E（专家观点）	/	Ⅱb	C（51）

表 27-1 ACC/AHA 血胆固醇治疗指南及建议（续表）

建议	NHLBI 等级	NHLBI 证据陈述	ACC/AHA COR	ACC/AHA LOE
LDL-C 水平为 70～189mg/dl 的糖尿病患者的一级预防				
1. 年龄为 40～75 岁的糖尿病患者应该开始或持续采取中等强度他汀治疗	A（充分证据）	19，29～34，40	I	A
2. 年龄为 40～75 岁且 10 年 ASCVD‖ 预估风险≥7.5% 的糖尿病患者，若无禁忌证，最好采取高强度他汀治疗	E（专家观点）	/	IIa	B（49，52）
3. 年龄 <40 岁或 >75 岁的糖尿病成人患者，在决定开始、持续或强化他汀治疗前，最好对 ASCVD 潜在收益、不良反应、药物间相互作用进行评估，并考虑患者意愿	E（专家观点）	/	IIa	C（53～62）
LDL-C 水平为 70～189mg/dl 的无糖尿病个体的一级预防				
1. LDL-C 水平为 70～189mg/dl，无临床 ASCVD* 表现者，应该采用汇集队列方程评估其 10 年 ASCVD‖ 风险指导该患者开始接受他汀治疗，进行 ASCVD 的一级预防	E（专家观点）	/	I	B（11）
2. 40～75 岁且 LDL-C 水平为 70～189mg/dl，无临床 ASCVD* 或糖尿病表现，且 10 年 ASCVD‖ 风险≥7.5% 者，应采取中等至高强度他汀治疗	A（充分证据）	28，34～36，38，42～44，47，49～56，76	I	A
3. 40～75 岁且 LDL-C 水平为 70～189mg/dl，无临床 ASCVD* 或糖尿病表现，且 10 年 ASCVD‖ 风险为 5%～7.5% 者，采取中等强度他汀治疗较为合理	C（弱证据）	28，34～36，38，42～44，47，49～56，76	IIa	B
4. 对于 LDL-C 水平为 70～189mg/dl，无临床 ASCVD* 或糖尿病表现者，在开始采用他汀治疗进行一级预防前，临床医生和患者最好就该治疗方案潜在的 ASCVD 风险降低收益、不良反应、药物间相互作用及患者意愿进行讨论	E（专家观点）	/	IIa	C（63）
5. 对于 LDL-C <190mg/dl，未确定为他汀治疗获益群体的成人患者，或经定量风险评估后基于风险的治疗决策不明确的患者，可以考虑其他因素¶以帮助决定最终治疗方法。这些个体在评估潜在的 ASCVD 风险降低收益、不良反应、药物间相互作用并讨论患者意愿后，可以考虑采取他汀治疗作为一级预防	E（专家观点）	/	IIb	C（11，13）
心力衰竭和血液透析				
1. 对于 NYHA II～IV 级缺血性收缩期心力衰竭或维持性血液透析的患者，专家组没有做出有关采取或停止他汀治疗的建议	N（无建议）	71，72	/	/

* 临床 ASCVD 表现包括急性冠脉综合征，MI 病史，稳定或不稳定型心绞痛，冠状动脉或其他动脉血管重建，脑卒中，TIA，或推断为动脉粥样硬化病因的外周动脉疾病

† 根据生产厂家的处方信息（64～70），可确定每种他汀类药物的禁忌证、警告和注意事项

‡RCT 研究综述排除了有高脂血症次要病因的个体。甘油三酯 >500mg/dl 是所有 RCT 的一个排除标准。因此，我们有必要排除次要病因以避免不恰当的他汀治疗

§ 没有仅包括 LDL-C≥190mg/dl 个体的 RCT。但是，很多试验都包括了 LDL-C≥190mg/dl 的个体，所有这些试验都一致证实了 ASCVD 发生率的降低。另外，胆固醇治疗试验的荟萃分析表明，采取他汀治疗每降低 LDL-C 39mg/dl，ASCVD 事件发生率可减少 22%，在整个 LDL-C 水平范围内，ASCVD 事件的相对减少与 LDL-C 水平的变化是一致的。因此，原发性 LDL-C >190mg/dl 的个体应该采取他汀治疗

‖10 年预测或"真实"ASCVD 风险包括首次发生非致命性 MI、充血性心脏病死亡及非致命性和致命性脑卒中，用于风险评估工作组（Risk Assessment Work Group）开发的汇集队列方程

¶ 这些因素包括原发性 LDL-C≥160mg/dl 或其他显示有遗传性高脂血症的证据，早发 ASCVD 家族史，即在 55 岁前发病的直系男性亲属或在 65 岁前发病的直系女性亲属，高敏 C 反应蛋白 >2mg/L，CAC 指数≥300Agatston 单位或大于等于对应年龄、性别和种族 75%（更多信息请查询 http://www.mesa-nhlbi.org/CACReference.aspx），ABI <0.9，或 ASCVD 患者终生风险。将来可能还会增加其他因素以辅助评估个体风险

ABI，踝肱指数；ACC，美国心脏病学会；AHA，美国心脏协会；ALT，丙氨酸转移酶；ASCVD，动脉粥样硬化心血管病；AST，天冬氨酸转移酶；CAC，冠状动脉钙化；CK，肌酸激酶；COR，建议级别；HDL-C，高密度脂蛋白胆固醇；LDL-C，低密度脂蛋白胆固醇；LOE，证据等级；MI，心肌梗死；NHLBI，国家心脏、肺及血液研究院；NYHA，纽约心脏协会；RCT，随机对照试验；TIA，短暂性缺血发作；ULN，正常值上限；/，不适用

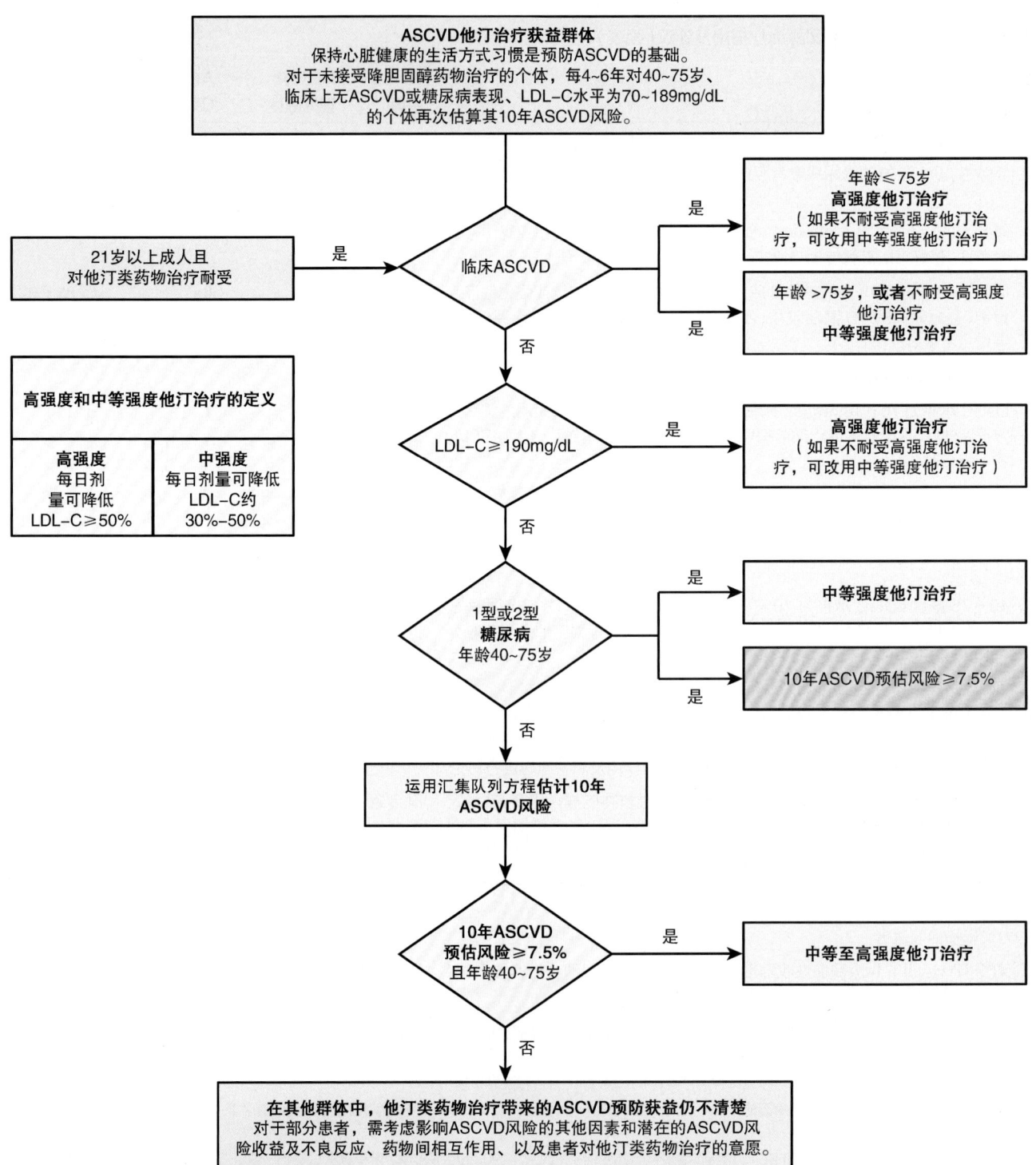

图 27-1 血胆固醇治疗降低成人动脉粥样硬化性心血管疾病风险指南中对他汀治疗的建议（Used with permission from Stone NJ, Robinson J, Lichtenstein AH, et al. 2013 ACC/AHA guideline on the treatment of blood cholesterol to reduce atherosclerotic cardiovascular risk in adults: a report of the American College of Cardiology/American Heart Association Task Force on Practice Guidelines, Circulation 2014; 129(25, Suppl 2): S1-S45.）

  治疗性生活方式改变是心血管事件危险人群的一线治疗方法（NCEP ATPⅢ, 2001）。吸烟患者应该戒烟。每天摄入的胆固醇含量应低于 200mg。表 27-4 总结了营养素的卡路里组分。减少饱和脂肪的摄入，以及增加单不饱和或多不饱和脂肪的摄入，可促进血浆LDL-C 水平的降低。摄入黏性纤维和植物固烷醇可减少胆固醇的吸收。理想状况下，患者应该每周进行五次锻炼，每次 20～30 分钟。规律锻炼可促进体重降低，同时减少内脏脂肪含量并缓解胰岛素抵抗。

表 27-2　高强度、中等强度和低强度他汀治疗

高强度他汀治疗	中等强度他汀治疗	低强度他汀治疗
降低 LDL-C 水平超过 50% 的每天剂量	降低 LDL-C 水平在 30%～50% 之间的每天剂量	降低 LDL-C 水平不超过 30% 的每天剂量
阿伐他汀 40mg 或 80mg	阿伐他汀 10(20)mg	辛伐他汀 10mg
罗苏伐他汀 20mg 或 40mg	罗苏伐他汀(5)10mg	普伐他汀 10～20mg
	辛伐他汀 20～40mg	罗苏伐他汀 20mg
	普伐他汀 40(80)mg	氟伐他汀 20～40mg
	罗苏伐他汀 40mg	匹伐他汀 1mg
	氟伐他汀 XL 80mg	
	氟伐他汀 40mg BID	
	匹伐他汀 2～4mg	

LDL-C，低密度脂蛋白胆固醇

（Used with permission from Stone NJ, Robinson J, Lichtenstein AH, et al. 2013 ACC/AHA guideline on the treatment of blood cholesterol to reduce atherosclerotic cardiovascular risk in adults：a report of the American College of Cardiology/American Heart Association Task Force on Practice Guidelines, Circulation 2014；129(25, Suppl 2)：S1-S45. ）

表 27-3　临床诊疗最为常见的高脂血症继发性病因

继发性病因	LDL-C 升高	甘油三酯升高
饮食	饱和或反式脂肪，体重增加，厌食症	体重增加，极低脂饮食，精制碳水化合物高摄入，过量酒精摄入
药物	利尿剂，环孢霉素，糖皮质激素，胺碘酮	口服雌激素，糖皮质激素，胆汁酸螯合剂，蛋白酶抑制剂，视黄酸，合成代谢类固醇，西罗莫司，雷洛昔芬，他莫昔芬，β 受体阻断剂（不含卡维地洛），噻嗪类
疾病	胆道阻塞，肾病综合征	肾病综合征，慢性肾衰竭，脂肪营养不良
代谢失调及代谢状态改变	甲状腺功能减退，肥胖，怀孕 *	糖尿病（血糖未能控制的），甲状腺功能减退，肥胖，怀孕 *

* 怀孕时胆固醇和甘油三酯水平可逐步升高；孕期和哺乳期禁用他汀，烟酸，依泽替米贝

LDL-C，低密度脂蛋白胆固醇

（Used with permission from Stone NJ, Robinson J, Lichtenstein AH, et al. 2013 ACC/AHA guideline on the treatment of blood cholesterol to reduce atherosclerotic cardiovascular risk in adults：a report of the American College of Cardiology/American Heart Association Task Force on Practice Guidelines, Circulation 2014；129(25, Suppl 2)：S1-S45. ）

表 27-4　治疗性生活方式改变的推荐饮食

膳食成分	推荐摄入量
多不饱和脂肪	不超过总热量的 10%
单不饱和脂肪	不超过总热量的 20%
总脂肪	总热量的 25%～35%
碳水化合物	总热量的 50%～60%
膳食纤维	20～30g/d
蛋白质	约总热量的 15%
膳食胆固醇	＜200mg/d

药物的干预

他汀类

他汀类药物是 3- 羟基 -3- 甲基戊二酰辅酶 A（HMG-CoA）还原酶的竞争性抑制剂，其作用是可逆的。HMG-CoA 还原酶是肝脏和系统组织进行胆固醇生物合成时的限速酶。他汀类是降低 LDL-C 水平最为强效的药物。他汀类药物可上调肝细胞表面的 LDL 受体数量，以加强血浆中可致粥样硬化的含载脂蛋白 B100 的脂蛋白（VLDL、VLDL 残粒和 LDL）的清除。他汀类药物还可减少 VLDL 分泌，并刺激载脂蛋白 A-I 的表达和肝脏的 HDL 的分泌。

大量的前瞻性安慰剂对照临床试验表明，他汀类药物用于一级预防（Downs et al.，1998；Heart Protection Study Group，2002）及二级预防（Cannon et al.，2004；LaRosa et al.，2005；Scandinavian Simvastatin Survival Study Group，1994），均能显著降低心肌梗死、卒中、冠状动脉及全因死亡率（表 27-5）。他汀类药物可降低稳定型和不稳定型心绞痛的发生频率，并延缓动脉粥样硬化斑块的进展。基于血管内超声测量（Nissen et al.，2004）、定量冠状动脉造影及高分辨磁共振成像（MRI）

（Corti et al., 2002），可发现他汀类药物甚至可在一定程度刺激斑块吸收。他汀类药物在男性或女性、黑人或西班牙裔、高血压患者或是糖尿病患者、吸烟者或是年龄超过 70 岁的患者等人群中，均能够减少心血管事件的发生。此外，根据胆固醇治疗试验者协作组（Cholesterol Treatment Trialists Collaboration）开展的荟萃分析，他汀的疗效独立于基线 LDL-C 水平和 Framingham 风险分数，并且不会提高患任何一种恶性肿瘤的风险。

表 27-5 他汀的一级和二级预防中的前瞻性随机对照试验

研究	药物	设计	结果
一级预防研究			
AFCAPS/TexCAPS	罗苏伐他汀 20～40mg/d vs 安慰剂	6605 名男性和女性	减少 40% 的致命性和非致命性心肌梗死的发生；减少 37% 的首次 ACS 的发生；减少 33% 的冠状动脉血管再生成；减少 32% 的不稳定心绞痛的发生
ASCOT	阿伐他汀 10mg/d vs 安慰剂	10 305 名高血压患者，男性（8463 名）及女性（1942 名），均为正在接受治疗的高血压患者，且无冠心病史	减少 36% 的总冠心病/非致死性心肌梗死的发生；减少 27% 的非致命性和致命性卒中的发生；减少 29% 总冠状动脉疾病事件的发生
CARDS	阿伐他汀 10mg/d vs 安慰剂	2838 名患有二型糖尿病的患者，并具有 1 种或以上冠心病危险因素	减少 37% 的主要心血管疾病事件的发生；降低 27% 的总死亡率；减少 13.4% 的急性心血管病事件的发生；减少 36% 的急性冠心病事件的发生；减少 48% 的卒中发生
Heart Protection Study	辛伐他汀 40mg/d vs 安慰剂	20 536 名高风险者（有冠心病史，患其他血管性疾病，高血压或糖尿病，65 岁以上男性）	降低 25% 的全因死亡和冠心病死亡率及因卒中导致的死亡；减少 24% 的血管再形成的需要；减少 25% 的致命性和非致命性卒中发生；减少 38% 的非致命性心肌梗死发生；降低 18% 的冠心病死亡率；降低 13% 的全因死亡率；降低 24% 的冠心病事件发生率
PROSPER	普伐他汀 40mg/d vs 安慰剂	5804 名患者，男性（2804 名）和女性（3000 名），年龄在 70～82 岁间	减少 15% 的合并结局（致命性/非致命性冠心病或卒中；减少 19% 的全部/非致命性冠心病的发生；未见对卒中发生的影响（但减少 25% 的短暂性缺血性发作）
WOSCOPS	普拉固 vs 安慰剂	6595 名男性	降低 31% 的因非致命性心肌梗死导致的冠心病死亡率；减少 32% 的冠心病死亡；降低 22% 的总死亡率
二级预防研究			
4S	辛伐他汀 20mg/d vs 安慰剂	4444 名患者，患心绞痛或有心肌梗死史	降低 42% 的冠心病死亡率；减少 37% 的心肌血管再形成；降低 30% 的全因死亡率；减少 34% 的非致命性主要冠心病事件；减少 30% 的致命性和非致命性卒中的发生
AVERT	阿托伐他汀 80mg/d vs 血管成形术 + 常规照顾	341 名有稳定性冠心病的患者	减少 36% 的缺血性事件的发生
CARE	普伐他汀 40mg/d vs 安慰剂	3583 名男性和 576 名女性，有心肌梗死史	减少 24% 的因冠心病或非致命性心肌梗死导致的死亡；减少 37% 的致命性心肌梗死的发生；减少 27% 的 CABG 或 PTCA
IDEAL	阿托伐他汀 80mg/d vs 辛伐他汀 20～40mg/d	8888 名患有冠心病的男性和女性	减少 13% 的主要心脏疾病事件的发生；减少 17% 的非致命性心肌梗死的发生；减少 23% 的血管再形成；减少 24% 的外周血管疾病的发生
JUPITER	罗苏伐他汀 20mg/d vs 安慰剂	17 802 名男性（> 50 岁）和女性（> 60 岁），无冠心病和糖尿病史；入组时 LDL < 130mg/dl，C 反应蛋白 > 2.0mg/L	减少 44% 的主要结局事件或主要冠心病结局的发生；减少 65% 的非致命性心肌梗死的发生；减少 48% 的非致命性卒中的发生；减少 46% 的血管再形成的需要；降低 20% 的全因死亡率
LIPID	普拉固 40mg/d vs 安慰剂	9014 名患者	降低 24% 的冠心病死亡率；减少 19% 的卒中发生；减少 24% 的致命性冠心病和非致命性心肌梗死的发生；减少 29% 的致命性和非致命性心肌梗死的发生
LIPS	氟伐他汀 40mg/d vs 安慰剂	1667 名男性和女性，18～80 岁，后血管成形术治疗冠心病	降低 22% 的主要冠心病事件的发生率（心脏病死亡；非致命性心肌梗死；或重行介入治疗）

表 27-5 他汀的一级和二级预防中的前瞻性随机对照试验（续表）

研究	药物	设计	结果
MIRACL	阿托伐他汀 80mg/d vs 安慰剂	3086 名有急性冠脉综合征的患者	减少 16% 的合并结局的发生；减少 26% 的心肌缺血的发生；减少 50% 的卒中发生
PROVE IT	阿托伐他汀 80mg/d vs 普伐他汀 40mg/d	4162 名有急性冠脉综合征的患者	减少 16% 的合并结局的发生；减少 14% 的冠心病死亡、心肌梗死或血管再形成；减少 14% 的血管再形成；减少 29% 的不稳定性心绞痛的发生
REVERSAL	阿托伐他汀 80mg/d vs 普伐他汀 40mg/d	654 名有冠心病的患者	粥样斑：阿托伐他汀 0.4%；普伐他汀 2.7%；差异为 3.1%，$p = 0.02$
TNT	阿托伐他汀 10mg/d vs 80mg/d	10 003 名有冠心病的患者，LDL 胆固醇 130～250mg/dl	减少 22% 的合并结局的发生；减少 22% 的心肌梗死的发生；减少 25% 的卒中发生

ACS, 急性冠状动脉综合征；AFCAPS/TexCAPS, the Air Force/Texas Coronary Atherosclerosis Prevention Study：Implications for Preventive Cardiology in the General Adult US Population；ASCOT, Anglo-Scandinavian Cardiac Outcomes Trial-Lipid Lowering Arm；AVERT, Atorvastatin versus Revascularization Treatment investigators；CABG, 冠状动脉旁路移植术；CAD, 冠状动脉疾病；CARDS, Collaborative Atorvastatin Diabetes Study；CARE, Cholesterol and Recurrent Events Trial；CHD, 冠状动脉性心脏病；4S, the Scandinavian Simvastatin Survival Study；IDEAL, Incremental Decrease in End Points Through Aggressive Lipid Lowering Study；JUPITER, the Justification for the Use of Statins in Prevention：an Intervention Trial Evaluating Rosuvastatin；LDL, 低密度脂蛋白；LIPID, Long-Term Intervention with Pravastatin in Ischemic Disease；MI, 心肌梗死；MIRACL, Myocardial Ischemia Reduction with Aggressive Cholesterol Lowering Study；PROSPER, pravastatin in elderly individuals at risk of vascular disease；PROVE IT, Pravastatin or Atorvastatin Evaluation and Infection Therapy study；PTCA, 经皮冠状动脉腔内血管成形术；REVERSAL, The REVERSing Atherosclerosis with Aggressive Lipid Lowering study；TNT, Treating to New Targets Trial；WOSCOPS, West of Scotland Coronary Prevention Study

Used with permission from Toth, PP. Management of Dyslipidemia. In Comprehensive Cardiovascular Medicine in the Primary Care Setting（Toth, PP and Cannon CP, editors）Humana-Springer, Philadelphia. 2010.

目前市面上共有 7 种他汀类药物，这些药物在效价或是药代动力学特点上都有所差异。他汀类药物种类及剂量的选择主要取决于患者 LDL-C 及非 -HDL-C 需要降低的程度（基线水平与 NCEP 不同危险分层治疗目标水平的差值）。目前，不同他汀类药物降低 LDL-C 水平的效能如下所示（Jones et al., 2003）：瑞舒伐他汀（rosuvastatin, 商品名 crestor），45%～63%（用药剂量 5～40mg/d）；阿托伐他汀（atorvstatin, 商品名 lipitor），26%～60%（用药剂量 10～80mg/d）；辛伐他汀（simvastatin, 商品名 zocor），26%～47%（用药剂量 10～80mg/d）；洛伐他汀（lovastatin, 商品名 mevacor），21%～42%（用药剂量 10～80mg/d）；氟伐他汀（fluvastatin, 商品名 lescol），22%～36%（用药剂量 10～20mg/d）；匹伐他汀（pitavastatin, 商品名 livalo），32%～43%（用药剂量 1～4mg/d）；普伐他汀（pravastatin, 商品名 pravachol），22%～34%（用药剂量 10～80mg/d）。平均而言，他汀类药物剂量加倍时，可以使血清 LDL-C 水平多下降 6%（被称为他汀类药物量效关系的"6 原则"）。杂合型或纯合型家族性高胆固醇血症患者将需要频繁给予高效能的他汀类药物，同时严格控制饮食中脂质的摄入，另外还需加上一种或多种其他种类的调脂药。他汀类药物能够明显降低血清甘油三酯（TG）水平（一般可降低 10%～25%），并中度提升血清 HDL-C 水平（2%～14%）。和其他他汀类药物不同，当增加阿托伐他汀剂量时，其提升 HDL-C 水平的能力不升反降。对于一名血清 TG 基线水平较高（＞300mg/dl）的患者，应用辛伐他汀和瑞舒伐他汀可以更有效地提升 HDL-C 水平（分别高达 18% 和 22%）。

不同他汀类药物在药代动力学性质方面有着显著的差异。由于半衰期相对较短（1～4 小时），洛伐他汀、氟伐他汀、普伐他汀和辛伐他汀都需要在晚餐后服用，以便能够阻止 HMG-CoA 还原酶在午夜左右达到活性高峰。而阿托伐他汀和瑞舒伐他汀则可以在白天或夜间的任何时候服用，因为这两者的半衰期较长（分别约为 19 小时和 14 小时）。由于部分他汀类药物需要 P450 同工酶来进行氧化修饰并完成机体消除（Neuvonen et al., 1998），因此严禁在应用阿托伐他汀、辛伐他汀或洛伐他汀的同时，服用可抑制细胞色素 P450 3A4（CYP 3A4）活性的其他药物或化合物，如大环内酯类抗生素（红霉素、克拉霉素）、三唑类抗真菌药（酮康唑、伊曲康唑）、环孢素、HIV 蛋白酶抑制剂、奈法唑酮、大量柚子汁（＞0.94L/d）等。抑制 P450 3A4 的活性将会增加不良反应的发生风险，如肌病和肝毒性。因此如果患者在应用胺碘酮或维拉帕治疗，那么同时应用辛伐他汀的剂量不应超过 20mg/d。

虽然人们对他汀类药物潜在的毒性仍存在广泛关注，但明确的是，服用他汀类药物的获益远远超过其带来的风险。此外，因为来自他汀的真正毒性风险相当低，美国食品药品监督管理局（FDA）给出的建议指出，由于证据不足，一般而言不再需要对使用他汀药物的患者的肝脏酶活性进行监测。在大部分例子中，患者转氨酶水平升高是由肝脂肪变性导致的。

肝毒性被定义为在至少间隔1个月的2次不同检测中，均发现谷氨酸转移酶（ALT）升高，且超过正常值上限（ULN）的3倍。在用药过程的早期，ALT的轻度升高是相对常见的，大多会随着继续用药而自行好转。如果出现肝毒性，则需停用他汀类药物，直至ALT水平恢复正常，此时可以尝试使用另一种他汀类药物。目前还没有文字证据表明，他汀类药物会增加肝功能衰竭的风险。

他汀类药物应用过程中，可能发生最严重的不良事件包括横纹肌溶解、肌红蛋白尿症以及肾衰竭。发生横纹肌溶解的风险不足0.1%。横纹肌溶解的症状包括逐渐加重的肌肉疼痛、近端肢体无力、恶心呕吐、茶色或褐色血尿。他汀类药物本身也可引起肌痛。如果患者出现肌痛、肌无力等症状，应检测血清肌酸激酶水平。如果血清肌酸激酶水平超过正常值上限的10倍，则可以诊断为肌病。当患者出现肌痛的时候，应当仔细鉴别疼痛原因，是否由关节炎、肌腱病、维肌痛综合征、劳累造成的肌肉紧张等因素所引起。目前按尚无

大型且有说服力的随机对照研究证实辅酶Q或者维生素D的补充可以减少他汀相关的肌肉疼痛或者无力。

一个新证实的与他汀疗法相关的副反应事件是新发糖尿病。现在还没有确证他汀是如何导致糖尿病的。荟萃分析指出，他汀疗法导致的新发糖尿病的风险大概是1/1000每年（Sattar et al.，2010）。使用最大剂量的他汀疗法的患者每年有约1/500的患病风险（Preiss et al.，2011）。有增高的新发糖尿病风险的患者是有糖耐量降低或者有一或多种代谢综合征症状的。在世界范围内，所有主要的指南编写机构均建议，不应出于对可能导致的糖尿病的顾虑而不使用他汀。他汀疗法的益处仍远超其风险，并可极为有效地降低糖尿病患者患心血管疾病事件的风险。

依泽替米贝

血清中的胆固醇绝大部分来源于饮食摄入及肝脏合成（图27-2）。尽管人们早就知道植物固醇和植物固烷醇可以抑制人体消化道对胆固醇的吸收，但真正应用到药物上制成胆固醇吸收抑制剂，依泽替米贝（Zetia）算是第一种。药理方面，依泽替米贝可以抑制Niemann-Pick C1类-1蛋白，这种蛋白可以调节空肠上皮细胞刷状缘对胆固醇和植物固醇的转运（Altmann et al.，2004；

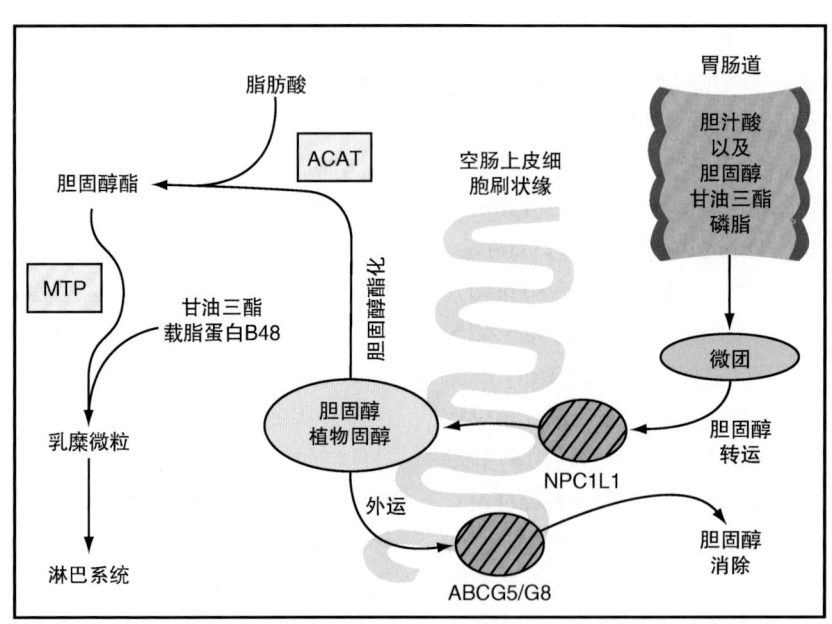

图27-2 膳食源性和胆源性脂质在胃肠道（GI）的吸收。在胃肠道，膳食或肝脏来源的胆固醇和甘油三酯与胆汁酸盐、磷脂结合，形成微团。微团将胆固醇和甘油三酯运输到空肠上皮细胞的刷状缘。在上皮细胞表面，胆固醇转运体如Niemann-Pick C1类-1（NPC1L1）蛋白负责将胆固醇及植物固醇运输至上皮细胞内。一旦被内化后，胆固醇便在酰基辅酶A酰基转移酶（ACAT）的作用下，通过酯化形成胆固醇酯。在微粒体转移蛋白（MTP）的催化下，酯化的胆固醇与甘油三酯、磷脂及载脂蛋白B48（ApoB48）一同被包装成为乳糜微粒，这一过程称为同化反应。乳糜微粒随后被释放，进入消化道乳糜管，最终与其他脂蛋白随淋巴回流汇入血液循环。在胆固醇外运复合体ABCG5/G8蛋白的作用下，细胞内过剩的胆固醇可以再分泌回消化道。（Reproduced with permission from Toth PP, Davidson MH. Cholesterol absorption blockade with ezetimibe. Curr Drug Targets Cardiovasc Haematol Disord. 2005；5：455-462.）

Davis et al.，2004）。经葡萄糖醛酸化后的依泽替米贝会进入肝肠循环，几乎不对机体其他系统产生作用。依泽替米贝的半衰期约为 22 小时。每天服用 10mg 可使血清 LDL-C 水平平均降低 20%，还有多达 24% 的患者甚至可以降低 25% 或更多。依泽替米贝还可以使 TG 水平降低 8%，同时使 HDL-C 水平提高 4%。依泽替米贝并不减少其他脂类衍生物的吸收，如胆汁酸、类固醇激素（如炔雌醇和孕酮）、脂溶性维生素（维生素 A、D、E、K）以及 α- 和 β- 胡萝卜素。除了导致降低 LDL-C 的适应证，依泽替米贝已被批准用于 β- 谷甾醇血症患者，即一种罕见的基因失调导致严重血清植物甾醇（菜油甾醇，β- 谷甾醇等）升高，以及冠状动脉疾病的早发。

依泽替米贝造成肝毒性的风险与安慰剂相似（两者分别为 0.5% 和 0.3%），目前也没有文字证据表明其会增加肌病的风险。固定剂量的依泽替米贝与不同剂量的辛伐他汀目前已经制成合剂（商品名 Vytorin；10/10、10/20、10/40、10/80mg/d）以及阿托伐他汀（商品名 Liptruzet）。依泽替米贝与其他他汀类药物联合使用同样安全（Toth，2005）。与单独应用他汀类药物相比，合用依泽替米贝会对脂蛋白的调节增添额外的疗效。在他汀类治疗方案中加入依泽替米贝，可以在很大程度上减少增加他汀剂量的必要。

胆汁酸结合树脂

胆汁酸螯合剂（BASAs）是一种口服的阴离子交换树脂，可以结合消化道内的胆汁酸，从而阻止其重吸收进入肝肠循环。这类药物主要依靠两种机制来降低血清 LDL-C 水平：①通过上调 7-α- 羟化酶来促进胆固醇的代谢，7-α- 羟化酶是胆固醇转变为胆汁酸过程中的限速酶；②增加肝细胞表面 LDL 受体的表达，从而促进含载脂蛋白 B 100 的脂蛋白从血浆中清除。当给予最大剂量时，BASA 可以使血清 LDL-C 水平降低 15%～30%，同时使 HDL-C 水平升高 3%～5%。如果可能的话，一般建议将此类药物与他汀类药物联合使用，因为 BASA 疗法会提高肝脏内 HMG-CoA 还原酶的活性，从而导致其胆固醇生物合成增加，这样一来随着时间的推移，反而可能逆转 BASA 的降脂效果。由于会使高甘油三酯血症进一步加重，BASA 被禁止用于血清 TG 水平高于 400mg/dl 的患者。

目前市面上共有三种不同的胆汁酸螯合剂：考来烯胺（商品名 Questran；每天 4～24g，分 2～3 次服用）、考来替泊（商品名 Colestid；每天 5～30g，分 2～3 次服用）和考来维仑（商品名 Welchol；每天 1.25g，分 2～3 次服用）。尽管考来维仑是目前三种药物中不良反应

最轻微的，但许多患者服药后仍会很快出现便秘、腹胀或胀气等症状。增加饮水和可溶性膳食纤维的摄入能够在某种程度上改善便秘。BASA 可以非特异性结合带负电荷的分子，因此会减少多种药物的吸收，如华法林、苯巴比妥类、噻嗪类利尿剂、洋地黄类、β- 受体阻滞剂、甲状腺素、他汀类、苯氧芳酸类和依泽替米贝等。所以上述药物需要在 BASA 给药 1～4 小时后服用。另外，BASA 还会减少脂溶性维生素的吸收。考来维仑在糖尿病患者中可以降低糖化血红蛋白水平。

苯氧芳酸类

苯氧芳酸类药物为苯氧酸的衍生物，对脂蛋白代谢有着诸多作用。这类药物可以使血清 TG 水平降低 25%～50%，并使 HDL-C 水平提高 10%～20%。苯氧芳酸类药物通过降低载脂蛋白 C Ⅲ（脂蛋白脂酶的抑制剂）的水平和增加载脂蛋白 C Ⅱ（脂蛋白脂酶的激动剂）的水平以增进脂蛋白脂酶的活性（Andersson et al.，2011）。这种机制促使 TG 在乳糜微粒和 VLDL 中水解。苯氧芳酸类药物通过两种机制来提高 HDL-C 水平。机制之一，苯氧芳酸类药物自身是过氧化物酶体增殖体激活受体 α（PPAR-α）的激动剂，因而可以刺激肝细胞更多地表达载脂蛋白 A Ⅰ 和 A Ⅱ。机制之二，脂蛋白脂酶的激活可以使 VLDL 的某些表面物质脱落，最终这些物质可以帮助血清 HDL 的吸收。某些患者应用苯氧芳酸类药物后，可造成 VLDL 向 LDL 的酶转化增加，从而导致血清 LDL-C 水平升高（被称为"β 效应"）。随着时间推移，肝脏会产生更多的 LDL 受体，这时 β 效应就能够逐渐消失。

对那些同时具有低 HDL-C 水平和高甘油三酯血症的血脂异常患者而言，苯氧芳酸类药物有着尤为重要的治疗意义。赫尔辛基心脏研究（Helsinki Heart Study）、非诺贝特干预及减少糖尿病心脏事件研究（Fenofibrate Intervention and Event Lowering in Diabetes，FIELD）及苯扎贝特心肌梗死预防研究（Bezafibrate Infarction Prevention Study）的事后评估表明，这些患者在应用苯氧芳酸类药物后，心血管事件的发生率有显著下降（Bezafibrate Infarction Prevention Study Group，2000；Manninen et al.，1988）。在一项名为退伍军人高密度脂蛋白干预试验（VA-HIT）的研究中，对患冠状动脉疾病且 HDL 水平较低（平均 31mg/dl）的男性分别使用吉非贝齐（Gemfibrozil，600mg 口服，每天两次）和安慰剂治疗并随访 5 年（Robins et al.，2001）。结果在吉非贝齐治疗组中，患者 TG 水平下降了 31%，HDL 水平升高了 6%，而 LDL 水平没有变化；与安慰剂相比，吉非

贝齐使得复合终点事件（全因死亡和非致死性心肌梗死）发生率下降了 22%（Robins et al., 1999）。吉非贝齐治疗还使脑卒中和短暂性脑缺血发作的发生率分别下降了 31% 和 59%（Robins et al., 2001）。VA-HIT 研究中，糖尿病患者接受吉非贝齐治疗后，复合终点事件的发生率下降了 32%（冠状动脉疾病死亡率降低 41%、脑卒中发生率降低 40%）（Robins et al., 2002）。苯氧芳酸类药物还表现出了与他汀类相似的多效性，可减缓冠状动脉或搭桥术后静脉桥血管中粥样硬化斑块的进展（Diabetes Atherosclerosis Intervention Study Investigators, 2001；Ericsson et al., 1996）。

和他汀类一样，苯氧芳酸类药物也有很小的概率会引起肌病或者使血清转氨酶轻度升高。另外，它会增加胆石症的患病风险，还会将华法林从白蛋白结合位点上游离下来从而延长凝血酶原时间。因此建议患者定期进行血清转氨酶监测（治疗开始后 6～12 周检测 1 次，此后每年检测 2 次）。目前市面上最常见的两种苯氧芳酸类药物是吉非贝齐（商品名 Lopid，每天 2 次，每次 600mg）和非诺贝特（商品名 Tricor，每天 54mg 或 160mg）。苯扎贝特在欧洲有 400mg 的剂型。在临床治疗中将他汀类与苯氧芳酸类药物联合使用的情况越来越常见，特别是在目前状况下，混合型血脂异常的发病率正在逐年增加（Davidson and Toth, 2004）。吉非贝齐可以明显减少他汀类药物的葡萄糖醛酸化过程，从而减少其体内的消除（Backman et al., 2002；Prueksaritanont et al., 2002a, 2002b），这将增加他汀类药物肌病 / 横纹肌溶解和肝毒性的发生率。因此若与吉非贝齐联用，瑞舒伐他汀和辛伐他汀的剂量都不应超过 10mg/d。总体上就联合用药而言，非诺贝特是一种更为安全的选择，因为它并不影响他汀类药物的葡萄糖醛酸化（Bergman et al., 2004）。

在 FIELD 研究和控制糖尿病心血管危险行动（ACCORD）研究（Ginsberg et al., 2010）中，非诺贝特减少了 1/3 的糖尿病患者中视网膜病变进展的风险。研究也显示，非诺贝特可减少微量白蛋白尿。减少失明的风险和微量白蛋白尿的进展对糖尿病患者是重要的治疗性方针。在 FIELD 试验和 ACCORD 试验中，对具有低水平 HDL-C 和高甘油三酯的患者进行的亚组分析表明，非诺贝特降低主要心血管疾病的复合性结局的概率分别为 27% 和 31%。虽然事后分析仅与研究假设有关，但两项研究均一致表明，采用苯氧芳酸类治疗可使具高甘油三酯和低 HDL-C 水平的患者显著受益。

如果在坚持低脂饮食和应用苯氧芳酸类药物治疗后，患者血清 TG 水平仍然没有达到正常，医生应当考虑加用其他药物。患有严重高甘油三酯血症的患者大多具有脂蛋白脂酶的突变，导致其分解脂蛋白的活性降低。对于这类患者可以加用奥利司他（商品名 Xenial，120mg 随餐服用），以减少饮食中脂肪的吸收，从而降低循环中乳糜微粒和 TG 的水平。或者，还可以考虑加用鱼油（见下节）。

鱼油

鱼油胶囊富含 ω-3 脂肪酸（二十碳五烯酸）和 ω-6 脂肪酸（二十二碳六烯酸），可帮助降低血清 TG 和 VLDL 水平，并且升高 HDL-C 水平，其疗效和剂量相关。ω-3 脂肪酸可以抑制二酰基甘油酰基转移酶 2，从而减少 TG 在肝脏内的生物合成。鱼油中的脂肪酸还可以刺激线粒体对其他脂肪酸的 β 氧化，减少 VLDL 的产生和生物合成，并刺激脂蛋白脂酶水解 TG。饮食中加入 n-3 多不饱和脂肪酸（PUFAs）、二十碳五烯酸（EPA）、二十二碳六烯酸（DHA）已被证明可以降低死亡风险，减少冠状动脉事件以及心肌梗死后脑卒中的发生率（GISSI-Prevenzione Investigators, 1999）。多个临床试验表明，PUFAs 可以使 TG 水平降低 20%～30%，在患有严重高甘油三酯血症（TG > 500mg/dl）的患者身上更为明显，甚至可多达 50%（O'Keefe and Harris, 2000）。

对于已经使用他汀类药物进行治疗的患者而言，加用鱼油能否使患病风险进一步降低？日本 EPA 脂质干预研究（JELIS）对此进行了评估，约有 19 000 名患有高胆固醇血症的日本男女被随机分为两组，一组单用他汀类药物，另一组将他汀类药物与 EPA（1800mg/d）联用（Yokoyama et al., 2007）。相比单药方案，联合药物方案使得随访期间（4.6 年）主要冠状动脉事件的发生风险额外降低了 19%。

烟酸

烟酸，或尼克酸，是一类对脂蛋白代谢有着多种益处的 B 族维生素。与他汀类及苯氧芳酸类药物不同，烟酸并不刺激肝脏合成 DL。烟酸可以阻断肝细胞对 HDL 颗粒的摄取及分解代谢，而对反向胆固醇运输不产生不良作用。因而烟酸可以帮助提高循环 HDL 的水平。烟酸还可以通过以下 2 种机制使肝脏减少分泌 LDL 和 TG：①抑制脂肪酶活性从而减少肝脏中脂肪组织来源的脂肪酸；②抑制二酰甘油酰基转移酶从而抑制肝细胞合成 TG。烟酸同时也会增加载脂蛋白 apoB100 的分解代谢从而降低血清 LDL-C 的浓度。因此，烟酸对所有脂蛋白都会产生有益的影响。

冠状动脉药物计划（Coronary Drug Project）研究表

明，对已有冠状动脉疾病的患者，每天单独应用 3g 结晶型烟酸，可以显著降低心肌梗死和脑卒中的发病率（Coronary Drug Project Research Group，1975）。而 HDL-动脉粥样硬化治疗研究（HATS）表明，与安慰剂相比，高剂量烟酸（2～4g）与辛伐他汀联合治疗，可以使患者（基线 LDL-C 水平为 124mg/dl；HDL-C 水平为 34mg/dl）心血管事件的发病率和病死率减少 90%（Brown et al.，2001）。在 3 年随访期间，这种联合用药方案还可以稳定粥样硬化斑块。两项近期临床试验表明，当血浆的粥样硬化脂蛋白负担处于低水平时，与他汀疗法或他汀 - 依泽替米贝的疗法相比，烟酸疗法未能提供额外的益处。在代谢综合征伴低 HDL/ 高 TG 动脉粥样硬化干预和对全球健康结局的影响（AIM-HIGH）试验中，患冠心病且血脂水平控制极好者（基线 LDL-C 水平为 70mg/dl；非 -HDL-C 水平为 106mg/dl；以及载脂蛋白 apoB 水平为 80mg/dl）并未从附加 1.5～2.0g 的烟酸治疗中获益（Boden et al.，2011）。然而，在 HDL-C 水平低于 32mg/dl 及甘油三酯水平高于 200mg/dl 的患者亚组中，烟酸疗法与主要复合性结局减少 37% 有关（Guyton et al.，2013）。在 HPS2-THRIVE 试验中，患冠心病且基线脂蛋白水平控制极好者（LDL-C 水平为 63mg/dl；HDL-C 水平为 44mg/dl；以及甘油三酯水平为 125mg/dl）并未因增加烟酸和拉罗皮兰（一种减少因烟酸疗法导致脸红的药物）而相应获益（http://www.thrivestudy.org）。

在有复合性的血脂障碍的患者中，烟酸的添加可以作为辅佐性的疗法。烟酸应从低剂量开始给药，并根据随访中监测的血脂结果逐渐进行药量调整。给予治疗剂量（500～2000mg/d）的烟酸缓释片可以引起血清脂质水平发生如下改变：LDL-C 降低 3%～16%；TG 水平降低 5%～43%；HDL-C 水平升高 10%～24%（Capuzzi et al.，1998）。

烟酸治疗可以造成一系列不良反应，其中最常见的是由前列腺素介导的皮肤潮红。在服用烟酸前 1 小时给予阿司匹林 325mg 可以减少这一不良反应的发生率，而在服用烟酸前 2～3 小时内限制脂肪摄入同样也会有效。因为脂肪是花生四烯酸的来源之一，而花生四烯酸是环加氧酶的底物，并最终在这种酶的催化下形成前列腺素，从而导致皮肤潮红。其他不良反应包括胃胀气、皮肤瘙痒、黑棘皮病、一过性血糖紊乱以及血清尿酸水平的升高。烟酸可以增加尿酸盐在近端肾小管的重吸收率。目前市面上有烟酸与他汀类药物的联合制剂，如烟酸 / 洛伐他汀缓释片（商品名 Advicor；500/20mg、1000/20mg 和 2000/40mg）或烟酸 / 辛伐他汀缓释片（商品名 Simcor；500/20mg、750/20mg 和

1000/20mg）。两种药物的联合在改善脂蛋白血清水平上相得益彰。

治疗要点

- 他汀类、苯氧芳酸类、烟酸、ω-3 脂肪酸鱼油以及胆汁酸螯合剂可以治疗血脂异常，并且可显著降低心血管事件的发生率（推荐强度：A 级）。

- 他汀类药物是目前市面上降低 LDL 血清水平效果最为显著的药物，并且可以显著降低心血管事件的发病率及病死率（推荐强度：A 级）。ω-3 脂肪酸鱼油同样会降低心血管事件的病死率，尽管目前这方面的证据还不如他汀类药物那么充分。

- 苯氧芳酸类药物在降低 TG 水平上有着显著的作用（推荐强度：A 级）。尚无以病死率作为独立结局终点的临床试验证据表明苯氧芳酸类药物可以影响病死率。对于已有冠状动脉疾病的患者而言，无论是否合并糖尿病，应用苯氧芳酸类药物都会延缓粥样斑块的进展。苯氧芳酸类药物可减少视网膜病变进展的风险及蛋白尿。在赫尔辛基心脏研究和 VA-HIT 试验中，吉非贝齐单药治疗应用于一级预防及二级预防，均分别降低了心血管事件风险（推荐强度：A 级）。

- 在提高血清 HDL 水平方面，烟酸的效果均优于其他任何一种目前市售的调脂药物，且烟酸还可以降低 LDL-C、甘油三酯和脂蛋白（a）的水平（推荐强度：A 级）。如 AIM-HIGH 和 HPS2-THRIVE 研究所示，如导致动脉粥样化的脂蛋白负担已通过其他降血脂药物得到很好控制，烟酸并没有提供额外的益处。

- 当患者同时存在多种形式的血脂异常时，常采用联合药物治疗方案（他汀类 - 苯氧芳酸类，他汀类 - 烟酸，苯氧芳酸类 - 烟酸，他汀类 - 依泽替米贝），这种联合方案往往可以提高治疗的成功率。然而，额外减少的主要心血管事件结局并没有在复合疗法的试验中得到验证（推荐强度：C 级）。在 ACCORD 试验中，对于患糖尿病且 LDL-C 水平为 100mg/dl、HDL-C 水平为 39mg/dl、甘油三酯水平正常的患者，在现有已开展的他汀疗法中添加非诺贝特并没有提供额外的益处。IMPROVE-IT 试验正对处于急性冠脉综合征后状态的患者进行依泽替米贝疗法附加他汀治疗的作用评价。

- 调脂药可以产生肝毒性，并导致肌病（推荐强度：A 级）。

- 他汀类和苯氧芳酸类药物通常可致血清转氨酶水平的短暂性升高。

- 当这种情况发生时，若转氨酶水平升高超过正常值上限的 3 倍时应当停药（推荐强度：A 级）。如果升高没有超过 3 倍，可以监测肝功能检查（LFTs）结果，因为转氨酶会自发降至正常。但临床中出于预防危害的考虑，在这种情况下

常常还是会选择停药。如果 LFTs 结果出现了升高,则有必要排除药物互相作用的影响,并评估患者基线肝脏功能是否异常(如病毒性肝感染,结构损伤,脂肪变性)。

- 他汀类与苯氧芳酸类药物联用时,不建议使用吉非贝齐,因为吉非贝齐在某种程度上会阻碍他汀类药物的葡萄糖醛酸化和体内消除过程(推荐强度:A 级)。这会导致肝毒性和横纹肌溶解的风险增加。在这种情况下,非诺贝特和非诺贝特酸是更为安全的选择。

- 当患者主诉有肌痛和肌无力时,尤其症状进行性加重时,应当警惕并监测肌病的发生。如果血清肌酸激酶水平超过正常值上限的 10 倍,就应停用他汀类及苯氧芳酸类药物(推荐强度:A 级)。然而,由于肌痛相对比较常见,因而未必所有肌痛都与他汀类或苯氧芳酸类药物的应用有关。必要时需检查其他可致肌痛和肌病的病因(纤维肌痛,多肌痛,肌痛,肌损伤,电解质紊乱)。

- 对于出现横纹肌溶解情况的患者,则必须立即停用调脂药。患者应被安排住院,静脉输液(IV)并提供其他支持治疗(推荐强度:A 级)。

高血压

重 点

- 高血压的患病率非常高,三分之一的成年人群均受其影响。
- 常见为治疗不足,在美国只有 50% 的人达到治疗目标。
- 关注适宜的技术测量诊室血压(BP),对于准确描述血压水平和高血压控制是必不可少的。
- 大部分患者应采用适宜的家庭血压监测以协助更好的诊断和治疗高血压。
- 高血压的目标值是有相当争议的话题。第八届全国联合委员会的任命小组报告(JNC 8)提议 60 岁以下的患者将血压控制在低于 140/90mmHg 的目标,60 岁以上的患者将血压控制在低于 150/90mmHg 的目标。其他有影响力的方针建议将低于 140/90mmHg 作为更常用的血压控制目标。
- 家庭血压的目标平均值应低于 135/85mmHg。24 小时夜间血压的目标水平则低于 130/80mmHg。
- 对无明确适应证的单纯性高血压,由于共病的存在,达到目标血压值比起使用特定的药物更加重要。然而,大部分患者应该避免使用 β 受体拮抗剂或 α 受体拮抗剂作为单药疗法,因为临床试验证据表明这种方法是劣效的。

- 如果血压超过目标水平的 20/10mmHg,那么应该强烈考虑使用两种降压药物(如某种复合药片)。
- 联合疗法治疗高血压时,可干扰疾病的多种病因机制,并增加治疗成功的可能性。大部分最近的证据表明大多数患者(约 75%)需要两种或三种药物来达到目标。
- 联合用药治疗收缩期高血压预防心血管事件(ACCOM-PLISH)研究最具说服力的证据表明,如果需要两种药物,血管紧张素转化酶(ACE)抑制剂以合并钙离子通道阻断剂(CCB)(氨氯地平)应被作为一线药物。其他联用药物,比如血管紧张素转化酶抑制剂合并噻嗪类利尿剂,是可接受的替代疗法。
- 对抑制肾素 - 血管紧张素系统的两种或多种药物联合使用[如 ACEI 合并血管紧张素受体拮抗剂(ARB);ARB + 肾素抑制剂]通常为禁忌。
- 美国预防、检测、评估与治疗高血压全国联合委员会第七次报告(JNC 7)对高血压合并充血性心力衰竭、冠心病、心肌梗死、肾病等,及其他类型的心血管疾病者,鼓励使用特定的抗高血压药物。尽管近期的指南较少关注选择特定的药物,但对一线药物 ACEI(或 ARB)"强制性适应证"的重要性应予以考虑,尤其是在有充血性心力衰竭或蛋白尿的患者中。第八届全国联合委员会的任命小组报告(JNC 8)对强制性适应证做了额外考虑。
- 确保对药物的依从性和持续性,以及将已确证有效的生活方式做习惯,是成功的高血压管理的重要组成成分。
- 顽固性高血压很常见,约 10% 的高血压人群受此影响。已有许多方法可帮助取得血压的控制,包括根据经验使用醛固酮受体拮抗剂(螺内酯 25～50mg/d)。
- 对复杂病例,可能需要将其转诊给高血压专家。
- 医疗卫生提供者相信舒张压(DBP)比收缩压(SBP)对增加冠心病风险的影响更大。而在 50 岁以上的人群中则相反,即收缩压对增加冠心病风险的影响更大。
- 治疗惰性(如保守剂量,联合用药不足,较少随访)很常见,也是高血压未得到控制的普遍原因。
- 不佳的患者高血压教育及较差的药物治疗依从性是导致血压控制差的常见原因。
- 利尿剂使用不足,尤其是氯噻酮(一种长效和更有效的噻嗪),是导致血压控制不佳的常见原因。
- 钙离子通道阻断剂(二氢吡啶类和非二氢吡啶类)因外周水肿往往使用不足。这类药物与低剂量 ACEI 合用可降低水肿的发生。

- 患轻度至中度的肾功能不全患者,往往不使用 ACEIs 和 ARBs。然而,患者可从这类药物中显著受益。血清肌氨酸酐可升高 30%～40% 并不意外(如果稳定),此时应监测患者是否发生高钾血症。
- β 受体阻断剂通常会过量开药,因为它被认为可在一级预防中比其他药物更能预防心肌梗死。事实并非如此,并且考虑到他们在预防卒中方面的劣效,对于大部分患者来说,不应作为一线药物来治疗高血压。
- 噻嗪类利尿剂和 β 受体阻断剂在有胰岛素抵抗和糖耐量减低的患者中可阻碍血糖控制,并且与糖尿病风险的增高有关。ACEIs 和 ARBs 容易代谢,在大多数情况下应用于这类患者。

高血压被定义为持续性血压升高,收缩压水平为 140mmHg 或更高,或舒张压水平为 90mmHg 或更高(Chobanian et al.,2003;James et al.,2014)。这是一种常见且越来越流行的疾病,影响了美国 1/3 的成年人(Go et al.,2013)和全球至少 1/4 的成年人(Kearney et al.,2005)。血压高于理想血压值(即 >115/75mmHg)是已确证的可致冠心病(CAD)、心肌梗死(MIs)、左室肥厚(LVH)、充血性心力衰竭(CHF)、周围血管疾病(PAD)、动脉瘤病、卒中、慢性肾病(CKD)及猝死的危险因素。全球范围内约一半的卒中和缺血性心脏病(IHD)可归因于高血压(Lawes et al.,2008)。全球疾病负担研究表明,高血压是全球范围内的主要致病原因(Lim et al.,2012)。此外,高血压的严重程度与心血管疾病风险的对数线性关系已得到确证。一百万成年人数据表明血压每升高 20/10mmHg,因缺血性心脏病及其他血管疾病导致的死亡风险将加倍(Lewington et al.,2002)。即便是"高血压前期"(120～139/80～89mmHg)也与心血管疾病风险升高 2 倍有关(Mancia et al.2013)。在此背景下,从心血管健康的角度来说,高血压的标准定义是不确定的。然而由于缺乏大型随机对照试验证明血压起始治疗低于阈值(140/90mmHg)可降低发病率和死亡率,基于 140/90mmHg 的高血压定义被广泛接受(Law et al.,2009;Mancia et al.,2013)。

高血压的危险因素

高血压的发病率随年龄增长而增长(Egan et al.,2010),在 55 岁时血压仍正常的患者在一生中患上高血压的风险是 90%(Vasan et al.,2002)。预测高血压发病率的最重要环境风险因素包括了肥胖(每公斤体重增加可致血压升高约 1mmHg)(Staessen et al.,1988)、摄入过量钠(>1.5～2.3g/d)或过量酒精(>10～20g/d)、缺乏体力活动,以及使用某几种非处方药(OTC)和处方药物(如兴奋剂、抗炎药、含雌激素避孕药、非甾体类抗炎药[NSAIDs])(Chobanian et al.,2003;Mancia et al.,2013)。在确定潜在的遗传倾向时,这些影响因素之间的关系更加复杂。虽然存在单基因异常的情况(最为典型的是影响肾脏和肾钠处理的过程;Simonetti et al.,2012),但绝大多数"原发性"高血压遗传基础是多基因遗传(Munroe et al.,2013)。因此,具高血压史可致其他一级家族成员发生血压水平异常的风险增加一倍。在全基因组关联研究中有几种与高血压相关的常见遗传变异(约 29 个独立等位基因已得到识别)(Munroe et al.,2013)。尽管多种危险因素累积而引起的变异可能具有重要的临床作用(即改变 4～6mmHg 血压),但每一种这些常见的变异对高血压病进展的影响似乎却很小(Mancia et al.,2013)。

高血压很少由单基因突变引起。然而在这些不常见的情形中,在儿童期可观察到高血压的发生,并通常伴随其他相关症状(如低钾)或其他特征性表征(如特纳综合征)(Simonetti et al.,2012)。初级卫生保健医生需要意识到一些罕见的基因紊乱会导致早发高血压(且通常较为严重),并在家族中有强烈的集群性。已有明确定义的病症包括了 Liddle 综合征、盐皮质激素过度增生综合征、先天性肾上腺增生以及早发性醛固酮增多症和嗜铬细胞瘤等明显的家族综合征。然而,迄今为止大多数在儿童和青少年中出现的高血压病例可归因于"原发性"多基因环境高血压,这主要是由于人口中肥胖率的迅速增加导致(Koebnick et al.,2013)。目前已出版了关于儿童和青少年等特殊情况下的高血压管理指南(Mancia et al.,2013)。

成人高血压评估

JNC 7 为定义和管理美国 18 岁以上成年人的高血压提供了一个综合的框架(Chobanian et al.,2003)。但是,这些指南距今已有十余年,且未纳入在此期间发表的几项重要临床试验结果。第八届全国联合委员会小组近期发布的报告(JNC 8)强调,缺乏 60 岁以上患者(血压低于 150/90mmHg)的安慰剂对照试验(James et al.,2014)。专家组建议,在 60 岁及以上的一般人群中,150/90mmHg 的血压值应是治疗的阈值及目标。此外,与 JNC 7 的建议相比,JNC 8 的小组成员弱化了将噻嗪类利尿剂作为高血压的初始治疗药物。目前已由欧洲高血压协会发布了一套全面的指南系列(Mancia et al.,2013)。鉴于 JNC 8 小组成员并未修改 JNC 7 中的血压分类,所以血压的分类仍然有效(表27-6)(Chobanian et al.,2003)。在诊室血压测量的适宜技术方面,遵循严谨的方法并对细节进行关注具有重要性,再强调也不为过。大量与患者和医疗卫生提供者相关的因素由AHA进行了详细概述(Pickering et al.,2005)。少数最关键的问题是确保患者有充分的休息时间(5分钟),并处于静坐姿势,脚和背部在测量前得到完全支撑,手臂有合适的支撑且肱动脉位于心脏水平(被定义为第四肋间),根据臂围使用合适大小的袖口大小(气囊的长度和宽度应分别为臂围的80%和40%),每次血压记录间隔30~60秒,取2~3次记录的平均值,并确保日常对血压计校正准确。

鉴于大多数流行病学研究及临床试验基于由非医生获得的血压测量结果,在大多数情况下,一个良好训练过的医疗助理或护士应在临床环境下测量血压。医生测量血压时,由于"白大衣效应",血压会偏高(Mancia et al.,1987)。部分经验证的基于办公室的示波测量自动血压设备现已问世。这些监测计通过编程,可记录医疗卫生提供者不在诊所时的多次血压值,因此可以减轻"白大衣效应";研究表明这些设备提供的血压读数,接近于通过在家测量及动态血压检测获得的血压水平(Pickering et al.,2005),并可作为更优的心血管发病率的预测因素(Pickering et al.,2008)。

JNC 7和ESH 2013指南均提出了评估血压升高患者的标准方法(Chobanian et al.,2003;Mancia et al.,2013)。这些包括高血压相关的靶器官状态(TOS)、其他伴随的心血管危险因素(如全球心血管疾病的估计绝对风险)和获得基本的实验室测试结果。TOS的标准评估包括眼底镜、神经病学、心脏、血管等身体检查,以及疾病史检查了解与早期高血压相关的疾病证据(如心肌梗死、充血性心力衰竭、外周血管疾病、颈动脉硬化、卒中、腹主动脉瘤),这些对接下来包括使用特定的药物

或者治疗目标在内的高血压治疗方案可能有影响。最起码应获得静态心电图(ECG)和尿蛋白分析结果。基本的实验室结果包括代谢组(肌酸酐、钠、血糖及估计的肾小球滤过率[GFR])、促甲状腺素、全血细胞数及脂蛋白情况。对其他心血管疾病风险因素(如糖尿病、高脂血症、低HDL-C水平、吸烟、家族高血压和心血管疾病史),也应进行评估。进一步的测验(如新的危险因素)和对TOS的更细致评估(如超声心电图、压力测试、颈动脉或肾超声、冠状动脉钙化)也应根据具体病例情况进行(Chobanian et al.,2003)。

"继发"高血压

有研究表明,多达约10%的高血压病例可归因于"继发"病因(Omura et al.,2004);然而,尚不清楚真实的患病率,且患病率可根据测量人群的不同而改变(Mancia et al.,2013)。没有确凿的判定要素指导临床医生何时及如何评估继发或可校正的高血压成因。尽管存在大量罕见的原因,但JNC 7和ESH 2013均提供了部分常见情况的概述性建议(Chobanian et al.,2003;Mancia et al.,2013)。对于患"顽固性"高血压(使用包括利尿剂在内的三种或以上药物但仍未控制血压)的患者、发生突然或严重血压水平改变的患者、缺乏致"原发性"高血压的危险因素的高血压患者、之前未出现高血压前期的高血压患者、高血压急症患者,以及在极端年龄(<35~40岁或>70岁)新发高血压患者,均需考虑进行继发性高血压的评估。

病理学指征表明某些病因可能需要特定调查。需考虑的常见症状与指征包括慢性肾脏病(贫血、低肾小球滤过率、小肾)、甲状腺功能减退(高促甲状腺素)、肾性高血压(腹部血管杂音、血浆肾素活性升高、双肾非对称性大小、开始降血压药物后肌酸酐升高>30%)、高甲状腺病(高钙),以及阻塞性睡眠呼吸暂停(OSA)(白

表27-6　JNC 7血压分类 *

血压分类	收缩压(mmHg)	舒张压(mmHg)	生活方式调整	药物治疗
正常	<120	且<80	是	一般无需治疗
高血压前期	120~139	且80~89	是	如存在JNC 7规定的强制性适应证则需要
1级高血压	140~159	或90~99	是	需要
2级高血压	≥160	或≥100	是	需要

* 此分类基于稳定状态下,在两次或以上不同时间、单独、重复测量得到的血压(BP)水平。该数值代表"平均血压水平"。单次的升高、波动或暂时升高的血压值,可能发生在疼痛、压力、疾病或紧张时,并不能代表高血压,也不应用于高血压分类。ESH 2013将收缩压(SBP)≥180或舒张压(DBP)≥110mmHg归类为"3级高血压"

JNC,全国预防、检测、评价和治疗高血压联合委员会第七次报告

From The Seventh Report of the Joint National Committee on Prevention, Detection, Evaluation, and Treatment of High Blood Pressure. Washington, DC: U.S Department of Health and Human Services. National Institute of Health Publication No. 04-5230. August 2004.

天过度嗜睡、鼻鼾、呼吸暂停)(Mancia et al.，2013)。尽管阻塞性睡眠呼吸暂停在高血压患者中极为常见，持续性正压气道通气治疗(CPAP)仅能有限度降低血压值(约为 2～4mmHg 收缩压)(Martinez-Garcia et al.，2013)。然而，对于部分合并严重 OSA 的难治疗型高血压患者，采取 CPAP 对实现血压控制极有帮助。同样，一些近期研究(如肾动脉硬化病变心血管结局[CORAL])表明，在大多数情况下，肾动脉支架仅能最低限度保护肾脏功能和降低血压，即便是对肾动脉狭窄者(Cooper et al.，2014)。一个基本原则是当评估患者肾血管高血压时，应仔细考虑可从肾血管再形成中受益的患者的有限数量。现已有一些评估和管理肾血管狭窄的综述发表(Meier，2011)。

在诊断时，虽然经常怀疑嗜铬细胞瘤的可能性，但该病的确非常罕见(高血压患者大约<0.1～0.5%；Omura et al.，2004)，其典型的症状主要体现在"5Ps"，即心悸、疼痛、压力、出汗和皮肤苍白(Callender et al.，2011)。而最佳的筛选实验为无血浆的后肾素，阴性的预测值约大于 98%(Vaclavik et al.，2007)。这项测试是由于药物微小的改变，伴随肿瘤持续不断的非循环释放，其受影响的个体的检测结果则不断升高。然而，考虑到这种疾病的稀有性，大多数患者会出现这种症状或异常血液检测结果(2～3 倍高水平的血浆游离甲氧肾上腺素)，将有其他病因(如假性嗜铬细胞瘤、恐慌症、偏头痛、心律失常、自主神经功能衰竭、压力感受器功能衰竭)。如果重复试验仍然异常，异常症状持续存在，阵发性的高血压持续性发作或者血压仍保持升高则需要验证性试验(如可乐定抑制试验)和成像(如 CT、磁共振、核医学功能试验[间碘苄胍或 MIBG])。目前已经可以获得关于评估和管理嗜铬细胞瘤的世界卫生组织发布的治疗准则和指导方针(Pacak et al.，2007)。

最后，在过去十年中，逐渐有证据可以表明原发性醛固酮水平升高在高血压病因机制中的重要性，约有 5%～10% 的患者可以证实这一点(Fardella et al.，2000；Schwartz and Turner 2005)。由肾上腺增生或腺瘤("康涅狄格州病")而导致的醛固酮异常增高，可能是高血压疾病中最常见的继发性病因，所以初级保健医生应在难治性患者中考虑到低阈值。与普通思维相反，低血钾等典型症状实际上发生在少于 50% 的患者中(Funder et al.，2008)。门诊应首先获得筛查血清醛固酮(ng/dl)/血浆肾素活性[ng/(ml·h)]的比率，如果比率值大于 25～30，则该病应值得进一步评估，如果确定为高血压病，则需要使用影像学检查进行定位。在进行医学管理的过程中，医生应以具体的病例为基础再考虑是否

采用醛固酮阻滞剂或采用手术摘除的方法(如果发现腺瘤)。另外，内分泌学会关于原发性醛固酮增多症治疗的指导建议也已经公开发表(Funder et al.，2008)。

成人高血压综合管理

ESH 2013 指南概述了成人高血压综合管理的内容(Mancia et al.，2013)。最近，AHA 与 ACC 及疾病控制和预防中心(CDC)发布了一项科学指导，概述了"有效的高血压控制方法"(Go et al.，2014)。本文提供了实现血压目标值的指导与建议，包括一种实用的药物治疗的算法(图 27-3)。

在极少数情况下，通过准确的临床读数发现血压严重升高的患者时(如 >180～200/110～120mmHg)或发现高血压相关靶器官损害(如急性卒中或蛛网膜下腔出血、脑病、充血性心力衰竭、主动脉夹层、急性心肌梗死、肾功能急剧恶化)时，并需要紧急(1 周内)或及时(立即住院)评估与抢救。JNC 7 与 ESH 2013 指南概述了高血压"紧急事件"的处理，该事件被定义为血压由于严重升高，伴有高血压相关的靶器官持续及新发受损(Mancia et al.，2013)。

膳食和生活方式治疗

所有指南都认为，大多数高血压患者都应学习能有效降低血压的生活方式方面的健康指导。由于高血压前期不推荐使用药物治疗，除非患者有明显的适应证或者并发症(如充血性心力衰竭)。因此，当血压水平介于 120～139/80～89mmHg 时，积极改善膳食习惯和生活方式是降低血压和防止显性高血压发病的理想选择。美国高血压协会和 ESH 2013 已公开发布了几种可供选择的饮食与生活方式，包括低钠饮食(<1.5～2.3g/d)。膳食方法是为了改善高血压而制定的，如果体重指数(BMI)大于 25kg/m²，则应减轻体重，而且每天饮酒量应小于 10～20g，每周有氧运动目标时间应为 150 分钟(Mancia et al.，2013)。尽管尚未能证实膳食和生活方式治疗可以减少心血管事件，但这些生活方式方面的治疗方法都十分的成熟，可以以剂量反应和附加的方式降低平均 4～6mmHg 的收缩压。因此，大多数高血压前期的患者和许多患有高血压一级的患者(没有明确的适应证且尚未使用特定血压降低药物)均可以得到成功的治疗，仅仅使用其中一种或多种非药物性的干预措施就可以达到目标血压。最近，AHA 还发布了帮助管理高血压的指导与建议，内容为可以使用其他基于生物技术而非药物的替代方法进行血压的有效管理(Brook et al.，2013)。对于某些特定的个体来说，

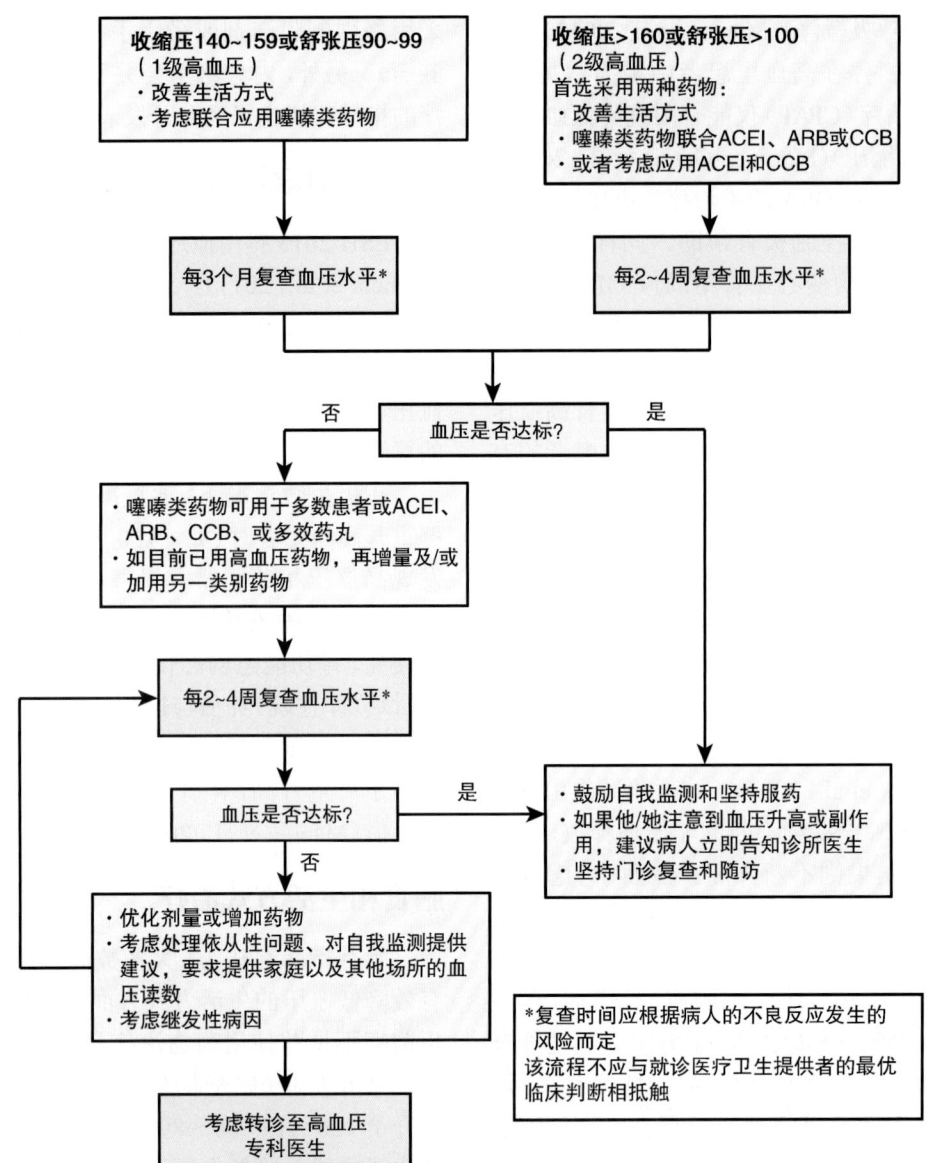

图 27-3　血压控制的实践方式（Used with permission from Go AS, Bauman M, King SM, et al. An effective approach to high blood pressure control: a science advisory from the American Heart Association, the American College of Cardiology, and the Centers for Disease Control and Prevention. Hypertension. 2014; 63(4): 878-885.)

有一些替代疗法，尤其是阻力和等距运动、器械引导缓慢呼吸以及某些冥想技巧等，可以作为有效并且有益的辅助方式来降低血压。患者能否能够长期坚持这些生活方式来控制血压，这几年仍然不确定。初级保健医生应仔细监测血压和大力提倡健康生活方式。

临床试验证据指导药物治疗

　　大多数降压药的使用可以减少心血管事件（卒中、充血性心力衰竭、慢性肾病、心肌梗死）以及降低终末器官的损伤（左室肥厚、微量白蛋白尿）的风险，可以防止出现更严重的高血压（Mancia et al., 2013）。最新的综合荟萃分析显示，通过降压治疗，心血管疾病事件

正持续减少，其中降低血压 10/5mmHg 可分别降低约 40% 的卒中事件和 20% 的缺血性心脏病（Law et al., 2009）。重要的是，该药物治疗效果的改善在治疗 1 年内就会出现，并以现代药物治疗为基础，该药物对疾病的益处与前瞻性队列研究预期结果相一致。

　　在过去的几十年中，进行了许多临床试验。这些试验的几个关键点在最新的荟萃分析中总结如下：首要重要的是达到理想的血压；选择何种抗高血压药物是次要的（Mancia et al., 2013）。现在的专家认为，除非有背景性的心血管疾病或肾脏疾病的强制性适应证，才使用特定类别药物；否则在高血压合并简单的并发症的患者中，所规定的初始治疗的药物并无太大差异

（推荐强度：A 级）（Julius et al.，2004；Law et al.，2009；National Institute for Clinical Excellence，2004；Pepine et al.，2003；Turnbull，2003；Williams，2005）。来自最新一项全面的荟萃分析证据支持，降低高血压事件的风险在于控制血压的波动，减少血压升高或降低的幅度，而不在于真正影响到其病因或病理机制（推荐强度：A 级）（Law et al.，2009）。如果单一药物疗法便可以实现控制血压的目标，并且最近的临床试验数据支持，特别是 β 受体阻滞剂（尤其是阿替洛尔，源自其过高的卒中风险）和 α 受体阻滞剂[抗高血压和降脂治疗用于预防心脏病事件的研究（ALLHAT）]研究中，由多沙唑嗪抗高血压和降脂治疗中引起较高的 CHF 事件的风险（Law et al.，2009），应该是因为他们不如大多数其他高血压药物有效而被停止使用。虽然 β 受体阻滞剂在缺血性心脏病的二级预防中可能有效，但它们心肌梗死的一级预防中并不比其他药物（特别是噻嗪类）有效。Meta 分析表明 β 受体阻滞剂在预防卒中方面效果不佳（Bangalore et al.，2007）。所以在过去，噻嗪类药物基于其成本低，且有大量临床试验证据，因此被推荐为大多数患者的一线药物（Chobanian et al.，2003）。然而，鉴于全部类别的抗高血压药物其费用降低及市面已可获取仿制药，没有任何强制证据反对将任意一种以下药物作为一线药物：噻嗪类、CCB、ACEIs、ARB。在临床试验和荟萃分析中我们可以观察到的这些药物之间的数据结果存在边际差异（Law et al.，2009）。然而，如果选择利尿剂，由于这类药物具有最权威的临床试验证据支持它在治疗中应用，那么长效和效力更强的药物氯噻酮应当被用作一线药物。许多专家认为该药物比其他噻嗪类药物（如氢氯噻嗪）效果更优；然而尚未对此进行过直接试验（Beckett et al.，2008；Mancia et al.，2013）。

此外，还需要强调的是"单纯收缩期高血压"（即收缩压 > 160mmHg 与舒张压 < 90mmHg）是卒中重要的危险因素（Mancia et al.，2013）。在 50 岁以上患者中，相比起舒张压，收缩压水平与冠心病和肾脏疾病的关系更紧密（Leonetti et al.，2000；Nielsen et al.，1997）。无论治疗是否达到收缩压理想水平，治疗"单纯收缩期高血压"都可改善冠心病事件结果（Berl et al.，2005）。长期以来尽管对于"J- 曲线"的风险存在担忧和争论，而收缩压的大幅降低反而可能导致冠心病事件的风险增加，但总体证据表明这种情况仅局限于高危的冠心病患者。通过治疗，如果收缩压降低至 140mmHg 以下，则通常会大大降低冠心病事件的发生率，这不是因为收缩压的过度降低所产生的任何不良影响所能抵消的（Mancia et al.，2013）。然而对于这种情况，对特定的病例进行进一步的仔细检查和评估是十分必要的，包括 80 岁以上的患者，因降压治疗后活动性心绞痛加重的患者，积极心绞痛患者血压下降恶化，舒张压过低（<65mmHg）或直立性低血压患者。

抗高血压药物处方的探索

大部分抗高血压药物的疗效尚佳。这些药物以及它们的给药方案总结于表 27-7。尽管高血压的危害已被了解以及现已有许多可用的高血压药物，但在美国仍只有约 50% 的患者达到理想血压水平（Go et al.，2013）。鉴于这一公共卫生的不足，以及尚无明确证据表明任何一种降血压药物对于任一患者亚组最能有效降低心血管事件，与过去的指南相比，近来已提出许多实用的控制高血压的方法。ESH 2013、AHA 2013 和 JNC 8 等指南文件基于临床试验提供的最新数据，概述了抗高血压药物处方的简单易懂的探索（Go et al.，2013；James et al.，2014；Mancia et al.，2013）。我们认同 AHA 2013 声明提及的方法；这是一个适用于大多数患者的建议（图 27-3）。

虽然在最近的指导方针（ESH 2013，AHA 2013）中关于选择一线药物的建议占比较小，但大多数专家认为：对于大多数患者而言，这个建议都是十分重要的，无论是在超过 20/10mmHg 的患者，还是刚开始或迅速加强联合用药降压治疗的患者。因为绝大多数患者需要两种及以上的降血压药物来控制血压（Hansson et al.，1998）。所以，阐明药物的最优组合对于用药决策越来越重要。在高血压研究中，仅仅只有一项心血管事件的试验结果是很难由建议的各类初始联合用药方案治疗。联合用药治疗收缩期高血压预防心血管事件（ACCOMPLISH）试验（Jamerson et al.，2008）表明，与 ACEI 联合噻嗪类利尿剂治疗（贝那普利 + 氢氯噻嗪）相比，ACEI 联合 CCB（贝那普利 + 氨氯地平）治疗可使患者的合并心血管事件显著降低 20%（Jamerson et al.，2008）。这种情况发生在总体人群和患糖尿病、冠心病和慢性肾脏病的患者亚组中。除了充血性心力衰竭这一亚类结局未有改变外，在 ACEI 与 CCB 的联合治疗下，其余全部的亚类结局事件均有更大的降幅。这包括了预先指定的真实慢性肾病终点结局。因此，我们之前曾建议需双重抗高血压药物治疗的大多数患者，应强烈考虑从 ACEI 联合 CCB 开始（Brook and Weder，2011）。在这种情况下，我们的建议与 AHA 2013 和 ESH 2013 对于一种 ACEI 联合一种 CCB 或噻嗪类药物的官方指南建议稍有不同。

有效的药物组合及其不良副作用的概况总结于

表 27-7　口服抗高血压药物

药物	商品名	常见剂量范围,mg/d(次/天)	部分不良分应及评注
利尿剂(部分列表)			短期:胆固醇和血糖水平升高;生化指标异常;钾、钠和镁离子含量减少;钙离子和尿酸水平升高
噻嗪类药物			罕见:血液循环失调、光过敏、胰腺炎、低钠血症
利尿剂			
氯噻酮(G)	Thalitone	12.5~50(1)	
氢氯噻嗪(G)	Microzide	12.5~50(1)	
吲哒帕胺(G)		1.25~2.5(1)	很少/不会引起高胆固醇血症
髓袢利尿剂			
布美他尼(G)		0.5~2(1~2)	短效作用;不会引起高钙血症
依他尼酸	Edecrin	25~100(1~2)	唯一的非磺胺类利尿剂;耳毒性
呋塞米(G)	Lasix	20~80(2)	短效作用;不会造成高钙血症
托拉塞米(G)	Demadex	5~10(1~2)	
保钾剂			潜在致命性高钾血症
盐酸阿米洛利(G)	Midamor	5~10(1)	
螺内酯(G)	Aldactone	12.5~100(1)	较多男性乳房发育症
依普利酮(G)	Inspra	25~50(1~2)	较少男性乳房发育症
氨苯蝶啶(G)	Dyrenium	50~100(1)	未标记用于高血压
肾上腺素能受体抑制剂			
外周性药物			
利血平(G)		0.05~0.25(1)	鼻塞、镇静、抑郁、消化性溃疡
中枢 α- 激动剂			镇静、口干、心动过缓、退隐
盐酸可乐定,口服(G)	Catapres	0.1~0.8(2~3)	退隐较多
可乐定,透皮贴剂(G)	Catapres-TTS	0.1~0.3mg/24h 贴块每7天更换一次	
盐酸胍法辛,速释(G)	Tenex	1~2(1)	退隐较少
甲基多巴(G)		250~500(2)	肝病及"自身免疫性"疾病
α- 受体阻滞剂			可升高 HDL 水平
甲磺酸多沙唑嗪,速释(G)	Cardura	2~16(1)	
盐酸哌唑嗪(G)	Minipress	1~10(2)	
盐酸特拉唑嗪(G)	Hytrin	1~20(1)	
β 受体阻滞剂			糖尿病、支气管痉挛、心动过缓、心力衰竭风险增加;可能掩盖胰岛素诱导型低血糖症、突发低血糖;外周循环受损、失眠、疲劳、运动耐量降低、高甘油三酯血症(有内源性交感活性药物除外),HDL水平降低
醋丁洛尔(G)	Sectral	200~400(1~2)	
阿替洛尔(G)	Tenormin	25~100(1~2)	
盐酸倍他洛尔(G)		10~20(1)	
富马酸比索洛尔(G)	Zebeta	2.5~10(1)	
酒石酸美托诺尔(G)	Lopressor	25~200(2)	
琥珀酸美托洛尔(G)	Toprol XL	25~300(1)	
纳多洛尔(G)	Corgard	40~80(1)	
奈必洛尔	Bystolic	5~20(1)	代谢异常较少的血管扩张剂
喷布洛尔硫酸盐	Levatol	10~20(1)	
吲哚洛尔(G)		5~15(2)	
普萘洛尔速释(G)	Inderal	40~120(2)	

表 27-7 口服抗高血压药物（续表）

药物	商品名	常见剂量范围，mg/d（次/天）	部分不良分应及评注
普萘洛尔缓释（G）	Inderal LA	80～160（1）	
马来酸噻吗洛尔（G）		10～20（2）	
联合 α-/β- 受体阻滞剂			体位性低血压、支气管痉挛
维地洛，速释（G）	Coreg	6.25～25（2）	
卡维地洛，缓释	Coreg CR	20～40（1）	
拉贝洛尔（G）		100～400（2～3）	
直接血管扩张剂			头痛、液体潴留、心动过速
盐酸肼屈嗪（G）		10～100（4）	狼疮样综合征、心肌缺血
米诺地尔（G）		2.5～40（1）	多毛症、水肿、心包积液
钙拮抗剂			
非二氢吡啶类			传导阻滞、收缩功能障碍、牙龈增生
盐酸地尔硫䓬（G）	Cardizem CD, Cardizem LA, Dilacor XR, Tiazac	120～360（1）	恶心、头痛
盐酸维拉帕米（G）	Calan SR, Verelan, Covera-HS	90～240（2） 120～480（1）	
二氢吡啶			踝关节水肿、潮红、头痛、牙龈肥大
苯磺酸氨氯地平（G）	Norvasc	2.5～10（1）	
非洛地平（G）	Plendil	2.5～10（1）	
伊拉地平（G）	Dynacirc	2.5～10（2）	
盐酸尼卡地平，缓释剂（G）	Cardene SR	30～60（2）	
硝苯地平（G）	Procardia XL, Adalat CC	30～60（1）	
尼索地平（G）	Sular	20～40（1）	
血管紧张素转换酶抑制剂			常见：咳嗽、高钾血症；罕见：血管神经性水肿、皮疹、味觉丧失、白细胞减少症
盐酸贝那普利（G）	Lotensin	5～40（1）	
卡托普利（G）	Capoten	25～50（2～3）	
马来酸依那普利（G）	Vasotec	5～40（1）	
福辛普利钠（G）	Monopril	10～40（1）	
赖诺普利（G）	Prinivil, Zestril	5～40（1）	
盐酸美西普利（G）	Univasc	7.5～30（1）	
盐酸喹那普利（G）	Accupril	5～80（1）	
雷米普利（G）	Altace	1.25～20（1）	
群多普利（G）	Mavik	1～4（1）	
血管紧张素Ⅱ受体阻滞剂			高钾血症、血管神经性水肿（非常罕见，与 ARBs 联合使用存在争议）
氯沙坦钾（G）	Cozaar	25～100（1～2）	
缬沙坦（G）	Diovan	80～320（1）	
厄贝沙坦（G）	Avapro	150～300（1）	
替米沙坦	Micardis	40～80（1）	
奥美沙坦	Benicar	40～40（1）	
阿齐尔沙坦	Edarbi	40～80（1）	
坎地沙坦（G）	Atacand	4～32（1）	
直接肾素抑制剂			高血钾症、低血压、血管神经性水肿、腹泻、咳嗽、抽搐、皮疹、痛风和肾结石。服用 ARB 或 ACEI 的糖尿病患者禁用；避免在患中重度肾损害者中与 ARB 或 ACEI 一起使用
阿利吉仑	Tekturna	150～300（1）	

G 表示仿制药市面有售

ACE, 血管紧张素转化酶；ARB, 血管紧张素受体阻滞剂；HDL, 高密度脂蛋白

表 27-8。最新的临床试验观察结果表明，在大多数情况下，将阻断肾素 - 血管紧张素系统的药物联合使用无合理依据，且可能带来危险。目前正在进行的替米沙坦单用或与雷米普利合用全球终点试验（ONTARGET）表明，联合使用 ACEI-ARB 疗法与单一药物疗法相比，并不能更好地预防心血管事件（Yusuf et al.，2008）。不仅如此，这种药物联合用法导致了肾脏结局的恶化。使用心肾终点的阿利吉仑治疗 2 型糖尿病试验（ALTITUDE）研究同样表明，在 2 型糖尿病患者中联合应用 ARB 和直接肾素抑制剂不能保护肾功能，并可导致更多的不良反应风险（Parving，2012）。病情更复杂的患者通常需多种降血压药物才能达到目标血压，这些建议总结于表 27-9。处方药的组合使用对控制高血压可带来许多益处。目前已经发布了有关于联合抗高血压治疗方案的建议（Gradman et al.，2011）。

表 27-8　抗高血压药物组合

理想的或可接受的方式	不理想的方式
噻嗪类药物联合：	β- 受体阻滞剂联合：
ACEI*	中枢肾上腺素能抑制剂
醛固酮拮抗剂	有负性心率作用的 CCB
ARB*	（NDHPCCB）
β- 受体阻滞剂	ACEI/ARB：效果不佳
CCB	CCB 联合：
直接肾素抑制剂	利尿剂：效果不佳
CCB 联合：	ACEI 联合：
ACEI†	ARB‡
ARB*	ARB 联合：
β- 受体阻滞剂（DHPCCB）	直接肾素抑制剂‡

* 可接受的替代方案（二线）联合方案

† 基于降压效果被认为是最有效的联合治疗方案并应考虑用于一线治疗，或基于试验结果证据可适用于大多数患者（联合用药治疗收缩期高血压预防心血管事件 [ACCOMPLISH] 试验）

‡ 在绝大多数情况下应避免这些联合用药

ACE，血管紧张素转换酶；ARB，血管紧张素受体阻滞剂；CCB，钙通道阻滞剂；NDHPCC，二氢吡啶钙通道阻滞剂；NDHPCCB，非二氢吡啶类钙通道阻滞剂

药物的强制性适应证

　　JNC 7 指南建议合并有其他并发症的情况下制定一线抗高血压治疗的药物选择（Chobanian et al.，2003）。初始治疗时，某些药物选择可能是适当的选择，并且具有辅助治疗的功能（如血管紧张素转换酶抑制剂和 ARBs 可以降低蛋白尿）。另一方面，要避免其他药物可能的潜在副作用（如通过噻嗪类药物和 β 受体阻滞剂不利于降低血糖），这可以基于 JNC 7 指南之前推荐的"强制

表 27-9　达到目标血压的 10 个小建议

1. 如果血压高于目标血压 20/10mmHg，单药治疗则不太有效，需要考虑联合使用降压剂。有力证据支持 ACEI 或 ARB 联合 CCB 使用（ACCOMPLISH 试验）；ACEI 或 ARB 联合噻嗪类药物使用是一种可接受的替代选择

2. 在大多数情况下，增加药物剂量（或增加其他药物）之前，应给予 2 ~ 4 周治疗以发挥药物全部功效。然而，较长时间的延迟可能导致"治疗惰性"，对于血压仍然高于目标血压者应尽量避免

3. 应了解到大多数高血压患者（约 75%）需两种或以上的降压药来达到目标血压，尤其是糖尿病、肥胖、肾功能下降或蛋白尿患者。使用一种以及多种联合降压药物对达到血压指标具有重要作用

4. 开始生活方式改变应用于大多数患者：DASH 饮食、低钠（< 1.5 ~ 2.3g/d）及低酒精摄入（< 2 次 / 天）；有氧运动；以及减轻体重（如有必要）。如果血压持续升高，应了解依从性并确保遵循膳食、生活方式及药物处方

5. 为避免血压的假性升高（假性高血压、假性顽固性高血压、白大衣高血压），密切注意血压测量方法对于临床环境获得准确的读数至关重要

6. 尽量减少使用已知会引起高血压的药物，如 NSAID；了解所有可引起血压升高的偶尔使用的药物、处方药及 OTC 药物

7. 当使用三种及以上抗高血压药时，适用于患者肾功能水平的利尿剂用药方案必不可少。噻嗪类利尿剂通常是比髓袢利尿剂更有效的降压药物，当有 IV 期或 V 期 CKD 除外。氯噻酮比氢氯噻嗪具有更强的疗效和更持久的作用，并具有更多临床试验结果证据，因此氯噻酮应作为大多数患者的利尿剂首选

8. 自我监测血压和 24 小时 ABPM 可作为有用的辅助手段，尤其是当怀疑为白大衣高血压或白大衣高血压致病情更严重，或血压治疗出现反复。如果与临床血压值不一致，通常 ABPM 值可更为精确地估计真实血压水平及将来的心血管风险

9. 当肾功能水平 < 30ml/（min·1.73m²）时，利尿剂可能需要相对较高的剂量（如分剂量下的呋塞米 160mg/d 或美托拉宗 10 ~ 20mg/d）。此时，髓袢利尿剂与噻嗪类利尿剂联用，可在合并严重慢性肾病的情况下起到血压达标的效果

10. 在"顽固性高血压"患者中，如在三种及以上抗高血压药物（其中一种为利尿剂）接近最大剂量治疗下，血压仍超过目标血压，应考虑转诊至高血压专科医生。醛固酮拮抗剂（螺内酯 25 ~ 50mg/d）的经验性治疗对难治性高血压可能非常有效，应强烈考虑。新的治疗方法（如肾交感神经消融术）和继发性高血压的评估（如原发性醛固酮增多症）也是有必要的

ABPM，动态血压检测；ACCOMPLISH，联合用药治疗收缩期高血压预防心血管事件；ACE，血管紧张素转换酶；ARB，血管紧张素受体阻滞剂；BP，血压；CCB，钙通道阻滞剂；CKD，慢性肾脏病；DASH，膳食疗法终止高血压；HTN，高血压；NSAID，非甾体抗炎药；OTC，处方药

Adapted from Flack JM, Nasser SA. Hypertension Pocket Guide. New York：McMahon Pub；2005.

性适应证"的表格所述（表 27-10）。然而，最重要的考虑因素应与以下疾病有关：伴有射血分数降低的心脏衰竭患者应接受 ACE 抑制剂或 ARB，并谨慎添加使用 β 受体阻滞剂（如美托洛尔或卡维地洛）。许多有心力

衰竭的患者应该加用醛固酮阻滞剂（Pitt et al.，2003）。有显性蛋白尿和 CKD 的糖尿病和非糖尿病患者，其降压方案应接受 ACE 或 ARB 作为其中一部分（Brenner et al.，2001；Lewis et al.，1993；Lewis et al.，2001），如果该患者没有蛋白尿，仅有 CKD 或糖尿病，是否必须接受这些药物仍有争议；然而，因为它们能够降低微量蛋白尿及利于新陈代谢，所以这些药物依然是降血压的良好选择（Mancia.，2013）。

血压目标

包括 JNC 7 在内之前的指南，强调对于某些个体（包括患有肾病和糖尿病的个体）采用更低的血压目标（<130/80mmHg）。近期试验结果表明合并糖尿病的患者采取更加激进的治疗可带来更多益处。ACCORD 试验表明，骤降血压（目标值 <120/80mmHg）与普通护理（目标值 <140/90mmHg）相比，不会减少合并心血管事件和肾病的发生（Cushman et al.，2010）。在次要结局指标中，降低血压可以减少脑卒中的发生，但其他严重副作用的发生风险将提高一倍。多个 Meta 分析表明，收缩压降低到 130mmHg 之下不会降低死亡率或是大多数心血管事件的发生（Mancia et al.，2013）。唯一的例外是血压降至 130/80mmHg 以下可以起到一级和二级预防脑卒中的效果（Benavente et al.，2013；Weber et al.，2013）。甚至在不出现明显蛋白尿（>500mg/d）的慢性肾病患者中，也几乎没有证据支持较严格的血压控制目标（Mancia et al.，2013）。如果出现显著性蛋白尿的情形，将血压严格控制在 130/80mmHg 以内也许有益；然而，临床试验仍未有确凿证据。

理想的血压水平仍然存在争议；然而很少有研究支持让大多数患者把血压控制在 140/90mmHg。因此，最新的 ESH 2013 和 JNC 8 指南都不再提倡 JNC 7 指南中对糖尿病和慢性肾病患者设定的降压目标（James et al.，2014；Mancia et al.，2013）。在极少数情况下（如预防脑卒中）和出现并发症（如主动脉瘤或复发性心血管事件）的患者中，可根据个体情况选择更低的血压目标。

新兴的管理策略，顽固性高血压和争议

对血压进行评估的新兴管理策略包括使用家庭自测血压和 24 小时动态血压监测（ABPM）（O'Brien et al.，2013；Pickering et al.，2008）。家庭血压对于临床血压测量提供了有益的补充，避免了"白大衣效应"的影响。动态血压监测不仅可以排除"白大衣"高血压的可能性，并且可通过夜间血压测量带来更多益处。相对于日间血压，夜间血压对心血管事件有更重要的预测作用（Clement et al.，2003）。家庭自测血压和 24 小时动态血压检测都可能发现"隐匿性高血压"，避免因临床诊室内血压正常而在日常环境血压升高而漏诊（Yano and Bakris，2013）。虽然白大衣高血压并不会带来心血管疾病风险的额外增加（Fagard et al.，2000），但隐匿性高血压依然会引起和临床观察到持续血压升高同等的风险。24 小时动态血压监测的可及性不如家庭血压评估，后者只需要患者有自动示波血压仪并能遵循详细的使用说明。一般情况下，家庭测量血压值比临床测量血压值偏低，因此部分指南以 135/85mmHg 作为家庭测量时高血压的判定标准（Hodgkinson et al.，2011）。对于动态血压监测而言，当 24 小时平均血压值高于 130/80mmHg 时可认为血压升高。虽然确凿证据显示，相对于传统临床血压测量值，家庭血压监测和 24 小时动态血压监测值与心血管事件的发病率和病死率有更强的关联性，但几乎没有数据提倡在此基础上调整治疗的目标值。家庭血压监测和动态血压监测指南均已出版（O'Brien et al.，2013；Pickering et al.，2008）。目前有多个专业协会主张绝大多数（甚至全部）高血压患者都应开展家庭血压监测（Pickering et al.，2008）。

表 27-10　JNC 7 定义的特定抗高血压药物用于有并发症高血压时的强适应证

	利尿剂	BB	ACEI	ARB	CCB	MRA
心力衰竭	√	√	√	√		√
心肌梗死后		√	√			√
CAD 风险	√	√	√		√	
糖尿病	√	√	√	√	√	
肾病			√	√		
预防脑卒中复发	√		√			

ACE，血管紧张素转化酶；ARB，血管紧张素受体抑制剂；BB，β 受体阻滞剂；CAD，冠状动脉疾病；CCB，钙通道阻滞剂；JNC 7，美国预防、检测、评估与治疗高血压全国联合委员会第七次报告；MI，心肌梗死；MRA，醛固酮拮抗剂

From The Seventh Report of the Joint National Committee on Prevention, Detection, Evaluation, and Treatment of High Blood Pressure. Washington, DC：U.S Department of Health and Human Services. National Institute of Health Publication No.04-5230. August 2004.

目前已知的几种策略有助于调整药物治疗及减少需服用多种药物治疗的患者人数。最著名的一个法则建议基于血浆肾素活性的动态检测来选择药物治疗方案（Mulatero et al.，2007）。"低肾素活性"（<0.65ng/（ml·h））的患者可采用利尿剂和钙离子阻滞剂治疗；其他患者则使用 ACE 抑制剂、ARB 或 β 受体阻滞剂进行治疗。虽然这一方法可以提高部分患者和在临床试验中的血压控制率，但该策略在实际临床中的作用仍然不明确。其他策略主要围绕血流动力学的监测（如心脏生物电阻），人口学资料和药物遗传学。鉴于超过 50%～75% 的患者将不可避免服用两种或者更多的药物，对绝大多数患者（即便是一级高血压患者）推荐采用联合治疗。这些方法是否能在广泛的临床实践中行之有效，仍有待证明。在现阶段，我们推荐遵循指南文件中列出的临床治疗策略（Go et al.，2013）（图 27-3）。

高血压"危象"的最佳治疗策略尚待证实（Mancia et al.，2013）。标准指南建议在数小时内使平均动脉压降低 20%～25%，同时避免可能引起情况恶化的过于激进的疗法，特别是改变脑灌注压后容易引起脑血管功能的恶化。少有试验对各种药物和治疗手段的疗效进行比较。

然而，临床上有多种多样的药物可供选择（表 27-11）。虽然，最近的许多临床试验已着手研究，在急性缺血性或出血性脑卒中情况下的最佳高血压管理方案；但最优化的治疗目标和药物治疗时机仍未明确（Mancia et al.，2013）。在现阶段，最新的临床试验并不支持在大多数缺血性脑卒中或者短暂性脑缺血发作的患者中，过早降压或采用激进的降压措施（He et al.，2013）。

尽管联用三种或以上降压药（其中之一为与肾功能水平相适应的利尿剂），但血压仍高于目标值（通常为 >140/90mmHg），则被定义为顽固性高血压。这类患者在高血压人群的患病率约为 10%。美国心脏协会在已出版的指南中，阐述了这类顽固性高血压患者的管理路径（Calhoun et al.，2008）。尽管证据表明接近 85%～95% 的高血压患者可以实现血压达标，但美国的全国高血压人群血压控制率只有 50%。部分临床证据支持的一个重要策略，是在密切监测血钾和血肌酐的同时，根据经验合并使用醛固酮阻断药物（如每天 1 次螺内酯 25～50mg，每天 2 次依普利酮 25～50mg）。即便无明显醛固酮增多症，该策略在帮助顽固性高血压患者控制血压方面仍行之有效（Calhorn et al.，2008）。

表 27-11　高血压急症治疗的注射药物

药物	剂量	起效时间	作用时间	副作用	特殊说明
硝普钠	0.25～10μm/（kg·min）静脉滴注（最大剂量限 10 分钟）	立刻	1～2 分钟	恶心、呕吐、骨骼肌抽搐、发汗、硫氰酸盐和氰化物中毒	适用大多数高血压急症；高颅压及氮质血症慎用
盐酸尼卡地平	5～15mg/h 静脉给药	5～10 分钟	1～4 小时	心动过速、头痛、面色潮红、局部静脉炎	适用于除急性心衰外的大多数高血压急症；冠脉缺血者慎用
甲磺酸非诺多巴	0.1～0.3μm/（kg·min）静脉滴注	<5 分钟	30 分钟	心动过速、头痛、恶心、面色潮红	适用于大多数高血压急症；青光眼者慎用
硝化甘油	5～100μm/min 静脉滴注	2～5 分钟	3～5 分钟	头痛、呕吐、高铁血红蛋白症、长期使用的耐药性	
依那普利拉	1.25～5mg/6h 静脉给药	15～30 分钟	6 小时	高肾素状态下血压骤降及多种反应	适用于急性左心室衰竭；避免用于急性心肌梗死
盐酸肼屈嗪	10～20mg 静脉给药 10～50mg 肌肉注射	10～20 分钟 20～30 分钟	3～8 小时	心动过速、面色潮红、头疼、呕吐、心绞痛加重	抗惊厥；冠脉缺血者慎用
盐酸拉贝洛尔	20～80mg/10min 静脉推注 0.5～2.0mg/min 静脉滴注	5～10 分钟	3～6 小时	呕吐、头皮发麻、喉咙烧灼感、眩晕、恶心、心脏传导阻滞、直立性低血压	适用于除急性心衰之外的多数高血压急症
盐酸艾司洛尔	250～500μm/（kg·min）持续 1 分钟接 50～100μm/（kg·min）持续 4 分钟，可按次序重复操作	1～2 分钟	10～20 分钟	低血压、恶心	主动脉夹层、围手术期间
酚妥拉明	5～15mg 静脉给药 1～2mg/h 至 16mg/h	1～2 分钟 2～4 分钟	3～10 分钟 5～15 分钟	心动过速、面色潮红、头疼、低血压	儿茶酚胺过量，避免用于高脂血症，鸡蛋或大豆过敏者禁用

IM.，经肌内；IV，经静脉；ICP，颅内压；LV，左心室；MI，心肌梗死

在有效治疗顽固性高血压方面，利尿剂使用不足是一个常见误区。证据表明，将弱效利尿剂（如氢氯噻嗪）替换为更加强效和长效的类噻嗪利尿药，例如氯噻酮，可以进一步有效降压（Matthews et al., 2013）。另外也可使用一些包含噻嗪类药物、血管紧张素受体拮抗剂和氨氯地平在内的三方合并药物。最后，极少数个体有必要采用增加第四或第五种药物的使用，但鲜有循证支持数据。根据经验增加 α 受体阻滞剂（如多沙唑嗪）、直接的血管舒张剂例如米诺地尔（通常与控制血容量的噻环类利尿剂和心率减缓剂联用）或者中枢型抗交感神经药（如胍法辛、可乐亭）的剂量增量也可能是有效的降压方式。

在坚持服用超过四至五种药物且依从性较好的高血压患者中，目前尚不清楚未达到理想降压效果的患者比例。未来将如何管理这些最难控制的病例呢？若干种创新式的治疗策略正在极"难治性"高血压患者中开展临床试验，试验对象为联用包括利尿药在内的三种或以上降压药，但收缩压依然高于 160mmHg 者。初级卫生保健医生需要了解的是，肾动脉交感神经和压力感受器的血管内皮射频消融疗法（借助植入性起搏器的电子脉冲）正成为新的干预方式并有望在不久的将来供特定的患者进行治疗。临床试验完成后将可确定这些干预措施的实用价值。

小结

高血压是世界范围内引起早发病和早死亡的主要危险因素。高血压治疗成功达到目标值，需要医疗服务提供者和患者的共同努力。采用综合的方式，包括家庭血压监测使患者参与自我保健，并同时开展饮食和生活方式改变、替代疗法（对于特定个体）、药物及联合方案，通常行之有效。虽然存在极顽固性高血压病例，但很快将可能出现多个新型疗法。

代谢综合征

重 点

- 代谢综合征是一种胰岛素抵抗状态，与内脏脂肪沉积、高血压、高血糖、血脂异常及促炎症和促氧化状态相关。
- 代谢综合征并非冠心病同等危险因素，但与心血管疾病和糖尿病的风险增高相关。这类患者均需进行综合性危险因素评估。

- 代谢综合征患者需要通过积极改变生活方式予以治疗，包括减轻体重、锻炼、戒烟和饮食调整。糖尿病预防项目（Diabetes Prevention Project）表明，调整生活方式可减少 58% 的糖尿病发病风险。
- 实现体重降低可借助限制热量摄入、锻炼及在有指征时进行药物干预和减肥手术。
- 如果生活方式的调整未能纠正这些危险因素，需对代谢综合征进行药物干预以治疗血脂紊乱和高血压。

世界范围内肥胖的发病率正在增长。伴随机械化的推进、食物选择愈发丰富及日均热量消耗愈发降低带来的改变，随着年龄的增长，人们的体重正持续增加。超重和肥胖已经成为第二大可预防的致死原因。在 20 岁及以上的美国人中，有 1.547 亿人超重或肥胖，其中男性 7990 万人，女性 7480 万人（AHA, 2013）。在不同性别及不同种族间，肥胖的发病率都在攀升。肥胖会引起胰岛素抵抗和代谢综合征等严重后果（Haffner et al., 2003; Haffner and Taegtmeyer, 2003）。代谢综合征被定义为一系列心血管疾病危险因素的集合，与新发糖尿病及心血管疾病的发病率和死亡率的升高风险有关。代谢综合征有许多种定义，目前临床应用最广的是 NCEP ATP Ⅲ 提出的定义（Eckel et al., 2005; Grundy et al., 2004a, 2004b）。腰围、血压、空腹血糖、血清甘油三酯、HDL-C 水平可用于诊断（表 27-12）。五项诊断标准中符合三项，即可做出代谢综合征的诊断。根据第三次美国国家健康与营养调查研究的数据，无论男性还是女性，代谢综合征的发病率都随年龄呈线性增长（Ford et al., 2002; Alexander et al., 2003）。西班牙裔美国人和美国本土印第安人的发病率尤为突出。目前估计约有 32% 的美国人患有代谢综合征。库奥皮奥（Kuopio）缺血性心脏病危险因素研究超过 12 年随访结果表明，代谢性综合征可使冠心病死亡风险及全因死亡风险分别增加 3.77 倍和 2.43 倍。

内脏脂肪随着腰围的增长而增加。内脏脂肪组织的代谢活性极高。近年来，关于脂肪组织的看法有了观念上的重要转变。它不再被认为是一处将多余能量被动储存起来的部位。相反，研究明确认为内脏脂肪表现出一类内分泌器官的许多特点（Bradley et al., 2001; Toth, 2005a）（图 27-4）。内脏脂肪组织可以产生一系列炎症细胞因子（肿瘤坏死因子[TNF]、转化生长因子 -β），白细胞介素（IL-1、IL-6），以及可调节食欲（瘦素）和调节胰岛素敏感性和抗性（脂联素和抵抗素等）的各种效应分子。随着内脏脂肪组织质量的增加，脂联素的产

表 **27-12**　NCEP ATPⅢ代谢综合征的诊断标准 *

危险因素	诊断标准
腹型肥胖	男性，腰围 > 102cm（40 英寸）
	女性，腰围 > 89cm（35 英寸）
甘油三酯	≥150mg/dl
HDL-C	男性 < 40mg/dl
	女性 < 50mg/dl
血压	≥130/≥85mmHg
空腹血糖	≥100mg/dl

* 患者符合五项危险因素中的任意三项，即可诊断为代谢综合征

HDL-C，高密度脂蛋白胆固醇；NCEP ATPⅢ，National Cholesterol Education Program Adult Treatment Panel Ⅲ

From Third Report of the National Cholesterol Education Program（NCEP）Expert Panel on Detection, Evaluation, and Treatment of High Blood Cholesterol in Adults（Adult Treatment Panel Ⅲ）final report, Circulation 2012；106：3143-3421.

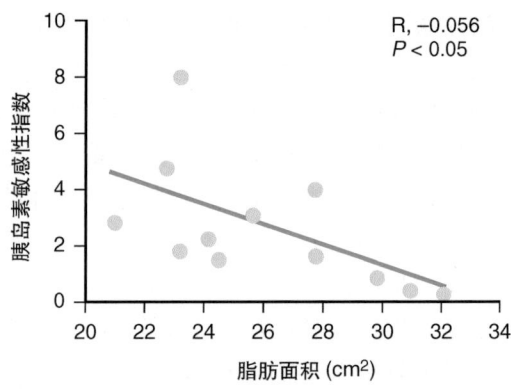

图 **27-4**　胰岛素敏感性及肥胖程度（From Fujimoto WY, Abbate SL, Kahn SE, et al. The visceral adiposity syndrome in Japanese-American men. Obes Res. 1994；2：364-371.）

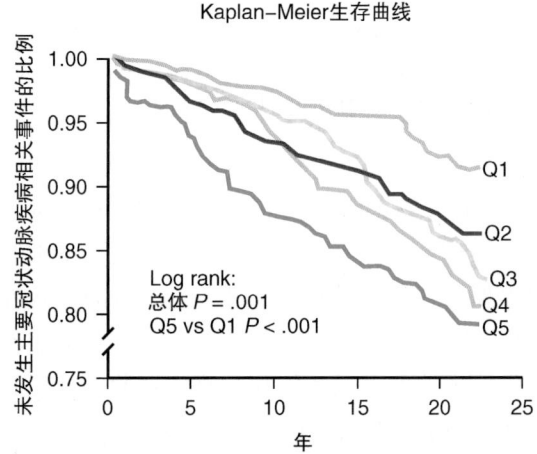

图 **27-5**　赫尔辛基警察研究（Helsinki Policemen Study）纳入的非糖尿病男性中，主要冠状动脉疾病相关事件的风险与胰岛素水平有关（From Pyorala M, Miettinen H, Laakso M, Pyorala K. Hyperinsulinemia predicts coronary heart disease risk in healthy middle-aged men：the 22-year follow-up results of the Helsinki Policemen Study. Circulation. 1998；98：398-404.）

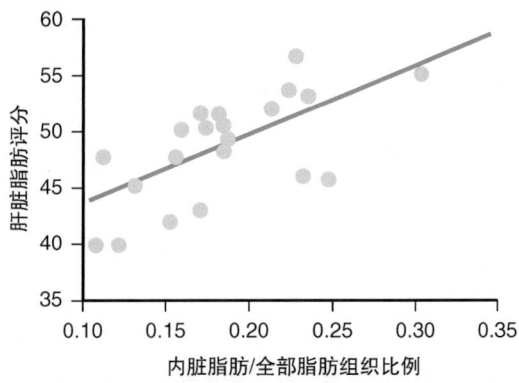

图 **27-6**　肝脏脂肪沉积的严重程度随着内脏脂肪的增多而加重（From Banerji MA, Buckley MC, Chaiken RL, et al. Liver fat, serum triglycerides and visceral adipose tissue in insulin-sensitive and insulin-resistant black men with NIDDM. Int J Obes. 1995；19：846-850.）

生会降低，进而引起脂肪组织、骨骼肌和肝实质中的胰岛素抵抗增加（图 27-4）。随着脂肪组织的胰岛素抵抗逐渐加重，其对体内存储的甘油三酯的代谢调控能力逐渐紊乱，对机体其他组织的需求也不再有所反应。这时，血清游离脂肪酸（FFA）水平升高。FFA 淤积于门静脉循环。

这不但引起肝脏内甘油三酯沉积增多（非酒精性脂肪肝［NASH］或脂肪肝）（Banerji et al., 1995），而且使 VLDL 分泌增加，从而导致高甘油三酯血症。在没有过度饮酒的条件下脂肪酸是胰岛素抵抗的重要标志物，与肥胖的严重程度密切相关，与骨骼肌、心肌和胰腺内异位脂肪沉积也有关联（图 27-5）。FFA 升高通过两种途径导致血糖控制的进行性恶化：①干扰正常情况下胰岛素受体的磷酸化，导致血糖内化和氧化过程中必需的葡萄糖转运体 4（GLUT4）表达减少（Dresner et al., 1999）；②通过 FFA 诱导胰岛 β 细胞过早凋亡和衰老，从而诱发"脂毒性"（lipotoxicity）。这类并发进展性胰岛素抵抗的患者逐渐失去胰岛素生产能力，并经历一系列的血糖紊乱症状的连续疾病谱，开始是空腹血糖异常，随后糖耐量受损，最后发展为糖尿病。随着血清胰岛素水平的升高，CAD 相关事件的发生风险也极度升高（Pyorala et al., 1996）（图 27-6）。代谢综合征患者的糖尿病发病风险，相对于不患代谢综合征的人群高出 3～5 倍。

代谢综合征患者的胰岛素抵抗及内脏脂肪增加可以导致多种危险因素的改变（Lamon-Fava et al., 1996）（图 27-7）。胰岛素抵抗的脂肪组织是血管紧张素原（angiotensinogen）的重要来源。血管紧张素原是血管

紧张素Ⅱ（angiotensinⅡ）的前体，后者可以导致血管收缩。这些患者的血压也会升高因为：①胰岛素会刺激近端肾小管上皮增加对钠的重吸收，从而增加血容量（水钠潴留）；②血管内皮氧化亚氮生成减少引起的血管收缩（Caballero，2003）；③血管交感神经张力增加。在胰岛素抵抗的作用下，肥胖可能会因为下丘脑摄食中枢对食欲和饱腹感的信号传递的调节紊乱而日益加重。由于下面三个主要原因，血清 HDL 水平会降低（图 27-8）。首先，随着肝脏胰岛素抵抗的日益加重，胰岛素刺激肝脏分泌 apoAⅠ和 apoAⅡ的能力逐渐减弱；导致 HDL 分泌减少；第二，在胰岛素抵抗的患者中，脂蛋白脂肪酶的功能相对受到抑制，这会导致 VLDL 和乳糜微粒中的甘油三酯水解减少。这些大的脂蛋白颗粒不能被充分代谢，就形成了导致动脉粥样硬化的参与颗粒。除非被进一步降解，否则他们无法释放本来可以用以组装血清 HDL 的表层蛋白。最后，随着 HDL 颗粒中甘油三酯的含量增多，他们更加适合作为肝脏酯酶的底物。肝脏酯酶可以分解 HDL 并促进其在血液中的清除（Toth，2005b）。代谢综合征的患者体内的 LDL 颗粒通常更小、更致密。相比那些更大、更有浮力

的 LDL 颗粒物，这些小的 LDL 颗粒更加容易引起动脉粥样硬化。原因是小颗粒更容易被氧化，和肝脏 LDL 受体的亲和力更低，从而导致机体清除率降低；而且由于体积更小，他们容易渗入内皮下间隙（St. Pierre et al.，2001）。内脏脂肪可以通过分泌炎症调节因子、通过 IL-6 刺激肝脏分泌 C 反应蛋白（C-reactive protein，CRP）从而促进系统的炎症反应。

随着纤维蛋白原（fibrinogen）、CRP、纤溶酶原激活抑制剂 -1（plasminogen activator inhibitor-1，PAI-1）等急性期反应蛋白在血清中水平的增高，代谢综合征和糖尿病的风险也增高（Dandona et al.，2005；Festa et al.，2002）。正如女性健康研究（Women's Health Study）显示，在没有 CAD 既往史的女性代谢性综合征患者中，随着血清 CRP 水平升高，急性心血管事件的发病率也会显著升高（Ridker et al.，2003）。当胰岛素抵抗日益严重，非酒精性脂肪肝的发病风险也稳步升高（图 27-7）。

在 NCEP 的定义中，代谢性综合征不是 CAD 同等危险因素。然而，对患者全身心血管危险因素负荷进行一次综合、全面的评估非常重要。积极的生活方式改变是代谢性综合征患者的一线治疗，包括减轻体重、

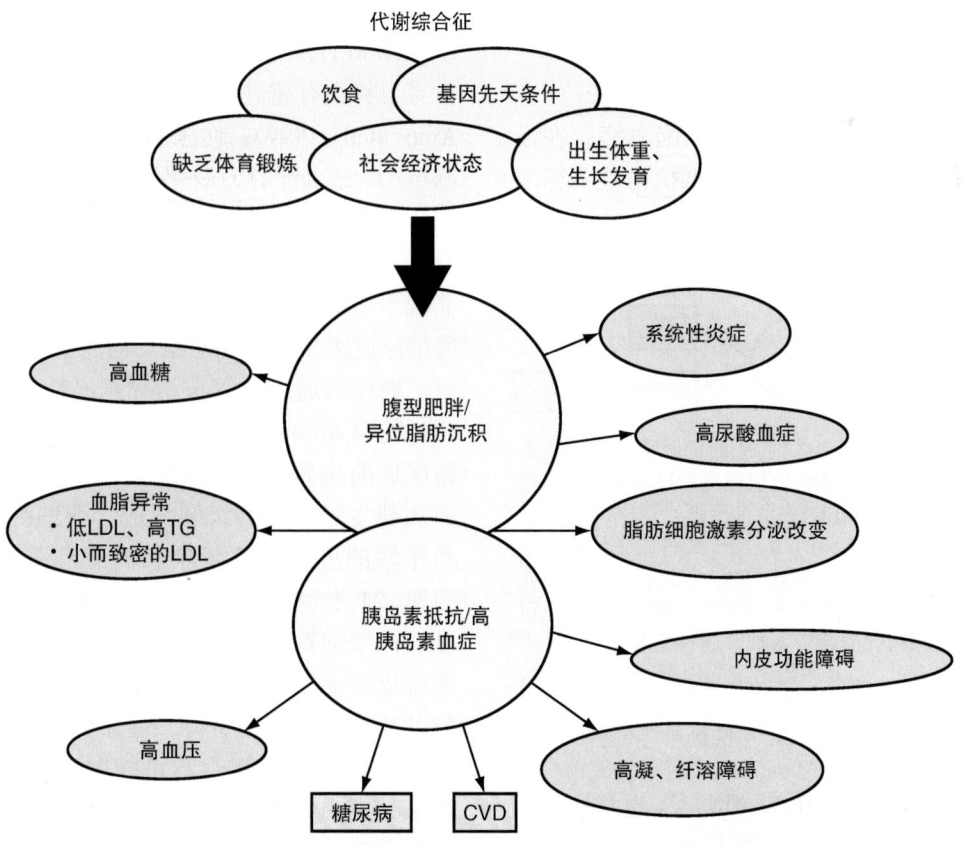

图 27-7　基因、环境、社会经济因素间复杂的相互作用增加了内脏脂肪沉积、胰岛素抵抗的风险，随后产生和聚集一系列的危险因素，最终演变为糖尿病伴动脉粥样硬化性疾病。CVD，心血管疾病；LDL，低密度脂蛋白；TG，甘油三酯

增加锻炼和运动、戒烟、减少碳水化合物和饱和脂肪的摄入（Grundy et al.，2004b；Liu and Manson，2001；Salmeron et al.，2001）。参考营养师的建议通常会奏效。降低体重和有氧运动可以改善胰岛素敏感性、血压和血脂水平（DeFronzo et al.，1987；Franssila-Kallunki et al.，1992）。糖尿病预防计划（Diabetes Prevention Project）研究表明，积极的生活方式改变可以使中年肥胖患者发生糖尿病的风险降低 58%（Tuomilehto et al.，2001）。在无法减轻足够体重的患者中，也可以选择药物干预。奥利司他（赛尼可）是一种消化酯酶抑制剂，可以减少饮食中胃肠道对脂肪的吸收。奥利司他可以帮助减重，且需要随餐服用。其主要副作用是引起脂肪泻。除此之外还有其他新药，例如罗卡西林和芬特明 - 托吡酯缓释药物。对于重度肥胖的患者，减重手术（bariatric surgery）已被证明可以改善胰岛素抵抗、根本上促进体重减轻、降低血压和改善血脂紊乱。地中海饮食（Mediterranean diet）（较高的鱼类、豆类、全谷物和橄榄油消耗）可以促进体重减轻，改善血脂水平、胰岛素敏感性和炎症指标。

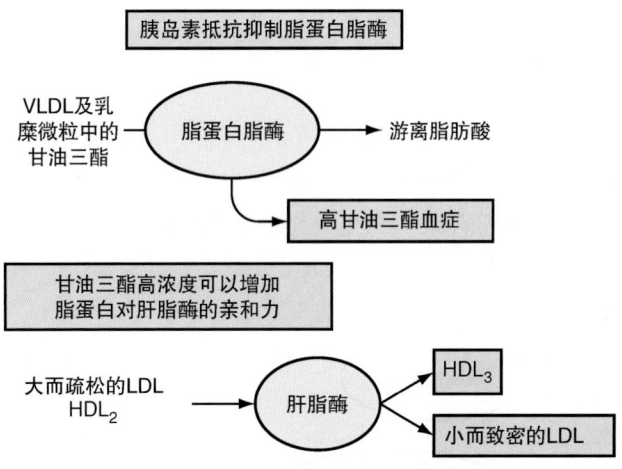

图 27-8 在胰岛素抵抗的患者体内，引起动脉粥样硬化性脂质三角形成的分子机制。当患者出现胰岛素抵抗时，脂蛋白脂肪酶（lipoprotein lipase，LL）的活性降低。这同样可以继发于载脂蛋白 CⅡ（apoprotein CⅡ）减少或者载脂蛋白 CⅢ（apoprotein CⅢ）增多。由于机体水解 VLDL（肝源性）、乳糜微粒（肠源性）等大颗粒脂蛋白中的甘油三酯能力下降，甘油三酯和大的残余微粒在血浆中蓄积。这种情形下，由于更少的 VLDL 转变为 LDL，血浆中低密度脂蛋白（low-density lipoprotein，LDL）水平会相对更低。当高密度脂蛋白（high-density lipoprotein，HDL）和 LDL 中的颗粒含有越来越丰富的甘油三酯时，这些脂蛋白成为肝脂肪酶更好的底物。肝脂肪酶将这些脂蛋白分解为小而致密的 LDL 和 HDL。小的 HDL 颗粒可以进一步分解为磷脂及载脂蛋白等成分，从而减少了血液循环中有益的脂蛋白的浓度（Based on Toth PP, Davidson MH. Comparative effects of lipid-lowering therapies. Prog Cardiovasc Dis. 2004；47：73-104.）

糖尿病

> **重点**
>
> - 糖尿病是一种 CAD 同等危险因素。
> - 超过 3/4 的糖尿病患者会死于大血管并发症。
> - 根据国家标准严格控制血糖、血脂异常和高血压即为积极的糖尿病风险控制。
> - 肾病增加 CVD 的罹患风险，因此需要 ACE 抑制剂、ARB 或者两者共用，以筛查和治疗该疾病。

根据美国糖尿病协会（American Diabetes Association）统计数据，2010 年大约有 190 万不小于 20 岁的糖尿病新病例。美国一共有 2580 万糖尿病患者，和 7900 万前驱糖尿病。三分之一的患者未被诊断并且通常有多种 CVD 的危险因素（http://www.diabetes.org/diabetes-basics/diabetes-statistics/）。几乎所有的（90%～95%）成年糖尿病患者都属于Ⅱ型或者非胰岛素依赖型糖尿病。然而随着疾病进程的进展，胰岛细胞的体积进行性缩小，许多细胞将会逐渐形成胰岛素抵抗。世界卫生组织（World Health Organization，WHO）估计，到 2025 年世界上将会有超过 3.5 亿糖尿病患者（King et al.，1998；Amos et al.，1997）。糖尿病大大增加了心肌梗死、猝死、脑卒中、充血性心力衰竭、成人失明、下肢截肢和终末期肾病（end-stage renal disease，ESRD）的发生率。由于发病率的持续快速增长，糖尿病并发症很有可能成为非战争时期人类前所未有的一大生命挑战。因而全世界的家庭医生都应该对这一问题给予足够的重视。

糖尿病通过血管树诱导弥漫性动脉粥样硬化性疾病。约有 80% 的糖尿病患者死于 CVD。高血糖、2 型糖尿病的胰岛素抵抗触发了一系列加速动脉粥样硬化的病理生理方面的级联反应。遗憾的是，由于青少年和年轻的成人中逐步增长的肥胖率和代谢综合征患病率，21 岁以内人群中 2 型糖尿病也开始变得相对常见。典型的糖尿病患者一般具有几个特点：弥漫性血管内皮功能紊乱、血管内有害的晚期糖化终产物的蓄积以及危险因素高负荷。糖尿病患者也有高凝血倾向（Meigs et al.，2000）。这可能由于：①肝脏产生的凝血因子升高；②血小板活性和聚集性升高；③随着内皮功能失调进行性加重，其产生的组织纤溶酶原激活物（tissue plasminogen activator，tPA）也逐渐减少、PAI-I 逐渐增多，这使得血管腔表面更容易形成血栓。这种高凝状态以及纤溶系统紊乱增加了糖尿病患者急性斑块破裂的可能性。这种破裂可能导致血管腔产生更加严重甚至彻底的梗阻,造成急性缺血与梗死。

对于糖尿病患者来说,早期诊断、评估危险因素以及综合治疗至关重要。除了记录血糖指标,血压、血脂、吸烟和肥胖状态以及基础肾功能都应该给予评价。如果患者具有高血压、血脂异常、蛋白尿(或白蛋白尿)则更需要积极治疗。NCEP 根据芬兰东西部研究(East-West Study, Haffner et al., 1998)和评估缺血性综合征治疗策略组织研究(Organization to Assess Strategies for Ischaemic Syndromes Study, OASIS; Malmberg et al., 2000)的试验结果,将糖尿病定义为 CAD 同等危险因素。欧洲诺福克癌症与营养前瞻性调查(European Prospective Investigation of Cancer and Nutrition-Norfolk, EPIC-Norfolk)研究表明,当糖化血红蛋白(HbA1c)水平稳定上升超过 5.0 时,冠状动脉事件的发生率会持续增加(Khaw et al., 2004)。美国糖尿病协会(ADA)推荐 HgbA1c 水平应低于 7.0%,而美国临床内分泌医师协会(AACE)建议其值低于 6.5%。对糖尿病的治疗越积极,其血管病的进展风险会降低,但是一过性低血糖的发生率会增加(Diabetes Control and Complications Trial, 1995)。如果患者能够耐受低于 6.5% 的 HgbA1c 水平而不出现低血糖的潜在风险,那么推荐积极的控血糖措施。反之,如果胰岛素依赖的糖尿病患者有 CAD 或者容易低血糖,那么 HgbA1c 水平控制在 7.5~8.0% 会更加合适。血糖控制的积极程度应该与低血糖发生的风险适配。英国前瞻性糖尿病研究(The United Kingdom Prospective Diabetes Study, UKPDS)表明,HbA1c 每降低 1%,任何糖尿病相关终点事件的发生率会减少 21%。心肌梗死减少 14%,脑卒中减少 12%,微血管疾病减少 37%(Stratton et al., 2000)。Steno-2 研究发现,与相对不那么积极的"传统"治疗方案比较,采用"强化"治疗方案严格控制血糖、血压和血脂可以使主要复合心血管终点事件的发病率降低 50%(Gaede et al., 2003)。UKPDS 表明,二甲双胍治疗可以使急性心血管事件减少 38%。如果没有禁忌证,糖尿病患者应当预防性选用阿司匹林疗法。糖尿病患者应使用他汀类药物。在如阿托伐他汀糖尿病合作研究(Colhoun et al., 2004)及北欧辛伐他汀生存研究(Dunstan et al., 2002; Pyorala et al., 1998)中,他汀类药物应用于一级预防和二级预防,可使糖尿病患者心血管事件风险分别下降 37% 和 42%。苯氧芳酸类药物治疗同样可降低糖尿病患者的心血管事件风险,并延缓粥样斑块的进展。

吸烟

> **重 点**
>
> - 在美国,吸烟是最有可能被预防的一类致死原因。
> - 戒烟可以使心肌梗死和死亡的风险降低 36%。
> - 通过患者教育告知吸烟的危害、使用尼古丁替代物、安非他酮、伐伦克林进行药物干预,可以促进戒烟。
> - 在缺乏教育、鼓励和个性化治疗与随访的情况下,戒烟后重新吸烟的概率很高。

CDC 数据显示,2011 年美国有 19% 的成年人是吸烟者(http://www.cdc.gov/mmwr/preview/mmwrhtml/mm6144a2.htm)。遗憾的是,尽管通过立法,相当一部分香烟广告形式及对未成年人出售香烟得到了限制,但是青少年的吸烟率仍在持续增长。在美国,吸烟是最有可能被预防的一类致死原因。除了增加患肺部、口腔、喉部和膀胱肿瘤的风险,吸烟还会显著增加各种动脉粥样硬化性疾病的发病风险,并且可能会诱发心肌缺血,对肺实质造成有害的结构损伤,以及形成动脉瘤。每年有超过 44 万美国人死于吸烟相关性疾病。

香烟烟雾中包含超过 4000 种外源性化学物质。吸烟与血管内氧自由基的增加有关,并且会诱导弥漫性内皮细胞功能障碍,导致氧化亚氮和 tPA 的产生显著减少(Chia and Newby, 2002)。这些变化会导致细胞和脂蛋白的氧化损伤加重、血管收缩、在斑块破裂过程中纤溶能力下降,以及在此基础上形成血栓。除了增加动脉粥样硬化在自体动脉的形成速率,持续吸烟还会降低心脏及外周血管的动静脉桥血管的通畅率。与非吸烟者相比,吸烟与许多新型危险因素的血清水平升高有关,包括 CRP、纤维蛋白原以及同型半胱氨酸(Bazzano et al., 2003)。

对于已有心血管疾病或存在心血管疾病风险的患者来说,实现终身戒烟是一项很重要的治疗目标。戒烟可以使心肌梗死的风险和死亡率降低 36%(van Berkel et al., 1999)。安非他酮(Zyban,每天口服 150~300mg)通过抑制神经元对去甲肾上腺素、5-羟色胺和多巴胺的再摄取,可以减轻尝试戒烟者的戒断症状。这些神经递质与中枢成瘾和食欲调节中枢有关。在服用 Zyban 约 2 周后,吸烟者便可根据医务人员制定好的计划进行戒烟。在患者最后一次吸烟后的 3~6 个月内,持续服用 Zyban 有助于戒烟的维持。持续的咨询和鼓励对戒烟很重要。戒烟课堂通常也会作为社区健康教育项目的一部分。另外一种戒烟方法需要使用尼古丁替代疗法，比如 Nicoderm CQ（译者注：尼古丁贴片）或 Habitrol（经皮吸收系统）以及尼古丁口香糖。这些治疗方法通过提供尼古丁的替代来源，在数周至数月的时间内逐渐减量，同样可以减轻戒断症状和对香烟的渴求。进行尼古丁贴片疗法时，推荐采取降阶梯的剂量方式（21、14、7mg）分别给予 1 个月。患者在使用贴片时应当被告诫不能吸烟，因为这会引发头痛、恶心、面色潮红甚至心绞痛。如果患者在单一药物疗法中无法戒烟，可以采用 Zyban 和尼古丁透皮贴片联合疗法，可比单药使用大大增加成功率。伐伦克林疗法是另一种控制戒断症状和促进戒烟的药物疗法（Rollema et al.，2006）。患者在服用伐伦克林时可以吸烟，并逐渐使自己戒掉香烟。采用这种药物戒烟下的成功率大约是使用安慰剂的两倍。患者需要注意新发抑郁症、焦虑以及产生自杀想法的可能性，尽管这些症状通常可以忍受。伐伦克林疗法也会增加梦境的生动性以及强度，这会使一些患者感到不舒服。

冠状动脉疾病

稳定型缺血性心脏病

慢性稳定型缺血性心脏病（SIHD）影响着 1700 万美国人，其中有 1000 万人患有慢性心绞痛。随着年龄的增加，这种疾病更加普遍，80 岁以上人群中有约三分之一的男性和四分之一的女性均受此病困扰（Fihn et al.，2012）。SIHD 可以无临床症状，也可伴有典型心绞痛症状（通常诊断明确）、非典型心绞痛症状（可能发生误诊或漏诊）及非心源性胸痛。明确诊断的心绞痛符合以下特征：①胸部疼痛伴随特定的症状与持续时间；②由压力引起；③休息或使用硝酸甘油可缓解症状。非典型心绞痛符合以上两个特征，非心源性胸痛仅符合一条特征或一条都不符合（Fihn et al.，2012）。加拿大心血管病学会分级标准将心绞痛被分为 4 级：Ⅰ级，日常活动或运动均不会出现胸痛；Ⅱ级，适量运动伴随胸痛（如步行超过两个街区或上楼梯）；Ⅲ级，轻度运动伴随心绞痛（如步行 1～2 个街区或上一层楼）；Ⅳ级，在无体力活动或极少体力活动时出现心绞痛。

心绞痛是心肌缺血的症状。稳定型心绞痛是由于冠状动脉供血量和心肌需氧量不匹配引起的。心肌需氧量由几个因素决定，包括心率、左心室（LV）壁应力和心肌收缩力（Braunwald，2000）。冠状动脉供血量是

由氧气转运和输送能力、冠脉循环系统调节因素（如氧化亚氮、内皮素等内皮细胞分泌物）、自主神经系统、代谢活性、神经调控和灌注压所共同决定。一些药物干预如肾上腺能受体激动剂和阻滞剂、腺苷和乙酰胆碱等同样也会影响冠脉血运循环。大多数的冠脉供血发生在心脏舒张期，只有 25% 的供血发生在心脏收缩期（Feigl，1998；Yada et al.，1999）。

稳定型心绞痛发作时，由于在一条或多条冠状动脉中存在阻塞性动脉粥样硬化斑块，因而冠脉供血量不能满足心肌的需氧量。动脉粥样硬化早在生命初期就开始发展，随着年龄增长和长期队列研究如 Framingham 心脏研究建立的单个或多个危险因素的严重程度的增加而不断加重。随着动脉粥样硬化斑块体积的增加，血管出现了代偿性的向外凸起，以保证动脉管腔的直径和通畅性。这通常在血管造影中不易看出，但是在血管内超声图中可以清楚地看到（图 27-9）。这被称为是 Glagov 现象。当动脉粥样硬化斑块达到斑块表面积的 40% 时，代偿机制开始崩溃并且斑块开始撞击血管管腔。当血管管腔变窄 70% 或更多时，冠脉血流量开始减少。这种病理生理改变的早期临床表现是出现胸痛和在体力劳动中出现呼吸困难，这些症状通常在休息几分钟后可以缓解。这种稳定型心绞痛通常不会在静息时发作。非动脉粥样硬化阻塞性 CAD 同样会引起心绞痛，尽管不常见，但是可以由冠状动脉肌桥、血管炎或冠状动脉先天畸形所致。此外，一些非阻塞性

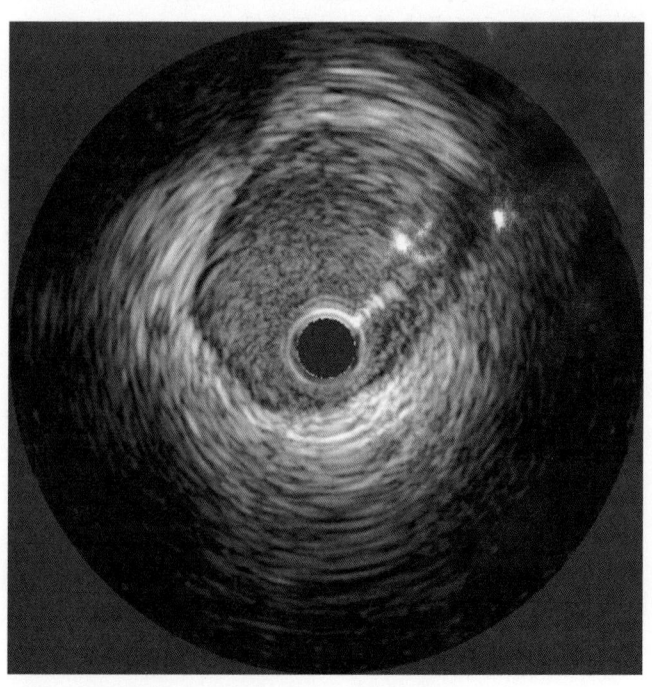

图 27-9 冠状动脉管腔的 Glagov 重塑现象，这是对于早期动脉粥样斑块形成的一种反应

冠状动脉疾病如心肌病、瓣膜病等情况也会引起心绞痛（Lee，2002）。

稳定型心绞痛的症状在不同患者中的表现不尽相同。心绞痛的感受是一种胸腔压迫、紧缩、压榨或沉闷感。这种感觉可以放射至手臂、下颌、肩部、背部或者腹部，可以伴随有气短加重、恶心、出汗，偶尔还会出现呕吐。头晕和焦虑可能也会伴随这些症状。缺血性心脏病患者可能不会有胸痛或心绞痛的症状。心肌缺血但不伴随胸痛症状通常出现在由心肌痛感纤维的血糖受损而继发引起糖尿病的人群中。同样，不伴胸痛的呼吸困难也可以被视为一种心绞痛。心肌缺血可以造成心肌僵硬并阻碍心室舒张功能，最终导致左心室舒张末期压力增高，并引起呼吸困难。典型的心绞痛或心绞痛等同症状通常可以通过休息或含服硝酸甘油得到缓解。

典型的非心源性胸痛通常发生在某些行为或动作之后，包括深呼吸（如胸膜炎的剧烈疼痛、气胸、肺炎）、胸壁触诊（如肌骨骼痛、肋软骨炎、纤维组织炎），摄入某种特定的食物后（如食道炎、胃食管反流、胰腺炎、胆囊炎），或通常作为在皮疹出现之前的潜伏性水痘带状疱疹病毒（带状疱疹）（Ma et al.，2007）活化再生的一种临床表现。引起非心源性胸痛的其他原因也需考虑，例如肺栓塞（Lee，2002；Lee and Goldman，2000），主动脉夹层（Collins et al.，2004），心包炎，或是焦虑、恐慌等精神紊乱。当非心源性胸痛有一个明确的诊断时，额外的心脏检查无需进行，或者这取决于在解决了主要病因后现有的症状是否还在持续。

在心绞痛患者的体格检查中，可能会发现一些阳性体征。例如在心绞痛发作时，可以闻及第二心音的反常分裂、收缩期杂音或者是第三心音（S_3）和第四心音（S_4）。心肌病或瓣膜病的一些发现也可以帮助诊断非冠状动脉源性胸痛。患者也可以出现高血压、高脂血症的体征（角膜环、眶周黄斑瘤、腱鞘炎）或糖尿病的表现（周围神经病变、糖尿病视网膜病变）。

无创检查

心电图　对处于静息状态或无症状的稳定型心绞痛患者，心电图通常不会显示其缺血改变。然而，对于已有严重 CAD 的患者，静息时心电图仍会显示出非特异性 ST 段及 T 波异常改变。患有左室肥厚（LVH）、服用地高辛、电解质紊乱或电传导异常如束支传导阻滞和预激综合征的患者，心电图可能会出现假阳性结果。

心电图的判定需与前几次的心电图结果相比较。通常新出现的 Q 波异常或传导阻滞可能会暗示患者已经出现了周期性的心脏改变。在胸痛发作时心电图是十分有帮助的，因为有超过 50% 的患者在静息时心电图表现正常，而发作时心电图会出现新的改变。一般典型的心电图改变包括超过 2 个连续导联的 ST 段压低或抬高，新出现的 T 波倒置或假性正常化。

目前，对于一年或更长间隔期的 SIHD 患者，十二导联心电图被认为是合理的。然而，在患者出现新的症状或原有症状加重时也应该使用心电图。

超声心动图　在症状稳定或没有症状的 SIHD 患者中，超声心动图不会显示出明显的改变。然而，在出现心衰（HF）或心衰恶化以及出现心肌梗死（MI）的患者中，应该进行超声心动图的检查以评估左心室（LV）功能和局部室壁运动。

稳定型缺血性心脏病患者的无创性负荷试验

平板运动试验　运动负荷试验根据患者运动能力的不同使用不同的试验方案（Bruce 方案、修正的 Bruce 方案和 Naughton 方案）。患者在不同的坡度上以不同的速度运动，直至到达其年龄最大预测心率的 85%（[220－年龄]×85%）。这一试验可以提供诸多的信息，如缺血性 ST 段改变、胸痛和心律失常的再现、血压和心率的改变及心脏功能能力。该试验的平均灵敏度为 68%，平均特异度为 77%（Gibbons et al.，2002）。一些研究表明，如果去除选择偏倚的影响，灵敏度可下降至 40%～50%，而特异度可升至 85%～90%（Detrano et al.，1989；Gianrossi et al.，1989；Gibbons et al.，2002）。尽管准确度会降低，但是对于心脏功能良好的患者仍然有一个好的预后。负荷试验在早期（运动后的前两个阶段）就呈现出阳性结果则表明预后较差，同时意味着有高危因素。此外，如果患者在运动试验中经历了胸痛和 1 毫米 ST 段的压低，那么这个试验具有 90% 的概率可以预测冠状动脉疾病（CAD）的存在。

当心电图基线因左室肥大（LV）、预激综合征、束支传导阻滞、患者服用地高辛（Sketch et al.，1981；Sundqvist et al.，1986）或水电解质平衡紊乱（Froelicher et al.，1999；Gibbons et al.，2002）而表现异常时，这个负荷试验的特异性会大大降低。同时，如果患者不能达到目标心率，这一试验的诊断准确性也会大大下降。值得注意的是，服用某些抗心肌缺血药物（硝酸酯类、β- 受体阻断剂和钙离子通道阻滞剂）会降低该负荷试验的灵敏度。同时，如果试验的目的是为了检测出有无阻塞性 CAD，那么在试验开始前应该停用上述药物，长效药物在试验前要停用 2～3 天，短效药物停用 24 小时（Gibbons et al.，2002）。

运动负荷试验的绝对禁忌证包括失代偿的充血性

心力衰竭（CHF），有症状的重度主动脉瓣狭窄，持续的静息状态下胸痛发作，近期心肌梗死史（过去一周内），严重的高血压以及顽固性心律失常。当患者存在可能会降低运动负荷试验的特异性的情况时，采用影像学辅助的负荷试验（核素现象或超声心动图）可以更为准确地对 CAD 进行评估。

心肌灌注核素显像负荷试验 相比平板运动试验，心肌灌注显像（采用 ^{99m}Tc 标记的甲氧基异丁基异腈、^{99m}Tc 标记的替曲膦或$^{铊-201}$）（图 27-10）提供了一种更为准确的诊断阻塞性 CAD 的方法。这项试验的灵敏度和特异度分别达到了 88% 和 72%。如果考虑到转诊偏倚时，该试验的特异度可高达 90%。除了显示心肌灌注情况，这项试验还可以提供有关射血分数（EF）和室壁运动异常的信息，这对判断患者预后十分有帮助（Klocke et al., 2003）。

在平板运动试验诊断特异度低的情况下，核素显像负荷试验则显得十分有用。核素显像可以提供患者的预后信息，以及室壁运动异常区域的心肌活性信息，并且有助于确定具有缺血风险的心肌区域。类似于大多数负荷试验，具有中度可能患阻塞性 CAD 的患者会要求检查者提供上述信息。

心肌灌注显像也可以通过药物负荷来进行显像。腺苷和多巴酚丁胺是最常用的药物。腺苷是一种血管舒张药物，可以通过"冠状动脉窃血现象"来增加心脏负荷。腺苷及双嘧达莫可以使正常的冠状动脉扩张，使异常冠状动脉的血供产生分流，从而导致心肌正常区域和异常区域之间的血流灌注差异。多巴酚丁胺能增加心率和提高心肌收缩力，从而造成心肌需氧量的增加。

根据不同的试验方案，腺苷通常需要静脉持续灌注 4 分钟或 6 分钟。灌注的速度为 140μg/（kg•min），同时进行心电图监测。通常在灌注进行到一半时，注射显影剂 ^{99m}Tc- 甲氧基异丁基异腈或铊-201。大多数患者在灌注腺苷后会引起面色潮红、气短、恶心、胸痛以及产生一种"奇怪"的感觉，但这并不能反映出 CAD 的存在。同样，腺苷可以引起心动过缓及重度房室传导阻滞。患者在试验前至少 12～24 小时内，不能饮用任何含咖啡因的饮料。此外，腺苷可能会诱发哮喘，因此不能用在有气道高反应性疾病的患者身上。对于那些无法完成平板运动试验的患者，腺苷负荷试验是一个很不错的选择。腺苷负荷核素显像试验的灵敏度和特异度分为达到了 90% 和 82%（Klocke et al., 2003）。

多巴酚丁胺现在已经很少使用，但是对于不能耐受平板运动试验和有腺苷绝对禁忌证的患者来说，仍然可作为备选方案。在最初的 3 分钟内，多巴酚丁胺以 10μg/（kg•min）的速度灌注，之后每 3 分钟增加 10μg/（kg•min），直到达到 50μg/（kg•min）的最大灌注速度，

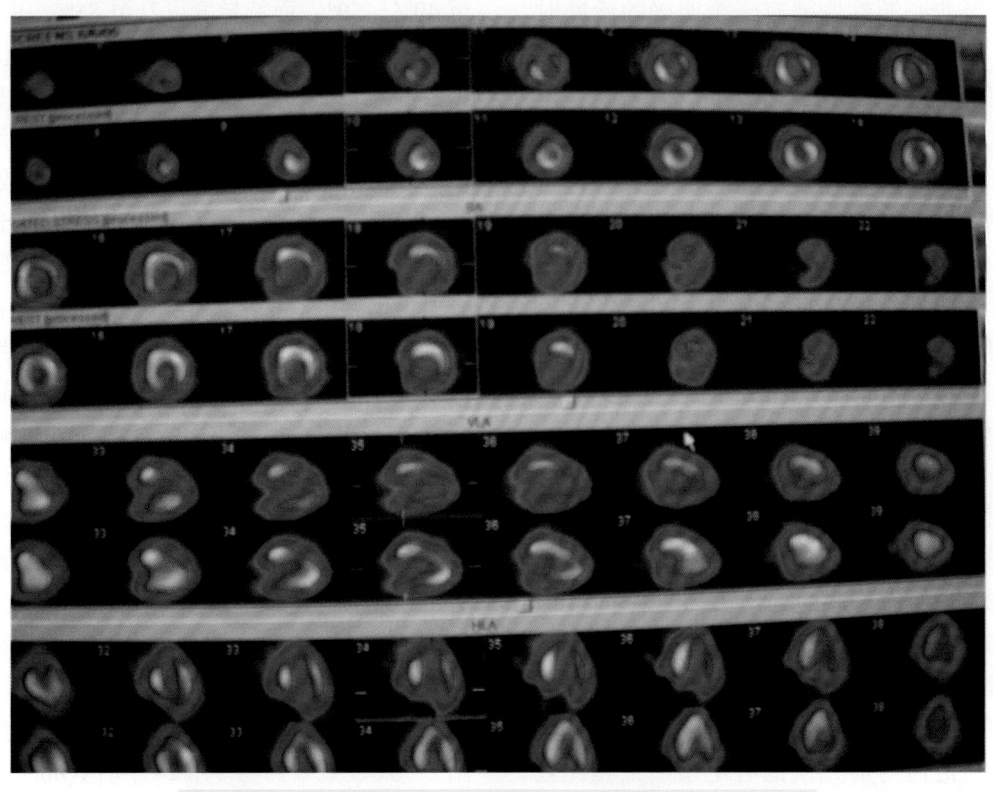

图 27-10 心肌灌注显像显示前壁、心尖和下壁的可逆性缺血

或者达到目标心率。如果在应用这么大剂量的多巴酚丁胺之后，还未达到目标心率，可加用最多 1~2mg 的阿托品。一般在患者达到目标心率后，注射 ^{99m}Tc- 甲氧基异丁基异腈，随后停止灌注多巴酚丁胺。试验结束后，患者通常需要观察 10 分钟或者在心率下降至 100 次 / 分钟以下。多巴酚丁胺可以引起寒战、恶心和心律失常，但总体来说，还是可以耐受的。

尽管药物负荷和运动负荷核素显像在诊断阻塞性 CAD 的准确度方面没有太大差别，但是患者最好还是采用平板运动试验，因为这种试验可以提供更多的信息，包括心脏功能能力，这是判断预后的重要指标，运动中出现的心律失常以及体力活动后造成的血流动力学变化情况。

超声心动图负荷试验 超声心动图负荷试验（Cheitlin et al., 2003）可以作为核素显像的替选方案。然而，超声心动图在灵敏度上轻微降低，在特异度上略有提高，使得总体的准确性与核素显像负荷试验接近。超声心动图是这样操作的，先在患者静息状态下进行心脏超声，评价患者的左室射血分数（LVEF）、室壁运动特点以及心腔大小。但是有 25% 的患者，难以获得在静息状态下的高质量超声图像来阐明结果，这时一种可以替选的方法就很有必要了，尤其是对于那些有严重的

慢性阻塞性肺疾病（COPD）以及有严重糖尿病的患者。根据症状限制性运动试验方案，患者在平板上运动需达到其年龄的最小目标心率（最大预测心率的 85%），但是最好能获得更高的心率，以便在运动后心率还未回落至目标心率以下时，超声医师有足够的时间获取心脏超声图像。通常，超声医师需要 20~30 秒的时间来获得这些图像。如果患者无法耐受运动，则可以按之前的方法使用多巴酚丁胺来帮助患者达到目标心率，当获取到全部的超声图像后，停止灌注。

负荷试验与影像模式的选择 负荷试验的选择取决于很多因素，包括被测试人群（是疑似还是确诊 SIHD）；患者的运动能力；一个可说明的十二导联心电图；该试验是否用于早期或后续的风险分级；以及有稳定症状的 SIHD 患者是否无症状出现或是出现新的症状、复发症状及更加恶化的症状（但还不满足美国对于中危或高危的定义）。表 27-13 总结了最近 ACC/AHA 关于负荷试验的最佳选择的参考推荐（Fihn et al., 2012）。

对于有稳定症状或无症状的 SIHD 患者来说，无创性负荷试验的主要目的是风险分级从而指导血管再生，同时改善不良结果。尽管在医学治疗的指导下还继续被限制日常活动的有症状的 SIHD 患者，需要进行冠状动脉造影术和血管再生术来控制症状，并逐步恢

表 27-13 稳定型缺血性心脏病患者的负荷试验选择 *

疑似 SIHD 患者（未确诊）的首次评估	如果患者可以耐受运动且心电图是可解释的，首选心电图平板运动负荷试验
	如果患者可以耐受运动但心电图难以解释时，选择平板运动试验同时需要进行 MPI 核素显像或超声心动图
	可以耐受运动、心电图可解释但是疾病的预测概率较低的患者避免在平板运动试验的同时进行 MPI 核素显像或超声心动图，可以考虑常规的心电图检测
	可以耐受运动、心电图可解释的患者应该避免药物负荷试验和 MPI、超声心动图和 CMR
	对于不能耐受运动的患者应该首选药物负荷试验和 MPI 或超声心动图
	如果患者不能进行负荷试验、进行负荷试验后无结果或尽管负荷试验结果正常但是仍有症状出现，需要考虑冠状动脉 CTA
SIHD 患者有稳定症状或无症状危险分级	如果患者可以耐受运动且心电图是可解释的，选择心电图平板运动负荷试验；也可以考虑平板运动试验和 MPI 核素显像或超声心动图（不太明显）
	如果患者可以耐受运动但心电图难以解释时，选择平板运动试验同时需要进行 MPI 核素显像或超声心动图
	对于不能耐受运动的患者应该首选药物负荷试验和 MPI 或超声心动图；也可以考虑药物负荷 CMA 或 CCTA（不太明显）
	如果 SIHD 患者在冠脉搭桥手术（CABG）后以超过每隔 5 年的频率或在冠脉成形术后以超过每隔 2 年的频率进行一次随访评估的话，不建议使用 MPI 核素显像、超声心动图、CMR 和运动负荷、药物负荷、CCTA
有新发、复发或恶化症状的 SIHD 患者（并非是不稳定型心绞痛）	如果患者可以耐受运动（至少身体功能适中且无残疾）且心电图是可解释的，选择心电图平板运动负荷试验
	如果患者可以耐受运动但心电图难以解释时，选择平板运动试验同时需要进行 MPI 核素显像或超声心动图
	对于有高风险患多血管病或先前对运动图像有要求的患者，考虑平板运动试验和 MPI 核素显像或超声心动图
	可以耐受运动且心电图可解释的患者避免药物负荷试验和 MPI、超声心动图、CMR 或 CCTA
	对于不能耐受运动的患者应该首选药物负荷试验和 MPI 或超声心动图；也可以考虑药物负荷的 CMA（不太明显）
	如果患者有严重钙化或先前放置的支架，不应该进行 CCTA

*A 级，美国心脏病学会 / 美国心脏病协会临床指南（Fihn et al., 2012）

CABG，冠状动脉搭桥手术；CCTA，心脏计算机断层扫描血管造影术；CMA，心脏核磁造影；CMR，心脏磁共振；CTA，计算机断层扫描血管造影术；ECG，心电图；MPI，心肌灌注显像；SIHD，稳定型缺血性心脏病

复日常的活动而不考虑风险分级。

一般来说，如果患者可以耐受运动，并且有一个可以解释清楚的基线心电图图像，那么推荐疑似 SIHD 患者首次进行常规的平板运动负荷试验。如果心电图是难以解释清楚的，那么平板运动负荷试验之后可以加做心肌灌注显像（MPI）。不能耐受运动的患者最好选择药物负荷的 MPI。如果是确诊的 SIHD 患者在症状上有所改变，同样建议做上述重复试验。如果患者能够耐受运动且有一个可以解释清楚的基线心电图，那么强烈不建议这类患者进行药物负荷的 MPI。一个可说明的基线心电图应该没有左室肥大（LVH）或传导异常的迹象出现，也不应该出现电解质平衡紊乱，同时患者也应该没有服用地高辛（Melin et al.，1985）。在对疾病的预测概率进行调整时，与男性相比，女性在常规负荷试验中的特异度仅轻微下降。此外，基线边缘 ST 段下降不超过 1 毫米不能作为平板运动试验的排除标准。

对于稳定的或没有症状的 SIHD 患者，目前没有关于定义后续风险分级频率的证据。目前 ACC/AHA 给出的指南是建议 SIHD 患者、有无症状缺血先兆的患者、处于复发事件高风险的患者或者满足以下条件的患者：①无法耐受达到工作负荷的运动量；②有难以解释的心电图图像；③有不完全的血管再生史，每隔 2 年或更长的时间间隔进行核素灌注显像、超声心动图、心脏二尖瓣反流（MR）和运动负荷、药物负荷试验（Fihn et al.，2012）。然而，这些试验不应该在心脏搭桥手术后超过 5 年或更长的时间间隔以及冠状动脉血管成形术后超过 2 年或更长的时间间隔内进行。在这个患者群体中，常规周期性后续显像负荷试验优于一般的负荷试验。

与负荷试验的形式无关，当患者出现显著的心律失常、头晕、血压下降或心电图上出现明显的缺血性改变尤其是与心绞痛症状相关时，试验应该被终止。同样，当患者有静息时的不稳定症状、频发的心律失常、已知的严重的左主干（LM）疾病、严重的有症状的瓣膜疾病或者是失代偿的充血性心力衰竭，负荷试验不应该在这些患者中进行。当负荷试验被实施的时候，需要有技术人员随时紧密地监测以及试验提供者也需要在旁边随时准备着以防突发情况。提供者以及检测人员需要在高级心脏生命支持系统中进行培训。

稳定型心绞痛患者的药物管理

稳定型心绞痛患者存在冠状动脉血供和心肌需氧量之间的不平衡，他们心肌梗死以及心律失常的风险也会增加。因此对这些患者的管理主要是医疗方法，以强化基于指南的疗法为重点，主要帮助患者缓解心

绞痛症状，延缓动脉粥样硬化斑块的进展及破裂，并尽可能地恢复其心脏功能能力。在进行治疗前，应该对一些能引起心绞痛的可逆性因素进行评估，例如某些能增加心肌需氧量的情况，包括发热、甲状腺毒症、贫血及应用心脏兴奋剂如可卡因或安非他明。严重的瓣膜功能障碍和充血性心力衰竭同样也可以成为心绞痛的诱因。尽管有最佳的药物治疗，稳定型心绞痛的介入治疗对于那些有持续性限制性症状的患者和在无创性评估中有高危风险的患者，仍被保留作为备选方案。

硝酸酯类

硝酸酯类药物可以通过增加周围静脉血管容量来减少回心血量、降低心室壁应力，从而减少心肌需氧量。同时，它还可以通过扩张冠状动脉来增加冠脉血供（Parker，1993；Parker et al.，1995；Parker and Parker，1998）。稳定型心绞痛患者在服用硝酸酯类药物后，可以增加无症状步行距离，并降低心绞痛发作频率和严重程度。并没有证据表明硝酸酯类药物可以降低患心肌梗死的风险及延长生存期。当长期使用硝酸酯类药物时，可以采用口服或透皮贴片制剂。与采用何种给药方式无关，每天都必须保证有 8～10 个小时的给药间期，以避免药物耐受（Parker et al.，1995）。静脉输注硝酸甘油一般用于不稳定型心绞痛患者，用以减轻症状，降低心内充盈压，从而改善心力衰竭的症状。

β- 肾上腺能受体阻滞剂

β- 受体阻滞剂主要通过降低心率和心肌收缩力来减少心肌需氧量。对于既往有心肌梗死史或左室功能降低的稳定型心绞痛患者，β- 受体阻滞剂的应用是很有必要的。在这些情况下，β- 受体阻滞剂可以延长生存期，除非有绝对禁忌证时，否则必须给患者应用 β- 受体阻滞剂（Gottlieb et al.，1998）。对于在心肌梗死或其他急性冠脉综合征（ACS）后左室仍有正常收缩功能的患者，β- 受体阻滞剂应该继续使用 3 年。然而，对于那些既往有心肌梗死或心力衰竭的患者，如果左室功能下降到原来的 40% 或更低，那么 β- 受体阻滞剂不确定是否应该继续使用。最好给患者使用那些有资料显示可以降低死亡率的 β- 受体阻滞剂，这些包括美托洛尔、卡维地洛或比索洛尔。

对于既往没有心肌梗死或左室功能障碍的稳定型心绞痛患者，目前还不确定 β- 受体阻滞剂是否可以延长生存期以及减少严重心律失常的发生。β- 受体阻滞剂的相对或绝对禁忌证包括气道高反应性疾病、心脏传导阻滞、严重心动过缓或严重的症状性外周血管疾病。

钙离子通道阻滞剂

长效的钙离子通道阻滞剂是一类强有力的抗心肌缺血药,并且可以应用于稳定型心绞痛的患者(Braunwald,1982)。一般来说,应该尽量避免短效钙离子通道阻滞剂的应用,因为可能会增加不良反应的发生。二氢吡啶类钙离子通道阻滞剂(如氨氯地平或硝苯地平)主要属于血管舒张剂,不会显著影响心率。地尔硫草可以减慢心率并且增加冠脉血供,而维拉帕米主要通过降低心率来减少心肌需氧量,它几乎没有舒血管效应。如果没有足够的理由去使用β-受体阻滞剂,那么钙离子通道阻滞剂通常可以作为二线方案使用。此外,如果有患者无法耐受β-受体阻滞剂,那么非二氢吡啶类钙离子通道阻滞剂也许可以作为一线方案使用。

雷诺嗪

雷诺嗪(ranexa)被表明可以治疗慢性稳定型心绞痛。它可以和其他抗心肌缺血药联用,包括β-受体阻滞剂、硝酸酯类和钙离子通道阻滞剂。而且,对于无法耐受β-受体阻滞剂的患者,雷诺嗪可以作为一种有效的替代药物。

雷诺嗪是通过细胞色素酶系CYP3A进行代谢的。因此,在服用强效CYP3A抑制剂(如酮康唑、克拉霉素或一些抗反转录病毒的药物),CYP3A诱导剂(如利福平、苯巴比妥、苯妥英或金丝桃素)或既往有肝硬化史的患者中,雷诺嗪应该被禁止使用。已有证据显示雷诺嗪与QTc间期的增加有剂量依赖性,但是与心律失常或猝死增加的剂量依赖性还未被证明。对于进行平板运动试验的严重慢性心绞痛患者,雷诺嗪被证明可以增加患者的运动持续时间,并延迟了运动后的心绞痛发作和ST段下降。使用雷诺嗪可以减少心绞痛发作次数和舌下含服硝酸甘油的需要量(Chaitman et al.,2004;Stone et al.,2006)。雷诺嗪最常见的副作用是头晕、头痛、便秘和恶心。初始剂量是500mg口服,每天2次,根据需要可以增加到1000mg口服,每天2次。而在服用中等强度CYP3A抑制剂(如地尔硫草、维拉帕米、红霉素、氟康唑和葡萄柚汁)的患者中,雷诺嗪的剂量应该被限制在500mg,每天2次。雷诺嗪的优点是对血压和心率没有影响,因此,它可以在低心率的患者中作为抗心肌缺血药的附加药物来使用。

抗血小板药物

高危患者服用阿司匹林(81mg)可以使心血管事件大约减少35%,并且是稳定型心绞痛患者的主要治疗方式(抗血小板试验协作组,1994)。无论对于健康受试者还是血清CRP水平升高的受试者,阿司匹林在减少心肌梗死方面都十分有效(Ridker et al.,1997)。

近来阿司匹林抗性的产生已被报道,这种抗性可以在大约25%的患者中出现。另一方面,阿司匹林超敏也十分常见,并且是导致消化道不良反应的主要原因。可以采用肠溶片剂型的阿司匹林来减少其不良反应(包括消化道出血、食欲缺乏),同时也并不降低其疗效。与全剂量325mg相比,阿司匹林的剂量被限制在81mg时,可以减少消化道出血的风险同时不降低其疗效。

氯吡格雷(波立维)是一类二磷酸腺苷(ADP)受体拮抗剂,也是一种强效的非可逆性抗血小板药物。在氯吡格雷与阿司匹林预防高危患者缺血性事件比较(CAPRIE)研究中(CAPRIE Steering Committee,1996),对于既往有脑卒中、心肌梗死和外周血管疾病的高危患者,两种药物都可以减少心血管事件,但是氯吡格雷在统计学上比阿司匹林稍有成效(相对风险度降低8.7%;$P = 0.043$)。对于阿司匹林不耐受患者,氯吡格雷是一项非常有效的替代选择。

双嘧达莫不推荐作为稳定型缺血性心脏病患者的抗血小板治疗,因为还未被证明有效。此外,还没有数据表明可以用NSAIDs替代阿司匹林,而一般来说NSAIDs应该避免在SIHD患者中使用。

对于近期经皮介入治疗的患者,氯吡格雷(75mg/d)和阿司匹林(81mg/d)的联合应用(即双重抗血小板治疗)是十分需要的。对于接受金属裸支架或气囊血管成形术而不使用支架的患者,需要服用氯吡格雷3~4周。对于接受药物洗脱支架的患者,则需要至少1年的双重抗血小板治疗。这种药物洗脱支架之后需要双重抗血小板治疗的最佳持续时间目前还不清楚,但是有大规模的研究正在对其进行评估。目前还没有证据表明在安装药物洗脱支架后超过1年以上继续联用氯吡格雷和阿司匹林有额外的优势。另一方面,阿司匹林应该无限期地持续使用下去(Bhatt and Topol,2004)。

血管紧张素转化酶抑制剂

除非有绝对禁忌证,血管紧张素转化酶抑制剂(ACEI)被推荐用于SIHD患者并伴随有左室收缩功能不全、高血压、糖尿病和慢性肾病。在严重肾功能不全(肌酐清除率<30ml/min)的患者中,ACEI应该避免被使用。因为在使用ACEI后,肌酐水平会稍有提高。肌酐水平上升0.5并非是不正常的,而且这也不应该成为停用这类药物的理由。如果患者在服用ACEI后出现咳嗽的症状,那么可以考虑使用血管紧张素受体拮抗剂(ARBs)作为替代(Fihn et al.,2012)。

流感疫苗接种

除非他们有明确的禁忌证，否则所有的 SIHD 患者应该每年接种一次流感疫苗。这样做的目的是减少心血管事件的发生。有数据表明流感病毒可能会导致动脉粥样硬化斑块的破裂，而针对这种病毒的疫苗可以阻止 ACS 和死亡的发生。

除了上述措施外，血脂异常、肥胖、高血压、血糖调节受损的积极处理和戒烟是减少稳定型心绞痛患者未来心血管事件发生的必要干预措施。心脏康复治疗是冠心病患者的重要治疗方式，尤其是在血运重建后。它建议患者每周至少 5 天但最好 7 天可以每天进行 30～60 分钟的中等强度的有氧运动。识别和管理抑郁症也是治疗 SIHD 患者的重要步骤。绝经后女性使用激素替代疗法并没有被证明可以降低心血管事件发生的风险。

治疗稳定型心绞痛患者的血运重建及物理干预策略

冠状动脉血管成形术及冠脉搭桥术

尽管有最佳的药物治疗，但是当 SIHD 患者出现难以忍受的心绞痛症状时，可以通过血运重建以改善生存及症状。

血运重建以改善生存

无保护左主干病变的患者最好采用冠脉搭桥术治疗。然而，目前的指南（Fihn et al., 2012）支持血管成形术和支架置入术治疗左主干疾病以改善生存，但如果左主干解剖结构良好并且手术风险高，心脏护理团队将作出决定。另外，包括近端左前降支（LAD）在内的三支或双支冠状动脉血管病变的患者最好采用冠脉搭桥术治疗，以提高生存率。此外，有证据表明，用左乳内动脉（LIMA）治疗单支近端左前降支病变有利于长期存活。对于有三支冠脉血管病变合并左室功能降低（35%～50%）或者有三支冠脉血管病变合并糖尿病的患者，即使在左主干或近端左前降支没有病变，冠脉搭桥术也是更好的选择。在假定由缺血介导的室性心动过速（VT）所导致的心源性猝死的幸存者中，冠脉搭桥术或血管成形术已被证明有效。

血运重建以改善症状

当患者有一处或多处严重狭窄的冠状动脉（狭窄程度左主干≥50%，非左主干≥70%，或者生理部分流量

储备≤0.8）并有最优的药物治疗时，或者是患者无法耐受其他额外的药物，或者由于患者更倾向于不使用药物治疗时，冠脉搭桥术和血管成形术都可以考虑作为一线治疗方案。当患者之前做过冠脉搭桥术或者药物治疗后仍有难以忍受的心绞痛症状时，血管成形术是一种更好的选择并且来控制症状（Fihn et al., 2012）。

对于无创性负荷试验中只有较低风险的患者，如只有单支或双支冠脉病变，非近端左前降支病变，以及有慢性闭塞性血管不伴随症状或无需服药的轻微症状的患者，应该避免使用血管成形术。对于只有单支或双支非近端左前降支冠脉病变且在未治疗的情况下没有症状出现的患者，或者是有慢性阻塞性血管且无创性负荷试验的结果是中等风险的患者，血管成形术还未被证明有效。在即使无创性影像检查中有发现高风险结果的这类患者群体中，血运重建的价值还不是很清楚。但是，通常来说，在无创性试验中发现高风险结果的大部分患者中，尤其是那些药物治疗后仍有症状或有包括近端左前降支在内的三支冠脉血管病变的患者，进行血运重建还是被认可的（Patal et al., 2012）。

治疗慢性稳定型心绞痛患者的非药物干预或血运重建策略

对于药物治疗后仍有持续性胸痛的稳定型心绞痛患者，如果无法进行血运重建，那么在治疗方面可以尝试一些有效的物理干预，如增强型体外反搏术（EECP）（Michaels et al., 2005）。这种治疗大约需要进行 32 次，每次持续 1 小时，每周 5 天。尽管其作用机制目前大多尚不明确，但是已经证明 EECP 对于 CAD 患者，可以增加活动耐量，减少运动诱发的心肌缺血，并且改善左室舒张期充盈（Urano et al., 2001）。脊髓刺激和激光心肌血运重建（laser-TMR）可能也有一定的作用。针灸在对于传统药物和血运重建方法难治性患者的治疗中没有作用。

治疗要点

- 对于可以耐受运动且有可以解释的基线心电图的有症状的 SIHD 患者，常规的平板运动负荷试验是首选方案。如果患者的基线心电图难以解释，那么平板运动辅助其他显像方式是首选方案。对于无法耐受运动的患者，药物负荷试验可以作为备选方案（ACC/AHA guidelines, 2012）（推荐强度：A 级）。

- 在没有禁忌证的情况下，如果患者既往有心肌梗死或急性冠脉综合征，建议使用 β- 受体阻滞剂作为初始治疗方案，并且左室收缩功能正常的患者应该持续至少 3 年服用 β-

受体阻滞剂，而左室射血分数低于 40% 的患者应该一直服用 β- 受体阻滞剂（ACC/AHA guidelines，2012）（推荐强度：A 级）。

- 在没有禁忌证的情况下，强烈建议稳定型心绞痛患者服用阿司匹林（75～162mg/d）并且应该一直服用下去（ACC/AHA guidelines，2012）（推荐强度：A 级）。
- 所有的 SIHD 患者应该每年接受一次流感疫苗接种，除非他们有明确的禁忌证（ACC/AHA guidelines，2012）（推荐强度：A 级）。
- 复合风险因素管理和心脏功能康复在稳定型心绞痛患者的管理中是十分必要的（ACC/AHA guidelines，2012）（推荐强度：A 级）。
- 一些非处方药或维生素不应该用于 SIHD 患者的治疗。它们包括维生素 C，E，B$_6$，B$_{12}$，β- 胡萝卜素，叶酸，辅酶 Q10，钴，硒，大蒜以及对绝经后妇女的雌激素螯合治疗（ACC/AHA guidelines，2012）（推荐强度：A 级）。

急性冠脉综合征

急性冠脉综合征（ACS）是由冠状动脉粥样硬化斑块突然破裂所引起的。有高度炎症的斑块，无论其严重程度如何，都可以破裂，导致在其表面形成血小板和纤维蛋白网，从而引发冠状动脉血流的突然中断（Ikeda，2002；Zhou，1999）。患者可以表现为不稳定型心绞痛或心肌梗死，这取决于心肌是否发生坏死。在美国，每年大约有 230 万人有 ACS 发作。

家庭医生需要知道几个非常重要的事实。第一，有一大部分血管造影"正常"的患者，通过血管内超声或 MRI，可以发现有非常严重的斑块负荷，尤其是年龄超过 40 岁的患者（St Goar，1992）。第二，有超过 60% 的心肌梗死都是由最初阻塞动脉管腔不足 50% 的斑块病变所引起的，而这些病变通常无法通过负荷试验检测出来。第三，当 ACS 发作时，通常在冠状动脉内会有多个不稳定斑块同时存在。对于没有接受规范治疗的患者，任何一处斑块都可以突然发生破裂从而导致 ACS 发生。因此，负荷试验结果阴性无法完全排除 CAD 的诊断，也无法排除将来患 ACS 的风险。预防心肌梗死的关键在于降低斑块破裂的可能，所以要尽可能地管理并减少多种心血管危险因素，包括高血压、糖尿病、胰岛素抵抗、代谢综合征、血脂异常、肥胖、缺乏常规锻炼、高炎症状态及吸烟等等。

不稳定型心绞痛和非 ST 段抬高型心肌梗死

不稳定型心绞痛和非 ST 段抬高型心肌梗死（NSTEMI）

的患者会出现冠脉血流的部分阻塞，这种阻塞是由于斑块破裂、血栓形成及微小栓塞，或是由于血管活性物质释放导致的局部痉挛。不稳定型心绞痛的定义分级为：Ⅳ 级是静息型心绞痛，指在静息时出现心绞痛症状且症状持续时间超过 20 分钟（在 1 周内出现）；Ⅲ 级是初发型心绞痛，指在 2 个月内新发的心绞痛，或是以前诊断为慢性心绞痛而现在这 2 个月症状加重或在严重程度上等同于某一等级（Fihn et al.，2012）。更长时间的静息型心绞痛（通常症状持续时间为 30 分钟至 1 小时）会导致心肌坏死和 NSTEMI。这些患者通常是 ST 段抬高型心肌梗死（STEMI）和心源性猝死的高危人群。来自心肌梗死溶栓试验Ⅲ（TIMIⅢ）的注册研究表明，根据症状严重程度的不同，这些患者发生死亡和心肌梗死的概率从 7.3% 到 18.5% 不等，其中以心肌梗死后心绞痛的危险性最高（Sharis et al.，2002）。患者可能会出现一些心电图上的改变来提示有心肌缺血的发生，大多为连续导联上的 ST 段压低、T 波倒置或 T 波的假性正常化。当然，心电图也可能什么表现都没有。将心电图与前次结果进行比较有助于发现微小但具有重要意义的新发改变。

患者如果出现可疑的不稳定型心绞痛应当尽快转至急诊（ED）或专科胸痛单元，并且鼓励他们拨打 999，而非自行开车至急诊。当患者到达后，应该进行全套完整的胸痛评估，包括综合的病史问诊和体格检查；入室 10 分钟以内的心电图；胸片；心肌酶的检测包括肌钙蛋白 I 和肌酸激酶同工酶 MB（CKMB）。当患者出现可疑的不稳定型心绞痛或有一项及以上的高危因素时，应当被收治入院，这些高危因素包括年龄较大（> 70 岁），既往有 SIHD 或血运重建病史，心电图有缺血表现（ST 段改变、新发的 T 波异常或左束支传导阻滞），持续性胸痛（> 20 分钟），心肌标志物异常，出现心力衰竭或血流动力学不稳定等。如果患者没有不稳定型心绞痛的高危因素，那么通常可以用药物治疗，之后在专科胸痛单元或从急诊转出后进行有选择的危险分级。如果患者在无创性影像检查中没有发现高危因素，那么可以继续用药物治疗。如果有高危因素被检测出来，那么血管造影术和血运重建则是有必要的。

心肌酶水平异常可以明确诊断为心肌梗死。最常用的心肌标志物为肌红蛋白、肌酸激酶（CK）及其同工酶（CKMB），还有肌钙蛋白 T（TT）和肌钙蛋白 I（TI）。在心肌坏死后的最初 1～2 小时，肌红蛋白水平即表现出异常，并且持续至少 7～12 小时。肌红蛋白对于心肌损伤的敏感性很高（症状出现 6 小时以内的敏感度为 83%），但特异性较低。肌红蛋白阳性可以是肌肉外伤、肌病、剧烈运动或是服用某些药物如他汀类等。比肌红蛋白灵敏度和特异度更高的心肌标志物是 CK 及其同工酶 CKMB。在症状出现后 6 小时，这一标志物用于诊断心肌梗死的准确性高达 90%。大约在症状出现后 24 小时，CK 达到峰值，此后逐渐下降，72 小时左右接近正常。在胸痛发作后 10～14 小时，肌钙蛋白 I 对于诊断心肌梗死有着很高的敏感性。肌钙蛋白 I 在症状出现后 6 小时的敏感性和特异性分别为 58% 和 94%，但在症状出现 10 小时后，其敏感性和特异性可分别升至 92% 和 95%。心肌损伤后，肌钙蛋白 I 水平异常可持续好几天。

根据胸痛发作的具体时间，这些心肌标志物对于诊断心肌梗死有着不同的贡献。例如，对于一个胸痛发作已经超过 72 小时的患者，其诊断心肌梗死的最佳方法是检测 TI，因为 CK 此时已经回归到正常水平。在急诊中，CK 不应该作为评估急性冠状动脉事件的单一指标。如果胸痛发作 8～12 小时后，TI 检测结果为阴性，那么患者在近期出现心血管事件的概率会很低。因此，如果患者现在仍有胸痛，但在胸痛发作 8～12 小时后 TI 检测结果呈阴性且心电图没有缺血性改变，那么患者可以在急诊或解除危险的 72 小时内进行负荷试验（Anderson et al., 2013）。

对于有明确不稳定型心绞痛或非 ST 段抬高型心肌梗死的患者而言，早期积极地进行血管造影和血运重建获益极大，尤其是那些出现早期高危标志的患者（表 27-14）。在入院后应该立即或在 12～48 小时内进行早期侵入性治疗策略，这取决于患者血流动力学的稳定性及持续的症状。如果患者没有出现高危标志，

表 27-14　不稳定型心绞痛患者的高危标志*

新发或可能新发的 ST 段压低
肌钙蛋白 T 或肌钙蛋白 I 水平升高
在静息时反复发作的心绞痛
左室功能降低（EF＜40%）
心力衰竭或新发或恶化的二尖瓣回流
持续的室性心律失常
血流动力学不稳定
有冠脉搭桥手术史
最近 6 个月内行冠状动脉血管成形术
无创性负荷试验显示高危
高风险评分（如 TIMI 或 Grace）
新发或可能新发的 ST 段压低
肌钙蛋白 T 或肌钙蛋白 I 水平升高

*Level A, ACC/AHA 指南（Braunwald et al., 2002）
EF, 射血分数；LV, 左心室；MR, 二尖瓣回流；TIMI, 心肌梗死溶栓试验

可以早期进行保守治疗。如果患者又重新出现高位标志，或者是基于无创性影像检测中高危结果的出现，那么随后患者应该进行血管造影术。

艾卡特治疗心绞痛并确定有创和保守治疗策略费用研究（TACTICS TIMI-18）（Cannon et al., 2001）的工作人员，将不稳定型心绞痛及非 ST 段抬高型心肌梗死的患者随机分为两组，一组早期（症状出现后 48 小时内）给予积极的血运重建治疗，另一组则在早期给予保守治疗，即在药物治疗后，通过运动负荷试验进行危险分层。6 个月后发现，相比保守治疗组，有创治疗组主要复合终点事件如死亡、心肌梗死、因 ACS 再次入院的发生率有了更为明显的降低 [比值比为 0.78；95% 可信区间为（0.62, 0.97）；$P = 0.025$]。其他高危标志包括高龄（＞70 岁），血管病既往史，糖尿病，高敏 C- 反应蛋白（hsCRP）、WBC 及 B 型钠尿钛（BNP）水平升高。此外，根据 TIMI 11B 的试验数据（Antman et al., 1999），Antman 和他的同事（2000）推测：患者由于拥有的预后变量不同，其死亡、再梗死及严重到需要血运重建的心肌缺血的发生风险可以从 5% 升高到 41%。其中所说的独立预后变量包括：年龄超过 65 岁，超过 3 个冠状动脉危险因素，之前有血管造影显示冠脉阻塞，ST 段改变，24 小时内发生 2 次以上心绞痛事件，7 天内使用阿司匹林，以及心肌标志物水平升高。这些变量已经被合并到 TIMI 风险评分中，用来评估不稳定型心绞痛患者死亡和心肌梗死的风险以及需要血运重建的紧迫性。

大部分的 ACS 是由斑块破裂、血栓形成以及过度诱发的血管痉挛所致，尽管很少见，但斑块急性进展同样也可以导致 ACS。另外，不稳定型心绞痛可以继发于其他疾病，如甲状腺毒症、严重高血压或瓣膜狭窄、心动过速、贫血、低血压以及缺氧。

不稳定型心绞痛或非 ST 段抬高型心肌梗死的药物治疗

UA 及 NSTEMI 患者的药物干预可以分为急性期和维持期 2 个阶段。在疾病的急性期（表 27-15；推荐强度：A 级，ACC/AHA 指南），对患者的治疗通常为抗凝血酶药物（普通肝素或低分子量肝素），阿司匹林，氯吡格雷、β- 受体阻滞剂，他汀类，静脉硝酸酯类药物，ACEI（有左室功能不全、持续高血压或糖尿病的患者）和充足的氧疗（有呼吸窘迫或低氧血症的患者）。对于早期重新出现缺血性不适、需延迟做血运重建或有高危标志的患者，可以考虑进行上游治疗，即静脉使用糖蛋白（GP）Ⅱb/Ⅲa 抑制剂如替罗非班（商品名 aggrastat）或依替巴肽（商品名 integrilin）。如果比伐卢定（商品名

表 27-15　不稳定型心绞痛或非 ST 段抬高型心肌梗死的急性期药物干预 *

症状发作后应尽早开始并持续服用阿司匹林（不能耐受阿司匹林者可服用氯吡格雷）

在服用阿司匹林的基础上，应该联合使用抗凝血酶药，如 UFH，磺达肝素或依诺肝素（除非在 24 小时内计划进行冠脉搭桥术，否则均优于 UFH）

住院患者，无论采用保守治疗还是采用金属裸支架或药物洗脱支架治疗，都应当在抗凝血酶药和阿司匹林的基础上加用氯吡格雷，并且持续 1 年

当患者准备行 PCI 时，不应该使用磺达肝素（导管内血栓形成已经被报道过）

对于早期重新出现缺血性不适、需延迟做血运重建或有高危标志的患者，可以考虑进行上游治疗，即静脉使用糖蛋白（GP）Ⅱb/Ⅲa 抑制剂如替罗非班（商品名 aggrastat）或依替巴肽（商品名 integrilin）

如果比伐卢定（商品名 angiomax）作为一种抗凝血酶药使用，那么 GPⅡb/Ⅲa 抑制剂除了作为一种"应急"干预治疗外，不予使用

不稳定型心绞痛或非 ST 段抬高型心肌梗死是溶栓药的禁忌证

* 证据水平：A 级，ACC/AHA 指南（Braunwald et al., 2002）

GP，糖蛋白；NSTEMI，非 ST 段抬高型心肌梗死；PCI，经皮冠状动脉介入治疗；UFH，普通肝素

angiomax）作为一种抗凝血酶药使用，那么 GPⅡb/Ⅲa 抑制剂除了作为一种"应急"干预治疗外，不会被使用。

已有证据表明低分子量肝素（如 lovenox）在某些方面比普通肝素更有优势。这包括其药代动力学更明确因而抗凝效果更稳定，不被血小板因子-4 抑制，出现肝素诱导性血小板减少症的可能性更小，抗凝血因子 Xa 活性更强，并且在减少 ACS 分数方面效果更佳。治疗非 Q 波冠状动脉事件皮下注射依诺肝素的有效性及安全性试验（ESSENCE）(Cohen et al., 1997)，对不稳定型心绞痛或非 ST 段抬高型心肌梗死患者进行了为期 1 个月的随访，结果发现，在减少复合终点事件如死亡、心肌梗死或复发性心绞痛发生方面，阿司匹林联合依诺肝素比联合普通肝素更为有效（前者与后者复合终点事件发生率分别为 19.8% 和 23.3%，$P = 0.016$）。近期一项关于 22 000 例患者的 meta 分析也表明，在减少复合终点事件（死亡、心肌梗死）方面，依诺肝素比普通肝素更为有效（Petersen et al., 2004）。目前认为，对于不稳定型心绞痛及非 ST 段抬高型心肌梗死的患者，1mg/kg 依诺肝素每天皮下注射 2 次要优于普通肝素的应用（先 70U/kg 弹丸式静脉注射，随后以 1000U/ 小时的剂量注射，并且每 6 个小时根据部分促凝血酶原激酶的水平来调整剂量）。然而，依诺肝素和普通肝素在支持患者治疗方面都有 A 等级的证据水平。

不稳定型心绞痛的患者如果在使用最佳治疗方案时仍出现持续胸痛，则表明应立即送往心内科导管室行血管造影或血运重建，以最大限度地减少不可逆性心肌损伤及功能丧失。如之前所说，对于有高危标志的患者，即使没有胸痛，也应该在症状发作后 48 小时内积极实施有创的治疗方案。硫酸吗啡可用于治疗抗心肌缺血药无法缓解的胸痛。

二磷酸腺苷受体拮抗剂。除抗凝药外，ACS 患者还需联合最优的抗血小板药一同进行治疗。因为 ACS 患者的血管损伤会导致血小板活化并产生聚集，随后纤维蛋白沉积，最终形成血栓。如果单独使用抗凝药而不联合使用抗血小板药会导致经皮冠状动脉介入治疗（PCI）的效果不佳。早期，对于服用阿司匹林的患者，在进行 PCI 时一般会使用普通肝素。事实上，阿司匹林只有部分抗血小板的作用，其通过抑制环氧合酶从而部分阻断血栓素 A_2（TXA_2）及胶原介导的血小板激活及聚集过程（Shammas et al., 2005）。

氯吡格雷（波立维）介导的血小板抑制效应具有剂量依赖性和时间依赖性。单次给予 600mg 氯吡格雷后，可在 2～3 小时内获得最大的血小板抑制效应。与之相对的，每天给予 75mg 氯吡格雷则需 5～7 天才能达到相同的血小板抑制水平。对于 ACS 患者，无论他们是否进行金属裸支架或药物洗脱支架治疗还是保守治疗，用氯吡格雷阻断血小板 ADP 受体是减少复合终点事件如心血管死亡、非致命的心肌梗死或脑卒中等发生的重要步骤。随访期间氯吡格雷减少临床事件（CREDO）研究发现（Steinhubl et al., 2002），在介入治疗前至少 15 小时，给予患者 300mg 氯吡格雷可以减少远期不良事件的发生率。冠状动脉内支架置入和抗血栓疗法——冠状动脉治疗的快速早期措施（ISAR-REACT）试验发现（Kandzari, 2004），在介入治疗前给予低危及中危组患者 600mg 氯吡格雷，得到的结果与 CREDO 相似：无论氯吡格雷联合使用阿昔单抗还是安慰剂，患者都能在给药后 2～3 小时内达到最大抗血小板效应。在应用抗血小板治疗以减少血管成形术中的心肌损伤（ARMYDA-2）的研究中发现（Patti et al., 2005），在 PCI 术前平均 6 小时左右经患者双上肢静脉给予 600mg 氯吡格雷比只给予 300mg 氯吡格雷，可以更有效地减少心脏事件。另外，ARMYDA-2 研究在选入组患者时并未排除正在使用 GPⅡb/Ⅲa 抑制剂的患者，因此也证实了这样一个假说：即使 PCI 术中可以给予 GPⅡb/Ⅲa 抑制剂来抑制血小板的聚集，术前仍然需要应用最优的 ADP 受体拮抗剂，因为这对于治疗可能至关重要。

目前，对于所有的 ACS 患者，都会给予氯吡格雷进

行治疗，初始口服剂量是 600mg，随后每天服用 75mg。通常在阿司匹林和抗凝血药的初始治疗后，会给予患者氯吡格雷，同时，氯吡格雷也会作为保守治疗或 PCI 术前应用的一部分。

普拉格雷（商品名 Effient）是一种噻吩吡啶类药物，也是一种口服的 ADP 受体拮抗剂。行 PCI 术的 ACS 患者需要使用普拉格雷，而那些稳定型心绞痛或不施行 PCI 术的患者则不需要。既往有脑卒中或短暂性脑缺血发作（TIA）史的患者是普拉格雷的绝对禁忌证，而年龄大于 75 岁或体重低于 60kg 的患者是普拉格雷的相对禁忌证。在 TRITON TIMI-38 研究中表明，普拉格雷在减少主要终点事件（心血管死亡、非致死性心肌梗死或脑卒中）发生和减少急性支架血栓形成方面，要优于氯吡格雷。然而，相比氯吡格雷，普拉格雷所致出血包括致命性出血的发生率更高。如果患者在心内科导管室发现其冠状动脉的解剖位置良好且明确要施行 PCI 术，则需要服用普拉格雷。而且，在急诊室的 ST 段抬高型心肌梗死患者也可以服用普拉格雷，因为他们主要的治疗需要进行 PCI。普拉格雷的初始口服剂量是 60mg，随后每天服用 10mg，如果患者的体重低于 60kg，则之后每天的剂量为 5mg（Wiviott et al., 2007）。

替格瑞洛（商品名 Brilinta）是最近被推荐使用最多的 ADP 受体拮抗剂。对于保守治疗或行 PCI 术的 ACS 患者都需要使用替格瑞洛。初始口服剂量 180mg，随后每天服用 90mg，一天 2 次。使用替格瑞洛和氯吡格雷治疗急性冠脉综合征患者的比较（PLATO）试验发现（Wallentin et al., 2009），替格瑞洛在减少复合终点事件（心血管死亡、非致死性心肌梗死或脑卒中）发生和减少急性支架血栓形成方面，要优于氯吡格雷。然而，相对于氯吡格雷，替格瑞洛增加了非冠状动脉旁路移植手术出血的风险。PLATO 试验将病态窦房结综合征（SSS）和心脏传导阻滞的患者排除在外。替格瑞洛会抑制腺苷的重吸收并且会使心动过缓和心脏传导阻滞的症状加重。而且，替格瑞洛在 0.9% 的患者中还会引起呼吸困难，并导致药物中断。服用替格瑞洛的患者每天服用阿司匹林的剂量不应该超过 100mg，因为剂量超过一定的限度而使得替格瑞洛的效应减弱。除此之外，他们也不应该服用 CYP3A 系统的强效抑制剂（如酮康唑，克拉霉素及一些抗病毒药物）或诱导剂（如利福平和抗癫痫药物）。

维持期通常是指血运重建后的时期，这一期间的维持治疗药物可以采用阿司匹林，12 个月的氯吡格雷（或者是普拉格雷、替格瑞洛），他汀类药物，ACEI 及 β- 受体阻滞剂。心脏预后预防评估（HOPE）试验表明

（Yusuf et al., 2000），雷米普利（10mg/d）可以显著减少心血管事件，包括心血管及全因死亡率，以及脑卒中发病率。这一试验入组的患者，年龄均超过 55 岁，大多数有血管疾病史（80% 有冠状动脉疾病，42% 有外周动脉疾病）。欧洲培哚普利治疗稳定型冠状动脉疾病降低心脏事件试验（EUROPA）也得到了与 HOPE 试验相似的结果（Fox, 2003）。在 EUROPA 试验中有 13 655 例患者，其中有心肌梗死既往史的占 64%，血管造影证实有 CAD 的占 61%，冠状动脉血管再通术后的占 55%，或仅有负荷试验结果阳性的占 5%。患者的平均年龄为 60 岁，且没有充血性心力衰竭或稳定型冠状动脉疾病。将这些患者随机分为 2 组，一组服用安慰剂，另一组每天口服 8mg 培哚普利，最终比较 2 组主要复合终点事件（心血管死亡、心肌梗死、心脏骤停）的发生率。结果发现，在平均 4.2 年的随访期内，安慰剂组复合终点事件的发生率为 10%，而培哚普利组的发生率为 8%（相对风险减少 20%，$P = 0.0003$；试验结果更倾向于使用培哚普利）。

除上述药物治疗之外，患者还需要戒烟、锻炼；坚持低脂和低碳水化合物饮食；如果肥胖的话需要减重；参加心脏康复治疗；如果有糖尿病的话，则需要积极控制血糖使 HbA1c 低于 7%。

治疗要点

- 对于已确诊的 ACS 患者，应该根据已有的高危标志，立即对再灌注治疗进行评估（ACC/AHA guidelines）（推荐强度：A 级）。
- 无论患者选择有创性治疗还是保守性治疗，都应该在治疗开始之前服用阿司匹林（如果不能耐受阿司匹林时可以服用氯吡格雷）。在保守治疗的患者中，依诺肝素或磺达肝素（第一选择）或普通肝素（第二选择）应该在治疗开始前服用。在侵入性治疗的患者中，普通肝素、依诺肝素或比伐卢定也应该在治疗开始前服用。在血管成形术中应该避免使用磺达肝素。而在准备进行血管成形术的侵入性治疗组患者中和所有准备进行保守治疗的该组患者中，都应该在治疗开始前服用氯吡格雷（ACC/AHA guidelines, 2007）（推荐强度：A 级）。
- 对于不稳定型心绞痛 / 非 ST 段抬高型心肌梗死的患者，如果选择保守治疗的话，则应该服用阿司匹林（每天 81～162mg）和氯吡格雷（每天 75mg），并且至少维持 1 年（ACC/AHA guidelines, 2012）（推荐强度：A 级）。
- 对于不稳定型心绞痛 / 非 ST 段抬高型心肌梗死的患者，如果选择金属裸支架治疗的话，则应该在最初的 1 个月内每天服用阿司匹林 162～325mg，随后每天继续服用阿司

匹林 81～162mg，同时每天口服 75mg 氯吡格雷且持续至少 1 年（ACC/AHA guidelines, 2012）（推荐强度：A 级）。

- 对于不稳定型心绞痛 / 非 ST 段抬高型心肌梗死的患者，如果选择药物洗脱支架治疗的话，则应该在最初的 3～6 个月内每天服用阿司匹林 162～325mg，随后每天继续服用阿司匹林 81～162mg，同时每天口服 75mg 氯吡格雷且持续至少 1 年（ACC/AHA guidelines）（推荐强度：A 级）。

ST 段抬高型心肌梗死

ST 段抬高型心肌梗死（STEMI）的发生主要是由于冠状动脉血栓形成引起管腔完全阻塞，导致部分心肌血供的突然中断（DeWood et al., 1980）。斑块破裂与之后的血小板及纤维蛋白沉积是 STEMI 发生的主要机制。据估计，在美国每年约有 50 万人发生 STEMI（图 27-11）。

及时、完全的血管再通是 STEMI 急性期治疗最重要的目标。目前的指南认为，对于出现 STEMI 症状及体征的患者，在条件允许的情况下，应在到达急诊室 90 分钟内紧急接受血管再通及血管成形术治疗（入院至首次球囊扩张的时间）（Antman et al., 2004）。与溶栓治疗相比，血管成形术总体疗效较好（Magid et al., 2000），并可大幅降低非致死性心肌梗死及减少颅内出血的发生概率，也因此被视为当今 STEMI 治疗的首选。

由于纤溶治疗会增加风险，血管成形术作为 STEMI

首选治疗方案的证据也更加充分（Hochman et al., 2001；Kent et al., 2002；Wu et al., 2002）。在患者首次接受血管再通术两小时内，当没有条件进行血管成形术或无法及时将患者转移到具备进行血管成形术条件的医疗机构时，应对无相关禁忌证的患者采取纤溶治疗。即便患者已接受纤溶治疗，也应随后被转移至具备开展血管成形术条件的医疗机构。这样可确保溶栓治疗失败的患者及时接受抢救性血管成形术治疗。患者应于 30 分钟内从急诊室至被转移到可进行经皮冠状动脉介入治疗的机构。目前认为，可在患者成功接受溶栓治疗 3～24 小时内开展早期选择性血管成形术（O'Gara et al., 2013）。

血管成形术对心源性休克（Hochman et al., 2001）及严重充血性心力衰竭（Wu et al., 2002）患者的疗效更为显著。在不考虑到达急诊室至首次球囊扩张的时间延误的前提下，心源性休克的患者应立即进行血管成形术治疗或被转移至有能力的医疗机构接受血管成形术治疗。除非患者不适于进行血管成形术或搭桥手术，否则不推荐对心源性休克患者进行纤溶治疗。

血管成形术应最好在中到大型医疗机构中进行（Canto et al., 2000），由具有资深导管操作团队开展，并有心内科介入医师当值，且诊疗方案需经院内多科室协商制定。这一心肌梗死的"警戒系统"应能有效利用一切资源，患者可以在到达急诊室的 90 分钟内完成首个球囊扩张。

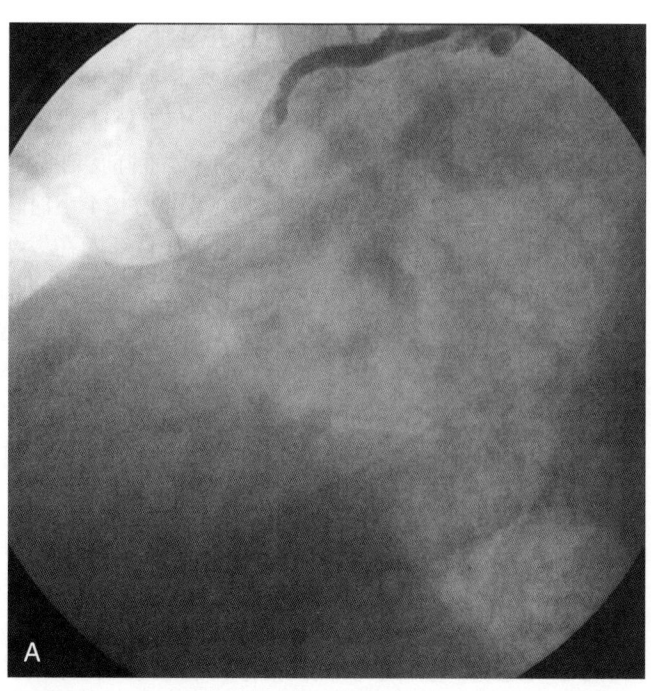 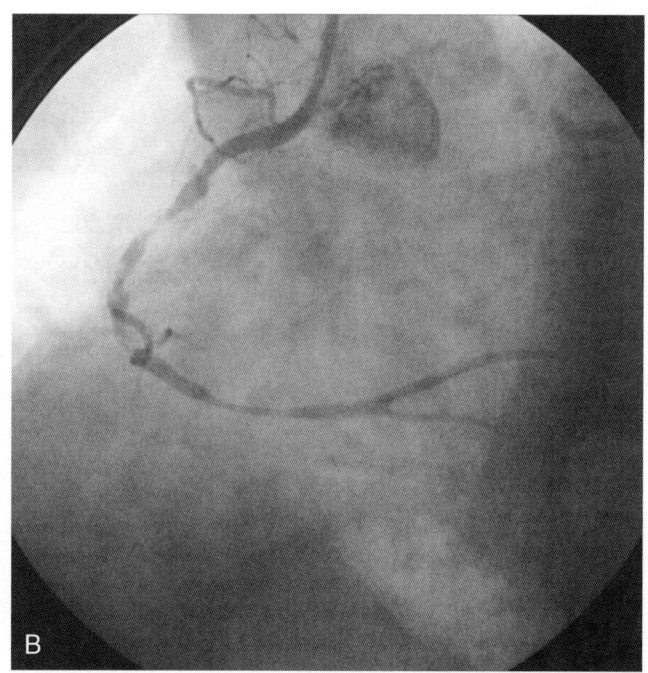

图 27-11 急性下壁心肌梗死。A，右冠状动脉突然被血栓完全阻塞。B，经过最初血管成形术后的同一根血管，可见多处充盈缺损，表明有多处血栓

证据表明，溶栓治疗可降低 STEMI 患者的死亡率，但对非 STEMI 患者却无临床治疗意义并且会增加某些不确定的风险。溶栓治疗通过加速纤溶酶原至纤溶酶的转化从而达到增强机体自身纤溶系统的效果（Shammas，1993）。纤溶酶可降解包括纤维蛋白原、凝血酶原以及凝血因子 V 和 Ⅷ 在内的纤维蛋白及多种血浆蛋白，进而导致凝血缺陷。溶栓药物可分为血栓特异性药物，包括阿替普酶 alteplase[tPA]、瑞替普酶 reteplase[recombinant-PA]和替奈普酶 tenecteplase[TNK-tPA]，以及非血栓特异性药物，包括链激酶 streptokinase[SK]、尿激酶 urokinase[UK]和苯甲氧酰基纤溶酶原链激酶激活剂复合物[APSAC]。血栓特异性药物可在血栓形成部位激活纤溶酶原，而非血栓特异性药物则广泛激活全身纤溶系统。在美国，血栓特异性药物最为常用。上述溶栓药物的剂量及给药方式见表 27-16，其禁忌证见表 27-17。

　　胸痛患者到达急诊室后，应在 10 分钟内对其进行心电图检查。若心电图未提示 ST 段抬高，则建议在 5～10 分钟内对持续性胸痛患者重新进行心电图检查以排除晚现型 STEMI。值得注意的是，如果前壁导联出现 ST 段压低，并且伴有心前区导联 R 波移行区（一般在 V_3、V_4 导联中，R 波、S 波波幅相等，这些导联被称为移行区——译者注），则提示 ST 段抬高型后壁心

表 27-17　纤溶疗法禁忌证

绝对禁忌证	颅内出血史
	已知颅内有肿瘤或血管病变
	活动性出血或已知有出血性疾病（月经除外）
	近 3 个月内发生过栓塞性脑卒中（3 小时内缺血性脑卒中除外）
	疑似主动脉夹层
	近 3 个月内遭受过严重的面部或头部创伤
相对禁忌证	未得到控制的严重高血压（收缩压 >180mmHg；舒张压 >110mmHg）
	持续心肺复苏（>10min），近期手术史（<3 周）或无压迫的血管穿刺术
	近期发生过内出血或有活动期的消化性溃疡病
	妊娠
	目前正接受抗凝治疗，INR 值较高
	使用链激酶的患者：此前有链霉素接触史或过敏史

* 源自美国心脏病学会 / 美国心脏协会指南（Antman et al., 2004）
CPR，心脏复苏；INR，国际标准化比值

肌梗死，特别是在前述情况的基础上出现了下壁导联 ST 段抬高（此时提示下后壁心肌梗死）。对于急性下壁心肌梗死的患者，右侧心前区导联可以帮助确定右室有无受累。（如有，则右侧心前区导联的 ST 段会出现抬高）（图 27-12）。

　　对 STEMI 患者应给予辅助吸氧，硫酸吗啡可用于控制疼痛，对于无高血压或未服用磷酸二酯酶抑制剂治疗勃起功能障碍的 STEMI 患者，给予静脉硝酸酯类药物治疗，此外还应使用阿司匹林咀嚼片 162mg、受体阻滞剂、他汀类药物、ACE 抑制剂（尤其适用于患有充血性心力衰竭、左室功能降低、高血压或糖尿病的患者），以及 ADP 受体拮抗剂（表 27-18）。目前，在无禁忌证的情况下，受体阻滞剂是 STEMI 发生 24 小时内的推荐用药。患有高血压或持续性缺血的患者在发生 STEMI 时，可考虑经静脉给予受体阻滞剂。然而，目前并无证据显示在发生 STEMI 时，静脉受体阻滞剂的常规使用可改变 STEMI 患者在死亡、心肌梗死以及脑卒中方面的合并结局（Chen et al., 2005）。

　　患者出现血流动力学不稳定时，应积极采用血管活性药物进行治疗（通常采用多巴胺，起始剂量 5g/(kg•min)，每五分钟调整一次剂量以维持收缩压 >90mmHg）。弹丸式注射生理盐水是有益的，尤其是对于有右室受累的下后壁心肌梗死患者。在这类患者中，出现与低血压相关的心动过缓，也应予以积极治疗，可使用阿托品类药物（静脉输注 1mg，可重复两次），或阿托品反应不佳时也可植入临时起搏器。存在右室受累的患者，通常对快

表 27-16　急性心肌梗死治疗中常见的溶栓药物

药物	剂量	注意事项
链激酶	静脉输注 150 万 U 至 60 分钟	警惕低血压、过敏、严重出血及脑卒中
瑞普替酶	首先静脉输注 10 万 U 至 2 分钟 如未出现并发症则在首剂 30 分钟后再静脉输注 10 万 U	警惕颅内出血、心律失常及其他出血情况
Activase	首先静脉弹丸式注射 15mg 然后静脉输注 0.75mg/kg（最大剂量 50mg）至 30 分钟 之后静脉输注 0.5mg/kg（最大剂量 35mg）至 60 分钟 与肝素一同给药	警惕颅内出血、心律失常、严重出血及过敏
替奈普酶	体重 <60kg 者：静脉输注 30mg（最大剂量 50mg） 体重 60～69kg 者：静脉输注 35mg（最大剂量 50mg） 体重 70～79kg 者：静脉输注 40mg（最大剂量 50mg） 体重 80～89kg 者：静脉输注 45mg（最大剂量 50mg） 体重 >90kg 者：静脉输注 50mg（最大剂量 50mg）	警惕颅内出血、过敏及缺血再灌注后心律失常

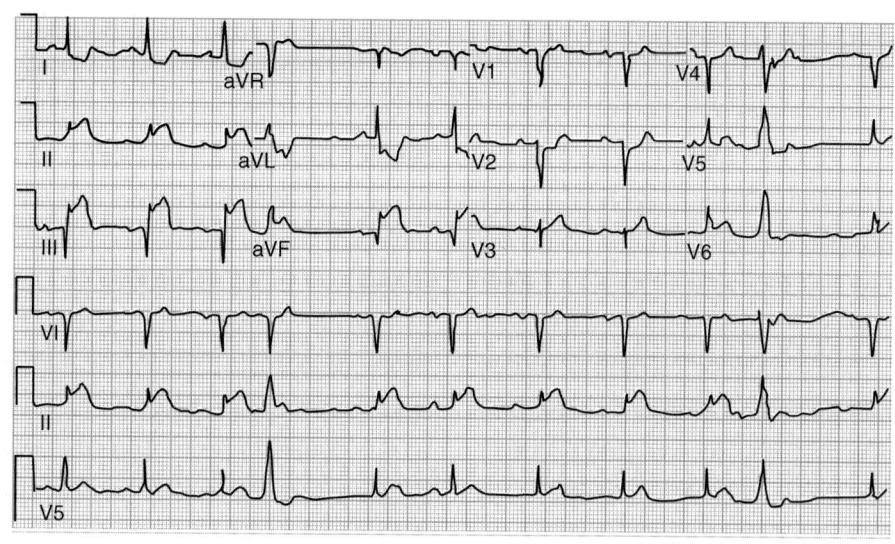

图 27-12 急性下壁心肌梗死患者的下壁导联中出现 ST 段抬高

速补液反应良好,同时需要纠正心动过缓,用多巴胺维持窦性心律,这是因为患者需依赖于正常的心房搏动以增加心室舒张末期容量及心输出量。若低血压症状经保守治疗后改善不明显,则需在主动脉内置入球囊以进行主动脉内球囊反搏术。通常,这些患者应被紧急转移至心内科导管室以进行更加明确的诊治,若未能立即接受血管再通术,则病死率极高(Hochman et al., 2001)。

对于昏迷患者,以及院外心室纤维性颤动(VF)或无脉性室性心动过速导致心搏骤停的患者,包括有既往血管成形术史的患者,高度推荐诱导性低体温治疗

(O'Gara et al., 2013)。

这类患者的长期管理与不稳定型心绞痛及非 STEMI 患者类似,通常需积极采取预防措施,持续服用阿司匹林、受体阻滞剂、ACE 抑制剂和他汀类药物,并坚持长期锻炼以及低脂饮食。戒烟、控制高血压及糖尿病,以及设法达到理想体重,对于预防疾病进展及心肌梗死复发具有极重要的意义。理想情况下,无论采用药物涂层支架或金属裸支架行血管再通术,亦或是采取保守治疗,ADP 受体阻断剂都应持续使用 12 个月。

瓣膜性心脏病

主动脉狭窄

重 点

- 推荐使用超声心动图诊断和评估主动脉狭窄的严重程度、左心室壁厚度、面积及功能(ACC/AHA 2008 guidelines)(推荐强度:A 级)。

- 推荐使用超声心电图对无症状的主动脉瓣狭窄患者进行监测(轻度狭窄患者每 3~5 年一次;中度狭窄患者每 1~2 年一次;重度狭窄患者每年随诊一次)(ACC/AHA 2008 guidelines)(推荐强度:A 级)。

- 运动测试不应用于有症状的重度主动脉狭窄患者(ACC/AHA 2008 guidelines)(推荐强度:A 级)。

- 对于疑似冠心病的患者,在行主动脉瓣膜置换术前,推荐进行心脏血管造影检查(ACC/AHA 2008 guidelines)(推荐强度:A 级)。

表 27-18 ST 段抬高型心肌梗死患者的急性期药物治疗 *

未曾使用阿司匹林的患者,给予阿司匹林咀嚼片 162~325mg

UFH(可与 GPⅡb/Ⅲa 拮抗药联用或单独使用),或比伐卢定

尽快或在进行早期 PCI 时给予负荷剂量的氯吡格雷(600mg PO)、普拉格雷(60mg PO)或替卡格雷(180mg PO)

STEMI 发生 24 小时内口服 β- 受体阻滞剂;对于有严重高血压或持续性缺血的 STEMI 患者可考虑静脉 β- 受体阻滞剂

STEMI 发生后应尽早给予患者 ACE 抑制剂,尤其是伴 LVEF 下降(<40%)或心力衰竭及并发前壁心肌梗死的患者。若患者不能耐受 ACEI,应使用 ARBs

已接受 ACE 抑制剂及 β- 受体阻滞剂治疗,EF<40%,并存在症状性心衰或糖尿病 DM 的 STEMI 患者,应给予醛固酮拮抗剂

STEMI 患者应给予高强度他汀类药物治疗

应采用大剂量阿司匹林治疗 STEMI 后的心包炎;若不能耐受可改用秋水仙素或中枢性止痛药

应避免使用糖皮质激素及 NSAIDs

*推荐强度:A 级(American College of Cardiology/American Heart Association guidelines, Antman et al., 2004)

ACE,血管紧张素转化酶;ARB,血管紧张素受体阻滞剂;DM,糖尿病;EF,射血分数;GP,糖蛋白;IV,经静脉的;NSAID,非甾体类抗炎药;PCI,经皮冠状动脉介入术;PO,经口服的;STEMI,ST 段抬高型心肌梗死;UFH,未分级肝素

主动脉狭窄（AS）是指梗阻物阻塞从左心室流向主动脉的血流，通常继发于主动脉瓣膜疾病。其他较不常见的 AS 诱因包括多为先天性的主动脉瓣上及膜性瓣膜下狭窄。

动脉狭窄是美国最常见的瓣膜异常性疾病。其病因可为先天性的、风湿性的、钙化性的或退行性的。钙化性主动脉瓣狭窄（图 27-13）最常见于 70 岁以上的患者，而先天性疾病多数为二尖瓣疾病（图 27-14），更多见于较年轻的患者。二叶主动脉瓣可导致血液形成端流及瓣膜损伤，损伤的瓣膜会促使纤维沉积、硬化及钙化。三分之一的二尖瓣患者会在 40～60 岁间发生瓣膜狭窄，这占所有手术病例的一半。在与年龄相关的钙化性狭窄中，影响瓣膜的危险因素与动脉粥样硬化的危险因素相同，并可见炎症细胞（巨噬细胞和 T 淋巴细胞）、脂质及钙沉积，并进展为纤维化。迄今为止，他汀

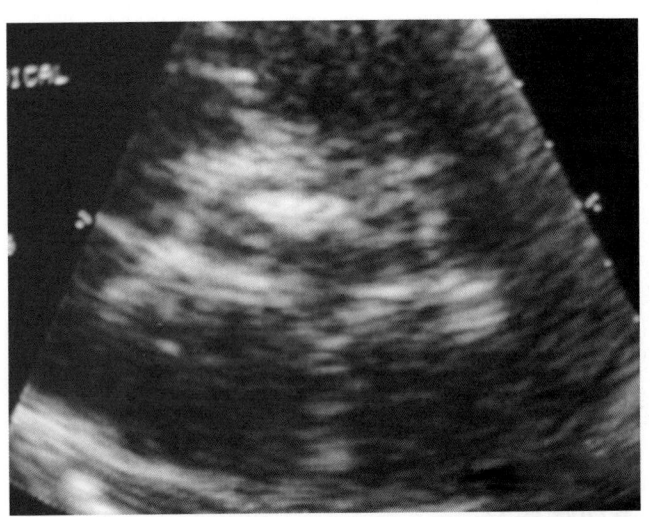

图 27-13　二维多普勒超声心动下所见主动脉瓣狭窄伴钙化

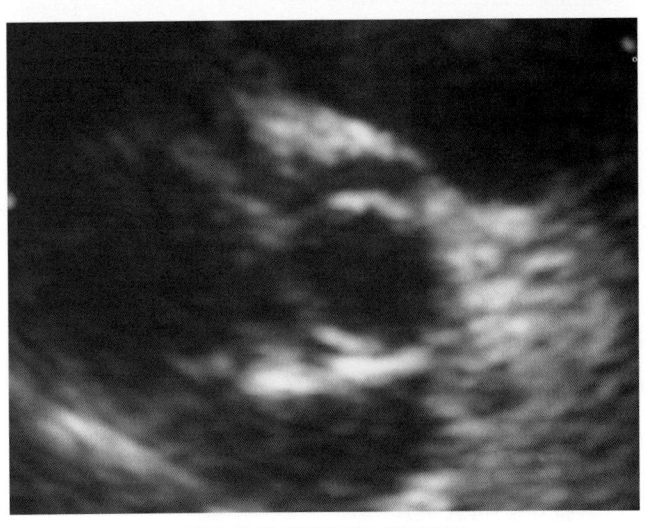

图 27-14　二叶主动脉瓣

类疗法并未显示出在延缓主动脉瓣狭窄进展速度及减少主动脉瓣膜置换需求方面的效果。风湿性主动脉瓣狭窄主要由链球菌感染后导致的瓣膜尖部粘连及融合所引起，该病目前在发达国家已不常见。

主动脉瓣膜表面积通常为 $3.0～4.0cm^2$。除非瓣膜狭窄至正常表面积的 1/4 以下，否则症状通常不可见。狭窄程度可分为轻度（瓣膜面积 $>1.5cm^2$）、中度（瓣膜面积介于 $1.0～1.5cm^2$ 之间）、重度（$≤1.5cm^2$）（Rahimtoola，1989）。瓣膜表面积以平均每年 $0.12cm^2$ 的速度缩窄（Otto et al.，1997）。随着瓣膜的不断缩窄，心输出量在静息状态下仍可保持稳定，但在运动时减少。随着疾病的进展，左心室质量不断增加，同时伴随左心室充盈压的增加可出现明显的舒张功能不全。心肌需氧量通常上升，甚至非冠心病患者也可能出现心绞痛。主动脉狭窄的患者若无心绞痛、充血性心力衰竭、晕厥或近似晕厥症状，尤其是在其活动期间也无上述症状，则预后良好。对于有症状的患者，由于心源性猝死的发生率升高，需要进行瓣膜手术治疗。

患有重度主动脉瓣狭窄的患者主诉进行性呼吸困难、胸痛及劳力性晕厥及心力衰竭症状，包括端坐呼吸、夜间阵发性呼吸困难以及水肿。静息状态下的晕厥通常是由心律不齐所致。重度主动脉瓣狭窄患者中大约 5% 有心源性猝死病史。此外，这些患者还可能有风湿热或风湿性心脏病史、钙沉积系统性栓塞引起的短暂性脑缺血发作史及由于动静脉畸形发生率的升高所导致的间歇性胃肠道出血史。

重度主动脉瓣狭窄的典型体征是颈动脉搏动减弱（延迟及弱化）、持续性心尖搏动、单一第二心音、S4 奔马律及收缩中期渐强 - 减弱杂音伴波峰延迟，其在心底处最为明显，尽管对于老年患者可能只在心尖部闻及。可通过一些临床操作，将主动脉瓣狭窄与像肥厚性梗阻性心肌病（HOCM）那样表现出的动态性左心室流出道（LVOT）梗阻进行临床区分。在瓦尔萨尔瓦（Valsalva）操作的张力阶段与从蹲位至站立位时，HOCM 的心脏杂音趋于增强。在这两组动作中，左心室的前负荷被削弱，从而导致心腔体积减小以及 LVOT 阻塞程度的增加。

诊断性检查包括胸部 X 线照片，可显示钙化的瓣膜、肺静脉充血或由于狭窄后扩张引发的升主动脉根部增粗。此外，12- 导联心电图可以显示左心室肥厚以及传导异常。超声心动图通常可进行确诊。超声心动图评估瓣膜结构，包括钙化的存在，瓣尖活动减少及先天性畸形，如二叶瓣或异常的三叶瓣。通过多普勒血流图，在合理的精确度范围内可测量跨瓣膜压力梯度

（图 27-15），以及测定瓣膜表面积（Currie et al.，1986）。根据彩色多普勒血流图特征，还可显现伴发的主动脉瓣关闭不全。超声心动图提供的其他重要结果包括是否存在左心室肥厚、左心室顺应性评价、心房体积及伴发的其他相关瓣膜异常。如果无创性检查得到的发现证实了重度主动脉狭窄的诊断，且患者已表现出症状，则具备了诊断性血管造影术的指征，以确认是否存在重度主动脉瓣狭窄，并评价冠状动脉情况。在射血分数（EF）低于 40% 的患者中，识别低压力梯度重度主动脉瓣狭窄（< 1cm²）也很重要。在这些患者中，尚不清楚是否会因低心输出量的情况而高估主动脉瓣狭窄的严重程度，亦或的确是重度 AS。使用超声心动图获取患者的基线血流动力学数据并在多巴酚丁胺负荷下进行复测，可有助于区分重度主动脉狭窄与假性重度主动脉狭窄。如果跨瓣膜压力梯度增大并伴有瓣膜面积缩窄，则表明确为重度主动脉瓣狭窄。已出现症状的重度主动脉瓣狭窄患者禁用心脏负荷试验。

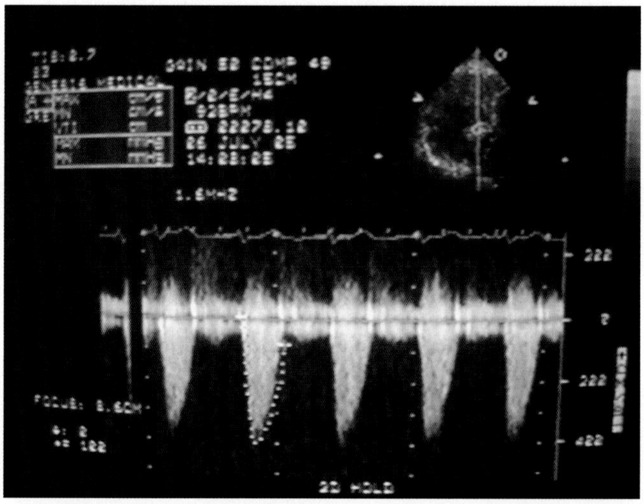

图 27-15　多普勒超声心动图所见钙化狭窄主动脉瓣的跨瓣血流速度梯度

主动脉瓣狭窄的治疗取决于是否出现临床症状。有症状的重度主动脉瓣狭窄预后较差，平均预期寿命 2～3 年（Ross and Braunwald，1968）。其 5 年和 10 年死亡率分别约为 52%～80% 和 80%～90%（Horstkotte and Loogen，1988；Turina et al.，1987）。主动脉瓣膜手术可选择是否联合冠状动脉旁路移植术（CABG）（Lund，1990；Schwarz et al.，1982）。主动脉瓣瓣膜成形术疗效较差，仅作为对不宜手术者的姑息治疗手段。通常，主动脉瓣瓣膜成形术后跨瓣膜压力梯度的改善甚微，且重度狭窄预期可在 6 个月内出现复发（Block and Palacios，1988；Davidson et al.，1990）。对于无症状的重度瓣膜狭窄患者，通常不建议进行手术治疗。对于出现呼吸困难及有进行性左心室功能障碍的患者，需考虑进行瓣膜置换术。然而大多数无症状重度主动脉瓣狭窄患者在随访 5 年中，会出现症状。这些患者的 1 年、2 年及 5 年无事件发生的概率分别为 80%、63% 和 25%。导致全因死亡的独立预测因素包括年龄、慢性肾衰竭、缺乏运动及主动脉瓣膜血流速度（Pellikka et al.，2005）。对于无症状的重度主动脉狭窄患者，尤其是当多普勒超声心动图所示的收缩期峰值血流速度（PSV）达到或超过 4.5m/sec 时，如伴发中度或重度瓣膜钙化（Rosenheck，2000），则应考虑降低干预治疗的阈值（Pellikka et al.，2005；Rosenheck，2000）。无症状重度主动脉狭窄患者生存状况的预测因素包括跨瓣膜 PSV 超过 4m/sec、PSV 随时间的变化速率及心功能等级（Otto et al.，1997）。目前推荐对于重度主动脉狭窄患者行主动脉瓣置换术的情况包括出现症状（胸痛，晕厥，或心力衰竭）、射血分数小于 50% 或与另一瓣膜手术或旁路移植术协同进行（即使患者仅为中度主动脉瓣狭窄）。此外，欧洲版指南目前支持对于重度主动脉狭窄患者，在其瓣膜面积小于 0.6cm²（无论有无临床症状）、已有瓣膜面积迅速减少的进展或对负荷试验出现异常反应的情况下，进行主动脉瓣置换术（Vahanian et al.，2012）。

应建议患者进行抗生素预防治疗以防止心内膜炎的发生，尤其是对于有风湿性瓣膜疾病的患者（Dajani et al.，1997）（表 27-19）。有中度至重度主动脉瓣狭窄的患者需避免进行中到重度的体力劳动（Cheitilin et al.，1994）。重度主动脉狭窄患者的心律失常需进行迅速纠

表 27-19　细菌性心内膜炎的抗生素预防 *

药物	成人剂量	小儿剂量 *	操作前给药时间
一般预防			
阿莫西林	2g	50mg/kg PO	1 小时
	2g IV 或 IM	50mg/kg IM 或 IV	30 分钟
青霉素过敏患者			
克林霉素	600mg	20mg/kg PO	1 小时
克拉霉素	500mg	15mg/kg PO	1 小时
阿奇霉素	500mg	15mg/kg PO	1 小时
克林霉素	600mg	20mg/kg IV	30 分钟
头孢唑林	1g	25mg/kg IM 或 IV	30 分钟

* 儿童剂量不可超过成人剂量

IM，经肌肉的；IV，经静脉的；PO，经口服的

From Dajani AS，Taubert KA，Wilson W，et al. Prevention of bacterial endocarditis：recommendations by the American Heart Association. Circulation. 1997；96：358-366.

正。对无症状重度主动脉狭窄患者进行每年一次的超声心动图随访，以及对中度狭窄患者每隔一年进行超声心动图随访很有必要（Bonow et al.，1998）。

主动脉瓣置换术可选择置入机械瓣膜或组织瓣膜。机械瓣膜比生物瓣膜更耐用，但是需要终身抗凝治疗。瓣膜的选择取决于患者的临床状况，但也需兼顾患者的年龄、未来生育需求、接受抗凝治疗的能力、依从性以及偏好。例如，有华法林使用禁忌证的患者应使用生物瓣。

这类瓣膜通常不需使用华法林进行抗凝治疗，且术后患者一般只需服用一种阿司匹林即可。对于较年轻的患者及无华法林（coumadin）使用禁忌证的患者，最好使用机械瓣膜，因为此类瓣膜可持续更长时间且有望避免将来再次进行瓣膜手术的必要。对于非常年老的患者（80余岁），通常给予组织瓣膜以避免需进行抗凝治疗。强烈建议对携带假体瓣膜的患者进行抗生素预防治疗，以防止心内膜炎的发生。

经导管主动脉瓣置换术（TAVR）使用移植片固定脉瓣，采用近来新兴的微创方式，用于无法进行手术或传统主动脉瓣手术具有较高风险的患者，以替代原有病变主动脉瓣。在经导管主动脉瓣置入（PARTNER）试验中（队列B），具有重度症状的主动脉瓣狭窄患者以及传统主动脉瓣手术治疗有较高预期死亡风险（> 50%）的患者，被随机分至接受 Edwards SAPIEN 瓣膜治疗组或标准治疗组（Leon et al.，2010）。在 1 年随访时，接受 SAPIEN 瓣膜治疗的患者，其全因死亡率为 30.7%，而保守治疗组则为 50.7%（$P < 0.001$）。此外，TAVR 治疗组的全因死亡复合终点发生率或再住院率为 42.5%，而保守治疗组则为 71.6%（$P < 0.001$）。在 PARTNER 队列 A 中，具有较高手术治疗性风险（死亡率 >15%）的患者被随机分至开胸主动脉置换术组或 TAVR 组（Smith et al.，2011）。两种治疗方式的死亡率未见差异，但开胸手术组多见出血和新发心房纤颤（AF），而 TAVR 组多见血管并发症。目前的试验证明，TAVR 可用于无法进行手术的患者，也可用于开胸主动脉瓣置换术具有较高风险的患者。

主动脉瓣反流

主动脉瓣反流（AR）是指由于主动脉瓣关闭不全，舒张期血流从主动脉流回左心室内（图 27-16）。主动脉瓣关闭不全通常由瓣膜感染、主动脉根部扩张及分离、创伤或瓣膜长期退行性病变所致，尤其是具有高血压者。既往有假体瓣植入史的患者（图 27-17）也可能出现主动脉瓣关闭不全。主动脉瓣关闭不全还可由先天性二叶主动脉瓣引起。

主动脉瓣反流会导致左心室容量超负荷以及左心室舒张末期压升高。对于慢性主动脉瓣反流患者，在进展至左心室容积扩张及左室功能减退之前，可能不会出现临床症状。患者会出现长的舒张期杂音，脉压增宽，出现洪脉。对于急性主动脉反流患者，由于左心室无法对突发的容量超负荷作出反应而快速扩张，可造成左心室舒张末期压骤然上升。患者通常可迅速出

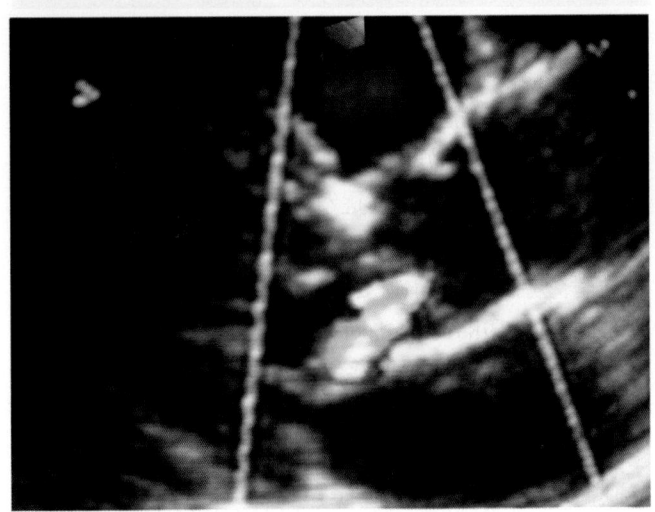

图 27-16　彩色多普勒超声心动图所见主动脉瓣反流。注意舒张时喷射向左心室的蓝色湍流

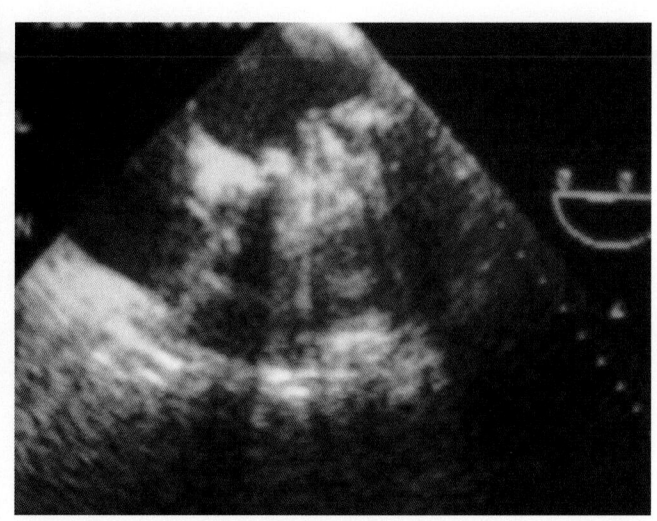

图27-17 人工机械瓣膜。注意观察人工机械瓣膜引起的声影

现充血性心衰症状。患者的舒张期杂音短并出现第一心音无力，同时伴有心动过速。

重度主动脉瓣反流的患者最终会出现临床症状，表现为呼吸困难与充血性心力衰竭。心绞痛较不常见，但可能由于冠脉灌注压的降低而出现。重度主动脉瓣反流患者体征包括剧烈快速的动脉搏动（水冲脉），宽脉压，胸骨左缘最易闻及的舒张早期高调吹风样杂音，S3奔马律，以及心尖部低调舒张期杂音（Austin-Flint杂音）。

主动脉瓣反流患者的心电图会提示左心室壁肥厚并可能提示传导异常。超声心动图可以协助对本病进行精确地诊断，同时其可提供与左心室功能以及心腔体积有关的信息。其他瓣膜异常也可使用超声心动图进行评估。主动脉根部宽度以及左心房体积也可使用超声心动图进行测量（Zoghbi et al.，2003）。提示重度主动脉瓣反流的超声心动图征象包括以下5项：彩色血流束宽度超过左室流出道最大宽度的60%，过反流口宽度大于6mm，压差降半时间小于200ms，反流容积大于60ml，和有效反流口面积大于30mm²。负荷试验可以提供与心功能以及运动后血流动力学变化有关的信息。诊断性血管造影术检查可以明确主动脉瓣反流的严重程度并协助评估主动脉根部的宽度，心腔体积，和并发冠心病的可能性。

主动脉瓣反流的外科治疗适用于出现呼吸困难，心绞痛，或充血性心力衰竭的患者（Bonow，2000）。若无症状患者的左心射血分数不大于50%，左心室收缩末期内径接近5.5cm，或左心室舒张末期内径大于75mm，则他们也应接受手术治疗。患者还应该被建议接受抗生素预防治疗以防止感染性心内膜炎的发生（Dajani et

al.，1997）（见表27-19）。中到重度主动脉瓣反流患者应当避免剧烈运动，重体力劳动，以及提举重物。诸如硝苯地平缓释片或依那普利的血管扩张剂，对重度主动脉瓣反流患者并无益处（Evangelista et al.，2005）。在主动脉瓣反流患者进行瓣膜置换术后应用β受体阻滞剂，可能会提升心脏功能（Matsuyama et al.，2000）。

主动脉瓣反流患者可能会出现升主动脉根部扩张。患有主动脉二瓣化畸形，同时出现：①升主动脉根部宽度超过5cm或②每年主动脉根部增粗超过0.5cm的患者应被考虑进行升主动脉根部修补术。除此之外，若伴发主动脉二瓣化畸形的重度主动脉瓣反流或者重度主动脉狭窄患者需要进行主动脉瓣修补术，则升主动脉根部超过4.5cm的扩张应当同时被纠正（Bonow et al.，2008）。

治疗要点

- 血管扩张剂治疗适用于无法选择手术进行治疗并且已出现临床症状的重度主动脉瓣关闭不全患者（ACC/AHA 2008 guidelines）（推荐强度：A级）。
- 无论左心室功能如何，均推荐对出现临床症状的重度主动脉瓣关闭不全患者进行主动脉瓣膜置换术治疗（ACC/AHA 2008 guidelines）（推荐强度：A级）。
- 推荐对伴发左心室收缩功能障碍的无症状慢性重度主动脉瓣关闭不全患者以及搭桥手术或主动脉手术患者进行主动脉瓣膜置换术治疗（ACC/AHA 2008 guidelines）（推荐强度：A级）。

二尖瓣狭窄

重 点

- 应对二尖瓣狭窄（MS）患者进行超声心动图检查，以评价血流动力学改变的严重程度，伴发的瓣膜病变，以及瓣膜形态（ACC/AHA 2008 guidelines）（推荐强度：A级）。
- 应对既往有栓塞事件历史的二尖瓣狭窄患者进行超声心动图检查（ACC/AHA 2008 guidelines）（推荐强度：A级）。

二尖瓣狭窄是指血液在舒张期经左心房流向左心室的能力下降的疾病。本病主要由于二尖瓣功能障碍，无法在舒张期打开瓣叶所致。二尖瓣狭窄（图27-18）主要是由风湿性心脏病引起的，并且本病在女性中更多见（Bonow et al., 1998）。急性风湿性心脏病会导致大约 50% 的受累患者出现瓣膜疾病。二尖瓣是风湿性心脏病最常累及的心脏瓣膜，其次为主动脉瓣，之后则是二尖瓣与主动脉瓣同时受累。

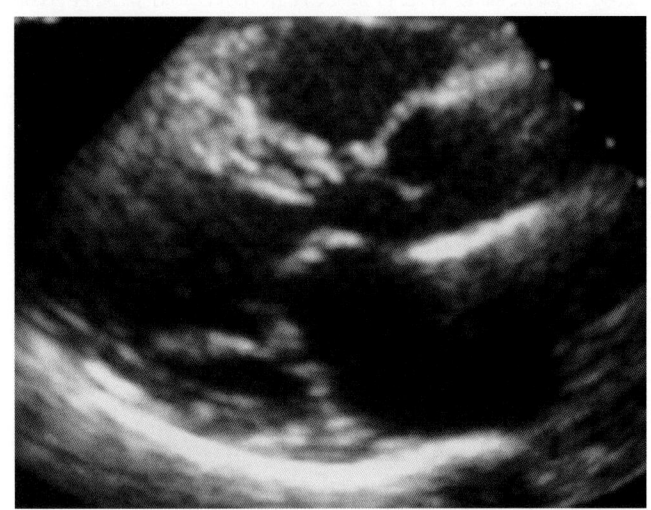

图 27-18　风湿性二尖瓣狭窄。注意观察狭窄二尖瓣的凸起以及前方瓣膜的增厚

若瓣膜面积小于 1cm²（正常的二尖瓣面积为 4～6cm²），则此时的二尖瓣狭窄可被认为是重度的。若瓣膜面积不大于 1.5cm²，并且伴发严重的呼吸困难（纽约心脏协会［NYHA］C 期Ⅲ级或Ⅳ级）或严重的肺动脉高压（静息时肺动脉压力 > 50mmHg，运动时肺动脉压力 > 60mmHg），则此时的二尖瓣狭窄也被认为具有显著的临床意义并亟须治疗。

二尖瓣狭窄的主要症状是缓慢进展的呼吸困难以及疲劳。在二尖瓣狭窄晚期，左心房压力升高，同时会出现胸部血流的重新分布。患者可能主诉端坐式呼吸以及夜间阵发性呼吸困难。患者的肺动脉高压情况可以变得更严重，同时，右心室衰竭会继而导致坠积性水肿，肝肿大以及右上腹疼痛。左心房体积的增大可引起继发于心房纤颤的心悸，若无法及时加以识别，随后还会出现心源性卒中。

若不嘱咐患者采取左侧卧位，则二尖瓣狭窄的绝大多数体征会被遗漏。在大多数情况下，患者的第一心音，S1，会加重。若使用听诊器的钟型听头在心尖部听诊，还会闻及低调的舒张期杂音。由于半球形的二尖瓣在凸入左心房时突然停止而产生的高调开瓣音（opening snap, OS），也可在大多数患者的胸骨左缘与心尖部连线中点处闻及。若主动脉瓣关闭音与开瓣音之间的时间间隔缩短，则提示二尖瓣狭窄程度加深。随着疾病的进一步恶化，诸如过大的肺动脉瓣关闭音以及右心

室肥大（RVH）等肺动脉高压体征也会逐步显现。

二尖瓣狭窄患者的心电图可能会出现以下征象：V1 导联双相 P 波，Ⅱ导联宽大 P 波，还可能出现心房纤颤的相应征象。胸部 X 线摄影术可以显示左心房扩大的证据以及伴有间质水肿的肺动脉淤血。超声心动图检查可以精确诊断二尖瓣狭窄，并对瓣膜和瓣膜下结构以及瓣膜面积进行评估（Rahimtoola et al., 2002）。除此之外，超声心动图还可帮助分辨二尖瓣狭窄是由瓣膜引起的，还是由诸如肿瘤，赘生物，十分严重的瓣环钙化，左心房黏液瘤，三房心，或巨大血栓等其他原因造成的。超声心动图可以协助评估肺动脉压力以及右心扩张的情况。不仅如此，超声心动图检查还能帮助计算用以综合评估瓣叶流动性，瓣膜增厚情况，瓣膜钙化，以及瓣膜下结构扭曲程度的二尖瓣评分。心脏介入科医生通常借助二尖瓣评分来判断球囊瓣膜成形术的可行性。若二尖瓣评分低于 8 分，则一般预示着二尖瓣成形术的预后良好。此外，由于经胸超声心动图不是十分适合观测左心耳，而心房血栓又是血栓性卒中的重要危险因素，因此在瓣膜成形术前进行经食管超声心动图检查以排除心房血栓，就显得尤为重要。最后，左右心导管检查仍然是在预期矫正手术前评估二尖瓣狭窄严重程度以及全血流动力学状况并判断冠状动脉解剖结构是否适宜进行手术的最佳方法。

二尖瓣狭窄的治疗

所有的风湿性二尖瓣疾病患者在进行牙科，泌尿或胃肠道手术前，均应进行针对细菌性心内膜炎的抗生素预防治疗。在治疗中到重度二尖瓣狭窄的过程中，延长舒张期充盈时间具有重要意义。因此，可以使用诸如 β 受体阻滞剂或维拉帕米类药物进行治疗。由于心房收缩的缺失会减少心室排空，因此，维持窦性心律也能减轻症状。伴发心房纤颤的患者，应当积极运用控制心率的药物以及华法林进行抗凝治疗以防止血栓性卒中。在术前，若患者已至少进行 3～4 周抗凝治疗，则可对患者进行药物复律（使用胺碘酮或其他抗心律失常药物）或心脏电复律治疗。抗凝治疗应在术后持续至少一个月。一般而言，由于心房纤颤是不可预测的，因此，抗凝治疗应长期开展。可在心脏复律前对患者进行经食道超声心动图检查，以排除左心房血栓存在的可能性（图 27-19）。即使已排除血栓存在的风险，患者仍至少需要在心脏电复律前 48～72 小时接受肝素抗凝治疗，并在随后使用华法林维持。心房纤颤患者的国际标准化比值（INR）需要被维持在 2.0～3.0 的水平。

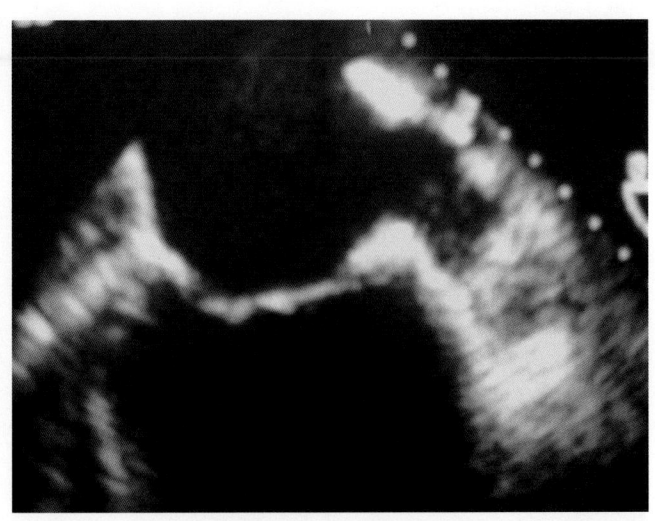

图 27-19 左心房附壁血栓在经食管超声心动图检查中的表现

出现中到重度临床症状（NYHA Ⅱ～Ⅳ级）或伴有肺动脉高压（静息时肺动脉压力 > 50mmHg，运动时肺动脉压力 > 60mmHg）的无症状重度二尖瓣狭窄（二尖瓣面积 < 1.5cm²）患者，应接受经皮瓣膜成形术，二尖瓣修补术，或二尖瓣置换术治疗。

球囊二尖瓣成形术会导致二尖瓣黏合处发生分离，并以此作为提升瓣膜功能的主要原理。在无相关禁忌证时，二尖瓣成形术是目前治疗重度二尖瓣狭窄的首选方法（见表 27-20）。该方法在抢救成功率超过 95% 的基础上，死亡风险极低，同时，其亦具有与二尖瓣分离术相似的极好远期效果（Rahimtoola et al., 2002）。若患者无法进行球囊二尖瓣成形术治疗或患者在接受抗凝治疗后仍存在左心房血栓，则可对适于进行瓣膜成形术的患者（支持的二尖瓣评分）进行瓣膜修复术治疗。在超声心动图下具有钙化瓣膜和高二尖瓣评分等根本无法进行球囊瓣膜成形术的患者，适于接受二尖瓣手术治疗。

表 27-20 球囊二尖瓣成形术的常见禁忌证

经食道超声心动图可见左心房血栓
伴发重度二尖瓣反流
伴发需要进行搭桥手术的冠状动脉疾病
经超声心动图确定的高二尖瓣评分（不利的瓣膜形态）
伴发需要进行手术治疗的其他瓣膜异常或动脉异常
难以获得导管通路

治疗要点

- 经皮球囊二尖瓣成形术对二尖瓣形态适宜且无左心房血栓或未出现中到重度二尖瓣反流的出现临床症状的中到重度二尖瓣狭窄患者，是有效的（ACC/AHA 2008 guidelines）（推荐强度：A 级）。
- 二尖瓣手术适用于无法获得或不能进行球囊二尖瓣成形术治疗或伴发中到重度二尖瓣关闭不全的患者（ACC/AHA 2008 guidelines）（推荐强度：A 级）。

二尖瓣反流

重 点

- 超声心动图检查适用于出现临床症状的疑似二尖瓣反流患者（ACC/AHA 2008 guidelines）（推荐强度：A 级）。
- 伴有重度二尖瓣关闭不全的无症状患者，应每半年或一年进行一次超声心动图检查以评估左心室体积以及射血分数（ACC/AHA 2008 guidelines）（推荐强度：A 级）。
- 术前应进行经食道超声心动图检查以评估二尖瓣结构，从而判断二尖瓣修补术或置换术的可行性（ACC/AHA 2008 guidelines）（推荐强度：A 级）。
- 术前应对疑似冠心病及重度二尖瓣反流患者，进行冠状动脉血管造影术检查（ACC/AHA 2008 guidelines）（推荐强度：A 级）。

二尖瓣反流是指在心脏收缩期，由于二尖瓣关闭异常，使血液异常反流至左心房的疾病。在慢性二尖瓣关闭不全中，左心室射血分数及体积可数年保持不变。然而，当左心室重构最终发生时，心腔体积开始扩大，射血分数减小，此时，患者进入失代偿期。在急性二尖瓣反流中，左心房及左心室无法逐步扩张，因此，左心室和肺静脉压力会骤然升高，进而导致肺水肿的发生。

慢性二尖瓣反流通常是无症状的或仅伴有轻微的呼吸困难症状或全身乏力。但当左心室功能严重下降时，患者会出现症状，并伴有心力衰竭的症状和体征。二尖瓣反流患者可能会提供风湿热，心内膜炎，冠心病或充血性心力衰竭病史。对于突发肺水肿的患者，则需要对急性二尖瓣反流进行鉴别诊断。

在进行体格检查时，患者会出现收缩期杂音，在大多数情况下，杂音为可在心尖处闻及并向腋窝，左肩胛骨，后背中部，或胸骨左缘放射的高调全收缩期杂音，其放射部位主要取决于反流喷射的方向。若同时伴发二尖瓣脱垂（MVP），则可经常闻及收缩中期咔喇音。偶尔也可闻及低调的舒张期隆隆样杂音以及第三心音。

二尖瓣反流患者的心电图经常出现下列征象：左心房扩张的征象（V1 导联双相 P 波），由左心室扩张而引起的宽大的 QRS 复合波，并可能有心房纤颤的征象，同时，在缺血性二尖瓣反流患者的心电图中，还可见到陈旧或急性下壁心肌梗死的证据。胸部影像学检查可能会提示心界扩大，二尖瓣钙化，或肺血管淤血加重。超声心动图检查可通过评估二尖瓣反流存在的可能性；严重性；以及诱因，例如，重度二尖瓣脱垂，心内膜炎，钙化，乳头肌或腱索断裂，或瓣膜退行性变，从而提供对本病的诊断。反流容积（30～59ml 为中度；＞60ml 为重度）以及有效反流口面积（20～39mm² 为中度；≥40mm² 为重度）可以使用超声心动图进行测量。在矫治手术前，应进行左右心导管检查以判断患者是否患有冠心病并开展左心室造影检查以确认二尖瓣反流的诊断。根据收缩期左心房内造影剂的充盈度，可对二尖瓣反流的严重程度进行分级：Ⅰ级，造影剂并未充满整个左心房；Ⅱ级，造影剂充满整个左心房，但其密度低于左心室内的造影剂密度；Ⅲ级，造影剂均匀地充盈左心房与左心室；Ⅳ级，左心房中造影剂的密度高于左心室，并使肺静脉显影（图 27-20）。除此之外，血管造影术检查还可定量判断反流分数（RF）。若反流分数高于 50%，则通常提示患者患有需要进行矫治手术的重度二尖瓣反流。

二尖瓣反流的治疗

既往有二尖瓣关闭不全病史的患者，需要接受抗生素预防治疗以预防细菌性心内膜炎。尽管仍有争议，但是有证据表明，慢性二尖瓣反流患者可从后负荷的长期降低中获益。对于心房纤颤，积极地控制心率并积极使用华法林进行抗凝治疗是必需的。同时，需要密切监测中到重度二尖瓣反流患者的射血分数及左心室体积。与主动脉瓣反流相比，二尖瓣反流的手术干预阈值更低。出现临床症状的二尖瓣反流患者（NYHA Ⅱ～Ⅳ级）或伴有左心室收缩末期内径接近 4.0cm 或左心室射血分数不大于 60% 的无症状患者，应当接受手术干预。患者的射血分数越低，心腔体积越大，则手术的效果越差。然而，射血分数在 30%～50% 之间，同时，左心室收缩期内径在 50～55mm 之间的患者也可能从手术中获益。左心室功能及心腔体积保持正常，但是伴发心房纤颤的无症状二尖瓣反流患者，也可能从手术中获益。

急性二尖瓣反流患者应积极使用诸如硝普钠之类的药物进行治疗，以降低后负荷。这种患者通常需要立即进行手术，值得注意的是，若他们在发病之初接

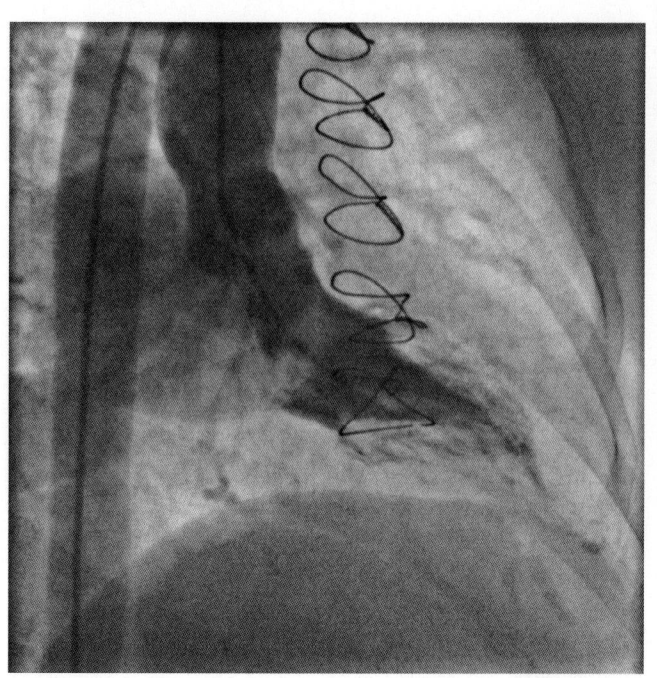

图 27-20　左侧心室造影在右前方斜轴的投影可见重度二尖瓣关闭不前

受过药物治疗，并在术前进入代偿状态，则手术效果最佳。大多数发生反流的二尖瓣现在可以被修补而非替换。经皮二尖瓣修复技术目前正处于试验阶段，并且前途光明。

二尖瓣脱垂

二尖瓣脱垂是指一片或多片二尖瓣叶在收缩期向左心房内膨出的疾病（图 27-20）。尽管二尖瓣脱垂是严重二尖瓣反流的常见诱因（Cheng and Barlow, 1989），但是本病也可在不引起二尖瓣关闭不全的情况下独立存在。二尖瓣脱垂的病情演变，是一个良性过程（Freed et al., 2002）。在少数情况下，二尖瓣脱垂可伴发严重的心律失常和心源性猝死。当伴发二尖瓣反流时，需要对患者进行密切监测，以防止进行性左心房和左心室扩张以及心房纤颤。

原发性二尖瓣脱垂是一种常染色体显性遗传病并具有不同的外显率，同时该病还可能具有家族聚集性。原发性二尖瓣脱垂常见于患有结缔组织病，心肌病，以及马方综合征的患者中（Pyeritz and Wappel, 1983）。继发性二尖瓣脱垂则通常见于患有冠心病及风湿性心脏病的患者中。

二尖瓣脱垂患者通常是无症状的。然而，一些伴或不伴二尖瓣反流的患者会自述心悸，胸痛，呼吸困难，以及疲劳。尽管之前认为，二尖瓣反流患者发生卒中的概率更高，但是，近来并无数据支持这一结论（Glion et al., 1999）。惊恐发作也是常见的主诉。听诊常可于第一心音后不久闻及高调的收缩中期喀喇音，并可伴有收缩期杂音。基线心电图通常不会提示异常，而常规负荷实验也有较高的假阳性率。运动负荷心肌灌注显像检查在评估患者心肌缺血的状况时，可获得更精确的结果。超声心动图检查是对确诊二尖瓣脱垂最有帮助的检查手段。若瓣叶的位移超出位于胸骨短轴的二尖瓣环的范围，则高度提示二尖瓣脱垂。在诊断过程中，通常不需要进行心导管检查。

无症状的二尖瓣脱垂患者，若非伴发重度二尖瓣反流，则通常无需接受治疗（Devereux et al., 1989）。对于出现临床症状的二尖瓣脱垂患者，可以使用 β 受体阻滞剂进行治疗。需要对存在由于腱索断裂而导致的连枷状二尖瓣小叶的患者或伴发重度二尖瓣反流的二尖瓣脱垂患者进行跟踪随访，同时，若患者出现了呼吸困难的症状（NYHA Ⅲ～Ⅳ级），射血分数及心腔体积受到负面影响，或心房纤颤，则应对其进行二尖瓣修补治疗。

三尖瓣疾病

在大多数患者的超声心动图上，经常可见到三尖瓣反流（TR），因此，轻度的三尖瓣反流可被认为是正常的变异。然而，重度三尖瓣反流可以发生并导致显著的右心充血性心力衰竭症状（肺源性心脏病）以及呼吸困难。独立存在的三尖瓣反流常见于药物成瘾者，通常继发于三尖瓣性心内膜炎，但是其也可由类癌综合征，创伤，右心室梗死，以及某些特定的先天性异常引起。然而，三尖瓣反流最常见的病因是由右心室扩张引起的瓣环扩张。

三尖瓣反流患者会由于瓣膜异常的诱因不同而出现不同的症状。患者通常会出现呼吸困难，右侧和左侧心力衰竭，同时，在心内膜炎患者中，还可见到发热及夜间盗汗。患者的右心室一般会发生扩张，并可见心前区隆起。此外，患者的颈静脉搏动会增强。在患者的胸骨左缘通常还可闻及随呼吸增强的收缩期杂音。

对于重度三尖瓣反流患者，应使用利尿剂进行治疗，并使用洋地黄治疗伴发的右侧心力衰竭。若出现右心室功能障碍，则应使用 ACEI 进行治疗。若患者在接受二尖瓣手术的同时出现重度三尖瓣反流或重度三尖瓣反流是出现临床症状的患者的原发性疾病，则推荐对这些患者进行三尖瓣修补术或三尖瓣置换术治疗。

三尖瓣狭窄（TS）主要由风湿性心脏病引起，并且通常与其他瓣膜受累有关。三尖瓣狭窄还可由类癌综合征（最常引起三尖瓣反流），以及特定的结缔组织病引起。三尖瓣狭窄的次要诱因，例如肿瘤或血栓，也可加速继发性三尖瓣狭窄的发生。

在三尖瓣狭窄中，患者可出现劳力性呼吸困难。患者一般还会出现颈静脉怒张，并可见巨大的 a 波，通常提示心房收缩时需要对抗僵硬的三尖瓣。若非此方案不可行，则一般使用经皮瓣膜分离术治疗三尖瓣狭窄。若瓣叶以及瓣膜下的结构不可修复，则可在随后进行开放式瓣膜分离术或瓣膜置换术。通常使用生物瓣膜进行瓣膜置换，同时，患者在术后一般被给予华法林进行抗凝治疗。

肺动脉疾病

肺动脉瓣反流（PR）通常由升高的肺动脉压力引起（肺动脉高压）。由心内膜炎导致的原发性瓣膜异常也能引起肺动脉瓣反流。听诊可在继发于肺动脉高压的肺动脉瓣反流患者的胸骨左缘闻及舒张期杂音（Graham Steel 杂音）。对于获得性肺动脉瓣反流患者，几乎不进行手术治疗。

绝大多数肺动脉瓣狭窄（PS）是先天性的，但诸如肿瘤，心内膜炎，或类癌综合征之类的次要诱因也会导致肺动脉瓣反流。经皮瓣膜成形术是治疗肺动脉瓣狭窄的最佳方式，其远期效果良好。

心内膜炎

心内膜炎是指心脏内没有相应解剖分类的摆动性团块，出现的脓肿，或新植入的人工瓣膜的破裂（Durack et al., 1994）。临床上通过长期静脉输注抗生素对心内膜炎进行治疗。若患者出现心力衰竭或左心室功能障碍，伴有瓣环损害的脓肿或瓣叶穿孔，或患者在使用抗生素治疗 1 周后分离出耐药菌，则应考虑进行手术治疗。巨大赘生物，特别是体积不断增长并反复出现栓塞的赘生物，被认为是瓣膜手术的指征。抗生素预防治疗现在仅被用于植入过人工瓣膜或瓣环，既往有心内膜炎病史，患有先天性心脏病，或因心脏瓣膜疾病而进行移植手术的患者中。

人工瓣膜

超声心动图检查（经胸、经食管或二者皆有）适用于评估人工瓣膜的狭窄及反流情况。人工瓣膜与包括感染性心内膜炎，瓣周漏，血栓和栓塞，血管翳的形成，以及溶血性贫血在内的多种并发症有关。

若人工瓣膜位于左心并伴发严重的高血栓负荷心力衰竭（NYHA Ⅲ～Ⅳ级），则需要进行外科手术以治疗人工瓣膜血栓形成。由于相关的卒中风险较高，不推荐对这类患者进行溶栓治疗。然而,若患者出现右侧人工瓣膜血栓形成,并伴有高血栓负荷或严重心力衰竭,则可考虑对患者进行溶栓治疗(Bonow et al., 2008)。

心力衰竭

心力衰竭是指在正常充盈压下,心脏无法满足机体正常代谢的需求时出现的临床综合征。尽管心力衰竭可由左心收缩功能障碍引起,本病也可继发于舒张功能障碍。射血分数保持不变的心力衰竭(HFpEF)几乎与射血分数下降的心力衰竭(HFrEF)一样常见。射血分数保持不变的心力衰竭,其特点为射血分数在45%~50%之间并伴有左心室充盈或舒张功能损害。射血分数下降的心力衰竭,其特点为射血分数低于45%~50%并伴有左心室收缩功能减退。液体潴留与肺淤血是心力衰竭的典型体征,但是二者并非普遍存在。事实上,患者可能并无体液过剩的症状,但仍自述呼吸困难和运动能力下降。由于心力衰竭患者可能并不会出现肺淤血的症状,因此术语心力衰竭(heart failure)要优于充血性心力衰竭(congestive heart failure)。

心力衰竭在美国的患病率很高。每年有超过650 000的新发病例被确诊。除此之外,本病的死亡率也很高。每年有超过300 000人死于心力衰竭(Hunt et al., 2001)。心力衰竭在确诊后5年内的死亡率大约保持在50%的水平。在美国,无论男女,因心力衰竭而住院的患者不断增多,这对健康管理系统而言,意味着相当高的医疗支出(O'Connell and Bristow, 1993)。出院后一月内的再住院率大约保持在25%的水平。与心力衰竭有关的医疗支出在2010年达到了392亿美元(Roger et al., 2012)。对家庭医生来说,理解心力衰竭的病理生理学基础并运用已知有效的手段治疗患者,是十分重要的。

心力衰竭的病理生理学基础

心力衰竭的血流动力学模型已经被大部分学者弃用,取而代之的是左心室重构模型(Francis, 1998; Francis,

2001)。左心室重构是指心肌拉伸以及心室扩张,并最终导致左心室功能减退。重构的过程可由包括冠心病,心肌梗死,高血压,瓣膜性心脏病,糖尿病,先天性心脏缺陷,贫血,以及酒精中毒在内的众多潜在损伤触发(Kannel et al., 1994; Levy et al., 1996)。藉由适当的治疗,心室重构过程是可逆的。

无论是何种损伤作为始动因子引起心室重构,神经体液机制都将被激活并促进重构过程。神经体液机制包括肾素-血管紧张素-醛固酮系统(RAAS)和交感神经系统(SNS)。内皮紧张素-1作为内皮功能障碍的产物,其分泌量也会增加,并加剧血管收缩。除此之外,炎症标记物以及细胞因子的分泌量也会增加,从而进一步加剧内皮功能障碍(Blum and Miller, 2001; Francis, 1998)。在细胞层面,金属蛋白酶以及组织金属蛋白酶抑制剂的分泌也会增加,进而导致心脏纤维化以及胶原沉积。不仅如此,机体还会出现钙流和β-肾上腺素受体的相关变化,同时心肌代谢的能量来源也会从游离脂肪酸的氧化转变为糖酵解(Braunwald et al., 1976)。

阻断神经体液机制活化路径的药物干预治疗,可降低心力衰竭患者的发病率及死亡率(图27-21)。血管紧张素Ⅱ(AⅡ)分泌的增加,会促进细胞程序性死亡(凋亡),心肌肥大,以及心室纤维化。血管紧张素Ⅱ还会导致醛固酮分泌的增加(图27-22),而醛固酮会转而加剧血管紧张素Ⅱ对心肌的毒害作用,并促进负面的心室重构。然而,醛固酮会"逃脱"对血管紧张素的抑制(McKelvie et al., 1999);因此,在使用ACEI或ARBs治疗的基础上,还需要加用选择性醛固酮拮抗剂进行治疗(Pitt et al., 1999, 2001)。交感神经系统兴奋可导致儿茶酚胺的循环水平升高,从而抑制肾上腺能受体(Bristow, 1993)并对心肌产生直接的毒害作用(Mann et al., 1992)。儿茶酚胺介导的毒性,是由β-肾上腺素受体介导的心肌细胞环磷酸腺苷依赖性钙超载引起的(Mann, 1998)。除此之外,儿茶酚胺水平升高还会增加心肌耗氧量和心脏对冠状动脉血流量的需求,并降低

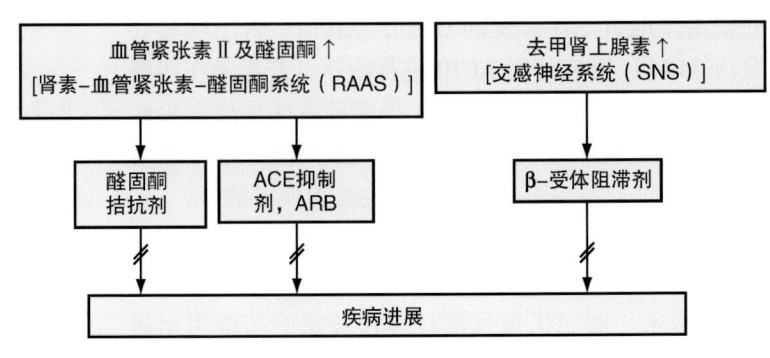

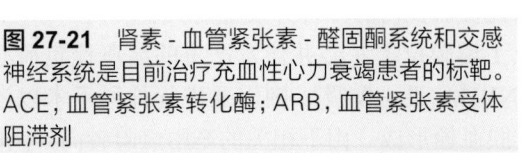

图27-21　肾素-血管紧张素-醛固酮系统和交感神经系统是目前治疗充血性心力衰竭患者的标靶。ACE,血管紧张素转化酶;ARB,血管紧张素受体阻滞剂

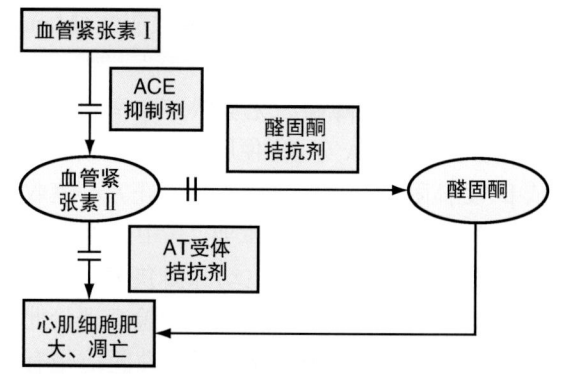

图 27-22　阻断肾素 - 血管紧张素 - 醛固酮系统的多种药物干预手段；ACE，血管紧张素转化酶；AT，血管紧张素

心肌的机械效率（Nikolaidis et al., 2004）。儿茶酚胺还会导致左心室肥厚，同时诱发潜在的衰弱以及致死性心律失常。

不正常的高心输出量（>4L/(min·m²)）会促使心力衰竭的发生。高心输出量的诱因包括甲状腺功能亢进，Paget 病，硫胺素缺乏症（脚气病），贫血，多发性骨髓瘤，以及动静脉畸形。

充血性心力衰竭的 ACC/AHA 分期

更为近期的 ACC/AHA 关于充血性心力衰竭（CHF）的分期除了考虑是否存在左心室功能不全的证据和相应临床症状（Hunt et al., 2001）外，还涉及其他危险因素。该分期法为纽约心脏分期（NYHA）的组成部分，并且兼顾了药理学和非药理学方面关于心衰患者评价和治疗方法的近期进展（Ahemd, 2003）。分期中提出了以下 4 个阶段：

阶段 A　患者具有充血性心衰的风险但尚未表现出临床症状且没有出现左心室功能不全。美国已有超过 6000 万的患者被归入这一范畴，其中包括患有冠心病（CAD）、高血压、糖尿病以及心肌病家族史的患者。阶段 A 是既往的 NYHA 中不包含的新增分期。

阶段 B　患者具有左心室功能不全的证据但并未出现临床症状。该阶段等同于 NYHA 中的 I 级。在美国，约有 1000 万患者处在这一时期。

阶段 C　患者具有左心室功能不全的证据且在活动时出现相应的临床表现。该阶段等同于 NYHA 的 II 和 III 级。在美国，约有 500 万患者处在这一时期。

阶段 D　患者在静息时就能出现心衰症状。该阶段等同于 NYHA 的 IV 期。在美国，约有 20 万患者处在这一时期。

该分期法可靠地保证了临床医生在患者心衰分期出现进展时对其进行跟踪观察，并提供了一套独特的适合于各时期的治疗方法。参照跨机构机械辅助循环支持登记（INTERMACS）数据库，患有严重的 III 或 IV 级心力衰竭的患者，现在被进一步分入了七个组别（Stevenson et al., 2009）。INTERMACS 是在美国国家心肺和血液研究所，美国医疗保险和医疗补助服务中心，FDA，临床医生，科学家，和以跟踪调查正在接受机械循环支持设备治疗的患者为目的的工业代表的通力合作下发展起来的。与 INTERMACS 4 和 5 类患者（在家接受口服治疗或轻微活动时仍出现症状者）相比，患有相当严重的心力衰竭的 INTERMACS 1～3 类患者（静脉输注正性肌力药物者，无论稳定与否）在进行机械辅助设备植入或移植治疗后，他们的预后更差，这反映了这些患者的终末器官损伤可能更严重。

充血性心力衰竭患者的评估

出现心力衰竭症状和体征的患者需要进行心电图检查，胸部影像学检查，并在可能的情况下，进行钠尿肽检查。若这些检查的结果存在异常，则应进行超声心动图检查。若在检查时发现左心室功能障碍，则应查明病因，同时开始进行治疗（Swedberg et al., 2001）。需要对心力衰竭患者（Hunt et al., 2001）进行详尽的病史询问及体格检查，并重点留意会导致本病继续发展的心血管危险因素。应当对这些患者的 NYHA 分期，住院史，用药史，以及全面的系统回顾进行详细的记录。一个完整的体格检查还应该包括对容量状态和体重的检查。诊断性检查项目应包括全血细胞计数；血清电解质；肝肾功能；铁饱和度及铁蛋白；红细胞沉降率；抗核抗体，以排除结缔组织病；睡眠呼吸暂停试验（若疑似）；十二导联心电图；超声心动图；以及冠状动脉血管造影。出现显著左心室功能减退的患者以及疑似梗阻性冠心病患者，更应进行这些检查。不推荐对患者进行常规心肌活检以及 Holter 心动监测。然而，推荐对伴有：①正常大小或扩张的左心室以及血流动力学损害；②新发的心力衰竭（2 周～3 个月）并伴有左心室扩张及新发的室性心律失常；③心脏传导阻滞或对治疗无反应的新发（<2 周）心力衰竭患者，进行心肌活检（Cooper et al., 2007）。对于患有重度发作性高血压以及心动过速的患者，若有相应的临床指征，则可检测其儿茶酚胺水平。若有条件进行 MRI 检查，则可以考虑对患者患有浸润性疾病或疤痕的可能性进行评估。患者，特别是年轻患者，若在无明显诱因时，其病情迅速进展并出现左心室功能减退的症状，则应怀疑其是否患有病毒性心肌炎。若患者在过去数周内出现过病毒感染症状，同时，呼吸困难以及心力衰竭的病情

在随后进一步恶化，则更应该怀疑其罹患病毒性心肌炎的可能。治疗病毒性心肌炎以及心力衰竭的手段包括支持治疗和运用 β 受体阻滞剂，利尿剂，ACEI 进行药物治疗，并在心力衰竭程度加深（Ⅲ级和Ⅳ级）时，应用螺内酯进行治疗。在暴发性心肌炎患者的血流动力学状态不稳定时，可能需要使用机械辅助设备对其进行支持治疗。

危险因素的改变

充血性心衰患者必须积极矫正自身的心血管危险因素。高血压与充血性心衰的进展密切相关，故应予以强有力的治疗（Vasan and Levy, 1996）。一般目标血压应控制在 130/85mmHg 或更低，而对于糖尿病患者而言，上述范围应降低至 125/85mmHg 或更低。

充血性心衰患者的血脂异常和糖尿病的控制同样至关重要。还需要对睡眠呼吸暂停和甲状腺疾病进行筛查和积极治疗。强烈建议戒除酒精、违禁药物及香烟。减重以及建立日常锻炼计划也是重要的预防方法。既往有心悸病史的患者需要对其心动过速进行评估，因为这是公认的心肌病和充血性心衰共同的危险因素。若患者每天都出现心悸症状，则对其进行 24 小时 Holter 心动监测有助于确定心律失常的类型。另一方面，若心悸出现频率不高（每月几次），则采用关心事件性质的监测更为有效，因为患者能在家中随身携带该监测仪一个月，并且在相关心律失常事件发生时获得记录。倘若心悸的发生频率非常低，则不太可能发生因心动过速诱导的心肌病，但通常心脏电生理学专家会在患者体内安置植入式动态心动监测仪，此时他们的诊断仍可完成。

充血性心力衰竭的药物治疗

舒张功能障碍

舒张性心功能不全的诊断通常依靠超声心动图检查。它的典型表现为呼吸困难伴左心室收缩功能正常但舒张异常的充血性心衰。可能增加左心室（LV）僵硬度的情况包括冠心病、高血压、糖尿病、心脏瓣膜病及年龄（Ewy, 2004）。

目前，左心室射血分数保持不变的心力衰竭（HFpEF）这一术语意指那些左心室收缩功能正常并出现心力衰竭症状的患者。这类患者需要积极的控制血压并予以利尿剂、β- 受体阻滞剂或非二氢吡啶类钙离子通道阻滞剂（地尔硫䓬类或维拉帕米）等药物治疗。血管紧张素转化酶抑制剂或血管紧张素受体阻断剂对于减轻左心

室肥大有长期价值，并可改善左心室顺应性（Mandinov et al., 2000）。

左心室收缩功能障碍　无症状左心室功能不全的患者（B 期，ACC/AHA 分期）使用血管紧张素转化酶抑制剂或 β- 受体阻滞剂可明显受益。纠正左心室收缩功能不全相关性解剖异常同样重要，其中包括严重的二尖瓣或主动脉瓣关闭不全及主动脉瓣狭窄。使用一系列超声心动或同位素心室造影（IVG）检查评价此类患者的左心室功能，并进行类似的周期性随访是有指征的。家族性左室收缩功能不全的患者需要对其直系家庭成员进行无症状心肌病的筛查。

对于症状性左室功能不全（C 期，ACC/AHA 分期）要强化药物治疗以及严密随访。当患者出现新症状或治疗方案发生变动时，通常需要长期进行超声心动或同位素心室造影（IVG）检查监测左室射血分数（LVEF）。同位素心室造影（IVG）较超声心动而言，可更精确地评估射血分数（读数误差 ±3% 范围内），但同时也较其昂贵。是否需对患者进行超声心动或同位素心室造影（IVG）检查主要取决于患者的临床表现、病史及其主治医师的治疗方法。对于血容量过多的患者而言，利尿剂十分重要；而对于有充血性心衰临床证据或症状性左室功能严重减低的患者而言，洋地黄类药物可改善症状。然而没有数据支持利尿剂或洋地黄类药物能够改变患者的长期生存率。目前已知能够影响患者死亡率的治疗方法总结如下（Cohn, 1996; Hunt et al., 2001; Packer et al., 1999）。表 27-21 列出了治疗充血性心衰患者的药物及使用剂量。

尽管对 CHF 患者进行药物治疗尚无某一确定的途径，通常建议予以患者小剂量的 β- 受体阻滞剂、ACEI 或者两者合用起始。利尿剂一般仅用于液体容量过剩的患者。若开始用药时同时使用利尿剂和 ACEI，应该提高警惕防止出现低血压及血清肌酐水平的显著升高。β- 受体阻滞剂（Hori et al., 2004）和 ACEI（Majumdar et al., 2004）需要逐渐加量到最大耐受剂量以达到最大的治疗效果。

血管紧张素转化酶抑制剂

血管紧张素转化酶抑制剂可使左室收缩功能不全（射血分数 <40%）患者的绝对死亡率下降 4%，相对死亡率下降 15%～20%。此外，ACEI 还可降低 30%～35% 的心衰发病率（心衰所致住院率）和死亡率的联合终点概率。尽管使用 ACEI 可获得上述益处（Wong et al., 2004），心衰诊断后 5 年内的死亡率仍维持在 50%，并有 30% 的患者在 3 个月内再次入院。

表 27-21　目前治疗心力衰竭的可选药物及其剂量

药物	剂量
血管紧张素转化酶抑制剂	
依那普利	2.5～20mg PO BID；最大剂量，40mg/d；起始剂量，2.5mg QD
卡托普利	12.5～50mg PO TID；最大剂量，150mg/d；起始剂量，6.25～12.5mg PO TID
雷米普利	5mg PO BID；最大剂量，10mg/d；起始剂量，2.5mg PO BID
赖诺普利	5～20mg PO QD；最大剂量，40mg/d；起始剂量，2.5～5mg PO QD
培哚普利	4～16mg PO QD；最大剂量，16mg/d；起始剂量，2mg QD
福辛普利	10～40mg PO QD/BID；最大剂量，80mg/d；起始剂量，10mg PO QD
血管紧张素受体阻滞剂（用于 ACEI 不耐受者）	
氯沙坦	25～100mg PO QD；最大剂量，100mg/d；起始剂量，25～50mg PO QD*
坎地沙坦	8～32mg PO QD；最大剂量，32mg/d；起始剂量，16mg PO QD*
缬沙坦	40～160mg PO BID；最大剂量，320mg/d；起始剂量，40mg PO BID
厄贝沙坦	75～300mg PO QD；最大剂量，300mg/d；起始剂量，75mg PO QD*
β- 受体阻滞剂	
卡维地洛	3.125～25mg PO BID；最大剂量，50mg PO QD；起始剂量，3.125mg PO BID
琥珀酸美托洛尔	12.5～200mg PO QD；最大剂量，200mg/d；起始剂量，12.5mg PO QD
美托洛尔	12.5～100mg PO BID；最大剂量，100mg PO BID；起始剂量，12.5mg PO BID*
醛固酮拮抗剂	
螺内酯	12.5～25mg PO BID；最大剂量，50mg/d；起始剂量，12.5mg PO BID
依普利酮	50mg PO QD；最大剂量，50mg/d；起始剂量，25mg PO QD†

* 药品核准标示外使用

† 心力衰竭患者发生心肌梗死后使用

ACE, 血管紧张素转化酶；BID, 每天两次；PO, 经口服的；QD, 每天一次；TID, 每天三次

几项临床试验发现对于遭遇过一次心肌梗死后出现充血性心衰临床证据的患者，ACEI 可降低死亡率（急性心肌梗死雷米普利药效研究［AIRE］Study Investigators, 1999; Kober et al., 1995）AIRE 研究显示，在心肌梗死后充血性心衰患者中，雷米普利较安慰剂相比可使 30 个月累积死亡率降低 27%（$p=0.002$）。此外，群多普利可使心肌梗死后左室功能降低患者的死亡率降低 22%（$p=0.01$）（Kober et al., 1995）。指南同时强调了对无

症状左室功能不全和既往心肌梗死史患者应用 ACEI。这些患者在初始创伤后几个月内具有左心室重构和充血性心衰的高风险（Jessup and Brozena, 2003）。

血管紧张素受体阻滞剂

早期研究对比 ARB 和 ACEI 对充血性心衰患者治疗情况显示，ARB 与 ACEI 具有相同的安全性、疗效及耐受性。左心室功能不全治疗策略随机评估（RESOLVD）的预研究（McKelvie et al., 1999）将 768 名 NYHA 分期在 Ⅱ～Ⅳ级，同时射血分数低于 40% 的患者分别接受坎地沙坦，坎地沙坦联合依那普利或单独使用依那普利治疗 43 周。与单独使用 ARB 或 ACEI 相比，联合治疗可减少左心室容积的增加量，并且增大 BNP 下降水平。氯沙坦心衰生存率研究（ELITEⅡ）（Pitt et al., 2000）将 3152 名 60 岁或以上、NYHA 分期在 Ⅱ～Ⅳ级，同时射血分数低于 40% 的患者被随机分配到两个治疗组，其中 1578 人使用氯沙坦逐步加量至 50mg 每天 1 次，1574 人使用卡托普利逐渐加量至 50mg 每天 3 次，两组间的由所有原因导致的死亡率或突发死亡事件的发生率并无差异。缬沙坦应用于心衰临床试验（Val-HeFT）的一个亚组对 ACEI 不耐受的患者进行的研究表明，缬沙坦（逐渐增量至 160mg，每天 2 次）较安慰剂可降低所有原因死亡率及联合患病率和死亡率（分别为 17.3% vs 27.1%, $p=0.017$ 以及 24.9% vs 42.5%, $P<0.001$）（Maggioni et al., 2002）。在本项试验中，对于射血分数低于 40% 的充血性心衰患者，在一种 ACEI 用药的基础上增加一种 ARB（氯沙坦）并没有进一步降低死亡率，然而发病率与死亡率的联合终点事件减少了 27.5%，主要减少的部分来自因心衰导致的住院率（Cohn et al., 2001）。

在坎地沙坦降低患病率和死亡率心衰评估（CHARM）试验中，坎地沙坦（逐渐加量至 32mg，每天 1 次）可显著地减少心血管性死亡及充血性心衰导致的住院（Pfeffer et al., 2003）。该研究的"总项目"包括对存留及降低的左室功能的记录，其中使用坎地沙坦治疗与安慰剂相比并未降低总死亡率。然而，在一项亚组分析中，对于有症状性心衰和左室功能减退（<40%）的患者，包括 ACEI、β- 受体阻滞剂及醛固酮拮抗剂在内的标准治疗方案基础上增加应用坎地沙坦，则能显著地降低所有原因死亡率，心血管性死亡及充血性心衰住院率（Young et al., 2004）。对这些患者应仔细监控他们的血压、肌酐及血钾水平。缬沙坦用于急性心肌梗死试验（VALIANT）中，将遭遇过一次急性心肌梗死后 0.5～10 天，且左室功能减退的患者进行随机分组，分别在标准治疗的基础上使用缬沙坦（4909 名患者）逐

渐加量至 160mg 每天 2 次，缬沙坦（80mg 每天 2 次）联合卡托普利（50mg 每天 3 次）（4885 名患者），或卡托普利（4909 名患者）逐渐加量至 50mg 每天 3 次（Pfeffer et al.，2003）。缬沙坦与卡托普利对于降低所有原因死亡率具有相同的效果。缬沙坦联合卡托普利治疗较单独使用缬沙坦或卡托普利而言并不能改善生存率，反而增加了不良事件，但原因尚未明确。

目前推荐的治疗充血性心衰患者的一线用药是使用一种 ACEI 类药物。然而，有越来越多的证据表明，对于伴有左心室功能减退的心衰患者而言，ARB 与 ACEI 具有相同的治疗效果。

醛固酮阻滞剂

醛固酮由肾上腺球状带分泌并受到血管紧张素Ⅱ（AⅡ）、促肾上腺皮质激素及钾离子诱导。醛固酮可促进钠离子和水的吸收以及钾的排出。尽管血管紧张素Ⅱ是引起醛固酮分泌的主要刺激物（Weber，2001），ACEI 不足以阻断醛固酮的分泌（McKelvie et al.，1999；Schjoedt et al.，2004）。目前使用醛固酮阻滞剂治疗充血性心衰患者的原理仍不明确。

两项大规模临床试验调查醛固酮拮抗剂用于治疗充血性心衰的原理。随机螺内酯评价研究（RALES）（Pitt et al.，1999）将充血性心衰进展期及射血分数低于 35% 的患者随机分配到两个组，在标准治疗法的基础上分别加用螺内酯（每天 25mg）和安慰剂。经历了 24 个月的平均随访期后，螺内酯通过减少心衰进展及突发心源性死亡发生可使死亡率降低 30%。此外，根据 NYHA 心功能分级评定，接受螺内酯治疗患者的心衰症状出现了显著的改善（$P < 0.001$），其由于心衰恶化而导致的再次入院率也降低了 35%（$P < 0.001$）。依普利酮应用于急性心肌梗死后心衰的药效及存活率研究（EPHESUS）（Pitt et al.，2001）将心肌梗死后 3～14 天出现充血性心衰及射血分数低于 40% 的患者随机分配，分别接受依普利酮（每天 25～50mg）或安慰剂治疗。在 27 个月的平均随访期中，依普利酮作为一种竞争性的、相对选择性的肾上腺盐皮质激素受体拮抗剂，能够使总死亡率降低 15%（$P = 0.008$），同时使心血管性死亡率及心血管疾病住院率下降 13%（$P = 0.002$），并减少 21% 的突发心源性死亡发生率（$P = 0.03$）。基于这些临床试验，醛固酮拮抗剂目前被视为左心室功能不全和充血性心衰患者的主要治疗方法。

β 受体阻滞剂在心衰中的应用

充血性心衰患者交感神经系统的兴奋可导致儿茶酚胺过量分泌，这将对心肌产生不良作用，并促进左心室重构及充血性心衰的进展。多种 β- 受体阻滞剂已在心衰患者中进行了试验。现已证实，当 β- 受体阻滞剂与一种 ACEI 合用时，可使轻至中度充血性心衰（MERIT-HF 使用琥珀酸美托洛尔，美国卡维地洛临床试验使用卡维地洛，CIBIS-Ⅱ试验使用比索洛尔）（CIBIS-Ⅱ，1999；MERIT-HF study group，1999；Packer et al.，1996）或心衰重度进展（哥白尼临床试验使用卡维地洛）患者的死亡率下降约 35%（Packer et al.，2001）。β- 受体阻滞剂同时可以减少 33%～38% 的心衰住院率（Fowler et al.，2001；MERIT-HF study group，1999；Packer et al.，1996），与 ACEI 协同作用还可减少心脏重构，缩小心腔容积，改善射血分数（Remme et al.，2004）。

不同 β- 肾上腺素能阻滞药物的抗肾上腺素能作用有所差异。损伤心脏中 β_2- 和 α_1- 肾上腺能受体的比例与正常心脏不同（Bristow，1993）。前者的 β1 受体数增加，α1 受体减少而 β2 受体数变化不大。衰竭期的心肌中几乎 50% 的肾上腺素能受体为 β2 和 α1 受体，它们并不受选择性 β1 受体阻滞剂作用。已知去甲肾上腺素可通过同时作用于 β1-、β2- 和 α1- 受体而对心脏产生负性作用。为检验非选择性 β1、β2 或 α1 受体阻滞剂较单独的 β1 受体阻滞剂而言是否更好地降低了死亡率，实施了卡维地洛或美托洛尔欧洲试验（COMET 试验）（Poole-Wilson et al.，2003；Torp-Pedersen et al.，2005）。15 个欧洲国家的 317 个研究中心招募了 3029 名心功能分期Ⅱ～Ⅳ的心衰患者。在 58 个月内，卡维地洛较酒石酸美托洛尔降低了 17% 的死亡率（$P = 0.0017$）。尽管对于此项试验中 β- 受体阻断的充分性，以及使用短效酒石酸美托洛尔替代长效琥珀酸美托洛尔的方法有所争论，但所得数据似乎更支持的理论是：非选择性 β- 受体阻滞剂较选择性短效 β1 受体阻滞剂能更好地降低心衰患者死亡率。

糖尿病患者的血糖影响效应：卡维地洛 - 美托洛尔治疗高血压的对比（GEMINI）研究显示，卡维地洛（6.25～25mg，每天 2 次）相比酒石酸美托洛尔（50～200mg，每天 2 次）而言并不会改变糖尿病患者的血糖控制。同样，卡维地洛确实改善了代谢综合征的部分症状，如提高了胰岛素敏感性（Bakris et al.，2004）。对于糖尿病患者而言，卡维地洛相比其他选择性 β- 受体阻滞剂更加适用。

充血性心衰的患者需要将 β- 受体阻滞剂尽快增加到大剂量。高水平的 β- 受体阻滞剂可使射血分数获得更好的改善，并且更大限度地降低心血管源性住院率（Bristow et al.，1996；Hori et al.，2004）。在 β- 受体阻滞剂逐步增量到目标值后,通常继续根据可耐受程度,每两周递增一次,直至达到最大耐受剂量。目前在美国,被允许用作收缩性心力衰竭治疗的 β 受体阻滞剂是卡维地洛、美托洛尔缓释剂及比索洛尔。无论患者是否出现心衰症状,均应使用 β 受体阻滞剂对近期发生心肌梗死的无临床症状患者进行治疗。不仅如此,在无相应禁忌证的情况下,应运用 β 受体阻滞剂对所有处于阶段 C 的病情稳定的患者进行治疗(ACC/AHA 2008 guidelines)(推荐强度:A 级)。

多方面的治疗

除了给予药物治疗,还应指导充血性心衰患者控制食盐的摄入(每天 2g 钠),每天监测体重(若体重增长速率 1.4kg/ 周,则须向医生报告),每天游离水的摄入控制为 1L,戒烟,有规律的锻炼,避免酒精摄入,以及积极治疗高血压和血脂异常。对于活动后在室内空气中氧饱和度小于 92% 的患者,需要进行支持性氧疗。最后,睡眠呼吸暂停已证实与充血性心衰相关,故心衰患者需要进行相关筛查并对中到重度的睡眠呼吸暂停进行积极治疗。有症状的充血性心衰患者最好到心衰门诊就诊,以保证能够接受来自专家的合理治疗,提高患者的依从性,以及减少再住院率。心衰门诊同时可保证对心衰患者的处理符合国家基准,其中包括 ACEI 和 β- 受体阻滞剂的合理应用,记录左心室功能,以及戒烟治疗。

治疗要点

● 应使用二维多普勒超声心动图对出现充血性心力衰竭症状的患者进行初始评估,以评价患者的左心室射血分数,左心室体积,左心室壁厚度,以及瓣膜功能(Hunt et al., 2009)(推荐强度:A 级)。

● 与现有指南一致的收缩期以及舒张期高血压控制措施,十分适用于充血性心力衰竭患者的治疗(ACC/AHA guidelines)(推荐强度:A 级)。

● 在没有相关禁忌证的情况下,推荐对所有伴发左心室功能障碍的心衰患者应用 ACEI 进行治疗(ACC/AHA guidelines)(推荐强度:A 级)。

● 应对所有既往有心肌梗死病史以及左心室功能减退病史的患者,应用 ACEI 进行治疗(ACC/AHA guidelines)(推荐强度:A 级)。

● 血管紧张素受体阻滞剂可用于正接受洋地黄,利尿剂以及一种 β 受体阻滞剂治疗的患者以及由于出现咳嗽或血管性水肿,而无法运用 ACEI 进行治疗的患者的治疗中(ACC/AHA guidelines)(推荐强度:A 级)。

心肌及心包疾病

心肌病

重 点

■ 一份理想的心功能障碍患者的病史应包括下列元素:家族史,病程,体重的减轻或增加,是否患有厌食症,呼吸困难以及乏力的严重程度和诱因,是否出现水肿,是否出现心悸或夜间呼吸困难,住院史,目前以及过去的药物治疗史,以及饮食状况(ACCF/AHA 2013 Heart Failure Guidelines)。

■ 体格检查应聚焦于患者的血压及心率,BMI,近期体重的变化,是否出现颈静脉怒张,直立时的状况,是否闻及额外的心音,是否出现右心室隆起,是否出现器官肿大或水肿,肺部听诊,以及外周肢体温度(ACCF/AHA 2013 Heart Failure Guidelines)。

心肌病是指发生于心脏肌肉的病变,本病被 WHO/国际心脏学会联盟分为五种类型,分别为扩张型,限制型,肥厚型,致心律失常性右心室型(ARVC),以及未分类型(Richardson et al., 1996)。心肌病是心力衰竭的常见诱因,但并非心力衰竭。心力衰竭是一种以发生于左心室收缩功能正常或受损时的乏力以及呼吸困难为特点的临床诊断,患者可伴或不伴肺充血。在对疑似心肌病患者进行初始评估时,全面的体格检查以及病史询问是十分重要的。

扩张型心肌病

严格来讲,心肌病并不是继发于缺血性改变,高血压,心脏瓣膜病,先天性疾病,或心包疾病的改变,而是一种发生于心脏肌肉的原发性病变。这一部分内容对原发性以及继发性扩张型心肌病(DC)均有涉及。扩张型心肌病以左心室的扩张(收缩末期容积以及舒张末期容积均升高)以及无力(如左心室重构)为特点。多种危险因素会导致扩张型心肌病,这些因素包括冠心病,高血压,结缔组织病(红斑狼疮,硬皮病,幼年型类风湿关节炎,皮肌炎),浸润性疾病(淀粉样变,结节病),糖原累积症,血色素沉着症,血管炎,睡眠呼吸暂停,病毒感染,瓣膜病,代谢异常(内分泌疾病,营养性疾病,电解质代谢紊乱,肥胖),过敏性心肌炎(磺胺类药物,青霉素,甲基多巴,破伤风毒素,氢氯噻嗪,多巴酚丁胺，苯妥英钠，两性霉素 B），心动过速，贫血症，多种毒物（包括酒精，阿霉素，以及蒽环类抗生素），肌营养不良症，以及围产期或者其他未知因素（特发性或原发性扩张型心肌病）。无论心肌病的病因如何，心脏收缩功能的减退均会导致神经内分泌系统被激活，从而引起交感神经系统和肾素 - 醛固酮 - 血管紧张素系统的激活，血管内皮功能障碍，炎症反应（Pankuwelt et al.，2004），内皮素的产生，血管收缩，以及水钠潴留。在初级护理中常见到的心肌病包括缺血性心肌病，瓣膜性心肌病，高血压性心疾病，以及特发性心肌病。

扩张型心肌病患者可在未患冠心病的情况下，出现进行性呼吸困难，乏力，以及偶发的胸痛。他们可能会同时出现左心衰和右心衰的体征。在临床中遇到的心律失常可为室上性的，例如心房纤颤或心房扑动（AFL），或室性的。需要对出现心房纤颤或心房扑动的患者，使用华法林进行抗凝治疗以降低血栓事件的发生风险。心电图仅可见非特异性异常，例如无诊断学意义的 ST/T 段改变，传导异常，以及室性或室上性心律失常。超声心动图检查可明确诊断，并可在揭示左心室射血分数下降的基础上，显示肥大并扩张的心腔。超声心动图检查还可确定患者的瓣膜是否存在病理性改变，同时排除左心室内存在血栓的可能性。核素心室造影检查被用于确定左心室射血分数以及检验治疗的有效性。心导管检查对疑似冠心病，心内分流或重度瓣膜异常的患者十分重要。由于无创性影像学检查对患有重度冠心病三支病变或左冠状动脉主干病变的患者，以及存在其他已知会造成左心室功能减退的病变的患者的敏感性较低，因此，应用血管造影术检查以确定缺血性心脏病是否存在就显得尤为重要。由于心导管检查不仅可用于评估肺动脉压以及肺血管阻力，还可用于检验血管扩张剂能否降低肺血管阻力，因此，心导管检查对考虑进行心脏移植手术的患者同样重要。

继发性心肌病

缺血性心肌病　缺血性扩张型心肌病是由阻塞性冠心病以及既往心肌梗死史所引起的。心肌中的小损伤可在随后通过对心脏功能的削弱，而加速心室重构的发生。事实上，多达 40% 的患者在遭受前壁心肌梗死后的 12 个月内，会出现心室重构。缺血性心肌病的治疗与本章中对充血性心力衰竭的治疗的描述相同，主要包括运用 β 受体阻滞剂，ACEI 或 ARBs，以及醛固酮拮抗剂进行治疗。地高辛适用于出现症状的患者，并看似可以改善他们的临床症状，但是其对患者的死亡率并无影响。

利尿剂用于液体潴留的患者。对出现心肌缺血的患者，或虽出现冬眠心肌但可证明心肌仍有活力者，需要进行血管再通术治疗。测定心肌活力的项目可包括铊 -201 静息 - 再分布扫描，低剂量多巴酚丁胺超声心动图，正电子成像术，或心脏 MRI。

高血压性心肌病　高血压最初会导致心肌左心室肥大（LVH）。若不对高血压进行治疗，最终会进展为左心室扩张和心肌无力，并致扩张型心肌病（DC）。高血压性心肌病的最初阶段是舒张功能障碍但未发生 LVH，随后发生舒张功能障碍伴随 LVH，之后发生充血性心力衰竭（CHF）但左室收缩功能正常，最后进展为成左室收缩功能降低的 DC（Iriarte et al.，1995）。高血压是发生心肌病的一个重要危险因素，应予以积极治疗（Vasan and Levy，1996）。心电图中出现 LVH 的存在可使发生心力衰竭（HF）的机会增加一倍。在高血压患者出现 HF 的过程中，涉及多个机制，包括在细胞间隙中发生胶原沉积，使氧气扩散和肌细胞吸收营养物质受损（Verdecchia，2000）。ACE 抑制剂、利尿剂和 β- 受体阻滞剂都是高血压性 DC 治疗的重要药物。

瓣膜性心肌病　二尖瓣关闭不全和主动脉瓣关闭不全是导致 DC 发生的最为常见的瓣膜异常情形。二尖瓣关闭不全时可发生左心室功能严重下降，心音减弱直至左心室显著重塑。当 LV 功能尚能维持时（≥60%），早期诊断和二尖瓣修复或更换尤为重要。心脏射血分数（EF）越低，外科手术的即时和远期效果就越差。当左心室射血分数（LVEF）严重降低时（<25%），患者的死亡率会极高。

随时间推移，主动脉瓣关闭不全的患者的耐受性会变差。然而，即使存在 EF 降低，外科修复也能使 LV 功能和症状获得显著改善。但当 EF 等于或小于 55% 时，需要考虑手术。如果不进行治疗，主动脉瓣狭窄将会导致 LVH 和随后发生的 DC。二尖瓣狭窄（MS）通常不影响心室功能和大小。如果发生严重的三尖瓣关闭不全和肺动脉瓣关闭不全，可导致右心室（RV）液体潴留和扩张，并引起右心衰竭。右心衰竭的症状较为明显，包括颈静脉充盈与搏动、肝肿大、腹水和下肢水肿。

原发性心肌病

病毒性心肌病　病毒 DNA 可见于 67.4% 的 DC 患者的心肌细胞基因组中（Kuhl et al.，2005）。这些患者曾感染病毒的证据表明，其中有因果关系。病毒性心肌病被视作是 DC 最常见的原因。

家族性扩张型心肌病　尽管家族性 DC 在临床上

未予重视，但据估计有 30% 的特发性 DC 患者都有遗传学病因。家族性 DC 是常染色体显性遗传病，不同家族有不同的发病症状。在所有表现心肌病的患者中，获得 DC 的家族病史都很重要，包括无法解释的猝死病史（Schmidt et al.，1988）。如果两个或以上患者在同一家庭中，或某一级亲属 35 岁前发生猝死（Mestroni et al.，1999），诊断时可怀疑其为家族性扩张型心肌病。疑似家族性心肌病患者的家族成员应根据需要，至少每 3～5 年进行连续定期的超声心动图检查，并根据需要进行遗传咨询（Yancy et al.，2013）。

酒精性心肌病　酒精性心肌病（Piano，2002）很可能是由于酒精对具可变遗传易感性的肌细胞造成直接毒性作用而导致。其他机制包括去甲肾上腺素和乙醛的潜在增加。每天饮酒数杯约 10 年或更长时间可致酒精性心肌病的风险增加（威士忌 10 盎司、红酒 32 盎司、啤酒 64 盎司）。戒酒对于包括酒精性心肌病在内的所有 DC 患者是绝对必要的。

心动过速诱发的心肌病　长时间心动过速可诱发 DC，通常终止心律失常后可逆（Cruz et al.，1990）。治疗以控制快速心跳为主。这种情况常见于患者心房纤颤未能及时发现而发生快速心室反应，但也可由窦性心动过速和室性心律失常引起。

Takotsubo 心肌病　心尖球囊综合征或称 Takotsubo 心肌病，通常发生于 50 岁以上的女性，伴有情绪或生理压力诱因，随后伴发 LV 功能障碍（呈现心尖球囊样改变，心室基部强力收缩）。患者表现为急性缺血，而造影检查提示冠状动脉正常。室壁运动异常，范围超过单支冠状动脉支配的区域。在大多数患者中，心肌病在发作后的数周内可消退。随访期间患者的长期预后良好，心肌无进一步恶化（Sharkey et al.，2011）。

药源性心肌病　已有记载多种抗肿瘤药物，如蒽环类抗生素（阿霉素）、高剂量环磷酰胺、曲妥珠单抗药物（赫赛汀）及酪氨酸激酶抑制剂（舒尼替尼）可引起扩张型心肌病。阿霉素诱导的心肌病为剂量依赖性，且通常不可逆（Lipshultz et al.，1995；Steinherz et al.，1991）。其他可诱发心肌病的药物包括可卡因（Felker et al.，1999）、摇头丸（3, 4- 亚甲二氧基甲基苯丙胺）（Mizia-Stec et al.，2008）、麻黄（Ephedra）（Samenuk et al.，2002）和苯丙胺（Crean and Pohl，2004）。

围生期心肌病　围生期心肌病可在每 1300～1400 名新生婴儿中发生。病因学因素仍然未知，但很可能包括自身免疫因素、心肌炎、毒血症、营养缺乏和遗尿症。危险因素包括年龄在 30 岁以上、非洲裔美国人、经产、高血压和先兆子痫、可卡因使用以及多胎妊娠。

应建议有围产期心肌病病史的患者不要再次怀孕。

特发性扩张型心肌病　不确定病因的 DC 被称为特发性扩张型心肌病（IDC），其症状表现为心室扩大，LV 功能降低，心肌细胞肥大或萎缩，并且伴有间质纤维化。目前关于 IDC 的具体发病机制，仅有一种自身免疫机制的假说。

DC 的治疗药物包括利尿剂、地高辛、ACE 抑制剂和 β 受体阻滞剂。醛固酮拮抗剂适用于重度（Ⅲ或Ⅳ级）患者或有缺血性心肌病和心肌梗死（MI）病史的患者。对于心电图上宽 QRS 波和室间隔运动异常的患者，双心室起搏和心脏再同步治疗对其症状改善极有帮助。

曾有持续性室性心律失常病史的 DC 患者发生心源性猝死事件的风险极高，可通过植入内部除颤器来改善其死亡率（Moss et al.，2002，2004；Moss 2003）。该法适用于所有无症状的左心室收缩功能不全的患者（Bardy et al.，2005）。抗心律失常的经验性治疗则并不能改善 DC 患者死亡率。目前，建议左心室射血分数在 35% 及以下的患者，在心肌梗死和血管重建后最多 40 天内，或从非心肌梗死患者开始最佳药物治疗后 3 个月内，采用内部除颤器治疗。

肥厚型心肌病　肥厚型心肌病（HCM）的特征是 LV 壁厚大于 15mm，舒张期心脏充盈受损，并且在一部分患者中，LV 流出道阻塞。HCM 的症状多样（Klues et al.，1995），这主要取决于编码肌小节蛋白组分（染色体 1，11，14 和 15）及其肌丝的基因中常染色体显性突变的表型（Alcalai et al.，2008；Ly et al.，2005）。75% 的 HCM 患者左室肥厚（LVH）是同心性肥厚和心尖性肥厚（Yamaguchi 病），或者牵涉到了 LV 的游离壁。其余 25% 为室间隔肥厚（特发性肥厚性主动脉瓣下狭窄或不对称性室间隔肥厚）。HCM 患病率约占人口的 0.2%（Zou et al.，2004），是美国年轻人非暴力死亡的主要原因。

HCM 患者可能表现为心肌收缩功能正常，LVH 不对称和不同程度的左室流出道梗阻。梗阻的原因为 LV 间隔的不对称肥大和二尖瓣前叶的收缩期前向运动（SAM）。即使没有阻塞性动脉粥样硬化病变，HCM 患者也可能存在壁内冠状动脉异常，并导致纤维化和心肌缺血。

HCM 患者小部分表现为无症状（10%～15%），最常见表现为呼吸困难或肺充血（90%），胸痛（75%），偶有眩晕，发生晕厥事件，并且在有明显左室流出道梗阻的年轻运动员中，首发表现为猝死（年发生率为 1%～3%，儿童期可高达 6%）。HCM 常常是在体检时被首次发现，当做 Valsalva 动作或从蹲位起立时，沿左下胸骨边界的收缩期射血杂音会更明显。患者可能还有双峰脉和 S4 奔马律。这些征象主要存在于有明显左室流出道梗阻的患者中，在非梗阻性 HCM 中可能并不存在。

HCM 患者的心电图表现为 LVH，深宽的 Q 波，胸前导联 R 波递增不良，左前分支阻滞和左心房增大。超声心动图可以看到不对称的 LVH 以及前叶的 SAM 和继发性二尖瓣关闭不全，具有诊断意义。多普勒血流探测仪可以检测到 LV 流出道阻塞，通过吸入亚硝酸戊酯和做 Valsalva 动作来评估其严重程度。静息时或采取刺激性措施时，30mmHg 或更高的梯度表明存在梗阻性 HCM（Panza et al.，1992；Sasson et al.，1988）。静息时的梯度与重度 CHF 进展和 HF 死亡相关，但与心源性猝死或总体预后不相关。一些患者可能需要心导管检查以确认诊断，并准确评估梯度。在超声心动图无法确定诊断时，心脏 MRI 有助于患者 HCM 的确诊，并可提供有关心肌肥大的信息。心肌灌注核成像的诊断准确性较低，结果极易出现假阳性。

HCM 的自然史具有变异性，年死亡率为 1% 到 2%（Hess and Sigwart，2004）。心源性猝死风险高的年轻患者（30 岁或以下）具有以下特征：左室流出道（LVOT）梗阻，既往有晕厥史或心脏骤停史，严重 LVH（壁厚 >29mm），Holter 监测表现为非持续性心脏骤停的室性心动过速（VT），持续性室性心律失常，运动血压反应异常，或有心源性猝死的家族史。另外，某些基因缺陷（α- 原肌球蛋白）也与年轻患者的心源性猝死有关。除了详细的病史和体格检查，HCM 和其他潜在的致命心脏疾病筛查外，建议所有参与组织性竞技运动的运动员都使用 12 导联心电图（Corrado et al.，2005）。

对于有轻微至中度症状的患者，应进行药物治疗。使用 β 受体阻滞剂降低心率至 60 次 / 分，若患者仍有症状，则使用钙离子通道拮抗剂（CCB）维拉帕米。对于进展期症状的患者，添加丙吡胺或 β 受体阻滞剂（含或不含维拉帕米）。一般来说，医生需要避免在没有 β 受体阻滞剂的情况下，使用二氢吡啶类 CCB，地高辛，正性肌力药或丙吡胺类。

症状严重的患者和休息时 50mmHg 或更高 LV 梯度的患者需要考虑采用双腔起搏，室间隔酒精消融术（Hess and Sigwart，2004），膈肌切开术或肌切除术，以及植入式心脏复律除颤器（ICD），特别是那些心源性猝死风险高的患者（Maron et al.，2000）。梗阻梯度超过 50mmHg 的 HCM 患者一般不建议二尖瓣置换术。

有症状的 HCM 患者应避免参加竞技性体育运动。无症状 HCM 患者则应适当参与低强度运动（保龄球，高尔夫，快走，适度骑车），但不应参与竞技性体育运动或需要系统培训的运动。

LVOT 梗阻患者出现急性低血压时，应静脉注射去氧肾上腺素或其他选择性血管收缩剂，以增加其后负荷。

限制性心肌病 限制性心肌病（RC）是一种心肌疾病，其特征为心肌松弛减少（舒张障碍）和充盈受限，但心室功能及心脏房室大小正常或接近正常。它可能是特发性或家族性的，或由浸润性或贮积性疾病引起。继发性 RC 的病因包括淀粉样变，结节病，血色病，糖原贮积症和 Fabry 病。某些结缔组织病，如硬皮病和弹性假黄瘤，也可能导致 RC。心内膜心肌病如高嗜酸性粒细胞（Loeffler）综合征，心内膜心肌纤维化，类癌和恶性浸润也可导致 RC。

特发性 RCM 在男性和女性中的发病比例相同。某些情况下存在家族性。三分之一的患者可能有血栓栓塞并发症。在不同程度上存在 LVH 和间质纤维化。淀粉样变诱发的 RCM 继发于心脏组织的细胞外淀粉样蛋白沉积，可以通过组织活检诊断。有四种类型的淀粉样变取决于淀粉样蛋白组合物：①由遍布心肌的骨髓瘤蛋白原纤维扩散沉积引起的原发性淀粉样变；②继发性淀粉样变；③老年性淀粉样变；和④家族性淀粉样变。如果患者有周围神经病变症状，腕管综合征、吞咽困难、声音嘶哑、巨舌症、肝肿大、自主神经病变和肾病综合征等症状，应考虑有淀粉样变病。患者常有颈静脉压升高体征，同时有胸腔积液，肝肿大和周围性水肿，通常不存在 Kussmaul 征。超声心动图可能有颗粒状闪烁表现，并伴随双心室增厚和双侧扩大。EF 通常正常。若在血清和尿免疫固定电泳中找到游离轻链，且活检中发现组织淀粉样蛋白沉积物（刚果红染色，在偏光显微镜下观察呈苹果绿双折射），即可确定诊断。

结节病诱发的 RCM 的特征是心脏受累的多个器官形成肉芽肿，在约 25% 的患者中可见（临床上 2%），常见于非洲裔美国人，女性和 25～50 岁之间的患者。患者可出现心脏传导阻滞和室性心律失常。肉瘤可通过活检诊断。若有心脏疾病症状，且满足两个主要心脏标准，或一个主要标准并一个次要标准，则可在临床上考虑心脏结节病。主要的心脏标准包括心脏阻滞，EF 低于 50%，镓正扫描和室间隔基底薄化。次要标准包括心电图异常，超声心动图异常，心肌灌注显像检查显示灌注缺损，以及延迟增强和存在纤维化的异常 MRI（Soejima and Yada，2009）。

RC 患者通常伴有呼吸困难和左右侧功能障碍。颈静脉搏动升高并伴有显著的 X 和 Y 下降。ECG 是非特异性的，可能显示低电压，传导异常和心房大小增加。超声心动图将显示舒张功能障碍，并对浸润性疾病如淀粉样变性的诊断有帮助。同时，超声心动图还可以辅助排除其他原因导致的 HF 的诊断,并且评估瓣膜功能。此外,组织多普勒显像和彩色 M 型多普勒组织成像也对 RC 诊断有帮助。

限制型心肌病与缩窄性心包炎很难鉴别。但两者的鉴别很重要,因为 RC 无法治愈,但缩窄性心包炎可通过心包剥离手术治愈。血管造影软件中的几个参数可以辅助鉴别。通常情况下,RC 患者 LV 的舒张压较 RV 高(>5mmHg),RV 压超过 50mmHg,RV 舒张压与 RV 收缩压比小于 1:3。这些参数的独立预测准确度分别为 85%,70% 和 76%,若同时符合,则诊断准确率可达 90%(Vaitkus and Kussmaul,1991)。影像学检查如 MR 和 CT 扫描有助于确定是否存在心包增厚,如缩窄性心包炎。心内膜心肌活检有助于确定是否存在浸润性疾病。

RC 的治疗主要是症状缓解导向。小剂量的利尿剂可能有帮助,但使用应谨慎,注意勿使患者脱水,因为这些患者的心输出量大幅度依赖于足够的前负荷量。

心律失常性右心室发育不良　心律失常性右心室发育不良(ARVD)是由 RV 心肌脂肪浸润或导致心肌炎的环境因子作用于遗传易感性 RV 心肌引起的心肌病的一种形式(Fontaine et al.,1999)。在 50% 的患者中,ARVD 呈常染色体显性遗传,因此,应筛查患者的一级亲属。临床上,ARVD 可以伴有左束支传导阻滞或室颤(VF)(Corrado et al.,2001)。ARVD 可导致健康的年轻人和运动员发生心源性猝死。多种方式可辅助诊断 ARVD,包括心电图(V1-V3 出现倒置 T 波和 ε 波),超声心动图,MRI 和造影剂心室造影。MRI 正在成为辅助诊断和随访患者的重要技术(Kayser et al.,2002)。在 MRI 上,患者表现为 RV 薄弱(<2mm),伴有局部肥厚,局部功能不全,右心室流出道扩大(RVOT)和形态异常(肌小梁混乱)。ARVD 的治疗手段包括抗心律失常药物,导管消融术和植入式除颤器(McRae 3rd,2001)。对于难治性 HF,应考虑心脏移植。

治疗要点

● 心内膜心肌活检适用于:①新发心衰患者(<2 周),左心室流量正常或增加,存在血流动力学损害;②发病 2 周至 3 个月的心衰患者,存在左心室扩大,新发室性心律失常,心脏传导阻滞或 1~2 周内药物治疗无反应(Cooper,2007)(推荐强度:A 级)。

● HCM 患者应每年接受一次心电图、基线 Holter、基线超声心动图检查;12 岁及以下儿童若有心源性猝死或运动史,应每 12~18 个月重复一次超声心动图检查;若超声心动图不能确诊,应选择 MRI;若存在胸痛和中高危 CAD,

应选择血管造影。超声心动图检测每年不建议超过一次(Gersh et al.,2011)(推荐强度:A 级)。

● ICD 治疗适用于有心源性猝死、室性心动过速(VT)或心房颤动既往史的患者。在有心源性猝死家族史、严重壁厚(≥30mm)、晕厥、Holter 监测为非持续性 VT 的患者,及运动时血压下降患者和高危儿童中,强烈建议此疗法(Gersh et al.,2011)(推荐强度:A 级)。

心肌炎

心肌炎是心肌的急性损伤,继发自身免疫和炎症反应导致心肌进一步损伤(Blauwet and Cooper,2010)。心肌炎可由几种病毒引发,最常见的是柯萨奇 B 组病毒,其他包括埃可病毒、人类免疫缺陷病毒(HIV)、流感病毒、巨细胞病毒、腺病毒、呼吸道合胞病毒、水痘带状疱疹病毒和虫媒病毒。非病毒性生物包括细菌,真菌和寄生虫(弓形虫和血吸虫)。非感染性病因也很多,包括全身性疾病(结节病、乳糜泻),药物和毒素(蒽环类、可卡因),自身免疫性疾病(巨细胞性心肌炎、狼疮),辐射,遗传,环境(一氧化碳、铅),内分泌和新陈代谢。

心肌炎有多种临床表现,变化无特异性,心电图可显示弥漫性 ST/T 变化,窦性心动过速,QT 间期延长,传导延迟和低电压。超声心动图显示 LV 功能降低,并可能出现节段性室壁运动异常和心室血栓。RV 功能障碍是急性心肌炎预后不良的指标(Mendes,1994),心内膜心肌活检仅在最近发病原因不明,LV 正常或扩张的暴发性心肌炎以及疑似巨细胞性心肌炎心衰症状患者中有效(Blauwet and Cooper,2010)。

心肌炎的治疗手段与 CHF 的治疗手段相同。类固醇和其他免疫调节剂的疗效尚未被肯定。恢复通常预示着患者长期预后良好。急性心肌炎患者应避免使用 NSAIDs(Khatib et al.,1990)。当存在血流动力学损害时,需要采用急性期的机械血流动力学支持疗法。患者应避免在 6 个月内进行有氧运动。目前,巨细胞性心肌炎患者的明确治疗方法只有移植。

心包疾病

心包由两层组成:外层纤维性心包和内双层浆膜性心包,浆膜性心包由脏层心包膜(覆盖心脏和大血管)和壁层心包膜(覆盖纤维心包膜)组成。心包内含有 15~50ml 的血浆超滤液。心包疾病可表现为心包炎(急性或慢性复发),心包积液(伴或不伴血流动力学改变)或缩窄性疾病(Khandaker et al.,2010)。

心包炎

急性心包炎是涉及心包的炎症过程。它出现在 0.1% 的住院患者及 5% 的非冠状动脉胸痛患者身上（Spodick，2003）。急性心包炎多为特发性，无可识别病因。但有几个因素已明确会导致急性心包炎，包括感染（细菌、病毒、真菌、寄生虫、HIV），肿瘤（原发或转移），炎症，代谢（尿毒症、甲状腺功能减退症），创伤，药物和医源性辐射。

如果符合下列四项标准中至少两项，则可诊断为急性心包炎：①心包炎特征性胸痛；②心包摩擦；③特征性心电图改变；④新的或恶化的心包积液。首次患有心包炎的患者应该接受住院观察。在多变量分析中，急性心包炎预后不良的预测因素有女性、患有大量积液或填塞、阿司匹林或 NSAIDs 药物治疗失败（Imazio et al.，2007）。

心包炎的症状包括急剧的胸骨后疼痛，局限性或放射到颈部、肩膀、手臂，躺下时恶化，坐位则会改善。这种痛本质上是尖锐的，深呼吸时会加强。患者可伴有呼吸困难，咳嗽，打嗝和吞咽困难（Hoit，1991）。心脏收缩和舒张期都可能听到心包摩擦音，最佳听诊位置为横膈膜左下胸骨处。

心电图显示持续数日的弥漫性 ST 段抬高，伴随 T 波倒置，在 2 周内 ST 段可正常化。如果存在心包积液，胸片可显示心脏扩大。超声心动图可探测积液是否存在且评估血流动力学有无损害。如果存在心肌心包炎，血液检查通常会显示红细胞沉降率（ESR）升高和相关心肌酶升高。血清学检查对急性心包炎的诊断率低。抗病毒药物一般不会对患者的治疗起作用（Permanyer-Miralda，2004；Zayas，1995）。

治疗急性心包炎的主要手段是使用非甾体类抗炎药（NSAIDs）约 3 周（Maisch et al.，2004）。阿司匹林是一线治疗的首选。如果症状持续存在，且患者没有严重的肝损害或肾损害，推荐使用秋水仙碱（Adler et al.，1998；Imazio et al.，2005）4～6 周。由于类固醇可能引起心包炎复发，故应作为最末选择。但若存在自身免疫性疾病或尿毒症性心包炎，类固醇可用作一线治疗手段（Imazio et al.，2004）。心包切除术适用于反复发作，且对积极的药物治疗无反应的心包炎患者。但心包切除术有时也并不能消除复发性心包炎的症状。

心包积液

心包炎可导致心包积液和继发的心脏压塞。在这种情况下，右心房压、左心房压、肺毛细血管楔压和肺动脉舒张末期的压力将会均匀化，右心房 Y 降支缺如或变小。收缩压下降超过 10mmHg 时会出现奇脉。心动过速是增加心输出量的第一补偿机制，当这一机制失败时，会出现低血压。心包积液最常见的原因是恶性肿瘤，特别是乳腺癌和肺癌，淋巴瘤和黑素瘤。主动脉夹层可导致出现血性心包积液，在这种情况下，为了尽可能减少失血，应该避免心包穿刺。治疗应该针对疾病本身。例如，细菌性心包炎和心包积液应使用合适的抗生素和手术引流治疗；黏液性心包积液应采用甲状腺激素替代治疗；尿毒症性心包积液应采用类固醇治疗（Hoit，2002）。

当心包液急剧发展时，由于心包没有时间扩张以容纳心腔中的液体，导致心包内压力急剧上升，但此时心包液最多只能达到 150cc。然而，缓慢发展的慢性心包积液可以累积 2～3L，且血流动力学不会受到影响。最终，心包腔内的压力超过心内压力，导致静脉回流减少，心输出量减少，以及低血压。心脏压塞可发生在局部性渗液的情况下，通常在术后或由于产气菌（心包积气）穿透胸部创伤后引发。

压塞的心电图表现为低电压或电交替。超声心动图可确诊压塞。心脏压塞时，右侧房室随着下腔静脉尺寸的增加而塌陷。这一征象对于心脏压塞的阳性预测值为 74%（Mercé，1999）。多普勒血流探测仪可检测到二尖瓣血流的变化，通常在呼吸的影响下会超过 25%，同时可确定心包积液的存在并估计其量。心包积液取出后，超声心动图检查结果可以逆转。

显著心包压塞的首选治疗是心包穿刺。局麻后，针在超声心动图引导下被导入心包腔，然后抽出腔内的积液。患者有恶性积液时，引流导管需留置在心包内 24～48 小时，以排出大部分积液。手术引流由于可以实现完全引流，且创建心包窗防止液体再积聚，因此其相对于心包穿刺更有优势。移出的心包积液需要送去进行详细分析，包括细胞计数，化学物质分析，培养物（细菌和真菌）和细胞学分析。还需要将心包组织送去进行病理学和微生物学分析，以帮助确定心包积液的病因。

慢性缩窄性心包炎

心包炎可导致心包膜增厚并带有疤痕，从而导致心脏充盈受损。患者心脏收缩功能正常，但心房室腔变小。缩窄性心包疾病最常见的病因是特发性，医源性（继发于手术和放射疗法），炎症性，感染性和肿瘤及肾衰竭。

患者有心内充盈压高，搏动性高血压的症状，并伴有呼吸困难和疲劳，表现右侧 HF 的体征，包括肝脾肿大，中心静脉淤血和腹水，下肢水肿和颈内静脉压升高，Y 降支变深。并可能出现心包舒张期震颤。除此之外，还可能存在 Kussmaul 征，静脉压反常上升。当缩窄性心包炎急性发作时，患者会出现兴奋；心动过速；或 beck 三联征（静脉压升高、动脉压下降、心音遥远）。心电图显示低 QRS 电压和室上性心律失常。CT 或 MRI 所见的心包增厚对于诊断有帮助。但也有将近 18% 的患者不会出现心包增厚。如前所述，限制性心包疾病和缩窄性心包疾病之间的鉴别极具挑战性，但非常重要，因为缩窄性心包疾病通过心包切除术可以有效治疗。心导管检查是帮助鉴别这两种疾病的重要手段。

轻度至中度症状的患者最初可用利尿剂和地高辛治疗。在考虑进行手术前，有急性症状的患者建议使用抗炎药物和类固醇药物，因为 15% 的急性患者病程可逆。心包切除术的死亡率大约在 6% 及以上，集中发生在老年患者或重度心力衰竭、曾采用放射治疗，患有肺高血压和肾功能不全的患者中（Bertog et al.，2004；DeValeria et al.，1991）。

周围动脉疾病

流行病学

动脉粥样硬化（PAD）是一种难以诊断，且难以充分治疗的年龄相关性疾病，将严重影响患者的生活质量，是死亡率的独立预测因子（Criqui et al.，1992；Nikolsky et al.，2004；Vogt et al.，1993a）。跛行患者的死亡率平均是非跛行患者的 2.5 倍（图 27-23）。PAD 是体内普遍存在的疾病过程，可影响包括冠状动脉、大脑、内脏及上下肢循环在内的全身动脉系统。PAD 患者发生心血管和脑血管事件的风险增加，包括死亡，心肌梗死和缺血性卒中。PAD 的临床表现连续谱从无症状动脉狭窄开始直到可对肢体造成威胁的缺血。间歇性跛行（IC）的定义为单腿或双腿在运动时出现缺血性肢体疼痛，经休息可缓解。IC 将显著限制患者的行走能力，造成对患者职业、社交和休闲活动方面的负面影响（Olsen et al.，1988；Regensteiner et al.，1990；Vogt et al.，1994）。

PAD 始于儿童期，可进展数十年（Freedman et al.，1988），对 50 岁以上的成年人影响率超过 85%（Tuzcu et al.，2001）。但许多患者可完全无症状；因此，对于 PAD 的真实发病率的估计很困难，且高度依赖于疾病定义。大多数流行病学研究仅报告具有症状的疾病；因此，PAD 的真实发病率并不准确，且常被低估。此外，已发表的关于 PAD 发病率和患病率的报道差异很大，因为疾病

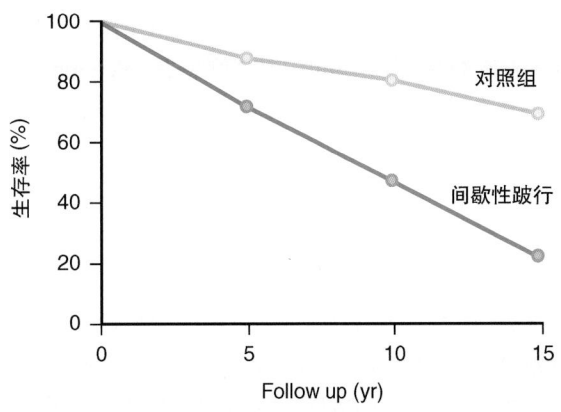

图 27-23 间歇性跛行患者的生存率及对比（Reprinted with permission from the Society of Vascular Surgery. Dormandy JA, Rutherford RB. Management of peripheral arterial disease（PAD）. TransAtlantic Inter-Society Consensus（TASC）. J Vasc Surg.2000；31（suppl）：S1-S296.）

的真实发生率与所研究人群的风险状况以及诊断测试方法的敏感性和特异性直接相关（Criqui et al.，1985）。

间歇性跛行

间歇性跛行只是 PAD 的症状之一，并且对 PAD 患病率的评估可能产生误导。例如，重度 PAD 患者由于功能下降和活动减少而没有显著的 IC 症状，但轻度患者由于运动量较大而可能具有显著的 IC 症状。现已开发若干问卷来识别 IC 患者，如 WHO/Rose 问卷，Edinburgh 跛行问卷和步行障碍问卷。根据 Rose 标准，IC 患病率约为成人群体的 0.4%～14%（Dormandy and Rutherford，2000）。在临床医生所作的评估中，这些问卷虽然在排除健康患者方面具有高度特异性，但在检测疾病方面仅具有中度敏感性。只有大约三分之一的 PAD 患者有典型的 IC 症状（Schroll and Munck，1981；Zheng et al.，1997）。此外，问卷将完全不能筛查出无症状患者。这些个体只能通过无创或有创成像获得诊断。因此，完全基于问卷调查的流行病学研究显著低估了疾病的真实发病率。

无症状疾病

超过 50% 的 PAD 患者无临床症状，只能通过无创检测识别，如踝肱指数（ABI）。在大多数流行病学研究中，诊断 PAD 的标准都是静息 ABI 小于 0.9。但这种疾病定义有几个局限性，导致了对真实发病率的低估。例如，该定义将遗漏静息 ABI 正常的轻中度患者，他们只在运动时可能表现出 ABI 的大幅缺血性下降。此外，存在严重钙化血管的患者，尤其是糖尿病患者，由于血管无法压缩，而导致 ABI 假性升高。尽管如此，老

年患者收缩性高血压项目（SHEP）在使用静息 ABI 小于 0.9 的诊断标准时，发现 1537 例患者（Newman et al.，1993）中无症状 PAD 患病率为 25.5%。初级保健中的外周动脉疾病检测、识别和治疗（PARTNERS）项目在初级保健机构中筛查 PAD 患者，是一项全国性的横断面研究，通过病史和 ABI 评估了 6979 例 70 岁及以上或 50~69 岁有糖尿病史或吸烟史的患者。PAD 的诊断基于静息 ABI 小于 0.9，有记录的 PAD 病史或以前进行过下肢血运重建。PARTNERS 项目发现这些患者中有 29% 同时患有 PAD。然而，更值得关注的是，在既往有 PAD 病史的患者中，有 83% 知道自身的诊断，但他们的负责医生只有 49% 知晓这一情况（Hirsch et al.，2001）。

严重肢体缺血

严重肢体缺血（CLI）的定义为远端足部缺血性静止性疼痛，伴有缺血性非愈合性溃疡或坏疽。低于 10% 的 PAD 患者有 CLI 症状（Hiatt，2001）。虽然这个亚组只占据 PAD 患者的最小百分比，但这些患者的疾病负担极重，并且具有最高风险的发病率和死亡率，若不即时治疗，高达 73%~95% 的患者将在一年内发生肢体瘫痪或死亡（Wolfe and Wyatt，1997）。在美国，每年约有 15 万至 20 万例非创伤性下肢截肢，据估计，通过早期血运重建和积极的危险因素管理措施可以避免其中 85%~90% 的截肢。截肢术的长期发病率和死亡率很高。截肢者的预后很差，尤其对于老年人而言。截肢的程度也决定了总体预后，与膝上（AK）截肢者相比，约 2~3 倍的膝下（BK）截肢者可以获得完全活动性，但最初的康复时间可能长达 9 个月。此外，在 BK 截肢 5 年内，30% 的患者将需要进行对侧大部截肢，50% 的患者将死亡，而只有 20% 的患者可以依靠单独的完整下肢存活（Dormandy and Rutherford，2000）。

病理生理学

周围动脉功能不全是由动脉粥样硬化导致的动脉管腔血流动力学显著变窄，从而减少了患肢的血流量而引起的。纵向流行病学研究如 Framingham 心脏研究（Murabito et al.，1997）和 INTERHEART 研究（Yusuf et al.，2004）已确定了 PAD 的危险因素。

传统的危险因素

年龄

PAD 的患病率随着年龄增加而增加。基于 5 项大型人群研究，70~74 岁年龄组相比于 35~39 岁年龄组，IC 发病率高 4 倍，患病率高 8 倍（Dormandy and Rutherford，2000）。

吸烟

吸烟是动脉粥样硬化性 PAD 极为强力的独立危险因素。PAD 的严重程度随着吸烟量（Cronenwett et al.，1984；Powell et al.，1997）和二手烟暴露量（Barnoya and Glantz，2005）的增加而增加。在一系列流行病学研究中，吸烟者的 IC 发病率比非吸烟者高大约两到三倍（Dormandy and Rutherford，2000）。吸烟者比非吸烟者发展 IC 大约早十年（Kannel and Shurtleff，1973），吸烟与 PAD 之间的关联可能比吸烟与冠心病（CAD）之间的关联更强（Fowkes et al.，1992；Kannel et al.，1994）。而且，吸烟者比非吸烟者更可能发生严重肢体缺血（CLI）。患有 IC 的吸烟者截肢率比非吸烟者高 11 倍（Dormandy et al.，1999）。

戒烟减缓了疾病的进程，改善了 IC 的症状，降低了截肢的可能性，提高了血运重建手术的通畅性（Krupski，1991），并且延长了总体寿命（Taylor et al.，2002）。最后，戒烟可显著降低所有原因导致的死亡率，减少吸烟则无改善（Godtfredsen et al.，2002）。患者必须完全停止吸烟，而不应仅仅减少吸烟量。

糖尿病

糖尿病或葡萄糖耐受不良是促成 PAD、IC 和 CLI 发展的最强有力的独立可变风险因素之一（Fowkes et al.，1992；Kannel and McGee，1979；Murabito et al.，1997）。糖尿病患者的 IC 发病率约为非糖尿病患者的两倍（Dormandy and Rutherford，2000）。糖尿病不仅对大动脉血液循环有显著影响，还会引起微血管病。因此，合并患有糖尿病性周围神经病变的患者适合采用截肢治疗。

在美国，每年约 60% 的非创伤性截肢在糖尿病患者中进行（American Diabetes Association Fact Sheet，2005）。有糖尿病的 PAD 患者的截肢率比无糖尿病的患者大约高 10 倍（Da Silva et al.，1979）。1 型和 2 型糖尿病之间的微血管或大血管并发症并未显示显著差异（Zander et al.，2002）。然而，糖化血红蛋白（HgbA1C）水平和截肢风险之间存在剂量反应关系（Lehto et al.，1996）。因此，应积极治疗糖尿病患者，使血糖水平控制在正常范围。此外，糖尿病患者应接受良好的足部护理，如适当的鞋子和脚部卫生，以避免皮肤破裂和溃疡形成。

高脂血症

低密度脂蛋白胆固醇（LDL-C）和甘油三酯水平与 CAD 直接相关，但 HDL-C 水平与 PAD 的进展间接相关，其发生风险表现出线性关系（Fowkes et al.，1992；Murabito et al.，2002）。大部分降脂疗法的数据都来自于 CAD 患者。然而，一些研究已经明确证实了血脂水平的下降可以改善异常 ABI、跑步机步行距离、跛行频率和严重程度以及肢体瘫痪的相对风险（Blankenhorn et al.，1991；Buchwald et al.，1996；Mohler et al.，2003；Pedersen et al.，1998），这表明所有 PAD 患者不论基线 LDL-C 水平如何，都应接受他汀类药物治疗。

高血压

高血压是 PAD 的主要危险因素，其男性的年龄调整风险为 2.5 倍，女性的调整风险为 3.9 倍（Kannel and McGee，1985；Murabito et al.，1997）。基于早期病例报告，有人担心 β 受体阻滞疗法可能会加重 IC 的症状。关于这个问题的一个荟萃分析和相关研究的文献综述得出结论认为 β 受体阻滞剂是安全的并且不会恶化 IC（Radack and Deck，1991）。ACE 抑制剂可以为预防动脉粥样硬化性血管疾病提供显著收益，比单独降低 BP 的预期效果好（Fox，2003；The Heart Outcomes Prevention Evaluation Study Investigators，2000）。然而，关于 HOPE 研究和 EUROPA 研究的数据是否可以推广到所有 ACE 抑制剂仍存在很大争议。

性别

Framingham 研究项目的原始数据表明，男性比女性发展 IC 大约早 10 年（Kannel et al.，1970）。但更近期的数据并不支持这项观察结果（Hirsch et al.，2001；Murabito et al.，2003；Reunanen et al.，1982）。根据这些数据，不论性别如何，患者都应该接受 PAD 筛查。

肥胖

肥胖，以体重指数（BMI）增大并超过 30 作为衡量指标，长期被认为是动脉粥样硬化性疾病的危险因素之一。现已证实脂肪细胞，特别是内脏脂肪细胞，通过产生多种细胞因子如 IL6，TNFα 和 CRP 来促进形成炎症状态。这些细胞因子在动脉粥样硬化的发展中起直接作用（Hansson，2005）。这一理论被吸脂术并不能降低 CAD 风险的事实进一步支持，因为吸脂减少了皮下脂肪量，但对减少内脏脂肪量并没有影响（Klein et al.，2004）。

非传统风险因素

高灵敏度 C- 反应蛋白

动脉粥样硬化是一种慢性低度炎症的疾病。高灵敏度 C- 反应蛋白（hsCRP）是一种非特异性炎症标志物，并且可作为显示动脉粥样硬化的一个简单而有力的标志。医师健康研究的前瞻性数据表明，hsCRP 的基线水平可以独立预测未来发生症状性 PAD 的风险（Ridker et al.，1998）。

脂蛋白（a）

脂蛋白（a）[Lp（a）] 是致动脉粥样硬化的 LDL 亚型，与载脂蛋白（a）共价连接。Apo（a）与纤溶酶原同源。Lp（a）可能通过抑制内源性纤维蛋白溶解而加重 ACS 的风险（Hajjar et al.，1989）。此外，Lp（a）通过增加内皮 PAI1 的释放来进一步损害纤维蛋白溶解（Etingin et al.，1991），最终促成动脉粥样硬化和血栓或血液高凝状态形成。

脂蛋白（a）已被认为是 PAD 的独立预测因子（Cheng et al.，1997；Prior et al.，1995）；然而，这些研究中的许多是横断面或回顾性的，不能充分建立风险因素和疾病之间的因果关系。医师健康研究的前瞻性数据并未显示基线 Lp（a）水平与 PAD 未来发展的显著关系（Ridker et al.，2001），因此不推荐在普通人群中广泛 Lp（a）水平。但对于存在早期血管疾病并且很少或没有传统危险因素的患者，应考虑筛查。烟酸可以适度降低 Lp（a）水平。没有临床试验证据证明降低血清 Lp（a）水平可降低 PAD 进展的风险。

纤维蛋白原

早期流行病学研究表明纤维蛋白原参与动脉粥样硬化形成（Kannel et al.，1987）。然而，纤维蛋白原是急性期反应物，随着时间的推移其表达在患者中存在相当大的变异性。其他炎症标志物，如 hsCRP，在预测 PAD 方面更为可靠。此外，纤维蛋白原水平与年龄、肥胖、吸烟、糖尿病和 LDL-C 直接相关，与 HDL-C、体力活动、酒精使用和雌激素水平呈负相关。关于高纤维蛋白原血症的独立预测价值尚存在争议。因此，除非怀疑存在血液高凝状态，否则不建议进行常规纤维蛋白原水平筛查。

疾病的自然史

动脉粥样硬化是一种年龄相关性疾病，始于儿童时期，并进展于整个成人时期，尤其当遗留了危险因素未被查出时。但早期研究却表明 PAD 病程是一种相反的非进行性的良性过程（Imparato et al.，1975；McAllister，1976）。然而，在大多数研究中，通常将 IC 视为终点事件，而非 ABI 或患者功能评估。IC 是 PAD 的相对不敏感指标。这些研究通常报告 IC 在一段时间内稳定或改善，但并不表示病情发展、活动能力或功能状态的稳定或改善。早期研究的作者认为，随着时间推移，IC 的缓解是侧支血流改善的迹象，然而患者必须积极进行躯体运动才可能经历 IC。McDermott 等人（2004）证实，IC 的稳定或改善与功能下降密切相关（即患者步行速度减慢，距离缩短以避免出现 IC）。因此，PAD 是一种进行性疾病，可导致生活质量的显著下降。

并发的血管疾病

有关 PAD 的诊断和治疗最重要的事实在于，PAD 是一个强有力的死亡率独立预测指标（Criqui et al.，1992）。IC 和 CLI 可以对生活质量产生重大影响。许多患者将身体局限性视作衰老的结果，从而提高对这种疾病的容忍度。少于 5% 的 IC 患者将会发展到截肢的地步。但更重要的是 PAD 是一种全身性疾病，与 CAD 和脑血管疾病有相当大的重叠，最终导致死亡率升高。约 40% 的动脉粥样硬化性血管病患者在多个血管床上出现症状（图 27-24）（Ness and Aronow，1999）。与没有 PAD 的人相比，PAD 患者发生心肌梗死的可能性约提高四倍（Criqui et al.，1992），卒中的可能性提高两到三倍（Wilterdink and Easton，1992）。PAD 患者的全因死亡率在男性和女性之间大致相等，甚至在无症状患者中也升高（Hiatt，

2001）。ABI 越低，心血管事件的风险就越大。CLI 患者通常具有最低的 ABI，其年死亡率为 25%（Dormandy et al.，1999；McKenna et al.，1991；Vogt et al.，1993b）。

诊断

详细的病史和体格检查在 PAD 诊断中的准确率约为 80%～90%。

历史

绝大多数与周围血管系统有关的疾病是：①累及动脉系统的动脉粥样硬化或②累及静脉循环的血栓性静脉炎，它们主要影响下肢循环，次为上肢循环或内脏循环。可疑的血管疾病患者通常会出现以下症状：①不同类型的肢体疼痛或不适；②肢端溃疡或坏疽；③患肢肿胀。

大多数肢体疼痛或不适通常分为三种病因：①血管；②肌肉骨骼或③神经病变。大部分肢体肿胀是由：①静脉阻塞或不足引起的；②增加静脉压力，如 HF；③降低渗透压，如低蛋白血症或低白蛋白血症；④淋巴水肿；或⑤脂肪水肿。许多患者尤其是老年人，会出现多因素病因造成的疼痛或肿胀，通常可通过详细病史和体格检查来鉴别。采用带有关键问题的系统问诊法，通常即可在门诊作出推论性诊断，并随后通过无创性检测进行确认。病史应重点确定动脉粥样硬化的危险因素。既往史调查应集中在以前发生的血管事件上，如 MI、卒中、截肢、下肢深静脉血栓和经皮操作或手术途径对任何血管床进行的血管重建，以及但不限于 HF、背部疾病、骨关节炎、炎症状态（如类风湿性关节炎、足底筋膜炎或风湿性多肌痛）、痛风、静脉曲张和淋巴阻塞（如手术或放射疗法之后）。

下肢疼痛的病因可通过疼痛的特性、严重性、部位、持续时间、频率以及促发或缓解因素来确定。跛行通常被描述为与运动相关的肌肉的痉挛或疼痛不适，可随着休息缓解。大多数情况下发生在小腿，但如果主动脉段有闭塞性疾病，它也可能发生在髋部和臀部。小腿和脚的夜间痉挛在病因学中通常不是血管性的，而最有可能是由睡眠时发生的对躯体拉伸过度的神经肌肉反应引起的。

严重肢体缺血会导致白天和黑夜的持续性静息痛。来自 CLI 的夜间疼痛是一种中重度的疼痛性感觉异常或感觉迟钝，可通过平躺时将腿悬挂在床的一侧而缓解。CLI 可能引发剧痛，以至于麻醉性镇痛也无法缓解。另一方面，严重周围神经病变的糖尿病患者尽管组织缺失，即使出现了显著的组织缺血也可以完全无

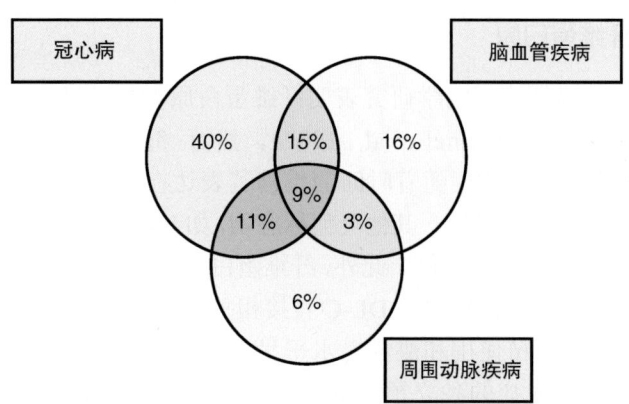

图 27-24 动脉粥样硬化性疾病的重叠。患者常在多个血管床表现出明显症状（Modified from Ness J, Aronow WS. Prevalence of coexistence of coronary artery disease, ischemic stroke, and peripheral arterial disease in older persons, mean age 80 years, in an academic hospital-based geriatrics practice. J Am Geriatr Soc. 1999; 47: 1255-1258.）

痛觉。为了鉴别持续静息性肢体疼痛的病因是血管性还是非血管性的,可采用体格检查和无创检查。如果在既往史和体格检查中还有其他支持诊断重度动脉粥样硬化的发现,那么静息时发生的疼痛可能是由 CLI 导致的。否则,静息时发生的疼痛,随着体位的变化或仅仅站立不动时出现的疼痛,就更可能是肌肉骨骼性或神经性的。表 27-22 和表 27-23 分别列出了最常见类型的下肢疼痛和肿胀的典型特征和鉴别诊断。

表 27-22　跛行的鉴别诊断

诊断	不适部位	不适特征	症状发作与体力活动的关系	症状发作与站立的关系	休息效果	体位效果	其他特征
动脉性跛行	取决于动脉狭窄或闭塞的水平:主动脉 - 髂动脉疾病影响髋部 / 大腿 / 臀部,可能影响整个肢体;腹股沟以下疾病可影响小腿和足部	酸痛,痉挛无力	症状一致,可由相同强度体力活动诱发	与站立无关	立即缓解	无	体力活动开始后缓慢出现的肢体不适　症状易反复
静脉性跛行	整个肢体受累,大腿与腹股沟更严重	紧绷,张力感	活动后出现	与站立无关	恢复缓慢	下肢抬起后缓解较快	DVT、水肿或静脉淤血史
慢性临床肢体缺血	常累及双脚,病变部位可能更靠近下肢近端,症状也可发生在更近端	严重的烧灼感,酸痛感,但若患者有严重的神经疾病则可以无症状	稍微的活动即可加重症状	与站立无关	可不完全改善	睡觉时将患肢垂悬在床边可改善症状	慢性或亚急性起病　垂悬性潮红　抬举性苍白　坏疽
急性临床肢体缺血	常累及双脚,病变部位可能更靠近下肢近端,症状也可发生在更近端	严重的酸痛,痉挛,疼痛	稍微的活动即可加重症状	与站立无关	可不完全改善	睡觉时将患肢垂悬在床边可改善症状	急性起病　苍白、冰冷　急症时会出现运动感觉功能的突然丧失
关节炎	关节	酸痛,体位改变可致锐痛	与运动关系多变	承重可诱发疼痛	多变的,可能在静息时出现	非承重体位可减少疼痛	多变的,可能与天气有关　可有渗出
腰背疼痛(如腰椎间盘脱出、神经根压迫)	腰部区域,若合并神经根压迫可向下放射至神经所支配皮肤	尖锐的,针刺样,枪击痛	立刻产生症状	承重可诱发疼痛	多变的,可能在静息时出现	不同体位分别可加重或减轻症状	腰背部疾病史　提举重物时症状加重　可出现运动或感觉缺失　叩击痛
骶髂关节炎	骶髂关节区域	尖锐的,针刺样,枪击痛	立刻产生症状	承重可诱发疼痛	多变的,可能在静息时出现	不同体位分别可加重或减轻症状	炎症性疾病,触痛
足底筋膜炎	足底区域	尖锐的,针刺样,灼烧感	立刻产生症状	承重可诱发疼痛	不承重时症状立刻减轻	非承重体位可减少疼痛	触痛
周围神经疾病	手套、袜套样分布	感觉异常,感觉迟钝,可以很严重	与体力活动无关	与站立无关	通常为持续的感觉体验,与休息无关	与体位改变无关	糖尿病患者常见,可一天24小时持续存在,可影响睡眠
肌病	按肌群分布,可为全身性	钝痛,酸痛,肌肉无力	立刻产生症状	与站立的关系多变	体力活动减少可改善	体位改变可能加重不适感	触痛　他汀类药物导致的疾病常见　炎症性疾病少见

DVT,深静脉血栓形成

表 27-23　慢性下肢肿胀的鉴别诊断

临床特征	静脉性	淋巴性	直立性心脏病性	"脂肪水肿"
肿胀硬度	坚硬	有弹性	压凹性	非可压迫性(脂肪性)
抬举肢体对症状的缓解	全	轻度	完全	极微小
肿胀分布	踝部及腿部最明显;双脚最轻	弥漫分布;远端最为严重	弥漫分布;远端最为严重	踝部及腿部最明显;双脚最轻
皮肤相关改变	萎缩伴色素沉着,皮下纤维化	皮肤肥厚,苔藓样变	有光泽,轻度色素沉积,无营养性改变	无
疼痛	重度,酸痛,紧绷感或炸裂感	无或重度疼痛	轻或无	钝痛,皮肤敏感
双侧对称	偶尔,但通常不对称	偶尔,但通常不对称	经常,但也可出现不对称	经常

From Rutherford RB: Basic approaches to vascular problems. In Rutherford RB, editor: Vascular surgery, vol 1, ed 5, Philadelphia, 2000, WB Saunders Company, pp 1-13.

表 27-24　急性肢体缺血的临床分类

分类	病情描述及预后	临床发现		多普勒信号	
		感觉缺失	运动无力	动脉	静脉
Ⅰ. 有活性期	并非立即具有肢体坏死风险	无	无	可见	可见
Ⅱ. 缺血前期					
a. 边缘期	适当治疗可抢救肢体坏死	轻微(脚趾)或无	无	不可见	可见
b. 临界期	立即血管重建可抢救肢体	不局限于脚趾,与静息痛相关	轻度,中度	不可见	可见
Ⅲ. 不可逆期	大片组织缺损或不可避免的永久性神经损伤	严重,麻木感	严重,瘫痪(僵硬)	不可见	不可见

From Rutherford RB, Baker JD, Ernst C, et al. Recommended standards for reports dealing with lower extremity ischemia: revised version. J Vasc Surg. 1997; 26: 517-538, Table 1. Reprinted with permission from The Society of Vascular Surgery.

例如,肢端运动或感觉功能急性丧失,尤其伴有急性严重疼痛,脸色苍白,肢体发凉,是急性动脉闭塞的征象。然而,慢性运动或感觉丧失可能在病因学上是血源性的,但更可能是神经源性的。目前已具备若干急性和慢性肢体缺血严重程度的标准化分类方案。表27-24 是经过修订的 Rutherford-Becker 急性肢体缺血分类,表 27-25 是在欧洲流传更广的联合 Fontaine 分类和 Rutherford-Becker 慢性肢体缺血方案(Dormandy and Rutherford, 2000; Rutherford et al., 1997)。

体格检查

PAD 患者的体格检查应包括视诊、触诊、听诊和叩诊。视诊应注意肢体之间的任何不对称情况、关节畸形、静脉曲张、皮肤变色、毛发缺失、肿胀、溃疡、组织缺损和坏疽。由栓塞或血栓形成的急性 CLI 若不能恢复足够的侧支血流,通常会导致毛细血管充盈减少,从而导致患者脸色苍白,最终出现皮肤斑点。慢性缺血的患者若建立了侧支血流,则毛细血管再充盈较正常或稍微延迟,皮肤颜色因此可能正常。慢性进行性 CLI 可导致由毛细血管后微静脉慢性扩张引起的皮肤潮红。受累下肢的脚趾会在毛细血管充盈后出现潮红。这常常被误认为充血而非严重缺血的迹象。将下肢抬起至与水平夹角大于 45°,维持 1~2 分钟后,肢体因动脉缺血而出现尸体样苍白;随后将下肢垂悬于床沿,皮肤因微静脉缓慢充盈而呈现潮红(Buerger 征),同样是

表 27-25　慢性肢体缺血的临床分类:Fontaine 分期和 Rutherford 分类

Fontaine		Rutherford		
分期	临床表现	分级	类别	临床表现
Ⅰ	无症状	0	0	无症状
Ⅱa	轻度跛行症状	Ⅰ	1	轻度跛行症状
Ⅱb	中至重度跛行	Ⅰ	2	中度跛行
		Ⅰ	3	重度跛行
Ⅲ	缺血性静息痛	Ⅱ	4	缺血性静息痛
		Ⅲ	5	小块组织缺损
Ⅳ	溃疡或坏疽	Ⅲ	6	大块组织缺损

From Dormandy JA, Rutherford RB. Management of peripheral arterial disease(PAD). TransAtlantic InterSociety Consensus(TASC). J Vasc Surg. 2000; 31(suppl): S1-S296, Table 9. Reprinted with permission from The Society of Vascular Surgery.

CLI 出现进展的信号。

慢性静脉功能不全、水肿或动脉功能不全均可导致溃疡的形成。慢性静脉疾病通常导致小腿静脉渗血而形成色素沉着，并伴有浅表溃疡形成，且通常位于中部多于两侧。动脉性溃疡特征性地形成于肢体远端，包括足趾，随疾病进展甚至可累及前足。

足动脉搏动应该视为常规体格检查的强制项。值得注意的是，即便是对于健康个体而言，足背（DP）动脉，胫后（PT）动脉，或以上两者皆不能触及搏动的概率可分别达到 8.1%，2.9% 及 0.7%（McGee and Boyko，1998）。这种情况可由正常的解剖变异导致。宽大而显著的股动脉或腘动脉搏动可能是动脉瘤的体征。若同侧肢体的近端与远端之间，或一侧肢体与对侧肢体之间存在显著的温度差异，则提示疾病发生了进展。腹部也应进行触诊，以评价是否存在腹主动脉瘤（AAA）。关节存在触痛多数并非由于血管性疾病引起，而是更类似于整形外科可见的体征，例如退行性关节病、骶髂关节炎、痛风、外伤或足底筋膜炎。肌群触痛若合并严重缺血则可能是血管性病因，但临床医生也应考虑其他导致肌病的原因，如纤维肌痛、风湿性多发性肌痛、药物诱导性肌痛及外伤。

应对颈动脉、腹部动脉及股动脉进行听诊，明确是否存在杂音。应只以轻柔的压力将听诊器贴于颈动脉及股动脉上，因为过度压迫下方血管可产生假性血管杂音。最后，腰椎叩诊对引起骶髂关节炎、腰椎间盘疾病或神经根压迫症的疼痛症状可能有效。

无创检查

无创血管检查有助于对存在下肢不适的临床疑似 PAD 病例的确诊；还有助于筛查存在血管疾病危险因素，尤其是伴有糖尿病基础疾病的无症状患者。无创检查还有助于对经皮干预治疗或接受手术的患者治疗后血管通畅性的监测。

无创性血管研究　一项完全的无创性血管研究（NIVS）包括踝肱指数（ABI）测定，多节段血压（BPs）测量以及静息时测量得到的脉搏容积记录（PVRs）。若身体情况允许，则还需要进行运动时的 ABIs 测定以评价机体的缺血反应。正常 NIVS 如图 27-25 所示。

ABI 定义是以足背动脉或胫后动脉收缩压最高值，与左 / 右肱动脉收缩压较高者的比值。多节段血压可对血管狭窄 / 阻塞部位的定位提供更准确的信息。分别记录大腿上部、大腿下部、小腿、踝、足跖及足趾水平的血压值读数，专门观察血压值从近端到远端的梯度变化趋势。PVRs 是一种监测通过肢体的血容量变化的体积描记测量技术。正常的 PVR 描记图类似正常动脉搏动波描记图，带有快速上升支，明显的重搏波切迹以及快速的下降支。随着病情严重性增加，波形变化会逐渐变得钝圆，重搏波切迹消失，曲线最终波形变为平坦。

Rutherford 标准运动负荷方案（在一个坡度为 12% 的运动踏板上以 3.2km/h 的速度行走 5 分钟）（Rutherford et al.，1997），与常规作为心脏负荷试验的 Bruce 运动方案相比，标准运动负荷方案的运动量更加适中。Rutherford 方案的目的并不在于引发冠脉缺血的反应，因此从心肺功能的立场出发这种方案更容易耐受。踏板行走负荷试验的相对禁忌证包括：伴有严重症状的冠心病（i.e.，加拿大心血管协会分级 3 或 4 级），严重失代偿慢性心衰（i.e.，纽约心血管协会分级 3 或 4 级），有严重症状的 COPD，骨科疾病以及平衡功能障碍等不能保证踏板行走安全性的患者，或者静息情况下测量 ABIs 严重下降（i.e.，ABI < 0.5）的患者。若患者无法在踏板上行走，还有其他运动方法作为替代，如固定自行车法，过道行走法或抬脚趾法。然而，这些运动替代方式并非标准化，可能影响研究过程中诊断的敏感性和特异性。

通常临床上一些轻度 PAD 患者，其 ABI 值在静息时仍保持正常，而运动时则出现显著下降，见图 27-26。事实上，与 PAD 诊断"金标准"——血管造影检查相比，静息下 ABI 值的下降必须有严重的血管单发狭窄或中度多级血管弥漫性病变。甚至静息 ABI 的轻度下降也提示很大的疾病负担。因此，仅测定静息时 ABI 而不做运动负荷可导致相对较高的假阴性率，并且许多静息 ABI 正常的患者其因 PAD 引起的不适可能被误诊为非血管源性肢体痛。根据上述现象，当许多流行病学研究当仅以静息 ABI 作为 PAD 的诊断标准时，一个必然结果是将导致对 PAD 真实发病率的低估。值得注意的是，在 2005 年，美国预防医学工作小组（USPSTF）最近的更新建议对于 PAD 患者的筛查，当下循证医学并不支持将静息 ABI 作为无症状者、尚未确诊 PAD 的非选择患者、冠心病、糖尿病、严重慢性肾脏病患者的唯一筛查指标（Moyer，2013）。

ABI 作为诊断手段的另一个隐患是血管钙化。动脉壁的严重钙化可导致的结果是即使袖带膨胀形成压力超过收缩压，血管壁仍然无法被压缩。进而 ABI 的测量值出现假性升高，这在解释某些患者 ABI > 1.4 时需要注意。上述现象在糖尿病患者和慢性血液透析患者中尤其常见。这种情况下，趾肱指数已被确定足以作为 ABI 的替代参照（Sahli et al.，2004）。

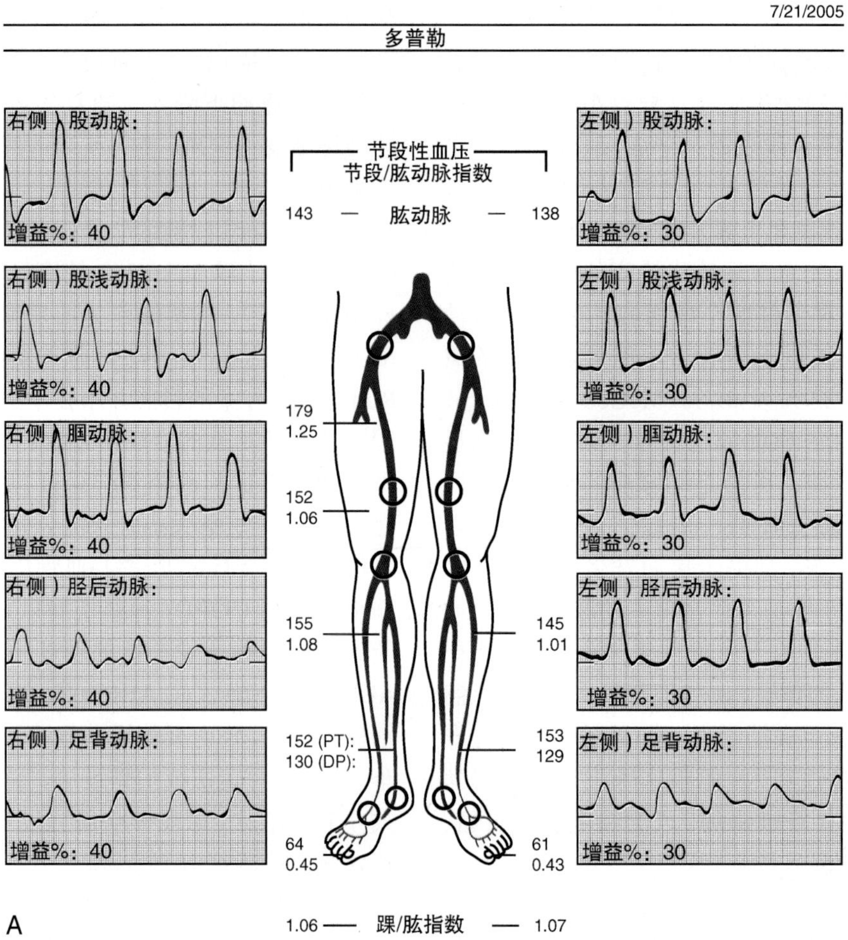

7/21/2005
多普勒
右侧）股动脉：
增益%：40
右侧）股浅动脉：
增益%：40
右侧）腘动脉：
增益%：40
右侧）胫后动脉：
增益%：40
右侧）足背动脉：
增益%：40
节段性血压
节段/肱动脉指数
143 — 肱动脉 — 138
179
1.25
152
1.06
155
1.08
152 (PT):
130 (DP):
64
0.45
145
1.01
153
129
61
0.43
左侧）股动脉：
增益%：30
左侧）股浅动脉：
增益%：30
左侧）腘动脉：
增益%：30
左侧）胫后动脉：
增益%：30
左侧）足背动脉：
增益%：30
1.06 — 踝/肱指数 — 1.07

A

7/1/2005

运动

	静息	1	2	3	4	5	6	7	8	9	10
右踝（胫后动脉）	152	163	157	143	147	145					
左踝（胫后动脉）	153	159	156	155	153	151					
右肱动脉	143	148	152	144	140	130					
右侧踝/肱指数	1.06	1.10	1.03	0.99	1.05	1.12					
左侧踝/肱指数	1.07	1.07	1.03	1.08	1.09	1.16					

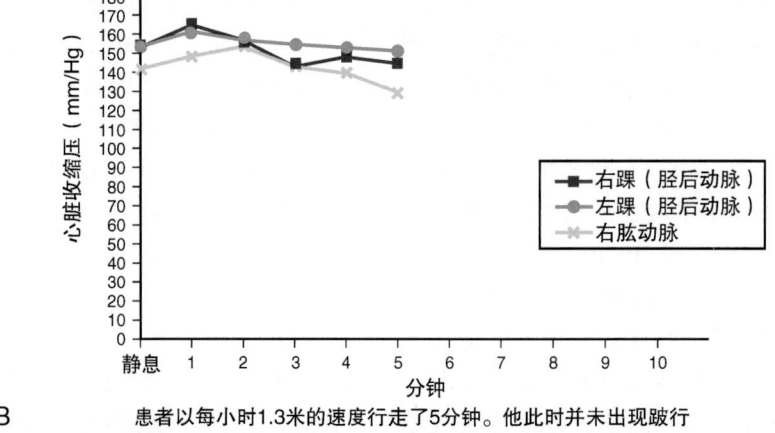

心脏收缩压（mm/Hg）
200
190
180
170
160
150
140
130
120
110
100
90
80
70
60
50
40
30
20
10
0
静息
1
2
3
4
5
6
7
8
9
10
分钟
右踝（胫后动脉）
左踝（胫后动脉）
右肱动脉

B 患者以每小时1.3米的速度行走了5分钟。他此时并未出现跛行

图 27-25 A，正常脉搏容积记录显示节段性血压正常的三相波形。由于之前置放了支架，故未测量左侧大腿的压力。B，正常静息期踝肱指数，运动反应正常。图像中的红线和绿线在整个运动过程中基本保持水平

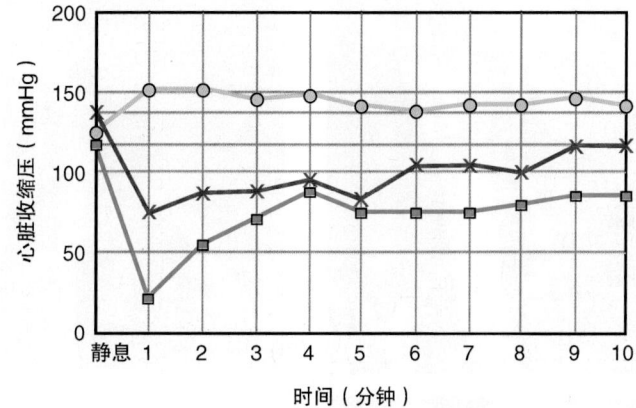

	静息	1	2	3	4	5	6	7	8	9	10
肱动脉血压	126	152	151	146	148	141	138	142	142	145	141
右踝血压	117	22	55	71	88	75	75	75	80	86	86
左踝血压	137	75	87	88	95	83	104	104	100	116	116
右侧踝/肱指数	0.93	0.14	0.36	0.49	0.59	0.53	0.54	0.53	0.56	0.59	0.61
左侧踝/肱指数	1.09	0.49	0.58	0.60	0.64	0.59	0.75	0.73	0.70	0.80	0.82

■ = 右踝血压缺血窗；444
X = 左踝血压缺血窗；393
○ = 肱动脉血压

图 27-26 正常静息状态无创性血管研究。右侧踝肱指数（ABI）为 0.93，左侧 ABI 为 1.09。然而，患者运动时出现了明显的缺血反应。注意运动时红线和蓝线出现的显著下降，以及右侧 ABI 严重下降至 0.14，左侧 ABI 下降至 0.49。该患者具有双侧的股浅动脉局灶性 95%～99% 狭窄，并已成功安放支架。此例清晰地展示了获取静息及运动时 ABIs 的重要性。未能成功获取运动时 ABIs，尤其当静息 ABI 正常时，通常导致疾病诊断的失败。BP，血压

NIVS 可提供病变血管的大致区域（如股腘动脉节段）。然而，NIVS 不能够精确指出狭窄或阻塞动脉的部位。也就是说，NIVS 提供了疾病的生理学信息和有限的解剖部位信息。动脉双功能多普勒超声检查、计算机体层成像血管造影（CTA）或磁共振血管造影（MRA）等则更适合发现血管病变的详细解剖学信息，以及作为 NIVS 检测的重要补充。

多普勒超声 动脉多普勒超声检查应用高频率声波，通常为 5.0～7.5MHz，以提供精确定位动脉粥样硬化病灶的实时血管影像。对血流进行彩色标记编码对快速定位血管和确定血管内是否存在血液流动有很大帮助。多普勒技术使用反射声波频率与传导声波频率相关性的物理学原理确定血流速率。随着血管狭窄严重程度的增加，血流的 PSV 也随之增大。参照已确定的 PSV 绝对值标准，以及评估正常血管节段 PSV 与病变血管节段 PSV 比值，可明确狭窄血管的总体上的范围。最大收缩速率比值（PSVR）达到 2.4 及以上时需考虑可能提示血管阻塞性疾病，PSVR 达到 3.0 及以上时很可能提示严重的功能性血管阻塞。

超声对于评价血管重建操作术后支架或移植物的通畅性十分有用。超声在显示胫血管时存在潜在不足，因为这些血管位于小腿深部且相对较细小，以及在显示高度钙化血管时，由于钙化可以掩盖血管的声学影像。

计算机体层成像和磁共振血管造影术 计算机体层成像血管造影术（CTA）和 MRA 作为无创性显影技术已基本上取代了传统有创性诊断性血管造影检查。CTA 和 MRA 两者均可生成精确度类似的血管解剖结构信息，并提供可用于设计血管重建、评价动脉瘤大小和定位的高度精细的影像，偶尔还可发现附带的病理变化，如潜伏的恶性病变。这两种技术在根本原理上有很大不同。

传统的 CT 检查已通过增添多探头而得到发展，现一台机器最多可提供 320 个切面。多探头 CT 大大地缩短了图像获取时间，并达到亚毫米分辨率。因此，可在数秒至数分钟的时间内以极高的空间分辨率对被测者完成全身扫描。通过添加三维立体重建软件应用，骨骼、软组织及内脏器官可在软件中被虚拟移开，由此获得了血管重建以及多方向投射的视角。图 27-27 显示了正常和异常 CT 血管成像。

CTA 运用电离辐射和碘造影对比剂。因此，多次扫描（由于辐射剂量积累）及肾功能不全是 CTA 检查的

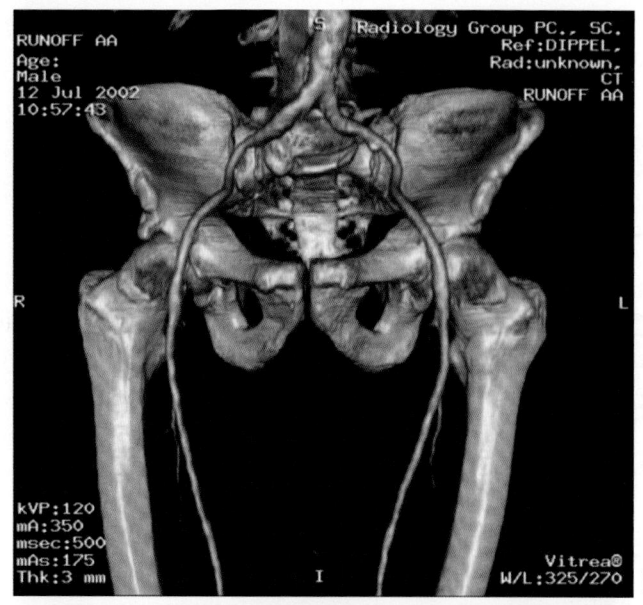

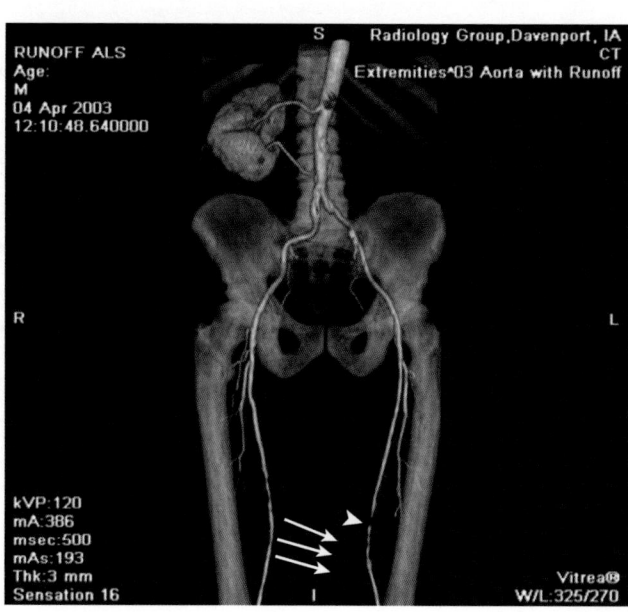

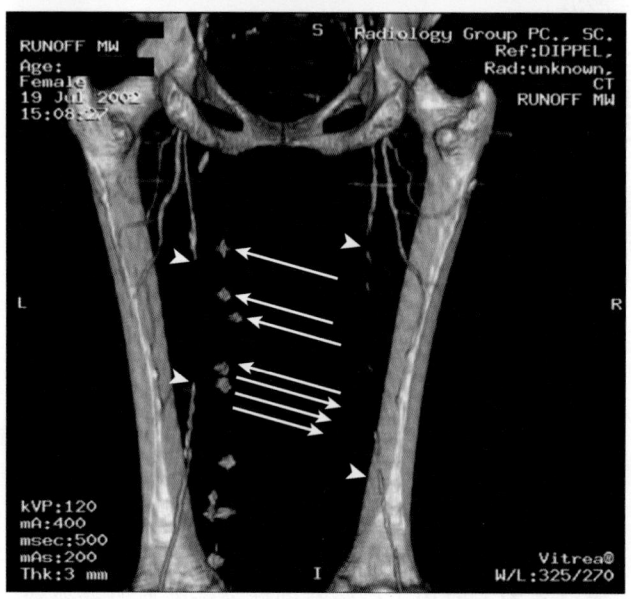

图 27-27 A, 以三维重建显像软件获得的多探头电脑断层成像血管造影(CTA)前后(AP)相。该图显示腹主动脉远端、髂动脉、股总动脉以及股浅动脉的近端。腹主动脉远端、髂总动脉及股浅动脉有微小斑块。B, 多探头 CTA 的 AP 相显示左侧股浅动脉远端的一小段完全闭塞(图中箭头所指)。注意先前的隐静脉采集相显示的手术夹(细箭号)。注意左侧肾缺失。C, 多探头 CTA 显示股浅动脉的一长段完全闭塞(两个箭头之间)。这些狭窄已成功置入支架。再次注意先前隐静脉采集相显示的手术夹(细箭号)

相对禁忌证。CTA 成像其他方面的局限包括严重的血管钙化和人造关节,后者可形成伪影散射。尽管轻中度的伪影散射可能给支架内在狭窄的准确评估造成困难,但 CTA 仍可显示支架安放后的血管腔。

传统 MRI 通过发展更强力的磁体以及改善扫描算法同样获得了技术方面的进展。与 CTA 类似,MRA 也可达到亚毫米的空间分辨率。然而与 CTA 不同,对每位患者进行 MRA 的扫描时间可高达一小时。若入院或申请操作患者较多,操作量的问题会引人注意。通过软件也可以将 MRA 图像重建为三维影像。

MRA 利用磁场和各种频率无线电波探测给定组织中质子排列和分布的改变。MRA 较 CTA 明显的优势是 MRA 在操作过程中不使用电离辐射或碘造影对比剂。因此,MRA 不存在随机损伤或造影剂相关性肾病

的风险。MRA 通常使用钆对比剂、顺磁金属离子提高人体器官、组织、血管的成像质量。因曾有报道钆对比剂引起的肾源性系统性纤维化的案例,所以此类试剂标签上应以加框警示。尽管 FDA 并未许可钆对比剂用于 MRA(仅批准用于 MRI),但它经常被影像科使用以便于更好的观察血管情况。MRA 可以在不使用钆对比剂的情形下应用,供方可能希望明确说明避免使用此类对比剂,尤其是对于肾功能不全的患者。携带心脏起搏器或除颤仪的患者不能进行 MRA 检查,因为磁体可干扰仪器的功能。近期,MRA 相兼容的起搏器已经被应用。虽然严重钙化的血管可通过 MRA 获得充分的显像,但支架在图像中可以类似空洞形式出现,因此,即使支架十分通畅,仍然会使临床医生产生血管完全闭塞的假象。

MRA 通过血流动力学检测到血管严重狭窄的假阳性率明显高于 CTA。CTA 显示的血管腔基本为一个充满造影剂的圆柱体。因此，精确评估血管的狭窄程度是可能的。然而，MRA 技术要求血管内血液流动以确定血管的部位。当血管走行与电波的频率通过同一平面，则该技术的缺点就被暴露出来。该情况下将形成流空现象，表现类似血管走行中的空隙，因此经常过度诊断为血管狭窄。该现象在肾动脉起始端及曲折的颈动脉尤为常见。

有创性造影检查

自 20 世纪 50 年代起，传统有创的诊断性血管造影检查已成为诊断 PAD 的金标准。这项技术包括经皮血管内导管置入，通过导管注射碘造影对比剂，并记录荧光图像。与 CTA 相似，传统的血管造影术使用电离辐射，因而也具备类似的风险。该操作潜在发生的并发症包括血管切入位点的损伤，假性动脉瘤或动静脉瘘形成，出血，血管离断，动脉斑块栓塞等。出于这些原因，血管造影术主要作为有进行血管内干预治疗预期的患者的保留手段。

治疗

PAD 的治疗应该包含患者护理计划，其中包括：①对患者的教育，包括动脉粥样硬化的病理生理学变化，促进疾病的危险因素和疾病的预后；②鼓励患者改变生活方式，重点强调纠正生活中危险因素，并进行日常锻炼；③药物治疗以缓解症状及治疗危险因素；④血管重建以缓解 IC 症状和对 CLI 病例进行肢体抢救。治疗目的是：①通过减轻症状改善患者的功能状态，改善生活质量以及增加活动耐力；②通过血管重建保全肢体及减少或限制截肢范围；③通过积极修正危险因素，防止动脉粥样硬化进展；④降低重大心脑血管事件死亡率和诸如 MI 或脑卒中的非致死性心脑血管事件发生率。

危险因素管理

在预防 PAD 的发生发展过程中最重要的策略是积极控制动脉粥样硬化的危险因素。美国心脏学会（AHA）和全国胆固醇教育计划（NCEP）都推荐，对 PAD 患者采取与已获诊断的冠心病患者相同的危险因素矫正水平（Grundy et al.，2004c；Smith et al.，2001）。尽管人们越发认识到 PAD 与高死亡率相关，但长期以来对于患者危险因素仍治疗不足。这一结论已被 Rehring 等（2005）的队列试验研究数据证实，该队列研究包含 1733 名已

知患有 PAD 但无明显冠心病表现的患者。其中只有 33.1% 的患者接受 β- 受体阻滞剂治疗，28.9% 患者使用 ACEI，31.3% 患者接受他汀类药物治疗。更深一步的研究发现，有 92% 的患者近期进行了血压测量，但其中 56% 收缩压超过 130mmHg，45.5% 患者舒张压＞80mmHg，以及 13.6% 舒张压＞90mmHg。此外，只有 62.6% 的患者筛查了血脂情况，有 56% 比例人群的 LDL-C＞100mg/dl，以及 21% 患者的 LDL-C＞130mg/dl。最后，对于合并糖尿病的患者，其中 54.2% 患者的糖化血红蛋白＞7.0%（Rehring et al.，2005）。当下的实践模式应该可以明显改善这些数据。我们必须积极识别动脉粥样硬化的危险因素，并严格管理和治疗以降低疾病进展的风险。

锻炼

推荐所有的 PAD 患者日常进行有氧运动。步行训练项目能够延长发病到出现跛行症状的时间并可增加最大行走距离的功效已经得到明确证实（Hiatt and Regensteiner，1990；Hiatt et al.，1994）。规律的体育锻炼对于功能储备，运动耐量以及生活质量的改善具有显著影响。推荐每天进行至少 30～45 分钟的锻炼，至少每周进行 3 或 4 次。并且还需通过增加与日常生活方式相关的活动补充，例如午餐时间的散步，从事园艺劳动或家务（Smith et al.，2001）。

体重控制

肥胖已经达到流行的水平，其最终可促成动脉粥样硬化的进展。应为患者提供积极减重策略，并将目标 BMI 控制在 $18.5 \sim 24.9 kg/m^2$（Smith et al.，2001）。

药物治疗

药物治疗可分为两个独立但同等重要的部分：①控制危险因素的药物；②缓解肢体缺血或跛行症状的药物。

控制危险因素的药物治疗与其他任何形式动脉粥样硬化性血管疾病如冠状动脉或脑血管疾病的处理一样。最应着重铭记在心的是 PAD 患者有着高死亡率，因此对于他们应该更加积极治疗。目前已有国家指南，应遵循其进行动脉粥样硬化性血管疾病的一级及二级预防（American Diabetes Association.2005；Grundy et al.，2004c；The Seventh Report，2004；Smith et al.，2001）。药物治疗的四种主要类别包括：①抗血小板药物治疗；②药物降脂治疗；③药物抗高血压治疗；④血糖控制。特殊的治疗方式和治疗目的在本章的其他部分有详细阐述。应当了解这些药物是互补的并且具有

相互协同的益处。从实际的立场出发，具有多种并发症的患者可能每天服用多种药物，故为了保证患者的依从性，应该反复教育患者控制危险因素的重要性。

唯一获 FDA 批准且其益处得到广泛认同的用于缓解跛行症状的治疗药物为西洛他唑（培达）。西洛他唑为一种磷酸二酯酶Ⅲ抑制剂，可提高细胞内 cAMP（环磷酸腺苷）的浓度，从而具有显著的抗血小板及扩张血管作用，并且可能具有抗增殖的特性（Tsuchikane et al., 1999）。西洛他唑大部分在肝脏经肝单加氧酶 $P450_{3A4}$（CYP3A4）同工酶代谢，少部分由 2C19 和 1A2 亚型代谢。尽管西洛他唑并不抑制 CYP450 系统，但能够抑制 CYP3A4，CYP2C19，CYP1A2 亚型酶的药物可导致血清中西洛他唑浓度的升高。

己酮可可碱是另一种于 1984 年被 FDA 批准用于治疗跛行的药物。然而，并没有随机数据表明该药效果好于安慰剂，因此没有推荐使用该药治疗跛行。

有 8 项随机临床试验（RCTs）对比了西洛他唑与安慰剂及己酮可可碱的药用效果（Smith，2002）。所有研究均证实，西洛他唑较安慰剂而言可以稳定并显著地改善客观及主观试验终点。在一项研究中，对比了西洛他唑（100mg，每天 2 次）与己酮可可碱（400mg，每天 3 次）及安慰剂，西洛他唑治疗后，该组患者进行踏板运动试验的最大行走距离较治疗前基线值增加 54%，对比己酮可可碱组患者最大行走距离增加 30%（$P<0.001$），安慰剂组则增加了 34%（图 27-28）（Dawson et al.，2000）。

血管重建

周围动脉血管重建指征表明改善患者缺血症状，包括 IC 及静息性缺血痛，以及在重度肢体缺血中保全患肢。历史上，血管重建曾以外科手术方式完成；然而随着血管内操作技术的进展，目前，经皮介入进行血管重建已作为一线治疗法进行操作。从 1995 年到 2000 年，在美国进行经皮血管重建术治疗的患者数量增加了几乎 1000%，相比之下，接受手术血管重建的人数则下降了大约 30%～35%（图 27-29）（Anderson et al.，2004）。

与血管手术相比，血管内操作方法具有类似的快速操作成功率，并且大幅度降低了围操作期的死亡率，缩短了康复所需时间，缩短了住院时间，减少了疼痛。另一方面，在血管内操作中由于新生血管内皮的生长导致的术后再狭窄也是证据充分的，缓慢的进程可能要数周到数月才出现，因此需要更高的重复血运重建率，尤其是随访的中间区段。而外科手术早期有较高的发病率和死亡率，但是预期反复血运重建的频率较低。但是，手术治疗只能重复有限的次数，因为手术切

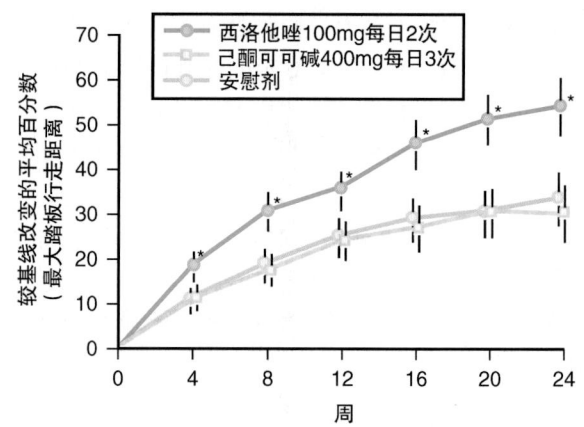

图 27-28　间歇性跛行患者被随机分配到西洛他唑、己酮可可碱及安慰剂治疗组，测量各治疗组的患者经治疗后最大踏板行走距离较基线最大值改变的平均百分数，以 4 周为节点，星号标注的提示西洛他唑较己酮可可碱及安慰剂对比 $p < 0.05$（Reprinted with permission from Exerpta Medica. Dawson DL, Cutler BS, Hiatt WR, et al. A Comparison of cilostazol and pentoxifylline for treating intermittent claudication. Am J Med. 2000; 109: 523-530.）

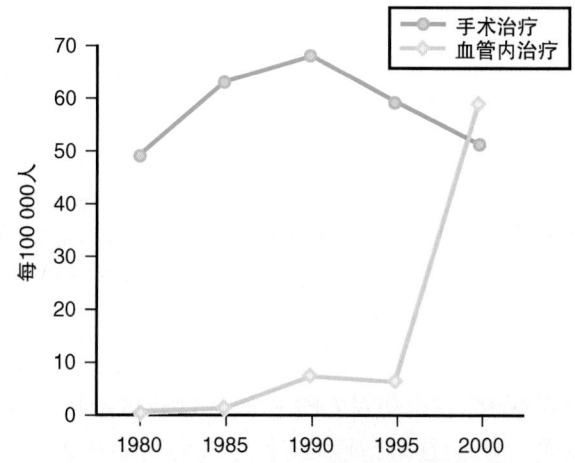

图 27-29　自 1980 年至 2000 年使用经皮血管重建术及手术血管重建术治疗下肢末端缺血的总人数变化趋势。数据主要通过使用美国非联邦政府性医院的全国出院调查问卷，对所有血管操作的 ICD-9 编码进行回顾而获得（Modified from Anderson PL, Gelijns A, Moskowitz A, et al. Understanding trends in inpatient surgical volume: vascular interventions, 1980-2000. J Vasc Surg. 2004; 39: 1200-1208.）

开平面，手术位点及吻合位点在反复的手术后可遭受损伤，而且血管也会呈现功能衰竭状态。而血管内操作可根据需求进行多次重复以保证血管的活力。

微创途径进行血管重建的吸引力在于，它显著降低了患者接受治疗的门槛。由于手术的早期风险比较高，传统的手术理论认为在出现威胁肢体的情况前都应进行保守治疗。然而，这使许多未能接受手术的患者面对 IC 治疗不足而病情逐渐恶化的处境。血管内治

疗法在这一理念上提出了思考模式的改变。因为它更安全、有效以及可重复,患者可在尚处于跛行阶段的疾病过程中接受早期的治疗,使生活质量获得显著的改善(Dippel et al.,2004)。图 27-30 显示了一例血管内血管重建前后的动脉。

每年非创伤原因导致的截肢数大约 150 000～200 000 之间(American Diabetes Association Fact Sheet,2005)。令人担忧的数据是 40%～50% 的病例在接受截肢手术术前没有进行血管造影。据估计,这些被截去肢体中的 90% 以上可经血管重建抢救而挽留,或者缩小截肢范围。相对于手术途径而言血管内途径血管重建的另一个优势是即使在没有远端靶血管可以构建旁路,或者手术治疗在技术上不具备可行性时,血管内操作急诊治疗在使完全闭塞的动脉获得重建上仍有高成功率。因此,推荐经药物治疗后症状未得到足够缓解的 CLI 病例或症状限制的跛行患者进行血管内途径的血管重建治疗。若血管内途径不可行,则应考虑手术作为二线治疗手段。

小结

周围血管疾病为一种诊断不足,治疗不足,高度流行,呈年龄依赖的疾病状态,并由于可合并发生心血管或脑血管事件而具有高死亡率。而且,PVD 对于患者生活质量有严重的负面影响,患者功能状态可具有类似于 CHF 患者 NYHA Ⅲ 级的症状。临床医生必须在诊断和治疗 PVD 方面付出更多努力。PVD 的诊断包括具有目的性的病史采集和体格检查,无创性血管检查,以及 CTA 或 MRA 图像。治疗包括日常锻炼,戒烟,治疗有关危险因素以达到目标值,以及通过药物或血管重建操作缓解缺血症状。对于 CLI 患者,无论是否有组织缺损的,都应立即推荐进行紧急血管重建。应对算法如图 27-31 所示。

重要诊断试验

● "静息 ABI 用于下肢 PAD 疑似患者的诊断。具有下列 1 项以上者即为下肢 PAD 的疑似患者:劳累型腿的症状、无法愈合的伤口、年龄≥65 岁,或者年龄≥50 岁且有吸烟史或糖尿病史。"并且,"当下肢 PAD 临床疑似患者由于不可压缩血管而使 ABI 结果不可靠时,用趾肱指数进行确诊。"(Anderson et al.,2013)(ACC/AHA guidelines)(推荐强度:A 级)。

● "四肢的多普勒超声可用于诊断 PAD 的解剖位置及狭窄程度。多普勒超声被推荐用于股腘动脉或股胫足动脉搭桥术置入静脉导管后的日常监测。监测时间间隔应至少为 3 个月、6 个月、12 个月,及移植物放置后每年进行。"(Anderson et al.,2013)(ACC/AHA guidelines)(推荐强度:A 级)。

● "四肢的 MRA 可用于诊断 PAD 的解剖位置及狭窄程度。四肢的 MRA 还可用于筛选下肢 PAD 患者中适合做血管内介入治疗的患者。"(Anderson et al.,2013)(ACC/AHA guidelines)(推荐强度:A 级)。

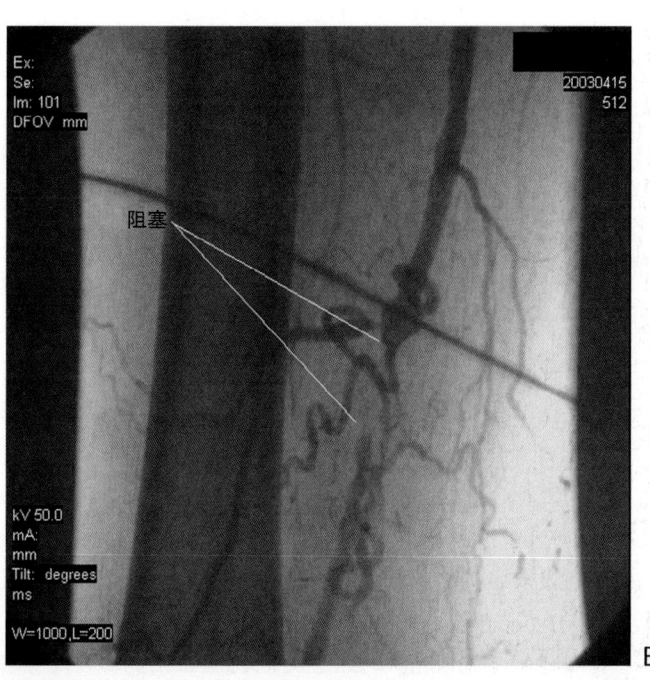
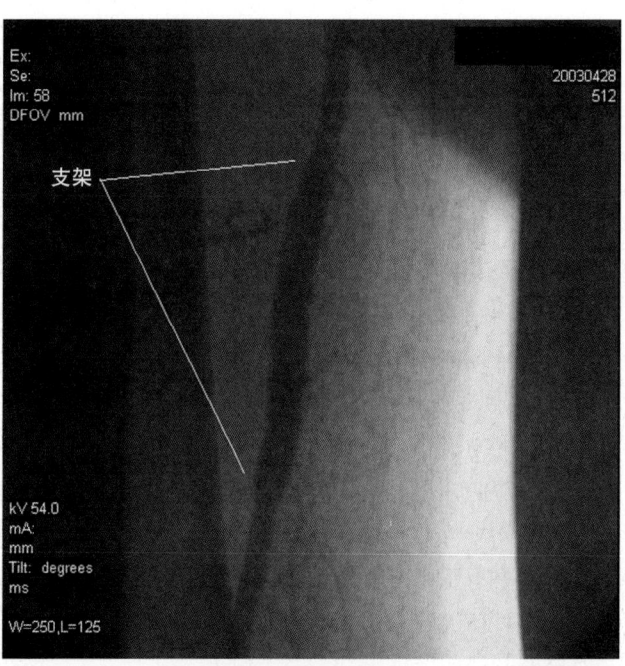

图 27-30 A,右侧股浅动脉的基线血管造影显示一段短距离,慢性完全性阻塞。B,支架植入术后 2 周,同一条血管的造影表现

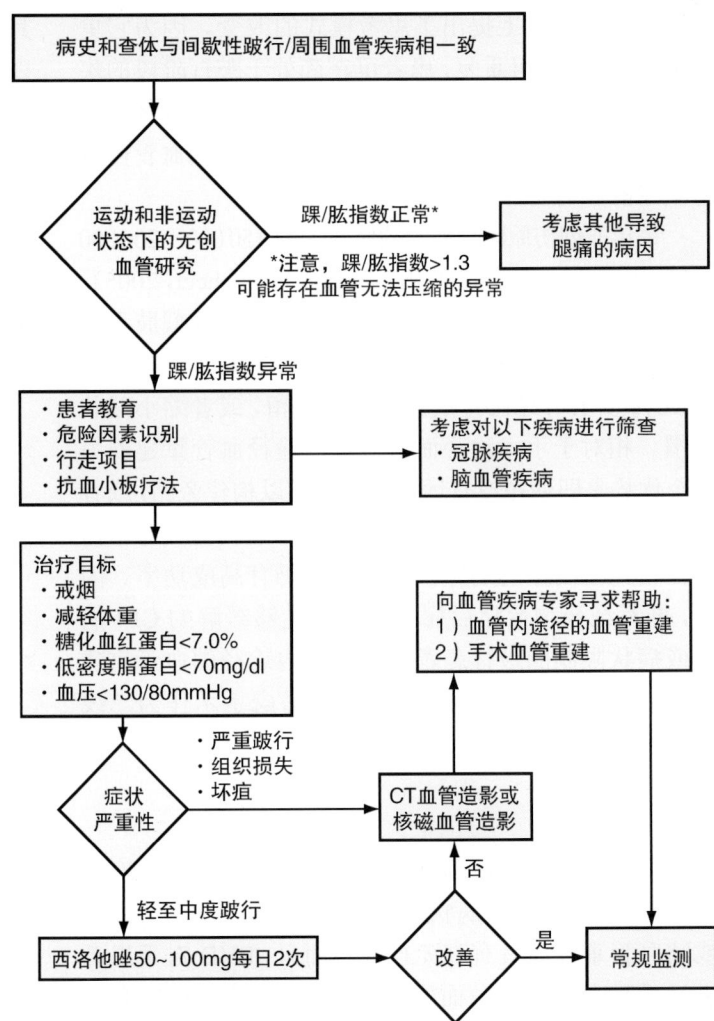

图 27-31 周围血管疾病患者的管理算法。ABI, 踝肱指数; BID, 一天两次; BP, 血压; CTA, 电子计算机体层摄影血管造影术; HbA₁c, 血红蛋白 A₁c; LDL, 低密度脂蛋白胆固醇; MRA, 磁共振血管造影术

治疗要点

- "对于吸烟患者或者曾经有过吸烟史的患者,应在每次随访时询问其烟草的使用情况。应为该类患者提供戒烟有关的咨询,帮助其制定戒烟计划,计划应包含药物治疗或将其转至戒烟有关项目。如果没有禁忌证或者其他临床强适应证,应采用以下 1 种或多种药物治疗方案:伐伦克林、安非他酮或尼古丁替代治疗。"(Anderson et al., 2013)(ACC/AHA guidelines)(推荐强度:A 级)。

- "对于患有高血压的下肢 PAD 患者,应采取抗高血压治疗,血压控制目标为 140/90mmHg 以下(无糖尿病的患者)或者 130/80mmHg 以下(有糖尿病或慢性肾病的患者),以减少患 MI、卒中、CHF 及心血管疾病的风险。β 受体阻断药是有效的抗高血压药物,同时对 PAD 患者没有禁忌。"(Anderson et al., 2013)(ACC/AHA guidelines)(推荐强度:A 级)。

- "对于间歇性跛行的患者,推荐的首要治疗方法是经指导的运动训练项目。经指导的运动训练每次至少进行 30～45 分钟,每周至少进行 3 次,至少持续 12 周。"(Anderson et al., 2013)(ACC/AHA guidelines)(推荐强度:A 级)。

- "对于有症状性动脉粥样硬化的下肢 PAD 患者,抗血小板治疗被证明能降低 MI、卒中和血管性死亡的风险。使用范围包括有间歇性跛行或 CLI 的患者、下肢血管重建术前(血管内介入或者外科手术),或者下肢缺血性疾病截肢术前。"(Anderson et al., 2013)(ACC/AHA guidelines)(推荐强度:A 级)。

- 患者应每天服用 81～325mg 阿司匹林,除非存在阿司匹林治疗禁忌证。这些禁忌证比如活跃的胃肠道出血或者有阿司匹林过敏史(Anderson et al., 2013)(ACC/AHA guidelines)(推荐强度:A 级)。

- 氯吡格雷 75mg/d 可作为阿司匹林之外的另一种选择(ACC/AHA guidelines)(推荐强度:A 级)。

- 西洛他唑(100mg 口服,2 次 / 天)被证明能有效改善下肢 PAD 及 IC 患者的症状和行走距离(Anderson et al., 2013)

（ACC/AHA guidelines）（推荐强度：A 级）。

- LDL-C 水平应控制在 100mg/dl 以下，以 70mg/dl 以下为佳。除了饮食控制和锻炼之外，应选择一种他汀类药物作为一线药物治疗方案（ACC/AHA guidelines）（推荐强度：A 级）。
- 对于患有 CLI 且预计期望寿命在 2 年以上的患者，当条件允许，有可用的静脉套管时，可考虑采取搭桥手术（推荐强度：A 级，AHA/ACC 指南）（Anderson et al.，2013）。
- 当锻炼项目和氯吡格雷治疗不足以缓解缺血症状时，患者应采取血管重建治疗（ACC/AHA guidelines）（推荐强度：A 级）。
- 所有重症肢体缺血患者，无论有无组织缺损，都应立即进行血管重建治疗（ACC/AHA guidelines）（推荐强度：A 级）。

主动脉疾病

主动脉存在几种组织病理改变，包括粥样硬化、退行性变、遗传变异以及血管炎或炎症（Hiratzka et al.，2010）。主动脉的动脉瘤可存在于胸主动脉、腹主动脉，或者两者均有。胸主动脉瘤（TAAs）可由多种因素引发，包括：①囊性中层退行性变，常见于马方综合征，影响主动脉根和升主动脉；②遗传因素，大部分与二叶式主动脉瓣、Turner 综合征、Ehlers-Danlos 综合征或家族性 TAA 有关；③粥样硬化，腹主动脉较胸主动脉常见；④炎症，如巨细胞主动脉炎和多发性大动脉炎；⑤感染，如梅毒性主动脉炎和感染性主动脉瘤。

TAA 的患者通常无症状，而是由日常的胸部 X 线检查或 CT 扫描诊断确定。他们可能同时伴有主动脉瓣关闭不全，这可由超声心动图确诊。较大的 TAAs 可有较大影响，可导致吞咽困难、咳嗽和声嘶。然而，他们也可出现在危险的解剖位置、出现壁内血肿和破裂。总体而言，当动脉瘤的大小超过 5.0cm 时，其增长会加速（0.79cm/yr）。除了某些特定遗传病，当动脉瘤的大小达到 5.5cm 及以上，或者对于高手术风险的患者达到 6.5cm 及以上时，应对 TAA 进行修复。如果 TAA 迅速扩大（> 0.5cm/yr），有严重的瓣膜关闭不全，以及出现了症状时，应尽早修复。但是，有马方综合征的患者建议在 4.5～5.0cm 时进行修复（准备怀孕的马方综合征女性患者应在达到 4.0cm 时进行升主动脉修复），二叶式主动脉瓣或家族性 TAA 的患者建议在 5.0～5.5cm 时进行修复，Loeys-Dietz 综合征的患者建议在 4.4～4.6cm 时进行修复。TAA 患者应使用 β- 受体阻断药以维持治疗，使收缩压控制在 110～125mmHg，心率控制在 50～60 次 / 分。ARB 类药物对马方综合征患者同样重要（Hiratzka et al.，2010）。

TAA 患者在确诊后应接着进行 MRA 或 CTA 检查，6 个月内再重复检查。如果其大小维持稳定，则每年进行一次 CT 或 MRA 检查。对于某些特定遗传病如 Loeys-Dietz 综合征，应完善主动脉成像（升主动脉、降主动脉及腹主动脉）。TAA 的患者应至少每年进行一次超声心动图检查。如果 TAA 的大小增长较快，则需要更频繁的检查（Hiratzka et al.，2010）。

腹主动脉瘤以男性更为常见。其危险因素包括高龄、AAA 家族史、动脉粥样硬化和吸烟（Lederle et al.，2000）。3 年随访间 AAA 破裂的预测因素有女性、较大的动脉瘤初始直径、较低的 1 秒用力呼气量（FEV_1）、当前吸烟，及有较高的平均血压（Brown et al.，1999）。USPSTF 推荐有过吸烟史且年龄大于 65 岁的男性，或年龄大于 60 岁且兄弟姐妹或父母有 AAA 的男性，进行一次性超声筛查。目前，对于一名中等身材的男性，当 AAA 大小达到 5.5cm 或以上时，是修复治疗的合理目标，除非在随访过程中其大小提前出现了陡变。对于女性，4.5～5.0cm 的阈值是比较合适的。对动脉瘤的监测应在每 6 个月到每年的基础上进行。修复可有外科手术和血管内介入的方式，其选择基于几个因素，包括动脉瘤的位置和大小、主动脉的大小和弯曲度、外科手术风险，以及患者的偏好。

急性主动脉综合征可由几个因素导致，包括主动脉瘤的快速增长、主动脉夹层、壁内血肿、穿透性粥样硬化性主动脉溃疡，以及创伤。主动脉夹层是典型表现。主动脉夹层的预测因素包括高龄、HTN、男性、主动脉瘤病史、血管造影或心脏手术过程中的医源性损伤、妊娠，或与二叶式主动脉瓣或马方综合征有关。这种疾病会威胁生命，十分危急。每小时死亡发生率通常在 1%～2%。当突发剧烈的胸部或肩胛部撕裂痛或针刺痛时，应怀疑主动脉夹层的可能，特别是那些有上述危险因素的患者。CTA 可以准确诊断出该病。主动脉夹层累及升主动脉或主动脉弓的（Stanford A 型）需要紧急外科手术；但是那些远端延伸至左锁骨下动脉的（Stanford B 型），当没有器官损害、破裂或先兆破裂，或者顽固性疼痛出现时，可采取药物治疗。维持治疗的药物有 β- 受体阻断药和静脉血管舒张药，应避免心导管插入术和治疗心压塞的心包穿刺术。急性主动脉夹层愈后患者应作为门诊患者密切随访，进行主动脉连续成像检查（在夹层解除后的 1、3、6 个月，随后每年 1～2 次）。血压控制和对可预防的危险因素的积极改正也是强烈推荐的。

周围静脉疾病

　　静脉疾病非常普遍,在美国有超过 2500 万人患此病(Brand et al.,1988)。据估计,每年在治疗上的花费超过 200 万工作日和 14 亿美元。预计 5% 或更少的患者会进行求医,他们中大部分存在严重的静脉反流性疾病。无论年龄,静脉反流性疾病在女性中较男性更为高发。同时,随着年龄增长,男性和女性的慢性静脉功能不全发病率都将增高。除了年龄和性别,其他几个因素也与静脉功能不全有关,包括遗传、肥胖、站立性职业、久坐的生活方式及既往创伤史或手术史。大隐静脉及其分支、小隐静脉或交通支静脉,很可能是慢性静脉功能不全的元凶。首选的治疗是穿弹力袜、锻炼、减重或非外科消融法(频射或镭射)。深静脉系统可能也会存在严重反流,但是其治疗只能限制在保守治疗。

　　静脉功能不足可能源于静脉的过度扩张或对静脉瓣的实际损伤。这使静脉瓣无法正常关闭,导致血液在下肢淤积、静脉 HTN、水肿、疼痛、瘙痒、沉重、多动腿、皮肤色素沉着,最终导致溃疡形成。这些典型表现会随着时间推移加重,在清晨腿架高在床上时可有所缓解。2/3 的患者在使用分级弹力袜、锻炼和减重后症状得到缓解,这些也是重要的首选的保守治疗方法。

　　初级保健医生需要获得全面的病史,包括症状发生的部位和频率;深静脉血栓或创伤史;妇科和产科史;静脉功能不全或凝血功能紊乱家族史;既往药物治疗、硬化疗法、消融治疗或手术剥离方案;瘙痒的症状;腿部的不自主运动;溃疡或色素沉着,特别是在小腿和内侧脚踝上的;腿抬高或穿弹力袜后症状的改变;跛行;以及静脉曲张的表现。此外,需要对腿部进行体格检查,看是否有静脉淤血、色素沉着、下肢静脉搏动、通过静脉听诊确定是否有动静脉瘘、静脉曲张、皮炎、溃疡、凹陷性水肿、皮肤条索或者脂性硬皮病、单侧或双侧肿胀,以及 CEAP(临床症状、病因学分类、解剖分布和病理生理学分布)分级。

　　CEAP 分级常用于描述静脉疾病的严重程度。病因学分类是诊室最常用的分级法,包括 CEAP 0 级,没有可见或可触及的静脉疾病体征;CEAP 1 级,毛细血管扩张或网状静脉形成;CEAP 2 级,静脉曲张;CEAP 3 级,水肿;CEAP 4a 级和 4b 级,皮肤改变,包括色素沉着和静脉湿疹或伴有脂性硬皮病;CEAP 5 级,已愈合的静脉性溃疡;CEAP 6 级,活动的静脉性溃疡。同时,腿部在任何治疗前和治疗后的影像资料也需要注意。

心脏电生理及心律失常

　　准确理解和解释心电图、心律长条图和异常心脏搏动是一种有益的做法。理解不仅要基于对图形的认识,还要基于单个细胞及细胞集合电活化和复极化的知识。对未来应发生事件的预测将有助于理解在任何特定心跳区间内正在发生的事件。了解电生理学和心律异常学的发展史将进一步帮助进行节律治疗。通过这种理解,可达到对个体心律失常准确的解释和治疗。

　　正常的心肌细胞活动包括自律性、节律性、传导性和收缩性。相比典型的心肌细胞,特定的心肌细胞在这些功能中的某一项中表现更好,进而促进整个器官的运作。临床上的心律失常源于冲动形成障碍、兴奋传导障碍,或者这些事件共同导致(Akhtar et al.,1988; Zipes and Jalife,1990)。

　　所有心肌细胞的正确运作有赖于正常工作的细胞膜或肌纤维膜。与中央和周围神经元类似,心肌细胞有磷脂分子构成的双层细胞膜,上有特殊通道和孔道,使其具有对许多分子的半透膜功能。钠(Na^+)、钾(K^+)、钙(Ca^{2+})、氯(Cl^-),以及其他离子以有组织的方式通过细胞膜,使细胞从电负性的静息状态开始去极化。沿着心肌细胞长轴和短轴分布的特化结构促使其机械活动和电活动的耦合(Hoyt et al.,1989)。

　　对 Na^+ 和 Ca^{2+} 具有不同通透性的两种特化的电活化细胞类型引发了特定的反应。慢去极化和慢传导的钙依赖细胞在窦房结和房室交界区更为多见。快去极化和快传导的钠依赖细胞分布则更为广泛,包括心房和心室细胞、特化的浦肯耶纤维,以及异常的心脏结构如旁路通道,这在本节后面将会讨论。药物、缺血、损伤、纤维化和外部刺激会对这些细胞造成不同影响,从而使各种心律失常得以诊断和治疗。

心脏解剖

　　正常的心跳源于一系列的电活动和机械活动,可推动血液向前输出。当自主神经张力和代谢应激发生变化时,心率和心脏收缩力随之变化,从而使心功能发生改变。为了实现这样的功能,心脏已经形成了一个特殊的传导系统。

窦房结复合体

　　窦房结(SA)起始于右心房房间隔上部,位于上腔静脉侧缘与右心房和右心耳的交界处,横向延伸至界嵴(Schlant et al.,1994)。窦房结包含三种类型细胞:

结细胞、移行细胞和心房肌细胞。灵长类动物心脏冲动的形成和节律性受节后肾上腺素能和胆碱能神经末梢丰富的神经支配(Billman et al., 1989)。冲动离开窦房结复合体，沿着右心房和左心房传导，并在房室结汇聚。冲动的传导究竟是优先沿着特化的结间通路的前中后传导和房间通路传导，还是仅仅沿着心房肌细胞传导，仍然存在争议(Racker, 1989)。但不管怎么说，右心房和左心房的去极化会在55～100ms内发生，形成了体表 P 波。窦房结复合体内的细胞主要是 Ca^{2+} 依赖的慢传导细胞，相比心房和心室的心肌细胞和浦肯耶纤维有更高的膜静息电位(Sperelakis, 1979)。

房室结复合体

房室结位于 Koch 三角的顶端。它由三尖瓣隔叶和 Todaro 腱构成(Anderson et al., 1988)。房室结位于心内膜下，肉眼不可见。结节经房室沟延伸至心室内成为希氏束，随后分支为希氏 - 浦肯耶系统的左右束支。房室结内含的细胞与窦房结的 P 细胞类似。这些细胞及与之关联的移行细胞构成了一个受胆碱能和肾上腺素能丰富的纤维支配的慢传导结构。其自律性和传导速度受到这些神经支配的影响。慢传导的钙依赖细胞在房室结内占支配地位。在房室结内的传导时间大致为 P 波结束到 QRS 复合波开始的这段时间。

束支网络和希氏 - 浦肯耶组织

房室结的远端部分构成了希氏束。这些细胞包含快传导的钠通道依赖细胞，有电负性更低的静息电位。它分叉后成为左右束支，并最终形成心内膜下的浦肯耶网络，这些纤维传导冲动的速度比心房和心室的心肌细胞快 10 倍，比窦房结和房室结的细胞快 50～60 倍(Sperelakis, 1979)。希氏 - 浦肯耶网络的快速激活，使所有右心室和左心室的心肌细胞几乎同时被活化。浦肯耶纤维的活化使体表心电图上产生了一个狭窄的

QRS 复合波(< 120ms)。右束支或左束支的异常将导致由细胞 - 细胞激活的心肌的活化变慢，这就使体表心电图上产生了典型的宽的束支阻滞 QRS 波(>120ms)。

心房和心室肌细胞

心肌细胞是特化的细胞，当电刺激达到阈值时，该细胞可被激活而缩短，进而为心脏收缩提供了机械力。其细胞膜具有激活快速钠通道的特性。细胞的去极化使肌浆中的钙释放，令心肌细胞收缩。其传导速度介于窦房结及房室结细胞与浦肯耶纤维之间。细胞死亡、损伤导致的瘢痕、功能性传导减慢或细胞自律性改变，可引起临床心律失常(Zipes, 1992)。

动作电位

部分学生和医生对心脏组织的动作电位图解相当畏惧。然而，理解显微水平或细胞水平上的一些简单概念，会使心律失常的评估和治疗变得更为简单。

图 27-32 中，图片展示了快速 Na^+ 向内细胞电流和慢速 Ca^{2+} 向外细胞电流形成的跨膜动作电位。在图左侧，4 相代表跨膜静息电位，为 -90mV，此时细胞内区域为负电。这种膜电位差异由一个耗能的钠 / 钾泵维持。该细胞膜在静息时对钾(K^+)通透，对 Na^+ 不通透。通过消耗能量，3 个 Na^+ 离子被泵出细胞外，并交换 2 个 K^+ 离子进入细胞。带正电的 K^+ 离子通过化学梯度流出细胞，这便使细胞内空间带上负电。

0 期的特点是 Na^+ 快速流入细胞，使细胞去极化。钠内流是有门控的。当一个足够大的去极化发生后，离子通道恢复并开放，允许更多离子内流。当通道打开后，离子达到平衡电位，细胞膜的电导性下降。通道关闭，Na^+ 再次无法通透内流。1 期表现的是细胞的快速复极化，去极化通过短暂的 K^+ 外向电流与 β- 肾上腺素能、AMP 及组胺激活的氯(Cl^-)内向电流形成，使膜电位恢复至 0mV。

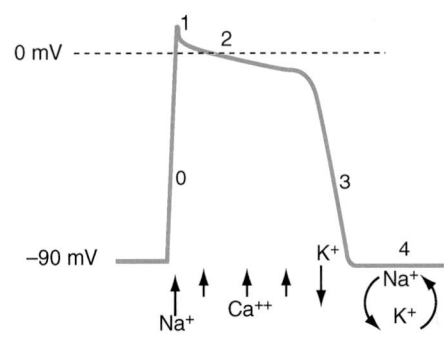
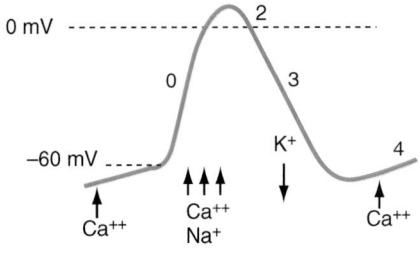

图 27-32　产生静息电位和动作电位的电流和通道: 左侧，心房和心室细胞的程式化动作电位的时间过程; 右侧，窦房结细胞的时间过程。上面是对电活动中的电流起作用的各种通道和泵

2 期或者平台期是一个较长的时期，可持续几百毫秒。细胞膜对所有离子的电导性急剧下降。Na⁺/K⁺ 泵的持续活动使膜电位轻微下降。一个内向的 K⁺ 整流电流使细胞进一步去极化，同时伴随 Ca²⁺ 通过慢速内向钙通道的持续内流。3 期表现的是细胞膜最终的快速复极化。这源于慢速内向钙电流的失活和一个外向 K⁺ 电流的激活。细胞内空间变得更为电负性，对钾的电导性以一种反馈的形式增加。

4 期在 3 期结束后开始。然而，在心脏的某些部分，会产生一个较小的去极化电流，并可能达到临界值而使细胞去极化。这一内向去极化电流可见于窦房结、房室结远端和希氏 - 浦肯耶纤维。这导致了细胞的自律性。窦房结的去极化速率大于其他结构，这便使窦房结成为优势起搏点。肾上腺素能和胆碱能的调节进一步使窦房结成为较快的起搏点，使其他类似起搏点的组织的自律性服从于窦房结。更频繁的刺激使动作电位的 2 期和 3 期缩短，导致传导速度不变或轻微增加。

在图右侧，展示的是慢速内向电流型细胞的动作电位。在这些细胞中，相比浦肯耶纤维和心肌细胞，钙和钾在使静息膜电位负性轻微降低上发挥了更重要的作用（4 期）。0 期始于慢速 Ca²⁺ 电流的激活。1 期并未见，平台期也不及之前的长，这源于慢速活化和失活的 Ca²⁺ 电流主导的 Ca²⁺ 和 K⁺ 电流相对重要。更频繁的刺激导致静息膜电位下降，0 期峰值速率下降，3 期复极化变慢，最后整体传导速率变慢（Rosen and Schwartz, 1991）。

抗心律失常药物对 Na⁺、K⁺ 和 Ca²⁺ 通道或调节通道的受体具有不同作用。通过减慢或者提高细胞膜孔道活性，个体可观察到传导性或复极化特性的改变。这也可在体表心电图的变化上反映出。

体表动作电位（心电图）

体表动作电位可被看作是随时间发生的一系列独立的电活动。图 27-33 图解了心脏活动及其体表心电图。P 波始于窦房结的自发去极化，并传遍右心房和左心房。它在下肢导联是垂直的，因为去极化源于心房的最高部分，并汇集到房室结的房间隔上。在房室结的去极化和传导不引起体表电活动，致使一个始于 P 波结束后、延续至 QRS 波开始的等电部分。P-R 间期是从窦房结激活、经过房室结、直至心室去极化开始的总时间。希氏 - 浦肯耶网络被激活，使大量心室肌细胞快速去极化。这导致一个大的 QRS 复合波。Q-T 间期代表心肌细胞复极化，并可能在束支阻滞、药物作用和遗传病导致的离子通道功能异常的情况下被延长。

心律失常的机制

对于心律失常的引发和持续，目前已经提出了两种主要机制。假定的机制包括冲动形成障碍和冲动传导障碍。这些可能单独发生或者联合发生，并导致独立的电活动和持续的心律失常。自律性的改变或触发激活是冲动形成障碍的两个主要方面。临床上异常自

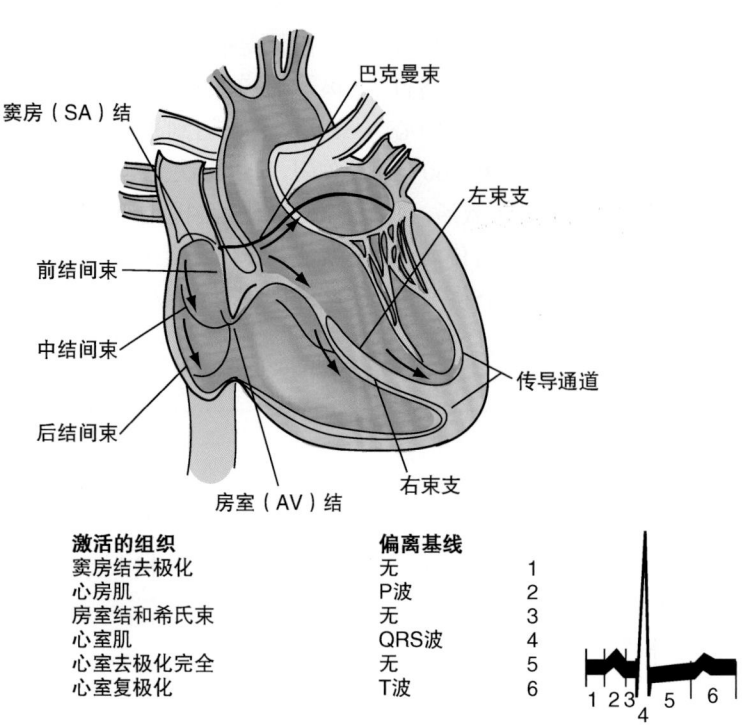

激活的组织	偏离基线	
窦房结去极化	无	1
心房肌	P波	2
房室结和希氏束	无	3
心室肌	QRS波	4
心室去极化完全	无	5
心室复极化	T波	6

图 27-33　心腔及相关联的体表心电图结果示意图

律性的例子包括不适当的窦性心动过速、多源性房性心动过速、窦性间歇、MI 之后的室性异搏心率，以及心衰情况下的异位搏动。触发激活或依赖先前刺激的自发去极化，被认为是早发除极或迟发后除极。这一机制可用来解释缺氧、使用索托洛尔或普鲁卡因胺代谢物、先天及获得性 Q-T 间期延长综合征患者，以及洋地黄毒性导致的心律失常事件。

冲动传导的改变可在临床上被分为伴折返的阻滞和不伴折返的阻滞。单纯性阻滞发生于冲动传导时对邻近组织的去极化刺激不充分，使冲动终止。临床上的例子包括窦房结或房室结阻滞或者单纯性束支阻滞。在窦房结阻滞时，窦房结的正常去极化不足以激活邻近组织，使 P 波消失。在房室结阻滞时，阻滞可能发生在房室结内或在其将要使希氏组织去极化时。这导致 P 波后的 QRS 波延迟或消失。在体表心电图上，房室结阻滞或希氏束阻滞的鉴别仅仅靠猜测。束支阻滞或半支阻滞是特化传导组织的一个特化分支阻滞造成的。束支后的组织激活必须接着通过慢速的肌细胞 - 肌细胞的激活。

在伴折返的阻滞中（图 27-34），在一个组织内的单向阻滞将导致邻近组织的激活。最开始未被激活的组织接着被传导组织激活。已经过时间恢复兴奋性的组织可能接着又被单次激活或循环激活。临床上的例子可能发生在窦房结或房室结内、心房内如心房扑动，以及浦肯耶和心肌组织内如室性心动过速。其他有大折返的心律包括心房折返和预激伴正向或逆向的折返性心动过速。

心律失常的诊断

心律失常的心电图评价

基本的单导联心律长条图仍然在许多诊室中被使用，作为对正在发生的异常心律的一种快速确证。全新的或已经使用过的较廉价设备可以通过许多设备经销商找到。在门诊治疗时，它可以帮助医生对患者所述症状做出快速评估。较昂贵的是 12 导联 ECG 机器，它不仅提供有关监测时心律的有用信息，还可以显示缺血性改变，或以往及目前发生的心肌损伤模式。同时，在心律失常评价过程中，多导联分析有助于辨别难以识别的 P 波。

单导联和 12 导联 ECG 仅仅能识别当时发生的心律失常。显然，这些简单的设备很难识别短暂的或突然发生难以预测的事件。Holter 监测可以通过使用单导联或多导联进行 24 小时心律动态记录。在皮肤表面

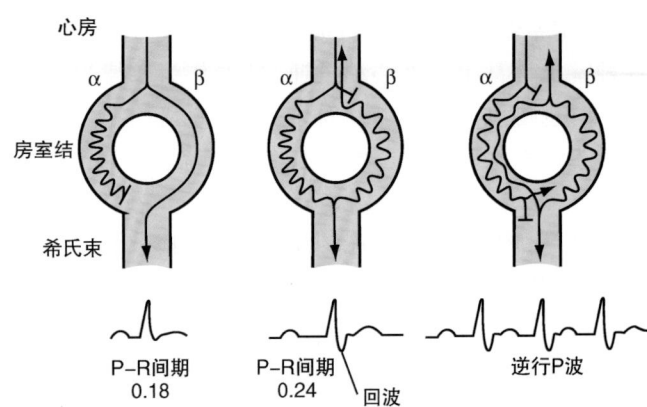

图 27-34　典型房室（AV）结兴奋折返的机制。该机制可以使用快速和慢速通道来表示，这两条通道可以记录到各自不同的传导速度和不应期。β 通道（快速通道）传导速度较快，不应期较长；α 通道传导速度较慢，不应期较短。左图，来自心房的去极化波向前传导通过两条通道，去极化波在 β 通道向前传导的速度比在 α 通道快，P-R 期间正常。中图，快速通道发生了传导阻滞，由慢速通道传导的波使心室去极化。此时，β 通道（快速通道）有足够的时间恢复其兴奋性，导致波逆行向上传导通过快速通道，再次使心房组织去极化，从而引起房室结的回波搏动。右图，折返可持续出现。快速通道在回波搏动时以逆行的形式被激活，具有较短不应期的慢速通道也可以在此期间恢复其兴奋性，这些恢复兴奋性的组织可以再次被来自心房的去极化波激活，传导沿着慢速通道（α 通道）再次返回。循环得以持续进行

放置贴片或电极，并将其连接到一个数字化或模拟记录设备，该设备通常佩戴在患者皮带上。设备会进行离线数据分析并转发给其他设备进行解析。24～48 小时的监测可以提高门诊筛查的灵敏度，使用小型 30 天记录仪可以进行更长时间的监测。通过记录和反复覆盖心律的最后几分钟，非常罕见的心律事件就会被锁定为异常症状性心律，并通过电话传递这个信息。这种方法也可能有助于监测药物治疗反应，例如 AF 的心率控制。但是，长时间接触电极可能导致皮肤刺激而使患者接受度下降。

在 20 世纪 90 年代初，新型的植入式环形监测仪开始得以应用。一种体积比一次性打火机还小的装置被植入胸壁皮肤下方。这些环形记录仪具有可以自动形成，也可以受外界激活启动的记忆功能，并能持续 18～30 个月。对这些记录事件的评估可以在临床医生的门诊进行，并且事件可以发生在较长时间之前。植入手术通常由心脏病专家或电生理专家在其他方法失败时进行。

运动试验可能有助于监测在活动或应激状态下发生的临床事件。肾上腺素能激活状态的升高可以促进传导和复极化。这个试验可以揭示导致传导阻滞的窦

房结、房室结或希氏-浦肯耶细胞疾病，但也可能导致各种室上性甚至室性心动过速，缺血作为心律失常的诱因时也可以被检测到。对于反复的、活动相关心律失常的患者、可疑长 QT 综合征的患者或表现为预激症状的患者，应考虑进行运动试验。

对于心律失常患者，很少需要住院对其进行评估。但是，考虑可能由心律失常导致临床晕厥或体位控制短暂丧失的患者、缺血性心律失常的患者或具有可能危及生命的室性心律失常发作史的患者，则应该考虑住院进行评估。在这种情况下，可以在连续 ECG 监测过程中使用系统的试验方案，对其进行全面检查。

关于心律和 12 导联 ECG 的综合讨论已经超出了本章的学习范围，但是，对所有心律长条图都使用标准的、循序渐进的方法学习，是可以轻松掌握的。熟记冲动形成和冲动传导过程中的变化，通常可以对 ECG 做出正确的诊断。临床信息如药物治疗或既往心肌损伤病史同样具有诊断价值。进行各种心律分析时需要考虑的问题如下：

冲动来源于何处？本质上，则是确定 P-QRS 的关系。确定 P 波是原发性事件还是继发性事件，以及是否与邻近组织去极化有关。如果 P 波存在，检查其形态并确定对于该导联而言它是否正常。如果心律是不规则的，那么这些不规则的搏动看起来是否一致？这些步骤有助于确定节律是来自于心房、房室结还是心室，还可以进一步区分不规则心房事件，如心房颤动（AF）或多源性房性心动过速。室性早搏（PVCs）、束支传导阻滞或预激症状可能引起宽 QRS 波群的搏动。

患者基础心率如何？该心率是否与冲动的起源相匹配？这将可以鉴别在该节律下，心率是过快、过缓还是正常（如窦性心律不齐）。

心律是否规则？是否适合？房颤患者如果还能维持稳定而规则的心室反应，则提示三度房室传导阻滞，并且如果心率快于交界性逸搏心率的预期值，该阻滞则可能是由洋地黄中毒引起的。

心跳周期是否合适且保持恒定？冲动起源改变、基础心率改变和不同程度的传导阻滞（如二度Ⅰ型窦房传导阻滞或房室传导阻滞），都可能导致心电图发生变化。

QT 段、ST 段或 T 波是否有助于诊断？Q 波是否存在？这可为可能导致常见心律失常的代谢性、局部缺血或药物反应提供线索。考虑这几个问题，大多数的心律长条图都可以被正确解释。关于心律失常基本的阐释始于一份高质量的心律长条图，通常具有代表性的导联有Ⅰ、Ⅱ或 V1 导联。多导联有助于诊断，但并非总

是必要的。而对心率、心跳周期和心电轴的评价则是必要的。对节律的规律性、P 波的一致性、QRS 波群、T 波以及 ST 段异常，也都应该进行定性。关于不同节律、可能原因和治疗方法，将在以下各节详细介绍。

心律失常的模式识别

房性心律

> **重点**
>
> ■ 对于无症状或无生命威胁的轻微症状的房性心律，进行治疗的风险应该比不治疗的风险更小。药物治疗引起的致心律失常副作用，包括心室纤颤，在开始进行药物治疗前应该仔细权衡。

窦性心律失常：窦性心律是一种规律的、有组织的心房节律，健康人静息时为 60～100 次/分，部分人低至 40～50 次/分也可能是正常现象。窦性 P 波起源于右心房的高位，所以在肢体导联Ⅰ和Ⅱ中应该为正向。窦性心动过缓起源于窦房结，其 P 波与正常窦性搏动难以区分，但心率慢于正常范围的低值 60 次/分。这种心率对睡眠中的正常人群以及运动员来说是正常的生理现象，也可能是使用了肾上腺能受体阻断药如 β- 受体阻滞剂所致。过度的心动过缓可能是由于睡眠呼吸暂停、疼痛刺激或肠系膜牵拉导致迷走神经张力改变所引起。静息窦性心动过缓患者的 P-QRS-T 间期通常无明显改变。而迷走神经介导的窦性心动过缓，其导致的 P-R 间期延长可能提供有关病因的线索。这种良性状况通常不需要进行治疗。如果心率过慢或者出现了某些症状，可快速使用阿托品、肾上腺素和多巴胺进行治疗。从长远来看，植入起搏器可能是必要的。窦性心律失常是心率的正常变异，可能是由呼吸所致的血容量和迷走神经张力的改变引起。静息状态下心率偶尔低于 60 次/分是可以接受的。肾上腺素能调节力较高的患者，如心衰患者，常常失去心率的正常变异，窦性心律失常发生的程度也较低。如果在正常心率下出现游走性心房起搏，P 波形态和规律性将会出现显著变化。由于心房起搏点不同以及房性早搏存在变异，相关的 P-R 间期和 R-R 间期也是可变的。这种变化在年轻患者中更为常见，并且多是迷走神经张力改变导致的结果。冲动的起源可能来自于窦房结复合体内部，但由于位于右心房内较远的部位，因此引起 P 波形态的改变。

窦性间歇和更极端的例子如窦性停搏都表现为心率突然改变，通常其前期表现为总体窦性心率的轻度减慢。窦性间歇通常是因为迷走神经张力改变，如呕吐、颈动脉窦刺激和疼痛，并且是神经心源性激活的结果（图 27-35）。长时间体表心房活性的缺失发作可考虑是窦性停搏。这可能是由心房组织疾病、药物治疗、代谢紊乱和显著迷走神经活跃状态引起的。图 27-36 显示了在评估晕厥的倾斜台实验中，神经心源性反射激活过程中记录的一段长时间间歇。这段间歇大约持续 50 秒，并且导致了患者意识的丧失。通常，撤回激活剂，增强心脏功能，以及消除引起迷走神经活化的刺激，可以改善这些症状。对于症状严重和无可逆病因的患者，则需要植入心脏起搏器。要证明窦性间歇和窦性停搏是导致头晕或晕厥等症状的原因可能很困难，并且需要较长时间的动态监测。

窦房结疾病也可能会导致窦性间歇的发生。患有心房疾病、心肌纤维化和心房压力超负荷的患者，窦房结的自主性和节律性去极化可能会受到影响。窦房结复合体可能无法产生规律的冲动并使心房去极化，导致体表 ECG 上显示 P 波缺失，以及心房无机械性收缩。该现象可能以规律的模式发生，例如 I 型 SA 阻滞，其特征是 P-P 间期有规律地逐渐缩短，最后导致一个 P 波的缺失。回归周期的长度小于最短周期长度的两倍，而下一个心动周期则长于 P 波缺失前周期的长度（图 27-37）。II 型 SA 阻滞的特征是其 P-P 间期恒定，紧跟着一个 P 波的缺失。间歇长度是 P-P 间期长度的两倍，并且回归周期的长度与窦性心率相同（图 27-38）。

正常患者也可能经常发生房性早搏（PACs）或去极化，其 ECG 的表现为一个突然提前出现的 P 波，伴或不伴有一个 QRS 复合波群。PACs 可以作为一个独立的事件发生，也可偶联或作为连续性事件发生。大多数患者即使有症状也都非常轻微。良性病因包括外源性刺激如烟草、咖啡因、酒精过量以及拟交感神经药物，使用洋地黄治疗的患者应考虑洋地黄毒性。患有心脏疾病或肺部疾病，或由于心房受到外部压迫和邻近异常结构影响而出现异位心律的患者，可能出现某些症状。通过抗心律失常治疗、治疗缺氧和 IHD，降低心脏自主性或触发的活性，可能可以减少患者的症状。对于无症状患者，则不需要特定的治疗。β- 受体阻滞剂和 CCBs 可能可以减少异位心律的发生，并减缓或阻

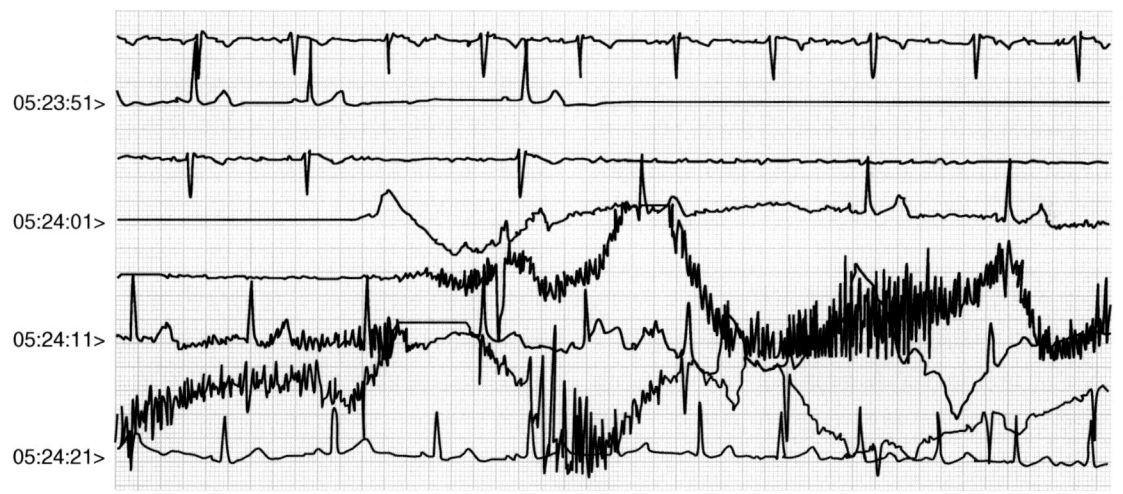

图 27-35　一次发作期间，在窦性心律之后伴随着的窦性停搏和运动伪影。此后窦性心律恢复

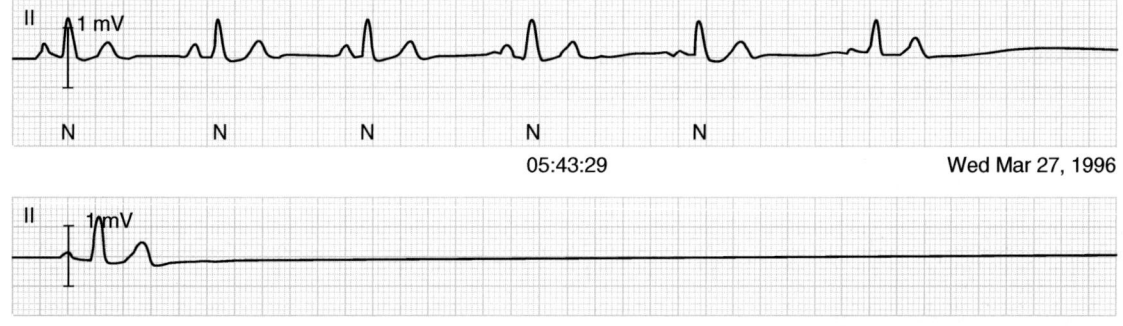

图 27-36　窦性停搏持续 50 秒，此前窦性心律稍缓。未显示窦性心律恢复

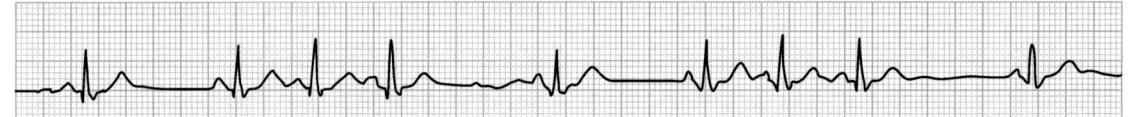

图 27-37   窦性心律伴 I 型 Wenckebach 窦房结传导阻滞。注意在 P 波脱落之前 P-P 间期的缩短以及少于两倍最短 P-P 间期的间歇。回归周期长度比间歇前的周期长

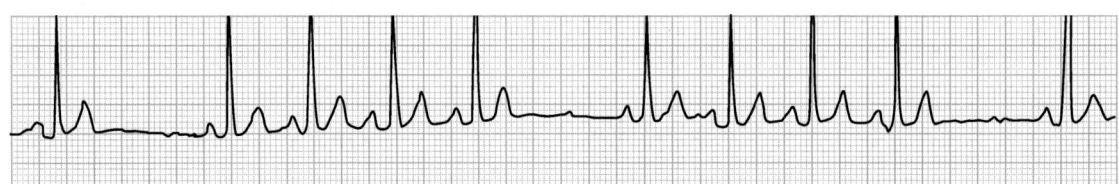

图 27-38   窦性心律伴 II 型二度窦房结传导阻滞。注意在 P 波活性消失之前，P-P 间期几乎保持恒定。间歇长度是窦性心律周期长度的两倍。回归周期长度与间歇发生之前的周期长度相同

断心室对 PACs 的反应，从而减轻症状。有效的抗心律失常药物（I a 类、I c 类或 III 类）的应用在某些情况下也是必要的。

当肢体导联 I、II 和 III 导联中不具有正常直立 P 波时，意味着异位房性节律的发生。这时心率可能慢于、等于或快于正常窦性心律。异位心率大于 100 次 / 分称为异位房性心动过速（图 27-39 和图 27-40）。异位心律的 P 波形态应该是一致的，P-P 间期也应该近似相等。这有助于将其与连续性 PACs 区分开来。无症状的异位房性心律通常是良性的，不需要进行治疗。患有持续性快速心动过速的患者最终可能会发展成为与心率有关的心肌病，对这类心肌病则有必要进行治疗或预防。

几种其他类型的房性心动过速同样也值得关注。可能看到的如窦性心动过速或窦性心律的心搏速度快于生理状态下的预期值。心房的波形正常。然而，持续增快的心率可能与自主神经失调、代谢应激、药物使用（处方的或非法的）或特发性原因有关。不适当窦性心动过速综合征通常是自限性疾病，常见于年轻人，可能由多种因素引起。位置性直立性心动过速综合征表现为当患者直立时心率显著增加，并且不总是伴随着血压下降。其血容量状态通常是正常的，这可以将其与单纯直立性低血压引起的反射性心动过速区分开来。使用 β- 受体阻滞剂和血清素拮抗剂治疗这些疾病可能对部分患者有帮助，增加血容量也可能有一定的效果（http://home.att.net/~potsweb/POTS.html）。

多源性房性心动过速的特点为心率大于 100 次 / 分的不规则心房活动，存在三个或三个以上 P 波作为心动过速的驱动力。处于代谢应激和缺氧状态下的患者易发生这种类型的心律失常。治疗通常是支持性的，但维拉帕米已被证明对部分患者有一定的治疗作用。地高辛的治疗作用极小，且随着药物使用量的增加，可能导致中毒的发生，而后者引发的心律异常与原发性心律异常难以区分（Hazard and Burnett，1987）。

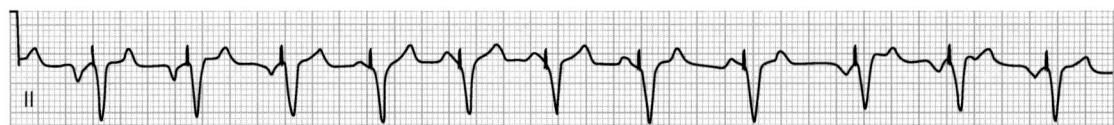

图 27-39   心率为 85 次 / 分的异位心房节律伴 II 导联 P 波倒置，被较慢的窦性节律伴直立 P 波所取代，后在心律长条图的末端恢复。双腔起搏器可感知并追踪以上两种类型的 P 波，并据此对心室进行调整

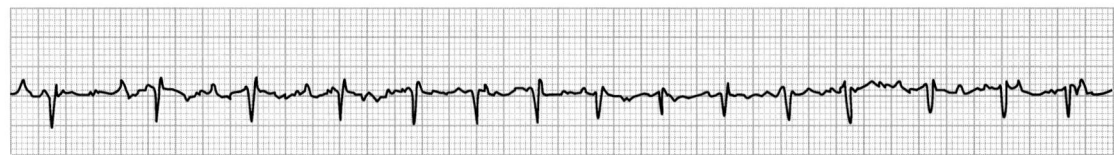

图 27-40   房性早搏引发的异位房性心动过速。注意快速型异位心房节律 P 波形态的变化

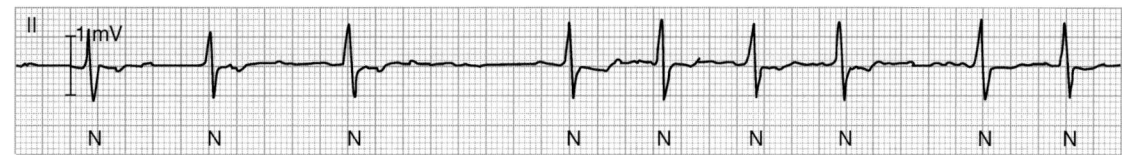

图 27-41　心房颤动快速、不规则的特点，以及其对心房组织杂乱无序的激活，形成无离散 P 波。通过房室结的激动传导是可变的，导致了不规则的心室反应

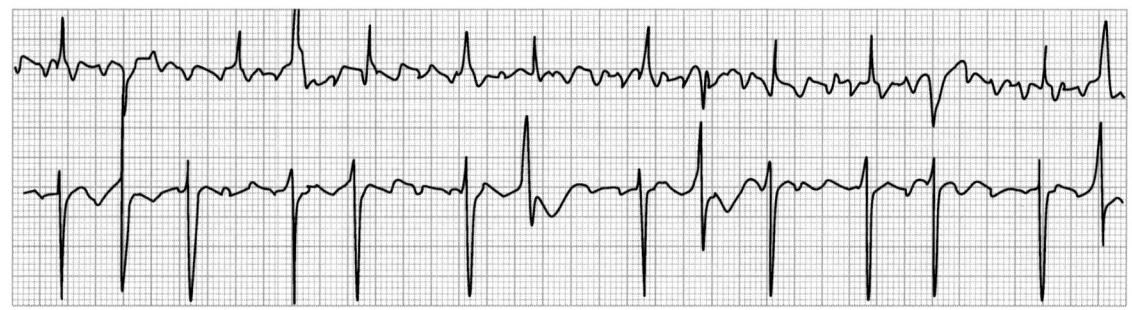

图 27-42　心房扑动更规则，导致肢体导联和胸导联出现了锯齿状的扑动波。注意心房率几乎达到 300 次 / 分，并伴随心室反应的改变

心房颤动的 ECG 表现为有组织的心房活动缺失，取而代之的是不规则的、通常为快速的心室反应（图 27-41）。心房从左右两心房的广泛区域开始去极化，引发其他部位杂乱无章的激活，以致心率超过数百次每分钟。房颤可无症状，也可以有明显的症状，从单纯心悸到心肌梗死和心衰。意识到心律失常的发生是高级护理的第一步，即使患者无任何症状表现，采取适当的抗凝方案、控制心室率以及考虑恢复窦性心律进行治疗也是必要的。关于房颤进一步的讨论将在本章后文阐述。

心房扑动也是心房的一种快速节律，通常心率接近 300 次 / 分。心室反应可以是固定的或可变的。锯齿状的扑动波通常在下肢导联中出现（图 27-42）。临床上容易把 2∶1 传导的房扑误诊为窦性心动过速，因此在处理所有规则心动过速时应该考虑到房扑的可能。

与房颤的治疗策略相似，治疗应该包含使用华法林进行抗凝。与房颤相比，房扑时心房的活化是规则的，且通常是由巨大的兴奋折返导致。波沿着右房间隔向前向上延伸，穿过右心房的顶部，后顺着崤沿着侧壁向下传递，再沿着峡部在下腔静脉和三尖瓣环之间延伸，后进入房间隔。以峡部为靶点，使用线性射频消融术对其进行破坏以达到治愈的目的，是常见的治疗方法（图 27-43）。

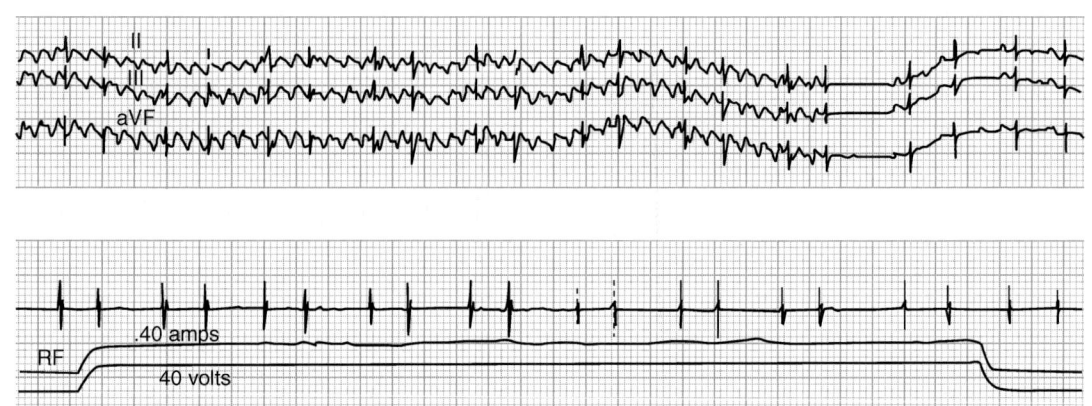

图 27-43　Ⅱ、Ⅲ和 aVF 导联中的心房扑动波突然终止，窦性心律恢复。图的下方显示了射频（RF）发生器形成的心内的心室记录和输出。射频通常被应用在三尖瓣、下腔静脉峡部（From Feld GK, Fleck P, Chen PS, et al. Radiofrequency catheter ablation for the treatment of human type latrial flutter: identification of acritical zone in the reentrant circuit by endocardial mapping techniques. Circulation. 1992; 86: 1233-1240.）

交界心律

与 PACs 类似，来自房室结复合体的早发去极化，导致 QRS 波群前 P 波的缺失，称为早发连接复合体（PJC）。逆行、倒置的 P 波可能出现在 QRS 波群的前部，也可能紧跟在 QRS 波群之后。这些现象通常是良性的，但也可能是隐匿性心脏疾病的早期征兆。药物、肾上腺素能刺激物和代谢性应激都可能与 PJCs 有关。在没有心脏疾病病史或潜在医学指征的情况下，这些通常是无症状的心搏，不需要进行治疗。

当房室交界处出现了节律性的自发去极化，即出现了交界性或结性节律（图 27-44）。房室结细胞正常起搏时形成的心率为 35～50 次／分，当窦房结功能衰竭时，交界性起搏心率可能快于窦性心率，从而导致交界性心动过缓。房室结内兴奋的异常折返导致的交界性心动过速被认为是室上性心动过速的一种形式，其形成的心率为 120～190 次／分。体表 ECG 无法鉴别交界性心动过速和更典型的室上性心动过速。由于心室的同时激活以及心房的逆行激活，交界心律引起的临床症状可能多于单纯心率增快预期可能引发的。

房室结传导异常

重 点

- 如果房室传导阻滞发生在浦肯耶系统水平，阿托品可能会加重传导阻滞。由于希氏 - 浦肯耶组织处于不应期，增快的窦性心率传导通过房室结时将会被阻滞。反之，肾上腺素可以增强房室传导并缩短浦肯耶组织的不应期，从而减少传导阻滞。因此，使用阿托品可能有助于区分房室传导阻滞的水平，并确定进行永久性起搏治疗的紧迫性。

- 要确定心脏完全阻滞，则心房率必须快于逸搏心率。当逸搏心率快于心房率时，可能发生房室分离，初看这似乎是完全心脏阻滞，然而，某些适当时刻的心房搏动可能传导至心室并促进心室循环，从而可以确定相互作用的严重程度。地高辛毒性作用、局部缺血以及其他药物毒性作用可能导致交界性节律加速，因此当这种节律出现时，应该考虑到上述情况的可能。

一度房室传导阻滞表现为 P-R 间期大于 200 毫秒（图 27-45）。通常记录到的是持续性房室传导延迟，但由于心率不同可能会有所差异。肾上腺素能紧张度的调节可缩短 AV 延搁，而某些药物例如 β- 受体阻滞剂和钙通道拮抗剂可能使 AV 传导恶化，导致进行性的 AV 传导阻滞。一度 AV 传导阻滞几乎总是发生在 AV 结水平。此类心律失常通常无需治疗，除非当 AV 间期相当长，导致在先前的心室搏动尚处于房室瓣关闭状态时发生心房收缩。老龄经常与这类传导异常相关。

二度 AV 传导阻滞分为 I 型（Wenkebach）、II 型，如 2∶1 传导比例模式及高级别 AV 传导阻滞。I 型二度 AV 传导阻滞特征性表现为 P-R 间期的递增性延长，继以一次传导和心室去极化的失败。回归周期的 P-R 间期将短于阻滞发生之前的 P-R 间期（图 27-46）。与一度 AV 传导阻滞类似，I 型二度 AV 传导阻滞通常不需要起搏器来治疗，且并不预示会发生威胁生命的完全性心脏传导阻滞。对于伴束支传导阻滞的患者，临床医生应考虑该阻滞水平是否发生在希氏 - 浦肯耶系统，并根据指征停用治疗 AV 传导阻滞的药物。对于有症状的患者，可能需要进行双腔起搏。

II 型二度 AV 传导阻滞为传导经过 AV 结时突然中止，伴随一个 QRS 复合波的缺失。阻滞发生前后的 P-R 间期应相类似。AV 传导阻滞既可能发生在 AV 结水平，也可能发生在希氏束水平，并且通过有创性的电生理研究才能加以鉴别。在有指征时，应使用起搏治疗以避免不可预期地进展到完全性心脏阻滞。必要时根据指征停用 AV 传导阻滞的治疗药物。2∶1 传导比例的 AV 传导阻滞可导致十分缓慢的心率以及显著的症状，包括晕厥以及低排出量心衰。每隔一次心跳则脱失一个心室激活，是这种心律的典型表现。之前存在的 P-R 延长提示阻滞水平位于 AV 结，但使用体表 ECG 并不能排除传导阻滞发生在希氏 - 浦肯耶系统的可能性。

高级别 AV 传导阻滞或间歇性完全性 AV 传导阻滞，与 II 型二度 AV 传导阻滞类似。但在此类阻滞发生时，多于一个的连续性 QRS 复合波会缺失。这种 AV 传导阻滞强烈提示显著的 AV 结疾病或远端浦肯耶纤维疾病，此时医生需强烈考虑进行永久性起搏器植入术。唯一的例外是在睡眠呼吸暂停基础上发生于夜间的高级别 AV 传导阻滞。

三度 AV 传导阻滞由心房冲动从窦房结向下传导到心室的过程中发生失败而导致（图 27-47）。心律长条图或 ECG 的表现可提示严重的心脏疾病，并可能与显著的瓣膜或冠状动脉疾病相关。狭窄的逸搏心率提示阻滞水平位于希氏束复合体之上，并且可能更加稳定。肾上腺素能刺激或阿托品可导致加速的交界性逸搏。低速宽大的 QRS 逸搏波形提示阻滞水平位于希氏束系统以下，此时阿托品可能不起作用。肾上腺素能刺激可能会加快逸搏心率。紧急进行临时或永久性起

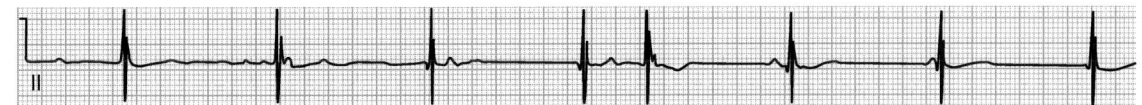

图 27-44 交界心律以快于窦房结的心率为主导。通过房室结的传导出现在第五个 QRS 复合波，并重新形成交界心律。过度的心动过缓和相关的交界心律可能与地高辛毒性有关

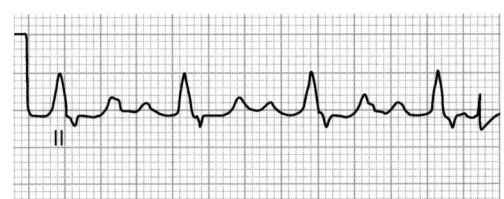

图 27-45 窦性心律伴一度传导阻滞及束支传导阻滞

搏治疗具有指征。经皮起搏术可以暂时使用，但它并不具有可靠性且患者难以耐受。

室性心律

宽大 QRS 复合波的形成通常有三个原因：①正常 AV 传导伴异常的束支传导阻滞；②存在预激；③心室内的心搏起源以室性期前收缩（PVC）或连续心室激动的形式发生，可参见室性心动过速（VT）。PVC 作为早搏被识别，其发生于正常的心房激动通过 AV 结激活希氏束系统并导致心室去极化之前。PVC 可单发或成对出现，也可以十分类似 VT 的连续形式出现。通常认为单灶性 PVC 比多源性 PVC 更具良性。异常心搏通常源于自主节律性增强或激动触发。心脏文献表明，较高的死亡率常发生于缺血性心脏病患者，伴随射血分数降低及心室异位心率增快。然而，以 I 类或 III 类抗心律失常药物抑制这些异位起搏，并没有显著地降低死亡率（Cardiac Arrhythmia Suppression Trial II Investigators，1992；Echt et al.，1991）。

心脏正常的患者出现室性异位起搏并不会引起死亡率的显著增高。患者通常无症状，但对于某些患者

而言，即使是低频率异位起搏也可能对其造成很大的困扰。对于这些患者，使用 β- 受体阻滞剂治疗通常可带来症状的改善。对于症状较重的患者，可能偶尔需要使用膜激活药物（I 型或 III 型）。使用抗心律失常药物后，应转诊至临床心脏电生理学家。部分出现症状的患者也可使用射频消融来治疗心律失常病灶。

室性心动过速在临床上分为 2 个主要类别。对于单型性 VT，QRS 复合波几乎相同，且 R-R 间期通常也较规律。在 VT 发生的起始和终末，即使是轻微的变化，也会引起心率更大的波动。这种情况更常见于瘢痕相关的折返，其患者有心肌梗死史，或其患者"结构正常心脏"发生 VT 如右心室流出道性（RVOT）心动过速及特发性左心室（LV）心动过速（图 27-48）。对于多形性 VT（PMVT），QRS 波形呈现连续性改变，且 R-R 间期通常不恒定。尖端扭转型室速是一种特殊的临床 PMVT 类型，特征表现为心律长条图上显示心动过速开始的第一次心跳为长 QT 间期，此后围绕电轴出现扭转（图 27-49）。几乎所有的该类患者，均需根据指征转诊至心脏学家或电生理学家进一步治疗。通常需做住院评估。

心室纤颤是心室产生紊乱电生理节律导致的无效心室收缩。如果不进行心脏复苏以及心脏电转复，患者将会死亡。图 27-50 显示的是一名因心肌梗死入院的患者情况。对于之前有晕厥史或近乎晕厥发作史的患者，且根据已知的潜在缺血性或非缺血性心脏疾病怀疑为 VT 所致，通常推荐其立即入院。对于疑诊长 QT 综合征，或临床表现明显的肥厚性梗阻型心肌病（HOCM）

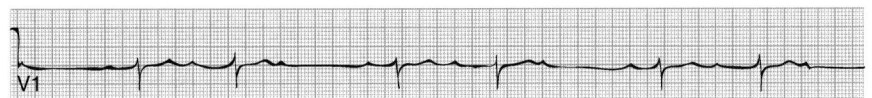

图 27-46 窦性心律伴 I 型（Wenkebach）二度房室传导阻滞。P-R 间期延长，之后脱落一个 QRS 波

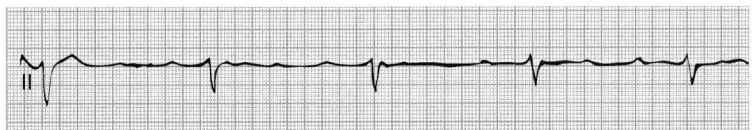

图 27-47 窦性心律伴三度（完全性）房室传导阻滞。心房和心室的活动完全脱离。逸搏心率低于 30 次/分，QRS 复合波宽大，提示此为室性逸搏

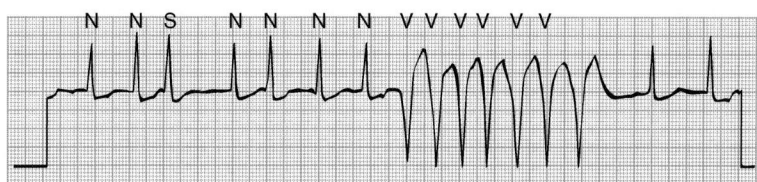

图 27-48　非持续性单形性心动过速可见于基础的心房纤颤伴心室反应增加的情况下。上述情况可自发终止

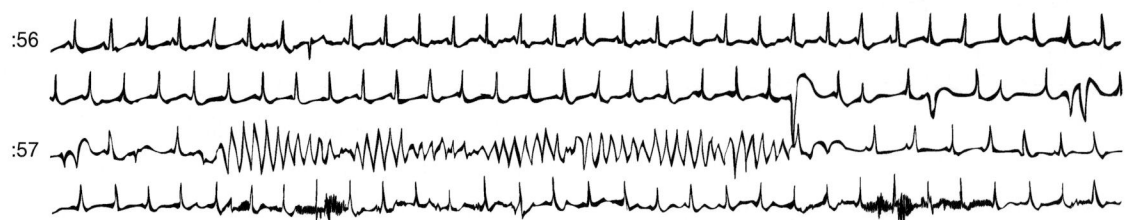

图 27-49　连续性室性期前收缩（PVCs）以心率依赖的方式延长 Q-T 间期，并引发尖端扭转型多形性室性心动过速。落于长 Q-T 间期的早发 PVC 可导致特征性的绕轴扭转。可见其自发终止

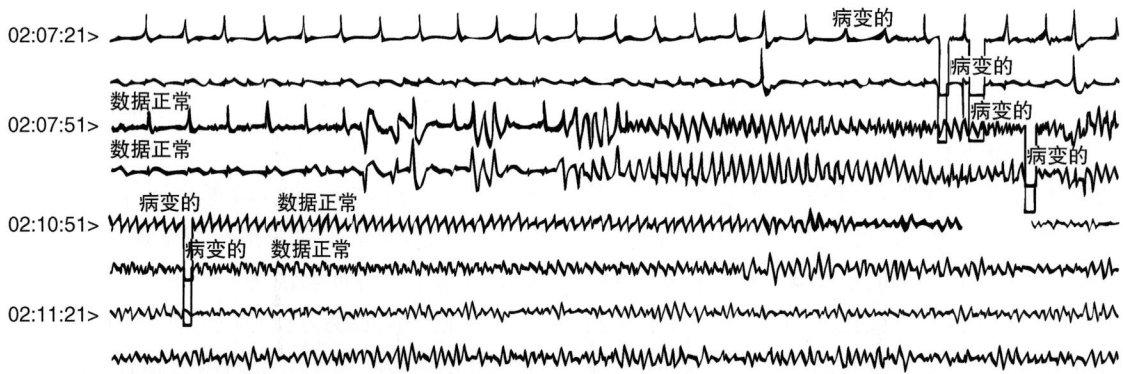

图 27-50　窦性节律的逐渐减弱可发生于多形性室性心动过速发生前，此后重新组织（未完全示出）。室性心动过速期间发生的一次室性期前收缩导致了心室纤颤，并因此引发患者的最终死亡

相关 VT 的患者，应考虑入院治疗或进行有创性评估。由 VF 导致心跳停搏而接受院外心脏复苏的患者，通常具有很高的复发率，必须转至心脏病学专科做进一步评估及治疗（Huikuri et al., 2001）。住院患者评估可包括有创性冠状动脉血管造影术或电生理检查。

起搏心律

> **重　点**
>
> ■ 确定起搏点很重要。体表 ECG 表现的束支传导阻滞波形与起搏点的发生部位相对。若心内膜起搏器导线经开放性卵圆孔误植入左心室，在发生栓塞性卒中的严重后果之前可予以发现。此外，左心外膜起搏可通过将导管正确置放在冠状窦来完成，并可通过起搏后的右束支传导阻滞波形予以确定。右心内膜起搏可导致体表 ECG 表现为左束支传导阻滞的波形。

目前，几乎所有的医院都可进行由心脏病学专家操作的暂时性或永久性起搏器植入术。心肌的激活可在体表 ECG 表现出近乎正常的 P 波，但伴有心室夺获造成的显著束支传导阻滞波形。ECG 记录仪可放大来自起搏器脉冲的能量，从而在体表 12- 导联 ECG 或心律长条图中形成起搏伪影，从而有助于对图形的解释。进行完整的分析需要掌握起搏器类型和现行程序的相关知识。复查起搏的心电形态可明确导联的位置是否牢固且合适。起搏器感知到心脏事件的发生后可能会对其进行抑制并且掩盖其存在。评估 ECG 表现的非预期事件可识别异常的起搏器操作，如图 27-51 所示。关于起搏器 ECG 的详细介绍不在本章的讨论范围之内。

特殊的临床心电图综合征

病态窦房结综合征是一组心电图和临床表现的综合诊断。患者通常表现出乏力、心悸以及心跳加速的症

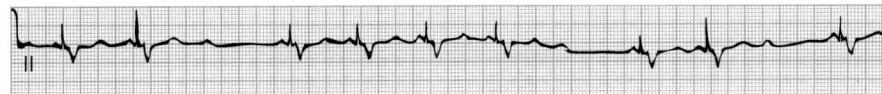

图 27-51 双腔起搏伴心室无输出

状，并且可能出现发作性头晕甚至晕厥。心电图发现的阵发性房性心动过速、房颤（AF）或房扑（AFL）均可导致快速型心悸和心跳加速。用于减慢 AV 传导或减少房性心律失常的药物通常可引起严重的 SA 结抑制。图 27-52 显示了 SSS 的典型 ECG 表现。使用药物治疗来减轻症状经常存在困难，因此常需要进行永久性起搏。对于有 AF 记录的患者应考虑使用华法林（coumadin）进行抗凝。对于没有 AF 记录的患者则应考虑使用阿司匹林抗凝，因为此类患者群体具有无症状 AF 的高发性（Myerburg et al.，1994）。

室上性心动过速有至少两种类型，常规需考虑进行转诊：预激综合征（Wolfe-Parkinson-White［WPW］syndrome）或房室折返性心动过速（AVRT），以及阵发性症状性房室结折返性心动过速（AVNRT）的患者，使用药物或射频消融治疗可见效。WPW 的特征性 ECG 表现为 δ 波。心房通过 AV 结 - 浦肯耶纤维系统引发心室激动，而后经由传导束或沿一个 AV 瓣插入的旁路心肌被逆行激活。这种联合激活方式形成了 δ 波。图 27-53 和图 27-54 显示了在室上性心动过速的消融治疗前后，与旁路相关的 δ 波的存在与消失。冲动传导

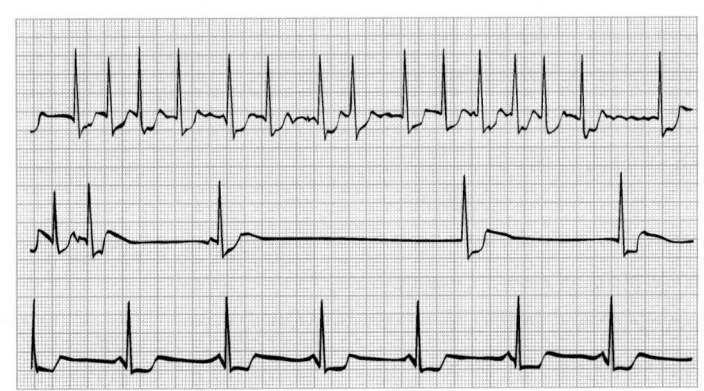

图 27-52 病窦综合征的典型表现为快速传导的心房纤颤，窦性节律恢复阶段伴间歇形成，以及在正常节律下发生严重的心动过缓

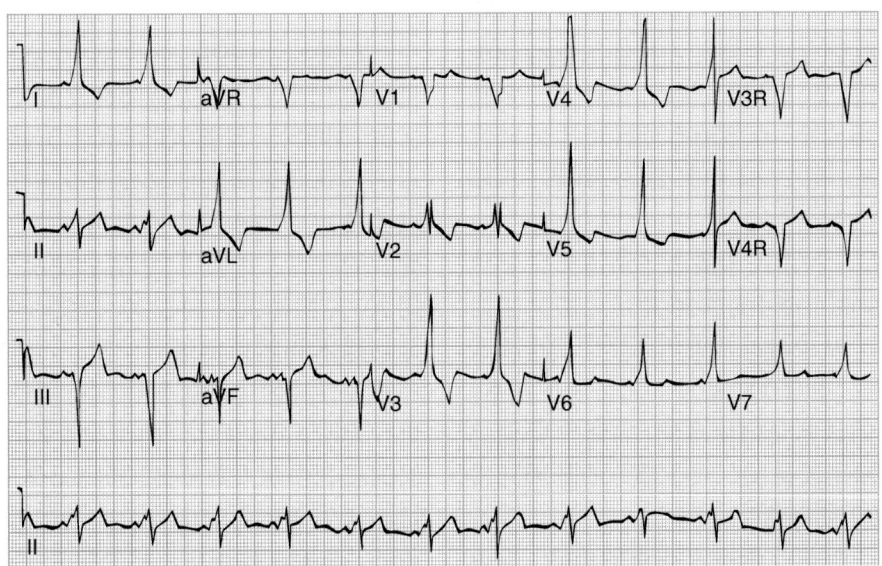

图 27-53 窦性心律伴显著的 δ 波，与右侧间隔或后间隔区的冲动来源相符。行射频消融之前，患者接受了 12 导联心电图检查

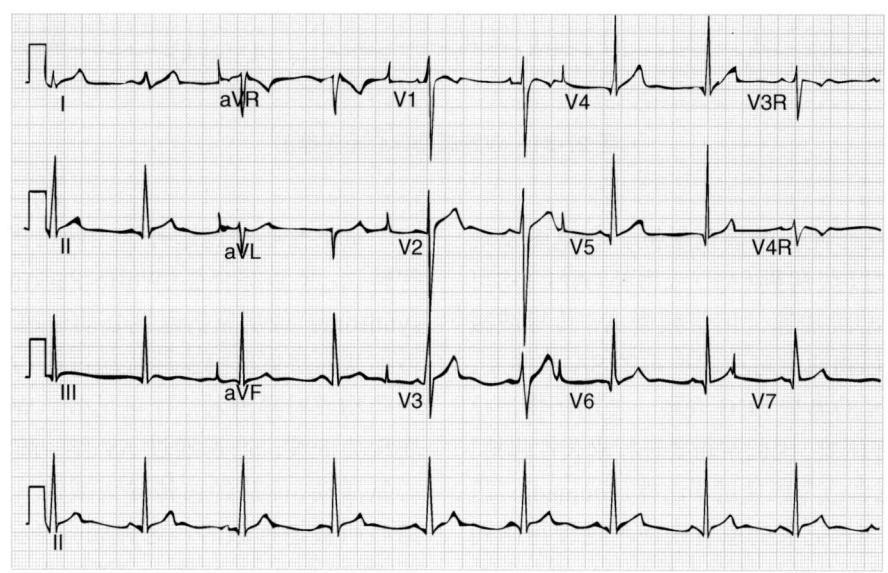

图 27-54　对明显的右后间隔旁路进行射频消融后的正常心电图表现

向下经过 AV 结进入心室肌，而后逆行经过旁路向上激活心房形成巨大折返回路，从而导致室上性心动过速。

当 AV 结再次被激活时就完成了该回路。沿反方向移动的心动过速为宽 QRS 型心动过速，且其与 VT 在体表 ECG 上可能难以相互鉴别。在心动过速期间使用腺苷类药物可能会终止 WPW 心动过速，但不太可能终止 VT。对于无低血压的宽 QRS 型心动过速患者，在进行诊断性阿托品给药试验时需小心预防低血压或心室纤颤的症状。在给药期间应提供高级心脏生命支持设备。

AVNRT 患者会突然发生或终止窄 QRS 波型心动过速。在 QRS 复合波后有时会紧跟着一个倒置的 P 波，有时则没有。临床上可通过颈动脉窦按摩、Valsalva 呼吸动作或冷水刺激等方法刺激迷走神经治疗心律失常。AV 结阻滞剂治疗对于大部分患者都有效。多数大型医疗中心常采用安全、高效的有创性电生理研究和射频消融治疗手段。图 27-54 和图 27-55 阐释了机制和 ECG 的表现。

长 QT 综合征是一种由细胞膜离子通道异常导致的心肌复极化疾病，其可能引起晕厥和足以威胁生命的多源性 VT 和 VF。从中可见常染色体显性遗传模式及多变的表型外显率。由于 QT 间期偶尔可表现正常，因此对于受累患者的诊断是很困难的，有时需要训练有素的专家通过刺激手段诱发。对于部分的基因异常患者，基因检测有助于明确诊断。

对于有突发性心脏病及晕厥家族史的患者，需要仔细评估以明确使用 β 受体阻滞剂和植入性除颤仪治疗的必要性（Priori et al., 2003）。

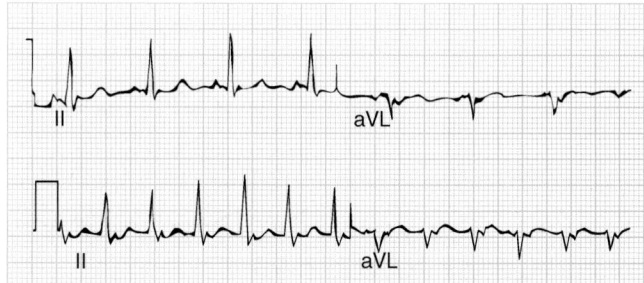

图 27-55　上方的长条图中可见窦性心律。在下方的长条图中，可见室上性心动过速的表现与房室结兴奋折返性心动过速的表现一致。在心动过速期间，可见 QRS 复合波之后出现逆向（倒置）的 P 波。在心动过速频率大概为 150 次／分时，再也看不见正常的 PR 间期

在需要治疗的心律失常中，心房纤颤（AF）最为常见。在美国，约 220 万持续性或永久性 AF 患者（Feinberg et al., 1997）。目前 AF 的治疗方法可以消除大部分患者的症状并显著降低其发生脑卒中的风险。AFFIRM 试验使用华法林治疗所有房颤患者，成为了一项里程碑式的研究。试验中，患者被随机分到以下两组：①使用 AV 结阻滞剂控制心率，必要时可通过 AF 交界处部分切除术和起搏器进行治疗；②使用抗心律失常药物和重复性直流电心脏复律维持窦性心律。之后对患者进行为期 5 年的随访，两组患者死亡率相近。心率控制组的患者住院人数更多，药物副作用也更明显，其多与抗心律失常药物治疗有关。两组患者脑卒中的发生率相近。但对于停用华法林的患者来说，无论采用何种治疗手段，其脑卒中发生率都更高（AFFIRM Investigators, 2002）。

基于这项研究，无论患者适合心率控制或者节律控制治疗，均能取得相似的疗效。直流电复律对于采用维持窦性心率治疗的患者来说是安全有效的。对于非瓣膜性房颤患者，推荐在心脏复律前进行抗凝治疗并维持 INR＝2～3 至少 3 周。

对于使用了短效麻醉药物和静脉注射苯二氮䓬类药物进行清醒麻醉的 I 级和 II 级患者，美国麻醉师协会（ASA）表示有经验的医生可以使用同步电击。在已接受了充足的华法林抗凝治疗的患者中，70%～90% 的患者可以通过直流电心脏复律治疗短暂恢复窦性心律（Lundrstom and Ryden，1988；Sodermark et al.，1975；Van Gelder et al.，1991）。若要使用抗心律失常药物维持窦性心律 12 个月，则仅有 40% 取决于药物选择和患者人群的不同（Van Gelder et al.，1996）。尽管如此，当推荐转诊的电生理学专家没有时间，或患者不接受药物治疗或对其过敏时，诊疗医生会听取清醒镇静和心脏复律方面的专家意见。在 AFFIRM 临床试验中，尽管已恢复窦性心律，停用华法林的患者仍有较高发生脑卒中的风险。因此，先前关于窦性心律后 6 周可停用华法林的看法目前正面临质疑。即使 AF 患者无症状且恢复窦性心律，医护人员也需要对患者进行长期治疗。由于心脏复律治疗后需恢复 6 个月，许多医生会使用抗凝药物 6 个月以上才考虑停用。

心律失常管理的首要目标一直是预防卒中。目前抗凝指南的其中一条实用知识是：关键在于对在办公室和医院所能见到的进行日常临床干预的患者采取合适的管理措施。对于有人工心脏瓣膜或者瓣膜性房颤（出现具有临床意义的 MS）的患者，依然推荐使用口服维生素 K 拮抗剂。然而，对于阵发性、持续性或永久性非瓣膜性房颤的患者来说，针对卒中的风险评估正在不断改变。

在过去的 10 年间，CHADS$_2$ 得分一直被用来帮助客观定量非瓣膜性房颤患者的卒中风险。通过使用已经可得的临床变量：①临床 HF；② HTN；③大于或等于 75 岁；④糖尿病；⑤曾经患有卒中或 TIA；可以合理预测非抗凝患者每年的卒中风险（Gage et al.，2001）。前 4 项临床变量各分配 1 分，卒中或 TIA 则得 2 分。指南推荐 CHADS$_2$ 得分为 0 的患者不进行抗凝或仅用阿司匹林抗凝；CHADS$_2$ 得分为 1 的患者使用华法林或阿司匹林以及 CHADS$_2$ 得分为 2 或以上的患者使用华法林抗凝（Task Force for the Management of Atrial Fibrillation，2010）。

研究者额外估计了 AF 患者的卒中率之后，发现 CHADS$_2$ 评分系统在卒中风险的评估中低估了年龄和女性的影响（Karthikeyan and Eikelboom，2010；Keogh et al.，2011）。在欧洲和加拿大目前使用的 CHA$_2$DS$_2$-VASc 评分系统关注的危险因子和 CHADS$_2$ 评分系统相似，但增加了年龄的比重和纳入了 65 岁以上的女性患者。而且，CHF 定义为左心室收缩功能障碍。年龄达到或大于 65 岁的得 1 分，而达到或大于 75 岁的再得 1 分。女性（大于 65 岁）得 1 分，而血管病的证据得最后 1 分。

CHA$_2$DS$_2$-VASc 评分系统的目的是识别极低风险的患者，若这些患者进行抗凝，包括使用阿司匹林，导致出血的风险大于预防卒中所获得的收益。CHA$_2$DS$_2$-VASc 得分为 0 的个体的卒中率非常低，而通过阿司匹林或全剂量抗凝所造成的出血风险非常高。由此得出一个结论：建议 CHA$_2$DS$_2$-VASc 得分为 0 且有 AF 史的患者不进行抗凝治疗（Camm et al.，2012；Oelsen et al.，2011）。

让 CHA$_2$DS$_2$-VASc 得分为 1 的个体口服抗凝剂加上剂量调整后的维生素 K 拮抗剂（一个直接的凝血酶抑制剂）或 Xa 因子抑制剂，应该以出血综合征的风险评估和患者偏好为基础。CHA$_2$DS$_2$-VASc 得分为 2 或以上的个体应该口服抗凝剂（Camm et al.，2012）。

世界范围内新型口服抗凝药已经成为脑卒中预防的主流方式。截止目前，已经有三种药物通过审核可预防非瓣膜性房颤患者脑卒中的发生。这些药物主要分为两种：口服直接凝血酶抑制剂（达比加群）和口服直接凝血因子 Xa 抑制剂（利伐沙班、阿哌沙班）。这些药物通常叫做新型口服抗凝剂（novel oral anticoagulants，NOACs）可以阻断凝血级联反应中特定步骤，而不是像维生素 K 拮抗剂非特异性阻断凝血过程。除此以外，相比于华法林，这些药物有较短的起效时间（数小时以内）和较短的半衰期（24 小时以内）（Camm et al.，2012）。

RE-LY 试验、ROCKET-AF 试验和 ARISTOTLE 试验的数据显示，这类新型口服抗凝药与传统维生素 K 拮抗剂相比，在脑卒中和全身性栓塞的预防方面展现出非劣效性甚至优越性。在目前允许剂量下，NOAC 的疗效至少不劣于维生素 K 拮抗剂，甚至部分药物的疗效更优而且可以减少出血的发生。更重要的是，NOAC 可以显著减少颅内出血的发生（Connolly et al.，2009，2010；Granger et al.，2011；Patel et al.，2011）。

除去衡量抗凝指征和出血可能性的风险评估工具之外，评估抗凝剂在个体的疗效依然很困难。每个患者都要经过仔细临床检查方能提高药物使用的安全性和疗效。目前临床实践中，医生的抗凝措施明显不足。在减少可预防的衰弱性卒中和全身性血栓方面，应谨慎评估以确定患者的抗凝方案,对房颤患者应从始至终谨慎维持安全剂量。

晕厥为姿势张力的突然丧失,可能由于心源性和非心源性因素所致。高达 30% 的患者或许最终找不到原因。一份包含有膳食与液体摄入、个人及家族史、用药及时间和诱发因素的详细病史记录将有助于诊断。病因学的最佳独立决定因素可能就是病史采集。辅助检查取决于是否存在器质性心脏病。若有器质性心脏病,有创电生理检查可以识别将近一半患者的病因(Linzer et al., 1997)。若无器质性心脏病,斜板实验可以检测出 11%~87% 患者的病因(Kapoor, 1990, 1992)。如有器质性心脏病,患者应被转诊到电生理学专家处就诊。

心律失常的治疗

对心律失常采取循序渐进的治疗方式非常重要。初始的步骤包括鉴别并确认心律失常的类型,并评价其对患者的潜在危害性。表 27-26 列举了按照心腔起源分类的各种节律类型。正如前面所述,对于部分患者推荐入院评估。在推荐药物治疗时,必须了解它的副作用以及潜在的致心律失常效果。表 27-27 根据 Vaughan Williams 分类体系列举了部分抗心律失常药物。此外,Sicilian Gambit 体系按照通道效应以及心律失常发生原理进行分类,尽管对诊断有帮助,但对大多数个体来说过于复杂,且在当前有创性心律失常治疗领域不受青睐(Rosen and Schwartz, 1991)。

心脏病专家和电生理学家的任务

评估和治疗心律失常患者是高回报的实践。许多心律失常患者通过药物、生活方式改变和安慰治疗可以改善症状。然而,抗心律失常药物试验的 Meta 分析和 CAST 研究都提示,药物治疗心律失常存在潜在的风险(Echt et al., 1991;Sodermark et al., 1975)。

此外,经过电生理培训的心脏病专家会针对常见的、对给患者造成困扰或者恶性的心律失常进行有创检查以及治疗。除了药物疗法,电生理学专家可能采用有创技术治疗心律失常。心律失常消融术、起搏器和除颤仪植入及心脏再同步治疗技术,均有助于降低发病率和死亡率。

电生理学研究和消融治疗

被推荐采用有创性心律失常治疗的患者可在特殊导管术操作间进行病情评估。在接受电生理学研究(EPS)时,经由股静脉或颈静脉插入若干电极或者导线,并沿着血管进入右心房、右心室、冠状窦以及房室结 / 希氏

表 27-26　心律分类

心房性	窦性心律
	窦性心动过缓
	窦性间歇
	窦房结传出阻滞(Ⅰ型和Ⅱ型)
	窦性停搏
	窦性心动过速
	房性期前收缩
	游走性心房起搏点
	异位性心房节律
	异位性房性心动过速
	多源性房性心动过速
	心房纤颤
	心房扑动
交界性心律	交界区早搏
	交界区心率
	加速性交界区心动过速
	房室结折返性心动过速
	房室(AV)传导阻滞
	一度 AV 阻滞
	二度 AV 阻滞
	Ⅰ型
	Ⅱ型
	2∶1 传导型
	高度
	三度 AV 阻滞(完全性 AV 阻滞)
室性心律	室性期前收缩
	加速性室性自主节律
	室性心动过速(单形性和多形性)
	心室纤颤
特殊心率	预激
	AV 往复式心动过速
	长 QT 间期
	起搏心率

AV, 房室的

束复合体区域。特殊的起搏顺序与期前收缩传输被用以诱发心律失常。导线可被牵引至心脏的不同部位。使用导管电极尖产生的射频电流可以消除引发心律失常的病灶。通过改变电流的持续时间以及强度可以决定不同的损伤范围。检查时间由一小时至数小时不等,取决于治疗的心律失常的性质。这种本质上无痛的治疗方法取代了传统难以控制、疼痛强烈、需要进行全身麻醉的直流电损伤法。目前,射频(RF)消融术是治疗房室结依赖心律失常的标准方法,包括房室结折返性心动过速(AVNRT),房室折返性心动过速(AVRT)和交界性心动过速。多数房扑的病例都得到成功的治

表 27-27 常见抗心律失常药物的使用指征、管理路径以及注意事项 *

药物类型	典型适用征	用药途径	注意事项、禁忌证和并发症	一般使用频率
I 类				
I a 类				
达舒平	PACs, AF, SVT, PVCs	PO	对无缺血正常心肌有效；延长 QT；阿托品效应	仅用于房性心律失常
普鲁卡因胺	AF, PAC, PVC, VT	PO, IV	广泛应用于轻度 LV 功能不全；狼疮副作用；延长 QT 及 QRS 间期；仅对正常心脏作用最佳；肾脏排泄活性代谢产物（Ⅲ类）	房性心律失常、CABG 术后紧急抑制 VT
奎那定	AF, AFL, PACs, PVC, VT	PO, IV	典型的 QT 延长作用，可致肌无力，特异性恶血质；可增强 AV 传导	应用有限，主要用于 AF、AFL
I b 类				
利多卡因	VT, 尖端扭转型室性心动过速	IV	迅速起效；可致 CNS 改变及癫痫发作	紧急终止及抑制 VT, 正在被Ⅳ类胺碘酮取代
美西律	PVCs, VT	PO	显著的 GI 不适，轻度致心律失常作用，药效较弱，可谨慎用于 LV 功能失调	抑制其他药物无效的 PVCs
苯妥英	VPB, VT	PO, IV	CNS 作用，皮疹，恶血质	应用少，效果极微
妥卡尼	VT	PO	CNS 作用，恶血质，GI 不适，肺炎	应用少
I c 类				
氟卡胺	AF, AFL, PACs, EAT, WPW	PO	药物耐受好；可加快缓慢的心房扑动传导；CHF 为禁忌证	常用于 AF, AFL
普罗帕酮	PACs, EAT, AF, AFL, PVC	PO	CHF 为禁忌证	常用于 AF, AFL
Ⅱ类				
非选择性 β- 受体阻滞剂				
普萘洛尔	ST, AT, IST, PVCs, VT, AF*	PO, IV	可引起重度心动过缓，低血压，CNS 作用，负性心力作用，肺支气管痉挛	短效，速效；越来越快地被长效心脏选择性药物取代
选择性 β- 受体阻滞剂				
阿替洛尔	ST, AT, IST, PVCs, VT, AF*	PO, IV	可引发重度心动过缓，低血压，CNS 作用，负性心力	价格便宜，因此使用频率高
美托洛尔	ST, AT, IST, PVCs, VT, AF*	PO, IV	可引发重度心动过缓，低血压，CNS 作用，负性心力	使用频率高，长效制剂副作用少
吲哚洛尔	ST, AT, IST, PVCs, AF*	PO	可引发重度心动过缓，低血压，CNS 作用，负性心力	中等使用频率
噻吗洛尔	ST, AT, IST, PVCs, AF*	PO	可引发重度心动过缓，低血压，CNS 作用，负性心力	使用频率低
艾司洛尔	ST, AT, IST, PVCs, AF*	IV	短效，可引发重度心动过缓，大剂量时具有非选择性作用	仅有 IV 制剂，使用频率低
混合 α/β- 受体阻滞剂				
卡维地洛	CHF, PVCs, AF*	PO	引发重度心动过缓，低血压，加重 CHF, 乏力	不常作为心律失常的首选药物，而主要适用于收缩性心力衰竭
Ⅲ类				
伊布利特	AF, AFL	IV	常见致心律失常作用，包括 PVCs、VT 及尖端扭转型室性心动过速，延长 QT 间期并减缓心率，需要严密监护	中等使用频率，治疗急性 AF/AFL 效果好，但有潜在严重的急性副作用
多非利特	PACs, AF, AFL	PO	高药效，延长 QT 和 QRS, 致心律失常作用包括尖端扭转型室性心动过速	由患者新入院以及潜在的致心律失常风险导致的低频使用，专业训练者方可开处方，在 CHF 和 MI 患者中不影响死亡率

表 27-27　常见抗心律失常药物的使用指征、管理路径以及注意事项 *（续表）

药物类型	典型适用征	用药途径	注意事项、禁忌证和并发症	一般使用频率
索他洛尔	ST, AT, IST, PVCs, VT, AF*	PO	重度心动过缓；延长 QT，但有导致尖端扭转型室性心动过速的潜在风险	中等频率使用率；在轻度 LV 功能不全起始阶段且不伴心肌缺血时相当安全
胺碘酮	ST, AT, AF, AFL, PVCs, VT, AF*	PO, IV	具有Ⅰ、Ⅱ、Ⅲ、Ⅳ类抗心律失常药物效果；耐受性非常好，但可能导致严重的甲状腺功能不全及致命的肺功能及肝功能不全，必须严密监控副作用	由于急性副作用少及对各种心律失常都有高药效，故使用频率高；但不鼓励不加区别的使用
Ⅳ类				
地尔硫䓬	AF*, PVCs, 钙依赖性 VT	PO, IV	可导致心动过缓，低血压，收缩性心衰加重，可进行持续输注	频繁用于 AF 基础上的房室结传导减慢，伴或不伴 LV 功能不全
维拉帕米	AF*, PVCs, 钙依赖性 VT	PO, IV	可导致心动过缓，低血压，收缩性心衰加重	频繁用于 AF 基础上的房室结传导减慢
Ⅴ类（其他）				
腺苷	SVT	IV	起效快且强的房室结阻断作用，以及相对较弱的 SA 阻断作用，形成显著的缓慢心率以及短暂心搏停止；引起暂时的肺部症状	作为迅速终止多数房室结依赖性心律失常的药物选择
地高辛	AF*	PO, IV	致心律失常作用，包括心脏传导阻滞及增强旁路传导，GI 副作用	AF 中常用的减慢心室率的辅助用药
阿托品	SB	IV	避免用于急性闭角型青光眼患者	窦性心动过缓及非浦肯耶纤维功能异常导致的心脏传导阻滞
硫酸镁	Torsades, PVCs 以及 VT 抑制	PO, IV	对肾衰竭患者需谨慎	抑制 VT 的常见辅助用药

* 药物按照 Vaughan Williams 分类方案进行排列。适应证指的是截至发表之日已获批准和未获批准的适应证

AF, 心房颤动；AF*, 房颤合并房室结阻滞；AFL, 心房扑动；AT, 房性心动过速；AV, 房室的；CABG, 冠状动脉旁路移植术；CHF, 收缩性充血性心力衰竭；CNS, 中枢神经系统；GI, 胃肠道的；IST, 窦性心动过速；IV, 静脉注射；LV, 左心室；MI, 心肌梗死；PAC, 房性期外收缩；PO, 口服；PVC, 室性期外收缩；SA, 窦房的；SB, 窦性心动过缓；ST, 窦性心动过速；VPB, 室性早搏；VT, 室性心动过速；WPW, Wolfe-Parkinson-White 综合征

愈，甚至阵发性房扑也能得到抑制或者治愈。房扑终止的过程在图 27-43 展现。未来改良的技术或许可以用于治愈无数被房颤困扰的患者。

其他可替代的能量来源，包括微波、超声以及冷冻疗法，均处于探索使用的阶段。而所有使用消融法常规治疗室上性心律失常的案例中，射频仍是主要的能量来源。曾经，开胸手术是治愈心律失常的唯一手段。在如今射频消融的时代，考虑到对多数患者来说，这种方法风险太大，且对非致死性心律失常的治疗来说创伤太大，既往用于 AF 的手术消融法已经联合肺静脉冷冻法与射频消融法，转型为瓣膜性心脏手术中的辅助手段（Todd et al.，2007）。

心脏起搏器和除颤仪

自从第一个经静脉起搏器产生与植入至今，心脏起搏领域已经出现了巨大的发展。既往的起搏器只能在单独的一个心腔内按照预设的频率起搏，并不能探测到患者自身的基础心率，而现在的起搏器则更加先进。起搏器最简单的形式包括一个电池、一个脉冲发生器和一个用于传递冲动的导联。起搏器内部将传感和定时电路与运动感测器偶联，可使起搏器在可感知到患者的心脏搏动时自发停止起搏；而当患者进行运动或活动时，它还可以加速起搏心率。随着科技的进步，起搏器可在心房、心室以及房室结进行有效地起搏，亦可自动校正 P-R 间期。使用专门的程序以实现皮肤遥测，医生在办公室便可以对起搏器进行调节。微型化的设计理念已经产生出精密的起搏器，包装成大约半个硬币大小。能够在必要时起搏心脏、探测快速的节律并通过起搏抑制心律失常（图 27-56；Furman et al.，1993）。带有心内膜导联的植入性心脏除颤仪在 20 世纪 90 年代早期成功开发，使得操作更加安全且减少创伤。目前，这些仪器可识别并尝试终止室性心律失常，主要采用无痛性超速起搏法或心内膜电击法，但后者对于未晕厥患者可能引发不适感受（图 27-57 和图 27-58）。

心脏再同步与除颤仪治疗

临床难治性充血性心衰的患者发生突发性心脏死亡的概率较一般人群高 6～9 倍（AHA，2002）。尽管使用 β 受体阻滞剂、ACE 抑制剂、血管紧张素 II 受体阻滞剂、利尿剂、螺内酯、地高辛及有创性血管重建法进行治疗，患者仍因收缩性 CHF 而保持较高的发病率和死亡率。电生理学家通过心脏起搏再同步化治疗以及安置除颤仪等手段，已在超过 10 年的时间里影响疾病的发病率与死亡率。

束支传导阻滞或显著瘢痕可使传导通过左心室速度减慢，进而造成心室的侧壁和间隔壁收缩不同步。这种异步性可引起心脏的多余能量消耗并降低心脏功

能。一种能够同时起搏右心室以及左心室侧壁的装置的植入技术已显著降低发病率和死亡率。增加除颤仪可进一步降低死亡率（Abraham et al.，2002；Bristow et al.，2004；Cleland et al.，2005；Young et al.，2003）。

图 27-59 显示了双心室系统的放射影像表现。双心室同时起搏表现为 QRS 复合波缩短，并且与心脏收缩力的改善相关。长期作用后还可以使 LV 心腔体积减小、二尖瓣反流减少、6 分钟步行测试结果以及生活质量和 NYHA 心功能分级均改善（Abraham et al.，2002）。在图 27-60 中，QRS 形态变化取决于电流刺激的部位。在左右心室激动过程中，V1 导联的 QRS 波形态出现。

对发生致死性心动过速事件，例如室性心动过速（VT）以及心室纤颤（VF）的患者进行了广泛的研究。在近代电生理学史里，心内电生理学研究（EPS）已经习惯性用于诱发 VT，通常针对患有晕厥以及器质性心脏病、症状稳定性 VT 以及心律失常导致突发心脏性死亡复苏的患者。此后开始药物治疗并重复对患者进行检测，以评估抗心律失常药物治疗的效果。近期研究对这种处理方式提出挑战。药物对比植入性除颤仪治疗试验证实，对致晕厥性 VT 或者经复苏的突发心源性死亡伴器质性心脏病的二级预防可以使死亡率降低（Antiarrhythmics versus Implantable Defibrillators Investigators，1997；Connolly et al.，2000；Kuck et al.，2000）。进一步的研究证实，植入性除颤仪相对于药物治疗在一级预防试验中可更加有效地降低死亡率。特定患者群体展现出仪器治疗相对于药物治疗的优越性：①无症状心室异位伴可诱导性 VT 患者；②既往 MI 史且射血分数小于

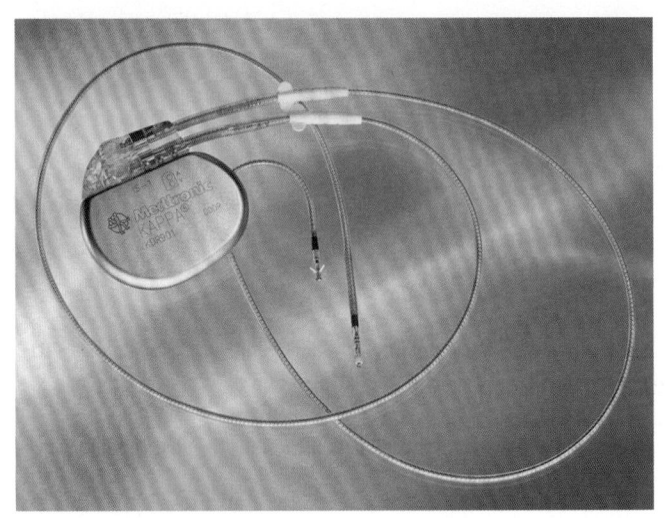

图 27-56 带有心内膜被动及主动固定导联的双腔起搏器（Courtesy Medtronic, Minneapolis, MN）

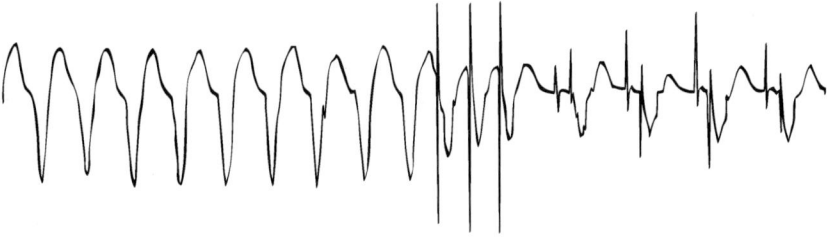

图 27-57 室性心动过速的搏动被来源于植入的起搏 - 除颤器的三个快速室性搏动终止。房室序贯的起搏方式在室性心动过速终止之后得到恢复

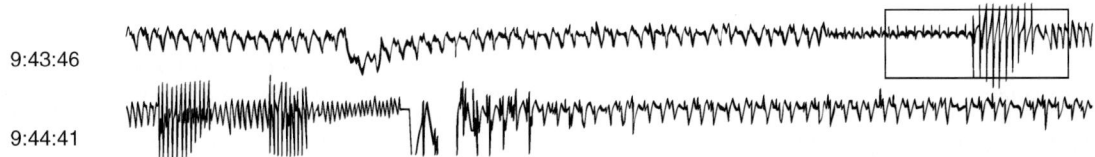

9:43:46

9:44:41

图 27-58 企图终止室性心动过速的搏动，由室性心动过速进一步加速而转变为心室纤颤。可见心内膜休克的短暂发作，以及心搏恢复伴随有条不紊的心脏活动

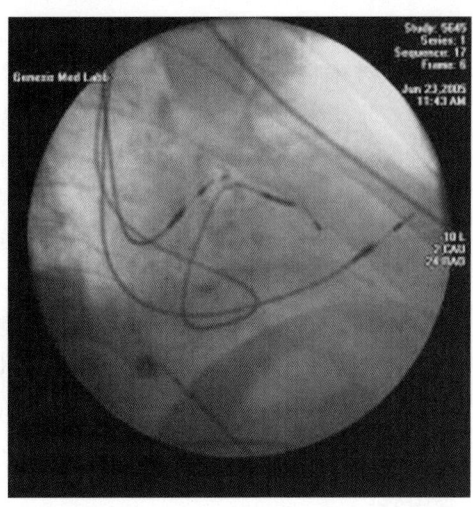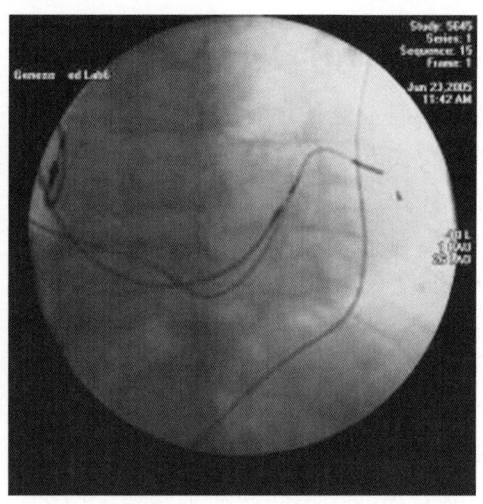

图 27-59　来自一个双腔双心室除颤仪的放射显影。图中是一名治疗左心室收缩功能不全及纽约心脏协会（NYHA）Ⅲ级心衰患者的右前斜和左前斜位像。标准导联末端置于右心房和右心室间隔处。第三个导联经由右心房进入冠状窦并延伸进入一条分支静脉，以保证左右心室同步兴奋

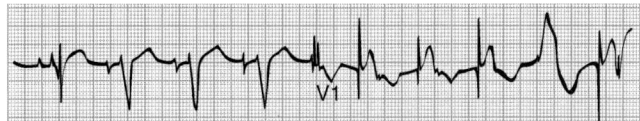

图 27-60　左束支和右束支传导阻滞（BBB）产生于对侧心室起搏。右心室起搏伴左 BBB 形态可见于图形左侧。起搏的兴奋更早激活一侧心室，因此导致起搏心腔的对侧出现 BBB 模式。图形右侧显示了左心室心内膜导联被不恰当的运输穿过未闭的卵圆孔，在栓塞性脑卒中产生严重后果前已检测到该错误。左心室的心外膜起搏同样通过将导联穿过冠状窦安放的方式完成

30% 的患者；③射血分数小于 35% 且 NYHA 心衰分级Ⅱ级或Ⅲ级长达 3 个月以上的患者（Bardy et al.，2005；Buxton et al.，2000；Moss et al.，1996，2002）。满足上述条件的患者应该寻求电生理学专家的治疗。

总结

　　治疗心律失常患者对大多数医生来说是可能的。确诊心律失常也许有些困难，因为家庭医生并不常备额外的诊断试验材料。治疗心律失常的药物需要审慎使用，因为我们需要进一步了解这些药物的致心律失常作用。植入性仪器疗法正在进一步进化，并且必将改变许多恶性心脏疾病的自然进程。

视频

　　以下视频可见于 www.expertconsult.com。

　　视频 27-1　风湿性二尖瓣狭窄

　　视频 27-2　二尖瓣关闭不全

　　视频 27-3　人工机械二尖瓣假体

视频 27-4　右冠状动脉闭塞

视频 27-5　二尖瓣脱垂

（王皓翔　王家骥　译）

参考资料

Atherogenesis

American Heart Association: *Heart disease and stroke statistics—2013 update*, Dallas, 2013, American Heart Association.

Hansson GK: Inflammation, atherosclerosis, and coronary artery disease, *N Engl J Med* 352:1685–1695, 2005.

Libby P: Current concepts of the pathogenesis of the acute coronary syndromes, *Circulation* 104:365–372, 2001.

Libby P, Ridker PM, Maseri A: Inflammation and atherosclerosis, *Circulation* 105:1135–1143, 2002.

Lusis AJ: Atherosclerosis, *Nature* 407:233–241, 2000.

Tabas I: Consequences and therapeutic implications of macrophage apoptosis in atherosclerosis: the importance of lesion stage and phagocytic efficiency, *Arterioscler Thromb Vasc Biol* 25:2255–2266, 2005.

Toth PP: What is endothelial cell dysfunction and does it impact capacity for vasodilation? In Sica DA, Toth PP, editors: *Clinical Challenges in Hypertension*, Oxford, 2009, Clinical Publishing, pp 1–20.

Diabetes Mellitus

American Diabetes Association: Standards of medical care in diabetes, *Diabetes Care* 36(Suppl 1):S11–S66, 2013.

Amos AF, McCarty DJ, Zimmet P: The rising global burden of diabetes and its complications: estimates and projections to the year 2010, *Diabetes Med* 14(Suppl 5):S1–S85, 1997.

Colhoun CM, Betteridge DJ, Durrington PN, et al: Primary prevention of cardiovascular disease with atorvastatin in type 2 diabetes in the Collaborative Atorvastatin Diabetes Study (CARDS): multicentre randomised placebo-controlled trial, *Lancet* 364:685–696, 2004.

The Diabetes Control and Complications Trial Research Group: Effect of intensive therapy on the development and progression of diabetic nephropathy in the diabetes control and complications trial, *Kidney Int* 47:1703–1720, 1995.

Dunstan DW, Zimmet PZ, Welborn TA, et al: The rising prevalence of diabetes and impaired glucose tolerance, *Diabetes Care* 25:829–834, 2002.

Gaede P, Vedel P, Larsen N, et al: Multifactorial intervention and cardiovascular disease in patients with type 2 diabetes, *N Engl J Med* 348(5):383–393, 2003.

Haffner SM, Lehto S, Ronnemaa T, et al: Mortality from coronary heart disease in subjects with type 2 diabetes and in nondiabetic subjects with and without prior myocardial infarction, *N Engl J Med* 339:229–234, 1998.

Hansson L, Zanchetti A, Carruthers SG, et al: Effects of intensive blood-pressure lowering and low-dose aspirin on patients with hypertension: principal results of the Hypertension Optimal Treatment (HOT) randomized trial, Lancet 351:1755–1762, 1998.

Khaw KT, Wareham N, Bingham S, et al: Association of hemoglobin A1c with cardiovascular disease and mortality in adults: the European prospective investigation into cancer in Norfolk, Ann Intern Med 141(6):413–420, 2004.

King H, Aubert RE, Herman WH: Global burden of diabetes, 1995-2025: prevalence, numerical estimates, and projections, Diabetes Care (9): 1414–1431, 1998.

Meigs JB, Mittleman MA, Nathan DM, et al: Hyperinsulinemia, hyperglycemia, and impaired hemostasis: the Framingham Offspring Study, JAMA 283:221–228, 2000.

Nissen SE, Tuzcu E, Schoenhagen P, et al: Effect of intensive compared with moderate lipid-lowering therapy on progression of coronary atherosclerosis: a randomized controlled trial, JAMA 291:1071–1080, 2004.

Stratton IM, Adler AI, Neil H, et al: Association of glycaemia with macrovascular and microvascular complications of type 2 diabetes (UKPDS 35): prospective observational study, BMJ 321:405–412, 2000.

Dyslipidemia

Altmann SW, Davis HR Jr, Zhu LJ, et al: Niemann-Pick C1 like 1 protein is critical for intestinal cholesterol absorption, Science 303:1201–1204, 2004.

Andersson Y, et al: Developmental and pharmacological regulation of apolipoprotein C-II gene expression: comparison with apo C-I and apo C-III gene regulation, Arterioscler Thromb Vasc Biol 19:115–121, 2011.

Backman JT, Kyrklund C, Neuvonen M, et al: Gemfibrozil greatly increases plasma concentrations of cerivastatin, Clin Pharmacol Ther 72:685–691, 2002.

Ballantyne CM, Blazing MA, King TR, et al: Efficacy and safety of ezetimibe CO administered with simvastatin compared with atorvastatin in adults with hypercholesterolemia, Am J Cardiol 93:1487–1494, 2004.

Bergman AJ, Murphy G, Burke J, Saso JJ: Simvastatin does not have a clinically significant pharmacokinetic interaction with fenofibrate in humans, J Clin Pharmacol 44:1054–1062, 2004.

The BIP Study Group: Secondary prevention by raising HDL cholesterol and reducing triglycerides in patients with coronary artery disease. The Bezafibrate Infarction Prevention Study, Circulation 102:21–27, 2000.

Boden WE, Probstfield JL, Anderson T, et al, for the AIM-HIGH Investigators: Niacin in patients with low HDL cholesterol levels receiving intensive statin therapy, N Engl J Med 365(24):2255–2267, 2011.

Brown BGI, Zhao XM, Chait A, et al: Simvastatin and niacin, antioxidant vitamins, or the combination for the prevention of coronary disease, N Engl J Med 345:1583–1592, 2001.

Cannon CP, Braunwald E, McCabe CH, et al, for the Pravastatin or Atorvastatin Evaluation and Infection Therapy–Thrombolysis in Myocardial Infarction 22 Investigators: Comparison of intensive and moderate lipid lowering with statins after acute coronary syndromes, N Engl J Med 350:1495–1504, 2004.

Capuzzi DM, Guyton JR, Morgan JM, et al: Efficacy and safety of an extended-release niacin (niaspan): a long-term study, Am J Cardiol 82(12):75U–81U, 1998.

Cholesterol Treatment Trialists: The effects of lowering LDL cholesterol with statin therapy in people at low risk of vascular disease: meta-analysis of individual data from 27 randomised trials, Lancet 380(9841):581–590, 2012a.

Cholesterol Treatment Trialists: Lack of effect of lowering LDL cholesterol on cancer: meta-analysis of individual data from 175,000 people in 27 randomised trials of statin therapy, PLoS ONE 7:2012b.

Corti R, Fuster V, Fayad ZA, et al: Lipid lowering by simvastatin induces regression of human atherosclerotic lesions: two years' follow-up by high-resolution noninvasive magnetic resonance imaging, Circulation 106:2884–2887, 2002.

Coronary Drug Project Research Group: Clofibrate and niacin in coronary heart disease, JAMA 231:360–381, 1975.

Davidson MH, McQuarrie T, Betties R, et al: Ezetimibe coadministered with Simvastatin in patients with primary hypercholesterolemia, J Am Coll Cardiol 40:2125–2134i, 2002.

Davidson MH, Toth PP: Combination therapy in the management of complex dyslipidemias, Curr Opin Lipidol 15:1–9, 2004.

Davis HR, Zhu LJ, Hoos LM, Tetzloff G: Niemann-Pick C1 like 1 is the intestinal phytosterol and cholesterol transporter and a key modulator of whole-body cholesterol homeostasis, J Biol Chem 279(32):33586–33592, 2004.

Diabetes Atherosclerosis Intervention Study Investigators: Effect of fenofibrate on progression of coronary artery disease in type 2 diabetes: the Diabetes Atherosclerosis Intervention Study: a randomised study, Lancet 357:905–910, 2001.

Downs JR, Clearfield M, Weis S, et al: Primary prevention of acute coronary events with Lovastatin in men and women with average cholesterol levels. Results of AFCAPS/TexCAPS, JAMA 279:1615–1622, 1998.

Ericsson C-G, Hamsten A, Nilsson J, et al: Angiographic assessment of effects of bezafibrate on progression of coronary artery disease in young male postinfarction patients, Lancet 347:849–853, 1996.

Expert Panel on Detection, Evaluation, and Treatment of High Blood Cholesterol in Adults: Executive summary of the third report of the National Cholesterol Education Program (NCEP) Expert Panel on Detection, Evaluation, and Treatment of High Blood Cholesterol in Adults (Adult Treatment Panel III), JAMA 285:2486–2497, 2001.

Ginsberg HN, Elam MB, Lovato LC, et al: Effects of combination lipid therapy in type 2 diabetes mellitus, N Engl J Med 362(17):1563–1574, 2010.

GISSI-Prevenzione Investigators: Dietary supplementation with n-3 polyunsaturated fatty acids and vitaman E after myocardial infarction: results of the GISSI-Prevenzione trial, Lancet 354:447–455, 1999.

Grundy SM, Cleeman JI, Merz CN, Brewer HB Jr: Implications of recent clinical trials for the National Cholesterol Education Program Adult Treatment Panel III guidelines, Circulation 110(2):227–239, 2004c.

Guyton JR, Slee AE, Anderson T, et al: Relationship of lipoproteins to cardiovascular events: the AIM-HIGH Trial (Atherothrombosis Intervention in Metabolic Syndrome With Low HDL/High Triglycerides and Impact on Global Health Outcomes), J Am Coll Cardiol 62(17):1580–1584, 2013.

Heart Protection Study Collaborative Group: MRC/BHF heart protection study of cholesterol lowering with simvastatin in 20,536 high-risk individuals: a randomised placebo-controlled trial, Lancet 360:7–22, 2002.

Jones PH, Davidson MH, Stein EA, et al: Comparison of the efficacy and safety of rosuvastatin versus atorvastatin, simvastatin, and pravastatin across doses (STELLAR* Trial), Am J Cardiol 92:152–160, 2003.

LaRosa JC, Grundy SM, Water DD, et al: Intensive lipid lowering with atorvastatin in patients with stable coronary disease, N Engl J Med 352, 2005.

Manninen V, Elo MO, Frick MH, et al: Lipid alterations and the decline in incidence of coronary heart disease in the Helsinki Heart Study, JAMA 260:641–651, 1988.

Neuvonen PJ, Kantola T, Kivisio KT: Simvastatin but not pravastatin is very susceptible to interaction with the CYP 3A4 inhibitor itraconazole, Clin Pharmacol Ther 63:332–341, 1998.

Preiss D, Seshasai SRK, Welsh P, et al: Risk of incident diabetes with intensive-dose compared with moderate-dose statin therapy, JAMA 305(24):2556–2564, 2011.

Prueksaritanont T, Subramanian R, Fang X, Ma B: Glucuronidation of statins in animals and humans: a novel mechanism of statin lactonization, Drug Metab Dispos 30:505–512, 2002a.

Prueksaritanont T, Zhao JJ, Ma B, et al: Mechanistic studies on metabolic interactions between gemfibrozil and statins, J Pharmacol Exp Ther 301:1042–1051, 2002b.

Robins SJ, Collins D, Wittes JT, et al: VA-HIT Study Group. Veterans affairs high-density lipoprotein intervention trial. Relation of gemfibrozil treatment and lipid levels with major coronary events, JAMA 285:1586–1589, 2001.

Rubins HB, Davenport J, Babikian V, et al: Reduction in stroke with gemfibrozil in men with coronary heart disease and low HDL cholesterol, Circulation 103:2828–2833, 2001.

Rubins HB, Robins SJ, Collins D, et al: Gemfibrozil for the secondary prevention of coronary heart disease in men with low levels of high-density lipoprotein cholesterol, N Engl J Med 341:410–418, 1999.

Rubins HB, Robins SJ, Collins D, et al: Diabetes, plasma insulin, and cardiovascular disease, Arch Intern Med 162:2597–2604, 2002.

Sattar N, Preiss D, Murray HM, et al: Statins and risk of incident diabetes: a collaborative meta-analysis of randomised statin trials, Lancet 375(9716):735–742, 2010.

Scandinavian Simvastatin Survival Study Group: Randomised trial of cholesterol lowering in 4444 patients with coronary heart disease: the Scandinavian Simvastatin Survival Study (4S), Lancet 344:1383–1389, 1994.

Toth PP, Davidson MH: Simvastatin and ezetimibe: combination therapy for the management of dyslipidaemia, Expert Opin Pharmacother 6(1):131–139, 2005.

Yokoyama M, Origasa H, Matsuzaki M, et al: Effects of eicosapentaenoic acid on major coronary events in hypercholesterolaemic patients (JELIS): a randomised open-label, blinded endpoint analysis, *Lancet* 369(9567):1090–1098, 2007.

Hypertension

Bangalore S, Parkar S, Grossman E, et al: A meta-analysis of 94,492 patients with hypertension treated with beta blockers to determine the risk of new-onset diabetes mellitus, *Am J Cardiol* 100:1254–1262, 2007.

Beckett NS, Peters R, Fletcher AE, et al: Treatment of hypertension in patients 80 years of age or older, *N Engl J Med* 358:1887–1898, 2008.

Benavente OR, Coffey CS, Conwit R, et al: Blood-pressure targets in patients with recent lacunar stroke: the SPS3 randomised trial, *Lancet* 382:507–515, 2013.

Berl T, Hunsicker LB, Lewis JB, et al: Impact of achieved blood pressure on cardiovascular outcomes in the Irbesartan Diabetic Nephropathy Trial, *J Am Soc Nephrol* 16:2170–2179, 2005.

Brenner BM, Cooper ME, De Zeeuw D, et al, for the RENAAL Study Investigators: Effects of losartan on renal and cardiovascular outcomes in patients with type 2 diabetes and nephropathy, *N Engl J Med* 345:861–869, 2001.

Brook RD, Appel LJ, Rubenfire M, et al: Beyond medications and diet: alternative approaches to lowering blood pressure: a scientific statement from the American Heart Association, *Hypertension* 61:1360–1383, 2013.

Brook RD, Weder AB: Initial hypertension treatment: one combination fits most? *J Am Soc Hypertens* 5:66–75, 2011.

Calhoun DA, Jones D, Textor S, et al: Resistant hypertension: diagnosis, evaluation, and treatment. A scientific statement from the American Heart Association Professional Education Committee of the Council for High Blood Pressure Research, *Hypertension* 51:1403–1419, 2008.

Callender G, Rich T, Lee J, et al: Pheochromocytoma. In Yao JC, Hoff PM, Hoff AO, editors: *Neuroendocrine tumors*, 2011, Totowa, NJ: Humana Press, pp 221–244.

Chobanian AV, Bakris GL, Black HR, et al: Seventh report of the Joint National Committee on prevention, detection, evaluation, and treatment of high blood pressure, *Hypertension* 42:1206–1252, 2003.

Clement DL, De Buyzere ML, De Bacquer DA, et al: Prognostic value of ambulatory blood-pressure recordings in patients with treated hypertension, *N Engl J Med* 348:2407–2415, 2003.

Cooper CJ, Murphy TP, Cutlip DE, et al: Stenting and medical therapy for atherosclerotic renal-artery stenosis, *N Engl J Med* 370:13–22, 2014.

Cushman WC, Evans GW, Byington RP, et al: Effects of intensive blood-pressure control in type 2 diabetes mellitus, *N Engl J Med* 362:1575–1585, 2010.

Egan BM, Zhao Y, Axon RN: US trends in prevalence, awareness, treatment, and control of hypertension, 1988-2008, *JAMA* 303:2043–2050, 2010.

Fagard RH, Staessen JA, Thijs L, et al: Response to antihypertensive therapy in older patients with sustained and nonsustained systolic hypertension. Systolic Hypertension in Europe (Syst-Eur) Trial Investigators, *Circulation* 102:1139–1144, 2000.

Fardella CE, Mosso L, Gomez-Sanchez C, et al: Primary hyperaldosteronism in essential hypertensives: prevalence, biochemical profile, and molecular biology, *J Clin Endocrinol Metab* 85:1863–1867, 2000.

Funder JW, Carey RM, Fardella C, et al: Case detection, diagnosis, and treatment of patients with primary aldosteronism: an Endocrine Society clinical practice guideline, *J Clin Endocrinol Metab* 93:3266–3281, 2008.

Go AS, Bauman M, King SM, et al: An effective approach to high blood pressure control: a science advisory from the American Heart Association, the American College of Cardiology, and the Centers for Disease Control and Prevention, *Hypertension* 63(4):878–885, 2014.

Go AS, Mozaffarian D, Roger VL, et al: Heart disease and stroke statistics—2013 update: a report from the American Heart Association, *Circulation* 127:e6–e245, 2013.

Gradman AH, Basile JN, Carter BL, et al: Combination therapy in hypertension, *J Clin Hypertens (Greenwich)* 13:146–154, 2011.

Hansson L, Zanchetti A, Carruthers SG, et al: Effects of intensive blood-pressure lowering and low-dose aspirin in patients with hypertension: principal results of the Hypertension Optimal Treatment (HOT) randomised trial. HOT Study Group, *Lancet* 351:1755–1762, 1998.

He J, Zhang Y, Xu T, et al: Effects of immediate blood pressure reduction on death and major disability in patients with acute ischemic stroke: The CATIS randomized clinical trial, *JAMA* 2013.

Hodgkinson J, Mant J, Martin U, et al: Relative effectiveness of clinic and home blood pressure monitoring compared with ambulatory blood pressure monitoring in diagnosis of hypertension: systematic review, *BMJ* 342:d3621, 2011.

Jamerson K, Weber MA, Bakris GL, et al: Benazepril plus amlodipine or hydrochlorothiazide for hypertension in high-risk patients, *N Engl J Med* 359:2417–2428, 2008.

James PA, Oparil S, Carter BL, et al: 2014 Evidence-based guideline for the management of high blood pressure in adults: report from the panel members appointed to the eighth Joint National Committee (JNC 8), *JAMA* 2014.

Julius S, Kjeldsen SE, Weber M, et al: Outcomes in hypertensive patients at high cardiovascular risk treated with regimens based on valsartan or amlodipine: the VALUE randomised trial, *Lancet* 363:2022–2031, 2004.

Kearney PM, Whelton M, Reynolds K, et al: Global burden of hypertension: analysis of worldwide data, *Lancet* 365:217–223, 2005.

Koebnick C, Black MH, Wu J, et al: High blood pressure in overweight and obese youth: implications for screening, *J Clin Hypertens (Greenwich)* 15:793–805, 2013.

Law MR, Morris JR, Wald NJ: Use of blood pressure lowering drugs in the prevention of cardiovascular disease: meta-analysis of 147 randomised trials in the context of expectations from prospective epidemiological studies, *BMJ* 338:b1665, 2009.

Lawes CM, Vander Hoorn S, Rodgers A: Global burden of blood-pressure-related disease, 2001, *Lancet* 371:1513–1518, 2008.

Leonetti G, Cuspidi C, Facchini M, et al: Is systolic pressure a better target for antihypertensive treatment than diastolic pressure? *J Hypertens Suppl* 18:S13–S20, 2000.

Lewington S, Clarke R, Qizilbash N, et al: Age-specific relevance of usual blood pressure to vascular mortality: a meta-analysis of individual data for one million adults in 61 prospective studies, *Lancet* 360:1903–1913, 2002.

Lewis EJ, Hunsicker LG, Bain RP, et al: The effect of angiotensin-converting-enzyme inhibition on diabetic nephropathy. The Collaborative Study Group, *N Engl J Med* 329:1456–1462, 1993.

Lewis EJ, Hunsicker LG, Clarke WR, et al, for the Collaborative Study Group: Renoprotective effect of the angiotensin-receptor antagonist irbesartan in patients with type 2 diabetes and nephropathy, *N Engl J Med* 345:851–860, 2001.

Lim SS, Vos T, Flaxman AD, et al: A comparative risk assessment of burden of disease and injury attributable to 67 risk factors and risk factor clusters in 21 regions, 1990-2010: a systematic analysis for the Global Burden of Disease Study 2010, *Lancet* 380:2224–2260, 2012.

Mancia G, Fagard R, Narkiewicz K, et al: 2013 ESH/ESC Guidelines for the management of arterial hypertension: the task force for the management of arterial hypertension of the European Society of Hypertension (ESH) and of the European Society of Cardiology (ESC), *J Hypertens* 31:1281–1357, 2013.

Mancia G, Parati G, Pomidossi G, et al: Alerting reaction and rise in blood pressure during measurement by physician and nurse, *Hypertension* 9:209–215, 1987.

Martinez-Garcia MA, Capote F, Campos-Rodriguez F, et al: Effect of CPAP on blood pressure in patients with obstructive sleep apnea and resistant hypertension: the HIPARCO randomized clinical trial, *JAMA* 310:2407–2415, 2013.

Matthews KA, Brenner MJ, Brenner AC: Evaluation of the efficacy and safety of a hydrochlorothiazide to chlorthalidone medication change in veterans with hypertension, *Clin Ther* 35:1423–1430, 2013.

Meier P: Atherosclerotic renal artery stenosis: update on management strategies, *Curr Opin Cardiol* 26:463–471, 2011.

Mulatero P, Verhovez A, Morello F, et al: Diagnosis and treatment of low-renin hypertension, *Clin Endocrinol (Oxf)* 67:324–334, 2007.

Munroe PB, Barnes MR, Caulfield MJ: Advances in blood pressure genomics, *Circ Res* 112:1365–1379, 2013.

National Institute for Clinical Excellence: *Clinical guideline 18—management of hypertension in adults in primary care*, London, 2004, National Institute for Health and Care Excellence.

Nielsen WB, Lindenstrom E, Vestbo J, et al: Is diastolic hypertension an independent risk factor for stroke in the presence of normal systolic blood pressure in the middle-aged and elderly? *Am J Hypertens* 10:634–639, 1997.

O'Brien E, Parati G, Stergiou G, et al: European Society of Hypertension position paper on ambulatory blood pressure monitoring, *J Hypertens* 31:1731–1768, 2013.

Omura M, Saito J, Yamaguchi K, et al: Prospective study on the prevalence of secondary hypertension among hypertensive patients visiting a general outpatient clinic in Japan, *Hypertens Res* 27:193–202, 2004.

Pacak K, Eisenhofer G, Ahlman H, et al: Pheochromocytoma: recommendations for clinical practice from the First International Symposium. October 2005, *Nat Clin Pract Endocrinol Metab* 3:92–102, 2007.

Parving HH, Brenner BM, McMurray JJ, et al: Cardiorenal end points in a trial of aliskiren for type 2 diabetes, *N Engl J Med* 367:2204–2213, 2012.

Pepine CJ, Handberg EM, Cooper-DeHoff RM, et al: A calcium antagonist vs a non-calcium antagonist hypertension treatment strategy for patients with coronary artery disease. The International Verapamil-Trandolapril Study (INVEST): a randomized controlled trial, *JAMA* 290:2805–2816, 2003.

Pickering TG, Hall JE, Appel LJ, et al: Recommendations for blood pressure measurement in humans and experimental animals: part 1: blood pressure measurement in humans: a statement for professionals from the Subcommittee of Professional and Public Education of the American Heart Association Council on High Blood Pressure Research, *Circulation* 111:697–716, 2005.

Pickering TG, Miller NH, Ogedegbe G, et al: Call to action on use and reimbursement for home blood pressure monitoring: a joint scientific statement from the American Heart Association, American Society Of Hypertension, and Preventive Cardiovascular Nurses Association, *Hypertension* 52:10–29, 2008.

Pitt B, Remme W, Zannad F, et al: Eplerenone, a selective aldosterone blocker, in patients with left ventricular dysfunction after myocardial infarction, *N Engl J Med* 348:1309–1321, 2003.

Schwartz GL, Turner ST: Screening for primary aldosteronism in essential hypertension: diagnostic accuracy of the ratio of plasma aldosterone concentration to plasma renin activity, *Clin Chem* 51:386–394, 2005.

Simonetti GD, Mohaupt MG, Bianchetti MG: Monogenic forms of hypertension, *Eur J Pediatr* 171:1433–1439, 2012.

Staessen J, Fagard R, Amery A: The relationship between body weight and blood pressure, *J Hum Hypertens* 2:207–217, 1988.

Turnbull F: Effects of different blood-pressure-lowering regimens on major cardiovascular events: results of prospectively-designed overviews of randomised trials, *Lancet* 362:1527–1535, 2003.

Vaclavik J, Stejskal D, Lacnak B, et al: Free plasma metanephrines as a screening test for pheochromocytoma in low-risk patients, *J Hypertens* 25:1427–1431, 2007.

Vasan RS, Beiser A, Seshadri S, et al: Residual lifetime risk for developing hypertension in middle-aged women and men: The Framingham Heart Study, *JAMA* 287:1003–1010, 2002.

Weber MA, Bakris GL, Hester A, et al: Systolic blood pressure and cardiovascular outcomes during treatment of hypertension, *Am J Med* 126:501–508, 2013.

Williams B: Recent hypertension trials: implications and controversies, *J Am Coll Cardiol* 45:813–827, 2005.

Yano Y, Bakris GL: Recognition and management of masked hypertension: a review and novel approach, *J Am Soc Hypertens* 7:244–252, 2013.

Yusuf S, Teo KK, Pogue J, et al: Telmisartan, ramipril, or both in patients at high risk for vascular events, *N Engl J Med* 358:1547–1559, 2008.

Metabolic Syndrome

Alexander CM, Landsman PB, Teutsch SM, Haffner SM: NCEP-defined metabolic syndrome, diabetes, and prevalence of coronary heart disease among NHANES III participants age 50 years and older, *Diabetes* 52:1210–1214, 2003.

American Heart Association: Biostatistical fact sheet—risk factors—diabetes mellitus. Available at: http://heartnet.bjmu.edu.cn/epi/usa/epidemic/1014752247517FS12DIAB2WEB.pdf.

Banerji MA, Buckley MC, Chaiken RI, et al: Liver fat, serum triglycerides and visceral adipose tissue in insulin-sensitive and insulin-resistant black man in NIDDM, *Int J Obes* 19:846–850, 1995.

Bradley RL, Cleveland KA, Cheatham B: The adipocyte as a secretory organ: mechanisms of vesicle transport and secretory pathways, *Recent Prog Horm Res* 56:329–358, 2001.

Caballero AE: Endothelial dysfunction in obesity and insulin resistance: a road to diabetes and heart disease, *Obes Res* 11:1278–1289, 2003.

Dandona P, Aljada A, Chaudhuri A, et al: Metabolic syndrome: a comprehensive perspective based on interactions between obesity, diabetes, and inflammation, *Circulation* 111:1448–1454, 2005.

DeFronzo RA, Sherwin RS, Kraemer N: Effect of physical training on insulin action in obesity, *Diabetes* 12:1379–1385, 1987.

Dresner A, Laurent D, Marcucci M, et al: Effects of free fatty acids on glucose transport and IRS-1-associated phosphatidylinositol 3-kinase activity, *J Clin Invest* 103(2):253–259, 1999.

Eckel RH, Grundy SM, Zimmet PZ: The metabolic syndrome, *Lancet* 365:1415–1428, 2005.

Ford ES, Giles WH, Dietz WH: Prevalence of the metabolic syndrome among US adults: findings from the third National Health and Nutrition Examination Survey, *JAMA* 287:356–359, 2002.

Festa A, D'Agostino R Jr, Tracy RP, Haffner SM: Elevated levels of acute-phase proteins and plasminogen activator inhibitor-1 predict the development of type 2 diabetes: the Insulin Resistance Atherosclerosis Study, *Diabetes* 51:1131–1137, 2002.

Franssila-Kallunki A, Rissanen A, Ekstrand A, et al: Effects of weight loss on substrate oxidation, energy expenditure, and insulin sensitivity in obese individuals, *Am J Clin Nutr* 55(2):356–361, 1992.

Grundy SM, Brewer HB, Cleeman JI, et al: Definition of metabolic syndrome: report of the National Heart, Lung and Blood Institute/American Heart Association Conference on Scientific Issues Related to Definition, *Circulation* 109:433–438, 2004a.

Grundy SM, Hansen B, Smith SC Jr, et al: Clinical management of metabolic syndrome: report of the American Heart Association/National Heart, Lung, and Blood Institute/American Diabetes Association Conference of Scientific Issues Related to Management, *Circulation* 109:551–446, 2004b.

Haffner S: Cassellis HB: Metabolic syndrome–a new risk factor of coronary heart disease? *Diabetes Obes Metab* 5:359–370, 2003.

Haffner S, Taegtmeyer H: Epidemic obesity and the metabolic syndrome, *Circulation* 108:1541–1545, 2003.

Haffner SM, Stern MP, Hazuda HP, et al: Cardiovascular risk factors in confirmed prediabetic individuals. Does the clock for coronary heart disease start ticking before the onset of clinical diabetes? *JAMA* 263(21):2893–2898, 1990.

Hansson L, Lindohl LH, Niskanen L, et al: Effect of angiotensin-converting-enzyme-inhibition compared with conventional therapy on cardiovascular morbidity and mortality in hypertension: the Captopril Prevention Project (CAAP) randomized trial, *Lancet* 353:611–616, 1999.

The Heart Outcomes Prevention Evaluation Study Investigators: Effects of an angiotensin-converting-enzyme inhibitor, ramipril, on cardiovascular events in high-risk patients, *N Engl J Med* 342:145–153, 2000.

Julius S, Kjeldsen SE, Weber M, et al: Outcomes in hypertensive patients at high cardiovascular risk treated with regimens based on valsartan or amlodipine: the VALUE randomised trial, *Lancet* 363:2022–2031, 2004.

Lakka HM, Laaksonen DE, Lakka TA, et al: The metabolic syndrome and total and cardiovascular disease mortality in middle-aged men, *JAMA* 288:2709–2716, 2002.

Lamon-Fava S, Wilson PWF, Schaefer EJ: Impact of body mass index on coronary heart disease risk factors in men and women: the Framingham Offspring study, *Arterioscler Thromb Vasc Biol* 16:1509–1515, 1996.

Liu S, Manson JE: Dietary carbohydrates, physical inactivity, obesity, and the "metabolic syndrome" as predictors of coronary heart disease, *Curr Opin Lipidol* 12(4):395–404, 2001.

Malmberg K, Yusuf S, Gerstein HC, et al: Impact of diabetes on long-term prognosis in patients with unstable angina and non-Q-wave myocardial infaction: results of the OASIS (Organization to Assess Strategies for Ischemic Syndromes) Registry, *Circulation* 109:1014–1019, 2000.

Pyorala M, Miettinen H, Laakso M, Pyorala K: Hyperinsulinemia predicts coronary heart disease risk in healthy middle-aged men: the 22-year follow-up results of the Helsinki Policemen Study, *Circulation* 98(5):398–404, 1998.

Ridker PM, Buring JE, Cook NR, Rifai N: C-reactive protein, the metabolic syndrome, and risk of incident cardiovascular events: an 8-year follow-up of 14719 initially healthy American women, *Circulation* 107(3):391–397, 2003.

St-Pierre AC, Ruel IL, Cantin B, et al: Comparison of various electrophoretic characteristics of LDL particles and their relationship to the risk of ischemic heart disease, *Circulation* 104:2295–2299, 2001.

Stone NJ, Robinson J, Lichtenstein AH, et al: 2013 ACC/AHA guideline on the treatment of blood cholesterol to reduce atherosclerotic cardiovascular risk in adults: a report of the American College of Cardiology/American Heart Association Task Force on Practice Guidelines, *Circulation* 2013. http://circ.ahajournals.org/content/early/2013/11/11/01.cir.0000437738.63853.7a.citation.

Toth PP: Combination therapy for the treatment of complex dyslipidemias, *Cardiol Spec Edition* 2005a.

Toth PP: Adiponectin and high-density lipoprotein: a metabolic association through thick and thin, *Eur J Cardiol* 10:2005b.

Tuomilehto J, Lindstrom J, Eriksson JG, et al: Finnish Diabetes Prevention Study Group. Prevention of type 2 diabetes mellitus by changes in life-style among subjects with impaired glucose tolerance, *N Engl J Med* 344(18):1343–1350, 2001.

Cigarette Smoking

Bazzano LA, He J, Muntner P, et al: Relationship between cigarette smoking and novel risk factors for cardiovascular disease in the United States, *Ann Intern Med* 138:891–897, 2003.

Chia S, Newby DE: Atherosclerosis, cigarette smoking, and endogenous fibrinolysis: is there a direct link, *Curr Atheroscler Rep* 4:143–148, 2002.

Rollema H, Chambers LK, Coe JW, et al: Pharmacological profile of the alpha4beta2 nicotinic acetylcholine receptor partial agonist vareni-cline, an effective smoking cessation aid, *Neuropharmacology* 52(3):985–994, 2006.

van Berkel TFM, Boersma H, Roos-Heeselink JW, et al: Impact of smoking cessation and smoking interventions in patients with coronary heart disease, *Eur Heart J* 2:1773–1782, 1999.

Coronary Artery Disease

Anderson JL, Adams CD, Antman EM, et al: 2012 ACCF/AHA focused update incorporated into the ACCF/AHA 2007 Guidelines for the Management of Patients With Unstable Angina/Non–ST-Elevation Myocardial Infarction, *J Am Coll Cardiol* 61(23):e179–e347, 2013.

Antiplatelet Trialists' Collaboration: Collaborative overview of randomized trials of antiplatelet therapy: I. Prevention of death, myocardial infarc-tion, and stroke by prolonged antiplatelet therapy in various categories of patients, *BMJ* 308:81–106, 1994.

Antman EM, Anbe DT, Armstrong PW, et al: ACC/AHA guidelines for the management of patients with ST-elevation myocardial infarction—executive summary. A report of the American College of Cardiology/American Heart Association Task Force on Practice Guidelines (Writing Committee to revise the 1999 guidelines for the management of patients with acute myocardial infarction), *J Am Coll Cardiol* 44(3):671–719, 2004.

Antman EM, Cohen M, Bernink PJ, et al: The TIMI risk score for unstable angina/non-ST elevation MI: a method for prognostication and thera-peutic decision making, *JAMA* 284:835–842, 2000.

Antman EM, McCabe CH, Gurfinkel EP, et al: Enoxaparin prevents death and cardiac ischemic events in unstable angina/non-Q-wave myocardial infarction: results of the Thrombolysis In Myocardial Infarction (TIMI) 11B trial, *Circulation* 100:1593–1601, 1999.

Bhatt DL, Topol EJ, Clopidogrel for High Atherothrombotic Risk and Ischemic Stabilization, Management, and Avoidance Executive Committee: Clopidogrel added to aspirin versus aspirin alone in second-ary prevention and high-risk primary prevention: rationale and design of the Clopidogrel for High Atherothrombotic Risk and Ischemic Stabilization, Management, and Avoidance (CHARISMA) trial, *Am Heart J* 148(2):263–268, 2004.

Braunwald E: Mechanism of action of calcium-channel-blocking agents, *N Engl J Med* 307:1618–1627, 1982.

Braunwald E: 50th anniversary historical article. Myocardial oxygen con-sumption: the quest for its determinants and some clinical fallout, *J Am Coll Cardiol* 35(5 Suppl B):45B–48B, 2000.

Braunwald E, Antman EM, Beasley JW, et al: ACC/AHA 2002 guideline update for the management of patients with unstable angina and non-ST-segment elevation myocardial infarction: a report of the American College of Cardiology/American Heart Association Task Force on Practice Guidelines (Committee on the Management of Patients With Unstable Angina), *J Am Coll Cardiol* 40:366–374, 2002.

CAPRIE Steering Committee: A randomized, blinded, trial of clopidogrel versus aspirin in patients at risk of ischaemic events (CAPRIE), *Lancet* 348:1329–1339, 1996.

Cannon CP, Weintraub WS, Demopoulos LA, et al: TACTICS (Treat Angina with Aggrastat and Determine Cost of Therapy with an Invasive or Conservative Strategy)—Thrombolysis in Myocardial Infarction 18 Investigators. Comparison of early invasive and conservative strategies in patients with unstable coronary syndromes treated with the glyco-protein IIb/IIIa inhibitor tirofiban, *N Engl J Med* 344(25):1879–1887, 2001.

Canto JG, Every NR, Magid DJ, et al, for the National Registry of Myocardial Infarction 2 Investigators: The volume of primary angioplasty proce-dures and survival after acute myocardial infarction, *N Engl J Med* 342:1573–1580, 2000.

Chaitman BR, Pepine CJ, Parker JO, et al: Combination Assessment of Ranolazine In Stable Angina (CARISA) Investigators. Effects of ranola-zine with atenolol, amlodipine, or diltiazem on exercise tolerance and angina frequency in patients with severe chronic angina: a randomized controlled trial, *JAMA* 291(3):309–316, 2004.

Cheitlin MD, Armstrong WF, Aurigemma GP, et al: ACC/AHA/ASE 2003 guideline update for the clinical application of echocardiography: summary article. A report of the American College of Cardiology/American Heart Association Task Force on Practice Guidelines (ACC/AHA/ASE Committee to Update the 1997 Guidelines for the Clinical Application of Echocardiography), *J Am Soc Echocardiogr* 16(10):1091–1110, 2003.

Chen ZM, Pan HC, Chen YP, et al: Early intravenous then oral metoprolol in 45,852 patients with acute myocardial infarction: randomised placebo-controlled trial, *Lancet* 366(9497):1622–1632, 2005.

Cohen M, Demers C, Gurfinkel EP, et al: A comparison of low-molecular-weight heparin with unfractionated heparin for unstable coronary artery disease. Efficacy and Safety of Subcutaneous Enoxaparin in Non-Q-Wave Coronary Events Study Group, *N Engl J Med* 337(7):447–452, 1997.

Collins JS, Evangelista A, Nienaber CA, et al: International Registry of Acute Aortic Dissection (IRAD). Differences in clinical presentation, management, and outcomes of acute type a aortic dissection in patients with and without previous cardiac surgery, *Circulation* 110(11 Suppl 1):II237–II242, 2004.

Detrano R, Gianrossi R, Froelicher V: The diagnostic accuracy of the exer-cise electrocardiogram: a meta analysis of 22 years of research, *Prog Cardiovasc Dis* 32(3):173–206, 1989.

DeWood MA, Spores J, Notske R, et al: Prevalence of total coronary occlu-sion during the early hours of transmural myocardial infarction, *N Engl J Med* 303:897–902, 1980.

Feigl EO: Neural control of coronary blood flow, *J Vasc Res* 35(2):85–92, 1998.

Fihn SD, Gardin JM, Abrams J, et al: 2012 ACCF/AHA/ACP/AATS/PCNA/SCAI/STS Guideline for the diagnosis and management of patients with stable ischemic heart disease: a report of the American College of Cardiology Foundation/American Heart Association Task Force on Practice Guidelines, and the American College of Physicians, American Association for Thoracic Surgery, Preventive Cardiovascular Nurses Association, Society for Cardiovascular Angiography and Interventions, and Society of Thoracic Surgeons, *J Am Coll Cardiol* 60(24):e44–e164, 2012.

Fox KM: EURopean trial On reduction of cardiac events with Perindopril in stable coronary Artery disease Investigators. Efficacy of perindopril in reduction of cardiovascular events among patients with stable coro-nary artery disease: Randomized, double-blind, placebo-controlled, multicentre trial (the EUROPA study), *Lancet* 362:782–788, 2003.

Froelicher VF, Fearon WF, Ferguson CM, et al: Lessons learned from studies of the standard exercise ECG test, *Chest* 116:1442–1451, 1999.

Gianrossi R, Detrano R, Mulvihill D, et al: Exercise induced ST depression in the diagnosis of coronary artery disease: a meta analysis, *Circulation* 80(1):87–98, 1989.

Gibbons RJ, Antman EM, Alpert JS, et al: ACC/AHA 2002 guideline update for exercise testing. A report of the American College of Cardiology/American Heart Association Task Force on Practice Guidelines (Committee to Update the 1997 Exercise Testing Guidelines), *Circulation* 106:1883–1892, 2002.

Gottlieb SS, McCarter RJ, Vogel RA: Effect of beta-blockade on mortality among high-risk and low-risk patients after myocardial infarction, *N Engl J Med* 339:489–497, 1998.

Hochman JS, Sleeper LA, White HD, et al: Should We Emergently Revascularize Occluded Coronaries for Cardiogenic Shock (SHOCK) Investigators. One-year survival following early revascularization for cardiogenic shock, *JAMA* 285:190–192, 2001.

Ikeda U, Matsui K, Murakami Y, et al: Monocyte chemoattractant protein-1 and coronary artery disease, *Clin Cardiol* 25:143–147, 2002.

Kandzari DE, Berger PB, Kastrati A, et al, ISAR-REACT Study Investigators: Influence of treatment duration with a 600-mg dose of clopidogrel before percutaneous coronary revascularization, *J Am Coll Cardiol* 44(11):2133–2136, 2004.

Kent DM, Schmid CH, Lau J, Selker HP: Is primary angioplasty for some as good as primary angioplasty for all? *J Gen Intern Med* 17:887–894, 2002.

Klocke FJ, Baird MG, Lorell BH, et al: ACC/AHA/ASNC guidelines for the clinical use of cardiac radionuclide imaging—executive summary:

a report of the American College of Cardiology/American Heart Association Task Force on Practice Guidelines (ACC/AHA/ASNC Committee to Revise the 1995 Guidelines for the Clinical Use of Cardiac Radionuclide Imaging), *J Am Coll Cardiol* 42(7):1318–1333, 2003.

Lee RW: Pulmonary embolism, *Chest Surg Clin North Am* 12(2):417–437, 2002.

Lee TH, Goldman L: Evaluation of the patient with acute chest pain, *N Engl J Med* 342(16):1187–1195, 2000.

Ma TA, Collins TC, Habib G, et al: Herpes zoster and its cardiovascular complications in the elderly—another look at a dormant virus, *Cardiology* 107(1):63–67, 2007.

Magid DJ, Calonge BN, Rumsfeld JS, et al, for the National Registry of Myocardial Infarction 2 and 3 Investigators: Relation between hospital primary angioplasty volume and mortality for patients with acute MI treated with primary angioplasty vs thrombolytic therapy, *JAMA* 284:3131–3138, 2000.

Melin JA, Wijns W, Vanbutsele RJ, et al: Alternative diagnostic strategies for coronary artery disease in women: demonstration of the usefulness and efficiency of probability analysis, *Circulation* 71(3):535–542, 1985.

Michaels AD, Barsness GW, Soran O, et al, International EECP Patient Registry Investigators: Frequency and efficacy of repeat enhanced external counterpulsation for stable angina pectoris (from the International EECP Patient Registry), *Am J Cardiol* 95(3):394–397, 2005.

O'Gara PT, Kushner FG, Ascheim DD, et al: 2013 ACCF/AHA guideline for the management of ST-elevation myocardial infarction: executive summary: a report of the American College of Cardiology Foundation/American Heart Association Task Force on Practice Guidelines: developed in collaboration with the American College of Emergency Physicians and Society for Cardiovascular Angiography and Interventions, *Catheter Cardiovasc Interv* 82(1):E1–E27, 2013.

Parker JO: Nitrates and angina pectoris, *Am J Cardiol* 72(8):3C–6C, discussion 6C–8C, 1993.

Parker JO, Amies MH, Hawkinson RW, et al: Intermittent transdermal nitroglycerin therapy in angina pectoris. Clinically effective without tolerance or rebound. Minitran Efficacy Study Group, *Circulation* 91:1368–1374, 1995.

Parker JD, Parker JO: Nitrate therapy for stable angina pectoris, *N Engl J Med* 38:520–531, 1998.

Patel MR, Dehmer GJ, Hirshfeld JW, et al: Appropriate use criteria for coronary revascularization focused update, *J Am Coll Cardiol* 59(9):857–881, 2012.

Patti G, Colonna G, Pasceri V, et al: Randomized trial of high loading dose of clopidogrel for reduction of periprocedural myocardial infarction in patients undergoing coronary intervention: results from the ARMYDA-2 (Antiplatelet therapy for Reduction of MYocardial Damage during Angioplasty) study, *Circulation* 111(16):2099–2106, 2005.

Petersen JL, Mahaffey KW, Hasselblad V, et al: Efficacy and bleeding complications among patients randomized to enoxaparin or unfractionated heparin for antithrombin therapy in non-ST-Segment elevation acute coronary syndromes: a systematic overview, *JAMA* 292(1):89–96, 2004.

Ridker PM, Cushman M, Stampfer MJ, et al: Inflammation, aspirin, and the risk of cardiovascular disease in apparently healthy men, *N Engl J Med* 336:973–979, 1997.

Shammas NW: Achieving optimal platelet inhibition during percutaneous coronary interventions, *Vasc Dis Manage* 64–65, 2005.

Shammas NW, Zeitler R, Fitzpatrick P: Intravenous thrombolytic therapy in myocardial infarction: an analytical review, *Clin Cardiol* 16:283–292, 1993.

Sharis PJ, Cannon CP, Rogers WJ, et al: Predictors of mortality, coronary angiography, and revascularization in unstable angina pectoris and acute non-ST elevation myocardial infarction (the TIMI III Registry), *Am J Cardiol* 90(10):1154–1156, 2002.

Sketch MH, Mooss AN, Butler ML, et al: Digoxin induced positive exercise tests: their clinical and prognostic significance, *Am J Cardiol* 48:655–659, 1981.

St Goar FG, Pinto FJ, Alderman EL, et al: Detection of coronary atherosclerosis in young adult hearts using intravascular ultrasound, *Circulation* 86(3):756–763, 1992.

Steinhubl SR, Berger PB, Mann JT 3rd, et al, CREDO Investigators: Clopidogrel for the Reduction of Events During Observation. Early and sustained dual oral antiplatelet therapy following percutaneous coronary intervention: a randomized controlled trial, *JAMA* 288(19):2411–2420, 2002.

Stone PH, Gratsiansky NA, Blokhin A, et al, ERICA Investigators: Antianginal efficacy of ranolazine when added to treatment with amlodipine: the ERICA (Efficacy of Ranolazine in Chronic Angina) trial, *J Am Coll Cardiol* 48(3):566–575, 2006.

Sundqvist K, Atterhög JH, Jogestrand T: Effect of digoxin on the electrocardiogram at rest and during exercise in healthy subjects, *Am J Cardiol* 57(8):661–665, 1986.

Urano H, Ikeda H, Ueno T, et al: Enhanced external counterpulsation improves exercise tolerance, reduces exercise-induced myocardial ischemia and improves left ventricular diastolic filling in patients with coronary artery disease, *J Am Coll Cardiol* 37(1):93–99, 2001.

Wallentin L, Becker RC, Budaj A, et al: Ticagrelor versus clopidogrel in patients with acute coronary syndromes, *N Engl J Med* 361(11):1045–1057, 2009.

Wiviott SD, Braunwald E, McCabe CH, et al: TRITON-TIMI 38 Investigators. Prasugrel versus clopidogrel in patients with acute coronary syndromes, *N Engl J Med* 357(20):2001–2015, 2007.

Wu AH, Parsons L, Every NR, Bates ER, for the Second National Registry of Myocardial Infarction: Hospital outcomes in patients presenting with congestive heart failure complicating acute myocardial infarction: a report from the Second National Registry of Myocardial Infarction (NRMI-2), *J Am Coll Cardiol* 40:1389–1394, 2002.

Yada T, Richmond KN, Van Bibber R, et al: Role of adenosine in local metabolic coronary vasodilation, *Am J Physiol* 276:H1425–H1433, 1999.

Yusuf S, Sleight P, Pogue J, et al: Effects of an angiotensin-converting-enzyme inhibitor, ramipril, on cardiovascular events in high-risk patients. The Heart Outcomes Prevention Evaluation Study Investigators, *N Engl J Med* 342(3):145–153, 2000.

Zhou J, Chew M, Ravn HB, et al: Plaque pathology and coronary thrombosis in the pathogenesis of acute coronary syndromes, *Scand J Clin Lab Invest Suppl* 230:3–11, 1999.

Valvular Heart Disease

Block PC, Palacios IF: Clinical and hemodynamic follow-up after percutaneous aortic valvuloplasty in the elderly, *Am J Cardiol* 62:760–763, 1988.

Bonow RO: Aortic regurgitation, *Curr Treat Options Cardiovasc Med* 2(2):125–132, 2000.

Bonow RO, Carabello BA, Chatterjee K, et al, American College of Cardiology/American Heart Association Task Force on Practice Guidelines: 2008 focused update incorporated into the ACC/AHA 2006 guidelines for the management of patients with valvular heart disease: a report of the American College of Cardiology/American Heart Association Task Force on Practice Guidelines (Writing Committee to revise the 1998 guidelines for the management of patients with valvular heart disease). Endorsed by the Society of Cardiovascular Anesthesiologists, Society for Cardiovascular Angiography and Interventions, and Society of Thoracic Surgeons, *J Am Coll Cardiol* 52:e1–e142, 2008.

Bonow RO, Carabello B, de Leon AC Jr, et al: Guidelines for the management of patients with valvular heart disease: executive summary. A report of the American College of Cardiology/American Heart Association Task Force on Practice Guidelines (Committee on Management of Patients with Valvular Heart Disease), *Circulation* 98(18):1949–1984, 1998.

Cheitlin MD, Douglas PS, Parmley WW: 26th Bethesda conference: recommendations for determining eligibility for competition in athletes with cardiovascular abnormalities. Task Force 2: acquired valvular heart disease, *J Am Coll Cardiol* 24:874–880, 1994.

Cheng TO, Barlow JB: Mitral leaflet billowing and prolapse: its prevalence around the world, *Angiology* 40(2):77–87, 1989.

Currie PJ, Hagler DJ, Seward JB, et al: Instantaneous pressure gradient: a simultaneous Doppler and dual catheter correlative study, *J Am Coll Cardiol* 7(4):800–806, 1986.

Dajani AS, Taubert KA, Wilson W, et al: Prevention of bacterial endocarditis: recommendations by the American Heart Association, *Circulation* 96:358–366, 1997.

Davidson CJ, Harrison JK, Leithe ME, et al: Failure of balloon aortic valvuloplasty to result in sustained clinical improvement in patients with depressed left ventricular function, *Am J Cardiol* 65:72–77, 1990.

Devereux RB, Kramer-Fox R, Kligfield P: Mitral valve prolapse: causes, clinical manifestations, and management, *Ann Intern Med* 111(4):305–317, 1989.

Durack DT, Lukes AS, Bright DK: New criteria for diagnosis of infective endocarditis: utilization of specific echocardiographic findings. Duke Endocarditis Service, *Am J Med* 96:200–209, 1994.

Evangelista A, Tornos P, Sambola A, et al: Long-term vasodilator therapy in patients with severe aortic regurgitation, *N Engl J Med* 353:1342–1349, 2005.

Freed LA, Benjamin EJ, Levy D, et al: Mitral valve prolapse in the general population: the benign nature of echocardiographic features in the Framingham Heart Study, *J Am Coll Cardiol* 40(7):1298–1304, 2002.

Gilon D, Buonanno FS, Joffe MM, et al: Lack of evidence of an association between mitral-valve prolapse and stroke in young patients, *N Engl J Med* 341(1):8–13, 1999.

Horstkotte D, Loogen F: The natural history of aortic valve stenosis, *Eur Heart J* 9(Suppl E):57–64, 1988.

Leon MB, Smith CR, Mack M, et al, for the PARTNER Trial Investigators: Transcatheter aortic-valve implantation for aortic stenosis in patients who cannot undergo surgery, *N Engl J Med* 363:1597–1607, 2010.

Lund O: Preoperative risk evaluation and stratification of long-term survival after valve replacement for aortic stenosis: reasons for earlier operative intervention, *Circulation* 82:124–139, 1990.

Matsuyama K, Ueda Y, Ogino H, et al: Beta-blocker therapy in patients after aortic valve replacement for aortic regurgitation, *Int J Cardiol* 73(1):49–53, 2000.

Otto CM, Burwash IG, Legget ME, et al: Prospective study of asymptomatic valvular aortic stenosis: clinical, echocardiographic, and exercise predictors of outcome, *Circulation* 95:2262–2270, 1997.

Pellikka PA, Sarano ME, Nishimura RA, et al: Outcome of 622 adults with asymptomatic, hemodynamically significant aortic stenosis during prolonged follow-up, *Circulation* 111(24):3290–3295, 2005.

Pyeritz RE, Wappel MA: Mitral valve dysfunction in the Marfan syndrome. Clinical and echocardiographic study of prevalence and natural history, *Am J Med* 74(5):797–807, 1983.

Rahimtoola SH: Perspective on valvular heart disease: an update, *J Am Coll Cardiol* 14:1–23, 1989.

Rahimtoola SH, Durairaj A, Mehra A, et al: Current evaluation and management of patients with mitral stenosis, *Circulation* 106:1183, 2002.

Rosenhek R, Binder T, Porenta G: Predictors of outcome in severe, asymptomatic aortic stenosis, *N Engl J Med* 343(9):611–617, 2000.

Ross J Jr, Braunwald E: Aortic stenosis, *Circulation* 38:61–67, 1968.

Schwarz F, Baumann P, Manthey J, et al: The effect of aortic valve replacement on survival, *Circulation* 66:1105–1110, 1982.

Smith CR, Leon MB, Mack MJ, et al: PARTNER Trial Investigators. Transcatheter versus surgical aortic-valve replacement in high-risk patients, *N Engl J Med* 364:2187–2198, 2011.

Turina J, Hess O, Sepulcri F, Krayenbuehl HP: Spontaneous course of aortic valve disease, *Eur Heart J* 8(5):471–483, 1987.

Vahanian A, Alfieri O, Andreotti F, et al: The Joint Task Force on the Management of Valvular Heart Disease of the European Society of Cardiology (ESC) and the European Association for Cardio-Thoracic Surgery (EACTS). Guidelines on the management of Valvular Heart Diseases, *Eur Heart J* 33:2451–2496, 2012.

Zoghbi WA, Enriquez-Sarano M, Foster E, et al: Recommendations for evaluation of the severity of native valvular regurgitation with two-dimensional and Doppler echocardiography, *J Am Soc Echocardiogr* 16(7):777–802, 2003.

Heart Failure

Ahmed A: American College of Cardiology/American Heart Association Chronic Heart Failure Evaluation and Management guidelines: relevance to the geriatric practice, *J Am Geriatr Soc* 51(1):123–126, 2003.

AIRE investigators: Effect of ramipril on mortality and morbidity of survivors of acute myocardial infarction with clinical evidence of heart failure. The Acute Infarction Ramipril Efficacy (AIRE) Study Investigators, *Lancet* 342:821–828, 1993.

Bakris GL, Fonseca V, Katholi RE, et al: Metabolic effects of carvedilol vs metoprolol in patients with type 2 diabetes mellitus and hypertension: a randomized controlled trial, *JAMA* 292(18):2227–2236, 2004.

Blum A, Miller H: Pathophysiological role of cytokines in congestive heart failure, *Annu Rev Med* 52:15–27, 2001.

Braunwald E, Ross J Jr, Sonnenblick EH: *Mechanisms of contraction of the normal and failing heart*, ed 2, Boston, 1976, Little, Brown, p 417.

Bristow MR: Changes in myocardial and vascular receptors in heart failure, *J Am Coll Cardiol* 22(4 Suppl A):61A–71A, 1993.

Bristow MR, Gilbert EM, Abraham WT, et al: Carvedilol produces dose-related improvements in left ventricular function and survival in subjects with chronic heart failure. MOCHA Investigators, *Circulation* 94(11):2807–2816, 1996.

CIBIS-II Investigators: The Cardiac Insufficiency Bisoprolol Study II (CIBIS-II): a randomised trial, *Lancet* 353:9–13, 1999.

Cohn JN: The management of chronic heart failure, *N Engl J Med* 335:490–498, 1996.

Cohn JN, Tognoni G, Valsartan Heart Failure Trial Investigators: A randomized trial of the angiotensin-receptor blocker valsartan in chronic heart failure, *N Engl J Med* 345(23):1667–1675, 2001.

Cooper LT, Baughman KL, Feldman AM, et al: The role of endomyocardial biopsy in the management of cardiovascular disease: a scientific statement from the American Heart Association, the American College of Cardiology, and the European Society of Cardiology. Endorsed by the Heart Failure Society of America and the Heart Failure Association of the European Society of Cardiology, *J Am Coll Cardiol* 50:1914–1931, 2007.

Ewy GA: Diastolic dysfunction, *J Insur Med* 36(4):292–297, 2004.

Fowler MB, Vera-Llonch M, Oster G, et al: Influence of carvedilol on hospitalizations in heart failure: incidence, resource utilization and costs. U.S. Carvedilol Heart Failure Study Group, *J Am Coll Cardiol* 37:1692–1699, 2001.

Francis GS: Neurohumoral activation and progression of heart failure: hypothetical and clinical considerations, *J Cardiovasc Pharmacol* 32(Suppl 1):S16–S21, 1998.

Francis GS: Pathophysiology of chronic heart failure, *Am J Med* 110(Suppl 7A):37S–46S, 2001.

Hori M, Sasayama S, Kitabatake A, et al: Low-dose carvedilol improves left ventricular function and reduces cardiovascular hospitalization in Japanese patients with chronic heart failure: the Multicenter Carvedilol Heart Failure Dose Assessment (MUCHA) trial, *Am Heart J* 147(2):324–330, 2004.

Hunt SA, Abraham WT, Chin MH, et al: 2009 Focused Update: ACCF/AHA guidelines for the diagnosis and management of heart failure in adults: a report of the American College of Cardiology Foundation/American Heart Association Task Force on Practice Guidelines, *J Am Coll Cardiol* 53:e1–e90, 2009.

Hunt SA, Baker DW, Chin MH, et al: American College of Cardiology/American Heart Association Task Force on Practice Guidelines (Committee to Revise the 1995 Guidelines for the Evaluation and Management of Heart Failure), *Circulation* 104(24):2996–3007, 2001.

Jessup M, Brozena S: Heart failure, *N Engl J Med* 348(20):2007–2018, 2003.

Kannel WB, Ho K, Thom T: Changing epidemiological features of cardiac failure, *Br Heart J* 72(2 Suppl):S3–S9, 1994.

Kober L, Torp-Pedersen C, Carlsen JE, et al: A clinical trial of the angiotensin-converting-enzyme inhibitor trandolapril in patients with left ventricular dysfunction after myocardial infarction. Trandolapril Cardiac Evaluation (TRACE) Study Group, *N Engl J Med* 333(25):1670–1676, 1995.

Levy D, Larson MG, Vasan RS, et al: The progression from hypertension to congestive heart failure, *JAMA* 275(20):1557–1562, 1996.

Majumdar SR, McAlister FA, Cree M: Do evidence-based treatments provide incremental benefits to patients with congestive heart failure already receiving angiotensin-converting enzyme inhibitors? A secondary analysis of one-year outcomes from the Assessment of Treatment with Lisinopril and Survival (ATLAS) study, *Clin Ther* 26(5):694–703, 2004.

Maggioni AP, Anand I, Gottlieb SO, et al: Effects of valsartan on morbidity and mortality in patients with heart failure not receiving angiotensin-converting enzyme inhibitors, *J Am Coll Cardiol* 40(8):1414–1421, 2002.

Mandinov L, Eberli FR, Seiler C, Hess OM: Diastolic heart failure, *Cardiovasc Res* 45(4):813–825, 2000.

Mann DL: Basic mechanisms of disease progression in the failing heart: the role of excessive adrenergic drive, *Prog Cardiovasc Dis* 41(1 Suppl 1):1–8, 1998.

Mann DL, Kent RL, Parsons B, Cooper G 4th.: Adrenergic effects on the biology of the adult mammalian cardiocyte, *Circulation* 85(2):790–804, 1992.

McKelvie RS, Yusuf S, Pericak D, et al: Comparison of candesartan, enalapril, and their combination in congestive heart failure: randomized evaluation of strategies for left ventricular dysfunction (RESOLVD) pilot study. The RESOLVD Pilot Study Investigators, *Circulation* 100(10):1056–1064, 1999.

MERIT-HF Study Group: Effect of metoprolol CR/XL in chronic heart failure: Metoprolol CR/XL Randomised Intervention Trial in Congestive Heart Failure (MERIT-HF), *Lancet* 253:2001–2007, 1999.

Nikolaidis LA, Trumble D, Hentosz, et al: Catecholamines restore myocardial contractility in dilated cardiomyopathy at the expense of increased coronary blood flow and myocardial oxygen consumption (MvO2 cost of catecholamines in heart failure), *Eur J Heart Fail* 6(4):409–419, 2004.

O'Connell JB, Bristow M: Economic impact of heart failure in the United States: time for a different approach, *J Heart Lung Transplant* 13:S107–S112, 1993.

Packer M, Bristow MR, Cohn JN, et al: The effect of carvedilol on morbidity and mortality in patients with chronic heart failure. U.S. Carvedilol Heart Failure Study Group, *N Engl J Med* 334:1349–1355, 1996.

Packer M, Coats AJ, Fowler MB, et al: Carvedilol Prospective Randomized Cumulative Survival Study Group. Effect of carvedilol on survival in severe chronic heart failure, *N Engl J Med* 344:1651–1658, 2001.

Packer M, Cohn JN, Abraham WT, et al: Consensus recommendations for the management of chronic heart failure, *Am J Cardiol* 83(Suppl):1A–38A, 1999.

Pfeffer MA, McMurray JJ, Velazquez EJ, et al: Valsartan, captopril, or both in myocardial infarction complicated by heart failure, left ventricular dysfunction, or both, *N Engl J Med* 349(20):1893–1906, 2003.

Pfeffer MA, Swedberg K, Granger CB, et al: Effects of candesartan on mortality and morbidity in patients with chronic heart failure: the CHARM-Overall programme, *Lancet* 362(9386):759–766, 2003.

Pitt B, Poole-Wilson PA, Segal R, et al: Effect of losartan compared with captopril on mortality in patients with symptomatic heart failure: randomised trial—the Losartan Heart Failure Survival Study ELITE II, *Lancet* 355(9215):1582–1587, 2000.

Pitt B, Williams G, Remme W, et al: The EPHESUS trial: eplerenone in patients with heart failure due to systolic dysfunction complicating acute myocardial infarction. Eplerenone Post-AMI Heart Failure Efficacy and Survival Study, *Cardiovasc Drugs Ther* 15:79–87, 2001.

Pitt B, Zannad F, Remme WJ, et al: The effect of spironolactone on morbidity and mortality in patients with severe heart failure. Randomized Aldactone Evaluation Study Investigators, *N Engl J Med* 341:709–717, 1999.

Poole-Wilson PA, Swedberg K, Cleland JG, et al: Comparison of carvedilol and metoprolol on clinical outcomes in patients with chronic heart failure in the Carvedilol Or Metoprolol European Trial (COMET): randomised controlled trial, *Lancet* 362(9377):7–13, 2003.

Remme WJ, Riegger G, Hildebrandt P, et al: The benefits of early combination treatment of carvedilol and an ACE-inhibitor in mild heart failure and left ventricular systolic dysfunction. The carvedilol and ACE-inhibitor remodelling mild heart failure evaluation trial (CARMEN), *Cardiovasc Drugs Ther* 18(1):57–66, 2004.

Roger VL, Go AS, Lloyd-Jones DM, et al: American Heart Association Statistics Committee and Stroke Statistics Subcommittee. Heart disease and stroke statistics—2012 update: a report from the American Heart Association, *Circulation* 125(1):e2–e220, 2012. Erratum in: *Circulation* 125(22):e1002, 2012.

Schjoedt KJ, Andersen S, Rossing P, et al: Aldosterone escape during blockade of the renin-angiotensin-aldosterone system in diabetic nephropathy is associated with enhanced decline in glomerular filtration rate, *Diabetologia* 47(11):1936–1939, 2004.

Stevenson LW, Pagani FD, Young JB, et al: INTERMACS profiles of advanced heart failure: the current picture, *J Heart Lung Transplant* 28:535–541, 2009.

Swedberg K, Cleland J, Dargie H, et al, Task Force for the Diagnosis and Treatment of Chronic Heart Failure of the European Society of Cardiology: Guidelines for the diagnosis and treatment of chronic heart failure: executive summary (update 2005): The Task Force for the Diagnosis and Treatment of Chronic Heart Failure of the European Society of Cardiology, *Eur Heart J* 26:1115–1140, 2005.

Torp-Pedersen C, Poole-Wilson PA, Swedberg K, et al: Effects of metoprolol and carvedilol on cause-specific mortality and morbidity in patients with chronic heart failure—COMET, *Am Heart J* 149(2):370–376, 2005.

Vasan RS, Levy D: The role of hypertension in the pathogenesis of heart failure. A clinical mechanistic overview, *Arch Intern Med* 156(16):1789–1796, 1996.

Weber KT: Aldosterone in congestive heart failure, *N Engl J Med* 345(23):1689–1697, 2001.

Wong J, Patel RA, Kowey PR: The clinical use of angiotensin-converting enzyme inhibitors, *Prog Cardiovasc Dis* 47(2):116–130, 2004.

Young JB, Dunlap ME, Pfeffer MA, et al: Mortality and morbidity reduction with Candesartan in patients with chronic heart failure and left ventricular systolic dysfunction: results of the CHARM low-left ventricular ejection fraction trials, *Circulation* 110(17):2618–2626, 2004.

Myocardial and Pericardial Diseases

Adler Y, Finkelstein Y, Guindo J, et al: Colchicine treatment for recurrent pericarditis: a decade of experience, *Circulation* 97:2183–2185, 1998.

Alcalai R, Seidman JG, Seidman CE: Genetic basis of hypertrophic cardiomyopathy: from bench to the clinics, *J Cardiovasc Electrophysiol* 19:104–110, 2008.

American College of Cardiology Foundation and the American Heart Association, Inc, *J Am Coll Cardiol* 58(25):2703–2738, 2011.

Bardy GH, Lee KL, Mark DB, et al, for the Sudden Cardiac Death in Heart Failure Trial (SCD-HeFT) Investigators: Amiodarone or an implantable cardioverter–defibrillator for congestive heart failure, *N Engl J Med* 352:225–237, 2005.

Bertog SC, Thambidorai SK, Parakh K, et al: Constrictive pericarditis: etiology and cause-specific survival after pericardiectomy, *J Am Coll Cardiol* 43:1445–1452, 2004.

Blauwet LA, Cooper LT: Myocarditis, *Prog Cardiovasc Dis* 52:274–288, 2010.

Cooper LT, Baughman KL, Feldman AM, et al: The role of endomyocardial biopsy in the management of cardiovascular disease: a scientific statement from the American Heart Association, the American College of Cardiology, and the European Society of Cardiology, *J Am Coll Cardiol* 50:1914–1931, 2007.

Corrado D, Basso C, Nava A, Thiene G: Arrhythmogenic right ventricular cardiomyopathy: current diagnostic and management strategies, *Cardiol Rev* 9(5):259–265, 2001.

Corrado D, Pelliccia A, Bjornstad HH, et al: Cardiovascular pre-participation screening of young competitive athletes for prevention of sudden death: proposal for a common European protocol. Consensus statement of the Study Group of Sport Cardiology of the Working Group of Cardiac Rehabilitation and Exercise Physiology and the Working Group of Myocardial and Pericardial Diseases of the European Society of Cardiology, *Eur Heart J* 26(5):516–524, 2005.

Crean AM, Pohl JE: "Ally McBeal heart?"—drug induced cardiomyopathy in a young woman, *Br J Clin Pharmacol* 58(5):558–559, 2004.

Cruz FE, Cheriex EC, Smeets JL, et al: Reversibility of tachycardia induced cardiomyopathy after cure of incessant SVT, *J Am Coll Cardiol* 16:739–744, 1990.

DeValeria PA, Baumgartner WA, Casale AS, et al: Current indications, risks, and outcome after pericardiectomy, *Ann Thorac Surg* 52:219–224, 1991.

Felker GM, Hu W, Hare JM, et al: The spectrum of dilated cardiomyopathy. The Johns Hopkins experience with 1,278 patients, *Medicine (Baltimore)* 78(4):270–283, 1999.

Fontaine G, Fontaliran F, Hebert JL, et al: Arrhythmogenic right ventricular dysplasia, *Ann Rev Med* 50:17–35, 1999.

Hess OM, Sigwart U: New treatment strategies for hypertrophic obstructive cardiomyopathy: alcohol ablation of the septum: the new gold standard? *J Am Coll Cardiol* 44(10):2054–2055, 2004.

Hoit BD: Acute pericarditis: diagnosis and differential diagnosis, *Hosp Pract* 27:23–43, 1991.

Hoit BD: Management of effusive and constrictive pericardial heart disease, *Circulation* 105(25):2939–2942, 2002.

Imazio M, Bobbio M, Cecchi E, et al: Colchicine in addition to conventional therapy for acute pericarditis: results of the COlchicine for acute PEricarditis (COPE) trial, *Circulation* 112:2012–2016, 2005.

Imazio M, Cecchi E, Demichelis B, et al: Indicators of poor prognosis of acute pericarditis, *Circulation* 115:2739–2744, 2007.

Imazio M, Demichelis B, Parrini I, et al: Day-hospital treatment of acute pericarditis: a management program for outpatient therapy, *J Am Coll Cardiol* 43:1042–1046, 2004.

Iriarte MM, Perez Olea J, Sagastagoitia D, et al: Congestive heart failure due to hypertensive ventricular diastolic dysfunction, *Am J Cardiol* 76(13):43D–47D, 1995.

Kayser HW, van der Wall EE, Sivananthan MU, et al: Diagnosis of arrhythmogenic right ventricular dysplasia: a review, *Radiographics* 22(3):639–648, 2002.

Khandaker MH, Espinosa RE, Nishimura RA, et al: Pericardial disease: diagnosis and management, *Mayo Clin Proc* 85:572–593, 2010.

Khatib R, Reyes MP, Smith FE: Enhancement of coxsackievirus B3 replication in vero cells by indomethacin, *J Infect Dis* 162:997–998, 1990.

Klues HG, Schiffers A, Maron BJ: Phenotypic spectrum and patterns of left ventricular hypertrophy in hypertrophic cardiomyopathy: morphologic observations and significance as assessed by two-dimensional echocardiography in 600 patients, *J Am Coll Cardiol* 26:1699–1708, 1995.

Kuhl U, Pauschinger M, Noutsiast M, et al: High prevalence of viral genomes and multiple viral infections in the myocardium of adults with "idiopathic" left ventricular dysfunction, *Circulation* 111:887–893, 2005.

Lipshultz SE, Lipsitz SR, Mone SM, et al: Female sex and drug dose as risk factors for late cardiotoxic effects of doxorubicin therapy for childhood cancer, *N Engl J Med* 332:1738–1743, 1995.

Ly HQ, Greiss I, Talakic M, et al: Sudden death and hypertrophic cardiomyopathy: a review, *Can J Cardiol* 21(5):441–448, 2005.

Maisch B, Seferovic PM, Ristic AD, et al: Guidelines on the diagnosis and management of pericardial diseases executive summary: The task force on the diagnosis and management of pericardial diseases of the European Society of Cardiology, *Eur Heart J* 25:587–610, 2004.

Maron BJ, Shen WK, Link MS, et al: Efficacy of implantable cardioverter-defibrillators for the prevention of sudden death in patients with hypertrophic cardiomyopathy, *N Engl J Med* 342(6):365–373, 2000.

McRae AT 3rd, Chung MK, Asher CR: Arrhythmogenic right ventricular cardiomyopathy: a cause of sudden death in young people, *Clev Clin J Med* 68(5):459–467, 2001.

Mendes LA, Dec GW, Picard MH, et al: Right ventricular dysfunction: an independent predictor of adverse outcome in patients with myocarditis, *Am Heart J* 128:301–307, 1994.

Mercé J, Sagristà-Sauleda J, Permanyer-Miralda G, et al: Correlation between clinical and Doppler echocardiographic findings in patients with moderate and large pericardial effusion: implications for the diagnosis of cardiac tamponade, *Am Heart J* 138:759–764, 1999.

Mestroni L, Maisch B, McKenna WJ, et al: Guidelines for the study of familial dilated cardiomyopathies. Collaborative Research Group of the European Human and Capital Mobility Project on Familial Dilated Cardiomyopathy, *Eur Heart J* 20:93–102, 1999.

Mizia-Stec K, Gasior Z, Wojnicz R, et al: Severe dilated cardiomyopathy as a consequence of Ecstasy intake, *Cardiovasc Pathol* 17:250–253, 2008.

Moss AJ: MADIT-I and MADIT-II, *J Cardiovasc Electrophysiol* 14(9 Suppl):S96–S98, 2003.

Moss AJ, Greenberg H, Case RB, et al, Multicenter Automatic Defibrillator Implantation Trial-II (MADIT-II) Research Group: Long-term clinical course of patients after termination of ventricular tachyarrhythmia by an implanted defibrillator, *Circulation* 110:3760–3765, 2004.

Moss AJ, Zareba W, Hall WJ, et al, Multicenter Automatic Defibrillator Implantation Trial II Investigators: Prophylactic implantation of a defibrillator in patients with myocardial infarction and reduced ejection fraction, *N Engl J Med* 346:877–883, 2002.

Pankuweit S, Ruppert V, Maisch B: Inflammation in dilated cardiomyopathy, *Herz* 29(8):788–793, 2004.

Panza JA, Petrone RK, Fananapazir L, et al: Utility of continuous wave Doppler echocardiography in the noninvasive assessment of left ventricular outflow tract pressure gradient in patients with hypertrophic cardiomyopathy, *J Am Coll Cardiol* 19:91–99, 1992.

Permanyer-Miralda G: Acute pericardial disease: approach to the aetiologic diagnosis, *Heart* 90:252–254, 2004.

Piano MR: Alcoholic cardiomyopathy: incidence, clinical characteristics, and pathophysiology, *Chest* 121:1638–1650, 2002.

Richardson P, McKenna W, Bristow MR, et al: Report of the 1995 World Health Organization/International Society and Federation of Cardiology Task Force on the definition and classification of cardiomyopathies, *Circulation* 93:841–842, 1996.

Samenuk D, Link MS, Homoud MK, et al: Adverse cardiovascular events temporally associated with ma huang, an herbal source of ephedrine, *Mayo Clin Proc* 77:12–16, 2002.

Sasson Z, Yock PG, Hatle LK, et al: Doppler echocardiographic determination of the pressure gradient in hypertrophic cardiomyopathy, *J Am Coll Cardiol* 11:752–756, 1988.

Schmidt MA, Michels VV, Edwards WD, et al: Familial dilated cardiomyopathy, *Am J Med Genet* 31:135–143, 1988.

Sharkey SW, Lesser JR, Maron BJ: Takotsubo (stress) cardiomyopathy, *Circulation* 124:e460–e462, 2011.

Soejima K, Yada H: The work-up and management of patients with apparent or subclinical cardiac sarcoidosis: with emphasis on the associated heart rhythm abnormalities, *J Cardiovasc Electr* 20:578–583, 2009.

Spodick DH: Acute cardiac tamponade, *N Engl J Med* 349:684–690, 2003.

Steinherz LJ, Steinherz PG, Tan CT, et al: Cardiac toxicity 4 to 20 years after completing anthracycline therapy, *JAMA* 266:1672–1677, 1991.

Vaitkus PT, Kussmaul WG: Constrictive pericarditis versus restrictive cardiomyopathy: a reappraisal and update of diagnostic criteria, *Am Heart J* 122(5):1431–1441, 1991.

Vasan RS, Levy D: The role of hypertension in the pathogenesis of heart failure. A clinical mechanistic overview, *Arch Intern Med* 156(16):1789–1796, 1996.

Verdecchia P: Cardiac failure in hypertensive cardiopathy (In Italian), *Ital Heart J* 1(Suppl 2):72–77, 2000.

Yancy CW, Jessup M, Bozkurt B, et al: 2013 ACCF/AHA guideline for the management of heart failure. A report of the American College of Cardiology Foundation/American Heart Association Task Force on Practice Guidelines, *Circulation* 128:e240–e327, 2013.

Zayas R, Anguita M, Torres F, et al: Incidence of specific etiology and role of methods for specific etiologic diagnosis of primary acute pericarditis, *Am J Cardiol* 75:378–382, 1995.

Zou Y, Song L, Wang Z, et al: Prevalence of idiopathic hypertrophic cardiomyopathy in China: a population-based echocardiographic analysis of 8080 adults, *Am J Med* 116:14–18, 2004.

Peripheral Arterial Disease

American Diabetes Association clinical practice recommendations 2005, *Diabetes Care* 28(Suppl):S1–S79, 2005.

American Diabetes Association fact sheet, 2005. http://www.diabetes.org/diabetes-statistics/national-diabetes-fact-sheet.jsp.

Anderson JL, Halperin JL, Albert N: Management of patients with peripheral artery disease (compilation of 2005 and 2011 ACCF/AHA guideline recommendations): a report of the American College of Cardiology Foundation/American Heart Association Task Force on Practice Guidelines, *J Am Coll Cardiol* 61(14):1555–1570, 2013.

Anderson PL, Gelijns A, Moskowitz A, et al: Understanding trends in inpatient surgical volume: vascular interventions, 1980-2000, *J Vasc Surg* 39:1200–1208, 2004.

Barnoya J, Glantz SA: Cardiovascular effects of secondhand smoke: nearly as large as smoking, *Circulation* 111:2684–2698, 2005.

Blankenhorn DH, Azen SP, Crawford DW, et al: Effects of colestipol-niacin therapy on human femoral atherosclerosis, *Circulation* 83:438–447, 1991.

Brand FN, Dannenberg AL, Abbott RD, Kannel WB: The epidemiology of varicose veins: the Framingham Study, *Am J Prev Med* 4:96–101, 1988.

Brown LC, Powell JT: Risk factors for aneurysm rupture in patients kept under ultrasound surveillance. UK Small Aneurysm Trial participants, *Ann Surg* 230:289–296, 1999.

Buchwald H, Bourdages HR, Campos CT, et al: Impact on cholesterol reduction on peripheral arterial disease in the Program on the Surgical Control of Hyperlipidemias (POSCH), *Surgery* 120:672–679, 1996.

Cheng SWK, Ting ACW, Wong J: Lipoprotein(a) and its relationship to risk factors and severity of atherosclerotic peripheral vascular disease, *Eur J Endovasc Surg* 14:17–23, 1997.

Criqui MH, Fronek A, Klauber MR, et al: The sensitivity, specificity, and predictive value of traditional clinical evaluation of peripheral arterial disease: results from non-invasive testing in a defined population, *Circulation* 71:516–522, 1985.

Criqui MH, Langer RD, Fronek A, et al: Mortality over a period of 10 years in patients with peripheral arterial disease, *N Engl J Med* 326:381–386, 1992.

Cronenwett JL, Warner KG, Zelenock GB, et al: Intermittent claudication: current results of nonoperative management, *Arch Surg* 119:430–436, 1984.

Da Silva A, Widmer LK, Ziegler HW, et al: The Basle Longitudinal Study; report on the relation of initial glucose level to baseline ECG abnormalities, peripheral artery disease, and subsequent mortality, *J Chron Dis* 32:797–803, 1979.

Dawson DL, Cutler BS, Hiatt WR, et al: A comparison of cilostazol and pentoxifylline for treating intermittent claudication, *Am J Med* 109:523–530, 2000.

Dippel EJ, Shammas NW, Takes VS, et al: Percutaneous endovascular reconstruction for chronic occlusions in peripheral vascular disease: a quality of life perspective. Presented at the 53rd Annual Scientific Session of the American College of Cardiology, New Orleans, March 2004.

Dormandy J, Heeck L, Vig S: The natural history of claudication: risk to life and limb, *Semin Vasc Surg* 12:123–137, 1999.

Dormandy JA, Heeck L, Vig S: The fate of patients with critical leg ischemia, *Semin Vasc Surg* 12:142–147, 1999.

Dormandy JA, Rutherford RB: Management of peripheral arterial disease (PAD). TransAtlantic InterSociety Consensus (TASC), *J Vasc Surg* 31 (Suppl;1pt2):1–296, 2000.

Etingin OR, Hajjar DP, Hajjar KA, et al: Lipoprotein(a) regulates plasminogen activator inhibitor-1 expression in endothelial cells: a potential mechanism of thrombogenesis, *J Biol Chem* 266:2459–2465, 1991.

Fowkes GR, Housley E, Riemersma RA, et al: Smoking, lipids, glucose intolerance and blood pressure as risk factors for peripheral atherosclerosis compared with ischemic heart disease in the Edinburgh Artery Study, *Am J Epidemiol* 135:331–340, 1992.

Fox KM: for the European Trial on Reduction of Cardiac Events with Perindopril in Stable Coronary Artery Disease (EUROPA) Investigators: Efficacy of perindopril in reduction of cardiovascular events among patients with stable coronary artery disease: randomised, double-blind, placebo-controlled, multicentre trial (EUROPA), *Lancet* 362:782–788, 2003.

Freedman DS, Newman WR, Tracy RE, et al: Black-white differences in aortic fatty streaks in adolescence and early adulthood, *Circulation* 77:856–864, 1988.

Godtfredsen NS, Holst C, Prescott E, et al: Smoking reduction, smoking cessation, and mortality: a 16-year follow-up of 19,732 men and women from the Copenhagen Centre for Prospective Population Studies, *Am J Epidemiol* 156:994–1001, 2002.

Grundy SM, Cleeman JI, Merz NB, et al: National Cholesterol Education Program Report: implications of recent clinical trials for the National Cholesterol Education Program Adult Treatment Panel III Guidelines, *Circulation* 110:227–239, 2004.

Hajjar KA, Gavish D, Breslow JL, et al: Lipoprotein(a) modulation of endothelial cell surface fibrinolysis and its potential role in atherosclerosis, *Nature* 339:303–305, 1989.

Hansson GK: Mechanisms of disease: inflammation, atherosclerosis, and coronary artery disease, *N Engl J Med* 352:1685–1695, 2005.

Hiatt WR: Drug therapy: medical treatment of peripheral arterial disease and claudication, *N Engl J Med* 344:1608–1621, 2001.

Hiatt WR, Regensteiner JG: Exercise conditioning in the treatment of patients with peripheral arterial disease, *J Vasc Med Biol* 2:163–170, 1990.

Hiatt WR, Wolfel EE, Meier R, Regensteiner JG: Superiority of treadmill walking exercise versus strength training for patients with peripheral arterial disease: implications for the mechanism of the training response, *Circulation* 90:1866–1874, 1994.

Hiratzka LF, Bakris GL, Beckman JA, et al: 2010 guidelines for the diagnosis and management of patients with thoracic aortic disease: a report of the American College of Cardiology Foundation/American Heart Association Task Force on Practice Guidelines, *J Am Coll Cardiol* 55:e27–e129, 2010.

Hirsch AT, Criqui MH, Treat-Jacobson D, et al: Peripheral arterial disease detection, awareness, and treatment in primary care, *JAMA* 286:1317–1324, 2001.

Imparato AM, Kim GE, Davidson T, et al: Intermittent claudication: its natural course, *Surgery* 78:795–799, 1975.

Kannel WB, McGee DL: Diabetes and cardiovascular disease: the Framingham Study, *JAMA* 241:2035–2038, 1979.

Kannel WB, McGee DL: Update on some epidemiological features of intermittent claudication, *J Am Geriatr Soc* 33:13–18, 1985.

Kannel WB, Shurtleff D: The Framingham Study: cigarettes and the development of intermittent claudication, *Geriatrics* 28:61–68, 1973.

Kannel WB, Skinner JJ Jr, Schwartz MJ, et al: Intermittent claudication: incidence in the Framingham Study, *Circulation* 16:875–883, 1970.

Kannel WB, Wolf PA, Castrelli WB, D'Agostino RB: Fibrinogen and risk of cardiovascular disease: the Framingham Study, *JAMA* 258:1183–1186, 1987.

Klein S, Fontana L, Young VL, et al: Absence of an effect of liposuction on insulin action and risk factors for coronary heart disease, *N Engl J Med* 350:2549–2557, 2004.

Krupski WL: The peripheral vascular consequences of smoking, *Ann Vasc Surg* 5:291–304, 1991.

Lederle FA, Johnson GR, Wilson SE, et al: The aneurysm detection and management study screening program: validation cohort and final results. Aneurysm Detection and Management Veterans Affairs Cooperative Study Investigators, *Arch Intern Med* 160:1425–1430, 2000.

Lehto S, Ronnemaa T, Pyorala K, Laakso M: Risk factors predicting lower extremity amputations in patients with NIDDM, *Diabetes Care* 19:607–612, 1996.

Libby P: Current concepts in the pathogenesis of acute coronary syndromes, *Circulation* 104:365–372, 2001.

McAllister FF: The fate of patients with intermittent claudication managed non-operatively, *Am J Surg* 132:593–595, 1976.

McDermott MM, Liu K, Greenland P, et al: functional decline in peripheral arterial disease: associations with the ankle brachial index and leg symptoms, *JAMA* 292:453–461, 2004.

McGee SR, Boyko EJ: Physical examination and chronic lower-extremity ischemia: a critical review, *Arch Intern Med* 158:1357–1364, 1998.

McKenna M, Wolfson S, Kuller L: The ratio of ankle and arm arterial pressures as an independent predictor of mortality, *Atherosclerosis* 87:119–128, 1991.

Mohler ER III, Hiatt WR, Creager MA, et al: Cholesterol reduction with atorvastatin improves walking distance in patients with peripheral arterial disease, *Circulation* 108:1481–1486, 2003.

Moyer VA, on behalf of the U.S. Preventive Services Task Force: Screening for peripheral artery disease and cardiovascular disease risk assessment with the ankle-brachial index in adults: U.S. Preventive Services Task Force Recommendation Statement, *Ann Intern Med* 159:342–348, 2013.

Murabito JM, D'Agostino RB, Silbershatz H, Wilson WF: Intermittent claudication: a risk profile from the Framingham Study, *Circulation* 96:44–49, 1997.

Murabito JM, Evans JC, Nieto K, et al: Prevalence and clinical correlates of peripheral arterial disease in the Framingham Offspring Study, *Am Heart J* 143:961–965, 2002.

Ness J, Aronow WS: Prevalence of coexistence of coronary artery disease, ischemic stroke, and peripheral arterial disease in older persons, mean age 80 years, in an academic hospital-based geriatrics practice, *J Am Geriatr Soc* 47:1255–1258, 1999.

Newman AB, Sutton-Tyrrell K, Vogt MT, et al: Morbidity and mortality in hypertensive adults with low ankle/arm blood pressure index, *JAMA* 270:487–489, 1993.

Nikolsky E, Mehran R, Dangas GD, et al: Prognostic significance of cerebrovascular and peripheral arterial disease in patients having percutaneous coronary intervention, *Am J Cardiol* 93:1536–1539, 2004.

Olsen PS, Gustafsen J, Rasmussen L, Lorentzen JE: Long-term results after arterial surgery for arteriosclerosis of the lower limbs in young adults, *Eur J Vasc Surg* 2:15–18, 1988.

Pedersen TR, Kjekshus J, Pyorala K, et al: Effect of simvastatin on ischemic signs and symptoms in the Scandinavian Simvastatin Survival Study (4S), *Am J Cardiol* 81:333–335, 1998.

Powell JT, Edwards RJ, Worrell PC, et al: Risk factors associated with the development of peripheral arterial disease in smokers: a case control study, *Atherosclerosis* 129:41–48, 1997.

Prior M, Arosio E, Ferrari M, et al: Lipoprotein(a) and general risk factors in patients with angiographically assessed peripheral arterial disease, *Int Angiol* 14:357–363, 1995.

Radack K, Deck C: Beta-adrenergic blocker therapy does not worsen intermittent claudication in subjects with peripheral arterial disease: a meta-analysis of randomized controlled trials, *Arch Intern Med* 151:1769–1776, 1991.

Regensteiner JG, Steiner JF, Panzer RJ, Hiatt WR: Evaluation of walking impairment by questionnaire in patients with peripheral arterial disease, *J Vasc Med Biol* 2:142–152, 1990.

Rehring TF, Sandhoff BG, Stolcpart RS, et al: Atherosclerotic risk factor control in patients with peripheral arterial disease, *J Vasc Surg* 41:816–822, 2005.

Reunanen A, Takkunen H, Aromaa A: Prevalence of intermittent claudication and its effect on mortality, *Acta Med Scand* 211:249–256, 1982.

Ridker PM, Cushman M, Stampfer MJ, et al: Plasma concentration of c-reactive protein and risk of developing peripheral vascular disease, *Circulation* 97:425–428, 1998.

Ridker PM, Stampfer MJ, Rifai N: Novel risk factors for systemic atherosclerosis: a comparison of c-reactive protein, fibrinogen, homocysteine, lipoprotein(a), and standard cholesterol screening as predictors of peripheral arterial disease, *JAMA* 285:2481–2485, 2001.

Rutherford RB: Basic approaches to vascular problems. In Rutherford RB, editor: *Vascular surgery*, vol 1, ed 5, Philadelphia, 2000, WB Saunders Company, pp 1–13.

Rutherford RB, Baker JD, Ernst C, et al: Recommended standards for reports dealing with lower extremity ischemia: revised version, *J Vasc Surg* 26:517–538, 1997.

Sahli D, Eliasson B, Svensson M, et al: Assessment of toe blood pressure is an effective screening method to identify diabetes patients with lower extremity arterial disease, *Angiology* 55:641–651, 2004.

Schroll M, Munck O: Estimation of peripheral arteriosclerotic disease by ankle blood pressure measurements in a population study of 60-year old men and women, *J Chronic Dis* 34:261–269, 1981.

The seventh report of the Joint National Committee on prevention, detection, evaluation, and treatment of high blood pressure, Washington, DC, August 2004, U.S Department of Health and Human Services. National Institute of Health Publication No. 04-5230.

Smith JA: Measuring treatment effects of cilostazol on clinical trail endpoints in patients with intermittent claudication, *Clin Cardiol* 25:91–94, 2002.

Smith SC, Blair SN, Bonnow RO, et al: AHA/ACC guidelines for preventing heart attack and death in patients with atherosclerotic cardiovascular disease: 2001 update, *Circulation* 104:1577–1579, 2001.

Taylor DH, Hasselblad V, Henley SJ, et al: Benefits of smoking cessation for longevity, *Am J Public Health* 92:990–996, 2002.

Tsuchikane E, Fukuhara A, Kobayashi T, et al: Impact of cilostazol on restenosis after percutaneous coronary balloon angioplasty, *Circulation* 100:21–26, 1999.

Tuzcu EM, Kapadia SR, Tutar E, et al: High prevalence of coronary atherosclerosis in asymptomatic teenagers and young adults, *Circulation* 103:2705–2710, 2001.

Vogt MT, Cauley JA, Kuller LH, Nevit MC: Functional status and mobility among elderly women with lower extremity arterial disease: the study of osteoporotic fractures, *J Am Geriatr Soc* 42:923–929, 1994.

Vogt MT, Cauley JA, Newman AB, et al: Decreased ankle/arm blood pressure index and mortality in elderly women, *JAMA* 270:465–469, 1993a.

Vogt MT, McKenna M, Anderson SJ, et al: The relationship between ankle-arm index and mortality in older men and women, *J Am Geriatr Soc* 41:523–530, 1993b.

Wilterdink JL, Easton JD: Vascular event rates in patients with atherosclerotic cerebrovascular disease, *Arch Neurol* 49:857–863, 1992.

Wolfe JH, Wyatt MG: Critical and subcritical ischaemia, *Eur J Vasc Surg* 13:578–582, 1997.

Yusuf S, et al: for The Heart Outcomes Prevention Evaluation (HOPE) study investigators: Effects of an angiotensin-converting-enzyme inhibitor, ramipril, on cardiovascular events in high-risk patients, *N Engl J Med* 342:145–153, 2000.

Yusuf S, Hawken S, Ounpuu S, et al: Effect of potentially modifiable risk factors associated with myocardial infarction in 52 countries (the INTERHEART study): case-control study, *Lancet* 364:937–952, 2004.

Zander E, Heinke P, Reindel J, et al: Peripheral arterial disease in diabetes mellitus type 1 and type 2: are there different risk factors? *Vasa* 31:249–254, 2002.

Zheng ZJ, Sharrett AR, Chambless LE, et al: Associations of ankle-brachial index with clinical coronary heart disease, stroke, and preclinical carotid and popliteal atherosclerosis: the Atherosclerosis Risk in Communities (ARIC) Study, *Atherosclerosis* 131:115–125, 1997.

Cardiac Electrophysiology and Arrhythmias

Abraham WT, Fisher WG, Smith AL, et al, the MIRACLE study group: Cardiac resynchronization in chronic heart failure, *N Engl J Med* 346:1845–1853, 2002.

Akhtar M, Tchou J, Jazayeri M: Mechanisms of clinical tachycardia, *Am J Cardiol* 61:9a, 1988.

Anderson RH, Wilcox BR, Becker AE: Anatomy of the normal heart. In Hurst JW, Anderson RH, Becker AE, Wilcox BR, editors: *Atlas of the heart*, New York, 1988, Gower Medical Publishing, pp 1–2.

The Antiarrhythmics versus Implantable Defibrillators (AVID) Investigators: A comparison of antiarrhythmic-drug therapy with implantable defibrillators in patients resuscitated from near-fatal ventricular arrhythmias, *N Engl J Med* 337:1576–1584, 1997.

The Atrial Fibrillation Follow-up Investigation of Rhythm Management (AFFIRM) Investigators: A comparison of rate control and rhythm control in patients with atrial fibrillation, *N Engl J Med* 347:1825–1833, 2002.

Bardy GH, Lee KL, Mark DB, et al, the Sudden Cardiac Death in Heart Failure Trial (SCD-HeFT) Investigators: Amiodarone or an implantable cardioverter-defibrillator for congestive heart failure, *N Engl J Med* 352:225–237, 2005.

Billman GE, Hoskins RS, Randal DC, et al: Selective vagal postganglionic innervation of the sinoatrial and atrioventricular node in the non-human primate, *J Auton Nerv Syst* 26:27, 1989.

Bristow MR, Saxon LA, Boehmer J, et al: The comparison of medical therapy, pacing, and defibrillation in heart failure (COMPANION) investigators, cardiac-resynchronization therapy with or without an implantable defibrillator in advanced chronic heart failure, *N Engl J Med* 350:2140–2150, 2004.

Buxton AE, Lee KL, DiCarlo L, et al: The Multicenter Unsustained Tachycardia Trial Investigators. Electrophysiologic testing to identify patients with coronary artery disease who are at risk for sudden death, *N Engl J Med* 342:1937–1945, 2000.

Calder C: http://home.att.net/~potsweb/POTS.html.

Camm AJ, Lip GY, De Caterina R, et al, ESC Committee for Practice Guidelines (CPG): 2012 focused update of the ESC guidelines for the management of atrial fibrillation. An update of the 2010 ESC guidelines for the management of atrial fibrillation, *Eur Heart J* 33:2719–2747, 2012.

The Cardiac Arrhythmia Suppression Trial II Investigators: Effect of the antiarrhythmic agent moricizine on survival after myocardial infarction, *N Engl J Med* 327:227–233, 1992.

Cleland JGF, Daubert JC, Erdmann E, et al: The cardiac resynchronization—heart failure (CARE-HF) study investigators. The effect of cardiac resynchronization on morbidity and mortality in heart failure, *N Engl J Med* 352:1539–1549, 2005.

Connolly SJ, Ezekowitz MD, Yusuf S, et al: RE-LY Steering Committee and investigators. Dabigatran vs. warfarin in patients with atrial fibrillation, *N Engl J Med* 361:1139–1151, 2009.

Connolly SJ, Ezekowitz MD, Yusuf S, et al: Newly identified events in the RE-LY trial, *N Engl J Med* 363:1875–1876, 2010.

Connolly SJ, Gent M, Roberts RS, et al: Canadian Implantable Defibrillator Study (CIDS): a randomized trial of the implantable cardioverter defibrillator against amiodarone, *Circulation* 101:1297–1302, 2000.

Echt DS, Liebson PR, Mitchell LB, et al: Mortality and morbidity in patients receiving encainide, flecainide, or placebo. The Cardiac Arrhythmia Suppression Trial, *N Engl J Med* 324:781–788, 1991.

Feinberg WM, Cornell ES, Nightingale SD, et al, for the Stroke Prevention in Atrial Fibrillation Investigators: Relationship between prothrombin activation fragment F1.2 and international normalized ratio in patients with atrial fibrillation, *Stroke* 28:1101–1106, 1997.

Feld GK, Fleck P, Chen PS, et al: Radiofrequency catheter ablation for the treatment of human type I atrial flutter. Identification of a critical zone in the reentrant circuit by endocardial mapping techniques, *Circulation* 86:1233–1240, 1992.

Forsgren S: The distribution of nerve fibers showing substance P-like immunoreactivity in the conduction system of the bovine heart: Dense innervation in the atrioventricular bundle, *Anat Embryol (Berl)* 179:485, 1989.

Furman S, Hayes DL, Holmes DR: *A practice of cardiac pacing*, New York, 1993, Futura Publishing Company, Inc.

Gage BF, Waterman AD, Shannon W, et al: Validation of clinical classification schemes for predicting stroke: results from the National Registry of Atrial Fibrillation, *JAMA* 285(22):2864–2870, 2001.

Granger CB, Alexander JH, McMurray JJ, et al: ARISTOTLE Committees and Investigators. Apixaban vs. warfarin in patients with atrial fibrillation, *N Engl J Med* 365:981–992, 2011.

Hazard PB, Burnett CR: Verapamil in multifocal atrial tachycardia. Hemodynamic and respiratory changes, *Chest* 91:68–70, 1987.

Hoyt RH, Cohen ML, Saffitz JE: Distribution and three-dimensional structure of intracellular junctions in canine myocardium, *Circ Res* 64:563, 1989.

Huikuri HV, Castellanos A, Myerburg RJ: Sudden death due to cardiac arrhythmias, *N Engl J Med* 345:1473–1482, 2001.

Kapoor W: Evaluation and outcome of patients with syncope, *Medicine* 69:160–175, 1990.

Kapoor W: Evaluation and management of the patient with syncope, *JAMA* 268:2553–2560, 1992.

Karthikeyan G, Eikelboom JW: The CHADS2 score for stroke risk stratification in atrial fibrillation—friend or foe? *Thromb Haemost* 104:45–48, 2010.

Keogh C, Wallace E, Dillon C, et al: Validation of the CHADS2 clinical prediction rule to predict ischaemic stroke. A systematic review and meta-analysis, *Thromb Haemost* 106:528–538, 2011.

Kuck KH, Cappato R, Siebels J, Ruppel R: Randomized comparison of antiarrhythmic drug therapy with implantable defibrillators in patients resuscitated from cardiac arrest: the Cardiac Arrest Study Hamburg (CASH), *Circulation* 102:748–754, 2000.

Linzer M, Yang EH, Estes M, et al: Diagnosing syncope: part 2: unexplained syncope, *Ann Intern Med* 127:76–86, 1997.

Lundrstom T, Ryden L: Chronic atrial fibrillation: long-term results of direct current conversion, *Acta Med Scan* 223:53–59, 1988.

Moss AJ, Hall WJ, Cannon DS, et al: The Multicenter Automatic Defibrillator Implantation Trial Investigators. Improved survival with an implanted defibrillator in patients with coronary disease at high risk for ventricular arrhythmia, *N Engl J Med* 335:1933–1940, 1996.

Moss AJ, Zareba W, Hall WJ, et al: The Multicenter Automatic Defibrillator Implantation Trial II Investigators. Prophylactic implantation of a defibrillator in patients with myocardial infarction and reduced ejection fraction, *N Engl J Med* 346:877–883, 2002.

Myerburg RJ, Kessler KM, Castellanos A: Recognition, clinical assessment, and management of arrhythmias and conduction disturbances. In Schlant RC, Alexander RW, O'Rourke RA, et al, editors: *Hurst's the heart: arteries and veins*, ed 8, New York, 1994, McGraw-Hill, Inc, pp 705–758.

Olesen JB, Lip GY, Hansen ML, et al: Validation of risk stratification schemes for predicting stroke and thromboembolism in patients with atrial fibrillation: nationwide cohort study, *Br Med J* 342:2011.

Patel MR, Mahaffey KW, Garg J, et al: ROCKET AF investigators. Rivaroxaban vs. warfarin in nonvalvular atrial fibrillation, *N Engl J Med* 365:883–891, 2011.

Pisters R, Lane DA, Nieuwlaat R, et al: A novel user-friendly score (HAS-BLED) to assess 1-year risk of major bleeding in patients with atrial fibrillation: the Euro Heart Survey, *Chest* 138(5):1093–1100, 2010.

Priori SG, Schwartz PJ, Napolitano C, et al: Risk stratification in the long QT syndrome, *N Engl J Med* 348:1866–1874, 2003.

Racker DK: Atrioventricular node and input pathways: A correlated gross anatomical and histological study of the canine atrioventricular junctional region, *Anat Rec* 229:336, 1989.

Rosen MR, Schwartz PJ: The Sicilian gambit—a new approach to the classification of antiarrhythmic drugs based on their actions on arrhythmogenic mechanisms. Task Force of the Working Group on Arrhythmias of the European Society of Cardiology, *Circulation* 84:1831–1851, 1991.

Schlant RC, Alexander RW, O'Rourke RA, et al: *Hurst's the heart: arteries and veins*, ed 8, New York, 1994, McGraw-Hill, Inc.

Sodermark T, Jonsson B, Olsson A, et al: Effect of quinidine on maintaining sinus rhythm after conversion of atrial fibrillation or flutter: a multicentre study from Stockholm, *Br Heart J* 37:486–492, 1975.

Sperelakis N: Origin of the cardiac resting potential. In Berne RM, Sperlakis N, Geiger SR, editors: *Handbook of physiology, the cardiovascular system*, Bethesda, MD, 1979, American Physiological Society, p 190.

The Task Force for the Management of Atrial Fibrillation of the European Society of Cardiology (ESC): Guidelines for the management of atrial fibrillation, *Eur Heart J* 31:2369–2429, 2010.

Todd DM, Skanes AC, Guiraudon G, et al: Role of the posterior left atrium and the pulmonary veins in human lone atrial fibrillation. Electrophysiological and pathological data from patients undergoing atrial fibrillation surgery, *Circulation* 108:3108–3114, 2007.

Van Gelder IC, Crijns HJ, Tieleman RG, et al: Chronic atrial fibrillation: success of serial cardioversion therapy and safety of oral anticoagulation, *Arch Intern Med* 156:2585–2592, 1996.

Van Gelder IC, Crijns HJ, Van Gilst WH, et al: Prediction of uneventful cardioversion and maintenance of sinus rhythm from direct-current electrical cardioversion of chronic atrial fibrillation and flutter, *Am J Cardiol* 68:41–46, 1991.

Young JB, Abraham WT, Smith AL, et al: Combined cardiac resynchronization and implantable cardioversion defibrillation in advanced chronic heart failure: the MIRACLE ICD Trial, *JAMA* 289:2685–2694, 2003.

Zipes DP: Genesis of cardiac arrhythmias: electrophysiological considerations. In Braunwald E, editor: *Heart disease: a textbook of cardiovascular medicine*, ed 4, Philadelphia, 1992, WB Saunders Company, pp 588–627.

Zipes D, Jalife J, editors: *Cardiac electrophysiology. From cell to bedside*, Philadelphia, 1990, W.B. Saunders Company.

网络资源

hypertensiononline.org Slide resource on hypertension management.

www.americanheart.org The American Heart Association's site provides a valuable range of Internet resources on a wide variety of cardiovascular diseases, including statistics on heart disease prevalence.

www.ash-us.org Website and resource center for the American Society of Hypertension.

www.cardiosource.com *Journal of the American College of Cardiology*'s site; outstanding functionality and features; requires subscription.

www.clinicaltrialresults.org Outstanding resource on cardiovascular clinical trials with videos of principal investigators discussing results and slide decks.

www.dashdiet.org Practical instructions on using diet to reduce blood pressure.

www.diabetes.org American Diabetes Association site with information for patients and health professionals.

www.fammed.wisc.edu/integrative/modules/hypertension Summary for clinicians and patients on how to lower blood pressure without medications.

www.lipid.org Website and resource center for the National Lipid Association.

www.lipidsonline.org Slide resource on dyslipidemia management.

www.theheart.org Excellent resource with coverage of all areas of cardiology.

www.vbwg.org Slide resource for management of dyslipidemia, hypertension, insulin resistance, and diabetes mellitus; updated regularly.

第**28**章　常用诊室操作

J. MARK BEARD ■ JUSTIN OSBORN

安全的外科操作可由初级医护人员在门诊无显著镇静条件下进行。本章讲授常用操作技能基础，包括充足的准备、合适的方案、知情同意、良好的技术以及处理潜在并发症的方法。首先讨论需要用到的基本外科技能与方案，患者知情同意与局部麻醉，而后回顾家庭医学常用诊室操作，包括其中的成功诀窍与防治并发症的方法。

因为美国医疗系统强调家庭医学的概念，家庭医护人员应当熟练掌握基础临床操作技能。医疗保障系统可能会继续为医疗操作支付高回报但可能将演变为依据预后、医师技能以及有能力在家庭医疗条件下提供成本 - 效益比更佳的、有竞争力的操作服务的综合评估。

了解外科简史，见在线讨论附录 28-1。

基本技能

病史

在施行任何操作前，医师应当首先详细询问患者病史并据此了解患者当前健康状况。既往存在的基础病如糖尿病或血友病可能影响伤口愈合或导致出血。

询问个人史及家族史时应该询问有无任何出血史及血栓史，并同时发现是否存在药物、胶带或准备剂过敏。包括阿司匹林、氯吡格雷、华法林、非甾体类抗炎药（MSAIDs）、噻氯匹定、双嘧达莫等抗凝药物的使用可能影响在操作中的出血和止血。

围手术期抗凝指南将这些药物分为三类，分别为维生素 K 依赖性抗凝剂（VKAs）如香豆定（华法林），阿司匹林和非甾体抗炎药，氯吡格雷。服用 VKAs 的小型牙科手术患者可以口服小剂量的维生素 K 协同 VKAs 抗凝，或者在手术前停药 2～3 天。服用 VKAs 的小型皮肤手术患者须继续使用 VKAs，继续阿司匹林和非甾体抗炎药抗凝血；心脏病风险不高时应考虑停用氯吡格雷（Douketis et al., 2012）。

阿司匹林和其他抗血小板药可在术后 24 小时恢复使用。高危患者行浅表操作时，医师应继续使用血液稀释剂并考虑在局部麻醉时加用肾上腺素促进血管收缩。局部灼烧、直接结扎出血血管、直接加压等方法应在止血时按需使用。

病史中应包括延迟愈合史及瘢痕疙瘩（厚瘢痕）形成史。若存在既往血管迷走事件及晕厥发作史，应采取预防措施以防止操作过程中及操作后的潜在并发症。

治疗要点

- 服用阿司匹林进行心脏病二级预防的患者在小型牙科手术、皮肤手术和白内障手术时可以继续服药，无需遵从术前 7～10 天的停药建议（Douketis et al., 2012）（推荐等级：C）。
- 华法林应在低危患者术前 2～3 天停止。高危患者可能需要肝素"覆盖"（Singer et al., 2008）（推荐等级：A）。
- 鱼油和 ω-3 脂肪酸未显示出可增加出血风险（Villani et al., 2013）（推荐等级：A）。

皮肤准备

准备皮肤时，以适当的消毒液从外科切口的正中向外周画同心圆以消毒。酒精、氯己定、聚乙烯吡咯烷酮碘（商品名 Betadine）或一定的消毒剂组合都可用做消毒清洁剂（Mangram et al., 1999）。

　　美国疾病控制与预防中心（CDC）和美国医院感染控制咨询委员会（HICPAC）于 2002 年更新了关于皮肤准备以减少感染的指南。CDC 于 1999 年发布了减少外科切口感染的补充指南。2008 年英国国家卫生质量标准署——外科切口感染指南也赞同上述组织的意见。皮肤以 2% 氯己定＋70% 异丙醇消毒准备是预防外科切口感染的最佳消毒方式，因为此法可更大限度地减少皮肤微生物群并在单次应用后有更好的残余效应（Mangram et al., 1999）。

　　葡萄糖酸氯己定甚至在存在血液或血浆蛋白时都是有效的，而血液或血浆蛋白可使聚乙烯吡咯烷酮碘失活。基于氯己定淡化分解和持续时间的研究，4% 氯己定可以让切口切开前两分钟的细菌负荷降到最低。杀菌效果可以持续一小时（Stinner et al., 2011）。70% 的异丙醇可立即起效，但消毒作用不持久。组合消毒的效应强于异丙醇或氯己定单独的效果（Adams et al., 2005；Hibbard, 2005）。

　　许多外科切口感染是由于内源性葡萄球菌皮肤菌群，耐药菌的数量也在逐渐增加，如耐甲氧西林金黄色葡萄球菌（MRSA）。好的洗手及消毒技术是预防 MRSA 相关外科切口感染的基础（Siegel et al., 2006）。患者术前用肥皂和水或氯己定洗手可以减少皮肤细菌菌群，但这并不能降低手术部位感染的发生率（Webster and Osborne, 2012）。关于预防软组织外科手术部位感染的各种指南发现，在手术前的常规 MRSA 筛查未广泛进行（Glick et al., 2013）。

治疗要点

- 氯己定加含酒精的皮肤制剂对手术部位的消毒效果强于聚乙烯吡咯烷酮碘（Darouiche et al., 2010）（推荐等级：A）。
- 不要在围术期清除毛发，除非毛发位于切口处或切口周围。如果必须清除毛发，在手术前即刻修剪，不要刮除（Mangram et al., 1999）（推荐等级：A）。

咬伤

　　咬伤是撕裂伤处理中有特殊风险的一类。动物咬伤常包含深刺伤，应当进行彻底清创和冲洗，不应缝合伤口而应等待其二期愈合。面部咬伤应在冲洗后立即缝合。

　　未处理的猫咬伤的感染率为 18%～33%（Dire, 1991）。猫咬伤经过处理和预防性使用抗生素后可以显著减少

感染风险。狗咬伤的撕裂程度可能更严重，在经大于 7psi 的高压冲洗后（用 50ml 注射器以盐水冲洗），在受伤后 6 小时内可以一期缝合伤口，狗咬伤的感染率小于 20%（Dire, 1992）。

　　对于非面部咬伤，通常不推荐一期缝合，特别是深刺伤、手部咬伤和临床感染伤口。无对照数据显示缝合这些伤口导致感染风险增加。无菌皮肤胶合带或延期缝合可能更加合适（Singer et al., 2008）。

　　手部特别是跨掌指关节部位的人咬伤的处理存在特殊困难，因为存在损伤下方组织、肌腱和关节间隙的潜在风险。因此手外伤可能导致上述结构发生严重的继发感染。记录感觉、运动范围，探测确定关节或深部组织牵连程度，仍有可能错过严重关节内咬伤。推荐对手部咬伤和撕裂伤进行深部冲洗、预防性使用抗生素、请会诊。此类伤口可能需要麻醉下外科切开以充分冲洗。咬伤超过 24 小时后寻求治疗会使得伤情拖延，感染率迅速增加。24 小时后的后期评估通常需要手术清创和静脉注射抗生素。经评估，不涉及深部组织的伤口，在头 24 小时内冲洗后，可口服抗生素保守治疗；医生应注意伤口还可能仍然有深层渗透，需紧急手术治疗。

　　颜面部及手部的伤口都应立即进行处理，若在 12 小时以内不进行治疗感染几率几乎加倍至 29%。且手部和面部咬伤都应预防性使用抗生素。面部咬伤应在冲洗后一期缝合，因为面部血供丰富，且延期缝合会影响美观。（Henry et al., 2007）。

治疗要点

- 人手部咬伤应预防性使用抗生素（需要治疗的人数 [NNT] ＝4）（Medeiros and Saconato, 2001）（推荐等级：A）。
- 阿莫西林/克拉维酸预防适用于所有的一期缝合咬伤、刺伤、猫咬的手和手腕、握紧拳头受伤、破碎的伤口（Morgan, 2005）（推荐等级：C）。
- 患者紧握拳头"打咬"后应进行 X 线平扫探测断齿和异物（Sternberg and Jacob, 2010）（推荐等级：C）。

免疫接种

　　任何撕裂伤或开放伤口若有指征都应进行破伤风疫苗加强接种。尽管患者已经接种过 3 次或 3 次以上疫苗，但最后一次接种疫苗且距离清洁伤口 10 年以上或距离污染伤口 5 年以上，就应接种破伤风疫苗加强。若接种破伤风疫苗小于 3 次，患者应接受破伤风免疫球蛋白（TIG）并开始接种破伤风系列疫苗。对于未接

种破伤风类毒素（Tdap）的 19～64 岁成年人，应用白喉类毒素＋百日咳抗原＋破伤风类毒素代替单剂破伤风白喉疫苗（Td），并需要一次加强。Tdap 可于 Td 接种 2 年后接种；数据显示，即使在 Td 接种 21 天内接种 Tdap 是安全的。接种一次 Tdap 后若有需求可每 10 年接种一次 Td（CDC，2010；参见网络资源）。

任何人咬伤或存在黏膜血管暴露的患者应开始乙型肝炎免疫接种。应向患者提供乙型肝炎病毒（HBV）、丙型肝炎病毒（HCV）、人类免疫缺陷病毒（HIV）的基线检测并获取知情同意，同时应基于检测结果追踪后续治疗（Panlilio et al.，2013）。若患者因已知乙型肝炎表面抗原（HBsAg）阳性的人而受伤则有使用乙型肝炎免疫球蛋白（HBIG）的指征；而针刺伤指南建议对于患者若接触的是 HBsAg 携带状态不明或阴性的人，只需接种乙型肝炎疫苗系列即可而无需应用 HBIG。对于已知 HIV 阳性的针刺伤，推荐使用 3 药预防 HIV。若患者接触的 HIV 状态不明，通常不推荐使用暴露后预防（PEP），若考虑接触源为高度危险，推荐使用 3 药暴露后预防（Clinician Consultation Center，2014；Panlilio et al.，2005；Schillie et al.，2013；参见网络资源）。

操作室

一个带有可升降检查床和可调节可聚焦的头顶外科灯的清洁操作室可以为操作者提供最佳的操作环境。一个可调节的移动台架（mayo stand）可以方便术者在操作时取用无菌盘和器械。外科器械应使用无菌包储存，最好按照操作不同分开存放，其他的器械可以存放于独立的无菌包装中备用。操作前检查所有需用的无菌器械的无菌有效期。

患者应在可调节检查床上取适合操作的舒适体位，必要时加用枕头。在操作术前、术中、术后可以用开放式对话及移情的方式鼓励患者放松并进行宽慰。一个助手可以在操作准备阶段和进行阶段提供有效的辅助并为患者提供支持。为减少全身麻醉的儿童的焦虑情绪及加速恢复，使用家庭核心（family-focused）的对话与进行性谈话和使用咪达唑仑的效果是相似的（Kain et al.，2007）。在开始任何操作之前，先"暂停"来回顾患者操作检查表，以确保每个人都在患者、操作和代码词上取得一致，如果任何团队成员注意到某些事项，就停止程序。这是一个类似于飞行员的飞行前检查，以便减少错误（Haynes et al.，2009）。

器械

最基本的皮肤操作无菌包包括持针器、有齿 Adson 组织钳、虹膜剪或线剪、手术刀柄及刀片。器械尺寸应适合术者的手以便操作。

用于门诊手术操作的刀片主要有 3 种尺寸。10# 刀片的刀锋大而圆，可用于较厚皮肤的较长直的切口，如躯干或四肢。15# 刀片的刀锋小而圆，灵活性更好，可用于大多数皮肤操作，特别是非直线切口。11# 刀片有刀尖而刀锋直，用于分离浅表损伤，如疣或茧。有齿 Adson 钳一侧有一齿而另一侧有两齿。外翻皮肤边缘或使用皮肤拉钩时，使用单齿可减少组织损伤（图 28-1）。

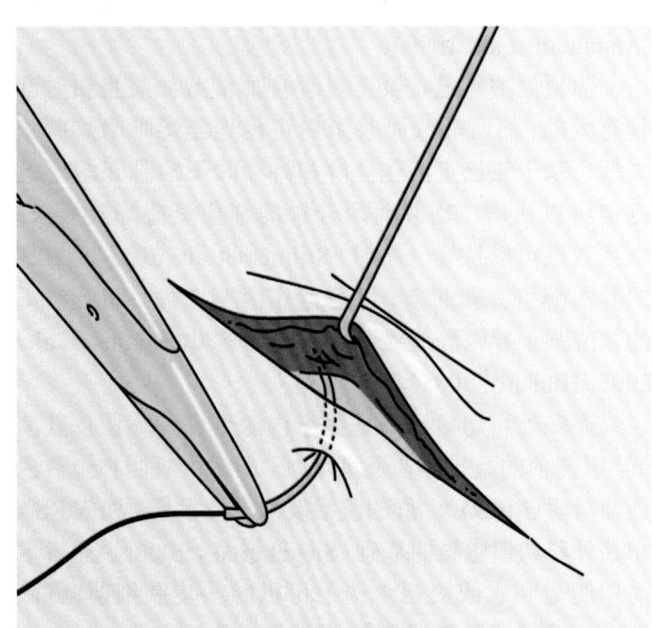

图 28-1　使用皮肤拉钩外翻伤口边缘。此技术可使操作者看清针的走向，保证合适的进针深度，并保证皮肤边缘外翻（From Roberts JR. Methods of wound closure. In Roberts JR, ed. Roberts & Hedges'clinical procedures in emergency medicine. 6th ed. Philadelphia：Saunders；2014.）

持针器尺寸应与术者的手大小相适应；环指于下环，拇指于上环，示指可沿主干伸展以稳定持针器。夹持针时应夹在据针尖的 3/4 部，垂直于持针器并锁定。锐器始终置于无菌区的特定区域以减少针刺伤。

缝线

缝线的三种基本类型包括：天然可吸收线、合成可吸收线、非可吸收线。缝线尺寸根据美国 1937 年药典分类系统。越细的缝线尺寸含"0"数越多（例如，4-0 比 2-0 细）。医师选择缝线尺寸时应在保证张力强度足够维持初期缝合伤口且愈合过程中不松脱的前提下，选择最细的缝线。若伤口深切表面皮肤张力高，应进行深层缝合以减轻表面张力。理想状态下，皮肤缝线轻盈地靠近皮肤边缘，保持最小张力。

可吸收线可分为普通肠线、铬制肠线及聚乙醇酸、聚乳酸、聚二氧六环酮或己内酯制成的合成线。普通可吸收线用于外部缝合，张力强度可保持 5～7 天，而铬制肠线用于内部缝合，张力强度可保持 10～14 天。合成可吸收线的张力强度维持时间及吸收速度各异。非可吸收线由尼龙、特制丝线、聚丙二醇或聚酯制成。这些缝线被制成不同颜色，无活性，多可长时间保持张力强度。非可吸收线可用于外部缝合，也可用于内部缝合以达到持久加固组织的目的。非可吸收线导致的免疫反应更少因此较少导致瘢痕，常用于非常重视外观美观时的浅表缝合。

传统上，可吸收线建议只用于皮肤以下的缝合，因为其结构疏松并为细菌侵入提供潜在通道。然而此推荐并无询证支持。一项包含两个随机对照试验（RCT，Jadad 评分 3 分）的荟萃分析比较了可吸收线与非可吸收线在处理撕裂外伤及手术切口时，其感染几率、瘢痕出现率、患者满意度、伤口开裂方面没有显著差别。对于儿童，使用可吸收线的好处在于无须拆（Al-Abdullah et al., 2007）。

缝针

缝针按其针尖的几何学分类。锥形针针体呈圆形，针体到针尖逐渐变细；切割针针体呈三角形，针曲线内缘为锐利的切割缘；反切割针曲线的外缘为切割缘。锥形切割针针体为圆形而末段有一小段三角形针体至针尖。有些缝针与缝线永久连接，而另一些针针鼻与缝线分开，称为弹出式（"pop-offs"）。缝针的种类繁多，医师应熟悉其类别并在使用前仔细检查外包装。反切割针比传统的切割针穿透力更强，它们都可以减少穿透皮肤造成的损伤，都可用于大多数的皮肤缝合。

麻醉

表面麻醉

2.5% 丙胺卡因与 2.5% 利多卡因等体积混合，EMLA 乳（利多卡因和丙胺卡因低共熔混合物）可用于局部麻醉。EMLA 于术前 1 小时用于皮肤局部并覆以封闭敷料可发挥其最大效用。但此法并不常用，因为麻醉需要时间长、花费增加，且对易感个体可能造成高铁血红蛋白血症，包括有先天性疾病、丙酮酸激酶缺乏症、葡萄糖 -6- 磷酸脱氢（G6PD）酶缺乏症以及少数药物获得性（如丙胺卡因、抗疟药、磺胺）原因。小于 3 个月龄的患儿易发高铁血红蛋白血症，因为在全身丙胺卡因用量达到 8mg/kg 时其降解产物邻苯甲胺可导致高铁血红

蛋白血症。3.8cm×0.5cm（1.5 英寸 ×0.2 英寸）的矩形敷料约含 1g EMLA 或 25mg 丙胺卡因。使用敷料的最大面积根据患儿年龄及体重决定（表 28-1）。

表 28-1　EMLA 剂量

年龄 / 体重	EMLA 乳（最大总量，g）	最大使用面积（cm²）	最长使用时间（小时）
0～3 个月或 < 5kg	1	10	1
3～12 个月且 > 5kg	2	20	4
1～6 岁且 > 10kg	1	100	4
7～12 岁且 > 20kg	20	200	4

注：EMLA, 低共熔混合物局部麻醉剂

Developed from EMLA drug information. In Facts and comparisons, 2010. http://online.factsandcomparisons.com/MonoDisp.aspx?monoID=fandc-hcp14927&quick=341644%7c5&search=341644%7c5&isstemmed=true.

其他局部麻醉剂在特定情况下使用。氯乙烷使皮肤表面凉爽，适用于针穿刺操作。但它可燃且作用时间短，应用受到限制。30% 利多卡因乳在使用前必须进行至少 45 分钟的闭斑试验。脂质体胶囊的丁卡因及利多卡因的效用同 EMLA（Eidelman et al., 2005）。利多卡因敷贴浓度为 5%，不足以进行外科皮肤麻醉（视频 28-1）。

局部麻醉

对于大多数的诊室操作，局部注射进行麻醉是简单快捷的方式，其机制为封闭快钠通道，阻滞疼痛纤维神经传递。然而局部注射麻醉剂可能扭曲皮肤边缘，影响皮肤的解剖与排列。在局部麻醉浸润之前，应考虑标记切口及重要的排列结构。处理污染的撕裂伤口时应在进行冲洗前先行麻醉。1% 利多卡因浸润不会使局部防御机制受损、增加感染或产生抗微生物活性以致伤口培养出现假阴性（Edlich et al., 2010）。

局部麻醉剂可分为两类：酰胺类和酯类。酯类的过敏更加常见。酰胺类过敏通常是其防腐剂对羟基苯甲酸甲酯导致的。若患者对酯类过敏，应使用酰胺类；二者不存在交叉反应（Archar and Kundar, 2002）（表 28-2）。

最常用的局部麻醉注射剂是利多卡因，含或不含肾上腺素；1% 利多卡因含 10mg/ml 利多卡因。不含肾上腺素利多卡因剂量不应超过 4.5mg/kg（成人极量 300mg 或 30ml 1% 利多卡因），含肾上腺素利多卡因不应超过 7mg/kg（成人极量 500mg 或 50ml 1% 利多卡因）（Tetzlaff, 2000）。另有推荐利多卡因浸润安全剂量为成人少于 200mg 或 1% 利多卡因 20ml（Rosenberg et al., 2004）。

表 28-2	局部麻醉剂分类
酰胺类	利多卡因（Xylocaine）
	布比卡因（Marcaine）
	丙胺卡因（Citanest）
	依替卡因（Duranest）
	甲哌卡因（Carbocaine）
	阿替卡因（Septocaine, Zorcaine）
	罗哌卡因（Naropin）
	地布卡因（Nupercainal）
酯类	普鲁卡因（Novocain）
	丁卡因（Pontocaine）
	氯普鲁卡因（Nesacaine）
	可卡因
	苯唑卡因（Lanacane, Americaine）
	丙美卡因（Alcaine, Ophthetic, Paracaine）

Expanded from Archar S, Kundar S. Principles of office anesthesia. Part I, infiltrative anesthesia. Am Fam Physician. 2002；6：91-94.

若行宫颈旁或会阴阻滞，90 分钟最大剂量为 200mg 或 1% 利多卡因 20ml（10ml 每侧）。大多数患者利多卡因消除半衰期为 1.5～2.5 小时，平均浸润麻醉持续 2～6 小时。布比卡因活性时间更长，成人消除半衰期 2.7 小时，新生儿为 8 小时。目前利多卡因与布比卡因混合使用的数据仍旧有限。

一些研究证明以下措施有助于使注射更加舒适，包括：牵引和安慰，局部麻醉剂的预麻醉（EMLA 或氯乙烷喷雾），溶液加温，缓冲溶液（1：10 稀释碳酸氢钠），用细号长针，缓慢注射，麻醉剂量取最小必需量，渗透通过伤口边缘，从宽松皮下注入收紧皮内，并尽可能阻断神经（Quaba et al.，2005）。

有时局部麻醉加用肾上腺素以保证一些重要血管的止血。过去的建议是避免在末梢动脉处使用肾上腺素，包括手指、耳、鼻子、唇、阴茎、脚趾。然而最近一篇关于使用含肾上腺素的局部麻醉剂行指阻滞的综述挑战了这一教条（Mohan and Cherian，2007）。安全起见，在得到更具结论性的数据以前，肾上腺素还不应用于指端血管床（视频 28-2）。

环行局部麻醉组织

浅表皮肤损伤周围麻醉时，环行阻滞可取得较好效果并减少组织损伤。使用大针头抽取麻醉剂并用 25～30 号针浸润麻醉组织。将针头插入皮下计划麻醉切口线以外几毫米处，沿切口周围圆形线进针。间断抽吸确定无回血，避免直接将麻醉剂注入动脉或静脉中。进针同时进行局部浸润麻醉。从已经麻醉好的皮肤区域进针，在继续环行麻醉远端的手术周围区域直至完全包围伤口。

指阻滞

指阻滞是一种有效的对手指和脚趾进行麻醉的方法。给手指麻醉可从指背或指间进针。手指的神经在皮下 3～5mm，位于手指周围 2、4、8、10 点钟位置。每个位置可浸润 1～2ml 1% 不含肾上腺素的利多卡因。手指麻醉起效时间在注射后 5～30 分钟。若不易达到完全麻醉的效果，则需要在指基部环行进行麻醉（图 28-2）。若麻醉有效，患者可继续有触压觉，可以运动，但不应有尖锐的痛觉（视频 28-3）。

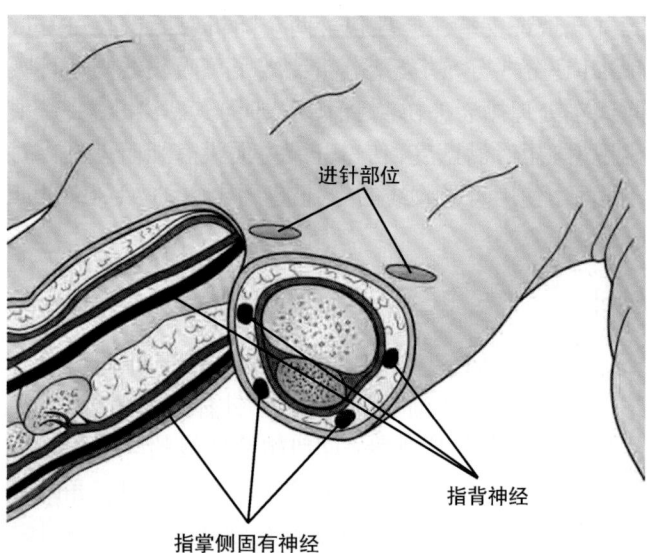

图 28-2 指神经解剖（From Frank BL. Principles of pain management. In Auerbach PS, ed. *Wilderness medicine.* 6th ed. Philadelphia：Mosby；2012：420.）

局部麻醉并发症

认识局部麻醉的多种副作用和不良反应对于防止严重并发症发生至关重要的。使用局部浸润麻醉剂最常见的并发症是血管迷走发作。患者可出现面色苍白、多汗、感觉头晕甚至失去意识。尽管可能发生 1 或 2 次强直阵挛性抽搐，但并不认为此现象属于癫痫发作。让患者躺下，取 Trendelenburg 卧位，抬高双腿，以增加回心血量，增加因迷走神经兴奋而降低的心输出量。阿托品可以逆转因迷走神经兴奋而造成的心动过缓，但很少需要用到。通常几分钟内症状可自行缓解，但不适感可能持续 30～60 分钟。

麻醉药物意外入血可能导致癫痫发作、神经过敏、苍白、心悸，在行局部浸润麻醉前总是先抽吸无回血再推药,这样可以避免上述现象。若抽吸时有回血,将针退出一些再次抽吸,直到抽吸无回血才可推注。其他的不良反应包括不适、青肿、注射部位水肿。真正对利多卡因过敏出现反应的,估计其发生率在注射的比例中小于1%(Haugen and Brown,2007)。如果发生过敏,成人按需每5分钟皮下用1:1000肾上腺素,或口服、静脉用或肌注苯海拉明25~50mg。1:1000肾上腺素的成人剂量为0.3~0.5ml/kg,儿科可每5分钟用0.01ml/kg。应当特别注意出现急性反应的个体,必要时应长时间观察。

镇静

部分门诊患者在操作进行时需要最小至中等程度的清醒镇静。用低剂量的苯二氮䓬,如劳拉西泮1~2mg或阿普唑仑0.5~1mg可进行适当的清醒镇静。单剂口服阿片类药物也可达到镇静效果,如氢可酮或羟考酮。上述患者不得驾驶汽车或操作重型机械,应当由他人协助其交通出行。苯二氮䓬类与阿片类药物同时使用会出现显著的呼吸抑制。此组合在使用中等到深度镇静时才考虑应用并需加用持续心脏和氧合状态监测,而上述装置在一些移动医疗设施中不会配备。

伤口冲洗

伤口的愈合受到感染、张力、灌注和对合的影响。用自来水或等张盐水冲洗伤口可以机械去除伤口处的碎屑与细菌,降低感染率。有一研究发现用自来水或用普通盐水冲洗伤口不会对感染率造成临床意义的显著差别(Valente et al.,2003)。

许多研究推荐使用48.3kPa(7psi,lb/in^2)或更高压力充分冲洗污染伤口,用3.4kPa(0.5psi)冲洗清洁伤口。用35~50ml注射器和19号针可产生48.3kPa(7psi)压力,而用球形注射器仅能产生3.4kPa(0.5psi)压力,不足以给污染伤口进行冲洗和去污。使用高压冲洗清洁伤口可能造成侧面皮下播散,导致其更容易发生感染,故高压冲洗只应用于污染伤口冲洗才能使其获益大于播散风险。低压球形注射器可用于清洁的撕裂伤口。在驱除黏附的细菌和微粒方面,压力比冲洗液的量更加重要。所有的医护人员都应进行防喷溅保护(Edlich et al.,2010)。

是否使用聚乙烯吡咯烷酮碘(商品名Betadine)清洗污染伤口尚存争议。通常应避免用Betadine擦洗撕裂伤口内部,因为其对组织有毒。若需要,以1:10稀释Betadine。氯己定和双氧水对撕裂伤口内有毒性,应小心使用。泊洛沙姆-188溶液在伤口内部可安全使用,甚至可用于眼科皮肤手术时消毒结膜或牙科手术时清洁口腔黏膜。

治疗要点

- 研究推荐使用大于等于48.3kPa(7psi)的压力以充分冲洗污染伤口(Edlich et al.,2010)(推荐等级:A)。

清创术

污染的、非对称的伤口经过直接、精确的清创(sharp debridement)后转变为清洁伤口是有益的。获得清洁、对称的皮肤切缘可以帮助愈合、协助修复、减少瘢痕形成。如果伤口中有沙砾,必须将其移除以防止感染或形成"文身",可能还需擦洗。通常情况下,较低压力的冲洗不足以清除沙砾,但要避免擦洗,因为这可能破坏皮肤切缘已凝固的血块。高速伤、固体深部伤或出现粪便污染,则需要进入手术室进行清创并开放伤口让其二期愈合,因为上述伤口是一期缝合的禁忌证(Edlich et al.,2010)。

冲洗与清创应有良好的麻醉。若要进行重大清创,医师应在麻醉浸润前记录伤口处及伤口远端的神经功能。

伤口愈合原理

愈合的过程在受到创伤的即刻已经开始。传统上常将伤口愈合分为三个不同而彼此重叠的阶段(炎症反应、增生、重构),而另有人将其分为四个阶段以更好的描述愈合过程。在伤口愈合不良的风险因素后中,操作者的技术与吸烟是可以改善的风险因素,而其他的风险因素包括贫血、糖尿病、营养不良、HIV感染和癌症。

因受伤或外科技术(如缝线张力过高)对伤口周围组织造成的损伤可影响愈合。充足的氧合与血供是伤口愈合良好的关键因素。影响伤口愈合的药物包括类固醇、非甾体类抗炎药(NSAIDs)和免疫抑制剂。

伤口愈合分期

渗出期或炎症期

受伤后即刻,纤维蛋白随血小板流入而沉积,形成可见的血块。血小板分泌多种促伤口愈合的生长因子,激活巨噬细胞、成纤维细胞。这些生长因子和其他三十多种细胞因子一起导致细胞结构的汇集。此阶段发生在受伤后的0~72小时(图28-3)。

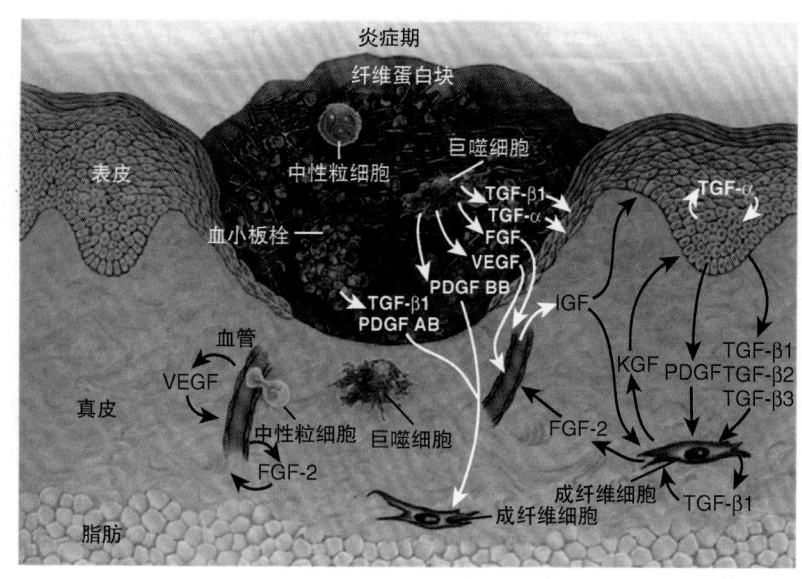

图 28-3 皮肤伤口受伤 3 天后。图示协助细胞迁移至伤口所需的细胞与生长因子。FGF，成纤维细胞生长因子；IGF，胰岛素样生长因子；KGF，角质化细胞生长因子；PDGF，血小板衍生生长因子；TGF，转化生长因子，VEGF，血管内皮生长因子（From Singer AJ, Clark RAF：Mechanisms of disease：cutaneous wound healing. N Engl J Med. 1999；341：738, and Leong M, Phillips LG. Wound healing. In Townsend CM, Beauchamp RD, Evers BM, Mattox KL, eds. Sabiston textbook of surgery：the biological basis of modern surgical practice. 19th ed. Philadelphia：Saunders；2012.）

再吸收期

伤后 24～72 小时后的再吸收期，纤维蛋白的降解产物导致趋化因子的激活。白细胞和巨噬细胞迁移到伤口，引起炎症。细胞组分开始自溶，并且经过发酵过程（fermentative process）清除受伤的组织。这一过程中包括吞噬作用的起效、杀菌防御机制、免疫系统的激活。

增生期

受伤后 72 小时至 7 天时，成纤维细胞迁移至伤口，并发生血管增生。肉芽组织的形成标志着增生期的开始。伤口边缘开始有上皮细胞生长。细胞因子系统精妙的平衡导致新的毛细血管生成以给增生的肉芽组织提供氧气与养分。细胞外基质形成并作为支柱支撑新生组织。初期形成的血块被纤溶成分逐渐分解（图 28-4）。

再生期或重构期

重构期是增生期的延续，伴随着胶原蛋白的持续成熟。逐渐增厚的胶原组织导致增加抵抗剪切与牵拉的能力。再生期以上皮化和瘢痕形成为特征。此期可延续 1 年之久。Ⅲ型胶原转变为Ⅰ型胶原（图 28-5）。伤口内的细胞外基质和细胞受细胞因子和整联蛋白（贯穿细胞膜的细胞受体）的调控（图 28-6）。

瘢痕疙瘩

瘢痕疙瘩是纤维状的凸出于伤口边缘外的瘢痕。瘢痕疙瘩消退的可能性较小，并在切除后容易复发（相

图 28-4 皮肤伤口受伤 5 天后。血管出芽长入纤维蛋白血块中，同时上皮细胞重新伤口表面。图示此时部分有关细胞运动的蛋白酶。MMP-1、2、3、13：基质金属蛋白酶 1、2、3、13（分别为胶原酶 1、明胶酶 A、基质降解素 1、胶原酶 3）；t-PA, 组织纤溶酶原激活物；u-PA, 尿激酶型纤溶酶原激活物（Adapted from Singer AJ, Clark RAF：Mechanisms of disease：cutaneous wound healing. N Engl J Med. 1999；341：738 and Leong M, Phillips LG. Wound healing. In Townsend CM, Beauchamp RD, Evers BM, Mattox KL, eds. Sabiston textbook of surgery：the biological basis of modern surgical practice. 19th ed. Philadelphia：Saunders；2012.）

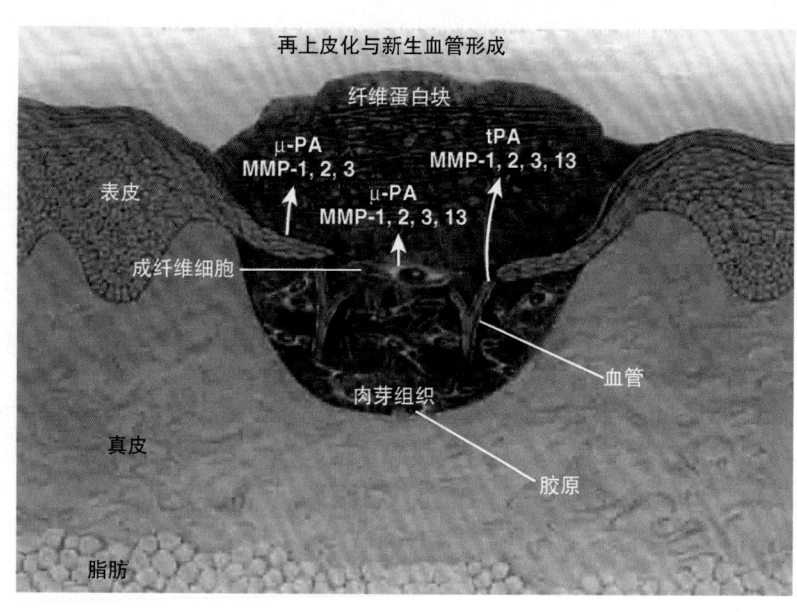

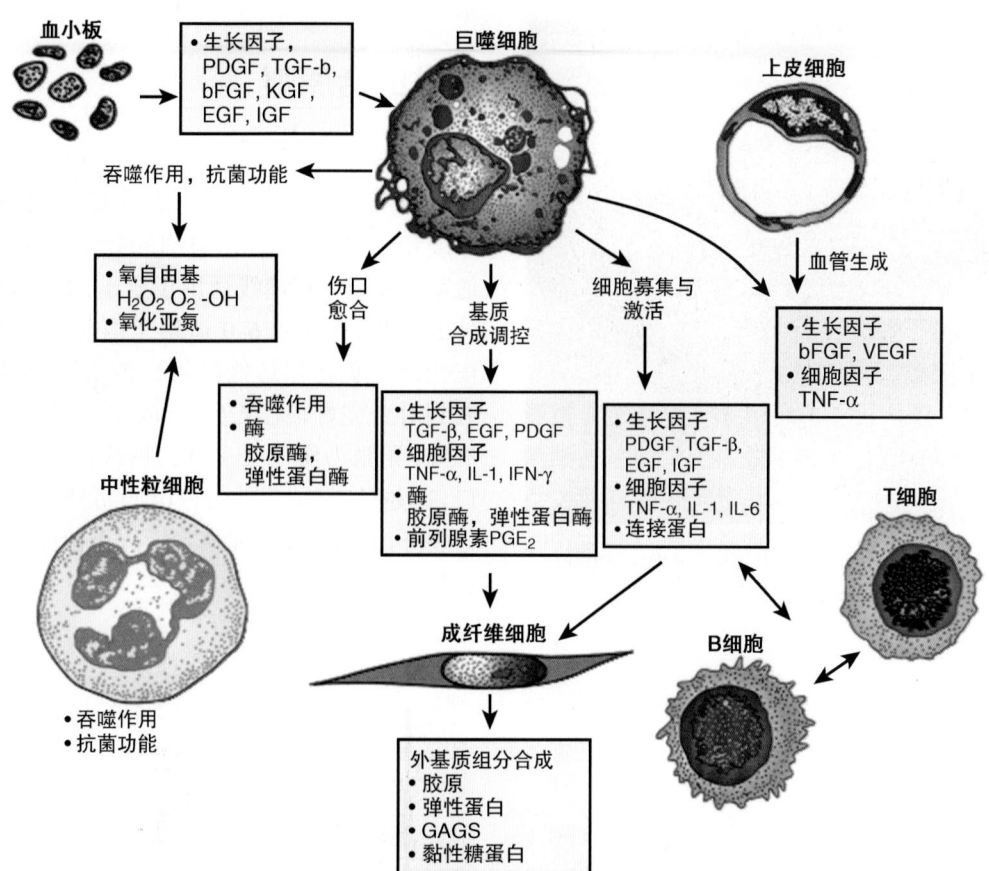

图 28-5　伤口愈合中的细胞和体液因子的相互作用。注意巨噬细胞的重要作用。bFGF，基本成纤维细胞生长因子；EGF，上皮细胞生长因子；GAGs，黏多糖；H₂O₂，过氧化氢；IFN-γ，干扰素 -γ；IGF，胰岛素样生长因子；IL，白介素；KGF，角质化细胞生长因子，O₂⁻，超氧化物；PDGF，血小板衍生生长因子；PGE2，前列腺素 E2；TGF-β，转化生长因子 -β；TNF-α，肿瘤坏死因子 -α；VEGF，血管内皮生长因子（ Modified from Witte MB, Barbul A. General principles of wound healing. Surg Clin North Am. 77：513, 1997 and Leong M, Phillips LG. Wound healing.In Townsend CM, Beauchamp RD, Evers BM, Mattox KL, eds. Sabiston Textbook of Surgery：The Biological Basis of Modern Surgical Practice. 19th ed. Philadelphia：Saunders；2012.）

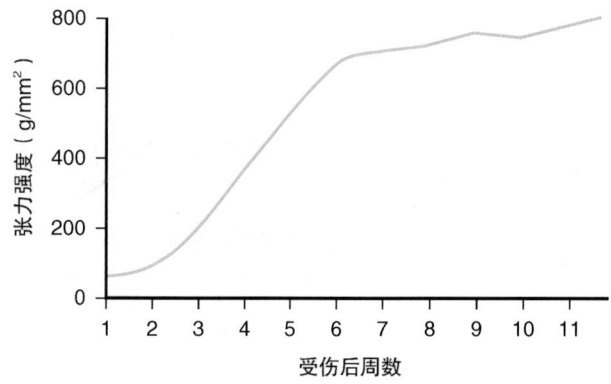

图 28-6　伤口愈合速度。基于胶原最大强度的速度。伤口愈合 6 周后的紧张活动性限制未被标注（From Lawrence WT, Bevin AG, Sheldon GF. Acute wound care. In Emergency care. Chicago：Scientific American, American College of Surgeons；1998 and Chavez MC, Maker VK. Office surgery. In Rakel RE, ed. Textbook of family medicine. 7th ed. Philadelphia：Saunders；2007.）

对危险度 RR 15～20）。瘢痕疙瘩常位于胸部中线、面颊、耳垂，发生年龄高峰于 10～20 岁。二期愈合和烧伤发生瘢痕疙瘩的危险度高。瘢痕疙瘩影响外观并可有疼痛（Juckett and Hartman-Adams，2009）（图 28-7）。

肥厚性瘢痕

肥厚性瘢痕局限于伤口边缘，受伤第一年后趋于消退。肥厚性瘢痕与瘢痕疙瘩的治疗类似，但肥厚性瘢痕预后较好。众多细胞因子基因的表达和炎症通路可能使得肌纤维细胞持续在肉芽组织中产生瘢痕，确切的原因正在研究中。对于烧伤或拆线后，在瘢痕上置加压敷料和硅胶可减少瘢痕疙瘩和肥厚性瘢痕的产生几率，而单独应用洋葱皮提取物（Mederma）是无效的（Karagoz et al.，2009）。关于过度皮肤瘢痕的预防和治疗，请参考 Roseborough et al.（2004）。

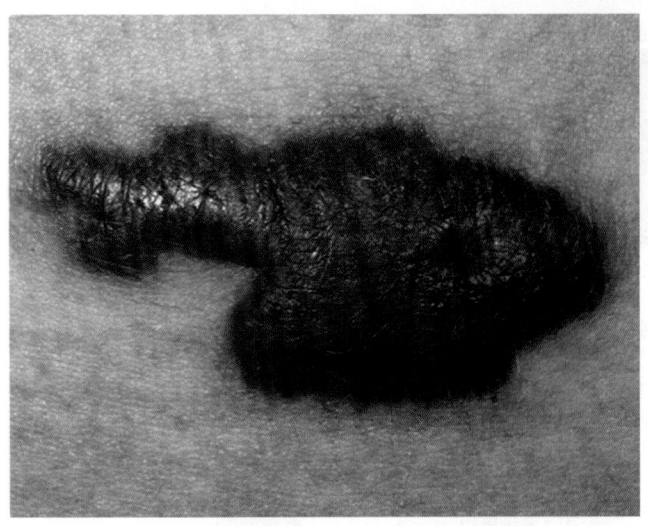

图 28-7 皮肤瘢痕疙瘩（From Habif TP. Clinical dermatology. 5th ed. Philadelphia：Elsevier；2010：16.）

治疗要点

● 冷冻疗法对于诸如痤疮或瘢痕疙瘩等较小的损伤是有效的（推荐等级：B）。

● 加压敷料用于烧伤时可防止肥厚性瘢痕形成（推荐等级：B）。

● 伤口内皮质类固醇激素注射是防止瘢痕疙瘩形成的一线治疗；手术治疗是二线选择（推荐等级：B）。

伤口敷料

　　将伤口表面覆以闭合性敷料可防止干燥并让伤口保持潮湿，促进胶原合成与血管生成以促进伤口愈合（Field and Kerstein，1994）。仅在撕裂伤口修复时需使用表面抗生素以减少感染（Dire et al.，1995），而并非任意医院或诊室外科操作（Smack et al.，1996）。研究显示烧伤的敷料选择没有特殊偏好（American Burn Association，2001），应基于伤口来源、深度、大小、位置、渗出和污染程度选择敷料（Singer et al.，2008）。用组织黏合剂闭合伤口可提供足够的保护并无需覆盖其他敷料。考察患者感染的警告信号，并对术后伤口护理的基本护理和拆线时间提供建议。

不愈合伤口

　　患者当前伤口愈合情况可受营养状况与当时健康状况影响。吸烟与年龄可影响愈合。外科修复缝皮时张力过高可增加组织坏死、开裂与不愈合的几率。在美国，650 万患者受到慢性伤口的困扰。世界范围内每年在慢性伤口上的治疗费用超过 250 亿美元并且负担在迅速加重（Sen et al.，2009）。

皮肤缝合原则

　　缝合技术应使皮肤创伤最小，使得皮肤边缘对合良好，无过大张力，并使外观美观（图 28-8）。根据皮肤厚度和张力，选择尽可能细的缝线可使美观程度最佳。通常 3-0 或 4-0 缝线适用于躯干，4-0 或 5-0 适用于肢体或头皮，5-0 或 6-0 适用于面部。应使用有齿钳或皮钩以避免伤口边缘挤压。使用尽量少的缝线缝合，做到对合完好，无深处、开放腔隙。面部缝线 3～5 日拆线，无张力伤口 7～10 日拆线，有张力伤口、手部伤口、跨越关节的伤口 10～14 日拆线。若拆线过程中伤口裂开，停止拆线，在伤口上置无菌胶带并嘱患者 2 日后复诊。

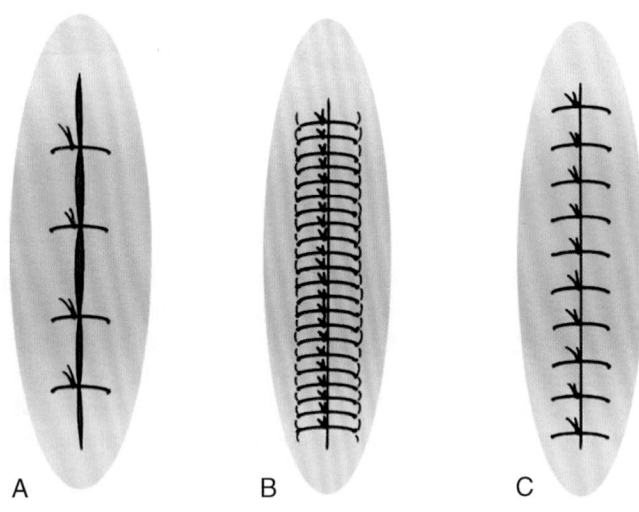

图 28-8 伤口愈合：皮肤缝合。A. 缝针过稀。注意缝线间的间隙。B. 缝针过密。C. 用于中等张力伤口的正确缝针数（From Lammers RL. Methods of wound closure. In Roberts JR, Hedges JR, eds. Clinical procedures in emergency medicine. 5th ed. Philadelphia：Elsevier；2010.）

　　除缝合外，皮钉、组织黏合剂或在某些头皮伤中使用头发闭合伤口也是闭合伤口的方法。若计划行头部计算机断层摄影术（CT）或磁共振成像（MRI）则避免在头部使用皮钉。方便清洗、清创、以对伤口创伤最小的方式缝合方能达到目的。

皮肤张力方向

　　外科医生为了寻找最佳切口方式已经颁布了 36 份著名的指南。Karl Langer（1819～1887）注意到尸体上圆针穿刺会留下椭圆形的穿孔，并研究、画出了皮肤切割线。这些线的方向恰好和皮肤机械张力的主轴重合。Langer 线是研究尸体皮肤张力得出的，因存在尸僵，故可能不完全能代表活体人类皮肤的张力线。Kraissl 记录了活组织的张力线，发现线的方向与皮下肌肉收缩的方向垂直。而后 Borges 又通过捏起皮肤后放松形成的皱纹，描述了皮肤张力松弛线（RSTL）。但这些仅仅是指南，掩盖伤疤可以有多种方法，包括利用皱纹和轮廓线。RSTL 反映的是皮下软组织以及骨或软骨结构在皮肤上形成的自然张力。

平行于或几乎平行于 RSTL 做切口可使伤口愈合良好，减少瘢痕。RSTL 和 Kraissl 线在选择面部和身体切口时可能是最佳指导，且常误称为"Langer 线"。RSTL线对于面部外形美观是最佳选择。面部可按重要的四条面部线及它们的平行线分割：面部正中线、鼻唇线、面部边缘线、眼睑线。当行钻取活检时，垂直拉伸皮肤90° 以符合 RSTL，形成椭圆形伤口，平行缝合。这也可以改善外观（图 28-9）。

缝合时皮肤张力

理想情况下，任何伤口切除或修复都应使皮肤以最小张力对合。若非如此且是清洁撕裂伤或选择性切除，外科医生可剥离组织并修剪以使伤口边缘对合。

清创术或污染伤口的边缘切除可能改善伤口皮肤排列并允许缝合。对于非污染的张力伤口缝合，应始终考虑是否需要用减张缝线或深部缝线以减轻张力。若缝线不理想，最好将其移除并重新缝合。

尖端或斜面的撕裂伤较难处理，因为在最窄的边缘有过大张力可造成坏死或伤口崩裂。理想情况下，皮肤缝线用来对合稍稍外翻的边缘并在高张力下不直接牵拉深部组织。若伤口或切除口张力最小且对合面清洁完整，倾向使用单层缝合。若非上述情况，考虑深部间断缝合潜在腔隙，目的是避免因形成死腔而形成血肿、感染或脓肿（图 28-10，视频 28-4）。

组织黏合剂

对于干燥、清洁、低张力的伤口，组织黏合剂可以作为缝合的替代方式。黏合剂也可用于浅的、不规则、斜面撕裂伤，且对于儿科头皮撕裂伤有用。自 1998 年起长链医用组织黏合剂——8 碳 -2 氰基丙烯酸辛酯（OCA）已在美国上市用于伤口的闭合。OCA 比短链的氰基丙烯酸丁酯有更加的弹性和耐久度。长链的氰基丙烯酸酯对于短于 8cm 的伤口可产生更少的开裂。对

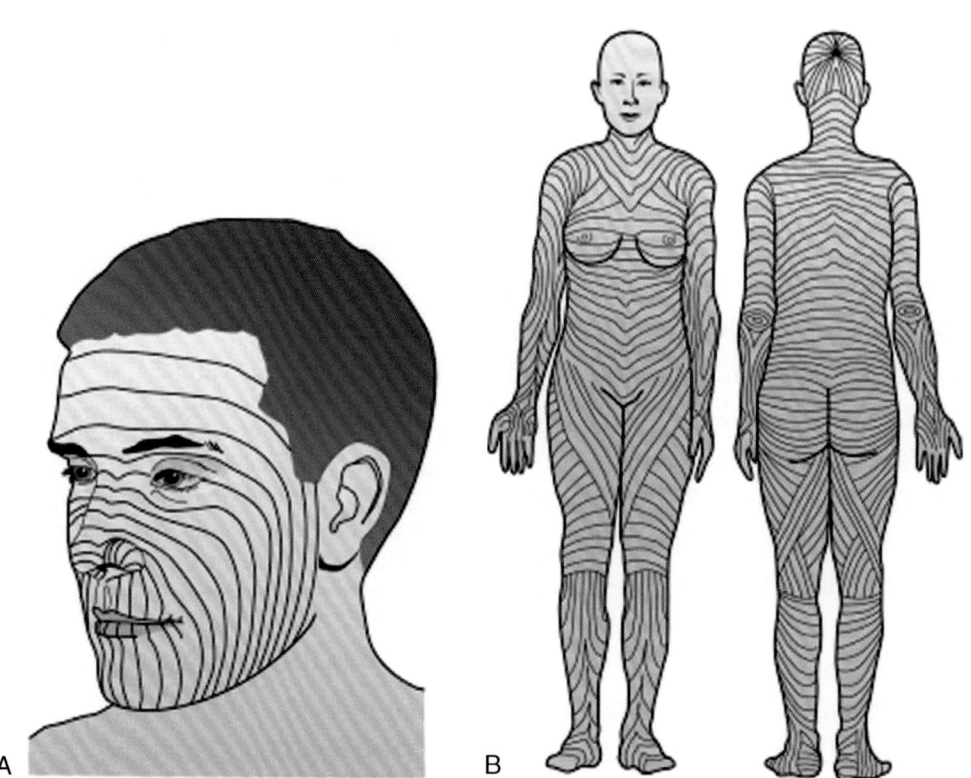

图 28-9　A，面部皮肤张力松弛线（RSTL）；B，全身 RSTL（From Trott A. Wounds and lacerations：emergency care and closure. 2nd ed. St.Louis：Mosby；1997 and Burns JL, Blackwell SJ. Plastic surgery. In Townsend CM, Beauchamp RD, Evers BM, Mattox KL, eds. Sabiston textbook of surgery：the biological basis of modern surgical practice. 19th ed. Philadelphia：Saunders；2012.）

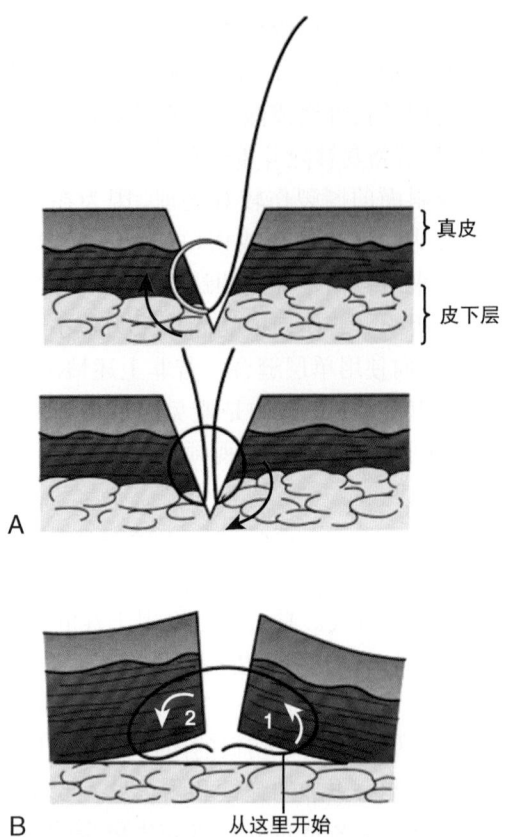

图 28-10 间断缝合，从相反方向开始（From Lammers RL. Methods of wound closure. In Roberts JR, Hedges JR, eds. Clinical procedures in emergency medicine. 5th ed. Philadelphia：Elsevier；2010.）

于下列情形避免使用黏合剂：潮湿或多毛的区域、黏膜、需止血、跨关节或活动度高的组织、咬伤伤口或污染伤口。黏合剂可认为与 5-0 缝线具有相同的强度。若使用 OCA，患者即刻便可淋浴，但若使用氰基丙烯酸丁酯，伤口需保持干燥至少 48 小时，暴露于潮湿环境增加开裂风险（Singer and Dagum，2008）。若修复组织张力高，首先在深部用缝线对合皮肤边缘，再在表面使用黏合剂效果更佳（Singer and Thode，2004）。

组织黏合剂可自行形成包扎，无需额外敷料。完全张力产生需 2.5 分钟。因抗生素或白凡士林软膏可以清除组织黏合剂，应告知患者避免使用此类药品清洁伤口（Forsch，2008）。

通过动物试验比较 2cm 与 10cm 的撕裂伤口使用组织黏合剂或不同类型的缝线以不同针数修复研究，发现组织黏合剂伤口开裂发生率为 2.5%。2cm 伤口中，二者结果相同；10cm 伤口即使使用皮肤黏合剂，深部缝线也可改善结果。最终决定闭合伤口的方法与材料取决于伤口的长度与位置、伤口闭合的时间以及所需的效率（Zeplin et al.，2007；视频 28-5）。

治疗要点

- 以组织黏合剂关闭浅表撕裂伤口与传统缝合法相比更快、痛苦更少且伤口的对合结果相似（Aukerman et al.，2005）（推荐等级：A）。

缝合

间断缝合

单独的缝合每一针是最常见的缝合形式。尽管比连续缝合慢，间断缝合通常愈合更加美观且开裂风险小。皮肤边缘轻度外翻可使伤口愈合外观最佳。距皮肤边缘 2~3mm 处垂直皮肤平面进针，腕部平滑旋转。进针深度与进针点和伤口边缘的水平距离相等。若不能做到一次等距穿透对面皮肤边缘，则分为两步：从皮肤切口处出针，再在对侧切口同样深度进针，并于对侧伤口边缘对称处出针（图 28-11，视频 28-6）。

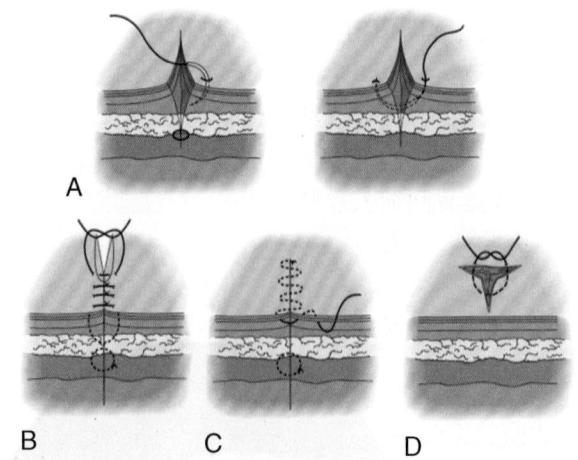

图 28-11 缝合技术和方法。A. 缝线以适当角度穿过真皮全层厚度，缝线使伤口边缘外翻；B. 针脚之间距离 2~3mm，每一针距皮肤两侧边缘 2~3mm；C. 表皮下缝合防止交叉排线（cross hatch）瘢痕；D. 皮内缝合保留此星形伤口的半岛瓣（Modified from Wright CV, Ronaghan JE：Office surgery. In Rakel R, ed. Textbook of family practice. 5th ed. Philadelphia：Saunders；1995.）

为了防止缝合时出现"狗耳"，第一针可缝在撕裂伤口正中处，之后在剩下两部分的各自正中处缝针，如此循环直至皮肤边缘张力相等、对合良好、止血完全、外观美观。若持续有活动出血，在缝合前结扎或灼烧出血血管。若缝合重要界标如唇红缘，考虑在推注麻醉剂前首先标记对侧的点，而后首先在该处缝一针做标记。

连续缝合

若需要快速缝合且缝合处不跨运动关节，医师可使用连续缝合。然而一旦缝线断裂，整个伤口都将开裂。若连续缝合线留得过长，皮肤上会留下肉眼可见的"棒球线"轨迹。一项研究（非制造商赞助）显示，深埋的可吸收线与 polyglactin 910（Vicryl）缝线连续皮下缝合同时使用可在躯干和四肢不典型痣切除术有最佳的瘢痕愈合效果（Alam et al., 2006; Halstead, 1889）。

表皮下缝合

Halstead 在 1899 年首先描述了表皮下缝合技术，此技术可使伤口边缘瘢痕最小。连续真皮下、包埋表皮下缝合适用于真皮表浅、皮肤边缘对合良好、张力最小的部位，如面部。若在无深部间断缝合的基础上，对背部、胸部或其他有张力的部位进行表皮下缝合，会导致愈合不佳。

表皮下缝合时使用可吸收或不可吸收 4-0 缝线，将其一头锚定于伤口外，进入皮肤后在伤口的顶点出针，在表皮下水平进行锯齿状缝合，使针脚和伤口两侧出入针部位对称。若使用可吸收线，为使线结拉紧并包埋在伤口末端，首先将线结拉紧，然后在伤口附近缝一针使针出于皮肤外，然后向上拉缝线并剪断皮肤外缝线残端，线结将回缩入皮肤。或者，不论使用可吸收线或非可吸收线，开始进入皮肤与最终出皮肤都远离伤口，并在皮肤外打结。对于非可吸收线，1～3 周后拆线，拆线时剪断缝线一端，并在伤口另一端以轻轻拉出（视频 28-7）。

半包埋褥式或尖端缝合

半包埋褥式缝合可在星形边缘和三角形缺口处使用以使皮肤边缘再对合并减轻张力（图 28-12）。尖端缝合与之相似，因为保证撕裂伤尖端有最小张力，而张力过大会减少血液和氧气流入尖端远端（视频 28-8）。

滑车缝合

远 - 近、近 - 远的滑车缝合是垂直褥式缝合的一个变种，可用于暂时降低张力，使皮肤接近从而可以间断缝合。滑车缝合适用于较长伤口的修复，但不要使缝线过长或缝得过紧以防交叉排线瘢痕的发生。距伤口边缘后方 4～6mm 处进针，在伤口对侧 2mm 处出针，再越过开放伤口绕回到起始侧距边缘 2mm 处再次进针，最后在伤口对侧 4～6mm 处出针（Wu, 2006）。

改良滑车缝合在体外试验时有力学上的优势，与

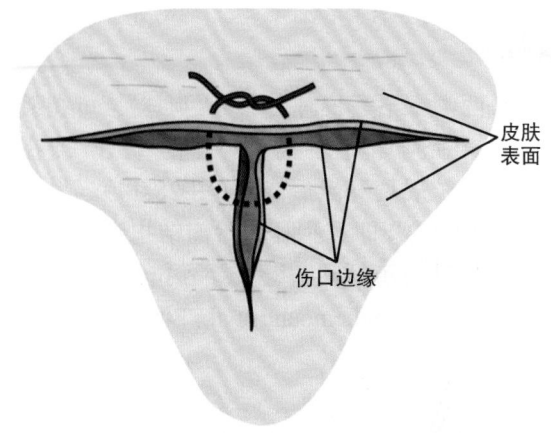

图 28-12　星形撕裂伤上面观，示半包埋褥式缝合。对于部分星形撕裂伤，最好以无菌胶带黏合而后再修复瘢痕，若伤口足够小，切除边缘使之变为线性伤口以修复（From Lammers RL. Methods of wound closure. In Roberts JR, Hedges JR, eds. Clinical procedures in emergency medicine. 5th ed. Philadelphia: Elsevier; 2010.）

水平褥式或单针间断缝合相比，可以以更小的力量达到闭合伤口的目的。滑车缝合通常用于有中等张力的伤口缝合（Austin and Henderson, 2006）。

Z- 成形术

Z- 成形术技术用于改善长瘢痕的外观、纠正跨关节挛缩以及改变瘢痕线方向以更加符合 RSTL。重点是测量伤口后在伤口两侧分别画一条与伤口等长的线，分别与伤口成 60° 角，以适当的修复伤口排列（图 28-13）。

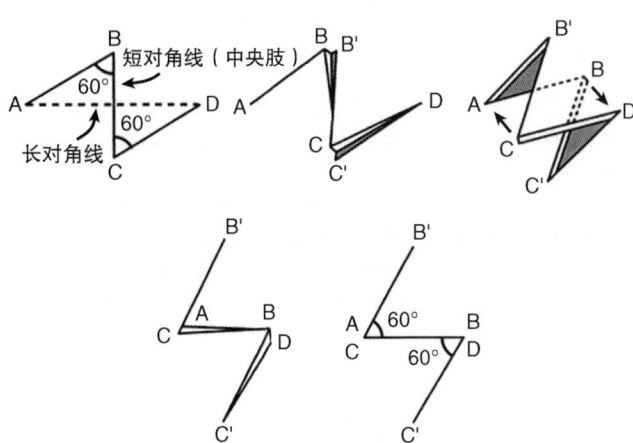

图 28-13　经典等边三角 60° Z- 成形术（Modified from Thomas JR, Holt GR. Facialscars, incisions, revision, and camouflage. St.Louis: Mosby; 1989 and Thomas JR, Mobley SR. Scar revision and camouflage. In Cummings CW, Flint PW, Haughey BH, et al, eds. Otolaryngology: head and neck surgery. 4th ed. Philadelphia: Mosby; 2005.）

并发症

伤口两侧缘不等长时会产生"狗耳"。可在缝合前修剪组织。在狗耳周围可做个椭圆形切开，或在侧面成一角度做扩展切开然后修复（图28-14）。另一种技术称为"锁狗耳"，即在狗耳起始部结扎修复。在狗耳后方沿伤口轴向潜行间断缝一针。拉线时，缝线可将小的狗耳拉平（Khachemoune et al., 2005）。

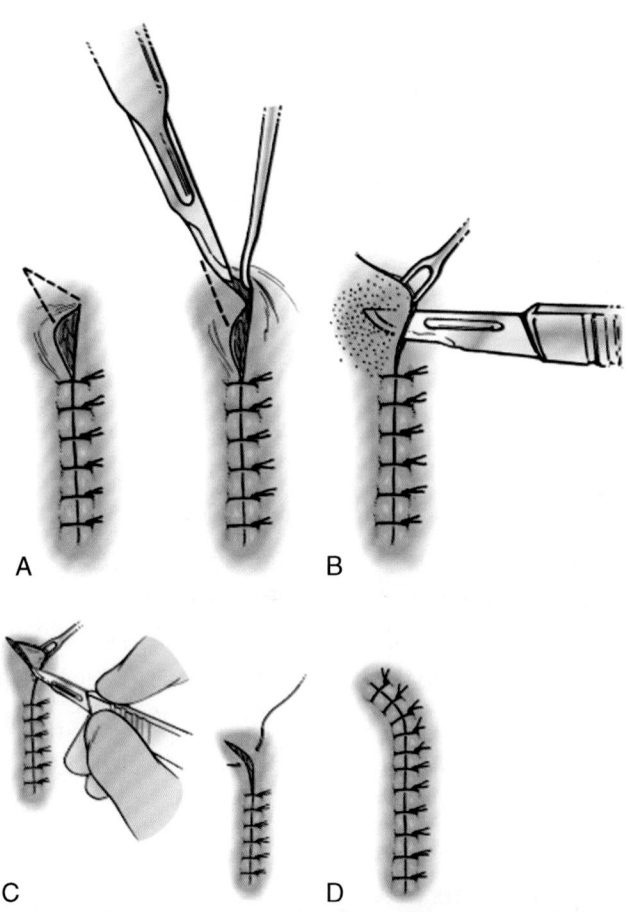

图 28-14 狗耳修复。撕裂伤两侧的张力和长度变化会引起狗耳的发展。A，楔形切除以创造"曲棍"来修正狗耳。B，皮下挖洞。C，去除楔形皮瓣。D，修复"曲棍"保证两侧张力平衡（Modifed from Simon BC. Skin and subcutaneous tissue. In Rosen P, Chan T, Vilke G, et al, eds. *Atlas of emergency procedures*. St.Louis：Mosby；2001；and Simon B, Hern HG. Soft tissue injuries. In Marx JA, ed. *Rosen's emergency medicine*. 7th ed. Philadelphia：Mosby；2009.）

切除术

切口应当与皮肤垂直，两侧边缘对称，无角度。技术不佳会妨碍愈合。在一般情况下，医师应当做长3～4倍于宽的椭圆切口。一些有限的数据表明，如果用圆形切除术修复狗耳边沿和皮下，可以减少组织切除量

并使伤口更好愈合。尽管有此技术，仍有59%的伤口修复需要狗耳校正修理（Seo et al., 2008）。

若担心色素沉着影响外观，推荐进行完全切除。美国癌症协会使用ABCDE来助记最需要注意的病变：A, asymmetry, 不对称；B, border irregularity, 边缘不规则；C, more than one color, 颜色不一；D, diameter greater than 6mm, 直径大于6mm；E, increase delevation or enlargement, 隆起或扩大。若损伤有一个或多个此类病变，应考虑进行切除活检。在其他损伤中，医师可考虑刮取活检或钻取活检（视频28-9～视频28-11）。

不典型痣与色素性病变

任何可疑的色素性病变都应进行椭圆形全厚度切除活检。钻取活检很容易漏掉大量阳性发现，因为尖端侵犯到边缘其他病灶（Chang et al., 2009）。

边缘阳性的发育不良痣的处理尚存争论。经过美国国立卫生院（NIH）全体会议发布了发育不良痣（0.2～0.5cm）再切除的指南，但还没有明确的指南指出有轻度至中度发育异常的不完全切除的痣是否应当被再切除。皮肤病理学家在关于认定发育不良和不同程度的不典型增生以及远期并发症处理方面有不同意见。多数皮肤科医师推荐有严重不典型增生的痣应当进行再切除，因为它们可能表示存在早期的黑色素瘤或可导致黑色素瘤的病变（Goodson et al., 2010）。

2008年美国国家综合癌症网络发布指南指出5mm切除边缘对于恶性雀斑和恶性雀斑样黑色素瘤可能是不够的（Bosbous et al., 2009）。尽管越来越多的文献提示5mm的边缘切除是不够的，存在8%～20%的复发率，指南推荐的内容还没有最终更改。

黑色素瘤占皮肤肿瘤死亡率的90%。评估肿瘤浸润深度对于黑色素瘤的诊断与治疗非常重要。确诊的黑色素瘤初次应尽可能切除深度和两侧距边缘10～20mm的组织以保证安全。对于切除活检中发现的无疑义的黑色素瘤应当距基底边缘做1～2cm的再切除。对于肿瘤厚度大于1mm的患者，常规进行前哨淋巴结的解剖，尽管还没有生存率获益的结论。对于黑色素瘤厚度大于1.5mm以及Ⅱ到Ⅲ期的患者，可提供干扰素α作为辅助疗法，可增加无复发生存时间。

治疗要点

- 对可疑的色素性病变倾向于做椭圆形全厚度切除活检（Chang et al., 2009）（推荐等级：A）。
- 对于恶性雀斑与恶性雀斑样黑色素瘤，边缘5mm的切除是不够的（Bosbous et al., 2009）（推荐等级：A）。

● 确诊的黑色素瘤初次切除 10～20mm 的安全边缘（推荐等级：A）。

基底细胞癌

周围边界 3mm 切除 20mm 以下边界清晰的小基底细胞癌（BCCAs）可切除 85% 的病例中的肿瘤。4～5mm 周围边界可将清除率增至 95%。大约 5% 的小的边界清晰的 BCCAs 已扩展到它们外科边界 4mm 以外。硬化型基底细胞癌和大的 BCCAs 要行更大的外科边缘以保证最大几率的组织学切除。在初次切除硬化型病变，边缘保留 3mm 完全切除率为 66%；边缘 5mm 则为 82%；边缘 13～15mm 时超过 95%（Telfer et al.，2008）。

标准垂直切面处理切除标本只能使病理学家检查外周和深部外科缘，这种方法估计最多能检查全边缘的 44%。因此表面上完全切除的肿瘤有时也会复发（Telfer et al.，2008）。若 BCCA 在一个几乎没有可切除组织的区域，考虑行 Mohs 显微外科手术来达到充足边缘且组织切除最少化。

若 BCCA 病变完全切除，复发率约 1%。若不完全切除，BCCA 复发率在外侧边缘阳性时为 17%～35%，深部边缘阳性时为 33%。只有 1/3 阳性边缘的 BCCA 病变复发，可再切除边缘或仅在复发发生时考虑再切除，下列情况除外：时间长的病变、大于 2cm 的病变、既往有复发史、组织学侵袭性（包括神经周围和血管周围侵犯和浸润，硬化型或出现微结节）。若此类情况下切除后边缘阳性，建议行再切除清除残余肿瘤而不建议保守观察（Ünlü et al.，2009）（视频 28-12）。

治疗要点

● 外周边缘 4～5mm 可使 BCCAs 治愈率上升至约 95%（Telfer et al.，2008）（推荐等级：A）。
● 硬化型与大基底细胞癌需要更宽的外科边缘（Telfer et al.，2008）（推荐等级：A）。

冷冻疗法

冷冻疗法在多种皮肤病变中都易于使用，其耐受性好，瘢痕很小或可不留瘢痕，最好用于皮肤颜色较浅且无毛发的区域，因为在较深的治疗时色素改变和毛发脱失时有发生。液氮是最易获得、成本 - 效应比最佳的医用冷源，沸点 -196℃，应用于皮肤时，在操作正确情况下可在 30 秒内将温度降至 -25～-50℃。良性病

变可在 -20～-30℃ 被破坏，而恶性病变常需要 -40～-50℃（Andrews，2004）。正确使用冷冻疗法可以选择性杀伤病变而不破坏胶原的组织基质和纤维弹性组织，减少瘢痕形成风险。反复的冻融操作可增加组织损伤。

适应证与禁忌证

冷冻疗法是初级医疗机构中许多常见病变的重要治疗方法，可用于所有年龄段多种皮肤病变。尽管冷冻疗法耐受性好，依然有部分禁忌证（表 28-3）。在某些身体部位和某些情况下，并发症的风险增加，应当谨慎使用。基底细胞癌，特别是鼻唇褶常比预期的更加广泛，复发率更高。唇红缘、口周区域和跨越皮神经的区域对于冷冻疗法的安全性有很大不同。

表 28-3　冷冻疗法：适应证与禁忌证

适应证	不接受并发症风险
疣（肉赘）	甾类激素治疗
尖锐湿疣	黑色素瘤
丘疹痣	侵袭性皮肤癌
特定的基底细胞癌	需要组织诊断
脂溢性角化病	预期伤口愈合不良
传染性软疣	**相对禁忌证***
肉芽组织	乙型或丙型病毒性肝炎
特定的扁平细胞癌	单核细胞增多症
光化性角化病	白血病
软垂疣（皮赘）	淋巴瘤
宫颈上皮瘤变	骨髓瘤
禁忌证	系统性红斑狼疮
绝对禁忌证	肾炎综合征
既往冷疗法敏感	巨球蛋白血症
血管受损	类风湿关节炎

* 基本医疗条件下，伤口无论是否敷药都会缓慢愈合

器械和技术

液氮常规或改良棉头涂药器、冷源喷洒装置或冷探针，上述器具都有供应。棉头涂药器是最便宜的，并可改良以蘸取更多的冷源或使棉球符合病变的大小和形状。液氮可以储存在诊室的隔热器中，也可装在聚苯乙烯杯中带出应用于个体患者。

手持冷源喷射装置最近正在改良。传统的冷冻治疗系统提供了液氮的储存器和可以涂抹冷源的涂药尖端。涂药尖端可有不同尺寸的孔来改变冷源的分布。一些制造商会使用耳镜圆锥来保护周围皮肤，使冷源直接喷洒在中央小区域。将装置置于病变皮肤上 1～2cm，直接以 90° 角对准患处喷洒。改良的器械使用连续红外

感应装置探测治疗处皮肤的温度并确保各次冰冻温度恒定。这些改良可以增加准确度，帮助达到最佳冷冻治疗的效果（Cry-Ac Tracker，http://www.brymill.com）。

在冷冻治疗前，应当估计冷冻的深度和直径以减少周围组织损伤。在重要的冷冻治疗时标记皮肤以确保足量治疗。角化层对冷冻治疗有很强的抵抗性，可行 1～2 周的表面 40% 水杨酸治疗或在冷冻前机械剥除。在许多患者治疗疣过程中单独应用水杨酸与冷冻治疗的效果是等同的（Gibbs and Harvey，2006）。水化良好的皮肤病变可以增加冷冻治疗成功的几率。

对于浅表的皮肤良性病变，冷冻治疗涂药器应当几乎完全覆盖病变，持续 20～40 秒使冰冻球形边缘超过病变边缘 2～3mm。相反，深的或恶变前的病变应当比病变更小的涂药器来确保治疗深度和治疗半径更加接近，应持续 40～90 秒使冰冻球形覆盖病变外 3～4mm。浅表恶性病变也应使用更小的涂药器，但应持续 1～3 分钟，使冰冻球形覆盖损伤外 5～8mm。恶性细胞对冷冻治疗的抵抗性更强，需 -40～-50℃ 才能将其破坏。大多数病例的浅表冷冻球形成的冷冻深度和冷冻半径相似。对组织破坏的致死区域位于冰冻球外缘以内 2～3.5mm（McNabb and Pfenninger，2010）。

并发症

冷冻治疗导致的瘢痕是最小的。血管性和肥大性病变对治疗有抵抗性，有时需每隔 2～3 周多次进行治疗。多数患者可能在治疗 1～2 天后出现疼痛和灼烧感。在最初几天，治疗处皮肤可能呈红色、敏感、形成血疱而后出现腐肉形成。感染与化脓性腐肉形成是少见的并发症。对于较深的冷冻治疗，必须考虑潜在的神经结构损伤（视频 28-13）。

治疗要点

- 显著的角化层对冷冻治疗有较强抗性（推荐等级：B）。
- 冷冻剂的组织破坏致死区位于冰球外缘内 2～3.5mm（McNabb and Pfenninger，2010）（推荐等级：A）。
- 对于疣单独应用水杨酸与冷冻疗法相比同样有效（Gibbs and Harvey，2006）（推荐等级：A）。

皮肤脓肿的切口与引流

皮肤脓肿以波动感和皮肤变软可压缩为特征，周围有硬结、炎症、发热、触痛。疖是一种浅表的，因汗腺或毛囊脓肿形成的皮肤感染。痈则较深在，延伸至皮下组织。侵袭的细菌包括金黄色葡萄球菌、链球菌、革兰阴性杆菌。这些感染在糖尿病患者和血管病患者中会更严重。脓肿的初期治疗是外科引流。有单独的硬结而无波动感的区域意味着孤立的蜂窝织炎，可以抗生素与热敷治疗。

行切口与引流时，应以清洁剂消毒皮肤做准备。局部麻醉剂在脓肿的酸性环境下效用不强，因此可在病变外周进行环行阻滞或区域组织浸润麻醉。在浅表以氯乙烷或液氮降低皮温也可为穿刺切口提供短暂麻醉。

在波动感最强的区域行线性切口已被证明比过去常用的去顶术恢复时间更短（Sørensen et al.，1987）。用 11# 刀片刀刃远离施术者以刺入方式切开脓肿，使得刀片深入脓肿但不完全穿过。刀尖抬起创造适当的切口引流。脓肿腔以止血钳探查脓肿以防止小腔隙形成。脓肿腔以 0.6～2.5cm（0.25～1 英寸）纱布包扎，防止伤口早期关闭而允许二期愈合。不推荐进行初期缝合（Korowynk and Allan，2007）。大的无菌敷料可以用来吸收任何引流，且敷料污染后应每 1～2 天更换一次。没有证据支持外科引流后口服抗生素。不推荐对于免疫功能正常的个体常规进行拭子培养（Korownyk and Allan，2007）。应对患者进行伤口护理教育，且 2～7 日后随诊（视频 28-13）。

反复发作的皮肤脓肿应当根据位置仔细鉴别原因。克罗恩病、皮下瘘管与藏毛囊肿可以表现为复发性皮肤脓肿。对于复发性皮肤感染还应考虑 MRSA。

治疗要点

- 脓肿的初期治疗是外科引流（推荐等级：A）。
- 对于非复杂性脓肿的切开引流无需口服抗生素（推荐等级：A）。
- 不推荐对于免疫功能正常的个体常规进行培养（推荐等级：A）。

脂肪瘤

脂肪瘤（lipomas）是由被膜包绕的结节状的成熟脂肪组织，通常位于皮下。脂肪瘤表现为其特征性的圆形，界限清晰，可移动的苍白色结节，故可由体格检查诊断。通常脂肪瘤无需切除，但若肿瘤体积过大，生长迅速，或疼痛明显，可考虑将其切除。脂肪瘤可能为单发疾病，也可能与系统性疾病并存，组成遗传性疾病或结缔组织疾病的临床表现。

单个脂肪瘤的治疗可选择激素注射或脂肪抽吸术

（liposuction）：肌内注射多用于治疗直径小于 2.5cm 的痛性脂肪瘤，这种脂肪瘤多不需要病理学检查。将曲安西龙用 1% 的利多卡因稀释至 10mg/ml 浓度，每月向脂肪瘤中心注射 1～3ml，直至瘤体缩小至预期大小。正规脂肪抽吸术可在局部麻醉下使用套管针或 16 号注射器进行。以上两种治疗方法都很难将脂肪瘤完全清除，故往往脂肪瘤会复发。

手术切除可以将肿瘤完全从周围组织中清除，同时可留取标本进行病理学检查。在进行局部区域阻滞麻醉前标记出脂肪瘤边界，以聚维酮碘（povidone-iodine）或氯己定（chlorhexidine）消毒皮肤，小脂肪瘤可通过一个较小切口以钝性分离将肿瘤及其包膜完整取出，而更大的脂肪瘤则需要经一个线状或椭圆形切口取出，分离肿瘤用血管钳或牵引用钳钝性或锐性分离皆可。术中应严密止血，使用电凝或结扎以保证伤口底部无活动性出血。余下的死腔用可吸收皮下缝合线以间断埋藏缝合法缝合，表皮用间断缝合或皮钉关闭，器材的选择主要基于切口部位及经济方面的考虑。术后 1～2 天应用压迫带以防止血肿形成。而后依据切口部位不同，在 5～10 天后拆线。标本都应送病理检查。如果摘除低于腰部的大脂肪瘤时要引起注意因为它可能比表面上要大。曾有报道腹部疝气被误认为是脂肪瘤病例（视频 28-14）。

指（趾）甲及指（趾）手术

嵌甲

第一足趾的外侧及远端甲床是最常发生嵌甲（ingrown nails, onychocryptosis）的位置。穿着不合适的鞋子，剪趾甲方法不当，以及外伤都会导致嵌甲形成。大多数嵌甲通过保守治疗有效。局部热敷，并用棉花抬起远端趾甲以令趾甲生长不再受甲床阻碍。如果剪趾甲方法不当造成了嵌甲，有一片趾甲嵌入远端或外侧甲床，则可用标准弧度或直虹膜剪（iris scissors）将这部分趾甲减去。

当保守疗法无效，则需要将趾甲部分或全部切除以去除嵌入甲床的趾甲。将相应指（趾）消毒，用 1% 利多卡因（lidocaine）进行局部阻滞，在指（趾）根部置止血带有利于术中止血。用指甲剥离器将指甲与其下的甲床、角质层分离至趾甲基底部生发基质处，将指甲分离后，用虹膜剪或绷带剪纵向切断指甲，应用止血钳夹住指甲，将指甲向外旋转剥离。可用压迫或硝酸银止血，而后可在指（趾）上包扎一管状无菌纱布帽以保护指（趾）。反复发生且保守治疗无效的嵌甲可在行指

（趾）甲切除后进行消融术（ablate），即在甲床沟下已止血的生发基质上浸润苯酚（phenol）溶液 30～60 秒，而后用消毒用酒精（alcohol）中和苯酚（视频 28-15）。

甲真菌病甲床撕脱术

对于甲真菌病（onychomycosis），保守治疗是一线治疗方法。将指甲剪下的碎片进行真菌培养可以确诊甲真菌病，但是培养及鉴定本身可能就要花费 1 个月时间。口服特比萘芬（250mg/d 12～16 周）临床疗效优于脉冲剂量特比萘芬、脉冲剂量依他康唑或每周氟康唑（Volk et al., 2013）。然而即便应用特比萘芬，治疗失败率仍在 50% 左右。当甲真菌病导致的指甲营养不良造成疼痛或指（趾）功能障碍时，可将全部指（趾）甲板撕脱（nail plate avulsion），这种治疗方法可获得很高的患者满意度（见嵌甲）。

治疗要点

● 口服特比萘芬，每日 250mg，持续 3 个月，是口服药物治疗甲真菌感染的最佳方案（Volk et.al., 2013）（推荐等级：A）。

甲沟炎

急性甲沟炎（paronychia）是各种创伤后侧面或近端甲沟被细菌感染的结果，而慢性甲沟炎主要是源自反复接触刺激物质导致的炎症状态。急性甲沟炎可通过保守性的热敷、轻压、局部涂抹激素、局部涂抹及口服抗生素进行治疗（Rigopoulos et al., 2008）。慢性甲沟炎可以移除刺激源或治疗引起局部炎症的原因以治愈，但有时需要引流，口服抗生素和抗真菌药（Franko and Abrams, 2013）。

当急性甲沟炎的局部蜂窝织炎（cellulitis）形成脓肿时，需要进行引流并口服抗生素对抗甲氧西林敏感、耐药金黄色葡萄球菌和链球菌（Franko and Abrams, 2013）。如果脓肿的波动性囊腔相对表浅，处于角质层或甲褶下层，可无需麻醉，直接用 23 号针头或 11 号刀片尖部抬起甲褶进行引流。如果脓肿的波动性囊腔相对较深，需要更加大范围的引流，或者出于患者舒适考虑，则需要进行局部麻醉。麻醉后可用 11 号刀片平行于甲褶刺入脓腔，如需要，可用刀片在脓腔中探查以破坏脓腔内形成的分隔，而后进行引流。蜂窝组织炎热浸润时需口服抗生素（图 28-15）。

去除指甲下血肿

指甲外伤导致指甲与甲床间的出血非常疼痛。指

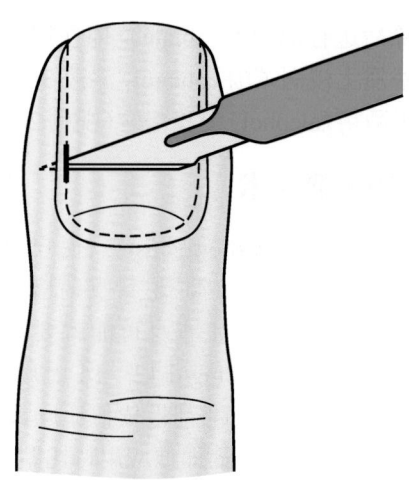

图 28-15 甲沟炎的切开引流。将 11 号刀片刺入紧邻角质层下深度，平行于指甲切开，切开引流大小应足够包括所有波动性区域而不包括其他区域（From Chavez MC, Maker VK. Office surgery. In Rakel RE, ed. Textbook of family medicine. 7th ed. Philadelphia：Saunders；2007.）

甲下血肿（subungual hematoma）可以在诊室中直接进行血液引流，用手持式的电烙装置或将一端加热了的回形针在指甲上打一个 2mm 的洞。如果创伤较重，指甲大于 50% 的面积都存在血肿，则应考虑进行甲床撕裂术，这需要原发性闭合，故应先行放射检查以评估。外伤造成的趾甲下血肿常常伴发足趾骨折（Wang and Johnson，2001）。

肛门直肠疾病

出血、疼痛、异常分泌物或排便习惯的改变都是活动性肛门直肠疾病的表现，而这些都需要进行医学评价。对于大多数患者根据主诉、采取病史和完整的肛门直肠检查即可明确诊断。发炎的内痔（internal hemorrhoids）、直肠息肉通常会导致无痛性直肠出血。而疼痛性肛门出血通常是由于肛瘘（anal fissures）、直肠炎（proctitis）、外痔血栓栓塞或肛周脓肿（perianal abscess）破溃。可触及的长期存在的肿块可能是直肠皮赘（skin tag）、息肉（polyp）或复发的直肠肿块，而短期内出现或增大的肿块通常是脓肿或痔血栓栓塞的结果。超过 90% 的肛门直肠症状主诉都可以由初级护理的医务人员用简单的技术解决（Pfenninger and Zainea，2001）。

肛门镜检查

肛门镜（anoscopy）检查是用来评估并治疗很多肛门直肠疾病的方法，它可以在诊室内方便地进行。肛门镜长 7～10cm，宽 2～3cm，外形可能是裂隙型或斜

面型的金属模型，也可是方便携带的塑料管。管型肛门镜只能用于诊断，而裂隙状肛门镜则可方便医生处理很多肛门直肠疾病。为使检查更加全面，患者应取侧卧位，屈髋，检查者需穿戴防渗透的保护衣及保护眼镜。在进行肛门镜检查前应先进行肛门指检以明确有无触痛及肿块。仔细观察肛门组织，寻找有无赘生物、痔、瘘管、皮炎、湿疣（condylomata）以及肿块。

在进行肛门指检时可在肛周各方向用拇指轻压直肠内示指，以明确有无触痛、硬结或脓肿形成。在肛门镜外涂润滑剂，并放置通芯，用轻柔且持续的压力将肛门镜缓慢全部置入肛门内。肛门镜放置成功后，取出通芯，缓慢将肛门镜拔出，并在拔出过程中 360° 观察直肠黏膜，注意需要有充分的照明。若有膨出性的血管性病变，可嘱患者做 Valsalva 动作以利于观察。若需明确有无肛门直肠癌，可行肛门巴氏涂片，并用 Kevorkian 或 Tischler 活检钳取组织活检。用棉签蘸取硝酸银进行止血（视频 28-16）。

痔

痔是位于肛门和直肠管的黏膜下血管床，它可协助排便，并引起肛门直肠的饱胀感。这种血管床可以出现于齿状线（dentate line）以上，形成无痛的内痔，也可以出现于齿状线以下，形成非常疼痛的外痔。痔的形成可能是遗传因素、衰老或一系列局部外伤导致的。有研究显示美国人口的 4.4%，即 1000 万人口患有痔疾病（Reese et al.，2009）。

内痔

内痔可以根据其脱垂（prolapse）的严重程度进行分类。Ⅰ度内痔不脱垂出直肠外，Ⅱ度内痔则会脱垂，但能够自行还纳。这两种内痔可进行保守治疗或手术治疗。Ⅲ度内痔会脱垂，且需要用手辅助才可还纳。Ⅳ度内痔脱垂不能还纳。随着脱垂程度加重，内痔需要进行手术治疗的比例也相应增加。

无痛性鲜红色直肠出血是内痔的首发症状。肛门检查可用以准确地确定出血部位。内痔好发于直肠的三个部位：右前方，右后方，以及左侧。如果患者的临床症状或病史需要进一步的结肠评估，结直肠出血部位无法明确判断，或如果出血在治疗后持续存在，则需要进行软质乙状结肠镜（sigmoidoscopy）或结肠镜（colonoscopy）检查。同时，年龄大于 40 岁的患者出现痔出血，需要同时评估有无其他结直肠疾病（Chong and Bartolo，2008）。

对于有症状的痔，应予足够的液体及纤维素摄入，

这是保守治疗的首选方法（Cataldo et al., 2005）。在开始增加膳食纤维后，53% 的原有持续性出血的患者症状可以好转（Alonso-Coello et al., 2005）。对于轻度的 I、II 度痔，可进行保守治疗，但对于更加严重的痔，则可能需要手术治疗。血管套扎或痔绷扎法是对于门诊治疗 I、II 度及部分 III 度痔非常有效的方法（Reese et al., 2009）。其他的治疗方法包括硬化疗法、红外线凝固、射频凝固以及冷疗法（Cataldo et al., 2005）。

脱垂的内痔可在诊室内简单地用 McGilvney 结扎器（ligator）或类似工具进行套扎。在充分知情同意后，应用裂隙型或斜面型肛门镜置入直肠。明确痔所在位置，将环状的 McGilvney 结扎器置入直肠镜合适位置，用一钳子夹住痔并拉至结扎器环内。在进行结扎前评价患者对痔是否有感觉以避免误将高位外痔结扎。术中注意不要将过多组织拉入套扎器内，以免剥脱直肠内膜。当痔基部进入套扎器后，通过将一个圆柱滑过另一个圆柱释放两个橡胶圈，套扎圈导致痔缺血坏死，局部组织会渐渐脱落。术后 1～2 周可有出血，少数情况下出血量较大。套扎后几天患者可能感到直肠饱胀感、痉挛或隐痛。有报道显示极少情况下，可能出现盆腔蜂窝织炎。每次患者来诊应只处理一处病变（图 28-16）（视频 28-17）。

硬化疗法用于 I、II 度痔，通常使用 5% 的苯酚或硼酸（saline）溶液作为组织硬化剂。在肛门镜直视下，向痔基底部用注射器注射 1～2ml 组织硬化剂。相对于套扎疗法，硬化疗法的并发症出现时间可能更晚。在

一份近期的系统性综述中显示，硬化疗法对于治疗痔疗效不确切，这份综述认为红外线激光凝固法的有效率与套扎疗法相似。在一次治疗操作中，红外线凝聚器光源会在 1.5 秒内通过肛门镜向痔基部发射 3～5 次红外线。红外线凝固疗法在治疗 I 度至体积较小的 III 度痔时可能需要进行多次治疗操作。射频凝固法是将一个双头（Bicap）探针置于齿状线以上，痔的根部，并在 2 秒内激活 4～6 次，以形成白血凝块。由于冷疗法治疗后切口愈合较慢，故不推荐使用（Reese et al., 2009）。

治疗要点

- 对于年龄大于 40 岁的有痔出血症状的患者需要怀疑有无其他结直肠疾病，并进行进一步的评估（Chong and Bartolo, 2008）（推荐等级：B）。
- 有症状的痔的饮食疗法应包含充足的液体和纤维素摄入（Alonso-Coello et al., 2005）（推荐等级：B）。
- 对于门诊治疗 I 度、II 度及部分 III 度痔患者，套扎疗法的治疗有效率很高（Reese et al., 2009）（推荐等级：B）。

外痔

外痔可以是无痛性或痛性肛门肿大。在进行检查时需要将外痔与皮赘、湿疣、肛瘘、脓肿相鉴别。对于有症状的外痔，若保守治疗无效，可考虑行外科切除。将患者置于侧卧位，屈髋，确认外痔或皮赘位置，在其基底部用缓冲的 1% 利多卡因肾上腺素（epinephrine）溶液进行麻醉。用聚乙烯酮碘或氯己定进行局部消毒。在痔或皮赘周围做一椭圆形切口，将中心肿物与痔静脉一同移除。切除后留下的缺口可不缝合，令其自行愈合。术后应用软便药和局部麻醉药物。由于伤口血供丰富，通常 5～10 天即可愈合（视频 28-18）。

血栓栓塞的外痔 外痔可形成血栓，表现为突然发作的肛周疼痛，并在肛周形成紫色结节，可伴或不伴出血。血栓栓塞的外痔可进行保守治疗，避免便秘，应用止痛药，进行冰浴或坐浴（Cataldo et al., 2005）。若行手术切除（非切开），则外痔复发率会降低，且症状可得到早期缓解（Greenspon et al., 2004）。单纯的切开术可能无法移除多发的凝块，且术后复发乃至蔓延发生率都较高。

进行血栓栓塞的外痔切除术时，将患者置于侧卧位，并将臀部分开以显露手术视野。局部消毒后在痔基底部局部注射缓冲的利多卡因或布比卡因加用肾上腺素进行麻醉。麻醉后，在痔基底部环形切开椭圆形的切口，将痔静脉在痔底部切除以移除所有的栓子。

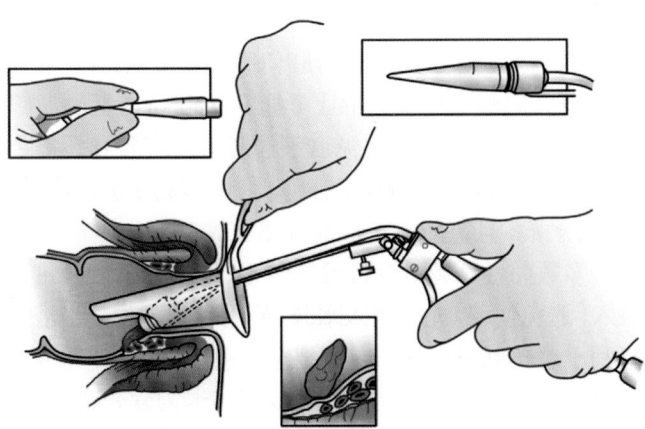

图 28-16 内痔套扎术。应用圆锥形附件（嵌入器）将橡胶套置于套扎器尾部。在齿状线近端确定痔位置，并在套扎之前检查有无感觉。堵住套扎器的吸引器部分，将痔拉向套扎器的开放端，而后进行套扎。套扎后的痔通常 1 周后脱落（Courtesy Mayo Foundation and Nelson H, Cima RR.Anus. In Townsend CM, Beauchamp RD, Evers BM, Mattox KL, eds. Sabiston textbook of surgery: the biological basis of modern surgical practice. 19th ed. Philadelphia: Saunders; 2012.）

止血可用局部压迫，次硫酸铁溶液或电凝。更加复杂的痔或部分脱垂的痔应咨询肛门直肠专家。

肛门直肠脓肿

肛门直肠部位的脓肿（anorectal abscess）可致患者严重的疼痛和活动限制。脓肿多发生于 30～50 岁患者，男女比例为 3∶1～3∶2（Hebra, 2009）。肛门直肠脓肿多源自齿状线高度的肛门腺体及隐窝（crypt）的感染，感染最易沿齿状线播散。这种播散导致至少 50% 的脓肿都会伴有瘘管形成。脓肿位置较多变，最常见于肛周区（60%），坐骨直肠区（20%），括约肌间区（5%），提肛肌上区（4%），以及黏膜下（1%）（图 28-17）。脓肿也可能源自其他肛门直肠感染或疾病，如克罗恩病（Crohn's disease）瘘管形成、腺癌、外伤、免疫抑制状态以及某些性传播疾病。为完善评估，往往需要在麻醉后对患者进行全面的肛门直肠检查。通过体格检查可以定位大多数脓肿。少数深在或巨大的脓肿可能需要进行盆腔 CT 以明确其定位及范围，并帮助确定手术方法。

肛门直肠脓肿应当进行切开引流治疗。即便脓肿波动性不强，仍应及时进行这一处理。对于不复杂的肛周脓肿，无需在常规引流的同时加用抗生素（Whiteford et al., 2005）。关于对比单纯引流和括约肌切开术治疗

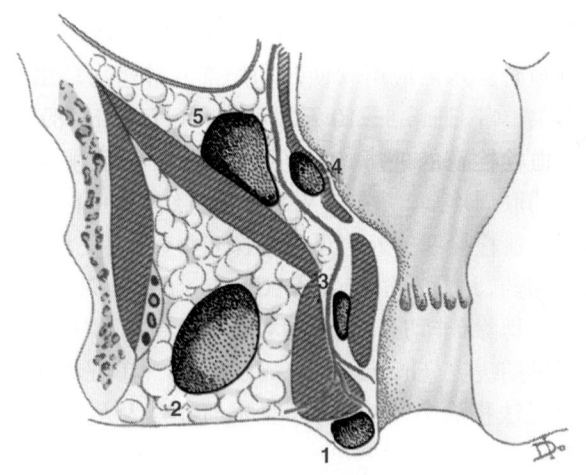

图 28-17　直肠周脓肿的分类。1. 肛周区；2. 坐骨直肠区；3. 括约肌间区；4. 肌内高位；5. 骨盆直肠区（From Hill GJ II, ed. *Outpatient surgery*. 3rd ed. Philadelphia: Saunders; 1988 and Coates WC. Anorectal procedures. In Roberts JR, Hedges JR, eds. *Clinical procedures in emergency medicine*. 5th ed. Philadelphia: Elsevier; 2010.）

肛门直肠脓肿的效果，没有明确的证据证明孰优孰劣（Quah et al., 2006）。当患者同时存在免疫抑制状态、糖尿病（diabetes）、使用假体或有严重的系统性疾病时才需要加用抗生素。

在手术减压前，应先用肛门镜检查确认齿状线部位不存在潜在的内瘘管。在脓肿肿块表面或底部注射麻醉剂可达局部麻醉效果，但少数情况下，患者可能需要进行脊髓麻醉（spinal anesthesia）或全身麻醉（general anesthesia）。浅表脓肿的切开引流可用 11 号刀片在脓肿波动性最大或最高部位放射状切开。用止血钳或戴手套的手指深入脓肿内探查以破坏分隔小腔。可置烟卷式引流或纱布条引流以持续引流脓肿中脓液，并密切观察 1～2 天。脓肿反复复发往往是由于存在有潜在的瘘管没有被发现而未处理。这种情况下必须行瘘管切开术。

肛裂

肛裂多为局部粪便所致外伤引起的肛门黏膜撕裂伤，可导致严重的疼痛及直肠出血。肛裂最常见于后正中线位置。若肛裂位于其他位置，或非粪便所致外伤引起，则应进行更全面的肛门直肠检查评估。查体可发现肛门触痛明显，并且可能存在肛门内括约肌痉挛。轻轻拨开肛门即可见肛裂位置，但部分肛裂需要用肛门镜才能明确其范围。检查中多可见辐射状撕裂，有触痛，且可能存在活动性出血。

多数急性肛裂可进行保守治疗，即增加膳食纤维素摄入，避免便秘，充分摄入水分，应用软便药物。坐浴也有利于缓解肛裂症状。在肛裂愈合前，可于排便前或疼痛时局部应用外用麻醉剂如 5% 利多卡因软膏或凝胶。对于不复杂的情况无需进行手术治疗。相对的，慢性肛裂在 3 个月急性期结束后仍不好转，且疼痛相对轻。慢性肛裂也会伴有明显的内括约肌痉挛，并伴有巨大膨出的"哨兵皮赘"，这种皮赘有时很容易与痔皮赘相混淆。

保守性治疗中包括持续预防便秘。其他等效处理包括外用硝酸甘油（nitroglycerine）软膏，肉毒杆菌毒素（botulinum toxin）注射，钙通道阻滞剂如地尔硫草

（diltiazem）、硝苯地平（nifedipine）连续使用 30 天。然而，对于慢性肛裂而言，各种保守性疗法疗效都差于括约肌切开术的效果（Nelson，2006）。开放式或闭合式的内括约肌外侧部分切开术与手术治疗疗效相同（Nelson，2008）。这一操作应由具有丰富经验，熟悉手术技术及肛门直肠解剖的专家进行。

治疗要点

● 对于慢性肛裂而言，各种保守性疗法疗效都差于括约肌切开术效果（Nelson，2006）（推荐等级：A）。

藏毛囊肿及脓肿

藏毛疾病可能表现为位于脊髓臀沟处距离肛门 5～10cm 的慢性引流的窦道或瘘管。藏毛囊肿（pilonidal cyst）可发生感染，发展为广泛的骶骨前脓肿。在囊内可见多发的毛干形成。对此应于局部麻醉下在窦道经线上行切开引流术或椭圆形切开术。临床上对于藏毛脓肿（pilonidal abscess）更倾向于进行引流，引流方法与普通脓肿相同。术后应进行伤口包扎，而对于切除广泛骶骨前脓肿时应先进行讨论。若不进行切除，脓肿往往会复发。

妇科诊室治疗操作

请阅读第 25 章。

宫颈旁阻滞

宫颈旁阻滞（paracervical block）可于任何需要在宫颈内置入器械或扩张宫颈的对子宫进行操作前施行。其禁忌证包括近期怀孕意向、感染及出血。局部麻醉常（用 0.5% 的利多卡因或布比卡因（bupivacaine）使用的药剂类型取决于需要麻醉的时间。

患者取截石位，在阴道内置入窥器（speculum）以充分暴露宫颈。用两只 10ml 注射器以 1∶1 比例吸取 1% 利多卡因或布比卡因溶液及无菌生理盐水。用氯己定或聚维酮碘消毒宫颈及阴道。向宫颈前唇注射 1～2ml 的麻醉溶液，并置入一个单齿宫颈钩（singletoothed cervical tenaculum）。将宫颈向上提拉并向侧方偏移，以显露后外侧穹隆（fornix）。明确宫颈的 4 点及 8 点方向位置，并向这两个位置分别注射 8～10ml 的麻醉溶液。麻醉需达子宫动脉（uterine artery）周围的子宫丛神经（uterine plexus），注射时从后穹隆顶部子宫阴道反折处进针，沿子宫外浆膜进针 2～3cm。每次推入药物

前向后回抽以避免血管内注射药物。进行宫颈旁阻滞相对于安慰剂注射对照可减少女性在对于子宫的操作中感受到的疼痛（推荐等级：B）。

避孕器械

隔膜

避孕隔膜（diaphragm）有橡胶标记的边缘，有弧形、螺旋形或平面形的弹簧圈的，或有弧形或螺旋形弹簧圈的硅质器具。有弧形弹簧圈的隔膜应用最为广泛，因为它可以无需借助其他器械简单地置入后穹隆处。在放置隔膜时，隔膜的型号可在进行骨盆检查时确定。

患者取截石位，术者戴好手套，并于手指涂好润滑油后，将示指及中指伸直放入阴道中至后穹隆处。这时用示指感受耻骨弓下段，并确定其位置。撤出手指，测量从示指触及耻骨弓处至中指根部距离，此距离约为所需隔膜的直径。隔膜大小 60～90mm 不等，间隔 5mm，最常用的为 75～80mm 的隔膜。而后置入隔膜，确定其大小是否合适，即隔膜能否前端达耻骨弓，后端达后穹隆部位。移除隔膜时用示指勾住隔膜前缘，并轻轻拉出隔膜。在开始使用前应令女性自己练习放置及移除隔膜，以确保放置位置合适。

隔膜最早可于性交前 6 小时置入阴道后部覆盖宫颈。通常女性在放置隔膜时会丢失隔膜内约 5ml 的杀精剂，但一篇 Cochrane 综述表明这对于避孕效果无明确影响（Cook et al.，2003）。在每次性交前都可以再次向隔膜前方补充杀精剂，而无需移除隔膜。在最后一次性交后至少 6 小时方可移除隔膜，但最晚性交后 24 小时必须移除隔膜。使用隔膜会增加患泌尿系感染的风险，同时若隔膜滞留时间超过 24 小时，也存在导致感染性休克的风险。在体重改变超过 4.5～6.75kg（10～15 磅），妊娠，或盆腔手术后需要重新确定适用的隔膜型号。使用隔膜避孕的失败率约为 18%，但若使用者使用方法得当的话，失败率应会更低。

宫颈帽

在美国目前有两种品牌的宫颈帽（cervical cap）已被允许销售。虽然二者都无需开业医生置入，但都需要有药房或制造商的处方。FemCap 有三种型号，其型号选择基于女性妊娠史，而 Lea's Shield 仅有一种型号，适用于所有解剖结构正常的女性

FemCap 是一种硅胶质的无激素类阴道内避孕器。较小型号（22mm）适用于从未妊娠的女性。中等型号（26mm）适用于曾经妊娠过（即便仅妊娠 2 周）但未行阴

道分娩的女性。较大型号（30mm）适用于进行过足月阴道分娩的女性。当怀疑曾有妊娠史时，应选择26mm宫颈帽。在性唤起前至少15分钟，女性在宫颈帽外周槽内倒入至少3/4茶匙的2%的杀精剂，并将宫颈帽置于宫颈外。宫颈帽放置位置是否合适至关重要，最好于蹲位完成。由于宫颈帽难以非常好地贴合宫颈，故在确认放置位置合适后，将宫颈帽向宫颈方向推压至少10秒，以保证宫颈帽与阴道壁间紧密贴合。每次性交前都应补充杀精剂，但无需移出宫颈帽。取出宫颈帽时，取蹲位，用手指勾住宫颈帽的摘除带，并轻轻将其拉出。移出时间必须在最后一次性交后6小时以上，但不得长于48小时。在一项持续6个月的申请批准的研究中，FemCap避孕成功率为86.5%（FemCap，2013）。在两次使用间期，将宫颈帽洗净并充分干燥。

Lea's Shield是一种硅胶质的阴道内避孕器，在性交前任何时间置入宫颈帽皆可。置入此种宫颈帽时，需向阴道深部涂抹杀精剂。此宫颈帽有一单向活瓣，可将其内的空气排出，从而形成宫颈帽与阴道壁间的紧密结合。移除宫颈帽时，用手指勾住其移除环即可将其拉出。移除时间应至少在性交后8小时后。应用此种宫颈帽6个月，女性妊娠可能性为8.7%。使用后将宫颈帽用温肥皂水洗净，并干燥以备再次使用。

治疗要点

- 使用隔膜避孕的失败率约为18%，但若使用者使用方法得当的话，失败率应会更低（Cook et al.，2003）（推荐等级：A）。
- 连续使用6个月时，FemCap避孕成功率为86.5%（FemCap，2013）（推荐等级：B）。

宫内避孕器

插入 宫内避孕器（intrauterine devices，IUD）为长时间作用的可逆性避孕器，它的使用目前越来越普遍。宫内避孕器为一T型器械，它可以在诊室内置入女性体内，且使用1年避孕失败率低于1%~2%。宫内避孕器可用于未经产或经产的女性，且使用一年以上的继续使用比例很高（78%~81%）。两种避孕器在尾部都有尾丝，以便于在诊室移除。移除后妊娠率很快即可恢复正常水平。宫内避孕器的禁忌证包括存在或疑似存在妊娠，子宫宫腔异常，盆腔炎性疾病，子宫内膜炎，已知的宫内或宫颈恶性疾病，未知原因的生殖道出血，装有心脏假体瓣膜，或对于节育器成分过敏。

在使用避孕器时妊娠往往为异位妊娠，但相对于有正常性生活而未使用任何避孕措施的女性，使用避孕器时的异位妊娠率相对更低。使用避孕器的并发症包括：盆腔感染，避孕器植入子宫内壁，避孕器移位或排出以及子宫穿孔。宫内避孕器可用于哺乳期女性，对于有静脉血栓栓塞事件史的女性，发生心肌梗死或卒中危险较高的女性，以及吸烟的女性都可以应用，而口服避孕药对于以上情况却不适合使用。子宫穿孔率为0.6~1.6/千人次置入避孕器，但是于分娩后6~8周置入避孕器穿孔率更高，故产后置入避孕器时间应延后至6~8周以后（McCarthy，2006）。

在置入避孕器前，应仔细核对患者的个人信息并检查即将置入的避孕器，并与患者探讨置入宫内避孕器的利弊，而后签知情同意书。确认妊娠检查为阴性，在患者月经周期的第5~7天置入避孕器。在置入避孕器前需要进行盆腔检查以确定子宫大小、位置并评价目前宫颈有无感染。在置入避孕器前30~60分钟前进行麻醉的同时，给予患者单剂量的非甾体抗炎药（如布洛芬600~800mg）。在置入避孕器后几天仍可能需要继续应用非甾体抗炎药以减轻患者腹部痉挛性疼痛以及不适。患者需要每个月检查避孕器尾丝位置以确认避孕器位置适当。

治疗要点

- 宫内避孕器使用1年避孕失败率低于1%~2%（推荐等级：A）。
- 宫内避孕器可用于哺乳期女性，对于有静脉血栓栓塞史事件的女性，发生心肌梗死或中风危险较高的女性，以及吸烟的女性都可以应用（推荐等级：A）（McCarthy，2006）。

曼月乐避孕器 曼月乐（Mirena）宫内避孕器是一种会释放左炔诺孕酮（levonorgestrel-releasing）的宫内避孕器，尺寸为32mm×32mm，可放置长达5年。含左炔诺孕酮52mg的宫内节育器插入后每天释放激素20μg，5年后下降到10μg/d。全身左炔诺孕酮的最小量为150~200pg/ml。在置入后3~6个月出现非月经出血为正常现象。

曼月乐避孕器产品同时供给用于置入器械的系统。患者取截石位，将消毒后的窥器置入阴道。用氯己定或聚维碘酮清洁阴道及宫颈黏膜。可按照前述方法进行宫颈旁阻滞。应用单齿宫颈钩分别固定宫颈前部及后部以在操作中稳定宫颈位置。正常情况下，探查宫深度应为6.5~8.5cm。如果探查子宫深度不同于上述值，则需要考虑有无放置位置不当，宫颈硬化，或子宫穿孔的可能。如果宫颈硬化较严重，可先进行宫颈扩张术以便置入避孕器。

打开曼月乐包装，拆开避孕器的包装线，将避孕器臂置于合适位置，并将其凸缘调整至合适的探钩深度。首先将避孕器置入与置入器同一平面位置，拉置入系统尾部的尾丝并向前推滑动器绿色的把手以将避孕器两臂收缩入置入器内。将尾丝固定在置入器尾部的裂缝中。将整个系统轻轻经宫颈推入子宫，停在距离子宫底部 1.5～2cm 的位置。向后拉滑动器把手至指定位置，向外释放双臂。而后等待 10～15 秒，以使双臂完全张开。用拇指固定置入器，并将系统整个向内推入，以使避孕器双臂紧贴子宫底部。而后仅向后拉滑动器，将其完全拉出，并释放置入器近端的尾丝，而后将整个置入器移至宫颈外，而将避孕器的尾丝留在其下方。将两根尾丝截至 3～5cm 长。移除扶钩，观察有无明显出血。用次硫酸铁溶液或压迫止血。移除窥器，向患者宣教置入后护理要点，嘱患者按时随诊（视频 28-19）。

Skyla 避孕器　斯凯拉避孕器是在 2000 由美国食品和药物管理局批准上市的最新市售宫内节育器系统。斯凯拉避孕器可以使用 3 年，含左炔诺孕酮 13.5mg 体内释放平均 6μg/d（插入后 24 天释放 14μg/d，3 年后下降到 5μg/d）。尺寸小于曼月乐为 28mm×30mm，需要一个较小的插入直径（3.8mm vs. 4.75mm）。相对于其他宫内节育器系统，斯凯拉避孕器可被用于未产妇和经产妇。

插入斯凯拉避孕器与上面曼月乐避孕器插入过程非常相似。最基本的区别是斯凯拉避孕器直到插入完成为止内部尾丝也会互相牵制。这不但减少了尾丝运动的变化，如果插入失败，也可防止避孕器重启为插入状态。此外，斯凯拉立杆顶端的 99.95% 纯银环，使其在超声检查中更清晰可见。斯凯拉因为银质材料的原因需要特殊 MRI 才能看到。

Paragard T380A 避孕器　Paragard 避孕器最长可置入宫内 10 年时间，其置入方法与曼月乐相似。应首先令患者充分知情，并应强调对于 Paragard 避孕器，患有肝豆核变性（Wilson disease）为绝对禁忌，因为避孕器本身含有铜成分。

具体患者体位，置入窥器，清洁阴道和宫颈，置入扶钩，探测子宫深度都与使用曼月乐避孕器的方法相同。但是 Paragard 避孕器的双臂置入置入器的方式与曼月乐不同，它是将双臂向后折叠，将远端臂置于紧邻避孕器体位置，置入置入管的一端。而后将避孕器系统通过宫颈置入子宫底部。保持白色的置入器柱塞不动，将外管拉出 1～2cm，以释放双臂。而后将外管向内推入，以协助避孕器双臂充分张开并紧贴宫底顶部。而后先移除中心管，而后移除外周管，以免意外将避孕

器拉出（图 28-18）。将置入器移除后，将两根尾丝截至 3～5cm 长，将扶钩和窥器移除，止血方法同前。向患者宣教置入避孕器后护理要点，并嘱患者在其后每月检查宫颈处尾丝长度。警告患者注意感染、穿孔、出血的标志（见视频 28-19）。

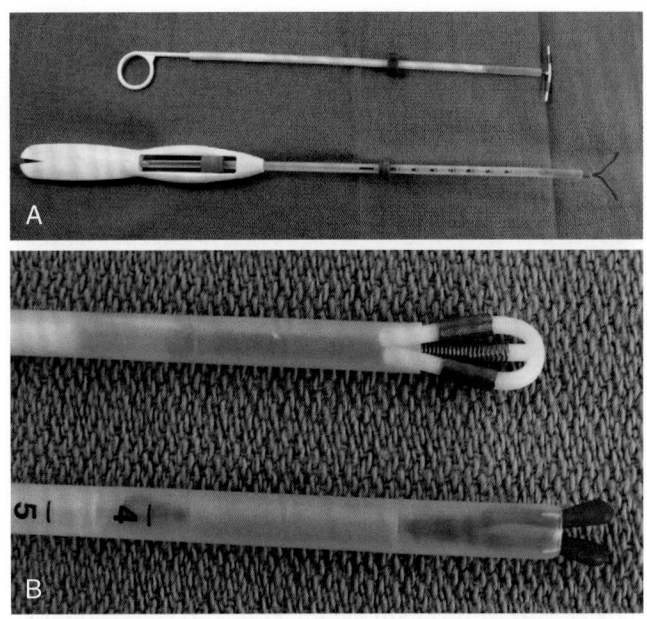

图 28-18　A，图中上方为 Paragard T380A 宫内避孕器，下方为曼月乐宫内避孕器。注意二者都有展开的宫内避孕器壁。B，图中上方为 Paragard T380A 宫内避孕器的末端，下方为曼月乐宫内避孕器的末端。二者的两臂以相反方向收入管内，并可立即置入子宫内

移除　对于大多数类型的避孕器而言，移除操作都比较简单。在移除避孕器前给予口服非甾体类抗炎药有利于麻醉。患者取截石位，置入阴道窥器。确定两根尾丝位置，并用环钳将其夹住。将尾丝轻轻拉出，避孕器一般会随之退出宫腔。若未发现尾丝，则尾丝一般位于宫颈内口处。可用细胞刷将尾丝取出，用直头止血钳夹住内口处的尾丝，或扩张宫颈后用宫内避孕器钩或拔出器将其拔出。在部分女性中，宫内避孕器可能有移位，在移除前需进行腹部超声或腹平片确定避孕器位置。若宫内节育器难以取出，或已与尾丝分离，少数情况可能需要在子宫颈镜下移除避孕器。

皮内避孕剂

皮内避孕剂（intradermal contraceptive device）长约 4cm，宽约 2mm，含有 68mg 依托孕烯。依托孕烯植埋剂（Nexplanon）是依托孕烯不透射线版本。将避孕器置入非主力侧大臂内侧内上髁上方 8～10cm 处，其避孕效果可持续 3 年。避孕剂应在患者月经周期第 1～5

天内置入。置入的位置选择好后进行标记及局部麻醉。而后用皮下套管针将避孕剂置入皮下。置入避孕器的并发症发生率为 1%，而移除避孕器的并发症发生率为 1.7%。最常见的副作用为不规则出血（约有 11% 患者出现）。避孕器制造商要求在进行避孕器置入前，相关操作人员应完成一个为时 3 小时的培训（http://www.implanon-usa.com or www.nexplanon-usa.com）。

前庭大腺囊肿或脓肿

前庭大腺（bartholinas gland）处于中间的处女膜和两边的小阴唇之间，约 4 点及 8 点两个方向上。当外伤或水肿导致腺管堵塞时，前庭大腺会形成囊肿，若囊肿内积聚的分泌物被感染，则会形成前庭大腺脓肿。脓肿往往还伴有周围组织一定程度上得蜂窝织炎，往往引起严重的疼痛，并会形成硬化。其治疗方法主要为囊肿或脓肿的穿刺引流，若伴有蜂窝织炎且必要时可予口服抗生素，并制造一条可以使纤体分泌物正常排出的通道以避免复发，这条通道最终会表皮化。

进行引流时，患者取截石位，在阴道口处寻找肿胀最明显、波动感最强的部位，即为囊肿或脓肿位置。在局部皮肤表面涂以麻醉剂或于肿块下方注射麻醉剂以避免操作引起的疼痛。于黏膜面用两个钳子间隔 3～5mm 将囊肿壁夹住固定，而后用 11 号刀片穿刺打开囊肿。引流液体送病原学培养，用无菌纱布包扎囊肿破口处直到愈合。为避免复发，应在切开的囊肿或脓肿中置留一根 Word 导管。这种导管有一个橡胶的内芯，外面包绕有可充气的球囊。将导管插入两钳子间切开的囊肿切口，并注意将其放置在囊肿壁中央位置。而后向球囊肿充入 2～3ml 普通生理盐水，并留置 4～6 周时间，直至切口瘘管表皮化后，可将导管移除。若切口位于处女膜环内侧，则可将导管外端置于阴道内以减少愈合过程中的不适（视频 28-20）。

阴道镜检查

对于常规骨盆检查发现异常或巴氏涂片（pap smear）异常的患者，首选的进一步检查方法即是在阴道镜（colposcopy）下行宫颈活检或刮除。对于处理宫颈上皮内瘤（cervical intraepithelial neoplasia，CIN）的专家共识指南近年已有所改进（Massad et al.，2013）。阴道镜检查需要仔细地记录信息并与患者沟通，并且依据病理类型安排随访。目前阴道镜检查的禁忌证包括当前存在感染以及前 6 周内曾分娩。妊娠并不影响阴道镜检查，妊娠患者可以进行宫颈活检或进行宫颈内刮除，但会导致出血和流产风险增加。在考虑进行活检术前需

进行妊娠试验。应令患者充分知情同意，并接受其根据检查结果采取后续行动的责任。

进行阴道镜检查需要一个立体手术显微镜，并应将手术显微镜设置至合适的焦距。患者取截石位，检查外阴及阴道口有无损伤。选择合适大小的窥器，以确保在引起患者最少不适的情况下最大限度地暴露宫颈，将窥器置入阴道内。暴露阴道腔及宫颈，并观察无异常损伤。

用棉拭子将乙酸（3%～5%）充分涂抹阴道腔及宫颈，不正常的区域会表现为白色区域或白斑。高度病变可能伴有刻点、镶嵌现象，或周围表浅血管的异常改变，最好用绿光滤片辅助观察。还可以涂抹复方碘溶液（lugol solution）帮助更好地确定异常组织，正常成熟扁平上皮细胞会吸收葡萄糖，而发育异常、化生的或形成柱状上皮的组织细胞则不会吸收。将发现的所有异常画图以帮助明确病理活检位置及病变大体病理特点。一个满意的阴道镜检查应能完全显示宫颈口整个扁平上皮与柱状上皮间的移行区域。大多数病理改变都处于这一区域。必要时可用宫颈内窥器辅助观察。对于发现的各种损伤都应考虑其不同的治疗方法，并记录以备未来制订治疗计划的参考。

子宫颈内刮除术

子宫颈内刮除术（endocervical curettage）多于经阴道宫颈活检前进行，以避免标本交叉污染。宫颈内的损伤往往需要更加广泛的评估和治疗。宫颈管刮术应先于宫颈活检术。将宫颈内刮匙置于宫颈内，并使其较锐一端紧压宫颈管壁。而后将刮匙在宫颈管内前后推拉，进行 2 次 360° 刮除取样。刮除术所得标本可用宫颈内毛刷回收，并与其他标本分离送病理学检查。子宫颈内刮除术禁用于妊娠患者（视频 28-21）。

宫颈活检术

若宫颈阴道部可发现异常部位，则需要鉴定其与巴氏涂片异常结果是否为同一病变引起。对于行阴道镜检查发现的异常区域，可以应用 Kevorkian 或 Tischler 活检钳取活检。为辅助暴露宫颈并防止交叉污染，首先行宫颈后部活检，而后行宫颈前部活检。将活检钳固定端置于宫颈口处，辐射状取活检以获得目标区域扁平上皮柱状上皮异性区的标本。所取标本深度应包括上皮表面及一部分上皮下基质成分。

活检术后，应用棉涂布器将 Monsel 糊剂或应用硝酸银进行止血。擦拭阴道以除去剩余的组织碎片，而后取出窥器。向患者宣教如何根据需求使用镇痛药，

以及术后可能出现间歇性少量出血，并嘱患者于 10～14 天内避免性交和使用卫生棉条，术后出现过量出血、发热、异常分泌物，或严重盆腔疼痛，则需要进行回访、评估并治疗引起症状的原因。确定患者的联系方式，向患者交代检查结果，在得到病理结果后向患者推荐合适的治疗方案。

子宫内膜活检术

对于未绝经或已绝经并伴有不正常子宫出血的妇女，可进行超声检查及子宫内膜活检术（endometrial biopsy）进行评估。子宫内膜活检术可用于评估不孕症患者是否存在黄体期过短，以及年龄大于 40 岁巴氏涂片发现不典型增生腺细胞的女性。仅绝经后自发子宫流血且超声显示子宫内膜厚度大于 5mm 者需进行子宫内膜活检术，因为子宫内膜厚度小于等于 4～5mm 的患者可排除子宫内膜癌（American College of Obstetricians and Gynecologists, 2009）。

行子宫内膜活检术可选择的器械很多，其中使用最简单的是一次性弹性塑料抽吸器。它可应用于大多数女性，甚至包括存在轻度宫颈硬化的患者。进行活检前，若患者为育龄期女性，则应进行妊娠试验，并予患者口服非甾体抗炎药。患者取截石位，评估子宫大小、位置及其他盆腔异常。置入阴道窥器以更好地暴露宫颈口。应用氯己定或聚维酮碘清洁阴道腔及宫颈，而后于宫颈前部置一扶钩以辅助稳定宫颈以进行后续操作。为减轻患者不适，可考虑行宫颈旁阻滞。

准备完毕后，用扶钩拉直宫颈管，将抽吸器置入宫颈口中。将导管推送至子宫底部，而后撤出中央的活塞，形成子宫内负压以抽吸子宫内膜物质。而后将导管拉回至子宫下段，再次推送至子宫底部，并旋转抽吸器方向，如此反复，以确保将子宫体腔全部进行了取样活检。而后将导管抽出子宫腔。这时导管内应该已经有吸入的子宫内膜组织以及血液，将导管送病理检查。而后退出扶钩和窥器。患者术后可能感到子宫压榨感和出血，若出现这种情况，应避免性交直至症状缓解。术后出现过量出血、发热、异常分泌物或严重盆腔疼痛，则需要立刻进行评估。得到病理结果后向患者交代病情，并于必要时安排治疗方案。若标本量不充足，则对于低危组患者行经阴道超声检查，对于高危组患者进行完全扩张和刮除术（Brand et al., 2000）（视频 28-22）。

治疗要点

- 对于未绝经或已绝经并伴有不正常子宫出血的妇女，可进行超声检查及子宫内膜活检术进行评估。

- 对于绝经后自发子宫流血且超声显示子宫内膜厚度大于 5mm 者，应进行子宫内膜活检术以进一步评价（American College of Obstetricians and Gynecologists, 2009）（推荐等级：B）。
- 若标本量不充足，则对于低危组患者行经阴道超声检查，对于高危组患者进行完全扩张和刮除术（Brand et al., 2000）（推荐等级：B）。

宫颈息肉切除术

宫颈息肉（cervical polyp）多为良性病变，无症状，多数为常规妇科检查中发现。多数息肉起源于宫颈内黏膜，好发于 30～50 岁未绝经的女性。进行切除术时，患者取截石位，置入阴道窥器，首先进行巴氏涂片，而后确定息肉根部，以免误将脱垂的子宫内膜息肉切除。用环钳尽量贴近息肉根部夹持住息肉，并将息肉扭转。扭转动作可将息肉离断，而后将息肉送病理检查。可压迫止血，若压迫无效，可用次硫酸铁溶液或硝酸银棉签止血（视频 28-23）。

活检或流产吸宫术

人工真空吸引术（manual vacuum aspiration, MVA）可在诊室中进行，若小型子宫内膜活检导管不足以进行活检的话，可应用 4～5mm 的插管进行子宫内膜活检（图 28-19）。人工真空吸引术也可用于移除最大胎龄 12 周的不全或稽留流产后子宫内残留物质，且此操作在诊室中即可进行，可节省就诊急诊、手术衣以及全身麻醉等费用。人工真空吸引术的器械为一个手持式的塑料吸引针头连接在不同大小的塑料插管上。插管

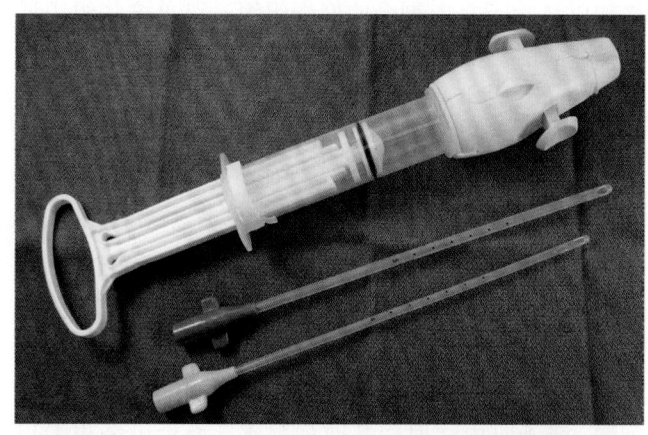

图 28-19 Ipas 人工负压吸引器，及其 4mm 和 5mm 插管，用于处理门诊患者流产。注意两个拇指按键可关闭针筒入口以在回抽活塞时保持负压状态。而后在插管就位后放开两个按键，转移吸力

可为硬质或软质，操作者可根据习惯选择。人工真空吸引术相对于锐口刮匙更加安全，节省时间，造成的疼痛也更少，故对于处理不全流产的患者，推荐进行人工真空吸引术（Forna and Gulmezoglu，2001）。

若患者血清 β 人绒毛膜促性腺激素（β-hCG）水平有所下降，或适时的超声检查提示胎儿不能成活，或在妊娠的前三个月出现子宫出血伴宫颈明显扩张，则可确认胎儿不能成活或存在不全流产。测患者血型以确定是否需要抗 Rh γ 球蛋白（Rho-GAM）。若出血较严重，还应测患者血细胞比容（hematocrit）。而后令患者充分知情同意，了解操作出血、盆腔感染、子宫穿孔、Asherman 粘连以及可能需要重复真空吸引的风险。可予患者镇静剂、止痛剂或麻醉剂。多数女性在给予口服非甾体抗炎药进行镇痛并行宫颈旁阻滞进行局部麻醉即可很好地耐受手术。患者应于操作前解大小便以避免不适。

患者取截石位，评估子宫大小、位置以及形状。可同时进行经阴道或经腹壁超声以确认上述指标，但此步并非必需。置入阴道窥器，清洁阴道以及宫颈，行宫颈旁阻滞，而后于宫颈前部放置一单齿扶钩。

用探子探测子宫底部深度以确定子宫内腔大小以及位置。若宫颈尚未扩张，可人工用 Denniston、Pratt 或 Hegar 扩张器将宫颈口扩张至大小（mm 为单位）等于胎龄（周为单位）的程度。人工负压吸引器通常也选择大小（mm 为单位）等同于胎龄（周为单位）的。拇指按键用以闭塞人工负压吸引器筒的开口，而后回抽活塞至可产生合适吸引负压处固定，将插管连接至人工负压吸引器，并通过宫颈放置于子宫底部。将两侧的拇指按键放开，以使针筒内负压传递至子宫内腔。可将人工负压吸引器针筒旋转并以类似活塞的方式前后移动以移除子宫内剩余的妊娠组织。可见这些组织通过插管，并于操作后进行大体及镜下病理检查。依据不同的子宫大小和剩余组织大小，可能需要清空针管，重复上述操作。当人工负压吸引器已移除所有妊娠物质，插管接触子宫肌层后，会感到子宫底部及四个象限的磨砂感。

完成操作后，从子宫内移出人工负压吸引器，移除宫颈钩以及阴道窥器。观察患者 15～30 分钟以明确有无过量出血，血流动力学稳定状态，以及不正常的疼痛。若存在过量出血，可于直肠内或阴道内予米索前列醇，或予肌内注射甲基前列腺素。而后可令患者出院，并嘱患者至少 2 周内避免性生活，直至出血停止。若出现过量出血，严重盆腔或腹部疼痛以及发热，需随诊。若患者需要，可予避孕药物。

乳腺肿块

对于出现乳腺肿块的患者，需仔细问询病史、家族史并进行重点查体，查乳腺 X 线片或超声，以及肿块细针穿刺（fine-needle aspiration），它们被称为三联检查。大多数初级治疗医生都能完成三联检查，包括：①仔细的临床查体；② X 线片或超声；③细针穿刺。对于乳腺癌患者（不确定的、可疑的或恶性的），99.6% 三联检查都会有阳性发现。而另一方面，若三联检查均为阴性，结合个人史或家族史可认为患者属于低危组，而无需进一步检查，其发生癌症的风险低于 1%（National Breast Cancer Centre，2006）。

乳腺囊肿吸引术

当初次发现乳腺内单个肿块时，需要明确其为实性还是囊性，以帮助选择进一步的评估手段。可用以下两种检查方法之一快速明确肿块性质。超声检查可使患者不适减至最低，迅速明确肿块性质。若无法进行超声检查，或对于复发的囊肿需要进行吸引术以行干预，则可进行乳腺囊肿吸引术。

患者取侧卧位，清洁乳腺表面皮肤，术者以非主力手的拇指与示指、中指固定肿块，可在行吸引术前进行局部麻醉，但实际上大多数患者进行此操作感受到的疼痛很轻。将一 3.8cm（1.5 英寸）长，20～23 号针头安装在 10～30ml 针筒上，在针筒持续进行抽吸的同时将针头指向肿块方向刺入皮肤。完全吸引囊肿内液体，而后拔出针头。将吸出液体送病理检查。吸出液体为黄色至绿色者多为良性病变，而血性棕色或红色液体则更可能为恶性病变。若在未损伤血管的吸引术中吸引出血性液体，或引流后肿块持续存在，应行带芯针或切开活检（视频 28-24）。

治疗要点

- 人工真空吸引术相对于锐口刮匙更加安全，节省时间，造成的疼痛也更少，故对于处理不全流产的患者，推荐进行人工真空吸引术（Forna and Gulmezoglu，2001）（推荐等级：B）。
- 乳腺肿块的三联检查：①仔细地临床检查；②乳腺 X 线片或超声；③细针穿刺，其假阴性率接近乳腺手术活检术，而假阳性率接近冰冻切片（National Breast Cancer Centre，2006）（推荐等级：B）。
- 若在未损伤血管的吸引术中吸引出血性液体，或引流后肿块持续存在，应行带芯针或切开活检（National Breast Cancer Centre，2006）（推荐等级：B）。

细针穿刺细胞学或活检检查

细针穿刺（fine-needle aspiration，FNA）可在诊室中进行，且仅需少量工具，它可用做乳腺单个实性肿块的诊断手段。对于有经验的操作者，细针穿刺的敏感度约为 90%，假阴性率为 3%～10%（Valea and Katz，2007）。其禁忌证包括穿刺表面皮肤感染，其下方肿物具搏动性，以及出凝血异常病史。

向患者进行恰当的知情同意。患者取侧卧位，确定穿刺部位并标记、消毒，肿块表面局部穿刺皮肤注射 1～2ml 麻醉剂。用前述方法以三个手指稳定肿块，将 18～22 号针头连接在 10～20ml 针筒上，并刺入肿块内。进行充分的抽吸，并重复 3～5 次，在不同方向上令针头通过肿物以确保取样充分。抽吸结束，拔出针头。将细胞学标本（多数情况下仅在针头内有）置于细胞学玻片上，并固定以进行合适的病理检查。细针穿刺可以提供组织学诊断结果，但是无法确定肿块结构特点。对于评价微小钙化不宜用细针穿刺，同时细针穿刺也无法分辨原位癌和浸润癌。对于此种情况，应先进行有芯针头或切开活检，以明确最终诊断，而后行切除术或其他治疗（视频 28-24）。

新生儿包皮环切术

包皮环切术有几百年的历史，它曾被用于宗教仪式中，也曾被古埃及人使用以保持卫生。目前美国的数据关于其益处与风险的比较方面仍存在矛盾。90%达 5 岁的男孩包皮都可自行回缩。随着年龄的增长，包茎的患病率逐渐降低，且包茎可用类固醇类乳膏进行治疗。针对包茎的医疗措施最初成功率为 80%，而一年后 60% 的患者无包茎（Ku and Huen，2007）。但很多家长仍选择让婴儿进行包皮环切术。

美国泌尿学会（American Urological Association）已修订其方针，认为进行包皮环切术，其对健康有益（Tobian et al.，2010）。美国儿科学学会（American Academy of Pediatrics）、美国医学会（American Medical Association）以及美国妇产科学学院（American College of Obstetrics and Gynecology）都认为此手术应为选择性手术，其患者收益并不明显（Lannon et al.，1999）。世界卫生组织 - 联合国关于艾滋病（HIV/AIDS）的项目认为男性包皮环切术有助于减少艾滋病由女性向男性经性行为传播的概率。在非洲，包皮环切术可将艾滋病获得感染率降低 53%～60%。进行包皮环切术的男性感染 2 型疱疹病毒（herpesvirus）的概率降低 28%～34%，

而感染人乳头病毒（HPV）的概率降低 32%～35%。对于已进行包皮环切术的男性的女性性伴侣而言，她们患细菌性阴道炎的概率降低了 40%，患阴道毛滴虫（trichomonas vaginalis）感染的概率降低了 48%，同时患外阴溃疡的概率也有所降低（Tobian et al.，2010）。

在部分人群中，包皮环切术还可降低尿路感染（urinary tract infection，UTI）的概率。若一人群中患尿路感染的基线概率高于或等于 3%，男性行包皮环切术比例低于 2%，则进行包皮环切术有利于减少尿路感染的发生。正常婴儿患尿路感染的概率低于或等于 1%，对于曾患尿路感染的婴儿，其再次患尿路感染的概率为 10%，而对于存在膀胱尿路反流的婴儿其患尿路感染的概率为 30%（Singh-Grewal，2005）。主要的风险是出血，其次是感染。在医院或割礼仪式上的实际出血比例是 0.2%～3%（Bocquet et al.，2010）。

虽然在美国某些地区，进行包皮环切术的数目已经有所下降，但包皮环切术仍然是临床最常进行的手术之一。新生儿包皮环切术多于出生后 12～48 小时，待新生儿情况稳定后进行，不过也可以最晚于出生后 4～6 周进行。在进行手术前，要仔细检查每个患儿有无阴茎、尿道或泌尿道先天畸形。若患儿存在尿道下裂，则应暂缓进行包皮环切术或不行此术，以在修补尿道和龟头时应用包皮组织。

许多地区都推荐于手术前 1 小时禁食水，以免发生误吸。可予患儿口服蔗糖以减少操作过程中的疼痛（Gatti，2003）。但阴茎背部阻滞或阴茎环形阻滞相对于恩纳（EMLA）乳膏或蔗糖更有效。恩纳乳膏可提供麻醉效果，但有引起正铁血红蛋白血症的风险（Brady-Fryer et al.，2004）。

首先检查确认患儿无尿道下裂或阴藏。若阴茎外形正常，且患儿家长已知情同意，可行手术。将患儿置于包皮环切术约束板上，消毒皮肤，而后进行阴茎背阻滞，阻滞方法为向阴茎干背部，2 点及 10 点方向，以及距离阴茎与耻骨区域间皮肤皱褶处远端 5mm 位置，四个位置注射 0.4～0.5ml 不含肾上腺素的 1% 利多卡因溶液。进针 1～3mm，使针尖位于阴茎深筋膜下，回抽以确保针尖不在血管内，而后注射麻醉剂。另外，也可选择进行阴茎环形阻滞，阻滞方法为在阴茎干稍高位置皮下组织内环形注射麻醉剂，并注意不要损伤尿道以及血管（图 28-20）。

麻醉完成后，用两个止血钳分别于 3 点和 9 点方向夹住远端包皮。而后多用 Kelly 直钳插入包皮和阴茎干之间，钳尖上挑以免伤及尿道，打开直钳并向两侧展开，钝性分离粘连。操作中避开血管丰富的阴茎系带。

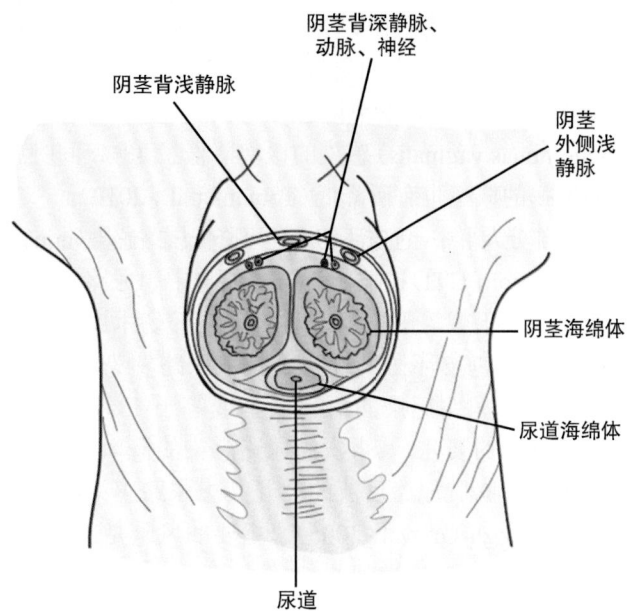

阴茎背浅静脉

阴茎背深静脉、
动脉、神经

阴茎
外侧浅
静脉

阴茎海绵体

尿道海绵体

尿道

图 28-20 阴茎背阻滞。用总量大于 1.0ml 不含肾上腺素的 1% 利多卡因麻醉阴茎背神经。麻醉部位位于阴茎背部距离阴茎根 0.5cm 处的 12 点和 2 点方向（From Pfenninger JL, Fowler G, eds. *Procedures for primary care physicians*. 2nd ed. St. Louis：Mosby；2003 and Chavez MC, Maker VK. Offce surgery. In Rakel RE, ed. *Textbook of family medicine*. 7th ed. Philadelphia：Saunders；2007.）

分离包皮与阴茎体冠状缝之间的粘连，用一直钳夹住游离的背部包皮，再次确定直钳尖抬起且不会进入尿道，夹住包皮背部皮肤的 3/4，插入虹膜剪，并仔细地沿夹住的直线剪开包皮。向后剥去包皮，暴露阴茎干。避免将阴茎干去颈套或损伤阴茎系带。

戈氏钳夹法

戈氏钳夹（Gomco clamp）是最常用的包皮环切除钳夹。在使用钳夹前在阴茎根部测试钳夹是否合适。估计正确的钳夹大小以使其钟可至少罩住阴茎体的 7/8（可选择 1.1、1.3、1.5 三种大小）。用戈氏钳夹的钟罩住阴茎干，并将包皮拉至其外侧，有时这一步需要钳子或别针辅助。而后将钟及其上的包皮一同穿过底板上的洞，整理包皮以保证组织可均匀地切除。将戈氏钳夹置于底板处，并将钟干部钩于钳夹上。确认位置后，收紧钳夹 5～10 分钟，而后用 10 号刀片将剩余的包皮切除。若确认已止血，则移除钳夹，并在每次换尿布时在阴茎干涂抹覆盖凡士林。伤口应于 4～10 天内愈合。手术并发症包括出血、感染以及阴茎损伤。出血可压迫止血，若压迫无效，则可用硝酸银止血或直接缝扎止血（视频 28-25）。

塑料钟罩法

塑料钟罩（Plastibell）有两部分，中央有一个可移除的杆，其末端有一个塑料环。这个塑料环用于放置在阴茎干与包皮之间。用润湿的缝线紧紧结扎包皮，将其扎在塑料环的槽内。将塑料环远端的包皮切除，并折断钟罩杆。保留塑料环以及缝扎于保护环上的保护性缝扎，保留 5～10 天后塑料环会自行脱落。术后可能出现少量皮肤坏死，这可能引起患者的焦虑，而且若缝扎不够紧，手术还可能合并有皮肤边缘不规则愈合或不闭合。

摩氏钳夹法

摩氏钳夹法（Mogan clamp）曾用于传统犹太包皮环切术中，它由于操作迅速，引起的疼痛也较少。用非主力手捏住包皮，并向下推阴茎干。用钳子夹住包皮前部和后部，注意不要夹到阴茎干。夹包皮时，钳子仅可打开 3mm 以避免夹住阴茎干。而后确定阴茎干在此平面下，夹紧钳子并切除远端包皮。保留钳子几分钟，而后移除，包皮将回缩回阴茎干。

治疗要点

- 口服蔗糖可减少婴儿操作中的疼痛（Gatti, 2003）（推荐等级：A）。
- 阴茎背部阻滞或阴茎环形阻滞相对于恩纳（EMLA）乳膏或蔗糖更有效（Brady-Fryer et al., 2004）（推荐等级：A）。
- 恩纳乳膏可提供麻醉效果，但有引起正铁血红蛋白血症的风险（Brady-Fryer et al., 2004）（推荐等级：A）。

骨骼肌肉系统诊室内操作

膝关节穿刺术

膝关节是发生感染和进行关节穿刺最易于进行也是最大的关节。膝关节穿刺术（arthrocentesis）主要用于评价感染、炎症、晶体沉积或外伤并发症。感染的穿刺液可能会表现出非常明显的白细胞浸润，革兰染色（Gram stain）可见病原菌。炎症的穿刺液表现可能类似感染，但一般革兰染色结果为阴性。晶体沉积疾病穿刺液可发现尿酸或焦磷酸钙晶体。外伤穿刺液多为血性，且可见撕裂的韧带、软骨或脂肪小叶碎片，并可伴有关节内骨折。

在进行穿刺之前，令患者充分知情同意。患者取侧卧位，用卷好的毛巾将膝关节置于略屈曲位。评估膝关节有无伸出，标记并用消毒剂消毒穿刺部位。膝关节穿刺可用 22 号针进行，穿刺在膝关节两侧都可进行，但通常选择外侧面，髌骨上方外侧 1cm 位置，45° 向下进针，在进针的同时进行抽吸。进入关节腔后，关节液应迅速进入针筒内。向针尖方向挤压膝关节内侧及外侧窝可抽吸出更多关节液。穿刺结束后，拔出针头，而若需要继续进行关节内类固醇注射的话，则需保留针头，在无菌条件下更换针管。若为非感染的炎症，则大关节可注射 20～40mg 曲安西龙或 6～12mg 倍他米松加用 3～6ml 1% 利多卡因溶液。操作造成的风险包括化脓性关节炎、关节软骨轻度损伤以及关节积血（视频 28-26 和视频 28-28）。

肩关节关节内注射

　　肩峰下囊是经常用于注射类固醇治疗滑囊炎或腱炎的另一位置。可向肩峰下囊中注射 10～20mg 的曲安西龙加 2～4ml 1% 利多卡因溶液。最简单的穿刺方法为令患者放松地坐于椅子上，并令双臂置于身体旁。触诊确定体表标志，而后将肩关节外侧用消毒剂消毒。关节外侧肱骨头及其上方的肩峰间的浅沟内即为肩峰下囊的位置。为帮助定位，可标记出肩峰的外侧缘。而后用 22～25 号针头连接至吸有注射液的针筒上，于骨间肩峰下 1cm 处直接垂直刺入三角肌。肌腱或肌肉组织注射阻力会很大，而滑囊内注射阻力应很小，可轻易进行注射。若注射应用了利多卡因，且注射位置正确，则几分钟内患者即可感到疼痛缓解（视频 28-27）。

外科手术史

　　参见附录 28-1。

　　　　　（江华　耿莎莎　李扬 译，刘中民 审校）

附录

　　附录 28-1

视频

　　以下视频可浏览 www.expertconsult.com.

参考资料

Adams D, Quayum M, Worthington T, et al: Evaluation of a 2% chlorhexidine gluconate in 70% isopropyl alcohol skin disinfectant, *J Hosp Infect* 61:287–290, 2005.
Al-Abdullah T, Plint AC, Fergusson D: Absorbable versus nonabsorbable sutures in the management of traumatic lacerations and surgical wounds: a meta-analysis, *Pediatr Emerg Care* 23:339–344, 2007.
Alam M, Posten W, Martini MC, et al: Aesthetic and functional efficacy of subcuticular running epidermal closures of the trunk and extremity: a rater-blinded randomized control trial, *Arch Dermatol* 142:1272–1278, 2006.
Alonso-Coello R, Guyatt G, Heels-Ansdell D, et al: Laxatives for the treatment of hemorrhoids, *Cochrane Database Syst Rev* (4):CD004649, 2005. http://www.cochrane.org/reviews/en/ab004649.html.
American Burn Association: Practice guidelines for burn care, *J Burn Care Rehabil* 22:S1–S69, 2001.
American College of Obstetricians and Gynecologists: The role of transvaginal ultrasonography in the evaluation of post-menopausal bleeding. ACOG Committee Opinion No 440. American College of Obstetricians and Gynecologists, *Obstet Gynecol* 114:409–411, 2009.
Andrews MD: Cryosurgery for common skin conditions, *Am Fam Physician* 69:2365–2372, 2004.
Archar S, Kundar S: Principles of office anesthesia. Part I. Infiltrative anesthesia, *Am Fam Physician* 6:91–94, 2002.
Aukerman DF, Sebastianelli WJ, Nashelsky J: Clinical inquiries: how does tissue adhesive compare with suturing for superficial lacerations? *J Fam Pract* 54:378, 2005.
Austin BR, Henderson RA: Buried tension sutures: force-tension comparisons of pulley, double butterfly, mattress, and simple interrupted suture patterns, *Vet Surg* 35:43–48, 2006.
Bocquet N, Chappuy H, Lortat-Jacob S, et al: Bleeding complications after ritual circumcision: about six children, *Eur J Pediatr* 169:359–362, 2010.
Bosbous MW, Dzwierzynski WM, Neuburg M: Staged excision of lentigo maligna and lentigo maligna melanoma: a 10-year experience, *Plast Reconstr Surg* 124:1947–1955, 2009.

Brady-Fryer B, Wiebe N, Lander JA: Pain relief for neonatal circumcision, *Cochrane Database Syst Rev* (3):CD004217, 2004.

Brand A, Dubuc-Lissoir J, Ehlen TG, Plante M: Diagnosis of endometrial cancer in women with abnormal vaginal bleeding, *J Soc Obstet Gynaecol Can* 22:102–104, 2000.

Cataldo P, Ellis CN, Gregorcyk S, et al: Practice parameters for the management of hemorrhoids (revised), *Dis Colon Rectum* 48:189–194, 2005.

Centers for Disease Control and Prevention: *Advisory Committee on Immunization Practices*. Adult immunization schedule—United States, 2014. http://www.cdc.gov/vaccines/hcp/acip-recs/vacc-specific/hepb .html. Accessed October 2014.

Chang TT, Somach SC, Wagamon K, et al: The inadequacy of punch-excised melanocytic lesions: sampling through the block for the determination of "margins.", *J Am Acad Dermatol* 60:990–993, 2009.

Chong PS, Bartolo DC: Hemorrhoids and fissure in ano, *Gastroenterol Clin* 27:627–644, 2008.

Cook LA, Nanda K, Grimes DA, Lopez LM: Diaphragm versus diaphragm with spermicide for contraception, *Cochrane Database Syst Rev* (1): CD002031, 2003. http://www.cochrane.org/reviews/en/ab002031 .html. Accessed October 2013.

Darouiche RO, Wall MJ Jr, Itani KM, et al: Chlorhexidine-alcohol versus povidone-iodine for surgical-site antisepsis, *N Engl J Med* 362(1):18–26, 2010.

Dire DJ: Cat bite wounds: risk factors for infection, *Ann Emerg Med* 20:973–979, 1991.

Dire DJ: Emergency management of dog and cat bite wounds, *Emerg Med Clin North Am* 10:719–736, 1992.

Dire DJ, Coppola M, Dwyer DA, et al: A prospective evaluation of topical antibiotics for preventing infections in uncomplicated soft-tissue wounds repaired in the ED, *Acad Emerg Med* 2:4–10, 1995.

Douketis JD, Spyropoulos AC, Spencer FA, et al: Perioperative management of antithrombotic therapy: antithrombotic therapy and prevention of thrombosis, 9th ed: American College of Chest Physicians evidence-based clinical practice guidelines, *Chest* 141(2 Suppl):e326S–e350S, 2012.

Edlich RF, Rodeheaver GT, Thacker JG, et al: Revolutionary advances in the management of traumatic wounds in the emergency department during the last 40 years. Part 1, *J Emerg Med* 38:40–50, 2010.

Eidelman A, Weiss J, Lau J, Carr D: Topical anesthetics for dermal instrumentation: a systematic review of randomized, controlled trials [Cochrane data], *Ann Emerg Med* 46:343–351, 2005.

FemCap: *Birth control efficacy statistics*, 2013. http://www.femcap.com/ birth-control-efficacy-statistics.

Field FK, Kerstein MD: Overview of wound healing in moist environment, *Am J Surg* 167(Suppl 1A):2–6, 1994.

Forna F, Gulmezoglu AM: Surgical procedures to evacuate incomplete abortion, *Cochrane Database Syst Rev* (1):CD001993, 2001.

Forsch RT: Essentials of skin laceration repair, *Am Fam Physician* 78:945–951, 2008.

Franko OI, Abrams RA: Hand infections, *Orthop Clin North Am* 44(4):625–634, 2013.

Gatti JC: Cochrane for clinicians: putting evidence into practice. Is oral sucrose an effective analgesia? *Am Fam Physician* 67:1713–1718, 2003.

Gibbs S, Harvey I: Topical treatments for cutaneous warts, *Cochrane Database Syst Rev* (3):CD001781, 2006. http://www.cochrane.org/ reviews/en/ab001781.html. Accessed October 2013.

Glick SB, Samson DJ, Huang E, et al: *Screening for methicillin-resistant Staphylococcus aureus (MRSA). Comparative effectiveness review no. 102. AHRQ Publication No. 13-EHC043-EF*, Rockville, MD, June 2013, Agency for Healthcare Research and Quality.

Goodson AG, Florell SR, Boucher KM, Grossman D: Low rates of clinical recurrence after biopsy of benign to moderately dysplastic melanocytic nevi, *J Am Acad Dermatol* 62:591–596, 2010.

Greenspon J, Williams SB, Young HA, Orkin BA: Thrombosed external hemorrhoids: outcome after conservative or surgical management, *Dis Colon Rectum* 47:1493–1498, 2004.

Haugen RN, Brown CW: Case reports: type I hypersensitivity to lidocaine, *J Drugs Dermatol* 6:1222–1223, 2007.

Haynes AB, Weisser TG, Berry WR, et al: A surgical safety checklist to reduce morbidity and mortality in a global population, *N Engl J Med* 360:491–499, 2009.

Hebra A: *Perianal abscess*. http://emedicine.medscape.com/article/191975 -overview. Accessed October 2013.

Henry FP, Purcell EM, Eadie PA: The human bite injury: a clinical audit and discussion regarding the management of this alcohol fuelled phenomenon, *Emerg Med J* 24:455–458, 2007.

Hibbard JS: Analyses comparing the antimicrobial activity and safety of current antiseptic agents: a review, *J Infus Nurs* 28:194–207, 2005.

Juckett G, Hartman-Adams H: Management of keloids and hypertrophic scar, *Am Fam Physician* 80:253–260, 2009.

Kain ZN, Caldwell-Andrews AA, Mayes LC, et al: Family-centered preparation for surgery improves perioperative outcomes in children: a randomised controlled trial, *Anesthesiology* 106:65–74, 2007.

Karagoz H, Yuksel F, Ulkur E, et al: Comparison of efficacy of silicone gel, silicone gel sheeting, and topical onion extract including heparin and allantoin for the treatment of postburn hypertrophic scars, *Burns* 35:1097–1103, 2009.

Khachemoune A, Krejci-Papa N, Lee D, Finn DT: Surgical pearl: "leashing the dog ear.", *J Am Acad Dermatol* 52:514–516, 2005.

Korownyk C, Allan GM: Evidence-based approach to abscess management, *Can Fam Physician* 53:1680–1684, 2007.

Ku WH, Huen KF: Outcome and recurrence in treatment of phimosis using topical betamethasone in children in Hong Kong, *J Paediatr Child Health* 43:74–79, 2007.

Lannon CM, Bailey AG, Fleischman AR, et al: American Academy of Pediatrics Task Force on Circumcision. Circumcision policy statement, *Pediatrics* 103:686–693, 1999.

Mangram AJ, Horan TC, Pearson ML, et al: Guideline for prevention of surgical site infection, 1999, *Infect Control Hosp Epidemiol* 20:247–278, 1999.

Massad LS, Einstein MH, Huh WK, et al: 2012 updated consensus guidelines for the management of abnormal cervical cancer screening tests and cancer precursors, *J Lower Genital Tract Disease* 17(5):S1–S27, 2013.

McCarthy L: Levonorgestrel-releasing intrauterine system (Mirena) for contraception, *Am Fam Physician* 73:1799–1800, 2006.

McNabb JW, Pfenninger JL: Cryosurgery. In Pfenninger JL, Fowler GC, editors: *Pfenninger and Fowler's procedures for primary care*, ed 3, St. Louis, 2010, Mosby Elsevier, pp 93–106.

Medeiros IM, Saconato H: Antibiotic prophylaxis for mammalian bites, *Cochrane Database Syst Rev* (2):CD001738, 2001. http://www.mrw .interscience.wiley.com/cochrane/clsysrev/articles/CD001738/ frame.html.

Mohan P, Cherian P: Epinephrine in digital nerve block, *Emerg Med J* 24:789–790, 2007.

Morgan M: Hospital management of animal and human bites, *J Hosp Infect* 61(1):1–10, 2005.

National Breast Cancer Centre: *Evidence relevant to guidelines for the investigation of breast symptoms*, ed 2, 2006. http://canceraustralia.gov.au/ publications-resources/cancer-australia-publications/evidence-relevent-guidelines-investigation-breast. Accessed October 2013.

Nelson RL: Non surgical therapy for anal fissure, *Cochrane Database Syst Rev* (4):CD003431, 2006. http://www.cochrane.org/reviews/en/ ab003431.html. Accessed October 2013.

Nelson RL: Operative procedures for fissure in ano, *Cochrane Database Syst Rev* (1):CD002199, 2008. http://www.cochrane.org/reviews/en/ ab002199.html. Accessed October 2013.

Panlilio A, Cardo D, Groskopf L, et al: Updated U.S. public health service guidelines for the management of occupational exposures to HIV and recommendations for postexposure prophylaxis, *MMWR* 59(RR9): 1–17, 2005. http://www.cdc/mmwr/PDF/rr/rr5409.pdf. Accessed October 2014.

Pfenninger JL, Zainea GG: Common anorectal conditions. Part II. Lesions, *Am Fam Physician* 64:77–88, 2001.

Quaba O, Huntley JS, Bahia H, McKeown DW: A users guide for reducing the pain of local anaesthetic administration, *Emerg Med J* 22:188–189, 2005.

Quah HM, Tang CL, Eu KW, et al: Meta-analysis of randomized clinical trials comparing drainage alone vs primary sphincter-cutting procedures for anorectal abscess-fistula, *Int J Colorectal Dis* 21:602–609, 2006.

Reese GE, von Roon AC, Tekkis PP: *Haemorrhoids. Clinical evidence 2009.* http://clinicalevidence.bmj.com/ceweb/conditions/dsd/0415/0415 .jsp. Accessed October 2013.

Rigopoulos D, Larios G, Gregoriou S, Alevizos A: Acute and chronic paronychia, *Am Fam Physician* 77:339–348, 2008.

Roseborough I, Grevious M, Lee R: Prevention and treatment of excessive dermal scarring, *J Natl Med Assoc* 96(1):108–116, 2004.

Rosenberg PH, Veering BT, Urmey WF: Maximum recommended doses of local anesthetics: a multifactorial concept, *Reg Anesth Pain Med* 29:564–575, discussion 524, 2004.

Salam GA: Lipoma excision, *Am Fam Physician* 65:901–904, 905, 2002.

Schillie S, Murphy T, Sawyer M, et al: CDC guidelines for evalutating health-care personnel for hepatitis B virus protection and for administering postexposure management, *MMWR* 62(RR10):1–19, 2013. http://www.cdc.gov/mmwr/pdf/rr/rr6210.pdf. Accessed October 2014.

Sen CK, Gordillo GM, Roy S, et al: Human skin wounds: a major and snow-balling threat to public health and the economy, *Wound Repair Regen* 17:763–771, 2009.

Seo SH, Son SW, Kim IH: Round excisions lead to shorter scars and better scar positioning than traditional elliptical excisions, *Dermatology* 217:276–280, 2008.

Siegel JD, Rhinehart E, Jackson M, et al: *Management of multidrug-resistant organisms in healthcare settings, 2006.* http://www.cdc.gov/hicpac/mdro/mdro_0.html. Accessed October 2013.

Singer DE, Albers GW, Dalen JE, et al: Antithrombotic therapy in atrial fibrillation: American College of Chest Physicians Evidence-Based Clinical Practice Guidelines. 8th ed, *Chest* 133:546S, 2008.

Singer A, Dagum A: Current management of acute cutaneous wounds, *N Engl J Med* 359:1037–1046, 2008.

Singer AJ, Quinn JV, Hollander JE: The cyanoacrylate topical skin adhesives, *Am J Emerg Med* 26:490–496, 2008.

Singer AJ, Thode HC Jr: A review of the literature on octylcyanoacrylate tissue adhesive, *Am J Surg* 187:238–248, 2004.

Singh-Grewal D: Circumcision for the prevention of urinary tract infections in boys: a systemic review of randomized controlled trials and observational studies, *Arch Dis Child* 90:853–858, 2005.

Smack DP, Harrington AC, Dunn C, et al: Infection and allergy incidence in ambulatory surgery patients using white petrolatum vs bacitracin ointment: a randomized controlled trial, *JAMA* 276:972–977, 1996.

Sørensen C, Hjortrup A, Moesgaard F, et al: Linear incision and curettage vs. deroofing and drainage in subcutaneous abscess: a randomized clinical trial, *Acta Chir Scand* 153:659–660, 1987.

Sternberg ML, Jacobs T: Clenched fist injury, *J Emerg Med* 39(1):97, 2010.

Stinner DJ, Krueger CA, Masini BD, Wenke JC: Time-dependent effect of chlorhexidine surgical prep, *J Hosp Infect* 79(4):313–316, 2011.

Telfer NR, Colver GB, Morton CA: Guidelines for the management of basal cell carcinoma, *B J Dermatol* 159:35–48, 2008.

Tetzlaff JE: The pharmacology of local anesthetics, *Anesthesiol Clin North Am* 18:217–233, 2000.

Tobian AR, Gray RH, Quinn TC: Male circumcision for the prevention of acquisition and transmission of sexually transmitted infections, *Arch Pediatr Adolesc Med* 164:78–84, 2010.

Ünlü RE, Altun S, Kerem M, Mustafa N: Is it really necessary to make wide excisions for basal cell carcinoma treatment? *J Craniofac Surg* 20:1989–1991, 2009.

Valea FA, Katz VL: Breast diseases: diagnosis and treatment of benign and malignant disease. In Katz VL, Lentz GM, Lobo RA, Gershenson DM, editors: *Comprehensive gynecology*, Philadelphia, 2007, Mosby, pp 334–352.

Valente JH, Forti RJ, Freundlich LF, et al: Wound irrigation in children: saline solution or tap water? *Ann Emerg Med* 41:609–616, 2003.

Villani AM, Crotty M, Cleland LG, et al: Fish oil administration in older adults: is there potential for adverse events? A systematic review of the literature, *BMC Geriatr* 13(1):41, 2013.

Volk B, Tiu A, St Anna L: Clinical inquiry: which oral antifungal works best for toenail onychomycosis? *J Fam Pract* 62(2):100–101, 2013.

Wang Q, Johnson B: Fingertip injuries, *Am Fam Physician* 63:1961–1966, 2001.

Webster J, Osborne S: Preoperative bathing or showering with skin antiseptics to prevent surgical site infection, *Cochrane Database Syst Rev* 9, 2012.

Whiteford MH, Kilkenny J, Hyman N, et al: Practice parameters for the treatment of perianal abscess and fistula-in-ano (revised), *Dis Colon Rectum* 48:1337–1342, 2005.

Wu T: Plastic surgery made easy: simple techniques for closing skin defects and improving cosmetic results, *Aust Fam Physician* 35:492–496, 2006.

Zeplin PH, Schmidt K, Laske M, Ziegler UE: Comparison of various methods and materials for treatment of skin laceration by a 3-D measuring technique in a pig experiment, *Ann Plast Surg* 58:566–572, 2007.

网络资源

emedicine.medscape.com/clinical_procedures Information on additional procedures, including those covered in this chapter.

www.cdc.gov/rabies/exposure/postexposure.html The Centers for Disease Control and Prevention's website has advice on rabies prophylaxis for animal bites.

http://www.cdc.gov/mmwr/PDF/rr/rr5703.pdf Centers for Disease Control and Prevention. Morbidity and Mortality Weekly Report on human rabies prevention 2008.

http://www.cdc.gov/mmwr/pdf/wk/mm6001.pdf Centers for Disease Control and Prevention. 2010 Updated recommendations for use of tetanus toxoid, reduced diphtheria toxoid and acellular pertussis (Tdap) vaccine from the Advisory Committee on Immunization Practices, 2010.

https://www.clinicalkey.com/info/clinicalkey-for/clinicalkey-for-clinicians/ Clinician search engine resource by Elsevier.

http://www.mdconsult.com/das/patient/view/465780469-2366 MDConsult patient education materials.

www.mpcenter.net Excellent patient education materials.

http://nccc.ucsf.edu/clinician-consultation/post-exposure-prophylaxis-pep/ Clinician Consultation Center for occupational exposures.

www.nejm.org/multimedia/medical-videos Procedural education and videos.

www.npinstitute.com Postgraduate procedural skills training.

www.proceduresconsult.com/medical-procedures Procedural training and videos.

附录 28-1 外科手术史

最早的手术记录是关于环锯术或头骨钻孔的，发现的遗骸可以追溯到公元前 12 000 年。在古美索不达米亚的苏美尔文明（现代伊拉克）有楔形文字描绘的手术工具。苏美尔汉谟拉比法典（公元前 1790 年）包含特定类型的手术发生医疗事故赔偿比例的信息。Sushruta Samhita 文本（公元前 600 年）是第一个外科教科书。古代印度的整形外科技术描述了包括鼻整形术和去鼻皮瓣修复，与现代的程序相似。书中介绍受训人员被建议在操作人类前进行无生命物体的练习。

阿布卡色斯（936～1013AD），又称 Abulcasis，出生在西班牙阿尔萨拉附近的科尔多瓦。他开发了数百个手术工具，包括手术针；首创穴位内部使用；提倡使用丝线进行更好的美容效果。他还成功开发棒和石膏绷带。Abulcasis 写的《基塔医学宝鉴》，是一部 30 卷的关于医学和外科实践的百科全书，提炼自他 50 年的医学实践、研究和教学。《基塔医学宝鉴》在十二世纪被翻译成拉丁语：Concessioei Data qui Componere Haud Valet。这部古老的教科书详细描述了在手术过程中用到的手术器械（附图 28-1）。强调医患关系，鼓励患者观察，医生建议不要执行程序来充实自己。Abulcasis 被称为"现代外科学之父"，他的手术训练文本曾经作为欧洲标准超过 500 多年。

麻醉、无菌技术的研究使得现代手术成功率明显提高。尽管感染率和并发症有所改善，但仍在挑战家庭医生。

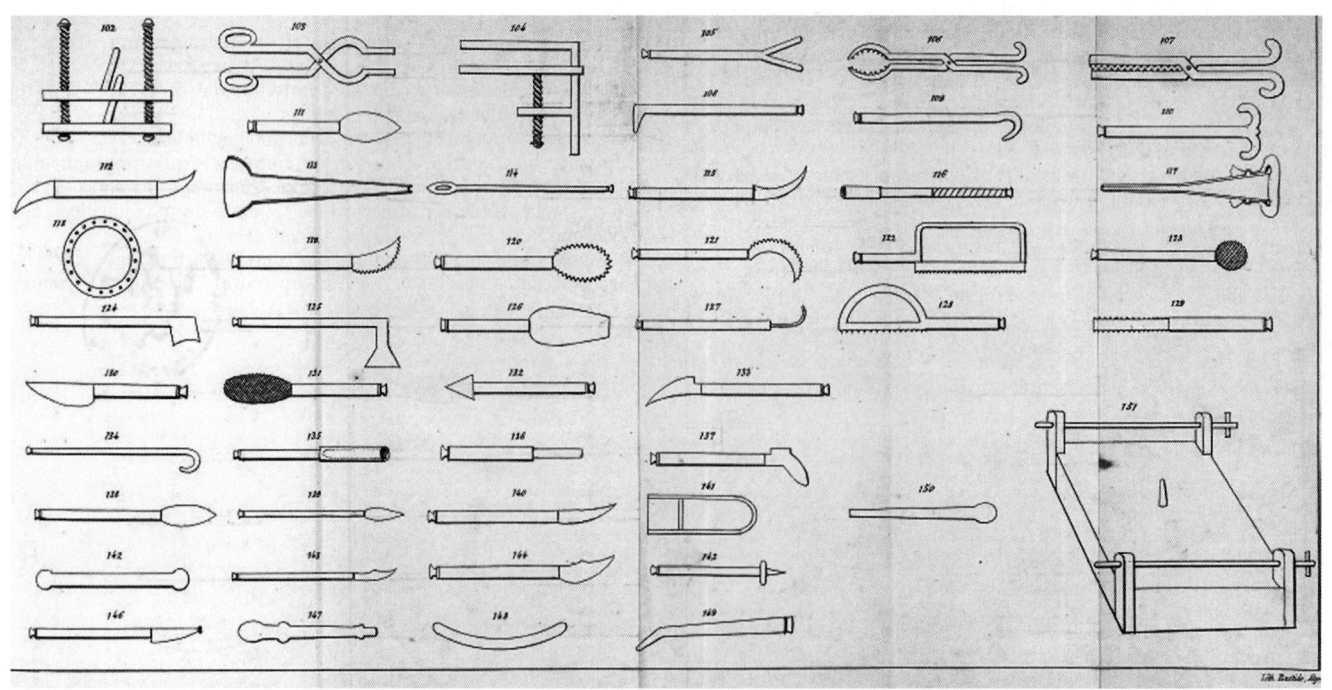

附图 28-1 Abulcasis（～1000AD）设计和使用的器械图片（From al-Zahrawi AQ, Leclerc L. La chirurgie d'Abulcasis：precedee d'une introduction. *Bailliere*. 1861.）

第29章 运动医学

JUSTIN D. ROTHMIER ■ KIMBERLY G. HARMON ■ JOHN W. O'KANE

　　运动医学是针对与运动和锻炼相关的疾病和损伤所进行的医疗活动。骨科和药物医疗条件都影响着广大参加体育运动和休闲活动的人们。初级保健运动医学领域在过去的 30 年间已经成为运动员、体育团队以及日常锻炼者综合保健的领路人。尽管运动医学常常出现在专业乃至精英运动员的背景下，但其原则和方法对于任何年龄任何水平的运动员都适用。

　　运动医学医师的使命包括：保证体育锻炼者的健康和安全，防止疾病和损伤，使机体功能最优化并尽可能减少阻碍参与运动的伤残。运动医学医师与提供医疗保健的综合团队（包括内外科医师、训练师、理疗师、营养师、心理医师以及体能教练）紧密协作，以满足运动员所有的医疗需求。

　　与运动相关的医学知识正在迅速膨胀，因此初级保健运动医学医师需要接受专业的培训。基层保健运动医学是一个亚专科，需要完成合格的运动医学培训并通过认证资格考试。许多执业的初级保健工作者通过治疗骨科损伤、相关事件报道以及赛前体检也获得了大量运动医学方面的知识。肌肉骨骼问题占所有初级保健就诊的 20%（Urwin et., 1998；Woodwell and Cherry, 2004），而将近 90% 的运动损伤都是采取非手术疗法处理。因此，在关节肌肉不适的评估和治疗方面有着坚实的临床基础对于初级保健工作者至关重要，并且可以帮助指导将患者转诊给合适的骨科医师和康复医师。

　　这一章我们主要针对于运动医学的医疗方面的内容以及运动员常见的骨科损伤进行阐述。我们将详细介绍赛前体检、运动员心脏不适、脑震荡的评估和处理、脊髓损伤、受伤运动员的现场评估、面部创伤、环境影响（例如劳力性中暑）、运动员常见感染，以及运动员皮肤、肺部、血液、消化和泌尿生殖系统疾病的系统综述回顾。此外，我们还将介绍初级保健运动医学中常见的骨科知识，例如运动性腰背部疼痛、肌肉拉伤、肌腱炎、胫骨前疼痛、应力性骨折以及一些儿童或女性特有的问题。想要全面了解其他与运动医学相关的骨骼肌肉问题和体育锻炼者的保健可以查阅第 30、31 章。

赛前体检

重　点

- 赛前体检的目的是为了评估运动员目前的身体情况是否存在着引起损伤、残疾甚至灾难性伤病的隐患。

- 运动时发生晕厥是一个严重的警告信号，在这种情况下有必要进行全面的心脏功能评估以除外潜在的可能引起猝死的心脏异常。

- 运动员符合下列情况的必须接受心血管专科医师的进一步评估：出现强度达到 3/6 级的收缩期杂音；在进行 Valsalva 动作或者站立时心脏杂音增大（应怀疑肥厚性心肌病）；出现舒张期杂音；有早发性心源性猝死家族史；出现心脏疾病相关的劳累性症状。

在参加体育比赛前,参赛者往往需要进行赛前体检(PPE)以获得体检合格证。

关于赛前体检的专著在 1992 年首次出版,并对体检评估的内容和形式进行了推荐(AAFP et al.,2010)。该专著于 2010 年更新至第 4 版,并得到了以下 6 个国际医学组织的支持:美国家庭医师学会(AAFP)、美国儿科学会、美国运动医学会、美国医学协会运动医学分会、美国骨科协会运动医学分会、美国运动医学骨病学会。第 4 版于 2010 年发布,其中赛前体检的心血管评估部分是同美国心脏协会(AHA)一起合作完成的。

PPE 的主要目的包括以下几点:

1. 发现可能威胁生命或导致残疾的内科或骨骼肌肉情况。

2. 识别现有的可能导致运动员受伤的身体状况。

3. 满足法律或行政要求。

PPE 的次要目的包括以下几点:

1. 保证受训和参赛运动员的健康和安全。

2. 作为青少年进入卫生保健系统的切入点。

3. 提供一次进行全面身体健康评估的机会。

根据不同学校、组织、地区的要求,推荐的赛前体检频率各不相同。1996 年美国心脏病协会首次提出推荐对运动员进行心血管疾病的筛查,2007 年该推荐再次被提出,PPE 的内容和时机也都随之改变(Maron et al.,1996b,2007)。在进入初中、高中、大学以及参加体育竞赛前,都推荐进行一次全面的 PPE。对于未成年人和高中运动员,每两年应进行一次全面 PPE。在不需要进行全面 PPE 的年份,应对未成年人以及高中运动员的身高、体重以及血压进行全面的测量和记录,并对出现的新问题、病痛、损伤进行有目的性的评估。而对于大学运动员,这些工作应每年都进行。

PPE 的现病史主要关注与锻炼相关的症状,比如劳累性晕厥、头晕、胸痛、心悸、呼吸困难、喘鸣以及活动耐量下降(即低于目标运动强度下出现疲劳)等(表 29-1)。既往史中应记录过去存在的并且可能导致运动员受伤的医疗情况,例如心肺功能、心脏杂音、高血压、冠状动脉疾病相关危险因素、哮喘、脑震荡、应用违禁药物、已有的骨科损伤等。如果有过早死亡、心血管疾病以及遗传性心脏异常等家族史,例如肥厚性心肌病、马方综合征、长 QT 综合征,都应该详细询问并记录。

PPE 包含内科检查和对骨骼肌肉检查两个部分。心血管检查是内科评估的主要方面,它包括血压测量、桡动脉和股动脉触诊、仰卧和站立位的心脏听诊以及对马方综合征的辨认(Maron et al.,1996b;Maron et al.,2007)。一旦发现心脏杂音,应在患者进行 Valsalva 动

表 29-1　PPE:心血管病史询问

1. 你曾经在锻炼时或锻炼后不省人事或几乎不省人事吗?
2. 你在锻炼时胸口会有不适、疼痛、压迫或紧缩感吗?
3. 你在锻炼时会有头昏眼花或者出现意料之外的气短吗?
4. 你在锻炼时会有早搏或停跳(心律不齐)的情况出现吗?
5. 是否有医生告诉过你存在以下问题:心脏问题、高血压、高胆固醇、心脏杂音、心脏感染、川崎病、无法解释的突发疾病。
6. 曾有医生要求你做心脏方面的检查,比如心电图或心脏超声?
7. 你有家庭成员或者亲属死于心脏问题或在 50 岁之前发生不明原因的猝死吗(包括溺死、车祸、婴儿猝死综合征)?
8. 你家里有人出现过不明原因的晕倒、癫痫发作或几乎溺死吗?
9. 你家里有人存在心脏问题、安置起搏器或植入除颤器吗?
10. 你家里有人患以下疾病吗? 肥厚性心肌病、马方综合征、致心律失常性右心室心肌病、长 QT 综合征、短 QT 综合征、Brugada 综合征、儿茶酚胺敏感多形性室速。

作或由蹲坐位变为站立位时做进一步评估。这些动作会减少静脉回流并可能使肥厚性心肌病的心脏杂音更加明显,而肥厚性心肌病恰恰是年轻运动员心源性猝死的首要原因。然而,肥厚性心肌病仅仅依靠检查很难被发现,因为只有 25% 的患病人群身上会出现由流出道梗阻引起的收缩期杂音(Maron,1997)(图 29-1)。

肌肉骨骼系统的评估是针对脊柱和四肢的筛查性评估。关节的活动度(ROM)、力量以及稳定性都应该进行检查。单脚跳、蹲坐、"鸭步"等功能性检查可以同时评估不同的解剖区域,使评估更有效率。应该更详细地对既往的骨科损伤进行评估,从而在参加体育运动前发现是否需要进一步康复治疗或用支具保护的情况。

运动员需要警惕的症状

一些警示症状提示机体存在潜在的心血管异常,因而在确认体检合格证前,这些症状应该被识别并且进一步评估。锻炼期间而非锻炼之后出现的晕厥是一大隐忧,一旦出现,必须进行全面的心脏评估以除外隐匿的导致猝死的心脏疾病。其他需要警惕的症状有心悸、胸痛、头晕以及活动耐量下降和呼吸困难。

出现警示症状的运动员应行心电图(ECG)、超声心动图以及运动压力测试,并转诊给心脏专科医师。此外,出现以下情况的必须接受心血管专科医师的进一步评估:强度达到 3/6 级的收缩期杂音、全舒张期杂音、在进行 Valsalva 动作或者站立时心脏杂音增强(应怀疑肥厚性心肌病)以及早发性心源性猝死家族史或遗传性心脏异常。

如果证实存在心脏异常,应撤销其参加竞技体育

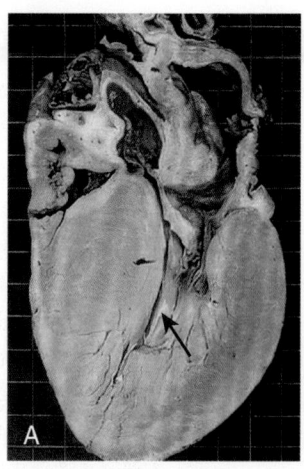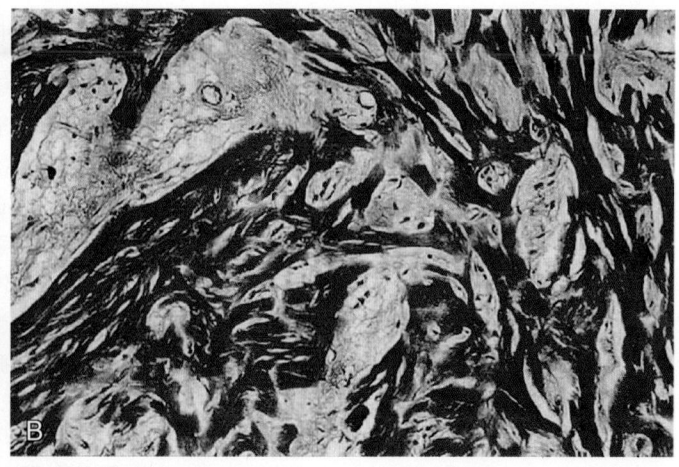

图 29-1 肥厚性心肌病。A. 大体表现。B. 组织学表现。注意心肌纤维的排列紊乱（From Braunwald E. Essential atlas of heart diseases, 3rd ed. Philadelphia: Saunders; 2000.）

的体检合格证，如要继续保留，应该慎重考虑个体的情况。美国心脏病学院第 36 次贝塞斯达会议确定了对于存在心血管异常的运动员体检合格的推荐标准（Maron and Zipes, 2005）。

心血管筛查的局限性

尽管人们对于 PPE 的形式和方法的标准化已经作出了很多努力，但是这样的筛查过程仍然有一定局限性。2007 年美国只有 19% 的自治州采用了 AHA 认可的筛查方式，35% 的自治州允许由仅接受过有限的心血管专科培训的执业医生完成评估（Glover et al., 2007）。遗憾的是，关于通过使用全面的个人和家庭问卷调查来指导 PPE 的建议并没有被广泛采用，并且推荐的筛查流程常常执行得不够完全、不够充分。此外，PPE 是针对运动员的身体情况是否会增加其猝死风险的筛查，但没有研究表明 PPE 可以有效预防猝死等潜在的灾难性事件或是识别有潜在危险的运动员。筛查过程有一个复杂的特点：有隐匿的器质性心脏病的运动员在发生心脏骤停之前往往是没有症状的。在一篇对 134 例心源性猝死事件的综述中，只有 18% 的运动员在死前的 3 年内出现了心血管疾病的症状，仅仅 3% 的运动员在 PPE 后被怀疑存在心血管问题（Maron et al., 1996a）。

传统筛查过程的局限性引起了关于是否在 PPE 中引入心电图（ECG）等无创心血管筛查技术的广泛争论。2007 年，AHA 重申了反对对所有运动员进行心电图筛查的建议，依据是疾病的患病率低、心电图检查敏感性低、假阳性率高、低成本效用以及缺乏解释结果的专业心电图医师（Maron et al., 2007）。与之相对，欧洲心脏学会、国际奥林匹克委员会以及一些美国和国际职业体育联盟的处理协会支持在筛查中使用心电图检查（Corrada et al., 2006; Ljungqvist et al., 2009）。研究表明，心电图在发现运动员是否有潜在心血管疾病方面比只进行病史和体格检查更敏感，在发现肥厚性心肌病的准确性方面要高 77%（Corrado et al., 1998）。

2006 年，Corrado 和他的同事报道了意大利国家 PPE 项目在 25 年中对 42 386 名运动员筛查的结果。通过病史、体格检查以及心电图的筛查流程从而确定是否合格可以使年轻竞技运动员心源性猝死的发生率降低 10 倍，并能使心肌病引起的猝死减少 89%（Corrado et al., 2005, 2006）。尽管只有 0.2% 的运动员因为潜在的致命性心血管问题被取消资格，但这一研究报道了 7% 的假阳性率以及 2% 的总取消资格率（Corrado et al., 2005）。这也引起了关于在美国采用这一项目将会导致相当数量的只有低猝死风险的运动员被取消资格的担忧。

在美国，在大规模进行心电图筛查前需考虑一系列问题，包括可行性、成本效用、合适的医师以及健康系统基础建设等。但是，一些医师正在 PPE 中使用心电图来改进潜在致命性心血管异常的检测。美国的一项由经过专门培训与质量评审的心脏科医师、处理者和志愿者共同进行的大型研究中纳入了 32 561 名高中学生，研究表明心电图的异常比例为 2.5%（Marek et al., 2011）。在使用时，心电图的解读必须建立在现代标准的基础上以区分运动员的病理性改变和生理性改变，从而确保可接受的准确率和低的假阳性率（Drezner, 2008）。在英国一项涉及 2720 个竞技体育运动员以及经常锻炼的学生的研究中，报道了联合使用病史、体格检查和心电图的假阳性率为 3.7%,而单独使用心电图的假阳性率仅为 1.9%(Wilson et al., 2008)。其中 9 位运动员(占筛查人数的 0.3%)被发现存在可引起心源性猝死的心血管病变,并且全都是通过心电图检查发现的,没有一个是通过病史或体格检查发现的。解读运动员心电图的医师必须熟悉与运动相关的心电图改变中属于正常变异的表现。相反的,非运动相关的心电图改变提示存在潜在疾病的可能性,需要进一步的诊断性检查,并且应考虑为异常情况。关于运动员心电图解读的最新建议已经出版,帮助区分心电图的病理性异常和生理性改变(Corrado et al., 2009, 2010; Drezner et al., 2013a, 2013b, 2013c)。2012 年,运动心脏病学与运动医学领域的专家在西雅图集合召开了关于制定运动员中心电图解读的现代标准的峰会。"西雅图标准"逐渐成熟,随即被应用于医师的运动员心电图解读基础网上在线培训模块(表 29-2 和表 29-3)。这些网上培训模块全球范围的医师均可免费获得并在线学习(参见网络资源)。

表 29-3　西雅图标准:运动员中正常心电图表现 *(表 29-2)

1. 窦性心动过缓(心率 > 30 次/分)
2. 窦性心律失常
3. 房性异位心律
4. 交界性逸搏心律
5. 一度房室传导阻滞(PR 间期 > 200ms)
6. 莫氏 I 型(文式)二度房室传导阻滞
7. 不完全性右束支阻滞
8. 左心室肥大孤立性 QRS 波群电压标准

除外:左心室肥大 QRS 波群电压标准中出现非电压标准例如左心房肥大,电轴左偏,ST 段压低,T 波倒置,或病理性 Q 波

9. 早复极(ST 段抬高,J 点抬高,J 波,或 QRS 波终点粗钝)
10. 黑人或非洲运动员中会出现 V1-V4 导联穹隆样 ST 段抬高伴随 T 波倒置

* 这些训练相关的心电图改变是由于规律锻炼出现的生理性适应,在运动员中是正常的变异,无症状表现的运动员中不需要进一步的评估

注:AV,房室;LVH,左心室肥大;RBBB,右束支传导阻滞

表 29-2　西雅图标准:运动员中异常心电图表现 *(表 29-3)

异常心电图表现	定义
T 波倒置	V2-V6、II、aVF 或 I、aVL(除外 III、aVR 和 V1 导联)导联中两个及以上导联 T 波方向与主波相反,且深度 > 1mm
ST 段压低	两个及以上导联中 ST 段压低且深度 ≥ 0.5mm
病理性 Q 波	两个及以上导联中(除外 III、aVR 导联)出现,深度 > 3mm 或持续时间 > 40ms
完全性左束支阻滞	QRS 波时限 ≥ 120ms,V1 导联较深的 S 波呈现 QS 或 rS 波形,I 导联和 V6 导联呈单向直立的 R 波
室内传导延迟	任一 QRS 波群时限 ≥ 140ms
电轴左偏	电轴 -30° ~ -90°
左房肥大	I 导联 P 波增宽时限 > 120ms 或 II 导联 P 波负向深度 ≥ 1mm 且 V1 导联 P 波时限 ≥ 40ms
右室肥大图形	R-V_1 + S-V_5 > 10.5mm,且电轴右偏 120°
心室预激	PR 间期 < 120ms 且有 δ 波(QRS 波起始部粗钝),且 QRS 波时限 > 120ms
长 QT 间期[†]	QTc ≥ 470ms(男性)
	QTc ≥ 480ms(女性)
	QTc ≥ 500ms(显著 QT 延长)
短 QT 间期[†]	QTc ≤ 320ms
Brugada 样心电图	V1-V3 导联中两个及以上导联出现穹隆样 ST 段抬高伴随着负向的 T 波
严重窦性心动过缓	心率 < 30 次/分或窦性停搏时间 ≥ 3s
莫氏 II 型二度房室传导阻滞	间断性漏传的 P 波,与 PR 间期延长与缩短无关
三度房室传导阻滞	完全性心脏传导阻滞
房性快速性心律失常	室上性心动过速,房颤,房扑
室性期前收缩(PVCs)	心电图中每 10s 出现两次及以上室性期前收缩
室性心律失常	二联律、三联律、阵发性室性心动过速

注:* 这些心电图的表现与规律训练或预期生理适应运动无关,可能提示病理性心脏疾病存在的可能,需要进一步的诊断评估

† 理想的心率矫正后的 QT 间期是在心率 60 ~ 90 次/分范围内测量的。对房室的评估可考虑在中等强度的有氧运动后重复心电图检查

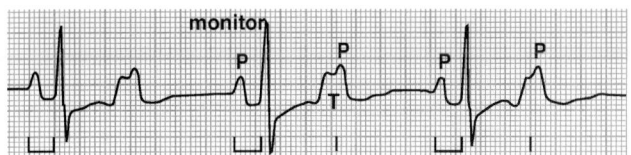

图 29-2 莫氏Ⅱ型二度房室传导阻滞。注意每两个 P 波就有一个被阻滞（From Goldberger E. Treatment of Cardiac Emergencies, 5th ed. Philadelphia, Saunders, 1990.）

运动员的心脏疾病

重 点

- 静息迷走神经张力增高引起的缓慢性心律失常在运动员中很常见，包括窦性心动过缓、窦性心律失常、一度房室传导阻滞以及文氏（莫氏Ⅰ型）二度房室（AV）传导阻滞。
- 莫氏Ⅱ型二度房室传导阻滞和三度房室传导阻滞都是病理性的并需要心脏病学的评估。
- 在运动员中，室上性心动过速是不正常的并需要在参加剧烈运动之前进一步评估和治疗，通常的治疗方法是射频消融。
- 室性心律不齐是致命性的，常常继发于结构性心脏病或离子通道紊乱。
- 肥厚性心肌病、冠状动脉异常和心脏震荡是引起美国青年运动员心源性猝死的最常见原因。

心律失常

运动员的心律失常有良性的，也有致命性的。因为运动员规律的高强度锻炼会引起静息迷走神经张力的增高，所以缓慢性心律失常在运动员中比在普通人群中更常见。常见的缓慢性心律失常包括窦性心动过缓、窦性心律失常、一度房室（AV）传导阻滞以及文氏（莫氏Ⅰ型）二度传导阻滞（Huston et al., 1985; Link et al., 2001）。这些缓慢型心律失常往往是无症状性的，并在锻炼时由于迷走神经张力的减低以及儿茶酚胺的流入而减退。

有文氏传导阻滞的运动员如果出现症状，例如在劳累时出现晕厥或晕厥前兆，需要由心脏科专业医师进一步评估，通常会安装一个永久性的起搏器并且限制活动。高度心脏传导阻滞例如莫氏Ⅱ型二度传导阻滞、三度房室传导阻滞等在任何个人中都是病理性的，包括运动员（图 29-2）。上述两者都提示希氏束-浦肯野纤维系统出现了严重病变，并被普遍认为是安装永久起搏器的Ⅰ型适应证，即使没有出现症状也应该安装（Link et al., 2001）。

运动员出现心动过速是异常的，一旦发现应在参加剧烈锻炼前进一步的评估和治疗。许多室上性心动过速的治疗因为射频（RF）消融的应用已经有了很大改进，射频消融可以治愈病变并避免终身的药物治疗。

房颤（AF）是运动员最常见的快速性心律失常类型。

有研究表明房颤在运动员中发生的频率要高于一般人群（Furlanello et al., 1998; Huston et al., 1985）。这可能是因为运动员迷走神经张力的增高和心动过缓导致心房去极化不同步从而更容易引起房颤。射频消融可以治愈大多数的阵发性房颤（Link et al., 2001）。如果需要进行药物治疗，可以使用 β-受体阻滞剂或钙通道阻滞剂控制心率，同时根据房颤的频率以及其他发生血栓的危险因素采用阿司匹林、华法林或新型的直接凝血酶抑制剂（达比加群）进行抗凝治疗。任何接受华法林抗凝的运动员不允许参加含有碰撞或身体接触的运动。

房室结折返性心动过速（AVNRT）的特点是症状突发突止、窄 QRS 波群、心动过速时心电图无心房活动迹象。预激综合征是由附加旁路传导引起的房室结折返性心动过速，在心电图上可以观察到其特征性的 δ 波（QRS 波群起始部分变粗钝）、PR 间期缩短以及 QRS 波群延长（图 29-3）。患有预激综合征（WPW）的运动员存在猝死危险，因此强烈建议进行射频消融治疗。对于房室结折返性心动过速和预激综合征，射频消融的治愈率都高于 95%（Link et al., 2001; Manolis et al., 1994）。

心房扑动在运动员中不常见，通常是由于潜在的心肌病导致的。

室性心动过速对于运动员而言是致命性的，其病因往往是肥厚性心肌病、冠状动脉异常、扩张型心肌病、致心律失常性右室发育不良（AVRD）或冠状动脉粥样硬化性心脏病（CAD）等结构性心脏疾病。室性心律失常和猝死也可以在心脏结构正常的个体身上发生，这可能是由长 QT 综合征、儿茶酚胺敏感性多形性室性心动过速（CPVT）、Brugada 综合征等离子通道异常或心脏震荡导致的。长 QT 综合征的特征是 QTc 间期延长，Brugada 综合征表现为不完全右束支阻滞和胸导联 ST 段抬高。体育锻炼时由于儿茶酚胺水平较高可能会引发室性心律失常，并使室颤难以终止。经历过猝死复苏的运动员应该进行更全面的检查，并接受可植入复律除颤器的治疗（Link et al., 2001）。

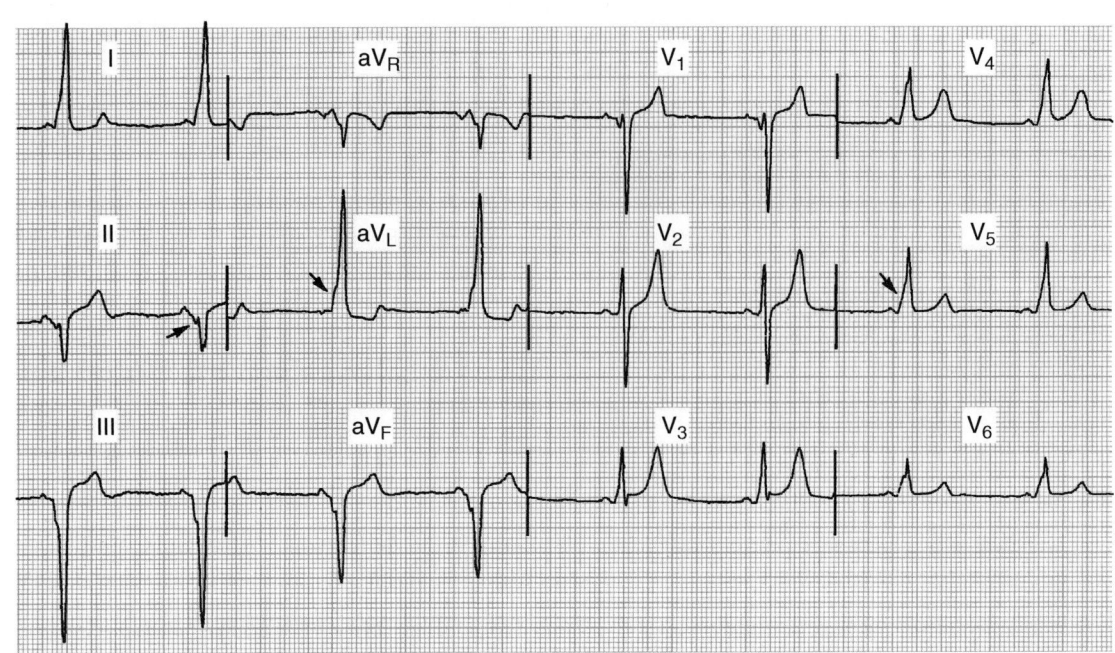

图 29-3　房室结折返性心动过速。注意预激综合征特征性三联征的图形：QRS 波群延长、PR 间期缩短以及 δ 波（箭头所示），在 Ⅱ、Ⅲ、aVR 导联上不可见，在 aVL、V2～V6 导联上可见。Ⅱ、Ⅲ、aVR 导联上的 Q 波是由于异常心室传导（阴性 δ 波）而非下壁心肌梗死造成的。这一图形与插入左室后壁的旁路途径表现一致（From Goldberger AL. Clinical electrocardiography：a simplified approach. 7th ed. Philadelphia：Saunders；2006.）

心源性猝死

　　心源性猝死对于运动员而言是灾难性的事件，并且是导致青年运动员锻炼时死亡的首要原因（Maron et al.，2009）。美国每年心源性猝死发病率的确切数值并不为人知。报道数值约为每十万人口数有 0.6～13 例心源性猝死案例（Atkins et al.，2009；Drezner et al.，Eckart et al.，2004；Maron et al.，2009）。但是，由于缺乏青少年猝死强制性报道制度，只能通过电子数据以及媒体报道来统计猝死。因此，目前的报道很可能低估了运动员心源性猝死的真实发生率。

　　青年运动员（＜35 岁）心源性猝死的原因通常是心脏结构性异常，其中肥厚性心肌病和冠状动脉异常分别占全美该类事件的 36% 和 17%（表 29-4）（Maron et al.，2009）。包括钝性非穿透性胸壁打击在内的心脏震荡导致的室性心律失常占 3% 左右。心脏震荡最常见于较年轻的运动员（平均年龄为 13 岁），因为他们胸壁的顺应性较好（Maron et al.，2002）。心脏震荡最常见于使用结实投掷物的运动，例如棒球、垒球、冰球以及曲棍球，但也可在与运动设施、地面或其他运动员等物体接触时发生。在年龄较大的运动员中（＞35 岁），冠状动脉粥样硬化性心脏病占心源性猝死原因的 75% 以上。

表 29-4　青年运动员心源性猝死的原因
结构原因
肥厚性心肌病（HCM）*
冠状动脉异常
大动脉破裂 / 马方综合征 *
扩张型心肌病（DCM）*
心肌炎
左室流出道（LVOT）梗阻
二尖瓣脱垂（MVP）
冠状动脉粥样硬化性心脏病（CAD）*
致心律失常性右室心肌病（ARVC）*
先天性心脏病术后
电生理原因
长 QT 综合征（LQTS）*
预激综合征（WPW）
Brugada 综合征 *
儿茶酚胺敏感性多形性室性心动过速（CPVT）*
短 QT 综合征 *
完全性房室传导阻滞（CHB）
其他原因
药物和刺激物
心脏震荡
原发性肺动脉高压（PPH）*

* 具有家族遗传性

运动医学中体外自动除颤器的使用

心血管筛查流程的局限性、防止青年运动员发生悲剧的强烈愿望以及早期电除颤项目的成功（Caffrey et al.，2002；Page et al.，2000；Valenzuela et al.，2000）迫使体外自动除颤器（AED）成为体育运动场所的必要设施（Drezner et al.，2005）。最近研究表明，对心脏骤停的青年运动员进行早期电除颤可以提高其生存率。在一份涉及1710个开展现场AED项目的美国高中的回顾性队列研究中，共发现14例高中生运动员心脏骤停的事件，在提供早期心肺复苏（CPR）并迅速使用AED进行除颤的情况下，存活率可以达到64%（Drezner et al.，2009）。全面的应急预案是必备的，从而确保对运动场上发生的心脏骤停作出高效有序的应急反应。

这包括建立通讯系统从而激活紧急医疗服务系统（EMS）并警示所有现场反应团队、对预期反应人（比如教练）进行CPR和AED使用的培训、AED的使用途径以及反应预案的训练和检阅。对于任何突然倒地并且没有反应的运动员，都应高度怀疑心源性猝死的可能，应尽快使用AED进行心律分析并按需应用电除颤（Drezner et al.，2009）。

治疗要点

- 对于任何突然倒地并且没有反应的运动员，都应高度怀疑心源性猝死的可能，应尽快使用体外自动除颤器（AED）进行心律分析并按需启用电除颤（Drezner et al.，2007，2009）（推荐等级：B）。

体育运动中的脑震荡

重点

- 脑震荡定义为一种由创伤诱导的短暂性的脑功能障碍，涉及一系列的病理生理过程。脑震荡作为创伤性脑部损伤的综合描述，其症状表现通常具有自限性（Harmon et al.，2013）。
- 动物试验及人类临床试验研究证实了震荡后脆弱的概念，表明在脑功能恢复过程的二次损伤会导致代谢恶化（Barkhoudarian et al.，2011；Prins et al.，2010；Shrey et al.，2011）。
- 脑震荡是由与运动员相熟同时又具备足够脑震荡的识别和评估知识的医疗服务人员作出的临床诊断（Harmon et al.，2013）。

- 脑震荡的初始评估应该按照症状列表的指示进行，包括认知评估、平衡试验和进一步的神经生理检查（McCrory et al.，2013）。
- 尽管标准化的副试验对于检查评估而言是有用的，但是其在不同年龄人群、文化群体以及背景下的敏感度、特异度、有效性和可靠性仍未确定。结合或不结合个人基线测试下这些试验的实际效用也未可知（Harmon et al.，2013）。
- 神经心理学测试是评估大脑与行为关系的客观检查，而且相对于临床检查而言对于轻度的认知功能损伤敏感性更好（Ellemerg et al.，2009；Van Kampen et al.，2006）。
- 大多数脑震荡即便不应用神经心理学测试也能够被适度处理（Harmon et al.，2013；McCrory et al.，2009）。
- 一个脑震荡后仍然有症状的运动员不允许返回比赛。
- 一旦症状消失，运动员必须在返回比赛前完成一个逐步升级的锻炼程序（Harmon et al.，2013；McCrory et al.，2009）。

1966年神经外科大会提出了公认的脑震荡定义。自此以后，脑震荡的定义和我们对脑震荡的理解都有了进步。脑震荡是一种由创伤诱导的短暂性的脑功能障碍，涉及一系列的病理生理过程。脑震荡作为创伤性脑部损伤的综合描述，其症状表现通常具有自限性（Harmon et al.，2013）。由于美国橄榄球联盟和军队的推动，公众对于脑震荡和脑损伤的关注和认识较前已经有增加，始于华盛顿2009年通过的Zackery Lystedt法。在过去的5年里，几乎每个州通过了脑震荡相关的立法。

症状和发病率

脑震荡常导致迅速出现的短暂神经功能障碍，并会自然缓解。脑震荡的症状包括意识丧失、遗忘、混乱、头痛、视觉障碍、恶心以及平衡问题（表29-5）。脑震荡不一定伴有意识丧失。超过90%的脑震荡不出现意识丧失，而意识丧失也并不代表损伤的严重程度（Loveall et al.，1999）。遗忘包括对脑震荡发生前事件的遗忘（逆行性遗忘）或对脑震荡发生后事件的遗忘（顺行性遗忘），又或者两者皆有。遗忘是判断运动性脑震荡严重程度的最佳指标（Collins et al.，2003）。脑震荡的常规影像学检查例如CT或MRI都显示是正常的，研究协议中显示有脑震荡相关的损伤改变，但没有可应用于临床的影像学研究。据估计美国每年在竞技性体育运

表 29-5　脑震荡的症状和体征

定向力障碍	感觉头昏或迷茫
混乱	注意困难
遗忘	难以集中注意力
意识丧失	易激惹
头痛	情绪不稳
眩晕	过度嗜睡
平衡问题	言语或运动反应延迟
共济失调，步态	茫然，目光呆滞
恶心或呕吐	语无伦次，语言错乱
视觉问题（闪光）	运动能力降低
听觉问题（耳鸣）	癫痫（少见）

动和休闲活动中约发生 3 800 000 例脑震荡；然而，可能有 50% 的漏报比例（美国疾控中心，1997）。在高中橄榄球赛中每年发生 40 000 起脑震荡，发病率为 3%～5%（Powell and Barber-Foss，1999a，1999b）。高危运动包括需要身体冲撞和接触的运动，如橄榄球、冰球、摔跤以及风险稍低的足球和篮球。女性在某些运动中更易发生脑震荡（Tierney et al.，2005），但其原因仍有待进一步研究。年龄较小的运动员由于颈部肌肉发育尚不完善以及头部占全身重量的比重较大，也更容易发生脑震荡。儿童及青少年由于神经系统尚未成熟，遭受脑震荡的程度往往较严重，恢复周期也更长（Field et al.，2003；Moser et al.，2005；Zuckerman et al.，2012）。

场边处理

当在现场面对可疑脑震荡的运动员时，必须首先关注基本急救，评估气道、呼吸、循环（ABCs）以及意识水平，接着判断是否有颈椎损伤。如果出现了意识丧失，应该确定意识丧失的持续时间。短暂的意识丧失通常定义为小于 30～60 秒。如果一个运动员的意识丧失超过 30～60 秒或者在医疗服务人员到场时仍然没有意识，此时多考虑为持续性意识丧失。脑震荡患者如果出现持续意识丧失，可疑颈椎损伤或严重神经功能障碍的，应在维持病情稳定同时送往医院进一步评估（见颈椎损伤：场边评估）。

在确定了运动员情况稳定并可以安全移动之后，进一步的评估应在场边进行。体格检查应该包括对脑神经、瞳孔对光调节反射、平衡协调性、肌力以及认知功能的评估（McCrea et al.，1997）。一些场边的评估工具被用来协助医疗专家对脑震荡的运动员进行即时评估。最近的脑震荡共识会议推荐一种经过改进和扩展的方法，称为运动脑震荡评估方法（SCAT3；http://

bjsm.bmj.com/content/47/5/259.full.pdf）（McCrea et al.，2013）。它包含一些确证的评估脑震荡的方法，是对之前版本的改进。该方法包括症状量表、标准化认知评估以及有针对性的体格检查。这样的标准化测试对于后续的随访很有帮助，即便是不同的医务人员对运动员进行评估也不会出现很大误差。对发生过脑震荡的运动员进行频繁地再评估很重要，监测症状有无缓解或是否出现恶化迹象。

复出参赛

复出参赛的顾虑在于并发症的出现，主要是二次打击综合征以及永久性神经损伤。二次打击综合征指运动员在第一次脑震荡的症状完全缓解前重新恢复训练中头部又再次遭受打击，通常程度比第一次轻，这将导致弥漫性脑水肿、脑疝以及死亡（Cantu，1998）。对于儿童和青少年运动员，需要特别注意在其仍有症状时返回比赛发生灾难性损伤的风险。

由头部撞击或反复脑震荡导致的长期神经后遗症，包括慢性创伤性脑病（CTE）越来越受到关注。CTE 是由于脑部特定区域 tau 蛋白的聚集导致的以运动障碍、记忆损伤、抑郁和冲动抑制障碍（Baugh et al.，2012）为表现的疾病，尽管影像学技术的发展对于死前的诊断已经很有帮助，但其确诊仍依赖于死亡后尸体组织病理学检查。其发病率目前未知，但考虑到目前参加身体接触或碰撞性运动的运动员数量众多，但鲜有报道的病例，很有可能遗传倾向以及生活方式在其发病发展中也起到一定的作用。

目前推荐的是根据脑震荡的症状和严重程度来进行脑震荡处理。最轻微的脑震荡是症状短暂并且能够迅速缓解的。更严重脑震荡包括持续或长期的症状以及在神经心理学测试中出现认知障碍。脑震荡的处理包括身体和心理的休息，直到所有症状都消失，还包括神经检查以及在回归运动前逐步升级的锻炼（表 29-6）。反复性脑震荡往往需要更长时间才能恢复正常，或渐进性轻微创伤即可诱发，也被认为是比较严重的（Guskie-

表 29-6　脑震荡后的逐步恢复训练

1. 休息直至症状消失
2. 低强度有氧锻炼（健身单车、慢跑）
3. 强度更高的有氧训练（跑步、极速跑）
4. 特定运动训练
5. 无接触练习
6. 有接触练习
7. 复赛

wicz et al.，2003）。复杂或复发的脑震荡，如果出现持续性认知障碍、神经检查有异常或者症状延长的情况，应进行更高级的影像学检查和专业的神经心理学测试，并接受运动相关脑震荡专业医师的诊治。

脑震荡的神经心理学测试已被普遍接受，尤其是电脑化的神经心理学评估，它是脑行为关系评估的定量测试，而且在发现继发性于脑震荡的损伤方面比既往的标准化模拟测试更敏感，不受基线测试的影响。电脑化的NP测试的分析解读需要由专业人员来进行，他们接受过关于测试应用指标敏感度、特异度及可靠性变化指数的培训。这些测试不能作为判断运动员复赛资格的单独指标，而是作为整体临床评估的一个方面。即便不进行NP测试，脑震荡也可以被合理处理。NP测试对于有持续症状表现或者情况不客观的脑震荡运动员会有些帮助。

总而言之，脑震荡是体育运动中的常见损伤。遭受脑震荡的运动员应该接受经过特定培训且有脑震荡处理经验的医疗保健专家的医疗评估。没有症状的运动员应该被允许重新参加比赛，但不应被允许返回受伤当场的比赛。一旦症状消失，运动员应该在返回比赛前完成逐步恢复性训练。复杂的脑震荡应进行转诊。脑震荡的精确诊断、预防、有循证医学依据的恢复性训练指南和远期后遗症还有待进一步研究。

治疗要点

- 仍有症状的脑震荡运动员应被禁止参加训练和比赛，并禁止返回活动场地（推荐等级：C）（McCrory et al.，2013）。
- 一旦症状消失，运动员应在返回比赛前完成一个逐步升级的恢复性锻炼进程。（推荐等级：C）（McCrory et al.，2013）。

颈椎损伤

重 点

- 颈肩部受到打击引起的臂丛神经损伤，表现为短暂的单侧上肢疼痛和数分钟内缓解的感觉异常。

拉伤和扭伤

大多数运动相关的颈部损伤是轻微的并有自限性。发生肌肉拉伤和韧带扭伤的患者典型表现是不适主诉较轻且没有神经系统症状。如果出现严重的颈部肌肉痉挛、主动活动范围受限、严重疼痛或神经系统异常症状，应怀疑有更严重的损伤。评估内容包括颈部主动活动度（ROM）以及颈部和上肢的肌力检查。颈椎的手法压迫和轴向载荷（Spurling实验）不应该引起疼痛或根性症状，这对于除外更严重损伤也很有帮助（Magee，1997）。当运动员无痛性的颈椎的活动度和肌力完全恢复时就可以重返赛场了。

臂丛神经损伤

臂丛神经损伤以颈肩部受到打击而出现短暂的单侧上肢疼痛和感觉异常为特征性表现。其在美式橄榄球中很常见，据报道50%～65%的大学运动员有过此类症状（Clancy et al.，1977；Sallies et al.，1992）。臂丛神经损伤属于周围神经损伤并被认为是颈部神经根的短暂麻痹，臂丛的上主干常被累及（C5～C6）。其典型表现为从肩部开始沿手臂向下放射的感觉障碍（烧灼样疼痛），通常会伴随短暂的麻木和无力，并且所有症状一般在几分钟内缓解。

臂丛神经损伤可以由过度的牵拉或压迫引起（Watkins，1986）。在大部分的高中运动员中，损伤是由于患侧的手臂和颈部向相反位置伸展时牵拉造成的。这常在肩膀受压而颈部强行侧弯时发生。在更可能发生颈椎退行性变的大学和职业运动员中，受到压迫造成臂丛神经损伤的可能性更大，例如颈部强行向侧后方伸展时对神经孔中神经根的挤压（Levitz et al.，1997）。

臂丛神经损伤始终是单侧的，借此可以和脊髓损伤鉴别，因为脊髓损伤通常累及双侧肢体。当运动员的症状完全缓解并且其颈椎活动度和神经系统检查都正常时，他可以复查后安全地参赛。

反复的臂丛神经损伤应该考虑进行放射学和MRI检查来评估经颈椎退行性椎间盘疾病（Levitz et al.，1997）。涉及轴索中断（轴突断裂）的更严重的神经损伤会导致持续的无力，但很少发生。伤后24～48小时出现严重无力的运动员使用口服激素冲击治疗可能会有明显缓解。如果无力症状持续，损伤两周后的肌电图检查可以评估损伤的分布和严重程度。幸运的是，大部分轴索中断的患者都能在一年内恢复（Clancy et al.，1997）。

颈髓神经麻痹

颈髓神经麻痹以单一或多个肢体的急性、短暂性感觉和（或）运动改变为特征性表现。其症状包括烧灼样疼痛、麻木以及伴或不伴不完全麻痹或完全麻痹的刺痛感。四肢麻痹是神经麻痹的一种类型，以四肢暂时性的瘫痪和运动功能丧失为特征性表现（Torg et al.，1986）。烧灼手综合征以手部烧灼样感觉异常和相关上肢无力为特征性表现（Maroon，1977）。颈髓神经麻痹的一系列症状表现通常在 10～15 分钟内缓解，而逐步完全缓解可能需要 24～48 小时。

先天性或退行性颈椎管前后径（AP）狭窄是公认的颈髓神经麻痹的危险因素（Torg et al.，1997）。出现颈髓神经麻痹的运动员应禁止参加比赛，并接受放射影像学评估和 MRI 检查。关于颈髓神经麻痹发作恢复后返回比赛，在运动医学中是极具争议的话题。有病例报道颈髓神经麻痹后永久性神经损伤与颈椎管狭窄有关（Brigham and Adamson，2003；Cantu，1993，2000）。对于有颈椎神经麻痹病史的运动员，高级影像检查提示功能性椎管狭窄是再返回具有接触和冲撞比赛的绝对禁忌证（Cantu，2000）。

严重颈椎损伤

脊髓损伤导致短暂性或永久性的神经损伤在竞技体育中很少见，但却可能是灾难性的。颈椎创伤在美式橄榄球、英式橄榄球、冰球、体操、滑雪、摔跤、跳水等具有接触和冲撞的运动中最常见（Carvell et al.，1983；Cantu and Mueller，1999；Tator and Edmonds，1984；Wu and Lewis，1985）。颈髓损伤是美式橄榄球中最常见的严重损伤，也是美式橄榄球引起死亡的第二大原因。美国国家严重运动损伤研究中心报道称，1977～2001 年间颈髓损伤在高中、大学及职业橄榄球运动中的发生率分别为十万分之 0.52、1.55 和 14（Cantu and Mulleur，2003）。而 1989 年 9 月至 2002 年 6 月间颈髓损伤在高中和大学橄榄球运动中的发生率分别为十万分之 1.10 和 4.72（Boden et al.，2006）。

轴向载荷是竞技体育中严重颈椎损伤的最常见发病机制（Torg et al.，1979，1990）。当一个运动员以头顶部为第一接触点撞击另一个运动员时（"摔人拦截"），轴向载荷就会发生。对于存在颈椎管狭窄的运动员，轴向载荷后被迫的过伸或过屈会进一步加重椎管前后径的狭窄程度，导致脊髓受压造成短暂性或永久性的神经改变（Eismont et al.，1984；Penning，1962；Torg et al.，1993）。

在认识到轴向载荷机制是美式橄榄球中引起严重脊髓损伤的首要原因后，"摔人拦截"已经在比赛中被禁止。"摔人拦截"定义为故意使用头盔顶部撞击对手以及其他使用头盔作为第一接触点的拦截技术。1976 年，四肢麻痹在高中和大学运动员中的发生率分别为十万分之 2.24 和 10.66（Torg et al.，2002）。在规则禁止摔人拦截之后，最近，上述比率分别下降至十万分之 0.50 和 0.82（Boden et al.，2006）。

现场评估

体育赛事中的医疗工作者应事先做好准备，及时评估、稳定和转运可疑颈椎损伤的运动员。对所需人员和设备的充分预计和准备以及一份精心设计的应急预案会对严重颈部和颈髓损伤的处理至关重要。总而言之，任何运动员出现颈部或脊柱疼痛、意识状态改变或重要神经功能障碍都应该立即制动并准备转运。

脊柱损伤运动员合理治疗国际联合工作组（2001）制定了脊柱损伤患者的院前护理指南。对受伤运动员的初始评估应从气道、呼吸、循环和意识水平的基本评估开始。意识丧失的运动员，在证实有其他病因之前，都应被认为存在不稳定脊柱损伤。

无论呼吸系统状况如何，保护性头盔上的面罩都应尽快移除（Inter-association Task Force，2001）。对于橄榄球运动员，面罩可以使用螺丝刀移除，或用修枝剪等切割工具切开面罩（Knox and Kleiner，1997）。橄榄球头盔和下巴托应置于原位。对于身穿护肩倒下的运动员，如果摘除其橄榄球头盔会引起颈部过伸和脊柱的二次损伤。如果运动员没有呼吸，应使用仰头提颌法充分建立气道，这一手法不仅可以打开气道还能使颈椎保持在一个稳定位置。在少数情况下可能需要进行辅助通气。

如果有转运指征，运动员应在脊柱板上制动。仰卧位的运动员可以应用六人搬运法转移至脊柱板，其中一人负责头颈部的固定（Inter-association Task Force，2001）。对于面部朝下的运动员，推荐使用滚木法进行搬运。脊柱损伤的运动员应被运送到能进行脊柱损伤诊断和手术治疗的创伤中心或医疗机构。

治疗要点

- 轴向载荷是竞技体育中发生严重颈椎损伤的最常见机制（推荐等级：C）（Torg，1979，1990）。
- 任何运动员出现颈部或脊柱疼痛、意识状态降低或重要神经功能障碍都应该立即制动并准备转运（推荐等级：C）（Inter-Association Task Force，2001）。
- 意识丧失的运动员，在证实有其他病因之前，都应被认为存在不稳定脊柱损伤（推荐等级：C）（Inter-Association Task Force，2001）。
- 对于身穿护肩倒下的运动员，不应摘除其橄榄球头盔以免引起颈部过伸和脊柱的二次损伤（推荐等级：C）（Inter-Association Task Force，2001）。
- 脊髓神经麻痹的运动员如果单一或多个肢体出现感觉和（或）运动改变，应该被禁止参赛并接受放射影像学评估和

MRI 检查以除外功能性椎管狭窄（推荐等级：C）（Cantu，2000；Inter-Association Task Force，2001）。

- 对于有颈椎神经麻痹病史的运动员，高级影像检查提示功能性椎管狭窄是再返回具有接触和冲撞的比赛的绝对禁忌证（推荐等级：C）（Cantu，2000；Inter-Association Task Force，2001）。

环境影响

劳力性中暑

重 点

- 充足的水分补充以弥补出汗导致的体液丢失对于防止中暑必不可少。
- 在高温环境中锻炼的运动员如果出现精神状态改变，必须立即停止锻炼并进行降温。
- 冰水浸泡是降低核心体温的最快方法。

中暑是高中运动员的第三大死因（Lee-Chiong and Stitt，1995）。运动员高温中暑死亡的高危时间段在八月份。高中橄榄球联赛导致中暑的风险最高，是其他运动项目导致中暑风险的十倍（疾控中心，2010）。这是十分可悲的，因为这些死亡在很大程度上是可以避免的。

锻炼中的人体是一台工作效率为 25% 的引擎，每做一瓦特的功需要产生三瓦特的热量，因此需要一个生物散热器以避免人体出现过热。人体可以通过对流、传导、辐射和蒸发的形式散热，而汗液蒸发是其中最重要的途径。高温可以限制对流和传导散热，阳光明媚的天气通过热辐射升高体温，而较高的湿度减低了蒸发降温的作用。因此，环境高温、强太阳辐射、高湿度三者协同作用，营造出高危的运动环境从而促进中暑的发生。

湿球温度指数（WBGT）综合考虑了环境温度、相对湿度以及太阳辐射热，对过热的危险性进行评估。美国运动医学会国际联合特别工作组对劳力性中暑的共识声明指出 WBGT 数值在 18～23℃（64.4～73.4℉）之间为中危，在 23～28℃（73.4～82.4℉）之间为高危，而高于 28℃（82.4℉）是极高危。此外，连续几天在高温环境中进行锻炼的累积效应也必须考虑在内。研究者通过对美国海军陆战队的研究明确指出，综合考虑当前和既往几天的 WBGT 指数可以对劳力性中暑的风险作出最佳预测（Wallace et al.，2005）。

由于蒸发降温是人体散热的主要机制，充足的水分摄入对于维持生物散热器的运行是必不可少的。在高温环境中进行高强度锻炼，丢失占体重 2%～3% 的水分是十分常见的（Galloway，1999）。低于 5% 的体液丢失，人体的行为表现和体温控制就会受到损害。渴感是对人体补充水分的不连续刺激，因此有规律有计划的体液补充是必要的。有关液体补充的建议多种多样，但专家建议锻炼前 2 小时以内应补充 500ml 液体，而在锻炼期间每 20 分钟补充 250ml（Convertino et al.，1996）。因为出汗率、环境适应性、锻炼强度、穿着、护具以及环境因素方面的差异，个人的液体需求各不相同。因此，记录一个运动员早晨和晚上的净体重是判断其水分补充是否充分的有效方法。如果运动员训练中失水量达到体重的 2%～3% 以上，他们需要在训练时补充更多液体。如果他们不能在第二天早上训练前恢复原来的体重，那么必须在训练后和休息期间补充更多液体。每千克体重对应 1L 的液体补充量。为了增加口味和吸收度，推荐使用凉爽可口的液体。

中暑分为热水肿、热痉挛、热晕厥、热衰竭以及热射病（表 29-7）（Binkley et al.，2002；Eichner，1998）。热射病是最令人担忧的，其特征为核心体温高于 40.5℃（105℉）并伴有精神状态改变。任何在易中暑的环境中出现精神状态改变的运动员应立即停止比赛并进行积极降温。在高危事件中如果有必要进行快速降温，应提前准备冰水桶，且患病运动员应除外头部漏出水面以外被完全淹没（Smith，2005）。其他降温方法有在颈部、腋窝和腹股沟敷冰袋或者联合使用冰水喷雾和电扇，但这些方法对降低核心体温的速度都慢于冰水浸泡。

应该密切监测患者的精神状态和生命体征（例如核心体温），如果在生命体征恢复正常后患者精神状态仍没有改善，应将患者转运至医院。美国国家运动员训练协会对劳力性中暑的共识声明是应对中暑做准备工作的绝佳参考（Binkley et al.，2002）。

劳力性低钠血症

重 点

- 致命性的低钠血症在过度摄入低渗液体同时伴随汗液中钠丢失的情况下发生。
- 劳力性低钠血症最常发生于进行 4 小时以上的耐力跑并在此过程中大量喝水的女性。
- 劳力性低钠血症的症状包括精神状态改变以及外周性水肿，但核心体温无显著升高。

表 29-7 劳力性中暑

	定义	处理	预防
热水肿	体位性水肿,常发生于适应环境前	抬高水肿肢体、休息、降温,禁用利尿剂	逐步高温适应
热痉挛(锻炼相关)	单一或多个肌肉的痛性痉挛,低血钠以及大量出汗的人容易出现	休息、伸展、口服高钠液体,口服疗法受限或想促进恢复可以静脉输液(生理盐水)	保持水分补充和盐的摄入,在液体中加盐,尤其是对于那些有易患体质者
热晕厥	运动停止时的直立性眩晕,常发生于长时间站立或类似的直立状态	休息、降温、仰卧并抬高双腿、监测生命体征和精神状态,口服补液	充分补充水分和适应环境;若锻炼期间发生,需要进行心血管评估
热衰竭	无法在高热环境下继续锻炼,症状表现有无力、昏厥、眩晕、头痛、恶心、呕吐、痉挛、脱水伴少尿,精神状态改变轻微,核心体温 <40℃	立即休息、快速降温(冰浴)、密切监测精神状态、生命体征(例如核心体温);若有低钠血症补充血清钠;若有低血压则口服或静脉补液(生理盐水)	充分适应环境、监测体液及补液量、根据天气和运动员体重调整训练,并密切监测中暑相关症状
热射病	热衰竭伴有核心体温 >40℃并有精神状态改变或中枢神经系统崩溃	同热衰竭,需尽快住院治疗	同热衰竭,准备冰浴、监测仪器,并联系急救医疗服务

劳力性低钠血症(血清钠 <130mmol/L)曾被认为是在高温环境中锻炼的罕见并发症,而现在认识到其实它并不罕见,并且与相当数量的锻炼相关的死亡有关(Almond et al., 2005)。其确切的病理生理学仍有争议,但常发生在低渗液体补充过度而体内钠离子经汗液渐进性丢失的情况下(Levine and Thompson, 2005; Noakes, 2002)。典型的患者是经验相对欠缺的女性马拉松爱好者,她们常常出汗较少并在完成比赛的 4 个多小时的时间内补充了大量水分。赛前使用非甾体抗炎药(NSAIDs)可能是一个影响因素(Hsieh, 2004)。尽管在纯水负荷过量的背后可能存在一些生理机制可以解释部分易受影响个体的情况,但有运动引发低钠血症病史的运动员在休息时并没有喝水过量的倾向(Speedy et al., 2001)。劳力性低钠血症的症状与热衰竭相似,包括无力、眩晕、头痛、恶心、呕吐和痉挛,但其头痛的表现更突出并渐进性加重。此外还可能观察到肢端水肿,并且尽管核心体温低于 40℃(104℉),仍会出现渐进性精神状态改变。脑水肿是精神状态改变的基础,并且还可能发生肺水肿。

对于怀疑有劳力性低钠血症的运动员应测量其血钠水平,从而与中暑相鉴别。如果低钠血症与过量低渗液体的摄入有关,那么治疗中暑患者时经常使用的静脉补液可能会加重低钠血症。一旦确诊低钠血症,对于出现精神状态改变或者持续性生命体征改变的运动员应立即住院治疗。治疗劳力性低钠血症性脑病应输注 3% 高渗盐水(100ml)(Hew-Butler et al., 2008)。预防措施包括密切注意运动员锻炼时的体重变化从而更精确了解其液体需要量、比赛当天不要偏离制定好的液体摄入量以避免水中毒、摄入含有钠和电解质的液体以及限制补液速度为 1L/h,除非已经明确需要补充更多的液体(Gardner, 2002)。

治疗要点

- 任何在易中暑的环境中出现精神状态改变的运动员应立即停止比赛并积极极降温(American College of Sports Medice, 2006)(推荐等级:B)。
- 治疗劳力性低钠血症性脑病应输注 3% 高渗盐水(100ml)(Hew-Butler et al., 2008)(推荐等级:B)。

寒冷损伤

重 点

- 低温天气下的锻炼需要层次适当的衣着,其中外层应该防水、透气以维持体温。此外,应该避免过度出汗和潮湿的环境。
- 低体温的受害者应被送至庇护所,并保持温暖、干燥,应持续复苏直至体温升至 32℃以上。

参加室外体育运动尤其是冬季运动,使运动员面临寒冷损伤的危险。最常遇见的两个问题是冻伤和低体温。

冻伤最常累及脚趾、手指和面部暴露的皮肤。随着组织的冷却,细胞膜的渗漏逐渐加重,最初导致细胞外液增多,之后进展为细胞外冰晶形成,最终引起缺血性坏死。预防措施包括保持衣服的宽松干燥、避免在大风低温的环境下暴露皮肤以及保持核心体温,因为体温过低时血液运输集中,并促使远端肢体冰冷。治疗措施包括加温,但是在患者安全撤离前不推荐这么做,因为加温后的再次冷冻更具破坏性。根据损伤的程度,可能需要抗生素、组织清创术甚至截肢。Sallis

和 Chassay(1999)对冻伤及其他寒冷引起的损伤进行了更深入的探讨。

低体温的定义是核心体温等于或低于32℃(90℉)。环境温度越低、暴露时间越长,发生低体温的风险越高,但湿度是最危险的可变因素并且必须受到控制。潮湿的衣服致使传导散热量剧增,而有风时情况将更糟。预防低体温需要在低温中锻炼时穿着合适的衣服。着装应该是多层次的,这样随着运动量的增加和内源性热量的产生,可以逐层脱去衣服以避免过度出汗。内层衣物应该由透气性好的吸湿排汗面料组成,可以使汗液湿气离开皮肤。外层衣物应该防风、防水并且透气。可以根据温度和活动强度增减的中层衣物,应该提供足够的空间(人造绒毛或羽绒)来隔离空气,这能像海洋哺乳动物的脂肪一样在温暖的内层和寒冷的外层之间建立温度梯度。头部的热量损失是巨大的,因此有必要准备一个吸湿的帽子。另外,在寒冷天气中,连指手套比分指手套更保暖。脱水是必须避免的,因为低血容量会导致外周血管收缩从而增加冻伤风险。

轻度低体温的治疗包括寻找温暖避风的庇护所、脱去潮湿的外套并用干燥的毛毯覆盖。和一个暖和的登山同伴共享一个睡袋在极端环境下可能是救命性的。在体温极低的情况下,如果条件允许,应静脉补液(40℃)、使用温暖湿化氧和取暖灯。俗话说"直到冻伤患者接受复温处理后才能判断其是否死亡"。室颤和心脏停搏在低体温的情况下应按照高级心脏生命支持程序治疗,直至患者的核心体温升至32℃以上(Sallis and Chassay, 1999; Tom et al., 1994)。

高原病

高原医学,曾经是从事研究的肺病专家和在高海拔行医或护理登山队员的医师所关注的领域。如今,由于越来越多的业余爱好者参与滑雪、登山、徒步等高海拔活动,高原医学已经成为许多初级保健医疗工作者所必备的知识。

急性高原病(AMS)有两大最严重的临床表现——高原性肺水肿和高原性脑水肿,是在没有充分适应的情况下前往高海拔地区而出现的并发症。AMS的症状包括头痛、睡眠困难以及食欲低下、恶心、呕吐等消化道不适。25%的人会在海拔迅速上升至2591m(8500英尺)后出现症状(Harris et al., 1998),并且随着海拔上升将有更多的人受影响。个体对AMS的易感性各不相同,健壮的体格并不具有保护性。逐步登高并给予充分适应,可以防止上述症状的发生。如果症状出现,应推迟继续登高并休息1~3天,症状通常会有改善。此时,降低海拔会出现更严重的症状。有AMS史的人返回更高海拔时很可能会复发。在到达更高海拔时保证足够时间适应环境并避免过度运动可以有效预防AMS。夜间周期性呼吸可能会加重缺氧以及随之而来的AMS症状,因此避免使用酒精和其他镇静药物也会对预防AMS有所帮助。从开始登高的当天起服用乙酰唑胺,每次125~250mg,每天2次,持续48小时,可以减轻AMS症状并加速适应环境,这些作用可能与夜间周期性呼吸的减少有关(Bartsch et al., 2004)。

高原性脑水肿(HACE)是AMS症状进展的表现,包括共济失调、精神状态改变、疲乏以及最终的昏迷。高原性脑水肿若不治疗将是致命性的。治疗需要立即下降海拔高度至少610m(2000英尺)。如果无法立即下降,高压氧气治疗可以挽救生命,登山探险队应该配备有便携式高压氧舱。除了立即下降外,治疗还包括吸氧2~4L/min保持氧饱和度在90%以上,以及口服地塞米松4~8mg,之后每6小时口服4mg(Rodway et al., 2003)。

高原性肺水肿(HAPE)是在AMS的基础上出现肺水肿、呼吸困难以及低氧血症。其首要治疗也是快速下降至少1000米的海拔高度。如果不能立即下降,采用辅助吸氧4~6L/min来维持氧饱和度在90%以上,每12~24小时服用30mg硝苯地平缓释片也有助于治疗(Hackett, 2013; Pennardt, 2013)。

治疗要点

- 低体温的受害者应被送至庇护所,并进行保暖、干燥,应持续复苏至体温升至32℃(90℉)以上(Sallis and Chassay, 1999; Tom et al., 1994)(推荐等级:B)。
- 药物预防可能有所帮助,但高原性肺水肿或高原性脑水肿(HAPE, HACE)的决定性治疗在于尽快降低海拔高度(Rod-way et al., 2003)(推荐等级:B)。

牙齿、面部、眼睛的运动创伤

重 点

- 牙齿创伤在体育运动中很常见,且很大程度上可以通过佩戴定制的牙套避免。
- 脱落的牙齿或牙齿碎片应使用生理盐水浸泡过的纱布包裹,并迅速转交牙科医师处理;脱位的牙齿应尽可能进行复位。

- 面部和鼻部损伤出现以下情况的需要立即转诊：长时间的意识丧失、提示眶部骨折的视觉异常、提示上下颌骨骨折的咬合错位、提示眶下神经损伤的面部感觉异常、开放性或严重移位的鼻部骨折以及无法控制的鼻出血。
- 急性耳廓血肿应充分排空积血以避免出现慢性纤维化和畸形（菜花耳）。
- 眼睛损伤常常可以通过适当的眼部防护避免。
- 下列情况都需要紧急眼科会诊：视觉灵敏度丧失、出现眼球破裂或房水流出的迹象、眼球运动受限或不对称、持续瞳孔异常，眼前房出血的迹象。

牙齿创伤

牙齿创伤较常见，其在美国占所有发生在体育运动中的牙科损伤事件的 1/3（Honsilk，2004）。美国牙科协会推荐，在参加所有具有冲撞和接触的比赛以及举重、跳伞、滑板、体操、壁球和滑雪等运动时，应佩戴牙套。牙齿损伤在既有冲撞又有硬物的体育运动中尤为常见，例如冰球和曲棍球运动。一项关于大学篮球运动的研究显示，参赛运动员在使用了定制的牙套后，牙齿损伤的发生率有了显著下降。然而，口腔软组织损伤和脑震荡的发生率并没有下降（Labella et al.，2002）。运动医学医师以及口腔专科医师认为尽管现成的牙套更便宜并且随需可取，但在保护牙齿的作用方面还是不如定制的牙套（Honsik，2004）。

牙齿分布在牙槽骨中，每一颗牙齿都有一个神经血管根通过牙周韧带与牙槽骨相连。牙龈以上的牙齿可分为三层：牙本质、牙髓腔和表面的牙釉质。牙齿损伤包括牙齿的断裂和不同程度的脱位。断裂可以仅表现为牙釉质碎片，也可以包含更多的深部成分。脱位可以导致牙齿位置正常但发生松动，或是牙齿位置改变但仍在牙槽中。损伤也可能导致牙齿完全脱位。

损伤后应尽可能找回牙齿碎片或脱落的牙齿，用生理盐水浸泡过的纱布包裹后移交给牙科医生处理。断裂仅累及牙釉质和牙本质的，可以由牙科评估在48小时内处理。如果累及牙髓腔（牙齿中央可见粉红色或血液），则需要紧急牙科转诊，并在疼痛剧烈的牙齿上涂抹医用氰基丙烯酸酯（超级胶水）以防止感染。对于无嵌顿的脱位，在除外下颌骨折后，可以进行复位。之后根据复位效果、疼痛程度和比赛激烈程度决定回到比赛时是否需要佩戴定制的牙套。如果牙齿可以轻易复位，那么牙科会诊可以延后24小时。对于发生嵌顿性脱位或者脱位牙齿无法复位的运动员，应该立即寻求牙科会诊。脱落的牙齿应尽可能使用无菌盐水冲洗后并进行替换，注意不要触碰或损伤牙根，之后立即请求牙科会诊（Honsik，2004）。

面部创伤

鼻部损伤在体育运动中很常见。发生冲撞的速度越大，其伴随的损伤需要紧急转诊的可能性就越大。以下情况需要急诊科进行评估：长时间的意识丧失、提示眶部骨折的视觉异常、提示上下颌骨骨折的咬合错位、提示眶下神经损伤的面部感觉异常、开放性或严重移位的鼻部骨折以及无法控制的鼻出血。经检查发现需要早期转诊的情况包括提示筛板损伤的脑脊液鼻漏以及眼球运动受损，尤其是单侧向上凝视受限，往往提示累及下斜肌和（或）下直肌的眶部骨折。出现鼻中隔血肿的，应立即转诊给耳鼻喉科医师进行切开引流。如果不予治疗，随之而来的软骨变性将导致鼻鞍畸形（Stackhouse，1998）。

如果初步评估不需要立即转诊，后续的处理包括评估畸形的严重程度以及控制鼻出血。在最初的几天，水肿会对骨性畸形的评估造成一定的困难，但进行密切的随访会有所帮助。任何出现持续鼻塞或有自己无法接受的容貌异常的患者，应在5天内转诊给耳鼻喉科医师，因为复位的最佳时机是损伤后的10天以内。鼻出血的最佳处理是局部应用0.05%盐酸羟甲唑啉滴鼻液等去充血剂以及捏鼻15分钟以压迫鼻腔前部血管丛。将棉条用羟甲唑啉溶液浸润后，塞入出血的鼻孔，可以帮助止血并返回比赛。但鼻前部的包扎只能在解剖结构清晰的情况下进行，以免造成进一步的损伤。

耳部创伤会导致耳廓血肿或鼓膜损伤。耳廓血肿主要发生于摔跤、英式橄榄球以及拳击，并导致软骨膜与其下软骨之间的出血。如果血肿没有消散，会导致纤维化、坏死以及被称为菜花耳的慢性畸形。耳廓血肿应在无菌条件下进行穿刺抽取，并仔细地对外耳廓进行加压包扎（使用火胶棉浸泡过的棉花或硅胶夹板），并且每天复查。在某些情况下，需要对血肿进行切开引流。

正对侧脸的击打也可能导致鼓膜破裂，表现为疼痛、流血、流液以及听力受损。鼓膜破裂通常在4～6周之后自行愈合。第一周应预防性使用抗生素，尤其当破裂发生在有污染的环境中时。耳道应该保持清洁干燥，在洗澡时可以用包裹有凡士林油的棉球塞住耳道以保持干燥。

眼睛创伤

眼球损伤在体育运动中很常见，并且其中很大一部分可以通过佩戴合适的眼部保护设备预防。可能出现故意伤害的运动（例如拳击和格斗武术）以及那些坚硬抛射物、木棍或手指可能会触及眼睛的运动发生眼球创伤的风险最高。高风险运动包括篮球、棒球、垒球、板球、壁球、短柄墙球、击剑以及各式曲棍球。壁球和短柄墙球尤其需要注意，因为在进行这两个运动时出现严重损伤的可能性很高。已有单眼视力损伤的运动员必须了解保护健侧眼睛的重要性，并且应该在参赛前评估单眼视野和双眼视野的视觉灵敏度。美国试验与材料协会（ASTM）是美国颁发运动护目镜合格证的主要组织，并且该组织的专家已经对不同运动项目的眼睛防护进行了推荐（Vinger，2000）。

常见的体育运动相关眼睛损伤包括异物存留和角膜擦伤。更严重的冲撞可能导致虹膜损伤、创伤后虹膜炎、眼前房出血或眼球穿孔破裂。出现眼球疼痛的运动员应离开比赛场地并按照下列内容进行全面眼科检查：

1. 评估并记录视觉灵敏度。
2. 仔细检查有无眼球破裂或房水流出。
3. 评估眼外肌运动，出现限制或不对称提示眶部骨折。
4. 评估瞳孔反射（瞳孔扩大、缩小或反应迟钝可以立即继发于虹膜创伤，也可能提示眼前房出血或眼球损伤）。
5. 仔细检查眼前房有无积血，若有则提示眼前房出血。

如果上述初步检查发现异常，需要请眼科医师会诊。如果检查结果正常，应翻转眼睑检查有无异物并进行角膜荧光染色，用裂隙灯观察有无角膜擦伤。有时需要使用麻醉滴眼液以帮助检查和进行初步疼痛处理，但不能为了返回比赛或是控制持续疼痛而使用（Moeller and Rifat，2003）。

角膜擦伤的治疗应使用抗生素滴眼液防止感染，并按需局部使用 NSAIDs 缓解疼痛（Weaver and Terrell，2003）。一旦疼痛消失，并且后续检查正常，运动员可以返回比赛。发生眼睛损伤后，运动员常常更易于接受佩戴护目镜的建议。

感染性疾病

重点

- 上呼吸道感染在大量训练的运动员中更常见，而随队医师必须同时考虑控制感染的方法以及避免在治疗高水平运动员时使用违禁药物。

- 传染性单核细胞增多症常有脾大以及脾破裂风险。运动员应避免过度劳累以及具有身体接触的体育运动，直至脾脏恢复正常大小（一般在4周以内）。

上呼吸道感染（URI）是初级保健运动医学的常见疾病。规律而适度的锻炼可以降低发生上呼吸道感染的风险，但短时间内大运动量的锻炼，比如马拉松或长时间的过度训练会增加上呼吸道感染的风险（Nieman，2003）。URI 的治疗是依症状而定的，但参赛运动员的保健医师必须考虑哪些药物成分是被该项目的监管部门明令禁止的。被禁止的成分必须进行更换，因此医师必须了解现行的规定。比如国际反兴奋剂机构（WADA），负责许多国际体育组织的药物管理，它禁止使用兴奋剂以及很多拟交感药物。麻黄碱和伪麻黄碱在尿液中的浓度被限制在一定界限以下，但咖啡因目前就没有限制界定。美国大学体育总会（NCAA）不限定尿液中伪麻黄碱的浓度，却限制尿液中咖啡因的浓度。大部分的监管部门，比如 WADA 和 NCAA，都在自己的官方网站公布了目前所禁止的成分（查阅网络资源）。WADA 同时又一款智能手机 app 软件便于运动员和医师查阅使用。医师在对需要进行药物检测的运动员开具或推荐处方药物前，应查阅这些网站。

随队医师还必须考虑如何控制感染传播，上呼吸道感染、病毒性胃肠炎、皮肤感染以及单核细胞增多症尤其需要注意。必须注意的传播媒介有：日常用品传播（肠道病毒）、人与人之间通过分泌物传播（病毒、真菌、细菌性皮肤感染）以及气溶胶传播（微小病毒）。应该摒弃共用饮水机、水瓶和毛巾的不良习惯。应该鼓励勤洗手，并提供杀菌肥皂或者酒精消毒剂。共用的器材必须进行消毒。在体育团队中，简单的控制感染的方法往往并不为人所熟知，因此随队医师应承担起教导运动员、教练员以及相关工作人员的责任。

单核细胞增多症

传染性单核细胞增多症（mono）应受到特别关注，它由 EB 病毒引起，有时也可由巨细胞病毒（CMV）引起。脾大和脆脾常伴随传染性单核细胞增多症出现，并存在脾破裂的风险，因此随队医师应该予以关注。此外，本病导致的长期疲乏也对运动员尽快恢复训练造成了极大困难。

EB 病毒普遍存在于唾液中，仅仅空气飞沫并不能造成它的传播，需要唾液的亲密接触，因此，传染性单核细胞增多症也被称为"接吻病"。50%的美国人5岁时血清抗体就已转为阳性，但他们往往症状轻微甚至没有症状。如果一个人在上大学时（18～22 岁）仍然没有被感染，那么血清转化试验将导致其中 35%～50% 的人患病。传染性单核细胞增多症的症状包括持续一周的严重流感症状、颈前和颈后的淋巴结肿大（颈后较为显著）以及渗出性咽炎。起病后 2～3 周内 50% 的病例可以出现脾大，并且通常在 4～6 周时缓解。脾大通过单纯的体格检查很难确认，因此所有患传染性单核细胞增多症的运动员都应怀疑脾大可能。严重的乏力在本病中很常见，并且尽管本病大部分症状会在 4 周左右缓解，乏力可能会持续 12 周甚至更久（Rea et al., 2001）。

一旦怀疑传染性单核细胞增多症首先应禁止参加体育运动，并进一步明确诊断，因为本病有脾破裂风险。EBV 异嗜性抗体凝集试验（Monospot）阳性可以确诊本病，其在起病后第 3 周时敏感度达 90%。假阴性的结果在前 2 周很常见，感染人群起病后第 1 周的试验阳性率仅 40%。因此，疑诊病例初次异嗜性抗体凝集试验阴性的，应该在一周后复查。EBV 或 CMV 病毒衣壳抗原（VCA）IgM 抗体试验也能提供急性感染的证据，在出现症状时其敏感度达 90%（Cohen, 1998）。VCA 的 IgM 抗体是急性感染的监测指标，通常在第 6 周时消失，而 EBV 病毒核心抗原（EBNA）抗体通常在感染后 2～4 月出现且终生存在体内。以上两种抗体同时存在提示急性感染起病，而 EBNA 的 IgM 抗体缺失常与既往感染一致（http://www.Cdc.Gov/epstein-barr/laboratory-testing.html）。

治疗主要为支持性疗法。显著的扁桃体肥大可通过短时间口服泼尼松得到改善。对于患有传染性单核细胞增多症的运动员何时能安全复出参赛，还没有一个明确的循证医学答案。体育活动相关的脾破裂几乎只在起病后的 3 周内发生（Kindernechct, 2002）。许多专家建议至少 3 周禁止运动员参加有接触和对抗的体育运动，直至症状已经很大程度上缓解并且脾脏已不能被触及。起病 4 周后，当所有症状都已缓解并且没有脾大时，可以考虑让运动员返回具有身体接触和对抗的体育运动（Auwaeter, 2004）。正常脾脏大小的变化范围很大，对于大多数的病例没有必要进行脾脏超声检查，但在运动员返回参加具有身体接触和对抗的体育运动时可考虑使用。对于高个运动员，大于常人大小的脾脏尺寸已经有所描述（Spielmann et al., 2005）。

治疗要点

- 对于确诊传染性单核细胞增多症的运动员，可以考虑在 3 周后返回参加没有身体接触和对抗的比赛，而 4 周后在症

状已经很大程度上缓解并且脾脏已不能被触及时，可以返回参加具有身体接触和对抗的比赛（Auwaeter, 2004）（推荐等级：C）。

运动性皮肤病

重点

- 真菌、病毒以及细菌性皮肤感染常通过体育运动时人与人之间的接触传播。
- 处理措施包括：高度的警觉及时治疗、禁止患有传染性皮肤病的运动员参赛、在允许参赛的情况下遮盖皮损、适当的预防和治疗。
- 皮肤问题的常见原因有：撕裂或擦伤、环境暴露、炎症以及感染。

真菌感染

癣（癣菌病）是最常见的真菌感染之一。足癣在集体洗澡的运动员中很常见，并且可以通过要求运动员规律更换袜子、穿吸汗材料的袜子以保持脚部干燥、使用干粉（大多含有预防性局部抗真菌药物）以及穿淋浴拖鞋等方法在一定程度上预防。局部使用抗真菌药以及口服疗法可以有效治疗较严重的病例。

真菌感染通过有身体接触的体育运动直接传播，其中最麻烦的是摔跤运动员中常见的类型（角斗士体癣）。头癣最常发生，其在高中摔跤运动员中的感染率为 24%～75%（Adams, 2000；Beller and Gessner, 1994）。感染通过与已被感染的对手接触而导致，通常发生在手臂、颈部或头部。皮损通常最初表现为环形斑块，有高出皮面的红斑边界，但进展过程中可能并不出现癣类常见的中央空白区（Adams, 2002）。对浸在氢氧化钾（KOH）溶液中的皮肤刮片进行显微镜检，可以看到真菌成分。目前已有唑类药物局部治疗与口服治疗效果的对比研究。一份前瞻性的随机研究显示，每天局部涂抹 1% 克霉唑 2 次与每周口服氟康唑 200mg，10 天后两者对症状的缓解程度相同，并且在 17 天时两者有着相似的 50% 的皮损消退率。然而，口服治疗需要 11 天达到 50% 的感染根除率，而局部治疗则需要 22 天，这也引出了将口服氟康唑 1 周作为一线治疗的结论（Kohl et al., 1999）。对于多发皮损，推荐进行 3 周口服抗真菌药物治疗。

对于感染角斗士体癣后复出参赛的时间，各方的建议有所不同。NCAA 要求皮肤损伤应局部治疗 72 小时，头皮损伤应口服治疗 2 周。此外，NCAA 还规定当运动员有活动性皮损时，只要确保皮损被不透水的可粘贴敷料完全遮盖，运动员就可以参赛（NCAA，2013）。而美国高中运动联盟则不允许带有传染性皮损的运动员参赛，即使皮损已经被遮盖（Landry and Chang，2004）。预防性隔周口服伊曲康唑或每周口服氟康唑已被证明有肯定疗效（Hazen and Weil，1997；Kohl et al.，2000）。但预防性用药前，应权衡活动性感染暴露的可能性和时间损失与用药成本及潜在副作用之间的利弊。

病毒感染

角斗士疱疹由单纯疱疹病毒（HSV）引起，传染性极强，通过人与人的接触传播，其好发部位为面部、手臂以及上肢。病如其名，尽管在例如橄榄球等其他运动中也有过流行病学报道，但角斗士疱疹在摔跤运动中最常见（Adams，2002）（图 29-4）。因为疱疹缺乏确切的治疗方法，所以认为它比癣更严重。角斗士疱疹在大学生摔跤手中的患病率高达 40%（Anderson，1999）。起病通常在接触暴露后的 2～5 天内。皮损的典型表现为前驱性的疼痛或瘙痒，之后在红斑基底上出现清亮的水疱。原发感染可能引起全身流感样症状，而复发的感染常出现在相同的皮肤区域。由于水疱常常在诊断前就已经受损破裂，这使皮疹的表现没有特异性。不过前驱的症状以及既往相同位置的发病史仍然提示疱疹。传统上，通过 Tzanck 试验或培养来确诊，但直接荧光抗体试验以及多聚酶链式反应可快速探测到样品中的单纯疱疹病毒，并且比传统方法有更高的灵敏度。

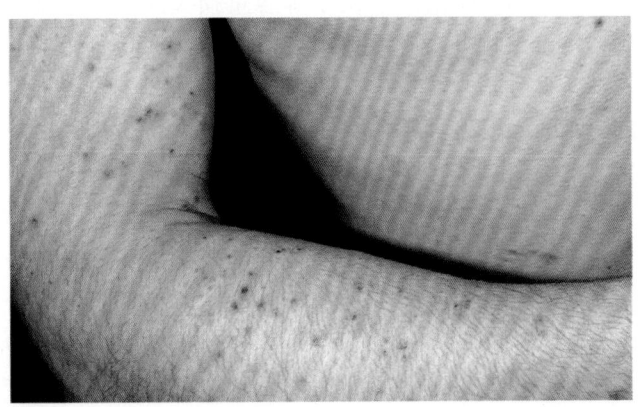

图 29-4 角斗士疱疹。皮损可以大量出现在摔跤手身上，并累及大面积的皮肤（From Habif T. Clinical dermatology. 5th ed. Philadelphia：Elsevier；2009.）

疱疹发作的自然病程是皮疹消退，有复发可能，复发的频率和严重程度由宿主和环境因素共同决定。使用口服抗病毒药治疗可以缩短发作的持续时间、减低传染性以及防止感染复发。没有一种药物被证明有更好的疗效。成本效益最高的是阿昔洛韦，对于原发感染口服 400mg，每天 3 次，持续 10 天；对于复发感染持续服用 5 天。在刚出现感染迹象时就进行治疗，可以获得最佳疗效。预防性使用伐昔洛韦（500～1000mg/d），可以减少角斗士疱疹复发（Anderson，1999）。而阿昔洛韦（400mg 每天两次）已被证明在防止生殖器疱疹复发及肿瘤放化疗后疱疹发作方面比伐昔洛韦更有效（Reitano et al.，1998）。使用抗病毒药物预防原发感染方面的研究仍然欠缺，但如果有队员或者对方队员出现急性发作，全队可以使用预防性剂量的抗病毒药物。一些随队医师会在大型锦标赛前或整个赛季全程对全队使用预防性治疗。

疱疹感染后复出参赛比真菌感染的情况更保守。NCAA 要求摔跤手没有任何全身症状、过去 72 小时内没有出现新发水疱、所有皮疹都已结痂并且在参赛前已服用了 120 小时治疗量的抗病毒药物（NCAA，2013）。

细菌感染

细菌感染在体育运动中很常见，治疗方案对于运动员或是非运动员都是相似的。皮肤的细菌感染通常表现为疖、痈、脓疱、蜂窝织炎或丹毒。葡萄球菌和链球菌感染最常见，但在 20 世纪 90 年代末期首次报道的社区获得性甲氧西林耐药金黄色葡萄球菌（CA-MRSA），已经成为运动员训练设施消毒的一大难题（Lindenmighter et al.，1998；Nguyen et al.，2005），而且据 2005～2010 年间发表的文献综述报道 CA-MASA 是训练室内皮肤感染的首要病因（Collins and O'Connell，2012）。

体育活动为细菌性皮肤感染的获得和传播提供了有利的环境。人造草皮等磨损面可以贮藏细菌并成为感染源。共用的运动器材、没有正确清洗的运动服、人与人之间的接触以及缺少抗菌肥皂的洗浴设施，这些都是运动员间细菌性皮肤感染传播的原因。

控制运动员感染的措施包括：预防、良好的监督以及迅速且恰当的治疗。共用的运动器材应该用抗菌消毒剂定期清洁。运动员在比赛或训练结束后应使用抗菌肥皂洗澡。发生皮肤擦伤后应立即处理，用抗菌液刷洗，贴上无菌敷料并定期更换。运动员必须被告知，一旦发现可疑感染应立即上报。轻微感染可以局部使用抗生素治疗，而更严重的感染需要口服或静脉输注抗生素治疗。任何严重的脓肿都应切开引流，并进行细菌培养，包括 MRSA。到目前为止，运动员中大部分的 CA-MRSA 感染都对复方磺胺甲噁唑敏感，部分对大环内酯类和喹诺酮类敏感（Arnold and Wojda，2005）。然而，耐药谱也在不断变化，因此有必要进行常规的伤口组织的细菌培养。反复 MRSA 感染的运动员应进行鼻拭子培养，评估有无 MRSA 定植，若培养结果为阳性，应局部使用莫匹罗星乳膏治疗。感染定植检查的左右近期也被质疑，在一项最近的关于大学生运动员的研究中发现鼻腔病原体携带随时间而改变且不一定与感染相关（Creech et al.，2010）。

呼吸系统问题

重 点

■ 运动诱发的支气管痉挛（EIB）是气道对运动作出的暂时性狭窄的反应。

■ EIB 的症状包括喘鸣、咳嗽、呼吸困难以及胸部紧迫感。

■ 运动前后分别测肺功能，FEV_1 出现 10%～15% 的下降可以确诊。

运动诱发的支气管痉挛

运动诱发的哮喘，或者更准确地说是运动诱发的支气管痉挛（EIB），是一种剧烈运动后出现的短暂性的气道狭窄。90% 的哮喘患者以及 40% 患有过敏性鼻炎的患者存在运动诱发或加重的支气管收缩（Feinstein et al.，1996）。在一些患者中，气道高反应性的唯一表现就是运动诱发的支气管痉挛。在一些高风险的体育运动中，高达 50% 的运动员患有运动诱发的支气管痉挛（Langdeau and Boulet，2001）。

运动诱发的支气管痉挛的病理生理过程为：大量干（冷）空气造成黏膜干燥，引起黏膜 pH 值、渗透性以及温度的改变，从而触发炎症介质的释放，最终导致支气管收缩（Hallstrand et al.，2005）。这一渗透假说解释了运动强度和持续时间与 EIB 之间的关系、炎症和支气管收缩在 EIB 中的作用及 EIB 在越野滑雪等室外冬季运动中发病率的上升。EIB 发作后通常有一段时间的不应期，在这段时间内患者重新锻炼几乎不会有任何症状。这可能是因为运动后支气管血流增加，提高了对气道黏膜的水分运送并使其更能耐受渗透性的变化。游泳者发生 EIB 的机制有所不同，其发生可能与暴露于氯气等直接支气管刺激物有关。

EIB 的症状包括运动相关的喘鸣、咳嗽、呼吸困难和胸部紧迫感。然而，EIB 的诊断并不容易，仅仅通过病史和体格检查并不能确诊。在一份对于参加体育比赛的 256 名青少年运动员的研究中，39.5% 的运动员报告中提示 EIB 的症状或既往 EIB 的诊断，但通过运动激发试验以及连续肺功能测定只发现 9.4% 的运动员患有 EIB（Hallstrand et al.，2002）。因此，任何疑诊 EIB 的运动员应在运动前和运动后的肺功能测定中进行运动激发试验，一秒用力呼气量（FEV_1）减少超过 10%～15% 的提示患有 EIB。

EIB 的处理包括药物非药物疗法。非药物疗法包括：加强热身运动来加速不应期的出现、在温暖潮湿的环境下锻炼以及在天气寒冷时遮盖口鼻。药物治疗的目标是让运动员在锻炼时不出现症状。一线的药物治疗是，在运动前 15～30 分钟使用吸入性 β_2 受体激动剂（例如沙丁胺醇定量吸入器，每次 2 吸）。如果运动员仍有症状，可在运动 1 小时前加用白三烯调节剂（例如孟鲁司特，10mg），以获得额外的缓解（Coreno et al.，2000）。另一种治疗选择是在运动前使用吸入性肥大细胞稳定剂（例如色甘酸）。吸入性糖皮质激素对于急性预防的作用不大，因为它的疗效有延迟性。但吸入性糖皮质激素对慢性持续性哮喘和 EIB 的患者很有帮助。任何潜在的慢性哮喘或过敏性鼻炎的患者也都应得到最佳控制。

气胸

体育运动中可能发生自发性气胸和创伤性气胸。瘦高的男性运动员出现急性呼吸困难、胸膜炎性胸痛以及气短等症状应怀疑有自发性气胸。当运动员胸部遭受撞击后出现气短，尤其是怀疑有肋骨骨折时，应考虑创伤性气胸（Partridge et al.，1997）。胸部 X 线片可以确认诊断，而治疗取决于肺容量损失的多少。如果患者情况稳定并且肺容量损失小于 15%～20%，通常可以观察保守治疗。发生气胸 3～4 周后复出参赛是安全的（Putukian，2004）。

治疗要点

● 运动诱发的支气管痉挛的治疗包括：充分的热身运动，以及在运动前 15～30 分钟使用吸入性 β_2 受体激动剂，并在必要时加用孟鲁司特或色甘酸（Coreno et al.，2000；Hallstrand et al.，2005）（推荐等级：B）。

血液系统问题

重 点

- 运动性贫血是受训运动员血浆容量扩张所引起的稀释性贫血。
- 劳力性贫血由红细胞(RBCs)破坏增多导致,其确诊需依靠血红蛋白或血细胞比容减少以及结合珠蛋白水平下降。
- 即使在没有贫血的情况下,铁储备不足也会对耐力运动员的比赛表现产生不利影响。
- 具有镰状细胞性状的运动员,尤其是在严重脱水时,在高温环境下、在高海拔下锻炼或是没有经过专业训练的情况下锻炼,劳力性横纹肌溶解和猝死的风险增高;应考虑对高危人群进行筛查。

一些血液系统的问题是运动员所特有的。在这一章节中,我们将对以下内容进行回顾:稀释性贫血或运动性贫血、劳力性溶血、缺铁性贫血以及铁储备不足,还有对于镰状细胞性状阳性运动员的特殊考虑。

运动性贫血

运动性贫血并不是真正意义上的病理改变,而是代表机体对于在剧烈运动中的适应性反应,是由血浆容量的扩张所引起的。贫血的程度通常与锻炼的强度相一致。血浆容量可以扩张5%～20%。这一适应性反应从训练起始或强度加大后的几天开始出现。中等运动员的血红蛋白水平(Hb)可能会下降0.5g/dl;而杰出运动员可能下降更明显,达到1g/dl。血红蛋白或血细胞比容数值较低并且有特征性病史的运动员,应检查是否存在铁缺乏。如果血清铁蛋白、血清铁以及总铁结合力均正常,则可以确认稀释性贫血即运动性贫血的诊断,不需要治疗(Eichner,1992;Shaskey and Green,2000)。

劳力性溶血

劳力性或"脚步性"溶血是运动员另一个经常遇到的问题。劳力性溶血在耐力跑运动员身上最先被发现,但也可见于游泳、赛艇和举重运动员。红细胞破坏的机制的假说包括:继发于冲撞的创伤、血管中的涡流、酸中毒以及肌肉工作时的高温。劳力性溶血的确诊需要升高的平均红细胞体积(MCV)和网织红细胞计数以及低水平的结合珠蛋白。治疗措施包括让运动

员穿着符合生物力学的跑鞋并在具有缓冲作用的路面上跑步以减轻冲撞,以及推荐运动员缓慢增加训练量(Telford et al.,2003)。

缺铁性贫血

同一般人群一样,缺铁性贫血在运动员中也很常见,尤其是女性运动员。其典型病因为膳食中铁的摄入不足,但消化道疲劳、泌尿生殖系统出血或NSAID相关的消化道出血也可以引起缺铁性贫血。运动员,尤其是耐力运动员对铁的需求量要高于久坐不动的人(Beard and Tobin,2000)。缺铁性贫血的诊断需要依靠血红蛋白或血细胞比容水平的降低以及血清铁蛋白或血清铁水平的降低。治疗措施包括增加铁的摄入和供应以及治疗潜在的基础疾病。

非贫血运动员的低血清铁蛋白

教练员和耐力运动员普遍认为:低水平的血清铁蛋白会引起乏力、恢复不良以及表现不佳。血清铁蛋白水平大致反映了体内的总铁含量,82%的女性耐力运动员血清铁蛋白水平较低(Shaskey and Green,2000)。许多研究调查了非贫血运动员比赛表现提高的原因,究竟是由血红蛋白水平的微小增加(从正常水平增至更高水平)引起的还是仅仅由铁含量的增加引起(Garza et al.,1997)。

一份基于八个随机对照试验(RCT)的综述指出,对于存在铁缺乏但没有贫血的运动员,铁对于其比赛表现具有积极作用,并且与血红蛋白的增加无关(Fogelholm et al.,1992;Friedmann et al.,2001;Hinton et al.,2000;Klingshirn et al.,1992;LaManca and Hatmes,1993;Newhouse et al.,1989;Rowland et al.,1988;Zhu and Haas,1998)。

镰状细胞性状(SCT)和猝死

镰状细胞性状在非洲裔美国人中的发生率为6%～8%(Kerle and Nishimura,1996)。在军队的黑人新兵中,具有镰状细胞性状的新兵发生猝死的可能性比那些没有镰状细胞性状的高28倍(Kark et al.,1987)。而在大学橄榄球运动员中,具有镰状细胞性状者的死亡风险相对增加37倍之多(Harmon et al.,2012)。上述死亡中的大部分都与劳力性横纹肌溶解有关。多发生于运动员严重脱水情况下,在高温环境、高海拔下锻炼或是没有经过专业训练的情况下发生。具有镰状细胞性状的运动员通常不会被限制参赛,但是应考虑对高危人群进行筛查,并且采取特殊预防措施降低风险。

消化系统问题

重点

- 运动可以加重胃食管反流；调整饮食和使用质子泵抑制剂通常可以成功治疗缓解。
- 运动诱发的腹泻常见于耐力运动；治疗重点是在参赛前控制饮食以及对难治性病例使用洛哌丁胺等抗腹泻药物治疗。
- 运动员的消化道出血可以是显微镜下出血，也可以是缺血出血性胃炎或肠炎，但应除外病理性出血病因。

消化道问题在一般人群和锻炼人群中都很常见。尽管大部分消化道问题的诊断和治疗相似，但体育运动可能会使某些问题更严重或者存在特殊的治疗挑战。可以在附录 29-1 网上论坛查看对于胃食管反流、运动诱发的腹泻以及消化道出血的详细论述。

泌尿生殖系统问题

血尿和蛋白尿在运动员中也很常见。引起血尿和蛋白尿的可能原因有膀胱反复机械性的损伤或运动相关的肾脏生理变化。初步的病情检查应除外感染、限制运动 48～72 小时并复查尿常规。如果血尿或蛋白尿持续出现，应进行全面的评估检查（Abarbanel et al.，1990）。

泌尿生殖系统问题在男性自行车运动员中尤为常见。自行车车座的挤压可以引起挤压性神经病（阴部神经）、阳痿、尿道炎或前列腺炎（Leibovitch and Mor，2005）。阴部神经病变表现为阴囊或阴茎的麻木或刺痛。治疗措施包括：更换车座以减轻压迫、选用合适的自行车以及穿着带衬垫的短裤。

腰背部疼痛

详见第 31 章和附录 29-2 网上资料。

腰椎峡部裂

腰椎峡部裂是椎弓峡部的应力性骨折，它是运动员腰背部疼痛（LBP）的常见原因，也是青少年运动性腰背部疼痛的最常见原因（Standaert and Herring，2000；Standaert et al.，2000）（图 29-5）。体力活动所致的反复椎骨负荷的累积效应使反复进行强有力的脊柱过伸的运动员（例如体操、美式橄榄球）更可能发生腰椎峡部裂。腰椎峡部裂的运动员通常有逐渐加重的腰部伸展引起的局灶性腰痛的隐匿病史。

大约 5% 的一般人群通过 X 线平片检查可以发现腰椎峡部裂，但这些损伤中的大部分在发生时是无症状。通过 X 线片诊断腰背部疼痛运动员腰椎峡部裂必须与其临床表现以及更高级的影像学检查一致。单光

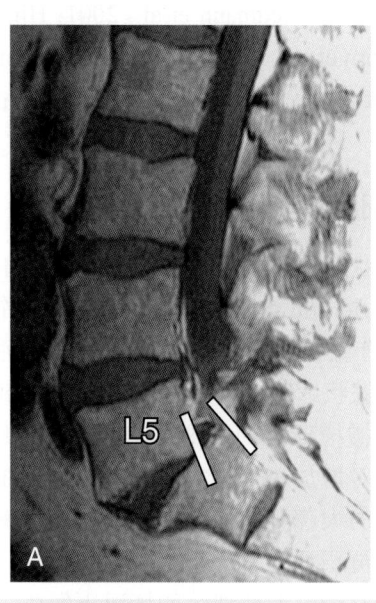
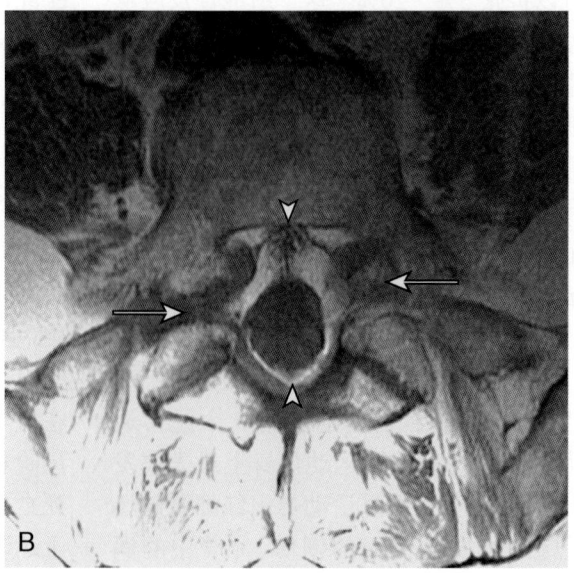

图 29-5 脊椎峡部裂。A. 矢状位 T1 相加权像。B. 轴状位 T1 加权像（Used with permission from Czervionke LF, Fenton DS. Imaging painful spine disorders. Mayo Foundation for Medical Education and Research Published by Saunders, an imprint of Elsevier Inc, 2011.）

子发射计算机断层成像术(SPECT)、高分辨CT(薄层扫描)(HRCT)以及MRI可以帮助确定应力性骨折的代谢活性、损伤的严重程度、骨折恢复的可能性,并除外其他可能存在的脊柱病变。

本病通过保守治疗通常可以成功控制症状并恢复功能,治疗要求限制活动并暂时停止可能使情况恶化的体育活动。部分患者可能需要配戴腰骶部支具以实现治疗目标,只有很小一部分的患者由于疼痛或进展性的腰椎滑脱需要进行手术治疗(Standaert and Herring, 2000; Standaert et al., 2000)。

肌肉和肌腱损伤

重 点

- 肌肉同时出现收缩和拉伸时产生的偏心荷载是肌肉和肌腱损伤的常见机制。
- 肌腱变性是过度使用导致疼痛的肌腱病变的主要病理特征。

损伤机制

肌肉和肌腱损伤的发生源于反复的微创伤或单一导致肌肉肌腱单元或肌纤维本身拉力强度负荷过大的外伤事件。偏心荷载是损伤的常见机制,它在肌肉同时出现收缩和伸长时产生,并可以产生较向心性收缩更大的力量(Stanton and Purdam, 1989)。含有反复偏心性负荷要求的体育活动使运动员面临较高的损伤风险。例如在短跑运动员中,股后肌群拉伤通常发生在跑步周期的后摆阶段,因为此时股后肌群正试图使小腿减速为足部着地做好准备而拉伸,并同时进行着收缩(Stantonand Purdam, 1989)。跟腱炎和髌腱炎(跳跃者膝盖)也是由跑步和跳跃时肌腱反复的偏心荷载引起的。

组织病理学

急性肌肉损伤会经历一个可预测的愈合和修复过程。运动诱发的肌肉损伤首先造成肌纤维断裂以及局部微小出血,之后出现炎性细胞溢出以及清除损伤组织的吞噬周期,最终进入肌纤维愈合的再生周期(Armstong et al., 1991)。限制总体的炎症可以减轻疼痛并最大限度减少由缺氧和炎症介质造成的继发组织损伤。然而,愈合过程需要一定程度的炎症,从而清除坏死的肌纤维并由瘢痕组织弥补缺陷(Almekinders and Gilbert, 1986),但

通过药物治疗将炎症控制到怎样的程度仍不明确。

相对于急性肌肉损伤,大部分肌腱损伤的病理结果与肌腱变性相符。肌腱变性是肌腱的一种退行性改变,而不是之前所认为的涉及炎症的肌腱炎(Khan et al., 2000)。健康的肌腱包含平行排列并紧密包裹的胶原纤维束以及少量细胞外基质(基质),并且没有成纤维细胞和肌成纤维细胞,其组织病理学检查明显缺乏炎症细胞。而与之相反,损伤后症状表现的肌腱则包含有无序排列的胶原纤维、基质中黏液含量增多、显著的毛细血管增生和成纤维细胞及肌成纤维细胞数量的增多(Khan et al., 1999)。动物模型也同样指出,在过度使用诱发的肌腱损伤一周之后,炎症细胞就已经不存在了(Zamora and Marini, 1988)。这些情况存在于最常见的肌腱损伤中,包括髌腱、跟腱、肩袖、桡侧腕短伸肌腱等,并对肌腱疾病的治疗有着重要的指导作用(Khan et al., 1999)。因此,目前推荐使用肌腱病变而不是肌腱炎来描述肌腱疼痛的状态。

慢性肌腱损伤中疼痛的产生似乎不单只涉及炎症。一个解释肌腱疼痛状态的生物化学假说认为退变的肌腱中渗出的生物化学介质刺激了周围邻近结构的伤害感受器(疼痛感受器)(Khan and Cook, 2000)。在髌腱病变中,髌下脂肪垫内可以发现较高水平的黏多糖(Khan et al., 1996)。同样,在肩袖部分撕裂的患者肩峰下的滑囊内可以发现较高水平的P物质,并且与疼痛显著相关(Gotoh et al., 1998)。

肌肉拉伤

肌肉损伤可以分为轻度(一级,拉伤)、中度(二级,肌肉肌腱单元部分撕裂)、重度(三级,肌肉肌腱单元完全撕裂)。轻度损伤会有触痛并在用力活动时出现疼痛,但肌力轻度减低。中度损伤表现为肌肉阻力实验时明显的无力以及被动拉伸时的疼痛。重度损伤会引起功能和肌力的显著缺损,并可检查发现瘀斑和可触及的病变。

在跑步和短跑运动员中,股后肌群的拉伤是最常见的肌肉损伤(Lysholm and Wiklander, 1987; Meeuwisse et al., 2000; Orchard and Seward, 2002)。其他常见的肌肉拉伤包括股四头肌拉伤(尤其是股直肌)和腓肠肌的拉伤。肌肉拉伤最重要的危险因素是近期或既往发生相同损伤的病史,而康复不完全也会使损伤复发(Ekstrand and Gillquist, 1983; Orchard, 2001)。其他肌肉损伤的危险因素有:准备活动不充分、肌肉疲劳以及肌肉失调(Agre, 1985; Croisier et al., 2002; Garrett, 1996; Safran et al., 1989)。

急性肌肉拉伤的初步治疗包括用冰冷敷以减少疼痛和水肿以及相对休息以避免肌肉发生更严重损伤。短期（3~5 天）使用 NSAIDs 可以减轻急性肌肉损伤引起的炎症和疼痛。在疼痛程度可以接受的情况下，轻度的拉伸可以恢复肌肉柔韧性。运动员在返回参加特定体育活动前，必须逐步通过等长收缩、向心收缩以及离心收缩的巩固训练。

肌腱病变

肌腱损伤包括急性过度使用性肌腱病变、慢性肌腱退变、肌腱部分撕裂以及肌腱完全断裂。NSAIDs 药物在肌腱病变治疗中的确切作用目前仍不明确。在肌腱急性损伤后的最初阶段，使用 NSAIDs 治疗可能有效，因为此时很可能存在炎症。而对于病程较长的肌腱病变，使用 NSAIDs 虽然可以控制疼痛，但对肌腱的愈合没有帮助。在治疗肱骨外上髁炎以及肩袖肌腱病变时进行糖皮质激素注射的确切机制也不明确。糖皮质激素注射可以清洗肌腱变性的区域、替换基质的化学组成并可能调节周围结构的伤害感受器（Khan and Cook，2000）。NSAIDs 药物和糖皮质激素还可能对产生肌腱疼痛的其他生物化学刺激物（还未被定义）有作用。

应用治疗手段刺激胶原修复也是肌腱病变治疗中的焦点。常见的诱导胶原重塑的策略包括手工疗法，例如深部摩擦按摩、肌腱离心保养、肌腱切断术（针刺退变的肌腱）以及注射自体生长因子。离心加固计划对慢性跟腱病变以及慢性髌腱病变的患者都有较好的疗效（Alfredson et al.，1998；Purdam et al.，2004）。如果物理疗法等保守治疗失败，治疗的选择就很有限了，通常会导致终止运动或手术治疗。在竞技体育中，慢性肌腱损伤可以导致持续疼痛、参赛时间减少以及表现不理想。在职业性损伤中，慢性肌腱创伤患病率极高并导致了巨大的花费。

随着对肌腱损伤的发病机制和愈合过程更深入的理解，新兴的疗法致力于刺激肌腱病变中已经失败了的愈合反应。这些方法包括经皮割腱术，并可以向退变的肌腱中注射自体血液或生长因子（McShane et al.，2006；Housner et al.，2009）。富血小板血浆（PRP）是自体生长因子疗法的最常见形式，并越来越多地被用于治疗肌腱变性。尽管 PRP 对于运动相关损伤的治疗是一个相对新颖的选择，但 PRP 已经在其他医疗状况下使用了 20 多年。PRP 的使用已经转移至骨科手术中，它被用于有效增加手术室中骨骼和软组织的愈合，尤其是对于愈合不良的骨折以及那些有高度不愈合风险的

情况。最近，PRP 已经在门诊患者中使用，用来治疗多种运动相关的软组织损伤，包括慢性肌腱病变以及中重度的急性韧带、肌肉和肌腱损伤。自体生长因子疗法在慢性肌腱变性的治疗中可以使停止或失败了的愈合反应重新开始，从而使症状减轻并促进肌腱健康。现今已有很多研究包括四大随机对照试验指出 PRP 治疗在肌腱愈合中的有效性（de Vos et al.，2010；Filardo et al.，2010；Gaweda et al.，2010；Gosens et al.，2011，2012；Hechtman et al.，2011；Kon et al.，2009，2010；Mishra and Pavelko 2006；Peerbooms et al.，2010；Vetrano et al.，2013；Volpi，2007）。

对于急性软组织损伤，有假说认为 PRP 可以增强愈合反应，从而加快损伤的愈合，使运动员更快恢复，更早复出参赛。在一组精英橄榄球运动员急性肌肉损伤的治疗中发现，PRP 疗法可以显著缩短复出参赛的时间（Scnchez et al.，2009）。

尽管自体生长因子疗法的最佳指征和治疗方案仍然需要进一步的研究认识，但这些初步的发现提示自体生长因子疗法前景比较乐观，慢性肌腱病变的处理或许又多了一种新的微创治疗选择。

治疗要点

- 急性肌肉拉伤的治疗包括用冰冷敷以减少疼痛和水肿、相对休息以避免肌肉发生更严重损伤、进行轻度的拉伸以恢复肌肉柔韧性，以及在返回参加特定体育活动前逐步通过等长收缩、向心收缩和离心收缩的巩固训练（推荐等级：C）。
- 离心加固计划对慢性跟腱病变以及慢性髌腱病变的患者都有较好的疗效（Alfredson et al.，1998；Purdam et al.，2004）（推荐等级：B）。
- 自体生长因子注射（富血小板血浆）的新兴疗法对于慢性肌腱病变的治疗有较好的疗效（Mishra and Pavelko，2006；Scnchez et al.，2009）（推荐等级：C）。

胫骨前疼痛

重 点

- 胫骨内侧应力综合征是跑步运动员小腿疼痛最常见的原因。
- 慢性劳力性骨筋膜间隔综合征的特征性表现为小腿痉挛、烧灼样疼痛或麻木，并向踝部放射，短暂休息后可以缓解。

胫骨内侧应力综合征

运动相关的小腿疼痛在运动员中非常普遍，其最常见的表现是运动时加重而休息时缓解的胫骨前疼痛。外胫夹是一种非特定的叫法，用于描述任何原因引起的跑步运动员的胫骨前疼痛。胫骨内侧应力综合征（MTSS）是最广泛接受的用于描述跑步运动员沿胫骨内侧缘疼痛的术语，并被认为是运动性小腿疼痛最常见的原因（Kortebein et al.，2000）。

MTSS 的发病机制还未明确。有些人支持沿胫骨后内侧缘发生的牵拉性骨膜炎，那里是比目鱼肌、趾长屈肌以及胫骨后肌肉的起点（Beck and Ostrnig，1994；Micheael and Holder，1985）。但是，闪烁扫描和活组织检查并没有观察到骨膜炎症反应，从而无法支持骨膜炎是胫骨前疼痛的病因。另一些人认为 MTSS 由牵拉性筋膜炎（包括小腿筋膜）引起或者可能是骨性应力反应以及应力性骨折的前兆（Batt，1995）。骨扫描和 MRI 提示 MTSS 是骨内应力反应的连续过程中的一部分。对胫骨内侧疼痛的跑步运动员的调查研究显示了一张骨损伤的连续谱：最初为骨膜水肿，之后进展为骨髓水肿，最终出现明显的骨皮质缺损（Fredericson et al.，1995）。MTSS 的损伤机制可能包括肌肉收缩的拉力和跑步时的冲击力所导致的骨骼负荷过重。

患有 MTSS 的运动员的症状为运动时加重的胫前疼痛。体格检查提示压痛沿胫骨内侧缘广泛分布，通常贯穿胫骨的中远端 1/3。相比之下，胫骨应力性骨折表现为局限性的压痛。MTSS 的处理包括休息、限制活动、冰敷以及抗炎症药物治疗。此外，纠正生物化学的异常也有助于治疗。臀部外展肌和外旋肌的功能不良可能会引起股骨内旋并导致胫骨内侧在跑步时压力过大。异常的足部外形（扁平足或高弓足）也会导致胫骨缓冲不良以及力的分布不均，使用矫正设备后可能会有改进。

慢性劳力性骨筋膜间隔综合征

慢性劳力性骨筋膜间隔综合征（CECS）是运动性小腿疼痛的另一原因。CECS 的患者表现为小腿痉挛、烧灼样疼痛或隐痛，疼痛和麻木感可能向足部和踝部放射，并且疼痛明显与劳力有关。典型的疼痛在患者活动时一个固定的时间点出现，如果继续活动疼痛将逐渐加剧，而如果休息几分钟疼痛将有明显缓解。CECS 的病理生理学涉及骨筋膜室内压力的升高，这将导致相关肌肉的相对缺血并压迫神经血管结构。CECS 的诊断可以依靠骨筋膜室压力的测定，如果活动后测定

结果提示压力升高并且与症状的再现相关，则可以确定诊断。对于 CECS 的患者，应该询问是否服用肌氨酸之类的营养补品，因为这可能会增加肌肉的含水量和总体积，从而导致 CECS 的发生。对于绝大部分的患者，筋膜切开术可以很好地改善功能并治愈症状（Blackman，2000）。

应力性骨折

> **重点**
>
> - 应力性骨折通常发生在突然增加训练强度、跑步距离或训练频率的几周后。
> - 舟骨应力性骨折、有"恐怖黑线"的胫前应力性骨折以及股骨颈骨折，由于可能发生骨折不愈合或进展为完全骨折而成为高危应力性骨折，这类患者应该转诊给骨科专业医师。

应力性骨折的发生是由于骨骼对跑步时遇到的反复负荷不能顺利适应。Wolff 的适应定律表明骨骼通过力学重塑来应对外界的压力。随着负荷重量的增加、负荷频率的加快或是负荷次数的增多，骨骼承受的张力可能过度（Crossley et al.，1999）。影像学技术的改进以及对骨骼病理生理学理解的加深使我们认识到，骨骼应力性损伤的发生是一个连续的过程：从正常骨骼到张力性骨骼，到应力性反应，到应力性骨折，再到明显的皮质缺损（Fredericson et al.，1995）。

应力性骨折，又叫疲劳性骨折，在异常压力作用于正常骨骼时发生。与之相反，不全性骨折在正常或生理性压力作用于异常骨骼时发生。过早出现骨质疏松的女运动员（可见于女运动员三联征），可能会发生由异常压力作用于异常骨骼而产生的应力性骨折（Callahan，2000）。

大多数的应力性骨折发生在下肢，因为对骨骼的冲击力是由运动时承重而产生的。应力性骨折的常见部位包括距骨、舟骨、胫骨、腓骨、股骨干、股骨颈以及骶骨。胫骨是跑步和跳高运动员最常见的应力性骨折部位，并大约占总数的 50%（Matheson et al.，1987）。在少数情况下，应力性骨折可以发生在上肢、肋骨和锁骨，这通常是由于反复进行投掷、赛艇、举重等运动引起的。

应力性骨折的发生常涉及训练基线条件低以及训练失误。详细询问病史往往可以发现，在症状出现的

2、3 个月前,曾突然增加训练强度、跑步距离或是训练频率。许多研究分析指出,骨骼的几何结构与应力性骨折的发生有关。研究表明,在男性的军队新兵和跑步运动员中,较窄的胫骨加上较小的胫骨横截面是胫骨应力性骨折的危险因素(Beck et al., 1996; Crossley et al., 1999; Giladi et al., 1987)。

既往有饮食紊乱、月经稀发或闭经以及初潮延迟的女运动员,更可能发生应力性骨折(Arendt, 2000; Bennell et al., 1995)。热量摄入不能满足能量消耗需求,也被称为负能量平衡,被认为是年轻女运动员月经病的主要原因,且对于骨密度的变化起一定作用。

应力性骨折引起的疼痛最开始表现为活动时的轻微疼痛,并可在休息时缓解。随着应力性骨折病情的进展,活动时疼痛加剧并持续数小时,这常迫使运动员停止锻炼。若病情进一步进展,走路甚至休息时也会出现疼痛。体格检查可以发现应力性骨折的部位有局部压痛。单脚跳检查(要求患者使用单脚跳跃)是对可疑下肢应力性骨折的一项有用的功能检查。如果存在应力性骨折,运动员或是不愿意单脚跳,或是单脚跳时出现疼痛。应力性骨折在 X 线片上可以表现为骨皮质增厚(骨膜反应),并可能有线性的骨折线。因为只有大约 50% 的病例 X 线检查有阳性发现,所以通常需要进行 MRI 或骨扫描等高级影像学检查来确诊。

应力性骨折的治疗包括休息、运动调整以及避免可能加重病情的活动。骨折康复时必须在没有疼痛的情况下才允许离床活动。如果运动员不能完成没有疼痛的离床活动,可以拄拐进行一段时间的无负重活动。

刚性保护靴有益于脚部应力性骨折的恢复,压缩充气腿部支架有益于胫骨应力性骨折的恢复(Swenson et al., 1997)。应力性骨折康复的时间根据骨折部位和严重程度的不同而变化(4～12 周不等)。为了维持总体的训练,在不出现疼痛的情况下,运动员可以参加没有身体接触的交叉培训活动,例如游泳或骑车。出现 2处以上应力性骨折的运动员应进行骨密度扫描,筛查是否存在骨质减少或骨质疏松。骨密度降低需要进一步检查以除外继发骨质疏松的原因,例如维生素 D 缺乏或甲状腺异常。女运动员的月经不规律、饮食紊乱以及负能量平衡也应被纠正。

一些应力性骨折具有更高的发生不愈合或进展为完全骨折的风险。高危应力性骨折包括舟骨、胫前(通过侧位片上的"恐怖黑线"诊断)以及股骨颈的应力性骨折(图 29-6)。怀疑或确诊高危应力性骨折的运动员应该避免负重,并转诊给运动医学或骨科专科医师。

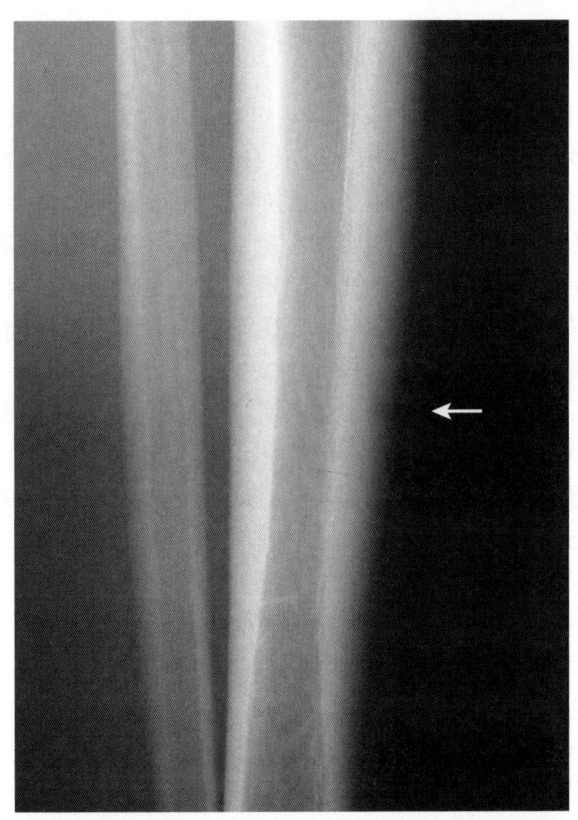

图 29-6　应力性骨折。胫骨侧位像显示"恐怖黑线"(箭头所示)。注意前部骨皮质的破坏(From Delee and Drez's Orthopaedic Sports Medicine, 3rd ed. Philadelphia, Elsevier, 2009.)

治疗要点

● 下肢应力性骨折的治疗包括:休息、避免加重病情的活动、在不出现疼痛的情况下离床活动,并可按需使用拐杖或保护靴(推荐等级:C)。

儿童运动员

重点

■ 儿童不是"小成人"。适龄的体育比赛和训练可以避免损伤生长发育中的骨骼和软组织,并避免产生厌恶体育活动的心理创伤。

■ 过度使用性损伤在儿童运动员中很常见,包括:关节软骨损伤(剥脱性骨软骨炎,OCD)、慢性骺板损伤和骨突炎。

由于儿童参加体育活动人数的增加、赛季时间的延长和重叠以及过早经受成人水平的训练和比赛,儿童体育运动损伤的发生频率正在增加。尽管儿童参加锻炼和体育活动的好处已经被广泛认可,但过度训练可能会产生不良的生理和心理后果。在一篇从神经发育和心理学的角度对参加适龄体育活动的综述中,Patel 及其同事(2002)认为儿童在 12 岁以前还不具备参加全竞技性复杂体育活动的条件。儿童通过使用不断发展的工具在不同年龄阶段完成复杂的体育项目,因此不能通过儿童时代的表现预计未来的运动天赋。经受非适龄水平的比赛或体育技能训练的儿童将来很可能停止参赛并对体育锻炼产生阴影,这一不幸的结果会对他们的人生产生不利的影响。初级保健医生必须劝告家长认识到这些问题,不要让身体锻炼和体育活动成为孩子们的负面经历。

骺板和骨突损

伤俗话说:"孩子们不是小的成人",这句话在运动损伤时也适用。长骨未闭合的骺骼以及肌腱附着于骨骼处的骨突是连接较薄弱的地方,因而急性损伤和反复过度使用导致的损伤常在此发生。这些生长中心通常在青少年时期中某一固定的年龄段闭合,但具体的闭合时间段个体差异性比较大。因此,在评估儿童或青少年的骨骼肌肉疾病时,必须考虑到骺板和骨突损伤。

骺板损伤很常见,一定不能被遗漏,因为一旦被遗漏或没有被适当治疗将会导致骨骼停止生长。对于骺骼未闭合的青少年,在诊断踝扭伤或膝扭伤前,必须先除外骺板损伤。急性骺板损伤和 Salter-Harris 分类系统在第 30 章中有详细介绍。

过度使用性损伤在儿童运动员中的发生频率在上升,其中最常见的是关节软骨损伤(OCD)、慢性骺板损伤以及骨突炎。剥脱性骨软骨炎表现为软骨和其下方骨质的脱落,可能是特发的,也可能与过度活动有关。骨突炎相当于儿童时期的肌腱病变。处于肌腱骨骼连接处的生长中心和长骨的骺板一样易受损伤影响。导致儿童过度使用性损伤发生的危险因素有:过度训练、骨骼和软组织生长中固有的力量和柔韧性不足、之前受伤后未进行充分康复、技术错误(常由教练水平较差导致)以及家长对于训练和比赛的过度强迫。其诊断通常比较简单,医师应该熟悉各类体育运动的要求及其常见的过度使用性损伤(Lord and Winell,2004;Thordarson and Shean,2005)。表 29-8 列出了儿童运动员中常见的骨突损伤。

OCD 的治疗根据病变位置不同而变化,但应立即停止伤害性的活动。此外,上肢关节应进行固定,而下肢关节应避免承重。患者应转交骨科医师进行下一步处理,可能的措施有:长期休息并通过 X 线随访,脱落片段再固定以及通过关节面钻孔或移植来清除碎片。

慢性骺板损伤和骨突炎的治疗包括:初期休息,接着进行针对力量和柔韧性的康复治疗,之后逐渐恢复运动。医师应该告知家长和青年运动员:骺板闭合前有可能再次出现较轻的症状,但如果症状逐渐加重,应休息并接受医师随访。治疗最具挑战的部分是:确保正确的训练指导、教育家长让孩子参加水平适当的体育活动以及让家长接受儿童时期参加体育活动应该有一定的限度。

表 29-8 儿童运动员常见的骨突损伤

常见损伤名称	病变部位和病理生理	相关的体育活动
少棒肩	反复微小创伤导致的近端肱骨骨骺脱离	棒球、垒球、网球、游泳、排球
少棒肘	尺侧副韧带牵拉引起的肱骨内上髁骨突炎	棒球(尤其是投手)
单侧少棒肘/剥脱性骨软骨炎	反复挤压性旋转引起的肱骨小头或罕见累及桡骨小头的剥脱性骨软骨炎	棒球、体操、头顶投掷以及手臂承重的体育项目
Osgood-Schlatter 病	胫骨结节牵拉性骨突炎	足球、篮球、跑步、跳高
Sinding-Larsen-Johansson 病	髌骨远端牵拉性骨突炎	足球、篮球、跑步、跳高
Sever 病	跟腱牵拉引起的跟骨骨突炎	足球、体操、跑步、跳高
骨盆 ASIS 骨突炎	缝匠肌牵拉引起	短跑、踢腿、跳高、投掷
骨盆 AIIS 骨突炎	股直肌牵拉引起	短跑、踢腿、跳高、投掷
坐骨骨突炎	股后肌群牵拉引起	短跑、踢腿、跳高、投掷
峡部裂	脊柱椎弓峡部应力性骨折	体操、花样滑冰、橄榄球边锋及其他需要脊柱伸展的体育项目

注:AIIS,髂前下棘;ASIS,髂前上棘

女运动员的注意事项

重 点

- 能量不足是女运动员闭经的主要原因，其治疗应注重于恢复正常的能量平衡。
- 对于参加运动的女性，由能量不足引起的月经失调或下丘脑 - 垂体轴抑制是一个排除性诊断。诊断流程必须包含对其他闭经原因的评估，包括怀孕测试以及泌乳素、促卵泡激素（FSH）、促黄体生成激素（LH）、促甲状腺激素（TSH）、脱氢表雄酮（DHEA）和睾丸激素的测定。
- 月经失调会对骨密度造成不利影响，尽管可以使用激素替代治疗（例如口服避孕药），但这不能完全阐明骨质丢失的机制。

体育锻炼对于男女运动员都有很多好处。对于女性运动员，体育锻炼伴有低的能量摄入会引起一系列的疾病，最终导致女运动员三联征，其严格的定义是同时出现饮食紊乱、闭经和骨质疏松。早期识别女运动员三联征是十分重要的，因为早期更易于治疗，且能减轻长期后遗症。

女运动员的月经周期代表着体内激素复杂而精细的相互作用的过程。女运动员月经功能的变化过程为：正常卵细胞周期、黄体功能不全、停止排卵、月经稀发、闭经。月经失调在月经周期正常的女性中也可以出现，而单个女运动员常常可以有多种月经周期（DeS-ouza and Williams，2004）。

运动性闭经由下丘脑 - 垂体轴受抑制引起，并且是一个排除性诊断。诊断前必须先除外其他可能引起闭经的原因，包括：怀孕、甲状腺功能亢进、高泌乳素血症、原发性促性腺激素释放激素缺乏以及多囊卵巢综合征（Ahima，2004）。如果闭经发生在体育锻炼或体重下降的情景下，且初步的激素检查结果正常，就可以考虑诊断运动性闭经。最近研究证实，能量不足是造成女运动员闭经的首要原因（De Souza and Williams，2004）。在能量摄入充足的情况下，仅靠高强度的体育锻炼不能中断月经周期。能量不足会导致瘦素浓度低下并引起神经内分泌轴的变化，表现为低水平的生殖激素、甲状腺激素和促胰岛素样生长因子 -1（IGF-1），而皮质醇和生长激素水平升高。久坐的女性出现心理应激时也会发生类似的变化，而应激性改变也是正常体重或低体重女运动员月经失调的原因之一（Ahima，2004）。

月经失调在短期和长期都会对峰值骨密度的获得产生不利影响（Keen and Drinkwater，1997）。月经失调的程度与骨质减少和骨质疏松的严重程度密切相关（Hartard et al.，2004）。最初认为，与运动性闭经相伴出现的低雌激素水平是导致骨密度下降的唯一原因，类似妇女绝经后的情况。但最近的研究表明，微量营养素缺乏以及低水平的瘦素、IGF-1 和其他骨骼营养因子也会造成骨密度的下降（Chan and Mantzoros，2005）。

激素替代疗法是月经失调和骨密度低下的传统治疗方法，最常见的是口服避孕药。口服避孕药并不能使骨密度完全恢复，这可能是因为骨的代谢是受多因素调控的。双磷酸盐可以增加患有厌食症的青少年的骨密度，但仍不如体重恢复有效（Golden et al.，2005）。双磷酸盐有着超长的半衰期，并可以在骨骼中保留很多年。因为担忧潜在的致畸性，双磷酸盐不能用于育龄期妇女，其长期安全性有待进一步研究。

运动性闭经的治疗主要是恢复正常的能量平衡。必须设法改掉不良的饮食习惯。神经性厌食和神经性贪食在女性中很常见，尤其是参加体操、花样滑冰和越野跑等注重身形和外貌的体育项目的运动员。饮食紊乱的最佳处理方案是交由包含心理和营养辅导的多科治疗团队解决（Otis et al.，1997）。

尽管月经失调在女运动员中很常见，但一旦出现应该立即评估其病因和饮食紊乱情况。对于女运动员，停经既不是正常的，也是不可取的。停经不应被视为训练充分的标志。体育锻炼本身不会造成月经失调。月经失调的治疗应注重于恢复能量平衡和确保继续锻炼的安全性。

治疗要点

- 运动性闭经的主要治疗是通过解决饮食紊乱和调整训练方式恢复正常的能量平衡（Otis et al.，1997）（推荐等级：C）。
- 其他网上资料的总结详见网站 www.Expertconsult.Come

（官春兰 译）

附录

参考资料

Abarbanel J, Benet AE, Lask D, Kimche D: Sports hematuria, *J Urol* 143:887–890, 1990.

Adams BB: Tinea corporis gladiatorum: a cross-sectional study, *J Am Acad Dermatol* 43:1039–1041, 2000.

Adams BB: Dermatologic disorders of the athlete, *Sports Med* 32:309–321, 2002.

Agre JC: Hamstring injuries. Proposed aetiological factors, prevention, and treatment, *Sports Med* 2:21–33, 1985.

Ahima RS: Body fat, leptin, and hypothalamic amenorrhea, *N Engl J Med* 351:959–962, 2004.

Alfredson H, Pietila T, Jonsson P, Lorentzon R: Heavy-load eccentric calf muscle training for the treatment of chronic Achilles tendinosis, *Am J Sports Med* 26:360–366, 1998.

Almekinders LC, Gilbert JA: Healing of experimental muscle strains and the effects of nonsteroidal antiinflammatory medication, *Am J Sports Med* 14:303–308, 1986.

Almond CS, Shin AY, Fortescue EB, et al: Hyponatremia among runners in the Boston Marathon, *N Engl J Med* 352:1550–1556, 2005.

American Academy of Family Physicians, American Academy of Pediatrics, American College of Sports Medicine, et al: *Preparticipation physical evaluation*, ed 4, 2010, American Academy of Pediatrics.

American College of Sports Medicine: *Inter-association task force on exertional heat illnesses consensus statement.* http://www.acsm.org/AM/Template.cfm?Section-search&section-Original_Articles&template-ICM/ContentDisplay.cfm&ContentFileID-328. Accessed August 2006.

Anderson BJ: The effectiveness of valacyclovir in preventing reactivation of herpes gladiatorum in wrestlers, *Clin J Sport Med* 9:86–90, 1999.

Arendt EA: Stress fractures and the female athlete, *Clin Orthop Relat Res* 372:131–138, 2000.

Armstrong RB, Warren GL, Warren JA: Mechanisms of exercise-induced muscle fibre injury, *Sports Med* 12:184–207, 1991.

Arnold FW, Wojda B: An analysis of a community-acquired pathogen in a Kentucky community: methicillin-resistant *Staphylococcus aureus, J Ky Med Assoc* 103:206–210, 2005.

Atkins DL, Everson-Stewart S, Sears GK, et al: Epidemiology and outcomes from out-of-hospital cardiac arrest in children: the Resuscitation Outcomes Consortium Epistry-Cardiac Arrest, *Circulation* 119:1484–1491, 2009.

Auwaerter PG: Infectious mononucleosis: return to play, *Clin Sports Med* 23:485–497:xi, 2004.

Barkhoudarian G, Hovda DA, Giza CC: The molecular pathophysiology of concussive brain injury, *Clin Sport Med* 30:33–48, vii–iii, 2011.

Bartsch P, Bailey DM, Berger MM, et al: Acute mountain sickness: controversies and advances, *High Alt Med Biol* 5:110–124, 2004.

Batt ME: Shin splints—a review of terminology, *Clin J Sport Med* 5:53–57, 1995.

Baugh CM, Stamm JM, Riley DO, et al: Chronic traumatic encephalopathy: neurodegeneration following repetitive concussive and subconcussive brain trauma, *Brain Imaging Behav* 6:244–254, 2012.

Beard J, Tobin B: Iron status and exercise, *Am J Clin Nutr* 72(Suppl 2):594–597, 2000.

Beck BR, Osternig LR: Medial tibial stress syndrome: the location of muscles in the leg in relation to symptoms, *J Bone Joint Surg Am* 76:1057–1061, 1994.

Beck TJ, Ruff CB, Mourtada FA, et al: Dual-energy x-ray absorptiometry derived structural geometry for stress fracture prediction in male U.S. Marine Corps recruits, *J Bone Miner Res* 11:645–653, 1996.

Beller M, Gessner BD: An outbreak of tinea corporis gladiatorum on a high school wrestling team, *J Am Acad Dermatol* 31(2 Pt 1):197–201, 1994.

Bennell KL, Malcolm SA, Thomas SA, et al: Risk factors for stress fractures in female track-and-field athletes: a retrospective analysis, *Clin J Sport Med* 5:229–235, 1995.

Binkley HM, Beckett J, Casa DJ, et al: National Athletic Trainers' Association position statement: exertional heat illnesses, *J Athl Train* 37:329–343, 2002.

Blackman PG: A review of chronic exertional compartment syndrome in the lower leg, *Med Sci Sports Exerc* 32(Suppl 3):4–10, 2000.

Boden SD, Davis DO, Dina TS, et al: Abnormal magnetic-resonance scans of the lumbar spine in asymptomatic subjects. a prospective investigation, *J Bone Joint Surg Am* 72:403–408, 1990.

Boden BP, Tacchetti RL, Cantu RC, et al: Catastrophic cervical spine injuries in high school and college football players, *Am J Sports Med* 34(8):1223–1232, 2006.

Brigham CD, Adamson TE: Permanent partial cervical spinal cord injury in a professional football player who had only congenital stenosis: a case report, *J Bone Joint Surg Am* 85:1553–1556, 2003.

Caffrey SL, Willoughby PJ, Pepe PE, Becker LB: Public use of automated external defibrillators, *N Engl J Med* 347:1242–1247, 2002.

Callahan LR: Stress fractures in women, *Clin Sports Med* 19:303–314, 2000.

Cantu RC: Functional cervical spinal stenosis: a contraindication to participation in contact sports, *Med Sci Sports Exerc* 25:316–317, 1993.

Cantu RC: Second-impact syndrome, *Clin Sports Med* 17:37–44, 1998.

Cantu RC: Cervical spine injuries in the athlete, *Semin Neurol* 20:173–178, 2000.

Cantu RC, Mueller FO: Fatalities and catastrophic injuries in high school and college sports, *Phys Sportsmed* 27:35–50, 1999.

Cantu RC, Mueller FO: Catastrophic spine injuries in American football, 1977–2001, *Neurosurgery* 53:358–362, discussion 362–363, 2003.

Carvell JE, Fuller DJ, Duthie RB, Cockin J: Rugby football injuries to the cervical spine, *Br Med J (Clin Res Ed)* 286:49–50, 1983.

Centers for Disease Control and Prevention: Sports-related recurrent brain injuries—United States, *MMWR* 46:224–227, 1997.

Centers for Disease Control and Prevention: Heat illness among high school athletes—United States, 2005-2009, *MMWR Morb Mortal Wkly Rep* 59(32):1009–1013, 2010.

Chan JL, Mantzoros CS: Role of leptin in energy-deprivation states: normal human physiology and clinical implications for hypothalamic amenorrhoea and anorexia nervosa, *Lancet* 366:74–85, 2005.

Clancy WG Jr, Brand RL, Bergfield JA: Upper trunk brachial plexus injuries in contact sports, *Am J Sports Med* 5:209–216, 1977.

Cohen J: Epstein-Barr virus infections, including infectious mononucleosis. In Fauci A, Braunwald E, Isselbacheret K, et al, editors: *Harrison's principles of internal medicine*, vol 1, New York, 1998, McGraw-Hill, pp 1089–1091.

Collins MW, Iverson GL, Lovell MR, et al: On-field predictors of neuropsychological and symptom deficit following sports-related concussion, *Clin J Sport Med* 13:222–229, 2003.

Collins CJ, O'Connell B: Infectious disease outbreaks in competitive sports, 2005-2010, *J Athl Train* 47(5):516–518, 2012.

Convertino VA, Armstrong LE, Coyle EF, et al: American College of Sports Medicine position stand. Exercise and fluid replacement, *Med Sci Sports Exerc* 28:i–vii, 1996.

Convertino VA, Bloomfield SA, Greenleaf JE: An overview of the issues: physiological effects of bed rest and restricted physical activity, *Med Sci Sports Exerc* 29:187–190, 1997.

Coreno A, Skowronski M, Kotaru C, McFadden ER Jr: Comparative effects of long-acting beta$_2$-agonists, leukotriene receptor antagonists, and a 5-lipooxygenase inhibitor on exercise-induced asthma, *J Allergy Clin Immunol* 106:500–506, 2000.

Corrado D, Basso C, Pavei A, et al: Trends in sudden cardiovascular death in young competitive athletes after implementation of a preparticipation screening program, *JAMA* 296:1593–1601, 2006.

Corrado D, Basso C, Schiavon M, Thiene G: Screening for hypertrophic cardiomyopathy in young athletes, *N Engl J Med* 339:364–369, 1998.

Corrado D, Biffi A, Basso C, et al: 12-lead ECG in the athlete: physiological versus pathological abnormalities, *Br J Sports Med* 43:669–676, 2009.

Corrado D, Pelliccia A, Bjornstad HH, et al: Cardiovascular pre-participation screening of young competitive athletes for prevention of sudden death: proposal for a common European protocol. Consensus Statement of the Study Group of Sport Cardiology of the Working Group of Cardiac Rehabilitation and Exercise Physiology and the Working Group of Myocardial and Pericardial Diseases of the European Society of Cardiology, *Eur Heart J* 26:516–524, 2005.

Corrado D, Pelliccia A, Heidbuchel H, et al: Recommendations for interpretation of 12-lead electrocardiogram in the athlete, *Eur Heart J* 31(2):243–259, 2010.

Creech CB, Saye E, McKenna BD, et al: One-year surveillance of methicillin-resistant Staphylococcus aureus nasal colonization and skin and soft tissue infections in collegiate athletes, *Arch Pediatr Adolesc Med* 164(7):615–620, 2010.

Croisier JL, Forthomme B, Namurois MH, et al: Hamstring muscle strain recurrence and strength performance disorders, *Am J Sports Med* 30:199–203, 2002.

Crossley K, Bennell KL, Wrigley T, Oakes BW: Ground reaction forces, bone characteristics, and tibial stress fracture in male runners, *Med Sci Sports Exerc* 31:1088–1093, 1999.

De Souza MJ, Williams NI: Physiological aspects and clinical sequelae of energy deficiency and hypoestrogenism in exercising women, *Hum Reprod Update* 10:433–448, 2004.

de Vos RJ, Weir A, van Schie HT, et al: Platelet-rich plasma injection for chronic Achilles tendinopathy: a randomized controlled trial, *JAMA* 303:144–149, 2010.

DeLee J, Drez D, Miller MD: *Delee & Drez's orthopaedic sports medicine: principles and practice*, Philadelphia, 2009, Saunders.

Drezner JA: Contemporary approaches to the identification of athletes at risk for sudden cardiac death, *Curr Opin Cardiol* 23:494–501, 2008.

Drezner JA, Ackerman MJ, Cannon BC, et al: Abnormal electrocardiographic findings in athletes: recognising changes suggestive of primary electrical disease, *Br J Sports Med* 47(3):153–167, 2013a.

Drezner JA, Ashley E, Baggish AL, et al: Abnormal electrocardiographic findings in athletes: recognising changes suggestive of cardiomyopathy, *Br J Sports Med* 47(3):137–152, 2013b.

Drezner JA, Courson RW, Roberts WO, et al: Inter-association task force recommendations on emergency preparedness and management of sudden cardiac arrest in high school and college athletic programs: a consensus statement, *Clin J Sport Med* 17:87–103, 2007.

Drezner JA, Fischbach P, Froelicher V, et al: Normal electrocardiographic findings: recognising physiological adaptations in athletes, *Br J Sports Med* 47(3):125–136, 2013c.

Drezner JA, Herring SA: Managing low-back pain: steps to optimize function and hasten return to activity, *Phys Sportsmed* 29:37–43, 2001.

Drezner JA, Rao AL, Heistand J, et al: Effectiveness of emergency response planning for sudden cardiac arrest in United States high schools with automated external defibrillators, *Circulation* 120:518–525, 2009.

Drezner JA, Rogers KJ, Zimmer RR, Sennett BJ: Use of automated external defibrillators at NCAA Division I universities, *Med Sci Sports Exerc* 37:1487–1492, 2005.

Eckart RE, Scoville SL, Campbell CL, et al: Sudden death in young adults: a 25-year review of autopsies in military recruits, *Ann Intern Med* 141:829–834, 2004.

Eichner ER: Sports anemia, iron supplements, and blood doping, *Med Sci Sports Exerc* 24(Suppl 9):315–318, 1992.

Eichner ER: Treatment of suspected heat illness, *Int J Sports Med* 19(Suppl 2):150–153, 1998.

Eismont FJ, Clifford S, Goldberg M, Green B: Cervical sagittal spinal canal size in spine injury, *Spine* 9:663–666, 1984.

Ekstrand J, Gillquist J: Soccer injuries and their mechanisms: a prospective study, *Med Sci Sports Exerc* 15:267–270, 1983.

Ellemberg D, Henry LC, Macciocchi SN, et al: Advances in sport concussion assessment: from behavioral to brain imaging measures, *J Neurotrauma* 26(12):2365–2382, 2009.

Feinstein RA, LaRussa J, Wang-Dohlman A, Bartolucci AA: Screening adolescent athletes for exercise-induced asthma, *Clin J Sport Med* 6:119–123, 1996.

Field M, Collins MW, Lovell MR, Maroon J: Does age play a role in recovery from sports-related concussion? A comparison of high school and collegiate athletes, *J Pediatr* 142(5):546–553, 2003.

Filardo G, Kon E, Della Villa S, et al: Use of platelet-rich plasma for the treatment of refractory jumper's knee, *Int Orthop* 34(6):909–915, 2010.

Fogelholm M, Jaakkola L, Lampisjarvi T: Effects of iron supplementation in female athletes with low serum ferritin concentration, *Int J Sports Med* 13:158–162, 1992.

Fredericson M, Bergman AG, Hoffman KL, Dillingham MS: Tibial stress reaction in runners: correlation of clinical symptoms and scintigraphy with a new magnetic resonance imaging grading system, *Am J Sports Med* 23:472–481, 1995.

Friedmann B, Weller E, Mairbaurl H, Bartsch P: Effects of iron repletion on blood volume and performance capacity in young athletes, *Med Sci Sports Exerc* 33:741–746, 2001.

Frymoyer JW: Back pain and sciatica, *N Engl J Med* 318:291–300, 1988.

Furlanello F, Bertoldi A, Dallago M, et al: Atrial fibrillation in elite athletes, *J Cardiovasc Electrophysiol* 9(Suppl 8):63–68, 1998.

Galloway SD: Dehydration, rehydration, and exercise in the heat: rehydration strategies for athletic competition, *Can J Appl Physiol* 24:188–200, 1999.

Gardner JW: Death by water intoxication, *Mil Med* 167:432–434, 2002.

Garrett WE Jr: Muscle strain injuries, *Am J Sports Med* 24(Suppl 6):2–8, 1996.

Garza D, Shrier I, Kohl HW III, et al: The clinical value of serum ferritin tests in endurance athletes, *Clin J Sport Med* 7:46–53, 1997.

Gaweda K, Tarczynska M, Krzyzanowski W: Treatment of Achilles tendinopathy with platelet-rich plasma, *Int J Sports Med* 31(8):577–583, 2010.

Giladi M, Milgrom C, Simkin A, Danon Y: Stress fractures and tibial bone width: a risk factor, *J Bone Joint Surg Br* 69:326–329, 1987.

Glenny AM, Fernandez Mauleffinch LM, Pavitt S, Walsh T: Interventions for the prevention and treatment of herpes simplex virus in patients being treated for cancer, *Cochrane Database Syst Rev* (1):CD006706, 2009.

Glover DW, Glover DW, Maron BJ: Evolution in the process of screening United States high school student-athletes for cardiovascular disease, *Am J Cardiol* 100:1709–1712, 2007.

Golden NH, Iglesias EA, Jacobson MS, et al: Alendronate for the treatment of osteopenia in anorexia nervosa: a randomized, double-blind, placebo-controlled trial, *J Clin Endocrinol Metab* 90:3179–3185, 2005.

Gosens T, Den Oudsten BL, Fievez E, et al: Pain and activity levels before and after platelet-rich plasma injection treatment of patellar tendinopathy: a prospective cohort study and the influence of previous treatments, *Int Orthop* 36(9):1941–1946, 2012.

Gosens T, Peerbooms JC, van Laar W, Den Oudsten BL: Ongoing positive effect of platelet-rich plasma versus corticosteroid injection in lateral epicondylitis: a double-blind randomized controlled trial with 2-year follow-up, *Am J Sports Med* 39(6):1200–1208, 2011.

Gotoh M, Hamada K, Yamakawa H, et al: Increased substance P in subacromial bursa and shoulder pain in rotator cuff diseases, *J Orthop Res* 16:618–621, 1998.

Guskiewicz KM, McCrea M, Marshall SW, et al: Cumulative effects associated with recurrent concussion in collegiate football players: the NCAA Concussion Study, *JAMA* 290:2549–2555, 2003.

Hackett PH, Shlim DR: Altitude Illness. *CDC Health Information for International Travel. The Yellow Book.* 2013. http://wwwnc.cdc.gov/travel/yellowbook/2014/chapter-2-the-pre-travel-consultation/altitude-illness#4466.

Hainline B: Low back injury, *Clin Sports Med* 14:241–265, 1995.

Hallstrand TS, Curtis JR, Koepsell TD, et al: Effectiveness of screening examinations to detect unrecognized exercise-induced bronchoconstriction, *J Pediatr* 141:343–348, 2002.

Hallstrand TS, Moody MW, Wurfel MM, et al: Inflammatory basis of exercise-induced bronchoconstriction, *Am J Respir Crit Care Med* 172:679–686, 2005.

Harmon KG, Drezner JA, Gammons M, et al: American Medical Society for Sports Medicine position statement: concussion in sport, *Br J Sports Med* 47(1):15–26, 2013.

Harmon KG, Drezner JA, Klossner D, Asif IM: Sickle cell trait associated with a RR of death of 37 times in National Collegiate Athletic Association football athletes: a database with 2 million athlete-years as the denominator, *Br J Sports Med* 46(5):325–330, 2012.

Harris MD, Terrio J, Miser WF, Yetter JF 3rd: High-altitude medicine, *Am Fam Physician* 57:1907–1914, 1924–1926, 1998.

Hartard M, Kleinmond C, Kirchbichler A, et al: Age at first oral contraceptive use as a major determinant of vertebral bone mass in female endurance athletes, *Bone* 35:836–841, 2004.

Hazen PG, Weil ML: Itraconazole in the prevention and management of dermatophytosis in competitive wrestlers, *J Am Acad Dermatol* 36(Pt 1):481–482, 1997.

Hechtman KS, Uribe JW, Botto-vanDemden A, Kiebzak GM: Platelet-rich plasma injection reduces pain in patients with recalcitrant epicondylitis, *Orthopedics* 34(2):92, 2011.

Herring S, Weinstein S: Assessment and management of athletic low back injury. In Nicholas J, Hershman E, editors: *The lower extremity and spine in sports medicine*, St Louis, 1995, Mosby, pp 1171–1197.

Hew-Butler T, Noakes TD, Siegel AJ: Practical management of exercise-associated hyponatremic encephalopathy: the sodium paradox of non-osmotic vasopressin secretion, *Clin J Sport Med* 18:350–354, 2008.

Hides JA, Jull GA, Richardson CA: Long-term effects of specific stabilizing exercises for first-episode low back pain, *Spine* 26:E243–E248, 2001.

Hinton PS, Giordano C, Brownlie T, Haas JD: Iron supplementation improves endurance after training in iron-depleted, nonanemic women, *J Appl Physiol* 88:1103–1111, 2000.

Hodges PW, Richardson CA: Delayed postural contraction of transversus abdominis in low back pain associated with movement of the lower limb, *J Spinal Disord* 11:46–56, 1998.

Honsik K: Emergency treatment of dentoalveolar trauma, *Phys Sportsmed* 32(9), 2004. http://www.physsportsmed.com/issues/2004/0904/honsik.htm.

Housner JA, Green GA: Gastrointestinal problems in athletes. In Sallis M, editor: *Essentials of sports medicine*, St Louis, 1997, Mosby, pp 80–88.

Housner JA, Jacobson JA, Misko R: Sonographically guided percutaneous needle tenotomy for the treatment of chronic tendinosis, *J Ultrasound Med* 28:1187–1192, 2009.

Hsieh M: Recommendations for treatment of hyponatraemia at endurance events, *Sports Med* 34:231–238, 2004.

Huston TP, Puffer JC, Rodney WM: The athletic heart syndrome, *N Engl J Med* 313:24–32, 1985.

Inter-Association Task Force for Appropriate Care of the Spine-Injured Athlete: *Prehospital care of the spine-injured athlete*, Dallas, 2001, National Athletic Trainers Association.

Kark JA, Posey DM, Schumacher HR, Ruehle CJ: Sickle-cell trait as a risk factor for sudden death in physical training, *N Engl J Med* 317:781–797, 1987.

Kaul M, Harring S: Rehabilitation of lumbar spine injuries. In Kibler W, Herring S, Press J, editors: *Functional rehabilitation of sports and musculoskeletal injuries*, Gaithersburg, Md, 1998, Aspen, pp 188–215.

Keen AD, Drinkwater BL: Irreversible bone loss in former amenorrheic athletes, *Osteoporos Int* 7:311–315, 1997.

Kerle KK, Nishimura KD: Exertional collapse and sudden death associated with sickle cell trait, *Mil Med* 161:766–767, 1996.

Khan KM, Bonar F, Desmond PM, et al: Patellar tendinosis (jumper's knee): Findings at histopathologic examination, US, and MR imaging. Victorian Institute of Sport Tendon Study Group, *Radiology* 200:821–827, 1996.

Khan K, Cook J: Overuse tendon injuries: where does the pain come from? *Sports Med Arthrosc Rev* 8:17–31, 2000.

Khan KM, Cook JL, Bonar F, et al: Histopathology of common tendinopathies: update and implications for clinical management, *Sports Med* 27:393–408, 1999.

Khan KM, Cook JL, Maffulli N, Kannus P: Where is the pain coming from in tendinopathy? It might be biochemical, not only structural, in origin, *Br J Sports Med* 34:81–83, 2000.

Kinderknecht JJ: Infectious mononucleosis and the spleen, *Curr Sports Med Rep* 1:116–120, 2002.

Klingshirn LA, Pate RR, Bourque SP, et al: Effect of iron supplementation on endurance capacity in iron-depleted female runners, *Med Sci Sports Exerc* 24:819–824, 1992.

Knox KE, Kleiner DM: The efficiency of tools used to retract a football helmet face mask, *J Athl Train* 32:211–215, 1997.

Kohl TD, Martin DC, Berger MS: Comparison of topical and oral treatments for tinea gladiatorum, *Clin J Sport Med* 9:161–166, 1999.

Kohl TD, Martin DC, Nemeth R: Fluconazole for the prevention and treatment of tinea gladiatorum, *Pediatr Infect Dis J* 19:717–722, 2000.

Kon E, Buda R, Filardo G, et al: Platelet-rich plasma: intra-articular knee injections produced favorable results on degenerative cartilage lesions, *Knee Surg Sports Traumatol Arthrosc* 18(4):472–479, 2010.

Kon E, Filardo G, Delcogliano M, et al: Platelet-rich plasma: new clinical application: a pilot study for treatment of jumper's knee, *Injury* 40(6):598–603, 2009.

Kortebein PM, Kaufman KR, Basford JR, Stuart MJ: Medial tibial stress syndrome, *Med Sci Sports Exerc* 32(Suppl 3):27–33, 2000.

Labella CR, Smith BW, Sigurdsson A: Effect of mouthguards on dental injuries and concussions in college basketball, *Med Sci Sports Exerc* 34:41–44, 2002.

LaManca JJ, Haymes EM: Effects of iron repletion on Vo$_{2max}$ endurance, and blood lactate in women, *Med Sci Sports Exerc* 25:1386–1392, 1993.

Landry G, Chang C: Herpes and tinea in wrestling: managing outbreaks, knowing when to disqualify, *Phys Sportsmed* 32:34–42, 2004.

Langdeau JB, Boulet LP: Prevalence and mechanisms of development of asthma and airway hyperresponsiveness in athletes, *Sports Med* 31:601–616, 2001.

Lee-Chiong TL Jr, Stitt JT: Heatstroke and other heat-related illnesses: the maladies of summer, *Postgrad Med* 98:26–28, 31–33, 36, 1995.

Leibovitch I, Mor Y: The vicious cycling: Bicycling-related urogenital disorders, *Eur Urol* 47:277–286, discussion, 286–287, 2005.

Levine BD, Thompson PD: Marathon maladies, *N Engl J Med* 52:1516–1518, 2005.

Levitz CL, Reilly PJ, Torg JS: The pathomechanics of chronic, recurrent cervical nerve root neurapraxia: the chronic burner syndrome, *Am J Sports Med* 25:73–76, 1997.

Lindenmighter JM, Schoenfeld S, O'Grady R, Carney JK: Methicillin-resistant *Staphylococcus aureus* in a high school wrestling team and the surrounding community, *Arch Intern Med* 158:895–899, 1998.

Link MS, Homoud MK, Wang PJ, Estes NA 3rd: Cardiac arrhythmias in the athlete, *Cardiol Rev* 9:21–30, 2001.

Ljungqvist A, Jenoure P, Engebretsen L, et al: The International Olympic Committee (IOC) consensus statement on periodic health evaluation of elite athletes, March 2009, *Br J Sports Med* 43:631–643, 2009.

Lord J, Winell JJ: Overuse injuries in pediatric athletes, *Curr Opin Pediatr* 16:47–50, 2004.

Lovell MR, Iverson GL, Collins MW, et al: Does loss of consciousness predict neuropsychological decrements after concussion? *Clin J Sport Med* 9:193–198, 1999.

Lutz GE, Vad VB, Wisneski RJ: Fluoroscopic transforaminal lumbar epidural steroids: an outcome study, *Arch Phys Med Rehabil* 79:1362–1366, 1998.

Lysholm J, Wiklander J: Injuries in runners, *Am J Sports Med* 5:168–171, 1987.

Magee DJ: *Orthopedic physical assessment*, Philadelphia, 1997, Saunders.

Manolis AS, Wang PJ, Estes NA 3rd: Radiofrequency catheter ablation for cardiac tachyarrhythmias, *Ann Intern Med* 121:452–461, 1994.

Marek J, Bufalino V, Davis J, et al: Feasibility and findings of large-scale electrocardiographic screening in young adults: data from 32,561 subjects, *Heart Rhythm* 8(10):1555–1559, 2011.

Maron BJ: Hypertrophic cardiomyopathy, *Lancet* 350:127–133, 1997.

Maron BJ, Doerer JJ, Haas TS, et al: Sudden deaths in young competitive athletes: analysis of 1866 deaths in the United States, 1980–2006, *Circulation* 119:1085–1092, 2009.

Maron BJ, Gohman TE, Kyle SB, et al: Clinical profile and spectrum of commotio cordis, *JAMA* 287:1142–1146, 2002.

Maron BJ, Shirani J, Poliac LC, et al: Sudden death in young competitive athletes. Clinical, demographic, and pathological profiles, *JAMA* 276:199–204, 1996a.

Maron BJ, Thompson PD, Ackerman MJ, et al: Recommendations and considerations related to preparticipation screening for cardiovascular abnormalities in competitive athletes: 2007 update: a scientific statement from the American Heart Association Council on Nutrition, Physical Activity, and Metabolism: endorsed by the American College of Cardiology Foundation, *Circulation* 115:1643–1655, 2007.

Maron BJ, Thompson PD, Puffer JC, et al: Cardiovascular preparticipation screening of competitive athletes. A statement for health professionals from the Sudden Death Committee (clinical cardiology) and Congenital Cardiac Defects Committee (cardiovascular disease in the young), American Heart Association, *Circulation* 94:850–856, 1996b.

Maron BJ, Zipes DP: Introduction: eligibility recommendations for competitive athletes with cardiovascular abnormalities—general considerations, *J Am Coll Cardiol* 45:1318–1321, 2005.

Maroon JC: "Burning hands" in football spinal cord injuries, *JAMA* 238:2049–2051, 1977.

Matheson GO, Clement DB, McKenzie DC, et al: Stress fractures in athletes: a study of 320 cases, *Am J Sports Med* 15:46–58, 1987.

McCrea M, Kelly JP, Kluge J, et al: Standardized assessment of concussion in football players, *Neurology* 48:586–588, 1997.

McCrory P, Meeuwisse WH, Aubry M, et al: Consensus statement on concussion in sport: the 4th International Conference on Concussion in Sport held in Zurich, November 2012, *Br J Sports Med* 47(5):250–258, 2013.

McCrory P, Meeuwisse W, Johnston K, et al: Consensus statement on concussion in sport: the 3rd international conference on concussion in sport held in Zurich, November 2008, *Br J Sports Med* 43(Suppl 1):i76–i90, 2009.

McShane JM, Nazarian LN, Harwood MI: Sonographically guided percutaneous needle tenotomy for treatment of common extensor tendinosis in the elbow, *J Ultrasound Med* 25:1281–1289, 2006.

Meeuwisse WH, Hagel BE, Mohtadi NG, et al: The distribution of injuries in men's Canada West university football: a 5-year analysis, *Am J Sports Med* 28:516–523, 2000.

Michael RH, Holder LE: The soleus syndrome: a cause of medial tibial stress (shin splints), *Am J Sports Med* 13:87–94, 1985.

Mishra A, Pavelko T: Treatment of chronic elbow tendinosis with buffered platelet-rich plasma, *Am J Sports Med* 34:1774–1778, 2006.

Moeller J, Rifat S: Identifying and treating uncomplicated corneal abrasions, *Phys Sportsmed* 31(8), 2003. http://www.physsportsmed.com/issues/2003/0803/moeller.htm.

Moser RS, Schatz P, Jordan BD: Prolonged effects of concussion in high school athletes, *Neurosurgery* 57(2):300–306, discussion 300–306, 2005.

Moses FM: The effect of exercise on the gastrointestinal tract, *Sports Med* 9:159–172, 1990.

NCAA Sports Medicine Handbook, Indianapolis, 2013, Natl Collegiate Ath Assn, pp 70–72.

Newhouse IJ, Clement DB, Taunton JE, McKenzie DC: The effects of prelatent/latent iron deficiency on physical work capacity, *Med Sci Sports Exerc* 21:263–268, 1989.

Nguyen DM, Mascola L, Brancoft E: Recurring methicillin-resistant *Staphylococcus aureus* infections in a football team, *Emerg Infect Dis* 11:526–532, 2005.

Nieman DC: Current perspective on exercise immunology, *Curr Sports Med Rep* 2:239–242, 2003.

Noakes T: Hyponatremia in distance runners: Fluid and sodium balance during exercise, *Curr Sports Med Rep* 1:197–207, 2002.

O'Sullivan PB, Phyty GD, Twomey LT, Allison GT: Evaluation of specific stabilizing exercise in the treatment of chronic low back pain with radiologic diagnosis of spondylolysis or spondylolisthesis, *Spine* 22:2959–2967, 1997.

Orchard J: Intrinsic and extrinsic risk factors for muscle strains in Australian football, *Am J Sports Med* 29:300–303, 2001.

Orchard J, Seward H: Epidemiology of injuries in the Australian Football League, seasons 1997-2000, *Br J Sports Med* 36:39–44, 2002.

Otis CL, Drinkwater B, Johnson M, et al: American College of Sports Medicine position stand. The female athlete triad, *Med Sci Sports Exerc* 29:i–ix, 1997.

Page RL, Joglar JA, Kowal RC, et al: Use of automated external defibrillators by a U.S. airline, *N Engl J Med* 343:1210–1216, 2000.

Parmelee-Peters K, Moeller JL: Gastroesophageal reflux in athletes, *Curr Sports Med Rep* 3:107–111, 2004.

Partridge RA, Coley A, Bowie R, Woolard RH: Sports-related pneumothorax, *Ann Emerg Med* 30:539–541, 1997.

Patel DR, Pratt HD, Greydanus DE: Pediatric neurodevelopment and sports participation: when are children ready to play sports? *Pediatr Clin North Am* 49:505–531, v–vi, 2002.

Peerbooms JC, Sluimer J, Bruijn DJ, Gosens T: Positive effect of an autologous platelet concentrate in lateral epicondylitis in a double-blind randomized controlled trial: platelet-rich plasma versus corticosteroid injection with a 1-year follow-up, *Am J Sports Med* 38(2):255–262, 2010.

Pennardt A: High-altitude pulmonary edema: diagnosis, prevention, and treatment, *Curr Sports Med Rep* 12(2):115–119, 2013.

Penning L: Some aspects of plain radiography of the cervical spine in chronic myelopathy, *Neurology* 12:513–519, 1962.

Powell JW, Barber-Foss KD: Injury patterns in selected high school sports: a review of the 1995-1997 seasons, *J Athl Train* 34(3):277–284, 1999a.

Powell JW, Barber-Foss KD: Traumatic brain injury in high school athletes, *JAMA* 282:958–963, 1999b.

Prins ML, Hales A, Reger M, et al: Repeat traumatic brain injury in the juvenile rat is associated with increased axonal injury and cognitive impairments, *Dev Neurosci* 32(5–6):510–518, 2010.

Purdam CR, Jonsson P, Alfredson H, et al: A pilot study of the eccentric decline squat in the management of painful chronic patellar tendinopathy, *Br J Sports Med* 38:395–397, 2004.

Putukian M: Pneumothorax and pneumomediastinum, *Clin Sports Med* 23:443–454:x, 2004.

Rea TD, Russo JE, Katon W, et al: Prospective study of the natural history of infectious mononucleosis caused by Epstein-Barr virus, *J Am Board Fam Pract* 14:234–242, 2001.

Reitano M, Tyring S, Lang W, et al: Valacyclovir for the suppression of recurrent genital herpes simplex virus infection: A large-scale dose range-finding study. International Valacyclovir HSV Study Group, *J Infect Dis* 178:603–610, 1998.

Rodway GW, Hoffman LA, Sanders MH: High-altitude-related disorders. Part I. Pathophysiology, differential diagnosis, and treatment, *Heart Lung* 32:353–359, 2003.

Rowland TW, Deisroth MB, Green GM, Kelleher JF: The effect of iron therapy on the exercise capacity of nonanemic iron-deficient adolescent runners, *Am J Dis Child* 142:165–169, 1988.

Safran MR, Seaber AV, Garrett WE Jr: Warm-up and muscular injury prevention: an update, *Sports Med* 8:239–249, 1989.

Sallis R, Chassay CM: Recognizing and treating common cold-induced injury in outdoor sports, *Med Sci Sports Exerc* 31:1367–1373, 1999.

Sallis R, Jones K, Knopp W: Burners: offensive strategy in an underreported injury, *Phys Sportsmed* 20:47–55, 1992.

Sánchez M, Anitua E, Orive G, et al: Platelet-rich therapies in the treatment of orthopaedic sport injuries, *Sports Med* 39:345–354, 2009.

Schooley R: Infectious mononucleosis. In Beers M, Berkow R, editors: *The Merck manual of diagnosis and therapy*, Whitehouse Station, NJ, 1999, Merck Research Laboratories, pp 2336–2339.

Shaskey DJ, Green GA: Sports haematology, *Sports Med* 29:27–38, 2000.

Shawdon A: Gastro-oesophageal reflux and exercise: important pathology to consider in the athletic population, *Sports Med* 20:109–116, 1995.

Shrey DW, Griesbach GS, Giza CC: The pathophysiology of concussions in youth, *Phys Med Rehabil Clin N Am* 22(4):577–602, vii, 2011.

Simons SM, Kennedy RG: Gastrointestinal problems in runners, *Curr Sports Med Rep* 3:112–116, 2004.

Slipman CW, Chow DW: Therapeutic spinal corticosteroid injections for the management of radiculopathies, *Phys Med Rehabil Clin North Am* 13:697–711, 2002.

Smith J: Cooling methods used in the treatment of exertional heat illness, *Br J Sports Med* 39:503–507, 2005.

Speedy DB, Noakes TD, Boswell T, et al: Response to a fluid load in athletes with a history of exercise-induced hyponatremia, *Med Sci Sports Exerc* 33:1434–1442, 2001.

Spielmann AL, DeLong DM, Kliewer MA: Sonographic evaluation of spleen size in tall healthy athletes, *AJR Am J Roentgenol* 184:45–49, 2005.

Stackhouse T: On-site management of nasal injuries, *Phys Sportsmed* 26:69–74, 1998.

Standaert CJ, Herring SA: Spondylolysis: a critical review, *Br J Sports Med* 34:415–422, 2000.

Standaert CJ, Herring SA, Halpern B, King O: Spondylolysis, *Phys Med Rehabil Clin North Am* 11:785–803, 2000.

Stanton P, Purdam C: Hamstring injuries in sprinting: the role of eccentric exercise, *J Orthop Sports Phys Ther* 13:118–125, 1989.

Swenson EJ Jr, DeHaven KE, Sebastianelli WJ, et al: The effect of a pneumatic leg brace on return to play in athletes with tibial stress fractures, *Am J Sports Med* 25:322–328, 1997.

Tator CH, Edmonds VE: National survey of spinal injuries in hockey players, *Can Med Assoc J* 130:875–880, 1984.

Telford RD, Sly GJ, Hahn AG, et al: Foot strike is the major cause of hemolysis during running, *J Appl Physiol* 94:38–42, 2003.

Thordarson DB, Shean CJ: Nerve and tendon lacerations about the foot and ankle, *J Am Acad Orthop Surg* 13:186–196, 2005.

Tierney RT, Sitler MR, Swanik CB, et al: Gender differences in head-neck segment dynamic stabilization during head acceleration, *Med Sci Sports Exerc* 37:272–279, 2005.

Tom PA, Garmel GM, Auerbach PS: Environment-dependent sports emergencies, *Med Clin North Am* 78:305–325, 1994.

Torg JS, Corcoran TA, Thibault LE, et al: Cervical cord neurapraxia: classification, pathomechanics, morbidity, and management guidelines, *J Neurosurg* 87:843–850, 1997.

Torg JS, Guille JT, Jaffe S: Injuries to the cervical spine in American football players, *J Bone Joint Surg Am* 84:112–122, 2002.

Torg JS, Pavlov H, Genuario SE, et al: Neurapraxia of the cervical spinal cord with transient quadriplegia, *J Bone Joint Surg Am* 68:1354–1370, 1986.

Torg JS, Quedenfeld TC, Burstein A, et al: National football head and neck injury registry: report on cervical quadriplegia, 1971 to 1975, *Am J Sports Med* 7:127–132, 1979.

Torg JS, Sennett B, Pavlov H, et al: Spear tackler's spine: an entity precluding participation in tackle football and collision activities that expose the cervical spine to axial energy inputs, *Am J Sports Med* 21:640–649, 1993.

Torg JS, Vegso JJ, O'Neill MJ, Sennett B: The epidemiologic, pathologic, biomechanical, and cinematographic analysis of football-induced cervical spine trauma, *Am J Sports Med* 18:50–57, 1990.

Urwin M, Symmons D, Allison T, et al: Estimating the burden of musculoskeletal disorders in the community: the comparative prevalence of symptoms at different anatomical sites, and the relation to social deprivation, *Ann Rheum Dis* 57:649–655, 1998.

Valenzuela TD, Roe DJ, Nichol G, et al: Outcomes of rapid defibrillation by security officers after cardiac arrest in casinos, *N Engl J Med* 343:1206–1209, 2000.

Van Kampen DA, Lovell MR, Pardini JE, et al: The "value added" of neurocognitive testing after sports-related concussion, *Am J Sports Med* 34(10):1630–1635, 2006.

Vetrano M, Castorina A, Vulpiani MC, et al: Platelet-rich plasma versus focused shock waves in the treatment of jumper's knee in athletes, *Am J Sports Med* 41(4):795–803, 2013.

Vinger P: A practical guide for sports eye protection, *Phys Sportsmed* 28:49–69, 2000.

Volpi P: Treatment of chronic patellar tendinitis with buffered platelet rich plasma: a preliminary study, *Med Sport* 60:595–603, 2007.

Von Korff M: Studying the natural history of back pain, *Spine* 19(Suppl 18):2041–2046, 1994.

Von Korff M, Saunders K: The course of back pain in primary care, *Spine* 21:2833–2837, discussion 2838–2839, 1996.

Wallace RF, Kriebel D, Punnett L, et al: The effects of continuous hot weather training on risk of exertional heat illness, *Med Sci Sports Exerc* 37:84–90, 2005.

Watkins RG: Neck injuries in football players, *Clin Sports Med* 5:215–246, 1986.

Weaver CS, Terrell KM: Evidence-based emergency medicine. Update: do ophthalmic nonsteroidal anti-inflammatory drugs reduce the pain associated with simple corneal abrasion without delaying healing? *Ann Emerg Med* 41:134–140, 2003.

Weinstein S, Herring S, Cole AJ: Rehabilitation of the patient with spinal pain. In DeLisa J, Gans B, editors: *Rehabilitation medicine: principles and practice*, Philadelphia, 1998, Lippincott-Raven, pp 1423–1451.

Wilson MG, Basavarajaiah S, Whyte GP, et al: Efficacy of personal symptom and family history questionnaires when screening for inherited cardiac pathologies: the role of electrocardiography, *Br J Sports Med* 42(3):207–211, 2008.

Woodwell DA, Cherry DK: National ambulatory medical care survey: 2002 summary, *Adv Data* 346:1–44, 2004.

Wu WQ, Lewis RC: Injuries of the cervical spine in high school wrestling, *Surg Neurol* 23:143–147, 1985.

Zamora AJ, Marini JF: Tendon and myotendinous junction in an overloaded skeletal muscle of the rat, *Anat Embryol (Berl)* 179:89–96, 1988.

Zhu YI, Haas JD: Altered metabolic response of iron-depleted nonanemic women during a 15-km time trial, *J Appl Physiol* 84:1768–1775, 1998.

Zuckerman SL, Odom M, Lee YM, et al: 145 Sport-related concussion and age: number of days to neurocognitive baseline, *Neurosurgery* 71(2):E558, 2012.

网络资源

bjsm.bmj.com/content/47/5/259.full.pdf Sport Concussion Assessment Tool, 3rd ed. (SCAT3). Tool to assess status following concussion.

http://learning.bmj.com/learning/course-intro/.html?courseId=10042239 BMJ Learning course for ECG interpretation in athletes.

http://www.ncaa.org/sites/default/files/DIII%202014-15%20Banned%20Drugs%20Educational.pdf The National Collegiate Athletic Association's drug-testing program.

list.wada-ama.orgt World Anti-Doping Agency list of prohibited drugs.

附录 29-1　消化系统问题

胃食管反流

同一般人群类似，胃食管反流（GER）在运动中也很常见，其中 65% 表现为烧心，24% 有不适症状主诉超过 1 年的时间（Shawdon，1995）。运动常常会导致 GER 的恶化，可能是由于运动相关的食管下括约肌张力减低，且这种情况最多见于耐力及高强度运动中。治疗包括避免会导致症状加重的食物，运动强度的逐渐增加，足够的液体摄入以及避免运动前 3 小时内摄入固体食物（Housner and Green，1997）。如果这些措施未见明显改善，质子泵抑制剂是有效且不影响运动员比赛表现的药物（Parmelee-Peters and Moeller，2004）。

运动诱发的腹泻

运动诱发的腹泻主要与田径类运动有关，据报道发病率在 8%～60%（Moses，1990）。典型的症状体征包括大便频率和量增加、大便稀溏或喷射样大便、大便急、腹部痉挛和便血。有基础肠道病变、脱水状态、未培训的运动员运动强度的增加以及运动前进食富含脂肪、蛋白质和膳食纤维的饮食者，发生运动诱发性腹泻的风险增高。其治疗包括对症治疗如保持充分的水分摄入避免脱水，避免咖啡因摄入以及赛前饮食成分和时间的变化。药物治疗用阿片类物质（苯乙哌啶）- 阿托品联合会显著影响比赛表现，可能涉及违禁药物的使用或引起体温过高，应该避免应用。洛哌丁胺通过抑制肠动力起效，且不良反应极少；难治性病例应该于运动前 30 分钟服用（Simons and Kennedy，2004）。对于治疗与否均持续性的腹泻或非运动情况下出现的腹泻需要进行全面的评估来明确病因，包括感染或炎症性肠病。

胃肠道出血

胃肠道出血在运动中很常见。高达 55% 的大学生田径运动员在赛季中查出大便潜血阳性，且出血点通常无法确认（Housner ang Green，1997）。运动时内脏器官的血供会减少 80% 之多，如何同时合并有脱水、体温过高情况会更糟，耐力性田径运动员中已经有关于缺血性胃肠炎的病例报道（Moses，1990）。NSAIDs 药物的使用时是运动员中胃肠道出血的另一个常见病因。运动相关性胃肠道出血是排除性诊断，其确诊需要除外其他可能的病变因素。

附录 29-2　腰背部疼痛

重　点

■ 腰背部疼痛(LBP)的患者 1 年内复发率高达 80%，因此适宜的功能性康复锻炼十分必要。

■ 不伴随神经或并发症体征的孤立性腰背部疼痛，腰部拉伤和机械性腰背部疼痛是常用的诊断。

■ 综合性康复治疗包括腰椎核心肌群稳定项目涉及多裂肌和腹横肌，肌肉缺乏灵活性的改善，运动链的强化以及错误生物力学的纠正。

腰背部疼痛在运动员及非运动员人群中都很常见，且是到初级保健医师处就诊最频繁的原因。人一生中腰背部疼痛的患病率范围在 60%～90%，每年发病率约为 5%(Frymoyer，1988)。体育运动中对于下腰部损伤具有单一最佳预测作用的是既往损伤史，由此也强调了治疗改进以及康复锻炼的重要性。高强度竞技体育项目例如体操、美式橄榄球、举重和划艇，下腰部损伤的发病率较高(Herring and Weinstein，1995)。传统医学教育认为 90% 的腰背部疼痛没有特殊的医疗干预也可在 6～12 周的时间内自行缓解。然而，纵向研究指出腰背部疼痛往往是复发状态，且慢性背部疼痛周期比以往认为的更频繁(Von Korff，1994)。调查者应用所有可获得结果的研究综述分析了初级保健中短期、长期的腰背部疼痛病例的结果(Von Korff and Saunders，1996)。1 个月随访时，仅有 25%～33% 的患者疼痛完全缓解，33% 的患者报告有中等强度持续性疼痛，15% 的患者有剧烈疼痛，且 20%～25% 的患者有明显的活动受限。1 年的随访周期内，高达 86% 的患者有过至少 1 次的疼痛复发，超过 25% 的患者经历着慢性腰背部疼痛，超过 50% 的患者在 1 年内出现背痛的表现。

运动员中腰背部疼痛的病因是多样的，依据损伤的解剖学定位和疼痛源来进行精确的识别常常是困难的。腰背部疼痛可由分布在腰椎区域的疼痛神经纤维的机械或化学性刺激引起，包括有肌肉韧带支持结构、椎间盘的外三分之一、关节突关节囊、前后纵韧带以及现有的神经根(Kaul and Harring，1998)。

损伤的解剖与发病机制

腰椎的肌肉支持系统包括内、中、外三层。外层是最大的椎旁肌群，由长的多节的肌肉群称为竖脊肌组成，是脊柱的主要伸肌肌群。中层主要由短的多节的肌肉群(多裂肌)组成，内层主要由小的、节间肌肉群组成。脊柱的基本运动单元是三关节复合体，由相邻椎体间的椎间盘、两个位置靠后椎骨关节突关节组成。椎间盘退化导致负重转移以及关节面的旋转负荷可能会导致关节突关节病变和腰椎逐级退行性变(Weinstein et al.，1998)。

腰椎的损伤可能因为单次的创伤或者反复性的负荷积累而发生。腰椎组合性动作(例如前伸，旋转)损伤的风险最高。运动中的简单反复性动作会使腰椎的支撑结构疲劳从而导致肌肉拉伤或压垮椎间盘及韧带的黏弹性保护机制(Hainline，1995)。腰椎的功能是作为躯干与下肢的连接并且负责在大部分运动中力量的协调性传递(动力学链)。下肢训练不足可能会导致腰椎的代偿性活动，将运动员置于高的损伤风险中。

评估

腰背部疼痛的患者的评估包括腰椎活动度的检查以及不引发的疼痛情况下所允许的动作幅度。也需要完善下肢的神经性评估包括特定的神经张力测试例如直腿抬高试验和 Slump 试验(坐位神经张力试验)(Magee，1997)。

急性发作时通常不需要影像学或其他的检查依据来确诊。在儿童和青少年需要排除严重疾病的可能时需要考虑影像学检查，成年人年龄大于 50 岁者当发生创伤性骨折以及背痛保守治疗不缓解时需要排除恶性肿瘤。当影像学有异常发现时，一定要密切结合患者的疼痛表现，因为已证实 20%～25% 的无症状者 MRI 检查可发现椎间盘的异常(Boden et al.，1990)。

腰背部疼痛的患者也必须进行警示症状的筛查，这些警示症状常常提示严重疾病且需要紧急的处理和干预。发热、精神萎靡和全身症状提示危重疾病比如关节盘炎、骨髓炎或者恶性肿瘤。肠道或膀胱功能障碍、鞍区感觉缺失以及进展性神经功能缺陷提示马尾或神经根综合征，需要进行紧急的腰椎减压处理。

腰扭伤

腰扭伤的运动员表现为单侧或双侧的腰背部疼痛，通常伴随椎旁肌肉的痛性痉挛。引发或控制腰椎产生运动的肌肉例如竖脊肌和多裂肌常常被累及。局部的压痛和肌肉痉挛、活动范围受限以及神经系统评估结果正常通常是正常的表现，放射痛是异常的表现。腰拉伤或扭伤以及机械性腰背部疼痛通常以不伴有神经系统体征及并发症的腰背部疼痛为特征。臀部及下肢的放射痛、相关的运动和感觉症状以及既往的复发经历或慢性腰背部疼痛病史，很可能提示更严重的结构性异常例如椎间盘退化或关节突关节病。下腰部损伤的治疗和康复治疗随后介绍。

椎间盘性腰背部疼痛

运动员腰背部疼痛的一个常见病因是椎间盘损伤。椎间盘损伤可由许多特征性的解剖学病变导致，包括纤维环撕裂、椎间盘退化或脱水干裂、椎间盘突出（椎间盘膨出不伴髓核的脱出）和椎间盘疝（伴髓核脱出）。单纯的纤维环撕裂或轻度椎间盘突出可能会造成腰背部疼痛不伴神经系统检查异常，且常常难以与腰扭伤鉴别。细微的提示椎间盘源性的疼痛的症状包括臀部或大腿近端后侧的放射痛以及久坐、咳嗽、喷嚏或Valsalva动作时疼痛加重。椎间盘疝会导致典型的机械性或（和）化学性神经根刺激伴有相应的根性症状比如麻木、刺痛或无力。

腰背部疼痛的初始治疗和康复治疗随后介绍。伴有明确的根性症状或运动体征的患者可能短期的口服激素治疗会有效。症状持续可能需要硬膜外激素注射或选择性神经根阻滞治疗，具体操作由物理治疗师或疼痛专科医师来执行（Lutz et al., 1998; Slipman and Chow, 2002）。

治疗和康复

由于复发率高以及慢性腰背部疼痛的困扰强烈建议腰背部损伤后进行合理的康复治疗。急性腰背部疼痛的治疗以从疼痛和炎症控制开始。NSAIDs及肌松药或麻醉剂的恰当应用使疼痛和炎症减轻，给早期和更快速康复提供了可能。非特异性腰背部疼痛建议卧床休息时间不超过2天，因为长时间的不活动会产生不良影响，包括肌肉力量减弱、灵活性下降、心血管健康受损以及椎间盘营养不良（Convertino et al., 1997）。

康复治疗的总体目标是重塑正常的腰椎功能并保障安全自主的复出比赛。在症状缓解及复出比赛后坚持长期的康复治疗对于防止复发非常重要。没有单一的治疗或运动方案能有效作用于所有腰背部疼痛的患者，个性化的康复方案为治疗成功提供了最佳可能。脊椎稳定性训练强化了椎旁肌肉群的力量同时保持了脊椎的正中位置。有研究表明核心稳定方案即训练多裂肌和腹横肌对于减轻疼痛和较少复发是有效的（Hides et al., 2001; Hodges and Richardson, 1998; O'Sullivan et al., 1997）。

与腰背部疼痛相关的下肢肌肉紧张也应予以正常的腰部运动等处理。腰背部疼痛患者有两种类型的肌肉僵硬。第一种类型，髋部屈肌肌群紧张（髂腰肌和股直肌）导致运动时骨盆过度前倾，增加了腰部前弯，使髋部的伸肌肌群（股大肌和腘绳肌）处于机械性不利位置，导致腰部伸肌肌群出现早募集。治疗包括牵拉髋部屈肌肌群和强化髋部伸肌肌群。第二种类型涉及腘绳肌紧张，导致骨盆过度后倾，减低了腰椎前弯，使背部伸肌肌群处于机械性不利位置，造成脊椎轴向负荷适应不良。治疗主要为牵拉腘绳肌和强化背部伸肌肌群（Drezner and Herring, 2001; Kaul and Harring, 1998）。

纠正诱发因比如坐立姿势不良、错误的提举或运动技巧以及生物力学的异常在腰背部疼痛的治疗中也十分必要。正常的腰椎功能和体育专业运动后显著症状的消失往往标志着可以成功复出参加竞技性体育运动。

治疗要点

● 腰背部疼痛的综合康复治疗方案包括一个腰椎核心稳定项目，涉及训练多裂肌和腹横肌肌群、改善肌肉僵硬及不灵活、强化动力学链以及纠正错误的生物力学（Drezner and Herring, 2001; Kaul and Harring, 1998; O'Sullivan et al., 1997）（推荐等级：B）。

第30章　骨科常见问题

JEFFREY A. SILVERSTEIN ■ JAMES L. MOELLER ■ MARK R. HUTCHINSON

骨折

> **重 点**
>
> ■ 评估骨折须从两个不同角度拍摄骨关节X线片。
> ■ 注意检查骨折上方和下方关节是否存在连带伤。
> ■ 开放性骨折是骨科急症，须紧急在手术条件下冲洗。
> ■ 儿童须尤其警惕生长板骨折。

　　漏诊骨折最常见原因是未对相应部位或肢体进行正确检查和X线片拍摄。评估骨折患者，首诊医生必须按压骨折上下的关节，以排除潜在伴随的损伤。必须从至少两个不同角度拍摄骨关节来判断（例如前后位和侧位），在高度怀疑骨折时加拍其他角度X线片。当讨论骨折病情时，专业人士常运用通用医学术语来表达并确切描述患者情况，例如当家庭医生、急诊医生和骨科医生共同商讨作出治疗决策之时。骨折或骨折碎片的具体位置是重要的。它们可以是近端或远端，前部或后部，内侧或外侧。这也有助于描述他们与最近关节的关系（多少厘米？）。

　　骨折可以从不同的方向发生，其中某些类型伴随较高不稳定性和并发症。典型的骨折按骨折线方向分型包括横断、螺旋形、斜行、压缩性、粉碎性、嵌入、凹陷性骨骺分离，其他的骨折分类包括按特定的骨、骨的不同部位（骨干、干骺端、骨骺）（图30-1）、完全或不完全骨折、开放或闭合（出血或骨头暴露了吗？），关节内或关节外、移位或无移位、成角（如果有的话，多少厘米？），缩短（如果有的话，多少？）或粉碎性等（如果有，多少块？）。儿童还须特别注意生长板的累及。

　　开放性骨折需要急诊手术，要求即刻冲洗、清创、破伤风抗毒素、抗生素预防覆盖。骨科医生常采用Gustilo-Anderson分型来评估开放性骨折，主要包括皮肤创口大小、软组织损伤和骨粉碎情况（表30-1）。任何开放性骨折都要确保得到即刻的急诊骨科评估。因为即使

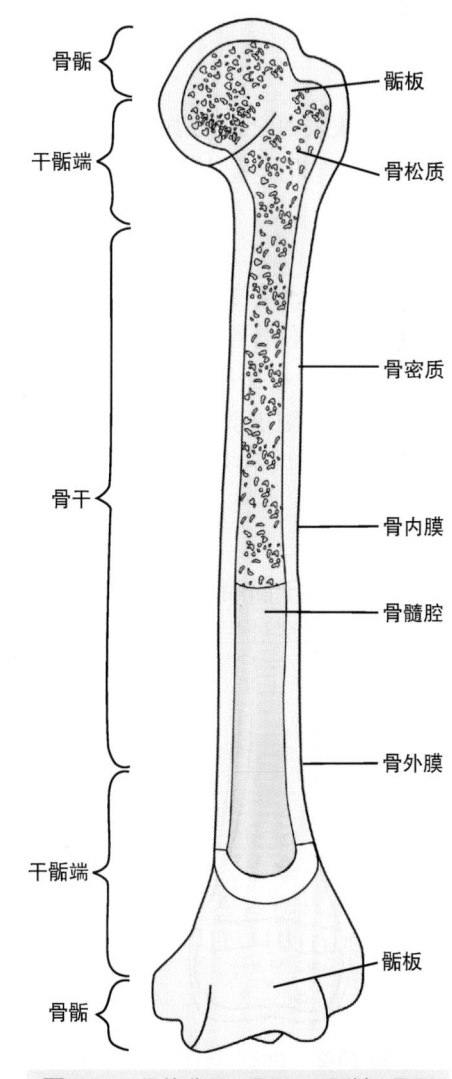

图30-1　骨的分区：骨干，干骺端，骨骺

表 30-1　Gustilo-Anderson 开放性骨折分类法

型别	描述
Ⅰ型	创口 < 1cm，轻微软组织损伤；伤口清洁；骨折为单纯横形、短斜形，极少粉碎
Ⅱ型	创口 > 1cm，中等程度软组织损伤；骨折为单纯横形、短斜形，极少粉碎
Ⅲ型	骨折伴随严重软组织损伤，包括肌肉、皮肤和神经血管；高能量损伤或严重挤压 特殊类型： 开放性节段型骨折，无论创口大小 枪伤，尤其是高速短距离枪伤 累及神经血管的开放性骨折 农事损伤带有土壤污染，无论创口大小 外伤截肢 损伤 8 小时以上的开放性骨折 极其严重的事故伤（例如战争、台风）
ⅢA 亚型	虽然有软组织撕裂、游离或高能量外伤，但有足够软组织覆盖其上，无论创口大小，包括节段性骨折或严重粉碎性骨折
ⅢB 亚型	软组织广泛缺损，伴随骨膜剥脱和骨质暴露；常有大量污染
ⅢC 亚型	累及主要动脉，需要进行肢体抢救

是骨折区域外皮肤表面一个很小的穿刺伤，也可能发生皮肤菌群穿透到骨折区域引发感染。

生长板骨折

骺板（physeal plate）是位于长骨末端的软骨板结构，毗邻干骺端。该结构使骨得以纵向生长，最终转变成熟。在生长期，骺软骨板比周围骨性结构脆弱，甚至比周边附着的韧带和肌腱更弱，因而容易发生骨折。现常采用 Salter-Harris 分型系统描述该类损伤（图 30-2）。

Salter-Harris Ⅰ型

骨骺沿生长板与干骺端分离，无干骺端或骨骺的伴随骨折。损伤直接穿过生长板，这种损伤可以是移位或非移位的。无移位的 Salter-Harris Ⅰ型骨折在 X 线片上显示为正常生长板像，但是患者表现为生长板处压痛，此时应力性 X 线片或磁共振检查（MRI）可能显示病变；移位的 Ⅰ 型损伤很少发生，因为附着的骨膜是完整的。这些损伤都可以在受损骨骼得到充分生长后恢复正常。但尽管如此，生长延迟和停滞仍然是生长板损伤的并发症，需要与患者及家属充分沟通。

Salter-Harris Ⅱ型

骨折线不完全性穿过生长板、转向干骺端，呈关节外骨折。这是最常见的生长板骨折类型。骨膜在损伤凹面保持完整性的特性使之形成"铰链"结构，很容易造成缩短移位。若发生解剖性缩短，其未来生长的预后良好；若发生成角畸形，有一定风险。

Salter-Harris Ⅲ型

骨折线不完全性穿过生长板，转向骨骺并达到关节。这种关节内损伤，即 Salter-Harris Ⅲ型骨折。同时提示关节炎的风险升高，尤其在没有发生解剖性缩短的情况下。关节面复位是首要任务，常需要切开复位。只要能保证骨折断端血运充足，预后一般良好。

Salter-Harris Ⅳ型

也是一种关节内骨折类型，骨折线延伸至骨骺，同时横跨生长板进入部分干骺端。常需要切开复位及内固定，以确保关节面复位及生长板的精确对准。未成熟骨的生长停滞和成角畸形可伴随Ⅳ型骨折发生。预后良好与否，取决于生长板的自我恢复能力。

Salter-Harris Ⅴ型

常起因于挤压伤，轴向力使骨骺陷入干骺端、生长板挤压在二者之间。预后不佳，因为这种损伤有很高的生长板闭合率及继发关节畸形。幸运的是该损伤极少见。

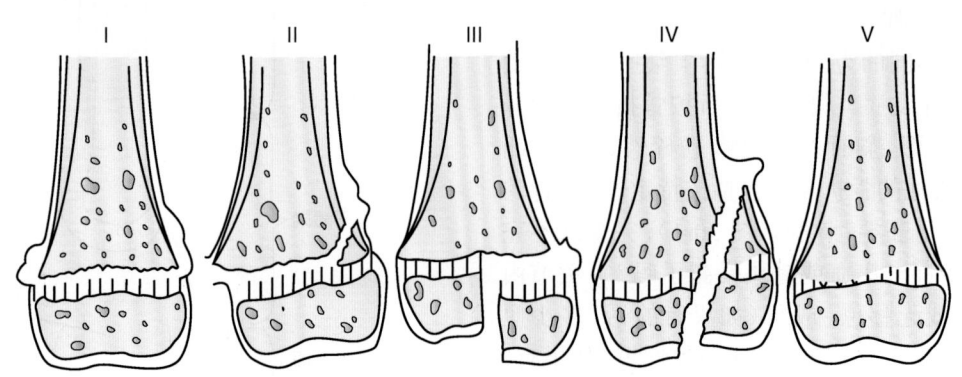

图 30-2　生长板损伤的 Salter-Harris 分型（Ⅰ~Ⅴ）(From Salter RB, Harris WR. Injuries in-volving the epiphysealplate. J Bone Joint Surg(Am)1963; 45: 587.)

肩

重 点

- 关节损伤常通过皮下解剖结构的检查作出临床诊断。还需要特殊检查手段，以排除相关的神经血管损伤。
- 肩部基本影像包括肩胛和关节盂的第二切位相。最佳 X 线片组合包括：内旋位前后像、外旋位前后像和肩部腋位像，腋位像是评估关节脱位最简单的位像。
- 创伤、回旋肌群损伤和肩关节不稳定性的最佳诊断来自于一组临床测量工具，非单独的方法。
- 活动、损伤预防和肩部疾病的恢复应涵盖一条完整的运动链，包括坚实的基础练习、核心力量练习、肩部稳定性、对抗性的关节囊和肌肉拉伸及传统的肩袖肌群力量增强练习。

真正具有功能意义的肩关节包括盂肱关节、胸肩胛关节、肩锁关节和胸锁关节。肩部疾病可以是急性或慢性的，常见症状包括疼痛、无力、功能障碍、僵硬和不稳定。为达到目标性治疗，准确的、以解剖为基础的诊断非常必要。目标性欠缺的治疗一般不能达到理想效果。一些循证研究表明，针对类似"肩部疼痛"这样缺乏特异性的诊断进行干预，其效果是不明确的。

锁骨复合体损伤

重 点

- 大多数锁骨骨折如仅有轻微移位或未移位，可采用悬吊或"8"字绷带固定的非手术治疗。
- 肩锁关节的 1 级损伤（触痛）和 2 级损伤（触痛和移位，喙锁韧带完好），可采用冰敷、疼痛控制和悬吊的保守安慰治疗。
- 肩关节前脱位较后脱位常见，而且后脱位容易被漏诊。

锁骨、肩锁关节和胸锁关节损伤的诊断常常较简单，锁骨复合体（clavicular complex）的触诊会有局部疼痛。影像检查应包含完整的锁骨，及至少从两个平面清楚显示目标区域。所有肩部相关的损伤都应进行颈椎棘突检查和远端血管神经的评估。臂丛、锁骨下静脉和腋动脉紧邻锁骨下走行，都可能受损。

锁骨骨折占所有骨折的 5%～10%，可分为移位和未移位，也可按照在锁骨上的位置分类（近端到远端）。

大多数骨折位于骨干中段（80%）；但远端 1/3（15%）和近端 1/3（5%）也可能发生。幸运的是，大多锁骨骨折如果仅有轻微移位或未移位，均不须手术，采用悬吊或"8"字绷带固定的方法就能治愈。但"8"字绷带固定方法可能又与骨折处皮肤坏死相关，因此使用该法时需密切关注局部皮肤的完整性。对于大多数病例，最初几周给予安慰性的单纯悬吊，之后逐渐增加活动幅度和强度。严重移位（>100%）、存在任何皮肤隆起、严重粉碎性骨折或明显缩短（>2cm）都提示需要手术干预，需要骨科医生的专业诊疗。与中段或近端锁骨骨折相比，远端骨折在进行非手术治疗后有较高的不愈合情况出现，所以密切随访非常必要（Kahn et al., 2009; McKee et al., 2004）。

肩锁关节

肩锁关节损伤，可按照累及韧带和关节分离程度进行分级（图 30-3）。1 级损伤指部分肩锁韧带损伤、未发生移位，喙锁韧带完好。2 级损伤指肩锁韧带的完全损伤，因而有远端锁骨的轻度向上移位（<100% 平移），喙锁韧带完好。以上两级损伤，在接受冰敷、减压和悬吊等保守治疗后预后良好，大多数患者可以在 6 周内恢复实质性活动与功能。3 级损伤指肩锁韧带和喙锁韧带的完全破裂，锁骨远端和肩峰分离、间隙宽于锁骨宽度（>100% 移位）。应力性 X 线片或可进一步明确这种损伤，但是极少能影响治疗计划同时会增加患者疼痛，所以不再作为诊断影像选择。

肩锁关节 3 级损伤的治疗存在争论——采用手术还是悬吊保守治疗。采用保守治疗，锁骨远端治愈时仍处上移位置，肩部外侧遗留明显隆起。非精英运动员可逐渐恢复原有功能、进行活动，而精英运动员发生 3 级损伤则推荐急性期修复，因为运动链在该时期已发生微妙变化，虽然这一推荐尚无随机对照试验佐证。3 级损伤患者常已发生慢性重构，伴随运动障碍或疼痛。严重的肩锁关节损伤还会发生严重向后、上或下的移位，需要手术复位修复。

肩锁关节 4 级分离是肩锁和喙锁韧带的完全损伤，伴随锁骨远端相对肩峰的后不全脱位。这在常规肩关节前后位 X 线片中易漏诊，但腋像很容易识别。所以所有骨关节损伤的基本处理都应包括两个角度的影像检查。5 级损伤等同严重的 3 级损伤，锁骨远端移位严重，穿破筋膜或直伸至皮下（300% 平移）。筋膜的损伤妨碍复位处理，皮下压力升高也可能增加皮肤坏死或转变为开放性损伤的危险。6 级损伤极为罕见，主要伴随锁骨远端紧邻喙状骨的下脱位。

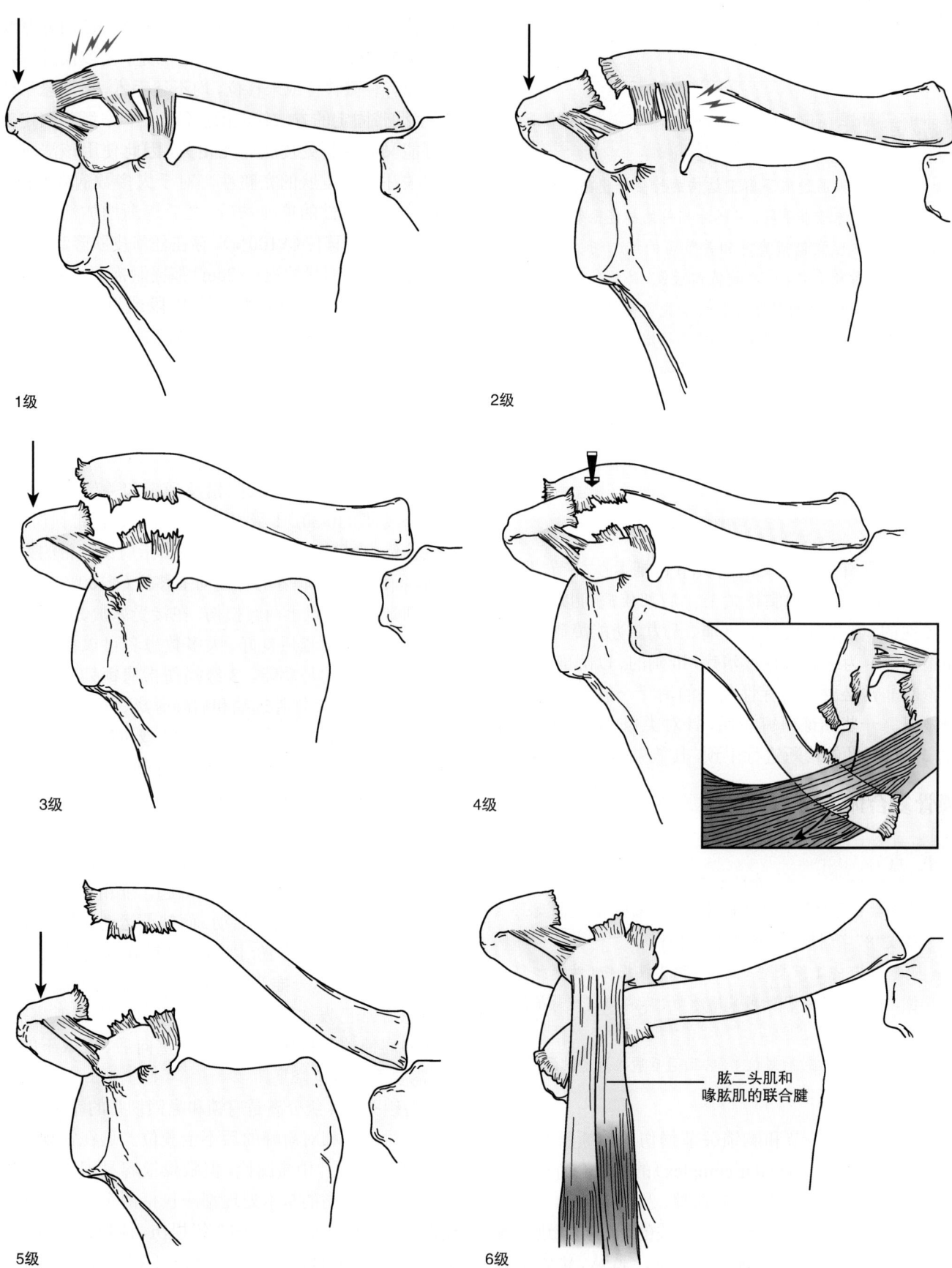

1级

2级

3级

4级

5级

6级

肱二头肌和
喙肱肌的联合腱

图 30-3 肩锁关节损伤的进行性加重。1 级提示韧带的不完全损伤。2 级肩锁韧带的完全损伤,喙锁韧带完好。3 级损伤存在肩锁韧带和喙锁韧带的完全损伤。4、5、6 级损伤进行性加重,伴随锁骨后移位、严重的锁骨前移位和喙突下移位

胸锁关节

胸锁关节损伤的患者常有外伤史（例如肩部外侧着地）或慢性过度使用史，表现为锁骨内侧疼痛和弹响（Matave et al., 2005）。急性胸锁关节脱位，可以通过锁骨内侧局部压痛和可能出现的大体畸形来识别。但大多数时候，患者可能仅仅出现轻微慢性改变，如外观或触摸不对称等美观问题。临床检查应包括患者气道和循环评估，如颈静脉塌陷，因为一些大血管和气管都紧邻胸锁关节后方走行（图 30-4）。影像检查应包括 X 线胸前后位、完整锁骨像和胸锁关节切线位像（图 30-5）。因为影像重叠原因，以上检查不能完全展现病变全貌，所以如高度怀疑损伤，最佳影像选择为 CT。

创伤造成的胸锁关节脱位，可以向前或向后。前脱位容易触诊到，近端锁骨向前移位伴疼痛。前脱位

的损伤可通过在肩胛间隙放置卷好的毛巾或沙包缓解，使沿手臂伸位方向产生分力。前脱位不稳定，常在复位后再移位，但幸运的是可痊愈，仅遗留无症状的内侧隆起和偶尔弹响，对日常活动影响极小。后位错位相对危险，因为后方紧邻大血管。如果患者出现颈部静脉充盈和呼吸困难，可尝试闭式复位——用巾钳向前牵拉锁骨内侧端来实现复位。闭式复位必须在血管外科医师在场的情况下进行，以防近端锁骨填塞了大血管损伤。除非患者危在旦夕别无他法，一般不在现场（无心胸外科支持的情况下时）进行这种复位。

治疗近端锁骨损伤时，还应考虑患者年龄和近端骨骺生长情况。锁骨内侧骨骺是最晚出现的骨骺之一，一般 19～23 岁；也是最后融合的，一般 23～25 岁。小于 23 岁患者的损伤一般为骺损伤，而非真正脱位，不需有创治疗（图 30-6）。

治疗要点

- 对肩袖肌群疾病患者进行肩峰下注射，及对粘连性肩关节囊炎患者进行关节内注射的治疗方法，虽然效果甚微且不能长久持续，但还是可能有效（Buchbinder et al., 2003）（推荐等级：A）。
- 物理疗法干预，在某些特定限制的肩部疼痛患者中建议使用（Green et al., 2003）（推荐等级：B）。
- 尚无证据证明，手工按摩对粘连性肩关节囊炎、肩部疼痛和肩峰下创伤有益（Ho et al., 2009）（推荐等级：A）。
- 采用针灸治疗肩部疼痛，既不推荐也不反对（Green et al., 2005）（推荐等级：A）。

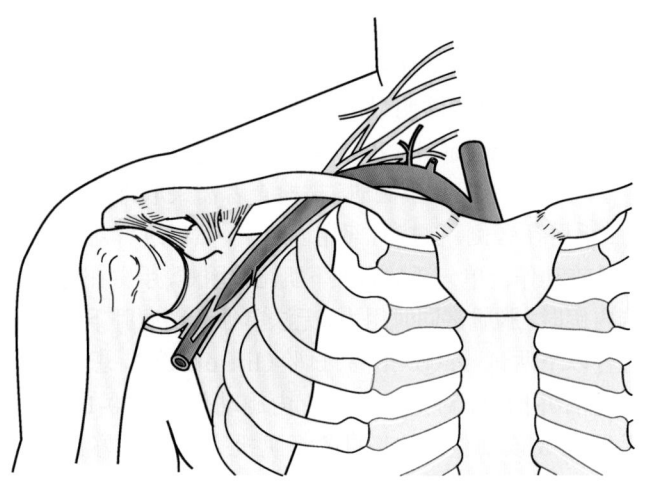

图 30-4　显示胸锁关节周边的主要神经血管结构

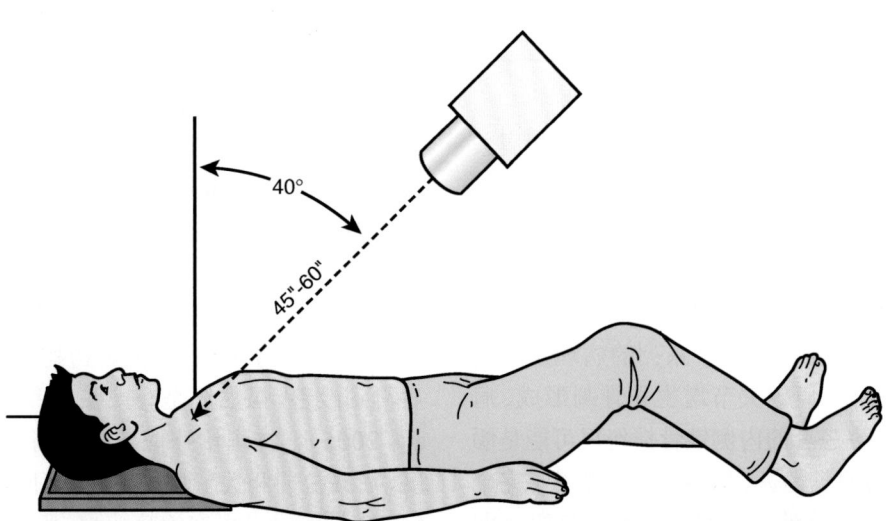

图 30-5　X 线片切线像技术，又称 serendipity 位，用来评估胸锁关节损伤

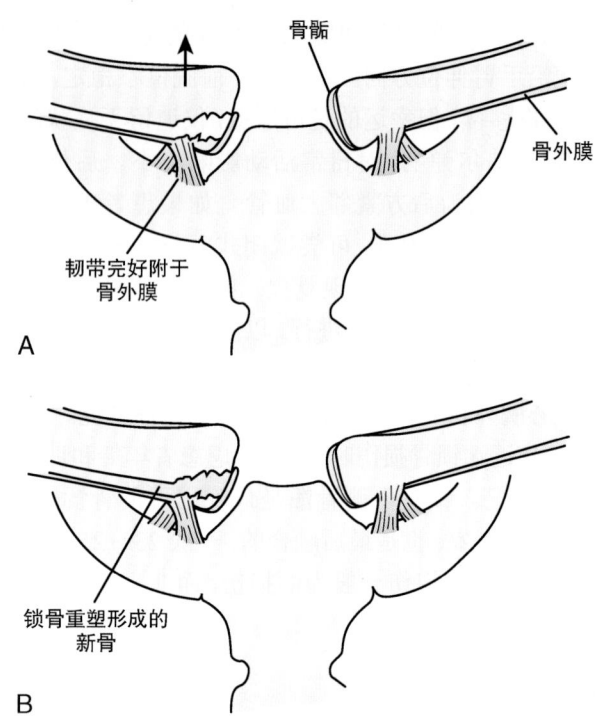

骨骺

骨外膜

韧带完好附于
骨外膜

A

锁骨重塑形成的
新骨

B

图 30-6　小于 23～25 岁患者内侧锁骨损伤很可能是骺损伤，有重塑的潜能。A. 骨膜袖状范围的最初损伤。B. 新的硬痂和过期骨愈合

肩部撞击和肩袖肌群疾病

重 点

- 肩撞击综合征的诊断试验包括：Hawkins 试验阳性，运动痛弧和外旋减弱。
- 完全肩袖肌群撕裂的诊断试验包括：落臂试验阳性，运动痛弧和外旋不能。
- 不完全肩袖肌群撕裂可通过物理治疗、抗炎药物或肩峰下注射等改善。

　　最常见的两大类肩部损伤是肩袖肌群撞击和肩关节不稳定。肩部肩袖肌群，是由一组起源于肩胛面、跨越盂肱关节囊外层、终止于肱骨结节的肌肉组成，包括冈上肌、冈下肌、小圆肌和肩胛下肌（图 30-7）。这组肌肉的功能是启动肩部运动，稳定肱骨头于盂肱关节内。

　　肩部肩袖肌群损伤实际上是一系列的病理发展过程，包括肩峰下滑囊炎、肩锁关节增生和骨刺形成、肩袖肌腱炎、肩袖肌部分撕裂、完全或大部肩袖肌撕裂和最终的——肩袖肌群关节病，（即退行性疾病与慢性肩袖功能不全）（Almekinders, 2001）。

　　患者一般表现为，重复抬举高于头部的活动之后肩部疼痛加重或无力，有时侧卧压肩不能入睡。肩部体检，包括可能加重损伤的刺激性动作和评估单个肩袖肌肉功能（Tennnet et al., 2003a，2003b）。创伤性试验包括肩关节伸直和前屈（Neer 征）、外展和内旋（Hawkins 征）、90°内收和被动前屈位（图 30-8 和图 30-9）。检查者须注意后几项检查，因为仅发生肩锁关节增生或肩锁关节退行性改变的患者也可出现阳性。

　　单个肩袖肌群肉的检查应按一定顺序进行。检查冈上肌，应进行"倒罐头"试验（empty-can test）：上臂轻度前屈在肩胛平面，外展至 90°同时尽量内旋（也就是拇指向下或倒罐头动作）。被检查者此时须对抗向下按压其手的力量。如果对抗动作加重疼痛，则提示存在损伤或肩袖肌腱病阳性。如果患者此时有落臂征阳性，不能维持手臂的姿势，则须怀疑完全性肩袖肌撕裂。但是，不能仅凭此诊断完全性肩袖肌撕裂，因为也可能是患者对疼痛的自卫反应。临床上，可以通过给患者进行肩峰下注射利多卡因的诊断性治疗进行鉴别。治疗应该能够明显减轻疼痛但不改变回旋肌群的运动功能（Park et al., 2005）。

　　评估冈下肌和小圆肌，被检查者需采取外旋对抗外力：手臂在旁侧，保持肘部靠近躯干，然后进行对抗外力的外旋动作。单一活动肩胛下肌比较困难，手臂在旁侧对抗内旋时，胸肌常同时用力、无法单独活动肩胛下肌。可进行以下两试验：①"抬离"试验（lift offtest），患者将手臂背后并抬离，对抗外力进行内旋动作（图 30-10）。如果能完成该动作，患者的冈下肌极大可能完好。②修正①后的"拍肚子"试验（tummy test）或"拿破仑"试验（Napoleon test），患者在躯干平面内外展肘关节，抗阻力轻拍上腹部（图 30-11）。无力或不能对抗外力完成动作，提示阳性。一旦临床确诊后，即需拍肩部 X 线前后位和腋像，以进一步评估损伤程度或评价伴随损伤。MRI 并不是临床评价肩部肩袖肌群完好性的常规手段，经常推荐在进行 6～12 周物理治疗后再考虑预约 MRI（Park et al., 2005）。

　　如果有肩部撞击症状的患者在临床检查中肩袖肌群功能完好，影像学也正常，可考虑给予一个疗程的物理保守治疗。不完全性肩袖肌群撕裂患者中，有 90%～95% 能够在物理治疗、抗炎药物或肩峰下注射等治疗后得到改善，虽然还是有一些患者需要手术（Matava et al., 2005）。物理治疗应该重视肩袖肌力量增强、活动度、后囊拉伸和关节囊稳定性练习。如果患者不能完成 6～12 周的一个保守治疗疗程，那么就要考虑激素注射（也是手术前必需的）。如果患者对激素和保守治疗均

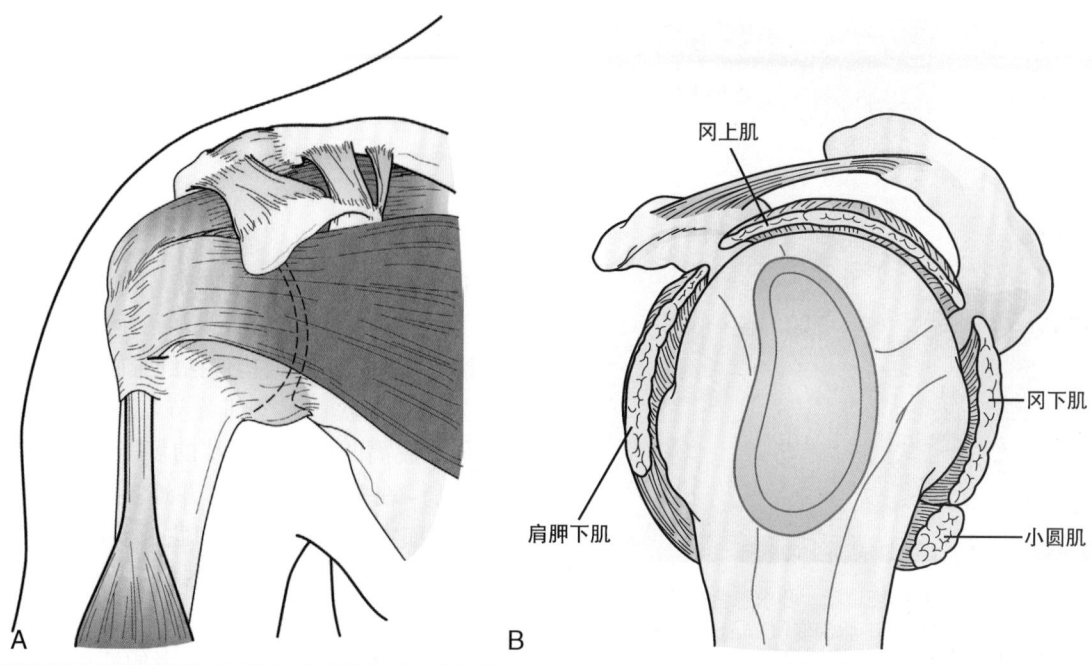

图 30-7　肩部前后位（A）和侧位横截面（B）示意图，显示了肩部肩袖肌群（冈上肌、冈下肌、小圆肌和肩胛下肌）与骨性结构的关系

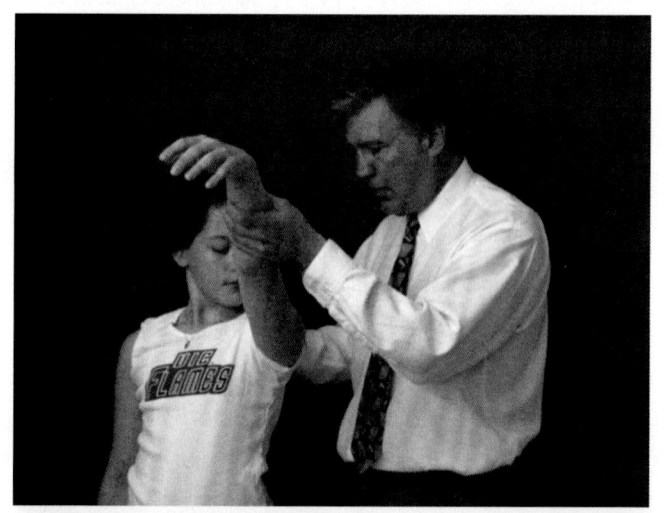

图 30-8　肩部损伤的 Hawkins 试验，向前抬起肱骨抵抗固定的肩胛，疼痛提示前方损伤（Courtesy Mark R.Hutchinson, MD.）

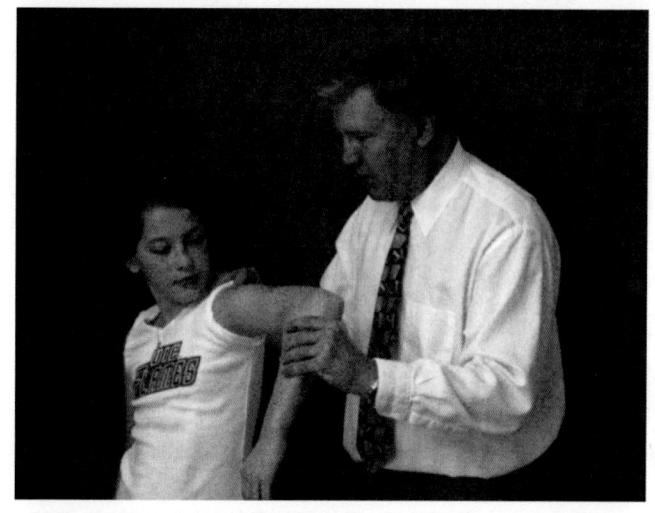

图 30-9　肩部损伤的 Neer 试验，外展并内旋肩关节，疼痛提示外侧损伤（Courtesy Mark R. Hutchinson, MD.）

抵抗，则提示手术干预。此时宜行 MRI，因为术前 MRI 能评估肩袖肌群的病理状态、相关的骨刺形成及肩关节的退行病变情况。即使不能辅助诊断，对手术也是极大的帮助。部分肩袖撕裂、肩峰下滑囊炎注射富血小板血浆治疗没有文献证明，只有小案例短期随访的报告。

对于不完全性肩袖肌群撕裂（表面 <50%），采用关节镜下的部分清创术和肩峰下减压能够长期有效缓解损伤疼痛。而对于大于 50% 的撕裂或完全性伴随临床功能障碍者，一般需要手术。如果撕裂在慢性回缩和肌肉改变之前被发现，基本的关节镜或开放修复都能有效减轻疼痛、改善功能。修复后的康复需要至少 6 周的被动限制活动度以保护损伤处，之后逐渐增加针对肩袖肌群的对抗练习，一般在 12 周开始增强力量。如果患者已发生不能修复的慢性肩袖肌群撕裂或进展为肩袖肌全关节病和退行性疾病，外科干预就将涉及肌肉移位、软组织移植、半关节成形术以及反式人工半肩关节成形。

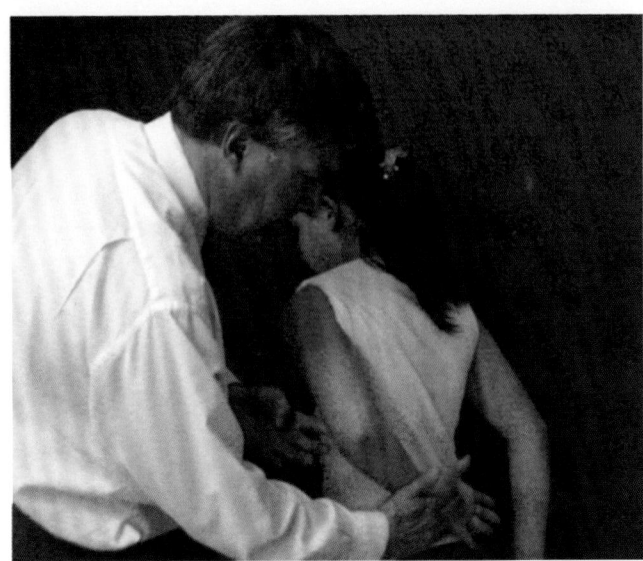

图 30-10 评价肩胛下肌功能的抬离试验。要求患者抗阻力抬手远离背部。无力或疼痛提示肩胛下肌病变（Courtesy Mark R. Hutchinson, MD.）

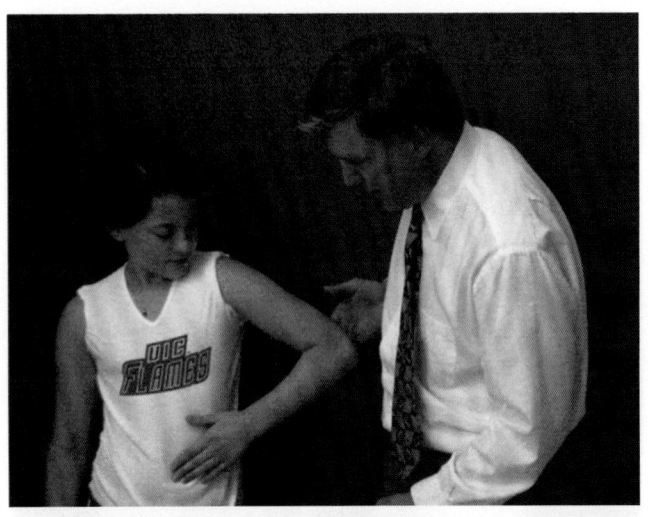

图 30-11 "拿破仑"或"拍肚子"试验，是评估肩胛下肌功能的修正抬离试验。要求患者在保持肘部侧面方向上轻拍其腹部（确保患者上臂不下落、不使用肱骨伸肌群来辅助肩胛下肌功能）（Courtesy Mark R. Hutchinson, MD.）

循证总结

- 对 8 个临床试验（＞390 例病例）进行回顾综述发现，尚无明确证据支持或反驳对于发生肩袖肌群撕裂的成人进行一般性干预是有效的，这些干预包括物理治疗、非甾体类抗炎药（non-steroid anti-inflammatory drugs, NSAIDs）、糖皮质激素注射、开放或关节镜手术（Ejnisman et al., 2003）（推荐等级：A）。

- 基于两项高质量随机对照试验的有限数据，尚无证据表明：对于肩峰下撞击综合征的患者，保守治疗比手术治疗更有效（Dorrestijn et al., 2009）（推荐等级：B）。

- 对 14 个评估肩袖肌群综合征手术的 RCT 试验回顾发现：手术减压相比运动训练，对于长期疼痛管理没有明显受益（Coghlan et al., 2009）（推荐等级：A）。

肩关节不稳定

骨的解剖结构在维持盂肱关节稳定性中只起到很小的作用，所以肩关节稳定性来源于静态和动态两种软组织结构。静态软组织结构包括纤维软骨唇、盂肱韧带和关节囊。纤维软骨唇紧邻关节盂周边，增加关节槽深度以降低脱离凹槽发生平移的可能。盂肱韧带附于纤维软骨唇，在关节囊上增厚并连接肱骨头。关节内部的动态稳定因素是肩袖肌和肱二头肌，辅助肱骨头保持在关节盂槽内；外部的动态稳定因素包括菱形肌、肩胛提肌、锯肌和斜方肌，使得关节盂紧邻肱骨头。

肩关节不稳定的诊断包括患者的病史和损伤过程，常包括反复半脱位、脱位或恐惧状态。典型来说，前向不稳定常表现于手臂呈外展和外旋位时（Tennet et al., 2003a, 2003b）（图 30-12），向下不稳定表现为患者尝试提重物时发生肩部向后半脱位，后向不稳定常与伸展上臂下落相关，或举重运动员卧推动作时伸展双臂同时锁住。体格检查着重特定的病理征，传统检验前向不稳定的"恐惧"试验（apprehension test）——患者上臂外展外旋时有脱离感；回位试验（relocation test），检查者按压肱骨头回到凹陷部位，可消除患者恐惧感。后向不稳定的检测使患者仰卧，在向后的外力作用下手臂前伸 90°。下位不稳定的测试是向下拉患者手臂，当发现或患者感觉肱骨脱离关节槽以后寻找肩峰下的中央凹槽，又称"中央沟征"（sulcus sign）（图 30-13）。

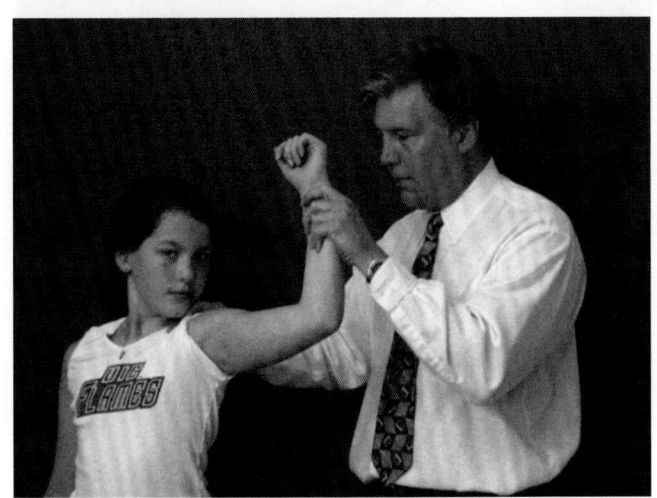

图 30-12 "恐惧"试验，上臂完全外展和内旋，有即将半脱位的感觉提示阳性（Courtesy Mark R. Hutchinson, MD.）

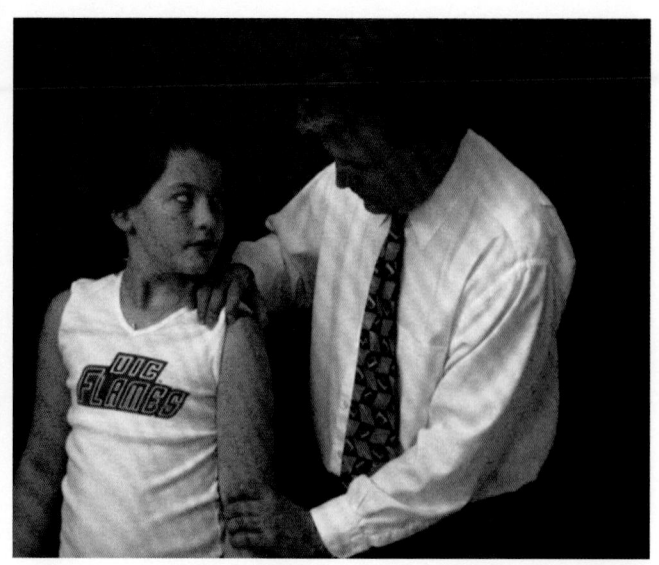

图 30-13 中央沟征,向后牵引上臂使肱骨头半脱位出关节槽。如果关节盂中肱骨头空虚出现中央沟,则应怀疑多向不稳定(Courtesy Mark R. Hutchinson, MD.)

袖肌群力量练习,也是肩胛稳定性练习。这里存在一定争论,主要是对于首次肩部前脱位患者的力量治疗计划。如果是年轻运动员或士兵,复发和未来发生肩部疾患的风险可达 90%。对他们进行关节上唇附着点的外科修复,可大大提高其恢复活动和功能的概率,且在首次脱位后呈低复发率(<10%)。而对于发生首次脱位、年老的非运动员患者(>40 岁),其再发不稳定的风险相对低(<50%),所以没有必要手术。但是,一旦任何患者再发不稳定问题或疼痛,手术方法修复囊撕破或唇损伤是强烈推荐的,75%~95% 都可以得到很好的效果。Bankart 手术是最常采用的,将撕裂的唇直接固定于关节盂(图 30-14)。传统手术都是开放的,现逐渐趋向在关节镜辅助下完成。

后脱位只占肩部单向不稳定事件的 10%~15%。传统的后脱位治疗是进行关节囊后肌肉力量加强练习,主要包括冈下肌和小圆肌。仔细审查一个完整系列的肩图像评价相关的关节盂骨折骨解剖看是很重要的。如果保守治疗失败,可再通过外科治疗改善关节囊的松弛问题或后位的关节唇损伤。

多向肩关节不稳定,较少继发于单次急性创伤事件。更常见的是患者有潜在广泛的韧带松弛,在单次创伤事件中可能急性加重,大多在各个方向均失去连接甚至波及周边其他关节。初始治疗均保守,无论效果如何;之后行关节囊紧缩术,能够很好改善症状。但须要回顾完整病史,排除心理原因所致(例如有意的主动脱位,或者假装),因为这部分患者进行手术干预有很高的失败率。

部分患者有广泛的韧带松弛,但松弛本身不引发疼痛因而不是病态,但是,一些有韧带松弛现象的患者有不稳定症状和相关病理改变,可以通过对比对侧或观察其肘部、手指/中指、膝关节有否过弯现象来发现。一般来说,有广泛韧带松弛的患者应进行足够的保守治疗,因为他们较单纯单向不稳定患者在接受大多数外科干预时有更高的失败风险。

肩关节不稳定的保守治疗,重点在于协调伸展动作、运动力量和运动链之间的配合。关键性练习是肩

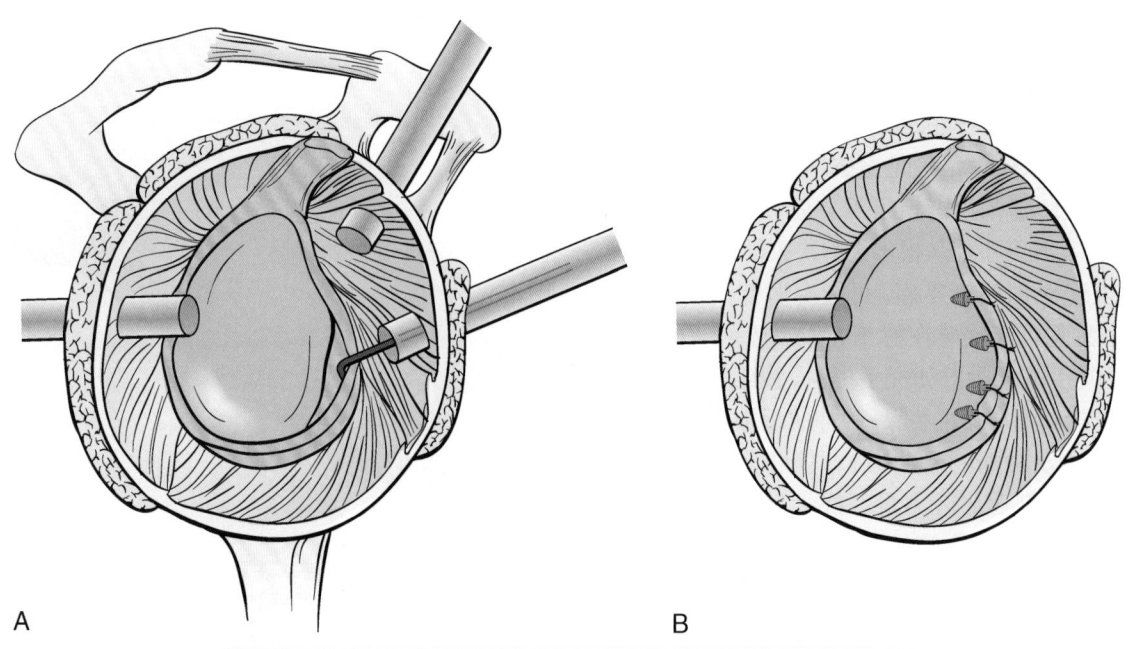

A   B

图 30-14 A. 前下唇的脱落(称 Bankart 损伤)。B. 最终缝合修复

治疗要点

- 对于从事高强度体力活动的年轻运动员，初发肩关节脱位应首选手术修复（Handoll et al., 2004）（推荐等级：A）。
- 针对脱位等肩关节不稳定进行手术治疗，与保守治疗相比可明显降低再发率，尤其对于年轻运动员和经常进行身体碰撞运动的人群（Brophy and Marx, 2009）（推荐等级：B）。
- 对再发性成人肩关节不稳定选用手术治疗时，关节镜和开放治疗没有显著区别（Pulavart et al., 2009）（推荐等级：B）。

肘

重 点

- 慢性肱骨外上髁炎更可能是一个退行性过程，而不是感染。
- 局部或口服 NSAIDs 和激素注射，可短期缓解外上髁炎的疼痛，但不能根本治疗本病。
- 严禁对感染性滑囊炎进行激素注射治疗。
- 向内上髁内侧侧副韧带（MCL）注射类固醇激素可以削弱韧带强度增加断裂的风险。

外侧肘肌腱病

外侧肘肌腱病（lateral elbow tendinopathy）或肱骨外上髁炎（lateral epicondylitis），又称"网球肘"（tenniselbow），是频繁过度使用起源于肱骨外侧髁的腕伸肌和旋后肌造成，更精确的话还有腕关节桡侧短伸肌肌腱损伤。从曾经以为外侧肘肌腱病是一种炎性疾病，但其实是胶原纤维的慢性改变过程（Nirschl, 1992），临床仅表现轻微的炎症症状，手术病理常可见微破坏、慢性肉芽组织和瘢痕组织形成。腱鞘周围软组织炎症可能对冰敷和抗炎药物有反应，凡是不能从根本上解决胶原变形的问题。

患者表现肘部外侧疼痛，可能有肘部活动无力或受限，但不常见。疼痛感在握拳、旋转把手、抬举动作时加重，尤其手掌向上时如提手提包、钱包等。常见的阳性体征包括：肘关节外上髁、腕伸肌近端和前臂旋后肌肌腱的压痛及触痛，抗阻力腕背伸和前臂旋后时疼痛加剧，因而常削弱患者力量。桡骨头不应有直接压痛，韧带稳定性和神经血管结构均正常。

诊断外上髁炎不需拍 X 线平片，但如果患者有创伤史、运动障碍、绞索或长期疼痛则需考虑进行。

治疗方面重点关注疼痛管理和肘关节功能恢复。

冷冻疗法、冰块按摩和 NSAIDs 或激素注射已经成为主要治疗措施，感染已不被认为是造成损伤的主要因素之一。激素注射可迅速缓解肘部疼痛，但是不能改善长期预后（Smidt et al., 2002）。激素治疗在相当数量患者中可能导致短暂的疼痛加剧（Wang et al., 2003）。对于一些顽固性病例物理治疗常用于顽固性病例，如增生注射疗法和体外冲击波已经被研究，但都是小的病例和短期随访（Rabago et al., 2013），富血小板血浆注射治疗慢性网球肘。只有小的病例报告和短期随访，都还在试验阶段，尚无研究力证其有效性。

使用前臂束带在一些患者中可有效减轻不适感（图 30-15）。束带只作用于疼痛最强区域的远端，可部分减少活动时受累肌腱单元承受的拉伸力，因而减轻疼痛。但是，束带、药物和注射都不能替代治疗练习，包括按摩、伸展和力量练习。最有效的伸展练习是肘部伸展、前臂旋前同时腕部屈曲，在这个姿势下中段受到适当牵引、无名指指向鹰嘴。还可以在腕伸位、前臂旋后位，做轻度力量练习。

大多数外侧肘肌腱病患者在展开上述治疗计划后，

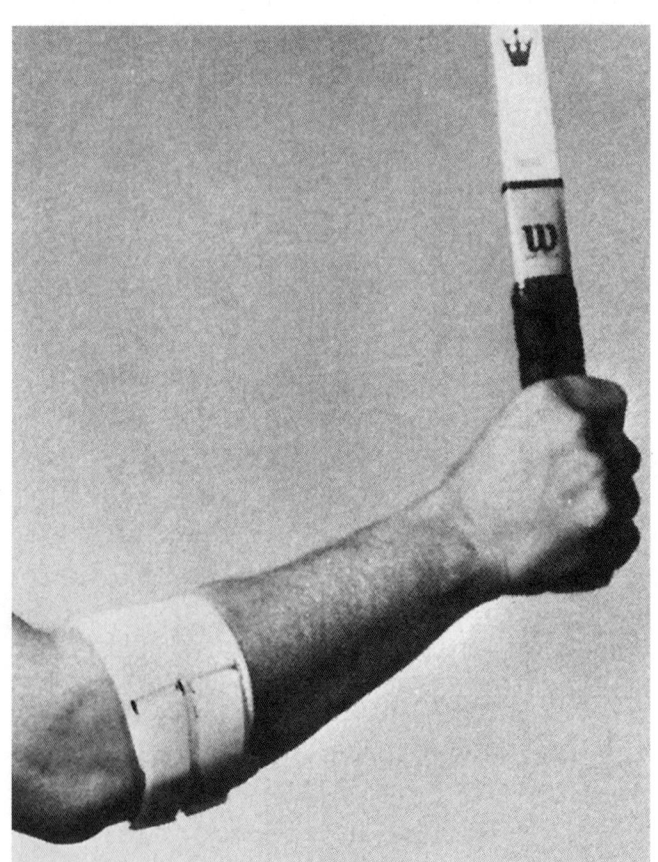

图 30-15 外侧肘束带。注意这种宽大、非弹性的支撑环绕符合前臂的圆锥走形，使肌肉不能完全伸展，因而防止肌肉内力作用于外上髁（From Morrey BF[ed]: The Elbow and Its Disorders. Philadelphia, Saunders, 1985.）

症状都能得到极好缓解,但尚无系统性证据支持(Bisset et al.,2005)。如果上述措施不能使症状得到一定缓解,就可以加用其他方案。物理治疗常用于顽固性病例,如增生疗法、干针疗法、富血小板血浆注射和体外冲击法,都还在试验阶段,尚无研究力证其有效性。还有外科干预,或能获良效。

治疗要点

- 在外侧肘肌腱病治疗中,尚无某种物理治疗模式明显优于其他(Smidt et al.,2003)(推荐等级:A)。
- 局部和口服 NSAIDs 都能有效缓解短期由外侧肘肌腱病带来的疼痛;局部的 NSAIDs 几乎没有副作用(Green et al.,2002)(推荐等级:A)。
- 激素注射治疗能够辅助减轻外侧肘肌腱病的疼痛,但不能改善长期预后(Smidt et al.,2002)(推荐等级:A)。
- 尚无证据支持治疗练习或支具在治疗外侧肘肌腱病中的作用(Bisset et al.,2005)(推荐等级:A)。
- 体外冲击波疗法在治疗肘外侧疼痛和功能恢复方面几乎没有益处(9 项随机对照试验,1006 例病例;Buchbinder et al.,2009)(推荐等级:A)。

内侧肘肌腱病

内侧肘肌腱病(medial elbow tendinopathy)或肱骨内上髁炎(medial epicondylitis),又称"高尔夫肘"(golfer's elbow),是频繁过度使用起源于肱骨内上髁的腕屈肌和前臂旋前肌造成。患者表现肘内侧疼痛,稍有无力,活动度丧失。疼痛常在握拳、抬举动作,尤其掌向上动作时加重。常见的阳性体征包括:肱骨内上髁、腕屈肌近端和前臂旋前肌肌腱的压痛到触痛,并在抗阻力腕屈位和前臂旋前时疼痛加剧(图 30-16)。患者的不适感常限制其力量。肘部运动、韧带稳定性和神经血管结构都是完好的。

同外侧肘肌腱病,诊断内侧肘肌腱病不需要平片,但如果有外伤病史、运动障碍、绞索和慢性疼痛则须考虑。另外与外侧肘肌腱病相似,内侧肘肌腱病的治疗包括冰冻疗法、药物、注射和束带。但是,激素注射因其可能造成尺神经损伤而不被推荐。最有效的伸展练习是肘部伸展、腕关节和手指缓慢充分伸展。力量练习重点在腕部屈曲和前臂旋前练习。

鹰嘴滑囊炎

鹰嘴滑囊炎(olecranon bursitis)是无痛性肘关节肿胀的常见原因,源于鹰嘴与硬质表面的反复摩擦或创伤。患者大多表现为肘关节背侧的无痛性肿胀,又称"高

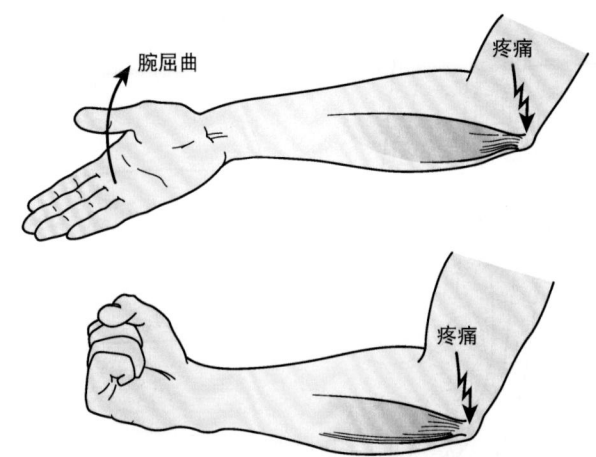

图 30-16　内上髁炎,主要通过抗阻力的腕屈和内旋产生局部内上髁的疼痛来诊断。紧握拳也会触发,同时患侧握力减弱(From Morrey BF[ed]:The Elbow and Its Disorders. Philadelphia:Saunders;1985.)

尔夫球"(a golf ball)或"鹅蛋"(goose egg)(图 30-17)。如果是创伤引起的肿胀,还可能伴有疼痛和血肿;如果是化脓性关节囊炎,可能伴随红、热、痛和淋巴结肿大。不常见症状包括活动度丧失、不稳定,神经肌肉累及和力量丧失。体检时,在鹰嘴处可发现质软、有波动感的肿胀区。通常不必要其他诊断手段来确诊。但如果创伤在前或怀疑有骨折、脱位,则需进行 X 线片检查。

治疗包括压迫、冰敷和鹰嘴处减压。NSAIDs 能辅助减轻肿胀。若囊液量大或怀疑感染,则需在无菌条件下用粗针进行关节囊穿刺。囊液应为清亮、淡黄色,如果有创伤损伤则可能是血性的。如果临床排除感染并抽取囊液,则可进行激素注射,但是如果有感染可能激素一定不能使用,但可以口服药物治疗。如果出现感染和囊肿,应行局部切开引流。穿刺术不能替代压迫固定、冰冻和减压。囊液可能重新累积但应逐渐减少。反复发生无菌性滑囊炎可选择连续抽吸术,而滑囊切除术只是某些情况下可选择的最终治疗方式。

腕和手

重点

- 支具和激素注射治疗,可在短期内缓解腕管综合征引起的疼痛。
- 腕管综合征的外科治疗,相对支具,能更好缓解症状。
- 可疑的舟骨损伤,应在相关检查结束后立即固定。
- 舟骨骨折,初始治疗采用拇指人字形绷带固定。
- 近端移位的舟骨骨折应进行骨外科手术。

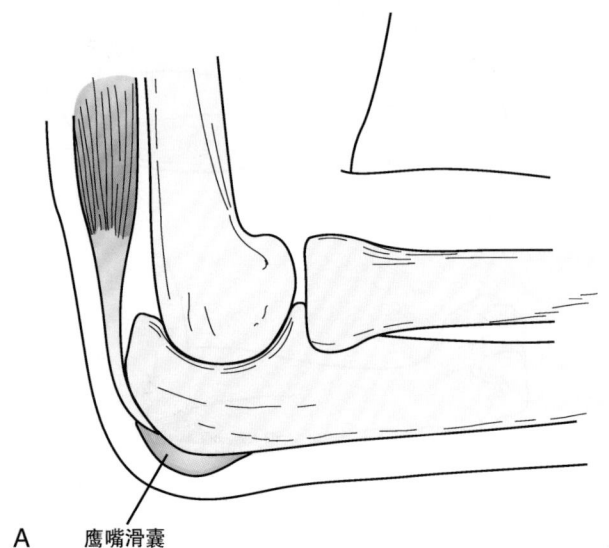

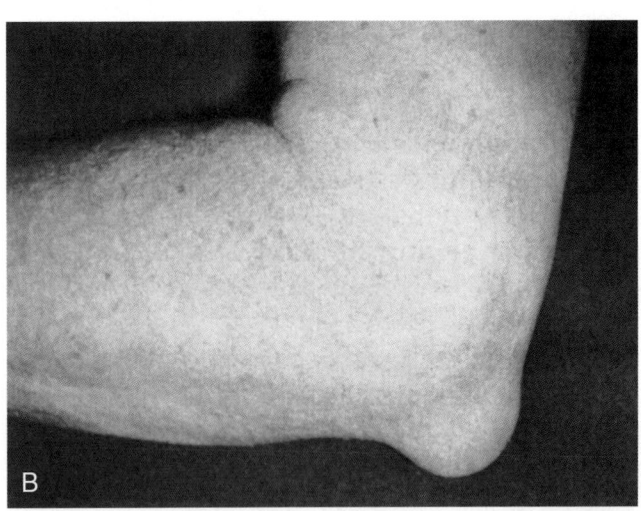

图 30-17 A. 鹰嘴滑囊和皮肤、鹰嘴的关系；B. 肿大的鹰嘴囊（From Singer KM, Butters KP: Olecranon bursitis.In Delee JC, Drez D[eds]. Orthopedic Sports Medicine：Principles and Practice, vol 1. Philadelphia：Saunders；1994：890, 892.）

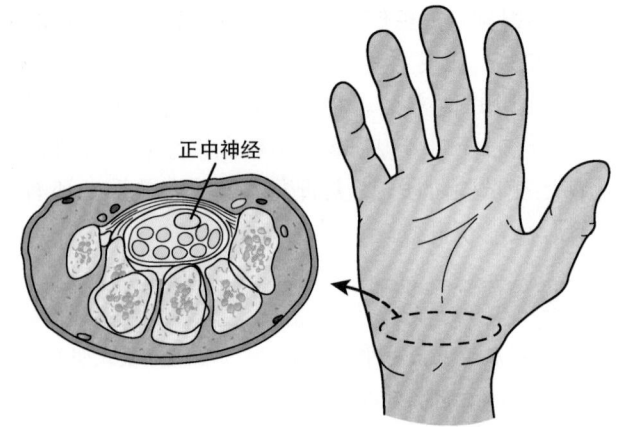

图 30-18 腕管的横断面解剖，被腕骨从三面束缚、掌侧为腕横韧带。9 条屈肌肌腱与正中神经一起穿过腕管。管内任何因素引起的压力升高都能导致腕管综合征的症状（From McCue FC, Bruce VF：Hand and wrist. In Delee JC, Drez D[eds]. Orthopedic Sports Medicine：Principles and Practice, vol 1. Philadelphia：Saunders；1994：997.）

腕管综合征

腕管综合征（carpal tunnel syndrome）是最常见的神经卡压综合征。女性多于男性，全美成人中 3% 患有此病。腕管综合征有很多可能的病因，最常见的是手屈肌群的腱鞘炎造成正中神经的压迫。腕管综合征也可见于妊娠妇女。9 条屈肌肌腱与正中神经一起穿过腕管（图 30-18）。

患者典型表现为手和腕部疼痛、麻木、感觉异常和不能握持。以上症状可向肩部放射。一般累及桡侧 3½ 个手指，均由正中神经支配。症状在频繁进行手部动作后和夜晚明显。体格检查可能有鱼际肌萎缩和桡侧 3½ 个手指的感觉消退。这两项临床发现，再加上正中神经分布区域疼痛的病史，就可高度怀疑腕管综合征，

它也与神经传导试验阳性相关（D'Arcy and McGee, 2000）。

腕部 Tinel 试验（征）是按压腕部屈肌系带，可出现或加重桡侧 3½ 个手指的疼痛、麻木和刺痛感。最敏感的试验是压腕试验，腕管的直接压迫可引发以上症状。Phalen 动作，是使患者屈腕 90°，背对背维持 1 分钟直到出现症状。

影像对于诊断腕管综合征不是必需的，电刺激反应诊断试验可用来确诊但不指导早期治疗。事实上，25% 以上临床诊断腕管综合征患者呈电刺激反应试验阴性，但手术治疗前还是应进行该检查。

如果患者开始注意避免或调整活动以减轻疼痛，就是提示治疗应开始。包括工作场所的人体工效学改变，如使用电脑时加用腕部支持垫，腕部固定尤其在夜间进行也被证明有益，神经滑动练习亦帮助缓解症状（图 30-19）。口服止痛药和 NSAIDs 能够缓解症状，虽然研究表明较对照无显著效果。激素注射对很多患者是一种有效的辅助，相对对照有效缓解肿胀。接受持续的保守治疗，大多数患者能够得到极好的症状缓解，但遗憾的是，大多数患者都会在一年后复发（Kanaan and Sawaya, 2001）。如果患者在接受充分保守治疗后仍反复发作，那么就需考虑手术。手术预后良好，无论选择开放还是内镜都可达到相同的长期效果。

治疗要点

● 口服止痛药和 NSAIDs 可以缓解腕管综合征的症状，但与对照组无明显效果差别（Gerritsen et al., 2002）（推荐等级：A）。

- 激素注射治疗相比对照组，能更有效地缓解症状（短期）（Gerritsen et al., 2002）（推荐等级：A）。
- 对症的支具可能明显缓解短期疼痛（O'Connor et al., 2003）（推荐等级：A）。
- 手术比对症支具能更大缓解腕管综合征的症状（Verdugo et al., 2005）（推荐等级：A）。

DeQuervain 腱鞘炎

DeQuervain 腱鞘炎（DeQuervain's tenosynovitis 桡骨茎突狭窄性腱鞘炎），是由于沿腕关节背侧的拇长展肌和拇短伸肌频繁过度使用造成的疼痛和损伤。患者表现为腕部背侧的疼痛和肿胀，活动时加重。体检有压痛，及经典 Finkelstein 试验阳性。Finkelstein 试验，是使患者屈曲并内收拇指向掌心，检查者持其腕部背离桡侧。如果出现沿肌腱的疼痛则提示阳性（Finkelstein，1930）。诊断尚无必要做影像检查。

如果患者因疼痛开始有意避免活动，则需开始治疗。冰敷可减轻疼痛和肿胀，常用的还有止痛药。另外拇指人字形夹板，可以帮助疼痛肌腱休息（Winzeler and Rosenstein, 1996），甚至可能需要延长夹板固定时间来继续缓解疼痛。向肌腱鞘内注射激素常用来减轻急性疼痛（Peters-Veluthamaningal et al., 2009a；Wood and Dobyns, 1986）。复发患者可进行肌腱的外科减压术。

手指屈肌肌腱腱鞘炎

手指屈肌肌腱腱鞘炎（digital flexor tenosynovitis），又称"扳机指"（trigger finger），很常见。患者主诉手指活动时尤其屈曲位被"固定"，必须痛苦地被扳回伸展位。一般在手掌掌侧褶皱处或拇指根部也就是掌指关节水平，有痛性、可触结节（图 30-20）。疼痛常与活动相关。诊断不需要影像和其他手段。

治疗可选方案包括抗炎药物、活动恢复、冰敷、按摩、屈肌肌腱的伸展和缓慢握手的力量练习，激素注射常用于缓解疼痛和触发的其他症状（Marks and Gunther，Peters-Veluthamaningal et al., 2009b）。如果首次注射获得极好止痛效果，可考虑重复注射可能使症状继续好转。但对于反复复发的患者，可能需手术。

起始位置1

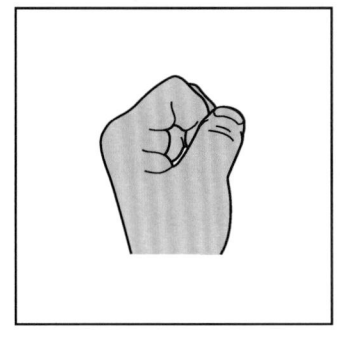

手腕居中位，
手指和拇指屈曲

位置2

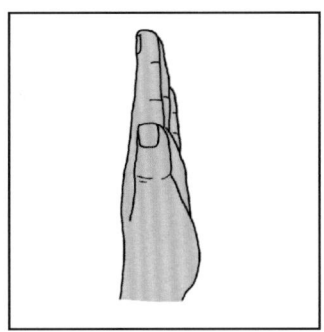

手腕居中位，
手指和拇指伸展

位置3

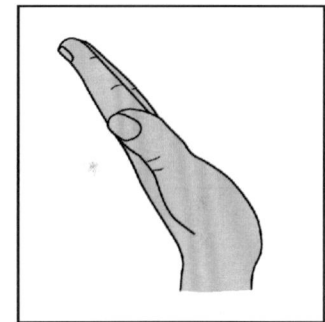

拇指居中位，
腕部和手指伸展

位置4

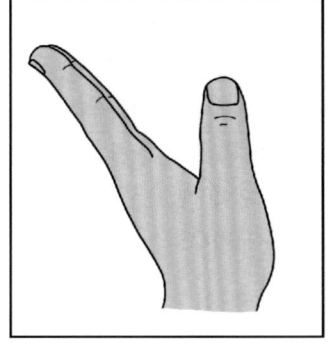

手腕、手指和拇指伸展

位置5

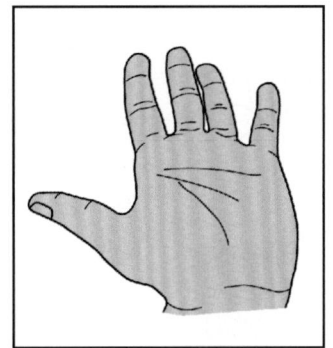

保持4的动作，
前臂旋后（掌面向上）

位置6

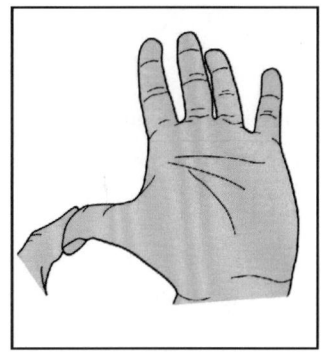

保持5的动作，
另一只手逐渐伸展拇指

图 30-19 腕管综合征神经滑动练习

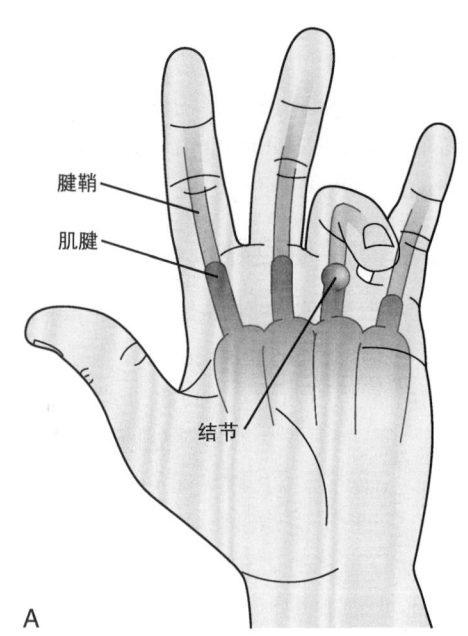

腱鞘

肌腱

结节

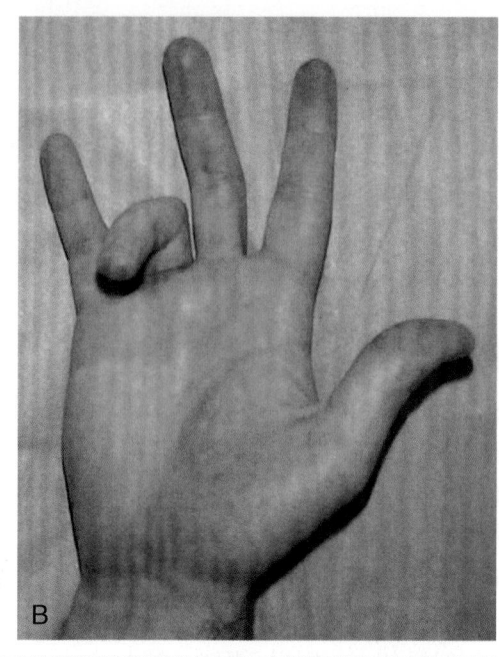

图 30-20　屈肌肌腱结节。A. 滑轮近端屈肌腱结节的经典扳机指。B. 锁定扳机指患者的经典临床表现

舟月骨扭伤

腕部韧带扭伤，常由跌倒时手撑地所致。大多较轻，可通过夹板固定和对症治疗痊愈。但临床医生必须谨慎对待，不可漏诊那些潜在可能危及患者手腕功能的灾难性损伤，包括腕脱位、腕部不稳定（准确来说是舟月骨韧带不稳定）、舟骨骨折和关节内移位的桡骨远端骨折。医生考虑腕部损伤的鉴别诊断时，容易忽略舟月关节（图 30-21）。

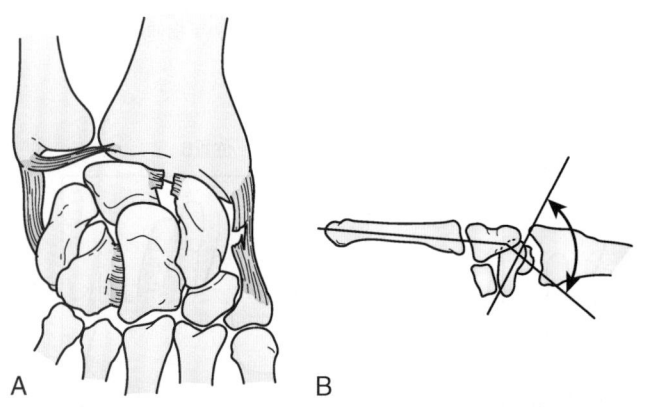

图 30-21　A. 舟月和腕桡侧韧带的撕裂导致舟骨和其他腕骨的分离。这种损伤经常与持续腕部扭伤混淆。B. 舟月关节的慢性分离，使舟骨下旋向掌侧，增大了舟骨轴与桡侧月骨 - 头状骨轴的夹角。之后头状骨缓慢滑向桡侧，迅速引发骨关节炎（From Connolly JF：DePalma's The Management of Fractures and Dislocations：an Atlas, 3rd ed. Philadelphia：Saunders；1981.）

舟月骨扭伤的患者在活动、握拳、抬举时可感到腕部疼痛，主要位于手腕背侧的舟月关节 Lister 结节远端（桡骨远端隆起处）。体检除了背侧肿胀可能没有其他畸形发现，直接按压手腕背部舟月关节进行屈曲和伸展可能加剧疼痛。

能够引起舟月骨扭伤的作用力也能够引起骨折。所以，任何怀疑有舟月骨扭伤的患者都应进行平片检查以寻找可能伴随的骨折或撕裂，包括前后位像、握拳时的前后像（重点舟月关节的增宽）、标准侧位像和远离尺侧的后前像（能较好评估舟骨骨折），另外最好做一张对侧手腕的前后像以对比。在前后像上，舟骨与月骨间隙增宽到 2～3mm［例如"Terry Thomas"（U.K.）或者"David letterman"（U.S.）征，呈"豁牙"］提示舟月骨的分离（图 30-22）。

单纯舟月关节扭伤的患者，只需一段时间夹板固定休息和保护。定做一个玻璃纤维或石膏垫或预制的手腕垫，直到患者症状消失。初始治疗后，患者需停用手腕垫，开始积极活动和加强手力量的治疗。对于舟月骨分离的患者，应尽早考虑咨询进行外科手术，最好是一名手部医学专家，要非常重视关节的修复以最大限度保留未来手腕的功能（图 30-23）。

桡骨远端骨折

桡骨远端骨折的患者，大多表现为摔倒后即现的手腕疼痛和畸形。这样的患者应进行腕部的前后位、侧位和斜位的 X 线片检查。畸形不一定出现，一些患

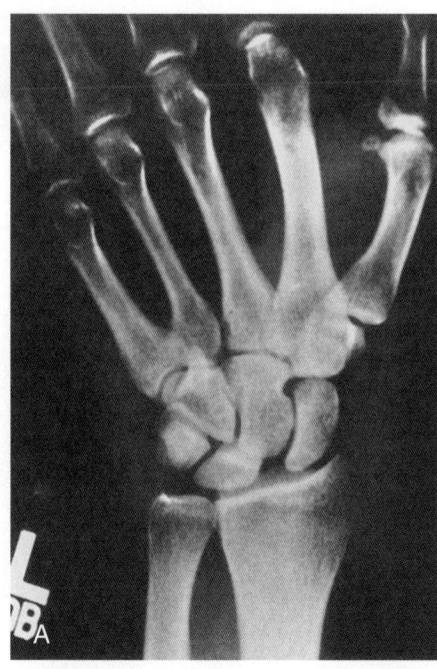
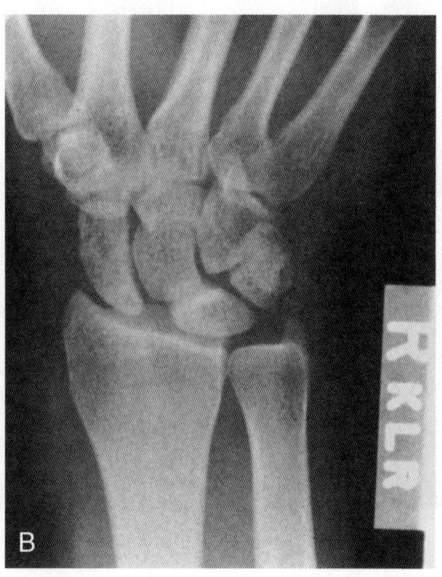

图 30-22　A. 左侧腕部的后前位像，一位 27 岁足球运动员跌倒后左掌撑地，主诉疼痛。注意其舟月关节间隙的异常增宽。B. 未受伤的右侧腕部对比像。提示了舟月骨间隙均匀增大(＞3mm)("David Letterman"征)。患者仅采用石膏固定支撑就得以恢复(From Nicholas J, Hershman E. The Upper Extremity in Sports Medicine, 2nd ed. St.Louis, Mosby, 1995, p456.)

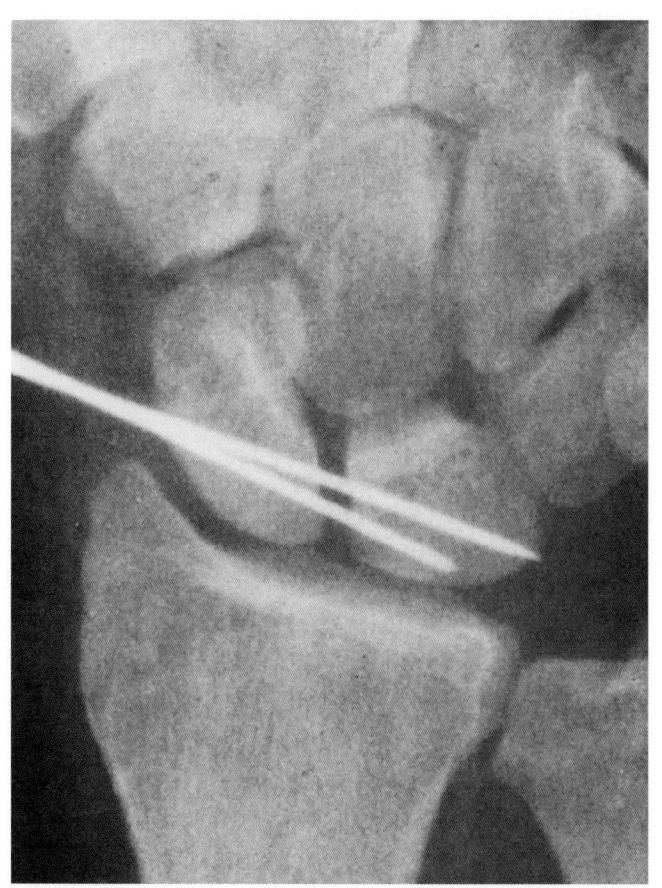

图 30-23　术后缩短的舟月关节像，两条基尔希纳钢丝植入稳定关节(From Nicholas J, Hershman E. The Upper Extremity in Sports Medicine, 2nd ed. St Louis, Mosby, 1995, p393.)

者还会主诉患侧肢体的感觉异常。如果患者能够移动手腕也不能排除骨折可能，按压损伤部位上下的整个肢体非常重要，就是为了评估伴随骨折的其他损伤。如果有怀疑，就需对相应部位做进一步 X 线片检查。对神经血管结构进行评估和记录也非常必要。

　　治疗方案要根据骨折的类型，患者的年龄和要求进行设计。原位或仅有轻微移位的骨折，最初治疗为夹板固定 5～7 天，直至肿胀消退，改用短臂石膏固定。平均治疗时间为 4～8 周，且每隔 2～3 周重复 X 线片检查。而关节外、成角型骨折，最初应进行封闭后(向骨折血肿注射利多卡因)的闭式复位。复位充分精准的情况下，夹板固定 5～7 天维持。因为骨折断端即使在完好夹板或石膏固定后，仍可能发生移位或成角，所以 X 线片的随诊非常重要，或者需要进行骨科专业手术。粉碎性或移位的关节内骨折，常需经皮肤钢针内固定的闭式复位术或开放手术，内固定是为了保持解剖位置和关节面的完整性，多需要骨科医生的直接指导。

舟骨骨折

　　患者典型表现为，跌倒致伸展手臂受压后手腕桡侧的疼痛和肿胀，活动时加重。不常见畸形。最多见的体检发现为舟骨结节或解剖"鼻烟盒"部位的压痛。任何怀疑舟骨损伤的患者均应进行 X 线片检查，包括前后位、侧位和斜位，以及远离尺侧的后前位或舟骨像

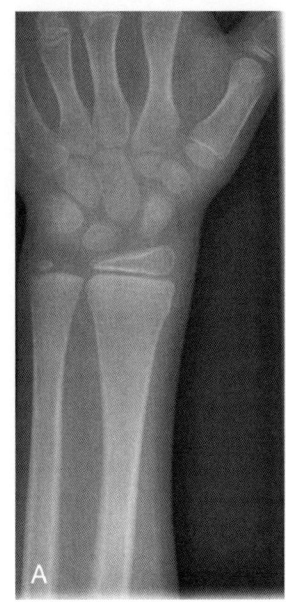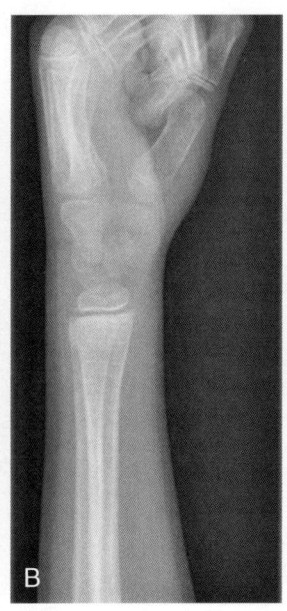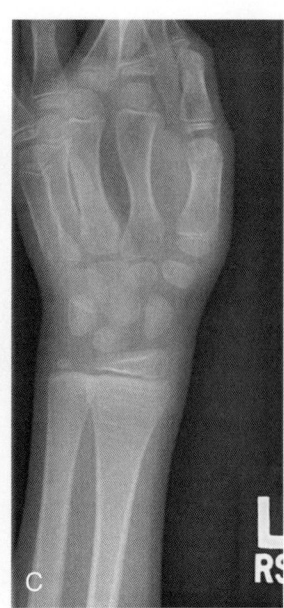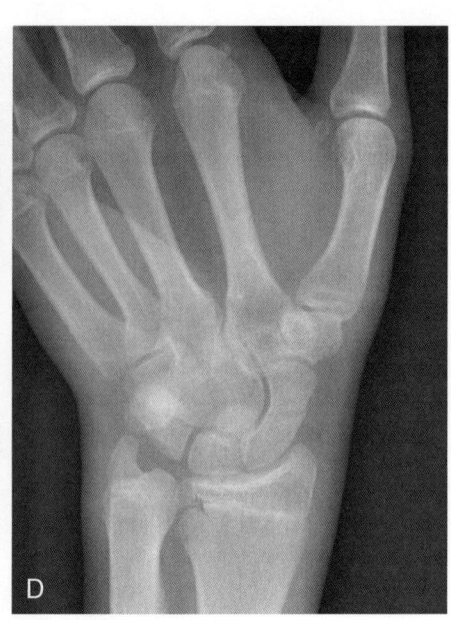

图 30-24   舟骨腕部的横行骨折（Courtesy James L. Moeller, MD.）

（图 30-24）。需要注意，X 线片检查从损伤即刻到第 14 天常为阴性，所以如果高度怀疑还应在 2 周后重复检查。只要怀疑骨折，暂时的夹板或石膏固定都是必要的。如果两周后 X 线片仍为阴性但患者仍有症状或需要紧急确诊不能等到 2 周后，可以选用其他检查手段，包括核素骨扫描（损伤后 2～3 天内常呈阳性）、CT或 MRI。

舟骨骨折的治疗要求，只要高度怀疑即使 X 线片为阴性，也应及时开始。随访中如果排除骨折可相应调整治疗。原位舟骨骨折应采用石膏制动，拇指人字形石膏非常重要，但初始石膏是用长臂还是短臂的尚存争议。研究已发现采用长臂管型的拇指人字形石膏可缩短损伤到骨性愈合的时间，减少延迟愈合或骨不连接率（Gellman et al., 1989）。但短臂管型的拇指人字形固定骨性愈合率也超过 95%。二者的结合——前 6周长臂和后 6 周短臂直到影像学治愈，可以试图解决这一问题。

治愈率和平均治愈时间取决于骨折部位，因为舟骨不同部位血供不同。原位远端骨折趋向获得更好血供，治愈率接近 100%，平均治愈时间为 10～12 周。舟骨腰的骨折治愈率为 80%～90%，平均治愈时间 10～12 周。近端骨折治愈率只有 60%～70%，平均治愈时间为 12～20 周。如果诊断和治疗耽搁，不良预后（指骨不连接和畸形愈合）容易在任何类型的舟骨骨折中发生。这也是强调只要怀疑损伤即使影像学为阴性也应开始治疗的原因。

错位骨折（≥1mm）可进行闭式内固定，但不良预后风险高，应该咨询骨外科医生考虑进行手术固定。

循证总结

- 一项对照研究显示，针对 DeQuervain 腱鞘炎进行激素注射治疗有显著获益。但因为病例数量有限且无足够支持研究，尚不能进行正式推荐（Peters-Veluthamaningal et al., 2009a）（推荐等级：B）。
- 扳机指患者的疼痛及其他症状，可通过激素注射治疗改善（Peters-Veluthamaningal et al., 2009b）（推荐等级：A）。
- 骨闪烁显像和 MRI 对于排除舟骨骨折有着等同的高灵敏度和高诊断价值，但 MRI 对于确诊舟骨骨折更精确、更好（Yin et al., 2009）（推荐等级：A）。CT 的诊断价值需要进一步研究。

髋

重 点

- 髋关节骨性关节炎（OA）常表现为腹股沟区和大腿前侧疼痛。建议行骨盆前后位和髋关节侧位平片检查，并行双侧对比。
- 大转子滑囊炎通常表现为髋关节一侧疼痛，触诊有痛感。
- 股骨头缺血性坏死（AVN）最常见于长期使用激素，酗酒和镰状细胞病。
- 髋关节疼痛可由腰椎牵涉痛引起。

■ 髋部骨折常与骨质疏松相关，要开展常规筛查。筛查指南根据美国预防工作组的服务指南定期更新。http://www.uspreventiveservicestaskforce.org。

■ 股骨头骨骺滑脱（SCFE）是青少年患者发生的股骨头生长板骨折。治疗需行保护性负重并紧急转诊给骨科医生进行可能的外科治疗。

退行性髋关节炎

大约有 25% 的成年人可能发展为有症状的髋关节炎（Murphy，2010）。退行性髋关节炎是由髋关节表面的透明软骨磨损引起的，强烈建议完善髋部的负重正侧位片来评估关节间隙变窄及关节炎症程度，磁共振并非常规检查手段，不能代替平片。影像学表现包括：关节间隙消失，软骨下硬化及囊肿（图 30-25）。

髋关节炎的患者主诉可能为腹股沟区及大腿前部的疼痛，当从坐位站起时最初表现为强烈的僵硬或疼痛感。走几步之后，早期关节炎患者疼痛可能会消失，但严重患者疼痛会持续存在。其他症状包括：行走僵硬，穿鞋袜困难，走路一瘸一拐及爬楼梯困难。体检常表现为髋部活动度降低（内收和内旋）。仰卧位时髋部能重现这种典型症状。此外，进行 Stinchfield 试验，抵抗仰卧位弯曲的髋关节，患者髋部症状可在腹股沟及髋部再次出现。

关节炎治疗是根据患者的年龄、需求、并发症及关节炎的严重程度。髋关节炎保守治疗应包括普通的低强度健身锻炼，调整活动以避免运动或活动加重症状，减轻体重，使用拐杖增加身体的控制，穿气垫鞋，服用非甾体消炎药。也可以考虑口服补充氨基葡萄糖和硫酸软骨素。如果采取这些方法 4～6 周后症状仍不缓解，可考虑使用注射皮质醇，应根据疼痛的缓解程度及持续时间调整。并根据患者的反应可进行重复使用。美国整形外科医师学会的最新建议（AAOS）不推荐把常规使用的氨基葡萄糖作为关节炎患者的常规方案。另外有人则认为氨基葡萄糖风险低，且实验证明其有效性是合理的。有研究评价使用硫酸氨基葡萄糖比那些使用盐酸氨基葡萄糖的效果更好。硫酸氨基葡萄糖的剂量是 750mg 每天两次（Sawitzke et al.，2010）。软骨素争议更大，但证明使用剂量 1200mg/d 对手指关节炎可能是有用的（Gabay et al.，2011）。严重关节炎及耐药者，行髋关节置换可明显减轻疼痛，改善功能。

股骨大转子滑囊炎

大转子滑囊炎是髋关节外展肌及附着于股骨大转子上肌腱周围滑囊的炎症。通常是由过度重复使用以及患者步态变化引起。要对改变患者姿势或步态的其他肌肉骨骼疾病进行评估（腰痛、踝关节痛、膝关节痛）。症状常表现为行走时一侧髋关节疼痛及股骨外侧上部压痛，这都可能引起患肢压之无力。

该病可通过病史，体格检查及髋部的影像学检查进行诊断。影像学检查可以排除潜在的髋关节炎。磁共振并非常规检查。患者股骨外侧上部有明显压痛。患者通常很少表现为同侧的腹股沟区、臀部及背部的疼痛。

治疗的基础是预防和纠正身体姿势、步态，加强下肢肌肉锻炼，增加灵活性。主要的治疗应从改变活动开始，避免加重疼痛的行为；口服抗炎药物；局部冷敷。另外，要进行 4～6 周的物理治疗，以加强髋部及腰椎姿势肌肉的柔韧性。如果这些方法无效，可在发炎的滑囊注射类固醇，可一定程度缓解症状。可的松需至少每隔 3～4 个月注射一次。然而，反复使用可的松会导致其下肌腱的损伤。极少数情况下，在物理治疗，注射可的松及口服抗炎药后疼痛没有缓解时，可手术切除发炎的滑囊。

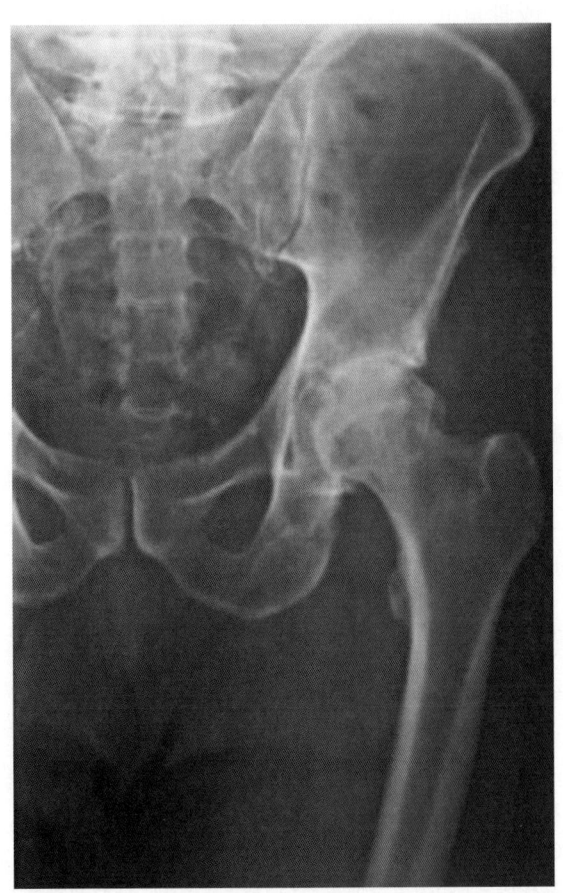

图 30-25 平片显示髋关节炎，包括关节间隙变窄，髋臼内股骨高位移位（Reused with permission from Frontera WR, Silver JK, Rizzo TD. Essentials of physical medicine and rehabilitation. 2nd ed. Philadelphia：Elsevier；2008：F48-2.）

股骨头缺血性坏死

缺血性坏死是指由于血液供应受损而引起的骨细胞及软骨细胞的死亡。髋关节股骨头坏死最常见的原因是长期使用激素,酗酒和镰状细胞病(Jacobs,1978)。具体来说,长期使用激素治疗风湿性疾病,哮喘,慢性阻塞性肺病及炎症性肠病的患者占了股骨头缺血坏死患者总数的 30%(Jacobs,1978)。一些病案报道中指出酗酒引起的股骨头缺血坏死高达 40%(Arlet,1992;Jacobs,1978)。然而,许多疾病也与股骨头缺血坏死相关,包括创伤后髋关节骨折、血红蛋白病、高尿酸血症、高脂血症、恶性肿瘤、减压病(Arlet,1992;Jacobs,1978),股骨头缺血坏死常引起继发性关节炎。疼痛是常见症状,多见于腹股沟区并可放射至大腿前区。疼痛可出现在静息状态下,负重或检查关节活动度时加重。

建议进行髋关节前后位及侧位平片检查。早期阶段可无任何变化。晚期表现为股骨头囊性硬化改变、软骨下塌陷、股骨头扁平化和关节间隙消失。髋关节普通磁共振检查在诊断分期时也推荐进行。磁共振检查有助于确定股骨头受累的大小或面积以及是否存在软骨下塌陷,并有助于确定治疗方案(图 30-26)(Steinberg,2001)。股骨头坏死致残且进行性加重,早期进行手术保髋治疗是有效的,但较严重的要进行全髋置换术。早期诊断和及时治疗是治疗成功的关键。FICAT 分期系统常用于评价是否存在软骨下塌陷(表 30-2)。FICAT分期为 1 期 2 期的患者进行保髋手术如髓芯减压术预后更好。出现软骨下骨塌陷,继发性关节炎,患者通常需要全髋关节置换术。股骨头缺血性坏死患者的治疗取决于其数量和坏死程度,软骨下塌陷和发生关节炎是引起股骨头缺血坏死的根本原因。

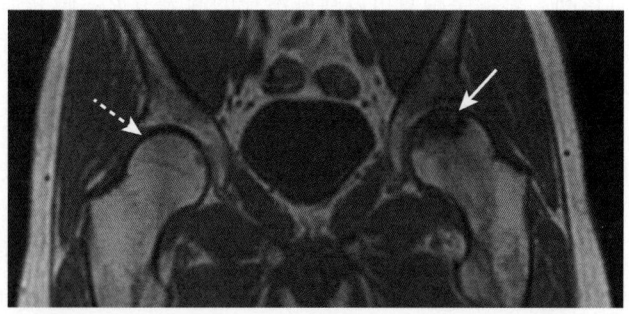

图 30-26 缺血性坏死的磁共振表现。两侧髋关节的T1 加权冠状位显示从右股骨脂肪骨髓发出的高信号(白色箭头),但左侧股骨头向髋关节软骨下骨的信号减少(实心白色箭头)。存在关节间隙(Reused with permission from Herring W. Learning radiology: recognizing the basics. 2nd ed. Philadelphia: Elsevier; 2011: F21-8.)

表 30-2　联邦委员会对股骨头缺血性坏死的解剖分期

	X 线	磁共振	骨扫描	临床症状
0 期	正常	正常	—	—
1 期	正常或轻度骨质疏松	水肿	高浓聚	腹股沟区疼痛
2 期	混合骨质疏松或硬化	局部缺损	高浓聚	疼痛僵硬
3 期	新月征,最终皮质塌陷	同 X 线片	+/- 疼痛僵硬	疼痛放射至膝盖,跛行
4 期	晚期继发退行性改变	同 X 线片		疼痛,跛行

髋部骨折

老年人髋部骨折在全球范围内造成严重的健康问题,1 年死亡率约 30%(Miyamoto,2008)。髋部骨折常与骨质疏松后机械损伤相关。骨质疏松症是一种以骨量和密度降低为特征的渐进性骨病,可增加骨折风险。骨质疏松症是世界卫生组织(WHO)定义的通过双能X 线吸收计量法测量的骨密度(BMD)2.5 个标准偏差以上或骨量低于平均峰值(年轻、健康的成年人平均)。美国骨质疏松症基金会(NOF)估计,在美国 50 岁以上的人群中超过 1000 万人存在骨质疏松症,另外 3400 万人存在患病风险(NOF,2013)。2013 年 NOF 更新了临床筛查指南和治疗方法。

该病治疗的重点在于预防跌倒和增加骨密度。预防跌倒的骨折可变风险可以专注于加强平衡和步态训练,可通过物理治疗和使用的助步器如手杖或步行训练。另外,在活动区域移除障碍物和使用松软的地毯可大大减少跌倒。适当的营养和锻炼可以提高骨质。双膦酸盐类药物有助于减少未来可能发生的骨折;服药 3~5 年起作用,有证据表明服药超过 3~5 年效果甚微(Suresh,2014;Wells,2008;Whitaker,2012)。由于潜在的不良事件,3~5 年后停药可能是合适的。

表 30-3　骨密度测定的适应证

在下面的这类人需要考虑骨密度测试:

- 女性≥65 岁和男性≥70 岁,无论是否存在临床危险因素
- 绝经后的年轻女性,绝经过渡期女性,50 岁到 69 岁男性存在临床危险因素的
- 50 岁以后发生骨折的
- 存在因素(如类风湿性关节炎)或服用药物(糖皮质激素剂量≥5mg 泼尼松每天或使用超过 3 个月),这些与骨密度低或骨质疏松有关

From National Osteoporosis Foundation. Having a Bone Density Test. http://nof.org/articles/743.

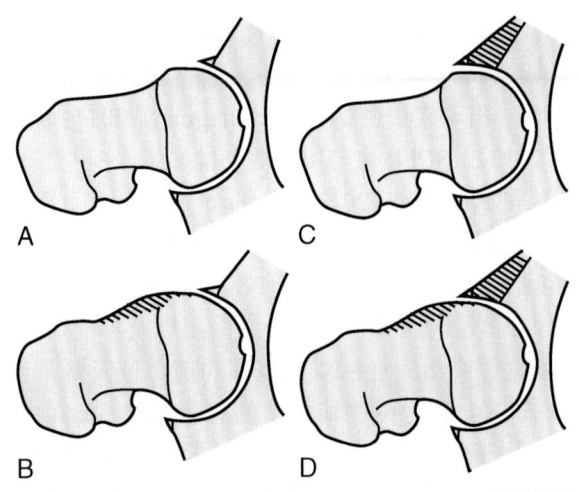

图 30-27　股骨髋臼撞击类型。关节运动的间隙减小导致股骨近端和髋臼前缘之间的重复对接。A 图示髋关节的正常间隙。B 图示股骨颈和颈偏移（凸轮撞击）。C 图示髋臼对股骨头过度覆盖（钳夹撞击）。D 图示股骨头颈偏移和过度前部覆盖（组合撞击）的结合（混合冲击）（Reused with permission from Clohisy JC, Beauleé PE, O'Malley A, et al. AOA Symposium: hip disease in the young adult: current concepts of etiology and surgical treatment. J Bone Joint Surg Am. 2008; 90(suppl A): 2267-2281.）

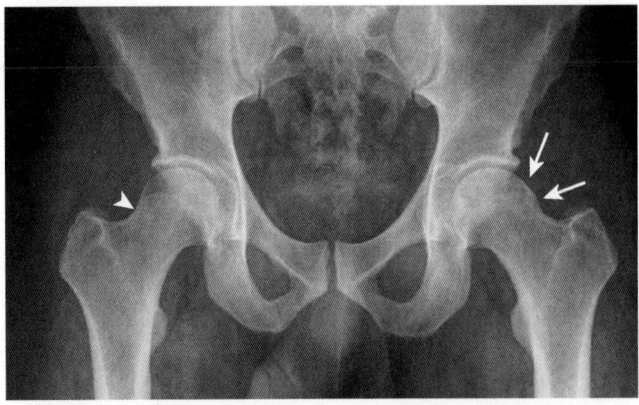

图 30-28　凸轮型股骨髋臼撞击。骨盆前位显示左侧股前 - 颈交界处的骨性突出（箭头）（与右侧正常的股骨颈凹陷比较，箭头示）（Reused with permission from Miller MD, Sanders TG. Presentation, imaging and treatment of common musculoskeletal conditions: MRI-arthroscopy correlation. Philadelphia: Elsevier; 2011: F69-1.）

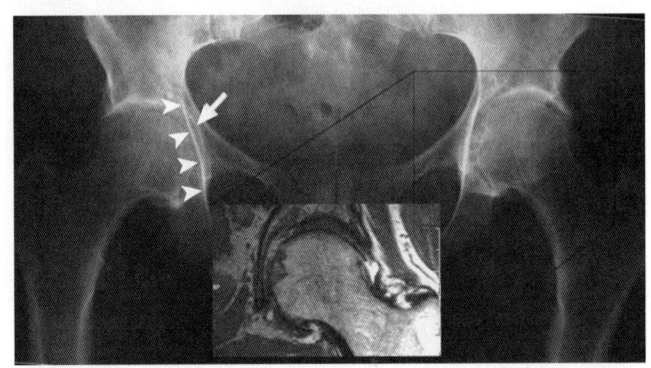

图 30-29　钳夹型股骨髋臼撞击。骨盆的正位 X 线片（和冠状磁共振图像，插图）显示一个较深的髋臼窝，可导致边缘过长和碰撞。注意髋臼内侧壁（箭头）超出坐骨线边缘（箭头）（Reused with permission from Morrison W. Salvo JP, Busconi B, Wallace R. Presentation, imaging and treatment of common musculoskeletal conditions. Philadelphia: Elsevier; 2012: 337-344）

股骨髋臼撞击症

　　股骨髋臼撞击综合征（FAI）是由于股骨头和髋臼关节发育不协调产生，可引起疼痛，软骨损伤并能导致继发性髋关节炎。有三种类型的 FAI：钳夹撞击，凸轮撞击，凸轮钳夹撞击（图 30-27～图 30-29）。钳夹撞击型 FAI 是髋臼缘延伸至股骨头以远处，形成"过度覆盖"。髋臼对股骨头的过度覆盖，造成髋关节屈曲，内收，内旋时对股骨头和骨颈的撞击，并引起疼痛。此外，髋关节盂唇可被压缩并从异常关节撕裂。髋关节髋臼盂唇是髋臼纤维软骨的延伸，有助于增加稳定性。凸轮撞击型 FAI 发生在股骨头外形不匀称或某一部分过度生长，而不能在髋臼随意旋转。通常，发生在股骨头和颈的前外侧，引起髋关节屈曲、内旋和内收的疼痛。FAI 的第三型，是混合撞击型，是钳夹撞击和凸轮撞击的结合。

　　股骨髋臼撞击是儿童时期股骨头和髋臼不一致、不对称发展而来。正是这两个骨头的畸形导致了 FAI、随之而来的软骨损伤和髋关节疼痛。FAI 患者常有腹股沟区疼痛，在髋关节扭曲和髋关节屈曲等活动时加重。可表现为一种隐痛或刺痛，体格检查通常是让患者仰卧，将髋关节屈曲到 90°，然后内收内旋来旋转髋关节。患者症状可重现。FAI 可以通过影像学评价来诊断。平片应包括受累髋关节前后位和侧位片，可同时取正

常一侧髋关节作为对照。CT 不作为常规检查。髋部磁共振检查是有用的，常要求用来对关节唇作评估。

　　FAI 的治疗取决于 FAI 的严重程度，患者活动水平，患者年龄，以及髋关节是否已发展为继发性关节炎。治疗时应首先考虑非手术治疗。非手术治疗不能改变潜在的骨发育不协调，但可通过休息，改变行为习惯，物理治疗和抗炎治疗（或两者同时）缓解症状。髋关节内注射可的松也可缓解症状。这种保守治疗可成功地减轻关节疼痛和肿胀。若经保守治疗后疼痛仍持续存在，建议手术治疗。FAI 手术取决于 FAI 的严重程度，患者活动水平，患者年龄，以及髋关节是否存在继发性关节炎。FAI 手术包括髋臼和股骨头重建，以避免撞击。

另外需要修复关节盂。手术重建髋臼、股骨头被称为"骨成形术"，可以通过开发性手术或关节镜下完成（图30-30）。但如果患者因 FAI 而出现继发性关节炎，则不推荐成形术而建议行全髋关节置换。手术可以成功地减少因撞击产生的症状，并能防止髋关节以后的损伤。然而，并非所有的损伤都可通过手术彻底解决，尤其是在延误治疗，损伤较重的情况下，这些以后会出现更多问题（Bedi，2013）。

股骨头骨骺滑脱

SCFE 是一种经股骨头生长板的骨折，最常见于 11～15 岁的青少年。每 100 000 名儿童中就会有 1～10 个 SCFE 患者，在非裔美国患者中发病率更高，男孩是女孩的两倍（Kliegman，2011；Novais et al.，2012）. 发病率因地理位置、季节、种族而异。并与肥胖，内分泌失调，创伤，和家族史密切相关（Kliegman，2011；Novais et al.，2012）。SCFE 也与甲状腺功能减退及身材矮小有一定关系（Kliegman，2011；Novais et al.，2012）。SCFES 常引起腹股沟区疼痛，可放射至患侧膝关节和大腿。症状包括逐渐加重的髋、大腿或膝关节疼痛，伴有疼痛的跛行。体检时髋关节屈曲外旋受限以及不能内旋。

影像学诊断应包括双侧髋部的前后位及蛙形侧位平片（图 30-31）。两侧均异常的患者高达 30%。沿股骨颈前上方画线，正常情况下该线穿过骨骺，称 Klein 线。骨骺与该线齐平或低于此线，提示可能存在股骨头骨骺滑脱（图 30-32 和图 30-33）。

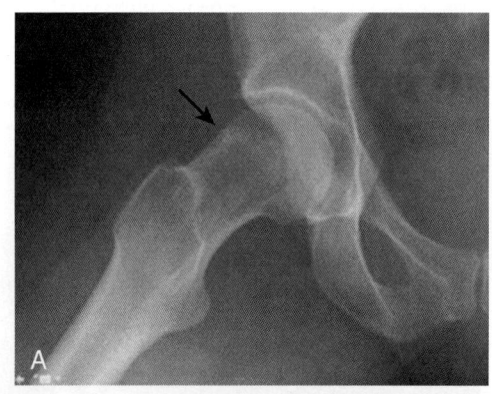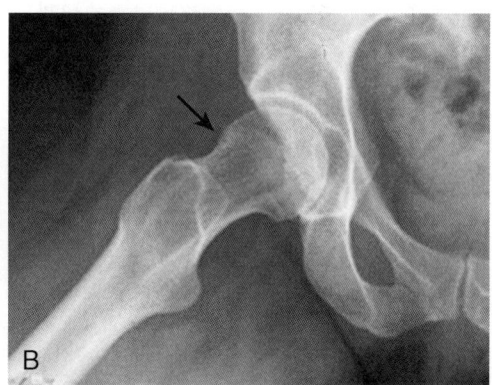

图 30-30　右髋蛙形侧位股骨颈成形术前（a）和术后（b）平片。箭头指向病变切除前和切除后的轮廓（Reused with permission from Chow RM, Kuzma SA, Krych AJ, Levy BA. Arthroscopic femoral neck osteoplasty in the treatment of femoroacetabular impingement. Arthrosc Tech. 3(1): e21-5.)

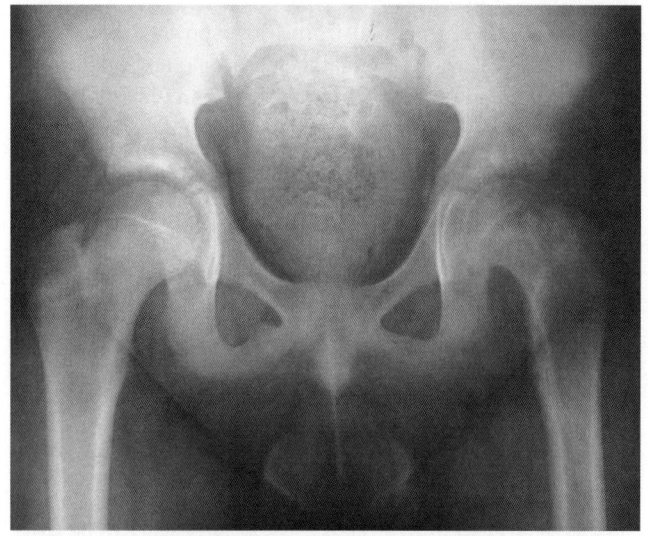

图 30-31　股骨头骨骺滑脱在左髋关节 X 线表现（Reused with permission from Miller MD, Hart J, MacKnight JM. Essential orthopaedics. Philadelphia：Elsevier；2009：F221-1.)

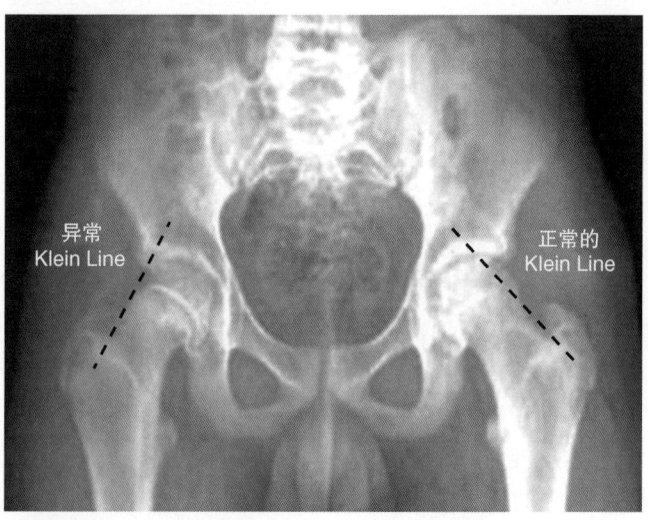

图 30-32　骨盆前后位平片显示 K 氏线相交的右髋关节骨骺。左侧髋关节显示股骨头骨骺滑脱，K 氏线从骨骺外侧经过（ Reused with permission from Aronsson DD, Loder RD, Brerur GJ, Weinstein ST. Slipped capital femoral epiphysis：current concepts. J Am Acad Orthop Surg. 2006；14(12)：666-679.)

SCFE 需行手术治疗，治疗的目的是预防股骨头滑脱继续进行直到生长板闭合。手术治疗根据患者的滑脱程度和年龄而定。轻度滑脱，单螺钉可经皮放置在股骨生长板原位稳定滑脱和促进骨骺闭合（图 30-34）。更严重的滑脱伴有明显畸形的，可能需要开放复位和固定。患者应避免负重，拄拐杖，并立即向骨科医生求助。应立即进行治疗。早期诊断为达到稳定髋关节的治疗目标提供了最佳时机。

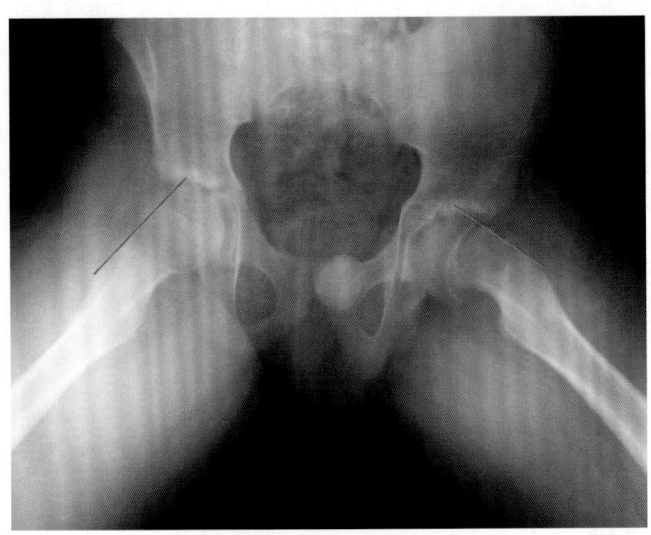

图 30-33　显示左髋蛙形侧位时股骨头骨骺滑脱症，右髋关节正常

膝

重 点

- 临床上检查膝关节的韧带损伤中，检查前交叉韧带不稳定性最为敏感的方法是 Lachman 试验。
- 临床医生应该对于合并的韧带损伤保持高度警惕，尤其是外侧副韧带和后外侧角。对于外侧副韧带和后外侧角损伤的急性期（3 周内）外科干预措施显著地提高预后。
- 黏弹性物补充疗法、治疗体操、口服补充葡萄糖胺和硫酸软骨素可能都能减轻一些症状，改善关节功能。仅仅行关节镜下清创术可能并不能改善病情（出现关节鼠、软骨皮瓣、半月板撕裂伤者例外）。
- 在年轻患者的半月板富血运区发生垂直、外周性撕裂时，应尽可能避免关节面局部压力增高，避免未来关节发生退行性病变，来进行半月板修补。
- 在老年患者中，以半月板退行性变为主要病理改变且无绞索时，阻止关节进展可以有外科或非外科手段。如果实施手术，部分人倾向于行半月板全切术。

退行性骨关节炎

膝关节退行性骨关节炎是由于膝关节表面的透明软骨缺损造成的。这可以发生在孤立的腔隙中，也可以弥漫地分布于膝关节的三个腔隙中。骨关节炎多发

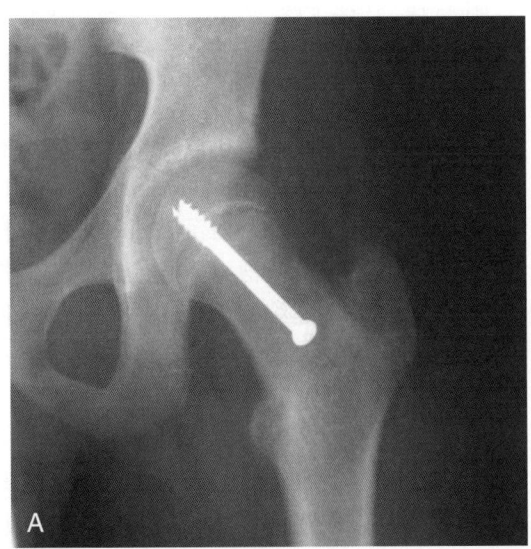
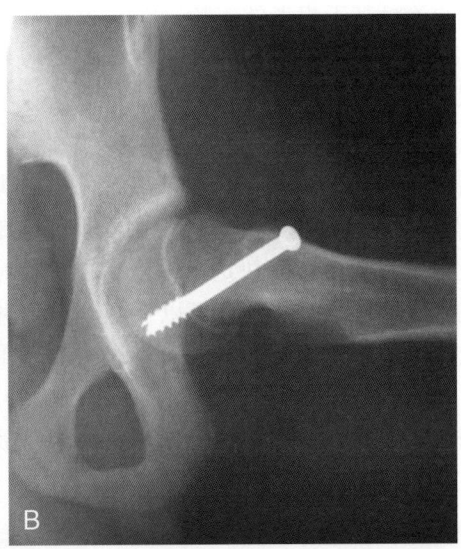

图 30-34　前后位（A）、蛙形侧位（B）左侧股骨头骨骺滑脱单钉原位固定（SCFE）。注意左侧图像为关系正常的骨骺与干骺端。但从侧面看骨骺出现较大后移，从而确诊 SCFE。这强调侧位平片在诊断中的必要性（Reused with permission from Miller MD, Hart J, MacKnight JM. Essential orthopaedics. Philadelphia：Elsevier；2009：F221-3.）

生在膝关节的内侧或内侧腔隙，首先导致关节腔狭窄和内翻或O形腿畸形。关节软骨和关节外侧关节面缺损将导致外翻或X形腿畸形。X线承重像（直立屈膝后前位）被强烈推荐用于评估关节腔的狭窄和骨关节炎的进展。外侧和髌骨日出切线位进一步完成了这一评估（图30-35）。磁共振不需要常规做，并不能取代平片。核磁最好用于机械病理分析或术前评估。X线表现包括关节间隙变窄、骨赘形成、软骨下硬化和囊性变。

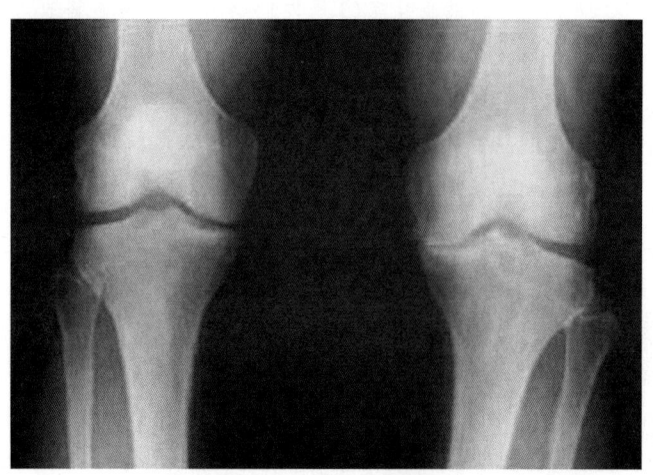

图30-35　承重膝关节像示骨关节炎

骨关节炎的患者通常主诉膝关节痛及行走、久坐、下楼梯、晨起后关节僵硬感。膝关节肿胀和症状加重通常与天气变化有关。体格检查通常提示活动度下降（屈曲性挛缩）、膝外翻或内翻畸形、关节线触痛、活动时触之有捻发音。

骨关节炎的治疗基于患者的年龄、需求、共病和骨关节炎的严重度。保守治疗包括一般治疗、减肥、佩戴膝袖以提高本体感觉控制、穿带垫的鞋子和非甾体类抗炎药。也可以考虑口服补充葡萄糖胺和硫酸软骨素。如果4~6周后这些办法仍不能奏效，可以考虑皮质类固醇或黏弹性物局部注射，通常可使疼痛不同程度地减轻和缩短。根据患者的反应来决定是否重复注射。对于无效者，全部或部分膝关节置换可以良好地镇痛并提升关节功能。关节镜对于退行性关节炎患者的作用目前尚存争议（Hunt et al.，2002；Mosely et al.，2002）。然而，关节镜检查对于没有关节鼠、软骨皮瓣、半月板病变的患者还是很容易成功的。

循证总结

- 关节内皮质类固醇的应用对于膝关节骨关节炎的短期获益是确立的，然而长期获益并未被证实。对于透明质酸产品的反应似乎更具耐久性（Bellamy et al.，2005a）（推荐等级：A）。
- 基于一个单一的RCT，支架与单纯药物治疗相比，OA可以提供额外的好处（Brouwer et al.，2005）（推荐等级：B）。
- 对于膝关节骨关节炎的患者，基于地域的治疗体操项目可减轻疼痛并改善物理功能（Brosseau et al.，2003；Fransen et al.，2001）（推荐等级：A）。
- 黏弹性物补充疗法（注射透明质酸）是治疗膝关节骨关节炎的有效方法，对于控制疼痛和改善功能有益（Bellamy et al.，2005b）（推荐等级：A）。
- 非葡萄糖胺制剂并不显示获益，相比之下，对于治疗有症状的骨关节炎患者的疼痛和功能损伤，葡萄糖胺制剂优于安慰剂（Towhead et al.，2009）（推荐等级：A）。
- 关节镜清创术对于难与机械创伤或炎症区分开的骨关节炎并无益处（Laupattarakasem et al.，2009；Sihvonen et al.，2013）（推荐等级：A）。
- 对于骨关节炎患者，运动可以带来很少的镇痛效果和很少的功能改善效果（Fransen and McConnell，2009；）（推荐等级：B）。
- 基于循证医学文献回顾，AAOS最新建议，在OA治疗中不推荐氨基葡萄糖或黏弹性蛋白。

感染

关节内感染是一种骨科急症，需要紧急外科干预和清创并长期应用抗生素。最常见的感染致病菌是金黄色葡萄球菌。它能侵袭性地快速破坏软骨，导致患者形成永久性骨关节炎。膝关节感染的患者表现为红肿热痛、功能下降、发热。大多数患者根本不想移动他们的膝关节。此时应该行关节穿刺，抽取积液送检（革兰染色、细胞计数、培养、晶体分析）。应与晶体性关节炎如痛风相鉴别，因为晶体性关节炎积液经常表现为云雾状，可以很像关节感染的表现。同时应检测超敏C反应蛋白（CRP）和血沉（ESR）。合理抗生素应用初始应基于致病微生物。虽然内科文献常推荐对于低致病微生物采用连续抽液的方式，但在骨科文献中不推荐这样做，而推荐进行外科干预治疗。

炎症

关节囊是填充有关节液的结构，或者看成一种保护性"软垫"垫在骨性突起的部位以抵抗反复的外力作用或者解剖咬合结构作用，如韧带或肌腱。膝关节周围的关节囊可以发炎、刺痛，少数情况下也可以被感染。这些关节囊包括髌前囊、髌下囊、鹅足囊、髂胫束囊（位于髂胫束的深部外侧）。了解它们的解剖位置非常重要，可以直接触诊到这些关节囊（图 30-36）。

滑囊炎治疗方法包括压迫、冰敷、保护垫、避免冲击。非甾体类抗炎药物可能有助于减轻水肿。如果液体积聚很大或者怀疑感染，可以在无菌条件下有大针头的工作室进行囊液抽取。囊液应该是清亮的深黄色的，存在创伤的情况下是血性的。如果临床可以除外感染，一旦囊液被清除，可以注射皮质激素。严禁在存

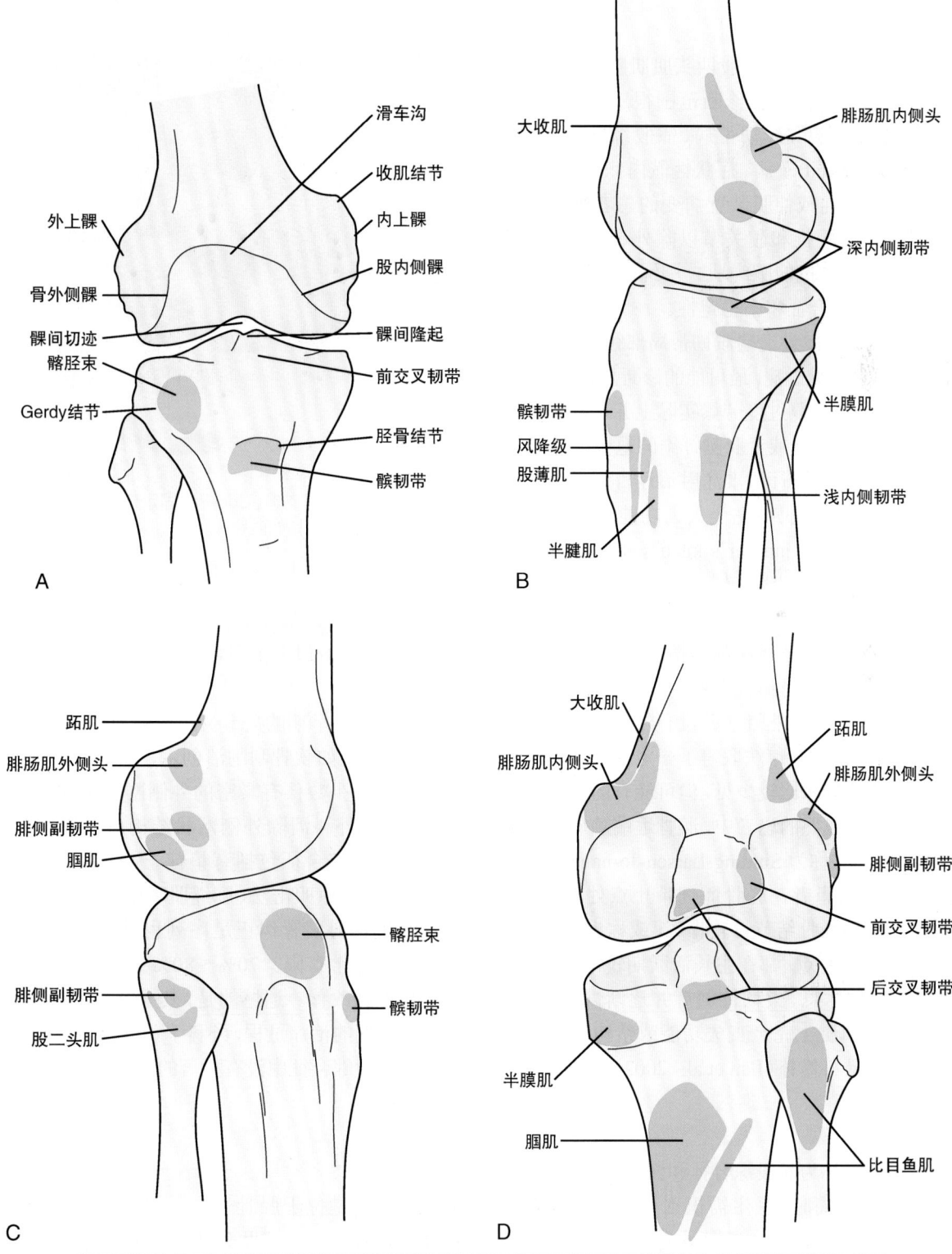

图 30-36　示膝关节周围关节囊的解剖位置。A. 前视图。B. 内侧视图。C. 侧视图。D. 后视图

在感染可能性的情况下注入皮质激素。如果感染可能性大，可以开始使用口服抗生素。如果存在感染和脓肿，可行局部切开引流。抽液不能替代压迫、冰敷、避免冲击等一般治疗。关节囊液可能重新积聚，但是液体总体积通常会减小。再次抽液可以作为反复无菌性滑囊炎患者的一种治疗选择。

伸肌结构病变

伸肌结构包括股四头肌、股四头肌肌腱、髌骨和髌韧带。伸肌装置病变的鉴别诊断范围很广，包括肌肉或韧带破裂、髌骨骨折、髌韧带病、髌股综合征、髌骨不稳定、Osgood-Schlatter 病、症状性髌内侧滑膜皱襞。对于膝关节前方疼痛或伸肌装置病变的患者进行检查时应常规仔细评估腰椎和髋关节以除外牵涉痛，同时也应评估后方与之拮抗的腘绳肌。腘绳肌紧张可以加重肌腱退变、髌股综合征和不稳定性。

如果患者表现为髌骨远端髌韧带局部触痛，或者在股四头肌至髌骨止点处触痛，最可能的诊断是肌腱退变。许多研究表明，慢性反复过度劳累实际上并不导致肌腱炎症，而是导致中央退变或者肌腱纤维的退变（Fithian，2002）。对髌韧带退变进行激素注射治疗目前是强烈反对的，因为这可能造成肌腱完全失去功能。髌韧带退变，又称为"跳跃者膝"（jumper's knee），正确的治疗选择应该包括腘绳肌牵引、股四头肌偏心负重强化，有时也使用拮抗力支具比如 Cho-Pat 固定带（图 30-37）。

其他的治疗方法，包括深部摩擦按摩、增生疗法、富血小板的血浆注射、局部抗炎药物、超声波、射频探针等，疗效莫衷一是。虽然目前并没有随机对照试验证实它们的有效性，但这些疗法取得了一定的成功。外科干预如肌腱退变清创术比较少见，但可能有助于长期缓解症状。在骨骼未成熟的患者中，髌骨远端触痛可能预示着撕裂性骨突炎，称为 Sinding-Larsen-Jo-hansson 病。如果骨骼未成熟的患者在胫骨髌韧带止点处疼痛，最可能的诊断是一种胫骨结节骨软骨病，或称为 Osgood-Schlatter 病。这两种疾病都在生长活跃期较常见，通常治疗相对保守，如休息、柔韧性锻炼并逐渐恢复活动。髌骨或股四头肌肌腱上完全丧失功能或结构破裂的伸肌装置需要进行外科修补（Ilan et al., 2002）。

髌股综合征

膝前疼痛被泛称为髌股综合征和髌骨软骨软化症。当处理膝盖前区疼痛时，医生需识别特定的病理类型以便有的放矢地开展治疗。髌骨软骨软化症，或者髌骨底面的退行性变，更多见于青年女性。髌骨软骨软

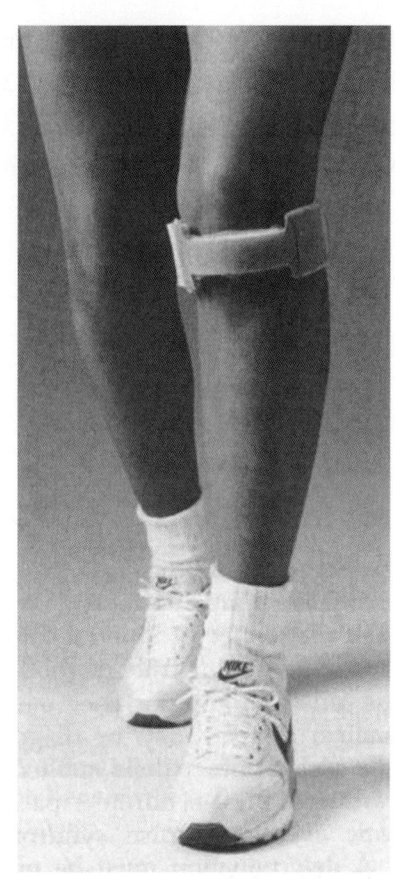

图 30-37 拮抗力支具（Cho-Pat 固定带）可以有效减轻髌韧带退变（跳跃者膝）的症状

化症相关的疼痛通常在屈膝久坐、深蹲、上下楼时加重。这些活动都增加了髌骨直接向后的力，使得软骨面压力增加。

治疗这些早期的关节炎病变最主要的是康复治疗。外科干预，比如软骨刮削清创术，并不能提供远期缓解和获益。在少数伴有紧密的外侧网状结构和髌骨倾斜的患者中，外科清除外侧网状结构可以提供益处。保守治疗髌股综合征包括有垫鞋子、针对股内侧斜肌的康复治疗、还原叩击法、腘绳肌牵引和非甾体类抗炎药物。利用骨科装置纠正足序列也是一项选择，但是支持的证据非常有限。70%～80% 的患者进行保守治疗后症状得到改善。遗憾的是，其余的患者症状顽固，常常进行长期的治疗过程，外科干预的预后不确定。超声疗法在髌股综合征中没有显著的临床效果（Bros-seau et al., 2001）。

半月板损伤

半月板是位于胫骨平台上的纤维软骨结构，内侧和外侧各有一个以帮助分散膝关节软骨面的承重接触力（图 30-38）。在出现半月板撕裂或半月板缺失的例

子中，局部压力增加，进一步增加了透明软骨的负荷并导致早期进展性退行性关节炎（Sherman，1996）。半月板撕裂可以出现在轴位负荷上，但主要在扭转、切割、旋转力下发生。在老年患者中，半月板撕裂可能仅仅是正常退行性过程的进展表现。在查体中，患者在关节内侧或外侧出现疼痛，并可能主诉关节"噼啪作响"、"砰的一响"或"突然一击"（Greis et al.，2002a，2002b）。足内翻或外翻负重可能加重疼痛，因为半月板被挤在骨性结构之间。反复积液也提示关节内病变。最常见的检查半月板损伤的试验是 McMurray 试验（图 30-39）。膝关节过屈，使膝关节在内翻或外翻以及内旋或外旋应力下被动缓慢伸直。更简单的是，检查者通过膝关节各方向的运动，利用大腿下部和胫骨试图嵌顿撕裂

的半月板，使之卡在股骨和胫骨之间。如果检查者感到沿着关节线弹响，同时患者主诉疼痛，试验被认为是阳性，高度提示半月板撕裂。单一个事件仅仅提示撕裂但不能证实。实际上，两个事件，弹响和疼痛，同时发生的敏感度超过 90%。磁共振可以用于确定诊断或协助术前计划，但绝不能替代一个全面的查体。

最可靠的半月板病变的治疗方案决定于实际损伤和 MRI 上半月板损伤的情况（Sherman，1996；Greis et al.，2002a，2002b）（图 30-40）。根据上述因素分为非手术治疗和手术治疗方案。初始治疗方法包括物理治

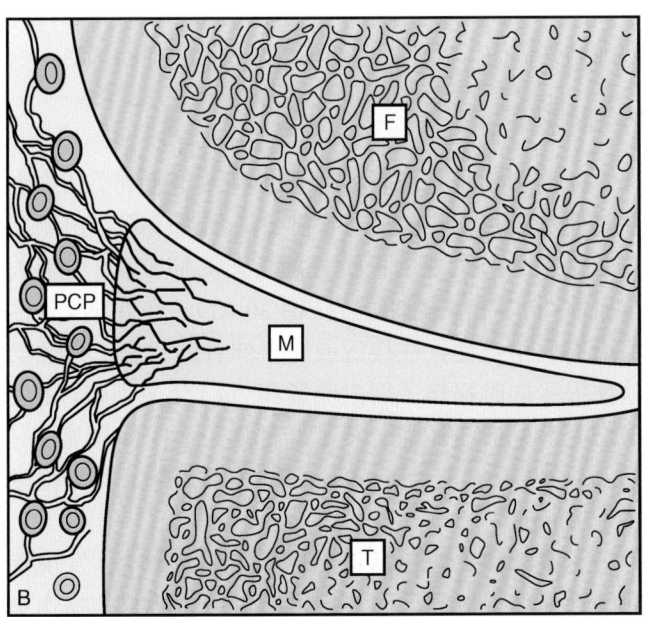

图 30-38 内侧和外侧半月板的解剖结构。A 为顶视图，B 为横截面。注意循环仅仅供应半月板的外周 1/3

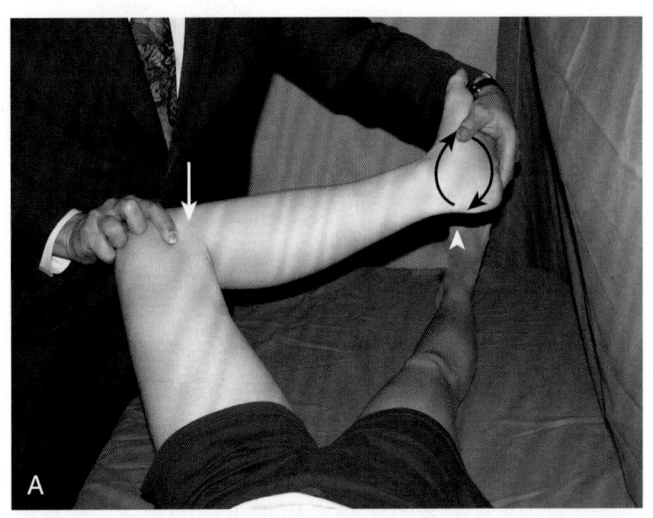
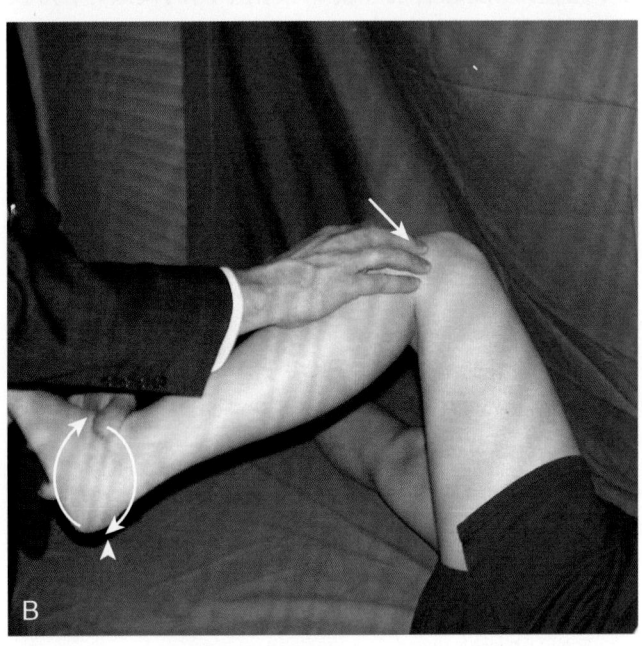

图 30-39 半月板病变的经典检查。A. 内侧 McMurray 试验。沿着内侧关节线触摸（细箭头示）同时施加一个内翻力（实三角示），让膝关节在屈和伸之间活动，并且外旋、内旋运动大腿（黑箭头示）。阳性发现是指手法检查发现一个症状或检查者感觉到明显的喀喀声。B. 外侧 McMurray 试验。同理，改施加一个外翻力（Courtesy Mark R. Hutchinson, MD.）

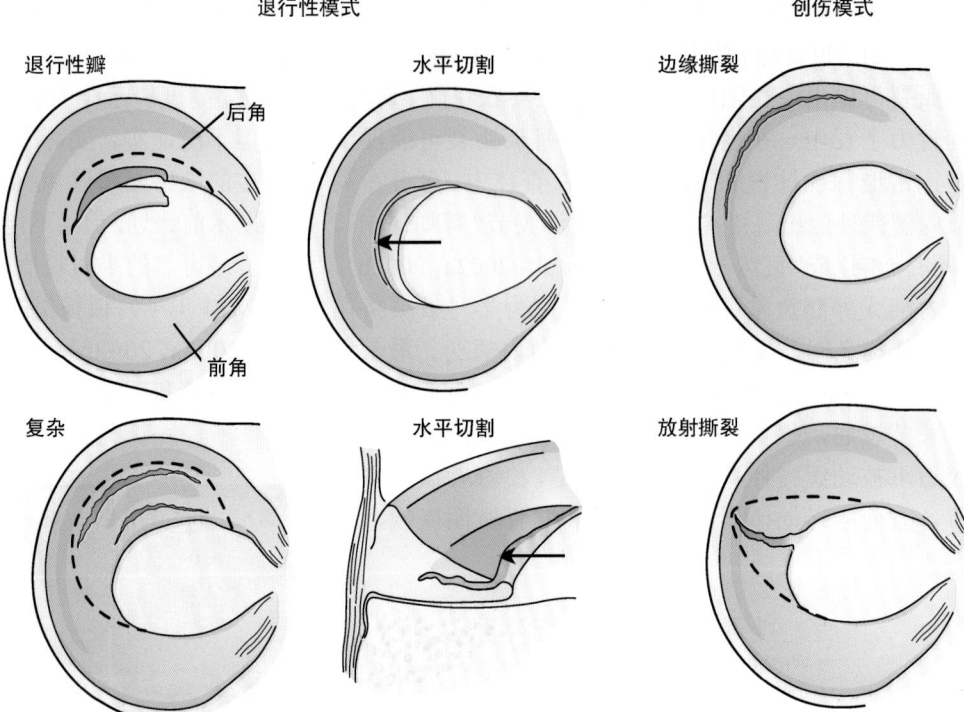

图 30-40　半月板病理改变示意。退行性撕裂常是复杂性、纤维性、水平的。急性撕裂在外周是垂直的时常可以修复

疗、活性改性,非甾体抗炎药,镇痛药,冰,和可的松注射。如果初始保守治疗无效,手术就是必需的。然而,对于年轻人来说,半月板撕裂手术可能更为重要,需要更积极。半月板是否可以修复要根据损伤范围的大小、位置,以及患者的年龄。根据不同的模式,半月板分为可修复和不可修复的。由于它在分担负荷和防止退行性关节炎进展中起着至关重要的作用,可救治的半月板撕裂应该尽可能地予以修复。清创术后,患者可以耐受体重,通常在 3～4 周后完全恢复活动。半月板修补术后,恢复过程较长,需要限制负重 3～6 周,2～3 个月后恢复不受限制的活动状态。

循证总结

- 半月板撕裂的确定性治疗取决于磁共振显示的半月板实际损伤方式和位置、附着韧带或软骨损伤、患者的年龄和患者的活动水平。如果膝关节同时存在骨关节炎,可根据上述因素选择非手术和手术方式(Greis et al., 2002; Katz et al., 2013; Sherman, 1996; Sihvonen et al., 2013)(推荐等级:B)。
- 在荟萃分析中,McMurray 试验的敏感度是 70%,特异度是 71%。Apley 试验敏感度是 60%,特异度是 70%。关节线触痛敏感度是 63%,特异度 77%。没有一个单一的试验足以精确诊断胫骨半月板撕裂(Hegedus et al., 2007)(推荐等级:A)。

韧带损伤

维持膝关节稳定的四个主要韧带是:前交叉韧带、后交叉韧带、内侧副韧带、外侧副韧带。这些韧带可以单独受损或者与膝关节脱位一起受损。大多数膝关节韧带损伤不是急症。然而,初级保健医生必须记住:①总是留心膝关节多韧带损伤的可能性和动脉损伤的可能性;②总是评估外侧副韧带,因为一旦延误诊治 4～6 周,预后将显著变差。早期识别和外科修复急性外侧副韧带损伤可以使患者的预后从 50% 提高到 90%。

内侧副韧带

内侧副韧带是最常被损伤的膝关节韧带,经常合并其他韧带损伤;95% 合并前交叉韧带破裂。内侧副韧带是膝关节主要的抵抗外翻负荷的韧带,可由膝关节屈曲 30° 同时外翻来检查(图 30-41)。在 0° 时,骨性约束提供稳定性。在接近或完全伸直的状态下外翻松弛性提示同时损伤了后内侧囊和(或)交叉韧带。1 度损伤具有病理性松弛,表现为内侧关节间隙变宽 1～4mm。2 度松弛度为 5～9mm。3 度与对侧相比松弛度多于 10mm。

影像学检查应包括正后位和侧位 X 线片,发现伴随的骨损伤或撕裂。磁共振可能对更为严重的损伤更有益处,主要是为了检查其他伴随的软组织损伤。对于 1～3 度韧带扭伤初始治疗方案是非手术的。有支架

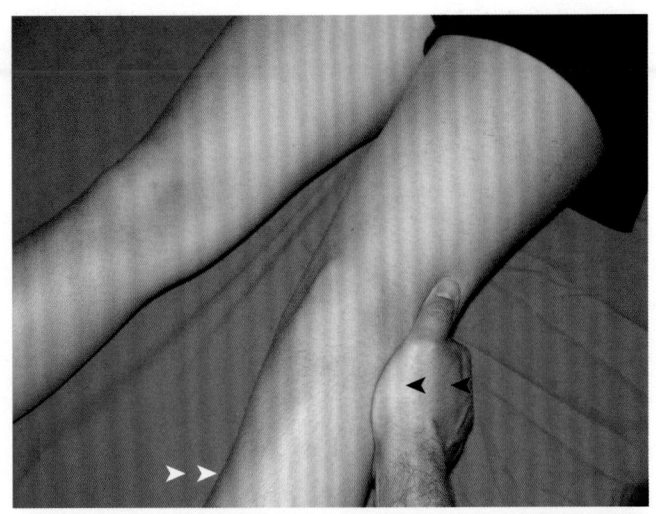

图 30-41 外翻力被用于评估内侧副韧带功能。最好的单独评估内侧副韧带的方法是，膝关节屈曲 30°，加上外翻力。如果膝关节直到完全伸直时仍然不稳定，其他结构如后交叉韧带、前交叉韧带、后囊也被损伤了（Courtesy Mark R. Hutchinson, MD.）

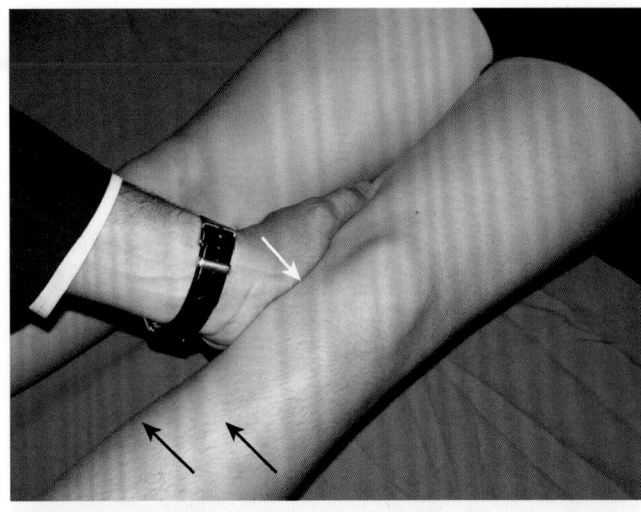

图 30-42 内翻力被用于评估外侧副韧带功能。在急性膝损伤中内翻力松弛度一定要请骨科医生会诊；紧急的初级修复受损结构相比延迟重建具有更好的预后（Courtesy Mark R. Hutchinson, MD.）

保护的负重是允许的，带铰链的膝关节支具可以使用直到疼痛逐渐缓解。不受限制的活动是被允许和鼓励的。大多数内侧副韧带损伤的患者经过保守治疗后恢复良好。有时 3 度损伤的患者对非手术治疗反应较差需要进行手术。恢复运动或功能的时间是与损伤严重性有关的：1 度损伤通常 1 周；2 度，2～4 周；3 度，4～8 周。

外侧副韧带和后外侧韧带复合物

当评估膝关节的外侧时，医生应评估外侧副韧带的功能和膝关节后外侧旋转稳定性。外侧副韧带评估方法是膝关节屈曲 20°～30° 同时施以内翻力（图 30-42）。后外侧角评估方法是向外旋转胫骨同时膝关节屈曲 30°～90°。如果膝关节在屈曲 30°～90° 时相较对侧膝外旋更多，提示患者有后外侧角和后交叉韧带损伤。如果膝关节仅在 30° 时较对侧外旋更多，表明仅有后外侧角损伤（图 30-43）。影像学通常包括后前位 / 侧位 X 线片和磁共振。可能对于初级护理医生最简单的法则就是任何急性内翻不稳定的患者（损伤外侧副韧带）需要尽可能早的请骨科医生会诊。

治疗取决于损伤的严重程度。对于 1 度和 2 度单纯外侧副韧带损伤，推荐非手术治疗，前几周一定要是保护性负重和限制性活动范围。1 度定义为开放外侧关节线小于 5mm，2 度定义为开放至 6～10mm。起始进展性增加活动度和功能康复计划。6～8 周可恢复运动。单纯性外侧副韧带损伤 3 度（>10mm 开放口）和

任何后外侧角旋转不稳定性具有外科手术指征。急诊手术具有更好的效果，建议尽早请骨科医生会诊。

后交叉韧带

后交叉韧带是膝关节中主要约束胫骨后移的装置。检查后交叉韧带最敏感的试验是后抽屉试验——当膝关节屈曲 90° 时向膝关节施加一个向后的力（图 30-44）。后交叉韧带损伤通常继发于胫骨向后作用的力，比如摔倒或者机动车事故中撞向仪表盘导致的损伤。后交叉韧带损伤的分度主要基于后抽屉试验和胫骨近端与股骨髁的关系。1 度后交叉韧带损伤，胫骨平台较股骨髁轻微向前；2 度中，平台和髁位于同一水平；3 度胫骨居于水平后方。后交叉韧带损伤治疗方案主要由损伤严重程度和相伴的其他韧带损伤所决定（Cosgarea and Jay, 2001；Wind et al., 2004）。常规上，1、2、3 度采用支具、功能康复、股四头肌锻炼等非手术治疗。后交叉韧带破裂，不像前交叉韧带破裂，倾向于自愈。只要给出合适的支具和保护，3 度可以像 2 度一样恢复，2 度像 1 度一样。轻微的后交叉韧带松弛通常是无症状的。然而，如果随着时间的推移膝关节变得不稳定，可以用紧急情况下使用的完全相同的重建技术去处理。

前交叉韧带

前交叉韧带可能是最为著名的膝关节韧带，因为在扭转和切割运动中恶名。前交叉韧带损伤的常见原因是运动员在扭转切割的运动项目中着地时，感到一

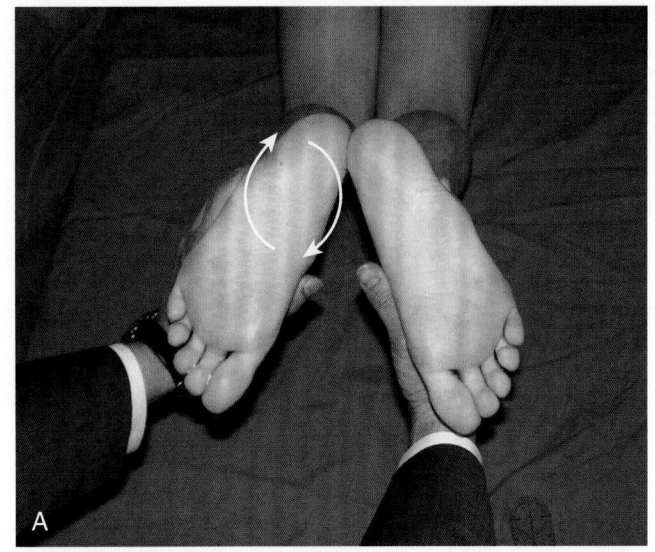

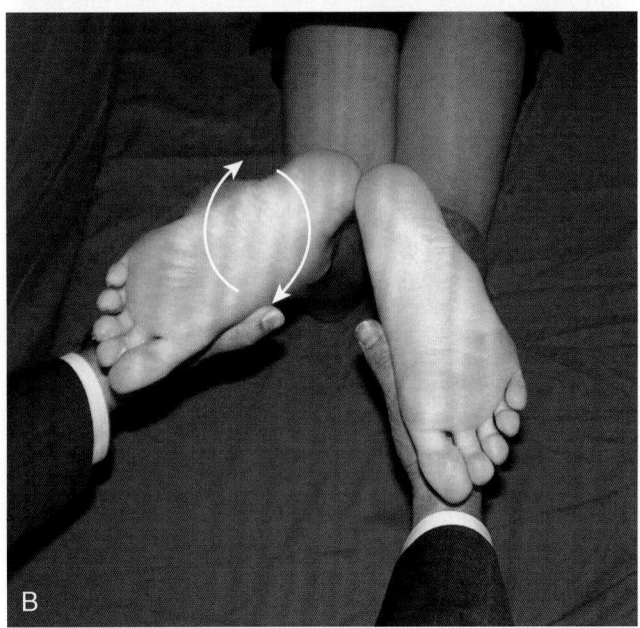

图 30-43　Dial 试验用于评估后交叉韧带和后外侧角，最好让患者取俯卧位膝并拢。A，正常受试者应该在被动外旋时双侧对称。B，如果当膝关节屈曲 30° 时外旋增加，提示后外侧角损伤。如果不对称性一直持续至膝关节屈曲至 90°，后交叉韧带也可能受累（Courtesy MarkR. Hutchinson, MD.）

免目前不稳定性或定轴旋转。膝关节反复摇动或定轴旋转导致沿半月板的压力增加、半月板损毁、半月板退变、透明软骨退变和膝关节退变。如果运动员愿意放弃运动生涯，同时不介意日常生活中活动有些不稳定的表现，手术重建前交叉韧带也不是必需的。

　　骨骼未成熟的运动员面临了一个独特的挑战，因为他们的生长板尚未闭合。治疗选择包括延迟特定的手术重建直到骨骼成熟为止、关节外重建、重建并用软组织跨过长骨体生长部（Bates et al., 2004）。多数研究表明，孩子不能完全配合让他们减少活动直到骨骼发育成熟的计划。这导致了反复发生的不稳定性半月板

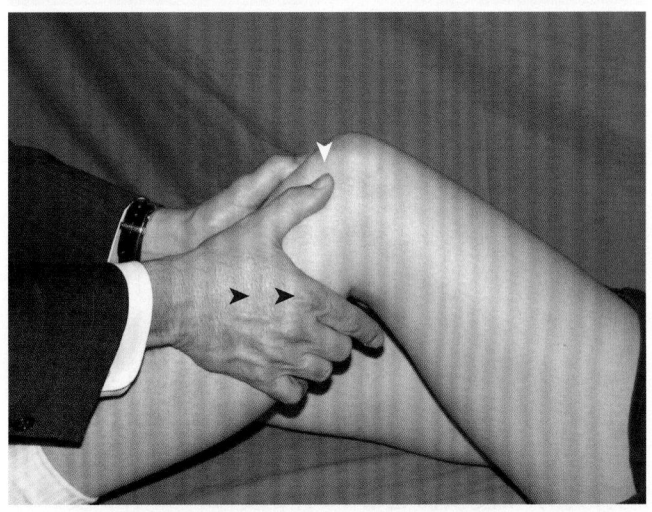

图 30-44　后抽屉试验是评估后交叉韧带功能的最敏感的试验。将拇指置于股骨髁上，感到胫骨抵在关节线上（黑箭头示）。然后施加一个向后的力（白箭头示）并重新评估胫骨位置（Courtesy Mark R. Hutchinson, MD.）

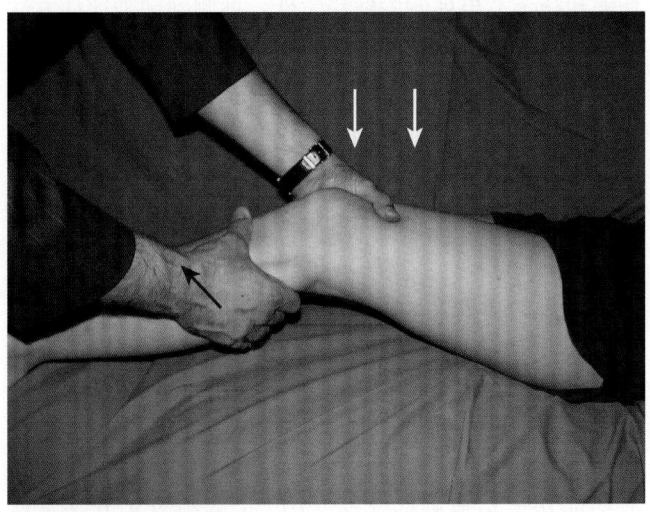

图 30-45　Lachman 试验是评估前交叉韧带功能的最敏感的试验。在膝关节屈曲 15°～20° 后，一只手稳住股骨（白箭头示），同时向前拉胫骨（黑箭头示）。与对侧相比较，评估绳样末端指向是关键

声弹响，并于 24 小时内发展为急性关节积血。检测前交叉破裂韧带最为敏感的试验是 Lachman 试验——将膝关节屈曲 20°～30° 时胫骨相对股骨前移（图 30-45）。有时也用前抽屉试验，但没那么敏感（图 30-46）。最特异的试验是轴移试验。

　　前交叉韧带损伤最初治疗重点在康复训练以恢复活动度并强化膝关节。手术指征基于患者的功能和未来的需求（Beynnon et al., 2005）。对于一个想每周进行 2～3 次甚至更多扭转切割运动的青年运动员，强烈建议行前交叉韧带重建。这一指征的核心理由是对避

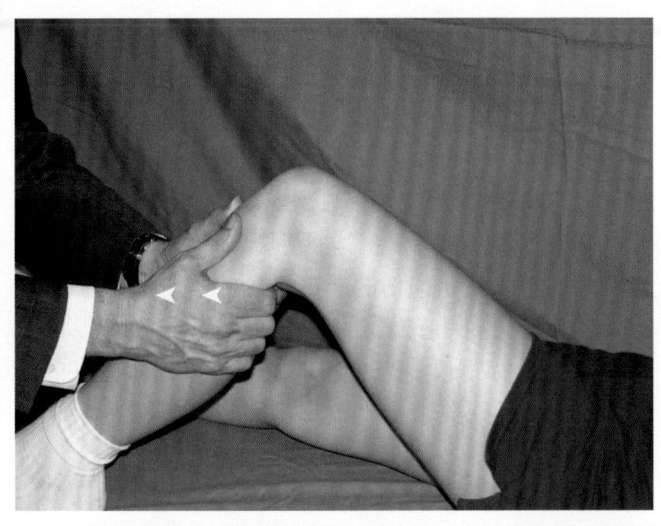

图 30-46 前抽屉试验对于单独检查前交叉韧带损伤欠敏感，但可以协助诊断合并的病变。膝关节屈曲 90°，胫骨向前拉（Courtesy of Mark R. Hutchinson, MD.）

和软骨损伤。基于此，目前有一种趋势认为让这些青年运动员接受手术稳定化以减少早年关节病的风险。

循证总结

- 尚无随机对照试验比较手术和非手术方式对于减少后交叉韧带损伤后未来骨关节炎性变的结局（Peccin et al., 1995）（推荐等级：A）。
- 基于 20 世纪 80 年代两项临床研究和不充分的临床随机对照试验，保守治疗和手术治疗成人前交叉韧带破裂相比较，目前尚无结论（Linko et al., 2005）。
- 外科稳定化应该在骨骼未成熟的患者中也加以考虑，因为他们有反复不稳定及其导致的对半月板损毁的高风险（Bates et al., 2004）（推荐等级：B）。

踝和脚

重 点

- 脚踝的 X 线片在除外骨折的情况下应该是负重拍摄的。
- 在怀疑踝扭伤的情况下并非必须拍 X 线片。
- 早期在外支持装置下活动通常可以使踝扭伤更快恢复，虽然这并不改变长期预后。
- 尽管注射糖皮质激素可以短期减轻足底筋膜炎，但没有哪个干预措施优于其他。
- 血供分水岭区域的骨折如第 5 距骨近端骨折（Jones 骨折）具有骨不连接或连接不正的风险，最好外科治疗。

脚和踝是复杂的结构，提供了骨骼肌系统的基础和人直立、跑步、跳高的能力，与平衡不稳定性以及适应不同的地形有关。合适的踝足功能意味着日常生活中更高的活动功能。通过完整的体检和影像的检查后作出诊断时，鉴别诊断应该全面考虑，常见疾病包括韧带扭伤、压力骨折、骨折和撕裂、慢性肌腱病变和肌腱破裂。更为扩展的鉴别诊断还应包括神经卡压、循环紊乱、系统性疾病以及先天和发育问题。在除外骨折的情况下，踝和脚所有的 X 线片应在负重下拍摄，以便获得更准确的临床图像，因为患者通常在负重时感到疼痛，而无负荷时则不会（Stiell et al., 1992, 1993）。

踝扭伤

扭伤是踝关节韧带结构的损伤。大约 85% 的踝扭伤包括了外侧韧带；剩下的 15% 是内侧和下胫腓联合扭伤了。虽然 X 线片常常能提供帮助，但诊断主要依据病史和查体。进一步的诊断试验通常不需要。家庭医生同时也必须意识到踝扭伤诊断中可能的意想不到的困难。

外侧踝扭伤

距腓前韧带、跟腓韧带、距腓后韧带是外侧踝关节的三个韧带（图 30-47）。距腓前韧带主要是将距骨的向前运动限制在踝关节踝穴内，跟腓韧带限制内翻，距腓后韧带限制向后运动。最常见的外侧踝扭伤机制是踝内翻损伤。内翻发生于踝掌屈位时通常导致距腓前韧带损伤（图 30-48），而内翻发生于背屈位时更常导致跟腓韧带损伤（图 30-49）。患者表现为踝关节痛，可能伴肿、淤血、活动受限，负重后加重。

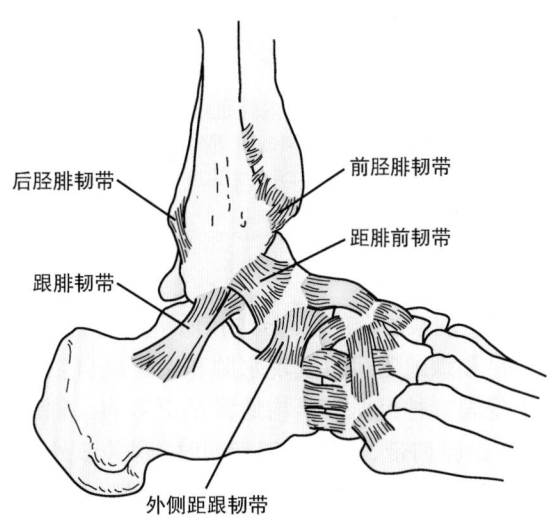

图 30-47 踝外侧韧带解剖（From Nicholas J, Hershman E. The Lower Extremity and Spine in Sports Medicine, vol 1. 2nd ed. St Louis, Mosby, 1995, p424.）

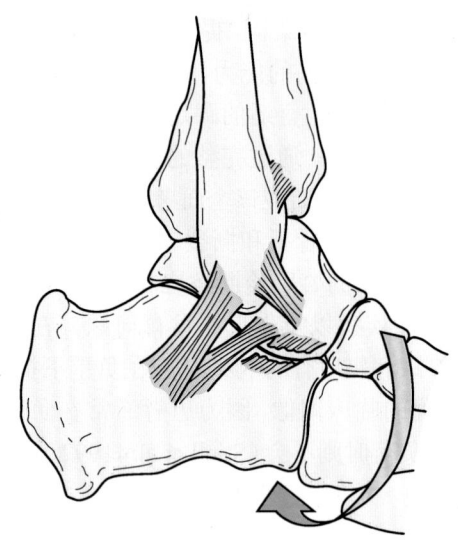

图 30-48 外力下足掌屈同时内翻足跟，可能撕裂距腓前韧带和骨间距跟韧带（From Meyer JM, Garcia J, Hoffmeyer P, et al. The subtalar sprain: a roentgenographicstudy. Clin Orthop 1988；226：169-173.）

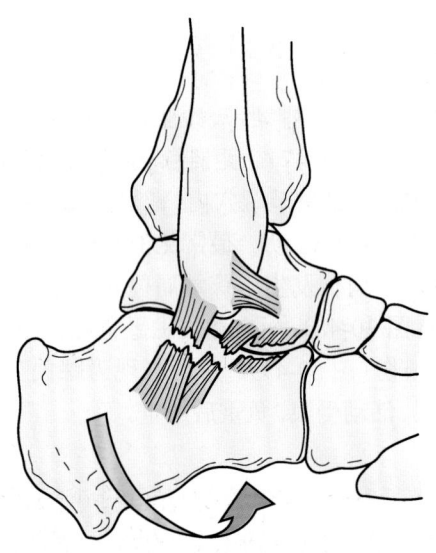

图 30-49 外力下足背屈同时内翻足跟，可能撕裂跟腓韧带、颈部和骨间距跟韧带（From Meyer JM, Garcia J, Hoffmeyer P, et al. The subtalar sprain: a roentgenographicstudy. Clin Orthop 1988；226：169-173.）

检查从观察患者的步态开始，通常可发现跛行。大体观察足和踝通常可以发现水肿和瘀斑。自主运动可能严重受限。神经血管结构通常是正常的。触诊距腓前韧带、跟腓韧带、距腓后韧带同时，踝关节外侧需要触诊的重要结构包括腓骨全长、腓肌肌腱、距骨外侧突、距骨颈、骰骨和第 5 跖骨基底部。通常要做负荷试验来评估韧带结构的完整性。前抽屉试验将距骨在踝穴内移动并评估了距腓前韧带，将踝关节轻微掌屈以

加大距腓前韧带张力同时减少跟腓韧带张力。同样力度以比较对侧，试验终末的感觉对评估而言是重要的决定因素。跟距韧带用距骨倾斜可以检测。踝关节置于中性位置上，将张力加在跟腓韧带上同时减少距腓前韧带的张力。距骨然后在踝穴内内翻，同时检测者评估偏差和终末时感受。再强调一遍，这些结果应与对侧相比较来决定损伤的严重程度。

在美国，踝关节损伤的患者常进行 X 线照片评估，但其意义尚存争议。来自加拿大的一组设计良好的研究表明，许多踝关节损伤的患者可以在不进行常规 X 线检查的情况下得到安全的处理。外侧踝关节 X 线片的指征包括年龄小于 18 岁或大于 55 岁；在受伤即刻或者查体时不能连续负重 4 步距离；腓骨后侧远端 6cm 或腓骨尖端疼痛（Stiell et al.，1992，1993）。如果疼痛在近端或中段腓骨，应该照一个胫腓骨片，第 5 跖骨基底段疼痛则需要照一个足 X 线片。

踝关节损伤分度有许多种量表，检查者间变化性很大。最常用的量表分为轻度（1 度）、中度（2 度）、重度（3 度）。然而，分度并不显著影响治疗、并发症发生率、长期预后。分度可能具有预测康复时间的功用。

治疗外侧踝关节扭伤在过去 25 年间改变了很多。以前，完全制动和休息被认为是初始治疗的重要组成部分。目前，早期在外部装置的支持下进行活动和康复治疗是常用的疗法。早期制动可以达到更好的稳定性，患者依从性高，早期再损伤风险小。早期活动和康复治疗使得恢复稍微快一些（基于完全工作能力）并且早期的不适感会下降（Eiff et al.，1994；Karlsson et al.，1996）。在制动情况下，踝关节可以变得僵硬，并导致肌肉萎缩。这可能需要长期的制动期结束后的治疗来帮助重获运动和力量。早期制动和早期活动治疗的长期预后没有显著差异。

基本的治疗阶段包括早期外部支持、根据严重程度进行限制负重、疼痛控制、利用冰块和抬高患肢减轻水肿、保持运动。一旦早期急性损伤平息之后，应该脱离支持装置如拐杖、行走靴、模具，并开始正式的康复治疗。康复治疗应该重点在运动、力量和本体感觉活动上。康复的最终目的应重新引入运动特定的目标并恢复运动。参与针对平衡和本体感觉的预防训练项目可减少踝关节扭伤的发生率，同时不增加其他损伤的发生率（Bahr et al.，1997）。踝关节恢复运动的支具可以减少再发损伤的风险。支具是否减少初始扭伤的风险尚无一致结论（Sitler et al.，1994；Surve et al.，1994）。

当治疗骨骼未成熟的患者，很重要的一点要注意的是腓骨远端生长板骨折与踝关节扭伤有同样的发生

机制。如果查体提示腓骨远端生长板触痛，即使 X 线片是阴性的，应考虑生长板骨。在这种情况下，短期制动之后 2 周重复一次影像学检测是比较合适的。

内侧踝扭伤

内侧踝主要的韧带是三角韧带（图 30-50）。三角韧带损伤主要是由于外翻机制造成的。内侧踝关节检查与外侧踝类似。步态通常是跛行的，大体观察踝关节提示内侧水肿而无其他畸形。自主运动严重受限，神经血管状态是正常的。仔细触诊内踝的骨骼、肌腱、韧带结构，包括三角韧带、内踝、距骨内侧突、距骨颈、内侧楔骨、骰骨、舟状骨和内侧踝肌腱（胫后肌、趾长屈肌、长屈肌）。

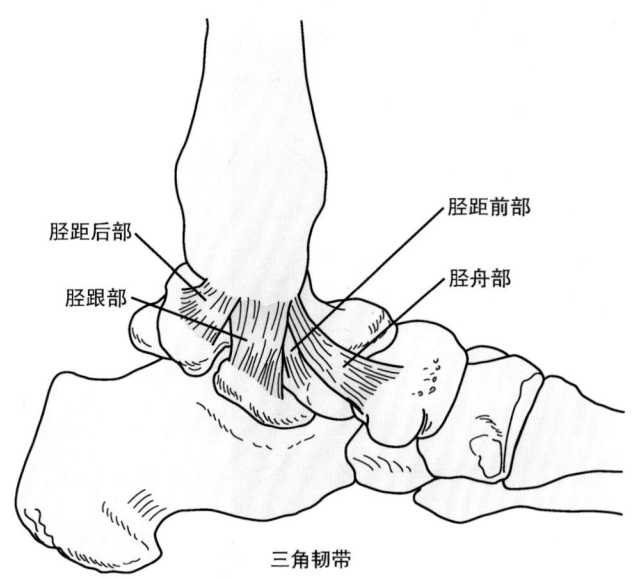

图 30-50　踝内侧韧带解剖(From Nicholas J, Hershman E. The Lower Extremity and Spine in Sports Medicine, vol1, 2nd ed. St Louis, Mosby, 1995, p424.)

三角韧带负荷试验可行外翻负荷试验，通常是在踝关节中性位置下进行。与对侧相比的偏差量和终末感觉决定了损伤的严重度。三角功能也可以通过给踝关节增加负荷评估，将其从内侧向外侧移动，评估不稳定性和踝穴增宽程度。任何代偿增加了关节软骨的负荷并增加了关节炎的风险。内侧踝关节损伤的患者进行 X 线照片因人而异，但相对于典型的外侧踝关节扭伤来说更为积极一些。治疗计划与外侧踝关节扭伤类似。目前一致认为内侧扭伤相较外侧恢复起来更慢一些。

踝韧带联合扭伤（高位踝扭伤）

踝关节韧带联合是指胫腓关节远端的区域。韧带联合区 5 个软组织结构包括下胫腓前韧带、下胫腓后韧带、横韧带、骨间韧带和骨间膜。其中，下胫腓前韧带最常被损伤。踝韧带联合扭伤占踝关节扭伤的 1%～18% 不等，高水平运动员的发病率较高。韧带联合扭伤相较外侧或内侧踝扭伤愈合更慢（Hopkinson et al., 1990）。持续性踝关节痛和持续性功能障碍也更为常见（Gerber et al., 1998）；韧带联合损伤通常与骨折相伴。损伤的机制与更为常见的内侧或外侧扭伤不一样，韧带联合损伤多由强力的外部旋转和背屈过度损伤导致。

查体通常提示为避免疼痛而出现跛行，下胫腓前韧带近关节线近端处前外侧踝肿胀。之后可发现瘀斑，位置通常在踝关节近端，这与外侧或内侧扭伤的位置不同，它们通常在踝关节以下，有时还累及整个足。仔细地触诊提示下胫腓前韧带触痛。韧带联合损伤可以与内侧踝损伤一起出现，所以三角韧带触痛也可同时出现。注意触诊腓骨近端，因为强力的外旋转可以导致 Maisonneuve 骨折（腓骨近端骨折）。力量试验通常由于疼痛而受限，神经血管未受损。

特殊的评估韧带联合的负荷试验包括挤压、外旋、背屈压迫试验。挤压试验是在小腿肚中点以上压迫胫腓骨（Hopkinson et al., 1990）（图 30-51）。在韧带联合区域压迫如导致疼痛，则试验判定为阳性。外旋试验是在膝关节屈曲 90°，踝关节中性位置下进行的，对脚施以外旋力的同时稳定住其余的腿部。胫腓前区出现疼痛则判定为阳性。外旋试验被认为是常用临床试验中诊断韧带联合扭伤最可靠的试验。

由于存在与韧带联合扭伤伴发骨折的风险，应照 X 线片。平片足以评估旁侧分离（胫骨与腓骨间隙增宽）。应力性 X 线片可以发现潜在的分离。X 线片上 3 个主要的观察区域为：①胫腓透亮区，腓骨内侧边与胫骨后外侧边之间的距离，在胫骨踝穴顶以上测量是 1cm；②胫腓重叠，腓骨远端和胫骨前结节之间最大的重叠区；③内侧透亮区，内侧踝和距骨内侧边缘之间的距离，在胫骨踝穴顶以下测量是 1cm（图 30-52）。

其他的试验包括 CT 扫描有助于早期发现隐匿的骨折或晚期评估异位骨化——韧带联合扭伤的一种常见并发症。磁共振扫描具有很高的检测前后胫腓韧带损伤的敏感性和特异性（Oae et al., 2003）。

初始治疗可以从保护关节、适当休息、冰敷、压迫、抬高患肢做起。可以采用各种减轻水肿和炎症的方式。康复治疗包括活动度练习、力量和平衡训练、本体感觉训练。当疼痛减轻之后，活动可以进一步增加，康复训练可以在无痛下进行。当患者具备了完全的活动度、力量，查体无触痛，无限制功能的疼痛时，就可以恢复完全的活动了。

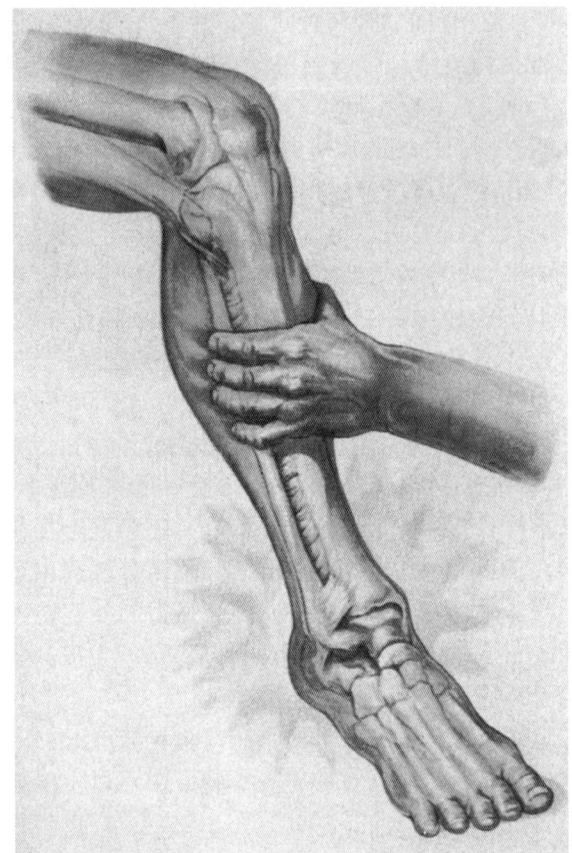

图 30-51 挤压试验（From Hopkinson WJ, St. Pierre P, Ryan IB, et al. Syndesmosis sprains of the ankle. Foot Ankle Int 1990; 10: 325-330. Copyright American Orthopedic Foot and Ankle Society, 1990.)

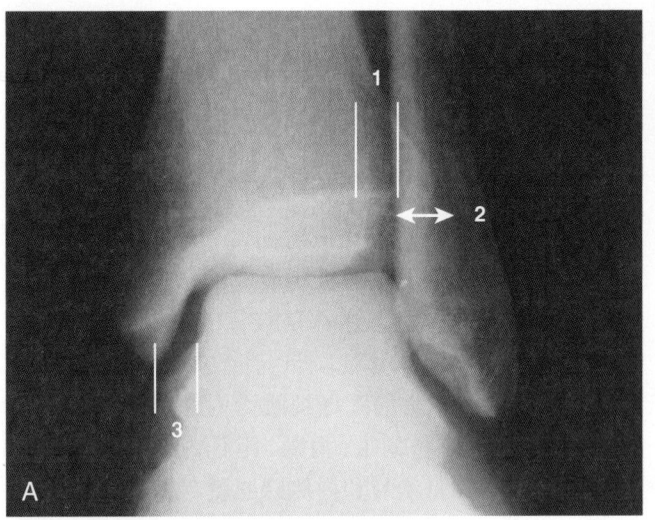

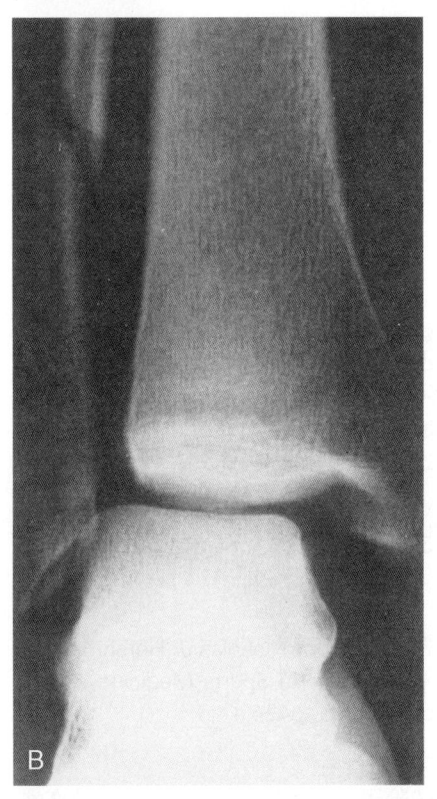

图 30-52 A. 正常前后位踝关节 X 线片示正常的胫腓透亮区（1），正常的胫腓重叠（2）和正常的内侧透亮区（3）。显著的踝穴增宽可表现为这三个指标的增宽。注意腓骨远端骨折。这种损伤最好由内固定骨折和韧带联合螺钉固定踝关节踝穴治疗。B. 足球外翻损伤提示内侧踝穴增宽伴三角韧带撕裂，远端胫腓韧带联合增宽，高位腓骨骨折，小的踝后侧骨折（本图未显示）(Acourtesy James L. Moeller, MD; B from Nicholas J, Hersh-man E. The Lower Extremity and Spine in Sports Medicine, vol 1, 2nd ed. St Louis, Mosby, 1995, p465.)

迟发分离只要可以削减，就可以用非手术方式治疗。治疗方法包括非负重下制动，之后逐渐在 4 周时增加负重，直到 2 个月时恢复完全负重。如果削减不成功或分离在制动时反复，则需要外科干预。旁侧分离需要外科治疗。

一个常见的韧带联合扭伤的不良预后是异位骨化。平片足以在持续疼痛的患者中作出诊断（图 30-53）。异位骨化影响着 25%～90% 的患者，可以有或没有任何症状。骨化可以导致疼痛，而没有旁侧骨性融合。不适感来自于早期的炎性反应、相邻骨的压迫。骨化的骨折也是一个导致疼痛的潜在原因。旁侧骨性融合可以发生。疼痛通常由于胫腓活动受限，尤其是踝关节充分背屈时。保守治疗可以减轻疼痛，但可能需要进行外科切除（Hopkinson et al., 1990; Taylor et al., 1992）。

跟腱肌腱病

跟腱肌腱病是一种常见病，尤其在跑和跳的运动员中。跟腱肌腱由腓肠肌和比目鱼肌远端组成，广泛的附着于跟骨后侧。跟腱收缩导致踝掌屈。导致肌腱偏心性负荷的活动可能造成肌腱炎。跟腱肌腱炎被认为是一种劳损。

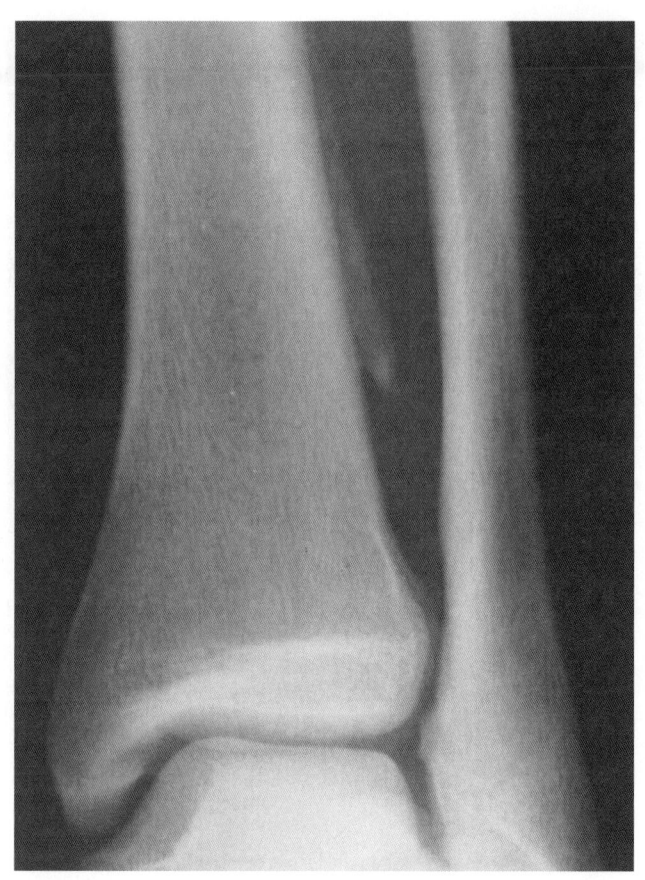

图 30-53 踝韧带联合扭伤后异位骨化（Courtesy James L. Moeller, MD.）

患者表现为小腿远端或足跟后侧疼痛。疼痛可由一些蹬腿运动而加重，如爬山、上楼、跑步、跳跃。查体提示肌腱远端触痛。可触及肿胀质硬的部分和来自腱鞘液体造成的"湿性捻发音"。由于不适，肌力可能受限。这可以用直接手工法检查或让患者重复单脚抬脚趾的动作。

评估跟腱肌腱的完整性是很重要的，最好由 Thompson 试验来检测。单让患者主动做踝掌屈是不充分的，因为有许多次级的掌屈肌。让患者俯卧在检查桌上，膝屈曲 90°，踝中性位置。挤压腓肠肌中部，观察被动踝掌屈。如果跟腱是完好的，踝会掌屈（试验阴性）。如果跟腱撕裂，踝会保持中性位置（试验阳性）。

X 线片通常对于准确诊断跟腱肌腱病或开始治疗不是必需的。X 线片对于慢性病例可能需要拍摄，主要是为了除外钙化肌腱病和 Haglund 畸形（在跟腱附着点附近跟骨后侧隆起）。超声和磁共振常规不需要，但可以用于评估近端撕裂和评估受伤区血管完整性。超声和磁共振改变可以在肌腱功能恢复之后持续存在（Khan et al., 2003）。

治疗跟腱肌腱病与其他类型的肌腱病类似，包括

冰敷、适度休息、非甾体类抗炎药、牵引力量训练、本体感觉训练。一种重点在离心训练的练习项目已经在许多个病例中取得了良好的结果（Alfredson et al., 1998）。大多数专家不同意皮质激素注射，因为存在肌腱破裂的风险。对于顽固的病例，增生疗法和体外冲击波治疗已经被研究，但短期随访和个案有效性报告结果不一。富血小板的血浆注射治疗慢性跟腱肌腱病相较盐水注射没有更多获益。外科清创可作为慢性病例的保留治疗手段，包括了清除病变的肌腱，同时可能需要肌腱转移移植。

跟腱断裂

跟腱断裂主要见于 40～60 岁的老年男性。最常见的损伤机制是肌腱突然的强力的偏心负荷。这可以发生在一些突然有力的单腿蹬腿运动中或单腿着陆中。患者表现为脚跟后侧突发疼痛，蹬腿力量下降。患者通常描述为一种足跟被踢了或撞了一下的感觉，通常受伤时听到或感觉到一声弹响。查体可能表现为在肌腱处有一个可触及的间隙，通常在远端。Thompson 试验阳性，当检查者挤压小腿肚时没有踝掌屈。对于准确诊断跟腱断裂影像学检查不是必需的。

手术和非手术疗法都可行（McComis et al., 1997; Weber et al., 2003）。患者的选择和患者参与决策过程是很重要的。通常，一些希望或要求治疗后仍保有强大蹬腿力的年轻患者最好是手术治疗。而一些仅需弱蹬腿力的患者或老年人最好是非手术治疗。非手术治疗再发破裂的风险高达 10%，而手术治疗者的风险为 2%。大约有 5%～10% 的手术患者会发生手术伤口皮肤坏死。

保守治疗包括一段时间的制动，可通过石膏或支具完成，通常这段时间持续 8～10 周。早期负重是有争议的。在制动期之后，逐步通过康复治疗恢复活动度、力量、本体感觉。手术与更好的蹬腿力、更小的重新破裂的风险相关联，主要的是能使功能恢复更好（Wong et al., 2002）。

足底筋膜炎

足底筋膜炎是运动活跃人群中最常见的导致足跟疼痛的原因。足底筋膜是一个起自跟内侧结节纤维带组织带，发散至足的足底，然后分开止于足底的近节趾骨。足底筋膜炎是一种劳损病变，常见于久立的人，也见于跑步者和常规锻炼的人中。许多人认为足底筋膜炎是一种炎性反应，但它更可能是由慢性病变和筋膜的微小撕裂造成的。

最常见的临床表现为足跟疼痛。疼痛通常在就诊前几个月就开始了。疼痛常被描述为锐痛、刺痛，早晨重，久立或久坐后发生。其他症状，如瘀青、肿胀、无力、麻木和麻刺感，并不常见。查体的主要发现是足底筋膜起始部的触痛。

治疗方案多种多样，要明显缓解疼痛症状通常需要几个月的时间。多数治疗方案包括足底筋膜牵引、冰敷或冰疗按摩、足跟软垫、止痛药物。非甾体类抗炎药通常被使用，但是起效主要是由于它们的止痛作用，而不是抗炎作用。其他常见的治疗选择包括夜间使用夹板、理疗、正骨装置、可的松注射。可的松注射减轻了足底筋膜炎的疼痛，但机制未明（Hunt and Sevier, 2004）。可的松具有抑制炎症的效力，但是正如前文所述，慢性足底筋膜炎可能不是炎症的问题。可的松注射的风险包括足底筋膜破裂、足底脂肪垫和足跟垫坏死。由于有可能导致这些不良后果，所以要需在注射治疗前要了解患者的相关病史。

新的治疗足底筋膜炎的方法正在研究中。体外冲击波疗法尚无一致结论（Rompe et al., 2002, 2003）。增生疗法和自体血液注射涉及引入感染物质进入病变区域。空针穿刺疗法也正在研究中。没有哪个疗法被一致认为是有效的。外科干预在一些难治的案例中也是需要的。

跖骨骨折

非错位的跖骨中骨干和远端部的骨折可由制动治疗。对大多数病例来说，短肢铸型和制动鞋可以使跖骨骨折在 6～8 周内愈合良好。使用手术后靴而不制动也可以使得跖骨骨折愈合良好，尽管不良结局的风险更高一些。错位、成角、旋转骨折需要手术固定。

跖骨（1～4 跖骨）近端骨折处理起来需要更小心。非错位骨折可以合并跖骨间韧带损伤，导致这些关节增宽。建议这种情况下请外科医生会诊。如果没有明显的跖跖关节（Lisfranc）损伤，铸型制动通常可以使骨折愈合良好。

第 5 跖骨基底部骨折值得单独提出来讨论。在第 5 跖骨近端的血供分水岭区域，使得这个部位的骨折有畸形愈合和骨不连的风险。远离骨最近端的撕裂骨折在保守治疗下有机会治愈。分水岭区域的骨折，所谓的 Jones 骨折，具有很高的畸形愈合和骨不连的风险，需要和患者充分沟通。Jones 骨折发生在跖骨近端 1/3，不累及跖跖关节。螺钉固定 Jones 骨折通常可以达到更为满意的效果。

循证总结

- 踝扭伤后在外部支持装置下早期活动与早期制动相比有更好的短期结局（减少疼痛和回到工作岗位或运动活动）；长期结局是相似的（Eiff et al., 1994; Karlsson et al., 1996; Kerkhoffs et al., 2004）（推荐等级：A）。
- 踝扭伤后应用外部踝支具减少了再发扭伤的风险。证据同样支持利用平衡和本体感觉训练减少再发扭伤的风险（Bahr et al., 1997; Surve et al., 1994）（推荐等级：B）。
- 偏心训练项目在治疗慢性跟腱肌腱病中是有效的（Alfredson et al., 1998）（推荐等级：B）。
- 急性跟腱破裂外科手术治疗与非手术治疗相比，减少了再发破裂的风险，但产生了显著高的其他并发症的风险，包括伤口感染（Khan et al., 2004）（推荐等级：A）。
- 皮质激素注射可以短期减轻足底筋膜炎的疼痛（Hunt and Sevier, 2004）（推荐等级：B）。
- 对于急性 Jones 骨折在业余活动丰富的患者中，与非负重短腿铸型疗法相比，早期骨髓内螺钉固定导致更低的失败率和更短的时间到达临床骨连接和恢复运动（Vu et al., 2006）（推荐等级：B）。

（江华　牛宪萍 译，刘中民 审校）

参考资料

Shoulder

Almekinders LC: Impingement syndrome, *Clin Sports Med* 20:491–504, 2001.

Brophy RH, Marx RG: The treatment of traumatic anterior instability of the shoulder: nonoperative and surgical treatment, *Arthroscopy* 25:298–304, 2009.

Buchbinder R, Green S, Youd JM: Corticosteroids for shoulder pain, *Cochrane Database Syst Rev* (1):2003.

Coghlan JA, Buchbinder R, Green S, et al: Surgery for rotator cuff disease, *Cochrane Database Syst Rev* (4):2009.

Dorrestijn O, Stevens M, Winters JC, et al: Conservative or surgical treatment for subacromial impingement syndrome? A systematic review, *J Shoulder Elbow Surg* 18:652–660, 2009.

Ejnisman B, Andreoli CV, Soares BGO, et al: Interventions for tears of rotator cuffs in adults, *Cochrane Database Syst Rev* (4):2003.

Green A: Chronic massive rotator cuff tears: evaluation and management, *J Am Acad Orthop Surg* 11:321–331, 2003.

Green S, Buchbinder R, Hetrick S: Physiotherapy for shoulder pain, *Cochrane Database Syst Rev* (2):2003.

Green S, Buchbinder R, Hetrick S: Acupuncture for shoulder pain, *Cochrane Database Syst Rev* (2):2005.

Handoll HHG, Almaiyah MA, Rangan A: Surgical versus nonsurgical treatment for anterior shoulder dislocation, *Cochrane Database Syst Rev* (1):2004.

Higginbotham TO, Kuhn JE: Atraumatic disorders of the sternoclavicular joint, *J Am Acad Orthop Surg* 13:138–145, 2005.

Ho CY, Sole G, Munn J: The effectiveness of manual therapy in the management of musculoskeletal disorders of the shoulder: a systematic review, *Man Ther* 14:463–474, 2009.

Khan LAK, Bradnock TJ, Scott C, Robinson CM: Fractures of the clavicle, *J Bone Joint Surg Am* 91:447–460, 2009.

Matava MJ, Purcell DB, Rudzki JR: Partial-thickness rotator cuff tears, *Am J Sports Med* 33:1405–1415, 2005.

McKee MD, Wild LM, Schemitsch EH: Midshaft malunions of the clavicle. surgical technique, *J Bone Joint Surg Am* 86:37–43, 2004.

Park HB, Yakota A, Gill HS, et al: Diagnostic accuracy of clinical tests for the different degrees of subacromial impingement, *J Bone Joint Surg Am* 87:1446–1455, 2005.

Pulavarti RS, Synes TH, Rangan A: Surgical interventions for anterior shoulder instability in adults, *Cochrane Database Syst Rev* (4):2009.

Tennent TD, Beach WR, Meyers JF: A review of the special tests associated with shoulder examination. Part 1. The rotator cuff tests, *Am J Sports Med* 31:154–160, 2003a.

Tennent TD, Beach WR, Meyers JF: A review of the special tests associated with shoulder examination. Part 2. Laxity, instability, and SLAP lesions, *Am J Sports Med* 31:301–307, 2003b.

Elbow

Bisset L, Paungmali A, Vicenzino B, et al: A systematic review and meta-analysis of clinical trials on physical interventions for lateral epicondylalgia, *Br J Sports Med* 39:411–422, 2005.

Buchbinder R, Green S, Youd JM, et al: Shock wave therapy for lateral elbow pain, *Cochrane Database Syst Rev* (4):2009.

Green S, Buchbinder R, Barnsley L, et al: Non-steroidal anti-inflammatory drugs (NSAIDs) for treating lateral elbow pain in adults, *Cochrane Library* 3:2002.

Nirschl RP: Elbow tendinosis/tennis elbow, *Clin Sports Med* 11:851–870, 1992.

Smidt N, Assendelft WJ, Arola H, et al: Effectiveness of physiotherapy for lateral epicondylitis: a systematic review, *Ann Med* 35:51–62, 2003.

Smidt N, Assendelft WJ, van der Windt DA, et al: Corticosteroid injections for lateral epicondylitis: a systematic review, *Pain* 96:23–40, 2002.

Struijs PAA, Smidt N, Arola H, et al: Orthotic devices for the treatment of tennis elbow, *Cochrane Library*. 3:2002.

Wang AA, Whitaker E, Hutchinson DT, Coleman DA: Pain levels after injection of corticosteroid to hand and elbow, *Am J Orthop* 32:383–385, 2003.

Wrist and Hand

D'Arcy CA, McGee S: The rational clinical examination: does this patient have carpal tunnel syndrome? *JAMA* 283:3110–3117, 2000.

Finkelstein H: Stenosing tendovaginitis at the radial styloid process, *J Bone Joint Surg Am* 12:509–540, 1930.

Gellman H, Caputo RJ, Carter V, et al: Comparison of short and long thumb-spica casts for non-displaced fractures of the carpal scaphoid, *J Bone Joint Surg Am* 71:354–357, 1989.

Gerritsen AA, de Krom MC, Struijs MA, et al: Conservative treatment options for carpal tunnel syndrome: a systematic review of randomised controlled trials, *J Neurol* 249:272–280, 2002.

Kanaan N, Sawaya RA: Carpal tunnel syndrome: modern diagnostic and management techniques, *Br J Gen Pract* 51:311–314, 2001.

Marks M, Gunther SF: Efficacy of cortisone injection in treatment of trigger fingers and thumbs, *J Hand Surg [Am]* 14:722–727, 1989.

O'Connor D, Marshall S, Massy-Westropp N: Non-surgical treatment (other than steroid injection) for carpal tunnel syndrome, *Cochrane Database Syst Rev* (1):2003.

Peters-Veluthamaningal C, van der Windt DAWM, Winters JC, Meyboom-de Jong B: Corticosteroid injection for de Quervain's tenosynovitis, *Cochrane Database Syst Rev* (4):2009a.

Peters-Veluthamaningal C, van der Windt DAWM, Winters JC, Meyboom-de Jong B: Corticosteroid injection for trigger finger in adults, *Cochrane Database Syst Rev* (4):2009b.

Verdugo RJ, Salinas RS, Castillo J, Crea JG: Surgical versus non-surgical treatment for carpal tunnel syndrome, *Cochrane Database Syst Rev* (3):2005.

Winzeler S, Rosenstein BD: Occupational injury and illness of the thumb: causes and solutions, *AAOHN J.* 44:487–492, 1996.

Wood M, Dobyns J: Sports-related extraarticular wrist syndromes, *Clin Orthop* 202:93–102, 1986.

Yin ZG, Zhang JB, Kan SL: Diagnosing suspected scaphoid fractures: a systematic review and meta-analysis, *Clin Orthop Relat Res* 468:723–734, 2010.

Hip

Arlet J: Nontraumatic AVN of the femoral head past, present and future, *Clin Orthop* 277:12–21, 1992.

Bedi A: Current concepts review: femoral acetabular impingement, *J Bone Joint Surg Am* 95(1):82–92, 2013.

Gabay C, Medinger-Sadowski C, Gascon D, et al: Symptomatic effects of chondroitin 4 and chondroitin 6 sulfate on hand osteoarthritis: a randomized, double-blind, placebo-controlled clinical trial at a single center, *Arthritis Rheum* 63(11):3383–3391, 2011.

Jacobs B: Epidemiology of traumatic and non-traumatic osteonecrosis, *Clin Orthop* 130:51–67, 1978.

Kliegman Robert M: *Nelson textbook of pediatrics*, ed 19, Philadelphia, 2011, Saunders, p 2363.

Miyamoto RG: Surgical management of hip fractures: an evidence based review of the literature, *JAAOS* 16:596–607, 2008.

Murphy LB: 1 in 4 people may develop painful hip arthritis in their lifetime, *Osteoarthritis Cartilage* 18(11):1372–1379, 2010.

National Osteoporosis Foundation: Clinician's guide to prevention and treatment of osteoporosis, Available at: www.nof.org/files/nof/public/content/file/344/upload/159.pdf. Accessed August 29, 2013.

Novais Eduardo N, Millis Michael B: Slipped capital femoral epiphysis: prevalence, pathogenesis, and natural history, *Clin Orthop Relat Res* 470(12):3432–3438, 2012.

Rabago D, Lee KS, Ryan M, et al: Hypertonic dextrose and morrhuate sodium injections (prolotherapy) for lateral epicondylosis (tennis elbow): results of a single-blind, pilot-level, randomized controlled trial, *Am J Phys Med Rehabil* 92(7):587–596, 2013.

Sawitzke AD, Shi H, Finco MF, et al: Clinical efficacy and safety of glucosamine, chondroitin sulphate, their combination, celecoxib or placebo taken to treat osteoarthritis of the knee: 2-year results from GAIT, *Ann Rheum Dis* 69(8):1459–1464, 2010.

Sihvonen R, Paavola M, Malmivaara A, et al: Arthroscopic partial meniscectomy versus sham surgery for a degenerative meniscal tear, *N Engl J Med* 369(26):2515–2524, 2013.

Steinberg ME: Diagnostic imaging and the role of stage and lesion size in determining outcome in osteonecrosis of the femoral head, *Tech Orthop* 16:6–15, 2001.

Suresh E: Safety issues with bisphosphonate therapy for osteoporosis, *Rheumatology* 53(1):19–31, 2014.

Wells G: Risedronate for the primary and secondary prevention of osteoporotic fractures in postmenopausal women, *Cochrane Database Syst Rev* (1):CD004523, 2008.

Wells GA: lendronate for the primary and secondary prevention of osteoporotic fractures in postmenopausal women, *Cochrane Database Syst Rev* (1):CD001155, 2008.

Whitaker M: Bisphosphonates for osteoporosis—where do we go from here? *N Engl J Med* 366(22):2012.

Knee

Bates CP, Gueter JH, Moorman CT: ACL injuries in children with open physes, *Am J Sports Med* 32:1978–1985, 2004.

Bellamy N, Campbell J, Robinson V, et al: Intraarticular corticosteroid for treatment of osteoarthritis of the knee, *Cochrane Database Syst Rev* (2):2005a.

Bellamy N, Campbell J, Robinson V, et al: Viscosupplementation for the treatment of osteoarthritis of the knee, *Cochrane Database Syst Rev* (2):2005b.

Beynnon BD, Johnson RJ, Abate JA: Treatment of ACL injuries, *Am J Sports Med* 33:1579–1602, 2005.

Brosseau L, Casimiro L, Judd MG, et al: Therapeutic ultrasound for treating patellofemoral pain syndrome, *Cochrane Database Syst Rev* (4):2001.

Brosseau L, MacLeay L, Robinson VA, et al: Intensity of exercise for the treatment of osteoarthritis, *Cochrane Database Syst Rev* (2):2003.

Brouwer RW, Jakma TSC, Verhagan AP, et al: Braces and orthoses for treating osteoarthritis of the knee, *Cochrane Database Syst Rev* (1):2005.

Cosgarea AJ, Jay PR: PCL injuries: evaluation and management, *J Am Acad Orthop Surg* 9:277–307, 2001.

Fithian DC: Injuries to the extensor mechanism of the knee, *Clin Sports Med* 21(3):2002.

Fransen M, McConnell S: Exercise for osteoarthritis of the knee, *Cochrane Database Syst Rev* (4):2009.

Fransen M, McConnell S, Bell M: Exercise for osteoarthritis of the hip or knee, *Cochrane Database Syst Rev* (2):2001.

Greis PE, Bardana DD, Holmstrom MC, Burks RT: Meniscus injury: basic science and evaluation, *J Am Acad Orthop Surg* 10:168–176, 2002a.

Greis PE, Bardana DD, Holmstrom MC, Burks RT: Meniscus injury: management, *J Am Acad Orthop Surg* 10:177–187, 2002b.

Hegedus EJ, Cook C, Hasselblad V, et al: Physical examination tests for assessing a torn meniscus in the knee: a systematic review with meta-analysis, *J Orthop Sports Phys Ther* 37:541–550, 2007.

Howell JR, Handoll HHG: Surgical treatment for meniscal injuries in adults, *Cochrane Library*. 2:2005.

Hunt SA, Jazrani LM, Sherwin OH: Arthroscopic management of osteoarthritis of the knee, *J Amer Acad Orthop Surg* 10:356–363, 2002.

Ilan DJ, Tejwani N, Keschner M, Leibman M: Quadriceps tendon rupture, *J Am Acad Orthop Surg* 11:192–199, 2002.

Katz J, Brophy RH, Chaisson CE, et al: surgery versus physical therapy for a meniscal tear and osteoarthritis, *N Engl J Med* 368:1675–1684, 2013.

Laupattarakasem W, Laopaiboon M, Laupattarakasem P, Sumananont C: Arthroscopic debridement for knee osteoarthritis, *Cochrane Database Syst Rev* (4):2009.

Linko E, Harilainen A, Malmivarra A, et al: Surgical versus conservative interventions for anterior cruciate ligament ruptures in adults, *Cochrane Database Syst Rev* (2):2005.

Mosely JB, OMalley K, Peterson NJ, et al: A controlled trial of arthroscopic surgery for osteoarthritis of the knee, *N Engl J Med* 347:81–88, 2002.

Oei EH, et al: MRI follow-up of conservatively treated meniscal knee lesions in general practice, *Eur Radiol* 2009.

Peccin MS, Almeida GJM, Amaro J, et al: Intervention for treating posterior cruciate ligament injuries of the knee in adults, *Cochrane Library.* 2:1995.

Sherman OH: Meniscus repair, *Clin Sports Med* 15(3):1996.

Towheed T, Maxwell L, Anastassiades TP, et al: Glucosamine therapy for treating osteoarthritis, *Cochrane Database Syst Rev* (4):2009.

Wind WM, Bergfield JA, Parlor RD: Evaluation and treatment of PCL injuries, *Am J Sports Med* 32:1765–1775, 2004.

Ankle and Foot

Alfredson H, Pietilä T, Jonsson P, Lorentzon R: Heavy-load eccentric calf muscle training for the treatment of chronic Achilles tendinosis, *Am J Sports Med* 26:360–366, 1998.

Bahr R, Lian O, Bahr IA: A twofold reduction in the incidence of acute ankle sprains in volleyball after the introduction of an injury prevention program: a prospective cohort study, *Scand J Med Sci Sports* 7:172–177, 1997.

Eiff MP, Smith AT, Smith GE: Early mobilization versus immobilization in the treatment of lateral ankle sprains, *A J Sports Med* 22:83–88, 1994.

Gerber JP, Williams GN, Scoville CR, et al: Persistent disability associated with ankle sprains: a pospective examination of an athletic population, *Foot Ankle Int* 19:653–660, 1998.

Hopkinson WJ, St Pierre P, Ryan JB, et al: Syndesmosis sprains of the ankle, *Foot Ankle* 10:325–330, 1990.

Hunt J, Sevier T: Corticosteroid injections in the treatment of plantar fasciitis: a randomized controlled trial, *Clin J Sports Med.* 14:311, 2004.

Karlsson J, Eriksson BI, Swärd L: Early functional treatment for acute ligament injuries of the ankle joint, *Scand J Med Sci Sports* 6:341–345, 1996.

Kerkhoffs GMMJ, Struijs PAA, Marti RK, et al: Different functional treatment strategies for acute lateral ankle ligament injuries in adults (Cochrane Review), *Cochrane Library.* 1:2004.

Khan KM, Forster BB, Robinson J, et al: Are ultrasound and magnetic resonance imaging of value in assessment of Achilles tendon disorders? A two-year prospective study, *Br J Sports Med* 37:149–153, 2003.

Khan RJK, Fick D, Brammar TJ, et al: Interventions for treating acute Achilles tendon ruptures, *Cochrane Database Syst Rev* (2):2004.

McComis GP, Nawoczenski DA, DeHaven KE: Functional bracing for rupture of the Achilles tendon: clinical results and analysis of ground-reaction forces and temporal data, *J Bone Joint Surg Am* 79:1799–1808, 1997.

Oae K, Takao M, Naito K, et al: Injury of the tibiofibular syndesmosis: value of MR imaging for diagnosis, *Radiology* 227:155–161, 2003.

Rompe JD, Decking J, Schoellner C, Nafe B: Shock wave application for chronic plantar fasciitis in running athletes: a prospective, randomized, placebo-controlled trial, *Am J Sports Med* 31:268–275, 2003.

Rompe JD, Schoellner C, Nafe B: Evaluation of low-energy extracorporeal shock-wave application for treatment of chronic plantar fasciitis, *J Bone Joint Surg Am* 84:335–341, 2002.

Stiell IG, Greenberg GH, McKnight RD, et al: A study to develop clinical decision rules for the use of radiography in acute ankle injuries, *Ann Emerg Med* 21:384–390, 1992.

Stiell IG, Greenberg GH, McKnight RD, et al: Decision rules for the use of radiography in acute ankle injuries: refinement and prospective validation, *JAMA* 269(9):1127–1132, 1993.

Sitler M, Ryan J, Wheeler B, et al: The efficacy of a semirigid ankle stabilizer to reduce acute ankle injuries in basketball: A randomized clinical study at West Point, *Am J Sports Med* 22:22–26, 1994.

Surve I, Schwellnus MP, Noakes T, et al: A fivefold reduction in the incidence of recurrent ankle sprains in soccer players using the sport-stirrup orthosis, *Am J Sports Med* 22:601–606, 1994.

Taylor DC, Englehardt DL, Bassett IIIFH: Syndesmosis sprains of the ankle: the influence of heterotopic ossification, *Am J Sports Med* 20:146–150, 1992.

Vu D, McDiarmid T, Brown M, Aukerman DF: Clinical inquiries. What is the most effective management of acute fractures of the base of the fifth metatarsal? *J Fam Pract* 55:713–717, 2006.

Weber M, Niemann M, Lanz R, Müller T: Nonoperative treatment of acute rupture of the Achilles tendon: results of a new protocol and comparison with operative treatment, *Am J Sports Med* 31:685–691, 2003.

Wong J, Barrass V, Maffulli N: Quantitative review of operative and nonoperative management of Achilles tendon ruptures, *Am J Sports Med* 30:565–575, 2002.

网络资源

Shoulder

emedicine.medscape.com/article/1260953-overview Clavicle fractures.
emedicine.medscape.com/article/92974-overview Shoulder impingement syndrome.
orthoinfo.aaos.org/topic.cfm?topic=A00032 Shoulder impingement.
orthoinfo.aaos.org/topic.cfm?topic=a00033 Shoulder separation.
orthoinfo.aaos.org/topic.cfm?topic=A00072 Clavicle fracture.
orthoinfo.aaos.org/topic.cfm?topic=A00406 Rotator cuff tear.
orthoinfo.aaos.org/topic.cfm?topic=A00529 Shoulder instability.
www.emedicinehealth.com/rotator_cuff_injury/article_em.htm Rotator cuff injury.
www.eorthopod.com/node/10838 Acromioclavicular sprain.
www.eorthopod.com/node/10847 Sternoclavicular sprain.
www.shoulderdoc.co.uk/article.asp?section=497 Review of the shoulder examination with specific instructions on the physical examination.

Elbow

emedicine.medscape.com/article/1231903-overview Lateral epicondylitis surgery.
emedicine.medscape.com/article/327860-overview Physical medicine and rehabilitation for epicondylitis.
orthoinfo.aaos.org/topic.cfm?topic=A00068 Lateral tendinopathy.
www.mayoclinic.com/health/golfers-elbow/DS00713 Medial tendinopathy.

Wrist and Hand

orthoinfo.aaos.org/topic.cfm?topic=A00012 Scaphoid fracture of the wrist.
orthoinfo.aaos.org/topic.cfm?topic=a00412 Distal radius fracture.
www.handuniversity.com/topics.asp?Topic_ID=30 Scaphoid fracture.
www.handuniversity.com/topics.asp?Topic_ID=45 DeQuervain tenosynovitis.
www.mayoclinic.com/health/carpal-tunnel-syndrome/DS00326 Carpal tunnel syndrome.
www.mayoclinic.com/health/de-quervains-tenosynovitis/DS00692 DeQuervain tenosynovitis.
www.mayoclinic.com/health/trigger-finger/DS00155 Trigger finger.

Knee

orthoinfo.aaos.org/topic.cfm?topic=A00197 Joint infection.
orthoinfo.aaos.org/topic.cfm?topic=A00212 Degenerative osteoarthritis.
orthoinfo.aaos.org/topic.cfm?topic=A00297 Ligament injury.
orthoinfo.aaos.org/topic.cfm?topic=a00358 Meniscus tear.
www.mayoclinic.com/health/patellar-tendinitis/DS00625 Patellar tendinitis.
www.webmd.com/a-to-z-guides/anterior-cruciate-ligament-acl-injuries-topic-overview Anterior cruciate ligament injuries.
www.webmd.com/a-to-z-guides/patellofemoral-pain-syndrome-topic-overview Patellofemoral pain.

Ankle and Foot

emedicine.medscape.com/article/399372-overview Metatarsal fracture.
orthoinfo.aaos.org/topic.cfm?topic=a00150 Ankle sprain.
www.emedicinehealth.com/achilles_tendon_rupture/article_em.htm Achilles tendon rupture.
www.emedicinehealth.com/ankle_sprain/article_em.htm Ankle sprain.
www.mayoclinic.com/health/achilles-tendinitis/DS00737 Achilles tendinitis.
www.mayoclinic.com/health/achilles-tendon-rupture/DS00160 Achilles tendon rupture.
www.mayoclinic.com/health/plantar-fasciitis/DS00508 Plantar fasciitis.

第31章 颈背痛

RUSSELL LEMMON ■ JIM LEONARD

介绍

颈背部疼痛是初级卫生保健医生常常遇见，并且是对患者造成巨大困扰的一系列症状。85%的患者在其一生中会出现腰背部疼痛，这也是社区就诊第五大病因之一（Manusov，2012）。而颈椎疼痛的患病率估计在30%～50%（Manchikanti，2009）。仅仅在美国，脊椎疼痛的医疗成本就非常高，2005年为890亿美元（Martin et al.，2008）。除此之外，慢性腰背部疼痛是阿片类药物治疗非癌症疼痛的主要病因（Chou et al.，2009）。

对于临床医生和患者来说，脊椎疼痛是让人十分困扰的问题。与疼痛相关的因素包括情绪、应急方式、人际关系以及睡眠障碍。医生认为慢性疼痛是导致患者成为"麻烦"的重要因素（Edgoose，2012）。通常此类患者对于医生治疗满意度不高，相比于其他任何诊断求助于辅助治疗的数量都要多（国立卫生研究院，国家补充和替代医学中心，2004）。此外，由于不必要的影像学检查、烦琐的就诊流程以及阿片类药物使用增加的影响，此类疾病的整体社会负担正在逐步增加。

全科医生（家庭医生）最适合管理脊椎疼痛这样的复杂问题。因为他们能够对患者的社会心理状况、伴随症状以及功能状态有全面了解。然而，很多全科医生在有效诊断和治疗脊柱疼痛方面能力有所欠缺。对于此类症状确实有多个临床指南，但通常都未应用于日常临床护理当中（Manusov，2012）。

本节可作为探讨脊柱疼痛诊断和治疗的框架。随着对于此类症状了解的逐步加深，我们可以更好地和患者合作，帮助他们积极主动加入到治疗及护理当中，逐步提高他们的生活质量。

历史

初步评估的重点是阐明当前疼痛的相关病史，包括疼痛的位置、性质、严重程度、持续时间、发作时间、诱因、缓解因素以及相关的体征和症状。在最初病史采集过程中，疼痛的敏感性以及任何可能导致疼痛产生的外伤史都是特别重要的。进一步的病史采集有以下几个目的：尽可能明确潜在的病因，明确是否急需药物或手术治疗，评估社会心理障碍对于治疗效果的影响（表31-1）。

在脊椎疼痛评估中，虽然急性情况较少发生，但仍需考虑在内。例如马尾综合征及脊髓感染等紧急情况是必须尽快处理的。通过了解危险信号的症状，医生可以有效评估此类状况（表31-2）。

考虑和评估疼痛对于患者社会心理层面的影响也很重要。临床医生应询问患者疼痛对于日常生活的影响程度，近期的生活压力以及任何精神疾病史。

体格检查

颈部和腰背部疼痛的体格检查从脊椎检查和运动评估开始。检查重点在于主要骨性标志和正常脊柱生理弧度。首先应对皮肤表面进行检查，因为部分皮肤病，如带状疱疹可能就是引起颈部或背部疼痛的原因。颈椎和腰椎通常都有一个前屈曲线，缺少生理曲线可能意味着存在肌肉病理改变。关节活动度（ROM）检测包括弯曲、伸展、侧弯和旋转等。特殊的肌肉检测也用一定意义，例如腘筋测试和腰肌运动。

检查应当从疼痛相关区域的骨性标志物和软组织结构的触诊开始。检查肋脊角压痛点有助于鉴别肾脏相关疾病。神经学检查对于较为紧急情况的评估更有实际意义，这其中应当包括步态、力量、感觉和反应的

表 31-1　评估脊柱疼痛的 10 个问题

1. 这是首次发作还是复发？
2. 有没有相关的创伤？
3. 有哪些促使或缓解疼痛的方法？
4. 在过去的 24 小时里，你的疼痛改变是如何？
5. 能详细地描述一下疼痛的传导途径吗？
6. 有没有主要的虚弱或麻木的位置？
7. 有没有新发的肠道或膀胱症状？
8. 曾用过哪些治疗方式？是否有效？
9. 是否在幼年出现过关节问题或运动损伤？
10. 这种疼痛如何影响你的日常生活？

表 31-2　病史中的危险信号

发热、体重减轻、恶心
鞍区麻醉
近期创伤
肠道或膀胱失禁或潴留
近期存在泌尿系感染
静脉用药史
肿瘤病史
免疫抑制病史
长期使用类固醇
肺结核病史

评估。这些信息可与神经根疼痛、主观感觉的虚弱和麻木相关联，最终通过特殊检查进一步鉴别诊断。有关脊椎疼痛的几项特殊检查可以适当选择（表 31-3）。独立做这些检查的临床意义有限，应结合患者整体情况进行相应评估。最后，可能需要对相邻关节结构进行评估，最常见的是对颞下颌关节、肩关节和髋关节评估非脊椎源性的疼痛。

影像学表现

　　病史采集和体格检查足以诊断和明确绝大多数颈部或腰背部疼痛患者的治疗计划。影像学检查在脊椎疼痛治疗中的作用是为了进一步明确诊断，排除急症以及解剖异常，或是指导循证治疗。在大多数情况下，影像学检查并不会提供有用的信息或价值。尽管如此，从 1994 年到 2005 年，在腰痛诊断中使用磁共振成像（MRI）检查增加了 307%，但并没有任何循证依据证实对于诊断及治疗有所帮助（Maus，2010）。

　　在急性颈部疼痛诊治中，是否存在创伤是指导应用影像检查的重点。考虑到脊椎严重损伤的情况，急性颈椎创伤是一类特殊情况。国际急救 X 线研究组织（NEXUS）提供了一项临床指南用于协助医生选择是否

表 31-3　脊柱体格检查

测试	检查方法	目的
系统检查		
系统查体包括：姿态，步态评估，肢体活动度，神经系统检测，触诊及关节检查		
特异性检查		
斯普林试验	颈部被动伸展，并使颈部向患侧弯曲，颈部神经根检测在患者头顶施加外力	阳性测试结果是疼痛及神经根症状加重。本测试敏感性较低但具有较高特异性（Rubinstein et al.，2007）
颈椎牵引试验	患者取仰卧位，检查人员一只手放于患者下颌部，另一只手置于枕骨后。将头部轻轻抬起，进行颈椎牵引	阳性测试结果是疼痛及神经根症状改善。本测试敏感性较低但具有较高特异性（Rubinstein et al.，2007）
上肢拉伸试验	患者取仰卧位，检察人员一只手按压肩胛骨，另一只手将患者肩膀弯曲。将手肘、手腕及手指展，颈部偏向对侧	阳性测试结果是疼痛及神经根症状加重。本测试敏感性大于 90%，但特异性较低
直腿抬高试验	患者取仰卧位，双腿伸直，在膝盖保持伸展状态下抬高患肢	腰椎间盘突出症测试。阳性测试结果是抬腿达到 30° 至 70° 时腰背部及腿部出现疼痛，敏感性达 91%，特异性约 26%
站立弯曲试验	检查人员站于患者身后，将双手拇指置于骶骨底部，并要求向前弯曲	阳性测试结果是拇指移动不对称，一侧高于另一侧，表现为骶髂关节功能障碍。胸廓及腰椎活动度也可进行评估
股神经牵拉试验	患者取俯卧位。膝盖弯曲 90°，从桌面抬起大腿，评估活动度	通过单侧或双侧腰大肌与腰椎附着点紧密度关系可以进一步评估腰背部疼痛程度。如出现活动度不对称或诱发腰背部疼痛则表明腰大肌存在潜在疾病
梨状肌试验	患者取侧卧位。下端膝盖弯曲，小腿贴近臀部，保持稳定。上端腿伸直于桌面。检测人员保持患者盆骨稳定，下压上端腿部	检测梨状肌是否与疼痛相关。阳性测试结果为臀部疼痛，提示梨状肌坐骨神经存在异常

对患者进行影像学检查。如果患者出现表 31-4 中提到症状,无需进行急诊影像学检查(Hoffman et al.,1998)。对于患者的急性颈部疼痛并未发现创伤或神经系统疾病者,也不推荐进行影像学检查。慢性颈部痛需要根据共识指南进行影像学检查,但其实用性仍有争议(Daffner,2010)。如果最初的影像学检查结果正常,没有发现神经系统疾病,则不推荐进一步的影像学检查。如果检查结果提示神经系统疾病或者有明显的挥鞭伤病史,建议进一步行 MRI 检查。

在急性背痛研究中,早期行影像学检查无论在短期或长期疗效中都无显示收益增加,并且几项临床指南都不推荐(Davis et al.,2009;Maus,2010)。这已被证明是增加医疗成本并对患者有害的,而且与临床疾病发展无关(Maus,2010)。在早期评价低腰痛的时候避免使用影像学检查已经被认为是提高初级医疗的五项重要内容之一(Good Stewardship Working Group,2011)。如果没有红色预警症状或神经系统症状的发现,不推荐在出现症状的前 6 周进行影像学检查。

即使在急性期后,患者也应仅在决定合理治疗方案的情况下进行影像学检查。导致其使用受限的部分原因是由于 X 线及磁共振检查可能给患者带来危害。主要原因是由于解剖结构异常和构成疼痛的病因间关联性不强。例如,即使者在影像学检查结果中显示存在椎间盘异常,也没有绝对标准将椎间盘异常作为导致患者疾病的病因。再或者,MRI 发现关节面退行性改变并不意味着患者将从关节面注射药物治疗中获益(Maus,2010)。同样,骶髂关节退行性变化也是如

此。这使得同患者的解释工作变得困难,在试图收集相关信息推断患者现症状中,可能高估影像学检查的重要性。先进的影像学检查存在的潜在危害包括不必要的后续治疗以及为有症状的患者贴上疾病"标签"。例如椎间盘退行性疾病,这基本上可能对他(或她)的临床症状没有影响。如果决定对腰背部疼痛患者进行影像学检查,则推荐首选进行 X 线检查(图 31-1)。如果有特定的神经系统症状或考虑对患者进行介入治疗,推荐使用 MRI 进行临床指导治疗。

颈椎劳损及挥鞭伤

重　点

- 在评估过程早期排除骨折、关节不稳定和神经功能缺损很重要。
- 长期综合治疗应包括患者教育、改变生活方式以及使用心理干预来帮助治疗疼痛。

表 31-4　NEXUS(国家应急 X 射线使用研究)低风险标准

推荐颈椎急性创伤中应用影像学检查,除非发生以下情况全部存在:
1. 无后正中线压痛
2. 常规的禁忌证
3. 无局灶性神经功能缺损
4. 没有明确的中毒症状
5. 没有其他外伤影响(除颈椎外伤外,没有更严重的其他外伤)

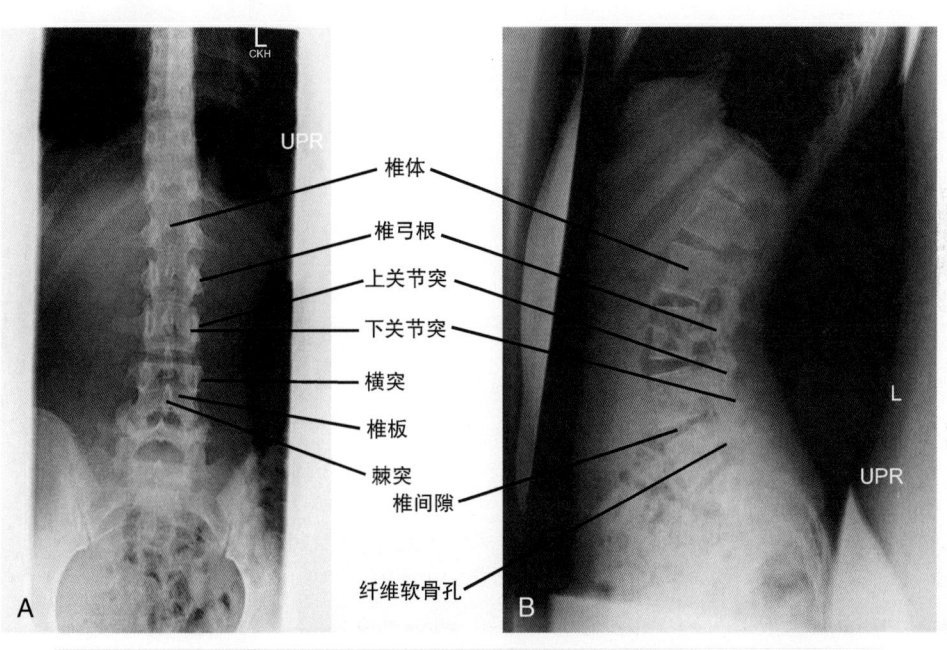

图 31-1　直立腰椎正位(A)及侧位(B)平片,标注重要的椎体标记及软组织结构

挥鞭伤是由 Crowe 1928 年创造的术语。在此之前，"铁路症候群"这个词被用来描述此类型的损伤（Otte，2001）。损伤的机理是由于受伤部位受力方向不同，包括屈曲伸展、动态负荷、力的切变等等（Nordin et al.，2008）。在碰撞时，异常的颈部姿势或轴向旋转增加了颈椎结构损伤的风险。关节平面、背根神经节、椎间盘、韧带、肌肉、椎动脉的损伤都能造成疼痛，以及社会心理因素和痛觉敏感（Nordin et al.，2008）。通过影像学检查可以明确骨折、韧带稳定性、椎间盘突出和退行性病变如骨刺改变。在这些检查中，神经、肌肉和骨骼的轻微损伤无法发现，将有此类损伤的患者归入主观疼痛类别（Curatolo et al.，2011）。

临床特点

临床症状各有不同，但通常包括颈部疼痛和僵硬、头晕、头痛、辐射疼痛、上肢麻木和／或肌力减退，可能包括认知功能障碍（Walton et al.，2013）。重点是，记述症状出现时间与受伤时间的关系，以及受伤前是否存在相关症状。值得注意的是，证据表明，碰撞本身的严重程度（如损坏车辆的数量）并不能准确的评估伤者的疼痛和受伤程度（Walton et al.，2013）。

评估包括对姿势、步态、脊椎和四肢的活动度（range of motion，ROM）及神经系统（包括颅脑神经和认知功能）的检查。此外，还可以做一些特殊的测试，如椎间孔挤压试验、人工颈椎牵引和触诊，用以进一步评估。椎间孔挤压试验是通过轻微拉伸颈椎并使颈部向患侧弯曲，然后通过头顶施加压力（轴向负荷）。疼痛和神经根的症状加重则测试结果为阳性，提示存在颈椎病。此手法对颈椎病的诊断特异性高但敏感性不高（Tong et al.，2002）。任何平面的损伤，应对近端和远端关节进行评估。对于颈椎损伤，应包括上至颞下颌关节，下至肩胛骨和肩胛关节（Hol，2008）。在急性损伤情况下，影像学检查应该基于 NEXUS 标准来进行（表 31-4）。

治疗

在急性损伤治疗中，最初重点应在疼痛控制、减少炎症机制和制动。随着患者耐受越来越多的活动，治疗重点应该采用更有效的方法，如有氧运动、特定的关节运动（图 31-2 和图 31-3）和全身运动。颈托及支撑器应在关节不稳定的情况下才可作短期使用（Hurwitz et al.，2008）。

愈合不良的危险因素包括女性、受教育程度较低、颈部疼痛强度和躯体化程度基础评分较高及工作相关活动基础评分较低等。其中，颈痛强度和工作障碍程度是最佳的预测因子（Hendriks，2005；Walton et al.，2013）。最严谨的研究表明，有一半挥鞭伤相关疾病的患者在受伤后 1 年出现颈部症状（Carroll et al.，2008）。

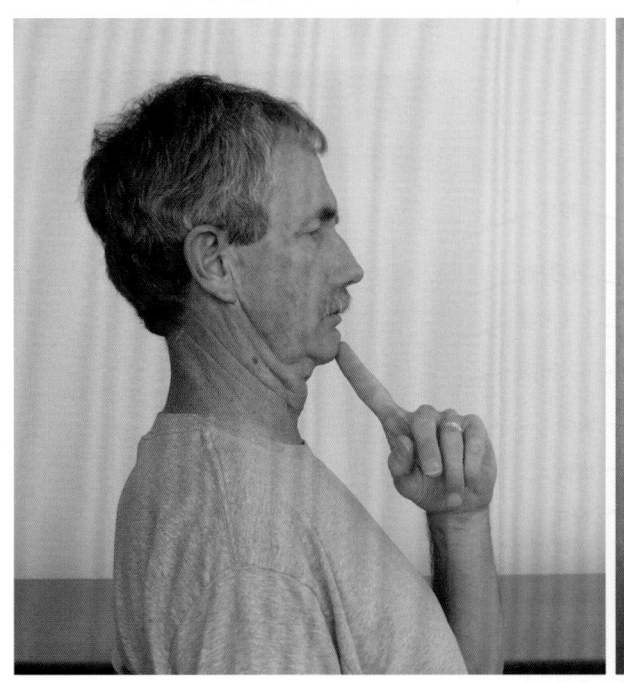
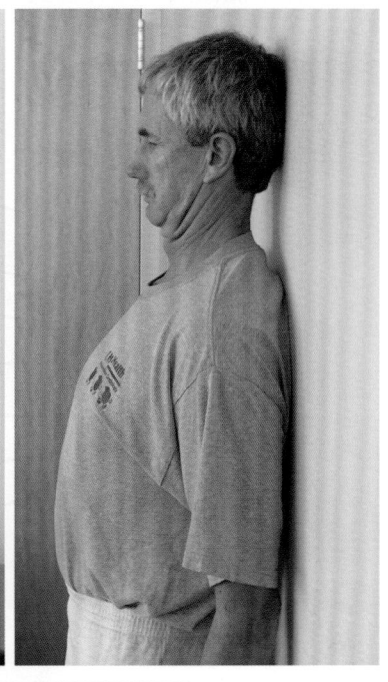

图 31-2　颈部回缩用于纠正头部前倾以及自主协同功能

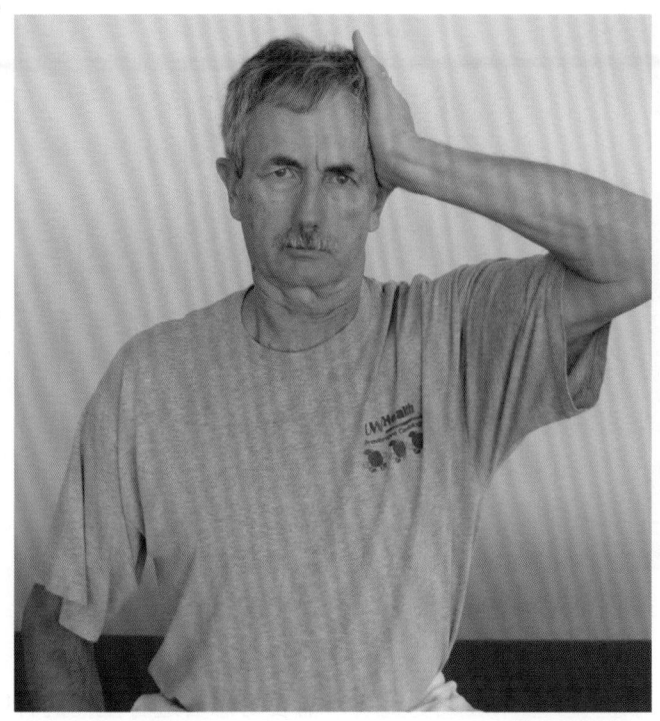

图 31-3 颈部抗阻力强化。分 4 部分进行,作为颈椎强化的常规训练内容

颈椎及腰椎间盘综合征

> **重 点**
>
> ■ 椎间盘突出通常是长期退化过程的结果。
> ■ 必须进行仔细的神经系统检查以确定临床参与程度。

虽然颈椎或腰椎神经根病可能是某一特定事件或外伤的结果,但它通常是一种正在进行的退化过程的表现。通常椎间盘复合体与两个关节面之间存在着良好的平衡。由于肌力不均衡、协调问题、姿态异常和椎间盘退化变性等问题相结合,导致这个关节复合体运动轴中心改变。功能失调的运动可能会导致组织损伤,比如纤维环的磨损,关节面以及其间关节囊的微小创伤。

此外,Wolff 定律指出,长期所受压力造成骨骼异常增生,例如当脊柱为保持更稳定的状态,关节面增生及黄韧带肥厚可能会导致中央、外侧隐窝及椎间孔狭窄(Kirkaldy-Willis,1988;Wolff,1986)。在颈椎中,钩突关节是一个独特的结构,也是骨赘易形成的部位(图 31-4)。椎间盘突出症、椎骨钩突关节增生(间盘骨赘复合物)以及关节面肥大可能导致椎间孔、侧隐窝以及髓管狭窄(White and Panjabi,1990)(图 31-5)。

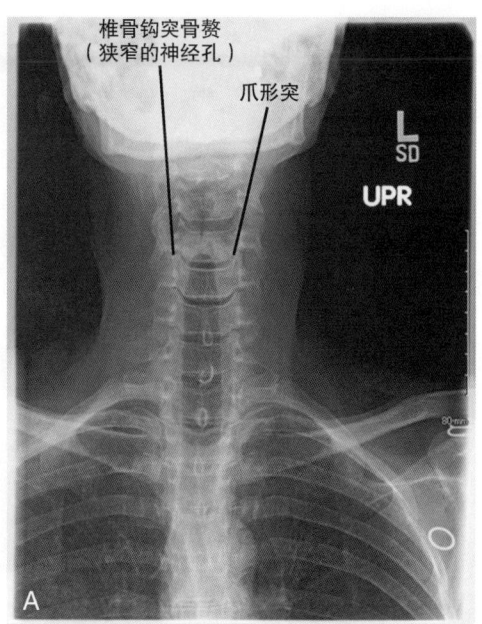

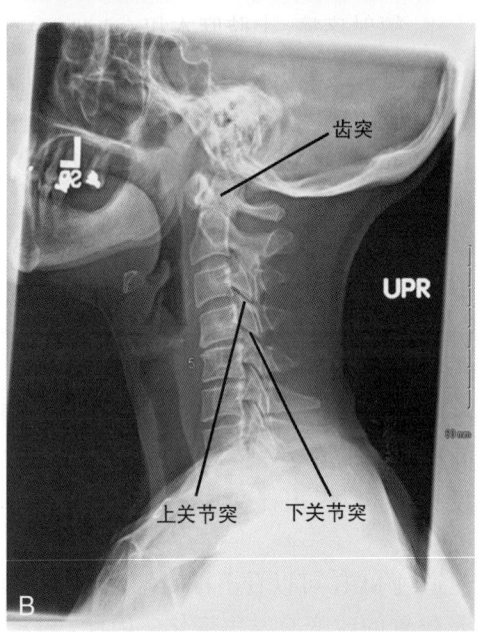

图 31-4 颈椎正位(A)及侧位(B)平片。标注为椎间盘及椎体的影像学标记。骨赘容易在此处生长(注意 C4-C5 水平),经常进入神经孔,刺入神经根

上述情况都会导致颈椎或腰椎关节不稳,最终可能由关节松弛导致椎间盘突出(Kirkaldy-Willis,1988)。将椎间盘突出症描述为多因素、慢性过程而非孤立事件的最终结果,有助于为患者提供咨询,并制定有效的治疗方案。

临床特征

详尽的疼痛评估以及仔细的病史采集和体格检查将对诊断起到至关重要的作用。其他结构,如关节面,肌筋膜附着点,或骶髂关节都有可能产生一种放射痛,

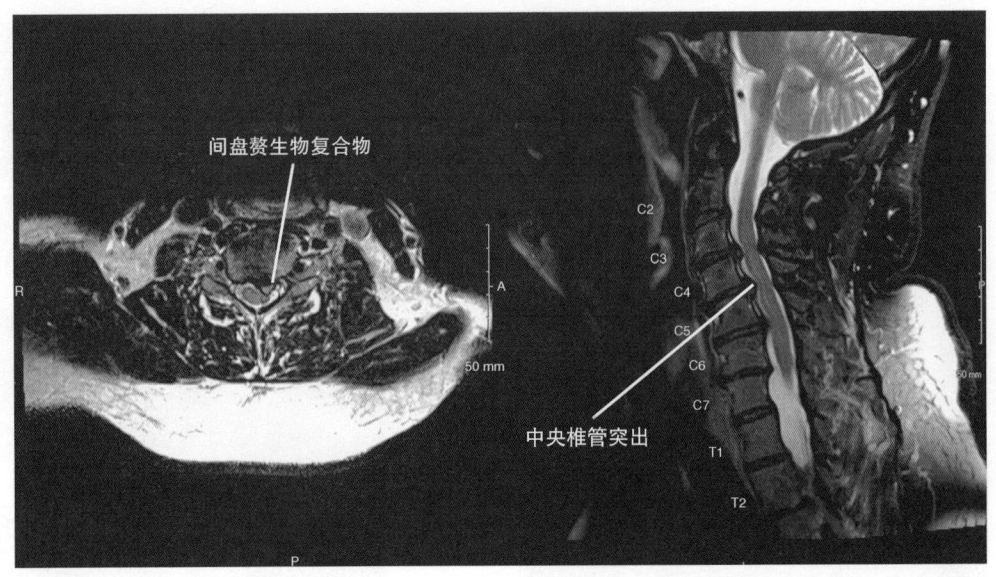

图 31-5 颈椎 MRI 轴向和矢状视图。注意 C4 到 C5 中心左侧的椎骨赘生物复合物对脊髓和神经根发出都有影响

类似神经根压迫的症状（Kellgren，1939）。在腰椎疾病中，腰椎间盘突出最常见的症状是采取坐姿时疼痛加重（Nachemson，1981；White and Panjabi，1990）。

腰椎间盘突出通常发生于椎管中央或靠近中央位置，从而导致压迫下一水平的神经根（如 L4-L5 间盘突出会压迫 L5 神经根）（表 31-5 和图 31-6）。神经孔远端的椎间盘突出会出现特例（如 L4-L5 间盘的前突突出，压迫 L4 神经根突触）。

颈椎椎间盘突出通常压迫同一水平的神经根。（如 C5-C6 间盘突出压迫 C6 神经根）（图 31-7）。神经根的压迫强度随椎间盘突出程度而不同（即突出，挤压以及隔离的截断）

虽然通过 MRI 可以看出椎间盘突出的程度，但会因压力及位置的改变有发生变化。因此，相对于影像学检查，临床表现更重要。需要对患者进行全面的神经学检查来发现可能存在的异常情况，包括任何可能存在的马尾损伤。

表 31-5　神经根病变的常见表现

椎间盘突出水平	受影响神经根	测试肌肉	感觉缺失区域	反射
C5-C6	C6	肱二头肌	侧前臂	肱二头肌
C6-C7	C7	肱三头肌	示指	肱三头肌
L3-L4	L4	胫骨前	小腿内侧	膝
L4-L5	L5	长伸肌	小腿外侧	无
L5-S1	S1	腓肠肌	足外侧	足跟
马尾综合征	S2-S3-S4	肛门括约肌外周	肛门外周	无

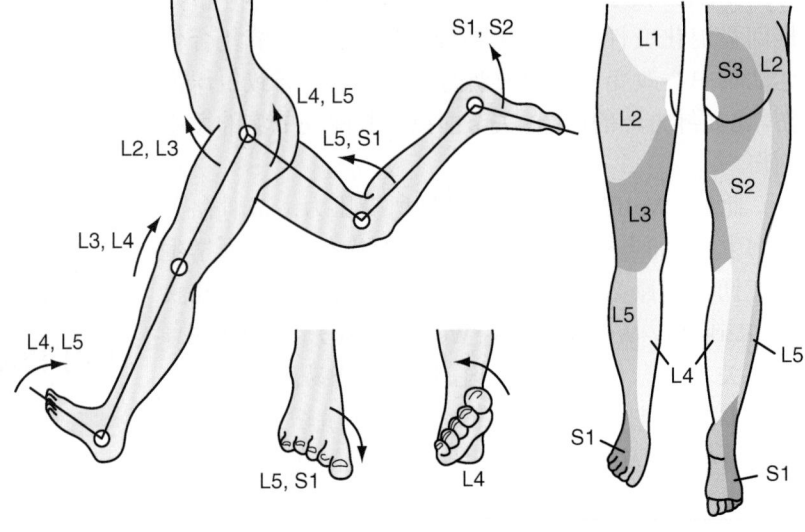

图 31-6　神经根节段分布。图中标记了每个关节的运动是由从上到下的四个神经根支配的。髋的屈曲 -L2，L3；髋的伸展 -L4，L5；膝的伸展（和膝的阵挛）-L3，L4；膝的屈曲 -L5，S1；踝的背屈 -L4，L5；掌屈（踝阵挛）-S1，S2，（内翻涉及神经 L4，外翻涉及神经 L5，S1）。一个有助于记忆下肢神经皮肤感觉节段的方法是"我们跪在 L3，站在 S1，坐在 S3"

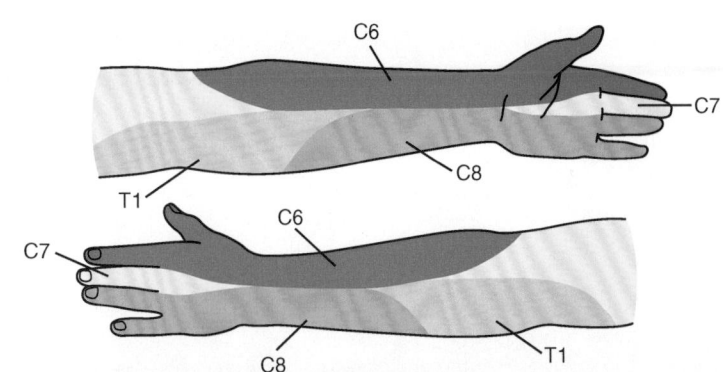

图 31-7 手和前臂的掌侧和背侧的神经皮节分布。当神经根受压时，疼痛和感觉缺失会放射至这些区域。注意椎间盘疾病引起的四肢症状往往是单侧

治疗

尽管存在相关疾病的治疗指南，但循证依据仍存在不足。手术的绝对指证是大小便失禁或进一步的神经系统症状。手术的相对适应证包括运动功能损伤或顽固性疼痛引起的其他功能缺失。其他潜在的适应证包括肿瘤、感染、先天性疾病或畸形（Cole and Herring，2003）。

保守治疗的方法是多种多样的，详细的方法在表 31-6 中列出。在短暂的静养后，有氧运动应该是保守治疗项目的主要组成部分。针对脊椎特异性运动的建议各不相同，但全科医生应该尝试起始舒适的常见有效运动。在颈椎中，包括颈部收缩和等长强化（图 31-2 和图 31-3）。在腰椎，康复可以包括仰卧膝胸和俯卧伸展（图 31-8 和图 31-9）。随着患者病情改善，加强力量锻炼也是必需的，如四点平衡练习和侧板是不错的选择（图 31-10 和图 31-11）。其他具体的特殊练习也可以根据个人需要制定，通常需要在理疗师的指导下进行。

尽管期间可能应用被动治疗或配合药物治疗，但这些不应该是治疗的主要手段。如前文所述的运动治疗模式，以及基于良好的人体工程学原理的运动模式应该是主要的恢复手段。患有腰椎神经根病变的，需要限制患者久坐。患有颈椎神经根病变，应减少患者长期不变的姿势，如长时间应用电脑和过度及重复上肢抬举工作，可避免进一步加重疼痛症状（图 31-12）。

关于重返运动及工作应遵循平行准则。表 31-7 列出了可重返工作的一般情况。重新开始运动的标准应包括以下一般原则：神经系统损害的恢复，良好的活

表 31-6 用于治疗颈部及背部疼痛的类型模式

热疗	器械	电疗	静脉注射
湿热	脊柱牵引	电刺激	神经阻断
冷包	按摩	经皮电刺激	触发点
冰敷	肌筋膜治疗	神经刺激器	脊柱注射
冷热交替浴	关节放松	脊髓刺激器	注射肉毒杆菌
红外线加热	物理按摩	电离子透入	关节腔注射
灯照	塑身衣	疗法	保络治疗
透热疗法		电流干预	
超声波			
激光			

水疗	辅助支撑	药物	心理
涡流治疗	软性或硬性支具	止疼药物	心理咨询
温水池	关节装置	抗炎药物	生物反馈
游泳池	矫正装置	神经递质	认知治疗
冷热交替浴	足踝靴	止痉挛药物	治疗小组
		抗抑郁药物	
		局部用药	
		关节腔用药	

手术	训练	综合治疗	司法鉴定
脊椎减压	有氧练习	药物治疗	终止病例
脊椎融合	关节专项练习	营养支持	残疾评估
椎间盘置换	拉伸和强化	瑜伽，普拉提，太极	
关节镜检查	协调性练习	减肥	
椎间盘切除	运动和专项指导	针灸	

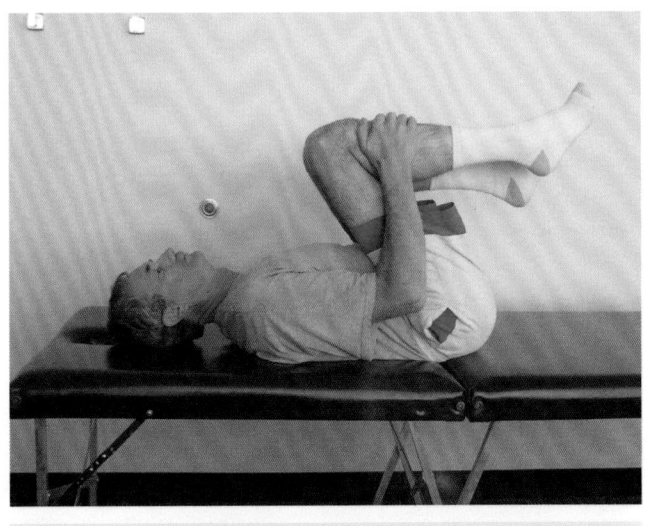

图 31-8 仰卧双侧膝胸练习用于提高屈曲能力。此外，屈曲运动增加椎管和神经孔后路空间，可以适当减轻疼痛敏感程度

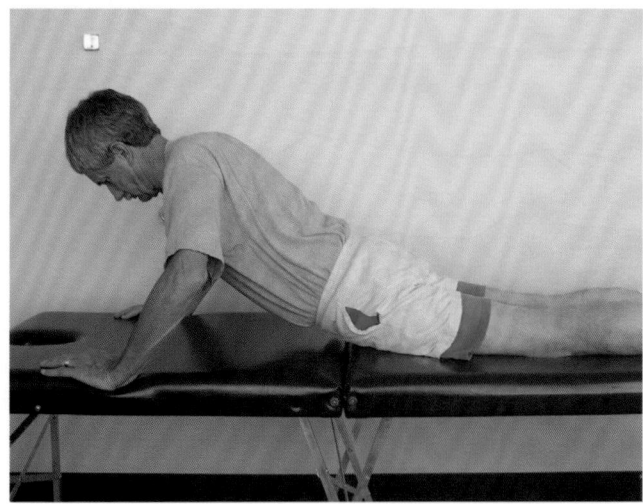

图 31-9 俯卧伸展练习用于神经根病变,改善腰椎疼痛放散,加强背部肌肉强度

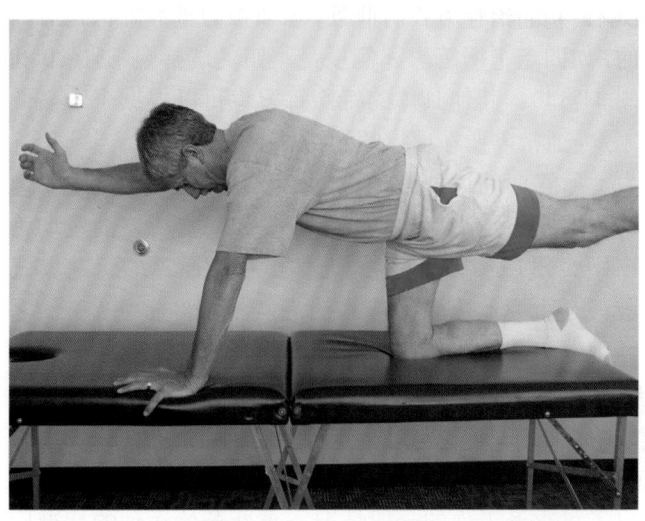

图 31-10 四分平衡练习用于改善肢体力量及协调能力

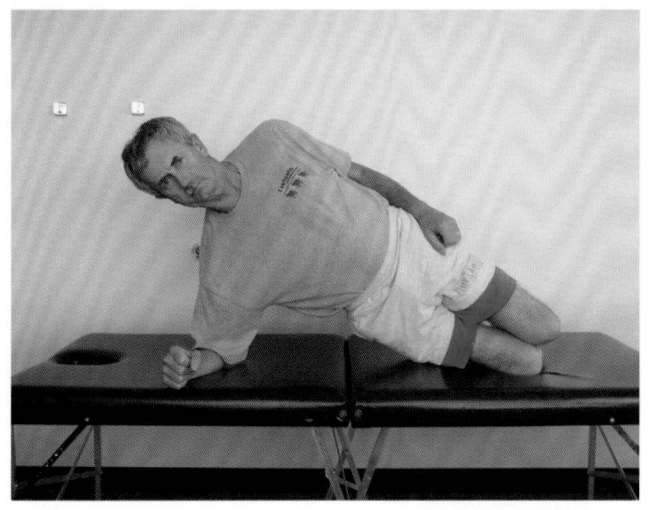

图 31-11 侧方支撑练习用于改善腰方肌强度以及脊柱侧方稳定性

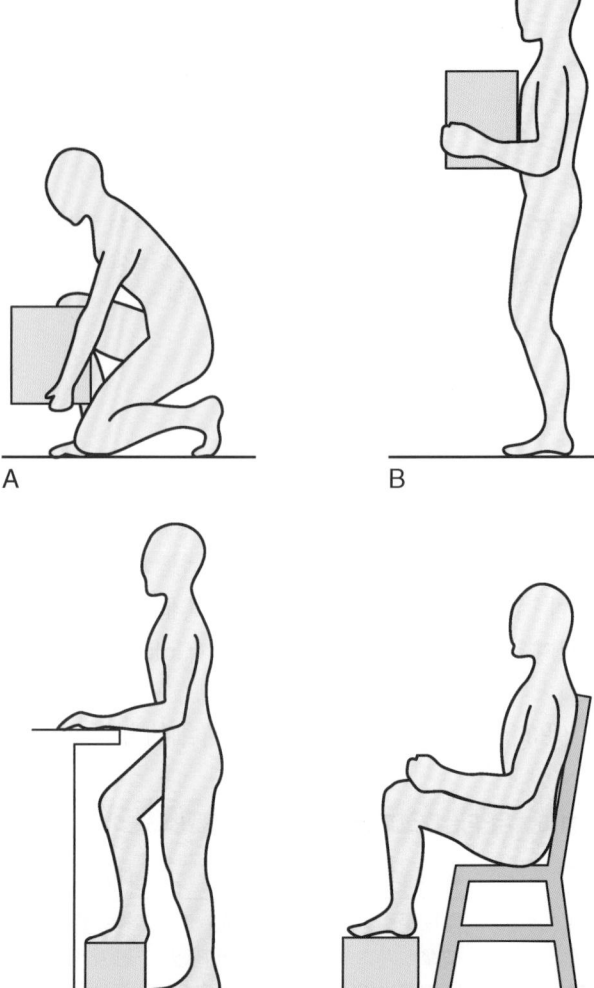

图 31-12 常规身体姿态指导。A. 抬东西的时候,屈膝屈髋同时保持背部挺直。B. 搬运东西的时候,尽量让手里的物件靠近身体。C. 站立时候把一只脚放在凳子上。D. 坐着的时候保持膝盖高于臀部的姿势。当站立时,通过收腹,绷紧臀部肌肉来降低背部过屈,保持背部挺直状态

表 31-7 重返工作的基本条件

	间断生活限制 kg(lb)	频繁生活限制 kg(lb)
久坐不动	4.5(10)	2.3(5)
轻度体力活动	9.1(20)	4.5(10)
轻度至中度体力活动	15.9(35)	9.1(20)
中度体力活动	22.7(50)	11.4(25)
重度体力活动	34.1(75)	13.6~18.2(30~40)

同时记录:每天活动时间及每周活动天数

坐、立、走以及驾驶时间

超强度活动的能力

手脚重复活动的能力

动度，很少或没有疼痛，而且运动员可以在练习中表现出良好的竞技状态。此外，运动员应有适当的防护装备，有参与运动的信心，不应冒险参加可能受伤的活动（Cole and Herring，2003）。

椎管狭窄

重 点

- 椎管狭窄是一个多因素的过程，最常见的是退化级联的最终结果。
- 在老年人中，椎管狭窄最常表现为神经源性跛行。
- 临床表现需要影像学证实才能做出明确的诊断，但影像学检查不会改变轻微症状的处理。

椎管狭窄是臀部或下肢疼痛的临床综合征，多由椎管内神经或血管结构受压而产生（Doorly et al.，2010）。加强对椎管狭窄的了解对于全科医生是非常重要的，因为它造成老年人群疼痛、残疾和背部手术的常见病因。这也是临床经常容易混淆的一类疾病，由于椎管狭窄既是临床的也是放射学的术语，必须相互关联才能确定其临床意义。

临床特征

椎管狭窄发生的最常见情况是椎管退行性改变。这一过程是多因素造成的，多数起源于椎间盘膨出、关节炎造成的关节增生肥大以及黄韧带的增厚（Suri et al.，2010）。临床症状是多种多样的，但患者可以同时伴有腰背部疼痛和下肢症状。典型症状是老年人的神经性跛行。下肢疼痛和乏力可以表现在单侧或双侧，并有步行后加重静坐后缓解的表现（Backstrom et al.，2011）。它是一种缓慢、渐进的疾病，通常在 60 岁以后才会出现。通过病史寻求对诊断更有意义的提示，发现屈曲对于症状改善具有一定意义，而伸展则会加重病情。这与在超市依靠在购物车时症状改善的情况相类似。总的来说，向前弯腰症状缓解或保持坐位时疼痛消失是对诊断椎管狭窄最有用的病史（Suri et al.，2010）。对患者的诊断来说体格检查不及症状那么可靠，但外展步态以及 Romberg 测试结果的异常那么腰椎管狭窄的可能性就更大了（Suri et al.，2010）。Romberg 测试是测试平衡和本体感受的神经学检查的一部分，其方法是让患者站立双脚并拢，闭上双眼。在阳性测试结果中，患者不能在闭眼的情况下保持平衡。

需主要鉴别的情况是外周血管疾病（PVD）。神经源性跛行的前期比较容易与血管跛行相混淆。其鉴别要点是体位改变对于椎管狭窄患者的疼痛起到改善作用，而对周围血管疾病患者来说并没有意义。与神经源性跛行相比，血管源性跛行的不适感与步行时间和距离更相关（2010）。如果持续关注血管性疾病，应当注意踝臂指数（ABI）。ABI 是对比在静息状态下以及运动后脚踝和手臂的血压。足踝血压低于手臂血压则ABI 减小，提示可能存在 PVD。

诊断

通过病史采集和详细的体格检查通常足以诊断椎管狭窄。MRI 检查可以作为确定诊断的选择（Kreiner et al.，2013）。在大多数情况下，不需要先进行影像学检查。对于轻度或中度症状的患者，影像学检查不会影响最初的治疗方式。此外，需要引起重视的是，对于无症状的椎管狭窄患者单纯的影像学检查结果表现并不能诊断临床腰椎椎管狭窄综合征。需存在与影像学检查结果相关的临床症状才能做出诊断。临床医生应该注意，在评估或讨论患者时，谨慎使用"狭窄"一词避免对患者造成困扰（Suri et al.，2010）。

治疗

治疗方法基于症状的严重程度。总体的治疗目标是减轻病患疼痛和改善机体功能。重要的是，应该是依据临床症状而非影像学表现用来指导治疗。另一方面，椎管狭窄的轻度、中度或是重度的分级应基于影像学检查结果。将影像学显示椎管内前后径（AP）小于10mm 判断为重度狭窄。尽管有客观的指标来确定椎管狭窄的严重程度，但严重程度并没有与任何临床评估结果相关。具体来说，MRI 评估狭窄程度与步行距离、残疾程度、患者疼痛感知和医生的临床印象（2011年）之间存在着较差的相关性（北美脊柱学会，2011年）。在缺乏确实客观证据的情况下，临床医生必须对临床症状的严重程度进行临床评估，以确定最合适的治疗方法。

治疗方案一般分为保守治疗和手术治疗。在轻度或中度症状的患者中，保守治疗在 6 个月内有效率达到70%，在 4 年内下降到 57%（North American Spine Society，2011）。在有严重症状的患者中，保守治疗的有效率约为 33%，而手术减压有效率为 80%（North American Spine Society，2011）。保守的治疗方案包括物理治疗，止痛药物的使用，腰骶护具支持，手法复位治疗和减肥治疗。选择非手术方案是具有挑战性的，因为在临床试验中对治疗方法的研究还不充分（Doorly et al., 2010）。虽然目前还没有标准的保守治疗方案，但目前的指南指出，物理治疗和功能锻炼作为综合治疗策略的一部分可以有效地改善患者的治疗预后（Kreiner et al., 2013）。关于药物治疗，推荐方案参考其他疼痛治疗推荐建议，针对椎管狭窄疼痛治疗的推荐方案仍缺乏有效循证依据（Doorly et al., 2010）。尽管缺乏针对椎管狭窄疼痛药物使用的数据研究，与其他脊柱疼痛使用药物相同的是对乙酰氨基酚和非甾体抗炎药（NSAIDs）仍是典型的一线药物制剂。没有足够的证据支持其他的药物使用效果，如骨骼肌松弛剂或降钙素（North American Spine Society, 2011）。在这里特别要提到的药物是加巴喷丁，因为在有神经性症状时它常常被使用。然而，支持其在脊柱狭窄症中的使用的证据仅限于一项对 55 名有局限性的患者的研究（North American Spine Society, 2011）。

介入治疗包括硬膜外类固醇注射和脊柱手术。目前的推荐方案支持使用硬膜外注射来短期缓解神经源性跛行症状，但证据并未显示患者会有长期受益（North American Spine Society, 2011）。对于中度到严重的神经根状症状的患者建议进行脊髓减压手术，尤其是在保守治疗后效果不佳的情况下。主要临床表现是轴向背部疼痛而非神经根痛的患者通常不会从手术治疗中获益。值得注意的是，年龄超过 75 岁接受减压手术的患者的预后与较年轻的患者相似，但应考虑患者其他的身体状况（Doorly et al., 2010）。

治疗要点

- 轻中度症状的患者应接受保守治疗，包括镇痛、物理治疗、腰椎支架和体重减轻（Kreiner et al., 2013）（推荐等级：C）。
- 应考虑有严重症状的患者进行手术评估。该建议包括年龄超过 75 岁的患者，因为结果与年轻患者相似（North American Spine Society, 2011）（推荐等级：B）。

脊椎滑脱症

重　点

- 脊椎滑脱症被定义为一个椎体相对于下面一个椎体向前滑脱。
- 最常见的根本原因是年轻人群中的双侧下肢关节缺陷和老年人退行性变化。

背景

脊椎滑脱症是家庭医生在儿童和成人人群中常见的一种疾病。由于脊椎滑脱可能是导致椎管狭窄的原因，所以也是椎管狭窄的前期状态。首先，定义用来描述这一症状的专业术语是很重要的。脊椎峡部裂是腰椎间隙的缺损。脊椎滑脱是椎体相对于下节椎体的向前滑移。脊椎滑脱症有五个潜在原因（表 31-8）。类型Ⅰ和Ⅱ在儿童人群中更为常见，而Ⅲ型在老年人中更常见。这一章节中主要集中讨论最常见的两种类型，即Ⅱ型和Ⅲ型。

表 31-8　椎体前移类型

类型	描述
Ⅰ	先前缺陷
Ⅱ	关节处缺损
Ⅲ	退行性病变
Ⅳ	创伤后病变
Ⅴ	病理性改变

在椎管缺陷引起的脊椎滑脱症中，一般认为遗传易感性起着一定的作用，但确切的病因尚不清楚。整体发病率相当高，14 岁年龄组的发病率为 6%。临床个体差异较大，但超过 25% 脊椎滑脱患者存在疼痛（Tallarico et al., 2008）。

退行性脊柱滑脱是椎管狭窄的主要原因。它是多种因素造成的，类似于其他原因造成的椎管狭窄，如小关节面的关节炎，韧带的松弛以及肌肉稳定性差等（Kalichman and Hunter, 2008）。退行性脊椎滑脱大多出现在 L4-L5，而峡部裂的病例则 90% 发生在 L5-S1（Tallarico et al., 2008）。

诊断

患者最常见的主诉是腰背部疼痛。例如体操或足球等活动使得脊柱应力伸展后导致症状加重。退行性病例临床表现与椎管狭窄相似。

正侧位的 X 线检查是标准的诊断流程。如果怀疑存在关节间关节缺陷，可以增加斜位的 X 线检查。那些有持续症状的或在神经系统检查中存在异常结果的患者可以考虑行 MRI 检查。如果需要确定细微的骨折或骨裂情况可以使用 MRI 或骨骼扫描。脊椎滑脱的分级可以用两种方式进行，但最常见的表达方式是在下椎骨顶部的 AP 直径的百分比。值得注意的是，在这个评估中可能存在一些主观性，所以在进行评估时要格外谨慎(Kalichman and Hunter, 2008)。AP 直径的百分比低于 50% 定义为轻微滑脱,严重滑脱的则比例超过 50%(Tallarico et al., 2008)

治疗

　　椎体损伤造成的脊柱滑脱症患者的预后较好。此类患者治疗计划是存在个性化的,取决于年龄、缺失部分的敏感性、活动程度和损伤程度等。治疗应休息,在症状逐渐缓解的情况下增加运动康复。特别是当年轻患者出现急性骨折的情况下可以使用腰骶的支撑设备(Tallarico et al., 2008)。在成人患者中支撑设备作用较少,但如果出现明显症状则可以使用。保守治疗 6 个月后无明显改善的患者一般需要接受手术治疗。存在一个特殊的例外:骨骼发育不成熟的患者中如果出现严重脊椎滑脱情况。由于存在进一步滑脱的风险,通常建议这些患者接受融合治疗(Tallarico et al., 2008)。在椎管缺陷引起的峡部裂和脊椎滑脱中恢复活动是建立在症状改善的前提下,而非影像学好转的基础上。随访基于年龄。骨骼发育不成熟的患者可能受益于每 6 个月进行的影像学检查,而骨骼发育基本成熟的患者不需要常规随访(Tallarico et al., 2008)。

　　退行性脊椎滑脱症也有良好的预后,但这通常取决于椎管狭窄引起的神经系统症状严重程度。无明显神经系统症状的患者接受非手术治疗的预后较差(Kalichman and Hunter, 2008)。退行性脊椎滑脱的非手术治疗与椎管狭窄相似,包括持续有氧运动、减重和使用镇痛药物。具体有效的物理治疗方法包括腰椎支撑、增强背部屈肌和伸肌群力量,以及背部肌肉稳定性训练(Kalichman and Hunter, 2008)。手术指征是持续的疼痛或神经系统的缺陷影响到患者生活质量、保守治疗不耐受、进行性的神经系统缺失或肠道和膀胱的症状等。值得注意的是,脊柱滑脱的进展与临床症状并不完全一致,通常不像临床表现那样用于指导治疗。

椎体压缩性骨折

重 点

- 椎体压缩性骨折(VCFs)通常是偶然发现的,经常是无症状的。
- 它们通常由骨质疏松引起,但也可能由潜在的系统病理学引起。
- 怀疑压缩性骨折时应选择 X 线平片检查。

　　椎体压缩骨折是造成疼痛和残疾的常见原因,尤其在老年人群中。家庭医生不仅在识别骨折发生中扮演重要角色,同样在预防骨折方面也发挥着不可替代的作用。

　　在研究椎体压缩骨折的病理生理学机制时,Francis Denis 在 1983 年提出了"三节脊柱理论"(Denis, 1983)。这个概念将脊柱分为前、中、后三列,并将椎体一分为二。前列包括前纵韧带和椎体的前半部分。中间列由椎体后半部分和后纵韧带组成。后列由椎弓根、关节面和棘上韧带组成。当评估脊柱骨折的稳定性时,这个概念很重要。如果涉及这三列中的两个,那么骨折很有可能是不稳定的。大多数压缩骨折都是稳定的,因为它们只涉及前列的楔形畸形。中间列保持完整,以防止神经元受压迫(Denis, 1983)。

临床特征

　　椎体压缩骨折的临床表现可以是多种多样的:大部分都是无症状的,偶然发现的(Patel and Shah, 2011)。据估计,只有三分之一的脊椎骨折存在临床症状(Longo et al., 2012)。有时轻微的损伤就能引起疼痛的症状,这种轻微的损伤仅仅是轻微的咳嗽或打喷嚏。体格检查可以显示出许多背部疼痛和局部椎体痛的典型症状,但通常对作出诊断并没有帮助。同样,由几个与衰老相关的因素导致驼背情况的逐步加重。这些因素包括骨质下降、椎板薄弱以及轴向肌力的减弱,最主要与脊柱拉伸相关(Sinaki, 2012)。这些变化可伴随或不伴随椎骨骨折的发生,因此对诊断没有帮助。在不复杂的椎体骨折中应进行神经系统查体。

　　最常见的椎体骨折部位是胸腰交界处。T7 以上的椎体骨折及无骨质疏松症患者的椎体骨折应进一步寻找潜在的系统性疾病(Patel and Shah, 2011)。可能的病因包括恶性肿瘤、甲状旁腺功能亢进、骨软化和肺结核。

诊断

　　如前所述,椎骨骨折应该被认为是患有骨质疏松危险因素的患者背部疼痛的潜在病因,是对骨质疏松症的早期诊断,或者全身性疾病导致患者椎骨折的危险信号。鉴于大多数患者没有明显的创伤,在明确椎体骨折诊断时可以适当选择影像学检查。如果除了骨质疏松症之外还有其他致病因素,应进行适当的实验室检查。包括完整的血细胞计数、红细胞沉降率、c 反应蛋白、血清钙、甲状旁腺激素和维生素 D 水平。此外,还应进行肺结核筛查。

当考虑椎体压缩骨折时,应适当采用平片初步明确诊断(Alexandru and So,2012)。压缩骨折的影像学特征包括一个或多个椎体前部楔入并伴有椎体塌陷、椎体矿物质丢失和椎板不规则改变等(Patel and Shah,2011)。椎体压缩骨折的定义为椎体高度下降 20% 或与基线相比至少减少 4mm(Longo et al.,2012)。影像学显示不稳定的椎体骨折包括超过 50% 椎体高度的缺失和相邻多关节的压缩性骨折或三列中的两列出现状况。如果检查中出现神经系统异常,或有恶性椎体骨折的情况,则应进行 MRI 或 CT 的检查。如果考虑有恶性肿瘤的可能,应进行骨扫描(Longo et al.,2012)。

治疗

主要的治疗管理目标是控制疼痛和预防骨折加重及功能缺失。治疗方法包括保守治疗和介入治疗。急性期压缩性骨折的治疗仍存在争议,但近期研究表明初期的保守治疗可能会获得更大收益(Kallmes and Comstock,2012;Longo et al 2012)。常见的保守治疗包括镇痛药物治疗、卧床休息、背部支撑以及物理治疗。

与大多数改善疼痛原因一样,最初应使用非阿片类镇痛药。使用阿片类药物相关的风险特别是与骨质疏松症患者人群相关的,包括跌倒和便秘。鼻内降钙素可以作为镇痛药物的辅助药物。达到最佳疼痛控制效果可能需要 2 周,但几乎没有副作用或药物相互作用(Silverman and Azria,2002)。以物理疗法为主的方法主要在于背部伸肌的康复(图 31-9)。即使在急性骨折期的治疗中,此类治疗也起到一定的作用,因为伸肌群的等长运动可以减轻疼痛(Sinaki,2012)。对于接受保守治疗后仍持续 6 周以上的疼痛,可以考虑进行介入治疗。"球囊后凸成形术"和"椎体成形术"是难治性症状的选择,但是这些手术的适应证目前尚不清楚。一些研究表明,与保守治疗相比,两种治疗方法均可以更快地缓解疼痛,但另一些研究却发现经过治疗后6 个月,疼痛和功能的改善并不理想(Anselmetti et al.,2013)。手术干预通常应用于不稳定的骨折。

除了急性椎骨骨折的处理之外,全科医生还需要早期筛查骨质疏松症以预防骨折的发生。一个综合的抗骨松治疗包括规律运动、戒烟、摄取充足的钙和维生素 D 以及双膦酸盐药物的应用。作为抗骨松治疗的一部分,适当的运动可以改善轴向稳定性。即使没有骨量增加,脊柱伸肌运动也能降低未来椎体骨折的风险(Sinaki,2012)。此外,背部伸肌力量与骨质疏松症患者的生活质量改善相关(Sinaki,2012)。

治疗要点

- 保守治疗是大多数压缩骨折的有效初始方法,包括休息、物理治疗、镇痛药物和背支架(Kallmes and Comstock,2012)(推荐等级:C)。
- 鼻内降钙素可作为治疗压缩性骨折疼痛的安全辅助治疗(Silverman and Azria,2002)(推荐等级:C)。
- 压缩性骨折的治疗应包括潜在的骨质疏松症的综合治疗(Wells et al.,2008)(推荐等级:A)。

肌筋膜痛

肌筋膜痛被认为是由肌筋膜触发点引起的局部疼痛综合征。触发点是位于骨骼肌紧缩带中的分散的,局部的,超节的点(Travell and Simons,1992)。这些点位存在压痛,并可以产生放射痛(Travell and Simons,1992)。通常情况下,这是一种排除诊断,与其他病理性疾病相同,包括骨异常、神经缺陷和炎性疾病等等应当考虑。同样应该考虑合并症,包括但不限于抑郁症、焦虑症及既往或共存伤害引起的中枢敏感性(Travell and Simons,1992)。

治疗的重点是减少肌肉的过度使用,注意身体运动形态,适当使用镇痛药物以及鼓励适当运动(Alvarez and Rockwell,2002)。定期使用对乙酰氨基酚和非甾体抗炎药是良好药物治疗。有症状的触发点可以用多种方式治疗,如手法治疗、针灸或触发点注射药物(Alvarez and Rockwell,2002)。此外,更多的综合性方法应该用于解决生活方式问题,如睡眠障碍、情绪障碍、饮食摄入和减轻压力等。与任何肌肉骨骼疾病一样,治疗重点应放在有氧和特定的运动练习,以及生物力学方法来控制疾病加重。这对于慢性疼痛(持续超过 3~6 个月的疼痛)情况尤为重要。长期固化以及缺乏运动的不良反应可能引起比原有的肌筋膜疼痛更严重的状态。

慢性腰背部疼痛

重 点

- 慢性腰背部疼痛有多种潜在的疼痛发生原因,导致难以做出特定的诊断。
- 慢性背痛通常分为机械性背痛、神经根性疼痛和病理性背痛。

■ 评估常见的危险信号症状，有助于临床医生有效排除紧急情况。

■ 除非出现危险信号症状，否则在6周的背痛症状之前不需要做影像学检查。

慢性腰背部疼痛是一个非常普遍且代价高昂的问题，同时也是患者和医务人员受挫的根源。背痛本质上是一个复杂的问题，因为疼痛存在多种潜在来源，当疼痛变成慢性时，这种复杂性被放大。了解这种复杂性可以帮助指导治疗并为患者提供更好的咨询。全科医生需要有一种方法来照顾患有慢性背痛的患者。本节阐述了腰痛的生理学基础，讨论了诊断和治疗方法，并讨论了如何使用办公室访问来改善患者护理和提高提供者满意度。

生理学

急性疼痛是建立在一个解剖位点上的痛觉感受器。有多种潜在的疼痛类型，包括椎间盘、关节面、骶髂关节、韧带、肌肉和筋膜等（Salzberg，2012）。在慢性腰背部疼痛中，经常会存在增加运动，减少缓冲，畸形骨形成，肌肉和韧带的削弱，所有这些都会导致神经支配结构的疼痛。疼痛处理发生在脊髓的背根神经节和背角，以及脑中的边缘系统、丘脑和大脑皮层等（Salzberg，2012）。

慢性疼痛会导致神经系统的改变，如神经元的过度兴奋性、基因表达的改变以及对丘脑信号的放大。此外，情绪和心理上的变化也会影响疼痛体验（Salzberg，2012）。综上所述，即使没有进一步的组织损伤，这些变化也会导致持续的疼痛信号。这种知识在临床上很有用，因为药物和物理治疗可以集中在不同的目标部位。可能的目标包括疼痛的边缘部位，脊髓或大脑的疼痛调节部位。此外，解决心理和情感上的问题也很重要，因为它们直接影响到疼痛感知。

诊断方法

对于腰背部疼痛的诊断方法不同于许多其他症状，因为准确的诊断并不是大多数评估的最终结果。只有15%的患者有明确的背痛原因（Manusov，2012）。这导致产生了多个分类系统，试图找到有效的方法来识别即时的危险信号，并对其他标注为启动治疗的因素。没有证据表明一个分类系统应该被用于另一个分类系统（Manusov，2012）。一种常用的方法是2007年由美国内科医师学会和美国疼痛学会联合声明推荐的方法。它使用以下三种类型：非特异性背疼、神经根性疼痛和危险信号相关症状（表31-2）。这和其他指南都要先排除肿瘤、感染、器质性病因和手术紧急情况，然后进行机械性背痛的管理。

早期影像学检查没有明确意义，除非危险信号存在。更进一步的影像学检查最常用的是MRI，可能会被考虑为更理想的检查治疗但可能确实存在缺点。磁共振成像可能引发更多的手术治疗，而没有改善最终的结果和同时可能会出现症状并未被完全解释（Vanwye，2010）。

初级护理中的治疗方法

在确定了非特异性或机械性背痛的诊断工作后，发展治疗的方法仍然具有挑战性。有很多潜在的治疗方法可供选择（表31-6），症状改善通常不会很快发生。医生需要长期治疗背痛患者，协助患者进行必要的改变，监测进展，并应对挫折。

确定治疗目标是一个好的开始。在任何类型的慢性疼痛中，"治愈疼痛"往往不是一个合理的目标。在这一过程中应考虑患者和提供者的目标，并尝试一同使用这些标准来判断结果是否达成一致，因为这可能会改善医疗联盟（Yelland and Schluter，2006）。如果一个患者在这个过程中遇到困难，可以通过一个问题来表达患者的价值观，"您希望自己的健康状况如何？"这可能有助于重新展开讨论，将对适当的治疗和目标结果集中患者认为重要的事情上。

在这一点上，确定患者是否愿意改变可能会破坏其原本的生活习惯是很有帮助的。治疗方法的核心是帮助患者变得更加积极和功能化，这通常需要改变现有的生活方式习惯，比如增加体力活动和减肥。在这个评估中有帮助的工具是变更模型的阶段（表31-9）。这个模型可以帮助临床医生个性化咨询方法，这取决于患者是否愿意改变生活方式。

在确定了一些目标基准后，考虑患者对治疗方案的偏好。以患者为中心的方法已经成为治疗的标准，并纳入了治疗背痛管理指南中（英国国立卫生与临床卓越研究所 National Institute of Health and Clinical Excellence

表31-9 转变阶段

前预期阶段	未发现行为问题或考虑改变
思考阶段	认识到问题但还未做出改变
准备阶段	为改变行为做好准备
行动阶段	开始改变
维持阶段	维持行为改变

[NICE],2009)。英国 NICE 在 2009 年建立了治疗慢性背痛的循证指南。推荐的治疗方法是除了物理治疗、手法治疗或针灸治疗之外,还提供自我护理的信息。这些模式被认为具有临床和成本效益的证据(NICE,2009)。

自我保健信息应该包括如何保持活跃的指导。这可能会减少疼痛和残疾,同时降低访问次数和成本(Vanwye,2010)。建议应该包括针对脊椎的康复训练和有氧运动的建议。当疼痛从急性到慢性或随着患者的病情发展和恢复功能时,康复训练应该从被动到主动的治疗。有氧运动直接影响个人的功能状态,并进一步改善情绪和可能存在的疼痛感知。在向患者提出有氧建议时,可以考虑几个指导方针。一个是来自美国运动医学学院,每周推荐 150 分钟中等强度锻炼(Haskell et al.,2007)。对于那些没有达到这个水平的患者,这个目标可以成为治疗计划的一部分。

非特异性背痛的药物选择以对乙酰氨基酚作为一线用药建议。非甾体抗炎药和弱阿片类药物(如可待因)是二线选择。由于心脏病和肾功能衰竭的风险增加,应该谨慎使用非甾体抗炎药(American Geriatrics Society 2012 Beers Criteria Update Expert Panel,2012)。如果缓解疼痛不理想,可以考虑使用三环抗抑郁药(NICE,2009)。肌肉松弛药物可能在短期内有用,但尚未显示有助于慢性腰背部疼痛的治疗。抗惊厥药物(如加巴喷丁)可能用于神经性疼痛,但没有证据显示在一般的肌肉骨骼疼痛应用是否有效(Turk et al.,2011)。

开始使用阿片类药物是初级保健医师紧张的常见原因。一般来说,当其他形式和药物没有给予足够的缓解疼痛或者疼痛仍然对功能有影响时,阿片类药物可以被认为是备用计划。阿片类药物的风险包括恶心、便秘、镇静、痛觉过敏、滥用和成瘾。阿片类药物已被证明改善疼痛效果,但在改善功能情况中尚未证明比其他止痛药存在优势(Turk et al.,2011)。

由于缺乏功能性的改善和存在使用风险,长期使用阿片类药物仍然是有争议的。最好是使用有明确的功能目标的阿片类药物,而这些目标应该与患者相一致。在考虑使用阿片类药物治疗时,临床医生可以利用几种工具来帮助确定未来药物滥用的风险。其中最受欢迎的是诊断、难治性、风险和疗效(DIRE),以及对疼痛患者筛查工具的筛查和阿片类评估(SOAPP)。SOAPP 在预测药物滥用风险方面可能更准确。如果决定开始使用阿片类药物,这可以被视为"试验性治疗"。如果没有达到功能性目标,副作用是有限的,或者有证据表明使用出现异常,应该停止治疗试验(表 31-10)。

办公室访问的目标包括监测正在进行的治疗,以及药物使用产生的副作用,并帮助患者在他或她的护理中积极参与。在这个过程中有用的一个工具是 SMART 目标(表 31-11)。帮助患者制定可实现的目标可以促进他们的行为改变,这是治疗计划的一部分,并允许在随后的办公室访问中重点讨论。

表 31-10　对服用阿片类药物患者进行随访:5A 监测

镇痛
日常生活活动:躯体机能,情绪,睡眠
有氧运动
副作用
异常行为

表 31-11　SMART 目标(运用计划增加运动举例)

个性化定制	每天早餐前步行 15 分钟(避免使用泛泛的目标,如"多运动")
可测量	在厨房日历上,记录下一个月的步行时间
可实现	"我现在可以走 15 分钟,但是只是偶尔走走。从生理角度,我可以做到,早醒 15 分钟是可以实现的"
相关性	"增加锻炼是疼痛治疗计划的一个重要部分"
时间敏感性	"今天我要去要到网球鞋,明天开始步行"

对于病情恶化或功能不正常的患者,第一步是重新评估诊断,确保没有出现新的危险症状。然后应该考虑治疗方案的改变,额外的检查或专家咨询。咨询的原因包括复杂的病例,关于诊断的问题,在治疗失败后的适当管理的问题,或者具体的诊断或治疗程序。此外,如果患者完成了一个治疗过程,仍然有严重的残疾或较大心理压力的(NICE,2009),请考虑心理咨询。

治疗要点

- 除了物理治疗、手法治疗或针灸外,初始治疗方法还应包括掌握自我护理信息(Haskell et al.,2008)(推荐等级:A)。
- 自我护理信息应包括如何保持最佳状态的说明(Haskell et al.,2008)(推荐等级:A)。
- 对乙酰氨基酚是 NSAIDs 类的一线药物,弱阿片类药物是二线药物。持续性或难治性疼痛患者可以考虑三环类抗抑郁药(Haskell et al.,2008)(推荐等级:A)。
- 阿片类药物已被证明可以改善疼痛,但并没有显示出改善功能优于其他镇痛药(Turk et al.,2011)(推荐等级:C)。

(朱亮亮 译)

参考资料

Alexandru D, So W: Evaluation and management of vertebral compression fractures, *Perm J* 16:46–51, 2012.

Alvarez DJ, Rockwell PG: Trigger points: diagnosis and management, *Am Fam Physician* 65:653–660, 2002.

American Geriatrics Society 2012 Beers Criteria Update Expert Panel: American Geriatrics Society updated Beers Criteria for potentially inappropriate medication use in older adults, *J Am Geriatr Soc* 60:616–631, 2012.

Anselmetti GC, Bernard J, Blattert T, et al: Criteria for the appropriate treatment of osteoporotic vertebral compression fractures, *Pain Physician* 16:E519–E530, 2013.

Backstrom KM, Whitman JM, Flynn TW: Lumbar spinal stenosis-diagnosis and management of the aging spine, *Man Ther* 16:308–317, 2011.

Carroll LJ, Holm LW, Hogg-Johnson S, et al: Course and prognostic factors for neck pain in whiplash-associated disorders (WAD): results of the Bone and Joint Decade 2000-2010 Task Force on Neck Pain and Its Associated Disorders, *Spine (Phila Pa 1976)* 33:S83–S92, 2008.

Chou R, Ballantyne JC, Fanciullo GJ, et al: Research gaps on use of opioids for chronic noncancer pain: findings from a review of the evidence for an American Pain Society and American Academy of Pain Medicine clinical practice guideline, *J Pain* 10:147–159, 2009.

Cole AJ, Herring SA: *Low back pain handbook*, ed 2, Philadelphia, 2003, Hanley and Belfus.

Curatolo M, Bogduk N, Ivancic PC, et al: The role of tissue damage in whiplash-associated disorders: discussion paper 1, *Spine (Phila Pa 1976)* 36:S309–S315, 2011.

Daffner RH: Radiologic evaluation of chronic neck pain, *Am Fam Physician* 82:959–964, 2010.

Davis PC, Wippold FJ 2nd, Brunberg JA, et al: ACR appropriateness criteria on low back pain, *J Am Coll Radiol* 6:401–407, 2009.

Denis F: The three column spine and its significance in the classification of acute thoracolumbar spinal injuries, *Spine (Phila Pa 1976)* 8:817–831, 1983.

Deville WL, van der Windt DA, Dzaferagic A, et al: The test of Lasegue: systematic review of the accuracy in diagnosing herniated discs, *Spine (Phila Pa 1976)* 25:1140–1147, 2000.

Doorly TP, Lambing CL, Malanga GA, et al: Algorithmic approach to the management of the patient with lumbar spinal stenosis, *J Fam Practice* 59:S1–S8, 2010.

Edgoose J: Rethinking the difficult patient encounter, *Fam Pract Manag* 19:17–20, 2012.

Good Stewardship Working Group: The "top 5" lists in primary care: meeting the responsibility of professionalism, *Arch Intern Med* 171:1385–1390, 2011.

Haskell WL, Lee IM, Pate RR, et al: Physical activity and public health: updated recommendation for adults from the American College of Sports Medicine and the American Heart Association, *Circulation* 116:1081–1093, 2007.

Hendriks EJ, Scholten-Peeters GG, van der Windt DA, et al: Prognostic factors for poor recovery in acute whiplash patients, *Pain* 114:408–416, 2005.

Hoffman JR, Wolfson AB, Todd K, Mower WR: Selective cervical spine radiography in blunt trauma: methodology of the National Emergency X-Radiography Utilization Study (NEXUS), *Ann Emerg Med* 32:461–469, 1998.

Hol PK: Imaging in whiplash, *Cephalalgia* 28(Suppl 1):25–27, 2008.

Hurwitz EL, Carragee EJ, van der Velde G, et al: Treatment of neck pain: noninvasive interventions: results of the Bone and Joint Decade 2000-2010 Task Force on Neck Pain and Its Associated Disorders, *Spine (Phila Pa 1976)* 33:S123–S152, 2008.

Kalichman L, Hunter DJ: Diagnosis and conservative management of degenerative lumbar spondylolisthesis, *Eur Spine J* 17:327–335, 2008.

Kallmes DF, Comstock BA: Commentary: No comparison: conservative management of painful spontaneous osteoporotic compression fractures is the way to go, *Spine J* 12:1006–1007, 2012.

Kellgren JH: On the distribution of pain arising from deep somatic structures, *Clin Sci* 4:35–46, 1939.

Kirkaldy-Willis WH: *Managing low back pain*, ed 2, New York, 1988, Churchill-Livingstone, pp 117–131.

Kreiner DS, Shaffer WO, Baisden JL, et al: An evidence-based clinical guideline for the diagnosis and treatment of degenerative lumbar spinal stenosis (update), *Spine J* 13:734–743, 2013.

Longo UG, Loppini M, Denaro L, et al: Osteoporotic vertebral fractures: current concepts of conservative care, *Brit Med Bull* 102:171–189, 2012.

Manchikanti L, Singh V, Datta S, et al: Comprehensive review of epidemiology, scope, and impact of spinal pain, *Pain Phys* 12:E35–E70, 2009.

Manusov EG: Evaluation and diagnosis of low back pain, *Prim Care* 39:471–479, 2012.

Martin BI, Deyo RA, Mirza SK, et al: Expenditures and health status among adults with back and neck problems, *JAMA* 299:656–664, 2008.

Maus T: Imaging the back pain patient, *Phys Med Rehabil Clin N Am* 21:725–766, 2010.

Moore TM, Jones T, Browder JH, et al: A comparison of common screening methods for predicting aberrant drug-related behavior among patients receiving opioids for chronic pain management, *Pain Med (Malden, Mass)* 10:1426–1433, 2009.

Nachemson AL: Disc pressure measurements, *Spine (Phila Pa 1976)* 6:93–97, 1981.

National Institute for Heath and Care Excellence (NICE): *Early management of persistent non-specific low back pain*, 2009. at: http://www.nice.org.uk/cg88. Accessed 9/20/2013, 2013.

National Institutes of Health, National Center of Complementary and Alternative Medicine: A New Portrait of CAM Use in the United States. Bethesda, MD, 2004.

Nordin M, Carragee EJ, Hogg-Johnson S, et al: Assessment of neck pain and its associated disorders: results of the Bone and Joint Decade 2000-2010 Task Force on Neck Pain and Its Associated Disorders, *Spine (Phila Pa 1976)* 33:S101–S122, 2008.

North American Spine Society: *Diagnosis and treatment of degenerative lumbar spinal stenosis*, 2011. At: https://www.spine.org/Documents/ResearchClinicalCare/Guidelines/LumbarStenosis.pdf. Accessed 9/24/2013, 2013.

Otte A: The "railway spine"—a precursor for the "whiplash syndrome"? *Med Sci Monit* 7:1064–1065, 2001.

Patel M, Shah K: Back: Cervical and thoracolumbar spine. In Rakel R, Rakel D, editors: *Textbook of family medicine*, ed 8, Philadelphia, PA, 2011, Elsevier, Ltd, pp 631–648.

Prochaska JO, DiClemente CC: Stages and processes of self-change of smoking: toward an integrative model of change, *J Consult Clin Psychol* 51:390–395, 1983.

Rubinstein SM, Pool JJ, van Tulder MW, et al: A systematic review of the diagnostic accuracy of provocative tests of the neck for diagnosing cervical radiculopathy, *Eur Spine J* 16:307–319, 2007.

Salzberg L: The physiology of low back pain, *Prim Care* 39:487–498, 2012.

Sehgal N, Manchikanti L, Smith HS: Prescription opioid abuse in chronic pain: a review of opioid abuse predictors and strategies to curb opioid abuse, *Pain Phys* 15:ES67–ES92, 2012.

Silverman SL, Azria M: The analgesic role of calcitonin following osteoporotic fracture, *Osteoporosis Int* 13:858–867, 2002.

Sinaki M: Exercise for patients with osteoporosis: management of vertebral compression fractures and trunk strengthening for fall prevention, *PM & R* 4:882–888, 2012.

Suri P, Rainville J, Kalichman L, Katz JN: Does this older adult with lower extremity pain have the clinical syndrome of lumbar spinal stenosis? *JAMA* 304:2628–2636, 2010.

Tallarico RA, Madom IA, Palumbo MA: Spondylolysis and spondylolisthesis in the athlete, *Sports Med Arthrosc* 16:32–34, 2008.

Tong HC, Haig AJ, Yamakawa K: The Spurling test and cervical radiculopathy, *Spine (Phila Pa 1976)* 27:156–159, 2002.

Travell JG, Simons DG: *Myofascial pain and dysfunction, The trigger point manual*, St. Louis, 1992, Williams and Wilkins.

Turk DC, Wilson HD, Cahana A: Treatment of chronic non-cancer pain, *Lancet* 377:2226–2235, 2011.

Vanwye WR: Nonspecific low back pain: evaluation and treatment tips, *J Fam Pract* 59:445–448, 2010.

Walton DM, Carroll LJ, Kasch H, et al: An overview of systematic reviews on prognostic factors in neck pain: results from the International Collaboration on Neck Pain (ICON) project, *Open Orthop J* 7:494–505, 2013a.

Walton DM, Macdermid JC, Giorgianni AA, et al: Risk factors for persistent problems following acute whiplash injury: update of a systematic review and meta-analysis, *J Orthop Sports Phys Ther* 43:31–43, 2013b.

Wells GA, Cranney A, Peterson J, et al: Alendronate for the primary and secondary prevention of osteoporotic fractures in postmenopausal women, *Cochrane Database Syst Rev* CD001155, 2008.

White AA, Panjabi MM: *Clinical biomechanics of the spine*, ed 2, Philadelphia, 1990, Lippincott Williams & Wilkins.

Wolff J: *The law of bone remodeling (translation of the 1892 German edition)*, New York, 1986, Springer.

Yelland MJ, Schluter PJ: Defining worthwhile and desired responses to treatment of chronic low back pain, *Pain Med (Malden, Mass)* 7:38–45, 2006.

网络资源

theacpa.org American Chronic Pain Association. Patient site with multiple resources, including a chronic pain diary.

www.americanbacksoc.org American Back Society. Nonprofit organization offering information for health care professionals on all aspects of spinal pain care.

www.familydoctor.org American Academy of Family Physicians (AAFP) Patient Information. Consumer health information on a variety of disorders, provided by the AAFP.

www.fammed.wisc.edu/integrative/modules/low-back-pain University of Wisconsin Integrative Medicine patient handouts. Information for clinicians and patient handouts on integrative and comprehensive management of chronic low back pain.

www.painedu.org/soapp.asp SOAPP opioid risk assessment tool.

关节炎是美国最常见的健康问题,尽管市面上有许多非处方药物可以治疗关节疼痛和其他肌肉骨骼疾病,但关节问题仍是人们来诊室向家庭医生寻求帮助的常见原因。在美国疾病控制与预防中心(CDC)进行的一项全国非卧床患者医疗调查中,4900万美国成人经医生诊断患有关节炎,其中有2100万人患有慢性关节症状(Hootman and Helmick,2006)。30年后,预测65岁及以上老年患者将从2140万增加到4140万。这些统计数据带来了每年75 000名住院患者和3600万人次门诊就诊量。

关节炎这个术语实际上适用于180多种不同的疾病,所有疾病的共同点是一个或多个关节的疼痛,伴或不伴炎症反应。尽管患者和医生将这类疾病统称为关节炎或"风湿病",但家庭医生必须对这些疾病进行更准确地识别以选择合适的治疗方法。肌肉骨骼症状也可能是影响其他器官的严重疾病的预兆。患者应该了解这些疾病的预后,了解这些症状是自限性的、慢性的还是进展性的。

风湿性疾病对美国的卫生保健系统和社会产生了巨大的影响。美国每年大约有1%的国民生产总值用于风湿疾病。工作缺勤、减薪和长期残疾也会影响患者和家庭的生活质量。家庭医生应该了解这些病症最新的诊断、评估和治疗方案。

关节和其他肌肉骨骼症状的评估

接诊以关节疼痛为主诉的患者,首先是了解疼痛的确切解剖定位,同时还要评估在没有外伤的情况下,该患者是否有关节僵硬、红肿及发热。此外,区分是关节疼痛还是关节周围疼痛十分重要。关节周围疼痛的常见原因有滑膜炎、腱鞘炎及腕管综合征,除此之外,

纤维肌痛、风湿性多肌痛(PMR),和多肌炎也可引起弥漫性关节周围疼痛。

受累关节的数量以及是否对称受累均属关节疼痛诊断的参考标准(图32-1和图32-2)。单关节炎(一个关节)或寡关节炎(几个关节)可由骨关节炎(osteoarthritis,OA)、痛风、假性痛风或感染性关节炎引起。非对称性多关节炎可出现于强直性脊柱炎(AS)、银屑病性关节炎、赖特病(Reiter's disease)以及脊柱关节病。对称性关节炎,即双侧的相同关节均受累但不一定受累程度相同,是类风湿关节炎(rheumatoid arthritis,RA)、系统性红斑狼疮(systemic lupus erythematosus SLE)、干燥综合征(Sjögren syndrome,SS)、多发性肌炎(polymyositis)及硬皮病(scleroderma)的特征性病变。当疼痛较为弥散、定位困难或性质描述模糊时,应该考虑纤维肌痛、反射性交感神经营养不良以及心理因素。

其他的鉴别要点包括休息、活动与疼痛特点的关系。机械性损伤引起的疼痛往往比炎症性疾病与关节的运动更直接相关。神经病变常引起烧灼感或针刺感,而关节炎的疼痛更接近酸痛。静止一段时间后出现的关节僵硬也可辅助诊断,RA常伴有30~60分钟的晨僵,而OA晨僵持续的时间较短,少于30分钟,此外静止后的僵硬也可发生于日间。神经性病变中(如帕金森病),僵硬是相对持续的。血管性疼痛,例如间歇性跛行,在运动时发作而休息后缓解,被描述为"深切的"痛感。

诸如乏力、虚弱、萎靡、体重减轻等全身症状也是基层医疗实践中常见的主诉,常与特定类型的风湿病相关。患者的功能状况、职业、是否从事过需要重复关节运动的活动及这些活动的人体力学都是需要在初次和系统评估中考虑的问题。这些症状如何影响患者的生活自理能力(ADLs),即患者是否能自行洗澡、穿衣

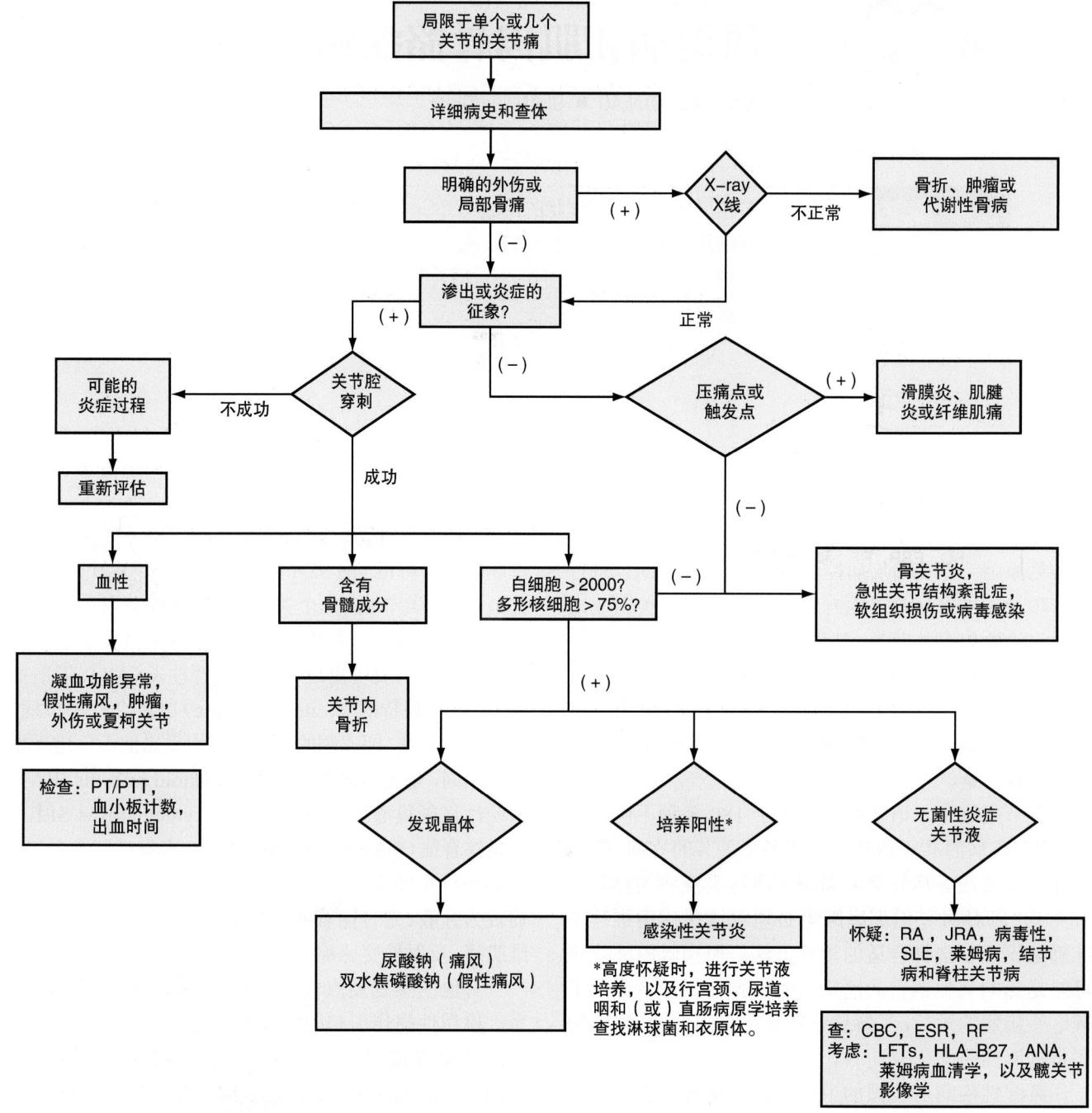

图 32-1　单关节和寡关节症状的评估。ANA，抗核抗体；CBC，全血细胞计数；ESR，红细胞沉降速率；JRA，幼年型类风湿关节炎；LFTs，肝功能检查；PMNs，多形核（白细胞）中性粒细胞；PT，凝血酶原时间；PTT，部分凝血活酶时间；RA，类风湿关节炎；RF，类风湿因子；SLE，系统性红斑狼疮；WBCs，白细胞（From Amemican college of Rheumatology Ad Hoc Committe on Clinical Guidelines. Guidlines for the initial evaluation of the adult patient with acute musculoskeletal symptoms. Arthritis Rheum. 1996；39：1.）

和进食？患者能否进行工具性日常生活活动（IADLs），如能否买菜做饭、打电话、开罐头？风湿性疾病可对患者及其家属的生活质量造成破坏性的影响，包括严重的社会心理和经济影响。因此，医生应该在家庭和其他支持系统背景下应对疾病对患者工作、娱乐和性生活的影响。

体格检查

应对所有主诉关节疼痛的患者进行细致的查体，包括对无症状的关节和其他可能受累的器官系统的检查。应检查关节是否有肿胀、压痛、变形、不稳定和运动受限，并将其与患者的对侧关节及医师自己的关节

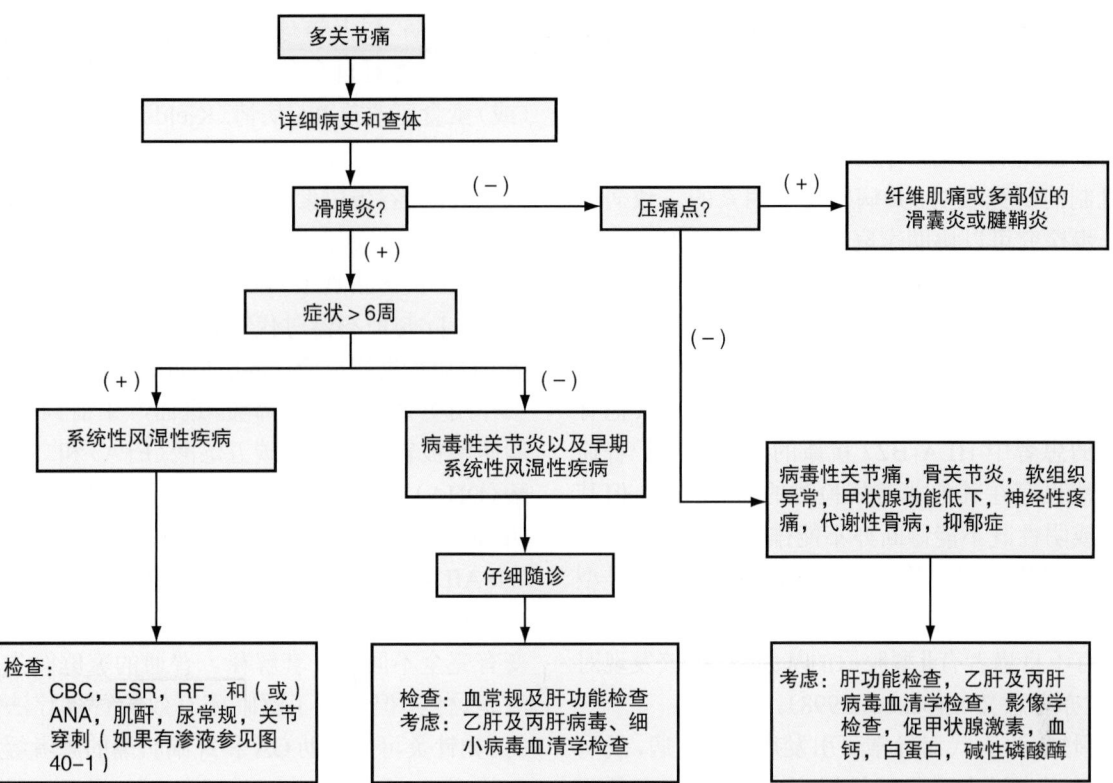

图 32-2 多关节炎症状的评估。ANA，抗核抗体；CBC，全血细胞计数；ESR，红细胞沉降速率；RF，类风湿因子（From American College of Rheumatology Ad Hoc Committee on Clinical Guidelines：Guidelines for the initial evaluation of the adult patient with acute musculoskeletal symptoms. Arthritis Rheum. 1996；39：1.）

进行对照比较。将关节周围的骨骼向关节正常活动的相反方向运动，可以检测关节的不稳定性，不稳定关节的运动程度比正常关节大。连续测量握力的做法是，让患者挤压血压计袖带加压到 20mmHg 并以毫米汞柱为单位来记录患者的最大握力。提示系统性疾病的征象包括发热、体重减轻、口鼻溃疡、肝脾及淋巴结肿大、神经系统异常、皮疹、皮下结节、虹膜炎、结膜炎或巩膜炎，以及心包摩擦音、胸膜摩擦音。由于 RA 患者症状的变化呈昼夜节律性，记录查体时间能使查体结果的连续对比更为准确。此外，利用骨骼关节示意图可以更全面的记录关节受累情况（图 32-3）。

肌痛可由局部的外伤和劳损引起，也可由全身感染、代谢性疾病或肌肉疾病引起。患者若出现多处触痛点而无其他症状，则提示纤维肌痛。肌酸激酶（creatine kinase，CK）水平的升高和近端肌无力可由炎性肌病引起，如多肌炎或皮肌炎。

总的来说，风湿病和其他肌肉骨骼疾病是通过详细的病史和查体而不是过多的实验室检查来诊断的，有些实验室检查的结果甚至可能误导诊断。实验室检查和放射影像可以协助证实从病史和查体中得出的初步诊断。

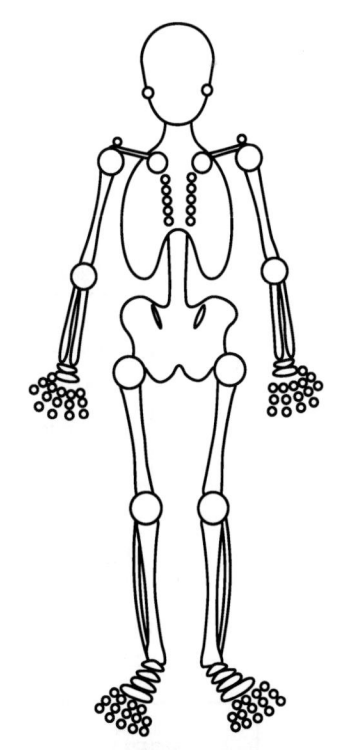

图 32-3 用于记录关节检查结果的骨骼系统图谱（From Polley HF, Hunder GG. Rheumatologic interviewing and physical examination of the joints. 2nd ed. Philadelphia：Saunders；1978.）

风湿病及其他肌肉骨骼疾病的发病机制

与大多数疾病相同，对风湿病及其他肌肉骨骼疾病发病机制的研究表明，其病因是多因素的。致病因素的进一步探究可以协助家庭医生和风湿科专科医师干预疾病病程，最终甚至可能预防疾病的发生。

关节炎的几种遗传易感因素已经被鉴定了。人白细胞抗原（HLA）系统的 HLA-DR4 抗原的存在，与 RA 的发病率高、病情重相关。而强直性脊柱炎及其他脊柱关节病的患者中 HLA-B27 抗原的阳性率高于普通人群。虽然也存在其他非常规检测的易感因素，但其检测阳性或阴性既不能诊断亦不能排除关节炎。美国国立卫生研究院（NIH）的研究表明，骨关节炎变异型中 39%～65% 来自于遗传因素的改变。同时，约 80% 的软骨发育不良患者有 Ⅱ 型胶原的基因突变，该发现对 OA 的研究亦有意义（Prockop，1998）。

众所周知，先天代谢异常可引发痛风等疾病，发病机制是尿酸产生过多或肾脏排泄少。糖尿病、血色病等代谢性疾病的控制不佳也可引起关节病变。此外，机械或创伤性因素导致足球运动员易患 OA，而长跑运动员则不然，这提示关节应力的类型和方向可能比应力本身更重要。内收运动与 OA 的严重程度也相关。肥胖已经被证实是膝关节 OA 的危险因素，其中可能有代谢因素和机械因素的双重影响（Eaton，2004）。

病原体是为人熟知的关节炎病因，如细小病毒 B19、人类免疫缺陷病毒病（HIV）、淋病奈瑟菌、伯氏疏螺旋体（莱姆病）以及链球菌（风湿热）。还有人推测，膳食因素也可能对自身免疫病的发病有贡献，因此禁食和（或）素食可改善 RA 病情（Kjeldsen-Kragh et al.，1991；McDougall et al.，2002；Smedslund et al.，2010）。更明确地说，无谷蛋白素食对 RA 患者可以起到动脉粥样硬化保护和抗炎症作用（Elkan et al.，2008）。也有假设认为，标准美国膳食中 ω-6 和 ω-3 脂肪酸的不平衡（比例为 30∶1，与旧石器时代饮食理论中 1∶2 的比例差异显著）增加了炎症反应。ω-6 脂肪酸被选择性地转化为促炎作用更强的花生四烯酸，进而产生前列腺素，而 ω-3 脂肪酸被转化为二十碳五烯酸（EPA）和二十二碳六烯酸（DHA）促进抑炎前列腺素的产生（图 32-4）。研究表明，ω-3 脂肪酸对 RA 有益，它能减少非甾体类抗炎药（NSAIDs）的使用和减轻疼痛的程度（Oh，2005）。

其他医学体系，如传统中医对风湿病中的病理改变有完全不同的一套解释。普通的家庭医生可能并不清楚这些，但全面了解临床有效的替代疗法是有裨益的（如针灸可以帮助 OA 和纤维肌痛的患者缓解症状）。

实验室检查

患者无临床症状而怀疑风湿病时，应对患者进行全血细胞分类计数（CBC）、尿液分析以及肝肾功能检查（LFT）。值得注意的是，在普通人群中，随着年龄的增长，即使没有疾病也会出现实验室指标异常的频次增加，包括一些常用的检查如红细胞沉降率（erythrocyte sedimentation rate，ESR，血沉）、尿酸、抗核抗体（ANA）

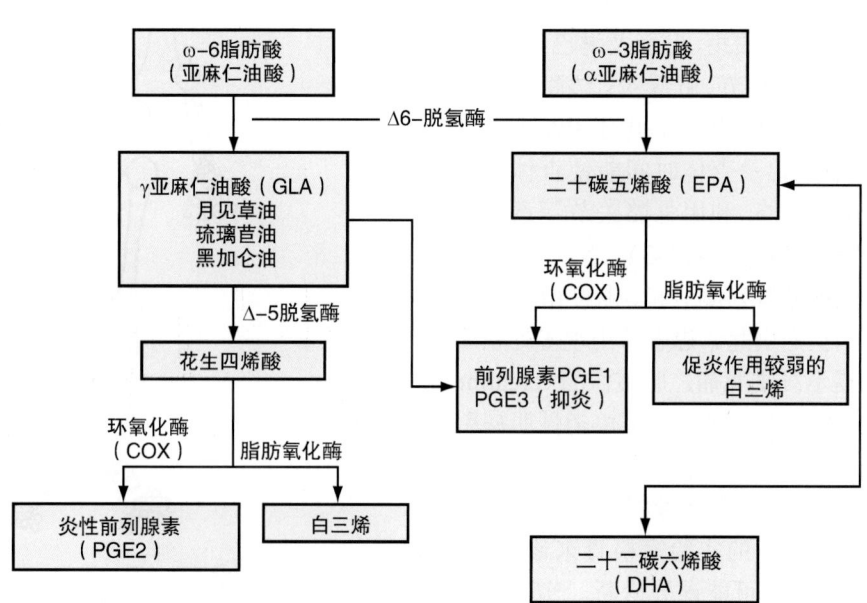

图 32-4 ω-6 脂肪酸和 ω-3 脂肪酸在炎症中的作用（From Rakel R. Integrative medicine. Philadelphia：Saunders-Elsevier；2007.）

以及类风湿因子（RF）的异常。由此，关节炎系列检查的异常可能混淆临床判断因而不宜作为常规筛查。例如，类风湿因子（RF）是一种抗免疫球蛋白（IgG）的血清自身抗体，RA 患者中仅有 80% RF 阳性。而健康人群中 RF 的阳性率亦高达 4%。慢性阻塞性肺病（chronic obstructive pulmonary disease，COPD）、病毒性肝炎、结节病的患者也常有 RF 阳性，此外其他可伴 RF 阳性的疾病还有恶性肿瘤、原发性胆汁性肝硬化及其他自身免疫病。但 RF 的滴度越高对 RA 越有提示意义。95% 的狼疮患者抗核抗体（ANA）阳性，但普通人群也有 5% ANA 阳性。此外，ANA 阳性还与药物使用、年龄等因素有关。无临床症状而 ANA 阳性的患者罹患狼疮的可能性很低。同时，ANA 的滴度与疾病的活动性并不绝对相关，因此大可不必对没有系统症状的患者行此项检查。但较高滴度的 ANA 提示很有可能与狼疮（lupus）或其他风湿疾病有关。

实验室检查不仅能辅助诊断，还能监测疾病活动度以及药物毒副作用。全血细胞分类计数能发现继发于 RA 的慢性病程或 NSAIDs 引起的胃肠道失血相关的贫血，以及系统性红斑狼疮（SLE）患者合并的溶血性贫血、血小板减少或淋巴细胞减少。尿液分析能检出继发于 SLE、使用 NSAIDs 或治疗 RA 的改变病情的抗风湿药（DMARDs）所致的肾脏病变。尿酸水平升高对痛风有提示意义。急性期反应物如血沉和 C 反应蛋白（CRP）可用于监测疾病的活动度，但缺乏特异性。而某些情况下，即使疾病处于活动期该指标亦有可能为阴性。但颞动脉炎（temporal arteritis）及风湿性多肌痛（polymyalgia rheumatica）患者的血沉总是升的。根据经验，对于男性来说，正常的 ESR 的上限是年龄除以 2；对于女性来说，是年龄加 10 除以 2。

患者有肌无力或肌痛的表现时，需检查肌酸激酶（CK）的水平。而关节痛合并肝酶异常时，需随诊病毒性肝炎的血清学指标。

其他检查如 HLA-B27、抗中性粒细胞胞浆抗体（antineutrophil cytoplasmic antibody，ANCA）、莱姆或细小病毒血清学、肌炎特异性抗体（anti-Jo-1）以及抗磷脂抗体检测，仅当临床高度怀疑相关疾病时方进行检测，如脊柱关节病、韦格纳肉芽肿、莱姆病或细小病毒感染、炎性肌病、抗磷脂抗体综合征（美国风湿病学会[ACR]，1996）

滑膜液分析

在合并急性关节炎的发热患者中，滑膜液分析有助于除外化脓性关节炎或急性单关节炎，分析内容包括白细胞分类计数、培养以及偏振光显微镜查找晶体。脓性、浑浊、低黏度，且多形核白细胞（PMNs）超过 90% 的滑膜液见于感染或结晶性关节病（痛风或假性痛风）。尿酸结晶是针状的负双折光晶体，而焦磷酸钙结晶是菱形的弱正双折光晶体。非炎性滑膜液外观清亮、黏度正常，白细胞数少于 2000 个 /mm³，且多形核白细胞比例小于 75%（表 32-1）。

表 32-1　滑膜液细胞计数的解读（按版权方要求保留原表，表中英文注释后附）

Leukocyte Count (WBCs/mm³)	Interpretation
<200	Normal synovial fluid
<2000	Noninflammatory fluid
>2000	Inflammatory fluid
2000-20,000	Mild inflammation (e.g., SLE)
20,000-50,000	Moderate inflammation (e.g., RA, reactive arthritis)
50,000	Severe inflammation (e.g., sepsis, gout)
>100,000	Sepsis, until proved otherwise

RA, Rheumatoid arthritis; *SLE*, systemic lupus erythematosus; *WBC*, white blood cell.
From Towheed TE, Hochberg MC. Acute monoarthritis: a practical approach to assessment and treatment. *Am Fam Physician* 1996;54:2239.

白细胞数(个 /mm³)	意义
< 200	正常滑膜液
< 2000	非炎性滑膜液
> 2000	炎性滑膜液
2000 ~ 20 000	轻度炎症（如 SLE）
20 000 ~ 50 000	中度炎症（如 RA，反应性关节炎）
50 000	重度炎症（如脓毒血症，痛风）
> 100 000	脓毒血症，除非有证据提示其他疾病

SLE，系统性红斑狼疮；RA，类风湿关节炎

应取材新鲜滑液进行分析。简易床旁滑液分析的做法是透过滑液阅读报纸，透过非炎性滑液时报纸可以阅读（图 32-5）。传统的滑液实验临床价值有限，甚至完全无临床价值，如检测葡萄糖、乳酸盐及蛋白水平；黏度的主观定性；黏蛋白凝块试验（测试滑液与稀释醋酸混合后产生的沉淀的脆性以及免疫实验。而直接镜检、革兰染色、培养以及白细胞分类计数来寻找结晶或感染证据，是唯一有价值的滑液相关实验。炎性滑液必须考虑是否继发于感染，而培养可以验证该假设。同时，关节中存在结晶并不排除感染的可能。

在某些情况下，滑膜活检有利于疾病的诊断，而关节镜使滑膜组织的获取更加容易。这对肉芽肿性疾病或浸润性疾病如淋巴瘤、转移性疾病或淀粉样变的诊断十分有帮助（Klippel，2001）。

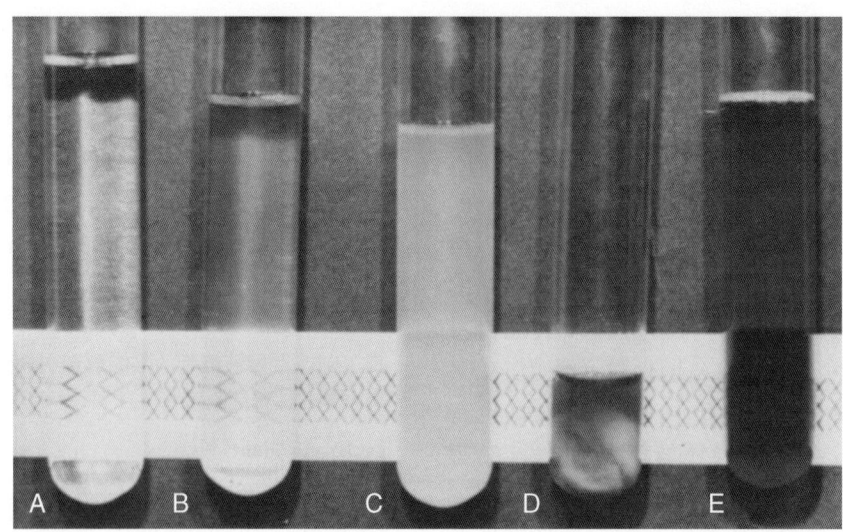

图 32-5 滑膜囊积液。A. 清亮、浅黄色或无色的正常滑液或水肿性滑液，报纸透过试管清晰可读。B. 非炎性关节病的滑液黄色、清亮。C. 炎性滑液为黄色、云雾状、半透明状。因白细胞的数量而异，报纸不同程度地变模糊甚至完全不能读出。D. 感染性关节炎的脓性滑液，白细胞多且包含不透光的致密团块。E. 血性积液是红色的，上清液可为暗黄棕色（黄色的）。创伤性积液均一性差，常有血丝（ From Schumacher HR. Synovial fluid analysis and synovial biopsy. In Kelley WN, Harris ED, Ruddy S, et al, eds. Textbook of rheumatology. 5th ed, vol 1. Philadelphia：Saunders；1997：609-625. ）

影像学检查

　　X 线平片仍然是评价和干预风湿疾病最常用的影像学方法。诸如磁共振（MRI）和放射性核素闪烁显像（骨扫描）等技术，临床使用越来越多，但价格昂贵且常常没有必要。许多关节炎有典型的 X 线片表现但大多数急性和新发的 SLE、痛风、机械性下背部疼痛或类风湿关节炎（RA）不是一定要做该检查，因为疾病早期 X 线片往往正常。此外，X 线片正常不能除外骨关节炎（OA）。已确定的 RA 的 X 光片可见关节周围骨质疏松、软组织肿胀以及边缘骨质侵蚀。而痛风性侵蚀因代偿修复作用造成典型的边缘突出（见本章后）。

　　X 线片改变的严重程度结合症状的严重性可以指导治疗的强度。然而过度依赖 X 线片可导致疾病治疗不充分，或者过度治疗。在出现严重 X 线片异常之前就应开始 RA 的 DMARDs。另一方面，许多慢性下背部疼痛的患者腰椎 X 线片反而正常治疗。此外，X 线片中腰椎普遍存在骨刺，不应据此对下背部疼痛采取过激的手术治疗。患者有急性关节症状时，行 X 线片可以辅助除外骨折、肿瘤转移或者感染，尤其在老年患者中。如果症状持续 10 天以上，医师应考虑重复 X 线片寻找形成的骨痂。

　　MRI 除了能检出肩部回旋肌群的损伤外，还尤其适合判断膝关节十字韧带伤、完全外侧副韧带和半月板撕裂，及评估其是否适合手术。虽然 MRI 非常昂贵，但它能比平片更早地显示软组织的损伤。骨扫描价格昂贵且没有特异性，但能比 X 线片更早显示 RA 的疾病改变。

功能评价

　　功能评估筛查对家庭医生很实用，只需几分钟（附表 32-1）。家庭医生的巨大贡献是既要关注患者的病情如关节症状，还要关注疾病对患者的影响。功能评估有助于初级医务工作者确定医疗团队中其他医生的角色（包括风湿病专科医师、骨外科医师、物理治疗师、职业治疗师、心理健康专家）。对患者进行功能评估还能引发疾病对家庭影响的讨论，以便患者及其家人更好地应对这一慢性的可能进展的疾病。

关节腔穿刺

　　关节腔穿刺在晶体性关节炎和感染性关节炎的诊断中意义最大，滑液分析有助于排除患者的单个关节合并两种及其以上关节炎的可能。RA 可与感染性关节炎、继发性 OA、关节积血以及焦磷酸钙沉积病（CPPD disease）共存。而关节积血和细菌感染常出现在已有关节炎损害的关节中。关节腔穿刺作为一个简单的诊室操作，能在关节急性红肿的关节除外细菌感染。感染性关节炎未行治疗或者治疗延迟会导致迅速的关节破坏，因此及时诊断十分重要。只有首先除外晶体性关节炎后方可考虑开始二线 RA 的治疗。在需要进行准确的诊断时，不进行滑液分析可能更对患者造成伤害。未行关节滑液分析引发严重的后果比发病率相对低的医源性感染（尤其是正规无菌操作后）或关节积血（常见于合并凝血障碍的患者）要常见的多。医源性感染的发生率预计为 1/10 000，比感染性关节炎的漏诊少见得多。急性关节炎发作时，抗凝治疗不是关节腔穿刺的绝对禁忌证。

关节腔穿刺首选的进针路径为以最短距离横穿组织并躲过大血管、肌腱和神经。膝、踝、腕以及肘关节是最易穿刺的部位，且抽吸这些部位的关节液引起的创伤轻微。而其他部位的关节腔穿刺对操作者的经验要求更高。关节腔穿刺的无菌术中通常不需要铺巾，但关节抽吸并将抽吸液移入收集瓶不能使用同一针头。

膝关节是最易抽吸的关节，最好在髌骨的上 1/3 处，从膝关节的内侧或外侧进入髌骨与股骨的间隙。踝关节腔穿刺的进入点是与内踝和外踝等距的中线处。肘部的穿刺最宜从外侧穿入鹰嘴和外上髁之间。肩关节的穿刺，可从后穿入肩峰后外侧面以下或者从前穿入喙突的外侧面。

可使用局部麻醉药，但可能干扰体表标志的定位；而进针前即刻喷洒氯乙烷往往就足够镇痛。膝关节使用 18 号针，而其他关节使用 20 号针。以诊断为目的仅需抽取 1～5ml 滑液。同时由于滑液抽吸能降低关节腔内压力，其本身就有治疗作用。穿刺过程中，应尽量避免刺到并损伤软骨，尽可能将进针深度控制为可吸到液体的最小深度，并抽吸尽量多的液体，注意不要试图抽吸尽每一滴滑液而引起不必要创伤，还要避免穿刺针在腔内从一边到另一边移动。

治疗性注射糖皮质激素　全身性系统治疗无效并除外感染后，关节腔穿刺可作为一种治疗手段进行糖皮质激素的关节内给药。首先抽吸滑液以保证正确的关节腔内定位，接着向关节腔内注射药物，大关节（膝、髋、肩关节）内注射 1～2ml 糖皮质激素；腕、肘以及踝关节注射 0.5～1ml；小关节和软组织注射 0.25～0.5ml。含利多卡因的 1:2 稀释液可即刻缓解症状，但许多人认为利多卡因会增加感染的风险（如增加操作的复杂性，换针）且好处有限因而不宜采用。注射后，应在关节的活动范围（ROM）内被动活动该关节，然后至少静息 24 小时以上。考虑到重复注射有引起软骨和韧带损伤的可能，类固醇注射每年每关节不宜超过 3～4 次。

非甾体抗炎药　NSAIDs 是临床最常用的药物之一，家庭医生几乎将其用于所有的风湿病或肌肉骨骼疼痛中。通过抑制前列腺素的合成，NSAIDs 抑制炎症和缓解疼痛，但并不能阻止组织损伤或关节破坏。环氧化酶 -2（COX2）抑制剂因其较少的胃肠道反应常用于风湿病和肌肉骨骼性疼痛。罗非昔布胃肠道结局研

究（VIGOR）（Bombardier et al., 2000）和塞来昔布关节炎长期安全性研究（CLASS）（Silverstein et al., 2000，结果表明其降低胃肠不良反应的收益比其任何相关的心血管风险更重要。万洛（Vioxx）腺瘤样息肉预防（APPROVe）研究表明，罗非昔布（Vioxx）与心血管病风险的增加有关（Bresalier et al., 2005）。阿尔茨海默病（Alzheimer's Disease）抗炎预防试验（ADAPT）研究，比较塞来昔布（西乐葆和萘普生（Naprosyn, Aleve）在阿尔茨海默病预防中的作用，因非安慰剂组心血管事件发生率增高 50% 而被迫停止（NIH, 2004）。总之，COX-2 抑制剂仅能轻微降低胃肠道出血的风险，而其相关的心血管风险超过了其胃肠道收益，因此临床用它们治疗风湿病和肌肉关节疼痛时须谨慎。目前，塞来昔布已有"黑框"（"black box"）警告，而罗非昔布在美国已经下市。

各类 NSAIDs 对患者都有效其机制尚不明，各种药物疗效上没有显示孰优孰劣，临床中多凭经验用药。大多数临床医生从小剂量开始用药，根据需要逐渐加大剂量。充分应用一种 NSAID 的要求是，在换用另一种 NSAID 之前以最大剂量服用该药达 3 周，而许多患者往往在此之前就想换药。通常最好由其他类别的药物转换到 NSAID，联合使用非水杨酸类的 NSAIDs 没有益处。所有的 COX-1NSAIDs 可引起消化不良和胃肠道毒性，干扰血小板的功能和延长凝血时间，而其他常见的副作用还包括肾毒性、高血压和中枢神经系统（CNS）症状如困倦、头晕和精神恍惚。2004 年 Cochrane 的一篇综述回顾了 NSAIDs 治疗下背部疼痛的研究，得出如下结论：不同类型的 NSAIDs（如 COX-2 抑制剂）同样有效，选择 NSAIDs 治疗 OA 时应同时考虑药物的相对安全性以及患者的接受度。

联合使用 NSAIDs 与米索前列醇（Cytotec）100～200mg，每日 4 次餐中口服，或奥美拉唑（Prilosec）每日 20mg（Hawkey et al., 1998），显示可减少胃十二指肠溃疡的发生率。但是，与质子泵抑制剂（PPIs）长期合用会干扰其他营养物质的吸收，包括维生素 B、铁、镁和钙，这可能导致神经病变、贫血、心律失常和骨折（Wilhelm et al., 2013）。一项汇总 112 项随机对照临床试验（RCT）的 meta 分析发现：无证据支持 H2 受体拮抗剂对消化道溃疡有效而质子泵抑制剂（PPIs）、米索前列醇和 COX-2 抑制剂能显著降低症状性溃疡的风险（Koch et al., 1996）。其中奥美拉唑及其他 PPIs 的耐受性好过米索前列醇以及法莫替丁（Hawkey et al., 1998）。在开始 NSAIDs 治疗、增加 NSAIDs 剂量或患者的临床状态发生改变时，医生应注意监测患者肾功

能减退、与抗高血压药物的相互作用以及转氨酶（谷丙转氨酶，ALT；天门冬转氨酶，AST）的升高。

家庭医生经常遇到的一个问题：当处方传统 NSAIDs 时，是否需要停用预防心血管风险的阿司匹林。同时服用两者似乎并不显著增加胃肠道毒性，然而，由于患者已经获益于传统非选择性 NSAIDs 的抗血小板作用，阿司匹林可能不会再提供额外的心血管获益。若选择同时服用 NSAIDs 和阿司匹林，为获得最大疗效，最好在服用 NSAIDs 至少 4 小时前服用阿司匹林。

系统性疾病中的关节炎

关节炎可能是许多系统性疾病的一部分，如代谢性疾病、感染、恶性肿瘤以及许多内分泌、血液系统和胃肠道疾病。传染性红斑的病原体细小病毒 B19 能引起多发关节炎，尤其是手部、膝关节和踝关节。HIV 感染有时亦可引起对称性多关节炎、脊柱炎或急性单关节炎。乙肝和丙肝病毒感染也能引起大小关节均受累的对称性多关节炎。25% 的感染性心内膜炎最初表现为少数大关节的炎症和背部疼痛（totemchokchyakarn and Ball，1996）。

由伯氏疏螺旋体（Borrelia burgdorferi）引起的莱姆病关节炎表现为膝关节或肩关节的转移性单关节炎或少关节炎，在慢性游走性红斑出现后的数周或数月发病。能引起关节炎的内分泌疾病包括：控制不佳的糖尿病（累及足部、踝部以及膝）、甲状腺功能亢进（累及手指和脚趾）、甲状腺功能减退（引起膝、腕和手部关节的非炎性积液）以及甲状旁腺疾病（引起软骨钙质沉着病）。

代谢性疾病能引起退行性关节炎。血色病（由铁沉积引起），累及的经典关节有第 2、第 3 掌指关节（MCP）、腕、膝、髋及肩关节。肝豆状核变性（Wilson disease）（由铜沉积引起）会引起腕部和膝关节的早发 OA。镰状细胞病（sickle cell disease）可合并膝关节炎。血友病和白血病的患者也常见关节炎。此外，关节炎与炎性肠病（IBD）和原发性胆汁性肝硬化相关。隐匿的恶性肿瘤可以反应性癌性滑膜炎起病，尤其是乳腺癌和前列腺癌。

转诊至风湿病专科医生

在各类临床情况中，是否向专科医师转诊取决于家庭医生的知识水平、兴趣水平及其在特定疾病、病程的特定阶段为患者提供帮助的能力。特殊情况的患者往往需要转诊，如可疑的感染性关节炎、急性骨髓病变以及多发单神经炎、可疑急性肌腱或肌肉破裂或急性

结构紊乱症（acute internal derangement）。除此之外，下列情况也需考虑转诊：疾病 6 周后仍未明确诊断；症状难以控制；妊娠期合并系统性症状或其他严重症状；患者需要类固醇、免疫抑制剂或其他家庭医生不熟悉的药物进行治疗；终末期关节病。由于风湿性症状本身无特异性，并且其社会心理学影响显著，不论是否转诊，家庭医生都要持续积极地参与到患者的照顾中。

风湿性疾病

骨关节炎

重 点

- 骨关节炎（OA）在美国人群中的患病率为 20%，而 44% 的骨关节炎患者并非活跃的运动爱好者。
- 必须鉴别原发性 OA 与继发性 OA。
- NSAIDs，非 COX-2 抑制剂仍是 OA 药物治疗的选择。

骨关节炎（osteoarthritis）也叫"退行性关节病"，是关节炎中最常见的一种，在美国是导致工作能力丧失（17%）的头号疾病。关节炎累及美国 20% 的人口而其中约有一半患有原发的骨关节炎。2005 年，据估计有 2700 万美国人患有 OA（Lawrence et al.，2008）。在很长一段时间里，骨关节炎一直被认为是由"磨损消耗"引起的。而现在公认，骨关节炎的发病与遗传、创伤、代谢及发育相关，这更加大了其预防和治疗的难度。几乎所有 75 岁老人的 X 线片都提示骨关节炎，但他们中的大多数没有临床症状。在 45～55 岁的人群中，OA 在男女中的发病率相同，但在 >55 岁的人群中，OA 在女性中更常见（CDC，2005）。大多数 OA 患者关节受累并不严重且没有临床症状，而有些重症患者甚至需要关节置换。

尽管 OA 被认为是主要累及软骨的非炎性关节炎，但实际上它的发病包括活跃的生化过程和机械作用，累及整个滑膜关节。其中，一种主要累及手部的 OA 变异型是炎性的。它具有家族遗传性，女性更易感。该炎性变异型 OA 导致手部形成赫伯登结节（Heberden nodes）（远端指间关节）和布夏尔结节（Bouchard nodes）（近端指间关节）。疾病损伤更多地影响软骨下骨转换，关节软骨甚至不会受累（Peterson et al.，1998）。膝关节 OA 中，股四头肌无力可先于关节症状出现，这提示了生化因素的重要性（Slemenda et al.，1997）。

骨关节炎可分为原发性（特发性）、遗传性（胶原基因缺陷）以及继发性。继发性 OA 由既往软骨破坏引起。职业因素引起的反复关节创伤会增加 OA 的易感性。创伤、先天解剖异常（股骨头骺脱位、先天性髋关节发育不良）、神经病变及内分泌 - 代谢疾病（肥胖、血色病、肝豆状核变性、焦磷酸钙沉着病、变形性骨炎、肢端肥大症）都可以引起 OA。炎性关节炎如类风湿关节炎、感染或痛风可损伤软骨，从而继发 OA。

职业性跪姿者（如船厂工人、矿工、地毯或地板工人）膝关节 OA 的发病率比做文职工作的对照组显著升高（Maetzel et al., 1997）。然而，长跑等重复运动在没有关节损伤或先前关节异常的情况下不会引起 OA（Panush and Lane, 1994）。同时，超过 44% 的 OA 患者并非活跃的运动爱好者（Gordon et al., 1998）。正常关节的低冲击活动与 OA 无关，但高强度、高冲击的活动引起关节损伤则与 OA 紧密相关。机械因素可能更多地影响 OA 的产生而非 OA 的进展，大多数轻型 OA 并不进展为严重的关节破坏。轻型 OA 与重型 OA 可能不同，后者进展与否更取决于疾病的进程而非 OA 的早期情况。

临床表现

大多数 OA 患者没有临床症状，最初的诊断往往来自于其他原因拍 X 线片时的意外发现。无临床症状的 OA 不需要进一步临床评估或治疗。OA 的早期症状为逐渐出现的局部关节疼痛，活动后疼痛加重。一天中疼痛逐渐加重，休息后减轻。局部晨僵现象小于 30 分钟，且没有系统症状，凝胶现象（在休息和不活动后的僵硬状态）活动几分钟后消失。潮湿、冰冷、多雨的天气常常会加重症状，这是因为气压的改变引起了关节腔内压力的改变。膝关节 OA 的患者亦常抱怨关节屈曲或不稳定，尤其是下楼的时候。髋关节 OA 可出现从腹股沟区到大腿前部的放射痛。颈部 OA 可引起颈部、背部或上肢的疼痛、无力或麻木。随着 OA 的进展，疼痛可发展为持续性疼痛，甚至夜间也可出现。

原发性 OA 可分为三类：全身型 OA，大关节型 OA 和侵蚀型 OA。全身型 OA 包括 5 个及其以上的关节受累最常见于手部的远端指间关节（赫伯登结节）、近端指间关节（布夏尔结节）、手的第一腕掌关节、足的第一跖趾关节、膝关节、髋关节和脊柱。它有显著的家族因素。而大关节型 OA 主要累及膝关节和髋关节，可单独出现也可作为全身型 OA 的一部分出现。膝关节 OA 多发生在关节内侧和髌骨关节面。而髋关节 OA 可以分为两种亚型中央和上极髋关节 OA。髋关节的中央或内侧受累常见于全身型 OA，多为双侧，女性比男性多见。大多数上极受累的髋关节 OA 多为单侧，不伴其他关节受累，男性中多见。成人髋关节 OA 中多达 40%～90% 的病例继发于髋关节的发育异常包括髋臼发育不良、发育性髋关节脱位（旧称"先天性髋关节脱位"）、累 - 卡 - 佩三氏病（Legg-Calvé-Perthes disease）、股骨头骺脱位（Brandt and Slemenda, 2004）。

侵蚀型 OA 是原发性 OA 的罕见类型，它均等地累及手部的近端、远端指间关节而常无其他关节受累，且炎症反应显著。15% 的侵蚀型 OA 会逐渐进展为血清学阳性的 RA（Kujala et al., 1995）。

体征

OA 的典型体征包括关节肿胀、触痛、捻发音和关节边缘处的增大、致畸。疼痛必须精确定位，是关节性的还是关节周围性的。如果疼痛定位于关节，应首先排除炎症和感染性疾病。患者还可有活动受限，或者在严重情况下，因关节不稳定导致的活动过度或软骨部分松弛引起的绞锁。此外，OA 中可以出现关节积液引起的皮温升高和软组织肿胀。但关节显著的红、肿、热往往更提示脓毒性关节炎或晶体性关节炎，而不是 OA。

实验室检查

OA 分类相关的临床研究标准有助于 OA 的标准化诊断（附表 32-2 和附表 32-3）。尽管 OA 的临床诊断几乎都是通过患者的病史和体格检查而得出的，滑液分析、影像学以及发作期正常的血沉、ANA 和 RF 有助于 OA 的确定诊断。大关节滑液分析有助于除外其他疾病。OA 典型的关节渗出液中白细胞数小于 1000/mm^3 为主（表 32-2）。由于 ESR 会随年龄而升高，20% 的健康老年人有 RF 阳性，因此血清学检测可能有误导性。但 ESR 显著升高对 OA 以为的疾病有提示意义。尽管已经发现了许多 OA 的生化标志物，但现阶段对临床工作者的帮助意义不大。

影像学检查

X 线检查通常是 OA 诊断的一线手段。由于有阳性影像学发现而无临床症状的 OA 比例较高，不能仅凭 X 线片异常就进行治疗。OA 的 X 线片改变包括骨赘形成、非对称性关节间隙狭窄（定义为承重膝关节的关节间隙 <3mm），以及软骨下骨质硬化（图 32-6，图 32-7）。疾病的后期，可出现带硬化壁的软骨下囊。而关节周围骨质疏松和边缘骨质侵蚀更提示 RA 或其他炎性关节病，而不是 OA。累及非经典关节（掌指关节、腕关

表 32-2　膝关节骨关节炎的分类标准

临床与实验室检查	临床与放射学检查	临床 *
具有膝痛并具备以下 9 项中的 5 项	具有膝痛和骨赘并具备以下 3 项中的 1 项	具有膝痛并具备以下 6 项中的 3 项
年龄 > 50 岁	年龄 > 50 岁	年龄 > 50 岁
晨僵 < 30 分钟	晨僵 < 30 分钟	晨僵 < 30 分钟
骨摩擦感	骨摩擦感	骨摩擦感
骨压痛		骨压痛
骨性肥大		骨性肥大
膝触之不热		膝触之不热
ESR < 40mm/h		
RF < 1:40		
SFOA		
92% 敏感	91% 敏感	95% 敏感
75% 特异	86% 特异	69% 特异

血沉、红细胞沉淀率（Westergren）；类风湿因子（RF）；SFOA；OA 典型的关节渗出液（透明，黏稠或者白细胞数小于 2000/mm³）

* 可选的临床类别中如 6 项中具备 4 项，则具有 84% 的敏感性和 89% 的特异性

From Altman R, Asch E, Bloch G, et al. Development of criteria for the classification and reporting of osteoarthritis：classification of osteoarthritis of the knee. Arthritis Rheum. 1986；29：1039-1049, with permission of the American College of Rheumatology.

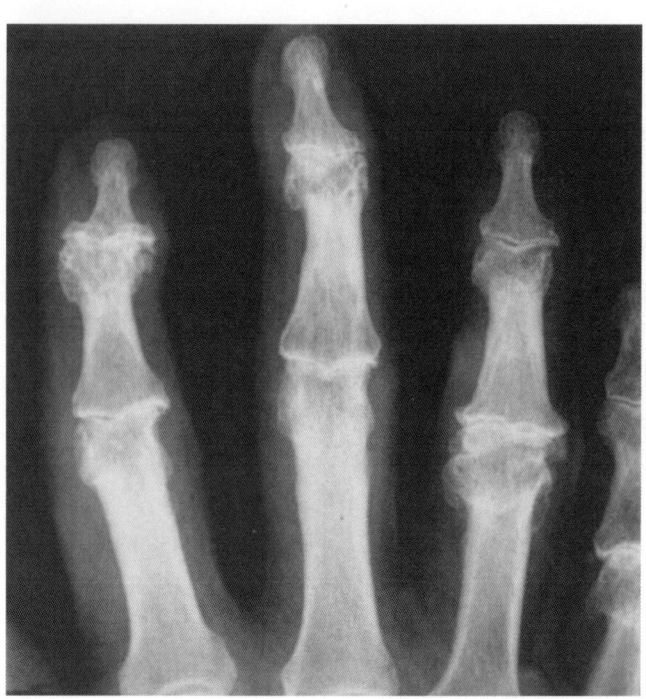

图 32-6　手部的骨关节炎（From Resnick D, Yu JS, Sartoris D. Imaging. In Kelley WN Harris ED, Ruddy S, et al, eds. Textbook of rheumatology.5th ed, vol 1. Philadelphia：Saunders；1997：626-686.）

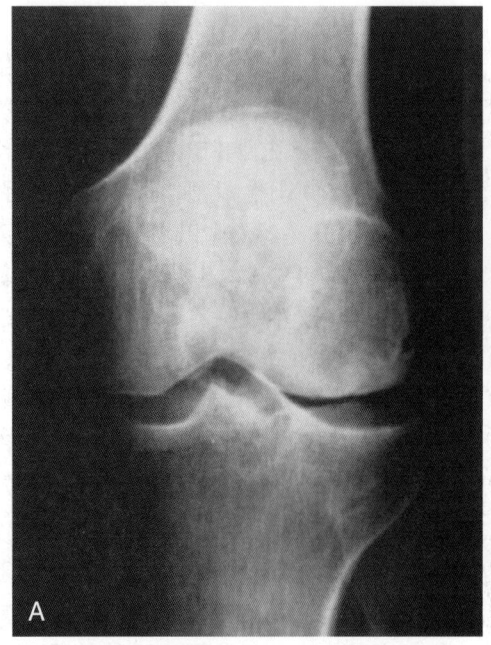
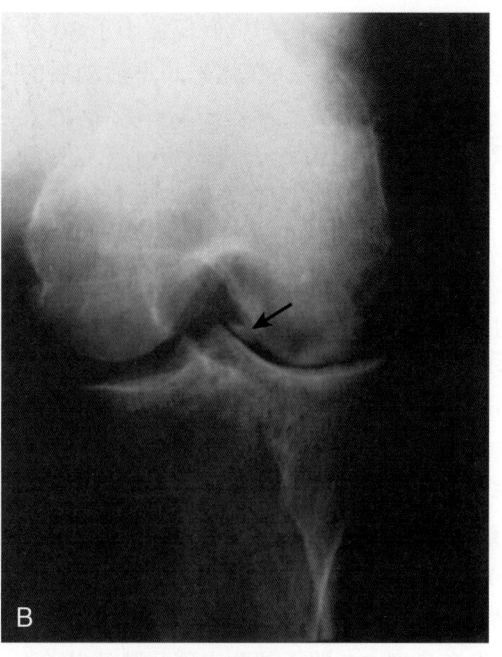

图 32-7　膝关节的骨关节炎。A, 膝关节的前后位 X 线片, 示非对称性关节间隙狭窄。B, 膝关节的前后位 X 线片, 示膝关节骨赘形成（From Resnick D, Yu JS, Sartoris D. Imaging. In Kelley WN Harris ED, Ruddy S, et al, eds. Textbook of rheumatology.5th ed, vol 1. Philadelphia：Saunders；1997：626-686.）

节、肘关节、肩关节或踝关节）时，还应评价潜在其他疾病的可能，如焦磷酸盐沉着症或血色沉着病。

治疗

OA 的治疗包括药物治疗、非药物治疗以及手术。在开始治疗之前，必须通过详细的病史和体格检查明确 OA 的诊断。目前尚无能改变疾病自然进程的治疗手段，因此 OA 的治疗目标原则上是缓解疼痛、僵硬和肿胀。医生应力求在不引起医源性损害的基础上，尽可能降低患者活动受限和残疾的程度。此外，还应对患者及其家人进行疾病及相关治疗方案的宣教（表 32-3）。

表 32-3 骨关节炎患者治疗的可选手段

非药物治疗	患者教育以及自我管理项目
	通过电话联系的社会支持
	物理和职业疗法
	活动范围及活动强度的锻炼
	有氧运动
	减体重
	利用辅助设备行走并进行日常生活活动
药物治疗	口服非阿片类镇痛药（如，对乙酰氨基酚）
	局部镇痛药（如，辣椒辣素乳膏）
	非甾体类抗炎药（NSAIDs）
	关节腔内类固醇注射
	阿片类镇痛药
手术治疗	封闭潮式关节灌洗（Closed tidal joint lavage）
	关节镜清创术和关节灌洗
	截骨术
	全关节置换术

非药物治疗包括疼痛发作期的休息、锻炼、体重的控制、避免创伤、患者及其家属的教育和辅助器具的利用。应对患者进行日常生活能力的评估，包括生活自理能力（ADL）和需要高级功能的工具性日常生活活动能力（IADL），如购物、开车、书写。康复师和职业理疗师通过制定科学的锻炼方案，及使用辅助设备来帮助患者缓解症状并使其保持生活自理的能力，对患者助益很大（Fransen et al.，2001）。使用手杖、助步器、浴盆和厕所的墙扶手、用取衣杆穿袜子，以及采取其他保护关节和缓解症状的手段如热按摩，都对患者有益。而休息对急性疼痛发作期的患者极为重要。此外，有益的锻炼方案还有游泳、走路及其他的有氧运动（van Baar et al.，1999）。研究证实，控制体重和瘦身也有助于缓解症状（Messier et al.，2004）。

控制疼痛的一线药物包括对乙酰氨基酚（acetami-nophen），无合并肝病的患者剂量为 1000mg/ 次，每天 4 次。以及传统的非甾体类抗炎药（NSAIDs），从布洛芬（ibuprofen）开始。由于很少有随机对照试验（RCT）研究不同 NSAIDs 之间的效能差别，起始治疗选择可经验用药。选药时需要考虑相对安全性、患者依从性以及花费。NSAIDs 药物引起上消化道出血的危险因素包括：年龄超过 65 岁；消化道溃疡病史或既往上消化道出血史；同时口服糖皮质激素和抗凝药；吸烟和饮酒史也可能相关。证据表明 NSAIDs 比对乙酰氨基酚更适于改善髋关节和膝关节 OA 疼痛。两者的总体安全性没有差异，但服用 NSAIDs 的患者更易出现消化道事件（Towhead et al.，2006）。在老年患者中使用 NSAIDs 必须特别注意，一些研究显示，在老年人群中 NSAIDs 相关并发症导致的住院率明显增加（Liantonio and Simmons，2013）。除此之外，既往认为一日 4 次外用辣椒辣素乳膏（Zostrix）是一线选择，但现在研究证实它的疗效甚微，尤其是它的副作用降低了依从性（Mason et al.，2004）。联合疗法（NSAIDs 加镇痛药）可能是有益的。用萘普生（naproxen，1000mg/d）治疗有效的患者加用曲马多（Ultram，盐酸曲马多片剂，200mg/d）能大大地减少萘普生的用量（减半），且并不影响止痛效果（Schnitzer et al.，1999）。

目前，NSAIDs 加用 PPI 仍是预防 NSAIDs 相关胃溃疡的治疗选择。阿片类镇痛药和限制次数的关节腔内糖皮质激素注射（每年每关节可注射 4 次），作为传统疗法仍在使用。阿片类药物对急性加重的缓解有益，但应避免长期使用。

关节腔内注射糖皮质激素是临床中常用的方案，尤其适用于有 NSAIDs 使用禁忌或使用后疼痛持续不缓解的患者。该疗法通过减少软骨的分解代谢和骨赘的形成产生作用。一项荟萃分析发现，接受腔内激素注射的患者，膝关节 OA 获得短期改善的可能性是对照组的两倍（Arroll et al.，2004）。髋关节和膝关节腔内注射数据显示是有前景的，而其他部位注射的效能尚不确定。腔内注射时应注意使用无菌术并预防医源性感染。此外，患者应被告知注射后可能出现的副作用，如出血、感染、皮肤色素减退、脂肪坏死和类固醇斑。

由于 OA 是常见的引起疼痛的疾病，且无法根治，人们已经对许多其他疗法进行了数世纪的尝试，包括膳食补充和其他替代疗法。有人宣称平衡激素疗法、解痛铜镯、蜂毒、维生素、草药、顺势疗法和某些食物可有效控制或治愈 OA。家庭医生应该知晓患者使用了哪些已被证实或尚未证实有效的偏方。硫酸葡萄糖胺（glucosamine sulfate）被证明是一种有效的治疗方法。

硫酸葡萄糖胺和硫酸软骨素都能刺激软骨中蛋白聚糖的产生并抑制其降解。各种非处方药中葡萄糖胺（源自蟹壳）和软骨素的剂量（牛软骨中提取）有差异。研究表明补充葡萄糖胺和软骨素 3 年的患者有中等程度的获益：X 线片中膝关节间隙狭窄减少，症状显著减轻且无副作用（Richy et al., 2003; Sherman et al., 2012）。对葡萄糖胺的主要研究使用了两种不同的补充剂配方，产生了不同的结果：硫酸盐和盐酸配方。2005 年 Cochrane 的一项研究发现，虽然盐酸葡萄糖胺的制备配方在疼痛和功能方面没有表现出好处，但硫酸葡萄糖胺剂的制备表明，葡萄糖胺在治疗症状性 OA 导致的疼痛和功能障碍的治疗中比安慰剂更有效。软骨素的研究缺乏说服力，在疼痛或功能状态方面没有得到持续的改善（Ebell, 2006）。除了可能的手 OA（Erickson and Messer, 2013; Reginster, 2012）。而最近的一项研究比较了硫酸盐葡萄糖胺和盐酸葡萄糖胺发现这两种配方没有区别（Provenza et al., 2014）。葡萄糖胺和软骨素最安全的每日用量分别是 1500mg/d 和 1200mg/d，许多含该两种物质的胶囊还有锰的成分，理论上锰能辅助蛋白聚糖的代谢，但该观点尚无研究证实（Richy et al., 2003）。

11 项荟萃分析研究发现，s- 腺苷甲硫氨酸（SAMe）在缓解疼痛和减少功能受限方面与 NSAIDs 一样有效，且副作用更少（Soeken et al., 2002）。这种治疗有兴奋性，因具有潜在的失眠作用而不宜在睡前使用。

一篇关于中草药治疗 OA 的 Cochrane 综述，其中 2 项研究证明，酪梨 / 大豆未皂化物（avocado-soybean unsaponifiables）对 OA 患者的疼痛、功能改善、NSAIDs 用量的减少及整体评估有益（Little et al., 2000）。另一种有效的干预手段是经皮电神经刺激（TENS）治疗膝关节 OA，研究证明电刺激能轻度改善 25% 的膝关节 OA 症状、12% 颈椎 OA 的症状（Osiri et al., 2004）。

比较针灸与假性对照组在 OA 中作用的研究发现，实际接受针灸的患者症状改善更显著（Berman et al., 2004; Ezzo et al., 2001; Vas et al., 2004）。一项荟萃分析发现在外周 OA 的疼痛控制中针灸比安慰剂更有效（Kwon et al., 2006）。还有两项研究发现治疗性的接触作为一种能量形式，在 OA 的治疗中有效（Gordon et al., 1998）。此外，尽管既往认为抗氧化剂对 OA 有益，但有文献报道维生素 C 和维生素 E 会增加心血管疾病的风险（Alkhenizan and Palda, 2003）。

其他的非传统疗法虽然已受到了很多媒体的关注，但疗效尚未被证实。有人研究关节腔内每周注射 3 次及其以上的透明质酸（关节腔滑液中润滑和保护关节的

黏性物质），取得了部分成功（Abramowicz, 1998a）。透明质酸钠（Hyalgan）和 hylan G-F 20（Synvisc, 欣维可）经美国 FDA 批准可用于膝关节 OA。疼痛缓解的起效需要数周，效果可持续 6 个月甚至更长。一项研究透明质酸的荟萃分析表明，与安慰剂相比，它的疗效并不显著。而考虑到成本 / 效益比，更推荐选用关节注射以外的疗法（Lo et al., 2003）。

治疗要点

- 骨关节炎的治疗应从非药物治疗开始，包括减体重（Messier et al., 2004），物理方法（Fransen et al., 2001），锻炼（van Baar et al., 1999），和矫形（如果必要的话）（推荐等级：A）。
- 虽然非甾体类抗炎药看似更有效，但对乙酰氨基酚和非甾体抗炎药两者都是 OA 相关疼痛治疗的一线药物（Towhead et al., 2006）（推荐等级：A）。
- 关节腔内糖皮质激素注射对髋关节和膝关节 OA 相关的疼痛有短期改善作用（Arroll et al., 2004）（推荐等级：B）。
- 在最后采取手术治疗之前，可尝试诸如欣维可（Lo et al., 2003），葡萄糖胺（Richy et al., 2003），以及针灸（Kwon et al., 2006）等方法来缓解 OA（推荐等级：B）。

类风湿关节炎

重点

- 70% 的类风湿关节炎起病隐匿，且女性的发病率是男性的 3 倍。
- 对称性滑膜炎伴有 1 小时以上的晨僵是类风湿关节炎的标志。
- 全身症状在类风湿关节炎患者中很常见。

类风湿关节炎（rheumatoid arthritis）是一种由细胞机制和自身免疫机制导致的，以滑膜为主组织破坏的慢性系统性炎性疾病。遗传易感性在其发病机制中可能起了重要作用。至今尚未发现诱发 RA 的致病因子或其他原因。RA 的临床表现多样、严重程度不等，从轻度自限性疾病到严重的多器官破坏甚至早逝。更多了解疾病进展的调控因子对风湿性关节炎的治疗具有重大意义。若不治疗，波动的疾病进程会导致进行性关节毁损。多关节受累、类风湿因子（rheumatoid factor, RF）阳性的活动性 RA 患者在 2 年内发生关节破坏或侵蚀的概率超过 70%（Fuchs et al., 1989）。由于与 OA 相比，RA 相对少见，且两者的治疗并不相同，家庭

医生必须能作出正确的诊断，并在关节破坏之前尽早开始缓解病情的治疗。

流行病学

RA 更常累及女性（女性：男性 = 3 : 1）在各年龄人群中均可出现，但在 20～50 岁人群中发病率最高。成年人的总体患病率是 1%～2%，不同年龄组人群的患病率不同，< 35 岁人群患病率为 0.3%，而 > 65 岁人群为 10%。与双卵双生儿相比，RA 在单卵双生儿中的共患率更高，该现象与性别差异和第二类主要组织相容性抗原复合物（MHC）基因的产物（HLA-DR）有关。不同的基因组合很有可能使患者易患 RA。多种因素可诱导 HLA-DR 抗原的表达，继而滑膜的壁层细胞和滑膜下脉管增生形成血管翳，白细胞浸润并引发蛋白酶和细胞因子介导的炎症级联反应。此外，RF 产生对 IgG Fc 片段的自体抗体，受 HLA-DR 多态的影响，并与更严重的关节外疾病相关。此外，RF 不是 RA 所特有的，在常人中也能被检测到。

诊断

RA 的诊断是通过详细的病史和查体作出的临床诊断。实验室检查可以辅助 RA 的确诊，但若不参考临床背景易产生误解。其中，骨质侵蚀的影像学证据仅在疾病发生后的几个月到一年才出现。1987 年美国风湿学会出版了 RA 诊断的分类标准（表 32-4）。注意：临床症状出现 6 周以上才能作出 RA 的初始诊断。

对称性的滑膜炎是 RA 的标志，关节腔穿刺抽取的滑液中无晶体且白细胞超过 2000 个 /mm^3，或影像学上有骨质侵蚀的证据，均对 RA 有提示意义。由于临床上无法单就以上依据鉴别滑膜炎的原因，要鉴别 RA 与其他炎性疾病还需结合关节外表现。

病史

约 70% 的 RA 患者起病隐匿，从几周到几个月不等。约 10% 的患者为急性起病，而 20% 的患者起病介于前两者之间，症状在几天到几周中逐渐加重。超过一小时的晨僵对 RA 有提示意义。晨僵产生自睡觉时的关节制动，可以出现在一天中的任意时间。与 OA 的患者不同，RA 的患者有诸如疲劳、身体不适、消瘦、低热和贫血等全身症状。RA 通常最先累及手、足部的小关节（近端指 / 趾间关节、掌指关节），较晚累及大关节。关节周围皮温升高但通常不发红。发炎滑膜的血管翳触之似橡胶质感的组织团块，它的存在强烈提示 RA。

慢性风湿性滑膜炎加重的临床表现与早期急性滑

表 32-4　美国风湿病学会的类风湿关节炎分类标准修订版（传统格式）

标准 *	定义
1. 晨僵	关节内或关节周围的晨僵，在最大限度的好转前至少持续 1 小时
2. 3 个及以上区域的关节炎	医生注意到至少 3 个关节区域的软组织肿胀或关节积液（并不仅指骨质增生）。14 个可受累的关节区域是：左右 PIP、MCP、腕、肘、膝、踝以及 MTP 关节
3. 手部关节的关节炎	如上所述的腕关节、MCP 和 PIP 中，至少一个关节区域肿胀
4. 对称性关节炎	同时累及身体两侧的同一关节区域；PIP、MCP 或 MTP 双侧累及不要求绝对对称
5. 类风湿结节	医生可观察到骨性突起或伸肌表面或关节周围的皮下结节
6. 血清类风湿因子	任意方法检测到的、在正常对照人群中的阳性率小于 5% 的 RF 异常
7. X 线片改变	手和腕后前位 X 线片中 RA 的典型改变必须包括明确的受累关节局部或周围骨质侵蚀或骨质脱钙（仅有骨关节炎的改变不符合条件）

注：符合 7 项标准中的至少 4 项者可以诊断类风湿关节炎（RA）。1～4 项标准必须存在 6 周或 6 周以上。符合某项标准并不是诊断 RA 的结论性证据。同时不满足某项标准也不能明确排除 RA。MCP：掌指关节；MTP：跖趾关节；PIP：指间关节

From Arnett FC. Revised criteria for the classification of rheumatoid arthritis. Bull Rheum Dis. 1989; 38: 1. Used with permission.

膜炎的表现不同。慢性炎症引起组织纤维化从而减少滑膜的血管结构，因此，每次发作时肿胀的程度较前次发作逐渐减轻。耗竭型 RA（burn-out RA）的肿胀看起来似乎不严重，但其疼痛的程度、晨僵、全身症状的存在（疲劳、不适）、影像学中的关节破坏程度却证实该查体表现有显著的误导性。因此，判断疾病是否改善时，不能简单地将慢性长期 RA 患者的发作表现与早期滑膜炎的更显著发作表现相比。

RA 也可较少见地表现为急性起病（预后最好）和回纹型 RA（palindromic RA），以大关节如膝、腕、踝关节的短暂发作性肿胀为特征。回纹型 RA 容易被误诊为痛风。

约 20% 的 RA 患者症状呈间歇性，其余的 RA 患者病情进行性加重而程度不同。除了晨僵、滑膜炎和关节破坏外，RA 在特定关节有其经典表现。颈椎受累很常见，而胸、腰椎的受累少见。颈椎受累的早期症状为脖子僵硬、活动度减少，并因第一颈椎横韧带（稳定 C2 的齿状突）的腱鞘炎以及骨突关节病变造成 C1～C2 不稳定而引起神经并发症。

非神经性的颈部疼痛往往是自限性的，通常可自

发好转,但颈部疼痛和神经症状通常并不相关,因此,即使对没有颈部疼痛的 RA 患者也应谨慎地行神经系统查体。此外,还可行屈曲位和伸展位的颈椎 X 线片来检查 C1~C2 是否累及,需要气管插管的手术操作中尤其需要加以注意。

体格检查

上肢 肩关节 RA 常表现为活动范围受限。与肩关节相比,对肘关节进行查体和关节腔穿刺更方便。肘关节受累的临床症状为肘部疼痛和肿胀;同时滑膜炎还可进展为尺侧受压综合征(ulnar compression syndrome)表现为第 4、5 指的感觉异常和无力。与 OA 患者相比,大多数 RA 患者都有腕关节受累,腕管综合征(carpal tunnel syndrome)多见。RA 多累及掌指关节(MCP)和近端指间关节(PIP),而不是远端指间关节(DIP),晚期可出现经典表现如天鹅颈、纽扣花及韧带松弛引起 MCP 的尺侧偏斜。天鹅颈的特征是 DIP、MCP 的屈曲和 PIP 的过伸,可能产生自骨间肌、肌腱的缩短以及背侧腱鞘的缩短。纽扣花产生自慢性炎症引起的 PIP 伸肌腱帽的撕脱,PIP 转为屈曲位而 DIP 处于过伸位。

下肢 RA 的髋关节受累可仅表现为活动范围的轻度受限,查体难以发现。并发疼痛时,患者常可在臀部、背部下方、腹股沟、大腿和膝关节内侧感觉到。RA 的膝关节受累容易通过查体发现。关节囊向后疝出到腘窝形成的贝克氏囊肿(Baker's cyst)见于膝关节 RA,超声可以诊断。而贝克囊肿破裂到腿后部可引起类似于血栓性静脉炎的临床表现。RA 还可累及跖趾关节(MTP)、距舟关节和踝关节,引起步态异常。跗管中包含胫后神经,若被滑膜炎压迫可引起足底的烧灼样感觉异常,负重后加剧。

关节畸形 RA 的滑膜炎还可影响软骨、骨、肌肉、肌腱和韧带。慢性炎症引起骨、软骨的侵蚀和肌肉肌腱的缩短。发炎的滑膜和血管翳释放胶原酶能削弱韧带的强度。如前所述,由于夹板固定(通过关节制动减少疼痛)更易应用于下肢关节,因此上肢关节(肩、腕、肘关节)比膝、踝关节更易发生严重的畸形。此外,关节活动减少时,会发生肌腱的缩短和关节囊的收缩从而引起的更多破坏。

关节外表现 RA 除了关节炎症和破坏外还可出现全身症状,如疲劳、身体不适、厌食、消瘦、发热。几乎所有的器官系统都可出现显著的炎症反应。患者心脏、肾脏病变、肺部疾病、神经疾病、重症感染和血液系统肿瘤如非霍奇金淋巴瘤的发生率升高。RA 患者常出现皮下类风湿结节,多见于易受压区域如肘部和

骶部。它可突然或逐渐出现,也可自发缓解。类风湿结节需与痛风石和黄色瘤相鉴别必要时行活检术。此外,类风湿结节全身都可出现,肺和心脏等器官也可受累,但较少见。

RA 的肺部受累包括胸腔积液、间质纤维化、孤立或多发结节性肺病以及胸膜炎。无临床症状而心脏超声诊断心包炎在 RA 的进展期相对常见,且通常不引起相关的心脏后遗症。类风湿结节极少出现在心肌、心脏瓣膜和主动脉中。肾脏和胃肠道的并发症常继发于 RA 的治疗,而不是由疾病本身引起。RA 相关的眼干产生自干燥性角结膜炎、巩膜外层炎、巩膜炎。RA 的血液系统并发症包括低血清铁蛋白水平、总铁结合力低或正常的小细胞低色素贫血。由于许多 RA 患者服用 NSAIDs,临床较难鉴别贫血是产生自 RA 还是 NSAID 引起的胃肠道出血。Felty 综合征(Felty's syndrome)(RA,脾大,白细胞减少,腿部溃疡,淋巴结病,血小板减少,HLA-DR4 的单体型)常见于形成类风湿结节的重症 RA。

实验室检查

由于关节炎系列检查的结果常误导诊断,不宜常规筛查。普通人群中,即使没有该疾病,RA、ESR、尿酸水平、ANA 以及影像学异常也会随着年龄的增长而出现。因此,通过仔细的病史和查体作出临床诊断后,应适当参考实验室检查,作为临床诊断的确诊依据。

总的来说,RF、ANA 和 ESR 是诊断 RA 最有用的检查。RF 存在于 80%~90% 的 RA 患者中,而剩余 10%~20% 的 RA 患者不会有 RF 阳性。同时高达 4% 的正常年轻人有低水平的 RF。此外 RF 的滴度对疾病进展的随诊并无助益,因此,RF 阳性的 RA 患者没有必要重复该检查。初始 RF 阴性的患者若仍然强烈怀疑,可在 6~12 个月后复查 RF。其他疾病也可出现 RF 的升高,主要包括慢性感染(莱姆病、亚急性感染性心内膜炎、结核、梅毒),病毒感染(传染性单核细胞增多症、巨细胞病毒感染、流感),寄生虫感染,以及其他慢性炎性疾病如结节病、肺间质病和非感染性肝炎。

抗 CCP 抗体(anti-cyclic citrullinated peptide,抗环瓜氨酸肽抗体)是有助于 RA 诊断的另一个检查指标,当 RA 的诊断存在疑虑或 RF 阴性时可考虑该项检查。抗 CCP 抗体在 RA 诊断中的特异度为 95%,敏感度为 69%,比 RF 的特异性高。而且抗 CCP 抗体的血清学阳性与 RA 关节病变的影像学进展有关(Nishimura et al., 2007)。但活动性结核或其他自身免疫病的患者也可有抗 CCP 抗体的阳性。

其他的血清学检查包括 ANA 滴度、补体、ESR 以及全血细胞计数（CBC）。ANA 滴度升高常提示系统性红斑狼疮、干燥综合征（Sjögren syndrome，SS）、硬皮病，但高达 30% 的 RA 患者也有 ANA 滴度异常。补体（CH50、C3 和 C4）在 SLE 中是降低的而在 RA 中是正常或升高的。ESR 是炎症反应的非特异性标志物，可以辅助鉴别 RA 与其他非炎性疾病。C 反应蛋白（CRP）是一种急性期反应物，它的特异性也不高，但在炎症的早期它比 ESR 升高得更快。全血细胞计数中轻度的正细胞正色素贫血而白细胞计数正常提示 RA。血小板增多与其他急性期反应物一样能够反映疾病活动度。RA 中也可见嗜酸性粒细胞增多。

RA 的关节滑液分析是黄白色、浑浊、无菌、无晶体的液体。其白细胞计数常在 10 000～20 000 个 /mm³ 范围内，至少超过 2000 个 /mm³，而多形核细胞（PMNs）超过 75%。滑液中 CH50 水平低于血浆水平，且血浆和滑液的葡萄糖水平差值常高于 30mg/dl。

影像学检查

下列情况应尽早行 X 线检查：需要除外感染或骨折；患者有恶性肿瘤史；查体不能定位疼痛的来源；或保守治疗疼痛仍然持续。RA 的早期 X 线片可仅提示软组织肿胀。如果临床强烈怀疑 RA，不需 X 线片中骨质破坏的证据就可以开始进行改变病情的抗风湿药物治疗。在疾病晚期，X 线片中可见边缘骨质侵蚀、关节周围骨质疏松和关节间隙狭窄，尤其是手、足部的关节（图 32-8 和图 32-9）。

疾病病程

在关节最终受累的患者中，几乎 90% 的关节在病程的第一年已经累及，家庭医生可以据此警醒患者其慢性 RA 最终会累及哪些关节（Anderson，2004）。RA 自发缓解的概率极低，且常在发病后的 2 年内出现。RF 阳性、类风湿结节、关节外表现以及 HLA-DR4 单体型与 RA 的严重进程相关。此外，重症 RA 患者合并感染、心血管、肺部和肾脏疾病、胃肠道出血、恶性肿瘤时死亡率升高。因此，预测 RA 生存率的最有效指标可能是 RA 的关节外表现以及并发症（Gabrielet al.，2003）。

治疗

早期积极治疗 RA，对获得最佳预后是至关重要的。如有条件，治疗时可整合利用最新的药物疗法、患者教育、物理和职业疗法，以及手术等手段。家庭医生早期诊断 RA 并尽早开始 DMARDs 的治疗，才有可能将患者的关节破坏降到最低。RA 的早期积极治疗应开始于出现初始症状和体征时，并贯穿病程的前 1～2 年。关注患者的症状，如总体功能状态、疲劳、炎症反应、关节侵蚀以及关节外症状，有助于 RA 的早期诊断。

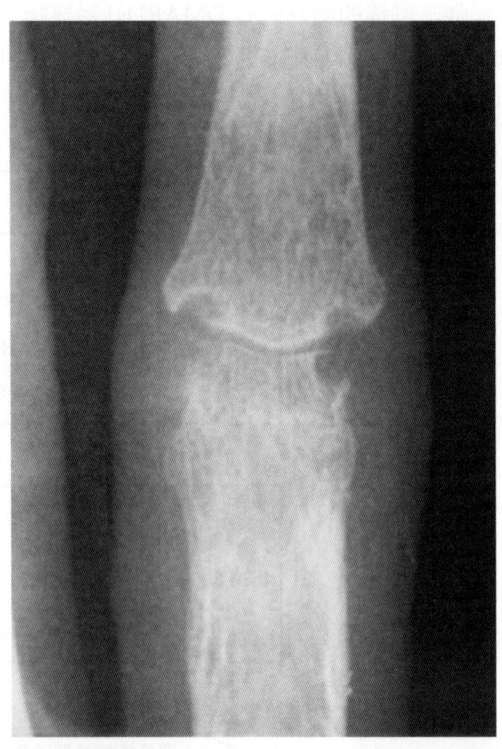

图 32-8　类风湿关节炎的边缘骨质侵蚀和关节间隙狭窄（From Resnick D, Yu JS, Sartoris D. Imaging. In Kelley WN Harris ED, Ruddy S, et al, eds. Textbook of rheumatology. 5th ed, vol 1. Philadelphia：Saunders；1997：626-686.）

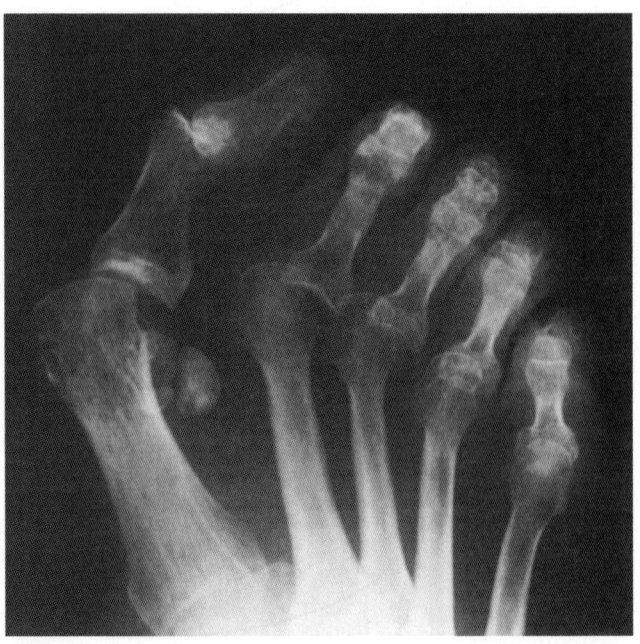

图 32-9　类风湿关节炎典型的前足畸形（From Resnick D, Niwayama G. Diagnosis of bone and joint disorders. Philadelphia：Saunders；1988.）

虽然 NSAIDs 作为核心药物已经使用了很久，但它仅能缓解症状而不能改善长期预后。因此，诊断 RA 后，几乎所有的患者都应该尽快开始服用一种 DMARD（图 32-10）。且许多 DMARDs 的毒性并不比大剂量的 NSAIDs 强。可选的治疗包括 DMARDs[羟氯喹（hydroxychloroquine）、柳氮磺吡啶（sulfasalazine）、氨甲蝶呤（methotrexate）]以及米诺环素（minocycline）。坚持治疗

1~2 年后，疾病将发展为成熟型 RA。对于中度的 RA 症状和体征，单药或联合疗法都适用，可选的药物包括氨甲蝶呤、抗肿瘤坏死因子抗体（tumor necrosis factor，anti-TNF）、抗 K-1 抗体、来氟米特（leflunomide）、硫唑嘌呤（azathioprine）、金制剂（gold）、环孢素（cyclosporine），及其他适用于轻型 RA 的药物（Osiri et al.，2003；Wells et al.，2000）。如果成熟型 RA 的治疗方案无效，疾病会

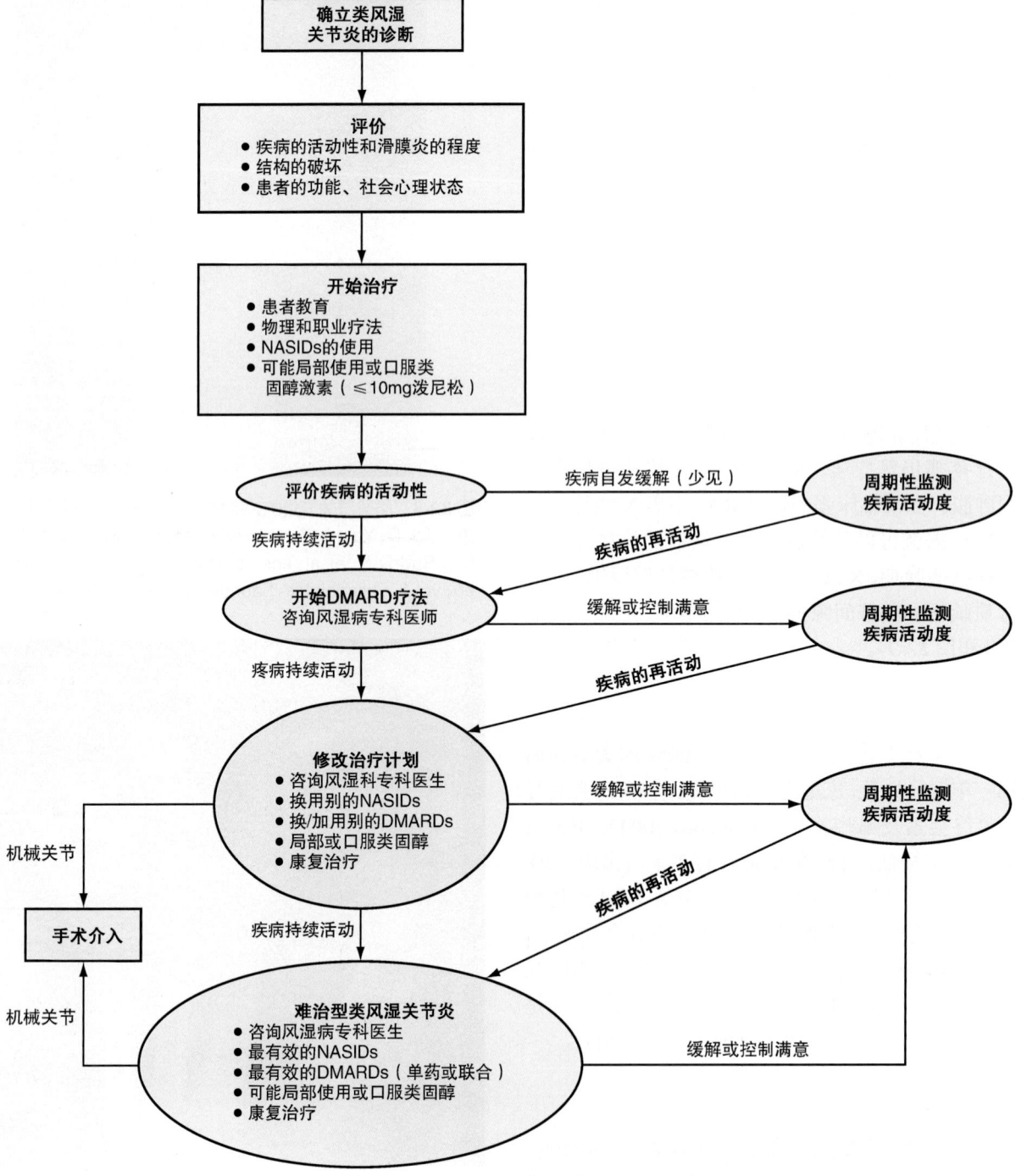

图 32-10 类风湿关节炎的治疗流程。DMARD，改变病情的抗风湿药；NSAID，非甾体类抗炎药（From American College of Rheumatology Ad Hoc Committee on Clinical Guidelines. Guidelines for the initial evaluation of the adult patient with acute musculoskeletal symptoms. Arthritis Rheum. 1996；39：1.）

进展为重型 RA，可考虑选用环磷酰胺（cyclophospha-mide，Cytoxan）、其他的 DMARD、脉冲类固醇、蛋白质 A 免疫吸附（Prosorba Column）。除处方 DMARDs 外，家庭医生还应该向患者及其家人宣教 DMARDs 疗法依从性的重要意义。物理和职业疗法对疾病进展期的关节保护亦十分重要，如锻炼能改善功能和活动范围。此外，一般尽早推荐咨询风湿病专科医师。

改变病情的抗风湿药（Disease-Modifying Antirheumatic Drugs，DMARDs）　虽然阿司匹林和 NSAIDs 是传统的一线用药，但现今早期 RA 的治疗更常用 DMARDs（表 32-5）。考虑到药物的毒性鉴别 RA 与其他原因的滑膜炎、OA 十分重要。2008 年美国风湿病学会的推荐中确定了提倡 DMARDs 使用的四种不良预后因素功能受限、关节外病变、RF 阳性或存在抗 CCP 抗体以及 X 线片中存在骨质侵蚀。羟氯喹可能是 DMARDs 中毒性最小的药物，其次是柳氮磺吡啶（azulfidine）、氨甲蝶呤

（rheumatrex）、肌内注射的硫代苹果酸金钠（myochrysine），以及硫代葡糖金（solganal）。羟氯喹的使用剂量是一次 200mg 口服，每日 1~2 次；同时 6 个月内患者需眼科随诊（Carmichael et al.，2002；Wassenberg and Rau，2003）。而且羟氯喹通常只用于症状较轻的 RA 患者。研究表明，与服用安慰剂的对照组相比，服用羟氯喹的轻型 RA 患者获得了显著的改善（Davis et al.，1991）。

柳氮磺吡啶每日剂量为 2~3g，分 2 次服用（Suarez-Almazor et al.，2000a）。柳氮磺吡啶是一个磺胺类药物，在开立此处方时，家庭医生必须意识到潜在过敏的可能，并应在 1 个月以内每周检查患者的全血细胞计数以及肝功能，此后每 4~6 周检查一次。此外，仅当患者没有前面提到的不良预后因素或患者有氨甲蝶呤的禁忌证时，才能单药使用柳氮磺吡啶进行治疗。一项回顾 15 个临床试验的荟萃分析表明柳氮磺吡啶对 RA 的治疗有效（Weinblatt et al.，1999b）。

表 32-5　改变病情的抗风湿药

类别 / 药物（商品名）	推荐剂量	毒副作用	推荐监测
金化合物制剂			
硫代苹果酸金钠（myochrysine）	肌肉注射：第一周 10mg，1 周后开始使用 25mg，接着每周 25~50mg 直到产生毒副作用，或疾病明显改善，或累积剂量达到 1g。如果临床有效，可延长每剂的间歇	瘙痒、皮炎（1/3 的患者常见）、口炎、肾毒性、恶病质、亚硝酸盐样反应；注射后 30 分钟出现面部潮红、无力、恶心和头晕	每次注射前检查 CBC、血小板计数每剂前进行尿液分析
醋硫葡金（ridaura）	口服：3mg bid 或 6mg qd；6 个月后可将剂量增加到 3mg tid	稀便、腹泻（≤50%）、皮炎	发病时检查基础 CBC、血小板计数、尿液分析、肝肾功能；并在 9 个月后复查 CBC 和血小板计数、尿液分析
抗疟药			
羟氯喹（plaquenil）	口服：400~600mg qd，服用 4~12 周，然后 200~400mg qd	视网膜病变、皮炎、肌无力、腱反射减低、神经功能低减	每 3 个月行眼科检查（包括视力、裂隙灯眼底镜、视野测试）、神经肌肉检查
青霉胺（cuprimine）	口服：125~250mg qd，接着每月增加剂量 125~250mg，直到最大剂量 750~1000mg	瘙痒、皮疹或口腔溃疡；骨髓抑制；蛋白尿、血尿、味觉减退、肌无力肌炎、胃肠道不适、肺毒性、致畸作用	每两周检查 CBC 直到剂量稳定后每月监测每周检查尿液直到剂量稳定后每 9 个月复查必要时检查 hCG
氨甲蝶呤（rheumatrex）	口服：每周 7.5~20mg	肺毒性、溃疡性、白细胞减少、血小板减少、胃肠道不适、身体不适、疲劳、发热寒战、肝功升高或肝病、淋巴瘤、感染	CBC 和血小板计数每周监测肝功能直到 6 周后，开始每月监测；定期行尿液分析必要时检查 hCG
硫唑嘌呤（imuran）	口服：50~100mg qd，每 4 周增加 0.5mg/(kg·d)，直到最大 2.5mg/(kg·d)	白细胞减少、血小板减少、如果前期治疗用过烷化剂可能引发消化道肿瘤	第 1 个月每周行 CBC 和血小板计数，接下来 2 个月每月 2 次，接着每月监测必要时检查 hCG
柳氮磺吡啶（azulfidine）	口服：每日 500mg，然后加量，最大每日 3g	胃肠不适、皮疹、瘙痒、恶病质、少精	前 3 个月每两周行 CBC 和尿液分析，接下来 9 个月每月监测，最后每 6 个月监测

表 32-5　改变病情的抗风湿药（续表）

类别/药物 （商品名）	推荐剂量	毒副作用	推荐监测
烷化剂			
环磷酰胺 （cytoxan）	口服：每日 50～100mg，最大到 2.5mg/(kg·d)	白细胞减少、血小板减少、血尿、胃肠道不适、脱发、皮疹、膀胱癌、非霍奇金淋巴瘤、感染	定期监测 CBC 和血小板计数 必要时检查 hCG
苯丁酸氮芥 （leukeran）	口服：0.1～0.2mg/(kg·d)	骨髓抑制、胃肠不适、神经症状、感染	每周监测 CBC 和血小板计数 疗程的前 3～6 周，每次行 CBC 后的 3～4 天复查白细胞计数 必要时检查 hCG
环孢素 （sandimmune）	口服：2.5～5mg/(kg·d)	肾毒性、震颤、多毛症、高血压、齿龈增生	注意肝肾功能
嘧啶合成抑制剂			
来氟米特 （arava）	起始剂量：100mg/d 用 3 天，维持剂量：20mg/d，如果不耐受，10mg/d	肝毒性、致癌、免疫抑制、半衰期长	每月监测肝功能 停药后监测药物浓度（1 个月疗程后，若不使用考来烯胺，本药物可在血液中存在 2 年之久）
肿瘤坏死因子（tnf）抑制剂			
依那西普 （enbrel）	皮下注射 25mg/ 次，每周 2 次或皮下注射 50mg qw	脓毒血症、机会性感染、充血性心力衰竭、注射位点的疼痛	每月监测 PPD、CBC、ALT 直到剂量稳定后，每 2～3 个月复查
英利昔单抗 （remicade）	第 0、2、6 周，静脉使用 5mg/kg，然后相同剂量每 2 周一次	脓毒血症、机会性感染、乙肝和结核的再发、全血细胞减少	每月监测 PPD、CBC、ALT 直到剂量稳定后，每 2～3 个月复查
阿达木单抗 （humira）	每 2 周皮下注射 40mg	脓毒血症、机会性感染、乙肝和结核的再发	每月监测 PPD、CBC、ALT 直到剂量稳定后，每 2～3 个月复查
体外 *			
金黄色葡萄球菌蛋白 A 免疫吸附	每周静脉内使用，共 12 周	低血压（尤其是与 ACEI 联用时）、注射位点的感染、贫血、流感样症状、关节痛	常规检查 CBC

注 *：ACEI，血管紧张素转化酶抑制剂；ALT，丙氨酸转氨酶；bid，每日 2 次；CBC，全血细胞计数；hCG，人绒毛膜促性腺激素；PPD，纯化蛋白衍生物，结核菌素试验；qd，每日 1 次；tid，每日 3 次；qw，每周 1 次

口服金制剂或金诺芬（Ridaura，瑞得）不如肌内注射的剂型有效，因而仅能用于早期轻型 RA，或与其他 DMARDs 联用（Suarez-Almazor et al.，2000c）。金制剂的剂量是每次 3mg，每日 2 次。服用期间，需每 4～6 周检查 CBC。常见的副作用为腹泻。大多数 DMARDs 至少数月才能起效，因此可使用镇痛药以充分控制患者的疼痛，并帮助患者树立现实的期望值。

氨甲蝶呤　许多风湿学家认为氨甲蝶呤是首选的 DMARDs，它也是美国最常用的 DMARDs。抑制叶酸合成的氨甲蝶呤是中到重型 RA 的首选药物，研究表明它有显著的短期疗效，但突然停药会引起副作用（Ortiz et al.，2000；Suarez-Almazor et al.，2000a）。补充叶酸（1mg/d）能够减少氨甲蝶呤引起的口疮且并不降低药物的效用。服药期间，患者不能饮酒，且需每 4～6 周检查肝功能指标。同时，将剂量加大到每周 25mg 或使用皮下或肌内注射剂型可以提高效能。疗程中，除非谷丙转氨酶或白蛋白水平持续异常，否则不推荐肝活检（Kremer et al.，1994）。氨甲蝶呤的毒性包括肝毒性、骨髓抑制、罕见 B 细胞非霍奇金淋巴瘤、皮下结节（用秋水仙碱治疗）、机会性感染以及过敏性肺炎（用皮质激素治疗）。一旦开始氨甲蝶呤的治疗，突然停药容易引发病情恶化。

其他改变病情的抗风湿药　咪唑硫嘌呤（Imuran）在氨甲蝶呤、柳氮磺吡啶、金制剂、羟氯喹之后，作为二、三线药物用于中到重型 RA。它可引起骨髓抑制并引发感染。初始 DMARDs 疗法后，可以尝试使用 2～6 周的硫唑嘌呤。目前尚没有证据证明其疗效超过其他 DMARDs（Suarez-Almazor et al.，2000d）。

环孢素（Sandimmune，山地明，Neoral）与氨甲蝶呤联用，剂量为每日 2.5mg/kg，预防高血压和肾病。研究表明，用它短期治疗进展期 RA 有一定的疗效（Wells et al.，2000）。D 青霉胺（Depen，Cuprimine）的毒性难以预知，不作为首要选择。烷化剂环磷酰胺（cyclophosphamide）和苯丁酸氮芥（chlorambucil，瘤可宁），以及环孢素都非常有效，但由于其毒副作用，常保留用于难治的重型 RA。值得注意的是，所有的二线药物都有致畸作用，因此家庭医生还需要帮助患者选择有效的计划生育措施。选择药物时，毒副作用是重要的参考因素，最好咨询风湿病专科医师后再做选择。

来氟米特（Arava，爱若华），能减少骨质侵蚀和控制炎症，被认为可能是氨甲蝶呤的替代药物。研究证实，来氟米特不仅能减轻症状而且能减缓疾病的进展。但它的临床疗效并不比氨甲蝶呤更显著且价格昂贵。来氟米特的常规剂量是每日 100mg 持续 3 日，接下来每日服用维持剂量 10~20mg。服药期间，须监测患者的肝功能指标。与氨甲蝶呤一样，来氟米特更适于短期疗法（Suarez-Almazor et al.，2000a）。同时研究正尝试联合使用 DMARDs 以减少药物抵抗。目前 DMARDs 联合疗法在早期 RA 的治疗中收效甚微（Mottonen et al.，1999）。

抗细胞因子治疗　细胞因子如白细胞介素 1、肿瘤坏死因子 α（TNF-α）、粒 - 巨噬细胞集落刺激因子（GM-CSF）、白细胞介素 6、趋化细胞因子（即趋化因子）产生自巨噬细胞和成纤维细胞，是与 RA 治疗相关的最重要的细胞因子（Kavanaugh，2006）。TNF-α 由滑液中的巨噬细胞产生，并在风湿关节中引发许多破坏性的炎症反应。滑液中的巨噬细胞进行增殖，而滑液细胞（衬于关节腔面的成纤维样细胞）产生前列腺素和细胞因子继续炎症反应。两种降低 TNF 活性的方法为：使用 TNF-α 的单克隆抗体如英利昔单抗（Remicade），和 TNF-α 受体如依那西普（Enbrel）结合并阻断其作用。对氨甲蝶呤每周 25mg（最大剂量）反应不能达到最佳的患者最适合选用依那西普或英利昔单抗。注意在开始任何抗细胞因子疗法之前，应预行 CBC 和结核菌素试验（PPD）。

依那西普是 TNF-α 受体 p75 与人 IgG1Fc 段的重组蛋白，每周皮下给药 1~2 次。它能减少 TNF-α 与细胞表面受体的结合从而阻断下游炎症反应。依那西普的耐受性很好，可以单独使用或与氨甲蝶呤联合用于氨甲蝶呤难治型的 RA（Blumenauer et al.，2003；Weinblatt et al.，1999a）。最常见的副作用为注射部位的红斑，在合并糖尿病的 RA 患者中尤其需要注意。研究表明，依那西普在 6 个月内显著减弱了疾病活动度，呈剂量依赖性，

且未观察到实验室指标的异常（Moreland et al.，1999）。

英利昔单抗，是一种 TNF-α 的单克隆抗体，每 4~8 周一次静脉给药用于难治型 RA。它的成分中包含 75% 的人源和 25% 的鼠源。主要的机制是阻止关节腔的狭窄，并继而减少骨质侵蚀。美国 FDA 仅批准它与氨甲蝶呤联用。再次强调，用于糖尿病患者时要警惕皮肤溃疡的出现。如果患者 PPD 试验为阳性，需一并给予异烟肼和维生素 B6 治疗 9 个月。与依那西普相比，有意义的英利昔单抗临床试验较少，但它在难治性 RA 中的疗效已经得到了证实（Blumenauer et al.，2002）。

阿达木单抗（Adalimumab，Humira）是全人源化的 TNF-α 单克隆抗体，每周皮下注射 40mg，与氨甲蝶呤联用疗效更好（OnMedica，2005）。尽管研究其远期疗效的试验较少，短期治疗的试验表明它的疗效超过了英利昔单抗或依那西普。使用它的风险包括皮肤感染、恶性肿瘤和神经脱髓鞘。

非甾体类抗炎药（NSAIDs）　NSAIDs 能抑制炎症和减轻疼痛，但不能改变疾病进程。因此，大多数 RA 患者都应该服用 DMARD，而 NSAIDs 用于镇痛和辅助控制症状。DMARDs 普遍起效慢，在待其起效的过程中，为了保证患者的舒适度使用其他药物，如 NSAIDs，是必要的。服用 NSAIDs 时，胃肠道出血是常见的问题，1/3 的 RA 患者会因此住院，严重时甚至死于胃肠道出血。NSAIDs 的选择主要是经验性的（表 32-6）。毒性最小的 NSAIDs 是阿司匹林肠溶片或缓释片、双水杨酯（Disalcid，Mono-Gesic，Salflex），以及布洛芬（Advil，Motrin，Nuprin，Rufen）。毒性最强的是吲哚美（indocin）、托美丁钠（tolectin）、甲氧胺苯酸钠（meclomen），以及酮洛芬（Orudis，Oruvail）。毒性强的 NSAIDs 临床收益并不优于毒性弱的 NSAIDs（Fries et al.，1991）。

长期接受非选择性 NSAIDs 治疗的患者应该每年对血液异常情况进行多次监测，并应进行便潜血检测，评估肾脏和肝脏功能。联合使用不同非甾体抗炎药没有任何好处。

阿司匹林和水杨酸盐　大剂量的阿司匹林（900~1050mg，每日 4 次）与较昂贵的 NSAIDs 相比，疗效相同，但通常耐受性更差，服用更加不便。

糖皮质激素　糖皮质激素的关节内注射常用于控制暂时性的局部 RA，推荐每年每关节的注射不超过 3 次。用于注射的常见药物（使用利多卡因减轻患者的不适）按作用时长升序排列，包括氢化可的松、曲安西龙（Kenalog，Aristocort）、甲泼尼松（Depo-Medrol）、地塞米松（Decadron-LA），以及倍他米松（Celestone Soluspan）。

全身性使用糖皮质激素作为桥接治疗，主要用于

表32-6 用于类风湿关节炎和骨关节炎的选择性NSAIDs

类别/药物（商品名）	关节炎的常用剂量范围
Ⅰ. 芳香羧酸	
A. 水杨酸	
1. 乙酰化	
阿司匹林，缓释片	1600mg bid
阿司匹林，肠溶片	1000mg qid
2. 非乙酰化	
二氟尼柳（dolobid）	250~500mg bid，最大剂量1500/d
水杨酸胆碱镁	每日3g，分1~3次服用
双水杨酯（Disalcid，Salflex）	每日3~4g，分2~3服用
B. 邻氨基苯甲酸	
甲氧胺苯酸钠（meclofenamate sodium）	每日200~400mg，分3~4次服用
Ⅱ. 芳香基脂肪酸	
A. 芳基乙酸	
双氯芬酸（voltaren）	150~225mg/d，分3~4次服用
萘普生（naprosyn）	250~500mg bid至tid
萘普生钠（anaprox）	275~550mg bid
B. 芳香基异丙酸	
布洛芬（Advil，Motrin）	300~800mg bid至tid
酮洛芬（oruvail）	每日100~200mg
非诺洛芬（nalfon）	300~600mg tid至qid
C. 唑丙酸	
奥沙普秦（daypro）	每日600~1800mg，分1~2次服用
D. 异芳基乙酸	
甲苯酰吡酸钠（tolmetin）	每日600~1800mg，分3~4次服用
E. 吲哚和吲哚酸	
吲哚美辛（Indocin，Indocin缓释胶囊）	25~50mg tid至qid或75mg qd至bid
舒林酸（clinoril）	150~200mg bid
F. 吡喃酮羧酸	
依托度酸（lodine）	300~500mg bid
Ⅲ. 烯醇酸-昔康类	
吡罗昔康（feldene）	每日20mg
Ⅳ. 非酸类药物	
萘丁美酮（relafen）	1000~2000mg qd至bid
美洛昔康（mobic）	7.5~15mg qd
Ⅴ. 环氧化酶-2抑制剂	
塞来昔布（celebrex）	100~200mg bid

注：bid，每日2次；qd，每日1次；tid，每日3次；qid，每日4次

已经开始DMARDs治疗而尚未起效的前几个月。此外，泼尼松对改善疲劳和身体不适等全身症状尤其有效。考虑到其他药物的潜在毒性，清晨单剂量给予低剂量（<7.5mg/d）的泼尼松尤其适用于年长患者。

手术

手术则适于病情更加严重的患者，尽管进行了充分的药物治疗，仍然有严重的关节侵蚀破坏而导致活动受限或疼痛难忍。手术方式多样，从腕管松解术到滑膜切除术、关节融合术以及关节成形术。严重致失能的年长RA患者中，超过90%能在髋关节或膝关节置换术后疼痛得到极大缓解，并增加关节活动范围（Harris and Sledge，1990）。

其他疗法

抗菌治疗 持续性的衣原体感染能引发RA，基于该理论，某些医生多年使用四环素如米诺环素（minocin）治疗RA。米诺环素，口服100mg/次，每日2次，已被证实有一定程度的疗效，但在早期RA患者中会引起眩晕和剂量敏感（O'Dell et al.，2001）。一个小型研究表明在早期RA患者中使用米诺环素，疾病缓解更快，且4年的随诊过程中对DMARD治疗的需求降低（O'Dell et al.，1999）。这些抗生素的使用能轻度改善RA患者的症状，作用机制包括抑制胶原酶活性，直接介导抗炎作用和干扰白细胞功能。

身心疗法 压力管理、认知行为方面的疼痛控制技巧、放松训练、生物反馈以及家庭导向的行为疗法均被证实能改善RA患者的日常功能、减少疼痛反馈以及降低疾病活动度（Parker et al.，1995）。一项小型的随机对照临床试验表明使用书写疗法能在4个月内将平均疾病严重程度降低28%（Smyth et al.，1999）。另一项研究表明，20%的RA致残与社会心理因素相关（Escalante and del Rincon，1999）。教导患者如何应对他们的疾患能显著改善其生活质量。研究证实可以改善疾病结局的干预手段包括太极（Han et al.，2004）和记录日志（Smyth et al.，1999）。一项荟萃分析表明心理干预对疼痛、残疾、改善功能状态和应对能力作用显著，尤其对短期RA的患者更有效（Astin et al.，2002）。

营养疗法 有研究认为，改变营养能减少RA的症状和体征。一项关于草药的Cochrane回顾分析发现，与必需脂肪酸的其他发现一致，γ-亚麻油酸（γ linolenic acid，GLA），对临床结局有一定程度的改善（Little and Parsons，2000；Zurier et al.，1996），与其他关于必须脂肪酸的发现一致。而富含ω-3脂肪酸的鱼油显著地

改善了晨僵和减少疼痛的关节数（Fortin et al.，1995；Volker et al.，2000）；其推荐剂量为每日 3g，且服用 12 周后才可能见效。亦有研究涉及膳食的总体改变。目前，已有非对照的试验支持禁食能诱导症状的缓解。此外，禁食 7～10 天后食用无谷蛋白的素食被证实能持续改善病情（Kjeldsen-Kragh et al.，1991；McDougall et al.，2002）。而直接食用无谷蛋白的素食也减轻了 RA 的症状（Hafstrom et al.，2001）。但食用皮肤试验阳性的食物会加重症状（Karatay et al.，2004）。因此，尝试无谷蛋白饮食或排除膳食是明智的选择（表 32-7）。一般来说，以植物为食的地中海饮食对患有 RA 的患者来说是一个健康的选择（Sales et al.，2009）。

监控关节炎活动

由于 RA 是有显著社会心理影响的慢性疾病，家庭医生的持续随诊尤为重要。随诊的频率取决于疾病的活动程度、监测药物毒副作用的必要性以及患者的社会心理功能状态（见网络在线附表 32-4）。除了连续的关节检查外，周期性监测患者的 ESR 和 CRP 水平、X 线片，以及进行功能状态评价也十分重要。整合风湿病专科医师、物理职业治疗师各自专长的医疗团队备受推崇。在治疗过程中，必须评估患者完成其日常工作的能力，必要时使用修正版的工作或缺勤图表。此外，还需监测和预防 RA 相关的骨质疏松、感染、肺部疾病、肾脏病变或胃肠道出血，总而言之，对这种系统性疾病采取一系列的健康维护方法。

治疗要点

- 类风湿关节炎的疼痛治疗更宜选择非甾体抗炎药 NSAIDS（推荐等级：C）。
- 使用 DMARDs 治疗 RA 越早开始越好（推荐等级：C）。
- 氨甲蝶呤在 RA 的治疗中有实质性的疗效，是常用的一线 DMARD（Suarez-Almazor et al.，2000a）（推荐等级：A）。
- 柳氮磺吡啶被证实能控制 RA 的疾病活动度（Weinblatt et al.，1999b）（推荐等级：A）。但其单独使用仅适于症状轻微且没有不良预后征象的患者。
- 研究表明，羟氯喹治疗 RA 有效（Davis et al.，1991）（推荐等级：B）。但它常与其他 DMARD 联用，或与氨甲蝶呤联用于初始治疗无效的难治病例。
- 诸如依那西普和英利昔单抗等生物制剂能降低 RA 的疾病活动度，在使用氨甲蝶呤或联合疗法失败的中到重度 RA 患者中，是一个重要的治疗选择（Blumenauer et al.，2003；Weinblatt et al.，1999a）（推荐等级：A）。

表 32-7　排除膳食：患者须知

研究食物过敏或敏感是否与你的症状有关时，可能需进行一种特殊的饮食方式，称为排除膳食。其目标是找出问题食物。排除膳食是暂时的，但必须谨慎执行，通过该试验可制定能改善症状的固定餐食。进行排除膳食的步骤如下：

1. 判断哪种食物可能引起症状：这包括将你的日常饮食告知医生，并找出可能的问题食物。有时也可进行食物过敏试验帮助判断问题食物

2. 彻底禁食该食物 2～4 周：这是实际执行排除膳食的步骤，涉及诸多的限制
   - 必须彻底禁食该食物，以便再次加上食物时观察症状的变化
   - 该种食物的整体及其成分均须禁食
   - 记录你在禁食过程中的症状、状态变化十分重要，纸质记录方便易行。你可能会经历一个先恶化再变好的过程，但恶化往往仅持续 1 天或 2 天。若情况恶化的时间过长，请联系医生

3. 将剔除的食物每次一种添加回去：这步叫做"挑战"。通过这步，可以明确症状是由哪些食物引发的，如果有的话
   - 与医生共同决定先补回哪种食物
   - 纸质记录这个过程中的症状变化
   - 添加食物的当日，食用该食物 2 次。接下来 2 天，继续排除膳食而不再食用那种食物。进食该食物后，你的反应最长可持续 3 天
   - 由于进食某种"挑战食物"后，反应最长持续 3 天，所以可每 3 天添加一种新食物
   - 如果某种食物并未引起反应，则通过了试验。在整个试验结束后可以重新放心食用，而不应在试验过程中继续食用
   - 严格执行排除膳食后，你和医生将会对你的症状由哪些食物引发有更多的认识（如果有的话）。记住，食物相关的问题可能是间歇性的，因此有时难以确切判断哪种食物是问题食物

From Rakel D. Integrative medicine. Philadelphia：Saunders；2002

晶体性关节炎

痛风和假性痛风是分别由尿酸和焦磷酸钙晶体沉积引起的炎症反应。使用偏振光显微镜行滑液分析寻找晶体，可以鉴别此两种疾病以及其他原因引起急性关节肿胀的疾病。

痛风

重　点

- 痛风患者存在高尿酸血症（常高于 8mg/dl）。
- 痛风更易累及男性。
- 痛风患者的滑液分析中可见负双折光晶体。

痛风主要累及 40～60 岁的中年男性和绝经后女性。它的典型表现为急性的痛性单关节炎，经过数年逐渐加重变频的发作后，极有可能进展为慢性痛风性关节炎，发作间期常没有症状。高尿酸血症是痛风的标志，但两者可独立存在。无症状的高尿酸血症不是疾病，然而高尿酸血症的程度和持续时间与痛风发生的风险呈正相关。尿酸的浓度受多个遗传和环境因素影响。尿酸由高嘌呤饮食（如经典的美式膳食）和内源合成的嘌呤产生。尿酸的先天代谢缺陷，分泌减少（90% 的患者）或合成增多（10% 的患者）均能引起原发性高尿酸血症。继发性高尿酸血症产生自疾病或药物引起的血清尿酸水平的升高。

家庭医生在治疗痛风易感的患者时，除了防止急性发作，还应以最大限度降低后遗症的风险为目标，可能的后遗症包括合并肾功能损害的间质性肾病，尿酸晶体在关节、软组织、软骨和骨中积累形成痛风石，以及泌尿生殖道的尿酸结石。

临床表现　50% 初次发作的急性痛风中有第 1 跖趾关节的受累，而最终会影响 75%～90% 的痛风患者。与全身其他关节相比，该关节承受的微小创伤更多且温度较低。跟、踝、膝、跗骨间关节、鹰嘴囊最初均可受累但比第 1 跖趾关节的受累少见。痛风的严重程度从模糊的酸痛和疼痛，到剧痛、红肿以及细微触痛不等。急性痛风发作一般在几天或几周后缓解，即使在未诊治的痛风中也是如此。

与典型的中年男性的痛风相比，女性或年长患者的痛风常为多关节的，因此易被误诊为类风湿关节炎（RA），痛风石被误认为类风湿结节。而患者存在低热、白细胞增高、关节周围皮肤发红脱屑时，易被误诊为感染性关节蜂窝织炎。确诊痛风的金标准是关节滑液分析。

滑液检查　通过临床症状和体征、阴性的关节液培养、NSAIDs 或秋水仙碱治疗有效，可以作出痛风的假设性诊断。然而，只有在滑液或痛风石中找到负双折光的针状尿酸晶体才能最终确诊。

原发性痛风的临床分期　高尿酸血症的定义是，尿酸水平高于该性别实验室平均值的 2 个标准差，男性临界值为 8mg/dl，女性为 7mg/dl。高尿酸血症存在于 5% 的男性中，但其中仅有 5%～10% 会最终进展为急性痛风。而且从高尿酸血症到痛风性关节炎的第一次发作通常至少需要 20 年。此外降低血清尿酸水平不能降低痛风肾病的风险，因为痛风相关的肾病几乎都继发于合并的糖尿病或高血压。由于费用和药物潜在的毒性等因素，通常不推荐治疗无症状的高尿酸血症。

肥胖和饮酒是与急性痛风性关节炎相关的两个最重要的因素（Choi et al.，2005）。酒精的代谢会阻断尿酸从肾脏的排出，引起痛风发作。研究显示，每日饮超过 2 瓶啤酒的男性患痛风的危险会增加 2.5 倍。饮同样多白酒的男性中这一风险略低，基本上是相似的。相反的，每日饮用两杯（4 盎司约 114g）或更多的红酒却与痛风无关（Choi at al.，2004）。其他危险因素包括血尿酸盐水平的突然上升或下降（因此在别嘌呤醇治疗开始时容易诱发发作）、情绪压力、感染和手术。过量食用高嘌呤饮食（如甜面包、沙丁鱼、小银鱼、肾脏、肝脏等）在传统上常被提醒但事实上并不会引起急性痛风发作。氢氯噻嗪类和襻利尿剂均会引起血尿酸升高。故高血压患者调整或停用这些药物时需要全面评估风险和获益。

首次痛风发作后，超过一半的患者会复发。复发的时间可长可短，可能在几周内，也可能在多年后。随着时间的推移，痛风的复发有越来越频繁、越来越重、对治疗的反应越来越差、受累的关节越来越多的趋势。两次急性发作之间，无症状的关节腔内仍可发现尿酸盐结晶，这种所谓的发作间期痛风标志着病情的进展。慢性痛风石在病程至少 10 年以后才会出现，现在发生得越来越少了，因为对痛风和高尿酸血症的治疗越来越积极。痛风石可出现在任何部位，但耳郭、前臂近端尺侧面、尺骨鹰嘴、跟腱、髌前囊和主动关节附近更常见。只有钙化的痛风石才能在平片上观察到。慢性痛风石的影像学表现是关节腔近端的边缘锐利的骨质破坏，边缘有骨皮质覆盖（图 32-11）。

继发性痛风是由影响尿酸代谢和排泄的药物或其他疾病引起的。骨质增生性疾病、淋巴增殖性疾病、溶血性贫血、多发性骨髓瘤和其他恶性肿瘤会引起尿酸生成过多。肾病、利尿剂、水杨酸类、酒精、烟酸类和慢性铅中毒（铅中毒性痛风）会导致尿酸排出减少。血液病和骨髓增殖性疾病的化疗药物水化不充分可导致痛风肾病，故可以在化疗前就开始预防性使用别嘌呤醇治疗。

痛风性关节炎的治疗　NSAIDs 类由于效果好、毒性小通常是首选药物。吲哚美辛已经用于痛风性关节炎发作多年，但其实其他任何 NSAIDs 类药物只要起始剂量足都可以获得相同的疗效。最大剂量治疗 2 天后可在几周内逐渐减量。

秋水仙碱可减轻乳酸生成和尿酸盐吞噬相关的炎症反应，可以在 6～12 小时内终止痛风发作，但使用受到消化道副作用的限制（恶心、呕吐、腹痛、腹泻）。首剂服用两片（0.5mg 或 0.6mg），然后每小时 1 片直到临床观察到疗效，或由于消化道副作用不得不终止，或累

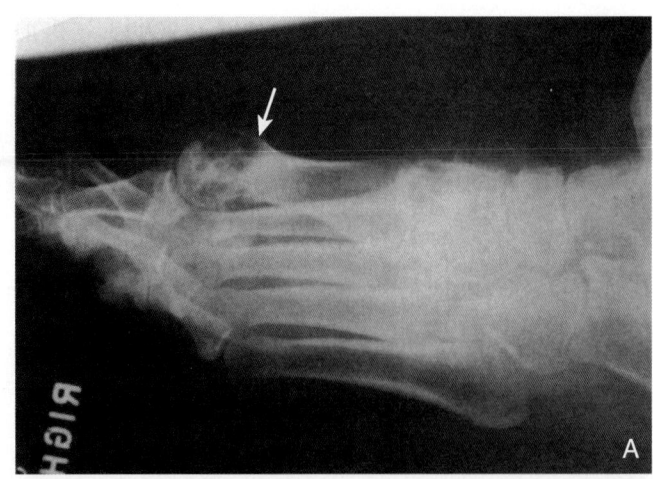

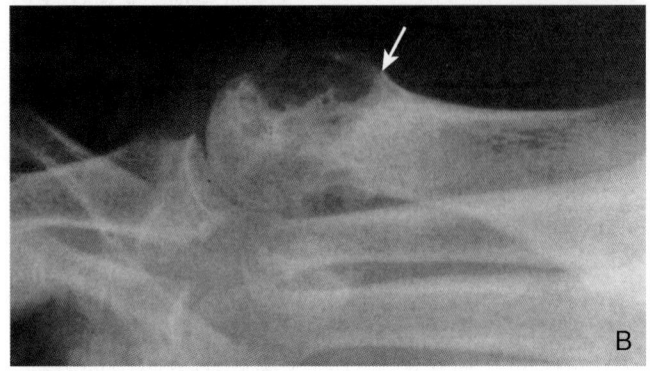

图 32-11 足部的重度痛风。A，X 线所见的痛风钙化石（箭头）；B，膝关节骨赘形成（箭头）（From Visual Aids, Subcommittee of the Professional Education Committee of the Arthritis Foundation. Clinical slide collection on the rheumatic diseases. New York：Arthritis Foundation；1972：82.）

积剂量达到 6mg（Cox，2004）。发作时也可使用静脉秋水仙碱，每 6 小时 0.5～1mg，累积剂量 4mg。但肠外给药更容易导致骨髓抑制、肾脏和肝脏毒性以及肌病。已接受 4mg 足量治疗的患者在至少一周内不应再使用秋水仙碱。

NSAIDs 类和秋水仙碱治疗无效或存在使用禁忌证时可用激素治疗。可选择口服泼尼松 0.5mg/kg 逐渐减量，每天减 5mg。或者关节腔内注射己曲安奈德、曲安缩松或甲泼尼龙，常用剂量为大关节 10～40mg，小关节 5～20mg。关节腔内注射更适用于单关节的发作。最后，ACTH 每 8～12 小时 40～80mg 静脉或肌注是有效的。但由于价格昂贵，仅在其他治疗均失败的时候使用。

痛风复发的预防 无症状的高尿酸血症不需要治疗，但只要有过一次痛风急性发作或急性肾结石就应该开始采取预防措施。很多患者，尤其是发作时症状较轻或发作不频繁者，常常不愿长期服药。但对于痛风频繁发作、肾脏受损、肾结石、尿酸水平＞12mg/dl 及

肿瘤化疗中的患者，降尿酸治疗必须立即开始。预防性治疗并非一定要持续进行，当尿酸水平降至正常超过 2 个月时可停止。患者应被告知尽量避免饮酒、服阿司匹林、利尿剂、长期饥饿及高尿酸饮食。开始降尿酸治疗前几天，可慎重考虑给予秋水仙碱 0.5，每天 2 次，以避免出现急性发作。这一治疗最多可持续至尿酸水平降至正常后的 6 个月。

别嘌呤醇是一种黄嘌呤氧化酶抑制剂，可以减少尿酸的生成，并产生一种水溶性的代谢产物。故别嘌呤醇对任何原因引起的高尿酸血症均有效。别嘌呤醇只能在急性发作缓解后使用。初始剂量应为 100mg/d 与饭同服，而后每周加量 100mg/d，直到尿酸水平降至 6mg/dl 以下。通常有效剂量为 200～300mg/d，但部分患者可达 600mg/d（Perez-Ruiz etal.，1998）。患者应保证充足的水分摄入和尿量（＞2L/d）。剂量应根据肌酐清除率下降进行调整。如果患者在服用别嘌呤醇的过程中出现发作，别嘌呤醇的剂量应维持不变，同时按常规治疗发作（NSAIDs、秋水仙碱、激素）。别嘌呤醇可致皮疹、转氨酶升高，若与噻嗪类利尿剂联用可出现肾毒性，还可能增强抗凝药物的作用，与阿莫西林联用常引起皮疹。

促尿酸排泄药丙磺舒和磺吡酮可阻止肾小管对尿酸的重吸收。丙磺舒的起始剂量为 250mg，每天 2 次，一周后可加至 500mg，每天 2 次，而后每周加量 500mg，直至日剂量 3g，连续使用至尿酸盐水平降至正常。磺吡酮的起始剂量为 100mg，每天 2 次，可加量至 400mg，每天 2 次。这两种药也不能在急性发作时开始使用，但如果使用期间出现发作应维持原剂量。尿酸盐结石的形成可以通过大量摄入水分和充分碱化尿液预防。开始使用这类药物治疗前应留取 24 小时尿标本，以测定肌酐清除率和尿酸水平，因为 GFR 必须在 50ml/min 以上，尿酸排泄率必须在 800mg/24h 以下才能开始治疗。

治疗要点

- 对于超重的痛风患者应建议其减重（Choi et al.，2005）（推荐等级：B）。
- 痛风患者应限制啤酒和白酒的饮用（Choi et al.，2005）（推荐等级：B）。
- 秋水仙碱是治疗急性痛风的有效药物，但应在 NSAIDs 类和激素均无效的时候作为二线药物使用（推荐等级：C）。
- 反复严重发作，有肾结石或痛风石的患者应使用别嘌呤醇预防（Perez-Ruiz et al.，1998）（推荐等级：B）。
- 抗高尿酸血症治疗药物的剂量应调整至血清尿酸盐水平在 6mg/dl 之下（缓慢下降，每月下降＜0.6mg/dl）（推荐等级：C）。

● 尿酸水平控制理想，开始使用别嘌呤醇之前，可继续使用6个月的秋水仙碱以预防急性发作（推荐等级：C）。

假性痛风

> **重 点**
>
> ■ 膝关节是焦磷酸盐沉积症（CPDD）的主要疼痛部位。
> ■ 焦磷酸盐沉积症（CPDD）的发病有遗传因素的作用。
> ■ 焦磷酸盐沉积症（CPDD）患者滑液分析可见双折射晶体阳性。
> ■ 焦磷酸盐沉积症（CPDD）的影像学表现为软骨内点状或线状高密度。

焦磷酸盐沉积症（CPDD）被称为假性痛风是因为CPDD晶体可引起急性的类痛风样发作。关节软骨钙沉着即指这些含钙的晶体引起的影像学可见的软骨高密度和关节炎症。焦磷酸钙（CP）晶体不仅能沉着于关节软骨，还能沉着在韧带、肌腱、软组织和滑膜等处。这种关节炎可能由遗传因素（常染色体显性遗传）决定，也可能继发于外伤或多种代谢疾病，或是散发或特发性的。CPDD与年龄相关，大约4%的美国人在死亡时有

关节的CP晶体沉着（Agudelo and Wise，2000）。CPDD还可能与甲状旁腺功能亢进、甲状腺功能减退、低镁血症、低磷血症、血色病和淀粉样变性等有关。故新诊断的CPDD病例必须检查血钙、血磷、血镁、促甲状腺激素、铁蛋白、转铁蛋白、血清铁和碱性磷酸酶水平。

CPDD最常见的受累关节是膝关节，但跖趾关节亦常受累，故其与痛风很难鉴别。关节腔滑液检查见菱形或杆状双折射弱阳性晶体有诊断意义。检查需在吸取标本后尽快进行，因为晶体的检出率会随时间推移而下降。由于这类晶体很小，不易检出，故涂片时应小心操作以免出现假阳性。假性痛风还可引起假性RA。导致CPDD易被误诊为RA的特点包括：对称分布的多关节受累、晨僵、血沉加快和10%的假性痛风患者可有RF阳性。由于常累及膝关节和髋关节，CPDD也容易与OA混淆，但值得注意的是CPDD也常累及腕关节、掌指关节、肘关节和肩关节。急性CPDD发作可表现为低热、白细胞增多（12 000～15 000/mm³）和血沉加快。典型的CPDD影像学表现是关节软骨的点状或线状高密度影（关节软骨钙沉着）（图32-12）。确诊依赖于典型的影像学表现或滑液检查。

急性假性痛风的治疗包括吸除关节腔中的晶体、急性炎性期口服NSAIDs或秋水仙碱、关节腔内注射糖皮质激素以及有限期的关节制动。没有确切的证据

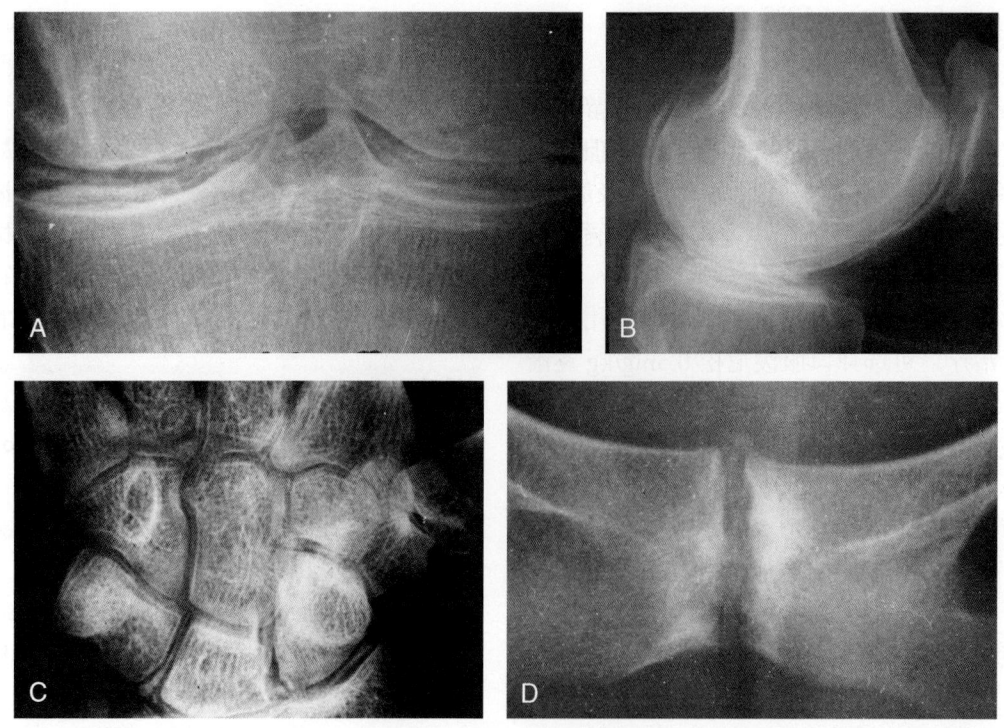

图 32-12　焦磷酸盐沉积症的关节软骨钙沉着。A. 膝关节前后位；B. 膝关节侧位；C. 腕关节前后位；D. 骨盆（From Reginato AJ, Reginato AM. Diseases associated with deposition of calcium pyrophosphate or hydroxyapatite. In Kelley WN Harris ED, Ruddy S, et al, eds. Textbook of rheumatology. 5th ed, vol 2. Philadelphia：Saunders；1997：1352-1367.）

支持吸除晶体对预防其再沉着的疗效，故目前只用于诊断或缓解症状。如果仅有 1～2 个关节受累，那么关节腔内注射能最有效地缓解症状。如果受累的关节较多，NSAIDs 或秋水仙碱则是更好的选择。由于急性期受累关节可出现剧烈疼痛，应尽量避免负重直至症状缓解。对于假性痛风反复发作的患者，可以考虑用秋水仙碱 0.6mg 每天 2 次预防。一项有 10 位假性痛风反复发作的患者参与的实验表明，使用秋水仙碱的一年中发作次数（10）与上一年（32）相比显著降低（Alvarellos and Spilberg，1986）。

治疗要点

- 关节液穿刺引流术可用于缓解症状和诊断假性痛风（推荐等级：C）。
- 对于受累关节少于两个且可除外感染性关节炎的患者，可行关节腔内糖皮质激素注射（推荐等级：C）。
- NSAID 或秋水仙碱可用于缓解急性假性痛风患者的疼痛（推荐等级：C）。
- 对于反复发作的患者，秋水仙碱可用于预防及减少发作次数（Alvarellosand Spilberg，1986）（推荐等级：C）。

脊柱关节病

脊柱关节病是一组主要影响脊柱，同时也累及其他关节和关节外软组织的多系统炎性疾病。绝大多数脊柱关节病都与 HLA-B27 基因有关，但这一基因的突变并不足以解释这类疾病，它们的病理生理还不清楚。这类疾病包括强直性脊柱炎、反应性关节炎（Reiter syndrome）、银屑病关节炎、肠病性关节炎、幼年型脊柱关节病和未分化的脊柱关节病。遗传和环境因素都可能导致了该类疾病的发病和进展。然而绝大多数 HLA-B27 阳性者不会患此类疾病，且这类疾病也会在 HLA-B27 阴性的患者身上发病。

强直性脊柱炎

重　点

- 背痛和进行性的脊柱强直是该中轴关节的慢性炎性疾病的主要表现。
- 强直性脊柱炎的男女比例约为 5:1。
- 病史、体格检查和影像学表现是诊断强直性脊柱炎的关键。

原发性或单纯性的强直性脊柱炎是一种主要影响骶髂关节和脊柱的全身性炎性疾病。继发性强直性脊柱炎的患者除了关节病变以外常有炎性肠病（IBD）、银屑病或 Reiter 综合征。强直性脊柱炎中髋关节和肩关节也可能受累。炎症发生在椎间盘的纤维化环和椎骨边缘。这些部位被纤维软骨取代并逐渐钙化，这一过程最终导致了经典的椎体融合病变，也就是"竹节样脊柱"，是一种极晚期的强直化表现。炎症反应还发生在脊柱和骨盆的韧带、肌腱的附着点（附着点炎），最终也将钙化。

强直性脊柱炎常发生于 20～30 岁的男性（男∶女 = 5∶1）。常以弥漫性的下腰部隐痛起病，疼痛部位常在臀部、腰骶部，而少见于腰部。随着病情进展，疼痛逐渐变为持续性、双侧性的。背部活动受限以长期静止后，如晨起时为著，活动或温浴后可缓解。强直性脊柱炎也可影响睡眠，主要在出现腹泻、低热和体重减轻等全身症状时。强直性脊柱炎初期症状可以很轻微，故若有年龄在 40 岁以下的男性出现活动后可缓解的背部强直或持续性下腰痛需警惕该病。幼年起病的强直性脊柱炎可能首先表现为髋关节或肩关节受累，而成年强直性脊柱炎的首个受累关节则总是在背部。病程的进展差异很大，可以很轻微，可以自限也可以致残。

强直性脊柱炎最主要的两项检查方法是骶髂关节的触诊和脊柱活动度的检查。早期的活动度下降一般是由于疼痛或肌肉痉挛而非脊柱强直。屈伸、过伸、轴向旋转都应检查。脊柱的强直随时间加重，但加重的速度难以估计，最终可能影响整个脊柱。

强直性脊柱炎的其他关节外表现包括急性葡萄膜炎、主动脉炎和颈椎骨折或更轻的外伤所致的神经系统并发症。肋椎关节受累时可见腹式呼吸和胸廓扩张度减低。最早出现的影像学异常常见于骶髂关节，可表现为骶髂关节炎、骨质破坏或硬化（图 32-13，图 32-14）。这些改变也可见于韧带附着点。骨扫描、CT 和 MRI 的检查仅用于平片不能确诊的强直性脊柱炎。

70%～80% 的强直性脊柱炎患者使用 NSAIDs 类药物后症状有实质性的缓解，这类药物也是强直性脊柱炎目前主流的治疗药物（Song et al.，2008）。持续应用 NSAIDs 类药物可减缓该病的影像学进展（Ward，2005）。然而，使用时必须权衡长期应用可能的副作用。皮质激素目前未被证明对强直性脊柱炎有效。康复训练可以通过强壮背部的伸肌改善脊柱的功能，或至少可以保证患者发生脊柱钙化后仍能保持直立（Dagfinrud et al.，2004）。应鼓励患者多走路，尽量保持脊柱伸直，睡硬床，选择游泳作为日常锻炼方式。夹板固定或支撑

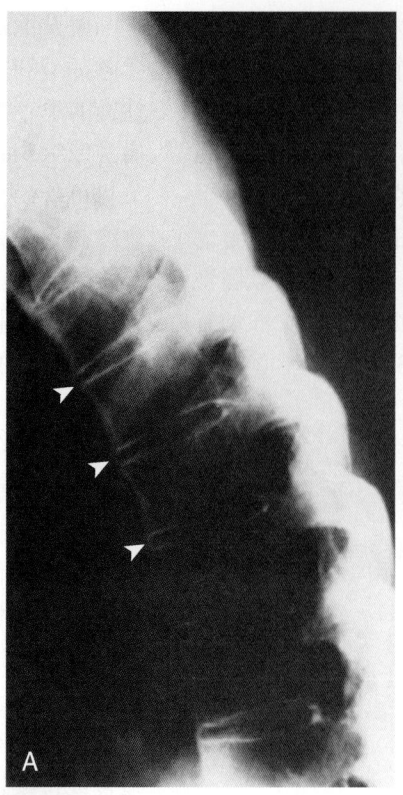
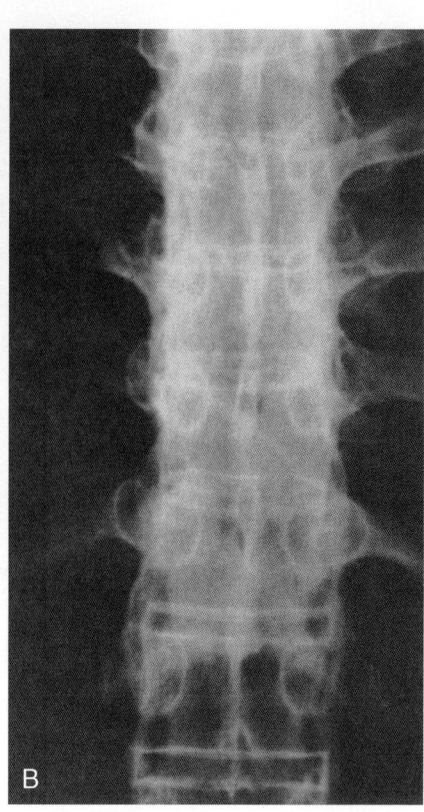

图 32-13 强直性脊柱炎。A. 胸椎背侧骨质破坏；B. 典型竹节样脊柱（From Resnick D, Yu JS, Sartoris D: Imaging. In Kelley WN Harris ED, Ruddy S, et al, eds. Textbook of rheumatology. 5th ed, vol 1. Philadelphia: Saunders; 1997: 626-686.）

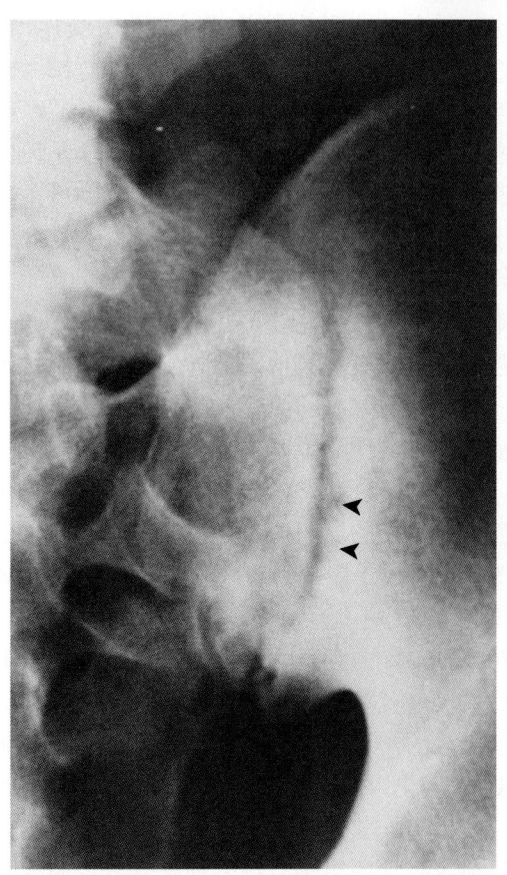

图 32-14 强直性脊柱炎。箭头指示骶髂关节钙化进展至骨质破坏及硬化（From Resnick D, Yu JS, Sartoris D. Imaging. In Kelley WN Harris ED, Ruddy S, et al, eds. Textbook of rheumatology. 5th ed, vol 1. Philadelphia: Saunders; 1997: 626-686.）

对强直性脊柱炎没有帮助。

对于强直性脊柱炎患者，在家中适当锻炼要明显优于不做任何处理。而在监督指导下的集体康复训练又要明显优于自己在家中锻炼。综合的住院 SPA 治疗和运动（集体运动，散步，矫正治疗，水疗法，桑拿等）及随后的每周门诊监督指导下的物理疗法比每周独自物理治疗效果要好（Dagfinrud et al., 2004）。

二线治疗药物包括依那西普、柳氮磺吡啶、氨甲蝶呤和局部或口服激素。如需针对葡萄膜炎局部使用激素治疗，应在眼科医生指导下进行。然而，这些二线药物尚未被证实可减缓脊柱的进行性活动受限（Dagfinrud et al., 2004）。有荟萃分析认为三种抗 TNF 制剂对强直性脊柱炎的疗效非常相近，80% 的患者均对这一治疗有反应，主要反应在整体病情的评价、患者的疼痛和关节的功能均有所好转，且炎症反应有所减轻（基于对晨僵的评价）（MacLeod et al., 2007）。柳氮磺吡啶一般仅用于外周强直性脊柱炎。氨甲蝶呤、柳氮磺吡啶和来氟米特对于强直性脊柱炎的中轴关节病变没有作用。

治疗要点

- NSAIDs 类药物是强直性脊柱炎推荐的起始治疗（Song et al., 2008）（推荐等级：A）。

- 强直性脊柱炎的患者应该开始有计划的康复锻炼（Dagfinrud et al., 2004）（推荐等级：B）。

- 强直性脊柱炎不推荐全身应用糖皮质激素治疗（推荐等级：C）。
- 对于有中轴关节病变且 NSAIDs 类治疗无效的患者，推荐应用抗 TNF 治疗（MacLeod et al., 2007）（推荐等级：A）。

反应性关节炎（Reiter 综合征）

重 点

- 反应性关节炎的症状和体征常在泌尿生殖道或胃肠道感染的一个月内出现。
- 衣原体感染及普通的肠源性细菌感染是导致 Reiter 综合征的主要原因。
- 只有约 1/3 的反应性关节炎患者会表现出典型的"尿道炎、结膜炎、关节炎"三联征。

反应性关节炎，或称 Reiter 综合征，是一种以泌尿生殖道或胃肠道（呼吸道亦有可能）感染后一个月内出现为特征的非对称性寡关节炎，可伴有其他关节外表现。关节炎的症状常出现在尿道炎、葡萄膜炎或胃肠炎缓解后。经典的"非淋病性尿道炎、结膜炎、关节炎"三联征仅见于 1/3 的患者。

反应性关节炎常继发于沙眼衣原体感染或解脲支原体尿道炎。这种尿道炎常无症状，或在男性患者表现为继发于出血性膀胱炎的肉眼血尿，而无黏脓性分泌物。淋球菌感染不会引起反应性关节炎，但需除外其所致的化脓性关节炎。志贺菌、沙门菌、弯曲杆菌、克雷伯菌、梭状芽胞杆菌和耶尔森菌所致的消化道感染均可引起反应性关节炎。但出现关节炎的临床表现时，胃肠炎已经缓解，患者的粪便中已不能培养出致病菌。肺炎支原体所致的呼吸道感染也可引起该病（Braun et al., 1994）。结膜炎常与关节炎同时出现，或发生于关节炎后几天内。目前认为，Reiter 综合征与 HIV 感染相关可能是由于 HIV 感染也常伴有衣原体感染和肠道细菌感染，而非与 HIV 感染本身有关。约 2/3 的反应性关节炎患者为 HLA-B27 阳性，可能意味着除了感染性因素外，遗传因素也在该病的病理机制中有一定作用。

反应性关节炎常同时累及多个关节，多在下肢，如膝关节、踝关节和足的关节等。常见的受累部位为韧带附着点，尤其是跟腱附着点，表现为足跟痛。反应性关节炎的关节外表现包括口腔溃疡、主动脉炎、溢脓性皮肤角化症（一种常见于手掌及足底的丘疹鳞屑性皮疹）及漩涡状龟头炎。

反应性关节炎常可在一年内缓解。虽然目前尚无治愈的方法，但应积极治疗基础感染。怀疑支原体感染时，应予患者多西环素或其类似物至少 3 个月治疗，但最佳疗程目前尚无定论（Mandell et al., 2010）。尿道炎发作后及时应用抗生素可预防复发，缩短病程。然而，目前还没有证据证明肠道感染后应用抗生素会影响反应性关节炎的病程。反应性关节炎急性发作可使用 NSAIDs 类药物或关节腔内注射糖皮质激素，随后过渡为柳氮磺吡啶 1g 每天 2～3 次或氨甲蝶呤每周 7.5～25mg。目前尚无针对抗 TNF 治疗的研究，但是解毒研究提示其可能有效。长期残疾并不常见，通常是由慢性足部或脚跟疼痛或视力问题引起的。

治疗要点

- NSAIDs 类药物是治疗反应性关节炎症状的主流药物，但其并不能改变或缩短病程（推荐等级：C）。
- 关节腔内注射治疗可能对 Reiter 综合征有效，并非禁忌（推荐等级：C）。
- NSAIDs 类及关节腔内注射治疗效果不理想时，推荐尝试使用柳氮磺吡啶治疗（推荐等级：C）。
- 患者无柳氮磺吡啶使用禁忌证且可耐受时，也可尝试使用依那西普治疗（推荐等级：C）。

银屑病性关节炎

重 点

- 5%～7% 的银屑病患者患有银屑病性关节炎。
- 关节症状在银屑病皮肤病变前后均可出现。
- 对于目前尚未诊断银屑病且无活动性皮肤病变的银屑病性关节炎患者，采集家族史尤为重要。

银屑病性关节炎见于 5%～7% 的银屑病患者，但在病变严重的住院患者中该比例可上升至 40%（Cuellar et al., 1994）。这种外周关节炎可以是单关节的、非对称性寡关节的或对称性多关节的，故与 RA 类似。但患者 RA 常阴性。银屑病性关节炎与多个 HLA 基因相关，同时环境因素，如感染和外伤也可能对发病有影响。

70% 的银屑病性关节炎患者有前驱的银屑病皮肤病变，15% 二者同时出现，15% 皮肤病变的出现晚于关节炎。故银屑病家族史对于有类似于银屑病性关节炎关节表现但无银屑病史的患者尤为重要。银屑病性关节炎初期常表现为大关节的非对称性的单关节炎或寡关节炎，如膝关节，并逐渐进展为非对称性的多关节炎。银屑病性关节炎受累关节的分布与 RA 很相似，且也会导致附着点炎，只是远端指间关节的受累更少见。银屑病性关节炎可致脊柱炎、骶髂关节炎、附着点炎引起的胸壁痛，残毁性关节炎（指骨及掌骨受损，引起手指的短缩畸形）、结膜炎和跟腱及足底筋膜受累。影像学异常包括近端、远端指间关节的边缘骨质破坏伴有新的骨质形成。

除了治疗银屑病皮肤病变以外，银屑病性关节炎首先应使用 NSAIDs 类药物治疗，病变广泛的可加用 DMARD 治疗，若只有 1 或 2 个关节受累，可应用关节腔内激素注射治疗（Cuellar et al., 1994）。循证医学分析显示大剂量应用氨甲蝶呤或柳氮磺吡啶对银屑病性关节炎有效（Jones et al., 2000）。硫唑嘌呤、阿维 A 酯、低剂量的氨甲蝶呤和秋水仙碱均与安慰剂相比有一定作用，但尚需进一步研究证实。如果患者在持续 DMARD 治疗后仍有症状，或有中轴关节受累，或 NSAIDs 类药物无效时也可使用抗 TNF 治疗。一项多个随机临床试验的荟萃分析显示抗 TNF 治疗对银屑病性关节炎有效（Saad et al., 2008）。应用局部关节腔内激素注射治疗时，应注意银屑病皮肤病变常有链球菌和葡萄球菌的定殖，故不应从皮肤病变处注射。

治疗要点

- NSAIDs 是治疗银屑病性关节炎的一线药物（Cuellar et al., 1994）。（推荐等级：B）。
- 氨甲蝶呤和柳氮磺吡啶已被证实对银屑病性关节炎有效（Jones et al., 2000）（推荐等级：B），对 NSAIDs 类药物反应不充分时作为二线药物应用。
- 中轴关节受累，或外周关节病变对 DMARD 类药物无效的患者，抗 TNF 治疗可做为候选，该治疗已被证明有效（Saad et al., 2008）（推荐等级：A）。

肠病性关节病

脊柱关节病似乎与胃肠道疾病有关联。炎症性肠病（IBD，溃疡性结肠炎和克罗恩病）的患者中 10%～20% 有不同于其他关节病的外周关节炎表现。尤其是膝关节、踝关节和足部关节的游走性关节炎常与肠病发作同时出现。其他关节，包括脊柱和骶髂关节也可能受累，但是与肠病发作无明显相关性。炎症性肠病相关的脊柱炎患者中 50% 有 HLA-B27 阳性，但这一比例并不比普通脊柱炎患者高。RF 和 ANA 常阴性。NSAIDs

类药物通常会应用于该类患者，但应注意其潜在的肠病。如前所述，饮食因素可能提高患者的炎症基线水平，故饮食控制或加用 ω-3 脂肪酸是合理的。

感染性关节炎

化脓性关节炎

重 点

- 膝关节是感染性关节炎疼痛的主要部位。
- 化脓性关节炎是外科急症。
- 金黄色葡萄球菌和淋球菌是两种最主要的致病菌。

急性细菌性关节炎是少数几个风湿病急症之一。初诊的医师如不能准确诊断此病，并及时开始合适的抗生素治疗，则可能导致极差的预后（如功能性残疾和关节破坏等）和至少 5% 的死亡率。对于已确诊风湿性疾病的患者，细菌感染可能导致急性关节炎症。化脓性关节炎的三个发病机制包括：①远距离感染的血行播散，如泌尿系感染（UTI）或肺炎；②附近伤口感染、脓肿或骨髓炎的直接扩散；③外伤、手术或关节腔穿刺所致的细菌直接侵犯。虽有第三种机制的存在，但在怀疑化脓性关节炎时仍应抽取发炎关节的滑膜液以除外。而对于腰穿而言，如果医生认为必要，关节腔穿刺也应进行。

80%～90% 的关节急性细菌性感染是单关节的。非淋球菌的细菌性关节炎成年患者中，最常受累的关节是膝关节（50%）、髋关节（20%）、肩关节（8%）、踝关节（7%）、腕关节（7%）、肘关节（6%）、其他关节（5%）及一个以上的关节（常为两个；12%）（Brusch，2005）。在儿童中最常受累的关节是膝关节（40%）、髋关节（28%）、踝关节（14%）、肩关节（4%）、腕关节（3%）、肘关节（11%）、其他关节（3%）及一个以上的关节（7%）（Baker and Schumacher，1993）。约有 20% 的患者无发热。化脓性关节炎常有红、肿、热、痛的表现。糖尿病、恶性肿瘤、慢性肝病及其他风湿病（如 RA、SLE）可能增加了患化脓性关节炎的风险及病情的严重程度。其他危险因素包括年长、静脉吸毒、HIV 感染及人工关节置换。几乎一半的成年化脓性关节炎患者年龄在 60 岁以上，且发病的常是有基础关节炎的髋关节、膝关节或肩关节。在老年化脓性关节炎患者中仅有 10% 有发热症状，仅 1/3 有显著的白细胞计数增高，而血沉加快很常见。关节液和血培养常阳性。

大多数多关节病变见于免疫抑制或有基础风湿病的患者。致病菌常为金黄色葡萄球菌。多关节化脓性关节炎患者的死亡率约为 40%（Youssef and York，1994）。

多数化脓性关节炎继发于感染的血行播散。在静脉吸毒的患者中，致病菌常为金黄色葡萄球菌或革兰阴性菌，且受累的常为中轴骨关节（髋关节、肩关节、椎关节、耻骨联合、肋软骨关节、胸锁关节、骶髂关节）。医源性化脓性关节炎常由金黄色葡萄球菌、表皮葡萄球菌和革兰阴性菌所致。这是一种不易被察觉的并发症，因为被操作（关节镜或关节腔穿刺）的关节常在感染前已有关节炎的症状。关节镜后细菌感染的概率为 0.04%～4%，而关节腔穿刺后则为 0.01%。RA 合并化脓性关节炎时多为多关节受累，致病菌常为呼吸道、泌尿道、感染性风湿结节或足部来源的金黄色葡萄球菌。人工关节的感染常来源于直接感染或血行播散，人工关节最终常需手术移除。

儿童的化脓性关节炎常累及下肢的关节（膝关节、髋关节和踝关节）。婴儿和儿童患者的主要表现常为不愿活动感染的关节及情绪上易被激惹。化脓性关节炎可以合并中耳炎、脐导管、脑膜炎或骨髓炎。金黄色葡萄球菌和 B 族链球菌是婴儿及儿童患者的常见致病菌，但年龄在 6 个月至 2 岁之间的幼儿则常见流感嗜血杆菌和金氏杆菌的感染。流感嗜血杆菌性化脓性关节炎尤其多见于免疫部分抑制的儿童。

最常见的急性细菌性关节炎是弥漫的淋球菌感染，表现为游走性的多关节炎和腱鞘炎，主要累及手部小关节、腕关节、肘关节、踝关节和膝关节。四肢和躯干可有丘疹和水疱，也可见于手掌和足底。患者常无尿道炎、宫颈炎或喉炎的表现。若怀疑淋球菌性关节炎，在等待培养结果时应立即开始经验治疗。脑膜炎奈瑟菌可导致类似的关节炎 - 皮疹综合征，常出现在感染后，轻微的上呼吸道感染至脑膜炎均可。与淋球菌不同的是，脑膜炎球菌除可致皮肤损害以外还可致口腔溃疡。

急性淋球菌性关节炎仅有 25% 可被革兰染色确认，而培养阳性的更是只有 50%，但这两个比例在非淋球菌性关节炎中则高达 50% 和 90%。故相比完全依靠实验室检查结果而言，临床诊断就显得尤为重要。发热症状常无或仅表现为低热。血培养也仅在一半的患者中阳性，但关节液无法培养到致病菌时也可能阳性。关节液检查常发现白细胞计数超过 50 000/mm^3，90% 以上为 PMN。细菌感染时关节液中也可见到晶体，故出现晶体时不能除外细菌感染。平片可发现骨髓炎，所以应作为常规检查，而骨质破坏在 10～14 天后才能在影像学上观察到。关节内积气常见于厌氧菌感染，占所有化脓性关节炎的 1%。

静脉抗生素治疗的疗程取决于可能的病原菌或培养的结果。初始治疗应根据关节液革兰染色的结果。若为革兰阳性的球菌，应经验性静脉应用万古霉素。若为革兰阴性杆菌，应静脉用三代头孢类抗生素。如果革兰染色未见细菌，应考虑经验性静脉应用万古霉素。一旦得到药敏结果，可针对性使用抗生素。虽然疗程长短不一，一般情况下患者需接受 2 周的静脉抗生素治疗加 2 周的口服抗生素治疗。抗生素的关节腔内注射是不必要的。病变关节可能需要反复穿刺或在关节镜下进行灌洗以消灭关节腔内的细菌（Klippel，2001）。

治疗要点

- 经验性静脉抗生素治疗需根据革兰染色结果；关节液或血培养的药敏结果有助于针对性用药（推荐等级：C）。
- 化脓性关节炎患者的关节可能需要引流（推荐等级：C）。

病毒性关节炎

见附录 32-1。

莱姆关节炎

重　点

- 伯氏疏螺旋体是莱姆病的最主要来源。
- 莱姆效价可用于诊断，但假阳性率很高。
- RA 或狼疮可致假阴性。
- 80% 的莱姆病患者有典型的游走性红斑。

莱姆病是由蜱传播的螺旋体 - 伯氏疏螺旋体所致的疾病，在 1975 年康州莱姆的一次青年 RA 大流行后首次被描述。蜱咬处特征性的游走性红斑在发病的 1 个月内出现（平均 1 周），可伴有中枢神经系统疾病（脑膜炎、神经炎）、心脏疾病（房室传导阻滞）和关节炎。与其他的风湿病一样，莱姆病主要依靠临床诊断，实验室检查仅用于确认。

虽然绝大多数莱姆病患者不能回忆起蜱虫叮咬史，但绝大多数（80%）会出现游走性红斑，部分可融合，可有中心颜色变浅或变暗。这种红斑会迅速增大，可伴有关节痛、肌痛、疲劳、发热和寒战。红斑出现后的几周或几个月内可出现神经系统症状。面神经瘫痪是常见的，即使在暴发流行的地区，绝大多数的面瘫也不是由莱姆病引起的。和神经系统症状一样，心脏炎也可以是首发症状，常表现为一度、二度或三度的房室传导阻滞或束支阻滞。但心脏症状通常不会在发病后的1～2个月内出现。

关节炎可见于近一半的未诊治的莱姆病患者，但在接受治疗的患者中很少见。包括多关节痛、游走性关节炎或几乎无系统性症状的寡关节炎等风湿病的表现仅在病程的很晚期才会出现。出现关节炎的未诊治患者中，有些人可能演变为抗生素治疗无效的慢性关节炎。

实验室检查

目前推荐的诊断方法是一种结合 ELISA 和蛋白质印迹的双重策略。ELISA 的敏感性很高，但假阳性率也很高，所以其阳性结果必须经过蛋白质印迹的确认。蛋白质印迹可以同时检测伯氏疏螺旋体的（IgM）和 IgG 抗体。IgM 抗体通常在游走性红斑出现后的1～2周内出现，IgG 2～6周内出现。只有一个游走性红斑的患者中仅 1/3 是血清阳性的（Verdon and Sigal，1997）。游走性红斑本身已经足以作出临床诊断，不需做血清学检查。血清阴性的疑诊患者应继续查急性期和恢复期标本（2～4周后）。RA、幼年型 RA、SLE 和传染性单核细胞增多症可造成 ELISA 出现假阳性结果。血清学检查不能用于治疗效果的评价，因为阳性结果即使在成功治疗后也会持续很长时间。

治疗

成年莱姆病的早期治疗包括21天的多西环素 100mg 每天 2 次或阿莫西林 500mg 每天 3 次治疗。阿莫西林是小于 8 岁的儿童患者的一线药物；多西环素或阿莫西林过敏时可用头孢呋辛或红霉素（Worsmer et al.，2006）。口服抗生素治疗是有效的，而静脉治疗的花费无论对早期莱姆病还是莱姆病关节炎都更少（Eckman et al.，1997）（Wormser et al.，2000）。考虑到遗留神经系统和心脏后遗症的风险，早期的弥漫性莱姆病或晚期莱姆病应用静脉头孢呋辛、头孢噻肟或青霉素 G 治疗。除仅有面瘫者以外，对于其他有神经系统症状的患者推荐使用静脉抗生素治疗（Steere，1989）。绝大多数患者的症状在治疗 20 均有好转。治疗感染后症状仍不能缓解的患者对继续抗生素治疗也不会有反应（Klippel，2001）。抗生素治疗失败的情况极少发生，可能与吸收不良有关。目前尚未发现对常用抗生素的耐药。

莱姆病的预防：见附录32-2。

治疗要点

- 成人和 8 岁以上的儿童早期莱姆病患者应用口服多西环素治疗 21 天（Worsmer et al.，2006）（推荐等级：A）。
- 孕妇或小于 8 岁的儿童应用阿莫西林或头孢呋辛（推荐等级：C）。
- 有神经症状（不包括孤立的面神经麻痹）或心脏表现的患者用静脉注射抗生素治疗莱姆病（Wormser et al.，2000）（推荐等级：B）。

其他感染性关节炎

虽然分枝杆菌、寄生虫和真菌极少导致关节炎，近年来其发病率随着 HIV/AIDS 和其他免疫抑制性疾病患者的增多而增多。结核性关节炎继发于肺结核的血行播散，需依靠关节液培养确诊。典型的结核感染可侵犯脊柱，被称为 Pott 病。胸椎最常受累，但也可出现大的负重关节的单关节炎。兰氏贾第鞭毛虫感染、组织胞浆菌病、隐球菌病、酵母病、孢子丝菌病、球孢子菌病、放线菌和非典型分枝杆菌均可致轻型关节炎疹。

风湿热

重点

- 风湿热出现于 β- 溶血链球菌性咽炎后 2～4 周。
- 抗链球菌感染的抗生素治疗可预防风湿热的发病。
- Jones 标准和抗链 O 滴度有助于诊断风湿热。

风湿热是一种以 A 组 β- 溶血链球菌咽炎起病的系统性感染性疾病。尤其是年龄较小的儿童经常不能回忆起发病 2～4 周前曾有咽炎症状。风湿热仅与咽炎有关，A 组链球菌脓疱病与风湿热无明显联系。风湿热常见于 4～9 岁的儿童，多以急性发热起病，伴有游走性大关节炎、中枢神经系统症状（Sydenham 舞蹈病）、特征性红斑和心脏瓣膜炎症及其继发损害所致的心脏炎。针对 A 组链球菌性咽炎的抗生素治疗可以显著降低风湿热的发病率。1992 年修订的 Jones 标准有助于风湿热的诊断（表 32-8）。

风湿热相关的关节炎出现前常有与关节肿胀不相符的关节痛，持续 1 周左右。这种关节痛常先向下肢再向上肢迁移。相比青春期少年和成人，儿童出现关节痛者较少。关节炎可自行缓解。心脏炎累及瓣膜，

表 32-8 急性风湿热诊断的改良 Jones 标准 *

主要标准	心脏炎
	多发性关节炎
	舞蹈症
	环形红斑
	皮下结节
次要标准	临床：关节痛、发热
	实验室：急性期指标升高（血沉、C 反应蛋白）
	PR 间期延长

另：
支持前驱 A 组链球菌感染的证据
咽拭子培养或急性链球菌抗原测试阳性
链球菌抗体阳性或进行性升高

注：* 如果有前驱 A 组链球菌感染的证据，满足 2 条主要标准或 1 条主要标准和 2 条次要标准即高度提示急性风湿热（From Gibofsky A, Zabriskie JB. Rheumatic fever. In Klippel JH, ed. Primer on the rheumatic diseases. 12th ed. Atlanta：Arthritis Foundation；2001：282.）

主要是二尖瓣，是该病最主要的后遗症。风湿性心脏病是最常见的严重后遗症，常发生于发病后的 10～20 年。患者还可有环形红斑，即皮疹边缘有一圈外缘锐利的环形病变，或环形斑疹中心有一淡染区，或两者都有。皮疹反复出现，由躯干向四肢离心性分布。

抗链球菌素 O（ASO）滴度是最有用的实验室检查，因为风湿热发病时咽拭子链球菌培养常阴性。抗链 O 滴度在 A 组链球菌咽炎后 4～5 周或风湿热发病后 2～3 周开始上升。由于仅有 80% 的风湿热患者有抗链 O 的升高，临床怀疑风湿热的抗链 O 阴性患者应继续进行其他抗链球菌抗体，如抗 DNA 酶、抗 DNA 酶 B 及抗透明质酸酶抗体等检测。

阿司匹林是急性风湿热的首选药物，治疗效果明显。常用剂量为儿童 80～100mg 每公斤体重每天，成人 4～8g/d。无论患者是否还有咽炎症状，均应给予青霉素 10 天治疗。家中其他成员和其他密切接触者也应留取咽拭子培养，需要时进行治疗，临床试验证明青霉素肌内注射比口服更有效。目前尚无证据表明静脉滴注丙种球蛋白和皮质激素对风湿热有效，研究仍在进行中（Manyemba and Mightosi, 2004）。

曾患过明确诊断的风湿热患者如再次出现 A 组链球菌性咽炎，有极高风险复发风湿热且可能并发更重的风湿性心脏病。故复发的患者需要持续的抗生素预防（Gerber et al., 2009）。预防开始前需先完成足疗程的 A 组链球菌性咽炎的治疗。在美国，经典的预防治疗是每 4 周一次长效青霉素 G 肌注直至患者成年早期（约 18 岁）。

治疗要点

- 患急性 A 组链球菌性咽炎的患者需使用抗生素以预防急性风湿热的发生（Denny et al., 1950）（推荐等级：B）。
- 急性风湿热患者无论是否还有咽炎症状均应接受合适的抗生素治疗以清除体内的 A 组链球菌感染（推荐等级：C）。
- 阿司匹林是急性风湿热对症治疗的首选药物（推荐等级：C）。
- 为防止急性风湿热复发，需使用抗生素预防性治疗 A 组链球菌性咽炎（Gerber et al., 2009）（推荐等级：A）。

系统性红斑狼疮

重 点

- 系统性红斑狼疮（systemic lupus erythematosus，SLE）患者的 5 年生存率是 90%。
- 青春期前发病的性别比例女 / 男为 2∶1，青春期后为 4∶1。
- 11 条分类诊断标准中符合 4 条即可诊断。

系统性红斑狼疮是一种以多克隆性抗体生成为特点的病因不明的自身免疫病。SLE 中最常见的抗体是针对细胞核的（ANAs）。这些抗体结合于 DNA、RNA、核蛋白、蛋白 -DNA 及蛋白 -RNA 复合物。抗双链 DNA 抗体和抗 RNA- 蛋白复合物抗体，又称 Sm 抗体，对 SLE 的特异性最好。免疫复合物的沉积导致了炎症反应和血管炎，最终引起多器官病理改变。

系统性红斑狼疮最常见于育龄期女性（15～40 岁），女 / 男在青春期前约为 2∶1，该比例在青春期后上升至 4∶1。然而，SLE 实际上可见于任何年龄，即使是婴儿和老年人也不例外；在这两个亚人群中，女 / 男仅为 2∶1。SLE 在一般人群中的发病率为 1/1000～1/2500，但在非裔美国人女性中比例较高（年龄 18～65 岁间的非洲裔美国女性的发病率可达 1/250）。确诊后的 5 年生存率为 90%。

SLE 表现出较强的家族遗传倾向。已经发现其与 MHC 基因 DR2、DR3、DR4 和 DR5 均有关系。同其他的风湿病一样，SLE 似乎是基因缺陷被环境因素放大的结果。这些可能的环境因素包括感染、压力（神经内分泌系统改变）、暴露于日光、饮食和毒素，包括药物。除了自身抗体的产生，SLE 还存在细胞免疫（B 细胞、T 细胞、单核细胞）的异常。由于临床表现多样，ACR 研究出一种分类体系以标准化 SLE 的诊断（表 32-9）。

要确诊 SLE，患者必须连续或同时出现下述 11 条标准中的 4 条。

临床特点

SLE 最初的症状包括疲劳、乏力、体重减轻等。所以要将这种多系统疾病与 HIV 感染（SLE 中常假阳性）、亚急性细菌性心内膜炎、其他结缔组织病，如血管炎、RA 和混合型结缔组织病及以淋巴瘤为代表的恶性肿瘤相鉴别，初诊医生扮演了重要的角色。SLE 以多系统受累为特征，常累及皮肤、关节、肾脏、中枢神经系统、消化道和肺，疾病轻重不一，病程进展很难预计。SLE 是一种系统性疾病，在急性期必须对其他无症状的器官是否受累进行评估。

皮肤表现　超过 90% 的 SLE 患者最终会出现皮肤黏膜损害。狼疮的名字就是因经典的蝴蝶斑很像被狼咬过的伤口而取的。然而，这种典型皮疹仅出现在 1/3 的患者，常是在日光暴露后出现。1/3～2/3 的 SLE 患者有严重的光过敏。暴露于日光不仅会引起红色斑丘疹，还会引起一系列的全身反应。其他皮肤损害包括大疱和广义的红斑。亚急性皮肤型红斑狼疮（SCLE）常见于暴露于日光的部位，尤以双上肢为著，可表现为两种形式的损害—环状或丘疹状的。前者易与环状红斑混淆，后者易与银屑病和扁平苔藓混淆。70% 有光过敏的患者有抗 Ro 抗体阳性（Boumpas et al.，1995）。SCLE 病变不会留下瘢痕。盘状红斑是一种高出皮面的皮疹，常在其他系统性症状之前出现，常见于面部、颈部、头皮和外耳。与 SCLE 的皮损不同，这些红斑严重时可能留下中心淡染坏死的瘢痕。SLE 的其他皮肤黏膜表现还包括秃顶，急性 SLE 缓解后可恢复，除非秃顶的原因是头皮遗留有盘状红斑的瘢痕。口腔、鼻部和外阴溃疡及可触及的紫癜也可出现。

隐匿型狼疮指不能满足 ACR 诊断标准，但有许多与狼疮相符的临床表现，这种形式的狼疮病变轻微，可对症治疗。有许多这样的患者始终不会患经典意义上的狼疮，目前还没有找到可预示病情向 SLE 发展的指标。

药物性狼疮是指一种由药物作用所致的临床和血清学表现符合狼疮的疾病，通常停药后可以自行缓解（先临床缓解，而后血清学缓解）。已知的和可能造成狼疮的药物包括抗结核药物（如异烟肼、链霉素）、抗生素

表 32-9　系统性红斑狼疮的分类诊断标准 *

1. 颊部红斑	固定红斑，扁平或隆起，在两颊突出部位，不跨越鼻唇沟
2. 盘状红斑	片状隆起于皮肤的红斑，黏附有角质脱屑和毛囊栓，陈旧病变可发生萎缩性瘢痕。对日光有明显反应，可引起皮疹，在病史中得知或医生观察到
3. 光敏感	对日光有异常反应，引起皮疹，在病史中得知或医生观察到
4. 口腔溃疡	由医生观察到的口腔或鼻部溃疡，一般为无痛性
5. 关节炎	非侵蚀性关节炎，累及 2 个或更多的外周关节，有压痛、肿胀或积液
6. 浆膜炎	a. 胸膜炎—确定的胸痛病史或医生闻及胸膜摩擦音或有其他的胸腔积液证据
	b. 心包炎—超声心动记录或有心包摩擦音或经心包穿刺证实
7. 肾脏病变	a. 持续性蛋白尿 > 0.5g/d 或高于 3 +
	b. 细胞管型：可以是红细胞、血红素、颗粒或混合管型
8. 神经病变	a. 癫痫发作：除外药物或已知的代谢紊乱（如尿毒症、酮症酸中毒、电解质失衡等）
	b. 精神病：除外药物或已知的代谢紊乱（如尿毒症、酮症酸中毒、电解质失衡等）
9. 血液学疾病	a. 溶血性贫血—伴网织红细胞增多
	b. 白细胞减少—大于等于两次 < 4000/mm³
	c. 淋巴细胞减少—大于或等于两次 < 1500/mm³
	d. 血小板减少—100 000/mm³ 除外药物因素
10. 免疫学异常	a. 狼疮抗凝物阳性。b. 抗 dsDNA 抗体阳性：对天然 DNA 抗体滴度异常升高。c. 抗 Sm 抗体阳性：存在针对核抗原 Sm 的抗体。d. 至少 6 个月梅毒血清试验假阳性，被梅毒螺旋体制动
11. 抗核抗体	试验或荧光梅毒螺旋体抗体吸收实验证实。在任何时候和未用药物诱发"药物性狼疮"的情况下，免疫荧光法或其他等效实验抗核抗体滴度异常

注：* 推荐的分类是基于 11 条标准。如需在临床试验中明确诊断，在任何一段观察时间内连续或同时满足 11 条中的 4 条或 4 条以上的患者即患有 SLE

From Tan EM, Cohen AS, Fries JF, et al. The 1982 revised criteria for the classification of systemic lupus erythematosus(SLE). Arthritis Rheum. 1982；25：1271-1277, with permission of the American College of Rheumatology

（如青霉素、四环素、磺胺类、灰黄霉素）、抗癫痫药（如苯妥英钠、乙琥胺、卡马西平）、吩噻嗪类（如吩噻嗪、异丙嗪、甲硫哒嗪）、抗高血压药（如肼屈嗪、甲基多巴、利血平）以及口服避孕药、锂、甲硫氧嘧啶和普鲁卡因胺。症状通常较轻，且无中枢神经系统和肾脏损害。

肌肉骨骼表现 关节痛和关节炎是 SLE 最常见的首发症状。典型的分布是手、腕或膝关节的对称性受累，可为游走性也可固定于一个关节。类似于 RA 的皮下结节可能出现，但 SLE 不会导致 RA 样的侵蚀性改变。造成"天鹅颈"的不全脱位和其他手部畸形统称为 Jaccoud 关节病，其特点是无骨质和软骨破坏的畸形。SLE 患者有时可出现肌痛，但程度不及皮肌炎。

SLE 的肌肉骨骼并发症还包括骨质疏松和无血管的骨质坏死（骨坏死），尤以使用激素治疗的儿童多见。一项研究表明，65% 的育龄期女性 SLE 患者有骨的矿物质沉积异常（Petri，1995）。故即使对于育龄期女性患者，筛查并治疗骨质疏松和尽量减小激素用量一样重要。晚期 SLE 可致骨坏死（尤其是髋部），且与 SLE 发作无明显关系。骨坏死的主要危险因素包括泼尼松 >20mg/d 一个月以上、雷诺病和血管炎。早期的缺血性股骨头坏死可通过 MRI 诊断。

肾脏疾病 又称狼疮肾炎，SLE 所致的肾病通常仅在极晚期才会出现症状。超过 50% 的 SLE 患者和 75% 的非裔美国 SLE 患者有肾脏的受累。免疫复合物沿基底膜的沉积可导致肾病综合征或肾衰竭，是此病代表性特征。血肌酐可升高，同时还可在无感染的情况下出现蛋白尿、脓尿、血尿和管型尿。确切的诊断需依靠肾活检。狼疮肾炎表现为从轻到重的连续过程，可包括系膜增生、局灶节段性增生、弥漫性增生和严重的肾小球硬化型肾炎（Petri，1998）。SLE 患者应每年复查尿检和肾功能以除外蛋白尿。血肌酐升高（>2mg/dl）是预后不良的最佳指标。SLE 患者可接受成功的肾移植，尽管狼疮肾炎可能复发。

神经精神疾病 神经精神症状常见于活动性狼疮，且可单独出现。临床表现包括头痛、癫痫发作（20% 的 SLE 患者）、卒中、中枢和外周神经病、精神症状、重度抑郁（40%）、认知障碍和器质性脑综合征。中枢神经病变可表现为视觉受损、耳鸣、眩晕、眼球震颤、眼睑下垂或面瘫。偏头痛常见，且多为难治的。神经精神狼疮是一种排他性诊断，必须先除外其他所有可能导致患者症状的因素。脑电图结果常不正常，但无特异性。头颅 MRI 可表现为大脑白质和皮层灰质的弥漫的、小灶性的密度增高影，激素治疗可缓解。脑脊液检查对除外感染性疾病至关重要。即使病情轻微，长期神经

认知的异常可影响记忆力，或导致持续性的语言障碍。抗核糖体 P 抗原与 SLE 的认知损害相关（Hirohata and Nakanishi，2001）。

心血管表现 SLE 患者早发动脉粥样硬化风险增高，这既与该病本身有关也与治疗相关。通过筛查，高达 40% 的 SLE 患者有这方面的并发症。皮质激素提高了心脏疾病的危险因素，如体重、血压、胆固醇和同型半胱氨酸水平。冠心病的一级预防和患者教育对 SLE 患者至关重要，因为 SLE 患者心肌梗死的致死率是同年龄正常人群的 10 倍（Klippel，2001）。心肌炎和心内膜炎很罕见，但是心包积液可出现于高达 45% 的 SLE 患者（大部分研究为 25%）。症状可轻可重，但极少出现缩窄性心包炎和心包填塞。

栓塞是狼疮患者死亡的主要原因。30%～50% 的狼疮患者有针对正常细胞膜磷脂成分的抗磷脂抗体。尽管如此，绝大多数有该抗体的患者并不患有狼疮。抗磷脂抗体包括抗心磷脂抗体、β2-GP-1 抗体和狼疮抗凝物。狼疮抗凝物可导致局部促凝血酶原时间（PTT）和凝血酶原时间（PT）延长，但相反地增加血栓事件发生的风险。这可能是由于自身抗体引起的微血管病变所致。抗心肌磷脂抗体和 β2-GP- 抗体可用 ELISA 法检测，但没有直接针对狼疮抗凝物的检查。如果怀疑患者有狼疮抗凝物，但 APTT 正常，应继续进行更敏感的凝血检查，包括 KCT、RVVT 和 PNP（Petri，1994）。

抗磷脂抗体综合征是指有抗心肌磷脂抗体、β2-GP-1 抗体或狼疮抗凝物及以下四种表现之一：动脉栓塞、静脉栓塞、反复孕早期或孕晚期自发性流产或血小板减少。这种获得性的自身免疫性高凝状态在 SLE 患者中的比例远远高于正常人群。

自发性流产、胎死宫内和早产的概率即使在单纯 SLE 的女性患者中也偏高。虽然研究结果各不相同，但目前仍认为妊娠并不能诱发 SLE。推荐女性患者在缓解 6 个月后，且无严重并发症如肾病的情况下再考虑怀孕。SLE 不会导致不孕。有反复孕早期或孕晚期流产的患者可通过应用肝素和小剂量的阿司匹林降低流产的风险。

其他表现 浆膜腔积液，如心包积液、胸腔积液和腹腔积液在 SLE 患者中常见。双侧胸腔积液常为少量，且多见于药物性狼疮和老年狼疮患者。系统性红斑狼疮患者中，胸膜炎比心包积液更常见，且不易出现缩窄性心包炎。

SLE 可导致多种消化道表现，如恶心、呕吐、厌食和腹痛等，常为腹膜炎症刺激的结果。肠系膜血管炎可引起下腹痛和直肠出血。肝大伴肝酶升高和胰腺炎

伴胰酶升高也可见于 SLE 患者。除肝大外脾大和淋巴结肿大也可在狼疮发作时出现。

肺部表现包括肺出血、肺动脉高压和肺炎。狼疮肺炎常表现为弥漫性间质疾病。肺萎陷综合征见于 SLE 晚期，是一种呼吸功能障碍所致的肺容积缩小的限制性肺病。

实验室检查

狼疮没有特异性检查。红斑狼疮细胞是吞噬了细胞核和自身抗体的中性粒细胞复合物，对狼疮的特异性高，但敏感性低。ANA、抗双链 DNA（dsDNA）和抗磷脂抗体都是 SLE 的标志物，但是抗体的结果如果不和临床表现相结合则容易引起误导。有 2%～5% 的 SLE 患者 ANA 阴性，然而 5% 的正常人甚至 20% 的青年女性都可以是 ANA 阳性的（Fritzler et al.，1985）。针对 RNA-蛋白复合物的自身抗体称为抗 Sm 抗体和抗 dsDNA 抗体，是对 SLE 最特异的抗体，特异度达 95%。血沉通常是加快的，但 C 反应蛋白常正常（Linares et al.，1986）。

SLE 的自身抗体包括抗核抗体 ANA、抗胞浆（包括磷脂）抗体、抗红细胞抗体、抗多种器官和结构的抗体（如胃黏膜、神经元、肌节、甲状腺球蛋白）和抗胶原抗体。抗细胞核不同部分的不同抗核抗体表现为 ANA 染色的四种类型。包括抗单链 DNA 的膜抗体、抗可提取的核糖核蛋白的颗粒状抗体、抗天然双链 DNA 的 dsDNA 抗体、有时与硬皮病相关的抗核仁抗原的核仁抗体和抗脱氧核糖蛋白的同质抗体。

SLE 活动时，血清补体（C3、C4 及 CH50）水平常降低。血沉常降低但不是病情活动的准确指标。DNA 自身抗体与病情活动度的平行性也不好。由于骨髓移植或自身免疫反应，正细胞正色素性贫血、白细胞减少（2500～4000/mm³）和血小板减少常见，但必须除外其他可能的原因。SLE 还可表现为免疫性血小板减少性紫癜（ITP），多年后才开始出现其他的狼疮表现。

用于确诊 SLE 的检查（如 ANA、抗 DNA 滴度）多对于随诊无帮助。检测病情或治疗后遗症常需要连续检测 CBC、肾功能（肌酐）、尿检、C3、C4 和其他检测药物副作用的检查，如服用激素的患者需检测同型半胱氨酸和胆固醇水平。

治疗

治疗的首要目标是在不引起长期医源性并发症的前提下治疗疾病活动，以此支持患者及其家庭。家庭医生对 SLE 患者的教育和对症状体征的监测非常重要。即使在病情不活动时持续监测也是重要的。一般

的建议包括避免日光直射或使用防晒措施，及早评价原因不明的发热、每年接种流感疫苗、充分休息和锻炼以及控制体重。其他针对患者的个性化指导更加重要，如关于 SLE 及其对妊娠的影响。

应持续地警惕严重感染，尤其是对于使用激素的患者。及时监测药物副作用包括抗疟药治疗时的眼底检查和激素相关副作用的监测。SLE 的治疗强调通过联合用药减小激素的用量。激素增加心血管疾病的风险，如体重、血压、胆固醇和同型半胱氨酸水平。激素减量也不应过快。免疫抑制药物的使用也需要密切监测。

NSAIDs 类药物仍是肌肉骨骼症状的首选药物，尤其是症状较轻时。这些药物可能的肾脏和消化道毒性是不容忽视的，尤其是在被应用于一种本身就可导致肾脏和消化道症状的疾病时。胃十二指肠保护治疗对使用 NSAIDs 类药物的患者是强烈推荐的。

对少数活动性多关节病的患者，可给予泼尼松 0.5mg/（kg·d），但当每天的泼尼松维持剂量在 10mg 或以上时推荐使用其他药物。抗疟药如羟氯喹常用于狼疮性关节炎，但需要每 6～12 个月监测眼底情况。对于严重的关节炎或病情恶化者可给予泼尼松 1.0mg/（kg·d），关节腔内注射曲安奈德（氟羟氢化泼尼松），或静脉甲强龙 1000mg 每天 90 分钟以上给药，连续 3 天加后续口服泼尼松治疗。氨甲蝶呤 7.5mg 口服每周一次，同时补充叶酸和硫唑嘌呤可以用来减少泼尼松的剂量，但是氨甲蝶呤不能用于孕期。

皮肤狼疮可用防晒、表面和皮损内应用皮质激素、表面液氮冷冻治疗（少用）和抗疟药物治疗。最常用的抗疟药是羟氯喹、氯喹和米帕林。不能服用抗疟药的患者，可小心使用氨苯砜和维 A 酸，如维甲酸和异维 A 酸治疗。氟轻松醋酸酯软膏比氢化可的松对盘状红斑的效果更好（Jessop et al.，2001）。氨苯砜不应用于 G6PD 酶缺乏的患者，维 A 酸不应用于妊娠的患者。严重的皮肤狼疮可用大剂量的皮质激素治疗，但如果泼尼松每日用量超过 10mg 时就应考虑使用氨甲蝶呤和硫唑嘌呤。最后，沙利度胺对盘状红斑是有效的但由于其神经毒性和致畸性使用受到限制。

狼疮肾炎，一经肾活检确诊，可单独使用大剂量皮质激素或与氨甲蝶呤或硫唑嘌呤合用治疗。环磷酰胺对急性进展的和严重的肾炎有效，但具有毒性，通常仅由风湿病专科医生应用。再水化和美司钠注射可减轻毒性。美司钠是一种环磷酰胺的代谢产物结合剂，可预防出血性膀胱炎。环磷酰胺的使用可引起血液系统恶性肿瘤（罕见）和卵巢早衰（常见）。如果年轻女性患

者需使用环磷酰胺,她的家庭医生应提供采集卵子保留生育等选择。

SLE 合并抗磷脂抗体综合征(APS)有动脉或静脉栓塞的患者可以使用华法林,维持 INR 在 2~3 之间。虽然有时是有争议的,但多数情况下疗程至少应在 3~6 个月,且考虑到血栓事件的风险常需要终生抗凝治疗。静脉甲泼尼龙对严重溶血性贫血有效。白细胞减少常无有效的治疗。严重的血小板减少 < 50 000/mm³ 可用甲泼尼龙、达那唑、免疫抑制剂和脾切除治疗。

关节炎、浆膜炎和全身症状通常对 0.5mg/(kg·d) 的泼尼松治疗反应好。肾炎和中枢神经系统症状常需 1.0mg/(kg·d)。经 7 周激素治疗仍无反应的患者应考虑使用免疫抑制剂。

极少的情况下,对严重的血栓形成性血小板减少性紫癜(TTP)和肺出血需血浆置换治疗。血浆置换对狼疮肾炎未发现有长期获益。终末期狼疮肾病可以用透析或肾移植治疗。SLE 的其他试验性治疗包括抗 CD4 和抗 TNF-α 和干扰素 α 的免疫抑制治疗。

SLE 既往被普遍认为是一种进行性加重的终末期疾病,但现今的治疗手段已经成功地降低了其患病率和病死率。接受治疗的患者中 90% 以上生存期超过 15 年。但 SLE 亦"与时俱进",随着不断出现的含糊表现使其症状学更加不可预见。因此,保持良好的医患沟通,以及促进家庭医生和风湿病专科医生间的团队协作有利于为患者提供最优的医疗服务。

治疗要点

- 皮肤狼疮初始治疗可用外用激素(Jessop et al., 2001)(推荐等级:B)并避免加重的因素,如日晒等(推荐等级:C)。
- 持续存在皮肤损害的患者应考虑应用抗疟药,如羟氯喹治疗(推荐等级:C)。
- NSAIDs 是 SLE 相关肌炎、浆膜炎和关节炎初始治疗的首选药物。反复发作可用 0.5~1mg/(kg·d)的泼尼松治疗(推荐等级:C)。

干燥综合征

干燥综合征(Sjögren syndrome, SS)是一种以 T 细胞介导的外分泌腺破坏为特征的自身免疫病,主要表现为眼干(干燥性角膜结膜炎)和口干(口腔干燥症)。继发干燥的患者的症状与其他自身免疫病相关,如 RA、SLE、多肌炎、系统性硬化或胆汁性肝硬化。

确诊干燥综合征需要小唾液腺活检,临床可能的干燥综合征可以靠唾液腺功能降低诊断。根据 San Diego 标准,诊断干燥综合征需要除外的疾病包括 HIV 感染、原发性纤维肌痛、淀粉样变性、淋巴瘤、干眼症、乙肝或丙肝感染和腮腺肥大(表 32-10)。眼干的客观证据可以通过 Schirmer Ⅱ实验获得。这一实验的原理是通过向鼻腔内塞棉花来刺激鼻泪腺反射,并测量两眼泪液分泌的增加量(Tsubota, 1991)。角膜和结膜的玫瑰孟加拉染色是另一项客观的检查。干燥综合征的血清学证据包括 RF 升高(>1:320),ANA 升高(>1:320),或抗 SSA(Ro)或抗 SSB(La)抗体阳性。

唾液的分泌可以通过让患者吮吸无糖的糖果片 3 分钟并吐出唾液来定量。如果吐出的唾液很少或几乎没有,即可诊断临床可能的干燥综合征,进一步进行唾液腺活检可以确诊。不能达到上述标准的患者可重新试验,他们口眼干的症状很可能并非由自身免疫病所致。干燥综合征的其他表现包括乏力、皮肤干燥、阴道干燥、上呼吸道干燥和吞咽困难(唾液分泌减少所致)等全身症状。干燥综合征不是唯一可致泪腺、唾液腺肥大和腺体功能障碍的疾病。干燥综合征需要与浸润性疾病(淋巴瘤、淀粉样变性、脂肪浸润、血色病)、感染性疾病(睑炎、HIV、乙型和丙型肝炎、结核、梅毒)、多发性硬化或贝尔面瘫(Bell palsy)的支配腺体的神经功能障碍、自主神经病和药物副作用相鉴别。

表 32-10 干燥综合征的 San Diego 标准

Ⅰ. 原发性干燥综合征 *	A. 眼干的症状和客观体征	
		1. Schirmer 试验 <8mm/5min 浸润和
		2. 角膜或结膜玫瑰孟加拉染色阳性,证实干燥性角膜结膜炎
	B. 口干的症状和客观体征	
		1. Lashley 杯或其他方法测腮腺流速下降和
		2. 唇腺活检发现的异常结果(基于平均 4 个可评估的小叶的平均得分≥1)
	C. 系统性自身免疫反应的血清学证据	
		1. RF >1:320 或
		2. 抗核抗体滴度升高但 <1:320 或
		3. 抗 SSA(Ro)或抗 SSB(La)抗体阳性
Ⅱ. 继发性干燥综合征	干燥综合征的特征性症状和体征(上述),加上临床足以诊断 RA、SLE、多肌炎、硬皮病或胆汁性肝硬化的特征	
Ⅲ. 除外	淀粉样变性、淋巴瘤、HIV 感染、乙肝或丙肝感染、原发性纤维肌痛和其他已知原因的自主神经病、干眼症或腮腺肥大	

注:* 确切的干燥综合征的诊断需要眼干、口干和自身免疫反应的客观证据,包括一个典型的小唾液腺活检结果(标准 IA、IB、IC)。可能的干燥综合征诊断不需要唾液腺活检,可以通过唾液腺功能减退诊断(标准 IA、IB-1、IC)

From Fox RI, Saito I. Criteria for diagnosis of Sjögren syndrome. Rheum Dis Clin North Am.1994; 20; 391.

眼干可通过人工泪液治疗，同时需注意有无发生防腐剂所致的睑炎。植入性泪小点栓可用于眼睛的湿润。胶原栓可在2天后降解，硅栓持续时间更长，但如果泪液过多可随时取出。如果泪小点栓有效，可考虑泪小管成形术。湿润剂也可能有效。环孢素眼科制剂已经被FDA批准可用于干眼症的治疗，对眼干患者无论是主观症状和客观评价均有改善（Sall et al.，2000）。

口干症可用无糖薄荷或口香糖缓解。频繁少量喝水也有帮助。症状持续不缓解的患者可以考虑尝试人工唾液（Salivart，Mouth Kote）。口干的患者应接受细致的口腔护理因为唾液分泌减少时更易发生龋齿。还可使用如毛果芸香碱、西维美林的促分泌素，但其面红、多汗、肠道和膀胱活动增多等副作用可能超过效果。外用的抗真菌药物可用于轻型口腔感染。

干燥综合征的系统性治疗与SLE相似，尤其是NSAIDs和抗疟药对伴发的关节痛和全身症状效果明显。激素和免疫抑制剂可用于反复发作、病情严重的患者。

治疗要点

- 绝大多数干燥综合征患者的症状可通过如湿润剂、人工泪液、无糖口香糖、频繁喝水等简单治疗缓解（推荐等级：C）。

系统性血管炎

血管炎指一系列以血管的炎症反应为基础的疾病。虽然很多种分类方法都是按照受累血管的大小制定的，但由于这些疾病间的广泛重叠，这样的分类在临床中可能并不实用。很多血管炎由于某些尚不明确的原因仅发生于特定年龄的人群：如儿童的川崎病，老年人的颞动脉炎，Henoch-Schönlein紫癜的年龄则呈双峰分布。绝大多数系统性血管炎的病因不明确。病理学结果通常不用于诊断某一特定的综合征，诊断仍要依靠临床证据。大多数血管炎倾向于引起血管上散发的跳跃式分布的病变。也就是说，疾病只影响部分节段血管的部分血管壁，而非在同样大小的血管上表现完全一致。

巨细胞动脉炎

巨细胞动脉炎（giant cell arteritis，GCA），又称颞动脉炎，常见于年龄在50岁以上的老年人。其发病率在白人中，特别是北欧人中最高。血管壁中可见巨大的多核细胞，最常发生于颞动脉，有时也可见于椎动脉和颈内动脉。该病起病隐匿，常在几周甚至几个月内逐渐出现疲劳、乏力、发热、体重减轻和风湿性多肌痛

（PMR，另一种独立的疾病，以近端肌痛和僵直、血沉加快和全身症状为特点）等全身症状。而后咀嚼暂停（咀嚼肌运动时不适）、新发头痛或头痛性质改变、头皮紧张感（尤其是覆盖颞动脉的区域）、视网膜缺血引起的复视和视野缺损等特异性症状逐渐出现。患者还可能有味觉或听力的缺失。30%的患者可出现外周神经病和TIA等神经系统症状。约10%的患者有咽痛、咳嗽、声音嘶哑等呼吸系统症状。

体格检查方面，颞动脉触痛、管壁增厚，可见红斑。新出现的颈内动脉杂音也可能提示该病。主动脉弓及其分支也可能受累，表现为一侧或双侧上肢的血压低或手臂跛行。开始治疗前，可通过颞动脉活检确诊，但考虑到病变具有跳跃性分布的特点，阴性的活检结果并不能除外。患者的血沉常加快，多在80～100mm/h。然而一项研究显示所有活检证实的颞动脉炎患者中25%的血沉正常（Weyand et al.，2000）。1/3的患者可有ALT和AST的轻度升高。血清IL-6水平和炎症反应水平平行，C反应蛋白也可用于评价炎症反应。家庭医生遇到50岁以上有新发头痛或头痛性质改变、血沉加快、视野缺损、PMR或持续发热的患者均应考虑颞动脉炎。

颞动脉炎或临床怀疑但活检阴性的颞动脉炎均应使用泼尼松治疗，40～60mg/d，疗程2～4周。临床强烈怀疑时不应等待活检结果，而应立即开始治疗。症状或实验室检查提示病情得以控制时激素可以减量，第1个月每2周减10mg，而后每2周减10%（减量前应查血沉和C反应蛋白水平）。全程在9～12个月左右。泼尼松常在12～48个小时就可减轻症状。颞动脉炎常呈自限性，2年内绝大多数患者可以停用激素，但仍有少部分患者需要多年用小剂量激素控制症状。由于胸主动脉瘤和肾动脉狭窄是相对常见的后遗症，故所有患者均应做相应的检查以评价。

治疗要点

- 泼尼松是颞动脉炎的首选药物（推荐等级：C）。

风湿性多肌痛

与颞动脉炎一样，风湿性多肌痛（polymyalgia rheumatica，PMR）常见于50岁以上的北欧人。早期的全身症状包括发热、疲劳、乏力、体重减轻，而后出现颈部和上肢近端肌肉疼痛。PMR因此常易被误诊为"五十肩"。但PMR后期会累及髋部和大腿的近端肌肉。大关节的晨僵可使得患者较难完成日常生活活动，如起

床、梳头等。唯一典型的体检发现是肌紧张，但没有相关的客观体征。膝关节、腕关节和胸锁关节可能出现一过性的轻微的滑膜炎。当医生发现四肢近端肌肉和躯干肌疼痛和僵直、血沉加快同时出现且激素治疗有效时即可作出临床诊断。

PMR 和颞动脉炎常同时出现。PMR 可在颞动脉炎的症状出现前、后或同时起病。这两种疾病可能代表了同一病理过程的两种不同表现。PMR 的最佳治疗药物是激素，使用剂量取决于患者的特点以及是否伴有颞动脉炎。经典的剂量是泼尼松龙 15～30mg/d，每周减量 5mg，至 15mg/d 后每月减 2.5mg。

6～12 个月后如果血沉正常，且患者服用 2.5mg 的维持剂量无症状则可停止治疗，仍应每 2～3 周监测血沉变化。当然，密切观察患者病情比仅仅关注实验室检测重要得多。如果复发，应重新开始 15mg 激素治疗并逐渐减量。NSAIDs 类药物可能可以缓解症状，但不能用于治疗血管炎。

治疗要点

● 泼尼松是风湿性多肌痛的首选药物（推荐等级：C）。

其他血管炎疾病

以下疾病的讨论请参阅附录 32-3：

- 大动脉炎（Takayasu arteritis）
- 结节性多动脉炎（polyarteritis nodosa）
- 变应性肉芽肿性血管炎（Churg-Strauss syndrome）
- 韦格纳肉芽肿（Wegener granulomatosis）
- 冷球蛋白血症（cryoglobulinemia）
- 超敏性血管炎（hypersensitivity vasculitis）
- 贝赫切特病（Behçet's disease）

炎症性肌病

这种异质群体性疾病能导致骨骼肌炎症、肌酶升高、近端肌无力疾病。两种最常见的肌病是皮肌炎和多发性肌炎。炎症性肌病可按发病年龄或伴随疾病分类，如与肿瘤相关的肌炎、胶原血管病（如系统性硬化症、系统性红斑狼疮、干燥综合征等）相关的肌炎。这些疾病的发病年龄呈双极分布，在 10～15 岁和 45～60 岁高发。肌炎在 50 岁以后最为常见。炎症性肌病的病因不清，但有证据显示遗传易感性（与某种人白细胞抗原 HLA 相关）与外界环境因素（如病毒感染等）共同作用会启动自身免疫病的发展。

患者常见的症状是对称性、进行性的近端肌无力，伴有疲乏、乏力和晨僵。最常受累的肌肉包括肩膀、颈部和骨盆带肌。还有可能出现肺部（间质性肺炎或肺间质纤维化）、心脏（心肌病、充血性心力衰竭、心律不齐）、喉部（吞咽困难）和骨骼肌肉系统（肌痛、关节痛）的症状，但大多数患者不会有滑膜炎。CK、醛缩酶、ALT、AST 和乳酸脱氢酶都可能升高，但只有一半的情况下血沉会升高。肌活检对诊断也很有帮助。皮肌炎除了以上表现，还以面部和颈部皮肤的鳞状、红色或紫罗兰色皮疹为特点，上背部皮疹称为"披肩征"，前胸部和颈部 V 形的皮疹称为 V 领征。其他征象包括营养不良性皮屑、技工手（手指掌侧皮肤粗糙发黑的横纹索条）和 PIP、DIP、MCP、肘部、膝盖和踝中部皮肤粗糙增厚（Gottron's 丘疹）（Olsen and Wortmann，2004）。有相同皮肤表现但没有肌肉炎症的情况叫做无肌炎的皮肌炎。

炎症性肌病可能是恶性肿瘤导致的，故应注意患者的性别和年龄，但仍不推荐为所有患者详尽筛查肿瘤。卵巢癌似乎和皮肌炎有关，所以家庭医生应该考虑做相关的检查。

在开始治疗之前，应该做详细的神经查体、肌酶谱的检查，并为特定性别、年龄的患者筛查肿瘤。之后开始泼尼松 1mg/（kg·d）治疗数月是最佳的选择。在疾病进展过程中越早用药，治疗的效果越好。如果单用泼尼松效果不佳，可以联用氨甲蝶呤、硫唑嘌呤或其他免疫抑制剂。

系统性硬化症

重点

- CREST 综合征和弥漫性皮肤硬化是系统性硬化症（systemic sclerosis）的主要表现。
- 硬化症的男女发病比例是 1:8。
- 美国风湿病学会（ACR）制定的系统性硬化症的主要诊断标准是近 MCP 和 MTP 关节皮肤增厚。

"硬皮病"即皮肤硬化，现在被认为是几乎可以累及全身所有系统的疾病，因此现在该病更准确的名称是系统性硬化症。系统性硬化症的特点是皮肤、血管、肺、肾、心脏和消化道的逐渐纤维化。皮肤受累的情况（局灶或弥漫）能很好地提示预后。弥漫性皮肤系统硬化症（diffuse cutaneous systemic sclerosis，DCSS）能累及几乎全身各处，包括躯干、面部、颈部和四肢。心肺受累是弥漫性皮肤系统硬化症患者的主要死因。局限性皮肤系统硬化症则是一种较良性的疾病，主要累及面部、颈部和膝、肘以远的肢端。CREST 综合征（钙化 calcinosis，雷诺现象 Raynaud phenomenon，食管功能障碍 esophageal dysmotility，指／趾硬化 sclerodactyly，和毛细血管扩张 telangiectasias）是系统性硬化症的一种特殊亚型，其特点是仅有远端肢体皮肤增厚。如果诊断尚有疑问，皮肤活检显示皮下组织纤维化对确诊很有帮助。

女性系统性硬化症患者的数量是男性的 8 倍之多，患病高峰年龄是 40～59 岁。该病没有明显的家族性，但患者常有免疫病的家族史。本病也和很多化学药品、毒物有关，证据最确凿的当属煤炭工人常接触的二氧化硅。

该病 ACR 主要分类标准是 MCP 或 MTP 近端的皮肤硬化。三个次要标准包括 MCP 远端组织受累、指腹消失（皮下组织萎缩）和慢性肺间质纤维化。满足主要标准或两条次要标准的患者就能诊断系统性硬化症。但很多患该病的患者不满足上述标准，因为他们的疾病处于早期或未分化状态而跟一些结缔组织病相重叠。95% 的患者 ANA 检测阳性其中以核仁染色阳性最为常见。抗 RNA 聚合酶抗体、抗着丝粒抗体和抗纤维蛋白抗体都对判断预后有帮助。

多数（90% 以上）的患者有雷诺现象，而且常以此作为主诉。而另一些患者最先以手指浮肿、关节痛为主诉。雷诺现象是指患者在寒冷或情感刺激时指动脉和其他小动脉过度挛缩导致皮肤苍白，继而发绀。当温暖时动脉扩张，手指局部充血而发红，故整个过程表现为白、蓝、红的变化。

硬皮病的皮肤病变是炎症和继发的胶原沉积造成的，受累皮肤增厚，灵活性下降。随着皮肤纤维化、增厚得越来越重，它会变得越发干燥，导致瘙痒。该病晚期会发生皮肤萎缩。关节痛和肌痛会进展到肌萎缩和肌无力。

硬皮病患者可能出现两类肺病 - 肺动脉高压和肺间质纤维化。肺动脉高压（能独立于肺间质纤维化存在）常提示预后不良。消化道症状包括吞咽困难和烧心、黏膜干燥、食管反流和功能障碍。心脏表现通常很晚出现，是由冠状动脉痉挛、心肌纤维化和心包积液导致的。

硬皮病肾危象的特点是迅速进展的高血压和（或）肾衰（Steen，1994）。50% 以上的患者会有抑郁表现，抗抑郁药物通常能有效缓解这些症状。甲状腺纤维化可能会导致甲亢；干燥综合征可以用人工眼泪和牙科护理来治疗。

治疗 系统性硬化很难治疗。青霉胺、免疫抑制剂和其他药物都能用于治疗硬皮病，但无一有非常好的疗效。局部皮肤硬化可以用紫外线 -A（UVA）来治疗，在两个小型、非随机的临床试验中这种方法取得了显著的效果（Kreuter et al.，2004；Stege et al.，1997）。其他治疗选择包括局部大剂量糖皮质激素和氨甲蝶呤。丙磺舒、秋水仙碱和华法林等治疗钙化的方法效果并不好。一项 5 名患者参与的研究显示钙通道阻滞剂（CCB）地尔硫䓬能显著减少钙化，取得临床改善（Palmieri et al.，1995），但现在仍需更多的实验证据。雷诺现象的治疗包括全身预防寒冷、避免吸烟、减轻情感压力等，药物治疗包括 CCB 类药物，局部硝酸甘油和哌唑嗪（Pope et al.，2000）。一项荟萃分析表明 CCB 类药物能有效减少雷诺现象的发生频率和严重程度（Thompson et al.，2005）。皮肤护理包括避免过度洗澡和使用保湿用品。

本病的骨骼肌肉症状最初常用 NSAIDs 类药物治疗，但可能还需联用低剂量的糖皮质激素和麻醉性镇痛药。尽管没有研究证实，但因为本病常有食管功能障碍，一般常规用 PPI 或 H·2 受体阻滞剂等抑酸药预防、治疗食管缩窄。小肠通过时间延长可能会导致细菌过度生长而引起胃肠道症状，这时抗生素应该有效。血管紧张素转化酶抑制剂（ACEI）在治疗高血压和肾功能衰竭的肾危象中可能是有用的。

硬皮样疾病见附录 32-4。

治疗要点

- 系统性硬化症很难治疗。紫外线 A（UVA）是治疗局部皮肤受累的最佳选择（Kreuter et al.，2004；Stege et al.，1997）（推荐等级：B）。
- CCB 类药物能有效减少雷诺现象的发生频率和严重程度（Thompson et al.，2005）（推荐等级：B）。

弥漫性伴嗜酸细胞增多症性筋膜炎

弥漫性伴嗜酸细胞增多症性筋膜炎见附录 32-5。

纤维肌痛综合征

重 点

- 纤维肌痛综合征（fibromyalgia syndrome，FMS）占美国风湿科医生 20% 的门诊量。
- 3 个月的广泛性疼痛，伴随有相关的疲劳、认知功能障碍和睡眠不安可确诊该病。
- 该病的男女比例为 1:9。

纤维肌痛综合征（fibromyalgia syndrome，FMS）是最常见的风湿病之一，占美国风湿科医生 20% 的门诊（Keefe and Caldwell，1997）。对 FMS 的诊断在 2010 年进行了修改，从计算触发点到对持续 3 个月的广泛性疼痛的评估。当它影响到身体的四个象限时，也就是说它必须在身体的左右两侧同时也包括在腰部以上和腰部以下，疼痛被认为是广泛分布的。传统的不适感见图 32-15。广泛的疼痛伴随着相关的症状（包括疲劳，觉醒后精神疲惫，认知困难）有助于诊断（Wolfe et al.，2010）。

诊断标准需要由临床医生主观的评估。最重要的因素是三个月的广泛性疼痛。为了巩固诊断，要问："你是否有疲劳问题？起床累吗？思考和记忆有困难吗？"，然后，临床医生应密切观察其他的躯体状况，如肠易激综合征、头痛、口干或膀胱痉挛。三个月的疼痛伴随这些其他症状，提示诊断。

心理因素和伴随的疾病可能会使本病表现加重。在美国，FMS 比 RA 更常见，能导致相似程度的残疾和经济损失。90% 的 FMS 患者是女性，且有证据显示该病有家族聚集性。纤维肌痛症也见于 SLE、RA 和 AS 等其他自身免疫病患者，当抗炎治疗不能缓解症状时应该警惕该病。

纤维肌痛症可能是由中枢疼痛机制神经递质功能失调引起的。几项研究发现，FMS 患者脑脊液中的 P 物质含量比正常对照组高 3 倍（Russell et al.，1994）。FMS 可能由外伤或外周炎症性关节炎诱发，但本病中并不包括外周活动性炎症。影响患者疼痛的重要继发因素包括睡眠不佳、疼痛继发的肌肉去条件反射和心理因素。疼痛最常见的部位包括颈部、背部、肩膀、骨盆带和手部。肢端感觉异常也很常见，紧张型头痛、肠易激综合征、原发痛经、慢性疲乏综合征、不宁腿综合征、颞下颌关节（TMJ）功能障碍和局部纤维肌痛也都很常见。尽管有些 FMS 患者患抑郁症，但大多数是没有的。体格检查所示的适度压力在传统定义点中引出的触痛，见图 32-15。体检时需要注意用力不能过轻或者过重，当手指压在患者的额头上时，能让按压的手指指甲颜色变白就是比较合适的（Yunus，1996）。

没有实验室检查能帮助诊断 FMS。如果没有其他伴随疾病，血常规、血沉、肌酶、电解质、ANA 水平和影像学检查都是正常的。睡眠脑电图常有异常，如果患者有某种睡眠障碍，则应考虑行该检查（附表 32-5）。FMS 常伴随其他风湿病，常被误诊，因为纤维肌痛的症状常被认为是其他疾病所导致的。反之，FMS 的患者还应评估有无潜在的其他疾病。

纤维肌痛的病因还不清楚。肌活检并没有明显的

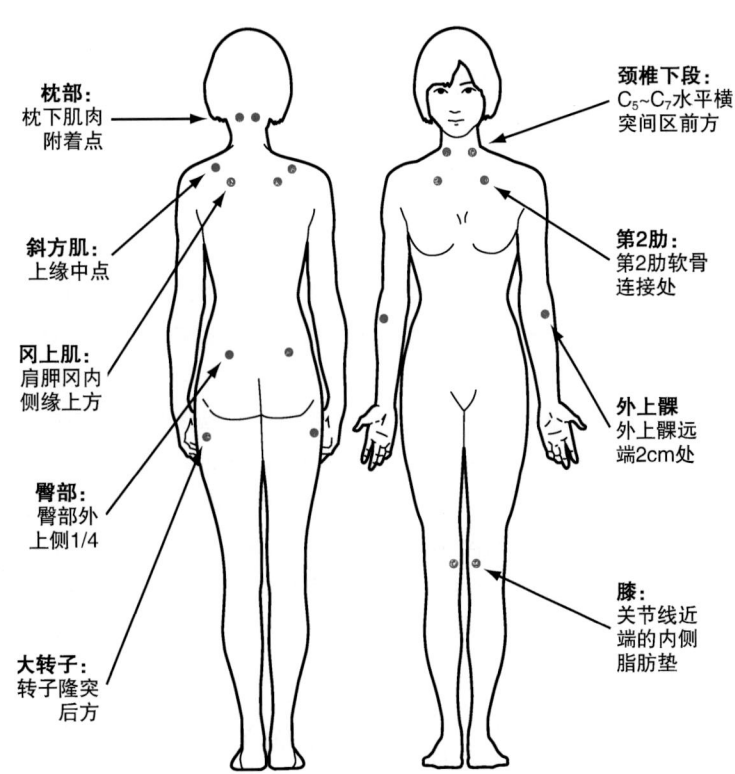

枕部：
枕下肌肉
附着点

斜方肌：
上缘中点

冈上肌：
肩胛冈内
侧缘上方

臀部：
臀部外
上侧1/4

大转子：
转子隆突
后方

颈椎下段：
C₅~C₇水平横
突间区前方

第2肋：
第2肋软骨
连接处

外上髁
外上髁远
端2cm处

膝：
关节线近
端的内侧
脂肪垫

图 32-15　纤维肌痛的特定疼痛点（From Freundlich B, Leventhal L. Diffuse pain syndromes. In Klippel JH, ed. Primer on the rheumatic diseases. 11th ed. Atlanta: Arthritis Foundation; 1997: 123-127.）

异常。该病跟慢性疲乏综合征有很大的重叠,但没有证据显示纤维肌痛和 EB 病毒感染有关。约 80% 的纤维肌痛患者都有睡眠障碍,尤其是深度、非快速动眼睡眠(non-REM)(3 相和 4 相睡眠)。研究显示剥夺非快速动眼睡眠会导致 FMS 的症状和体征,提示睡眠障碍在该病的致病过程中起着一定的作用。RA 等其他风湿病的患者也有睡眠障碍的问题,比如夜间觉醒和无法进入深度睡眠等。睡眠研究显示,患者第二天醒来时常无法回忆上述细节,但仍会感到疲乏、觉得自己无法深度睡眠。

治疗

教育和安慰 FMS 的患者是很重要的,让他们知道 FMS 是一种常见疾病,而且不是精神病,是可以治疗的。

三环类抗抑郁药(tricyclic antidepressants, TCAs)、5- 羟色胺选择性再吸收抑制剂(selective serotonin reuptake inhibitors, SSRIs)和 5- 羟色胺去甲肾上腺素再吸收抑制剂(serotonin-norepinephrine reuptake inhibitors, SNRIs)都有助于减少纤维肌痛。一项荟萃分析(18 个各种抗抑郁药的随机对照试验)显示抗抑郁药有助于减轻疼痛、疲乏、睡眠障碍,并能改善生活质量(Hauser et al., 2009),TCA 镇痛的效果较强,而 SSRI、SNRI 的效果较弱,但其中没有包括 SNRI 最新的研究结果。有关 SNRI 米那普仑(savella)和度洛西汀(cymbalta)的研究显示,这两种药物能显著改善纤维肌痛且已经被美国 FDA 批准上市。一般阿米替林(amitriptyline)的剂量是每晚 25~50mg,远远低于治疗抑郁症的剂量。联合阿米替林治疗似乎比单药治疗的效果更好,但结果没有统计学的差异(Goldenberg et al., 1996)。

环苯扎林(cyclobenzaprine)与 TCA 的化学结构相似,有关不同剂量的环苯扎林治疗纤维肌痛的研究显示,使用环苯扎林治疗 4 周的患者疼痛比对照组显著改善,但 8~12 周后跟对照组又没有统计学差异性了。总的来说,用环苯扎林治疗的患者感到主观改善的比例是对照组的 3 倍,每治疗 5 个患者就有 1 个人感到症状改善(Tofferi et al., 2004)。

第二代抗惊厥药普瑞巴林(lyrica),是 FDA 最先批准治疗纤维肌痛的药物之一。和加巴喷丁一样,普瑞巴林作用于细胞钙离子通道,并通过阻止多种神经递质的活动达到止痛的效果。多个大型研究显示了其治疗疼痛、缓解疲乏和改善睡眠的效果(Mease et al., 2008)。尽管美国 FDA 尚未批准加巴喷丁在这方面的使用,但这种药物在缓解纤维肌痛导致的疼痛方面有很好的效果(Arnold et al., 2007)。

NSAIDs 和糖皮质激素一般效果不好因为没有证据显示 FMS 是一种炎症性疾病。NSAIDs 并不比安慰剂的止痛效果更好。研究显示对乙酰氨基酚(acetaminophen)和曲马多(tramadol)共同治疗能显著减轻这些患者的疼痛(Bennett et al., 2003)。但是长期使用曲马多应慎重,最好在其他治疗无效时(抗抑郁药)等再考虑用该药治疗。

大约 2/3 的 FMS 患者都在使用草药、针灸等辅助治疗。有荟萃分析显示这些方法有益处,但研究的质量都不高(Berman et al., 1999)。有时疼痛点局部注射麻醉剂能缓解疼痛,局部辣椒素(capsaicin)乳膏对有些患者也很有效。治疗潜在的抑郁也是很重要的。

理疗、每天坚持有氧运动也可能对 FMS 患者有帮助。运动时应注意循序渐进地加大运动量。一篇对比试验的综述显示有氧运动能使纤维肌痛患者身体功能改善,疼痛点减少、疼痛缓解(Busch et al., 2008)。尽管相关的对照试验不多,认知 - 行为治疗(cognitive-behavioral treatment, CBT)在治疗 FMS 方面很有前景。

CBT 加上运动对患者可能有更多的好处。患者常因为怕疼痛加重而抵触如走步骑自行车等锻炼。CBT 疗法有助于克服消极的自我评价,这些消极的情绪可以阻止运动的开始,也可以限制锻炼的数量。与护理医师之间的持续的关系对 FMS 患者的治疗非常重要。尽管对肌肉骨骼康复本身没有什么效果,但理疗可以治疗亚急性下腰痛和其他并发症。有氧运动能有效减少患者的症状,但需要循序渐进(Busch et al., 2002; Busch et al., 2008)。

治疗要点

- 有氧运动能使纤维肌痛患者身体功能改善,疼痛点减少、疼痛缓解(Busch et al., 2008)(推荐等级:A)。
- 抗抑郁药能有效治疗纤维肌痛,TCA 的效果最好(Hauser et al., 2009)(推荐等级:A)。
- 普瑞巴林能缓解纤维肌痛患者的疼痛、疲乏和睡眠问题(Arnold et al., 2007; Mease et al., 2008)(推荐等级:A)。
- 对乙酰氨基酚和曲马多共同治疗能显著减轻这些患者的疼痛(Bennett et al., 2003)(推荐等级:B),但是长期使用曲马多时应该慎重,最好在抗抑郁药等其他治疗无效时再考虑用该药治疗(推荐等级:C)。

颞下颌关节综合征

颞下颌关节综合征(temporomandibular joint syndrome, TMJ)见附录 32-6。

儿童中的风湿性疾病

少年型类风湿关节炎

少年型类风湿关节炎(juvenile rheumatoid arthritis, JRA),又名斯蒂尔斯病(Still's disease),是一类临床上与成人 RA 有明显区别的疾病。JRA 的发病率是镰状细胞贫血或囊性纤维化的 4 倍,是血友病、肌营养不良、急性淋巴细胞白血病和慢性肾衰等其他儿科疾病的 10 倍(Gortmaker,1984)。好消息是,多数患 JRA 的儿童能达到长期缓解,而且不会有功能受损或明显的畸形。

目前尚无特异性的实验室检查来诊断 JRA。因此必须先排除其他关节炎的可能性,如脓毒性关节炎、肿瘤性关节炎、关节外感染导致的反应性关节炎、内分泌系统疾病(甲状腺疾病、1 型糖尿病)、退行性疾病和特发性儿童关节痛。JRA 的诊断要点是 16 岁前发病的持续 6 周以上的关节炎(有炎症的表现,而非单纯的关节痛)。

JRA 主要分为 3 种:少关节型(40%～50%)、多关节型(30%)和全身型(5%～10%)。3 种 JRA 临床表现各不相同,这些差异决定了的治疗方法的差异。少关节型 JRA 累及的关节数不超过 4 个,常累及非对称的大关节。年龄小于 4 岁的女孩最容易患早发少关节型 JRA,该病有 30% 患慢性虹膜睫状体炎的危险,有 10% 的眼睛损伤的危险。8 岁以上的男孩容易患迟发型少关节型 JRA,其中很多人后来会患脊柱关节病;10% 的人会患虹膜睫状体炎。因此推荐给患者做裂隙灯眼部检查。受累关节数目大于等于 5 个的 JRA 叫做多关节型 JRA。患者的 RF 可能是阴性,也可能是阳性的。RF 阳性的患者通常是大于 8 岁的女性,常有对称性的小关节炎,她们的预后比 RF 阴性的患者要差。全身型 JRA 以间歇高热(>38.8℃)、皮疹、肝脾肿大、淋巴结肿大、关节痛、心包炎、胸膜炎和生长迟滞为特点,实验室检查常发现贫血、白细胞增多和血小板增多。关节外症状并不严重,通常是自限性的。性别与全身型 JRA 没有关系。关节炎的严重程度能很好地提示预后。

NSAIDs 类药物是治疗 JRA 的一线用药,但是治疗时必须耐心,因为可能要 1 个月以后才能见效。大约 2/3 的患者还需要联合另一种药物治疗,氨甲蝶呤是常用的选择,尤其是治疗多关节型和全身型 JRA。糖皮质激素只用于严重、危及生命的全身型 JRA 和少关节型 JRA 的关节腔内注射。眼部受累最好由眼科医生治疗。

JRA 是影响全家的疾病的代表。JRA 对患者兄弟姐妹的负面心理作用可能比对患者本人的还大(White

and Shear,1992)。多数 JRA 的患儿需要极大的物质和精神上的支持。应该鼓励 JRA 患儿的家庭接受社会的帮助。专科风湿科医生、康复治疗师的作用是至关重要的,但家庭医生对患儿家庭的帮助与支持也是非常重要的。患儿常因疼痛而很少使用受累的关节,有致残的风险,所以康复治疗非常关键。

脊柱关节病

儿童有 4 种常见的脊柱关节病(spondyloarthropathies):儿童 AS(JAS),银屑病关节炎,赖特综合征(反应性关节炎)和 IBD 相关关节炎。这些疾病通常较晚才能确诊。JAS 患者必须监测腰椎活动度。X 线片下通常不会有成年 AS 的典型表现。这类疾病主要通过 NSAIDs 类药物治疗。7%～20% 的 IBD 患者有关节炎。

儿童系统性红斑狼疮

SLE 主要累及青春期女性。很多患者没有典型的蝶形红斑。手足的小关节和肾脏经常会受累,因此应监测患者有无血尿、蛋白尿。由于激素的副作用,严重的患者常需联用免疫抑制剂治疗。

过敏性紫癜

过敏性紫癜(Henoch-Schönlein purpura)是一种小血管炎,常见于儿童。免疫复合物的沉积导致瘀点、肾损伤(40%)和消化道出血。瘀点常出现于臀部、下肢承重部位。患儿常在上呼吸道感染后出现腹痛症状。症状常在 2 周内不需治疗自发缓解,但也可能出现严重的消化道出血或肾损伤,需要激素治疗。NSAIDs 类药物可能对缓解关节痛有帮助。

川崎综合征

川崎综合征(Kawasaki syndrome,KS),又名川崎病,是儿童最常见的获得性心脏病。该病常表现为长期高热(体温 > 40℃)、荨麻疹样皮疹、口咽部黏膜充血、杨梅舌,之后出现手掌、脚掌的硬肿、发红,继而脱皮。多数患者有颈部淋巴结肿大。超过 50% 的患者有心肌炎,以心动过速为表现。还有可能出现呼吸系统、神经系统和消化系统的症状(表 32-11)。由于 KS 的症状能自行缓解,医生可能很难诊断心脏的受累,患儿可能会出现冠状动脉血管炎,甚至可能出现动脉瘤,这种情况极为凶险,致死、致残率很高。实验室检查对本病帮助不大,但本病在确诊时、病程第 2 周、第 3 周和第 7 周时都应检查心电图。

尽管本病的季节性(冬春季高发)和流行性提示病

表 32-11　川崎综合征的诊断指南*

发热＞5天加上以下5项中的任意4项标准：

1. 多形性红斑
2. 双侧眼结膜感染
3. 以下一种以上的黏膜病变：
   - 口、咽部黏膜弥漫感染
   - 红斑或唇裂纹
   - 杨梅舌
4. 急性非化脓性颈淋巴结炎（至少有一个淋巴结＞1.5cm）
5. 以下一种以上的肢端病变：
   - 掌或跖部红斑
   - 手或足硬性水肿
   - 指尖膜状脱皮

必须除外有相似表现的其他疾病

注：基于 CDC 的预防诊断标准

From Freundlich B, Leventhal L. Diffuse pain syndromes. In Klippel JH, ed. Primer on the rheumatic diseases. 12th ed. Atlanta：Arthritis Foundation；2001：409

因可能是感染，但目前尚未找到明确的病原体。静脉输液、阿司匹林和 IVIG 是治疗 KS 的常用方法。除非有合并的感染，否则没有必要使用抗生素。糖皮质激素可能会增加动脉瘤的风险，故应尽量避免使用。

非关节性风湿病

　　任何没有关节炎症、实验室检查结果正常的关节疼痛和僵硬都叫做非关节性风湿病（nonarticular rheumatism）或称"生长痛"。这些疾病常发生在晚上，持续数小时，可自发缓解或在按摩、镇痛后缓解。有时会感到膝盖后方疼痛。如果白天没有症状，则不需进一步的诊治。该病可能的机制是关节活动过多或活动性过大。非关节性风湿病正常不会导致任何活动能力下降。

网络上的风湿病学信息

　　患者和医生都能在网上找到很多有用的风湿病信息。这些信息对研究相关疾病或者治疗方法的家庭医生来说是很宝贵的。患者可以从网上获得相关疾病的救助和支援，但网上可能会有骗子谎称能治愈这些疾病，诱使患者上当。ACR 的网站、关节炎基金会网站（Arthritis Foundation）和 Medline Plus 都是值得信赖的（见网络资源）。

（周萍　译）

附录

参考资料

Abramowicz M, editor: Hyaluronan injections for osteoarthritis of the knee, *Med Lett* 40:69, 1998a.

Advisory Committee on Immunization Practices: Recommendations for the use of Lyme disease vaccine, *MMWR* 48(RR–7):1–21, 1999.

Agudelo CA, Wise CM: Crystal-associated arthritis in the elderly, *Rheum Dis Clin North Am* 26:527–546, 2000.

Alkhenizan A, Palda VA: *The role of vitamin E supplements in the prevention of cardiovascular disease and cancer*, Ontario, 2003, Canadian Task Force on Preventive Health Care.

Alvarellos A, Spilberg I: Colchicine prophylaxis in pseudogout, *J Rheumatol* 13:804–805, 1986.

American College of Rheumatology Ad Hoc Committee on Clinical Guidelines: Guidelines for the initial evaluation of the adult patient with acute musculoskeletal symptoms, *Arthritis Rheum* 39:1, 1996.

Anderson RJ: Clinical and laboratory features of rheumatoid arthritis. In Klippel JH, editor: *Primer on the Rheumatic Diseases*, Atlanta, 2004, Arthritis Foundation, pp 218–224.

Arnold LM, Goldenberg DL, Stanford SB, et al: Gabapentin in the treatment of fibromyalgia: a randomized, double-blind, placebo-controlled, multi-center trial, *Arthritis Rheum* 56:1336–1344, 2007.

Arroll B, Goodyear-Smith F: Corticosteroid injections for osteoarthritis of the knee: meta-analysis, *BMJ* 328(7444):869, 2004.

Astin JA, Beckner W, Soeken K, et al: Psychological interventions for rheumatoid arthritis: a meta-analysis of randomized controlled trials, *Arthritis Rheum* 47:291, 2002.

Baker DG, Schumacher HR Jr: Acute monoarthritis [review], *N Engl J Med* 329:1013, 1993.

Bennett RM, Kamin M, Karim R, Rosenthal N: Tramadol and acetaminophen combination tablets in the treatment of fibromyalgia pain: a double-blind, randomized, placebo-controlled study, *Am J Med* 114:537–545, 2003.

Berman BM, Ezzo J, Hadhazy V, Swyers JP: Is acupuncture effective in the treatment of fibromyalgia? *J Fam Pract* 48:213, 1999.

Berman BM, Lao L, Langenberg P, et al: Effectiveness of acupuncture as adjunctive therapy in osteoarthritis of the knee: a randomized controlled trial, *Ann Intern Med* 141:901, 2004.

Blumenauer B, Judd M, Cranney A, et al: Etanercept for the treatment of rheumatoid arthritis, *Cochrane Database Syst Rev* (4):CD004525, 2003.

Bombardier C, Laine L, Shapiro D, et al: Comparison of upper gastrointestinal toxicity of rofecoxib and naproxen in patients with rheumatoid arthritis. VIGOR Study Group, *N Eng J Med* 343(21):1520–1528, 2000.

Boumpas D, Austin H, Fessler B, et al: Systemic lupus erythematosus: Emerging concepts, *Ann Intern Med* 122:940, 1995.

Brandt K, Slemenda C: Osteoarthritis: Epidemiology, pathology, and pathogenesis. In Klippel JH, editor: *Primer on the rheumatic diseases*, Atlanta, 2004, Arthritis Foundation, pp 285–297.

Braun J, Laitko S, Treharne J, et al: *Chlamydiae pneumoniae*: a new causative agent of reactive arthritis and undifferentiated oligoarthritis, *Ann Rheum Dis* 53:100, 1994.

Bresalier RS, Sandler RS, Quan H, et al: Cardiovascular events associated with rofecoxib in a colorectal adenoma chemoprevention trial, *N Engl J Med* 352:1092–1102, 2005.

Brusch JL: Septic arthritis, *eMedicine* 2005. http://emedicine.com/med/topic3394.htm.

Busch A, Schachter CL, Peloso PM, Bombardier C: Exercise for treating fibromyalgia syndrome, *Cochrane Database Syst Rev* CD003786, 2002.

Busch AJ, Schachter CL, Overend TJ, et al: Exercise for fibromyalgia: a systematic review, *J Rheumatol* 35:1130–1144, 2008.

Carmichael SJ, Beal J, Day RO, Tett SE: Combination therapy with methotrexate and hydroxychloroquine for rheumatoid arthritis increases exposure to methotrexate, *J Rheumatol* 29:2077–2083, 2002.

Centers for Disease Control and Prevention (CDC): Racial/ethnic differences in the prevalence and impact of doctor-diagnosed arthritis—United States, 2002, *MMWR* 54(5):119–123, 2005.

Choi HK, Atkinson K, Karlson EW, Curhan G: Obesity, weight change, hypertension, diuretic use, and risk of gout in men: the health professionals follow-up study, *Arch Intern Med* 165:742–748, 2005.

Choi HK, Atkinson K, Karlson EW, et al: Alcohol intake and risk of incident gout in men: a prospective study, *Lancet* 363(9417):1277–1281, 2004.

Cox AR: Colchicine in acute gout: optimal dose of colchicine is still elusive [comment], *BMJ* 328:288, 2004.

Cuellar ML, Silviera LH, Espinoza LR: Recent development in psoriatic arthritis, *Curr Opin Rheumatol* 6:378, 1994.

Dagfinrud H, Hagen KB, Kvien TK: Physiotherapy interventions for anky-losing spondylitis, *Cochrane Database Syst Rev* (4):CD002822, 2004.

Davis MJ, Dawes PT, Fowler PD, et al: Should disease-modifying agents be used in mild rheumatoid arthritis? *Br J Rheumatol* 30(6):451–454, 1991.

Denny FW, Wannamaker LW, Brink WR: Prevention of rheumatic fever; treatment of the preceding streptococcic infection, *JAMA* 143:151, 1950.

Eaton CB: Obesity as a risk factor for osteoarthritis: mechanical versus metabolic, *Med Health RI* 87:201–204, 2004.

Ebell M: Glucosamine plus chondroitin for osteoarthritis, *Am Fam Phys* 74(1):158–161, 2006.

Eckman MH, Steere AC, Kalish RA, et al: Cost-effectiveness of oral as com-pared with intravenous antibiotic therapy for patients with early Lyme disease or Lyme arthritis, *N Engl J Med* 321:586, 1997.

Elkan AC, Sjöberg B, Kolsrud B, et al: Gluten-free vegan diet induces decreased LDL and oxidized LDL levels and raised atheroprotective natural antibodies against phosphorylcholine in patients with rheuma-toid arthritis: a randomized study, *Arthritis Res Ther* 10:R34, 2008.

Erickson JM, Messer TM: Glucosamine and chondroitin sulfate treatment of hand osteoarthritis, *J Hand Surg [Am]* 38(8):1638–1640, 2013.

Escalante A, del Rincon I: How much disability in rheumatoid arthritis is explained by rheumatoid arthritis? *Arthritis Rheum* 43:1712–1721, 1999.

Ezzo J, Hadhazy V, Birch S: Acupuncture for osteoarthritis of the knee: a systematic review, *Arthritis Rheum* 44:819, 2001.

Fortin PR, Lew RA, Liang MH, et al: Validation of a meta-analysis: the effects of fish oil in rheumatoid arthritis, *J Clin Epidemiol* 48:1379, 1995.

Fransen M, Crosbie J, Edmonds J: Physical therapy is effective for patients with osteoarthritis of the knee: a randomized controlled clinical trial, *J Rheumatol* 28:156–164, 2001.

Fries JF, Williams CA, Bloch DA: The relative toxicity of NSAIDs, *Arthritis Rheum* 34:1353, 1991.

Fritzler MJ, Pauls JD, Kinsella TD, et al: Antinuclear, anticytoplasmic, and anti-Sjögren's syndrome antigen A (SS-A/Ro) antibodies in female blood donors, *Clin Immunol Immunopathol* 36:120, 1985.

Fuchs HA, Kaye JJ, Callahan LF, et al: Evidence of significant radiographic damage in rheumatoid arthritis within the first two years of disease, *J Rheumatol* 16:585, 1989.

Gabriel S, Crowson C, Kremers H, et al: Survival in rheumatoid arthritis: a population-based analysis of trends over 40 years, *Arthritis Rheum* 48:54–58, 2003.

Gerber MA, Baltimore RS, Eaton CB, et al: Prevention of rheumatic fever and diagnosis and treatment of acute streptococcal pharyngitis: a sci-entific statement from the American Heart Association Rheumatic Fever, Endocarditis, and Kawasaki Disease Committee of the Council on Cardiovascular Disease in the Young, the Interdisciplinary Council on Functional Genomics and Translational Biology, and the Interdis-ciplinary Council on Quality of Care and Outcomes Research: endorsed by the American Academy of Pediatrics, *Circulation* 119:1541–1551, 2009.

Goldenberg D, Mayskiy M, Mossey C, et al: A randomized, double-blind crossover trial of fluoxetine and amitriptyline in the treatment of fibro-myalgia, *Arthritis Rheum* 39:1852–1859, 1996.

Gordon A, Merenstein JM, Diamico F, Mudgens D: The effects of therapeu-tic touch on patients with osteoarthritis of the knee, *J Fam Pract* 47:271–277, 1998.

Gortmaker S: Chronic childhood disorders: Prevalence and impact, *Pediatr Clin North Am* 31:3, 1984.

Hafstrom I, Ringertz B, Spangberg A, et al: A vegan diet free of gluten improves the signs and symptoms of rheumatoid arthritis: the effect on arthritis correlate with a reduction in antibodies to food antigens, *Rheumatology (Oxf)* 40:1175, 2001.

Han A, Judd MG, Robinson VA, et al: Tai chi for treating rheumatoid arthri-tis, *Cochrane Database Syst Rev* (3):CD004849, 2004.

Harris WH, Sledge CB: Total hip and total knee replacement, *N Engl J Med* 323:725, 1990.

Häuser W, Bernardy K, Uçeyler N, Sommer C: Treatment of fibromyalgia syndrome with antidepressants: a meta-analysis, *JAMA* 301:198–209, 2009.

Hawkey CJ, Karrasch JA, Szczepanski L, et al: Omeprazole compared with misoprostol for ulcers associated with nonsteroidal anti-inflammatory drugs. Omeprazole versus Misoprostol for NSAID-induced Ulcer Management (OMNIUM) Study Group, *N Engl J Med* 338:727, 1998.

Hirohata S, Nakanishi K: Antiribosomal P protein antibody in human systemic lupus erythematosus reacts specifically with activated T cells, *Lupus* 10:612–621, 2001.

Hootman JM, Helmick CG: Projections of U.S. prevalence of arthritis and associated activity limitations, *Arthritis Rheum* 54:226–229, 2006.

Jennette JC, Falk RJ: Disease associations and pathogenic role of antineu-trophil cytoplasmic autoantibodies in vasculitis, *Curr Opin Rheumatol* 4:9, 1992.

Jessop S, Whitelaw D, Jordaan F: Drugs for discoid lupus erythematosus, *Cochrane Database Syst Rev* (1):CD002954, 2001.

Jones G, Brooks P, Crotty M: Interventions for treating psoriatic arthritis, *Cochrane Database Syst Rev* (3):CD000212, 2000.

Karatay S, Erdem T, Wildirim K, et al: The effect of individualized diet chal-lenges consisting of allergenic foods on TNF-α and IL-β levels in patients with rheumatoid arthritis, *Rheumatology (Oxf)* 43:1429, 2004.

Kavanaugh A: Anakinra (interleukin-1 receptor antagonist) has positive effects on function and quality of life in patients with rheumatoid arthri-tis, *Adv Ther* 23:208–217, 2006.

Keefe FJ, Caldwell DS: Cognitive behavioral control of arthritis pain, *Med Clin North Am* 81:277, 1997.

Kjeldsen-Kragh J, Haugen M, Borchgrevink CF, et al: Controlled trial of fasting and one-year vegetarian diet in rheumatoid arthritis, *Lancet* 338:899, 1991.

Klippel JH, editor: *Primer on the rheumatic diseases*, Atlanta, 2001, Arthritis Foundation.

Koh H, Robinson PG: Occlusal adjustment for treating and preventing temporomandibular joint disorders, *Cochrane Database Syst Rev* (2): CD003812, 2003.

Koch M, Dezi A, Ferrario F, Capurso I: Prevention of nonsteroidal anti-inflammatory drug-induced gastrointestinal mucosal injury: a meta-analysis of randomized controlled clinical trials, *Arch Intern Med* 156(20):2321–2332, 1996.

Kremer JM, Alarcon GS, Lightfoot RW, et al: Methotrexate for rheumatoid arthritis: suggested guidelines for monitoring liver toxicity, *Arthritis Rheum* 37:316, 1994.

Kreuter A, Breuckmann F, Uhle A, et al: UVA1 phototherapy in systemic sclerosis: effects on acrosclerosis, *J Am Acad Dermatol* 50:740–747, 2004.

Kujala U, Kettunen J, Paananen H, et al: Knee osteoarthritis in former runners, soccer players, weight lifters, and shooters, *Arthritis Rheum* 38:539, 1995.

Kwon YD, Pittler MH, Ernst E: Acupuncture for peripheral joint osteoar-thritis: a systematic review and meta-analysis, *Rheumatology* 45:1331–1337, 2006.

Lawrence RC, Felson DT, Helmick CG, et al; National Arthritis Data Workgroup: Estimates of the prevalence of arthritis and other rheu-matic conditions in the United States part II, *Arthritis Rheum* 58(1):26–35, 2008.

Lhote F, Guillevin L: Polyarteritis nodosa, microscopic polyangiitis, and Churg-Strauss syndrome: clinical aspects and treatment, *Rheum Dis Clin North Am* 21:911, 1995.

Liantonio J, Simmons BB: NSAIDs and the elderly patient: a cautionary tale, *Clinical Geriatrics* 21–25, 2013.

Linares LF, Gomez-Reino JJ, Carreira PE, et al: C-reactive protein (CRP) levels in systemic lupus erythematosus (SLE), *Clin Rheumatol* 5:66–69, 1986.

Little CV, Parsons T, Logan S: Herbal therapy for treating osteoarthritis, *Cochrane Database Syst Rev* (4):CD002947, 2000.

Lo GH, LaValley M, McAlindon T, Felson DT: Intra-articular hyaluronic acid in treatment of knee osteoarthritis: a meta-analysis, *JAMA* 290:3115–3121, 2003.

MacLeod C, Bagust A, Boland A, et al: Adalimumab, etanercept and inflix-imab for the treatment of ankylosing spondylitis: a systematic review and economic evaluation, *Health Technol Assess* 11(28):1–158, iii–iv, 2007.

Maetzel A, Makela M, Hawker G, et al: Osteoarthritis of the hip and knee and mechanical occupational exposure: a systematic review of the evi-dence, *J Rheumatol* 24:1599, 1997.

Mandell GL, Bennett JE, Dolin R, editors: *Principles and practice of infectious diseases*, New York, 2010, Churchill Livingstone.

Manyemba J, Mightosi BM: Penicillin for secondary prevention of rheu-matic fever, *Cochrane Database Syst Rev* (2):CD002227, 2004.

Mason L, Moore RA, Derry S, et al: Systematic review of topical capsaicin for the treatment of chronic pain, *BMJ* 328:991, 2004.

McDougall J, Bruce B, Spiller G, et al: Effects of a very low-fat, vegan diet in subjects with rheumatoid arthritis, *J Altern Complement Med* 8:71–75, 2002.

Mease PJ, Russell IJ, Arnold LM, et al: A randomized, double-blind, placebo-controlled, phase III trial of pregabalin in the treatment of patients with fibromyalgia, *J Rheumatol* 35:502–514, 2008.

Messier SP, Loeser RF, Miller GD, et al: Exercise and dietary weight loss in overweight and obese older adults with knee osteoarthritis: the arthritis, diet, and activity promotion trial, *Arthritis Rheum* 50:1501–1510, 2004.

Moreland LW, Schiff MH, Baumgartner MD, et al: Etanercept therapy in rheumatoid arthritis, *Ann Intern Med* 130:478, 1999.

Mottonen T, Hannonen P, Leirisalo-Repo M, et al: Comparison of combination therapy with single-drug therapy in early rheumatoid arthritis: a randomised trial, *Lancet* 353:1568–1573, 1999.

National Institutes of Health: Use of non-steroidal anti-inflammatory drugs suspended in large Alzheimer's disease prevention trial, http://www.nih.gov/news/pr/dec2004/od-20.htm.

Nishimura K, Sugiyama D, Kogata Y, et al: Meta-analysis: diagnostic accuracy of anti-cyclic citrullinated peptide antibody and rheumatoid factor for rheumatoid arthritis, *Ann Intern Med* 146:797–808, 2007.

O'Dell JR, Paulsen G, Haire CE, et al: Treatment of early seropositive rheumatoid arthritis with minocycline, *Arthritis Rheum* 42:1691, 1999.

O'Dell JR, Blakely KW, Mallek JA, et al: Treatment of early seropositive rheumatoid arthritis: a two-year, double-blind comparison of minocycline and hydroxychloroquine, *Arthritis Rheum* 44:2235–2241, 2001.

Oh R: Practical applications of fish oil (omega-3 fatty acids) in primary care, *J Am Board Fam Pract* 18:28–36, 2005.

Olsen NJ, Wortmann RL: Inflammatory and metabolic diseases of muscle. In Klippel JH, editor: *Primer on the rheumatic diseases*, Atlanta, 2004, Arthritis Foundation, pp 276–282.

OnMedica: Early therapy with adalimumab and methotrexate helpful in RA [editorial], *PREMIER Study* 2005. http://www.onmedica.net/content.asp? t=1 &c =37491.

Ortiz Z, Shea B, Suarez Almazor M, et al: Folic acid and folinic acid for reducing side effects in patients receiving methotrexate for rheumatoid arthritis, *Cochrane Database Syst Rev* (2):CD000951, 2000.

Osiri M, Robinson VA, Shea BJ, et al: Leflunomide for treating rheumatoid arthritis, *Cochrane Database Syst Rev* (2):CD002047, 2003.

Osiri M, Brosseau L, McGowan J, et al: Transcutaneous electrical nerve stimulation for knee osteoarthritis, *Cochrane Database Syst Rev* 2: 2004.

Palmieri GM, Sebes JI, Aelion JA: Treatment of calcinosis with diltiazem, *Arthritis Rheum* 38:1646–1654, 1995.

Panush R, Lane N: Exercise and the musculoskeletal system, *Ballieres Clin Rheumatol* 8:79, 1994.

Parker JC, Smart KL, Buckelew SP, et al: Effects of stress management on clinical outcomes in rheumatoid arthritis, *Arthritis Rheum* 38:1807, 1995.

Perez-Ruiz F, Alonso-Ruiz A, Calabozo M, et al: Efficacy of allopurinol and benzbromarone for the control of hyperuricaemia. A pathogenic approach to the treatment of primary chronic gout, *Ann Rheum Dis* 57:545–549, 1998.

Peterson IF, Boegard T, Dahlstrom J, et al: Bone scan and serum markers of bone and cartilage in patients with knee pain and osteoarthritis, *Osteoarthritis Cartilage* 6:33, 1998.

Petri M: Diagnosis of antiphospholipid antibodies, *Rheum Dis Clin North Am* 20:443, 1994.

Petri M: Musculoskeletal complications of systemic lupus erythematosus in the Hopkins Lupus Cohort: an update, *Arthritis Care Res* 8:137, 1995.

Petri M: Treatment of systemic lupus erythematosus: an update, *Am Fam Physician* 57:2753, 1998.

Pope JE, Fenlon D, Furst D, et al: Prazosin for Raynaud's phenomenon in progressive systemic sclerosis, *Cochrane Database Syst Rev* (2):CD000956, 2000.

Prockop D: *Mutations in collagen genes that cause osteoarthritis and related syndromes. Genetics of Osteoarthritis Panel Discussion*, Baltimore, 1998, National Institutes of Health.

Provenza JR, et al: Combined glucosamine and chondroitin sulfate, once or three times daily, provides clinically relevant analgesia in knee osteoarthritis, *Clin Rheumatol* 2014.

Reginster JY: In people with hand osteoarthritis, chondroitin sulphate therapy for 6 months improves pain and function compared with placebo, *Evid Based Med* 17(5):152–153, 2012.

Richy F, Bruyere O, Ethgen M, et al: Structural and symptomatic efficacy of glucosamine and chondroitin in knee osteoarthritis: a comprehensive meta-analysis, *Arch Intern Med* 163:1514, 2003.

Russell IJ, Orr MD, Littman B, et al: Elevated cerebrospinal fluid levels of substance P in patients with fibromyalgia syndrome, *Arthritis Rheum* 37:1593, 1994.

Saad AA, Symmons DP, Noyce PR, Ashcroft DM: Risks and benefits of tumor necrosis factor-alpha inhibitors in the management of psoriatic arthritis: systematic review and meta-analysis of randomized controlled trials, *J Rheumatol* 35:883–890, 2008.

Sales C, Oliviero F, Spinella P: [The Mediterranean diet model in inflammatory rheumatic diseases], *Reumatismo* 61(1):10–14, 2009.

Sall K, Stevenson OD, Mundorf TK, Reis BL: Two multicenter, randomized studies of the efficacy and safety of cyclosporine ophthalmic emulsion in moderate to severe dry eye disease. CsA Phase 3 Study Group, *Ophthalmology* 107:631–639, 2000.

Schnitzer TJ, Kamin M, Olson WH: Tramadol allows reduction of naproxen dose among patients with naproxen-responsive osteoarthritis, *Arthritis Rheum* 42:1370, 1999.

Sherman AL, Ojeda-Correal G, Mena J: Use of glucosamine and chondroitin in persons with osteoarthritis, *PM R* 4(5 Suppl):S110–S116, 2012.

Silverstein FE, Faich G, Goldstein JL, et al: Gastrointestinal toxicity with celecoxib vs nonsteroidal anti-inflammatory drugs for osteoarthritis and rheumatoid arthritis: the CLASS study: a randomized controlled trial, *JAMA* 284:1247–1255, 2000.

Slemenda C, Brandt K, Heilman D, et al: Quadriceps weakness and osteoarthritis of the knee, *Ann Intern Med* 127:97, 1997.

Smedslund G, Byfuglien MG, Olsen SU, Hagen KB: Effectiveness and safety of dietary interventions for rheumatoid arthritis: a systematic review of randomized controlled trials, *J Am Dietetic Assoc* 110(5):727–735, 2010.

Smyth JM, Stone AA, Hurewitz A, et al: Effects of writing about stressful experiences on symptom reduction in patients with asthma or rheumatoid arthritis: a randomized trial, *JAMA* 281:1304, 1999.

Soeken KL, Bausell RB, Agelli M, Berman BM: Safety and efficacy of *S*-adenosylmethionine (SAMe) for osteoarthritis, *J Fam Pract* 51:425, 2002.

Song IH, Poddubnyy DA, Rudwaleit M, Sieper J: Benefits and risks of ankylosing spondylitis treatment with nonsteroidal antiinflammatory drugs, *Arthritis Rheum* 58:929–938, 2008.

Sood SK, Salzman MB, Johnson BJB, et al: Duration of tick attachment as a predictor of the risk of Lyme disease in an area in which Lyme disease is endemic, *J Infect Dis* 175:996, 1997.

Steen VD: Renal involvement in systemic sclerosis, *Clin Dermatol* 12:253, 1994.

Steere AC: Lyme disease, *N Engl J Med* 321:586, 1989.

Stege H, Berneburg M, Humke S, et al: High-dose UVA1 radiation therapy for localized scleroderma, *J Am Acad Dermatol* 36:938–944, 1997.

Suarez-Almazor ME, Belseck E, Shea BJ, et al: Methotrexate for rheumatoid arthritis, *Cochrane Database Syst Rev* (2):CD000957, 2000a.

Suarez-Almazor ME, Spooner C, Belseck E: Azathioprine for treating rheumatoid arthritis, *Cochrane Database Syst Rev* (2):CD001461, 2000d.

Thompson AE, Pope JE: Calcium channel blockers for primary Raynaud's phenomenon: a meta-analysis, *Rheumatology (Oxford)* 44:145–150, 2005.

Tofferi JK, Jackson JL, O'Malley PG: Treatment of fibromyalgia with cyclobenzaprine: A meta-analysis, *Arthritis Rheum* 51:9–13, 2004.

Totemchokchyakarn K, Ball GV: Arthritis of systemic disease, *Am J Med* 101:642, 1996.

Towhead T, Maxwell L, Judd M, et al: Acetaminophen for osteoarthritis, *Cochrane Database Syst Rev* (1):CD004257, 2006.

Tsubota K: The importance of Schirmer test with nasal stimulation, *Am J Ophthalmol* 11:106, 1991.

Van Baar ME, Assendelft WJ, Dekker J, et al: Effectiveness of exercise therapy in patients with osteoarthritis of the hip or knee: a systematic review of randomized clinical trials, *Arthritis Rheum* 42:1361–1369, 1999.

Vas J, Mendez C, Perea-Milla E, et al: Acupuncture as a complementary therapy to the pharmacological treatment of osteoarthritis of the knee: randomized controlled trial, *BMJ* 329:1216, 2004.

Verdon ME, Sigal LH: Recognition and management of Lyme disease, *Am Fam Physician* 56:427, 1997.

Volker D, Fitzgerald P, Major G, Garg M: Efficacy of fish oil concentrate in rheumatoid arthritis, *J Rheumatol* 27:2343, 2000.

Ward MM: Prospects for disease modification in ankylosing spondylitis: do nonsteroidal antiinflammatory drugs do more than treat symptoms? *Arthritis Rheum* 52:1634–1636, 2005.

Wassenberg S, Rau R: Methotrexate, hydroxychloroquine, and intramuscular gold in rheumatoid arthritis, *J Rheumatol* 30:1891, 2003.

Weinblatt ME, Kremer JM, Bankhurst AD, et al: A trial of etanercept, a recombinant tumor necrosis factor receptor: Fc fusion protein, in patients with rheumatoid arthritis receiving methotrexate, *N Engl J Med* 340:253, 1999a.

Weinblatt ME, Reda D, Henderson W, et al: Sulfasalazine treatment for rheumatoid arthritis: a meta-analysis of 15 randomized trials, *J Rheumatol* 26:2123–2130, 1999b.

Wells G, Haguenauer D, Shea B, et al: Cyclosporine for treating rheumatoid arthritis, *Cochrane Database Syst Rev* (2):CD001083, 2000.

Weyand CM, Fulbright JW, Hunder GG, et al: Treatment of giant cell arteritis: interleukin-6 as a biologic marker of disease activity, *Arthritis Rheum* 43:1041, 2000.

White PH, Shear ES: Transition/job readiness for adolescents with juvenile arthritis and other chronic illness, *J Rheumatol* 19:28, 1992.

Wilhelm SM, Rjater RG, Kale-Pradhan PB: Perils and pitfalls of long-term effects of proton pump inhibitors, *Expert Rev Clin Pharmacol* 6(4):443–451, 2013.

Wolfe F, Clauw DJ, Fitzcharles MA, et al: The American College of Rheumatology preliminary diagnostic criteria for fibromyalgia and measurement of symptom severity, *Arthritis Care Res (Hoboken)* 62(5):600–610, 2010.

Wormser GP, Dattwyler RI, Shapiro ED, et al: The clinical assessment, treatment, and prevention of lyme disease, human granulocytic anaplasmosis, and babesiosis: clinical practice guidelines by the Infectious Diseases Society of America, *Clin Infect Dis* 43(9):1089–1134, 2006.

Youssef P, York J: Septic arthritis: a second decade of experience, *Aust NZ J Med* 24:307, 1994.

Yunus MB: Fibromyalgia syndrome: blueprint for a reliable diagnosis, *Consult Prim Care* 6:1260, 1996.

Zurier RB, Rossetti RG, Jacobsen EW, et al: γ-Linolenic acid treatment of rheumatoid arthritis: a randomized, placebo-controlled trial, *Arthritis Rheum* 39:1808–1817, 1996.

网络资源

General Reference

www.arthritis.org Arthritis Foundation. Excellent site, primarily for patients.

www.curearthritis.org Arthritis National Research Foundation. Information on financial support for research.

www.nih.gov/niams National Institute of Arthritis and Musculoskeletal and Skin Diseases (NIAMS) and National Institutes of Health (NIH), which conducts research in these areas.

www.nlm.nih.gov/medlineplus/arthritis.html Medline Plus.

www.rheumatology.org American College of Rheumatology. Internet resources, academic and government sites, foundations, and associations.

Disease-Specific Sites

http://www.rheumatology.org/practice/clinical/classification/fibromyalgia/fibro_2010.asp The American College of Rheumatology 2010 Fibromyalgia Diagnostic Criteria.

www.aarda.org American Autoimmune Related Diseases Association. Patient education.

www.aldf.com American Lyme Disease Foundation.

www.lupus.org Lupus Foundation. Patient advocacy, patient information, and local chapters.

www.myositis.org Myositis Association of America. Polymyositis, dermatomyositis.

www.rheumatology.org/Practice/Clinical/Patients/Diseases_And_Conditions/Fibromyalgia/ American College of Rheumatology. Fibromyalgia.

www.risg.org Reiter's Information and Support Group. Patient education.

www.sjogrens.org Sjögren's Syndrome Foundation.

www.spondylitis.org Spondylitis Association of America. Patient education on ankylosing spondylosis, psoriatic arthritis, and other types of spondylitis.

附表32-1   功能评估筛查

关节区	功能评估策略
上肢功能	能够梳头，自己进食，切肉，系扣，如厕
手部	能够抓住 6~8cm 直径塑料管，弯曲 2~5 指围绕铅笔，用拇指和食指绕过钳子柄，并将拇指指尖压到第五根手指的底部
腕部	屈伸活动，+90°~−80°
肘部	肘在一边，可俯身翻手掌使拇指放在桌子上；能够完全伸展前臂，用手指触摸嘴巴
肩部	能够脑后和下背部抓住手；可以识别主动和被动的 ROM 之间的差异来区分盂肱关节和肩袖损伤
下肢功能	不用手能从椅子上站起，不用扶手上下楼梯，绿灯时能经过十字路口
臀部	坐着时能盘腿
膝部	完全伸展，坐下时能将脚后跟置于对侧膝部；能辨别积液，疼痛的炎性滑膜和组织挛缩
踝和足	能用足跟和足趾行走

ROM，活动范围

Modified from Klippel JH, ed. Primer on the rheumatic diseases. 12th ed. Atlanta: Arthritis Foundation; 2004: 117-124. For more information, please call the Arthritis Foundation's information line at 800-283-7800or log on to www.arthritis.org.

附表32-2   手关节骨关节炎的分类标准，传统版本

手疼痛，酸痛，或僵硬
和
以下三四个特点：
10 个关节中 2 个或 2 个以上关节骨性扩大
2 个或 2 个以上远端指间关节骨性扩大
不足 3 个掌指关节肿胀
10 个选择关节中至少 1 个的畸形

From Altman R, Alarón G, Applerouth D, et al. The American College of Rheumatology criteria for the classification and reporting of osteoarthritis of the hand. Arthritis Rheum. 1990; 33: 1601-1610.

附表32-3   髋关节骨关节炎的分类标准，传统版本

髋部疼痛
和
下列 3 个特征中至少 2 个
ESR < 2mm/h
X 线片股骨或髋臼骨赘
X 线片联合空间狭窄（上方、轴向或内侧）

From Altman R, Alarón G, Applerouth D, et al. The American College of Rheumatology criteria for the classification and reporting of osteoarthritis of the hand. Arthritis Rheum. 1990; 33: 1601-1610.

附表32-4   监测类风湿关节炎活动

每一次访问	评估主动疾病的主观和客观证据： 关节疼痛的程度 晨僵的持续时间 疲劳的严重程度 检查中存在活动性发炎的关节 功能限制
定期	评估疾病活动或进展： 体格检查疾病进展的证据（运动的丧失，不稳定，变形，畸形） 红细胞沉降率或 CRP 升高 受累关节放射线损伤进展
其他参数	评估对治疗的反应（结果）： 医生疾病活动的整体评估 患者疾病活动的整体评估 疼痛肿胀的关节数 疼痛评估 功能状态评估

CRP, C- 反应蛋白（Modified from American College of Rheumatology Ad Hoc Committee on Clinical Guidelines. Guidelines for the management of rheumatoid arthritis. Arthritis Rheum. 1996; 39: 713.）

附录 32-1　病毒性关节炎

许多病毒引起急性关节炎。最重要的是细小病毒 B19（是儿童的第五病或称传染性红斑的原因）、艾滋病毒、肝炎病毒和风疹。

传染性红斑（Fifth disease），以脸颊似被打的皮疹为特征。在 10% 的儿童和 80% 的成年人中引起有轻度自限性的关节痛，有类似风湿性关节炎的分布，影响到掌指关节（MCP）和近端指间关节（PIP）关节、膝盖、手腕和踝关节。在大多数成年人中这些关节痛持续时间不超过 2 周，但是 10% 的患者会有持续的症状，断断续续发作。非甾体抗炎药（NSAIDs）是标准治疗方法。

艾滋病毒感染最初通常表现为伴有关节痛的流感样症状。HIV 本身是否会引起反应性关节炎是有争议的，因为许多人认为与其他药物共同作用产生而不是 HIV 感染本身的原因。艾滋病毒感染可引起几种明显的疼痛综合征。少数患者描述手部和手腕的急性对称性多关节炎，并在关节周围骨膜新骨形成。另一些人发展为亚急性寡关节炎，可能导致严重的失能，但短暂，持续 1 到 6 周。主要影响膝盖和脚踝；对非甾体抗炎药有确切疗效。多达 10% 的艾滋病毒感染者会经历痛苦的关节综合征——严重的间歇性的肩膀、肘部和膝盖的疼痛持续不到 1 天。此外，据报道，有 29% 的 HIV 患者（Klippel，2001）也有纤维肌痛症。

乙肝病毒引发的免疫复合物可能引起手和膝盖的对称性迁移性关节炎。慢性活动性乙型肝炎患者可有复发性关节炎。甲型肝炎不明确是否会引起关节炎。丙型肝炎导致冷球蛋白血症、关节炎和明显的紫癜。

接种后的关节炎和关节痛可能来自风疹疫苗，同样风疹病毒也可引起的移动性多关节痛，影响 PIP 和 MCP 关节、膝盖、手腕、踝关节和肘关节。与风疹相关的关节炎通常持续 2 周。

附录 32-2   莱姆病的预防

莱姆病最好避免蜱虫叮咬。经常检查蜱虫并及时清除可以预防疾病；感染的传播更有可能是长时间的蜱虫附着。在蜱虫附着后不到 72 小时内感染的病例仅为 1%，而 72 小时后则为 20%（Sood 等人，1997）。其他有效的措施包括轻便服装（增加蜱虫的可见性），把袖口塞进袜子里，以及二乙基甲苯酰胺（DEET）驱虫剂。

在 0、1 和 12 个月 3 个剂量下注射脂蛋白 OspA（注 3）疫苗，（第三剂给药最好是 3 月，因为蜱虫季节开始于 4 月），尽管广泛推广到普通大众，但在高危人群应限制。疫苗的长期安全性和有效性已有研究；疫苗昂贵；对于早期疾病，抗生素对并发症的预防是有效的（Advisory Committee on Immunization Practices，1999）。

附录 32-3　　其他血管炎疾病

大动脉炎

大动脉炎（Takayasu arteritis）是一种影响主动脉及其分支的罕见血管炎，在 40 岁以下的亚洲女性中最为常见。全身症状（疲劳、不适、发烧）衰退或无脉、杂音和视觉症状。高血压是常见的。当疾病活跃时，红细胞沉降率升高，血小板增多。心电图可能显示缺血；确诊通过主动脉造影显示狭窄、血管闭塞或动脉瘤。大动脉炎通常是慢性的，治疗用泼尼松，1mg/（kg·d），直到临床缓解，然后逐渐减少剂量。低剂量阿司匹林或其他抗血小板药物可以辅助类固醇治疗，每周氨甲蝶呤可能会降低类固醇剂量。

结节性多动脉炎

多动脉炎是一种中等大小动脉的系统性血管炎。患者可能有体重减轻、疲劳、肌痛和关节痛。皮肤、周围神经、肾脏和胃肠道（胃肠道）最常受累，除了肺外的任何器官都可能参与其中。PAN 在所有年龄组中都有，但在中年和男性中最常见。明显的紫癜，大理石网纹，和皮肤梗死提示 PAN。表现为疼痛或感觉异常的多发单神经性病变会导致由相关神经支配的肌肉无力。肾血管炎、肾小球肾炎、冠状动脉炎、胃肠道动脉炎等可能导致胃肠出血的发生。该疾病与乙型肝炎和丙型肝炎感染以及混合冷球蛋白血症有关。然而，肝功能与疾病活动不平行。

通过对受累器官活检并发现坏死性血管炎确定诊断。动脉造影显示狭窄或多个小动脉瘤。在使用高剂量皮质激素之前，PAN 患者的 5 年生存率低于 15%；存活率现在高于 60%（Lhote 和 Guillevin，1995）。像拉米夫定这样的抗病毒治疗可改善乙肝病毒相关的 PAN，而化疗药物现在正被用于治疗严重的顽固性病例。

变应性肉芽肿性血管炎

变应性肉芽肿性血管炎（Churg-Strauss syndrome）是一种罕见的系统性血管炎，累及肺、皮肤、周围神经、胃肠道和肾脏。常见于哮喘和过敏患者中，尤其是中年人和男性。哮喘和过敏症状随着外周嗜酸性粒细胞增多和血管炎加重而加重。尿液分析显示红细胞管型。

蛋白尿；胸片显示弥漫性间质疾病或多发结节。活检显示嗜酸性粒细胞浸润和微肉芽肿。高剂量泼尼松是治疗的首选。

韦格纳肉芽肿病

韦格纳肉芽肿病（Wegener granulomatosis）是一种小血管坏死性肉芽肿性血管炎，包括上、下呼吸道和肾脏。然而，并不总是累及这三个部位，其他部位，如皮肤（紫癜、结节、溃疡）和眼睛（葡萄膜炎、episcleritis）可能也会受到影响。韦格纳肉芽肿病可以发生在任何年龄，但通常发生在 30～50 岁之间。患者可能出现鼻出血、鼻窦疼痛、鼻腔或口腔溃疡、鼻中隔穿孔。下呼吸道感染可表现为呼吸困难、咯血和胸痛；在影像学上可以看到空洞病变。肌肉骨骼疼痛与炎症征象不相称也很常见。尿液分析可以显示红细胞、蛋白尿和血尿。大约 80% 的活动性多系统疾病患者有血清抗中性粒细胞胞浆抗体（ANCAs），这些抗体只存在于少数其他血管炎患者中（Jennette and Falk，1992）。然而，ANCA 的变化不能用于对治疗反应的监测。

高剂量泼尼松和环磷酰胺联合治疗提高了重症患者的生存率，泼尼松单独可用于较轻的患者。鉴于环磷酰胺的毒性也可使用氨甲蝶呤。甲氧苄啶 - 磺胺甲噁唑（TMP-SMX）的疗效研究显示是有争议的。可能发生超级感染，尤其是免疫抑制疗法。因此建议预防肺孢子虫肺炎。

冷球蛋白血症

冷球蛋白血症（cryoglobulinemia，CGs）是在较低温度下免疫球蛋白的可逆沉淀。I 型 CGs 是单克隆的，经常出现于多发性骨髓瘤和其他恶性肿瘤。沉淀发生在身体的较冷部位，引起小血管堵塞并导致坏死；然而，这种血管炎是罕见的。II 型冷球蛋白血症可以原发或继发于风湿性或感染性疾病。风湿性疾病可导致Ⅱ型和Ⅲ型冷球蛋白血症，包括类风湿关节炎、系统性红斑狼疮、多动脉炎、系统性硬化和干燥综合征。许多感染可能与冷球蛋白有关，但丙型肝炎占与混合 CGs 有关的血管炎的 80% 以上。

Ⅱ型和Ⅲ型 CGs 混合是由于他们都包含 IgM 和 IgG。IgG 免疫球蛋白抗体与抗原形成免疫复合物，诱导 IgM 抗球蛋白的产生。CGs 临床表现为明显的紫癜、溃疡和荨麻疹；网状内皮系统的增生（肝脾肿大、淋巴结病）常见肾小球肾炎。为检测 CGs，凝集血清析出沉淀，低温下孵育 2～3 天。然后进行免疫电泳沉淀。对潜在恶性肿瘤或感染情况下的继发性冷球蛋白血症的治疗是有指导意义的。干扰素 -α 单独或与利巴韦林联合可用于轻微的疾病，但严重情况可能需要糖皮质激素和环磷酰胺治疗。

超敏性血管炎

药物反应是引起超敏性血管炎（hypersensitivity vasculitis）的最常见原因。明显的紫癜、溃疡和关节痛是最常见的症状。通常突然发生，并经活检诊断。正常情况下器官的参与是有限的。然而，必须排除其他的诊断，因为潜在的器官损害与其他状态有关，如韦格纳肉芽肿、变应性肉芽肿性血管炎和冷球蛋白血症。

治疗超敏性血管炎是简单的停止使用致敏物，必要时使用皮质激素。

贝赫切特病

贝赫切特病（Behçet's disease）是一种全身性炎症，以口腔和生殖器溃疡为特征；通常包括伴随的血管炎。诊断可能很困难，而且是临床诊断。多发性口腔溃疡通常是贝赫切特病的第一个征兆。包括阴囊、阴茎、外阴和宫颈的生殖器溃疡，或与口腔溃疡同时发生，或与口腔病变无关。葡萄膜炎可能发生在口腔病变后几年，严重可能会导致失明；在疾病早期患者主诉发现了一些白斑。

贝赫切特病患者也可能出现丘疹性皮肤病变；大关节滑膜炎；而且，脑干中的感染性脑膜炎和缺血性血管炎会导致突然的局灶性神经系统缺陷。血管内动脉瘤在肺循环中可导致肺动脉细支气管瘘，并发出血和严重咯血。腹痛、出血或穿孔也可见。由于克罗恩病的患者可能也有口疮、皮肤病变和葡萄膜炎，因此区分贝赫切特病是很困难的。局部皮质类固醇和秋水仙碱分别用于治疗贝赫切特病的黏膜和皮肤症状；口服糖皮质激素和硫唑嘌呤对视网膜表现和中枢神经系统症状有效。家庭医生的首要目标是要认识到这种疾病，并尽快咨询眼科医生。

附录 32-4　硬皮样疾病

局限性硬皮病（scleroderma-like disorders）（只涉及皮肤）分为两类，点滴状硬皮病和线状硬皮病。局部硬皮病通常是以象牙色纤维为中心的皮肤病变，周围有 30cm 直径的色素沉着。点滴状硬皮病（硬斑病，morphea）是一个或多个斑块，通常在躯干和大腿。线状硬皮病通常见于下肢似纤维变性带。对局部硬皮病的有效治疗与系统性硬化一样困难。

附录 32-5　弥漫性伴嗜酸细胞增多症性筋膜炎

弥漫性伴嗜酸细胞增多症筋膜炎（diffuse fasciitis with eosinophilia, DFE），亦称嗜酸性筋膜炎或舒曼综合征（Shulman syndrome），是一种相对少见的疾病，累及躯干和四肢，但不包括手和脸。没有与 DFE 相关的其他器官或雷诺现象参与。诊断是通过肌肉、皮下组织和皮肤的深层活检。DFE 可与血液恶性肿瘤相关。因此，如果原因不明，应谨慎监测。疾病的病程可以是良性的，无变化，甚至多年后恢复。皮质类固醇、青霉胺、抗疟药和氨甲蝶呤已经成功用于治疗该病。物理疗法也有帮助。

附表 32-5　与睡眠障碍和纤维肌痛有关的状态

症状	诊断考虑
头痛，鼻炎	鼻窦炎
遗尿症	糖尿病，利尿剂应用，间质性膀胱炎
口干	干燥综合征，抗胆碱能症，药物
打鼾，白天打盹	睡眠呼吸暂停
晨起腿痛	夜间肌痉挛，不宁腿综合征
清晨颜面痛	夜间磨牙症，颞下颌疾病
关节痛，肿胀	风湿性疾病
气短	哮喘，心脏衰竭
不明原因觉醒	配偶打鼾，房间宠物，噪音，灯光，空气干燥

From Freundlich B, Leventhal L. Diffuse pain syndromes. In Klippel JH, ed. Primer on the rheumatic diseases. 12th ed . Atlanta: Arthritis Foundation; 2001: 188.

附录 32-6　　颞下颌关节综合征 *

颞下颌关节综合征(TMJ)被用来描述颞颌关节周围存在疼痛；头部和颈部肌肉的触痛或痉挛，特别是咀嚼肌；关节声响；晚期严重的病例下颌运动受限。长时间的肌肉功能障碍会导致关节内功能障碍。关节功能障碍比关节病变更常见。危险因素包括头部、颈部和咀嚼肌的疲劳和痉挛，由情绪压力、磨牙症、牙齿咬合和咀嚼过多、牙齿咬合、上颌骨或下颌畸形，以及过度和长时间张嘴引起。颞下颌关节功能障碍的其他原因包括风湿性关节炎，感染性关节炎和骨关节炎。

下颌运动时疼痛增加，可能会向耳朵、眼睛、头部、脸部、头部和颈部肌肉放射。鉴别诊断包括鼻窦炎、关节炎、肿瘤、神经肌肉疾病和牙痛。

颞下颌关节综合征的治疗包括机械的软性饮食、局部热敷和非甾体抗炎药。夜间给予环苯扎林，也推荐对下颌松弛进行行为矫正。等轴颌部运动，包括下颌开口，侧面下颌偏斜，下颌推挤，也可传授给患者。咬合调整和夹板已被证实可以改善颞下颌关节综合征，最多可使用 6 个月。使用透明质酸治疗颞下颌关节综合征(Koh and Robinson, 2003)的证据不足。如果这些措施无效且症状严重，口腔手术可能会有帮助。

---

* 根据疾病控制和预防中心的定义。From Gibofsky A, Zabriskie JB. Rheumatic fever. In Klippel JH, ed. Primer on the rheumatic diseases. 12th ed. Atlanta: Arthritis Foundation; 2001: 282.

RICHARD P. USATINE ■ JENNIFER KREJCI-MANWARING

诊断原则

皮肤病的诊断通常以模式识别的方法开始。对于大多数病损，专业人士只需观察病变即可通过模式识别作出迅速而正确的诊断。应强调使用专业术语以描述和记录病损的形态和模式，然后医生结合对病损的仔细观察（包括类型和分布）和详细的病史，作出完整的诊断和鉴别诊断。如果仍难以诊断，医生可以查阅皮科学图谱（网络版或印刷版）和教科书，或者向专家咨询以完成诊断。对于某些病例，需要借助进一步的检查（刮屑、培养、活检）才能作出诊断。

初始评估

尽管医学院都训练医学生在进行体格检查之前首先询问病史，但对于诊断皮肤科疾病来说，这并非是最高效的方法。当患者主诉为皮肤问题时，医生应当在询问病史的同时即刻观察患者的皮肤。在仔细观察皮损之后应当准确的描述皮损形态。表33-1定义了常用于描述原发性和继发性皮损的术语。放大镜和良好的光照有助于辨别很多皮损的形态。接下来，医生应当触诊皮损，此时尽量戴手套。对于一些皮损而言，轻柔地感觉皮肤的质地即可为我们提供很多诊断信息，比如带鳞屑的光化性角化病和猩红热的砂纸样皮疹。对于较为深在的病损，比如结节和囊肿，则需要深触诊。然后应当观察皮损的分布情况，确定原发性病损是否排列成片，形成环或线样，或无规律地散在分布。

仔细观察以确定哪些部位的皮肤受累，哪些部位的皮肤仍然正常。一定不要忘记观察其他部位的皮肤、指甲、毛发以及黏膜。患者们通常只愿意暴露一小块皮肤，并且会因为暴露其他地方的皮肤而感到不自在，特

别是他们的足部。对于很多皮肤疾病，不仅仅要观察受损最严重的区域，也需要观察其他地方，因为这会为我们提供非常重要的线索（比如，在考虑银屑病时指甲凹陷就是很重要的线索）。应该注意的是如果皮损位于

表33-1 原发性和继发性皮肤损害

皮损	描述
原发性（基本）病损	
斑疹（macule）	局限性皮肤颜色改变，不高出皮面（直径不超过5mm）
斑片（patch）	不高出皮面，不可触及的皮肤颜色改变（直径＞5mm）
丘疹（papule）	高出皮面的实质性皮损（直径不超过5mm）
斑块（plaque）	高出皮面的实质性皮损（直径＞5mm）（通常由丘疹融合而成）
结节（nodule）	可触性实质性（圆形）皮损，比丘疹深在
风团（wheal, hive）	粉红色水肿性斑块（圆形或扁平），暂时性隆起的皮损
脓疱（pustule）	含有脓液的隆起性皮损
水疱（vesicle）	局限性突出皮面且内含液体的皮损（直接不超过5mm）
大疱（bulla）	局限性突出皮面且内含液体的皮损（直接＞5mm）
继发性（后续）皮损	
鳞屑（scale）	大量死亡的表皮细胞
结痂（crusts）	血清、血液或脓液干燥后的混合物
糜烂（erosion）	表皮表面脱落
溃疡（ulcer）	表皮和真皮的局灶性脱落
裂纹（fissue）	表皮和真皮的线样脱失
萎缩（atrophy）	表皮/真皮变薄造成皮肤下陷
表皮脱落（excoriation）	由搔抓引起的表皮脱落
苔藓化（lichenification）	表皮增厚并形成明显的皮肤线

患者的背部或者足部，他们自己可能难以观察。举例来说，患者手部和手臂的丘疹样皮疹也许是由于足部真菌感染导致的自身致敏反应（id reaction），如果忽略了足部的真菌感染，那么我们将作出错误的诊断（图 33-1 和图 33-2）。某些皮肤疾病会有口腔内部的表现，如在颊部黏膜发现白色斑片则有助于我们作出苔藓的正确诊断（图 33-3）。

在医生开始观察皮损之后，采集患者的病史将会更有针对性，帮助直接指向正确的诊断。以下的一些信息将有助于作出正确的皮肤科诊断并且制定治疗计划：

- 皮损的开始时间和持续时间：持续性或是间歇性？
- 皮疹的形态：皮疹从哪里开始？有怎样的变化？
- 是否有任何已知的诱发因素：比如药物的使用（处方药、非处方药）、食物、植物、阳光、局部药物、化学制品、职业、爱好等。
- 皮肤相关的症状：瘙痒、疼痛、感觉麻木等。
- 全身性症状：发热、寒战、盗汗、疲劳、无力、体重减轻等。
- 基础疾病：糖尿病、甲状腺疾病、HIV 感染等。
- 家族史：痤疮、特应性皮炎、银屑病、皮肤肿瘤、间变性色素痣等。

最为重要的皮肤检查如下所列：

- 显微镜：寻找真菌感染的证据时，可以刮取少量鳞屑置于载玻片上，滴加 10% 氢氧化钾（KOH）溶液［最好能合用二甲亚砜（DMSO）和真菌染色剂］。在显微镜下寻找皮肤毛癣菌的菌丝，或者念珠菌或是糠秕孢子菌属的假菌丝。
- 伍氏灯检查：有助于诊断头癣和红癣。小孢子菌属引起的头癣在伍氏灯下呈绿色荧光，而毛癣菌属引起的头癣没有荧光。红癣则呈现珊瑚红色的荧光。对于肤色较浅的患者，伍氏灯检查有助于发现白癜风皮损。
- 外科活检：活检既可用于诊断，也可以用于治疗。活检的方式可以是切削活检、钻取活检、椭圆活检、合理的鉴别诊断有助于医生确定活检的方式。

一般处理

外用皮质激素

选择外用糖皮质激素的原则是，使疗效最大化而不良反应最小化。很多皮肤疾病都受益于外用糖皮质激素的使用，但如果规律使用糖皮质激素达数个星期至数月，就有可能出现局部不良反应。局部使用糖皮质

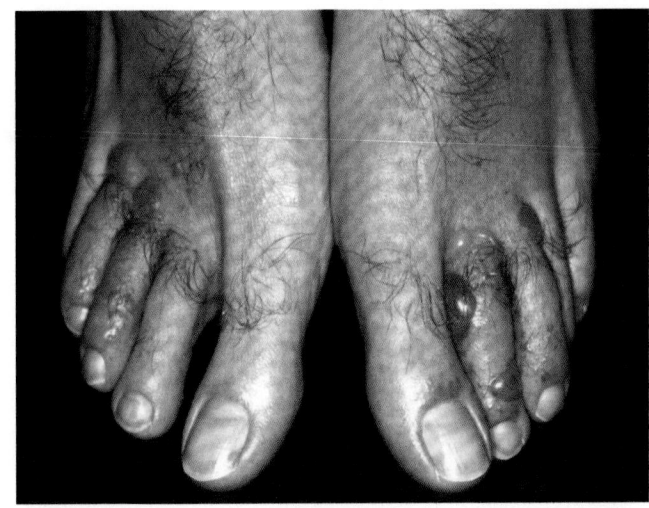

图 33-1　水疱样脚癣导致自身致敏反应（©Richard P. Usatine.）

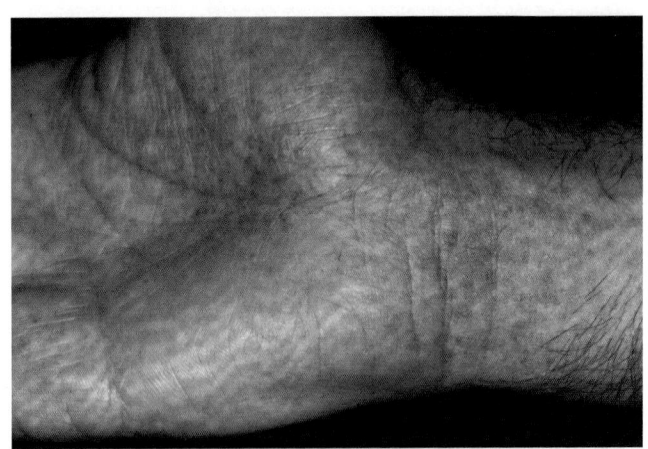

图 33-2　由水疱样脚癣导致的自身致敏反应（©Richard P. Usatine.）

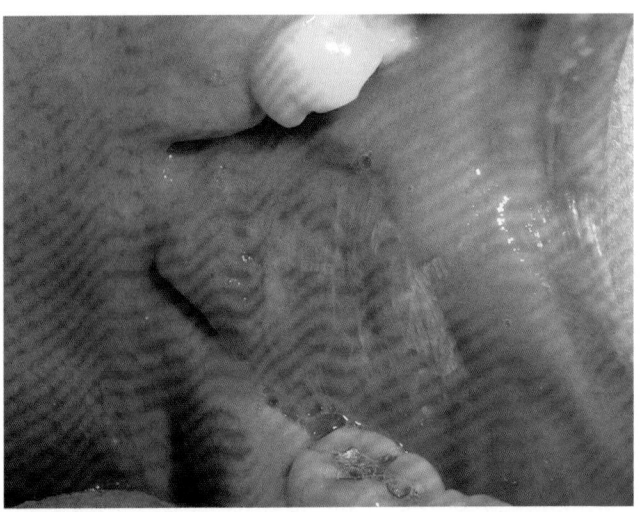

图 33-3　口腔扁平苔藓，注意其上的 Wickham 条纹（©Richard P. Usatine.）

激素最常见的不良反应是皮肤萎缩，此时表皮变薄并且浅层的毛细血管扩张，表皮的萎缩可能伴有色素的脱失及毛细血管扩张，如果萎缩累及真皮，则可能产生皱纹。尽管表皮的萎缩在数月之内可以逆转，但是皱纹是无法逆转的。如果在面部长期使用糖皮质激素，则有可能出现口周皮炎性痤疮、暴发性酒渣鼻样皮损。

全身性的不良反应比较少见，仅出现于大量外用糖皮质激素被全身吸收之后。可以增加全身糖皮质激素吸收的危险因素包括：使用效价较强的糖皮质激素、皮肤较薄、患者年纪较轻、治疗时间较长，以及治疗过程当中使用封闭技术等。尽可能使用效力较弱的糖皮质激素和尽可能缩短治疗的时间将有助于预防不良反应的发生。在选择最佳的外用糖皮质激素时，须考虑以下几个方面：

1. **皮损性质**　随着皮肤损害程度的增强，所需要的糖皮质激素也需要具有更高的效价。另一方面，较厚的皮损（比如银屑病性斑块，扁平苔藓）需要效价高的糖皮质激素。

2. **皮损部位**　治疗面部、生殖器以及擦烂部位的皮损时应当使用效价最小的糖皮质激素，这些地方皮肤较薄而湿润，因而容易出现皮肤萎缩和皱纹。当然也有例外的情况，比如氯倍他索就用于治疗外阴部的某些皮肤病变。手掌和足掌部位的皮肤很厚，因此需要非常强效的糖皮质激素。

3. **患者年龄**　尽量避免在婴儿及儿童使用高效价的糖皮质激素，因为与成人相比，他们的体表面积与体重之比更大，因此有更大的风险发生糖皮质激素的系统性吸收。

4. **激素效价（效力和浓度）**　目前所使用的糖皮质激素共有 50 多种，按照效价可以分为四类（表 33-2），对于其中每一类糖皮质激素，家庭医生应当知道至少一种代表药物。使用每一类药物中的通用品种将有助于节省费用。

5. **介质特征**　介质就是糖皮质激素制剂的剂型载体。最常用的介质包括油膏，乳霜，凝胶，溶液，洗剂，泡沫。介质的选择取决于皮损的性质（干燥或者潮湿），受累的部位，以及患者的喜好。此外，因为介质决定了皮肤吸收糖皮质激素的速度，介质也会影响到糖皮质激素的效用。

大多数的外用制剂每天用 2 次，通常早晚各一次。在开具处方时应当尽量估计合适的用量。大多数的外用制剂都以 15g、30g、60g、80g 的剂量使用；80g 大概是一管牙膏的剂量。根据临床上一般的做法，如果要覆盖面部或者一只手需要大约 2g 乳霜，覆盖一只胳膊需要

表 33-2　外用糖皮质激素的效价

效价	通用名
超高效（1 类）	氯倍他索（clobetasol）
	倍他米松（betamethasone）
	二丙酸盐（dipropionate）
	卤倍他索（halobetasol）
	醋酸氟轻松（fluocinonide）
高效（2 类和 3 类）	二丙酸倍他米松（betamethasone dipropionate）
	莫米松（mometasone）
	氯氟舒松（halcinonide）
	醋酸氟轻松（fluocinonide）
	去羟米松（desoximethasone）
	0.1% 曲安西龙（triamcinolone）
	氟替卡松（fluticasone）
	安西奈德（amcinonide）
中效（4 类和 5 类）	泼尼卡酯（prednicarbate）
	莫米松（mometasone）
	戊酸倍他米松（batamethasone valerate）
	丙丁酸氢化可的松（hydrocortisone probutate）
	氟轻松（fluocinolone）
	去羟米松（desoximatasone）
	戊酸氢化可的松（hydrocortisone valerate）
	0.025% 去安西龙（triamcinolone）
低效（6 类和 7 类）	阿氯米松（alcometasone）
	地奈德（desonide）
	氟轻松（fluocinolone）
	氢化可的松（hydrocortison）

3g，覆盖一条腿需要 4g，覆盖全身皮肤则需要 12～30g。因此，如果患者需要接受 1 个月的药物治疗，面部用药应处方 30～60g/ 管的制剂，全身皮肤需要总量达 900g 的药物，或者说全身皮肤需要 2 磅的总药量。为了避免糖皮质激素过度使用造成的不良作用，医生不应该给较小的皮损处方较大量的激素，而且应确定合适的使用时间。有时也要避免另一个极端，比如为大面积皮肤受损的患者开具 15g 的糖皮质激素，则有可能使患者感到非常的失望，因为在达到预期治疗目标之前激素就已经用完了。曲安西龙的规格是 454g 一支，这种药物特别适合于因炎症反应大面积皮肤受累的患者。因此，在处方上注明你想要的药物量很重要，否则药剂师会从存货中选择任何剂量的药物给患者。

一般情况下治疗应持续的时间是症状和皮损消退所需要的时间，但为避免不良反应，最高效价的糖皮质激素不应当持续使用超过 2～4 周。然而，这些药物可以以冲击治疗的模式（比如在每周末应用糖皮质激素，而在一周中使用不含糖皮质激素类药物）间歇性地用

于慢性疾病，比如银屑病的治疗。对于合并皮肤干燥的情况，在使用糖皮质激素的间期广泛地使用润肤剂有助于减少对糖皮质激素的需求，同时尽可能增加治疗效果。

瘙痒的处理

在很多时候患者就诊并非因为皮肤疾病本身而是因为疾病所伴随的瘙痒症状。与肉眼可见的皮损所伴随的瘙痒通常可以用非特异性的抗瘙痒治疗进行处理。如果瘙痒比较广泛，则可以使用冷水浴或者温水浴合并胶态燕麦粥（colloidal oatmeal）以达到止痒的效果，应该避免使用肥皂。药物止痒可选择每6~8小时口服抗组胺药，在睡前服用还可以帮助睡眠。苯海拉明（diphenhydramine）和羟嗪（hydroxyzine）是第一代的抗组胺药物，相对来说较为安全而且有效，但是此类药物用于老年人时一定要谨慎。第二代抗组胺药物在缓解瘙痒方面同样有效，并且其镇静作用较弱。第二代抗组胺药物包括非索非那定（fexofenadine）、氯雷他定（loratadine）、地氯雷他定（desloratadine）、西替利嗪（cetirizine）和左旋西替利嗪（levocetirizine）。第二代药物通常每天只需服用一次。

儿童期起病的皮肤疾病

特应性皮炎（湿疹）

重 点

■ 特应性皮炎是儿童时期常见的一种遗传性疾病，可以与其他高反应性疾病伴发，比如过敏性鼻炎和哮喘。

■ 特应性皮炎的主流治疗方法是外用糖皮质激素以及润肤剂。

■ 对于继发细菌感染的特应性皮炎，局部和全身的抗生素应用是主要的治疗方法。

特应性皮炎（AD）会使人精神不振并且影响生活质量。特应性皮炎最常见的临床表现是瘙痒。瘙痒使得患者过分地搔抓，从而导致继发的皮肤改变，比如皮肤的苔藓化，脱落，以及皮肤屏障的破坏。也正因此，特应性皮炎被大家称为"瘙痒的皮疹"。

特应性皮炎是一种常见的疾病，多达15%的儿童患有特应性皮炎。对于大多数病例来说，特应性皮炎通常发生于5岁之前，最常见的表现是1岁以前出现于

面部的皮肤损害（图33-4）。随着患儿年龄逐渐增长，肘前和腘窝处的皮肤常常受累（图33-5）。疾病可以达到暂时的完全缓解，在完全缓解之间会有间歇的复发。到成年时，发病率降低至小于1%。治疗的主要目标是减少搔抓，修复皮肤，并且减轻炎症。主要的治疗措施包括润滑剂以及局部的糖皮质激素。局部使用的吡美莫司（pimecrolimus）或者他克莫司（tacrolimus）是不含有激素的制剂，这些药物短期使用有很好的疗效，对于激素治疗无效者也可以使用这些药物。然而这些药物仅用于2岁以上患者的二线治疗。对于病情较重的患者，可以使用口服糖皮质激素。

对特应性皮炎一定要注意继发细菌感染的表现，比如渗液或者结痂（图33-6）。因为细菌作为一种超抗原将引起更加强烈的免疫反应，继发的金黄色葡萄球菌（*Staphylococcus aureus*）感染可以导致皮炎的加重。继

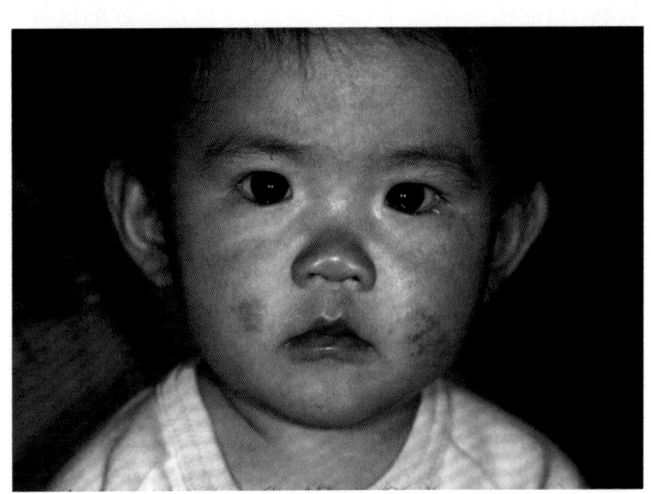

图33-4 异位性皮炎（©Richard P. Usatine.）

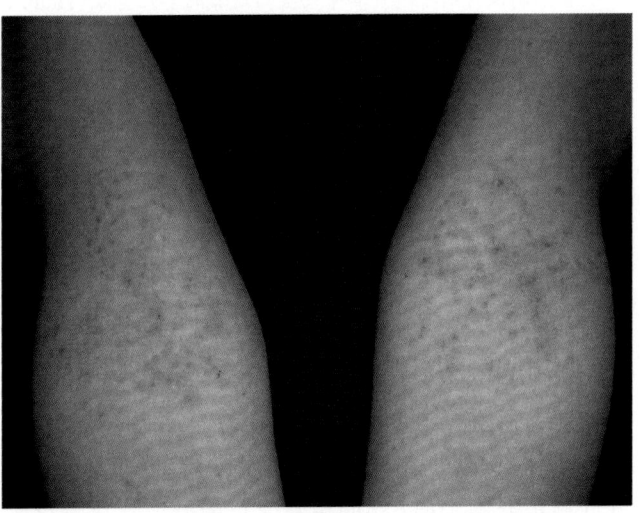

图33-5 肘前异位性皮炎（©Richard P. Usatine.）

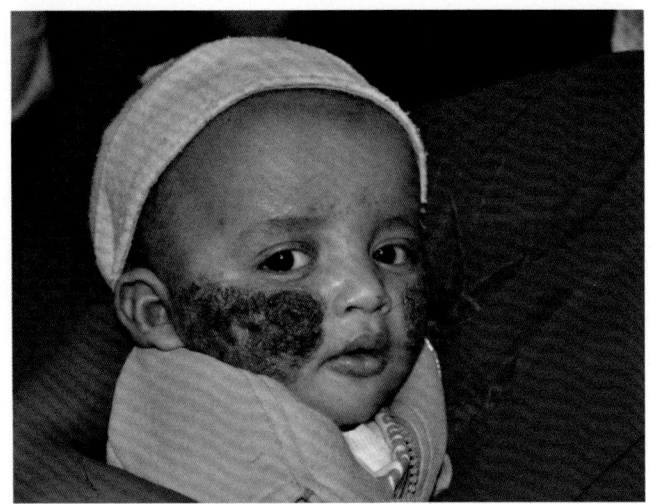

图 33-6　脓疱样异位性皮炎(©Richard P. Usatine.)

发的金黄色葡萄球菌感染通常对甲氧西林(methicillin)敏感,口服的头孢氨苄(cephalexin)也是很好的选择。漂白粉洗浴将有助于减少细菌的繁殖(向一浴缸温水中加入 1/4~1/2 杯常用的漂白粉,浸泡 5~10 分钟后将漂白粉洗净)。

治疗要点

- 外用糖皮质激素和润肤剂是治疗特应性皮炎的主要方法(Hanifin et al., 2004)(推荐等级:A)。
- 合并继发细菌感染者用局部和全身抗生素治疗;病情加重时如果出现渗液或者结痂要及时使用抗生素(Hanifin et al., 2004)(推荐等级:A)。
- 外用的神经钙蛋白抑制剂(吡美莫司和他克莫司等免疫调节剂)可以减轻皮疹并改善特应性皮炎的症状,此类药物在儿童及成人都有效(Hanifin et al., 2004)(推荐等级:A)。
- 饮食限制仅对确有鸡蛋和牛奶蛋白过敏的婴儿有效(Hanifin et al., 2004; Lifschitz&Szajewska, 2014)(推荐等级:B)。
- 抗组胺药物在特应性皮炎治疗中的价值还有待商榷;如果使用抗组胺药,具有镇静作用的制剂效果最好,并且可以在夜间使用(Hanifin et al., 2004)(推荐等级:B)。

白色糠疹

　　白色糠疹是一种常见的色素脱失性皮炎,美国约1/3 学龄儿童患有此病。在有特应性皮炎病史的人群中,此病更为常见。临床表现为患者的面部、颈部及肩部出现大量 1~4cm 大小不等的色素脱失斑片(图 33-7)。斑片通常界限不清,表面覆有少量鳞屑。在典型皮损出现之前,偶尔会有皮肤发红和瘙痒。通常情况下,白

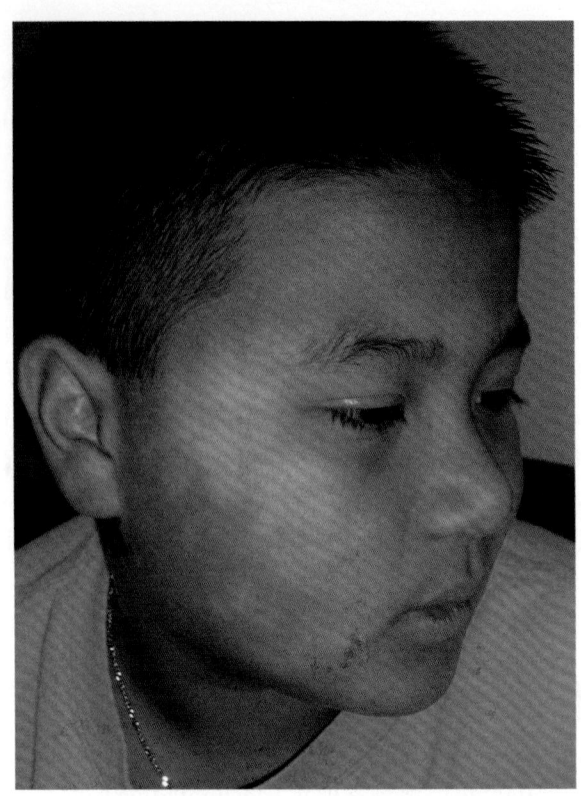

图 33-7　白色糠疹(©Richard P. Usatine.)

色糠疹具有自限性,且症状不明显,因此无需特别的治疗。皮损通常在成年后消退。外用糖皮质激素、润肤剂以及光疗都没有明显疗效。1% 氢化可的松乳膏或油膏有助于缓解病情。如果使用时间不超过 2 周,患者出现不良反应的可能也很小。

毛发角化症

　　毛发角化症十分常见,其皮损通常出现在手臂和大腿伸侧面,偶尔也出现于颊部。皮损表现为细小的(<1mm)角化性毛囊丘疹。大量的丘疹使皮肤感觉起来很粗糙。通常在毛囊周围有环形红晕。此病在特应性皮炎患者中的发病率高于普通人群。治疗方法为混合使用润肤剂和角质剥脱剂。常用的角质剥脱剂为5% 或 12% 乳酸铵(Amlactin, Laclotion, Lac-Hydrin)和含有尿素的乳膏或洗剂。健康教育方面应该向患者强调毛发角化症是遗传性疾病,不能治愈,使用外用药物后任何程度的改善都只是暂时性的,一旦停药,皮损又将回复到治疗前的状态。

色素痣

　　痣是一种良性病变,由起源于神经外胚层的痣细胞组成。痣通常出现于儿童时期,在成人期数量会不

断增加,此后随着年龄增长逐渐消退。色素痣可以为扁平、隆起或带蒂的皮损,大小、颜色以及表面形态多样。就组织学而言,交界痣位于表皮内,皮内痣位于真皮内,混合痣位于表皮和真皮内。交界痣通常扁平并含有大量色素,皮内痣隆起且几乎不含色素,混合痣可以隆起并含有色素(图33-8,图33-9)。

除非怀疑黑色素瘤,痣一般不需要治疗,位于特殊部位的痣可能因为美观原因或者引起慢性不适而需要切除。应当定期地检查痣是否有颜色、形状或者大小的改变。这些改变通常会出现在良性痣恶变为黑色素瘤之前。因此当出现这些改变时,应该考虑进行组织病理活检。

在出生时或者出生后不久即存在的痣被称为先天痣。尽管与后天出现的痣相比,先天痣发展为黑色素瘤的风险更高,但并不建议切除所有的先天痣,因为这样做既不合情理也不具有成本-效果优势。恶变率最高的痣被称为"泳衣痣"(Bathing suit nevi),目前甚至对是否要切除这样大面积的痣也还存在争议。出生时即有这种痣的儿童容易出现中枢神经系统(CNS)黑色素瘤以及皮下黑色素瘤,后者难以通过视诊观察到,因此需要在常规的皮肤检查时进行触诊。

发育不良痣的出现标志着发生黑色素瘤的风险增高。这种痣有一些非典型的特征,但其本身恶变为黑色素瘤的风险并无增高(图33-10)。因此,切除不典型痣并不能使患者获得生存受益。如果出现5个或以上不典型痣,患者和医生都应该警惕黑色素瘤的出现,应当定期进行皮肤检查并且注意防晒。

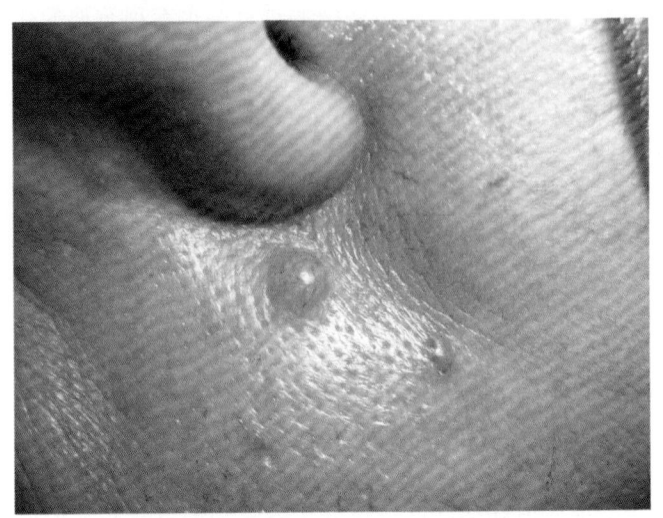

图33-8 皮内痣(©Richard P. Usatine.)

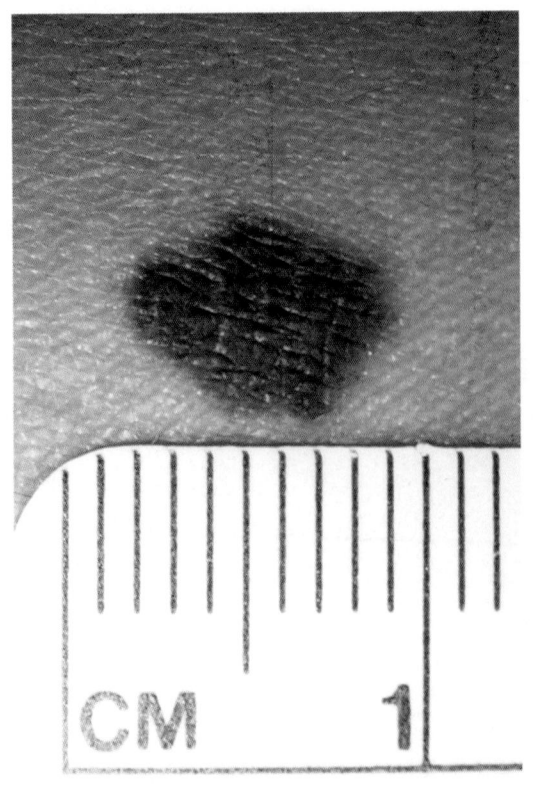

图33-9 混合痣(©Richard P. Usatine.)

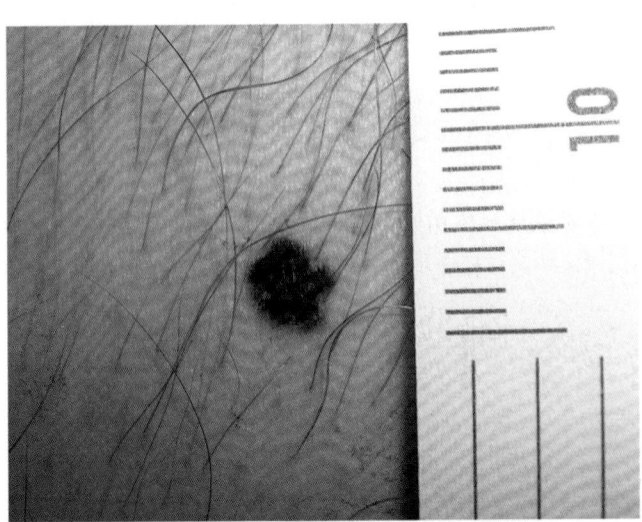

图33-10 不典型痣(©Richard P. Usatine.)

婴儿性血管瘤

血管瘤是婴儿和儿童中特别常见的一种良性肿瘤。肿瘤实际上由畸形的新生血管组成,而这些血管是由于胎儿时期成血管壁组织的发育异常所致。两种主要类型是毛细血管血管瘤(浅表)和海绵样血管瘤(深在)(图33-11和图33-12)。

血管瘤会随患者年龄增长而生长,之后可以自行消退。尽管部分血管瘤可以从出生后的第一年末就开始消退,但很多血管瘤直到患者10~12岁时才能完全

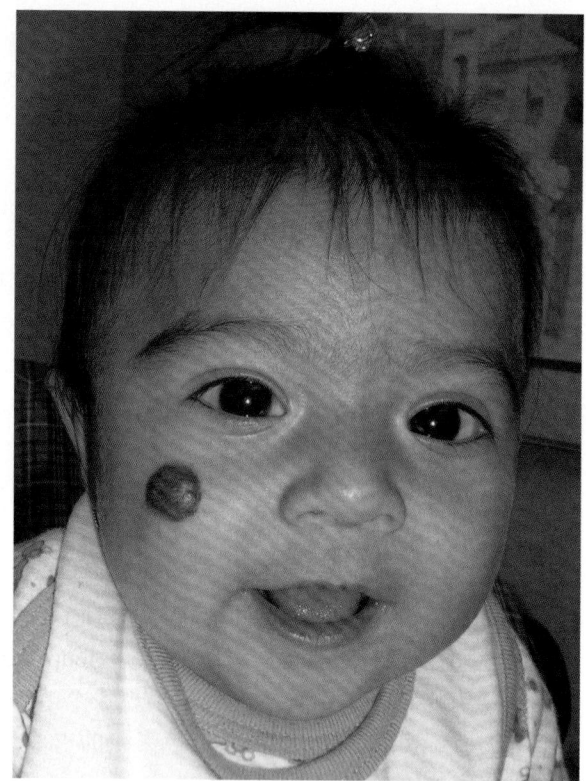

图 33-11 草莓状血管瘤(©Richard P. Usatine.)

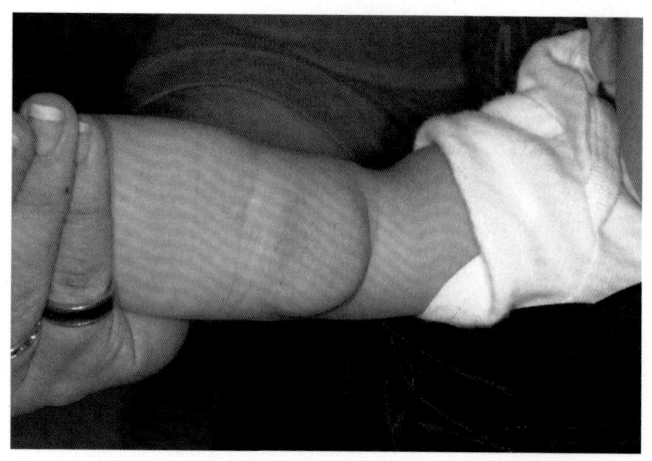

图 33-12 海绵状血管瘤(©Richard P. Usatine.)

寻常型痤疮

痤疮是发生于面部、胸部和背部皮脂腺的疾病。毛囊的堵塞形成粉刺,而炎症反应导致了丘疹、脓疱和结节的形成。痤疮的发病机制中最重要的四个步骤是:①由于遗传因素以及雄激素导致的油脂过度形成;②毛囊表皮的异常脱屑(形成角质栓);③痤疮丙酸杆菌(Propionibacterium acnes)感染增殖;④毛囊阻塞导致的炎症和毛囊功能失调。这些过程会受到雄激素的影响,遗传因素在决定个体是否患痤疮的过程中也有很重要的作用。痤疮虽然很常见,但严重时还是可引起患者躯体的疼痛、社会心理上的困扰以及瘢痕形成。暴发性痤疮可能合并发热、关节炎及其他全身症状(图33-13)。

外用药的治疗包括维 A 酸(retinoids)、抗生素、过氧化苯甲酰(benzoyl peroxide,BPO)、壬二酸(azelaic acid)以及 α 羟基酸或 β 羟基酸。外用的维 A 酸具有溶解粉刺和抗炎的功能,可以使毛囊的过度增殖和过度角化恢复正常,减少微粉刺、粉刺的数量,减轻炎症。最常用的外用维 A 酸包括维 A 酸(tretinoin, retin-a)、阿达帕林(adapalene,differin)、他佐罗汀(tazarotene, tazorac)。外用维 A 酸可能出现皮肤刺激感、脱皮或者发红等反应。性质温和的洁肤剂以及不会导致粉刺产生的润肤露可以减轻皮肤炎症,有助于降低维 A 酸的使用频率至隔天使用一次或每周两次,也助于缓解不适。羟基乙酸(glycolic acid,α 羟基酸)或水杨酸(salicylic acid,β 羟基酸)有各种不同的制剂,均可用于化学方法脱皮,对治疗过度角化也同样有效。

外用抗生素既可以有效治疗痤疮丙酸杆菌感染,也有助于消除炎症。常用红霉素(erythromycin)和克林霉素(clindamycin),每天使用一次或两次。2008 年外用的氨苯砜(dapsone,aczone)被批准用于痤疮治疗。

消退,还有一些可能会留下永久的纹理或颜色变化。虽然是良性病变,但快速生长的血管瘤可能破溃,面部的血管瘤甚至可能影响视觉并造成失明,位于颈前部的血管瘤的增长可压迫上呼吸道而威胁生命,出现在生殖器部位的血管瘤也会给患者带来不小的问题,同时也提示有可能存在其他的内脏畸形。持续性或阻塞性血管瘤可以用普萘洛尔(propranolol)、激光、手术切除、全身性糖皮质激素、干扰素、咪喹莫特(imiquimod)和冷冻手术(cryosurgery)治疗。

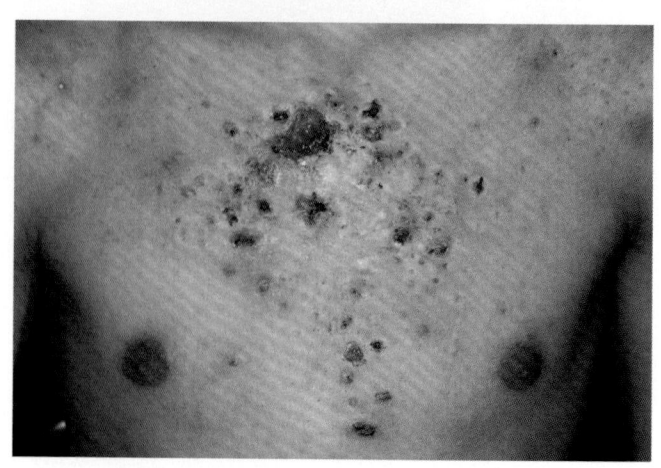

图 33-13 暴发性痤疮(©Richard P. Usatine.)

过氧化苯甲酰是非处方药（OTC），有多种剂型，也能够有效治疗痤疮丙酸杆菌。同时含有抗生素、维 A 酸和过氧化苯甲酰的预混制剂为患者提供了更为方便的用药方法。如果使用两种单独的药物制剂，最好在不同的时间使用，以避免一种药物使另一种药物失活。

治疗痤疮的口服药物包括抗生素、激素、异维 A 酸（isotretinoin）。异维 A 酸有明确的致畸作用，因此应当避免用于生育年龄的女性，除非能够保证有效的避孕措施。开始治疗前必须进行避孕咨询，并且要求两次妊娠检查为阴性。治疗开始时的基础测量还包括胆固醇、空腹甘油三酯、转氨酶水平，血液尿素氮/肌酐，全血细胞计数。治疗期间，需要每月进行妊娠检查和实验室检查。

治疗要点

- 在痤疮的治疗过程中，过氧化苯甲酰（包括凝胶、乳霜、洗剂、洗液）具有抗菌的作用。浓度较高的制剂（10%）会引起更明显的皮肤刺激，但其效果并没有明显的增强（Agency for Healthcare Research and Quality [AHRQ], 2001）（推荐等级：A）。

- 外用抗生素如红霉素和克林霉素也是有效的治疗方法（AHRQ, 2001）（推荐等级：A）。

- 抗生素和过氧化苯甲酰的预混制剂可以通过一种制剂提供具有协同作用的两种药物（AHRQ, 2001）（推荐等级：B）。

- 外用的维 A 酸（维 A 酸、阿达帕林、他佐罗汀）可以有效治疗所有类型的痤疮，同时也是治疗粉刺型痤疮的主要方法（AHRQ, 2001）（推荐等级：A）。

- 壬二酸可以用于治疗炎症后的色素沉着和痤疮（AHRQ, 2001）（推荐等级：B）。

- 已经被证明对于痤疮有效的口服抗生素包括四环素、多西环素、米诺环素以及红霉素，这些药物对于合并炎症的痤疮以及躯干部位的痤疮有特别的效果（AHRQ, 2001；Strauss et al., 2007）（推荐等级：A）。

- 对于其他治疗无效的囊肿型痤疮以及瘢痕型痤疮，异维 A 酸是最强有效的治疗方法（图 33-14）（Strauss et al., 2007）（推荐等级：A）。

- 长期使用四环素类抗生素，特别是多西环素，可能与炎症性肠病的发病有关，特别是克罗恩病。

病毒疹

能够引起皮疹的常见病毒包括水痘病毒、麻疹病毒、风疹病毒、玫瑰疹病毒以及传染性红斑病毒（erythema infectiosum）（第五病）。治疗主要是对症治疗，包括应

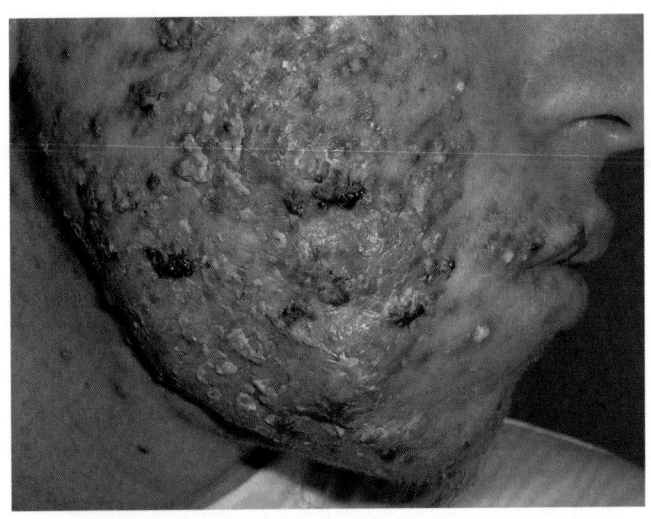

图 33-14　聚合性痤疮（©Richard P. Usatine.）

用对乙酰氨基酚（acetaminophen）和布洛芬（ibuprofen）治疗发热，以及用苯海拉明治疗瘙痒。

水痘

随着疫苗的广泛使用，水痘的发生已经大大减少。家庭医生偶尔会在接种过疫苗的患儿身上发现水痘。没有接种过疫苗的成人也可以出现水痘。患者在皮疹出现前 1、2 天可能会出现前驱症状，包括发热以及全身不适。典型的皮疹首先发生于面部、头皮或者躯干，之后向四肢发展。皮疹首先出现时为红色斑疹，之后进展为基底部水肿的丘疹。丘疹将迅速演变为水疱，看起来就像是"玫瑰花瓣上的露珠"（图 33-15）。水疱进一步演变为脓疱，脓疱中央下陷形成脐凹并且在接下来的 8～12 小时内结痂。水痘皮损的一个典型特征是可以同时出现不同阶段的皮损。

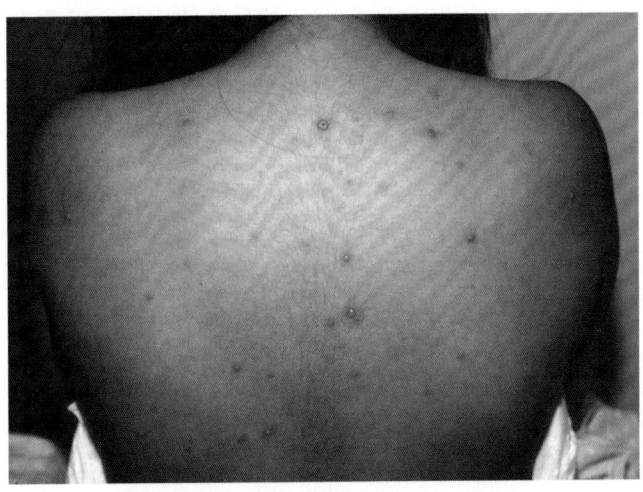

图 33-15　水痘（©Richard P. Usatine.）

对于儿童患者来说，最常见的并发症是继发性细菌感染和皮肤剥脱。其他并发症包括小脑性共济失调、脑炎、脑膜炎、横贯性脊髓炎以及少见的 Reye 综合征。水痘病毒性肺炎以及脑炎对于成人患者来说是很严重的并发症。由于会增加发生 Reye 综合征的风险，阿司匹林不应被用于水痘患者。对于正在使用激素或者由于其他原因处于免疫抑制状态的患者，包括儿童、青少年和成人患者，推荐用阿昔洛韦进行治疗。

麻疹和风疹

麻疹表现为（麻疹样）斑丘疹。皮疹通常起始于面部并向远心端发展。伴随症状包括咳嗽，鼻的卡他症状，结膜炎，发热，Koplik 斑（口腔内呈红、白、蓝色的斑疹）。和水痘一样，由于疫苗的使用，麻疹已经非常少见。

麻疹的皮疹通常出现在发热后第 4 天，皮疹从发际线向下发展，散在的皮损逐渐融合，手掌和足底没有受累。皮疹通常持续 4~6 天，之后逐渐消退，消退顺序与发疹顺序一致。皮疹消退后可能残留黄褐色色素沉着或者轻微脱屑。除了皮疹的特征之外，还可以通过 Koplik 斑将麻疹与其他出疹性疾病鉴别开来。Koplik 斑是颊黏膜上白色或蓝色的斑疹，其周围可以有红晕。

同麻疹一样，风疹也是由一种披膜病毒（togavirus）引起的。风疹引起的症状较轻，皮疹通常持续 2~3 天。常伴有颈部淋巴结肿大，特别是颈后淋巴结和枕部淋巴结。风疹的另一特征性表现是 Forchheimer 征，这是一种出现在软腭和悬雍垂上的斑疹和瘀点，呈红色针尖样大小。

手足口病

手足口病也是儿童期常见疾病，多发生于夏季或秋初。皮损表现为手部、足部、口腔的顶端平坦的水疱，尤其典型的是出现在手掌和足底的皮损。并不是每一个病例都会有手、足、口三个部位受累。最常见的病原体是柯萨奇病毒 A16 型（coxsackievirus A16）。

然而，目前一些非典型手足口病例被报告与柯萨奇病毒 A6 型（coxsackievirus A6）感染有关（Lott et al., 2013）。在近来的系列报告中，两名成人和三名儿童的非典型手足口病被确诊，这五名患者中有四名表现为广泛的皮肤损害和全身症状，需要紧急治疗，两位有 AD 病史的患者注意到 AD 皮炎症状加重，五位患者均证实为 CV-A6 感染（Lott et al., 2013）。

传染性红斑（第五病）

传染性红斑由人类细小病毒 B19 引起，通常影响 3~12 岁的儿童。前驱症状包括发热、食欲减低、咽痛和腹痛。退热之后，患儿会出现典型的面部亮红色皮疹（"slapped cheek"，就好像被打了耳光一样）。皮疹以四肢伸侧明显，进展为弥散的、网格状或"花边状"的皮损，不断消长，持续数周。

婴儿急疹（第六病，猝发疹）

婴儿急疹，也称为猝发疹，由人类疱疹病毒 6 引起。这种疾病发生于 3 岁之前的幼儿。与第五病一样，此病的皮疹也出现于高热消退之后。皮疹散在呈麻疹样，通常不出现于面部，持续时间短，多在 3 天之前消退。

炎症性皮肤疾病

脂溢性皮炎

脂溢性皮炎是一种慢性炎症，主要影响头部（头皮，面部）和躯干皮脂腺发达的区域。马拉色菌属（糠秕孢子菌属）被认为与此病发病相关。所有年龄阶段的人群均可发病，病程可为慢性或间歇性。头皮部的脂溢性皮炎轻者可出现轻微的皮屑，重者表现为厚重、黏着的斑块。面部和躯干部位的脂溢性皮炎则表现为皮肤皱褶内的油腻鳞屑，皮损双侧对称，沿发际线分布。面部常见的受累部位是眉毛周围和男性的胡须周围（图 33-16 和图 33-17）。躯干受累多位于胸部和腹股沟。

治疗的目标是减轻炎症反应并抑制马拉色菌的过度生长，含有硫化硒（selenium sulfide）、酮康唑（ketoconazole）、吡硫锌（pyrithione zinc）的洗发液有抗真菌效果。外用抗真菌洗剂和糖皮质激素制剂也有一定效

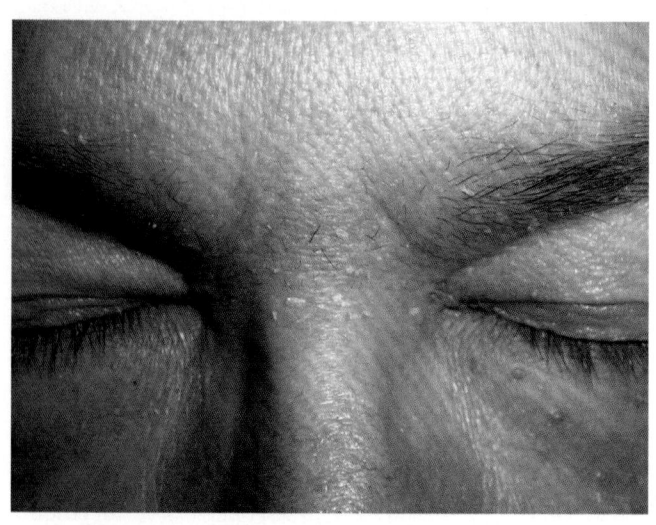

图 33-16　脂溢性皮炎（©Richard P. Usatine.）

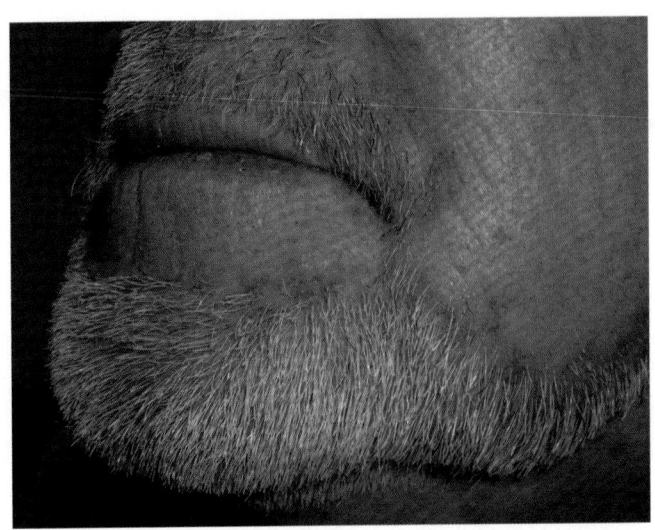

图 33-17 胡须周围的脂溢性皮炎(©Richard P. Usatine.)

果。间断应用低效价糖皮质激素不仅有效而且安全。对于婴儿患者,脂溢性皮炎可能只影响到头皮(摇篮帽)或者会出现在其他皮肤皱褶的部位比如尿布区。如果不进行预防性治疗,脂溢性皮炎有复发倾向。

治疗要点

- 含有硫化硒、酮康唑或吡硫锌的洗发液对中度至重度头部脂溢性皮炎有效(Danby et al., 1993;Pierard-Franchimont, 2002)(推荐等级:A)。
- 2% 酮康唑乳霜、凝胶或乳化剂对面部脂溢性皮炎安全且有效(Chosidow et al., 2003;Pierard et al., 1991)(推荐等级:B)。
- 口服特比萘芬(Terbinafine),每天 250mg,持续 4 周可以有效治疗中度至重度脂溢性皮炎(Scaparro, 2001;Vena et al., 2005)(推荐等级:A)。
- 1% 氢化可的松乳剂或洗剂可以用于面部、头皮或其他受累部位,每日 2 次(Firooz et al., 2006)(推荐等级:B)。
- 0.5% 丙缩羟强龙洗剂可以用于面部脂溢性皮炎的短期治疗,安全且有效(Freeman, 2002)(推荐等级:B)。
- 对于头皮的中重度脂溢性皮炎,每日一次使用 0.05% 氟康唑洗剂是经济且有效的治疗方法(推荐等级:C)。

银屑病

银屑病是一种常见的皮肤疾患,其皮损表现为炎症性斑块,被覆银白色厚片状鳞屑。银屑病可以分为以下九种类型,同一个患者可以同时出现一种以上表现:

1. 斑块状银屑病占银屑病病例 80%~90%(图 33-18)。

2. 头皮银屑病主要表现为头皮的斑块(图 33-19)。

3. 滴状银屑病表现为水滴样圆形小斑块(图 33-20)。

4. 皮褶银屑病在腋窝、腹股沟、乳房下皮褶处和臀间皮褶处等摩擦部位引起炎症反应。此型银屑病可能不会出现典型的鳞屑样斑块,而出现于摩擦部位的红斑、鳞屑或浸渍,很容易被误诊为真菌感染(图 33-21)。

5. 掌-跖银屑病发生于手足的掌面(即手掌和足底)(图 33-22)。

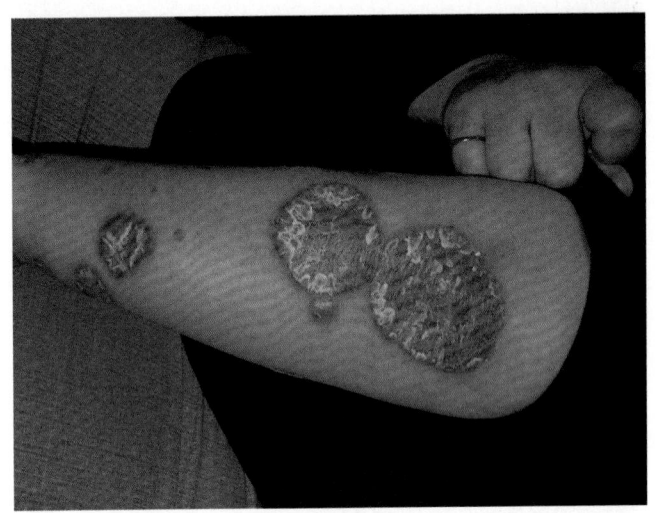

图 33-18 银屑病斑块(©Richard P. Usatine.)

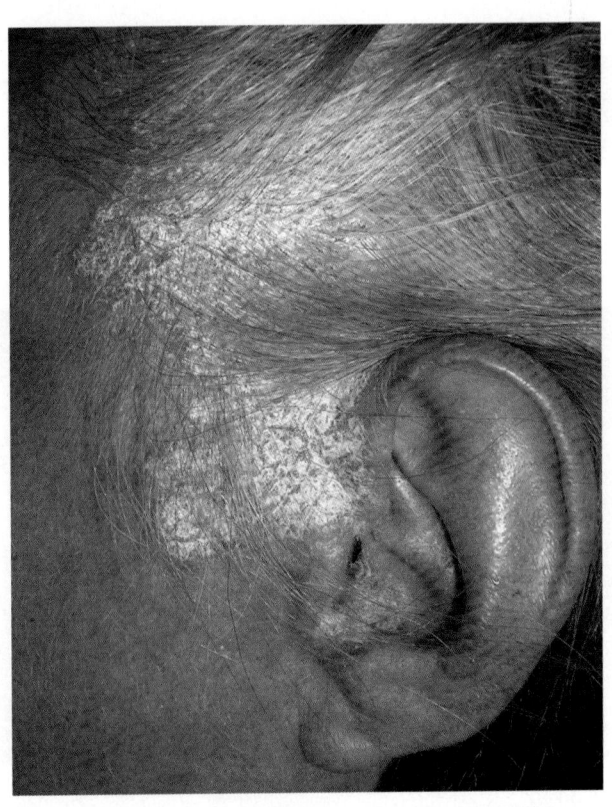

图 33-19 头皮银屑病(©Richard P. Usatine.)

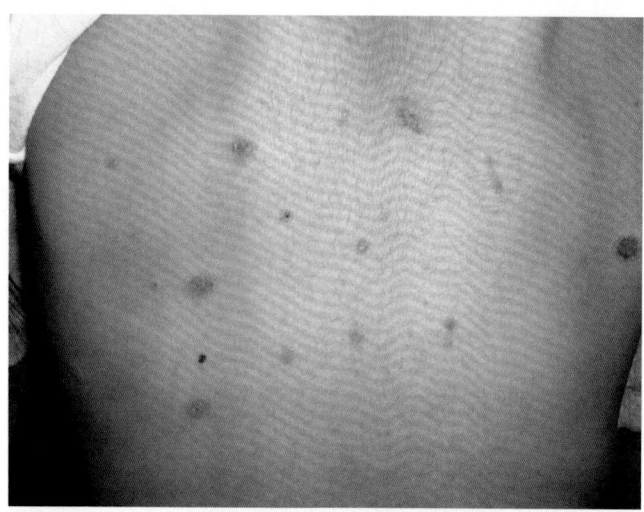

图 33-20　儿童咽部链球菌感染后发生的滴状银屑病（©Richard P. Usatine.）

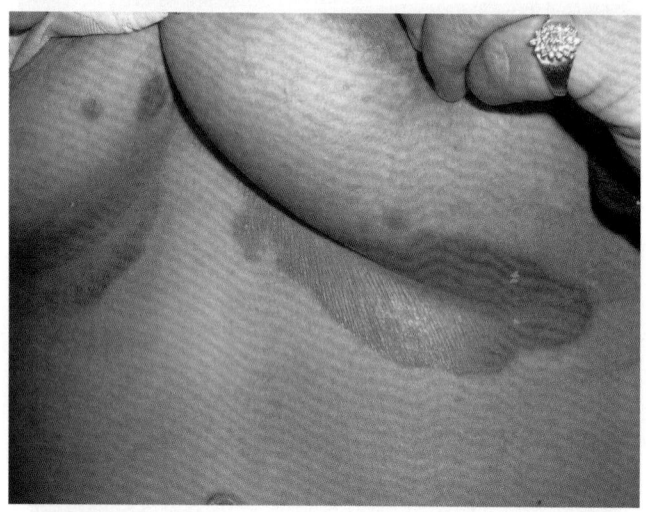

图 33-21　乳房下方的皮褶银屑病（©Richard P. Usatine.）

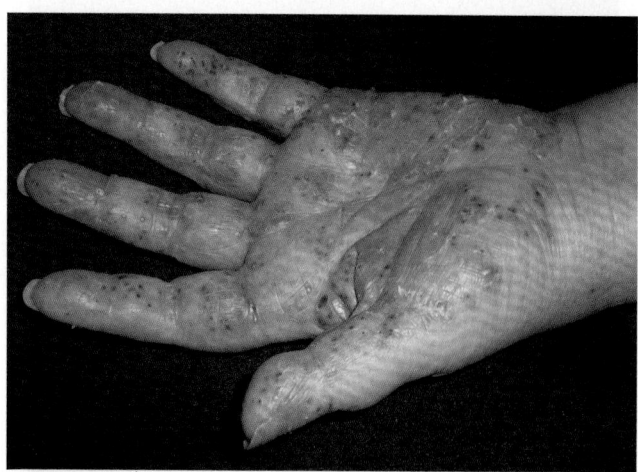

图 33-22　以局限性脓疱型银屑病出现的掌-跖银屑病（©Richard P. Usatine.）

6. 红皮病型银屑病表现为全身性红斑和鳞屑。

7. 脓疱型银屑病可以为局限性或泛发性。泛发性表现为表浅的脓疱相互融合形成脓液湖，继而干燥并成片脱屑（图 33-23）。

8. 指甲银屑病引起指甲凹陷，出现甲松离、油斑或指甲增厚。

9. 银屑病关节炎主要影响手、足、膝关节，但其他关节也可受累。

1%～2% 美国人患有斑块状银屑病。遗传因素在发病中有一定作用：如果双亲均为银屑病患者，则子女的银屑病患病率高达 50%；如果只有父母其中一方患病，子女患病率为 16% 左右。银屑病可以发生于任何年龄，但最常发生于 16～22 岁和 57～60 岁的人群。滴状银屑病常常发生于链球菌咽炎或其他上呼吸道感染之后。已明确诊断银屑病的患者，如果在治疗过程中激素减量不当或突然停药，可能引发脓疱型银屑病。

最常受累的部位包括肘部、膝部、四肢、躯干、头皮、面部、耳、手、足、外生殖器、摩擦部位和指甲。对于大多数病例而言，银屑病的诊断主要依靠临床表现。银屑病需要与其他很多疾病进行鉴别，有时可能需要 KOH 溶液或是皮肤活检帮助鉴别诊断。皮肤活检也有助于确诊某些不常见的银屑病类型（脓疱型，掌-跖型，皮褶型）。切记不要使用口服或全身糖皮质激素治疗银屑病，因为这很有可能导致威胁生命的泛发性脓疱型银屑病。

一项荟萃分析显示在使用氯倍他索（超高效糖皮质激素）治疗的患者中，有 68%～89% 的病例有明显改善或痊愈（Nast et al., 2007）。外用卡泊三烯（calcipotriene）（维生素 D 类似物）和他扎罗汀（tazarotene）（维 A

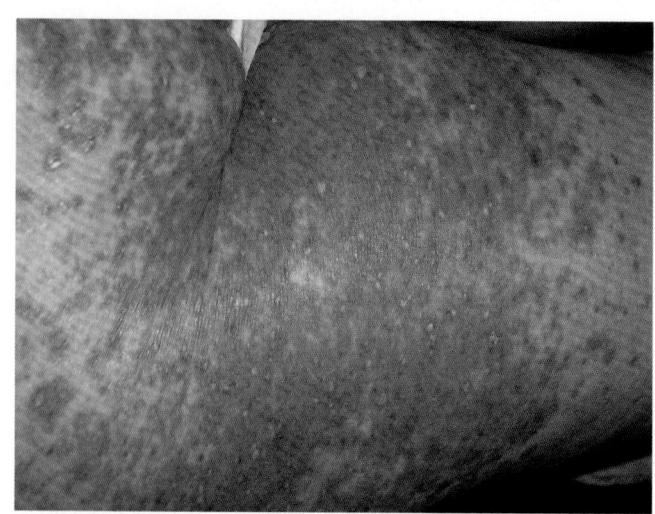

图 33-23　泛发性脓疱型银屑病，表现为红皮病（erythroderma）（©Richard P. Usatine.）

酸)效果近似,后者的不良反应略多(Afifi et al.,2005)。局部混合使用糖皮质激素和卡泊三烯或他扎罗汀是目前最好的外用治疗方法,疗效好并且不良反应少(Afifi et al.,2005;Nast et al.,2007)。临床试验显示他克莫司(0.1%)油膏每天2次可以有效治疗大部分面部和摩擦部位(皮褶)的银屑病(Brune et al.,2007;Lebwohl et al.,2004;Martin et al.,2006)。对于外用治疗无效的大面积银屑病,口服氨甲蝶呤(methotrexate)是有效的治疗方法,用量为每周5～15mg(Saporito and Menter,2004)。对于外用治疗无效的大面积银屑病或掌-跖型银屑病,可以使用阿昔曲丁(acitretin soriatane)治疗,阿昔曲丁是强效的全身用维A酸(Pearce et al.,2006)。

依那西普(Etanercept,Enbrel)是一种皮下使用的生物制剂,尤其适用于银屑病关节炎,对中重度皮肤银屑病也有疗效(Nast et al.,2007)。皮下用生物制剂阿达木单抗(Adalimumab,Humira)和静脉用生物制剂英利昔单抗(infliximab,Remicade)也可用于银屑病关节炎或中重度皮肤银屑病(Bansback et al.,2009)。Ustekinumab(Stelara)是新近被批准使用的皮下用生物制剂,与安慰剂相比,此药可以显著地改善银屑病关节炎的症状和体征并使皮损减小(Gottlieb et al.,2009)。

治疗要点

- 强效的外用糖皮质激素油膏是银屑病的首选治疗(Afifi et al.,2005)(推荐等级:A)。

- 氯倍他索可以有效治疗68%～89%的银屑病患者(Nast et al.,2007)(推荐等级:A)。

- 外用卡泊三烯和他扎罗汀的疗效与氯倍他索相近(Afifi et al.,2005)(推荐等级:A)。

- 外用糖皮质激素合并卡泊三烯或他扎罗汀具有更好的疗效和更少的不良反应(Afifi et al.,2005;Nast et al.,2007)(推荐等级:A)。

- 他克莫司(0.1%油膏每日2次)对大部分面部和皮褶银屑病有效(Brune et al.,2007;Lebwohl et al.,2004;Martin et al.,2006)(推荐等级:B)。

- 与宽频UVB(broadband)相比,窄频UVB不仅更安全,而且更有效(Ibbotson et al.,2004)(推荐等级:A)。

- 氨甲蝶呤(每周5～15mg)对外用药无效的大面积银屑病有效(Saporito and Menter,2004)(推荐等级:A)。

- 阿昔曲丁(Soriatane)用于外用药无效的大面积银屑病和掌-跖银屑病(Pearce et al.,2006)(推荐等级:A)。

- 依那西普(Enbrel)对银屑病关节炎或皮肤银屑病有特别的疗效(Ash et al.,2012)(Nast et al.,2007)(推荐等级:A)。

玫瑰糠疹

玫瑰糠疹是一种常见的急性皮疹,多见于儿童和青年,发病原因尚不明确。其特征为首先出现前驱斑(图33-24),继而出现弥漫性的丘疹鳞屑样皮疹。玫瑰糠疹通常难以辨认,直至出现典型的"圣诞树样"皮疹(图33-25)。这些皮疹是较小的继发性皮损,沿朗

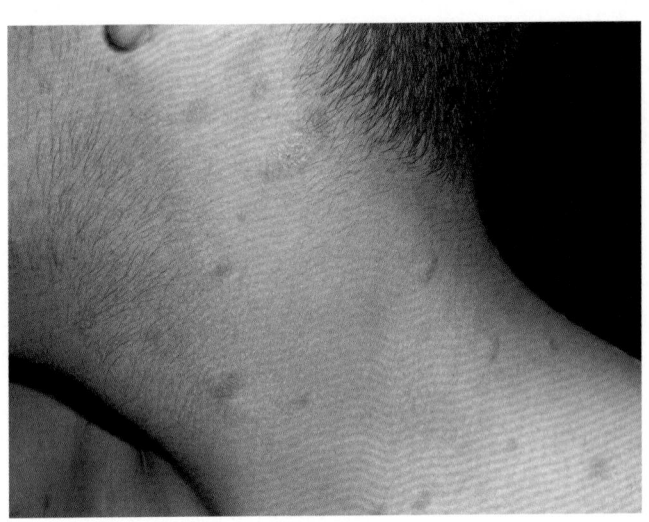

图33-24 玫瑰糠疹,颈部的前驱斑(©Richard P.Usatine.)

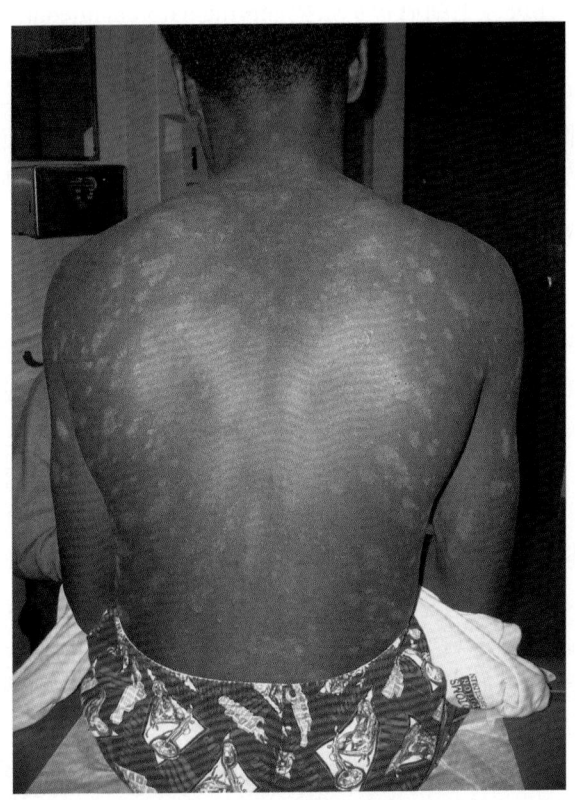

图33-25 玫瑰糠疹,背部的"圣诞树样"皮疹(©Richard P. Usatine and E.J. Mayeaux, Jr. The Color Atlas of Family Medicine.)

格线（Langer lines）分布。皮疹通常持续5～8周，最终大部分病例将完全消退。治疗的一个重要方面是减轻瘙痒，玫瑰糠疹的瘙痒可能会十分严重。炉甘石洗剂（Calamine lotion）、外用糖皮质激素和口服抗组胺药物对瘙痒均有疗效。一般不推荐使用全身性激素。

紫外线（UV）照射和红霉素也被用于治疗玫瑰糠疹，但效果尚不明确。由于目前尚未发现细菌感染与玫瑰糠疹有关，因此红霉素的疗效更有可能是因为其抗炎的特性。UVB照射后可能会出现炎症后色素沉着，因此一些专家建议避免此项治疗。大剂量阿昔洛韦（800mg 每日 4 次）可能有助于缩短病程，特别是在发病早期使用，但相关研究仍很有限。

医生应向患者解释玫瑰糠疹的自限性，消除患者的顾虑。如果皮疹或瘙痒持续超过 12 周，则需注意诊断是否正确，应当考虑皮肤活检以明确诊断，同时应当询问患者的用药情况，特别是可能引起与玫瑰糠疹形态类似的药疹的药物。

酒渣鼻

酒渣鼻，有时也称为"红斑痤疮"（acne rosacea），是一种病因尚不明确的炎症性疾病。面部表现多种多样，不同患者的临床表现也各不相同。酒渣鼻可分为四型：红斑性毛细血管扩张型（erythematotelangiectatic），丘疹脓疱型（papulopustular），肥大型（phymatous）和眼型（ocular）。患者可以出现不止一种类型的表现。红斑性毛细血管扩张型酒渣鼻最突出的临床主诉是面部中央间歇性发红和红斑。患者们常诉脸红时伴有刺痛感，但无痒感。常见的发作诱因包括日光、寒冷的天气、情绪激动比如大笑或尴尬、热饮、辛辣食物和饮酒。

丘疹脓疱型酒渣鼻表现为痤疮样的丘疹和无菌性脓疱，既可以单独发生，也可以合并红斑和毛细血管扩张（图 33-26）。同时也可能出现各种各样间歇性或慢性面部水肿。一部分患者会出现肥大型酒渣鼻，这是鼻部结缔组织和皮脂腺的粗厚性肥大。肥大型酒渣鼻会极大地影响患者的外观，甚至有可能造成鼻部气道梗阻。大约 1/3 的患者会出现眼部症状，包括眼部瘙痒、烧灼感或干涩感；沙砾感或异物感；眼睑发红、水肿。眼部不适可能会演变为慢性疾病。角膜血管生成和角膜炎的发生会导致角膜瘢痕形成以及穿孔。酒渣鼻的患者也可能发生巩膜外层炎和虹膜炎。

最重要的治疗是避免接触诱发因素和加重因素。尽管对不同患者来说，诱发因素各有不同，但严格避免日晒几乎对所有患者都有效。对痤疮样皮损，可以长期外用甲硝唑、壬二酸、红霉素以及克林霉素。对于

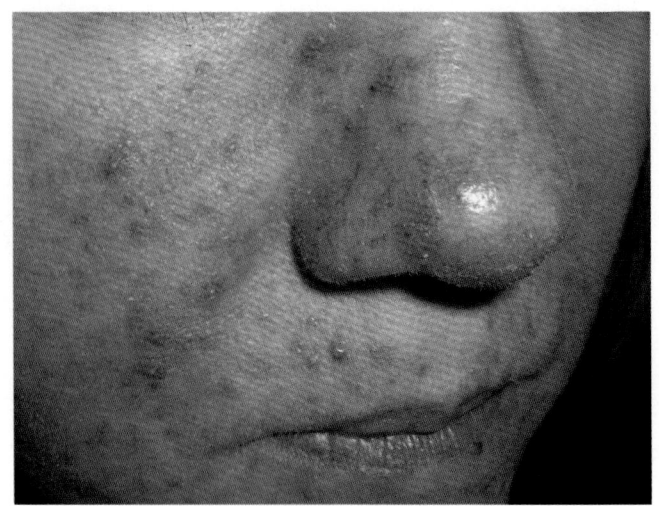

图 33-26 酒渣鼻（©Richard P. Usatine.）

中度至重度酒渣鼻，口服抗菌剂量（高剂量）和抗炎症剂量（低剂量）的四环素都是有效的。口服和外用维 A 酸也是有效的治疗方法。对于不断进展的毛细血管扩张、红斑和肥大型酒渣鼻可以采用激光治疗。各种眼部症状通常需要口服四环素。肥大型酒渣鼻，咽部并发症或严重的病例需要请专科医生会诊。

治疗要点

- 良好的证据显示可外用甲硝唑（0.75% 或者 1%）和壬二酸（15% 或者 20%）治疗酒渣鼻（van Zuuren et al., 2011）（推荐等级：A）。

- 如果皮肤损害较为严重，推荐使用口服抗生素治疗，比如四环素和甲硝唑（van Zuuren et al., 2011）（推荐等级：C）。

- 对于中度至重度酒渣鼻病例，抗炎症剂量（低剂量）多西环素（40mg Oracea 缓释片）和 100mg 多西环素每天一次同样有效；较高剂量的多西环素（100mg）可能会增加不良反应的发生率（大多数是消化道症状）（Del Rosso et al., 2008）（推荐等级：B）。

- 脉冲 - 染料激光（Pulsed-dye laser）和强脉冲光（Intense pulse light）可以显著减轻红斑，毛细血管扩张，以及患者的其他症状（Neuhaus et al., 2009）（推荐等级：B）。

- 可口服多西环素治疗酒渣鼻（Bartholomew et al., 1982；Seal et al., 1995），0.05% 眼用乳剂是一种适用于外用的乳剂，可用于眼用酒渣鼻的治疗（van Zuuren et al., 2011）（推荐等级：C）。

扁平苔藓

扁平苔藓是表现为瘙痒的丘疹样皮损，其典型颜

色为紫红色,形状为多角形。好发部位是上肢屈侧面,外生殖器部位,踝关节周围以及黏膜表面。在这些地方可以发现顶端扁平的丘疹或斑块(图33-27和图33-28)。皮疹通常瘙痒剧烈。扁平苔藓常与丙型肝炎病毒感染有关,特别是口腔扁平苔藓。

尽管可以发生于任何年龄,扁平苔藓的患者年龄通常在30~60岁之间。男女的患病率相当,并且没有种族之间的差异。对于大约一半的患者,皮肤损害通常会在6个月之内消退,大多数病例的皮损会在18个月之内消退。黏膜的病变可能会演变为慢性并且持续数年。大多数病例可用中等到高强度的外用糖皮质激素和抗组胺药物口服对症治疗。外用类固醇可使用各种剂型,包括凝胶、软膏、口腔糊剂。很多药物会引起地衣样反应,因此回顾一下药物史可能会发现需要停止的药物。较为严重的病例或者累及黏膜的病例可以用全身性糖皮质激素,口服阿昔曲丁和紫外线照射进行治疗。

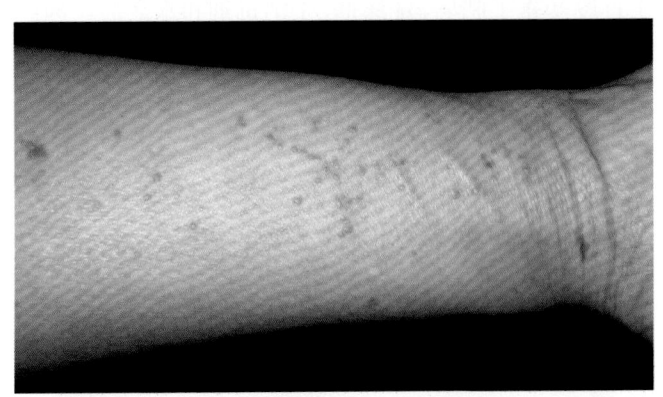

图33-27 扁平苔藓,线样丘疹(©Richard P. Usatine.)

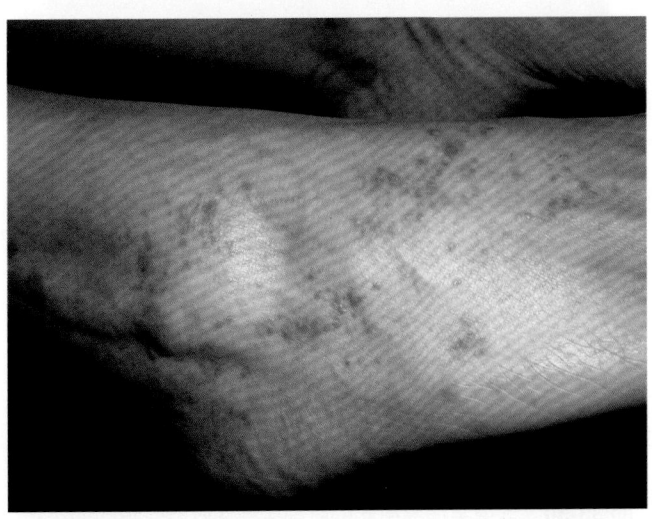

图33-28 外踝处的扁平苔藓(©Richard P. Usatine.)

治疗要点

- 治疗扁平苔藓时应当首先选用高效价外用糖皮质激素,每天2次涂于患处(Usatine&Tinitigan,2011(推荐等级:C)。
- 曲安西龙(Triamcinolone)(3mg/ml)可以用于肥厚性扁平苔藓和黏膜扁平苔藓(Usatine&Tinitigan,2011)(推荐等级:C)。
- 对于累及黏膜的严重病例,可以考虑使用全身性治疗比如口服糖皮质激素、阿昔曲丁(Zakrzewska et al.,2005)(推荐等级:B)。

慢性单纯苔藓

慢性单纯苔藓(lichen simplex chronicus,LSC)继发于皮肤的反复机械损伤,这些损伤通常是摩擦和搔抓,会造成皮肤苔藓化(表皮的增厚)。皮肤可呈皮革样粗糙,紫红色或色素沉着,并且被覆鳞屑(图33-29)。受累部位通常是患者容易接触到的部位,比如手臂、腿部、颈后部、背部上方、臀部和阴囊部。反复发生的瘙痒可以借由搔抓减轻,从而加重了病情。瘙痒通常在患者不活动时较为严重,比如入睡之后和夜间。精神压力也会引起瘙痒。摩擦和搔抓可以减轻瘙痒,这些动作常常演变为无意识的行为。

LSC的治疗主要是治疗存在的皮损,减轻瘙痒,使患者认识到瘙痒-搔抓这个恶性循环并且促使行为改变。外用糖皮质激素有助于减轻炎症和瘙痒,并且可以使过度角化的表皮变薄。因为病变本身是慢性的,因此应当强调长期治疗的重要性。封闭可以增强激素的效果,加强外用激素的吸收,并且防止患者搔抓。氟氢缩松胶布(flurandrenolide tape)有很好的疗效,可以通过裁

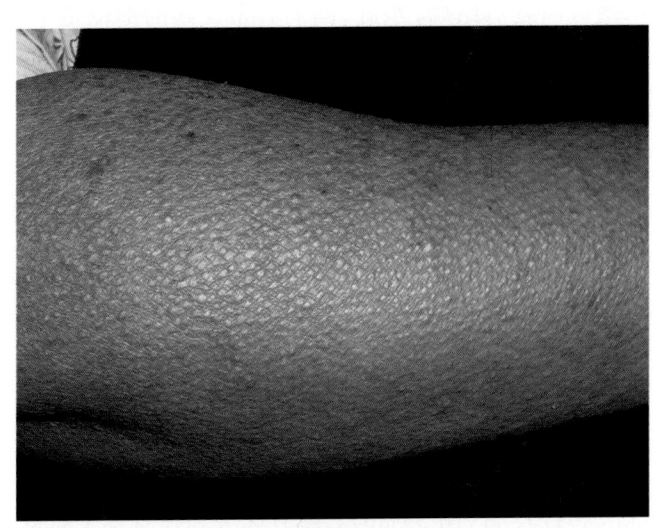

图33-29 慢性单纯性苔藓(©Richard P. Usatine.)

剪使其适合每一处皮损的形状和大小。抗焦虑药和抗组胺药比如苯海拉明和羟嗪可以用做辅助治疗，认知行为疗法也有一定效果。对于严重的病例，可以考虑使用口服多塞平（doxepin）和氯硝西泮（clonazepam）。外用或口服抗生素可以用于继发感染者。

接触性皮炎

重点

- 接触性皮炎分为刺激性（ICD）和过敏性（ACD）。
- ICD 和 ACD 的临床表现可能完全一样，两者也可以同时存在。
- 镍是 ACD 最常见的病因。
- 避免接触刺激性物质和刺激性环境以及过敏原是治疗的关键。保持皮肤干燥和外用糖皮质激素也是有效的方法。
- 对于 ACD 患者，转诊至专科医生处进行斑贴试验有助于确定引起疾病的过敏原。

接触性皮炎可以根据病因分为两类：刺激性接触性皮炎（ICD）和过敏性接触性皮炎（ACD）。当皮肤暴露于某种环境或物质达到一定频率、累积量和持续时间，使得皮肤的屏障功能被破坏时，就有可能发生 ICD。因此，只要达到足够的暴露，任何人都会患 ICD。ACD 是针对某种外界物质的迟发型超敏反应（Ⅳ型超敏反应）。ACD 发生于易感人群，初次接触致敏物质时可以触发 2 型 T 辅助细胞（Th2）介导的免疫反应。只有在再次接触时已经致敏的 T 细胞才能引起临床可见的皮肤炎症。

接触性皮炎可以表现为红斑、水疱、大疱、渗出、水疱破溃之后结痂、水肿、鳞屑。常受累的部位是手、颈、眼睑、面部、外生殖器和腿。ICD 和 ACD 可以有完全一样的表现，可以出现于类似的部位。两种类型的接触性皮炎都可能伴有剧烈瘙痒，这进一步加大了诊断的难度。此外，ACD 和 ICD 可以同时出现，比如对乳胶过敏的卫生工作者每天重复洗手之后的表现。详尽的病史和斑贴试验常常是诊断的关键。

每年都有数百万患者在接触有毒的常春藤、漆树或者橡木之后出现过敏性皮疹。与大众通常所认为的不同，水疱内的液体并不会导致有毒常春藤的"播散"。引起 ACD 最常见的非植物性物质是镍。从历史上看，镍导致的 ACD 更多见于女性，这是因为女性佩戴服饰珠宝和打耳洞（图 33-30）。随着珠宝和在身体上打孔作为装饰越来越流行，男性的患病率也在不断上升。

就北美而言，引起 ACD 的 15 大物质为：硫酸镍（19.5%）、秘鲁香脂（Myroxylon Pereira）（11.0%）、新霉素（neomycin）（10.1%）、香水混合物 I（9.4%）、季铵盐 -15（quaternium-15）（8.6%）、氯化钴（cobalt chloride）（8.4%）、杆菌肽（bacitracin）（7.9%）、甲醛（formaldehyde）（7.7%）、甲基二溴戊二腈 / 苯氧基乙醇（methyldibromoglutaronitrile/phenoxyethanol）（5.5%）、对苯二胺（p-phenylenediamine）（5.3%），蜂胶（propolis）（4.9%），卡巴混合物（carba mix）（4.5%），重铬酸钾（potassium dichromate）（4.1%），香料混合物 ii（3.6%）和甲基氯异噻唑啉酮 / 甲基异噻唑酮（methylchloroisothiazolinone/methylisothiazolinone）（3.6%）。

与工作场所相关的 ACD 十分常见。就皮肤疾病而言，雇员们 90% 以上的赔偿要求与接触性皮炎相关。一些特殊工种常见的致敏物质包括：卫生工作者所接触的橡胶和乳胶，美发师所接触的毛发和衣物染料，水泥厂工人所接触的铬酸盐以及农业工作者所接触的漆树属植物（有毒常春藤、橡木和漆树）。ICD 常常发生于过度暴露于肥皂、洗涤剂、手消毒剂和水之后。因此首要的治疗是避免接触这些刺激性物质，可以使用油性隔离物比如凡士林，也可以使用一些保护性工具比如手套。

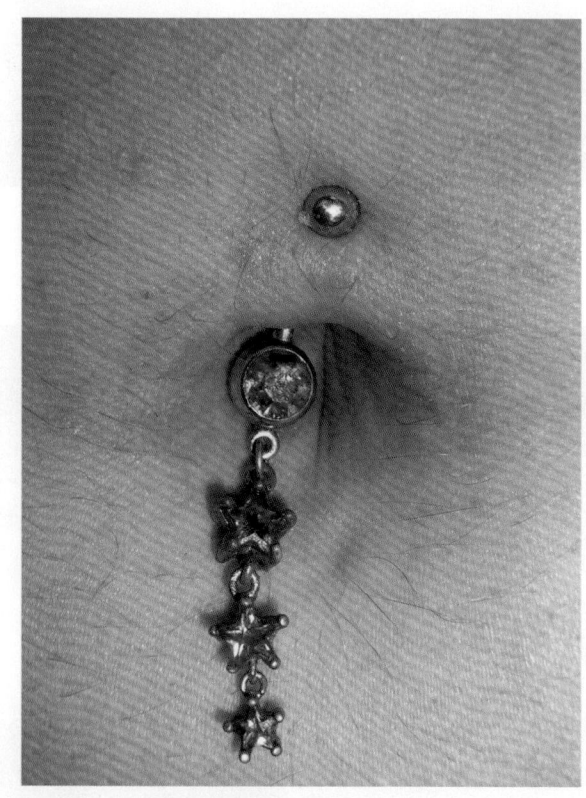

图 33-30 含镍装饰品引起的脐部接触性皮炎（©Richard P. Usatine.）

对于植物引起的 ACD，皮肤和衣物应当尽快用肥皂和水充分清洗，以尽量减少对抗原的暴露。冷湿敷 10～15 分钟可以减轻不适。超高效外用糖皮质激素，比如丙酸氯倍他索或者二丙酸倍他米松对小面积的中度 ACD 有效，用法为每天 2 次，持续 1～2 周。全身激素仅用于严重病例，并且应当使用至少 2 周，以避免反跳性皮炎。对于一般状况好、既往体健的患者，短期全身性泼尼松治疗后，并不需要逐渐减量。严重的瘙痒可能抗组胺药反应好，比如羟嗪和苯海拉明；也可以用无镇静作用的 H 2 受体阻滞剂治疗，比如氯雷他定、西替利嗪、非索非那定。

如果患者的病史提示 ACD，可以邀请皮肤科医师会诊，并且根据患者的职业和爱好进行斑贴试验。一旦确定引起过敏的物质，避免再次接触就尤为重要。如果致敏物质与职业相关，患者可能需要更换工作。在某些病例中，更换防护工具就能避免疾病的发生，比如将乳胶手套更换为腈手套。保持皮肤干燥，外用糖皮质激素和免疫调节剂（吡美莫司，他克莫司）有助于避免复发并治疗急性加重。

汗疱疹

汗疱疹主要表现为手指、手掌、足底的瘙痒性水疱样皮疹（图 33-31）。任何年龄的患者均可患病，女性患病率约为男性的两倍。病程可为急性、间歇性或慢性。皮损的严重程度不一，可能十分轻微，也可能严重到使人虚弱。在水疱形成之前，患者通常会感到手足部的瘙痒或者烧灼感。小水疱沿着手指、足部、手掌和足底的外侧分布。皮损可以持续数周，可能伴有手掌足底的红斑。

治疗方法包括高效价外用糖皮质激素和冷敷，用于缓解皮肤的烧灼感。油性润肤剂有助于保持皮肤湿润从而防止皲裂形成。如果皲裂形成，可以用氰基丙烯酸酯（cyanoacrylate）（"强力胶"）黏合较小的皮肤裂口并减轻疼痛。急性发作时可以应用短期口服激素治疗。

淤滞性皮炎

淤滞性皮炎发生于有下肢慢性静脉功能不全的患者（图 33-32）。静脉瓣功能受损导致深静脉血液逆流至浅静脉，使得静脉静水压升高，皮肤毛细血管通透性提高。此病好发于中年人群和较年长的青年患者，也见于由于手术、外伤或血栓导致获得性静脉功能不全的患者。

淤滞性皮炎的严重程度不一。在疾病的任何阶段，不堪重负的皮肤毛细血管内的红细胞不断漏出含铁血黄素，使皮肤呈现红棕色改变。足部也会出现不同程度的水肿和脱屑，两只脚的受累程度可能不同。淤滞性皮炎常并发 ACD，突然发生的发红、渗出和变硬可能会误使医生作出蜂窝织炎的诊断。由于皮肤屏障功能受损和频繁使用非处方药物和"偏方"，很多物质可以在这些患者引起 ACD，包括新霉素、羊毛脂（lanolin）、碘、香料和防腐剂。

长期治疗的首要目标是用压迫疗法减轻足部水肿，在此之前需要评估动脉循环的完整性，以防出现缺血坏死或跛行。弹力袜（compression stockings）最好在早晨尚未起床时使用，此时足部水肿最轻。就瘙痒和皮炎的表现而言，淤滞性皮炎的治疗方法与其他急性湿疹性皮炎的治疗方法相同。保持皮肤正常湿度，使用性质温和的洗涤剂以及温和的凡士林。当伴有炎症和瘙痒时，可以应用中效外用糖皮质激素（比如 0.1% 曲安西龙油膏）治疗，用法为每天 2 次。如果怀疑合并

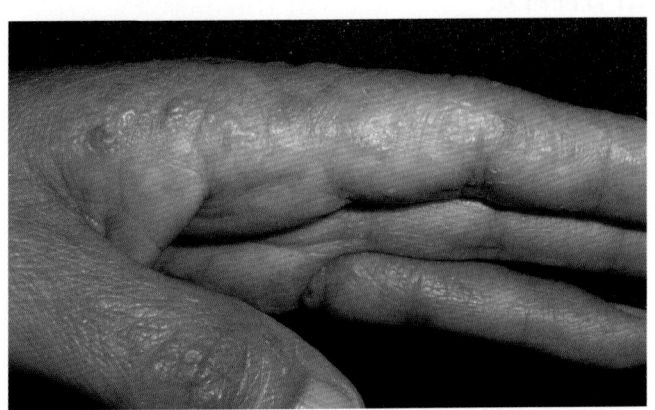

图 33-31　汗疱疹，有木薯粉样水疱（汗疱）（©Richard P. Usatine.）

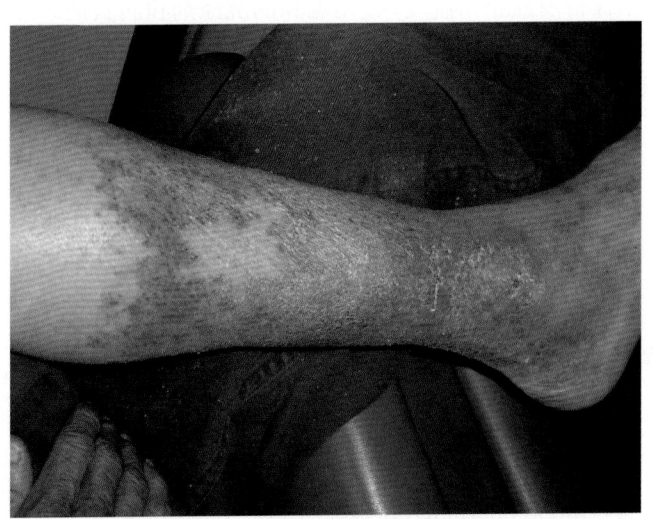

图 33-32　淤滞性皮炎（©Richard P. Usatine.）

感染，应当选用的抗生素是莫匹罗星。对于伴有大量脓液流出和硬结的严重病例，应当选用具有抗葡萄球菌和链球菌活性的抗生素口服。

钱币样皮炎（钱币样湿疹）

钱币样皮疹表现为境界清楚的硬币样湿疹性皮损，典型的皮损出现于四肢，少见于躯干（图33-33）。此病在寒冷、干燥的气候中会加重。病变可伴有不同程度的瘙痒，由于搔抓可以出现脱皮或苔藓化。钱币样皮炎可能与银屑病皮损或体癣混淆，但向皮肤刮屑中加入 KOH 溶液后不会看到菌丝。另外，皮损也没有体癣典型的中心回避（central sparing）特征。如有必要，活检将有助于鉴别钱币样皮炎和银屑病。

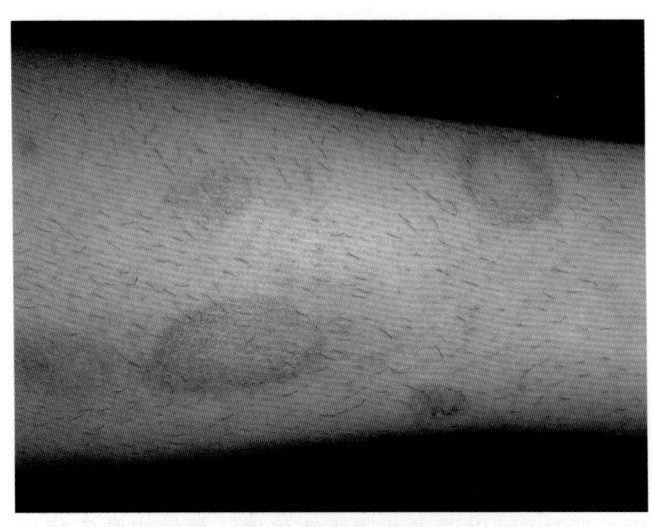

图 33-33　钱币样湿疹（©Richard P. Usatine.）

与其他所有湿疹性皮炎一样，钱币样皮炎的治疗包括保持皮肤正常湿度，使用温和的洗涤剂和润肤剂。患处可使用中效至高效外用糖皮质激素，每天 2～4 次。一旦皮损好转，则换用低效糖皮质激素以尽可能减轻皮肤萎缩。如有必要可以用抗组胺药物治疗瘙痒。

泛发性表皮脱落性皮炎

剥脱性皮炎，又称为红皮病（erythroderma），是一种少见但严重的皮肤疾病，其定义为全身体表面积 90% 以上皮肤出现潮红和脱屑（图33-34）。四种最常见的病因为银屑病、特应性皮炎、表皮 T 细胞淋巴瘤（cutaneous T-cell lymphoma，CTCL）和药物反应。已经发现超过 60 种药物可以引起剥脱性皮炎，其中比较常见的是别嘌呤醇（allopurinol）、β 内酰胺类抗生素、抗癫痫药物和磺胺类药物。超过一半的患者患有基础的皮肤疾病，

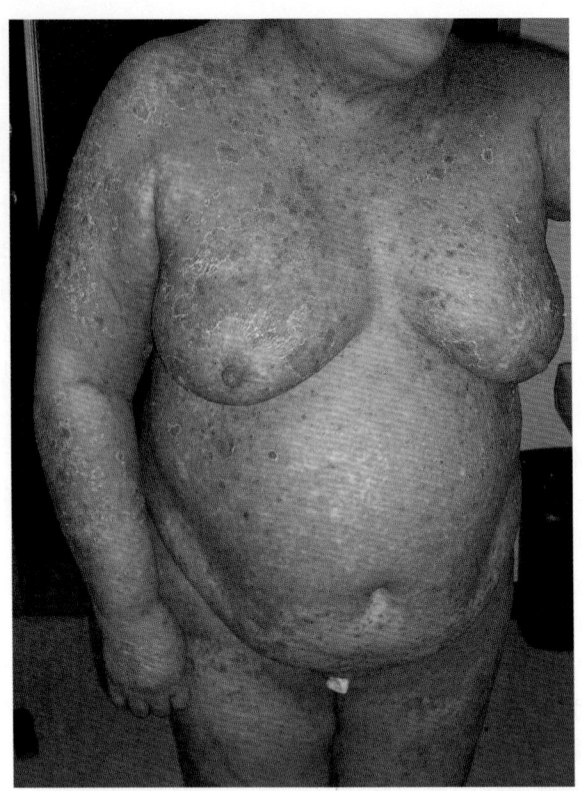

图 33-34　继发于脓疱型银屑病的红皮病（©Richard P. Usatine.）

但接近 25% 的患者无法确定病因从而被称为特发性红皮病。大部分患者年龄大于 40 岁。

由药物引起的剥脱性皮炎长期预后较好。对于特发性病例，病程多为缓解复发形式。合并恶性肿瘤患者的预后主要取决于肿瘤的进展。皮肤活检有助于确定基础的皮肤疾病。治疗方法包括停止可能引起红皮病的药物，寻找肿瘤的证据。病情的评估和治疗通常需要将患者收入院，以便进行液体和电解质补充、体温控制、防治继发感染。

结节性红斑

结节性红斑是累及皮下脂肪组织的急性炎症反应（脂膜炎），多见于女性。尽管结节性红斑常常是特发性，很多病例被发现与以下因素有关：上呼吸道链球菌感染，药物如雌激素/口服避孕药，结节病，炎性肠病。其他较少见的细菌感染包括结核病，布氏杆菌病，支原体感染和衣原体感染。真菌感染如芽生菌病（blastomycosis）和组织胞浆菌病（histoplasmosis）也可导致结节性红斑。少见的病因还包括贝赫切特病（Behçet disease），急性髓系白血病，霍奇金病。

患者表现为压痛性红色结节，最常见于小腿或胫前部。结节可能会出现波动感，但不会化脓或者破溃。

数周之内会不断出现新的结节。伴随症状包括发热、周身不适、关节痛。治疗目标是发现导致结节性红斑的病因。感染性疾病应当恰当地评估并治疗。也应该停用所有可能导致此病的药物。卧床休息、腿部抬高、非甾体类抗炎药（NSAIDSs）是主要的治疗手段。大部分患者的症状会在4~6周内自行消退，但腿痛和脚踝水肿可能持续数周。

环形肉芽肿

环形肉芽肿是一种具有自限性的良性皮肤病，其特征性表现为突出皮面呈环形分布的皮损（图33-35）。皮损可以是局部的或者泛发的，可以是穿通性的或者皮下的。除了皮下环形肉芽肿之外，其他亚型的皮损外观类似，但各有不同的临床表现。皮下环形肉芽肿与其他类型略有不同，会形成真皮深部或者皮下的结节。局限性环形肉芽肿的皮损多出现于四肢远端，表现为环形排布的成簇丘疹，丘疹大小为1~2mm；颜色多样，浅者与肤色类似，深者可为红色。皮损常见于手足背面、指头、手臂和腿的伸侧面。泛发性环形肉芽肿患者可能出现少则数个多则数千个丘疹和环形皮损，对称分布，累及多个部位。穿通性环形肉芽肿表现为数百个成簇丘疹，大小为1~4mm，逐渐演变为脓疱样皮损，引流出脓液并且形成脐凹，最终留下萎缩性瘢痕。这些皮损好发于四肢伸侧面以及手部和指头的背面。环形肉芽肿可以自行消退，但有可能需要数年时间。如果患者要求治疗，糖皮质激素注射是最有效的治疗方法。

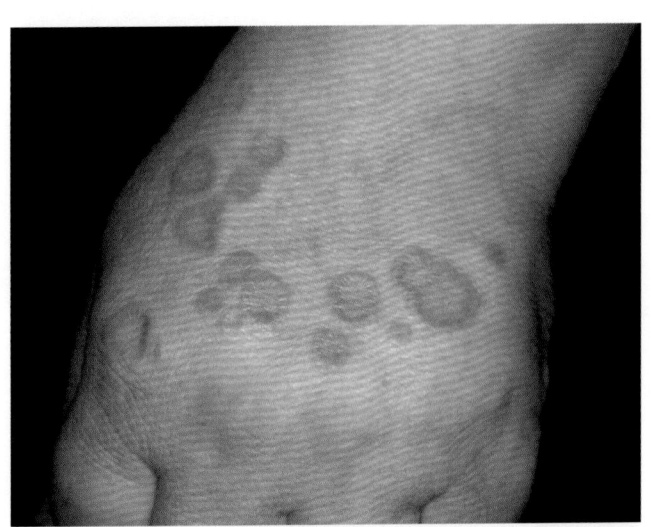

图33-35 环形肉芽肿（©Richard P. Usatine.）

感染性皮肤病

细菌感染

> **重 点**
>
> ■ 大多数细菌性皮肤感染由化脓性链球菌或金黄色葡萄球菌引起。
>
> ■ 脓疱疮是最表浅的细菌性皮肤感染，通常会出现蜜黄色厚痂。
>
> ■ 丹毒是一种浅表的细菌性皮肤感染，蔓延至表皮淋巴管，多见于面部或小腿。
>
> ■ 蜂窝织炎是深部的皮肤感染，需要口服对化脓性链球菌和金黄色葡萄球菌有效的抗生素。
>
> ■ 脓肿通常需要切开引流才能痊愈。
>
> ■ 社区获得性耐甲氧西林金黄色葡萄球菌感染是脓肿和其他皮肤感染的常见病因。

脓疱疮

脓疱疮是由金黄色葡萄球菌和A组乙型溶血性链球菌（GABHS）引起的表皮感染。两种病原体可以同时存在于受累部位。社区获得性耐甲氧西林金黄色葡萄球菌（CA-MRSA）也可能引起脓疱疮。此病具有高度传染性，可以通过手部接触传播。数种皮肤疾病可以继发细菌感染，此时称皮肤已经"脓疱疮化"。人群中大约30%在鼻前部有金黄色葡萄球菌繁殖。细菌可以通过手部接触在人群中传播，侵入有损伤的皮肤，这些损伤可以由皮肤疾病、烧伤、手术、外伤、放射性治疗和昆虫叮咬造成。

脓疱疮是一种常见疾病，可以发生于任何年龄，男、女患病率相当。6岁以前儿童的发病率高于成人。发病高峰出现在夏季和秋季。大多数患者可以痊愈，不会发生并发症。如果是链球菌感染，少数情况下患者会并发肾小球肾炎。脓疱疮的诊断通常依靠其典型的临床表现，比如蜜黄色厚痂和浅表溃疡（图33-36）。如果有社区暴发流行，或者怀疑是MRSA感染，或者出现了链球菌感染后肾小球肾炎，则应当收集结痂下方的渗出液进行培养和药敏试验。

对于小面积脓疱疮而言，莫匹罗星油膏是首选的治疗，包括治疗由MRSA和GABHS引起的病例，其效果与口服抗生素相当。对于慢性鼻部带菌者，可用莫

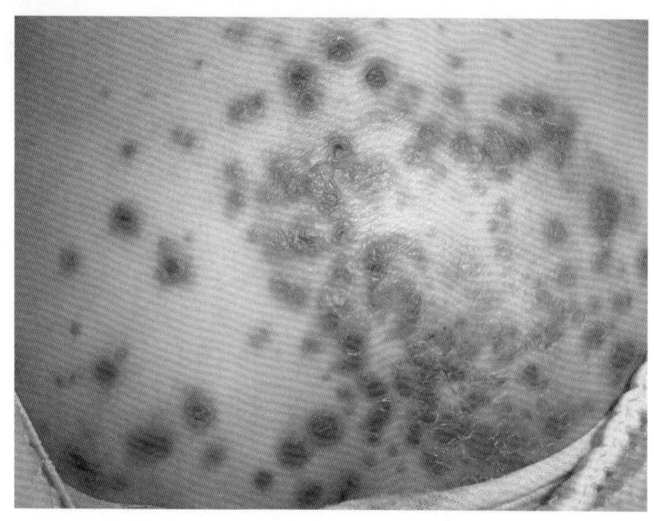

图 33-36 患儿背部和臀部的脓疱疮,有蜜黄色厚痂(©Richard P. Usatine.)

匹罗星每天 3 次,每月用 5 天。口服抗生素用于广泛性脓疱病或难治性感染患者,可选择头孢菌素、半合成青霉素或其他 β- 内酰胺酶抑制剂。如果细菌培养显示是 MRSA,可选用甲氧苄啶 - 磺胺甲噁唑、多西环素(用于年龄大于 10 岁的患者)或克林霉素。对痂皮的处理可使用抗菌肥皂和清洁巾小心揭除。应该鼓励患者认真洗手以防止感染扩散。

丹毒

丹毒(St. Anthony Fire)是一种可以蔓延至表皮淋巴管的浅表皮肤感染。感染通常由化脓性链球菌引起,多见于面部和小腿。发生丹毒的第一步是细菌接种到有损伤的皮肤,患者们可能无法回忆起最初的起病情况。最常见的细菌来源是宿主的鼻咽部。大约 1/3 的患者在发病前有链球菌性咽炎。

急性感染阶段最常见的主诉是疼痛、发热、寒战、皮肤肿胀。好发人群是婴儿、幼儿和年长者,发病的年龄高峰是 60～80 岁。丹毒可以演变为发红、发硬、发胀、发亮的斑块,与周围皮肤分界十分清楚。局部的炎症表现如肿、热、压痛十分常见。淋巴系统受累表现为皮肤的橘皮样外观,境界清楚,伴有局部淋巴结肿大。较严重的感染可能出现大量水疱或大疱,瘀点,甚至是皮肤坏死。80% 的丹毒病例由链球菌感染引起,其中 2/3 是 A 组链球菌感染,25% 是 G 组链球菌。继发于淋巴水肿的复发性丹毒多由金黄色葡萄球菌引起。不典型病例的病原菌包括肺炎链球菌(Streptococcus pneumoniae),肺炎克雷伯菌(Klebsiella pneumoniae),小肠结肠炎耶尔森菌(Yersinia enterocolitica),摩拉克菌属(Moraxella

spp),当正规抗生素治疗无效时要考虑非典型病原感染的可能。

如果疾病累及四肢,则应当抬高并休息患肢,以减轻局部水肿和炎症。对于大部分病例而言,口服或肌注青霉素 10～14 天就足够。如果患者对青霉素过敏,可以改用大环内酯类抗生素如红霉素或者阿奇霉素。住院治疗以及静脉输注抗生素适用于严重病例、婴儿、老年人和免疫缺陷者。面部丹毒应当经验性应用耐酶的抗生素如双氯西林以覆盖金黄色葡萄球菌。应当积极治疗一些导致易感性增高的皮肤疾患,如足癣和停滞性溃疡,以避免继发感染。

蜂窝织炎

蜂窝织炎是皮肤和软组织的急性感染,通常发生于皮肤破损之后。此病的特征性表现为局部的红、肿、热、痛、压痛(图 33-37)。绝大部分病例是由于化脓性链球菌或金黄色葡萄球菌引起的。其他病原体包括创伤弧菌(Vibrio vulnificus)和假单胞杆菌(Pseudomonas spp)。蜂窝织炎通常具有局限性,如果治疗恰当一般不会复发。导致死亡的病例极其罕见,但如果病情被忽视或者由毒力强劲的病原体引起则有可能造成死亡。患者通常表现为患处的红、肿、热、痛。与丹毒不同,蜂窝织炎皮损的境界不高出皮面,与周围界限不清。可能出现淋巴管炎和局部淋巴结肿大。发热很常见,严重者可以出现低血压。轻症蜂窝织炎可以在门诊治疗。对于免疫能力完好的患者,口服抗生素是有效的治疗方法。病情严重或者伴发疾病严重者(如心衰、肾衰、肝衰、免疫能力低下)应当在最初就收入院给予静脉抗生素治疗。抬高患肢有助于消除水肿。

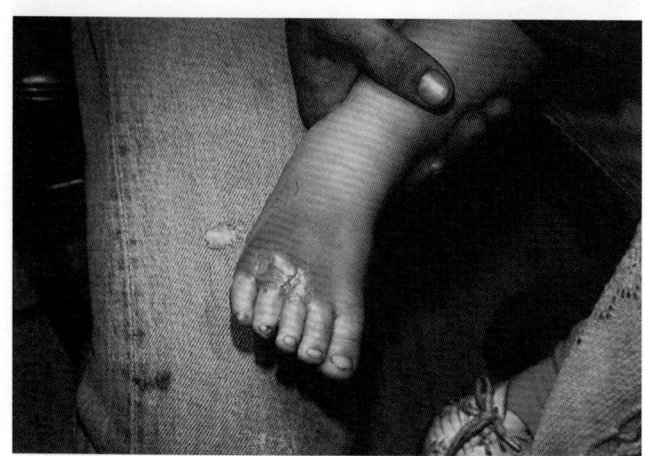

图 33-37 患儿脚部皮肤破损之后发生的蜂窝织炎(©Richard P. Usatine.)

毛囊炎

毛囊炎是单个毛囊感染或受刺激后引起的疾病。皮损多出现于头皮、背部、双腿和手臂，表现为毛发基底部的脓疱(图33-38)。毛囊炎在肥胖患者、免疫抑制者、糖尿病患者中更为常见。最常见的病原菌是金黄色葡萄球菌。有一种特殊的毛囊炎是由于假单胞杆菌感染引起的，被称为"热水澡桶毛囊炎"，主要发生于使用保存不善的热水澡桶的人群。毛囊炎可以是自限性的，只需要抗菌性肥皂即可；也可能为持续性，需要外用或系统性糖皮质激素治疗。如果怀疑是假单胞杆菌感染或者病程超过5天且尚未治疗，则应给予口服氟喹诺酮类(fluoroquinolone)抗生素，比如左氧氟沙星(ciprofloxacin)。

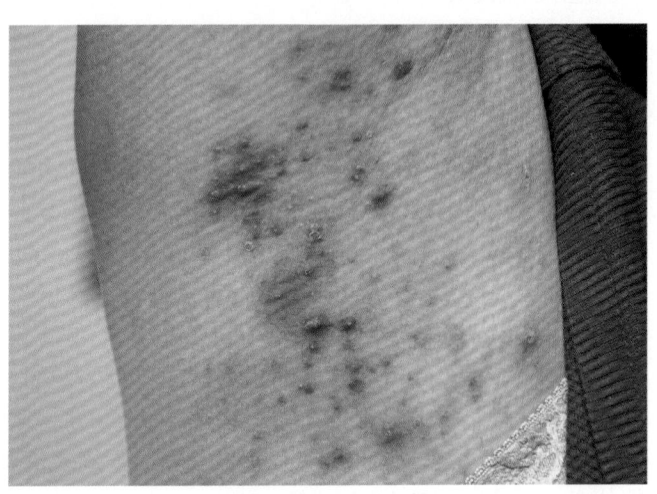

图33-38 MRSA引起的毛囊炎(Courtesy of Alisha N. Plotner, MD, and Robert T. Brodell, MD, with permission from J Fam Pract 2008；57(4)：253-255.)

脓肿：疖和痈

疖，或称为"疖疮"，是发生在皮肤的小脓肿。多发于好摩擦部位，鼻部或者外耳，主要表现为具有波动感的疼痛性肿胀。痈由疖融合而成，通常出现于中年或老年男性的颈背部。治疗需要对病损进行引流。出现以下情况时需要抗生素治疗：疖尚未出现波动感，有证据表明存在周围蜂窝织炎或淋巴结炎，病损出现在面部。痈有很多相互交通的窦道，因此即使充分引流并应用抗生素仍有可能复发。通常需要外科引流并切除病变。如今很多脓肿是由MRSA引起，但主要的治疗还是切开引流。

红癣

红癣是由皮肤的正常菌群棒状杆菌(*Corynebacterium*

spp.)引起的皮肤浅表感染。感染通常发生在间擦部位，尤其是在肥胖者、多汗者或糖尿病患者(图33-39)。患者可能会感到中度的不适和瘙痒，感染部位呈红棕色，轻微突出皮面，中央有透亮区。大部分皮损互相融合，但境界通常不清。由于棒状杆菌会产生卟啉，伍氏灯下病变呈珊瑚红色。然而，如果患者近期清洗过患处，可能看不到珊瑚红色荧光。红癣通常会与真菌感染混淆。红癣可以用口服或外用红霉素或克林霉素治疗。

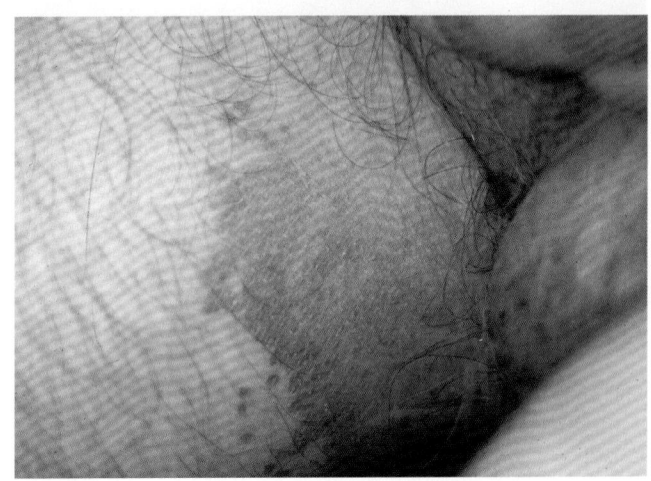

图33-39 腹股沟部位的红癣(©Richard P. Usatine.)

真菌感染

重点

- 头癣需要口服抗真菌药物治疗。
- 癣菌感染可以通过动物(宠物、家畜)和污染的衣物等在人群之中传播。
- 非处方外用抗真菌药通常对足癣有效。
- 花斑癣由马拉色菌引起，可以用抗头屑的洗发液或者口服抗真菌药(酮康唑、氟康唑)治疗。

皮肤癣菌病

皮肤黏膜的真菌感染由皮肤癣菌(小孢子菌、表皮癣菌、发癣菌)和酵母菌引起。3个皮肤癣菌属的40种真菌可以引起足癣、手癣、头癣、体癣、股癣和甲癣。念珠菌可以引起尿布皮炎，龟头炎(balanitis)，外阴阴道炎，真菌性口炎(图33-40)。一种与酵母菌相似的马拉色菌(糠秕孢子菌)会引起花斑癣和脂溢性皮炎。尽管花斑癣这个名字中有"癣"，但其并不是由真正的皮肤癣菌引起的。

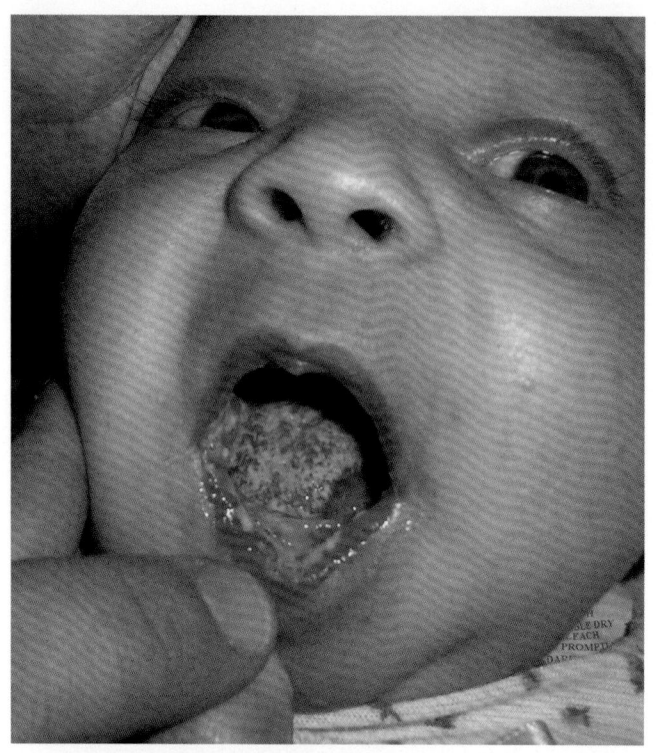

图 33-40 白色念珠菌引起的真菌性口炎(©Richard P. Usatine.)

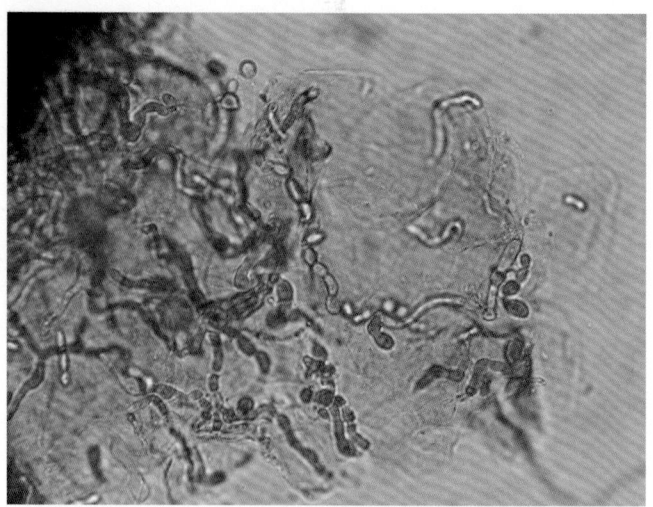

图 33-41 使用真菌染色剂后 KOH 溶液制片中所见的红色毛癣菌(©Richard P. Usatine.)

怀疑真菌感染时,最重要的检查是 KOH 溶液制片检查。用 15 号手术刀或者另一张玻片在皮损的边缘刮取少量组织置于玻片上。用盖玻片把皮屑推到载玻片中央。向载玻片上加入 2 滴 KOH(合用或者不用真菌染色剂),盖上盖玻片。首先用 10 倍镜和较暗的光源寻找细胞和菌丝。真菌染色剂有助于突出上皮细胞中的菌丝。仔细寻找有真菌存在迹象的成团细胞,但不要被线状分叉的细胞边缘所迷惑。换用 40 倍镜观察有可疑真菌感染的区域,以观察真菌的形态。真菌染色剂会使真菌的形态特征突显出来,包括细胞壁,细胞核,节生孢子(arthroconidia)(图 33-41)。不使用真菌染色剂时,KOH 制片观察的敏感度为 77%~88%,特异度为 62%~95%(Thomas,2003)。

体癣

体癣是发生于躯干和四肢皮肤角化层的浅表皮肤癣菌感染。皮损为环形,中央有透亮区,边界有鳞屑形成,可伴有瘙痒(图 33-42)。感染可在人群中互相传播,传播方式可以是动物如家养宠物或牲畜,也可以是被污染的异物。由于病变累及皮肤角化层,因此对于局限性病例,外用治疗就足够。局部抗真菌药物应该用于患处及其近端皮肤,用法为每天 2 次,持续至少 2 周。多种药物都是有效的,包括唑类[咪康唑(miconazole)、克霉唑(clotrimazole)、酮康唑(ketoconazole)、伊曲康唑(itraconazole)]和丙烯胺类[萘替芬(naftifine),特比萘芬]。对真菌感染,1% 的特比萘芬软膏(非处方药物,lamisil AF)可以达到 84.2% 的治愈率,而安慰剂只有 23.3% 的治愈率(Budimulja et al.,2001)。在另外一项研究中,病原学诊断了体癣和股癣的患者被随机分为两组,分别接受每天一次 250mg 口服特比萘芬和每天一次 500mg 灰黄霉素(griseofulvin),持续 2 周。6 周之后,特比萘芬表现出较高的治愈率(Voravutinon,1993)。应该建议患者避免互相接触,避免共用毛巾和衣物,以避免感染的播散。对于面积很大的体癣(图 33-43),口服抗真菌药物应当作为一线治疗。

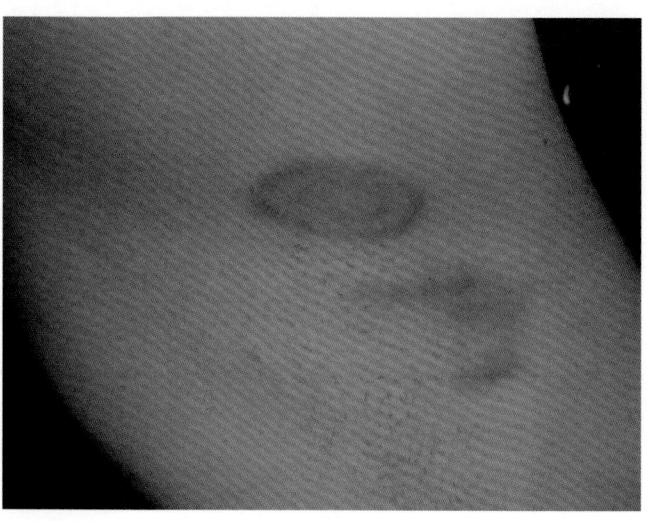

图 33-42 体癣,注意同心圆样环形皮损(©Richard P. Usatine.)

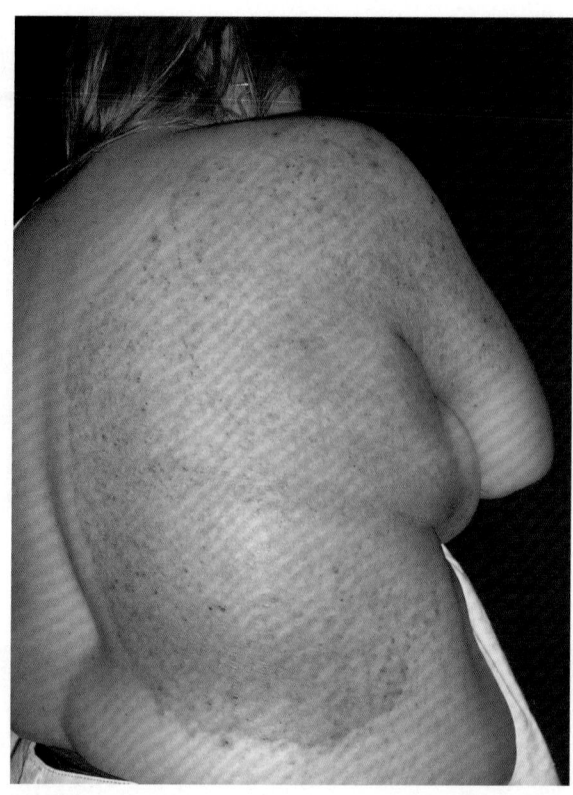

图33-43 累及半边皮肤的体癣(©Richard P.Usatine.)

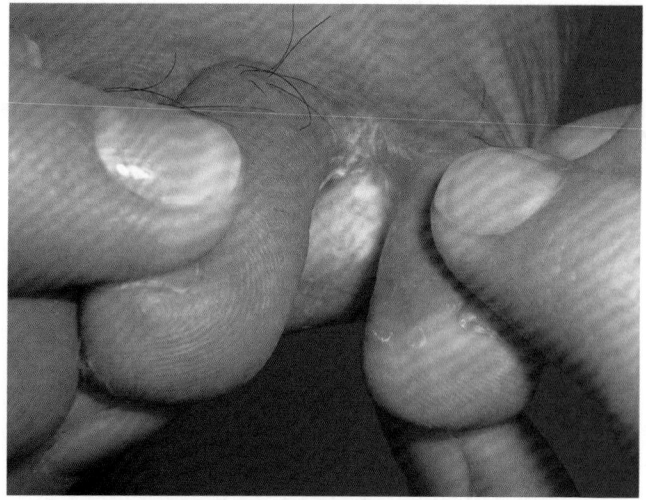

图33-44 足趾之间的足癣(©Richard P.Usatine.)

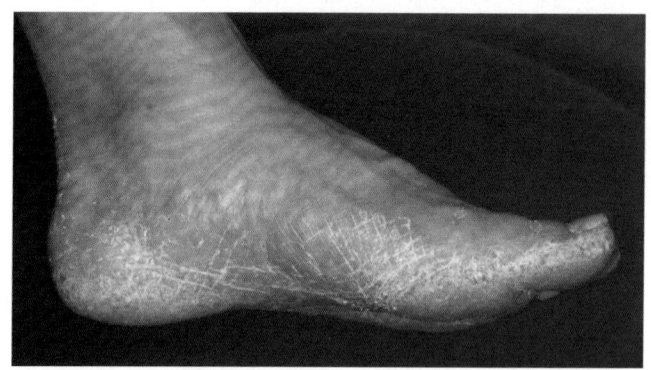

图33-45 足癣,呈拖鞋样分布(©Richard P.Usatine.)

治疗要点

- 几乎所有的外用抗真菌药(除了制霉菌素)都是有效的,但有证据表明对于足癣和体癣而言,丙烯胺类(如特比萘芬)比相对便宜的唑类(如克霉唑)疗效好(Crawford et al.,2000)(推荐等级:A)。

- 对于体癣或股癣,每天一次使用1%特比萘芬软膏或溶液,持续7天,非常有效(Budimuljaet al.,2001)(推荐等级:B)。

- 对于体癣和股癣而言,口服特比萘芬每天一次250mg比灰黄霉素疗效好(Voravutinon,1993)(推荐等级:B)。

足癣

足癣,又称"运动员足",最常由于红色毛癣菌(*Trichophyton rubrum*)引起。通常来说,病损表现为足底瘙痒,形成鳞屑,足趾之间有疼痛的裂口。也可能出现水疱样或溃疡性皮损。最常见的感染类型是趾间感染(图33-44)。足趾之间出现红斑、浸渍和裂纹,伴有剧烈瘙痒。患者可能伴有慢性过度角化性足癣,表现为足底红斑和过度角化,可以没有症状或轻微瘙痒。病损的分布方式被称为拖鞋样分布(图33-45)。炎症性足癣会导致足部出现疼痛的水疱(图33-31)。

足癣男性比女性更常见,在儿童中十分罕见。在浴室或者游泳池接触感染性的鳞屑可能会导致感染,因此穿着具有保护性的鞋袜有助于降低感染的可能性。因为形成了温暖、潮湿、浸泡组织的环境,封闭性的鞋袜会增加感染的可能,因此患者应当避免穿着封闭性的鞋袜以尽可能减小足部的湿度,同时应当勤换袜子。

足癣的治疗包括在足趾间的蹼部和其他受累部位应用抗真菌软膏。含有丙烯胺(萘替芬、特比萘芬、布替萘芬)或唑类(克霉唑、咪康唑、益康唑)的外用抗真菌制剂都对足癣有效。与唑类相比,丙烯胺类可以治疗的感染更多,但也更昂贵。不同的丙烯胺类药物和不同的唑类药物之间并没有疗效上的显著差异(Crawford et al.,2000)。少见情况下,对难治性感染可用全身性治疗。每天2次丙烯胺类药物特比萘芬比每天2次咪唑类药物克霉唑有更高的治愈率,并且起效更快。

治疗要点

- 如果有外用抗真菌药治疗足癣,丙烯胺类能治疗的感染比唑类略多,但也更昂贵(Crawford et al.,2000)(推荐等级:A)。

- 如果足癣严重,或者外用药物治疗无效,考虑口服抗真菌药如特比萘芬,每天 250mg 持续 2 周(Bell-Syer et al.,2004)(推荐等级:B)。

- 就患者结局而言,口服的伊曲康唑与口服的特比萘芬效果相当。伊曲康唑可以用 100mg 规格,每天 2 片,持续 1 周(Bell-Syer et al.,2004;Thomas,2003)(推荐等级:B)。

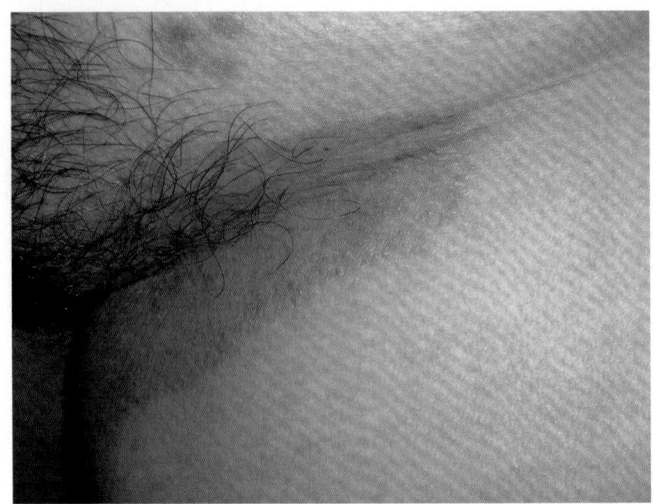

图 33-46 女性患者的股癣(©Richard P. Usatine.)

股癣

股癣,通常也称作"胯部瘙痒(Jock itch)",是腹股沟部位的皮肤癣菌感染。这种皮肤癣菌病更多见于男性,且常常伴有足癣。股癣常常发生在环境温度和湿度较高的情况。封闭于潮湿且紧身的衣物中为感染提供了非常适宜的环境。股癣常累及大腿近端内侧,可以蔓延到臀部和下腹部(图 33-46)。阴囊通常不会受累。患者常常主诉烧灼感和瘙痒。临床表现为红色脱屑,边缘隆起,在此基础上,感染区域的边缘可能有脓疱、水疱和浸渍。应当仔细检查足部,因为足部可能是感染的来源。

股癣的局部抗真菌药治疗与足癣是完全相同。如果股癣累及了腹股沟以外的部位(图 33-47),则应当使用口服抗真菌药治疗。皮褶银屑病容易被误认为是股癣,但抗真菌治疗对其无效(图 33-48)。与抑真菌药物唑类(克霉唑、益康唑、酮康唑、奥昔康唑、咪康唑、硫康唑)相比,杀真菌药物丙烯胺类如萘替芬和特比萘芬,以及丙烯胺类衍生物布替萘芬较贵,但可以缩短疗程(Nadalo et al.,2006)。

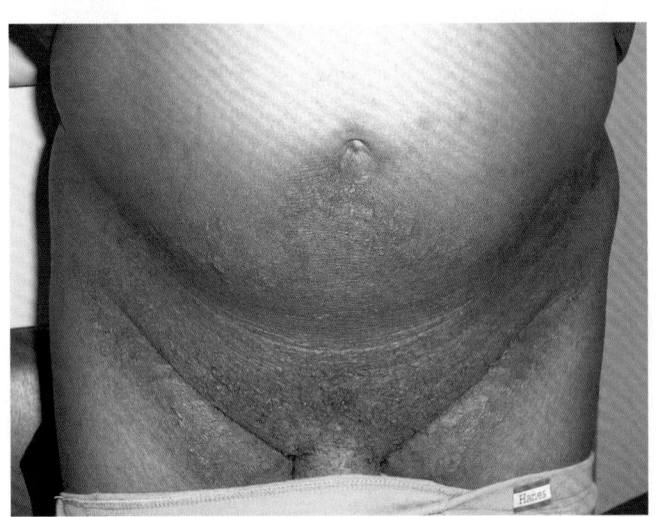

图 33-47 累及脐部的股癣(©Richard P. Usatine.)

治疗要点

- 股癣可以用外用丙烯胺类或唑类药物治疗(Nadalo et al.,2006)(推荐等级:B)。

- 氟康唑,每周一次,150mg,持续 2～4 周,对股癣有效(Nozickova et al.,1998)(推荐等级:B)。

头癣

头癣是累及头皮和毛囊的感染,是儿童最常见的毛癣菌病。不良的卫生条件和过度拥挤的环境可以促成感染的传播,感染可以通过污染的帽子、刷子和枕套

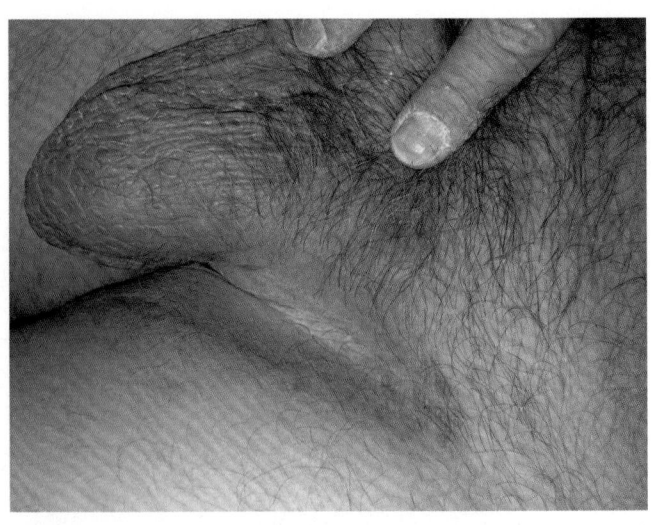

图 33-48 容易与股癣混淆的皮褶性银屑病,注意银屑病性指甲凹陷(©Richard P. Usatine.)

传播。即使被剃除毛发以后，微生物仍可以在被感染的毛发中生存一年以上。头癣表现为不规则或境界清楚的脱发和脱屑（图33-49）。可能会有明显的颈部和枕部淋巴结肿大。如果毛发在距离头皮几个毫米的地方折断，则出现"黑点"样脱发。头癣也有可能激活一种细胞介导的免疫应答，被称为脓癣（kerion），表现为浓稠的无菌性炎症性头皮斑块（图33-50）。脓癣并不需要抗生素治疗或切开引流。如果单独的口服抗真菌药对脓癣无效，可以短期使用口服糖皮质激素。

口服灰黄霉素每天一次持续6~8周是治疗头癣的有效方法，尽管疗程比一些新型的抗真菌药物长（Fleece et al.，2004）。儿童可以使用液态制剂。同时，也可以口服4周特比萘芬，这一治疗方案在8周时的效果与只用8周灰黄霉素相当；然而在12周时，灰黄霉素的疗效下降至44%，而特比萘芬的疗效为76%（Caceres-Rios et al.，2000）。也可以考虑使用氟康唑，此药有液态制剂，安全有效，但临床试验的证据还不够充分（Foster et al.，2005）。

治疗要点

- 口服灰黄霉素6~8周治疗头癣（Fleece et al.，2004）（推荐等级：B）。
- 口服特比萘芬4周（Caceres-Rios et al.，2000）（推荐等级：B）。
- 可以选用氟康唑（液态制剂）治疗头癣（Foster et al.，2005）（推荐等级：B）。

甲癣

甲癣是脚趾甲或手指甲的真菌感染。可以累及甲的任何部位，包括甲基质、甲床或甲板。甲癣可能十分影响美观，但通常没有明显症状。最坏的情况下，甲癣可以导致严重的不适和外观损毁，从而导致身体上和

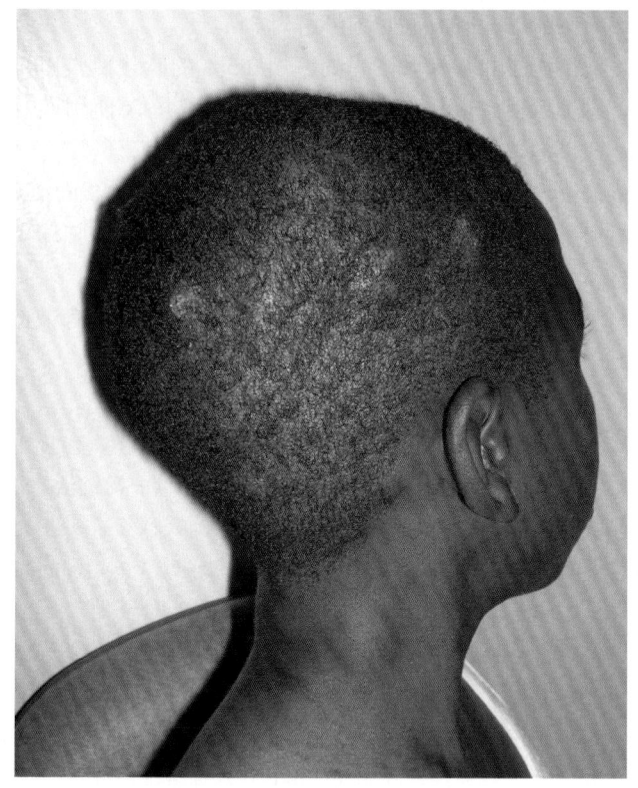

图33-49 头癣伴有颈部淋巴结肿大（©Richard P. Usatine.）

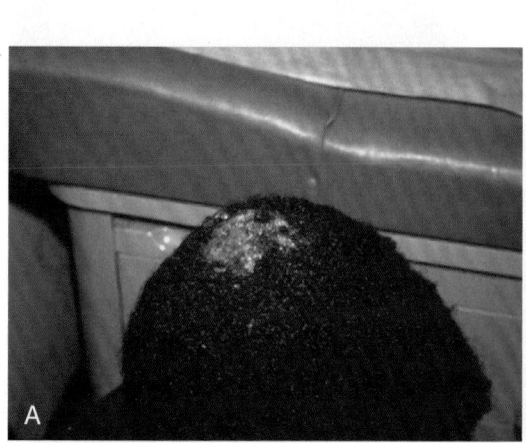
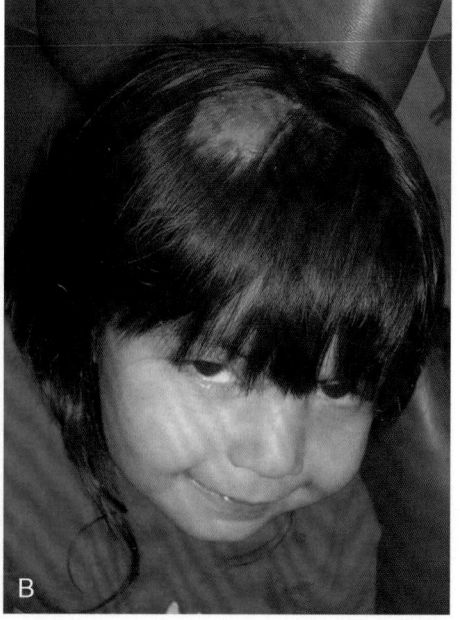

图33-50 继发于头癣的脓癣（©Richard P. Usatine.）

职业上的限制。局部治疗仅限于受累区域不超过远端甲板一半的病例，以及不能耐受全身治疗的患者。外用药物包括 8% 环吡酮（Ciclopirox，Penlac）、唑类和丙烯胺类。由于对甲的穿透能力差，外用药物的效果并不理想。口服抗真菌药物如特比萘芬和伊曲康唑已经替代了较老的药物。口服抗真菌药物可以缩短疗程，有较高的治愈率，不良反应也较少发生。对于不能耐受口服药物治疗并且症状影响到生活质量的患者，可以考虑拔除指/趾甲。

治疗要点

- 特比萘芬比灰黄霉素有效，与不治疗相比，特比萘芬和伊曲康唑都有很好的疗效（Cochrane review；Bell-Syer et al.，2004）（推荐等级：A）。
- 两项关于指甲感染的研究并未发现外用药物治疗（不包括环吡酮）与安慰剂相比可以使患者受益更多（Cochrane review；Crawford et al.，2000）（推荐等级：A）。

花斑癣

花斑癣表现为色素脱失的，躯干上粉红或棕色的斑疹和斑片，伴有细小的鳞屑。花斑意味着皮损的颜色多种多样，这种癣可以是白色、粉色、棕色（图 33-51）。花斑癣多出现在背部、胸部、腹部、上肢，常呈绳索样分布。花斑癣由糠秕马拉色菌（糠秕孢子菌）引起，这是一种亲脂性的酵母菌，是人类体表的正常菌群。糠秕孢子菌也与脂溢性皮炎相关，抗头屑的洗发液对花斑癣有一定疗效。糠秕孢子菌属适宜生活在皮脂丰富和潮湿的环境中，因此常常生长在皮脂腺分泌皮脂较多的部位。外用和口服治疗都有效，但花斑癣有复发趋势，特别是在比较温暖的月份。通常可以根据临床表现作出诊断，如果尚有疑问，可以进行 KOH 溶液制片镜检，观察是否有典型的"意面和肉丸样（spaghetti and meatballs）"形态（图 33-52）。所谓的意面，或称为"Ziti"就是菌丝体，而所谓的肉丸就是卵形糠秕孢子菌（*Pityrosporum ovale*）的圆形酵母。

治疗时可以每天在患处应用 2.5% 的硫化硒洗剂或洗发液，持续 1 周。一项双盲研究发现每天使用硫化硒（2.5%）洗剂 10 分钟，连续 7 天，对治疗花斑癣有效（Sanchez and Torres，1984）。单次口服氟康唑 400mg 或酮康唑也可用于治疗花斑癣。氟康唑有最高的临床治愈率，随访 12 个月没有复发（Bhogal et al.，2001）。口服伊曲康唑每月 1 天，每天 2 次，每次 200mg 是有效的预防性治疗（Faergemann et al.，2002）。

治疗要点

- 2.5% 硫化硒洗剂（或洗发液）每天使用，持续一周是治疗花斑癣的有效方法（Sanchez and Torres，1984）（推荐等级：B）。
- 2% 酮康唑洗发液（Nizoral）每天使用，持续 3 天（Lange et al.，1998）（推荐等级：B）。
- 口服氟康唑或酮康唑（400mg）（Bhogal et al.，2001）（推荐等级：B）。
- 口服伊曲康唑（每月 1 天，200mg，每天 2 次）是有效的预防性治疗（Faergemann et al.，2002）（推荐等级：B）。

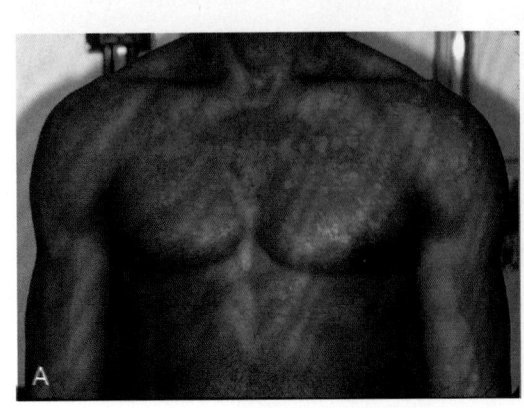
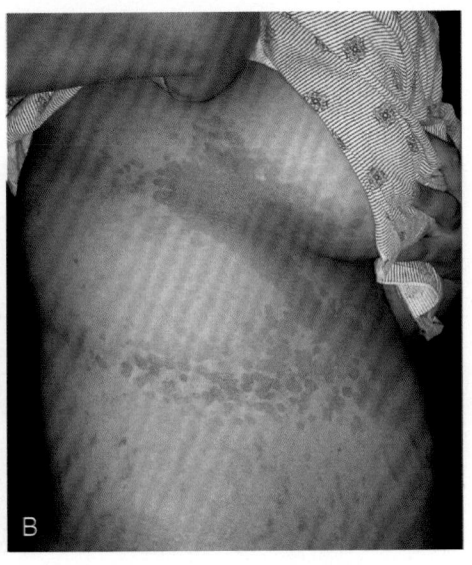

图 33-51 花斑癣，伴有色素脱失（A）和色素沉着（B）（©Richard P. Usatine.）

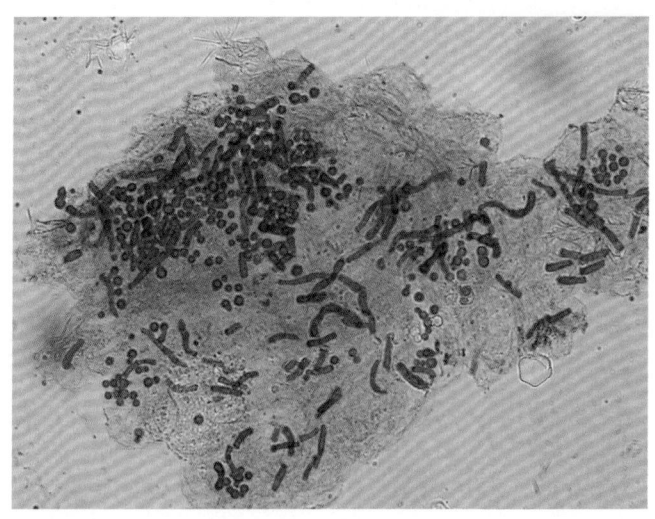

图 33-52 显微镜下花斑癣的"意面和肉丸"样形态（蓝色真菌染色，40 倍镜下）(©Richard P. Usatine.)

病毒感染

重 点

■ 单纯疱疹病毒 1 型（HSV-1）是口腔疱疹感染最常见的病原体（占 80%）。HSV-2 是生殖器疱疹的主要病原体（占 70%～90%）。两种病毒均可引起口腔或生殖器疱疹。

■ HSV-1 和 HSV-2 感染的病程特点为原发感染，潜伏期，无症状进行期，再激活。

■ 美国总人口的 10%～20% 发生带状疱疹，但发病率随着 VZV（水痘 - 带状疱疹病毒）疫苗在儿童中的应用有下降趋势。

■ 当带状疱疹累及鼻尖时，要考虑到角膜受累的可能；后者是眼科急症，因为可以导致失明。

■ 对于带状疱疹，抗病毒治疗[阿昔洛韦（acyclovir），伐昔洛韦（valacyclovir），泛西洛韦（famciclovir）]应当在症状出现 3 天之内开始，可以缓解疾病并且缓解疱疹后遗神经痛。

■ 人类乳头状瘤病毒 6 型和 11 型与尖锐湿疣（生殖器软疣）有关，而 16 型和 18 型与恶变有关。HPV 的四价疫苗（gardasil）对 6 型、11 型、16 型、18 型均有效，批准用于 9～26 岁的男性和女性。两价疫苗（cervarix）对 16 型和 18 型 HPV 有效，批准用于 9～25 岁的女性。

■ 传染性软疣是一种具有自限性的常见病毒感染。多见于儿童。在成人主要是性接触传播。

■ 无论治疗与否，传染性软疣的皮损通常可以在数月至数年内自行消退，可能残留凹陷性瘢痕。

单纯疱疹

单纯疱疹病毒 1 型和 2 型（HSV-1 和 HSV-2）是非常常见的病毒，可以引起口唇和生殖器水疱和侵蚀。HSV-1 的血清阳性率在世界范围内估计高达 80%～90%，这是口腔疱疹感染最常见的病原体（占 80%）。HSV-2 是生殖器疱疹的主要病原（占 70%～90%），同时也是最常见性传播疾病（STD）之一。大约 5000 万美国人患有生殖器疱疹，据估计每年新发病例多达 100 万。

单纯疱疹病毒感染的特征为初始感染，潜伏期，无症状病毒繁殖期和复发性激活。HSV-1 的传播主要是通过接触感染性的唾液或其他分泌物。原发性的口唇疱疹感染通常发生在暴露后 3～7 天，前驱症状包括发热、咽痛和淋巴结肿大。在水疱出现之前，患者可有局部疼痛、刺痛、压痛或烧灼感；水疱通常成簇排布，受累部位可以表现为红肿（图 33-53）。皮损相互融合，溃烂，随即在 2～3 周内痊愈。

单纯疱疹病毒 2 型常通过生殖器接触传播，其传播要求必须有黏膜参与或者皮肤有破损。原发性 HSV-2 感染可以在初始暴露后的 3 个星期内发病，临床表现更为严重。全身症状包括发热，全身不适，水肿，腹股沟淋巴结肿大，排尿困难，阴道或阴茎分泌物异常。这些表现在女性更为常见。对于男性，疼痛性水疱或皮损常常出现在阴茎，也可以出现在臀部或会阴部（图 33-54）。对于女性，皮损通常出现在阴唇，也可以累及宫颈、臀部或会阴部。初发感染的症状通常持续 2～3 周。发生在生殖器的危险因素包括年龄在 15～30 岁（性活动最活跃的年龄），性伙伴较多，黑色人种或西班牙裔，收入水平和教育水平低，女性，同性恋，HIV 感染。

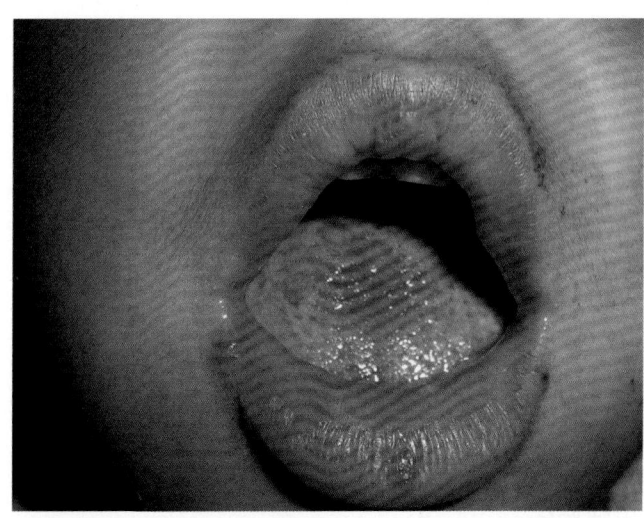

图 33-53 口腔疱疹初发感染在一位 2 岁患儿引起的龈口炎（©Richard P. Usatine.）

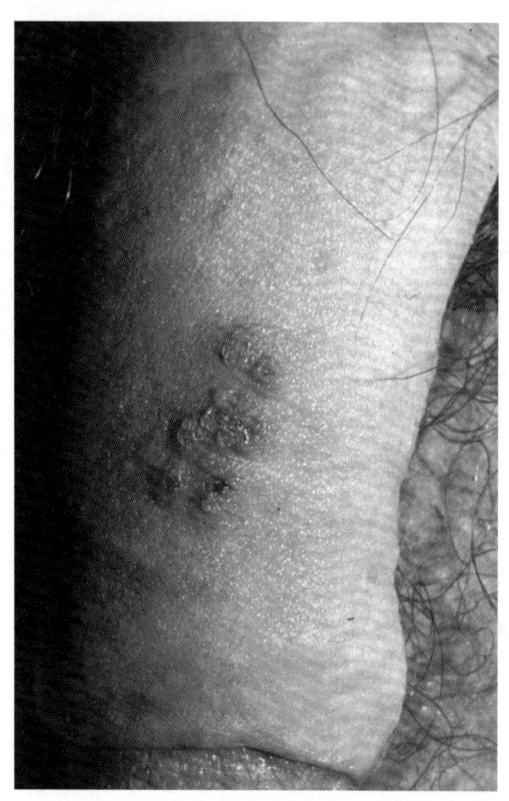

图 33-54　阴茎部位的单纯疱疹病毒 2 型(HSV-2)复发，出现簇状水疱(Courtesy Jack Rezneck, Sr., and The Color Atlas of Family Medicine.)

两种血清型的 HSV 都可以在原发感染后潜伏数月至数年。潜伏期间，病毒藏匿于感觉神经根的神经节内。复发时常有前驱症状，包括疼痛、瘙痒、刺痛、烧灼感、感觉麻木，复发时的症状通常比原发时轻微。

单纯疱疹感染可以简便地用直接荧光抗体检测(direct fluorescent antibody，DFA)进行诊断，检测结果可以在数小时内得到。也可以进行病毒培养，但需要 2～5 天。血清学检测也已经被美国食品和药物管理局(FDA)批准用于确定血清学状态，但是这一技术并不能检测急性感染。

HSV 的治疗取决于感染是初发型还是复发型。口服抗病毒药物有很多不同剂量的治疗方案，包括阿昔洛韦、伐昔洛韦和泛昔洛韦。抑制疗法可以用于复发型生殖器疱疹患者。对于正在怀孕或计划怀孕的女性，应当告知她们新生儿传染的可能性，而且如果在生产时病情活动则有可能进行剖宫产。如果在妊娠后 3 个月发生原发性感染，新生儿被传染的风险最高。新生儿疱疹感染可以导致长期的 CNS 疾患，比如智力发育迟滞，脉络膜视网膜炎，癫痫，甚至死亡。

带状疱疹

带状疱疹的发生是由于水痘 - 带状疱疹病毒(VZV，

人类疱疹病毒 3，HHV-3，水痘病毒)的重新激活导致的。原发感染之后，VZV 在背根神经节内保持冬眠状态。原发的水痘和病毒重新激活之间的时间不等，但通常是数十年。美国人口的 10%～20% 在生命中会出现一次或数次带状疱疹。免疫功能缺陷者和老年人的发病率要高出不少。因为 VZV 疫苗已经成为儿童常规免疫计划的一部分，带状疱疹的发病率有逐渐下降的趋势。

患者常首先注意到疼痛和感觉麻木，之后发红的皮肤上出现成簇水疱，呈皮节样分布(图 33-55)。皮疹极少越过中线，通常局限于单个皮节。伴随症状可有发热、头疼和周身不适。皮损通常在 2～3 周内消退。疼痛可能非常严重，并且在皮损痊愈后继续存在，这被称为疱疹后遗神经痛。当皮损出现在鼻尖部或沿脑神经Ⅵ分布时，应当考虑是否有角膜受累，此时应立即请眼科医生会诊，因为角膜受累可以导致永久性失明(图 33-56)。

抗病毒治疗如阿昔洛韦、伐昔洛韦和泛昔洛韦应当在症状开始的 3 天之内使用，有助于减轻病情，缩短病程。早期治疗有助于减少和减轻疱疹后遗神经痛。然而，在症状出现后的 7 天以内应用抗病毒治疗也可以使患者受益。止痛药如对乙酰氨基酚甚至是麻醉剂可以用于缓解疼痛。冷敷有助于缓解急性期的症状。60 岁以上患者中 40% 会发生疱疹后遗神经痛，而在 60 岁以下的患者发生率仅有 10%。2006 年，FDA 批准了一种减毒活疫苗(zostavax)，用于 60 岁以上免疫功能完好且目前未患有带状疱疹者。大规模临床研究显示，此疫苗减轻了 61% 的疾病负担，使疱疹后遗神经痛的发生减少了 67%(Oxman et al.，2005)。

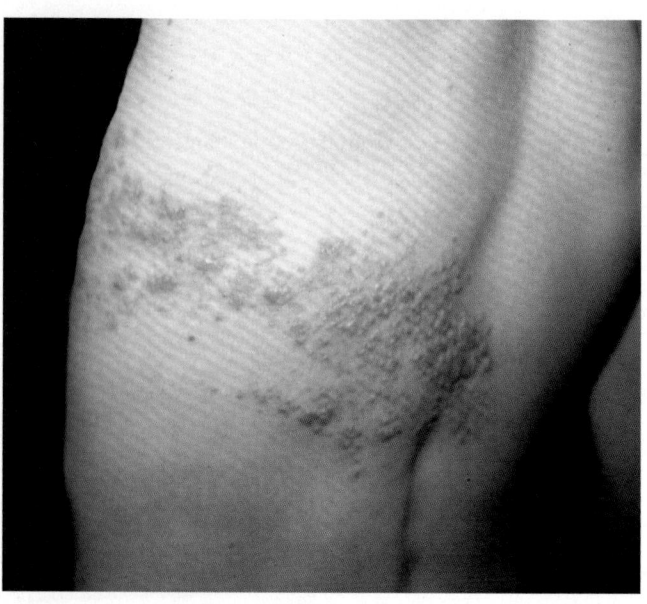

图 33-55　沿皮节分布的带状疱疹(©Richard P. Usatine.)

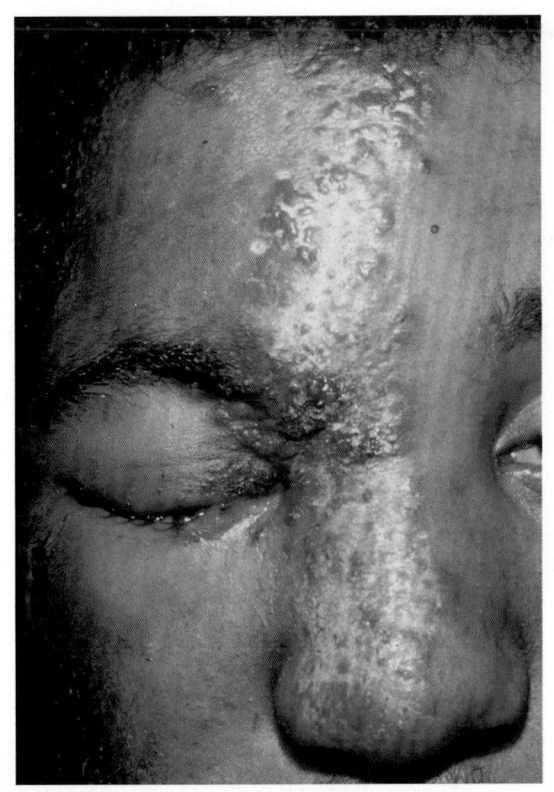

图 33-56 面部的带状疱疹，合并有眼部疱疹（©Richard P. Usatine.）

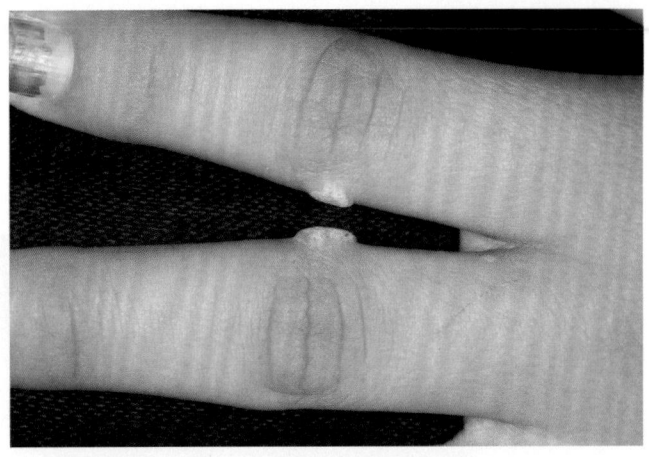

图 33-57 指头上的接吻疣（©Richard P. Usatine.）

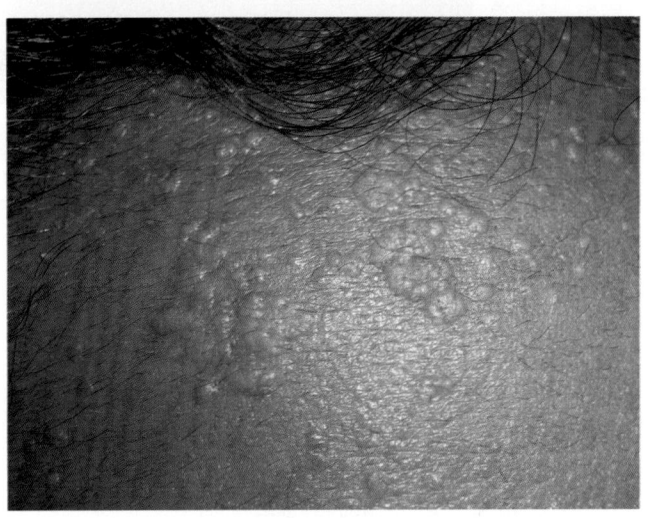

图 33-58 前额的扁平疣（©Richard P. Usatine.）

疣

疣是由人类乳头状瘤病毒（HPV）引起的皮肤和黏膜的赘生物。至今已经有 100 多种 HPV 被分离鉴定。某些特殊 HPV 类型常常与病损部位、形态或恶变潜能相关。尽管大多数都是良性病变，但疣会影响美观，引起心理障碍，以及某些类型的癌症。

寻常疣（verruca vulgaris）通常发生在手背、手指或四肢的其他部位（图 33-57），表现为穹隆样角化性丘疹。掌 - 跖疣（palmoplantar warts）发生于手掌或足底，周围皮肤过度角化呈老茧样。如果病损发生在承重面可以引起疼痛。多个跖疣可以合并成为一个较大的镶嵌疣（mosaic wart）。寻常疣和掌跖疣都有特征性的小黑点，因此产生了一个不太恰当的名称"子疣"（seed warts），实际上这些小黑点是由血栓形成的毛细血管。丝状疣（filiform warts）好发于面部，皮损有指状突起。扁平疣（verruca plana）是表面平滑的肉色小（1～4mm）丘疹，多见于面部或腿部，可因为搔抓或剃须而播散（图 33-58）。尽管一开始并不显眼，但扁平疣进展迅速，通常可以增加至数百个。

尖锐湿疣（condylomata acuminata）发生于外生殖器、会阴部、肛周或周围的间擦部位，但也可见于口腔黏膜。这种疣通常是通过性接触传播的，但实际上很难确定病毒接种的时间。皮损起始时为小丘疹，逐渐变白呈浸渍样，随着不断生长出现菜花样外观（图 33-59）。尖锐湿疣与宫颈癌和阴茎癌有相关性。在 HPV 的众多类型中，6 型和 11 型是尖锐湿疣最常见的病原体，而 16 型和 18 型则是与癌症发生相关性最高的类型。

目前尚无疣的标准治疗方案。大多数疣可以在数月至数年自行消退。局部治疗包括冷冻疗法、水杨酸、咪喹莫特、鬼臼树脂（podophyllin）、5- 氟尿嘧啶（5-FU）、斑蝥素（cantharidin）和强力胶带。对于医师应用的治疗方法，比如冷冻疗法或者鬼臼毒素，患者应当按需要每 3～4 周就诊以便多次治疗。对于居家治疗方案，比如水杨酸、普达非洛（podofilox，condylox）、咪喹莫特（imiquimod，aldara）通常需要每天使用，并且应当告知患者病情缓解需要长达数月严格坚持治疗。诊室和居家治疗相互结合应有助于加快疾病缓解，但尚缺乏研究证据。

患有尖锐湿疣的女性应当每年进行巴氏涂片检

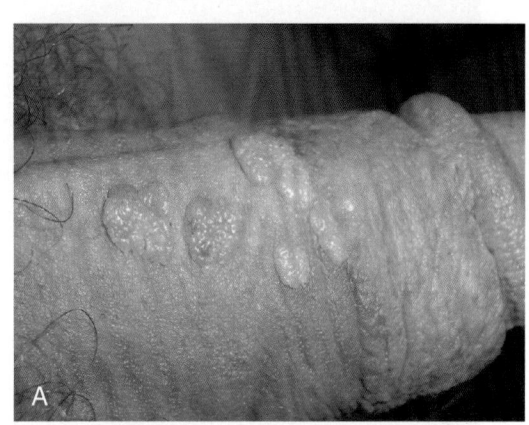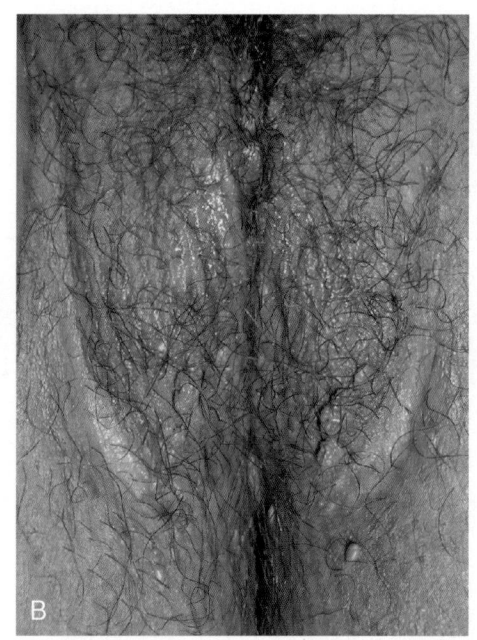

图 33-59　A. 阴茎部位的尖锐湿疣；B. 外阴尖锐湿疣（©Richard P. Usatine.）

查以评估宫颈的新生物。无论是男性还是女性，生殖器存在皮损时都应当避免性生活，以避免疾病传播。2006 年，FDA 批准了一种 HPV 疫苗（gardasil），推荐用于 11～26 岁的女性，无论既往是否有巴氏涂片异常史，是否有 HPV 感染，是否有生殖器疣。此疫苗对 6、11、16、18 型 HPV 均有效。临床试验显示，gardasil 使宫颈上皮内瘤变（CIN）、宫颈癌和肛门生殖器疣的发生率降低了 90%（Villa et al.，2006）。

传染性软疣

　　传染性软疣是一种具有自限性的常见病毒感染，多见于儿童，可发生于身体的任何部位，最常累及躯干、面部、四肢。在成人患者，此病由性接触传播，发生于生殖器部位或下腹部。感染可以通过直接皮肤接触或者间接接触污染物传播。典型的皮损表现为粉色或肉色穹隆样丘疹，表面光滑，质地坚硬，中央有脐凹（图 33-60）。脐凹内偶尔可见白色物质，轻压即可挤出。这种干酪样物质内充满了病毒颗粒。皮损直径通常为 2～5mm，数量少于 30 个，但也可能多达数百个。尤其对于免疫功能缺陷的患者，感染可能严重得多，难以自行消退并且治疗无效。传染性软疣的皮损一般在数月至数年内逐渐自行消退。

　　一部分患者或患者的父母会要求进行治疗，冷冻疗法、斑蝥素、三氯乙酸（TCA），维 A 酸（retin-A）或者咪喹莫特可能对疾病有效。对于儿童患者来说，用斑蝥素治疗最为容易，因为其是无痛的。冷冻疗法也是不错的选择，但由于治疗带来的疼痛，很多儿童都不愿

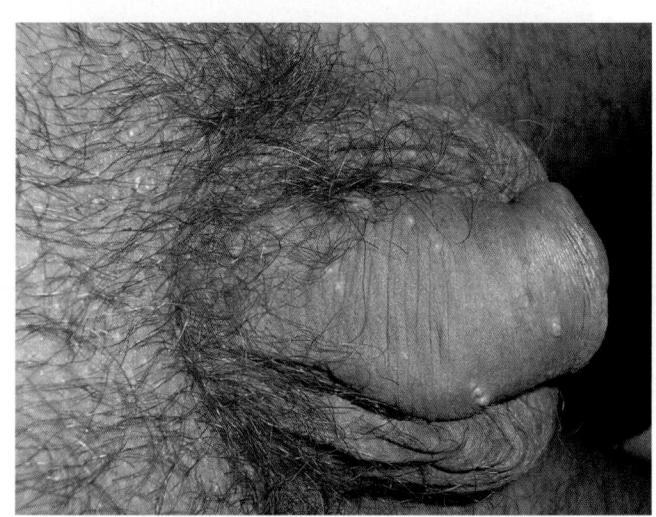

图 33-60　性接触传播引起的阴茎传染性软疣（©Richard P. Usatine.）

意接受此项治疗。最为重要的是告知患者传染性软疣并无严重危害并且会逐渐消退，但是无论治疗与否，都会残留凹陷性瘢痕。

寄生虫疾病

重 点

- 疥疮是一种累及指间皮肤、手腕、脚踝、腰部、腹股沟部和腋窝的瘙痒性皮损。
- 三种类型的人虱分别寄生在头发、体毛和阴毛处。

疥疮

疥疮是由疥螨（*Sarcoptes scabiei*）引起的疾病，疥螨专性寄生于人体。表现为瘙痒性皮疹，夜间尤甚。皮损表现包括丘疹、结节、隧道和脓水疱（图33-61）。常见受累部位包括指间间隙、手腕、脚踝、腰部、腹股沟部和腋窝。如果在腋窝、肚脐、阴茎和阴囊周围出现瘙痒性结节，则高度提示疥疮。在儿童患者，头部也可受累。我们应当仔细寻找隧道，因为这是疥疮的特征性病理表现，是最容易找到疥螨的地方。

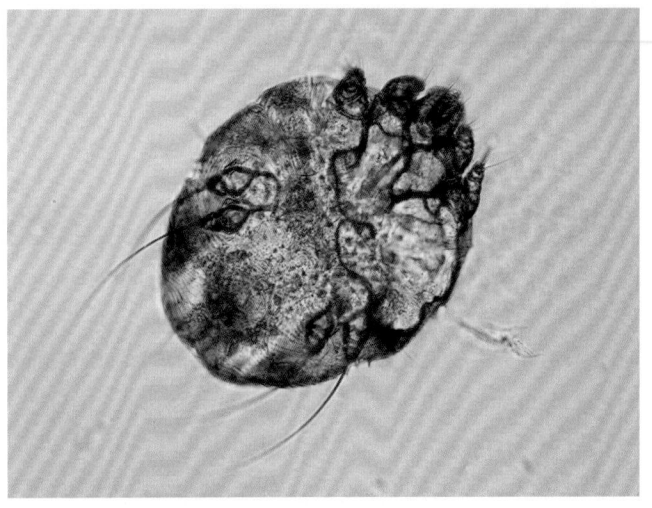

图33-62 疥螨（40倍镜下）（©Richard P. Usatine.）

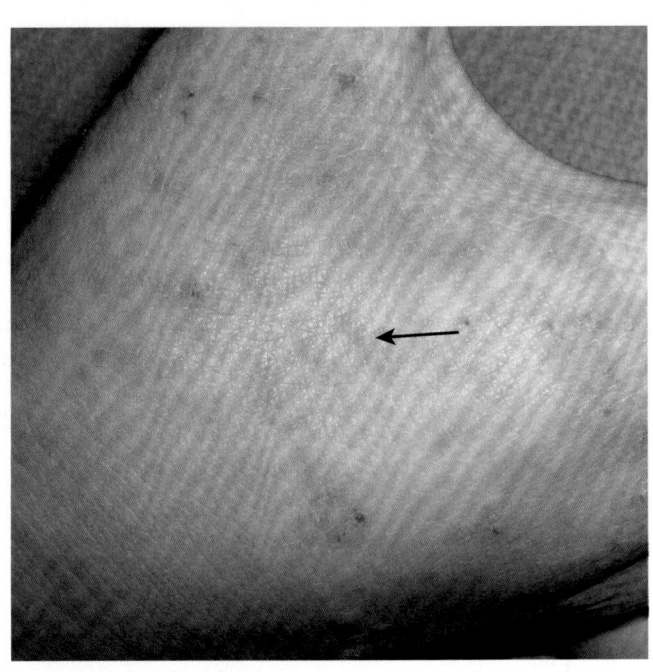

图33-61 疥疮，有肉眼可见的隧道（箭头所示）（©Richard P. Usatine.）

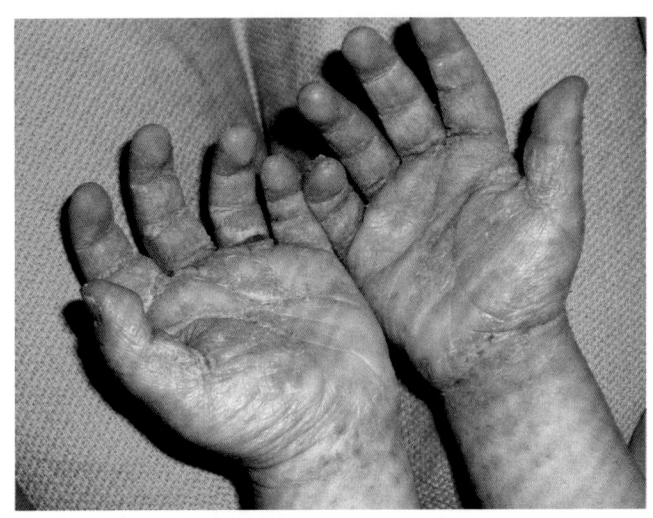

图33-63 一位2岁患儿手部的结痂性疥疮（©Richard P. Usatine.）

对于大多数病例，根据典型的表现和病史可以作出临床诊断。如果其他家庭成员也有瘙痒和类似的皮疹，则更加支持诊断。在一些诊断存疑或是有多次复发的病例，可以采集刮屑标本以明确诊断。可以用皮肤镜或者放大镜在隧道尽头寻找箭头样的疥螨。活动性皮损处的刮屑标本有助于在显微镜下找到虫体、虫卵或粪便（可以在玻片上滴加KOH或者矿物油）（图33-62）。

结痂性（挪威）疥疮是一种具有高度传染性的疥疮，易发生于年老者、免疫功能缺陷者或身体虚弱者（图33-63）。皮损常累及肘、膝、手掌、足底，表现为广泛的结痂性皮损，被覆过度角化的厚片鳞屑。感染时疥螨的数量可高达数千只，特别对于养老院和看护机构而言是一个不小的问题。对于耐药的或者结痂性疥疮，伊维菌素是一种安全且有效的口服药物。大多数研究所采用的用量为单次伊维菌素200mg/kg（Strong and Johnstone, 2007）。

扑灭司林（permethrin）软膏可以用于颈部及以下的区域（头部受累时也可使用），8～14小时后清洗即可。通常在头一天晚上使用药膏，过夜之后洗去。持续治疗1～2周有助于提高治愈率。然而，对扑灭司林耐药的疥螨越来越多。抗组胺药物和中效糖皮质激素软膏可用于缓解瘙痒。值得注意的是，即使在治疗成功后1～2周的时间里，仍有可能存在瘙痒，因为疥螨的尸体和虫卵仍具有抗原特性并可引起持续的炎症。所有治疗方案中，环境消毒都是重要的内容。衣物、床铺和毛巾都应当用热水进行机器洗涤。一些不能洗涤的衣物或其他物品（比如毛绒玩具）应该进行干洗，在干洗机里加热 15 分钟或者在封闭的袋子里存放 1 个月。生活在同一住所里的所有家庭或其他家庭成员都应当治疗。如果无法对所有受累个体都进行治疗，则常常在家庭内部导致复发。

治疗要点

- 疥螨的初始治疗是 5% 扑灭司林软膏（Strong and Johnstone, 2007）（推荐等级：A）。
- 口服伊维菌素（200μg/kg）用于治疗耐药或结痂性疥螨（Strong and Johnstone, 2007）（推荐等级：A）。
- 抗组胺药物和糖皮质激素软膏可用于缓解瘙痒（推荐等级：C）。
- 环境消毒是所有治疗方案中的标准程序（推荐等级：C）。
- 生活在同一受污染住家内的所有成员都需要治疗以避免复发（推荐等级：C）。

头虱

虱是专性人体寄生虫，由人与人之间的接触传播。由于对现有治疗的耐药性增强，虱感染越来越常见。患者常因剧烈的瘙痒或者注意到头发上附着有虫卵虫体才发现有寄生虫感染（图 33-64）。一旦虱子附着于发干，头虱在接下来 3～4 天内不断发育。经过 12 天的孵育，若虫发育成为性成熟的成虫，具有繁殖后代的能力。单次受精后，一只雌虫可以在一天之内产下 10 个虫卵，雌虫的寿命大约是 30 天。通常，感染在 2 周左右发生，感染所引起的对虱子唾液的过敏反应导致了瘙痒。如果不能经常从宿主的血液中获得营养，虱子仅能生活 15～20 小时。

只要发现一只活虱，就足以作出诊断。应当检查虫卵以确定是否有存活的胚胎，放大镜下可以看到活胚胎的运动。由于其传播途径的特点，常可在幼儿园、学校和避难所见到头虱的暴发。

如果要彻底清除头虱感染，需要结合 2 种治疗方法，其间间隔 7～10 天。有数种非处方药可供选用，包括 4% 胡椒基丁醚（piperonyl butoxide）与 0.33% 除虫菊酯（pyrethrins）的混合物和扑灭司林（nix）。马拉硫磷（malathion）是处方药，可用于治疗耐药的头虱，但不能用于 6 岁以下的患儿。应当严格遵守治疗须知，比如同时治疗住家里的所有人。在消灭头虱后，可以用细齿的梳子去除发干上的虫卵，但这并非必须。学校通常要求患儿在返校时不能携带有肉眼可见的虫卵。在用洗发液洗头后，用 50% 的食醋和清水洗头，有助于减少虫卵在发干上的黏附。床铺和衣物应当用尽可能热的水洗涤，或者干洗。梳子、发带和发饰可以在热水内浸泡 10 分钟。一些不能洗涤的物件，比如毛绒玩具和饰枕，可以在塑料带中密封放置 2 个星期。

治疗要点

- 治疗头虱的有效方法包括：1% 扑灭司林软膏，除虫菊酯和胡椒基丁醚以及马拉硫磷软膏；没有证据显示任何一种方案优于另一种（Cochrane review；Dodd, 2006）（推荐等级：A）。

体虱

体虱最常见于因环境所限不能勤换衣物和床铺的人群，比如无家可归者。如果患者出现周身瘙痒、脱皮，并处于较差的卫生状况，应当考虑到体虱的可能。实际上我们更容易在衣物的接缝处找到虱子，而非在患者身上（图 33-65）。初步治疗包括清洗全身和穿着的衣物。严重感染者可以应用扑灭司林、除虫菊酯或马拉硫磷。同样的，衣物和床铺也需要热水洗涤或干洗。如果不用外用药，也可以口服伊维菌素。

阴虱

阴虱主要通过性接触传播，也可以通过衣物和毛巾传播。治疗方法与头虱相同，所有与患者有性接触者都应当接受治疗。此外，阴虱的存在也提醒我们要同时考虑其他性传播疾病。

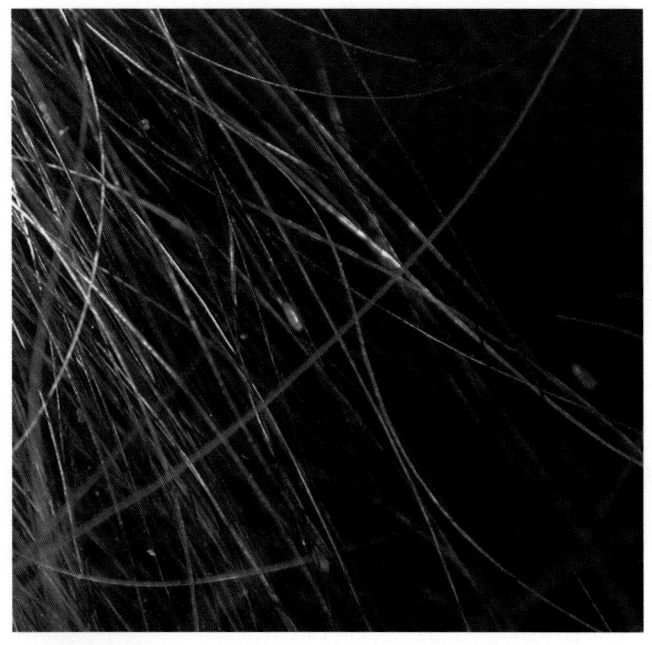

图 33-64 珍珠样的头虱卵（©Richard P. Usatine.）

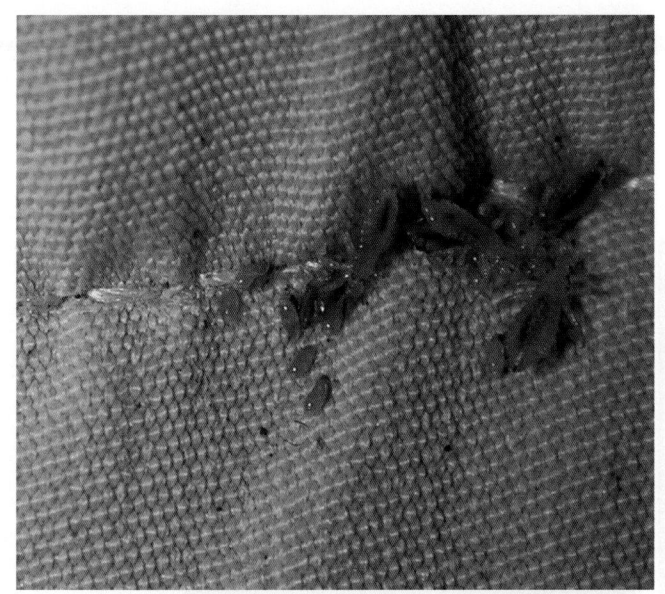

图 33-65 衣服接缝处的体虱（©Richard P. Usatine.）

过敏反应及其他皮疹

重 点

- 麻疹样药疹通常在首次接触药物后 1～2 周内发生，再次接触时发病迅速得多（1～3 天）。

- 荨麻疹可为急性或慢性，可以由药物、感染、节肢动物、自身免疫性疾病、食物甚至是情绪反应引起。

- 荨麻疹的主要治疗是避免接触诱发因素及抗组胺药物。

- 对于荨麻疹，口服糖皮质激素仅用于严重病例的短期治疗。

- 多形性红斑（erythema multiforme，EM）是一种继发于多种不同病因的反应性皮肤表现，其特点是靶形皮损。

- 大约一半的 EM 由 HSV 引起，药物和其他感染也是常见的病因。

- Stevens-Johnson 综合征（Stevens-Johnson syndrome，SJS）和中毒性表皮坏死松解（toxic epidermal necrolysis，TEN）通常发生于开始使用 NSAIDs，抗生素或抗癫痫药物后的 7～21 天。

"麻疹样"（斑丘疹样）反应

麻疹样皮疹是最常见的药疹，几乎见于所有药物。表现为粉色至红色的细小斑疹和丘疹，通常出现于面部或前胸，可扩展至四肢；其形态与出疹顺序与麻疹类

似（图 33-66）。皮疹可以症状轻微，或者瘙痒剧烈。如果是首次接触药物，通常在开始使用药物后 7～14 天出现药疹。如果再次接触该种药物，皮疹的发生会更为迅速，通常在 1～3 天之内。斑丘疹样反应通常并不威胁生命，也不会进展成为过敏症；因此如果没有可以替代的药物，仍可继续使用引起反应的药物。可以用抗组胺药物和中效外用糖皮质激素对症治疗。

荨麻疹

荨麻疹，也称为"hives"，可为急性或者慢性，其诱发因素很多，包括药物、食品、感染、节肢动物、自身免疫疾病和精神压力。风团呈现为局限性隆起性的红色斑块，通常呈环形，并伴有剧烈瘙痒（图 33-67）。风团可以出现在任何部位，具有暂时性和游走性的特征。急性荨麻疹持续时间不超过 4～6 周，慢性荨麻疹持续超过 6 周。如果很明显是一种刚开始使用的药物导致了皮疹的形成，那么确定病因就十分简单了。

对于同时使用多种药物而又没有疾病或感染迹象的患者，诊断就变得十分困难。由变态反应科专科医生进行的皮肤点刺试验（skin prick testing）或者放射免疫吸附分析试验（radioallergosorbent assay testing，RAST）通常有助于诊断，但也可能模棱两可。抗组胺药物治疗无效的慢性荨麻疹需要进一步诊治。约 50% 的慢性荨麻疹找不到病因，被认为是特发性荨麻疹或者慢性"自身免疫"荨麻疹。

荨麻疹的主要治疗是避免接触诱发因素以及抗组胺药物治疗。经典的抗组胺药物疗效好（苯海拉明、羟嗪、多塞平），但其镇静作用使其通常只用做晚间药物使用。第二代和第三代抗组胺药物适宜用于白天（西替利嗪、氯雷他定、非索非那定、地氯雷他定、左西替利嗪）。口服糖皮质激素也是有效的治疗，但仅用于严重的急性荨麻疹的短期治疗。H 2 受体阻滞剂（西咪替丁、雷尼替丁、法莫替丁）以及白三烯阻滞剂可以作为辅助治疗。

多形性红斑

多形性红斑（EM）是继发于一系列病因的继发性病变，特征性表现为靶形皮损。约 90% 的 EM 病例由感染引起，最常见的是 HSV（50%）和肺炎支原体（图 33-68）。余下 10% 由药物引起，包括 NSAIDs，磺胺类药物或其他抗生素，抗癫痫药物和巴比妥类药物。

皮损起始时为暗红色斑疹或荨麻疹样斑块，多见于手掌、足底、四肢伸侧面，并且不断扩大。中心出现细小的丘疹、水疱或大疱，周围出现同心圆环。由于表

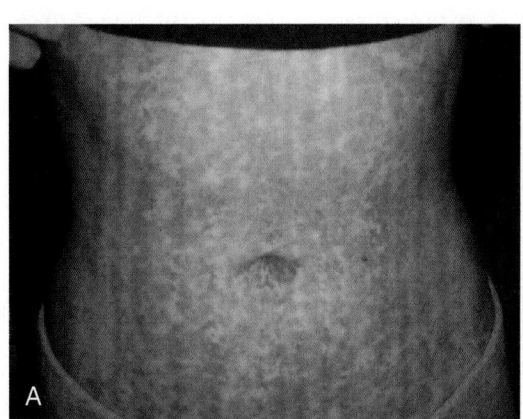

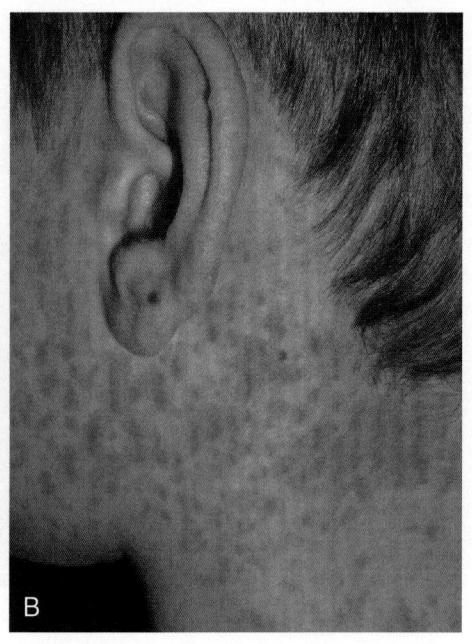

图 33-66 A. 一位单核细胞增多症女患者因使用阿莫西林引起的药疹；B. 中耳炎患儿使用阿莫西林引起的药疹(©Richard P. Usatine.)

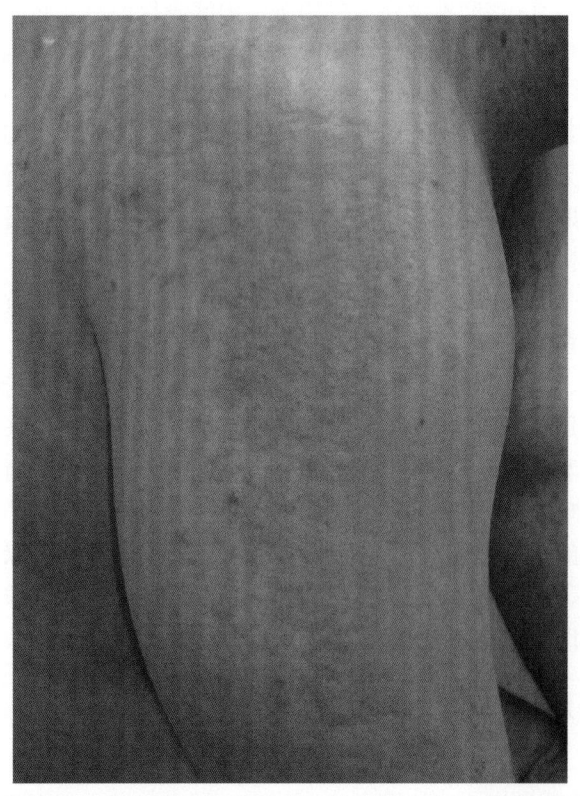

图 33-67 使用复方新诺明(TMP-SMX)引起的荨麻疹样药疹(©Richard P. Usatine.)

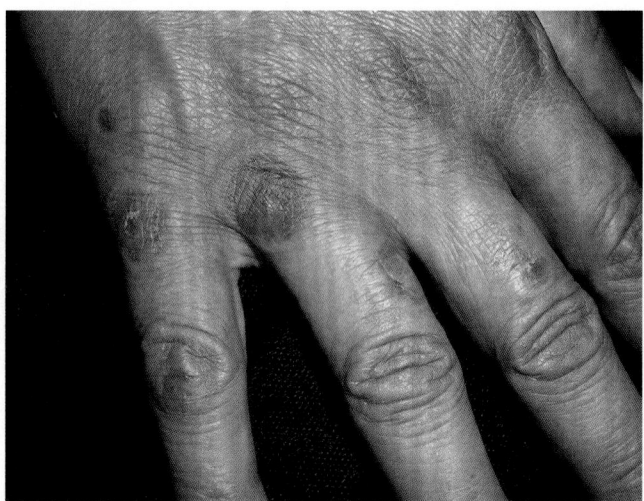

图 33-68 继发于复发性生殖器单纯疱疹的多形性红斑(©Richard P. Usatine.)

仔细地进行体格检查，寻找口腔或生殖器部位的溃疡，并用 Tzanck 涂片或 DFA 检查查找 HSV 感染的证据。皮肤、鼻部、咽部、结膜的组织培养可用于评估是否有感染。

Stevens-Johnson 综合征和中毒性表皮坏死松解

SJS 和 TEN 都是罕见的威胁生命的严重反应，几乎全部与药物使用有关。最常见的诱发药物是 NSAIDs、抗生素和抗癫痫药物。SJS 或者 TEN 通常发生在开始使用药物后的 7～21 天。

皮坏死，皮损中央颜色变暗或者变成紫红色。大多数病例在 3 周内自行消退，不留后遗症。

应当尽可能确定多形性红斑病因，询问患者是否在使用处方药或非处方药，以及 HSV 感染史。应全面

SJS 前驱症状包括发热、吞咽疼痛、眼部刺痛、皮肤疼痛。可逐渐累及两处或更多黏膜（结膜、口腔黏膜、生殖器黏膜），出现水疱、大疱、糜烂或血性结痂。皮肤损害通常在起始时为暗红色瘙痒性斑疹，逐渐进展为大疱或糜烂，多见于躯干，并向远心端进展。与 EM 相似的靶形皮损（Targetoid lesion）也可以出现。就定义而言，SJS 受累的皮肤小于体表面积（BSA）的 10%，TEN 的表现类似，但大疱和糜烂累及体表面积的 30% 以上。如果沿切面轻柔地用力，原先看起来正常的皮肤也会很容易就滑动（尼氏征，Nikolsky sign），留下更多脱落的皮肤。当受累的皮肤和黏膜面积为体表面积的 10%～30% 时，考虑为 SJS/TEN 重叠。

SJS 和 TEN 都可能致命，SJS 的病死率为 1%～5%，TEN 的病死率则高达 25%～35%，对于老年患者或者合并其他疾病者，病死率可能更高。立即停止相关药物是最为重要的治疗手段。大多数患者会在烧伤病房接受治疗，因为皮肤已经坏死，不再具有屏障功能。治疗以对症支持为主，目标为调节和维持水电解质平衡，控制蛋白质水平和体温，预防感染。由于 SJS 和 TEN 十分罕见，相关的临床研究有限，目前并未发现全身应用糖皮质激素或静脉输注免疫球蛋白（IVIG）有明显效果。

系统性疾病的皮肤表现

红斑狼疮

> **重 点**
>
> ■ 红斑狼疮是累及结缔组织的一种自身免疫疾病，可以仅仅表现为皮肤损害（皮肤型红斑狼疮），皮肤表现也可以仅仅是系统性疾病的表现之一。
> ■ 红斑狼疮的所有类型都具有光敏性，因此主要的治疗应当包括教育患者学会避免日晒和防晒。

红斑狼疮（lupus erythematosus，LE）是结缔组织的一种自身免疫性疾病，经常有皮肤表现。LE 可能仅限于皮肤，也可能皮肤表现只是系统性疾病的表现之一。就皮肤科而言，有 3 种主要的类型：

1. 急性皮肤型（ACLE） 典型表现为面颊部的蝶形红斑，通常合并有系统性疾病，抗核抗体阳性（图 33-69）。

2. 亚急性皮肤型（SCLE） 特征性的光敏性丘疹鳞屑样环形皮损，多见于躯干和手臂，与抗 -Ro 抗体（70%）相关；10%～15% 的患者有系统性疾病（图 33-70）。

3. 盘状（DLE） 炎症累及深层的附属器官，好发于头部和颈部；可导致瘢痕出现；合并系统性疾病者不超过 10%（图 33-71）。

急性皮肤型 LE 表现为经典的"蝶形红斑"，好发于日晒之后。红斑和水肿的严重程度不一。皮肤异色病（poikiloderma，斑片样色素脱失，色素沉着，毛细血管扩张和表皮萎缩）的存在有助于将蝶形红斑与其他发生在面中部的疾病相鉴别，比如酒渣鼻或脂溢性皮炎，

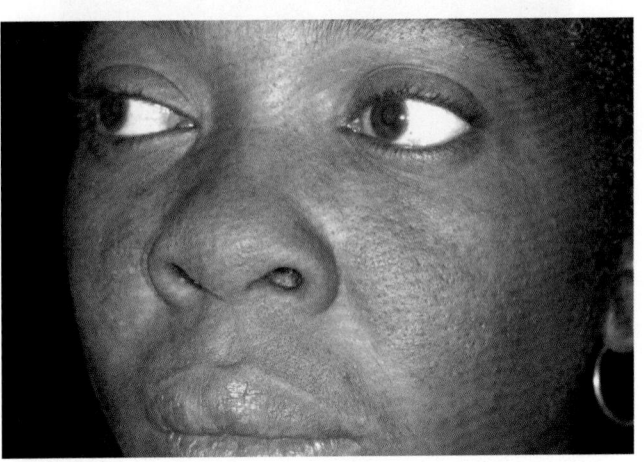

图 33-69 系统性红斑狼疮，有蝶形红斑（©Richard P. Usatine.）

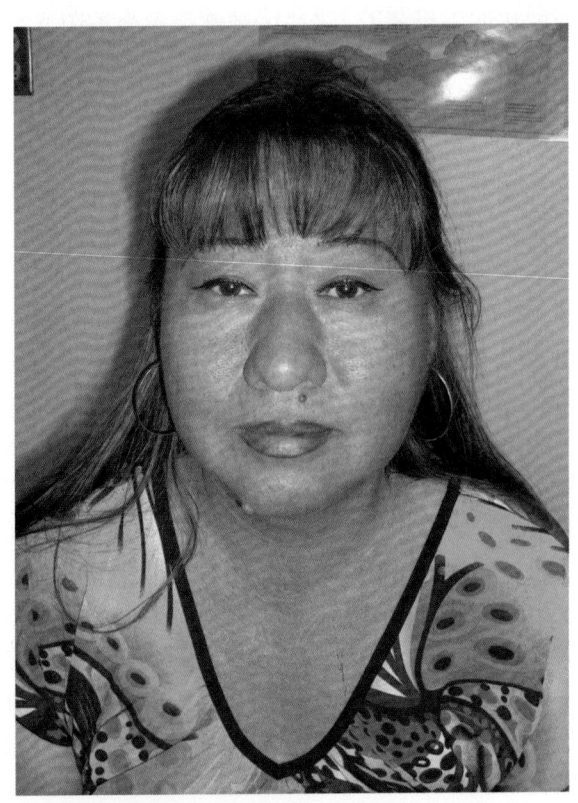

图 33-70 暴露于日晒部位的亚急性皮肤型红斑狼疮（©Richard P. Usatine.）

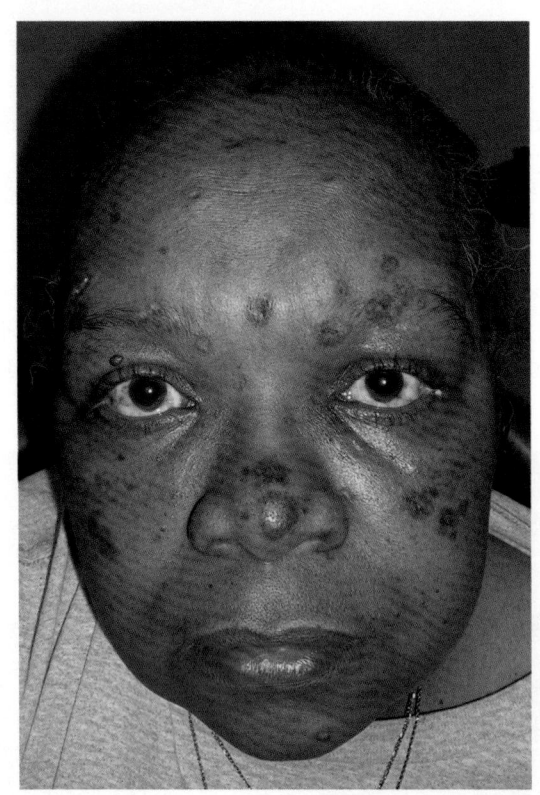

图 33-71　盘状红斑伴有色素沉着、萎缩和瘢痕形成（©Richard P. Usatine.）

（isoniazid）、奎尼丁（quinidine）和苯妥英（phenytoin）是引起 ACLE 最常见的药物；而氢氯噻嗪（hydrochlorothiazide）、钙通道阻滞剂（地尔硫䓬）、血管紧张素转换酶（ACE）抑制剂、特比萘芬、NSAIDs、灰黄霉素以及肿瘤坏死因子（TNF）阻滞剂是引起 SCLE 最常见的药物。药物引发的 ACLE 通常在停止药物使用后就会消退，但这个消退的过程可能持续数月。药物引发的 SCLE 不一定在停药之后消退。

对于狼疮的皮肤损害，防晒和避免日晒非常重要，因为所有的类型都具有光敏性。尽管盘状红斑对日晒不如其他类型敏感，一些患有 ACLE、SLE 或 SCLE 的患者的病情甚至可以被室内的灯光诱发加重。外用糖皮质激素和神经钙蛋白抑制剂（吡美莫司，他克莫司）是治疗皮损的主流药物。如果需要口服药物治疗，一线治疗是抗疟药（最常用的是羟氯喹）。

皮肌炎

> ### 重点
>
> - 皮肌炎是一种自身免疫性疾病，可以由恶性肿瘤、药物、感染诱发。
> - 主要的治疗方法是高剂量糖皮质激素，2～4 年内缓慢减量；肌肉病变比皮肤病变更容易缓解。

后者通常没有异色现象。通常鼻唇沟、鼻尖下方和上唇处的皮肤不受累及，这些区域都是不会被阳光直射的部位。

SCLE 的皮损对阳光特别敏感，表现为环形、被覆鳞屑的红色斑片或丘疹鳞屑样圆环，中心清亮。多见于面部侧面（而非面部中央）、前胸、上臂、肩膀，这些都是暴露于日晒的部位。盘状红斑具有光敏性，但也可见于非暴露的皮肤和黏膜表面。最常累及的部位是耳部、面部和颈部，皮损表现为脱屑性亮红色至紫红色斑块。由于炎症累及较深的组织，在 DLE 皮损消退之后，常常会遗留色素沉着、色素减退，甚至是色素脱失。也可能出现严重的瘢痕化和毁容。ACLE，或称为系统性红斑狼疮（SLE）在女性更为多见，尤其是在生育年龄的女性（女性／男性患病率之比为 6～10∶1），这提示激素可能是易感性的一部分。女性／男性患病率之比在仅出现皮肤型狼疮的患者中要低得多（SCLE 是 3～4∶1；DLE 是 2∶1）。ACLE/SLE 在非裔美国女性中的患病率四倍于美国高加索裔女性，DLE 也是在非洲裔美国人中更为常见。然而，SCLE 却在高加索人群中更为常见（约占 80%）。

某些情况下，药物可以引发 ACLE 或者 SCLE。普鲁卡因胺（procainamide）、肼屈嗪（hydralazine）、异烟肼

皮肌炎被认为是一种可以由外界因素诱发的自身免疫性疾病。可以在 95% 的患者中检测到抗核抗体或抗胞浆抗体（抗合成酶抗体）。临床上，皮肌炎的特征性表现是对称性近端炎症性肌病和特殊的皮肤损害。近端肌肉无力可以出现在皮肤改变之前，也可出现在皮肤损害之后，甚至可能没有（"无肌病性皮肌炎"）。典型的皮肤损害包括向阳疹（heliotrope rash），这是出现在眼周皮肤的异色性或水肿性斑片，呈粉红色至紫红色（图 33-72）。围巾征（shawl sign）是累及前胸上部、肩部、上背部的异色性皮肤病。Gottron 丘疹是出现在指节部的丘疹或斑块，皮肤发红、脱屑或伴有苔藓化。类似的斑块可出现在肘部，与银屑病的皮损相似。其他常见的皮肤损害包括甲周毛细血管扩张（肉眼可见扩张的毛细血管袢）和褶皱的皮肤（皮肤营养不良）。

尽管皮肌炎的病因尚不明确，已知的诱发因素包括恶性肿瘤、药物和感染。患有皮肌炎的成年患者不同程度伴有恶性肿瘤（10%～50%）。常见的肿瘤包括泌尿生殖道、卵巢、结肠、乳腺、肺、胰腺肿瘤和淋巴瘤。在青少年患者中并未发现与恶性肿瘤的关系。因此，

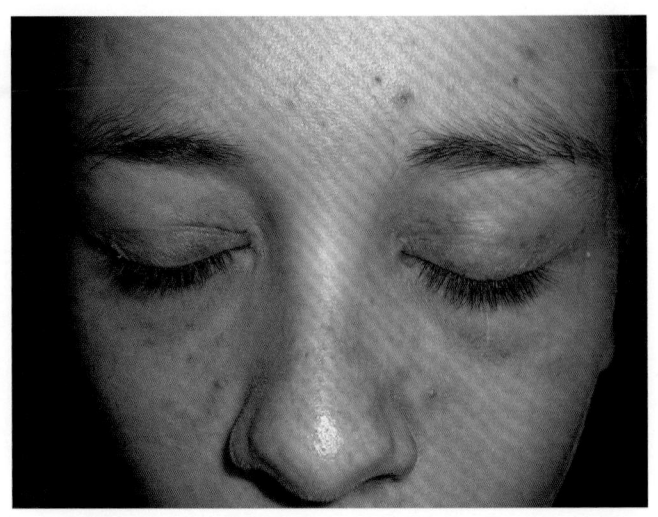

图 33-72　皮肌炎的向阳疹（©Richard P. Usatine.）

新近诊断皮肌炎的成人患者应当接受胸 - 腹 - 盆 CT 扫描，密切监测 2～3 年。

对于这个较为少见的疾病，尚缺乏双盲、安慰剂对照试验，较为公认的主流治疗是高剂量糖皮质激素，2～4 年内缓慢减量。其他常用的免疫抑制剂包括氨甲蝶呤、硫唑嘌呤、环磷酰胺和环孢霉素。总体来说，肌病对治疗的反应比皮损更快，在肌肉病变稳定之后，仍有可能长时间存在瘙痒。对于皮肤损害来说，防晒、外用糖皮质激素和抗疟药可能有效。

结节病

结节病是一种病因未明的系统性肉芽肿性疾病，最常累及肺（90%）。约 1/3 的系统性结节病患者有皮肤受累。在美国，女性和非洲裔美国人是高发人群。与梅毒一样，结节病也被认为是"高超的伪装者"，因为其可以出现十分多样的临床表现，可以累及几乎所有器官系统。

典型的结节病皮肤损害为红棕色、无鳞屑的丘疹和斑块，通常出现在面部，特别是鼻子和口唇周围（图 33-73）。皮损的颜色多样，可以是黄色、红色、棕色等，也可以出现在躯干或四肢，多呈对称性分布。出现在鼻翼边缘的皮损也称为冻疮样狼疮（Lupus pernio），高度提示上呼吸道有肉芽肿性浸润。出现皮肤型结节病的患者应当接受系统性疾病的全面评估，包括病史和体格检查，肝功能和肾功能检查，胸片，肺功能测试，心电图和眼科检查。

皮肤型结节病难以治疗，并且易于复发。最有效的治疗是向病变内注射糖皮质激素，每 2～4 周进行一次。外用糖皮质激素通常效果不佳，因为不能有效地

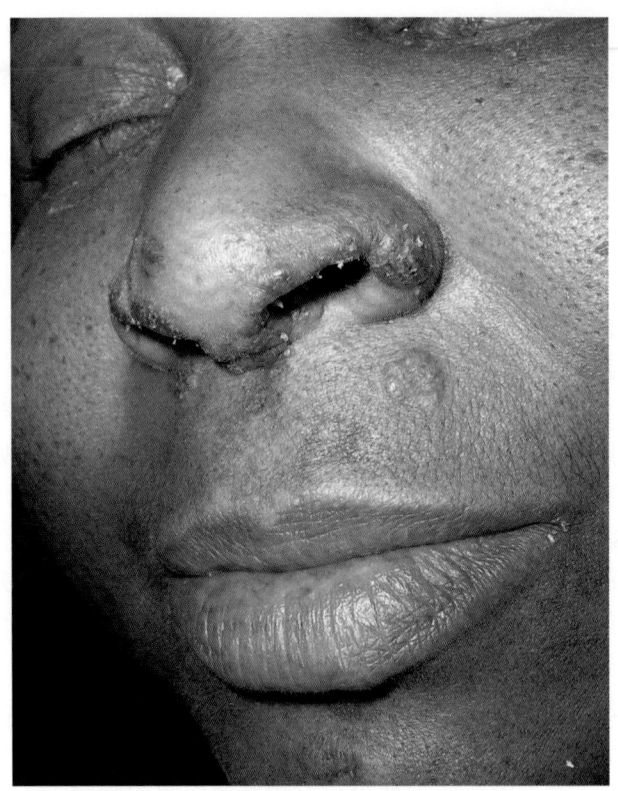

图 33-73　皮肤型结节病（©Richard P. Usatine.）

穿透皮损。全身性糖皮质激素对广泛的皮损或影响功能的皮损有效。对于特别难治的病例，可以使用羟氯喹或氨甲蝶呤。

良性赘生物

重 点

■ 识别皮肤良性赘生物最重要的原因就是将它们和皮肤癌相鉴别。

■ 如果怀疑恶变或有明显症状，脂溢性角化病，表皮囊肿和皮肤纤维瘤都可以手术切除。

■ 化脓性肉芽肿极易出血，应当手术切除后进行病理检查以排除无黑色素性黑色素瘤。

■ 脂溢性角化病和皮肤纤维瘤在皮肤镜下有特征性表现，有助于引导活检。

脂溢性角化病

脂溢性角化病（SKs）是表皮的过度角化性疾病，看起来就像被黏在皮肤表面（图 33-74）。SKs 通常有明确的边界，颜色各异，从白色到棕色到深棕色，甚至黑色。大部分皮损表面粗糙，直径介于 2～3cm 之间，但

也可能更大。脂溢性角化病可能起始时为色素沉着性斑疹，逐渐进展为特征性的斑块。最常受累的部位是躯干，但皮损也可出现在四肢、面部和头皮。

脂溢性角化病的发病率随年龄增长而提高。灰泥样角化病（stucco keratoses）是脂溢性角化病的一种类型，表现为手臂和腿部多发的肤色样或白色干屑样皮损。黑色丘疹性皮肤病（dermatosis papulosa nigra）是脂溢性角化病的另一种类型，表现为面部多发的棕色或黑色细小丘疹，患者皮肤通常有严重的色素沉着。

要鉴别脂溢性角化病和黑色素瘤可能非常困难，特别是对于有多发皮损的患者。两种病损都有可能出现程度不同的颜色加深，病损体积较大以及形态不规则。SKs 表面粗糙，角蛋白可以形成角质囊肿或看起来呈脑回样。鉴别脂溢性角化病和黑色素瘤最有效的方法是皮肤镜检查。这种特殊的放大性光镜有助于观察到角化病的特征性表现，比肉眼观察有更高的特异性。这些特征性的表现实际上是粉刺样开口（comedo-like openings）和粟粒样囊肿（milia-like cysts）（图 33-74）。

为了美观或者减少与衣物摩擦引起的刺激，一部分患者要求治疗 SKs。最常用的方法是冷冻手术、刮除术、剔除术。用液氮进行的冷冻手术对大多数 SKs 有效，除了特别厚的病变。可能需要反复治疗。进行局部麻醉后，刮除术可以在有或没有电烧配合的情况下进行。对于可疑为黑色素瘤者应当进行切除活检。

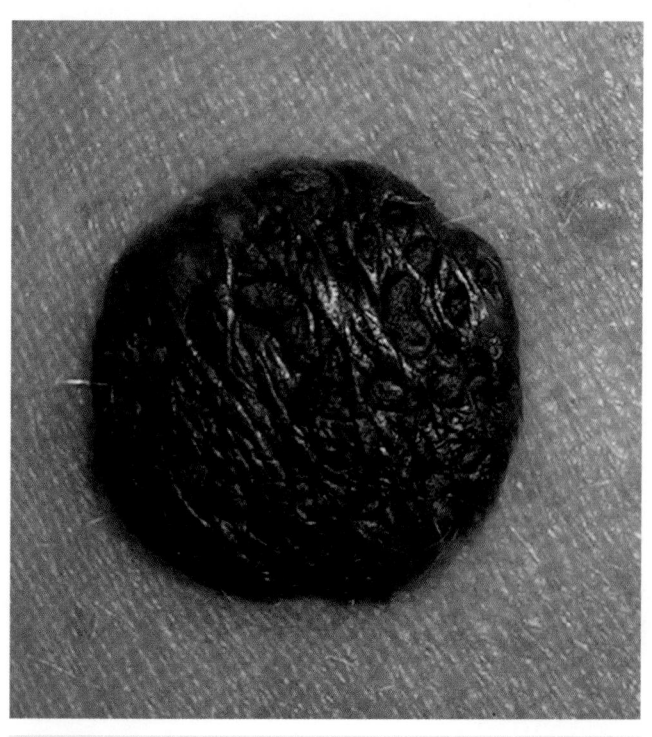

图 33-74　脂溢性角化病的角质囊肿（粉刺样开口）（©Richard P. Usatine.）

化脓性肉芽肿

化脓性肉芽肿（分叶状毛细血管瘤）是常见于儿童和青年人的良性血管病变（图 33-75）。这种生长迅速的血管瘤可能出现在损伤部位。手术切除是主要治疗方法。化脓性肉芽肿并不具有恶性潜能，但送检标本进行病理检查仍然很重要，以便除外无黑色素性黑色素瘤。皮损最常发生于指头、头部、颈部、四肢和黏膜。女性怀孕时牙龈可出现化脓性肉芽肿，生产后自行消退。患者常常十分担心自己的病情，因为皮损生长迅速并且在没有外伤或轻微外伤时极易出血。

病损的去除可以采用剔除法，之后对基底部进行刮除和电干燥，从而减小复发的可能。或者可以将整个病损连带皮下脂肪一起切除。如果切除后有任何残留组织，化脓性肉芽肿都会复发。

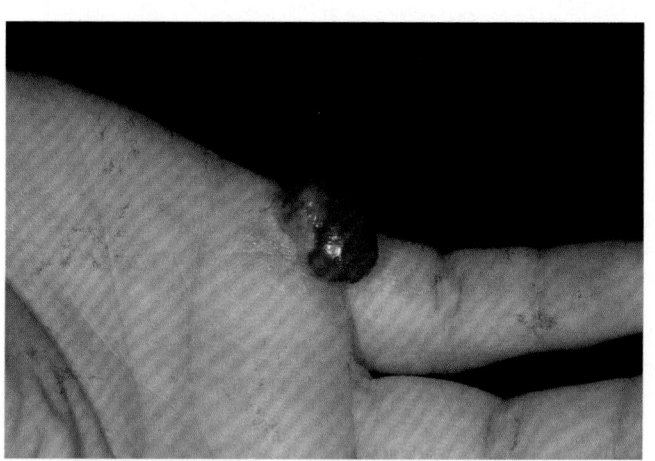

图 33-75　化脓性肉芽肿（©Richard P. Usatine.）

表皮包涵囊肿

表皮包涵囊肿，也称为皮脂囊肿，其内充满了角蛋白，囊壁是复层扁平上皮。表皮囊肿通常出现在背部、面部、前胸，中央有一个小孔或角蛋白栓开口于皮肤。背部的囊肿较为深在，甚至难以触摸，而在头皮的囊肿（毛发囊肿）可以突出表面并且移动性好。囊肿可能在数年内都没有明显变化，也可能迅速生长。囊壁破裂导致囊内容物流入真皮则启动了炎症反应。

有波动感的囊肿提示存在急性炎症，应当切开并充分引流。切开时将囊壁破坏有助于减少此病的复发。另外，也可以通过切除和钝性分离的方法将囊肿完整移除。纱布填塞以及规律换药有助于充分引流。除非同时存在蜂窝织炎，否则不需要应用抗生素。如果患者在出现急性炎症之前要求切除表皮囊肿，此时将囊壁剥离就更加容易，可以尽可能减小复发可能。

皮肤纤维瘤

皮肤纤维瘤（良性纤维性组织细胞瘤）极有可能是对诸多情况的纤维化反应，比如轻微外伤、昆虫叮咬、病毒感染、囊肿破裂或毛囊炎。结节可以出现在身体的任何部位，但最常见的是在腿部和手臂。皮肤纤维瘤表现为质硬、突起的丘疹、斑块或结节，直径 3～10mm（图 33-76）。皮肤纤维瘤有一中央纤维瘢痕，在中心色素减退区域周围是色素沉着或粉色的圆环。这在皮肤镜下有特征性的表现。

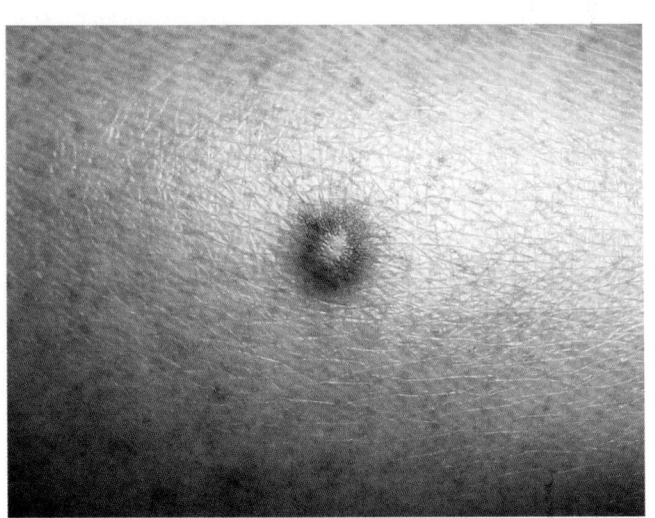

图 33-76 腿部的皮肤纤维瘤，伴有色素沉着的圆环（©Richard P. Usatine.）

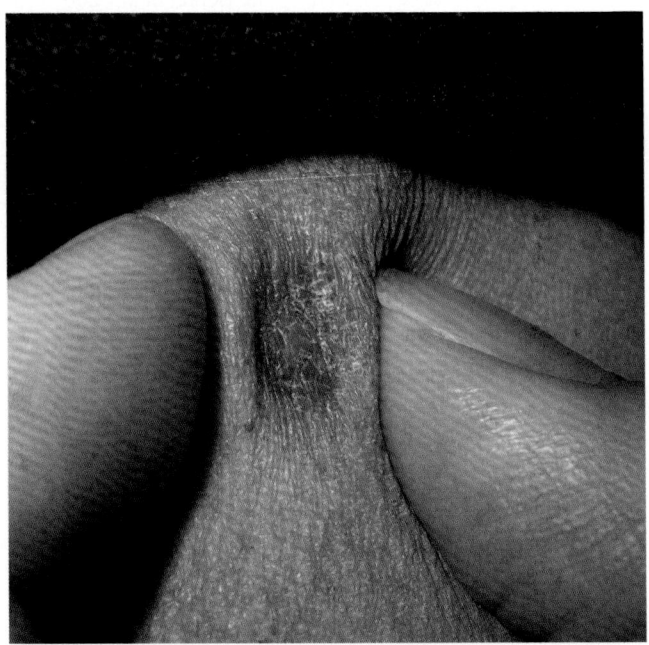

图 33-77 皮肤囊肿的挤压试验，皮损呈酒窝样下陷（©Richard P. Usatine.）

从侧面挤压时，皮肤纤维瘤会呈酒窝样下陷，这是因为表皮与其下的结节被连接在一起（图 33-77）。皮肤纤维瘤通常没有症状，但也可能伴有压痛或瘙痒。皮肤纤维瘤可能会与黑色素瘤混淆；如果生长迅速，也可能是一种恶性病变"隆凸性皮肤纤维肉瘤（dermatofibrosarcoma protuberans）"。可以进行切除活检以明确诊断。因为结节位于真皮层，所以切除活检优于刮除活检，以确保能观察到清晰的组织学形态并且确保完整移除肿物。皮肤纤维瘤通常不会长大，并且没有症状，可以不进行治疗。

皮肤癌前病变及恶性病变

重点

- 光化性角化病是日晒暴露区域出现的脱屑样斑疹，容易触到，而不太容易看到。
- 对于多发性光化性角化病，用外用 5-FU 治疗，而非用冷冻疗法处理。
- 鲍恩病（鳞状细胞原位癌）和浅层的基底细胞癌看起来更像皮炎的斑片而不是肿瘤。
- 典型的结节样基底细胞癌表现为伴有毛细血管扩张的珍珠色丘疹，中央凹陷或溃疡。
- 如果不进行治疗，基底细胞癌引起的局部破坏可能非常严重。
- 大多数鳞状细胞癌由 AKs、放射性皮炎、白斑、红斑、烧伤瘢痕或者慢性溃疡发展而来。
- 器官移植受者患基底细胞癌的风险高出正常人群 5%～10%，患鳞状细胞癌的风险则高出 40～250 倍。
- 黑色素瘤的危险因素包括浅色皮肤，红色或金色毛发，没有晒黑或易于晒伤，雀斑，儿童时期过度日晒暴露，儿童时期水疱样晒伤（>3 处），痣或发育不良痣，个人或家族黑色素瘤史，免疫抑制，年长。
- 1/3 的黑色素瘤从原先的痣发展而来。
- 肿瘤侵犯的深度是黑色素瘤最重要的临床预后因素；肿瘤较薄（<1mm）患者的 10 年生存率超过 90%。

光化性角化病

由于与慢性日光暴露的相关性，光化性角化病（actinic keratosis，AKs）也称为"日光性角化病（solar keratoses）"。皮损最常见于手和手臂的背面、颈部、耳部、没有毛发的头皮和面部，这些都是日常生活中不会被衣物覆盖的区域（图 33-78）。AKs 表现为被覆鳞屑的粉色或肉色斑疹或丘疹,通常触摸比看更容易发现病变。当用手指划过皮肤时,可以感觉到皮损粗糙的质地。这种皮损具有恶变潜能,每块皮损每年有 0.1% 的可能性转化为鳞状细胞癌。如果皮损看上去像 AKs,但病灶又硬又大时,则可能已经发展成为鳞状细胞原位癌。

当皮损数量有限时,用液氮进行冷冻治疗是治疗 AKs 最有效和最实际的方法。然而,最近的一个 Cochrane 分析发现光动力疗法表现得更有效,而且对单个病灶局部治疗后的美容效果优于冷冻治疗(Gupta et al., 2012)。对于皮损部位的治疗,双氯芬酸、5-氟尿嘧啶、咪喹莫特和美丁酸酯类具有似的疗效(Gupta et al., 2012)。

局部用药包括 5-FU(Efudex 5%, Carac 0.5%)、双氯芬酸(solaraze)、5% 或 3.75% 的咪喹莫特(Aldara, Zyclara)和 0.015% 和 0.05% 的美丁酸吲哚酯(picato)。由于会出现红斑、结痂和溃烂,治疗过程可能会引起暂时性的容貌损毁。但若治疗过程中使用凡士林保持皮肤湿润,则有可能使治疗看起来比实际上更糟糕。5-FU 和双氯芬酸都是每天使用,持续 4 周。患者们通常难以耐受 4 周的治疗,如果在 2~3 周时出现了红斑或结痂,则说明治疗有可能是成功的。皮损需要另外 2~4 周愈合。5% 的咪喹莫特的使用为每周 3~5 天(取决于病变程度),每天一次,持续 12~16 周。3.75% 的咪喹莫特的用法为每天使用,连续治疗两周,休息两周后再继续治疗两周。虽然 3.75% 的咪喹莫特被批准用于大面积的皮肤损害,5% 的乳膏剂被批准用于 25cm² 的皮损,咪喹莫特常用的通常是昂贵的小包装,所以并不适合于大面积的病损。0.015% 和 0.05% 的美丁酸吲哚酯也被批准用于治疗 25cm² 的皮损,0.015% 的乳膏每日使用,连用 3 天,可直接涂在面部或头皮

的皮损上,0.05% 的乳膏剂则用于非面部部位,每天一次,连用 2 天。

光动力治疗采用用氨基乙酰丙酸(levulan),结合红色或蓝色光波。光敏性酸被施加到皮肤上,渗透 1~3 小时后暴露于特殊光照下约 16 分钟,这种治疗必须在治疗室内,治疗结束后的 48 小时中患者必须避免所有自然光的接触。

用液氮进行 1mm 空心冷冻治疗 AKs,冷冻时间少于 5 秒者完全有效率为 39%,冷冻时间超过 5 秒者为 69%,冷冻时间超过 20 秒者完全有效率可达 83%(Thai et al., 2004)。冷冻 20 秒会引起更明显的色素减退。医生应当根据病损的大小和厚度决定冷冻的时间,在获得足够时间以完成治疗的同时尽量减少色素减退和瘢痕形成。

所有光化性角化病和皮肤癌的患者都应当接受关于避免日晒及防晒的教育。这包括使用防晒指数(sun protection factor, SPF)不低于 30 的防晒霜,戴宽檐帽,穿着长袖衣物和长裤,避开日光的高强度时段(上午 10 点至下午 4 点)。

治疗要点

- 每天使用 2 次防晒霜,持续 7 个月有助于减少光化性角化病的发生(de Berker et al., 2007)(推荐等级:A)。
- 如果用液氮治疗 AKs,当冷冻时间超过 20 秒时,完全有效率可达 83%(Thai et al., 2004)(推荐等级:A)。
- 对于发生于面部、头皮、前臂、手部的多发性 AKs,用外用 5-FU、咪喹莫特或双氯芬酸治疗(de Berker et al., 2007)(推荐等级:A)。
- 5-FU 治疗的平均完全清除率为 52%(±18%),咪喹莫特治疗为 70%(±2%)(Gupta et al., 2005)(推荐等级:A)。

鲍恩病和凯腊增殖性红斑

鲍恩病(Bowen disease, BD)是鳞状细胞原位癌,通常由慢性日光损伤引起。因此,皮损通常出现在手部和前臂背面、颈部、耳部、没有毛发的头皮和面部。HPV 也被认为是 BD 的病因之一,尤其是 HPV-16。医源性砷剂摄入,放射性皮炎(X 射线损伤),免疫抑制或 HIV,烧伤瘢痕以及慢性溃疡也与 BD 的发生有关。

鲍恩病常表现为无症状性、缓慢增大、红斑样被覆鳞屑的斑片,类似于湿疹性皮炎(图 33-79)。最常被累及的部位是头部和颈部,其次是四肢。随着皮损逐渐长大,皮损可能逐渐出现过度角化性结痂、皲裂或溃烂。当 BD 出现在黏膜时,其表现为白色、红色或糜烂

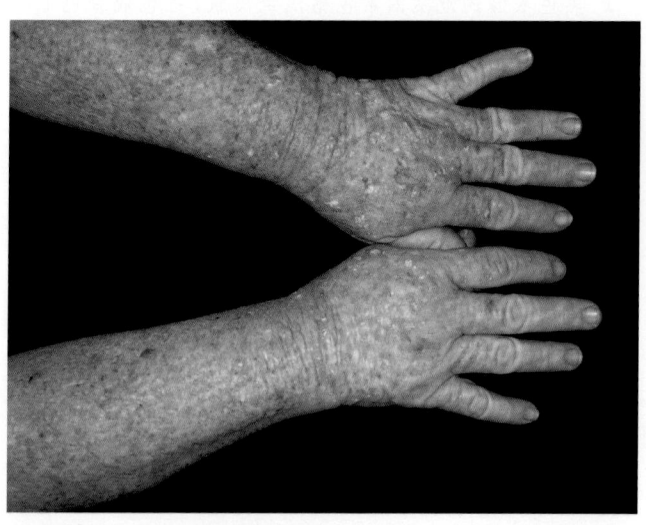

图 33-78　前臂和手背的严重光化性角化病(©Richard P. Usatine.)

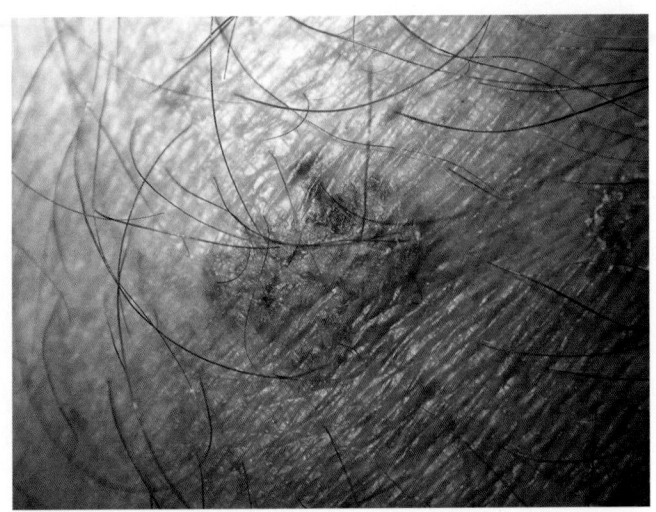

图 33-79 手臂的鲍恩病(鳞状细胞原位癌)(©Richard P. Usatine.)

性斑片。出现在阴茎的鳞状细胞原位癌被称为阴茎上皮内肿瘤(凯腊增殖性红斑)。

如何治疗 BD 取决于皮损的部位、大小、数量,医生的经验,患者的情况(年龄,免疫状况,服用的药物,共病,依从性),美容效果和患者的喜好。对于躯干或四肢的病变,适合的治疗方法是电干燥和刮除(ED&C)。也可以采用冷冻治疗,但通常会影响伤口的愈合。一项前瞻性研究显示在治疗 BD 方面,ED&C 优于冷冻治疗,特别是小腿部位的皮损。刮除治疗的愈合时间更短,疼痛更轻,并发症较少,并且复发率更低(Ahmed et al.,2000)。对于较大或边界不清的皮损,可以使用 5-FU 或咪喹莫特作为外用治疗,这对患者可以看到且触及的皮损疗效尤其好。在一项关于咪喹莫特的随机、双盲、安慰剂对照试验中试验组每天使用咪喹莫特持续 16 周,12 位患者中的 9 位(75%)获得了完全治愈并且在 9 个月的随访中没有复发,而安慰剂组中没有患者达到这一效果(Patel et al.,2006)。皮损也可以在保证 4mm 边缘的情况下切除,或者如果保留组织非常重要,则可以进行 Mohs 显微手术。Mohs 手术被推荐用于治疗手指或阴茎的鲍恩病,因为保留无病皮肤对这些部位非常重要。这一方法对边界不清或复发性头颈部 BD 也有效(Cox et al.,2007)。切除理应是一种复发率低的有效治疗,但由于数据有限,尚不能说明这一治疗适合于哪些部位的损害(Cox et al.,2007)。

BD 进展为浸润性癌的风险为 3%~5%。然而,出现口腔和生殖器皮损的患者这一风险更高(大约 10%),有砷剂接触史或者皮损出现在慢性瘢痕或溃疡上的患者也有更高的风险。

治疗要点

- 刮除和电干燥在治疗鲍恩病方面优于冷冻疗法,尤其是对于小腿部位的病损(Ahmed et al.,2000)(推荐等级:A)。
- 对于较大面积的鲍恩病,5-FU 比手术更为实用,尤其是不易愈合的部位(Coxet al.,2007)(推荐等级:B)。
- 咪喹莫特可以有效清除大部分鲍恩病皮损(Patel et al.,2006)(推荐等级:B)。
- Mohs 手术适用于手指或阴茎部位的 BD,对边界不清或复发性头颈部 BD 也有效(Cox et al.,2007)(推荐等级:B)。

基底细胞癌

基底细胞癌(basal cell carcinoma,BCC)是人体最常见的恶性肿瘤。在美国,BCC 每年影响 300 万人,而且这一数据很有可能低估了实际情况,因为美国并没有针对非黑色素瘤皮肤肿瘤的全国性登记。BCC 通常出现于暴露于日光的部位,生长缓慢,很少转移。如果治疗适当,BCC 的预后很好,但如果不进行处理则有可能造成严重的局部破坏和外观损毁。据估计,高加索人群的终生患病率大约为 1/5,但对于生活在南方的 65 岁以上人群,这一数据为 1/3。皮肤颜色非常深的人群的患病率极低。器官移植受者的患病率高出 5~10 倍。

患者通常表现为出现在面部、耳部、头皮、颈部或躯干上部的难以愈合的疼痛。最常见的 BCC 类型是结节型,表现为粉色丘疹或结节,中央凹陷或溃疡,边缘卷曲似珍珠,伴有毛细血管扩张(图 33-80)。表浅型基底细胞是次常见的类型(图 33-81)。硬化型(硬皮病

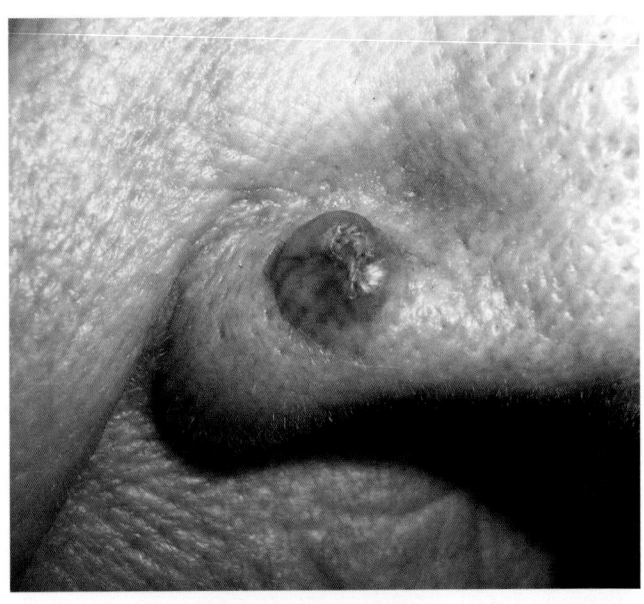

图 33-80 鼻翼部位的结节型基底细胞癌(©Richard P. Usatine.)

样型，浸润型）基底细胞癌是最少见的类型（图33-82）。结节型中出现色素者并不少见（图33-83）。刮屑活检通常就足以作出诊断。

表浅型BCC可以用ED&C治疗，也可以外用5-FU或咪喹莫特。5%咪喹莫特软膏每天1次，每周5次，持续6周可以在90%的表浅型BCC病例中达到初始治愈，80%在2年时达到临床治愈（Gollnick et al.，2005）。在

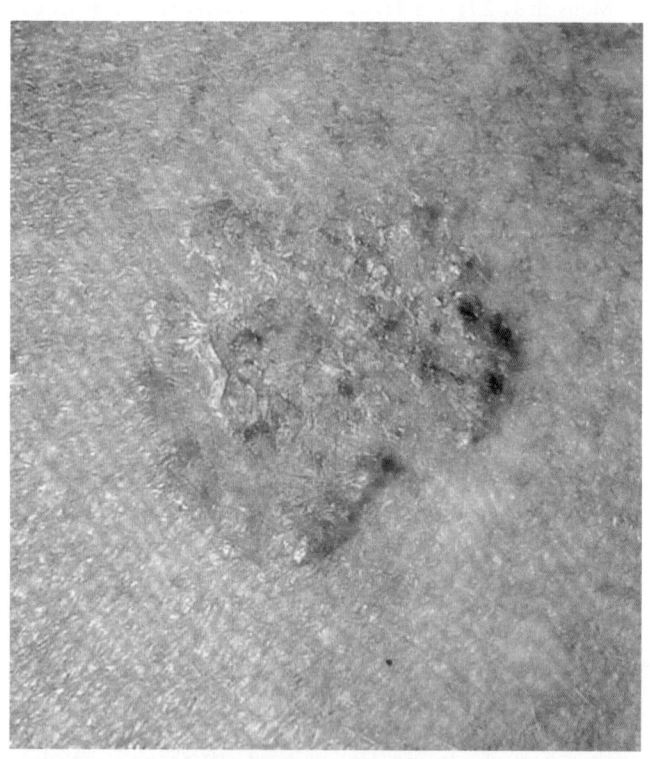

图33-81 背部的表浅型基底细胞癌（©Richard P. Usatine.）

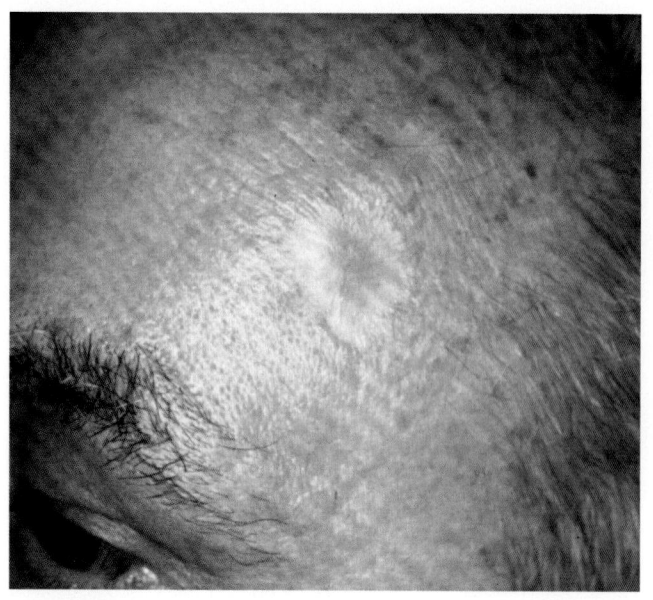

图33-82 硬化型基底细胞癌（©Richard P. Usatine.）

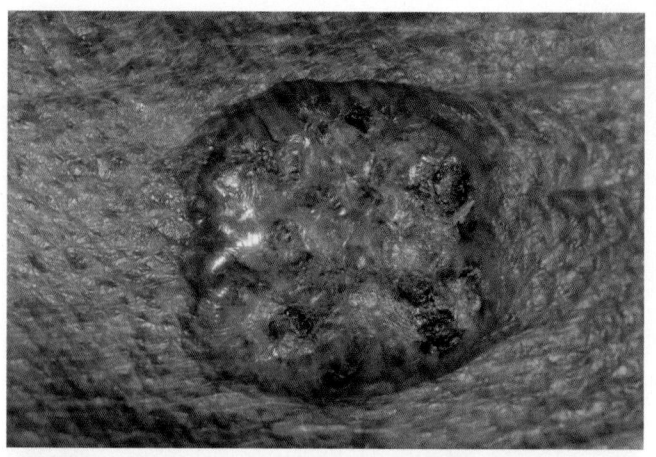

图33-83 伴有色素沉着的结节型基底细胞癌（©Richard P. Usatine.）

另一项研究中，躯干或四肢部位的表浅型BCC用5-FU软膏治疗，每天2次，持续12周。组织学治愈率为90%，达到临床治愈的平均时间是10.5周。5-FU通常耐受性好，有较好的美容效果；大部分患者只出现轻微的红斑，而没有疼痛或瘢痕（Gross et al.，2007）。

根据病损的部位和患者的共病情况及喜好，结节型BCC可以在保证3～5mm切缘的条件下切除或者用ED&C治疗。冷冻治疗也是可行的，但由于伤口愈合困难而导致其应用很少。对于组织学上恶性程度较高的肿瘤（梦魇状、微结节状或浸润），或者发生于重要结构附近或美观要求很高的部位的肿瘤，可以用Mohs显微手术（MMS）治疗。这种保留组织的方法使得我们可以检查几乎100%的切缘。在MMS中，手术刀沿水平面连续地进行切除，从而移除肿瘤，每一片组织都将被冰冻、染色并进行显微镜检。这一过程不断重复直到所有边缘都是阴性的。MMS对于以下一些情况是首选的治疗方法：大于2cm的BCC，边界不清，组织学恶性，累及影响美观或功能的部位（口、耳、鼻、眼睑），复发性皮损（Thissen et al.，1999）。

与普通人群相比，诊断为BCC的患者出现另一与此皮损无关的BCC的风险高出30%。因为BCC可以复发，患者需要定期进行全身皮肤检查，头两年内至少每年两次，如果没有新发皮损可以改为每年一次。所有的与日照有关的恶性病变和癌前病变一样，患者需要接受防晒和避免日晒的指导。

治疗要点

- Mohs手术（3项研究，$n=2660$）是"金标准"，但并非对所有基底细胞癌都有必要。复发率是0.8～1.1。系统性回顾的结果如下（Thissen et al.，1999）（推荐等级：A）：

- 手术切除（3 项研究，$n=1303$）：复发率 2～8。平均 5 年累积复发率为 5.3。推荐的切缘为 4～5mm。
- 刮除和干燥（6 项研究，$n=4212$）：复发率 4.3～18.1。平均 5 年累积复发率为 5.7～18.8。三个疗程可以达到更高的治愈率。
- 冷冻治疗（4 项研究，$n=796$）：复发率 3.0～4.3。平均 5 年累积复发率（其中 3 项研究）为 0～16.5。
- 表浅型 BCC 可以用 5% 咪喹莫特软膏（Gollnick et al.，2005）或 5-FU 软膏（Gross et al.，2007）有效治疗（推荐等级：B）。

鳞状细胞癌

表皮鳞状细胞癌（squamous cell carcinoma，SCCs）是第二常见的皮肤癌症，多见于中年和老年人，发生于日光暴露的皮肤。大多数 SCC 继发于阳光引起的癌前病变（光化性角化病）。与 BD 一样，患有放射性皮炎（X 射线损伤）、白斑或红斑（口腔或生殖器黏膜）、烧伤瘢痕及慢性溃疡者有较高的风险发生 SCC。值得注意的是器官移植受者患 SCC 的风险高出 40～250 倍，这被认为与 HPV 和免疫抑制的相互作用有关。

皮损通常为粉色或肉色丘疹或结节，伴有结痂或溃疡（图 33-84）。皮损也可能出现角质化，甚至可能出现皮角。最常见的受累部位包括面部、头皮、嘴唇、耳部、颈部、手臂背面和手背以及生殖器（图 33-85）。尽管大多数 SCC 没有症状，但也可能出现出血、疼痛或压痛。SCC 的总体转移率为 2%～3%；但因为部位、大小、深度、浸润程度和免疫抑制状态的不同，转移率也大不相同；转移率可高达 30%～40%。容易发生转移的部位包括耳部、嘴唇、生殖器和有慢性炎症的部位（烧伤、瘢痕、溃疡）。确诊需要活检，可以进行刮屑活检或钻取活检。表浅型 SCC 的治疗与鲍恩病相同。

很多 SCC 可以在保证 4～5mm 切缘的情况下进行切除。较小的病变可以用 ED&C 进行治疗。数项研究显示 ED&C 有很好的治愈率，经验显示较小的（<1cm）、分化程度较高的、原发性生长缓慢的、发生于阳光暴露区域的肿瘤可以由经验丰富的医生用刮除法完整移除（Motley et al.，2003）。同 BCC 一样，较大的、浸润性的、复发的、出现在重要部位或影响美观部位的 SCC 最好用 Mohs 手术治疗。对于边界清楚、直径图 33-85 嘴唇的鳞状细胞癌（©Richard P. Usatine.）<2cm 的低危肿瘤，保证切缘 4mm 的手术切除即可。这一切缘可以保证在 95% 的病例中完整切除原发肿瘤。对于高危 SCC，特别是难以在不影响功能同时又保证足够切缘的情况下，MMS 应当作为一线治疗（Motley et al.，2003）。有一项

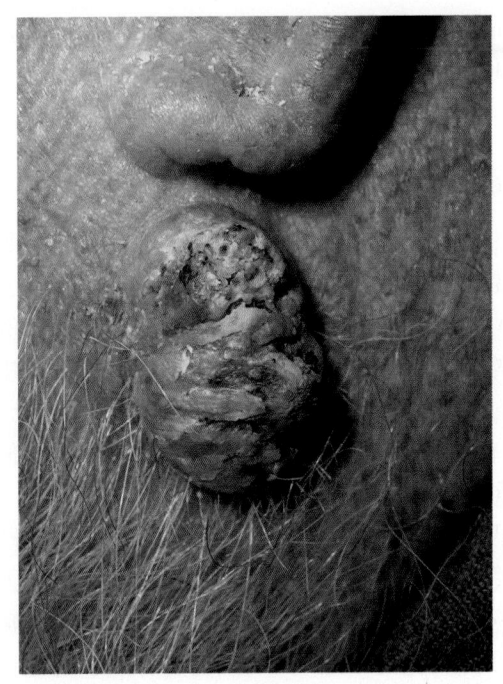

图 33-84 耳朵下方的鳞状细胞癌（©Richard P. Usatine.）

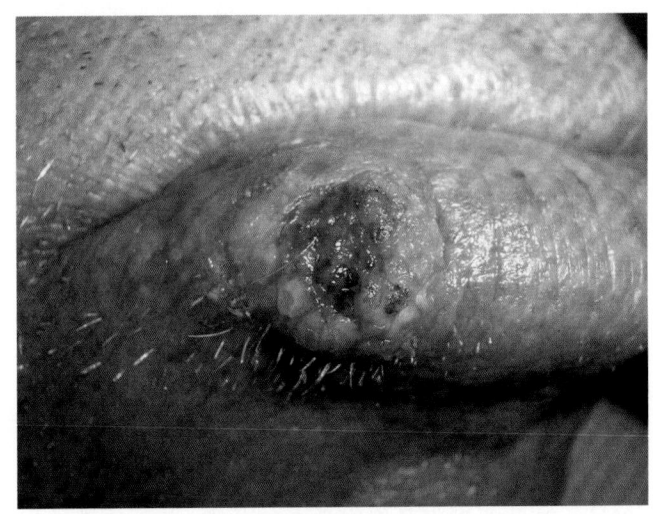

图 33-85 下唇鳞状细胞癌（© Richard P. Usatine.）

关于 SCC 的前瞻性多中心研究，调查了 1263 名患有 SCC 并经过 MMS 治疗的患者，在完成 5 年随访的 381 名患者中，有 15 人（3.9%）出现了复发；原发性 SCC 患者中有 2.6% 复发，复发性 SCC 患者中有 5.9% 复发（Leibovitch et al.，2005）。

治疗要点

- 保证切缘 4mm 的手术应当能在 95% 的病例中完整切除较小的肿瘤（低危，<2cm）（Motley et al.，2003）（推荐等级：A）。

- Mohs 手术（MMS）是高危 SCC 的一线治疗（Motley et al.，2003）（推荐等级：B）。

黑色素瘤

黑色素瘤是皮肤恶性肿瘤中最致命的，占所有皮肤癌症死亡率的 77%。在美国，2010 年诊断了超过68 000 例新发的浸润性黑色素瘤和接近 57 000 例新发黑色素瘤原位癌。黑色素瘤发生于主要分布在皮肤的色素生成细胞（黑色素细胞），但也可以出现在眼部、耳部、消化道、软脑膜以及口腔和生殖器黏膜。降低病死率最重要的手段是早期发现和早期治疗。

黑色素瘤的发病机制尚不清楚，其与慢性日光暴露的关系并不如 SCC 和 BCC 那样显著。危险因素包括浅色皮肤，红色或金色毛发，不容易晒黑或容易晒伤，雀斑，儿童时期过度日晒，儿童时期水疱性日晒伤多于 3 次，多痣或发育不良痣，黑色素瘤家族史，个人黑色素瘤史，免疫抑制，年龄较大。

1/3 黑色素瘤发生于原先的痣。20 岁以上者若新出现痣或原有痣发生变化是黑色素瘤最常见的警示标志。如果出现体积增大、颜色变化、边缘不对称以及颜色斑驳，都应该进行活检。有一个 ABCDE 记忆法（asymmetry- 不对称，border irregularity- 边缘不规则，color- 颜色，diameter- 直径，evolving- 演变）将有助于评估可疑黑色素瘤的病变（表 33-3）。色素沉着部位的出血、瘙痒、溃烂和疼痛较为少见，但也需要进一步检查。

黑色素瘤的亚型包括表浅扩散性黑色素瘤（superficial spreading melanoma）（60%～70%）、结节性黑色素瘤（nodular melanoma）（15%～30%）、恶性雀斑痣样黑色素瘤（lentigo malignant melanoma）（5%～15%）和肢端雀斑痣样黑色素瘤（acral lentiginous melanoma）（5%～10%）。这些亚型都是组织学上的分类，并无特殊的好

发部位或人群。表浅扩散性是最多见的亚型，通常发生在躯干或腿部（图 33-86）。恶性雀斑痣样黑色素瘤是一种原位癌，通常出现在老年人的面部（图 33-87）。结节性黑色素瘤颜色黝黑，浸润深度标志着预后不良（图 33-88）。肢端雀斑痣样黑色素瘤最常见于大拇指或大脚趾，是非洲裔美国人中最常见的类型（图 33-89）。

包括颜色加深区域周围 1～2mm 正常皮肤的切除活检有助于作出正确诊断和组织学分期。活检方式取决于病变的部位和大小。只要保证标本的深度大于1～2mm，就可以进行"刮匙（scoop shave）"活检。这一

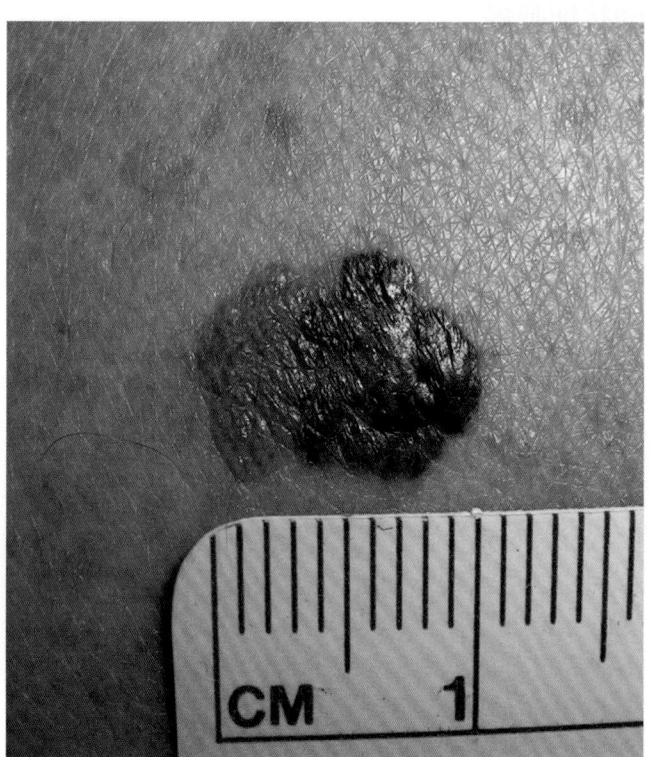

图 33-86　背部的表浅扩散性黑色素瘤（©Richard P. Usatine.）

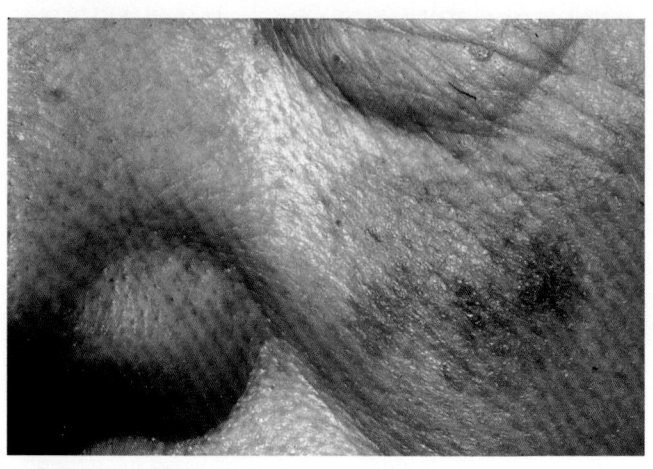

图 33-87　面部的恶性雀斑痣样黑色素瘤（©The Skin Cancer Foundation.）

表 33-3　提示黑色素瘤症状和体征的助记口诀

ABCDE	临床表现
Asymmetry：不对称	痣的一半和另一半不一致、不对称
Border irregularity：边界不规则	痣的边界呈锯齿状、粗糙、凹凸不齐等不规则形状
Color：颜色	痣整体颜色表现为不均一，可杂有棕色、褐色或黑色，有的病例可杂有小块的红色、蓝色或白色
Diameter：直径	痣的直径大于 6mm
Evolution：进展	以前稳定的痣在颜色、大小或其他的症状和体征上出现进展性的变化

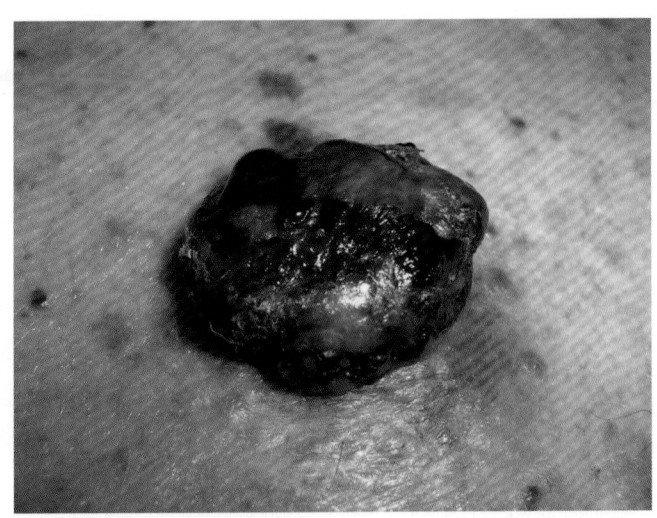

图 33-88　结节性黑色素瘤，Breslow 深度 22mm（©Richard P. Usatine.）

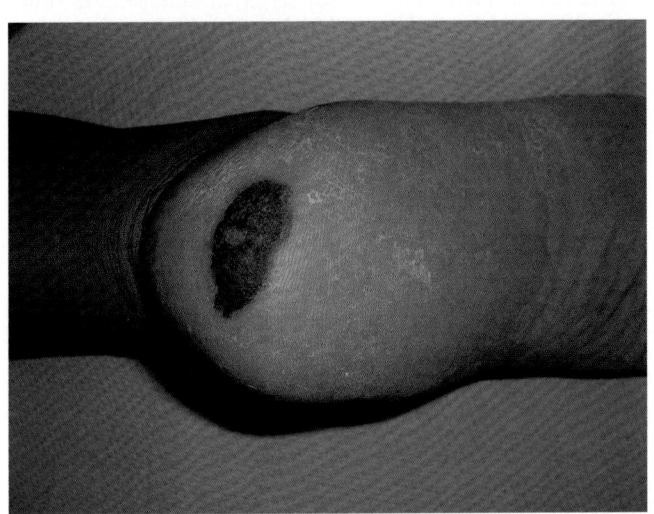

图 33-89　非洲裔美国女患者足跟部的肢端雀斑痣样黑色素瘤（©Richard P. Usatine.）

说明十分重要，因为肿瘤的浸润深度（Breslow depth）是最重要的预后因素，并且将用于肿瘤分期。黑色素瘤的分期也取决于有无溃疡（组织学），淋巴结受累，以及转移部位。早期诊断对于改善预后非常关键。大多数较浅的肿瘤（Breslow 深度 <1mm）的 10 年生存率超过 90%。

黑色素瘤的治疗方法主要是手术，并且取决于肿瘤的深度。Breslow 深度 <1mm 者手术要求的边缘宽度为 1cm。Breslow 深度达 1mm 甚至更多者需要进行前哨淋巴结活检以提供准确的分期。对于已经扩散到淋巴结的黑色素瘤，除了干扰素 -α，辅助治疗手段十分有限。两种新的药物已被批准用于转移性黑素瘤。ipilimumab（Yervoy）是 CTLA-4 抑制剂（发现于 T 细胞中），用法为

每三周静脉注射一次，共用四次；vemurafenib（Zelboraf）是只用于 BRAF 阳性患者的激酶抑制剂，用法为每日两次，每次 1 片（Culos et al.，2013；Heakal et al.，2011）。ipilimumab 起效很慢，而且只有 1/4 的患者对治疗有反应，但是一旦有反应，可能会持续很长时间。而 vemurafenib 通常表现出快速的抗肿瘤反应，但它不能持续，而且经常伴随着治疗抗性。vemurafenib 只能用于具有 BRAF 突变的患者，这只占转移性黑色素瘤患者的一半。没有突变基因的患者不应服用 vemurafenib，因为研究显示这种情况下反而可能加速疾病的进展（Heakal et al.，2011）。

在诊断黑色素瘤后的 2～3 年内，患者应当每 3～6 个月看一次医生，因为大多数转移发生在最初的几年。如果没有发现新的肿瘤，应当持续终生每年进行全身皮肤检查，因为后续发生原发性黑色素瘤的风险仍然很高。患者也应当遵守严格的避晒和防晒措施。

治疗要点

- 世界卫生组织推荐黑色素瘤原位癌的切除边缘为 5mm，厚度小于 1mm 者边缘为 1cm，厚度 2～4mm 者切缘为 2cm（Lens et al.，2002）（推荐等级：A）。

- 深度达 1mm 及以上者应当进行前哨淋巴结活检，尽管目前尚不清楚此做法是否有助于改善生存（Tanis et al.，2008）（推荐等级：B）。

- α- 干扰素可能使患者在疾病复发和总生存率方面有所受益（Garbe and Eigentler，2007）（推荐等级：B）。

- ipilimumab（Yervo）是一种新的生物制剂，能延长转移性黑色素瘤患者的生存期延，可用于各种黑色素瘤患者（Culos et al.，2013）（推荐等级：B）。

- vemurafenib（Zelboraf）是一种治疗转移黑色素瘤的口服药物，但只对 BRA 阳性患者有效。

（吴华 译）

参考资料

Afifi T, de GG, Huang C, Zhou Y: Topical therapies for psoriasis: evidence-based review, *Can Fam Physician* 51:519–525, 2005.

Ahmed I, Berth-Jones J, Charles-Holmes S, et al: Comparison of cryotherapy with curettage in the treatment of Bowen's disease: a prospective study, *Br J Dermatol* 143:759–766, 2000.

Agency for Healthcare Research and Quality (AHRQ): *Management of acne*, 2001. http://www.ahrq.gov/clinic/epcsums/acnesum.htm.

Ash Z, Gaujoux-Viala C, Gossec L, et al: A systematic literature review of drug therapies for the treatment of psoriatic arthritis: current evidence and meta-analysis informing the EULAR recommendations for the management of psoriatic arthritis, *Ann Rheum Dis* 71(3):319–326, 2012.

Bansback N, Sizto S, Sun H, et al: Efficacy of systemic treatments for moderate to severe plaque psoriasis: systematic review and meta-analysis, *Dermatology* 219:209–218, 2009.

Bartholomew RS, Reid BJ, Cheesbrough MJ, et al: Oxytetracycline in the treatment of ocular rosacea: a double blind trial, *Br J Ophthalmol* 66:386–388, 1982.

Bell-Syer S, Porthouse J, Bigby M: Oral treatments for toenail onychomycosis, *Cochrane Database Syst Rev* (2):CD004766, 2004.

Bhogal CS, Singal A, Baruah MC: Comparative efficacy of ketoconazole and fluconazole in the treatment of pityriasis versicolor: a one year follow-up study, *J Dermatol* 28:535–539, 2001.

Brune A, Miller DW, Lin P, et al: Tacrolimus ointment is effective for psoriasis on the face and intertriginous areas in pediatric patients, *Pediatr Dermatol* 24:76–80, 2007.

Budimulja U, Bramono K, Urip KS, et al: Once-daily treatment with terbinafine 1% cream (Lamisil) for one week is effective in the treatment of tinea corporis and cruris: a placebo-controlled study, *Mycoses* 44:300–306, 2001.

Caceres-Rios H, Rueda M, Ballona R, Bustamante B: Comparison of terbinafine and griseofulvin in the treatment of tinea capitis, *J Am Acad Dermatol* 42:80–84, 2000.

Chosidow O, Maurette C, Dupuy P: Randomized, open-labeled, non-inferiority study between ciclopiroxolamine 1% cream and ketoconazole 2% foaming gel in mild to moderate facial seborrheic dermatitis, *Dermatology* 206:233–240, 2003.

Cox NH, Eedy DJ, Morton CA: Guidelines for management of Bowen's disease: 2006 update, *Br J Dermatol* 156:11–21, 2007.

Crawford F, Hart R, Bell-Syer S, et al: Topical treatments for fungal infections of the skin and nails of the foot, *Cochrane Database Syst Rev* CD001434, 2000.

Crawford F, Hollis S: Topical treatments for fungal infections of the skin and nails of the foot, *Cochrane Database Syst Rev* (3):2007.

Culos KA, Cuellar S: Novel targets in the treatment of advanced melanoma: new first-line treatment options, *Ann Pharmacother* 47(4):519–526, 2013.

Danby FW, Maddin WS, Margesson LJ, Rosenthal D: A randomized, double-blind, placebo-controlled trial of ketoconazole 2% shampoo versus selenium sulfide 2.5% shampoo in the treatment of moderate to severe dandruff, *J Am Acad Dermatol* 29:1008–1012, 1993.

De Berker D, McGregor JM, Hughes BR: Guidelines for the management of actinic keratoses, *Br J Dermatol* 156:222–230, 2007.

Del Rosso JQ, Schlessinger J, Werschler P: Comparison of antiinflammatory dose doxycycline versus doxycycline 100 mg in the treatment of rosacea, *J Drugs Dermatol* 7:573–576, 2008.

Dodd CS: Interventions for treating head lice (Cochrane Review), *Cochrane Library* 2:2006.

Faergemann J, Gupta AK, Mofadi AA, et al: Efficacy of itraconazole in the prophylactic treatment of pityriasis (tinea) versicolor, *Arch Dermatol* 138:69–73, 2002.

Firooz A, Solhpour A, Gorouhi F, et al: Pimecrolimus cream 1% vs hydrocortisone acetate cream 1% in the treatment of facial seborrheic dermatitis: a randomized, investigator-blind, clinical trial, *Arch Dermatol* 142:1066–1067, 2006.

Fleece D, Gaughan JP, Aronoff SC: Griseofulvin versus terbinafine in the treatment of tinea capitis: a meta-analysis of randomized, clinical trials, *Pediatrics* 114:1312–1315, 2004.

Foster KW, Friedlander SF, Panzer H, et al: A randomized controlled trial assessing the efficacy of fluconazole in the treatment of pediatric tinea capitis, *J Am Acad Dermatol* 53:798–809, 2005.

Fransway AF, Zug KA, Belsito DV, et al: North American Contact Dermatitis Group patch test results for 2007-2008, *Dermatitis* 24(1):10–21, 2013.

Freeman SH: Efficacy, cutaneous tolerance and cosmetic acceptability of desonide 0.05% lotion (Desowen) versus vehicle in the short-term treatment of facial atopic or seborrhoeic dermatitis, *Aust J Dermatol* 43:186–189, 2002.

Garbe C, Eigentler TK: Diagnosis and treatment of cutaneous melanoma: state of the art 2006, *Melanoma Res* 17:117–127, 2007.

Gollnick H, Barona CG, Frank RG, et al: Recurrence rate of superficial basal cell carcinoma following successful treatment with imiquimod 5% cream: interim 2-year results from an ongoing 5-year follow-up study in Europe, *Eur J Dermatol* 15:374–381, 2005.

Gottlieb A, Menter A, Mendelsohn A, et al: Ustekinumab, a human interleukin 12/23 monoclonal antibody, for psoriatic arthritis: randomised, double-blind, placebo-controlled, crossover trial, *Lancet* 373(9664):633–640, 2009.

Gross K, Kircik L, Kricorian G: 5-Fluorouracil 5% cream for the treatment of small superficial basal cell carcinoma: efficacy, tolerability, cosmetic outcome, and patient satisfaction, *Dermatol Surg* 33:433–439, 2007.

Gupta AK, Davey V, McPhail H: Evaluation of the effectiveness of imiquimod and 5-fluorouracil for the treatment of actinic keratosis: critical review and meta-analysis of efficacy studies, *J Cutan Med Surg* 9:209–214, 2005.

Gupta AK, Paquet M, Villanueva E, Brintnell W: Interventions for actinic keratoses, *Cochrane Database Syst Rev* (12):CD004415, 2012.

Hanifin JM, Cooper KD, Ho VC, et al: Guidelines of care for atopic dermatitis, *J Am Acad Dermatol* 50:391–404, 2004.

Heakal Y, Kester M, Savage S: Vemurafenib (PLX4032): an orally available inhibitor of mutated BRAF for the treatment of metastatic melanoma, *Ann Pharmacother* 45(11):1399–1405, 2011.

Ibbotson SH, Bilsland D, Cox NH, et al: An update and guidance on narrowband ultraviolet B phototherapy: a British Photodermatology Group Workshop Report, *Br J Dermatol* 151:283–297, 2004.

Kocak M, Yagli S, Vahapoglu G, Eksioglu M: Permethrin 5% cream versus metronidazole 0.75% gel for the treatment of papulopustular rosacea: a randomized double-blind placebo-controlled study, *Dermatology* 205:265–270, 2002.

Lange DS, Richards HM, Guarnieri J, et al: Ketoconazole 2% shampoo in the treatment of tinea versicolor: a multicenter, randomized, double-blind, placebo-controlled trial, *J Am Acad Dermatol* 39:944–950, 1998.

Lebwohl M, Freeman AK, Chapman MS, et al: Tacrolimus ointment is effective for facial and intertriginous psoriasis, *J Am Acad Dermatol* 51:723–730, 2004.

Leibovitch I, Huilgol SC, Selva D, et al: Cutaneous squamous cell carcinoma treated with Mohs micrographic surgery in Australia. I. Experience over 10 years, *J Am Acad Dermatol* 53:253–260, 2005.

Lens MB, Dawes M, Goodacre T, Bishop JAN: Excision margins in the treatment of primary cutaneous melanoma: a systematic review of randomized controlled trials comparing narrow vs wide excision, *Arch Surg* 137:1101–1105, 2002.

Lifschitz C, Szajewska H: Cow's milk allergy: evidence-based diagnosis and management for the practitioner, *Eur J Pediatr* 2014. [Epub ahead of print].

Lott JP, Liu K, Landry ML, et al: Atypical hand-foot-and-mouth disease associated with coxsackievirus A6 infection, *J Am Acad Dermatol* 69(5):736–741, 2013.

Margolis DJ, et al: Potential association between the oral tetracycline class of antimicrobials used to treat acne and inflammatory bowel disease, *Am J Gastroenterol* 105(12):2610–2616, 2010.

Martin EG, Sanchez RM, Herrera AE, Umbert MP: Topical tacrolimus for the treatment of psoriasis on the face, genitalia, intertriginous areas and corporal plaques, *J Drugs Dermatol* 5:334–336, 2006.

Motley R, Kersey P, Lawrence C: Multiprofessional guidelines for the management of the patient with primary cutaneous squamous cell carcinoma, *Br J Plast Surg* 56:85–91, 2003.

Nadalo D, Montoya C, Hunter-Smith D: What is the best way to treat tinea cruris? *J Fam Pract* 55:256–258, 2006.

Nast A, Kopp I, Augustin M, et al: German evidence-based guidelines for the treatment of psoriasis vulgaris (short version), *Arch Dermatol Res* 299:111–138, 2007.

Neuhaus IM, Zane LT, Tope WD: Comparative efficacy of nonpurpuragenic pulsed dye laser and intense pulsed light for erythematotelangiectatic rosacea, *Dermatol Surg* 35:920–928, 2009.

Nozickova M, Koudelkova V, Kulikova Z, et al: A comparison of the efficacy of oral fluconazole, 150 mg/week versus 50 mg/day, in the treatment of tinea corporis, tinea cruris, tinea pedis, and cutaneous candidosis, *Int J Dermatol* 37:703–705, 1998.

Oxman MN, Levin MH, Johnson GR, et al: A vaccine to prevent herpes zoster and postherpetic neuralgia in older adults, *N Engl J Med* 352:2271–2284, 2005.

Patel GK, Goodwin R, Chawla M, et al: Imiquimod 5% cream monotherapy for cutaneous squamous cell carcinoma in situ (Bowen's disease): a randomized, double-blind, placebo-controlled trial, *Am Acad Dermatol* 54:1025–1032, 2006.

Pearce DJ, Klinger S, Ziel KK, et al: Low-dose acitretin is associated with fewer adverse events than high-dose acitretin in the treatment of psoriasis, *Arch Dermatol* 142:1000–1004, 2006.

Pierard GE, Pierard-Franchimont C, Van CJ, et al: Ketoconazole 2% emulsion in the treatment of seborrheic dermatitis, *Int J Dermatol* 30:806–809, 1991.

Pierard-Franchimont C: A multicenter randomized trial of ketoconazole 2% and zinc pyrithione 1% shampoos in severe dandruff and seborrheic dermatitis: skin pharmacology and applied skin physiology, *Skin Pharmacol Appl Skin Physiol* 15:434–441, 2002.

Sanchez JL, Torres VM: Double-blind efficacy study of selenium sulfide in tinea versicolor, *J Am Acad Dermatol* 11(2 Pt 1):235–238, 1984.

Saporito FC, Menter MA: Methotrexate and psoriasis in the era of new biologic agents, *J Am Acad Dermatol* 50:301–309, 2004.

Scaparro EQ: Evaluation of the efficacy and tolerability of oral terbinafine (Daskil) in patients with seborrhoeic dermatitis: a multicentre, randomized, investigator-blinded, placebo-controlled trial, *Br J Dermatol* 144: 854–857, 2001.

Seal DV, Wright P, Ficker L, et al: Placebo controlled trial of fusidic acid gel and oxytetracycline for recurrent blepharitis and rosacea, *Br J Ophthalmol* 79:42–45, 1995.

Strauss JS, Krowchuk DP, Leyden JJ, et al: Guidelines of care for acne vulgaris management, *J Am Acad Dermatol* 56:651–663, 2007.

Strong M, Johnstone PW: Interventions for treating scabies, *Cochrane Database Syst Rev* (3):CD000320, 2007.

Tanis PJ, Nieweg OE, van den Brekel MW, Balm AJ: Dilemma of clinically node-negative head and neck melanoma: outcome of "watch and wait" policy, elective lymph node dissection, and sentinel node biopsy—a systematic review, *Head Neck* 30:380–389, 2008.

Thai KE, Fergin P, Freeman M, et al: A prospective study of the use of cryosurgery for the treatment of actinic keratoses, *Int J Dermatol* 43:687–692, 2004.

Thissen MR, Neumann MH, Schouten LJ: A systematic review of treatment modalities for primary basal cell carcinomas, *Arch Dermatol* 135:1177–1183, 1999.

Thomas B: Clear choices in managing epidermal tinea infections, *J Fam Pract* 52:850–862, 2003.

Usatine RP, Tinitigan M: Diagnosis and treatment of lichen planus, *Am Fam Physician* 84(1):53–60, 2011.

van Zuuren EJ, Kramer S, Carter B, et al: Interventions for rosacea, *Cochrane Database Syst Rev* (3):CD003262, 2011.

Vena GA, Micali G, Santoianni P, et al: Oral terbinafine in the treatment of multi-site seborrheic dermatitis: a multicenter, double-blind placebo-controlled study, *Int J Immunopathol Pharmacol* 18:745–753, 2005.

Villa LL, Costa RL, Petta CA, et al: High sustained efficacy of a prophylactic quadrivalent human papillomavirus types 6/11/16/18 L1 virus-like particle vaccine through 5 years of follow-up, *Br J Cancer* 95:1459–1466, 2006.

Voravutinon V: Oral treatment of tinea corporis and tinea cruris with terbinafine and griseofulvin: a randomized double blind comparative study, *J Med Assoc Thai* 76:388–393, 1993.

Zakrzewska JM, Chan ES-Y, Thorn hill MH: A systematic review of placebo-controlled randomized clinical trials of treatments used in oral lichen planus, *Br J Dermatol* 153:336–341, 2005.

网络资源

dermatlas.org DermAtlas. A large international atlas of dermatology from Johns Hopkins University.

dermis.net DermIS (Derm Information Systems). A large dermatology information service containing adult and pediatric dermatology atlases; founded at the University of Erlangen.

www.dermatlas.net Interactive Dermatology Atlas. Contains more than 1500 photographs, a sophisticated search tool, quiz mode, and more than 60 interactive cases developed by Dr. Richard Usatine.

www.dermnet.com Dermnet skin disease atlas with more than 23,000 images of skin diseases.

www.skinsight.com/Skinsight (Logical Images). Contains free information for patients and professionals. Although promoting the VisualDx product, the site has good information and images.

JEFF UNGER ■ RUSSELL WHITE

简介

糖尿病是由各种遗传因素、免疫学因素以及不同病理生理机制作用，最终导致葡萄糖不耐受以及高血糖的一种遗传异质性疾病。患有糖尿病的患者会进展为胰岛素缺乏，外周胰岛素功能受损，或两者兼而有之。长期暴露于高血糖，血糖波动以及易患个体持续的氧化应激反应可能导致急性（糖尿病酮症酸中毒[DKA]和低血糖）和慢性（微血管和大血管的损伤）并发症。

糖尿病目前根据病因和临床表现分为四大类：

1. 1型糖尿病（T1DM）：其特征在于继发于自身免疫破坏的胰腺β细胞逐渐丧失分泌胰岛素的能力。

2. 2型糖尿病（T2DM）：以遗传易感个体发展为特征，表现为胰岛素抵抗及随后的β细胞衰竭的慢性进行性疾病。

3. 妊娠糖尿病（GDM）：定义为在怀孕期间发病或首次发现的高血糖症。

4. 其他特殊类型，包括单基因类型糖尿病（如新生儿糖尿病和青年期发病的成年型糖尿病），归因于胰腺疾病的糖尿病（如囊性纤维化），其他内分泌疾病以及药物诱导性糖尿病（如类固醇引起）（美国糖尿病协会[ADA]，2011a）

糖尿病患病率在整个西方国家都在上升。世界卫生组织估计，世界范围内有超过3.47亿人患有糖尿病，其中90%属于T2DM（ADA，2011a；世界卫生组织，2013年）。到2030年，糖尿病患者口数将增加到4.39亿人（占人口的7.7%）（Shaw et al.，2010）。

历史概述

在1920年糖尿病属于终末期疾病，预期寿命为6～12个月（Bliss，1982）。其治疗措施为限制热量摄入量每天低于2091J（500Cal）。这种超出营养阈值的治疗方法使糖尿病个体因试图消除饥饿反应而发展至DKA，并可在数小时至数天内死亡。在二十世纪初期，糖尿病患者的生活一直是悲惨的。患者经常伴有营养不良、白内障、失明、坏疽、阳痿和免疫耐受感染（例如肺炎、肺结核、疖和痈）。外科医生认为手术治疗坏疽，腿部腐烂是无效的。因为患者可能有同样几率死于类似感染等手术并发症。孕妇无法分娩出巨大婴儿。DKA的脱水患者绝望地等待着死亡（Bliss，1982），"腐烂苹果的恶心甜味"充斥了医院病房的大厅。长期遭受慢性糖尿病并发症的患者，通常将死亡认为是一种解脱。

1922年1月11日，加拿大多伦多的一名14岁的名叫Leonard Thompson的患者第1次被注射胰岛素（提取自狗的胰腺）。在注射时患者体重只有29kg（64Ib），他因DKA而接近死亡。这种"绝望的慈悲"，在患者每侧髋关节中注射了7.5ml的"黑色黏稠物质"（Bliss，1982）。该剂量由发现胰岛素的Frederick Banting博士和他的学生Charles Best依据他们实验性切除狗的胰腺后计算得出。由于这种"胰岛素提取物"是不纯的以及未消毒的，Thompson几乎死于疖和脓毒症。然而，令人惊讶的是，他的血糖水平从420mg/dl降至330mg/dl。随后，患者接受注射了被纯化的胰腺提取物。他最后从医院出院，于二十七岁时死于肺炎并发症。

1922年10月，另一名患者Elsie Needham成为第一个使用胰岛素治疗DKA的患者。虽然胰岛素供应不足，但Eliot Joslin等医生成功地将该药物用于治疗忍受饥饿以及面临急性糖尿病并发症死亡威胁的患者。尽管胰岛素提取物对降低患者死亡率有明显效果，但Joslin表示，生活方式干预仍然是所有糖尿病患者治疗基础。

因此，近一个世纪以前，胰岛素的发现拯救了数百万糖尿病患者的生命，同时改变了直到今天的医学研究和实践的过程。简而言之，随着相关药物的研发和完善提纯，诞生了内分泌学科。进而其他激素的发现和纯化，制药公司开始资助临床试验，使临床医师和科学家有机会评估新药物的安全性和有效性。

在1920年之前，临床医生依靠自己的营销技巧，在马车上出售他们自制的蛇油产品。百姓可以获得各种民间的治疗方法，虽然声称"可治愈任何疾病"，但往往收效甚微。人们对医疗开始产生怀疑，尤其是对那些声称能治疗糖尿病，肺结核，衰老和性传播疾病的专家们。医生尚未获得公众信任，毕竟，在当时情况下，很多疾病难以治愈。

胰岛素的发现以及大量应用后，Banting拒绝采取传统方式向新闻媒体宣传他的发现。相反，他采取了前所未有的方式，他在一个具有一定有影响力的医学杂志发布了他的数据（Banting and Best, 1922）。人们慢慢开始信任医师，不仅仅是像一位似神秘的治疗者，而是作为通过科学发现识别和治愈疾病的实践者。然而，最重要的是，正如Eliot Joslin在1923年所说："胰岛素并不能治愈糖尿病"（Bliss, 1982）。

到1945年，糖尿病患者的寿命已经增加近45年。糖尿病患者死亡的主要原因饥饿和DKA被长期的微血管和大血管并发症所取代。1955年，磺脲类药物开发并进行销售，成为治疗糖尿病的首例口服药物。然而，通过尿液检测体内糖含量仍然被用作决定哪种治疗是否合理的粗略手段。1970年推出的Ames血糖仪为患者提供了进行血糖自我监测的第一个工具（SMBG），从而成为糖尿病管理的重要组成部分。二甲双胍在1995年获得美国食品和药物管理局（FDA）批准。2010年，仅在美国就有超过4800万份普通二甲双胍的处方（IMS Institute for Healthcare Informatics, 2011）。

1993年，通过糖尿病控制和并发症研究（DCCT）表明，强化血糖控制（即将血糖水平控制在尽可能接近正常范围）可降低T1DM患者微血管并发症的发生率，减缓进展发生（如视网膜病变，肾病和神经病变等）（DCCT Research Group, 1993）。这在T2DM患者是否有效当时未被证实，直到1998年，英国前瞻性糖尿病研究（UKPDS）确定，降低血糖水平同样会减少T2DM患者中的微血管并发症的发生率（UKPDS Study Group, 1998）。然而，这些和其他具有里程碑意义的长期随机对照试验（RCT）均表明，糖尿病强化管理的患者具有较高的低血糖风险，以及增加体重的可能，以及在某些情况下，全因死亡率高于那些接受了更为宽松的或传统的血糖治疗目标的同龄人（Action to Control Cardiovas-cular Risk in Diabetes［ACCORD］Study Group, 2008, The Action in Diabetes and Vascular Disease: Preterax and Diamicron Modified Release Controlled Evaluation ［ADVANCE］Collaborative Group, 2008, DCCT Research Group, 1993; Duckworth et al., 2009; UKPDS Study Group, 1998）。

根据DCCT和UKPDS的研究结果，ADA建议美国糖尿病患者（ADA, 2013b）的A1C控制目标为6.5%～7%。但是，应该依据患者年龄，疾病持续时间，低血糖风险，存在或不存在显著并发症，预期的寿命以及糖尿病自我管理的能力和态度等因素来定制血糖管理目标，而不是专注于特定的目标（Ismail-Beigi et al., 2011）。并且应定制血脂和血压等代谢指标的控制目标。遵循健康的生活方式，包括健康的饮食计划，充足的身体活动，适度的减轻体重（3.6～4.5kg，合8～10lb）和戒烟，对于降低远期并发症的风险至关重要。最后，SMBG应该纳入每个患者的日常生活中，作为确定血糖波动，预测低血糖和评估对治疗干预的即时反应的一种手段。

最近的指南将个体化代谢指标控制目标有所修改，美国医生在治疗这种慢性进行性疾病方面取得了历史性的成功。90%的糖尿病患者在初级保健机构（Unger, 2012c）进行管理。一些评论家认为，家庭医生未能成功地控制患者的代谢目标；显然，这些人不了解积极管理的重要性。国家健康与营养调查局（NHANES）最近发布的数据表明，在2010年18.8%的糖尿病患者成功实现了A1C小于7%，血压低于130/80mmHg，低密度脂蛋白（LDL）胆固醇水平低于100mg/dl的目标，而从1988年到1994年只有1.7%的糖尿病患者达到这个目标（Stark Casagrande et al., 2013）。

美国医学正在改变。对糖尿病，高血压和高脂血症的治疗都在逐步完善。这些对糖尿病及其相关疾病患者管理的改善很大程度上归功于初级保健提供者，他们经常照顾越来越多的长期暴露于高血糖负担的患者。并且患者希望更加积极地参与自己的糖尿病管理过程。目前更新的指南强调个性化、以患者为中心的糖尿病管理，可能会在不久的将来为我们在这一领域中进一步取得更大的成功。

糖尿病前期：一种可治疗的2型糖尿病的前期状态

糖尿病影响了2580万美国人（其中1880万人诊断患有糖尿病，另外700万估计仍未被确诊）。NHANES

数据表明在 2005 年至 2008 年间,35% 20 岁以上的美国成年人和 50% 65 岁以上的成年人符合糖尿病前期诊断标准。2010 年,估计有 7900 万美国人处于糖尿病前期状态。据估计,在 2011 年全球 2.8 亿人将处于糖尿病前期状态(ADA, 2011b)。国际糖尿病联合会预测,到 2030 年,随着西方化和肥胖症进入亚洲、非洲和南美洲,这一数字将增加到 4 亿(Unger and Moriarty, 2008)。

糖尿病患者的治疗费用持续上升。在美国,无糖尿病患者的年保健费用为 5615 美元。糖尿病患者每年治疗费用将这一数字提高到 12 195 美元,增加了 2.3 倍。2012 年,糖尿病医疗保健支出为 2450 亿美元,比 2007 年增长了 41%。令人惊讶的是,糖尿病治疗费用占医疗保险总额预算的近 30%。因此,糖尿病的筛查及其前期预防策略值得政府、医学和生物伦理专家认真考虑(ADA, 2013a)。

糖尿病是一种慢性进行性疾病,在一段时间内,患者长期暴露于高糖负荷,造成氧化应激状态和内皮细胞功能障碍。长期暴露促使并发症发生,导致微血管和大血管疾病。考虑到糖尿病造成的相关生理、心理以及经济上的不良后果,应对高危患者进行筛查,包括那些可能进展为临床糖尿病的血糖异常患者。糖尿病前期和糖尿病诊断标准见表 34-1。

表 34-1　糖尿病前期和糖尿病诊断标准

参数	正常血糖	糖尿病前期	糖尿病
空腹血糖 (mg/dl)	<100	100~125 (空腹血糖受损)	>126
餐后 2 小时血糖 (mg/dl)	<140	140~199 (糖耐量减低)	>200
A1C(%)	<5.7	5.7~6.4	>6.5

Data from American Diabetes Association. Diagnosis and classification of diabetes mellitus. Diabetes Care. 36(suppl 1): S67-S74, 2013.

每年有 6%~10% 的糖耐量异常患者(IGT)发展到临床糖尿病,但每年有高达 65% 的同时患有空腹血糖受损(IFG)和 IGT 的患者发展为临床糖尿病患者(Garber et al., 2008)。IFG 或 IGT 对糖尿病的进展率根据初始高血糖症,种族和种族背景以及环境因素影响而有所不同。葡萄糖值越高,发生糖尿病和糖尿病并发症的危险就越大。初级保健医生需要在有效的慢性疾病管理模型中管理患者,而且还具有能识别出可能发展为高血压,糖尿病,肥胖症和癌症等疾病的患者的能力。当高风险个体被识别后(表 34-2)应做糖尿病前期和糖尿病的筛查。

表 34-2　对具有高风险患者进行糖尿病前期筛查

可发展为糖尿病前期状态的重点人群	糖尿病前期筛查的重点人群
PCOS 病史	糖尿病家族史
GDM 病史	心血管疾病史
具有 T2DM 父母的儿童	肥胖
腹型肥胖的患者	久坐的生活方式
	非白人种族
	既往 IGT 或 IFG 病史
	高血压病史
	甘油三酯升高,低密度脂蛋白胆固醇升高或两者都有
	GDM 病史
	PCOS 病史
	娩出婴儿的体重 >4.1kg(9lb)
	具有精神分裂症或双相情感障碍患者

GDM, 妊娠糖尿病;HDL, 高密度脂蛋白;IFG, 空腹血糖受损;IGT, 葡萄糖耐量降低;PCOS, 多囊卵巢综合征;T2DM, 2 型糖尿病

Data from Garber AJ, Handelsman Y, Einhorn D, et al. Diagnosis and management of prediabetes in the continuum of hyperglycemia: when do the risk of diabetes begin? A consensus statement from the American College of Endocrinology and the American Association of Clinical Endocrinologists. Endocr Pract. 14: 933-945, 2008.

A1C 也被用于预测临床糖尿病进展的前瞻性研究。张等(2010 年)指出,基线时筛查 A1C 为 5.5%~6% 的患者的 5 年进展率为 9%~25%,A1C 为 6%~6.5% 的患者在 5 年内进展率 25%~50%。

对糖尿病前期和糖尿病的诊断检测应重复进行以排除实验室错误,除非已经明确诊断。一个筛查 A1C 为 7.9%,随机血糖为 265mg/dl 的患者需要进行糖尿病治疗。但是,筛选 A1C 为 6.2%,餐后 2 小时葡萄糖正常的患者则应重新进行筛查检测。并且优选重复相同的测试以确诊。如果初始 A1C 为 6.4%,2 个月后进行 2 次测量为 6.3%,则证实糖尿病前期诊断。如果 A1C 和餐后 2 小时葡萄糖两个测试的结果均比诊断阈值高,那么也可以诊断糖尿病前期。

对于急诊就诊的急症患者,A1C 可以作为一种筛查工具。在急诊治疗环境中检测的 A1C 大于 5.7% 对诊断糖尿病前期的敏感性为 54.8%,特异性为 71.3%。当 A1C 为 6% 时,对诊断急症条件下的糖尿病敏感度为 76.9%,特异性为 87.3%,(Silverman et al., 2011)。

为了防止病情进展为临床糖尿病,ADA 建议进行中等强度运动,降低体重(肥胖个体的基线重量的 7%~10%),并应用二甲双胍药物治疗(对体重指数[BMI]>35kg/m^2 的患者;年龄小于 60 岁的患者;或有 GDM 史的女性)(ADA, 2013b)。同时还建议改善心血管疾病(CVD)

危险因素，包括戒烟，将血压控制到低于 140/90mmHg，将 LDL 胆固醇值控制低于 100mg/dl。最近的一项研究表明，单次中等强度运动能耗 1464kJ（350kCal）能量可以改善肥胖患者的胰岛素敏感性（Newsom et al.，2013）。在"护理健康研究"中提出，观看电视的时间每增加 2 小时发展 T2DM 的风险就会增加 14%，而同样时间用于站立或步行，则会降低 12% 的风险（Hu et al.，2011）。

环境因素与肥胖风险的增加以及增加身体活动意愿的减少之间的关系已经很明确。遗憾的是，急诊医学模式未能提出可能阻止或控制糖尿病流行的有意义和有效的策略。我们最大的希望是以积极的公共卫生倡议，旨在教育家长和孩子们健康生活方式的重要性。以此来尽量减少与慢性高血糖相关的医疗保健费用的巨大负担。

张等（2003）认为筛查肥胖患者的糖尿病前期状态是有成本效益的。筛选研究中的每份案例的成本均低于 200 美元。如果需要的话，对筛查处于糖尿病前期的患者，可以采用低成本的生活方式干预及二甲双胍治疗。这些非侵入性的治疗对筛查的个人来说每年节省超过 8000 美元。

体重减轻和体力活动可以改善胰岛素介导的葡萄糖利用障碍，减少餐后高血糖症，延缓胰腺 β 细胞死亡，并减缓临床 T2DM 的葡萄糖不耐受状态的进展。

糖尿病预防计划（DPP）是迄今为止评估生活方式改变对高危患者糖尿病的重要性的最全面的临床试验（Knowler et al.，2002）。总共 3234 例糖尿病前期患者被随机分为三组。强化生活干预（ILI）组在饮食、身体活动和行为改变方面进行了严格的指导干预。为了减少他们的脂肪摄入和增加热量消耗，要求每周运动 150 分钟，入选该组的患者按要求减掉其基线 7% 的体重。ILI 组的受试者在 4 年内将其进展为糖尿病的风险降低了 58%。第二组使用二甲双胍，850mg 每天 2 次，并接收关于生活方式干预的信息，但没有进行深入的指导。其进展为临床糖尿病的风险降低了 31%。对照组给予安慰剂代替二甲双胍，并参加与生活方式干预有关的课程。生活方式干预组每年约 5% 在研究期间发生糖尿病，而安慰剂组为 11%。DPP 的后续随访表明，通过生活方式干预或二甲双胍治疗，高危人群的 β 细胞功能得到了保存并延缓糖尿病的发生，可能持续至少 10 年（DPP Research Group，2009）。

FDA 尚未批准任何药物用于治疗糖尿病前期的。然而，已经证明几种疗法可有效延缓或预防糖尿病前期患者发展为糖尿病。无论年龄，性别或体重指数（BMI）

如何，阿卡波糖与安慰剂相比能使糖尿病前期进展到 T2DM 的比例在 3.3 年内减少 25%（Chiasson et al.，2003）。

与安慰剂相比，吡格列酮降低了单独 IGT 患者或 IFG 和 IGT 共存患者进展为糖尿病的风险。与性别、体重是否超重无关（DeFronzo et al.，2011）。遗憾的是，接受吡格列酮治疗的患者平均体重会增加 3.6kg。因此、吡格列酮被认为可能是糖尿病前期患者用药物干预的有效方案。虽然在这个患者群体中使用吡格列酮可能会导致体重增加。

ORIGIN 试验（甘精胰岛素初始干预转归研究）是一项为期 6 年的随机对照试验，旨在观察评估全球超过 12 500 名受试者中应用初始甘精胰岛素治疗与标准治疗对心血管疾病预后的影响。研究对象均处于糖尿病前期或 2 型糖尿病早期，并具有患心血管疾病高风险的特征。随机分配 6264 名患者接受甘精胰岛素治疗，控制空腹血糖达到正常范围。Glargine 在 6.2 年内使甘精胰岛素达到了靶向长期血糖控制的目的（空腹血糖中位数为 93.6mg/dl，A1C 为 6.2%），并且未增加癌症或心脏病的总发病率。此外，甘精胰岛素可延缓 28% 的糖尿病前期患者发展至 T2DM。但是，随机分配到甘精胰岛素组的患者发生低血糖事件的概率几乎是标准治疗组患者的三倍，并且在整个研究过程中体重平均增加 1.6kg（3.5Ib）（Gerstein et al.，2012）。

对于管理糖尿病前期患者的推荐治疗策略因依据的指南不同而有所不差异，总结列在表 34-3 中。

总之，应该使用空腹血糖，餐后 2 小时血糖或 A1C 测试（假设患者未怀孕），筛查糖尿病高危患者的糖尿病前期和临床糖尿病状态。除非患者具有明显的非化验值有关的糖尿病症状（例如口渴，体重减轻，视力模糊，感觉异常和疲劳），否则糖耐量异常的诊断应通过重复测试来确认。

对于被诊断患有糖尿病前期（IFG 或 IGT）的个体，采用健康的生活方式干预，目的是恢复患者正常的葡萄糖调节，并作为预防疾病进展到 T2DM 的关键治疗方式。每减轻 1 公斤体重患者进展为糖尿病的风险将降低 16%。体力活动可改善外周胰岛素抵抗，促进减轻体重。

临床医生还应指导患者监测其血糖水平。常规建议患者在每个诊所预约就诊前连续 3 天进行每天 7 次监测血糖（三餐前、后以及睡前）。这可以让临床医生获得详细的餐前及餐后血糖的变化，以进行相应的干预。

美国临床内分泌专家协会（AACE）建议 A1C 水平高于 6.0% 的可能发展为临床糖尿病的患者（Garber et al.，2008）使用二甲双胍治疗。糖尿病前期治疗的药理

表 34-3　对 2 型糖尿病高危人群的管理和预防

发布的指南	对糖尿病前期患者管理的临床推荐
美国糖尿病协会	参考有效的持续支持依据,将减重的目标定为基线的 7%
	每周至少 150 分钟的中等强度的身体活动,如步行
	在生活方式干预的基础上,如 A1C 仍超过 6%,则考虑二甲双胍治疗
	每年监测临床糖尿病的发病进展?
美国临床内分泌专家协会	生活方式干预策略,包括体重从基线降低 5%~10%,并长期保持
	每天中度强度运动 30~60 分钟,每周至少 5 天
	膳食建议:降低钠摄入量,避免饮用过量酒精,限制热量,增加纤维摄入量,限制碳水化合物摄入量
	对"低风险"患者启动二甲双胍或阿卡波糖治疗,对"高风险"患者或低风险治疗尚未成功的患者启动吡格列酮治疗
	肠促胰岛素治疗也证明可有效地保护 β 细胞
	不推荐应用 A1C 作为管理目标
	应用他汀类药物使 LDL 达到水平 < 100mg/dl,非 HDL < 130mg/dl,和 / 或载脂蛋白 B≤90mg/dl)
	血压控制目标为 < 130/80mmHg
	对于没有明确发现 GI,颅内或其他出血性疾病风险的糖尿病前期的患者,推荐抗血小板治疗(可应用低剂量阿司匹林)

GI, 胃肠道疾病; HDL, 高密度脂蛋白; LDL, 低密度脂蛋白

Adapted with permission from Unger J. Diabetes management in primary care. 2nd ed. Philadelphia: Lippincott, Williams and Wilkins; 2012.

学目标应该是保留胰腺 β- 细胞。患有糖尿病前期的患者已经失去了其 80% 的 β- 细胞功能,被认为是最大程度的胰岛素抵抗(Gastaldelli et al., 2004)。

初级保健医生对高风险患者进行大规模的筛查并鼓励其采用健康的生活方式,最终将减少进展为临床糖尿病并承担慢性高血糖医疗负担的人数。

2 型糖尿病

发病机制

全基因组协会研究检测到 18 种可能促使人发展至 T2DM 的多态性基因(遗传变异)(Hamman, 1992)。随着时间的推移,在环境诱发的影响下,这些等位基因的激活改变了正常血糖的稳态控制(Unger, 2012d)。表 34-4 提供了几个最近描述的糖尿病前期和 T2DM 发病机制的刺激因素,这些因素可能对家庭医生有特别的意义。其他环境诱发因素包括维生素 D 水平低下、肥胖、高脂肪饮食、缺乏体力活动、使用某些处方药后并发症,这些均可能会引发需要急性治疗的糖尿病。

这些遗传易感人群可能具有多态性(改变正常的 DNA 测序,形成了典型的等位基因),表现为饱腹感减少,食欲增加,能量消耗降低和腹内脂肪积累增加等。这些因素将促使个体体重增加,促使胰腺 β 细胞生理应激和胰岛素生成过量。随着时间的推移,遗传编码开始启动 β 细胞程序性死亡(凋亡)过程。圣安东尼奥代谢研究表明,餐后 2 小时葡萄糖水平为 140~180mg/

dl 的糖尿病前期患者,其 80% 的 β 细胞功能已丧失,并具有最大限度的胰岛素抵抗力。另外,18% 的糖尿病前期患者已经诊断出糖尿病性视网膜病变(Gastaldelli et al., 2004)。因此,在这些患者进入 T2DM 之前,可怕的长期微血管(即视网膜病变,神经病变和肾病)和大血管(即冠心病,外周血管疾病和卒中)并发症已经处于进展阶段。

维持正常血糖平衡和糖尿病发病机理

葡萄糖水平能在体内维持在 85~140mg/dl 的稳定范围内,主要是通过多种激素的相互作用,包括胰岛素、胰高血糖素、胰岛淀粉样多肽、瘦素、抵抗素、胰高血糖素样肽 1[GLP-1]、葡萄糖依赖性促胰岛素多肽、脂联素、生长激素、皮质醇以及生长抑素等。胰岛素调节脂肪和蛋白质的代谢,同时调节葡萄糖的细胞内运输。胰岛素还调节肝脏葡萄糖产生和骨骼肌的外周葡萄糖摄取并限制脂肪分解。人体内储存约 450g 葡萄糖,用作脑、骨骼肌和细胞代谢的能源。大脑每天需要 125g 葡萄糖,身体的其余部分利用另外 125g 葡萄糖。每天摄取葡萄糖 180g,糖异生(通过肾脏和肝脏)来源葡萄糖 70g 作为补充身体的葡萄糖储备(Unger, 2012a)。

血浆葡萄糖降低 20mg/dl(例从 90mg/dl 降到 70mg/dl)会抑制 β 细胞胰岛素释放,同时触发反调节激素的释放(即胰高血糖素,儿茶酚胺,皮质醇和生长激素)(Gerich, 1988)。同样,血浆葡萄糖水平上升 10mg/dl 将刺激胰岛素分泌并降低胰腺 α 细胞的胰高血糖素释放(Shrayyef and Gerich, 2010)。

表 34-4　2 型糖尿病的环境刺激因素

环境因素	诱发 2 型糖尿病的作用机制
年龄增长	与年龄老化相关的 DNA 甲基化可以影响细胞信号传导和基因转录,这可能会提升老年人慢性炎症的状态
晚起以及晚餐进食过多热量(晚睡型)	较晚的睡眠时间和早晨晚起,导致早餐被忽略,并转移了更多的热量至夜晚。这增加了肥胖和糖尿病的风险
睡眠障碍(如阻塞性昼夜节律失调,有缺陷的 REM 睡眠,与工作相关的失眠,以及不宁腿综合征)	昼夜节律失调影响睡眠结构以及葡萄糖 - 胰岛素代谢,底物氧化,胰岛素抵抗,瘦素浓度以及下丘脑 - 垂体 - 肾上腺轴活动在体内的平衡。抑郁症在睡眠障碍患者中很常见,也可增加糖尿病风险
精神疾病	严重抑郁症,双相性精神障碍或精神分裂症患者往往会吸烟,乏力,体重超重,并且 C- 反应蛋白水平升高(有利于炎症状态)。精神分裂症患者组织纤溶酶原激活剂水平低可能影响多巴胺神经递质中的信号传导,导致胰岛素抵抗并促使糖尿病发生
二手烟暴露	目前发现暴露于二手烟的妇女,比没有暴露的妇女糖尿病患病率高出 18%。吸烟导致脂肪细胞肥大,胰岛素抵抗,瘦素抵抗和慢性胰腺炎症
遭受身体暴力或性虐待病史	护士健康研究发现 遭受身体暴力程度 中度:成人患糖尿病风险高 26% 严重:成人患糖尿病风险高 54% 在成人前遭受性虐待 1 次:成人糖尿病风险高 34% > 1 次:成人患糖尿病风险高 69%
化学暴露	在具有糖尿病发病遗传倾向的患者中,已有 10 种化学物质确定可以激活等位基因,并促进 β 细胞凋亡。对 β- 细胞具有极大破坏作用的化学品包括砷,二恶英(橙剂中的污染化学物质),六氯苯(农业禁用的真菌化学品)和全氟辛酸(一种在特氟龙中发现的化学物质,众所周知其对动物有毒性,并被发现存在于 98% 的美国人血液中
过早月经初潮	过早月经初潮(8~11 岁)可能会使 T2DM 风险增加高达 70%。早期初潮与肥胖和胰岛素抵抗有关

REM,快速眼动;T2DM,2 型糖尿病

References:Data from American Diabetes Association. Diagnosis and classification of diabetes mellitus. Diabetes Care. 36(suppl 1):S67-S74, 2013

吸收内源性葡萄糖的释放通过肝糖分解(糖原分解占总基础葡萄糖的 50%)和肝脏糖异生(葡萄糖由氨基酸和乳酸酸中毒等非碳水化合物分子形成,占总基础葡萄糖的 30%)控制维持。肾脏葡萄糖苷生成提供了额外身体内部的 20% 内源能量储存。这种"基础葡萄糖"能够在空腹状态下为大脑提供足够的能源来预防低血糖(Gerich et al.,2001)。如前所述,摄入的碳水化合物为身体的能量需求提供了外源性葡萄糖源。

由于内源性胰岛素与膜结合受体结合,葡萄糖的细胞内运输发生在骨骼肌和脂肪组织内,,。葡萄糖转运蛋白 4 型(GLUT4)主动运输葡萄糖至细胞内作为糖原储存或者在脂肪组织作为脂肪储存。

胃肠道(GI)通过在消化过程中允许葡萄糖进入体内而参与葡萄糖体内平衡。大约 60% 的胰岛素对口服葡萄糖负荷的反应是由两种肠源性肠促胰岛素激素的增强作用引起的。由 L 细胞分泌的 GLP-1 通过抑制胰高血糖素分泌和肝葡萄糖产生,调节胃排空以及减少食物摄取来调节葡萄糖出现的速率。GIP 由十二指肠近端的 K 细胞分泌,受由脂肪增强的葡萄糖刺激影响,并促进脂肪细胞中的甘油三酯存储。

GLP-1 和 GIP 的水平在进食几分钟内就会增加,这可能是由于,内分泌系统和神经信号系统在消化的食物与小肠和结肠的 L 细胞接触之前,共同作用刺激肠释放素释放的结果。血浆 GLP-1 的水平在空腹状态下较低(5~10pmol/L),进食后迅速增加,达到 15~50pmol/L。由于通过二肽基肽酶 -4(DPP-4)和肾清除酶的酶促作用失活,GLP-1 和 GIP 的循环水平迅速降低。大约三分之二的胰岛素对口服葡萄糖负荷的反应来自肠道促胰岛素激素的增强作用。

胰腺通过位于胰岛周边的 α 细胞分泌的胰高血糖素和位于胰岛中心的 β 细胞分泌的胰岛素共同来调节体内葡萄糖平衡。胰岛素分泌受营养摄入后葡萄糖水平和 GLP-1 水平影响。

胰岛素通常分两个时相进入门静脉循环。在空腹状态下,基础胰岛素以约 1U/h 的速率分泌,以减少肝脏葡萄糖的产生(Kruszynska et al.,1987)。基础胰岛

素还限制脂肪分解和并促使过多游离脂肪酸（FFAs）运输至肝脏，这可导致胰岛素抵抗。血液中葡萄糖水平需维持在一定水平，以达到只能利用葡萄糖供能的器官要求（如中枢神经系统）。在 T1DM 患者中基础胰岛素减少能激活激素敏感的脂肪酶和 FFA 从脂肪储存中的释放，反而促使肝产生并释放酮体，导致酮体生成和产生 DKA。

第二个时相发生在餐后葡萄糖高峰，即在餐后 1～2 小时之间，平均高峰时间为 75 分钟（Slama et al., 2006）。饮食促使胰岛 β 细胞释放胰岛素，分泌量可增加五至十倍。饮食诱发血浆葡萄糖和 FFA 浓度升高，小肠肠促胰岛素激素 GIP 和 GLP-1 分泌增加，促使胰岛素释放反应。基础胰岛素水平为 5～10μU/ml 时，对肝葡萄糖生成和脂肪分解（FFA 释放）起抑制作用，这有效地抵消了胰高血糖素的高血糖作用。骨骼肌内葡萄糖的近端摄取是无效的。当食物在肠道消化吸收后，胰岛素水平可超过 40～50μU/ml，此时对肝脏葡萄糖抑制为最佳状态（Shrayyef and Gerich, 2010）。这种状态可能持续 4～6 小时，并且取决于每餐的进食量。高脂肪食物如比萨饼等可延长吸收后状态的持续时间（Sheard et al., 2004）。

根据血浆中胰岛素的水平，肝脏执行两种不同的功能。在低水平胰岛素（≤25mU/ml，例如空腹状态）的状态下血糖主要由肝糖原分解和糖异生供给，以维持正常血糖水平（Consoli, 1987）。随着胰岛素水平的升高，葡萄糖在肝脏中以糖原形式储存，并会对低血糖做出反应而释放到血浆中。经过夜间的空腹状态后，正常血糖水平的个体由肝脏以 2mg/kg/min 的近似速率产生葡萄糖来维持血糖水平。有趣的是，在 T2DM 患者中，尽管血浆胰岛素水平增加了三倍，但肝脏也会每晚分泌 25～30g 葡萄糖。因此，T2DM 的主要缺陷似乎与外周骨骼肌利用葡萄糖障碍相关，而不是肝脏生成过量的葡萄糖（Unger, 2012A）。

胰淀素与胰岛素是由胰腺 β 细胞共同分泌的肽激素，因此在糖尿病患者中同样是缺乏的。胰淀素可抑制胰高血糖素分泌，延缓胃排空，并增加饱腹感。胰淀素也可抑制餐后甘油三酯浓度，降低氧化应激和内皮细胞功能障碍的标记物（Unger, 2008b）。

虽然 FFAs 为大多数器官的主要供能来源，但在许多生理条件下葡萄糖是大脑的专用供能来源。跨血脑屏障的葡萄糖运输比 FFA 吸收更有效。在长时间空腹的状态下，FFAs 和酮体可为大脑提供代谢需求（Shrayyef and Gerich, 2010）。分解脂肪会增加血浆中的 FFAs 水平，从而增加各种程度的胰岛素抵抗。FFAs

的上升削弱了遗传易感个体的一级和二级胰岛素时相反应（DeFronzo, 2009）。这意味着每餐都会发生葡萄糖毒性。长期暴露于高血糖水平状态将促使 β 细胞凋亡（细胞死亡）。由于 FFAs 的上升，肝脏产生葡萄糖的速率也加快。此外，FFAs 竞争性地结合到肌细胞上的胰岛素受体，随后阻止 GLUT4 转运机制，阻止细胞将血浆中的葡萄糖转运到细胞中（DeFronzo, 2009）。

细胞内信号发生在 β 细胞和 α 细胞之间，使得葡萄糖水平受到严格的调节，从而最小化餐后低血糖的可能性。在血糖水平降低的情况下，α 细胞将信号传导至 β 细胞，将停止胰岛素生成和分泌，并促使胰高血糖素水平上升。胰高血糖素的分泌可促使肝脏糖异生，并恢复血糖水平。随着 β 细胞功能和质量的恶化，α 和 β 细胞之间的交流神经系统途径被破坏，导致胰高血糖素生成过量。临床上，患者表现为空腹和餐后血糖水平升高。

肾脏主要通过过滤和重吸收葡萄糖来维持正常血糖水平，并在其中发挥重要作用。每天有 180L 血浆通过肾脏过滤，过滤出近似 180g 葡萄糖负荷。90% 的葡萄糖在肾脏近端肾小管由钠-葡萄糖共转运蛋白 2（SGLT2）重吸收。10% 的葡萄糖在远端小管由钠-葡萄糖共转运蛋白 1（SGLT1）重吸收。SGLT1 在肠道中也有表达，并且负责吸收餐中葡萄糖和半乳糖。当血糖水平超过 180～190mmol/L 时，葡萄糖转运机制会趋于饱和。当超过转运饱和点之后，任何额外的葡萄糖都被检测为尿糖阳性（DeFronzo et al., 2012）。表 34-5 列出了体内调节血糖平衡的关键激素和代谢调节剂。

胰岛素在大脑组织中扮演者生长因子的角色，促使神经元修复、树突萌芽和突触生成，并保护其免受氧化应激影响。T2DM 患者罹患阿尔茨海默病、帕金森病和卒中的风险增加，这也许表明与胰岛素失调有共同的机制或者细胞死亡途径，而这些可能是所有相关疾病功能障碍的基础病因。虽然疾病解剖结构依据不

表 34-5 正常葡萄糖稳态调节因子

调节因子	葡萄糖生成	葡萄糖降解	脂肪合成
胰岛素	↓	↑	↓
胰高血糖素	↑	—	—
肾上腺素	↑	↓	↑
皮质醇	↑	↓	↑
生长激素	↑	↓	↑
FFAs	↑	↓	—
胰淀素	—	↓	—*

* 游离脂肪酸（FFA）可能会刺激胰岛素和胰岛淀粉样多肽的释放

同疾病而变化，但是一系列的遗传和环境因素触发激活了引起所有这些疾病的共同的生物化学途径。这引发了一系列的生物化学网络事件，最终导致细胞功能障碍和死亡（Rasool et al., 2013）。

T2DM 患者可表现为葡萄糖稳态中的多种异常，包括胰岛素分泌第一时相和第二时相受损，胰高血糖素在不适当的时间分泌或分泌过量；即使内源性血浆胰岛素水平升高，但肝脏葡萄糖仍生成增多；外周骨骼肌细胞利用葡萄糖减少；中枢神经调节饱腹感缺失，导致体重增加；SGLT2 在肾近端小管内的过度表达，以至增加葡萄糖的重吸收并促进胰岛素抵抗；增加脂肪降解，导致 β 细胞凋亡；通过进食触发胰岛素分泌，进而维持体重及正常血糖水平的功能丧失。表 34-6 总结了与 T2DM 相关的常见致病途径。

表 34-6 与 2 型糖尿病相关的病理学机制汇总

靶器官 / 组织	病理机制	血糖影响
胰腺 β 细胞	胰岛素分泌第一时相消失 胰岛素分泌第二时相延迟 胰淀素分泌丧失	葡萄糖毒性导致 β 细胞凋亡
胰腺 α 细胞	α- 细胞肥大 α- 和 β- 细胞之间信号的丧失导致两者之间生成及相互调节丧失；患者更有可能随着时间的推移发生自主神经失调低血糖。 在空腹和餐后状态下，胰高血糖素过多的，矛盾的以及不合时宜的分泌?	高葡萄糖血红蛋白血症产生葡萄糖毒性，β- 细胞破坏和肝葡萄糖生成过多，患者空腹和餐后血糖水平升高；并增加 A1C 水平。 胰岛素抵抗加剧
肝细胞	尽管初始状态下血浆循环胰岛素水平升高，但肝葡萄糖仍过量生成。 肝以 >25g/d 的速度分泌额外的葡萄糖进入血浆	增加胰岛素抵抗 增加糖异生和糖原分解
肌细胞	葡萄糖摄取及细胞内利用功能受损	增加外周胰岛素抵抗 增加空腹和餐后血糖水平 外周葡萄糖利用的显著缺陷是外周胰岛素抵抗的最主要表现
肠道	口服葡萄糖刺激肠道分泌 GLP-1 和 GIP 减少 当 GLP-1 分泌时，≈80% 的肠激素被 DPP-4 降解失活；降低的 GLP-1 水平导致在胰腺 β 细胞受体上表达的 GLP-1 的量成比例地降低 GLP-1 作用靶器官产生抵抗 胰岛内胰淀素水平降低；（在胰岛内部胰淀素和胰岛素共同以葡萄糖依赖的方式分泌）	改变胃排空 造成体重增加 增加空腹和餐后血糖水平 减轻饱腹感 导致对阿尔茨海默病和帕金森病的神经保护作用丧失 胰淀素的减少加速了胃排空并损害了饱腹感。最终导致餐后血糖上升
脂肪组织	内源性胰岛素减少而导致脂肪分解增加	β 细胞破坏 FFAs 增加 由于肝脏不能储存糖原，而使肝脏葡萄糖的生成增加 GLUT4 葡萄糖转运至肌肉功能受损，加重外周胰岛素抵抗
脑组织	神经保护性作用受损	食欲增加 有利于肥胖 氧化应激增加 胰岛素抵抗似乎与阿尔茨海默病和帕金森病有关
肾脏	SGLT2 在近端肾小球中的表达增加 每天肾过滤葡萄糖阈值从 180 增加到 240g/d	在肾过滤葡萄糖，其中 90% 通过近端小管中的 SGLT2 重吸收，10% 被远端小管中的 SGLT1 重吸收。肠道中也表达 SGLT1，其中每天饮食葡萄糖吸收为 180g。如果超过 SGLT2 运输机制的肾脏葡萄糖阈值，则发生糖尿病。在 T2DM 中，肾糖阈从 180 增加到 240g/d，这导致葡萄糖的肾重吸收增加，而与患者的慢性高血糖状态无关。葡萄糖从肾脏过度重吸收会加剧胰岛素抵抗

DPP-4，二肽基肽酶 -4；FFA，游离脂肪酸；GIP，葡萄糖依赖性促胰岛素多肽；GLP-1，胰高血糖素样肽 1；GLUT4，葡萄糖转运蛋白 4 型；SGLT2，钠 - 葡萄糖共转运蛋白 2；T2DM，2 型糖尿病

Data from DeFronzo RA. From the triumvirate to the ominous octet: a new paradigm for the treatment of type 2 diabetes mellitus. Diabetes. 58: 773-795, 2009.

T2DM 的发病机制是多因素的。当存在遗传或环境因素的个体从正常的血糖转化为临床上明显的 T2DM 患者时，他们已经出现骨骼肌和肝细胞胰岛素抵抗的早期改变了。最初，胰腺 β 细胞试图通过过量产生胰岛素补偿 IGT。肥胖症在糖尿病前期进展到 T2DM 过程中起主要作用。与偏瘦个体相比，超重且血糖正常的受试者似乎需要更长的时间才能达到饱腹感，而且抑制食欲的程度也降低了（Matsuda, 1999）。因此，肥胖可导致恶性循环，随着进食量的增加，GLP-1 的分泌也增加，并促使 β 细胞肥大。

很少有人可以长时间维持胰岛素的过度分泌。具有一级亲属 T2DM 家族史的患者将失去对葡萄糖刺激的急性，第一时相胰岛素反应，并且在第二时相的启动中出现延迟。随着患者进入糖尿病前期状态，IGT 将表现明显。随着时间的流逝，其他代谢缺陷逐渐出现，这往往会加剧现有的高血糖状态。内源性胰岛素水平下降，会促使脂肪分解加速，这是由于胰岛素具有维持脂肪细胞稳定的功能。脂肪分解进一步加剧了第一时相胰岛素反应，促进了肝细胞的糖原分解，并阻止了外周骨骼肌细胞对葡萄糖的摄取。

糖尿病的复杂发病机制强调了在管理 T2DM 患者时，制定合理应用治疗代谢缺陷的靶向药物与强化生活干预（intensive lifestyle intervention, ILI）相结合的重要性。

2 型糖尿病患者的生活方式干预

以饮食和运动为重点的生活方式干预对糖尿病患者来说是明显有益的。降低热量摄入量达到 4600kJ/d（1100kCal/d）已被证明在短短 4 天内能降低 T2DM 肥胖患者和葡萄糖耐量异常者的空腹血糖水平（Markovic et al., 1998）。

对患者采用行为改变并保持健康的生活方式降低并发症风险，以及实施日常的自我保健措施来充分控制的血糖水平是必需的。据估计，只有不到 50% 的糖尿病患者能坚持推荐的生活习惯和行为指南（Peyrot et al., 2005）。此外，"坚持"是一个多维的概念，因为一些患者可能会遵守药物治疗方案，而忽略饮食或运动建议。或者那些自觉"感觉不错"的患者，可能会每天尝试运动 2～3 个小时，以避免应用那些控制高血糖，高血压和高脂血症的药物。此外，一项 NHANES 研究数据发现，在纳入研究的 T2DM 患者中，应用胰岛素治疗占 29%，服用口服药物 65%。其中 80% 的单独应用饮食和运动治疗的糖尿病患者从未进行过 SMBG（糖尿病自我管理的关键组成部分）或者每月不到 1 次

（Harris, 2001）。促进患者遵守糖尿病治疗方案的因素列于表 34-7。

2013 年发布的新的 ADA 营养指南主要关注总体营养和患者偏好，而不是任何特定的饮食处方（Evert et al., 2013）。"糖尿病饮食"已被"健康饮食模式"和"个性化饮食计划"等概念正式取代。临床医生应强调个人特征和偏好（例如患者的民族，文化，宗教，健康观，健康目标和经济情况）提供营养咨询。此外，临床医生应将新诊断的糖尿病患者介绍给注册营养师，以确保他们及时获得适当的医疗营养治疗（MNT）。ADA 营养建议的重点列于表 34-8。

表 34-7 促进患者坚持糖尿病治疗方案的因素

具有较高的社会经济地位和教育水平

缓解共患精神疾病的症状

配偶，家庭和社区的支持

医患关系和谐

糖尿病保健团队的可利用性和支持

预约提醒卡，提醒即将到来的随访，在候诊室内候诊，在患者糖尿病自我管理中强调积极的方面，而不是患者的失败或疏忽

简化的治疗方案

个性化方案：患者对药物治疗方案的依从性超越了他们对生活方式或行为建议的遵守

共同管理"复杂"患者的精神卫生专业人员

Reprinted with permission from Unger J. Diabetes management in primary care. 2nd ed. Philadelphia: Lippincott, Williams and Wilkins; 2012.

表 34-8 医疗营养治疗 - 对糖尿病患者的建议

糖尿病患者应从熟悉糖尿病营养干预组成部分的注册营养师那里获得定制的 MNT 建议。

控制食量及选择健康食物是存在读写及计算问题的患者的合适选择。老年人也可以从这种简单的膳食计划方法中受益。

建议降低食物摄取量并增加能量消耗，以促进肥胖成年 T2DM 患者的体重减轻。

适量减肥可改善血糖，血压和血脂，特别是在患者被诊断患有糖尿病后。对新诊断的糖尿病患者推荐使用强化生活方式教育和管理。

日常饮食中营养素（即碳水化合物，脂肪和蛋白质）的最佳组合应该是个体化的。

在讨论饮食习惯和餐饮计划时，应考虑患者对食物和代谢目标的个人喜好。

应用低血糖指数食物代替高血糖指数食物可适度改善血糖控制。

糖尿病患者应以公众推荐的方式消耗纤维和全谷物。

糖尿病患者应尽量减少饮用含糖饮料

MNT, 医疗营养治疗; T2DM, 2 型糖尿病

Data from Evert AB, Boucher JL, Cypress M, et al. Nutrition therapy recommendations for the management of adults with diabetes. Diabetes Care. 36; 3821-3842, 2013

Look AHEAD 研究是一项为期 4 年的随机对照研究（RCT），在 4503 名 T2DM 和 BMI≥25kg/m² 的成人患者中比较强化生活方式干预（ILI）与标准糖尿病教育和支持治疗方法的差异。该研究试图确定两组受试者从 T2DM 到糖尿病前期或正常血糖的缓解率。部分或完全缓解糖尿病被定义为从满足糖尿病诊断标准到糖尿病前期状态或非糖尿病血糖水平状态的过渡（空腹血糖 < 126mg/dl 和 A1C < 6.5%，无降糖药物应用）。在 4 年时间里，ILI 组部分或完全缓解的患者占 11.5%（95% 置信区间，10.1%～12.8%），而常规管理个体组仅占 1.5%～2.7%（P < 0.001），因此证实了在患者被诊断患有糖尿病之后的早期生活方式干预的重要性（Gregg et al., 2012）。

强化生活方式干预也被认为是降低心血管疾病危险的一种手段。虽然在诊断后不久开始 ILI 时，Look AHEAD 研究成功地改善了 T2DM 缓解率，但体重减轻和运动并未降低心血管的发病风险。整个研究中，干预组的体重减轻幅度大于对照组（1 年期为 8.6%/0.7%，9.6 年项目结束时为 6.0%/3.5%）。ILI 组患者 A1C 水平大幅下降，身体健康及心血管危险因素有很大改善。然而研究结束时，干预组有 403 例患者出现心血管事件，而对照组为 418 例（P = 0.51）。因此，以减轻体重为主的 ILI 似乎没有降低超重或肥胖 T2DM 患者的心血管事件发生率（Look AHEAD Research Group, 2013）。

肥胖患病率在 30 年前开始急剧上升，肥胖症已经成为全球公共卫生的主要危害。在美国有 35% 的成年人处于肥胖状态（BMI≥30kg/m²），另有 35% 被列为超重（BMI = 25～29.9kg/m²）（Flegal et al., 2012）。肥胖与诸如代谢综合征、糖尿病前期、T2DM 和 CVD 之类的疾病有关。事实上，80% 的 T2DM 患者超重或肥胖（国家糖尿病信息交换中心，2013 年）。美国国家胆固醇教育项目（NCEP）专家小组对成人高血胆固醇的检测、评估和治疗 3 次报告称 T2DM 为冠心病的等位风险因素（NCEP Expert Panel, 2002）。这种分类主要发现既往没有心肌梗死（MI）的 T2DM 患者（平均年龄 58 岁）与有 MI 病史的无糖尿病患者（平均年龄 56 岁）的风险相同（分别为 20% 和 19%），冠心病（冠心病死亡率是否 = 冠状动脉死亡率，原文为 coronary mortality）死亡率也相同（分别为 15% 和 16%）（Haffner et al., 1998）。

肥胖治疗包括生活方式改变、药物干预和减肥手术。应在开始治疗超重患者之前对肥胖相关并发症及其严重程度进行评估。与胰岛素抵抗有关的并发症包括高血压、高脂血症、耐药性糖尿病、阻塞性睡眠呼吸暂停、蛋白尿和脂肪肝等疾病。患者还可能具有与器官质性或功能障碍有关的并发症，包括胃食管反流、压力性尿失禁、关节僵硬和疼痛。

通过生活方式改变不能达到适度减轻体重目的（如降低 10% 基线体重）的超重或肥胖 T2DM 患者应考虑药物治疗（即苯丁胺 / 托吡酯 ER，氯卡色林）（Garvey, 2013）。减肥药也可以与糖尿病的某些口服药物（例如二甲双胍，SGLT2 抑制剂和 GLP-1 受体激动剂）联合使用，这在本章的"糖尿病长期并发症"部分中有更详细的讲解。使用 FDA 批准的减肥药物不能改善其代谢特征的患者可以接受减肥手术治疗（也称为"代谢手术"）。

减肥手术有几个明确的术式。"限制性手术"如腹腔镜调节胃束带手术（LAGB）和垂直带状胃成形术（VBG）可将胃的体积减小 85%，以减少食物摄入并促使早期产生饱腹感。VBG 也称为"胃切除术"。LAGB 被认为是一种微创干预措施，围绕胃的中上段放置限制性束带以分隔出近端小袋。最初，这些束带设计为开腹手术放置，不可调节。然而经过改进，现在外科医生已经能够在腹腔镜下放置可调整的装置。"胆汁转移"（BPD）等吸收性手术可缩短小肠，减少营养吸收。"联合手术"，例如"Roux-en-Y 胃旁路术"（RYGB）包含限制性和吸收不良的元素。RYGB 手术被认为是严重肥胖症的黄金标准治疗方法。BPD 和 RYGB 都会改变影响饱腹感的肠激素分泌。减肥手术后影响 T2DM 的预后因素列于表 34-9。表 34-10 列出了 T2DM 患者减肥手术的好处。

应该告知正在考虑减肥手术的患者不同类型手术的风险和好处。减肥手术的绝对禁忌证很少，包括精神或认知障碍，因为此类患者无法沟通了解手术风险，无法进行知情同意。合并非常严重的疾病如不稳定冠状动脉疾病或门静脉高压的晚期肝病患者可能在某些情况下会导致手术拥有不可估计的风险。减肥手术的平均死亡率约 0.3%，仅有约 4% 的患者发生重大或严重并发症（Flum et al., 2009）。

体力活动和体重减轻将高危人群（美国运动医学和 ADA 学院，2010 年）的 T2DM 发病风险降低了 58%。体力活动通过改善骨骼肌细胞的葡萄糖摄取来降低外周胰岛素抵抗。在肌肉活动期间，葡萄糖被运送到肌细胞中，用于补充肌糖原储存。糖原在运动中被分解代谢。进行 1464kJ（350kCal）热量的中等运动可在 24 小时内改善外周胰岛素的敏感性（Newsom et al., 2013）。在 T2DM 患者中，GLUT4 在休息时受损，但在身体活动期间因发生肌肉收缩而增强。因此，外周胰岛素抵抗随运动而改善（Wang Y et al., 2009）。T2DM 体力活动处方建议如表 34-11 所示。

表 34-9　影响 2 型糖尿病伴中度肥胖患者实施减肥手术的积极预后因素

基线 A1C 为 6.5%～7.9%（77% 的缓解率，如患者基线 A1C＞10%，则缓解率为 50%）

糖尿病持续时间≤5.5 年

基线 C 肽＞3ng/ml（暗示严重胰岛素抵抗）基线 BMI＞45kg/m²

基础和餐后 2 小时胰岛素水平显著升高

BMI，体重指数

Data from Schernthaner G, Brix JM, Kopp HP, et al. Cure of type 2 diabetes by metabolic surgery? A critical analysis of the evidence in 2010. Diabetes Care. 34(suppl 2): S355-S360, 2011.

表 34-10　2 型糖尿病伴重度肥胖患者实施减肥手术的益处

手术前糖尿病史小于 5 年的患者可增加 1.72 岁的年龄

BMI 为 30～34kg/m² 的患者随着时间的推移可获得最佳成本效益结果

调整后每年的成本效益比为 7000～12 000 美元

对于年龄在 65 岁至 74 岁之间糖尿病病史＜5 年的糖尿病患者其成本节省最大

减肥手术使改善率从 40% 达到 80%

（减肥手术后，糖尿病的每年复发的可能性为 8%）

收缩压在手术前 2 年下降 11.25%，10 年下降 1.4%，此后未观察到血压进一步改善

总胆固醇水平在手术前两年下降 16.1%，随后直至术后 10 年，每年减少 1.2%，

HDL 胆固醇水平在手术前 2 年改善 10%，最后直至术后 10 年，每年改善 0.05%

BMI，体重指数；HDL，高密度脂蛋白

Data from Hoerger TJ, Zhang P, Segel JE, et al. Cost-effectiveness of metabolic surgery for severely obese adults with diabetes. Diabetes Care. 33: 1933-1939, 2010.

　　自我血糖监测（SBGM）允许患者评估其对生活方式干预和药物干预的个人反应，并评估是否能实现其短期血糖目标。SBGM 也可用于检测血糖水平的变化程度，包括低血糖症、高血糖症和 DKA。成功使用 SBGM 的患者可以学习调整胰岛素剂量，改变活动水平，并更好地了解食物摄取与药物治疗之间的相关性。

　　结构化血糖测试可用于识别某些特定问题的血糖状态，如低血糖症，空腹高血糖症和餐后高血糖症。识别这些状态可以帮助患者进行行为改变或药物改变或者调整剂量，进而改善总体血糖控制情况（Polonsky et al., 2009）。结构化血糖测试可以在餐前和餐后进行，以确定食物摄取对血糖偏移的影响。在运动前后进行 SMBG 的患者可以了解每周 5 天的轻度至中度活动对周围肌肉部位的胰岛素抵抗情况是否有所改善。此外，

表 34-11　对 2 型糖尿病患者进行体力活动的建议

每周至少 3 天进行至少 150 分钟的中等强度的身体活动（最大心率的 50%～70%），连续不运动不超过 2 天。

运动压力测试指征：

　　年龄＞40 岁有或无心血管危险因素

　　年龄≥30 岁并且：

　　　　T1DM 或 T2DM，疾病持续时间＞10 年

　　　　高血压

　　　　吸烟者

　　　　血脂异常

　　　　增生性或预增殖性视网膜病变

　　　　慢性肾脏病，包括微量白蛋白尿

　　　　既往有卒中，冠状动脉疾病或外周血管疾病病史

　　　　自主神经病

　　　　肾脏疾病晚期

除有禁忌，应鼓励患者每周参加两次阻力训练（每组 2～4 组，每组 8～10 次）。

　　成年人应该应用各种练习和设备训练每个主要肌肉群每周 2 或 3 天。

　　老年人或经常久坐的成年人适合轻度或较轻度的体力运动。

　　每次练习 2～4 组肌肉群，将帮助成年人提高强度和力量。

　　对于每次练习，8～12 次重复动作将改善强度和力量，10～15 次重复动作将提高中老年人开始运动的力量，15～20 次重复动作将提高肌肉耐力。

　　成年人至少应该在阻力训练之前休息 48 小时。

　　阻力训练禁忌包括左心功能不全，不稳定型心绞痛，增生性糖尿病性视网膜病变，心脏自主神经病变，运动性心室心律失常病史，眩晕和前庭功能障碍。

运动前后监测血糖。主动治疗低血糖症：

　　如果运动前血糖水平＜100mg/dl，使用促分泌素或胰岛素的患者应在开始身体活动前进食 15g 碳水化合物。

　　在持续超过 30 分钟的强烈或长时间的身体活动中，需要进食 5～30g 碳水化合物以最大限度地降低低血糖风险。

需要监督心血管康复计划的患者包括：

　　患有心脏自主神经病变，冠状动脉疾病，外周血管疾病，卒中，增殖性视网膜病变，黄斑水肿，自主神经病变（出汗能力丧失）或周围神经病变（下足部溃疡风险增加）

T1DM，1 型糖尿病；T2DM，2 型糖尿病

American College of Sports Medicine and American Diabetes Association, 2010; Bjarnason-Wehrens et al., 2004; Garber CE et al, 2011.

提前 2 或 3 天监测早餐前后血糖，然后开始运动，就可以更好地确定在什么时间运动会产生最大的葡萄糖消耗效应。当患者进行锻炼计划时，可以简单地重复这种配对测试模式，并且可以确定运动中血糖的降低程度。每餐可以重复相同的 SMBG 测试模式，但应根据患者的饮食、工作、运动和睡眠习惯进行个性化测试。

餐前和餐后 2 小时血糖水平之间的差异称为 Δ（或 delta，表示两个值之间的差异的数学符号）。对进食的生理反应范围应该为 0～50mg/dl 的正 Δ 值。例如，T2DM 的胰岛素需求患者在午餐前检查他的血糖，并将血糖水平记录为 100mg/dl。他预计他将需要 8 单位的快速胰岛素来覆盖进食的碳水化合物。餐后 2 小时，他的葡萄糖为 134mg/dl，他的 Δ 为 +34。这意味着他为这顿饭服用了正确量的胰岛素。表 34-12 更详细地说明了结构化 SMBG 产生的 Δ 值的解释。请注意，餐后 2 小时的任何负 Δ 值都表明患者有发生餐后低血糖的风险。因此，负 Δ 值的患者应在餐后 3 和 4 小时继续监测其血糖，以确保其不会出现血糖快速下降。

总之，生活方式干预为所有糖尿病患者提供了治疗的基础。应鼓励发生具有糖尿病发病风险的患者增加体力活动，并采取更健康的膳食计划，试图降低体重和心脏代谢风险。如果在患者被诊断出血糖控制受损后即开始实行 ILI 似乎对可以更换的缓解糖尿病有。如果患者需要接受定制的 MNT 和膳食计划，应立即转交给注册营养师进行治疗。

ADA 和美国运动医学学院鼓励对几乎所有糖尿病患者进行心血管和阻力训练。在开展任何形式的强化体力活动之前，应对患病超过 10 年的患者进行压力测试。患有晚期疾病的患者应在受监督的环境中锻炼。

肥胖或超重的 T2DM 患者，特别是具有 CVD 高风险的患者，应使用肥胖药物干预治疗。无法改变体重的患者应转交给减肥手术医师。

结构化 SMBG 的使用将帮助患者确定与使用其药物，膳食和运动习惯相关的血糖控制模式。此外，结构化 SMBG 可有助于预测低血糖事件发生。

2 型糖尿病患者的管理

治疗干预 T2DM 患者的目标是：①鼓励选择健康的生活方式（即停止酒精，尼古丁和药物滥用，遵循健康的饮食计划，增加体力活动）；②鼓励适当减轻体重（比基准值低 5%～10%）；③及时应用安全、有效和合理的药物干预措施，使患者能够实现其定制的代谢目标。

初级保健医生积极参与筛查，诊断和管理糖尿病患者，90% 的糖尿病患者都在初级保健机构进行管理。糖尿病是一种慢性进行性的多因素疾病。因此，其管理需要频繁的重新评估和调整。

鼓励患者自我保健

临床医生应被视为指导糖尿病治疗的"教练"，但是最终负责执行复杂的日常自我管理方案的仍是患者本人。与癌症等其他慢性疾病不同的是，糖尿病患者每天需要作出多项决定，可能会影响其血糖控制。葡

表 34-12　血糖结构化自我监测的 Δ 值解释说明

Δ（mg/dl）	解释说明	干预措施
0～50	对于摄入的碳水化合物给予正确的胰岛素用量 遵循正确的胰岛素注射时间	无
51～100	未计算好胰岛素 - 碳水化合物对应量 错误注射时间 可能在吃饭结束和餐后 2 小时测试之间吃零食	下次食用这种食物时，增加餐前胰岛素剂量 1～2 单位 在餐前至少 15 分钟注射胰岛素
100～200	患者在餐前就具有高血糖，并没有注射合适的胰岛素剂量， 胰岛素与碳水化合物不匹配 可能遗漏胰岛素注射 SMBG 计算可能发生错误	教患者掌握餐前胰岛素敏感因素控制方法（参考生理胰岛素替代法） 如果患者忘记了注射胰岛素，Δ 值正说明了胰岛素控制的结果 如果餐后 Δ 持续升高，则通过增加规定的基线胰岛素剂量 1 单位 / 天，直到 Δ 为 0～50 或 2 小时餐后葡萄糖 < 140mg/dl 教育患者使用正确的 SMBG 技术：如餐后禁食水果，蛋糕或冰淇淋可能会使糖沉积的食物，导致错误高的 SMBG 结果
任何负值 （如 -25）	错误计算胰岛素 - 碳水化合物比值，对于所进食的食物注射了过多的胰岛素，患者在接下来的 1～2 小时内可能发生低血糖	教给患者相关胰岛素吸收规律：胰岛素注射 1 小时后，90% 的速效胰岛素类似物仍被保留，注射 2 小时后，60% 被保留，因此，如果在 8：00 AM 给予 10 个单位的胰岛素，在 10 点还剩 6 单位将要被吸收，如果餐前血糖水平为 120mg/dl，餐后 2 小时水平为 90mg/dl，产生 -30mg/dl 的 Δ 值。患者仍然有 6 个单位被吸收并且可能变成低血糖。应开展适当的监督和干预

*Δ 值由餐前和餐后 2 小时葡萄糖值之间的差异来计算得出。在血糖正常的个体中，2 小时餐后葡萄糖水平应比餐前血糖值上升≤50mg/dl

SMBG，血糖自我监测

Adapted with permission from Unger J. Diabetes management in primary care. 2nd ed. Philadelphia：Lippincott, Williams and Wilkins；2012. SMBG

萄糖水平可以根据身体活动，睡眠持续时间，抗高血糖疗法的时间和剂量，食物消耗，营养素摄入，肾脏和肝脏状态，伴随的处方药物，近期低血糖病史以及 SMBG 技术的准确性而变化。因此，患者必须发挥积极作用，达到其代谢目标，并成功管理糖尿病。

糖尿病的自我管理是全方位的，并且困难重重。糖尿病患者必须在每一天做出选择和决定，并将其血糖水平保持在 90～130mg/dl 的生理范围内。患者不应该因为没有达到空腹血糖，餐后葡萄糖或 A1C 目标而被指责。相反，临床医生必须与患者一起研究获取他们在糖尿病自我管理方面取得成功所需的方法。

当血糖正常个体进餐时，其血糖水平维持在较窄的范围内（85～126mg/dl）。这是因为拥有正常功能的胰腺具有神经内分泌信号，允许其 α 和 β 细胞调节完美的胰岛素分泌水平以覆盖每餐中消耗的碳水化合物。而糖尿病患者具有多种生理缺陷。随着时间的推移，他们的 β 细胞功能恶化到必须使用胰岛素以维持对血浆葡萄糖水平的充分控制的程度。当胰岛素治疗患者进餐时，必须根据每餐前确定的剂量计算给予外源性胰岛素。剂量测定并不总是简单的，并不总是正确的。患者必须用他们的大脑替代他们的胰腺来控制他们的血糖，并自我管理他们的疾病。因此，对糖尿病患者的管理应以鼓励为主，促使患者达到最佳水平的血糖控制。

个性化的代谢目标

一些随机对照研究，如 DCCT（DCCT 研究组，1993 年）的 TIDM 患者研究和 UKPDS（UK 前瞻性糖尿病研究组，1998 年）、熊本研究（Ohkubo et al.，1995）的 T2DM 患者研究均建立了血糖治疗目标，以尽量减少长期并发症的风险。DCCT 和 UKPDS 在治疗的长期随访队列中都没有成功地将 A1C 水平维持在低于 7% 水平。

最近发表的 RCT 试图通过各种干预措施将患者的血糖控制目标强化至 A1C 低于 6.5%。ACCORD 研究的主要目标（ACCORD 研究组，2008 年）是降低高危者的 CVD 发病率（发病率？风险？）。超过 10 000 例患有 CVD 或具有 CVD 风险的患者被随机分为两组，分别为 A1C 水平低于 6.0% 的强化干预措施组，和采用更保守的 A1C 目标低于 7.9% 的干预措施组。经过强化治疗的患者心血管死亡率高于保守治疗患者 22%。根据 ACCORD 数据，ADA 现在建议临床医生在设定个体代谢指标目标值的时候应考虑患者的患病时间、并发症的严重程度、低血糖史和预期寿命。处于高风险的患者 A1C 目标应设定在 7.5%～8%，而大多数健康患

者应接受 6.5% 或低至 7% 的 A1C 目标（ADA，2013b；Ismail-Beigi 等，2011）。

有人推测，ACCORD 研究中额外增加的死亡率可能与低血糖有关。然而，有趣的是，严重低血糖在保守治疗组中与强化管理治疗组相比，其与死亡风险增加的关系更为密切（Bonds et al.，2012）。此外，发生严重的低血糖事件的患者普遍基线糖化血红蛋白水平较高；A1C 水平接近 7% 的患者发生频率较高，但是低血糖发作并不严重。低血糖导致反向调节激素被释放，包括皮质醇、去甲肾上腺素和肾上腺素。低血糖也可能增加 QT 间期延长的风险（Beom et al.，2013）。在严重低血糖发作期间经历 QT 间期延长的患者将遭受由儿茶酚胺释放引起的潜在的致命性心律失常（即尖端扭转型室性心动过速）（图 34-1）。

如同观察到的 ACCORD 中接近规定的 A1C 目标的患者那样，反复发作的低血糖可以预测猝死吗？单次低血糖将导致有缺陷的反向调节和对未来事件的迟钝的肾上腺素能反应。此外，低血糖的患者失去识别低血糖症状的能力。因此，低血糖意识自主性缺失（也称为"低血糖意识"）可能引起低血糖预处理的形式，以防止致命性心律失常的发展。

依据政府有目的的激励资助项目，对血糖控制不佳的患者进行强制空腹血糖或 A1C 治疗，可能会面临发生致命性心律失常的风险。在确定患者的最佳个体化血糖指标之前，临床医生必须考虑患者的医疗状况，个人行为和社会背景等诸多方面。

一些除 A1C 之外的指标对于评估并确定每个患者并发症的长期风险也很重要。Hirsch 和 Brownlee 提出，在 DCCT 研究中 T1DM 患者发生视网膜病变与 A1C 和糖尿病病程时间因素（血糖暴露时间）占 11% 的风险（Hirsch and Brownlee，2010）。其余 89% 的风险导致患者发生微血管并发症的可能来源于遗传学、环境因素、控制不良的脂质代谢和高血压。虽然糖尿病患者控制血糖水平是一个终极目标，但临床医生绝对不能忘记 T2DM 的复杂代谢特性。不能成为"血糖完美主义者"而忽视保持正常的脂质代谢水平、血压水平和肾功能的重要性。

ADA 和 AACE 每个发表的报告都提供了一个框架，用于启动和滴定初级保健环境中 T2DM 患者的药物治疗（ADA，2013b；Garber et al.，2013）。AACE 综合糖尿病管理方法的要点摘要如表 34-13 所示。ADA 和 AACE 声明都包括推荐的代谢治疗目标，见表 34-14。临床医生应该记住，除血糖之外，管理糖尿病患者还需要定制血压，体重和血脂的目标。

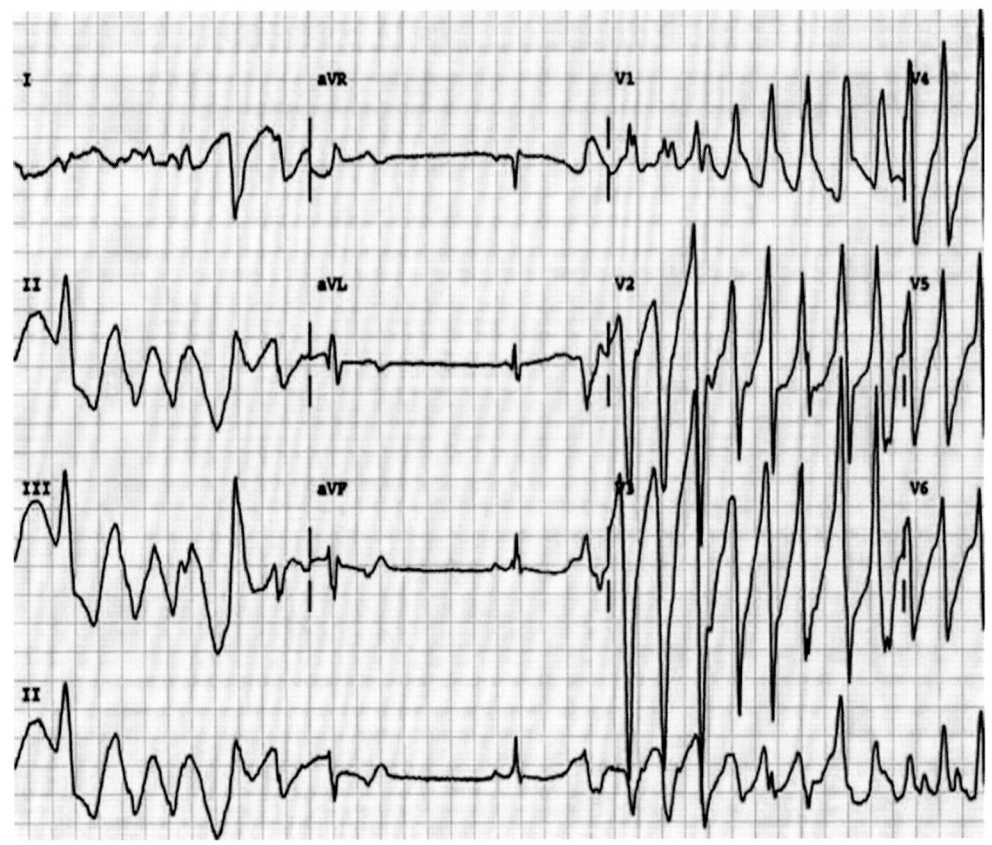

图 34-1　尖端扭转型室性心动过速是一种特殊形式的多心室性心动过速，其特征在于 QRS 波形幅度逐渐变化，围绕基线扭转。尖端扭转型室性心动过速与延长的 QTc 间期有关，可能是先天性的或获得性的。心律失常通常自发终止，但可能会再次发生并发展为致命的心室颤动

　　美国家庭医师学院尚未发布任何糖尿病管理指南。患者是一个独立的个体，具有个人关注，担心以及有能力来界定他们所处的疾病状态。初级保健医生绝对不能忽视给每位患者制定安全有效的个体化治疗指导的重要性。

2 型糖尿病的药物管理

　　一旦开始药物治疗，患者必须更加积极的参与糖尿病自我管理。执行 SMBG，遵守 MNT 和体力活动建议，并进行专业监督，以确定是否实现代谢目标，这是减少糖尿病相关并发症的发生所必需的。

　　患者应了解不同类型口服药物的潜在风险和临床益处。一些药物可能会增加体重或引起低血糖；另一些药物则必须在明确其他诊断之后才能服用。在急性住院治疗期间继续使用口服药可能是有害的。因急性疾病而被送往医院的糖尿病患者应首选胰岛素。在某些情况下（如同时应用皮质类固醇药物、手术、限制口服营养摄入治疗和怀孕状态），治疗复杂的 T2DM 需要应用胰岛素治疗。表 34-15 列出目前批准用于 T2DM 患者的非胰岛素药物及其作用机制和安全性问题。关

于基于肾脏状态的肠降血糖素药物所需的剂量调整信息见表 34-16。

　　总之，临床医生应该为糖尿病患者制定个性化的代谢指标。生活方式干预仍然是所有糖尿病患者的基础治疗，应尽力的管理血糖控制随时间恶化的患者。首先用二甲双胍治疗或者针对其特定病理生理缺陷应用相应的药物联合治疗。患者一经诊断，在治疗初始阶段，其 β 细胞可能仍具有一些剩余的功能，并对口服药物或肠促胰岛素有反应。随着时间的推移，β 细胞功能和质量将持续减弱，需要使用胰岛素来控制空腹和餐后葡萄糖异常。应优先使用避免低血糖和体重增加风险的药物治疗。应依据药物对降低患者个体化目标范围血糖水平的有效性选择特定的药物，同时还要考虑患者的独特特征和偏好考虑选择具体药物。

2 型糖尿病患者的胰岛素治疗

　　胰岛素是糖尿病药物治疗中最有利的治疗手段。及时应用外源性胰岛素治疗似乎可以降低胰岛素抵抗并促使 β 细胞休息，并且不会随使用时间延长增加心血管或癌症的发病风险（Gerstein et al.，2012）。因此，

表 34-13　美国临床内分泌专家协会 2013 糖尿病治疗算法摘要

- 生活方式干预仍然是所有糖尿病患者治疗的基础（无论 A1C 水平如何）。
- 如果患者的 A1C≥9%，则开始并进行基础胰岛素滴定。
- A1C < 7.5% 的患者可用单一药物治疗，如下所示：
  - 二甲双胍是一线治疗药物。
  - 二线治疗包括 GLP-1 受体激动剂，DPP-4 抑制剂和 α- 葡糖苷酶抑制剂。
  - 如果治疗 3 个月后 A1C > 6.5%，则加入第二种药物。
- 在 A1C 水平≥7.5% 和≤9% 的患者中考虑双重或三重联合治疗，如下：
  - GLP-1 受体激动剂和 DPP-4 抑制剂是首选药剂。
  - 也可以使用基础胰岛素。
  - SGLT2 抑制剂是联合治疗的可接受药物（ADA 指南未提及 SGLT2 抑制剂）。
  - 如果 A1C 在 3 个月后未达到目标，应加入第三种药物。
- 对于 A1C 水平为 8.5% 的患者，应启动基础胰岛素治疗。
- 制定药物干预时应考虑的实际策略包括：
  - 选择不太可能导致低血糖的药物。
  - 优先选择减轻体重的药物。
  - 应每 3 个月重复测试 A1C 1 次，直到患者达到个性化目标。
  - 每次随访都应强调生活方式的干预。
  - 禁烟，鼓励患者停止使用尼古丁。患者可选择 800-QUIT-NOW 获得免费戒烟帮助。
  - 通常需要同时应用具有补充作用机制的药物联合治疗来帮助患者达到其规定的血糖目标。
  - 当使用胰岛素时，可继续使用 DPP-4 抑制剂，SGLT2 抑制剂，二甲双胍，GLP-1 受体激动剂和溴隐亭。而胰岛素联合磺酰脲类和噻唑烷二酮类会导致体重增加和低血糖风险应停止使用。
  - 成本是重要的，但药物安全性胜过成本。

ADA，美国糖尿病协会；DPP-4，二肽基肽酶 -4；GLP-1，胰高血糖素样肽 1；SGLT2，钠 - 葡萄糖共转运蛋白 2

Adapted from Garber AJ, Abrahamson MJ, Barzilay JI, et al. American Association of Clinical Endocrinologists' comprehensive diabetes management algorithm 2013 consensus statement: executive summary. Endocr Pract. 19: 536-557, 2013.

表 34-14　大多数糖尿病患者的代谢治疗目标

代谢目标	AACE 指南	ADA 指南
A1C（%）	≤6.5	≤7.0
空腹或餐前血糖（mg/dl）	< 110	70～130
餐后 2 小时血糖（mg/dl）	< 140	< 180
血压（mmHg）	< 130/80	< 140/80
LDL 胆固醇（mg/dl）	< 100（CVD 高危患者 < 100）	< 100
HDL 胆固醇（mg/dl）	男性 > 40，女性 > 50	> 50
甘油三酯（mg/dl）	< 150	< 150

AACE，美国临床内分泌学家协会；ADA，美国糖尿病协会；CVD，心血管疾病；HDL，高密度脂蛋白；LDL，低密度脂蛋白

Adapted from Garber AJ, Abrahamson MJ, Barzilay JI, et al. American Association of Clinical Endocrinologists' comprehensive diabetes management algorithm 2013 consensus statement: executive summary. Endocr Pract. 19: 536-557, 2013; American Diabetes Association. Standards of medical care in diabetes—2013. Diabetes Care. 36(suppl 1): S11-S66, 2013.

和质量的缺失。有遗传倾向个体的 β 细胞暴露于逐渐抵抗的代谢环境，最终将走向凋亡（Ultimately, genetically prone individuals whose β cells become exposed to a progressively antagonistic metabolic environment will demonstrate apoptosis. 不能理解这句话）。由于内源性胰岛素水平不能阻止脂肪分解，因此血浆 FFA 浓度升高，并进一步促使细胞凋亡。FFA 还会损害身体的第一时相胰岛素反应并增加肝葡萄糖产量。FFAs 通过阻断 GLUT4 将葡萄糖从血浆转运到肌细胞中的能力来增强外周胰岛素抵抗。长期暴露于高血糖症的患者可能会出现类似于 T1DM 控制不佳的症状（即疲劳，口渴，体重减轻，饥饿，尿频和脱水继发的干燥皮肤）。

针对血糖的强化控制及个性化治疗对于降低 T2DM 患者微血管并发症的发生率至关重要。有证据显示，"代谢记忆"理论的保护机制，早期逆转和避免高血糖似乎可能使发生远期并发症的风险最小化（DCCT/EDIC 研究组，2005 年）。早期开始强化胰岛素治疗降低胰岛素抵抗，可以促使 β 细胞休息。事实表明，这种方案应该尽早在治疗 T2DM 患者中开始（Weng et al.，2008）。

最近的 RCT 已经证明，胰岛素干预易于在初级保健机构中开展并成功渗入其中（Gerstein et al.，2006；Meneghini et al.，2007）。另外，除了少数例外，"针尖恐惧症"通常是临床医生的问题而不是患者的。大多数患者愿意按照医生提供的最佳指导来强化糖尿病管理。应鼓励临床医生应用几种更易于患者接受的基础和餐食胰岛素治疗方案（可能使用胰岛素笔或者使用 1 次性胰岛素贴片泵装置）（图 34-2）。

对于 A1C 高于 8.5% 的糖尿病并发症患者或 A1C 高于 9.0% 的糖尿病患者，应考虑启动胰岛素治疗。基础胰岛素起始简单，可以与几种口服药物和 GLP-1 受体激动剂联合应用。

2 型糖尿病是一种进行性疾病。因此，其有效的治疗需要及早开始适当的治疗，频繁监测和重新评估，以确保达到治疗目标。

长期暴露于高血糖可引发微血管和大血管并发症，其中许多在糖尿病诊断时可能已经显现。多种有缺陷的代谢途径作用于克服身体的防御机制，导致 β 细胞功能

表 34-15 美国食品和药物管理局批准用于 2 型糖尿病治疗的非胰岛素药物制剂

药物名称(商品名)	作用机制	安全性,同种类之间的区别以及其他重要注意事项
磺脲类		
格列本脲(优降糖,Diabeta) 格列吡嗪(利糖妥) 格列吡嗪缓释剂型(利糖妥 XL) 格列本脲微乳化片(Glynase) 格列美脲(亚莫利)	促进胰岛素分泌	增加低血糖的风险,特别是老年人和肾功能不全或体重增加的人 Meta 分析表明磺酰脲类可能会增加卒中风险(Monami et al., 2013b) 除单遗传基因糖尿病患者(年轻成熟期糖尿病)外,药物的半衰期短 格列美脲可降低空腹和餐后葡萄糖,具有最佳的安全性;应避免老年患者和 CVD 患者使用格列本脲
双胍类		
二甲双胍(格华止) 二甲双胍缓释片(Fortamet) 二甲双胍 XR(格华止 XR) 二甲双胍口服悬浮液	降低肝脏葡萄糖生成,减少肠道吸收葡萄糖,增加外周葡萄糖利用	必须与食物一起服用以减轻胃肠道副作用 对老年患者及肾 GFR < 45ml/min 应注意应用的剂量 ≤10% 的患者可能不耐受副作用 可能会降低糖尿病患者的癌症风险 可以改善 PCOS 患者的生育能力 一些糖尿病专家喜欢一种给药方案,包括从 500mg/d 到 2g/d 的剂量? α-GLUCOSIDASE 抑制剂
α- 葡萄糖苷酶抑制剂		
阿卡波糖(拜唐萍) 米格列醇(Glyset)	抑制小肠 α- 葡萄糖苷酶,延缓葡萄糖吸收	禁忌证为炎症性肠病,吸收障碍综合征及部分肠梗阻 当联合治疗时可诱发低血糖,当口服葡萄糖,其吸收不被 α- 葡糖苷酶抑制剂抑制时,应用蔗糖代替低血糖治疗,低血糖也会对胰高血糖素注射作出反应。 阿卡波糖的降糖功效已被认为与二甲双胍在治疗早期的中国患者中的疗效相同(Yang et al., 2014)
噻唑烷二酮		
吡格列酮(艾可拓)	通过激活细胞内过氧化物酶体增殖物活化受体,增强胰岛素在骨骼肌组织敏感性	可能导致绝经后女性排卵 使个体平均增加体重 0.9~2.6 公斤 禁止使用在晚期心力衰竭的患者(NYHA Ⅲ-Ⅳ)或有膀胱癌病史患者中 在起初及应用药物的第一年应每 2 个月进行肝功能测试,然后定期随访妇女的骨折风险
非磺脲类胰岛素促分泌剂		
瑞格列奈(诺和龙) 瑞格列奈(唐力)	具有快速促进胰岛素分泌作用,半衰期短(1~2 小时),与磺酰脲类药物作用相似,但作用在不用的胰腺 β 细胞的位点	在降低餐后血糖方面比二甲双胍,磺酰脲类和噻唑烷二酮类更有效 由于半衰期短,低血糖的风险比磺酰脲类更低 必须在餐前 15 分钟服用 在空腹血糖降低前,需要进行 1 个月的治疗。 可能导致体重轻度的增加
D2 多巴胺激动剂		
溴隐亭(Cycoset)	提高中枢神经系统中多巴胺水平,激活交感神经系统	降低 T2DM 患者的血糖,血脂,降低胰岛素抵抗 可与所有其他口服药物和胰岛素一起使用 每天在起床 2 小时内服用 应考虑到轮班工作者的应用,改善 SCN 内的多巴胺水平和交感神经紧张可能会降低胰岛素抵抗,轮班患者的 SCN 平衡可能被干扰

表34-15 美国食品和药物管理局批准用于2型糖尿病治疗的非胰岛素药物制剂（续表）

药物名称（商品名）	作用机制	安全性，同种类之间的区别以及其他重要注意事项
胆汁酸多价螯合剂		
考来维仑（Welchol）	功能不确定，也许可以降低GLP-1的分泌	在T2DM中不能单一用药，可与二甲双胍或二甲双胍＋磺酰脲同时使用 可考虑作为糖尿病前期患者的非常规用药，使LDL水平降低于100mg/dl，并且保护β细胞。 可考虑用于合并高低密度脂蛋白胆固醇的T2DM患者中
DPP-4抑制剂		
西格列汀（捷诺维） 西他列汀＋二甲双胍/西他列汀＋二甲双胍缓释片（捷诺达/捷诺达XR） 沙格列汀（安立泽） 沙格列汀＋二甲双胍缓释片（Kombiglyze） 利格列汀（欧唐宁） 利格列汀＋二甲双胍（Jentadueto） 阿格列汀（Nesina） 阿格列汀＋二甲双胍（Kanazo） 阿格列汀＋吡格列酮（Oseni）	阻止DPP-4酶功能，使内源性GLP-1两至三倍升高	最常见的副作用是皮疹和鼻炎 除了利格列汀，DPP-4抑制剂的剂量，必须依据肾功能状态进行调整。（参照表34-15） DPP-4抑制剂此类药物，似乎不能增加CAD，HF或CHF的风险，也不减轻心血管发病的风险（Monami et al., 2013a） Oseni禁止用于NYHA Ⅲ类或Ⅳ HF患者，不推荐用于症状性HF患者
GLP-1受体激动剂		
艾塞那肽（百盛达） 利拉鲁肽（诺和力） 艾塞那肽QW（百达扬）	通过激活β细胞的GLP-1受体，增加了营养素刺激的胰岛素分泌，抑制胰高血糖素分泌，延迟胃排空，降低食欲	可以减轻体重 改善心血管生化指标 降低低血糖发生率 有利β细胞功能的保留 GLP-1对内皮细胞有保护作用 与急性胰腺炎的直接联系尚未得到证实 患有甲状腺髓样癌或具有MENⅡ（甲状腺髓样癌＋嗜铬细胞瘤）个人或家族史的患者禁用 最常见的不良反应是恶心，如果患者不进食过多，就可以避免这种不良反应 当与胰岛素促泌剂或胰岛素一起使用时，减少促分泌素或胰岛素的剂量，以尽量减少引起低血糖的可能性 艾塞那肽在进食1小时内每天注射2次；利拉鲁肽每天注射1次，不考虑膳食；艾塞那肽QW每周注射1次 患有胰腺炎病史的患者禁用。在服用GLP-1受体激动剂或DPP-4抑制剂的患者中观察到胰腺炎。然而，并没有发现可将肠降血糖素类作为糖尿病患者胰腺炎或胰腺癌的诱导剂 疑似患有胰腺炎的患者应停止使用。艾塞那肽QW可能会引起注射结节
合成胰淀素类似物		
普兰林肽（Symlin）	胰淀素的外源替代物，补充糖尿病患者中缺乏的胰淀素	作为在T1DM或T2DM患者应用胰岛素治疗的辅助治疗，适用于胰岛素已经按最佳比例治疗但未达到预期的葡萄糖控制的患者 在与T2DM患者治疗中可与或不与磺酰脲类或二甲双胍一起使用 应在吃餐前应用 不良反应包括恶心和严重低血糖 只能用于未发生低血糖自主意识衰弱的患者（即低血糖未察觉） 可导致体重减轻和饱腹感

表 34-15　美国食品和药物管理局批准用于 2 型糖尿病治疗的非胰岛素药物制剂（续表）

药物名称（商品名）	作用机制	安全性，同种类之间的区别以及其他重要注意事项
SGLT2 抑制剂		
卡格列净（Invokana）	降低葡萄糖重吸收的肾阈值，从 180g/d 到 70g/d，阻止 SGLT2 共转运蛋白功能。由于葡萄糖不能重吸收入血，改善了葡萄糖依赖的胰岛素抵抗，患者的空腹血糖，餐后血糖，A1C，体重以及血压就会降低	副作用包括增加排尿频率，糖尿，UTIs，真菌感染和腹泻。 老年人应关注发生直立性低血压 肾功能不全 GFR < 45ml/1.73m² 患者禁用。 如果 GFR 是 45~60ml/1.73m²，则卡格列净的剂量应为 100mg/d，并在早晨服用，如果 GFR > 60ml/1.73m²，则剂量可限定到 300mg。 如果与 UGT 酶的非选择性诱导剂（利福平，苯妥英，苯巴比妥，利托那韦）一起应用，会降低卡格列净的疗效。 eGFR < 60ml/min/1.73m² 的患者禁用
达格列净（Farxiga）	起始剂量为每天 5mg，对于有额外血糖控制要求的，剂量可增加至 10mg。 与此类药物作用机理一样，SGLT2 抑制剂干扰 1, 5- 脱水葡萄糖醇	每周尿中约 70g 葡萄糖排泄
Empagliflozin（Jardiance）	剂量为每天 10mg 和 25mg	eGFR < 45ml/min/1.73m² 的患者应禁用

BP，血压；CAD，冠状动脉疾病；CHF，充血性心力衰竭；CVD，心血管疾病；DPP-4，二肽基肽酶 -4；GFR，肾小球滤过率；GI，胃肠道；GLP，胰高血糖素样肽；HF，心力衰竭；LDL，低密度脂蛋白；MEN，男性多发性内分泌瘤；NYHA 纽约市心脏协会纽约市 PCOS，多囊卵巢综合征；SCN，下丘脑视交叉上核；T2DM，2 型糖尿病；UTI，尿路感染

Boehringer Ingelheim Pharmaceuticals and Eli Lilly：Jardiance product information. http://bidocs.boehringer-ingelheim.com/BIWebAccess/ViewServlet.ser?docBase=renetnt&folderPath=/Prescribing+Information/PIs/Jardiance/jardiance.pdf. Assessed November 2014；Bristol-Myers Squibb and AstraZeneca Pharmaceuticals：Farxiga product information. http://www.azpicentral.com/farxiga/pi_farxiga.pdf. Accessed November 2014；Janssen Pharmaceuticals：Invokana product information. http://www.invokanahcp.com/prescribing-information.pdf. Accessed November 2014；Monami M, Genovese S, Mannucci E. Cardiovascular safety of sulfonylureas：a meta-analysis of randomized clinical trials. Diabetes Obes Metab. 15：938-953, 2013；Yang W, Liu J, Shan Z, et al. Acarbose compared with metformin as initial therapy in patients with newly diagnosed type 2 diabetes：an open-label, non-inferiority randomised trial. Lancet Diabetes Endocrinol. 2013；doi：10.1016/S2213-8587（13）70021-4；Monami M, Ahren B, Dicembrini I, et al. Dipeptidyl peptidase-4 inhibitors and cardiovascular risk：a meta-analysis of randomized clinical trials. Diabetes Obes Metab. 15：112-120, 2013.

表 34-16　依据肾功需要调整的药物剂量

药物	轻度肾功能不全 *	严重肾功能不全或者需要透析 **
DDP-4 抑制剂		
利格列汀	不需要调整	不需要调整
沙格列汀	不需要调整	减量至每天 2.5mg
西格列汀	每天 50 mg	每天 25mg
阿格列汀	对于 30≤GFR≤60ml/min，每天 12.5mg	每天 6.25mg
GLP-1 受体激动剂		
艾塞那肽	慎用	禁忌
艾塞那肽 QW	慎用	禁忌
利拉鲁肽	慎用	慎用

* 肌酐清除率≥50ml/min；男性血清肌酐≤1.7mg/dl，女性 < 1.5mg/dl
** 肌酐清除率 < 30ml/min；男性血清肌酐 > 3.0mg/dl，女性 > 2.5mg/dl
DPP-4，二肽基肽酶 -4；GLP-1，胰高血糖素样肽 1
References：Amylin Pharmaceuticals, 2013；Boehringer Ingelheim, 2011；Bristol-Myers Squibb, 2011, 2013；Monami et al., 2014；Merck, 2011；Novo Nordisk, 2013；Takeda, 2013.

　　在开始胰岛素治疗之前，临床医生必须考虑患者的饮食、睡眠和运动模式以及糖尿病自我管理任务的能力。最重要的是，需要教育患者如何预防，预测和有效地控制低血糖。

　　最佳胰岛素替代方案是在空腹和餐后情况下模拟生理胰岛素分泌。血糖正常的个体能产生足够的胰岛素以维持血糖水平在 85~140mg/dl 范围内。一般应用外源基础胰岛素替代物以降低空腹状态下过量的肝脏糖异生。两种可用的基础胰岛素类似物是甘精胰岛素和地特胰岛素。两者都具有相对平缓的时间作用曲线，并在 1~4 小时内起作用。一项双盲随机交叉试验研究表明，每天 1 次给药，这两种胰岛素类似物的药代动力学（即吸收，代谢，分布和排泄）和药效学（即从注射部位吸收的变异性，时间高峰值效应和持续时间）都是相当的（King，2009）。

　　大约 60% 的 T2DM 患者应用基础胰岛素替代物与口服药物联合治疗或 GLP-1 受体激动剂治疗，使 A1C

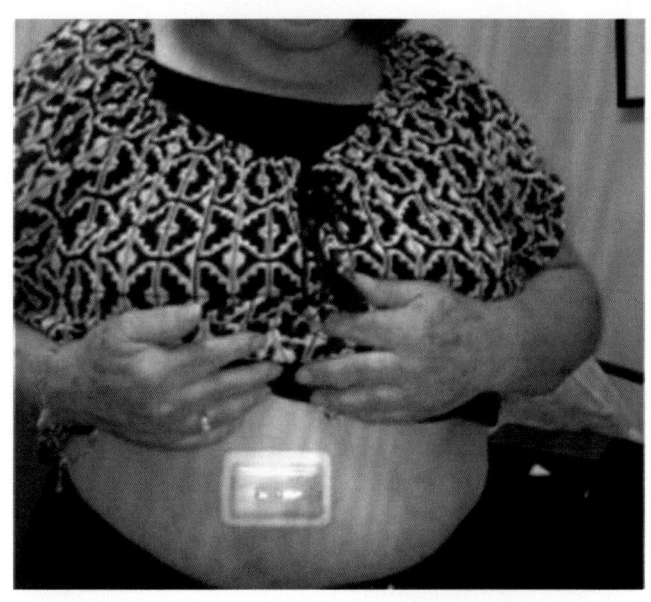

图 34-2　患者展示 V-Go1 次性胰岛素贴剂泵(Valeritas, Bridgewater, NJ)。这些装置设计用于 2 型糖尿病患者,具有三种尺寸(V-Go 20,V-Go 30 和 V-Go 40),可以以单一的特异性基础速率注射速效赖脯胰岛素或天门冬胰岛素 0.83,1.25 或 1.67U/h。如果葡萄糖水平升高,另外 36 单位胰岛素可以在餐前由患者自行注射或用于矫正剂量。患者必须在 24 小时后取出并更换泵。该泵的优点包括改善 A1C,按照进餐时间推注胰岛素,与针疗法无视觉关联,并减少总的每天胰岛素剂量(Rosenfeld 和 Grunberger, 2013)。大多数患者可以在 5～10 分钟内学习使用 V-Go 系统

达到 7% 或者更低。如果患者仍然无法达到空腹血糖、餐后血糖或 A1C 的控制目标,则应转变为基础额外追加 1 次胰岛素(就餐量较大的餐前追加 1 次基础胰岛素)或者基础推注(在每餐前均加注基础胰岛素)方案,应用长效胰岛素提供基础胰岛素需要量,应用速效胰岛素(即赖脯胰岛素,天冬氨酸或赖谷胰岛素)以最大限度地减少碳水化合物摄入后葡萄糖水平的上升峰值。

表 34-17 列出了基础胰岛素的几种实际应用方案。患者需要了解其个性化血糖指标,并了解如何安全地实现这些目标才能使基础胰岛素应用成功。在临床试验中,给予患者精确的计算方法,几乎总是能够安全有效地将其 A1C 降低到其规定的目标。因此,允许患者自我管理应该是常规而不是例外。

表 34-18 列出了就餐时胰岛素加入到基础方案中的适当时间。应根据表 34-19 所示的因素对基础胰岛素治疗方案进行个性化制定和调整。速效胰岛素类似物在注射后 60 分钟表现出药效动力学(血糖降低能力)的峰值起始点,而餐后 75～90 分钟后碳水化合物达到吸收峰值。因此,为了使胰岛素的峰值活性与餐后葡萄糖的预期风险同步,应在膳食前 15 分钟注射类似物,除非前期血糖低于 80mg/dl(Unger, 2011)。注射时间和开始进餐之间的延迟被称为"滞后时间"。进食前注射的患者在开始餐后 1 小时内可能会出现餐后低血糖,并在 2～3 小时后开始出现餐后高血糖。

表 34-17　初级保健场所中可以有效的启动基础胰岛素方案

方案	初始胰岛素剂量	剂量调整计划	注意事项	参考文献
加拿大方案	每天在 9:00pm 注射 10 单位	每天在 9:00pm 加 1 单位胰岛素,直到空腹葡萄糖≤110mg/dl	非常简单的剂量调整方案也可以每周调整 5 单位而不用每天调整	Gerstein et al., 2006
303 预测方案 TITRATE 方案	每天在 9:00pm 注射 10 单位	每天早晨执行 SMBG 的 10 个单位和基础胰岛素剂量依据近 3 天平均葡萄糖值确定 空腹血糖目标为 80～110mg/dl 依据近 3 天空腹血糖水平调整接下来的胰岛素剂量 <80mg/dl = −3 单位 80～110mg/dl = 不予调整 >110mg/dl = +3 单位	治疗目标可以调整 TITRATE 方案的目标为 70～90mg/dl 303 预测方案应考虑持久性,除非临床医生指导,否则不能停止调整其剂量	Meneghini, 2006 Blonde et al., 2009
胰岛素抵抗体重方案	按 0.4 单位 /kg 每天在 9:00pm 注射	对于肥胖,治疗无效和有症状的高血糖患者,需要快速的胰岛素干预计划,可以每周一调整 5 单位,直到最大剂量 60 单位。在患者达到 60 单位剂量的基础胰岛素后,可加入针对特定膳食的膳食胰岛素("在每餐前均加注基础胰岛素"方案),或将基础剂量降低 20%,并加入艾塞那肽或利拉鲁肽治疗	可以与 GLP-1 受体激动剂,SGLT2 抑制剂,DDP-4 抑制剂,联合应用,或者加入餐后胰岛素。 除非二甲双胍不耐受,否则可继续应用二甲双胍	Unget, 2011

DPP-4, 二肽基肽酶 -4; GLP-1, 胰高血糖素样肽 1; SMBG, 血糖自我监测; T2DM, 2 型糖尿病

表34-18　推荐餐后胰岛素的实际注意事项

考虑添加餐后胰岛素：

- 对于没有达到推荐的 A1C≤7% 的患者，尽管基础胰岛素剂量使空腹血糖水平成功控制 < 100mg/dl（可用肠促胰岛素替代餐后胰岛素添加到基础胰岛素，这将降低餐后和空腹血糖水平；然而，艾塞那肽 QW 不被批准使用。）
- 当基础胰岛素剂量导致夜间低血糖反复发作时
- 当基础胰岛素剂量超过 60 单位 / 日时
- 对于在启动基础胰岛素的 1 年内尚未达到 A1C 目标的患者
- 如果 "BeAM 因子" > 55mg/dl
  - BeAM 因子：睡前与早晨（"AM"）血糖水平的差异
  - 患者应用基础胰岛素使空腹血糖≤100mg/dl，其 BeAM 因子 > 55mg/dl，A1C 不太可能达到≤7%，不会出现夜间低血糖症；因此，这些患者应该开始服用胰岛素
  - BeAM 因子 > 55mg/dl 与夜间低血糖风险增加有关，但并不一直都低血糖

Holman RR, Farmer AJ, Davies MJ, et al. Three-year efficacy of complex insulin regimens in type 2 diabetes. N Engl J Med. 361: 1736-1747, 2009; Zisman A, Aleksandra V, Zhou R. The BeAM factor: an easy-to-determine, objective, clinical indicator for when to add prandial insulin vs. continued basal insulin titration. Presented at the American Diabetes Association 71st Scientific Sessions(Abstract 1121-P), San Diego, CA, June 2011.

对于基础额外追加方案（基础胰岛素加每天追加 1 次餐前胰岛素注射），可以使用结构化的 SMBG 将定为干预目标的膳食，简化（如本章"1 型糖尿病"部分所述）(For a basal-plus regimen (basal insulin plus one prandial dose per day), identifying the meal to target for intervention might be simplified with the use of structured SMBG, as described in the Type 1 Diabetes Mellitus section of this chapter. 不能理解)。每天应在餐前及餐后 2 小时实施 SMBG 并持续 3 天。具有最高 Δ（餐前和餐后葡萄糖水平差异）的膳食成为调停的初始点。目标是达到膳食的生理学 Δ（0～50mg/dl）。例如，早餐前葡萄糖为 100mg/dl，早餐后 2 小时餐后葡萄糖为 142mg/dl，早餐 Δ= 142～100 即 42mg/dl。A1C 水平超过 12% 的患者可能需要立即开始基础推注方案，以减少所有餐后的高血糖症。

结构化 SMBG 还帮助患者识别即将发生的低血糖。任何负 Δ（餐前和餐后 2 小时葡萄糖导致负值之间的差异）将预测即将发生低血糖症状的高风险。例如，患者应用 10 单位胰岛素后，空腹葡萄糖水平为 187mg/dl，餐后 2 小时血糖水平为 100mg/dl，则可以根据 −87mg/dl 的 Δ 值预测即将发生低血糖的风险。如果患者在餐前 2 小时接受了两个 10 单位的胰岛素，那么他或她将面临即将发生低血糖的危险（图 34-3）。从结构化 SMBG

表34-19　当进行生理胰岛素替代疗法时要考虑得因素	
因素	讨论
用餐消耗	患者是否忽略了吃饭？
	患者是否按照食谱进餐？
	每餐的定量和碳水化合物含量是多少？
	患者是否从营养师或糖尿病专业医生处获得膳食计划教育？
	患者有饮食失调吗？
工作时间	患者是否正常工作？
	不规律的工作时间表是否影响睡眠？
	患者经常旅行吗？
	旅行计划是否需要灵活的膳食和胰岛素注射调整？
管理史	患者有没有胰岛素注射史？
	患者是否愿意执行频繁的 SMBG？
	患者是否了解如何正确执行 SMBG 并解释葡萄糖值和平均值？
身体活动	患者运动吗？
	做什么类型的运动？
	什么时候锻炼？
	运动时间有所不同吗？
	患者是职业运动员吗？
	有第 1 次开始锻炼的计划吗？
	运动前，运动期间和运动后患者的葡萄糖目标是什么？
	患者知道如何预防和治疗低血糖症吗？
低血糖病史	患者有低血糖病史吗？
	患者是否独自生活？
	患者知道如何预防和治疗低血糖症吗？
	是否有并发症（例如心脏病，慢性肾脏疾病，癫痫发作，低血糖不知情）从而增加其低血糖风险？
	患者是否可以使用 CGM 设备？
	开车前患者是否知道如何实施 SMBG？
	患者的 A1C 目标是什么？
相关并发症	冠状动脉疾病或心律失常
	计划怀孕或怀孕
	癌症
	晚期肾脏病
	精神疾病
	糖尿病性神经病变糖尿病视网膜病变
	高龄
学习功能缺陷	患者的阅读，写作或数学（计算）技能有缺陷吗？
	是否有语言障碍可能影响患者学习如何管理和自我调整胰岛素剂量的能力？

CGM, 连续葡萄糖监测；SMBG, 自我监测血糖

Adapted with permission from Unger J. Diabetes management in primary care. 2nd ed. Philadelphia: Lippincott, Williams and Wilkins, 2012.

计算 Δ 值还可以帮助患者根据几天内血糖明显的变化方式来调整膳食胰岛素的基准剂量。表 34-12 列出了 Δ 低值和高值的原因。

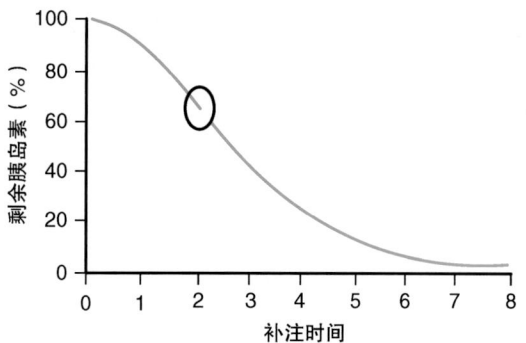

图 34-3 胰岛素代谢曲线。该图显示了在皮下注射胰岛素后，皮下储存的剩余的胰岛素的量随时间推移的状况。2 小时后（图中圆圈所示），原始剂量的 64% 仍然保留。因此，如果在 10：00 AM 给予 10 单位的胰岛素，则在中午仍有 6 个单位保留功能。速效胰岛素类似物的降糖作用在皮下注射后可持续长达 6 小时。如果患者在先前注射的胰岛素没别完全吸收的情况下再注射追加的胰岛素（被称为"胰岛素堆叠"的实验），则可能发生低血糖。例如，如果中午的血糖水平为 200mg/dl，并且患者在午餐时间再注入 6 个单位，则皮下储存的胰岛素已经增加到 12 个单位。在注射补充胰岛素之前，患者应始终从先前注射计算胰岛素。胰岛素堆积是导致低血糖症的主要原因，可以很容易地避免（Adapted with permission from Unger J. Diabetes management in primary care. 2nd ed. Philadelphia：Lippincott, Williams and Wilkins；2012.）

在实施基础追加 1 次胰岛素方案或者基础追加三餐胰岛素方案治疗后，应重复检测 A1C 值以确定患者是否开始趋于制定的血糖目标。胰岛素治疗可根据患者的 A1C 水平和结构化的 SMBG 结果进行调整强化。

任何餐时速效胰岛素的初始剂量可以近似为每餐 0.1 单位每公斤体重（0.1U/kg）。因此，一个 100 公斤的人将需要 10 单位的快速胰岛素，在进食前 15 分钟注射。如果餐后 2 小时血糖为 0～50mg/dl，则给予正确量的胰岛素以覆盖该餐的碳水化合物含量。然而，如果 2 小时餐后血糖水平始终在 50mg/dl 以上，则患者可以将胰岛素按照 1 单位 / 天的量进行调整，直到达到 Δ 目标。图 34-4 总结了在初级保健机构中启动基础加三餐追加胰岛素治疗的常规方法。表 34-20 列出了启动胰岛素治疗的关键点。

预混胰岛素制剂

预混胰岛素制剂将速效（餐前注射）和长效（基础）胰岛素结合在一起。使用这些固定剂量的胰岛素可以减少当患者试图在相同的注射器中混合中效鱼精蛋白（NPH）胰岛素和常规胰岛素时可能发生的给药错误。这些配方在其他情况下也是有用的。例如，当将 NPH 与快速胰岛素类似物组合时，则需要立即注射，以避免这些类似物的降糖作用发生变化。视力障碍患者则可

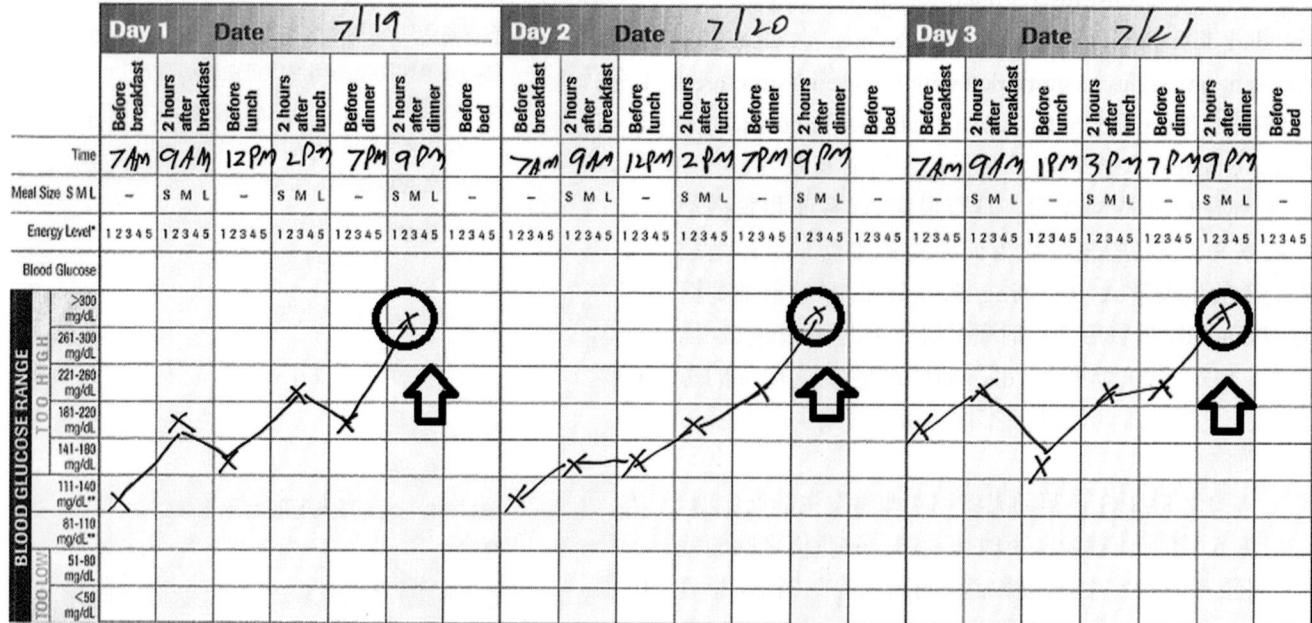

图 34-4 晚期 2 型糖尿病（T2DM）患者的胰岛素起始和强化治疗。* 任何膳食可能被针对性速效胰岛素覆盖，血糖结构自我监测应在每次膳食前 2 小时进行 3 天，然后再定期进行监测。出最高的餐后 2 小时血糖（最大 Δ 值）的膳食应作为强化对象。注意："晚期 T2DM"是指糖尿病超过 5 年，A1C 大于 9% 的患者，以及不再能够用三重联合药物治疗控制其血糖的患者。在这个使用 Accu-Check 360 血糖分析系统的例子中，患者和他的医生能够确定膳食中葡萄糖最大升高值与晚餐一致。因此，启动了基础胰岛素加 1 次胰岛素加注治疗

表 34-20　2 型糖尿病患者成功启动胰岛素治疗的关键

胰岛素可以帮助患者及时、安全、高效地实现个体化的空腹、餐后血糖和 A1C 目标。

为每名患者提供书面的、个性化的胰岛素强化治疗计划。

使用胰岛素笔或 1 次性泵，而不是注射器和小瓶；可提高剂量的准确性和患者的依从性。

教导患者如何使用结构化 SMBG 主动识别即将发生的低血糖事件。

患者应始终被允许用在临床医师的规范指导下制定其基础和餐时胰岛素剂量。

使用正常人胰岛素类似物会增加低血糖的风险。

解释"基础"和"加注"胰岛素对患者的差异，以尽量减少给药误差。

当向基础胰岛素添加 GLP-1 受体激动剂时，考虑将基础胰岛素的剂量降低 20%。

肾功能不全的患者应将胰岛素剂量减少 10%，并密切监测其胰岛素水平，因为胰岛素从尿液代谢。肾功能不全可能会增加循环胰岛素水平，并增加低血糖的风险。

为了减少胰岛素起始时的体重增加，应停用任何噻唑烷二酮，磺酰脲或吗啉。起始胰岛素后可以安全继续的药物包括二甲双胍，溴隐亭，SGLT2 抑制剂，α- 葡糖苷酶抑制剂，DPP-4 抑制剂和 GLP-1 受体激动剂。

如果剂量相对较低（< 20 单位 / 天），而且 A1C 达到 < 7.5%，有些患者可能会停药。因此，启动胰岛素并不总是意味着患者将永远使用胰岛素。

必须指导患者如何正确注射胰岛素。另外，请务必与每名患者讨论基础和餐后胰岛素给药的适当时机。

轮班工作的患者应考虑使用胰岛素泵（连续皮下注射胰岛素）来提高其血糖水平。

A1C 水平高（> 10%）的患者饮食后感觉不舒服。这是因为他们的餐后葡萄糖水平控制较差。开始胰岛素治疗后，如果有必要，他们的疲劳症状应该大幅改善，这可促使他们强化胰岛素治疗。

DPP-4, 二肽基肽酶 -4；GLP-1, 胰高血糖素样肽 1；SGLT2, 钠 - 葡萄糖共转运蛋白 2；SMBG, 自我监测血糖

能需要家人的帮忙，将其快速和中效胰岛素预先装入注射器，以供日后使用。然而，这可能导致吸收变异性和低血糖。相比之下，使用预混胰岛素制剂简单，受使用者欢迎，并且比 NPH 加常规胰岛素注射更贴近生理过程。

人预混胰岛素（优泌林 50/50，优泌林 70/30 和诺和灵 70/30）由单次剂量的常规胰岛素和 NPH 胰岛素组合。30 单位的 50/50 胰岛素将由 15 个单位的常规胰岛素加 15 个单位的 NPH 组成。70/30 制剂包括 70% 的 NPH 和 30% 的常规胰岛素。使用时，这些胰岛素必须在至少餐前 30 分钟注射。

预混胰岛素类似物（赖脯人胰岛素 mix 75/25，赖脯人胰岛素 mix 50/50 和 biaspart 混合物 70/30）与人类混合胰岛素不同，包括一定百分比的快速胰岛素（赖脯胰岛素或门冬胰岛素）与鱼精蛋白结合快速作用胰岛素

组合构成，后者延缓了胰岛素成分的吸收。鱼精蛋白通过延长混合制剂中门冬胰岛素或赖脯胰岛素的作用持续时间，来改善胰岛素的控糖效应。使用混合胰岛素的患者将在单次注射中获得联合控制基础和餐时胰岛素的益处。因此，20 单位剂量的赖脯胰岛素 75/25 将含有 5 单位的赖脯胰岛素加 15 单位的精蛋白结合赖脯胰岛素。预混胰岛素类似物应在进食前 15 分钟注射，以控制餐后血糖水平。

人类预混胰岛素尽管比预混胰岛素类似物制剂便宜，但在控制餐后血糖方面效果较差。使用胰岛素类似物预混制剂可导致低血糖，但是，与使用胰岛素类似物预混制剂的患者（2%～8%）相比，使用人类胰岛素预混制剂（2%～14%）的个体发生严重低血糖的概率似乎更高。

预混胰岛素类似物制剂可能对基线 A1C 在 8.5%～10% 之间的患者更有效。每天定时吃三餐，工作时间稳定，以及定时做身体活动的人可能更适合应用预混胰岛素类似物控制血糖。使用预混胰岛素类似物的另一个优点是相当于患者同时使用两种胰岛素，但其只承受了单一胰岛素的使用风险。

预混胰岛素的启动和计算方法已经被证实能成功地促使患者的血糖达标。在一个为期 48 周的多中心开放试验中，T2DM 患者以及那些通过口服药物治疗（包括只注射 1 次基础胰岛素或没注射过胰岛素）血糖没有达标的患者，分三个阶段进行预混门冬胰岛素（70/30）注射。在第一阶段中，患者在晚餐前用预混制剂开始治疗 1 次。如果患者 A1C 未达到小于 6.5% 的目标，则给药频率在第 2 阶段增加至每天 2 次，并在第 3 阶段增加到每天 3 次，这两个阶段起始分别在第 16 周和第 32 周。当患者 A1C 达到了 6.5% 或更低时，或者无论控制多少，总共治疗 48 周，便达到了此研究的研究终点。当研究结束时，77% 的患者 A1C 水平达到了低于 7.0% 的目标，60% 的患者通过给予预混制剂 1 次、2 次或 3 次，使 A1C 水平达到了 6.5% 或更低的目标（Garber et al.，2006）。

在治疗初始，患者应用基础胰岛素还是预混胰岛素类似物进行治疗是 2 型糖尿病中启动胰岛素治疗的主要研究问题：预混和基础胰岛素类似物的比较［INITIATE］试验（Raskin et al.，2004）。一项研究将 223 例口服药物治疗糖尿病控制不佳，A1C 水平大于 8% 的糖尿病患者随机分为甘精胰岛素及预混胰岛素（70/30）治疗组，共治疗 28 周。在研究结束时，66% 的预混胰岛素患者达到推荐的 ADA 目标值，A1C 小于 7%，而应用甘精胰岛素的患者仅为 40%。正如预期的那样，预混胰岛素组的

餐后血糖高峰值比使用甘精胰岛素的患者低约 25%。在接受预混胰岛素治疗的患者中，容易发生低血糖事件，但在试验期间并未记录到严重低血糖事件的发作。

T2DM 患者的治疗不再是强制执行。ACCORD 试验表明，T2DM 患者的强化治疗可以成功地使 A1C 降低到 6.5% 以下。遗憾的是，ACCORD 的全因死亡率为 22%（ACCORD 研究组，2008）。然而，如果接受强制治疗，也并非所有患者都处于危险之中。事实上，如果患者能在 4 个月内将其 A1C 降低至 6.5% 以下，其全因死亡率并未显示上升趋势。那些无法通过强制管理实现血糖目标的人似乎存在较高的餐后血糖水平，并且更难治疗。这些个体的疾病持续时间越长，由于严重低血糖而导致致命性心律失常的风险越高（Riddle et al.，2010）。

因此，糖尿病代谢目标必须根据患者的年龄、疾病持续时间、并发症及其严重程度、低血糖病史、参与自我糖尿病管理的能力和预期寿命进行个体化。大多数新诊断的糖尿病患者应尝试将其 A1C 降低至 6.5% 以下。应根据药物对 T2DM 和胰岛素抵抗相关的代谢疾病的调整和改变的能力来选择合适的药物。在管理 T1DM 或 T2DM 的患者时，仅仅试图给患者制定一个固定的血糖参数已不再是安全或可接受的做法。

1 型糖尿病

1 型糖尿病由胰腺 β 细胞介导的自身免疫破坏引起，占糖尿病患病人群的 5%～10%。β 细胞的免疫破坏标志物包括胰岛细胞自身抗体（ICAs），胰岛素自身抗体（IAAs），谷氨酸脱羧酶自身抗体（GAD65），胰岛素瘤相关抗原 -2 抗体（ICA512）和酪氨酸自身抗体磷酸酶（IA-2 和 IA-2β）（ADA，2012）。一个或多个自身抗体存在于 85%～90% 的最初经历空腹血糖升高的个体中。

T1DM 中 β 细胞破坏的速度有所不同。婴儿和儿童通常表现为 β 细胞的快速死亡，而成人通常表现为具有较长的糖尿病前期，最终导致成年隐匿性自身免疫性糖尿病（LADA）（Unger，2008a）。DKA 可能是一些儿童和青少年作为该疾病的首次表现症状。部分空腹血糖轻度增高的患者可能在感染或其他应激条件下迅速发展为严重的高血糖或 DKA。成人可以保留残留的 β 细胞功能（剩余的 C- 肽阳性；图 34-5）足以预防 DKA 多年。T1DM 发病后 3～6 年检测到的残留 β 细胞功能也与低血糖风险降低、外源胰岛素需求降低、血糖控制改善有关（Sorensen et al.，2013）。

保持抗体阴性的近乎完全胰岛素缺乏的患者被划分为具有"1B 型糖尿病"一类（Notkins and Lernmark，2001）。大多数 1B 型糖尿病患者具有非洲或亚洲血统。

T1DM 患者容易出现其他自身免疫性疾病，如自身免疫性甲状腺疾病（15%～30%）、乳糜泻（4%～9%）和 Addison 疾病（0.5%）（Unger，2012e）。甲状腺过氧化物酶自身抗体（引起自身免疫性甲状腺疾病），组织转谷氨酰胺酶自身抗体（引起乳糜泻）和 21- 羟化酶自身抗体（引起 Addison 病）的测定可用以筛选出那些临床上那些具有高度风险的可进展到这些疾病的患者。33% 的 T1DM 患者在最初诊断为糖尿病时，就发现了至少一种特异性自身抗体筛查阳性，19% 的患者具有临床疾病证据。鉴于这些抗体在 T1DM 发病时具有较高的水平，因此似乎有必要筛选出共存的自身免疫性抗体（Triolo et al.，2011）。

迄今为止，尚未发现任何干预措施可以明确阻止 T1DM 的发展或者阻止 β 细胞免疫系统进一步被破坏。虽然已经对一些糖尿病预防和改善领域的研究给予了大量的资助，但是大多数研究在大型学术中心或者研究型医疗中心展开，而在与具有 T1DM 的高风险患者中发挥重要作用的却是家庭医生。在具有 T1DM 的家庭中，所有一级亲属，包括患者的父母（如果年龄小于 45 岁），T1DM 风险增加，临床医生应就此风险提供健康咨询。同卵双胞胎风险最大。T1DM 患者的二级和三级亲属如果年龄小于 21 岁，风险也较高。

当患者明确自身糖尿病风险之后，临床医生应告知患者相关的 T1DM 筛查和干预研究，例如美国国立卫生研究院的 T1DM 网络研究（http://www.diabetestrialnet.org）。通过以这些研究为导向的方案筛选 T1DM 风险的优势在于，可以从专业研究实验室中进行最先进的抗体测定。T1DM 专家的精湛随访跟踪以及网络支持，保险公司的实验室数据保护以及有机会参与旨在预防糖尿病的进一步临床研究，参与调查研究不会给患者或其保险公司造成任何损失。

尽管机制不明确，但是早期补充维生素 D 可以延缓 T1DM 的进展。维生素 D 是免疫系统的有效调节剂，并参与调节细胞增殖和分化（Zella and DeLuca，2003）。最近来自五个观察性研究的数据荟萃分析表明，补充维生素 D 的儿童与未补充的同龄人相比，T1DM 风险降低了 29%（Zipitis and Akobeng，2008）。

成年人隐匿性自身免疫性糖尿病（LADA）

成年人隐匿性自身免疫性糖尿病（LADA）是一种慢性进展性的自身免疫性糖尿病，其特征是诊断时年龄较大，胰腺自身抗体存在以及诊断时并没有胰岛素

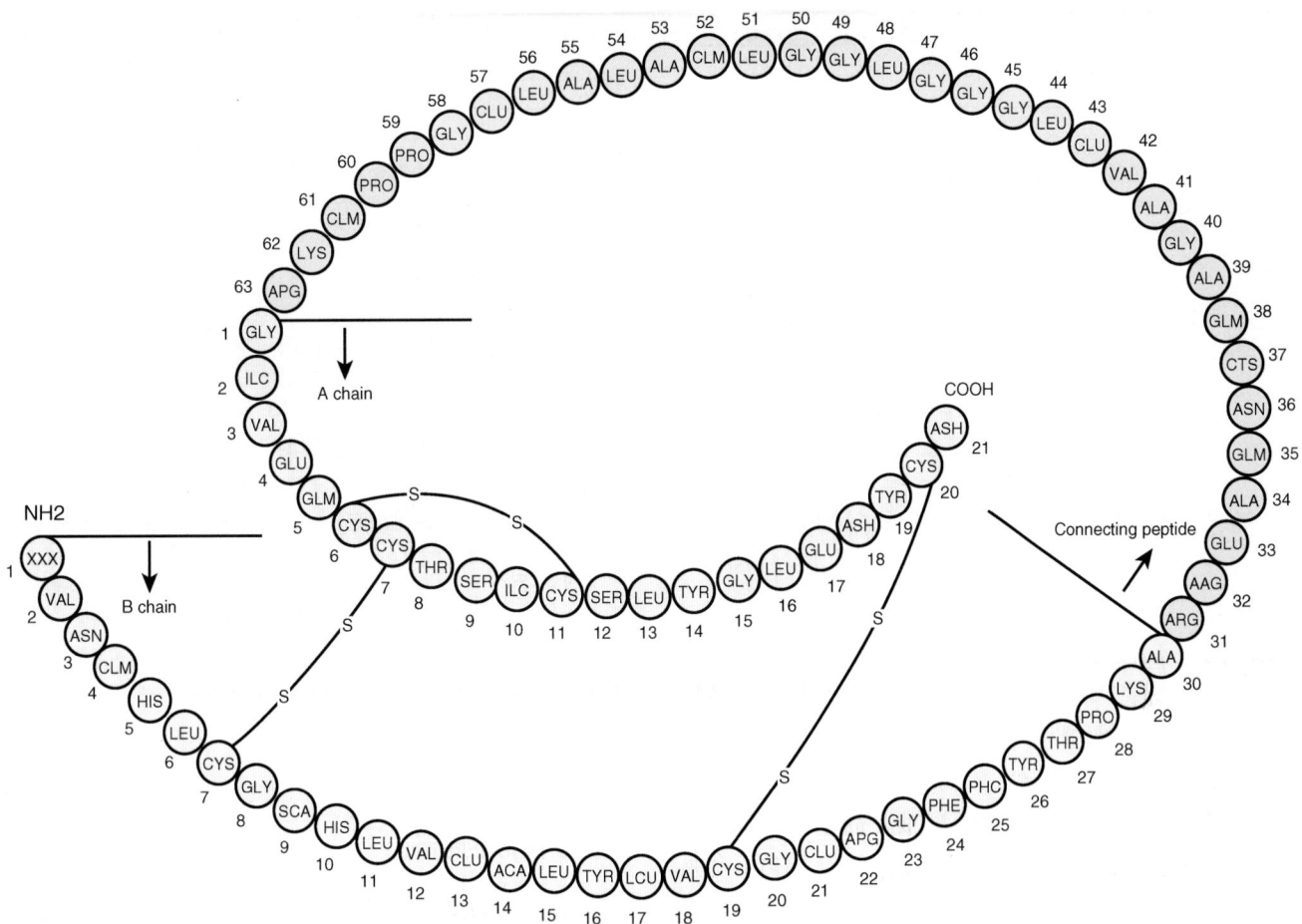

图 34-5　人胰岛素的结构。胰岛素原（胰岛素的前体）在胰腺 β 细胞的内质网内产生。然后将胰岛素原运输到高尔基体，并包装成分泌囊泡。C 肽链从胰岛素原序列的中心释放，而两个二硫键保持完整。每个胰岛素分子形成一个 C 肽分子。因此，C 肽水平可以作为内源胰岛素生产的准确度量。正常血糖个体中的 C- 肽水平范围为 0.5～2.0ng/ml。1 型糖尿病患者缺乏 C- 肽（Adapted with permission from Unger J. Diabetes management in primary care. 2nd ed. Philadelphia：Lippincott, Williams and Wilkins；2012.）

绝对不足。虽然 LADA 患者比经典 T1DM 患者保留了部分 β 细胞功能，但是它们往往具有急性和进行性的 β 细胞功能丧失的特点，并且需要强化胰岛素干预。实际上诊断为 T2DM 的患者中约有 10% 具有 LADA（Isomaa et al.，1999）。表 34-21 比较了 T1DM，T2DM 和 LADA 的特性。

虽然 LADA 的确切发病机制尚不清楚，但是在这种形式的疾病患者中，潜在的免疫介导的 β 细胞破坏而导致胰岛素依赖性比 T2DM 患者更快。与 T1DM 相比，保护性等位基因似乎延迟了 LADA 患者的绝对外源性胰岛素依赖性。

对没有明显的超重的同时合并自身免疫性疾病如甲状腺功能减退症的患者，如果已经加强了口服药物治疗和使用了肠降糖素模拟物治疗，但血糖仍控制不佳，应怀疑 LADA 的可能。医生可以考虑应用 GAD65 测试来确定 LADA 是否存在。

由于 LADA 的病理生理学和临床特征不明确，目前并没有明确的治疗指南。但是，目前强化胰岛素治疗仍具有其优势。在 DCCT 研究以后的 18 年，一项随访资料显示，早期控制 6.5 岁以上糖尿病患者的血糖似乎能够预防微血管和大血管并发症的发生（DCCT Research Group，1993；DCCT/EDIC Research Group，2005）（连续控制 6.5 年？6.5 岁？）。尽管接受强化治疗的 DCCT 患者随着时间的推移使 A1C 水平下降（下降？恶化？deteriorating），但常规治疗组中的患者在完成了这项具有里程碑意义的研究后则表现出改善的状况。假设 T1DM 患者血糖控制的早期稳定状态是建立"代谢记忆"基础之上的，理论上可以防止长期并发症的发生。

1 型糖尿病的发病因素

相对于遗传保护性个体，1 型糖尿病更容易发生在

表34-21　1型糖尿病、2型糖尿病和潜伏性成人自身免疫性糖尿病的特征

疾病	特征					
	DKA	心血管并发症	微血管并发症 *	病理生理	自身抗体	胰岛素需求
T1DM	除非接受胰岛素治疗，否则发展迅速	心血管发病风险增加，其与卒中，急性冠脉综合征有关，心血管并发症发生率高于正常血糖者，尤其是女性	风险增加	自身免疫性抗体破坏β细胞	自身免疫性抗体检测阳性，数量≥2	一经诊断需立即应用胰岛素治疗
LADA	没有风险，除非胰岛素严重减少	与血糖正常人相比，风险增加2～4倍	风险增加	迟发的免疫破坏β细胞	谷氨酸脱羧酶自身抗体非常常见患者通常只对一个自身抗体检测阳性	胰岛素治疗是最终的选择，当自身抗体被检出时可以考虑应用
T2DM	通常没有	与血糖正常人相比，风险增加2～4倍	风险增加	外周胰岛素抵抗导致胰岛素相对不足	通常没有	经常在疾病晚期需要，一般这时β细胞数量减少，口服药物或肠降血糖素类似物不能控制血糖

* 视网膜病变，肾病和神经病变

LADA，成年潜伏性自身免疫性糖尿病；T1DM，1型糖尿病；T2DM，2型糖尿病

Unger J. Diagnosing and managing latent autoimmune diabetes in adults. Pract Diabetol. 21：32-37, 2008.

遗传易感性个体中。特异性环境激发剂在引发针对一种或多种β-细胞蛋白（自身抗原）的细胞介导自身免疫过程中起支配作用。由于发生胰岛细胞被破坏，自身抗体被输送到胰腺淋巴结，产生破坏性的T效应细胞，其数量超过稳定的T调节细胞。最初，β细胞功能的下降和β细胞的减少在临床上呈现为对静脉内葡萄糖水平的第一时相胰岛素反应的丧失。随着时间的推移，患者进入"血糖异常"阶段（在口服葡萄糖耐量试验期间的30、60或90分钟时葡萄糖值>200mg/dl）。最终，当大多数β细胞功能丧失并且大多数β细胞被破坏时，T1DM的临床症状变得明显。随后，发生明显的高血糖。迄今为止，尽管有些有前景的研究给予了大量的资助，但仍没有发现可以明确阻止T1DM发展或阻止β细胞免疫系统破坏进展的干预措施（Unger, 2012e）。

成人1型糖尿病患者的门诊管理

　　胰岛素替代疗法的最终目标是模拟在空腹和餐后状态下胰岛素对高血糖的正常反应。生理性胰岛素替代方案包括使用每天多次注射（MDI）方案或通过连续皮下胰岛素输注（CSII；胰岛素泵疗法）方案。非生理方案包括具有或不具有速效胰岛素的NPH胰岛素，预混胰岛素类似物或单独给予1次或2次的基础胰岛素类似物治疗。这种方案不能模拟胰腺β细胞对正常葡萄糖刺激的胰岛素反应。生理性的胰岛素治疗的需要根据表34-19所示的因素进行个体化，详细计算来制定。

胰岛素类似物制剂

　　基础胰岛素类似物　目前可用的基础胰岛素类似物包括甘精胰岛素和地特胰岛素两种。甘精胰岛素对血糖的控制作用，至少与成人、青少年和儿童的NPH相同。然而，与成人使用NPH相比，使用甘精胰岛素发生严重低血糖的风险显著降低。将甘精胰岛素与速效胰岛素类似物组合作为MDI方案的一部分比使用NPH加常规人胰岛素的更有益处（Garg et al., 2011）。

　　甘精胰岛素和地特胰岛素的作用时间中没有明显的峰值，与NPH相比，这些胰岛素类似物引起的低血糖风险较低。此外，与NPH相比，胰岛素类似物的吸收变异性较小，这表明胰岛素类似物制剂在T1DM中具有比NPH更有效的控糖作用（Heise et al., 2004）。

　　快速起效的胰岛素类似物　快速起效的胰岛素类似物在注射后10～15分钟内开始起效，相当于常规人胰岛素的30～60分钟的降糖作用。三种速效胰岛素类似物是赖脯胰岛素，门冬胰岛素和赖谷胰岛素。门冬胰岛素和赖谷胰岛素也可在餐后立即注射应用。餐后服用对于在餐前忘记应用胰岛素的患者是有效的。对于食物消耗量和膳食时间不可预测的儿科和老年患者也可以在进食后进行推注。

　　表34-22列出了目前上市的不同胰岛素制剂的药理学特征，以及目前正在进行临床试验阶段的研究性长效基础胰岛素（degludec）。

表 34-22　市场销售胰岛素制剂的药理学特征

胰岛素制剂	作用时间	峰值（小时）	持续时间（小时）
人胰岛素			
餐时			
正常	30~60 分钟	2~4	6~8
中效胰岛素			
NPH	1~4 小时	6~10	10~16
预混胰岛素			
70/30（70% NPH，30% 正常）	0.5~1.0 小时	第一峰 2~3 小时；第二个峰值几个小时后	10~16
50/50（50% NPH，50% 正常）	0.5~1.0 小时	第一峰 2~3 小时；第二个峰值几个小时后	10~16
胰岛素类似物			
基础			
甘精胰岛素	1~4 小时	无明显峰值	24（终末半衰期 = 12.5 小时）
地特胰岛素	1~4 小时	无明显峰值	20~24
Degludec*	-	无峰值	>24（终末半衰期 = 25 小时）
DegAsp*（degludec + aspart）	10 分钟	无峰值	>24（与 degludec 一致）
餐时			
赖脯 / 门冬 / 赖谷胰岛素	5~15 分钟	1~2	3~4
预混			
赖脯预混 75/25（75% 鱼精蛋白 25% 赖脯胰岛素）	15 分钟	0.5~1.2	10~16
门冬预混（70% 鱼精蛋白 30% 天冬氨酸）	15 分钟	0.5~1.2	10~16
赖谷预混（50/50）	15 分钟	0.5~1.2	10~16

* 这些胰岛素通过 3b 期临床试验并已提交审查食品和药物管理局。在稳态条件下 Degludec 有平坦曲线。不存在峰值。因此，"高峰时相行动"和药物开始使用变得无关紧要。在治疗的第三天 degludec 取得稳态。以前注射的效果将覆盖之前的注射和下 1 次注射之间的注入。其半衰期是剂量依赖性的。大剂量可增加胰岛素的持续时间。degludec 胰岛素的终端半衰期是 25 小时，而甘精胰岛素为 12.5 小时。目前没有发表关于 degludec 胰岛素作用的数据。IDegAsp 作用的持续时间取决于 degludec 含量。BiAsp 10 分钟开始起效，持续时间 1~3 个小时

NPH，中性鱼精蛋白

References：Aventis, 2003；Garg and Ulrich, 2006；Heise et al., 2011；Hirsch, 2005；Lepore et al., 2000；Nosek et al., 2011；Novo Nordisk, 2005.

1 型糖尿病患者胰岛素治疗的启动和强化

　　大型 RCT 发现，早期积极的血糖管理可显著降低糖尿病患者微血管和大血管并发症的发生和进展（DCCT 研究组，1993；DCCT/EDCIC 研究组，2005）。遗憾的是，强化血糖控制通常与严重低血糖症发生频率增加有关（DCCT Research Group，1993）。因此，糖尿病强化治疗的瓶颈仍然是对患者发生医源性低血糖症的恐惧。患者必须接受关于如何避免、认识和治疗低血糖的教育。如有必要，临床医生应考虑使用连续葡萄糖监测（CGM）装置，其具有警报功能以帮助患者避免低血糖。表 34-23 列出了规定了采用每天基础加三餐胰岛素注射方案治疗的糖尿病患者的自我管理目标。

　　T1DM 患者每天必须在没有医师指导下做许多治疗决定。令人惊讶的是，大多数患者相当擅长根据其具

表 34-23　采用每天基础加三餐胰岛素注射方案治疗的糖尿病患者的自我管理目标

制订方案，使患者 ADA 空腹血糖成功达到 90~130mg/dl。

2 小时餐后血糖目标水平 <180mg/dl。

餐后血糖水平比餐前水平升高≤50mg/dl。

通过教育患者进行适当的葡萄糖测试，以及主动预测和治疗低血糖的手段，降低发生低血糖的风险。

允许患者根据指定的治疗目标（空腹和餐后葡萄糖水平）自我计算其基础和餐时胰岛素剂量。

鼓励使用认证的糖尿病教育者和注册营养师协助患者学习并将其治疗方案适当纳入其积极的生活方式。

个性化胰岛素治疗方案，包括运动，旅行和睡眠的安排。

识别并有效地管理精神类疾病和饮食失调患者。

根据文化，宗教和个人偏好制定个性化治疗方案。

定期检查胰岛素注射和 SMBG 技术，以确保正确执行这些基本技能。

ANA 美国糖尿病协会，SANG，血糖自我监测

体和即刻的代谢要求调整胰岛素剂量。有时候，患者可能会应用不适当的胰岛素剂量。在这种情况下，临床医生不应该责怪患者没有达到既定的血糖目标。毕竟，他们使用胰岛素的剂量尽可能的按照他们的初级保健医生所给的范围内。（After all, they are doing the best they can with the insulin dosing resources provided by their health care providers. 毕竟，他们已经尽可能的利用其初级保健医生所提供的有限的胰岛素资源）

以下步骤可用于安全有效地启动和计算糖尿病患者的所需要的基础及三餐胰岛素用量（Unger，2007）：

步骤 1：确定胰岛素的总日剂量（TDD）。TDD = 体重（kg）×0.7 的重量。例如，一个 70 公斤的患者每天需要 70×0.7 = 49 单位的胰岛素。

步骤 2：确定基础胰岛素类似物（甘精胰岛素或地特胰岛素）和速效胰岛素（门冬胰岛素，赖脯胰岛素或赖谷胰岛素）的起始剂量。

基础胰岛素剂量 /24 小时 = TDD 的 50%

三餐补加胰岛素剂量 /24 小时 = TDD 的 50%

基础胰岛素可最大限度地减少肝葡萄糖产生的剂量，从而控制空腹血糖水平。基础胰岛素需求量相当于 TDD 的 50%。因此，需要 50 单位 / 天胰岛素的患者将需要约 25 单位的基础胰岛素。剩下的 50% 将用于三餐补加胰岛素。

这些百分比可能因患者而异。一些个体可能需要 40/60 分散的三餐补加胰岛素。基础胰岛素应每天或每晚 1 次注射，因为其最大作用时间为 24 小时。启动后，通过将剂量增加 1 单位 / 天，直到空腹血糖低于 100mg/dl（Harris et al.，2008）。

步骤 3：建立餐时给药方案。

表 34-24　速效胰岛素的餐饮剂量调整

进食规格	膳食胰岛素剂量调整
标准餐	不需调整
进食量大并伴有甜点	从基线剂量 +3 单位
进食量大无甜点	从基线剂量 +1～2 个单位
进食量小于平时	从基线剂量 −1～2 个单位

A. 确定基本餐时胰岛素用量：

餐食胰岛素的剂量 =0.1 单位 /kg/ 餐（如体重 70kg 患者每餐将需要 70×0.1 单位 =7 单位的速效胰岛素）

B. 确定胰岛素注射时间：胰岛素应在餐前 15 分钟注射，除非进食前的血糖值小于 80mg/dl。

C. 让患者根据进餐量调整胰岛素剂量（表 34-24）。例如，一个糖尿病患者餐前胰岛素剂量为 7 单位，现计划吃感恩节式的盛宴。则在进食前 15 分钟，应用胰岛素剂量为 7+3 = 10 单位。可以基于结构化葡萄糖测试进一步调整基础餐时胰岛素的剂量（表 34-25）。

D. 根据结构化 SMBG 的结果，定期调整患者的初始基础剂量。

步骤 4：基于结构化 SMBG 微调基础及三餐胰岛素的剂量。

每天在进食前和餐后 2 小时进行 SMBG 监测。

如果在餐后，餐后 2 小时血糖值高于餐前血糖值 50mg/dl 以上，胰岛素剂量可增加 1～2 单位。目标餐后 2 小时 Δ 值为 0～50mg/dl（表 34-12）。

任何负 Δ（如 −25mg/dl）则预示即将发生低血糖。1 小时内必须重新检测血糖水平，以筛选低血糖事件。

表 34-25　1 型糖尿病患者血糖结构自我监测实例

日期	午餐前血糖（mg/dl）	餐后 2 小时血糖（mg/dl）	Δ 值（餐后 2 小时血糖与餐前血糖值之差）	Δ 值小于 0 或为负数的原因（预示发生低血糖）	Δ 值大于 50mg/dl 的原因（纠正措施列表）
2/13	125	225	+100	—	在餐时注射，而不是餐前 15 分钟注射
2/14	110	154	44（达到目标）	—	胰岛素与进食不匹配（加了甜食），以后如进食甜食，则增加 2 单位
2/15	227	117	−110	餐后胰岛素过量，3 小时后发生低血糖，服用了 15g 碳水化合物	—
2/16	153	169	+16	完美	不需要调整
3/17	125	200	+75	停止每天下午的训练	建议增加胰岛素注射 2 单位
3/18	100	190	+90		
3/19	135	235	+100		

对于给定膳食的患者出现负 Δ 值,则表明胰岛素给药和该膳食的碳水化合物摄入量之间不匹配,应减少胰岛素剂量 1～2 单位。

表 34-25 显示了如何使用结构化葡萄糖测试来进行调整膳食胰岛素方案的实例。

步骤 5:确定胰岛素敏感系数,以确定对高血糖症的胰岛素矫正剂量。

在进食之前,可以应用校正剂量来校正升高的血糖值。

如果他们的前期葡萄糖水平大于 180mg/dl,则患者可以安全地控制血糖。

矫正后的血糖目标应始终为 150mg/dl(以避免过度严格的目标诱导低血糖)。

胰岛素敏感系数是指依据"1800 规则",1 单位胰岛素预期降低的血糖值(mg/dl)。

1800/TDD = 1 单位胰岛素使血糖下降的预期值。举例:如果 TDD 是 70 单位,胰岛素敏感系统应该是:

1800/70 = 25.7(接近于 25)

因此,如果前期血糖为 200mg/dl,目标血糖为 150mg/dl,则患者应给予除了在该特定膳食下的基准膳食胰岛素剂量外,补充胰岛素剂量 2 单位(应达到改善至少 50mg/dl 以上的目标)。如果一个患者针对基膳食的胰岛素注射量为 7 单位,那么在餐前血糖值为 200mg/dl 的情况下,则需要再补充胰岛素 2 单位,这样总共推荐补充 7 + 2 = 9 单位胰岛素。

表 34-26 胰岛素笔给药系统与注射器、小瓶相比较的优点

临床医生平均可以在 < 3 分钟内向患者教授胰岛素笔的使用,让他们了解胰岛素注射的技术,不会给患者带来不便。

使用笔与 30 或 31 号短针相比,显著减少患者进行注射的针状恐惧症。此外,当针不通过小瓶的橡胶塞插入时,可减少注射疼痛,否则会因为破坏细尖针涂层而增加注射疼痛。

与小瓶和注射器相比,笔更容易用口袋或钱包携带。

已经显示当注射剂量 < 5 个单位时,笔装置比注射器更准确,因此它们可能有益于通常需要较小剂量的儿童和青少年(Gnanalingham et al.,1998)。

具有并发症或残疾(例如视觉障碍,震颤或运动技能障碍)可能使该类老年患者自身注射困难加剧并增加给药误差风险,胰岛素笔装置可以帮助克服这些限制。

调查显示与使用小瓶和注射器与胰岛素笔相比,许多患者更喜欢用笔(Asamoah,2008)。

Gnanalingham MG, Newland P, Smith CP. An evaluation of NovoPen, BD-Pen, and syringe devices at small doses of insulin [Abstract P118]. Presented at the British Diabetes Association's Medical and Scientific Section Spring Meeting in Edinburgh, Scotland, March 25-27, 1998; Asamoah E. Insulin pen: the "iPod" for insulin delivery: why pen wins over syringe. J Diabetes Sci Technol. 2: 292-296, 2008.

计划摄入过量食物的患者可以根据表 34-24 中提到的内容进一步调整进餐时间。

SMBG 应在进食后 2 小时进行,以确保矫正剂量不会由于过度矫正而导致发生低血糖。

推荐使用胰岛素笔而不是注射器和小瓶来启动并维持每天多次的胰岛素注射。胰岛素笔具有准确性,便携性,灵活性和易用性的特点。胰岛素笔通常不需要冷藏,可以提供给利用小瓶和注射器注射胰岛素的患者。但患者必须熟悉使用每种类型笔的注射装置的细微差别。更重要的是,如果患者确定了适合的空腹及三餐注射胰岛素的治疗方案,则应避免发生胰岛素注射错误。

尽管经过基础及三餐胰岛素治疗已经给个体提供了足够胰岛素剂量,但有的患者的 A1C 水平仍较高,这可能与其制定的胰岛素治疗方案无关。一项研究发现,64% 的 T1DM 患者不能正确地评估其膳食胰岛素的需求(Ahola et al.,2010)。强化 T1DM 患者胰岛素治疗不能有效实施的原因包括:担心低血糖事件发生,体重增加,给药方案的不便利,以及混淆恰当的胰岛素给药时间(Cavan et al.,2012)。表 34-26 列出了胰岛素笔与注射器和小瓶的各自特点(Asamoah,2008)。

胰岛素泵治疗和连续血糖监测仪

连续皮下胰岛素注射治疗(也称为胰岛素泵治疗)可帮助糖尿病患者更佳地控制血糖,并可以减少日常胰岛素注射次数,降低体重增长和发生低血糖事件的可能性。与通过小瓶和注射器的胰岛素注射以及胰岛素笔注射相比,可以更好地限制昼夜血糖变异性(Weissberg-Benchell et al.,2003)。由于使用胰岛素泵(CSII)患者的生活方式具有灵活性的特点,应用 CSII 生活质量评估评分始终超过每天多次注射胰岛素方案(MDI)。从 MDI 方案转为 CSII 将减少短期并发症的数量,如低血糖和 DKA,并可以降低长期微血管并发症的风险(Weissberg-Benchell et al.,2003)。

虽然 CSII 是目前糖尿病患者可使用的最复杂和精确的胰岛素注射方法,但是应用泵治疗的患者必须保持严格的糖尿病自我管理过程。除非患者使用伴随的动态血糖监测(CGM)设备,否则患者每天必须进行 6～8 次 SMBG。患者必须了解胰岛素的药代动力学,并擅长规划饮食及制定餐时胰岛素剂量,了解运动生理学知识。胰岛素泵是一个机器,可能存在失效,发生故障甚至丢失的情况。因此,胰岛素泵用户必须接受培训,才能在发生紧急状况时,使用胰岛素笔或注射器随时替代治疗,以便当泵发生故障时,他们能控制高血糖并尽量减少发生 DKA 的风险。

幸运的是，绝大多数胰岛素泵的用户都是有经验的糖尿病自我管理者，他们时常让临床医生觉得自愧不如。由于胰岛素泵应用患者隶属于糖尿病社区管理中，初级保健医生也应该了解胰岛素泵治疗的基础知识。管理应用 MDI 方案治疗的患者的临床医生也应能够启动并计算出胰岛素泵的治疗方案（Unger，2012b）。

理想情况下，胰岛素替代治疗应该模仿正常生理状态下的血糖和内源胰岛素对空腹和进食状态的反应。然而，无论是由注射器还是笔式装置给予的餐时胰岛素注射治疗，都不能提供精确的生理剂量来复制第一和第二时相的胰岛素分泌。经笔或注射器注射的胰岛素剂量仅能模拟第一时相（急性）的胰岛素分泌。如果进食高脂肪食物的话，餐时加注的胰岛素剂量可能不足以覆盖延迟的血糖升高。因此，随着速效胰岛素类似物吸收逐渐减少，患者可能发生胰岛素对碳水化合物搭配失调，出现早期吸收后低血糖，随后血糖再增加。为了解决这个问题，胰岛素泵允许患者随着时间的推移以百分比形式释放胰岛素。例如，可以先释放 20% 的胰岛素剂量，其余的可以在几个小时内作为"延长推注"释放。

对于通过笔或注射器注射的胰岛素治疗方案存在类似的问题。假定在给予剂量后的 24 小时内，基础胰岛素的需求不会改变，则可通过胰岛素笔或注射器给予 1 次注射。但是运动可降低患者对基础胰岛素的需求。在清晨患者起床前，由于人体内皮质醇和生长激素（称为"黎明现象"）的含量增加将导致生理性胰岛素抵抗，因此其基础胰岛素需求增加。下午患者对胰岛素的需求通常低于早上和晚上。遗憾的是，在通过胰岛素笔或注射器给予 1 次基础胰岛素注射后，药物对基础胰岛素水平的影响将不能改变；如在注射后的 24 小时内进行运动或不同程度的胰岛素抵抗情况，也不能调高或降低前一天晚上注射的基础胰岛素水平。胰岛素泵通过允许患者编制多种基础胰岛素释放速率来匹配其个体化睡眠模式，身体活动，月经周期，药物和旅行计划来解决这个问题。（这种特征对于患有餐后高血糖和空腹血糖正常的类固醇依赖患者是理想的）

因此，CSII 治疗可让 T1DM 患者或需要胰岛素治疗的 T2DM 的患者拥有灵活的生活方式，并且避免低血糖发生的风险。通过编程改变基础和三餐胰岛素输送速率，应用胰岛素泵的用户可调整他们的方案，以模拟正常的内源性 β 细胞胰岛素分泌过程。

胰岛素泵自 20 世纪 80 年代开始应用，已在全球销售出超过 40 万个泵装置（Unger，2012b）。表 34-27 列出了在需要胰岛素治疗的糖尿病患者中可以考虑应用 CSII 的一些适应证。

表 34-27　连续皮下胰岛素输注治疗的适应人群

CSII 适应人群：
频繁低血糖或低血糖不知情的患者
无法通过 MDI 胰岛素治疗达到 A1C 目标
经常锻炼
出现黎明现象，无法通过单次每天注射基础胰岛素来控制血糖
经常旅行或从事轮班工作
怀孕或计划怀孕
儿童及青少年
有胃动力不足
有 DKA 频繁发作的病史
经历严重的胰岛素抵抗（每天需要 >250 单位的胰岛素）
宁愿使用胰岛素泵而不是接受 MDI 方案
正在接受化疗；血糖变异性可能增加癌症相关死亡率
有多种微血管和大血管并发症；低血糖会增加这些患者的死亡率
有 ESRD
是否处于任何竞争状态的运动员

CSII，持续皮下注射胰岛素；DKA，糖尿病酮症酸中毒；ESRD，终末期肾衰竭；MDI，多次每天注射

患者还可以将其 CSII 方案与 CGM 整合。CGM 系统通过测量组织液中的葡萄糖水平来进行操作。该装置由三个部件组成：测量葡萄糖水平的 1 次性传感器，连接到传感器的发射器以及显示和存储葡萄糖信息的接收器。然后将存储在接收器中的信息转化为经校准后的同期毛细血管血糖平均值。使用涂抹装置或者自体插入装置，患者将简单的塑料传感器插入腹部或上臂的皮肤下方。这些设备可以显示实时的葡萄糖值和变化趋势，有些设备可在葡萄糖水平上升或低于预编程的上限和下限阈值时发出警报或振动，来帮助患者避免高血糖和低血糖。接收器可以存储信息供以后使用，长期的数据可以下载到计算机。并可以将实时趋势图下载到计算机或显示在泵屏幕上，这可用于根据身体活动，膳食，胰岛素剂量，月经，疾病或其他因素来识别血糖趋势。

Medtronic MiniMed 530G 系统将 CGM 与 CSII 集成在一个增强传感器泵技术的设备中。CGM 与胰岛素泵联合应用，当葡萄糖值达到预编程的低阈值时，将自动暂停胰岛素释放。

运动和 1 型糖尿病患者的管理

在从休息到运动的过渡期间，骨骼肌将从脂肪组织释放的 FFA 转变为肌酸、甘油三酯和肌糖原，并与肝糖分解的葡萄糖形成混合物。在中等强度运动的初期阶段，肌糖原是主要的能量来源。然而，随着运动变得

更长时间,糖原储备耗尽,需要身体依赖循环的 FFA 和血浆葡萄糖作为能量来源。在大量运动(30~60 分钟,80% 的最大氧摄取)情况下,外周葡萄糖利用率可高达 1~1.5g/min(Wasserman et al., 2002)。因此,必须以相等的速度持续供给能量,来防止运动引起的低血糖事件。

在血糖正常的个体中,在运动期间主要依靠胰岛素分泌减少,而胰高血糖素、生长激素、皮质醇和儿茶酚胺的含量增加来维持血糖水平。T1DM 患者缺乏内源性胰岛素分泌调节和相关激素反馈调节的能力,因此在运动中维持生理内分泌调节几乎是不可能的。因此,患者必须调整好其碳水化合物摄入量和胰岛素剂量,以及其运动强度,方式和持续时间,以降低低血糖和运动诱导 DKA 发生的风险。

T1DM 的强化管理会增加发生运动性低血糖的风险。运动会急剧增加骨骼肌周围的葡萄糖利用率,从而使循环的外源胰岛素"急剧增加"。

表 34-28 T1DM 患者运动前,运动期间和运动后血糖变化最小化的建议

时间点	建议
运动前	确定运动时长,运动方式(有氧 vs. 阻力训练)和运动强度
	运动前执行 SMBG
	中度运动前安全的目标血糖为 120~180mg/dl
	如果血糖 < 120mg/dl,需进食 15g 碳水化合物以在运动过程中提供能源
	如果血糖 ≥ 250mg/dl,出现酮症或葡萄糖 ≥ 300mg/dl 但不存在酮体,请勿运动
	如果为中度或剧烈活动,持续 < 90 分钟,并在餐后 90 分钟内开始,则需要减少餐前赖脯胰岛素,门冬胰岛素或赖谷胰岛素的剂量
	在长时间进行阻力训练或当在温暖的环境中进行训练时,需更频繁地增加和监测血糖
	运动前 20 分钟需进食 250 毫升液体以保持水分
运动期间	每 30 分钟监测血糖水平
	在剧烈运动期间每 20 分钟继续摄取 250 毫升液体
	如果中度或强烈运动期间血糖下降至 < 100mg/dl,每 20~30 分钟进食 15g 碳水化合物
	考虑使用 CGM 装置,其将指示运动期间血糖的变化趋势
运动后	如果运动不充分,请在夜间执行 SMBG
	考虑消耗额外的缓慢作用的碳水化合物,以防止运动引起的夜间低血糖
	患有低血糖的患者应戴 CGM 装置,这将提醒他们即将发生的夜间低血糖症

CGM,连续葡萄糖监测;SMBG,自我监测血糖

T1DM 患者如血糖控制不佳则会面临发生运动性 DKA 的风险(Riddell and Perkins, 2006)。长时间的运动会刺激肝糖产生。基础血糖水平大于 240mg/dl 的胰岛素抵抗患者随着运动加剧,血糖水平升高。血液中较低的胰岛素水平不能抑制运动期间的肝糖产生。运动脱水引起的儿茶酚胺增加可能加速糖尿病患者 DKA 的发病(Marliss and Vranik, 2002)。表 34-28 列出了使 T1DM 患者在运动前,运动过程中和运动后血糖变化最小化的实践指南。

每年有 13 000 名美国人被诊断患有 T1DM。早期应用 MDI 或 CSII 胰岛素治疗可使患者的微血管和大血管并发症的风险最小化。现代胰岛素制剂和注射装置可帮助更多的患者促进其血糖和其他代谢指标达标。T1DM 不再是一种在发现胰岛素之前的,给患者宣判只有 6 个月生存期的急性疾病。随着我们不断深入了解 T1DM 的发病机理,我们的治疗手段变得更易获得,糖尿病患者现在能够生活得充满生机和活力。

作为临床医生,我们必须信任患者。他们每天做出多项决定,最终决定他们控制血糖水平的能力。我们不应该因为患者的血糖水平控制不好,而责备他们或者暗示他们是"不合格"的。作为家庭医生,我们的角色是调整对患者的治疗方案,并确保所有患者都被视为成功的自我管理者而不是失败的管理者。T1DM 是一种具有挑战性的慢性病。没有任何一个专业比家庭医学能更好地管理糖尿病的各个方面。

糖尿病远期并发症

长期暴露于高血糖、血糖波动、遗传倾向、氧化应激、肥胖、环境因素,疾病持续时间和强化治疗起始的时机是决定糖尿病远期并发症发生发展的重要决定因素。微血管病变包括小血管损伤导致的外周感觉和自主神经疾病、肾脏疾病和眼睛疾病。大血管病变包括大血管损伤导致的冠状动脉疾病、心肌梗死、心绞痛、外周动脉疾病和卒中。血糖负荷与产生特异性并发症诱导途径之间的联系已经建立,涉及四个独立的生化异常途径:多元醇通路被大量激活,晚期糖基化终产物形成增多,蛋白激酶 C 的活化增多以及己糖胺途径被大量激活。这些看似不相关的途径却具有潜在的共同特征,即线粒体的电子传递链产生过多氧自由基,导致氧化应激增加(图 34-6)。无论是急性(餐后)还是慢性血糖增高,都对视网膜细胞,肾小球系膜细胞和周围神经元等此类型细胞具有组织消化作用。能够有效地吸收葡萄糖作为能量来源的细胞,在将非必需的葡萄糖

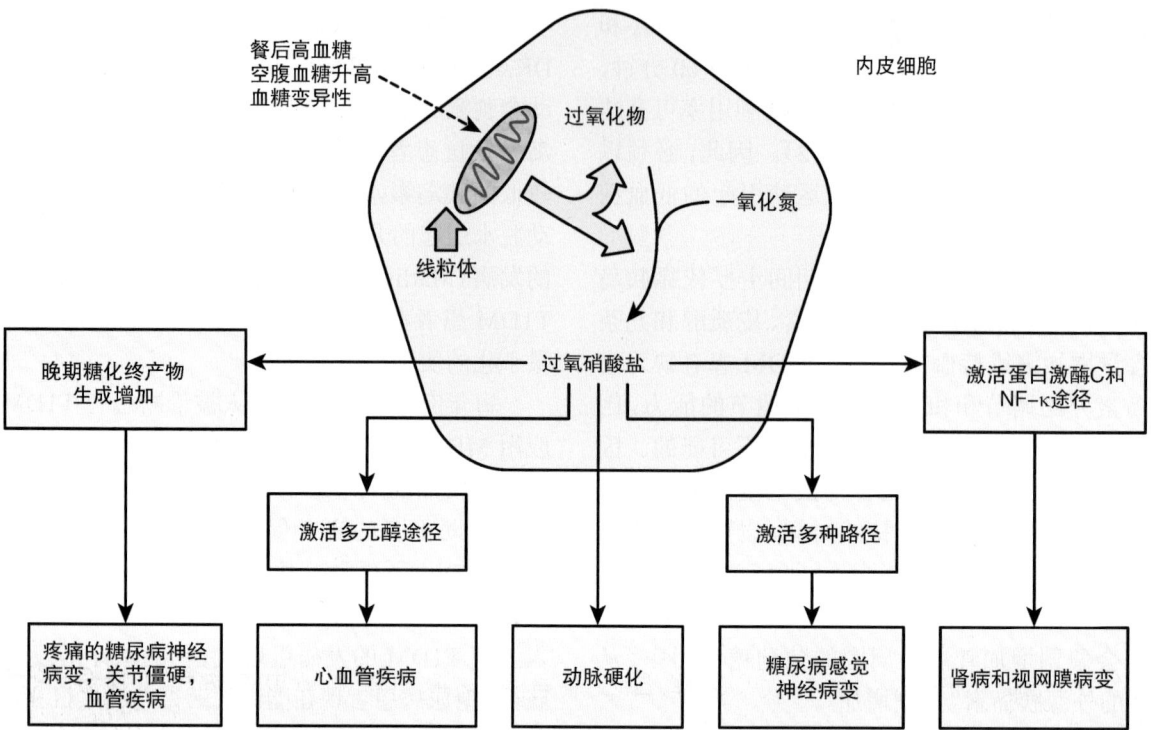

图 34-6　氧化应激诱导的糖尿病并发症途径的下游作用。餐后和空腹高血糖，以及血糖变异性导致内皮细胞线粒体内过氧化物的产生。一氧化氮可调节血管紧张度并促使血管壁的黏附分子渗透最小化。当过氧化物与过硝酸盐相互作用时，内皮细胞的线粒体电子传递系统受损，导致内皮功能障碍。内皮衍生的细胞因子的转录诱导已知的激活微血管并发症的途径。过氧硝酸盐也有利于脂质氧化，导致动脉粥样硬化和大血管疾病。蛋白激酶 C 和核因子 κB 途径的激活可导致肾病和视网膜病变。神经性诱导通过多元醇途径活化。过多的晚期糖基化可导致引起疼痛的糖尿病性神经病变。NF-κB，核因子 r-κB（Adapted with permission from Unger J. Diabetes management in primary care. 2nd ed. Philadelphia：Lippincott，Williams and Wilkins；2012

输送出细胞之前，不容易发生并发症。有一些细胞如神经元细胞和肾小球细胞，没有足够的葡萄糖转运蛋白，经历氧化应激后，可引起内皮功能障碍，血管炎症，进而激活引起并发症的途径。其他细胞，例如胃肠道中的细胞，可更有效的将过量的葡萄糖转运出去，从而最小化氧化应激造成的损害。

血管内皮细胞在血管壁和循环血细胞之间形成物理和生物学屏障，其在维持血管内环境稳定中起重要作用。这个作用的核心是内皮细胞产生一氧化氮（NO），由内皮细胞持续表达的内皮细胞 NO 合成酶合成。血管性疾病，包括高血压、糖尿病和动脉粥样硬化，其特征都在于内皮生成的 NO 活性受损，并有可能导致发生临床心血管事件。内皮细胞长期暴露于氧化应激状态，通过其线粒体电子传递链，生成过多活性氧物质。除非恢复其代谢的稳定性，易感细胞将激活可能进展到长期的微血管和大血管并发症的生化途径。

Brownlee（2001）认为具有急性和慢性高血糖的患者生活在持续的氧化应激状态，更易于发生终末期并发症。长期暴露于血糖大于 180mg/dl 的状态下，将导致长时间的内皮细胞功能障碍和血管炎症，即使在急

性发作高血糖症好转之后，这种损害也能维持 7 天。临床上，空腹血糖水平大于 180mg/dl 的患者可能存在持续的氧化应激。不能识别和纠正慢性高血糖状态将使患者面临全因死亡和发生远期并发症的风险。

表 34-29 和表 34-30 列出了与糖尿病患者远期微血管和大血管并发症相关的临床指标。表 34-31 总结了 ADA 在糖尿病肾病患者中使用血管紧张素转换酶抑制剂和血管紧张素受体阻滞剂的建议。

初级保健医师应在筛查患者微血管和大血管并发症方面发挥主动作用。所有患糖尿病的患者均应获得免费的书面的空腹血糖，餐后血糖和 A1C 的个性化血糖控制目标。血糖控制目标应根据患者的病程，存在或不存在重大并发症（尤其是大血管疾病），能否安全有效地执行 SMBG 的能力，是否存在低血糖病史和心理社会支持状况来确定。肾功能不全的患者处于易于发生低血糖的危险之中，每次随访时均应检查其处方药和相应的中药。慢性肝病患者应停止使用磺脲类药物，并考虑降低胰岛素剂量。慢性肝病可能会增加 β 细胞对磺脲类药物的敏感性，并降低胰岛素的肝清除率，这两者都可能导致更高的低血糖风险。

表34-29　糖尿病相关心血管疾病并发症：实用指南

并发症	数据统计	临床表现	治疗方案	预防与恢复
神经病变	5%的具有临床神经病变的患者可能表现没有症状，大约有25%~30%的糖尿病患者可能会受到影响，心脏自主神经病变与死亡风险增加了三倍	来源于神经纤维的疼痛可能是锋利的，燃烧，刺痛的患者描述疼痛为"蜜蜂通过袜子叮咬"或"走在热煤上"疼痛。通常在休息时更差，并随着活动而改善。睡眠，生活质量和平衡有负面影响；可能导致焦虑和抑郁的症状。自主症状包括前额和脚部出汗能力的丧失；腹部（症状夜间腹泻和便秘）；勃起功能障碍和阴道干燥；体位性低血压；心脏自主神经功能障碍和低血糖意识自主神经功能障碍	FDA批准的药物包括度洛西汀和普瑞巴林，由于药物副作用用在65岁以上的患者应用三环抗抑郁药。对疼难治性疼痛，请考虑加巴喷丁＋美沙酮	戒烟 减重 改善甘油三酯 考虑在睡眠前使用维生素D，4000IU和氧化镁250mg 对于自主神经功能障碍，血糖升高必须最小化，A1C可以尽可能紧密地和安全地进行，范围为7%~7.5%
肾脏病变	30%T1DM患者和10%~40%T2DM患者将最终发展为ESRD 糖尿病患者在所有美国统计局占所有ESRD的38% 开始治疗ESRD的患者的平均A1C为7.6%，表明危险因素如遗传学，BP，吸烟，肥胖和高脂血症可能对确定疾病进展有影响。 在1996年至2006年间，糖尿病相关的ESRD在所有年龄组每年下降3.9个百分点，因为医生更加意识到强化代谢管理葡萄糖，BP和控制血脂症的重要性 死亡率最高的是大量白蛋白尿（白蛋白与肌酐比>300mg/g），GFR<60ml/(min•1.73m²)	CKD被定义为在6个月内GFR<60ml/(min•1.73m²) CKD依据GFR预估值进行分期： 正常：>90 1期：>90并伴随损害 2期：60~89并伴随损害 3期：30~59 3A期：45~59 3B期：30~44 4期：15~29 5期：<15	停止烟碱和酒精 筛查员有睡眠呼吸暂停，维生素D缺乏和继发性甲状旁腺功能亢进等高风险患者 DCCT：集中管理T1DM可将微量白蛋白尿的发病率降低39% 进展：将收缩压降低至110mmHg可使患者新发或恶化的肾病风险降低21%， ACE抑制剂和ARBs可降低大量白蛋白尿的风险高达60%~70% 对T1DM患者和进行性糖尿病肾病患者进行中度限制饮食(0.9g/kg/天)可将ESRD和死亡风险降低76%，而不影响GFR的下降 需要在患有肾病的患者中进行剂量调整的药物包括二甲双胍，磺酰脲类，α-葡萄糖苷酶抑制剂，甘露聚糖苷和胰岛素。对于肌酐清除率<50ml/min的患者，基于肠促胰岛素的疗法艾塞那肽，西他列汀，沙格列汀和阿格列汀需要减少剂量；利拉鲁肽和利格列汀不需要调整。SGLT2抑制剂在GFR<45ml/(min•1.73m²)时无效。 筛查并治疗贫血患者，维持血红蛋白水平>12g/dl，以降低心力衰竭和CKD进展的风险。 使用阿司匹林预防CVD；如CKD患者对阿司匹林耐药则需要更高剂量 降低LDL<100mg/dl可以减少心血管疾病风险但不能阻止慢性肾病恶化	每年监测肌酐，尿白蛋白排泄量和钾

表 34-29 糖尿病相关心血管疾病并发症：实用指南（续表）

并发症	数据统计	临床表现	治疗方案	预防与恢复
视网膜病变	在美国糖尿病患者患黄斑水肿的患病率为 28% 只有 63% 的糖尿病患者进行了眼科检查筛查	"轻度"是指仅存在微血管病变。 "中度"NPDR（非增殖性糖尿病性视网膜病变）被定义为发生微血管病变，以及由脂蛋白沉积引起的硬性渗出物或出血斑以及来自视网膜微动脉瘤的红细胞渗出。 "严重"NPDR 的特征在于大量的视网膜出血或棉绒渗出物（视网膜的神经受体层内的微血管）的存在以及所得的视网膜病缺血区域的发育异常（侧支血管）。 PDR 与异常新的视网膜血管的发展相关，可能会渗入玻璃体腔并变得纤维化，导致黄斑上的牵引力进而导致视觉损失。 糖尿病性黄斑水肿导致视网膜增厚并减少中央视觉活动	减少血糖波动 DCCT：强化糖尿病管理将增殖性视网膜病变的风险降低 47% UKPDS：强化血压控制，降压目标 <150/80mmHg 的患者与血压 180/95mmHg 的患者相比，视力下降风险降低 47%	在初诊 T1DM 患者 3~5 年内，初诊后；筛查视网膜病变，如没有，则每年重复 1 次 初诊 T2DM 患者的应每年筛查 1 次视网膜病变，如果没有观察到，则每年重复 1 次 怀孕前和怀孕前三个月都应进行筛查；如果存在视网膜病变，则每 1~3 个月重新评估 光学神经层析成像可以显示观察黄斑的视网膜内水肿 数字视网膜摄影可快速获取高质量的视网膜图像，而不需要扩瞳；这些摄像机可以由经过眼科医生培训的初级保健医生使用

ACE：血管紧张素转换酶

进展：糖尿病和心血管疾病的行动：Preterax 和 Diamicron 修改版本相识评价试验

ARB：血管紧张素受体阻断剂；BP，血压；CKD 慢性肾脏病；CVD，心血管病；DCCT，糖尿病病控制和并发症试验；ESRD，终末期肾病；GFR，肾小球滤过率；FDA，食品药物管理局；LDL，低密度脂蛋白；NPDR，非增殖性糖尿病视网膜病变；PDR，增生性视网膜病变；T1DM，1 型糖尿病；T2DM，2 型糖尿病；UKPDS，英国前瞻性糖尿病研究

Tarantola Rm, Maturi RK, Kushal S, et al. Screening, prevention, and ambitious management of diabetic macular edema in patients with type 1 diabets. Curr Diab Pep. 13: 679-686, 2013; Unger J, Diabetes management in primary care. 2nd ed. Philadelphia: Lippincott, Williams and Willkins; 2012.

表 34-30　糖尿病相关的大血管并发症：实用指南

并发症	数据统计	临床表现	治疗策略	预防及预后
冠心病，卒中及周围血管疾病	糖尿病患者发生 MI 的几率是无糖尿病的两倍 在随访调查中 MI 的存活率，非糖尿病个体是糖尿病个体的两倍 80% 的糖尿病患者由于冠心病，卒中和周围血管病变而死亡。	胸痛，呼吸急促，焦虑（女性），直立性低血压，心律变异性消失，QT 间期异常（QT 延长），抑郁，男性勃起功能障碍，疲劳，外周水肿，心衰和猝死 外周血管疾病包括： 无症状患者 走路时疼痛，休息缓解 脱发 脆甲症 皮肤干燥，鳞状化，萎缩，颜色发红 当腿抬高至 60°，持续 1 分钟时，皮肤变苍白（正常 10～15s 内会恢复正常，暗示有严重的局部缺血） 缺血组织溃疡（针刺样的，疼痛，伴有少量出血）坏疽 大腿或足背动脉搏动消失 动脉硬化	低剂量阿司匹林 减低低密度脂蛋白胆固醇 < 100mg/dl 降低血压 130/80mmHg 控制 A1C 目标水平至最低和较安全的范围内，避免发生低血糖，特别在 2 型糖尿病和可能存在冠心病的患者中	筛查和管理具有高危因素的不健康生活方式的人群，不经常活动，肥胖，吸烟，喝酒的人群。 降低微量白蛋白尿，并延缓 CKD 的进展 对糖尿病患者筛查外周血管疾病的建议 对有外周血管疾病的高危人群应进行 ABI 检测（踝肱指数） 计算踝部与上肢收缩压的比率 高危人群包括劳累性的跛行，难愈合伤口，年龄 ≥65 岁，或者有吸烟史和糖尿病史年龄 ≥50 岁 正常值为 1.0～1.4，边缘为 0.91～0.99 异常为 ≤0.90

ABI，踝臂指数；慢性肾脏疾病；MI，心肌梗死；LDL，低密度脂蛋白；T2DM，2 型糖尿病

Rooke TW, Hirsch AT, Misra S, et al. 2011 ACCF/AHA focused update of the guideline for the management of patients with peripheral artery disease（updating the 2005 guideline）: a report of the American College of Cardiology Foundation/American Heart Association Task Force on Practice Guidelines. Circulation. 124: 2020-2045, 2011; Fowler MJ. Complications of diabetes. Clinical Diabetes. 29: 116-122, 2011; Unger J. Diabetes management in primary care. 2nd ed. Philadelphia: Lippincott, Williams and Wilkins; 2012

表 34-31　糖尿病肾病的治疗

分类	治疗推荐
T1DM 或 T2DM 伴有微量或大量蛋白尿	ACE 抑制剂或 ARBs
T1DM 伴高血压和蛋白尿	ACE 抑制剂可延缓肾病进展
T2DM 伴高血压和微量白蛋白尿	ACE 抑制剂或 ARBs 可延缓微量白蛋白尿的进展
T2DM 伴高血压，大量白蛋白，肾功能不全（血清肌酸酐 > 1.5mg/dl）	ARBs 延缓肾性肾病的发展
T1DM 或 T2DM 伴微量白蛋白尿和高血压	ACE 抑制剂或 ARBs

ACE，血管紧张素转换酶；ARB，血管紧张素受体阻断剂；T1DM，1 型糖尿病；T2DM，2 型糖尿病

References: American Diabetes Association. Clinical practice recommendations, 2011. Diabetes Care. 34(suppl 1): S33, 2011; Gross JL, de Azevedo MJ, Silveiro SP, et al. Diabetic nephropathy: diagnosis, prevention and treatment. Diabetes Care. 28: 164-176, 2005.

毫无疑问，糖尿病是一种非常复杂的疾病，大多数患者都需要制定一套综合的治疗计划。初级保健医生应该毫不犹豫地与临床医师进行沟通共同管理糖尿病患者。初级保健医生需要通过更好的手段来提高其患者随访的依从性。此外，临床医生也必须将他们对患者控制血糖不佳的担忧告知共同管理人员，以确保患者能及时适当地筛查并管理并发症。

作为成功的糖尿病自我管理者必须做的五件事

当个体被诊断为糖尿病后，向患者本人其家庭和直接对他进行治疗的临床医生提出了许多挑战。有时，糖尿病的负担可能看起来并不重，但糖尿病是一种需要经常调整治疗方案的慢性疾病。在大多数情况下，需要强化其改变生活方式。新诊断糖尿病的患者应不要过分担心未来发生远期并发症的风险，如果采用表 34-32 所列的五种特定的生活行为方式，他们应该可以拥有长期高质量的健康生活。最重要的是令患者确信，控制良好的糖尿病的 1 号并发症是…没有！

表34-32　帮助患者成功成为糖尿病自我管理者的五大关键行为

1. 知道您的代谢目标（A1C，BP和脂质）
2. 知道如何达到你的代谢目标
   a. 增加身体活动
   b. 饮食健康
   c. 及时执行SMBG
3. 停止吸烟和饮用酒精
4. 按时服用您的处方药
5. 确保您的医疗保健提供者了解如何能成功并集中管理糖尿病

BP，血压；SMBG，自我监测血糖

致谢

作者感谢弗吉尼亚州里士满的肯德尔编辑的黛比·肯德尔在本章的编辑和编写过程中的帮助。

（何旖旎 译）

参考资料

ACCORD Study Group: Effects of intensive glucose lowering in type 2 diabetes, *N Engl J Med* 358:2545–2559, 2008.

ADVANCE Collaborative Group: Intensive blood glucose control and vascular outcomes in patients with type 2 diabetes, *N Engl J Med* 358:2560–2570, 2008.

Ahola AJ, Makimattila S, Saraheimo M, et al: Many patients with type 1 diabetes estimate their prandial insulin need inappropriately, *J Diabetes* 2:194–202, 2010.

American College of Sports Medicine: American Diabetes Association. Exercise and type 2 diabetes: a joint position statement by the American College of Sports Medicine and the American Diabetes Association, *Med Sci Sports Exerc* 42:2282–2303, 2010.

American Diabetes Association: Diagnosis and classification of diabetes mellitus, *Diabetes Care* 34:S11–S61, 2011a.

American Diabetes Association: National diabetes fact sheet, 2011b. Available from: http://www.diabetes.org/diabetes-basics/diabetes-statistics. Accessed October 24, 2013.

American Diabetes Association: Definition and description of diabetes mellitus, *Diabetes Care* 34(Suppl 1):S64–S65, 2012.

American Diabetes Association: Economic costs of diabetes in the U.S. in 2012, *Diabetes Care* 36:1033–1046, 2013a.

American Diabetes Association: Standards of medical care in diabetes—2013, *Diabetes Care* 36(Suppl 1):S11–S66, 2013b.

Amylin Pharmaceuticals. Bristol-Myers Squibb: Bydureon prescribing information. Available from: http://packageinserts.bms.com/pi/pi_bydureon.pdf. Accessed November 15, 2013.

Asamoah E: Insulin pen: the "iPod" for insulin delivery: why pen wins over syringe, *J Diabetes Sci Technol* 2:292–296, 2008.

Audouze K, Brunak S, Grandjean P: A computational approach to chemical etiologies of diabetes, *Sci Rep* 3:2712, 2013.

Aventis. Glargine package insert. Kansas City, MO, Aventis, 2000, DeWitt DE, Hirsch IB: Outpatient insulin therapy in type 1 and type 2 diabetes mellitus: scientific review, *JAMA* 289:2254–2264, 2003.

Banting FG, Best CH: The internal secretion of the pancreas, *J Lab Clin Med* 7:251–266, 1922.

Beom JW, Kim JM, Chung EJ, et al: Corrected QT interval prolongation during severe hypoglycemia without hypokalemia in patients with type 2 diabetes, *Diabetes Metab J* 37:190–195, 2013.

Bjarnason-Wehrens B, Mayer-Berger W, Meister ER, et al: Recommendations for resistance exercise in cardiac rehabilitation: recommendations of the German Federation for Cardiovascular Prevention and Rehabilitation, *Eur J Cardiovasc Prev Rehabil* 11:352–361, 2004.

Bliss M: *The discovery of insulin*, Chicago, 1982, University of Chicago Press.

Blonde L, Merilainen M, Karwe V, Raskin P: TITRATE study group, *Diabetes Obes Metab* 11:623–631, 2009.

Boehringer Ingelheim: Tradjenta prescribing information. Available from: http://bidocs.boehringer-ingelheim.com/BIWebAccess/ViewServlet.ser?docBase=renetnt&folderPath=/Prescribing+Information/PIs/Tradjenta/Tradjenta.pdf. Accessed July 1, 2011.

Bonds DE, Miller ME, Dudl J, et al: Severe hypoglycemia symptoms, antecedent behaviors, immediate consequences and association with glycemia medication usage: secondary analysis of the ACCORD clinical trial data, *BMC Endocr Disord* 30(12):5, 2012.

Bristol-Myers Squibb: Byetta prescribing information. Available from: http://packageinserts.bms.com/pi/pi_byetta.pdf. Accessed November 15, 2013.

Bristol-Myers Squibb: Onglyza prescribing information. Available from: http://packageinserts.bms.com/pi/pi_onglyza.pdf. Accessed July 1, 2011.

Brownlee M: Biochemistry and molecular cell biology of diabetic complications, *Nature* 414:813–820, 2001.

Cavan DA, Ziegler R, Cranston I, et al: Automated bolus advisor control and usability study (ABACUS): does use of an insulin bolus advisor improve glycaemic control in patients failing multiple daily insulin injection (MDI) therapy? *BMC Fam Pract* 13:102, 2012 (doi: 10.1186/1471-2296-13-102).

Chiasson JL, Josse RG, Gomis R, et al: STOP-NIDDM trial research group. Acarbose treatment and the risk of cardiovascular disease and hypertension in patients with impaired glucose tolerance: the STOP-NIDDM trial, *JAMA* 290:486–494, 2003.

Consoli A, Kennedy F, Miles J, et al: Determination of Krebs cycle metabolic carbon exchange in vivo and its use to estimate the individual contributions of gluconeogenesis and glycogenolysis to overall glucose output in man, *J Clin Invest* 80:1303–1310, 1987.

DCCT Research Group: The effect of intensive diabetes treatment on the development and progression of long-term complications in insulin-dependent diabetes mellitus: the Diabetes Control and Complications Trial, *N Engl J Med* 329:977–986, 1993.

DCCT/EDIC Research Group: Intensive diabetes treatment and cardiovascular disease in patients with type 1 diabetes, *N Engl J Med* 353:2643–2653, 2005.

Defronzo RA: From the triumvirate to the ominous octet: A new paradigm for the treatment of type 2 diabetes, *Diabetes* 58:773–795, 2009.

DeFronzo RA, Davidson JA, Del Prato S: The role of the kidney in glucose homeostasis: a new path toward normalizing glycaemia, *Diabetes Obes Metab* 14:5–14, 2012.

DeFronzo RA, Tripathy D, Schwenke DC, et al: Pioglitazone for diabetes prevention in impaired glucose tolerance, *N Engl J Med* 364:1104–1115, 2011.

Diabetes Prevention Program Research Group: 10-year follow-up of diabetes incidence and weight loss in the Diabetes Prevention Program Outcomes Study, *Lancet* 374:1677–1686, 2009.

Duckworth W, Abraira C, Moritz T, et al: VADT Investigators. Glucose control and vascular complications in veterans with type 2 diabetes, *N Engl J Med* 360:129–139, 2009.

Elks CE, Ong KK, Scott RA: Age at menarche and type 2 diabetes risk: the EPIC-InterAct study, *Diabetes Care* 36:3526–3534, 2013.

Evert AB, Boucher JL, Cypress M, et al: Nutrition therapy recommendations for the management of adults with diabetes, *Diabetes Care* 36:3821–3842, 2013.

Flegal KM, Carroll MD, Kit BK, et al: Prevalence of obesity and trends in the distribution of body mass index among US adults, 1999-2010, *JAMA* 307:491–497, 2012.

Flum DR, Belle SH, King WC, et al: Perioperative safety in the longitudinal assessment of metabolic surgery, *N Engl J Med* 361:445–454, 2009.

Fowler MJ: Complications of diabetes, *Clinical diabetes* 29:116–122, 2011.

Garber AJ, Abrahamson MJ, Barzilay JI, et al: American Association of Clinical Endocrinologists' comprehensive diabetes management algorithm 2013 consensus statement—executive summary, *Endocr Pract* 19:536–557, 2013.

Garber CE, Blissmer B, Deschenes B, et al: Quantity and quality of exercise for developing and maintaining cardiorespiratory, musculoskeletal, and neuromotor fitness in apparently healthy adults: guidance for prescribing exercise, *Med Sci Sports Exerc* 43:1334–1359, 2011.

Garber AJ, Handelsman Y, Einhorn D, et al: Diagnosis and management of prediabetes in the continuum of hyperglycemia: When do the risk of diabetes begin? A consensus statement from the American College of Endocrinology and the American Association of Clinical Endocrinologists, *Endocr Pract* 14:933–945, 2008.

Garber AJ, Wahlen J, Wahl T, et al: Attainment of glycaemic goals in type 2 diabetes with once-, twice-, or thrice-daily dosing with biphasic insulin aspart 70/30 (the 1-2-3 study), *Diabetes Obes Metab* 8:58–66, 2006.

Garg S, Moser E, Dain MP, et al: Clinical experience with insulin glargine in T1DM, *Diabetes Technol Ther* 12:835–846, 2011.

Garg SK, Ulrich H: Achieving goal glycosylated hemoglobin levels in type 2 diabetes mellitus: practical strategies for success with insulin therapy, *Insulin* 1:109–121, 2006.

Garvey WT: New tools for weight-loss therapy enable a more robust medical model for obesity treatment: rationale for a complications-centric approach, *Endocr Pract* 19:864–874, 2013.

Gastaldelli A, Ferrannini E, Miyazaki Y, et al: Beta-cell dysfunction and glucose intolerance: results from the San Antonio Metabolism (SAM) study, *Diabetologia* 47:31–39, 2004.

Gerich J: Glucose counterregulation and its impact on diabetes mellitus, *Diabetes* 37:1608–1617, 1988.

Gerich JE, Meyer C, Woerle HJ, et al: Renal gluconeogenesis: its importance in human glucose homeostasis, *Diabetes Care* 24:382–391, 2001.

Gerstein HC, Bosch J, Dagenais GR, et al: Basal insulin and cardiovascular and other outcomes in dysglycemia, *N Engl J Med* 367:319–328, 2012.

Gerstein HC, Yale J-F, Harris SB, et al: A randomized trial of adding insulin glargine vs. avoidance of insulin in people with type 2 diabetes on either no oral glucose-lowering agents or submaximal doses of metformin and/or sulphonylureas: the Canadian INSIGHT (Implementing New Strategies with Insulin Glargine for Hyperglycaemia Treatment) study, *Diabet Med* 23:736–742, 2006.

Gnanalingham MG, Newland P, Smith CP: An evaluation of NovoPen, BD-Pen, and syringe devices at small doses of insulin [Abstract P118]. Presented at the British Diabetes Association's Medical and Scientific Section Spring Meeting in Edinburgh, Scotland, March 25-27, 1998.

Gonnissen HK, Hulshof T, Westerterp-Plantenga MS: Chronobiology, endocrinology, and energy- and food-reward homeostasis, *Obes Rev* 14:405–416, 2013.

Gregg EW, Chen H, Wagenknecht LE, et al: Association of an intensive lifestyle intervention with remission of type 2 diabetes, *JAMA* 308:2489–2496, 2012.

Haffner SM, Lehto S, Ronnemaa T, et al: Mortality from coronary heart disease in subjects with type 2 diabetes and in nondiabetic subjects with and without prior myocardial infarction, *N Engl J Med* 339:229–234, 1998.

Hamman R: Genetic and environmental determinants of noninsulin dependent diabetes mellitus (NIDDM), *Diabetes Metab Rev* 8:287–338, 1992.

Harris MI: National Health and Nutrition Examination Survey (NHANES III): frequency of blood glucose monitoring in relation to glycemic control in patients with type 2 diabetes, *Diabetes Care* 24:979–982, 2001.

Harris S, Yale J-F, Dempsey E, et al: Can family physicians help patients initiate basal insulin therapy successfully? Randomized trial of patient-titrated insulin glargine compared with standard oral therapy: lessons for family practice from the Canadian INSIGHT trial, *Can Fam Phys* 54:550–558, 2008.

Heise T, Hovelmann U, Nosek L, et al: Insulin degludec has a two-fold longer half-life and a more consistent pharmacokinetic profile than insulin glargine. Presented at the American Diabetes Association 71st Scientific Sessions, San Diego, Calif., June 24-28, 2011 (37-LB).

Heise T, Nosek L, Ronn BB, et al: Lower within-subject variability of insulin detemir in comparison to NPH insulin and insulin glargine in people with type 1 diabetes, *Diabetes* 53:1614–1620, 2004.

Hirsch IB: Insulin analogues, *N Engl J Med* 352:174–183, 2005.

Hirsch IB, Brownlee M: Beyond hemoglobin A1C: need for additional markers of risk for diabetic microvascular complications, *JAMA* 303:2291–2292, 2010.

Hoirisch-Clapauch S, Nardi AE: Multiple roles of tissue plasminogen activator in schizophrenia pathophysiology, *Semin Thromb Hemost* 39:950–954, 2013.

Holman RR, Farmer AJ, Davies MJ, et al: Three-year efficacy of complex insulin regimens in type 2 diabetes, *N Engl J Med* 361:1736–1747, 2009.

Hu FB, Grøntved A: Television viewing and risk of type 2 diabetes, cardiovascular disease, and all-cause mortality: a meta-analysis, *JAMA* 305:2448–2455, 2011.

IMS Institute for Healthcare Informatics: *The use of medicines in the United States: review of 2010*. April 2011. Available from: http://www.imshealth.com/deployedfiles/imshealth/Global/Content/IMS%20Institute/Static%20File/IHII_UseOfMed_report.pdf. Accessed November 15, 2011.

Ismail-Beigi F, Moghissi E, Tiktin M, et al: Individualizing glycemic targets in type 2 diabetes mellitus: implications of recent clinical trials, *Ann Intern Med* 154:554–559, 2011.

Isomaa B, Almgren P, Henricsson M, et al: Chronic complications in patients with slowly progressing autoimmune type 1 diabetes (LADA), *Diabetes Care* 22:1347–1353, 1999.

Johansson A, Enroth S, Gyllensten S: Continuous aging of the human DNA methylome throughout the human lifespan, *PLoS ONE* 8:e67378, 2013.

King AB: Once-daily insulin detemir is comparable to once-daily insulin glargine in providing glycaemic control over 24 h in patients with type 2 diabetes: a double-blind, randomized, crossover study, *Diabetes Obes Metab* 11:69–71, 2009.

Knowler WC, Barrett-Connor E, Fowler SE, et al: and the Diabetes Prevention Program Research Group. Reduction in the incidence of type 2 diabetes with lifestyle intervention or metformin, *N Engl J Med* 346:393–403, 2002.

Kruszynska YT, Home PD, Hanning I, et al: Basal and 24-h C-peptide and insulin secretion rate in normal man, *Diabetologia* 30:16–21, 1987.

Lajous M, Tondeur L, Fagherazzi G, et al: Childhood and adult secondhand smoke and type 2 diabetes in women, *Diabetes Care* 36:2720–2725, 2013.

Lepore M, Pampanelli S, Fanelli C, et al: Pharmacokinetics and pharmaco-dynamics of subcutaneous injection of long-acting human insulin analog glargine, NPH insulin, and ultralente human insulin and continuous subcutaneous infusion of insulin lispro, *Diabetes Care* 49:2142–2148, 2000.

Look AHEAD Research Group, Wing RR, Bolin P, Brancati FL: Cardiovascular effects of intensive lifestyle intervention in type 2 diabetes, *N Engl J Med* 369:145–154, 2013.

López-Otín C, Blasco MA, Partridge L, et al: The hallmarks of aging, *Cell* 153:1194–1217, 2013.

Markovic TP, Jenkins AB, Campbell LV, et al: The determinants of glycemic responses to diet restriction and weight loss in obesity and NIDDM, *Diabetes Care* 21:687–694, 1998.

Marliss EB, Vranic M: Intense exercise has unique effects on both insulin release and its roles in glucoregulation: implications for diabetes, *Diabetes* 51(Suppl 1):S271–S283, 2002.

Matsuda M: Altered hypothalamic function in response to glucose ingestion in obese humans, *Diabetes* 48:1801–1806, 1999.

Meneghini L, Koenen C, Weng W, et al: The usage of a simplified self-titration dosing guideline (303 algorithm) for insulin detemir in patients with type 2 diabetes: results of the randomized, controlled PREDICTIVE 303 study, *Diabetes Obes Metab* 9:902–913, 2007.

Merck: Januvia prescribing information. Available from: http://www.merck.com/product/usa/pi_circulars/j/janumet/janumet_pi.pdf. Accessed July 1, 2011.

Monami M, Ahren B, Dicembrini I, et al: Dipeptidyl peptidase-4 inhibitors and cardiovascular risk: a meta-analysis of randomized clinical trials, *Diabetes Obes Metab* 15:112–120, 2013a.

Monami M, Dicembrini I, Nardini C, et al: Effects of glucagon-like peptide-1 receptor agonists on cardiovascular risk: a meta-analysis of randomized clinical trials, *Diabetes Obes Metab* 16(1):38–47, 2014.

Monami M, Genovese S, Mannucci E: Cardiovascular safety of sulfonyl-ureas: a meta-analysis of randomized clinical trials, *Diabetes Obes Metab* 15:938–953, 2013b.

National Diabetes Information Clearinghouse: Who gets diabetes? Available from:http://diabetes.niddk.nih.gov/dm/pubs/overview/#who. Accessed October 31, 2013.

NCEP Expert Panel on Detection, Evaluation, and Treatment of High Blood Cholesterol in Adults: Third report of the National Cholesterol Education Program (NCEP) expert panel on detection, evaluation, and treatment of high blood cholesterol in adults (adult treatment panel III) final report, *Circulation* 106:3143–3421, 2002.

Newsom SA, Everett AC, Hinko A, et al: A single session of low-intensity exercise is sufficient to enhance insulin sensitivity into the next day in obese adults, *Diabetes Care* 36:2516–2522, 2013.

Nosek L, Heise T, Bottcher S, et al: Ultra-long acting insulin degludec has a flat and stable glucose lowering effect. Presented at the American Diabetes Association 71st Scientific Sessions, San Diego, Calif., June 24-28, 2011 (49-LB).

Novo Nordisk: *Levemir package insert*, Princeton, N.J., 2005, Novo Nordisk.

Novo Nordisk: Victoza prescribing information. Available from: http://www.ic-live.com/cr.php?cID=1412&cdid=5073&campID=8&convID=2067&ic_url=http://www.novo-pi.com/victoza.pdf. Accessed November 15, 2013.

Notkins AL, Lernmark A: Autoimmune T1DM: resolved and unresolved issues, *J Clin Invest* 108:1247–1252, 2001.

Ohkubo Y, Kishikawa H, Araki E, et al: Intensive insulin therapy prevents the progression of diabetic microvascular complications in Japanese patients with NIDDM: a randomized prospective 6-year study, *Diabetes Res Clin Pract* 28:103–117, 1995.

Peyrot M, Rubin RR, Lauritzen T, et al: Psychosocial problems and barriers to improved diabetes management: results of the Cross-National Diabetes Attitudes, Wishes and Needs (DAWN) study, *Diabet Med* 22:1379–1385, 2005.

Polonsky WH, Jelsovsky MS, Panzera S, et al: Primary care physicians identify and act upon glycemic abnormalities in structured, episodic blood glucose monitoring data from non-insulin-treated type 2 diabetes, *Diabetes Technol Ther* 11:283–291, 2009.

Pouwer F, Nefs G, Nouwen A: Adverse effects of depression on glycemic control and health outcomes in people with diabetes: a review, *Endocrinol Metab Clin North Am* 42:529–544, 2013.

Raskin P, Allen E, Hollander P, et al: Initiating insulin therapy in type 2 diabetes: a comparison of biphasic and basal insulin analogs, *Diabetes Care* 28:260–265, 2004.

Rasool M, Malik A, Qazi A, et al: Current view from Alzheimer disease to type 2 diabetes mellitus, *CNS Neurol Disord Drug Targets* 2013. Electronically published ahead of print on September 19.

Reutrakul S, Hood MM, Crowley SJ, et al: Chronotype is independently associated with glycemic control in type 2 diabetes, *Diabetes Care* 36:2523–2529, 2013.

Rich-Edwards JW, Spiegelman D, Lividoti Hibert EN, et al: Abuse in childhood and adolescence as a predictor of type 2 diabetes in adult women, *Am J Prev Med* 39:529–536, 2010.

Riddle MC, Ambrosius WT, Brillon DJ, et al: Epidemiologic relationships between A1C and all-cause mortality during a median 3.4-year follow-up of glycemic treatment in the ACCORD trial, *Diabetes Care* 33:983–990, 2010.

Riddell MC, Perkins BA: Type 1 diabetes and vigorous exercise: applications of exercise physiology to patient management, *Can J Diabetes* 30:63–71, 2006.

Rooke TW, Hirsch AT, Misra S, et al: 2011 ACCF/AHA focused update of the guideline for the management of patients with peripheral artery disease (updating the 2005 guideline): a report of the American College of Cardiology Foundation/American Heart Association Task Force on practice guidelines, *Circulation* 124:2020–2045, 2011.

Rosenfeld C, Grunberger G: Effectiveness of V-Go for patients with diabetes in a real-world setting: a long-term, prospective, observational registry (SIMPLE). Presented at the American Association of Clinical Endocrinologists annual meeting in Phoenix, Ariz., May 1-5, 2013.

Shaw JE, Sicree RA, Zimmet PZ: Global estimates of the prevalence of diabetes for 2010 and 2030, *Diabetes Res Clin Pract* 87:4–14, 2010.

Sheard NF, Clark NG, Brand-Miller JC, et al: Dietary carbohydrate (amount and type) in the prevention and management of diabetes: a statement by the American Diabetes Association, *Diabetes Care* 27:2266–2271, 2004.

Shrayyef MZ, Gerich JE: Normal glucose homeostasis. In Poretsky L, editor: *Principles of diabetes*, Philadelphia. Pa., 2010, Springer Science + Business Media, pp 19–35.

Silverman RA, Thakker U, Ellman T, et al: Hemoglobin A1C as a screen for previously undiagnosed prediabetes in an acute-care setting, *Diabetes Care* 34:1908–1912, 2011.

Slama G, Elgraby F, Sola A, et al: Postprandial glycaemia: a plea for the frequent use of delta postprandial glycaemia in the treatment of diabetic patients, *Diabetes Metab* 32:187–192, 2006.

Sorensen JS, Johannesen J, Pociot F, et al: Residual β-cell function 3-6 years after onset of type 1 diabetes reduces risk of severe hypoglycemia in children and adolescents, *Diabetes Care* 36:3454–3459, 2013.

Stark Casagrande S, Fradkin JE, Saydah SH, et al: The prevalence of meeting A1C, blood pressure, and LDL goals among people with diabetes, 1988-2010, *Diabetes Care* 36:2271–2279, 2013.

Takeda: Nesina prescribing information, 2013. Available from: https://www.takedadiabetes.com/#isi. Accessed October 8.

Tarantola RM, Maturi RK, Kushal S, et al: Screening, prevention, and ambitious management of diabetic macular edema in patients with type 1 diabetes, *Curr Diab Rep* 13:679–686, 2013.

Triolo TM, Armstrong TK, McFann K, et al: Additional autoimmune disease found in 33% of patients at type 1 diabetes onset, *Diabetes Care* 34(5):1211–1213, 2011.

U.K. Prospective Diabetes Study (UKPDS) Group: Intensive blood glucose control with sulphonylureas or insulin compared with conventional treatment and risk of complication in patients with type 2 diabetes (UKPDS 33), *Lancet* 352:837–853, 1998.

Unger J: Management of type 1 diabetes, *Prim Care* 34:791–808, 2007.

Unger J: Diagnosing and managing latent autoimmune diabetes in adults, *Pract Diabetol* 27:32–37, 2008a.

Unger J: Reducing oxidative stress in patients with type 2 diabetes mellitus: a primary care call to action, *Insulin* 3:176–184, 2008b.

Unger J: Insulin initiation and intensification in patients with T2DM for the primary care physician, *Diabetes Metab Syndr Obes* 4:253–261, 2011.

Unger J: *Diabetes management in primary care*, ed 2, Philadelphia. Pa., 2012, Lippincott, Williams and Wilkins.

Unger J: Diagnosis and management of T2DM. In Unger J, editor: *Diabetes Management in Primary Care*, ed 2, Philadelphia. Pa., 2012a, Lippincott, Williams and Wilkins, pp 323–412.

Unger J: Insulin pumping and use of continuous glucose sensors in primary care. In Unger J, editor: *Diabetes Management in Primary Care*, ed 2, Philadelphia, Pa., 2012b, Lippincott, Williams and Wilkins, pp 491–547.

Unger J: Introduction to diabetes. In Unger J, editor: *Diabetes management in primary care*, ed 2, Philadelphia, Pa., 2012c, Lippincott, Williams and Wilkins, pp 1–37.

Unger J: Pathogenesis of type 2 diabetes: a comprehensive analysis. In Bagchi D, editor: *Nutritional and therapeutic interventions for diabetes and metabolic syndrome*, Philadelphia, Pa., 2012d, Elsevier Academic Press, pp 29–41.

Unger J: Type 1 diabetes in adults. In Unger J, editor: *Diabetes management in primary care*, ed 2, Philadelphia, Pa., 2012e, Lippincott, Williams and Wilkins, pp 413–452.

Unger J, Moriarty C: Preventing type 2 diabetes, *Prim Care* 35:645–662, 2008.

Wang Y, Simar D, Fiatarone SMA, et al: Adaptations to exercise training within skeletal muscle in adults with type 2 diabetes or impaired glucose tolerance: a systematic review, *Diabetes Metab Res Rev* 25:13–40, 2009.

Wasserman DH, Davis SN, Zinman B, et al: Fuel metabolism during exercise in health and diabetics. In Ruderman NB, Devlin JT, Schneider S, editors: *Handbook of exercise in diabetes*, Alexandria, Va., 2002, American Diabetes Association, pp 63–100.

Weissberg-Benchell J, Antisdel-Lomaglio J, Seshadri R: Insulin pump therapy: a meta-analysis, *Diabetes Care* 26:1079–1087, 2003.

Weng J, Li Y, Xu W, et al: Effect of intensive insulin therapy on beta-cell function and glycaemic control in patients with newly diagnosed type 2 diabetes: a multicentre randomised parallel group trial, *Lancet* 371: 1753–1760, 2008.

World Health Organization: Diabetes fact sheet No. 312. Available from: http://www.who.int/mediacentre/factsheets/fs312/en/index.html. Accessed November 26, 2013.

Yang W, Liu J, Shan Z, et al: Acarbose compared with metformin as initial therapy in patients with newly diagnosed type 2 diabetes: an open-label, non-inferiority randomised trial, *Lancet Diabetes Endocrinol* 2(1):46–55, 2014.

Zella JB, DeLuca HF, Vitamin D: and autoimmune diabetes, *J Cell Biochem* 88:216–222, 2003.

Zhang P, Engelgau MM, Valdez R, et al: Costs of screening for pre-diabetes among U.S. adults, *Diabetes Care* 26:2536–2542, 2003.

Zhang X, Gregg EW, Williamson DF, et al: A1C level and future risk of diabetes: a systematic review, *Diabetes Care* 33:1665–1673, 2010.

Zipitis CS, Akobeng AK: Vitamin D supplementation in early childhood and risk of T1DM: a systematic review and meta-analysis, *Arch Dis Child* 93:512–517, 2008.

Zisman A, Aleksandra V, Zhou R: The BeAM factor: an easy-to-determine, objective, clinical indicator for when to add prandial insulin vs. continued basal insulin titration. Presented at the American Diabetes Association 71st Scientific Sessions (Abstract 1121-P). San Diego, CA, June 2011.

网络资源

www.cdc.gov/diabetes/ Centers for Disease Control and Prevention. National Diabetes Fact Sheet provides general information and national estimates on diabetes in the United States.

www.endotext.org/ Endotext. Up-to-date, comprehensive source of information on all topics in clinical endocrinology.

www.who.int/diabetes/facts/en/ World Health Organization. Diabetes program fact sheet.

第35章 内分泌学

GEORGE A. WILSON ■ MAE SHEIKH-ALI

下丘脑 - 垂体轴

重点

- 下丘脑 - 垂体轴指挥其他内分泌腺体的激素分泌。
- 垂体由腺垂体(垂体前叶)和神经垂体(垂体后叶)构成。
- 垂体前叶分泌激素受到下丘脑释放激素和抑制激素的调节。
- 下丘脑视上核和室旁核发出的神经末梢形成视上垂体束,组成垂体后叶。

下丘脑影响了许多非内分泌的功能,包括饮食、睡眠、体温和自主神经调节等。另外,下丘脑也调控垂体激素的分泌。下丘脑垂体轴的另一半——垂体因指挥其他内分泌腺体的激素分泌,故被称为“主腺”(Mooradian and Korenman,2007;Mooradian and Morley,1988)。

垂体位于前颅窝蝶鞍中,靠近视交叉,垂体由腺垂体(即垂体前叶)和神经垂体(即垂体后叶)构成,由垂体柄与下丘脑连接。

表35-1列举了由垂体前叶和后叶分泌的各种激素。

垂体激素的分泌控制是一个复杂的过程,涉及下丘脑和垂体的两叶以及其他内分泌系统器官所分泌的内源性激素。

垂体前叶(腺垂体)的激素分泌受到下丘脑分泌的释放激素和抑制激素的调控。这些调控激素通过垂体门脉系统到达垂体,作用于特殊的受体,促进或抑制垂体前叶的激素分泌。主要的释放激素包括促甲状腺激素释放激素(TRH)、促性腺激素释放激素(GnRH)、促肾上腺皮质激素释放激素(CRH)、生长激素释放激素(GHRH)。主要的抑制因子一种是多巴胺,它主要抑制催乳素释放,另一种是生长抑素,它能有效抑制生长激素(GH)分泌,并且对促甲状腺激素(TSH)分泌有弱的抑制作用。

一些其他的因子对垂体前叶功能也有重要调节作用,吻素(kisspeptin hormones)是一族由 Kiss-1 基因编码的肽,对生殖功能有重要作用。吻素受体促进 GnRH 释放并激动哺乳动物生殖轴。吻素受体 GPR-54 突变将导致特发性低促性腺激素性腺功能低下,表现为性发育延迟或无性发育(Jayasena and Dhillo,2009)。

垂体激素通过垂体门脉系统反馈到下丘脑,对各自的释放激素产生短反馈调节。同时,外周内分泌器官激素对下丘脑和垂体具有长程负反馈作用(Mooradian and Korenman,2007;Mooradian and Morley,1988)。正是上述的短反馈调节、长程负反馈调节和下丘脑释放激素之间的相互作用,调节着垂体激素的释放。例如,血浆甲状腺激素水平的升高将负反馈到垂体和下丘脑,降低垂体 TSH 和下丘脑 TRH 的分泌。

表35-1 垂体激素

部位	分泌的激素
腺垂体(垂体前叶)分泌的激素	促甲状腺素(thyroid-stimulating, TSH)
	促卵泡激素(follicle-stimulating hormone, FSH)
	黄体生成素(luteinizing hormone, LH)
	催乳素(prolactin, PRL)
	生长激素(growth hormone, GH or somatotropin)
	促肾上腺皮质素(adrenocorticotropic hormone, ACTH)
	α 黑素细胞刺激素(α-melanocyte-stimulating hormone, α-MSH)
神经垂体(垂体后叶)分泌的激素	抗利尿素(antidiuretic hormone, ADH or vasopressin)
	催产素(oxytocin)

当我们能更好地理解这些错综复杂的过程和反馈控制时，就可能会找到新的治疗方法。例如生长激素分泌受下丘脑激素 GHRH 和生长抑素的调节，新的数据表明 γ- 氨基丁酸可能在 GH 分泌中也起一定作用。虽然这方面的研究是一个相对较新的领域，但它确实提示了一种对生长激素不足致生长迟缓或生长激素过量引起的分泌物或巨大症可能的替代治疗方案（Powers，2012）。

下丘脑视上核和室旁核发出的神经末梢组成视上垂体束，所以垂体后叶（神经垂体）是下丘脑的延伸。垂体后叶激素包括抗利尿激素和缩宫素，直接受到神经冲动的控制并释放入垂体下静脉从而进入体循环（Mooradian and Morley，1988）。

垂体疾病的诊断和治疗概述

重　点

- 垂体疾病可表现为垂体激素分泌过多或缺失，也可表现为肿物压迫症状如头痛和视野缺损。
- 垂体腺瘤是成年人垂体疾病最常见的病因。
- 蝶鞍占位患者需要评价下丘脑 - 垂体轴功能。
- 对垂体功能（不足或过度）的评估包括影像学检查和血清学检测激素水平测定，可测定的激素包括催乳素、生长激素、胰岛素样生长因子 1（IGF-1）、游离甲状腺素（FT4）、促甲状腺激素（TSH）、促肾上腺皮质激素（ACTH）、皮质醇、黄体生成素（LH）、促卵泡激素（FSH）、睾酮（男性）和雌二醇（女性）。24 小时尿游离皮质醇和地塞米松抑制试验（DSTs）用于评估皮质醇过量。

垂体疾病最常见的病因是良性肿瘤（腺瘤）。垂体腺瘤分泌过多的激素如催乳素、生长激素、促肾上腺皮质激素（ACTH）引起症状，同时垂体腺瘤继发的组织破坏可引起垂体激素功能不足。垂体组织破坏最先导致分泌减少的激素包括 GH、GnRH，然后是 TSH，最后是ACTH（Mooradian and Korenman，2007；Mooradian and Morley，1988）。少数情况下，自身免疫性疾病可以破坏垂体的特定细胞，从而造成选择性的激素缺乏。

垂体肿瘤体积增长可侵犯视交叉或下丘脑，导致视野缺损或下丘脑疾病表现。视交叉受压迫的典型症状是双颞侧偏盲（不能看见两边的颞侧）。视交叉受影响的早期症状不明显，可以表现为劳累或焦虑后出现

视物漂浮或看见半边脸高于另外半边（毕加索效应或半侧滑动现象）。这是由于鼻侧影像缺失，患者不能把双眼所看到的影像融合所导致（Mooradian and Morley，1988）。肿瘤体积长大侵犯下丘脑可导致睡眠障碍、食欲变化、体温调节紊乱、出汗、水平衡紊乱及记忆障碍（Mooradian and Morley，1988）。

儿童的垂体腺瘤比较少见，下丘脑 - 垂体功能障碍主要由下丘脑肿瘤，特别是颅咽管瘤造成。

当发现垂体微腺瘤（＜ 10mm）时，首先应该评价激素分泌过多的水平，可测量血清 PRL、IGF-1、TSH、FT4 水平，以及 24 小时尿游离皮质醇或 1mg 过夜地塞米松抑制试验（Mooradian and Korenman，2007）。如果发现垂体占位大于 10mm（即垂体大腺瘤），不论是否有临床症状，都应做更多的检查。

垂体疾病的诊治应该包括识别并治疗激素过多或缺乏，诊断并处理肿瘤的占位效应。

垂体功能低下

重　点

- 垂体功能低下是指一种或多种垂体激素全部或部分缺失。
- 垂体功能低下可由遗传缺陷或下丘脑释放激素缺陷造成，但垂体本身的疾病更为常见，包括继发于肿物占位或侵犯、自身免疫或感染性疾病、血管性疾病、放射损害或外伤所造成的垂体组织破坏。
- 垂体卒中可导致皮质功能低下，从而威胁生命。
- 淋巴细胞性垂体炎是一种罕见的自身免疫性疾病，见于妊娠晚期或分娩后的女性，表现类似于垂体肿瘤，但无须手术切除。
- GnRH 单独缺乏引起 Kallmann 综合征。
- 10% 空蝶鞍综合征患者有明显的垂体功能低下的临床表现，少数患者可有垂体腺瘤。
- 全身疾病包括晚期肝病或慢性肾衰竭，常常伴随不同程度的垂体功能低下表现，但是没有明确的垂体组织学改变。

垂体功能低下是指一种或多种垂体激素全部或部分缺失，造成终端脏器病变或减少靶腺激素分泌（Toogood and Stewart，2008）。垂体功能低下可由垂体原发疾病造成，也可继发于下丘脑激素合成或运输障碍。垂体功能低下常常表现为亚临床，因此对其发病率没有明确的估计。

病因

垂体功能低下可由遗传缺陷或下丘脑释放激素缺陷造成，但垂体本身的疾病更为常见，包括继发于肿物占位或侵犯、自身免疫或感染性疾病、血管性疾病、放射损害或外伤所造成的垂体组织破坏（Toogood and Stewart，2008）。有些患者的病因难以辨别，故称为特发性垂体功能低下。大多数特发性垂体功能低下的病例是散发的，但也有较清晰的家族性聚集的病例。

成人垂体功能低下最常见的病因是蝶鞍内垂体肿瘤。偶有经过手术或药物治疗垂体占位后治愈垂体功能低下的情况。导致垂体功能低下的鞍区占位疾病包括颅咽管瘤、脑膜瘤、视神经胶质瘤、畸胎瘤、生殖细胞瘤、脊索瘤、转移瘤和淋巴瘤。

垂体功能低下的第二大原因是产后垂体坏死（Sheehan 综合征）。垂体前叶由垂体门脉供血，妊娠期间垂体体积增大，需氧量增加，血液过少或血液高凝可以造成垂体缺血性损伤。其他系统性血管病变也可造成垂体缺血性坏死，如糖尿病、颞动脉炎、镰状细胞贫血等。这些疾病也可以造成垂体出血性梗死（即垂体卒中），表现为急性的剧烈头痛、视野缺失、精神症状以及垂体功能低下。垂体功能低下导致 ACTH 水平急剧下降，引起肾上腺皮质功能低下，可能危及生命，急需补充皮质激素。垂体腺瘤本身是垂体卒中的最常见原因，但糖尿病并发症、放射损伤、心脏手术等都可以导致垂体卒中（Toogood and Stewart，2008）。

少数情况下，感染可以导致垂体功能低下，如脑膜炎、颅内脓肿、败血性休克、中枢神经系统真菌感染、结核、疟疾和梅毒。

更为多见的垂体或下丘脑的浸润性疾病可导致垂体功能低下。结节病可表现为垂体功能低下，伴明显口渴和多尿。组织细胞增生症 X 可表现为鞍上肿瘤。脂质累积病和血色素沉着病可导致垂体功能低下，常伴低促性腺激素状态。

淋巴细胞性垂体炎是一种罕见的自身免疫性疾病，见于妊娠晚期或分娩后的女性，表现为淋巴细胞和浆细胞浸润垂体组织，破坏垂体前叶的细胞（Toogood and Stewart，2008）。淋巴细胞性垂体炎只有通过活检才能与垂体肿瘤相鉴别，因此尤其需要正确的临床判断。当妊娠期或刚生产完的女性，且没有产后大出血史、没有不孕不育史、没有月经紊乱史，如果表现为垂体功能低下，需要高度怀疑淋巴细胞性垂体炎。

PROP-1 基因突变是先天性垂体功能低下的最常见原因，表现为 GH、PRL、TSH、LH、FSH 分泌缺乏。

携带 PROP-1 基因突变的老年人可表现为 ACTH 缺乏（Wu et al，1988）。编码垂体前叶激素的基因突变已经被研究得较为清楚。最常见疾病是生长激素缺乏，表现为自出生或幼年期就身高矮小。Kallmann 综合征由 GnRH 分泌缺乏造成，青年男性表现为阴柔外表和睾酮缺乏，青年女性表现为无月经或月经稀发，常伴嗅觉减退或缺失（Oliveira et al，2001）。医源性下丘脑和垂体功能低下可发生于手术切除和放疗几年之后，最常见的是 GH 和 GnRH 缺乏，而 PRL 分泌很少累及。

10% 空蝶鞍综合征患者有明显的垂体功能低下的临床表现，少数患者可有垂体腺瘤（Mooradian and Morley，1988）。空蝶鞍综合征是鞍隔缺失导致蛛网膜下腔疝入垂体窝，是一种较常见的疾病，见于 5%～8% 的尸检。系统性疾病包括晚期肝病或慢性肾衰竭，常常伴随不同程度的垂体功能低下表现，但是没有明确的垂体组织学改变（Mooradian，2001；Nowak and Mooradian，2007）。

临床表现

> ### 重 点
>
> - 垂体损伤表现为进行性激素功能减低，首先是 GH 和 FSH/LH 缺乏，然后是 TSH 和 ACTH 缺乏。
> - ACTH 缺乏导致皮质激素缺乏，引起低血压、心源性休克。
> - TSH 缺乏引起甲状腺功能低下的症状和体征。
> - FSH/LH 缺乏引起性腺功能低下。
> - GH 缺乏引起儿童身高矮小，成年人则无症状。

垂体功能低下的临床表现多种多样，与年龄、性别及病因有关（Toogood and Stewart，2008）。患者可以表现为很多年完全没有症状，或者表现为剧烈的恶心、呕吐、头痛和心源性休克。垂体卒中的症状比较类似，多为 ACTH 急剧下降，继发肾上腺功能不足，导致血流动力学不稳定。一般认为至少 75% 的垂体组织破坏后才会表现出临床症状。如果病因是占位病变，例如腺瘤体积增大或颈动脉血管瘤，临床表现为头痛和视野缺失（常为双颞侧偏盲），其他轻微的视力变化为色觉变化、盲点或难以穿针引线（Mooradian and Morley，1988）。

Sheehan 综合征（产后垂体坏死）的首发症状可为产后泌乳困难，之后表现为精神不振、厌食、体重下降、月经难以恢复，性毛脱落。另一方面，垂体梗死的症状和体征可以很轻微，多年不被发现。

垂体功能减退（Simmonds 综合征）患者通常表现为苍白、嗜睡、皮肤干燥以及血压偏低，很少表现为恶病质貌（Toogood and Stewart，2008）。患者丧失了全部垂体前叶激素，临床表现即由多种激素缺乏混合造成，如低促性腺激素、低促甲状腺激素、低促肾上腺皮质激素以及低生长激素水平。临床表现的严重程度取决于激素的缺乏是部分性还是完全性。各种症状和体征反映了垂体激素的生理作用。

生长激素缺乏在儿童表现为生长发育迟滞。身体各部分比例和乳牙生长是正常的，但恒牙萌出延迟。生长激素缺乏的儿童中有近 10% 还可出现低血糖症状。生长激素缺乏在成人临床表现可能隐匿，胰岛素敏感性可有微小变化，表现为糖尿病患者胰岛素需求量减少、肌肉和骨骼容量减少、脂肪含量增加、伤口延迟愈合以及饥饿性低血糖，也可表现为垂体功能低下性贫血。成人生长激素缺乏的其他不良影响包括低密度脂蛋白（LDL）胆固醇升高、高密度脂蛋白（HDL）胆固醇降低、心血管功能下降、心血管事件风险增高以及健康水平下降。与同龄正常人相比，这些患者的预期寿命是减低的（Svensson et al.，2004）。

促性腺激素缺乏可导致低促性腺激素性性腺功能减退症（HH）或继发性性腺功能减退症（Toogood and Stewart，2008）。对于青春期前的儿童，HH 表现为没有青春期发育，也没有生长高峰。女孩表现为原发性闭经、无乳房发育、无骨盆增宽。男孩表现为无睾丸增大、无阴囊皮肤增厚、无阴茎增长、无肌肉发育以及无声音变粗。低促性腺激素在成人表现为不育、性欲减低，男性表现为胡须和肌肉减少，女性表现为闭经、乳房变小以及阴道黏液分泌减少。如果不加治疗，HH 患者不论男性或女性都会出现骨质疏松。

除非该患者同时伴随 Grave 病或功能自主的甲状腺结节，一般情况下促甲状腺激素（TSH）缺乏会导致继发性甲状腺功能减退。甲减的经典表现包括嗜睡、易疲劳、皮肤干燥、畏寒、便秘、头发纤细、反应迟钝、深腱反射迟缓期延长。其他表现包括贫血和继发于 ADH 升高的低钠血症。总之，TSH 缺乏的临床表现不如原发性甲状腺功能减退那么严重，至于其他表现如高胆固醇血症、高胡萝卜素血症、黏液性水肿或浆膜腔积液都是比较少见的（Toogood and Stewart，2008）。

促肾上腺皮质激素（ACTH）缺乏会减少皮质醇分泌，称为继发性肾上腺功能不全。临床表现和原发性肾上腺疾病相似，如 Addison 病。两种疾病都可表现为厌食、嗜睡、恶心、呕吐、腹痛、体位性低血压以及血管性虚脱。低钠血症在 ACTH 缺乏时更常见，而原发

性肾上腺功能不全导致醛固酮分泌减少会发生高钾血症。醛固酮的分泌受肾素 - 血管紧张素系统和血浆 Na/K 浓度调节。皮肤色素沉着和白癜风是原发性肾上腺皮质功能不全的特征表现，而 ACTH 缺乏患者则很难被晒黑。轻微的 ACTH 缺乏可以表现隐匿而长期无法确诊。

诊断

重 点

- 确诊了一种垂体激素缺乏后，则其他垂体激素也需要检查。
- 若上午 8 点血浆皮质醇浓度小于 5μg/dl，则强烈提示肾上腺皮质功能减退。若大于 18μg/dl，则可以排除 ACTH 缺乏。
- 血清游离 T4 必须和血清 TSH 浓度一起测定来评估甲状腺功能。
- 绝经或闭经妇女有正常或低于正常的 LH 水平，而雌激素水平低下，意味着继发性性腺功能减退（男性则表现为睾酮水平低下）。
- 生长激素缺乏需要激发试验来确诊。

因为垂体功能低下的临床表现可能很隐匿，所以临床医生应该高度警惕（Toogood and Stewart，2008）。如果临床表现符合低促性腺激素、低促甲状腺激素或肾上腺皮质功能不全，则需要检测这些激素来确诊。如果一种垂体激素低下已经确诊，则必须要去测定其他的激素水平。激素水平低下背后的原发疾病需要通过对下丘脑 - 垂体部位的计算机断层显像（CT）或核磁共振成像（MRI）来确诊。少数情况下，如果怀疑颈内动脉瘤或想确定肿瘤的血供情况，则要做血管造影术。如果患者有视力视野改变的症状或有垂体占位病变，则需进行正规眼科检查，包括视野的评估。

垂体激素呈脉冲式分泌，因此动态检测比单次或基线检测更有意义。为了操作方便，垂体激素和靶器官激素常常同时测定。评估可疑的垂体功能低下需要测定甲状腺功能、LH、男性睾酮、女性雌二醇、IGF-1（GH 在血液里半衰期太短），催乳素以及早晨的皮质醇，还要做 GH 激发试验和 ACTH 抑制试验。垂体疾病或 ACTH、TSH、促性腺激素缺乏的患者中有 95% 生长激素激发试验反应低下。垂体疾病或血清 IGF-1 浓度低下的患者可认为是生长激素缺乏（Gharib et al.2003）。GH 激发试验可以在生理状态（睡眠或活动）下进行，也

可使用药物，如胰岛素低血糖试验、GHRH 兴奋试验或左旋多巴试验（Biller et al., 2002; Gharib et al., 2003）。如果两次或更多次激发试验中生长激素峰值小于 5ng/ml 则可以诊断生长激素缺乏症。

如果一个有垂体功能低下表现的患者随机两次上午 8 点血浆皮质醇水平低于 3μg/dl，则强烈提示肾上腺皮质功能低下。血清 ACTH 浓度正常或低下则提示原发性或继发性肾上腺皮质功能不全。相反，如果皮质醇浓度大于 18μg/dl，则可以排除 ACTH 缺乏。

为了评估 ACTH 储备，需要做胰岛素低血糖试验（0.1～0.15U/kg IV）。对于足够的低血糖刺激（血糖低于 50mg/dl），正常皮质醇变化应该是升高 6～10μg/dl 或绝对值大于 20μg/dl。这个试验顺便也评估了 GH 储备。该试验的禁忌证是老年人、冠心病和癫痫患者（Nowak and Mooradian, 2007）。

也可以行甲吡酮试验，即每 4 小时口服 750mg，共 6 次，评估垂体对于皮质醇负反馈的敏感性。甲吡酮阻断了 11β- 羟化酶（催化皮质醇合成的最后一步），导致皮质醇分泌降低，从而引起 ACTH 代偿性升高，而前体物质 11- 去氧皮质醇浓度也会升高。正常情况下血清 11- 去氧皮质醇升高大于 10μg/dl，同时血清皮质醇降低小于 8μg/dl，表示糖皮质激素合成被有效抑制。还有操作更方便的甲吡酮过夜试验，午夜时口服 30mg/kg，正常人早晨八点血清 11- 去氧皮质醇水平会升高至少 7μg/dl。如果使用甲吡酮后出现体位性低血压症状，可以加用氢化可的松。

肌肉注射或静脉注射促皮质激素 250μg 可以使正常人血清皮质醇浓度升高 18μg/dl，或持续升高 60 分钟。这项试验用于评价 ACTH 储备并不是很可靠，特别是对于刚出现 ACTH 不足、肾上腺并未明显萎缩的患者。现在仍有争论 1μg 促皮质激素刺激试验（只用于静脉注射）是否能够更加敏感地诊断轻微的继发性肾上腺皮质功能不足。

至少两次测得基线游离 T4 偏低、且 TSH 偏低或正常即可诊断促甲状腺激素（TSH）不足。诊断男性促性腺激素水平低需要测量基线血清 LH、FSH、总睾酮水平。一般在上午 8 点到 10 点抽血，且需要做第二次检查来确诊。上午 8 点到 10 点的血清睾酮水平一般在 300～1000ng/dl，睾酮水平偏低（<200ng/dl）且 LH 正常或偏低则表示存在低促性腺激素性性腺功能减退。如果血清总睾酮水平在 200～400μg/dl，则需要再测量游离睾酮水平（Mooradian and Korenman, 2006）。

绝经前妇女出现闭经，且血雌激素水平偏低（<30pg/ml），表示存在 HH。绝经后妇女若没有 FSH 和 LH 升高就足以诊断 HH。

如果低促性腺激素患者同时有血清 PRL 升高，则表示可能存在垂体腺瘤。血 PRL 缺乏常常意味着严重垂体疾病，且常伴有垂体前叶激素缺乏。

评估患者病情时，需要除外类似垂体功能低下的情况，包括神经性厌食、蛋白质热量营养不良、系统性疾病、慢性肾功能不全以及肝脏疾病。

治疗

> **重 点**
>
> - ACTH 缺乏的成年患者每天需要补充 20～30mg 氢化可的松，在疾病和应激情况下则需要两倍或三倍的量。
> - 利用血清 IGF-1 水平和患儿的生长速率来监测生长激素替代疗法的效果。

垂体功能低下的治疗取决于发病原因和缺乏的激素种类（Mooradian and Morley, 1988; Toogood and Stewart, 2008）。垂体占位、浸润性疾病、颈动脉瘤可能需要用手术和药物治疗。

重组人生长激素（促生长素，somatotropin）用于治疗生长激素缺乏（Gharib et al, 2003）。儿童推荐使用剂量为 0.04mg/（kg·d）。对于成人生长激素缺乏，皮下注射重组人生长激素 0.001～0.008mg/（kg·d）。体重 70kg 成年人的起始剂量常为 0.1～0.3mg/d，维持剂量为 0.3～0.6mg/d。总体来说，女性比男性需要更大剂量的生长激素，因为雌激素增加了生长激素抵抗性。治疗过程监测血清 IGF-1 水平以维持在中等范围，需要监测的副作用包括水肿、腕管综合征、心律失常、皮肤瘙痒和糖耐量异常。

生长激素也可用于治疗其他原因导致的生长迟缓，如慢性肾脏疾病、特纳综合征和 Prader Willi 综合征。因严重垂体机能减退致死是一个需要注意的重要问题，然而当单独使用 GH 时，这种情况极少发生。对于一个具有这些非垂体原因导致的生长迟缓的儿童来说，使用 GH 可能是一个临床上恰当的选择，应早期将这类患者转介给儿科内分泌专家（Sherlock and Stewart, 2013）。

继发性性功能不全的治疗取决于性别和生育要求。雌孕激素替代疗法治疗继发性性功能减低，适合于子宫完好且无生育要求的绝经前妇女，即周期性或每天补充固定比例的激素。对于切除子宫的妇女，为了维持外阴形态、阴道润滑、减轻血管舒缩异常症状以及减少骨质疏松等情况，光用雌激素替代治疗就足够了。

功能亢进的垂体腺瘤

重　点

- 垂体腺瘤常伴有视野缺失、头痛和激素分泌异常。
- 催乳素瘤是最常见的功能自主垂体腺瘤,临床表现为泌乳和性腺功能减退。
- 寻找高催乳素血症的非病理原因,排除原发性甲状腺功能低下。
- MRI 是评估下丘脑和垂体解剖结构的影像学手段。
- 催乳素水平高于 150ng/ml,同时影像学没有显示垂体腺瘤,则可能是巨泌乳素血症。
- 多巴胺激动剂(溴隐亭、卡麦角林)是催乳素瘤的首选治疗药物。

垂体腺瘤可由任何形式细胞产生,可以有功能或无功能。垂体腺瘤的具体发病机制不明,可能与某些基因突变有关。催乳素瘤是最常见的垂体腺瘤,其他的功能性腺瘤有促性腺激素、促甲状腺激素、生长激素、促皮质激素腺瘤。

高催乳素血症和催乳素瘤

诊断　催乳素是一种多肽,由垂体前叶催乳素细胞分泌(Leung and Pacaud,2004;Mancini et al.,2008)。催乳素的主要作用是产后促进乳腺发育泌乳及维持泌乳。与其他垂体激素的调节不同,催乳素的释放主要呈抑制性控制,多巴胺是主要抑制剂,而刺激催乳素释放的 TRH 和雌激素则起次要作用。

催乳素分泌过多可以是生理性或病理性(Leung and Pacaud,2004;Mancini et al,2008)。生理性原因包括运动、疼痛、乳房刺激、性交、全身麻醉和妊娠。病理原因包括催乳素瘤、药物使多巴胺对催乳素的抑制减少、或者是药物使催乳素清除率减少。

催乳素分泌过多的早期临床表现为泌乳、女性月经紊乱(常为闭经)、男性勃起障碍或性欲减低。少数情况下,男性乳房发育患者也可出现泌乳表现。这些患者容易出现骨质疏松,既是继发于低促性腺激素,又是因为催乳素直接抑制骨质形成。患催乳素瘤的绝经后妇女较少出现泌乳,她们的主要表现为头痛和视力视野变化(Mancini et al.,2008)。同理,男性催乳素瘤常常诊断较晚,因为他们的高催乳素血症临床表现比较隐匿。

针对可疑催乳素瘤的患者进行临床评估,包括充分了解用药史以及并发症。许多药物可造成高催乳素

血症,包括吩噻嗪、氟哌啶醇、甲氧氯普胺、H2 拮抗剂、丙咪嗪、选择性 5- 羟色胺再吸收抑制剂(SSRIs)、钙离子通道阻滞剂和激素(Leung and Pacaud,2004;Mancini et al.,2008)。体格检查可发现泌乳和视野缺失,女性可轻微多毛,男性可胡须减少。

实验室检查包括血清催乳素和甲状腺功能。原发性甲状腺功能减低造成 TRH 升高,促进催乳素分泌,从而导致继发性高催乳素血症。还应做其他检查寻找可导致催乳素升高的系统性疾病,如肝、肾功能不全等。MRI 是评估下丘脑和垂体解剖结构的影像学手段。如果垂体部位有腺瘤样占位,则需要评估垂体的所有激素水平。

与垂体腺瘤相关的高催乳素血症具有以下特点:①催乳素高于 150ng/ml;②缺乏睡眠相关的催乳素升高;③外源性 TRH 无法使催乳素升高。没有绝对的实验室检查可确诊催乳素瘤,只有靠影像学确诊。

临床医生需要警惕两种与催乳素检测分析相关的混淆诊断的情况:第一种是巨催乳素血症,由于分子量很大的催乳素和球蛋白一起聚集所造成,并无任何生理或病理原因而造成的高催乳素血症(Mancini et al,2008)。如果患者有非常高的催乳素水平,但没有泌乳和影像学上的垂体占位,则需高度怀疑巨催乳素血症。第二种易混淆的情况是患者的催乳素水平特别高,超过了实验室分析的测量范围,从而低估了催乳素的真实浓度,这种现象称为"钩形效应"。

鉴别巨催乳素血症与高泌乳素血症的金标准是通过凝胶过滤色谱(GFC)。但是,聚乙二醇(PEG)沉淀可以作为一个简单、廉价和合适的替代诊断方法。巨催乳素血症是一种良性疾病,早期的实验室检测如 PEG可以确定是否存在巨催乳素分子,从而减少对进一步的激素测定、影像学检查或手术的需要(Kasum et al,2012)。

治疗　高催乳素血症的治疗取决于具体病因、是否有占位效应(如视野变化)、是否有泌乳或相关垂体激素缺乏以及是否有生育要求(Leung and Pacaud,2004;Mancini et al.,2008)。如果可行的话,停用可能造成催乳素升高的药物并重新测定血清催乳素浓度。持续的高催乳素血症患者必须做下丘脑 - 垂体的影像学检查。

多巴胺激动剂是垂体催乳素瘤的首选治疗药物,对部分患者来说也可选择外科手术,特别是经蝶窦入路的术式。少数患者有术后残留肿瘤或对药物反应不佳则可进行放疗。同时也需要治疗相关垂体激素的缺乏,通常情况下,血催乳素水平正常后性腺功能低下的情况也会改善。

溴隐亭和卡麦角林是美国食品药品监督局（FDA）批准的多巴胺激动剂，用于治疗高催乳素血症。卡麦角林比溴隐亭有更好的耐受性和疗效，90% 患者可以恢复正常催乳素水平。因为溴隐亭使用经验较长久，常用于有生育意愿的妇女，尽管致畸性不大，可是如果发现怀孕，就必须停用溴隐亭。有催乳素瘤的妇女妊娠后必须警惕任何视力视野变化和头痛症状，因为 10% 催乳素微腺瘤和 30% 催乳素大腺瘤会增长而造成症状。在妊娠期间必须定期监测催乳素水平，但监测结果往往难以解释。有催乳素大腺瘤的妊娠妇女需要受到同等的宣教并定期检查视野。也可以使用培高利特，但它并非 FDA 批准的高催乳素血症的治疗药物。麦角衍生物的使用必需谨慎，因为曾有少数报道指出长期大剂量使用麦角衍生物导致的心脏瓣膜损害。

如果催乳素水平恢复正常 1 年且肿瘤明显缩小后可以减少多巴胺激动剂的药量。如果催乳素水平正常超过 2 年，且影像学证实没有肿瘤或肿瘤体积减少 50% 以上、或远离视交叉 5mm 且没有侵犯海绵窦，那么可以考虑停药。尽管部分患者的微腺瘤在治疗几年之后会缓解缩小，但停药会导致催乳素分泌复发以及腺瘤增大，因此停药后必需监测垂体 MRI 和血清催乳素水平。

垂体催乳素瘤患者进行经蝶窦入路的手术指征包括药物治疗无效或耐药、腺瘤太大影响视觉通路、或腺瘤出血性梗死（卒中）。大约 30% 大腺瘤可以通过手术切除。

肢端肥大症和巨人症

参见附录 35-1。

库欣病

重点

- 库欣综合征分为 ACTH 依赖性和非 ACTH 依赖性。原发病位于垂体的 ACTH 依赖性的库欣综合征称为库欣病。
- 典型临床表现加上实验室检查提示皮质醇分泌增多则可诊断库欣综合征。
- 24 小时尿游离皮质醇检测是很好的筛查方法。
- 检测血清 ACTH 和皮质醇水平可以协助诊断高皮质醇血症的原因。
- 库欣综合征的治疗取决于导致高皮质醇血症的病因。库欣病的治疗则是经蝶窦入路的选择性切除手术。

肾上腺皮质醇过多症又称为肾上腺皮质功能亢进，可由外源摄入皮质醇或人工合成的糖皮质激素造成，也可由内源性产生过多皮质醇造成，引起一系列临床表现及生化指标改变，称为库欣综合征（Arnaldi et al., 2003；Biller et al., 2008；Findling and Raff, 2005）。病因包括垂体腺瘤、CRH 过多引起垂体产 ACTH 细胞增生、异位 ACTH 或 CRH、肾上腺皮质腺瘤或腺癌。库欣病特指由垂体原因造成的皮质醇分泌增多（Biller et al., 2008）。

病因在垂体的、ACTH 依赖性库欣病占内源性库欣综合征的 70%，而非 ACTH 依赖性库欣综合征的最常见原因是长期使用糖皮质激素所致。

下丘脑 - 垂体依赖性的库欣综合征患者经过双侧肾上腺切除后可能发生垂体腺瘤，表现为皮肤色素沉着，称为 Nelson 综合征。皮肤色素沉着是由于产生了过多的促黑素（MSH），促黑素与 ACTH、内啡肽都是同一段基因的编码产物。

诊断

因为库欣综合征的临床表现隐匿且需发展几个月，所以需要高度怀疑之后才能诊断（Arnaldi et al., 2003；Findling and Raff, 2005）。库欣综合征的临床表现有体重增加呈向心性肥胖，即脸部、颈部、躯干、腹部脂肪增多，脸部变圆呈多血质，皮肤变薄、皮下组织减少，腹部出现宽大紫纹（Arnaldi et al., 2003；Findling and Raff, 2005）。

异位 ACTH 依赖性库欣综合征患者的 ACTH 异常升高，造成短期内皮肤色素沉着明显，且更易表现出盐皮质激素分泌过多的症状，如低钾血症和代谢性碱中毒（Findling and Raff, 2005）。

其他临床表现还有性腺功能减退，男性为睾酮水平降低，女性血清雌二醇降低引起月经紊乱，常见表现为闭经。肾上腺癌导致的库欣综合征更容易引起女性男性化和雄激素过多的表现。糖皮质激素过多会干扰钙和骨质代谢，引起骨质疏松。糖皮质激素增加肌肉的分解代谢，引起近端肌肉无力。30%～60% 皮质醇过多的患者出现糖耐量减低。其他并发症包括感染，如卡氏肺囊虫肺炎（即 Carinii）、高凝状态及继发的血栓栓塞事件以及神经精神状态变化等（Arnaldi et al., 2003；Findling and Raff, 2005）。

确定病因

诊断库欣综合征需要典型的临床表现、实验室报告的皮质醇产生过多、皮质醇昼夜节律缺乏、每 6 小时服用 2mg 地塞米松后血和尿的皮质醇受到抑制超过 50%（即大剂量地塞米松试验）。24 小时尿游离皮质醇水平测定是很好的筛查试验（Arnaldi et al.，2003；Findling and Raff，2005），另一个筛查方法是深夜唾液皮质醇检测（Nieman et al.，2008）。过夜 1mg 地塞米松抑制试验不受抑制则可以用来筛查非肥胖患者。血清 ACTH 低于 5pg/ml 且皮质醇浓度大于 15μg/dl，则表示非 ACTH 依赖性库欣综合征。高皮质醇血症的患者如果血清 ACTH 水平大于 15pg/ml，则表示很可能是 ACTH 依赖性库欣综合征（Arnaldi et al.，2003；Findling and Raff，2005）。

大剂量地塞米松抑制试验尿游离皮质醇水平受到抑制，则可诊断库欣病，而异位 ACTH 患者的尿皮质醇常不被抑制。如果大剂量地塞米松抑制试验难以区分异位或垂体来源的 ACTH，且影像学检查也不够明确，则需要进一步做 CRH 试验和岩下静脉取血测定 ACTH 水平，来确定是否有垂体肿瘤来源的 ACTH。

大多数 ACTH 依赖性库欣综合征患者的病因是垂体腺瘤。异位 ACTH 患者需要做胸腹腔高分辨 CT 来寻找病因。

治疗

治疗库欣病可以采用经蝶窦入路选择性垂体腺瘤切除术，在经验丰富的医院，垂体微腺瘤的治愈率达 70%～80%。对于经蝶窦手术后复发的患者，可以切除全部垂体。大多数术后的患者需要补充糖皮质激素 12 个月，直到恢复内源性肾上腺皮质的功能。

重症或复发的肾上腺皮质醇过多患者可行双侧肾上腺切除术，可同时行垂体放疗。对于无法手术的患者，辅助药物治疗包括甲吡酮（阻断 11β- 羟化酶）、米托坦和赛庚啶，这些药物的疗效各有差别（Biller et al.，2008；Nieman et al，2008）。

颅咽管瘤、垂体促甲状腺素腺瘤、促性腺激素腺瘤、其他腺瘤

参见附录 35-2。

垂体后叶疾病

垂体后叶主要分泌精氨酸加压素（AVP）和催产素（Mooradian and Korenman，2007；Mooradian and Morley，1988），吸吮乳头以及分娩时宫颈扩张可以刺激催产素分泌。虽然催产素不是启动分娩的必要因素，临床上可利用催产素药物发动分娩、控制产后出血以及宫缩乏力，少数情况下也用于刺激泌乳。催产素对于男性的生理作用至今未知（Mooradian and Morley，1988）。

AVP 和催产素的结构只有一个氨基酸的差别，AVP 在所有哺乳动物中都存在，除了猪类动物是赖氨酸加压素替代 AVP。在人类和许多哺乳动物中，AVP 和催产素和两种垂体后叶激素运载蛋白有关（Mooradian and Morley，1988）。对这两种蛋白，除了作为运输和储存垂体后叶激素的载体，具体作用至今未知。

抗利尿激素（ADH，血管加压素）在下丘脑合成并向下运送到垂体后叶储存并释放，部分 ADH 不进入垂体后叶而直接释放入脑脊液（CSF）。有些位于正中隆起以下的下丘脑病变保留了部分 ADH 功能，因此 ADH 可直接从脑脊液进入循环系统。

AVP 对肽酶敏感，故 AVP 在血液循环中的半衰期只有 20 分钟。去除 1 号位的末端氨基酸可使 AVP 不被降解，把 8 号位的左旋精氨酸替换成右旋精氨酸则减少了 AVP 对血管收缩的作用，同时不减少抗利尿的作用（Mooradian and Morley，1988），这样改变的产物即去氨基 -8- 右旋 - 精氨酸加压素（DDAVP），临床上常用于治疗中枢性尿崩症。

AVP 的生物作用取决于 V1 和 V2 受体。V1 受体位于血管系统，刺激 V1 受体引起血管收缩。V2 受体位于肾脏，刺激 V2 受体引起肾小管重吸收水分（Korbonits and Carlsen，2009）。血浆渗透压、血容量、血压变化是 AVP 分泌最重要的生理刺激，其他调节 AVP 分泌的因素包括疼痛、压力、恶心、低血糖、过度通气、血管紧张素 II、心房利钠肽及药物。刺激 AVP 释放的诱因也引起口渴，口渴不如 AVP 敏感，是抵抗脱水的第二道防线。

中枢性尿崩症

> **重 点**
>
> - 尿崩症是由于 ADH 分泌过少引起的多尿、稀释尿和烦渴。
> - 低渗尿的鉴别诊断有中枢性尿崩（血管加压素敏感）、肾性尿崩（血管加压素不敏感）和原发性烦渴。
> - 限水试验可以辅助诊断。
> - 去氨加压素是治疗中枢性尿崩的首选药物。

临床表现　尿崩症表现为产生过多稀释尿液并继发口干和烦渴。多尿定义为成年人每天产生大于 3L、儿童大于 2L 尿液。中枢性尿崩是遗传性或散发的，常由头部外伤、神经外科手术、肿瘤、肉芽肿、感染、炎症、化学毒性、血管病变、先天畸形和基因突变造成，

其他原因包括缺氧性脑病、浸润性疾病如组织细胞增生症（Hand-Schuller-Christian disease）、神经性厌食症、妊娠期急性脂肪肝和 Wolfram 综合征（中枢性尿崩、糖尿病、视神经萎缩、耳聋）（Reddy and Mooradian，200）。特发性尿崩症和 30%～50% 中枢性尿崩症是自身免疫反应造成的（De Bellis et al.，1999）。

MRI 上观察到增厚或扩大的垂体后叶表示可能存在淋巴细胞浸润和炎症。通常情况下由头部外伤和手术造成的尿崩症有三个阶段：术后第 1～2 天多尿，第 3～4 天少尿，然后进入多尿阶段。这三个阶段反映了术后早期垂体产 ADH 细胞功能瘫痪，随后恢复功能释放大量 ADH，之后又持续没有 ADH 产生。

血管加压素不敏感的尿崩症常为遗传性，也有部分散发，是慢性肾髓质病变，与镰状细胞贫血、多发性骨髓瘤、淀粉样病变、Sjören 综合征及肾髓质囊性病变有关。另外，长期原发性烦渴会破坏正常肾髓质的浓度梯度，表现类似于 ADH 抵抗的肾性尿崩症。

诊断　虽然低渗尿患者都表现为多尿和烦渴，但仔细询问病史和常规实验室检查可以缩小鉴别诊断范围至三种可能：中枢性尿崩（血管加压素敏感型）、肾性尿崩（血管加压素抵抗型）、原发性烦渴（Mooradian and Morley，1988）。

多尿合并血清钠离子浓度低于 137mEq/L 通常是原发性烦渴。血清钠离子浓度低于 143mEq/L 患者需要在禁食一夜之后行禁水试验，并每小时测量体重、尿量和渗透压。对于严重病例，禁水试验可以从早上 6 点开始，当尿渗透压连续三次测定保持恒定或体重减轻大于 5%、血浆渗透压、ADH、钠离子浓度都确定之后，给予液体血管加压素（皮下注射 0.1U/kg），或 10μg 去氨加压素，如果尿渗透压升高超过基线 150mOsm/kg 则可以排除肾性尿崩。

中枢性尿崩患者使用 10μg 去氨加压素后尿渗透压可以升高达 800%。部分性中枢性尿崩对去氨加压素的反应为尿渗透压升高 15%～50%。

肾性尿崩患者使用去氨加压素后尿液仍维持低渗。原发性烦渴对禁水试验的反应是尿液渗透压升高到 500mOsmol/kg 或更高，而正常人可以达到 800mOsmol/kg 或更高。外源性加压素不能使原发性烦渴的患者尿液更加浓缩。

如果禁水试验结果模棱两可，则需要测量血清 AVP 的基线和禁水试验后水平。然而该试验也可能会误导诊断，因为原发性烦渴可以引起较大量 AVP 释放，表现类似于部分性中枢性尿崩的 AVP 分泌。

治疗　中枢性尿崩治疗首选去氨加压素。DDAVP 可以静脉注射、皮下注射、经鼻腔给药或口服。经鼻腔吸入的初始剂量为睡前给药 5μg，逐步增加 5μg 直到夜尿症状缓解，然后早晨给药，经鼻给药的每日总量为 5～20μg（Loh and Verbalis，2008）。口服的去氨加压素应为空腹时给药，如果与食物一起吸收，效果下降 50%。一片 0.1mg 药物相当于 2.5～5.0μg 鼻喷雾剂（Loh and Verbalis，2008）。

部分性中枢性尿崩症患者适合口服增加 AVP 作用或增加 AVP 释放的药物，包括氯磺丙脲、卡马西平和氯贝丁酯。这部分患者对去氨加压素的需求很小，小于现有的制剂剂量。

肾性尿崩适合用噻嗪类利尿剂或吲哚美辛。尿崩症患者需要戴上药物警惕腕带，为了避免出现脱水或高钠血症，需要口服补液或静脉补液。

抗利尿激素分泌不当综合征

> **重 点**
>
> - 测量血浆渗透压、尿渗透压、尿钠离子浓度有助于判断低钠血症的病因。
> - 治疗低钠血症可以采用限水和补充盐分，同时尽量治疗原发病。
> - 推荐使用血管加压素拮抗剂来治疗高容量性低钠血症。

抗利尿激素分泌不当综合征（SIADH）是由于血浆 ADH 浓度过高（相对于血浆渗透压）造成，临床表现包括：①稀释性低钠血症；②血浆渗透压降低；③尿渗透压 > 100mOsm/kg；④尿钠通常 > 40mEq/L；⑤正常的酸碱和钾离子平衡；⑥血尿素氮（BUN）< 10mg/dl；⑦低血尿酸浓度 < 4mg/dl；⑧正常的甲状腺和肾上腺功能；⑨没有晚期心脏、肾脏、肝脏疾病（Reddy and Mooradian，2009）。

造成 SIADH 相关原因包括中枢神经系统的外伤、感染、肿瘤、药物、大手术以及肺部疾病（如肺结核）、激素补充、HIV 感染、遗传性 SIADH、特发性原因以及中枢性耗盐。有时候 SIADH 和轻中度消耗性低钠血症难以鉴别区分（Reddy and Mooradian，2009）（表 35-2）。

输入 1～2L 0.9%（等张）盐水，观察血浆和尿液钠离子浓度的反应有助于鉴别。SIADH 患者处于平衡状态，故盐分会排除，尿钠浓度升高的同时血钠浓度不变或轻微下降。如果患者是经肾脏失盐的消耗性低钠血症，钠盐会留在体内而多余水分会排除，故尿钠降低而血钠升高（Reddy and Mooradian，2009）。

表35-2 抗利尿激素分泌不当综合征(SIADH)的病因

类型	病因
非渗透压刺激	恶心、疼痛、应激
	人类免疫缺陷病毒(HIV)
	急性精神症
	手术
	妊娠(生理性血液稀释)
	低钾血症
	充血性心力衰竭急性加重
中枢神经系统病变	肿瘤(神经母细胞瘤)
	脑血管意外(卒中)
	脑膜炎、脑炎
	脑脓肿
	吉兰-巴雷综合征
	脑水肿
	垂体柄病变
	震颤性谵妄
	脱髓鞘病变
	急性卟啉病
恶性疾病	淋巴瘤、白血病、霍奇金病
	子宫内膜癌
	输尿管癌、前列腺癌、膀胱癌
	十二指肠癌、胰腺癌
	肿瘤分泌异位ADH(小细胞肺癌、类癌)
	头颈部的癌症、鼻咽癌
	肾癌
	骨肉瘤
胸腔内压升高	纵隔肿瘤(胸腺瘤、肉瘤)
	正压通气
	感染(肺炎、结核、曲霉感染、肺脓肿)
	支气管肺癌、间皮瘤
	支气管扩张、积脓
	慢性阻塞性肺疾病
	气胸
药物引起	
抗精神病药	吩噻嗪
	氟哌啶醇
抗抑郁药	SSRIs、TCAs、MAOIs
	安非他酮
抗惊厥药	卡马西平、奥卡西平
	丙戊酸钠
镇痛和上瘾药物	吗啡(大剂量)
	曲马多
	MDMA(摇头丸)
非甾体类抗炎药	秋水仙碱、文拉法辛
	度洛西丁(Cymbalta)

表35-2 抗利尿激素分泌不当综合征(SIADH)的病因(续表)

类型	病因
心血管药物	噻嗪类、可乐宁
	ACEI、醛固酮拮抗剂
	阿米洛利、袢利尿剂
	甲基多巴、氨氯地平
	胺碘酮、哌苯醋胺
	普罗帕酮、茶碱、特利加压素
	普通肝素
糖尿病药物	氯磺丙脲
	甲磺丁脲、格列甲嗪
降脂药	氯苯丁酯
抗肿瘤药物	环磷酰胺
	长春新碱、长春碱
	顺铂、羟基脲
	美法兰
免疫抑制剂	他克莫司、甲氨蝶呤
	干扰素α、干扰素γ、左旋咪唑
	单克隆抗体
抗生素	阿奇霉素、环丙沙星
	复方新诺明
	头孢哌酮/舒巴坦、利福布汀

注:TB,结核;SSRIs,选择性五羟色胺再摄取抑制剂;TCAs,三环类抗抑郁药;MAOIs,单胺氧化酶抑制剂;ACE,血管紧张素转化酶;MDMA,安非他明(3,4-methylenedioxymethamphetamine)

Modified from Reddy P, Mooradian AD. Diagnosis and management of hyponatremia in hospitalized patients. Int JClin Pract. 2009; 63: 1494-1508.

不受液体和钠盐摄入影响的持续性低钠血症可能是因为渗透压平衡的重新调整。为了确定渗透压平衡是否调整,可以给患者一次性注射 10～15ml/kg 液体,正常人或渗透压重新调整者会在4小时内排出80%的液体,说明并不是 SIADH(Reddy and Mooradian,2009)。

中枢性耗盐引起类似 SIADH 的症状。对于一些中枢性耗盐的患者,钠盐消耗会引起容量减少,继发 ADH 分泌增多。中枢性耗盐的机制至今不明确(Reddy and Mooradian,2009)。

治疗 治疗 SIADH 首先要限制水摄入,然后治疗原发病。所有低钠血症的患者,每日总体水摄入应该少于 1～1.5L。症状较轻的患者,可以通过高盐、高蛋白饮食或补充尿素(30～60g/d)或钠盐(200mEq/d)可以提高尿溶质排泄率和尿量(Reddy and Mooradian,2009)。高血压和水肿是钠盐替代疗法的禁忌证,补充钠盐会加重病情。另外,蛛网膜下腔出血合并低血容量的患者禁用限水治疗,因为限水会引起低血压,增加脑梗死的风险。如果患者有中枢性耗盐，限水引起脑梗的风险更大，必须马上处理，输入等张或高张盐溶液直至维持足够容量。

通常情况下血浆钠离子浓度的纠正速度应该为 1mEq/L/ 小时，直到神经系统症状恢复正常（Reddy and Mooradian，2009），然后将纠正速度减慢到 0.5mEq/L/h 直至血浆钠离子浓度达到 120～125mEq/L。这样既可以有效避免低钠血症造成的严重神经系统后遗症，也可以防止脑桥及以外的神经元发生渗透压性脱髓鞘。

SIADH 最特殊的治疗是阻断位于肾脏的 V2 受体，V2 受体受 ADH 影响引起抗利尿作用。目前推荐使用血管加压素拮抗剂来治疗高容量性低钠血症（Loh and Verbalis，2008；Reddy and Mooradian，2009）。对于住院患者，可以予 20mg 考尼伐坦 30 分钟静脉注射，接下来 24 小时内继续用 20mg。随后 1～3 天内可予 20～40mg 静脉输液（Reddy and Mooradian，2009）。最近出现一种口服的活性血管加压素拮抗剂叫托伐普坦，使用后快速纠正低钠血症，因此需要密切监测血钠浓度。

产生异位 ADH 的肿瘤可以引起慢性 SIADH，这些患者必须停用抗精神病药物。如果限水和钠盐替代的效果都不好，可以使用：①钠盐药片加用袢利尿剂；②地美环素；③碳酸锂；④口服活性血管加压素拮抗剂如托伐普坦（费用较高故使用较局限，托普伐坦使用不应超过 30 天，而且不能在肝病患者使用）。地美环素对肝硬化患者有肾脏毒性，且干扰骨骼发育、引起牙齿色素沉积，故儿童禁用（它也有费用贵的问题）。碳酸锂可引起肾间质疾病和肾功能不全，因此锂盐只用于禁用地美环素的患者（Reddy and Mooradian，2009）。

治疗要点

- ACTH 缺乏的成年患者每天需要补充 20～30mg 氢化可的松，在疾病和应激情况下则需要两倍或三倍的量（Toogood and Stewart，2008）（推荐等级：A）。
- 甲状腺激素替代疗法的目标是达到正常血清游离甲状腺素浓度以及临床表现正常的甲状腺功能（Oiknine and Mooradian，2006）（推荐等级：A）。
- 多巴胺激动剂是治疗催乳素瘤的一线药物（Mancini et al.，2008）（推荐等级：A）。
- 肢端肥大症患者可以选择经蝶窦手术切除垂体腺瘤（Melmed et al.，2009）（推荐等级：A）。
- 奥曲肽（生长抑素）常用于降低生长激素和 IGF-1 至正常水平，培维索孟是一种生长激素受体拮抗药，已经批准用于治疗肢端肥大症（Melmed et al.，2009）（推荐等级：A）。
- 库欣综合征的治疗取决于造成皮质醇升高的病因。经蝶窦选择性切除垂体腺瘤是治疗库欣病的方法（Biller et al.，2008）（推荐等级：A）。
- 中枢性尿崩的基本治疗药物是去氨加压素（Loh and Verbalis，2008；Reddy and Mooradian，2009）（推荐等级：A）。
- 低钠血症最重要的治疗方法是限水和钠盐补充，同时找到并治疗原发病（Reddy and Mooradian，2009）（推荐等级：A）。
- 目前推荐使用血管加压素拮抗剂来治疗高容量性低钠血症（Loh and Verbalis，2008；Reddy and Mooradian，2009）（推荐等级：A）。

松果体

由于极少有疾病直接和松果体有关，松果体通常不被视为内分泌系统的一部分。松果体的一个公认的功能是在维持人体昼夜节律，这在维持大脑的一些原始而又重要的功能中发挥重要作用。人的大脑中存在着各种神经激素，这些激素与睡眠状态之间存在着相互作用，受昼夜节律（或睡眠周期）的影响。睡眠可以显著影响一些激素的分泌（如 GH），但是对另一些激素又没什么作用（如 MSH）。大多数医生都知道的一个现象是在清晨正常的皮质醇水平激增，在睡眠时似乎没有分泌高峰，而且在睡眠不足时皮质醇分泌也会变得迟钝。

在长途卡车司机和飞行员中，睡眠剥夺的有害影响众所周知。在过去 15 年里，为消除或者说至少去改善因睡眠剥夺引起的医源性失误，医务人员尤其是外科住院医师的工作时间发生很大变化。睡眠剥夺的负面作用已被研究所证明，研究显示动物会因为长时间的睡眠剥夺而死亡（Rechtschaffen et al.，1989）。新的证据提示在睡眠过程中，大脑会清除"毒素"，特别是与阿尔茨海默病有关的 β- 淀粉样蛋白（Spira et al.，2013；Xie et al.，2013）。

甲状腺疾病

重 点

- 甲状腺本身的功能异常引起原发性甲状腺疾病。
- 垂体功能异常引起继发性甲状腺疾病。
- 下丘脑功能异常引起三发性甲状腺疾病。

甲状腺疾病包括功能性异常（生理）和结构性异常（解剖）。甲状腺以外的病因包括转移性肿瘤、垂体疾病、饮食问题、自身免疫疾病、感染、遗传性或家族性疾病如多发性内分泌肿瘤ⅡA和家族性甲状腺髓样癌。甲状腺本身的病因包括甲状腺囊肿、甲状腺结节和甲状腺肿。

根据测定总的结合和游离甲状腺激素浓度，甲状腺疾病不外乎三种情况：甲功正常、甲亢、甲减，每种状态都可以转换、保持或进展，因此任何时间点血液循环中甲状腺激素水平异常都不能证实是哪种疾病，也与病因无关。这三种状态可以出现在病程的不同阶段，伴或不伴有临床表现。另外，甲状腺结构的变化差异很大，也可以引起与内分泌功能无关的疾病状态。

为了精确评估甲状腺功能，判断有无疾病，需要除了循环甲状腺激素以外的其他实验数据，包括血清游离及总体甲状腺激素浓度、促甲状腺激素（TSH）浓度，某些情况下还要测量抗甲状腺抗体（ATA）滴度。这些实验室检查可以提示大部分常见甲状腺疾病的诊断，加上影像学检查和穿刺活检，90%～95%甲状腺疾病患者可以在社区诊所明确诊断并妥善治疗（图35-1）。

世界范围内每1000人有60～80人受到甲状腺疾病困扰，在美国有高达8.9%的成年人患有甲状腺疾病（Bagchi et al.，1990；Vanderpump et al.，1995）。因为大多数人起病隐匿、和其他常见疾病表现相似，甲状腺疾病常被漏诊，虽然甲状腺疾病罕见致命的情况，但也可导致明显的疾病状态。早期诊断对于减少疾病造成的后果至关重要。单纯性甲状腺肿和甲状腺结节是例外情况，此类患者很少找家庭医生主诉甲状腺功能异常相关的表现。

解剖和生理

重 点

- 甲状腺素（T4）是甲状腺的主要产物。
- 三碘甲腺原氨酸（T3）是细胞水平的活性激素。
- 血液循环中T3有大部分是T4在外周脱碘后形成。
- T4是T3的储备（激素前体）。
- 评价痴呆或抑郁时需要测量血清促甲状腺激素（sTSH）。

甲状腺在组织学上由物种组成部分：滤泡细胞、胶质、间质、C细胞和淋巴样细胞。其中最重要的成分是负责产生胶质的滤泡细胞。甲状腺滤泡储存胶质，是甲状腺的功能单位。甲状腺激素（T4）在滤泡内合成。其他细胞成分是C细胞和淋巴样细胞。位于滤泡内的C细胞数量很少，产生降钙素。淋巴样细胞以小而孤立的细胞团形式聚集于整个腺体间质中。

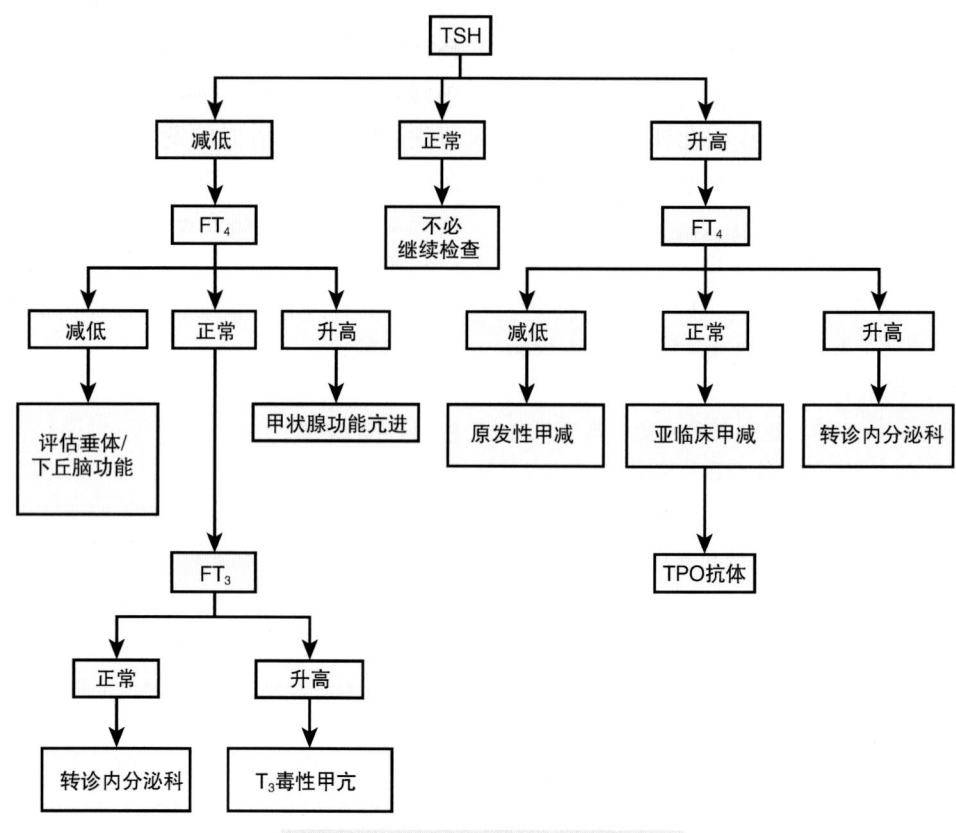

图35-1 甲状腺功能异常的诊断流程

循环中的甲状腺激素

相比其他内分泌腺体，甲状腺激素的生物合成比较特殊，因为最终产物都储存在细胞外即滤泡腔内。甲状腺激素（T4 和 T3）的来源是甲状腺球蛋白（Tg），是由甲状腺滤泡细胞产生的一种含碘蛋白。甲状腺球蛋白是滤泡胶质的主要成分，是甲状腺最重要的蛋白（Kopp，2005）。甲状腺球蛋白是合成甲状腺激素的基质，而且是合成的甲状腺激素运输载体。储存的甲状腺球蛋白被甲状腺过氧化物酶（TPO）氧化，在酪氨酸上加一分子碘，形成一碘酪氨酸（MIT）和二碘酪氨酸（DIT）。MIT 和 DIT 随后被转化为最终产物即甲状腺素（T4）和三碘甲腺原氨酸（T3），储存于甲状腺滤泡胶质中以供未来使用。当受到血清促甲状腺激素（sTSH）刺激后，滤泡胶质内的甲状腺球蛋白被内吞入甲状腺细胞，通过酶降解释放 T4 和 T3 到外周血液循环，近 1/3 到 1/2 的 T4 进入外周循环后脱碘形成 T3。

在外周血液循环中，T4 和 T3 与甲状腺结合球蛋白（TBG）结合。与 TBG 结合的 T4 浓度是 T3 的 10～20 倍。结合的 T3、T4 都不能被组织直接利用，只有未结合的游离 T4 和 T3 可以被细胞代谢利用。游离 T4 只占总 T4 的 0.02%～0.05%，游离 T3 占总 T3 的 0.1%～0.3%（Benvenga，2005；Meier and Burger，2005；Toft and Beckett，2005）。大多数（>99.5%）T3 和 TBG 结合，但 T3 和 TBG 的结合不如 T4 紧密，故更容易释放进入游离状态。

甲状腺激素与细胞上的甲状腺激素受体（TRs）结合后发挥作用。在细胞水平上，T3 的生物学活性相当于 T4 的两倍，部分因为 T3 与 TRs 的结合比 T4 多 10～

15 倍（Yen，2005）。T3 是甲状腺激素的生物活性形式。甲状腺素 T4 主要作为激素前体，是随时可以转换为 T3 的储备，至于其他的功能至今未明确（Bianco and Larsen，2005）。

甲状腺激素（T4 和 T3）调节生长发育，通过影响耗氧量、蛋白质、糖、维生素代谢而调节机体新陈代谢。甲状腺激素在青春期前后对生长发育的作用减弱，对于成人来说甲状腺激素只影响代谢（Yen，2005）。

正常的甲状腺功能涉及循环 T4 和 T3 浓度、游离 T4 和 T3（FT4，FT3）浓度、促甲状腺激素反馈调节，这些因素终身保持稳定。如果没有下丘脑-垂体-甲状腺轴的内部疾病，年龄并不对甲状腺和其附属结构有负面影响，即对 T4 和 T3 浓度没有影响（Hassani and Hershman，2006；Oiknine and Mooradian，2006）。虽然血载体蛋白水平会变化，FT4 和 FT3 水平几乎维持恒定（Hassani and Hershman，2006）。

实验室检查

甲状腺疾病的检查包括实验室检查、影像学和活检。即使最初临床表现为甲状腺肿物或甲状腺肿大，在做影像学和活检之前也要确认甲状腺功能状态，这非常重要。可以采集外周血做实验室检查，很方便且容易的检查就可以指导之后的处理。不论主诉和临床表现为何，基本的实验室检查包括 sTSH 和 FT4。这些初步检查的结果有助于确定甲状腺功能状态（甲亢、正常或甲减）并指示下步检查应该做什么（Garber et al.，2012）（表 35-3）。

如果怀疑 T3 过高，接下来要查甲状腺抗体和 FT3。之前提过，年龄和并发症影响循环中甲状腺激素运载

表 35-3 评估甲状腺功能的实验室检查

	筛查	甲亢	甲低	Graves	CAT	Nodule	甲状腺结节	其他
TSH	是	是	是	是	是	是	是	否
T₄	否	否	否	否	否	否	否	否
T₃	否	是	否	是	否	否	否	否
FT₄	否	是	是	是	否	否	是	否
FT₃	否	否	否	否	否	否	否	否
甲状腺球蛋白	否	否	否	否	否	否	否	是
TSH-RS Abs	否	否	否	是	否	否	否	否
TPO Abs	否	否	否	否	是	否	否	否
Tg Abs	否	否	否	否	±	否	否	否
甲状腺微粒体抗体	否	否	否	否	否	否	是	±

CAT, Chronic autoimmune thyroiditis; FT₃, free triiodothyronine; FT₄, free thyroxine; T₃, triiodothyronine; T₄, thyroxine; Tg Abs, thyroglobulin antibodies; TPO Abs, thyroid antiperoxidase antibodies; TSH, thyroid-stimulating hormone(thyrotropin); TSH-RS Abs, TSH receptor-stimulator antibodies.

蛋白的浓度,可以引起 T4 浓度异常低下,提示甲减。然而 FT4、FT3 和 sTSH 可以正常。甲状腺抗体对于评价多种疾病都很有用,比如原发性 Graves 病和慢性自身免疫性甲状腺炎(CAT、桥本甲状腺炎)。Graves 病的基本抗体是 TSH 受体刺激性抗体(TSH-RS Abs)。CAT 的基本抗体是甲状腺过氧化物酶抗体(TPO Abs)和甲状腺球蛋白抗体(Tg Abs)。少数甲减患者存在 TSH 受体封闭抗体(TSH-RB Abs),虽然这种抗体的具体作用未明。少数自限性疾病如产后甲状腺炎和无症状性甲状腺炎患者可以存在甲状腺微粒体抗体(TPO Abs,TgAbs)。

图 35-1 提供了甲状腺疾病的诊断流程。

影像学检查

对家庭医生而言,触及甲状腺肿物首选超声检查,可以确定肿物是囊性、实性或混合性,如果是经验丰富的超声医生,还能初步预测肿物的良恶性,因为恶性甲状腺结节有很特殊的超声影像学特点。如果患者表现为甲亢,sTSH 受抑制,通常会做超声检查联合同位素扫描。

^{123}I 核素显像可以用于评价甲状腺功能,甲状腺功能正常者会显示整个甲状腺均质一致,除了某些区域存在囊肿或无功能结节。功能自主的甲状腺结节或多发结节性甲状腺肿会在结节的部位显示 ^{123}I 摄取增多,而其他部位则因为 sTSH 受到抑制而表现为摄取减少。

CT 和 MRI 对于非恶性甲状腺疾病的诊断和治疗没有很大用处,在初步检查中并不推荐。如果甲状腺活检证实为恶性疾病,那么 CT 和 MRI 可以在手术前了解侵犯范围,手术后用于随访。因此,CT 和 MRI 应该留给外科医生和肿瘤科医生去检查。

活检

细针穿刺活检(FNA)是评价甲状腺肿物的一种明确界定的方法,由经验丰富的影像科、内分泌科、病理科大夫操作,安全,实际上基本无痛。如果仍无法明确诊断且考虑可能为恶性疾病,需要转诊到外科,常做甲状腺一叶切除或甲状腺次全切除。

甲状腺功能亢进

重 点

- TSH 受抑制降低加上 FT4 升高即可诊断甲亢。
- Graves 病由循环中甲状腺抗体异常应答引起。
- Graves 病的血清 TSH 通常低于 0.01mIU/L,甚至可能测不出。

- 如果一个突眼的患者没有甲状腺结节,需要怀疑是否 Graves 病。

甲状腺功能亢进表现为甲状腺激素合成分泌增多(Bahn et al.,2011;Toft,2001)。诊断甲亢需要:① sTSH 低于 0.1mIU/L;② FT4 和(或)FT3 升高,常伴有高代谢症状(表 35-4)。明确甲亢的具体病因需要做实验室和影像学检查(表 35-5)。

表 35-4 高代谢状态的症状

心动过速、脉压大
收缩性高血压
发热、颤抖
皮肤温暖潮湿
焦虑、多动
腹泻、体重下降

Modified from Braverman LE, Utiger RD. Introduction to thyrotoxicosis. In Braverman LE, Utiger RD, eds. The thyroid: a fundamental and clinical text. 9th ed. Philadelphia: Lippincott, Williams & Wilkins; 2005.

表 35-5 甲亢的常见病因

功能自主(毒性)甲状腺结节
毒性多结节性甲状腺肿
人为性疾病(Munchausen 病)
医源性疾病
产生 TSH 受体刺激性抗体(Graves 病)
急性甲状腺炎
产 TSH 的垂体肿瘤(腺瘤)

Graves 病

甲亢最常见的病因是 Graves 病,由 TSH-RS 抗体引起。这些抗体与甲状腺上的 TSH 受体结合并模拟 TSH 的作用,刺激 T4 的产生和释放。血液循环中 T4 浓度升高,垂体负反馈就会抑制 TSH 产生,使 sTSH 浓度显著减少低于 0.01mIU/L。若血清 TSH 浓度大于 0.05mIU/L,尽管不太可能是 Graves 病,但也不能完全排除。

Graves 病常以甲亢或甲状腺危象出现于家庭医生诊所,但是最常见的还是高代谢症状和甲状腺结节。初始治疗取决于患者年龄、并发症以及症状的紧急程度。初步对症治疗针对的是心动过速、收缩压升高、容量不足等心血管反应。同时也给予抗甲状腺的药物治疗(丙硫嘧啶和他巴唑)。患者症状得到控制且甲亢状态证实缓解之后,可以计划进行长期治疗。

为长期治疗 Graves 病,有三种方法。治疗目标是维持正常的甲状腺功能,一种方法是使用抗甲状腺药物,调节剂量以维持 sTSH 在正常范围。第二种治疗方法是利用 [131]I 破坏甲状腺或甲状腺次切除手术(Bahn et al.,2011),任意一种方法都是恰当的,通常患者在治疗后需要甲状腺激素替代治疗长期服药。第三种方法是少数情况下患者可能出现自发缓解现象,因此试验性抗甲状腺药物治疗 6 个月到 1 年是值得的。该治疗需要密切随访,防治中断抗甲状腺药物后甲亢复发。大多数患者选择放射性治疗及长期补充甲状腺素。

甲亢治疗首先使用 β 受体阻断剂来减慢心率,控制交感兴奋引起的症状。特殊治疗则根据病因不同而不同。对于 Graves 病、功能自主的甲状腺结节和毒性多结节性甲状腺肿(TMNG)、特殊治疗包括丙硫嘧啶(PTU)或他巴唑(MMI)来控制甲状腺素的合成。另外,PTU 减少外周循环中 T4 向 T3 转换。PTU 有可能引起严重的肝损害,因此一些专家建议在 Graves 病治疗中首选 MMI,但在孕早期的妇女中 PTU 首选(Bahn et al.,2011)。一旦患者恢复正常甲状腺功能,则可以开始针对病因的治疗。

在治疗 Graves 病的过程中,90% 患者的甲状腺肿会缩小,不过较大的甲状腺肿通常需要外科手术才能达到满意疗效。

产生甲状腺素的结节

部分高代谢状态和有可触及的甲状腺肿物的患者具有功能自主的甲状腺结节,尤其在缺碘地区更常见,大约占甲亢病例的 60%。

功能自主的甲状腺结节和毒性多结节性甲状腺肿(TMNG, Plummer 病)患者的 sTSH 和 FT4 水平和 Graves 病相似,但 sTSH 常低于 0.05mIU/L。在这两种情况下,预期 TSH-RS 抗体一般为阴性或极低的滴度。评估试验有 [123]I 同位素扫描,热结节吸碘率升高。甲状腺结节罕见恶性,适当抑制甲亢之后应进行外科手术。长期预后比较好,很少复发。

如果 TMNG 或功能自主甲状腺结节患者不能耐受手术,可以采用放射性治疗。甲状腺功能亢进的部位吸收 [131]I 最强,因此功能正常的部分很少受到破坏,但是常出现医源性甲状腺功能减低。[131]I 治疗功能自主甲状腺结节或 TMNG 之后,需要测量 sTSH 评估甲状腺是否能够产生满足生理需求量的 T4。

其他引起甲状腺功能亢进的疾病

假性甲亢和由于 T4 过量所致的医源性甲亢是引起甲状腺功能亢进的两个经常被忽视的原因,这两种情形

下,sTSH 分泌也会被抑制,但通常只是在正常的下限。从实验室数据来看,假性甲亢和医源性甲亢表现类似无痛性散发性甲状腺炎,都具有高 T4,低 sTSH 和阴性抗甲状腺抗体,如果测量 FT4 和 FT3,FT4:FT3 的比值将为正常。假性甲亢的确诊需要进行 [123]I 摄取实验,相对于 Graves 病、自主功能结节或 TMNG 的明显的腺体活动,假性甲亢患者的甲状腺 [123]I 摄取率降低。当甲亢是由产生 TSH 的垂体肿瘤引起时,升高的 sTSH 和升高的 FT4 水平与甲状腺功能亢进或甲状腺激素抵抗综合征同时存在。

甲状腺毒症

甲状腺毒症是一种生理过程,表现为高代谢状态和兴奋状态,由血清 T4 和(或)T3 水平升高引起(Braverman and Utiger, 2005)。但并非一定是由于激素过多造成,因此可能并不表现为真正的甲亢状态。2%~4% 的甲状腺毒症患者 T3 浓度升高,伴有正常值上限的 T4 浓度(Meier and Burger, 2005)。

甲状腺毒症好发于女性,欧洲北部多发,罕见于黑人。60%~90% 自发性甲状腺毒症由 Graves 病造成,其次的原因是无症状性或产后甲状腺炎,造成循环中的 T4 瞬间升高,尽管这种情况很短暂而且临床意义不大。其他造成甲状腺毒症的原因有 TMNG、功能自主性甲状腺腺瘤以及摄入外源性甲状腺激素。急性发作的甲状腺毒症常常由甲状腺炎造成。Graves 病引起的甲状腺毒症常常起病隐匿,呈慢性病程。如果甲状腺毒症患者的甲状腺不大,难以触及,需要考虑无痛性甲状腺炎、未知的 Graves 病、或摄入外源性甲状腺素。除非证明是其他疾病,如果甲状腺毒症患者伴有甲状腺结节或眼征,一般就是 Graves 病。进一步检查或转诊的同时应该尽快治疗高代谢状态。

年轻患者的甲亢症状通常由交感神经兴奋造成,随年龄增长 β- 受体对刺激敏感性下降,故老年患者甲亢症状不明显(Hassani and Hershman, 2006;Oiknine and Mooradian, 2006;Trivalle et al., 1996)。

老年人交感和副交感的功能减退,甲状腺毒症表现可以为心血管功能下降、呼吸困难、体重下降、近端肌肉无力。老年人的心血管症状包括心动过速、脉压大、活动耐量下降以及活动后喘憋。房颤较罕见,但也可发生于老年患者(5%~15%)(Franklyn and Gammage, 2005)。

青年人和老年人都可发生的心血管症状有外周循环阻力下降、心室充盈时间缩短、血容量增加和水分潴留。既往有冠心病的甲状腺毒症患者的高代谢状态可

能发生缺血性充血性心力衰竭（CHF），适当的抗甲状腺治疗后通常可以好转。甲亢可以并发房扑、突发的室上性心动过速、室性期前收缩和室颤，这可能是未被发现的 CAD 的征兆。

充血性心力衰竭的症状和体征常见于甲状腺毒症的青年患者和老年患者（Trivalle et al.，1996）。由于有效循环血量减少，醛固酮分泌增加，水钠潴留而出现水肿。甲状腺毒症得到有效治疗后，所有充血性心力衰竭的症状迅速缓解。Graves 病会引起眼眶水肿，应该测定 TSH-RS 抗体。淡漠型甲状腺毒症较少见，是由过多的甲状腺激素合成释放引起的最常见的精神神经症状，包括淡漠、嗜睡、假性痴呆、体重下降和情绪减低。常发生于老年患者，且没有心动过速、食欲旺盛、出汗、皮肤温暖潮湿或甲状腺肿（Wagle et al.，1998）。这些症状常与抑郁或痴呆混淆，除非医生仔细寻找病因，否则很容易漏诊。因此检查抑郁或痴呆的同时应该筛查 sTSH。

甲状腺毒症的治疗简单明确，有三个目标：缓解急性症状、抑制甲状腺激素合成与释放、治疗原发病以防止复发（Bahn et al.，2011）。急性症状对 β- 受体阻断剂反应良好，持续使用至 FT4 恢复正常水平。钙离子通道拮抗剂（CCB）可用于不耐受 β- 受体阻断剂的患者。丙硫嘧啶和他巴唑可以抑制甲状腺激素的合成。辅助治疗包括 5% 或 10% 葡萄糖配普通盐水补液扩充血容量，并给予类固醇激素。对乙酰氨基酚退热疗效好，甲亢危象引起的高热需要降温毯退热。急性情况下应该避免使用非甾体类抗炎药（NSAIDs）和水杨酸类药物，因为它们竞争结合甲状腺激素转运蛋白上的受体，会使更多结合形式的甲状腺激素释放入外周循环。积极的治疗可以在 12～24 小时内改善甲状腺毒症的急性症状。急性症状改善后应立刻治疗原发病。甲状腺炎只需观察等待病情自限，功能自主的甲状腺腺瘤需要外科手术，Graves 病需要放射性 [131]I 治疗。

甲亢危象

重 点

- 诊断不及时的甲亢危象死亡率高达 75%。
- 常常由于另一种疾病状态诱发甲状腺危象而揭露了隐匿已久的甲亢病情。
- 甲亢危象的诊断是临床诊断，并非由 TSH、T4 或 T3 的浓度确定。
- 可疑的甲亢危险是临床急症，需要在 ICU 中的密切监护，并有内分泌医师参与救治。

甲亢危象是甲亢的严重表现，极高的代谢状态会引起器官系统功能不全，是甲亢的罕见并发症，死亡率高达 75%，预后取决于是否及时诊断并治疗（Tiegens and Leinung，1995；Trzepacz et al.，1989；Wartofsky，2005）。

甲亢危象的诊断依靠临床表现，而非 TSH、T4 或 T3 的浓度测定。甲亢危象常由感染引起，而感染的症状常掩盖甲亢状态。甲亢危象的临床表现包括高度应激（体温 >38.8℃[102℉]）、心动过速（对应相应体温）、胃肠道功能紊乱（恶心、呕吐、腹泻、黄疸）以及中枢神经系统症状（高度应激、焦虑、意识模糊、淡漠、昏迷）（Wartofsky，2005）。常常出现一个或多个器官的失代偿表现。任何患者有甲状腺肿大、发热、明显心动过速，则应该考虑是否是甲亢危象并给予相应治疗，应将患者收入 ICU 并向内分泌专科请会诊。

甲亢危象的治疗包括 β- 受体阻断剂、抗甲状腺药物、解热药物、积极补液、识别并治疗任何突发状况。对于病情严重的患者，用卢戈溶液或碘化钾（SSKI），抑制 T4 释放入外周循环。只有使用负荷剂量的抗甲状腺药物，阻断碘诱导的 T4 合成之后，才能使用卢戈溶液或碘化钾。锂盐也有抗甲状腺的作用，可用于严重的甲状腺危象。以上各种方法都无效的严重甲亢危象患者可以使用胺碘苯丙酸钠 500mg/d。

甲状腺功能减退

甲状腺功能减退是由于循环中的甲状腺激素不够满足机体需求而造成的低代谢状态。血清 TSH 上升超过 10mIU/L，而且在延迟诊断的患者中可显著上升达 >25mIU/L。甲减的病因见表 35-6。

表 35-6　甲状腺功能低下的病因

饮食中碘摄入不足（美国不常见）
自身免疫性疾病（原发性桥本甲状腺炎）
手术（甲状腺手术）
放射线接触（头颈部）
病毒感染
中枢性疾病（原发性垂体功能衰竭）

慢性自身免疫性甲状腺炎（桥本甲状腺炎）

重 点

- 桥本甲状腺炎是一种自身免疫疾病，会引起甲状腺纤维化。
- 桥本甲状腺炎是美国人甲减的最常见原因。

■ 诊断桥本甲状腺炎需要看 TSH 升高、FT4 降低以及抗甲状腺过氧化物酶抗体（TPO 抗体）阳性。

世界范围内甲状腺功能减退的最常见原因是碘摄入不足。因为美国的食盐加碘，所以在美国罕见缺碘引起的甲状腺功能减退。美国以及其他发达国家最常见的甲减原因是慢性自身免疫性甲状腺炎（CAT，桥本甲状腺炎）。CAT 由抗甲状腺的抗体（如 TPO 抗体和 Tg 抗体）造成，引起甲状腺进行性纤维化，TPO 抗体被认为是原发病因（Dayan and Daniels，1996）。诊断甲减依靠 sTSH 浓度升高（>10.0mIU/L）、FT4 位于正常值低限或偏低以及 TPO 抗体阳性（Garber et al.，2012）。

桥本甲状腺炎常见于女性，男女比例为 1:10 到 1:14。CAT 常发生于 50 岁左右，逐渐进展（Vanderpump，2005）。在病情进展过程中，越来越多有功能的甲状腺发生纤维化，合成越来越少的内源性 T4。甲减诊断之后应该给予 T4 替代治疗，成人平均替代剂量为左旋甲状腺素 1.6μg/（kg·d）。每年随访血清 TSH 浓度，保证病情得到控制。

其他形式的甲状腺功能减退

中枢性甲减是由于垂体功能衰竭造成的罕见疾病。如果患者没有高代谢状态（甲亢），但 sTSH 水平极低甚至测不出，则需要考虑该诊断。通常情况下，如果出现以上检查结果，则不必继续寻找甲状腺功能减低的原因，而应该评估患者垂体功能衰竭的情况（参见垂体疾病诊断）。

根据甲状腺受损程度不同，甲状腺炎（产后、散发或亚急性）可引起短暂的甲低状态，并最终能够恢复。亚急性甲状腺炎更容易出现这种情况，3～6 个月内 T4 产量不足。一般不必治疗，如果患者出现症状，则可以用低剂量甲状腺激素替代治疗。

其他造成甲低的原因包括食物中碘摄入不足、手术、¹³¹I 治疗以及非甲状腺部位的头颈部抗癌治疗。

甲状腺功能减退的治疗通常单用左旋甲状腺素替代。然而，部分观点认为偶尔会有患者存在 T4 抵抗性疾病，应该使用 T4/T3 混合治疗。然而 T4 抵抗仍有争议，如果接受单纯 T4 替代治疗的患者 sTSH 处于治疗范围内却仍然主诉甲低症状，那么可以尝试使用 T4/T3 混合治疗来缓解症状，但应该确保 sTSH 维持在 1.0mIU/L 之上以防止医源性甲亢（Genceret al.，2013；Taylor et al.，2013）。

左旋甲状腺素的初始剂量取决于患者年龄、甲低症状持续时间和并发症。健康青年成年人的起始剂量通常是 0.05mg（50μg），每周增加 0.025～0.05mg，具体取决于临床反应（Garber et al.，2012）。如果患者出现心动过速、颤抖或出汗，则可以每两周或三周才加量。如果左旋甲状腺素累积量达到 0.1～0.125mg/d，则根据 sTSH 水平来继续增加剂量。每 4～6 周检查血清 TSH 浓度，太频繁的检查可能会因为时间间隔不够、没有达到稳态而导致用药过量。一旦患者接受稳定的甲状腺素剂量，进一步检查 sTSH 使之维持在 0.5～4.5mIU/L（平均 2.5mIU/L）。左旋甲状腺素的剂量如果引起 sTSH 低于 0.1mIU/L 则说明出现医源性甲亢，应该避免这种情况发生（Gencer et al.，2013）。

甲状腺炎

甲状腺炎包括痛性甲状腺炎和无痛性甲状腺炎，痛性甲状腺炎有亚急性肉芽肿性甲状腺炎（可能是病毒感染引起），感染性甲状腺炎（可能是细菌病因），辐射甲状腺炎，以及触诊或创伤引起的甲状腺炎。无痛性甲状腺炎包括无症状性甲状腺炎、产后性甲状腺炎、药物性甲状腺炎、纤维性甲状腺炎和 CAT（桥本甲状腺炎）（Bahn et al.，2011；Farwell，2005；Lazarus，2005）。

甲状腺炎的发病机制是通过淋巴细胞浸润而破坏甲状腺结构，导致胶质中储存的甲状腺素漏到外周循环中。这种非生理性的 T4 释放会引起外周循环中 T4 的浓度高峰，引起短暂的高代谢症状。发病早期检测 T4 可能升高但不一定超出正常范围。根据甲状腺破坏的时间和程度，sTSH 可以正常、正常值低限或偏低。如果没有注意到这些变化，则可能错误诊断为 Graves 病（FT4 升高，TSH 降低）。随着急性甲状腺炎病程发展，sTSH 并不如 Graves 病那么低，且 TSH-RS 抗体滴度很低甚至测不出。另外，急性甲状腺炎患者没有 Graves 病那样的甲状腺肿大和眼部表现。

总体来说，急性甲状腺炎病程较短，储存的 T4 很快就会耗竭，表现为甲状腺毒症（循环 T4 升高）而非甲亢（T4 生成增加）。随后几周的检查可以发现 T4 逐渐降低，最终恢复到正常水平（或以下），急性高代谢症状也会缓解。T4 升高的持续时间决定了 sTSH 值可能降低到多少以及多久才能恢复到正常。

甲状腺功能减退性疾病的治疗

合成左旋甲状腺素（L- 甲状腺素）是治疗促甲状腺激素缺乏症的首选药物（Oiknine and Mooradian，2006），成人常用的替代治疗剂量是大约 1.6μg/（kg·d），每日的剂量需求应根据患者的临床表现和生化指标来个体化,治疗期间 FT4 水平应维持在正常值的中间到上 1/3 之间。当使用甲状腺素替代治疗的时候要注意其他共存疾病(Garber et al., 2012),如甲状腺替代治疗会增加皮质醇的清除,有可能发生亚临床性肾上腺功能不全,对接受甲状腺替代治疗的继发性甲减的患者中尤其应予注意,应及时检测 ACTH 水平,如果有缺乏或不能确定时,应在使用甲状腺之前先使用糖皮质激素。

亚临床甲状腺疾病

重　点

- 亚临床甲状腺疾病患者可能无症状,TSH 水平高于正常值范围但 T4 正常。
- 美国甲状腺协会(ATA)和美国内分泌临床医师协会(AACE)推荐在所有的 60 岁以上的老人筛查甲状腺功能减退。
- 当血清 TSH 低于 10mIU/L 时,可考虑治疗亚临床甲减,但治疗应个体化。
- 患者如有 TPO 抗体阳性、动脉粥样硬化性疾病或有甲减症状,且 sTSH<10mIU/L 的,ATA 和 AACE 建议进行治疗。

亚临床甲状腺疾病的争论集中于它是否是一种真正的临床疾病。亚临床甲状腺疾病定义为:①亚临床甲亢(或亚临床甲状腺毒症),伴 sTSH 低于 0.1mIU/L,外周循环 FT4 和 FT3 正常;②亚临床甲减,伴 sTSH 4.5~10mIU/L,外周循环 FT4 正常。患者可以是无症状或有轻微的症状和体征。

亚临床甲状腺疾病相关最重要的问题是早期干预是否有益和是否需要筛查这些患者。与亚临床甲状腺疾病相关的唯一疾病状态是明显的甲减。与正常人相比,亚临床甲减患者更容易进展为明显甲减,每年约有 3%~5% 进展为明显的甲减,伴 sTSH 高于 10.0mIU/L(Toft and Beckett, 2005),大部分是 CAT(桥本甲状腺炎)的早期表现,因此对亚临床甲减的患者应检测 TPO Ab。

关于是否需要治疗亚临床甲状腺疾病的问题,许多全国性协会现在还未达成统一意见。治疗有症状的患者是可以的,但还未证实早期治疗是否能改变疾病发展或影响相关并发症(如高脂血症、高血压、冠心病)。

研究表明:与 sTSH 正常的人群相比,亚临床甲状腺疾病的患者发生房颤的几率升高 2~3 倍(Ross, 2005a, 2005b)。Framinghan 研究提示亚临床甲亢患者突发房颤的危险性升高(Oiknine and Mooradian, 2006)。循证证据显示骨质疏松和甲亢有关,新的证据也提升骨质疏松与亚临床甲亢有关(Gencer et al., 2013)。

尽管支持亚临床甲亢导致不良后果的数据越来越多,但仍有没有任何研究结果显示早起干预对降低死亡率或病率有效。但是,美国内分泌临床医师协会推荐医生治疗由甲状腺结节引起的亚临床甲亢(AACE, 2002)。

以前对亚临床甲减不建议治疗,2012 年 ATA 和 AACE 的新指南的观点已经发生变化,它建议对有 TPO 抗体阳性、动脉粥样硬化性疾病或有甲减症状,且 sTSH<10mIU/L 的亚临床甲减患者进行治疗(Garber et al., 2012)。

复习文献得知,甲状腺功能检测的数值与心血管、骨、代谢、孕娠、神经系统和心理状态都有关系(如正常值范围的确定)(Taylor et al., 2013)。综合各种研究,高的 sTSH 和低的 T4 水平与更多的心血管危险因素和心血管事件,以及不良的代谢指标和孕娠结果有相关性。而且研究也表明低的 sTSH 和高的 T4 水平与骨矿密度(BMD)减少和骨折风险升高有相关性。对神经系统和心理的影响目前还缺乏高质量的研究数据。一系列的研究提示甚至目前在正常值范围内(0.1~4.5mIU/L)甲状腺功能与不良的健康结局也存在相关性(Taylor et al., 2013)。各种对甲状腺的研究均支持这一发现。尤其是发现亚临床甲减状态与升高的冠状动脉性心脏病事件(CHD)有关,增加了 CHD 和心衰(HF)的发病率。亚临床甲亢同样增加 CHD、HF 和房颤的发病率,在 sTSH 低于 0.1mIU/L 的患者中,房颤的发病率显著升高(Gencer et al., 2013; Rodondi et al., 2005)。

虽然目前还缺乏确定的证据,从这些研究结果推断,对亚临床甲状腺疾病的治疗应该有益。当然,在治疗甲状腺疾病的过程中精细调整和严密随访仍然是非常必要的。

解剖结构性疾病

甲状腺解剖结构性疾病包括一系列原发和继发的疾病(表 35-7),如甲状腺肿大、甲状腺结节、原发性肿瘤、转移性肿瘤(罕见)和家族性疾病。

表 35-7　甲状腺解剖结构性疾病

类型	疾病
甲状腺肿	普通型、毒性、碘缺乏性
结节	腺瘤、偶发、毒性
囊肿	普通型、复杂型
恶性	原发性:乳头状 / 滤泡状癌、髓样癌、淋巴瘤
	转移性:淋巴瘤、乳腺癌、肺癌、其他
	家族性:多发性内分泌肿瘤ⅡA型(MEN-ⅡA)

甲状腺肿大

甲状腺肿大是最常见的甲状腺解剖结构性疾病，最主要的原因是缺碘。碘摄取充足地区发生的单纯性甲状腺肿大和基因组分性遗传有关。在美国，甲状腺肿常与自身免疫性甲状腺炎（桥本甲状腺炎）有关，该病将进展为甲状腺功能减低状态。甲状腺肿是腺体肥厚增生的结果。在碘摄取缺乏的情况下，促甲状腺素产生过度，刺激腺体增生并产生胶质。

Graves 病的 TSH-RS 抗体刺激甲状腺产生过量 T4 和 T3，导致产生大量胶质来储存这些甲状腺激素。事实上，甲状腺肿大是 Graves 病出现甲状腺毒症后最常见的临床表现，几乎 100% 的患者出现甲状腺肿大（Chiovato et al., 2001）。

甲状腺肿大是 Graves 病五大表现之一。甲减相关的甲状腺肿大常常会在甲状腺素恢复正常后得到改善，尽管需要 6 个月到 1 年。如果甲状腺素替代治疗后甲状腺肿大仍未恢复正常，则需要手术切除。除了甲状腺肿大，Graves 病的另外四大表现是甲状腺毒症、眼部体征、局部黏液性水肿和杵状指（杵状手指或脚趾）。

甲状腺结节和囊肿

甲状腺结节的大小和形态各不相同。小于 1.0cm 的甲状腺结节常在与甲状腺无关的诊断过程中偶然发现（如头颈部超声），它的恶性率小于 0.5%。目前推荐利用检测 sTSH、FT4 和仔细的甲状腺触诊来发现甲状腺偶然的异常（Ross, 2005a）和相邻的颈部肿块（Cooper et al., 2009）（图 35-2）。

如果实验室检查和触诊都正常，只需要每年随诊一次，由医生触诊甲状腺的情况。只要结节的生长速度极慢，超声初筛难以区别恶性结节的特征，因此需要临床监测结节情况。

如果小于 1.0cm 的小结节发生在 14 岁之前则要重视，因为这种结节的恶性率大于 50%。另外，当高风险患者的结节直径大于 5mm 时，或者发现患者颈淋巴结肿大时不论结节大小均需要进行 FNA 检查（Cooper et al., 2009）。

如果甲状腺肿块可以触及或者是直径在 1cm 以上的结节，则需要进一步评估。若 sTSH 正常，且可以联系当地在 FNA 方面有经验的内分泌科大夫，则无须做影像学检查就可以转诊。如果 B 超显示是单纯囊性病变则不需要 FNA 检查，而且只要囊性改变保持小的状态和无症状，不需要进一步检查。当囊肿体积增大和出现症状时，需要做 FNA 检查。

如果甲状腺肿块可以触及，患者的 sTSH 受抑制，说明该结节可能是有功能的，在做任何临床干预之前（如手术或 FNA），要先做一个同位素 123I 吸碘率检查。如果病变是"热结节"，则解释了 TSH 受抑制的原因；

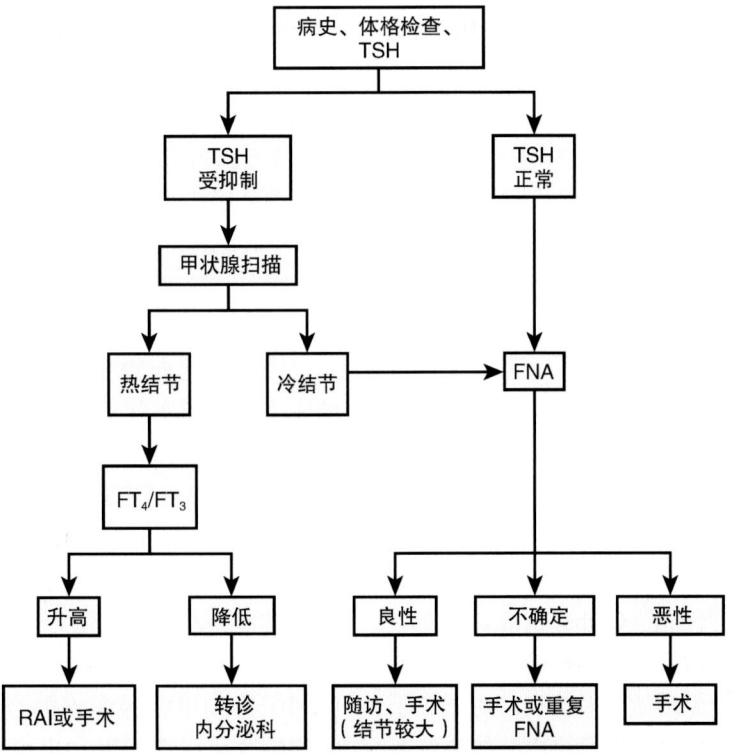

图 35-2 甲状腺结节的临床诊断处理流程

如果病变是"冷结节"，可能表示病变是囊性、混合性或实性的，需要进一步 FNA 检查（首选）或手术探查。

良性结节不需要治疗。如果结节很大，可以尝试给予甲状腺素来缩小体积，但疗效不佳。如果结节太大引起症状（如压迫气管或疼痛），则需要手术切除。

恶性疾病

甲状腺恶性疾病分为原发性和继发性，较罕见，占癌症患者 2%，通常甲状腺肿瘤的恶性程度不高。乳头状癌最常见，占原发性甲状腺癌的 80%。滤泡状癌和乳头状癌是相同的细胞来源，占甲状腺癌的 5%。未分化癌和间变性癌占甲状腺恶性疾病的比例小于 10%，髓样癌占 5%（Baloch and Livolsi, 2005）。

乳腺癌、肺癌、肾癌是最常见的转移到甲状腺的肿瘤。原发性淋巴样癌也可发生于甲状腺，由于难以与淋巴瘤（可发生于身体任何部位）鉴别，其发病率未知。甲状腺癌的治疗主要是甲状腺近全切除手术配合 ^{131}I 放疗。与身体其他部位的肿瘤一样，原发性甲状腺癌的患者的治疗取决于病理诊断和临床分期。新的影像学技术正在被用来评估甲状腺球蛋白阳性但全身碘扫描阴性的患者，以鉴别分化型甲状腺癌，这种技术使用 ^{18}F 标记的氟脱氧葡萄糖正电子发射断层扫描 / 计算机断层扫描（^{18}F-FDG PET/CT）。ATA2009 年的指南推荐对具有五个指标中的任何一个的患者进行这一检查。目前这种核素检查还只是在大城市或学术性医疗中心才可以提供（Cooper et al., 2009; Palaniswamy and Subramanyam, 2013）。

两种家族性甲状腺恶性疾病是多发性内分泌肿瘤 ⅡA 型（MEN-ⅡA）和家族性甲状腺髓样癌（FMTC）。MEN-ⅡA 是常染色体显性疾病，引起甲状腺 C 细胞增生和甲状旁腺亢进，常在高钙血症和尿钙升高的诊断过程中偶然发现并诊断。

甲状腺疾病的长期随访

除非有下丘脑 - 垂体疾病，长期使用甲状腺素治疗甲低的患者需要监测 sTSH。初始治疗（或者改变剂量）后 4 周才会出现 sTSH 水平的明显临床变化。对于大多数患者每 4 周检查 sTSH 就够了，直到达到稳定状态，之后可以每 6 月检查一次，然后是每年检查一次，除非出现了新的症状或改变了药物剂量（Garber et al., 2012）。

良性结节患者应该每年随访，仔细触诊甲状腺。除非结节大小发生变化，否则无须做更多检查。对于小于 1.0cm 的结节，随访时不推荐做甲状腺超声。如果结节增大、出现新肿物或主诉疼痛和压迫，则需复查甲状腺

超声。除非患者表现出甲亢或甲减的症状，一般不需要做 sTSH、FT4 和 FT3 的检查（Cooper et al., 2009）。

病态甲状腺功能正常综合征（甲状腺激素适应综合征）

严重疾病情况下甲状腺功能受到抑制，并不表现出异常。严重疾病可以影响甲状腺功能的实验室检查（sTSH、FT4、甲状腺球蛋白），但却无法证实甲状腺本身有疾病（Chopra, 1997）。因为这些变化对于患者的整体临床状态没有直接负面影响，所以被称为"病态甲状腺功能正常综合征"。广义来说，病态甲状腺功能正常综合征的学术研究意义大于临床意义。虽然有证据显示心脏手术后立刻予大剂量 T3 可能有益处，但给予重病患者 T4 并不能改善大多数人的预后（Wiersinga, 2005）。

医生应该谨记少数患者的一些严重疾病会揭露甲状腺疾病，如果重症患者没有预期反应（如难以脱离呼吸支持），则最好检查一下甲状腺功能，在治疗干预之前，检查结果必须给了解重症患者甲状腺功能且经验丰富的医生解读（Garber et al., 2012）。

影响甲状腺功能和实验室检查的药物

> **重　点**
>
> - 治疗性药物对甲状腺功能的影响各不相同，包括延迟或抑制激素合成。
> - 治疗性药物可以在细胞水平阻断甲状腺激素的作用。
> - 吩噻嗪、多巴胺、苯妥英和糖皮质激素阻断 TSH 从垂体释放到外周。
> - 胺碘酮可以造成甲亢或甲减，大约 20% 的患者可从甲状腺的纤维化发展为甲减。

许多常用药物会影响甲状腺的功能、甲状腺激素的生物活性或实验室检查，这些药物可以分为几类：抑制 T4 合成、阻断 T4 分泌、阻断 TSH 释放、影响外周 T4 转化为 T3，或在组织 / 细胞水平影响甲状腺素的作用（表 35-8）。丙硫嘧啶（PTU）和甲巯咪唑（MMI）通过抑制甲状腺过氧化物酶来抑制甲状腺激素合成。PTU 还能抑制外周 T4 转化为 T3，但 PTU 和 MMI 都不能抑制 T4 从甲状腺释放（分泌）。胺碘酮、锂盐以及细胞因子影响甲状腺激素的合成和分泌。如果没有碘，胺碘酮既可以造成甲亢也可以引起甲减。美国的饮食添加碘盐充足，胺碘酮更易引起甲状腺纤维化而功能

减退，发病率近20%（Harjai and Licata，1997；Roti and Vagenakis，2005）。服用这些药物（特别是胺碘酮）的患者应该定期筛查sTSH，防止进展为甲状腺疾病。多巴胺、糖皮质激素、苯妥英抑制垂体前叶释放TSH。水杨酸类药物和NSAIDs、呋塞米、肝素、依诺肝素竞争结合甲状腺激素转运蛋白。急性甲状腺疾病如果使用这些药物可能会加重甲状腺毒症的症状，应该定期监测TSH和FT4（表35-9）。

苯妥英钠、苯巴比妥、卡马西平和利福平诱导肝酶活性，减少甲状腺激素的清除时间，从而增加外周T4转化为T3。如果添加或撤除这些药物，则应规律监测患者的血清TSH水平直至达到平衡。硫糖铝、考来烯胺、碳酸钙、氢氧化铝、大豆制品、硫酸亚铁、组织外源性左旋甲状腺素从肠道吸收。口服左旋甲状腺素应该空腹服用。

β-受体阻滞剂抑制甲状腺激素对细胞的作用，苯二氮阻断细胞吸收T3（Hedley et al.，1989；Tiegens and Leinung，1995；Wartofsky，2005）。钙通道阻滞剂（CCB）抑制肝细胞和肌细胞吸收甲状腺激素（表35-9）。

妊娠期甲状腺疾病

妊娠会加重已有的甲状腺疾病，因此家庭医生应该格外警惕。密切监测并积极进行临床干预非常重要。大部分使用甲状腺素替代疗法、甲状腺功能正常的甲低妇女，需要在妊娠期间增加甲状腺素的剂量。

表35-8　通过对甲状腺的作用而影响甲状腺功能的药物

药物	抑制T4合成	阻断T4分泌	阻断TSH释放
碘	是	—	—
丙硫嘧啶	是	—	—
他巴唑	是	—	—
抗精神病药	—	—	是
胺碘酮	是	是	—
锂盐	是	是	—
苯妥英	—	—	是
多巴胺	—	—	是
糖皮质激素	—	—	是
细胞因子	是	是	—

表35-9　在外周影响甲状腺功能的药物

药物	竞争结合蛋白	抑制T_4脱碘形成T_3	抑制组织对激素的反应	抑制组织吸收T_3	影响甲状腺激素消除率	抑制胃肠道吸收	对实验室检查有负面影响
苯妥英	—	—	—	—	是	—	—
苯巴比妥	—	—	—	—	是	—	—
卡马西平	—	—	—	—	是	—	—
利福平	—	—	—	—	是	—	—
水杨酸类	是	—	—	—	—	—	是
NSAID	是	—	—	—	—	—	是
呋塞米	是	—	—	—	—	—	是
肝素	是	—	—	—	—	—	是
依诺肝素	是	—	—	—	—	—	是
硫糖铝	—	—	—	—	—	是	—
碳酸钙	—	—	—	—	—	是	—
氢氧化铝	—	—	—	—	—	是	—
大豆	—	—	—	—	—	是	—
硫酸亚铁	—	—	—	—	—	是	—
PTU	—	—	是	—	—	—	是
地塞米松	—	是	—	—	—	—	是
β-受体阻滞剂	—	是	是	—	—	—	—
苯二氮䓬	—	—	—	是	—	—	—
CCB	—	—	—	是	—	—	—
胺碘铜	—	是	—	—	—	—	—
对照剂	—	是	—	—	—	—	—

注：GI，胃肠道；NSAIDs，非甾体类抗炎药；AI，铝；Ca，钙；PTU，丙硫嘧啶；CCB，钙离子通道拮抗剂

怀孕时，三期 sTSH 的正常范围是特异性的（值不一样），如果是三期特异性的 sTSH 在本地实验室未予以明确，建议的正常上限为 T1 期（头三月）为 2.5mIU/L，T2 期（第二个三个月）为 3.0mIU/L，以及 T3 期（第三个三个月）3.5mIU/L（Garber et al., 2012）。因此对甲减的孕期女性患者意识到需要增加药物剂量并且准备好及时的剂量调整是非常重要的，建议咨询内分泌专科来帮助治疗这些患者（Shankar et al., 2001）。

妊娠期的无症状性或者产后甲状腺炎基本上是一种短程的良性疾病，只需要对症治疗，偶尔查 sTSH 和 FT4 来监测是否痊愈。少数孕妇需要抑制 T4 合成，谨慎使用抗甲状腺药物（PTU 和 MMI）是基本安全的。有人担心 MMI 可能比 PTU 更容易穿过胎盘屏障，但现在还未经临床证实。需要注意的是，长期抑制或在妊娠晚期抑制甲状腺功能可引起一过性新生儿甲减并导致新生儿甲状腺肿大。PTU 和 MMI 可进入母乳，但如果剂量很低则不会造成太大问题。PTU（最大剂量，150mg/d）和 MMI（最大剂量，20mg/d）不会影响母乳喂养婴儿（Glinoer, 2005）。PTU 和 MMI 都是妊娠 D 级危害的药物，美国儿科协会报道这两种药物不会影响母乳喂养或引起婴儿出现症状，并推荐在母乳喂养期使用该药物。在美国，PTU 是妊娠及哺乳妇女广泛使用的抗甲状腺药物，然而，最近关于 PTU 的肝毒性的报道限制了 PTU 在怀孕的前三个月的使用，MMI 是孕中晚期和哺乳期的一线治疗药物。

甲状腺疾病筛查

尽管现在对于筛查无症状性甲状腺疾病仍有争议，但筛查对于特定人群应该是有益的（American Academy of Family Physicians[AAFP], 2009; Bahn et al., 2011; Garber et al., 2012; Helfand, 2004; Ladenson et al., 2000）。和男性或年轻人群相比，大于 50 岁的女性自发性甲减的发病率较高，每年近 5%。因此，筛查是早期发现疾病的好方法。虽然目前支持早期临床干预能够获益的证据还不够，花费与获益不一定相当。但 ATA 和 AACE 在 2012 年的指南中仍然指出在 60 岁以上的成人中建议考虑做甲减筛查（Garber et al., 2012）。尽管阳性结果很低，但阵发性房颤患者应该定期筛查甲亢。

如果患者是新近诊断为痴呆，尤其当痴呆的进展很快或表现不典型时，筛查甲状腺功能是利大于弊的。甲低（黏液性水肿）和甲亢（淡漠型甲状腺毒症）都可以有痴呆样表现，如果及时进行药物干预，这些患者因为甲状腺功能异常造成的痴呆或抑郁的症状可以完全恢复。

一般筛查 sTSH 配合 FT4 就能诊断大多数临床典型的甲低和甲亢。如果有明显症状或体征，则一开始就要查 sTSH、FT4 和 FT3。如今不再推荐使用包括 T4、T3、FT4 指数和 T3 摄取率的甲功组合。

治疗要点

- 甲状腺毒症的初始治疗利用 β- 阻滞剂和抗甲状腺药物控制住症状并阻断甲状腺激素的合成和释放入外周循环（Bahn et al., 2011; Oiknine et al., 2006; Trivalle et al., 1996）（推荐等级：A）。
- 甲低（TSH>10mIU/L）使用 T4 替代治疗，剂量约 1.6μg/（kg•d）（Oiknine et al., 2006）（推荐等级：A）。
- 除了甲状腺抗体阳性的 sTSH 低于 10mIU/L 的亚临床甲低需要治疗，其他预防性治疗对于血脂和冠心病风险并没有明显益处（Bahn et al., 2011; Garber et al., 2012; Helfand, 2004; Ladenson et al., 2000）（推荐等级：A）。
- 65 岁以上的老人当 sTSH 低于 0.1mIU/L 时，或者小于 65 岁但有下述任何异常的时应考虑治疗亚临床甲减：心脏病、骨质疏松、绝经或甲亢综合征（ATA and AACE, 2011）（推荐等级：B）。

肾上腺

生理学

肾上腺位于肾脏的上内侧，由皮质和髓质两种不同胚胎来源的内分泌腺体组成：皮质以分泌类固醇激素为主的肾上腺皮质组织构成，髓质由分泌儿茶酚胺的嗜铬细胞构成。肾上腺皮质可分为三带，它们的组织形态和分泌功能各不相同。外层的球状带是机体产生盐皮质激素醛固酮的唯一来源，中层的束状带和内侧的网状带主要分泌糖皮质激素，包括皮质醇和皮质酮，以及雄激素，包括脱氢表雄酮（DHEA）和脱氢表雄酮硫酸盐（DHEA-S）。肾上腺髓质的嗜铬细胞主要分泌儿茶酚胺，包括肾上腺素和去甲肾上腺素（表 35-10）（Williams and Dluhy, 2008）。

盐皮质激素的主要作用是调节细胞外液容量和钾代谢。醛固酮直接作用于肾集合管，通过促进钠的重吸收和钾的排出来进行容量调节。醛固酮的分泌主要受肾素 - 血管紧张素系统，钾离子浓度和促肾上腺皮质激素（ACTH）的调节。肾素 - 血管紧张素系统通过调节醛固酮的分泌来维持循环血量的恒定。机体容量不足时，醛固酮分泌增多而促进水钠潴留；而容量

肾上腺机构		**分泌的激素**
皮质	球状带	醛固酮
	束状带、网状带	糖皮质激素：皮质醇、皮质酮
		脱氢表雄酮（DHEA）
		脱氢表雄酮硫酸盐（DHEA-S）
髓质		肾上腺素
		去甲肾上腺素
		多巴胺

表 35-10　肾上腺解剖结构及分泌的激素

充足时，醛固酮依赖的钠潴留也会相应减少。血清钾水平升高或血清钠水平降低都会促进醛固酮的分泌。ACTH 可以促进盐皮质激素的释放，但对醛固酮分泌的影响较小。

皮质醇是人体内糖皮质激素的重要组成成分，皮质醇呈脉冲式分泌且直接受 ACTH 及其前体（如阿黑皮素原）的调控。垂体前叶分泌的 ACTH 受下丘脑分泌的促肾上腺皮质激素释放激素（CRH）调节。高皮质醇水平通过负反馈抑制 CRH 和 ACTH 的合成和分泌。皮质醇的分泌呈现昼夜规律，清晨浓度最高，并对光亮、睡眠、压力和疾病敏感。糖皮质激素效应呈多系统性，它能促进蛋白水解和糖异生，抑制肌肉蛋白合成，促进脂肪酸重分布。糖异生使血糖升高，高水平的糖皮质激素促进分解，使瘦体重减轻。糖皮质激素能通过其抗炎作用调节免疫反应，此外，它还对中枢神经系统（CNS）的知觉和情绪有影响。

肾上腺来源的雄激素受 ACTH 而非促性腺激素的调节，其中，DHEA 在人体循环中含量最为丰富，它通过酯键与硫酸盐结合成为 DHEA-S。肾上腺分泌的雄激素在周围组织中先转化为雄烯二酮，又转化为具有生物活性的雄激素（睾酮）和雌激素（雌二醇）。肾上腺来源的 DHEA 和 DHEA-S 在 6～8 岁的儿童中分泌增多，并在 20～30 岁时达到高峰。然而，随着年龄的增长，肾上腺分泌的 DHEA-S 会减少 70%～95%，70 岁时血清 DSEA-S 水平约为高峰时期的 20%，并随年龄继续下降。肾上腺分泌的雄激素对男性影响甚微，因为男性性征主要由性腺分泌的雄激素 - 睾酮决定。对女性而言，肾上腺来源的睾酮对维持阴毛和腋毛生长至关重要。肾上腺雄激素分泌过多时，成年男性的临床表现不明显，而女性则会表现出多毛症和男性化。

肾上腺髓质分泌肾上腺素、去甲肾上腺素和多巴胺。肾上腺静脉中含量最高的儿茶酚胺是肾上腺素，去甲肾上腺素还能通过去甲肾上腺能神经末梢分泌入血。在紧急状态，肾上腺儿茶酚胺分泌增多以应对个体应激（战斗或逃跑反应）。低血糖和一些药物也会刺激儿茶酚胺的大量分泌。

肾上腺皮质功能减退疾病

原发性肾上腺皮质功能减退症

> **重 点**
>
> ■ 原发性肾上腺皮质功能减退症是指肾上腺皮质分泌糖皮质激素和盐皮质激素功能不足。
> ■ 原发性肾上腺皮质功能减退症最常见的病因是自身免疫因素。而在发展中国家，结核是最常见的病因。
> ■ 常隐匿起病，症状包括疲乏、体位性低血压、消瘦和色素沉着。
> ■ 遇到不明原因低血压的危重患者时，应考虑急性肾上腺皮质功能减退可能。
> ■ 皮质醇和 ACTH 基线水平测定以及 ACTH 兴奋试验能确诊此病。
> ■ 肾上腺皮质抗体或 21- 羟化酶自身抗体的检测可以帮助诊断自身免疫性肾上腺炎。可行腹部 CT 以排除其他原因。

原发性肾上腺皮质功能减退症（AI）是指肾上腺皮质无法分泌足量的糖皮质激素和盐皮质激素（Arlt and Allolio，2003；Salvatori，2005）。原发性肾上腺皮质功能减退症可能是由于肾上腺受损或药物（如甲酮康唑、依托咪酯）导致皮质醇合成障碍。原发性肾上腺皮质功能减退症一般累及肾上腺皮质全层，表现为皮质醇和醛固酮（以及肾上腺雄激素）的缺乏，尽管缺乏程度可能各不相同。但有一种疾病例外，为孤立性糖皮质激素缺乏症。原发性肾上腺皮质功能减退症（艾迪生病）的报道患病率为每百万人口 39～60 人。成年患者的平均诊断年龄为 40 岁（范围，17～72 岁）。

发达国家中原发性肾上腺皮质功能减退症最常见的病因是自身免疫性肾上腺炎，而在发展中国家，结核仍是造成肾上腺破坏的首要原因。自身免疫性肾上腺炎同时会伴发其他自身免疫性内分泌疾病，称为自身免疫性多发内分泌腺病综合征（APS）。成人型（Ⅱ型，斯密特综合征）多发内分泌腺病综合征主要包括肾上腺皮质功能减退症，自身免疫性甲状腺疾病和胰岛素依赖性（1 型）糖尿病。一些感染性疾病如获得性免疫缺陷综合征（AIDS）患者常因巨细胞病毒、结核分枝杆菌、新型隐球菌、胞内分枝杆菌、荚膜组织胞浆菌和卡波西肉瘤侵犯肾上腺而致肾上腺皮质功能减退。青年男性中，肾上腺脑白质营养不良症（或病变较轻的肾上腺髓质神经病）能引起痉挛性麻痹和肾上腺功能减退，两者都是性连锁隐性遗传病，位于 X 染色体的突变导致长链脂肪酸的代谢障碍。肾上腺皮质功能减退的表现可发生于神经损害前，临床医师应对原发性肾上腺皮质功能减退症的青年男性患者进行全面的神经系统检查。其他原因见表 35-11。

慢性（原发性）肾上腺皮质功能减退 慢性（原发性）肾上腺皮质功能减退的大多数症状非特异且隐匿起病，表现为无力、慢性疲乏、厌食、消瘦、精神萎靡、关节痛和体位性低血压。一些患者可以胃肠道症状（腹痛、恶心、呕吐、腹泻）为首发，而一些症状则是由抑郁和神经性厌食引起的。与继发性肾上腺皮质功能减退症不同的是，原发性肾上腺皮质功能减退症在缺乏皮质醇的同时，常合并醛固酮缺乏，因此盐皮质激素缺乏的症状（喜咸食、体位性低血压、电解质紊乱）常提示原发性肾上腺皮质功能减退症。原发性肾上腺皮质功能减退症的特征性表现是皮肤黏膜色素沉着，源于同为 ACTH 前体的 β- 促脂素具有黑素细胞刺激活性。自身免疫性肾上腺炎的患者可同时伴发白癜风、桥本甲状腺炎（占 APS-Ⅱ 的 70%）、1 型糖尿病和恶性贫血。女性患者由于缺乏肾上腺皮质来源的雄激素可表现为阴部和腋下毛发变稀或阙如。收缩期和舒张期血压（BP）常同时降低（收缩期 BP＜110mmHg）。

急性（原发性）肾上腺皮质功能减退 面对危重患者，应考虑肾上腺皮质功能减退的可能性。当出现不明原因的儿茶酚胺抵抗性低血压时，尤其患者同时伴有面色苍白、色素沉着、白癜风、阴毛腋毛稀少、低钠血症或高钾血症时，应警惕肾上腺皮质功能减退症。危重患者同时伴有腹痛或腹肌僵直、呕吐、意识模糊和低动脉压时，应考虑肾上腺出血和肾上腺静脉血栓所致的肾上腺皮质功能减退症。在急性危重患者中，血浆皮质醇水平大于 25g/dl 可除外肾上腺皮质功能减退，但水平正常不能除外，需做进一步检查分析。

实验室检查 肾上腺皮质功能减退的患者可表现为低钠血症（常见）、高钾血症、酸中毒、血清肌酐浓度轻度上升、低血糖、高血钙（少见）、轻度正细胞正色素贫血、淋巴细胞增多和轻度嗜酸性粒细胞增多。此外，激素水平的测定也有助于诊断。随机血清皮质醇水平测定无法评估肾上腺功能，因为皮质醇呈脉冲式分泌且有昼夜规律。然而，早晨（8～9 点）的皮质醇水平若≤3μg/dl 提示原发性肾上腺皮质功能减退症且无须进一步检查；若≥19μg/dl 则可除外肾上腺皮质功能减

表 35-11 原发性肾上腺皮质功能减退病因

类型	具体病因
自身免疫	孤立性肾上腺皮质功能减退（艾迪生病）
	自身免疫性多发内分泌腺病综合征Ⅰ型和Ⅱ型
感染	结核
	真菌：组织胞浆菌病、球孢子菌病
	HIV/AIDS
	巨细胞病毒
	梅毒
	非洲锥虫病
血管	双侧肾上腺出血
	脓毒血症（Waterhouse-Friderichsen syndrome 急性暴发性脑膜炎球菌血症）
	凝血异常
	血栓形成，栓塞
	梗死
侵袭性	恶性肿瘤转移（肺、乳腺、胃、结肠常见）
	淋巴瘤
	结节病
	淀粉样变
	血色病
遗传性疾病	先天性肾上腺发育不全症
	21α- 羟化酶缺乏症
	11β- 羟化酶缺乏症
	3β-ol- 脱氢酶缺乏症
	20, 22- 裂解酶缺乏症
	家族性促肾上腺皮质激素不敏感综合征
	家族性糖皮质激素缺乏症
	肾上腺脑白质营养不良症
	肾上腺髓质神经病
	肾上腺发育不全
医源性	双侧肾上腺切除
	抗凝治疗
	药物
	抗肾上腺素药物：米托坦、氨鲁米特、甲吡酮、曲洛司坦
	其他：酮康唑、利福平、依托咪酯、苯妥英、巴比妥、甲地孕酮

退症；介于 3～19μg/dl 之间则需要进一步检查。当原发性肾上腺皮质功能减退症不能除外时，应测定基础 ACTH 和皮质醇水平，并进行 ACTH 兴奋试验。方法：静脉或肌肉注射 250μg 人工合成 ACTH（cosyntropin，合成促皮质素），60 分钟后检测血清皮质醇水平。正常反应（皮质醇大于等于 20μg/dl）可除外肾上腺皮质功能减退症。在严重的继发性肾上腺皮质功能减退患者上，注射合成促皮质素后血浆皮质醇水平上升较少或

几乎不变提示肾上腺皮质功能减退。

肾上腺皮质抗体或 21- 羟化酶自身抗体的检测支持自身免疫性肾上腺炎的诊断。针对其他内分泌腺体的抗体在自身免疫性肾上腺皮质功能减退症患者中很常见，可进一步检测。然而，肾上腺功能正常的患者，即使体内检测出肾上腺抗体，其患有自身免疫性内分泌疾病的概率也很低（2%），但甲状旁腺功能减退症除外（16%）。腹部 CT 可用于除外肾上腺感染、出血、浸润及肿瘤性疾病。

治疗　针对慢性肾上腺皮质功能减退症，应积极治疗原发病，如感染、恶性肿瘤等。有症状的患者通常需要，糖皮质激素替代治疗，每日 2～3 次，其中每日的 1/2 至 2/3 量应在早晨服用以模拟皮质醇分泌的昼夜规律。优先选择氢化可的松（15～25mg/d）或可的松（25～37.5mg/d），因为其有盐皮质激素效应且生物半衰期短，可避免午夜的糖皮质激素活性过高。目标是以最小的剂量缓解患者临床症状并尽量降低类固醇激素的副作用，如体重增加和骨质疏松。临床尚无检测体内糖皮质激素活性的标记物，因此需要依靠临床症状和体征的判断和评估来指导治疗。

对于原发性肾上腺皮质功能减退症，盐皮质激素补充治疗是很有必要的，可每日补充氟氢化可的松（fludro-cortisone）0.05～0.2mg，以缓解醛固酮分泌不足。剂量可根据血压、血清钠和钾浓度和肾素活性（目标浓度是正常范围的中等或偏高水平）调整。所有患者都应该随身携带一张卡片或佩戴医疗警报腕带或项带，上面注明药物的日常用量和紧急时刻的推荐用量。医师应建议患者在发热或受伤时将氢化可的松用量临时加倍甚至三倍服用。此外，患者应备有糖皮质激素安瓿供自我注射或糖皮质激素栓剂以应对呕吐而无法进食的情况。

ACTH 缺乏症患者应予以治疗糖皮质激素，首选氢化可的松（肾上腺分泌的糖皮质激素）。氢化可的松作为替代剂，通常用量为 10～12mg/m^2，口服剂量为 20～30mg/d，每天的总量分为两剂，早上给予 2/3 的剂量，下午或傍晚给予 1/3 的剂量（Coursin and Wood，2002；Toogood and Stewart，2008）。另一种方法是每日给予泼尼松 5～7.5mg/d，分一到两次给药。临床评估是评价皮质醇替代治疗是否充分的主要方法。在疾病和其他压力状态下，将氢化可的松的剂量增加三倍非常重要。所有患者应携带医疗警告标签或卡片以确保在紧急情况下的大剂量糖皮质激素的使用。因为在醛固酮的分泌中 ACTH 不是必需的，故继发性肾上腺功能不全患者通常不需要盐皮质激素替代治疗。

继发性和三发性肾上腺皮质功能减退症

重 点

- 继发性肾上腺皮质功能减退症常继发于 ACTH 缺乏，常见于垂体功能减退或长期糖皮质激素过量暴露。
- 下丘脑 CRH 分泌不足常导致三发性肾上腺皮质功能减退症。
- 继发性肾上腺皮质功能减退症中，肾素 - 血管紧张素系统能够维持盐皮质激素的生成，因此患者不会表现高钾血症，但低糖皮质激素水平使自由水清除减低，仍可导致低钠血症。
- ACTH 和皮质醇水平同时降低提示继发或三发性肾上腺皮质功能减退症。

继发性肾上腺皮质功能减退症即 ACTH 缺乏症。孤立性 ACTH 缺乏很少见，可为先天性或淋巴细胞性垂体炎所致。继发性肾上腺皮质功能减退症常见于垂体功能减退，继发于垂体原发或转移瘤、颅咽管瘤、感染（结核、组织胞浆菌病）、浸润性疾病（结节病）、头部创伤或产后垂体坏死（希恩综合征）。长期糖皮质激素过量暴露可为外源性（大于 4 周的糖皮质激素治疗）或为内源性（库欣综合征），长期大量糖皮质激素使 CRH 合成和分泌受到抑制。三发性肾上腺皮质功能减退症可见于下丘脑分泌 CRH 不足。

临床表现　症状和体征与原发性肾上腺皮质功能减退症相似，但不会出现电解质和容量异常以及低血压症状，这是因为肾素 - 血管紧张素系统可以维持盐皮质激素的分泌。也不会出现色素沉着。但由于全垂体功能减退，因而可能出现月经紊乱、头痛和视力障碍、甲状腺功能低下和尿崩症症状（见"垂体疾病的诊断和治疗概述"）。

实验室检查　首先应检测血清皮质醇和 ACTH 水平。低 ACTH（< 5pg/ml）和皮质醇水平提示继发性和三发性肾上腺皮质功能减退，需进一步行垂体 MRI 等影像检查。ACTH 兴奋试验有助于鉴别肾上腺皮质功能减退疾病，若兴奋试验结果异常，ACTH 水平对原发（高 ACTH 水平）和继发（正常或低 ACTH 水平）有提示意义。但是，继发性肾上腺皮质功能减退症中，ACTH 兴奋试验可表现为正常，这是因为患者体内存有足量的 ACTH 不使肾上腺萎缩。在这些患者中，CRH 兴奋试验可以用于评估 ACTH 反应。试验中，继发性肾上腺皮质功能减退症患者的 ACTH 和皮质醇水平不会大幅

升高,而三发性肾上腺皮质功能减退症患者的 ACTH 水平明显升高且持续持久。胰岛素耐量试验和甲吡酮试验(不常用)分别通过测试机体对低血糖和皮质醇合成抑制的反应,也可用于评估下丘脑-垂体-肾上腺(HPA)轴的功能状态。

治疗　和原发性肾上腺皮质功能减退症相似,继发性和三发性肾上腺皮质功能减退症在治疗上应积极治疗原发病,并进行糖皮质激素替代疗法,但不必补充盐皮质激素。

孤立性醛固酮缺乏症

见附录 35-3。

肾上腺皮质功能亢进疾病:皮质醇增多症

库欣综合征

> **重 点**
>
> - 库欣综合征常见于长期糖皮质激素过量暴露。
> - 库欣综合征可分为 ACTH 依赖性(包括垂体或异位肿瘤)和 ACTH 非依赖性(包括外源性糖皮质激素应用)两类。
> - 紫纹、多血质、近端肌肉无力、磕碰后淤斑和不明原因的骨质疏松是此病的典型症状。
> - 肾上腺 CT 或 MRI 检查可以鉴别各种类型的 ACTH 非依赖性库欣综合征。

库欣综合征是一组体内糖皮质激素长期过度增加而导致的各种临床症状和体征。高皮质醇水平是内源性库欣综合征的特征,可能是源于垂体分泌过量的 ACTH(库欣病)或异位肿瘤分泌的 ACTH 或 CRH。ACTH 非依赖性肾上腺源的库欣综合征常见于肾上腺皮质肿瘤和增生。但是,库欣综合征最常见的病因是医源性摄入大量糖皮质激素。某些精神障碍(焦虑、抑郁),控制不佳的糖尿病以及酗酒可与轻度皮质醇增多相关,也可表现出类似库欣综合征的症状。

临床表现　当患者表现出典型临床症状时,库欣综合征的诊断并不困难,但早期不典型患者的诊断则较有挑战性,库欣综合征的临床表现多种多样,典型症状包括紫纹、多血质、近端肌肉无力、磕碰后淤斑和不明原因的骨质疏松。更多时候,患者表现出高皮质醇水平相关症状,如肥胖、抑郁、糖尿病、高血压或月经紊乱。颈背部脂肪垫(水牛背)、满月脸、锁骨上窝脂肪

垫、皮肤变薄、外周性水肿、毛发增多或女性秃顶和皮肤不易愈合是库欣综合征的典型临床表现。儿童常表现为生长缓慢、异常生殖器男性化、身材矮小、假性性早熟和青春期发育迟滞。

实验室检查　在考虑库欣综合征诊断之前,首先应排除外源性糖皮质激素的摄入。根据 2008 年内分泌学会临床实践指南(Nieman et al.,2008),诊断相关检查包括尿游离皮质醇(UFC)测定、午夜唾液皮质醇测定、1mg 过夜地塞米松抑制试验(DST)、或持续时间更长的小剂量 DST(2mg/d,测定 48 小时)。UFC 和唾液皮质醇测定至少重复两次。当两个检测都明显异常时可诊断库欣综合征。以前曾随机测定皮质醇水平,但诊断准确性太低,不推荐使用(图 35-3)。

UFC 通过测定未与皮质醇结合球蛋白(CBG)的皮质醇,可反映 24 小时皮质醇的分泌总量。血清皮质醇测定的是游离和 CBG 结合皮质醇的总和,而与血清皮质醇不同,UFC 的结果不会因为环境和药物影响 CBG 而受到影响。24 小时尿皮质醇分泌或过夜尿样(晚上 10 点至早晨 6 点)可与尿肌酐一同测定以确保结果的准确性。UFC 反映了肾脏滤过功能,当中至重度肾损伤时 UFC 会显著降低。当基础尿皮质醇分泌比正常上限高出三倍同时有另一项检测结果异常时,可认为患有库欣综合征。但是,在轻度库欣综合征患者中,UFC 可以是正常的,此时唾液皮质醇测定可能更有帮助。

午夜唾液皮质醇常于睡前或晚上 11~12 点间测定,因为午夜皮质醇分泌低谷的消失代表皮质醇分泌失去昼夜节律,是库欣综合征常见的生化异常。血中活性游离皮质醇与唾液中皮质醇相平衡,且唾液皮质醇浓度不受唾液分泌速度的影响。在成人,此项检测的准确性与 UFC 近似。

DST 有多种试验方式,但最常用的是晚上 11~12 点间给予 1mg 地塞米松,第二天上午 8 点至 9 点间检测皮质醇水平。内源性库欣综合征的患者,小剂量地塞米松无法抑制 ACTH 和皮质醇分泌。正常结果为血清皮质醇小于等于 5μg/dl。为了增强 DST 的敏感性,专家提出将 1.8μg/dl 作为血清皮质醇抑制的正常切点,其敏感性大于 95%。

一些内分泌学家更推荐使用 48 小时,2mg/d,小剂量 DST(LDDST)作为初次试验,因为与 1mg 试验相比,它具有更高的特异性。当 HPA 轴过度活跃,如某些精神异常、肥胖和酗酒,但并非真性库欣综合征时,LDDST 具有鉴别意义。方法:0.5mg 地塞米松,每 6 小时一次共 48 小时,从第 1 天上午 9 点开始(09:00、15:00、21:00、03:00)间隔 6 小时 1 次。于最后一次地塞米松

后 6 小时（即 09：00）测血清皮质醇（Funder et al., 2008）。

ACTH 基线水平与严重的抑郁障碍有关联。在 2013 年度的情感障碍杂志上发表的一项研究中使用联合地塞米松抑制 -CRH 刺激试验，结果发现同正常对照比较，在严重抑郁患者中有着更高的基线 ACTH 水平（Sher et al., 2013）。这些研究结果表明循环皮质醇水平对 ACTH 的反馈控制减少了，这些发现之间的关系尚不清楚，但可能提示抑郁诊断和治疗专业的新方向。当患者出现检查结果异常或是矛盾时，可进一步进行

地塞米松 -CRH 兴奋试验或午夜血清皮质醇测定。地塞米松 -CRH 兴奋试验比 LDDST 更具敏感性。地塞米松 2mg/d 共 48 小时，最后一次地塞米松后 2 小时后注射 CRH（1μg/kg IV），并于 15 分钟后测 ACTH 和皮质醇水平。库欣病患者的 ACTH 和皮质醇在注射 CRH 后会上升。

在确定了皮质醇分泌过多后，下一步需要确定库欣综合征是 ACTH 依赖性还是非依赖性。可以通过午后 ACTH 水平测定来鉴别，正常午后 ACTH 水平较低，ACTH 依赖性的患者血浆 ACTH 大于 10pg/ml，ACTH 非依赖性患者则小于 5pg/ml。ACTH 介于两者之间的需要通过 CRH 兴奋试验来进一步鉴别。注射 CRH 后，皮质醇比基线值上升 20% 或 ACTH 上升超过 50% 提示 ACTH 依赖性疾病。在这些患者中，大剂量地塞米松抑制试验（HDDST）和头颅 MRI，可以帮助定位 ACTH 分泌灶。如果把 HDDST（2mg 地塞米松每 6 小时 1 次共 2 天）中尿游离皮质醇被抑制 90% 以上作为标准，那么特异性可接近 100%，用于鉴别库欣病和异位 ACTH 分泌综合征。如果试验结果仍不明确，或提示有异位 ACTH 分泌，可进行岩下静脉采血测定，该法同时测定外周血和岩下静脉窦 ACTH 含量。若岩下窦与外周血 ACTH 比值超过 2:1 可诊断为垂体来源，并可进一步明确垂体瘤的分布位置。对于 ACTH 非依赖性的患者，腹部 CT 或 MRI 检查可进一步提示病灶。

治疗 库欣综合征的治疗主要是病因治疗。针对内源性疾病，手术切除原发病灶是关键。经蝶窦垂体瘤切除术是库欣病的首选治疗方案，其他治疗方式包括放疗和抑制 ACTH 分泌的药物治疗。

针对肾上腺腺瘤，手术切除单侧腺瘤有很好的预后。这些患者在手术期间和手术后需要糖皮质激素补充治疗直到残余肾上腺组织功能恢复正常。对于活检确诊为肾上腺皮质腺癌却无法手术的患者，可使用米托坦治疗。然而，对于无法确诊或定位的异位肿瘤，可应用阻滞肾上腺皮质激素合成的药物，如酮康唑、美替拉酮和氨鲁米特。

醛固酮增多症

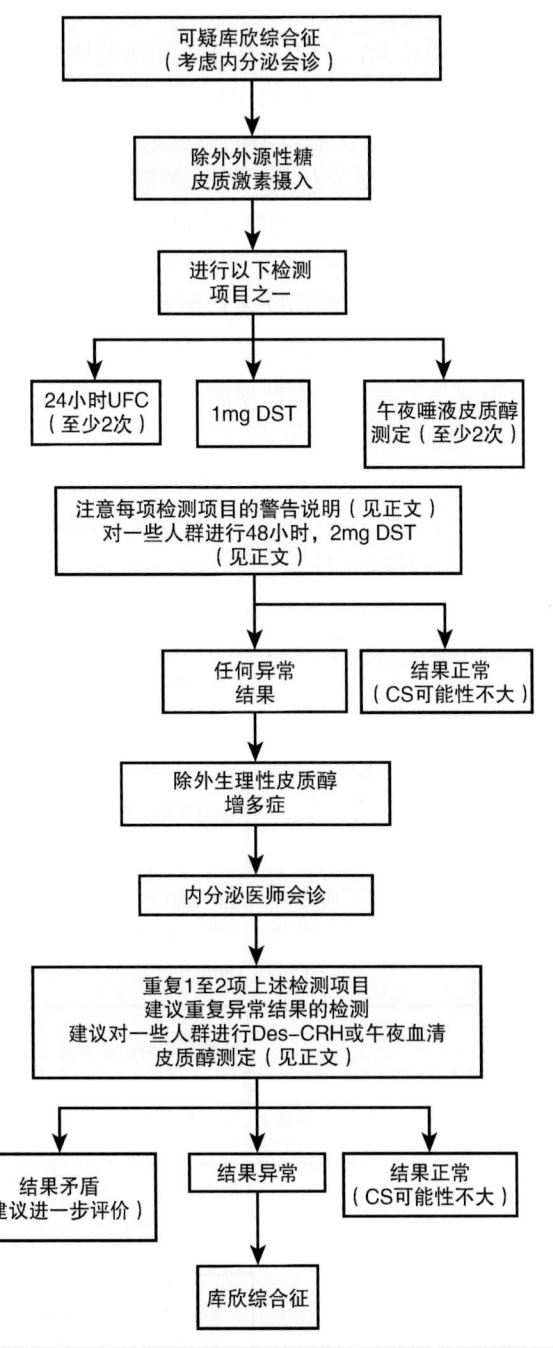

图 35-3 可疑库欣综合征的临床路径（Courtesy The Endocrine Society.）

重 点

- 肾上腺腺瘤引起的原发性醛固酮增多症（PA）是相对独立于肾素 - 血管紧张素系统的醛固酮不适当高分泌的临床病症。
- 继发性醛固酮增多症常表现为高肾素性高血压，醛固酮的分泌是由高血浆肾素驱动的。

> - 低钾血症和高血压常对治疗反应不佳(Conn 综合征)。
> - 血浆醛固酮/肾素比值是筛查原发性醛固酮增多症的可靠指标。
> - 血浆醛固酮/肾素比值大于20且血浆醛固酮大于15ng/dl 支持原发性醛固酮增多症的诊断。

背景　1955 年，Jerome Conn 报道了第一例由肾上腺腺瘤大量分泌醛固酮引起的一组以高血压和低钾血症为特征的综合征(Conn 综合征)，即原发性醛固酮增多症(PA)。由肾上腺球状带分泌的醛固酮主要受到肾素-血管紧张素系统(RAS)和血钾水平的调控。PA 被认为是继发性高血压最常见的病因。PA 是相对独立于肾素-血管紧张素系统的醛固酮不适当高分泌且不被容量和盐负荷抑制的临床病症。继发性醛固酮增多症常表现为高血压，且醛固酮分泌继发于高肾素水平，且可被容量扩张抑制。

PA 的病因包括：醛固酮分泌瘤(APA，占 35%)、单侧或双侧特发性肾上腺皮质增生(IHA，分别占 2% 和 60%)、肾上腺癌(罕见)、或者更罕见的家族性原醛症(FH)，其又可分为 I 型[糖皮质激素可抑制性原醛症(GRA)]和 II 型[家族性 APA 和(或)IHA]。肾上腺腺瘤又分为两种：促肾上腺皮质激素敏感型(肾素不敏感型)和肾素敏感型。前文提及 PA 在高血压患者中所占比例不到 1%，但最新研究估计 PA 在高血压患者中的患病率为 5%～13%。

临床表现　患者并没有很特异的临床症状，可表现出中到重度的高血压且对药物治疗反应不佳。低血钾症很常见，血清钠浓度正常偏高或是稍高出正常上限。严重低血钾症患者可有肌无力、肌痉挛、头痛、心悸、烦渴、多尿和夜尿增多等表现(Funder et al.，2008)。但是也有患者无低血钾表现，因此任何一个高血压患者都需要除外此病。与其他高血压患者相比，PA 患者的靶器官包括心脏和肾脏的损伤风险可能更高。与同龄同性别的高血压患者相比，APA 和 IHA 患者的心血管事件(卒中、房颤、心肌梗死)发生率显著升高。与 IHA 患者相比，APA 患者的高血压和低钾血症更为严重，血清和尿醛固酮水平更高，并且更为年轻(<50 岁)。

低钾血症往往提示相关盐皮质激素的过量分泌，然而，大多数原发性 PA 患者的基础血钾水平处于正常范围，因此低血钾症并非 PA 的诊断条件。以下情况需要考虑 PA 可能：高血压合并低血钾症、药物抵抗高血压(三种降压药仍控制不佳)、严重高血压(收缩压≥160mmHg 或舒张压≥100mmHg)、高血压合并肾上腺肿物、青年

起病的高血压(图 35-4)。在评估继发性高血压时也应考虑 PA。对于可疑 PA 患者，可于清晨行筛查试验，随机采血并同时测定血浆醛固酮浓度(PAC)和血浆肾素活性或浓度(PRA 或 PRC)。一般的降压药物(除了螺内酯、依普利酮和高剂量阿米洛利)对此试验影响不大，且无须改变体位刺激。醛固酮/肾素比值(ARR)是目前最可靠的 PA 筛查试验。当 PAC/PRA 比值大于 20:1[PAC 以 ng/dl 为单位，PRA 以 ng/(ml·hr)为单位]且 PAC>15ng/dl 时认为试验呈阳性。所有阳性结果都需要行醛固酮抑制试验进一步确诊存在自主醛固酮分泌以便开始治疗。

一旦确诊 PA，需进一步定位明确醛固酮过度分泌的来源以指导治疗。所有 PA 患者应首先进行肾上腺 CT 扫描以除外肾上腺皮质的恶性结节。MRI 对 PA 的分型并不比 CT 更有优势。肾上腺静脉插管采血是 PA 分型的"金标准"，用于鉴别单侧和双侧疾病，对 PA 的治疗方式选择和预后非常重要，APA 或原发性肾上腺增生症在单侧肾上腺切除术后所有患者的血钾可恢复正常，高血压可得到缓解，其中 30%～60% 血压恢复正常。糖皮质激素可抑制性原醛症是常染色体显性遗传病，可通过基因检测诊断。

治疗　治疗方案取决于 PA 的病因。单侧腹腔镜肾上腺切除术为 APA 和单侧肾上腺增生的首选治疗方

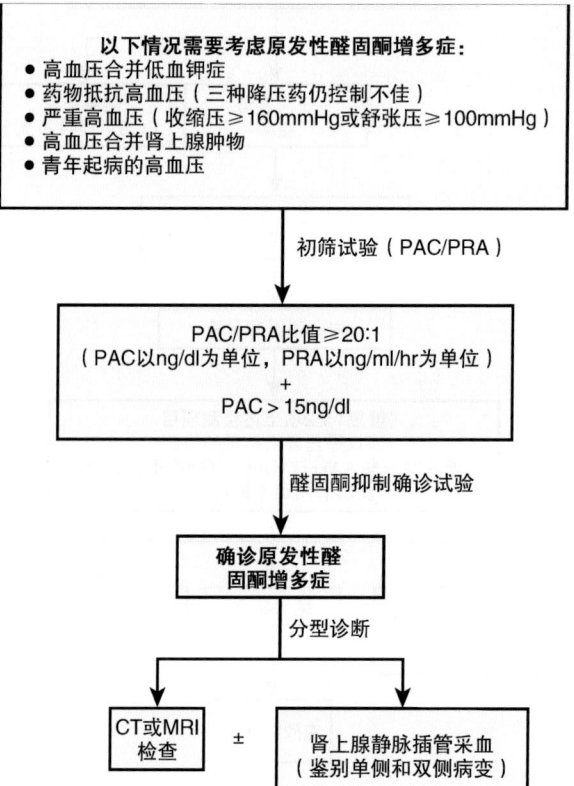

图 35-4　原发性皮质醇增多症的筛查指征和临床处理流程

案。术后患者的高血压缓解率达到 100%，APA 患者在单侧肾上腺切除术后平均高血压长期治愈率达 30%～72%。术前应给患者补钾和（或）盐皮质激素受体拮抗剂以纠正低钾血症，术后则应逐渐停药。药物治疗可用于不能手术的 APA 患者以及 IHA 和 GRA 患者。螺内酯为 PA 药物治疗首选，可逐步增高剂量至血压控制平稳且无须口服补钾仍能保持血钾正常。依普利酮是竞争性和选择性醛固酮受体拮抗剂，为备选药物。与螺内酯相比，依普利酮抗雄激素和孕激素的作用更弱，但价格也更昂贵。对于醛固酮受体抑制剂不耐受的患者，可使用阿米洛利降压保钾，但它无法对抗醛固酮分泌过多导致的负反馈效应。IHA 患者由于血容量较高可能对药物治疗反应不佳，除醛固酮受体阻断剂外，可能需要加用另一种抗高血压药物如噻嗪类利尿剂以达到更好的降压效果。

功能亢进：肾上腺髓质

嗜铬细胞瘤

重 点

- 嗜铬细胞瘤是来源于肾上腺髓质（80%～85%）或者交感神经节（副神经节瘤）的分泌儿茶酚胺的肿瘤。
- 高血压，心动过速，面色苍白，心悸，大汗，焦虑是常见表现。
- 患者常有发作性高血压表现，即使平素血压正常也可有发作，可导致高血压急症。
- 血浆和尿液中儿茶酚胺和 3- 甲氧基肾上腺素的水平是诊断的依据。
- CT, MRI, ^{123}I-MIBG 在肿瘤的定位方面可有一定帮助。

嗜铬细胞瘤是来源于神经脊嗜铬细胞的一类分泌儿茶酚胺的内分泌肿瘤（Lenders et al., 2005）。约有 80%～85% 的嗜铬细胞瘤是来源于肾上腺髓质的，另有 15%～20% 是肾上腺外来源（副神经节瘤）。嗜铬细胞瘤相对罕见，每 100 000 个成年人中每年约有 1～2 人发病。散发的嗜铬细胞瘤多在 40～50 岁的成年人中诊断，遗传性的嗜铬细胞瘤则诊断得更早，多早于 40 岁。传统的嗜铬细胞瘤 10 规则（10% 双侧，10% 肾上腺外，10% 遗传，10% 恶性）随着诊断技术和基因技术的发展也得到了挑战。遗传性的嗜铬细胞瘤在 MEN-II，Hippel-Lindau 综合征，1 型神经纤维瘤病，遗传性副神经节瘤中都可发生。儿童中嗜铬细胞瘤相对罕见，但是一旦发现，通常是肾上腺外，多发，并且多伴随遗传综合征。

临床表现 由间断释放的儿茶酚胺导致的突发症状和体征常常能为诊断提供线索。嗜铬细胞瘤的临床表现很多样，导致本病通常被称为"伟大的模仿家"。麻醉和针对肿瘤本身的操作是最常见诱发儿茶酚胺分泌的方法。高血压、心动过速、面色苍白、心悸、大汗、头痛、焦虑是常见的表现。高血压通常是阵发性的，而且在高血压或者血压正常的患者当中都可能发生。高血压的发作严重时可导致高血压急症。副神经节瘤的患者血压可正常也可偏低。体位性低血压（血容量不足导致）、发热、恶心、潮红、白细胞增多，红细胞增多也可发生，但相对少见。代谢紊乱也可发生，如高血糖，乳酸酸中毒和体重减轻。

实验室检查 所有怀疑嗜铬细胞瘤的患者都应进行生化筛查。传统的检查包括尿和血的儿茶酚胺水平测定，尿甲氧基肾上腺素的测定，尿香草苦杏仁酸的测定。血浆甲氧基肾上腺素是最新的检测方法。甲氧基肾上腺素是最敏感的指标，但是特异性不高。许多生理刺激（压力过大）、药物（苯氧苯扎明）、临床情况（甲亢、心衰、卒中）都会导致循环系统中的儿茶酚胺及其代谢产物水平升高，导致假阳性结果的产生。可乐定和胰高血糖素可被用来抑制交感肾上腺系统的儿茶酚胺的释放，从而能够区分出嗜铬细胞瘤来源和交感兴奋来源的儿茶酚胺水平上升。

如果生化指标提示可能有嗜铬细胞瘤的存在，那么应行腹部以及盆腔的 CT 平扫或增强扫描来明确肿瘤位置。钆做显影剂的 MRI 有着类似的特异性（70%～80%）和敏感度（90%～100%），临床上使用的更为广泛，尤其是肾上腺外的病灶。^{123}I-MIBG 的使用增加了 CT 的特异性，MRI 更适用于肾上腺外病灶，已转移，多发以及复发的患者。

治疗 术前的患者，酚苄明、哌唑嗪、多沙唑嗪、乌拉地尔可以作为肾上腺 α- 受体阻滞剂。酚苄明通常应用更广，因为它是非选择性受体抑制剂。类似的可选药物包括拉贝洛尔或者钙通道阻滞剂，可以单用也可以联合 α- 受体阻滞剂。治疗必须在术前 10～14 天开始，逐渐加量到患者出现轻微的体位性低血压。β- 受体阻滞剂决不能在 α- 受体阻滞剂之前应用。腹腔镜切除肾上腺或肾上腺外的嗜铬细胞瘤是目前普遍选择的手术方法。所有患者都应至少在术后的 10 年每年随访。肾上腺外或者遗传性嗜铬细胞瘤患者应检测血压和儿茶酚胺水平以尽早发现复发。对于恶性病灶，彻底手术切除是目前推荐的方法，但是生存率仍然只有约 50%，化疗也没有明显的效果。

复杂疾病：先天性肾上腺增生症

见附录 35-4。

治疗要点

- 对原发性肾上腺功能不足，长期糖皮质激素和盐皮质激素替代治疗是很有必要的。激素的基线剂量应该是治疗发热或创伤的两到三倍（Arlt and Allolio, 2003；Salvatori, 2005）（推荐等级：A）。

- 继发性和三发性肾上腺功能不足的治疗需要先治疗原发疾病。糖皮质激素的替代治疗是必要的（Arlt and Allolio, 2003）（推荐等级：A）。

- 口服氟氢可的松（0.05～0.20mg/d）是醛固酮缺乏的药物首选。低醛固酮血症低肾素血症的患者，呋塞米以及少盐饮食可以减轻酸中毒和高钾血症（Arlt and Allolio, 2003）（推荐等级：A）。

- 对于库欣病和 ACTH 非依赖型的库欣综合征，手术切除是首选治疗方式（Nieman et al., 2008）（推荐等级：A）。

- 醛固酮增多症的治疗应首先处理原发病。醛固酮拮抗剂例如螺内酯是有效的药物（Funder et al., 2008）（推荐等级：A）。

- 应用 α-受体阻滞剂后腹腔镜切除肾上腺或肾上腺外嗜铬细胞瘤是推荐的治疗方法（Lenders et al., 2005（推荐等级：A）。

- 先天肾上腺增生在应用糖皮质激素治疗后可减轻其症状（New, 2004, 2010）（推荐等级：A）。

卵巢及睾丸疾病

男性女性的性成熟都是受下丘脑垂体轴的调控。通常，下丘脑首先脉冲式地分泌释放激素，刺激下丘脑分泌 FSH 和 LH，这两种激素再激活卵巢和睾丸，分别产生雌激素和睾丸激素，从而催生了精子和卵子的形成。这个过程通过肾上腺皮质雄激素转换成雄甾烯二酮，继而再转换成在外周有效的雄激素和雌激素。在这个复杂的过程中，如果有环节出错，会导致性早熟、性晚熟、男性女性化、生殖功能障碍、多囊卵巢综合征（PCOS）等。

正常性发育

人类的性分化是由基因（Y 染色体将决定了睾丸的发育，Y 染色体的缺乏和额外的 X 染色体决定了卵巢的发育）、环境（营养）和激素决定的（MacLaughlin and Donahoe, 2004）。先天的异常包括染色体异常，性腺异常或者解剖异常，统称性发育异常（Houk et al., 2006）。

在性腺形成了以后，激素控制了外生殖器的发育和第二性征的形成。青春期是儿童和成人之间生理转化的过程，此期间有生长的高峰期，同时也有第二性征的形成。在青春期前，有肾上腺皮质功能初现的过程，女性约 6～7 年，男性约 7～8 年。特征表现是肾上腺雄激素的增多。生长高峰是激素控制的复杂机制作用的结果，生长激素，甲状腺激素和性激素起到了主要作用。肾上腺皮质功能初现之后是性腺功能形成，这个过程是受下丘脑 GnRH 的激活调控的。GnRH 脉冲释放通过诱导更多促性腺激素的释放使性腺释放更多的性激素。

女性性成熟从乳房发育开始，平均年龄为 11 岁，之后是阴毛和月经的形成。男性最早发育的为睾丸，平均年龄 11.5 岁，随后是阴茎和阴毛的生长。

男性中，LH 的释放刺激睾丸 Leydig 细胞产生睾酮。FSH 和睾酮共同作用，促进精子的形成。女性的 FSH 促卵泡的形成和雌激素的产生。LH 则刺激卵巢生成雄激素和黄体生成孕激素。LH 通过中期黄体生成素峰来促排卵。

男性中雌二醇促进骨龄、骨密度和骨骺形成。女性中雌二醇促进乳房，阴唇，阴道和子宫及子宫内膜的发育。除此之外，雌二醇还促进乳管和身体脂肪的发育。低水平的雌激素促进骨骼长轴的增长，高水平则促进骨骺愈合。睾酮可增加肌肉体积，导致青春期的汗腺增多和声音改变，同时也能使骨骼长轴增长。在女性中，睾酮加速骨骼增长，促进阴毛和腋毛的生长。孕激素在女性中促进子宫内膜的分泌功能，同时也帮助乳房发育。男女骨骼长轴的发育和阴毛的发育都是通过性腺产生性激素促进的。

图 35-5 和图 35-6 显示了 Marshall 和 Tanner 正常青春期发育的阶段。

青春期发育异常

重 点

- 女孩 8 岁前、男孩 9 岁前出现第二性征需要进行评估。
- 要注意鉴别真性性早熟和假性性早熟。
- 评估包括详细地询问病史、体格检查、生长图和手腕 X 线平片检查。
- 如果怀疑真性性早熟，可行颅脑 CT 或 MRI 除外中枢神经系统损伤。

Tanner 分期	乳腺*	标准	阴毛*	标准	生长速度	其他
1	青春期前，乳头突起	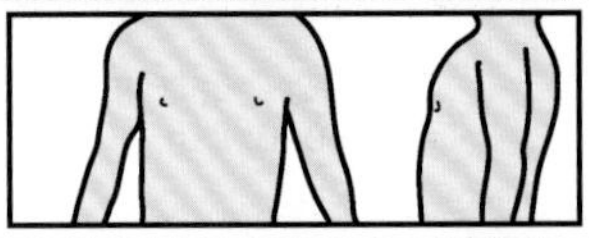	青春期前，只有绒毛	—	基础：每年长高 5.0~6.0cm	肾上腺皮质功能初现卵巢生长
2	乳晕增大，乳房芽出现（11.2岁）	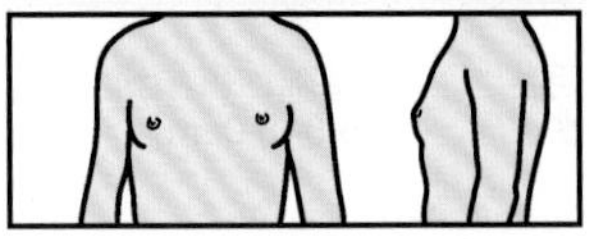	大阴唇周围稀疏轻度着色的阴毛（11.9岁）	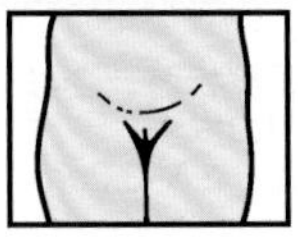	加速：每年 7.0~8.0cm	阴蒂增大大阴唇着色子宫增大
3	乳房组织超出乳晕范围，乳房轮廓与胸壁界限不清（12.4岁）	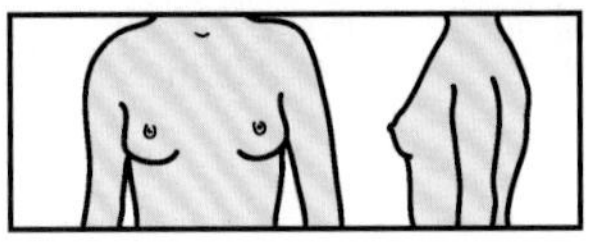	阴毛增粗、弯曲并着色，阴毛蔓向阴阜（12.7岁）	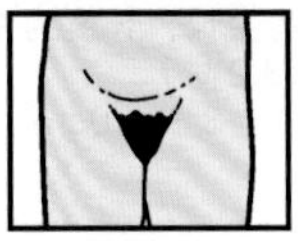	高峰：每年 8.0cm（12.5岁）	腋毛（13.1岁）痤疮（13.2岁）
4	乳晕突起，乳头二次突起（13.1岁）	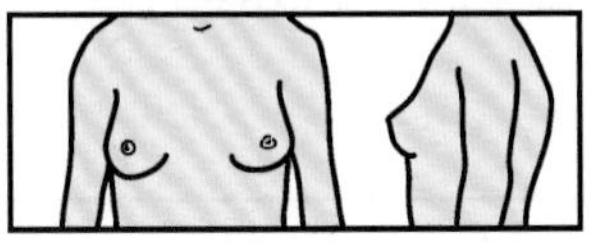	成人型但未分布至大腿内侧（13.4岁）	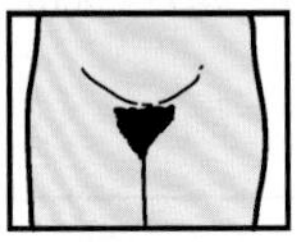	减速：每年<7.0cm	月经初潮（13.3岁）规律月经（13.9岁）
5	成人乳房外形，仅乳头突起（14.5岁）	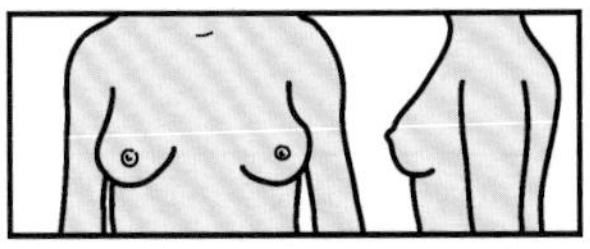	成人型阴毛分布，分布至大腿内侧，但未及腹白线（14.6岁）	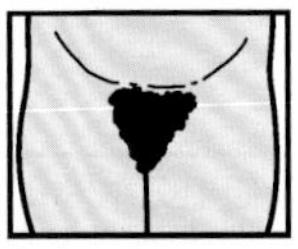	停止：大约16岁	成人外生殖器

*女性青春期Tanner分期基于乳房大小、外形以及阴毛分布。根据Marshall和Tannery的参考人群，重要事件发生的平均年龄均在括弧中注明。具体个体在青春期发育重要事件时的实际年龄因个体差异和种群差异可能有所变化。

图 35-5 女性青春期发育重要事件表（From Blondell RD, Foster MB, Dave KC. Disorders of puberty. Am Fam Physician. 1999；60：209，223.）

针对青春期发育异常的评估从获取详细的病史开始，包括生长和发育情况（生长发育中的里程碑事件）、医疗条件、饮食情况、社交情况、种族和家庭情况。体格检查要仔细彻底，包括体重，尤其注意第二性征和性腺的发育情况，绘制从出生到现在的生长图，拍摄左手手腕的X线片以估计骨龄（Blondell et al.，1999）。

性早熟

性早熟（青春期提前）是指过早地出现第二性征。女孩8岁前、男孩9岁前出现第二性征发育为性早熟。Lawson Wilkins儿科内分泌学会指南推荐白种女孩7岁前或黑种女孩6岁前出现乳房发育和阴毛生长需要评估性早熟。男孩无论种族在9岁前出现第二性征发育都需要评估是否有性早熟（Kaplowitz and Oberfield，1999）。有争议说指南将早熟的年龄定义得太小。一些儿童

内分泌学家认为将早熟仅仅定义为7岁前出现第二性征的儿童会错过一些早期干预的时机，他们建议对8岁前出现第二性征的女孩进行干预（Carel and Léger，2008；Midyett et al.，2003；Traggiai and Stanhope，2003）。发育障碍的孩子更容易出现性早熟（Siddiqui et al.，1999）。但是大多数（>75%）可疑性早熟的患者都是良性的，属正常差异且无须治疗（Kaplowitz，2004）。

性早熟被分为中枢性（GnRH依赖性）和外周性（非GnRH依赖性）。外周性性早熟包括自发性性腺激活、分泌性激素的性腺肿瘤、肾上腺疾病以及有性激素效应的外源性药物摄入。性早熟可以分为进展性（3~6个月内有发展）和非进展性（随时间推移没有进展）。其他的分类术语则与个体性别和性征相关。同性表示同性别化的早熟（如女性女性化），异性（非同性）则指女性男性化的性早熟。

Tanner 分期	标准	外生殖器*	阴毛*	生长	其他
1	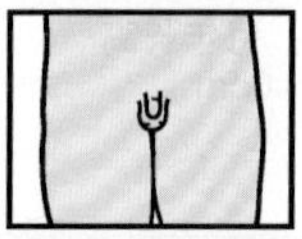	青春期前睾丸： <2.5cm	青春期前绒毛状阴毛	基础：每年约 5.0~6.0cm	肾上腺功能初现
2	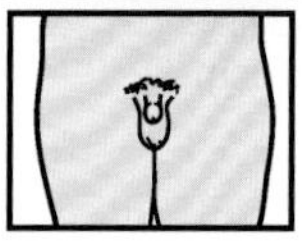	阴囊皮松薄、变红（11.9岁） 睾丸：2.5~3.2cm	稀直，位于阴茎根部（12.3岁）	基础：每年约 5.0~6.0cm	脂肪总量减低
3	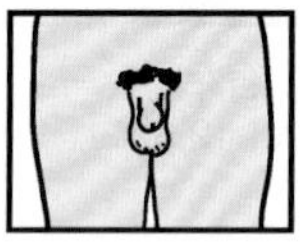	阴茎生长，长度为主（13.2岁） 睾丸：3.3~4.0cm	增多卷曲，蔓向阴阜（13.9岁）	加速：每年约 7.0~8.0cm	男性乳房女性化（13.2岁） 声音变粗（13.5岁） 肌容量增加
4	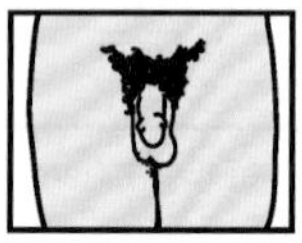	阴茎生长，阴囊色深（14.3岁） 睾丸：4.1~4.5cm	似成人，但未及大腿内侧（14.7岁）	高峰：每年约 10.0cm（13.8岁）	腋毛（14.0岁） 变声（14.1岁） 痤疮（14.3岁）
5	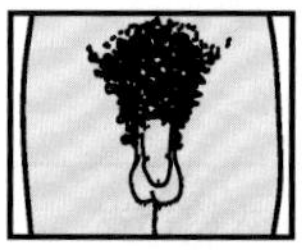	成人型外生殖器（15.1岁） 睾丸：>4.5cm	成人型，及大腿内侧但未及腹白线（15.3岁）	减速并停止（约17岁）	胡须（14.9岁） 肌容积持续增加

*男性青春期Tanner分期基于外生殖器及阴毛分布发育情况。根据Marshall和Tannery的参考人群，重要事件发生的平均年龄均在括弧中注明。具体个体在青春期发育重要事件时的实际年龄因个体差异和种群差异可能有所变化。

图 35-6　男性青春期发育重要事件表（From Blondell RD, Foster MB, Dave KC. Disorders of puberty. Am Fam Physician. 1999；60：209，223.）

良性性早熟（非完全性早熟或青春期发育差异）包括非进展性性早熟、单纯性乳房早发育乳房、单纯性阴毛早发育、单纯性月经早潮和青春期（男性）男性乳房女性化。单纯性乳房早发育（单侧或双侧乳房发育）而无其他第二性征进展性表现的女孩，尤其是比正常年龄早两年发育的女孩，症状会自行缓解无须治疗。单纯性阴毛早发育（阴毛发育）常常是由于早期肾上腺皮质功能初现引起，呈自限性。除了病史获取、体格检查和骨龄测定外，进一步检查包括ACTH兴奋试验以除外迟发性先天性肾上腺增生症。男性乳房女性化在青春期男性中很常见，所引起的心理问题比生理问题更严重。最好的应对方法是仔细向患儿和家长解释这是一个自限性的过程并给予安慰。

偶然性性早熟常是由于不良饮食习惯和不当用药史（如雌激素面霜）引起，需要仔细排查明这些原因以协助诊断。

中枢性（GnRH依赖性）性早熟　中枢性（或称真性）性早熟是由于下丘脑GnRH分泌的提前激活。大多数患者找不到明确的病因，被归为"原发性"性早熟。评估首先要从病史、体格检查、生长图表、手腕X线片入手。男孩中清晨睾酮水平测定和女性中GnRH激发试验对中枢性性早熟的病因诊断有帮助。各种中枢神经系统损伤都能导致中枢性性早熟，因此头颅CT或MRI应用于除外此类病因。男孩性早熟患者中常伴有潜在的中枢神经系统疾病，需要针对病因进行治疗。GnRH类似物可逆抑制促性腺激素的分泌，在疾病的快速进展期可阻止第二性征发育，并防止性早熟孩子的骨骺提前融合（Carel et al., 2004）。11岁是停止治疗的最佳时机，一旦治疗停止，性成熟会正常发生。有一种中枢性同性性早熟呈慢性进展且对身高没有影响，这些患者可在密切观察下不进行治疗（Palmert et al., 1999）（表35-12）。

众多研究表明大多性早熟都是良性的且无须治疗，针对临床症状也体征较为严重的患者，可深入评估激素水平和影像学检查（Kaplowitz, 2004, 2005; de Vries and Phillip, 2005）。

表 35-12　性早熟：类型，原因及治疗

病因	症状	检查 / 治疗
中枢性性早熟 *		
特发性	第二性征发育	GnRH 类似物 11 岁停药
中枢神经系统损害（包括先天发育不全）：错构瘤、肿瘤、感染、创伤、辐射、雄激素暴露、颅咽管瘤、其他	创伤史 用药史 头痛、视野改变可能	FSH、LH、促泌乳素、性激素、TSH 检测头颅核磁 依据病理治疗
原发性甲减	无生长速度加快的甲减症状	甲状腺相关检查 甲状腺素治疗
不全性同性性早熟		
女性：单纯性乳房早发育	乳房增大，不伴其他第二性征改变	多数为良性
女性：单纯性肾上腺功能早现	出现阴毛，成人体味，粉刺	脱氢异雄酮硫酸盐可能升高 肾上腺甾体类激素及性激素正常 测 ACTH 以除外 CAH 一般为良性，不需治疗
女性：月经早潮	月经初潮先于乳房发育或阴毛出现	骨龄正常 超声：骨盆正常，青春期前子宫 一般为良性；检查是否有药物滥用及卵巢、睾丸异常
女性：卵巢或肾上腺分泌雌激素肿瘤 卵巢囊肿	腹部症状 性早熟体征	激素测定 + CT 或磁共振 根据病理类型治疗
女性 / 男性：McCune-Albright 综合征	性腺自主性高功能 性发育迅速 皮肤咖啡色色素斑，骨纤维发育不良	腹部超声或 CT：卵巢大包块 肝功能、DHEA、TSH、磷酸盐、皮质醇
男性：分泌促性腺激素肿瘤； 肾上腺激素产生过多 睾丸或肾上腺肿瘤 男性化先天性肾上腺皮质增生症（CAH） Leydig 细胞早熟及胚胎细胞成熟	过度男性化 睾丸增大（单侧）	腹部 CT 或核磁 超声 激素水平测定 根据病理类型治疗 可能有手术指征
男性 / 女性	使用性激素及相关制品史	停止使用相应物质
异性性早熟（女性男性化）		
单纯肾上腺功能早现		
女性：男性化 CAH；卵巢或肾上腺分泌肾上腺素肿瘤；库欣综合征；糖皮质激素抵抗；卵巢睾丸母细胞瘤	青春期前女性男性化	检测 CAH 皮质醇水平 睾酮水平检测 腹盆腔核磁 根据病理类型治疗
男性：雌激素分泌肿瘤；绒毛膜上皮癌；肾上腺分泌类固醇在腺外过度芳香化，导致腺体外产生过多雌激素，及不正常的 CAH 波动	青春期前男性女性化很少见	检测 CAH 皮质醇及雌激素水平 睾酮水平检测 腹盆腔核磁 依据病理类型治疗
医源性	使用性激素及相关制品史	停止使用相应物质
进行性性早熟	早熟稳定 骨龄正常	骨龄正常 超声：正常骨盆，青春期前子宫

Modified from Carel JC, Léger J. Precocious puberty. N Engl J Med. 2008; 358(22): 2366-2377

* 真性性早熟：促性腺激素依赖

注：CNS，中枢神经系统；GnRH，促性腺激素释放激素；FSH，卵泡雌激素；TSH，促甲状腺激素；DEHA，脱氢异雄酮；ACTH，促肾上腺皮质激素；LFTs，肝功能；CAH，先天肾上腺皮质增生症

治疗要点

- 引起早熟的常见原因是良性的，不需要治疗，可以给予小心的非治疗性观察(Carel et al., 2004)(推荐等级: A)。
- GnRH 类似物治疗性早熟可逆抑制促性腺激素分泌，可用于防止继发的性发育和早期的早期骨骺融合(Carel et a0l., 2004)(推荐等级: A)。

青春期延迟

重 点

- 女童 12 岁尚无乳房初发育(乳腺发育)或男童 14 岁尚无睾丸增大提示青春期延迟。
- 个体体质上的青春期延迟的特点是延迟但有自发的青春期发育，病理青春期延迟由性腺、垂体或中枢功能异常导致。

女童青春期延迟定义为 12 岁尚无乳房初发育，或乳房初发育与月经初潮间隔超过 5 年。男童青春期延迟定义为 14 岁尚无睾丸体积增大，且外生殖器从开始发育到完全发育时间超过 5 年。男性及女性的青春期延迟均可分为体质性(特异性)发育延迟或病理青春期延迟(性腺、垂体或中枢原因引起)。一项针对 232 名男性及女性青春期延迟患者的回顾性研究表明，大部分(53%)为体质青春期延迟，男性发病率(63%)高于女性(30%)。剩余 47% 的患者具有多重病因，19% 患功能性促性腺激素不足性性腺功能减退，12% 患永久性促性腺激素过多性性腺功能减退，另外 3% 尚无明确病因(Sedlmeyer and Palmert, 2002)。

体质青春期延迟的特点是生理青春期延迟，但随后自发的青春期开始，是排除性诊断。其原因是 GnRH 脉冲产生的延迟，及促性腺激素水平过低。这些儿童的身高和体重一般低于第五百分位，但多数在青春期可以追赶上。追查家族史可能发现，父母一方或双方青春期延迟。FSH、LH、DHEA-S、泌乳素、睾酮及雌二醇水平与青春期前水平保持一致，直至青春期发育及正常性成熟开始。

病理青春期延迟最常见的两个原因是垂体功能障碍及促性腺激素不足性性腺功能减退。儿童全垂体功能减退可能表现出青春期延迟，并伴随生长不足、继发甲减以及肾上腺功能不全。对于某些患者，鉴别体质青春期延迟与病理青春期延迟十分困难，需要进行一系列观察和检查(没有单一的研究或影像学手段可以鉴别二者)。促性腺激素不足性性腺功能减退表现为低水平的 FSH 和 LH，这是由缺乏 GnRH 脉冲导致的。原因包括神经性厌食症、过度减肥、极高强度运动(如越野赛跑运动员)、肿瘤、头部创伤、浸润性疾病、感染以及受辐射。促性腺激素过多性性腺功能减退一般由性腺发育障碍引起，表现为高水平的促性腺激素及低水平的性激素(表 35-13)。

与其他性发育异常的评估相同，青春期延迟的评估开始于具体的采集病史，需重点关注生长模式，任何第二性征发育的出现，饮食，锻炼习惯，先天畸形，神经症状以及家族史。体格检查包括运用 Tanner 分期寻找性成熟的早期迹象。臂展与身高的测量对于生长评估很有帮助。臂展超过身高 5cm 以上与成年人比例一致。当这一现象出现于儿童，可能意味着促性腺激素不足导致的骨骺线愈合延迟。腕关节 X 线成像对于判定骨龄十分有用。最初的实验室检查包括全血细胞计数(CBC)，血沉(ESR)以及肝功能。血浆 FSH、LH、雌二醇及睾酮水平的测定有助于区分原发或继发促性腺激素不足。在原发促性腺激素不足中(卵巢及睾丸发育障碍)，血浆促性腺激素水平升高。在体质青春期延迟及先天 GnRH 不足患者中，血浆促性腺激素水平会低于正常值。如有相应临床表现，则需检测促泌乳素、TSH、肾上腺分泌的雄激素水平及核型分析(以除外 Turner 综合征、Klinefelter 综合征及 Noonan 综合征)。

如果发现异常，那么青春期延迟的治疗应关注于这些异常。如果病因不明，可选择再次检查、心理疏导并于 4~6 个月内复查。也可选择进行雌激素治疗(12 岁以上女童)或睾酮治疗(14 岁以上男童)。除了可能引起骨骼成熟，导致成年后身高低于预期，目前尚未发现短时间应用外源激素会带来长期后遗症。使用雌激素补充治疗的女性来月经或疗程超过 1 年，应加用孕激素。

睾丸及其他男性内分泌疾病

男性性腺功能减退

男性性腺功能减退定义为"不充足的性腺功能"，表现为精子生成缺陷或性激素分泌缺陷。原发性性腺功能减退是由于染色体或获得性疾病导致睾丸功能紊乱(表 35-13)。继发性性腺功能减退是由于下丘脑-垂体轴异常。男性可以表现为不育、睾丸体积下降、性欲改变、阳痿、男性乳腺发育、青春期延迟中的一项或几项(Swerdloff and Wang, 2004)。

表 35-13　低促性腺激素性性功能减退的病因

类型	具体病因
先天性	
孤立性促性腺激素缺乏	特发性低促性腺激素性性功能减退
	Kallmann 综合征
	非 X 连锁的
	部分低促性腺激素性性功能减退（可孕阉人综合征）
合并中枢神经系统疾病	Prader-Will 综合征
	Laurence-Moon-Biedl 综合征
	Moebius 综合征
	Lowe 综合征
	Noonan 综合征
	LEOPARD 综合征
	X 连锁的鱼鳞病
	基因缺陷
	GNRH 受体基因突变
	FGFR1
	GPR54
	肾上腺增生不良，先天性
	多种垂体激素缺陷
获得性	
器质性病变	肿瘤
	颅咽管瘤
	垂体腺瘤（如泌乳素瘤、无功能肿瘤）
	脑膜瘤
	垂体卒中
	浸润性疾病
	肉瘤病，血色病
	组织细胞增多症 X
	头部创伤
	Leydig 细胞肿瘤，绒毛膜癌
	中枢神经系统放疗
系统性疾病累及下丘脑 - 垂体 - 睾丸轴	严重疾病，包括烧伤
	极度运动
	营养不良（神经性厌食）
	病理性肥胖
	促蛋白合成类固醇滥用
	糖皮质激素过剩（内源性：库欣综合征，外源性）
	麻醉药

From Allan CA, McLachlan RI. Androgen deficiency disorders. In DeGroot LJ, Jameson, JL, eds. Endocrinology. 5th ed, vol 3. Philadelphia: Saunders; 2006.

诊断　临床诊断开始于病史，包括性发育的几个里程碑事件、当前的症状、出生时生殖器是否模糊不可辨、隐睾、行为异常、失嗅、外科手术史、性传播疾病和用药史。病史应该包括急性和慢性临床状况的出现情况以及神经症状。查体应针对性腺特征、体型、男性乳房发育、性腺功能减退的相关表现。应该用睾丸测量计测量睾丸的长度和宽度。对睾丸的坚韧性应该进行记录，睾丸检查时注意有无精索静脉曲张。前列腺不可触及可能提示睾酮缺乏。早晨（8～10am）睾酮血清水平低可证实性腺功能减退。血清促黄体激素（LH）和促卵泡激素（FSH）水平在原发性性腺功能减退中升高，但在继发性性腺功能减退中正常或降低。精液检查可以评估精子形成的能力。性激素结合球蛋白（sex hormone-binding globulin）升高可能提示甲状腺功能亢进、重度雄激素缺乏、肝病或雌激素过多。性激素结合球蛋白水平低可能提示甲状腺功能减退、多囊卵巢综合征、肥胖、肢端肥大症。检测泌乳素水平以助于识别泌乳素瘤，如果升高则进一步查 CT 或 MRI。其他的检查，如骨密度、垂体显像、基因检查，甚至睾丸活检，在一定情况下可以进行。

导致性腺功能减退的两种先天性疾病是 Klinefelter 综合征和 Kallmann 综合征，Klinefelter 综合征是一种导致男性不育的最常见的基因病因。它是由染色体异常造成的，通常是 47, XXY。表现型为男性可以表现为小而质实的睾丸、不育、高身高、长腿、男性乳房发育以及多种雄激素缺乏和男性化不全的症状。治疗上采用睾酮替代治疗以阻止雄激素缺乏的并发症。Kallmann 综合征是一种遗传性疾病（参见"垂体疾病"）。最常见的形式是孤立的促性腺激素缺乏，其原因是下丘脑促性腺激素释放激素分泌缺陷。Kallmann 综合征的患者通常由于青春期延迟或性发育不全来就诊。失嗅或嗅觉减退可在 80% 的此病患者中出现，并由此在孤立性促性腺激素的人群中确立了 Kallmann 综合征的诊断。治疗主要通过摄入睾酮来实现男性化。

要求测量血清睾酮已成为初级保健中很常见的现象，许多因素是引起种混乱的兴趣增加的原因。首先（也许最重要的因素）是获取信息的方式多样化，例如，如果你在谷歌中输入"男性性腺功能减退症"，检索结果超过了 30 万条。对一个患者而言，就诊时提供一系列的症状清单和来自互联网的数据很常见这些数据让患者相信他确实有健康问题。此外，现在有各种各样的药物可供选择，包括睾酮注射，外用凝胶，还有口服药物，再加上市面上过多的柜台制剂可用来增加睾酮。另一方面，越来越多的科学文献（尽管也许是不是完全客观的）支持低性欲是一种疾病状态，而这种状态是需要治疗的（Dandona and Rosenberg, 2010）。

实验室检查　讨论实验室评估，重要的是要明白低血清睾酮水平本身并不能提供诊断性腺功能减退症的依据。目前并不能分清楚低血清睾管水平是一种病理现象还是只是一种实验室发现。美国家庭医生杂志（2006 年）的一篇综述很好地回顾分析了这个主题，这篇文章的一个主要观点表明在没有具体的症状或体征时，不支持用血睾酮水平来定义性腺功能低下（Margo and Winn, 2006）。

一般血清睾酮的正常值为 300～1000ng/dl，但当性腺功能减退时，真实的生理状况尚不清楚。最常用于定义性腺功能减退的切点值是 200ng/dl，这是美国内分泌临床医师协会在其 2002 指南中设置的级别（更新），但缺乏能明确支持将此一界限定义为病理状态的研究数据（AACE, 2002）。

当初次检测到血清睾酮水平较低时，在考虑干预治疗之前应当验证这是否代表着病理状态。评估低血清睾酮值的特殊检查包括重复的血清睾酮总量和 FSH 测定。一些专家建议在早上 8 点到 10 点检查血清睾酮。尽管这确实提高了检测结果的可重复性，但垂体促性腺激素释放的波峰时间非常有限，导致一天中特定时间的血清睾酮标本的收集并不能保证结果能代表实际的 24 小时的循环水平。

如果第二次血清睾酮水平检测结果仍然低下，且 FSH 水平在正常范围或者升高，则可以之为游离睾酮水平（参考范围 9～30ng/dl）。这种游离血清睾酮水平可以作为原发性性腺功能减退的诊断依据。为进一步证实诊断，可以检测 LH 和催乳素（参见垂体疾病）。这些化验检查可以帮助判断睾酮水平是否真的降低，而且有助鉴别这种降低是由于原发性的睾丸功能衰竭还是由于继发与 HPA 功能异常。患者进一步的诊疗方案应基于上述检查来制定。

筛查 性腺功能低下是一种明确的器质性疾病（如继发垂体功能异常、先天性性腺功能低下、睾丸早衰、睾丸癌、腹腔隐睾症）。在这些患者之中进行睾酮的筛查是有必要的。但在初级保健工作中，大部分对检测血清睾酮水平感兴趣的患者关心的是性欲下降，体力和耐力下降，肌肉量的丧失，躯体性肥胖，虚弱以及无特特定的常见病和病因的嗜睡。

目前缺乏支持常规筛查性腺功能减退症的研究，没有足够的数据表明男性性腺功能减退是否真在增加，或者仅仅是一种因更多患者被实验室检测而带来患者增多的假象。那么，什么时候应该检查性腺功能是否减退？一个答案是男性不育时。同病史采集和体格检查一样，筛查睾酮可以为不孕症提供诊断线索。美国泌尿学科协会对内分泌检测在评价男性不育中的作用的观点发表在文献《对男性不育的评价：美国泌尿学科协会最佳实践声明》之中（Jarow et al., 2010）。美国泌尿学科协会推荐当患者精液分析结果异常，有性功能障碍功能，或其他临床表现提示内分泌失调时进行内分泌项目的检查。

可执行低睾酮筛查的其他原因包括：出现睾丸激素下降的明显体征，比如胡须少，阴毛稀疏或缺少，睾丸萎缩，或者存在垂体功能失调的临床证据。除此之外不推荐筛查性腺功能。因其他原因执行筛查的结果意义不大（不能用来作为诊断依据），这种筛查是不合理的。

睾酮替代疗法（风险和获益）

当出现低于正常水平的血清睾酮值时，应在开始激素替代治疗之前找到确切的病因，尤其是没有明确的生理异常发现时候。如果性腺功能减退症的诊断明确，并且能归因于原发性或继发性的，就可以考虑激素替代治疗。但在治疗之前，应权衡风险和获益，尤其是当患者是老年人和 / 或患有其他疾病时，这是因为睾酮治疗可能会加重其他疾病。

最近在"美国医学会杂志"上发表的一篇论文（2013，12），其观察对象为 122 例接受了激素替代疗法的且具有低水平的血清睾酮水平（＜300ng/dl）的心肌梗死和卒中患者，同 7486 例未接受睾酮替代治疗的患者相比较，这两组患者的结局存在显著的统计学差异。接受激素替代治疗组有 25.7% 发生不良事件（死亡，心梗，卒中），显著高于没有激素替代治疗组的 19.9%（绝对危险度为 5.8%）（Vigen et al., 2013）。

来自香港大学一个课题组撰写的 meta 分析也显示了类似的结果，该文献是用优势比（OR）来代替相对或绝对危险度，他们综合分析了 27 个试验的结果表明睾酮替代治疗增加了心血管事件的风险，其 OR 值为 1.54（OR＝0.0 为无差异）。而且，课题组的分析还意外地发现每个单独研究中所得到 OR 值取决于研究资金的来源，一些由制药行业提供资金支持的研究的 OR 值为 0.89，而由其他机构或组织（非制药行业）支持的研究中的 OR 值为 2.06。因此，适当地处方睾酮无疑是有益的，但是，在确保睾酮治疗的获益的同时时应谨慎权衡其潜在的心血管相关事件的风险，特别是在心血管疾病发病率高的老年人之中。

治疗 患者一旦被确诊为性腺功能减退症，转诊给内分泌专科医生进行管理是当然合适的。但是，如果能明确病因是原发性性腺功能减退，而且已完成治疗的风险效益评估，启动治疗和后续的患者可以由初级保健医生进行。

在某些情况下，比如 Klinefelter 和 Kallmann 综合

征，激素替代治疗针对的是特定的病理生理异常。在Klinefelter 综合征中，治疗的目的是防治雄激素缺乏的后遗症，对 Kallmann 综合征而言，治疗则是通过睾酮的管理来应对男性化。在这两种情况下，初级保健医生至少在开始治疗阶段应该转诊给内分泌科医生。当以恢复继发性性腺功能减退症患者生育能力为目标时，替代治疗也可能是最好的选择，在这种情况下，促性腺激素替代物或人绒毛膜促性腺激素治疗是必需的。如果缺陷位于下丘脑，GnRH 则是治疗的首选。

在原发性性腺功能减退症中睾酮替代是治疗的正确选择。目前有多种制剂可用作睾酮替代物（Mooradian and Korenman，2006）。通常使用的是睾酮酯类注射剂，如睾酮庚酸酯或睾酮环戊丙酸盐，常用剂量是每 2 周肌注 200mg，老年男性患者的剂量可从每周 50mg 到 75mg 开始逐步谨慎增加。睾酮十一酸酯可作为口服制剂使用，它没有肝毒性，但是由于半衰期短，必须每天三次服用。经皮制剂可以采用皮肤贴或凝胶的形式，但一些雄激皮肤贴可导致皮肤反应的高发。市面上可获得的经皮凝胶制剂（1% 或 1.62% 的 Androgel，1% 的 Testim，2% 的 Fortesta 和 2% 的 Axiron）可每天直接用于躯干（Mooradian and and Korenman，2006）。其他睾酮制剂如皮下小药丸、舌下制剂和口腔制剂也可用于替代疗法。

对睾酮替代物的副作用应小心监控，在患者 3，6 和 12 个月的随访中应进行直肠指诊、红细胞压积（Hct）和前列腺特异性抗原（PSA）的检测，然后每年或每半年一次（更好）。骨密度测定应在起始治疗时就进行，如果水平较低，则应每隔两年检测一次来监测改善情况。除了监测临床表现的反应，血清睾酮水平也应予检测，在注射睾酮庚酸酯和睾酮环戊丙酸盐的中间，或者应用睾酮贴片三至十小时后，或在应用睾酮凝胶后的任何时间段检测血清睾酮，血清睾酮水平应达到正常值的中段水平。

睾酮治疗的绝对禁忌证有前列腺癌或乳腺癌病史者，红细胞比容（HCT）达 55% 及以上，PSA 水平已经升高且尚未经由合格的泌尿外科医生评估的，或对睾酮制剂成分敏感的（Mooradian and Korenman，2006）。目前没有研究表明睾酮替代治疗会增加亚临床的前列腺癌。

相关禁忌证包括阻塞性睡眠呼吸暂停、心力衰竭、前列腺增生已有梗阻症状，HCT 在 52% 及以上。高脂血症患者、动脉粥样硬化性血管疾病患者、糖尿病患者和病态肥胖患者应该谨慎使用睾酮，一旦用药应严密随访。

隐睾

参见附录 35-5。

男性不育症

不育定义为进行非避孕的性生活 1 年后仍无法怀孕的现象。约 80% 的夫妇可以查出原因，其中约 1/3 是女方因素导致，1/3 是男方因素导致，还有 1/3 是双方都有问题。不能解释的不育，即未查出原因的，约占不育夫妇的 20%。男性不育评估的最初步骤是完整的病史采集，重点在一般情况、勃起功能、性病史、用药史、外科手术史、既往成功受孕史、避孕史、毒品或酒精使用史、家族遗传病史。第一项，也往往是最后一项检查，来评估男方的因素就是精液分析。如果两次连续检查提示少精或无精，加开睾酮、促黄体激素、促卵泡激素和泌乳素的血清学检查。精索静脉曲张是男性不育的最常见原因（Griffin and Wilson，2003）（表 35-14）。

处理方案主要包括利用合适的抗生素治疗潜在的感染、精索静脉曲张切除术、环境因素咨询、转诊至不育专家进一步的积极治疗。

表 35-14 男性不育患者的常见诊断

诊断类型	患病率（%）
特发性不育	50~60
原发于睾丸的问题（染色体疾病包括 Klinefelter 综合征、Y 染色体微缺失、未下降的睾丸、辐射、睾丸炎、药物	10~20
生殖道阻塞（先天性输精管缺失、输精管切除、附睾梗阻	5
性交疾病	<1
低促性腺激素性性腺功能减退（垂体腺瘤、全垂体功能低下、特发性低促性腺激素、性腺功能减退、高泌乳素血症	3~4
精索静脉曲张	15~35
其他（精子自身免疫、药物、毒物、系统疾病）	5

男性乳房发育

重点

■ 虽然乳腺癌不是一种导致男性乳腺增大的常见原因，但由于诊断乳腺癌的男性比女性预后差，男性乳腺癌诊断需要积极排除。

男性乳房发育是一种由于乳腺组织扩增导致的男性乳房的良性增大。当男性乳房是由于脂肪组织增大，这种情况称为假性男性乳房发育或脂肪乳腺，不是由于乳腺组织扩增引起的。男性乳房发育可以是单侧或双侧的，或可以是非对称的。男性任何可触及的乳腺组织都是异常的，除外三种生理状况：新生儿暂时性男性乳房发育（由于母体或胎盘的雌激素导致）、青春期乳房发育（在 40%～70% 的青春期少年中可以发现，在 18 岁前恢复）、男性乳房发育有时出现在老年成人男性中（由于雌激素和雄激素代谢变化导致）。男性乳房发育也可以是医源性的，由于某些药物作用引起的。偶尔可以在使用大麻的男性中发现有乳房发育（Mayo Clinic Health Information，2014）。

男性乳房发育表现为同心的、可触及的腺体组织，位于乳晕下，并且不固定于其余组织。发病率在 50～80 岁的男性中最高，通常是双侧的。病理性的男性乳房发育是由于绝对或相对循环雌激素较雄激素增多造成的。详细的病史（包括合法或非法的药物使用）和查体通常可以除外 Klinefelter 综合征、雄激素不敏感综合征和睾丸肿瘤（Griffin and Wilson，2003，1995）（表 35-15）。

乳腺癌在男性中很少见，但是一旦发生预后比女性乳腺癌要差。典型的乳腺癌表现为无痛性中心乳房肿块，可以进展为痛性肿块、血性分泌物、皮肤溃疡。可由活检确诊（Wise et al.，2005）。

治疗非生理性的男性乳房发育包括停用相关的药物或可能引起的因素，通常之后可以使得乳腺腺组织退化。如果男性乳房发育持续不缓解，可以考虑抗雌激素试验治疗。男性乳房发育出现多于 1 年会纤维化，通常对药物反应不好。应考虑予手术治疗以减轻症状。

卵巢及其他女性内分泌疾病

更年期及激素替代疗法

正常的更年期被定义为女性在 40 岁后，月经停止超过 12 个月，且没有其他已知的（生理或病理）闭经原因（表 35-16）。围绝经期指的是无限期月经停止之前、期间和之后的一段时期。更绝经期指的是生殖功能停止之后的时期。早发更年期，有时被称为卵巢早衰，是指发生 40 岁之前，具有更年期相同表现的综合征，通常认为是自身免疫反应的结果。早发更年期也可能是外科手术卵巢切除或化疗的结果。当闭经患者妊娠试验结果为阴性，FSH 水平升高（≥35pg/ml）和雌二醇水平降低（≤35pg/ml），排除其他原因所致的，即原发性卵巢衰竭。围绝经期的患者各种激素水平（FSH，LH，雌

激素，孕激素）的波动很常见，因此，这些激素的一次检测值作为明确的更年期诊断依据并不可靠，应结合患者的临床表与实验室检测结果来诊断。

月经模式和症状概述

雌激素和雄激素水平的下降是导致大多数更年期症状的原因。在此期间，典型的激素变化包括 FSH 和 LH 的增加，雌二醇（E2）的显著降低，雌二醇（E1）和雄烯二酮的中等程度降低，睾酮的轻度降低，皮质醇水平的变化则是微不足道的。但并非所有的更年期妇女都会出现激素缺乏的相关症状。肥胖妇女可能没有或相对较少的激素缺乏症状，她们罹患骨质疏松的风险较低，但患癌症（如子宫癌）和心血管疾病（CVD）的风险增加。

更年期最常见的症状是潮热（多种血管舒缩症状，包括突然感觉到发热、出汗和潮红，通常持续 5～10 分钟，还有夜间出汗）、睡眠和情绪紊乱、性欲下降和阴道干燥。潮热在在更年期的第一年，尤其是较年轻妇女中的持续时间、严重程度和频率上往往更为强烈，通常在此后逐渐减少。一小部分妇女一生都有潮热表现。

激素相关症状的治疗

重 点

- 激素替代疗法（hormone replacement therapy，HRT）可能适用于缓解某些绝经后妇女的严重血管舒缩症状。
- HRT 以前曾普遍用于绝经后妇女，目前，建议更多的使用非激素疗法开展个体化的治疗。
- HRT 增加了患乳腺癌、CVD 和脑卒中、深静脉血栓形成（DVT）和认知功能下降的风险（这与以前的研究结果相反）。
- 如果使用 HRT，则应使用最短时间内的最低剂量。
- HRT 已被证明能改善骨密度和骨质疏松症，降低结肠癌风险。

近年来，基于随机临床对照研究结果，包括具有里程碑意义的妇女健康倡议（women's health initiative，WHI）研究（Anderson et al，2004 年），对于更年期妇女 HRT 的观点发生了重大变化。这些研究表明，激素疗法，特别是结合雌激素和甲羟孕酮联合治疗，不仅增加了患乳腺癌和血栓栓塞病的风险，而且增加了心血管事件的风险（Anderson et al，2004；Hulley et al，1998；Nelson et al，2002；Rossouw et al，2002；Tomson et al，2005）。

表 35-15　病理性男子乳房女性化的病因

雌二醇过剩

雌二醇分泌

- 肾上腺肿瘤
- 散发的睾丸肿瘤（性索、Sertoli 细胞、胚芽、Leydig 细胞）
- 遗传性综合征相关的睾丸肿瘤（Peutz-Jeghers，Carney complex 综合征）

外源性雌激素或雌激素替代

- 雌激素治疗
- 雌激素霜或乳液
- 暴露于防腐液
- 灭虱粉
- 发油
- 大麻
- 雌激素类似物：地高辛

雌激素前体升高：可芳香化的雄激素

- HCG 过剩（原位或异位的）

外源性激素

- 庚酸睾酮
- 丙酸睾酮
- 类固醇
- HCGI 摄入

睾酮缺乏

- 无睾症
- 促性腺激素分泌不足综合征
- 药物或外源性物质
- 尼唑啦
- 海洛因
- 美沙酮
- 酒精

雌激素 / 睾酮失衡

- 促性腺激素分泌过多综合征
- 低促性腺激素性腺功能低落
- 原发性性腺疾病
- 药物

调节性激素过剩

- 甲状腺功能亢进
- 肢端肥大症
- 泌乳素过剩
- 甲状腺功能低下
- 垂体肿瘤

使用以下药物：

- 儿茶酚胺拮抗剂或耗竭剂
- 多潘立酮
- 氟哌啶醇
- 甲基多巴
- 胃复安
- 吩噻嗪类
- 利血平
- 舒宁
- 三环抗抑郁药
- 生长激素的使用
- 库欣综合征
- 依那普利
- 乙硫异烟胺
- 依曲替酯
- 灰黄霉素
- 肝素
- 印地那韦
- 异烟肼
- 甲氨蝶呤
- 甲硝哒唑

其他病因

外伤

- 髋人字形圆柱形石膏
- 胸部损伤
- 胸壁带状疱疹
- 既往胸廓切开术
- 脊髓损伤
- 原发性乳腺肿瘤

不确定的病因

其他慢性疾病

- 肾衰
- 肺结核
- HIV
- 糖尿病
- 麻风病
- 再喂养性男性乳房女性化
- 持续性青春期巨乳
- 特发性

与男性乳房女性化相关的药物（机制不明）

- 细胞毒素药物导致性腺功能低下
- 二甲磺酸丁酯
- 亚硝基脲
- 长春新碱
- 联合化疗
- 类固醇合成抑制药物

雄激素抵抗

- 完全性睾丸女性化
- 部分性：Reifenstein, Lubs, Rosewater 和 Dreyfus 综合征

雄激素拮抗药物

- 比卡鲁胺
- 甲氰咪胍
- 醋酸环丙氯地孕酮
- 氟他米特
- 螺内酯

5α 还原酶阻滞剂

- 非那雄胺

肿瘤相关：产 hCG 性肿瘤（睾丸、肺、胃肠道等）

- 促性腺激素分泌不足综合征
- 单纯的促性腺激素缺乏，特别是能生育的无睾综合征
- 全垂体功能减退
- 全身疾病
- 肾疾病
- 严重的肝病
- 胺碘酮
- 安非他命
- 金诺芬
- β- 阻滞剂
- 钙离子通道阻滞剂
- 卡托普利
- 环孢霉素
- 地西泮
- 二乙胺苯丙酮
- 麻醉镇痛药
- 硝酸盐
- 奥美拉唑
- 青霉胺
- 苯妥英
- 奎尼丁
- 舒林酸
- 茶碱
- 氨硫脲
- 维生素 E

From Santen RJ. Gynecomastia. In DeGroot LJ, Jameson, JL, eds. Endocrinology. 5th ed, vol 3. Philadelphia: Saunders; 2006.

表 35-16　绝经期的症状和治疗

症状	绝经前(%)	围绝经期(%)	绝经后(%)	治疗
血管舒缩症状	14~51	35~50	30~80	ET/EPT(SOR A级)
阴道干燥和性交痛	4~22	7~39	17~30	ET/EPT 经阴道途径雌激素(SOR A级)
情绪症状	8~37	11~21	8~38	ET 可能有效(SOR A级)
泌尿道症状	10~36	17~39	15~36	经阴道途径雌激素(SOR B级)
睡眠障碍	16~42	39~47	35~60	健康睡眠习惯;其他方式

HRT 的副作用与患者的年龄、基线疾病风险等级、绝经年龄、绝经后的时间间隔、雌激素的持续时间和剂量以及治疗期间出现的医疗状况有关。WHI 还显示，绝经后不到 10 年开始激素治疗的冠心病发生率低于绝经后 10 年才开始治疗的。尽管任何个体妇女患严重并发症的绝对风险很低，但在大量人群中的累积风险已导致在处方模式和绝经后治疗建议方面发生重大变化（Anderson et al, 2004）。

最近的分析提出了这样一个问题，在仍有子宫的妇女中，无拮抗雌激素方案实际上是否比联合雌激素和孕酮更安全（Rossouw et al, 2002）。这是因为处方孕酮以预防子宫内膜癌的策略可能是不正确的，增加乳腺癌的发病率和添加孕酮的其他风险实际上可能超过预防子宫癌的益处——乳腺癌的发病率实际上大大高于子宫癌的发病率。子宫切除妇女的 WHI 雌激素治疗臂（平均随访 6.8 年）显示乳腺癌减少（0.77[0.59~1.01]；95% 置信区间[CI]和髋部骨折（0.61[0.41~0.91]）。CVD 总人数略有增加（1.12[1.01~1.24]），脑卒中绝对增加（10 000 人中有 12 例），每 10 000 人年骨折减少 6 次。对于绝经后妇女的慢性疾病预防，不推荐采用马雌激素（Anderson et al, 2004）。

经皮制剂的仅含孕酮的乳膏有助于缓解潮热（Leonetti et al, 1999），但风险不明确，因有可能包括增加乳腺癌的风险，许多绝经后乳腺癌是阳雌激素受体和孕酮受体阳性型。

含雌激素方案的激素治疗是治疗血管舒缩症状最有效的方法，然而，美国预防服务工作组（U.S. Preventive Service Task Force, USPSTF）的建议（2005 年）警告人们不要经常使用无拮抗雌激素或联合雌激素和孕激素来预防绝经后妇女的慢性疾病（USPSTF, 2005），建议使用 SSRIs、可乐定和加巴喷丁，这类治疗方案虽然研究规模较小，疗效似乎较低，但相关风险，特别是严重并发症的风险较低。

女性性欲低下

参见附录 35-6。

闭经

重点

- 闭经分为原发性闭经和继发性闭经，但这种区别有的时候有误导性。
- 原发性闭经可能由流出道阻塞、雄激素不敏感、性腺发育不良、高泌乳素血症，以及下丘脑、垂体或甲状腺功能异常等原因所致。
- 引起继发性闭经最常见的原因是怀孕。

原发性闭经　月经是一名性成熟女性的正常生理功能。闭经指性成熟女性的月经停止。根据是否有过初潮及规律的月经，闭经可分为两大类：原发性闭经和继发性闭经。原发性闭经指女性年逾 16 岁，虽有正常的第二性征发育，但还没有月经，或年逾 14 岁，而无月经及第二性征发育。继发性闭经指曾经有过正常的月经，但停经已超过 3 个月，或曾经月经稀少的女性，停经已超过 9 个月。

月经是一个复杂的过程，在这个过程中，很多相互作用、相互依存的过程必须以一种特定的时间顺序先后作用（图 35-7）。这个过程中所涉及的任何一个器官或系统的功能失调，都有可能打乱月经周期，造成闭经的发生。月经周期涉及的器官或系统包括：中枢神经系统（受环境、压力的影响），下丘脑（GnRH），垂体前叶（FSH、LH），甲状腺，肾上腺，卵巢（雌激素、孕激素），以及子宫。继发性闭经比原发性闭经更常见，而引起继发性闭经最常见的原因是妊娠。原发性和继发性闭经病因学上的区别有时候很有误导性，例如患有多囊卵巢综合征（PCOS）的女性表现为原发性闭经，或

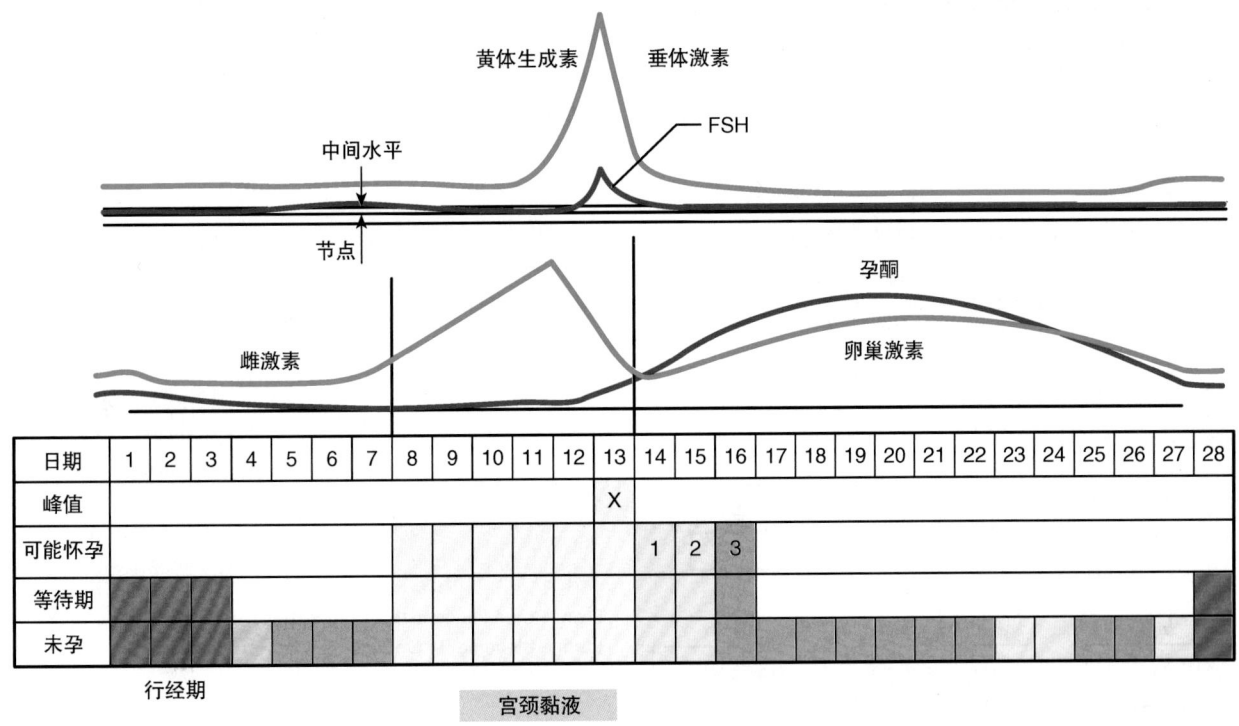

图35-7 女性月经周期。From Brown, JB: Hormones of a woman reproductive cycle [Epub, www.pearsoncustom.com]

性腺部分发育不全的女性,有卵巢的初步发育而有可能排卵,故表现为继发性闭经(表35-17;图35-8)。

表35-17 闭经的病因*

类型	病因
高泌乳素血症	垂体泌乳素瘤 中枢神经作用药物,如多巴胺拮抗剂
垂体疾病	垂体非泌乳素肿瘤 垂体功能不全,如既往垂体手术
下丘脑性闭经	营养或运动失调 自发的低促性腺激素性腺功能低落

* 由下丘脑和垂体疾病引起的

From Illingworth P. Amenorrhea, anovulation, and dysfunctional uterine bleeding. In DeGroot LJ, Jameson, JL, eds. Endocrinology. 5th ed, vol 3. Philadelphia: Saunders; 2006.

闭经比较常见的原因是先天性或解剖学异常。先天性子宫和阴道缺失,也就是苗勒管发育不全(müllerian agenesis)或 Mayer-Rokitansky-Küster-Hauser(MRKH)综合征,是造成闭经的一个重要原因。引起原发性闭经的其他先天性原因包括染色体异常、产前肾上腺增生以及女性男性化综合征。原发性闭经的解剖学原因是处女膜无孔,通常在女性初潮时发现。

在评估一名患有原发性闭经的患者时,除了全面彻底的病史采集,体格检查需要重点集中在第二性征的发育(乳房发育、阴毛和腋毛)。妊娠引起的原发性闭经相比于其引起的继发性闭经相对少见,但在进行其他辅助检查之前,还是需要先排除妊娠。

实验室检查包括 FSH、LH、TSH 和泌乳素。如果 FSH 正常或降低,表明患者可能有持续无排卵,功能失调性下丘脑性闭经,或多囊卵巢综合征;如果 FSH 升高且有乳房发育,则有可能是卵巢衰竭;如果 FSH 升高而没有第二性征的发育,则有可能是卵巢的先天性发育不全造成。没有子宫的患者,需要检测血清睾酮水平和染色体核型。有子宫和正常第二性征的患者,需要测定血清 TSH 水平(Sybert and McCauley,2004)(表35-18)。

继发性闭经 继发性闭经最常见的原因是妊娠,在临床首次就诊中必须首先排除妊娠。闭经可能由结构改变造成,如医源性操作后导致的粘连(Asherman syndrome),或子宫内膜结核及子宫内膜感染。多囊卵巢综合征患者临床表现为月经不规律或没有月经、多毛、痤疮、高水平雄激素导致的不育,可有以上表现中的一个或多个。肾上腺或卵巢肿瘤、卵泡膜细胞增殖症、迟发型或先天性肾上腺皮质增生也会引起继发性闭经和雄激素过高。高促性腺激素性腺功能低落(卵巢早衰)、低促性腺激素性腺功能低落、甲状腺疾病、绝经、过度运动、神经性厌食、贪食症及高泌乳素血症都有可能导致继发性闭经。

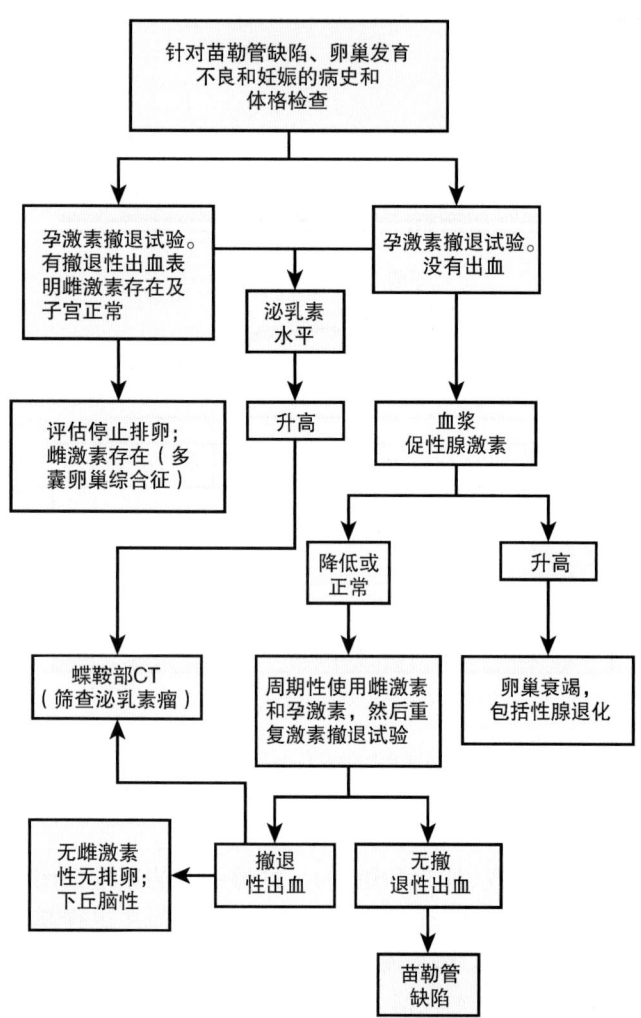

图 35-8 评估原发性闭经和继发性闭经的诊断步骤（Modified from Carr BR. Disorders of the ovaries and female reproductive tract. In Wilson JD, Foster DW, eds. Williams' textbook of endocrinology. 8th ed. Philadelphia：Saunders；1992.）

表 35-18　原发性卵巢衰竭的病因

类型	病因
医源性	手术
	化疗
	放疗
环境因素	吸烟
	病毒感染
自身免疫因素	与其他自身免疫性疾病相关
染色体异常	46, XY
	45, XO
染色体正常的遗传性疾病	X 染色体易碎、置换
	高半乳糖血症
	CDG-1
	抑制素 α 基因突变
	FSH 手提基因突变

From Peter Illingworth. Amenorrhea, anovulation, and dysfunctional uterine bleeding. In DeGroot LJ, Jameson, JL, eds. Endocrinology. 5th ed, vol 3. Philadelphia：Saunders；2006.

生月经，则需要进行进一步的检查，首先查 FSH，如果有雄激素过多的临床表现，同时测 DHEA-S 和睾酮水平。高水平的 FSH 提示卵巢功能衰竭（包括性腺发育不良、继发性卵巢衰竭或绝经）；正常或低水平的 FSH 提示低促性腺激素性腺功能低落或子宫异常（asherman syndrome）。如果有符合多囊卵巢综合征（稍后讨论）、迟发型先天性肾上腺皮质增生或库欣综合征（Cushing syndrome）临床特征的表现，则进一步考虑这些疾病。当患者有雄激素过多的临床特征或血清睾酮升高时，应该进行相关的检查以排除肿瘤的可能性。图 35-8 是评估一名患有原发性或继发性闭经患者的诊断步骤。

闭经的处理取决于确定的诊断，针对病因的个性化治疗，排卵周期的修复，以及根据患者意愿，治疗不育。同时，治疗低雌激素血症及高雄激素血症（包括药物治疗及手术治疗）。

女性不孕症

经过 1 年未避孕的性生活以后未能受孕，称为不孕症，不孕的夫妇所占的比例大概为 15%～20%。在女性中，20～24 岁有一个不孕症发生的高峰期。在这之后，不孕症的比例有明显下降，直到 32 岁，然后 40 岁之后又有一个急剧的下降。不孕夫妇中，男方因素占 1/3，女方因素占 1/3，双方共同因素占 1/3。女方不孕的因素包括卵巢功能异常（占 40%），输卵管因素（占 20%），宫颈因素（感染、狭窄），子宫因素（感染、纤维瘤），及其他因素（子宫内膜异位症、粘连等）。对于不孕症诊

要获得最后的诊断，需要全面的病史采集和体格检查，以及作为辅助证据的实验室检查和影像学检查。需要特别注意月经史、饮食、运动、服用的药物、青春期发育、多毛、痤疮、泌乳以及身体其他状况。首先，进行妊娠试验和测定 TSH、泌乳素水平。如果以上检查都是正常的，也没有雄激素过多的迹象（如多毛、痤疮或声音改变），进一步查孕激素试验，用甲羟基孕酮（黄体酮）每天 10～20mg，连用 5～10 天，如果患者有正常子宫及适当水平的雌激素，那么停药后 10 天内应该会有撤退性出血。如果没有撤退性出血，考虑重复该试验，肌肉注射 100～200mg 溶于油的孕酮或使用炔诺酮或微粒化的孕酮。如果试验结果仍为阴性，再进行雌孕激素联合使用的长达 21 天的试验，或服用一个周期的复合口服避孕药，该试验可以为子宫内膜提供适量的刺激，使其产生撤退性出血。如果所有的方法都不能产

断的过程应该基于不孕夫妇自身的意愿、他们的年龄、不孕的持续时间以及现病史及体格检查中的特点。

当排除先天性和其他非激素性原因导致的不孕之后，排卵由尿液排卵预测试剂盒证实，试剂盒通过检测LH的波动，或黄体中期血清孕酮水平（预期的月经期之前7天），或两种方法同时使用来预测排卵。不再推荐测量每天的直肠温度来确定排卵。35岁以上的女性应该在月经周期第3天测量血清FSH的水平，如FSH超过12IU/L，则提示卵巢功能差，建议其咨询生殖内分泌专家。

不孕症的治疗应该针对根本病因。排卵障碍在确定病因的基础上采用以下治疗：高泌乳素血症的患者可用溴隐亭，多囊卵巢综合征的患者可用二甲双胍或克罗米芬，低促性腺激素性腺功能低落的患者可用人类绝经期促性腺激素，而对于雄激素升高的肾上腺增生的患者，可用克罗米芬加糖皮质激素，以及抗生素抗感染。如果患者夫妇有复杂的病史或是高龄，那么家庭医师应尽早建议其咨询生殖内分泌专家。

希望恢复生育的继发性不孕妇女（垂体原因）应转诊到专科门诊，考虑外源性脉动GnRH与外源性FSH和LH治疗以促排卵。GnRH可以用来恢复丘脑疾病和三级性腺功能减退症患者的低生育能力。50岁以上的妇女出现继发性腺功能减退应视为更年期综合征，可权衡雌激素替代治疗的风险-效益，考虑在这个年龄段是否使用雌激素替代治疗。

对输卵管通畅程度的评估首选子宫输卵管造影，或腹腔镜检查（如果患者既往病史强烈提示有输卵管损伤）。性交后检查，子宫内膜活检和基础体温测定不再推荐作为初步评估中的常规检查（Mancini et al.，2008；Practice Committee of the American Society of Reproductive Medicine，2004）（表35-19）。

表35-19　用于评估女性不孕的检查

女性不孕病因	常用检查
排卵因素	基础体温测定或尿液LH测定（预测排卵试验）；血清孕酮（黄体期）；经阴道超声；TSH、FSH、泌乳素和雌激素
宫颈因素	宫颈黏液评估；性交后试验（不灵敏）
子宫因素	超声、子宫输卵管造影术、子宫镜、子宫超声显像术（适用于黏膜下肌瘤和内膜息肉）、MRI
输卵管因素	子宫输卵管造影术；腹腔镜和输卵管通色素法；荧光或宫腔镜下输卵管插管通液
腹膜因素	超声、腹腔镜

Modified from Brassard M, AinMelk Y, Baillargeon JP. Basic infertility including polycystic ovary syndrome. Med Clin North Am. 2008；92：1163-1192.

泌乳和多毛

参见附录35-7。

多囊卵巢综合征

临床上，雄激素过多最常见于多囊卵巢综合征。多囊卵巢综合征的患者多以月经周期不规律、不孕、多毛、痤疮和肥胖为主诉，以上症状都是雄激素过多造成的结果。在育龄期女性中，多囊卵巢综合征是最常见的内分泌异常疾病，全球6%～8%的女性都受到多囊卵巢综合征的困扰（Azziz et al.，2009）。多囊卵巢综合征的定义一直以来不停地被修订。根据AE-PCOS（the Androgen Excess and PCOS Society）协会的定义，多囊卵巢综合征是一种以高雄激素血症[临床上和（或）生物学上]、排卵障碍[无排卵和（或）多囊卵巢]为特征的病变，诊断中需要排除其他相关疾病（Azziz et al.，2009）（表35-20），该定义来源于AE-PCOS协会关于多囊卵巢综合征表现型的一个课题。

多囊卵巢综合征典型症状包括多毛、月经失调、肥胖、胰岛素抵抗、黑棘皮症、不孕以及多囊卵巢。多囊卵巢综合征多在月经初潮时出现症状，但也有可能在青春期以后随着体重的增长或其他环境因素的改变而发病。需要鉴别诊断的疾病包括特发性多毛、卵巢卵

表35-20　女性雄激素过剩的病因

病因	具体疾病
肾上腺性高雄激素血症	肾上腺功能早衰 功能性肾上腺性高雄激素血症 先天性肾上腺皮质增生 库欣综合征 高泌乳素血症和肢端肥大症 皮质激素异常
性腺性高雄激素血症	卵巢性 ● 功能性卵巢性高雄激素血症或多囊卵巢综合征 ● 肾上腺男性化失调及其他 ● 卵巢生成类固醇受阻 ● 胰岛素极度抵抗综合征 ● 卵巢肿瘤 两性同体 妊娠相关的高雄激素血症
周围性雄激素生成过多	肥胖 特发性

From Ehrmann DA, Barnes RB, Rosenfield RL. Hyperandrogenism, hirsutism, and the polycystic ovary syndrome. In DeGroot LJ, Jameson, JL, eds. Endocrinology. 5th ed, vol 3. Philadelphia：Saunders；2006.

泡膜细胞增殖症、卵巢肿瘤、肾上腺肿瘤、非典型性肾上腺皮质增生、库欣综合征、糖皮质激素抵抗和产生雄激素的肿瘤。

多囊卵巢综合征患者不孕的风险相当高，可表现为无功能性出血、肥胖、子宫内膜增生、子宫内膜肿瘤、2 型糖尿病、血脂障碍、高血压、阻塞性睡眠呼吸暂停综合征以及心血管疾病发生的可能性（对母亲和女儿的风险都增高）(Azziz et al., 2009; Ehrmann, 2005)（表 35-21）。

表35-21　多囊卵巢综合征症状和体征

症状或迹象	多囊卵巢综合征患者（%）
多毛及多余的毛发生长	78.4
痤疮	36
脱毛	36.5
高雄激素血症	70
多毛	72
持续不退的痤疮	20 ~ 40
雄激素正常	20 ~ 40
明显的月经失调	75 ~ 85
月经稀少	79.11
多囊卵巢	75 ~ 90
LH/FSH	40
胰岛素抵抗	50 ~ 70
2 型糖尿病	26.7
血脂障碍	70
无排卵或少排卵	40
肥胖	50
高泌乳素血症	<1

多囊卵巢综合征的诊断需要高雄激素血症（临床上或生物学上）的证据、排卵障碍（临床上或解剖上）的存在，以及排除其他可能产生高雄激素血症和排卵障碍的疾病。诊断时应首先应做的辅助检查是血清游离睾酮、雄烯二酮、DHEA-S 和 17- 羟孕酮。其他检查还包括泌乳素、TSH、血糖/胰岛素、血脂。循环 LH 和 FSH 水平对多囊卵巢综合征的诊断没有什么意义，所以一般不作为首次就诊必查的项目。盆腔或经阴道超声可以检查卵巢的形状和大小，以及是否有多囊。典型的多囊卵巢综合征表现为卵巢体积增大，且包含 10~12 个直径 2~9mm 的卵泡。多囊卵巢综合征多毛和痤疮的治疗应集中于降低雄激素的水平、产生及其功效。

二甲双胍被广泛用于治疗胰岛素抵抗，以及与激素波动和排卵相关的高胰岛素血症(Nestler, 2008)。孕激素周期疗法或复合口服避孕药可以抑制子宫内膜增殖，降低子宫内膜过度增生甚至子宫内膜癌的发生。

在多囊卵巢综合征的长期治疗中，应同时采取降低心血管并发症、糖尿病、肥胖以及心理疾病的措施（图 35-9）。此外，还需要筛查 2 小时口服葡萄糖耐量试验和血脂水平（总胆固醇、LDL、HDL、甘油三酯），对于葡萄糖耐量试验结果异常的患者，需要改变生活方式（如减肥、锻炼），以及使用二甲双胍和格列酮类药物。另外，医生需要考虑降低心血管风险、心理问题的发生、不孕和多毛的处理以及胰岛素增敏剂的终生使用和使用激素以保护子宫内膜（图 35-9）。

> **治疗要点**
>
> ● 多囊卵巢综合征的患者需要降低心血管疾病的风险，心理咨询，不孕和多毛的治疗，以及可能的胰岛素增敏剂和运用激素保护子宫内膜(Azziz et al., 2009; Ehrmann, 2005; Nestler, 2008)（推荐等级：A）。

钙磷代谢紊乱

钙平衡是一个涉及多种器官系统及功能的精细平衡。肾脏、甲状腺、甲状旁腺、骨、肾上腺、胃肠道、营养、感染、药物都可以影响钙平衡。这些器官的功能失常可以导致高钙血症或低钙血症的产生，并可能最终致病或者致死。人体内的总钙平衡是维持于血浆与骨之间的动态平衡。约 1% 的钙存在于循环中，其他 99% 则贮存在骨中。在血浆中，循环钙中的 40% 与蛋白质（白蛋白）结合，45% 以离子形式存在（Ca^{2+}），15% 见于各种钙盐（如碳酸钙、乳酸钙、磷酸钙、硫酸钙）。骨钙的存在状态则比较活跃，在各种因素的影响下，不断发生沉积和重吸收。这些因素包括：甲状旁腺激素（PTH）、降钙素、破骨细胞和成骨细胞的活动以及肿瘤性疾病。

致使循环钙升高的首要因素是 PTH。它可以增加骨的重吸收，并促进维生素 D_3（胆骨化醇）转化成 1，25-二羟胆骨化醇——维生素 D_3 的活化形式。胆骨化醇最早产生于皮肤接受太阳光照射之后。有一些证据表明日光浴床的紫外线（UV）辐射可以增加维生素 D_3 的产生，但这个方法不推荐为获得维生素 D_3 的恰当的途径(Tangpricha et al., 2004)。钙的饮食来源也非常重要，可以通过营养强化奶，果汁，鱼肝油等摄取。此外，活化形式的维生素 D_3 可以促进胃肠道对于钙的重吸收。体内钙的稳态由循环中的离子钙水平和降钙素对破骨细胞骨吸收的负性效应来维持(Guyton and Hall, 2006)（图 35-10）。

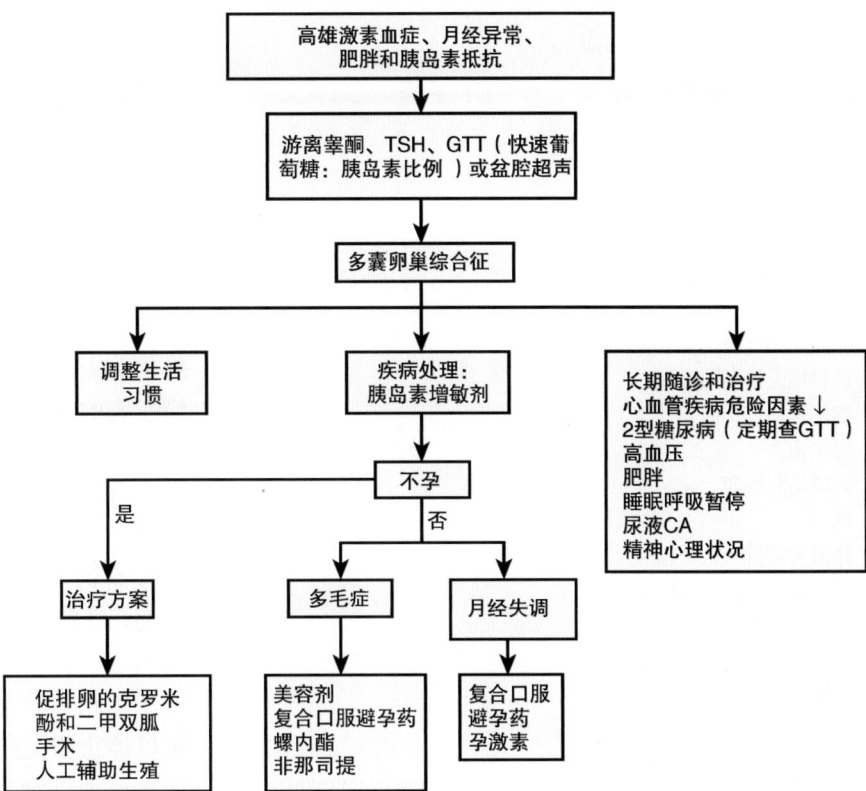

图 35-9 多囊卵巢综合征的治疗流程（Modified from Samraj GPN, Kuritzky L. Polycystic ovary syndrome: comprehensive management in primary care. Comp Ther. 2002; 28: 208-221q.）

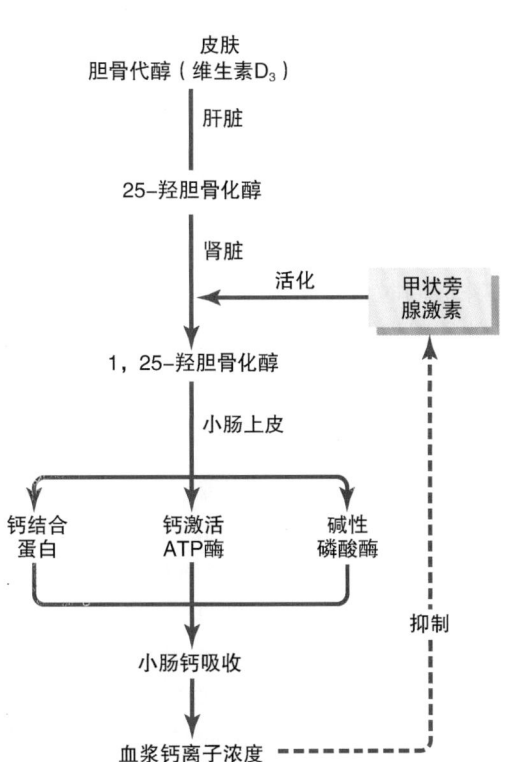

图 35-10 维生素 D₃ 变为其活化形式的转化通路以及 D 族维生素在调控血浆钙浓度中的作用（From Hall JE. Parathyroid hormone, calcitonin, calcium and phosphate metabolism, vitamin D, bone, and teeth. In Guyton AC, Hall JE, eds. Textbook of medical physiology. 12th ed. Philadelphia: Saunders; 2011）

当白蛋白水平正常时，循环钙总量正常值约为 8.5～10.5mg/dl（≈2.4mmol/L）。离子钙的水平与白蛋白无关，其正常值约为 1.17～1.33mmol/L（≈4.7mg/dl）（Bringhurst and Leder, 2006）。

高钙血症

高钙血症的病因可以大致分为两种：原发性和继发性。原发性病因是甲状旁腺激素的过度分泌，继发性病因则包括一系列可以直接影响骨代谢和钙排泄的疾病。原发性甲状旁腺功能亢进（primary hyperparathyroidism, PHPT）的最常见原因是孤立性甲状旁腺腺瘤，约占所有病例的 80%。多发性腺瘤则见于 2%～4% 的病例。第二大常见 PHPT 病因是多发（通常 ≥4）甲状旁腺增生。它的病因包括一系列先天性家族性疾病（MEN-Ⅰ，MEN-ⅡA）。还有少于 1% 的 PHPT 是由于原发性甲状旁腺恶性肿瘤导致的（Silverberg and Bilezikian, 2006）（表 35-22）。

原发性甲状旁腺功能亢进并不表现为经典高钙血症的症状。它可能出现一些非特异性的症状，比如近端肌的中度无力、疲乏、头痛、体重减轻、便秘，也可以严重到肾衰竭，低血容量性休克他们甚至死亡（通常出现在合并恶性肿瘤的患者，虽然有的病例之前还尚未确诊）。很少有患者表现出的症状或体征可以马上提

表 35-22　高钙血症的病因

原发性甲状旁腺功能亢进

甲状旁腺腺瘤

恶性肿瘤的高钙血症

非甲状旁腺的内分泌病因

甲状腺毒症

嗜铬细胞瘤

阿迪森病

胰岛细胞肿瘤

药物相关性高钙血症

维生素 D

维生素 A

噻嗪类利尿药

锂

雌激素和抗雌激素药

家族性低尿钙性高钙血症

混杂性病因

制动

碱性乳综合征

肠外营养

From Silverberg SJ, Bilezikian JP. Primary hyperparathyroidism. In DeGroot LJ, Jameson, JL, eds. Endocrinology. 5th ed, vol 2. Philadelphia: Saunders; 2006

moans, and abdominal groans"），代表经典四联征所说的四种症状：骨痛、肾结石、精神异常、恶心和呕吐（Silverberg and Bilezikian，2006）。

PHPT 中的根本问题是循环中过量的甲状旁腺激素。然而，骨代谢也可以调控 PTH 的水平。溶骨性代谢可以导致血清钙的升高，并相应地抑制 PTH 水平。当导致高钙血症的原因是恶性肿瘤时，患者往往有相应病史。但这之中也有例外——隐匿性的多发性骨髓瘤，可以表现为慢性腰背痛和升高的血清钙。恶性肿瘤患者的血钙水平（> 14mg/dl）往往比甲状旁腺腺瘤的患者（< 13mg/dl）更高，当然这并不是绝对的。

噻嗪类利尿药，锂，碳酸钙是初级护理中常见的药物。但如果没有很好的监测或按规定使用，也可以导致高钙血症。关于非处方药（OTC）的问诊也非常重要，因为过量的维生素 D（中毒剂量）也是高钙血症病因之一。如果一个患者的确正在使用上述药物但没有产生相关症状，同时血清钙水平小于 14mg/dl，那么可以停止相关药物的使用，并在 1 星期内复查钙水平。如果血清钙没有变化或者有所下降，继续监测血清钙直到它回复正常。个别情况下，血清钙升高患者中也会存在肾上腺皮质功能减退和甲状腺功能亢进。

如果患者出现了与高钙血症相符合的症状，或者血清钙水平高于 13.5mg/dl，那么他（她）需要更积极的治疗。由于高尿钙导致的多尿，使得这些患者几乎一直处于容量衰竭的状态。治疗的首要原则是积极的再水化。使用等渗盐水 2～4L/d，直到患者血钙水平回到正常。老年患者或者合并肾脏、心脏功能不全的患者可以在补液同时合用呋塞米（袢利尿药），以防止容量超负荷的情况发生。补液时液体的管理必须非常小心

示高钙血症。PHPT 常常在非特异性的常规实验室检查中被发现，比如在肾结石患者的评估过程中，或者在骨质疏松加重和发生病理性骨折的患者中被偶然发现（Silverberg and Bilezikian，2006）（表 35-23）。

有一个关于高钙血症的经典"四联征"。虽然它也可以在许多其他疾病中见到，但还是对各种病因导致的高钙血症有一定提示意义。有一个便于医学生记忆的口诀是"骨、石、报怨、腹部不适"（"bones, stones,

表 35-23　原发性甲状旁腺功能亢进的生化指标

	患者（平均值 +/−SEM）	正常范围
血清钙	10.7±mg/dl	8.2～10.2mg/dl
血清磷	2.8±0.1mg/dl	2.5～4.5mg/dl
总碱性磷酸酶	114±5IU/L	<100IU/L
血清镁	2.0±0.1mg/dl	1.8～2.4mg/dl
PTH 甲状旁腺激素（免疫放射分析法）	119±7pg/ml	10～65pg/ml
25（OH）维生素 D	19±1ng/ml	9～52ng/ml
1,25-二羟维生素 D	54±2pg/ml	15～60pg/ml
尿钙	240±11mg/g 肌酐	
尿脱氧吡啶啉（DPD）	17.6±nmol/L/mmol/L 肌酐	<14.6nmol/L/mmol/L 肌酐
尿吡啶诺林（PYD）	46.8±2.7nmol/L/mmol/L 肌酐	<51.8nmol/L/mmol/L 肌酐

From Silverberg SJ, Bilezikian JP. Primary hyperparathyroidism. In DeGroot LJ, Jameson, JL, eds. Endocrinology. 5th ed, vol 3. Philadelphia: Saunders; 2006.

谨慎，需避免因疏忽导致的容量负荷过多或容量衰竭。其他的治疗方法则包括：静脉用二膦酸盐、降钙素、硝酸镓或普卡霉素（表35-24、表35-25）。

如果考虑患者有甲状旁腺腺瘤，那么目前唯一有效的治愈方法是行甲状旁腺切除术。此外，外科手术治疗也是虽无症状但满足下述任一条件的患者的治疗选择方案：血钙超过1mg/dl或者远在正常上限以上，肌酐清除率少于60ml/min，骨质疏松，年龄小于50岁（Bilezikian et al., 2009；Silverberg and Bilezikian, 2006）

对于无症状或者放弃手术，或者不满足手术指征的患者，可以做的内科治疗包括适量的钙摄取，雌激素替代治疗（如果可行），二膦酸盐和选择性雌激素受体调节剂（SERMs）（Bilezikian et al., 2009；Silverberg and Bilezikian, 2006）。

对于不是由于恶性肿瘤导致的PHPT患者，评估他们到底是只有一个腺瘤，还是具有多发功能性腺瘤，以及腺瘤发生的位置是非常有意义的。这对于减少手术时长和缩小手术范围非常重要。我们可以在术前利用超声、CT或者核磁来判断哪一个甲状旁腺是这些过量甲状旁腺激素的来源。如果上述手段都不能给出一个确定的答案，那我们可以借助锝（^{99m}Tc）标记的放射性核素显像来定位腺瘤（Silverberg and Bilezikian, 2006）。

低钙血症

低钙血症的发生有多种原发性或继发性病因。原发性病因与一些PTH获得方面的缺陷有关。这些原因包括：①产生障碍（外科手术切除甲状旁腺或者自身免疫性疾病导致的甲状旁腺功能减退），②分泌障碍（更

表35-24　高钙血症的常用治疗方法

治疗方法	起效时间	作用时间	优点	缺点
再水化	数小时	治疗过程中	起效快速 再水化是一直需要的	无
强化的盐水利尿（合用/不合用袢利尿药）	数小时	治疗过程中	起效快速	中度降钙效果，可能导致容量过负荷，电解质紊乱，一过性效应，患者的不便
降钙素	数小时	1~2天	起效快速	中度降钙效果，几天内即产生耐药反应
二膦酸盐类				
依替膦酸钠（etidronate）	1~3天	5~7天	第一代二膦酸盐较好的耐受性	按规定输液3天，效果小于其他二膦酸盐
帕米膦酸钠（pamidronate）	1~2天	数周到数月	第二代二膦酸盐纠正多数患者的血钙水平	发热，偶有发生低钙血症，低磷血症，低镁血症
唑来膦酸钠（zoledronate）	1~2天	数周到数月	第三代二膦酸盐比第二代更有效，可使90%的患者血钙回复正常，可以在30分钟内给入药	发热，低磷血症，低钙血症，偶有发生肾毒性

From Finkelstein JS, Potts JT. Medical management of hypercalcemia. In DeGroot LJ, Jameson, JL, eds. Endocrinology. 5th ed, vol 2. Philadelphia：Saunders；2006

表35-25　高钙血症的特殊治疗方法

治疗方法	起效时间	作用时间	优点	缺点
硝酸镓	5天	7~10天	纠正对二膦酸盐耐药患者的血钙水平	必须持续输液5天以上，偶发肾毒性或低磷血症
糖皮质激素	数天	数天到数周	口服	在肉芽肿性疾病和一些特定类型的恶性肿瘤（尤其血液系统肿瘤）中有效
透析	数小时	作用过程中及使用后24~48小时	起效快速，在合并肾脏或心脏功能不全者中有效，在治疗危及生命的高钙血症中有效	操作复杂，在极端或特殊的情况下使用
口服磷酸盐	24小时	使用过程中	血磷低时仅产生极微小毒性，口服给药	中度降钙效果，腹泻

From Finkelstein JS, Potts JT. Medical management of hypercalcemia. In DeGroot LJ, Jameson, JL, eds. Endocrinology.5th ed, vol 2. Philadelphia：Saunders；2006.

严重的可合并低镁血症），③终末器官抵抗。前两种病因造成的是循环中 PTH 量的减少，而第三种情况下，PTH 是上升的，相反血钙和血磷是低的。可造成终末器官抵抗的一个例子是：Albright 综合征（奥 - 马 - 斯综合征）。继发性病因则包括严重的维生素 D 缺乏，软骨肉瘤造成的"骨饥饿综合征"以及 HIV 感染 /AIDS（获得性免疫缺陷综合征）（表 35-26）。

门诊患者发病时往往不具有低钙血症典型的症状和体征。临床首发症状通常是由于神经肌肉应激性导致的。考虑低钙血症时，阴性体征往往不能排除诊断。有两种体格检查可以帮助低钙血症的诊断：面部叩击征（Chvostek sign）——在面部轻叩面神经导致面肌收缩和束臂征（Trousseau sign）——束血压袖带后发生腕痉挛。深腱反射可亢进，患者可能会表现为焦虑、迷惑、痴呆或精神症状。低钙血症的症状体征与离子钙的水平有关，而与总钙量或减低速度无关（Levine，2006）。原发性或代偿性碱中毒都可以促进离子钙向结合钙转换，并由此加剧临界低钙血症的病情。

低钙血症造成的心血管系统变化包括：QT 间期延长 - 可以导致致死性的心律失常和心功能障碍。癫痫大发作也有可能发生。这种心功能障碍通常是可逆的，在离子钙水平正常后可以恢复。在紧急或者严重的情况下，静脉输入钙剂是可行的治疗方法。与之伴发的高磷血症、碱中毒、低镁血症也必须同时处理。口服钙和维生素 D 可用于长期治疗。尽管在高钙血症患者中，噻嗪类利尿药的使用是禁忌的，但在低钙血症中，它们可能会发挥积极的作用。此外，袢利尿剂是必须慎用的，因为它们可以促进肾脏对钙的排泄，从而加重患者的病情。

假甲状旁腺功能减退症是非常少见的情况。通常是由于先天性的内分泌功能障碍导致了组织对 PTH 的抵抗。这其中有一种经典的疾病叫 Albright 遗传性骨营养不良（Albright hereditary osteodystrophy，AHO）。AHO 患者表现为身材矮小，智力低下，短指和 PTH 抵抗（PTH 水平是升高的）。还有一种形式的 AHO 不涉及 PTH 功能障碍，被称为假性甲状旁腺功能减退。虽然这些疾病的临床过程中各不相同，且在某些病例中表现为长期病程，但总的来说 AHO 患者期望寿命较短。主要的治疗方案是支持治疗（Levine，2006）。

高磷血症

造成高磷血症的最常见原因，也是家庭医生最熟悉的原因，是肾功能不全。这也是各种类型甲状旁腺功能减退症的一个特征性表现，是由于 PTH 对近段肾小管处磷酸盐的重吸收的抑制作用丧失导致的（Kolon et al.，2004）。此外，给婴儿提供高磷酸盐的配方奶，也可以导致低钙血症和手足搐搦（表 35-27）。

表 35-26　功能性甲状旁腺功能减退的原因

原因分类	具体疾病
手术	手术
毒性物质	高剂量辐射（少见）
	天门冬酰胺酶
	氨磷汀
浸润性过程	铁沉积
	铜沉积
	肿瘤或肉芽肿
PTH 分泌缺陷	镁缺乏
	镁过量
	钙敏感受体基因的激活突变（MIM 145980）
	激活钙敏感受体的抗体
	烧伤和钙敏感受体的上调
	酒精
	产妇高钙血症
	新生儿低钙血症
甲状旁腺的自身免疫性破坏	自身免疫性甲状旁腺功能减退症
	自身免疫性多腺体综合征，1 型（APECED，MIM 240300）
特发性甲状旁腺功能减退症	常染色体隐性遗传（MIM 241400）
	X 连锁（MIM 307700）
甲状旁腺发育缺陷	DiGeorge 综合征 / 第三、四咽囊综合征（del 22q or TBX1 突变）；DGS1；MIM 188400
	DiGeorge 综合征（del 10p）DGS2；MIM601362
	Velocardiofacia 综合征 / 软腭 - 心 - 面综合征（del 22q）；MIM 192430
	a Kenny-Caffey and Sanjad-Sakati 综合征（TBCE，MIM 244460）
甲状旁腺激素合成障碍（MIM 168450）	prepro-PTH 基因的常染色体显性突变
	prepro-PTH 基因的常染色体隐性突变
代谢缺陷和线粒体神经肌病	Kearn-Sayre 综合征
	Person 综合征
	tRNA 亮氨酸突变
甲状旁腺激素抵抗	假性甲状旁腺功能减退 1a 型（MIM103580）
	假性甲状旁腺功能减退 1b 型
	假性甲状旁腺功能减退 1c 型
	假性甲状旁腺功能减退 2 型

From Levine MA. Hypoparathyroidism and pseudohypoparathyroidism. In DeGroot LJ, Jameson, JL, eds. Endocrinology. 5th ed, vol 2. Philadelphia: Saunders；2006.

表 35-27 高磷血症的病因

病因分类	具体疾病
肾脏对磷的排泄障碍	肾功能不全
	瘤样钙质沉着
	甲状旁腺功能减退症,假甲状旁腺功能减退症
	肢端肥大症
	依替膦酸钠
	肝素
增加的细胞外磷酸盐	磷酸盐的快速使用(经静脉,口腔,直肠)
	快速的细胞分解代谢或裂解
	分解代谢状态
	组织损伤
	高温损伤
	挤压伤
	暴发性肝炎
	细胞裂解
	溶血性贫血
	横纹肌溶解症
	细胞毒性疗法
	磷酸盐的跨细胞转运
	代谢性酸中毒
	呼吸性酸中毒

From Bringhurst FR, Leder BZ. Regulation of calcium and phosphate homeostasis. In DeGroot LJ, Jameson, JL, eds. Endocrinology. 5th ed, vol 2. Philadelphia：Saunders；2006.

低磷血症

由于饮食原因导致的低磷血症基本不存在。然而,过度使用口服磷酸盐结合剂(氢氧化铝和氢氧化镁抑酸剂)可以导致磷酸盐在肠道内形成不溶物,从而抑制其吸收。一般来说,如果口服制酸剂被除外了,那么引起低磷血症最常见的原因是由于 PTH 增加或者恶性肿瘤导致的血钙升高(Silverberg and Bilezikian,2006)。与低钙血症相关的低磷血症则通常是由肾脏过度排泄或严重疾病导致的。还有一种婴儿的低磷血症佝偻病则与常染色体显性遗传有关(表 35-28)。

骨质疏松和骨软化症

参见附录 35-8。

(吴华 译)

附录

表 35-28 低磷血症的病因

病因分类	具体病因
肠道磷酸盐重吸收障碍	选择性饮食中磷酸盐沉淀形成
	含铝抑酸剂
肾小管磷酸盐重吸收障碍	肾小管磷酸盐重吸收障碍
肾小管疾病	Fanconi 综合征,其他肾小管疾病
	胱氨酸病
	肝豆状核变性(Wilson 病)
	NA/P12 失活突变
	Dent 病
	特发性高尿钙症中的低磷血症
PTH 或 PTH 相关蛋白升高	原发性甲状旁腺功能亢进症
	PTH 相关蛋白依赖的高钙血症(恶性)
	继发性甲状旁腺功能亢进
	维生素 D 抵抗
	钙饥饿或吸收不良
	Bartter 综合征
	常染色体隐性遗传性肾低镁血症/高钙尿症
经体液磷酸盐丢失综合征	X-连锁低磷血症佝偻病
	常染色体显性遗传低磷血症佝偻病
	肿瘤引发的骨软化病
	McCune-Albright 综合征
其他全身性疾病	糖尿
	醛固酮增多症
	镁或钾耗竭
	淀粉样变
	肾移植
	复温,诱发性高热
药物和毒素	乙醇糖皮质激素
	异环磷酰胺西罗莫司
	乙酰唑胺雌激素
	顺铂膦甲酸
	甲苯苏拉明
	重金属帕米膦酸钠
磷酸盐再分配(到细胞或骨)增多	磷酸盐再分配(到细胞或骨)增多
急性细胞内转移	胰岛素治疗(用于高血糖,糖尿病酮症酸中毒)
	静脉用葡萄糖,果糖,甘油(用于术前禁食的患者)
	儿茶酚胺(肾上腺素,沙丁胺醇,特布他林,多巴胺)
	急性呼吸性碱中毒(水杨酸中毒,急性痛风)
	革兰阴性菌败血症,中毒休克综合征,甲状腺毒性周期性麻痹
	酸中毒,饥饿,低温的恢复期
新细胞快速生成	白血病危象
	骨髓干细胞治疗
	促红细胞生成素,GM-CSF 的治疗
	恶性贫血的治疗
	部分性肝切除后状态
加速的骨骼形成	甲状旁腺切除术后
	维生素 D 缺乏症的治疗
	二膦酸盐治疗的早期阶段
	成骨性转移

Bringhurst FR, Leder BZ. Regulation of calcium and phosphate homeostasis. In DeGroot LJ, Jameson, JL, eds. Endocrinology. 5th ed, vol 2. Philadelphia：Saunders；2006.

参考资料

American Academy of Family Physicians: Summary of recommendations for clinical preventive services, revision 6. April, 2009.

American Association of Clinical Endocrinologists: American Association of Clinical Endocrinologists medical guidelines for clinical practice for the evaluation and treatment of hypogonadism in adult male patients—2002 update, *Endocrinol Pract* 8:440–456, 2002.

American Association of Clinical Endocrinologists: Medical guidelines for clinical practice for the evaluation and treatment of hyperthyroidism and hypothyroidism. AACE Thyroid Task Force. H. Jack Baskin M.D., MACE, Chairman. AACE Thyroid Guidelines, *Endocr Pract* 8(6):457–469, 2002.

American Thyroid Association and American Association of Clinical Endocrinologists: 2011.

Anderson GL, Limacher M, Assaf AR, et al: Effects of conjugated equine estrogen in postmenopausal women with hysterectomy: The Women's Health Initiative randomized controlled trial, *JAMA* 291(14):1701–1712, 2004.

Arlt W: Androgen therapy in women, *Eur J Endocrinol* 154(1):1–11, 2006.

Arlt W, Allolio B: Adrenal insufficiency, *Lancet* 361(9372):1881–1893, 2003.

Arnaldi G, Angeli A, Atkinson AB, et al: Diagnosis and complications of Cushing syndrome: a consensus statement, *J Clin Endocrinol Metab* 88:5593–5602, 2003.

Azziz R: The evaluation and management of hirsutism, *Obstet Gynecol* 101(5 Pt 1):995–1007, 2003.

Azziz R, Carmina E, Dewailly D, et al: The Androgen Excess and PCOS Society criteria for the polycystic ovary syndrome: the complete task force report, *Fertil Steril* 91(2):456–488, 2009.

Bagchi N, Brown TR, Paris RF: Thyroid dysfunction in adults over age 55 years: a study in an urban US community, *Arch Intern Med* 150(4):785–787, 1990.

Bahn RS, Burch HB, Cooper DS, et al: Hyperthyroidism and other causes of thyrotoxicosis: management guidelines of the American Thyroid Association and American Association of Clinical Endocrinologists, *Endocr Pract* 17(3):456–520, 2011.

Baloch ZW, Livolsi VA: Pathology. In Braverman LE, Utiger RD, editors: *Werner and Ingbar's, the thyroid. A fundamental and clinical text*, ed 9, Philadelphia, 2005, Lippincott, Williams & Wilkins, pp 422–449.

Beck-Peccoz P, Brucker-Davis F, Persani L, et al: Thyrotropin-secreting pituitary tumors, *Endocr Rev* 17:610–638, 1996.

Ben-Shlomo A, Melmed S: Acromegaly, *Endocrinol Metab Clin North Am* 37:101–122, 2008.

Benvenga S: Thyroid hormone transport proteins and the physiology of hormone binding. In Braverman LE, Utiger RD, editors: *Werner and Ingbar's, the thyroid. A fundamental and clinical text*, ed 9, Philadelphia, 2005, Lippincott, Williams & Wilkins, pp 97–108.

Bianco AC, Larsen PR: Intracellular pathways of iodothyronine metabolism. In Braverman LE, Utiger RD, editors: *Werner and Ingbar's, the thyroid. A fundamental and clinical text*, ed 9, Philadelphia, 2005, Lippincott, Williams & Wilkins, pp 109–133.

Bilezikian JP, Khan AA, Potts JT Jr: Guidelines for the management of asymptomatic primary hyperparathyroidism: summary statement from the third international workshop, Third International Workshop on the Management of Asymptomatic Primary Hyperthyroidism, *J Clin Endocrinol Metab* 94(2):335–339, 2009.

Biller BM, Grossman AB, Stewart PM, et al: Treatment of adrenocorticotropin-dependent Cushing's syndrome: a consensus statement, *J Clin Endocrinol Metab* 93:2454–2462, 2008.

Biller BM, Samuels MH, Zagar A, et al: Sensitivity and specificity of six tests for diagnosis of adult GH deficiency, *J Clin Endocrinol Metab* 87:2067–2079, 2002.

Blondell RD, Foster MB, Dave KC: Disorders of puberty, *Am Fam Physician* 60:209–223, 1999.

Brassard M, AinMelk Y, Baillargeon JP: Basic infertility including polycystic ovary syndrome, *Med Clin North Am* 92(5):1163–1192, 2008.

Braverman LE, Utiger RD: Introduction to thyrotoxicosis. In Braverman LE, Utiger RD, editors: *Werner and Ingbar's: The thyroid. A fundamental and clinical text*, ed 9, Philadelphia, 2005, Lippincott, Williams & Wilkins. Philadelphia, pp 453–455.

Bringhurst FR, Leder BZ: Regulation of calcium and phosphate homeostasis. In DeGroot LJ, Jameson JL, editors: *Endocrinology* (vol 2), ed 5, Philadelphia, 2006, Elsevier Saunders, pp 1465–1498.

Bunin GR, Surawicz TS, Witman PA, et al: The descriptive epidemiology of craniopharyngioma, *J Neurosurg* 89(4):547–551, 1998.

Burckhardt MA, Zumsteg U: *Praxis* 102(13):777–784, 2013.

Carel JC, Lahlou N, Roger M, Chaussain JL: Precocious puberty and statural growth, *Hum Reprod Update* 10:135–147, 2004.

Carel JC, Léger J: Clinical practice. Precocious puberty, *N Engl J Med* 358(22):2366–2377, 2008.

Chiovato L, Barbesino G, Pinchera A: Graves' disease. In DeGroot LJ, Jameson JL, editors: *Endocrinology* (vol 2), ed 4, Philadelphia, 2001, WB Saunders, p 1430.

Chopra IJ: Clinical review 86: euthyroid sick syndrome: is it a misnomer?, *J Clin Endocrinol Metab* 82(2):329–334, 1997.

Clemmons DR, Chihara K, Freda PU, et al: Optimizing control of acromegaly: integrating a growth hormone receptor antagonist into the treatment algorithm, *J Clin Endocrinol Metab* 88:4759–4767, 2003.

Cooper DS, Doherty MD, Haugen BR, et al: Revised American Thyroid Association management guidelines for patients with thyroid nodules and differentiated thyroid cancer, *Thyroid* 19(11):1167–1214, 2009.

Coursin DB, Wood KE: Corticosteroid supplementation for adrenal insufficiency, *JAMA* 287:236–240, 2002.

Cummings SR, Ettinger B, Delmas PD, et al: The effects of tibolone in older postmenopausal women, *N Engl J Med* 359(7):697–708, 2008.

Curran DR, Moore C: Clinical inquiries. What is the best approach to the evaluation of hirsutism?, *J Fam Pract* 54(5):465–467, 2005.

Dandona P, Rosenberg MT: A practical guide to male hypogonadism in the primary care setting, *Int J Clin Pract* 64(6):682–696, 2010.

Davis SR, Davidson SL, Donath S, Bell RJ: Circulating androgen levels and self-reported sexual function in women, *JAMA* 294(1):91–96, 2005.

Dayan CM, Daniels GH: Chronic autoimmune thyroiditis, *N Engl J Med* 335(2):99–107, 1996.

De Bellis A, Colao A, De Salle F, et al: A longitudinal study of vasopressin cell antibodies, posterior pituitary function and magnetic resonance imaging evaluation in subclinical autoimmune central diabetes insipidus, *J Clin Endocrinol Metab* 84:3047–3051, 1999.

de Vries L, Phillip M: Letter to the editor. Children referred for signs of early puberty warrant endocrine evaluation and follow-up, *J Clin Endocrinol Metab* 90(1):593, 2005.

Ehrmann DA: Polycystic ovary syndrome, *N Engl J Med* 352(12):1223–1236, 2005.

Farwell AP: Subacute thyroiditis and acute infectious thyroiditis. In Braverman LE, Utiger RD, editors: *Werner and Ingbar's, the thyroid. A fundamental and clinical text*, ed 9, Philadelphia, 2005, Lippincott, Williams & Wilkins, pp 536–547.

Findling JW, Raff H: Screening and diagnosis of Cushing syndrome, *Endocrinol Metab Clin North Am* 34:385–402, 2005.

Franklyn JA, Gammage MD: Morbidity and mortality in thyroid dysfunction and its treatment. In Braverman LE, Utiger RD, editors: *Werner and Ingbar's, the thyroid. A fundamental and clinical text*, ed 9, Philadelphia, 2005, Lippincott, Williams & Wilkins, pp 1063–1069.

Freda PU: Somatostatin analogs in acromegaly, *J Clin Endocrinol Metab* 87:3013–3018, 2002.

Frey KA, Patel KS: Initial evaluation and management of infertility by the primary care physician, *Mayo Clin Proc* 79(11):1439–1443, 2004.

Funder JW, Carey RM, Fardella C, et al: Case detection, diagnosis, and treatment of patients with primary aldosteronism: an endocrine society clinical practice guideline, *J Clin Endocrinol Metab* 93(9):3266–3281, 2008.

Garber JR, Cobin RH, Gharib H: et al: Clinical practice guidelines for hypothyroidism in adults: co-sponsored by the American Association of Clinical Endocrinologists and the American Thyroid Association, *Endocr Pract* 18(6):988–1028, 2012.

Gencer B, Collet TH, Virgini V, et al: Subclinical thyroid dysfunction and cardiovascular outcomes among prospective cohort studies, *Endocr Metab Immune Disord Drug Targets* 13(1):4–12, 2013.

Gharib H, Cook DM, Saenger PH, et al: American Association of Clinical Endocrinologists Growth Hormone task force: American Association of Clinical Endocrinologists, medical guidelines for clinical practice for growth hormone use in adults and children—2003 update, *Endocrinol Pract* 9:64–76, 2003.

Glinoer D: Thyroid Disease during Pregnancy. In Braverman LE, Utiger RD, editors: *Werner and Ingbar's, the thyroid. A fundamental and clinical text*, ed 9, Philadelphia, 2005, Lippincott, Williams & Wilkins, pp 1086–1108.

Griffin JE, Wilson JD: Disorders of the testes and the male reproductive tract. In Larsen PR, Kronenberg HM, Melmed S, Polonsky KS, editors: *Williams' textbook of endocrinology*, ed 10, Philadelphia, 2003, Saunders, pp 709–769.

Harjai KJ, Licata AA: Effects of amiodarone on thyroid function, *Ann Intern Med* 126(1):63–73, 1997.

Hassani S, Hershman JM: Thyroid diseases. In Hazzard WR, Blass JP, Halter JB, et al, editors: *Principles of geriatric medicine and gerontology*, ed 5, 2006, McGraw-Hill, pp 837–853.

Hedley AJ, Young RE, Jones SJ, et al: Antithyroid drugs in the treatment of hyperthyroidism of Graves' disease: long-term follow-up of 434 patients. Scottish Automated Follow-Up Register Group, *Clin Endocrinol (Oxf)* 31(2):209–218, 1989.

Helfand M: Screening for subclinical thyroid dysfunction in non-pregnant adults: a summary of the evidence for the U.S. Preventive Services Task Force, *Ann Intern Med* 140:128–141, 2004.

Henna MR, Del Nero RG, Sampaio CZ, et al: Hormonal cryptorchidism therapy: systematic review with metanalysis of randomized clinical trials, *Pediatr Surg Int* 20(5):357–359, 2004.

Houk CP, Hughes IA, Ahmed SF, Lee PA: Summary of consensus statement on intersex disorders and their management. International Intersex Consensus Conference, *Pediatrics* 118(2):753–757, 2006.

Hulley S, Grady D, Bush T, et al: Randomized trial of estrogen plus progestin for secondary prevention of coronary heart disease in postmenopausal women. Heart and estrogen/progestin replacement study (HERS) research group, *JAMA* 280(7):605–613, 1998.

Jayasena CN, Dhillo WS: Kisspeptin offers a novel therapeutic target in reproduction, *Curr Opin Investig Drugs* 10:311–318, 2009.

Jarow J, Sigman M, Kolettis PN: et al: *The optimal evaluation of the infertile male: AUA best practice statement*, 2010, American Urologic Association Education and Research, Inc.

Kaplowitz P: Clinical characteristics of 104 children referred for evaluation of precocious puberty, *J Clin Endocrinol Metab* 89:3644–3650, 2004.

Kaplowitz P: Author's response: children referred for signs of early puberty warrant endocrine evaluation and follow-up, *J Clin Endocrinol Metab* 90(1):593–594, 2005.

Kaplowitz PB, Oberfield SE: Reexamination of the age limit for defining when puberty is precocious in girls in the United States: implications for evaluation and treatment. Drug and Therapeutics and Executive Committees of the Lawson Wilkins Pediatric Endocrine Society, *Pediatrics* 104(4 Pt 1):936–941, 1999.

Karavitaki N, Wass JA: Craniopharyngiomas, *Endocrinol Metab Clin North Am* 37:173–193, 2008.

Kasum M, Oreskovic S, Zec I, et al: Macroprolactinemia: new insights in hyperprolactinemia, *Biochem Med (Zagreb)* 22(2):171–179, 2012.

Katznelson L, Atkinson JLD, Cook DM, et al: American association of clinical endocrinologists medical guidelines for clinical practice for the diagnosis and treatment of acromegaly 2011 update, *Endocr Pract* 17(Suppl 4):1–44, 2011.

Kollin C, Hesser U, Ritzén EM, et al: Testicular growth from birth to two years of age, and the effect of orchidopexy at age nine months' a randomized, controlled study, *Acta Paediatr* 95:318–324, 2006.

Kolon TF, Patel RP, Huff DS: Cryptorchidism: diagnosis, treatment, and long-term prognosis, *Urol Clin North Am* 31(3):469–480, 2004.

Kopp P: Thyroid hormone synthesis. In Braverman LE, Utiger RD, editors: *Werner and Ingbar's, the thyroid. A fundamental and clinical text*, ed 9, Philadelphia, 2005, Lippincott, Williams & Wilkins, pp 52–76.

Korbonits M, Carlsen E: Recent clinical and pathophysiological advances in non-functioning pituitary adenomas, *Horm Res* 71(Suppl 2):123–130, 2009.

Ladenson PW, Singer PA, Ain KB, et al: American Thyroid Association guidelines for detection of thyroid dysfunction, *Arch Intern Med* 160:1573–1575, 2000.

Lazarus JH: Sporadic and postpartum thyroiditis. In Braverman LE, Utiger RD, editors: *Werner and Ingbar's, the thyroid. A fundamental and clinical text*, ed 9, Philadelphia, 2005, Lippincott, Williams & Wilkins, pp 524–535.

Lenders JW, Eisenhofer G, Mannelli M, Pacak K: Phaeochromocytoma, *Lancet* 366(9486):665–675, 2005.

Leonetti H, Longo S, Anasti JN: Transdermal progesterone cream for vasomotor symptoms and postmenopausal bone loss, *Obstet Gynecol* 94(2):225–228, 1999.

Leung AK, Pacaud D: Diagnosis and management of galactorrhea, *Am Fam Physician* 70:543–550, 2004.

Levine MA: Hypoparathyroidism and pseudohypoparathyroidism. In DeGroot LJ, Jameson JL, editors: *Endocrinology* (vol 2), ed 5, Philadelphia, 2006, Elsevier Saunders, pp 1611–1636.

Loh JA, Verbalis JG: Disorders of water and salt metabolism associated with pituitary disease, *Endocrinol Metab Clin North Am* 37:213–234, 2008.

Losa M, Fortunato M, Molteni L, et al: Thyrotropin-secreting pituitary adenomas: biological and molecular features, diagnosis and therapy, *Minerva Endocrinol* 33(4):329–340, 2008.

MacLaughlin DT, Donahoe PR: Sex determination and differentiation, *N Engl J Med* 350(4):367–378, 2004.

Mancini T, Casanueva FF, Giustina A: Hyperprolactinemia and prolactinoma, *Endocrinol Metab Clin North Am* 37:67–99, 2008.

Margo K, Winn R: Testosterone treatments: why, when, and how?, *Am Fam Physician* 73(9):1591–1598, 144, 2006.

Mayo Clinic Health Information, 2014. www.mayoclinic.com/health/gynecomastia.

Meier CA, Burger AC: Effects of drugs and other substances on thyroid hormone synthesis and metabolism. In Braverman LE, Utiger RD, editors: *Werner and Ingbar's, the thyroid. A fundamental and clinical text*, ed 9, Philadelphia, 2005, Lippincott, Williams & Wilkins, pp 229–246.

Melmed S, Colao A, Barkan A, et al: Acromegaly Consensus Group. Guidelines for acromegaly management: an update, *J Clin Endocrinol Metab* 94:1509–1517, 2009.

Midyett LK, Moore WV, Jacobson JD: Are pubertal changes in girls before age 8 benign?, *Pediatrics* 1(111):47–51, 2003.

Mooradian AD: Endocrine dysfunction due to renal disease. In Becker KL, editor: *Principles and practice of endocrinology and metabolism*, ed 3, Philadelphia, 2001, Lippincott, Williams and Wilkins, pp 1908–1911.

Mooradian AD, Korenman SG: Management of the cardinal features of andropause, *Am J Therapeutics* 13:145–160, 2006.

Mooradian AD, Korenman SG: Endocrinology. In Braunwald E, editor: *Atlas of internal medicine*, ed 3, Philadelphia, 2007, Springer, pp 121–179.

Mooradian AD, Morley JE: The hypothalamus and the pituitary glands. In Mendelsohn G, editor: *Diagnosis and pathology of endocrine diseases*, Philadelphia, 1988, J.B. Lippincott Co., pp 351–377.

Myers AH, Robinson EG, Van Natta ML, et al: Hip fractures among the elderly: factors associated with in-hospital mortality, *Am J Epidemiol* 134(10):1128–1137, 1991.

Naik VD, Thakore NR: A case of symptomatic Rathke's cyst, *BJM Case Rep* 2013. pii:bcr2012006943. doi: 10.1136/bcr-2012-006943.

Nelson H, Humphrey L, Nygren P, et al: Postmenopausal hormone replacement therapy: scientific review, *JAMA* 288(7):872–881, 2002.

Nestler JE: Metformin for the treatment of the polycystic ovary syndrome, *N Engl J Med* 358(1):47–54, 2008.

New MI: An update of congenital adrenal hyperplasia, *Ann N Y Acad Sci* 1038:14–43, 2004.

New MI: Description and defense of prenatal diagnosis and treatment with low-dose dexamethasone for congenital adrenal hyperplasia, *Am J Bioethics* 10(9):48–51, 2010.

Nguyen TV, Eisman JA, Kelly PJ, Sambrook PN: Risk factors for osteoporotic fractures in elderly men, *Am J Epidemiol* 144(3):255–263, 1996.

Nieman LK, Biller BMK, Findling JW, et al: The diagnosis of Cushing syndrome: an endocrine society clinical practice guideline, *J Clin Endocrinol Metab* 93(5):1526–1540, 2008.

Nowak FV, Mooradian AD: Endocrine function and dysfunction. In Birren JE, editor: *Encyclopedia of gerontology: age, aging, and the aged* (vol 1), ed 2, San Diego, 2007, Elsevier Inc., pp 480–493.

Oiknine RF, Mooradian AD: Thyroid disorders. In Pathy MSJ, Sinclair AJ, Morley JE, editors: *Principles and practice of geriatric medicine* (vol 2), ed 4, West Sussex, England, 2006, John Wiley and Sons, Ltd., pp 1405–1414.

Oliveira LM, Seminara SB, Beranova M, et al: The importance of autosomal genes in Kallmann syndrome: genotype-phenotype correlations and neuroendocrine characteristics, *J Clin Endocrinol Metab* 86:1532–1538, 2001.

Orwoll ES: Osteoporosis in men, *Endocrinol Metab Clin North Am* 27(2):349–367, 1998.

Palaniswamy SS, Subramanyam P: Diagnostic utility of PETCT in thyroid malignancies: an update, *Ann Nucl Med* 27(8):681–693, 2013.

Palmert MR, Malin HV, Boepple PA: Unsustained or slowly progressive puberty in young girls: initial presentation and long-term follow-up of 20 untreated patients, *J Clin Endocrinol Metab* 84(2):415–423, 1999.

Parathyroid hormone, calcitonin, calcium and phosphate metabolism, vitamin D, bone, and teeth. In Guyton AC, Hall JE, editors: *Textbook of medical physiology*, ed 11, Philadelphia, 2006, Saunders, pp 978–995.

Powers M: GABA supplementation and growth hormone response, *Med Sport Sci* 59:36–46, 2012.

Practice Committee of the American Society of Reproductive Medicine: Optimal evaluation of the infertile female, *Fertil Steril* 82(Suppl 1):S169–S172, 2004.

Qaseem A, Snow V, Shekelle P, et al: Screening for osteoporosis in men: a clinical practice guideline from the American college of physicians, *Ann Intern Med* 148(9):680–684, 2008.

Rechtschaffen A, Bergmann BM, Everson CA, et al: Sleep deprivation in the rat: X. Integration and discussion of the findings, *Sleep* 12(1):68–87, 1989.

Reddy P, Mooradian AD: Diagnosis and management of hyponatremia in hospitalized patients, *Int J Clin Pract* 63(10):1494–1508, 2009.

Rodondi N, Newman AB, Vittinghoff E, et al: Subclinical hypothyroidism and the risk of heart failure, other cardiovascular events, and death, *Arch Intern Med* 165(21):24060–24066, 2005.

Ross DS: Subclinical hypothyroidism. In Braverman LE, Utiger RD, editors: *Werner and Ingbar's, the thyroid. A fundamental and clinical text*, ed 9, Philadelphia, 2005a, Lippincott, Williams & Wilkins, pp 1070–1078.

Ross DS: Subclinical thyrotoxicosis. In Braverman LE, Utiger RD, editors: *Werner and Ingbar's, the thyroid. A fundamental and clinical text*, ed 9, Philadelphia, 2005b, Lippincott, Williams & Wilkins, pp 1079–1085.

Rossouw JE, Anderson GL, Prentice RL, et al: Risks and benefits of estrogen plus progestin in healthy postmenopausal women: principal results from the Women's Health Initiative randomized controlled trial. Writing Group for the Women's Health Initiative Investigators, et al, *JAMA* 288(3):321–333, 2002.

Roti E, Vagenakis AG: Effect of excess iodide: clinical aspects. In Braverman LE, Utiger RD, editors: *Werner and Ingbar's, the thyroid. A fundamental and clinical text*, ed 9, Philadelphia, 2005, Lippincott, Williams & Wilkins, pp 288–305.

Salvatori R: Adrenal insufficiency, *JAMA* 294(19):2481–2488, 2005.

Schover LR: Androgen therapy for loss of desire in women: is the benefit worth the breast cancer risk?, *Fertil Steril* 90(1):129–140, 2008.

Sedlmeyer IL, Palmert MR: Delayed puberty: analysis of a large case series from an academic center, *J Clin Endocrinol Metab* 87(4):1613–1620, 2002.

Shankar P, Kilvert A, Fox C: Changing thyroid status related to pregnancy, *Postgrad Med J* 77(911):591–592, 2001.

Sher L, Oquendo MA, Burke Ak, et al: Combined dexamethasone suppression-corticotrophin-releasing hormone stimulation test in medication-free major depression and healthy volunteers, *J Affect Discord* 151(3):1108–1112, 2013.

Sherlock M, Stewart PM: Updates in growth hormone treatment and mortality, *Curr Opin Endocrinol Diabetes Obes* 20(4):314–320, 2013.

Siddiqui SV, Van Dyke DL, Donohue P, McBrien DM: Premature sexual development in individuals with neurodevelopmental disabilities, *Developmental Medicine & Child Neurology* 41:392–395, 1999.

Silverberg SH, Bilezikian JP: Primary hyperparathyroidism. In DeGroot LJ, Jameson JL, editors: *Endocrinology* (vol 2), ed 5, Philadelphia, 2006, Saunders, pp 1533–1554.

Spira AP, Gamaldo AA, An Y, et al: Self-reported sleep and β-amyloid deposition in community-dwelling older adults, *JAMA Neurol* 70(12):1537–1543, 2013.

Svensson J, Bengtsson BA, Rosen T, et al: Malignant disease and cardiovascular morbidity in hypopituitary adults with or without growth hormone replacement therapy, *J Clin Endocrinol Metab* 89:3306–3312, 2004.

Swerdloff RS, Wang C: The testes and male sexual function. In Goldman L, Ausiello D, editors: *Cecil textbook of medicine*, ed 22, Philadelphia, 2004, WB Saunders, pp 1477–1479.

Sybert V, McCauley E: Turner's syndrome, *N Engl J Med* 351(12):1227–1238, 2004.

Tangpricha V, Turner A, Spina C, et al: Tanning is associated with optimal vitamin D status (serum 25Ohydroxyvitamin D concentration) and higher bone mineral density, *Am J Clin Nutr* 80(6):1645–1649, 2004.

Taylor PN, Razvi S, Pearce SH, Dayan C: A review of the clinical consequences of variation in thyroid function within the reference range, *J Clin Endocrinol Metab* 98(9):3562–3571, 2013.

Tiegens ST, Leinung MC: Thyroid storm, *Med Clin North Am* 79(1):169–184, 1995.

Toft AD: Clinical Practice. Subclinical hyperthyroidism, *N Engl J Med* 345(7):512–516, 2001.

Toft AD, Beckett GJ: Measuring serum thyrotropin and thyroid hormone and assessing thyroid hormone transport. In Braverman LE, Utiger RD, editors: *Werner and Ingbar's, the thyroid. A fundamental and clinical text*, ed 9, Philadelphia, 2005, Lippincott, Williams & Wilkins, pp 329–344.

Tomson J, Os I, Lip G: Hormone replacement use and cardiovascular function and structure in postmenopausal women, *Blood Press* 14(1):3–5, 2005.

Toogood AA, Stewart PM: Hypopituitarism: clinical features, diagnosis, and management, *Endocrinol Metab Clin North Am* 37:235–261, 2008.

Traggiai C, Stanhope R: Disorders of pubertal development, *Best Pract Res Clin Obstet Gynaecol* 17(1):41–56, 2003.

Trivalle C, Doucet J, Chassagne P, et al: Differences in the signs and symptoms of hyperthyroidism in older and younger patients, *J Am Geriatr Soc* 44(1):50–53, 1996.

Trzepacz PT, Klein I, Robert M, et al: Graves' disease: an analysis of thyroid hormone levels and hyperthyroid signs and symptoms, *Am J Med* 87(5):558–561, 1989.

U.S. Preventive Service Task Force: recommendations for hormone replacement therapy for the prevention of chronic conditions in postmenopausal women. Update 2005, *Ann Intern Med* 142:855–860, 2005.

Vanderpump MP, Tunbridge WM, French JM, et al: The incidence of thyroid disorders in the community: a twenty-year follow-up of the Whickham Survey, *Clin Endocrinol (Oxf)* 43(1):55–68, 1995.

Vanderpump MPJ: The epidemiology of thyroid diseases. In Braverman LE, Utiger RD, editors: *Werner and Ingbar's, the thyroid. A fundamental and clinical text*, ed 9, Philadelphia, 2005, Lippincott, Williams & Wilkins, pp 398–406.

Vigen R, O'Donnell CI, Barón AE, et al: Association of testosterone therapy with mortality, myocardial infarction, and stroke in men with low testosterone levels, *JAMA* 310(17):1829–1836, 2013.

Wagle AC, Wagle SA, Patel AG: Apathetic form of thyrotoxicosis, *Can J Psychiatry* 43(7):747–748, 1998.

Wartofsky L: Thyrotoxic storm. In Braverman LE, Utiger RD, editors: *Werner and Ingbar's, the thyroid. A fundamental and clinical text*, ed 9, Philadelphia, 2005, Lippincott, Williams & Wilkins, pp 651–657.

Watts NB, Bilezikian JP, Cahacho PM, Greenspan SL: American Association of Clinical Endocrinologists medical guidelines for clinical practice for the diagnosis and treatment of postmenopausal osteoporosis, *Endocr Pract* 16(Suppl 3):1–37, 2010.

Wiersinga WM: Non-thyroidal illness. In Braverman LE, Utiger RD, editors: *Werner and Ingbar's the thyroid. A fundamental and clinical text*, ed 9, Philadelphia, 2005, Lippincott, Williams & Wilkins, pp 246–263.

Williams GH, Dluhy RG: Disorders of the adrenal cortex. In Fauci AS, Braunwald E, Kasper DL, et al, editors: *Harrison's principles of internal medicine*, ed 17, 2008, McGraw-Hill Company, Inc., pp 2247–2254.

Wise GJ, Roorda AK, Kalter R: Male breast disease, *J Am Coll Surg* 200(2):255–269, 2005.

Wu W, Cogan JD, Pfaffle RW, et al: Mutations in PROP1 cause familial combined pituitary hormone deficiency, *Nat Genet* 18:147–149, 1998.

Xie L, Kang H, Xu Q, et al: Sleep drives metabolite clearance from the adult brain, *Science* 342(6156):373–377, 2013.

Xu L, Freeman G, Cowling BJ, Schooling CM: Testosterone therapy and cardiovascular events among men: a systematic review and meta-analysis of placebo-controlled randomized trials, *BMC Med* 11:108, 2013.

Yen PM: Genomic and nongenomic actions of thyroid hormones. In Braverman LE, Utiger RD, editors: *Werner and Ingbar's, the thyroid. A fundamental and clinical text*, ed 9, Philadelphia: Lippincott, Williams & Wilkins, 2005, pp 135–150.

网络资源

www.aace.com/pub/guidelines American Association of Clinical Endocrinologists.

www.aafp.org/online/en/home/clinical.html The American Academy of Family Physicians maintains a website that can be accessed by members (more selection) and nonmembers with information on recommendations for clinical screening and treatment.

www.acponline.org/clinical_information/guidelines The American College of Physicians maintains this website for general information as well as specific information on disease screening.

www.endo-society.org/guidelines Direct access to current and past treatment guidelines for most endocrine-related diseases.

www.hormone.org/Resources/Patient_Guides Ready resource for current recommendations for physicians and the public for endocrine disorders.

www.jama.ama-assn.org Reference site sponsored by the American Medical Association with access to current and past *JAMA* publications, by author, subject, and so on.

www.ncbi.nlm.nih.gov/sites/entrez PubMed is a general reference source that provides search access based on subject, author, journal, and so on.

附录 35-1　肢端肥大症和巨人症

重 点

- 生长激素（GH）分泌过多，在骨骺融合前的儿童中导致巨人症，在成人中则随着软组织的过度生长，骨骼变宽和增厚，导致肢端肥大症。
- 绝大多数肢端肥大症患者有垂体瘤。
- 年龄和性别匹配的胰岛素样生长因子 1（IGF-1）血清浓度升高是筛查肢端肥大症的最佳单一试验。当摄入 75g 葡萄糖后 1～2h 不抑制 GH 时，可确诊为肢端肥大症。
- 经蝶窦手术切除垂体腺瘤是肢端肥大症患者的首选治疗方法。
- 奥曲肽（sandostatin）是一种生长抑素类似物，常能有效地使生长激素和 IGF-1 水平恢复正常。泛素是一种 GH 受体拮抗剂，也被批准用于治疗肢端肥大症。

肢端肥大症是一种罕见的疾病，每年在美国大约有 400 个新病例。生长激素分泌过多在骨骺融合前的儿童中导致巨大畸形，在成人中，则表现为骨骼随着软组织的过度生长而变宽和增厚，导致肢端肥大（Ben-Shlomo and Melmed，2008；Clemmons et al，2003；Melmed et al，2009）。

绝大多数肢端肥大症患者有垂体瘤。在少数情况下，肢端肥大症可能是类癌或胰岛细胞肿瘤等非垂体肿瘤异位产生 GH 或 GH 样肽或生长激素释放激素的结果。

本病的临床表现主要是由于垂体肿块局部扩张、垂体激素缺乏和生长激素过量所致。

肢端肥大症病程进展缓慢，而且经过多年的疾病之后，可能会出现一个"症状耗尽"的阶段，此时身体外观的变化可能会变得静止或缓慢。但在这些患者中，GH 水平仍然升高，代谢并发症持续存在。极少情况下，垂体腺瘤发生可自身梗死，生长激素分泌过度也就自然缓解。

因为心血管事件发病率增加，肢端肥大症患者有两倍增长的死亡风险，心血管并发症包括高血压和心肌病，伴有舒张功能障碍和心律失常。它还与结肠息肉的发病率增加有关，并且可能增加结肠癌的风险。肢端肥大症可有内脏器官肥大，涉及甲状腺、心脏、肝脏和前列腺等。子宫平滑肌瘤在肢端肥大症患者中更为常见（Ben Shlomo and MELMED，2008）。

诊断

当怀疑肢端肥大症时，诊断的确立应结合典型临床特征，实验室诊断方法包括：①证明 GH 过量；② GH 活动的证据；③肿瘤定位；④其他垂体激素过量或不足的证据；⑤排除多发性内分泌肿瘤（multiple endocrine neoplasia，MEN）1 型（Ben-Shlomo and Melmed，2008；Melmed et al，2009）。当摄入 75g 葡萄糖后 1～2 小时血清 IGF-1 和 GH 水平未被抑制时，为发现 GH 过量。正常人的这种葡萄糖负荷应导致 GH 水平在给药后 1～2 小时内降至 1ng/ml 或更低。相反，在肢端肥大症患者中，GH 水平常出现反常的升高。注射促甲状腺激素释放激素或 L-DOPA（左旋多巴）也反常地提高了血清 GH 水平（Ben-Shlomo and Melmed，2008；Clemmons et al，2003；Katznelson et al，2011；Melmed et al，2009）。

GH 活性的证据有：胰岛素样生长因子 -1 升高；糖耐量降低；磷酸、碱性磷酸酶和尿羟脯氨酸水平升高。高达 50% 的肢端肥大症患者的餐后血糖水平可能显示有糖耐量受损。催乳素水平也应予以测量，因为有 25% 到 30% 的肢端肥大症患者合并高泌乳素血症，当有腺瘤存在时，催乳素水平可高于 200ng/ml。应检测甲状腺功能以排除甲状腺功能低下。对其他激素功能障碍的检测可以推迟到治疗之后，因为这些有可能会随肢端肥大症的治疗而自行改变。在手术和所有其他侵入性操作中，患者应常规给予大剂量的类固醇。

肿瘤定位应从垂体的磁共振成像（MRI）开始。如果垂体显像结果正常，则应考虑垂体外异位源，可进行胸部、腹部和骨盆的 MRI 检查。

最后，为了排除 MEN1 型，应检测血清钙，必要时还应检测其他激素的有关指标。

治疗

治疗的目的是阻止生长激素过量对骨和软组织生长的有害影响、对代谢功能的影响，以及预防或逆转瘤体的压迫效应。经蝶窦手术切除垂体腺瘤是首选的治疗方法（Ben-Shlomo and Melmed，2008；Clemmons et al，2003；Melmed et al，2009）。手术成功率依赖于腺瘤的大小和外科医生的手术技巧。许多原本被认为可以通过手术治愈的腺瘤有很高的复发率。最近有人提出将药物治疗作为部分患者的首选疗法，如那些在手术后可能出现功能下降的和那些具有不可接受的手术风险的患者（Clemmons et al，2003；Melmed et al，2009）。

一般来说，当外科手术没有降低 GH 和 IGF-1 到正常水平时，药理学治疗被用作辅助治疗。奥曲肽是一种生长抑素类似物，具有降低 GH 和 IGF-1 水平的作用（Freda，2002），在一些患者中，它还可以缩小肿瘤的体积，而且它对改善肢端肥大症的临床表现比降低 GH 和 IGF-1 水平到正常有更显著的作用（Freda，2002）。奥曲肽的副作用包括胃肠道症状和增加胆囊结石的发病率。奥曲肽的可以每月一次肌肉注射。

Pgvisomant 是经批准用于治疗肢端肥大症的 GH 受体拮抗剂（Clemmons et al，2003）。用法为每日皮下注射。巴胺激动剂对单纯肢端肥大症的疗效一般，对合并高泌乳素血症的患者效果较好，这也提示肿瘤是生长激素源性的。

手术和药物治疗不能控制 GH 过量及其临床表现的患者可能需要放射治疗。

附录 35-2　颅咽管瘤、垂体促甲状腺素腺瘤、促性腺激素腺瘤、其他腺瘤

颅咽管瘤

> **重 点**
>
> - 颅咽管瘤也称为 Rathke 囊状肿瘤，在组织学上是良性的，但其临床表现类似于低度恶性肿瘤。
> - 颅咽管瘤患者可能伴有垂体机能减退、头痛和视力障碍。
> - 中枢性尿崩症是与颅咽管瘤相关的最常见的内分泌功能障碍。

颅咽管瘤，也称为 Rathke 囊状肿瘤，临床罕见，一般为良性肿瘤（Karavitaki and Wass，2008）。虽然颅咽管瘤在组织学上是良性的，但它们的临床表现与低度恶性肿瘤相似。儿童颅咽管瘤的 20 年生存率为 60%；在肿瘤复发的儿童中，这一比率降至 25%（Biller et al，2008）。发病高发年龄通常是婴儿和儿童期以及 55 至 65 岁时（Bunin et al，1998）。临床表现包括头痛、视觉障碍以及低泌尿功能障碍的特征，尤其是儿童的生长障碍和成人的性腺功能减退。40% 的患者出现甲状腺功能减退，25% 的患者出现肾上腺功能不全（Biller et al，2008 年）。

尿崩症是颅咽管瘤最常见的内分泌功能障碍。这种肿瘤的一种变异是"Rathke"裂口囊肿，与颅咽管瘤一样，"Rathke"裂口囊肿是良性的，但由于其位于垂体前叶后部，其症状更为复杂（即视觉障碍、垂体功能障碍、头痛）。患者大多数是无症状的。"Rathke"裂口囊肿并不少见，尸检阳性发现率在 2% 至 26%，男女比例为 2∶1。有症状的 Rathke 裂口囊肿极为罕见，只有大约 150 例报告病例（Naik and Thakore，2013）。

诊断

颅咽管瘤是通过磁共振成像（MRI）或头部的计算机断层扫描（CT）来识别的。鉴别颅咽管瘤与其他肿瘤的放射学特征包括鞍上区的钙化和肿瘤中至少有一个囊肿的存在。为明确诊断，还应包括进行视野检查和垂体激素功能评估（Karavitaki and Wass，2008）。

治疗

治疗包括手术、放射治疗或两者的组合。手术切除在技术上有一定困难，手术死亡率可高达 20%，术后的复发率有 25%～50% 的。放疗通常作为辅助治疗。在这类患者中应识别和纠正垂体激素缺陷。

垂体促甲状腺素腺瘤

> **重 点**
>
> - 甲状腺弥漫性肿大及血清 TSH 水平正常至高的甲亢患者应考虑分泌促甲状腺激素（TSH）腺瘤。
> - 鉴别诊断包括甲状腺激素抵抗综合征。
> - 经蝶窦切除 TSH 分泌型垂体腺瘤是首选治疗方法。

垂体促甲状腺激素分泌肿瘤非常罕见，报告的病例的平均年龄为 41 岁，女性病例所占百分比略高。许多患者是在长期未治疗的甲状腺功能减退患者中发现的，但在大多数情况下，本病病因不明，并由于过度产生 TSH 和甲状腺激素可能导致甲状腺功能亢进症。促甲状腺激素腺瘤往往同时分泌其他垂体激素，如生长激素、催乳素，促性腺激素（很少见）。

诊断

大多数患者有典型的甲状腺功能亢进症。由于腺瘤分泌的 TSH 的生物活性变化，一些患者可能有轻微或没有甲状腺机能亢进症的症状（Beck-Peccoz et al，1996；Losa et al，2008）。其他临床特征包括弥漫性甲状腺肿、视野障碍、其他垂体激素过量或缺乏，通常表现为月经失调和溢乳（Beck-Peccoz et al，1996）。

实验室检查显示血清 TSH 和游离甲状腺素（FT4）和游离三碘甲状腺原氨酸（FT3）水平正常。TSH 分泌

腺瘤患者中没有正常人的夜间 TSH 水平。其他生化异常包括糖蛋白激素 α 亚基的升高。在少数患者中，TSH 高分泌是在没有垂体瘤存在的情况下发生的，其原因是 TSH 分泌设定点紊乱或甲状腺激素抵抗。血清促甲状腺激素（α）亚单位相对于促甲状腺激素的不成比例的升高可用来鉴别分泌促甲状腺激素的肿瘤患者和那些没有肿瘤的患者。对血清 TSH 值正常或升高的甲亢患者应进行 MRI 扫描，以评估蝶鞍的含量（Beck-Peccoz et al, 1996; Losa et al, 2008）。

治疗

经蝶窦切除分泌促甲状腺激素的垂体腺瘤是治疗的首选方法（Beck-Peccoz et al, 1996; Losa et al, 2008）。β- 阻滞剂可能有助于改善甲亢症状。在伴有高泌乳素血症的患者中，辅助性药物治疗包括溴隐亭和卡默戈林。使用生长抑素类似物奥曲肽可使相当比例的患者血清 TSH、T4 和 T3 水平正常化，奥曲肽也可以缩小肿瘤，目前用于手术失败的患者中和大腺瘤患者的手术前，使用 6～12 个月（BeckPeccoz et al, 1996; Losa et al, 2008）。抑制甲状腺激素合成的药物不推荐使用，因为它们可能导致垂体肿瘤的生长。

促性腺激素腺瘤和其他腺瘤

重 点

- 许多先前被误诊为非分泌的腺瘤会分泌促性腺激素或其亚基片段。
- 因为促性腺激素腺瘤的激素分泌通常不会导致临床综合征，诊断往往会延迟，但患者会出现与肿瘤扩张有关的症状。
- 如卵泡刺激素（FSH）水平高于正常，同时黄体生成素（LH）浓度低于正常水平或完整卵泡刺激素（FSH）和黄体生成素（LH）水平正常但血清游离 α 亚单位浓度升高时，应怀疑存在促性腺激素腺瘤。

临床上许多腺瘤，以前被误诊为非分泌，被发现分泌促性腺激素或其亚基片段。目前，促性腺激素腺瘤被认为是最常见的垂体腺瘤（Korbonits and Carlsen, 2009）。

诊断

促性腺激素腺瘤分泌的激素通常不会导致临床症状。因此，这些腺瘤的诊断往往被延迟，导致出现与肿瘤增长有关的表现，如视力损害或头痛。一些腺瘤是患者因其他无关的原因做头部影像学检查时偶然发现的。

在个别患者中，卵巢过度刺激和血清睾酮水平升高可能会导致临床上明显的变化，包括月经异常。在青春期前的女孩和男孩，可能发生性早熟。偶尔情况下，大腺瘤可能会干扰正常的促性腺激素分泌，导致性腺功能低下（Korbonits and Carlsen, 2009）。

MRI 脑扫描可检测到微腺瘤，应进行垂体激素的评估，当：①血清催乳素浓度 <100ng/m；②胰岛素样生长因子 1 型水平不升高；③患者没有高 TSH 驱动的甲状腺功能亢进；④患者不是肢端肥大症，没有库欣综合征时，应怀疑为促性腺激素腺瘤。在男性患者中，FSH 水平异常和糖蛋白激素的游离 α 亚基常表示为促性腺激素腺瘤。不能用促性腺激素检测来鉴别促性腺激素腺瘤和自然更年期。在绝经期间，LH 浓度低于正常值时，FSH 水平异常。无血清 α 亚基浓度和正常浓度的完整 FSH 和 LH 也提示为促性腺激素腺瘤。在某些情况下，促甲状腺激素释放激素（TRH）刺激试验可能对鉴别诊断有帮助。虽然外源性促肾上腺皮质激素对促性腺激素腺瘤患者的血清促卵泡刺激素（FSH）、促黄体生成素（LH）和促黄体生成素（α- 亚基）水平有提高作用，但对原发性性腺功能低下患者则无刺激作用。

治疗

不引起神经或激素功能障碍的腺瘤可以通过观察和监测保守地加以处理。对于体积较大或有症状的病例，经蝶窦手术是减少肿瘤大小、减少激素分泌、缓解压力相关症状和体征的首选治疗方法。比较术前和术后 FSH 或游离 α 亚基水平可帮助确定残余肿瘤。

当有残余肿瘤时，放射治疗可作为辅助治疗。目前还没有发现药物治疗对这些腺样体瘤患者是有效的。

附录 35-3　孤立性醛固酮缺乏症

重 点

- 孤立性醛固酮缺乏症病因可能是先天性的或后天的。
- 在低肾素性低醛固酮增多症中,通常存在慢性无症状性高钾血症、正常或低钠水平和轻度至中度肾功能不全。
- 醛固酮的分泌在所有类型的低醛固酮增多症中都没有相应的增加。

背景

醛固酮缺乏症可能是先天性的或后天的。先天性疾病可能是由醛固酮合成无效或假醛固酮缺乏(醛固酮作用无效)引起的。然而,醛固酮缺乏症最常见的原因是肾素释放受损(低醛固酮血症)。

临床表现

典型的获得性醛固酮缺乏症患者年龄在 50～70 岁之间,常表现为慢性无症状高钾血症,钠水平正常或低,轻至中度肾功能不全。肾小管性酸中毒 IV 型引起的高氯代谢性酸中毒患者中有一半以上患有糖尿病。

诊断研究

在大多数孤立性醛固酮增多症的病例中,糖尿病和轻度肾功能衰竭的成年人肾素生成不足,高钾血症和代谢性酸中毒与肾损害程度不成比例。所有形式的醛固酮缺乏共同的特点是不能适当增加醛固酮的分泌,以应对盐的限制。大多数患者有不明原因的高钾血症,这往往是由于限制饮食钠摄入量。钠限制和体位改变后,血浆肾素水平不能正常升高。

治疗

治疗方法是替代矿质皮质激素缺乏症。如果盐摄入量足够(例如 150～200mmol/d),口服氟可的松(0.05～0.15mg/d)时应恢复电解质失衡。高血栓性低醛固酮血症患者可能需要更高剂量的矿物质皮质激素来纠正高钾血症,而高钾血症在高血压或充血性心力衰竭患者中可能导致临床问题。另一种方法是减少食盐摄入量,并使用速尿,这可以改善酸中毒和高钾血症。

附录 35-4　复杂疾病：先天性肾上腺增生症

重　点

- 先天性肾上腺增生症是一种遗传性肾上腺皮质激素生成障碍。
- 女性患者可能出现雄激素过多的症状，男性患者可能无症状，生育能力减退或少精子症。
- 通过激素和分子遗传学检测可以早期诊断。

先天性肾上腺增生症（congenital adrenal hyperplasia，CAH）属于遗传性肾上腺皮质激素生成障碍家族。这些缺陷导致皮质醇缺乏或合成减少，通过反馈调节导致促肾上腺皮质激素分泌过度，导致肾上腺过度刺激和增生。取决于特定的激素缺乏或产生过量，临床症状从轻到严重。在经典的 CAH 中，CYP 21 基因突变导致了严重的酶缺陷。受影响的女性在出生时可能会出现生殖器官的模糊性，即生殖器官男性化（New，2004）。晚发型 CAH 不存在生殖器官男性化，而且症状不太严重。轻度酶缺乏症，称为非典型 21- 羟化酶缺乏症（NC21OHD），在德系犹太人中最为常见，也是人类最常见的常染色体隐性遗传病。与经典的 CAH 相似，NC21OHD 可能导致男性和女性的阴毛发育过早、骨龄过大、线状生长速度加快和最终身高降低。女性可能会出现雄激素过多的症状，包括多毛症、颞叶秃发和不孕。在女性中，继发性闭经是常见现象，月经周期可能是正常的，也可能是延迟的。男性患者可能无症状或表现为生育能力下降或少精子症，早期胡须生长，痤疮和生长突增。患者可以早期通过激素和分子遗传学检测，并接受糖皮质激素治疗，治疗可以在 3 个月内逆转症状（New，2010）。

附录35-5 隐 睾

重 点

- 与隐睾有关的并发症包括不孕、睾丸扭转和恶性肿瘤。
- 腹内睾丸具有最高的睾丸癌风险。
- 管理选项包括手术、激素治疗或两者结合,且应在诊断后尽早提供。

隐睾指的是睾丸不在阴囊内或不能进入阴囊的睾丸,足月儿的发病率约5%,而早产儿的发病率则高得多(～30%),大约10%隐睾症是双侧的,其中约80%在出生的第一年就进入阴囊。隐睾症可能与一些疾病有关,如普拉德-威利综合征,雷芬斯坦综合征,卡尔曼综合征,囊性纤维化,垂体发育不全。隐睾症合并尿道下裂的发病率较高,包括混合性腺发育不良。

隐睾症的初步诊断应包括完整的病史、是否早产儿、隐睾家族史,母体使用雌激素、中枢神经系统异常以及既往的手术史。彻底的体格检查应在温暖的房间里用温暖的手进行,应详细记录睾丸的位置(上阴囊、腹股沟袋、管或腹部),并应将缩体睾丸与隐睾区分开来。通过将触到的睾丸拉进阴囊,并保持这个姿势1分钟,使得提睾肌疲劳,如为缩体睾丸,当松开时睾丸会停留在阴囊内,而未下降的睾丸则会回到原来的位置,从而可区分这两种情况。在隐睾症患者中,一般40%的病例可分为高阴囊睾丸、20%的腹股沟睾丸和10%的腹腔内睾丸。

其余的30%是收缩性的或未能被识别的。在双侧无法触及的睾丸中,进行人绒毛膜促性腺激素(HCG)刺激试验,加上黄体生成素、促卵泡激素和睾酮水平检测,将有助于确定睾丸的存在。影像学检查,如超声检查(高特异性、低灵敏度)或磁共振成像,对睾丸定位有一定的帮助。

隐睾最重要的并发症是不孕、睾丸扭转和恶性肿瘤。所有隐睾男孩患睾丸癌的合并风险比睾丸正常下降的男孩高20～46倍(Kolon et al,2004)。由于位置不同,腹腔内睾丸患睾丸癌的风险最高。

早期处理隐睾睾丸目的是为了保持生育能力和降低睾丸恶性肿瘤的风险。在3个月大时重复检查有利于确认睾丸下降,在6个月龄时候,有隐睾的婴儿应该被转介到儿科泌尿科医生或其他合格的专科医生那里。使用HCG或促性腺激素释放激素(GnRH)进行激素治疗可以增加睾丸下降的可能性。但在彻底评估完成之前,不应使用这种治疗(Kollin et al,2006)。腹股沟睾丸切除术是一种治疗隐睾的手术方法,目前是美国治疗隐睾症的标准方案。建议最早6个月治疗隐睾,而且应在2岁之前完成(Henna et al,2004)。

治疗要点

- HCG 或 GnRH 的激素治疗可用于增加睾丸下降的可能性(Henna et al,2004)(推荐等级:A)。
- 腹股沟睾丸切除术是一种公认的治疗隐睾的方法,是美国隐睾症的治疗标准(Kollin,2006)(推荐等级:A)。

附录 35-6　女性性欲低下

重 点

- 雄激素可能会使一些性欲低下的女性受益。
- 低血雄激素水平并不能一致地确定哪些人会受益。
- 监测雄激素血液水平以避免超过生理水平可能会降低并发症的风险。
- 使用雄激素的风险包括阴蒂肿大、声音变化和痤疮，以及脂质和心血管（CV）风险的恶化；其中一些可能是不可逆的。

目前，处方睾酮作为改善妇女性欲和性功能是一种临床上使用的疗法。但这些制剂的使用仍然存在争议，因为还没有明确和一致的研究确定性功能低下的妇女的特定雄激素水平是多少。大多数雄激素水平低的妇女并没有性功能障碍（Davis et al, 2005）。睾酮治疗的一个潜在的好处是增加了骨密度，而且它确实有助于改善潮热。雄激素替代疗法可能对已确定的严重雄激素缺乏、手术绝经期或肾上腺功能不全的患者或接受慢性糖皮质激素治疗的患者以及情绪或性欲受损的患者有利（Arlt, 2006）。

性欲障碍或活动不足性功能障碍的病因和病理生理学是多因素的，治疗应针对共同的相关因素，包括关系窘迫、情绪困扰和痉挛，而不是仅仅将雄激素替代疗法作为唯一的依赖性方法（Schover, 2008）。

脱氢表雄酮（dehydroepiandrosterone，DHEA）被一些医生用于增强绝经后妇女的情绪和性欲，但它的使用是有争议的。DHEA 与睾酮有相似的风险和益处，但监测相关激素的血液水平可能更困难。在许多国家，替博龙（tibolone）已经被用于治疗更年期症状和减少绝经后妇女的骨丢失（≈90），但是在美国还没有获得批准，它具有雌激素、孕激素和雄激素的特性。最近的一项随机对照试验显示，替博龙降低了骨折和乳腺癌的风险，但增加了脑卒中的风险（Cummings et al, 2008）。

结论

近年来，对绝经后妇女的激素替代疗法（HRT）发生了巨大的变化。虽然 HRT 可以有效地治疗血管运动舒缩症状和骨质疏松症，但为减少患冠状动脉疾病的风险，不再推荐一线使用，也不再将其作为管理骨质疏松的一线方案。相比 HRT 有更安全的替代方案，经皮制剂和小剂量雌激素替代疗法正被越来越多地使用于临床。当使用雌激素时，大多数患者中推荐使用较低剂量的雌激素。目前的临床实践要求针对每个患者的症状和风险进行个体化治疗。

治疗要点

- 选择性 5-羟色胺再摄取抑制剂、可乐定和加巴喷丁被推荐用于治疗更年期症状（U.S. Preventive Service Task Force, 2005）（推荐等级：C）。
- 替博龙能有效控制更年期症状，降低骨折和乳腺癌的风险，但增加脑卒中的风险（Cummings et al, 2008）（推荐等级：A）。

附录35-7 泌 乳

溢乳症

溢乳症是非母乳喂养的妇女在没有分娩或产后6个月以上的情况下从乳房中不恰当地分泌乳汁或者类似乳汁的分泌物（Leung and Pacaud, 2004）。

这种情况可能发生于单侧乳房，也可能发生在双侧乳房，而且无论男性还是女性都可发生。溢乳症通常是药物引起的（例如抗精神病药、抗抑郁药、阿片类、钙通道阻滞剂和H2受体拮抗剂）；然而，病理性泌乳地原因也很多，包括垂体瘤（最常见的是泌乳素瘤）、下丘脑和垂体柄病变、甲状腺疾病、慢性肾功能衰竭、神经源性原因、一过性新生儿溢乳、按摩所致和特发性原因（大部分泌乳可归类于此）。

病史询问应着重于发病年龄、病程、诱发因素、泌乳的表现、相关症状（如头痛、视力改变、怕热、体重变化、闭经、不孕）、用药情况、妇产科病史和家族史。体格检查应包括生命体征、身高、体重和彻底的乳房检查。应特别注意识别视野缺陷和视神经乳头水肿、注意甲状腺疾病表现（甲状腺肿大、毛发粗糙、皮肤变化），确认是否有多毛和痤疮。

当未能找到明确病因时，可进行相应的实验室检查。如果患者有异常月经或闭经，应进行妊娠检查以排除或确认意外妊娠（不论年龄，必须始终排除妊娠作为评估月经异常的第一步）。如果TSH和催乳素均正常，则可对患者进行监测。如果患者的催乳素水平升高，可作CT或MRI检测以明确催乳素瘤的存在与否。如血清催乳素水平高于200ng/ml，则基本可说明患者患有催乳素瘤（Leung and Pacaud, 2004）。

治疗应针对其病因。对基础疾病如甲状腺功能减退，应予以治疗，并在TSH水平达到目标范围后予以随访。

多毛症

多毛症是指在雄激素依赖的身体区域，女性存在过多的末端（粗的）毛发。多毛症影响到大约5%～15%的妇女。这种男性化的表现包括上唇、下巴、胸部、下腹和四肢的毛发。对多毛症的评估具有高度的主观性，建议采用相应的标准评估多毛症患者。修正的Ferriman Gallwey评分是一种客观的评分系统，用于多毛症评估。在这个评分系统中，对身体9个不同部位的毛发给予1～4的范围内的分值，没有毛发对应于0分，直而粗的毛发对应于4分，总分数大于8分的人可被判断为多毛症。在实际评估中要考虑到族裔和种族差异，例如南欧国家的妇女身上，她们的体毛往往更多、更密（Curran and Moore, 2005），在她们之中，Ferriman Gallwey评分结果高分可能并不代表男性化，而且在这种情况下，除了多毛表现，还会发现她们有声音低沉和阴蒂肥大的表现（附图35-1）。

真正的多毛症通常是雄激素过量的表现，如睾酮、雄烯二酮、脱氢表雄酮（DHEA）、硫酸DHEA（DHEA-S）或它们之间的联合作用。多毛症最常见的原因是特发性的以及多囊卵巢综合征。其他原因包括先天性肾上腺皮质增生症、21-羟化酶缺乏的非经典肾上腺增生、分泌雄激素的肿瘤、卵巢肿瘤、卵泡膜细胞增殖症、肾上腺肿瘤、高雄激素胰岛素抵抗的黑棘皮病、高泌乳素血症和雄激素类药物摄入（Azziz, 2003）。临床上，多毛症（末端，粗发）在雄激素依赖区可能与多毛症混淆（细密的、非雄激素依赖的细毛的弥漫性增加）。肝硬化可能是先天性的，也可能与其他医学疾病有关，如甲状腺功能减退或神经性厌食症，或与某些药物有关（如二氮嗪、米诺地尔、二苯基海因）。

在临床上，病理性的多毛症（雄激素依赖性区域中的末端粗糙毛发）容易与普通的身体多毛（细的、非雄激素依赖性的毛发的弥漫性增加）相混淆。普通的多毛可能是先天性的或与其他疾病如甲状腺机能减退、神经性厌食或某些药物使用（如二氮嗪、米诺地尔、二苯基乙内酰脲）相关。

多毛症的评估应从适当的病史采集和体格检查开始，重点是找到导致多毛症的基础疾病的可能症状和体征，应询问患者的种族背景，发病年龄，是否有月经异常，是否高血压，男性化的表现和有否盆腔肿块。如果通过病史和体格检查不能确定病因线索，则应检测总睾酮和生物可用睾酮水平、血清DHEA水平和24小时尿 17- 酮类固醇水平。B 超、CT 或者 MRI 通常能鉴别出卵巢或肾上腺肿块。除非患者的强烈偏好，对轻度病例不需要进行治疗。如为美容性的目的，可以通过电疗，漂白，激光，外用霜剂或机械手段实现。激素抑制包括口服避孕药、长效促性腺激素释放激素类似物

和胰岛素促敏剂。外周雄激素阻断可通过螺内酯、氟他胺、醋酸环丙烷或非甾体来实现（Curra and Moore，2005）。

小剂量类固醇可用于抑制轻度或晚发性先天性肾上腺增生症患者的雄激素分泌。

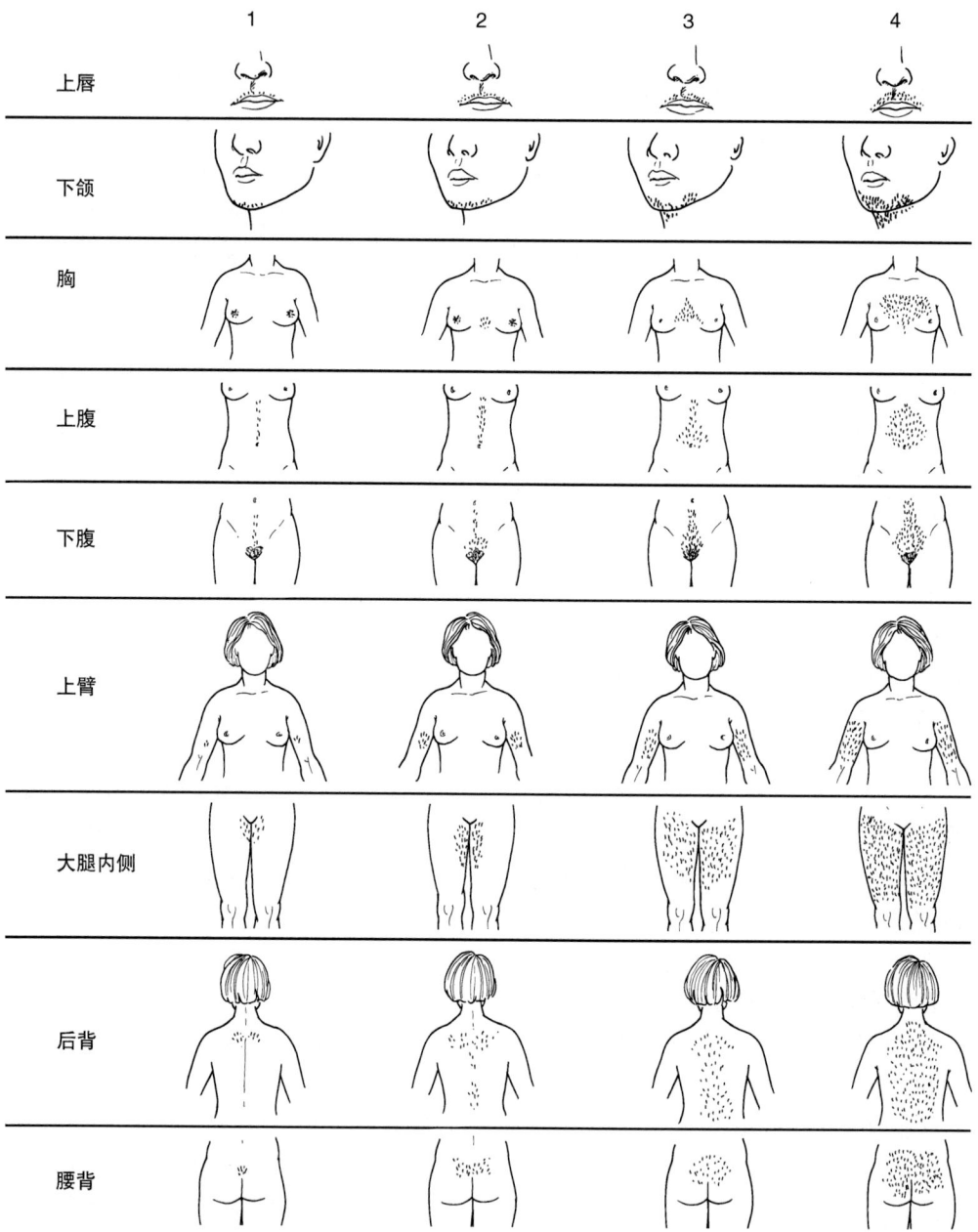

附图 35-1 Ferriman 和 GalWayy 的多毛症评分有助于确定女性患者毛发的量和位置是否在疑似高雄激素血症中具有显著的临床意义，该评估系统对具有雄激素敏感的毛囊单位（PSUs）的九个身体部位根据毛发情况，从 0 分（无末端毛）到 4 分（直立和粗的毛发）予以打分，总分小于 8 分为正常（Modified from Ehrmann DA, Barnes RB, Rosenfeld RL. Hyperandrogenism, hirsutism, and the polycystic ovary syndrome. In DeGroot LJ, Jameson, JL, eds. Endocrinology. 5th ed, vol 2. Philadelphia：Saunders；2006.）

附录 35-8 骨质疏松和骨软化症

骨量在生命的第三个十年开始时达到峰值，此后钙沉积量随着年龄的增长而逐渐减少。到生命的第五个十年，骨量以每年约 4% 的速度丢失（Perry，2006）。

随着年龄的增长，骨骼结构发生变化，变化的方向取决于参与的生理或病理过程。骨 Paget 病是由骨形成异常引起的；骨小梁骨的丢失导致骨质疏松；骨基质的丢失导致骨软化。许多因素对这些进程都会产生积极和消极的重大影响，这其中有些是可控的，有些则不能控制。可控的危险因素包括体力活动减少、钙摄入量减少、阳光照射减少（减少可用维生素 D_3）、吸烟和过量饮酒。此外，血清睾酮和雌激素、甲状腺素、生长激素、甲状旁腺激素和降钙素的变化对骨代谢也有显著影响。医源性原因，例如使用外源性类固醇或过量的甲状腺激素替代物，以及血管炎和周围血管疾病等血管疾病也很重要（Perry，2006）。

骨矿丢失的药理学治疗，包括鼻吸入降钙素，注射对硫磷，口服选择性雌激素受体调节剂，口服或注射双膦酸酯，以及单克隆抗体如诺苏马布，这些药物可用于不同的临床情况，疗效肯定。曾经认为雌激素替代疗法（HRT）是一种很好的治疗骨质疏松症的方法，但是由于 HRT 的其他更为显著的负作用，HRT 已经不那么容易被接受。睾酮已经被证明能减缓甚至逆转性腺功能减退的男性的骨丢失。

虽然骨骨矿丢失是机体老化的过程，但也有病因与一些激素异常有关，因此需要仔细询问患者的病史和症状，并根据具体的病情进行必要的实验室检查。骨密度检测可作为治疗充分与否的监测指标（Perry，2006）。

男性骨质疏松症

骨质疏松症是一个严重的公共健康问题，影响到所有年龄、人口、种族以及两性。虽然男性不会像更年期的女性样出现的雄激素的突然消失，男性仍然由于可生物利用的睾酮和雌激素水平下降，可出现伴随老龄化的典型临床表现的骨质疏松症。然而，相较女性而言，男性骨折的风险增加的年龄晚 5~10 年（Orwoll，1998）。

60 岁男性的非创伤性骨折的终生风险为 25.6%，累积性髋部骨折风险为 17%，与其相关的第一年的死亡率为 20%（Nujy. et al，1996）。老年男性髋部骨折患者的死亡率高于女性（Myers et al，1991）。

大约 90% 的男性患骨质疏松的可能性很高。大约有 50% 的骨质疏松症患者除了年龄以外，还有其他的骨质疏松症的危险因素和病症，这些常见的潜在危险因素包括性腺功能减退、甲状腺机能亢进、胃肠道疾病、抗惊厥药物、过量饮酒、高钙尿症、固定化，还有最为常见的潜在危险因素即糖皮质激素使用。药物治疗方案，如双仑膦酸盐和甲状旁腺激素可供选择。

美国医师协会推荐：临床医生应定期评估老年男性骨质疏松症的危险因素，并在男性骨质疏松症风险增加时给患者进行双能 X 射线吸收测定法检测（Qaseem et al，2008），基本治疗是补充钙剂和维生素 D（Watts et al，2010）。

治疗要点

- 雌激素替代疗法（HRT）不再被认为是患有骨质疏松症患者的一线治疗方法，因为有显著的心血管风险（Anderson et al，2004）（推荐等级：A）。
- 补充钙和维生素 D 是预防骨质疏松症的一线方案（Watts et al，2010）（推荐等级：A）。
- 预防骨质疏松症的生活方式改变包括终身的耐力及高强度运动和戒烟（Watts et al，2010）（推荐等级：B）。
- 双仑膦酸盐类药物和狄诺塞麦目前被认为是骨质疏松症的一线治疗药物（Watts et al，2010）（推荐等级：A）。
- 甲状旁腺激素和选择性雌激素受体调节剂通常是治疗骨质疏松症的二线疗法（Watts et al，2010）（推荐等级：A）。
- 降钙素是骨质疏松症治疗的最后一道线（Watts et al，2010）（推荐等级：C）。
- 基础治疗是补充钙剂和维生素 D_3（Watts et al，2010）（推荐等级：A）。

第36章 肥　　胖

ELIZABETH BOHAM ■ P. MICHAEL STONE ■ RUTH DEBUSK

概述

重点

- 肥胖的流行是一个全球性问题。
- 肥胖导致健康风险增加。
- 肥胖与国家卫生保健系统的经济负担增加相关。

肥胖的流行是全球范围内日益严重的健康问题（Swinburn et al.，2011）。持续进行的全国健康和营养检查调查（National Health and Nutrition Examination Survey，NHANES）的数据显示，在美国，超过三分之一的年龄大于20岁的成年人（35.7%，7800万）及几乎五分之一的2～19岁的年轻人（17.9%，1250万）患有肥胖症（Ogden et al.，2012，2013）。总的来说，老年人（≥60岁），尤其是老年女性，比年轻人更容易患肥胖。在年轻人中，男孩的肥胖率大于女孩（Ogden et al.，2012）。

肥胖的高患病率在多方面令人担忧。肥胖增加慢性疾病的发生风险，如心脏病、卒中、高血压、2型糖尿病和一些肿瘤，这些疾病进而降低个人生活质量。美国经济负担很大一部分花费在肥胖人口上，这些经济负担可以通过直接成本和间接成本测算。每年1900亿美元的直接成本用于肥胖相关的服务，如住院和门诊医疗、医疗测试和药物治疗，肥胖患者比非肥胖者每年人均医疗多支出2741美元（Cawley and Meyerhoefer，2012）。工作缺勤、经济生产力损失和保险费增加等造成的间接成本更是难以估算，但被广泛认为同样令人担忧（Dall et al.，2009）。

2012年的一份报告显示，在未来的二十年里，美国肥胖及严重肥胖的患病率分别会增加33%和130%（Finkelstein et al.，2012）。仅仅是将肥胖率维持在2010年的水平，与肥胖相关的直接医疗成本预计就可节省5495亿美元。家庭医生能很好地帮助患者达到并保持理想体重。然而，有效的策略和工具是必要的。本章探讨了体重超标患者的护理方法，提出了健康体重管理的功能性医疗方法。

肥胖定义

重点

- 成人和儿童肥胖定义不同。
- 在成人中，肥胖的定义是身体质量指数（BMI）大于等于$30.0kg/m^2$。
- 成人肥胖进一步分为Ⅰ级，BMI为$30.0～34.9kg/m^2$；Ⅱ级，BMI为$35.0～39.9kg/m^2$；Ⅲ级，BMI大于等于$40.0kg/m^2$。
- 在儿童中，肥胖的定义是体重超过标准增长图表的第95百分位。

BMI由身高和体重计算而来，单位为kg/m^2。BMI是一种全球应用的简易的参数。对成年人而言，BMI在男女人群中均与年龄无关。在美国，成年人BMI 18.9～$24.9kg/m^2$属正常，BMI 25.0～$29.9kg/m^2$属超重，BMI≥$30.0kg/m^2$属肥胖。世界卫生组织（WHO）根据BMI将肥胖分为三个级别：Ⅰ级BMI 30.0～$34.9kg/m^2$，Ⅱ级BMI 35.0～$39.9kg/m^2$，和Ⅲ级BMI≥$40.0kg/m^2$，通常被称为"极端"肥胖（WHO Global Database，2013）（表36-1）。

与成人不同，儿童的体重因身高、年龄、性别而异。美国疾病控制和预防中心（the Centers for Disease Control and Prevention，CDC）2000年发布的生长曲线提供了不同性别、不同年龄组的体重值，并且提供了

BMI 百分位值。(CDC, 2000; Kuczmarski et al., 2002)。肥胖的定义是同性别生长曲线上 BMI 大于等于第 95 百分位，超重定义为 BMI 位于第 85～95 百分位(Krebs et al., 2007; Ogden and Flegal, 2010)。其他用于评价超重及肥胖者的体质组成的方法在评估部分会讨论。

表 36-1　肥胖的分类

类别	BMI
Ⅰ	30.0～34.9
Ⅱ	35.0～39.9
Ⅲ	≥40.0

Source: World Health Organization. http://apps.who.int/bmi/index.jsp?introPage=intro_3.html.

肥胖的决定因素

重　点

- 体重受许多因素影响，包括基因和表观遗传修饰；母亲怀孕期间体重；代谢失衡及环境因素，后者包括饮食、运动和体力活动、睡眠、心理压力、毒物和微生物暴露。
- 这些因素在成功控制体重中发挥杠杆作用。

许多因素导致个体易患超重或肥胖(Barabas. 2007; NHLBNA, 2000)。热量过度摄入和体力活动不足是引起体重增加的两个常见原因，但其他一些因素也起作用，包括热量消耗的数量和质量；遗传学和表观遗传学；母亲怀孕期间体重增加；睡眠质或量的不足；各种心理社会压力；环境毒物暴露；各种存在微生物群的体腔，如肠道、阴道、呼吸道和口腔。肥胖不是由单因素导致的，我们的基因组、表观基因组和环境在我们的整个生命过程中共同影响着体重调控。

基因及其表观遗传调控

基因对肥胖发生的促进作用尚未明确，通常认为占一定的百分比。这个百分比反映了一个人发展成超重或肥胖的风险中基因和环境相对所占比例的平衡。肥胖的易感性具有从极不可能到极可能的连续性，取决于一个人的特定基因组(一组基因)。我们每个人都有各自发展成肥胖的基因易感性。有一些基因在发生突变后，能使肥胖风险增高，即使在能促进正常体重的环境条件下亦如此。这些基因 100%(高风险)导致肥

胖。幸运的是，这些基因是罕见的，所以只有少数人有如此高的患肥胖症的风险。绝大多数人似乎都有很多突变(遗传变异)，这些突变单独无法轻易导致肥胖，但当这些突变与特定环境因素相互作用时，体重增加的概率就会增大。在这种情况下，这些基因属于低风险，环境因素属于高风险。各种基因与环境因素相互作用的程度决定了我们体重增加和保持超重的易感性。

严重的早发性肥胖是由于基因对体重调节的强有力影响，通常伴有摄食过度。在这种情况下，单基因突变(单基因肥胖)已被证实，存在引起儿童期肥胖的倾向。虽然基因因素的影响明显强于环境因素的影响，但是热量摄入过度和身体活动缺乏会使肥胖进一步加剧。已经被确认的早发性肥胖高危的基因包括瘦素(LEP)和瘦素受体(LEPR)(Dubern and Clement, 2012)，阿片促黑素细胞皮质素原(POMC)(Raffin-Sanson et al. 2003)，黑皮质素 -4 受体(MC4R)(Panaro and Cone, 2013)。这些基因统称为瘦素 - 阿片促黑素细胞皮质素原 - 黑皮质素轴，这是一个控制能量平衡和食物摄取的主要的下丘脑回路。

最近，发现了一些基因变异，在致肥胖环境的作用下可以促进超重和肥胖发生。这些变异可能影响体重调节中的任一的关键元素，如食欲控制，能量代谢，或身体活动，并与环境因素相互作用，如膳食脂肪或碳水化合物。这种变异的例子包括促进膳食脂肪吸收的增加(如 FABP2)；参与脂细胞中脂肪储存量的增加(如 ADRB2 ADRB3)；调节关键基因的转录(如 PPARG2 TCF7L2)；解耦能量代谢(如 the UCP gene family)；以及诸如 FTO 基因，它是最常见的体重相关变异，但其功能尚不清楚。许多其他变异在体重调控中的作用正在研究当中，包括与昼夜节律相关的基因变异(CLOCK，REV-ERB-ALPHA)，它可以影响摄食行为和体重调节(Garaulet et al., 2013, 2013b)。Abete 及其同事(2012)发表了与体重管理相关的基因突变谱的综述。

这些变异中的几个构成了目前市场上的体重管理基因测试的基础。然而，这些变异仅代表涉及可导致肥胖的无数潜在生化机制的众多基因中的一小部分。随着我们继续探究涉及超重各方面的众多基因，预计会有更多的影响体重管理的基因变异被鉴定出来。

在附录 36-1 可了解更多关于表观遗传调控的信息。

代谢失衡

脂肪细胞并不仅仅是储存脂肪以满足未来能量需求。它还是一个重要的内分泌器官，对其他组织代谢、食欲调节、胰岛素敏感性、免疫反应和血管疾病的风险

有重要影响（Ali et al., 2013）。脂肪细胞分泌多种炎症细胞因子，如白细胞介素-6 和肿瘤坏死因子 α 等，这些可导致系统慢性炎症的增加。体重增加加剧体内炎症，而炎症存在情况下减肥更加困难。内脏脂肪组织的新陈代谢尤其活跃。胰岛素耐受存在于代谢综合征中（特点是腰围增大，低高密度脂蛋白胆固醇，高甘油三酯，高血压，高血糖），与内脏肥胖症密切相关。当胰岛素水平很高时，正如胰岛素耐受的情况，身体更容易储存能量。腹部体重增加与胰岛素水平升高和炎症有关。胰岛素水平增高可以增加饥饿感，使病人更难减肥。这些代谢因素之间恶性循环，增加体重控制难度。

还有些影响体重的激素在评估病人体重增加和肥胖时需考虑。甲状腺功能减退可能导致体重增加。甲状腺功能减退的其他症状和体征包括脱发和头发稀疏、怕冷、便秘、抑郁、关节痛、低密度脂蛋白胆固醇水平升高、皮肤干燥、疲劳、记忆力减退、月经过多、肌痛及虚弱（Gaitonde et al., 2012）。体重增加也会影响体内激素水平。通过芳香化酶的作用脂肪细胞可产生雌激素。个体的体脂率增加时，在脂肪组织芳香化酶作用下脱氢表雄酮（DHEA）和睾酮可转化为雌激素。对于男人来说，这种转换会导致睾酮水平下降。这种激素变化与雌激素相关癌症有关，如乳腺癌、前列腺癌和子宫内膜癌（Williams, 2010）。

孕期孕妇体重增加

孕前或孕期孕妇体重增加与婴儿的儿童期体重问题有关。母亲的孕前体重和怀孕期间体重增加可能影响她的孩子的体重。符合研究者选择标准的 45 项研究的荟萃分析中，Yu 和同事（2013）发现，母亲孕前超重或肥胖显著增加其子女在儿童期超重或肥胖风险。在 12 项荟萃分析研究中，Tie 和他的同事（2014）发现了妊娠体重增加过多与儿童期超重和肥胖的重要关系。同样，孩子的母亲患妊娠期糖尿病增加孩子日后患超重或肥胖的风险（Nehring et al., 2013）。母亲孕期营养不足与子女体重增加的风险相关（Cunha et al., 2013）。这些研究表明，母亲孕期营养可能是影响后代体重管理的一个重要因素。还应该考虑的其他因素包括婴儿喂养的特点、整个儿童时期营养充足、以及家庭如何促进健康饮食模式。

环境因素

食物摄入

过去的 40 年的趋势是，美国人摄入了比需求更多的热量。人均摄入量从 1970 年的 9200kJ（2200kCal）增加到 1997 年的 11 208kJ（2680kCal）（Putnam, 2000 年）。当下常吃食物的分量和能量密度增加、在外用餐逐渐增多且食品往往超过标准服务分量，这些都导致热量摄入过多。饱腹感有助于终止食物摄取，部分取决于摄入食物的体积和重量。对于给定体积的高热量的食品，如精加工的低纤维的食物，会导致热量摄入过多。

一个人增重或减重的原因并不总是简单的，意识到这点很重要。在实验室环境中，14 637J（3500Cal）= 0.45kg（1Ib），所以如果一个人摄入量少于身体需要量消耗 14 637J（3500Cal）热量，体重将减少 0.45kg（1Ib）。在办公室环境中，这个计算并不总是成立，重要的是在处理病人时需要意识到并且接受这个事实。为什么有人暴饮暴食？许多因素导致暴饮暴食，包括压力、无聊、营养不足、情绪不稳、食物易获得、及食物精加工。Lennerz 及其同事（2013）在一项随机交叉双盲研究中观察了 18～35 岁的超重或肥胖的年轻人吃不同血糖生成指数（GI）的测试食物。高 GI 食物包含快速消化碳水化合物；低 GI 的食物包含慢消化的碳水化合物（见血糖指数和血糖负荷）。

比较吃高 GI 食物组和吃低 GI 食物组间血糖、血清胰岛素和饥饿水平。低 GI 食物组，1 小时内血糖上升，3 小时内下降到一个相对稳定的水平。在高 GI 食物组，开始血糖急剧上升，随后 3 小时内急剧下降，并且低于低 GI 食物组。血清胰岛素水平也是类似结果。4 小时后，高 GI 食物组饥饿感更强，大脑影像学显示伏隔核活动增强，该大脑区域被认为是传统成瘾（如吸毒或赌博）的高级中枢。值得注意的是，高 GI 食物组的所有测试者在大脑扫描上显示出完全相同的反应方式，使结果更可信（$P < 0.001$）。

本研究表明，精加工的碳水化合物食物可以导致易感个体对食物的渴望，支持了"食品成瘾"的概念。研究结果表明，限制摄入精加工的碳水化合物，如白面包、白米、白薯制品、及含浓缩糖产品，可以帮助有体重增加倾向者避免暴饮暴食。

血糖指数和血糖负荷

- 这两个值通常用于描述食物或膳食消化的速度。食物的 GI 值是摄入 50g 食物后血糖上升值。再与摄入 50g 糖后血糖上升值比较。分解较快的碳水化合物具有高 GI 值。分解缓慢的碳水化合物具有低 GI 值。

- 血糖负荷是指食物的可食用部分与其他食物一起消化后血糖升高值。例如，胡萝卜可能有很高的

GI,但是消耗胡萝卜里的 50g 碳水化合物很难,所以其血糖负荷很低。

- 高 GI 的食物包括糖果、汽水和果汁。花椰菜是一种低 GI 食物。高血糖负荷的一餐包括烙饼搭配糖浆橙汁;低血糖负荷的一餐包括鱼和 1/2 杯糙米及 2 杯混合绿色蔬菜汁。

运动及身体活动

Denham(2013)等在最近的综述中总结了身体活动影响脑、骨骼肌和外周血中组蛋白或 DNA 表观遗传修饰的能力。数周的有氧运动是运动诱导受益的主要变量。一些研究发现每天 30 分钟的中等强度的活动会有益处。

一般而言,瑜伽也是一种有效改善体重、心理健康和身体健康的运动形式。在瑜伽干预临床试验的描述性综述中,Rioux 和 Ritenbaugh(2013)报道,瑜伽整体治疗方案有效地降低体重和改善身体成分。以社区为基础的 12 周的瑜伽和普拉提项目有利于产后妇女减重(Ko et al.,2013)。一项持续 8 周的小型随机对照试验包含 20 名韩国肥胖青少年,瑜伽显著减少体重、BMI、体脂质量和体脂率,显著增加去体脂质量和基础代谢率(Seo et al.,2012)。尽管瑜伽对健康积极作用的趋势可见,仍需要较大的对照试验来探索瑜伽对健康促进的全部潜在作用。

睡眠

睡眠过多或过少与超重和肥胖相关。美国的一项超过 54 000 名 45 岁以上的成年人的调查显示,睡眠太少(≤6 小时)和睡眠过多(≥10 小时)与肥胖显著相关(Liu et al,2013)。在整个生命周期中,短睡眠周期与体重增加独立相关(Gillman and Ludwig,2013;Patel and Hu,2008)。对超过 83 000 名 51 岁以上美国成年人的睡眠时间和 BMI 进行 7.5 年的随访后,研究者发现睡眠时间长度与 BMI 负相关(Xiao et al.,2013)。睡眠剥夺与饥饿激素升高、皮质醇升高、胰岛素升高、瘦素降低、饥饿感增加有关(Patel and Hu,2008)。这些激素水平变化与体重增加有关,可导致睡眠剥夺患者的体重减轻少于预期,即使他们限制热量摄入(Nedeltcheva et al.,2010)。在对青少年的纵向研究中,在 14 岁到 18 岁之间每隔 6 个月随访睡眠时间与 BMI(Mitchell et al.,2013),该研究发现睡眠时间短与体重指数增加相关。Mesarwi 和同事(2013)发现了睡眠时间短与肥胖、2 型糖尿病之间的相关性,在随访病人时建议评估睡眠数量和质量。

处理病人体重增加和肥胖问题时,我们必须评估病人的睡眠。此外,我们必须警惕阻塞性睡眠呼吸暂停(OSA)的征兆,因为后者是促炎过程。与 BMI 匹配的、无 OSA 患者相比,OSA 患者的炎症标记物水平更高(Steiropoulos et al.,2010)。胰岛素耐受、2 型糖尿病、肥胖和体重增加常常与睡眠呼吸暂停有关,后者可由体重增加所致,也可以通过睡眠不足造成炎症增加、代谢改变,最终导致体重增加(Alam et al.,2007)。睡眠呼吸暂停的症状和体征包括血压升高、血压控制困难、疲劳、嗜睡、下颌后缩、打鼾、情绪波动、及注意力障碍。当一个孩子体重增加,通过询问父母关于孩子打鼾的情况并检查扁桃体和腺样体肿大来筛查睡眠暂停是非常重要的。

心理社会应激

除了营养不良、活动不足、睡眠不足来源的生理应激造成的不良影响,心理社会应激也会导致体重超标。心理社会应激可源于各种各样的应激源,如日程生活的变化、艰难的决定、抑郁、慢性健康问题、缺乏卫生保健、经济压力、功能失调的家庭环境、不安全的街区、社会支持不足、虐待关系、文盲、工作不满、生命周期转换的调整失调如退休、及法律问题。

这种类型的应激通常与体重增加、BMI 升高、食物选择不佳相关。暴露于应激后的体重增加量与暴露应激的强度、持续时间及在应激期间可供选择的食物类型有关(Block et al.,2009)。皮质醇水平增加会导致腹型肥胖(中央型肥胖)。筛查患者情绪应激,确定应激如何对其体重造成负面影响,并帮助他们应用减压程序来达到减肥的目标很重要。即使我们无法控制应激源的存在,但是控制应对应激的反应可以对我们的体重和整体健康产生积极影响。

同样,在进行减重常必需的行为改变过程中,培养自己与朋友、家人之间的支持关系非常有用。同性比异性更易相互影响(Christakis and Fowler,2007)。我们的社交网络也有积极影响。结伴锻炼更容易促成运动。如果你告诉一个朋友、同事或伴侣,你正在改变你的生活方式,那么你更有可能保持这些变化。

毒物暴露

内分泌干扰物(EDCs)家族,特别是一个环境毒素,因其对肥胖高患病率的促进作用而正被研究中。EDC 包括多氯联苯(PCBs)、己烯雌酚(DES)、双酚 A,以及持久性有机污染物(POPs),如三丁基锡(TBT)。这组化学物质会干扰内分泌系统的正常功能,从而影响生长、发育、胰岛素生产和利用、及新陈代谢率。最近的评论的文献表明，发育过程中接触 EDC 与日后超重有关，这些化学物质可能是肥胖的潜在促进因素，应该被重视（Engel and Wolff, 2013；Newbold 2010；Tang-Péronard et al., 2011）。此外，这些毒素也与胰岛素耐受及其相关的肥胖相关。1999 年至 2002 年的 NHANES 中选择性 POPs 的数据显示，BMI 和腰围的增加与 POPs 水平升高相关（Elobeid et al., 2010）。BPA 也与胰岛素水平和体重增加有关（Nadal et al., 2009）。

微生物群落组成

寄居在口腔、阴道、呼吸道和胃肠道等体腔中的微生物在我们的整体健康中发挥积极作用。胃肠道在这方面备受关注。多个研究显示了我们的肠道菌群与体重具有相关性。健康捐赠者的粪便微生物培养物移植到代谢综合征患者体内可以改善胰岛素耐受的表型（Vrieze et al., 2012）。婴儿期消化道内双歧杆菌数量多和金黄色葡萄球菌数量少可能防止日后体重增加和肥胖的发生。双歧杆菌是健康母乳喂养婴儿的肠道微生物群组成的特征。母乳喂养与儿童时期超重或肥胖概率降低 13%～22% 有关（Kalliomäki et al., 2008）。

然而，微生物群如何影响肥胖尚不清楚。目前清楚的是微生物很容易在个体间传染，传染后可以改变结局（肥胖或苗条），饮食可以进一步影响结局。我们所吃的食物的质量，以及我们的食物对我们的微生物群的影响，对我们身体的炎症水平以及后续体重增加产生影响（Badman et al., 2005）。我们再次了解到，不是所有的热量都是相同摄取的。

微生物如何影响体重的目前研究可在线学习，见附录 36-2。

评估

> **重　点**
>
> - 许多导致体重超标的环境因素与生活方式相关。
> - 病人准备好了改变是成功减重的一个重要预测因子。
> - 全面的患者病史可以提供肥胖根源的重要线索。
> - 以营养为导向进行患者评估。
> - 评估体脂率及其分布有助于告知治疗干预。
> - 除了营养之外，多个可改变的生活方式因素也需要评估。

许多导致体重增加的环境因素均与生活方式相关。通常，这些因素可以通过个人行为而改变，这为医生和患者建立个性化的成功体重管理计划提供了优势。全面评估的具体内容在这一节中描述。每一章作者使用营养为导向的方法提高病人健康评估的标准，关键部分描述如下。破格使用"营养"一词，因为它不仅包含营养状态的重要线索，还包括身体活动、睡眠、思想和情感、人际关系、意义体系等其他生活方式因素，它们可促进超重和肥胖的根本原因。评估病人发生改变的准备情况将帮助你决定从何处开始实现和保持理想体重之旅。

准备改变

大多数的超重和肥胖的决定因素与可改变的选择有关。然而，除非病人已经准备好改变自己的习惯，否则体重管理不可能成功。因此，评估病人发生改变的准备情况非常重要。心理学家 James Prochaska 和他的同事们（1992）最先提出的一个特别成功的方法就是阶段变化模型。这个模型描述了一个人改变行为所经历的阶段：前预期阶段、预期阶段、准备阶段、行动阶段和维持阶段。除非病人准备采取行动，否则他们常常不能够维持行为改变。评估问卷可以帮助你确定病人的阶段（University of Rhode Island Change Assessment Scale, 2013）。你也可以通过提问快速了解病人是否准备好：按 1～10 的程度，1 是没有准备好，10 是准备充分，你如何评价你发生改变的准备情况？"

还可以使用开放式提问方法，在处理慢性病患者时动机性谈话非常有用，行为改变是关键因素（Miller and Rollnick, 2002）。动机性谈话集中在识别、检查和解决患者对行为改变的感觉的矛盾。本章结尾会列出关键网络资源。

患者病史

认真询问病史有助于确定常见的肥胖前因、诱因和永久性因素（表 36-2）。许多因素会导致超重和肥胖，每个患者都有他或她自己的体重超标的原因。确定某些促进因素有助于识别出最可能成功帮助该患者的干预措施。在收集患者病史时，可以问一些开放式的问题，这将有助于识别可能造成肥胖的因素：他或她小时候超重吗？他或她体重是突然增加还是几年内慢慢增加？是否有超重或肥胖的家族史？他或她是否因为疼痛或损伤、炎症、或疲劳导致活动水平低下？成年人活动少摄入热量多，体重缓慢而稳定的增加 0.91～2.27kg（2～5Ib）/ 年。另外，如果你的病人体重增加很快，需要排除甲状腺疾病、激素变化、压力、家庭创伤、感染和炎症。如果你问开放式的问题并注意聆听，在评估的信息收集阶段可以获得类似以上信息的各种各样的线索。（也就是说把这个过程交给患者）。

在病人的病史中，评估体重增加的时间轴。体重增加是什么时候开始的？什么时候明显增加了？通过确定环境诱因、致胖环境下表观遗传和代谢的驱动因素，可以实施治疗干预。从产前时期到整个成年期间，这些环境压力都与体重增加和肥胖相关（表 36-3）。

肥胖病人经常有需要药物治疗的并发症。这些药物治疗方案包括糖尿病、抑郁症、高血压、癫痫和艾滋病等可以诱发体重增加和肥胖加重的疾病（表 36-4）。此外，许多最常用的药物也可以通过多种机制改变营养生化和致胖环境（表 36-5）。

表 36-2　肥胖的病因、诱因、加重因素

病因（遗传）	肥胖基因（7 号染色体）
	FTO（脂肪量和肥胖相关基因）位于 16 号染色体上，与超重或肥胖相关（Fawcett et al., 2010; Frayling et al., 2007）
	melanocortin-4 受体缺陷是最常见的单基因突变，与 5% 的人口严重肥胖相关（Chambers et al., 2008）
	脑源性神经营养因子（BDNF）基因已被证明导致人类自发孟德尔肥胖（Fisler et al., 2013）
	脂肪酸结合蛋白基因（FABP2）与脂肪吸收相关
	过氧物酶增殖受体 -γ 基因（PPAR-γ）在脂肪细胞形成中起着关键作用
	肾上腺素 β2- 受体基因（ADRB₂）动员为脂肪细胞动员能量
	肾上腺素 β3- 受体基因（ADRB₃）调节组织中脂肪分解对运动的反应
	谷氨酸脱羧酶 2 基因（GAD2）从胰腺释放出来，大脑细胞编码 GABA 神经递质，后者调节食物摄入量
诱因	食品不安全；与高血糖指数食物补充营养计划（Leung et al., 2012; Ludwig et al., 2012; Nickols-Richardson et al., 2005）；高果糖摄入；感染（慢性、细菌、病毒或寄生虫）；损伤和慢性炎症的来源；内分泌失调，肾上腺功能不全、甲状腺机能减退（考虑自身免疫性、辐射诱导化学诱导，或药物诱导）（Hochberg et al., 2010; Thaler et al., 2013）；食物敏感或基因重叠（腹腔、食品和环境敏感）；环境毒性（双酚 A; Dolinoy et al., 2007）；甚至使用手机改变大脑葡萄糖代谢，干扰食欲相关生物钟学（Fragopoulou et al., 2012; Kohlstadt, 2013; Volkow et al., 2011）
加重因素	睡眠改变（打乱了生物钟：倒班工作，时差）（Kohlstadt, 2013; Stempfer et al., 1989）和睡眠呼吸暂停、最小运动（Jakicic et al., 2011; Sausse, 2013; Vincent et al., 2012; Warburton et al., 2006）持续的压力（心理、生理、关系、社会经济、环境）营养（高血糖指数[Ruottinen et al., 2008; Fava et al., 2013]，蔬菜或水果的摄入不足）

表 36-3　环境对肥胖的影响

环境影响	行为、条件或暴露	相关影响
产前	母亲吸烟	成人 33 岁前肥胖的几率增加 50%
	孕产妇 BMI 高	增加孩子的体重
	母亲患糖尿病	增加儿童和成人超重
母乳喂养	主要是母乳喂养（与公式比较）	不太可能肥胖的孩子
		每增加一个月的母乳喂养可以使肥胖的风险降低 4%
病毒（如腺病毒 -36 抗体）	增加葡萄糖摄取，减少瘦素分泌	在双胞胎研究中与体重增加有关
毒素（如干扰内分泌的化学物质）	发育过程中暴露于双酚 A、有机锡、植物雌激素	血清毒素水平高可能导致更大的儿童肥胖
戒烟	停止吸烟	增加了肥胖的几率比至少两个方面
睡眠剥夺	与食物摄入量增加，体育活动减少，体温见底及疲劳有关	持续状况与儿童和年轻人的肥胖发展有关
运动	增加休闲时间	低水平的身体活动减少总能量消耗，除非相应的减少能量摄入，否则可以导致体重增加
	减少工作活动	
	减少走路、骑车等作为交通手段	
	减少在家活动时间	
	增加电子干扰（电脑、游戏、电视时间）	
	不活动风险高	

Adapted from Polsky S, Catenacci VA, Wyatt HR, Hill JO. Obesity: epidemiology, etiology and prevention. In Ross AC, Caballero B, Cousins RJ, et al, eds. Modern nutrition in health and disease. 11th ed. Baltimore: Wolters Kluwer/Lippincott Williams and Wilkins; 2014: 771-785.

表 36-4　促进体重增加影响体重的药物

激素	糖皮质激素、雌激素、黄体酮、睾丸激素、他莫西芬
糖尿病治疗	一些胰岛素,磺脲类,噻唑烷二酮类;二甲双胍、胰高糖素样肽受体激动剂、钠葡萄糖转运蛋白 2 抑制剂
某些抗逆转录病毒蛋白酶抑制剂	脂肪代谢障碍蛋白酶抑制剂治疗期间脂肪代谢障碍,抑制后的病毒载量后的高脂代谢
某些 β 受体阻滞剂	普萘洛尔
某些抗组胺药	苯那君
某些抗抑郁药	三环类抗抑郁药,MAO 抑制剂,一些选择性血清素再吸收抑制剂(帕罗西汀),抗 5- 羟色胺剂(苯噻啶)
某些抗癫痫药物	丙戊酸钠,加巴喷丁,卡马西平
某些抗精神类药物	氯硝西泮,奥氮平,利培酮,甲硫哒嗪

Anuurad et al., 2010; Polsky et al., 2014; Seger, 2013.

表 36-5　促进体重增加的常用药物

处方排行

手写(百万)	药物	机制
2(94.1)	辛伐他汀	减少运动耐力,促进胰岛素耐受,耗尽辅酶 q10
5(57.2)	苯磺酸氨氯地平	在一些病人中增加食欲
6(53.4)	奥美拉唑	导致维生素 B_{12} 缺乏和食量减少
9(48.3)	二甲双胍	降低维生素 B_{12} 吸收
10(47.8)	氢氯噻嗪	增加食欲,降低心脏对运动的反应

销量(十亿)	药物	机制
1(7.2)	立普妥	基因易感病人中减少运动耐力,促进胰岛素耐受、消耗肌肉细胞中辅酶 q10
2(6.3)	埃索美拉唑	可能导致维生素 B_{12} 缺乏,疲劳,甲基化改变,食量减少
4(4.7)	氟替卡松和沙美特罗吸入剂	通过减少糖皮质激素使用可能防止体重增加
5(4.6)	阿立哌唑	增加食欲
6(4.4)	思瑞康	增加食欲
8(3.8)	可定	减少运动耐力,促进胰岛素耐受,耗尽辅酶 q10
9(3.5)	Actose	与体重增加有关

Adapted from Kohlstadt I. Obesity-primary care approaches to weight reduction. In Kohlstadt I, ed. Advancing medicine with food and nutrients. 2nd ed. Boca Raton, FL: CRC Press; 2013: 349-372 and Report of the IMS Institute for Healthcare Informatics. The use of medicines in the United States: review of 2010. Parsippany, NJ: IMS Health; 2011. http://www.imshealth.com/imshealth/Global/Content/IMS%20Institute/Documents/IHII_UseOfMed_report%20.pdf.

营养评估的 ABCDs

　　肥胖患者营养评估的 ABCDs 包括人体测量学、生化标记、临床指标、饮食和生活方式评估(Institute for Functional Medicine,2010)。人体测量学和生命体征包括身高;体重;BMI;腰围;臀围;腰臀比或腰高比;体脂率(脂肪质量);去体脂率(瘦体重);细胞外含水量;细胞内含水量;血压;呼吸次数;体温;脉率;并对糖尿病患者进行微丝测试,以测试足感觉。生化指标通常包括综合代谢项,包括空腹血脂、甲状腺功能或至少促甲状腺激素、25- 维生素 D、高敏 C 反应蛋白、糖化血红蛋白 A1c、全血计数、尿液检测及需要的其他实验室检查(如空腹胰岛素)。体格检查是标准的综合检查,从营养角度评估额外的临床营养指标,如包括口腔检查;指甲、皮肤和头发的评估;使用 128Hz 音叉和反射锤测量外周感觉。

　　对肥胖患者进行营养为导向评估时使用 ABCDs,这有助于明确潜在慢性病的根本原因中生活方式的作用(Jones et al.,2010;Minich et al.,2013)。

人体测量学

　　人体测量学评估是病人营养评估的第一步。从出生开始,体重和身高是明确的,随后生命周期中定期检查。在诊所常用进行这些基本测量并计算相关比率,如腰臀比。最初的分层是由身高和体重计算 BMI(体重过轻,<18.5;正常,18.5~24.9;超重,25~29.9;肥胖,>30),腰围(女性,<89cm/35 英寸;男性,<102cm/40 英寸),腰臀比(女性,<0.8;男性,<0.9)或腰高比(<0.5 理论值)。BMI 是用于计算身高体重分类主要的参数(体重 / 身高²),事实上,最近被要求纳入所有病人病例。BMI 是双峰的。当 BMI 低于 18.5 和高于 24.9,死亡率和发病率的风险均增加。包括心血管疾病的炎症性疾病的风险出现于双峰曲线的两端。

　　体重指数是办公室环境下一个快捷方便的筛查工具,但并不完美。对于肌肉强壮者 BMI 会高估风险。患者的肌肉太少时(少肌症),BMI 会低估风险。表 36-6 列出了许多方法来评估身体成分。各种评估方法的比较由 Saltzman 等(2013)提供。

表36-6　人体测量评估

直接定量测量	常用
	体重，身高
	腰围（女性<35，男性<40）
	臀围
	皮肤褶厚度测量（三个点）
	电抗/电阻（BIA）
计算	BMI（正常18.5～24.9；超重>25；肥胖>30）
	腰臀比（女性<0.8，男性<0.9）
	腰高比（<0.5）
	Deurenberg方程（体重指数、年龄、性别）
	体脂率=（1.2×BMI）+（0.23×年龄（岁））-（10.8×G）
	男G=1；女G=0
	生物电阻抗分析
	脂肪量，不含脂肪的质量，细胞外的水，细胞内的水，相角，基础代谢率（体重、身高和活动）
定量测量	不常使用
	BOD POD
	定量核磁共振
	水下称重
	气稀释

BOD POD, whole-body air displacement plethysmography（Deurenberg et al., 2003; Srikanthan et al., 2009; Wang et al., 2010）.

体脂率在评估肥胖以及疾病风险方面比BMI更富含信息。表36-7列出了健康人群的脂肪比例。虽然水下（静水）称重和双能X线吸收仪（DXA）扫描被认为是测量体脂率的首选方法，但是这些方法在大多数诊所不能应用。每种方法都有它自己的混杂因素和优势（Carroll et al., 2008; Kushner and Blatner, 2005; Wang et al., 2010）。生物电阻抗分析（BIA）已成为更方便的非官方的测量身体脂肪和无脂质量技术，特别是在检测营养不良时。与更传统的多点皮褶厚度测量相比，NHANES纳入BIA已证实了其有效性。BIA是用于随访患者从一个时间点到另一个时间点的最好工具，而

表36-7　体脂率分类

分类	女性（%）	男性（%）
必不可少的脂肪	10～13	2～5
运动员	14～20	6～13
健康	21～24	14～17
可接受	25～31	18～24
肥胖	>32	>25

Adapted from ACE Pro. Percent body fat calculator; skinfold method. http://www.acefitness.org/acefit/healthy_living_tools_content.aspx?id=2.

不是精确测量身体某一成分。许多医师使用顺序BIA分析随访治疗进展，这可以确定减重减少的是脂肪量，而不是肌肉损失或脱水。

其他人体测量如腰臀围、腰臀比，有助于进一步根据脂肪堆积的位置进行肥胖分层（图36-1）。如果男性腰围大于102cm（40英寸），女性腰围大于89cm（>35英寸），则定义为肥胖。男性型肥胖（内脏肥胖）者，腰臀比女性大于0.8，男性大于0.9，预示着更多的炎症反应，其特点是苹果形身材。女性型肥胖（BMI、体脂率升高）特点是皮下肥胖，腰臀比女性小于0.8，男性小于0.9，特点是梨形身材。男性型肥胖（BMI、体脂率与腰臀比升高）与脂肪病和代谢性疾病（胰岛素耐受、代谢综合征）有关。男性型肥胖者内脏脂肪组织百分比增加。腰部测量准确性取决于使用相同的标记。有人建议腰上方的髂嵴作为测量点（Anderson and Hensrud, 2011）；其他人使用腋中线第10肋下缘与髂前上棘连线中点作为测量点。

图36-2提供了一个实例，包括BIA的多种人体测量的联合使用有助于随访治疗进展。

脂肪分布的模式确定后（男性或女性分布），进行必要的生化指标检测，以确定促进肥胖的驱动因素（表36-8）。这种方法有助于完善健康风险评估指标（Ahima and Lazer, 2013）。

肥胖患者的发病模式受患者是否有肥胖后遗症（代谢障碍综合征）的影响，后者与高血糖、高血压、血脂异常有关。脂肪量疾病与负重关节所受压力、组织压缩（睡眠呼吸暂停、胃肠反流、高血压）以及组织承剪切力（擦烂）有关（Allende-Vigo 2010; Bays et al., 2005, 2008; Bays, 2009, 2012; Seger et al., 2013）。

生物电阻抗分析提供了去脂体重（瘦体重和肌肉重）、细胞外水、细胞内水等额外信息。能够监控减少的是体脂，而不是肌肉，这是BIA测试的特别价值之处。极度肥胖者的代谢率通常会低于预测值（Livingston and Kohlstadt, 2005）。这是因为肌肉热量燃烧率为55J/（kg•d）（6Cal/（Ib•d）），而脂肪热量燃烧率为18J/（kg•d）（2Cal/（Ib•d））。肌肉丢失和体脂替换使组织在静息状态下的燃烧率下降66%（Kohlstadt, 2013）。

病态和超级肥胖者体内水的比例发生改变，体脂率增加。健康成年人水占体重的60%～65%，极度肥胖的人水占体重的35%～45%。这种改变使肥胖者更容易发生体积损耗（脱水），这是肥胖常见的问题（Batmanghelidj Kohlstadt, 2006; Kohlstadt, 2013; Livingston and Kohlstadt, 2005）。

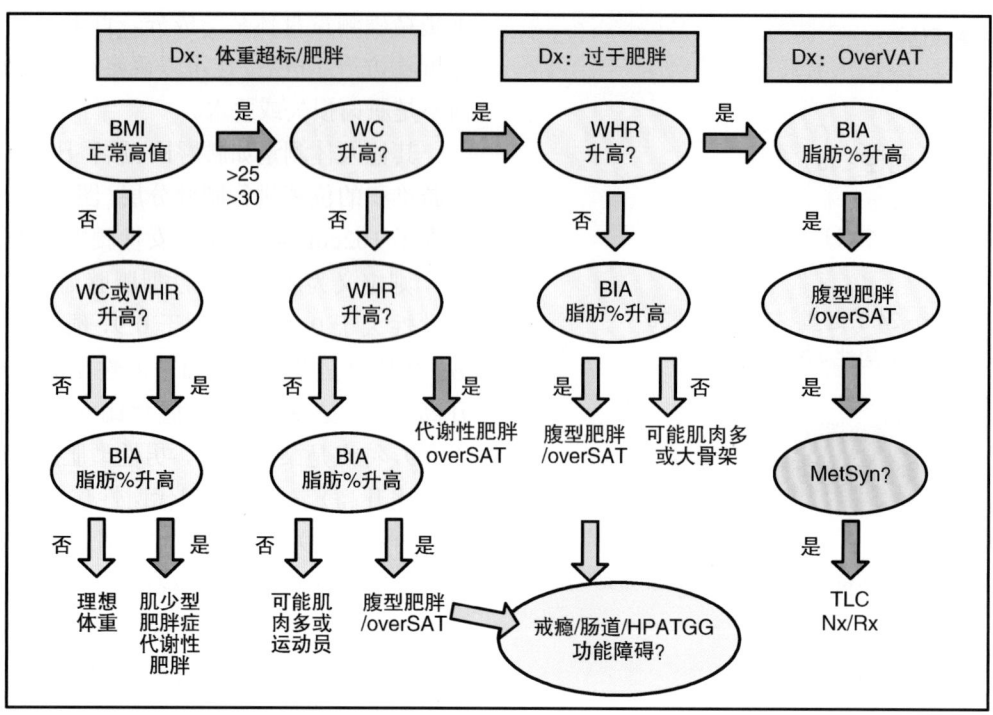

BMI异常	腰围增加	腰臀比增加	身体脂肪量%增加	肥胖/脂肪分布	检查
否	否	否	否	否	理想的正常健康监测
否	否	否	是	瘦脂肪–肌少型肥胖症	新陈代谢肥胖炎症检查；检查引起肌少型肥胖症的原因（Parr et al., 2013）
是	否	否	否	高肌肉的运动员；正常的健康监测
是	否	是	是	是：腹型肥胖；内脏脂肪过多	炎症检查；与腹型肥胖和体重增加相关的炎症（如炎症、血糖失调，毒素）
是	否	否	是	是：丰腴肥胖、皮下脂肪肥胖	胃肠道，生物转化、HPATGG功能障碍、毒性和内分泌评估
是	是	否	否	否：大骨架；肌肉多	不需要干预；正常检查监测
是	是	否	是	是：丰腴肥胖皮下脂肪肥胖	胃肠道，生物转化，HPATGG功能障碍、毒性和内分泌评估
是	是	是	是	是：腹型肥胖；内脏脂肪过多	治疗生活方式的改变，营养和炎症检查，与体重增加和腹型肥胖相关的炎症（如感染、血糖失调，毒素）

图 36-1 通过体重指数（BMI）、腰围、腰臀比、脂肪量百分比评估身体成分评估身体成分。BIA，生物电阻抗分析；脂肪 %，生物电阻抗分析脂肪比例；HPATGG，下丘脑-垂体-肾上腺-甲状腺-性腺-胃肠轴；METSyn，代谢综合征；overSAT 高比例的皮下脂肪组织；overVAT 高比例的内脏脂肪组织；TLC Nx/Rx，治疗性生活方式干预，营养和药物治疗；WC，腰围；WHR、腰臀比（From Saxena S：Cardiovascular advanced practice module, Institute for Functional Medicine, 2012, Federal Way, WA, and Stone PM：Functional nutrition-head to toe. Toolkit, Institute for Functional Medicine, 2013, Federal Way, WA.）

病例：
身体测量：高183cm（72英寸），体重91.7kg（202lb）
BMI：27.4
腰围：99cm（39英寸）
臀围：96.5cm（38英寸）
腰臀比：10.02；腰高比：0.54
BIA脂肪量28.1%；无脂肪量71.9%
评估：腹型肥胖，内脏脂肪增多，1度肥胖
治疗：低升糖指数饮食

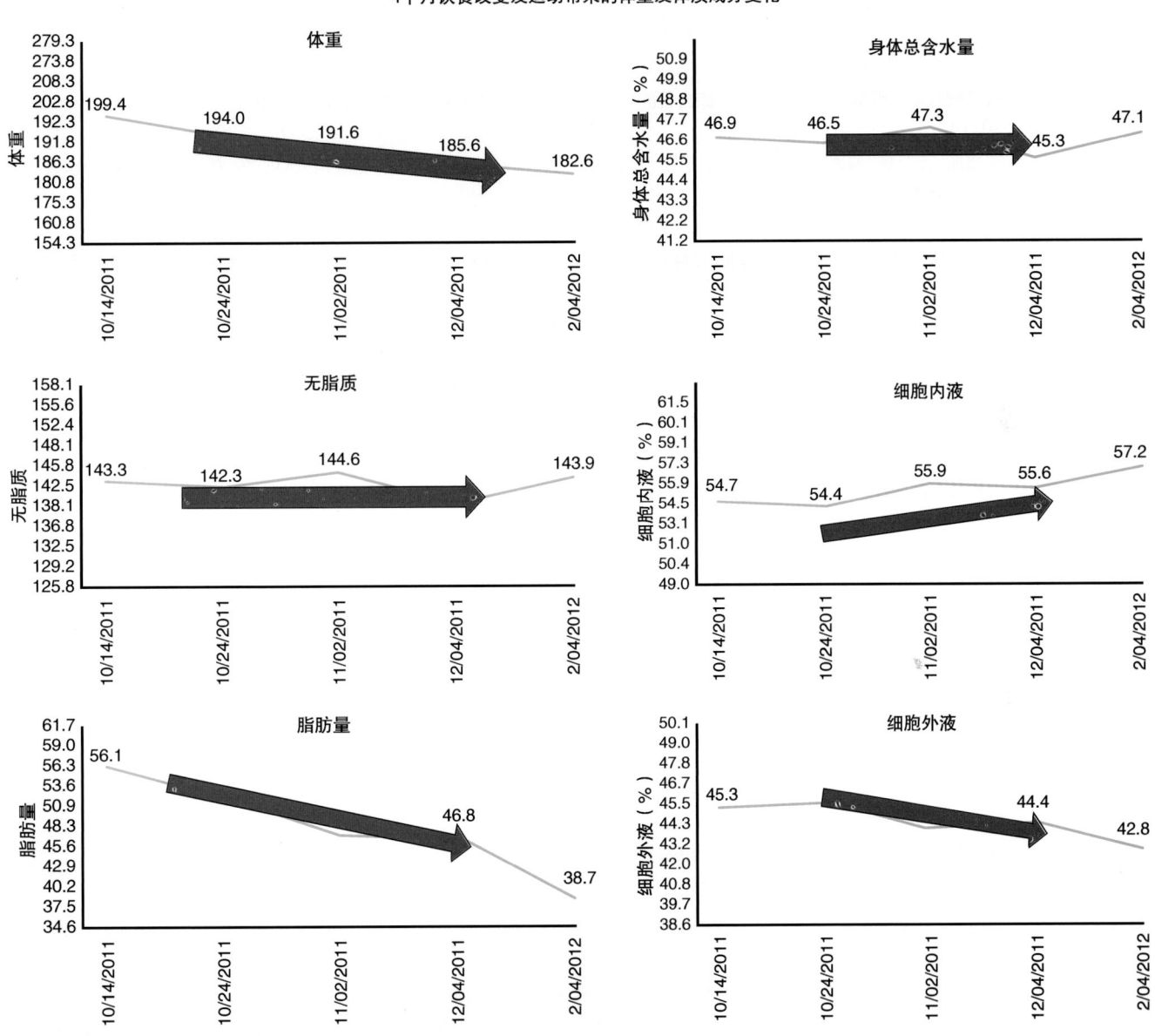

4个月饮食改变及运动带来的体重及体质成分变化

病例：
人体测量：身高183cm（72英寸），体重82.8kg（182.3lb）
BMI24.7
腰围：84cm（33英寸）
臀围：95cm（37.5英寸）
腰臀比0.88，腰高比0.45
BIA：脂肪量20.9%，无脂质78.1%

图 36-2 案例研究：案例使用连续生物电阻抗分析（BIA）治疗进展。病人 56 岁，患高脂血症和勃起功能障碍，使用普拉固和伟哥。通过 4 个月的增加锻炼、食物的选择和数量干预，观察体重、无脂质和脂肪量，确认减肥是由脂肪质量损失，而不是肌肉或全身水的损失。细胞外液向胞内液体的转变被认为是健康的标志

表 36-8   体格检查发现的肥胖相关并发症

系统	并发症
身体成分	通过体重、腰围、腰臀比、BIA、静息代谢率监控脂肪和肌肉；用 DEXA 评估骨密度和身体成分（Heber et al., 1996；Kohlstadt, 2013） 在青春期发病：BMI 增加（23～25）与肥胖密切 成年 25～40 岁：BMI 增加与较差的成年生物标志物相关
水合作用	黏膜干燥，脚水肿，皮肤肿胀，口干通常表明细胞内脱水；需要通过尿比重证实水化差与 BIA 差相关，改变皮肤褶测量精度（Kohlstadt et al., 2013）
口腔	口腔干燥、牙周病、蛀牙、银汞合金充填体和气味可能表明有减肥障碍，导致脱水的不利微生物群，咀嚼不充分，甲基化不足，胰岛素耐受（Kohlstadt, 2013）
颈围	预测肥胖所致阻塞性睡眠呼吸暂停综合征的严重程度（男性 > 43cm（17 英寸）；女性 > 41cm（16 英寸））（Pinto et al., 2011）
心血管	高血压、冠心病、原发性高血压、左室肥厚、充血性心力衰竭、肺源性心脏病、肥胖相关心肌病、加速动脉粥样硬化、肥胖的肺动脉高压、血栓性肺动脉栓塞 外围血管病：静脉曲张、血栓性静脉炎、下肢静脉和淋巴水肿，下肢循环障碍
肺脏	倾向呼吸道感染、支气管哮喘增加、肥胖低通气综合征（Pickwickian 综合征），呼吸困难，阻塞性睡眠呼吸暂停综合征，肺换气不足综合征，Pickwickian 综合征、哮喘
神经	第 I 对脑神经：嗅觉神经功能丧失与改变食物的选择有关，包括多盐和多糖食物（Hirsch and Whitman, 2013；Kohlstadt, 2013） 腹压增加，睡眠呼吸暂停征、卒中、神经诱捕导致的颅压升高（感觉异常性股痛综合征、腕管综合征）
胃肠道	胆囊疾病（胆囊炎、胆石病），非酒精性肝病，脂肪肝渗透，反流性食管炎，疝
泌尿生殖系	应力性尿失禁、肾病综合征、局灶性肾小球硬化症、勃起功能障碍
生殖	产科和围产期并发症：妊娠高血压、妊娠糖尿病的风险增加，肩难产，巨大胎儿，骨盆难产 女性：停止排卵，早熟，不孕症，雄激素过多症，卵巢多囊 男性：性腺机能减退
骨骼肌肉	肌肉骨骼：腹部疝，腹侧和腹股沟，制动 肌肉骨骼和整形：主要关节骨关节炎，髋内翻，股骺下滑，布朗特病、Legg-Calvé 病、慢性腰痛 成人患者胫骨或肋骨中等力度致压痛：与软骨病；缺乏维生素 D，加剧胰岛素耐受；可以降低情绪和限制体力活动，增加跌倒的风险（Brady et al., 2013；Holick, 2006；Kimmons et al., 2006；Wicherts et al., 2007）
皮肤	皮损（细菌和真菌），黑棘皮症，多毛症，蜂窝组织炎，痈，皮肤标记，继发胰岛素耐受，瘀滞性皮炎、溃疡，皮肤白纹、瘀色素沉着，静脉瘀血溃疡风险增加
代谢及内分泌	2 型糖尿病，糖耐量异常，代谢综合征，血脂异常
心理	社会歧视和抑郁
恶性	与子宫内膜癌、前列腺癌、结肠癌、乳腺癌、胆囊和肺癌有关
生活方式	睡眠时间 < 5 小时或 > 8 小时：与内脏和皮下脂肪增加、瘦素激素降低和脑肠肽激素水平增加有关
女性肥胖	超重会导致月经紊乱、不孕、流产、妊娠结果欠佳，损害胎儿健康，2 型糖尿病；对胰岛素的敏感性变化可能发生肥胖 肥胖孕妇妊娠高血压的风险和子痫前期风险更高（Escott-Stump, 2012）
发病年龄	在婴儿期、童年、青春期快速体重增加，孕期体重过度增加，会增加肥胖的风险（Johnson et al., 2006） 肥胖和体重正常的人总能量消耗和身体活动水平都会逐步下降，下降 ≈627kJ/10 年（150kCal/10 年）；食物热效应不会改变（Roberts and Dallal, 2005）
老年人肥胖	增加患病率以及相关的宏观和微量营养素缺乏（Flood and Carr, 2004）

BIA，生物电阻抗分析；BMI，体重指数；CAD，冠状动脉疾病；CHF，充血性心力衰竭；DEXA，双能 X 线吸收仪；LVH，左心室肥大；NASH，非酒精性肝病；OSA，阻塞性睡眠呼吸暂停综合征（Hamby and Griffing, 2013；Kushner and Roth, 2003.）

生化指标

脂肪分布、体脂率和相关肌肉量可帮助临床医生确定哪些实验室和生化指标是最有助于确定干预措施的（图 36-1 和表 36-9）。脂肪分布取决于 BMI、腰围、腰臀比和生物阻抗分析，对脂肪分布进行分类后得知需要考虑的实验室检测并不局限于单纯甲状腺功能评估。表 36-9 进一步明确了体脂率和体脂分布是如何影响干预的。

表 36-9　营养诊断测试指导减肥

检查	干预	机制	治疗	与体重相关性
白蛋白（血清）	低水平提示蛋白质营养不良	摄入不足，吸收不良	蛋白质饮食，补充氨基酸，消化酶	保持低体重指数，避免肌肉减少症（Kohlstadt，2008）
C-反应蛋白（CRP）	高敏感性 CRP 应该 <10mg/L	炎症来源食物过敏，感染，自身免疫，体重减少	补充纤维素，碱性饮食，避免食物过敏，多种维生素，补充姜黄素 2~4g/d	加重肌肉减少症炎症
肌酐	如果缺乏时血浆肌酐减低或尿己二酸、辛二酸和乙基丙二酸升高	吸收不良，合成减少，与铁缺乏有关，高脂肪代谢	乙酰左旋肉碱 2g/d	脂肪代谢增加肉碱需求增加；肉碱下降与妊娠疲劳有关；肉碱是将脂肪酸转入线粒体
胡萝卜素	α-胡萝卜素 9~101µg/L β-胡萝卜素，42~373µg/L，叶黄素，50~250µg/L，玉米黄质，8~80µg/L	营养缺乏（如锌）药物干预合成	绿叶蔬菜；烹饪与香料、丰富的植物营养素补充剂	肥胖是减少脂溶性营养素的一个危险因素
辅酶 Q10（CoQ10）	低血清辅酶 q 提示组织辅酶 q10 的损耗；尿中高浓度的丙酮酸、琥珀酸、延胡索酸酯和苹果酸在提示辅酶 q10 不足，不能满足能源需求	营养素缺乏及药物干预合成	补充辅酶 Q10 300mg/d	脂肪代谢增加辅酶 Q10 需求
脂肪酸	红细胞脂肪酸可以识别 omega-3，ω-6，反式，非常长链，饱和脂肪酸	倾斜的摄入量；不适当的补充使用；δ6 去饱和酶活性减低；脂肪吸收不良	单链不饱和脂肪和多不饱和脂肪酸饮食和补充平衡	减肥饮食和补充脂肪酸指南；脂肪酸失衡可能来自于之前的内科或外科治疗肥胖
同型半胱氨酸	升高意味着缺乏维生素 B$_{12}$、叶酸、维生素 B$_6$、或活性不足的核黄素、烟酸、和硫胺素	吸收受损或摄入不足的 B 族维生素（B$_1$，B$_2$，B$_3$，B$_6$、B$_{12}$、叶酸）	补充甲基叶酸，叶酸和维生素 B$_{12}$ 可以提高甲基化	维持能量代谢和通过中间代谢碳水化合物和蛋白质获得能量
铁	低铁蛋白和饱和百分比≤15 表明缺铁红细胞生成即使 HCT 是正常的；升高提示血色沉着病	受损源于吸收不足；摄入不足，原发血色沉着病；营养素基因交互作用	补充矿物质、膳食铁与铁和用铁锅烹饪锅补充缺乏；血色沉着病医学管理，通过最小化膳食铁的摄入量	缺乏容易合并其他矿物质缺乏，一些饮食加剧不足；铁，锌，铬改变食物偏好；血色沉着病导致肥胖的炎症组成
镁	红细胞镁低于实验室测量范围	吸收受损、膳食摄入量不足、与钙的吸收竞争	增加水果和蔬菜的摄入量；补充钙和镁 2:1 比例	优化支持镁水化、脂肪代谢和细胞内外水流动
甘油三酯	空腹值 >100mg/dl 甚至 75mg/dl 提示脂肪代谢受损	脂肪变性、氧化应激增加，食用合成脂肪和精制碳水化合物	食用低精制碳水化合物和反式或精加工的脂肪；肝脏支持；补充 L 肉碱 2g/d	甘油三酯升高代表可治疗的脂肪代谢障碍；也可能表明简单的碳水化合物合成的肠道油脂增加
维生素 D	25-OH 维生素 D：30~50ng/ml 全年 <10ng/ml 缺乏，<30ng/ml 不够，<36ng/ml 与胰岛素耐受有关，<50ng/ml 与实体癌症发病率的两倍升高有关；高于正常或高 1，25-DHCC，与潜在的感染有关	低维生素 D 与先天免疫功能下降有关，增加胰岛素耐受；吸收受损与某些药物有关，防晒霜的使用，或户外阳光照射不足，肥胖增加活化前维生素 D 的需求	富含维生素 D 的食物；如果手术后的或胰腺功能不全增加消化酶；考虑补充需要解决缺乏状态，饮食来源包括冷水鱼，乳制品（如果补充），蘑菇（钙化醇）	肥胖与低血清维生素 D 水平有关，后者在肥胖中甲状旁腺功能亢进和骨质流失中发挥作用；低维生素 D 水平与增加肌肉骨骼疼痛，增加跌倒的风险，增加胰岛素耐受有关，优化维生素 D 可能促进减肥
维生素 B$_{12}$	血清浓度 <540mg/ml 和高尿甲基丙二酸酯，同型半胱氨酸，和平均细胞体积提示缺陷	药物的相互作用影响吸收；减少一些饮食摄入，年龄相关的吸收受损	口腔、舌下或肌肉注射补充	维持能量代谢

表 36-9　营养诊断测试指导减肥（续表）

检查	干预	机制	治疗	与体重相关性
尿酸	血清尿酸 > 5.9mg/dl 需要进一步评估	如果增加 TG、LDL、同型半胱氨酸血小板 >385 000 考虑动脉粥样硬化疾病	槲皮素和叶酸抑制黄嘌呤氧化酶	考虑低嘌呤饮食；解决氧化应激；寻找混杂因素（果糖摄入量 > 100g/d）与代谢综合征相关；通过胰岛素耐受慢性炎症促进体重增加
糖化血红蛋白	< 5.4, 很好；5.5~6.0, 增加氧化应激、年龄；>6.0, 胰岛素耐受；>6.5, 糖尿病	低糖饮食变化；考虑适当的蛋白质摄入量；评估根源	考虑充足的维生素 D 评估和治疗根病理学（root pathology）；口服降血糖药物，需要时可予胰岛素低糖食物；如果有必要减少单糖；增加锻炼	HgA1c 升高作为一种先进的糖基化成品是长期的氧化应激的标记，如果控制糖尿病，可以减少体重指数，使 HgA1c 下降到正常范围 高甘油三酯血症可升高 HgA1c 指数（Xavier and Carmichael, 2013）
促甲状腺激素	>2mIU/L 需要进一步评估	降低代谢率和显著减少锻炼耐力	考虑适当的治疗甲状腺功能减退；营养评价锌、碘、硒和蛋白质充足应该考虑	维持最佳代谢率；减少肌痛、疲劳、和胃肠道症状
验尿	比重 > 1.025 表明水化不足；蛋白质的存在可能需要额外的评估	医疗充分水化可能存在障碍；尿蛋白的损失可以建议慢性肾脏疾病	解决医疗水化壁垒；如果慢性肾脏疾病饮食可能需要修改	水合作用促进减肥；尿液蛋白质损失可能需要修改病人的饮食

1, 25-DHCC 1, 25- 二羟基骨化醇；BMI, 体重指数；HCT、红细胞比容。IM 肌肉注射；LDL 低密度脂蛋白；RBC 红细胞；TG, 甘油三酸酯

Adapted from Escott-Stump, 2012; Kohlstadt, 2013; Lysen et al., 2012; Xavier and Carmichael, 2013; Cunningham et al., 2005.

临床指标

肥胖患者查体中发现的临床指标（表 36-8）有助于识别并发症和由肥胖病或脂肪量疾病造成的男性或女性肥胖和特殊体征（表 36-9）。心血管系统、呼吸系统、风湿性疾病、神经疾病和内分泌系统共病的病理激发患者的致胖代谢环境。查体是肥胖病人营养评估的关键。

饮食和生活方式评估

患者档案信息至少应包括食物日记，最好是全面的饮食和生活方式评估，有助评估患者超重和肥胖的风险。饮食和生活方式评估应该包括病人 1~7 天的饮食记录。饮食评估包括蛋白质的充足性；必需脂肪酸；复杂碳水化合物，如纤维素。确定过剩的任何主要营养素、饱和 / 不饱和脂肪失衡、简单碳水化合物、不完全蛋白质。还需要评估你的病人是否摄入足够水和富含植物营养素的各种有色蔬菜和水果。保证饮食均衡会增加矿物质和维生素充足的可能性。

饮食和生活方式评估有助于发现致胖诱因、改善对致胖诱因的理解。在收集病人病史时，前因、诱因和持续因素结合人体测量学、生化指标和临床结果指导干预和治疗计划的制定。

可能的话将需要评估的信息打包以便患者可以提前完成。您可以制作一个简单的 7 天饮食和生活方式评估表单，在表格左边罗列出一周内的食物摄入量（早餐、点心、午餐、零食，晚餐、可选零食），水摄入量（杯或 ml）、体力活动（时间、类型）、睡眠（质量）、情绪压力（思想和情感）、以及每天病人做的给他们带来快乐的事。但是如果你只使用一本食物和活动日志，请留点空间用来标明一周每天的活动和至少 3 天的食物摄入，这 3 天包括 2 个工作日、周末或非工作的 1 天，因为当人们时间灵活时倾向于吃不同的食物。应标注体力活动的类型和持续时间，以及食品和饮料的种类和食用量。

下面是评估每个致病的可改变的关键性生活方式因素的推荐方法。

食物日记　从食物日记可以获得的关键信息包括

病人是否吃早餐，晚上小吃，或喝过量的含糖饮料。不吃早餐与白天晚些时候摄入热量增加有关，并与体重增加有关。晚上吃零食是一种常见模式，需要充分评估并加以遏制。每天最多喝多少苏打水、果汁饮料、100% 果汁，或含咖啡因的甜饮料？通过饮用高热量苏打水或果汁而摄入过多的热量与肥胖有关。在多次门诊就医过程中你可以进行的简单建议是让病人停止饮用含糖饮料。询问是否喝所有含糖饮料是很重要的，包括汽水、运动饮料、果汁饮料、咖啡和茶（Han and Powell，2013）（图 36-1）。表 36-9 回顾了一些可用于减肥治疗的关键营养诊断测试。这些饮料的热量能够快速加起来，不应包括在日常基础中。

食物日记还有助于确定所吃的碳水化合物的质量，是来自高 GI 食物还是含糖饮料。有令人信服的证据表明，碳水化合物质量对肥胖以及肥胖相关并发症如心血管疾病、代谢综合征和 2 型糖尿病有重要影响。膳食纤维是一种重要的决定饱腹感和体重增加的食物，有助于防止高脂血症和高血糖。蔬菜和水果是很好的纤维和植物营养素的来源，帮助预防心血管疾病、糖尿病和癌症。评估高 GI 碳水化合物记录（见本章前述的血糖指数和血糖负荷）。用高 GI 碳水化合物替代饱和脂肪是很常见的，这些可能增加患 2 型糖尿病和心血管疾病的风险。如前所述，软饮料摄入是导致体重增加的原因，这可能与这些饮料不易导致饱食感有关。这些饮料中包含大量的果糖，与等量的葡萄糖相比，会导致更多不良的代谢变化（Slyper，2013）。

食物摄入导致超重（非必需的多余脂肪）的另一个方面是食品敏感性，可测量抗食物的免疫球蛋白 G 抗体。食品高敏感性与儿童期肥胖有关。已发现肥胖儿童的血清 C 反应蛋白值更加高，食物敏感性的免疫球蛋白 G 值更高，超声颈动脉内膜的厚度增加（Wilders-Truschnig et al.，2008）。免疫反应产生的炎症会是肥胖发生发展的诱因吗？食物日记和仔细询问患者可以检测胃肠功能障碍。有时病人会将相关症状，如腹胀、排气、痉挛或胃肠蠕动增加与特定食物相联系，但食物过敏的影响往往是延迟出现的，是在摄入问题食物 24～48 小时后出现的。在作者看来，没有一个测试能够明确的识别迟发超敏反应的食物，但许多实践者发现 IgG4 测试、中介释放测试、白细胞抗体和抗原测试有助于识别问题食物。通常排除饮食是确定食物敏感或过敏的最好测试方法。

正如前面所讨论的，需要对可改变的生活方式因素进行评估，包括睡眠和放松、锻炼和运动、压力和人际关系，进而确定病人体重增加的原因。

干预

重 点

- 肥胖治疗的 5A's 提供一个有用的长期体重管理的框架。
- 生活方式治疗提供了无数使病人参与治疗及制定个体化干预的机会。
- 特殊的可改变的生活方式因素可在干预中得到解决，如进食、运动和体力活动、睡眠、心理压力、毒素暴露、微生物群、药物治疗和手术治疗。

如何最好地劝告病人进行长期的体重管理应因人而异。很多患者都不愿意谈论自己的体重。他们可能对自己的体型感到羞耻，假使他们认为这反映了自制力差。经常与病人诉说健康体重在保持整体健康中的作用，这只不过是多管齐下保持健康中另一个有价值的组成部分，与宣传不吸烟、日常使用安全带、经常洗手的方式相同，都有助于保护健康不受威胁。询问病人是否愿意讨论体重管理也有助于建立一个非批判性的环境，在这种环境下病人会感到舒适，能自如地表达他们的担忧。问病人过去什么方法对他们有效果。帮助病人识别自己的长处并从体重管理的角度来讨论如何利用这些优势。Alexander 和他的同事（2011）提出肥胖治疗的 5A's 建议框架，帮助超重和肥胖患者进行体重管理（表 36-10）。

表 36-10	肥胖治疗的 5A
询问	请求允许讨论体重和探索准备改变
评估	评估体重指数、腰围和肥胖阶段；探索超重的诱因和并发症
建议	给病人关于肥胖的健康风险，适度减肥的好处，需要一个长期战略，和治疗选择的建议
共识	现实的减肥的期望，目标，行为变化，治疗计划的具体细节达成一致
安排及帮助	协助识别和解决障碍，提供资源，协助查找和咨询与合适的供应商，并安排定期随访

Adapted from Alexander SC, Cox ME, Boling et al. Do the five A's work when physicians counsel about weight loss? Fam Med. 2011; 43; 179-184.

生活方式治疗

超重和肥胖患者的干预要根据每个病人的需要，包括生活方式治疗，单独进行或与药物治疗相结合，必要时进行减重手术。生活方式治疗,包括行为改变,是循证控制体重的基石。使用缓慢、稳定的方法,解决尽可能多的可改变的生活方式因素,使患者采取促进健康的习惯,消除对健康有害的习惯。这个过程对于病人具有挑战性,理想情况下,医师和病人一起工作,成为这个努力中的合作伙伴。医生或其他团队成员提供指导、工具和鼓励,病人提供长期致力于实现健康体重的信心。卫生保健从业者和同龄群体的支持是影响行为改变的有力方式。

最成功的肥胖治疗是在病人护理和咨询过程中有营养护理和咨询专业人士。饮食和生活方式评估主要由团队内的营养专家、生活方式教育家或顾问完成,帮助肥胖患者对自己的情况进行成功干预。当医生与营养师及团队其他成员合作时,病人更容易解决肥胖的多方面因素(表36-11)。

饮食

健康促进饮食是体重管理不可分割的一部分。多种饮食可供选用;挑战在于如何选择符合每个病人营养需求和偏好的食物。一般来说,食物计划应包括足够的量(即足够的热量)和质量,包括营养素(蛋白质、脂肪和碳水化合物)和微量元素(矿物质、维生素和纤维素)。健康促进饮食的基本原则包括摄取维持健康体重的足够热量,进食多种食物以使营养价值最大化,选择营养价值高的食物以满足营养需求;每天每份食物量包含丰富多彩的六类食物中的至少一种,最好两种(6~10份食物量/天);喝充足的干净过滤水。蛋白质含量应该占热量的10%~25%,脂肪占30%,碳水化合物占40%~55%。高纤维、低钠饮食通常被推荐作为健康促进饮食计划的一部分。然而,对刚开始减肥的人而言,事实上所有细节可以总结为以下简单准则:熟悉食物量以免摄入过多;选择天然食品而不是加工食品;尽量选择植物性食物,而不是动物性食物;喝相当于理想体重一半重量的干净过滤水。

对于符合少肌肉综合征或男性肥胖诊断的患者而言,低糖饮食可利于减轻体重(Pittas et al.,2005),且改善血糖、胰岛素和血脂水平。限制精制碳水化合物的摄入对这个人群尤其重要。

计算理想体重

我们不建议参考人寿保险表中的体重身高。这些值是观察性数据,反映了被调查者的实际体重,而不是通过研究得出的不同身高对应的理想体重。通常,这些表高估了理想体重。相反,我们建议使用哈姆维

表36-11 干预		
饮食	适度能量缺乏饮食 低热量饮食 极低低热量饮食 低碳水化合物,高蛋白饮食 低脂肪、低能量密度食物 低糖饮食 平衡-缺乏/成分控制饮食饮食 食物替代法	需要营养专业与病人和医疗提供者合作
运动	中等强度:30分钟每周5天 高强度:30分钟每周3天 (>6MET) >200分钟每周(适度的运动) 90~150分钟每周(剧烈的活动) 阻力训练	通常需要有责任和持久的改变
行为治疗	准备改变 设定目标 可靠支持系统 建设维护 逐步改变 记录 享受 灵活改变	通常需要辅导员、生活方式的教育者,意识和渴望改变健康轨道
药物	奥利司他 苯丁胺-托吡酯ER 盐酸氯卡色林	需要医生监测
手术	LAGB 垂直套筒胃切除术 Roux-en-Y胃旁路手术 远端-roux-en-Y胃旁路手术 十二指肠与胆胰分流 空回肠旁路手术	需要手术和专业减肥 BMI体重指数>40kg/m² BMI 35~40kg/m²具有明显的肥胖相关并发症如高血压或2型糖尿病 非手术方式不成功的减肥偿试 营养师和心理健康专家排除相关问题 没有手术的禁忌证

BMI,体重指数;LAGB,腹腔镜可调式胃带;MET,代谢当量。Adapted from Cheskin and Poddar, 2014.

公式,它是一个快速计算方法,自1964年由美国糖尿病协会推出以来就在临床使用(Hamwi,1964)。这是一个方便门诊使用估计理想体重的方法。对于女性来说,以152cm(60英寸)体重45.4kg(100Ib)为基准,每增加1cm或1英寸,体重增加0.9kg或5Ib(对于身高低于152cm或60英寸者,身高每减少1cm或1英寸,体重减少0.45kg或2.5Ib)。这个计算将产生一个近似的理想体重。通过与病人讨论过去她认为的合适体

重、目标体重（可能是远低于她合适的体重）以及你的临床判断，将理想体重调整到期望体重。如果她身高162.5cm（64 英寸）体重91kg（200Ib），想要减到63.5kg（140Ib），告诉她每周减重0.5～1kg（1～2Ib）是合理的健康减重方法，也能提高长期维持减重后体重的成功率，然后进入每周减少0.5～1kg（1～2Ib）体重的阶段。也许讨论第一次目标是减重9kg（20Ib），并确保她明白这需要大约3个月。估计男人的期望体重时，按基准身高152cm（60 英寸）体重48kg（106Ib），身高每增加1cm（1 英寸）体重增加1.1kg（6Ib）。这些估计适用于中等体型，可以根据体型大小进行±10%的调整。

计算热量

Mifflin-St. Jeor Harris-Benedict 改良公式（Mifflin et al.，1990）常用于计算合适的热量水平，因为它考虑到年龄、性别和活动水平（包括医疗状况下的代谢需求）。然而，它确实低估了肌肉强壮者需要的热量，高估了肥胖者需要的热量。门诊随访的目的是正确估计热量，每磅期望重量需要42J（10Cal）热量，这是维持新陈代谢的最少热量推荐量。111～120J/kg（12～13Cal/Ib）比较适合活动量多的女性，120～138J/kg（13～15Cal/Ib）适合活动量多的男性。这种方法不同于女性热量水平低于5018J（1200Cal），男性低于6273J（1500Cal）的建议。同样，营养专家将进行必要的调整并制订长期计划。

每次门诊，即使很短暂，也要记录体重和健康饮食。成功的体重管理与病人每一小步的行为改变有关。对于大多数内科医生，目标将是为病人指导正确的方向；提供健康饮食（身体活动）的基本指导；将病人转诊给营养专家，根据患者减重需求、合并症、食物偏好、经济地位、家庭需求（如家里是否有孩子、长辈或有特殊健康需求的其他家庭成员）及整体的生活方式制定个性化的饮食方案。现在病人不擅长计划、购买和准备健康食物的现象很常见。许多人需要进行关于基本营养和食物在健康方面中的作用的教育。营养专家能够解决这些问题，帮助病人安排适合他或她需要的膳食。

如果你有理由相信病人有食物过敏，那么食物排除疗法是一种协助确定病人对哪些食物过敏的价格便宜的方法。这类食物计划通常可以在21天内排除最常见的食物过敏（如乳制品、面筋、坚果、柑橘、海鲜、牛肉）和环境毒素。然后将排除的食物类别系统地添加回来，观察病人的反应。在可疑食物被识别后，将这些食物从饮食中删除或者进行轮换这样减少被吃到的频率。如果对一种或一类食物过敏症状持续存在，则需将这些食物消除较长时间（如6～9个月），并重新测试，让病人做好记录。如果没有症状，则这些食物可被添加到正常饮食中。如果仍有症状，则食物应消除，并且需要无限期避免。

运动和体力活动

体力活动是健康生活方式的重要组成部分，可以减压，降低心血管疾病的风险。体力活动也是超重和肥胖的防治的重要组成部分。运动应该是正常生活的一部分，从正式的运动项目到日常生活中的体力活动。运动本身燃烧热量，也有利于发展肌肉量，反过来会增加热量的用量，甚至当我们在休息的时候。一般来说，目标应该是每周数天的30分钟的中等强度的体育活动。为了促进减肥，每天60分钟可能更合适，为了保持减重，每天90分钟可能是必要的。一个受欢迎的促进身体活动项目是鼓励人们每天步行10 000步或者至少在原来基础上增加2000步。应用计步器对跟踪患者的进展是一种很好的方式。国家体重控制注册中心，成立于1993 年，是对减重至少13.6kg（30Ib）并至少保持1 年的人群正在研究的持续时间最长的研究。成功减重的注册参与者每天至少锻炼1 小时（Phelan et al.，2007）。

体育活动有三个主要组成部分：有氧运动、柔韧性训练、力量型训练。表36-12 展示了疾病预防控制中心关于运动的持续时间和频率和建议类型的指南。

除了传统的有氧和抗阻运动，许多人选择瑜伽来进行柔韧性和力量性循环，对抗压力，提高自我价值感，培养与他人的社区意识。见以前关于控制环境因素中瑜伽的讨论。

睡眠

正如前面所讨论的，睡眠太少、睡眠太多、成人和儿童期睡眠质量差与体重增加、超重和肥胖有关（Liu et al.，2013；Mesarwi et al.，2013；Xiao et al.，2013）。

所需的睡眠时间因人而异。有关每天所需的睡眠时间的建议通常要考虑年龄，并仅供指导。美国国家睡眠基金会有关生命周期各阶段的睡眠持续时间的建议如表36-13 所示。

许多病人咨询通过减肥来帮助改善他们的睡眠呼吸障碍。虽然这种方法是很有用的，但是重要的是对一些病人来说，睡眠呼吸暂停是他们体重增加的原因或者至少是一个促成因素。所以，这些病人如果未治疗呼吸暂停，那么他们减重也将很难。转诊到睡眠专家常常帮助病人达到他们的目标。

表36-12　美国人疾病控制和预防中心人体力活动指南

年龄	时间和频率（总时间包括所有三种类型的活动）	每周时间（包括三种活动类型）		
		有氧运动	强健肌肉运动	强健骨骼运动
儿童6~17岁	60分钟每周至少3天	中等或高强度	俯卧撑、体操	跳绳，跑步
成人18~64岁	每周规律活动，而不是单次	中等强度每周150分钟，高强度75分钟，或相同的中等或高强度活动	每周至少2天	没有特别处理
老人，≥65岁	每周规律活动，而不是单次	中等强度每周150分钟，高强度75分钟，或相同的中等或高强度活动	每周至少2天	没有特别处理

* 中等强度活动的例子包括快步走，水中有氧运动，骑自行车上，双打网球，推动割草机，跳舞。高强度活动的例子包括跑步，游泳，在山上快速骑自行车，单打网球，打篮球。肢体舒展活动几大主要肌肉群（腿、臀部、背部、腹部、胸部、肩膀、手臂）。例子包括举重（机器或手的重量），阻力训练，练习用身体作阻力（仰卧起坐、俯卧撑、引体向上、体操），沉重的园艺（挖掘、铲），攀岩墙，瑜伽。强健骨骼活动包括跳跃，跑步，跳绳，网球，篮球和体操

From Centers for Disease Control and Prevention. http://www.cdc.gov/physicalactivity/everyone/guidelines/children.html.

表36-13　国家睡眠基金会对一生睡眠时间的建议

年龄	时间	安排
婴儿1~2月	10.5~18	按需（无规律）
婴儿3~11月	9~12	0.5~2小时的小睡
幼儿1~3岁	12~14	1~3小时小睡
学龄前儿童3~5岁	11~12	小睡至5岁
学龄儿童5~10岁	10~11	整夜
青少年10~17岁	8.5~9.25	整夜
成年≥18岁	7~9	整夜

Adapted from information provided by the National Sleep Foundation. http://www.sleepfoundation.org.

此外，门诊诊疗内容应该包括对良好的睡眠卫生的讨论。提醒患者睡觉前一个小时停止工作，关掉电脑、手机和电视，规律睡觉和起床。瑜伽可改善睡眠质量（Afonso et al.，2012；Innes and Selfe，2012；Taibi and Vitiello，2011）。睡前进行深呼吸、瑜伽或平静沐浴等放松练习帮助平静身心，协助过渡到睡眠。

社会心理压力

许多病人可从帮助确定他们的压力、减少压力的强度和数量、学习应对压力的技能以及改变适应不良的观念这些过程中获益。和改善营养一样，行为改变需要一种缓慢、稳定的方法来改变长期的观念和行为。如果能够与行为医学专家合作，不管是个人形式还是小组形式，大多数病人更容易成功的进行长期行为改变。如果你的实践中没有这样的行为专家作为医疗团队的成员或合同人员，可能有以医院或社区为基础的压力管理项目。这些项目在病人准备改变的行动阶段可以相当有效。

正念疗法有利于长期体重管理以及减压。每个可

改变的生活方式的正念方法可以帮助超重和肥胖病人识别他们体重超标的根本原因并且制定生活多领域的弹性的有效策略。行为改变的正念疗法由马萨诸塞州医疗中心大学的 Jon Kabat-Zinn 在 1985 年主导制定。正念意味着特定方式的关注：目的、目前、非批判性。正念已成功应用于治疗超过 30 年。正念疗法中被研究的较好的是正念减压疗法（MBSR）（Kabat-Zinn et al.，1985）、由 Segal 及其同事开发的正念认知疗法（MBCT）（Bieling etal.，2012）、正念饮食疗法（MB-EAT）（Kristeller and Wolever，2011）。

Kabat-Zinn 及其同事在最近的概述中讨论了正念减压疗法的当前状态和神经科学的底层正念（Paulson et al.，2013）。正念减压疗法项目被 Zindel Segal、Mark Williams 和 John Teasdale 应用后制定了 MBCT 项目，后者关注思想和情绪，尤其是反复出现的抑郁和不快。这个项目已纳入美国精神病学协会临床指南（2000）。虽然根植于佛教哲学，正念疗法程序已被精心开发为被每个人接受、不管宗教取向的现世的疗法。

与许多新兴模式一样，正念疗法的有效性最初缺乏强大的科学依据。然而，最近研究使用严谨的科学研究方法整合最新的神经科学原理加深对正念的理解。Marchand 在其关于念力疗法现状的综述中（2012）对目前高质量的、发表在影响因子很高的期刊上的研究进行了回顾。正念方法在基层医疗中非常有效，如抑郁、焦虑和疼痛。

最近，积极心理学已由宾夕法尼亚大学的 Martin Seligman（Seligman and Csikszentmihalyi，2000）建立。这种方法来自于心理学领域认知，主要关注什么是错的，识别和修复疾病模型对人类功能的损伤，而不是关注什么让个人和社区发展繁荣。Seligman 及其同事致力于扭转这个方向，在学术界和临床实践中产生很

大的影响。临床医生尤关注当病人有什么问题时更容易来看医生。而不是问："你的问题是什么？"试着问问"今天你（或者在你的生活中）哪些方面很顺利？"简单的改变，比如这个改变，易于增加医患互动。专注于什么工作。同样，参与社区中的积极心理学项目可以协助病人在面临医疗挑战中变得更加积极。

医生也应该鼓励病人重新思考自己和他人的关系。他们对自己满意吗？他们能挖掘并信任自己的内心吗？他们觉得每天抽出时间去做一件能带给他们快乐的事值得吗，做得到吗？他们有强大的社会支持网络吗？如果没有，今天他们能做什么来加强现有关系或发展新关系？正念练习可以显著帮助发展与自己和他人的关系。你可以从 Seligman 博士的网站（http://www.pursuit-of-happiness.org）和 Wholebeing 研究所网站（http://www.wholebeinginstitute.com）上找到有用的资源。

环境毒素暴露

正如前面所讨论的那样，环境中存在大量的毒素，它们可以通过我们所吃的食物、喝的水和呼吸的空气进入我们的身体。毒素对身体有潜在的有害影响。帮助病人识别潜在的毒素来源并教会消除它们的方法。同时，想办法降低病人体内已经存在的毒素水平。在这里，营养是关键。肠道及肝脏的解毒和生物转化作用依赖于营养素作为各种反应的辅助因子。如果你能评估病人在第一阶段细胞色素 P450（CYP 基因）或第二阶段谷胱甘肽 -S 转移酶或 N- 乙酰转移酶（NAT）基因中是否有一个或多个基因突变，使用营养疗法弥补基因缺陷，基因缺陷会影响基因突变编码的关键生物转化酶的活性。使用十字花科蔬菜（白菜家族）上调其他不受损的 GST 基因。合适的食物有花椰菜、甘蓝、卷心菜、青菜（如甜菜、羽衣甘蓝、芥末、萝卜）和山葵根。

微生物

虽然尚不清楚肠道微生物是否在超重和肥胖发生中发挥重要作用，但人们越来越清楚地认识到人类微生物可以促进我们的整体健康状况。超重或肥胖病人的微生物失衡的迹象可能表现为肠胃不适，如排气、腹胀、痉挛、胃肠动力学问题及大量抗生素应用史。通过关注益生元和益生菌的充足性来促进健康微生物是明智的。微生物主要通过我们所吃的食物进入消化道。整个微生物成分是致病或有益在很大程度上取决于食物的类型。吃含有活菌的发酵食品是一种方法。这类食品包括各种奶制品（酸奶、酸乳酒）和不含乳制品的食物（发酵大豆、纳豆、味噌、酸菜、豆豉和各种腌菜）。

需要多少含活菌食物取决于病人的初始微生物量，但是每天食用一份含活菌食物可以帮助保持健康的肠道微生物群。显然，在病人需要消除病原生物体、肠道内移植有益菌时，通常更有效的方法是利用活菌的浓缩形式，被称为"益生菌"，以膳食补充剂的形式使用。益生菌提供一个具有更高效价的微生物，比大部分食物来源的微生物更快在肠道定植。益生菌有液体和胶囊形式，可能需要或不需要冷藏，这取决于所选择的品牌种类。根据品牌，产品可以从无乳制品中获得，可以不含小麦、麸质、大豆、鸡蛋、花生、坚果、鱼、甲壳类、贝类、添色剂、人造甜味剂、人工香料或防腐剂等成分，专为食物敏感性患者设计。益生菌应该包含每份以亿计生物浓度的菌群。所有这些信息都在产品膳食补充剂列表中展示。这些活的生物体来源于可溶性纤维，后者通常被称为"益生元"。一种或多种益生元成分可能会包含在益生菌中，但他们还可以通过促进健康的饮食中获得，包括日常食物，如水果、蔬菜、豆类和谷物。

注意你的病人最初可能因消化道内微生物种群扩张，经历一些排气和腹胀的症状，但这种情况通常会在 1 周以内消失。大约 1 个月健康的微生物群建立，然后可以减少治疗。日常使用的活性益生菌可以继续使用，因为似乎没有已知的不良反应。另外，病人可能希望定期或在抗生素使用后给肠道重新种植，使用与他们最初用来支持肠道微生物组持续健康的相同方法。

儿童的干预

儿童体重的过度增长越来越令人担忧。研究表明，儿童肥胖或超重发病率类似于儿童癌症发病率。帮助我们的家庭预防体重增加是至关重要的。美国心脏协会最近分析了 NHANES 数据，发现不到 50% 的青少年有 7 种理想心血管标志物中的 5 种以上。分析的标记物包括血压、血糖、胆固醇水平、身体活动、体重、吸烟和健康饮食（Shay et al, 2013）。青少年不良饮食和缺乏体育锻炼会增加肥胖的风险。预防是关键，家庭医生是帮助儿童建立健康生活方式的理想人选。David Ludwig 博士写的"停止饮食战争"为家庭提供了很好的资源。鼓励父母作良好的榜样，家庭一起行动起来，这一点很重要。

应该鼓励母乳喂养婴儿至 1 岁。限制或消除加糖饮料如软饮料和儿童的运动饮料，这可以大大减少热量摄入。美国儿科学会（AAP）建议，1～6 岁的孩子每日饮用 100% 果汁应限制在 120～180ml（4～6 盎司）。

2～5 岁儿童，无论他们是超重还是肥胖，我们的目标应是保持体重，而不是减肥。随着他们长高，他们的

BMI 会改善。年龄在 6～11 岁的超重孩子，我们的目标也是保持体重。如果他们符合肥胖标准，减肥目标是每 2 周减 0.5kg（1Ib）。12～18 岁的超重或肥胖孩子，每月减重 1kg（2Ib）是可接受的目标（Rao，2008）。重要的是要关注长期的行为模式和生活方式的改变，可以保持缓慢、稳定的体重减少。健康的生活方式改变应该作为目标。过分严格的饮食会对生长率、骨矿化、月经产生潜在影响。BMI 超过第 95 百分位的儿童（肥胖），更有组织和积极的方法可能是适当的。许多孩子和家庭可受益于与营养专家合作。全家参与超重儿童的生活方式改变，防止不舒服感觉的出现非常重要。当全家人的重点是多吃蔬菜，每天锻炼 60 分钟，孩子减重更可能成功。小的、具体的、可衡量的目标将使每个人都更容易成功。

　　同时也鼓励父母让用餐时间变成家人在一起的时间，这个时间家庭聚在一起吃饭不分心，比如没有电视或电子设备。这种做法可以帮助改善父母和孩子的营养状况，鼓励家庭成员之间人际关系的建立，为每个成员提供分享他或她的成功和忧虑的空间。建立积极的环境是至关重要的，原因有很多，包括最佳的消化以及给儿童提供一个安全的空间来表达他们的忧虑和聆听的感受。避免因孩子的食物选择而争吵对于保持积极的环境至关重要。表 36-14 为父母和孩子提供促进和谐氛围和良好营养的用餐指南。

　　预防是关键，每个初级保健机构都应该实现。鼓励你的家人记得 5-2-1-0 规则，由白宫肥胖倡议中的 AAP 推荐：

- 每天五份水果和蔬菜
- 每天少于两个小时电子屏幕时间
- 每天一小时的体育活动
- 每天零加糖饮料

　　AAP 提供在诊所使用 5-2-1-0 处方笺（http://www.aap.org/en-us/professional-resources/practice-support/Patient-Management/Pages/Healthy-Active-Living-Prescriptions.aspx）。

　　减肥目标取决于许多因素，如患者的年龄和健康状况。即使体重减少很少，也可以对病人的健康产生深远影响。在多个研究中，5%～10% 的减重与代谢综合征、2 型糖尿病、心脏病和癌症的逆转有关（Liebermeister，2003）。咨询患者进行改变是很重要的。当从健康风险的角度来看肥胖问题时，病人可能更愿意改变，更愿意与医生合作解决这个问题。病人不需要减肥达到正常体重指数才能达到健康获益。一些病人可能不会达到正常体重指数。这并不意味着他们不

表 36-14　在用餐时间责任分工的建议

3 Ps for parents	1. Plan healthy meals and snacks. Have healthy food options in the home. 2. Prepare and serve meals. 3. Provide support so your child can make healthy choices.
3 Cs for the children	1. Choose to eat or not. The child chooses whether to eat the healthy meal the parent has prepared and does not have the option to eat other foods not served. 2. Choose what to eat from what is served. It is healthier for the child to choose, and often the child will take a smaller portion than the parent would serve. 3. Choose how much to eat. The child eats until full. The parent should not instruct the child to clean the plate or restrict the quantity of food.

Adapted from Dunlop A, Blount B. Childhood obesity: management. FP Audio 405 (AAFP). Feb 2013.

病人的 3P	1. 健康的食物和零食计划。在家有健康的食物选择 2. 准备和提供食物 3. 提供支持，所以你的孩子可以作出健康的选择
儿童的 3C	1. 选择吃或不。孩子选择是否吃父母准备的健康餐，没有选择吃其他没准备的食物 2. 选择从提供的什么里选择吃什么。是孩子健康选择，通常孩子对父母提供的会有小的倾向 3. 选择吃多少。孩子吃到饱。父母不应该指导孩子光盘或限制数量的食物

成功。除了体重，随访你的病人的其他标记指标，包括腰围、空腹血糖、血压、空腹胰岛素和甘油三酯水平、能量水平和适合他们衣服。如果我们只关注体重，如果患者的体型没有变化，患者很可能觉得他们减重失败，而事实上他们可能会有生物标志物的变化和健康风险改变。我们吃什么，我们如何活动，往往比我们的体重更重要。包括随访更多的指标，指标的改善都可以鼓励你的病人继续改进。做好准备进行改变，解除成功的障碍是减重和保持体重的关键。障碍可能包括情感因素（压力、抑郁）或时间限制，限制了运动或准备适当的食物。支持系统可以帮助试图减肥的人，包括朋友、配偶、或当地的营养师组织的项目。

当生活方式疗法不足时

　　作为一种多因素疾病，成人超重或肥胖治疗干预措施的依据是体重过剩的根本原因和体重增加的时间轴。每天在诊所记录患者的体重，有一些体重标记应进行营养和生活方式咨询和干预（表 36-15）。最好的结果是个人生活方式的干预措施应该包括很多方面：营养、运动、行为治疗、药物治疗，在某些情况下进行减肥手术。这里讨论一下药物和减肥治疗肥胖。

表 36-15　减肥手术前,手术后 6 个月,每年检查的营养生物标志物

营养素	标志物	原发症状/体征
硫胺素(维生素 B_1)	血清硫胺素	眼肌麻痹、眼球震颤、共济失调、快速视力丧失、韦尼克脑病,周围神经病变近端无力
叶酸	红细胞叶酸,同型半胱氨酸	巨成红细胞性贫血、舌炎
维生素 B_{12}	血清维生素 B_{12},甲基丙二酸	巨成红细胞性贫血、神经病变、记忆力减退,视力下降,皮肤变黑,振动和方位感减弱
铁	血清铁蛋白,血细胞计数,总铁结合力	小红细胞的贫血、疲劳、苍白、凹甲、舌炎
维生素 D	25-OH 维生素 D,钙,磷,甲状旁腺激素	胫骨骨密度下降,继发性甲状旁腺功能亢进,前胫骨脆弱,增加炎症、牙周疾病
蛋白质	血清白蛋白,血浆氨基酸	水肿、过度的脱发,伤口愈合不佳,肌肉减少症,神经递质不足,生物转化减少
维生素 A	血浆视黄醇	减少夜视,毛发角化角化过度,免疫功能差
维生素 E	血浆 α-生育酚	神经病变,共济失调
维生素 K	血清凝血酶原时间,非羧化的骨钙素	出血倾向,容易擦伤,骨质疏松症

CBC, 血细胞计数；PT, 血清凝血酶原时间；TIBC, 总贴结合力

Adapted from Xanthakos SA. Nutritional deficiencies in obesity and after bariatric surgery. Pediatr Clin North Am 2009; 56: 1105-1121 and Stone PM. Physical signs indicative or suggestive of undernutrition. In Jones DS, ed. Textbook of functional medicine. Gig Harbor, WA: Institute for Functional Medicine; 2005; 786-788.

药物治疗

将减肥药物加入到生活方式咨询中可以增加平均减少的体重(Carvajal et al., 2013; Garvey et al., 2012),但药物被批准只能短期使用。直到 1990 年代中期,饮食、运动和行为改变才成为减肥计划的关键部分,但当 BMI 大于 27 时代谢疾病的风险增加,这时可以加用药物治疗(Seagle et al., 2013)。许多药物出现在市场上,随后因为副作用被下架。经美国食品和药物管理局批准在美国可用的药品有三类:①减少脂肪消化和吸收(如奥利司他,一种可长期使用,在柜台可购买的胃、胰脂肪酶抑制剂);②食欲抑制剂(如去甲肾上腺素再摄取抑制剂,芬特明);③ 5-羟色胺受体激动剂(如集中,盐酸氯卡色林 Lorcaserin,也用作食欲抑制剂)。

奥利司他的作用机制是抑制脂肪酶作用,抑制胃肠道脂肪吸收。该药已被批准连续使用 2 年,结果显示可以改善减重和血脂、降低血压、促进葡萄糖代谢。一项包括奥利司他的复合性生活方式干预的试验显示,4 年的治疗使肥胖患者发展成 2 型糖尿病的时间推迟了 37%(Nicolai et al., 2012)。

芬特明是去甲肾上腺素再摄取抑制剂,是一种 4 线药物。自 1959 年上市以来已经批准使用至 12 周。连续使用该药品也在国际期刊上验证(Nicolai et al., 2012)。副作用包括口干、心悸、高血压、便秘和失眠。

盐酸芬特明托吡酯延长释放剂也是 4 线药物。它是短效和长效药物结合,是短效拟交感神经胺和长效神经稳定剂批准作为单药治疗癫痫疾病和预防偏头痛。芬特明由肝脏代谢,由肾脏排泄;托吡酯由肾脏排泄(Garvey et al., 2012; Seger et al., 2013)。这种组合在 3 期临床试验中证明与 10% 的减肥有关(Garvey et al., 2012)。

盐酸氯卡色林 Lorcaserin 是 5-羟色胺 2c 受体激动剂,用于体重控制的 4 线药物,一日两次。5-羟色胺(5-HT)曾作为在短期内(meal-bymeal)调节食物摄入量的关键因素。其安全性与其他血清素共同,其抗多巴胺受体作用还未确定。这种药物有潜在多系统副作用(Seger et al., 2013),孕妇不能使用。当与减少 2509kJ(600kCal)食物摄入量结合时,lorcaserin 应用一天两次,在 3 期临床试验中 20% 患者,7% 安慰剂组患者有 10% 体重减少(Redman and Ravussin, 2010)。

药物治疗的适应证包括肥胖和体重指数大于 30;超重肥胖患者(体重指数 > 27)存在并发症,包括 2 型糖尿病、高血压、血脂异常;12 周生活方式干预无改善,包括行为治疗师、营养学家、锻炼计划专家的咨询和常规评估。药物治疗单独使用时,减少肥胖的性价比不高(Veerman et al., 2011)。

手术

适应证　对于 BMI 大于 40 或 BMI 大于 35 并存多种疾病的患者,现在可以通过不同的组别获得批准

实施减肥手术（Buchwald et al., 2004; Buchwald 2005）。过去2年，严重肥胖的流行（BMI > 40kg/m²）从1/200增加到1/50个美国人。为了更好地诠释疾病谱及不同州、性别、种族背景下患病率的差异，CDC定义了一个新的类别，极端肥胖（体重指数 > 50）（Kushner and Herrington, 2013）。近6%的成年美国人是严重肥胖，成人非裔美国女性的严重肥胖患病率是最高的（近14%）。减肥手术在严格挑选的患者中是有效的，已经进行了回顾性研究（Anderson and Hensrud, 2011; Medical Advisory Secretariat, 2009）。

BMI超过30合并一个或多个过量脂肪引起的不良健康状况，或BMI大于40有或没有脂肪量疾病或过度的体脂引起的不良健康状况引起的的患者是目前减肥手术的基本考虑（Seger et al., 2013）。全面医疗评估，包括心脏病、肺、胃肠病学、营养、和心理健康专业咨询和评估（Mechanick et al., 2013）。手术可通过各种机制改变有糖尿病的肥胖患者的发病率（Cummings et al., 2004）。最近的meta-分析最近指出，减肥手术后，1846名患者评估中有76.8%完全解决2型糖尿病（Medical Advisory Secretariat, 2009）。胃束带手术有47.9%解决了他们的糖尿病问题；胃成形术，71%；胃旁路手术，83.7%；和胆胰分流或十二指肠开关，98.9%（平均糖化血红蛋白的变化是−2.7%; Medical Advisory Secretariat, 2009）。

技术和程序

术前　减肥手术的指南建议如果患者不能理解手术干预和保持一个可接受的健康水平需要的终身措施的本质，这样的患者就不应该手术（Consensus Development Conference Panel, 1991）。通常病人必须有前6～18个月的监督饮食计划并保险授权减肥过程（Brethauer, 2011）。排除标准通常包括既往减重手术；既往胃手术，包括过去6个月胃或十二指肠溃疡；过去5年活跃的恶性肿瘤；过去6个月的心肌梗死；贪食症的饮食模式；滥用酒精或药物；心理问题导致合作不能；经常使用可的松或非甾体类抗炎症药物；和其他严重的疾病，包括某些自身免疫病（Sjostrom et al., 2004）。

术式　减肥手术的类型如图36-3所示。三种手术包括吸收不良（图36-3A到C），限制性（图36-3D和E），或两种方法结合（图36-3F和G）。吸收不良的手术能更有效地减肥，但他们有更高的并发症发病率。限制性手术的目的是限制食物摄入能力和减缓胃排空速率。其中包括腹腔镜可调式胃带（LAGB）和垂直带状胃成形术。因为操作简单、临床试验时垂直条带的有效性欠缺，胃束带手术是普遍的，经常用的。可调胃束带包括放置带状套筒，可以带在胃的上1/4部分。胃带之后是胃袖，最后Roux-en-y胃旁路手术（RYGB），为

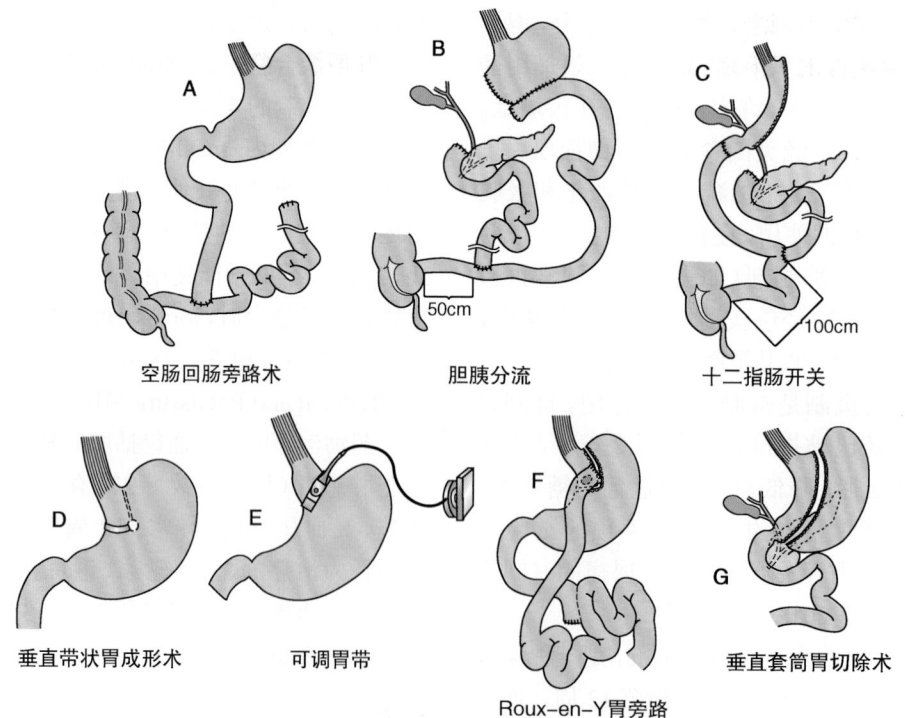

空肠回肠旁路术　　　胆胰分流　　　十二指肠开关

垂直带状胃成形术　　可调胃带　　　Roux-en-Y胃旁路　　垂直套筒胃切除术

图36-3　减肥手术吸收不良、限制或限制相结合，和吸收不良（Reprinted with permission from Xanthakos SA. Bariatric surgery for extreme adolescent obesity: indications, outcome and physiologic effects on the gut-brain axis. Pathophysiology. 2008; 15: 135.）

了最低成本效益（Seger et al., 2013）。

腹腔镜可调式胃带是一个硅胶环，放置在近端部分胃周围，膨胀后在近端胃建立一个小胃袋，缩小近端胃和远端胃之间的容积，大约 30ml（DeLegge et al., 2013；Shikora et al., 2007）。这适用于肥胖青少年和那些 BMI 较低的肥胖者（DeLegge et al., 2013）。圈带过程并不复杂，美国经常使用。减肥更慢。大多数患者在 3～5 年内减重 30%～50%，平均为 47%（Buchwald et al., 2004；DeLegge et al., 2013）。腹腔镜可调节带通常是门诊手术（Seger et al., 2013）。康复通常是 1 周时间，禁忌证包括因营养状况不佳或有严重的并发症，严重的精神障碍，不能耐受全身麻醉、怀孕、未经处理的食管炎、药物或酒精成瘾。

急性并发症包括束带太紧导致胃肠道梗阻症状、胃内容物泄漏到腹部、出血、消化道出血、感染、心律失常、肺不张、肺炎、深静脉血栓形成（DVT）、意外死亡。慢性并发症包括体重反弹、束带滑脱侵蚀、溃疡、切口感染、断开和移位。患者可能出现食管扩张，如果持续明显呕吐和持续减少营养的摄入可以有少见的营养不良。也可能出现抑郁。

袖带胃切除术包括手术减少原来胃约 25% 大小的胃手术切除，在胃大弯切除，导致窄的袖或管。垂直套筒胃切除术移除 85% 的胃，留下一个狭窄、管状、香蕉状的胃（胃容量，50～150ml），有时是主张用于那些 BMI 非常高（>55kg/m²）的患者。切除的部分胃主要负责产生生长素，随着这种激素水平下降，术后减肥效果更好（Frezza, 2007）。一般来说，住院时间是 1～2 天，1～2 周康复。与 LAP-BAND 手术的禁忌证类似，Barrett 食管、严重的胃轻瘫、贲门失弛缓症、既往胃切除术和胃旁路手术。急性并发症也是相似的，还有肺栓塞、横纹肌溶解、脱水。长期并发症可能包括切口溃疡、倾倒综合征、反应性低血糖、腹内疝或粘连引起的小肠梗阻。另外记录到的并发症包括管腔狭窄、吻合器吻合线漏、瘘管形成、胆结石、缺钙、继发性甲状旁腺功能亢进、缺铁、蛋白质营养不良、营养和矿物质缺乏（包括维生素 A、C、D、E、K、B、B₁₂，叶酸，锌，镁，维生素 B₁）。矿物质和营养不足相关的贫血、代谢性酸中毒、细菌过度生长、肾结石（草酸）也可能发生。在这种手术后没有持续性评估和适当的干预措施，神经疾病、骨质疏松症、抑郁症的发病率增加（Seger et al., 2013；Xanthakos, 2009）。

纯吸收不良手术比如胆胰分流伴或不伴十二指肠开关（胃容量，50～150ml）通常不常见，因其严重的术后营养并发症，包括重要的蛋白质、必需脂肪、维生素

和矿物质缺乏（DeLegge et al., 2013）。RYGB，吸收不良和限制性的联合手术，通常留下的胃袋容积 20～30ml。病人通常需要 2～4 天的住院治疗，康复需要 2～4 周或更长时间。禁忌证是不适合的患者、严重的精神障碍、全身麻醉不耐受、怀孕、药物或酒精成瘾、未经处理的食管炎、患者不愿或者不能长期随访。急性并发症包括胃肠道梗阻、出血、消化道出血、吻合口漏、感染、心律不齐、肺不张和肺炎、深静脉血栓形成、肺栓塞、横纹肌溶解、脱水和死亡。慢性并发症包括体重反弹、吻合口溃疡、食管扩张、倾倒综合征与反应性低血糖、腹内疝或粘连引起的小肠梗阻、吻合口狭窄、胆结石、缺钙、继发性甲状旁腺功能亢进、缺铁、蛋白质营养不良、其他营养矿物质缺乏、贫血、代谢性酸中毒、细菌过度生长、肾结石（草酸）、疾病造成营养不足、骨的骨痂形成（通常是由于缺钙和甲状旁腺激素水平长期过高）和抑郁症（Seger et al., 2013）。手术疗效部分受具有重要作用的胃肠道内分泌系统的影响。肠道激素（胰高糖素样肽 1、肽 YY、瘦素、饥饿激素）不受手术的影响，比如 LAGB，因此不会导致体重减轻。肥胖个体中肥胖激素（瘦素和胰岛素）升高，减重时这些激素减少。建议 RYGB 手术恢复瘦素敏感性（DeLegge et al., 2013）。胃促生长素是一个已知的食欲兴奋剂，由胃和十二指肠产生，饮食前增加，饮食后减少（DeLegge et al., 2013）。它刺激进餐时间的饥饿与开始吃饭有关。减肥手术成功与胃促生长素水平降低无关。

倾倒综合征　倾倒综合征在 RYGB 或其他绕过幽门或干扰胃神经支配的胃手术后是常见的。多达 70% 的 RYGB 病人术后期有倾倒综合征（DeLegge et al., 2013），但少数人这一问题将持续。它分为早期或晚期倾倒综合征。倾倒综合征早期处理是低体积、高蛋白、限碳水化合物的迷你餐（DeLegge et al., 2013），增加瓜尔胶、葡甘露聚糖、果胶等可溶性纤维，延迟胃排空，改变到达肠道的时间（DeLegge et al., 2013）。大量的药被用来缓解这个问题。奥曲肽已被用于改善倾倒综合征症状（Ukleja, 2006）

减肥手术的成功的结果是体重减少 50%。22 000 例荟萃分析结果显示 LAGB 和 RYGB 体重分别减少 61.6% 和 47%。体重反弹发生在 30%～50% 的患者中，显著的体重反弹 15%～30%（DeLegge et al., 2013；Hsu et al., 1998；Magro et al., 2008）。选择正确的患者在术后身体成分发生重大变化，2 型糖尿病、高血压和血脂异常的患病率降低（表 36-16）。手术并发症发生率和死亡率受潜在手术病人的识别及术前筛查的显著影响（表 36-17）。手术术式的优点和缺点已经在其他地方进行了综述（And-

表 36-16 过度减肥发现及解决并发症的汇总

过程	过度减重（%）	并发症解决（范围 %）
吸收不良		
Roux-en-Y 胃旁路	60～90	糖尿病 74～99
		高血压 67～93
		血脂异常 73～99
限制性的		
可调胃带	42～60	糖尿病 29～92
		高血压 29～40
		血脂异常 24
垂直套筒胃切除术	58～67	糖尿病 100
		高血压 50～60
		血脂异常 14～72

多余的体重控制比例 =（体重减轻/超重体重）×100（超重体重 = 总术前体重－理想体重）

定义停止并发症的药物

From Medical Advisory Secretariat. Bariatric surgery: an evidence-based analysis. Ont Health Technol Assess Ser. 2005; 5（1）

表 36-17 减肥手术的死亡率和不良反应

过程	死亡率（%）	不良反应（%）
吸收不良的		
Roux-en-Y 胃旁路	0.1～4.1	0.1～70
限制性的		
可调胃带	0～0.9	1.1～18
垂直套筒胃切除术	0～0.8	1.0～30.4

Medical Advisory Secretariat. Bariatric surgery: an evidence-based analysis. Ont Health Technol Assess Ser. 2005; 5（1）

erson and Hensrud, 2011; DeLegge et al., 2013; Medical Advisory Secretariat, 2009; Xanthakos, 2009）。

术后治疗及监测

毫无疑问的是，术后成功的持续的体重减轻需要多个团队成员共同努力，包括患者愿意长期的生活方式和营养习惯改变；营养专家持续提供个体化的关于饮食的辅导和教育；通常参与行为改变的顾问；持续对提示营养不良的营养及疾病相关实验室指标及运动结果关注的初级保健医生；参与任何与持续监测和调整相关手术问题的外科医生。术前、术后 6 个月、术后每年都要完成营养生物标志物检测（表 36-15）。值得注意的是，吸收不良和限制性减肥手术的应用增加了营养缺乏症状和体征及症状的发生率（Kumar，2010；Xanthakos，2009）。根据病人的手术位置，全方位的营养矿物质、维生素和主要营养素可能会逐渐缺乏。常规持续使用肥胖和术后肥胖病人营养评估的 ABCDs

准则将有助于他们健康的恢复。

总结

超重和肥胖降低生活质量，增加经济负担，这是全球性的问题。家庭医生可以在每次的门诊随访中减少体重相关疾病的患病率。通过评价超重或肥胖病人进行改变的准备，医生可以确定适当的方法使患者朝积极的方向发展，保持健康的体重。许多环境因素导致病人超重或肥胖，其中一些是可以改变的。关键是病人不要被减肥过程压垮。帮助他们一步一个脚印地减重。例如，患者每天确定一个可改变的生活方式因素，问自己，"今天我能为我和我医生设置的目标做什么？"或者，如果处理每个需要改变的生活方式因素的工作量很大，病人可以选择其中一个改变，另一个明天再改变。帮助他们认识这些小步骤。例如，他们想做一个小改变：今天比每天少吃 5%，今天身体活动增加了 5%，今晚睡眠增加 5%，30 天保持一颗感恩的心，做出承诺今天打电话给一个朋友或者参加他们教会本周的社交时间，以加强人际关系。

（祁慧萌 译）

附录

附录 36-1

附录 36-2

参考资料

Abete I, Navas-Carretero S, Marti A, Martinez JA: Nutrigenetics and nutrigenomics of caloric restriction, *Prog Mol Biol Transl Sci* 108:323–346, 2012.

Afonso RF, Hachul H, Kozasa EH, et al: Yoga decreases insomnia in post-menopausal women: a randomized clinical trial, *Menopause* 19:186–193, 2012.

Ahima RS, Lazer MA: The health risk of obesity—better metrics imperative, *Science* 341:856–858, 2013.

Alam L, Lewis K, Stephens JW, et al: Obesity, metabolic syndrome and sleep apnoea: all pro-inflammatory states, *Obes Rev* 8:119–127, 2007.

Alexander SC, Cox ME, Boling Turer CL, et al: Do the five A's work when physicians counsel about weight loss? *Fam Med* 43:179–184, 2011.

Aljasir B, Bryson M, Al-Shehri B: Yoga practice for the management of type II diabetes mellitus in adults: a systematic review, *Evid Based Complement Alternat Med* 7:399–408, 2010.

Allende-Vigo MZ: Pathophysiologic mechanisms linking adipose tissue and cardiometabolic risk, *Endocr Pract* 16:692–698, 2010.

Ali AT, Hochfeld WE, Myburgh R, et al: Adipocyte and adipogenesis, *Eur J Cell Biol* 2013. [Epub ahead of print].

Allison DB, Downey M, Atkinson RL, et al: Obesity as a disease: a white paper on evidence and arguments. Commissioned by the Council of The Obesity Society, *Obesity (Silver Spring)* 16:1161–1177, 2008.

American Academy of Pediatrics Rx for healthy active living. Available at: http://www.aap.org/en-us/professional-resources/practice-support/Patient-Management/Pages/Healthy-Active-Living-Prescriptions.aspx. Last accessed November 15, 2014.

American Psychiatric Association: Practice guideline for the treatment of patients with major depressive disorder (revision), *Am J Psychiatry* 157(Suppl 4):1–45, 2000.

Anderson GJ, Hensrud DD: Obesity. In Rakel R, Rakel D, editors: *Textbook of Family Medicine*, Philadelphia, 2011, Saunders, pp 802–819.

Anuurad E, Bremer A, Berglund L: HIV protease inhibitors and obesity, *Curr Opin Endocrinol Diabetes Obes* 17:478–485, 2010.

Badman MK, Flier JS: The gut and energy balance: visceral allies in the obesity wars, *Science* 307:1909–1914, 2005.

Barabasi AL: Network medicine: from obesity to the diseasome, *N Engl J Med* 357:404–407, 2007.

Batmanghelidj F, Kohlstadt I: Water-a driving force in the musculoskeletal system. In Kohlstadt I, editor: *Scientific evidence for musculoskeletal, bariatric, and sports nutrition*, Boca Raton FL, 2006, CRC Press, Taylor and Francis., pp 127–136.

Bays H, Abate N, Chandalia M: Adiposopathy: sick fat causes high blood sugar, high blood pressure and dyslipidemia, *Future Cardiol* 1:39–59, 2005.

Bays HE: "Sick fat" metabolic disease, and atherosclerosis, *Am J Med* 122:526–537, 2009.

Bays HE: Adiposopathy, diabetes mellitus, and primary prevention of atherosclerotic coronary artery disease: treating "sick fat" through improving fat function with antidiabetes therapies, *Am J Cardiol* 110:4B–12B, 2012.

Bays HE, Gonzalez-Compoy JM, Henry RR, et al: Is adiposopathy (sick fat) an endocrine disease? *Int J Clin Pract* 62:1474–1483, 2008.

Bieling PJ, Hawley LL, Bloch RT, et al: Treatment-specific changes in decentering following mindfulness-based cognitive therapy versus antidepressant medication or placebo for prevention of depressive relapse, *J Consult Clin Psychol* 80:365–372, 2012.

Block JP, He Y, Zaslavsky AM: Psychosocial stress and change in weight among US adults, *Am J Epidemiol* 170:181–182, 2009.

Brady DM, Teitelbaum J, Weiss A: Fibromyalgia. In Kohlstadt I, editor: *Advancing medicine with food and nutrients*, Boca Raton, FL, 2013, CRC Press, pp 637–656.

Brethauer S: ASMBS position statement on preoperative supervised weight loss after bariatric surgery, *Surg Obes Relat Dis* 7:257–260, 2011.

Buchwald H: Bariatric surgery for morbid obesity: health implications for patients, health professionals and third party payers, *J Am Coll Surg* 593–604, 2005.

Buchwald H, Avidor Y, Braunwald E, et al: Bariatric surgery—a systemic review and meta-analysis, *J Am Med Assoc* 292:1724–1734, 2004.

Busto-Zapico R, Amigo-Vázquez I, Peña-Suárez E, et al: Relationships between sleeping habits, sedentary leisure activities and childhood overweight and obesity, *Psychol Health Med* 2014. [Epub ahead of print].

Cani PD, Amar J, Iglesias MA, et al: Metabolic endotoxemia initiates obesity and insulin resistance, *Diabetes* 56:1761–1772, 2007.

Carroll JF, Chiapa AL, Rodriguez M, et al: Visceral fat, waist circumference and BMI: impact of race/ethnicity, *Obesity (Silver Spring)* 16:600–607, 2008.

Carvajal R, Wadden TA, Tsai AG, et al: Managing obesity in primary care practice: a narrative review, *Ann NY Acad Sci* 1281:191–206, 2013.

Cawley J, Meyerhoefer C: The medical care costs of obesity: an instrumental variables approach, *J Health Econ* 31:219–230, 2012.

Centers for Disease Control and Prevention: 2000 CDC growth charts for the United States: methods and development. No. 11 Series, 2002. Available at: http://www.cdc.gov/growthcharts/2000growthchart-us .pdf. Last accessed November 11, 2013.

Centers for Disease Control and Prevention: How much physical activity to children need? Available at: http://www.cdc.gov/physicalactivity/ everyone/guidelines/children.html. Accessed November 2014.

Cheskin LJ, Poddar KH: Obesity management, Chapter 59. In Ross AC, Caballero B, Cousins RJ, et al, editors: *Modern nutrition in health and disease*, ed 11, 2014, Wolters Kluwer/Lippincott Williams and Wilkins Baltimore Maryland, pp 786–799.

Christakis NA, Fowler JH: The spread of obesity in a large social network over 32 years, *N Engl J Med* 357:370–379, 2007.

Consensus Development Conference Panel: NIH conference: Gastrointestinal surgery for severe obesity, *Ann Intern Med* 115:956–961, 1991.

Cummings DE, Overduin J, Foster-Schubert KE: Gastric bypass for obesity: mechanisms of weight loss and diabetes resolution, *J Clin Endocrinol Metab* 89:2608–2615, 2004.

Cunha M, Aparício G, Duarte J, et al: Genetic heritage as a risk factor enabling childhood obesity, *Aten Primaria* 45(Suppl2):201–207, 2013.

Cunningham-Rundles S, McNeeley DF, Moon A: Mechanisms of nutrient modulation of the immune response, *J Allergy Clin Immunol* 115:1119–1128, 2005.

Dall TM, Fulgoni VL, Zhang YD, et al: Potential national productivity implications of calorie and sodium reductions in the American diet, *Am J Health Promot* 23:423–430, 2009.

DeLegge M, Petitpain D, Crowley N: Bariatric surgery and post bariatric surgery nutrition needs. Chapter 17. In Kohlstadt I, editor: *Advancing medicine with food and nutrients*, Roca Baton, Florida, 2013, CRC Press, pp 331–345.

Denham J, Marques FZ, O'Brien BJ, Charchar FJ: Exercise: putting action into our epigenome, *Sports Med* 44(2):189–209, 2013.

Deurenberg P, Deurenberg-Yap M: Validity of body composition methods across ethnic population groups, *Acta Diabetol* 40(Suppl 1):S246–S249, 2003.

Dolinoy DC, Huang D, Jirtle RL: Maternal nutrient supplementation counteracts bisphenol A-induced DNA hypomethylation in early development, *Proc Natl Acad Sci U S A* 104:13056–13061, 2007.

Dubern B, Clement K: Leptin and leptin receptor-related monogenic obesity, *Biochimie* 94:2111–2115, 2012.

Dunlop A, Blount B: Childhood obesity: management. FP Audio 405 (AAFP). Leawood, KS, 2013, AAFP.

Elobeid MA, Padilla MA, Brock DW, et al: Endocrine disruptors and obesity: an examination of selected persistent organic pollutants in the NHANES 1999-2002 data, *Int J Environ Res Public Health* 7:2988–3005, 2010.

Engel SM, Wolff MS: Causal inference considerations for endocrine disruptor research in children's health, *Annu Rev Public Health* 34:139–158, 2013.

Escott-Stump S: Overweight and obesity. In *Sylvia Escott-Stump Nutrition and diagnosis-related disease*, ed 7, Wolters Kluwer/Lippincott Baltimore, MD, 2012, Williams and Wilkins, pp 609–621.

Fava F, Gitau R, Griffin BA, et al: The type and quantity of dietary fat and carbohydrate alter faecal microbiome and short-chain fatty excretion in a metabolic syndrome "at-risk" population, *Int J Obes* 37:216–223, 2013.

Finkelstein EA, Khavjou OA, Thompson H, et al: Obesity and severe obesity forecasts through 2030, *Am J Prev Med* 42:563–570, 2012.

Flood KL, Carr DB: Nutrition in the elderly, *Curr Opin Gastroenterol* 20:125–129, 2004.

Fragopoulou AF, Samara A, Antonelou MH, et al: Brain proteome response following whole body exposure of mice to mobile phone or wireless DECT base radiation, *Electromagn Biol Med* 31:250–274, 2012.

Frezza EE: Laparoscopic vertical sleeve gastrectomy for morbid obesity. The future procedure of choice? *Surg Today* 37:275–281, 2007.

Frayling TM, Timpson NJ, Weedon MN, et al: A common variant in the FTO gene is associated with body mass index and predisposes to childhood and adult obesity, *Science* 316:889–894, 2007.

Gaitonde DY, Rowley KD, Sweeney LB: Hypothyroidism: an update, *Am Fam Physician* 86:244–251, 2012.

Garaulet M, Smith CE, Gomez-Abellán P, et al: REV-ERB-ALPHA circadian gene variant associates with obesity in two independent populations: Mediterranean and North American, *Mol Nutr Food Res* 58(4):821–829, 2014.

Garvey WT, Ryan DH, Look M, et al: Two-year sustained weight loss and metabolic benefits with controlled-release phentermine/topiramate in obese and overweight adults (SEQUEL): a randomized, placebo-controlled, phase 3 extension study, *Am J Clin Nutr* 95:297–308, 2012.

Geurts L, Neyrinck AM, Delzenne NM, et al: Gut microbiota controls adipose tissue expansion, gut barrier and glucose metabolism: novel insights into molecular targets and interventions using prebiotics, *Benef Microbes* 25:1–15, 2013.

Gillman MW, Ludwig DS: How early should obesity prevention start? *NEJM* 369:2173–2175, 2013.

Hamby O, Giffing GT: Obesity, Medscape Aug 26, 2013. Emedicine.medscape.com/article/123702-Overview.

Hamwi GJ: *Diabetes mellitus, diagnosis and treatment*, New York, NY., 1964, American Diabetes Association.

Han E, Powell LM: Consumption patterns of sugar-sweetened beverages in the United States, *J Acad Nutr Diet* 113:43–53, 2013.

Heber D, Ingles S, Ashley JM, et al: Clinical detection of sarcopenic obesity by bioelectrical impedance analysis, *Am J Clin Nutr* 64(3 Suppl):472S–477S, 1996.

Hirsch AR, Whitman BW: Chemosensory disorders—emerging roles in food selection, nutrient inadequacies, and digestive dysfunction, Chapter 2. In Kohlstadt I, editor: *Advancing medicine with food and nutrients*, ed 2, Boca Raton, FL, 2013, CRC Press, pp 31–54.

Hochberg I, Hochberg Z: Expanding the definition of hypothalamic obesity, *Obes Rev* 11:709–721, 2010.

Holick M: Vitamin D: importance for musculoskeletal function and health. In Kohlstadt I, editor: *Scientific evidence for musculoskeletal bariatric, and sports nutrition*, New York, 2006, Taylor and Francis.

Hsu LK, Benotti JN, Dwyer J, et al: Nonsurgical factors that influence the outcome of bariatric surgery: a review, *Psychosom Med* 60:338–346, 1998.

Innes KE, Selfe TK: The effects of a gentle yoga program on sleep, mood, and blood pressure in older women with restless legs syndrome (RLS): a preliminary randomized controlled trial, *Evid Based Complement Alternat Med* 2012:294058, 2012.

Jakicic JM, Davis KK: Obesity and physical activity, *Psychiatr Clin North Am* 34:801–809, 2011.

Jin C, Flavell RA: Innate sensors of pathogen and stress: linking inflammation to obesity, *J Allergy Clin Immunol* 132:287–294, 2013.

Johnson DB, Gerstein DE, Evans AE, Woodward-Lopez G: Preventing obesity: a life cycle perspective, *J Am Diet Assoc* 106:97–102, 2006.

Johnson RK, Appel LJ, Brands M, et al: American Heart Association Nutrition Committee of the Council on Nutrition, Physical Activity, and Metabolism and the Council on Epidemiology and Prevention. Dietary sugars intake and cardiovascular health: a scientific statement from the American Heart Association, *Circulation* 120:1011–1020, 2009.

Jones DS, Hofmann L, Quinn S: *21st century medicine: a new model for medical education and practice*, Federal Way, WA, 2010, Institute for Functional Medicine.

Kabat-Zinn J, Lipworth L, Burney R: The clinical use of mindfulness meditation for the self-regulation of chronic pain, *J Behav Med* 8:163–190, 1985.

Kalliomäki M, Collado MC, Salminen S, et al: Early differences in fecal microbiota composition in children may predict overweight, *Am J Clin Nutr* 87:534–538, 2008.

Kimmons JE, Blanck HM, Tohill BC, et al: Associations between body mass index and the prevalence of low micronutrient levels among US adults, *Med Gen Med* 8:59, 2006.

Klohe-Lehman DM, Freeland-Graves J, Anderson ER, et al: Nutrition knowledge is associated with greater weight loss in obese and overweight low-income mothers, *J Am Diet Assoc* 106:65–75, 2006.

Ko YL, Yang CL, Fang CL, et al: Community-based postpartum exercise program, *Am J Clin Nurs* 22:2122–2131, 2013.

Kohlstadt I: Safeguarding muscle during weight reduction, *Medscape J Med* 10:199–2008, 2008.

Kohlstadt I: Obesity-primary care approaches to weight reduction. In Kohlstadt I, editor: *Advancing medicine with food and nutrients*, ed 2, Boca Raton, FL, 2013, CRC Press, pp 349–372.

Krebs NF, Himes JH, Jacobson D, et al: Assessment of child and adolescent overweight and obesity, *Pediatrics* 120(Suppl 4):S193–S228, 2007.

Kristeller JL, Wolever RQ: Mindfulness-based eating awareness training for treating binge eating disorder: the conceptual foundation, *Eat Disord* 19:49–61, 2011.

Kuczmarski RJ, Ogden CL, Guo SS, et al: 2000 CDC growth charts for the United States: methods and development. National Center for Health Statistics, *Vital Health Stat* 11(346), 2002. Available at: http://www.cdc.gov/growthcharts/2000growthchart-us.pdf. Last accessed November 8, 2013.

Kumar N: Neurologic presentations of nutritional deficiencies, *Neurol Clin* 28:107–170, 2010.

Kushner RF, Blatner DJ: Risk assessment of the overweight and obese patient, *J Am Diet Assoc* 105:S53–S62, 2005.

Kushner RF, Herrington H: Surgery for severe obesity. Chapter 25. In Coulston AM, Boushey CJ, Ferruzzi M, editors: *Nutrition and the prevention and treatment of disease*, ed 3, Waltham, MA, 2013, Elsevier.

Kushner RF, Roth JL: Assessment of the obese patient, *Endocrinol Metab Clin North Am* 32:915–933, 2003.

Lennerz BS, Alsop DC, Holsen LM, et al: Effects of dietary glycemic index on brain regions related to reward and craving in men, *Am J Clin Nutr* 98:641–647, 2013.

Liebermeister H: Effects of weight-reduction on obesity-associated diseases, *Geriatr Med Sci* 1:2003. Doc04.

Leung CW, Ding EL, Catalano PJ, et al: Dietary intake and dietary quality of low-income adults in the Supplemental Nutrition Assistance Program, *Am J Clin Nutr* 96:977–988, 2012.

Liu Y, Wheaton AG, Chapman DP, Croft JB: Sleep duration and chronic diseases among U.S. adults age 45 years and older: evidence from the 2010 Behavioral Risk Factor Surveillance System, *Sleep* 36:1421–1427, 2013.

Livingston EH, Kohlstadt I: Simplified resting metabolic rate-predicting formulas for normal sized and obese individuals, *Obes Res* 13:1255–1262, 2005.

Ludwig D: *Ending the food fight*, Boston, MA, 2007, Houghton Mifflin Company.

Ludwig DS, Blumenthal SJ, Willet WC: Opportunities to reduce childhood hunger and obesity; restructuring the supplemental nutrition assistance program (the food stamp program), *JAMA* 308:2567–2568, 2012.

Lysen LK, Isreal DA: Nutrition and weight management. Chapter 22. In Kathleen L, Mahan L, Escott-Stump S, Raymond JL, editors: *Krause's food and the nutrition care process*, ed 13, St. Louis, Missouri, 2012, Elsevier, pp 462–488.

Magro DO, Geloneze B, Delfini R, et al: Long term weight regain after gastric bypass: a 5 year prospective study, *Obes Surg* 18:648–651, 2008.

Marchand WR: Mindfulness-based stress reduction, mindfulness-based cognitive therapy, and Zen meditation for depression, anxiety, pain, and psychological distress, *J Psychiatr Pract* 18:233–252, 2012.

McAllister EJ, Dhurandhar NV, Keith SW, et al: Ten putative contributors to the obesity epidemic, *Crit Rev Food Sci Nutr* 49:868–913, 2009.

Mechanick JL, Youdim A, Jones DB, et al: Clinical practice guidelines for the perioperative nutritional, metabolic, and non-surgical support of the bariatric surgery patient. 2013 update: cosponsored by American Association of Clinical Endocrinologists. The Obesity Society and American Society for Metabolic and Bariatric Surgery, *Obesity (Silver Spring)* 21(Suppl 1):S1–S27, 2013.

Medical Advisory Secretariat: Bariatric surgery for people with diabetes and morbid obesity: an evidence based analysis, *Ont Health Technol Assess Ser* 9:1–23, 2009.

Mesarwi O, Polak J, Jun J, Polotsky VY: Sleep disorders and the development of insulin resistance and Obesity, *Endocrinol Metab Clin North Am* 42:617–634, 2013.

Mifflin MD, St. Jeor ST, Hill LA, et al: A new predictive equation for resting energy expenditure in healthy individuals, *Am J Clin Nutr* 51:241–247, 1990.

Miller W, Rollnick S: *Motivational interviewing: preparing people for change*, ed 2, New York, 2002, Guilford Press.

Minich DM, Bland JS: Personalized lifestyle medicine: relevance for nutrition and lifestyle recommendations, *Scientific World Journal* 2013: 129841.

Mitchell JA, Rodriguez D, Schmitz KH, et al: Sleep duration and adolescent obesity, *Pediatrics* 131e1428–131e1434, 2013.

Nadal A, Alonso-Magdalena P, Soriano S, et al: The pancreatic beta-cell as a target of estrogens and xenoestrogens: implications for blood glucose homeostasis and diabetes, *Molec Cell Endocrinol* 304:63–68, 2009.

National Heart, Lung and Blood Institute and North American Association for the Study of Obesity: *Practical guide on the identification, evaluation and treatment of overweight and obesity in adults*, Bethesda MD, 2000, National Institutes of Health. (NIH Publication 00-4084).

Nedeltcheva AV, Kilkus JM, Imperial J, et al: Insufficient sleep undermines dietary efforts to reduce adiposity, *Ann Intern Med* 153:435–441, 2010.

Nehring I, Chmitorz A, Reulen H, et al: Gestational diabetes predicts the risk of childhood overweight and abdominal circumference independent of maternal obesity, *Diabet Med* 30(12):1449–1456, 2013.

Newbold RR: Impact of environmental endocrine disrupting chemicals on the development of obesity, *Hormones* 9:206–217, 2010.

Nicolai JP, Lupiani JH, Wolf AJ: Chapter 38. An integrative approach to obesity. In Rakel D, editor: *Integrative medicine*, ed 3, Philadelphia, 2012, Elsevier, pp 364–375.

Nickols-Richardson SM, Coleman MD, et al: Perceived hunger is lower and weight loss is greater in overweight premenopausal women consuming a low carbohydrate/high protein vs. high carbohydrate/low fat diet, *J Am Diet Assoc* 105:1433–1437, 2005.

Ogden CL, Carroll MD, Kit BK, Flegal KM: *Prevalence of obesity in the United States 2009-10*. NCHS data brief, no. 82, Hyattsville, MD, 2012, National Center for Health Statistics. Available at: http://www.cdc.gov/nchs/data/databriefs/db82.pdf. Last accessed October 20, 2013.

Ogden CL, Carroll MD, Kit BK: *Prevalence of obesity among adults: United States, 2011-12*. NCHS data brief, no. 131, Hyattsville, MD, 2013, National Center for Health Statistics. Available at: http://www.cdc.gov/nchs/data/databriefs/db131.pdf. Last accessed November 10, 2013.

Ogden CL, Flegal KM: *Changes in terminology for childhood overweight and obesity national health statistics reports; no 25*, Hyattsville, MD, 2010, National Center for Health Statistics. Available at:: http://www.cdc.gov/nchs/data/nhsr/nhsr025.pdf. Last accessed November 10, 2013.

Panaro BL, Cone RD: Melanocortin-4 receptor mutations paradoxically reduce preference for palatable foods, *Proc Natl Acad Sci U S A* 110:7050–7055, 2013.

Parr EB, Coffey VG, Hawley JA: Sarcobesity: a metabolic conundrum, *Maturitas* 74:109–113, 2013.

Patel SR, Hu FB: Short sleep duration and weight gain: a systemic review, *Obesity (Silver Spring)* 16:646–653, 2008.

Paulson S, Davidson R, Jha A, et al: Becoming conscious: the science of mindfulness, *Ann N Y Acad Sci* 1303:91, 2013.

Phelan S, Roberts M, Lang W, et al: Empirical evaluation of physical activity recommendations for weight control in women, *Med Sci Sports Exerc* 39:1832–1836, 2007.

Pinto JA, Godoy LB, Marquis VW, et al: Anthropometric data as predictors of obstructive sleep apnea severity, *Braz J Otorhinolaryngol* 77:516–521, 2011.

Pittas A, Das S, Hajduk C, et al: A low-glycemic load diet facilitates greater weight loss in overweight adults with high insulin secretion but not in overweight adults with low insulin secretion in the CALERIE trial, *Diabetes Care* 28:2939–2941, 2005.

Polsky S, Catenacci VA, Wyatt HR, Hill JO: Obesity: epidemiology, etiology and prevention. In Ross AC, Caballero B, Cousins RJ, et al, editors: *Modern nutrition in health and disease*, ed 11, Baltimore, 2014, Wolters Kluwer/Lippincott Williams and Wilkins, pp 771–785.

Prochaska JO, DiClemente CC, Norcross JC: In search of how people change, *Am Psychol* 47:1102–1104, 1992. For patients: Prochaska JO, Norcross J, DiClemente C: Changing for good: a revolutionary six-stage program for overcoming bad habits and moving your life positively forward, New York, NY, 2002, Quill/Harper Collins.

Putnam J: Major trends in the U.S. food supply, *Food Rev* 23:8–15, 2000.

Raffin-Sanson ML, de Keyzer Y, Bertagna X: Proopiomelanocortin, a polypeptide precursor with multiple functions: from physiology to pathological conditions, *Eur J Endocrinol* 149:79–90, 2003.

Rao G: Childhood Obesity: highlights of the AMA Expert Committee recommendations, *Am Fam Physician* 78:56–63, 2008.

Redman LM, Ravussin E: Lorcaserin for the treatment of obesity, *Drugs Today (Barc)* 46:901–910, 2010.

Report of the IMS Institute for Healthcare Informatics: *The use of medicines in the United States: review of 2010*, Parsippany, NJ, 2011, IMS Health. http://www.imshealth.com/imshealth/Global/Content/IMS%20Institute/Documents/IHII_UseOfMed_report%20.pdf.

Ridaura VK, Faith JJ, Rey FE, et al: Gut microbiota from twins discordant for obesity modulate metabolism in mice, *Science* 341:1241214, 2013.

Rioux JG, Ritenbaugh C: Narrative review of yoga intervention clinical trials including weight-related outcomes, *Altern Ther Health Med* 19:32–46, 2013.

Roberts SB, Dallal AG: Energy requirement and aging, *Public Health Nutr* 8:1028–1036, 2005.

Ruottinen S, Niinikoski H, Lagström H, et al: Intake is associated with poor quality of diet and growth between 13 months and 9 years of age: the special Turku-coronary risk factor intervention project, *Pediatrics* 12:e1676–e1685, 2008.

Saltzman E, Mogensen KM: Chapter 3, Table 3.4: Physical and clinical assessment of nutrition status. In Coulston A, Boushey CJ, Ferruzzi MG, editors: *Nutrition in the prevention and treatment of disease*, ed 3, Waltham, MA, 2013, Academic Press, p 77.

Seagle HM, Wyatt HR, Hill JO: Obesity: overview of treatments and interventions. Chapter 24. In Coulston A, Boushey CJ, Ferruzzi MG, editors: *Nutrition in the prevention and treatment of disease*, ed 3, Waltham, MA, 2013, Academic Press.

Seger JC, Horn DB, Westman EC, et al: American Society of Bariatric Physicians obesity algorithm: adult adiposity evaluation and treatment, 2013. Available at: www.obesityalgorithm.org.

Seligman ME, Csikszentmihalyi M: Positive psychology. An introduction, *Am Psychol* 55:5–14, 2000.

Sengupta P: Health impacts of yoga and pranayama: a state-of-the-art review, *Int J Prev Med* 3:444–458, 2012.

Seo DY, Lee S, Figueroa A, et al: Yoga training improves metabolic parameters in obese boys, *Korean J Physiol Pharmacol* 16:175–180, 2012.

Shay CM, Ning H, Daniels SR, et al: Status of cardiovascular health in US adolescents: prevalence estimates from the National Health and Nutrition Examination Surveys (NHANES) 2005-2010, *Circulation* 127:1369–1376, 2013.

Shikora SA, Kim J, Tanoff ME: Nutritional and gastrointestinal complications of bariatric surgery, *Nutr Clin Prac* 22:29–40, 2007.

Sjostrom L, Lindroos AK, Peltonen M, et al: Lifestyle, diabetes, and cardiovascular risk factors 10 years after bariatric surgery, *New Engl J Med* 351:2683–2693, 2004.

Slyper AH: The influence of carbohydrate quality on cardiovascular disease, the metabolic syndrome, type 2 diabetes, and obesity—an overview, *J Pediatr Endocrinol Metab* 26:617–629, 2013.

Srikanthan P, Seeman TE, Karlamangla AS: Waist-hip-ratio as a predictor of all-cause mortality in high-functioning older adults, *Ann Epidemiol* 19:724–731, 2003.

Steiropoulos P, Papanas N, Nena E, et al: Inflammatory markers in middle-aged obese subjects: does obstructive sleep apnea syndrome play a role? *Mediators Inflamm* 2010:637320, 2010.

Stempfer MO, Di Nisi J, Machacek A, et al: Sleep alterations of obese night shiftworkers, *CR Seances Soc Biol Fil* 183:449–456, 1989.

Stone PM: Physical signs indicative or suggestive of undernutrition. In Jones DS, editor: *Textbook of functional medicine*, Gig Harbor, WA, 2005, Institute for Functional Medicine, pp 786–788.

St-Onge MP, Perumean-Chaney S, Desmond R, et al: Gender differences in the association between sleep duration and body composition: the Cardia Study, *Int J Endocrinol* 2010:726071, 2010.

Strasser B: Physical activity in obesity and metabolic syndrome, *Ann NY Acad Sci* 1281:141–149, 2013.

Swinburn BA, Sacks G, Hall KD, et al: The global obesity pandemic: shaped by global drivers and local environments, *Lancet* 378:804–814, 2011.

Swithers SE: Artificial sweeteners produce the counterintuitive effect of inducing metabolic derangements, *Trends Endocrinol Metab* 24:431–441, 2013.

Taibi DM, Vitiello MV: A pilot study of gentle yoga for sleep disturbance in women with osteoarthritis, *Sleep Med* 12:512–517, 2011.

Tang-Péronard JL, Andersen HR, Jensen TK, et al: Endocrine-disrupting chemicals and obesity development in humans: a review, *Obes Rev* 12:622–636, 2011.

Thaler JP, Guyenet SJ, Dorfman MD, et al: Hypothalamic inflammation: marker or mechanism in Obesity pathogenesis? *Diabetes* 62:2629–2634, 2013.

Thorleifsson G, Walters GB, Gudbjartsson DF, et al: Genome-wide association yields new sequence variants at seven loci that associate with measures of obesity, *Obesity Nat Genet* 41:18–24, 2009.

Tie HT, Xia YY, Zeng YS, et al: Risk of childhood overweight or obesity associated with excessive weight gain during pregnancy: a meta-analysis, *Arch Gynecol Obstet* 289:247–257, 2014.

Ukleja A: Dumping syndrome, *Pract Gastroenterol* 35:32–46, 2006.

University of Rhode Island Change Assessment Scale (URICA): Psychotherapy version (and scoring document), Available at: http://www.umbc.edu/psyc/habits/content/ttm_measures/urica/. Last accessed November 1, 2013.

U.S. Dept of Health and Human Services: 2008 physical activity guidelines for Americans, Available at: www.health.gov/paguidelines. Last accessed September 20, 2013.

U.S. Preventive Services Task Force: Screening for obesity in children and adolescents: US Preventive Services Task Force recommendation statement, *Pediatrics* 125:361–367, 2010.

Veerman JL, Barendregt JJ, Forster M, et al: Cost-effectiveness of pharmacotherapy to reduce obesity, *PLoS ONE* 6:e26051, 2011.

Vincent HK, Raiser XN, Vincent KR: The aging musculoskeletal system and obesity related considerations with exercise, *Ageing Res Rev* 11:361–373, 2012.

Volkow ND, Tomasi D, Wang GJ, et al: Effects of cell phone radiofrequency signal exposure on brain glucose metabolism, *JAMA* 305:808–813, 2011.

Vrieze A, Van Nood E, Holleman F, et al: Transfer of intestinal microbiota from lean donors increases insulin sensitivity in individuals with metabolic syndrome, *Gastroenterology* 143:913, e7, 2012.

Wang J, Xiong X, Liu W: Yoga for essential hypertension: a systematic review, *PLoS ONE* 8:e76357, 2013.

Wang Z, Ma J, Si D: Optimal cut off values and population means of waist circumference in different populations, *Nutr Res Rev* 23:191–199, 2010.

Warburton DE, Nicol CW, Bredin SS: Health benefits of physical activity: the evidence, *CMAJ* 174:801–809, 2006.

Wicherts IS, van Schoor NM, Boeke AJ, et al: Vitamin D status predicts physical performance and its decline in older persons, *J Clin Endocrinol Metab* 92:2058–2065, 2007.

Wilders-Truschnig M, Mangge H, Lieners C, et al: IgG antibodies against food antigens are correlated with inflammation and intima media thickness in obese juveniles, *Exp Clin Endocrinol Diabetes* 116:241–245, 2008.

Williams GP: The role of oestrogen in the pathogenesis of obesity, type 2 diabetes, breast cancer and prostate disease, *Eur J Cancer Prev* 19:256–271, 2010.

Woods NF, Mitchell ES, Schnall JG, et al: Effects of mind-body therapies on symptom clusters during the menopausal transition, *Climacteric* 17:10–22, 2014.

World Health Organization: Global database on body mass index, Available at: http://apps.who.int/bmi/index.jsp?introPage=intro_3.html. Last accessed September 20, 2013.

Xanthakos SA: Nutritional deficiencies in obesity and after bariatric surgery, *Pediatr Clin North Am* 56:1105–1121, 2009.

Xavier NA, Carmichael KA: When the A1c is unreliable, *Consultant* 10:728–729, 2013.

Xiao Q, Arem H, Moore SC, et al: A large prospective investigation of sleep duration, weight change, and obesity in the NIH-AARP Diet and Health Study Cohort, *Am J Epidemiol* 178(11):1600–1610, 2013.

Yu Z, Han S, Zhu J, et al: Pre-pregnancy body mass index in relation to infant birth weight and offspring overweight/obesity: a systematic review and meta-analysis, *PLoS ONE* 8(4):e61627, 2013.

网络资源

www.calculator.net/calorie-calculator.html Calorie calculator based on Mifflin-St. Jeor modification of the Harris-Benedict equation.

www.cellinteractive.com/ucla/physcian_ed/interview_alg.html UCLA Center for Human Nutrition helpful algorithm for motivational interviewing.

www.heartmath.org/free-services/solutions-for-stress/gps-for-the-soul.html GPS for the Soul measures your heart rate and heart rate variability. This is helpful to assess the parasympathetic nervous system, calm the body, and make better lifestyle choices.

www.loseit.com Lose It application. A great app that helps patients track their calories and activity against a goal.

www.motivationalinterviewing.org Clinical resources for motivational interviewing.

www.myfitnesspal.com MyFitnessPal is a free website that allows for calorie tracking along with a food diary. It helps individuals track their progress and lifestyle habits toward achieving and maintaining their ideal weight.

www.nhlbi.nih.gov/guidelines/obesity/BMI/bmicalc.htm Standard body mass index calculator.

附录 36-1　表观遗传调控

有各种环境因素可以造成超重。经常有描述影响个体表型的基因 - 环境相互作用的研究出现。尽管我们对所涉及的潜在分子机制的理解仍处于早期阶段，但已经出现了一些有趣的发现。也许最有趣的发现是至少有一些或许是绝大多数环境因素在表观遗传学上起作用。表观遗传学与一组影响基因表达而不改变 DNA 的核苷酸结构的指令有关，其使得所表达的信息不被改变；只是表达信息的能力被改变了。其中一种比较好理解的机制是通过化学基团的共价连接来修饰 DNA 和组蛋白，从而可以激活或沉默基因表达。两种较常见的修饰类型涉及乙酰基团的附着（表达激活）或去除（表达沉默）那些缠绕在压缩（非转录）状态下 DNA 周围的组蛋白。乙酰基团的附着允许 DNA 松解和转录进行，其去除将导致 DNA 压缩成紧密的螺旋，

有效地阻止转录过程。第二种常见机制是将甲基直接附着到 DNA 上，从而沉默相关基因的表达。这些表观遗传"标记"或"标签"负责组织特异性基因表达。在某些情况下，DNA 表达的表观遗传学修饰（组蛋白或 DNA 修饰）是跨代遗传的。微小 RNA（miRNA）代表第三种类型的机制，通过该机制，使得非编码 RNA 的小序列与含有指导蛋白质合成的氨基酸序列信息的信使 RNA（mRNA）相结合。miRNA 与 mRNA 的结合阻止了信息翻译成蛋白质，从而控制了蛋白质的合成量。这种机制也是细胞类型特异性的。有关 miRNA 对人体受试者运动诱导基因表达影响的研究，尽管目前比较有限，但提示了 miRNA 可能是影响体重调节的表观遗传因素。

附录 36-2　微生物菌群如何影响体重的研究现状

在由 Cani 和同事（2007）使用小鼠作为研究与人类健康有关的机制的模型的工作中，来自肥胖小鼠的微生物群被移植到瘦小鼠体内，导致瘦小鼠体重增加。Ridaura 和他的同事们（2013 年）从肥胖女性和她们的瘦双胞胎获取粪便培养物，并将这两套微生物移植到低脂肪饮食的无菌小鼠中，喂低脂饮食或由不同数量的饱和脂肪、水果和蔬菜构成的饮食，后者是美国饮食的典型代表。接受肥胖双胞胎胃肠道微生物群的小鼠具有增大的体积和身体脂肪以及与肥胖相关的代谢表型。接受来自瘦双胞胎的微生物的小鼠变瘦。当移植了来自肥胖女性的微生物群的小鼠与移植了来自瘦女性的微生物群的小鼠共同饲养时，在接受肥胖双胞胎微生物的小鼠中并没有产生肥胖的身体组成和代谢型表型特征。这种"营救"现象发生在小鼠喂食低饱和脂肪、高果蔬和高蔬菜的饮食，而不是高饱和脂肪、高果蔬和高蔬菜的饮食。这些结果表明，在瘦双胞胎的微生物中有一些东西是可传播的，可以防止肥胖的发展，但饮食可以影响肥胖症的表型被防止发展的程度。

各种研究小组正在研究小鼠与肥胖相关的微生物群的反应的潜在机制。在 Ridaura 及其同事（2013）的研究中，研究人员发现，在接受肥胖双胞胎微生物的微生物中，许多基因，特别是与解毒和压力有关的基因的表达增加。他们还发现了与 Bacteroideae 的特定成员，在环境中以及在动物的呼吸道和消化道以及皮肤中容易发现的革兰氏阴性厌氧菌的关联。革兰氏阴性细菌释放的脂多糖与代谢性内毒素血症和炎症性疾病（如 2 型糖尿病、胰岛素耐受、非酒精性脂肪性肝炎和肥胖）有关（Geurts et al., 2013）。提出的机制包括先天免疫系统中的模式识别受体，其可以感知病原体并影响代谢应激反应。模式识别受体的激活可导致全身慢性低度炎症，继而促进脂肪肝疾病、胰岛素耐受、肥胖、2 型糖尿病和动脉粥样硬化（Jin and Flavell, 2013）。病原相关分子模式（PAMPs）可以来自病毒、细菌、寄生虫和真菌。与危险相关的分子模式（DAMPs）可以感知压力信号，并可能被我们饮食中的某些成分激活。PAMPs 和 DAMPs 可以继续引起身体的炎症过程，这可以在体内建立一个恶性循环。

概述

通过体力锻炼和膳食营养等途径来改善人口健康,已成为目前公众和医学关注的重点。营养学在提高健康方面发挥巨大的作用,而公共服务和医疗专业人员已经展开行动进一步推进营养学在这一方面的应用,并取得了突破性的成果,但是大多数人仍然对什么是真正健康的饮食表示很困惑。公共卫生学方法是指通过宣教来改善饮食,从而预防老年人的慢性疾病,临床医学也应参与其中。临床医学方法是将营养学治疗作为疾病管理的一部分。为了提高公共营养健康,在公共卫生和临床医学之间找到一个统一的办法是必要的。本章节就讨论这两方面的相关内容。

当前的膳食指南

最新版本的公共膳食健康指南于 2013 年出台,与"我的金字塔"食物指南系统息息相关(www.Mypyramid.gov)。

新的食物金字塔有一个交互接口,允许用户制定饮食计划,还能将重要概念转化成图片信息(见网络资源)。虽然该推荐已被大部分人接受,但仍存在一些争论,主要围绕推荐的不明确及食物的数量和种类的不适当。比起以前的版本,这一新版本的膳食指南系统最主要增加了体育锻炼这一项。而体育锻炼对权衡饮食和能量的需求和摄入十分重要。2010 年膳食指南(www.Dietaryguidelines.gov)的中心思想体现了"我的金字塔"的教育理念,具体如下:

- 长期维持热量平衡,以获得并维持健康的体重。
- 注重摄取食物和饮料的营养密度。

在最新的 2010 版膳食指南中(将于 2015 版被重新修订)有多于 23 条的核心推荐是面对普通人群,6 条是面对特殊人群。最新版的膳食指南的核心推荐如下:

- 建立健康饮食分布板
- 减少由固有脂肪、添加糖和盐的摄入
- 控制总摄入量以维持体重
- 增加体育锻炼

为了更好地实现包括肥胖、心脏疾病、2 型糖尿病等慢病的营养学目标管理,还推出了 10 项营养小贴士来帮助大众和相关专业人群。这十项与"选择自我饮食分布板"共同推出:

1. 平衡热量
2. 不过度摄入偏爱食品
3. 避免进食过多
4. 增加蔬菜、水果、全谷物、低脂牛奶和奶制品的摄入
5. 所摄入食物的一半为蔬菜和水果
6. 选择脱脂牛奶或低脂(1%)牛奶
7. 摄入碳水化物化合物的一半为全谷类食品
8. 减少由固有脂肪、添加糖和盐的摄入
9. 选择低钠食品
10. 用水来替代含糖饮料

指南中还有一些附加的推荐条目,是针对育龄期、妊娠期或哺乳期、婴儿与儿童、更年期及 50 岁以上人群而提出的。

最新版的指南细节繁多,似乎和以前的指南一样混乱。指南里将食物和营养素推荐相结合,其中营养素相关推荐往往很难解释,也不易被公众理解。无论是专业人群和公众都已经认识到合理膳食营养对维持健康的重要作用,但是都忽视了目前现况。适当的体育锻炼应引起足够的认识并纳入到营养相关讨论中。本章将重点强调膳食营养对公众健康的重要作用。近期的研究强调整体膳食(不是某一的营养素或补充)对慢性疾病的预防和治疗最为重要。

营养评估

营养评估是指对个体的营养状况进行评估，并评价机体营养供给是否足够及机体对营养素吸收情况。家庭医疗中的每位患者都需要接受一定程度的营养评估。对于相对健康的患者，可以只做简单的检查及评估；对于营养不良或有相关危险因素的患者，则需要进行更全面深入的检查和评估。评估检查的深浅取决于患者的状况。某些人群往往需要进行全面深入评估，包括体重高低、有慢性病或严重急性病者、生长中的婴幼儿、因贫困或其他原因导致饮食不足者、身体虚弱的老年人、一些摄入非常规膳食者，如近期移民者、追求时尚而节食者（ADA，2012）。

病史

慢性病患者需要进行更全面彻底的病史评估，他们的某些症状或体征可能与营养不良相关（表 37-1）。内科医生应该仔细询问消化系统症状，并且采集营养摄取相关信息，包括摄入的维生素、营养产品、酒精、违法药物、食欲抑制或兴奋剂、糖皮质激素、缓泻药等。对有危险因素或临床证明营养不良的患者，临床医生还需要考虑到另一种可能，即由于营养素需求增加而引起的机体相对营养不良。医生还应检查患者能否正常的获取、进食、消化、代谢和吸收营养素，并且考虑到给予的药物或其他治疗是否需要调整患者的膳食食谱。若需要则结合所采集的病史制定合理的计划。

可能引起营养需求增加的情况

任何引起机体代谢率增加的情况都会引起机体的营养需求增加（表 37-2）。

获取食物的能力　有些患者家境贫穷，无经济来源，他们往往不能获得足够或多样食物，这使他们具有营养不良的高风险性。还有一些人由于缺乏交通工具和购物渠道，导致不能获得足够的食物，包括居住在离商店很远的地方及语言障碍等。那些依赖别人供给食物的人也可能不能摄入足够的营养。许多患者的身体虚弱，能动性差，长此以往使他们失去了日常生活活动的能力，如不能购物，不能煮饭，不能打扫卫生。对于此类患者，问诊时需要对这些活动进行具体询问。有药物滥用问题或者精神状况不佳的患者，往往缺乏要求获取健康食物的能力。

进食食物的能力　许多不同的情况都能引起患者不能进食或者缺乏进食的欲望（表 37-2）。

消化　许多疾病会影响机体的正常消化过程。任何能干扰胃酸或消化酶分泌的因素都会影响消化过程。例如，行胃大部分切除或胃迷走神经切断术的患者都可能有消化不良和营养不良。同样，慢性胰腺炎或长期服用抑酸药物的患者因缺乏消化酶或胃酸而影响食物消化。

吸收　患者可能因为各种原因导致营养的吸收障碍，包括外科手术引起消化道吸收面积减少，克罗恩病，感染性疾病，及其他炎性疾病，如乳糜泻。了解各种食物所含的谷蛋白非常重要（National Digestive Diseases Information Clearinghouse，NDDIC，2008）（表 37-3）。脂肪、碳水化合物、蛋白质、维生素等营养物质的不完全消化也会引起吸收不良。表 37-4 列举了多种营养素以及代谢和吸收的部位。

代谢和排泄　许多慢性病影响药物的代谢，这使机体可获得的能量和营养素减少。此外，任何使营养素在消化道或肾脏过量丢失的情况同样会引起营养不良。某些食物，如不可吸收的代用油脂，因其引起脂肪泻，会导致脂溶性维生素的过量丢失（表 37-5）。

饮食史

询问患者日常和近期饮食史是采集病史的重要部分。饮食史是指患者常规食物摄取模式，以及任何影响其食物获取和选择的因素。为了初步了解患者饮食情况，常常要问及每天进食的次数和选择的食物。更深入的采集评估包括患者文化或宗教的饮食习俗、个人喜好，并且可以使用食物图谱或表格作为工具帮助患者识别哪种食物选用的少和哪种食物选用的多。

饮食史的另一个特殊部分是营养摄入量分析。即了解在一个特定时间段，常常是 3～7 天，患者每日的摄入食物情况，包括进食时间、摄入的食物和饮料以及活动情况。临床医生还常使用饮食回忆来评估营养摄入量。这种方法是让患者回忆过 24～48 小时内所摄取的食物和饮料，并将其告诉医生。这种回顾性分析方法的效果不如前瞻性分析方法，因为患者往往不能准确记住过去某时间段饮食的具体内容（Hammond，2004）。目前有多款智能手机应用程序及软件可以帮助患者追踪自己进食近况。一项最近的调查对这些 app 进行评测来确定那些最可以帮助参与者实现减重的主旨，该调查纳入了包括激励运动、进食追踪、健康料理、最佳零售商购物选择、BMI 指数记录等参数，FitNow 公司的 Lose It 最满足上述标准（Azar et al.，2013）。另一个有效的 app 是专业体重管理的 eTools，它可帮助线上或手机客户端购餐，并给出健康食谱或提供外出就

表 37-1 主要营养素总结

营养素	主要食物来源	主要功能	缺乏表现	引起缺乏的常见原因	过量的影响	正常实验室指标
蛋白质(protein, Pro)(供能 4kcal/g)	鱼肉,鸡肉,牛肉,其他动物肉类;扁豆,籽,豆荚,干大豆;奶制品,蛋,坚果	合成原料(氨基酸),用于生长,维持和修复细胞;调节血液平衡,提供能量;必需氨基酸是苏氨酸,赖氨酸,组氨酸,色氨酸,蛋氨酸,异亮氨酸,亮氨酸,缬氨酸,苯丙氨酸	恶性营养不良症(蛋白质缺乏症);免疫功能下降;水肿;生长发育障碍;肌肉发育不良;消瘦(蛋白+能量缺乏)	蛋白质摄入不足,尤其是优质蛋白;能量缺乏导致机体消耗蛋白供能;吸收不良;蛋白质,氨基酸相关的遗传病(如苯丙酮尿症)	储存钙降低;体重增加,肥胖	白蛋白 3.5~5.0g/dl;血尿素氮(blood urea nitrogen, BUN)9~20mg/dl;血肌酐 0.3~1.3mg/dl;前白蛋白 10~40mg/dl;总蛋白 6.0~8.0g/dl
碳水化合物(carbohydrates, CHO)(供能 4kcal/g)	谷物,干制大豆,豌豆,面食,糖,蔬菜,水果,奶制品,果酱,其他甜食	为机体活动供能;帮助消耗脂肪和多余蛋白质;供能;许多维生素和大部分纤维都属于碳水化合物	生长障碍;体重下降	摄入不足;吸收不良;碳水化合物相关的遗传病(如糖原累积症)	体重增加,肥胖;血甘油三酯水平升高	无
脂肪(供能 9kcal/g)	饱和脂肪酸:肉;奶油(如冰激凌,酸奶油,黄油),培根,香肠;不饱和脂肪酸:酪梨,油(如玉米油,红花油,植物油);单不饱和脂肪酸:橄榄油,菜籽油	储存并供给能量;是脂溶性维生素的载体;提供必需脂肪酸(如亚油酸,亚麻酸,花生四烯酸);是构成生物膜的重要成分;参与细胞转运	鳞屑状皮肤;生长发育不良;脱皮;机体愈合功能,免疫功能受损	摄入不足;吸收不良;长时间的偏食或人工营养(如不含脂肪的静脉营养或全肠外营养)	血胆固醇,血甘油三酯升高;体重增加,肥胖	总胆固醇 140~200mg/dl;高密度脂蛋白 >45mg/dl;低密度脂蛋白 <100~130mg/dl
水	水,饮料,水果;基本上所有食物都含有水	为人体各种生理反应提供基质;帮助细胞内外物质的运送;帮助调节体温;润滑人体关节	脱水,死亡	摄入不足;药物;痢疾;呕吐;体温过高	体液潴留使电解质失衡;过度消耗少见,但一旦出现可能导致死亡	脱水:白蛋白,血尿素氮升高 体液潴留:白蛋白,血尿素氮降低
维生素						
水溶性维生素						
维生素 B₁(硫胺)	猪瘦肉,麦芽,豆类,面包类产品	辅助机体利用碳水化合物和脂肪供能;促进生长,增加食欲和肌张力;维持神经系统正常功能;是碳水化合物支链氨基酸代谢的辅酶	脚气病;神经病变;体液潴留;食欲不振;无力,压痛;高排性心衰;多发性神经炎	摄入不足;吸收不良;血液透析	无相关报道	焦磷酸硫胺素(thiamine pyrophosphate, TPP);效应百分率 >20%(指数 >2% 提示缺乏)
维生素 B₂(核黄素)	乳制品,动物肝脏或其他内脏;肉类,鱼,绿色蔬菜,强化食物产品	参与体内能量代谢;是生长发育所必需的;是黄素辅酶的一部分,在细胞呼吸链的氧化反应中起重要作用	唇损害;畏光;口角炎;洋红舌,舌炎,脂溢性皮炎,角膜新生血管	摄入不足;吸收不良	无相关报道	黄素腺嘌呤二核苷酸(FAD);效应百分率 >40%(指数 >1.4% 提示缺乏)

表 37-1　主要营养素总结(续表)

营养素	主要食物来源	主要功能	缺乏表现	引起缺乏的常见原因	过量的影响	正常实验室指标
维生素 B₆(由6种化合物组成:吡哆醛、吡哆醇、吡哆胺、吡哆醛、5-磷酸吡哆醛、5-磷酸吡哆胺)	肝脏,猪肉,家禽肉,强化谷物产品,香蕉,豆类,扁豆,大豆为主的替代肉类的强化食物,坚果	多种蛋白质和氨基酸代谢酶的辅助因子;参与血红蛋白合成	贫血;易怒;惊厥(婴幼儿患者);皮肤损害(舌炎);周围神经病变;损害免疫力	摄入不足;吸收不良;老年化(需求增加),药物	感觉性神经病变,特点为步态改变外周感觉异常	—
维生素 B₁₂(氰钴铵)*	肝脏,牛肉,家禽肉,鱼,蛋,酿酒酵母(植物品不合),口服初始剂量:每天1~2周1000~2000µg 肌注初始剂量:每天1000~1000µg持续1~2周 维持剂量:每天100~1000µg持续1~3个月	维持机体神经组织形成和造血功能;核酸的再生;参与四氢叶酸的再生	巨幼细胞性贫血(恶性贫血);神经系统的永久性损伤;周围神经病变;舌炎;体重减少	胃酸缺乏(老年人常发生;严格的素食主义者;摄入过多叶酸会掩盖掉该缺乏 维生素 B₁₂ 的缺乏	无相关报道	希林试验:24小时尿放射性8%†
维生素 C(抗坏血酸)	柑类水果及果汁,番茄,土豆,卷心菜,西蓝花,草莓,菠菜	是还原铜或铁金属酶的辅助因子;保护性抗氧化	坏血病;容易瘀伤;伤口愈合减慢;皮肤,牙齿,牙龈,血管退化	吸烟者对维生素 C 的需求增加;摄入少	胃肠功能紊乱;肾结石;过量铁吸收	色谱法可测量血浆或白细胞内维生素 C;血浆维生素 C:0.50~1.40mg/dl(30~80µmol/L)
叶酸(蝶酰多谷氨酸)	绿叶蔬菜,全谷物,豆类,坚果,动物内脏,橘汁,强化谷物产品	辅助红细胞成熟;是合成嘌呤和嘧啶的辅助因子;是核酸和氨基酸代谢与合成的辅酶	巨细胞性贫血;抑郁;身体虚弱;多发性神经病;肠胃不适;生长不良;孕妇缺乏叶酸与胎儿神经管缺陷有关(建议孕妇每日摄入 400µg)	摄入不足;吸收不良	掩盖维生素 B₁₂ 缺乏	红细胞叶酸:4~20ng/ml
烟酸(包括烟酰胺,烟酸,尼克酰胺)	肝脏,肉,麦麸,全谷物产品,鱼,禽肉,强化谷物,花生,金枪鱼	是氧化还原反应的辅酶成分;参与能量供给和脂肪酸的生物合成	糙皮病;色素性皮炎;痴呆;痢疾;黏膜炎症;虚弱;震颤	摄入不足;吸收不良;消耗脱烟酸的化合物;血液透析	脸、颈、手等部位发红、发热、麻刺感;肝脏损害;肠胃不适	—
泛酸	肝脏,蛋黄,肉,蘑菇,西蓝花,脱脂乳,甘薯,鳄梨	是辅酶 A 的组成成分;在碳水化合物、蛋白质、脂肪燃烧供能过程中起作用;是脂肪酸代谢的辅酶	疲劳;不适;失眠;灼烧感;感觉异常;抑郁;衰弱(罕见)	摄入不足;吸收不良;营养素不完全的部分肠内营养或全肠外营养	未知	—
维生素 H	坚果,大豆,蛋,无脂奶,甘薯	是羟化反应的辅酶,参与碳水化合物和脂肪代谢;是脂肪、糖原、氨基酸合成的辅酶	皮炎;神经炎;食欲不振;恶心呕吐;舌炎;失眠;少发;抑郁;高血胆固醇血症(此类病例已知的极少)	营养素不完全的部分肠内营养或全肠外营养	未知	—

表 37-1　主要营养素总结（续表）

营养素	主要食物来源	主要功能	缺乏表现	引起缺乏的常见原因	过量的影响	正常实验室指标
脂溶性维生素						
维生素A（包括维生素原A，如视黄醇类胡萝卜素）	肝脏，奶制品，鱼；火鸡（胡萝卜素）；绿叶蔬菜，甘薯，哈密瓜，杏，西兰花，西红柿	维护皮肤和黏膜正常结构；维持正常视觉功能，尤其是暗视力功能；维持机体的正常免疫功能	夜盲症；干眼症，角膜软化症；毕脱斑；过度角化；免疫功能下降；生长不良	摄入不足；脂肪泻引起吸收不良；肝脏疾病	食欲不振；头痛；呕吐；视力模糊，甚至眼球严重损伤；肝脏毒性；对胎儿有致畸作用	血清视黄醇和视黄醇酯维生素A，30～80μg/dl（1.0～2.8μmol/L）
维生素D（也称为骨化醇）摄取；糖皮质激素	强化奶制品，‡鱼，蛋，日照（15分钟/d，每周3～4天）	动员骨和牙齿的矿化；调节小肠钙磷吸收	佝偻病（儿童）；骨软化症（成人）；串珠肋；肌无力和肌肉痉挛；血清钙降低	日照暴露不足；摄入不足；老年人摄取吸收不佳；糖皮质激素治疗时机体对维生素D需求更大	生长不良；体重丢失；食欲不振；钙沉积在软组织内	25-羟-维生素D试验，肋软骨
维生素E（也称为α-生育酚）	坚果，脂肪，多不饱和植物油；人造黄油，籽，全谷物	抗氧化作用，避免多不饱和脂质过氧化；消除自由基	新生儿溶血性贫血；红细胞脆性增加；严重吸收不良会引起肌肉和神经紊乱	脂质吸收不良	拮抗维生素K（出血倾向）；出血性毒性；患者同时服用抗凝剂和维生素E需监控	色谱法测量血清生育酚，0.5～1.8mg/dl（12～42μmol/L）
维生素K	绿叶蔬菜，动物肝脏，植物油，人造黄油，白菜科	参与凝血酶原和凝血因子II，VII，IX，X的合成	出血（尤其是新生儿）；瘀斑；鼻衄；凝血时间延长	肠道内合成维生素K的细菌死亡；肝脏疾病；脂质吸收不良	未知；患者同时服用抗凝剂和维生素K需进行监测	凝血酶原时间（PT）可间接评估维生素K
无机物						
钙	奶制品，有小骨刺的鱼，绿叶蔬菜（芥菜，甘蓝）；玉米饼，含钙豆腐	骨骼和牙齿的组成成分；参与神经传递；维持肌肉收缩；在凝血过程中起重要作用	生长矮小；骨质丢失；佝偻病；软骨病；骨质疏松；手足抽搐；可能引起高血压	摄入不足；维生素D摄取不足，日照暴露不足；体育锻炼不足；摄入磷过多	其他矿物质吸收减少；肾结石；高钙血症；乳碱综合征；肾功能不全	8.5～10.5g/dl
氯化物	精制食盐，海产品，肉	维持酸碱平衡；胃液的成分；细胞内液的主要阴离子	少见；精神淡漠，肌肉痉挛，常伴有低钠	在美国很少见（曾发生在食用不含氯的配方食品的婴儿）	无相关报道	96～106mEq/L
铬	鱼，奶酪，肉，禽肉，全谷物，啤酒	是胰岛素的辅因子；参与葡萄糖能量代谢	胰岛素抵抗；葡萄糖不耐受	未知	无相关报道	—
钴	动物脏器和肌肉，奶制品	是维生素B12的组成成分	只有在维生素B12缺乏时才发生；恶性贫血	同维生素B12缺乏的原因	无相关报道	—
铜	动物肝脏，有壳的水动物，坚果，全谷物，豆菜，可可产品	参与铁的吸收和利用；是酶的辅因子；神经髓鞘的组成成分	贫血；扭结发；中性粒细胞减少症；骨骼形成异常	常常是遗传性的	肝豆状核变性（遗传性）；缺铁性贫血；慢性肝衰	—
氟化物	氟化饮用水，含氟牙科产品，海产品	骨骼和牙釉质成分；减少龋齿	龋齿	饮用水或应用牙科产品缺氟	氟斑牙；骨骼和牙釉质氟中毒	—
碘	加碘盐；海产品，咸水鱼	是甲状腺激素的重要组成成分	甲状腺肿；呆小病	食物缺碘，或种植庄稼的土地缺碘	少见；碘过量也会导致甲状腺肿，促甲状腺素水平升高	—

表37-1　主要营养素总结（续表）

营养素	主要食物来源	主要功能	缺乏表现	引起缺乏的常见原因	过量的影响	正常实验室指标
铁	动物肝脏、瘦肉、豆荚、蛋黄、强化谷物和面食	是血红蛋白的组成物质；参与氧气和电子转运	低色素小细胞性贫血；疲劳；免疫功能降低	摄入不足；失血	肝脏和胰脏损伤；一次性大剂量；休克，死亡；消化道应激损伤	血清铁 50～150μg/dl
镁	麸谷物、坚果、豆荚、绿叶蔬菜、肉	参与蛋白质合成，帮助肌肉收缩和神经冲动传导	少见；行为障碍，颤动，痉挛，神经肌肉过敏	少见	少见；腹泻；疲劳；神经系统功能障碍（常常来源于药物，而不是食物）	1.5～2.5mEq/dl
锰	坚果、豆荚、全谷物	参与骨骼形成，以及氨基酸、胆固醇、碳水化合物代谢酶的合成	少见；皮炎；体重下降	少见	少见；吸入的锰和中枢神经系统紊乱有关，神经毒性	—
钼	全谷物、豆荚、坚果	参与氧化还原反应；是含硫氨基酸的分解代谢酶的组成；参与嘌呤类的嘧啶代谢	无	无	未知	—
磷	奶制品、蛋、肉、全谷物、苏打	是骨骼和牙齿的组成成分；组成磷脂；帮助调节酸碱平衡；参与能量代谢	少见；骨骼脱矿化，虚弱；生长不良；手足感觉异常	美国少见	可能导致钙缺乏，骨骼脱失；干扰钙的吸收	2.5～4.5mg/dl
钾	水果（尤其香蕉、柑橘汁），奶制品、马铃薯、蔬菜	细胞内液的主要成分；参与维持酸碱平衡和水电解质平衡；维持心脏和神经功能	肌无力；快速性心律失常；麻痹；死亡	药物引起（如利尿剂），尤其是摄入不足者	电解质紊乱；肌无力；心功能紊乱；死亡	3.5～5.0mEq/dl
硒	动物器官、海产品、含硒土壤所种的植物	抗氧化；是含谷胱甘肽氧化酶的组成成分	少见；心肌病；肌肉触痛	少见	少见；头发和指甲易碎并脱落	—
钠	精制食盐，经加工食物，除了水果外的大多数食物都含有钠	维持水电解质平衡；影响肌肉收缩和神经兴奋	少见；肌肉痉挛，食欲不振	少见；过度医疗目的摄入不足	一些人出现体液滞留，高血压	135～145mEq/dl
硫	蛋白质食物（如肉、奶制品、豆荚）	是辅酶A，氨基酸、头发、软骨的组成成分	蛋白质足量时无饮食不足	少见	少见	—
锌	肉、海产品、家禽瘦肉、全谷物、豆荚	是酶和蛋白质的成分；参与调节基因表达	生长障碍；伤口愈合障碍，味觉改变，免疫功能降低	蛋白类食物消耗不足；植酸盐消耗抑制其吸收	发热，恶心，呕吐，腹泻；降低铜水平	115±12ng/dl

Modified from Noel, Thompson. Nutrition and obesity. In Paulman PM, Susman J, Harrison J, et al(eds). Family Medicine Clerkship Guide. St. Louis, Mosby-Elsevier, 2005, Chapter 49.

* 剂量参考 Lederle FA. Oral cobalamin for pernicious anemia: medicine's best kept secret? JAMA 1991; 265: 94-95.

† 出自 Mahan LK, Escott-Stump S. Krause's Food and Nutrition Therapy, 11th ed, Philadelphia, Saunders, 2003, pp1208-1219.

‡ 不是所有奶产品是强化的

AAs, Amino acids; BUN, blood urea nitrogen; CNS, central nervous system; GI, gastrointestinal; HDL, high-density lipoprotein; LDL, low-density lipoprotein; PEN, peripheral enteral nutrition; PKU, phenylketonuria; TPN, total parenteral nutrition; TSH, thyroid-stimulating hormone.

餐时如何健康进食的各种小办法。数据表明：与自我体重控制相比，通过参与专业体重管理的人群可以更好地实现减重（Johnston et al.，2013）。这两个程序都自带条形码扫码功能以便于就餐及购物时便利地获得物品的营养成分信息。

HealthyOut 软件原来专为纽约客设计，如今，全美地区的使用者可以便捷地通过搜索功能发现全国范围内的各种进餐场所。使用该项软件时，可以根据个人需要选择所需的食品，如：健康饮食、低脂饮食、素食及其他多种选项，选定后可以自动发现附近复合要求

表 37-2 使机体营养需求增加的情况

妊娠期	慢性肺病
哺乳期	癌症
伤口愈合，包括皮肤溃疡	获得性免疫缺陷综合征
外科手术	感染
外伤	炎性疾病
烧伤	甲亢

表 37-3 乳糜泻：含或不含麸质的谷物

患者可食用的谷物或粉制品		含有麸质的谷物或粉制品：患者不能食用
米	小米	小麦（如硬粒小麦、粗粒小麦粉、有机卡姆小麦、印度小麦、斯佩尔特小麦）
大豆	荞麦（粉）	
马铃薯	竹芋	黑麦
树薯粉	苋菜	大麦
豆类	苔麸	黑小麦
卡法瓦面粉鹰嘴豆和蚕豆	草野籽	燕麦（最可能是因为污染物）
高粱	蒙提那面粉	
藜麦	坚果粉	

表 37-4 营养素及其代谢 / 吸收部位

营养素	吸收部位
常量营养素	
氨基酸	整个小肠（近端吸收更快速）
糖	整个小肠
脂肪	
脂肪酸	整个小肠（大部分在近端）
胆汁酸	回肠
短链脂肪酸	结肠
无机物	
钙	十二指肠，空肠
铁	十二指肠
镁	小肠
维生素	
叶酸	近端小肠
维生素 B_{12}	回肠
脂溶性（A、D、E、K）	小肠

表 37-5 影响代谢和排泄的情况

损伤类型	可能的原因
饮食摄入异常	获得性免疫缺陷综合征（AIDS）
	神经性厌食症
	癌症
	抑郁
	牙齿问题
	妊娠剧吐
	贫穷
	药物滥用
消化不良	胆汁郁积
	酶缺乏
	肠道菌群失调
	胰腺炎或胰腺功能不全
	放射性小肠炎
	短肠综合征
吸收不良	获得性免疫缺陷综合征
	乳糜泻
	肠道淋巴瘤
	放射性小肠炎
代谢受损	获得性免疫缺陷综合征
	癌症
	慢性病（肝脏、肾脏）
	皮质类固醇使用
营养素排泄增加	腹泻（锌，镁）
	糖尿
	炎性肠病
	失蛋白性肠病
	消化道出血（铁）
需求增加	烧伤
	外伤
	手术
	慢性感染
	炎症
	慢性肺病
	甲亢
	败血症

AIDS，获得性免疫缺陷综合征；GI，胃肠道

Modified from Newton JM, Halsted CH. Clinical and functional assessment of adults. In Shils ME, Olson JA, Shike M, Ross AC, eds. Modern nutrition in health and disease. 9th ed. St. Louis: Lippincott-Williams & Wilkins; 1999.

的饭店。同时，该应用也帮助参与者在点餐时给予参考意见及食物的营养信息（见网络资源）。

虽然这些软件或网站可以易化进程，研究表明患者继续报告时仍难以准确地确定分量（Nelson et al., 1994）。

体格检查

> ### 重 点
>
> - 显著的体重减轻提示需要进一步评估并判断其原因。显著的体重减轻是指：在正常体重基础上，1 个月内下降 5%，或 3 个月内下降 7.5%，或 6 个月内下降 10%。
> - 虽然 BMI（体重指数）是一项可独立衡量成年人体脂肪的指标，作为评估营养状况也存在一定局限性。比如，用于评估经过专业训练的运动员和年老者。

系统的体格检查对于评估营养状况是十分重要的。一般性观察常可发现显著的体重过重或体重过轻。人体测量学或物理测量也很重要。测量参数包括身高、体重、皮褶厚度、头围（尤其是婴幼儿）、腰围和臀围。测量时主要对照推荐标准。这些测量如果是定期进行一次，帮助会更大。

身高和体重

用身高和体重来衡量营养状况是相当实用的。患者本身往往偏向于过高估计身高而过低估计体重。仅从成年人体重的角度分析，日常体重较理想体重更为实用。对于儿童而言，评估体脂提供近期营养摄入信息方面，体重比身高更有用（Hammond, 2004）。随着时间的推移，体重在往常值的基础上有所变化则反映了机体营养状况的改变。然而，需要记住的是体重的急剧变化往往更可能由机体体液状态的改变引起，而不是机体营养状况的改变。对于肥胖个体或老年人，虽然去脂肪体重的丢失能提示机体营养不良，但是体内存在的过量脂肪可能会掩盖这一事实。

显著的体重减轻的定义为：1 个月内下降 5%，或 3 个月内下降 7.5%，或 6 个月内下降 10%。严重的体重减轻则指相同时间段内体重下降水平比上述指标更高的情况。以下就是一种用丢失体重来评估营养状态的方法（Hammond, 2004）：

- 体重降至原有体重的 85%～90%——轻度营养不良；
- 体重降至原有体重的 75%～84%——中度营养不良；
- 体重降至原有体重的 74% 以下——重度营养不良。

计算体重指数（body mass index, BMI）需要同时了解身高和体重两个参数，体重指数是一项可高度关联性衡量成年人体脂肪的指标（Balcombe et al., 2001; Keys et al., 1972）。计算 BMI 的公式是：体重（千克）/【身高（米）^{2}】。表 37-6 列举了划分超重、肥胖和体重过轻的具体 BMI 值（参见网站资源中 BMI 计算部分）。

表 37-6　参照 BMI 的体重分类

分类	BMI（kg/m^2）
体重过低	<18.5
体重正常	18.5～24.9
超重	25～29.9
肥胖	≥30

From National Heart, Lung, and Blood Institute (NHLBI). Clinical guidelines on the identification, evaluation, and treatment of overweight and obesity in adults, BMI calculator. http://www.nhlbisupport.com/bmi/bmicalc.htm.

BMI 作为评估营养状况的工具也是存在局限性的。比如，用于评估经过专业训练的运动员，BMI 可能会高估其机体脂肪含量；而用于评估老年人和因营养不良引起瘦体重减轻者，BMI 可能会低估其脂肪含量。有研究表明，对于患有代谢综合征等慢性病的患者，身体组成成分分析较 BMI 指数更具有预见性（Gomez-Ambrosi et al., 2012）。而且，有强有力的数据显示，运用 National Heart, Lung, and Blood Institute（NHLBI）指南评测出的超重人群（BMI 25～30kg/m^2）与正常人群（BMI 18.5～25kg/m^2）相比事实上并没有那么高的年龄相关性全因死亡率（Flegal et al., 2012; Flegal et al., 2013; Ogden et al., 2012）。

机体组分

评价机体组分主要是了解机体脂肪和轻体重的相对水平。常见的用于衡量皮下脂肪的方法是测量皮褶厚度。身体的许多地方都能反映机体脂肪相对含量，包括三角肌、肱二头肌、肩胛下组织和髂脊上组织。用测径器测量并且比对标准参照表来确定机体含脂肪百分比。这类评估方法因测量技术的准确性而局限。因为皮褶厚度的改变往往需要 3～4 周才会发生，所以这种测量方法对于营养状况急剧变化的案例并不实用。

围长测量也是一种有用的评估营养状况的方法。腰围增加与腹部脂肪含量相关。腰围增加与心血管疾病危险因素有关（Dalton et al., 2003）。正确测量腰围的方法是测量胸腔以下和脐以上围长最小的地方。男性腰围大于 40 英寸，女性大于 35 英寸，是疾病的独立危险因素（NHLBI, 2005）。对于身高低于 5 英尺和

BMI 大于 35 的人来说,腰围的评估效果就显得不是那么准确。

一般体格检查

体格检查的某些阳性发现会提示医生受检者存在营养不良的可能。这些阳性发现包括暂时的肌肉消瘦、近端肌无力及皮肤黏膜的某些改变,例如鱼鳞状改变、伤口愈合不良、皮肤擦伤。当机体处于营养缺乏状态时,人体细胞新陈代谢旺盛的组织,如黏膜、皮肤和头发,往往是首先出现症状的部位(表 37-1)。对于儿童来说,增长速度减慢及脂肪消耗可能是营养不良的信号。

根据缺乏营养素的不同,大量营养素不足呈现特定的迹象。例如,由于饮食失调导致的膳食脂肪不足可出现脱发、皮肤干燥、伤口愈合不良。而蛋白摄入不足导致的夸休可尔症(Kwashiorkor)常常出现腹部膨隆、脱发、皮肤褪色、生长迟滞(Hoffer, 2012)。

综上所述,虽然营养素缺乏在美国并不多见,当临床工作中遇到患者出现某些症状时,医生应觉察并测定是否存在营养缺乏或吸收不良。例如,B 族生素缺乏时常常出现舌炎、镜面舌而酗酒或吸收障碍导致的烟酸缺乏则会出现腹泻、黏膜炎性病变以及皮肤溃疡。酗酒引起的 B_1 缺乏周围神经炎、步态失调、眼球震颤。营养性或非营养性的铁缺乏会出现匙状指。

实验室检查

重 点

■ 机体存在炎症时,C 反应蛋白水平升高。而 C 反应蛋白水平高可能引起白蛋白和转铁蛋白假性降低。因此在系统性炎症的情况下,前蛋白是反映机体营养状况更准确的指标。

营养缺乏相关的生理改变出现较慢。营养状态的改变反映到机体的首发改变常常是在细胞水平。这些改变可以被检测到。单个实验室检查帮助筛查营养问题,而一系列实验室检查则可以评估机体现在的营养状况,并可帮助医生寻求相应的治疗方法。

如何通过检查评价营养不良

诊断营养不良没有统一的实验室检查。由于根据既往病史及体格检查的判断即诊断营养不良不够准确,医生需要根据自己怀疑患者饮食中可能缺乏的营养素来进行相关的实验室检查(表 37-1)。

无其他特殊症状且无法解释的消瘦通常与炎症相关,炎症相关指标如 CRP 血沉可升高。表 37-7 列出可能出现的营养素缺乏常用的实验室指标。

测量内脏中蛋白质:白蛋白　内脏器官所含有的蛋白质约占机体总蛋白质的 10%,而血浆和血管外体液中含有的蛋白质占总蛋白质的 3%。白蛋白是由肝脏合成的血浆蛋白质,它可以作为内脏蛋白质平衡的指标,因为白蛋白的血清半衰期是 2～3 周。所以通过测量血清白蛋白来反映机体蛋白质状态时,反映的是一段时间内机体蛋白质的变化情况。

用血清白蛋白作为反映蛋白质营养状态的指标也是存在局限性的。白蛋白是机体的负性急性期反应物,在炎症存在的情况下其水平会下降。而由于白蛋白拥有较长的半衰期,这种下降的改变就可能会误导检测者。在机体缺乏蛋白质营养时,白蛋白水平会下降;但是当机体处于全营养素缺乏时,白蛋白水平反而可能维持相对稳定(Hammond, 2004)。最终发现体内存在一个较大的血管外白蛋白存储池,在血浆内白蛋白浓度下降时,池内白蛋白通过进入血管系统而维持其相对平衡。

转铁蛋白　转铁蛋白是另一种能反映机体总蛋白平衡的血浆蛋白质。与白蛋白相似,转铁蛋白也是负性急性期反应物,但是因为它的半衰期比较短(8 天),所以比起白蛋白它能够相对更准确地反映机体的营养状态。转铁蛋白的局限性主要是它的浓度与患者的铁含量有关。此外,和白蛋白一样,在机体蛋白质变化的情况下转铁蛋白的血清浓度不能随之快速改变。

其他血浆蛋白质　还有一些其他的血浆蛋白质曾被认为是反映蛋白质能量代谢的较好指标。转甲状腺

表 37-7　营养不良的实验室检测

营养缺乏症	实验室评估
维生素 A	血清视黄醇
维生素 D	25(OH)D
维生素 E	通常不用于诊断
维生素 K	PT, INR
维生素 B_{12}	MMA, tHcy
叶酸	MMA, tHcy
维生素 B_2(核黄素)	血清 EGRAC
维生素 B_1(硫胺素)	红细胞硫胺素二磷酸盐水平
铁	CBC, 血清铁蛋白, 总铁结合力
锌	血清或血浆锌水平(不适合评估锌储存)

CBC, 全血计数;ECGRAC, 红细胞谷胱甘肽还原酶活性系数;INR, 国际标准化比率;MMA, 甲基丙二酸;PT, 凝血酶原时间;tHcy, 总同型半胱氨酸;25(OH)D, 25-羟基维生素 D

素蛋白（transthyretin，TTY），又称之为前白蛋白，它的水平也能够在一定程度上反映内脏蛋白质状态。但它也是急性期的反应物，而且还会受到机体锌浓度影响。视黄醇结合蛋白（retinol-binding protein，RBP）的血浆半衰期（12 小时），并且和一些营养不良患者的蛋白质营养状态相关，它同样是急性反应期的负性向化合物，作为评价营养状态的指标也具有一定的局限性。

目前没有办法避免炎症反应对上述蛋白质的血浆水平的干扰。C 反应蛋白（C-reactive protein，CRP）提示了当前的炎症程度。所以一些临床医生在患者 CRP 水平不高时用白蛋白、转铁蛋白、前白蛋白、视黄醇结合蛋白的水平来评价患者营养状态。

尿肌酐和肌酐/身高比值

由于尿液排出的肌酐量是机体肌肉代谢量的一部分，因此尿肌酐反映当前的肌肉代谢量。在知道某个人身高的前提下，使用数学公式是可以得到 24 时肌酐排泄量的。但这个公式的应用受到一定的限制，不适用于过高过瘦，或者身材矮小且肌肉发达的个体。尿肌酐水平还和饮食有关，摄入过多的肉类会使尿肌酐水平升高。

维生素和无机物分析

一般来说，蛋白质营养不良可能和维生素 A、锌、镁含量下降有关。而脂肪吸收不足时则会引起脂溶性维生素缺乏。脂肪泻时叶酸和铁的吸收会受到影响。

血液学检验

当机体缺乏铁元素、维生素 B_1、叶酸及其他维生素时，红细胞的合成也会减少。所以进行全血细胞计数（complete blood count，CBC）对评估受试者营养状态十分重要。营养情况不佳的患者免疫功能也会受累。T 细胞介导免疫反应比 B 细胞介导免反应更敏感。营养缺乏时前者更容易受到影响。对总免疫细胞进行计数能帮助评估机体 T 细胞功能。使用皮试的方法可以测量 T 细胞的免疫功能。

生命不同时期的营养特点

重点

- 为了预防骨质疏松，目前仍推荐口服维生素 D 及钙剂；但是美国预防服务工作组（USPSTF）不推荐为健康男性及绝经前妇女常规补充营养剂。
- 美国预防服务工作组（USPSTF）没有发现充足的证据来支持每日常规补充维生素 D_3 大于 400IU 及钙剂大于 1000mg 用于健康男性及绝经后女性骨折的一级预防。

妊娠期和哺乳期

很久以前人们就认识到妊娠期是一个营养需求增加的时期。专家对此期的建议各不相同，但始终有一条是不变的：摄入足量的热量才更有可能摄取足量的营养素。测量体重是所有产前检查必要部分。近几年，人们越来越关注孕妇的健康情况。就像表 37-8 所述，高龄孕妇或幼龄孕妇（在月经来潮后 5 年内怀孕），在妊娠期和妊娠后摄入适量的热量并且维持适当的体重是保持健康的必要条件。在美国，妇女在妊娠期体重增加的评价水平是 4.54kg（10lb）（McGanity et al，1999）。这个体重增加的水平对于妇女以后的慢性疾病的发展有很大的影响。

妊娠妇女的营养需求从怀孕之前就开始。在怀孕 60～90 天的营养状态影响妊娠结局。妊娠前 3 个月的

表 37-8　妊娠结局和增加体重的关系

低出生体重儿风险增加	最好结局		妊娠糖尿病风险增加
生物学未成熟或过于瘦弱（BMI < 18.5kg/m²）	BMI 18.5～24.9kg/m²	BMI 25～29.9kg/m²	BMI≥30kg/m² 或孕妇年龄大于 35 岁
妊娠期推荐增加体重			
约 12.7～18.1kg（0.5kg/w）	11.3～13.6kg（0.3kg/w） 不护理：0.36kg/w 护理：0.41kg/w 双胞胎：0.64kg/w	6.8～11.3kg	5.0～9.1kg

*低出生体重儿和巨大儿风险增加

LBW，低出生体重；BMI，体重指数

Data from Institutes of Medicine. Report on weight gain during pregnancy：reexamining the guidelines. Washington, DC：Institutes of Medicine；2009.

孕妇营养需求改变主要是叶酸、铁、热量增加。妊娠全过程的所有营养需求如下所述：

1. 足量的热量，为胎儿发育、胎盘生长及分娩后母亲哺乳提供能量（而且摄入足量的热量增加了机体获得足量营养素的可能）。

2. 足量蛋白质。

3. 足量铁。

4. 足量叶酸、维生素 C（当亲是个吸烟者时尤其重要，因为吸烟者需要更多的维生素 C），和维生素 B_{12}。

5. 足量钙和碘。

像妇女、婴儿和儿童（women, infants, and children, WIC）这类社区项目能作为帮助需要帮助的妇女的资源。经证实，当所处的社会、经济及其他面临的问题大致相同时，参加这些项目的妇女的孩子比没有参加者的孩子出生体重大。

近期有一些研究证据显示，母亲孕前及孕期的营养状态将会潜在地影响孩子未来生活中慢性病的患病情况，包括高血压、糖尿病等，但是该机制并不十分清楚（Roseboom et al., 2006, 2011）。

妇女在哺乳期的营养状态会受妊娠期营养状况的影响。妊娠期所储备的营养是分娩后妇女和婴儿重要的营养来源。某些营养素本身是稳定的，和孕期膳食无关。有研究表示在母乳喂养 6 个月后，母亲的体重会下降 4.5kg，而母乳的成分和量不变（Barbosa et al., 1997）。考虑到每个孕妇妊娠期平均增加体重为 4.5kg，所以孕期增加适当体重是十分重要的。

婴儿期和儿童期

最近发表了一个关于此年龄段生长发育的食物和营养素需求的总结图（图 37-1）。此图为婴儿和儿童需要哪些主要营养以及如何获得提供了指南。一组儿科医生、营养学家和美国农业部（the U.S Department of Agriculture，USDA）在回顾了相关文献后制定了这个循证性的指南。

家长应当理解，在为孩子的饮食中增加新的食物过程中，是需要一定时间的，这很重要。研究者发现如果试图为孩子加入新的食物，在孩子真正的接受或拒绝这种食物前，至少需要 8 次不同的方法（Birch et al, 1991; Satter, 2000）。家长必须理解他们的角色是为孩子提供一个健康饮食谱和舒适的进食环境；而孩子的角色则是摄入他或她所需要的食物。良好的饮食习惯会一直持续到青春期。到了青春期，孩子不断寻找能表达独立的方式并且逐渐独立起来，这不仅体现在社会功能上，同时也体现在饮食和健康习惯上。

青春期

青春期的孩子在各个方面逐渐获得独立，包括自主的选择食物物种类和数量。某些家长努力地为孩子建立标准，但却发现孩子们不断独立，甚至包括饮食的选择。这一时期需要很大的能量摄入，因为该时期是次于婴幼儿期的第二个快速生长发育的时期，比起生命中的其他时期每千克体重需要更多千卡的能量。这种能量高消耗状态对于机体吸收营养是有益的。因为摄入高能量增加了摄入更多营养素的可能性。家长必须抱有希望，希望良好健康的习惯会正确地引导青少年。青少年可能会关注同龄人所尝试的"陌生的"或不同的饮食习惯，如饮食紊乱、运动营养，素食者饮食等。因为这种探索常常是青少年表达独立的一种方式。这些饮食方式也可能是健康的，如素食者或运动营养。家庭医生需要判断这些青少年的尝试在什么情况下会变成有害的。在生命的这一阶段，对营养状态进行评估，从而判断是否存在营养方面的问题是非常必要的。

成人期

成人营养学的研究更倾向于关注慢性病的预防和治疗。近些年有学者将兴趣转到如何在这一时期优化营养以增强年老后生活质量问题。大多数人对于如何获得营养素及如何使用营养产品很感兴趣。这些营养产品也被作为备选医疗资源。其中一些营养产品发展并不尽如人意，像抗氧化维生素、植物性雌激素和其他功能性食物，它们不能帮助延长寿命、强化机体功能。居民膳食营养素参考摄入量（国家科学院，2005）提出了新的概念，以限制食物补给品和其他产品进行强化营养摄入，这个新概念即是最高耐受摄入水平（详见本章术语部分）。这一营养素水平的分类中的许多参数仍在不断研究中。

骨质疏松症

更年期后 5~7 年内可能有 20% 的骨质会丢失，所以骨质疏松（骨质的下降）最有效的治疗措施是预防骨质丢失。以下是对妇女（80% 的骨质疏松人群）最有帮助的三大方法（表 37-1）：

1. 富含钙和维生素 D 的均衡饮食（表 37-1）。

2. 承重运动，如步行。

3. 健康的生活方式，不吸烟，不酗酒。

骨骼的发育高峰时期是青春期。在 20~30 岁期间小型骨骼生成，而且这一时期钙的需求较低。妇女骨质丢失多起自更年期，这时机体需要吸收较多钙质和

发育时期	新生儿	可抬头	可被扶坐	可独坐	可爬行	开始行走	可独立行走
身体技能	● 需要托扶头部	● 在他人帮助的情况下，可以更熟练地控制头部动作	● 能在他人的帮助下扶坐； ● 更好的情况下，孩子能伸直肘部，并用手臂支撑起身子	● 可独坐 ● 可以用手拾起并握住小东西 ● 身体靠向食物或勺子	● 学会爬行 ● 有时可以撑着站起来	● 可以撑着站起来 ● 可独立站立 ● 开始学习行走	● 可以平稳的独立行走 ● 会跑
饮食技能	● 在母乳或奶瓶喂养期间，孩子建立了吸吮-吞咽-呼吸的进食模式	● 母乳或奶瓶喂养 ● 通过舌头来回运动进行吸吮	● 可能会用舌头将食物推出口腔，这种行为随着年龄的增加而减少 ● 舌头将食物在嘴里前后移动以帮助吞咽 ● 认识饭勺，一旦勺子靠近就会张嘴	● 学会将稠密的食浆保留在口中 ● 会低头，用上唇抵住汤匙并且从中吸吮食物 ● 试图将食物收集到自己手中 ● 可以将食物从一只手换到另一只手 ● 可以在喂食者的帮助下用杯子喝水	● 学会将舌头从一侧移动到另一侧，将食物在口腔内来回移动或推向一边，这样能将食物捣成糊状 ● 开始用下颌和舌头来咀嚼 ● 用餐时会拿饭勺玩耍，放到嘴里，但还不会自己用勺子进食 ● 可以自己用手指进食 ● 可以独立拿住杯子 ● 可以用大拇指和示指拿住小东西	● 自己能非常容易的用手指进食 ● 可以用吸管喝东西 ● 可以用两只手拿住杯子，并且自己喝水 ● 咀嚼更熟练 ● 可以用勺子舀取食物 ● 要求自己用勺子进食 ● 会咬各种材质的食物	● 能更训练咀嚼和吞咽更硬的食物 ● 学会用叉子戳东西 ● 用勺子时溢出更少 ● 可以熟练地用一只手拿住杯子以及放下
孩子饥饿和饱食的线索	● 哭闹表示饥饿 ● 喂食时，眼睛注视喂食者，并且张着嘴，说明想要继续进食 ● 喂母乳时吐出乳头或者睡着说明已经饱了 ● 停止吸吮说明已经饱食	● 哭闹表示饥饿 ● 喂食时，微笑，注视喂食者，或者咕咕叫，说明想要继续进食 ● 喂母乳时吐出乳头或者睡着说明已经饱了 ● 停止吸吮说明已经饱食	● 饥饿时会伸头去够勺子 ● 饥饿时会将食物划向嘴边 ● 饱食时会把头转离勺子 ● 饱食时容易被周围的事物吸引注意力	● 饥饿时会去够勺子或食物 ● 饥饿时会指向食物 ● 饱食时会减慢进食的速度 ● 饱食时会闭上嘴或推开食物	● 饥饿时会去够食物 ● 饥饿时会指向食物 ● 饥饿时如果看到食物会很兴奋 ● 饱食时会把食物推开 ● 饱食时会减慢进食的速度	● 会用词语或声音来表达想要获得某种事物的渴望 ● 饱食时会用摇头来说"不再要了"	● 短语和手势结合着使用，如说"要那个"的同时用手指 ● 可以带着家长到冰箱并且用手指向想要的食物或饮料 ● 会用像"好了"和"下来"之类的词语 ● 饱食时会拿食物玩耍或者把食物扔出去
合适的食物及食物材质	● 母乳或婴儿配方奶	● 母乳或婴儿配方奶	● 母乳或婴儿配方奶 ● 婴儿麦片 ● 稀薄的浆状食物	● 母乳或婴儿配方奶 ● 婴儿麦片 ● 稀薄的浆状婴儿食物 ● 黏稠的浆状婴儿食物 ● 柔软糊状的食物，并且没有小块 ● 100%果汁	● 母乳或婴儿配方奶 ● 100%果汁 ● 婴儿麦片 ● 浆状食物 ● 磨碎的或柔软糊状食物，可有小而软的明显小块 ● 柔软材质的食物 ● 脆的易溶化食物（如婴儿饼干） ● 提供更多的味道	● 母乳、婴儿配方奶或全脂奶 ● 100%果汁 ● 粗粗剁碎的食物，包括有明显碎块的食物 ● 材质柔软或适中硬度的食物 ● 学步小孩的食物 ● 一口大小的块状食物 ● 咬各种材质的食物	● 全脂奶 ● 100%果汁 ● 粗粗剁碎的食物 ● 学步小孩的食物 ● 一口大小的块状食物 ● 2岁时能够吃各种材质的食物，并且不论是软的、硬的，还是脆的食物都能咬

图 37-1 婴儿和儿童的身体技能、饮食技能、饥饿和饱食提示和适当食物及材质的总结（From Butte N, Cobb K, Dwyer J, et al. The Start Healthy feeding guidelines for infants and toddlers. J Am Diet Assoc 2004；104：455-467.）

维生素 D 才能防止骨质丢失。通过饮食摄入较多钙质似乎不存在任何风险,目前也没有发现过去所担心的过多钙质摄入会引起肾结石形成的问题(Curhan et al., 1997)。高钙摄入的副作用包括便秘和消化不良。有证据显示大量补充钙剂可导致心血管系统疾病(Xiao et al., 2013)。

如果吸收钙质同时伴有摄入维生素 D 每天高于 2000mg,则会导致软组织的钙化。目前,USPSTF 推荐(D 级),对于绝经后的妇女骨折的一级预防,不建议每天摄入维生素 D 的剂量小于 400 单位及钙剂小于 1000mg。目前对于绝经后女性摄入更高剂量的补充剂,USPSTF 还没有更多证据来支持更大获益(USPSTF, 2013)。

软骨病

成人型软骨病越来越多受到重视,病因多为北部地区光照不足及严重的日光阻碍导致的维生素 D 缺乏。

通过调节营养预防癌症

限制热量 在动物实验中,已经有结果显示热量限制可能延长动物寿命,但该研究目前不能在人类中进行。这可能是一个极度困难的研究领域。目前并不清楚热量限制模在人类生命中的哪一阶段最为有益。对于人类而言,饥饿和营养过剩之间的平衡似乎很难界定。BMI 低于 $18kg/m^2$ 的人似乎死亡率更高,但是那些肥胖的人(BMI > 30)好像也容易死亡。目前,没有充分的证据足以推荐热量限制作为治疗或预防癌症的方法。然而确实有证据表明 BMI 过高(> 30)可能是癌症的促进因素。现在通过体育锻炼来均衡能量摄入可能是目前最好的预防癌症的方法。

维生素补给 流行病学研究表明,摄取高维生素和矿物质的人群癌症的患病率低。三个研究小组,分别是维生素 E、β- 胡萝卜素癌症预防研究小组(1994),β- 胡萝卜素和维生素 A 药效临床试验组(CARET; Omenn et al., 1996)和医师健康研究小组(Physicians' Health study, PHS; Hennekens et al., 1996),对吸烟和石棉工人进行了研究。给予他们维生素 A 和 β 胡萝卜素,然后观察他们癌症的发病率。发现接受了维生素 A 和 β- 胡萝卜素的人反而比另一组未接受者更早出现癌症。目前,USPSTF 不推荐给予患者 β 胡萝卜素最为心血管疾病或肿瘤预防的常规用药(USPSTF, 2003)。目前没有充分的证据支持为人类直接提供维生素是有益的。疾病的死亡率响应曲线呈 U 形(如果摄入的营养含量过低或过高时,将出现一个不良风险增加)(Alexander et al., 2013; Ohlhorst et al., 2013)。

因此,在膳食供给维生素和矿物质的研究解决之前,专家推荐用富含维生素和矿物质的食物代替营养素直接补给。根据流行病学研究结果,最值得推荐的膳食元素如下:

- 应增加水果、蔬菜、全谷物产品和含钙食物的摄入量。
- 减少摄入含有饱和脂肪酸的食物,尤其是红色肉类。

老年

老年人与普通成人的营养需求唯一不同之处在于热量需求的降低,大约每 10 年下降 2%～5%。坚持运动的人群降低较少(2%),而非运动的人群则降低较多(5%)。随着年龄增大,体重增加逐渐减少。这种现象已经被证实。而热量需求减少正是与这一现象相一致。男性体重高峰时期在 55 岁左右,而此后体重会逐渐下降(属于缓慢的下降,因为体重的快速降对于老年人而言是十分危险的)(Sperrin et al., 2013)。女性的体重高峰时期在 65 岁左右,此后体重逐渐下降。急剧的体重丢失可能提示身体的某些危急问题。痴呆的首发症状之一就是无意识的体重下降。营养需求的其他改变可能是因为老年化引发的相关的生理学改变而导致的(表 37-9)。塔夫茨大学老龄农业部人类营养中心制订了一个食物金字塔,主要是在不同老年人的关键营养需求的基础上建立的(Russell et al., 1999)。老化的一部分身体变化是肌肉流失和脂肪增加。当前研究建议:摄取足够的热量(非过度)、蛋白质(0.9～1.0g/kg 体重)以及规律运动来维持肌肉并减少损失的肌肉老化。单纯蛋白质饮食或者单纯运动对肌肉的维持作用都没有二者合一效果好。

由于心理因素对决定老年人的营养状况起到举足轻重的作用,可信的营养评估需要将多种因素纳入进评估之中(图 37-2)。身体功能状态和精神状态均会影响营养状况及整个健康水平。老年人营养缺乏按照身体组织减少的类型进行分类。消瘦指由于热量摄入

表 37-9　年龄老化时的不同营养素需求

需求降低	热量
	维生素 A
需求增加	液体需求
	蛋白质(轻度增加)
	维生素 D
	钙
	维生素 B_{12}
	维生素 B_6(吡哆醇)

雀巢营养学服务

迷你营养评估 MNA®

更新版本

姓:	名:	性别:	日期:

年龄:	体重（kg）:	身高（cm）:	病案号:

在方框中填入合适的数值完成筛查部分问题。
计算筛查部分题目数值的总和。如果分数小于等于11，继续完成评估部分问题，得到营养不良指示分数。

筛查

A 过去3个月是否有因为食欲下降、消化问题、咀嚼或吞咽困难而导致的食物摄取减少？
0=严重的食欲下降
1=中度的食欲下降
2=没有食欲下降 ☐

B 过去几个月是否有体重下降？
0=体重减少大于3kg
1=不知道
2=体重减少1~3kg
3=没有体重减少 ☐

C 活动度
0=卧床或轮椅
1=能够离开床或椅子，但不能外出
2=能够外出 ☐

D 过去3个月曾经受心理压力或罹患急性病
0=是　　　　　2=否 ☐

E 神经心理问题
0=严重的痴呆或抑郁
1=轻度痴呆
2=没有心理问题 ☐

F 体重指数（kg/m^2）
0=BMI小于19
1=BMI在19~21
2=BMI在21~23
3=BMI大于等于23 ☐

筛查分数（总计最大14分） ☐☐

大于等于12分　正常—无风险—不需要完成评估部分
小于等于11分　可能营养不良—继续完成评估部分

评估

G 独立生活（不是在家接受护理或住院）
0=否　　　　　1=是 ☐

H 每天服用大于3种的处方药物
0=是　　　　　1=否 ☐

I 压疮或皮肤溃疡
0=是　　　　　1=否 ☐

J 患者每天进食几次正餐？
0=1餐
1=2餐
2=3餐 ☐

K 蛋白摄入选择的食物情况
● 每天至少一种奶制品（牛奶、乳酪、酸奶）　是☐ 否☐
● 每周大于等于2份豆类或蛋　是☐ 否☐
● 每天肉、鱼或禽肉　是☐ 否☐
0.0=没有或1项选是
0.5=2项选是
1.0=3项选是 ☐.☐

L 每天进食水果或蔬菜大于等于2份
0=否　　　　　1=是 ☐

M 每天摄入多少液体（水、果汁、咖啡、茶、牛奶……）
0.0=少于3杯
0.5=3至5杯
1.0=大于5杯 ☐.☐

N 喂养方式
0=必须在他人帮助下才能进食
1=可以自己进食，但有些困难
2=可以自己进食，没有困难 ☐

O 自己对营养状态的评价
0=自认为营养不良
1=无法确定营养状态
2=自认为没有营养问题 ☐

P 和同龄人比较，评价健康状况
0.0=不如同龄人
0.5=不知道
1.0=和同龄人一样好
2.0=比同龄人更好 ☐.☐

Q 中臂围（cm）
0.0=小于21
0.5=21~22
1.0=大于等于22 ☐

R 腿围（cm）
0=小于31　　　　　1=大于等于31 ☐

评估（最大分值16分） ☐☐.☐

筛查分数 ☐☐

总评估（最大分值30分） ☐☐.☐

营养不良指示分数

17~23.5分　　有营养不良的风险 ☐

小于17分　　营养不良 ☐

06.98 USA

图 37-2　迷你营养评估（MNA）（From Vellas B, Garry PJ, Guigoz V [eds]. Mini Nutritional Assessment [MNA]: Research and Practice in the Elderly, vol 1. Nestlé Nutrition Workshop Series. Basel, S Karger, 1999, p158.)

不足所致的无原因的体重减轻。恶病质是一种以瘦体组织（肌肉、骨骼、器官）减少引起的分解代谢（如癌症或心脏衰竭），从而导致身体成分的改变并伴随着全身的一个持续的过程。肌肉衰减综合征是一种以骨骼肌质量和骨骼肌力量及功能下降为特点的常见的老年性病症。发病因素多方面，主要包括蛋白质营养不良和活动缺失以及合成激素代谢水平的变化以及慢性炎症（Hoffer，2012）。

预防与控制重要疾病的饮食要求

重　点

- 地中海饮食已被证明比低脂肪饮食在心血管疾病高危患者一级预防中更有效的膳食结构（推荐等级：A）。
- 地中海饮食可以降低包括心血管疾病、神经退行性疾病和癌症等疾病的全因死亡率（推荐等级：B）。
- DASH 能明显降低 I 级高血压患者的收缩压（>11mmHg）和舒张压（>5mmHg）（Appel et al.，1997；Svetkey et al 1999）（推荐等级：A）。
- DASH 饮食可降低患卒中和心肌梗死的风险和并且可使心血管死亡的风险降低。
- 低碳水化合物饮食（高蛋白质和脂肪）和低脂肪饮食一样可以有效降低体重和并且更好的降低血脂水平。
- 膳食作为一个整体，在进行糖尿病患者药物决策时，需要考虑食物摄入均衡（包括能量消耗和基础代谢速率）。膳食需要根据患者需求而个体化搭配（ADA2008）（推荐等级：A）。
- 生活方式改变（增加体育锻炼、减轻体重、戒烟、减少饱和脂肪摄入、增加膳食纤维摄入、适度饮酒）是目前唯一能影响代谢综合征各方面因素的治疗方式，应该推广到所有患者（Finnish Medical Society，2007）（推荐等级：A）。

地中海饮食

地中海饮食作为区域性饮食在南欧、北非和中东国家中广泛应用。虽然地中海饮食有很多文化差异性，如应用不同类型的调味料，使用不同的淀粉（大米、面条、蒸粗麦粉），是否使用酒精，大部分地中海饮食常见在意大利南部，西西里岛，1950 年代末到 1960 年代的科西嘉岛。第一位向西方国家介绍地中海饮食可以有效预防慢性病发作的是 Ancel Keyes，而如今更多的研究证据表明在预防心血管系统疾病、糖尿病、帕金森

病、痴呆和癌症这些慢性病症，地中海饮食仍有相当的预防作用。

地中海饮食中常见的食物如下：

- 主要吃植物类食品；把水果、蔬菜、全谷物、豆类以及干果类作为饮食的基础
- 用健康脂肪酸替代黄油，如橄榄油
- 每周吃两次鱼肉或家禽肉
- 适度饮酒
- 规律参加锻炼或体育活动
- 限制每个月红肉及糖类的摄入

几个地中海饮食金字塔图表可能有助于指导患者采用这种类型的饮食模式。在大多数具有代表性的地中海饮食中，运动被认为是一个可维持能量平衡的饮食结构中重要组成部分。它对健康状况至关重要（见网络资源）。

与传统的低脂肪饮食相比，地中海饮食可以进一步降低心血管病高危人群的心脏事件（Estruch et al.，2013）。一些观察性研究强烈提示该饮食结构可以减少全因死亡率和发病率。这些研究显示地中海饮食可以有效减少心血管疾病、神经退行性疾病和癌症的发生（Sofi et al.，2010）。另一项研究表明，当兼具心血管病及 2 型糖尿病危险因素的患者可以遵循地中海饮食，数据显示患 2 型糖尿病的风险实际上降低了（Salas-Salvado et al.，2011）。事实上，地中海饮食可以非常有效地帮助糖尿病患者维持良好的血糖水平。具体的研究已经证明，地中海饮食可能降低患癌症的风险（Cottet et al.，2005；Couto et al.，2011）。也有证据表明，坚持地中海式饮食可降低患痴呆症的风险，特别是在饮食与运动相结合时（Scarmeas et al.，2009）。地中海饮食后可出现包括热量不足（因为高纤维食物的填充感）等风险，但是非常少见。

可降低高血压的饮食

有一种用于降低和减缓高血压的搭配饮食，称为DASH（diet approach to stop hypertension，DASH）。具体包括低含量的饱和脂肪酸和脂肪酸，丰富的水果和蔬菜（每天 8~10 份，或 4~5 杯），还有低脂的奶制品。DASH 可以明显降低 I 级高血压患者的收缩压（>11mmH）和舒张压（>5mmH）（Appel et al.，1997；Svetkey et al.，1999）。同时再加上限制食盐（每日摄入低于 2g），则可以更明显的降低血压（He and MacGregor，2004；NIH，2006）。最近一次 meta 分析证实低钠饮食可降低血压水平，但同时还发现与无钠限制饮食相比，钠限制饮食组血浆肾素水平、醛固酮水平、胆固醇和甘油三酯均升

高（Graudal et al., 2011）。DASH 食谱或者其他类似的搭配膳食；结合适当的食盐限制是高血压前期和 I 级高血压的一线治疗方案。有证据表明，应用 DASH 饮食后患卒中、心血管疾病、心肌梗死的风险明显降低（Fung et al., 2008）。

DASH 饮食中常用的食物如下（不同的热量的消耗分数不同：低数量的次低热量的摄入量和高数高热量消耗）

- 全谷类：每天 6～11 份（1 份 = 1 片面包；30g 或 1 盎司干麦片；1/2 杯煮好的米饭、意大利面食或谷类食品）
- 蔬菜：3～6 份 / 天（1 份 = 1/2 杯切生的或煮熟；1 杯绿叶）
- 水果：4～6 份 / 天（1 = 1 片水果；1/2 杯果汁或水果切块）
- 低脂肪乳制品：2～3 份 / 天（1 份 = 1 杯酸奶、牛奶；43g 或 1.5 盎司奶酪）
- 瘦肉：3～6 份（1 份 = 30g 或 1 盎司肉或 1 个鸡蛋，总共 85～170g/d 或 3～6 盎司 / 天）
- 坚果和豆类：每天一份到每周 3 份（1 份 = 1/3 杯坚果；2 汤匙花生酱；1/2 杯豆类）
- 脂肪和油：每天 2～3 份（1 份 = 1 茶匙油或人造奶油；沙拉酱 2 汤匙）
- 糖果：0 至每天不超过 2（1 份 = 1 汤匙糖或果酱或果冻；1/2 杯明胶或冰沙；1 杯柠檬水）

地中海和 DASH 饮食之间有很多相似之处，如多摄入全谷物、蔬菜、水果、坚果和豆类，并限制红肉和甜食的摄入。DASH 对乳制品的摄入比地中海饮食稍多。DASH 饮食没有像地中海饮食一样明确地包含了鱼油或橄榄油。这种差异是否具有意义仍有待确定。

低碳水化合物饮食（高脂高蛋白饮食）

低碳水化合物饮食 - 例如，Atkins 饮食法（或其他变异）及南海滩饮食与 DASH 饮食或地中海饮食明显不同。与前面讨论的其他饮食模式相比，它包含更多的蛋白质摄入。南海滩饮食中包括大量不饱和脂肪酸，因为其蛋白质的来源主要是鱼类。研究确实表明：与低脂肪饮食相比，低碳水化合物饮食可能更有利于降低血脂水平（Foster et al., 2010；Shai et al., 2008）。一些证据表明，饮食中增加一些膳食脂肪，如橄榄油和鱼油，有利于糖尿病的血糖管理（Shai et al., 2008）。目前有一些理论来解释为什么低碳水化合物饮食比低脂肪饮食更能降低心血管风险。一个观点是，低脂饮食中包含大量碳水化合物，这常常意味膳食结构中用精

制碳水化合物替代了脂肪摄入。这种大量的碳水化合物摄取会提升 2 型糖尿病和心血管疾病的风险。另一个观点是，能量平衡比饮食中含有某种宏量营养素更为重要（Schwingshackl & Hoffman，2013）。这意味着膳食结构是否高脂、高蛋白质或高碳水化合物并不是最重要的，每天进食保持能量平衡才是问题的关键。慢性病预防中保持能量平衡比是否摄入足够的宏量营养素更为重要（Sacks et al., 2009）。

根据饮食中脂肪和蛋白质的来源，低碳水化合物饮食的潜在风险包括：维生素 B、维生素 C、脂溶性维生素 D 和维生素 K 缺乏。

素食

由于各种原因，很多人都遵循一个素食主义者的饮食模式。这些饮食模式也许会包含一些动物产品，如牛奶（乳品蔬菜食者）、奶酪、鸡蛋（奶 - 蛋素食主义者）。一些严格的素食主义者完全不摄取动物性食品。如果儿童和青少年坚持素食存在缺乏特定微量营养素的风险。例如，青少年可能摄取锌、铁不足，维生素 C 和维生素 B_{12} 水平也存在降低的风险。如果膳食中完全不摄取动物类或鱼类，进食者存在缺少必需脂肪酸和维生素 D 的风险，即使一部分维生素 D 可以源自蘑菇和光照。对于素食主义者，家庭医生应该询问患者具体的饮食摄入量，以确保患者摄取足够的钙、微量元素以及多种植物性蛋白质。此外，如果青少年及年轻人群遵循一个严格的素食出现饮食失调的患病率更高（ADA，2009）。

如果合理应用，素食可以有效降低高脂血症患者的血浆胆固醇水平及低密度脂蛋白水平（ADA，2009）。素食对减重也非常有效。

住院患者的营养策略

> **重 点**
>
> - 联合委员会需要每个患者在住院 24 小时内完成营养筛查（推荐等级：C）。
> - 如果营养筛查和评估表明患者存在营养不良或营养不良的风险，则将给予其营养干预支持（推荐等级：B）。

住院的患者需要适当的营养支持才能促进伤口愈合，从疾病中尽早恢复健康。多至 40% 的住院患者都有一定程度营养不良问题（Coates et al, 1993）。临床研究显示有营养不良风险的患者比无风险的患者所需住

院时间更长（Chima et al, 1997）。联合委员会（以前的关于认证保健组织的联合委员会，Joint Commission on Accreditation of Healthcare Organizations，JCAHO）要求对患者在住院24小时内进行营养筛查，虽然，这时进行营养干预不是最高质的（Mueller et al., 2011）。营养不良的筛查工具（MST）和营养评估短问卷（SNAQ）都被证明其特异性和敏感性均大于70%（Neelemaat et al, 2011）；二者被公认为"快捷"的筛查工具，即迷你营养评估（图37-2）。当初筛显示患者具有营养不良风险，应该对患者进行一个完整的营养评估。这样做是因为：营养不良的患者往往住院时间更长，有更多的并发

症以及潜在的更高的死亡率。通常，慢性病患者在住院前就处于营养衰竭状态，而外伤和手术会明显增加营养需求。患者的能量和营养素摄入可能迅速落后，尤其是老年患者。

主观性整体评价

一个有用的评价院患者营养状况的工具是主观性整体评价（Subjective Global Assessment，SGA）（Brugler et al, 2005）。SGA包含了5项病史特征和4项体格检查结果，使内科医生能够对患者的营养状态作出快速的决策（图37-3）。病史方面的项目是体重下降、食物

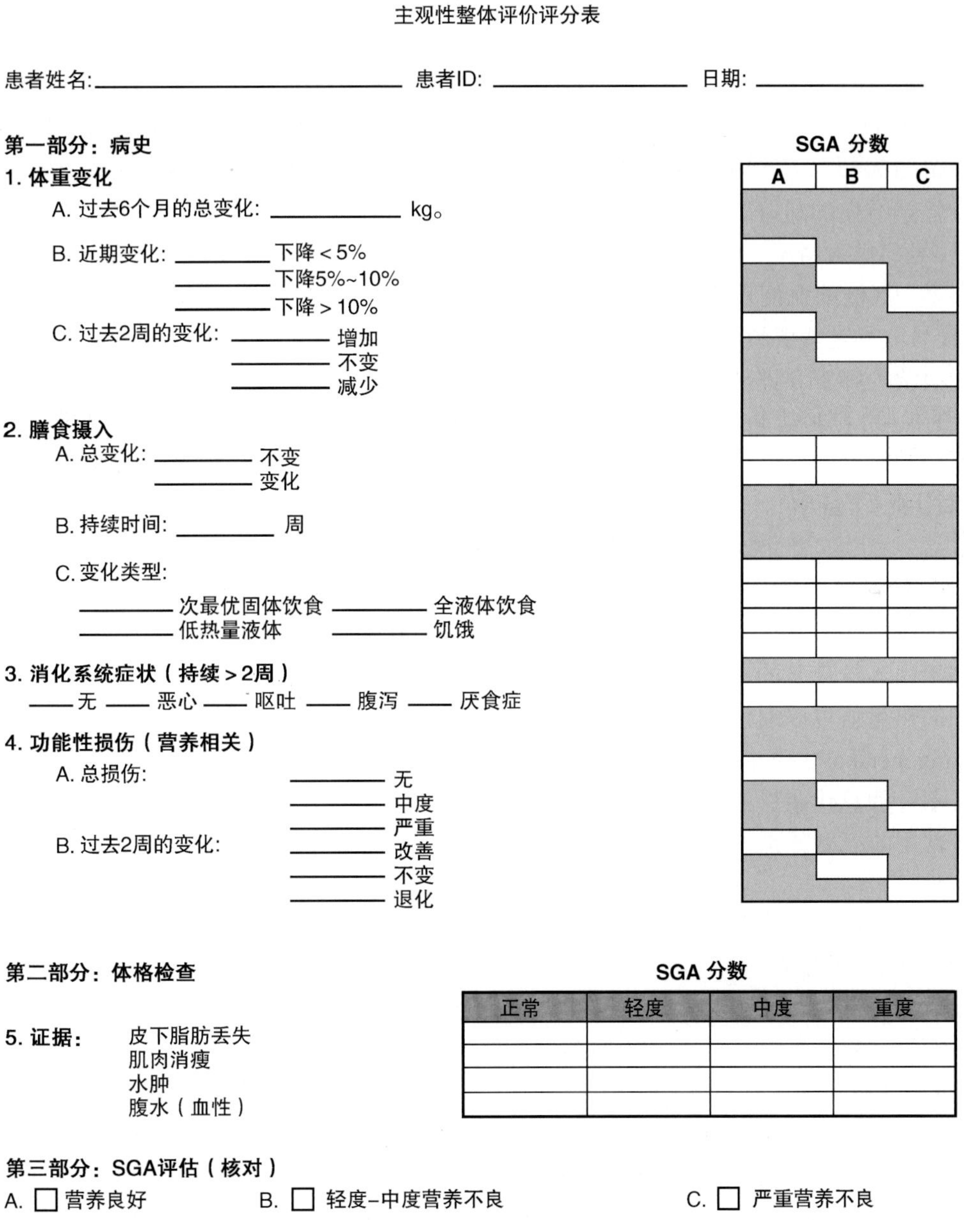

图 37-3 主观性整体评价（SGA）。（From Kalantar-Zadeh K, Kleiner M, Dunne E, et al. Total iron-binding capacity-estimated transferring correlates with nutritional subjective global assessment in hemodialysis patients. Am J Kidney Dis 1998；31：263-272；and Brugler L, Stankovic AK, Schlefer M, Bernstein L. A simplified nutrition screen for hospitalized patients using readily available laboratory and patient information. Nutrition 2005；21：650-658.）

摄入、明显的消化道症状、功能状态或能量水平和现有疾病的代谢需求。体格检查方面的项目是皮下脂肪消耗、三角肌和四头肌的肌肉消瘦、水肿和腹水。每一项都分等级 A（营养良好）、（轻度营养不良）或 C 级（严重营养不良）。

体重减轻是这一评价中最重要的组成之一。一般来说，如果患者在 2 周内体重至少下降 5%，则评分等级为 B 级；如果下降 10% 则为 C 级。

在完成评估之后，临床医生会进行整体评价。这不只是个数值评估，而是建立在总体营养表现基础上的临床医生的判断。该判断主要凭借体重减轻、营养摄入不佳、肌肉消瘦和皮下脂肪减少等证据。这个评估工具必须由经过专门训练的临床医生施行（Baker et al.，1982a，1982b；Detsky et al.，1984）。

同时还提出其他的一些评价工具，它们都可能被应用（Brugler et al，2005）。大多数评价都采用相同的关键因素：各种营养不良的风险，而这些风险则是基于过往营养情况、经口摄入情况、伤口愈合所需营养和生化或血液学参数，9（例如血清白蛋白和淋巴细胞总数）。家庭医生较易取得这些资料，并且进行合理的营养状态评估。如果营养筛查和评估表明患者存在营养不良或营养不良的风险，则将给予其营养干预支持。

营养状况恶化和支持需求

热需求量

即使是身体健康的人一旦住院后也会迅速丢失营养。外科手术和疾病本身带来的压力使机体的热量需求增加。所增加的热量值可以通过公式计算。用于测基础代谢率（resting metabolic rate，RMR 的单位是 kJ/d）的预测公式有许多。静息代谢率是所有热量消耗中最大组分。一个最常用的模型就是 *Harris-Benedict* 公式（1919），如下：

适用于男性：
$$RMR=66.47+[13.75\times 体重(kg)]+[5.0\times 身高(cm)]-4.67\times 年龄(y)]$$

适用于女性：
$$RMR=665.09+[9.65\times 体重(kg)]+[1.84\times 身高(cm)]-4.67\times 年龄(y)]$$

Frankenfield 及其同事（2005）对几个公式进行了效度对比研究，发现 Mifflin-St.Jeor 公式在预测 RMR 热量时是最有效的。虽然所有的公式在测算肥胖者的热量时都不太准确，但下面的 Mifflin-St.Jeor 公式是受肥胖影响最小的。

适用于男性：
$$RMR=(9.99\times 体重[kg])+(6.25\times 身高[cm])-(4.92\times 年龄[y])+5$$

适用于女性：
$$RMR=(9.99\times 体重[kg])+(6.25\times 身高[cm])-(4.92\times 年龄[y])-161$$

在危重患者（呼吸机辅助通气），宾夕法尼亚州立大学 2003 公式或宾夕法尼亚州立大学 2010 年公式对于肥胖患者是最适合使用的（美国营养和饮食学会，2012）。（参见网络资源中静息代谢率/基础代谢率和静息能量消耗量/基础能量消耗量计算。）更多网络在线和掌端 BMR 和 RMR 计算器见表 37-10。

这些预测公式也有缺点，他们尚未应用于所有人群，例如老年人和非白种人群。慢性病患者的体重会减少，所以会影响 RMR 和身体尺寸（体重和身高）的关系。

这些公式能预测静息代谢率，但是患者的热量需求是建立在疾病和其他代谢需求的基础上，是超过所预测数值的。静息能量消耗量（resting energy expenditure，REE）是 RMR 的 1.2～1.3 倍。这一数值还受到应激的影响。举个例子，REE 以 1.1，再乘发热患者高于正常体温的温度值（摄氏度）。轻度应激乘以 1.2，中度乘以 1.4，重度乘以 1.6。所有这些计算都只是估计热量需求，而这些值只能作为达到营养充足的出发点，但不能作为目标。这一点十分重要（表 37-11）。

宏量营养素需求

住院患者，尤其是手术和外伤患者，常常会患蛋白质 - 热量营养不良（protein-calorie malnutrition，PCM）。住院患者需要足够的热量来满足能量需求，足量的蛋白质来维持细胞完整性，这一点极其重要。热量需求可以通过公式估算，如前文所述。如此热量需求应该由 1.5～2g/（kg·d）的蛋白质组成。某些氨基酸（如谷氨酸、精氨酸）在机体处于分解状态（如癌症、烧伤）时显得格外重要。这些氨基酸称为条件必需氨基酸。碳水化合物提供人体总热量需求的 70% 左右，而蛋白质提供 30%。

何时开始营养补给

因为相信经口饮食能够快速的改善营养状态，所以住院患者常常会推迟营养补给。但是这样也可能会加重营养不良的状态。因此，何时启动营养补给必须根据患者的基础健康状态和临床可能预后而进行个体化分析。

我们可以获得经口进食营养患者的热量值。如果

表 37-10　估计热量需求（kJ/kg）

体重目标	疾病的严重程度或运动水平		
	低 kJ/kg（kCal/kg）	中 kJ/kg（kCal/kg）	高 kJ/kg（kCal/kg）
体重下降	63（15）	84（20）	105（25）
体重不变	84（20）	105（25）	125（30）
体重升高	105（25）	125（30）	146（35）

例：一个 75kg 重的女性（身高 158cm；BMI30.2）想要减肥但是不想做任何运动（低运动，减轻体重）；则估算其热量需求为 75×15＝1125kJ/kg（kCal/kg），约合 4705kJ。一个 91kg 重的男性（身高 194cm；BMI 24.3）因败血症住院，需要维持体重（轻度运动，维持体重）；则估算其热量需求为 91×25＝2275kJ/kg（kCal/kg），约合 9514kJ

表 37-11　确定总日常需求

要确定每日总热量需求，请将 BMR 乘以适当的活动因子：

- 久坐（少运动或不运动；轻度压力）：BMR×1.2
- 轻活动（轻运动，运动 1～3 天/周；中度压力）：BMR×1.4
- 适度运动（适度运动，运动 3～5 天/周；严重压力）：BMR×1.6
- 非常活跃（艰苦的运动，运动 6～7 天/周）：BMR×1.725
- 额外的活动（非常艰苦的运动，运动＋体力工作或交叉训练）：BMR×1.9
- 要确定 BMR 或 BEE，请使用在线计算器（http://www.calculator.org/bmr.html）
- 只要有可能，营养补充应该通过肠内途径而非肠胃外途径

BEE，基础能量消耗；BMR，基础代谢率

患者饮食不能达到热量和蛋白质的需求，可以采用口服营养补充剂，每天给予 1～3 次。商品化的罐装口服补充剂每罐能提供大约 1046kJ（250kCal）热量和 9g 蛋白质。

住院患者常常由于各种原因，导致不能获得充足的热量和蛋白质来维持营养需求。某些情况下，患者可能需要肠内或肠外营养。美国肠内肠外营养协会发布了关于评估和管理各种疾病和手术操作后患者的营养补给的循证医学指南（国家指南交流中心，http://www.guideline.gov）。根据病情不同，指南中推荐只要没有肠内营养禁忌，住院患者如果预期在之后 7～10 天内不能满足营养需求或者进入重症监护室 24～48 小时内应使用专业营养支持（specialized nutrition support，SNS）（肠内或肠外营养）（美国营养和饮食学会，2012）。

肠内营养

多数专家都同意患者需要进行 SNS 时，只要消化道是完整的，最合适的方式就是肠内营养（ADA，2006；推荐等级：A）。一方面是肠内营养能够提供完整的营养素，例如纤维和完整的蛋白质；而肠外营养则不能。另一方面是因为有证据显示肠内营养对消化道黏膜有保护作用。消化道上的一些细胞依靠腔内营养来维持生长繁殖，而肠内营养能够维持上皮细胞的吸收能力。肠内营养还能够刺激肠道的免疫功能。肠内营养常常比肠外营养更经济、更安全。

输注方式　鼻胃管是侵袭性最小的肠内营养方式；只要没有胃出口梗阻、胃排空延迟或误吸增加的风险，便可以使用。如果患者不能耐受经胃喂养，有以上情况之一或者需要长期的营养补给，常见于头颈部肿瘤病例，则可选用幽门后喂养方法，如十二指肠或空肠营养管放置。比起十二指肠营养管，后者更加适用，因为十二指肠营养管仍位于有较高误吸风险的位置。

配方：管饲配方的一种类型就是捣碎的食物，可以是任何能够被成功液化的食物。也有营养全面的商品化配方。它们是无菌的，易吸收的，适用于具有正常消化吸收功能的患者。要素配方含有预消化的、化学合成的低分子形态的营养素，可适用于不能消化和吸收复杂形态营养素的患者。现有适用于特殊疾病状态的特殊模块配方，如适用于慢性肾病或慢性肺病患者的配方。

并发症　临床医生应该知道肠内营养可能出现的并发症，如误吸（尤其多见于胃饲）、肠道穿孔和功能性问题（如胃胀、恶心、呕吐和腹泻）。目前的指南建议：除非禁忌，接受肠内营养患者的床头应该升高 30°～40°（美国营养和饮食学会，2012）。血电解质和血糖水平异常在肠内营养的患者中较为常见，因此监测上述指标也很重要。

肠外营养

当患者适用肠外营养时，大多数医院现在都用康复综合小组来计划和实施肠外营养。周围静脉营养（peripheral parenteral nutrition，PPN）使用外周静脉，适用于消化道功能不全患者的短期营养管理（7～10 天）。全静脉营养（total parenteral nutrition，TPN）使用中央静脉，适用于长期营养管理（＞10 天）。TPN 比 PPN 更适宜于高浓度的葡萄糖和蛋白质，也更适宜输注脂类物质。

并发症　PPN 和 TPN 的并发症包括静脉炎和其他局部反应，阻塞静脉通路、感染、空气栓塞和再喂养综合征。再喂养综合征常见于 TPN，可能引起猝死。严重营养不良的患者从机体储存脂肪提供能量突然转换到输注葡萄糖供能时更容易发生。这可能导致体内磷酸盐的突然耗竭，引起心功能不全。体重减轻 30%以上的患者应该逐渐补充营养，在几天内缓慢的增加 TPN 速率。

展望营养学

微生物：肠道细菌和营养

最近美国国立卫生研究院的人类微生物组项目对关于数以百计的细菌与人类共同生存之间的协同关系有了新理解（NIH HMP working group，2009）。项目认为：不同的细菌对疾病有不同的影响，如肥胖、抗生素抵抗，和其他情况，会影响疾病的治疗过程。过去，我们看到这样一个例子：对溃疡的研究从压力（与清淡饮食对照）转换到细菌源性，从而引发治疗重点的转换。个体的微生物组随着年龄的增长和饮食不断变化，目前关于饮食和疾病如何影响和被微生物修饰所影响的研究仍在进行中。

消费者科技与营养

随着智能手机的广泛应用和即时信息的出现，生活中出现许多旨在帮助健康和健身以及减肥的应用软件。测评这些应用程序对营养影响有效性的研究才刚刚开始。最近的一项研究入选了10 000多个减肥和健身应用程序，没有一个可以将理论和行为变化良好的进行整合。食物追踪已被证明对减肥的人群有效，许多跟踪应用程序都可起到作用。然而，这些应用程序不能提供强有力的激励（或其他正性鼓励）或者帮助节食者识别进食触发（Azar et al.，2013）。

除了以消费者为基础的科技外，目前有大量研究在帮助专业人员（护士、医生、营养师）对弱势群体进行营养评估。使用数码摄影和电子数据库有可能更准确地记录摄入量和微量营养成分来提高社区居住者的饮食定制水平。

术语

以下所列定义摘自饮食参考摄入量（美国国家科学院，2004）。

建议每日摄入量（recommended daily allowance，RDA）：指足以满足特定生命阶段和性别的人群中几乎所有人（97%～98%）的营养需求的平均每日营养摄入量。常用于评价健康饮食，而不用于评价或制定饮食计划。

估计能量需求（estimated energy requirement，EER）：指估算生长发育正常的健康人群进行一定的体力活动时所需的饮食能量摄入量。

可接受常量营养素分布度（acceptable macronutrient distribution range，AMDR）：指提供足量必需营养素的情况下，能降低慢性病患病风险的供能常量营养素的范围。

可耐受最高摄入量（tolerable upper intake level，TULs）：指对特定性别和生命阶段的人群不造成危害健康风险的最高每日评价摄入量。

足够摄入量（adequate intake，AI）：是推荐的每日评价营养水平，是经观察或试验测验的健康人群估计评价营养摄入量。用于不可确RDA的情况，可用于计划和评估个体或人群的饮食。

估计平均需求（estimated average requirement，EAR）：能充分满足特定生命阶段和性别人群中50%的人的需求的估计营养摄入值，体现为持续长期的每日值（对多数营养素而言，至少持续一周）。包括了生物利用度的调节，常作为评价个体或人群摄入量是否足够的因素之一，不应作为个体摄入的目标。

总结

营养是人类健康的基础。在将来，随着对基因组学的理解，营养需求将会趋向于个体化。在对一个患者进行营养状态评价时，临床医生应该同时考虑到饮食和增补剂，还有它们和锻炼、疾病及其他环境因素（如吸烟）的平衡。超重、正常体重并不一定是营养好，体重可能不是健康的指标。生物均衡包括能量均衡（在所需要或摄取的和所使用的之间）和营养均衡。营养过少会导致营养不良，甚至慢性疾病；营养过剩可能引起中毒，或导致慢性疾病。

（陈歆悦　译）

参考资料

American Dietetic Association: *Vegetarian nutrition (VN) evidence based nutrition guideline, J Am Dietetic Assoc* 109:1266–1282, 2009.

Alexander D, Weed D, Chang E, et al: A systematic review of multivitamin-multimineral use and cardiovascular disease and cancer incidence and total mortality, *J Am Coll Nutr* 32:339–354, 2013.

Alpha-Tocopherol, Beta-Carotene Cancer Prevention Study Group: The effects of vitamin E and beta-carotene on the incidence of lung cancer and other cancers in male smokers, *N Engl J Med* 330:1029–1035, 1994.

American Diabetes Association: Nutrition recommendations and interventions for diabetes: a position statement of the ADA, Bantle JP, et al, *Diabetes Care* 31:S61–S78, 2008.

American Dietetic Association: *Critical illness evidence based nutrition practice guideline*, Chicago, 2012. http://www.guideline.gov/content.aspx?id=39404&search=nutrition+and+critical+illness. Accessed October 2013.

Appel LJ, Moore TJ, Obarzanek E, et al: A clinical trial of the effects of dietary patterns on blood pressure. DASH Collaborative Research Group, *N Engl J Med* 336:1117–1124, 1997.

Azar KMJ, Lesser LI, Laing BY, et al: Mobile applications for weight management: theory-based content analysis, *Am J Prev Med* 45:583–589, 2013.

Baker JP, Detsky AS, Wesson DE, et al: Nutritional assessment: a comparison of clinical judgement and objective measurements, *N Engl J Med* 306:969–972, 1982a.

Baker JP, Detsky AS, Whitwell J, et al: A comparison of the predictive value of nutritional assessment techniques, *Hum Nutr Clin Nutr* 36:233–241, 1982b.

Balcombe NR, Ferry PG, Saweirs WM: Nutritional status and well-being: is there a relationship between body mass index and the well-being of older people? *Curr Med Res Opin* 17:1–7, 2001.

Barbosa L, Butte NF, Villalpondo S, et al: Maternal energy balance and lactation performance of mesoamerindians as a function of body mass index, *Am J Clin Nutr* 66:575–583, 1997.

Birch LL, Johnson SL, Anderson G, et al: The variability of young children's energy intake, *N Engl J Med* 324:232–235, 1991.

Brugler L, Stankovic A, Schlefer M, Bernstein L: A simplified nutrition screen for hospitalized patients using readily available laboratory and patient information, *Nutrition* 21:650–658, 2005.

Chima CS, Barco K, DeWitt M: Relationship of nutritional status to length of stay, hospital costs, and discharge status of patients hospitalized in the medicine service, *J Am Diet Assoc* 97:975–978, 1997.

Coates KG, Morgan SL, Bartolucci AA, Weinsier RL: Hospital-associated malnutrition: a reevaluation 12 years later, *J Am Diet Assoc* 93:27–33, 1993.

Cottet V, Bonithon Copp C, Kronborg O, et al: Dietary patterns and the risk of colorectal adenoma recurrence in a European intervention trial, *Eur J Cancer Prev* 14:21–29, 2005.

Couto E, Boffetta P, Lagiou P, et al: Mediterranean diet pattern and cancer risk in the EPIC cohort, *Br J Cancer* 104:1493–1499, 2011.

Curhan GC, Willett WC, Speizer FE, et al: Comparison of dietary calcium with supplemental calcium and other nutrients as factors affecting the risk for kidney stones in women, *Ann Intern Med* 126:497–504, 1997.

Dalton M, Cameron AJ, Zimmet PZ, et al: Waist circumference, waist-hip ratio and body mass index and their correlation with cardiovascular disease risk factors in Australian adults, *J Intern Med* 254:555–563, 2003.

Detsky AS, Baker JP, Mendelson RA, et al: Evaluating the accuracy of nutritional assessment techniques applied to hospitalized patients: methodology and comparisons, *JPEN J Parenter Enteral Nutr* 8:153–159, 1984.

Estruch R, Ros E, Salas-Salvado J, et al: Primary prevention of cardiovascular disease with a Mediterranean diet, *N Engl J Med* 368:1279–1290, 2013.

Flegal KM, Carroll MD, Kit BK, Ogden CL: Prevalence of obesity and trends in distribution of body mass index among US adults 1999-2010, *JAMA* 307(5):491–497, 2012.

Flegal K, Kit BK, Orpana H, Graubard BI: Association of all cause mortality with overweight and obesity using standard BMI categories. A systematic review and meta-analysis, *JAMA* 309(1):71–82, 2013.

Foster GD, Wyatt HR, Hill JO, et al: Weight and metabolic outcomes after 2 years on a low-carbohydrate versus low-fat diet, *Ann Intern Med* 153:147–157, 2010.

Frankenfield D, Roth-Yousey L, Compher C: Comparison of predictive equations for resting metabolic rate in healthy nonobese and obese adults: a systematic review, *J Am Diet Assoc* 105:775–789, 2005.

Fung TT, Chiuve SE, McCullough ML: Adherence to a DASH-style diet and risk of coronary heart disease and stroke in women, *Arch Intern Med* 168:713–720, 2008.

Gomez-Ambrosi J, Silva C, Galofre JC, et al: Body mass index classification misses subjects with increased cardiometabolic risk factors related to elevated adiposity, *Int J Obes* 36:286–294, 2012.

Graudal NA, Hubeck-Graudal T, Jurgens G: Effects of low sodium diet versus high sodium diet on blood pressure, renin, aldosterone, catecholamines, cholesterol, and triglyceride, *Cochrane Database Syst Rev* (11): Art. No.: CD004022, 2011. doi: 10.1002/14651858.CD004022.pub3.

Hammond KA: Dietary and clinical assessment. In Mahan LK, Escott-Stump S, editors: *Krause's food, nutrition, and diet therapy*, Philadelphia, 2004, Saunders-Elsevier, pp 403–435.

Harris JA, Benedict FG: *A biometric study of basal metabolism in man. Pub No 279*, Washington, DC, 1919, Carnegie Institution.

He FJ, MacGregor GA: Effects of longer-term modest salt reduction on blood pressure, *Cochrane Database Syst Rev* (3):CD004937, 2004.

Hennekens CH, Buring JE, Manson JE, et al: Lack of effect of long-term supplementation with beta-carotene on the incidence of malignant neoplasms and cardiovascular disease, *N Engl J Med* 334:1145–1149, 1996.

Hoffer JL: Metabolic consequences of starvation. Chapter 50. In Ross AC, Caballero B, et al, editors: *Modern nutrition in health and disease*, ed 11, 2012, Lippincott-Williams & Wilkins.

Johnston CA, Rost S, Miller-Kovach K, et al: A randomized controlled trial of a community-based weight loss program, *Am J Med* 146:1143.e19–1143.e24, 2013.

Keys A, Fidanza F, Karvonen MJ, et al: Indices of relative weight and obesity, *J Chronic Dis* 25:329–343, 1972.

McGanity WJ, Dawson EB, VanHook JW: Maternal nutrition. In Shils ME, Olson JA, Shike M, Ross AC, editors: *Modern nutrition in health and disease*, 1999, Lippincott–Williams & Wilkins, pp 811–838.

Mueller C, Compher C, Druyan ME: American Society for Parenteral and Enteral Nutrition (A.S.P.E.N.) Board of Directors. A.S.P.E.N. clinical guidelines: nutrition screening, assessment, and intervention in adults, *J Parenter Enteral Nutr* 35:16–24, 2011.

National Academy of Sciences Standing Committee on the Scientific Evaluation of Dietary Reference Intakes, Food and Nutrition Board, Institute of Medicine: *Dietary reference intakes for energy, carbohydrate, fiber, fat, fatty acids, cholesterol, protein, and amino acids (macronutrients)*, Washington, DC, 2005, Institute of Medicine, Food and Nutrition Board.

National Digestive Diseases Information Clearinghouse: *Celiac disease*, 2005. http://digestive.niddk.nih.gov/ddiseases/pubs/celiac/index.htm. Accessed October 2013.

National Heart, Lung and Blood Institute (NHLBI), Obesity Education Initiative: *Aim for a healthy weight: information for patients and the public*, 2000. http://www.nhlbi.nih.gov/health/public/heart/obesity/lose_wt/risk.htm#limitations. Accessed October 2013.

National Heart, Lung and Blood Institute (NHLBI): *Clinical guidelines on the identification, evaluation, and treatment of overweight and obesity in adults*, 2005. http://www.nhlbi.nih.gov/guidelines/obesity/ob_home.htm. Accessed October 2013.

National Institutes of Health: Your guide to lowering your blood pressure with DASH. #06-4082. 2006

Neelemaat F, Meiers J, Kruizenga H, et al: Comparison of five malnutrition screening tools in one hospital inpatient sample, *J Clin Nurs* 20:2144–2152, 2011.

Nelson M, Atkinson M, Darbyshire S: Food photography I: the perception of food portion size from photographs, *Br J Nutr* 72:649–663, 1994.

The NIH HMP Working Group: NIH human microbiome project, *Genome Res* 19:2317–2323, 2009.

Ogden CL, Carroll MD, Kit BK, Flegal KM: Prevalence of obesity and trends in body mass index among US children and adolescents 1999-2010, *JAMA* 307(5):483–490, 2012.

Ohlhorst SD, Russell R, Bier D, et al: Nutrition research to affect food and a healthy lifespan, *Adv Nutr* 4:579–584, 2013.

Omenn GS, Goodman GE, Thornquist MD, et al: Effects of a combination of beta-carotene and vitamin A on lung cancer and cardiovascular disease, *N Engl J Med* 334:1150–1155, 1996.

Roseboom TJ, deRooij SR, Painter RC: The Dutch famine and its long-term consequences for adult health, *Early Hum Dev* 82:485–491, 2006.

Roseboom T, Painter RC, vanAbeelen AFM, et al: Hungry in the womb: What are the consequences? Lessons from the Dutch famine, *Maturitas* 70:141–145, 2011.

Russell RM, Rasmussen H, Lichtenstein AH: Modified food pyramid for people over seventy years of age, *J Nutr* 129:751–753, 1999.

Sacks FM, Bray GA, Carey VJ: Comparison of weight loss diets with different compositions of fat, protein, and carbohydrates, *New Engl J Med* 360:859–873, 2009.

Salas-Salvado J, Bullo M, Babio N, et al; for the PREDIMED Study Investigators: Reduction in the incidence of type 2 diabetes with the Mediterranean diet. Results of the PREDIMED-Reus nutrition intervention randomized trial, *Diabetes Care* 34:14–19, 2011.

Satter E: *Child of mine, feeding with love and good sense*, Palo Alto, 2000, Calif, Bull Publishing.

Scarmeas N, Luchsinger JA, Schupf N: Physical activity, diet, and risk of Alzheimer disease, *JAMA* 302:627–637, 2009.

Schwingshackl L, Hoffmann G: Comparison of long-term low-fat vs high-fat diets on blood lipid levels in overweight or obese patients: a systematic review and meta-analysis, *J Acad Nutr Diet* 113:1640–1661, 2013.

Shai I, Schwarzfuchs D, Henkin Y, et al: Weight loss with a low carbohydrate, Mediterranean, or low fat diet, *New Engl J Med* 359:229–241, 2008.

Sofi F, Abbate R, Gensini GF, Casini A: Accruing evidence on benefits of adherence to the Mediterranean diet on health: an updated systematic review and meta-analysis, *Am J Clin Nutr* 92:1189–1196, 2010.

Sperrin M, Marshall AD, Higgins V, et al: Slowing down of adult body mass index trend increases in England: a latent class analysis of cross-sectional surveys (1992-2010), *Int J Obes* Online September 2013.

Svetkey LP, Simons-Morton D, Vollmer WM, et al: Effects of dietary patterns on blood pressure: subgroup analysis of the Dietary Approaches to Stop Hypertension (DASH) randomized clinical trial, *Arch Intern Med* 159:285–293, 1999.

US Preventive Services Task Force (USPSTF): Routine vitamin supplementation to prevent cancer and cardiovascular disease, 2003. Topic Page: http://www.uspreventiveservicestaskforce.org/uspstf/uspsvita.htm. Accessed October 2013.

US Preventive Services Task Force (USPSTF): Vitamin D and calcium supplementation to prevent fractures, Topic Page: http://www.uspreventiveservicestaskforce.org/uspstf/uspsvitd.htm. Accessed October 2013.

Xiao Q, Murphy RA, Houston DK, et al: Dietary and supplemental calcium intake and cardiovascular disease mortality: the National Institutes of Health-AARP diet and health study, *JAMA Intern Med* 173(8):639–646, 2013.

网络资源

diabetes.niddk.nih.gov/dm/pubs/eating_ez/ National Institutes of Health. Information on diabetes and diet for the public.

mayoclinic.com/health/weight-loss/NU00595 Mayo Clinic Healthy Weight Pyramid Tool.

ndb.nal.usda.gov/ U.S. Department of Agriculture National Nutrient Database for Standard Reference. Lists the nutrient content of foods.

www.aafp.org/afp/20000301/1409.html American Association of Family Physicians. A "stages of change" approach for helping patients change their behavior.

www.calculator.org/bmr.html For calculating basal metabolic rate for adults.

www.cdc.gov/healthyweight/assessing/bmi/index.html Body Mass Index calculator from the Centers for Disease Control and Prevention.

www.ChooseMyPlate.gov Current food guidance.

www.diabetes.org The American Diabetes Association.

www.dietaryguidelines.gov Dietary Guidelines for Americans.

www.eatright.org The Academy of Nutrition and Dietetics (formerly the American Dietetic Association) public information site.

www.healthfinder.gov/prevention Health Topics A to Z.

www.healthyout.com/ Site for researching restaurants for particular dietary patterns and nutritional needs.

www.heart.org/HEARTORG/Getting-Healthy/NutritionCenter/Mediterranean_Diet_UCM_306004_Article.jsp Information on the Mediterranean diet from the American Heart Association.

www.iom.edu/Global/Topics/Food-Nutrition.aspx Institute of Medicine reference on topics related to food and nutrition.

www.mayoclinic.com/health/healthy-diet/NU00190 Different healthy food pyramids from the Mayo Clinic (Asian diet, Latin American diet, Mediterranean diet, MyPlate, vegetarian diet).

http://www.nhlbi.nih.gov/health/health-topics/topics/dash/ The DASH diet.

www.nlm.nih.gov/medlineplus National Library of Medicine, National Institutes of Health (MedlinePlus). Reliable health information on nutrition, diet, and dietary supplements.

www.nutrition.gov Portal for all government websites on nutrition information. Available through the U.S. Department of Agriculture, National Agricultural Library.

www-users.med.cornell.edu/~spon/picu/calc/beecalc.htm Basal energy expenditure (Harris-Benedict equation) calculator from Weill Medical College, Cornell University.

JOEL J. HEIDELBAUGH ■ SCOTT KELLEY

本 章 内 容	消化系统疾病的流行病学和社会	胆囊 1100
	影响 1089	肝脏 1104
	常见的儿童胃肠道疾病 1090	胰腺 1106
	常见的成人胃肠道疾病 1092	下消化道 1110

不在意自己肚子的人，也很少会在意其他事情。

——SAMUEL JOHNSON（1763）

思想肯定是要靠胃的，不过，胃最好的人并不见得是最好的思想者。

——VOLTAIRE（1770）

消化系统疾病的流行病学和社会影响

尽管其他系统疾病（如心血管疾病）比消化系统疾病有较高的发病率和死亡率而更引人注目，但是从生物心理社会学和资源的角度而言，消化系统问题常常是被低估的。胃肠道的疾病常被误诊、误治、误解，甚至被完全忽视，最终造成大量心理负担以及巨大的直接或间接经济负担。美国每年因消化系统疾病相关的医疗、误工、早亡而造成的经济损失可达 910 亿美元。每年有7000 万的美国人被诊断有消化道方面的问题，包括胃食管反流性疾病、消化性溃疡、炎症性肠病、癌症、动力性疾病、肝炎、肝硬化、饮食相关的传染病（Foundation for Digestive Health and Nutrition，2009）。

本章结合相关的影像、内镜图片及视频，主要向大家介绍全科常见的成人及儿童消化系统疾病和紊乱。重点突出最近的循证医学诊疗指南和综述。

胃肠不适患者的接诊

胃肠疾病的心理社会因素

对于如何处理胃肠不适的患者，Locke 的综述（Sleisenger and Fordtran: Gastrointestinal and Liver Disease，第8 版）提供了一个极好的生物 - 心理 - 社会学方法的框架。面对一个有急性或慢性消化道紊乱的患者，通过开放性提问，鼓励患者自主表达，家庭医生常常可以得

到一个以患者为中心的、间接的病史。生理疾病往往是与社会心理事件相关的，因此对症状的描述应涵盖包括疾病的发生和发展的疾病史和社会史。整个过程中，患者的问题应该能反映出疾病相关的生物学和心理学因素。消化道症状的评估和治疗取决于一种牢靠的医患关系，这种关系能够允许医生发现、评估和传达潜在的心理社会因素在疾病中的作用。安慰患者、承认患者对慢性疾病的适应、加强健康行为、考虑精神药理学相关的治疗是极其重要的（Locke，2006）。

在日间医疗机构，对于患者胃肠道症状，无法找到特异的生理或解剖结构方面的病因已是常见情况，而非特例。虽然胃肠道功能性紊乱代表了一类"无客观证据的疾病"，但一些患者并不将其视为合乎情理的，尤其是在生物心理社会学的模式下。这个现象常常导致医生（或患者强迫医生）过多地做一些不必要的、昂贵的、有创的检查去寻找相关的病因，而不是直接聚焦于症状的控制和可能的心理学并发症。家庭医生应该和患者划清界限，以避免不必要的纠缠，有指征时，应该考虑转诊到有功能性胃肠疾病经验的心理医疗机构，以协助症状的控制（Locke，2006）。

腹部体格检查

为了定位的需要，以剑突 - 耻骨联合连线及双侧髂前上棘连线为界，腹部被划分为 4 个区，即右上腹（RUQ）、右下腹（RLQ）、左上腹（LUQ）、左下腹（LLQ）（Bickley，2008）。腹部可被进一步分为上腹部、脐部、下腹部或耻骨弓上部、左右胁腹。了解这些区域的解剖结构对于患者症状的正确鉴别诊断是必要的（表 38-1）。

临床医生需要记住，对于有消化道不适主诉的患者，需要进行系统的体格检查，而不仅仅是腹部的体格检查。医生需保证患者舒适、放松，因为腹部体格检查（如果

表 38-1 不同部位腹痛鉴别诊断

部位	器官和疾病
左上腹	心脏：心绞痛、心肌梗死
	皮肤：带状疱疹
	胃：消化性溃疡、胃炎、幽门狭窄、食管裂孔疝
	肠：高位粪便嵌塞、结肠穿孔、憩室
	胰腺：胰腺炎、肿瘤、胰管或壶腹结石
	肺：肺炎、脓胸（empyma）、肺梗塞
	肾：结石、肾盂肾炎、肿瘤
	脾：巨脾、脾破裂、脾脓肿、脾梗塞
	外伤
	血管：主动脉瘤夹层或破裂
右上腹	胆：结石、感染、炎症、肿瘤
	心脏：心肌缺血或梗死（尤其是下壁）、心包炎
	皮肤：带状疱疹
	Fitz-Hgh-Curtis 综合征（肝周炎）
	胃：消化性溃疡、幽门狭窄、肿瘤、酒精性胃炎、食管裂孔疝
	肝：肝炎、肝脓肿、肝淤血、肿瘤、外伤
	胰：胰腺炎、肿瘤、胰管或壶腹结石
	肺：肺炎、肺梗塞、右侧胸膜炎
	肾：结石、感染、炎症、肿瘤、肾破裂
	肠：盲肠后阑尾炎、肠梗阻、高位粪便嵌塞、憩室炎
	外伤
左下腹	肠：憩室炎、肠梗阻、溃疡穿孔、炎症性肠病、降结肠穿孔、腹股沟疝、肿瘤、阑尾炎
	腰肌脓肿
	肾：肾或输尿管结石、肾盂肾炎、肿瘤
	生殖系统：异位妊娠、卵巢囊肿、卵巢囊肿蒂扭转、输卵管炎、输卵管卵巢脓肿、经间痛、子宫内膜异位、精囊炎
	外伤
	血管：主动脉瘤夹层、破裂或渗漏
右下腹	胆囊炎
	肠：急性阑尾炎、局限性肠炎、嵌顿性斜疝、盲肠憩室炎、肠梗阻、溃疡穿孔、盲肠穿孔、Meckel 憩室炎
	生殖系统：异位妊娠、卵巢囊肿、卵巢囊肿蒂扭转、输卵管炎、输卵管卵巢脓肿、经间痛、子宫内膜异位、精囊炎
	肾：肾或输尿管结石、肾盂肾炎、肿瘤
	外伤
	血管：主动脉瘤夹层、破裂或渗漏
上腹部	胆：胆囊炎、胆管炎
	心脏：心绞痛、心肌梗死、心包炎
	十二指肠：消化性溃疡、十二指肠炎
	胃：消化性溃疡、胃幽门梗阻、胃溃疡
	肝：肝炎、肝脓肿
	肠：高位小肠梗阻、早期阑尾炎
	胰腺炎
	肺：肺炎、胸膜炎、气胸
	膈下脓肿
	血管：主动脉瘤夹层、破裂或渗漏，肠系膜缺血

表 38-1 不同部位腹痛鉴别诊断（续表）

部位	器官和疾病
脐周	肠：小肠梗阻或坏死，早期阑尾炎
	血管：肠系膜血栓，主动脉瘤夹层、破裂或渗漏
下腹部	肠：小肠梗阻或坏死，早期阑尾炎
	血管：肠系膜血栓，主动脉瘤夹层、破裂或渗漏
	生殖系统：异位妊娠、经间痛、卵巢囊肿蒂扭转、盆腔炎性疾病、输卵管炎、子宫内膜异位、子宫内膜瘤破裂
	泌尿生殖系统：泌尿道感染、盆腔炎症性疾病
弥漫性	肠：憩室炎、早期阑尾炎、胃肠炎、炎症性肠病、肠梗阻、肠易激综合征、肠系膜淋巴结炎、梗塞
	代谢：毒物、尿毒症、药物过量、酮症酸中毒、重金属中毒
	胰腺炎
	腹膜炎
	肺炎（少见）
	镰状细胞危象
	外伤
	其他：急性间歇性卟啉病、脊髓痨、结节性动脉周围炎、过敏性紫癜、肾上腺功能不全
	血管：主动脉瘤

有指征，包括盆腔）可引起患者的剧痛、焦虑和尴尬。婴儿、儿童和孕妇在腹部体格检查时需要额外的注意。检查技术和对结果的仔细讲解有助于缓解患者的焦虑。

肛检是常被漏掉的重要的腹部体格检查。虽然肛检可能给患者带来不适和尴尬，但医患双方不应该忽视肛检，而应以一种平静、温和的态度对待。肛检时，检查者需要评价肛门内外的情况，如肛门括约肌的强度，有无痔、肛裂、肛瘘、团块，男性前列腺异常，粪便性质。肛门镜检可以直接观察到直肠 - 肛管内的情况，如有指征，可考虑附加使用。在女性患者中，由于消化道和泌尿生殖道方面的不适常难以区分，所以盆腔检查可能为腹部不适的诊断提供额外的信息。

常见的儿童胃肠道疾病

婴幼儿反流

在反流性呕吐的婴幼儿，彻底的病史和体格检查常足以形成无并发症性胃食管反流性疾病（GERD）的诊断，将孩子标记为"吐唾沫的快乐小鬼"。如果有以下征象：体重下降、消化道梗阻、过度的啼哭和易激惹、睡眠不安、提示可疑哮喘或反复发作性肺炎的进食或呼吸问题，需进行诊断性评估。在无并发症性 GERD 的婴幼儿，推荐进行父母教育、安慰、预先指导，不需要进行特殊的干预，因为这个症状通常是自限性的。增稠的代乳品和低变应原的代乳品是最好的处理。如果 GERD 引起呕吐和反流，可使用时间限制性的酸抑制治疗，如常使用的 H2 受体拮抗剂（H2Rs）。如果到 18～24 个月时症状仍未改善甚或加重，推荐重新评估 GERD 的并发症，包括上消化道造影（钡餐试验）和儿科胃肠病专家会诊。另外，正常小孩，2 岁后出现反复发作的呕吐或反流，可选择上消化道造影、上消化道内镜 + 活检、抗分泌治疗（National Digestive Diseases Information Clearinghouse，2006）。

腹泻和脱水

腹泻是儿童及成人常见的疾病。严重腹泻相关的脱水和电解质丢失（如钠、钾、碳酸氢盐）的发病率极高，在严重的胃肠炎，甚至可导致死亡，尤其是在医疗条件差的地方。在美国，轮状病毒感染是婴幼儿及儿童腹泻最常见的原因，尤其是在冬季和温和气候；诺沃克病毒则在成人中最常见（King et al.，2003）

完善的病史是评估严重腹泻患者的第一步，包括以下几个方面（Guerrant et al.，2001）：

- 发病的时间和起病的情况（突发或缓慢起病，症状的持续时间）
- 粪便性状（水样，血性，黏液的，脓性，油腻的）
- 肠蠕动的频率和相关的大便量
- 是否有痢疾的症状（发热、里急后重、血 / 脓便）
- 容量不足的表现（口渴、心动过速、体位性低血压、尿量减少、昏睡、皮肤干燥、流泪减少）
- 伴随症状及发作频率和强度（恶心、呕吐、腹痛、头痛、肌痛、感觉异常）

另外，所有的患者都应该被问及是否有痢疾的潜在流行病学风险因子，包括如下几个方面：

- 不发达地区的旅游史
- 日间托儿所上学或就业情况
- 是否进食不卫生食品（如生的肉、鸡蛋或贝类；未消毒过的牛奶、果汁）或在湖泊、溪流中游泳、喝水
- 参观农场或动物园，或与爬行动物、腹泻的宠物接触史
- 类似患病者（如寝室、办公室、社交场合）
- 最近或规律的医疗史（如抗生素、抗酸剂、抗胃肠动力药物）
- 感染性腹泻的易感因素（AIDS，免疫抑制药物，胃切除术，年龄）
- 肛交或口交
- 食品加工者或护理人员

大多数急性胃肠炎通常是病毒感染所致，是自限性的，因此很少需要做"金标准"检查——粪便培养和虫卵、寄生虫检测。对于伴随脱水、代谢紊乱、病程长、血便（痢疾）和黏液便、已知或可疑的传染性病原体的更严重病例，则需用上述检查来确定病原体和指导治疗（表 38-2）。病毒培养很少做也无须做，除非是在极少数病例和免疫缺陷患者。虽然粪便中的白细胞和乳铁蛋白常提示炎症反应，但目前对于把这些检查作为社区或医院获得性腹泻首次就诊的常规检查，并无一致的意见。住院的腹泻患者，尤其是有腹痛症状的，应该检查难辨梭状芽孢杆菌毒素（Surawicz et al.，2013）。甲硝唑的治疗仍然是轻中度疾病的选择，但对于严重或复杂疾病的患者来说可能是不够的。口服万古霉素的价格要高得多，而且可能使万古霉素耐药的肠球菌菌群克隆增殖，但当患者多次服用甲硝唑治疗艰难梭菌相关性腹泻效果不佳时，仍然需要使用万古霉素。

当病毒感染被排除而诊断性评估无法发现病原体时，需考虑非病原体性腹泻。鉴别诊断包括肠易激综合征、炎症性或缺血性肠病、泻药的滥用、不完全肠梗阻、直肠乙状结肠胀肿、Whipple 病、恶性贫血、糖尿病、吸收不良综合征（如乳糜泻）、小肠憩室病、硬皮病（主要在成人中）。因而，对于腹泻的诊断与鉴别诊断，需要合适的检查安排。

治疗要点

- 口服甲硝唑是难辨梭状芽孢杆菌相关腹泻的一线治疗用药；而万古霉素则保留作为耐药病例的治疗（Surawicz et al.，2013）（推荐等级：A）。
- 针对旅游者腹泻（如产肠毒素性大肠杆菌、志贺菌、沙门菌、弯曲杆菌），推荐氟喹诺酮类；在儿童，TMP-SMX 被证明可将病程从 3～5 天减至 1～2 天（Guerrant et al.，2001）（推荐等级：A）。

阑尾炎

任何有急性腹痛的儿科患者都需要考虑阑尾炎。急性阑尾炎常有一系列症状和体征，包括发热、厌食、恶心、呕吐、里急后重，转移性右下腹痛，腹部压痛拒碰、腹膜刺激征。经典的阑尾炎，发病后数小时，疼痛转移至麦氏点（脐与髂前上棘连线中外 1/3）。结肠充气试验（Rovsing 征，触诊时，从 LLQ 到 RLQ 的牵涉痛）、腰大肌试验（psoas 征，俯卧位时，髋部后伸引发疼痛）、闭孔内肌试验（obturator 征，仰卧位，右髋部外展引发的疼痛）是常做的试验，但是诊断价值不大。在儿童

表 38-2   急性腹泻的常见病原体和治疗

病原体	治疗（成人剂量）
空肠弯曲菌	阿奇霉素，500mg qd×3d；或环丙沙星 *，500mg bid×7d
难辨梭状芽孢杆菌	甲硝唑，500mg tid 或 250mg qid×10～14d；或万古霉素，125mg qid×10～14d
溶组织性阿米巴	甲硝唑，500～750mg tid×10d，或替硝唑，2g qd×3d，然后使用巴龙霉素，500mg tid×7d，或者双碘喹啉，650mg tid×20d
大肠杆菌 O157：H7	无需抗微生物或止泻药治疗
大肠杆菌（产毒性）	阿奇霉素，1g×1剂；或利福昔明，200mg tid×3d；或左氧氟沙星 *，500mg×1剂
贾第鞭毛虫	替硝唑，2g×1剂；或硝唑尼特，500mg bid×3d；或甲硝唑，500～750mg tid×5d
沙门菌（非伤寒）[†]	环丙沙星，500mg bid×5～7d；或阿奇霉素，1g×1d + 500mg qd×6d
志贺菌	环丙沙星，500mg bid×5～7d；或左氧氟沙星，500mg qd×3d；或 TMP-SMX-DS，1 片 bid×3d；或阿奇霉素，500mg×1剂 + 250mg qd×4d
金黄色葡萄球菌（食物中毒）	无需抗微生物或止泻治疗
霍乱弧菌	环丙沙星，1g×1剂 + 大量补液
副溶血性弧菌	无需抗微生物或抗动力治疗
小肠结肠炎耶尔森菌	除非严重，无须治疗；严重时：多西环素，100mg IV bid，加妥布霉素或庆大霉素，5mg/（kg·d）qd，或 TMP-SMX 和氟喹诺酮类

* 儿科患者及孕妇避免使用氟喹诺酮类

[†] 无症状或症状轻微的患者无抗微生物治疗指征。小于 1 岁或大于 50 岁的患者，如有免疫缺陷、人造血管或人工关节，推荐抗微生物治疗

注：TMP-SMX，复方新诺明；DS，强效；IV，静注；qd，每天 1 次；bid，每天 2 次；tid，每天 3 次；qid，每天 4 次

Modified from Gilbert DN, Moellering RC, Eliopoulos GM, et al. The Sanford guide to antimicrobial therapy. 39th ed. Sperryville, VA: Antimicrobial Therapy, 2009

中，没有某个或某几个试验可以准确的提示急性阑尾炎（Cincinnati Children Hospital Medical Center，2002）。

由于没有试验能够准确地预测儿科患者的急性阑尾炎，因此需要急诊实验室检查以排除其他可能的诊断。一系列的研究显示 87%～92% 的急性阑尾炎患者白细胞（WBC）升高，而 8%～13% 的患者 WBC 保持正常（CCH，2002）。育龄期妇女的腹部体格检查可信度不大，需要进行妇科检查、尿检、尿妊娠试验以排除泌尿生殖系统的问题。

在阑尾炎诊断可能性大或小的情况下，诊断性的影像学检查并不作为常规推荐，因为这可能会影响处理策略；但在临床评估模棱两可的情况下，影像学是最有用的。对于超声和 CT 哪个更好，尚存争议，两个检查的预测准确性都接近 100%。超声在较瘦的患者有优势，而 CT 更适合于较肥胖的儿童（Halter et al.，2004）。急性阑尾炎典型的影像学表现包括阑尾管腔结石（图 38-1），阑尾增粗及周围脂肪影模糊（图 38-2），阑尾周围脓肿（图 38-3）。如果腹部 CT 不提示急性阑尾炎，患者可留观，或由检查者和父母决定出院，但需嘱咐如果病情恶化，随诊观察。专家建议，根据患者的病史、体格检查和实验室检查，高度怀疑阑尾炎，应该直接送入手术室进行剖腹探查，无须影像学检查。

常见的成人胃肠道疾病

食管

Barrett 食管和食管腺癌

Barrett 食管（BE）是与慢性 GERD 相关的癌前病变。特征为食管远端黏膜正常的鳞状上皮为变异的柱状上皮所替代，这种柱状上皮和胃、小肠的上皮相似，称之为肠化生（图 38-4）。Barrett 食管进展为食管腺癌的风险接近 0.5%/ 年，而如果没有 Barrett 食管，此风险仅为 0.07%，因而推动了内镜监测临床实践指南的发展。Barrett 食管的发生风险增长与年龄呈线性关系；如果一个 GERD 的患者在 30～49 岁发病，而且症状出现少于 20 年，该患者 Barrett 食管发生的 OR 值是 6.93（Thrift et al.，2013）。

在美国和西欧过去的 20 年里，在众多癌症中食管腺癌发生率的增长最为迅速。任何全科或其他基层医师，发现非糜烂性或其他更复杂表现的 GERD，应考虑 Barrett 食管的可能性，并作 EGD（esophagogastroduodenoscopy，食管、胃、十二指肠镜检查）。尽管无循证依据，Barrett 食管和食管腺癌的危险因素可能为男

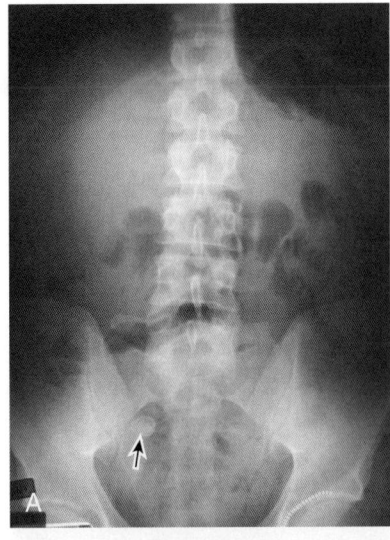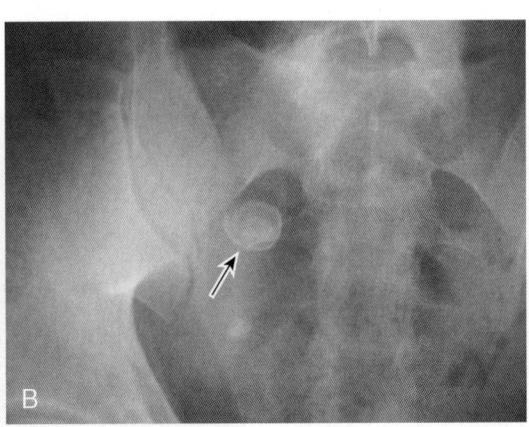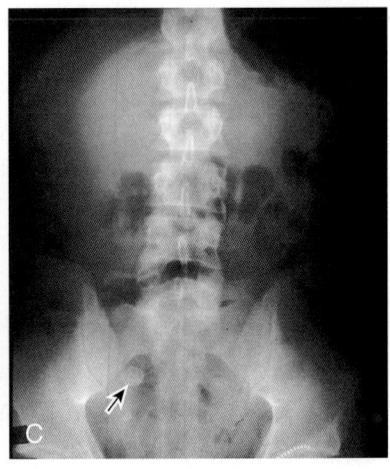

图 38-1 阑尾管腔结石（A~C）（Courtesy Dr. Perry Pernicano, Clinical Assistant Professor, Department of Radiology, University of Michigan Medical School, Ann Arbor, MI.）

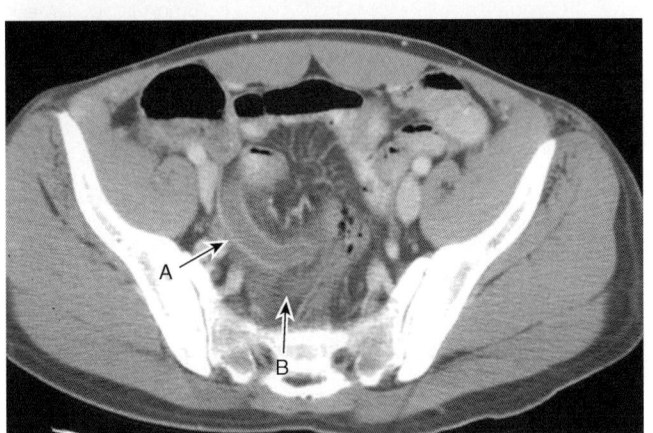

图 38-2 阑尾炎扩张增粗的阑尾（A），周围脂肪影模糊（B）（Courtesy Dr. Perry Pernicano.）

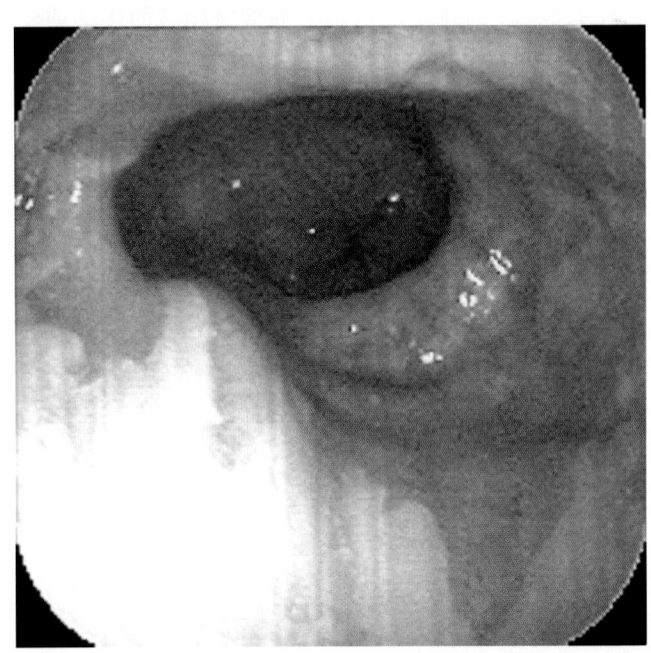

图 38-4 Barrett 食管（Courtesy Dr. Erik-Jan Wamsteker.）

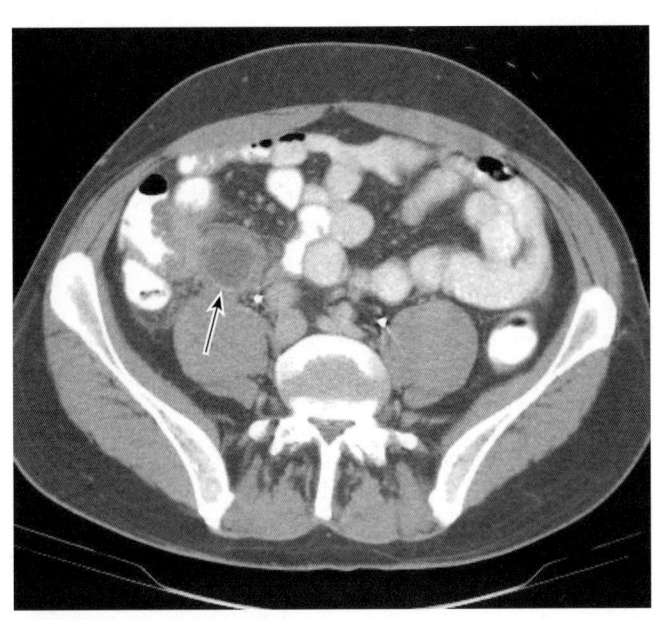

图 38-3 阑尾周围脓肿（箭头）（Courtesy Dr. Perry Pernicano.）

性、白种人、老龄、不典型增生、吸烟、肥胖（Wang and Sampliner, 2008）。

目前的循证指南对 Barrett 食管患者提出了评估和监测的要求，但常规筛查成本效益不高，除非能够确立筛选高风险患者的标准。美国胃肠镜协会推荐慢性、病程长的 GERD 患者应该考虑做筛查性的 EGD。结果为阴性者，无须进行进一步的内镜筛查。Barrett 食管（不论病变长度）患者，经过 1 年内 2 次的连续检查，无不典型增生，则可每 3 年检查一次。尽管尚未确定最佳的复查频率和活检流程，低级别不典型增生的患者推荐进行监测。6 个月后需复查 EGD，如果低级别不典型增生诊断明确，只要不典型增生持续存在，每年均需复查一次。

胃和十二指肠

消化不良

在美国，消化不良占据了所有家庭医学患者的近5%，是转诊胃肠道专家的最常见的原因，占据了会诊的20%～40%（Jonesand Lacy，2004）。消化不良指由饮食引起的消化道近端阵发性或反复发作的疼痛或不适，常伴有胃灼热、反流（reflux）、反刍（regurgitation）、消化障碍、腹胀、早饱、体重下降。消化不良尚无标准化的定义，因而无法明确区分"功能性或非溃疡性消化不良"（～60%）和由结构及生化原因引起的疾病（40%）（Dickerson and King，2004），进而影响了患病率方面的确切数据。不管什么原因，消化不良对患者的健康相关的生活质量有着深远的负面影响，并造成了巨大的经济负担。

经正式的影像学和内镜检查，无可解释症状的器质性病变（如溃疡、肿瘤），则称之为非溃疡性消化不良（NUD）。NUD可能的病因包括胃酸的过多分泌、胃十二指肠动力异常、内脏过度敏感、情绪压力、心理因素。和其他的功能性胃肠病一样，对潜在的心理社会因素和生活方式因素的可能影响应予说明。对于功能性的消化不良的处理，目前尚没有推荐使用促动力药、细胞保护药、抗抑郁药；同样地，特殊的饮食和生活方式、心理社会学干预，对于功能性消化不良的治疗作用也缺乏相应的证据。

消化性溃疡病

> **重点**
>
> - 在45岁以下的无并发症性消化不良患者的早期管理中，非侵入性的幽门螺杆菌（*H. pylori*）"检测和治疗"策略和内镜同样有效。
> - 胃或十二指肠溃疡的患者，清除幽门螺杆菌的感染，可减少症状的复发。
> - 对于有如下高风险因素的患者，包括：有消化性溃疡病史、老龄、服用皮质类固醇类药物或抗凝药，患NSAID相关性消化性溃疡的可能性大，需要考虑预防用药，如H2RA或PPI。

消化性溃疡病（PUD）是上消化道出血的最常见的原因，并且是消化不良的重要原因（表38-3），累积终生

患病率为8%～14%（图38-5）。尽管胃十二指肠溃疡的患者中，多达70%年龄在25～64岁，需要住院的有并发症性溃疡的发病高峰为65～74岁（Saad and Scheiman，2004）。

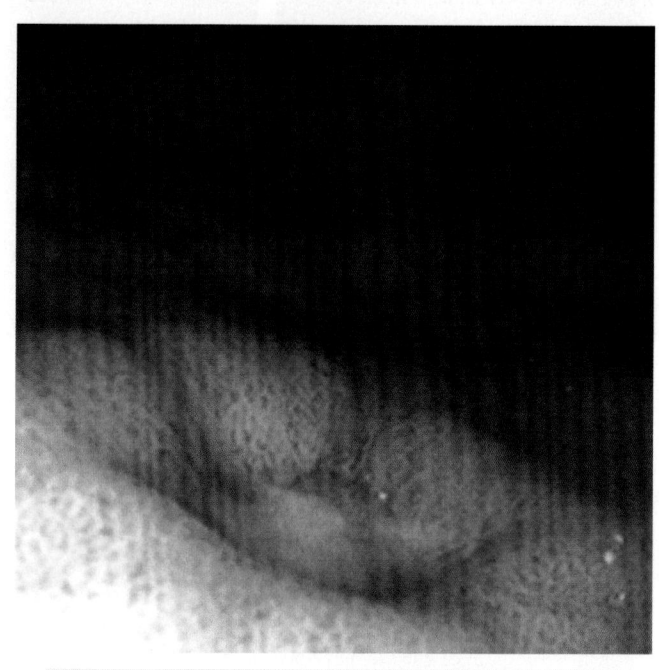

图38-5 胃溃疡（Courtesy Dr. Erik-Jan Wamsteker.）

表38-3 消化不良病因

病因分类	具体疾病
常见病因 *	GERD（伴或不伴食管炎）
	功能性（非溃疡性消化不良）
	消化性溃疡
少见病因 **	饮酒
	胆绞痛
	口炎性腹泻
	消化道恶性疾病
	胃轻瘫
	感染（病毒、细菌、螺旋体、寄生虫）
	炎性和浸润性病变（食管、胃、小肠）
	肠缺血
	乳糖不耐受
	药物（主要为阿司匹林和NSAIDs）
	胰腺炎
	妊娠
	其他系统和代谢紊乱

* 按照相对频率排列

** 按英文名称的字母顺序排列

GERD，胃食管反流病（Gastroesophageal reflux disease）；GI，胃肠道（gastrointestinal）；NSAIDs，非甾体类抗炎药（nonsteroidal ant-inflammatory drugs）

Modified from Saad R, Scheiman JM. Diagnosis and management of peptic ulcer disease. Clin Fam Pract 2004；6：569-587.

对于未确诊的消化不良的早期处理，存在着无数的选择（图38-6）。考虑到内镜检查花费昂贵且资源有限，并非所有的未确诊的消化不良都需要进行侵入性的检查。PUD"报警症状"提示恶性的可能。美国胃肠病协会（AGA，2005）推荐任何大于45岁新发消化不良的患者需进行内镜评估。

PUD最常见的并发症包括上消化道出血、穿孔、穿透性溃疡、胃流出道梗阻。上消化道出血可发生于15%的PUD患者，最常见于年龄大于60岁患者，致死率可达10%。穿孔发生于近7%的PUD患者，多见于长期服用NSAIDs的老龄患者。腹平片即可确诊穿孔。可疑穿孔者严禁行钡餐造影、胃镜，必须紧急行外科会诊。穿孔的致死率可达30%～50%，尤其是在老年和虚弱的患者。穿透性溃疡发生于溃疡穿透并侵入邻近器官，如小肠、胰腺、肝脏和胆道系统。奥妙的是，它经

常表现为急性胰腺炎。胃流出道梗阻出现在1%～3%的PUD患者，可源于急性炎症、或胃十二指肠交联处瘢痕引起机械性梗阻（Saad and Scheiman，2004）。

确诊PUD的检查包括食管钡餐双重造影（上消化道造影）、胃镜。尽管上消化道造影有80%～90%的准确率，胃镜在鉴别胃和十二指肠溃疡中更具优势，因而在诊断中更常用。尽管胃镜的费用更高，且操作相关的并发症（出血、穿孔、过度镇静）的危险也稍高，可疑PUD患者的首选诊断检查仍是胃镜。最重要的是，胃镜可直接进行活检或毛刷以明确病变的病理。

幽门螺杆菌（H. pylori）的粪口途径感染是PUD发生的主要危险因素。相比于美国，生活水平较低的地方，尤其是非洲和中美洲，幽门螺杆菌的患病率和与PUD的关联性更高，尽管这种差异正在缩小。世界上，近90%的十二指肠溃疡患者感染有H. pylori，而美国仅有

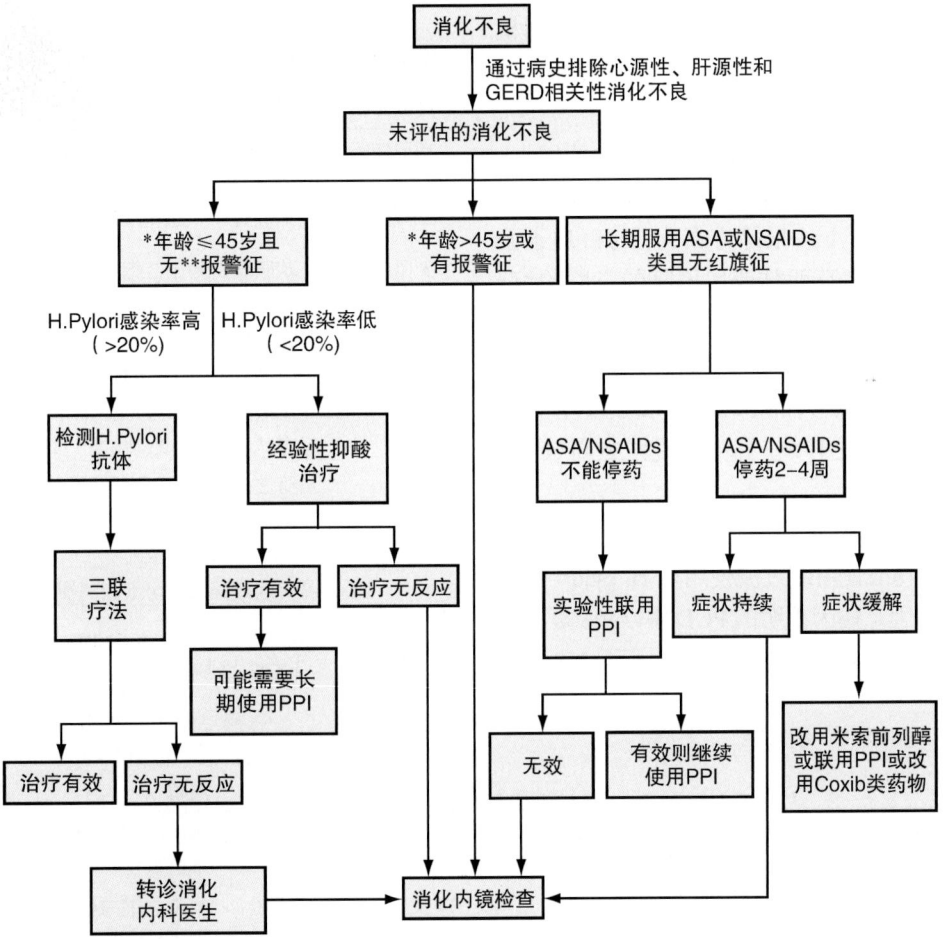

图38-6 未确诊的消化不良的评估（Modified from Saad R, Scheiman JM. Diagnosis and management of peptic ulcer disease. Clin Fam Pract 2004；6：569-587.）

* 年龄分界值尚存争议。随着年龄增加，病理恶性的危险度轻微增加。许多指南中，年龄分界值更大（50～55）。

** 报警症状包括：血便或黑便，体重下降，厌食症、早饱、持续呕吐、贫血。有腹部包块、淋巴结病、吞咽困难、吞咽痛、上消化道癌病史、消化性溃疡个人史、胃手术。GERD 胃食管反流病（gastroesophageal reflux disease）；NSAID，非甾体类抗炎药（nonsteroidal ant-inflammatory drugs）；PPI，质子泵抑制剂（proton pump inhibitor）；tx，治疗（treatment.）；ASA，阿司匹林（aspirin）；H pylori，幽门螺杆菌（Helicobacter pylori）

30%～40% 的溃疡患者感染有 H. pylori（Chey and Wong，2007）。彻底根除 H. pylori 感染可减少 PUD 的复发，支持 H. pylori 感染是 PUD 的一个病因的最有力的证据。

循证指南规定，无报警症状的消化不良患者，需进行 H. pylori 检测，一旦检测结果为阳性，需进行根除治疗（"检查与治疗"）（Chey and Wong，2007）。未进行内镜检查的患者，无论 H. pylori 阳性 / 阴性，如果症状持续存在，需进行内镜检查。此方法的有效性取决于该地区溃疡患者的 H. pylori 感染率。在一些地方，H. pylori 感染率过低，以至于这种方法效果不佳。

H. pylori 的非内镜检查包括血清免疫球蛋白 G（IgG）抗体的定量分析、放射标记的尿素呼吸试验、粪便抗原检查。血清 IgG 检测的中位敏感性和特异性分别为 92% 和 83%（SIGN，2003）。一些患者在根除性治疗后数月至数年 IgG 抗体持续阳性，如果该阶段进行复查，可出现检测结果的假阳性。在对照试验中，比起血清学检查，尿素呼吸试验的准确率更高。初始的无创检查首推粪便抗原检查。尿素呼吸试验是评估 H. pylori 是否根除的推荐标准（Chey and Wong，2007）。

在随机对照试验、荟萃分析、系统回顾的基础上，发展出了一些 H. pylori 感染的治疗方案（表 38-4）。循证医学推荐的最佳 H. pylori 根除方案为：PPI（质子泵抑制剂）+ 克拉霉素 + 阿莫西林或甲硝唑的三联治疗，疗程 14 天，清除率为 70%～85%。初次治疗失败者，铋剂四联疗法是最常用的补救方案。最近的数据显示，初次治疗失败者，疗程为 10 天的 PPI + 左氧氟沙星 + 阿莫西林比铋剂四联疗法更有效，且可耐受性更高（Chey and Wong，2007）。

NSAIDs 和阿司匹林的广泛应用是 PUD 的另一个重要原因。这些药物的使用或过度使用是 H. pylori 阴性 PUD 的最主要的病因。病因不明的 PUD 中，60% 是因为不自知 NSAIDs 的使用会导致 PUD。一个不同 NSAIDs

消化道出血风险观察研究的荟萃分析显示，治疗过程中，使用 NSAIDs 出血风险增加 4 倍，停用 NSAIDs 2 个月，该风险又回到基线值（Hernandez-Diaz and Rodriguez，2000）。绝大部分 PUD 的病因与 H. pylori 和阿司匹林 /NSAIDs 相关，剩余的 1%～5% 则由其他因素造成（表 38-5）。

以下独立危险因素可增加患 H. pylori 和 NSAID 相关 PUD 的风险，并可推动溃疡并发症的形成：老龄；PUD 病史或伴穿孔、穿透（penetration）、胃流出道梗阻的复杂性溃疡病；使用多种 NSAIDs（包括同时使用小剂量阿司匹林和一种 NSAID）；同时使用华法林或皮质类固醇类。证据表明，吸烟可以通过妨碍胃黏膜愈合，从而增加患 PUD 及并发症的风险。酒精可以增加 NSAID 服用者患溃疡并发症的风险，但是它在没有共患肝病的患者中的总的影响尚不明确。目前，无可靠证据涉及饮食因素与 PUD 的关系。

表 38-5　消化性溃疡病的病因学

病因分类	具体病因
常见病因	幽门螺杆菌感染
	非甾体类抗炎药（NSAIDs）
	阿司匹林
少见病因	环状胰腺导致十二指肠梗阻
	局部损害药物的使用（氯化钾、含氮的二碳磷酸盐化合物）
	免疫抑制剂（如麦考酚酯）
	海尔曼螺杆菌（Helicobacter heilmannii）感染
	黏膜感染（单纯疱疹病毒 1，巨细胞病毒，结核，梅毒）
	全身性疾病（全身型肥大细胞增多症，克罗恩病，淋巴瘤，癌症）
	涉及十二指肠的放射
	可卡因或强效纯可卡因的使用

From Heidelbaugh JJ. Peptic ulcer disease. In Rakel RE, ed. Essential family medicine. 3rd ed. Philadelphia：Saunders；2006.

表 38-4　清除幽门螺杆菌的一线方案

方案	疗程	清除率	注解
标准剂量 PPI bid（艾美拉唑，qd）；克拉霉素 500mg，或阿莫西林 1000mg	10～14 天	70%～85%	用于之前未使用过大环内酯类的青霉素不过敏者
标准剂量 PPI bid；克拉霉素 500mg，或甲硝唑 500mg	10～14 天	70%～85%	用于之前未使用过大环内酯类或不能耐受铋剂四联疗法的青霉素过敏者
碱式水杨酸铋 525mg qid；甲硝唑 250mg qid；四环素 500mg qid；雷尼替丁 150mg bid；或标准剂量 PPI qd-bid	10～14 天	75%～90%	用于青霉素过敏者
PPI + 阿莫西林 1g bid，继以	5 天	>90%	北美需知情同意
PPI + 克拉霉素 500mg，替硝唑 500mg bid	5 天		

Modified from Chey WD, Wong BC. American College of Gastroenterology guideline on the management of Helicobacter pylori infection. Am J Gastroenterol 2007；102：1808-1825.

即使没有 PUD，NSAID 和阿司匹林的使用也经常与消化不良相关。由于大多数消化不良的患者并没有 H. pylori 感染或 PUD（大部分是因为患 GERD），所以患者可先进行 4 周的经验性 PPI 抗酸分泌治疗，如果失败，再做胃镜检查。这样许多患者可免去进一步的昂贵的有创检查（Saad and Scheiman，2004）。

治疗要点

● 最有效的根除 H. pylori 的治疗方案为：PPI（质子泵抑制剂）+ 克拉霉素 + 阿莫西林或甲硝唑的三联治疗，疗程 14 天，清除率为 70%～85%（Chey and Wong，2007）（推荐等级：A）。

胃肠反流性疾病

重 点

■ PPIs 可快速地改善并治愈最大比例的患者的食管炎症状。

■ 尽管不及 PPIs，H2-RA 分剂量给药对一些 GERD 症状不太严重的患者可能有效，而连续治疗用于症状的控制和并发症的预防则是适当的。

■ 慢性酸抑制可导致：铁、维生素 B_{12} 和钙的吸收障碍，小肠菌群的过度生长，髋骨骨折的风险增加，及社区获得性肺炎。

作为一个复杂的、慢性的、复发的情况，GERD 可有很高的发病率及患并发症风险。基于人群的研究显示，40% 的美国成人每个月至少有一次胃灼热的体验。胃灼热或反酸的周患病率（经年龄、性别校正）接近 20%（Heartburn Across America，1998；Locke et al.，1997）。大多数 GERD 患者不去就诊，直接自己服用 OTC（over-the-counter，非处方药）。

大多数进入初级卫生保健系统的 GERD 患者为非糜烂性反流病（nonerosive reflux disease，NERD），尽管一些患者会进展为糜烂性食管炎（图 38-7），甚至少数会进展为更严重的疾病，导致食管狭窄、Barrett 食管及食管腺癌（Katz et al.，Modified from Heidelbaugh JJ, Nostrant TT. Medical and surgical management of gastroesophageal reflux disease. Clin Fam Pract 2004；6：547-568，2013）。NERD 的患者易于发生非典型或食管外表现（表 38-6）。尽管有长期的反流症状，但由于其疾病进展的可能性小，所以 NERD 一般不需长期监测。NERD

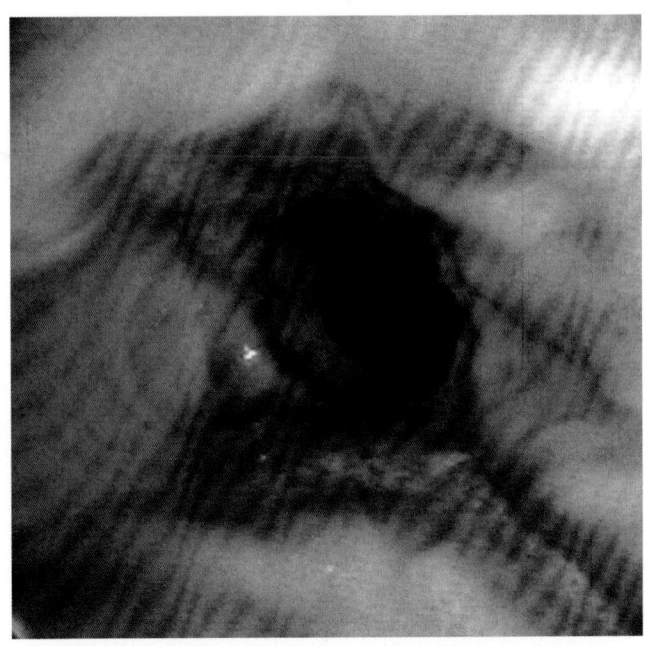

图 38-7 食管炎（Courtesy Dr. Erik-Jan Wamsteker.）

表 38-6 GERD 的不典型表现或食管外表现

误吸
哮喘
慢性咳嗽
牙釉质缺损
臆球
非心源性胸痛
反复发作的喉炎
反复发作的咽喉痛
声门下狭窄

Modified from Heidelbaugh JJ, Nostrant TT. Medical and surgical management of gastroesophageal reflux disease. Clin Fam Pract 2004；6：547-568.

的症状复发率和糜烂性食管炎相似。尽管许多患者需要长期服药以控制症状，几乎所有患者一直都没有内镜下可见的糜烂性食管炎（Fass，2002）。

上消化道内镜是评估 GERD 并发症（如糜烂性食管炎、Barrett 食管）的金标准，但对病理性反流缺乏较好的敏感性和特异性。钡餐双重造影在确诊 GERD 上作用有限，但可用于诊断解剖异常，如幽门狭窄、旋转不良、呕吐婴儿的环状胰腺以及儿童及成人的食管裂孔疝及食管狭窄。

GERD 的治疗目标是缓解症状、治愈糜烂性食管炎（如果存在）、控制和预防并发症及应用酸抑制治疗以防止疾病的复发和进展。医生应该向患者推荐将生活方式和饮食的调整作为药物治疗前的考虑，包括限制和避免咖啡因，烟草，酒精，巧克力，碳水化合物和辛辣食物；同时进行减肥和运动（Katz et al.，2013）。生活方式的调整应该被推荐作为所有 GERD 患者的辅助治疗（表 38-7）。没有证据支持将非药物治疗作为 GERD 的唯一初始治疗或长期治疗方案，但专家意见认为这样即使没有足够的治疗作用，也有一些潜在的益处，且没有被证实有害。

初始的经验性药物治疗应包括一种 H2-RA 或 PPI，绝大部分患者无须立即进行诊断性检查。专家意见支持 GERD 患者的初始治疗中采用升级或降级治疗（Inadomi，2002）。对 H2-RA 治疗反应欠佳的患者，倾向于选择 PPI（早餐前 30 分钟服用），而非继续 H2-RA 治疗，因为 PPI 对症状的控制更好、更快。如果 4～8 周的 PPI 试验性治疗效果不好，可能提示：需要更长时间的治疗，疾病更严重，或诊断不正确（图 38-8）。以当前剂量或双倍剂量 PPI 继续治疗 4～8 周可能效果更佳（Medical Advisory Panel for the Pharmacy Benefits Management Strategic Healthcare Group，2003）。

对下列患者推荐进行诊断性检查：对 PPI 治疗反应欠佳者；GERD 症状频繁发作，需持续慢性治疗以控制者；有慢性症状（>5 年）且有患 Barrett 食管风险者；有不典型或食管外症状，提示并发症者；或有报警症状者提示癌症（表 38-8）。

抗反流手术的基本术式信条包括食管裂孔疝复位、膈裂孔的修补、食管胃连接部 - 膈后部（gastroesophageal junction-posterior diaphragm）连接的加强、通过在食管胃连接部增加一个胃弯曲以增强抗反流屏障（Nissen or

表 38-7　GERD 治疗推荐生活方式

避免酸性食物（柑橘和西红柿产品）、酒精、含咖啡因饮料、巧克力、洋葱、大蒜、盐、薄荷

避免暴饮暴食

避免可能加重 GERD 症状的药物（钙通道阻滞剂、α- 受体激动剂、β- 受体激动剂、茶碱类、硝酸盐、镇静剂

餐后 4～4 小时避免卧位

腰部衣服避免过紧

减少脂肪摄入

床头抬高 10～20cm

减肥

戒烟

Modified from DeVault KR, Castell DO. Updated guidelines for the diagnosis and treatment of gastroesophageal reflux disease. The Practice Parameters Committee of the American College of Gastroenterology. Am J Gastroenterol 1999; 94: 1434-1442 and Nilsson M, Johnsen R, Ye W, et al. Lifestyle related risk factors in the aetiology of gastro-oesophageal reflux. Gut 2004; 53: 1730-1735.

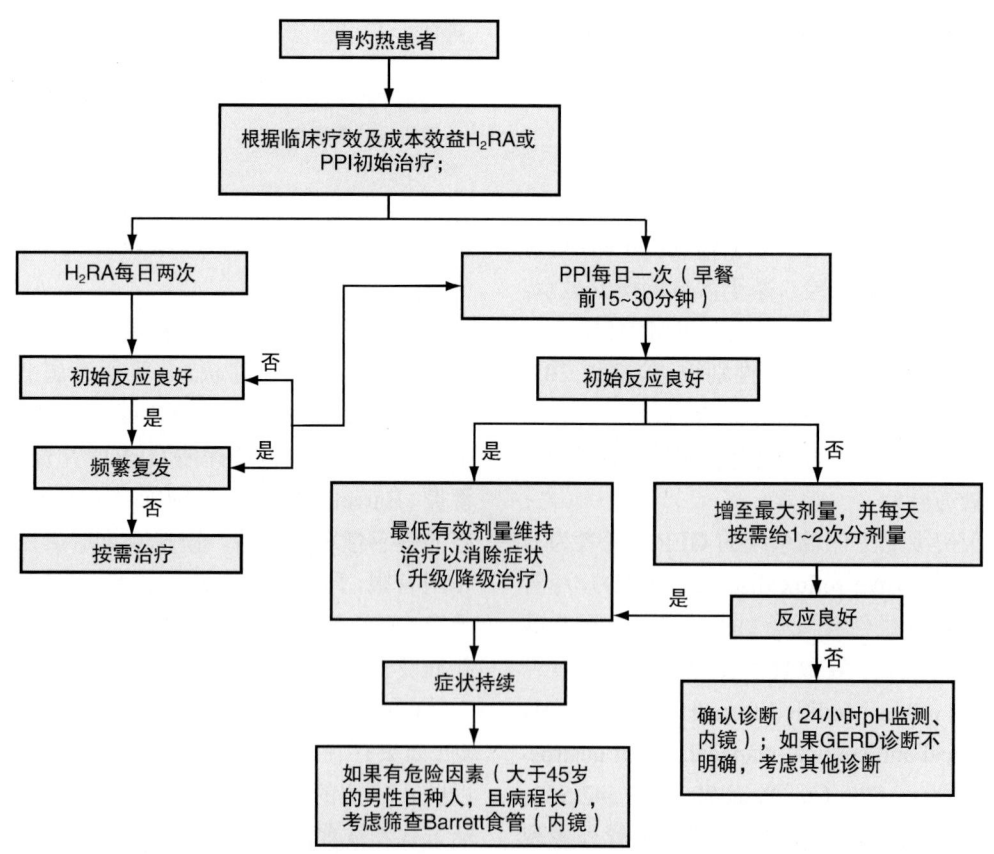

图 38-8　胃食管反流病诊治流程图（ Modified from Heidelbaugh JJ, Nostrant TT. Medical and surgical management of gastroesophageal reflux disease. Clin Fam Pract 2004; 6: 547-568. ）

表 38-8　提示 GERD 并发症的报警症状

黑便或血便

气哽

慢性咳嗽

吞咽困难

早饱

呕血

声嘶

缺铁性贫血

吞咽痛

体重下降

Modified from Heidelbaugh JJ, Nostrant TT. Medical and surgical management of gastroesophageal reflux disease. Clin Fam Pract 2004；6：547-568.

Toupet fundoplication）。在比较抗反流手术和 H2RAs、PPI 治疗效果的对照试验中，以糜烂性食管炎患者胃灼热的缓解、食管炎的愈合、生活质量的提高为衡量指标，手术治疗占据微弱优势。长期随访研究发现，很可能是由于患者的不当选择及手术失败，过半的患者在手术 3～5 年后重新开始抗反流药物治疗（Heidelbaugh and Nostrant，2004）。

治疗要点

- 应该向 GERD 患者推荐生活方式调整包括体重管理、抬高床头；在营养方面，减少诱发性的食物摄入（Katz et al.，2013）（推荐等级：B）。
- PPIs 类的抑酸剂是药物治疗食管炎的主要选择（Katz et al.，2013）（推荐等级：A）。

上消化道出血

重 点

- 老龄、休克、充血性心衰、缺血性心肌病、近期出血灶是严重消化道出血的共病危险因素，可导致死亡和再次出血。
- 上消化道内镜可确诊 UGIB，能够直接观察出血的病因和出血部位，并可进行即时止血。

重度上消化道出血（upper gastrointestinal bleeding，UGIB）是指影响血流动力学、导致血红蛋白（Hb）血细胞比容（Hct）降低的出血。大多数 UGIB 的患者可自发缓解，需要进行止血的急性出血患者常有近期呕鲜血或咖啡样胃内容物的病史。在美国，每 10 万人每年

表 38-9　上消化道出血的常见原因

动静脉畸形（AVMs）

鼻或咽出血

Dieulafoy lesion 病（黏膜动脉破裂）

糜烂性食管炎（严重的）

食管破裂（Boerhaave 综合征）

H. pylori 感染

胆道出血

咯血

Mallory-Weiss 综合征（食管贲门黏膜撕裂综合征）

肿瘤（癌症、淋巴瘤、平滑肌瘤、平滑肌肉瘤、息肉）

非甾体类抗炎药（NSAIDs）

溃疡（胃、十二指肠）

血管 - 肠道瘘，经常来源于主动脉瘤或人工血管

曲张静脉（食管、胃、十二指肠）

Modified from Oh DS, Pisegna JR. Pharmacologic treatment of upper gastrointestinal bleeding. Curr Treat Options Gastroenterol 2003；6：157-162.

可发生 40～150 次 UGIB，致死率为 6%～10%（Oh and Pisegna，2004）。表 38-9 列出了 UGIB 最常见的病因。

辨别有 UGIB 风险的患者对于制订可行的预防措施非常重要。阿司匹林 /NSAID 的使用、抗凝或抗血小板治疗为重要的 UGIB 风险因素，其他还包括 H. pylori 感染、糜烂性食管炎、UGIB 病史、围术期、入住 ICU（intensive care unit，重症监护病房）、Zollinger-Ellison 综合征。图 38-9 列出了急性 UGIB 的诊断和处理流程。血流动力学不稳的患者应该送入 ICU，建立静脉通道，放置鼻胃管，不可经口进食。

上消化道内镜可确诊 UGIB，能够直接观察出血的病因和出血部位，并可进行即时止血。在操作过程中，内镜师可用电烙、注射 0.9% 的盐水或 100% 的酒精、或联合使用这些手段以处理出血部位。其他可选用的方法包括激光烧灼技术、套扎术以及用于食管或胃静脉曲张出血的硬化术和球囊压迫术。根据内镜下溃疡的大小及形态可预测再出血风险。大多数的再出血发生于入院后 72 小时。上消化道再出血风险增加的患者需进入 ICU 监测（Oh and Pisegna，2004）。PPI 的应用在减少上消化道再出血中的作用已被一个里程碑性的研究（该研究中使用的是静脉给奥美拉唑）所证实，表明了抑酸治疗在预防上消化道再出血并发症上的临床疗效（Lau et al.，2000）。

胃轻瘫

提示胃轻瘫或胃排空受损和延迟的临床症状包括：恶心、呕吐、餐后饱胀感。大多数情况，胃轻瘫与

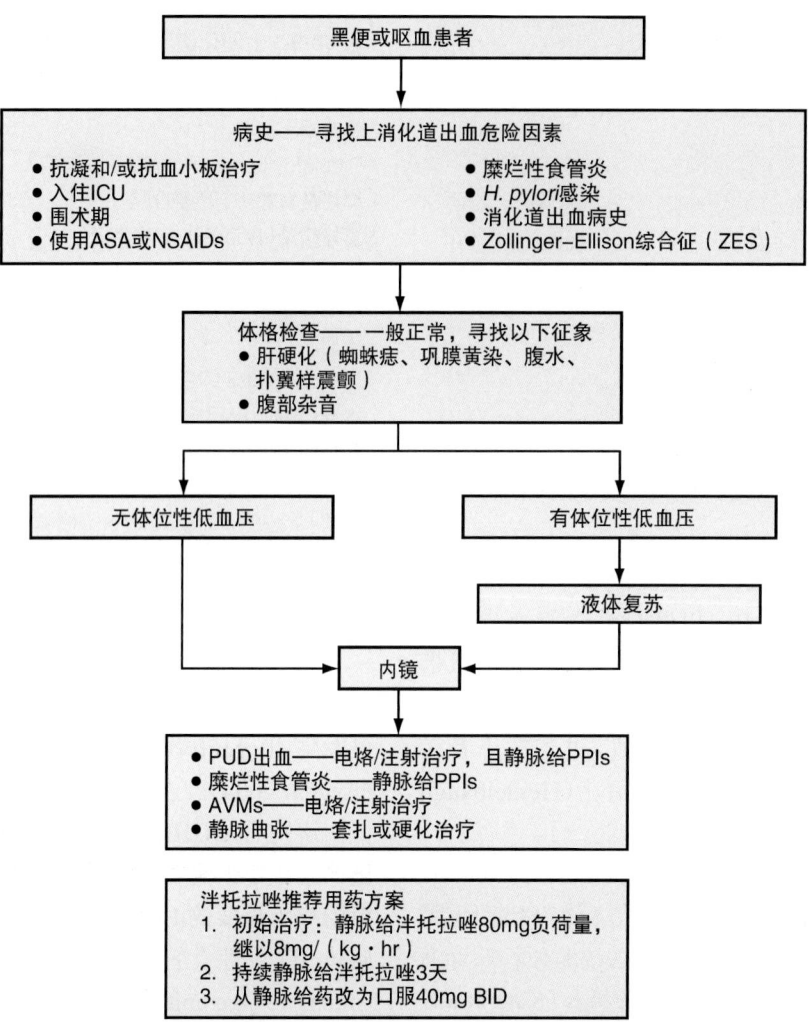

图 38-9　急性上消化道出血评估流程图。ASA, 乙酰水杨酸（acetylsalicylic acid）; AVM, 动静脉畸形（arteriovenous malformation）; NSAID, 非甾体类抗炎药（nonsteroidal anti-inflammatory drug）; PPI, 质子泵抑制剂（proton pump inhibitor）; PUD, 消化性溃疡病（peptic ulcer disease）（Modified from Oh DS, Pisegna JR. Management of upper gastrointestinal bleeding. Clin Fam Pract 2004; 6: 631-645.）

控制不佳的糖尿病、自主神经病、术后状态（如迷走神经切断术、Billroth 幽门成形术）及神经性厌食症相关。呕吐需要和反流、反刍，甚至食欲亢进相鉴别，任何相关症状的病程、频率及严重度都需要进行描述。

　　胃排空闪烁扫描术（放射标记固体试餐）是接受率最高的胃轻瘫检查。该项检查通常是观察进餐后 2 小时，然而，对于有症状的患者，观察餐后 4 小时，可能检出率会更高。呼吸试验可用非放射性同位素 ^{13}C 监测胃排空率（Parkman et al., 2004）。

　　胃轻瘫的初步处理包括饮食调节及止吐药和促动力药的使用。推荐的饮食调节包括多餐少食、以流食（如汤）代替固体食物。食物应低脂肪、低纤维。常见的止吐药包括丙氯拉嗪、曲美苄胺、异丙嗪。目前使用的口服或静脉给促动力药包括胃复安（甲氧氯普胺）、红霉素。多潘立酮是一种多巴胺（D2）受体阻滞剂，在美国并未被批准用于胃轻瘫的治疗，但是在加拿大、墨西哥和欧洲可使用（Parkman et al., 2004）。内镜下对幽门括约肌注射肉毒杆菌毒素可减少幽门括约肌阻力，从而促进胃排空。目前尚无关于该治疗的安慰剂对照试验报道，而且不可期望以肉毒杆菌毒素长期控制胃轻瘫。

胆囊

胆石症和胆囊炎

　　胆结石非常常见于各年龄段的男性或女性，近 20% 的美国人曾受其影响。以人群为基础的研究显示，胆囊疾病在20～55岁女性中的患病率为5%～20%，50岁后的患病率则增至25%～30%。据估计，到75岁，35%的女性和20%的男性会患有症状的或无症状的胆结石（Attili et al., 1995）。在各年龄组，男性的患病率约是同龄女性患病率1/3～1/2。对于哪些人易患胆结石，传统概念是大于40岁的肥胖女性（4个"F"：female, "fat"，40, and fertile）。以下情况胆囊疾病的患病率也会增加：患胰腺功能不全、糖尿病、或有胆绞痛家族史的胆囊纤维化患者，妊娠，体重迅速下降，美国土著皮玛人或斯堪的那维亚人（北欧人）的后代，服用雌激素、孕激素、或头孢曲松的患者，和需要完全肠外营养（TPN）的患者。

GREPCO（The Rome Group for the Epidemiology and Prevention of Cholelithiasis）发现，胆绞痛的时间累积发病率为2年11.9%、4年16.5%、10年25.8%，患并发症的10年累积概率为3%。以胆囊并发症作为胆石症现病史的发生率非常小，从0%～5%。基于这些数据，GREPCO从精心设计的队列及病例对照研究中总结出来的证据支持无症状胆结石的期待疗法。

有症状的胆结石患者在接诊过程中，医师需要有效地排除造成右上腹和上腹痛的其他可能原因，边缘疾病的主要病因是胆囊源性的还是非胆囊源性的（表38-2）。胆结石阻塞胆管或胆总管（CBD, choledocholithiasis, 胆总管结石）导致急性胆绞痛，并可能进展为急性化脓性胆囊炎或胆管炎。与普遍的观点相反，胆绞痛极少与进食或食物种类有关。许多有进食后腹痛的患者认为他们有胆囊疾病，但其实他们中的许多人是消化不良或GERD。一项荟萃分析发现，胃灼热、胃肠胀气、反流、和脂肪食物不耐受与胆结石无关，而上腹痛、恶心、呕吐却与胆结石有更高的相关性（Kragg et al., 1995）。

在急性胆囊炎的患者中，实验室检查的诊断价值不高。在进展中的胆管炎中，全血细胞计数（CBC）常表现为中度的白细胞增多，通常为"杆状核粒细胞增多"。血清淀粉酶和脂肪酶通常正常，在并发胰腺炎的情况下可能增高。血清碱性磷酸酶（ALP）、转氨酶和胆红素水平极少升高，除非CBD引起梗阻。胆总管结石的患者临床表现与胆石症相似，另外还可能有梗阻性黄疸、胆管炎和胰腺炎。

腹部超声是目前最好的胆结石筛查方式，敏感性和特异性大于90%。如果发现结石、胆囊壁增厚和胆囊淤泥，急性胆囊炎诊断基本成立，如果只有结石，不可诊断急性胆囊炎。腹平片仅发现10%～15%的胆结石（图38-10）。上腹部CT比一般的影像学检查敏感性更高，但可能漏诊大量超声可见的胆固醇结石和胆囊淤泥（图38-11）。胆囊闪烁扫描（HIDA扫描）用锝[99m]

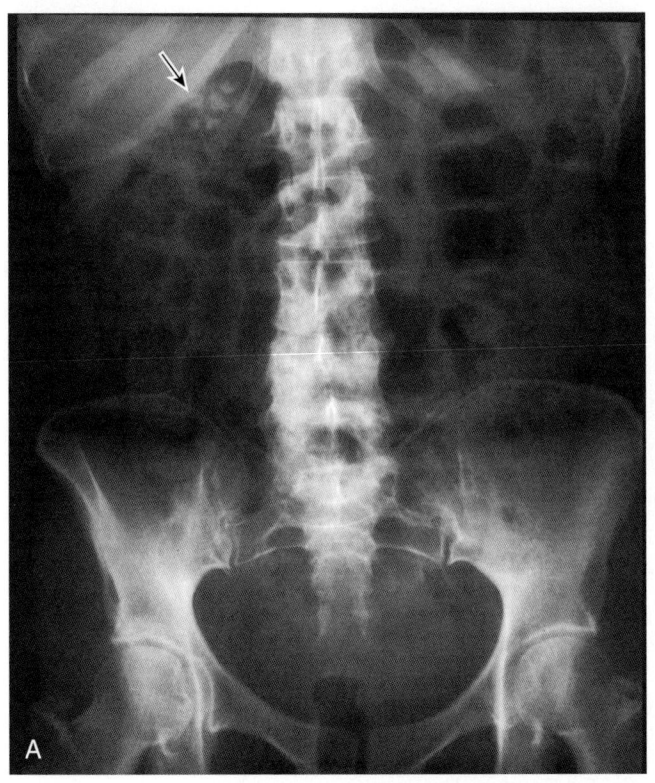
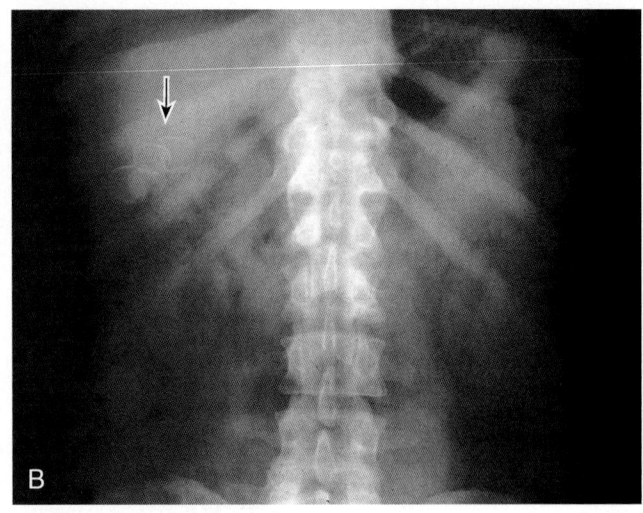

图38-10 胆结石平片（Courtesy Dr. Perry Pernicano.）

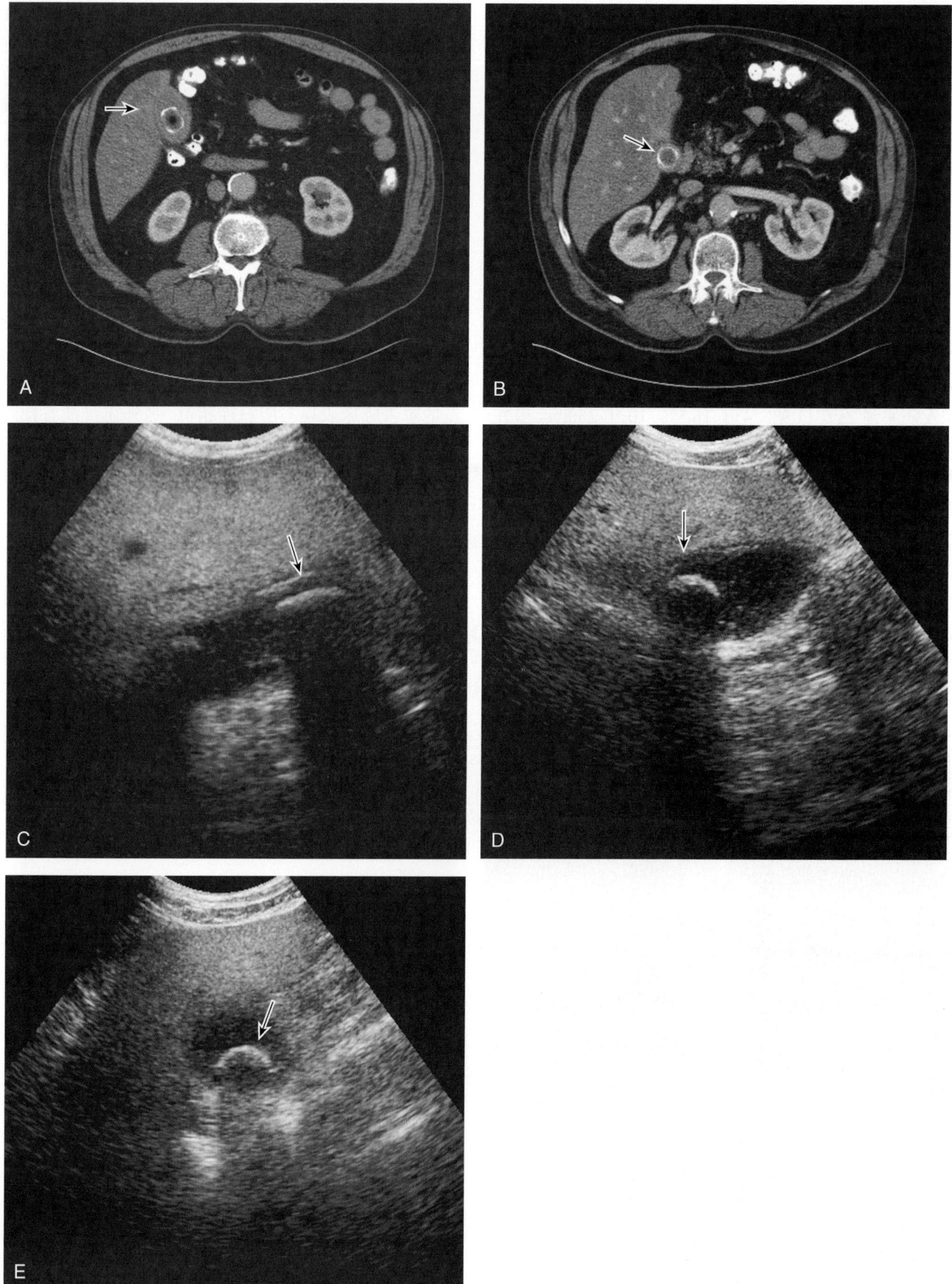

图 38-11　胆结石（箭头）CT（A，B）和超声（C～E）（Courtesy Dr. Perry Pernicano.）

（99mTc）标记的胆酸衍生物观察 CBD 梗阻。ERCP（内镜逆行胰胆管造影）下支架植入术和（或）括约肌切开术可用于诊断和治疗 CBD，缺点是它是侵入性的，价格昂贵，经常充满并发症，包括医源性胰腺炎（图 38-12）。

超声内镜是一种广泛应用的、非侵入性的检查和评估 CBD 结石的方式，具有很好的敏感性和特异性。MRCP（磁共振胰胆管成像）是另一种非侵入性的、辨别胆结石和 CBD 结石的方法，但是其敏感性和特异性均较超声低，并且更昂贵（Browning and Sreenarasimhaiah,

2006）。CBD 的自然病史提示其 70% 可安全进入十二指肠，不需 ERCP 取石。

大多数外科医生支持对无症状的胆结石进行期待治疗。非手术治疗包括以麻醉性镇痛药缓解疼痛（不可使用吗啡及其衍生物，因为其可导致 Oddi 括约肌痉挛，使症状恶化），体外冲击波碎石，用口服胆酸和接触溶剂（如 MTBE，甲基三丁基乙醚）溶解胆结石。大量的随机对照试验支持将腹腔镜胆囊切除术，而非开腹手术，作为胆结石治疗的金标准（Glasgow and Mulvihill, 2006）。

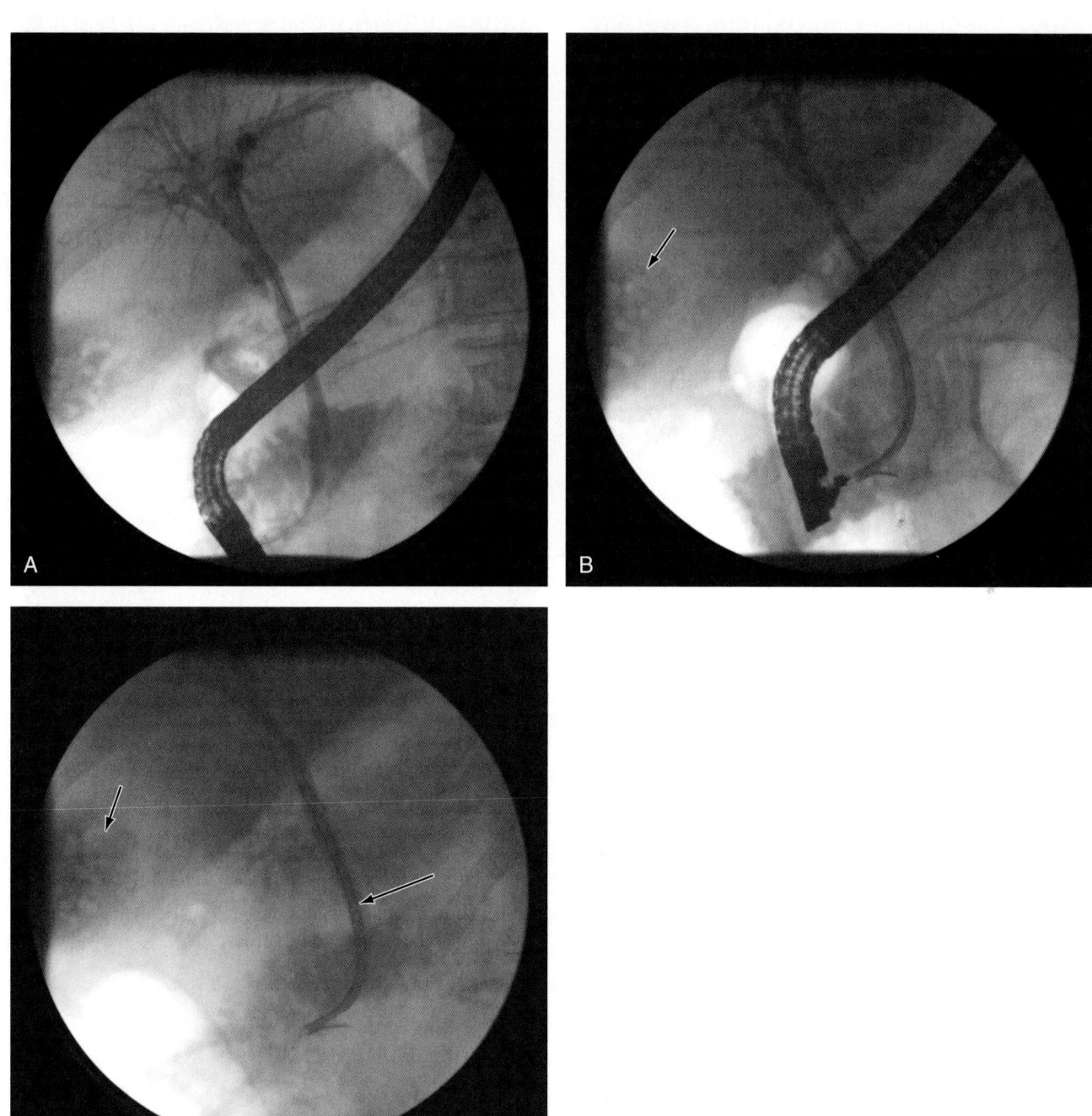

图 38-12 内镜逆行胰胆管造影（ERCP）下支架植入术用于胆结石（箭头）的诊断和治疗（Courtesy Dr. Perry Pernicano.）

肝脏

肝炎

肝实质的急性炎症称之为肝炎。在美国，最常见的几种肝炎均继发于病毒感染，分别被称之为甲型、乙型、丙型肝炎。表 38-10 列出了各种病毒性肝炎的血清学标记物。病毒性肝炎其次是由 EBV（Epstein-Barr virus，EB 病毒）、弓形体病、CMV（cytomegalovirus，巨细胞病毒）引起。引起肝炎的其他病因包括细菌和真菌源性、自身免疫和代谢紊乱、中毒，以及各种肝毒性药物（如异烟肼、对乙酰氨基酚）和其他物质。急性非病毒性肝炎应该考虑对乙酰氨基酚过量，并立即予 c- 乙酰半胱氨酸以避免永久性的肝损甚至死亡。急性肝炎的患者经常表现为低热、乏力、昏睡、厌食、右上腹痛、恶心、呕吐、腹泻、关节痛，严重的患者可有尿色加深和黄疸。

所有类型的急性肝炎中，血清胆红素、转氨酶和 ALP 水平可明显升高，但其具体数值与预后无关。重度肝实质损害的报警症状包括精神状态的改变（肝性脑病）、扑翼样震颤、腹水凝血酶原时间（PT）延长。这些患者需要入院治疗，注意改善营养状况，并请专家进行肝移植评估。大多数急性肝炎可好转，且不产生并发症，所以，尽管需要采取合适的接触隔离并注意慢慢恢复正常活动，大多数患者可以进行门诊治疗。患者的症状改善往往早于肝功能血清学的恢复。

病毒性肝炎

甲型肝炎病毒（hepatitis A，HAV）呈世界性分布，各地区感染率不同。10% 的美国儿童血清学阳性，欠发达国家卫生和社会经济条件的地区，学龄前儿童的血清学阳性率可达 100%（Marsano，2003）。在美国，由于肉或蔬菜加工不熟所导致的其在餐馆的暴发，已使得 HAV 引起了零星的全国关注。HAV 为粪口途径传播，潜伏期为 2～6 周。大多数患者在该时间段内即可痊愈且无永久的肝脏损害。一旦感染 HAV，随着抗 HAV IgG 抗体的出现，免疫力即可形成，无慢性携带者状态。如果在已知的潜伏期内暴露于 HAV，患者需以免疫球蛋白进行被动免疫。高风险人群或到高流行区旅行前推荐使用疫苗（Fiore et al.，2006）。

表 38-10　病毒性肝炎血清学检测和意义

检查	描述
甲型肝炎病毒（HAV）	
抗 HAV IgM	甲肝抗原的免疫球蛋白 M（IgM）抗体。 IgM 抗体预示着近期的急性感染。症状发作时即可形成，1 年内消退
抗 HAV Ig G	甲肝抗原的免疫球蛋白 G（IgG）抗体。 合并抗 HAV IgM（-）时，该抗体提示过去感染过 HAV，且患者已被免疫。晚于 IgM 抗体 1～2 周出现
乙型肝炎病毒（HBV）	
HBsAg	乙肝表面抗原是提示急性感染的最早指标。症状出现前数月即可存在，可持续 6 个月。6 个月后持续存在可能提示慢性携带者状态
抗 -HBs	乙肝表面抗体是临床好转和后续免疫力。HBsAg 消失后 1～2 个月出现，可持续终生
HBcAg	无临床意义，不可检测
抗 -HBc IgG	乙肝核心抗体是急性感染的早期指标。也可提示曾经感染过 HBV，并可持续终生。可早于 HBs Ag 被检测到。可持续数年，但不具免疫保护作用
抗 -HBc IgM	急性活动性感染的早期指标，持续时间短（3～6 周）
HBeAg	活动性感染指标，提示患者有高传染性。e 抗原的持续存在提示进展为慢性携带者状态
抗 -HBe	e 抗原到 e 抗体的血清学转换提示感染的好转，在携带者中提示低传染性
抗 -HBc IgM 片段	乙肝核心抗原抗体 IgM 片段检测是排除急性 HBV 感染的试验 该片段在乙肝感染前几个月消失
丙型肝炎抗 -HCV	暴露后 3～12 个月出现的 HCV 抗体
丁型肝炎抗 -HDV	此 HDV 抗体可能出现时间晚，持续时间短
戊型肝炎（非甲非乙）	无可检测的标记物，流行病学与乙肝相同

Modified from Rodney WM. Gastrointestinal disorders. In Rakel RE, ed. Textbook of family medicine. 6th ed. Philadelphia；Saunders；2002

尽管有高效价的 hepatitis B（HBV，乙型肝炎病毒）疫苗，全球有近 20 亿的人感染有 HBV。3.5 亿为慢性活动性感染，全球每年有 60 万人死于此（WHO，2009）。HBV 通过血液、体液传播，如性交（同性或异性）、与已感染的药物滥用者共用针头、或意外被医疗设备的针头扎到。在患病率较高的地区（如东南亚、中国）主要为母子传播（分娩或童年早期）。HBV 疫苗使用重组 DNA，按固定时间打 3 针，并且引起绝大多数接种者的免疫反应（CDC，1999）。母亲为 HBV 表面抗原（HBsAg）阳性，孩子除了疫苗外，还需在出生后 12 小时内注射 HBV 超免疫球蛋白。慢性感染的患者可进展为肝硬化、终末期肝病。肝活检显示病情中到重度活动的患者具有抗病毒治疗的指征。目前的治疗包括干扰素及最近兴起的拉米夫定和阿德福韦（Marsano，2003）。

全世界有超过 3 亿的患者感染有 Hepatitis C（HCV，丙型肝炎病毒），其中美国有 400 万。至少 6 种基因型及 100 种基因亚型已被发现（Bukh，2000；Hepatitis C Statistics，2009）。血清学检测 HCV RNA 抗体可诊断丙型肝炎。虽然丙肝有抗体产生，但其对于疾病的形成和进展不具保护意义。HCV 通过血液及体液污染传播，如通过静脉或鼻内用药、输血传播，或者作为健康工作者被感染（如被已污染的东西扎伤或碰破皮肤）。目前关于性传播及文身传播并无一致的数据。人类免疫缺陷病毒（HIV）的共感染增加了性传播及母子垂直传播的风险。慢性丙肝的患者，饮酒极大地加快了肝的破坏及肝硬化的形成。许多专家认为一旦诊断，需

终生戒酒，终生不静脉或鼻内给药，并在开始抗病毒治疗前强迫执行。

近 50% 的丙肝患者可通过聚乙二醇干扰素和病毒唑联合治疗获得持久性的病毒根除（Shehab，2004）。病毒唑治疗的患者需要监测药物的副作用，一旦出现，可能需要进行药物剂量的调整或暂停用药。病程和预后取决于病毒的基因型和可能的治疗剂量的下调。不同基因型的持续性的病毒应答率，从 1 型的 42% 到 2 型和 3 型的 80%，各不相同（Marsano，2003）。

丁型肝炎病毒（Hepatitis D，HDV）可见于静脉吸毒者和乙肝携带者（共感染）。戊型肝炎病毒（Hepatitis E，HEV）是一种肠道病毒，在美国罕见，具有病程自限性，无慢性携带者状态。

肝硬化

肝硬化和慢性肝功能衰竭是美国的第 12 位致死原因。在 2006 年，导致 2755 人死亡（9.2 人/10 万人），男性稍多（NCHS，2009）。绝大部分肝硬化相关的发病率和死亡率均继发于过度饮酒、乙肝和丙肝、肥胖（非酒精性脂肪性肝病，nonalcoholic fatty liver disease，NAFLD），并且在理论上是可以预防的。肝硬化是指肝进行性弥漫的纤维化及结节状态，导致肝正常结构的破坏。门脉高压可产生众多长期并发症。近 40% 的患者并无症状，而是在常规检查，如实验室和影像学检查（图 38-13 和图 38-14）甚至尸检中发现肝硬化。酒精性肝硬化的死亡率高于其他类型的肝硬化。

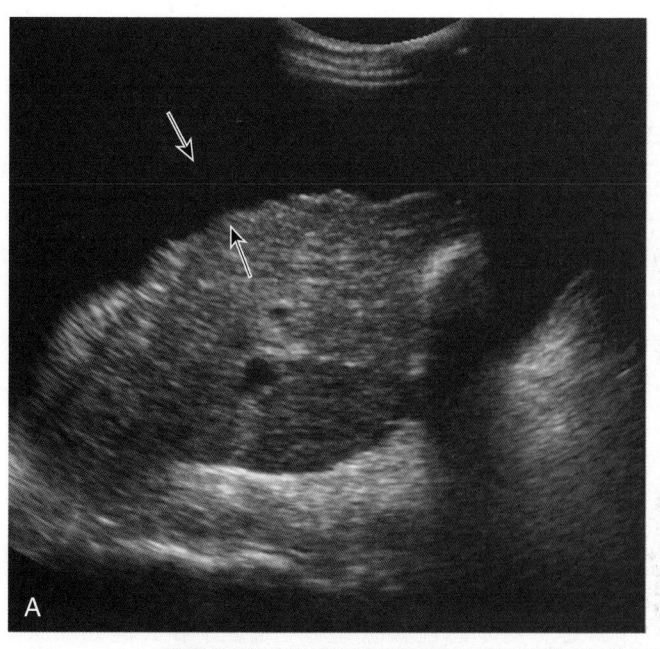
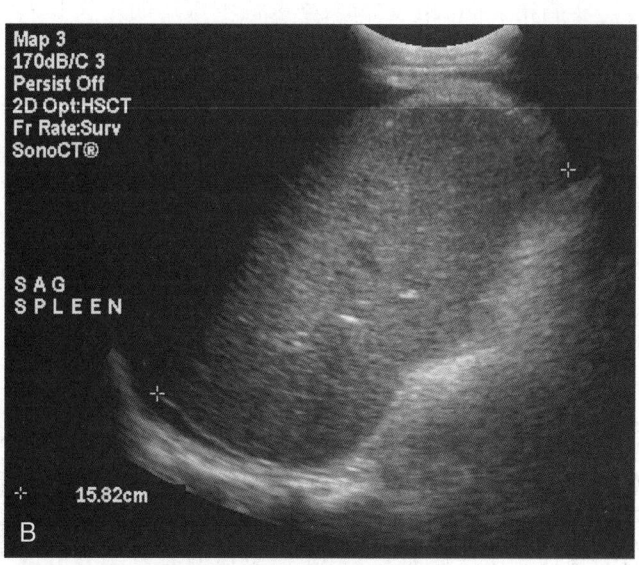

图 38-13 肝硬化。超声显示了分叶皱缩的肝以及腹水和巨脾（Courtesy Dr. Perry Pernicano.）

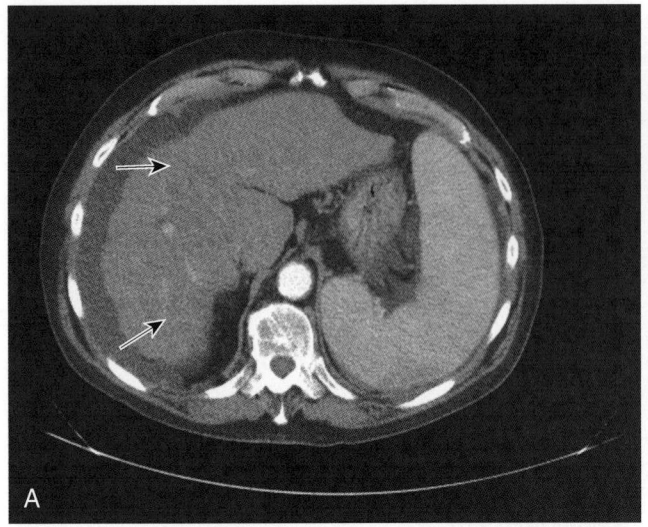
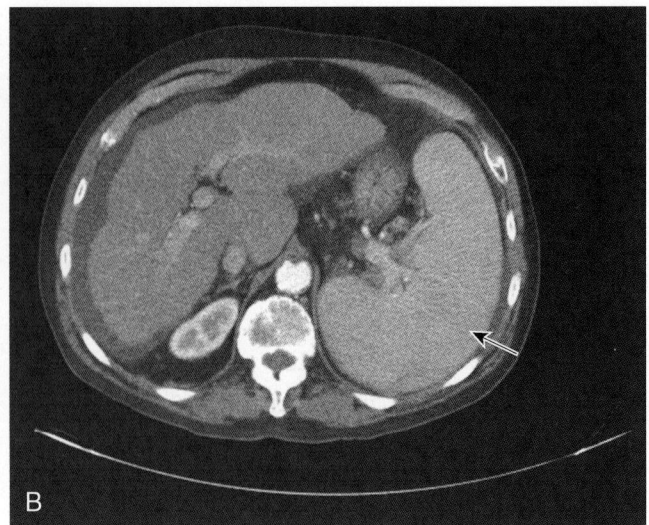
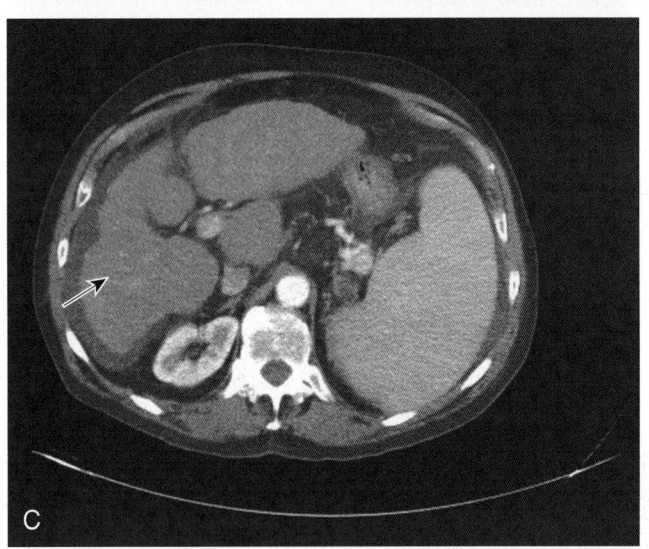

图 38-14　肝硬化。CT：A，肝的分叶状轮廓；B，巨脾；C，腹水（Courtesy Dr. Perry Pernicano.）

非酒精性脂肪肝的发病率取决于疾病的定义和人群，它的风险因素包括肥胖、代谢综合征征，血脂异常和 2 型糖尿病，其他相关因素包括多囊卵巢综合征、甲状腺功能减退、睡眠呼吸暂停和性腺机能减退。当患者在影像学检查下确定有肝脂肪变性，同时具有肝脏疾病或肝生化指标异常的症状或体征时，这些患者应考虑 NAFLD 的诊断和给予相应的处理（推荐等级：A）。不建议在初级保健诊所就诊人群或高危人群（如糖尿病、肥胖患者）筛选 NAFLD，这是由于目前对筛查的长远获益和性价比，还缺乏相关的知识支持，各种诊断性检查和治疗方案还存在不确定性（推荐等级：B；Chalasani et al.，2012）。治疗方法包括减肥（例如地中海饮食）和 ω-3 脂肪酸补充剂（＞830mg/d）。目前不建议持续监测非酒精性脂肪肝患者，尤其是监测血清转氨酶和肝脏超声检查。

影响 HRQOL（健康相关生活质量）及生存的主要肝硬化并发症包括腹水形成、自发性细菌性腹膜炎、肝肾综合征、脑病，继发于门脉高压和静脉曲张的消化道出血。肝硬化的另一个严重的并发症是肝细胞肝癌，因而进行超声及血清甲胎蛋白（AFP）的筛查是值得的（Marrero，2005）。由于其 5 年生存率（30%～40%）较低，所有腹水的患者均需进行肝移植的评估（Gines et al.，2004）（图 38-15）。

胰腺

急性胰腺炎

尽管对于急性胰腺炎病理生理学和关键处理原则的研究已经有了瞩目的进展，它仍然具有很高的患病

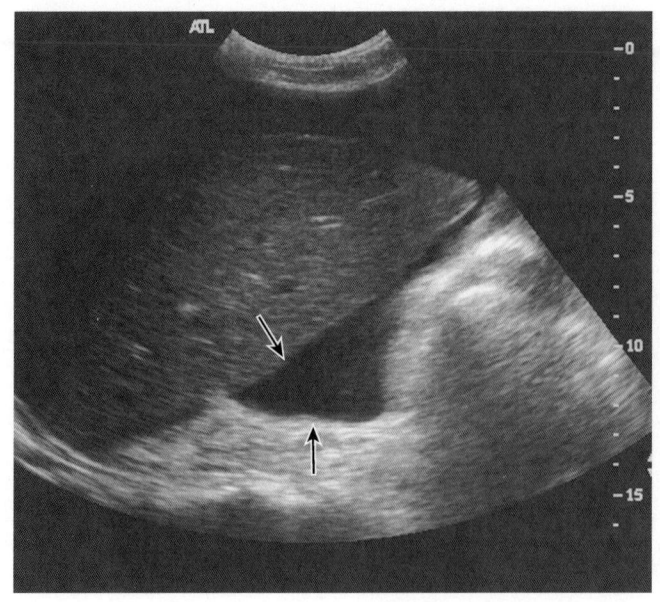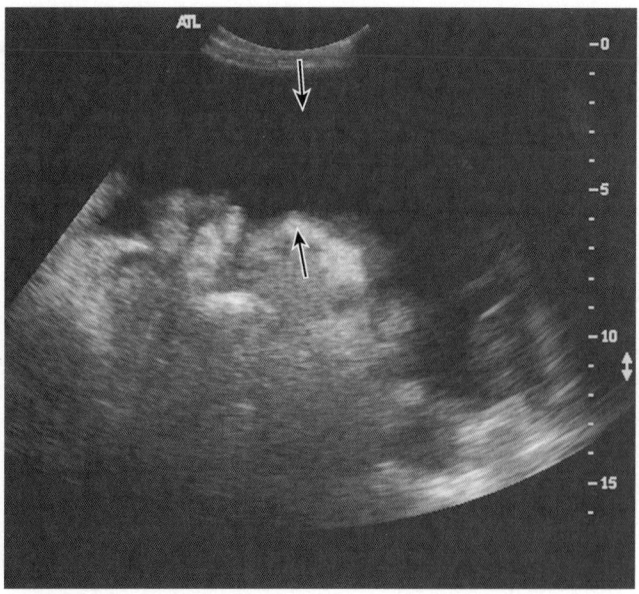

图 38-15 腹水（箭头）（Courtesy Dr. Perry Pernicano.）

率和死亡率。有研究表明，胰腺炎在一定程度上被漏诊，有 40% 的案例直到尸检时候才被诊断出急性胰腺炎。因此，内科医生以及急诊医生需要有能力在患者入院 48 小时内诊断胰腺炎（AGA，2007）。诊断急性胰腺炎至少要达到以下标准中的两个：①与胰腺炎相符合的腹痛；②血清淀粉酶或脂肪酶大于正常值上限的 3 倍；③腹部影像发现特征性改变（Tenner et al.，2013）。在急性重症胰腺炎中还会相继发生胰腺实质液化性坏死及胰周的脂肪坏死，进而出现广泛的多器官功能衰竭、感染和致致命的血流动力学不稳定。

急性胰腺炎的病因多种多样，而在不同的时代不同的地域常见病因是不同的。胆石症、胆汁淤积、微结石约占所有病因的一半，因此，所有急性胰腺炎患者都推荐腹部超声检查（Tenner et al.，2013）。酒精摄入占急性胰腺炎病因的第二位，约为 30%，尽管酒精起到的作用还不很清楚，无论作为毒素还是作为造成受损的胰腺功能进一步恶化的因素。胰腺炎的其他病因，如高甘油三酯血症、外伤药物、ERCP、肿瘤、PUD 穿孔、病毒感染和特发性胰腺炎，占所有案例的约 15%。当血清甘油三酯大于 1000mg/dl 时，如果没有胆石症或大量饮酒等证据，高甘油三酯血症应被视为急性胰腺炎的病因（Tenner et al.，2013）。胰腺肿瘤应该在鉴别诊断中注意排除，尤其是在年龄超过 40 岁的人（Tenner et al.，2013）。

急性胰腺炎的血清标记物在诊断上有很高的敏感性和特异性，但不能预测疾病的严重程度。最常用的淀粉酶及脂肪酶在胰腺受损后几乎同时分泌，但从血液中清除的速率却不相同。所以，仅依靠血清总淀粉酶来诊断急性胰腺炎是不对的，因为其在 48～72 小时内就几乎被完全清除。急性发作后 2～4 天，胰淀粉酶诊断急性胰腺炎的敏感性下降至小于 30%。相较而言，急性发作后 14 天，血清中仍可检测到升高的脂肪酶，对急性胰腺炎的敏感性大于 90%（Orbuch，2004）。

应在患者就诊时立即评估血流动力学状态，并根据需要采取复苏措施。并且进行风险评估将患者分为高风险和低风险类别，以协助分流患者，例如入院到重症监护病房（Tenner et al.，2013）。可检测且可提示疾病严重度的早期预后因素包括 APACHE II（Acute Physiology and Chronic Health Evaluation II）评分。入院时，急性胰腺炎死亡的预测准确性为 40%；在入院后 48 小时，即使所有关于其发病和死亡预测的诊断措施都已经做了，该数值也不高于 80%（Papachristou and Whitcomb，2004）。急性胰腺炎最重要的处理措施是维持有效循环血容量（AGA，2007）。除非合并心血管或肾脏疾病，对患者应积极水化，即输注等渗晶体溶液 250～500 毫升 / 小时。有低血压和心动过速的患者可能需要更高的输液速率（Tenner et al.，2013）。许多胰腺炎严重度的预测指标都与"第三腔"的液体直接相关，包括血液浓缩、肌酐升高。积极水化的主要目标是降低血尿素氮（Tenner et al.，2013）。由于第三腔液体改变导致继发性的低血容量，红细胞压积可发生显著的改变。在最初的 12 小时给予早期的积极水化将获益最大（Tenner et al.，2013），有可能减少甚至防止胰腺坏死的发生。

如果胆红素、转氨酶和 ALP 水平升高，可能提示

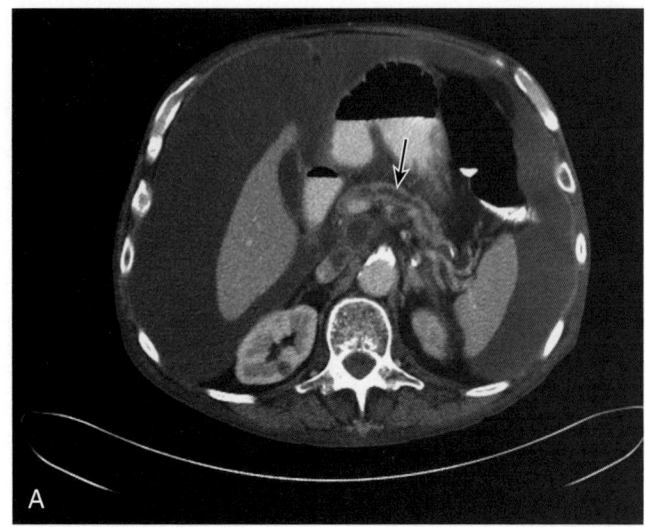
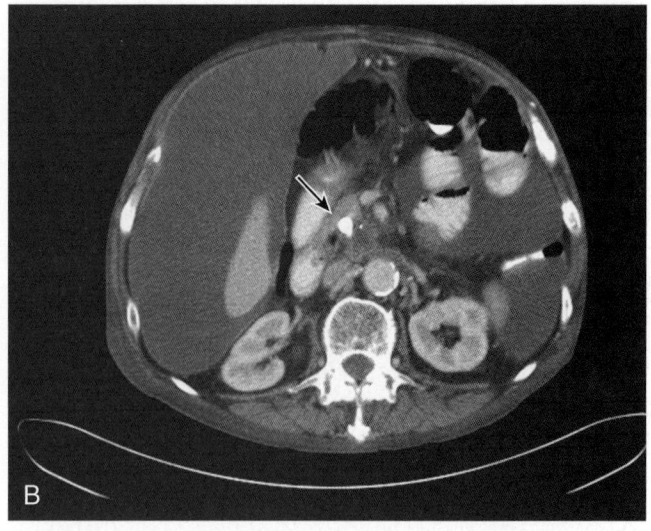

图 38-16　继发于结石性胰腺炎的扩张胰管（箭头）的 CT 扫描像（A 和 B）（Courtesy Dr. Perry Pernicano.）

CBD 的存在（图 38-16）。建议急性胰腺炎合并急性胆管炎患者入院后 24 小时内行 ERCP 检查。大多数胆石性胰腺炎患者不需要 ERCP，因为他们缺乏实验室或临床上持续胆道梗阻的证据。在没有胆管炎或黄疸的情况下，应选择 MRCP 或内镜超声检查，而不是 ERCP；但是如果高度怀疑胆总管结石，则还是要选择 ERCP（Tenner et al.，2013）。相似的实验室改变和不太急的临床表现可发生于出现胆管狭窄的慢性胰腺炎。

增强 CT（CECT）是被最广泛研究的确诊急性胰腺炎的检查方式（图 38-17）（Papachristou and Whitcomb，2004）。对于诊断不明或入院后 48～72 小时内临床表现未能改善的患者，应该选择胰腺 CECT 或磁共振检查（Tenner et al.，2013）。超声诊断急性胰腺炎的敏感性为 62%～95%，这可能说明在 30% 的病例中，超声是看不到胰腺的。如果能在急性背景下看到胰腺，那么这些患者中有 90% 的人有胰腺组织的异常。病情越轻，则 CT 观察到异常的可能性越小。

急性胰腺炎的药物治疗主要是支持性的。抗生素不应常规使用，但是存在胰腺外感染时还是应该给予。在轻度急性胰腺炎中，如果患者没有恶心和呕吐，腹痛缓解后就可以立即开始经口进食：低脂固体饮食似乎和液体饮食一样安全（Tenner et al.，2013）。对于可能要禁食 >7 天的患者，需予营养支持。肠内喂养优于肠外营养，因为有助于预防感染性并发症。鼻饲和鼻空肠肠内喂养的安全性和有效性似乎相当（Tenner et al.，2013）。对于住院患者，疼痛管理最好使用吗啡衍生物。少数情况下，患者控制的麻醉可用于严重的腹痛，但是要注意其他诊断和并发症。

慢性胰腺炎

胰腺永久性的病理损伤导致慢性胰腺炎。除了外分泌功能不全（表现为营养吸收障碍、糖尿病，或两者）外，慢性疼痛综合征也可能出现，并成为一个治疗难题。许多患者可出现物质滥用或其他行为问题，处理这样的患者，需要时间、耐心、同情和技巧。长期饮酒的患者更可能反复发作。一些患者可通过治疗性的 ERCP 和胰腺手术缓解部分疼痛。外分泌功能不全的患者可采取胰酶替代治疗（Apte et al.，1999）。

慢性胰腺炎提示一定程度上的进展性永久性的胰腺破坏，在 X 片和 CT（图 38-18，图 38-19）上表现为钙化。这种破坏经常导致糖尿病和胰腺功能不全，造成

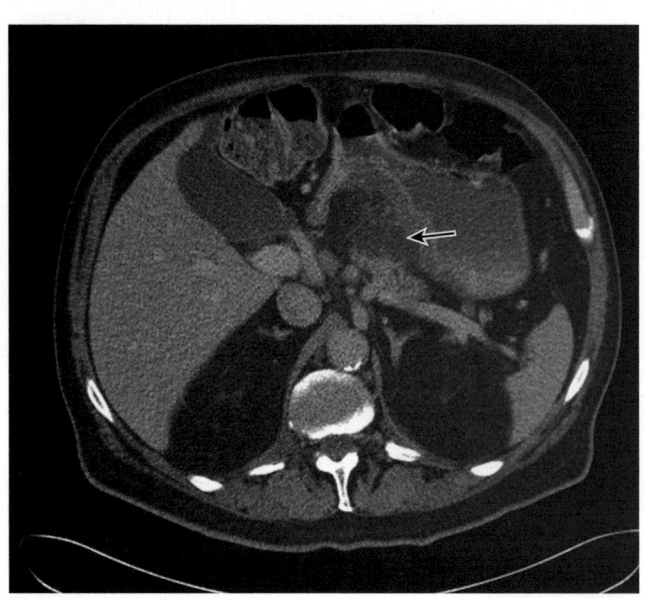

图 38-17　胰腺炎（CT，箭头所示）（Courtesy Dr. Perry Pernicano.）

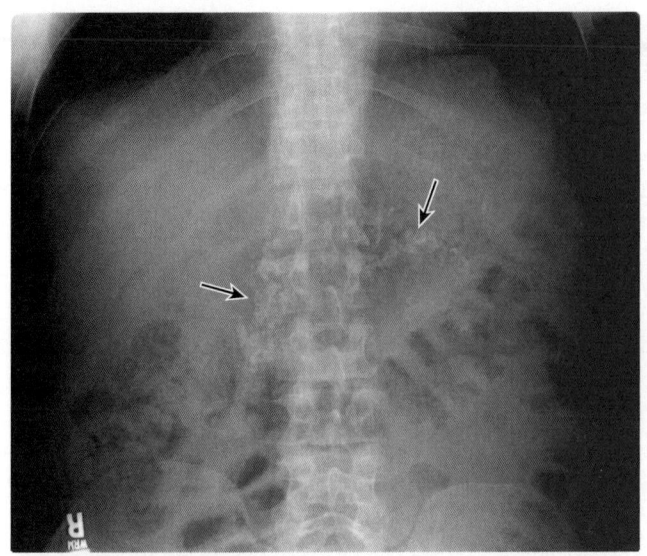

图 38-18 慢性胰腺炎伴钙化(Courtesy Dr. Perry Pernicano.)

营养吸收障碍伴慢性腹泻。慢性胰腺炎的患者可表现有反复发作的腹痛,并常因病情的急性或慢性恶化收住入院。可能的并发症包括假性囊肿(图 38-20)和脓肿形成,消化道和假性囊肿之间瘘管形成,胰管破坏导致的持续性的胰源性腹水,与腹腔交通,肠系膜静脉血栓形成,动脉的假性动脉瘤(Apte et al., 1999)。

胰腺癌

2008 年,美国有大于 37 000 人被诊断为胰腺癌,并有大于 34 000 人死于此病(Cancer Facts and Figures, 2008)。主要的危险因素为老龄、烟酒嗜好。胰腺癌临床表现包括非特异性的腹痛、体重下降、恶病质、无痛性梗阻性黄疸,由于症状不典型,极少能得到早期诊断。近 85% 的患者出现局部进展或转移性疾病,中位生存期为 3～12 个月。对于这些患者,通常的治疗手段包括姑息性手术。放疗和化疗对于生存无实质性的

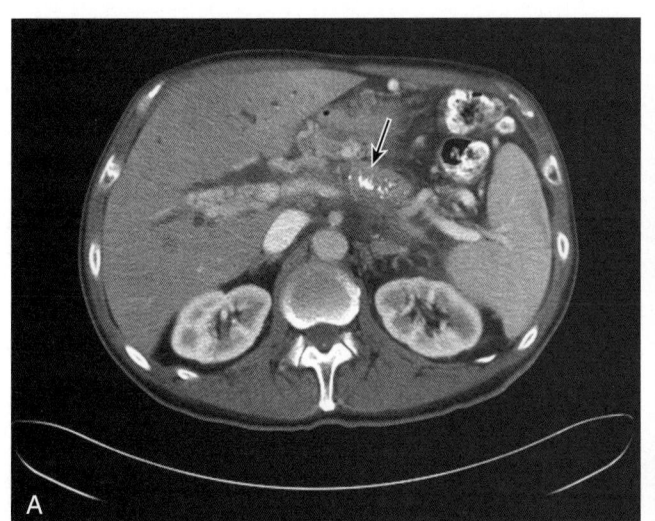

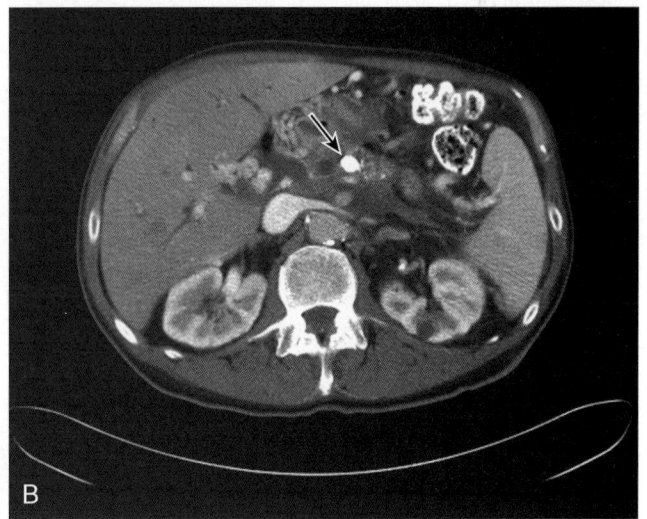

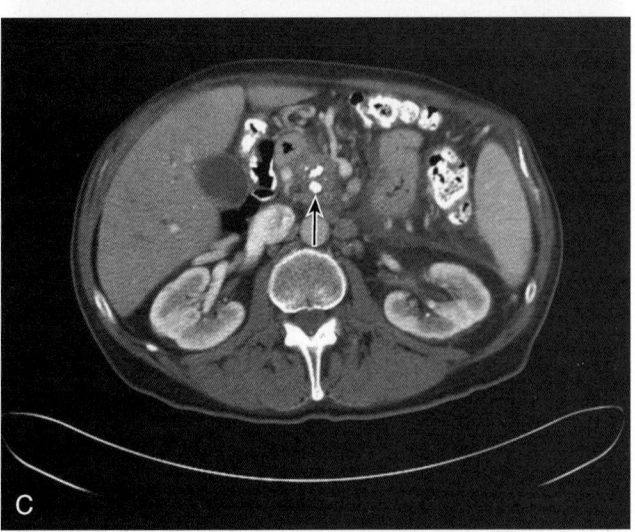

图 38-19 胰腺钙化(Courtesy Dr. Perry Pernicano.)

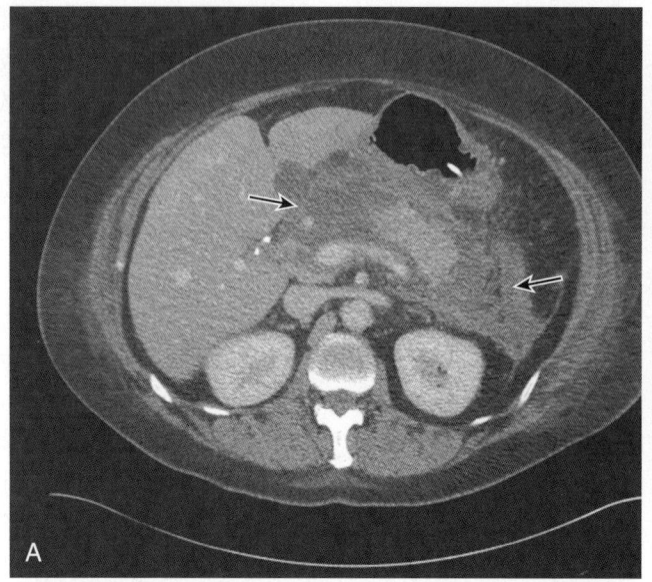
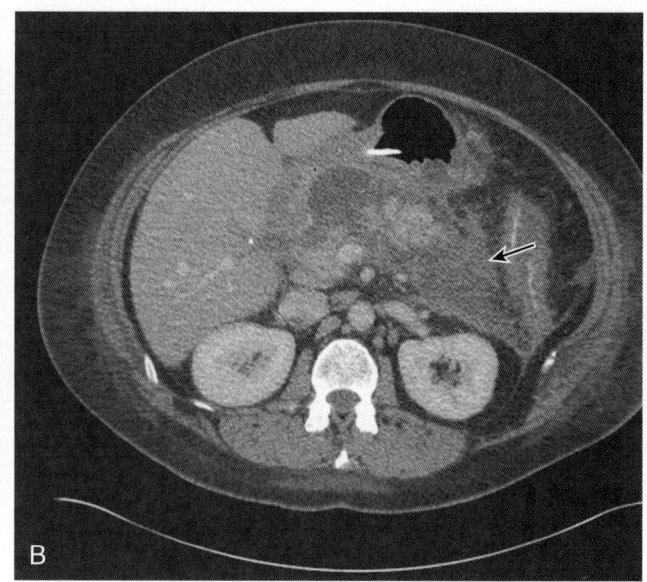
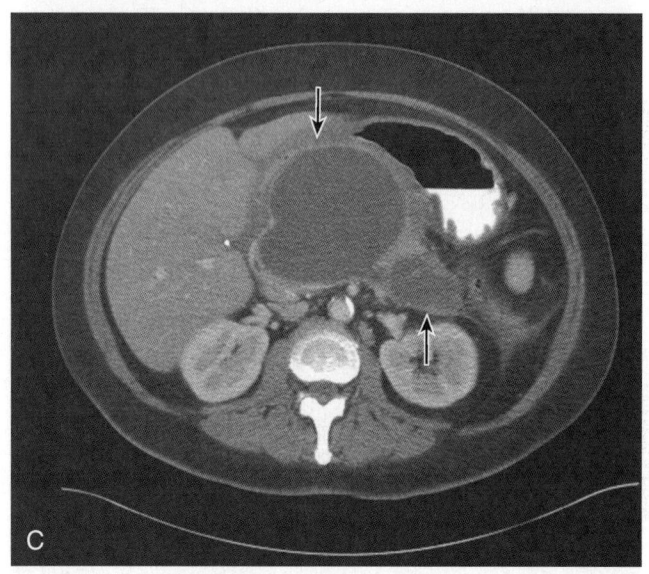

图 38-20　CT 示急性胰腺炎 2 个月进展出现假性囊肿（箭头）（Courtesy Dr. Perry Pernicano.）

影响。超声内镜和高分辨 CT 使得医生能够更好地选择可能从切除手术中获益的患者（图 38-21）。

下消化道

炎症性肠病

重　点

- 糖皮质激素可以有效地促进 IBD 的缓解，但对于维持治疗无效。
- 5-ASA 可用于溃疡性结肠炎的急性缓解及维持治疗，但一般对克罗恩病无效。

对大多数患者而言，炎性肠病（inflammatory bowel disease，IBD）是一种慢性的状态，需要长期维持治疗。美国有 50 万的 IBD 患者。溃疡性结肠炎（ulcerative colitis，UC）和克罗恩病（crohndisease）是 IBD 的两个主要种类，微小性结肠炎是新近定义的第三类 IBD，相对少见。美国 UC 和克罗恩病的发病率为每年每 10 万人有 1.5～8 个新发病例，高加索人更多见，无性别差异（虽然有观点认为克罗恩病男性更多见，UC 女性更多见）。大多数患者是在 15～25 岁被诊断为 IBD，第二个发病高峰是 55～65 岁。由于对微小性结肠炎了解还比较少，其发病率尚不明确，西欧和冰岛的统计数据为 4.3～9.2 人 /10 万人（Loftus，2003）。

遗传因素在 IBD 的形成中扮演了重要的角色。IBD 患者（克罗恩病或 UC）的一级亲属，一生中有近 10%

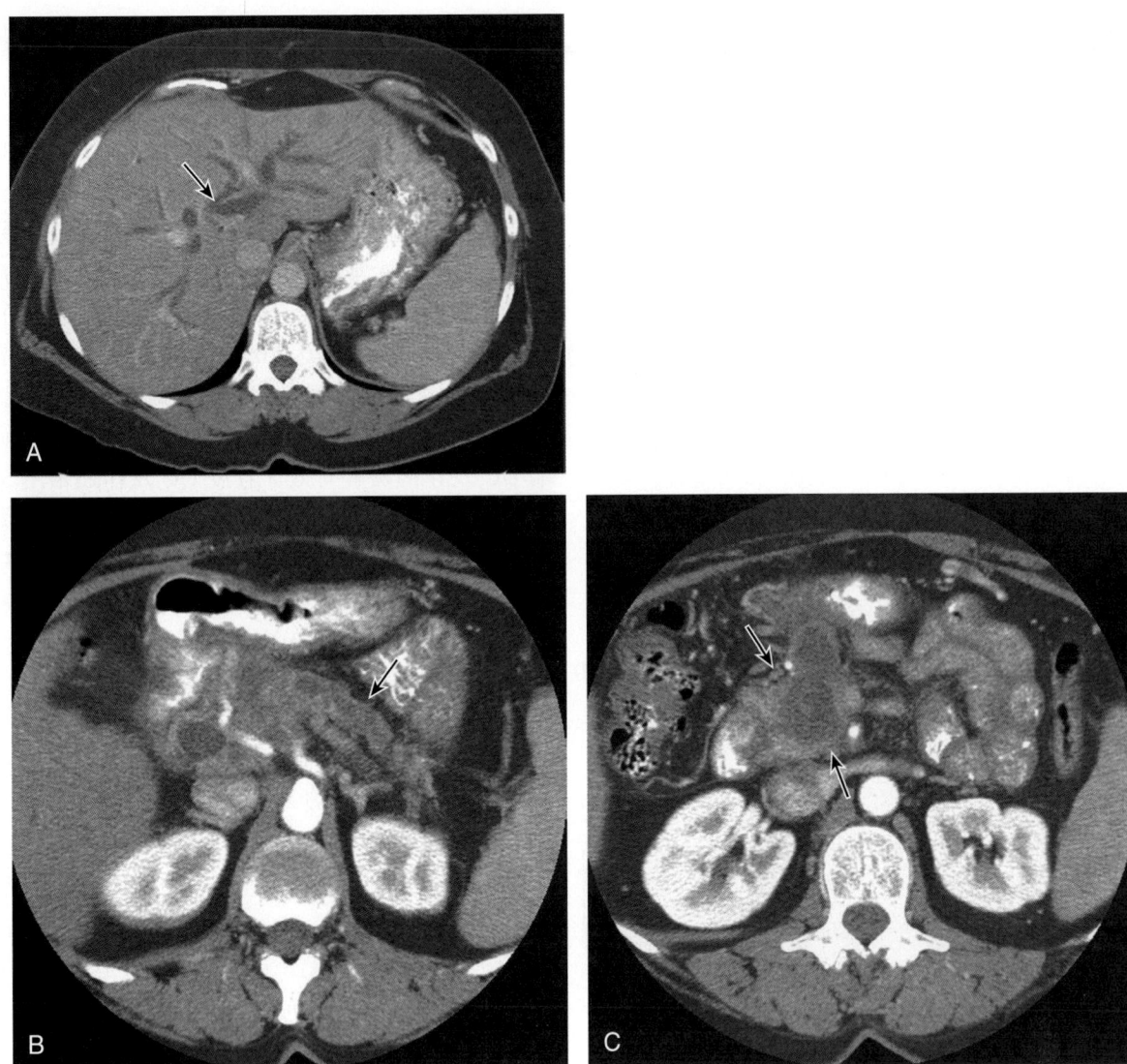

图 38-21　A 至 C，胰腺癌，胰头肿块，胆胰导管扩张。箭头示腹水（Courtesy Dr. Perry Pernicano.）

的患病风险，并且疾病的类型和过程和已患亲属相似（Higgins and Zimmerman，2004）。

UC 绝大多数是累及乙状结肠和直肠的黏膜层，导致直肠炎和直肠乙状结肠炎（图 38-22）。病变可逆行向上扩展，呈连续性、弥漫性分布，导致肠黏膜炎症，表现为肉眼可见的水肿、脆性增加。全结肠炎由炎性渗出物造成，这些炎性渗出物通过功能不完整的回盲瓣形成倒灌性回肠炎，并可累及小肠。

克罗恩病与 UC 的不同点是，UC 可累及从口到肛门的全消化道，包括胆囊和胆道系统，并累及肠壁全层。病变主要位于免疫组织丰富的回肠末端，累及直肠的概率小于 50%。与 UC 相比，克罗恩病的黏膜改变为节段性（跳跃性病变）、非弥漫性、块状分布，导致肠道梗阻、脓肿、肛周瘘管和累及其他器官、皮肤的瘘管。病变的反复发作和愈合可造成严重的肠壁肌肥大和纤维化，进而导致小肠狭窄、近端扩张和瘘管形成增加，最终出现肠梗阻急需手术干预（Loftus，2003）。

大多数 UC 的患者表现为轻到中度的腹泻，而无全身症状，如发热、乏力、脱水、体重下降。一般而言，病情越严重，肠蠕动次数就越多，出现全身症状的可能性也越大。UC 可间以急性发作，并可自行缓解。少数 UC 患者可出现重度或爆发性脂膜炎，表现形式多样，从急腹症到中毒性巨型结肠不一。频繁、急迫的血性腹泻提示直肠疾病，与 UC 最一致。

轻度克罗恩病的患者，腹痛不明显，腹泻间歇发作、无体重下降。餐后痉挛痛提示炎性或纤维化小肠段的暂时性梗阻。克罗恩病的结肠表现和 UC 相似，以血便为主。直肠累及时，由于直肠的炎症和不可膨胀性，表现为更频繁、急迫的小量血便。IBD 和肠易激综合征（irritable bowel syndrome，IBS）均可见黏液便，因而不具特异性（Higgins and Zimmerman，2004）。

肠外表现可能为 UC 或克罗恩病的主要症状。葡萄膜炎、虹膜炎、巩膜外层炎常伴随肠道症状发生。大关节痛和骶髂关节炎可能是肠病性关节炎的一种形式。常见的皮肤表现包括结节性红斑、肛周瘘管、坏疽性脓皮病。IBS 的发病率高于 IBD，因而将 IBS 患者误诊为 IBD 是诊断中的一个主要易犯错误。

直肠融合性的红斑性炎症与 UC 和感染性结肠炎关系最为密切。假息肉形成提示慢性炎症性结肠炎（图 38-23），而单发的阿弗他溃疡、裂隙样病变、狭窄、不累及直肠，则与克罗恩病相关。结肠镜检查需进入回肠，并作正常及不正常黏膜的活检。肛门或肛周病变，包括窦道、直肠阴道瘘、脓肿，支持克罗恩病，而非 UC。克罗恩病的黏膜表现为鹅卵石样或结节状。结肠袋消失、正常结构变化、或两者，也可出现（图 38-24，图 38-25）。

IBD 的药物治疗目标为诱导症状缓解，维持无症状状态，此目标常需胃肠病专科参与才能实现。系统性糖皮质激素用于活动期发作是诱导缓解的主要手段，对于克罗恩病可达 70% 的缓解率，而安慰剂只有 30%；对于 UC 的缓解也有类似的结果。布地奈德是灌肠剂中的一种非系统性激素，对于诱导克罗恩病和远端 UC 发作的缓解有效。轻度 UC 发作通常用 5-ASA（5-aminosali-cylic acid，5- 氨基水杨酸）衍生物，如柳氮磺胺吡啶；但是随机对照试验已经证明 5-ASA 对于控制克罗恩病的急性发作的效果，只比安慰剂效果略微好一点。5-ASA 产品在诱导克罗恩病缓解中的地位低于布地奈德和系统性糖皮质激素，通常不用（Higgins and Zimmerman，2004）。

硫唑嘌呤及其代谢产物 6- 巯基嘌呤是诱导克罗恩病缓解的慢作用药，常与系统性激素联用，以协助诱导和维持缓解，并有助于激素减量。氨甲蝶呤对于诱导克罗恩病缓解也有效。推荐进行 CBC 和血清转氨酶的密切监察，最初为每月一次，随剂量改变适当调整。应避免怀孕或接种活菌疫苗。英夫利昔单抗是一种抗 TNF-α（肿瘤坏死因子 -α）的抗体，对于近 60% 激素无效的克

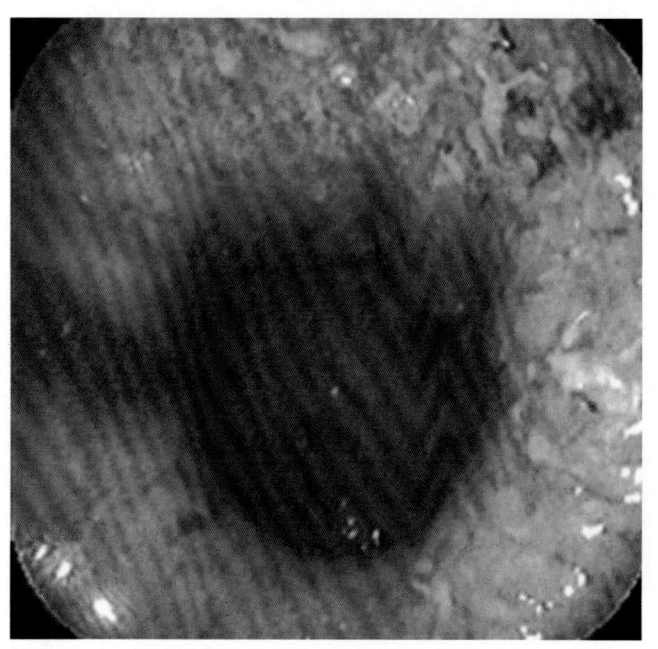

图 38-22 重度结肠炎（Courtesy Dr. Erik-Jan Wamsteker.）

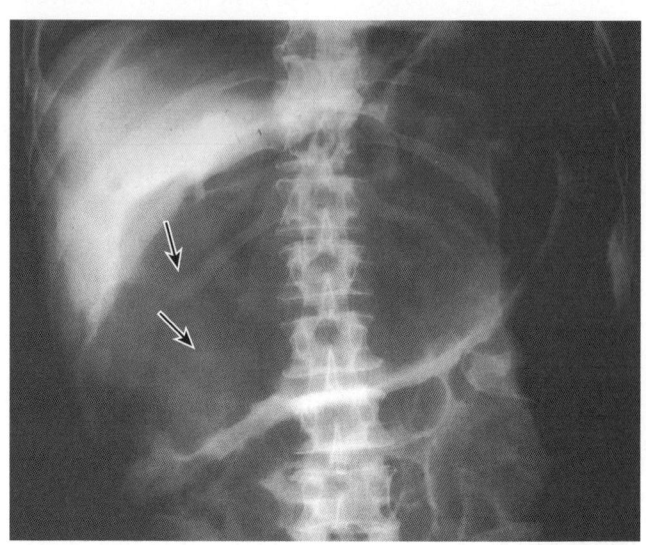

图 38-23 溃疡性结肠炎，假息肉（Courtesy Dr. Perry Pernicano.）

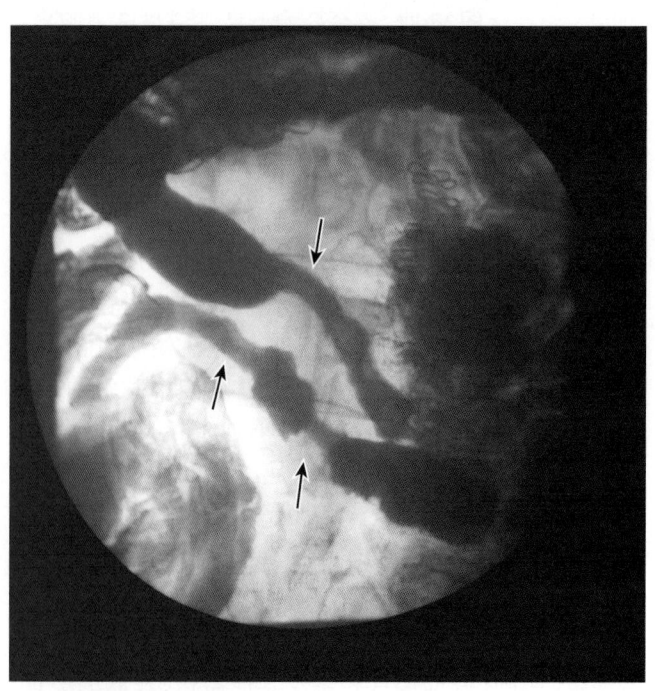

图 38-24 克罗恩病（Courtesy Dr. Perry Pernicano.）

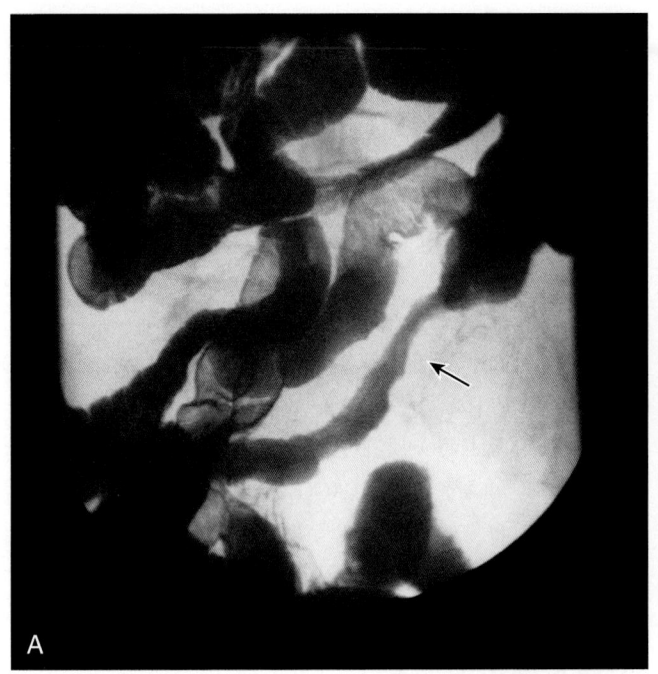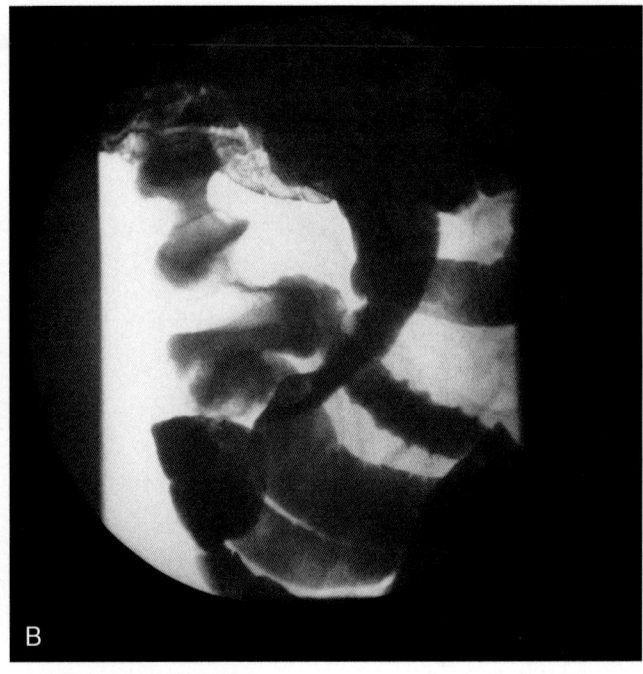

图 38-25 克罗恩病(Courtesy Dr. Perry Pernicano.)

罗恩病患者有显著的效果。英夫利昔单抗副作用严重，包括输液反应，罕见情况下可出现心衰的加重、休眠期结核的活动、血清病和侵袭性真菌感染(Feagan,2003)。

肠易激综合征

　　肠易激综合征(irritable bowel syndrome,IBS)是家庭医生最常遇到的情况之一，全世界的发病率为 1%～20%，美国的发病率为 7%。IBS 的临床特点为腹痛、腹胀、无结构或生化异常的排便异常。虽然从十几岁到

45 岁均可发生 IBS，但通常发生于近 30 岁。大于 45 岁怀疑 IBS 的患者需要查器质性疾病。美国每年 IBS 相关的直接或间接的花费超过 200 亿。有 IBS 的患者所消耗的医疗资源多于同类无 IBS 患者 50%(ACG,2009)。

　　IBS 可能具有多种潜在病理生理因素的临床表现，包括疾病的遗传因素、CNS(中枢神经系统)疼痛处理紊乱、内脏高敏感性、黏膜炎症、结肠动力异常和精神压力。考虑到 IBS 患者临床表现差异较大，所以 IBS 可能是多因素综合作用的结果，包括以上已知的及其他尚未被发现的。心理社会压力可能会加重功能性胃肠病的症状。就诊于胃肠道专家的患者中，42%～61% 有焦虑障碍、躯体形式障碍、身体和(或)性虐待史(Miller et al.,2001)。

　　IBS 患者的体格检查不具特异性，腹部检查可能完全正常或有弥漫性或局限性触痛。多种检查方式已被推荐用于诊断性筛查，包括 CBC、血沉(ESR)、血生化、甲状腺功能检查、便培养(包括寄生虫及虫卵)、便潜血检查、结肠镜和氢气呼吸试验，主要是为了排除其他可能的病因(AGA,2009)。虽然有这么多的推荐检查，但具体选择取决于器质性疾病的验前概率。

　　IBS 的鉴别诊断包括 IBD、乳糖不耐受、急性胃肠炎、乳糜泻、小肠菌群失调、结直肠癌和影响胃肠动力的代谢紊乱(如甲状腺功能减退或亢进)。目前罗马Ⅲ标准是最广为接受的 IBS 症状分类标准(表 38-11)(Longstreth et al.,2006)。

表38-11 肠易激综合征的诊断：罗马Ⅲ标准

反复发作的腹痛或腹部不适和明显的排便习惯的改变，至少6个月。其中至少有3个月是每月至少3天都有症状

以下症状至少出现2项或2项以上：

排便后腹痛改善

腹痛发作伴随排便次数的改变

腹痛发作伴随大便性质的改变

Modified from Longstreth GF, Thompson WG, Chey WD, et al. Functional bowel disorders. Gastroenterology 2006; 130: 1480-1491.

IBS 尚无循证的、必然有效的治疗方案。由于 IBS 主要是慢性状态，所以治疗目标主要聚焦于对患者的安慰、关于疾病自然病程的教育、总体症状的改善，而非疾病的治愈。建立良好的医患关系，制订明确且可行的治疗目标，是达到以上目的最佳途径。

替加色罗（tegaserod）是一种新近用于 IBS 治疗的药物，它是一种 5-HT4 受体拮抗剂，对以便秘为主的女性 IBS 患者的治疗作用高于安慰剂。阿洛司琼（alosetron）是一种 5-HT3 拮抗剂，适用于腹泻为主的女性 IBS 患者，在 RCT 中被证明效用高于安慰剂。缺血性结肠炎的报告限制了参与产品风险管理的医师对于阿洛司琼的使用。腹泻为主的 IBS 的治疗可选用洛哌丁胺（loperamide），尽管尚无报道称其对 IBS 总体症状的效用高于安慰剂（Brandt et al., 2002）。有趣的是，开放标签研究中，研究对象被告知给他们治疗 IBS 的药物是安慰剂，结果与最好的阿洛司琼研究具有相似的效果。

迄今为止，所有治疗 IBS 的药物，对于总体症状的控制效果都很有限。三环类抗抑郁药（TCAs）和 5-羟色胺再摄取抑制剂（SSRI）被证明可以减轻腹痛症状；虽然与安慰剂相比，其对总体症状的缓解及 HRQOL 的改善并无明显的效果。便秘为主的 IBS 的治疗可选用富含纤维的药物，但其对总体症状的效用并不高于安慰剂。

认知行为治疗、人际关系心理治疗、集体治疗、生物反馈疗法和催眠疗法可改善腹泻为主的 IBS 患者的某些情况（见"治疗要点"）。辅助和替代医学（complementary and alternative medicine，CAM）手段包括针刺治疗、包有肠溶衣的薄荷油、益生菌治疗和中药治疗。CAM 治疗在胃肠紊乱的患者中越来越被广泛使用，被证明对某些 IBS 患者有一定的症状改善作用（ACG，2009）。

治疗要点

- 认知行为疗法对于约 1/2 的患者有效（症状改善 >50% 称为有效）(meta-nalysis of 17 studies; Lackner et al., 2004)（推荐等级：A）。

- 胃肠指向的催眠疗法（GDH）可有长期效用。204 位顽固性 IBS 患者中，81% 的初始治疗有效者在完成治疗后效果维持了 5 年（Gonsalkorale et al., 2003）（推荐等级：B）。
- 富含纤维的物质可以帮助治疗便秘为主的 IBS（Mertz，2003）（推荐等级：B）。
- 肠溶衣薄荷油[成人 0.2～0.4ml（200～400mg）每日三次]可缓解 IBS 的腹痛及痉挛（Ford et al., 2008; Merat et al., 2009）（推荐等级：B）。
- 三环类抗抑郁药可考虑用于疼痛为主的 IBS（Mertz，2003）（推荐等级：B）。
- 在以便秘为主的女性 IBS 患者中，替加色罗对于总体症状的缓解作用高于安慰剂（ACG，2009）（推荐等级：A）。
- 在以腹泻为主的女性 IBS 患者中，阿洛司琼对于总体症状的缓解作用高于安慰剂（ACG，2009）（推荐等级：A）。

下消化道出血

Treitz 韧带以下的出血称为下消化道出血（lower GI bleeding，LGIB），可能会迅速导致血流动力学不稳。提示血流动力学不稳的体征包括体位性低血压、乏力、苍白、心悸、胸痛、呼吸困难、呼吸急促、心动过速。一旦怀疑急性 LGIB，需立即进行静脉液体复苏以稳定血流动力学，甚至可能需要输血。实验室检查包括 CBC，血生化全套，凝血指标，铁三项包括转铁蛋白饱和度，网织红细胞计数（输血前），血型及交叉配型。病史采集过程中，需确认有无凝血异常和抗凝药物使用史（包括常规服用阿司匹林或 NSAIDs）。图 38-26 和图 38-27 为 LGIB 处理的详细流程图。

美国胃肠内镜学会实践标准委员会（The American Society for Gastrointestinal Endoscopy Standards of Practice Committee）推荐结肠镜作为 LGIB 评估和治疗的首选方法。在 70% 的病例中，结肠镜可直接观察到出血灶，并可进行组织活检和治疗。表 38-12 列出了 LGIB 最常见病因的出现频率。如果下消化道内镜没有发现明显的结肠出血灶，需进行上消化道内镜检查，以防止急性、大量的 UGIB 被误认为 LGIB。如果仍然没有发现明显的出血灶，需考虑用灌肠造影或胶囊内镜检查小肠。结肠镜检查时观察末端回肠可能会是有用的，尤其是当整个结肠都有血的时候。回肠流出新鲜血液提示小肠出血（Eisen et al., 2001）。

结肠镜的高诊出率和低并发症可能使得结肠镜击败血管造影术，成为可疑 GI 出血的首选检查。结肠镜检查包括急诊和择期两种，取决于患者的血流动力学情况和危险分层。GI 出血严重度的共病风险因素，包

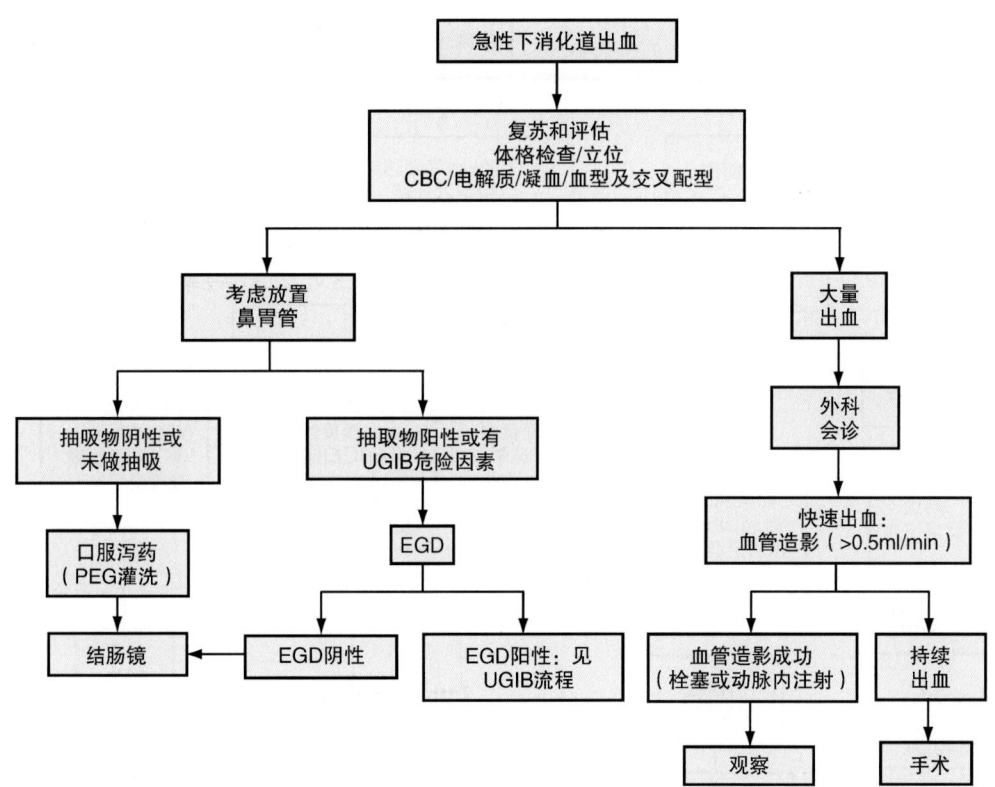

图 38-26 急性下消化道出血处理流程图（第1部分）。CBC，全血细胞计数（complete blood count）；EGD，食管胃十二指肠镜（esophagogastroduodenoscopy）；PEG，经皮内镜下胃造口术（percutaneous endoscopic gastrostomy）；UGIB，上消化道出血（upper gastrointestinal bleeding）（Modified from Eisen GM, Dominitz JA, Faigel DO, et al; American Society for Gastrointestinal Endoscopy, Standards of Practice Committee. An annotated algorithmic approach to acute lower gastrointestinal bleeding. Gastrointest Endosc. 2001; 53: 859-863.）

括老龄、是否有休克、充血性心衰、缺血性心脏病、近期出血灶，可准确预测死亡和再出血可能（Rockall et al., 1996）。血流动力学稳定的 LGIB 患者，在做结肠镜前需先进行肠道准备（如 GoLytely），以提高可视性和诊断率。便血和血流动力学不稳的患者，需考虑急性 UGIB 的可能，这样的患者需禁食并放置鼻胃管。胃引流液有血性液体或不含血及胆汁，NSAID 服用史或 PUD 病史，或大量出血，可能提示在结肠评估之前先做上消化道内镜（Eisen et al., 2001）。

^{99m}Tc 高锝酸盐标记的红细胞（RBC）扫描是一种安全的非侵入的检查，是血管造影术的替代方案。它可以测定较慢的血流速度；但对于确定出血部位，准确性不高。动脉造影术和 ^{99m}Tc 标记的 RBC 联用，动脉造影照片的敏感性升高至 61%～72%（Zuckerman et al., 2000）。一项使用这种扫描的回顾性研究显示，核素扫描即刻阳性对动脉造影图阳性的预测值为 60%，而若核素扫描延迟阳性，则动脉造影图有 93% 的可能为阴性。

除了大量 GI 出血危及生命需进行急诊手术探查的患者，LGIB 出血灶的术前定位是标准的操作流程。和

结肠腺癌及持续或反复出血的左半结肠憩室性疾病一样，一旦术前确定出血部位，推荐行相关肠段的节段性切除术。摘除确诊的结肠病变，有时并不能够有效地治疗潜在的出血部位。在这种情况下，术中动脉造影可辅助定位出血部位，以进行相关肠段的节段性切除术，而不是盲目的结肠部分切除术（Manning-Dimmitt et al., 2005）。24 小时内输血大于 4 单位袋装 RBC，和反复的憩室出血（可见于 30% 的患者）是手术干预的常见适应证。其他因素，如并发症、个人手术经历，在是否行手术干预的决策中扮演了重要的角色（Eisen et al., 2001）。

慢性间歇性直肠出血的患者中，上消化道内镜是评估的首选检查，敏感性和特异性分别为 92% 和 100%。如果有内镜检查的禁忌证（如抗凝治疗、清醒性镇静高危并发症、无内镜师），可考虑选用完全通过小肠（small bowel follow-through SBFT）的上消化道钡餐造影。该检查对于 Treitz 韧带以上的病变部位的敏感性和特异性分别为 54% 和 91%（Zuckerman et al., 2000）。血管加压素治疗失败或有禁忌证时可选用经导管栓塞治疗，但可能有急性腹痛和肠坏死的风险（Eisen et al., 2001）。

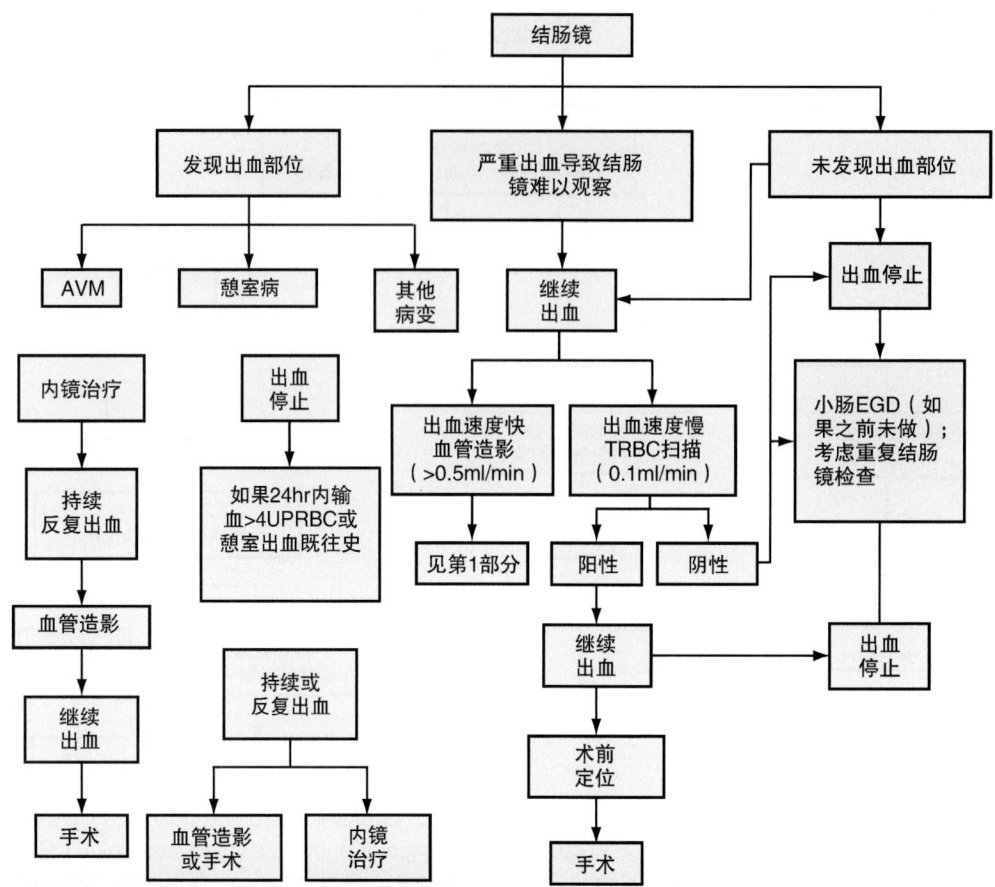

图 38-27   急性下消化道出血处理流程图（第 2 部分）。AVM, 动静脉畸形（Arteriovenous malformation）; TRBC, 放射标记的红细胞（tagged（radio-labeled）red blood cell）; UPRBC, 单位袋装红细胞（units of packed red blood cell）（Modified from Eisen GM, Dominitz JA, Faigel DO, et al; American Society for Gastrointestinal Endoscopy, Standards of Practice Committee. An annotated algorithmic approach to acute lower gastrointestinal bleeding. Gastrointest Endosc. 2001; 53: 859-863.）

　　小肠来源的 GI 出血病例在所有病例中不足 10%。当上消化道和下消化道内镜都不能发现可疑的出血部位时，需考虑行推进式肠镜检查（上消化道内镜的延伸，可观察到 Treitz 韧带远端 160cm 的小肠），尽管这项检查由于不能观察到所有的小肠，所以检出率较低。SWFT 上消化道钡餐造影的敏感性非常低，为 0%～5.6%。

　　灌肠造影（内镜下直接向近端小肠注入造影剂）的敏感性也很低，但操作时间短，可用于意识不清或不合作的患者。推进式肠镜联合灌肠造影的敏感性高于两项检查单独使用。在内镜无法明确出血部位的困难病例中，可选用动脉造影。它对于怀疑动静脉畸形或肿瘤的老龄患者，尤其有用，因为这两种病变都有动脉造影可发现的特征性的血管结构。胶囊内镜正研究用于小肠出血和肿瘤性病变的诊断，缺点是不能进行活检。增强 CT 正被开发作为评估 GI 出血的替代方案。因为剖腹手术及术中内镜检查有更高的发病率和死亡率，所以应被当做非紧急性 GI 出血诊断评估的最后手段（Zuckerman et al., 2000）。

治疗要点

● 下消化道出血的处理首选结肠镜（Zuccaro, 1998）（推荐等级：A）。

憩室病

　　憩室病是指出现憩室，或肠黏膜及黏膜下层疝形成，最常见于乙状结肠（图 38-28 和图 38-29）。50 岁以上的患者一半以上有偶发的结肠憩室。憩室炎是憩室病最常见的并发症，可发生于 20% 的患者，来源于浓缩粪便形成的憩室微穿孔，这些微穿孔可形成蜂窝组织炎、结肠周围脓肿或腹腔脓肿。

　　可疑憩室炎患者的初始评估应该包括完整的病史和体格检查，体格检查包括腹部、直肠和盆腔检查。大多数患者会有左下腹痛（93%～100%）、发热（57%～100%）、白细胞增多（69%～83%）。其他相关表现包括恶心、呕吐、便秘、腹泻、排尿困难、尿频。鉴别诊断包

表 38-12 急性直肠大量出血的病因

病因	概率(%)
上消化道	
消化性溃疡	40～79
胃炎、十二指肠炎	5～30
食管静脉曲张	6～21
Mallory-weiss 综合征	3～15
食管炎	2～8
胃癌	2～3
Dieulafoy 病	<1
胃动静脉畸形	<1
门脉高压性胃肠病	<1
下消化道	
小肠	
血管发育异常	70～80
空回肠憩室	<1
meckel 憩室	<1
肿瘤/淋巴瘤(良性及恶性)	<1
肠炎、克罗恩病	<1
主动脉十二指肠瘘(有人造血管的患者)	<1
大肠	
憩室病	17～40
动静脉畸形	2～30
结肠炎	9～21
结肠肿瘤,息肉切除术后出血	11～14
肛门直肠的病因(痔、直肠静脉曲张、瘘管)	4～10
结肠结核	<1

Modified from Manning-Dimmitt LL, Dimmitt SG, Wilson GR. Diagnosis of gastrointestinal bleeding in adults. Am Fam Physician 2005; 71: 1339-1346.

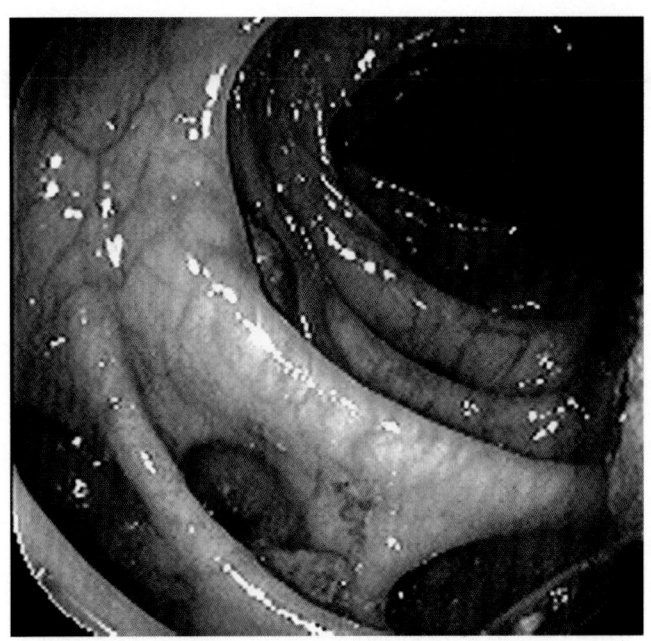

图 38-28 憩室病(Courtesy Dr. Erik-Jan Wamsteker.)

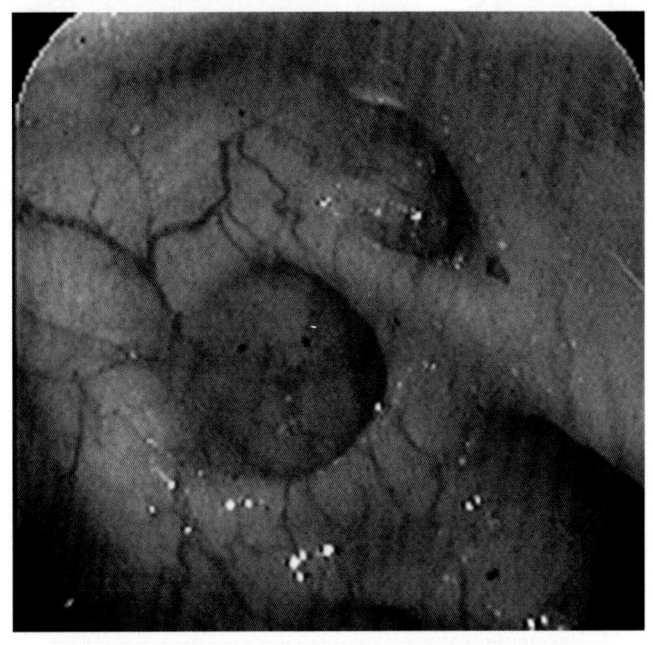

图 38-29 憩室病(Courtesy Dr. Erik-Jan Wamsteker.)

括 IBS、IBD、结肠癌、缺血性结肠炎、肠梗阻,以及生殖和泌尿系统障碍(ASCRS,2000)。腹痛和可疑憩室炎患者的初始评估包括 CBC、尿常规、卧位及立位腹平片。

美国结肠与直肠外科医师协会憩室炎治疗标准工作组(American Society of Colon and Rectal Surgeons [ASCRS],2000)提出,如果患者的临床表现强烈提示急性憩室炎,仅根据临床标准便可作出诊断(ASCRS,2000)。可疑憩室炎患者是否需要做额外的检查取决于患者临床体征及症状的严重程度以及明确诊断的把握。如果憩室炎的诊断尚存疑,另外还需要检查水溶性造影剂灌肠、腹部 CT 或超声。

水溶性造影剂灌肠诊断憩室炎的标准包括憩室(图 38-30 和图 38-31)、占位效应、肠壁内肿块、窦道,以及对比剂外渗。超声可反映肠壁增厚、脓肿,以及炎症导致的结肠高回声,在女性患者中,可有助于排除盆腔或生殖系统的疾病。口服或静脉注射造影剂的 CT 正逐渐被用作为可疑憩室炎的首选影像学检查,尤其是在严重度适中或预期有脓肿的患者。急性憩室炎通常避免使用内镜,因为仪器本身或吹入气体可能导致发炎性结肠的穿孔。当急性结肠憩室炎诊断不明确的时候,可选用限制性的可屈性乙状结肠镜检查(最少的气体吹入)以排除其他诊断。

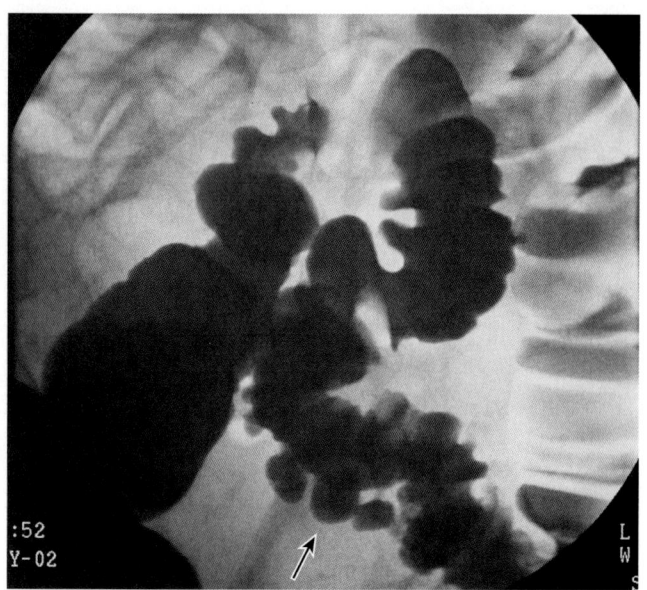

图 38-30　乙状结肠憩室（Courtesy Dr. Perry Pernicano.）

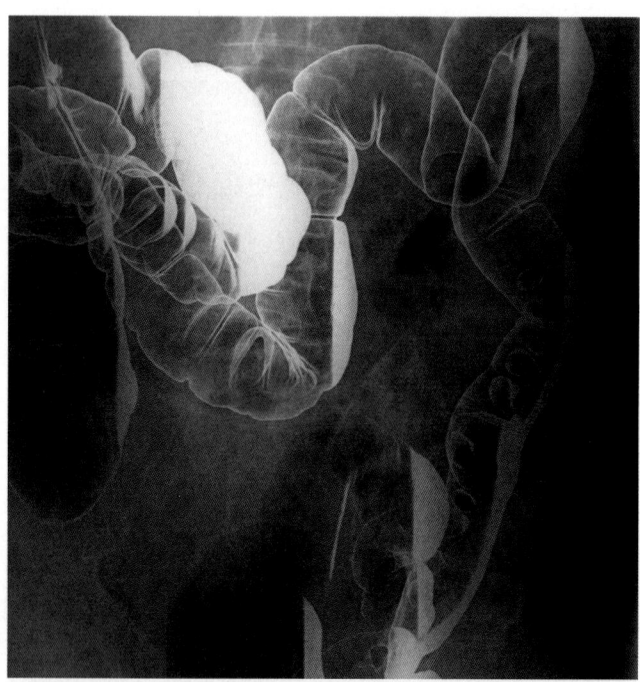

图 38-31　憩室（Courtesy Dr. Perry Pernicano.）

无脓肿、瘘管、梗阻、穿孔相关并发症的憩室炎的保守治疗包括肠道休息、静脉用氟喹诺酮或广谱青霉素。如果几天后症状无改善，需怀疑是否形成脓肿，并考虑行影像学检查。保守治疗可有 70%～100% 的缓解率（ASCRS，2000）。憩室炎首次发作痊愈，炎症消退后，患者需进行重新评估。合适的检查包括可屈性乙状结肠镜及单或双对比钡灌肠或结肠镜的联合使用。急性炎症消退后推荐重新开始高纤维饮食；在大于 70% 的随访超过 5 年的患者中，憩室炎首次发作后

长期高纤维饮食被证明可以预防复发。

憩室炎究竟是住院治疗还是门诊治疗取决于临床医生的判断、疾病的严重程度、患者门诊治疗有效性。可进食、无全身症状、无明显腹膜刺激征的患者可门诊治疗：TMP-SMX 或氟喹诺酮类加甲硝唑（Gilbert et al.，2009）。

无保护性吻合口的一期切除吻合术是无并发症性憩室炎的手术治疗方式，也可用于有局限性结肠周围脓肿或盆腔脓肿的患者。一期手术可减少住院时间，发病率和死亡率也低于二期和三期手术。最常见的二期手术为 Hartmann 术，致死率为 2.6%～36.8%（AS-CRS，2000）。急性或慢性背景下的憩室炎的手术治疗，均可选择腹腔镜下或腹腔镜辅助下的式式。

多次发作的憩室炎或复发性憩室炎的治疗需要个体化，以减少干预措施的发病率和死亡率。在决定是否需要手术时需要注意的因素包括患者的年龄，发作的次数、严重程度及间期，对药物治疗的反应速度和缓解程度，以及急性发作后症状的持续时间。憩室炎发作后症状反复的概率 7%～45%。每发作一次，药物治疗有效的可能性就会减低一些（初次发作，70% 有效；而第 3 次发作，只有 6% 有效）。所以无并发症性憩室炎发作 2 次后，通常推荐手术切除（ASCRS，2000）。

治疗要点

- 可进食、无全身症状、无明显腹膜刺激征的患者可门诊治疗：TMP-SMX 或氟喹诺酮类 + 甲硝唑（Gilbert et al.，2009）（推荐等级：A）。
- 无或有并发症的憩室炎患者都有可能需要个体化的手术治疗（Stollman and Raskin，200）（推荐等级：B）。

乳糜泻

重　点

- 怀疑乳糜泻需考虑的检查包括转谷氨酰胺酶 IgA、抗肌内膜抗体、抗麦胶蛋白抗体、遗传检测 HLADQ2/DQ8。
- HLA DQ2/DQ8 阴性，基本可除外乳糜泻；阳性，不可诊断，但可能性增加。
- 进行 2 周的排除 / 激发饮食，如果症状改善，则含麦胶蛋白食物的再激发作用可能导致症状的复发。
- 去除麦胶蛋白后，抗体检测（TTG IgA、抗肌内膜抗体、抗麦胶蛋白抗体）可能变为阴性，并且可能为假阴性。

在过去的 50 年里,乳糜泻的发病率大大升高,而在过去的 10 年里,诊断率也有了很大的提高。成人乳糜泻的特征性地表现为体重下降、腹泻、乏力、贫血。儿童通常表现为早夭、呕吐、腹泻、肌肉消瘦、低蛋白血症的表现如腹水可能、烦躁。常见的并发症包括 1 型糖尿病、大脑钙化、干燥综合征,以及甲状腺疾病。原因不明的叶酸、铁、维生素 B_{12} 缺乏,血清白蛋白降低,骨质疏松,骨软化症,需考虑乳糜泻可能。其他可能的临床表现包括不育、复发性流产。口炎性腹泻常出现脾萎缩,此类患者需进行肺炎双球菌免疫接种。

抗肌内膜 IgA 抗体是目前诊断口炎性腹泻准确率最高的血清学检查,敏感性为 97%～100%,特异性为 98%～99%。抗麦胶蛋白抗体也通常被量化。组织转谷氨酰胺酶是抗肌内膜抗体的抗原,诊断乳糜泻的敏感性和特异性分别为 95%、94%(Rubio-Tapia, 2013)。

HLA 检测目前可用来评估一个人患乳糜泻的可能性。约 95% 的乳糜泻患者 HLA-DQ2 阳性,5% 的为 HLA-DQ8 阳性。绝大部分 HLA-DQ2/DQ8 阳性的患者都有患乳糜泻的风险,但只有 2%～3% 最终出现乳糜泻。检测结果为阴性时,乳糜泻极罕见,所以该检测的阴性结果很有价值。阳性结果不可作出诊断。诊断还需要检查 CBC,全套血生化包括血清白蛋白浓度,转铁蛋白饱和度,血清或 RBC 叶酸含量,维生素 B_{12},以及肝功能。铁、叶酸、钙、维生素 B_{12} 及维生素 D 的缺乏通常在开始无麦胶蛋白饮食(GFD)治疗后得以纠正,无须补充维生素。

乳糜泻的诊断金标准是内镜下小肠活检,虽然通常情况下,这对于明确诊断并非是必要的。特征性的病理改变为肠绒毛正常形态的破坏(绒毛长度/隐窝深度减小),表面上皮细胞高度降低,肠黏膜淋巴细胞浸润增加。AGA 诊断标准是被大家所接受的诊断标准,它提出如果患者继续麦胶蛋白饮食,肠黏膜的异常会一直存在。治疗开始后 4～6 个月,应重复活检,如果小肠黏膜形态无改善,则原先的诊断就应该被质疑。许多胃肠病专家都没有做后续的活检,而此方法的性价比也尚未被论证。如果对于诊断有任何的质疑,推荐行麦胶蛋白刺激试验(AGA, 2006)。

AGA 指南提出,营养师指导下的无麦胶蛋白饮食是治疗乳糜泻及其所导致的并发症的基石。患者需忌食小麦、黑麦、大麦、啤酒,以及早餐谷类食品。向患者解释疾病的进程以及含麦胶蛋白食物的毒性,以及逆转目前乳糜泻相关问题(如贫血、抑郁、不育)的可能性,是非常重要的。不含麦胶蛋白的面包、糊剂,以及其他产品,商店里便可以买到,应推荐作为替代品。由于很多患者对 GFD 反应不完全以及长期坚持 GFD 的难度,有

必要结合一些新的、有效的治疗方法来控制症状和逆转炎症以及器官损害。乳糜泻的患者在饮食治疗后,通常在几周内便可有明显的症状改善,进一步支持了当前的诊断。抗肌内膜抗体、组织转谷氨酰胺酶(TTG IgA)在规范饮食后,通常会恢复正常,因而监测其滴度,可了解患者的饮食治疗的服从情况,但是这并未成为标准操作规程,并且性价比也不高。罕见危及生命的低钾血症及低镁血症,一旦出现,应进行纠正。专家小组推荐每年监测 CBC、铁蛋白、叶酸、钙,以及 ALP 水平。在饮食治疗效果不佳的患者,口服皮质类固醇可能有效,但需要充分排除其他可能引起小肠绒毛萎缩的病因(AGA, 2006)。

疱疹样皮炎是麦胶蛋白敏感性肠病的一个常见肠外表现,特征为瘙痒、大疱性的以及小水疱样皮疹。皮肤活检颗粒状 IgA 免疫荧光染色即可诊断。治疗为口服氨苯砜及饮食治疗,6 个月后症状复发,氨苯砜即可撤药,但饮食治疗要一直坚持。骨质疏松和骨质疏松症,以及骨痛、假性骨折、躯体畸形是乳糜泻常见的表现。骨质疏松症有很大的骨折风险,所以推荐乳糜泻患者每年做双能 X 线吸收仪(DEXA)检查以筛查骨质疏松。一旦发现骨质疏松症,处理措施为严格遵从饮食治疗、补钙(1500mg/d)、二膦酸盐或降钙素治疗,绝经后妇女可考虑激素替代疗法。应该鼓励所有的患者戒烟,并建议锻炼养生法。

溃疡性空肠炎是严重的乳糜泻并发症,可导致消化道出血、穿孔、梗阻,在有严重营养不良史的患者中死亡率较高。其诊断可能具有挑战性,而小肠 X 线片通常没有什么帮助。如果怀疑小肠溃疡形成或淋巴瘤,可通过肠镜活检做组织病理。溃疡的手术切除,尤其是局限某个肠段的溃疡,可具治疗意义。同样的,治疗应该予以严格的无麦胶蛋白饮食,另外类固醇治疗也有很好的疗效。如果诊断肠病相关的 T 细胞淋巴瘤,应该将患者转诊到肿瘤科专家以行合适的化疗。

由于患恶性肠淋巴瘤及腺癌的几率增加,乳糜泻患者有更高的总死亡风险。一项研究显示,乳糜泻患者患恶性肿瘤的风险增加 5 倍,其中患非霍奇金淋巴瘤的相对危险度为 40。持续 5 年饮食治疗后,这些风险可降至正常水平(AGA, 2006)。

结直肠癌

重 点

■ 平均风险的人群需要从 50 岁开始筛查结直肠癌,而非裔美国人 45 岁就要开始筛查。

在美国，结直肠癌（Colorectal cancer，CRC）死亡率在所有癌症中排名第3，占据2009年癌症死亡人数的9%。危险因素包括老龄、CRC家族史、肥胖、饮食中多红肉少蔬菜、过量的烟/酒嗜好。高纤维、水果、蔬菜、钙饮食可能具有保护作用，但具体数值尚不确定。非裔美国人死于CRC的可能性比高加索人高50%，因为与一般人群相比，他们的腺瘤或癌更偏于近端，在稍微差一些的筛查中容易被漏诊（ACS，2009）。

近75%的CRC患者除老龄外无其他危险因素；90%以上的患者大于50岁。其他的危险因素包括CRC或腺瘤样息肉的既往史或家族史、慢性IBD，以及遗传性综合征。一些病例对照研究以及队列研究发现，运动量与患病风险呈反相关，无论性别、年龄、民族或种族、居住地。长期使用阿司匹林，CRC风险下降，但是该化学预防方法的风险/利益比并不能支持其在一般人群中被广泛推荐使用（Nease，2004）。

高达30%的CRC患者被认为是继发于遗传易感因素，近20%的患者有患CRC的一级亲属。约6%的患者归因于可诊断的遗传性基因突变，称之为遗传性结直肠癌综合征，包括家族性腺瘤性息肉病（FAP）以及遗传性非息肉病性结直肠癌（HNPCC）。尽管这些综合征都相对少见，但是其导致CRC的终生危险为80%～100%。

目前被接受的筛查CRC的方法包括直肠指诊（DRE）、粪便免疫化学检测（FIT）、双重对比钡剂灌肠法（DCBE）、可屈性乙状结肠镜、结肠镜。根据AGA的说法，每种筛查方法的都有优缺点，所做的那一项检查便是最好的检查（Burt et al.，2004）。CRC的筛查首先是根据患者的个人、家族及医疗史，确定患者的危险分层，然后以此决定该患者所需要选择的筛查方式。表38-13详细列出了目前的CRC筛查推荐。

DRE是一种可以在每年的健康体检门诊常规使用的简单、便宜、侵害最小的检查方法。它可以进行肛管内触诊，还可以检查前列腺。除DRE外，还需检查FIT以评估潜血。DRE本身的检出率非常低，只可发现少于10%的结直肠肿瘤。DCBE的敏感性差异很大，从<1cm息肉的50%～80%，到>1cm息肉的70%～90%，到Duke分级A或B的结肠癌的55%～85%（Winawer et al.，1997）。在一个与结肠镜的对比研究中，钡灌肠检测肿瘤的敏感性低于结肠镜很多（≤5mm的息肉为32%，0.6～10mm

表38-13　目前结直肠癌（CRC）筛查推荐

优先选择的检查	首先应该选择癌症预防性检查。优先选择的CRC预防性检查是，从50岁开始，每10年做一次结肠镜，非裔美国人需从45岁开始
	如果患者拒绝做结肠镜或其他预防性检查，可选用癌症检测性检查。优先选择的CRC检测性检查为每年做FIT查潜血
可替代的CRC预防性检测	每5～10年行可屈性乙状结肠镜检查
	每5年行结肠CT检查
可替代的CRC检测性检查	每年行hemoccult sense
	每3年行便DNA检测
家族史阳性，但无HNPCC评估的指征	1位一级亲属≥60岁时被诊断为CRC或进展性的腺瘤
	推荐的筛查方法：与一般风险人群一样
	1位一级亲属<60岁时被诊断为CRC或进展性的腺瘤；或2位一级亲属患CRC或进展性的腺瘤
	推荐的筛查方法：40岁开始每5年筛查结肠镜，或从比家族中最小的确诊年龄早10岁时开始筛查
家族性腺瘤性息肉病（FAP）	有典型FAP（腺瘤>100）的患者，如果有兄弟姐妹或孩子，应建议做遗传咨询及基因检测
	患FAP或根据家族史有患FAP风险（且未做基因检测）的患者，应酌情每年做可屈性乙状结肠镜或结肠镜，直到医生及患者认为结肠切除是最好的治疗方法
	结肠次全切除术后保留直肠的患者应每6～12月进行一次可屈性乙状结肠镜检查
	有典型FAP，但基因检测为阴性者，需行双等位基因MYH突变的基因检测。10～100个腺瘤的患者，可考虑做减弱型FAP（attenuated FAP）的基因检测，如果为阴性，MYH相关的息肉病
HNPCC	符合Bethesda标准的患者需对其肿瘤或其亲属的肿瘤做微卫星不稳定性检测，和（或）错配修复蛋白的免疫组化染色
	如果检测结果阳性，可行基因检测。基因检测阳性的患者，或那些先证者基因检测失败但自身有患病风险的患者，从20～25岁开始，每2年做一次结肠镜，40岁后，每年做一次

CT，计算机断层扫描；FIT，粪便免疫化学试验；HNPCC，遗传性非息肉病性

Modified from Rex DK, Johnson DA, Anderson JC, et al. American College of Gastroenterology guidelines for colorectal cancer screening 2008. Am J Gastroenterol 2009; 104: 739-750.

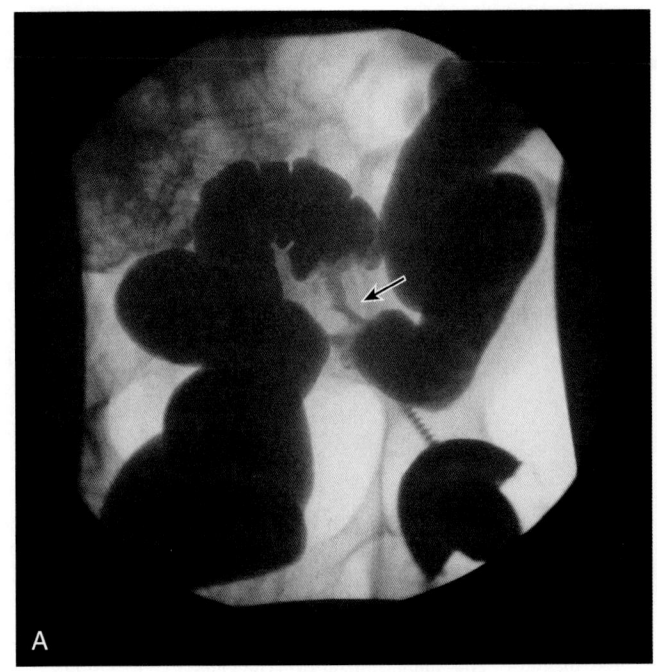
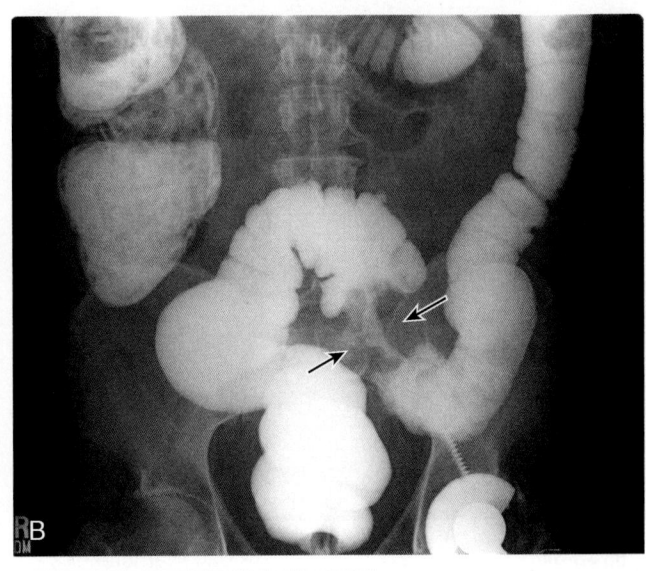

图38-32 结肠癌中的"苹果核"样病变(Courtesy Dr. Perry Pernicano.)

的息肉为53%,>1cm的息肉为48%)(Winawer et al., 2000)。DCBE发现的任何可疑病变都需要经过结肠镜确认、活检、切除。罕见情况下,DCBE可见结肠肿物的一个标志性征象——"苹果核征"(图38-32)。

可屈性乙状结肠镜是一个有效的一般风险人群CRC筛查工具,可以直接观察直肠乙状结肠、降结肠、横结肠远端,并进行黏膜活检。迄今为止,尚没有RCT或病例对照研究表明用这种方法筛查60cm的可达范围内的肿瘤,可减少CRC死亡率。这种方法的局限在于,在无远端息肉的患者中,容易漏诊升结肠及近端横结肠的病变。尽管可屈性乙状结肠镜不需要镇静,通常在门诊就可以做,比结肠镜更方便,符合条件的患者中只有30%选择了这项筛查方法(Nease et al., 2004)。如果可屈性乙状结肠镜发现息肉,需做全结肠镜,以观察剩余的结肠段,并切除剩余的息肉。

结肠镜可以最为完整地观察整个直肠,是CRC筛查的金标准。由于50%以上患结肠近端进展性腺瘤的患者可能并没有远端的息肉,所以许多研究者认为将结肠镜作为CRC筛查的首选检查。与没有筛查方式相比,切除癌前腺瘤可使CRC发生率减少76%~90%(图38-33和图38-34)。一项在美国老兵中进行结肠镜筛查的研究发现10.5%的受检者有进展性绒毛状腺瘤(图38-35)。与FIT、DCBE、可屈性乙状结肠镜相比,结肠镜出现治疗(如活检、息肉切除)相关事件的风险很高,尤其是肠穿孔和息肉切除后出血。

新的CRC筛查方法正在进展中。虚拟结肠镜(或CT结肠成像),利用薄层螺旋CT形成高分辨率的二维图像,然后重组为结肠的三维图像,以评估是否有息肉。CT结肠成像和结肠镜在无症状成人中的直接比较显示,在检测>6mm的息肉上,CT结肠成像的敏感性和特异性与结肠镜具有可比性。由于CT结肠成像侵袭性小、耗时少、无镇静或肠穿孔等副作用,因此CT

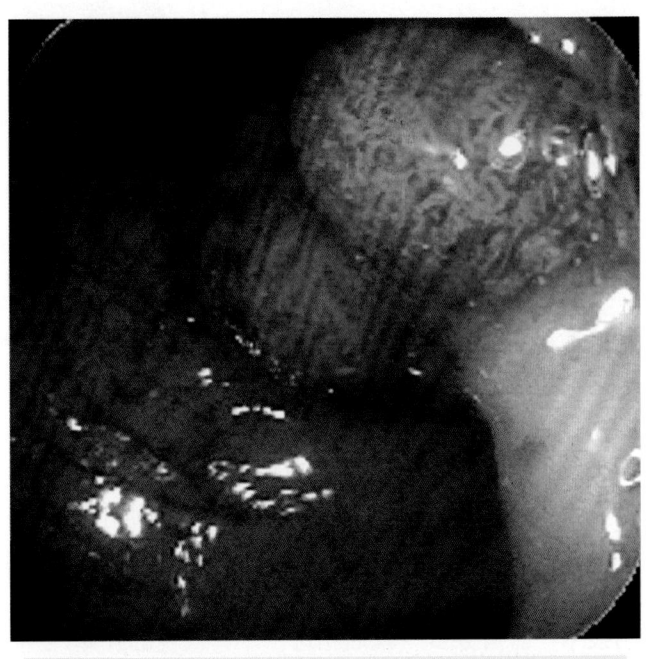

图38-33 癌前腺瘤(Courtesy Dr. Erik-Jan Wamsteker.)

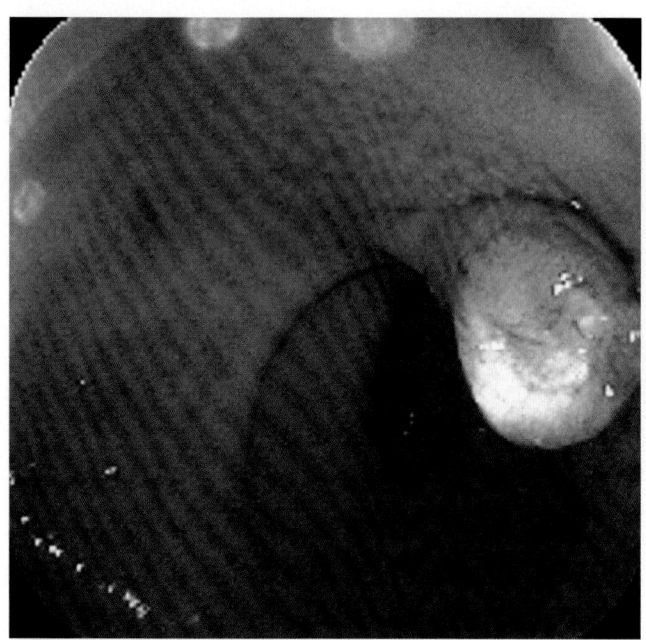

图 38-34　癌前腺瘤（Courtesy Dr. Erik-Jan Wamsteker.）

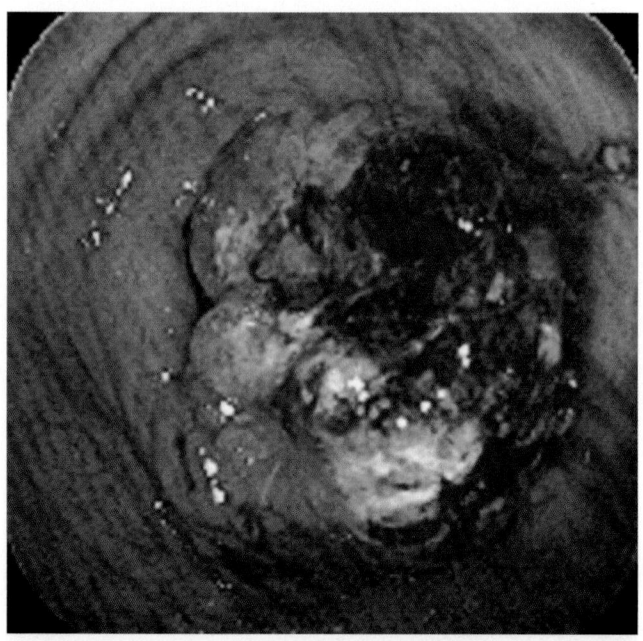

图 38-35　进展性绒毛状腺瘤（Courtesy Dr. Erik-Jan Wamsteker.）

结肠成像可能会被视为更易被接受的 CRC 筛查方法。大多数患者倾向于选择传统的结肠镜检查，声称 CT 结肠成像更痛苦、更不适，并且更不受工作人员的尊重。和传统结肠镜一样，CT 结肠成像的作用为肠道准备质量、花费、非保险覆盖范围、不同操作者的水平以及操作时间所限制。

胶囊内镜是 CRC 检测领域中另一种正逐渐成熟的技术。患者禁食一晚后吃进一个一次性的胶囊，2 个小时候后开始喝水，胶囊通常在吃入后 48 小时内可排

出，然后下载胶囊记录的信息，寻找异常病变。胶囊内镜易被接受作为检查不明原因 GI 出血时筛查小肠的工具。然而，它对结肠成像的作用有限，因为结肠的直径更大、有粪便残留，并且胶囊的电池寿命也有限。

> **治疗要点**
>
> ● 切除癌前腺瘤可使 CRC 发生率减少 76%～90%（Winawer, et al., 1993）（推荐等级：A）。

（吴华　译）

参考资料

American Cancer Society: Cancer statistics. www.cancer.org/docroot/PRO/content/PRO_1_1_Cancer_Statistics_2009_Presentation.asp. Accessed December 2009.

American Gastroenterological Association: Medical position statement: evaluation of dyspepsia, *Gastroenterology* 129:1753–1755, 2005.

American Gastroenterological Association: Medical position statement on the diagnosis and management of celiac disease, *Gastroenterology* 131:1977–1980, 2006.

American Gastroenterological Association: Medical position statement on acute pancreatitis, *Gastroenterology* 132:2019–2021, 2007.

American College of Gastroenterology Task Force on Irritable Bowel Syndrome: An evidence-based position statement on the management of irritable bowel syndrome, *Am J Gastroenterology* 104:S1–S35, 2009.

American Society of Colon and Rectal Surgeons Standards Task Force: Practice parameters for the treatment of sigmoid diverticulitis, *Dis Colon Rectum* 43:289, 2000.

Apte MV, Keogh GW, Wilson JS: Chronic pancreatitis: complications and management, *J Clin Gastroenterol* 29:225–240, 1999.

Attili AF, DeSantis A, Capri R, et al: The natural history of gallstones: the GREPCO experience, *Hepatology* 21:656–659, 1995.

Bickley LS: *Bates' guide to physical examination and history taking*, ed 10, Philadelphia, 2008, Lippincott–Williams & Wilkins.

Brandt LJ, Locke GR, Olden K, et al: Evidence-based position statement on the management of irritable bowel syndrome in North America, *Am J Gastroenterol* 97(Suppl 11):1–5, 2002.

Browning JD, Sreenarasimhaiah J: Gallstone disease. In Feldman M, et al, editors: *Sleisenger and Fordtran's gastrointestinal and liver disease: pathophysiology/diagnosis/management*, Philadelphia, 2006, Saunders, pp 1387–1418.

Bukh J: The hepatitis C virus. In Schiff ER, Hoofnagle JH, editors: *AASLD postgraduate course 2000: update on viral hepatitis (syllabus)*, Alexandria, Va, 2000, American Association for the Study of Liver Disease, pp 102–111.

Burt RW, Winawer SJ, Bond JH, et al: *Preventing colorectal cancer: a clinician's guide*. AGA Monograph, 2004. www.gastro.org/edu/CRCpreventionMonograph.pdf.

Cancer Facts and Figures: *CA Cancer J Clin* 2008.

Centers for Disease Control and Prevention (CDC): Prevention of hepatitis A through active or passive immunization: recommendations of the Advisory Committee on Immunization Practices (ACIP), *MMWR* 48:1–37, 1999.

Chalasani N, Younossi Z, Lavine JE, et al: The diagnosis and management of non-alcoholic fatty liver disease: practice guideline by the American Gastroenterological Association, American Association for the Study of Liver Diseases, and American College of Gastroenterology, *Gastroenterology* 142:1592–1609, 2012.

Chey WD, Wong BC: American College of Gastroenterology guideline on the management of *Helicobacter pylori* infection, *Am J Gastroenterol* 102:1808–1825, 2007.

Cincinnati Children's Hospital Medical Center: *Evidence-based clinical practice guideline for emergency appendectomy*, 2002, Cincinnati Children's Hospital Medical Center.

DeVault KR, Castell DO: Updated guidelines for the diagnosis and treatment of gastroesophageal reflux disease. The Practice Parameters Committee of the American College of Gastroenterology, *Am J Gastroenterol* 94:1434–1442, 1999.

DeVault KR, Castell DO: Updated guidelines for the diagnosis and treatment of gastroesophageal reflux disease, *Am J Gastroenterol* 100:190–200, 2005.

Dickerson LM, King DE: Evaluation and management of nonulcer dyspepsia, *Am Fam Physician* 70:107–114, 2004.

Eisen GM, Dominitz JA, Faigel DO, et al: American Society for Gastrointestinal Endoscopy. Standards of Practice Committee. An annotated algorithmic approach to acute lower gastrointestinal bleeding, *Gastrointest Endosc* 53:859–863, 2001.

Fass R: Gastroesophageal reflux disease revisited, *Gastroenterol Clin North Am* 31:S1–S10, 2002.

Feagan BG: Maintenance therapy for inflammatory bowel disease, *Am J Gastroenterol* 98:S6–S17, 2003.

Fiore AE, Wasley A, Bell BP: Prevention of hepatitis A through active or passive immunization. Recommendations of the Advisory Committee on Immunization Practices (ACIP), *MMWR* 55(RR07):1–23, 2006.

Ford AC, Talley NJ, Spiegel BMR, et al: Effect of fibre, antispasmodics, and peppermint oil in the treatment of irritable bowel syndrome: systematic review and meta-analysis, *BMJ* 337:a2313, 2008.

Foundation for Digestive Health and Nutrition: http://www.fdhn.org/wmspage.cfm?parm1=194. Accessed October 2009.

Gilbert DN, Moellering RC, Eliopoulos GM, et al: *The Sanford guide to antimicrobial therapy*, ed 39, Sperryville, VA: 2009, Antimicrobial Therapy.

Gines P, Cardenas A, Arroyo V, Rodes J: Management of cirrhosis and ascites, *N Engl J Med* 350:1646–1654, 2004.

Glasgow RE, Mulvihill SJ: Treatment of gallstone disease. In Feldman M, et al, editors: *Sleisenger and Fordtran's gastrointestinal and liver disease: pathophysiology/diagnosis/management*, Philadelphia, 2006, Saunders-Elsevier, pp 1419–1442.

Gonsalkorale WM, Miller V, Afzal A, Whorwell PJ: Long-term benefits of hypnotherapy for irritable bowel syndrome, *Gut* 52:1623–1629, 2003.

Guerrant RL, Van Gilder T, Steiner TS, et al: Practice guidelines for the management of infectious diarrhea, *Clin Infect Dis* 32:331–351, 2001.

Halter JM, Baesl T, Nicolette L, Ratner M: Common gastrointestinal problems and emergencies in neonates and children, *Clin Fam Pract* 6:731–754, 2004.

Hanauer SB, Baert F: Medical therapy of inflammatory bowel disease, *Med Clin North Am* 78:1413–1426, 1994.

Heartburn Across America, Princeton, NJ, 1998, Gallup Organization.

Heidelbaugh JJ, Nostrant TT: Medical and surgical management of gastroesophageal reflux disease, *Clin Fam Pract* 6:547–568, 2004.

Hepatitis C statistics, http://hepatitis-c.emedtv.com/hepatitis-c/hepatitis-c-statistics.html. Accessed November 2009.

Hernandez-Diaz S, Rodriguez LA: Association between nonsteroidal anti-inflammatory drugs and upper gastrointestinal tract bleeding/perforation: an overview of epidemiologic studies published in the 1990s, *Arch Intern Med* 160:2093–2099, 2000.

Higgins PDR, Zimmerman EM: An evidence-based approach to inflammatory bowel disease, *Clin Fam Pract* 6:671–692, 2004.

Inadomi JM: On-demand and intermittent therapy for gastro-oesophageal reflux disease: economic considerations, *Pharmacoeconomics* 20:565–576, 2002.

Jones MP, Lacy BE: Dyspepsia: the spectrum of the problem. In Fass R, editor: *GERD/dyspepsia: hot topics*, Philadelphia, 2004, Hanley & Belfus, pp 285–302.

Katz PO, Gerson LB, Vela MF: Guidelines for the diagnosis and management of gastroesophageal reflux disease, *Am J Gastroenterol* 108:308–328, 2013.

King CK, Glass R, Bresee JS, Duggan C: Managing acute gastroenteritis among children: oral rehydration, maintenance, and nutritional therapy, *MMWR* 52(RR–16):1–16, 2003.

Kragg N, Thijs C, Knipschild P: Dyspepsia: how noisy are gallstones? A meta-analysis of biliary pain, dyspeptic symptoms, and food intolerance, *Scand J Gastroenterol* 30:411–421, 1995.

Kuhbacher T, Fölsch UR: Practical guidelines for the treatment of inflammatory bowel disease, *World J Gastroenterol* 13:1149–1155, 2007.

Lackner JM, Mesmer C, Morley S, et al: Psychological treatments for irritable bowel syndrome: a systematic review analysis, *J Consult Clin Psychol* 72:1100–1113, 2004.

Lau JY, Sung JJ, Lee KK, et al: Effect of intravenous omeprazole on recurrent bleeding after endoscopic treatment of bleeding peptic ulcers, *N Engl J Med* 343:310–316, 2000.

Locke GR III: A biopsychosocial understanding of gastrointestinal illness and disease. In Feldman M, et al, editors: *Sleisenger and Fordtran's gastrointestinal and liver disease: pathophysiology/diagnosis/management*, Philadelphia, 2006, Saunders-Elsevier, pp 2857–2862.

Locke GR III, Talley NJ, Fett SL, et al: Prevalence and clinical spectrum of gastroesophageal reflux: a population-based study in Olmstead County, Minnesota, *Gastroenterology* 112:1448–1456, 1997.

Loftus EV: Microscopic colitis: epidemiology and treatment, *Am J Gastroenterol* 98(Suppl 12):31–36, 2003.

Longstreth GF, Thompson WG, Chey WD, et al: Functional bowel disorders, *Gastroenterology* 130:1480–1491, 2006.

Manning-Dimmitt LL, Dimmitt SG, Wilson GR: Diagnosis of gastrointestinal bleeding in adults, *Am Fam Physician* 71:1339–1346, 2005.

Marrero JA: Screening tests for hepatocellular carcinoma, *Clin Liver Dis* 9:235–251, 2005.

Marsano LS: Hepatitis, *Prim Care Clin Office Pract* 30:81–107, 2003.

Medical Advisory Panel for the Pharmacy Benefits Management Strategic Healthcare Group: *VHA/DoD clinical practice guideline for the management of adults with gastroesophageal reflux disease in primary care practice*, Washington, DC, 2003, Veterans Health Administration, Department of Defense.

Merat S, Khalili S, Mostajabi P, et al: The effect of enteric-coated, delayed-release peppermint oil on irritable bowel syndrome, *Dig Dis Sci* 55:1385–1390, 2009.

Mertz HR: Irritable bowel syndrome, *N Engl J Med* 349:2136–2146, 2003.

Miller AR, North CS, Clouse RE, et al: The association of irritable bowel syndrome and somatization disorder, *Ann Clin Psychiatry* 13:25–30, 2001.

National Center for Health Statistics: http://www.cdc.gov/nchs/fastats/liverdis.htm. October 2009.

National Digestive Diseases Information Clearinghouse, National Institute of Diabetes and Digestive and Kidney Diseases, NIH Publication No. 06-5418: *Gastroesophageal reflux in children and adolescents*, 2006. Available at: http://digestive.niddk.nih.gov/ddiseases/pubs/gerinchildren/index.htm.

Nease DE, Stoffel E, Turgeon DK, Ruffin MT: Colorectal cancer screening, *Clin Fam Pract* 6:693–707, 2004.

Nilsson M, Johnsen R, Ye W, et al: Lifestyle related risk factors in the aetiology of gastro-oesophageal reflux, *Gut* 53:1730–1735, 2004.

Oh DS, Pisegna JR: Management of upper gastrointestinal bleeding, *Clin Fam Pract* 6:631–645, 2004.

Orbuch M: Optimizing outcomes in acute pancreatitis, *Clin Fam Pract* 6:607–629, 2004.

Papachristou GI, Whitcomb DC: Predictors of severity and necrosis in acute pancreatitis, *Gastroenterol Clin North Am* 33:871–890, 2004.

Parkman HP, Hasler WL, Fisher RS: American Gastroenterological Association medical position statement: diagnosis and treatment of gastroparesis, *Gastroenterology* 127:1589, 2004.

Rex DK, Johnson DA, Anderson JC, et al: American College of Gastroenterology guidelines for colorectal cancer screening 2008, *Am J Gastroenterol* 104:739–750, 2009.

Rockall TA, Logan RF, Devlin HB, Northfield TC: Risk assessment after upper gastrointestinal haemorrhage, *Gut* 38:318, 1996.

Rodney WM: Gastrointestinal disorders. In Rakel RE, editor: *Textbook of family medicine*, Philadelphia, 2002, Saunders, p 1177.

Rome Group for the Epidemiology and Prevention of Cholelithiasis (GREPCO): Prevalence of gallstone disease in an adult female population, *Am J Epidemiol* 119:796–805, 1984.

Rubio-Tapia A, Hill ID, Kelly CP, et al: ACG clinical guidelines: diagnosis and management of celiac disease, *Am J Gastroenterol* 108:656–676, 2013.

Saad R, Scheiman JM: Diagnosis and management of peptic ulcer disease, *Clin Fam Pract* 6:569–587, 2004.

Scottish Intercollegiate Guidelines Network: *Dyspepsia: a national clinical guideline*, Edinburgh, 2003, SIGN.

Shehab T: Hepatitis C: an emerging epidemic, *Clin Fam Pract* 6:589–605, 2004.

Stollman N, Raskin JB: Diverticular disease of the colon, *Lancet* 363:631–639, 2004.

Surawicz CM, Brandt LJ, Binion DG: Guidelines for diagnosis, treatment, and prevention of *Clostridium difficile* infections, *Am J Gastroenterol* 108:478–498, 2013.

Tenner S, Baillie J, DeWitt J, et al: Management of acute pancreatitis, *Am J Gastroenterol* 108:1400–1415, 2013.

Thrift AP, Kramer JR, Qureshi Z, et al: Age at onset of GERD symptoms predicts risk of Barrett's esophagus, *Am J Gastroenterol* 108:915–922, 2013.

Wang KK, Sampliner RE: ACG updated guidelines for the diagnosis, surveillance, and therapy of Barrett's esophagus, *Am J Gastroenterol* 2008.

Winawer SJ, Fletcher RH, Miller L, et al: Colorectal cancer screening: clinical guidelines and rationale, *Gastroenterology* 112:594–642, 1997.

Winawer SJ, Stewart ET, Zauber AG, et al: A comparison of colonoscopy and double-contrast barium enema for surveillance after polypectomy. National Polyp Study Work Group, *N Engl J Med* 342(24):1766–1772, 2000.

Winawer SJ, Zauber AG, Ho MN, et al: Prevention of colorectal cancer by colonoscopic polypectomy, *N Engl J Med* 329(27):1977–1981, 1993.

World Health Organization: Hepatitis B, http://www.who.int/mediacentre/factsheets/fs204/en/. Accessed November 2009.

Zuccaro G Jr: Management of the adult patient with acute lower gastrointestinal bleeding. American College of Gastroenterology Practice Parameters Committee, *Am J Gastroenterol* 93:1202–1208, 1998.

Zuckerman GR, Prakash C, Askin MP, Lewis BS: AGA technical review on the evaluation and management of occult and obscure gastrointestinal bleeding, *Gastroenterology* 118:201–221, 2000.

网络资源

www.aafp.org American Association of Family Physicians. Topic-specific search of *American Family Physician* articles provides a concise overview of various diseases.

www.acg.gi.org The American College of Gastroenterology's site contains useful practice parameters and position statements.

www.gastro.org The American Gastroenterological Association's site contains useful practice parameters and position statements.

www.guideline.gov The National Guideline Clearinghouse provides evidence-based practice guidelines.

www.nlm.nih.gov The National Library of Medicine provides a thorough overview of disease processes.

第 **39** 章 血 液 病 学

ETHAN A. NATELSON ■ ISABELLE CHUGHTAI-HARVEY ■ SANA RABBI

临床血液病学的内容包括很广的领域,主要涉及循环血液和骨髓中细胞成分的研究、止血和血栓形成的机制以及输血医学的内容。造血系统的疾病包括遗传性疾病和后天性疾病、肿瘤、自身免疫性疾病、维生素和其他元素缺乏状态、药理学以及环境毒物引起的造血系统疾病。自体和异体骨髓移植领域代表了现代临床血液学的重要部分。而对常见血液疾病的识别、诊断和治疗,可能涉及从事所有医疗专业的医师之间的相互作用。如果对整个血液病学领域进行描述,将超过本章的范围,因此选择了一些常见血液病学知识,撰写成一章简化版的血液病学(Greer et al.,2013;Hillman et al.,2010;Hoffman et al.,2012;Rodgers and Young,2013)。本章重点介绍血液学评估原理和导致血液学异常的可能机制,并回顾更常见的血液学疾病状态的某些方面,说明其诊断特点、潜在并发症、临床过程和现代治疗方法。由于产科在家庭医学领域的重要性,因此该领域的血液学诊断也受到重视。

正常的造血作用发生在一个复杂的生产系统,在成年人中,局限于骨髓,具不同寿命的成熟血细胞从骨髓进入外周血液执行其特定功能。在骨髓中,有少量的多潜能、自我更新的干细胞,能产生为具定向分化发育为髓细胞及淋巴细胞能力的干细胞。该过程由来自骨髓基质微环境分泌的各种细胞因子刺激产生。髓系干细胞能产生高度特异性的细胞系,包括红系、巨核系和粒系,淋巴干细胞产生各种赋予基于组织免疫和直接免疫球蛋白合成的 B 细胞和 T 细胞祖细胞。正常骨髓的血细胞净产量很大,达到 10^{11} 个细胞/(kg·d)以上。

根据影响血细胞生成的不同疾病情况,造血系统疾病可分为主要影响红细胞、粒细胞、血小板和淋巴细胞的疾病。在某种情况下,疾病的表现可能是高度特异性的,仅涉及一种细胞系。然而,更常见的是,多系细胞受累可以是疾病的主要结局或者是一种继发现象,例如发生在脾功能亢进或非髓性恶性肿瘤化疗后短暂性骨髓抑制。

在平时的临床实践中,可能有 60%~70% 的咨询涉及非恶性疾病。这些疾病的有效治疗,均始于对疾病病因的鉴别诊断,并直接指导选用正确的诊断性检测。在现代,越来越多的基于分子生物学的实验室检查和专业影像学检查,能运用计算机技术来完成疾病诊断,但通常费用昂贵。然而,全面询问病史、体格检查及相关的常规血细胞计数和认真的外周血涂片检查,往往为下一级更复杂的诊断提供了一个合理的方向,并最终能成功地开展有依据的治疗。

术语

在临床医学中,每个专业都有一套独特的描述性语言,可以方便医生和出版物之间的交流。血液学中有以下常用术语,初级卫生保健医生应该熟悉他们的用法。

粒细胞缺乏症 是指在外周血中,突然而选择性地缺乏粒细胞,这通常与骨髓中原始粒细胞缺乏相关。在成人中,这种情况通常与使用药物有关。

无巨核细胞性小板减少症 由于巨核细胞及血小板缺乏引起血小板减少症。这是一种罕见的疾病,可以是先天性的但更常见的为获得性原因,该病的发病可能与胸腺肿瘤或自身免疫性疾病有关。

贫血 循环红细胞质量减少至低于正常范围,根据年龄和性别进行调整。特别是通过血红蛋白浓度,红细胞(RBC)计数或血细胞比容值(全血中 RBC 体积的百分比)来表示。

红细胞大小不均 正常情况下大小本应均匀的红

细胞出现了大小不均。红细胞大小不均是缺铁和许多其他类型贫血症常见特征。它通常伴随有色素不均，红细胞中的颜色异常常在铁粒幼细胞性贫血中非常显著，并可能存在由正常色素和低色素红细胞组成的双相红细胞群，其反映了骨髓内不同的造血克隆产生的红细胞。

再生障碍性贫血　表现为所有骨髓细胞前体细胞显著和持续减少。而"骨髓增生低下"这个词通常用于描述化疗后正常骨髓细胞的短暂和持续减少，但通常不会达到再生障碍性贫血中存在的程度。

血细胞减少症　是指循环血中特定血细胞系减少的现象。例如，血小板减少症是指循环血中血小板减少，粒细胞减少症表示中性粒细胞减少，淋巴细胞减少症是指循环血中淋巴细胞减少，全血细胞减少症则表示循环血中红细胞，白细胞和血小板同时减少的现象。

血细胞增多症　是指特定血细胞系数量增加。红细胞增多症可导致循环红细胞增加，白细胞增多症指白细胞总数（WBC）增加，血小板增多症则表示血小板计数增加。

造血　也称为骨髓生成，它是干细胞自我更新并分化成各种高度特异性血细胞的过程，然后持续存在于骨髓和外周血中。偶尔，这个过程可能发生在骨髓外，例如肝脏、淋巴结和脾脏，这称为髓外造血。

脾功能亢进　脾脏过度活跃，脾脏肿大的后果是清除、阻滞破坏通过脾脏的正常血细胞。该过程可能是选择性的，如特发性血小板减少性紫癜（ITP），或涉及所有细胞系，最常见于晚期肝硬化门静脉高压患者。

无效造血　正常骨髓造血是高效的，超过90%的生产出来的细胞进入外周血中循环。该过程非常有效，即使骨髓细胞减少至正常的20%，外周血计数仍可保持在正常范围内。由于无效的红细胞生成，即使具有正常的骨髓细胞活性，所产生的造血细胞中仅5%～10%离开骨髓并具有细胞功能，其余细胞则通过各种凋亡机制过早地髓内死亡。

核碎裂　是指在骨髓增生异常综合征（MDS）和急性髓细胞白血病（AML）综合征患者中，衰老血细胞特征性核染色质异常凝结和断裂，在粒细胞非典型细胞核中更明显。

白血病　出现了来自造血组织的循环恶性细胞。白血病一般分为四大类，包括急性粒细胞白血病（AML）、急性淋巴细胞白血病（ALL）、慢性粒细胞白血病（CML）和慢性淋巴细胞白血病（CLL）。许多其他肿瘤性造血系统疾病可能表现为白血病的相关过程，这些疾病主要由 B 细胞恶性肿瘤组成，如非霍奇金淋巴瘤（NHL），多毛细胞白血病和多发性骨髓瘤（MM）。

淋巴瘤　是指 B 淋巴细胞和 T 淋巴细胞的一类恶性肿瘤，本病经常累及骨髓并抑制正常的骨髓功能，分为霍奇金淋巴瘤（HL）和非霍奇金淋巴瘤（NHL），且后者更为常见，它包括 B 细胞和 T 细胞两种亚型。

骨髓增生异常　通常血液病理学家和临床血液学家使用诸如骨髓发育不良、发育异常、功能不良和骨髓造血功能不良之类的术语来描述前体造血细胞的异常状态。许多人认为骨髓发育不良与分类为 MDS 的疾病分类相当，这是不正确的。即使来自简单缺铁性贫血患者的骨髓也可能在红系祖细胞中表现出明显的功能障碍。

骨髓增生异常综合征（MDS）　一般将 MDS 描述为克隆性髓系功能障碍，特征为渐进性外周血细胞减少，通常早期为与无效的髓细胞生成相关的不明原因的大细胞性贫血。MDS 在骨髓和外周血细胞中表现出不同程度的形态学细胞发育异常，可影响单个或多个细胞系。MDS 常被认为是肿瘤，因为与 AML 发展有关的基因突变和患者有限的存活频率相关，或与骨髓衰竭的后果有关的死亡，包括感染，出血和铁超载。然而，并非所有这些疾病都是肿瘤，有些 MDS 对免疫抑制治疗反应良好（Epling-Burnette et al., 2012; Natelson et al., 2013）。

骨髓增殖性肿瘤　是指以三种主要细胞系中的一种或多种过度增殖为特征的造血系统肿瘤。其中，常见的类型是真性红细胞增多症、原发性血小板增多症和原发性骨髓纤维化。这些疾病与 JAK-2 基因分子突变有关。最初，CML 被归类为骨髓增殖性肿瘤，但现在它被认为是一种以费城染色体 t（9：22）易位为特征的独立疾病。世界卫生组织（WHO）目前将所有这些疾病和单独的非典型骨髓增生综合征均列为肿瘤性疾病（Swerdlow et al., 2008）。

骨髓病性贫血　骨髓可能被网状纤维、转移性肿瘤或异常储存组织细胞浸润，从而降低正常造血能力。此时，有核红细胞和早期髓系细胞可能在外周血中循环，产生幼白 - 幼红细胞反应。

全骨髓增生　是指所有骨髓细胞前体细胞显著过度增殖。

异形红细胞症　是指外周血液中红细胞形状改变，尤其在严重缺铁性贫血和红细胞碎裂综合征时表现突出。

红细胞增多症　该术语和真性红细胞增多症已成为红细胞增多的同义词。红细胞增多症并不意味着多种细胞系同时增加，在 MPN 真性红细胞增多症中存在多系细胞同时增生。

纯红细胞再生障碍性贫血　正常骨髓中缺乏红系

祖细胞，常在药物不良反应或胸腺瘤导致自身免疫性疾病的基础上发生。该疾病也可能在 CLL 过程中出现。其他潜在的原因包括微小病毒感染、机体免疫低下和核黄素缺乏症。

缗钱状红细胞 是指一组类似于一卷硬币的外周血红细胞。这通常与升高的单克隆或多克隆血浆球蛋白水平有关，并能引起精神障碍，如 MM、慢性肝炎、华氏巨球蛋白血症（WM）、结节病或红细胞冷凝集素等。

外源化合物 一些不是人体本身存在的化合物及其代谢产物，可能引起各种形式的骨髓毒性。这些化学物质可能是治疗药物、食物和职业或环境化学物。

特异性血液病状态

以下部分将阐述针对外周血细胞和骨髓细胞，影响细胞数量或／和功能的毒性物质。这种血液毒性可能是各种异源化合物以特异性宿主反应或与毒性暴露剂量和持续时间有关的效应的直接化学后果。在某种情况下，毒性可以通过刺激免疫系统来介导，诱导自身抗体的产生，这种方式可能导致选择性的细胞破坏或更广泛的毒性来影响所有细胞成分。血液生成原料（如某些维生素和铁）的缺乏，也可能导致血液疾病。通常，血液毒性是通过减少血细胞产生而表现出来的，但在某些情况下，摄入毒物可能刺激血细胞的过度生成并导致临床疾病。血液各元素的肿瘤性疾病可能导致多种血细胞减少症，如 MDS 和 AML，也有循环血细胞的增加，如在 MPN 中。转移性肿瘤如乳腺癌和前列腺癌也可累及骨髓，抑制骨髓正常功能并导致骨髓病性贫血。

红细胞疾病

重 点

- 诊断缺铁性贫血除了开始治疗外，还要求寻找原因。
- 慢性食欲不振或其他形式的异食癖提示缺铁症的诊断。
- 铁盐如硫酸盐，富马酸盐和葡萄糖酸盐的口服制剂通常有同样功效，但不应用定时释放铁制剂。
- 接受 Roux-en-y 解剖结构减肥手术后及一些乳糜泻致慢性铁缺乏患者可能需要定期静脉输注铁剂以避免缺铁和贫血。
- 镰状细胞病患者应接受肺炎球菌疫苗接种。
- 患有镰状细胞性状的患者的典型表现不是因为疾病造成贫血，而是可能会因肾脏小梗塞导致的偶发性肉眼血尿。

- 慢性不受控制的自身免疫性溶血性贫血与静脉血栓形成的发病率增加有关。
- 皮质类固醇是自身免疫性溶血性贫血的主要治疗方法，但不能单独使得疾病满意缓解。
- 贫血可以方便地归类为涉及红细胞生成减少，过度溶血或失血的疾病，应认识到在任何一个疾病中都可能存在一个以上发病机制。
- 极低的血清铁蛋白水平基本上证实了铁缺乏，但血清铁蛋白水平显著升高并不总是表明铁超载状态。

出现在循环血细胞数量最多的是红细胞，在人体中，红细胞是一种无核细胞，含有负责正常组织氧输送的血红蛋白。循环红细胞质量减少至低于正常范围，根据年龄和性别进行调整，特别是通过血红蛋白浓度，红细胞（RBC）计数或血细胞比容值（全血中 RBC 体积的百分比）来表示贫血。全球贫血最常见的原因是缺铁贫，这将在下文详细讨论。地中海贫血综合征是贫血中最常见的遗传性贫血。男性的正常外周血血红蛋白浓度平均值是 15.5g/dl，血细胞比容值为 47%，RBC 计数为 5.2×10^{12}/L，血小板计数为 250 000/mm³。女性血红蛋白浓度稍低，健康成年女性的血液计数正常平均值分别为 14.0g/dl，41%，4600/mm³ 和 250 000/mm³。随着年龄的增长，血红蛋白浓度有一个显著但可变的降低，特别是男性。循环中的正常 RBC 的寿命约 120 天或具有 60 天的半衰期并且在溶血状态下细胞寿命显著缩短。

贫血分析中非常有用的指标是平均红细胞体积（MCV），正常范围为 86fl 至 90fl。自动化血细胞计数实验室检查结果中经常出现的其他计算结果，例如平均红细胞血红蛋白（MCH）和平均红细胞血红蛋白浓度（MCHC），在临床上并无用处。Maxwell Wintrobe 博士给出了这些测量的概念并写了第一本血液学领域的临床教科书，后来被引用为"对不起，他建议后两个计算"。网织红细胞计数也是红细胞产生的有用指标，并且可以通过简单公式来校正以提供网织红细胞指数（% 网织红细胞 × 血细胞比容 /45 ＝绝对网织红细胞百分比）。这可能是由一些实验室仪器执行的自动计算。网织红细胞计数升高通常表现为外周血涂片染色某些红细胞之间的多色现象或蓝色色调。在某些形式的溶血性贫血中，网织红细胞极度增加，在纯 RBC 再生障碍的异常情况下，网织红细胞几乎为零。现代自动化细胞计数器通常还提供细胞计数与细胞体积的图示，其可以可视化地显示偏斜的红细胞和血小板大小，尽管这在检查准备良好且染色良好的血液涂片是显而易见的附加信息。

单纯贫血可能由红细胞生成减少，红细胞寿命缩短通常反映溶血状态，失血或这些机制联合引起。在影响红系细胞系的选择性获得性毒性中，缺铁性贫血的主要病因是慢性失血和女性反复怀孕；频繁献血者；大量摄入牛奶的儿童会发生铁的吸收不良；成人乳糜泻；并且近年来，由于经常绕过铁的主要吸收部位十二指肠进行减肥手术的原因；发展中国家营养不足也导致缺铁。除了失血外，铁在人体很好保存，口服要求低于 4mg/d。具有慢性缺铁症的个体经常会发生异食癖，这可能表现为食欲不振和咀嚼某些东西的冲动，包括黏土、淀粉、纸张，甚至橡皮筋。这种渴望在治疗后不久血红蛋白浓度恢复正常之前已经开始迅速消失。也可能有一些唇裂和舌炎，产生与严重缺铁相关的口腔症状。

我们认为缺铁性贫血为小细胞低色素性贫血，当血红蛋白浓度低于 10g/dl 时，已经很明显。然而，异常红细胞形状如椭圆形红细胞和偶尔出现的泪滴状红细胞也是常见的。在非常严重的缺铁性贫血中，外周血涂片可能有点类似微血管病溶血，出现碎片（图 39-1）。血小板计数通常在缺铁性贫血中平均升高，平均值为 450 000/mm³，总白细胞数通常保持正常。

利用血清铁蛋白值评估贫血患者是一种很好的临床实践。当铁蛋白浓度大大降低时，实际上总是存在缺铁。铁蛋白是一种急性期反应蛋白。尽管血色素沉着病和输血性铁超负荷大大增加，但它反映组织铁储存的非线性增加，但最高的铁蛋白值见于炎症性疾病

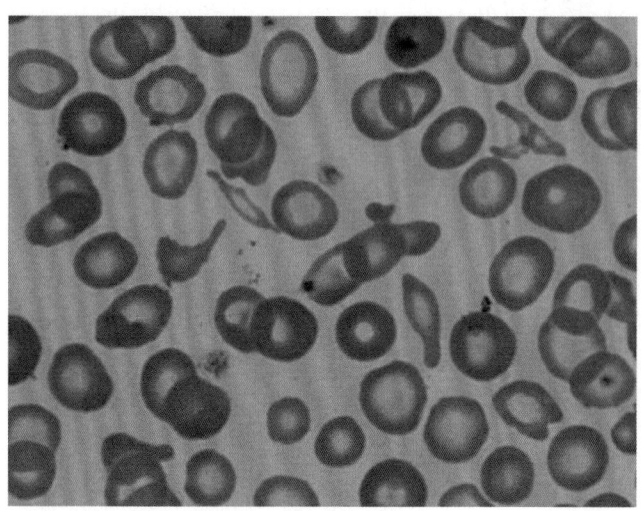

图 39-1　严重缺铁性贫血患者的外周血细胞（平均红细胞体积，57FL；血清铁蛋白值，3ng/ml）显示红细胞形态异常和染色质低

如青少年类风湿性关节炎和偶尔在 NHL 和罕见的噬血细胞综合征。铁蛋白分子的结构类似于圆柱体，可能含有相当多的铁。血清铁和铁结合力也可用于评估贫血，缺铁贫时血清铁降低和铁结合能力升高，铁饱和度降低到少于 16%。

永远记住，不应该只考虑治疗铁缺乏而忽略了缺铁的病因。除了详细的病史以外，这种评估应该包括直肠检查，多次粪便检测潜血，并且通常需要胃肠病学咨询来证实潜在的间歇性失血部位。偶尔，当上下内镜检查无发现时，所谓的一次性胶囊摄像机在穿过肠道时可拍摄数百张照片，可能会显示潜在的出血源。尽管铁是血液生产中的限量原料，但血红蛋白浓度增加的个体也可能缺铁。例如，未治疗的真性红细胞增多症患者实际上总是缺铁，血清铁蛋白值低并且没有骨髓铁储存。这与继发于慢性低氧血症的继发性红细胞增多症相反，如晚期肺疾病，其中骨髓铁储存和血清铁蛋白值通常正常。

缺铁性贫血的治疗方法是口服铁盐，如硫酸亚铁、富马酸盐或葡萄糖酸盐。定时铁释放制剂使粪便变黑，但铁释放绕过十二指肠，贫血症状不会改善，因而应避免使用有几个静脉注射铁剂可供使用，并且在乳糜泄患者和减肥手术后患者因为口服铁吸收可能不足且无效而需要使用它们。在慢性出血状态如 Osler-Weber-Rendu 病（遗传性出血性毛细血管扩张症）和所谓的西瓜胃中，因为从脆弱的胃黏膜持续失血，口服铁不足以维持令人满意的血红蛋白浓度，静脉铁剂的使用也是必需的。如果出血是缺铁的原因并已停止，则口服铁剂可使血红蛋白水平每周升高约 0.9g/dl，静脉注射铁剂后血红蛋白水平可迅速升高（每周 1.5～1.9g/dl）。虽然网织红细胞计数在适当的治疗下会轻微上升，但缺铁时的骨髓细胞并非显著增多，治疗后的网织红细胞计数预计不会超过 4% 或 5%，但巨幼细胞性贫血或慢性溶血状态适当治疗后可能达到 20% 或更多，在这种情况下骨髓细胞显著增多。

促红细胞生成素由肾皮质中的肾小球细胞产生，它根据组织氧输送的变化情况调节红细胞合成。在慢性肾功能不全的情况下，尿素氮和肌酐的血清上升水平与产生促红细胞生成素的能力之间没有直接相关性。这种差异在多囊肾病患者和晚期肾功能衰竭而没有显著贫血的患者中可能会非常显著。因此，患有贫血症而不需要慢性透析治疗的患者对肠外促红细胞生成素治疗有反应的个体并不罕见。血清中促红细胞生成素水平可以测量，但偶尔需要肠外促红细胞生成素的治疗试验来证明这种机制对于患有单纯贫血的某种

程度肾功能不全的患者的作用。对接受血液透析的患者应常规给予红细胞生成素治疗，通常同时使用肠外铁剂以便取得最好效果，但慢性肾病中的贫血原因可能是多因素的。

另一类红细胞产生选择性缺陷的疾病特征在于红细胞前体从骨髓中消失及严重贫血，称为纯 RBC 再生障碍性贫血。这种情况可能为对特定处方药物的特异反应，也可能为自身免疫性疾病，特别是与胸腺肿瘤有关，可以为细小病毒感染的结果，与某些肿瘤如 CLL 相关，它也可能由医源性产生维生素核黄素的选择性缺乏引起。选择性核黄素缺乏主要见于使用核黄素含量非常低的饮食并在其他饮食中加入核黄素半乳糖黄素的竞争性抑制剂来实现。在 3 周内，几乎所有的红细胞前体从骨髓中消失，但 WBC 或血小板的生成没有受影响。即使是以 MDS 和红白血病形式存在的异常骨髓红细胞前体也将随着这种疗法而消失，揭示了伴随原始细胞的背景群体以前被异常红细胞前体的过度产生隐藏。除了舌头酸痛和嘴唇裂开（唇裂）之外，这种不寻常的饮食治疗的短期临床症状却令人惊讶的少，多年前在癌症治疗的早期方法中使用这种治疗，试图快速"饿死"生长肿瘤细胞并使它们对细胞毒性化疗剂更敏感。

化学诱导的选择性血液毒性影响红细胞系的典型例子是铅中毒后的贫血，例如（图 39-2），通过吸入精炼粉尘，焊接烟雾和杀虫剂，或通过摄入铅基油漆或陶瓷中使用的颜料或铅盐作为传统药物中的污染物，都可能吸收过量铅。过量的铅会掺入发育中的红细胞前体，干扰血红素合成所需的几种酶，包括氨基乙酰丙酸（ALA）脱氢酶，铁螯合酶，粪卟啉原氧化酶和胆色素原脱氨酶。

由此产生贫血的机制是复杂的，因为尽管骨髓红细胞前体大量增加（无效红细胞生成）但骨髓产生的血细胞量减少，并且循环红细胞（溶血性贫血）的寿命缩短。白细胞和血小板不受影响。这种疾病可能是由于在染色的外周血涂片发现嗜碱性点状红细胞或多个蓝色细胞质的细胞存在而怀疑的（图 39-3）。它被全血铅水平证明和量化。在这种疾病中，尿粪卟啉和尿胆素原也大大升高。铅中毒也可能由骨髓铁染色发现环状铁粒幼细胞而有所怀疑，（图 39-4）。在确定并消除铅暴露源后，用螯合剂如 EDTA 二钠钙（乙二胺四乙酸）处理非常有效（Natelson et al., 1976）。随着时间的推移，如果没有特定的疗法，铅可能被储存在骨皮质中，并且由于它被造血元素隐藏而不会产生毒性。误诊导致用皮质类固醇治疗隐性铅中毒，在某些类型的免疫性溶血性贫血中有效，但可通过使铅从骨皮质中动员并再次变得可用而引起骨髓毒性而加重铅中毒。与 MDS

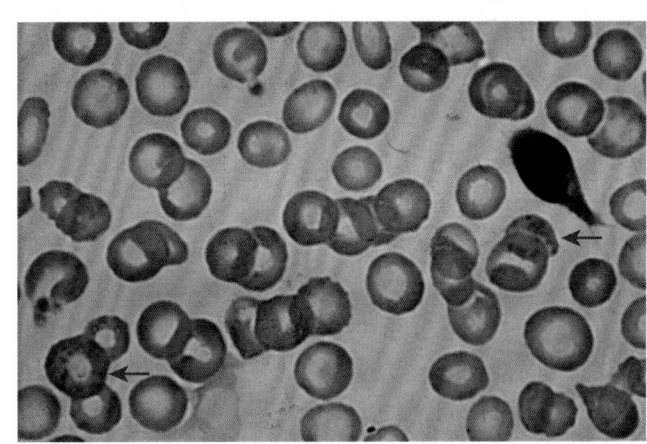

图 39-3 在铅中毒时的外周血涂片显示红细胞嗜碱性点彩（箭头）

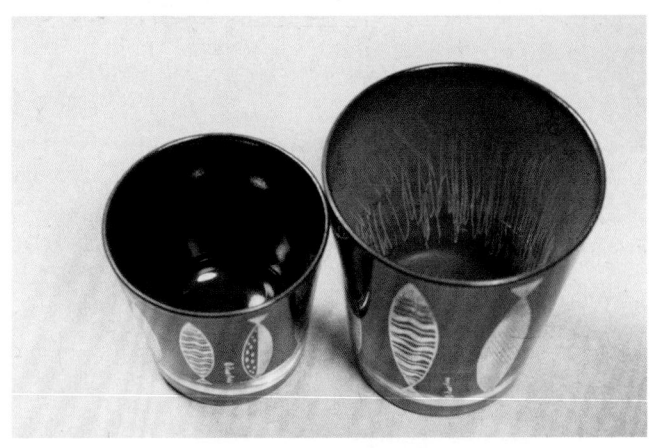

图 39-2 通过洗碗机加热（右）去除原始内部虫胶涂层（左侧）的鸡尾酒杯，暴露出铅油漆（划痕用于取样分析）

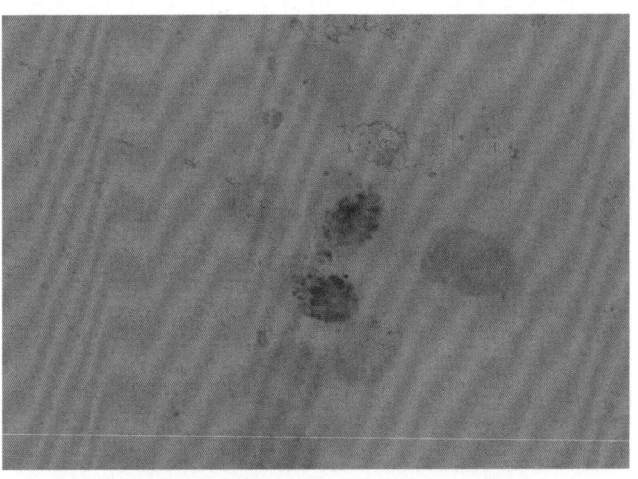

图 39-4 骨髓穿刺铁染色显示两个红细胞前体细胞中的多个蓝色细胞质颗粒在细胞核内，证实环状铁粒幼细胞生成

铁粒幼细胞性贫血相比，铅中毒铁粒幼细胞性贫血的一个有趣特征是在铅中毒时，MCV 通常是正常的，但在 MDS 中 MCV 通常增加。

循环红细胞的选择性减少也可能发生在多种类型的先天性和后天性溶血性贫血中。在先天性类型中，白人个体中最常见的是遗传性球形红细胞增多症，黑人最常见的是镰状细胞综合征。在获得性溶血状态如自身免疫性溶血性贫血中，疾病是通过针对 RBC 膜蛋白上的抗原位点的抗体（免疫球蛋白）介导导致红细胞直接在血流（血管内溶血）中或在肝脏，脾脏或淋巴结的网状内皮细胞中（血管外溶血）裂解的。这种事件可能是由于潜在的免疫性疾病如狼疮或 CLL 或通过以药物的形式引入抗体刺激性毒素而发生的。经典的药物诱导的例子为抗高血压药物 α- 甲基多巴，其可以诱导针对 RBC 表面抗原的 IgG 免疫球蛋白的形成。这种固定在 RBC 表面膜上的免疫球蛋白会使抗人球蛋白（直接 Coombs）测试结果阳性，偶尔会导致靶细胞的显著溶血。这种情况只累及红细胞，并且随着药物的停止使用，抗体效价最终下降，从而使得完全的血液学恢复。许多其他药物，特别是各种非甾体类抗炎药（NSAIDs），可能会以类似的方式引起免疫相关性溶血。偶尔，药物作为半抗原留在血液循环中，使得有问题的免疫球蛋白导致持续溶血。

除了检查外周血涂片外，对提示溶血及其病因的有用的实验室检查包括直接和间接抗球蛋白试验（Coombs 试验），血清乳酸脱氢酶（LDH），总胆红素和间接胆红素水平以及结合珠蛋白浓度。后一种测试非常敏感，但不能定量溶血的严重程度。血管内溶血后血浆中的游离血红蛋白和结合珠蛋白形成复合物，由肝脏清除。急性溶血后需要几周血清结合珠蛋白水平才能恢复正常，这可能与输血相关的溶血事件相关。伴随血管内溶血，LDH 水平显著升高。然而，即使在脾脏发生血管外溶血或骨髓内髓内溶血，血清 LDH 也会升高。例如，LDH 是在某些慢性溶血状态下追踪治疗效果的有用监测指标，并且是评价溶血程度的良好指标，如在机械心脏瓣膜导致的溶血。

在自身免疫性溶血性贫血中，涉及红细胞的经典外周血检查结果包括大量的球型红细胞。当在外周血液涂片上检查时，球形细胞是小细胞，有时称为微球体细胞，并且在看完血液涂片之后在自动血细胞计数器可能令人惊讶的发现免疫相关性溶血性贫血中的 MCV 是正常。发生这种情况是因为自动化细胞计数器的检测物理特性超出了球体并在这种情况下提供了错误的读数。在外周血膜上也可以看到单核细胞吞噬免疫球

蛋白包被的红细胞（图 39-5）。在自身免疫性溶血性贫血的某些情况下，累及第二种细胞系，并且抗体也经常针对血小板，如在 Evans 综合征和系统性红斑狼疮中，导致血小板减少症。一般来说，双重自身免疫性血细胞减少提示疾病更具侵袭性，但通常两种血细胞减少症均通过免疫抑制剂治疗得到改善（Gómez-Almaguer et al.，2010）。自身免疫性溶血性贫血的大多数病例是由"温抗体"反应引起的，这意味着它们在 37℃ 下有活性。一些自身抗体被称为"冷"作用，因为它们在 RBC 膜上的附着能力在较冷温度下更好地显示出来。这种冷抗体或冷凝集素自身免疫性溶血性疾病更常与潜在的淋巴增生性疾病相关，并且更难治疗成功（Swiecicki et al.，2013）。

自身免疫性溶血性贫血患者的成功治疗可能需要长时间或反复治疗。除了试图清除任何潜在的和致病性疾病之外，药物如皮质类固醇，免疫调节剂和免疫抑制剂如硫唑嘌呤，利妥昔单抗，阿伦单抗和酶酚酸酯可能会有所帮助。在难治性自身免疫性溶血中也已提倡脾切除术。然而，尽管在遗传性球形红细胞增多，自身免疫性溶血状态中高度有效，但溶血可能不会减轻，并且由于脾脏缺如和持续的溶血状态，血小板计数可能大大增加，进一步导致血栓形成。事实上，自身免疫性溶血性贫血患者死亡的最常见原因不是贫血，而是血栓栓塞并发症的发生，引起肺血栓栓塞和肺动脉高压。在难以控制的慢性溶血患者中，常常加入口服抗凝剂直到溶血消退。

在镰状细胞综合征中，例如经典的 SS 镰状红细胞疾病，由于变异血红蛋白的原因，一些溶血是持续存在的。随着时间的推移，脾由于被溶血过程和小梗塞被

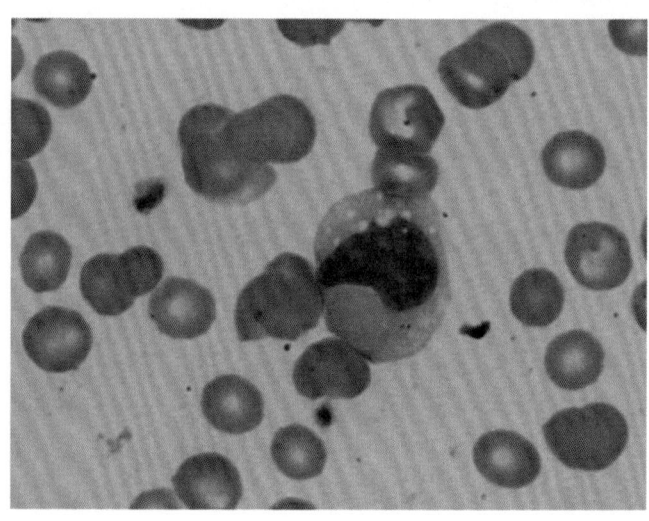

图 39-5 外周血单核细胞在自身免疫性溶血性贫血中的吞噬作用

破坏。除贫血外，还有许多不良的临床表现，包括胆石症，疼痛危象，骨髓梗塞，阴茎异常勃起，所谓的急性胸部综合征，甚至中风。由于脾脏的缺失和它产生的调理性抗体的丧失，与包囊微生物如肺炎球菌感染相关的感染风险增加。

红细胞中胎儿血红蛋白的存在，即使少量，也有一定的防止镰状化的保护作用。连续使用口服药物羟基脲可增加其在镰状红细胞中的浓度。在一些镰状综合征中，如 S-C 疾病和 S 型地中海贫血，脾脏增大，引起一定程度的脾功能亢进，通常表现为轻度至中度血小板减少症。由于某些镰状细胞病患者需要频繁输血，针对 Kell 等次要血型抗原产生的抗体可能会引起同种异体免疫性溶血。也可能由于产生针对 Rh 系统组分的同种抗体而导致溶血（Chou et al., 2013）。如果输血不频繁，相应的抗体滴度可能会在常规交叉配血时降至检测水平以下，但输血后 10～14 天，有问题的 RBC 抗原的出现引起机体记忆性免疫应答，抗体滴度升高，然后可能发生所谓的迟发性溶血输血反应，引起严重的溶血并破坏所有输血细胞甚至一些自身的红细胞，从而使贫血恶化。使得在几个星期内很难再次输血。

患有镰状细胞病和地中海贫血患者因为铁吸收增加，频繁的输血以及身体无法清除过量的铁，因此常见问题是组织中铁超载。早期，过量铁主要在整个肝脏的网状内皮细胞中储存，不同于遗传性血色沉着病，其铁沉积首先在肝实质细胞和胰腺中发生。然而，在所有铁沉积综合征的晚期，输血性铁超载患者的肝活检可能难以区别于晚期血色素沉着症。与血红蛋白浓度正常的血色素沉着症患者不同的是，螯合剂可以通过清除粪便和尿液中的铁来减少铁超载，对于不能通过定期静脉给药以减少过量铁的严重地中海贫血患者来说其好处很明显。在血色病组中，许多血库现在能够使用这种血液进行输血，因为它们会使捐献者血液正常。铁螯合剂可以通过长时间，间歇性肠胃外给药获得最大效应，也可以口服较新的螯合剂如 Exjade。

具有镰状细胞特征的个体如 AS 血红蛋白通常在血红蛋白电泳上血红蛋白浓度分布显示 A 对 S 血红蛋白的适度增加，并且除非置于极低氧环境下，例如非压力高海拔，不会出现镰刀危象。然而，他们确实倾向于因肾脏中的微梗死导致周期性血尿发作。有经验的泌尿科医师非常了解这种现象，并且会对不明原因的肉眼血尿的黑人进行血红蛋白电泳，无论其血象怎样。具有镰状细胞特征的个体的寿命与普通人群的寿命相同。

许多变异血红蛋白可能与贫血和外周血涂片异常相关。伴随 C 血红蛋白特征，靶细胞很常见，尽管贫血一般是轻微的，但实际上所有的红细胞都是 C 血红蛋白的靶细胞。某些种族群体具有特定异常血红蛋白，如血红蛋白 E 在泰国影响大约 40% 的人群，产生轻度贫血。在这个人群中，可能存在各种血红蛋白 E 和地中海贫血轻微综合征的组合，产生不同程度的贫血。

RBC 酶系统的遗传缺陷可能导致慢性溶血状态。最常见的两种情况是丙酮酸激酶缺乏和葡萄糖 -6- 磷酸脱氢酶（G-6PD）缺乏。G-6PD 缺陷是与性连锁的，所以大部分受影响的个体是男性。酶缺乏导致氧化应激增加并影响红细胞，导致溶血。沉淀血红蛋白可以在循环红细胞中用 Heinz 体染色鉴定。酶的缺乏可能导致白人持续溶血，但在黑人中，溶血可能发生更少，并且很少导致危及生命的贫血。某些抗疟药物可能会导致 G-6PD 缺乏症患者发生溶血危象。

溶血和贫血也是不同程度的血栓性微血管病相关的一组疾病的主要组分和结果。在这种情况下，溶血是血管内的并且与免疫无关而是由于它们穿过部分闭塞的小动脉时施加于红细胞的剪应力引起的。补体可能在溶血过程中起作用。这些综合征中最常见的是血栓性血小板减少性紫癜（TTP）；与急性细菌性腹泻相关的 vero 细胞毒素试验使用有关的溶血性尿毒症综合征（HUS），有时以流行模式发生和非典型 HUS。贫血的是微血管病变的形式，在外周血涂片上有明显的红细胞碎片。各种形式的血管炎，慢性溃疡性结肠炎和恶性高血压中也可见类似但较不严重的碎片模式。

血栓性血小板减少性紫癜通常与血浆 ADAMTS-13 酶的缺乏相关，后者调节循环血管性血友病因子多聚亚基蛋白的大小。这种疾病可能是先天性的或在各种临床情况下获得的。有时，可以证明 ADAMTS-13 的自身抗体与酶的浓度降低一致，证明免疫相关的病因学。先天性类型可通过定期输注血浆以提高 ADAMTS-13 水平来控制。在更常见的获得性类型的血浆交换，输入新鲜冷冻血浆能获得益处，直到可以启动正式血浆置换。皮质类固醇在约 25% 的病例中有效，通常与血浆置换一起给药。

一些 TTP 患者对抗血小板聚集剂（如 Aggrenox（阿司匹林 + 潘生丁））有适度的有利反应，这些药物可加入到治疗方案中。尽管经常严重的血小板减少，但血小板输注症应避免，因为它们可能引起脑内动脉血栓和癫痫发作。此外，尽管血小板减少，但危及生命的出血在 TTP 中很少出现。特别是在患有 ADAMTS-13 抗体的个体中，作为免疫调节剂的美罗华输注近年来已被添加到治疗计划中并且可能预防复发。治疗效果可通过监测血红蛋白浓度，血小板计数和血清 LDH 来监测。在恢复阶段,血小板计数首先开始上升,但溶血并未快速减轻,随着部分闭塞的血管恢复,升高的 LDH 可能需要一段时间才能缓慢降低。有些未能持续缓解的患者在几个月后出现复发,并且在许多这些患者中,在疾病的稳定阶段,脾切除能阻止进一步的复发。TTP 的原因尚不确定,但与妊娠,家族相关性以及某些药物如奎宁(McMinn et al.,2001),氯吡格雷和噻氯匹定显著相关。疾病也可能出现在艾滋病毒感染的过程中,这种情况下它对治疗似乎非常敏感。

溶血性贫血与 TTP 相似,但更易发生不可逆转的肾损害,可能在感染机体后发生,包括可产生称为 vero 细胞毒素的志贺毒素的大肠杆菌菌株。这种疾病以食物污染的方式流行。血浆置换在这一群体中并不如此有效,但通常是启动的。C-5 补体蛋白依库珠单抗抑制剂可有效减少阵发性睡眠性血红蛋白尿症(PNH)患者的溶血,在一些非典型 HUS 中也具有有益作用。与 TTP 和 HUS 相似的微血管病过程可能在某些药物化疗过程中突然发生,但标准治疗在该组中并不高度有效。

严重溶血的少见病因包括罕见的阵发性夜间睡眠性血红蛋白尿(PNH)。在 PNH 中,红细胞的细胞骨架异常并且对补体诱导的溶血敏感。PNH 可能在再生障碍性贫血的过程中出现或自发出现。通过现代流式细胞术检测可以很容易地确定红细胞上存在的某些集群命名(CD)标记。由于血红蛋白尿慢性铁丢失,偶尔会出现铁缺乏症。然而,溶血状态可能通过静脉注射铁剂治疗引起,静脉注射铁剂导致网织红细胞突然从骨髓中流出,这些年轻的红细胞对溶血更加敏感。C-5 补体抑制剂依库珠单抗可以大大减轻溶血发作的严重程度,但必须每 2 周以巨额费用静脉使用。PNH 的成功治疗需要异体骨髓移植,这可以消除产生补体敏感性红细胞的异常克隆。由于慢性血管内溶血,患有 PNH 的个体易患血栓性静脉炎。大多数 PNH 患者的总白细胞计数和血小板计数正常,但其他患者可能有轻度全血细胞减少症的周期性发作。患有多年疾病的患者可能出现明显的脾肿大。

与溶血状态和贫血相比,慢性吸烟者由于碳氧血红蛋白水平增加,携氧能力下降干扰组织氧输送,可能会出现 RBC 数量显著增加。肾中的氧传感器对氧张力下降的反应是通过增加来自近肾小球细胞的促红细胞生成素,刺激骨髓产生红细胞。在健美运动员和其他运动员中使用某些合成代谢类固醇可能会产生类似的效果。在这些情况下,血红蛋白浓度可能超过 20g/dl,增加循环血液黏度。受影响的人能会发生头痛和反应迟钝并出现潮红。很少情况下,继发性红细胞增多症

严重时,可能导致静脉或动脉血栓形成(或两者兼有)。

也许没有广泛认识到各种类型的贫血对经常用于监测糖尿病患者前几周的平均血糖水平的指标 HgA1c 水平的影响。这种测量部分地取决于红细胞的转换率,慢性溶血性贫血,缺铁性贫血和 MDS 患者的转换率可能差异很大。例如,缺铁性贫血和纯红细胞再生障碍中 HgbA1c 水平假性升高,伴无效的红细胞生成的溶血性贫血和 MDS 患者 HgbA1c 水平假性降低(Okawa et al.,2013)。在用促红细胞生成素制剂治疗的肾病贫血中,它也可能降低。在一些情况下,HgA1c 值中的人为变异很小,但在镰状细胞病中,有些需依赖于糖基化白蛋白值而不是 HgA1c 水平来监测糖尿病的控制。

白细胞和血小板异常

重 点

- ITP 患者在进行脾切除术前 2 周需先行接种肺炎球菌,嗜血杆菌和脑膜炎球菌疫苗。
- 尽管血浆置换是 TTP 的主要治疗方法,但患者在等待转到有血浆置换仪器的地方前,在立即使用皮质类固醇激素的同时进行血浆输注也是很有效的疗法。
- 对于因患 MPN 而伴慢性血小板增多症的患者,可以用羟基脲或阿那格雷或双药联用以降低血小板数目和降低血栓形成及术后出血过多的风险。
- 集落刺激因子如 Neupogen 和 Neulasta 有助于治疗化疗引起的骨髓抑制,但一般应避免用于患有自身免疫性中性粒细胞减少症的患者。

白细胞包含几种特殊的细胞类型。粒细胞是正常循环的白细胞的主要类型,这些细胞含有多种细胞质酶,这些酶负责吞噬并且破坏外来病原体。在这方面,他们直接与由淋巴细胞特别是存在于脾脏的淋巴细胞产生的免疫球蛋白抗体作用,这有助于固定封装的生物体如肺炎球菌。大多数粒细胞是成熟的中性粒细胞,少数为单核细胞,嗜酸性粒细胞和嗜碱性粒细胞。淋巴细胞分为 B 细胞和 T 细胞,与维持正常免疫系统有关。血小板是从骨髓巨核细胞产生的无核细胞,它们在巨核细胞中通过程序性分裂产生并从细胞质中挤出,通过骨髓腔释放到毛细血管中。血小板在血液循环中进一步分裂。血小板的功能通常是与凝血蛋白或因子协同作用确保正常的止血。在成人,正常情况下,红细胞,粒细胞和血小板的产生部位仅限于骨髓,但是在某些疾病状态下,例如肝脏,淋巴结和脾脏中可能发

生髓外造血。淋巴细胞也可以在骨髓中产生，但主要在整个身体的淋巴结中产生。

粒细胞的选择性缺失可能突然发生，并且在这种情况下通常是各种药物的副作用引起。例如，某些心脏和抗甲状腺药物可能会通过免疫机制导致粒细胞缺乏症。在这些情况下，粒细胞缺乏症的时期通常较短，通常在停止使用致粒细胞缺乏药物 2 周左右后恢复。同样，大量的药物可以导致单纯血小板减少症，这种血小板减少可能是显著的，但也通常是暂时的现象。在临床实践中，血液和实体肿瘤恶性肿瘤化疗后最常见的可以预测到的后果是严重的粒细胞减少症。尽管所使用的化学治疗药物的类型和剂量不同，粒细胞缺乏症预计在 10~14 天内恢复，但集落刺激因子如 Neupogen 或 Neulasta 的使用可将严重中性粒细胞减少症的时间缩短数日。

在奎宁等药物反应导致的血小板减少症中，血小板能自发恢复到正常，但将来应该避免使用该药物。选择性血小板减少症在 ITP 中很常见。在这种情况下，IgG 免疫球蛋白包裹着血小板，这种情况通常不会干扰血小板功能，但复合物会被脾脏和网状内皮系统的其他元素清除。该过程可能是自限性的，特别是在儿童感染病毒后，但在成人中，可能需要治疗性干预才能达到缓解。ITP 可能是潜在疾病的第一个征兆，如系统性红斑狼疮，NHL 或 HIV 等疾病。这些受影响的患者除了潜在的出血问题之外，通常是无症状的，与突然起病却由于疾病状态而表现为全身性疾病的 TTP 患者刚好相反。在 ITP 的治疗中，首先需要考虑的是有没有其他事件需要治疗的指征。这取决于血小板减少的程度和临床情况。除非因为手术原因而需要采取某些干预，否则长期低但稳定的血小板计数在 60 000/mm³ 范围内的个体可以不治疗。

ITP 的一线治疗是使用皮质类固醇，皮质类固醇基本上能通过血管效应在血小板计数升高前立即减少出血倾向。血小板计数很少会在治疗后几天显著增加，可能需要 2 周时间才能获得显著改善。部分原因可能与皮质类固醇剂量及类型有关。但是，当类固醇停药时，可能有 25% 治疗有效的患者难以获得持续的缓解。输注大量静脉免疫球蛋白（IVIG）可能会更快地改善血小板计数，但很少能取得持续的反应。刺激血小板生成的口服药物艾曲波帕能够在大多数人中迅速起作用，但在许多情况下，当停用药物时血小板减少症会突然复发。免疫抑制药物如 CD-20 利妥昔单抗确实可以取得比较好的治疗效果，但复发很常见。对于 ITP，脾切除术仍然是一种有效的治疗方法，40 岁以下患者的

缓解率约为 80%~85%，40 岁以上患者约 60%。在脾切除术前两周应对预防性免疫接种针对夹膜细菌如肺炎球菌，嗜血杆菌和脑膜炎双球菌疫苗。由于脾淋巴细胞已被去除，在手术后的免疫接种产生低血清免疫效价应答。随着腹腔镜手术的出现，脾切手术的风险和住院时间均比开腹手术降低。

自身免疫性中性粒细胞减少症偶尔作为孤立的发现见于健康个体以及潜在类风湿病和狼疮患者中。偶尔，在类风湿性疾病患者中，中性粒细胞减少严重与脾肿大有关，被称为 Felty 综合征。尽管外周血中存在严重的中性粒细胞减少，但细菌感染在该组中并不常见，但如果他们确实经常出现感染，则脾切除术也是有效的，就像 ITP 一样。普遍认为，粒细胞减少低于 500 个细胞/mm³ 的患者极容易感染，但这更多见于化疗导致骨髓抑制的患者，而不是特发性自身免疫性中性粒细胞减少症患者。这可能反映了这样的现象，即中性粒细胞可以以适当的方式从骨髓移动到组织中以对抗感染，但由于自身抗体的存在，它们难以在外周血中维持正常的寿命。

全血细胞减少

血液毒性可以同时影响所有三种细胞系。例如，广谱抗生素氯霉素可能会永久损伤骨髓，导致再生障碍性贫血，这是因为人们对其毒性的特殊形式不甚了解，或者与剂量相关的骨髓细胞减少，后者通常在停药后慢慢恢复。在每个病例中，所有三种细胞系都受到影响，发生全血细胞减少症。氯霉素中毒的骨髓组织学是独特的，并且标明在红系和髓系祖细胞细胞的细胞核和细胞质中存在多个空泡，偶尔存在环状铁粒幼稚细胞。人们注意到现代抗生素利奈唑胺有类似但没那么显著的骨髓毒性，但可能导致全血细胞减少症。其他处方药物也可能会导致再生障碍性贫血，包括以前使用的 NSAID 类药物苯基丁氮酮和目前可用的产品，如吲哚美辛。酒精是一种突出的血液毒素，可能会产生典型的可逆性全血细胞减少症或血小板减少症。酒精的血液学毒性作用可能与其导致饮食中叶酸缺乏从而引起骨髓红系祖细胞生成铁粒幼粒细胞相关或对循环血小板产生直接毒性作用。急性酒精性血小板减少症在酒精摄入停止后很快恢复，但铁粒幼细胞骨髓毒性仅在停止酒精暴露后缓慢的可逆性恢复。

由叶酸或维生素 B_{12} 缺乏引起的巨幼红细胞性贫血也常与全血细胞减少症相关。外周血涂片见明显的大红细胞增多，正常红细胞容积（MCV）从 86fl 增加至 125~130fl。骨髓细胞过度增生但有原位溶血，伴随血

清 LDH 升高和间接胆红素升高。补充恰当的缺乏的元素的治疗能使骨髓功能快速恢复,在治疗后约 5～7 天内网织红细胞计数达到 20%～25%,而在缺铁性贫血,其骨髓被轻度抑制,用铁补充剂纠正,即使静脉给药,网织红细胞也很少达到 4%～5% 以上的水平。

在遗传性维生素 B_{12} 缺乏症,恶性贫血中,黑人可能在较小的年龄发病,而在白种人中,很难在其 60 岁以前发病。维生素 B_{12} 治疗通常是肠外注射,但可以用更昂贵的各种鼻喷雾剂。虽然建议每月注射维生素 B_{12},但肝脏储存维生素 B_{12} 的效果非常好,血细胞计数恢复正常后停止治疗实际上几年都不会复发。但是,如果存在神经系统疾病,因为神经病理学恢复非常缓慢,继续维持维生素 B_{12} 的规律使用就显得非常重要了!

由于全血细胞减少症的病因是多因素的,因此诊断性骨髓检查往往比研究单个血细胞减少症的检查更为必要。特别是如果怀疑恶性肿瘤,如 MDS 或 AML 或 NHL 的某种类型,增加流式细胞术检测和染色体分析能大大增加确定特定诊断和指导合适治疗的能力。在全血细胞减少症的病因研究中,腹部超声波检查也是有用的,这是测量脾脏尺寸最具成本效益和最准确的方法。脾脏的长度通常为 9～10cm,并与其总体积相关。

潜在的血液毒性

重 点

- AML 的诊断并不总是依赖于外周血或骨髓中的特定数量的幼稚细胞,也可以通过出现某些染色体畸变来确定。
- 化疗和放射暴露后继发的 AML 通常比原发的 AML 更具侵袭性。
- 年龄越大,先前接触过化疗,吸烟和潜在的自身免疫性疾病是 MDS 进展的主要危险因素。
- 目前可用于急性早幼粒细胞白血病(APL)的治疗方法使 APL 成为成人 AML 中最能够治愈的一种类型。

某些用作抗癌剂的化合物和免疫抑制药物是突变剂,并且可能通过不同的机制损伤 DNA 而引起各种血细胞减少症。这些药物包括拓扑异构酶 II,其允许在正常情况下维持造血细胞复制速度快的程序性 DNA 断裂。其他抗肿瘤药物,如烷化剂,包括环磷酰胺和马法兰,会插入 DNA 并引起干细胞遗传损伤,患者最初可能表现为可逆性全血细胞减少症,但患者尽管恢复了

正常的骨髓功能,后期易于患 AML。还有一些化合物可通过充当假性代谢物而干扰细胞分裂必须的酶或干扰正常细胞分裂所必需的维生素如叶酸。在这些情况下,所有三种造血细胞系都受到不同程度的影响,尽管一段时间内全血细胞减少症很常见,但去除有毒药物后,化疗用药引起的持续性骨髓再生障碍很罕见。

苯这种早期使用而废弃了很久的化学治疗剂,是一种癌变剂,在非常高的剂量下也可能引起初期可逆的全血细胞减少症(Gailbraith et al., 2010; Natelson, 2007)。苯造成血液毒性的具体机制仍不清楚。长时间接触苯可能导致持续性全血细胞减少,其特征在于与不典型嗜酸性粒细胞增多和红细胞吞噬组织细胞相关的骨髓增生低下,提示这是一个免疫相关过程。暴露于苯而导致的真正的再生障碍性贫血现在不太可能在发达国家中出现。

致突变性化合物引起的急性全血细胞减少可能完全消退,但几年后,血液毒性可能再次出现并以某些类型的 MDS 甚至 AML 形式进展。这一事件发生在使用米托蒽醌(一种拓扑异构酶 II 抑制剂)用作治疗多发性硬化症的免疫调节剂之后。这里涉及一个很有意义的与 AML 相关的平衡易位,如 t(15:17)APL 易位,发生在初始治疗后 5 年内。

血细胞生产需要每天多次更换体内全部粒细胞群体,而遗传损伤的祖细胞的可能逃避通常有效的修复机制。这可能导致持续产生成熟障碍和自然细胞死亡异常的造血细胞小克隆。如果异常克隆随着时间的推移而扩增,它可能会产生其他的分子畸变,从而造成异常克隆细胞优势生长,细胞死亡减少的过程,或者两者兼而有之,从而比正常细胞群体更具生长和增殖优势。这可能首先表现为单一的血细胞减少症,通常伴随着与正常细胞系不同的病态造血,这种情况被称为 MDS。

在 MDS 中,最终所有髓系骨髓细胞系都受累,细胞成熟可能停滞在未成熟阶段,并且无效的髓系生成变得非常突出。在 MDS 中,外周血和骨髓中常见异常细胞形态。外周血片上出现的进行性增多的大细胞和获得性 Pelger-Huët 双叶中性粒细胞(图 39-6)是提示 MDS 存在的有用但非特异性的证据。这种核异常是 MDS 的一个强有力的标志,但它可能是由药物引起的,当停止药物使用时这种核异常是可逆的,关注这种现象非常重要(Wang et al., 2011)。

最终,大量未成熟的骨髓细胞(原始细胞)的出现成为 MDS 进展为 AML 的标志。根据异常细胞系中染色体畸变的性质,AML 综合征的临床表现,预后和治疗可能会有所不同。未知原因引起的 MDS 和 AML 被称

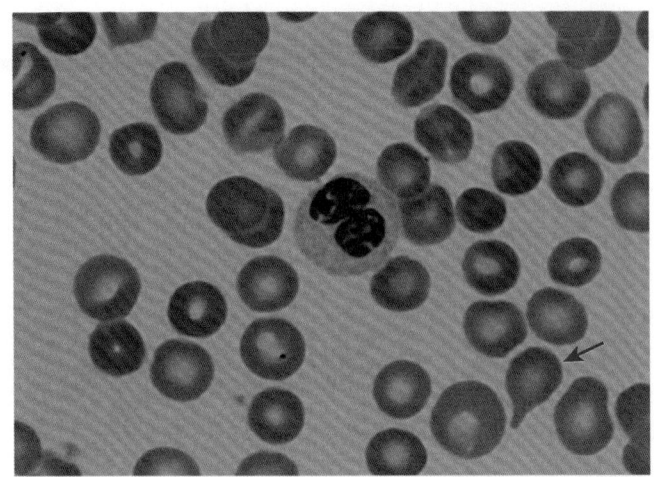

图 39-6 骨髓增生异常综合征患者外周血涂片表现为泪滴红细胞(箭头)和获得性或伪性 Paljer-Hu 中性粒细胞异常

明,吸烟者与非吸烟者(Vardarajan et al.,2011)相比,AML 诱导缓解的预后和最终存活率更差。图 39-7 显示了不同病因,年龄和其他相关因素作为 MDS 发病风险因素的发病率。图 39-8 展示了 AML 的类似信息。

由药物和化学物质引起的急性骨髓性白血病和 MDS 综合征并不表现为对短暂或低水平毒性暴露的特异反应,并且通常需要超过必需的累积阈值剂量(CTD)才易患病(Natelson,2007;Natelson et al.,2010)。这种潜在的白血病阈值剂量在已知的致白血病化学物质中差异很大,并且某些药物的潜在白血病发生率可能远远高于其他药物致白血病的发生率(表 39-1)。因此,甲氨蝶呤和羟基脲等诱变剂单一药物很少引起 AML,但暴露于烷化剂如马法兰和氮芥可能导致 10% 或更多的用药患者患 AML,这取决于所用药物的累积剂量。环境或职业潜在性致白血病物质,如苯,需要一个非常大的 CTD 才会容易致 AML,即使达到 CTD 也很少发生 AML。除了接触香烟烟雾外,来自潜在环境化学品接触导致的 AML 和 MDS 被认为仅占所有继发性 MDS/AML 的一小部分(Natelson et al.,2013)。从 CTD 到 MDS/AML 还有一个潜伏窗口期。一般来说,大多数继发形式的 AML/MDS 发生在距离最后一次暴露的 10~12 年内(Natelson,2007)。这些暴露人群远期发生 AML/MDS 可能仅仅反映了随着年龄增长其患 MDS/AML 的风险较一般人群大大增加。

为新发或原发的 MDS 和 AML,占成年 AML/MDS 的大部分。化学或辐射诱发的 AML 称为继发性 AML,占所有 AML 的约 10%~15%。继发的 MDS/AML 通常比原发的预后更差,它通常以复杂的(>3)单独的克隆性染色体畸变为特征,具有此特征的类型治疗反应差(Vardarajan et al.,2011)。长期吸烟的人更容易患 MDS/AML,但其机制尚不确定,细胞遗传学表现与化学药物诱导的继发性 MDS/AML 有所不同而类似于原发的 MDS/AML(Vardarajan, et al.,2011)。许多研究表

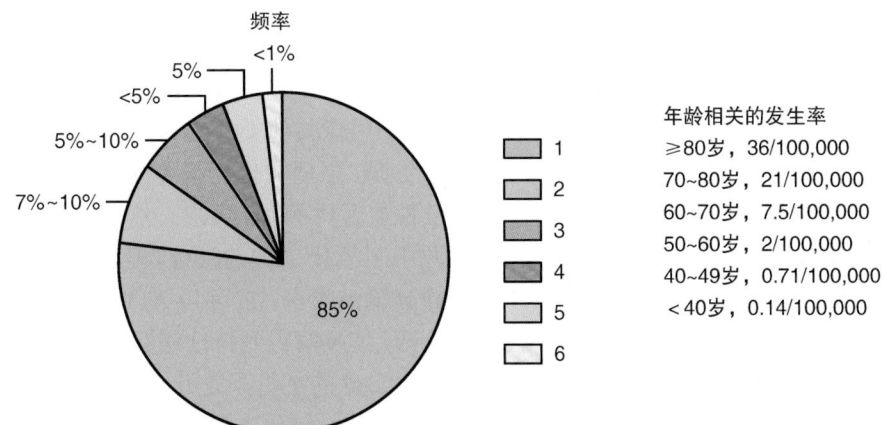

1. 原发MDS:估计占所有MDS的85%,标准分析显示约45%~50%患者出现细胞遗传学异常,常见的异常包括del(5q),del(7q),del(20q)和8号染色体三体。
2. 继发性MDS:估计占所有MDS的7%~10%,其中80%以上与曾使用致突变化学物质或放射疗法(治疗相关的,t-MDS)相关。90%以上患者出现染色体畸变,特别是涉及5和7号染色体,并且往往与复杂的细胞遗传学异常和预后不良有关。
3. 吸烟与MDS/AML密切相关,并且直接与诊断时吸烟总量和诊断时吸烟状况有关。
4. 以环状铁粒幼细胞为特征的MDS亚型可能与其他MDS综合征有不同的病因,因为实际上所有这类型MDS与驱动突变SF3B$_1$有关
5. MDS中大概5%的只有形态学异常和血细胞减少以及伴有临床自身免疫性疾病特征的患者可能对免疫抑制治疗反应良好。
6. 据认为职业或环境化学暴露导致的所有MDS中苯相关的占不到1%的一小部分。

图 39-7 年龄相关的骨髓增生异常综合征(MDS)发病率和 MDS 亚群的频率估计,AML,急性骨髓性白血病

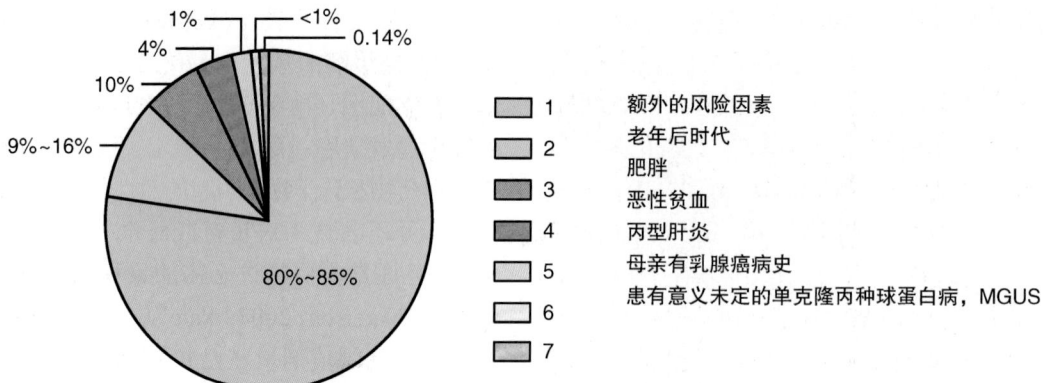

1. 原发性：估计在80%～85%范围内，特别是与正常细胞遗传学或平衡易位相关，且无骨髓增生异常综合征（MDS）的前驱症状。
2. 吸烟引起的：估计在9%～16%的范围内。8号染色体异常最常见，但正常细胞遗传学的占将近一半。患病风险与吸烟量和目前吸烟情况直接相关。
3. 治疗诱发的AML/MDS：估计占10%。常见的细胞遗传学异常涉及5号和7号染色体，细胞遗传学正常的超过10%，三分之二患者有MDS病史。
4. 从原发MDS发展到AML：约占4%。细胞遗传学正常比例的超过50%，平衡易位不常见。
5. 从MPN进展到AML：随着CML的有效治疗，可能占1%。
6. 与基础遗传畸变如家族性AML，李弗罗迈尼综合征，林奇综合征，唐氏综合征，布卢姆综合征等相关：发病率低于1%。
7. 环境或职业暴露：罕见，苯暴露估计仅仅占0.14%。

图39-8　急性髓系白血病（AML）的病因和危险因素的比例。CML，慢性粒细胞白血病；MDS，骨髓增生异常综合征；MGUS，未知原因的单克隆丙种球蛋白病；MPH，母亲的既往史

AML 的诊断标准多年来经过了反复修改，从最初的要求骨髓细胞中原始细胞占 30% 降低到 20%。目前，AML 的诊断可以通过存在某些特定的染色体畸变（如 APL 中的 t（15；17）易位和 inv（16）AML（通常与外周血中非典型嗜酸性粒细胞群相关）（Pulsoni et al.，2008）。在这些情况下，仅仅染色体畸变的存在而不需要原始细胞的增加就满足了 AML 的诊断标准。关于 AML 及其治疗的完整讨论超出了本章的范围，但在所引用的主要文本中有所涉及。

表39-1　几种潜在致白血病药物的估计累积阈值剂量

复合	活性	CTD（mg/m²）	MDS/AML 潜伏期（年）
替莫唑胺	烷化剂	18 000～20 000	0.75～3
环磷酰胺	烷化剂	8000～10 000	2～10
β- 氨基苯丙酸氮芥	烷化剂	80	2～10
氮芥	烷化剂	60	2～10
依托泊苷	拓扑异构酶Ⅱ抑制剂	2000	1～4
米托蒽醌	拓扑异构酶Ⅱ抑制剂	60	0.5～5
氟达拉滨	核苷类似物	750	0.75～7
苯	不清楚	46 000	2～10

AML，急性髓性白血病；CTD，累积阈值剂量；MDS，骨髓增生异常综合征

近期 AML 治疗最重要的突破发生在 t（15：17）APL 突变的治疗中，其长期存活率超过 90%（Lo-Coco et al.，2013）。遗憾的是，其他类型的 AML，特别是继发于化疗的病例的生存率仍然很糟糕。APL 具有强烈的种族倾向，在西班牙裔和中国人中尤为常见，它是最常见的原发 AML 类型。在证实全反式维 A 酸（ATRA）能作为促细胞成熟剂后，这种特殊形式 AML 的治疗效果开始改善，ATRA 能诱导 APL 的异常早幼粒细胞正常成熟，而不用像其他类型的 AML 那样首先用强烈的化疗清除骨髓，强烈的化疗很可能导致 APL 患者发生急性弥散性血管内凝血（DIC）。然而，生存率的大幅增加主要源于三氧化二砷的治疗，三氧化二砷可以通过口服或静脉输液给药，它可与 ATRA 或其他药物同时或依次给药，使疾病得到持续缓解，并且很可能治愈。现在三氧化二砷的剂量不是几十年前用作早期化疗药物的剂量，当时三氧化二砷的剂量会导致严重的神经和血液学毒性。事实上，在施用目前剂量的三氧化二砷治疗 APL 后几周内，血液中就测量不到砷了。

细胞减少与细胞病

某些化合物可能直接损害三种循环细胞成分中的每一种细胞的功能，而不直接通过干扰骨髓功能或减少循环细胞的数量。例如，循环红细胞的主要功能涉及向组织转运氧气以及运送二氧化碳返回肺部。在一

氧化碳，氰化物和硫化氢中毒过程中，有毒化合物可与血红蛋白分子结合，阻止其气体交换的正常功能，导致与严重组织缺氧相关的急性疾病。类似地，血小板功能可能受常用药物如阿司匹林和NSAIDs以及疾病状态的不利影响，导致肾功能异常，其中含氮废物产物的积聚对血小板对出血部位的黏附性和血小板在出血部位彼此聚集，形成血小板栓的能力有不利影响。就白细胞而言，皮质类固醇可能损害粒细胞吞噬作用，防止粒细胞流入组织，并促进感染。粒细胞吞噬和破坏细菌病原体的功能损伤也存在于MDS患者，MDS患者通常缺乏正常含量的细胞质酶颗粒。

抗凝治疗

重 点

- 尽管维生素K能拮抗华法林导致的过度抗凝和出血，但目前还没有针对新型直接口服抗凝剂的特异性拮抗剂。
- 狼疮抗凝剂与过度出血无关，但可能与静脉和动脉血栓形成有关。

近年来，随着新药的引入，临床医学中抗凝治疗的应用和监测发生了重大变化，新药正开始慢慢取代维生素K拮抗剂华法林这种使用超过50年的标准治疗药(Tripodi et al., 2013)。这些较新的药物，即直接抗凝剂，而不是前体药物如华法林(coumadin)，已经影响到低分子量肝素(LMWH)的某些适应证和血栓性静脉炎和肺栓塞病例入院的必要性。

口服抗凝治疗的主要需求是预防高危环境中的血栓形成，如慢性心房颤动，机械心脏瓣膜置换术，以及持续治疗血栓性静脉炎和肺血栓栓塞。术后使用抗凝治疗已成为骨科手术后常见以减少静脉血栓形成风险的事件。华法林是一种具有经济效益的药物，但它是一种前体药物，需要给药数天才能达到有效的全面抗凝稳态。此外，有许多药物与华法林的相互作用可以改变其代谢和活性，减轻或增强其抗凝作用。它在血液中具有延长的半衰期，但其对血液凝固的影响可以通过使用维生素K来拮抗，但这种逆转需要几个小时才能发挥全面作用。因此，在严重出血的情况下，可能需要输注血浆来补充降低的凝血因子水平。还必须使用凝血酶原时间(PT)检测来监测华法林的使用情况，以确保通过标准化INR测量反映有效的抗凝程度，或可用于解析执行中使用的设备和试剂的类型计算实验室变化的计算研究。表39-2显示了华法林与几种现已批准的口服抗凝药物的特性的比较。

达比加群酯(pradaxa)，利伐沙班(拜瑞妥)和阿哌沙班(eliquis)都被批准用于房颤患者，并且在某些情况下因为出血风险和后续实验室监测的需求减少(Gonzalves et al., 2013)而可用于替代华法林。达比加群和利伐沙班因主要在肾排泄而使阿哌沙班成为肾功能不全患者更安全的选择。利伐沙班是三种新型抗凝剂中唯一一种批准用于肺栓塞治疗和预防的新型抗凝剂，并且可能是急诊急性发作性血栓性静脉炎的无并发症患者的初始治疗。这是因为其有利的药效学和口服给药几小时后的快速而完全的治疗性抗凝效果。这将淘汰LMWH作为桥接治疗的必要性，并且消除患者需住院接受华法林以及LMWH治疗的必要性。在这里，利伐沙班的剂量为15mg，每天两次，持续3周，然后改为

表39-2 口服抗凝剂

特征	华法林	达比加群(凝血酶抵制药)	利伐沙班	阿哌沙班
靶点	维生素K	因子IIa	因子Xa	因子Xa
血浆半衰期	40~60	12~16	7~13	8~15
清除	92% 肾清除	80% 肾清除 20% 粪便排出	66% 肾清除 33% 粪便排出	27% 肾清除 63% 粪便排出
监测	PT/INR	不需要	不需要	不需要
解毒剂	维生素K	无	无	无
血液透析逆转	否	是	否	否
每日剂量	7.5mg(男性) 5mg(女性)	150mg, 每天两次	每日20mg	5mg, 每天两次
治疗中的PT/aPTT	是	是, 非线性	是, 非线性	受影响少

aPTT, 活化部分凝血活酶时间; INR, 国际标准化比率; PT, 凝血酶原时间

20mg 每天一次长期使用。如果有人认为有必要监测或证明利伐沙班或阿哌沙班的抗凝效果，那么用于监测肝素治疗的激活的 X 因子测定法也可以进行改良以量化其活性。凝血酶时间可用于记录达比加群的抗凝作用，但由于许多原因（包括低血清白蛋白水平）可能延长凝血酶时间，所以这种测定对于抗凝血剂的监测并非总是有相关性的或有用的。

尽管在临床实践中看到的大多数抗凝剂的是根据其治疗需要而使用的，但是在某些情况下机体可能会产生自发性循环抗凝血剂，从而可能会或可能不会导致过量出血，需要或不需要特定的治疗来控制它们。两种最常见的物质是狼疮抗凝剂和Ⅷ因子的循环抑制剂。通过执行常规筛选试验，例如 PT，APTT 或两者联合检测常常能发现其时间延长，从而发现狼疮抗凝剂。少于一半的有狼疮抗凝剂的患者患有狼疮，而抗凝剂可能没有明显的潜在致病因素并自发消失。他们的存在与出血性体质无关，但在某些情况下，血栓形成的风险增加，主要是静脉血栓形成，但偶尔也有动脉血栓形成。抑制剂作用是由磷脂和活化因子 V 和 X 的复合物的抗体引起的，其将因子 Ⅱ 转化为凝血酶。这些是速效抗凝剂，通过将患者血浆与正常血浆进行混合研究，很容易在实验室中确定。恢复正常表明缺乏状态，结果延长表明存在抗凝剂，可以进行某些其他检测来确认抗凝剂的类型。

自发凝血因子Ⅷ抗凝剂在试管中更多是延迟抗凝血剂，需要与正常血浆进行孵育以证明其存在和完整活性。这种情况可能出现在经典血友病患者，因为输血浆产物后产生因子Ⅷ的抗体。少数情况下，这种抗体也可能在妊娠中自发发生，并在缓解后随着以后怀孕而再次复发。这些抗体也可能出现在没有明显基础疾病的老年人中，但偶尔会出现在 NHL 或其他恶性肿瘤或药物反应中。皮质类固醇，环磷酰胺和美罗华的联合使用对于消除老年人的循环抗凝剂非常有效，但如果疾病与妊娠有关，则疗效欠佳。

血液恶性肿瘤

流式细胞术在临床实验室中的广泛应用通过提供每种疾病的精确指纹使得 CLL 和其他 B 细胞和 T 细胞肿瘤等疾病的分类较通过简单的血液和骨髓形态学检查更具特异性。淋巴细胞和髓系细胞带有多种特异性抗原表面蛋白，命名为不同的 CD 标记。将这些标记中的几个应用于外周血或组织活检样品检测能确定每种疾病的典型的阳性和阴性反应模式。随着新的标记的

鉴定，这个过程变得更具特异性。流式细胞仪在髓系恶性肿瘤的诊断和治疗中非常有用，同时伴随着细胞遗传学分析方面的重大进步，现在能够更精确地诊断各种形式的 AML 以及淋巴增生性疾病。

随着诊断性细胞标记物的使用变得越来越精确，血液恶性肿瘤的分类将会经历不断的变化，不断探求确定疾病的起源和最可能成功的精确治疗。例如，在最近的（2008）版世界卫生组织造血和淋巴组织肿瘤分类中，讨论了超过 80 种不同类型的肿瘤性淋巴增生性疾病，构成 HL 和 NHL 谱（Swerdlow et al.，2008）。在这里只评论少数几个这类经常遇到的疾病。尽管我们认识到 B 细胞肿瘤之间的一般共性，但每种特定疾病的临床特征可能差异很大，因此大多数血液科医师在诊断和治疗中继续将这些疾病中的每一种看作独特的实体，特别是 CLL、毛细胞白血病、MM、WM 等。名字可能会随着时间而改变，但疾病和自然病史保持不变。

尽管在 HL 和 CLL 等特定类别中存在强烈家族性因素影响（Altieri et al.，2005），然而在许多 B 细胞肿瘤的病例中，病因尚不清楚。例如，这种表现在 MM 和毛细胞白血病患者中更不明显。某些特定的 B 细胞肿瘤与感染因素如丙型肝炎、EB 病毒、各种细菌，自身免疫性疾病，移植后免疫抑制相关的疾病，以及生物疾病修饰物的使用等有很强相关性。在某些类型的 NHL 中，以特定的病因命名疾病名称，例如老年人的 EBV 阳性弥漫性大 B 细胞淋巴瘤。

慢性淋巴细胞白血病

慢性淋巴细胞白血病是一种容易识别的血液疾病，其特征在于随着时间的推移，成熟 B 淋巴细胞出现在不同组织，包括外周血、骨髓、脾脏及多个淋巴结，这是美国最常见的白血病类型，每年可诊断多达 18 000～19 000 例新病例。发现无潜在病因的持续性淋巴细胞增多立即提示了该诊断，但在流式细胞术的常规应用之前，检查外周血计数和血图片可能仅仅能准确诊断约 80% 的 CLL。这是因为其他淋巴增殖性疾病如套细胞和边缘细胞淋巴瘤，甚至 WM 和毛细胞白血病可表现出类似的外周血外观和临床表现。目前，在数百万个细胞中快速定量各种 CD 和其他标记物的技术使得即使仅在外周血中总淋巴细胞计数轻度升高的情况下，也能准确且可重复地确认 CLL 的诊断。

外周血或实体组织中的淋巴细胞克隆上的免疫化学测定的 CD 和其他细胞标志物的模式或特征不仅容易将 CLL 与其他 B 细胞肿瘤分开，而且还可能提供与疾病过程相关的信息，并指导治疗。

约 10% 具有典型 CLL 流式细胞术特征的个体仅在淋巴细胞浸润的淋巴结或其他组织中有表现，而外周血涂片中并不显示出白血病图片的表现。这些个体被认为患小细胞淋巴细胞性淋巴瘤而不是 CLL。这两种情况的治疗和预后是相似的。

慢性淋巴细胞性白血病通常是一种非常惰性的疾病，多达三分之一的受影响个体在其一生中可能从不需要针对该病症进行特异性治疗，并且它不是导致其死亡的原因。图 39-9 中一位高级作者展示了一患者病程中总白细胞计数变化的例子。的确，对于大约一半的患者，CLL 不会影响其发病率或死亡率。然而，由于某些因素，包括肿瘤细胞的细胞遗传学模式以及偶尔发生的与治疗相关的肿瘤细胞向侵袭性更强的细胞类型转化，疾病可能在某些个体中迅速进展。CLL 通常与包括血小板减少症和自身免疫性溶血性贫血等免疫相关的临床重要表现相关。在疾病过程中带状疱疹也很常见。在长期 CLL 的患者中，低丙种球蛋白血症是非常典型的。由于 CLL 存在免疫缺陷，因此对这些个体接种活疫苗是不可取的，因为可能发生严重的局部反应，并且存在发生病毒血症并发症的可能性。

除了强大的家族遗传风险之外，CLL 的病因完全是未知的。在一些家族中，不同个体中存在多种类型的 B 细胞肿瘤。没有证据表明放射或化疗或职业或环境毒素可能导致 CLL，CLL 与吸烟无相关性。近年来，已有文献证明，一般人群中有数量惊人的个体，特别是 CLL 患者的一级亲属外周血淋巴细胞中可能具有一群流式细胞术分析类似如 CLL 的循环淋巴细胞克隆。然而，这一小部分可隆可能是稳定的，并且一生中可能都不会增殖或导致总白细胞计数增加至临床诊断证据水平。这种状态被称为单克隆 B 细胞淋巴细胞增多症（MBL），不需要治疗，只需观察（Te Raa et al., 2012）。由于这个原因，目前，CLL 被定义为在外周血出现具有特征性 CLL 流式细胞术表型的大于或等于 5000/mm³ 的 B 淋巴细胞。

在需要治疗的 CLL 患者中，有多种不同类型的活性药物，包括单克隆抗体，皮质类固醇激素，烷化剂，抗代谢药物和干扰控制细胞生长的特定分子途径的新药。异基因骨髓移植已用于特定的具高风险染色体畸变的年轻患者。

华氏巨球蛋白血症

与 CLL 类似，约 20% 的华氏巨球蛋白血症（WM）患者有家族病史。世界卫生组织已经建立了一个新的淋巴浆细胞性淋巴瘤 NHL 类别，其中 WM 是主要的疾病类型。WM 临床表现差别很大，主要的相关临床表现包括虚弱，疲劳和不明原因的贫血或淋巴结肿大。一些患者出现与超高浓度的特征性 IgM 副蛋白相关的异常并发症，如静脉性视网膜血栓形成或进行性耳聋。实验室可能会首先提醒相关医生注意外周血涂片上出现显著的细胞缗钱状改变（图 39-10）。与 CLL 一样，WM 的进展也是一个惰性的过程，治疗决定在某种程度上有点主观，并不是基于单一因素。肿瘤性淋巴样细胞外观差别大，从接近正常的形态到浆细胞样细胞，甚至非常接近毛细胞白血病细胞质特征的更大细胞（图 39-11）。除引起血浆黏滞度和容量增加外，IgM 副蛋白可能与血浆凝血因子结合，导致机体容易出血。

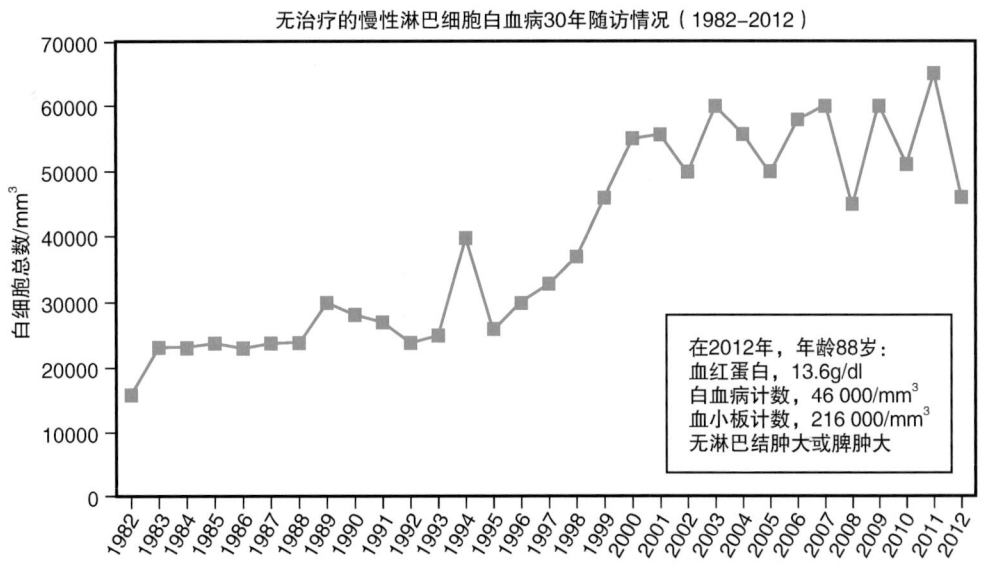

图 39-9 未治疗的慢性淋巴细胞性白血病患者中的外周血总白细胞计数

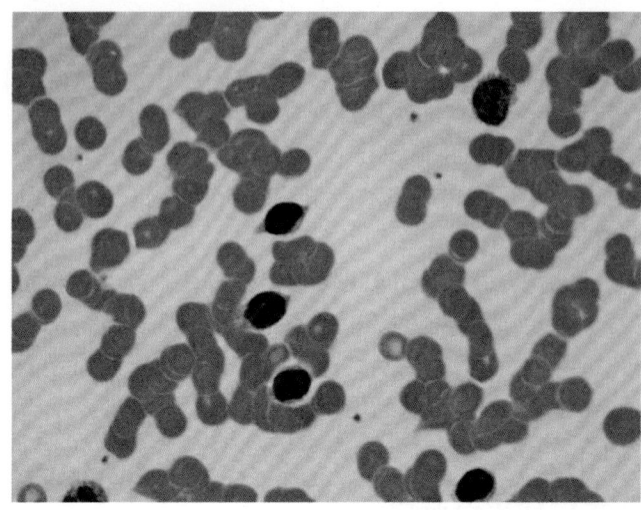

图 39-10　华氏巨球蛋白血症外周血显示红细胞缗钱状形成和出现成熟淋巴样细胞

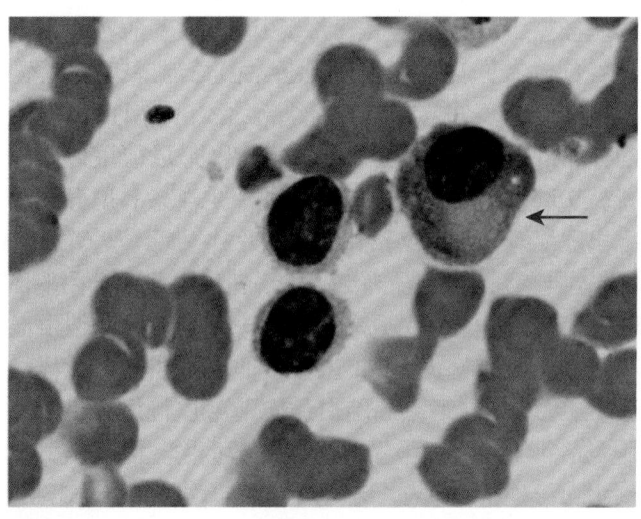

图 39-11　在华氏巨球蛋白血症中的骨髓检查显示两个具不规则胞质边界的不典型浆细胞样淋巴细胞和浆细胞（箭头）

与 CLL 相反，这种疾病的流式细胞仪特征不均一；然而，所涉及的淋巴细胞通常是 CD5 和 CD10 阴性。低血清铁蛋白水平和铁储存减少是常见的表现，但似乎慢性失血并非病因，铁缺乏的机制尚不确定。

许多药物包括皮质类固醇、克拉屈滨、喷司他丁、环磷酰胺、苯丁酸氮芥、万珂和利妥昔单抗都能有效治疗 WM。与 IgG 副蛋白不同，IgM 副蛋白局限在循环血浆容量中，血浆置换能显著降低 IgM 的量，这由临床情况决定。如果患者的症状不是很严重，观察以评估病情的进展速度是合理的。有时候，肿瘤性淋巴细胞会转变成类似于 NHL 的弥漫性大细胞类型而需要积极治疗。

毛细胞白血病

这通常是一种惰性的 B 细胞肿瘤，男性显著多于女性，至少为五比一，其典型表现为原因不明的脾肿大和无淋巴结肿大相关的全血细胞减少症。对于有经验的观察者，通常可以通过仔细检查外周血立即做出诊断，但大量毛细胞出现在循环血并不常见（图 39-12）。通过流式细胞术发现典型的阳性标记物模式，包括 CD-20、-22、-25、-103 和 -123 能确诊毛细胞白血病。以前，抗酒石酸酸性磷酸酶染色用于帮助诊断，该试验几乎在所有病例中均为阳性，但为了获得最佳结果，载玻片必须新鲜制备，并且实验室必须有一定的奉献精神来正确开展该实验。为更方便地验证诊断，抗酒石酸酸性磷酸酶染色在很大程度上被流式细胞术所取代。骨髓中常存在网状蛋白纤维化。

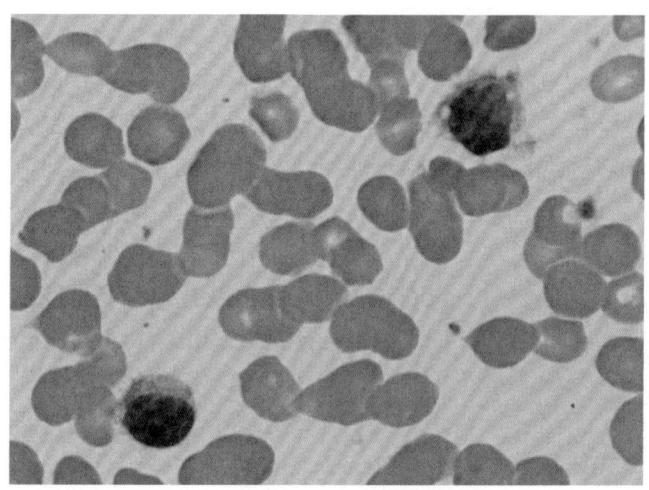

图 39-12　毛细胞白血病的外周血涂片显示特征性的非典型 B 淋巴细胞

该病的家族史鲜有报道，大多数病例是散发性的，并且诊断时组 50 岁以上。以前的脾脏切除术会用于疾病的选择，但目前已被药物联合使用所取代，如克拉屈滨、喷司他丁和利妥昔单抗，它们将迅速减小肿大的脾脏，并且能显著的取得 10 年左右的缓解，10 年左右时有可能有必要进行第二次治疗。患有此病的患者容易患肉芽肿性疾病，包括真菌和结核病，但不能形成组织肉芽肿，必须通过培养，特殊染色和分子研究来鉴定生物体。毛细胞白血病患者的继发性恶性肿瘤似乎在增加。

多发性骨髓瘤

多发性骨髓瘤是一种特殊的 B 细胞肿瘤，在美国每年有约 20 000 名新患者。据报告典型发病率数字约为每 100 000 人中 4.3 例。虽然一些患者可能病程处于惰性过程并存活超过 10 年(Alexander et al., 2007; Kyle et al., 2007; Rajkumar, 2011),但诊断后的中位生存期仍为 4~7 年。尽管最近在化疗和骨髓移植技术方面取得了进展,但 MM 仍通常被认为是不可治愈的疾病。MM 的发病率高峰在 66 岁至 70 岁之间,并且通常是散发的。发病年龄小于 40 岁的人很少见。黑人中 MM 的发病率较高,发病年龄略低于白种人群;中国人的发病率仍然较低。MM 的已知家族性发病率已经详细描述,但家族性发病很少见。MM 与戈谢病有很强的相关性,但其机制尚不确定。就 MM 而言,一种 B 淋巴细胞肿瘤在疾病之前可能存在于单克隆免疫球蛋白(未知病因克隆丙种球蛋白病[MGUS])的小克隆,其可能在稳定多年后突然增殖,导致骨髓中的浆细胞大量增多,取代正常的造血并造成骨质破坏。现在人们普遍接受的是,几乎所有新诊断的 MM 患者都有 MGUS 的前期(Zingone et al., 2011)。而且,在 MGUS 进入 MM 阶段之前可能有 16 年时间。乙型肝炎和丙型肝炎后可能发生 MGUS 并持续存在或消失。它在肝移植中也有一定发病率,而在这种情况下似乎并不容易转变为 MM(Naina et al., 2012)。同行评议的科学医学文献一直表明,MM 的病因尚不清楚,或者如著名医学期刊的典型综述文章中所述,其流行病学模式仍不明确(Alexander et al., 2007)。已知化学暴露不会诱发 MM,并且其在吸烟者中的发病率没有增加。

MM 伴有骨髓浸润和肾损害导致的促红细胞生成素生成减少引起的贫血可能会导致许多器官系统受影响。多发性骨折常常是由骨基质和孤立性浆细胞瘤中的钙流失引起的。MM 患者肾功能衰竭的病因可能是多因素的,但可能与持续排出游离轻链和完整单克隆蛋白导致肾小管损伤有关。

近年来,通过对骨髓瘤细胞进行细胞遗传学分析进行了危险度分层。而且,许多新药的出现显著改善了长期生存。活性药物包括皮质类固醇,蛋白酶体抑制剂如万珂,烷化剂包括马法兰和环磷酰胺以及化合物如来那度胺和沙利度胺。双膦酸盐可以提供一些骨骼保护并降低高钙血症的风险。高剂量马法兰静脉化疗后进行自体骨髓移植也可以延长缓解时间。该疾病很难治愈。

慢性髓细胞白血病

慢性髓细胞白血病(CML)的现代治疗是一个了不起的治疗以前认为是致命的疾病的成功故事。在美国,CML 每年影响约 5000 人,它是一种获得性疾病,仅在同卵双胞胎中的一个发病,而不是两个。病因尚不清楚,但在极少数情况下,暴露于过量的辐射被认为是致病因素。典型的 t(9:22)染色体畸变通常在疾病的临床表现如总粒细胞数量的增加以及血小板计数的增加变得明显前 1~2 年实验室分析中已经变得很明显。这种疾病不是家族性的,也不是由化疗,吸烟或任何已知的潜在环境或职业化学物质引起。在 Aksoy 的研究中,在土耳其工作的 29 000 名鞋匠在制鞋行业使用的胶水中长期接触大量纯苯,CML 和 CLL 的发病率并未增加。

多年来,CML 因通常伴明显的血小板增多和骨髓纤维化而被归入经典 MPNs 的范畴,后两种结果存在于所有类型的 MPN 中。CML 疾病的自然病史是白细胞总数升高至 30 000~350 000/mm³,伴随着进行性脾肿大和贫血。

最初的减少总白细胞计数的治疗方法是口服含有苯液体的胶囊。后来,诸如羟基脲和马列兰等药物被用于控制骨髓增生和进行性脾肿大,但转变为急性白血病状态,称为急变危象,通常发生在 4 年内。同种异体骨髓移植使得慢性粒细胞白血病的首次获得治愈,但长期存活率仅在 65% 的范围内。随着口服酪氨酸激酶抑制剂(拮抗由易位产生的 BCR/ABL 融合基因的产物)的使用,CML 长期存活率现在大于 85%,口服酪氨酸激酶抑制剂具有最小的药物相关副作用。有些患者可能会在治疗数年后治愈,最终能够停止所有治疗。有几种酪氨酸激酶抑制剂可供使用,有些会引起液体滞留和胸腔积液,这可能是暂时性的。现在,当遇到粒细胞或血小板持续升高的患者时,外周血细胞的 BCR/ABL 检测很容易确定 CML 的诊断。然而,对骨髓细胞的经典细胞遗传学和荧光原位杂交(FISH)研究通常用于确认特定的染色体畸变,并量化受影响的骨髓细胞的百分比以监测特定疗法的效果。

骨髓增生性肿瘤

William Dameshek 博士提出的 MPN 的最初名称具体包括真性红细胞增多症,原发性骨髓纤维化,原发性血小板增多症和 CML,这些疾病具有许多共同的临床和实验室特征。其他已知的血液学疾病涉及骨髓增生状态,但是它们的正确分类是有争议的。正如上面所述,世界卫生组织对 MPN 的分类体系进行了广泛的修订,把 CML 作为独立于 MPN 其他经典类型的独立疾病分离出来。还有一些 MPN 被归类为 MDS/MPN 的不同类别,以强调某些 MPN 表现出 MDS 综合征中所见类型的形态学骨髓发育不良(Anderson et al., 2012;

Orazi et al., 2008; Natelson, 2012; Schmidt and Oh, 2012)。尽管如此,他们是 MPN 而不是 MDS(Orazi and Germing, 2008)。这种非经典 MPN 组中最常见的实体是慢性单核细胞白血病。MPN 的病因尚不清楚,但都可能发生类似于 AML 的疾病,通常称为急性危象。虽然所有这些疾病都被认为是肿瘤,但是在原发性血小板增多症中转化为 AML 的风险非常低,但血小板计数显著升高通常需要特异性治疗,并且可能导致严重残疾,特别是在手术时(Natelson,2012)。

克隆性或骨髓增生性嗜酸性肿瘤

重点

- 所有骨髓增生异常患者不一定有 MDS。
- 所有 MPN 患者患急性白血病的风险增加,称为原始细胞危象。
- 对于 MPN 患者,连续使用抑制血小板计数大量增加的最有效的药物是阿那格雷和羟基脲。
- 现在有几种口服酪氨酸激酶抑制剂药物被批准用于治疗 CML。

中等程度的持续嗜酸性粒细胞增多在一般临床人群中进行常规血液计数时并不是很常见,并且偶尔出现嗜酸性粒细胞剧烈增多时会促使转诊进行血液学咨询。绝大多数此类病例都是反应性或多克隆的并且通常由促进嗜酸性粒细胞前体细胞增殖的细胞因子白细胞介素-5(IL-5)驱动。病因包括药物反应,哮喘,各种皮肤病症状(例如大疱性类天疱疮)和过敏性肺病症。寄生虫感染如类肉芽肿病应始终被认为是嗜酸性粒细胞增多的潜在原因,因为使用皮质类固醇可能会恶化这种情况。晚期 HL 患者和实体瘤患者偶有嗜酸性粒细胞增多。在某些类型的 AML 中偶尔也会有可预见的发现,它被认为是由与 AML 相关的特定遗传畸变引起的克隆事件(Montgomery et al., 2013; Natelson et al., 2013; Pulsoni et al., 2008)。在这里,嗜酸性粒细胞数量增加,形态异常,大颗粒。

一些反应性嗜酸性粒细胞增多综合征不是肿瘤,但可能产生肺部,皮肤和其他全身症状,需要使用皮质类固醇间歇治疗或目前可用的不用类固醇的分子靶向药物。例如,单克隆抗体 mepolizumab 针对 IL-5,能有效地减少嗜酸性粒细胞计数并减轻症状。

反应性和特发性嗜酸性粒细胞增生症必须与引起

显著嗜酸粒细胞增多并且有时称为骨髓增生性嗜酸性粒细胞增多的更少见的骨髓恶性肿瘤相区分(Noel et al., 2013)。随着时间的推移,这些综合征可能会引起不可逆的组织损伤并伴有嗜酸性细胞浸润,如果需要考虑,则需要复杂的细胞遗传学诊断分析,这可能为有效的治疗干预措施提供指导。在一些受影响的个体中,4q12 染色体发生缺失并且通过易位和融合基因 FIP1L1-PDGFRA 的生成而产生驱动嗜酸性粒细胞增殖。在这种情况下,用低剂量的酪氨酸激酶抑制剂格列卫治疗可能导致高嗜酸性粒细胞状态的完全缓解,就像在 CML 中通过阻断融合基因产物一样。在这种特殊情况下,目前批准的酪氨酸激酶抑制剂药物并非都与格列卫一样有效。

血液学和妊娠

怀孕的某些特征在生理学基础上影响血液学系统,但其他更特定于妊娠的血液学情况更需要识别和评述。妊娠期间血浆容量大大增加,导致血细胞比容值降低,并在稀释的基础上造成明显的贫血或放大现有的贫血。后一种情况在患有轻型地中海贫血症且在怀孕开始阶段血红蛋白浓度即低于正常值的女性更经常被注意到。另外,许多育龄妇女铁储存处于临界值,怀孕可能会将高达 500mg 的铁或相当于 2 单位血的铁量转移给胎儿。因此,在怀孕期间以及产后阶段补充铁很重要。各种形式的血小板减少症在怀孕中以某种频率出现,并作为单独的疾病处理。

妊娠期血小板减少症

重点

- 血小板计数超过 50 000/mm³ 时,妊娠期间血小板减少症所致出血是罕见的。
- 在先兆子痫和 HELLP(溶血,肝酶升高和血小板降低)综合征中,最有效的治疗方法是在胎儿成熟期安全允许时促进分娩。
- 必须进行骨髓检查才能准确鉴别妊娠期全血细胞减少症与再生障碍性贫血或骨髓浸润性疾病。
- 妊娠期血小板减少症是妊娠期血小板减少的最常见原因。
- 在妊娠急性脂肪肝(AFLP)中,为了降低腹腔内出血风险,阴道分娩优于剖宫产。
- ITP 的诊断不是剖宫产的理由。

除了血浆容量显著增加外，血小板计数的适度减少是妊娠期间的正常生理现象（Gauer and Braun，2010；Gernsheimer，2012）。血小板减少症的定义为血小板计数低于 150 000/mm³，几乎占所有怀孕患者的 10%（Gernsheimer，2012）。在 6670 例妊娠患者的研究中，妊娠晚期血小板计数大于 115 000/mm³ 似乎不会导致不良事件，也不需要进一步评估（Boehlen et al.，2000）。这结论并不令人惊讶，因为血小板计数在 75 000～100 000/mm³ 范围内在正常人并不被认为会增加手术风险，除非血小板功能障碍。

妊娠特异性血小板减少症的最常见形式是妊娠期血小板减少症。其他常见的妊娠引起的血小板减少性疾病是先兆子痫和其亚型，称为 HELLP 综合征。由于 ITP 经常影响年轻女性，这种疾病常常使怀孕复杂化（Gauer and Braun，2010；Gernsheimer，2012；Webert et al.，2003）。既往血小板数目的信息，尤其是妊娠前的血小板计数，以及详细的病史和检查可能对临床鉴别诊断提供有用的诊断信息。外周血涂片的检查是必不可少的，并可能立即提示特定类别的疾病。它也可以排除假性血小板减少症，这是一种良性现象，通常是由于瞬时血小板冷凝集素导致血小板相互聚集或与粒细胞聚集，并导致自动化设备中测量的血小板计数明显减少。

根据其程度和病因，血小板减少症的具体治疗在妊娠过程中可能是必要的也可能不是必要的，但医生必须熟悉血小板减少症的鉴别诊断，以便提出适当的建议，以利于母亲和胎儿的健康（表 39-3）。

妊娠期血小板减少症占所有妊娠相关血小板减少症的 75%。没有特异的诊断试验来确定这种诊断，病因可能与血小板周转率增加，血小板稀释或血小板减少的联合作用有关。基于免疫因素的血小板破坏也可以出现在妊娠期血小板减少症，它难以与 ITP 所致血小板破坏区分开来，两者血小板相关抗体的出现程度相似（Bockenstedt，2011）。妊娠期血小板减少症通常在妊娠第二或第三期出现，通常为轻度，并且通常不伴有胎儿或母体的不良后果。它通常在分娩后数天至数周内自发消退（Gernsheimer，2012）。由于该疾病的良性性质，新生儿医师应评估新生儿的状况的常规产科管理是适当的。妊娠性血小板减少症并没有明确的血小板绝对计数的值，根据美国血液学会指南指出，如果血小板计数低于 70 000～80 000/mm³ 范围，那么妊娠期血小板减少症的可能性较小。

严重的 ITP 在妊娠相关血小板减少症中是罕见的，每 1000 例活产中有 1～2 例发生（Gill and Kelton，2000）。妊娠期 ITP 的发病率和严重程度都没有增加，但它是育龄妇女的常见病症（Sukenik-Halevy et al.，2008）。因此，约占妊娠相关血小板减少症病例的 5%，并且在妊娠时通常较早出现血小板计数低于 70 000/mm³。尽管与妊娠期血小板减少症相比比较少见，但它是妊娠早期发生的最常见的与妊娠有关的血小板减少症，可以是典型的 ITP 或继发于药物，病毒性疾病以及肿瘤和其他免疫相关过程（Stavrou and McCrae，2009）。

妊娠期 ITP 的病理生理学和临床表现与非妊娠患者的 ITP 相似。由于 IgG 抗血小板抗体的形成导致血小板被巨噬细胞清除加速（通常在脾中最显著），血小板破坏增加及骨髓代偿性反应不足。血小板减少症可能会偶然发现行常规血细胞计数时发现或临床上可能出现瘀斑，出血或出血点。外周血涂片将显示大血小板数量增加，尤其是平均血小板体积增加。ITP 仍然是一种临床诊断，因此它是一种排除性诊断。有 ITP 的孕妇可能有血小板减少症，月经过多或鼻出血的病史。另外，在既往的妊娠中母亲或胎儿有出血过多的病史或在妊娠头三个月出现血小板计数下降的病史，那么 ITP 的可能性更大。

ITP 的治疗指征包括血小板减少和出血，血小板计数低于 10 000/mm³，妊娠中期和晚期血小板计数低于 30 000/mm³ 的孕妇。一般来说，血小板计数高于 50 000/mm³ 被认为是安全的。皮质类固醇是第一线治疗，虽然常用，但可能与妊娠特异性副作用有关，包括高血压，早产，胎盘早剥和妊娠糖尿病（Gernsheimer，2012；Gill and Kelton，2000）。IVIG 也是一线药物。开始治疗前应考虑每种药物的益处和风险。如果患者对任一药物没有反应（McCrae，2010），则可以联用皮质类固醇和 IVIG。在治疗失败和严重血小板减少的情况

表 39-3 妊娠合并血小板减少症的鉴别诊断	
妊娠血小板减少症	DIC
ITP	营养不良
先兆子痫	酗酒
HELLP 综合征	药物性血小板减少症
TTP	假性血小板减少症
HUS	妊娠期全血细胞减少
SLE	抗磷脂抗体综合征
原发性骨髓疾病包括 AML 和再生障碍性贫血	狼疮抗凝剂
AFLP	某种病毒感染

AFLP，妊娠急性脂肪肝；AML，急性髓细胞性白血病；DIC，弥漫性血管内凝血；HELLP，溶血，肝酶升高和血小板减少；HUS，溶血性尿毒综合征；ITP，特发性血小板减少性紫癜；SLE，系统性红斑狼疮

下，可以在孕中期进行腹腔镜脾切除术。

特发性血小板减少性紫癜本身不是剖宫产指征，胎儿结局不是由疾病严重程度决定的（Gernsheimer，2012）。相反，新生儿血小板减少症的最佳预测指标是以前婴儿同胞中的血小板减少症病史。新生儿血小板减少症的血小板计数小于 100 000/mm³ 仅出现在 15% 的 ITP 妊娠中，新生儿颅内出血的风险为 1%～2%（Bockenstedt，2011；McCrae，2010）。患 ITP 的母亲分娩后，应监测新生儿血小板计数约 1 周（Sukenik-Halevy et al.，2008）。

如前所述，TTP 和 HUS 不是孕期特有的疾病，但两者的发病率在怀孕期间增加。在这两种疾病以及先兆子痫，HELLP 综合征和急性脂肪肝中均可见微血管病性溶血性贫血（MAHA）和血小板减少症，这使得这些疾病之间的鉴别变得困难（Sibai，2004）。在 TTP 中常见微血管病性溶血性贫血、血小板减少症、神经系统异常、发热和肾功能不全五联征，但肾功能不全可能是该疾病的后期并发症。HUS 具有相似的临床表现，除了肾功能障碍更明显，并且在产后期更常见（Stavrou and McCrae，2009）外。先前已经讨论过非妊娠患者 TTP 的病理生理学。妊娠相关的 HUS 通常不是由 HUS 流行性细菌相关原因中发现的志贺毒素引起的，且病因不明（McCrae，2010）。

如果强烈怀疑 TTP 的诊断，则应立即开始血浆置换。导致慢性肾病的 HUS 通常对血浆置换反应差。尽管如此，考虑到 TTP 和 HUS 的重叠特征以及区分这两个疾病的困难性，使用血浆置换是合理的方法。如果 TTP-HUS 的诊断未明确，那么还应努力将这些疾病与先兆子痫，子痫和 HELLP 综合征区分开来，并应考虑紧急分娩。分娩后症状的自发缓解一般可以排除 HUS 这一诊断。如果 MAHA 和血小板减少症产后持续存在，抗 -CD20 抗体利妥昔单抗输注可能有助于治愈疾病，特别是如果 ADAMTS-13 酶的血浆水平降低浓度并伴有针对 ADAMTS-13 的抗体的情况下。

先兆子痫是一种影响多器官系统的综合征，是妊娠期血小板减少症的第二大常见原因，影响妊娠的 3%～14%（Bockenstedt，2011）。约有一半的先兆子痫病例发生血小板减少症，与疾病的严重程度相关，有时可能会出现蛋白尿和高血压的特征性表现。先兆子痫的发作通常在妊娠后 3 个月。

美国妇产科学院诊断先兆子痫的标准包括：先前血压正常的妇女在妊娠 20 周后持续性收缩压升高超过 140mmHg 或舒张压升高超过 90mmHg 或更高，24 小时尿蛋白达到或超过。后一个表现通常在尿标尺上标记 1+ 或以上的读数。

先兆子痫的发病机制尚未完全了解，但它是由妊娠早期胎盘异常着床过程引发的，妊娠早期胎盘异常着床导致胎盘缺血，这是导致前列腺素释放和代谢异常的原因。这反过来会导致高血压，血管损伤，血小板活化和胎盘灌注不足。先兆子痫的危险因素包括年龄小于 20 岁或大于 30 岁，以前有先兆子痫病史或家族史，抗磷脂综合征，体重指数增高，高血压病和非妊娠期糖尿病。管理的目标是稳定母亲的血压，并立即进行胎儿分娩。通常先兆子痫在 34 周后出现，此时胎儿肺已经成熟，但是如果先兆子痫在 34 周前出现，则可以在施用倍他米松以促进胎儿肺成熟，母亲和胎儿状态安全的前提下实施分娩（McCrae，2010）。

HELLP 综合征是一种严重的产科并发症，其特征在于微血管病的外周血涂片强烈提示溶血，肝酶升高和血小板减少。它与严重先兆子痫具有共同的临床特征，并且这两者经常被置于一系列类似的疾病中。有趣的是，并非所有 HELLP 患者都有高血压或蛋白尿。HELLP 综合征在所有妊娠中发病率在 0.5%～0.9% 之间，使得 10%～20% 的严重先兆子痫或子痫病例变得更复杂（Bockenstedt，2011；Schmidt et al.，2012）。它在与先兆子痫相比母亲发病年龄更大，并且大多数受影响的白人女性有多次妊娠史。

HELLP 综合征的病理生理学尚不清楚，但它是一种类似于先兆子痫和子痫的多系统疾病。约 70% 的病例在分娩前发生，通常发生在妊娠第 27～37 周之间。它也可以在产后立即出现，通常在头 48 小时内出现。有些女性 HELLP 综合征的诊断标准不全，历史上，HELLP 综合征使用了不同的诊断标准，使得对 HELLP 综合征的不同研究进行对比极具挑战性。HELLP 综合征常见的相关体征和症状包括不适、右上腹疼痛、恶心、呕吐、水肿、头痛和提示病毒综合征的非特异性症状。症状强度可能会减弱并逐渐消失。

疑似 HELLP 综合征患者的评估包括超声检查确定胎龄和胎儿状况，宫颈评分以及包括血压在内的孕产妇状况。实验室检查应包括全血细胞计数，外周血涂片评估，LDH，结合珠蛋白，转氨酶值，凝血指标和尿分析。患者应该通过液体控制，血压控制和使用硫酸镁达到稳定，并密切监测生命体征和体液状况。治疗的目标是促进分娩，如果胎龄超过 34 周，或者如果存在母亲或胎儿窘迫，则需要及时分娩。如果胎龄小于 34 周并且没有产妇或胎儿窘迫，则应施用皮质类固醇以促进胎儿肺成熟，然后在 48 小时内分娩（Katz et al.，2008）。如果胎龄小于 27 周，则可以考虑预期超过 48 小时的处理。虽然研究表明 HELLP 综合征中常规使用皮质类固醇母体血小板计数有所改善,但并未显示可改善母体或胎儿结局。在 HELLP 综合征中,分娩后显著升高的转氨酶和 LDH 值的恢复速度是惊人的。

HELLP 综合征的母体并发症包括胎盘早剥,DIC 和出血,包膜下肝血肿破裂,急性肾功能衰竭,肺水肿,威胁生命的神经系统并发症和孕产妇死亡。如同先兆子痫一样,随着再次妊娠,母亲疾病复发的风险增加。HELLP 综合征还与围产期发病率和死亡率增加有关,围产期死亡率为 7.4%~34%,新生儿血小板减少症发生率为 15%~50%。由于早产率高,大多数胎儿并发症与早产有关。

妊娠急性脂肪肝是一种罕见的疾病,通常发生在初产妇孕晚期。发生率为每 1/15 000~1/10 000,孕产妇和胎儿死亡率分别为 18% 和 23%(Bockenstedt,2011)。患者出现恶心,呕吐,不适,右上腹疼痛,胆汁淤积的症状和体征。大多数 AFLP 患者会出现 DIC。AFLP 的处理是立即结束妊娠,首选阴道分娩以降低产妇腹腔内出血的发生率(McCrae,2010)。

抗磷脂综合征(APS)可表现为静脉或罕见的动脉血栓形成。APS 中血小板减少症的发生率通常低于 ITP 中的发生率,原发性 APS 患者中发生率为 30%~46%。治疗包括血小板减少症以及血栓形成风险的治疗。对于有血小板减少症和既往流产病史的女性,应考虑潜在的疾病,如 APS 或系统性红斑狼疮。APS 和狼疮抗凝剂致流产的发病率可能被高估(Clark et al.,2013)。

怀孕非常罕见的并发症是进行性全血细胞减少症,最初很容易被误认为是再生障碍性贫血或 MDS,并且在连续妊娠时往往会复发并变得更严重(Natelson,2006;Natelson et al.,2013)。在妊娠期间,再生障碍性贫血综合征也可能发生或恶化,但这种疾病很容易被典型的骨髓特征证实,典型的骨髓特征为严重的增生低下或增生不良。其治疗方法与特发性再生障碍性贫血相似,可能对免疫抑制治疗反应良好,又或在妊娠结束后需要进行异体骨髓移植。

在不常见的妊娠全血细胞减少的病例中,有一种为进展性大红细胞性贫血,常见泪滴形红细胞,并且通常伴随血小板显著减少和严重的中性粒细胞减少症。骨髓正常或增生活跃,伴有明显的红细胞功能异常和环状铁粒幼细胞,巨核细胞的数量大大减少。与特发性再生障碍性贫血相似,这种疾病也会对免疫抑制治疗产生反应,但在怀孕期间只能使用泼尼松和环孢素等药物,并且直到妊娠结束才能获得满意的缓解。在妊娠结束后,可以使用更有效的免疫抑制药物如抗胸腺细胞球蛋白,并且通常在几个月内会有完整的血液

学恢复。然而,可预测到在再次妊娠时疾病会复发,并且可能变得更加严重并且不会自发缓解。婴儿通常不受影响并且血液细胞数量正常。

(王彩霞 周志衡 译)

参考资料

Alexander DD, Mink PJ, Adami HO, et al: Multiple myeloma: A review of the epidemiologic literature, *Int J Cancer* 120:40–61, 2007.

Altieri A, Bermejo JL, Hemminki K: Familial risk for non-Hodgkin lymphoma and other lymphoproliferative malignancies by histopathologic subtype: The Swedish family cancer database, *Blood* 106:668–672, 2005.

Anderson LA, Duncombe AS, Hughes M, et al: Environmental, lifetype, and familial/ethnic factors associated with myeloproliferative neoplasms, *Am J Hematol* 87:175–182, 2012.

Bockenstedt P: Thrombocytopenia in pregnancy, *Hematol Oncol Clin North Am* 25:293–310, 2011.

Boehlen F, Hohlfeld P, Extermann P, et al: Platelet count at term pregnancy: a reappraisal of the threshold, *Obstet Gynecol* 95:29–33, 2000.

Chou ST, Jackson T, Vege S, et al: High prevalence of red blood cell alloimmunization in sickle cell disease despite transfusion from Rh-matched minority donors, *Blood* 122:1062–1071, 2013.

Clark CA, Davidovits J, Spitzer KA, Laskin CA: The lupus anticoagulant: results from 2257 patients attending a high-risk pregnancy clinic, *Blood* 122:341–347, 2013.

Epling-Burnette PK, McDaniel J, Wei S, List AF: Emerging immunosuppressive drugs in myelodysplastic syndromes, *Expert Opin Emerg Drugs* 17:519–541, 2012.

Gailbraith D, Gross SA, Paustenbach D: Benzene and human health: A historical review and appraisal of associations with various diseases, *Crit Rev Toxicol* 40(Suppl 2):1–46, 2010.

Gauer RL, Braun MM: Thrombocytopenia, *Am Fam Physician* 85:612–622, 2010.

Gernsheimer TB: Thrombocytopenia in pregnancy: is this immune thrombocytopenia or...? *Hematology, Am Soc Hematol Educ Program Book* 198–202, 2012.

Gill KK, Kelton JG: Management of idiopathic thrombocytopenic purpura in pregnancy, *Semin Hematol* 37:275–289, 2000.

Gómez-Almaguer D, Solano-Genesta M, Tarín-Arzaga L, et al: Low-dose rituximab and alemtuzumab combination therapy for patients with steroid-refractory autoimmune cytopenias, *Blood* 116:4783–4785, 2010.

Gonsalves WI, Pruthi RK, Patnaik MM: The new oral anticoagulants in clinical practice, *Mayo Clin Proc* 88:495–511, 2013.

Greer JP, Foerster J, Rodgers GM, et al: *Wintrobe's clinical hematology*, ed 13, 2013, Wolters-Kluwer, Lippincott Williams & Wilkins.

Hillman RS, Ault K, Leporrier M, Rinder H: *Hematology in clinical practice*, ed 5, 2010, McGraw Hill, p 512.

Hoffman R, Benz EJ Jr, Shattil SJ, et al: *Hematology, basic principles and practice*, ed 6, 2012, Churchill Livingstone, p 2384.

Katz L, de Amorim MM, Figueiroa JN, et al: Postpartum dexamethasone for women with hemolysis, elevated liver enzymes, and low platelets (HELLP) syndrome: a double-blind, placebo-controlled, randomized clinical trial, *Am J Obstet Gynecol* 198:283.e1–283.e8, 2008.

Kyle RA, Rajkumar SV: Epidemiology of the plasma-cell disorders, *Best Practice & Res Clin Haematol* 20:637–664, 2007.

Lo-Coco G, Avvisati M, Vignetti M, et al: Retinoic acid and arsenic trioxide for acute promyelocytic leukemia, *New Eng J Med* 369:111–121, 2013.

McCrae KR: Thrombocytopenia in pregnancy, *Hematology, Am Soc Hematol Educ Program Book* 397–402, 2010.

McMinn JR, George JN: Evaluation of women with clinically suspected thrombotic thrombocytopenic purpura-hemolytic uremic syndrome during pregnancy, *J Clin Apher* 16:202–209, 2001.

Montgomery ND, Dunphy CH, Mooberry M, et al: Diagnostic complexities of eosinophilia, *Arch Pathol Lab Med* 137:259–269, 2013.

Naina HV, Harris S, Dispenzieri A, et al: Long-term follow-up of patients with monoclonal gammopathy of undetermined significance after kidney transplantation, *Am J Nephrol* 35:365–371, 2012.

Natelson EA: Extreme thrombocytosis and cardiovascular surgery: Risks and management, *Tex Heart Inst J* 39(6):792–798, 2012.

Natelson EA: Pregnancy-induced pancytopenia: Distinctive hematologic features, *Am J Med Sci* 332:205–207, 2006.

Natelson EA: Benzene-induced acute myeloid leukemia—a clinician's perspective, *Am J Hematol* 82:826–830, 2007.

Natelson EA, Fred HL: Lead poisoning from cocktail glasses. Observations on two patients, *JAMA* 236:2527, 1976.

Natelson EA, Pyatt D: Temozolomide-induced myelodysplasia, *Adv Hematol* 2010. doi: 10.1155/2010/760402. Article ID 760402.

Natelson EA, Pyatt D: Acquired myelodysplasia (AMD) or myelodysplastic syndrome (MDS)—Clearing the fog, *Adv in Hematol* 2013. doi: 10.1155/2013/309637. Article ID 309637.

Noel P, Mesa RA: Eosinophilic myeloid neoplasms, *Curr Opin Hematol* 20:157–162, 2013.

Okawa T, Tsunekawa S, Seino Y, et al: Deceptive HbA$_{1c}$ in a patient with pure red cell aplasia, *Lancet* 382:366, 2013.

Orazi A, Germing U: The myelodysplastic/myeloproliferative neoplasms: myeloproliferative diseases with dysplastic features, *Leukemia* 22:1308–1319, 2008.

Pulsoni A, Iacobelli S, Bernardi M, et al: M4 acute myeloid leukemia: the role of eosinophilia and cytogenetics in treatment response and survival. The GIMEMA experience, *Haematol* 93:1025–1032, 2008.

Rajkumar SV: Multiple myeloma: 2011 update on diagnosis, risk-stratification, and management, *Am J Hematol* 86:57–65, 2011.

Rodgers GR, Young NS: *Bethesda handbook of clinical hematology*, ed 3, 2013, Lippincott Williams & Wilkins, p 500.

Schmidt AE, Oh ST: Pathology consultation on myeloproliferative neoplasms, *Am J Clin Pathol* 138:12–19, 2012.

Sibai BM: Diagnosis, controversies, and management of the syndrome of hemolysis, elevated liver enzymes, and low platelet count, *Obstet Gynecol* 103:981–991, 2004.

Stavrou E, McCrae KR: Immune thrombocytopenia in pregnancy, *Hematol Oncol Clin North Am* 23:1299–1316, 2009.

Sukenik-Halevy R, Ellis M, Fejgin M: Management of immune thrombocytopenic purpura in pregnancy, *Obstet Gynecol Surv* 63:182–188, 2008.

Swerdlow SH, Camop E, Harris NL, et al, editors: *WHO classification of tumours of haematopoietic and lymphoid tissues*, ed 4, Lyon, 2008, International Agency for Research on Cancer (IARC), p 439.

Swiecicki P, Hegerova LT, Gertz MA: Cold agglutinin disease, *Blood* 122:1114–1121, 2013.

te Raa GD, van Oers MH, Kater AP, HOVON CLL working party: Monoclonal B-cell lymphocytosis: Recommendations from the Dutch working group on CLL for daily practice, *Neth J Med* 70:236–241, 2012.

Tripodi A: The laboratory and the direct oral anticoagulants, *Blood* 121:4032–4035, 2013.

Wang E, Boswell E, Siddiqi I, et al: Pseudo-Pelger-Huët anomaly induced by medications: a clinicopathologic study in comparison with myelodysplastic syndrome-related pseudo-Pelger-Huët anomaly, *Am J Clin Pathol* 35:291–303, 2011.

Webert KE, Mittal R, Sigouin C, et al: A retrospective 11-year analysis of obstetric patients with idiopathic thrombocytopenic purpura, *Blood* 102:4306–4611, 2003.

Vardarajan R, Licht AS, Hyland AJ, et al: Smoking adversely affects survival in acute myeloid leukemia patients, *Int J Cancer* 130:1451–1458, 2011.

Zingone A: Pathogenesis of monoclonal gammopathy of undetermined significance (MGUS) and progression to multiple myeloma, *Semin Hematol* 48:4–12, 2011.

网络资源

www.cancer.gov/cancertopics/pdq/cancerdatabase The National Cancer Institute provides information on clinical trials, references for staging hematologic cancers, and patient handouts.

www.IDsociety.org and www.asco.org The Infectious Disease Society of America and American Society of Clinical Oncology have developed guidelines for the treatment of neutropenia in patients with acute febrile episodes and those receiving chemotherapy.

www.wadsworth.org/chemheme/heme/microscope/celllist.htm Pictures of normal and abnormal blood cells and specific hematologic disease states.

第**40**章 尿路疾病

CHUCK CARTER

在美国所有门诊患者中,泌尿生殖保健相关内容占到 4.1%,且在初级医疗机构中达到一半以上(Schappert and Rechtsteiner,2011)。泌尿生殖系统疾病可以被分类为解剖结构异常、功能性、感染性和肿瘤性疾病。虽然该种分类方法无法避免重复收集(如良性前列腺增生会导致尿流阻塞不流畅,即新生物导致功能变化),但对于诠释泌尿道疾患却颇为有效。

尿路疾病评估

泌尿系统包括肾脏、输尿管、膀胱和尿道。以往系统性研究往往首要关注其排泄功能,其次则包括性功能或者与其他系统相关的重叠领域(如腹痛)。泌尿道疾病的患者往往会表现或者被检查出共同的特点(见后文)。由于许多常用药物都有泌尿系统副作用,所以详细询问既往用药史至关重要(Thomas et al.,2003)(附表 40-1)。

体格检查

尿路疾病相关的体格检查效果很有限,有些特殊设备可有所补充。许多查体阳性结果很有意义,然而阴性结果常无排除意义。例如,肾血管杂音提示动脉狭窄,但是没有这个体征却并不能除外该疾病。检查者技能和患者本身的差别也限制了体格检查的准确性和可信度。

肾脏是腹膜后器官,不容易触诊扪及(除了非常瘦的患者和儿童)。由于肝脏的存在,右肾相对左肾位置稍低。输尿管不可扪及,但是由于其与肾脏相连,疼痛可以放射到胁腹区域。膀胱通常不可触及(除非尿潴留超过 150ml 导致其扩张),所以在诊断膀胱扩张时,我们更倾向于叩诊而不是触诊(Gerber and Brendler,2011)。女性患者双合诊检查也有助于判断膀胱扩张。

盆腔检查对于女性患者膀胱膨出的诊断有一定作用。以两指置于阴道口并打开阴道腔,让患者增加腹压动作,膀胱膨出患者的膀胱前壁可以伸入阴道腔内而被查及。如果将润滑的棉拭子置于尿道并嘱患者增加腹压,将检查到更加潜在的膀胱膨出。如果拭子向外移动,则提示膀胱颈下垂。

男性外生殖器的检查有助于发现阴茎疾病、区域性腺病、阴囊和睾丸疾病。包皮未环切过的患者检查时应注意回缩包皮暴露阴茎头,以除外包茎。必须仔细触诊睾丸区域,以发现并鉴别肿物和解剖学异常。直肠指检(digital rectal examination,DRE)可以评估前列腺大小,并且查及肿物和炎症。检查时通常需要患者保持膝胸位并屈肘。前列腺柔软温热或者湿韧提示前列腺炎,前列腺一致性增大常见于良性前列腺增生的老年男性,前列腺肿物或者不对称增大则提示肿瘤。

实验室检查

> **重 点**
>
> - 在成人及儿童预防保健中,不推荐常规筛查尿检。
> - 对于存在尿路感染症状,同时具有阳性白细胞酯酶和阴性尿培养结果的患者应评估性传播感染疾病(sexually transmitted infection,STI)可能。
> - 尿培养时不应选用集尿袋中的尿为标本。
> - 对于糖尿病患者应常规行尿微量白蛋白筛查。

尿液分析

尿液分析是医院中最为常规的实验室检查,最常使用试纸法尿检(Hsiao et al.,2010)。尿液检查廉价无创、简单易行,对一系列泌尿系统性疾病具有提示作用。在健康人群中以预防保健服务为目的实施尿检也稀松平常。然而，在无症状成人中并不推荐尿液筛查，即使其能查出多种疾病（如无症状细菌尿、膀胱癌，见后所述）。常规尿液分析缺乏人群受益证据，指南也并不推荐成人或者儿童以预防保健为目的进行的常规尿液检查，并指出仅仅在临床提示需要时才做（Hagan 2008；Stephens and Wilder, 2003；Wilkinson et al., 2013a, 2013b）。

虽然尿检可能查出潜在疾病，但许多阳性结果并不真的提示疾病；更多的患者因此而遭受了没必要的甚至是危害更大的其他检查。因此，当可能存在更大医源性伤害时，可预示疾病的潜在效用则无足轻重了。但是，值得注意的是，不可将广泛人群筛查推荐与特定人群或疾病诊断相混淆。例如，尿微量白蛋白筛查对于糖尿病患者属于常规检查（American Diabetes Association, ADA, 2014）。

临床医生应当意识到试纸法检测存在假阳性和假阴性结果。因此，检查结果异常并不一定意味着疾病存在，需要进一步确证检查（Gerber and Brendler, 2011；Simerville et al., 2005）。

标本准备 尿液检查的推荐标准标本采集自清洁中段尿。非环切男性采集前需要避免包皮影响。尿液需要尽快送检，如果不能在 1～2 小时内检测完毕，则应尽可能冷冻。

标本检查 正常尿液颜色差别迥异，可以是清亮无色（稀释），也可以发黄，甚至到深黄色浑浊。多种物质可能导致尿液颜色异常（表 40-1）。浑浊尿液可能由感染导致（脓尿），但最常见的原因是磷酸盐尿（碱性尿液中磷酸晶体沉淀）。显微镜检可以区分上述两种类型。气味重而难闻的标本并不一定意味着感染。尿液气味可随饮食摄入（如芦笋）、药物服用、疾病状态或者尿液浓度不同而改变。尿液出现粪臭味则提示胃肠道膀胱瘘。

尿液试纸分析

比重 尿比重范围为 1.001～1.035。这一指标反映了尿液浓度，也是机体水化状态的标记。但是一些影响肾功能的疾病，如慢性肾病和抗利尿激素分泌异常综合征（Syndrome of inappropriate secretion of antidiuretic hormone, SIADH）可以改变尿液比重以及其与水化状态的关系。肾小球滤过液的特殊比重为 1.010，具有这个特殊比重值的尿液可能提示肾功能不全。

pH 值 尿液的平均 pH 值常为酸性，范围为 5.5～6.5。其反映了血清 pH 值，但肾小管酸中毒（Renal tubular acidosis, RTA）的患者除外（Simerville et al, 2005）。这些患者由于肾脏无法酸化尿液，尿检往往为碱性。1 型

表 40-1 影响尿液颜色的因素

颜色	相关因素
无色	非常稀释的尿液；机体水分过多
浑浊，乳白色	磷酸盐尿；脓尿；乳糜尿
红色	血尿；血红蛋白尿；肌红蛋白尿；甜菜和黑莓的花色素苷；慢性铅汞中毒；酚酞（肠道排出）；吩噻嗪系[如普鲁氯哌嗪（康帕嗪）]；利福平
橙黄色	脱水；苯基偶氮吡啶二胺（马洛芬）；柳氮磺胺吡啶
蓝绿色	胆绿素；青症病（色氨酸吲哚代谢产物）；阿米替林；靛蓝胭脂红；亚甲基蓝；酚类[（如甲氰咪呱IV）异丙嗪IV（非那根）]；间苯二酚；氨苯蝶啶
棕色	尿胆素原；卟啉症；芦荟，蚕豆，大黄；氯喹，伯氨喹；呋喃唑酮（痢特灵）；甲硝唑（灭滴灵）；硝基呋喃妥英（呋喃妥英）
棕黑色	尿黑酸尿（尿黑酸盐尿）；出血；黑色素；酪氨酸代谢紊乱症（羟苯丙酮酸）；波希鼠李皮，番泻叶（轻泻药）；美索巴莫；甲基多巴（爱道美）；山梨糖醇

RTA 总是存在碱性尿，而 2 型 RTA 随着疾病更加严重，尿液可能变酸。尿液感染了产尿素酶的微生物（如变形杆菌）也可变为碱性。

血 试纸法尿液分析对于显微镜下血尿诊断敏感度达 91%～100%，特异度达 65%～99%（Grossfeld et al., 2001a）。肌红蛋白和血红蛋白可能导致试纸反应假阳性。因此，血红素阳性尿液标本有必要进一步显微镜检（Davis et al., 2012）。

葡萄糖 当肾小球滤过液的葡萄糖浓度超过近端小管重吸收能力时，尿液中会出现葡萄糖（糖尿）。试纸仅仅对葡萄糖有阳性反应。在未有效控制的糖尿病患者中，如果血清葡萄糖水平超过 180mg/dl，便会出现糖尿。

酮 糖尿病酮症酸中毒的主要特征之一为尿酮体阳性。饥饿和妊娠状态时，尿酮也可以阳性。试纸法检测对象为乙酰乙酸。非常浓缩或者酸化的尿液标本可能会有假阳性结果。

白细胞酯酶 白细胞酯酶为中性粒细胞产物，表示可能存在脓尿。如果尿亚硝酸盐也是阳性的，白细胞酯酶阳性测试结果表明泌尿道感染（urinary tract infection, UTI）的可能性高。最常见的假阳性结果产生原因为尿液被阴道细胞污染。具有典型 UTI 症状，阳性白细胞酯酶和阴性尿培养结果的患者需要进一步做性传播感染疾病（STIs）的评估（Graham and Galloway, 2001）。

亚硝酸盐 尿液中发现亚硝酸盐对于 UTI 的诊断特异度达到 92%～100%（Simerville et al., 2005）。然而

很多 UTI 患者的尿亚硝酸盐并非阳性（低敏感度）。原理是革兰阴性的大肠菌类细菌可以将硝酸盐转化为亚硝酸盐（除了腐生葡萄球菌属或肠球菌属）。但是当标本细菌菌落数目过低时，这项检查准确性将降低。另外，检测试剂对空气敏感，因此，如果容器没有严格密封，试纸法检测将可能得到假阳性结果（Gallagher et al.，1990）。

蛋白质 尿试纸检测对于白蛋白尿存在敏感特异性。反应试剂变色情况与样本中蛋白浓度大致相关（表 40-2）。非常稀释的、碱性的或者非白蛋白的蛋白尿可能导致假阴性结果。微量白蛋白尿筛查往往需要特制的试纸。尿蛋白电泳可用于评估非白蛋白的蛋白尿，如球蛋白尿或本周氏蛋白。

尿胆素原 尿胆素原是结合胆红素的分解产物，正常状态下会有少量存在，但是其含量升高往往意味着可能出现溶血或者肝病。结合胆红素尿是病理性的，提示肝病或者胆系阻塞。非结合胆红素不会被肾小球滤过。

尿液显微镜检 制备显微镜检尿液标本的方法如下：2000rpm 离心 10ml 尿液 5 分钟。离心后弃去上清液，将剩余样本（0.5～1.0ml）重悬浮。在玻片上滴加一滴样本，对准高倍镜观察。对于可能存在表皮、阴道细胞污染的或者由导尿管处获取的样本，需要重新检测（Grossfeld et al.，2001a）。尿沉渣计数由每高倍视野（high-power field，hpf）下可见的对象平均数为准。

红细胞 尿液比重可能影响检测结果，因为红细胞在尿比重低于 1.007 时可能发生自溶（Vaughan and Wyker，1971）。正常形态的红细胞（red blood cell，RBC）提示尿路疾病，而异形 RBC 则可能提示肾小球源性疾病（图 40-1）。红细胞管型往往在盖玻片边缘处被发现，高度提示肾实质疾病。

白细胞 正常尿液标本高倍镜检时可以出现白细胞（white blood cell，WBC）（图 40-2）。正常女性 <5WBCs/hpf，男性 <2WBCs/hpf（Simerville et al.，2005）。超过正常白细胞上限的尿液称为显微镜下脓尿。当白细胞数目多到无法计量时，称之为肉眼脓尿。

白细胞是炎症反应标志，但是不能通过它的存在来确证感染，也不能因为没有检测到白细胞而除外感染。无菌性脓尿的常见原因包括 STI、肾结石、前列腺炎和泌尿系统肿瘤。儿童发热期间，即使没有 UTI 也可能出现脓尿（Graham and Galloway，2001）。

管型 红细胞管型提示肾源性或血管源性疾病。白细胞管型往往指向肾盂肾炎，但也可能见于其他类型肾炎。颗粒管型和蜡样管型提示肾实质疾病。透明管型在浓缩标本中可属正常，也可作为肾脏感染等疾病的标志。

晶体 尿液样本中可见各种形态的晶体（图 40-3）。

泌尿道上皮细胞 显微镜下的标本正常可见移形上皮细胞。它们往往形态一致，有大的中央型核。而

表 40-2 试纸法蛋白检测分析

试纸颜色	估测的对应蛋白水平（mg/dl）
黄色	阴性（无蛋白）
黄绿色	微量（10～20）
绿色	1+（30）
深绿色	2+（100）
蓝绿色	3+（300）
蓝色	4+（>1000）

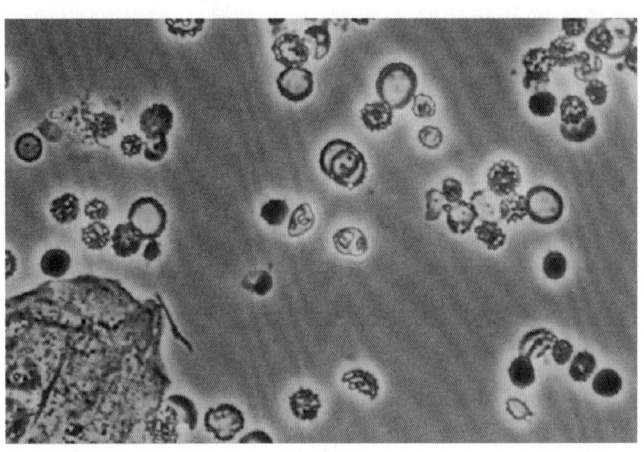

图 40-1 尿液分析：异形红细胞（From Gerber GS, Brendler CB. Evaluation of the urologic patient. In Wein AJ[ed]. Campbell-Walsh Urology, 9th ed, vol 1. Philadelphia, Saunders-Elsevier, 2007, p 106.）

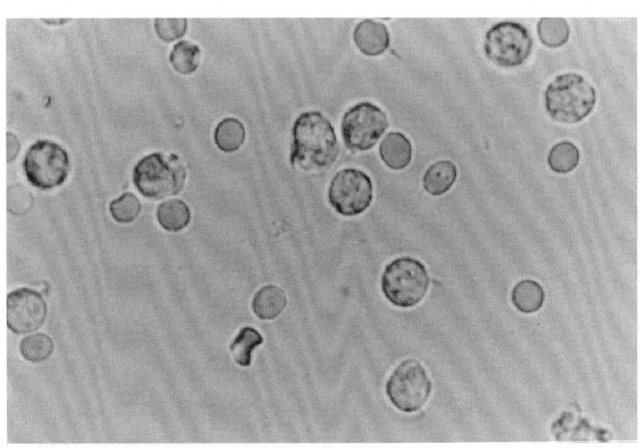

图 40-2 尿液分析：白细胞（From Gerber GS, Brendler CB. Evaluation of the urologic patient. In Wein AJ[ed]. Campbell-Walsh Urology, 9th ed, vol 1. Philadelphia, Saunders-Elsevier, 2007, p 107.）

晶体

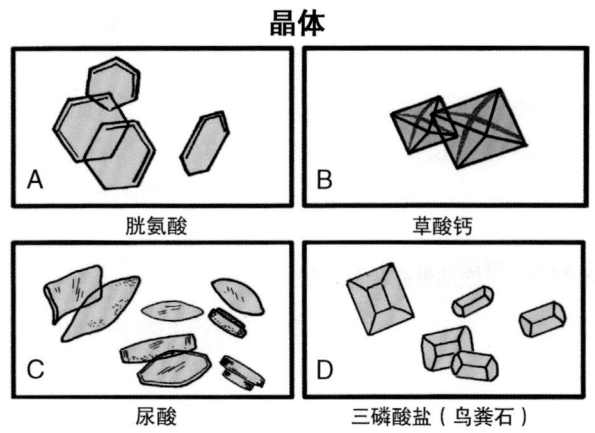

图 40-3　尿液样本中的晶体类型。A，胱氨酸；B，草酸钙；C，酸性尿液中的尿酸石；D，碱性标本中的三磷酸盐晶体（From Gerber GS, Brendler CB. Evaluation of the urologic patient. In Wein AJ[ed]. CampbellWalsh Urology, 9th ed, vol 1. Philadelphia, Saunders Elsevier, 2007, p 108.）

鳞状细胞往往边缘不规则，核也较小。鳞状细胞提示皮肤细胞的污染。

细菌　细菌的存在提示菌尿（女性阴道细胞污染也可能提示）。当怀疑感染时，尿液革兰染色也有助于确定标本中的细菌类型。

真菌　尿液标本中存在酵母菌往往提示皮肤或阴道细胞的污染。然而，如果标本取自导尿管，也可以提示系统性假丝酵母菌感染（Graham and Galloway, 2001）。

毛滴鞭毛虫　这种生物出现在尿液标本中，可能提示 STI。甲硝唑治疗（一日单次 2g 或者 500mg 一日两次，持续 7 天）有效，同时，患者需要再次检查其他可能的 STI 疾病。

尿液培养

尿液培养对于诊断 UTI 是"金标准"。一般取清洁中段尿液检测，虽然这种做法的实际意义在成人中并未被明确证实（Lifshitz and Kramer, 2000）。但对于儿童来说，外阴的清洁尤为重要（Vaillancourt et al., 2007）。膀胱抽吸和导尿管插入术，属于有创取样方案。由导尿管内取出的尿液存在细菌污染，所以不可用于培养。

如培养基分离出不止一种细菌提示存在污染可能。对于感染相关的菌尿诊断，相应的菌落数如何界定仍存在争议。虽然超过每毫升 10^5 个菌落形成单位（clonal formation unit, CFU/ml）是比较公认的界值，但对于某些人群来说，较低的值可能也具有临床意义。对于典型 UTI 患者，如果尿培养得出的是大肠杆菌或者其他肠杆菌，那么菌落数只要达到 10^2CFU/ml 即提示感染。对于有症状患者来说，诊断细菌感染的菌落数界值应当为 10^3CFU/ml（Graham and Galloway, 2001）。

其他诊断方法

排泄后残留尿量检测　排泄后残留尿量检测评价的是排尿后膀胱剩余尿液量，可在医院内进行。一种方法是先让患者排尿，然后通过导尿的方法检测残余尿量。正常残余尿少于 50ml，超过 200ml 则属异常（Kobashi, 2011）。便携超声也可以估测排泄后的残余尿量。尿流动力学指的是一组与排尿过程相关的检查，包括排泄后残留尿量检测和各种膀胱及括约肌测压的检查。

内镜　泌尿系内镜（膀胱镜）提供了可视的诊断以及直接干预的机会。可以采用硬镜或者软镜操作。常进行的操作包括取石、支架放置、肿物活检及切除和激光治疗。相关风险包括感染、出血、输尿管损伤和膀胱穿孔。

影像学检查

重　点

- 评估肾实质及睾丸疾病首选超声检查。
- CT 是评估肾脏实性占位、肾脏感染、肾周肿物和肾结石的更优选择。

静脉尿路造影

上尿路造影的标准方法是静脉尿路造影术（intravenous urography, IVU）又叫做静脉肾盂造影术（intravenous pyelography, IVP）。目前，在许多疾病的诊疗中已经被 CT 替代。

超声

超声在评价泌尿系统疾病中有着广泛的应用，可以鉴别肾脏囊肿和肾实质疾病，也可以评估阴囊和睾丸疾病。超声常用于区分肿物的类型，如鞘膜积液、腹股沟疝和精索静脉曲张。进一步来说，常规和彩色多普勒超声对于诊断急性阴囊疾病有重要意义，如附睾炎、睾丸炎和睾丸扭转。

超声对于睾丸肿瘤诊断的敏感度可达到 100%（Dogra et al., 2003）。但它不能够提供组织学诊断。超声波影像对于界定肿物性质有帮助，可以将睾丸内的肿瘤从很多种类似疾病中鉴别出来。

计算机断层造影

计算机断层显像（computed tomography, CT）已经取代 IVU，成为血尿诊断的首选辅助检查（Davis et al.,

2012)。CT可以较好的诊断肾脏实性肿物、肾周肿物以及肾脏感染(Grossfeld et al., 2001b)。CT平扫也可用于诊断成人肾结石(White, 2012)。CT检查还可用于血管造影、创伤显像以及癌症分期。

其他技术

核磁共振成像(magnetic resonance imaging, MRI)在诊断肾脏占位时与CT作用相当。MR尿路造影同样可用于泌尿系疾病的诊治。MRI检查比CT昂贵许多,有效性方面各有所长(Brehmer, 2002)。因此, MRI常用于CT检查诊断不清时或者与临床不符时。另外, MRI常用于前列腺癌分期(Harisinghani et al., 2003)。

排泄性膀胱尿道造影(Voiding cystourethrography, VCUG)在排尿过程中对膀胱和输尿管进行对比显像,造影剂经由输尿管排泄时照相。这种技术最常用于诊断膀胱输尿管反流(vesicoureteral reflux, VUR)。核素显像也可以用于检查疑似的膀胱输尿管反流患者,以及肾功能测定和疑似睾丸扭转的鉴别。

常见尿路疾病

重 点

- 排尿困难往往提示UTI、阴道炎或者STI。
- 肉眼血尿有待侵入性检查。
- 诊断血尿需要尿液显微镜检。成人血尿需要考虑到恶性疾病的危险因素;单纯性血尿在儿童中较常见。
- 肾脏源性的血尿往往存在异形红细胞。膀胱源性血尿一定是正常形态的红细胞。
- 夜尿症在两性中都比较常见,同时增加了老年人摔倒的风险。
- 尿蛋白肌酐比值(urine protein/creatinine, UPr/UCr)与24小时尿相关性好,而且更加容易获得。
- 儿童蛋白尿常常是直立性蛋白尿。

排尿困难

排尿烧灼感和疼痛感往往提示UTI或者阴道炎。在中年女性或者性活动活跃的女性中多见。男性发病率的升高可能随着年龄增长(Bremnor and Sadovsky, 2002)。排尿史和性活动史对于诊断该类疾病都是重要信息。对于女性来说,阴道疾病相关症状的询问也需注意。另外,还有必要检查一下个人用药史和相关卫生用品情况。

排尿困难的患者患UTI的可能性大大增加。然而,

导致排尿困难还有其他很多原因(表40-3)。所以,只有这个症状时就给予经验性治疗,导致了抗生素滥用。如果排尿困难合并其他症状,那么UTI的可能性增加(见尿路感染部分)(Bent et al., 2002; McIsaac et al., 2002)。

表40-3 排尿困难的鉴别诊断

结石
尿道口狭窄
药物使用
赘生物——膀胱肿瘤、良性前列腺增生、前列腺肿瘤、阴茎肿瘤、外阴肿瘤
前列腺炎
性传播感染——衣原体、淋病、单纯疱疹病毒、分枝杆菌、毛滴鞭毛虫
躯体化症状
外伤——异物、机械性、手淫、性交后损伤
输尿管综合征
尿道炎——感染、刺激物、化学物、脊柱关节病
泌尿系统感染——膀胱炎、肾盂肾炎、前列腺炎
阴道炎——过敏性、萎缩性、细菌性、念珠菌性、化学性

胁腹痛

胁腹痛是泌尿道疾病的常见主诉。典型表现为绞痛,不随体位变化而缓解。恶心呕吐可以作为伴随症状。阻塞性疾病(如肾结石)和炎症性疾病(如肾盂肾炎)为两个最常见病因。疼痛部位也有助于判别病因(图40-4)。

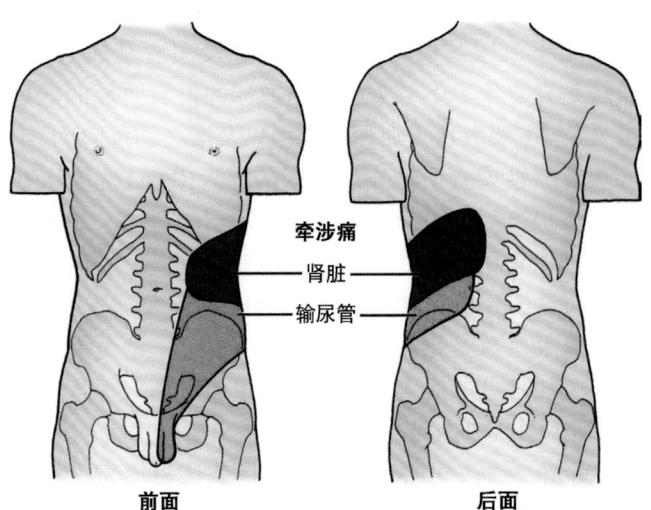

图40-4 胁腹痛的定位(From Anderson JK, Kabalin JN, Cadeddu. Surgical anatomy of the retroperitoneum, adrenals, kidneys, and ureters. In Wein AJ[ed]. Campbell Walsh Urology, 9th ed, vol 1. Philadelphia, Saunders-Elsevier, 2007, p 37.)

肿瘤导致胁腹痛的可能性不大，因为肿瘤往往只有在突破肾包膜或者阻塞输尿管时才会出现临床症状。

尿频

尿频往往是患者自身感觉的排尿状况与正常情况存在偏差的时候产生的主诉。因此，既可能是真的不正常，也有可能只是异于平常（但仍在正常范围内）。尿频可以作为单独的主诉，或者合并其他症状存在。例如，UTI 常常导致尿频、尿急和排尿困难。成人正常一天排尿 5～6 次（Gerber and Brendler，2011）。尿频往往是排尿次数增多，每次尿量少，而不是多尿症中的尿液总量增加。下述因素可以帮助缩小鉴别诊断范围（表 40-4）。

表 40-4　尿频的鉴别诊断

焦虑	外生殖器疾病
膀胱结石	习惯
膀胱流出道梗阻	盆腔肿物
化学刺激	妊娠
膀胱炎	躯体化障碍
尿崩症	上运动神经元疾病
糖尿病	尿道炎
逼尿肌功能失调	泌尿系感染
利尿剂	阴道炎
过量液体摄入	

血尿

血尿常常在尿检中偶然发现，与之相关的评估主要决定于血尿是肉眼还是镜下，以及患者是成人、儿童还是青少年。多数人检查出血尿并没有明显的病理意义，但主要取决于血尿的类型以及潜在的危险因素。一项前瞻性调查研究发现血尿的患者中，61% 的人在进一步检查后并没有阳性发现（Khadra et al.，2000）。在筛查调查中，恶性肿瘤的发病率为 2.6%，所以应密切随访这部分患者（Davis et al.，2012）。

肉眼血尿是指尿液中出现可见的血，显微镜下血尿则更加常见。成人显微镜下血尿为每高倍视野 3 个或 3 个以上 RBCs/hpf（Davis et al.，2012）。对于儿童来说，尚无一致认同的诊断标准。目前认为每高倍视野下超过 5 个 RBC，并且连续两周以上的尿液标本检查结果均如此，可以诊断为异常，即显微镜下血尿（Dodge et al.，1976；Vehaskari et al.，1979）。对于不同人群有不同诊断标准的原因在于，成人存在更多的潜在致病因素，因此在尿检异常时，其复检界值更低。

试纸法尿检本身对于诊断血尿是有不足之处的，因为一些物质（如肌红蛋白）和检测本身的特点（如特异度）可以导致假阳性结果。因此，显微镜检对于血尿诊断是必需的，血尿的定义也基于此。

成人血尿

肉眼血尿　肉眼血尿是膀胱或者肾脏癌症患者比较常见的症状（Yun et al.，2004）。肉眼血尿提示膀胱癌的敏感度可达 83%，阳性预测值（positive predictive value，PPV）为 22%（Buntinx and Wauters，1997）。然而由于得到这组数据的相关实验的样本为特定人群，因此影响了数据质量。并没有实验证据表明一般人群中，检测到肉眼血尿的人发生严重疾病的可能性增加。目前仍无研究指出，在家庭医学患者中检测到肉眼血尿有严重疾病的可能。在完善相关研究之前，应当积极处理肉眼血尿。

如果出现红色尿液，那么就需要试纸法检测和显微镜检尿液的构成，因为有些物质可能改变尿液颜色（表 40-1）。不过，尿液中可见的块状物质则诊断意义较大。在采集病史的时候应当注意与感染、外伤相关的症状，以及泌尿系统恶性疾病危险因素（见膀胱癌部分）。体格检查时需要注意检查外生殖器，包括女性的盆腔检查和男性的前列腺检查。发现明确的良性状况（如月经）或者可治的病因固然好，而在不确定的情况下，则可以考虑申请泌尿科会诊。即使确定了可治的病因（如肾结石），随后的密切随访也至关重要，包括重复尿检，因为肉眼血尿常常是严重泌尿系统疾病的先兆（Khadra et al.，2000）。

显微镜下血尿　虽然导致无症状血尿的原因很多，也有很多是良性疾病，但其存在仍然提示了潜在的严重泌尿系统疾病可能。正常人群中可能有 9%～18% 存在血尿（Grossfeld et al.，2001a）。许多评估和定义血尿症状的临床实验结果不甚肯定，有的归咎于实验对象的偏差（没有在典型家庭用药人群中开展），有的则是实验质量低下，或者两者兼有。也没有前瞻性实验证据表明常规筛查有助于改善结局。对于普通人群来说，显微镜检发现的无症状血尿预测疾病价值只有 0.5%（Brehmer，2002）。因此，微量血尿的常规筛查似乎并无裨益（Kryszczuk et al.，2004）。

由于常规筛查帮助不大，因此，全科医生面临微量血尿的患者时，需要综合考虑患者的危险因素特点、实验室和影像学检查（图 40-5）。

对于无症状显微镜下血尿的患者，第一步需要确定是否由一些良性原因引起血尿，如：月经、性活动相关、用力活动、病毒感染或者外伤，从而避免进一步的检查。

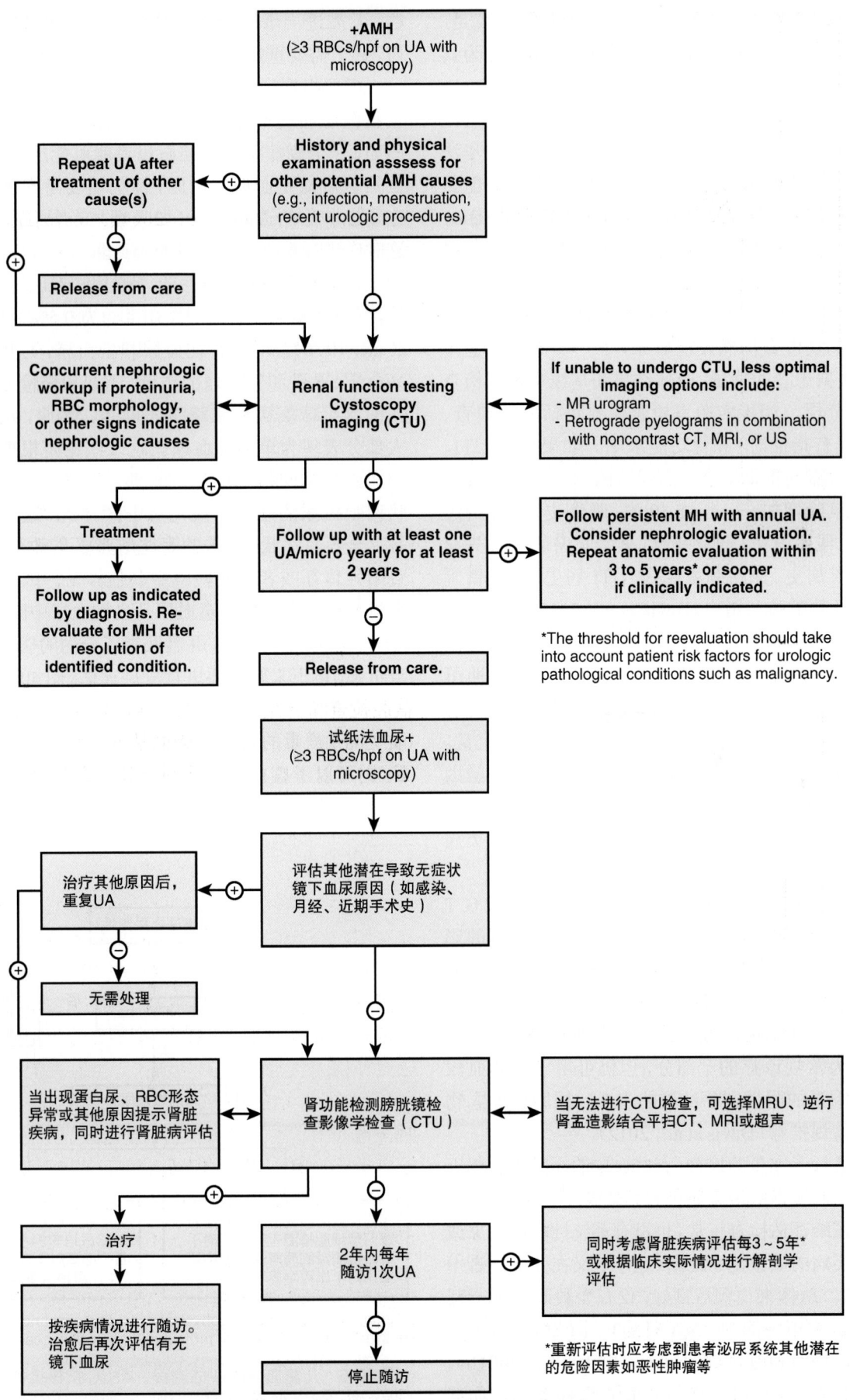

图 40-5 无症状镜下血尿的诊断、评估及随访

需要复查尿液以明确血尿的存在。值得指出的一点是，对于存在膀胱癌风险的患者，由于间断血尿常常作为其前驱症状，因此，必须保证对此人群的全面随访（Davis et al.，2012；Grossfeld et al.，2001b）。全科医生需要注意的是，防止忽视一些病因的严重性。例如，服用华法林（香豆素）的患者在过度抗凝时可能出现血尿，但是在目标国际标准化比率（international normalized ratio，INR）范围内，基本不会导致血尿，因此这种情况常常提示泌尿系疾病（Culclasure et al.，1994）。所以服用抗凝剂的患者如果出现血尿应进行评估（Davis et al.，2012）。

如果重复检查仍然发现血尿，下一步则转入危险分层，即根据患者的病史、查体结果和基线实验室检查结果进行分层。初步实验室检查需要包括尿液检查、尿液培养（有指征时）和肾功能水平。如果存在 UTI，那么治疗后需要重复检查。高风险的患者患泌尿系恶性疾病的风险增加——超过 40 岁、吸烟史、止痛药滥用、盆腔射线照射史、职业暴露（见膀胱癌部分）、先前泌尿系统疾病史、尿路刺激症状、UTI 病史，长期留置导尿以及环磷酰胺使用史（Davis et al.，2012）。肾脏源性的血尿显微镜检时往往可出现红细胞管型或者异型红细胞。其他可能出现的情况还有蛋白尿、血清肌酐水平升高，或者是其他异常，如高血压、水肿。这种患者需要进一步关于肾脏疾病的检查，包括尿蛋白定量。另有一些患者同时存在肾脏疾病和尿路疾病的危险因素或检验结果，或者已经存在慢性肾病（chronic kidney disease，CKD）的病史，此种情况则有必要对这两类病因进行同步评估。

对于镜下血尿的进一步评估，包括上尿路成像（CT 尿路造影）及膀胱镜检查。由于膀胱癌缺乏典型的影像学表现，为了排除肿瘤需要进行膀胱镜检查。对于低风险人群，则可以有选性的做膀胱镜，因为不大可能发现明确疾病（Davis et al.，2012）。尿细胞学检查不再被推荐作为常规诊疗的一部分，但仍可用于持续血尿和有危险因素的阴性评估结果的患者。尿肿瘤标志物也不作为常规推荐（Davis et al.，2012）。

即使进行了完备的检查，有些血尿的原因可能仍无发现。单纯血尿指的是无症状的显微镜下血尿，并且所有的泌尿系统评估检查正常，也没有系统性疾病征象或肾脏固有疾病的显微镜学证据（这个定义在儿童患者中稍有不同）。总体来说预后良好，仅有少数研究提示其与肾脏疾病的相关性（如 IgA 肾病）。因此，注意肾脏相关疾病的监测也是需要的（Grossfeld et al.，2001b）。对于评估阴性的患者，需要每年复查尿样分析。如果连续两年结果正常，他们的疾病风险已经接近一般人

群，无需进一步检查。持续性血尿的患者需要定期随访，甚至需要重复尿路评估（Davis et al.，2012）。

需要根据病情的不同来评估和治疗症状性微血尿。全科医生在随访过程中应考虑尿路异常的潜在风险。例如，一个有症状的肾结石患者就可能出现镜下血尿。虽然这可能是血尿的原因，但仍需要考虑患者是否存在恶性肿瘤的遗传背景（如吸烟）或者肾脏基础疾病，这时应进行重复的尿检以明确诊断。

儿童和青少年血尿　儿童血尿相对比较常见，据统计，学龄儿童无症状血尿发病率约为 0.5%～2%（Dodge et al.，1976）。对于存在血尿和蛋白尿，尤其是合并有高血压、水肿和管型尿的患者，需要积极检查以除外潜在的肾小球疾病和尿路疾病可能。然而，儿童的血尿大部分表现为单纯性血尿。这个结论是根据常规查体的尿液标本随机选取后的检测结果确定的，包括无症状肉眼血尿的标本。在儿童中，"单纯"这个名词指的是完全没有症状、特殊的既往用药史及家族史、体格检查阳性体征或者尿液检查中其他异常。因此可以很好地将有病理意义的儿童血尿从良性血尿中区分开来。

一旦血尿被确诊，并且获得了全面的病史及体格检查结果，接下来则需要进行分层评估（图 40-6）。

对存在单纯性显微镜下血尿的儿童来说，不大可能有特别严重的肾病或者泌尿道疾病（Bergstein et al.，2005）。对于存在无症状肉眼血尿的患者，则需要进一步更加全面的评估。

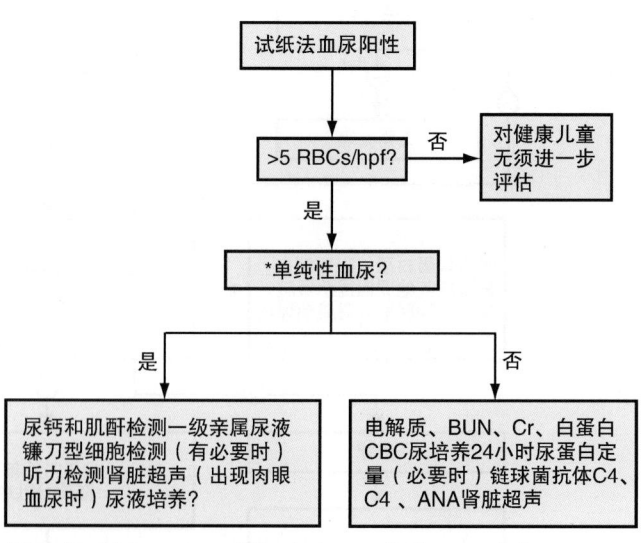

*Negative history; normal physical exam findings; and absence of symptoms, HTN, pyuria, proteinuria, and cellular casts

图 40-6　儿童血尿的评估流程。ANA，抗核抗体；BUN，血尿素氮；CBC，全部血细胞计数；Cr，肌酐；RBCs/hpf，每高倍视野的红细胞

与单纯血尿相关的最常见的肾小球疾病为亚临床感染后肾小球肾炎、IgA 肾病和阿尔波特综合征（Alport syndrome，译者注：又称遗传性肾炎神经性耳聋综合征）。如果不合并有蛋白尿等更严重的疾病或症状，单纯血尿不需要特别的治疗。对于所有类型的持续性血尿，逐年随访是有必要的，随访内容包括血压和尿液分析。

尿钙增多症可以伴或不伴疼痛。高尿钙导致血尿的具体机制尚不清楚，目前猜测很可能与尿液中的结晶物质有关（Stapleton，1994）。尿钙增多症定义为尿液钙的排出量超过 4mg/（kg•d）或者随机尿钙 / 肌酐比值超过 0.2。高排泄率见于婴儿和幼儿。确诊为尿钙增多症的患者需要行肾脏超声，以除外肾钙质沉着和显著的结石病。治疗方案包括保证每天推荐钙摄入量的基础上，增加液体摄入以及在膳食中限制钠盐（< 3g/d）（Escribano et al.，2014；Srivastava and Alon，2005）。这种膳食干预可以降低尿钙浓度，并最终治愈血尿。另外，在有明确肾钙质沉着或者肾石病的证据时，还可以酌情选用噻嗪类利尿剂。

下尿路症状

下尿路症状（lower urinary tract symptoms，LUTS）往往是与良性前列腺增生（benign prostatic hyperplasia，BPH）相关的症状。LUTS 有许多亚型，其中最重要的两个是尿储存和尿排泄相关症状（表 40-5）。尿排泄症状提示梗阻，但可能并不能找到阻塞的证据。例如，对于存在 BPH 的男性，可能原因还有逼尿肌过度兴奋、神经调节疾病或者年龄相关的平滑肌功能失调。因此，关注 LUTS 时，需要注意一大类症状组成的症状群，以及与之相关的多种病因。这对于处理类似 BPH、尿失禁和膀胱活动过度的泌尿道疾病来说至关重要。

表 40-5 下尿路症状	
排尿相关	**尿储存相关**
尿等待	尿频
尿流细断	夜尿症
排尿下坠感	尿急
膀胱排空不完全	欲望性尿失禁
排尿终末或排尿后点滴流尿	
排尿时间延长	

夜尿症

夜尿症定义为夜间起床排尿。老年人群中这种情况很常见，但任何一个年龄组都没有用来定义正常范围的人群数据；因此这种症状存在感觉上的偏差。另外，

有这种症状的患者的主诉通常集中在睡眠障碍上，很少与排尿相联系。可以表现为夜间排尿频繁或者夜间产生过多尿液（夜尿过多）。夜尿症虽然常常被怀疑是前列腺相关的症状，但其实在男女两性都很常见。除了局部因素以外，其主要原因包括前列腺增生和膀胱功能失调（表 40-6）。对于存在明显下尿路症状的患者，此症状往往因排尿困难而加重。在老年人群中的研究表明夜尿 /LUTS 增加跌倒风险（Parsons et al.，2009）。年龄相关的精氨酸加压素分泌异常与夜尿过多有关（Weiss and Blaivas，2000）。

表 40-6 夜尿症相关病因	
酗酒	无功能排尿
焦虑	水肿
良性前列腺增生	夜间过量液体摄入
膀胱流出道梗阻	脊髓神经病
咖啡碱	肾病综合征
结石	神经源性膀胱
慢性心衰	阻塞性睡眠呼吸暂停
膀胱炎	膀胱过度活动综合征
逼尿肌功能不稳定	睡眠障碍
尿崩症	躯体化障碍
糖尿病	卒中
利尿剂	泌尿道癌症

治疗方案集中在潜在疾病的处理，排尿日记可能有助于临床决策的建立。前列腺增生或者膀胱功能失调往往是首要考虑的疾病。治疗 BPH 可能改善症状，虽然 BPH 常常并不真的导致物理性的梗阻，而且流行病学数据表明，夜尿症在没有前列腺梗阻的男性人群中同样常见。因此，全科医生有必要仔细分析导致夜尿过多的因素。例如，对慢性心衰以及下肢水肿的患者，嘱其限制液体摄入，白天休息时抬高下肢，可能有益。治疗阻塞性睡眠呼吸暂停，从而增加心房利钠肽形成，可能减轻尿液生成过多的状况。行为干预包括避免夜间过量饮酒或者液体摄入，以及减少午睡时间，还有调整利尿药物的剂量，使得睡眠时药效减弱（Weiss and Blaivas，2000）。

蛋白尿

正常肾脏每天会排泄少量蛋白，如糖蛋白。只分泌排泄非常少量的球蛋白、轻链蛋白或者白蛋白。功能性蛋白尿可能是由肾小球滤过生理性改变导致的，往往在运动时发生（Venkat，2004）。但是，持续蛋白尿提示肾小球或者小管功能异常。

尿液试纸法检测是最为简便的检测手段,而更加精确的检测有赖于 UPr/UCr 比值,指的是将随机尿液标本的蛋白水平与尿肌酐水平相除(两者单位均为 mg/dl)。这个比值已经被证明与 24 小时尿排泄率相关(Ginsberg et al., 1983)。因此,随机尿标本分析是用于检测和随访蛋白尿的最佳方式,而 24 小时收集尿液往往不是必需的(Levey et al., 2003)(表 40-7)。不过,对于那些肌肉量过多或者过少的人来说,随机尿标本的检测结果与 24 小时尿液标本结果的相关性可能并不那么好(Venkat, 2004)。

表 40-7　蛋白尿相关数值

检测内容	蛋白值
试纸法	≥1 +(尿比重≤1.015 时)或 ≥2 +(尿比重 > 1.015 时)
UPr/UCr	儿童 >0.5(6 个月到 2 岁) >0.25(>2 岁) 成人:> 0.2
24 小时尿液分析	儿童 >4mg/(m²·h) >100mg/(m²·d) 成人 30~300mg/24h——微量白蛋白尿 >300mg/24h——白蛋白尿 >3.5g/24h——肾病范围的蛋白尿

成人蛋白尿　对于成人来说,蛋白尿是肾脏疾病的标志,事实上其本身也导致肾脏的损伤。糖尿病患者可能周期间断性地检测到微量白蛋白尿。其他有肾病患病风险的人,例如高血压患者,也有必要检测尿蛋白。

存在蛋白尿的患者需要检查 UPr/UCr,如果检查值不在正常范围内则需要进入 CKD 相关检查(见后文所述)。对于试纸法检测出蛋白尿但是 UPr/UCr 值处于正常范围的患者,需要经过一段时间随访并复查(图 40-7)。

儿童和青少年蛋白尿　儿童中出现的蛋白尿,多数是一过性的。如果连续 3 周内的尿样检测中,至少 2 周出现持续蛋白尿,那么就有必要进一步评估这一部分儿童是否患有慢性肾病。

儿童蛋白尿可以被分为功能性、单纯性或者症状性。功能性蛋白尿可能在发热或者运动时出现。单纯性蛋白尿定义为没有异常病史、体格检查结果、症状或者其他泌尿系统疾病。单纯性蛋白尿最常见的原因是良性直立性蛋白尿,指的是夜间或者仰卧体位时排尿蛋白正常。对于单纯性蛋白尿,初始评估包括获得晨起首次尿样标本,检测其蛋白、肌酐值,并对其进行显微镜检(Hogg et al., 2000)。无晨起蛋白尿,UPR/UCR 也正常,则支持良性直立性蛋白尿的诊断。更加精确的诊断有赖于 24 小时尿液分开收集测蛋白的结果。良性直立性蛋白尿可以是一过性的,也可持续存在,不论是哪种情况预后都很好(Springberg et al., 1982)。相对而言,非直立性单纯性蛋白尿达到 1 年或以上时程则可能预示肾脏病变(Trachtman et al., 1994)。因此,这一

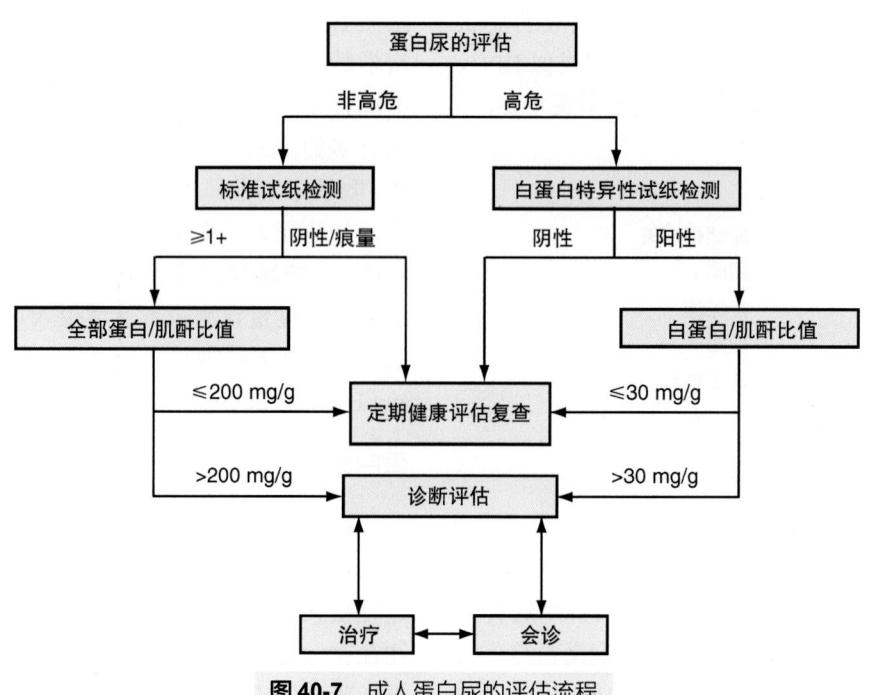

图 40-7　成人蛋白尿的评估流程

类患者需要每年一到两次的临床随访，包括检查血压、肾功能和血清白蛋白，以及尿显微镜检和尿蛋白检测。

病理性蛋白尿，无论是单纯性的还是症状性的，都可以发生于肾小球和小管间质的一系列疾病中（表40-8）。有些儿童可表现为肾病综合征（蛋白尿、低蛋白血症、水肿）。根据蛋白尿的程度以及初始实验室检查结果，必要时需要考虑肾脏活检（图40-8）。

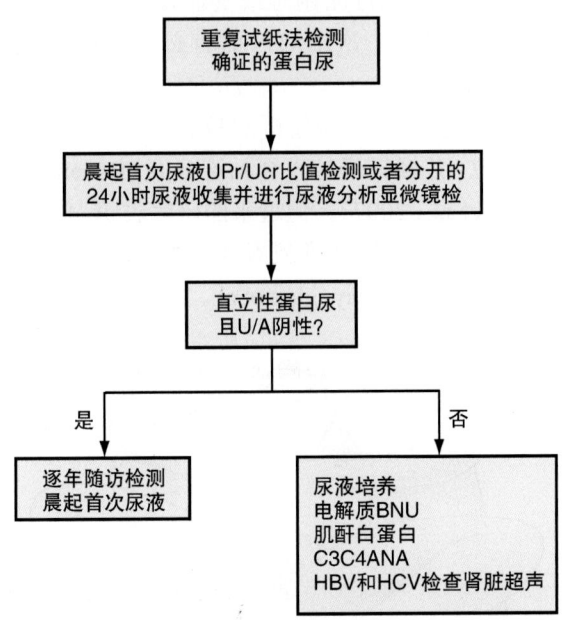

图40-8 儿童蛋白尿的评估流程。ANA，抗核抗体；BUN，血尿素氮；U/A，尿液分析

表40-8　儿童病理性蛋白尿原因	
肾小球疾病	**高血压肾病**
微小病变性肾病	小管间质疾病
局灶节段性肾小球硬化	尿路阻塞性疾病
膜型肾病	反流性肾病
膜增殖性肾小球肾炎	多囊肾病
IgA肾病	间质性肾炎
狼疮肾炎	肾盂肾炎
阿尔波特综合征	急性肾小管坏死
糖尿病肾病	近端肾小管疾病

解剖结构异常

重点

- 先天性肾盂积水可能是由潜在的泌尿系统梗阻造成的。这样的新生儿在生后第一周内需要超声密切随诊。
- 鞘膜积液的患儿通常在2周岁时病情可以得到缓解。但成人起病的鞘膜积液有可能是继发性的。

- 派罗尼病通常可以自发缓解，但仍需要泌尿外科专科拟定治疗方案。
- 睾丸扭转是临床急症。相比之下，睾丸附件扭转没有这么严重，可以采用支持治疗。

泌尿系统解剖性疾病包括了许多先天性和后天性异常，尤以外生殖器最为显著。睾丸疾病较阴茎疾病更常见，尤其是未下降的睾丸发病率更高。而膀胱、输尿管、肾脏的解剖学异常却常常是偶然发现的，或是在为泌尿系统感染UTI、排尿困难、慢性肾病、泌尿系统相关性疼痛做评估时发现的。例如，后尿道瓣膜会造成膀胱输尿管反流，这可能会引起复发性泌尿系统感染（见儿童泌尿系统感染部分）。

阴囊肿物在家庭医学中相当常见。阴囊肿物并不仅仅是由泌尿系统解剖异常引起的，还需要与肿瘤或者感染做鉴别（表40-9）。阴囊及睾丸的急性疼痛意味着更紧急的病因（如睾丸扭转）。由于有些情况（如睾丸扭转所造成的睾丸附睾炎）下仅仅询问病史和查体是不够的，所以常常会需要影像学检查辅助，如超声。

表40-9　阴囊肿物查体的鉴别诊断	
异常	**查体**
附睾炎、睾丸炎	肿物触痛
阴囊积水	透光
腹股沟疝	不透光
睾丸扭转	疼痛，提睾反射消失
睾丸附件扭转	蓝点征
外伤	阴囊触痛、水肿，外伤病史
肿瘤	实性肿物
精子囊肿	非触痛性囊性肿物
精索静脉曲张	蠕虫样外观

胎儿肾盂积水

随着胎儿超声的普遍应用，肾盂积水常常在婴儿出生以前就确诊了。在一些先天性尿路疾病中，肾脏集合系统扩张往往是唯一的症状（Ismaili et al., 2004）。有两个因素导致了肾盂积水，一是尿液反流（膀胱输尿管反流，reverse urine flow，VUR），二是尿液排出不畅（尿路梗阻）（Yamacake Nguyen, 2013）。VUR可以单独出现，也可以和其他尿路疾病一起出现，比如膀胱出口梗阻合并VUR。尿路梗阻性疾病可以发生在尿路任何部分，但在肾盂输尿管连接（ureteropelvic junction，UPJ）处最常见。

胎儿时期有过肾盂积水的新生儿在出生后第一周需要做超声检查。若结果正常，应在 4 周及 1～2 年时复查，因为可能存在假阴性（Yamacake Nguyen, 2013）。若一旦超声确诊，应完善尿液检查、尿培养、双侧排泄率（如果双侧积水）和排泄性膀胱尿道造影（VCUG）。若 VCUG 正常，应行利尿肾图检查以确定是否存在梗阻并确定梗阻的程度。

鞘膜积液

鞘膜积液是阴囊鞘膜内液体积聚所造成的，它可能是鞘突未闭所导致的原发性疾病，也可能继发于附睾炎、睾丸炎、睾丸肿瘤、外伤或者肿瘤（Barthold, 2011）。与腹股沟疝所不同的是，鞘膜积液通常是可透光的，而腹股沟疝则是不透光的。在比较年轻的患儿中，鞘膜积液多采用支持性疗法，到 2 岁时通常可以自发缓解。而那些年龄超过 2 岁的患者或者腹股沟疝相关性鞘膜积液患者，常常需要手术干预。此外，有些阴囊积水是交通性的，积液可以从腹膜腔流至阴囊。这种情况阴囊的大小就会随着日常活动改变，需要手术评估（Schneck and Bellinger, 2007）。成人起病的鞘膜积液常常是继发性的，具体病因需要进一步评估（Dogra et al., 2003）。

尿道下裂

尿道下裂是指尿道开口于阴茎下方，临床上并不多见（图 40-9）。然而，尿道下裂可以被早期发现，甚至在新生儿体检的时候就被可以发现。尿道下裂可以伴发痛性阴茎勃起（并屈曲）。尿道下裂需要泌尿外科

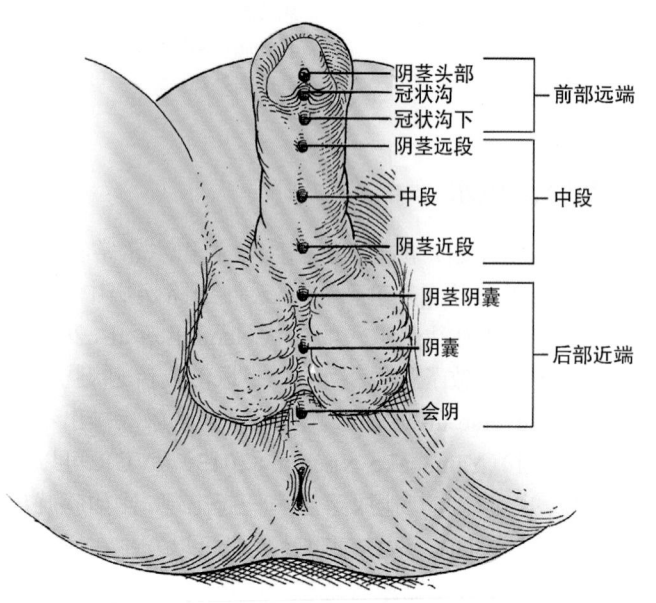

图 40-9　尿道下裂

会诊进行诊疗。不应行包皮环切术。尿道下裂必须与性器官不明做鉴别。尿道上裂指尿道开口位于阴茎背侧，并不常见，常常与膀胱外翻共存。

阴唇粘连

阴唇粘连多见于年轻女性，可以是部分粘连或者完全粘连（阴唇融合），也可以完全无症状。然而，阴唇粘连有可能会导致排尿困难或其他排尿异常，并导致 UTI。因此女性第一次患 UTI 时有必要做外生殖器检查（图 40-10）。

回顾性数据和病例分析支持使用雌激素软膏涂于病变部位，并轻轻牵拉直至粘连分开（Bacon, 2002；Tebruegge et al., 2007）。但近来的研究表明，使用倍他米松的患者相对于使用雌激素软膏的患者阴唇分离的更快，复发率更低（Mayoglou et al., 2009）。

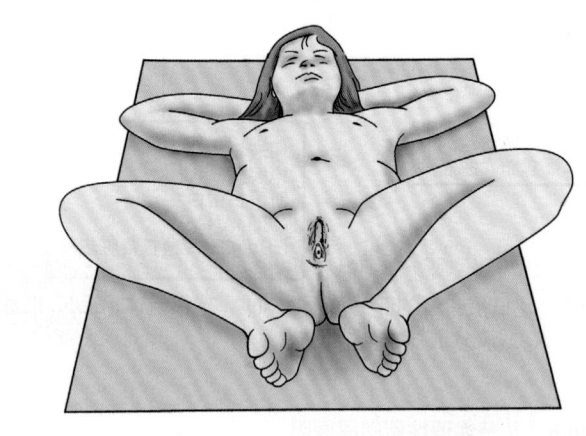

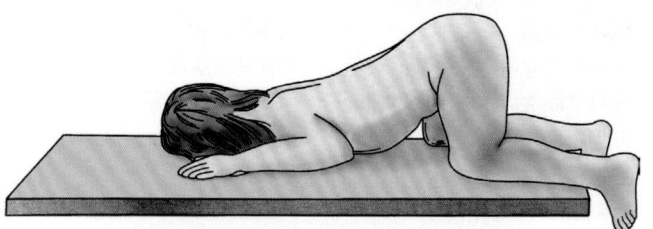

图 40-10　女性儿童生殖道检查方法

派罗尼病

派罗尼病指白膜纤维化导致阴茎变形和疼痛。症状有勃起疼痛、阴茎变形（常弯曲）、可触及的阴茎斑块（纤维化）以及勃起障碍（Erectile dysfunction, ED）。典型的疼痛常是一过性的，并且大多数病例并不会因为阴茎变形严重而影响性交。大多数患者除了安慰和会诊外不接受任何治疗。由于派罗尼病非常可能会导致婚姻关系的破裂，所以应该了解患者的性生活史，并给予患者及配偶病情咨询。

在决定治疗方法之前应该请泌尿外科会诊。部分非手术治疗可行,如抗炎或抗氧化治疗,但支持证据并不充分。维生素 E 和秋水仙碱的功效并不确定。己酮可可碱及磷酸二酯酶-5(PDE-5)抑制剂在治疗方面具有一定前景。也可尝试病变部位应用维拉帕米,但不建议注射激素。在严重的病例中,可以考虑手术(Lewis and Munarriz, 2007; Shaw et al., 2013)。

包茎和包茎嵌顿

未切除包皮的男性可能出现包茎(阴茎头部的包皮不能翻起)和包茎嵌顿(阴茎头部翻起的包皮不能退回)(图 40-11)。约 50% 的男孩在 1 岁时已能翻起包皮,80% 的男孩在 3 岁时能翻起(Anderson and Anderson, 1999)。使用低效价的类固醇激素(0.05% 倍他米松)联合日常的包皮回缩锻炼能有效地治疗包茎(Reddy et al., 2012; Zampieri et al., 2005)。

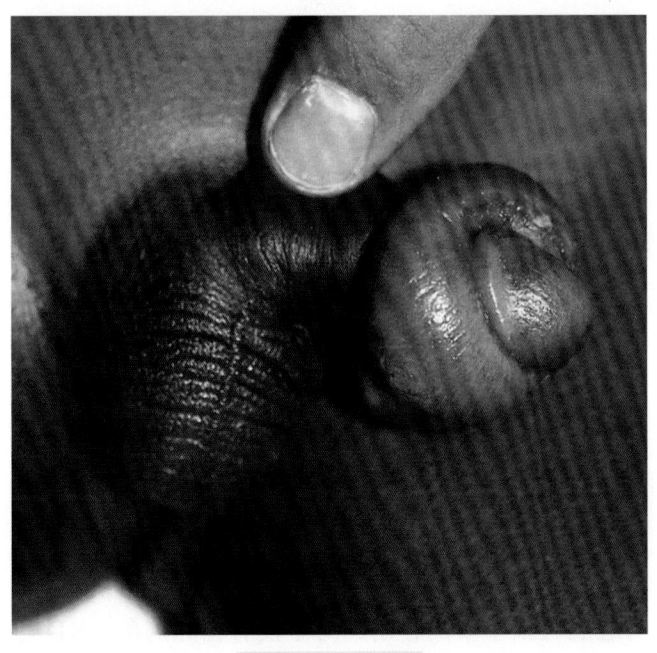

图 40-11 包茎

因为血管曲张肿胀会导致阴茎头坏死,因此急性包皮嵌顿需要急诊治疗。若其他的复位手术无效,则需要行阴茎背部切开术(dorsal slit procedure)。冰袋及塑料包裹可能可以减轻水肿以行人工复位(Choe, 2000)。在复位和水肿减轻后常行包皮环切术。复位方法包括人工减压、渗透性减压、穿刺减压、抽吸减压(Little and White, 2004)。

精子囊肿

精子囊肿(附睾囊肿)是无痛性囊肿,内部充满精子,可在睾丸处清楚的触及。精子囊肿可透光,通常无特殊后果,对生育能力无影响。

睾丸疾病

睾丸扭转

睾丸扭转在新生男婴中偶可发生,多发生于青春期,属临床急诊(Ringdahl and Teague, 2006)。常常表现为在患者晨起时突发严重的阴囊疼痛,伴有发热、恶心、呕吐、腹痛。查体时,睾丸由于不能与鞘膜正常接触(钟摆畸形),多处于水平方向,提睾反射消失。睾丸扭转可通过查体或者彩超确诊,但是查体不能区分扭转是向内还是向外(Schmitz and Safranek, 2009)。诊断必须尽快,因为在症状出现 24 小时后即使解除扭转,睾丸也不能存活(Brenner and Ojo, 2004)。睾丸扭转可出现于系统性疾病中,如过敏性紫癜,也需要与其他疾病的症状进行鉴别,如阑尾炎、肾结石。

睾丸附件扭转的临床表现与睾丸扭转相似,但是不如睾丸扭转严重。常发生于 7~12 岁的男孩,睾丸触诊基本正常,仅在睾丸上极或下极可触及一个小的触痛性肿物,提睾反射正常。可能出现"蓝点征",即通过阴囊可看见睾丸附件。常通过临床表现进行诊断并给予支持性治疗,包括止痛和上提阴囊。疼痛常不会持续至 5~10 天,但是有可能出现慢性疼痛,这时则需要泌尿外科会诊。

隐睾

2.7%~5.9% 的足月男婴有隐睾,这一比例在 1 岁时下降至 1.2%~1.8%(Pillai and Bassner, 1998)。在早产儿中发病率更高。隐睾必须与可缩回睾丸(提睾反射正常)相鉴别。与隐睾不同的是,可缩回睾丸可以人为回缩进阴囊。一般来说,真正的隐睾患者需要泌尿外科评估。对人绒毛膜促性腺激素(human chorionic gonadotropin, hCG)无反应是睾丸下降固定术的适应证,特别是 1 岁以后仍未下降的患者。这些必须在 6 岁之前完成(Job et al., 1982)。已行睾丸下降固定术的患者需要掌握睾丸检查方法,因为术后患者的双侧睾丸癌变几率轻度升高(Altman, 1967; Wood and Elder, 2009)。

精索静脉曲张

精索静脉曲张指围绕精索的静脉发生扩张和屈曲。大多数情况下无症状,多发生于左侧。精索静脉曲张多起病于青春期,男性患病率估计为 10%~15%(Schneck and Bellinger, 2007)。证明精索静脉曲张导致不育的证据很有限,但是研究发现 12% 的不育男性存在精索静脉曲张,26% 的青春期患者有精液异常(Biyani et al., 2009; Brenner and Ojo, 2004)。阴囊检查时,蠕虫样外观是诊断的标志。若精索静脉曲张发生在右侧或急性起病或发生于青春期前,则要考虑下腔静脉梗阻。

功能性疾病

重 点

- 蛋白尿或者 UPr/UCr 升高的患者应该做慢性肾病评估。血清肌酐水平可能与肾小球滤过率(glomerular filtration rate, GFR)不平行。GFR 水平可以用于评估肾脏疾病。通常不必做 24 小时尿液检查。
- 慢性肾病患者需要系统性治疗。
- 遗尿通常随着年龄增大可自行缓解。若需要治疗的话,可以使用尿床警报器(bed-wetting alarm)。
- ED 有很多原因,可能与心血管疾病相关。
- 盆底肌训练是治疗尿失禁的一线治疗方法。
- 抗胆碱能药物是治疗急性尿失禁的有效方法。
- 抗胆碱能药物对膀胱活跃(overactive bladder)可能并无明显受益,并会导致口干。
- 复发性肾结石患者及原发性高钙血症患者应该低盐、低蛋白饮食。低钙饮食并不减少结石形成。
- 诊断肾结石首选 CT 平扫。

慢性肾病

肾脏疾病是影响公共健康的重要疾病,大概 2000 万美国人患有慢性肾病(Coresh et al., 2003)。美国国家肾脏基金会(NKF)制定了慢性肾病(chronic kidney disease, CKD)评估和治疗指南。这份指南的核心是把肾脏损害或者肾功能损害至少 3 个月定义为 CKD(Levey et al., 2003)。

临床上,蛋白尿常提示肾脏疾病。尿蛋白异常(如 UPr/UCr)或其他肾脏损害标志物异常的患者应该进一步做 CKD 评估(Johnson et al, 2004)。肾功能的初步评估及分级依靠 GFR(可由 Cockcroft-Gault 公式或者 MDRD 公式计算)(表 40-10)。MDRD 公式与血清肌酐清除率结果一致,甚至更好(Levey et al, 1999)。然而,用不同公式算得的数值会有轻微的差异,Cockcroft-Gault 公式主要用来确定推荐药物剂量调整方案。血清肌酐轻度升高(甚至"正常范围")可能说明 GFR 下降,与年龄、种族等因素有关(表 40-11)。因此血清肌酐水平不

表 40-10　CKD 分期

分期	特征	GFR +(ml/min/1.73m^2)
1	肾脏损害 *, GFR 正常	≥90
2	肾脏损害, GFR 轻度降低	60~89
3	GFR 中度降低	30~59
4	GFR 严重降低	15~29
5	肾衰竭	<15

* 肾脏病理学异常,损害标志物:血液检查、尿液检查或者影像检查异常

表 40-11　血清肌酐水平和慢性肾病

血清肌酐(mg/dl)年龄	MDRD 公式				Cockcroft-Gault 公式	
	欧裔美国人		非裔美国人			
	男	女	男	女	男	女
30	1.47	1.13	1.73	1.34	1.83	1.56
40	1.39	1.08	1.65	1.27	1.67	1.42
50	1.34	1.03	1.58	1.22	1.50	1.28
60	1.30	1.00	1.53	1.18	1.33	1.13
70	1.26	0.97	1.49	1.15	1.17	0.99
80	1.23	0.95	1.46	1.12	1.00	0.85

能单独作为评估肾功能不全或者其风险的指标(Levey et al., 2003)。

通过 GFR 确定为 CKD 的患者应评估尿液分析、肾脏超声、血清肌酐水平、血清电解质水平、UPr/UCr。患者还应评估可能加重病情的危险因素。特别是常见病——糖尿病、高血压和吸烟。CKD 分期 1 期的患者有肾脏损害的证据(如糖尿病,蛋白尿),但 GFR 正常。2 型糖尿病患者以及肾病患者可以明确地从血管紧张素转化酶抑制剂(ACEI)或者血管紧张素受体拮抗剂(ARB)的治疗中获益。此外,控制血压对于预防肾病进展有很重要的作用。对于没有糖尿病的 CKD 患者,ACEI 有着更强的降压效果。目前尚不清楚,是否每一种 ACEI 都是可以有效降低死亡率(Clase, 2011; Sharma et al., 2011)。在防止进展期肾病向终末期肾衰进展方面,ARB 的证据更强(Shlipak, 2009)。

对 CKD 1 期和 2 期的患者,治疗的重点是控制危险因素以及防止疾病进展。要特别注意控制糖尿病和高血压。补充白蛋白的收益目前尚不明确(Clase, 2011)。CKD 有许多需要常规评估的并发症。CKD 3 期的患者,需要评估贫血、神经病变、营养、骨代谢紊乱。GFR<30 的患者应该转诊肾脏内科医生。CKD 4 期的患者需要为透析或者肾移植做准备。CKD 5 期的患者应注意尿毒症,并开始透析(Levey et al, 2003)。

慢性非细菌性前列腺炎

前列腺炎意味着前列腺有炎症,通常意味着感染(感染性病因在后面章节讨论)。然而,临床上前列腺炎包含有许多不同的疾病(表40-12)。慢性非细菌性前列腺炎,也叫慢性盆腔疼痛综合征,我们对这种疾病知之甚少,一般将其归类于功能性疾病。慢性非细菌性前列腺炎的患者可能会有生殖器疼痛、射精痛、会阴疼痛、背痛、盆腔痛或者直肠痛,躲避刺激,性功能障碍。但与慢性细菌性前列腺炎不同,非细菌性前列腺炎患者不会有反复发作的UTI(Stevermer and Easley, 2000),查体可以正常,也可以有前列腺触痛。

表40-12 NIH和NIDDK前列腺炎分类系统

分类	名字	特征
I	急性细菌性前列腺炎	急性前列腺感染
II	慢性细菌性前列腺炎	复发性前列腺感染
IIIa	慢性非细菌性前列腺炎——炎性慢性盆腔疼痛综合征	非感染性;精液、前列腺液中可见白细胞;前列腺后部按摩导致排尿
IIIb	慢性非细菌性前列腺炎——非炎性慢盆腔疼痛综合征	非感染性;精液、前列腺液中不可见白细胞;前列腺后部按摩导致排尿
IV	无症状性前列腺炎	无主诉症状,前列腺液、前列腺组织中有白细胞

慢性非细菌性前列腺炎会对生活质量产生负面影响,通常表现为抑郁、焦虑、躯体化障碍(McNaughton Collins, 2003)。美国国家卫生研究院(National Institutes of Health, NIH)慢性前列腺炎症状索引可以帮助定义患者的症状(McNaughton-Collins et al., 2007)。本病的治疗比较困难,因为其发病机制尚不明确,证据也不足。α- 受体阻滞剂可以缓解疼痛,提高生活质量,但是支持这一结论的证据并不一致,因此获益尚不明确(Le and Schaeffer, 2011)。并没有充足的证据支持常规使用抗生素(McNaughton-Collins et al., 2001)。NIH分类IIIa 类的患者可以尝试氟喹诺酮治疗2~4周,若有效果总疗程可以延长至4~6周。然而分类为IIIb和IV的患者似乎并不能从抗生素治疗中获益(Le and Schaeffer, 2011; Wagenlehner and Naber, 2003)。别嘌醇、5α- 还原酶抑制剂、抗炎药物、生物反馈、戊聚糖(爱泌罗)、前列腺按摩、温热疗法、坐浴都可作为治疗方法,但疗效不确定 Aboumarzouk and Nelson, 2012; Le and Schaeffer, 2011; McNaughton-Collins and Wilt, 2002)。对躯体化症状的治疗,采用支持疗法而注重生活质量比治愈更有效。

遗尿

夜间遗尿

遗尿是一种常见的儿童病,区分清楚原发性遗尿和继发性遗尿很重要。原发性遗尿是指从小开始一直有的遗尿,中间从未有过好转。继发性遗尿是指至少在6个月没有遗尿的情况下又发生遗尿,常常预示着有可能有排尿功能障碍或者其他病理性情况。儿童尿床一般要超过5岁才考虑遗尿,7岁之前治疗效果都不会太好(Kiddoo, 2011)。遗尿在男孩中更常见,有遗传倾向,但是确切的病因并不清楚。遗尿与家庭背景、生活压力、心理问题并无因果关系(Theidke, 2003)。遗尿通常随着年龄增大而缓解,但是仍有1%的成年人每周平均尿床两次(Kiddoo, 2011)。

遗尿的病史采集应重点关注出生和发育的情况、家族史、二便情况、小便异常症状和父母对于这一问题的反映。记录小便情况可能会有帮助(Theidke, 2003)。原发性夜间遗尿的患者必须要评估尿液分析、神经系统检查,包括步态、肛门反射(瞬目)和腰骶部检查以确定是否需要进一步评估。如果病史、体格检查和尿液分析正常的话,一般就没有必要再继续往下查了。

治疗夜间遗尿的有效干预手段包括采用正性强化的不遗尿训练、减少夜间饮水、加压素或者三环类抗抑郁药物治疗、尿床报警器条件化疗法。4~5 岁的儿童睡着1.5~2 小时后将其叫醒可以减少遗尿次数(Caldwell et al., 2013; vanDommelen et al., 2009)。尿床报警器是治疗夜间遗尿最有效的方法(Glazener et al., 2005b)。加压素的效果虽好,但是药效短,一旦停药,会有很明显的反跳作用(Glazener and Evans, 2002; Glazener et al., 2003; Kiddoo, 2011)。三环类抗抑郁药物虽然有效,但是受到厌食、困倦、心律不齐等副作用的影响。其他的药物治疗方案的疗效缺乏足够证据(Deshpande et al., 2012)。补充疗法与干床训练疗效尚不确定(Glazener et al., 2004; Huang et al., 2011; Kiddoo 2011)。因为大多数儿童在7岁时就不遗尿了,所以复发一般用于7岁以后的患者(Kiddoo, 2011)。

排尿功能障碍

排尿功能障碍,包含有很多不同的症状,发病率较高。典型的患者是有遗尿或者复发性UTI的学龄期女孩。患者家长经常这样描述病史"孩子憋不住尿"或者尿意很急但是没有尿。Vincent's curtsy 就是患者熟知的姿势,可以缓解充盈膀胱的压力,这样有可能导致非神经源性膀胱。排尿障碍评分系统（DVSS）可以用来诊断和评估排尿功能障碍的患者（Farhat et al., 2000）。如果病史和体格检查支持排尿功能障碍的诊断，可以进一步行尿液动力学检查、膀胱镜检查及影像学检查。治疗方面可让患者定时排尿以调节膀胱节律。

勃起功能疾病

勃起功能障碍

勃起功能障碍（ED）指阴茎不能达到或维持足以进行满意性交的勃起（NIH Consensus Development Panel on Impotence, 1993）。性功能随着年龄增大逐渐减退，正常的勃起功能依赖于身体许多系统——心血管系统、内分泌系统、肌肉、神经、心理（Lue, 2000）。虽然许多因素都是相关的，但是这些系统中任何一个出问题都会导致 ED。

ED 的危险因素包括糖尿病、心血管疾病（如高血压、冠状动脉疾病、高脂血症）、生活方式（如酗酒、肥胖、抽烟）、抑郁、神经系统疾病或损伤、盆底或血管外科手术史、药物以及其他内分泌、泌尿外科疾病（Fink et al., 2002）。治疗上常采用药物治疗，如抗抑郁药物和抗高血压药物，在约 25% 的患者中药物治疗有效（McVary, 2007）。有心血管疾病的男性经常会在心血管症状出现前先出现 ED（Billups, 2005），这提示 ED 与心血管风险在男性中存在一定的相关性，因此有 ED 的男性需要接受心血管风险评估（Gandaglia et al., 2014）。

评估应包括基本的健康状况，特别是危险因素和社会心理学事件，如用药史、性欲、夫妻关系。男性性健康目录（SHIM）可以作为临床调查的工具用以协助诊断和治疗（Cappelleri and Rosen, 2005）。手术史和服药史很关键。检查应该注意生殖泌尿功能、内分泌功能、血管功能的检查。实验室检查包括尿液分析、血细胞计数、血糖、血脂、血清睾酮水平，并评估肾功能。高催乳素血症可以导致 ED，虽然发生率不到 2%（Mikhail, 2005）。因此，有性腺功能不良表现的患者（如血清睾酮水平低）应该检测催乳素水平、游离睾酮水平、促黄体激素 LH 水平（Lue, 2000）。

前列腺素 E1（阴茎海绵体内注射或者尿道内注射）、阿扑吗啡、5 型磷酸二酯酶（PDE-5）抑制剂是治疗 ED 的有效药物（表 40-13）（Montague and Jarow, 2007）。育亨宾药和韩国红参（有更强的证据支持）可作为治疗药物（Khera and Goldstein, 2011）。注重生活方式很重要。比如，肥胖患者减肥可提高性功能（Esposito et al., 2004）。至于停用致 ED 药物，虽然它的风险和收益以

表 40-13   勃起功能障碍治疗方案

前列腺素 E1*†
阴茎海绵体内注射（凯威捷，凯时）*
尿道内注射（Muse）*
局部使用
阿扑吗啡（舌下）*
认知行为疗法
人参

PDE-5 抑制剂
阿伐那非（Vivus）
昔多芬（伟哥）*
他达拉非（西力士）*
伐地那非（艾力达）*
育亨宾（盐酸育亨宾制剂，育亨宾片剂）
罂粟碱‡（单独使用或者联合酚妥拉明使用或者联合酚妥拉明、前列腺素 E1 使用）
阴茎假体植入术
性心理咨询
治疗性生活方式改变——戒烟、减肥、限制饮酒
真空装置*

* 这些治疗方式有获益的证据

† 药物不良反应会限制其作用。前列腺素 E1 可能会导致阴茎疼痛

‡ 药物不良反应会限制其作用。罂粟碱注射可能会影响肝功能并导致阴茎损伤或纤维化

Modified from Tharyan P, Gopalakrishanan G. Erectile dysfunction. Clin Evid 2009; 05: 1803.

及它对其他情况的影响需要评估，但它仍是一个可行的选择。PDE-5 抑制剂口服剂型的出现使其成为 ED 治疗的一线药物（表 40-14）。服用 PDE-5 抑制剂需要注意心血管疾病，因为这些患者可能正在服用硝酸盐类药物或者在性交劳累后出现心脏症状。PDE-5 抑制剂本身并不会导致心肌缺血。此外，随机试验表明服药并未增加心血管事件或死亡的发生（Fink et al., 2002）。由抗抑郁药物导致的 ED 患者以及选择性 5- 羟色胺再吸收抑制剂 SSRIs 导致的 ED 患者可以增加 PDE-5 抑制剂，并改变原有的抗抑郁治疗方案（如安非他酮），或者停药（Rudkin et al., 2004; Sturpe et al., 2002）。由糖尿病或者脊索损伤导致的 ED 患者也可以从 PDE-5 抑制剂治疗中获益。

大力宣传 ED 治疗的一个非预期后果就是治疗失败所带来的负面情绪（Fink et al., 2002; Tomlinson and Wright, 2004）。虽然其证据有限，但是心理治疗可能对患者有所裨益（Khera and Goldstein, 2011）。

早泄

早泄有各种不同的定义，是一种男性性功能障碍，

表40-14 治疗勃起功能障碍的口服 PDE-5 抑制剂

药物	剂型	剂量	副作用、注意事项、禁忌证
阿伐那非（Vivus）	50, 100, 200mg	100mg/24h；性交前 0.5 小时服用；如服用 α- 受体阻滞剂或 CYP3A4，减量为 50mg	常见副作用：头痛、颜面潮红、消化不良、鼻塞、视觉异常 严重副作用：阴茎异常勃起，非动脉炎性缺血性视神经
昔多芬（伟哥）	25, 50, 100mg	50mg（若 >65 岁 25mg）；100mg/24h；性交前 0.5～4 小时服用	常见副作用：头痛、颜面潮红、消化不良、鼻塞、视觉异常 严重副作用：阴茎异常勃起 慎用：心血管疾病患者需要注意性交及劳累的风险；强效 CYP3A4 抑制剂慎用；肝、肾功能不全患者慎用；>65 岁患者慎用；α- 受体阻滞剂慎用 * 禁忌证：服用硝酸盐类药物的患者
他达拉非（西力士）	2.5, 5, 10, 20mg	每天使用：2.5mg，可增量至 5mg 需要时使用：10mg，1 次/24h；性交前服用	常见副作用：头痛、消化不良、背痛、肌痛、鼻塞 严重副作用：阴茎勃起异常 慎用：心血管疾病患者需要注意性交及劳累的风险；慎饮酒；肝、肾功能不全患者慎用；左室流出道梗阻患者慎用；强效 CYP3A4 抑制剂慎用；>65 岁患者慎用；α- 受体阻滞剂慎用 * 禁忌证：服用硝酸盐类药物的患者
伐地那非（艾力达）	2.5, 5, 10, 20mg	10mg（若 >65 岁 5mg）；1 次/24h；性交前 1 小时服用	常见副作用：头痛、颜面潮红、消化不良、鼻炎 严重副作用：阴茎异常勃起 慎用：心血管疾病患者需要注意性交及劳累的风险；强效 CYP3A4 抑制剂慎用；左室流出道梗阻患者慎用；肝功能不全患者慎用；>65 岁患者慎用 禁忌证：服用硝酸盐类药物、α- 受体阻滞剂的患者；ⅠA 型、Ⅲ型心律失常伴 QT 间期延长的患者

指在预期之前射精，这样的射精是在进入阴道之前或者刚进入阴道 1 分钟，不能延迟射精，可以造成各种不良情绪，如痛苦、烦恼、挫折或回避性生活（McMahon et al.，2008）。询问性生活史、心理学病史并同 ED 做鉴别诊断很关键。治疗必须实性个性化治疗。虽然证据研究显示心理治疗效果不佳，但是对于有需要的患者可以给予心理学干预（Melnik et al.，2011）。虽然美国食品及药物管理局（FDA）没有为早泄批准任何药物，但是可以利用 SSRIs 的副作用或表面麻醉剂进行治疗（American Urological Association［AUA］，2004）。

失禁

尿失禁是指不自主的排尿。尿失禁的分类方法有很多，但是接受度最高的是将尿失禁分为压力性尿失禁、急迫性尿失禁以及混合性尿失禁（Abrams et al.，2010）。压力性尿失禁是指在用力、劳累或者瓦尔萨尔瓦动作（如咳嗽）时，尿液就会自动排出。急迫性尿失禁是指有强烈的排尿需求时尿液排出。混合性尿失禁包含了上述两种情况。功能性尿失禁是指那些由明确的功能性病因导致的尿失禁以及不适合前述分类的尿失禁（如脊索损伤，卧床不起的患者）。

尿失禁会造成社会隔离、抑郁、性功能障碍、日常生活能力下降，从而对生活质量造成负面影响（Scottish Intercollegiate Guidelines Network［SIGN］，2004）。相对于男性，女性尿失禁患病率更高，且发病更早。发病的风险会因年龄和体重、抑郁、子宫切除术、吸烟、分娩而增加（Melville et al.，2005，Onwude，2009）。男性尿失禁的原因还不是特别清楚但应该与前列腺手术史有关。相对于男性，女性因为尿失禁就医的可能性较小（SIGN，2004）。在老年人聚居地，尿失禁的比率将近 35%，并且在那些长期照料老人的机构这一比率可上升到 60%（Griebling，2009）。

尿失禁的评估应包括肠道和膀胱病史、症状特点、手术史、用药史。记录排尿情况有助于尿失禁的分类并搞清楚排尿与膀胱过度活动的关系。泌尿生殖器检查、神经系统检查以及尿液分析是必须做的。对于有梗阻症状或者排尿困难的患者，需要做残余尿检查（SIGN，2004）。尿液动力学检查是否会有受益还不确定。没有研究表明这些检查能改善预后或者预测哪些患者可以从手术中获益（Clement et al.，2013；Lemack，2004）。如果尿失禁的原因不确定的话，尿液动力学检查可能会有帮助（Lopez at al.，2002）。那些不能归类于遗尿或者排尿功能障碍的尿失禁的儿童需要更全面的检查。

尿失禁的治疗重点应该放在提高生活质量上。压力性尿失禁和急迫性尿失禁由于病因不同所以治疗方法也不同。物理疗法、药物、替代治疗、手术都是可选择的治疗方法。盆底肌训练是压力性、急迫性尿失禁和混合性尿失禁的首选且有效的方法（Dumoulin et al.，2014）。膀胱训练对急迫性尿失禁有效（Teunissen et al.，2004；Wallace et al.，2004）。其他可选的治疗方法有生物反馈疗法和电刺激疗法（Onwude，2009）。针灸疗法目前还没有足够的证据支持（SIGN，2004）。

药物治疗有 α- 受体激动剂、抗胆碱能药物、雌激素、5- 羟色胺、去甲肾上腺素重吸收抑制剂和三环类抗抑郁药 TCAs。应该避免口服雌激素替代疗法因为可能潜在的心脏风险和致癌风险，还有研究发现甚至会加重尿失禁（Cody et al.，2012；Hendrix et al.，2005）。在阴道局部使用雌激素似乎是有效的，但是缺乏长期使用以及停药后治疗效果的数据。因此，短期使用是目前最谨慎的方式（Cody et al.，2012）。

对于压力性尿失禁，有证据显示 α- 受体激动剂相比安慰剂更有效，但是在美国唯一可用的药物就是伪麻黄碱，副作用限制了它的使用。TCAs 也是一种治疗选择，但是没有随机对照试验对其评估。度洛西汀（欣百达）相比安慰剂更有效，但是缺乏长期使用的数据（Guay，2005，Onwude 2009）。对于急迫性尿失禁，奥昔布宁、托特罗定、弗斯特罗定等抗胆碱能药物是有效的（表 40-15）。曲司氯胺，一种季铵化合物，也是有效的（Athanasopoulos and Perimenis，2009）。米拉贝隆（Mirabegron）是一种新型的作用于逼尿肌的选择性 β3-肾上腺素能受体激动剂（Hersh and Salzman，2013）。预防尿失禁是最理想的方法。像盆底肌训练这样的方法经常会推荐给刚生过小孩的妇女，虽然目前支持的证据不多（Hey-Smith et al.，2002）。外阴切开术并不会减轻女性的尿失禁（Hartmann et al.，2005）。

间质性膀胱炎

间质性膀胱炎是主要在女性中诊断的膀胱慢性、非感染性疾病。症状与 UTI 症状相似（尿急、尿频），还有盆腔疼痛或性交痛，或者两者都有，取决于膀胱充盈程度。虽然没有细胞水平的改变，但是上皮炎症以及症状长时间存在会导致上皮损伤（Kahn et al.，2005）。本病可分为两类：经典型间质性膀胱炎，即膀胱镜发现膀胱壁炎性改变；膀胱疼痛综合征，即有间质性膀胱炎的症状但是膀胱镜无客观发现（Marinkovic et al.，2009）。

表 40-15　尿失禁的药物治疗

药物	剂量
压力性尿失禁	
度洛西汀（欣百达）*	40mg bid
伪麻黄碱	每 4～6 小时 30 或 60mg
	每天 120mg SR
雌激素 *	局部使用
急迫性尿失禁 / 膀胱过度活动综合征	
托特罗定（Detrol, Detrol LA）	1 或 2mg bid
曲司氯胺（Sanctura, Sanctura XR）	2 或 4mg qd（LA）
索利那新（vesicare）	20mg bid
达非那新（替尼达普）	60mg qd（XR）
奥昔布宁（Ditropan, Ditropan XL）	5 或 10mg qd
奥昔布宁经皮剂型（Oxytrol）	7.5 或 15mg qd
奥昔布宁经皮凝胶剂型（gelnique）	5mg bid
	5 或 10mg qd（XL）
丙咪嗪（托法尼）*	3.9mg 透皮贴剂每周两次
	100mg/g 每天局部涂抹
	10 或 25 或 50mg 睡前；
	最大剂量 150mg

间质性膀胱炎主要是对生活质量产生影响。患者常自述躯体化症状、抑郁、焦虑，还有其他躯体疼痛症状，它的发病机制并不清楚。需要与下列疾病做鉴别诊断：其他躯体化疾病如纤维肌痛、肠易激、慢性盆腔疼痛、UTI、膀胱过度活动综合征、子宫纤维瘤、子宫内膜异位症。任何反复出现 UTI 症状的患者均需要考虑间质性膀胱炎，也可能与自身免疫性疾病相关，常同时出现躯体症状（Hanno et al.，2011）。

每天三次 100mg 木聚硫钠（爱泌罗），是 FDA 唯一批准的间质性膀胱炎治疗药物。还可增加抗组胺药物、TCAs、加巴喷丁、抗胆碱能药物、泼尼松或环孢霉素（Marinkovic et al.，2009）。可以考虑泌尿科会诊。物理疗法、咨询、膀胱训练可能会有帮助（Kahn et al.，2005），但不推荐盆底肌锻炼（Hanno et al.，2011）。应避免食用酸性的、高钾食物，避免饮用酸味饮料、咖啡因、酒。然而，现在缺乏饮食干预的远期效果数据，所以这样的饮食干预应根据患者的情况个性化制订。

膀胱过度活动综合征

膀胱过度活动综合征是一种表现为下泌尿道排尿功能障碍的临床症状。国际尿控协会将膀胱过度活动综合征定义为：尿急，可以伴有或不伴有急迫性尿失禁，经常有尿频和夜尿，无 UTI 及明显病理学表现（Haylen et al.，2010）。由于上述定义缺乏固有特征，所以有可能与其他泌尿系统症状和疾病相重叠（如下泌尿道症状LUTS）。发病机制不清楚，而且能导致相应症状的泌尿道畸形应予以排除。这种功能障碍会在不适当地活动逼尿肌时或者功能性地减少膀胱容量时复发。但是，膀胱过度活动综合征的定义并未排除那些有症状但确实没有客观的膀胱高收缩性的患者。此外，对于膀胱收缩的自主性控制可能受损而导致无法憋尿（Herbison et al.，2003）。

神经系统方面的问题也可能导致膀胱过度活动综合征。例如，患有多发性硬化、脑卒中或者糖尿病神经病变的患者也可能有膀胱过度活动综合征，这称之为神经源性逼尿肌过度活动。而没有明确原因而导致的膀胱过度活动综合征称之为原发性逼尿肌过度活动（Herbison et al.，2003）。因此，最好将膀胱过度活动综合征看成一组有着类似症状的疾病，而不是一个单一的疾病。

约7%~27%的男性及9%~43%的女性有膀胱过度活动综合征（Gormley et al.，2012）。女性更容易患急迫性尿失禁（Stewart et al.，2003）。人们会因为尿失禁而去安排他们的日常生活，比如上厕所、调整社交时间。患者会因为尴尬而不情愿谈论这些症状，所以全科医生若不特别询问这些症状的话，很容易被忽略。

身体和行为治疗效果优于药物治疗，所以被推荐为初始治疗的方法，如膀胱训练和盆底肌训练等（Gormley et al.，2012）。但是并没有系统的回顾性研究来比较这些治疗方法。膀胱过度活动综合征有很多治疗方法（表40-15）。抗胆碱能药物可能会使遗尿减少或者排尿次数减少，但患者会有口干症状（Hay-Smith et al.，2005b）。抗胆碱能药物和安慰剂的系统性回顾显示他们的疗效在统计学上有显著性差异。但是，药物的长期服用副作用以及远期效果并不清除（Herbison et al.，2003；Madhuvrata et al.，2012）。缓释剂型的药物与常规药物差异小，但是明显减轻了口干症状（Madhuvrata et al.，2012）。

肾结石

成人

约9%的成人有肾结石，且肾结石复发的机会有50%（Parmar，2004；Pearle et al.，2014；Teichman，2004）。白人的发病风险最高，特别是男性。有家族史会使得肾结石的发病风险提高3倍，并且55%的复发性肾结石患者有家族史（Teichman，2004）。

典型的肾结石发作是突然起病的单侧胁痛（flank-pain）。疼痛经常放射至腹股沟区域，并伴随恶心、呕吐。肾结石患者一般很难找到一个让人舒适的体位。查体时可能会有肋脊角疼痛或下腹疼痛，且90%的患者都会有血尿（Teichman，2004）。当结石从输尿管排至膀胱的时候，患者可能会有类似UTI的症状，如排尿困难、尿频、尿急。但是如果患者有发热，或者显微镜检提示感染，或者有系统性败血症的证据，就要怀疑是否合并有泌尿系感染。肾后性完全梗阻及肾盂积水可以导致肾衰。

诊断肾结石需要做螺旋平扫CT（White，2012），肾脏超声检查适用于儿童和孕妇（Sheafor et al.，2000；White，2012）。大多数小于5mm的结石在6周之内自行排出（Preminger et al.，2007；Teichman，2004）。5~10mm的结石也可能自行排出（47%），可以不进行干预，只需要观察并控制可能出现的疼痛。

但是若碰到射线不能透过的结石或者怀孕妇女（怀孕妇女只能做B超），就可以选择肾脏B超和经静脉尿路造影（Sheafor et al.，2000）。在多项影像学检查中发现的>5mm的输尿管近端结石就需要泌尿科会诊和干预（Grossfeld et al.，2001b），而<5mm的结石则无须干预措施（Teichman，2004）。α-受体阻滞剂可能会增加结石排出的可能性（Preminger et al.，2007；Tseng and Preminger，2011）。结石如果大于10mm则需要干预（Preminger et al.，2007）。

最初的治疗应该注重止痛和缓解恶心、呕吐。输尿管梗阻、输尿管囊状扩张和（或）肾盂积水都会导致疼痛。采用麻醉止痛或者非甾体类抗炎药NSAIDs（双氯芬酸，吲哚美辛）都可有效地止痛（Tseng and Preminger，2011）。Ketorolac（酮酪酸注射剂）比哌替啶更有效，甚至可能与麻醉药同样有效（Larkin et al.，1999；Teichman，2004）。α-受体阻滞剂如特拉唑嗪和坦索罗辛可能会增加结石排出的可能性（Tseng and Preminger，2011）。

2/3的结石会自行排出。但若在4周内结石还没有排出，一般就不太可能会自行排出了（Teichman，2004）。用力排尿很重要，因为若能取到结石，就能分析其成分（Pearle et al.，2014）。如果结石一直未排出或者不确定是否已排出，那么就需要复查影像学。

是不是所有的患者在初发结石后都需要做代谢性疾病评估这一点一直有很大的争议。下一步合理的检查应当包括电解质、尿液分析、尿素氮（BUN）、肌酐、血钙、甲状旁腺激素（若血钙升高）和结石分析（若有可能）。60%~80%的结石的成分都会有草酸钙（Parmar，2004）。有复发性结石的患者需要更全面的检查，包括尿培养和 24 小时尿液检查来测定尿钙、草酸、尿酸、柠檬酸、磷酸、钠、肌酐水平（Teichman, 2004）。

虽然没有充足论据支持，但适当的饮水在预防肾结石中很关键。患者的目标应定在每天排出 2.5L 尿液（Bao and Wei, 2012; Pearle et al., 2014）。成本效益数据表明饮食干预对初发结石的患者比较合适（Lotan et al., 2004）。复发性结石的患者不仅仅需要饮食干预，还需要代谢性评估及柠檬酸钾测定。高尿钙症是预防性使用噻嗪类利尿剂的适应证，它可以有效地减少草酸钙结石的复发。草酸钙结石患者可以受益于低尿枸橼酸处理（Pearle et al., 2014）。有复发性肾结石和原发性高尿钙症的男性患者经过低钠低蛋白饮食以后，比低钙饮食得肾结石的机会更少。低钙饮食并不能减少结石形成（Borghi et al., 2002）。有尿酸结石的患者用柠檬酸钾碱化尿液反应较好（Pearle et al., 2014）。

儿童

虽然肾结石被认为是成人才得的病，但是儿童也可以得尿石症。年长的儿童症状比较典型，但年纪较小的儿童的症状则可能与急腹症相类似。CT 诊断为尿石症的儿童中，有 15% 没有血尿（Persaud et al., 2009）。儿童结石通常是代谢性疾病所引起的，最常见的就是高尿钙症（Peitrow et al., 2002）。

最主要的治疗方法就是大量摄入液体。碱化尿液会防止胱氨酸和尿酸结石的形成。对于以钙为主要成分的结石来说，推荐低盐、低草酸、高钾饮食。不建议过多的摄入维生素 D 和维生素 C。噻嗪类利尿剂也是一个选择。门控或非门控的冲击波碎石术（gated and ungated shock wave lithotripsy）在治疗儿童结石上比较成功，死亡率很低（Shouman et al., 2009）。

治疗要点

- 糖尿病肾病的预防应当使用 ACEI 和 ARB（Shlipak, 2009）（推荐等级：A）。
- 慢性非细菌性前列腺炎（分类为Ⅲb, Ⅳ）使用抗生素治疗无效（Le and Schaeffer, 2011）（推荐等级：A）。
- 遗尿警报器有助于治疗夜间遗尿症（Kiddoo, 2011）（推荐等级：A）。
- 盆底肌训练对尿失禁有效（Dumoulin et al., 2014）（推荐等级：B）。
- 度洛西汀对压力性尿失禁有效（Onwude, 2009）（推荐等级：A）。
- 抗胆碱能药物（奥昔布宁、托特罗定、索利那新、达非那新）对急迫性尿失禁有效（Madhuvrata et al., 2012）（推荐

- 等级：A）。
- PDE-5 抑制剂对 ED 有效（Khera and Goldstein, 2011）（推荐等级：A）。
- ED 患者应该评估心血管疾病风险（Gandagila et al., 2014）（推荐等级：B）。

感染性疾病

重点

- 淋球菌和沙眼衣原体是造成尿道炎最常见的病原体，并且它们经常共存。
- 对于无症状性菌尿，只有孕妇需要确定细菌种类并进行治疗。
- 对于有 UTI 症状的患者需要评估尿道炎、前列腺炎或两者都需要评价。
- 有排尿困难和尿频症状的女性，若无阴道症状，则 90% 是 UTI。
- 红莓汁不能预防复发性 UTI。
- 儿童 UTI 患者的评估尚有争议。

阴茎头炎

阴茎头炎是指阴茎头的炎症（图 40-12）。

它可以仅仅是一个局部的感染，也可以是尿道炎综合征的一部分（如赖特综合征），或者是一种皮肤病（如硬化性苔藓）。在没有切除包皮的男性中，若不能保证局部卫生，就有可能得酵母菌性阴茎头炎。而在已切除包皮的男性中，就需要考虑是皮肤病或者免疫缺陷了。

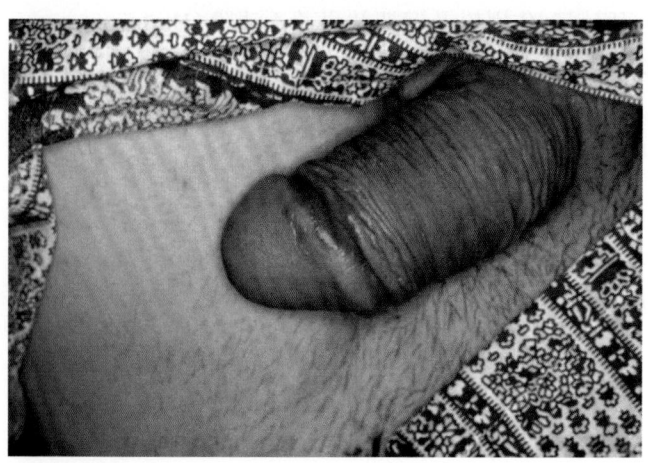

图 40-12　赖特综合征（关节炎，结膜炎，尿道炎）患者的环状阴茎头炎

附睾炎

附睾炎（睾丸-附睾炎）常常会表现为睾丸疼痛、肿胀。通常是单侧的，附睾可触及伴触痛，可能还能触及鞘膜积液。危险因素包括STI、插入性肛门性交、泌尿道侵入性检查、泌尿道解剖学异常。儿童附睾炎最常见的原因就是解剖学异常。需要与外伤、梗死、睾丸癌和睾丸扭转进行鉴别。睾丸癌可能被误诊为附睾炎，所以全科医生需要密切随诊。

淋球菌和沙眼衣原体是小于35岁男性中造成无症状性尿道炎最常见的病原体，并且它们经常共存（CDC，2010）。其他的致病原因还有G-肠杆菌、侵入性检查史。真菌和结核也是可能的感染源（CDC，2010）。

治疗包括抗生素、止痛、提升阴囊。在可能是淋球菌或沙眼衣原体感染的患者中，治疗可选择头孢曲松（单次给药250mg肌注）和多西环素（100mg每天两次持续10天）。对上述两药过敏的患者，或者有可能是肠道微生物感染的患者，可选择10天疗程的左氧氟沙星（CDC，2006；del Rio，2007）。

前列腺炎

前列腺炎是男性中相当常见的泌尿道疾病（Krieger et al.，2003）（表40-12）。Ⅰ型（急性）和Ⅱ型（慢性）前列腺炎均为感染性疾病。前列腺炎诊断和定位的四步法虽然常常被推荐，但是尚未被预期确认（Stevermer and Easley，2000）。前列腺按摩试验前后，两玻璃法与四杯法有很好的相关性（Nickel，2006；Sharp et al.，2010）。

急性细菌性前列腺炎

有UTI症状的男性应怀疑是否有急性细菌性前列腺炎。因为年龄和免疫缺陷会促成男性得UTI，所以有UTI症状的不健康男性患前列腺炎的可能性更大（Lipsky，1999）。患者可以有UTI症状（如排尿困难、尿频、尿急）和急性病程的典型系统性症状，如发热、寒战和肌痛。盆腔和背部的疼痛也很典型。查体可发现前列腺有触痛，潮湿。大多数专家不建议在急性前列腺炎的情况下按摩前列腺，因为这样会非常不舒服，并且理论上有可能导致感染扩散（Benway and Moon，2008；Wagenlehner and Naber，2003）。

尿常规如果发现亚硝酸盐和白细胞酯酶，则有着95%的阳性预测值，但阴性结果并不能排除前列腺炎。对于高危人群，需要完善尿和血培养，血细胞计数及性病测试（Lipsky et al.，2010）。直至培养结果前，需要经验性治疗。依据疾病的严重程度，患者可能需要静脉

输入广谱青霉素或者三代头孢，联合使用氨基糖苷类或者氟喹诺酮类药物（Wagenlehner and Naber，2003）。程度较轻的患者可以给予口服抗生素，可以选择氟喹诺酮类或者复方新诺明（TMP-SMX）（Lipsky，1999；Lipsky et al.，2010）。当可能合并有STI时可选择肌注头孢曲松联合口服多西环素。虽然有些人担心抗生素穿透前列腺组织的能力很差，因此抗生素的疗程通常是10～14天。增大的膀胱有可能导致梗阻性尿路病，因此，临床上有必要对此以及残余尿进行评估（Benway and Moon，2008）。

慢性细菌性前列腺炎

慢性细菌性前列腺炎可以表现为排尿刺激症状、前列腺处梗阻症状或者复发性UTI（Lipsky，1999）。患者显微镜下可能有脓尿，但尿培养是阴性的。其他的症状还有血性精液、阴茎分泌物和系统性症状。

治疗的标准方案是长疗程的抗生素，但具体时间尚无定论。一般来说，需要氟喹诺酮治疗至少4周。对于衣原体这种非典型感染，可能需要大环内酯类药物治疗（Perletti，2013）。在抗生素的治疗基础上再加α-受体阻滞剂可能有益，但并没有有效的证据（Le and Schaeffer，2011）。症状反复出现的患者可能需要更长疗程的抗生素治疗、泌尿科会诊，或者重新考虑诊断的正确性。

性传播感染

软下疳

软下疳是由杜克雷嗜血杆菌感染引起的。如果临床有痛性生殖器溃疡和淋巴结肿大的表现（需排除梅毒，溃疡处无疱疹），那么就可以怀疑此诊断了（图40-13）。有很多治疗方法（表40-16）。

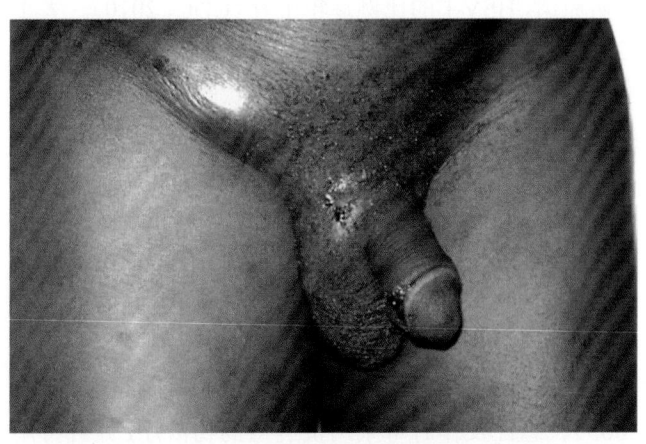

图40-13 软下疳：阴茎病变和腹股沟淋巴结肿大

淋病和非淋球菌性尿道炎

尿道炎可以简单地表现为排尿困难或尿道分泌物。若患者有 UTI 症状、脓尿、有白细胞酯酶存在并且尿培养阴性，那么全科医生就可以怀疑是否有尿道炎。淋球菌和沙眼衣原体是造成尿道炎最常见的病原菌。淋球菌性尿道炎的表现一般很典型。衣原体是非淋球菌性尿道炎最常见的病原体（CDC，2010）。由于淋球菌和衣原体常共同感染，所以患者需要对两种病原体进行检测，治疗方法有很多（表 40-16）。淋病患者应口服头孢曲松及阿奇霉素或多西环素治疗。由于氟喹诺酮的耐药率上升，已经不再作为推荐药物了（CDC，2010；Del Rio et al.，2007）。此外，口服头孢菌素不再被推荐作为一线治疗（Del Rio et al.，2012）。

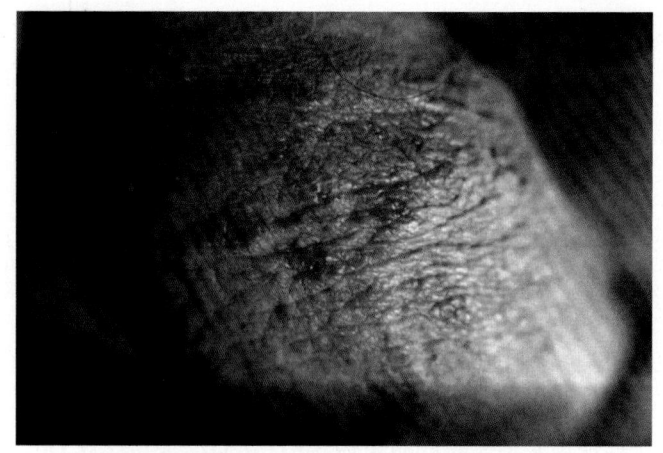

图 40-14　位于阴茎体的生殖器疱疹结痂性病变

表 40-16　部分 STI 的治疗

STI	药物	剂量	给药方式	疗程
软下疳	阿奇霉素	1000mg	口服	单剂量
	头孢曲松	250mg	肌注	单剂量
	环丙沙星	500mg	口服	每天 2 次×3 天
	红霉素	500mg	口服	每天 3 次×7 天
衣原体感染	阿奇霉素	1000mg	口服	单剂量
	多西环素	100mg	口服	每天 2 次×7 天
淋病	头孢克肟	400mg	口服	单剂量
	头孢曲松	125mg	肌注	单剂量
一期梅毒	青霉素	240 万 U	肌注	单剂量

生殖器疱疹

单纯疱疹病毒 2 型（HSV-2）是生殖器疱疹最常见的病原菌，HSV-1 的比例逐年上升（CDC，2010）。大于 12 岁的人群当中约有 20% 患病，但是感染常常是无症状的（USPSTF，2005）。如果有症状的话，常常表现为多发的小的痛性溃疡或囊泡（图 40-14）。

由于明确是哪种病毒致病对于预后很重要，所以一般推荐做确诊试验。聚合酶链式反应（PCR）比较敏感，但是 Tzanck 涂片就不是这么敏感了（CDC，2010）。检测血清 IgM 不能鉴别 HSV-1 与 HSV-2。USPSTF 并不建议在无症状人群中常规筛查 HSV，因为没有证据表明这样会减少疾病的传播或者降低致死率（USPSTF，2005）。急性发作时可采用抗病毒药物治疗，并且可用来防止复发（Hollier and Straub，2011）。

人乳头状瘤病毒

虽然大多数患者都不会有 HPV 感染的表现，但是人乳头状瘤病毒（HPV）却可以导致生殖性疣。造成临床上可见的疣的 HPV 种类大多数为 6 型和 11 型（CDC，2010）。有些 HPV 类型与生殖道上皮鳞状上皮化生有关。醋酸白实验对于诊断该病并不敏感（CDC，2010）。疣不经治疗的话可以自行退化、保持原状或继续进展。治疗的主要目标是症状缓解（表 40-17）。

表 40-17　生殖器疣的治疗

药物或治疗	剂量或用法	注意事项
咪喹莫特	1%，5% 乳膏	5% 更为有效，但可能刺激局部皮肤 对于 HIV 患者疗效未知
干扰素	局部用药	价格昂贵
足叶草毒素	局部用药	皮肤灼烧感、局部出血
二氯乙酸，三氯乙酸	局部用药	院内应用
冷冻疗法		需在院内进行
切除手术，高频电刀		需在院内进行

梅毒

一期梅毒螺旋体感染会形成一种无痛性生殖器溃疡，我们称之为硬下疳（图 40-15）。

梅毒的诊断通常需要结合非螺旋体扫描试验[快速血浆试验（RPR），性病研究所（VDRL）]和螺旋体特异性试验[荧光素密螺旋体抗体吸收（FTA-ABS）]。由于梅毒螺旋体很难培养，所以要明确诊断就需要组织切片的暗视野显微镜检查或荧光抗体检测。治疗一期梅毒可使用单剂量的青霉素，成人用 240 万 U 肌注，儿

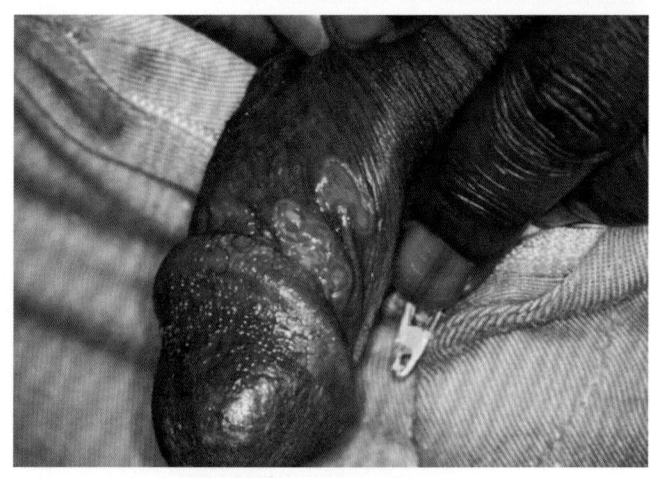

图40-15 一期梅毒硬下疳

童用5万U/kg体重肌注,最多240万U(CDC,2010)。青霉素过敏的患者可使用多西环素或者四环素类药物(CDC,2010)。

泌尿道感染

泌尿道感染是全科医生遇到的最常见的泌尿系统问题,也是最常见的诊断之一(Stange et al.,1998)。大部分都是比较简单的下泌尿道感染,比如膀胱炎。

无症状性菌尿

约有5%的育龄期女性有无症状性菌尿(Bent et al.,2002),在老年人中也相当常见。当评估一个有UTI症状的患者时,认识到UTI的社会危害性很重要。然而,虽然无症状性菌尿虽然理论上会使得患UTI的风险更高,但是明确这一诊断并进行治疗似乎并不会影响发病率和死亡率(Lin and Fajardo,2008)。因此,不推荐菌尿筛查(USPSTF,2008)。

相反的,孕妇却能从菌尿筛查中获益所有孕妇在妊娠12~16周的时候就应该完成尿培养和筛查(USPSTF,2008)。尿培养是最好的方法,因为尿试纸测验(dipstick testing)和显微镜检在这方面都不是很准确。

单纯性膀胱炎

大多数UTI表现为急性单纯性细菌性膀胱炎,发病的多数为女性。90%的病例都是由大肠杆菌引起的,其他的可能是由腐生性葡萄球菌引起的。其他可能造成此病的病原还有奇异变形杆菌、肠球菌和克雷伯杆菌(Fihn,2003)。之所以称之为"单纯性"膀胱炎,意味着患者必须没有泌尿道畸形和免疫系统损害(Bent et al.,2002)。

排尿困难、尿急、尿频是UTI的典型临床三联征。

与UTI症状最类似的就是阴道炎(其他情况见排尿困难章节)。患者有可能还会有背痛、胁痛和耻骨上腹痛。尿液分析可能会有白细胞酯酶阳性、亚硝酸盐阳性或者亚铁血红素阳性。显微镜检需要评估是否有脓尿、血尿或者菌尿。诊断的金标准是尿培养。

至少有一项UTI症状的妇女有50%的可能性患UTI。同时有排尿困难和尿频症状并且没有阴道症状的话,这一比例将会上升到90%(似然比24.6)。同时出现4个症状——排尿困难、尿频、血尿、背痛,将会明显提高UTI的可能性(Bent et al.,2002)。总的来说,无临床症状明确表明UTI。试纸法亚硝酸盐阳性或者白细胞酯酶阳性是最准确的检查方法,但尚不能排除UTI(Medina Bombardó and Jover-Palmer,2011)。

抗生素是治疗的关键(表40-18)。对大多数女性,包括老年女性来说,缩短疗程与增加疗程相比效果无差异(Lutters and Vogt,2002;Milo et al.,2005)。在美国东南部和西南部,大肠杆菌对TMP-SMX的耐药性逐渐上升,导致有些人不再推荐TMP-SMX作为UTI的一线用药。然而,许多培养出耐药菌的妇女使用TMP-SMX后达到了临床治愈(Fihn,2003)。与氟喹诺酮类药物易产生耐药性这一点相比,对许多患者来说TMP-SMX仍是最合理的一线用药,并且全科医生应该根据当地的耐药菌谱来选择治疗用药。若TMP-SMX的耐药性上升到20%,那么就应该换用其他的药物(Gupta et al.,2011)。

表40-18 急性无并发症性UTI的治疗选择 *

药物	剂量	给药频率	疗程
TMP-SMX(复方新诺明)	160/800mg	每天两次	3天
呋喃妥因水合物晶体	100mg	每天两次	7天
环丙沙星	250mg	每天两次	3天
左氧氟沙星	250mg	每天一次	3天
诺氟沙星	400mg	每天两次	3天
氧氟沙星	200mg	每天两次	3天
Fosfomycin(美乐力)	3g	单剂量	单剂量

*β内酰胺抑制剂可以用来作为一种替代药物,但应避免使用阿莫西林和氨苄西林

复杂性感染

复杂性感染是指上泌尿系统(如肾脏)的症状和体征或者容易诱发上泌尿系统的因素。UTI若有肾脏累及或者多系统累及,也被称为肾盂肾炎。大多数肾盂肾炎都是由膀胱上行性感染所导致的(Ramakrishnan and Scheid,2005)。

临床表现有发热、胁痛、恶心、呕吐和肋脊角压痛。典型的患者会有脓尿，尿培养一般都是阳性的。尿液镜检可行白细胞计数。住院的 UTI 患者最好根据尿培养的结果进行治疗。对于单纯性 UTI 或者肾盂肾炎的院外患者来说，大肠杆菌是典型致病菌，它同样也是住院患者最常分离出的病原菌，但现在较前有所减少，肠球菌、假单胞菌和葡萄球菌属变得越来越常见（Graham and Galloway，2001；Scholes et al.，2005）。血培养结果不一定会改变治疗方法（Ramakrishnan and Scheid，2005）。虽然有时候会建议做超声等影像学检查，但是也并不会改变治疗方式，因此其临床应用还值得商榷（Nicolle，2008）。

院外患者只需要使用一种口服氟喹诺酮类药物治疗。住院患者则需使用一种氟喹诺酮类、一种氨基糖苷类（酌情加用青霉素）或者一个广谱的头孢菌素（酌情加用氨基糖苷类）。培养为 G＋ 球菌的患者应该联合使用青霉素及 β- 内酰胺酶抑制剂（Grabe，2011）。疗程通常为 7～14 天，但是由于缺乏抗生素治疗的随机试验，最佳的治疗方案仍未确定（Neumann and Moore，2011）。耐药菌和肾结石是治疗失败的最常见原因（Ramakrishnan and Scheid，2005）。

复发性感染

复发性 UTI 指在一年之内发生 3 次或者 6 个月之内发生 2 次（Sen，2008）。尿路病理学改变或其他影响排尿功能（如神经源性膀胱）的患者可能需要咨询。复发性 UTI 的女性自我诊断的阳性预测值有 84%（Bent et al.，2002）。细菌培养在指导抗生素选择方面很有帮助（表 40-19）。对于有复发性 UTI 症状的妇女来说，经验性抗生素治疗是有效的，虽然选择的患者和疗程并不确定。由于性活动与 UTI 有一定关系，所以许多医生建议性交过后立即排尿。但是一些研究显示这样做并没有多大的效果（Beisel et al.，2002）。因此，没有证据支持向患者推荐这一做法。相反，性交后预防性使用抗生素可以有效地减少膀胱炎的发生（Sen，2008）。此外，在降低复发率方面，单次预防性使用抗生素与多次连续预防性使用抗生素效果相同，因为在同一个随机临床试验 RCT 中的女性在使用这两种不同的方法后并没有显出 UTI 患病率的差异（Albert et al.，2004）。在绝经后妇女中，经常会推荐局部使用雌激素，但这同样也没有好的证据支持（Sen，2008）。

红莓汁可以因化学作用抑制细菌黏附于尿道上皮细胞，所以晋升为预防复发性尿路感染的治疗方法（Raz et al.，2004）。然而，荟萃分析显示，红莓汁在预防复发性尿路感染缺乏疗效（Jepson，2012）。

儿童泌尿道感染

约 3%～8% 的女孩和 1%～2% 的男孩会有 UTI（Foxman，2002；Hellstrom et al.，1991）。肾盂肾炎是导致婴儿发热的严重细菌感染中最常见的。膀胱炎是一个学龄期儿童和青少年常见的疾病，但是通常来说，它在婴儿和少年中并不常见。UTI 的危险因素有很多，从便秘到排尿功能异常再到先天性尿路病。临床所表现出来的症状又根据患者年龄和感染部位的不同而有所不同，而且在幼年儿童上特异性不高。例如，婴儿的肾盂肾炎可能会有发热、过敏、呕吐、腹泻、食欲差和生长发育迟缓。而学龄期儿童和青少年中有可能表现为发热、呕吐和胁痛。膀胱炎的症状在 2 岁过后会更常见，包括排尿困难、尿频、尿急和轻度发热（<38.3℃）。

和成人 UTI 一样，儿童 UTI 的诊断金标准是留取方法合适的尿培养。在婴儿和新生儿中，采用耻骨上抽吸法是一个理想的采集尿液方法。若孩子长大一些，就可以采用尿道插管法来获取清洁中段尿样本。尿袋收集法并不可靠，因为这样会使得那些不需要的尿液样本含量增加（American Academy of Pediatrics［AAP］，2011；Schroeder et al.，2005）。尿液分析检测的许多结构都有助于诊断 UTI。而尿培养可以弥补其敏感性和特异度的不足（AAP，2011）。此外，并没有 RCT 对经验性治疗和等待培养结果再治疗这两种方式作比较（Larcombe，2010）。然而，在等待培养结果期间，菌尿（每高倍镜白细胞数量 >5）和革兰染色阳性这两个结果对开始早期抗生素治疗很有帮助。

儿童 UTI 的治疗比较有争议，主要集中在肾盂肾炎是应该采用口服抗生素治疗还是肠外途径给药。对肾盂肾炎的患儿，治疗还应该包括菌血症并发症的治

表 40-19　无并发症性 UTI 的预防性抗生素使用

药物	儿童剂量	成人剂量*
阿莫西林	10mg/kg，每天一次	N/A
TMP-SMX	2mg/kg，每天一次	单次强化用药（80/400mg），晚上半片或者每周三次
TMP	N/A	每晚 100mg
呋喃妥因	1～2mg/kg，每天一次	每晚 50 或 100mg
环丙沙星	N/A	每天 125mg
诺氟沙星	N/A	每晚 200mg

*性交后预防性使用抗生素：TMP-SMX，呋喃妥因，氟喹诺酮

疗和预防、预防肾脏后遗症和改善急性症状。以前，肠外抗生素给药途径可能用得比较多，特别是那些较年轻的肾盂肾炎患儿。现在这一方式对 <4 周的新生儿仍然适用，他们可以住院接受肠外途径的治疗。而对于年龄稍大的新生儿以及儿童来说，这一方式也适用，因为他们出现败血症、对口服药物治疗不耐受而发生呕吐、脱水和其他相应并发症的风险更高。大多数患儿可以口服抗生素治疗（AAP, 2011）。肠外给药可选择青霉素，婴儿需要联用庆大霉素或者头孢噻肟，儿童需要联用三代头孢。在此基础上，一旦尿培养和药敏结果出来，且系统感染症状已缓解，就需要换成口服给药。若患者对药物反应良好，就不需要为检测是否治愈而做尿培养了（AAP, 2011）。对于有败血症的婴儿，应该延长肠外给药的疗程。而对于风险较低的 1 岁以上儿童来说，口服给药就足够了，这不仅仅是出于病程上的考虑，还能防止肾脏瘢痕形成（Montini et al., 2007）。初始口服给药的选择有阿莫西林 - 克拉维酸、TMP-SMX（>2 个月）和头孢菌素。因为目前越来越多的 UTI 对于氨苄西林都耐药，所以氨苄西林不再是初始治疗的首选药物。复杂性 UTI 的推荐疗程为 7～10 天（如膀胱炎），肾盂肾炎的推荐疗程为 10～14 天（AAP, 2011; Larcombe, 2010）。

现在对首次 UTI 后的最好的评估方法还有争议（Layton, 2003）。以前，患儿会接受一个泌尿系统畸形的完整评估，因为这会导致复发感染和肾脏瘢痕的形成。这个评估包括肾脏超声和 VCUG。一项针对 309 个 <1 岁的儿童（有过一次发热性 UTI 病史）的研究显示，超声的应用价值有限，因为它并不会改变处理方式，而其他的检查方法也会被常规的尿培养取代（Hoberman et al., 2003）。然而，在上述研究中有约 29% 的 5 岁以下儿童有异常的超声发现（Huang et al., 2008）。因此，推荐实验肾和膀胱超声检查（AAP, 2011）。

儿童 UTI 的最常见的尿路合并症是膀胱输尿管反流（VUR），大概占了 30%～40%。反流可以根据 VCUG 诊断，并且分为 1～5 级，5 级最严重。VUR 的分级与肾脏瘢痕化的发生率成比例。除了标准的荧光显微镜（VCUG），我们还可以做放射核素膀胱显像术。这个检查的优点是辐射少，但是在显示解剖结构方面不是太好，经常用于随访。VUR 患者一般采用预防性使用抗生素治疗就可以了，若出现 UTI 或者肾损伤，再进行手术干预（表 40-19）。Deflux 是一种使用膀胱镜的创伤相对较小的新手术，它在治疗反流方面很有效。然而，VUR 的治疗这一块发展很迅速，所以 Deflux 尚有争议。延长预防性使用抗生素的疗程还没有 RCT 支持（Williams and Craig, 2011）。与之相似的，对肾功能正常的患儿采用手术修复的方法也无充分的证据支持（Larcombe, 2010）。儿童膀胱输尿管反流随机干预试验（RIVUR）是美国一个目前正在做的多中心随机双盲前瞻性试验，主要用来评估年龄在 2 个月到 6 岁之间的 1～4 级 VUR 患儿对于预防性使用抗生素的效果。初步调查结果表明，儿童接受预防治疗后，尿路感染风险较少但不降低肾瘢痕（RIVUR Trial Investigators, 2014）。该指南不建议出现有发热的 UTI 后行 VCUG，但当超声或其他临床情况提示复发时，需行 VCUG 以评估病情（AAP, 2011）。现在推荐使用肾闪烁照相术（二巯基丁二酸 DMSA 扫描）来协助诊断肾盂肾炎。由于肾闪烁照相术会出现假阴性结果而使得肾盂肾炎患者得不到适当的治疗，因此这一技术尚值得商榷。而在预测年长患儿的分级较高的反流时，DMSA 显示出一定的前景（Lee et al., 2009），但对婴儿不尽相同（Siomou et al., 2009）。对 UTI 患儿还不推荐常规 DMSA 扫描（AAP, 2011）。

UTI 患者治疗的最终目标是防止疾病的发生。肾脏瘢痕化最终会表现为高血压、蛋白尿或两者都有。年龄 <3 岁的 UTI 的患者，若合并存在 VUR、复发性 UTI 或者治疗延误、治疗不足，都会增加肾脏瘢痕化的发病率。

治疗要点

- 连续使用抗生素或性交后使用抗生素对复发性 UTI 来说同样有效（Sen, 2008）（推荐等级：A）。
- 头孢曲松联合阿奇霉素或多西环素可以用于治疗淋病（CDC, 2010; Del Rio et al., 2012）（推荐等级：C）。
- 氟喹诺酮不应用于治疗淋病（CDC, 2010; Del Rio, 2007）（推荐等级：C）。
- 应在 12～16 周筛查孕妇无症状性菌尿（USPSTF, 2008）（推荐等级：A）。

肿瘤性疾病

重点

- 有 LUTS 的男性倾向于发生 BPH。LUTS 各不相同，症状的严重程度与前列腺大小也并不一一对应。
- α- 肾上腺素能拮抗剂与 5α- 还原酶抑制剂对 BPH 和 LUTS 有效。
- 吸烟是膀胱癌的首位危险因素，最常表现为血尿。

- 前列腺癌是男性最常见的癌症，在男性因癌症致死中占第二位。
- 没有 PSA 对前列腺癌兼具特异度和敏感性。
- 当预约 PSA 检查时，全科医生应当考虑其风险与收益，以及带给患者的不确定因素，再一起讨论是否需要做这个检查。
- 睾丸自检的重要性尚不清楚。

良性肿瘤：良性前列腺增生

良性前列腺增生（BPH）是男性常见病。大于 60 岁的男性中超过 50% 有 BPH，这一比例在 80 岁时会上升到 80%（Dull et al., 2002; Thorpe and Neal, 2003）。BPH 确切的发病机制尚不清楚，但基本病理变化为尿道周边前列腺组织的上皮细胞和间质细胞增生。

LUTS 症状与 BPH 会有重叠，因为 30% 的男性会有 LUTS（Thorpe and Neal, 2003）。LUTS 曾经被认为是 BPH 唯一的线索。然而，LUTS 也可以由其他情况导致（如逼尿肌功能障碍），它与前列腺大小之间并无对应关系。然而，前列腺增大导致流出道梗阻会造成逼尿肌功能障碍、尿潴留，即 LUTS-BPH。更具体地说，BPH 是指组织的增生，LUTS 主要描述其所导致的一系列症状（AUA, 2010）。

诊断主要依靠病史、直肠指诊以及疾病对生活质量的影响。症状会随着时间的不同而变化，甚至在不治疗的情况下也是如此，然而，病程一直在进展，1%～2% 的 BPH 男性每年都会有急性尿潴留（McNicholas and Kirby, 2011）。症状的严重程度有很多衡量标准。国际前列腺症状评分应用最广泛，接受度也最高。这个评分系统可以将不同严重程度的 BPH 以及它们的治疗反应区分开来。然而，它跟解剖结构、客观尿液流速并不相符（Barry and O'Leary, 1995）。前列腺特异性抗原 PSA 会随着前列腺增大而升高，但由于与前列腺癌有交叉，所以在 BPH 上应用有限（Barry, 2001）。

现在药物治疗已经取代了手术治疗成为最常用的治疗手段。α- 肾上腺素能阻滞剂可以改善 BPH 的泌尿系统症状（McNicholas and Kirby, 2011; Wilt et al., 2008）。α- 肾上腺素能拮抗剂会拮抗前列腺组织和膀胱颈处的肾上腺素能受体（表 40-20）。它同时也能诱发前列腺上皮细胞凋亡（Thorpe and Neal, 2003）。药物副作用很重要，特别是血压方面的副作用，因为这些药物常常是用在老年男性身上（Schulman, 2003）。坦索罗辛（α- 受体阻滞剂）最近被指与白内障患者术后眼部并发症相关（AUA, 2010; Bell, 2009）。

表 40-20   BPH 的治疗药物

药物	剂量	不良反应
α- 肾上腺能阻滞剂		
阿夫唑嗪（Uroxatral）	每天 10mg	心血管方面：眩晕、体位性低血压、晕厥
多沙唑嗪（卡雷度）	每天 1～8mg	
特拉唑嗪（高特灵）	睡前服用 1～10mg	眼：白内障手术前后使用应警惕，术中可发生虹膜松弛综合征
坦洛新（Flomax）*†	每天 0.4mg	性功能：射精功能障碍
赛洛多辛（优利福）	每天 8mg	系统性：乏力、困倦、易疲劳、头痛
5α- 还原酶抑制剂		
度他雄胺（Avodart）	每天 0.5mg	性方面：阳痿、性欲减退、射精功能障碍
非那雄胺（普洛斯加）	每天 5mg	

*α1 肾上腺素受体的选择性
†低血压的风险在治疗的前 8 周最大

前列腺组织终身对雄激素敏感。5α- 还原酶抑制剂可以阻止睾酮向二氢睾酮转化，导致腺体萎缩，前列腺体积缩小（20%～30%）（Thorpe and Neal, 2003）。这种药物起效要几个月。性方面的副作用是最主要的。它同样会使 PSA 下降超过 50%。基于前列腺癌预防试验，全科医生在用 5α- 还原酶抑制剂治疗 BPH 和 LUTS 的时候，要充分权衡利弊（Kramer et al., 2009）。这些药物可以使前列腺缩小，但不推荐用于治疗下尿路症状而无前列腺肿大的患者（AUA, 2010）。

前列腺会一直增大直至完全堵塞膀胱出口，导致急性尿潴留。如果发生了急性尿潴留，必须插尿管。一旦拔出尿管，就需要加用 α- 受体阻滞剂帮助排尿（Thorpe and Neal, 2003）。一项为期超过 4 年的针对多沙唑嗪和非那雄胺的随机双盲试验显示联用这两种药物能显著地减缓症状进展，并降低尿潴留的风险和侵入性检查的机会。这种治疗方案很安全，并且联用两药比单用任何一药更有效（Thorpe and Neal, 2003）。

除了前述的药物治疗，还有许多其他的治疗方法。锯叶棕榈是其中研究得最多的一种植物类药物，但研究发现它并无显著疗效（Tacklind et al., 2012）。其他的植物类药物还有 β- 谷甾醇、刺李（非洲臀果木）和黑麦草花粉（策尿通），后两种疗效尚不清楚（McNicholas and Kirby, 2011）。

恶性肿瘤

除了前列腺癌以外，泌尿道恶性肿瘤并不常见。前列腺癌在男性中是最常见的癌症，接着是膀胱癌和肾癌(American Cancer Society[ACS], 2013)。睾丸癌在年轻男性中较多见。

膀胱癌

膀胱癌的发病率随着年龄增加而升高,男性发病率是女性的四倍。白人男性的发病率是非洲裔美国男性的两倍(ACS, 2013; National Cancer Institute[NCI], 2013a)。

吸烟是最主要的危险因素,使危险性提高了4~7倍。香烟中的氨基联苯是与膀胱癌相关的致癌物质。戒烟能降低患病风险,虽然戒烟10年后风险仍是未吸烟的两倍。其他的危险因素还包括芳香胺类(用于染料和化工行业)接触史、生产联苯胺、干洗、外衣制造业、绳索制造业以及煤气、煤尘接触式。药物性危险因素包括环磷酰胺、放射、长时间接触异物(如导管)。最后,马兜铃酸(有些减肥药和中草药中含有)也会增加风险。这种物质在许多西方国家都被禁止了,但在美国可以买到(NCI, 2013a)。

血尿是膀胱癌最常见的症状(NCI, 2013a)。诊断通常需要膀胱直视(膀胱镜检查)和活检。然而,膀胱癌的患病率很低,大多数血尿患者没有膀胱肿瘤。尿细胞学检查阳性是诊断关键,但是假阴性的存在使得不能单独使用这一方法。没有任何可信的影像学检查可以发现膀胱癌。USPSTF(2011a)不建议对无症状人群常规筛查膀胱癌。

阴茎癌

阴茎癌比较少见,美国2013年新发1570例(ACS, 2013)。阴茎癌大部分是鳞癌,可能与HPV感染有关。鉴于是鳞状细胞,阴茎癌的病变可能表现为表面的斑块或溃疡。若有可疑的阴茎病变,则需要活检或者泌尿外科会诊。

前列腺癌

前列腺癌是男性最常见的癌症,在男性因癌症致死中占第二位,仅次于肺癌。每年的诊断人数(238 590)和死亡人数(29 720)差异都很大(ACS, 2013)。主要的危险因素包括年龄、种族、家族史。大多数患者都是65岁以上的老年男性。美国黑人比白人的发病率高70%,并且与致死率不成正比(ACS, 2013)。

饮食因素可能也占有一定作用,包括食用性脂肪的雄激素前提作用、烤肉中的致癌物质以及蔬菜中的抗氧化剂(Nelson et al., 2003)。食用性抗氧化剂(如番茄红素)与之在流行病学方面有一定的相关性(主要与西红柿相关),表现为预防作用,可能与抑制雄激素有关

(Wertz et al., 2004)。然而,有一项针对维生素E、硒单用或联用的RCT却显示其没有预防作用。鉴于这些抗氧化剂试验的数据,医师就不再推荐这些食物来预防前列腺癌。

前列腺癌通常是无痛性的,要到晚期才会出现症状(Johansson et al., 2004)。体格检查通常都无法发现。直肠指诊DRE时若可触及一个坚硬的结节可能提示有肿瘤。然而,直肠指诊的准确性受医师的影响而不太准确。仅仅有18%~20%的情况下,直肠指诊异常最终是前列腺癌(Schwartz et al., 2005)。此外,在DRE异常并且做了活检切片证实是前列腺癌的患者当中,有25%的患者的癌症病灶位于触诊结节的对侧(McNaughton-Collins et al., 1997)。因此,直肠指检仅用于一般人群前列腺癌筛查。

PSA是由前列腺上皮细胞产生的一种糖蛋白,其水平随着前列腺癌、增生、炎症、手术、射精和按摩而增加。然而,直肠指检不应影响PSA水平(Barry, 2001)。最广泛接受的正常值上限为总PSA为4ng/ml。前列腺癌预防试验表明,随着PSA水平升高,它的敏感性下降和特异性增加,而且两者之间没有一个很好的平衡点(Thompson et al., 2005)。因此前列腺癌看起来有点随机性——男性的正常范围PSA水平可能有前列腺癌;15%的男性PSA低于4ng/ml可能有癌症,其中15%是恶性度高的肿瘤(Thompson et al., 2004)。此外,虽然一些研究表明,将异常PSA的下限降低可以检测出更多的前列腺癌(punglia et al., 2003),但是会导致更多的人接受不必要的活检。因此,PSA既有较高的假阳性率,又有假阴性率(Harvey et al., 2009)。部分新的数据表明,减少频繁的PSA测试和进一步调整PSA阈值可能是有帮助的(Hayes and Barry, 2014)。

肿瘤通常是由活检结果诊断的。Gleason评分系统将前列腺癌活检中最常见的两种细胞分化类型评分。得分为2~10分,分数越高,肿瘤分化越差,死亡风险也越大(Schwartz, 2005)。评分低(2~4分)的患者死亡率低,而得分高(8~10分)的患者在10年内死于前列腺癌的可能性很大(Albertson et al., 2005)。

前列腺癌的治疗方案有观察等待、近距离放射疗法、外光子束疗法、根治性前列腺切除术、抗雄激素治疗和综合疗法。评分高的肿瘤需要接受比较强的治疗方法,而评分位于中间(5~7分)的理想治疗方法尚待商榷。评分低的肿瘤适合观察进展。不论用何种方法,局部的治疗都有可能会给生活质量带来持续的负面影响,比如性功能、排尿和排便功能障碍(Smith et al., 2009)。有一个针对斯堪的纳维亚低级别前列腺癌

患者的 RCT 试验，比较了前列腺切除术与观察等待疗法，发现两者的早期预后没有太大差别，但是 15 年后，前列腺切除术组的转移或进展风险更低，总体死亡率也稍低一些（Bill-Axelson et al.，2005，2014；Holmberg et al.，2002）。美国前列腺癌干预与观察试验（PIVOT）对比手术治疗及观察疗法对于局限性前列腺癌患者的区别，他发现全因死亡或前列腺癌特异性死亡率在前列腺切除术后 12 年并无差异（Wilt et al.，2012）。

即使对于局限性的肿瘤，许多患者仍倾向于采取积极的治疗（Xu et al.，2012）。因为 PSA 检测可以使得人们早期发现癌症，所以患者带病生存的时候更长，而不是真正的活得更长（领先时间偏移）。同样的，有些患者并没有侵袭性肿瘤，但是按 PSA 判断为癌症，接着就按癌症的方案治疗。这样会人为地提高治疗成功率和存活率（长度时间偏移）。因此，死亡率降低可能反映了筛查成功、对死因的错误认定、研究偏移、治疗水平的提高或者疾病谱改变。最重要的问题是用现有的筛查手段无法将真正有侵袭性疾病的患者和那些不重要的疾病区分开来。除非这一点解决了，否则前列腺癌筛查这一块领域的争议可能会一直没有办法解决。

有两个大型的随机筛查试验来做前列腺癌筛查对死亡率的影响，一是前列腺、肺、结直肠、卵巢试验 PLCO，二是欧洲前列腺癌筛查随即研究 ERSPC。ERSPC 确实显示了有 20% 的前列腺癌死亡率下降，需要筛查 1410 人，治疗了 48 例前列腺癌来预防 10 年内死亡。临床的过度诊断也是一个问题（Chou et al.，2011；Schroder et al.，2009）。相反，PLCO 试验却发现实验组和对照组之间的前列腺癌死亡率没有显著差异（And-riole et al.，2009）。前列腺癌筛查的 meta 分析未能显示出对前列腺癌死亡率的显著影响（Ilic et al.，2013）。

尽管没有明确的证据显示筛查可以挽救生命，但是许多男性都常规筛查 PSA（Thompson et al.，2005）。PSA 筛查非常为大家熟识，大家可能相信这项检查对自己是有益的，因此反应很积极（Chapple et al.，2002）。此外 PSA 还有一个准确性的问题，这让在正常范围内的患者很难办。与任何筛查方法一样，假阳性试验结果具有潜在的生理和心理损害。前列腺活检具有程序性风险以及发现和治疗在患者生命中不显著的癌症的风险。目前的数据显示，预防一个前列腺癌死亡所需的筛查人数为 1000 人，有显著的潜在危害。此外，由于被广泛用于疾病筛查，会有明显的过度诊断和过度治疗（Chou，2011；USPSTF，2012）。然而，一些数据表明，年龄在 55 岁到 69 岁之间的男性可能需要进行风险与收益讨论（Hayes and Barry，2014）。

关于筛查的争论集中表现在不同的前列腺癌筛查指南上面（表 40-21）。USPSTF 不推荐对一般人群的 PSA 常规筛查（USPSTF，2012）。其他机构则有着不同的推荐。然而，越来越多的共识是，应该避免大规模的 PSA 筛查。筛查的风险、受益以及局限性都应让患者知晓，并让患者就筛查决策发表自己的意见。

表 40-21   前列腺癌筛查建议

机构	建议
美国预防工作服务组（USPSTF）	反对 PSA 筛查（USPSTF D 推荐）
美国癌症协会	预期生存年龄 > 10 年的无症状人群有权对筛查发表意见 年龄超过 50 岁的男性属于高危人群 不支持常规进行筛查 检测 PSA 时，需考虑 DRE
美国全科医生学会	反对 PSA 筛查
美国泌尿协会	对于年龄 < 40 岁的男性，没有必要行 PSA 筛查 对于年龄 40 ~ 54 岁、70 岁以上、预期寿命不足 10 ~ 15 年的男性，不推荐 PSA 筛查 40 ~ 54 岁的高风险人群，需要筛查 PSA 55 ~ 69 岁之间的人群在知情同意后可行筛查；如发现 PSA 升高，需要每 2 年复查

虽然老年人患病风险更高，但是在比较了致死原因和进展的低可能性之后，对预期生存期 <10 年的人群来说，筛查几乎没有受益（Fisher，2002；Ilic et al?.，2006）。

部分指南建议对预防前列腺癌采取措施。前列腺癌预防试验显示，相对于安慰剂，非那雄胺显著减少了癌症（7 年中绝对风险减少 6%）。然而，服用非那雄胺的患者患高等级癌症的风险更高（Thompson et al.，2003）。美国临床肿瘤协会和美国泌尿协会联合发表指南建议临床医师更多地关注 5α- 还原酶抑制剂给前列腺癌患者带来的利弊。药物化学预防前列腺癌目前尚未被 FDA 批准，部分共识也做出了相应调整（ASCO/AUA，2012）。我们必须考虑服用 5α- 还原酶抑制剂对 PSA 值的影响，和 PSA 检查的必要性（Kramer et al.，2009）。

肾癌

肾癌在男性中患病率是女性的 2 倍，每年 40 000 多例肾癌都是在男性中发现的（ACS，2013）。相对于其他泌尿系统癌症，我们对肾癌的危险因素了解得不是那么多。大量吸烟（> 20 包 / 年）是男性肾癌的一个危险因素，而严重肥胖则对男女都是一个危险因素。职业因素和药物史就不是那么确定（Dhote et al.，2004）。

肾癌常常是由于其他原因做影像学检查（如超声）时意外发现的。血尿也是提示肾癌的一个临床症状。虽然局限性肾细胞癌可以治愈（5 年 91%），但是总体生存率（5 年 40%）相对于其他泌尿系统癌症来说却不容乐观（ACS，2013；Dhote et al.，2004；NCI，2013b）。

睾丸癌

2013 年约有 7900 名男性被诊断为睾丸癌（ACS，2013）。睾丸癌的高发人群是年轻男性（15～35 岁），并且它也是年轻男性最常见的癌症。隐睾患者即使做睾丸固定术也并不一定能预防睾丸癌的发生，所以必须对这些患者密切随诊（NCI，2013c）。

大部分睾丸癌最初都是由患者自己发现的。典型症状包括无痛性睾丸结节或者阴囊疼痛、水肿、硬化。它与附睾炎的症状类似，应与肿瘤做鉴别（Kinkade，1999）。若有可疑的睾丸肿块，首先应选择做超声检查。大多数肿瘤都是生殖细胞肿瘤，所以血清肿瘤标志物（β-HCG，乳酸脱氢酶，α- 胎蛋白）在诊断、预后判断、监护方面显得尤其重要（NCI，2013d）。然而，对睾丸结节的患者来说，即使这些标志物都正常，也不能排除癌症的可能性，再加上它们不适于筛查，所以它们不应该用于判断睾丸肿物是否是癌性的（Kinkade，1999）。患者通常会随诊很多年来看治疗是否失败、是否复发，这时全科医生就有重要的作用，以保证患者积极地参与到随诊当中。

睾丸自查和临床检查可能能在早期发现睾丸癌，但是这几乎对睾丸癌的死亡率没影响（睾丸的生存率本身就很高）。因此 USPSTF（2011b）并不推荐普通人群进行睾丸癌筛查。

Wilms 瘤

Wilms 瘤是多发于儿童的肿瘤，常因腹部肿块发现。它是一种较罕见的癌症，每年新发约 500 例。Wilm 瘤对治疗反应良好，4 年生存率超过 90%（NCI，2013e）。

治疗要点

- 5α- 还原酶抑制剂是 BPH 的有效治疗药物（AUA，2010；Kramer et al.，2009；Thorpe and Neal，2003）（推荐等级：A）。

- α- 肾上腺能阻滞剂同样也可以用于治疗 BPH（AUA2010；Wilt et al.，2000）（推荐等级：A）。

- 5α- 还原酶抑制剂可以用于预防前列腺癌（推荐等级：C）。

- BPH 可能需要手术治疗（推荐等级：A）。

（江华　徐言 译，刘中民 审校）

附录

附表 40-1。

参考资料

American Academy of Pediatrics (AAP): Urinary tract infections: clinical practice guideline for the diagnosis and management of the initial UTI in febrile infants and children 2 to 24 months. Subcommittee on Urinary Tract Infection, Steering Committee on Quality Improvement and Management, *Pediatrics* 128(3):595, 2011.

Aboumarzouk OM, Nelson RL: Pregabalin for chronic prostatitis, *Cochrane Database Syst Rev* (8):Art. No.: CD009063, 2012.

Abrams P, Andersson L, Birder L, et al: Fourth International Consultation on Incontinence Recommendations of the International Scientific Committee. Evaluation and treatment of urinary incontinence, pelvic organ prolapse, and fecal incontinence, *Neurourol Urodyn* 29:213–240, 2010.

ACS. *Cancer Facts and Figures 2013*, Atlanta, 2013, American Cancer Society.

Albert X, Huertas I, Pereiro I, et al: Antibiotics for preventing recurrent urinary tract infection in non-pregnant women, *Cochrane Database Syst Rev* (3):CD001209, 2004.

Albertson PC, Hanley JM, Fine J: 20-year outcomes following conservative management of clinically localized prostate cancer, *JAMA* 293:2095–2101, 2005.

Altman BL: Carcinoma of the testis following orchiopexy, *J Urol* 97:498–504, 1967.

American Academy of Family Physicians (AAFP): Clinical recommendations: prostate cancer, *http://www.aafp.org/patient-care/clinical-recommendations/all/prostate-cancer.html*. Accessed February 2013.

American Diabetes Association: Standards of medical care in diabetes—2014, *Diabetes Care* 37(Suppl 1):S14–S80, 2014.

American Urological Association (AUA): *Erectile dysfunction guideline update panel*, Linthicum, MD, 2004, AUA guideline on the pharmacologic management of premature ejaculation.

American Urological Association guideline: *Management of benign prostatic hyperplasia (BPH)*, 2010, American Urological Association Education and Research, Inc.

Anderson J, Anderson K: What to tell parents about circumcisions, *Contemp Pediatr* 16:103, 1999.

Andriole GL, Crawford ED, Grubb RL, Prostate, Lung, Colorectal and Ovarian (PLCO) Project Team, et al: Mortality results from a randomized prostate-cancer screening trial, *N Engl J Med* 360:1310–1319, 2009.

ASCO/AUA: Special Announcement on FDA decision re: dutaseride, 2012. AUAnet.org.

Athanasopoulos A, Perimenis P: Pharmacotherapy of urinary incontinence, *Int Urogynecol J Pelvic Floor Dysfunct* 20:475–482, 2009.

Bacon JL: Pre-pubertal labial abscess: evaluation of a referral population, *Am J Obstet Gynecol* 187:327–331, 2002.

Bao Y, Wei Q: Water for preventing urinary stones, *Cochrane Database Syst Rev* (6):Art. No.: CD004292, 2012.

Barry MJ: Clinical practice: prostate-specific antigen testing for early diagnosis of prostate cancer, *N Engl J Med* 344:1373–1377, 2001.

Barry MJ, O'Leary MP: The development and clinical utility of symptom scores, *Urol Clin North Am* 22:299–307, 1995.

Barthold JS: Abnormalities of the testis and scrotum and their surgical management. In Wein AJ, editor: *Campbell-Walsh urology. Evaluation of the urologic patient*, vol 4, ed 10, Philadelphia, 2011, Saunders.

Beisel B, Hale W, Graves RS, Moreland J: Clinical inquiries: does postcoital voiding prevent urinary tract infection in young women? *J Fam Pract* 51:977, 2002.

Bell CM, Hatch WV, Fischer HD, et al: Association between tamsulosin and serious ophthalmic adverse events in older men following cataract surgery, *JAMA* 301(19):1991–1996, 2009.

Bent S, Nallamothu BK, Simel DL, et al: Does this woman have an acute uncomplicated urinary tract infection? *JAMA* 287:2701–2710, 2002.

Benway BM, Moon TD: Bacterial prostatitis, *Urol Clin North Am* 35:23–32, 2008.

Bergstein J, Leiser J, Andreoli S: The clinical significance of asymptomatic gross and microscopic hematuria in children, *Arch Pediatr Adolesc Med* 159:353–355, 2005.

Bill-Axelson A, Holmberg L, Ruutu M, et al: Radical prostatectomy versus watchful waiting in early prostate cancer, *N Engl J Med* 352:1977–1984, 2005.

Bill-Axelson A, Holmberg L, Ruutu M, et al: Radical prostatectomy versus watchful waiting in early prostate cancer, *N Engl J Med* 364(18):1708–1717, 2014.

Billups KL: Sexual dysfunction and cardiovascular disease: integrative concepts and strategies, *Am J Cardiol* 96(Suppl 12B):57M–61M, 2005.

Bird ST, Delany JAC, Brophy JM, et al: Tamsulosin treatment for benign prostatic hyperplasia and risk of severe hypotension in men aged 40-85 years in the United states: risk window analyses using between and with patient methodology, *BMJ* 347:f6320, 2013.

Biyani CS, Cartledge J, Janetschek G: Varicocele, *Clin Evid* 01:1806, 2009.

Borghi L, Shianchi T, Meschi T, et al: Comparison of two diets for the prevention of recurrent stones in idiopathic hypercalciuria, *N Engl J Med* 346:77–84, 2002.

Boyle R, Hay-Smith EJC, Cody JD, Mørkved S: Pelvic floor muscle training for prevention and treatment of urinary and faecal incontinence in antenatal and postnatal women, *Cochrane Database Syst Rev* (10):Art. No.: CD007471, 2012.

Brehmer M: Imaging for microscopic haematuria, *Curr Opin Urol* 12:155–159, 2002.

Bremnor JD, Sadovsky RS: Evaluation of dysuria in adults, *Am Fam Physician* 65:1589–1596, 2002.

Brenner JS, Ojo A: *Testicular and scrotal masses in children and adolescents*, 2004. http://www.uptodate.com.

Buck HW: Warts (genital), *Clin Evid (Online)* 2010:1602, 2010.

Buntinx F, Wauters H: The diagnostic value of macroscopic haematuria in diagnosing urological cancers: a meta-analysis, *Fam Pract* 14:63–68, 1997.

Caldwell PHY, Nankivell G, Sureshkumar P: Simple behavioural interventions for nocturnal enuresis in children, *Cochrane Database Syst Rev* (7):Art. No.: CD003637, 2013.

Cappelleri JC, Rosen RC: The sexual health inventory for men (SHIM): a 5-year review of research and clinical experience, *Int J Impot Res* 17:307–319, 2005.

Carter HB, Albertsen PC, Barry MJ, et al: *Early detection of prostate cancer: AUA guideline*, Linthicum, MD, 2013, American Urological Association Education and Research, Inc.

Centers for Disease Control and Prevention (CDC): Sexually transmitted disease treatment guidelines, 2010, *MMWR* 59(RR–12):1–109, 2010.

Centers for Disease Control and Prevention (CDC): Sexually transmitted diseases treatment guidelines, 2010: oral cephalosporins no longer recommended treatment for gonococcal infections, *MMWR* 61(31):590–594, 2012.

Chapple A, Ziebland S, Shepperd S, et al: Why men with prostate cancer want wider access to prostate-specific antigen testing: qualitative study, *BMJ* 325:737–741, 2002.

Choe JM: Paraphimosis: current treatment options, *Am Fam Physician* 62:2623–2628, 2000.

Chou R, Croswell JM, Dana T, et al: Screening for prostate cancer: a review of the evidence for the U.S. Preventive Services Task Force, *Ann Intern Med* 155:762–771, 2011.

Clase C: Renal failure (chronic), *Clin Evid* 05:2004, 2011.

Clement KD, Lapitan MCM, Omar MI, Glazener CMA: Urodynamic studies for management of urinary incontinence in children and adults, *Cochrane Database Syst Rev* (10):Art. No.: CD003195, 2013.

Cody JD, Jacobs ML, Richardson K, et al: Oestrogen therapy for urinary incontinence in post-menopausal women, *Cochrane Database Syst Rev* (10):Art. No.: CD001405, 2012.

Coresh J, Astor BC, Greene T, et al: Prevalence of chronic kidney disease and decreased kidney function in the adult U.S. population: Third National Health and Nutrition Examination Survey, *Am J Kidney Dis* 41:1–12, 2003.

Cozzi DA, Mele E, Ceccanti S, et al: Infantile abdominoscrotal hydrocele: a not so benign condition, *Journal of Urology* 180:2611–2615, 2008.

Culclasure TF, Bray VJ, Hasbargen JA: The significance of hematuria in the anticoagulated patient, *Arch Intern Med* 154:649–652, 1994.

Davis R, Jones JS, Barocas DA, et al: *Diagnosis, evaluation and follow-up of asymptomatic microhematuria (AMH) in adults: AUA guideline*, 2012, American Urological Association Education and Research, Inc.

Del Rio C, Hall G, Holmes K, et al: Update on CDC's *sexually transmitted diseases treatment guidelines*, 2010: oral cephalosporins no longer recommended treatment for gonococcal infections, *MMWR* 61(31):590–594, 2012.

Del Rio C, Hall G, Hook EW, et al: Update to CDC's sexually transmitted diseases treatment guidelines 2006: fluoroquinolones no longer recommended for treatment of gonococcal infections, *MMWR* 56(14):332–336, 2007.

Deshpande AV, Caldwell PHY, Sureshkumar P: Drugs for nocturnal enuresis in children (other than desmopressin and tricyclics), *Cochrane Database Syst Rev* (12):Art. No.: CD002238, 2012.

Dhote R, Thiounn N, Debré B, Vidal-Trecan G: Risk factors for adult renal cell carcinoma, *Urol Clin North Am* 31:237–247, 2004.

Dodge WF, West EF, Smith EH, Bruce H III: Proteinuria and hematuria in school children: Epidemiology and early natural history, *J Pediatr* 88:327–347, 1976.

Dogra VS, Gottlieb RH, Oka M, Rubens DJ: Sonography of the scrotum, *Radiology* 227:18–36, 2003.

Dull P, Reagan RW, Bahnson RR: Managing benign prostatic hyperplasia, *Am Fam Physician* 66:77–84, 2002.

Dumoulin C, Hay-Smith EJC, Mac Habée-Séguin G: Pelvic floor muscle training versus no treatment, or inactive control treatments, for urinary incontinence in women, *Cochrane Database Syst Rev* (5):Art. No.: CD005654, 2014.

Escribano J, Balaguer A, Roqué i Figuls M, et al: Dietary interventions for preventing complications in idiopathic hypercalciuria, *Cochrane Database Syst Rev* (2):Art. No.: CD006022, 2014.

Esposito K, Giugliano F, Di Palo C, et al: Effect of lifestyle changes on erectile dysfunction in obese men, *JAMA* 291:2978–2984, 2004.

Farhat W, Bagli DJ, Capolicchio G, et al: The dysfunctional voiding scoring system: quantitative standardization of dysfunctional voiding systems in children, *J Urol* 164:1011–1015, 2000.

Fihn SD: Acute uncomplicated urinary tract infection in women, *N Engl J Med* 349:259–266, 2003.

Fink HA, MacDonald R, Rutks IR: Sildenafil for male erectile dysfunction: a systematic review and meta-analysis, *Arch Intern Med* 162:1349–1360, 2002.

Fisher M: Clinical inquiries: is prostate-specific antigen (PSA) screening indicated for any subgroup of men? *J Fam Pract* 51:113, 2002.

Foxman B: Epidemiology of urinary tract infection: incidence, morbidity and economic costs, *Am J Med* 113:5S–13S, 2002.

Fung MM, Bettencourt R, Barrett-Connor E: Heart disease risk factors predict erectile dysfunction 25 years later, *J Am Coll Cardiol* 43:1405–1411, 2004.

Gallagher EJ, Schwartz E, Weinstein RS: Performance characteristics of urine dipsticks stored in open containers, *Am J Emerg Med* 8:121–123, 1990.

Gandaglia G, Briganti A, Jackson G, et al: A systematic review of the association between erectile dysfunction and cardiovascular disease, *Eur Urol* 65(5):968–978, 2014.

Gerber GS, Brendler CB: In Wein AJ, editor: *Campbell-Walsh urology. Evaluation of the urologic patient*, vol 1, ed 10, Philadelphia, 2011, Saunders.

Ginsberg JM, Chang BS, Matarese RA, et al: Use of single voided urine sample to estimate quantitative proteinuria, *N Engl J Med* 309:1543–1546, 1983.

Glazener CMA, Evans JHC: Desmopressin for nocturnal enuresis in children, *Cochrane Database Syst Rev* (3):CD002112, 2002.

Glazener CMA, Evans JHC, Peto RE: Tricyclic and related drugs for nocturnal enuresis in children, *Cochrane Database Syst Rev* (3):Art. No.: CD002117, 2003.

Glazener CMA, Evans JHC, Peto RE: Complex behavioural and educational interventions for nocturnal enuresis in children, *Cochrane Database Syst Rev* (1):Art. No.: CD004668, 2004.

Glazener CMA, Evans JHC, Peto RE: Alarm interventions for nocturnal enuresis in children, *Cochrane Database Syst Rev* (2):Art. No.: CD002911, 2005.

Gormley EA, Lightner DJ, Burgio KL, American Urological Association; Society of Urodynamics, Female Pelvic Medicine & Urogenital Reconstruction, et al: Diagnosis and treatment of overactive bladder (non-neurogenic) in adults: AUA/SUFU guideline, *J Urol* 188(6 Suppl):2455–2463, 2012.

Grabe M, Bjerklund-Johansen TE, Botto H, et al: *Guidelines on urological infections*, The Netherlands, 2011, European Association of Urology.

Graham JC, Galloway A: The laboratory diagnosis of urinary tract infections, *J Clin Pathol* 54:911–919, 2001.

Griebling TL: Urinary incontinence in the elderly, *Clin Geriatr Med* 25:445–457, 2009.

Grossfeld GD, Litwin MS, Wolf JS, et al: Evaluation of asymptomatic microscopic hematuria in adults: the American Urological Association best practice policy, part I. Definition, detection, prevalence, and cause, *Urology* 57:599–603, 2001a.

Grossfeld GD, Litwin MS, Wolf JS, et al: Evaluation of asymptomatic microscopic hematuria in adults: the American Urological Association best practice policy. Part II. Patient evaluation, cytology, voided markers, imaging, cystoscopy, nephrology evaluation, and follow-up, *Urology* 57:604–610, 2001b.

Guay DR: Duloxetine for management of stress urinary incontinence, *Am J Geriatr Pharmacother* 3:25–38, 2005.

Gupta K, Hooton TM, Naber KG, et al: International clinical practice guidelines for the treatment of acute uncomplicated cystitis and pyelonephritis in women: A 2010 update by the Infectious Diseases Society of America and the European Society for Microbiology and Infectious Diseases, *Clin Infect Dis* 52(5):e103–e120, 2011.

Hagan JF, Shaw JS, Duncan PM, editors: *Bright futures guidelines for health supervision of infants, children and adolescents*, ed 3, Elk Grove Village, IL, 2008, American Academy of Pediatrics.

Hanno PM, Wein AJ: *A clinical manual of urology*, Norwalk, Conn, 1987, Appleton-Century-Crofts.

Hanno PM, Burks DA, Clemens JQ, Interstitial Cystitis Guidelines Panel of the American Urological Association Education and Research, Inc, et al: *Diagnosis and treatment of interstitial cystitis/bladder pain syndrome*, Linthicum, MD, 2011, American Urological Association.

Harisinghani MG, Barentsz J, Hahn PF, et al: Noninvasive detection of clinically occult lymph node metastases in prostate cancer, *N Engl J Med* 348:2491–2499, 2003.

Hartmann K, Viswanathan M, Palmieri R, et al: Outcomes of routine episiotomy: a systematic review, *JAMA* 293:2141–2148, 2005.

Harvey P, Basuita A, Endersby D, et al: A systematic review of the diagnostic accuracy of prostate-specific antigen, *BMC Urol* 9:14, 2009.

Hayes J, Barry MJ: Screening for prostate cancer with the prostate-specific antigen test: a review of current evidence, *JAMA* 311(11):1143–1149, 2014.

Haylen BT, de Ridder D, Freeman RM, et al: An International Urogynecological Association (IUGA)/International Continence Society (ICS) joint report on the terminology for female pelvic floor dysfunction, *Neurourol Urodyn* 29:4, 2010.

Hellstrom A, Hanson E, Hansson S, et al: Association between urinary symptoms at 7 years old and previous urinary tract infections, *Arch Dis Child* 66:232–234, 1991.

Hendrix SL, Cochrane BB, Nygaard IE, et al: Effects of estrogen with and without progestin on urinary incontinence, *JAMA* 293:935–948, 2005.

Herbison P, Hay-Smith J, Ellis G, Moore K: Effectiveness of anticholinergic drugs compared to placebo in the treatment of overactive bladder: systematic review, *BMJ* 326:841–844, 2003.

Hersh L, Salzman B: Clinical management of urinary incontinence in women, *Am Fam Physician* 87(9):634–640, 2013.

Hoberman A, Charron M, Hickey RW, et al: Imaging studies after a first febrile urinary tract infection in young children, *N Engl J Med* 348:195–202, 2003.

Hogg RJ, Portman RJ, Milliner D, et al: Evaluation and management of proteinuria and nephrotic syndrome in children: Recommendations from a pediatric nephrology panel established at the national kidney foundation conference on proteinuria, albuminuria, risk, assessment, detection, and elimination (PARADE), *Pediatrics* 105:1242–1249, 2000.

Hollier LM, Straub H: Genital herpes, *Clin Evid (Online)* 1603:2011, 2011.

Holmberg L, Bill-Axelson A, Helgesen F, et al: A randomized trial comparing radical prostatectomy with watchful waiting in early prostate cancer, *N Engl J Med* 347:781–789, 2002.

Hsiao C, Cherry DK, Beatty PC, Rechtsteiner EA: *National ambulatory medical care survey: 2007 summary. National health statistics reports; no. 27*, Hyattsville, Md, 2010, National Center for Health Statistics.

Huang HP, Lai YC, Tsai IJ, et al: Renal ultrasonography should be done routinely in children with first urinary tract infections, *Urology* 71:439–443, 2008.

Huang T, Shu X, Huang YS, Cheuk DKL: Complementary and miscellaneous interventions for nocturnal enuresis in children, *Cochrane Database Syst Rev* (12):Art. No.: CD005230, 2011. doi: 10.1002/14651858.CD005230.pub2.

Ilic D, Forbes KM, Hassed C: Lycopene for the prevention of prostate cancer, *Cochrane Database Syst Rev* (11):Art. No.: CD008007, 2011. doi: 10.1002/14651858.CD008007.pub2.

Ilic D, Neuberger MM, Djulbegovic M, Dahm P: Screening for prostate cancer, *Cochrane Database Syst Rev* (1):Art. No.: CD004720, 2013.

Ismaili K, Avni FE, Wissing KM, et al: Long-term clinical outcome of infants with mild and moderate fetal pyelectasis: validation of neonatal ultrasound as a screening tool to detect significant nephrouropathies, *J Pediatr* 144:759–765, 2004.

Jepson RG, Williams G, Craig JC: Cranberries for preventing urinary tract infections, *Cochrane Database Syst Rev* (10):Art. No.: CD001321, 2012.

Job JC, Canlorbe P, Garagorri JM: Hormonal therapy of cryptorchidism with human chorionic gonadotrophin, *Urol Clin North Am* 9:405, 1982.

Johansson J, Andrén O, Andersson S, et al: Natural history of early, localized prostate cancer, *JAMA* 291:2713–2719, 2004.

Johnson CA, Levey AS, Coresh J, et al: Clinical practice guidelines for chronic kidney disease in adults. Part II. Glomerular filtration rate, proteinuria, and other markers, *Am Fam Physician* 70:1091–1097, 2004.

Kahn BS, Stanford EJ, Mishell DR, et al: Management of patients with interstitial cystitis or chronic pelvic pain of bladder origin: a consensus report, *Curr Med Res Opin* 21:509–516, 2005.

Kass EJ: Adolescent varicocele, *Pediatr Clin North Am* 48:1559–1567, 2001.

Khadra MH, Pickard RS, Charlton M, et al: A prospective analysis of 1,930 patients with hematuria to evaluate current diagnostic practice, *J Urol* 163:524–527, 2000.

Khera M, Goldstein I: Erectile dysfunction, *Clin Evid* 06:1803, 2011.

Kiddoo D: Nocturnal enuresis, *Clin Evid* 01:305, 2011.

Kinkade S: Testicular cancer, *Am Fam Physician* 59:2539–2544, 1999.

Klein EA, Thompson IM Jr, Tangen CM, et al: Vitamin E and the risk of prostate cancer: the selenium and vitamin E cancer prevention trial (SELECT), *JAMA* 306(14):1549–1556, 2011.

Kobashi KC: Evaluation of patients with urinary incontinence and pelvic prolapse. In Wein AJ, editor: *Campbell-Walsh urology*, vol 3, ed 10, Philadelphia, 2011, Saunders.

Kramer BS, Hagerty KL, Justman S, et al: Use of 5α-reductase inhibitors for prostate cancer chemoprevention: American Society of Clinical Oncology/American Urological Association 2008 clinical practice guideline, *J Urol* 181:1642–1657, 2009.

Krieger JN, Riley DE, Cheah PY, et al: Epidemiology of prostatitis: new evidence for a worldwide problem, *World J Urol* 21:70–74, 2003.

Kryszczuk K, Kelsberg G, Rich J, DePietropaolo D: Should we screen adults for asymptomatic microhematuria? *J Fam Pract* 53:150–153, 2004.

Larcombe J: Urinary tract infection in children, *Clin Evid (Online)* 2010:0306, 2010.

Larkin GL, Peacock WF, Pearl SM, et al: Efficacy of ketorolac tromethamine versus meperidine in the ED treatment of acute renal colic, *Am J Emerg Med* 17:6–10, 1999.

Layton KL: Diagnosis and management of pediatric urinary tract infections, *Clin Fam Pract* 5:367–383, 2003.

Le B, Schaeffer AJ: Chronic prostatitis, *Clin Evid* 07:1802, 2011.

Lee MD, Lin CC, Huang FY, et al: Screening young children with a first febrile urinary tract infection for high-grade vesicoureteral reflux with renal ultrasound scanning and technetium-99m-labeled dimercaptosuccinic acid scanning, *J Pediatr* 154:797–802, 2009.

Lemack GE: Urodynamic assessment of patients with stress incontinence: how effective are urethral pressure profilometry and abdominal leak point pressures at case selection and predicting outcome? *Curr Opin Urol* 14:307–311, 2004.

Levey AS, Bosch JP, Breyer-Lewis J, et al: A more accurate method to estimate glomerular filtration rate from serum creatinine: a new prediction equation, *Ann Intern Med* 130:461–470, 1999.

Levey AS, Coresh J, Balk E, et al: National Kidney Foundation practice guidelines for chronic kidney disease: evaluation, classification, and stratification, *Ann Intern Med* 139:137–147, E148–E149, 2003.

Lewis RW, Munarriz R: Vascular surgery for erectile dysfunction. In Wein AJ, editor: *Campbell-Walsh urology*, vol 1, ed 9, Philadelphia, 2007, Saunders.

Lifshitz E, Kramer L: Outpatient urine culture—does collection technique matter? *Arch Intern Med* 160:2537–2540, 2000.

Lin K, Fajardo K: *Screening for asymptomatic bacteriuria in adults: evidence for the U.S. Preventive Services Task Force Reaffirmation Recommendation Statement. AHRQ Pub No 08-05120-EF-3*, Rockville, Md, 2008, Agency for Healthcare Research and Quality. http://www.ahrq.gov/clinic/uspstf08/asymptbact/asbactart.htm.

Lippman SM, Klein EA, Goodman PJ, et al: Effect of selenium and vitamin E on risk of prostate cancer and other cancers: the selenium and vitamin E cancer prevention trial (SELECT), *JAMA* 301:39–51, 2009.

Lipsky B: Prostatitis and urinary tract infection in men: what's new, what's true? *Am J Med* 106:327–334, 1999.

Lipsky B, Byren I, Hoey CT: Treatment of bacterial prostatitis, *Clin Infect Dis* 50(12):1641–1652, 2010.

Little B, White M: Treatment options for paraphimosis, *Int J Clin Pract* 59:591–593, 2004.

Lopez R, Smith P, Thering A: Clinical inquiries: what are the indications for urodynamic testing in older adults with incontinence? *J Fam Pract* 51:1077, 2002.

Lotan Y, Cadeddu JA, Roerhborn CG, et al: Cost-effectiveness of medical management strategies for nephrolithiasis, *J Urol* 172:2275–2281, 2004.

Lue TF: Erectile dysfunction, *N Engl J Med* 342:1802–1813, 2000.

Lutters M, Vogt N: Antibiotic duration for treating uncomplicated, symptomatic lower urinary tract infections in elderly women, *Cochrane Database Syst Rev* (3):CD001535, 2002.

Madhuvrata P, Cody JD, Ellis G, et al: Which anticholinergic drug for overactive bladder symptoms in adults, *Cochrane Database Syst Rev* (1):Art. No.: CD005429, 2012.

Marinkovic SP, Moldwin R, Gillen LM, Stanton SL: The management of interstitial cystitis or painful bladder syndrome in women, *BMJ* 339:337–342, 2009.

Mayoglou L, Dulabon L, Martin-Alguacil N, et al: Success of treatment modalities for labial fusion: a retrospective evaluation of topical and surgical treatments, *J Pediatr Adolesc Gynecol* 22:247–250, 2009.

McConnell JD, Roehrborn CG, Bautista OM, et al: The long-term effect of doxazosin, finasteride, and combination therapy on the clinical progression of benign prostatic hyperplasia, *N Engl J Med* 349:2387–2398, 2003.

McDonald MM, Swagerty D, Wetzel L: Assessment of microscopic hematuria in adults, *Am Fam Physician* 73:1748–1754, 2006.

McIsaac WJ, Low DE, Biringer A, et al: The impact of empirical management of acute cystitis on unnecessary antibiotic use, *Arch Intern Med* 162:600–605, 2002.

McMahon CG, Althof S, Waldinger MD, International Society for Sexual Medicine Ad Hoc Committee for Definition of Premature Ejaculation, et al: An evidence-based definition of lifelong premature ejaculation: report of the International Society for Sexual Medicine Ad Hoc Committee for the definition of premature ejaculation, *BJU Int* 102:338–350, 2008.

McNaughton-Collins M: The impact of chronic prostatitis/chronic pelvic pain syndrome on patients, *World J Urol* 21:86–89, 2003.

McNaughton-Collins M, Joyce GF, Wise M, Pontari MA: Prostatitis. In Litwin MS, Saigal CS, editors: *Urologic diseases in America*, Washington, DC, 2007, US Government Printing Office, p 13.

McNaughton-Collins M, MacDonald R, Wilt T: Interventions for chronic abacterial prostatitis, *Cochrane Database Syst Rev* (1):CD002080, 2001.

McNaughton-Collins M, Ransohoff DF, Barry MJ: Early detection of prostate cancer: serendipity strikes again, *JAMA* 278:1516–1519, 1997.

McNaughton-Collins M, Wilt T: Allopurinol for chronic prostates, *Cochrane Database Syst Rev* (4):CD001041, 2002.

McNicholas T, Kirby R: Benign prostatic hyperplasia and male lower urinary tract symptoms (LUTS), *Clin Evid* 08:1801, 2011.

McVary KT: Erectile dysfunction, *N Engl J Med* 357:2472–2481, 2007.

Medina-Bombardó D, Jover-Palmer A: Does clinical examination aid in the diagnosis of urinary tract infection in women? A systematic review and meta-analysis, *BMC Fam Pract* 12:111, 2011.

Melnik T, Althof S, Atallah ÁN, et al: Psychosocial interventions for premature ejaculation, *Cochrane Database Syst Rev* (8):Art. No.: CD008195, 2011.

Melville JL, Katon WK, Delaney K, Newton K: Urinary incontinence in U.S. women: a population-based study, *Arch Intern Med* 165:537–542, 2005.

Mikhail N: Management of erectile dysfunction by the primary care physician, *Clev Clin J Med* 72:293–311, 2005.

Milo G, Katchman E, Paul M, et al: Duration of antibacterial treatment for uncomplicated urinary tract infection in women, *Cochrane Database Syst Rev* (2):CD004682, 2005.

Montague DK, Jarow JP: *Chairs—Erectile dysfunction guideline update panel. The management of erectile dysfunction: an update*, 2007, American Urological Association Education and Research, Inc.

Montini G, Toffolo A, Zucchetta P, et al: Antibiotic treatment for pyelonephritis in multicentre randomized controlled non-inferiority trial, *BMJ* 335:386–392, 2007.

National Cancer Institute (NCI): *Bladder and other urothelial cancers: screening (PDQ)*, 2013a. http://www.cancer.gov/cancertopics/pdq/screening/bladder/healthprofessional. Accessed February 2014.

NCI: *Renal cell cancer: treatment*, 2013b. http://www.cancer.gov/cancertopics/pdq/treatment/renalcell/healthprofessional.

NCI: *Testicular cancer: screening*, 2013c. http://www.cancer.gov/cancertopics/pdq/screening/testicular/healthprofessional.

NCI: *Testicular cancer: treatment*, 2013d. http://www.cancer.gov/cancertopics/pdq/treatment/testicular/HealthProfessional.

NCI: *Wilms' tumor and other childhood kidney tumors: treatment*, 2013e. http://www.cancer.gov/cancertopics/pdq/treatment/wilms/healthprofessional.

Nelson WG, De Marzo AM, Isaacs WB: Prostate cancer, *N Engl J Med* 394:366–381, 2003.

Neumann I, Moore P: Pyelonephritis (acute) in non-pregnant women, *Clin Evid* 01:807, 2011.

Nicolle LE: Uncomplicated urinary tract infection in adults including uncomplicated pyelonephritis, *Urol Clin North Am* 35:1–12, 2008.

Nickel JC, Shoskes D, Wany Y, et al: How does the pre-massage and postmassage 2-glass test compare to the Meares-Stamey 4-glass test in men with chronic prostatitis/chronic pelvic pain syndrome? *J Urol* 176(1):119–124, 2006.

NIH Consensus Development Panel on Impotence: National Institutes of Health consensus conference, *Impotence. JAMA* 270:83–90, 1993.

Onwude J: Stress incontinence, *Clin Evid* 04:808, 2009.

Parmar MS: Kidney stones, *BMJ* 328:1420–1424, 2004.

Parsons JK, Mougey J, Lambert L, et al: Lower urinary tract symptoms increase the risk of falls in older men, *BJU Int* 104:63–68, 2009.

Pearle MS, Goldfarb DS, Assimos DG, American Urological Association: *Medical management of kidney stones: AUA guideline*, 2014.

Peitrow PK, Pope JC, Adams MC, et al: Clinical outcomes of pediatric stone disease, *J Urol* 167:670–673, 2002.

Perletti G, Marras E, Wagenlehner FME, Magri V: Antimicrobial therapy for chronic bacterial prostatitis, *Cochrane Database Syst Rev* (8):Art. No.: CD009071, 2013.

Persaud AC, Stevenson MD, McMahon DR, Christopher NC: Pediatric urolithiasis: clinical predictors in the emergency department, *Pediatrics* 124:888–893, 2009.

Pillai SB, Bassner GE: Pediatric testicular problems, *Pediatr Clin North Am* 45:813–830, 1998.

Preminger GM, Tiselius H, Assimos DG, American Urological Association Education and Research, Inc; European Association of Urology, et al: 2007 Guideline for management of ureteral calculi, *Eur Urol* 52(6):1610–1631, 2007.

Punglia RS, D'Amico AV, Catalona WJ, et al: Effect of verification bias on screening for prostate cancer by measurement of prostate-specific antigen, *N Engl J Med* 349:335–342, 2003.

Ramakrishnan K, Scheid DC: Diagnosis and management of acute pyelonephritis in adults, *Am Fam Physician* 71:933–942, 2005.

Raz R, Chazan B, Dan M: Cranberry juice and urinary tract infection, *Clin Infect Dis* 38:1413–1419, 2004.

Reddy S, Jain V, Dubey M, et al: Local steroid therapy as first-line treatment for boys with symptomatic phimosis-a long-term prospective study, *Acta Paediatr* 101(3):130–133, 2012.

Ringdahl E, Teague L: Testicular torsion, *Am Fam Physician* 74:1739–1743, 2006.

RIVUR Trial Investigators: Antimicrobial prophylaxis for children with vesicoureteral reflux, *N Engl J Med* 370(25):2367–2376, 2014.

Rudkin L, Taylor MJ, Hawton K: Strategies for managing sexual dysfunction induced by antidepressant medication, *Cochrane Database Syst Rev* (18):CD003382, 2004.

Schappert SM, Rechtsteiner EA: Ambulatory medical care utilization estimates for 2007. National Center for Health Statistics, *Vital Health Stat* 13(169):2011.

Schmitz D, Safranek S: FPIN Clinical inquiries: how useful is a physical exam in diagnosing testicular torsion? *J Fam Pract* 58:433–434, 2009.

Schneck FX, Bellinger MF: Abnormalities of the testes and scrotum and their surgical management. In Wein AJ, editor: *Campbell-Walsh Urology*, vol 4, ed 9, Philadelphia, 2007, Saunders.

Scholes D, Hooton TM, Roberts PL, et al: Risk factors associated with acute pyelonephritis in healthy women, *Ann Intern Med* 142:20–27, 2005.

Schroeder AR, Newman TB, Wasserman RC, et al: Choice of urine collection methods for the diagnosis of urinary tract infection in young, febrile infants, *Arch Pediatr Adolesc Med* 159:915–922, 2005.

Schroder FH, Hugosson J, Roobol MJ, et al: European Randomized Study of Screening for Prostate Cancer (ERSPC). Screening and prostate-cancer mortality in a randomized European study, *N Engl J Med* 360:1320–1328, 2009.

Schulman CC: Lower urinary tract symptoms/benign prostatic hyperplasia: minimizing morbidity caused by treatment, *Urology* 62:24–33, 2003.

Schwartz K, Deschere B, Xu J: Screening for prostate cancer: who and how often? *J Fam Pract* 54:586–596, 2005.

Schwinn DA, Price DT, Narayan P: α_1-Adrenoreceptor subtype selectivity and lower urinary tract symptoms, *Mayo Clin Proc* 79:1423–1434, 2004.

Scottish Intercollegiate Guidelines Network (SIGN): *Management of urinary incontinence in primary care: a national clinical guideline*, 2004. http://www.sign.ac.uk.

Sen A: Recurrent cystitis in non-pregnant women, *Clin Evid (Online)* 2008:0801, 2008.

Sharma P, Blackburn RC, Parke CL, et al: Angiotensin-converting enzyme inhibitors and angiotensin receptor blockers for adults with early (stage 1 to 3) non-diabetic chronic kidney disease, *Cochrane Database Syst Rev* (10):Art. No.: CD007751, 2011.

Sharp VJ, Takacs EB, Powell CR: Prostatitis: diagnosis and treatment, *Am Fam Physician* 82(4):397–406, 2010.

Shaw EJ, Mitchell GC, Tan RB, et al: The non-surgical treatment of Peyronie Disease: 2013 update, *World J Mens Health* 31(3):183–192, 2013.

Sheafor DH, Hertzberg BS, Freed KS: Nonenhanced helical CT and ultrasound in the emergency evaluation in patients with renal colic: prospective comparison, *Radiology* 217:792–797, 2000.

Shlipak M: Diabetic nephropathy, *Clin Evid* 01:606, 2009.

Shouman AM, Ghoneim IA, ElShenoufy A, Ziada AM: Safety of ungated shockwave lithotripsy in pediatric patients, *J Pediatr Urol* 5:119–121, 2009.

Simati B, Kriegsman W, Safrenek S: FPIN Clinical Inquiries: Dipstick urinalysis for the diagnosis of acute UTI, *Am Fam Physician* 87(10):2013. online.

Simerville JA, Maxted WC, Pahira JJ: Urinalysis: a comprehensive review, *Am Fam Physician* 71:1153–1162, 2005.

Siomou E, Giapros V, Fotopoulos A, et al: Implications of ^{99m}Tc-DMSA scintigraphy performed during urinary tract infection in neonates, *Pediatrics* 124:881–887, 2009.

Smith DP, King MT, Egger S, et al: Quality of life three years after diagnosis of localized prostate cancer: population-based cohort study, *BMJ* 339:b4817, 2009.

Springberg PD, Garrett LE, Thompson AL, et al: Fixed and reproducible orthostatic proteinuria: results of a 20-year follow-up study, *Ann Intern Med* 97:516–519, 1982.

Srivastava T, Alon U: Urolithiasis in adolescent children, *Adolesc Med* 16:87–109, 2005.

Stange KC, Zyzanski SJ, Jaén CR, et al: Illuminating the "black box": a description of 4454 patient visits to 138 family physicians, *J Fam Pract* 46:377–389, 1998.

Stapleton FB: Hematuria associated with hypercalciuria and hyperuricosuria: a practical approach, *Pediatr Nephrol* 8:756–761, 1994.

Stephens MB, Wilder L: Is screening urinalysis in children worthwhile? *J Fam Pract* 52:894–895, 2003.

Stevermer JJ, Easley SK: Treatment of prostatitis, *Am Fam Physician* 61:3015–3022, 3025–3026, 2000.

Stewart WF, Van Rooyen JB, Cundiff GW, et al: Prevalence and burden of overactive bladder in the United States, *World J Urol* 20:327–336, 2003.

Sturpe DA, Mertens MK, Scoville C: Clinical inquiries: what are the treatment options for SSRI-related sexual dysfunction? *J Fam Pract* 51:681, 2002.

Tacklind J, MacDonald R, Rutks I, et al: *Serenoa repens* for benign prostatic hyperplasia, *Cochrane Database Syst Rev* (12):Art. No.: CD001423, 2012.

Tebruegge M, Misra I, Nerminathan V: Is the topical application of oestrogen cream an effective intervention in girls suffering from labial adhesion? *Arch Dis Child* 92:268–271, 2007.

Teichman JMH: Acute renal colic from ureteral calculus, *N Engl J Med* 350:684–693, 2004.

Teunissen TAM, de Jonge A, van Weel C, Lagro-Janssen ALM: Treating urinary incontinence in the elderly—conservative measures that work: a systematic review, *J Fam Pract* 53:25–32, 2004.

Theidke CC: Nocturnal enuresis, *Am Fam Physician* 67:1499–1506, 2003.

Thomas A, Woodard C, Rovner ES, Wein AJ: Urologic complications of nonurologic medications, *Urol Clin North Am* 30:123–131, 2003.

Thompson IM, Ankerst DP, Chi C, et al: Operating characteristics of prostate-specific antigen in men with an initial PSA level of 3.0 ng/mL or lower, *JAMA* 294:66–70, 2005.

Thompson IM, Goodman PJ, Tangen CM, et al: The influence of finasteride on the development of prostate cancer, *N Engl J Med* 349:215–224, 2003.

Thompson IM, Pauler DK, Goodman PJ, et al: Prevalence of prostate cancer among men with a prostate-specific antigen level <4.0 ng/mL, *N Engl J Med* 350:2239–2246, 2004.

Thompson IM, Tangen CM, Goodman PJ, et al: Erectile dysfunction and subsequent cardiovascular disease, *JAMA* 294:2996–3002, 2005.

Thorpe A, Neal D: Benign prostatic hyperplasia, *Lancet* 361:1359–1367, 2003.

Tomlinson JM, Wright D: Impact of erectile dysfunction and its subsequent treatment with sildenafil: qualitative study, *BMJ* 328:1037, 2004.

Trachtman H, Bergwerk A, Gauthier B: Isolated proteinuria in children, *Clin Pediatr.* 468-472:1994.

Tseng TY, Preminger GM: Kidney stones, *Clin Evid* 11:2003, 2011.

U.S. Preventive Services Task Force (USPSTF): *Screening for genital herpes: recommendation statement.* AHRQ Pub No 05-0573-A, Rockville, Md, 2005, Agency for Healthcare Research and Quality. http://www.ahrq.gov/clinic/uspstf05/herpes/herpesrs.htm.

U.S. Preventive Services Task Force (USPSTF): Screening for asymptomatic bacteruria in adults: USPSTF reaffirmation recommendation statement, *Ann Intern Med* 149:43–47, 2008.

U.S. Preventive Services Task Force (USPSTF): Screening for bladder cancer: United States Preventive Services Task Force recommendation statement, *Ann Intern Med* 155:246–251, 2011a.

U.S. Preventive Services Task Force (USPSTF): Screening for testicular cancer: U.S. Preventive Services Task Force reaffirmation recommendation statement, *Ann Intern Med* 154:483–486, 2011b.

U.S. Preventive Services Task Force (USPSTF): Screening for prostate cancer: U.S. Preventive Services Task Force recommendation statement, *Ann Intern Med* 157:120–134, 2012.

VanDommelen P, Kamphuis M, vanLeerdam FJM, et al: The short- and long-term effects of simple behavioral interventions for nocturnal enuresis in young children: a randomized controlled trial, *J Pediatr* 154:662–666, 2009.

Vaillancourt S, McGillivray D, Zhang X, Kramer MS: To clean or not to clean: effect on contamination rates in midstream urine collections in toilet-trained children, *Pediatrics* 119(6):e1288, 2007.

Vaughan ED, Wyker AW: Effect of osmolality on the evaluation of microscopic hematuria, *J Urol* 105:709–711, 1971.

Vehaskari VM, Rapola J, Koskimies O, et al: Microscopic hematuria in school children: Epidemiology and clinicopathologic evaluation, *J Pediatr* 95:676–684, 1979.

Venkat KK: Proteinuria and microalbuminuria in adults: significance, evaluation, and treatment, *South Med J* 97:969–979, 2004.

Wallace SA, Roe B, Williams K, Palmer M: Bladder training for urinary incontinence in adults, *Cochrane Database Syst Rev* (1):Art. No.: CD001308, 2004.

Wagenlehner FME, Naber KG: Prostatitis: the role of antibiotic treatment, *World J Urol* 21:105–108, 2003.

Weiss JP, Blaivas JG: Nocturia, *J Urol* 163:5–12, 2000.

Wertz K, Siler U, Goralczyk R: Lycopene: modes of actions to promote prostate health, *Arch Biochem Biophys* 430:127–134, 2004.

White JR: *Evidence report for imaging in the management of ureteral calculous disease*, 2012, American Urological Association.

Wilkinson J, Bass C, Diem S, et al: *Institute for Clinical Systems Improvement. Preventive services for adults*, Bloomington, MN, 2013a, ISCI.

Wilkinson J, Bass C, Diem S, et al: *Institute for Clinical Systems Improvement. Preventive services for children and adolescents*, Bloomington, MN, 2013b, ISCI. Updated September.

Williams G, Craig JC: Long-term antibiotics for preventing recurrent urinary tract infection in children, *Cochrane Database Syst Rev* (3):Art. No.: CD001534, 2011.

Wilt TJ, Howe RW, Rutks I, MacDonald R: Terazosin for benign prostatic hyperplasia, *Cochrane Database Syst Rev* 9:2011.

Wilt T, MacDonald R, Hagerty K, et al: 5α-Reductase inhibitors for prostate cancer prevention, *Cochrane Database Syst Rev* (2):CD007091, 2008.

Wilt TJ, Brawer MK, Jones KM, Prostate Cancer Intervention versus Observation Trial (PIVOT) Study Group, et al: Radical prostatectomy versus observation for localized prostate cancer, *N Engl J Med* 367:203–213, 2012.

Wolf AM, Etzioni RB, Thompson IM, American Cancer Society Prostate Cancer Advisory Committee, et al: American Cancer Society guideline for the early detection of prostate cancer: update 2010, *CA Cancer J Clin* 60:70–98, 2010.

Wood HM, Elder JS: Cryptorchidism and testicular cancer: separating fact from fiction, *J Urol* 181(2):452–461, 2009.

Xu J, et al: Patient perspective on watchful waiting/active surveillance for localized prostate cancer, *J Am Board Fam Med* 25(6):2012.

Yamacake K, Nguyen HT: Current management of antenatal hydronephrosis, *Pediatr Nephrol* 28:237–243, 2013.

Yun EJ, Meng MV, Carroll PR: Evaluation of the patient with hematuria, *Med Clin North Am* 88:329–343, 2004.

Zampieri N, Corropolo M, Camoglio FS, et al: Phimosis: stretching methods with or without application of topical steroids, *J Pediatr* 147:2005.

网络资源

nkdep.nih.gov/lab-evaluation/gfr-calculators.shtml National Kidney Disease Education Program's glomerular filtration rate calculators.

nkdep.nih.gov/professionals/index.htm National Kidney Disease Education Program site on chronic kidney disease with guidelines and glomerular filtration rate calculators for adults and children.

phil.cdc.gov/phil The Centers for Disease Control and Prevention's Public Health Image Library.

www.aafp.org/online/en/home/clinical/exam/p-t.html American Academy of Family Physicians. Recommendations for clinical preventive services.

www.auanet.org American Urological Association. Guidelines and patient education resources.

www.cancer.gov The National Cancer Institute's main site, with information on various cancers and treatment.

www.cancer.org/docroot/PED/content/PED American Cancer Society. Guidelines for early cancer detection.

www.cdc.gov/STD/treatment/default.htm Centers for Disease Control and Prevention. Guidelines for treating sexually transmitted diseases.

http://www.ncbi.nlm.nih.gov/pubmedhealth/PMH0033859/ International Prostate Symptom Score.

www.kidney.org/professionals/kdoqi/guidelines_ckd/p9_approach.htm. National Kidney Foundation/Kidney Disease Quality Initiative. Clinical practice guidelines for chronic kidney disease, including evaluation, classification, and stratification.

www.prostatitis.org/symptomindex.html The National Institutes of Health's Chronic Prostatitis Symptom Index.

http://www.prostatitis.org/symptomindex.html The National Institutes of Health's Chronic Prostatitis Symptom Index.

附表 40-1 泌尿系统副作用药物

副作用	机制	药品类别	举例
急性肾功能衰竭	肾毒性	抗生素	氨基糖苷类、青霉素类、头孢菌素类、两性霉素
		化疗	顺铂
		非甾体抗炎药	布洛芬
		抗惊厥	苯妥因
膀胱癌	丙烯醛毒性	化疗	环磷酰胺
射精功能障碍	膀胱出口交感神经损伤	α受体拮抗剂	Doxazosin、哌唑嗪、特拉唑嗪、盐酸坦索罗辛、α-甲基多巴
	多受体阻断剂	抗精神病药物	吩噻嗪类
		抗抑郁药物	SSRIs 类药物
		降压药物	拉贝洛尔
		5α-还原酶抑制剂	非那雄胺，度他雄胺
附睾炎	附睾头浓度增加	抗心律失常药物药物	胺碘酮
勃起功能障碍	降低体内血流量	抗胆碱能药物	羟丁宁，莨菪碱
	联合抗胆碱能药，外周拟交感神经药和改变的血清素能效应	抗抑郁药物、抗精神病药物	三环类，杂环类，SSRIs，MAO 抑制剂，苯二氮䓬类
	下丘脑中的 α2-肾上腺素能刺激	降压药物	可乐定，α-甲基多巴
	雄激素受体拮抗剂	降压药物	安体舒通
	降低体内血流量	降压药物	β受体阻滞剂，氢氯噻嗪
	抗胆碱能，抗肾上腺素能，中枢抗多巴胺能效应，催乳素刺激	抗精神病药物	吩噻嗪类
	抗雄激素，催乳素刺激	H2 阻滞剂	西咪替丁，雷尼替丁，法莫替丁
	抑制类固醇合成	抗真菌药物	酮康唑
		5α-还原酶抑制剂	非那雄胺，度他雄胺
不孕不育	无精症	化疗	
	抑制精子发生，精子活力	抗炎	柳氮磺胺吡啶
	精子浓度降低	H2 阻滞剂	西咪替丁
	减数分裂	抗生素	庆大霉素
	抑制精子蛋白质合成	抗生素	呋喃妥因
	动力受损	抗生素	红霉素
	精子数量减少	抗生素	磺胺类化合物
	被捕精子发生	抗生素	青霉素
	精子发生减少	滥用药物	抗雄激素，前列腺素
			酒精，大麻，尼古丁
阴茎异常勃起	平滑肌收缩失败	血管活性剂	前列地尔，罂粟碱，磷酸二酯酶抑制剂
	?	降压	拉贝洛尔
	?	抗精神病药物	吩噻嗪类
	增加睾丸激素	内分泌	促性腺激素释放激素
	血小板活性	抗凝	肝素，华法林
	?	抗抑郁药	曲唑酮

附表 40-1 泌尿系统副作用药物（续表）

副作用	机制	药品类别	举例
尿路梗阻，尿潴留	抗胆碱能	抗胆碱能	羟丁宁，莨菪碱
		抗组胺药	苯海拉明，氯雷他定
		抗精神病药物	吩噻嗪类
		抗抑郁药	三环类
	α-肾上腺素能激动剂	减充血剂	伪麻黄碱，去氧肾上腺素
		安非他明	右旋苯丙胺
	外括约肌张力增加	麻醉剂	吗啡
		多巴胺	卡比多巴，左旋多巴
		钙通道阻滞剂	硝苯地平
	膀胱平滑肌松弛	肌肉松弛	地西泮
排尿功能障碍，尿失禁	乙酰胆碱	抗胆碱酯酶	新斯的明
	α-肾上腺素能拮抗作用	α拮抗剂	哌唑嗪、盐酸坦索罗辛、doxazosin
	减少出口阻力	苯二氮䓬类药物	地西泮
	平滑肌刺激	刺激物	组胺，加压素
	横纹肌松弛剂	肌肉松弛	巴氯芬
	尿量增加	利尿剂	速尿
尿石症	磺胺类沉淀	磺胺类化合物	乙酰磺胺甲噁唑，乙酰磺胺噁唑，乙酰磺胺胍，磺胺嘧啶
	氨苯蝶啶沉淀	利尿剂	氨苯蝶啶
	高钙尿症	利尿剂	速尿
	茚地那韦沉淀	蛋白酶抑制剂	茚地那韦

GnRH，促性腺激素释放激素；MAO，单胺氧化酶；NSAID，非甾体类抗炎药；SSRI 药物，选择性 5-羟色胺再摄取抑制剂

第**41**章 神 经 病 学

DAVID R. MARQUES ■ WILLIAM E. CARROLL

家庭医生常常遇到并管理一系列神经系统疾病。很多疾病在某些年龄段相当常见,如儿童中的高热惊厥和老年人中的阿尔茨海默病性痴呆。其他疾病例如:自主神经功能障碍,相对少见,但往往就诊于家庭医生,本章旨在讨论家庭医生最可能遇到的神经系统疾病,并提供用以帮助评估和管理的指南。

神经系统体格检查

神经系统体格检查始于神经系统病史的收集,这与一般的医学病史类似。通过询问开放性问题来确定主诉。对主诉的分析应该包括以下几个方面:

- 发作日期
- 特征和程度
- 部位和进展
- 时间关系(急性、亚急性或慢性)
- 伴随症状
- 加重和缓解因素
- 既往治疗及其效果

事件的发生顺序及其进展有助于定位病灶和鉴别诊断。简要的神经系统回顾应该包括头痛、视觉改变、无力、感觉改变、步态紊乱和肠道、膀胱功能等方面的问题。还应该收集既往史、个人史和家族史。

大部分神经系统体格检查只需患者坐在椅子、床或检查桌上即可完成,包括脑神经检查、颈动脉听诊、反射和感觉评估。浅反射、脑膜刺激征和直肠检查需要患者躺下。步态、肌力和共济运动需要患者站立。传统上,神经系统体格检查包括5个部分:精神状态、脑神经、运动系统、感觉系统和反射。

精神状态检查

精神状态检查需要评估外貌、行为(包括意识水平)、言语和语言、心境、思维和知觉以及认知。言语异常可干扰最开始的病史采集。言语异常包括感觉性语言缺陷、失语(语言理解的障碍、找词困难)和构音障碍(发音的障碍)。优势半球的损伤导致失语。Wernicke 失语指语言理解的障碍,说话流利但无意义。Broca 失语保留语言理解能力,但说话不流利。复述、命名、阅读和书写能力在 Wernicke 和 Broca 失语中均受到损害。传导性失语表现为不能复述,但保留语言理解能力;因此阅读理解相对保留,但朗读和书写能力受损。构音障碍指因声带、咽、腭、舌或面肌损伤导致的发音困难;也见于锥体外系或小脑损伤。常用简易精神状态量表(Mini-MentalStateExamination)评估认知功能,简易精神状态量表是一种简单、快速的认知功能筛查工具。临摹一些简单图画出现错误提示颅脑器质性损伤,特别是痴呆或顶叶损伤。

脑神经检查

脑神经检查常常评估第Ⅰ对脑神经(CNⅠ)以外的所有脑神经。一般病史中有嗅觉丧失或闭合性颅脑外伤的患者才需要检查第Ⅰ对脑神经。嗅觉减退或丧失也见于退行性疾病,如帕金森病或阿尔茨海默病。

第Ⅱ对脑神经(视神经)

视神经的主要功能是视觉。视神经的检查包括视力、视野、眼底检查和瞳孔对光反射的评估。视力需要每只眼分别评估。视野需要通过对比检查者和受检者的视野来评估。眼底检查时,需要看视盘水肿、出血、胆固醇栓塞和视神经萎缩。视神经萎缩的特点是视盘变小、苍白。瞳孔对光反射可以评估第Ⅱ、Ⅲ对脑神经和交感神经兴奋性。直接和间接对光反射正常引出需要第Ⅱ、Ⅲ对脑神经功能正常。若第Ⅱ对脑神经受损,常出现瞳孔传入功能障碍。若视神经受损,瞳孔对光反射迟缓。

第Ⅲ（动眼神经）、Ⅳ（滑车神经）、Ⅵ（展神经）对脑神经

这些神经的主要功能包括转动眼球、上抬眼睑（Ⅲ）和瞳孔收缩。第Ⅲ对脑神经支配内直肌、下直肌、上直肌、下斜肌和上睑提肌；下斜肌使眼球向内侧和向上凝视，上睑提肌抬高上睑。第Ⅲ对脑神经也支配瞳孔括约肌。第Ⅳ对脑神经支配上斜肌，上斜肌使眼球向内侧和向下凝视。第Ⅵ对脑神经支配外直肌。

检查眼球转动时，患者应首先向前直视，以发现两眼失衡。其次，分别检查每只眼的眼球运动：首先患者眼球跟随检查者手指在水平方向运动而外展；以检查外直肌。然后向外上方运动以检查上直肌；向外下方运动以检查下直肌。眼球内收检查内直肌。在眼球内收的基础上，向上运动检查下斜肌，向下运动检查上斜肌。

应检查瞳孔大小是否对称。大多数不对称的瞳孔（瞳孔不等）是先天性的，没有临床意义。通过明亮的光线直接照入瞳孔来检查直接和间接瞳孔对光反射。对光线的反应应该敏捷。

第Ⅴ对脑神经（三叉神经）

三叉神经的主要功能包括支配咀嚼肌以及面部、头皮前半部分和口腔、鼻腔、鼻窦黏膜感觉。同时也介导角膜反射弧传入部分。第Ⅴ对脑神经支配感觉的三个分支为眼神经、上颌神经和下颌神经。对每一分支检查轻触、针刺和温度觉。患者下咬时触摸其颌部可检查支配运动的分支。第Ⅴ对脑神经支配角膜反射传入部分，第Ⅶ对脑神经支配传出部分。通过一小缕棉花轻触角膜来检查角膜反射；该反射于脑桥整合信息，使得双侧眼睑敏捷地闭合。

第Ⅶ对脑神经（面神经）

面神经的主要功能是支配面部表情肌和舌前三分之二味觉。它同时也支配泪腺、舌下腺和颌下腺。通过嘱患者微笑、紧闭双眼和皱额来检查面神经。使用苦和甜的物质分别检查舌双侧味觉。

第Ⅷ对脑神经（前庭蜗神经）

前庭蜗神经的主要功能是听力和前庭功能。分别检查两耳的听力。可通过比较双耳听手指摩擦、手表滴答声或音叉振动来检查听觉。瑞内（Rinne）试验比较每一侧耳的骨导与气导；音叉置于乳突上以评估骨导，然后置于耳前以评估气导。气导应比骨导感受的声音强。韦伯尔（Weber）试验用于评估中耳传导功能，

振动的音叉置于前额上，听力正常时，两耳感受的声音应相同，声音偏于一侧提示该侧传导性耳聋或对侧神经性耳聋。前庭功能不常规检查。

第Ⅸ对脑神经（舌咽神经）

第Ⅸ对脑神经的主要功能是支配咽部、扁桃体窝感觉和舌后三分之一味觉。临床检查时诱发咽反射。应诱发双侧的咽反射。

第Ⅹ对脑神经（迷走神经）

迷走神经的主要功能是支配咽部、腭和喉部运动，以及副交感支配胸腹内脏。通过观察软腭对称性上抬可检查运动功能。悬雍垂不应偏斜。声带麻痹可表现为声音嘶哑或发音障碍，见于喉返神经支损伤。

第Ⅺ对脑神经（脊副神经）

该神经主要功能是转头和辅助耸肩。它支配胸锁乳突肌和斜方肌上部。通过对抗阻力耸肩和向两侧转头检查肌力。

第Ⅻ对脑神经（舌下神经）

舌下神经主要功能是支配舌内肌，通过嘱患者伸舌检查该神经，伸舌应居中。若向一侧偏斜，则偏向舌肌瘫痪侧。同时，需要观察舌肌有无萎缩和肌束震颤。

运动系统检查

运动系统检查包括评估身体姿势、肌力、肌张力、不自主运动、共济运动和步态。肌力的分级如下：

5 级——正常。

4 级——无力但可对抗重力加部分额外阻力。

3 级——可对抗重力但不能对抗额外阻力。

2 级——可活动关节但不能对抗重力。

1 级——肌肉收缩，但关节不能活动或只能略微活动。

0 级——没有肌肉收缩。

通过被动屈伸手臂和腕部来检查肌力。异常反应包括肌强直、肌僵直和肌肉松弛。肌强直指肌肉受被动牵拉时阻力升高；见于皮质脊髓束受损。肌僵直或齿轮样肌张力升高见于锥体外系受损和帕金森病。肌肉松弛指肌张力缺失。

肌肉无力的原因包括上运动神经元（UMN）受损、下运动神经元（LMN）受损、肌病、神经肌肉接头疾病或功能性无力。上运动神经元病变的特点包括肌张力增高和反射增强；而下运动神经元病变可表现为肌萎

缩、肌肉颤动、肌张力降低和反射消失。神经肌肉接头病患者自述疲劳性无力，但肌张力正常或减退、反射正常。功能性无力患者肌张力正常、反射正常，无肌萎缩、肌力异常。运动系统检查也包括观察不自主运动，包括震颤、舞蹈样运动、肌阵挛和肌张力障碍。

检查步态，即使患者需要帮助才能行走也应检查。评估包括步长、手臂摆动、姿势、转弯、起动和停止行走。注意特殊的步态异常：如偏瘫步态，见于单侧上运动神经元受损；强直步态，见于双侧上运动神经元受损；跨域步态，出现足下垂；摇摆步态，见于躯干和骨盆带肌无力；帕金森样步态，特点包括屈曲体姿、小步行走、手臂屈曲摆动减少。

由小脑、本体感觉、基底节和前庭系统维持平衡。检查昂伯（Romberg）征时，需要患者双足并拢站立，然后闭眼。患者闭眼时若摔倒为试验阳性，提示深感觉丧失。其原因包括周围性或后索病灶。昂伯试验阳性可见于小脑和前庭疾病。通过轻推双足并拢的患者可检查姿势稳定性。

简单的检查即可评估共济运动。指鼻试验中，嘱患者伸展手臂，触及鼻尖，然后触及检查者示指。检查者移动示指并重复几次。跟膝胫试验中，嘱仰卧的患者将足跟平滑地从对侧膝盖滑向胫部。共济运动的检查还包括叩指和快速轮替运动。小脑半球损伤时损害同侧肢体共济运动。当小脑发生病变时，患者不能准确完成这些检查，运动幅度增大，动作启动更慢。

感觉系统检查

感觉系统检查需要患者警醒、配合。感觉检查包括轻触觉、针刺觉、本体感觉和振动觉。首先用一缕棉花或纸轻触四肢和躯干的主要皮节以检查轻触觉（图41-1）。观察节段性感觉丧失或自远至近的梯度性感觉障碍。然后用针检查相同区域浅表痛觉。温度觉与痛觉神经传导通路相同，因此任何痛觉障碍也会有相应的温度觉障碍。检查振动觉时，需要将128Hz音叉置于四肢骨性突起，并嘱患者说出何时振动停止。对比两侧。若存在脊髓病变，当音叉沿棘突向上移动时可发现振动平面。大踇趾和大拇指或其他手指远端指节最适合检查位置觉；从两侧捏住手指并上、下移动。手指即使很轻微的运动也应被感受到。后索的功能包括本体感觉、振动觉和轻触觉，脊髓丘脑束的功能包括痛觉、温度觉、粗触觉和压觉。

实体觉、图形觉和定位觉是经过整合的皮层感觉，在一般感觉受损的情况下难以检查。检查实体觉需要将小的常见物品置于患者手中并嘱患者辨明所置物品。

表41-1 神经根支配和主要反射

神经根	运动	反射
C5	肩外展，屈肘	肱二头肌
C6	屈肘	旋后肌
C7	伸指，伸肘	肱三头肌
C8	屈指	手指
T1	手的小肌肉	无
L1，L2	屈髋	无
L3，L4	伸膝	膝
L5	伸大趾	无
S1	伸髋，屈膝，跖屈	踝

检查图形觉需要检查者在患者手掌上写下数字并嘱患者辨明。

反射

反射的检查包括深部腱反射（deep tendon reflexes，DTRs）和病理反射。检查深部腱反射时观察两侧是否对称很重要。DTRs的分级如下：

0——消失

1——存在但减弱

2——正常

3——正常，但较平均水平敏捷

4——增强且为病理性的，伴一次或多次肌阵挛

因为DTRs在脊髓的不同水平得到整合，因此检查这些反射有助于定位病灶。DTRs有助于鉴别病灶为病理性反射增强的上运动神经元病灶或反射减弱的下运动神经元病灶。表41-1概括了最重要的反射及其神经根支配。

巴宾斯基征也叫伸趾征，检查时，需要尖锐物品轻擦足底。正常的反应是足跖屈。病理反应是大踇趾背屈，其余四趾张开。对于大于3岁的患者，有阳性反应即为异常，提示锥体束受损。

神经系统常见疾病

头痛

重 点
■ 大于90%的男性和女性每年至少有一次头痛。 ■ 如果有某种原发性头痛典型病史，且体格检查正常，不需要行神经系统影像和脑电图检查。

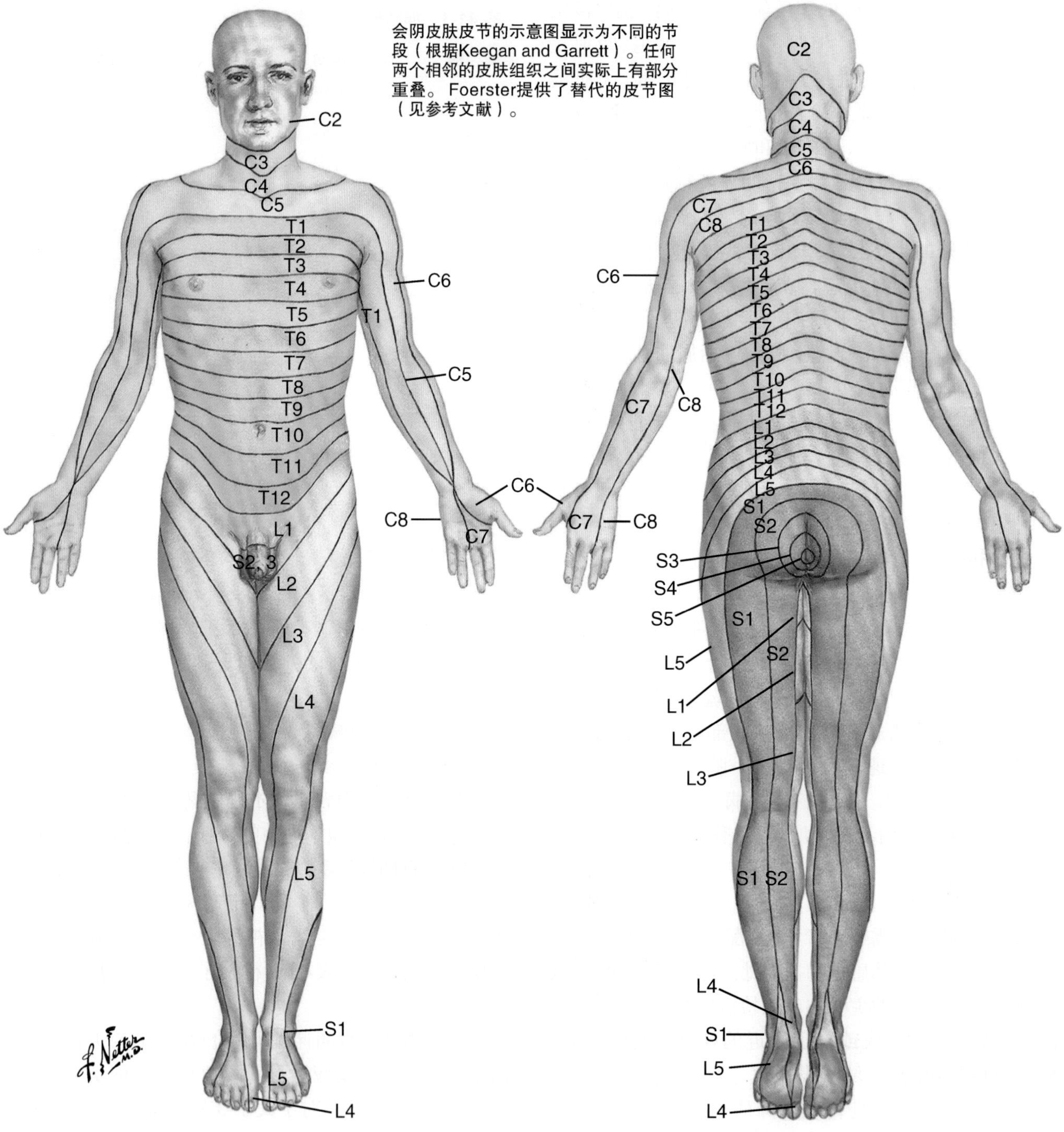
会阴皮肤皮节的示意图显示为不同的节段（根据Keegan and Garrett）。任何两个相邻的皮肤组织之间实际上有部分重叠。Foerster提供了替代的皮节图（见参考文献）。
C2
C3
C4
C5
C6
C7
C8
T1
T2
T3
T4
T5
T6
T7
T8
T9
T10
T11
T12
L1
L2
L3
L4
L5
S1
S2
S2, 3
S3
S4
S5
S1 S2

主要皮节水平

C5	锁骨
C5, 6	上肢外侧
C8, T1	上肢内侧
C6	拇指
C6, 7, 8	手
C8	环指和小指
T4	乳头水平
T10	脐水平
L1	腹股沟及腹股沟区域
L1, 2, 3, 4	下肢前、内侧面
L4, 5, S1	足
L4	大脚趾内侧
L5, S1, 2	下肢后侧面
S1	脚趾侧缘和小脚趾
S2, 3, 4	会阴部示意图

图41-1 皮节（Reused with permission from Netter FH. Atlas of human anatomy. 6th ed. Philadelphia：Saunders；2014.）

- 当偏头痛发作频率增加，急性期治疗可能过度时，推荐预防性治疗。
- 老年人严重头痛需要考虑巨细胞动脉炎或颞动脉炎，该病可能伴有失明。

头痛是家庭医生常常遇到的问题。大于 90% 的男性和女性每年至少有一次头痛，多达 450 万美国人反复出现头痛。国际头痛协会（International Headache Society）建立了一套头痛分类系统，以协助家庭医生规范地诊断和治疗。原发性头痛大部分是有先兆的偏头痛、无先兆的偏头痛、紧张型头痛和丛集性头痛。继发性头痛为器质性疾病症状（Sarchielli, 2004）。头痛患者的初诊需要完整的病史和体格检查，包括以下信息：

- 发病年龄
- 部位、频率、持续时间
- 程度和特征
- 伴随症状
- 触发和缓解因素
- 用药
- 伴随的身体和神经系统症状
- 对工作和家庭的影响
- 心理症状
- 头部外伤史
- 既往影像学结果
- 家族史

需要警惕不良征兆的病史特点如下：

- 突然发作的头痛或头痛程度在数秒 / 数分钟内达到高峰
- 有生以来最严重（或第一次）的头痛
- 晚年新发的头痛（50 岁以后）
- 头痛伴发热、皮疹和颈强直
- 逐渐加重的头痛
- 头痛伴有除先兆以外的神经系统体征和症状
- 头痛伴精神状态改变
- 头痛伴视盘水肿
- 用力、性行为、咳嗽或打喷嚏时出现的头痛

头痛患者初诊时，一般内科体格检查包括生命体征、心脏检查、颈椎检查（含颈强直）、眼科检查（含眼底、瞳孔和视野），神经系统体格检查应包括对认知功能、运动功能、反射、跖反射、脑神经、共济运动和步态的评估。

如果患者存在某种原发性头痛的典型病史，且体格检查正常，则不需要进行神经系统影像学和脑电图（EEG）检查。只有在怀疑患者存在蛛网膜下腔出血、感染或特发性颅内压升高（脑假瘤）时，才推荐行神经系统影像学检查后再行腰穿。精神状态或意识改变、脑外伤病史或晕厥病史并非是脑电图检查的指征，但脑电图检查有助于评估这些患者的病情。

偏头痛

偏头痛包括有先兆的偏头痛、无先兆的偏头痛和其他偏头痛性疾病。女性偏头痛患病率为男性 3 倍，90% 偏头痛患者有阳性家族史。偏头痛可始于儿童，多达 4%～10% 学龄期儿童有偏头痛。国际头痛协会制订了这些头痛的诊断标准（Sarchielli, 2004）。要诊断无先兆的偏头痛，至少需要 5 次以上完全符合下列标准的发作：

1. 头痛发作持续 4～72 小时
2. 头痛至少需具备以下 2 项特征：
a. 单侧
b. 搏动性质
c. 严重程度为中重度（干扰或妨碍日常生活）
d. 体力活动（如步行、上楼）使头痛加重
3. 头痛时至少并发下列一项症状
a. 恶心和呕吐
b. 畏光和畏声

有先兆的偏头痛诊断标准与此相当，但有先兆。先兆可以是视觉、感觉、运动或言语先兆。视觉改变可出现平行的锯齿状线并伴有视觉盲点。感觉缺陷可为同侧手臂或眶周麻木或刺痛。一些患者有舌的受累；感觉有相应特点。运动缺陷与感觉缺陷类似，从一个区域扩展到其他区域。言语障碍可表现为轻度失语。

其他偏头痛类型包括基底型偏头痛、视网膜偏头痛、偏头痛持续状态和偏头痛性脑梗死。基底型偏头痛先兆症状与脑干或双侧大脑半球有关，包括构音障碍、眩晕、耳鸣、复视和双侧感觉异常。视网膜偏头痛的特征为偏头痛伴可逆的单眼阳性或阴性视觉紊乱。状态性偏头痛的诊断要求偏头痛持续至少 72 小时。偏头痛性脑梗死则为偏头痛伴有脑梗死的神经系统影像学证据。

治疗 偏头痛的治疗包括急性期止痛、药物预防和非药物治疗。开始药物预防前需要考虑的因素包括：频率、严重程度和止痛药物无效或禁忌。非药物性治疗包括明确和避免触发因素、应激管理、规律睡眠和运动、物理治疗。可能加重或触发偏头痛的因素包括酒精、口服避孕药、激素替代治疗、咖啡因或咖啡因戒断、应激、天气变化、浓烈的气味、食物（硝酸盐类、奶制品、巧克力、成熟奶酪）和禁食或错过用餐。

药物治疗的目标是减少患者能力丧失，维持可接受的生活质量。对症治疗药物的选择主要根据患者症状的严重程度。可与患者制订计划，在轻中度发作时使用某些药物，而在重度发作时使用另一些药物。轻度发作时，联合用药有效，这类药物包括阿司匹林、对乙酰氨基酚和咖啡因（埃克塞德林或同类等效药物）。对于更严重的头痛则可选择曲坦类药物（曲坦类药物不适用于基底型偏头痛和偏瘫型偏头痛）（Polizzotto，2002）。

二氢麦角胺（DHE）和其他麦角胺复方制剂有效。水溶性利多卡因鼻内使用为另一选择；患者处于仰卧位时，将0.5mL 4%利多卡因水溶液缓慢滴入一侧鼻孔，头过伸45°，然后向头痛侧转头30°（Maizels et al., 1996）。胃复安和氯丙嗪等止吐剂可与大多数对症治疗药物合用（表41-2）。

当偏头痛发作频率增加或急性期存在过度治疗时，则推荐预防性治疗。每天使用对乙酰氨基酚和非甾体类抗炎药（NSAIDs）等对症药物可造成肝肾损伤。此外，规律使用一些药物（如丙氧芬、巴比妥类、麦角胺类、曲坦类）可导致成瘾或反跳性头痛。对于发作频繁，每月4次及以上，或者头痛严重，急性期治疗不完全有效的患者，也推荐预防性治疗。预防性治疗的总体目标是减少偏头痛的发作频率、减轻发作的严重程度。预防性药物包括β-肾上腺能受体阻滞剂、钙通道拮抗剂、选择性5-羟色胺再摄取抑制剂（SSRIs）、三环类抗抑郁药（TCAs）和抗惊厥药（表41-3）。已证实β-受体阻滞剂（如普萘洛尔）有效（Polizzotto，2002）。如果患者需要调整药物，蜂斗叶属（从蜂斗菜植物提取的物质）具有B级的有效性，常规75mg每天二次用于预防偏头痛的发作（Lipnone et al., 2004；Schapowal，2002）。

紧张型头痛

紧张型头痛可为发作性或慢性。女性更易患，患病率可能直接与社会经济状况有关。慢性紧张型头痛有时由偏头痛发展而来，常与过度使用止痛药物有关。国际头痛协会进一步将紧张型头痛分为有和无颅骨膜压痛的类型（Sarchielli，2004）。头痛可以按病因分类，

表41-2 偏头痛对症治疗药物

药物名称	剂量范围	副作用
对乙酰氨基酚325mg、异美汀65mg和氯醛比林100mg（Midrin）	起病时2片，然后必要时qh，最大剂量5片/12小时	肝脏毒性，头晕
4%利多卡因水溶液鼻腔喷雾剂（昔罗卡因，Xylocaine）	0.5ml喷入鼻腔，必要时15分钟后重复	未知
麦角胺1mg、咖啡因100mg口服片（Cafergot）	2片，其后每30分钟一片，共4次，最大剂量6片/每次发作或10片/周	恶心、血管收缩、对胎儿有害
肠外用药		
二氢麦角胺1mg/ml（DHE45）	1mg IM、SC或IV qh，最大剂量，2mg IV，3mg IM或SC 3小时（IV为2小时）	恶心、血管收缩
二氢麦角胺0.5mg/ml（Migranal）	每侧鼻腔喷0.5mg，15分钟后重复一次	
酮洛来克（Toradol）	15～30mg IM或IV q6h	胃肠道不适，肾脏毒性
选择性5-羟色胺激动剂		
舒马曲坦		
自动注射器	6mg qh，最大剂量12mg/天	胸部和颈部不适
鼻腔喷雾	5或20mg q2h，最大剂量40mg/d	
药片	25～100mg q2h，最大剂量200mg/d	
那拉曲坦（Amerge）	1～2.5mg q4h，最大剂量5mg/d	
利扎曲坦（Maxalt）	5～10mg q2h，最大剂量30mg/d	
药片	1.25～2.5mg q2h，最大剂量10mg/d	
口腔崩解片	2.5mg q2h，最大剂量10mg/d	
鼻腔喷雾	每侧鼻腔5mg（1喷）q2h，最大剂量10mg/d	
佐米曲坦（Zomig）	2.5～5mg q2h，最大剂量10mg/d	
依来曲坦（Relpax）	20或40mg q2h，最大剂量80mg/d	
夫罗曲坦（Frova）	2.5mg q2h，最大剂量7.5mg/d	
阿莫曲坦（Axert）	6.25～12.5mg q2h，最大剂量25mg/d	
舒马曲坦85mg+甲氧萘丙酸钠500mg（Treximet）	1片q2h，最大剂量2片/d	

表41-3 预防性抗偏头痛治疗

药物类型	剂量范围	副作用
β-肾上腺能受体阻滞剂		
普萘洛尔（心得安）	40~240mg/d	支气管痉挛、心动过缓、低血压、疲劳、抑郁
噻吗洛尔（Blocadren）	10~60mg/d	支气管痉挛、心动过缓、低血压、疲劳、抑郁
钙通道拮抗剂		
维拉帕米（卡兰）	240~480mg/d	低血压、便秘、水肿
三环类抗抑郁药		
阿米替林（Elavil）	10~100mg/d	镇静、口干、体重增加、震颤、心律失常、排尿困难
去甲替林（Pamelor）	10~150mg/d	镇静、口干、体重增加、震颤、心律失常、排尿困难
抗惊厥药		
双丙戊酸钠（德巴金）	250~1000mg/d	恶心、疲劳、体重增加、脱发、震颤、肝脏毒性、对胎儿有害
加巴喷丁（Neurontin）	100~3600mg/d	疲劳
托吡酯（Topamax）	25~200mg/d	疲劳、感觉障碍、体重减轻、记忆丧失、肾结石病
二苯环庚啶	4~16mg/d	困倦、头晕、便秘、尿潴留
植物		
蜂斗菜提取物（Butterbur）	75mg bid	对植物的潜在过敏反应

Bid，一天2次

如颞下颌关节功能障碍、心理社会应激和过度使用止痛药。紧张型头痛需要完善的评估以明确是否存在合并疾病加剧头痛。发作性紧张型头痛的诊断标准是以前至少有10次头痛发作符合以下标准：

1．头痛持续30分钟到7天，具备下列疼痛特征的2项以上：

　　a．压迫或紧束感（非搏动性）性质

　　b．严重性为轻到中度

　　c．两侧性

　　d．行走、上下楼梯或相似的日常体力活动不加重头痛

2．同时具备以下2项：

　　a．无恶心和呕吐

　　b．畏光和畏声都无，或只有其中1项

紧张型头痛最初的症状通常被描述为带状、紧箍或紧束压迫感。头痛往往是弥散的，常集中于枕部或颞部。头痛与抑郁和焦虑有关，应激可加重。病史和体格检查应无神经系统异常发现。

慢性紧张型头痛要求头痛每月持续15天，且超过3个月。其他标准与发作性紧张型头痛一致。

紧张型头痛的治疗通常较困难。常常需要关注止痛药滥用。阿米替林经常是合理的药物选择，10~100mg/d。当疼痛扩展到肩部斜方肌时，肌肉松弛剂可以作为短效干预药物。放松治疗、物理治疗和应激管理也有益于治疗。改善姿势、牵张运动、甚至牵引也可能有效。有时注射或枕神经阻断治疗可使头痛缓解。

药物可用于对症治疗，药物包括NSAIDs和含咖啡因的止痛药。药物的选择依赖于头痛的严重程度和发作的频率。处方含布他比妥的复方制剂时，需要关注其较高的成瘾性。此外，止痛药滥用的问题始终存在，这将导致慢性每日头痛。

丛集性头痛

丛集性头痛较偏头痛少见，大约80%的丛集性头痛患者为男性。丛集性头痛表现为单侧头痛。发作可持续15~180分钟，频率从隔日1次到每天8次不等。周期可持续4~12周。头痛常由酒精触发，伴有恶心。常发生于白天或夜晚的固定时间。疼痛常位于眶部或眶周。头痛极为剧烈，呈持续性，使人失去正常功能。诊断标准包括至少有5次头痛发作符合以下标准：

1．严重单侧眶部或眶上疼痛，持续15~180分钟

2．头痛时在头痛侧至少伴有下列1项体征：

　　a．结膜充血

　　b．流泪

　　c．鼻塞

　　d．瞳孔缩小

　　e．眼部水肿

　　f．前额和面部出汗

　　g．不安或躁动感

3．发作频率从隔日1次到每日8次

丛集性头痛的独特之处在于它发生于1年中的固定时间段。头痛可持续数周，然后消失或转为慢性、持续性头痛。

治疗丛集性头痛的药物包括一些偏头痛对症治疗药物：DHE、麦角胺类、4%利多卡因水溶液鼻腔喷雾剂和曲坦类。鼻腔喷雾剂和注射剂比口服剂起效更快。丛集性头痛的独特之处还在于对氧疗有反应。吸入100%氧气可在10~15分钟内减轻发作。

对症治疗无效或需要过度对症治疗头痛患者推荐预防性治疗。双丙戊酸钠（德巴金）可用于治疗慢性丛集性头痛。最大剂量 1000mg/d，分次给药。激素冲击治疗和维拉帕米也有效。

用药过度性头痛

药物过量或使用频率过高可导致头痛患者每日或几乎每日头痛。阿片类药物、对乙酰氨基酚、阿司匹林、含可待因或巴比妥的止痛药复合制剂、NSAIDs、麦角胺类和曲坦类药物可导致反跳性头痛。反跳性头痛的特征包括弥散、双侧、几乎每日头痛、轻度体力活动或精神劳累常加重头痛。头痛常于醒来时发生，可伴有不安、恶心、健忘和抑郁。对症性药物可能存在耐药现象，预防性药物存在反应降低。

反跳性头痛的治疗较困难。首先应明确责任药物，可能会同时存在心理和生理性依赖。治疗的关键是停止过度使用的药物，以打破恶性循环。停用药物可能会导致戒断症状，在停药的初期头痛症状可能加重，但随后头痛会逐渐好转。住院与否对患者的预后没有太大的影响，但对于巴比妥类、阿片类和苯二氮䓬类过度使用的患者常常建议住院治疗。对使用止痛药、麦角胺类和曲坦类药物的患者需要设定一些特殊的限制，以降低反跳性头痛发生的可能性。

其他头痛

发作性和慢性阵发性半侧头痛（paroxysmal hemicrania）常发生于女性，是一种罕见的头痛。发作期较短，疼痛与丛集性头痛类似。这类头痛对吲哚美辛有反应，最大剂量为 150mg/d，分次给药。

创伤后头痛可于头部外伤后发生，表现与偏头痛类似。头部创伤严重程度与头痛发生无明确关系。该类头痛可伴头晕和注意力受损。治疗困难，但很多用于治疗偏头痛的复方制剂有效。

三叉神经痛是一种突发的、严重的撕裂样疼痛，疼痛位于颊部或颌部，持续时间从几秒钟到几分钟不等。咀嚼或谈话时可加重。治疗的选择包括卡马西平、奥卡西平、巴氯芬和加巴喷丁。当药物治疗失败时，可考虑手术干预。

老年人的头痛

巨细胞动脉炎也叫颞动脉炎，是老年人的一种严重的头痛。疼痛可位于双侧颞部或单侧，严重程度中到重度，疼痛弥散，并非总呈搏动性，可持续一整天，常于夜间加重。头痛常伴有系统性主诉（如体重减轻、

关节压痛），颌部运动可使头痛加重。因为巨细胞动脉炎与失明有关，因此治疗显得非常重要。在巨细胞动脉炎患者中血沉（ESR）常常升高。若怀疑颞动脉炎，可行诊断性颞动脉活检。但等待活检不应耽误治疗。活检前激素治疗 2 周并不影响结果。巨细胞动脉炎的头痛患者需要大剂量泼尼松，疗程往往需要几个月或更长时间。

眼部带状疱疹是老年人中的另一种头痛类型。疼痛呈烧灼样、持续性、撕裂样、休克样。疼痛位于三叉神经分布区。该类头痛难以治疗，但抗惊厥药物有很好的疗效，特别是卡马西平和加巴喷丁效果尤佳。

青光眼可造成偏头痛样头痛，受累眼周围疼痛剧烈。

卒中

重点

- 卒中发生常无预兆，仅有不足 20% 的脑血管意外（CVAs）发生前有短暂性脑缺血发作（TIA）。
- 卒中的危险因素包括高血压、吸烟、房颤、颈内动脉狭窄和糖尿病。
- 在低灌注区，细胞死亡与低灌注时间相关，因此需要再灌注缺血半暗带。
- 卒中的二级预防中，双嘧达莫（加阿司匹林）和氯吡格雷两者均为合理的一线抗血小板药物。
- 缺血性卒中发生后的第一天，大部分血压升高的患者不需要治疗，除非收缩压持续性大于 220mmHg 或舒张压持续性大于 120mmHg。

卒中是美国第四大死亡原因，是造成成人严重致残原因。几年前在美国卒中仍是第三大致死原因，但通过努力减少高危因素及更大范围的卒中急性期治疗，卒中患者的死亡率大大降低。目前在美国，卒中仍是导致女性死亡的第三大原因。然而，在全球范围，卒中是导致死亡的第二大原因。在一些国家（如中国、日本和巴西），卒中是导致死亡的首要原因。

每年大约 75 万卒中新发病例。虽然卒中的死亡率降低，但在美国卒中绝对数量持续上升，这源于美国人口平均年龄增加。目前预测，从 2012 年到 2030 年，卒中的患病率将增加约 20%。脑血管意外的死亡率约 15%，只有略少于三分之一的卒中患者能够恢复正常大脑功能。此外，发生过卒中的患者每年再发生率约 10%。因此，脑血管意外依然是美国主要的公共卫生学问题（Benavente and Hart，1999，Hart and Benavente，1999）。

卒中定义为突然发生的，局部中枢神经系统（CNS）梗死所致的神经功能障碍，中枢神经系统涉及大脑、脊髓或视网膜细胞。细胞死亡可以通过影像、病理学资料和临床表现来发现。短暂性脑缺血发作（TIA）也是急性起病的神经功能缺损，但缺乏永久性的功能障碍。以前是根据持续的时间来区分卒中和 TIA，但目前认为这种做法不能很充分的反映脑血管疾病的临床病理过程。卒中可能为缺血性的，也可能为出血性的。而 TIA 一般为缺血事件。从统计上来说，大多数患者为缺血性卒中。大约三分之二的缺血性卒中由血栓栓塞造成，略少于三分之一的由栓子造成。造成缺血性卒中的原因很多，包括颅内动脉粥样硬化、颈动脉狭窄以及小的穿支动脉闭塞性疾病，后者导致腔隙性梗死。出血性卒中与颅内和蛛网膜下腔出血有关，以颅内出血更常见。多达 30% 卒中患者未能明确原因，隐源性脑血管意外患者年龄多较小。

卒中发生常毫无预兆，仅有 20% 以内的脑血管意外发生前有短暂性脑缺血发作（TIA）。既往发生过 TIA 或卒中的患者每年再次发生卒中的危险分别为 4.5% 和 6.6%。视网膜 TIA（amaurosis fu-gax）后发生脑血管意外的风险远低于半球性 TIA。

危险因素

高血压　收缩压（SBP）高于 160mmHg 或舒张压（DBP）高于 95mmHg 的患者卒中风险为普通人群的 4 倍。DBP 减小 5mmHg 即可将脑血管意外的相对危险度减少 43%，减小 10mmHg 则减小 50%。治疗孤立性收缩压升高大于 160mmHg 的老年患者，可降低其卒中风险，如果治疗得当，常可很好耐受。

吸烟　吸烟是脑血管意外的独立危险因素。吸烟者卒中的风险为一般人群的 2 倍，蛛网膜下腔出血的相对危险度为一般人群的 3 倍。应该鼓励吸烟患者戒烟，同时应该避免被动吸烟。

房颤　临床试验不断证实，对于非瓣膜性房颤高危患者，华法林可作为卒中的一级和二级预防。对于房颤患者，使用华法林治疗时，若达到将国际标准化比率（INR）调整到 2～3 的目标，脑血管意外的风险降低三分之二。目前可供选择的新型口服抗凝药包括达比加群、利伐沙班和艾吡沙班。这些药物具有良好的安全性，且不需要持续的实验室监测，但这些药物初始成本高且没有拮抗剂。这些新型口服抗凝药物出血风险低，但相对于华法林，它们的胃肠道出血风险相对较高（Hankey 2014）。

这些预测工具在网上可以获得，有助于指导治疗：

ABCD2：预测一次 TIA 后卒中的风险（http://www.mdcalc.com/abcd2-score-for-tia）。

CHAD2DS2-VASc：预测房颤患者卒中的风险，指导抗血小板 / 抗凝治疗。评分大于 2 提示抗凝治疗获得的益处更大（http://www.mdcalc.com/cha2ds2-vasc-score-for-atrial-fibrillation-stroke-risk）。

HAS-BLED：评估抗凝治疗主要的出血风险。如果评分大于 3，提示抗凝治疗出血风险大（http://www.mdcalc.com/has-bled-score-for-major-bleeding-risk）。

高胆固醇血症　血脂水平的降低能减少卒中的风险。对于动脉闭塞性疾病、冠状动脉疾病或无脑血管疾病史的糖尿病患者，他汀可作为缺血性卒中的一级预防。对于有多种心血管危险因素且空腹胆固醇水平低于 250mg/dl 的高血压患者，他汀类可降低缺血性卒中风险。他汀类可降低冠状动脉疾病及其等位症（如糖尿病、周围动脉疾病）患者脑血管意外的风险，防止冠状动脉疾病患者缺血性卒中复发（Busch et al.，2004）。已证实他汀类可降低无冠状动脉疾病患者脑血管意外和短暂性脑缺血的发病率（Amarenco et al.，2006）。

颈动脉狭窄　颈内动脉狭窄小于 75% 的患者每年卒中风险约为 1.3%。相反，颈内动脉狭窄大于 75% 的患者每年 TIA 风险为 7.2%，每年卒中风险为 3.3%。无症状颈动脉狭窄患者同侧卒中发生率相对较低，每年约为 2%（Norris et al.，1991）。严格挑选的某些无症状颈动脉狭窄患者行颈动脉内膜剥脱术可获益。无症状颈动脉动脉粥样硬化研究（Asymptomatic Carotid Atherosclerosis Study，ACAS）证实，对于颈动脉狭窄大于 60% 的患者，行内膜剥脱术可获益，但总体获益相对较小（Young et al.，1996）。欲使行内膜剥脱术对无症状患者更有益，低的围术期并发症发生率很重要。血管成形和支架置入术作为内膜剥脱术的可行性替代方案，其应用限于内膜剥脱术高危患者。在使用栓子保护装置情况下，颈动脉支架的安全性和有效性得到证实，且已证实不劣于内膜剥脱术。选择的治疗方案应包括控制血压、戒烟、关于 TIA 症状的教育、尽力明确并治疗可能存在的冠状动脉疾病、抗血小板治疗、他汀类治疗以及一系列颈动脉超声检查以监测颈动脉狭窄的进展。

症状性颈动脉狭窄是指颈动脉狭窄伴同侧局灶性缺血事件，症状性颈动脉狭窄的治疗争议较少。临床试验一致证实，对于重度颈动脉狭窄（70%）且有症状的患者，颈动脉内膜剥脱术有益。相反，对于轻度狭窄（<50%）且有症状的患者，手术无益。根据医生的临床判断，这些患者可能适于手术治疗或适于药物治疗。医生应谨记，在颈动脉狭窄程度相同的情况下，女性的

卒中发病率更低;而女性围术期并发症发生率更高。

糖尿病 糖尿病患者卒中发生时年龄更小,颅内出血发病率更高。糖尿病是卒中发生的明确危险因素。尚无证据表明控制过高血糖可降低卒中发生率。但平时仍需较好的控制血糖水平。

急性期干预

缺氧几分钟即发生神经元死亡。因此,大脑非灌注区在数分钟内即可出现坏死。坏死区周围往往是血流降低区。降低的血流仅能维持这一区域的神经元存活。这样的低灌注区处于电静息状态,又称为缺血半暗带。若能及时使缺血半暗带再灌注,区域内的神经元可恢复。然后,若缺血半暗带未能再灌注,将迅速导致神经元随时间死亡,低灌注区转化为梗死区。急性卒中治疗的首要目标就是缺血半暗带的复苏。因为低灌注区神经元随时间死亡,因此为最大获益,缺血半暗带再灌注的干预必须迅速进行。

用于急性卒中治疗的很多药物和干预正在研究过程中。虽然急性卒中治疗的选择越来越多,组织型纤溶酶原激活剂(t-PA)仍是目前唯一的经临床试验证实,并经美国食品和药物管理局(FDA)批准用于急性卒中治疗的特效药物。国立神经病学与卒中研究院(National Institute of Neurological Disorders and Stroke,NINDS)推荐使用 t-PA 作为严格挑选的患者的急性期干预措施(NINDS,1995)。t-PA 试验证实,与安慰剂组相比,卒中 3 小时内使用 t-PA 治疗可大为改善患者长期功能恢复(NINDS,1997)。每 100 位接受 t-PA 治疗的患者中,达到神经系统完全恢复的患者数量比安慰剂组多 12 位。然而,接受 t-PA 的患者发生大脑内出血的风险约增加 6%。若电子计算机 X 射线断层扫描技术(CT)显示早期梗死改变,大脑内出血的风险显著增加。近期欧洲合作组急性卒中研究Ⅲ(European Cooperative Acute Stroke Study Ⅲ)证实,对于严格挑选的患者,使用 t-PA 的时间窗可安全有效地延长至 4.5 小时;年龄大于 80 岁、有卒中和糖尿病病史、服用口服抗凝剂或美国国立卫生研究院卒中量表(NIH Stroke Scale)评分大于 25 分的患者除外。

使用 t-PA 治疗急性卒中要求严格遵循已建立的入选标准、具备急诊 CT 和经验丰富的影像学判读以及 24 小时重症监护病房管理(表 41-4)。不论患者是满足 3 小时时间窗还是 4.5 小时时间窗标准,必须遵循卒中从起病到使用 t-PA 治疗的时间限制。若患者从睡眠中醒来时发现神经系统缺损症状,卒中发病时间应假定为睡眠开始时间。若卒中发病的准确时间存疑,则不应使

表 41-4 血栓栓塞性卒中患者 t-PA 使用标准

考虑 t-PA 作为治疗选择	年龄≥18 岁
	非增强 CT 无出血证据
	从症状发作到准备使用 t-PA 的时间明确 <3 小时(对于严格选择的患者为 4~5 小时)
排除 t-PA 作为治疗选择	病史和临床表现:
	临床表现提示蛛网膜下腔出血,即使 CT 结果正常
	突发、剧烈头痛,起病时常伴意识丧失
	呕吐常见
	活动性内出血,出血风险增加,已知出血倾向,包括:
	近期使用华法林,INR 延长
	48 小时内使用肝素,aPTT 延长
	血小板计数 <100 000 细胞 /mm³
	颅内出血史
	已知动静脉畸形或动脉瘤
	过去 21 天内 GI 或 GU 出血
	过去 7 天内在不能压迫部位行动脉穿刺
	近期腰穿
	过去 3 个月内卒中、颅内手术或头颅外伤
	过去 14 天内大手术或严重创伤
	持续性收缩压 >185mmHg 或舒张压 >110mmHg
	卒中发作时伴痫样发作
	神经系统体征快速改善
	孤立、轻度的神经系统缺损症状
	急性心肌梗死(MI)
	心肌梗死后心包炎
	血糖 <50mg/dl 或 >400mg/dl
	怀孕或哺乳的患者
	CT 发现
	颅内出血的证据
	大脑中动脉供血区三分之一的区域低密度或脑沟消失

aPTT: 部分活化的凝血活酶时间;CT: 电子计算机 X 射线断层扫描技术;DBP: 舒张压;GI: 胃肠道,GU: 泌尿生殖道;INR: 国际标准化比值;LP: 腰穿;MI: 心肌梗死;SBP: 收缩压;t-PA: 组织型纤溶酶原激活剂(阿替普酶,激活酶)

用 t-PA。患者及其家属应理解虽然 t-PA 治疗缺血性卒中有潜在获益;即使遵照严格的指南使用 t-PA,仍约有 1/15 的概率发生严重脑出血。他们还应理解虽然缺血性卒中越严重的患者从 t-PA 获益越多,t-PA 相关的大脑内出血的风险也越高。最后,CT 未提示颅内出血才能使用 t-PA;一些专家建议若 CT 已提示早期梗死,则不用 t-PA。

在某些转诊中心,动脉内溶栓也是一种治疗选择。因为 t-PA 给药剂量低,且能够将药物直接送到血液凝固

处,这种干预将治疗时间窗延长至 6 小时。此外,机械性地移除动脉内血栓栓子也是一种治疗选择,这种方法需要运用一系列装置,如螺旋样机制(Merci 装置)、抽吸机制(Penumbra 装置)或自膨式血管支架(Solidtaire 或 Trevo 装置),这些装置通过取出血凝块,达到重建缺血半暗带血流。虽然小部分患者中心和个人中心通过运用这种血管重建技术已经取得的满意的结果,但目前仍没有大规模随机的临床研究证实。血管重建术的适应证还有待其他研究进一步明确。

药物治疗

到目前为止,已发表的研究绝大多数支持阿司匹林降低 TIA 或脑血管意外患者卒中发病率和死亡率。阿司匹林和其他影响血小板功能的药物常用于卒中的长期二级预防。因此若 CT 除外出血,只要患者无阿司匹林使用禁忌证,在急性卒中的背景下开始阿司匹林治疗也是合理的。已证实每天 50~1300mg 阿司匹林对于卒中预防有效。因为缺乏具有说服力的证据支持某种使用剂量,大多数临床医生采用 81mg/d 或 325mg/d。FDA 推荐用于卒中预防的阿司匹林剂量为 50~325mg/d。

氯吡格雷(Plavix)通过与二磷酸腺苷受体不可逆结合抑制血小板功能。与阿司匹林相比,氯吡格雷显著降低脑血管意外、心肌梗死(MI)和血管源性死亡,毒副作用与阿司匹林相当。氯吡格雷治疗后出现血栓性血小板减少性紫癜(TTP)已被报告,一般于开始治疗 2 周内出现(Bennett et al., 2000)。

20 世纪 80 年代起,广泛使用双嘧达莫(Persantine)联合阿司匹林预防卒中,直到重要的分析对其效果产生质疑。一项欧洲的研究发现大剂量持续释放的双嘧达莫联合阿司匹林用于卒中预防时优于阿司匹林单独使用(Diener et al., 1996)该治疗的副作用包括头痛,这使得大约 6% 的患者需要停药。

选择合适的用于卒中预防的抗血小板药有时非常复杂,特别是对于合并有心血管疾病的患者。联合双嘧达莫和阿司匹林缓释剂(Aggrenox)或双嘧达莫和氯吡格雷(Plavix)均为卒中二级预防中合理的一线抗血小板药物,联合用药比单独使用阿司匹林更有效。随机临床试验(RCTs)显示氯吡格雷联合阿司匹林不会使患者额外获益,而只增加出血风险。

使用肝素预防 TIA 复发或卒中进展的情况比较有限。卒中进展比较常见,这种进展可发生于 15%~20% 的颈动脉性卒中和 35%~40% 的椎基底动脉性卒中。即使患者造影显示大脑动脉未发生闭塞或闭塞程度极小,临床上神经系统表现发生恶化的情况时常出现。

此外,没有足够的临床试验显示肝素能够改善卒中患者预后。国际卒中试验(International Stroke Trial, IST, 1997)接受皮下注射肝素的患者缺血性卒中复发率更低,但被增加的出血性卒中风险抵消;无净收益。有关肝素类似物的试验也未能发现明确获益,但增加非中枢神经系统(non-CNS)出血的风险。研究也未能发现低分子肝素(LMWH)可明确获益。

目前,华法林(香豆素)不推荐作为绝大多数脑血管源性卒中患者的初始治疗。有 2 项大规模的随机临床试验(SPIRIT, WARSS)比较了华法林和阿司匹林用于预防卒中复发,若患者无心源性栓塞性疾病或可手术的颈动脉狭窄,华法林不优于阿司匹林(Saccoet al, 2006)。此外华法林的出血风险高于阿司匹林。与缺血性卒中相反,已证实对于有重大心脏疾病而易患栓塞性卒中的患者,华法林可获益。表 41-5 总结与心源性栓塞性卒中密切相关的心脏疾病,这些疾病常需要华法林预防性治疗。其他心脏疾病,如伴或不伴黏液瘤改变的二尖瓣脱垂、严重的二尖瓣环形钙化和钙化性主动脉狭窄等,栓塞的风险低或不明确;华法林一般用作二级预防。

表 41-5　与栓塞密切相关的心脏疾病

房颤

二尖瓣狭窄

心脏机械瓣

近期心肌梗死

左心室血栓,尤其是可移动和突出的

心房黏液瘤

感染性心内膜炎

扩张性心肌病

心内膜炎(非细菌性血栓栓塞性)

急性卒中管理

急诊室的初始治疗　怀疑患者患急性卒中时,应根据一般急救措施稳定病情,重点是最初的心肺复苏(CPR)和生命支持。对所有患者应快速全面地进行体格检查,尤其是寻找头颅、颈部创伤和心血管异常;随后进行神经系统评估,包括精神状态、脑神经功能、小脑功能、运动感觉功能,使用美国国立卫生研究院卒中量表。最初的实验室检查应包括全血细胞(CBC)(含细胞分类和血小板计数)、凝血酶原时间和部分活化的凝血活酶时间(PT/PTT)、电解质、血尿素氮(BUN)、肌酐、血糖、血氧仪查血氧饱和度和基础代谢检查。根据病史情况,某些患者可能需要检查凝血功能和结缔组织病指标。应迅速行头颅 CT 以评估是否出血。绝大多数患者还应行其他一些检查，包括心电图（ECG）、胸部 X 线片、超声心动图和颈动脉多普勒超声检查。应考虑神经科、言语治疗、物理治疗、职业治疗和社会服务方面的会诊（表 41-6）。

升高的血压 缺血性卒中发生后的第一天，除非收缩压持续性大于 220mmHg 或舒张压持续性大于 120mmHg，一般不需要处理升高的血压；但这一推荐也有例外。接受 t-PA 的患者应将血压维持在低于 185/110mmHg；心肌梗死、心衰、主动脉夹层或肾衰的患者需要更严格地控制血压。大脑缺血的区域失去正常的自调节能力，因而组织灌注直接与平均动脉压有关。当大脑发生缺血时，血压升高往往是一过性的，可自发降低到正常。因此过度降压治疗可将有恢复可能的区域转变为没有恢复可能的梗死区。

脑血管意外使用抗高血压药物时，应选择迅速作用且能够预测其反应的药物，如尼卡地平（cardene）、拉贝洛尔（normodyne）或硝普钠（表 41-7）。目前尼卡地平作为这种情况下的一线用药。拉贝洛尔比硝普钠更

合适；因为硝普钠可引起脑血管扩张，而使患者脑水肿进一步恶化。应避免使用舌下含服的钙通道拮抗剂，因为它可造成血压急剧下降，而显著降低大脑血流量，导致进一步缺血损伤。

脑水肿 脑水肿通常在卒中后 2～4 天内达高峰。除非是大范围小脑脑血管意外，在最初 24 小时内脑水肿很少构成问题。不使用类固醇治疗血栓栓塞性脑水肿。类固醇通常是无效的，并且可能升高血糖和血压。治疗血栓栓塞性卒中相关的脑水肿首先可抬高床

表 41-7 急性卒中患者抗高血压药物

拉贝洛尔 （normodyne）	10mg 静脉注射，推入时间超过 1～2 分钟；可每 10～20 分钟重复给药或给加倍剂量，直到血压得到控制或达到最大剂量 300mg
	100mg 口服，每天两次
尼卡地平 （cardene）	5mg/h 静脉注射，必要时可将点滴速度上调，通常最快到 15mg/h
硝普钠 （nipride）	0.3μg/（kg·min）静脉注射，必要时可将点滴速度上调，通常最快到 10μg/（kg·min）

表 41-6 卒中患者可考虑的初始治疗

提供初始护理	稳定患者，确保气道通畅，并提供足够的氧合
	评估意识水平、语言、视野、眼球运动和瞳孔运动
	获取病史，并进行体格检查
	行非增强头颅 CT
	检查全血细胞（CBC）（含细胞分类和血小板计数）、电解质、肌酐、尿素氮、血糖、PT/PTT 和血氧饱和度
考虑毒理学筛查	考虑检查特殊的凝血功能，如抗磷脂抗体、V 因子 Leiden 检测、蛋白 C 和蛋白 S、抗凝血酶Ⅲ、抗核抗体、纤维蛋白原、快速血浆反应素（RPR）、同型半胱氨酸、血清蛋白电泳、凝血酶原基因
考虑使用 t-PA 进行急性干预	
根据入院医嘱考虑下列条目	经食管超声心动图
	颈动脉多普勒超声
	心电遥测
	补充氧气和适当的血氧饱和度监测
	抗血小板治疗
	若梗死面积大，为减轻脑水肿，限制液体摄入
	密切监测出入量
	定期测定血糖水平，以避免高血糖
	禁食，直到评估吞咽情况时有明确的咽反射
	将床头抬高 20°～30°，以减轻脑水肿
	发病后最初的 24 小时卧床休息，预防跌落，之后可适度活动
	检查生命体征和神经系统，每 2 小时检查 1 次共 4 次，其后的
	24 小时每 4 小时检查 1 次
	不能活动时需预防深静脉血栓（DVT）
	言语治疗会诊，以评估吞咽
	神经科，物理治疗，职业治疗，营养和社会服务会诊

ANA：抗核抗体；BUN：尿素氮；CBC：全血细胞计数；CT：计算机断层扫描；DVT：深静脉血栓；NPO：禁食；PT/APTT：凝血酶原时间／部分活化的凝血活酶时间；RPR：快速血浆反应素；TEE：经食管超声心动图；t-PA：组织型纤溶酶原激活剂

头 20°～30°。过度换气可迅速降低颅内压（ICP），但效果是暂时的。降低颅内压也可使用甘露醇 0.25～1g/kg 静脉滴注（IV）超过 30 分钟，但它的使用有争议，因为可能集中在缺血区而导致脑水肿恶化。甘露醇能迅速降低颅内压，每 6 小时可重复。甘露醇的最大剂量为 2g/kg IV。这种情况下高渗盐水也被用来减轻脑水肿。已证实对于严格选择的大脑中动脉分布区恶性梗死病例，采取偏侧颅骨切除术联合硬脑膜切开术可提高生存率，改善功能恢复。

其他治疗相关问题 应避免缺氧。需要避免任何可能影响氧输送到缺血半暗带的情况。因此应监测急性卒中患者血氧饱和度，当出现缺氧时补充氧气。

使用皮下肝素预防非出血性卒中患者下肢深静脉血栓（DVT）已被广泛接受。应根据体重调整肝素剂量。在这种情况下低分子量肝素是合理的替代方案。对于不能接受抗凝治疗的患者，间歇充气加压法是最佳的预防性替代方案。每天能走动 15m（50 英尺）的患者静脉血栓栓塞的风险低。

急性卒中后经常可发热。不管什么原因造成的发热均应降温，因为实验模型和临床研究均发现，缺血性脑损伤伴随轻微体温升高与预后不良相关。

高血糖对缺血半暗带有害，因为它允许无氧代谢，产生局部乳酸性酸中毒。血糖水平一般应保持在 150mg/dl 以下。但应认识到，并未证实控制血糖可以改善人类卒中预后。

患卒中后癫痫的患者死亡率较高。一些人认为此类患者应无限期地接受抗癫痫药物治疗；而另一些人认为在多年无发作的情况下尝试停药也是合理的。

谵妄

重 点

- 意识模糊的老年患者一般应假定有谵妄，直至证明并非如此。
- 谵妄是一个短暂性、广泛性认知和意识障碍，意识改变一般进展较快，在一天之内有波动。
- 痴呆是谵妄显著的危险因素。
- 病史，查体和检查结果通常可提示谵妄的病因。
- 谵妄最好的治疗方法是纠正其病因。
- 谵妄的初级预防是最有效的治疗策略。

谵妄是家庭医生遇到的常见问题，尤其是在医院或专业护理机构。谵妄的特点是快速进展的认知和注意力改变，通常在几小时到几天出现，症状在一天内可波动。可以表现为活动亢进性谵妄，表现为躁动、定向力障碍和妄想；活动抑制性谵妄，表现为昏睡，难以唤醒和交谈；或具备前二者特征的混合型谵妄。活动抑制性谵妄是最常遇到的谵妄类型，这可以解释为何高达 70% 的谵妄患者未被发现（Gillis et al., 2006）。正因为如此，任何意识模糊的老年患者一般应假定有谵妄，直至证明并非如此。谵妄是一种严重的疾病，可造成长期影响，包括延长住院时间，增加死亡率，不能恢复基线认知和功能状态，并提高了对长期、专业护理机构的需要。表 41-8 总结谵妄发生的危险因素。三分之二的谵妄发生于有痴呆基础的患者，这些患者在处理其他健康问题时，有发生谵妄的显著危险（Cole, 2004）。

表 41-8 谵妄的常见病因

脱水
电解质异常
感染
心肌梗死
心脏衰竭
神经系统疾病（卒中、发作）
缺氧
药物（抗胆碱药、抗组胺药、抗抑郁药、苯二氮䓬类、麻醉药品）
中毒
环境改变（住址或护理人员的变化、过度刺激）
疼痛
睡眠剥夺
手术
导尿管
尿潴留
粪便嵌塞

治疗谵妄的关键是识别和纠正病因。通常可以通过完整的病史、体格检查以及所选的实验室检查确定病因。表 41-9 总结了一些应该考虑的常见病因。应特别注意最近才开始使用的药物。虽然几乎所有药物均可导致谵妄，镇痛药，抗心律失常药，抗抑郁药，治疗帕金森综合征的药物，抗胆碱能药、如抗组织胺药，苯二氮䓬类类，β-受体阻滞剂，钙通道阻滞剂，类固醇类，利尿剂，可乐定以及地高辛是常见的犯罪药物。应采取有针对性的实验室评估，包括血常规、电解质、尿素氮、肌酐、血糖、钙、镁、磷和肝功能检查（LFTs）。使用血氧仪或动脉血气（ABGs）评估氧合。应考虑心电图检查，尤其是对心绞痛、呼吸困难或有心脏病史的患者。也应考虑行胸部 X 线和尿检评估隐匿性感染，尤其是对老年患者。

表41-9　谵妄发生的危险因素

年龄 > 65 岁

慢性肾脏病

脱水

日常生活需要完全依赖他人

听觉受损

感染

营养不良

多种合并症

服用多种药物

基础性痴呆

视力受损

　　若这些检查未能发现谵妄的可能原因，还需要进一步的检查。进一步的实验室检查包括甲状腺功能试验、人类免疫缺陷病毒（HIV）的检测、快速血浆反应素（RPR）试验、血药浓度、毒理学筛查、血氨水平和血清维生素 B$_{12}$ 水平。发热并出现脑膜炎体征的患者可行腰穿。存在新的神经系统体征或头颅外伤患者可行神经系统影像学检查。脑电图有助于评价可疑癫痫患者或用以鉴别谵妄和功能性精神障碍。

　　用非药物和药物措施治疗谵妄。应在考虑药物干预或机械束缚之前，尽早改善环境。应为患者创造一个支持性和熟悉的环境。鼓励家庭成员尽可能留在患者左右。医务人员应常看患者，或将患者移动到自己附近。房间应得到充分的照明，装有大的、易于阅读的时钟和日历。患者家属应从家里带来熟悉的物品置于患者病房。应尽可能保持正常的睡眠卫生模式，夜间尽量不打扰。

　　当前述治疗措施未能控制患者的躁动时，应考虑药物治疗；药物治疗应包括抗精神病药物的使用。在抗精神病药物中，推荐使用氟哌啶醇（Haldol），剂量为每 4 小时 1～2mg 按需口服，或对于老年人每 4 小时 0.25～0.5mg 按需口服（美国精神病学会，1999）。也可使用其他抗精神病药物，如利培酮（维思通），每日 0.5～1mg 口服；奥氮平（再普乐），每日 2.5～5mg 口服；目前尚缺乏随机对照试验对比抗精神病药物控制谵妄症状的安全性和有效性（Seitz et al.，2007）。利培酮和奥氮平不如氟哌啶醇起效快，往往需要缓慢调整血药浓度，且与显著的体位性低血压有关。最近的研究还发现，使用非典型抗精神病药物治疗患有痴呆的老年患者可能增加死亡风险（Schneider et al.，2005）。因此，在开始谵妄的药物治疗时，必须考虑这些风险。开始使用抗精神病药治疗的其他推荐还包括使用尽可能低的剂量，不断地重新评估以限制抗精神病药物的使用期限，

以及获得基线心电图，以根据 QT 间期是否延长判断患者对心律失常的易感性（Seitz et al.，2007）。苯二氮䓬类药物劳拉西泮（Ativan）也被用于治疗与谵妄相关的躁动，但 Cochrane 综述的结论认为不推荐苯二氮䓬类药物用于治疗非酒精相关谵妄（Lonergan，2009）。物理束缚应该是最后的手段，为保护环境和药物干预均疗效不佳的患者而采取这一手段。

　　有研究显示，最有效的预防谵妄的方法是多种手段联合减少危险因素。干预措施包括：针对认知功能障碍的治疗活动，早期动员以避免固定化，防止睡眠剥夺，必要时给予眼镜和助听器，脱水的早期干预，减少精神类药物的使用，疼痛的处理，营养，肠道和膀胱功能，大脑的氧供和适宜的环境刺激（Inouye，2006）。

痴呆

重　点

- 痴呆是一种逐渐进展的记忆和其他认知功能损害，足以影响工作、社会活动和人际关系。
- 痴呆可分为四类：阿尔茨海默病（60%）、路易（Lewy）体痴呆（15%），血管性痴呆（15%），和所有其他原因的痴呆（10%）。
- 家庭医生向患者及其护理人员所提供的综合、纵向、协调的关怀是对痴呆患者进行有效管理的基石。
- 胆碱酯酶抑制剂可有效地减缓认知和功能的减退，治疗中、重度痴呆时可与美金刚（N- 甲基 -D- 天冬氨酸受体拮抗剂）联用。

　　痴呆的特点是获得性记忆损害伴一个或多个认知领域损害，包括执行能力、语言（表达或接受），运用（praxis，识得的运动顺序），或辨认（gnosis，能够识别物体、脸或其他感觉信息）。损伤严重到足以干扰工作、社会活动或人际关系（美国精神病学会，1994）。痴呆的病程通常是逐步进展的，并逐渐损害日常生活活动能力（ADLs）。痴呆的发病率随年龄的增长而增加。75 岁时，10%～15% 的人有痴呆；超过 85 岁时，增加到 35%～50%。

分类与病理生理学

　　痴呆常分为四大类：阿尔茨海默型痴呆约占 60%，路易体痴呆：15%，以及血管性痴呆：15%。剩余的类别包括多重的其他形式，包括同时表现阿尔茨海默病和血管性痴呆某些成分的混合性痴呆、中枢神经系统

外伤导致的痴呆、帕金森病、Pick 病、Creutzfeldt-Jakob 病以及亨廷顿舞蹈病。

阿尔茨海默病患者的大脑表现出萎缩伴脑室和脑沟扩大。揭示神经元缺失以及淀粉样蛋白斑块和神经原纤维缠结存在的证据。淀粉样蛋白斑块由错误折叠的 β- 淀粉样蛋白构成，后者启动病理性级联反应导致神经毒性和神经细胞的死亡。

路易体痴呆类似阿尔茨海默病，但在病程的早期出现视幻觉和类似帕金森病的运动系统症状。组织学上存在路易体，在大脑颞叶，顶叶以及边缘旁区可发现细胞质包涵体。

血管性痴呆通常再分为多梗死性痴呆和皮质下血管性痴呆。当痴呆伴局灶性、不对称性神经系统异常时应怀疑多梗死性痴呆。神经系统影像可显示多发卒中。当痴呆早期即出现明显步态异常时应怀疑皮质下血管性痴呆。这类患者 CT 或磁共振成像（MRI）结果除了白质深部出现增强信号，其余通常是正常的；白质深部的增强信号为非特异性表现。

评价

痴呆的诊断仍是临床诊断，因此对疑似痴呆患者的评估应从完整的病史和体格检查开始。病史应包括症状进展的时间。应注意与任何近期发生卒中等血管事件的关系。应回顾血管疾病（高血压、糖尿病、高脂血症、心房纤颤、吸烟史）的危险因素。还应注意日常生活活动能力（ADLs）的变化。应按照独立、需要帮助或完全依赖来记录患者穿衣、进食、走动、如厕和洗澡等。体格检查应包括彻底的神经系统查体，以发现基础血管疾病和卒中的体征。应行认知功能测试，使用简易精神状态量表是比较理想的手段，它能将认知功能损害（表 41-10）随时间进展进行量化。得分低于 24 分为异常，但因为所受教育不同，高学历的患者可能存在虚增的分数，而教育程度低的患者可能存在人为导致的低分数（Tombaug，1992）。

当考虑行何种检查评估痴呆患者时，医生历来被教导去寻找可逆的病因。目前认为极少出现可逆性痴呆（Sloane，1998）。关于实验室检查，目前一般推荐所有患者检查全血细胞计数、促甲状腺素（TSH）、血清钙、电解质、空腹血糖以及血清维生素 B_{12} 水平。根据病史、体格检查以及认知测试，可选的测试包括红细胞（RBC）的叶酸水平、快速血浆凝集素试验筛查梅毒以及 HIV 抗体。不推荐检查同型半胱氨酸水平及 ApoE 基因（Feldman，2008）。虽然不推荐对所有痴呆患者行神经系统影像学检查，但是推荐对怀疑有肿瘤、硬膜

表41-10	简易精神状态量表
最高分 *	任务
5	定向力：年份、季节、日期、日和月份
5	定向力：国家、县、镇、楼和楼层（若适用）
3	信息登录（Registration，瞬时记忆）：命名 3 个物体，记下需要学习的试验数目
5	注意和记忆：连续减 7：100 减 7（连减 5 次）或倒着拼读单词"world"（在正确位置拼出正确字母时得分）
3	短时回忆：回忆信息登录时的 3 个物品
2	语言：命名 2 个物品（铅笔、手表）
1	重复："No ifs, ands, or buts"
3	按照"三个步骤的命令"作动作
1	读出手写或印刷的"请闭上双眼"，并作动作；字应足够大使得患者能够看清
1	写下一个句子
1	模仿画出相交的五边形

* 总分：30 分

Modified from Folstein MF, Folstein SE, McHugh PR. Mini-Mental State: a practical method for grading the cognitive state of patients for the clinician. J Psychiatr Res 1975; 12: 189.

下血肿，或正常颅压脑积水（NPH）的患者进行 CT 或 MRI 检查（Feldman et al.，2008）。最近 FDA 推荐 18F 扫描用以发现脑内 β- 淀粉样蛋白。70 岁以上认知功能正常的患者中大约有 30% 的患者扫描阳性。众所周知，从淀粉样蛋白斑块密度增加到临床上出现明显的痴呆大约需要 15～20 年。因此，绝大多数扫描阳性的老年患者至少能保持正常状态 5～10 年。核医学和分子成像学会和阿尔茨海默病协会联合淀粉样成像工作组 2012 年发表了适当的使用标准，以帮助指导这种新模式的成本效益的使用（Rowe and Villemagne，2013）。

管理

家庭医生向患者及其护理人员所提供的综合、纵向、协调的关怀是对痴呆患者进行有效管理的基石。患者应定期到医生诊室，应能够很方便地通过电话联系到医生。患者家属应保持经常与患者和医生接触。家庭医生应更新预防接种，监测视力和听力，以及注意其他可能的健康问题。患者家庭应得到有关可能有用的行为和环境改善方面的咨询，包括减少在家里跌倒和受伤的危险。在治疗的早期就应讨论关于停止驾驶的时间。同时应尽早做有关预立医嘱和疾病晚期规划的决定。患者应依法签订有关医疗保健的永久授权书。应在发生进食困难之前对放置胃管加以讨论。家属应注意胃管不能延长生命，可造成不适和并发症，一

般不推荐在痴呆患者的最后阶段使用（Li, 2002）。姑息治疗和临终关怀也应在患者能够参与决策的疾病早期加以讨论。

药物治疗

胆碱酯酶抑制剂多奈哌齐（安理申）、加兰他敏（razadyne）和卡巴拉汀（艾斯能）已被美国 FDA 批准用于治疗阿尔茨海默病患者。他克林（康耐视）可导致约 30% 的患者肝脏转氨酶水平升高，因此很少使用。胆碱酯酶抑制剂通过阻止乙酰胆碱酯酶降解乙酰胆碱而起作用，人们认为该药增加了受累大脑区域的乙酰胆碱水平。以上这些药物的反应率相当，因此可根据患者和护理人员的需要及药物的副作用进行个性化选择。使用 6～12 个月以上认知和总体功能减退的减缓来衡量药效。虽然胆碱酯酶抑制剂的副作用包括恶心、呕吐、腹泻、消化不良、厌食、体重减轻、心动过缓和躁动，但一般耐受性良好。当停药时，患者可能会出现总体功能的快速减退。

美金刚（namenda）是一种 N- 甲基 -D- 天冬氨酸（NMDA）受体拮抗剂，已被美国 FDA 批准作为单药或与胆碱酯酶抑制剂联合用于治疗中、重度痴呆（Reis-berg, 2003）。虽然可能出现头晕、失眠和幻觉，美金刚比胆碱酯酶抑制剂副作用显得更少。替代药物如银杏、烟碱、维生素 C 和维生素 E 治疗阿尔茨海默病有益。最近的一项研究发现，长期服用银杏叶不能降低老年痴呆症患者患痴呆症的风险（Vellas et al., 2012）。2012 的 Cochrane 评价得出结论，维生素 E 不应该用于治疗轻度认知障碍和阿尔茨海默病。有证据表明，保持健康的维生素 C 水平对老年性认知衰退和阿尔茨海默病有保护作用，但最大的好处可能是通过避免维生素 C 缺乏来实现的（Harrison, 2012）。由于吸烟和阿尔茨海默病之间呈负相关，尼古丁作为一种潜在的治疗剂引起了人们的兴趣，但由于毒性和成瘾性，尼古丁的使用受到限制。然而，可替宁，烟碱的活性代谢产物，具有尼古丁的疗效和更好的安全性，使其成为进一步研究的理想的候选人。目前，除了避免维生素 C 缺乏外，其他任何处方药、补充剂或草药制剂都不能推荐用于痴呆的认知或功能表现。

痫性发作

重 点

- 热性惊厥通常发生于 3 个月～5 岁，为儿童最常见的发作性疾病（2%～5%）。

- 热性惊厥首次发作的危险因素包括家族史、发育迟缓、高热和去儿童保育机构。
- 如果初次发作是良性的，那么初次发作后不一定要给予抗惊厥药物治疗。
- 新的抗惊厥药物往往比传统的传统药物耐受性好，副作用小，在治疗早期可以考虑。

每 11 个 80 岁的美国人至少有过 1 次癫痫发作。约 1% 的美国人有癫痫或反复无诱因发作。对癫痫患者进行治疗可减少反复发作的风险，改善生活质量。这就要求尽量减少抗癫痫药物的副作用，尽量提高患者从事日常活动和履行职责的能力（Scheuer and Pedley, 1990）。

癫痫发作是神经系统功能紊乱的表现，因此常与脑膜炎等急性神经系统疾病相关。有些患者的发作是自限性的，当急性神经系统紊乱得到解决时随之解决。另一些人的发作持续存在，从而可诊断为癫痫。一些经检查体格和神经功能正常的患者可能仅单次发作，并始终不能明确发作原因，此类患者没有癫痫。

癫痫发作通常分为部分性发作或全面性发作。部分性发作也称局灶性发作，起源于一侧大脑半球局部区域，并伴有局灶性脑电图异常；而全面性发作在发作开始时即有双侧大脑半球的全部或大部分区域受累。根据意识是否保留，部分性发作进一步分为简单部分性发作（无意识障碍）或复杂部分性发作（有意识障碍）。根据抽搐动作模式将全面性发作进一步分类（表41-11）。

并不总能够根据临床观察对发作进行准确分类。出现全面性抽搐运动的发作可能起源于局灶而迅速全面扩散。此类发作在分类上是属于部分继发全面性发作，而不属于强直 - 阵挛性发作。若没有脑电图，不能

表 41-11 癫痫发作分类

部分性发作	单纯部分性发作（无意识障碍）
	复杂部分性发作（有意识障碍）
	部分继发全面性发作
	单纯部分性发作继发强直 - 阵挛发作
	复杂部分性发作继发强直 - 阵挛发作
	单纯部分性发作继发复杂部分性再继发强直 - 阵挛发作
全面性发作	强直 - 阵挛发作
	失神发作
	非典型失神发作
	肌阵挛发作
	阵挛性发作
	失张力发作

对此类发作进行准确分类。并不是每一个发作性发作都是癫痫发作。运动障碍、心理障碍和睡眠障碍可以产生类似发作的活动。因此，准确诊断发作往往需要临床观察和脑电图支持。由于通常是在未发作的情况下行脑电图检查，因此应采取一定的措施提高其诊断率。睡眠和睡眠剥夺均可增加脑电图记录到癫痫样异常的可能性。多次行脑电图检查也以提高诊断率。在某些情况下，只有行连续视频和脑电图监测才能获得准确诊断。通常，这是在专门的癫痫中心完成的。尽管努力试图记录癫痫样异常，少数发作性疾病患者的发作间歇期脑电图结果正常。

热性惊厥

热性惊厥是一种没有明确原因，与发热有关的发作。顾名思义，热性惊厥，不包括发作出现于以下患者：颅内感染，如脑膜炎或脑炎，中毒性脑病，或其他任何神经系统疾病。该定义也排除了那些既往有非热性惊厥史的患者出现的与发热相关的惊厥。热性惊厥通常发生于 3 个月~5 岁的儿童，为儿童最常见的发作性疾病，影响 2%~5% 的美国儿童。最常见的发病年龄是 2 岁，男孩发病率略高于女孩（Freeman and Vining, 1995；Hirtz, 1997）。

热性惊厥首次发作的危险因素包括家族史、发育迟缓、高热和去儿童保育机构免疫接种。热性惊厥首次发作的儿童中大约有三分之一会再次发作。热性惊厥首次发作的年龄越小，热性惊厥再次发作的可能性越高。大多数复发发生在 1 年内。热性惊厥家族史也增加了复发的可能性。不过不到 5% 的热性惊厥患儿会发展为癫痫。

热性惊厥可以表现为任何发作类型，但最常见的是强直 - 阵挛发作。热性惊厥发作持续时间通常不超过 6 分钟，少于 8% 超过 15 分钟。因此，大多数儿童发作结束后才求助于家庭医生。虽然人们普遍认为，体温上升的速度是发生热性惊厥的重要因素，没有数据证明体温上升的速度比体温上升的程度更重要。

评估热性惊厥的儿童应从详细的病史和体格检查开始。病史应包括感染症状、药物的使用、毒物摄入、发育和健康问题、产前 / 出生和家族史，以及目击者详细描述发作情况。体格检查应特别注意严重疾病的体征，包括瘀斑、脑膜刺激征、囟门紧张或膨出、Kernig 和 Brudzinski 征以及神经系统异常体征，包括警觉度降低或认知减退、运动系统肌力或肌张力障碍。即使对于有热性惊厥病史的儿童，与发热有关的发作也可能是颅内感染的征象。若怀疑颅内感染，应行腰椎穿刺

（LP）；否则，不必要行腰穿。18 个月以上的儿童若患脑膜炎或脑炎往往会表现出典型的临床症状和体征。这些儿童若无脑膜炎相关病史、症状或体征则不需要行腰穿。然而，12~18 个月以下的儿童可能缺乏颅内感染典型的临床体征和症状，因此更可能需要腰穿。若一个儿童已经服用抗生素，而发生与发热有关的发作，应考虑部分治疗的脑膜炎。中耳炎等感染灶的存在并不排除脑膜炎的可能性。发作伴发热的儿童中其他提示脑膜炎的病史特点包括内科医生在过去 48 小时内评估过疾病、发作发生于诊室或急诊室或局灶性发作。

大多数热性惊厥患儿不需要常规的实验室检查。需要的仅仅是那些有助于发现发热原因的实验室检查。头颅 X 线，CT 和 MRI 等神经系统影像学检查，以及脑电图通常没有应用指征。诊断为热性惊厥的儿童，应留在急诊或诊室观察几个小时。在下列情况下这些儿童可送回家：①临床症状改善满意，恢复警觉性；②发热得到适当的评价和处理；③具备密切门诊随诊的条件。若存在任何有关颅内感染的疑问，若在观察过程中临床症状改善不佳，或者若不能保证随访，推荐入院治疗。

热性惊厥患儿门诊治疗中最重要的部分是患儿父母的教育。发作是令大多数家长恐惧的事件。应消除他们的疑虑，即热性惊厥不会导致脑损伤，且发展为癫痫的风险非常低。然而略超过六分之一的患儿在 24 小时内会再次发作；大约三分之一的患儿会在某个时候再次发生热性惊厥。如果再次发作，建议家长使患儿侧躺或仰卧。与一般看法相反，发作时不应在患儿牙齿间放置任何东西。家长应仔细观察患儿，若发作 10 分钟后仍未自发缓解，应拨打 120。对于有热性惊厥史的患儿，家长可能对常规预防接种有所担心。白喉、破伤风类毒素和百日咳（DTaP）以及麻疹、腮腺炎和风疹（MMR）疫苗是最可能导致发作相关发热的疫苗。若是预防接种后发生热性惊厥，最可能是 DTaP 接种后 48 小时内或 MMR 接种后 10 天内。

成人首次发作的初诊评价

详细的病史、体格检查以及常规血液检查可以发现许多与发作有关的健康问题。这些问题包括感染、电解质和血糖异常、肝肾功能损害以及心肺疾病。大多数首次发作患者应检查全血细胞检查（包块血小板计数及细胞分类）、毒理学筛查、甲状腺功能测定、PT/PTT、血清转氨酶测定、电解质、钙、镁、磷、尿素氮、肌酐、血糖、ABGs 或脉搏血氧饱和度。若怀疑心肺疾病，应行心电图和胸片检查。临床怀疑脑膜炎或脑炎时应

行腰穿，否则无必要。患者通常在首次发作后迅速恢复，经过几小时的观察即可判断其临床进展。除非存在以下情况，首次发作一般不需要住院：怀疑有潜在的疾病，或担心患者可能出现临床进展，社会支持或观察或患者完成门诊随访的能力和动机不足。

首次发作的患者应安排适当的脑电图和神经系统影像学检查。MRI 和 CT 是脑电图的重要补充，因为他们能够识别与发作相关的结构异常。由于 MRI 能够很好识别皮质结构异常、显示颞叶、发现胶质瘤以及识别海绵状血管瘤，因此 MRI 优于 CT。而 CT 适用于急诊的情况，因为 CT 检查容易获得并可快速检测出血。如果患者首次发作后不久即到诊室，一般不需要立即行神经系统影像学检查，除非病史和体格检查提示局灶性脑损伤或显著的认知功能障碍。与 MRI 和 CT 相比，正电子发射断层扫描（PET）和单光子发射 CT（SPECT）可以提供有关大脑功能的信息。此类检查可发现结构正常的相对低灌注或低代谢区域，这些区域可能在部分性发作中发挥重要作用。虽然这些检查是有用的，尤其是对于部分性癫痫患者；但这些检查并非常规检查，未能广泛应用。

药物治疗

首次发作后是否应开始抗癫痫治疗仍是一个争论的话题。有关首次发作后再次发作可能性的数据不足

或存疑，单次无诱因发作后复发率的估计值范围很大。某些表现和特征似乎能够增加首次发作后复发的可能性，包括脑电图异常、既往神经系统损伤、部分性发作和发作的家族史。此外，还不知道单次发作后使用抗癫痫药物治疗是否可改变其后发生癫痫的风险。由于这些不确定性，以及抗癫痫药物很高的副作用发生率，往往超过了再次发作的风险，很多家庭医生对大多数单次发作后的患者不使用抗癫痫药物。尽管如此，由于初次发作的不可预见的过程，应提醒患者，根据当地法规，禁止驾驶及从事其他一些活动。在从事这些活动时，如果出现另一次癫痫发作，可能会出现危险。

虽然用于治疗发作的药物很多，卡马西平（得理多）、苯妥英钠（大仑丁）、苯巴比妥和双丙戊酸钠（德巴金）是可用于大多数癫痫患者的传统一线治疗药物。越来越多的抗癫痫的新药出现，这些新药副作用更少。苯巴比妥是应用最久的药物，但有一些不足；其副作用包括易怒、认知减退和活动亢进或嗜睡。药物达到治疗剂量时产生的镇静作用和对认知的影响往往非常显著，以至于许多家庭医生不会将苯巴比妥作为一线药物。表 41-12 总结了常见抗癫痫药的剂量和副作用。大多数癫痫患者使用单药即可缓解。因为增加另一种药物往往会增加药物不良反应，因此单药不能控制时应先尝试另一种单药，而不应在治疗的早期联合用药。多次尝试不同单药治疗失败后再考虑多药治疗。

表 41-12　常见抗癫痫药物

药物	使用剂量	副作用
卡马西平（得理多）	初始剂量：200mg 一天二次（成人），5mg/（kg·d）（儿童） 维持剂量：每周增加 200mg/d，直至达到最大剂量 1600mg/d（成人），20～35mg/（kg·d）直至到最大剂量 1000mg/d（儿童） 通常 qid	困倦或躁动、复视、视物模糊、平衡失调、良性白细胞减少、肝功能衰竭、罕见抗利尿激素分泌异常综合征、罕见再生障碍性贫血
苯妥英钠（大仑丁）	口服负荷剂量：400mg，然后 2 小时和 4 小时 300mg（成人） 维持剂量：300mg/d（成人），5mg/（kg·d），直至最大剂量 300mg/d（儿童） 通常 tid	剂量相关：恶心、呕吐、眼球震颤、共济失调 非剂量相关：牙龈增生、多毛、痤疮、相貌粗陋、肝功能衰竭、骨软化
双丙戊酸钠（德巴金）	初始剂量：10～15mg/（kg·d） 维持剂量：15～60mg/（kg·d） 通常 bid 到 qid	一过性胃肠道副作用 毒性作用：震颤、血小板减少 副作用：体重增加、脱发、肝脏毒性（是否应及时行 LFTs 检查以避免发生还存在争议）、胰腺炎
苯巴比妥	初始和维持剂量：100～300mg/d（成人），3～5mg/（kg·d）（儿童） 通常单次或分次给药	嗜睡、镇静、认知能力减退、注意力下降、多动、抑郁症
左乙拉西坦（开浦兰）	初始剂量：1000mg/d（成人），20mg/（kg·d）（儿童） 维持剂量：最大 3000mg/d（成人），60mg/（kg·d）（儿童） 通常 bid	抑郁、敌对、攻击行为、精神异常、嗜睡、头痛、URI 症状、感染、疲劳、易激惹

表 41-12 常见抗癫痫药物（续表）

药物	使用剂量	副作用
奥卡西平（曲莱）	初始剂量：600mg/d（成人），8~10mg/(kg·d)（儿童） 维持剂量：最大 2400mg/d（成人），45mg/(kg·d)（儿童） 通常 bid	低钠血症、超敏反应、白细胞减少、血小板减少、血管神经性水肿、Stevens-Johnson 综合征、头晕、嗜睡、复视、头痛、恶心、共济失调
拉莫三嗪（lamictal）	初始剂量：根据联用的抗癫痫药剂量可调整 维持剂量：最大 400mg/d 通常 bid	皮疹、Stevens-Johnson 综合征、血管神经性水肿、中性粒细胞减少、胰腺炎、头晕、头痛、共济失调、恶心、嗜睡
噻加宾（gabitril）	初始剂量：4mg/d（成人或大于 12 岁儿童） 维持剂量：最大 56mg/d（成人），32mg/d（儿童） 通常 bid 到 qid	中枢神经系统抑制、癫痫发作、无力、皮疹、头晕、乏力、嗜睡、恶心、腹泻、震颤、意识模糊、注意力受损
加巴喷丁（neurontin）	初始剂量：300mg/d（成人），10~15mg/(kg·d)（儿童） 维持剂量：达 3600mg/d（成人），35mg/(kg·d)（儿童） 通常 tid	白细胞减少、抑郁症、头晕、嗜睡、共济失调、疲劳、外周性水肿、体重增加、震颤、腹泻
托吡酯（妥泰）	初始剂量：25mg bid（成人及大于 10 岁儿童） 维持剂量：达 200mg/d 通常 bid	肾结石、感觉异常、食欲减退、共济失调、认知功能障碍
唑尼沙胺（zonegran）	初始剂量：100mg/d*2 周（成人及大于 10 岁儿童） 维持剂量：达 600mg/d 通常 bid	肾结石、嗜睡、食欲减退、认知功能障碍
普瑞巴林（乐瑞卡）	初始剂量：150mg/d（成人） 维持剂量：达 600mg/d 通常 bid 到 tid	血小板减少、超敏反应、血管神经性水肿、头晕、嗜睡、共济失调、外周性水肿、体重增加
拉科酰胺（vimpat）	初始剂量：100mg/d（成人） 维持剂量：达 600mg/d（300mg/d 轻度 MOD 肝衰竭或肌酐清除率 <30ml/min） 通常 bid	晕厥、心房颤动（罕见）、头晕、头痛、复视、呕吐、乏力、共济失调
依佐加滨（potiga）	初始剂量：300mg/d 维持剂量：达 1200mg/d 通常 tid	精神病、依赖、头晕、嗜睡，疲劳，认知功能障碍，体重增加
卢非酰胺（banzel）	初始剂量：（Lennox-Gastaut 综合征）400~800mg/d（成人），10mg/(kg·d)（儿童） 维持剂量：达 3200mg/d（成人和儿童） 通常 bid	自杀、癫痫发作、QT 间期缩短、超敏反应、白细胞减少、嗜睡、呕吐、头痛、头晕、恶心
氯巴占（onfi）	初始剂量：（Lennox-Gastaut 综合征）10mg/d（体重大于 30kg） 维持剂量：40mg/d 通常 bid	呼吸抑制、依赖、自杀、Stevens Johnson 综合征、贫血、嗜睡
氨己烯酸（喜保宁）	初始剂量：（婴儿痉挛症）40mg/(kg·d)（儿童） 维持剂量：达 100~150mg/(kg·d) 通常 bid	（仅限美国可用）永久性视力丧失、贫血、神经病、头痛、头晕、乏力、嗜睡、体重增加

　　家庭医生检测抗癫痫药物血药水平时应谨慎。大多数抗癫痫药物的治疗浓度范围仅仅是治疗的原则。一些患者在通常的中毒剂量达到缓解而不发生显著副作用。另一些患者在治疗浓度以下即产生难以忍受的副作用。对于大多数抗癫痫药物，当患者达到发作缓解或发生显著副作用时，应检测血药浓度。药物浓度还可提供依从性的证据。使用多药治疗的患者、孕妇、老年人、肝肾功能不全的患者和因为其他健康问题而服药的患者需要更频繁地检测血药浓度。表 41-13 列出了可以降低发作阈值的治疗其他疾病的药物。然

表 41-13 可降低癫痫发作阈值的药物

茶碱
异烟肼
三环类抗抑郁药
青霉素
吩噻嗪类
苯海拉明
伪麻黄碱
可卡因
安非他明
酒精（戒断）
苯二氮䓬类
巴比妥类（包括苯巴比妥）

而，血药浓度不应作为有关抗癫痫药物剂量的决策的主要依据。控制发作和与药物治疗相关的副作用比单独监测血药浓度更重要。

癫痫持续状态

癫痫持续状态一般定义为意识丧失超过 30 分钟的持续或间歇性全面性发作。然而，由于大多数发作仅持续 2 分钟或更短时间，任何超过 5 分钟的发作均可能进展为癫痫持续状态。反复发作，在发作间期患者的意识状态不能恢复到基线水平也应考虑为癫痫持续状态。即使是对于经验丰富的医生，看到癫痫持续状态也可能非常恐慌。在这种情况下，针对癫痫持续状态患者的系统性措施有助于更好地护理患者。管理癫痫持续状态患者的第一步是支持生命体征。应保护呼吸道。虽然需要对患者进行气管插管，但这通常需要神经肌肉阻滞，因此气囊加面罩通气往往更可取。应密切监测患者的生命体征，包括连续血氧饱和度和心电图。推荐以约 4L/min 的速度吸氧。应保护静脉通道用以给药，抽血行全血细胞计数、毒理学筛查、电解质测定、血糖、钙、镁和抗惊厥药物血药浓度检查。应对患者静脉注射硫胺素 100mg，随后 50ml 溶于 50% 葡萄糖溶液静脉滴注。

若患者继续发作，应使用非口服药物，包括劳拉西泮 0.1mg/kg，2mg/min 静脉注射，或地西泮 0.2mg/kg（最多 10mg），最快 5mg/min。这些药物起效迅速，而作用时间短。因此推荐同时使用苯妥英钠。苯妥英钠 20mg/kg 以低于 50mg/min 的速度通过不含葡萄糖的生理盐水输注，以避免苯妥英钠在管道中沉淀。磷苯妥英（Cerebyx）是苯妥英钠的前体药物，与苯妥英钠相比安全性更好，可以以更快的速度（150mg/min）给药，经首

过代谢后转换为苯妥英钠，但它比苯妥英钠贵。必须密切观察血压和心律，因为苯妥英钠容易造成低血压和心脏传导阻滞。若出现这些副作用，当给药速度减慢时常可缓解。若经过这些处理之后患者仍继续发作，可经胃肠外给苯巴比妥。作为最后的手段，可采用巴比妥昏迷或全身麻醉。在神经重症监护的情况下，常对癫痫持续状态患者使用丙泊酚（得普利麻）和咪达唑仑（Versed）连续滴注以诱导昏迷。

中枢神经系统感染和炎症

重 点

- 细菌性脑膜炎是神经系统急症。
- 急性细菌性脑膜炎有很高的致残率和病死率。
- 抗生素治疗应在脑脊液结果提示脑膜炎可能性时就开始。
- 了解不同年龄段中细菌性脑膜炎的常见致病菌在制订治疗计划时很重要。
- 对于所有怀疑脑膜炎的患者都推荐进行革兰染色。
- 不推荐在婴儿、儿童和已接受了抗生素治疗的成人中应用地塞米松辅助治疗。

细菌性脑膜炎

即使在最好的治疗环境中，急性细菌性脑膜炎的致残率和病死率仍很高。因此，对于临床症状的早期识别，及时选择适当的实验室检查以及适当的治疗方案是非常重要的。

大多数成人患者（85%）都是以经典的三联征，即发热、头痛和颈强直起病的（Roos et al.，1997）。其他症状包括恶心及呕吐（35%），癫痫（30%），脑神经麻痹，其他局灶神经系统症状（10%～20%）。脑膜刺激征（50%）的症状可能是隐匿或明显的，例如克氏征（在检查者使患者髋部及膝关节弯曲后无法伸直膝关节）或巴氏征（在检查者快速屈平卧的患者颈部时出现的不自主屈膝）（Tunkel and Scheld，1997）。其他症状包括颈强直，嗜睡，畏光，意识障碍，出汗以及全身肌肉僵直。在疾病的早期小于 1% 的患者会出现视乳头水肿。当患者早期就出现视乳头水肿时，应考虑脑脓肿及占位性病变等诊断。

有的患者都表现出典型的症状，新生儿可以仅仅表现为喂养困难以及吸吮无力，易激惹，呕吐，体温变化（过热或过冷），腹泻以及呼吸暂停。对于小于 1 岁的幼儿颈项强直以及脑膜刺激征不一定是中枢神经系

统感染的表现（Prober，1996）。前囟隆起可以在病程晚期才出现，40% 的新生儿会出现癫痫发作。在四肢出现的伴有出血点和紫癜的斑丘疹提示脑膜炎球菌脑膜炎。老年患者起病隐袭，常表现为不同程度的脑膜刺激症状，神志改变，嗜睡，意识障碍但不伴发热。

宿主的身体状态是决定脑膜炎易感性的重要因素。显著的易感因素包括近期开放外伤，手术（特别是神经外科手术）和烧伤。闭合性头颅伤所造成的脑脊液漏与肺炎链球菌脑膜炎相关。常见的诱发因素包括中耳炎、鼻窦炎、乳突炎、酗酒，围产期暴露以及未接受被动免疫，免疫抑制或脾切除后（Swartz，1997）。

了解不同年龄组细菌性脑膜炎的常见致病菌对经验性治疗的药物选择是至关重要的（表 41-14）。3 种社区获得脑膜炎的常见致病菌为流感嗜血杆菌、脑膜炎奈瑟菌以及肺炎链球菌，在美国它们是 80% 的脑膜炎的致病菌。流感嗜血杆菌曾是细菌性脑膜炎最重要的致病菌，将近 50% 的脑膜炎均由其引起，直到 90 年代初 B 型流感嗜血杆菌结合疫苗的发明，使得肺炎链球菌和脑膜炎奈瑟菌成为了更常见的病因，这一点在儿童中更为明显。B 组链球菌已经取代大肠杆菌成为 1 个月以下婴儿脑膜炎最主要的致病菌。其他常见的致病菌包括单核细胞增生李斯特菌，肺炎克雷伯菌，金黄色葡萄球菌，表皮葡萄球菌及其他革兰阴性菌和链球菌。

初步处理　美国感染病学会（IDSA）实践指南呼吁对所有怀疑患有急性细菌性脑膜炎的患者都尽快抽取血培养和进行腰椎穿刺（Tunkel et al.，2004）。尽管如此，由于中枢神经系统大面积病变以及其他原因均可导致颅内压增高，而增高的颅内压会造成腰椎穿刺失败甚至产生并发症，所以在实践中，对于有些患者，在腰椎穿刺前先进行 CT 获取病变影像学资料是必要的。对于这些患者，应在 CT 及腰椎穿刺前先抽取血培养，并且开始经验性抗生素治疗及其他对症治疗（表 41-15）。

腰椎穿刺是细菌性脑膜炎诊断的基石。成年患者

的脑脊液压力常在 80～210mmH$_2$O，婴幼儿及儿童患者的压力可能会较低。表 41-16 列出了典型的脑脊液检查值。对所有患者都应进行脑脊液革兰染色，因为 60%～90% 的社区获得性脑膜炎患者可以通过这种方法尽快明确致病菌，并且该实验的特异性可达 97% 以上（Tunkel et al.，2004）。其他快速诊断实验，例如乳胶凝集实验，鲎溶解物测定对于细菌性脑膜炎的诊断与治疗价值不大。通过 PCR 扩增病原体 DNA 可能对诊疗有帮助，特别是对于革兰染色阴性的患者。血清 C 反应蛋白（CRP）浓度对脑膜炎患者的发现可能特别有帮助，但对于革兰氏染色阴性的患者，由于考虑到正常的 CRP 结果具有较高的阴性预测值，因此不能根据 CFP 的结果来决定是否使用抗生素（Tunkel et al.，2004）。

表 41-15　怀疑细菌性脑膜炎的成年患者在腰椎穿刺前先行 CT 的标准

标准	描述
免疫抑制状态	HIV 感染或 AIDS，服用免疫抑制剂或移植后
中枢神经系统疾病史	大面积病变，卒中或局灶病变
新发癫痫	发病前一周内出现的癫痫，有些专家建议对于癫痫持续状态患者不予腰椎穿刺，而对于短暂的抽搐患者延缓 30 分钟再行腰椎穿刺
视盘水肿	静脉搏动的存在提示不存在颅内压升高
意识障碍	—
局灶神经系统功能不全	包括扩张的无反应的瞳孔，眼球运动障碍，视野障碍，凝视麻痹以及手臂或腿的不自主移动

AIDS，获得性免疫缺陷综合征；CNS，中枢神经系统；CT，计算机化断层显像；LP，腰穿；HIV，人类免疫缺陷病毒；ICP，颅内压

From Tunkel AR, Barry J, Hartman SL, et al. Practice guidelines for themanagement of bacterial meningitis. Clin Infect Dis 2004; 39: 1267.

表 41-14　不同年龄患者细菌性脑膜炎的常见致病菌

年	致病菌
0～1 个月	B 组链球菌，单核细胞增生李斯特菌，肺炎链球菌，大肠杆菌
1～3 个月	B 组链球菌，单核细胞增生李斯特菌，肺炎链球菌，脑膜炎奈瑟菌，流感嗜血杆菌，大肠杆菌
3 个月～18 岁	肺炎链球菌，脑膜炎奈瑟菌，流感嗜血杆菌
18～50 岁	肺炎链球菌，脑膜炎奈瑟菌，流感嗜血杆菌
>50 岁	肺炎链球菌，单核细胞增生李斯特菌，革兰阴性杆菌

表 41-16　细菌性脑膜炎及病毒性脑膜炎的典型脑脊液改变

指标	细菌性脑膜炎	病毒性脑膜炎
压力（mmH$_2$O）	>180	通常正常也可显著升高
白细胞计数（个/mm³）	1000～10 000 中位：1195 范围：100～20 000	<300 中位：100 范围：100～1000
中性粒细胞（%）	>80	<20
葡萄糖（mg/dl）	<40	>40
蛋白质（mg/dl）	100～500	多数正常
革兰染色（阳性结果比例 %）	60～90	阴性
培养（阳性结果比例 %）	70～85	50

其他应进行的实验室检查,包括血常规,血小板计数,PT,APTT,动脉血气以及血电解质浓度,血糖,肌酐及尿素氮水平。更多实验室及影像学检查(胸片,鼻窦片及头部影像)可以根据具体情况做出选择。

细菌性脑膜炎是神经系统急症,如果怀疑细菌性脑膜炎,抗生素治疗应尽快开始使用。通常在腰穿后或头颅 CT 已证实,血培养已留取后。抗生素治疗应针对革兰染色的结果进行选择(表 41-17)或者可以根据易感因素及患者年龄经验性的选择(表 41-18)。表 41-19 列出了根据细菌分离结果和抗生素敏感性所推荐的抗生

素,表 41-20 列出了推荐剂量。

糖皮质激素的作用 在细菌性脑膜炎中应用糖皮质激素的目的理论上是减少脑膜炎症,从而减轻脑损伤的发生和程度。但是,美国传染病学会只推荐在部分特定年龄的患者中应用地塞米松。

新生儿: 目前关于新生儿还没有足够的证据做出推荐(Tunkel et al.,2004)。

婴儿及儿童: 现有的数据推荐对患有乙型流感嗜血杆菌脑膜炎的婴儿及儿童患者应用地塞米松辅助治疗,地塞米松治疗应在应用抗生素前 10～20 分钟(最晚与

表 41-17　革兰染色阳性的成人患者的抗生素治疗方案选择

病原体	推荐治疗方案	备选方案
肺炎链球菌	万古霉素加三代头孢菌素[1,2]	美罗培南(C),氟喹诺酮(B)[3]
脑膜炎奈瑟菌	三代头孢菌素[1]	青霉素 G,氨苄西林,氯霉素,氟喹诺酮,卡芦莫南
单核细胞增生李斯特菌	氨苄西林[4]或青霉素 G[4]	复方新诺明,美罗培南(B)
无乳链球菌	氨苄西林[4]或青霉素 G[4]	三代头孢菌素(B)[1]
流感嗜血杆菌	三代头孢菌素[1]	氯霉素,头孢吡肟,美罗培南,氟喹诺酮
大肠杆菌	三代头孢菌素[1]	头孢吡肟,美罗培南,卡芦莫南,氟喹诺酮,复方新诺明

[1] 氨噻肟头孢菌素或头孢曲松

[2] 有些专家认为若使用地塞米松治疗则抗生素方面可以加用利福平(B)

[3] 加替沙星及莫西沙星

[4] 需要考虑加用氨基糖苷类

注:表中所有推荐方案除特殊标记外均为 A 级证据。在儿童中,治疗单核细胞增生李斯特菌脑膜炎的标准治疗方案为在氨噻肟头孢菌素或头孢曲松加万古霉素的基础上合用氨苄西林,治疗革兰阴性肠道细菌脑膜炎时应在氨基糖苷类药物的基础上加用氨苄西林

表 41-18　根据患者年龄和易感因素选用经验性抗生素治疗方案(A)

易感因素	常见致病菌	抗生素治疗方案
年龄		
0～1 个月	无乳链球菌,单核细胞增生李斯特菌,大肠杆菌,克雷伯菌属	氨苄西林加头孢噻肟或氨苄西林加一种氨基糖苷类
1～23 个月	肺炎链球菌,脑膜炎奈瑟菌,无乳链球菌,流感嗜血杆菌,大肠杆菌	万古霉素加三代头孢菌素[1,2]
2～50 岁	脑膜炎奈瑟菌,肺炎链球菌	万古霉素加三代头孢菌素[1,2]
>50 岁	肺炎链球菌,脑膜炎奈瑟菌,单核细胞增生李斯特菌,革兰阴性杆菌	万古霉素加氨苄西林加三代头孢菌素[1,2]
头部外伤		
颅底骨折	肺炎链球菌,流感嗜血杆菌,A 组乙型溶血性链球菌	万古霉素加代头孢菌素[1]
穿通伤	金黄色葡萄球菌,凝固酶阴性葡萄球菌(特别是表皮葡萄球菌),需氧革兰阴性杆菌(包括铜绿假单胞菌)	万古霉素加头孢吡肟,万古霉素加头孢他啶,或万古霉素加美罗培南
神经外科手术术后	需氧革兰阴性杆菌(包括铜绿假单胞菌),金黄色葡萄球菌,凝固酶阴性葡萄球菌(特别是表皮葡萄球菌)	万古霉素加头孢吡肟,万古霉素加头孢他啶,或万古霉素加美罗培南
脑脊液分流术	凝固酶阴性葡萄球菌(特别是表皮葡萄球菌),金黄色葡萄球菌,需氧革兰阴性杆菌(包括铜绿假单胞菌),短小棒状杆菌	万古霉素加头孢吡肟[3],万古霉素加头孢他啶[3],或万古霉素加美罗培南[3]

[1] 氨噻肟头孢菌素或头孢曲松

[2] 有些专家认为若使用地塞米松治疗则抗生素方面可以加用利福平(B)

[3] 对于婴幼儿及儿童,单用万古霉素就足够,除非革兰染色结果是革兰阴性杆菌

Modified from Tunkel AR, Barry J, Hartman SL, et al: Practice guidelines for the management of bacterial meningitis. Clin Infect Dis 2004; 39, 1267.

表41-19　根据致病菌分离及药物敏感性试验结果选择的细菌性脑膜炎抗生素使用方案

致病菌，抗生素敏感性	标准治疗方案	备选治疗方案
肺炎链球菌		
青霉素MIC		
<0.1μg/ml	青霉素G或氨苄西林	三代头孢菌素[1]，氯霉素
0.1~1.0μg/ml[2]	三代头孢菌素[1]	头孢吡肟（B），美罗培南（B）
≥2.0μg/ml	万古霉素加三代头孢菌素[1,3]	氟喹诺酮3（B）
头孢噻肟或头孢曲松 MIC≥1.0μg/ml	万古霉素加三代头孢菌素[1,3]	氟喹诺酮3（B）
脑膜炎奈瑟菌		
青霉素MIC		
<0.1μg/ml	青霉素G或氨苄西林	三代头孢菌素[1]，氯霉素
0.1~1.0μg/ml	三代头孢菌素[1]	氯霉素，氟喹诺酮，美罗培南
单核细胞增生李斯特菌	氨苄西林或青霉素G[4]	复方新诺明，美罗培南（B）
无乳链球菌	氨苄西林或青霉素G[4]	三代头孢菌素[1]（B）
大肠杆菌及其他肠杆菌科[5]	三代头孢菌素	氨曲南，氟喹诺酮，美罗培南，复方新诺明，氨苄西林
铜绿假单胞菌[5]	头孢吡肟或头孢他啶	氨曲南[4]，环丙沙星[4]，美罗培南[4]
流感嗜血杆菌		
β-内酰胺酶阴性	氨苄西林	三代头孢菌素[1]，头孢吡肟，氯霉素，氟喹诺酮
β-内酰胺酶阳性	三代头孢菌素	头孢吡肟，氯霉素，氟喹诺酮
金黄色葡萄球菌		
甲氧西林敏感	萘夫西林或苯唑西林	万古霉素，美罗培南（B）
甲氧西林耐药	万古霉素[6]	复方新诺明，利奈唑胺（B）
表皮葡萄球菌	万古霉素[6]	利奈唑胺（B）
肠道球菌种		
氨苄西林敏感	氨苄西林加庆大霉素	—
氨苄西林耐药	万古霉素加庆大霉素	—
氨苄西林及万古霉素耐药	利奈唑胺（B）	

[1] 氨噻肟头孢菌素或头孢曲松

[2] 氨噻肟头孢菌素/头孢曲松敏感菌株

[3] 如果氨噻肟头孢菌素的MIC>2μg/ml考虑加用利福平

[4] 加替沙星或莫西沙星

[5] 抗菌药物的选择需要根据体外敏感性实验结果决定

[6] 考虑加用利福平

注：表中所有推荐方案除特殊标记外均为A级证据。MIC：最小抑菌浓度

Modified from Tunkel AR, Barry J, Hartman SL, et al. Practice guidelines for the management of bacterial meningitis. Clin Infect Dis 2004；39；1267.

抗生素同时）开始，剂量为每6小时0.15mg/kg持续2~4天。但如果抗生素治疗已经开始则不应给予地塞米松治疗，因为证据表明这样不能改变预后。（Tunkel et al.，2004）。对于肺炎链球菌脑膜炎，地塞米松治疗是否有益尚存在争议。美国儿科学会传染病委员会声明："对于6个月及以上的婴儿和儿童，在衡量了可能的收益和潜在的风险后可以考虑给予地塞米松辅助治疗。对于是否在肺炎链球菌脑膜炎中应用地塞米松专家们的意见仍不一致；并且现有的数据并不能证实这种疗法在儿童中有明显益处。"（美国儿科学会，2003）。

另外，糖皮质激素辅助疗法对于高收入国家的儿童有益而对低收入国家的儿童无益（Cochrane review；van de Beek et al，2007）

成人：对于所有可疑或确诊患有肺炎链球菌脑膜炎的成人，都应给予地塞米松治疗，并在应用抗生素前10~20分钟（最晚与抗生素同时）开始，剂量为每6小时0.5mg/kg持续2~4天。尽管对于其他病原体导致的脑膜炎支持应用糖皮质激素的证据尚不充分，但是许多专家倾向于对于所有成人患者都应用地塞米松，因为脑膜炎的致病菌在首诊时往往并不明确。与儿童

表 41-20　细菌性脑膜炎患者的推荐抗生素用量（A）

抗生素	每日总用量（用药间隔时间，以小时为单位）			
	新生儿（年龄以日为单位）		幼儿和儿童	成人
	0~7[1]	8~28[1]		
阿米卡星	15~20mg/kg（12）	30mg/kg（8）	20~30mg/kg（8）	15mg/kg（8）
氨苄西林	150mg/kg（8）	200mg/kg（6~8）	300mg/kg（6）	12g（4）
氨曲南	—	—	—	6~8g（6~8）
头孢吡肟	—	—	150mg/kg（8）	6g（8）
头孢噻肟	100~150mg/kg（8~12）	150~200mg/kg（6~8）	225~300mg/kg（6~8）	8~12g（4~6）
头孢他啶	100~150mg/kg（8~12）	150mg/kg（8）	150mg/kg（8）	6g（8）
头孢曲松	—	—	80~100mg/kg（12~24）	4g（12~24）
氯霉素	25mg/kg（24）	50mg/kg（12~24）	75~100mg/kg（6）	4~6g（6）
环丙沙星	—	—	—	800~1200mg（8~12）
加替沙星	—	—	—	400mg（24）[4]
庆大霉素[2]	5mg/kg（12）	7.5mg/kg（8）	7.5mg/kg（8）	5mg/kg（8）
美罗培南	—	—	120mg/kg（8）	6g（8）
莫西沙星	—	—	—	400mg（24）[4]
萘夫西林	75mg/kg（8~12）	100~150mg/kg（6~8）	200mg（6）	9~12g（4）
苯唑西林	75mg/kg（8~12）	150~200mg/kg（6~8）	200mg（6）	9~12g（4）
青霉素 G	0.15mU/kg（8~12）	0.2mU/kg（6~8）	0.3mU/kg（4~6）	24mU（4）
利福平		10~20mg/kg（12）	10~20mg/kg（12~24）[5]	600mg（24）
托普霉素[2]	5mg/kg（12）	7.5mg/kg（8）	7.5mg/kg（8）	5mg/kg（8）
复方新诺明[4]	—	—	10~20mg/kg（6~12）	10~20mg/kg（6~12）
万古霉素[6]	20~30mg/kg（8~12）	30~45mg/kg（6~8）	60mg/kg（6）	30~45mg/kg（8~12）

[1] 对于出生重量较低的新生儿（＜2000）可以采用小剂量，长间隔的给药方式

[2] 需要检测血药浓度的峰值和低谷

[3] 患有肺炎链球菌脑膜炎的患者推荐使用更大剂量

[4] 现在还没有关于细菌性脑膜炎患者最佳用量的数据

[5] 每日最高剂量为 600mg

[6] 血清药物最低浓度需维持在 15~20μg/ml

相同，如果抗生素治疗已经开始则不应给予地塞米松治疗（Tunkel et al., 2004）。

只有在脑脊液革兰染色为阳性双球菌或血培养为肺炎链球菌阳性才需要继续地塞米松治疗。

抗生素治疗：及时并准确的治疗是增加脑膜炎存活减少病死率的关键。表 41-21 及表 41-22 列出了针对社区获得细菌性脑膜炎的现有致病菌和一些特定的临床情境的推荐治疗方案。抗生素疗程的选择则更多的是根据经验而不是临床证据，并且对于不同的致病菌应选择不同疗程。对于在 24~48 小时内表现出临床改善的患者不需要反复腰椎穿刺来评估治疗修效果。对于症状没有明显改善，细菌药敏实验显示耐药性较强的患者以及患革兰阴性杆菌脑膜炎的婴儿都需要重复腰椎穿刺（Tunkel et al., 2004）。

防疫及预防　任何与脑膜炎球菌脑膜炎及乙型流感嗜血杆菌脑膜炎患者有密切接触者均应接受预防性治疗。对于脑膜炎球菌脑膜炎，成人应口服 600mg 利福平每天 2 次连续 2 天；1 个月以上的儿童可口服 10mg/kg（最大剂量 600mg）每 12 小时连续 2 天（对于小于 1 个月的婴儿，5mg/kg 每 12 小时）。不推荐妊娠妇女服用利福平，并且，利福平可能会影响口服避孕药的效果。对于儿童也可以选择头孢曲松单次肌注，15 岁及以下 125mg，15 岁以上 250mg。对于非妊娠非哺乳的成人也可给予环丙沙星 500mg 一次口服（美国免疫咨询委员会 ACIP，1997；美国疾病防控中心 CDC，2000；Pickering，2003）。

在鼻部出现分泌物前开始预防性治疗（用法用量同前述）可预防脑膜炎患者鼻咽部带菌。也可以通过预防接种来预防细菌性脑膜炎，B 型流感嗜血杆菌结合疫苗作为儿童初级预防免疫接种的一种已经取得了极大的

成功，使得流感嗜血杆菌脑膜炎发病率大大降低。脑膜炎球菌疫苗现在也是11～12岁儿童免疫接种计划的一部分，16岁时强化接种。如果13～18岁的儿童未接种过疫苗，也应对其进行免疫接种（ACIP，2013）。

ACIP免疫计划建议所有儿童都接种13价肺炎球菌结合疫苗（PCV-13）。PCV-13也适用于年龄在19岁或以上免疫功能低下，功能性或解剖性无脾，脑脊液漏或耳蜗植入的成人（ACIP，2013）。

表41-21 已知致病菌的抗生素治疗方案

致病菌	一线方案	备选方案
B型链球菌	青霉素G或氨苄西林	万古霉素或三代头孢菌素[1]
肺炎链球菌（MIC<0.1）	三代头孢菌素[1]	美罗培南，青霉素
肺炎链球菌（MIC>0.）	万古霉素加三代头孢菌素[2]	用利福平替代万古霉素或美罗培南；如果对其他可选药物严重过敏可以选择万古霉素单药治疗
流感嗜血杆菌（β-内酰胺酶阴性）	氨苄西林	三代头孢菌素[1]或氯霉素或噻肟单酰胺菌素
流感嗜血杆菌（β-内酰胺酶阳性）	三代头孢菌素[1]	氯霉素或噻肟单酰胺菌素或氟喹诺酮[3]
单核细胞增生李斯特菌	氨苄西林加庆大霉素	复方新诺明
脑膜炎奈瑟菌	青霉素G或氨苄西林	三代头孢菌素[1]
肠杆菌科	三代头孢菌素[1]加氨基糖苷类	复方新诺明或氨曲南或抗铜绿假单胞菌的青霉素[4]（或氨苄西林）加氨基糖苷类
铜绿假单胞菌	头孢他啶加氨基糖苷类	氨基糖苷类加氨曲南或氨基糖苷类加抗铜绿假单胞菌的青霉素[4]
金黄色葡萄球菌（甲氧西林敏感）	抗铜绿假单胞菌的青霉素[5]±利福平	万古霉素加利福平或复方新诺明加利福平
金黄色葡萄球菌（甲氧西林耐药）	万古霉素加利福平	
表皮葡萄球菌	万古霉素加利福平	

[1] 氨噻肟头孢菌素或头孢曲松
[2] 如果患者对于一线治疗方案过敏反应强烈或不耐受
[3] 环丙沙星或左氧氟沙星
[4] 氧哌嗪青霉素，美洛西林或替卡西林
[5] 乙氧萘（胺）青霉素，苯甲异唑青霉素或甲氧苯青霉素
MIC，最小抑菌浓度；TMP-SMX，磺胺甲噁唑

表41-22 根据年龄分类的常见致病菌引起的细菌性脑膜炎及经验性治疗

年龄	常见致病菌	治疗[1]	疗程（日）
0～1个月	B型链球菌	氨苄西林加三代头孢菌素[2]或氨苄西林加氨基糖苷类	14～21
	单核细胞增生李斯特菌		14～21
	大肠杆菌		21
	肺炎链球菌		10～14
1～3个月	B型链球菌，单核细胞增生李斯特菌	氨苄西林加三代头孢菌素[2]	14～21
	大肠杆菌，肺炎链球菌		10～14
	脑膜炎奈瑟菌，流感嗜血杆菌		7～10
3个月～18岁	流感嗜血杆菌，脑膜炎奈瑟菌	三代头孢菌素[2]或美罗培南或氯霉素	7～10
	肺炎链球菌		10～14
18～50岁	流感嗜血杆菌，脑膜炎奈瑟菌	三代头孢菌素[2]或美罗培南或氨苄西林加氯霉素	7～10
	肺炎链球菌		10～14
>50岁	肺炎链球菌	氨苄西林加三代头孢菌素[2]或氨苄西林加氟喹诺酮[3]或美罗培南	10～14
	单核细胞增生李斯特菌		14～21
	革兰氏阴性杆菌（流感嗜血杆菌以外的菌种）		21

[1] 在高度耐药肺炎链球菌发病率大于2%的地区加用万古霉素
[2] 氨噻肟头孢菌素或头孢曲松
[3] 环丙沙星或左氧氟沙星

治疗要点

- 证据支持对患 B 型流感嗜血杆菌脑膜炎的婴儿和儿童使用地塞米松辅助治疗（IDSA, Tunkel et al., 2004）（推荐等级：A）。
- 对于可疑或确诊患肺炎链球菌脑膜炎的成人推荐使用地塞米松辅助治疗（IDSA, Tunkel et al., 2004）（推荐等级：A）。

复发性脑膜炎

复发性脑膜炎可以有感染和非感染因素。脑脊液漏是 75% 脑膜炎复发的原因。临床表现上更类似于非化脓性脑膜炎，详细的问诊通常可以发现用药史，器质性损伤或系统性疾病史。确诊的复发性脑膜炎，脑脊液检查必须具有细胞增多的特点。在每次发病间期，脑脊液检查也必需恢复正常。复发间期可以是数月甚至数年。除非是由细菌再次感染引起的，复发性脑膜炎的病程一般都是自限性的。最佳的治疗方案是以治疗引起复发的原因为目标的。

慢性脑膜炎

慢性脑膜炎缺乏特定的症状学特点，典型的症状可以是多样而隐匿的。甚至可以出现不典型的症状，如精神病发作，运动障碍以及震颤麻痹等。整个病程平均持续 17～43 个月，在病程中症状可有波动也可保持相对稳定。一旦脑脊液检查出现葡萄糖轻度降低和单核细胞为主的淋巴细胞增多都要考虑到慢性脑膜炎的可能性。本病的病因多样，在寻找病因时特别要注意以下几点：详细的病史和系统性疾病史，特殊感染史，可能的接触史，地理特点相关的危险因素，免疫抑制状态和神经系统外的表现（表 41-23 和表 41-24）。

病毒性脑膜炎

病毒性脑膜炎是一种非化脓性脑膜炎，非化脓性脑膜炎这一概念的提出是早于现代病毒学的发展，它是指一种累及蛛网膜下腔和脑膜的没有明显细菌感染证据的炎症。当炎症侵及脑组织时就称之为脑炎。病毒性脑膜炎的症状与细菌性脑膜炎类似，但程度较轻。很多患者都有前驱的呼吸道病毒感染史。通过腰椎穿刺获取脑脊液标本是鉴别两者的关键。病毒性脑膜炎的病因很多（表 41-25）。病毒性脑膜炎的爆发通常是季节性的。

除了单纯疱疹病毒（HSV）和人类免疫缺陷病毒（HIV）外治疗方案均是以支持治疗为主，而对于上述两种病毒可以选用有针对性的抗病毒治疗。关于治疗疱疹病毒脑膜炎的数据较少，大剂量（60mg/kg 每天）及小剂量阿昔洛韦均被推荐（Kohlhoff et al., 2004）。人类免疫缺陷病毒感染者及艾滋病痴呆复合症（ADC）的患者有多种抗病毒混合疗法可选。为 ADC 患者选择合适的抗病毒混合疗法需要考虑药物的毒性，多种药物相互作用，中枢神经系统穿透能力以及药物抵抗。因为艾滋病的治疗方案及副作用经常发生变化，在治疗这些患者时应考虑咨询传染病专家。

除了单纯疱疹病毒脑炎及艾滋病痴呆复合症外，大多数病毒性脑膜炎的预后很好，儿童在 1～2 周内即可痊愈，而成人病程可达数月。

表 41-23　慢性脑膜炎的病因

细菌	结核分枝杆菌感染
	布鲁菌病
	奴卡菌病
	梅毒
	莱姆病
	放线菌病
	李斯特菌病
	亚急性感染性心内膜炎
	野兔病
	钩端螺旋体病
	脑膜炎球菌感染
真菌	隐球菌病
	球孢子菌病
	组织胞浆菌病
	芽生菌病
	假丝酵母
	曲霉菌
	接合菌
	孢子丝菌
病毒	逆转录病毒
	疱疹病毒
	肠道病毒
	淋巴细胞性脉络丛脑膜炎
	腮腺炎
寄生虫	囊虫病
	血吸虫病
	旋毛虫病
	肺吸虫病
	包虫病
	弓形虫病
	内脏幼虫移行症
非感染性	非感染性
其他	脑膜周病灶
	慢性淋巴细胞性脑膜炎

表41-24 慢性脑膜炎的实验室检查

血	全血细胞分析,分类计数 生化,血沉,抗核抗体 人类免疫缺陷病毒(HIV)血清学检查 快速血浆反应素(RPR) 考虑血管紧张素转换酶(ACE),抗中性粒细胞包浆抗体(AN-CA),其他特殊血清学,血涂片
脑脊液	细胞计数,分类,蛋白,葡萄糖 细胞学 性病研究试验室检验 培养(结核分枝杆菌,真菌,细菌,病毒) 染色(革兰染色,抗酸染色,墨汁染色) 隐球菌抗原 单克隆区带,IgG指数 考虑ACE,聚合酶链式反应(PCR;病毒,分支杆菌,Whippelli菌),组织胞浆菌抗原,免疫细胞学(Whippelli菌及其他病原体),伯氏疏螺旋体、布鲁氏菌、组织胞浆菌、球孢子菌及其他真菌的成对抗体,肿瘤标记物
神经影像	头部MRI及增强 考虑CT,脊髓MRI,血管造影
培养	血(寄生虫,真菌,病毒,少见菌) 尿(分支杆菌,病毒,真菌) 痰(分支杆菌,真菌) 考虑胃灌洗液,粪便,骨髓,肝活检(分支杆菌,真菌)
辅助检查	胸片 心电图 选择性检查(如乳腺摄影,胸部腹部CT)
活检	中枢神经系统外(骨髓,淋巴结,外周神经,肝,肺,皮肤,小肠) 软脑膜/脑(包括或不包括特殊染色)

ACE,血管静张素转换酶;ANA,抗核抗体;CT、计算机体层摄影术;ESR、红细胞沉降率;HIV,人类免疫缺陷病毒;IgG,免疫球蛋白G;MRI,磁共振成像实验;PRCR,聚合酶链反应;RPR、快速血浆反应素;TB,肺结核;VRDL,性病研究实验室

Modified from Coyle PK. Overview of acute and chronicmeningitis. Neurol Clin 1999; 17: 691.

脑脓肿

脑脓肿可以是单发或多发的,但在美国已很少见。它通常是由中枢神经系统外的继发病灶发展而来的,这些感染包括上下呼吸道感染,心内感染,颅骨穿通伤,局部骨髓炎,各种原因导致的菌血症或无明确病灶(20%)。危险因素包括静脉毒品注射,人类免疫缺陷病毒感染及其他免疫抑制状态。常见的病原菌包括链球菌,葡萄球菌,肠道革兰阴性菌以及厌氧菌。

脑脓肿的临床症状一般比细菌性脑膜炎更凶险。症状包括典型的脑膜刺激征,常伴意识障碍,严重者可出现昏睡及昏迷,癫痫发作以及神经系统定位症状。

表41-25 病毒性脑膜炎的病因

肠道病毒
艾柯病毒
脊髓灰质炎病毒
柯萨奇病毒A和B
疱疹病毒
单纯疱疹病毒(HSV)1型及2型
水痘带状疱疹病毒(VZV)
淋巴细胞性脉络丛脑膜炎
虫媒病毒(St. Lousi脑炎)
麻疹病毒
布尼亚病毒
EB病毒
腺病毒
巨细胞病毒(CMV)
腮腺炎
乙型肝炎病毒(HBV)
人类免疫缺陷病毒(HIV)

实验室检查常无特殊。在行腰椎穿刺前需谨慎考虑,因为患者常有脑水肿。在度过了初期的脑炎期后,CT及MRI检查通常均可显示脓肿灶。这时重要的是要寻找继发因素。可以通过放射同位素标记白细胞扫描来鉴别脑脓肿和脑肿瘤。病灶处的穿刺活检可获取确定的诊断。

治疗应是针对病因的并需持续4~6周。CT引导下穿刺或开颅可以引流脓肿。5%~10%的患者会复发。并发症很多包括癫痫发作(10%~70%),局灶神经系统后遗症(25%)及认知障碍(15%)。总体病死率为5%~10%。

头晕

> **重 点**
>
> - 头晕是跌倒及老年人功能衰退的主要原因。
> - 明确头晕的类型可以帮助鉴别诊断。
> - 良性阵发性位置性眩晕表现为发作性眩晕不伴其他听觉症状。

头晕是家庭医师常常会遇到的问题。它是老年患者常见的主诉并且包含多种鉴别诊断。庆幸的是,头晕通常是一种良性自限性的疾病,但同时它也是造成跌倒及老年人功能衰退的主要原因,对于小部分患者,头晕也可能提示存在威胁生命的疾病。

评估

对于医师和患者来说，头晕的评估可能都是令人沮丧的，这是因为头晕鉴别诊断非常复杂，一种症状可以由共存的多种病因造成并且仍缺乏有效的手段来鉴别有临床意义的病因。细致的病史采集是评估头晕患者的第一步。首先，医师应先明确患者头晕的类型。头晕可以分为以下几种类型：眩晕，指旋转或运动的感觉；晕厥前头晕，指感到即将晕倒的感觉；不稳感，指一种不稳定和不平衡感，或不能确切表述的头晕感，患者常主诉头重脚轻或漂浮感。明确头晕的分类可以缩小鉴别诊断的范围（表41-26）。但对于许多患者可能仍无法明确其头晕的种类。按照经典的分类，头晕又可以根据临床症状及体征（包块眼球震颤）分为周围性和中枢性眩晕，但是这种分类在临床上并不十分有用，因为这些症状和体征在正常人体中也存在。

在明确了头晕的分类之后，医师要了解头晕发作的时间特点。持续性头晕主要是由卒中引起的。阵发性头晕持续数秒到一分钟，与头部运动相关，这种头晕通常是良性位置性眩晕的症状。梅尼埃综合征可引起的眩晕，一般可持续数小时到数天。最后，病史的采集还要特别注意诱发头晕的因素，缓解及加重的因素并且列出患者目前在服用的药物（表41-27）。

表41-26 头晕的分类

分类	鉴别诊断眩
眩晕（自己或周围旋转感）	内耳，前庭，脑干和小脑异常，鼻窦炎，药物毒性反应，惊恐发作，颈椎病
晕厥前头晕感	大脑供血不足，下肢静脉淤积，血容量不足，心脏疾病（心律不齐，心功能不全），血管迷走神经现象
失去平衡感（站立时不稳感更强）	广泛的鉴别诊断——任何神经系统异常
其他（无法描述的头重脚轻感，或漂浮感不伴晕厥）	广泛的鉴别诊断，多与心理因素相关

表41-27 与头晕相关的药物

酒精	咖啡因
α-受体拮抗剂	钙通道阻滞剂
抗胆碱药物	镇咳药及感冒药
抗组胺药物	利尿剂
三环类抗抑郁药	肌松药
氯苯甲嗪	非甾体类药物
抗癫痫药物	精神药物
β-阻滞剂	血管扩张剂

头晕患者的体格检查应该包括直立位血压及脉搏；耳鼻喉部的感染相关检查；心血管查体应包含心脏杂音听诊及心律检查，同时应听诊颈动脉杂音；神经系统查体应包含脑神经检查，听力及视力筛查，对患者步态观察，小脑功能以及四肢神经肌肉功能的检查。对于任何怀疑良性位置性眩晕的患者都应进行Dix-Hallpike诱发实验，阳性的实验结果可以确诊。对于头晕患者如果病史有相关提示则应筛查听力以排除梅尼埃综合征以及听神经瘤。

实验室及影像学检查应根据病史和体检结果进行。实验室检查常包括全血细胞分析、电解质、血尿素氮、血肌酐、血糖、血钙、肝功以及促甲状腺激素。如果需要进行神经影像学检查，则MRI是更为推荐的检查手段，因为其对后颅窝及脑干的分辨率更高。对于一些患者，可能需要进行颈动脉多普勒超声，心血管事件监测或超声心动图。在进行进一步更仔细的检查前应考虑请其他相关科室医师会诊。

头晕相关疾病

良性位置性眩晕 良性位置性眩晕被认为是由半规管内耳石的移动所造成的。症状包括发作性的眩晕不伴听力障碍。眩晕发作可以引起继发的恶心及呕吐。常见的病史包括在床上翻身或低头系鞋带时引发的眩晕。典型病史和Dix-Hallpike诱发实验的阳性结果可以确诊本病。患者可以在支持治疗4～6周后逐渐恢复。半规管耳石复位（Epley操作）（图41-2）可以短期缓解眩晕症状（Cochranereview；Pinder，2004）。

体位性头晕 非眩晕性的体位性头晕提示体位性低血压。直立性低血压是指在从平卧变为直立位后的2分钟内收缩压下降20mmHg或舒张压下降10mmHg。但是老年患者可以在不患有体位性低血压的情况下仍然出现体位性眩晕。在一些情况下，尽管患者聚集在下肢的血液而已造成脑供血不足，但仍没有明显的低血压出现。当怀疑体位性头晕不伴体位性低血压时，应对患者的心血管系统做进一步的评估。如果没有发现诸如心衰这类的严重心血管疾病则可以考虑治疗性的使用弹力袜，并且考虑增加液体摄入。

迷路炎、前庭异常以及梅尼埃病 对于这些疾病细致的综述超出了本章的内容，但对于头晕的患者应该考虑。可在几日内缓解的急性起病的非发作性眩晕通常提示迷路炎或前庭神经炎，两者临床上鉴别的要点是前者有听力改变而后者没有。年轻患者的常见病因是病毒感染而老年患者的常见病因是血管梗死。老年患者的恢复可能会较慢，并且在之后的几个月中有

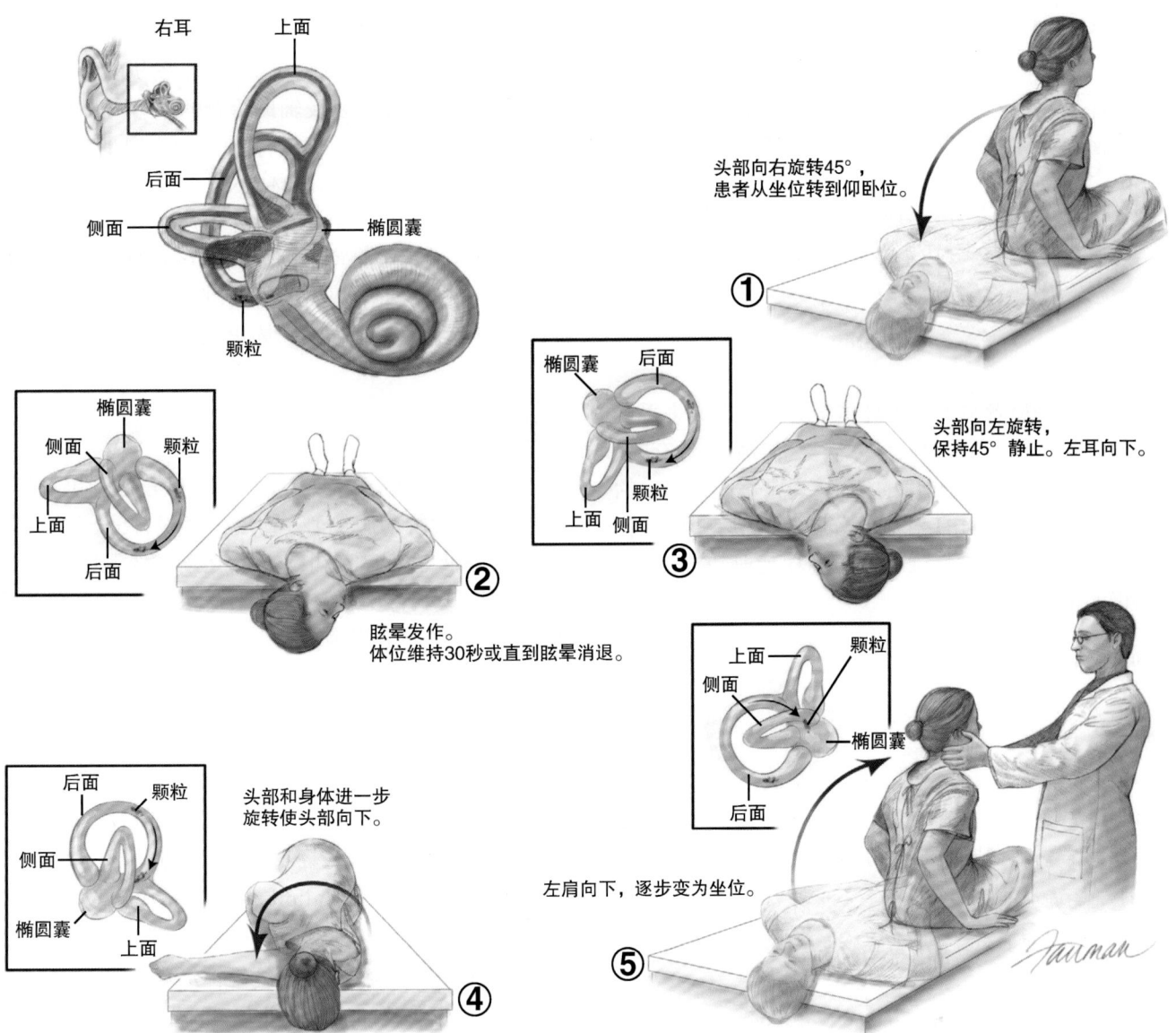

图 41-2 Epley 手法(Reused with permission from Jones HR, Allam G, Srinivasan J. Netter neurology. 2nd ed. Philadelphia：Saunders；2011：117.)

失去平衡感。在症状发作期的治疗包括前庭恢复性训练以及药物治疗，如美克洛嗪，异丙嗪及小剂量苯二氮䓬类药物(例如劳拉西泮)。对于诉有反复发作性眩晕，耳鸣，渐发低频听力减退，有时诉眩晕发作前感到耳中有充满感的老年患者应考虑梅尼埃病。

颈椎病变引起的头晕 颈椎病变，特别是骨关节病变可引起有血管性或本体感觉性的眩晕。血管性的眩晕是由于患者在抬头时颈椎骨刺压迫了一侧椎动脉造成一过性的血流障碍所引起的。而本体感觉性头晕是关节突出处的本体感受器受到了过度刺激所引起的。这两种情况都可造成突发眩晕，患者应避免可以诱发眩晕的姿势，有时头托或矫正器可以帮助缓解症状。

椎基底动脉短暂性脑缺血(transientischemicattack，TIA)和卒中 TIA 可引起持续数分钟到数小时的突发头晕，这种 TIA 通常是椎基底动脉而不是颈动脉供血区缺血引起的。然而，TIA 往往是难以诊断的，因为头晕可以是唯一的临床表现，而椎基底动脉供血区缺血的典型定位表现如视物模糊，视野缺损，复视，构音障碍，一侧肢体感觉或运动障碍等常不明显。当患者表现出椎基底动脉 TIA 症状时，应该考虑心血管栓塞疾病，红细胞增多症及锁骨下陷血综合征等病因。双臂血压明显不同及手臂外展引发头晕均提示锁骨下窃血综合征，这种疾病是可以手术治愈的。如果头晕的原因是椎基底动脉血管疾病，则应考虑阿司匹林及其他抗血小板药物治疗。

眩晕也是一些椎基底动脉卒中综合征的组分(表41-28)。累及小脑的腔隙性梗死也是眩晕的重要病因，腔隙性梗死相关的眩晕常表现为一种难以描述的失去

表 41-28 椎基底卒中综合征

解剖	症状
椎动脉阻塞	延髓背外侧综合征：眩晕，恶心，同侧面部麻木，Horner 综合征，对侧肢体痛温觉丧失，向患侧跌倒
小脑前下动脉阻塞，累及迷路，桥脑干区域和小脑外下部	脑桥外侧综合征：严重眩晕，恶心，呕吐，耳鸣，单侧听力丧失，面瘫，小脑检查双侧不对称
小脑梗死	严重呕吐，眩晕，共济失调，脑干症状少见，与迷路炎鉴别困难

平衡感。这些患者常主诉在身体不适时出现失去平衡的症状，这种症状会在他们身体恢复正常后仍然存在。CT 成像在颅后窝存在过度的伪影，通常不能识别小的小脑或脑干梗塞。MRI 对这部分脑成像更有用，应作为首选成像方式。当怀疑有腔隙性梗死时，应该采用更积极的措施控制血压。

周围神经病

重 点

- 在发达国家，糖尿病和酗酒是周围神经病最主要的两个病因。
- 多神经病多为炎症性，最常见的病因有 HIV 感染，莱姆病和麻风病，20% 的病例病因不明。
- 周围神经病缺乏特异性的实验室诊断方法和血清学指标。
- 肌电图（EMG）和神经传导速度检查（NCS）是最为有用的检查，应尽早进行。
- 单神经病通常是由单个神经的嵌顿，压迫或其他物理损害所造成的。
- 腕管综合征（CTS）是一种常见的单神经病，它是由腕管容积减小（Colles 骨折，类风湿关节炎）正中神经增粗（糖尿病，淀粉样变）或其他内容物体积增大（腱鞘炎，痛风）引起的。
- 腕管综合征最常见的症状包括正中神经感觉区域的麻木、感觉异常以及静息痛（夜间为著），拇指无力和鱼际肌萎缩。

周围神经病的发病率尚不清楚，但它是许多全身性疾病的共同特征。在发达国家，糖尿病和酗酒是成人周围神经病最主要的病因（Poncelet，1998），世界范围内，麻风病是周围神经病最主要的可治愈病因，同时 HIV 也是增长最快的病因之一（Sabin et al.，1993）。

周围神经病经常被漏诊。缺乏系统性的评估不仅是耗时的同时也会浪费医疗资源，而系统的评估是详细的病史，临床检查以及辅助检查的整合。即便是在经过这样系统的评价后仍然有 20% 的病例是难以明确病因的（Dyck et al.，1981；McLeod et al.，1984）。周围神经病治疗的目标应该是明确并治疗如糖尿病、酗酒、药物及营养因素等可治的病因和潜在的健康问题。遗传性神经病是少见但是常被漏诊的疾病，故对于周围神经病患者不应忽视详细家族史（如长期远端神经病）的重要性。

解剖

周围神经系统（PNS）包括第 3 对到第 12 对脑神经，脊神经根（背侧和腹侧），脊神经，背根神经节以及大部分自主神经节和神经根。因为运动神经元胞体存在于脊髓或中枢神经系统中，故累及这些结构的疾病不属于周围神经病。周围神经由大小不同的神经纤维轴突组成。粗或中等大小的轴突常有髓鞘包裹，并传递关于本体感觉，振动和轻触觉的信息。而细轴突可以是有髓或无髓纤维，传递定位不明确的内脏感觉和监控自主神经功能。大多数周围神经携带传入的感觉纤维（传入纤维），传出的运动纤维和自主神经信息（传出纤维）。

临床病理生理

感觉障碍　粗纤维及细纤维神经病变可以通过本体感觉，振动觉及痛温觉是否受累来鉴别。累及细纤维的病变常引起疼痛和感觉改变，症状常包括对刺激的敏感程度降低（感觉减退）或烧灼样及针刺样感觉（触物感痛及感觉异常）。还可能出现痛温觉受损及自主神经功能障碍。当粗纤维受损时，振动觉及本体感觉受到累及，并会导致步态异常，四肢发凉或痛觉过敏，即非痛觉刺激也可引起痛觉感受。而多神经病则常表现为四肢痛温觉异常且呈手套袜套样分布。

运动障碍　远端症状常更明显，尤其是对于多神经病变，由于累及内在肌，故步态蹒跚、动作笨拙、无力是最常见的症状。运动障碍可以表现为轻至轻度无力重至完全瘫痪。腱反射减弱常是运动障碍的早期表现。肌肉的去神经状态最终导致肌肉萎缩。这样的例子包括"胫骨突出"，即因胫前肌的萎缩使胫骨凸显。当四肢内在肌群萎缩后，手脚常显得瘦骨嶙峋。在病程较长的周围神经病患者中常可见到弓形足、（杵）锤状趾、脊柱侧弯和伴或不伴溃疡的脱发，另外，也可出现抽筋，肌束颤动及不安腿等表现。

自主神经功能改变 自主神经病变在糖尿病患者中最为常见。皮肤表面常变得光滑，较亮，皮温较低。甚至可以变得干燥并少汗。系统性疾病导致的自主神经病变常表现为体位性低血压，泌尿生殖系统及消化系统也常被累及。

分类 周围神经病常根据受累神经的解剖位置，病理生理过程，病程长短以及功能受损程度来分类。

解剖分类 周围神经疾病的解剖类型可以根据临床表现分为单神经病，多发性单神经病和多神经病。单神经病是单个神经或神经根受到损害所引起的。常见的病因是由外伤（急性或慢性），肿瘤浸润或缺血引起的嵌顿。多发性单神经病是一种疾病累及多个单独的神经的结果。受累的神经常呈非对称，非连续的分布。这种疾病发病率较其他周围神经病低，诊疗也较为困难。多发性单神经病常继发于系统性疾病，常见疾病包括血管炎，糖尿病以及类风湿关节炎。多神经病表现为神经双侧、对称、弥漫的受损，临床上表现出一种手套袜套样感觉改变。需要注意的是，多数多神经病同时累及运动和感觉功能，部分会累及自主神经功能。许多常见的周围神经病属于多神经病这一范畴。

病理生理分类 根据病变最初侵犯的部位，周围神经病可以分为神经元病，轴突性神经病以及脱髓鞘神经病变。电生理学检查可以在临床上帮助鉴别这几类疾病。神经元病是背根神经节处的感觉神经元胞体或脊髓中的运动神经元胞体受损所引起的。由于运动神经元位处中枢神经系统，并且病因退行性疾病为主，故常难以完全恢复。而单独累及中枢神经系统中运动神经元胞体的疾病一般不被归入周围神经病。轴突性神经病是轴突受损时产生的，当轴突由于各种原因（如外伤）受到损害时，损伤部位远端的轴突及髓鞘会发生坏死（即沃勒变性）。在中毒或代谢性因素引起的损伤中，远端的轴突受损会引起近端的髓鞘变性，称为轴突变性，又称"逆向损伤"神经病变。这种变性过程，较长的神经元受损较早并且更严重。脱髓鞘神经病变是由主要影响髓鞘的疾病引起的，常见的急性病因是吉兰-巴雷综合征（GBS），慢性病因有慢性炎性脱髓鞘性多发性神经根神经病（CIPD）和一些遗传性神经病变。

病程分类 急性周围神经病在几日内发病。当患者以运动系统症状为主要表现时，吉兰-巴雷综合征是首先要考虑的。血管炎以及中毒也可以表现为急性病程。亚急性病程症状的发展持续数周，常见于中毒、炎性、浸润性及癌性的病变。慢性起病神经病变的病情发展持续数月到数年，常见于代谢性疾病及遗传性疾病。而周围神经病也可以有复发的过程（表41-29）。

表 41-29　按病程分类的神经病变

急性起病（数日）
GBS
血管炎
卟啉病
白喉
铊中毒
缺血
穿通伤
类风湿关节炎
糖尿病神经病变
急性神经受压
结节性多动脉炎
烧伤
医源性（不当的注射技术）

亚急性起病（数周到数月）
多数毒物
多数药物
营养缺乏
代谢异常
糖尿病神经病变
肿瘤
尿毒症

慢性病程（数月到数年）
CIDP
酒精
糖尿病神经病变
遗传性神经疾病

复发性
GBS
HIV
卟啉病
遗传性共济失调性多发性神经炎样病（雷弗素姆病）
CIDP

GBS，吉兰巴雷综合征；CIPD，慢性炎性脱髓鞘性多发性神经根神经病；HIV，人类免疫缺陷病毒

实验室检查

目前，还没有某一项特定的检查或者血清标记物可以诊断周围神经病。病史和体格检查的结果可能指向某些特定的实验室检查（例如检查某些毒物，炎症反应或感染）。如果神经病变的病因尚不明确可以考虑以下这些筛查性的检查：血沉，血常规，肝功，空腹血糖，糖化血红蛋白，尿素氮，肌酐，血清维生素 B_{12} 及促甲状腺激素水平。根据初步检查的结果可能还会需要一些其他检查，如胸部影像学检查可排除结节病，若怀疑 GBS 应做肺功能检查，对于可能影响心脏传导的疾病

应做心电图。脑脊液检查若显示蛋白升高而白细胞正常则提示获得性炎症性神经病变(即 GBS 或 CIPD)。

肌电图(EMG)以及神经传导速度检查(NCS)应该是评估周围神经病中最为有意义的检查,故应该尽早进行。这两项检查可以确诊是否存在周围神经病并且确定受累神经纤维的类型(感觉,运动或混合型)以及病变是对称,非对称或多灶性。肌电图可以确诊嵌顿性神经病变并且将其与更近端的根性神经压迫相鉴别。肌电图还可以鉴别肌肉萎缩的原因是神经性的,肌肉性的抑或是单纯废用性的。NCS 可以帮助确定病理生理(轴索变性与脱髓鞘)。这两项检查虽然意义很大但也有其局限性,应该作为病史和其他检查的补充。肌电图对于诊断仅有针刺觉和温觉受累的弥漫性细纤维周围神经病变意义不大(表 41-30)。同时肌电图的检查用针也会轻微的引起周围肌肉的炎症,故如果同时要做肌肉活检则不应在这块肌肉上行肌电图(Corse and Kuncl, 1999)。NCS 对于累及粗的、快速传导纤维的疾病最有诊断价值,而在细小的神经病变中可以是正常。对于细小的远端感觉神经病变的诊断不能依赖于 EMG 及 NCS。

神经活检只对于一小部分疾病有意义,且通常是检查流程的最后一步。对于怀疑患有淀粉样变,血管炎,麻风病,白斑病,结节病以及脱髓鞘疾病应该进行神经活检。因为活检通常选用单纯感觉性的腓肠神经,故一些仅累及运动神经的疾病可能会被漏掉。神经活检的潜在并发症包括所取神经分布范围的永久性麻木或感觉异常(通常是外侧脚踝处),感染以及伤口愈合不良。

在评价周围神经病的过程中,能勾勒出症状要点的详尽病史和与之相符的电生理检查是完成合理诊断的关键一步。在这一阶段应该回答的问题包括:

- 受累的形式是局灶的还是多灶的(表 41-31)?
- 受累形式是否是对称的(表 41-32 及框表 41-33)?
- 症状的进展是急性的,亚急性的还是慢性的?是否更好发于上肢(表 41-34)?
- 对四肢的影响是偏向于近端还是远端(表 41-32 及表 41-33)?
- 症状是累及感觉功能,运动功能还是两者都有(表 41-35,也可参照表 41-32,表 41-33)
- 是否有自主神经功能受累,是否有脑神经受累(表 41-36 及表 41-37)?
- EMG 及 NCS 的结果有何提示?有没有其他有意义的实验室检查结果?

运用这种诊断的思路可以对周围神经病这一系列诊断困难的疾病做出更快而有意义的诊断。

表 41-30　细纤维型神经病变

糖尿病	淀粉样变
HIV/AIDS	遗传性
麻风病	酒精性

Modified from Poncelet AN. An algorithm for the evaluation of peripheral neuropathy. Am Fam Physician, 1998; 57: 755.

表 41-31　根据受累形式分类的神经病变

局灶性	多灶性
常见于嵌顿性神经病变	糖尿病
内分泌	血管炎
黏液水肿	结节性多动脉炎
肢端肥大	变应性肉芽肿性血管炎
甲状腺功能低下	巨细胞动脉炎
糖尿病	韦格纳肉芽肿
感染/炎症	类风湿关节炎
化脓性关节炎	干燥综合征
莱姆病	系统性红斑狼疮
结核病	HIV(例如巨细胞病毒)
组织胞浆菌病	麻风病
结节病	结节病
肿瘤	冷球蛋白血症
神经节	多灶性变异性 CIDP
神经纤维瘤	
脂肪瘤	
血管瘤	
先天:肌肉,骨骼及血管解剖	
异常	
创伤	
骨折	
血肿	
凝血功能异常所致出血	
妊娠	
特发性	
职业相关	
长期压力	
肿瘤浸润或压迫	
麻风病	
缺血灶	
糖尿病	
血管炎	

CIDP,慢性炎性脱髓鞘性多发性神经根神经病;HIV,人类免疫缺陷病毒

单神经病

单神经病通常是由对某条神经嵌顿,压迫以及其他物理损伤所引起的。最易受到物理损伤的周围神经是位于有边界限定的解剖位置的神经。神经电生理检

表 41-32 对称性远端感觉运动多神经病

营养性疾病

B 族维生素缺乏

维生素 E 缺乏

叶酸缺乏

Whipple 病

胃切除术后

酗酒

肥胖症胃切除术后

内分泌疾病

糖尿病

甲状腺功能低下

肢端肥大

肿瘤

多发性骨髓瘤

淋巴瘤

癌症

副肿瘤综合征

结缔组织病

类风湿关节炎

冷秋蛋白血症

结节性多动脉炎

系统性红斑狼疮

系统性硬化

结节病

变应性肉芽肿性血管炎

药物和毒物（表 41-38）

感染

人类免疫缺陷病毒

莱姆病

低磷血症

代谢性

尿毒症

卟啉病

痛风

危重疾病多神经病

淀粉样变

重金属神经病变

铊

金

砷

汞

遗传性代谢疾病

遗传性共济失调性多发性神经炎（雷弗素姆病）

脑白质肾上腺萎缩症

遗传性神经病变

Modified from Poncelet AN. An algorithm for the evaluation of peripheral neuropathy. Am Fam Physician. 1998; 57: 755.

表 41-33 对称性远端运动性多神经病

铅中毒

白喉

吉兰巴雷综合征

遗传性神经病变

淋巴瘤

莱姆病

长春新碱毒性

甲状腺功能低下

卟啉病

急性砷中毒

破骨细胞骨髓瘤

人类免疫缺陷病毒

华氏巨球蛋白血症

慢性炎性脱髓鞘性多发性神经根神经病

意义未名的单克隆丙种球蛋白血症（MGUS）

多灶性传导阻止引起的运动神经元病

Modified from Poncelet AN. An algorithm for the evaluation of peripheral neuropathy. Am Fam Physician. 1998; 57: 4755.

表 41-34 主要累及上肢的神经病变

糖尿病

卟啉病

遗传性神经病变

遗传性淀粉样变性神经病 II 型（淀粉沉积引发腕管综合征）

吉兰-巴雷综合征

骨髓瘤

铅中毒

维生素 B_{12} 缺乏

Modified from Poncelet AN. An algorithm for the evaluation of peripheral neuropathy. Am Fam Physician. 1998; 57: 4755.

查手段有助于明确诊断及确定病变程度。治疗方法通常选用保守治疗，通过固定，人体力学矫正及应用托架来减少对受损神经的进一步压迫。局部（通过注射）或系统的抗炎治疗常可缓解症状。手术治疗的指征包括：保守治疗无效，进行性肌力减弱和肌肉萎缩以及神经电生理学检查提示严重局部传导阻滞。

臂丛神经病变 臂丛神经病变（神经丛病）常由钝挫伤及穿通伤造成。典型的损伤包括直刺入腋窝外伤及快速大力增大头和肩之间的角度。后者在橄榄球运动员中常见，表现为一过性的患肢感觉异常及受伤肢体的广泛无力。臂丛的反复牵拉损伤可以导致患肢永久的无力及萎缩。另外，直接压迫或侵犯臂丛的肺尖部肿瘤可以引起上肢及手部的疼痛和麻木。相应部位的放疗也可以引起臂丛损伤。特发性臂丛神经病（Parsonage-Turner 综合征）的起病急骤，虽然本病可以

表 41-35　主要累及感觉功能的神经病及神经元病

特发性感觉神经病
副肿瘤综合征
吡哆醇中毒
干燥综合征
原发性胆管硬化
维生素 E 缺乏
药物
顺铂
甲硝哒唑
甲氧甲基硝基咪唑乙醇
沙利度胺
癌症
淋巴瘤
副蛋白血症
克罗恩病
遗传性神经病
弗里德赖希共济失调
慢性麦胶肠病
非原发性血管炎性神经病
苯乙烯引发的周围神经病

Modified from Poncelet AN. An algorithm for the evaluation of peripheral neuropathy. Am Fam Physician. 1998; 57: 755.

表 41-36　伴自主神经功能障碍的神经病变

糖尿病神经病变
淀粉样变
维生素 B_1 缺乏
酒精性神经病
吉兰-巴雷综合征
长春新碱中毒
人类免疫缺陷病毒
卟啉病
铊、汞、砷中毒
家族性自主神经异常
淋巴瘤
副肿瘤神经病变

Modified from Poncelet AN. An algorithm for the evaluation of peripheral neuropathy. Am Fam Physician. 1998; 57: 755.

在感染、手术、分娩后出现,但大多数患者起病前无特殊易感疾病及前驱症状。最初的症状为颈部及肩部的酸痛感,继而在数日内发展成为上肢的无力,感觉丧失和腱反射减退。臂丛神经病的患者疼痛常非常明显。病程呈自愈性,但可能要经过数周到数月的过程,部分患者可有残余症状。

正中神经病变(腕管综合征)　腕管综合征(carpal tunnel syndrome,CTS)是最常见的单神经病之一,典

表 41-37　累及脑神经的神经病变

原发性
面神经麻痹
三叉神经痛
继发性
糖尿病
白喉
莱姆病
累及头部的结节病
吉兰-巴雷综合征
人类免疫缺陷病毒

型的病变是发生在腕管中的。正中神经常在前臂被旋前肌或骨间肌嵌顿。任何引起腕管容积减小(Colles 骨折,类风湿关节炎,先天性腕管狭窄),正中神经增粗(糖尿病,淀粉样变,甲状腺疾病及神经瘤)或其他内容物体积增大(腱鞘炎,痛风,尿素盐沉积,脂肪瘤,血肿以及妊娠期水潴留)的病变均可引起腕管综合征。

其他危险因素包括长期重复需要掌底部持续受压的动作,对低频振动的暴露,以及长期从事编织、打字、画画、木工和举重等需要手及腕部反复活动的工作。

常见症状包括正中神经感觉区域(拇指、示指、中指的掌侧;环指的桡侧;桡侧三分之二的手掌)的麻木及疼痛。患者还常主诉静息时疼痛(尤其是夜间),拇指无力及鱼际肌的萎缩。常见体征包括手腕处 Tinel 征阳性(叩击腹侧腕部引起正中神经分布区域的刺痛感),Phalen 征阳性(将患者手腕置于最大屈曲位 45 秒后引发正中神经分布区域的刺痛感),拇指压迫正中神经 30秒后出现正中神经分布区域疼痛,以及鱼际肌萎缩。CTS 临床表现多样,可以出现大臂及肩膀疼痛和正常的 EMG 结果。

尺神经病变　尺神经最易受损的位置是肘部,尺神经在尺神经沟中走行是解剖上暴露最明显的地方。肘部受压,如长期肘部负重,昏迷,中毒和麻醉状态可以引起本病。

肘管综合征(cubital tunnel syndrome)见于尺神经在内髁远端(肘管)尺侧腕屈肌腱膜下走行时受压。需要肘部反复屈曲的运动,例如棒球中的投球,可以损伤或牵拉尺神经。这会引起尺神经的活动度增加继而引起在内髁处的反复半脱位。常见症状包括环指、小指处以及手和前臂尺侧背面的感觉异常及疼痛。同时由于支配手部固有肌肉的神经损伤可能会出现抓握无力及手部小肌肉的活动不灵活,症状可随肘部伸直而缓解。尺神经在肘部反复的半脱位可能需要手术治疗。

肘部远端的尺神经病变常表现为尺神经沟综合征（ulnartunnel syndrome），即尺神经在腕部的 Guyon 沟中受压。小鱼际隆突长期受压是常见原因，可见于自行车运动员，其他病因与腕管综合征病因类似。尺神经感觉区域的感觉异常可能出现。根据病变位置的不同，手部固有肌肉可能出现全部无力，或者出现小鱼际功能的选择性保留。

桡神经病变 桡神经在上肢神经病变中较为少见，肢体近端，桡神经最易受损的位置是腋窝，在此处桡神经可因手臂过度外展而受牵引伤。这种情况可见于"周六晚麻痹"，即喝醉后一只手臂吊在椅子外侧睡着后引起的桡神经损伤。当桡神经在螺旋沟中被挤压在肱骨上时也可出现相似的损伤。挂拐姿势不正确也可损伤桡神经。在桡神经走行的过程中对其造成损伤的其他原因包括脂肪瘤、纤维瘤、陈旧的（愈伤组织压迫）或新发的肱骨骨折。

桡神经是运动为主的神经，故临床症状取决于受损的程度。若受损位置位于躯体近端，则会出现手背部感觉丧失，同时出现肱三头肌肌力减弱（伸肘）及肱桡肌（伸肘及旋后）运动功能减弱。桡神经麻痹患者最明显的体征是垂腕及手指下垂（指伸肌麻痹）。

后骨间隙综合征（posterior interosseous syndrome，桡管综合征）是肢体远端的桡神经受压引起的，只累及桡神经的运动支，是由后骨间神经受旋后肌压迫所致，可引起手指伸直无力而不影响腕部的伸直。

腰骶神经病变 与臂丛神经相比腰骶神经较不易受到外伤损害。手术、妊娠、分娩、肿瘤及主动脉瘤可以造成腰骶神经的损伤与压迫。糖尿病也可以造成该丛神经的多发性单神经病变（见后文）。

感觉异常性股痛 股外侧皮神经于腹股沟管中走行在髂前上棘前方时受到压迫的情况较为常见。并多见于患有糖尿病、肥胖或者穿过紧的裤子的患者。患者常主诉大腿前外侧麻木，感觉异常及疼痛，肌力减弱较为少见。

股神经病变 腹股沟处的钝挫伤及锐器伤，手术及血管造影，长期处于截石位以及舞蹈或体操运动中的腿部过伸均可引起股神经损伤。腹股沟疝或累及神经丛的肿瘤也可压迫神经。股神经运动支支配股四头肌并负责膝关节的伸展，感觉支支配大腿前内侧及小腿内侧的感觉。股神经功能异常可以引起腹股沟处的疼痛并放射至大腿，由股四头肌无力引起的膝关节屈曲，以及感觉支配区域的感觉丧失。髋部屈肌的受累提示病变位于更靠近端的腰丛或神经根。股神经病变还需与糖尿病腰骶神经病变相鉴别，后者的患者通常

年龄大于 50 岁，患有糖尿病，表现为突发的大腿剧烈疼痛并在数日内进展为股神经支配区域的无力，感觉减退的症状常较轻。EMG 可以帮助区分这两种病变。

坐骨神经病变 坐骨神经发自腰骶丛的骶部，经过坐骨切迹出骨盆并在腘窝处分支成胫神经及腓神经。坐骨神经的感觉支配区域包括会阴、股后部、小腿外侧及脚部。并同时支配大腿伸肌群、大腿后部肌群以及小腿及足部的所有肌肉。枪击伤、髋部骨折或脱位、手术或长期坐在坚硬的物体边缘可以引起的神经压迫、肿瘤、子宫内膜异位症、脂肪瘤、臀动脉动脉瘤、臀部肌内注射不当均可以引起坐骨神经及其两个分支的损伤从而引起相应区域的疼痛、无力和感觉异常。坐骨神经受压的症状应与 L5-S1 神经根损伤相鉴别，同样地，EMG 是鉴别两者的有效方法。

腓神经病变 腓总神经在经过腓骨头时常会受到压迫，常见的原因包括长时间双腿交叉、蹲、跪、着不合适的石膏铸模或弹力袜、昏迷或中毒的患者长期压迫肢体。腓神经麻痹常见的症状包括小腿外侧及足背的感觉丧失，踝部背屈受限（足下垂）以及足外翻时疼痛感消失。如果不能确定明确的外伤或神经受压病史，应进行小腿后窝的影像学检查以除外占位性病变。永久性腓神经损伤的患者需要配相应的踝 - 足部矫形器以稳定脚踝并防止跖屈时发生挛缩。

胫神经病变（跗管综合征） 跗管位于内踝的后下缘。其境界包括踝部的骨骼及足屈肌支持带。胫后神经、三条屈肌韧带及足部血管从中走行。神经可以受到跗管内部结构压迫，见于腱鞘炎、静脉扩张、踝部骨折或脱位。长期站立及行走可引起血流瘀滞及跗管中血管的肿胀。赛马骑师是与本病相关的少数职业之一。跗管综合征的主要症状是足底的疼痛灼烧感，且在一日活动结束后加重并可延续到夜间。轻叩跗管表面可以引发或加重上述症状（Tinel 征）。患者可能会有足部固有肌肉无力并出现行走时蹬地困难。根治需要手术切开足部屈肌支持带。

趾间神经病变 趾间神经病变是足部疼痛常见的病因，趾间神经病变常由跖部神经瘤（Morton 神经瘤）或神经良性肿胀引起。跖骨头间的趾蹼间隙中常可出现叩痛，任何间隙均可出现症状但第二及第三趾蹼间隙最常受累。跑步、芭蕾舞、穿过紧的鞋或高跟鞋均是本病的危险因素。减少危险因素，局部糖皮质激素注射及手术减压治疗是现有的治疗选择。

多神经病

炎症性神经病变 炎症性神经病变是指针对周围

神经的炎症反应,常见的病因见下,而治疗通常是针对病因的治疗。

人类免疫缺陷病毒(HIV) HIV感染可以引起周围神经系统的若干种机会感染,最常见的包括HIV本身,巨细胞病毒以及带状疱疹病毒。痛性感觉运动多神经病以及多神经根脱髓鞘神经病变分别在HIV感染早期及晚期出现。可以通过抗抑郁药(阿米替林)及抗惊厥药(卡马西平)暂时缓解神经痛的症状。

莱姆病 11%的弥散性莱姆病早期患者可以表现为面神经麻痹或面神经炎症(Wilkinson,1998)。而莱姆病晚期,可出现类似CIDP的神经病变。

麻风 麻风病虽然在美国并不常见,但却是全世界最常见的神经病变。神经病变的症状可以发生在疾病的全身症状出现之前。随着麻风的发展,其特有的皮肤损伤,周围神经损伤的风险增加。某种程度的感觉丧失是意料之中的。治疗是针对疾病本身的。

急性炎性脱髓鞘性多发性神经根神经病 吉兰-巴雷综合征(GBS)或急性炎性脱髓鞘性多发性神经根神经病(AIDP)是一种累及各年龄段患者的快速进展的瘫痪综合征。GBS的发病可能是免疫机制介导的。许多病例发病前1~3周都有轻微的消化道或上呼吸道病毒感染病史。其他危险因素包括妊娠、流感疫苗接种、术后以及HIV感染。在20%的患者中发现了空肠弯曲杆菌与GBS的强相关性(Dyck et al,1993)。

经典的症状描述,即快速进展的从下肢向上肢发展的对称性无力对于大部分病例是有用的,但是症状的变异很常见。早期就发生近端肌的无力、上肢的累及早于下肢等情况并不少见。总体来讲,症状是一种急性进展性的上升性双侧对称无力,通常从下肢向上肢发展。患者可能早期主诉后背及近端肢体的疼痛和感觉异常。在数日到4周内出现累及双下肢、双上肢、躯干、肋间及头颈部肌肉的进行性无力,并常导致瘫痪。四肢轻度的感觉异常,DTR的早期消失,双侧面神经麻痹见于多达40%的患者。神经传导检查显示脱髓鞘病变,同时脑脊液可能会出现蛋白升高而细胞数正常的现象。

急性起病的多发性神经根神经病的鉴别诊断包括肉毒素中毒、白喉、低磷血症、急性间歇性卟啉病、脊髓灰质炎、莱姆病、食用污染贝类引起的中毒(例如河豚毒素)及中毒性神经病变(例如砷、汞、铊)。

鉴于GBS快速进展的病程,患者应入院治疗并监测呼吸衰竭的征象及自主神经紊乱的症状(心律不齐,低血压,高血压,三分之二的患者会出现体温过高)。治疗通常包括血浆置换或静脉免疫球蛋白(IVIG)。GBS的急性期治疗并不需要糖皮质激素。大多数患者在经数周到18个月后可以完全或接近完全恢复。10%的病例会出现严重的永久性后遗症。即使在最好的医疗护理条件下仍有3%~5%的患者不能存活。

慢性炎性脱髓鞘性多发性神经根神经病(CIDP) CIDP是一种病因不明的获得性运动及感觉神经病。与GBS相同,本病的发病可能是免疫机制介导的。与GBS不同的是,CIDP通常没有明确的前驱感染或疾病,例外包括HIV感染,异常蛋白血症及系统性红斑狼疮。CIDP是一种累及各年龄段的以运动神经病变为主的神经病变,通常呈进展或复发性病程。无力可以发生在近端或远端常出现在下肢且病程超过2个月,这是CIDP与GBS鉴别的要点。感觉病变包括麻木或感觉异常,但变异较多。DTR减弱或消失。电生理检查及脑脊液检查结果与GBS相似。治疗包括泼尼松,加血浆置换或IVIG。CIDP应与其他获得性或遗传性神经病变鉴别。

代谢性神经病变

糖尿病神经病变 糖尿病是家庭医师最常见的多神经病变病因,50%的糖尿病患者会出现多神经病变。并且发病率随疾病进展而增加。糖尿病周围神经病变的表现多样但最常见的是对称性多神经病,并以感觉病变为著运动病变较轻。患者常主诉足底的灼烧样疼痛感。若出现位置觉受损而引起的共济失调及关节病(Charcot关节)则提示病变累及粗大的有髓感觉纤维。糖尿病神经病变的患者常出现双侧的大腿后部灼烧感、近端肌肉无力、髌神经DTR减低和正常的感觉功能。这可能是由于供应近端运动神经干的小血管缺血所致。糖尿病还可引起自主神经功能病变。症状包括体位性低血压、胃轻瘫、肠蠕动失调、弛缓性膀胱、阳痿以及心交感神经痛觉纤维减少造成无痛性心肌梗死。

尿毒症神经病变 患有慢性肾脏疾病的患者可以出现对称的累及四肢的感觉运动神经病变。患者常主诉烧灼感。尿毒症神经病变可能是继发于周围神经对代谢废物的反应。因为许多慢性肾脏疾病患者还患有糖尿病,故常难以明确神经病变的病因。但是对于患有尿毒症神经病变的患者,肾移植可以使症状获得巨大的改变(Rees,1995)。

营养性神经病变 多数营养性神经病变是与B族维生素相关的。易患这种神经病变的患者常有长期酗酒史、吸收不良综合征、进食障碍以及异常的饮食结构(食疗追随者)。本病的症状常表现为对称的多神经病变伴有足部的灼烧感。也可出现无力、萎缩以及腱反射减退等症状。

酒精性神经病变的病因是摄入不足和吸收不良。通过补充多种维生素来治疗通常可以使症状得到缓解但需要一些时间起效。维生素 B_1 缺乏，即脚气病，最常见于长期酗酒者。该病可以表现为远端的多神经病变或更为严重的韦 - 柯脑病（Wernicke-Korsakoff 脑病）并出现精神状态的改变。对于后者，肌注维生素 B_1（100mg/d）比口服维生素效果更好。吡哆醇（维生素 B_6）缺乏可能与服用二氨二苯砜或异烟肼有关，因这二者均可影响维生素 B_6 代谢。预防本病需每日三次服用 50mg。长期服用大于每天 2g 的吡哆醇可以引起感觉性神经病变（Rostami，1995）。维生素 B_{12} 缺乏可能只产生轻微的感觉异常。测定血清维生素 B_{12} 浓度是确诊本病的最好方法，因为红细胞的异常可能在出现不可逆的神经病变后才表现出来。

遗传性神经病变　遗传性神经病变常被家庭医师甚至是与患者有亲密关系的人忽略。这类病变是慢性进展的以运动、自主症状为主感觉神经症状为辅的多神经病。症状常包括弓形足、腱反射缺失、跨域步态、足下垂、慢性进展性腓部神经废用及无力、足部溃疡、关节病变以及无汗。由于目前仍无明确有效的治疗方法，治疗的重点在于处理病变引起的功能障碍及残疾、患者宣教、基因咨询以及心理安慰。遗传性神经病变以及 CIDP 均可有家族聚集现象，两者之间的重要区别是 CIDP 是可治愈的。

中毒性神经病变　对药物，工业毒物或重金属（表41-38）反复暴露的人群常出现中毒性神经病变。临床表现取决于暴露的程度以及哪部分的神经受到损伤。本病可以表现为进行性的对称的上升型的多神经病，就像我们在许多职业暴露的病例中看到的那样，也可以像营养性神经病变一样表现为定位不明的感觉改变。铅中毒引起一种从上肢开始的运动神经病变，累及桡神经并造成垂腕。许多这类神经病变可以在毒物移除后缓慢恢复，但并不是所有病变都能恢复。详细的用药史及职业暴露史很重要，治疗也是与之相应的。

异常蛋白血症神经病变　异常蛋白血症如冷球蛋白血症、骨髓瘤、淀粉样变、淋巴瘤、单克隆丙种球蛋白血症以及一些白血病是与周围神经病变相关的。在患有特发性周围神经病变的患者中，多达 10% 的患者患有单克隆丙种球蛋白血症（monoclonal gammopathy）（Kissel and Men-dell，1996）。血浆置换在异常蛋白血症神经病变的治疗中是一种备选方案。

癌性神经病变　癌性神经病变是实体瘤直接压迫或局部浸润神经的结果。最常见的疾病是肺癌。一些化疗药物如长春新碱及顺铂也具有神经毒性。最常见

表 41-38　药物及毒物引起的神经病变

药物		毒物
轴突病变	呋喃妥英	**工业**
阿米替林	紫杉酚	有机磷
氯喹	苯妥英	铅、砷、汞
西咪替丁	吡哆醇	铊、溴化钾烷
秋水仙碱	普鲁卡因胺	塑料、合成材料
氨苯砜	长春新碱	一氧化碳
地达诺新	**脱髓鞘**	环氧乙烷
戒酒硫吡哆醇	胺碘酮	
乙胺丁醇沙利度胺欣快剂	秋水仙碱	
肼苯哒嗪胶水	金	
干扰素 α 有机溶剂	**神经元病**	
异烟肼	顺铂	
锂剂	吡哆醇	
甲硝唑	沙利度胺	
一氧化二氮		

的临床表现是远端感觉运动多神经病。在高达 16% 的肺癌患者及 4% 的乳腺癌患者中，周围神经病变的出现早于癌症原发灶的症状。

脑神经病变

> **重 点**
>
> ■ 面神经麻痹是急性的单侧面神经瘫痪并累及额头部肌肉。
> ■ 三叉神经痛通常是由非伤害性刺激（轻触面部，刷牙）引起的持续数秒的单侧严重撕裂样疼痛。
> ■ 三叉神经痛在小于 40 岁的患者中很少见。

多种疾病或感染可以累及脑神经并造成周围神经病。而家庭医师最常遇到的两种疾病是特发性急性周围性面瘫（面神经麻痹）和三叉神经痛。

特发性急性周围性面瘫　面神经麻痹（Bell's palsy）是一种病因不明的急性单侧面神经瘫痪，可能与前驱的疱疹病毒感染相关（Adour，1975）。面神经麻痹是家庭医师最常见的单发脑神经病变（23/100 000）（Hauser，1971）。症状通常在数小时到数日中表现出来，并常伴有近期的上呼吸道感染史。常见症状包括患侧面肌的完全或部分瘫痪，额头受累，耳痛，声音恐惧症和头痛。如果额头部的肌肉没有受累，应该考虑症状是由中枢性面瘫引起的。双侧面神经麻痹应该考虑 GBS、结节病、弥散性莱姆病及糖尿病。

多数面神经麻痹的患者可在支持治疗下经过数日到数月自愈。故对是否应给予更积极的治疗仍存在争议。一篇最近的荟萃分析显示大剂量糖皮质激素（总剂量＞450mg）与更大的获益及降低恢复不良的风险相关，抗病毒药物的单独使用没有明显获益，但是如果与糖皮质激素合用可能会获益（de Almeida et al.，2009）。经典的糖皮质激素治疗包括口服泼尼松，60mg/d 共 7 天，之后每日减 10mg，可以合用伐昔洛韦，口服一次1000mg 每日三次共 7 日。

治疗要点

● 大剂量糖皮质激素（总剂量＞450mg）帮助降低面神经麻痹恢复不良的风险（de Almeida et al.，2009）（推荐等级：A）

三叉神经痛 三叉神经痛通常累及三叉神经的二、三支（上颌支及下颌支），引起支配区域（双唇、牙龈、牙）的疼痛。本病几乎总是单侧受累，表现为持续数日的突发的一次数秒的尖锐疼痛。这种疼痛每日可以出现上百次。患者可能将这种疼痛描绘为撕裂样的、穿凿样的以及电击样的并且诱发这种疼痛的常是非伤害性的刺激，如轻触面部或刷牙。本病在小于 40 岁的人群中很少见。持续时间较长的双侧的酸痛或压痛通常不是三叉神经痛，对于这样的情况医师应该寻找其他病因。需要鉴别的疾病包括多发性硬化，听神经瘤、动脉瘤、脑膜瘤、三叉神经瘤以及带状疱疹早期和疱疹后神经痛。对于小于 40 岁表现为三叉神经第一支支配区域（额头及眼周）疼痛的患者应考虑带状疱疹。在诊断特发性三叉神经痛前推荐行头颅 MRI 以除外上述病因。

三叉神经痛的治疗常用药物包括卡马西平，最大剂量 1200mg/d。这些药物常从较低的剂量开始（100～200mg 一或两次每日）并以 7～10 日为间隔加量直到症状得到满意的控制。其他没有得到食品药品管理局（FDA）的批准的治疗药物包括：奥卡西平最大到每天2400mg、加巴喷丁、阿米替林及巴氯芬。这些药物的潜在毒性，包括过敏反应、骨髓抑制以及肝损伤，可能会在治疗过程中出现故需要监测。难治性而不能耐受药物治疗的患者可以考虑神经外科手术治疗。

帕金森病

重 点

■ 帕金森病的标志性临床特点包括静止性震颤，肌肉僵直，运动迟缓以及非对称性发病。

■ 包括幻觉，步态异常，上视麻痹，早发痴呆，早期姿势不稳，早发自主神经功能障碍，不自主运动以及左旋多巴不反应在内的症状提示帕金森叠加综合征并需要进一步的检查以明确病因。

■ 当帕金森病的症状引起功能障碍时应开始药物治疗。

帕金森病是美国继阿尔茨海默病之后第二常见的进展性神经退行性疾病。帕金森病影响了 60 岁以上人群的 1%，以及 85 岁以上人群的 4%～5%。本病在 40 岁以下的人群中很少见，且男性的发病率高于女性。帕金森病可能存在基因易感因素；高达 15% 的患者有一名一级或二级亲属也患有本病。目前为止，还没有明确的环境易感因素。本病的发病机制是由于基底节的多巴胺能神经传导受到破坏以及该区域的剩余多巴胺能神经元出现嗜酸性胞内包涵体（Lewy 小体）。

症状和体征

帕金森病的标志性临床表现包括震颤、肌肉僵硬及动作迟缓，通常是非对称性起病的。70% 的患者会出现震颤，实际上，非对称性的静止性震颤是可以确诊帕金森病的症状。许多患者可能会因为出现震颤而怀疑自己患有帕金森病，并因此向家庭医师寻求帮助。大多数这样的患者患有的是特发性震颤，这种震颤是对称的并且会因运动而加重，这两点是与帕金森病鉴别的要点。

肌肉僵硬通常伴有肢体被动运动时的齿轮样僵硬。运动迟缓指运动减慢，通常是非对称性起病的，患者会主诉一侧肢体"无力"，尽管肌力检查通常是正常的。其他临床表现包括写字过小、面部表情减少（面具脸）、小碎步以及姿势不稳（晚期表现）。患者也常表现出行为及认知症状。

鉴别诊断

多达 20% 的最初被诊为帕金森病的患者最终确诊为其他的疾病。帕金森叠加综合征是指有类似帕金森病表现但是有其他疾病或对左旋多巴治疗反应不好的情况。提示帕金森叠加综合征的症状包括幻觉，步态异常，上视麻痹，早发痴呆，早期姿势不稳，早发自主神经功能障碍，不自主运动以及左旋多巴不反应（Italian Neurological Society，2003）。常与帕金森病混淆的疾病包括进行性核上麻痹，痴呆伴 Lewy 小体，多系统萎缩，血管性帕金森以及药物相关性帕金森。

进行性核上麻痹（PSP）常会在病程早期被误诊为

帕金森病。患者有垂直凝视的眼肌瘫痪，主要发生在下视时。早发的姿势反射丧失，躯干强直为主，假性球麻痹以及额叶病变症状。对多巴胺类的药物反应较差。

痴呆伴 Lewy 小体的运动症状与帕金森病类似，并且该病对左旋多巴的反应较好。僵硬通常比动作迟缓及震颤突出。另外，本病早期就可出现认知障碍以及幻觉。

多系统萎缩包括许多疾病，并且这些疾病是单独的疾病还是同一疾病的不同表现目前尚不清楚。这一组疾病包括橄榄脑桥小脑萎缩，黑质纹状体变性，以及特发性体位性直立性低血压（Shy-Drager 综合征）。症状是与自主神经相关的神经系统功能异常，包括直立性低血压、小脑功能异常、膀胱功能障碍以及对左旋多巴反应较差。

血管性帕金森可能与基底节处的多血管病变相关。病变的发展是逐步加重的。静止性震颤不是本病的主要症状，并且运动迟缓及僵硬在腿部较为明显。步态常是大步的。相关症状包括痴呆，痉挛以及无力。MRI 显示多发性梗死灶，对左旋多巴治疗的反应不好。

最后一个帕金森相关疾病是药物性帕金森。对于这种疾病找到病因是很重要的，因为疾病常是可逆的。在一个人群调查中，药物性帕金森占帕金森叠加综合征的 20%（Bower et al 1999）。可引起这种疾病的药物包括抗精神病药，非典型性抗精神病药，以及止吐药（例如甲氧氯普胺，丙氯拉嗪），胺碘酮，丙戊酸以及锂剂。阻碍多巴胺合成的药物，如甲基多巴，或消耗多巴胺的药物（例如利血平）也可以引起帕金森样表现（Nutt and Wooten，2005）。

诊断性评估

当病史和体格检查显示典型的帕金森病表现时，全面的诊断性评估不是必需的。当诊断不明确时，可行头颅 CT 和 MRI 以排除正常颅压脑积水及血管性帕金森等其他疾病。咨询神经内科医师是有帮助的，特别是当怀疑是帕金森叠加综合征时。

治疗

目前，帕金森病的诊断并不意味着患者只能通过药物治疗。当帕金森病的症状已经引起功能障碍时应开始药物治疗（Rao et al.，2006）。现有的治疗方案无法阻止疾病的进展并且没有研究表明哪一种药物是最好的初始治疗用药（Schreck et al.，2003）。表 41-39 总结了现有的治疗帕金森病的药物。

药物治疗 左旋多巴，多巴胺的前体之一，是最常见的治疗症状性帕金森病的药物，并且对于控制运动迟缓僵直疗效显著（Miyasaki et al 单独使用时，左旋多巴会在外周被多巴脱羧酶代谢成为多巴胺。这种外周代谢限制了左旋多巴的药效并且增加了包括恶心、呕吐及低血压在内的并发症。为此，左旋多巴常与卡比多巴合用，而后者可以抑制外周的多巴胺代谢。70～100mg 的卡比多巴就可以使多巴脱羧酶饱和。故卡比多巴 - 左旋多巴联合治疗的起始剂量为 25mg/100mg 每日三次（Rao et al.，2006）

多巴胺激动剂，可以通过直接刺激多巴胺受体而绕开多巴胺的突触前合成。这些药物可以减少不自主运动的副作用并且症状波动也少于左旋多巴。这类药物可以单独或与左旋多巴一同使用。目前，溴隐亭、普拉克索以及罗平尼咯是用于治疗帕金森病的多巴胺激动剂。透皮罗替戈汀（Neupro）是一天一次的补片，用于治疗帕金森病。阿波吗啡（Apokyn）也可用于皮下注射来缓解左旋多巴突然失效阶段的症状（Goetz et al.，2005），但是由于这种疗法的不良反应，应该由有经验的医师应用。由于有可能产生幻觉，多巴胺激动剂不适用于患有痴呆的患者（Nutt and Wooten，2005）。

B 型单胺氧化酶（MAO-B）抑制剂最初被认为可以为帕金森患者提供神经保护，但是没有文献支持这点。美国市场上这类药物包括司来吉兰、口服降解型司来吉兰以及雷沙吉兰。一项包含 17 项研究的荟萃分析比较了 MAO-B 抑制剂和安慰剂或左旋多巴的疗效，结果显示 MAO 抑制剂可以减少残疾、运动症状的波动以及对左旋多巴的依赖（Ives et al.，2004）

抗胆碱能药物主要作用于蕈毒碱受体。这类药物有效率低而副作用大，所以大大限制了这类药物在小于 70 岁且存留认知功能的人群中的应用。

左旋多巴在外周的代谢被认为与运动症状的波动及不自主运动相关。儿茶酚氧位甲基转移酶（COMT）被认为与这种代谢相关。COMT 抑制剂能延长对多巴胺的反应。这类药物包括托卡朋以及恩他卡朋。这类药物能缩短运动症状"开 - 关波动"中关的时间，减少左旋多巴的剂量并且改善进展期帕金森病患者的运动症状（Cochrane review；Deane et al，2004）。因此 COMT 抑制剂的应用主要限于进展期的患者。

N- 甲基 -D- 天门冬氨酸（NMDA）拮抗剂中，最初作为一种抗病毒药物的金刚烷胺，现在也用于治疗帕金森病相关的震颤，僵硬和运动迟缓。但是证实这种药物疗效的研究不多。金刚烷胺也有多巴胺激动剂以及抗胆碱能的效果。副作用包括头晕，失眠，恶心以及呕吐。

表 41-39　治疗帕金森病的药物

药物类型	推荐剂量	副作用/备注
抗胆碱能药物		
苯海索	1mg tid；加量至 2mg tid	对震颤有效 副作用包括记忆损伤，视物模糊以及尿潴留
苯托品	0.5mg 睡前，每次加 0.5mg，最大剂量为最高 6mg/d	同上
卡比多巴-左旋多巴联合		
速释型	起始 25mg/100mg，即半片 tid 每 4～7 天加半片至 1 片 tid 到 qid 治疗的"金标准"	标准疗法 长期应用可能会导致运动症状波动，运动障碍，意识模糊及幻觉
控释型	1 片 bid	同上
卡比多巴-左旋多巴加恩替卡朋	1 片 tid（基于单个组分滴定的剂量）	同上，加腹泻
儿茶酚氧位甲基转移酶（COMT）抑制剂		
托卡朋	100mg 或 200mg tid	作为左旋多巴治疗的辅助，预防运动症状的波动，监测肝功能
恩替卡朋	每一份剂量的卡比多巴-左旋多巴加用 200mg，最多一天 8 次（1600mg）	同上
多巴胺激动剂		
溴隐亭	1.25mg 随餐服用 bid，每 2～4 周加量 2.5mg 至最大剂量 15mg/d	单用或与左旋多巴有效
普拉克索	0.125mg tid 最大剂量 1.5mg tid	副作用包括白天嗜睡，低血压，意识模糊及幻觉
罗平尼洛	25mg tid；每周增加 0.25mg tid 到 3mg tid. 最大剂量 8mg tid	同上
罗替戈汀	每天 2mg/24h；每星期增加 2mg，最多 6mg/24h（从 4mg/24h 开始，最大剂量 8mg/24h）	含亚硫酸盐；在 MRI 检查或心律失常前停止使用 副作用包括嗜睡，低血压，精神障碍，皮肤过敏反应
B 型单胺氧化酶（MAO-B）抑制剂		
司来吉兰	5mg 早餐及午餐时服	避免与 SSRIs，TCAs 以及哌替啶合用 副作用包括恶心，头晕，幻觉，腹部疼痛以及鲜活的梦境
雷沙吉兰	0.5mg/d 到 1mg/d	副作用包括锥体外系症状，运动障碍，幻觉，低血压以及抑郁
N-甲基-D-天门冬氨酸（NMDA）拮抗剂（受体抑制剂）		
金刚烷胺	100mg bid 可以单用	副作用包括头晕，意识模糊，网状青斑及幻觉

bid，一天两次；tid，一天三次；SSRIs，选择性 5-羟色胺再摄取抑制剂类药物；TCAs，三环类抗抑郁药物

手术治疗　当震颤、运动波动以及不自主运动不能被药物很好的控制时应该考虑手术治疗。早期的技术，如单侧苍白球切开术或切开术，由于其不可逆转的性质而失去了青睐。长期，高质量的证据表明深部脑刺激球状苍白球或丘脑底核以改善运动特征或刺激丘脑腹腔中枢以改善震颤（Fasano et al.，2012）。对于药物不能控制症状的患者应该转诊至有经验的神经外科中心进行手术治疗。

非运动症状的治疗　帕金森病患者常出现一些共患病，例如抑郁及痴呆。对于患抑郁的病例，可以用选择性 5-羟色胺再摄取抑制剂（SSRI）治疗。多达 40%的患者会出现痴呆（Aarsland et al.，2003）对于这些患

者胆碱酯酶抑制剂是有效的。由于帕金森病是一种进展性疾病，所以对于家庭医师来说，应及时获得患者关于医疗保健相关事项的事前声明，获得委托书，以及征询患者关于应用人工营养的意愿。应提前准备生前遗嘱以及其他法律文件并记录相关讨论和决定。应该积极治疗包括便秘、睡眠障碍以及体位性低血压在内的常见症状。

治疗要点

● 单独使用或联合应用左旋多巴，多巴胺激动剂及 MAO-B 抑制剂对治疗帕金森病的症状是有效的（Rao et al.，2006）（推荐等级：A）。

- 卡比多巴-左旋多巴联合治疗的起始剂量为25mg/100mg，每日三次（Rao et al., 2006）（推荐等级：A）。
- 当药物不能控制帕金森病的症状时，手术治疗（深部脑刺激术）是有效的（Fasano et al., 2012）（推荐等级：A）。

多发性硬化

重点

- 诊断多发性硬化（MS）需要弥漫性脱髓鞘疾病的证据。
- 视神经炎、核间性眼肌麻痹产生的眼震以及Lher-mitte征高度提示MS。
- 目前公认的MS诊断标准是McDonald标准，该标准是2001年由国际专门小组制订，并在2005年和2010年修改的。

多发性硬化（MS）是一种中枢神经系统复发性、慢性、脱髓鞘自身免疫性疾病。MS的中位发病年龄为29～33岁，但从15～50岁均可发病，使得本病成为青年人群神经源性残疾的首要因素。

诊断

MS的诊断是基于症状体征与实验室检查，如MRI、脑脊液检查和视觉诱发电位（VEPs）的。明确的MS诊断需要在时间及空间上的多发性脱髓鞘疾病的两次发作的证据（Polman et al., 2011）。即临床症状需要持续至少24小时且发作需要间隔至少30日，同时需要累及中枢神经系统的至少两个位置：包括脑、脊髓以及视神经。临床症状根据受累位置的不同而表现多样。以下三种症状高度提示MS：视神经炎、核间性眼肌麻痹产生的眼震以及Lhermitte征即屈曲颈部时出现的大腿后部的从上向下的电击感。国际多发性硬化诊疗专家组制订了MS的诊断标准（McDonald et al., 2001），并在2005年做了修改，见表41-40（Polman et al., 2005）。需要记住在临床中一定要先排除其他的诊断可能。这些需要考虑的鉴别诊断包括中枢神经系统血管炎、副肿瘤综合征、结节病、白质营养不良、中枢神经系统肿瘤、感染、中枢神经系统淋巴瘤以及营养缺乏如维生素B$_{12}$缺乏。神经脊髓炎被认为是一个单独的但相似的实体，其中主要在脊髓中脱髓鞘，通常在多个部分上，与单侧或双侧视神经炎一起。脑MRI通常是正常的，血清水通道蛋白-4（aquaporin-4，AQP4）抗体是可检测的。

临床症状与MR发现之间的准确关系尚未明了。因此，单独的MRI对于预测MS的临床过程是无用的。T2加权MR图像最好确定白质病变的大小，钆可以显示与活动性MS病变相关的血脑屏障的破坏。一般来说，MR发现可用于证明在空间和时间上传播的证据当这些特征不能在临床上可靠地确定时，例如当有临床孤立综合征时。中枢神经系统的两个或更多个区域至少有一个病变证实了空间传播，其中包括脑室周围，近端皮质，下丘脑和脊髓区域。不再需要钆增强。与先

表41-40 MS的诊断标准

临床表现	所需的其他检查结果
2次或以上的发作（复发）；2个或以上的客观临床病灶	无；临床证据可以诊断（可以有其他检查结果，但必须和MS病变相符）
2次或以上的发作；1个客观临床病灶	空间上的多发性 MRI上提示至少在中枢神经系统的四个区域中至少有两个区域有一个T2信号病灶
1次发作；2个或以上的客观临床病灶1次发作	时间上的多发性 后续MRI提示新的T2信号病灶或同时出现无症状钆增强病灶和任何时候的非钆增强病灶
1次发作；1个客观临床病灶（单症状表现）1个客观临床病灶（单症状表现）提示MS的隐袭神经系统病变（原发进展型MS）	空间上的多发性通过上述MRI发现 时间上的多发性通过上述MRI发现
提示MS的隐袭神经系统病变（原发进展型MS）	病情持续进展1年，符合下列标准中的两个标准： • 阳性CSF结果 • 空间上的多发性 MRI证实在侧脑室、近皮质、幕下至少有一个T2信号病灶 • 至少有2个脊髓T2信号病灶

CSF，脑脊液；VEP，视觉诱发电位

Modified from McDonald WI, Compston A, Edan G, et al. Recommended diagnostic criteria for multiple sclerosis: Guidelines from the International Panel on the diagnosis of multiple sclerosis. Ann Neurol. 200; 150; 121.

前的 MRI（不再需要 30 天的时间间隔）或具有同时无症状增强和非增强性病变的单一 MRI 研究相比，在时间上传播的 MRI 标准是重复 MRI 上的新的 T2 或钆增强病变。

MS 患者的 CSF 检验通常显示正常的压力，细胞计数、葡萄糖、蛋白水平以及阴性的培养结果。有临床意义的结果是出现免疫球蛋白 G（IgG）的单克隆区带，这是由于鞘内的 IgG 合成引起的，多达 90% 的 MS 患者有这样的表现（Freedman et al., 2005）。IgG 区带对 MS 并不是十分特异的，结节病、艾滋病以及亚急性硬化性全脑炎也可以出现这样的改变。CSF 检查仅对 MRI 上病灶较少的患者有意义，用于诊断原发进展性 MS（见下文）。视觉诱发反应可以对 MS 的诊断提供支持的证据，特别是对于 MRI 上病灶少见的患者，而其他视觉诱发电位分析对于 MS 的诊断意义不大（Gronseth and Ashman, 2000）。

临床病程

MS 目前分为四种亚型，复发 - 缓解型，原发进展型，继发进展型以及进展 - 复发型。复发 - 缓解型 MS 占初诊为 MS 患者的 85%，其特点是急性起病但可自行缓解。发病与缓解间的间隔因人而异，但此型的 MS 一般不会进展。继发进展型 MS 的特点是疾病从一开始的复发 - 进展病程发展成为进展性的神经系统衰竭。MRI 上病灶的分布更广泛，约 50% 被诊为复发 - 缓解型的患者会发展成为继发进展型。原发进展型 MS 的特点是自发病起就出现疾病的逐渐进展，从最初发病开始至少 1 年，其特征为 10% 的患者属于此型，并且现有的治疗手段有限。在空间中，至少有一个 T2 损伤在周室、近皮质或亚特或至少有两个 T2 的脊髓损伤，以及在 CSF 中存在的低克隆带。进展 - 复发型 MS 表现为一种自发病起稳定进展的病程，但期间会伴有间断性的发作。这一型的患者可能在急性发作后无法再完全恢复到发作前的状态。

治疗

MS 治疗可以分为疾病缓解治疗，对急性复发的治疗以及对症治疗。尽管本病尚无治愈的方法，疾病缓解治疗可以减少复发的频率，减缓疾病的进展并且减少急性炎性反应。对症治疗可以控制并改善功能缺损从而提高生活质量。

疾病缓解治疗　普遍认为疾病缓解治疗应在诊为 MS 时就开始（Coyle and Hartung, 2002）。疾病缓解治疗被证明可以减少新病灶的出现并修复已有病灶。这

类药物包括干扰素 β-1b（Betaseron, Extavia），干扰素 β-1a（Avonex, Rebif），以及克帕松（Copaxone）。干扰素 β 类的药物是免疫调节药物并且具有抗病毒作用，且被证明可以减少复发 - 缓解型患者复发的次数。Betaseron 的用法是隔日皮下注射，而 Rebif 的用法是一周三次皮下注射，Avonex 的用法为每周一次肌内注射。

这些药物的不良反应类似，包括注射部位的反应，流感样症状以及加重已有的抑郁。也可能出现骨髓抑制以及肝酶一过性升高。

克帕松（Copaxone）是一种包含 4 种氨基酸的合成多肽。该药可以诱导抗原特异的抑制 T 细胞。每日皮下注射的给药方式可以减少 30% 的复发（Comi et al., 2001）。不良反应包括注射后反应以及偶发的潮红、胸痛、焦虑和呼吸困难。这些反应均是自限性的不需要停药。

现在可以进行几种口服给药的疾病改善治疗。这些包括芬戈莫德（Gilenya），特立氟胺（Aubagio）和富马酸二甲酯（Tecfidera）。因为相关的毒性，芬戈莫德和特立氟铵需要监测基线 CBC 和 LFT 以及治疗开始前的其他指标。另外两种治疗 MS 的缓解病情药物是米托蒽醌和那他珠单抗。米托蒽醌是一种静脉注射用的合成类蒽醌，每 3 个月注射一次可以减少 67% 的复发（Hartung et al., 2002）。米托蒽醌是蓝色的并可导致巩膜及尿液的一过性蓝染。该药具心毒性，并可作为一种化疗药物，所以只适合病情恶化的难治性 MS。同时，只有有经验的专业医师才应具有米托蒽醌的处方权。

那他珠单抗是一种针对 α4- 整合素的单克隆抗体。α4- 整合素与在炎症情况下将循环白细胞移动到大脑中有关。该药每 4 周输液 1 小时。那他珠单抗被证明可以减少临床复发，减缓疾病的进展，以及减少新发的脑内病灶（Polman et al., 2006）。影响该药物应用的并发症包括输液后 1 小时内出现的变应反应。那他珠单抗也与进行性多灶性白质脑病有关，该病是一种破坏性的 JC 脑内感染。因此，那他珠单抗的使用应是在注册医师的严格检测下进行的。

没有预防效果但潜在地改善功能的一种治疗是达伐吡啶（Ampyra）。其作用是通过阻断钾通道来促进神经传导，其在受影响的轴突中倾向于以异常方式起作用。结果是改善运动功能，通常通过 7.6m（25 英尺）的时间步行来评估。有癫痫发作的风险，特别是过量服用，因此并发癫痫患者不应接受达伐吡啶。

急性复发的药物治疗　糖皮质激素仍然是广泛使用的用于治疗急性加重 MS 的药物。糖皮质激素的主要作用是与它的抗炎及抗水肿作用相关的。对于任何

急性 MS 患者该药都是一线的治疗方法（Goodin et al.，2002）。标准治疗通常包括甲强龙 1g/d 静脉注射 3～5 天。静脉注射后可以改为逐渐减量的口服泼尼松，也可能不使用。

对症治疗 对症治疗的药物选择取决于患者症状的种类。MS 患者常常会出现痉挛状态，可用巴氯芬、咪噻二唑以及苯二氮䓬类药物治疗。物理疗法也可缓解痉挛状态。MS 患者也会出现膀胱功能障碍。新发的膀胱症状应该先做尿培养来排除尿路感染。进一步应测量膀胱残余尿量并进行尿动力学测试来确定是尿液潴留引起的充溢性尿失禁还是逼尿肌功能失调引起的急迫性尿失禁。如果是急迫性尿失禁，奥昔布宁（Ditropan）和托特罗定（Detrol）可能会有助于缓解症状。如果是尿液潴留引起的充溢性尿失禁，那么患者可间断性地自行置入尿管。MS 患者还可能出现抑郁，便秘以及性功能障碍。对于有相应症状的患者应进行常规的评估和治疗

治疗要点

- 干扰素 β 类的药物被证明可以减少复发 - 缓解型 MS 患者的复发（Coyle and Hartung, 2002）（推荐等级：A）。

- 糖皮质激素是 MS 发作的标准疗法（Goodin et al., 2002）（推荐等级：A）。

- 对于 MS 的疾病缓解治疗应在确定诊断时立即开始（Coyle and Hartung, 2002）（推荐等级：A）。

（江华 刘玥 江金华 译，刘中民 审校）

参考资料

Aarsland D, Andersen K, Larson JP, et al: Prevalence and characteristics of dementia in Parkinson disease: an 8-year prospective study, *Arch Neurol* 60:387–392, 2003.

Adour KK, Bell DN, Hilsinger RL: Herpes simplex virus in idiopathic facial paralysis, *JAMA* 233:527–530, 1975.

Advisory Committee on Immunization Practices (ACIP): Prevention and control of meningococcal disease: recommendations of the ACIP, *MMWR* 62(RR02):1–24, 2013.

Amarenko P, Bogousslavsky J, Callahan A, et al: High-dose atorvastatin after stroke or transient ischemic attack, *N Engl J Med* 355:549–559, 2006.

American Academy of Pediatrics (AAP): Pneumococcal infections. In Pickering LK, editor: *Red book: report of the committee on infectious diseases*, Elk Grove Village, Ill, 2003, AAP, pp 490–500.

American Psychiatric Association: *Diagnostic and statistical manual of mental disorders*, ed 4, Washington, DC, 1994, APA, pp 133–155.

American Psychiatric Association: Practice guidelines for the treatment of patients with delirium, *Am J Psychiatry* 156(Suppl 5):1–20, 1999.

Benavente O, Hart RG: Stroke. Part II. Management of acute ischemic stroke, *Am Fam Physician* 59:2828, 1999.

Bennett CL, Connors JM, Carwile JM, et al: Thrombotic thrombocytopenic purpura associated with clopidogrel, *N Engl J Med* 342:1773, 2000.

Bower JH, Maraganore DM, McDonnell SK, et al: Incidence and distribution of parkinsonism in Olmested County, Minnesota. 1976–1990, *Neurology* 52:1214–1220, 1999.

Busch N, Kelsberg G, Kendall SK, Krist A: Clinical inquiries: do statins reduce the risk of stroke? *J Fam Pract* 53:7, 2004.

Centers for Disease Control and Preventions: Prevention and control of meningococcal disease, *MMWR* 49(RR–7):1–10, 2000.

Chinese Acute Stroke Trial (CAST) Collaborative Group: Randomised placebo-controlled trial of early aspirin use in 20,000 patients with acute ischaemic stroke, *Lancet* 349:1641, 1997.

Cole MG: Delirium in elderly patients, *Am J Geriatr Psychiatry* 12:7–21, 2004.

Comi G, Filippi M, Wolinsky JS: European/Canadian multicenter, double-blind, randomized, placebo-controlled study of the effects of glatiramer acetate on magnetic resonance imaging-measured disease activity and burden in patients with relapsing multiple sclerosis. European/Canadian Glatiramer Acetate Study Group, *Ann Neurol* 49:290–297, 2001.

Corse AM, Kuncl RW: Peripheral neuropathy. In Barker LR, Burton JR, Zieve PD, editors: *Principles of ambulatory medicine*, Baltimore, 1999, Williams & Wilkins, pp 1296–1314.

Coyle PK, Hartung HP: Use of interferon beta in multiple sclerosis: rationale for early treatment and evidence for dose-and frequency-dependent effects on clinical response, *Mult Scler* 8:2–9, 2002.

De Almeida JR, Al Khabori M, Guyatt G, et al: Combined corticosteroid and antiviral treatment for Bell palsy: a systematic review and meta-analysis, *JAMA* 302:985–993, 2009.

Deane KH, Spieker S, Clarke CE: Catechol-O-methyltransferase inhibitors for levodopa-induced complications in Parkinson's disease, *Cochrane Database Syst Rev* (4):CD004554, 2004.

Diener HC, Cunha L, Forbes C, et al: European Stroke Prevention Study. 2. Dipyridamole and acetylsalicylic acid in the secondary prevention of stroke, *J Neurol Sci* 143:1, 1996.

Dyck PJ, Oviat KF, Lambert EH: Intensive evaluation of referred unclassified neuropathies yields improved diagnosis, *Ann Neurol* 10:222, 1981.

Dyck P, Thomas PK, Griffin JW, et al, editors: *Peripheral neuropathy*, Philadelphia, 1993, Saunders.

Fasano A, et al: Treatment of motor and non-motor features of Parkinson's disease with deep brain stimulation, *Lancet Neurol* 11:429–442, 2012.

Feldman HH, Jacova C, Robillard A, et al: Diagnosis and treatment of dementia: diagnosis, *CMAJ* 178:825–836, 2008.

Freeman JM, Vining EPG: Febrile seizures: a decision-making analysis, *Am Fam Physician* 52:1401, 1995.

Freedman MS, Thompson EJ, Deisenhammer F, et al: Recommended standard of cerebrospinal fluid analysis in the diagnosis of multiple sclerosis, *Arch Neurol* 62:865–870, 2005.

Gillis AJ, MacDonald B: Unmasking delirium, *Can Nurse* 102:18–24, 2006.

Go AS, Mozaffarian D, Roger VL, on behalf of the American Heart Association Statistics Committee and Stroke Statistics Subcommittee, et al: Heart disease and stroke statistics—2014 update: a report from the American Heart Association, *Circulation* 129:e28–e292, 2014.

Goetz CG, Poewe W, Rascol O, Sampaio C: Evidence-based medical review update: pharmacological and surgical treatments of Parkinson's disease: 2001 to 2004, *Mov Disord* 20:523–539, 2005.

Goodin DS, Frohman EM, Garmany GP Jr, et al: Disease modifying therapies in multiple sclerosis: subcommittee of the American Academy of Neurology and the MS Council for Clinical Practice Guidelines, *Neurology* 58:169–178, 2002.

Gronseth GS, Ashman EJ: Practice parameter: the usefulness of evoked potentials in identifying clinically silent lesions in patients with suspected multiple sclerosis (an evidence-based review), *Neurology* 54:1720–1725, 2000.

Hankey GJ: Secondary stroke prevention, *Lancet Neurol* 13(2):178–194, 2014.

Harrison FE: A critical review of vitamin C for the prevention of age-related cognitive decline and Alzheimer's disease, *J Alzheimer's Dis* 29:711–726, 2012.

Hart RG, Benavente O: Stroke. Part I. A clinical update on prevention, *Am Fam Physician* 59:2475, 1999.

Hartung HP, Gonsette R, Konig N, et al: Mitoxantrone in progressive multiple sclerosis: a placebo-controlled, double-blind, randomised, multicentre trial, *Lancet* 360:2018–2025, 2002.

Hauser WA, Karnes WE, Annis J, Kurland LT: Incidence and prognosis of Bell's palsy in the population of Rochester, Minnesota, *Mayo Clin Proc* 46:258, 1971.

Hirtz DG: Febrile seizures, *Pediatr Rev* 18:5, 1997.

Hogan DB, Bailey P, Black S, et al: Diagnosis and treatment of dementia. 4. Approach to management of mild to moderate dementia, *CMAJ* 179:787–793, 2008.

Inouye SK: Delirium in older persons, *N Engl J Med* 354:1157–1165, 2006.

International Stroke Trial Collaborative Group: The International Stroke Trial (IST): a randomised trial of aspirin, subcutaneous heparin, both, or neither among 19,435 patients with acute ischaemic stroke, *Lancet* 349:1569, 1997.

Italian Neurological Society, Italian Society of Clinical Neurophysiology: Guidelines for the treatment of Parkinson's disease 2002. The diagnosis of Parkinson's disease, *Neurol Sci* 24(Suppl 3):157–164, 2003.

Ives NJ, Stowe RL, Marro J, et al: Monoamine oxidase type B inhibitors in early Parkinson's disease: meta-analysis of 17 randomised trials involving 3525 patients, *BMJ* 329:593, 2004.

Kissel J, Mendell JR: Neuropathies associated with monoclonal gammapathies, *Neuromuscul Disord* 6:3, 1996.

Kohlhoff SA, Marciano TA, Rawstron SA: Low-dose acyclovir for HSV-2 meningitis in a child, *Acta Paediatr* 93:1123–1124, 2004.

Li I: Feeding tubes in patients with severe dementia, *Am Fam Physician* 65:1605–1610, 2002.

Lipton B, Gobel H, Einhaupl KM, et al: Petasites hybridus root (butterbur) is an effective preventive treatment for migraine, *Neurology* 63(12):2240–2244, 2004.

Lonergan E, Luxenberg J, Sastre A: Benzodiazepines for delirium, *Cochrane Database Syst Rev* (4):CD006379, 2009.

Maizels M, Scott B, Cohen W, Chen W: Intranasal lidocaine for treatment of migraine: a randomized, double-blind, controlled trial, *JAMA* 276:319–321, 1996.

McDonald WI, Compston A, Edaan G, et al: Recommended diagnostic criteria for multiple sclerosis: guidelines from the International Panel on the Diagnosis of Multiple Sclerosis, *Ann Neurol* 50:121–127, 2001.

McLeod JG, Tuck RR, Pollard JD, et al: Chronic polyneuropathy of undetermined cause, *J Neurol Neurosurg Psychiatry* 47:530, 1984.

Miyasaki JM, Martin W. Suchowersky O, et al: Practice parameter: initiation of treatment for Parkinson's disease: an evidence-based review: report of the Quality Standards Subcommittee of the American Academy of Neurology, *Neurology* 58:11–17, 2002.

National Institute of Neurological Disorders and Stroke (NINDS) t-PA Stroke Study Group: Tissue plasminogen activator for acute ischemic stroke, *N Engl J Med* 333:1581, 1995.

NINDS t-PA Stroke Study Group: Intracerebral hemorrhage after intravenous t-PA therapy for ischemic stroke, *Stroke* 28:2109, 1997.

Norris JW, Zhu CZ, Bornstein NM, Chambers BR: Vascular risks of asymptomatic carotid stenosis, *Stroke* 22:1485, 1991.

Nutt JG, Wooten GF: Diagnosis and initial management of Parkinson's disease, *N Engl J Med* 353:1021–1027, 2005.

Pickering LK, editor: *Red book: report of the committee on infectious diseases*, Elk Grove, Ill, 2003, American Academy of Pediatrics.

Pinder HM: The Epley (canalith repositioning) manoeuvre for benign paroxysmal positional vertigo, *Cochrane Database Syst Rev* (2):CD003162, 2004.

Polizzotto MJ: Evaluation and treatment of the adult patient with migraine, *J Fam Pract* 51:161, 2002.

Polman CH, O'Connor PW, Havrdova E, et al: A randomized, placebo-controlled trail of natalizumab for relapsing multiple sclerosis, *N Engl J Med* 354:899–910, 2006.

Polman CH, Reingold SC, Banwell B, et al: Diagnostic criteria for multiple sclerosis: 2010 revisions to the McDonald criteria, *Ann Neurol* 69(2):292–302, 2011.

Poncelet AN: An algorithm for the evaluation of peripheral neuropathy, *Am Fam Physician* 57:755, 1998.

Prober CG: Infections of the central nervous system. In Behrman RE, Kliegman RM, Arvin AM, editors: *Nelson textbook of pediatrics*, Philadelphia, 1996, Saunders, pp 707–709.

Rao SS, Hoffman LA, Shakil A: Parkinson's disease: diagnosis and treatment, *Am Fam Physician* 74:2046–2054, 2006.

Rees J: Guillain-Barré syndrome: clinical manifestations and directions for treatment, *Drugs* 49:912, 1995.

Reisberg B, Doody R, Stoffler A, et al: Memantine in moderate-to-severe Alzheimer's disease, *N Engl J Med* 348:1333, 2003.

Roos KL, Tunkel AR, Scheld WM: Acute bacterial meningitis in children and adults. In Scheld WM, Whitley RJ, Durack DT, editors: *Infections of the central nervous system*, Philadelphia, 1997, Lippincott-Raven, pp 335–401.

Ropper AH, Brown RH: *Adams and Victor's principles of neurology*, ed 8, New York, 2005, McGraw-Hill, p 344, 1089–1094, 1317.

Rostami AM: Guillain-Barré syndrome: clinical and immunological aspects, *Springer Semin Immunopathol* 17:29, 1995.

Rowe CC, Villemagne VL: Amyloid imaging with PET in early Alzheimer disease diagnosis, *Med Clin N Am* 97:377–398, 2013.

Sabin TD, Swift TR, Jacobson RR: Leprosy. In Dyck PJ, Thomas PK, editors: *Peripheral neuropathy*, Philadelphia, 1993, Saunders.

Sacco RL, Prabhakaran S, Thompson JLP, et al: Comparison of warfarin versus aspirin for the prevention of recurrent stroke or death: subgroup analyses from the Warfarin–Aspirin Recurrent Stroke Study, *Cerebrovasc Dis* 22:4–12, 2006.

Sarchielli PXI: Congress of the International Headache Society, 2003, Rome, *Expert Opin Pharmacother* 5:959–975, 2004.

Schapowal A: Petasites Study Group. Randomised controlled trial of butterbur and cetirizine for treating seasonal allergic rhinitis, *BMJ* 324:144–146, 2002.

Scheuer ML, Pedley TA: The evaluation and treatment of seizures, *N Engl J Med* 323:1468, 1990.

Schneider D, Dagerman KS, Insel P: Risk of death with atypical antipsychotic drug treatment of dementia: meta-analysis of randomized placebo-controlled trails, *JAMA* 294:1934–1943, 2005.

Schreck J, Kelsberg G, Rich J: What is the best initial treatment of Parkinson's disease? *J Fam Pract* 52:897–899, 2003.

Seitz DP, Gill SS, van Zyl LT: Antipsychotics in the treatment of delirium: a systematic review, *J Clin Psychiatry* 68:1–21, 2007.

Sloane PD: Advances in the treatment of Alzheimer's disease, *Am Fam Physician* 58:1577, 1998.

Swartz M: Acute bacterial meningitis. In Gorbach SL, Bartlett JG, Blacklow NR, editors: *Infectious diseases*, Philadelphia, 1997, Saunders, pp 1382–1386.

Testa L: Low-dose aspirin for stroke prevention, *Stroke* 37:1356, 2006.

Thorpy MJ: *The international classification of sleep disorders, revised: diagnostic And coding manual*, Westester, Ill, 2001, American Sleep Disorders Association.

Tintore M, Rovira A, Martinez M, et al: Isolated demyelinating syndromes: comparison of different MR imaging criteria to predict conversion to clinically definite multiple sclerosis, *Am J Neuroradiol* 21:702–706, 2000.

Tombaugh TN, McIntyre NJ: The Mini–Mental State Examination: a comprehensive review, *J Am Geriatr Soc* 40:922–935, 1992.

Tunkel AR, Barry J, Hartman SL, et al: Practice guidelines for the management of bacterial meningitis, *Clin Infect Dis* 39:1267, 2004.

Tunkel AR, Scheld WM: Issues in the management of bacterial meningitis, *Am Fam Physician* 56:1355, 1997.

Van de Beek D, de Gans J, McIntyre P, Prasad K: Corticosteroids for acute bacterial meningitis, *Cochrane Database Syst Rev* (1):CD004405, 2007.

Vellas B: et al: Long-term use of standardised ginkgo biloba extract for the prevention of Alzheimer's disease (GuidAge): a randomised placebo-controlled trial, *Lancet Neurol* 11:851–859, 2012.

What is the best treatment of Parkinson's? *J Fam Pract* 52:2003.

Wilkinson JM: Disorders of the peripheral nervous system. In Taylor RB, editor: *Family medicine: principles and Ppractice*, New York, 1998, Springer-Verlag, pp 574–591.

Young B, Moore WS, Robertson JT, et al: An analysis of perioperative surgical mortality and morbidity in the Asymptomatic Carotid Atherosclerosis Study, *Stroke* 27:2216–2224, 1996.

Young T, Palta M, Dempsey J, et al: The occurrence of sleep-disordered breathing among middle-aged adults, *N Engl J Med* 328(17):1230–1235, 1993.

网络资源

www.cdc.gov/vaccines/schedules/index.html Centers for Disease Control and Prevention's recommended immunization schedule.

neuromuscular.wustl.edu/ Washington University Neuromuscular Disease Center. A comprehensive resource for disorders affecting the peripheral nerves, muscles, and neuromuscular junction.

www.aan.com American Academy of Neurology's practice parameters and neurologic news.

www.strokecenter.org/trials/ Internet Stroke Center. Updated resource for ongoing and completed trials related to stroke.

第42章 人类性行为中的医学问题

WENDY S. BIGGS ■ SULABHA CHAGANABOYANA

概述

与性有关的问题是人类自我意识中的一个重要部分，也是一个复杂的生物-心理-社会过程。在解释与性有关的生理问题时，常常需要与患者的文化以及社会背景等加以联系。家庭医生和初级保健服务的提供者在考虑、评价和治疗与性相关的健康问题时，有很好的条件来获得患者的基本信息；遗憾的是，他们却极少向这些患者询问性功能方面的情况。本章将简要叙述一些基本原则，用以评价女性和男性的性功能障碍，并对一些常见的性功能紊乱进行临床管理。

性别的自我意识

每个人都会有一个自己认同的性别，也会有一个性取向。性别是公开的，也是法律上认可的男性或者女性个体，与染色体或者生殖器的表现型（男性或女性）是同义词。出生时赋予的性别是一个人的"出生的性别"。性别认同，则是对于是男性或女性，男性化或女性化，或者是既非男性也非女性的自我认知。对于性伴侣自己或其他人的性别而言，个体可能是被男性气质吸引的人，或者是被女性气质吸引的人。如果渴望的性伴侣与自己的性别一致，则自我认同为男同性恋者或者女同性恋，如果是两性，则为双性恋。不符合社会性别或性吸引力的人，自我认为是同性恋，是一个更具流动性或包容性的性别或性吸引力（或两者兼而有之）的专业术语。许多人尽管在一生中保持着属于被男性气质吸引的人，或者是被女性气质吸引的人，但有些人在不同的时期则有不同的主要性吸引。男性与男性发生性关系（MSM）和女性与女性发生性关系（WSW）专业术语被使用是由于性行为反映了发病风险，而不是性别认同。

人类性反应模式

Masters 和 Johnson 在 1966 年根据实验首先提出了"人类性反应周期"的生理概念。他们基于生理上的变化，将人类性反应周期划分为四个阶段：兴奋期（excitement）、平台期（plateau）、高潮期（orgasmic）和消退期（resolution）（图 42-1）。Helen Singer Kaplan 随后描述了一个更加主观、更加以心理为导向的性反应模式，包括三个阶段：性欲期，性兴奋期和性高潮期。不过，最近有关学者又提出了非线性迭代模式，认为这一模式尤其适用于女性的性反应（Basson and Schultz，2007）（图 42-2）。在一定程度上，男性也有类似的非线性的性反应模式。

性相关问题的初步评估

对与性功能有关的问题进行诊断和治疗，会让许多患者从中获益；然而，许多医生并不去询问、而许多患者也并不会主动提供相关的信息。在一项关于性观念与性态度的全球研究中，科学家调查了来自 29 个国家的 27 000 余名成人，他们的年龄在 40～80 岁；其中 49% 的女性与 43% 的男性均反映，至少遇到过一次与性相关的问题；近 20% 的受访者曾经为此寻求过医学帮助（Moreira et al.，2005）。因此，对于与性有关的问题，家庭医生有必要进行主动和常规的卫生保健。

在进行筛查或者简单检查时，性健康访谈是一种可用的办法，其次是深入的问卷（表 42-1）。患者详尽的性史，将为体格检查与恰当的实验室检查提供直接线索。医生在提问关于性史方面的问题时，包含一定技巧，可以先这样说："性健康在一个人的整体健康当中是非常重要的，所以我对每个患者都会问一问这方面的情况。接下来我也会问你一些与性这方面有关的

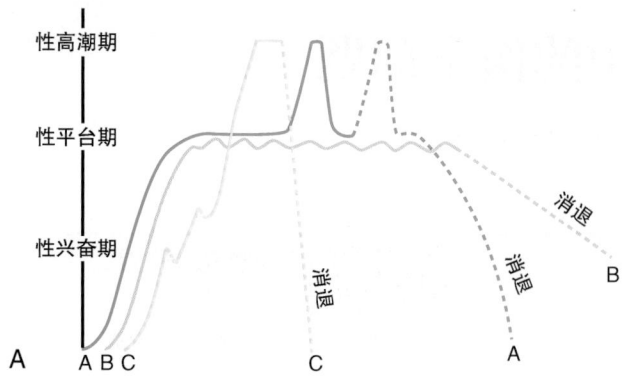

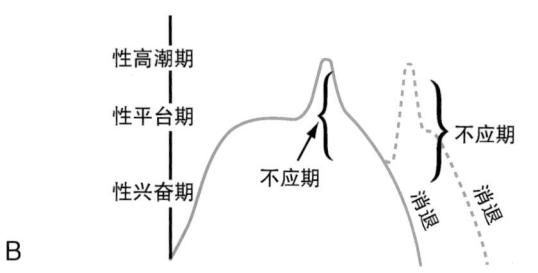

图 42-1 女性（A）和男性（B）的性反应周期。在此模式中，性欲在性反应周期之前出现。相图的阶段是性兴奋期，性平台期和性高潮期。平台期的持续时间可以有所变化。女性可以在一个短暂的平台期之后到达高潮期（周期 C），或者有一个很长的平台期，之后没有高潮期（周期 B）。女性在性反应消退之前，可以有不止一个高潮期，尽管并不常见（周期 A）。而对于射精过早的男性，平台期较为短暂。男性在射精之后，会进入一个持续数分钟至数小时的不应期，在此期间不能再次射精

问题。"医生可以使用常态化的方式，引入一些感情化或是比较困难的主题，暗示患者，这些经历在人群中都是很普遍的："许多人在儿童时期都曾经遭受性虐待或者性骚扰。你小的时候有过类似的经历吗？"泛化的方式则是在进行相应提问时，如同每个人都做过这些事情，这可以使一些敏感问题更容易得到肯定的回答。例如，可以这样问患者："你多长时间手淫一次？"而不是问"你手淫吗？"医生还应当消除患者对于医患保密的顾虑，同时应避免对患者性行为猜测的相关术语。当探究过去或现在的遭遇时，医生应注意询问"是与男性，还是与女性，还是二者都有？"并使用"性伴侣"一词，而不是"丈夫"、"男友"、"妻子"或"女友"，这有助于患者更开放地谈论他们的性取向。对于日常使用的俚语，应以医学术语进行重新的解释说明，这样医生才能与患者清楚无误地交流。

1976 年，Jack Annon 提出了 PLISSIT 模式，用于提出那些涉及性的问题：请求允许（permission），适度的信息（limited information），具体的建议（specifc suggestions），特别的治疗（intensive treatment）（表 42-2）。许多临床病例都可以用简明的宣教或者适度的建议加以解决，如对于年龄增大引起的正常、生理性的性欲改变，与患者稍作讨论、向其推荐一些科普小册子和产品，都会有很好的效果（例如对于阴道干涩，可以酌情使用水性润滑剂）。当决定转诊时，应安排好随访事宜，这既有助于患者顺利完成整个就医过程，也有助于进行相应的社区管理。在整个诊疗过程中，顾问服务是极其重要

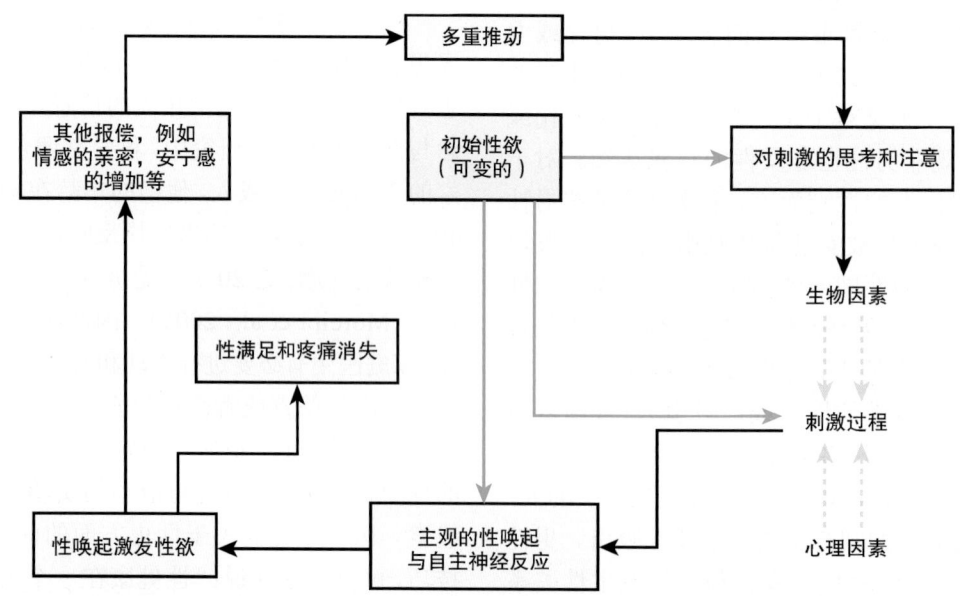

图 42-2 女性性反应的循环模式，显示在性反应周期之内，各个时期可以互相重叠（From Basson R, Schultz WW. Sexual sequelae of generalmedical disorders. *Lancet*. 2007；369：409-424.）

表 42-1　如何询问详尽的性史

Are you currently sexually active? Have you ever been sexually active?

Are your sexual partners men, women, or both?

How many sexual partners have you had in the past month? Past 6 months? Lifetime?

How satisfied are you with your (or your partner's) sexual functioning?

Has there been any change in your (or your partner's) sexual desire or the frequency of sexual activity?

Do you have, or have you ever had, any risk factors for HIV (blood transfusion, needle stick injuries, IV drug use, STIs, partners who placed you at risk)?

Have you ever had any sexually related diseases?

Have you ever been tested for HIV? Would you like to be?

What do you do to protect yourself from contracting HIV?

What method do you use for contraception?

Are you trying to become pregnant (or father a child)?

Do you participate in oral sex? Anal sex?

Do you or your partner(s) use any particular devices or substances to enhance your sexual pleasure?

Do you ever have pain with intercourse?

Women: Do you have any difficulty achieving orgasm?

Men: Do you have any difficulty obtaining and maintaining an erection? Difficulty with ejaculation?

Do you have any questions or concerns about your sexual functioning?

Is there anything about your (or your partner's) sexual activity (as individuals or as a couple) that you would like to change?

HIV, Human immunodeficiency virus; *IV,* intravenous; *STI,* sexually transmitted infection.
From Nusbaum MRH, Hamilton CD. The proactive sexual health history. *Am Fam Physician.* 2002;66:1705-1712.

您现在经常有性生活吗？过去是否曾经有过性生活？

您的性伴侣是男性，还是女性，还是二者都有？

请告诉我，您在最近 1 个月内，有过多少位性伴侣？最近 6 个月内呢？这一生当中呢？

您对您(以及您的性伴侣)的性功能的满意程度如何？

您(以及您的性伴侣)在性欲，以及性生活的频繁程度方面，是否有什么变化？

您有过(或曾经有过)感染艾滋病病毒的危险因素吗(比如血液传播，针刺伤，静脉注射毒品或药物，性传播疾病，或是性伴侣具有这些危险因素)？

您以前是否患过与性有关的疾病？

您以前检测过艾滋病病毒吗？现在愿意做这样的检测吗？

您是如何保护自己，避免感染艾滋病病毒的呢？

您是如何避孕的？

您现在正准备怀孕(或做父亲)吗？

您有口交(或肛交)的行为吗？

您或您的性伴侣使用一些用品或者药物，来增强性快感吗？

在性交的插入过程中，您感到疼痛吗？

(对女性：)您容易达到性高潮吗？

(对男性：)您在容纳和维持勃起的阴茎时有困难吗？在对方射精过程中有困难吗？

在您的性功能方面，您有什么问题要问吗？

在您(或者您性伴侣)的性生活(无论是一个人的，还是两个人的)方面，有没有什么事情，让您想要有所改变？

HIV：人类免疫缺陷病毒；*IV*：静脉注射；STI，性传播感染

表 42-2　涉及性相关问题时的 PLISSIT 提问模式

请求允许	允许医生与患者交流性方面的问题
	允许患者表达对现在或将来的不安
	允许继续无潜在危害的性行为
适度的信息	澄清错误信息
	澄清没有事实根据的理论，消除疑虑
	以适当的态度提供实际可用的信息
具体的建议	对患者特有的问题，提供直接相关的具体建议
特别的治疗	对更深入复杂的问题，提供高度个体化的治疗

Modifed from Annon JS. The behavioral treatment of sexual problems. Honolulu: Enabling System; 1974-1975.

的，医生应当积极寻求当地的相应资源和协助。可以在美国性教育、顾问和治疗工作者联合会（AASECT）的网站上（http://www.aasect.org）上找到参考资料。

性功能障碍

性功能障碍是个体生理 - 心理 - 精神共同作用的结果。按照美国精神病学会编写的《精神疾病诊断与统计手册》第 5 版（DSM-V-TR）定义，性功能紊乱如果引起了个人痛苦，就称其为性功能障碍；如果一个人的性反应或功能超出了正常标准，但并没有引起人的痛苦，则不属于功能障碍。DSM-V-TR 分别概述了性功能障碍的发病机制及发病情况。性功能障碍可能伴随终生，与个人性行为和后天的习惯有关联，常发生于正常性功能之后。性功能障碍可能是泛化的或情景式的，可发生于任何情况，或局限于某些特定类型的刺激、情景或性伴侣。另外还基于个体对性功能障碍的痛苦程度，倡导将功能障碍的严重程度定义为轻度、中度或重度。

当评估患者性功能障碍的痛苦程度时，需要考虑一些可能导致个人性功能障碍的因素：①伴侣因素，如伴侣的参与或性反应；②关系因素，如沟通不良或情感虐待；③个人脆弱因素（如身体形象）、精神疾病（如抑郁、焦虑）和生活压力（如失业）；④文化或宗教因素；⑤身体残疾、医疗等医疗因素。在诊断出性功能障碍之前，临床医师必须排除患者认知的性功能障碍，这样可以更好地排除是否由于自身原因或治疗引起的，如药物治疗，或精神健康障碍，抑郁症等。此外，还必须评估个体对性功能的理解。偶尔，一个患者抱怨性功能障碍，其实只是缺乏有效的性刺激方式，或者是对与衰老相关的性反应的正常下降的相关知识的了解，需要的是相关知识的教育，而不是诊断性功能障碍。

女性性功能障碍

重点

- 在 DSM-5 中，女性的性兴趣 / 唤醒障碍意识到性欲和性冲动之间的相互作用是触发女性性反应的诱因。
- 心理社会干预可能对治疗女性性功能障碍有效。
- 选择性 5- 羟色胺再摄取抑制剂（SSRI）抗抑郁药延迟或抑制女性性高潮。
- 在美国，生殖器 - 骨盆疼痛 / 穿透障碍的患病率从12% 到 21% 不等。

女性性欲 / 性唤起障碍

对女性而言，低性欲是与性有关的问题中被报道得最多的一种。平均每 10 位女性当中，就有 4 名会诉说有低性欲。并非对所有的女性，性欲减低都会带来痛苦。相关研究显示，"痛苦"的发生率波动于 23%～61%（Lindau et al., 2007; Shifren et al., 2008）。在美国精神病学会编写的《精神疾病诊断与统计手册》第 5 版（DSM-V-TR）中，女性因性欲缺失或减弱诊断为"性欲减退"，女性性欲与性唤起具有复杂的相互作用，临床上定义为"女性性欲 / 性唤起障碍"。在 6 个月内缺失或减弱性欲或性唤起，符合 6 个诊断标准中的 3 个，即可诊断为女性性欲 / 性唤起障碍（表 42-3）。

女性的性欲是一个复杂的相互作用过程，与生物、心理、社会、人际关系和环境等因素相关。卵巢功能，特别是卵巢中的雄激素，也可能对性欲具有重要作用。在 29～49 岁的女性人群，手术绝经的妇女患有性欲 / 性唤起障碍的几率，要比自然绝经前期的妇女高三倍

表 42-3　女性性欲 / 唤起障碍

诊断为女性性欲 / 唤起障碍，患者至少出现 6 个月以上的明显性欲 / 唤起障碍，至少达到 6 个标准中的 3 个：	1. 性欲缺失或减少 2. 对性的想法或幻想缺失或减少 3. 发起性生活（自己或性伴侣）缺失或减少 4. 性生活或性接触期间产生性兴奋和性快感（各种已知或未知的情境）缺失或减少 5. 对任何内部或外部性或情色暗示的反应缺失或减弱了性欲 / 唤起 6. 性生活或性接触时，缺失或减弱了生殖器或非生殖器的敏感度

（Leiblum et al., 2006）。生活压力、健康问题和个性可能会在绝经后的女性性欲或性唤起障碍中扮演重要角色，甚至可能比荷尔蒙的变化的作用更重要（Ornat et al., 2013）。一些医学疾患，诸如甲状腺疾病、慢性疼痛、尿失禁、抑郁 / 焦虑等，也可能会导致性欲减退。有些药物也会影响性欲，特别是选择性 5- 羟色胺再摄取抑制剂（SSRI）等抗抑郁药，以及抗高血压药、抗精神病药、麻醉剂等。对怀孕、性传播疾病的恐惧，夫妻关系不和、交流困难等，也都会造成性欲的减退。因此在对性欲减退的女性进行评估时，医生必须考察到社会 - 心理 - 社会模式的各个方面。

评价

对性欲 / 唤起障碍的评价，应包括：详尽完整的病史，体格检查（以判断有无妇科、神经系统、心血管以及内分泌方面的疾患）。实验室检查应包括甲状腺功能、空腹血糖、血脂和肝功能。如果怀疑患者有激素方面的问题，则应测定催乳素、总睾酮和游离睾酮、性激素结合球蛋白（SHBG）、脱氢表雄酮（DHEA）等的水平，雌激素的水平也应做测定。对绝经前妇女进行雄激素水平的测定时，应在 28 天月经周期的第 8～10 天、雄激素达到峰值时进行。

治疗

美国食品药品管理局（FDA）迄今还没有批准任何明确针对性欲 / 唤起障碍障碍的治疗药物。雌激素疗法可以改善阴道干涩，但对于性欲 / 唤起障碍没有作用。对闭经 5 年（早期闭经）的女性，仅用雌激素或结合孕激素与改善小到中度的性功能相关，特别是性交痛（Nastri et al., 2013）。缺乏卵巢雄激素与性欲及性唤起有关，睾丸激素替代治疗已应用于女性研究。但睾丸激素没有进入美国食品药品管理局（FDA）当时的处方集。有科学家进行了一项随机对照实验：对已绝经的、患有 SSRI 相关的性功能障碍的妇女应用西地那非（伟哥），结果显示，该药对于性高潮延迟以及（由于阴道不够湿润导致的）性唤起延迟，可有明显改善，然而对于性欲无提升（Nurnberg et al., 2008）。在小样本研究中，安非他酮（一种抗抑郁药）对于绝经前妇女和服用 SSRI 类药物的妇女的性欲减退障碍可有改善（Segraves et al., 2004）。FDA 批准的阴蒂治疗装置使用一个硅质的小杯来获得真空，以此增加流向阴蒂和周围组织的血流。这种装置对不伴发其他疾病的女性，以及宫颈癌放疗后的女性，看上去都是有效的（Munarriz et al., 2003; Schroder et al., 2005），尽管样本数量还很小。

由于缺乏有效治疗低或缺乏性性欲 / 唤起的方法，许多女性采取补充和替代疗法。与安慰剂相比，216 例绝经后伴中、重度阴道萎缩患者，每天阴道应用普拉睾酮（DHEA），12 周后明显改善了性欲和兴趣，性唤起，性高潮和性交痛（Labrie et al.，2009）。银杏、达米阿那（一种墨西哥和拉美独有的绿色矮树）树叶、人参以及其他市场销售的专利草药混合物对性欲 / 唤起障碍的改善效果，现有的数据都尚不够充分（Simon，2009）。一项综述发现，在大多数发表的研究中，社会心理干预对治疗女性性功能障碍有疗效；然而，但这些研究具有异质性，数量少，而且有很多局限性（Gunzler and Berner，2012）。

女性性高潮障碍

女性在主观上和客观上都表现出广泛的性高潮功能。诊断性高潮障碍，即女性必须 6 个月的时间内出现性高潮延迟，缺乏高潮或无高潮，并在显著降低高潮的强度。性高潮障碍，是指在有足够性欲的情况下，不能达到性高潮。性高潮障碍可以是原发的，即患者从未体验过性高潮；也可以是继发的，即患者曾经有过良好的性高潮，之后才出现性高潮障碍。一部分女性会自认为患有原发性性高潮抑制障碍，这是因为，不同于许多男性，女性不会仅仅因为阴茎插入阴道而达到性高潮。对身体的性高潮进行初步的说明（即，生殖部位产生愉悦和快感，阴道强烈挛缩，随即在生理和心理上均感到放松），有助于推进下文关于性高潮障碍的讨论。许多女性喜欢通过同时刺激阴道和阴蒂，口交，或是单独刺激阴蒂等方式来达到性高潮，因此并没有性高潮障碍。另外，诊断性高潮障碍，患者必须有性高潮减少的痛苦。

无论是原发的还是继发的性高潮障碍，对过去和现在经历的询问都十分重要，包括是否曾受到暴力伤害、欺骗和虐待。社会因素也会影响女性对性高潮的体验。如果女性曾接受关于性的负面教导，或是笃信宗教，或是文化氛围禁止性诱惑和性渴望，则即使她们拥有了性行为的特定环境（例如结婚），经历性高潮也有可能出现困难。继发性性高潮抑制障碍可以由其他医学疾患引起，而情境因素也会起一定的作用。

评价

继发性性高潮障碍的临床病史应当集中于患者对此障碍的感知和认识：首次发作的时间和情境，可能的诱因，对双方关系的影响，以及期望的治疗目标。医生应当考察性刺激的生理效果，包括是否能产生足够的湿润，以及是否能维持一段高水平性唤起。辅助因素诸如疲劳，抑郁，产后身体和社会功能的改变，全神贯注于生活中的其他事情，滥用药物，患有其他医学疾病等，也应列入考虑范围。情境因素和双方关系因素，以及虐待的可能性，都应加以讨论。还有药物，特别是 SSIR 会延缓或阻碍性高潮。而对于绝大多数性高潮障碍的患者，没必要做特别的体格检查和实验室检查。

治疗

性高潮障碍的治疗通常包括：为患者和性伴侣普及相关知识；就性生活的方式提供更多的选择。手淫（也称自慰）或有助于增进患者对性反应模式的了解，找到自己更愿意采用的性刺激方式。而对患者性伴侣的宣教——包括刺激阴蒂，在插入之前要有足够的爱抚（"前戏"）等，可以使双方将注意的焦点从"插入"这一过程，转移到彼此愉悦、自然流露感情以及享受性生活上。而如果医生在评估中发现患者有显著的性关系障碍，或过去曾遭受过虐待，或合并有其他严重的医学或心理问题，则表明患者需要接受更深入的治疗。

生殖器 - 盆腔痛 / 插入障碍

生殖器 - 盆腔痛 / 插入障碍是 4 种疾病常见的共患症状：①性交困难；②生殖器骨盆疼痛；③对疼痛或阴道的恐惧疼痛；④骨盆底肌肉的张力。仅从其中一种病症出发，诊断具有一定的困难性。北美的大规模研究发现，生殖器 - 骨盆疼痛的患病率为 12%～21% 不等（Landry and Bergeron，2009）。生殖器 - 盆腔疼痛是原发性的，不过，许多病例也显示，生殖器 - 盆腔疼痛可以在盆底创伤（如疼痛的性交、暴力攻击、儿童期或青少年性侵、粗暴的妇科检查、复杂的外阴切开术、阴道感染、盆腔炎或盆底手术）后。患者通常不能进行性交，甚至不能放置窥器进行妇科检查。

评价

生殖器 - 盆腔痛 / 插入障碍诊断通常需要依靠病史。在妇女性交之前插入卫生棉条出现疼痛，或不能插入卫生棉条，可能是生殖器 - 盆腔痛 / 插入障碍的重要危险因素。患者会诉说阴道插入时的疼痛和困难，甚至可以有阴茎无法插入的情况；不能以手指刺激阴道，或使用阴道避孕栓；以至于不能进行盆腔检查—窥器，即将碰触但还没有触及患者时，她们就可以表现出清晰可见的、盆底肌肉的挛缩。体格检查可以确认患者有无解剖方面的异常，比如阴道分隔等畸形（横膈、纵隔或斜隔）。

治疗

目前关于生殖器 - 盆腔痛 / 插入障碍的研究很少。零散的报道（Uncontrolled reports）显示，性疗法对此可能会有帮助（McGuire and Hawton, 2005）。阴道痉挛不是患者的意识所能控制的，因此该种疗法必须致力于恢复患者的意识控制——在以尊重解剖结构，以及保持患者的安全不会受到更多伤害的前提下。如果患者表达出害怕或紧张，可以考虑暂缓进行盆腔检查，而对一些病情比较重的患者或许要用到镇静剂。通过盆腔检查如果发现了一些身体上的病症，比如感染，则应当首先对这些病症加以治疗。在这之后，患者可以开始用一系列不同尺寸的、塑料或硅树脂质的阴道扩张器，进行自我治疗，逐渐地学会如何让阴道保持放松，并能在无痛和自我控制的状态下向阴道内放入物体。专业物理治疗师可以教会患者使用生物反馈来放松盆底肌肉，这比用阴道扩张器治疗可能要更为有效，因此也更容易被患者接收。对创伤后应激障碍（PTSD），以及其他一些过去创伤的后遗症的治疗，也是至关重要的。将患者转诊给一名性物理治疗师常常会很有用。

男性性功能障碍

重 点

- 随着年龄的增加，勃起障碍的发生率会不断上升。
- 血管性危险因素（例如糖尿病、吸烟、习惯于久坐、超重等）会增加患勃起障碍的风险。
- 5- 磷酸二酯酶（PDE-5）抑制剂（例如，西地那非）治疗 ED 一线药物。
- 过早射精（早期）（PE）定义为小于 1 分钟的阴道内的射精潜伏期。SSRIs 可以延迟射精，可以用来治疗 PE。

勃起功能障碍

美国国立卫生研究院（NIH）共识发展会议（1992）将 ED 定义为"男性在性生活时，阴茎不能持续勃起"。而按照《美国精神疾病诊断与统计手册（第 5 修订版）》（DSM-V-TR）的定义，ED 成为"与显著的苦恼或人际困难"相伴随的"男性勃起障碍"，不过这并不是说，要将该疾病列为又一种精神疾患（相反的，它只是一种性功能障碍），也不意味着它就是由某种物质（例如毒品的滥用，药物）、或者某些一般性医学状况的直接生理效应所导致的。

参与调节进入阴茎海绵体的血流的，既有交感神经，也有副交感神经。副交感神经的刺激，会使一氧化氮（NO）从去甲肾上腺素能以及非胆碱能的神经和内皮细胞之中释放出来。释出的 NO 将提高海绵体平滑肌细胞内的环磷酸鸟苷（cGMP）的水平，于是海绵体平滑肌舒张。最终，随着血流快速流入阴茎海绵体，海绵体白膜下的小导血管受压迫而闭合，于是血液被阻断在阴茎海绵体中，导致阴茎勃起。环磷酸鸟苷（cGMP）的水平也会受到前列腺素的影响。5 型磷酸二酯酶（PDE-5）是人类平滑肌细胞中最主要的 cGMP 催化酶。而 PDE-5 的抑制剂（西地那非、他达那非、伐地那非）可以增加细胞内 cGMP 的水平，维持阴茎的勃起。四体系统——血管，神经，内分泌，通常还有精神心理——的功能完好，对于男性的阴茎勃起是十分必要的。

勃起障碍可以发生于任何年龄，但发生率会随着年龄的增加而上升；40～49 岁年龄组的发病率大约是 2%，50～59 岁组则为 6%，60～69 岁组为 17%，70 岁以上组为 39%（Inman et al., 2009）。与周围血管相关的医学状况，如糖尿病、冠心病、卒中和高血压，均能增加勃起障碍的发生率。在 60 岁以下的男性中，吸烟、久坐的生活方式、体重的超重等，也会增加勃起障碍的风险（Bacon et al., 2003）。

评价

医生应当仔细对患者勃起障碍的主诉进行评估，因为有些人会将过早射精误认为是"勃起障碍"。由于阴茎勃起有赖于血管系统的良好功能，采集病史的过程会比较类似于评估心血管疾病的危险因素的过程，正所谓"什么因素对心脏不好，它也就对阴茎不好"。一些常见种类的药物也可以引起性功能障碍（表 42-4）。对于病史中的个人史，应当包括患者吸烟、饮酒、吸食大麻的情况，患者重要的社会关系以及性伴侣的情况。医生还应当对患者的心理因素，如焦虑和抑郁等，加以评估。一些物理因素也需要考虑，一些研究表明骑自行车可能会导致会阴压缩，从而减少阴茎血流，但需要更多的调查研究验证（Sommer et al., 2010）。

进行体格检查时，重点宜放在血管、神经和内分泌系统的相关体征上。应触诊周围血管搏动的情况，并听诊颈动脉有无杂音。甲状腺也应检查有无肿大和结节。对泌尿生殖系统，应进行完整、详尽的检查。对是否存在会阴神经无力（perineal enervation），以及对相应的指标：肛门括约肌的紧张度、肛门周围感觉、球海绵体反射等，也应当做出评估。阴茎体有时会有派罗尼病（Peyronie's disease），即阴茎海绵体的白膜出现纤维

表 42-4　可能影响性功能的若干药物
抗高血压药
β- 受体阻滞剂：阿替洛尔（atenolol），美托洛尔（metoprolol），比索洛尔（bisoprolol），普萘洛尔（propranolol）
噻嗪类利尿剂：氢氯噻嗪（hydrochlorothiazide），氯噻酮（chlorthalidone）
交感神经抑制剂：可乐定（clonidine），甲基多巴（methyldopa）
钙通道阻滞剂：硝苯地平（nifedipine），氨氯地平（amlodipine）
血管紧张素转换酶抑制剂：依那普利（enalapril），赖诺普利（lisinopril）
抗精神病药物
抗抑郁药
三环类抗抑郁药（TCAs）
选择性 5- 羟色胺再摄取抑制剂（SSRI）
抗焦虑药和镇静剂
阿普唑仑（alprazolam）
安定（diazepam）
抗雄激素
酮康唑（ketoconazole）
螺内酯（spironolactone）
5α- 还原酶抑制剂
非那雄胺（finasteride）
度他雄胺（dutasteride）
地高辛（digoxin）
促性腺激素释放激素受体激动剂
醋酸亮丙瑞林（leuprolide acetate）
布舍瑞林（buserelin）
H₂ 受体拮抗剂： 西米替丁（cimetidine）
艾滋病治疗药
贝特类（苯氧芳酸类）调脂药： 吉非罗齐（gemfibrozil），非诺贝特（fenofibrate）
阿片类药物
他汀类药物
阿托伐他汀（atorvastatin）
普伐他汀（pravastatin）
罗伐他汀（rosuvastatin）
辛伐他汀（simvastatin）
细胞毒类药物
氨甲蝶呤（methotrexate）

ACE：血管紧张素转换酶；HIV：人类免疫缺陷病毒；SSRI：选择性 5- 羟色胺再摄取抑制剂；TCA：选择性 5- 羟色胺再摄取抑制剂

斑块；会影响勃起功能，或导致勃起时疼痛）的表现，须注意诊视。前列腺也需要进行检查。睾丸萎缩是睾酮水平降低的提示；如果患者的第二性征不明显，或有其他性腺功能减退的体征，应做进一步的内分泌方面的评估。

空腹血糖和血脂可用于评估血管性危险因素。也可以考虑测定血尿素氮（BUN）和肌酐、血清转氨酶（AST，ALT）、促甲状腺激素（TSH），以及前列腺特异抗原（PSA）的水平。如果患者年龄较轻，第二性征不甚明显，或有其他提示性腺功能减退的体征，应对其测定睾酮水平。然而睾酮水平低，并不必然会导致勃起障碍。许多血中的睾酮水平很低的人，性欲和勃起功能均正常。在血液中，绝大部分睾酮都是与蛋白（性激素结合球蛋白，SHBG）结合的，只有大约 2% 是游离的睾酮；因此，血中的总睾酮水平并不能反映出生物能利用的睾酮的水平。血清睾酮水平低于正常的人是很少的，即使在勃起障碍的人群中，也只有 7%。在睾酮水平低下（<300ng/dl）和勃起障碍的患者可以用睾酮替代治疗（表 42-5）。

治疗

勃起障碍的一线治疗是 5 型磷酸二酯酶（PDE-5）抑制剂。西地那非（伟哥），伐地那非（艾力达）和他达拉非（西力士），这些药物在吸收方式、潜在的有效时间间隔、某些副作用等方面均有差异（表 42-6）。所有口服类 PDE-5 抑制剂效果强于安慰剂组，他达拉非作用更明显，其次是伐地那非（Yuan et al., 2013）。所有这些 PDE-5 抑制剂都能通过提高硝酸盐的浓度，造成血管舒张，也因此不可以联合用药；曾经有过数起这方面的死亡事件报道。此外，也应避免与 α- 肾上腺素受体阻滞剂联用，以避免血压过低的风险。人类免疫缺陷病毒（HIV）蛋白酶抑制剂可以通过干扰肝脏代谢（即：抑制肝药酶的代谢活性），显著地提高 PDE-5 抑制剂的半衰期。服用 PDE-5 抑制剂时，可以视情况选择不同的起始剂量，逐渐增量，最后达到治疗的有效剂量；对于年龄较大、肝肾功能减退者，应酌情减量。PDE-5 抑制剂也被发现可以减少与良性前列腺肥大（BPH）相关的下尿路症状，而他达拉非在 2012 年被批准用于治疗 BPH（Miller, 2013）。美国食品和药物管理局已经发布了一项警告，反对以增加性快感为由，将西地那非或达拉非作为食用营养补充品。

对于那些服用 PDE-5 抑制剂有禁忌，或是用药无效的患者，可以选择前列腺素 E1（PGE1；前列地尔）作为二线治疗。无论什么发病原因，PDE-5 抑制剂均可改善阳痿（ED）患者的功能障碍（Urciuoli et al., 2004）。许多患者喜欢应用经尿道导入的前列地尔（简称 MUSE），该仪器是一支细细的塑料管，顶端有一按钮。当患者小便结束时，将这种管道插入尿道，然后将按钮压上，再放入包含前列地尔的药物小球；小球内的合成 PGE1 可以通过尿道黏膜吸收，并增加阴茎海绵体的血流量。

表 42-5　睾酮替代选择

常规	药物剂量	估计每月的成本	优点	缺点
口服	睾丸素，每天 12～240mg，2～3 次	美国尚未批准	口服	血清睾酮水平变化
肌肉注射	睾酮，每 2～3 周服用 250mg 丙酸睾酮，每 2～4 次，50～200mg	100 美元	更低的成本	睾酮水平在给药间隔内变化；红血球增多症的风险更高；频繁注射
皮下注射	睾酮丸，每 3～6 个月植入 2～6 剂 75mg	加上医师的费用 150 美元	连续的水平	昂贵的；需要一个植入的过程；可以自发地挤出
含片	睾酮，每 12 小时 30mg	250 美元	可自理	每天两次口腔刺激不适；苦味
透皮贴剂	5～10mg/d	250 美元	可日常管理	皮肤过敏；昂贵的
透皮 凝胶 - 皮肤	50～100mg/d	300 美元	可自理；容易调整剂量；无瘢痕	干燥时间达 10 分钟；进入皮下；昂贵的
透皮 凝胶 - 腋窝	2%：30～120mg/d 1.62%：20.25～81mg/d	300 美元	仅需使用少量的凝胶	可转到隐形眼镜；昂贵

Data from Seftel, 2007 and Corona, 2011.

表 42-6　三种 PDE-5 抑制剂

参数	西地那非	伐地那非	他达拉非
剂量	25、50、100mg	2.5mg、5mg、10mg、20mg	2.5（每日服用），5mg，10mg（按需给药）
药物吸收	高脂饮食会降低药物吸收	高脂饮食会降低药物吸收	服用抗酸剂会降低吸收，饮食不影响吸收
药物开始起效时间	30～60 分钟	30～120 分钟	16～30 分钟
药效持续时间	3～5 小时	4～5 小时	24～72 小时
副作用	头疼，脸红，鼻塞，消化不良，色弱	头疼，脸红，消化不良，鼻塞，色弱	头疼，脸红，消化不良，鼻塞，色弱（轻微），背痛，肌痛（12～24h 后）
代谢	肝脏	肝脏	肝脏
药物相互作用	强 CYP3A4 抑制剂（利托那韦，茚地那韦，酮康唑，依他康唑），中等强 CYP3A4 抑制剂（红霉素）	强 CYP3A4 抑制剂（利托那韦，茚地那韦，酮康唑，依他康唑），通过硝酸盐和 α- 肾上腺素受体阻滞剂降低血压	强 CYP3A4 抑制剂（利托那韦，茚地那韦，酮康唑，依他康唑），通过硝酸盐和 α- 肾上腺素受体阻滞剂降低血压
剂量减少	CYP50 抑制剂（甲氰咪胍）显著降低血清中的药物浓度，通过硝酸盐和 α- 肾上腺素受体阻滞剂降低血压	年龄 >65 岁，肝功能受损，肾功能不影响药物剂量（CrCl < 30ml/min）	剂量不用随年龄变化，肝功能严重受损的患者不推荐使用 肾功能衰竭的患者不需调节剂量（CrCl < 30ml/min），肾功能严重衰竭（CrCl < 30ml/min）不推荐使用当 CrCl < 50ml/min 时减少剂量
其他	年龄 >65 岁，肝功能受损，肾功能严重衰竭（CrCl < 30ml/min）	可能延长心电图 QT 时间	使用该药物后 48 小时不推荐使用硝酸盐类药物，饮酒后可能导致直立性低血压，与坦索罗辛（α- 肾上腺素受体阻滞剂）联合使用不降低血压

CrCl：肌酐清除率 Data from Campbell，2005.

向阴茎海绵体血管窦内自行注射前列地尔（Caverject，Edex），是另一种替代的治疗方法，特别是对于那些合并有轻到中度血管性疾病、对 PDE-5 抑制剂不甚敏感的患者。前列地尔中的罂粟碱（肠外血管舒张作用）和酚妥拉明（α- 肾上腺素受体阻滞剂）已经被用于 ED。虽然比较少见，但也包括皮下淤血、血肿、勃起时疼痛等。尽管在所有用药者中，阴茎持续勃起症的发生率不足 1%，还是应当预先告诫患者，若阴茎持续勃起超过 4 个小时应及时就医。由于注射过程有可能造成极少量的出血，所以如果患者存在血液传染病的危险因素，建议使用避孕套。长期和过于频繁的注射，有可能导致海绵体的纤维化，因此不推荐每周注射超过三次。

真空压缩勃起仪（VCDs）可以用于任何原因导致的勃起障碍。将阴茎插入一个管中，通入真空，血流会进入海绵体。再将一个柔软的压缩环置于阴茎根部，以防止海绵体的静脉回流。这一装置的副作用包括阴茎的疼痛、麻木、挫伤，以及因真空管包围引起的射精（trapped ejaculation）。抗凝治疗是相关的禁忌证。前列腺切除术后的患者或者禁忌使用 PDE-5 抑制剂的患者，真空压缩勃起仪（VCDs）是一线治疗（Brison et al.，2013）。

对无法接受传统的治疗或对传统治疗没有反应或有禁忌的男性，阴茎假体仍然是男性的一种选择。阴茎假体包括假体杆和充气假体两种类型。手术和麻醉相关的不良反应，包括机械损伤，阴茎缩短，柔软或龟头敏感，或铅笔阴茎综合征（Vitarelli et al.，2013）。

男性 ED 患者可以寻求补充和替代疗法治疗。系统的回顾发现红参和育亨宾的具有一定疗效，尽管这些研究规模很小，也有局限性（Ernst et al.，2011）。一项研究显示，黑皮质素受体激动剂（PT-141）和 PDE-5 抑制剂可应用于 PDE-5 抑制剂无效患者，是安全有效的，且副作用最小（Diamond et al.，2005）。

对由于心理因素造成的、初次发病的勃起障碍患者（以及仅有此病，而不合并其他疾病者），个体化的心理治疗可能会有益。研究显示，进行集体心理治疗（focused group therapy）相比于不进行任何治疗，对勃起障碍的患者确有更大的效果。集体治疗比没有进行集体治疗效果更显著。集体心理治疗或口服西地那非治疗，比单独使用西地那非治疗勃起障碍患者效果明显（Melnik et al.，2007）。正遭遇性功能障碍的男性，往往会形成"旁观者效应"，畏惧治疗中的困难以及害怕病情复发，他们在性生活时更多地将注意力集中在了"现在我该怎么做"，而不是去享受其中的乐趣，而这会进一步降低性唤起的程度。类似的，这种"表现焦虑"也会增加交感神经紧张度，要知道这在生理上是与勃起功能相拮抗的。由经认证的性治疗专家指导的两个伴侣感觉焦点练习是有帮助的。关系冲突、避孕或生育问题，以及有关性行为的宗教或道德冲突都会影响勃起功能。对于抑郁、焦虑、（对环境或生活事件的）适应障碍、药物滥用以及其他种种心理方面的症状，也都应予以评估，并进行相应的治疗。生理虐待或性虐待的幸存者，可以寻求长期治疗，并向在这方面有丰富经验的专家求得帮助。

补充睾酮治疗勃起功能障碍

对于性腺功能减退者，睾酮替代治疗可能会、也可能不会改善其勃起功能。一项研究发现，既往有性腺功能减退、且对药物治疗不敏感的男性，在替代治疗，补充睾酮之后，对西地那非或者阿扑吗啡即变得敏感了（Foresta et al.，2004）。一项应用经皮睾酮和安慰剂治疗勃起功能障碍及低睾酮患者的双盲安慰剂对照试验发现，与安慰剂组相比，治疗组总睾酮水平增加了30%，但在勃起功能方面却没有显著差异（Allan et al.，2008）。补充睾酮有多种选择（表 42-5）。

射精过早（早期）

射精过早（早期）是指发生在插入阴道前或插入阴道不久后发生的射精。研究建议将男性异性恋射精时间为 60 秒或者低于射精潜伏期定义为射精过早（PE）；而性生活持续时间适用于所有男性，不考虑性行为和性伴侣，但缺乏相关研究（American Psychiatric Association，2013）。《美国精神疾病诊断与统计手册（第 5 修订版）》定义为插入阴道 1 分钟内射精，则大约 1%～3% 的男性会被诊断为射精过早。而第四版定义射精时间比预想的更快，患病率达 20%～30%。

评估

射精过早的评价同样要依靠病史。对首次发病的时间、当时的情况、本病对患者或双方关系的影响程度，以及患者过去的性经历等，均应加以评估。举例来说，对于年轻的男性，如果首次性生活较为匆忙、操之过急，则以后在更加放松的环境中，可能也会难于建立起对射精过程的控制。而性生活不频繁者，也更容易出现射精过早过快的情况。医生应当确定患者在手淫的时候，是否可以推迟自己的射精时间。此外，患者在性方面的知识水平，以及他的性伴侣对性生活的期望程度等信息，也都十分重要。应该评估患者医疗状况，如甲状腺机能亢进或前列腺炎也可以引起射精过早。

治疗

SSRI 类抗抑郁药可以通过延长高潮前的平台期，从而延迟射精。达泊西汀是一个短效作用的 SSRI 类药物，可以在需要时服用，已被 FDA 批准作为射精过早的治疗药物。随机、双盲、设有安慰剂对照的三期临床试验表明：服用 30～60mg 的达泊西汀时，患者可以察觉到已经能够控制射精；这个结果具有统计显著性（Hellstrom，2009）。使用其他 SSRI 药物治疗射精过早，也是在现行药品说明书标示（识）以外的用药。使用 SSRI 类药物时，如果辅之以 PDE-5 抑制剂，还能进一步加重射精过早的症状。曲马多作为一种口服液，在一项多中心随机对照研究中很早就被终止（McMahon and Porst，2011）。另外一些研究也显示，一些旨在减少对阴茎的刺激的局部制剂（例如局部麻醉用的利多卡因 - 丙胺卡因霜，它是此两种成分的共熔混合物），能够延缓射精时间。而心理干预在射精过早的治疗中的作用尚不明确，仅有微弱作用或者作用与实际不相符（Melnik et al，2007）。

延迟射精

在合理的性行为持续时间里，仍能够保持勃起的男性通常能够正常射精。只有 75% 的男性常常是在性交时射精。当男人有足够的性刺激和射精欲望时，主观上有延迟或无射精，诊断为延迟射精。实际患病率尚不清楚，因为主观定义和射精的时间间隔各不相同。酒精会导致持续性唤起或性高潮的障碍。情境和伴侣问题也可能导致推迟射精。只有不到 1% 的男性会抱怨延迟射精会持续 6 个月，需要诊断为延迟射精障碍。

治疗要点

- PDE-5 抑制剂（sildenafil，tadalafil，vardenafil）是 ED 的一线治疗（Yuan et al，2013）（推荐等级：A）。
- PGE1，尿道或注射到阴茎海绵体，是 ED 的二线治疗（Urciuoli et al，2004）（推荐等级：A）。
- VED 任何原因引起的勃起功能障碍有效（Brison et al，2013）（推荐等级：B）。
- 集中治疗的男性 ED 患者配合西地那非，效果明显优于单独西地那非治疗（Melnik et al，2007）（推荐等级：A）。
- SSRI 抗抑郁药物通过延长性高潮前的亢奋期改善 PE。

物质或药物引起的性功能障碍

《美国精神疾病诊断与统计手册（第 5 修订版）》将可能由药物或其他物质引起的性功能障碍诊断进行了规范。性功能障碍大多发生在药物中毒、停药后或暴露于药物后发生。应该知晓药物 / 其他物质会引起性功能障碍，常见的有酒精、阿片类麻醉剂、安非他命和可卡因。一些常见种类的药物也可以引起性功能障碍（表 42-4）。无论是正常男性、女性还是有勃起障碍的男性服用抗抑郁药，尤其是 SSRI 类或三环类药物后，大约 25% 到 80% 的人出现了影响性功能的副作用，最常见的是抑制或延迟性高潮。对服用 SSRI 的男性来说，服用西地那非可以改善症状，但对女性来说，服用高剂量的安非他酮可能会更有帮助（Taylor et al，2013）。除了拉莫三嗪，其他抗惊厥药物都有影响性欲的副作用，加巴喷丁可能会影响性高潮。长期使用阿片类药物，甚至是应用于合理的疼痛治疗，也会降低男性的睾酮水平，从而导致性欲减退或勃起功能障碍。停用阿片类药物后，男性可能会出现射精过早的症状。临床医生应该询问患者性功能变化，是否存在由物质 / 药物诱发的性欲、性唤起或性高潮变化。

治疗要点

- 对于服用 SSRI 的男性，服用西地那非有效（Taylor et al，2013）（推荐等级：B）。
- 对于与 SSRI 相关的性功能障碍的女性，服用高剂量的安非他酮最有效（Taylor et al.，2013）（推荐等级：C）。
- 西地那非可能是抗精神病药物治疗精神分裂症患者诱发的性功能障碍的有效选择（Schmidt et al.，2012）（推荐等级：B）。

性别与性取向

重 点

- 一些曾经与同性有过性生活的人，会自称是异性恋。许多医生对诊疗的患者中绝对异性恋者的数目估计得过高。
- 女同性恋者通常更少获得乳腺 X 线检查、宫颈巴氏涂片筛查（Pap smear）等保健服务。
- 男同性恋、女同性恋和双性恋女性（LGB）更容易出现抑郁症和自杀未遂。
- 美国预防工作小组（USPSTF）建议：男同性恋每年进行艾滋病毒筛查。
- 应遵循现行指南，注重跨性别者的预防保健。

性取向是一个社会学概念。归根到底，认为与何种人、在何种情境下、进行什么样的性行为是可以接受的，是由社会习俗决定的；而在不同的文化和时代背景下，这类社会习俗也存在着差异和变迁。在 1948 年的《男性性行为》（Sexual Behavior in the Human Male）一书中，作者金赛（Alfred C Kinsey）及同僚就提出了大胆的假说，认为人类的性取向可以是一个从绝对同性恋到绝对异性恋的连续谱。并且不同的人，当处于一生中的不同时间段，其在谱中的定位也并非是不可变化的。

研究者们尝试对人群中同性恋和双性恋的比例进行测定，过程各有成败，结果莫衷一是。而也有一些曾经与同性有过性生活的人，自称是异性恋—在一项研究中，尽管分别只有 2.8% 的男性和 1.4% 的女性受访者认同自己是同性恋或双性恋，但在 40～49 岁的受访者之中，却有 10.9% 的男性和 4.3% 的女性坦称自己从青春期起，至少曾经有过一次与同性的性体验（Laumann et al.，1994）。在临床工作中许多医生也有可能会对诊疗的患者中绝对异性恋者的数目估计得过高。

关心女同性恋、男同性恋、双性恋和跨性别者

女同性恋、男同性恋、双性恋者

与异性恋女性相比，女同性恋者通常更少获得乳腺 X 线检查、宫颈巴氏涂片筛查（Pap smear）等保健服务。同性恋者结成的伴侣，常常没有法律上的资格享受配偶的健康保险福利。即使健康保险福利一样，在过去的三年里，与女异性恋相比，女同性恋者更少获得乳腺 X 线检查、宫颈巴氏涂片筛查（Pap smear）等保健服务（Buchmueller and Carpenter，2010）。许多临床医生和女同性恋者错误地认为，她们无须做（针对宫颈癌的）宫颈巴氏涂片筛查（Papsmear）。但是自称是同性恋的那些女性也有可能是儿童时期性虐待的受害者，或在过去曾经有过同男性的、自愿的性接触，或实际上是双性恋。未曾生育过的女同性恋者同样有很高的罹患乳腺癌、子宫内膜癌和卵巢癌的风险。性传播疾病（缩写为 STD，其中也包括艾滋病）的女 - 女传播方式相对于男 - 女之间的传播，几率要低得多；不过，口 - 生殖器的性行为方式，以及性玩具之类的污染物，却分别可以传播淋病和毛滴虫病。应该重视抑郁和自杀的心理健康检查，特别是有性"封闭"的少数女性。女同性恋者没有向大多数朋友，家人和同事透露自己的性取向，90% 更可能有自伤的可能，女双性恋自杀的可能性是女异性恋者的 3 倍（Koh and Ross，2006）。

一些男同性恋者有时会称，他们由于医护人员的偏见或是由于害怕自己受到歧视，而无法接受到足够的健康保健。每一位前来治疗尿道炎的男患者，都会被问到是否曾有过口 - 生殖器的性行为，以及是否接受过肛交，医生一定要这样问的原因，是一些针对尿道淋球菌和衣原体的治疗方法，对于咽部或肛门的感染会无效。故此，即使患者自称是异性恋，医生也应详加追问病史，因一部分自称为异性恋的男性，同样可能有过与同性的性经历。在美国，60% 的新 HIV 病毒感染者都是男同性恋，因此在 2013 年美国预防工作小组

（USPSTF）建议对年龄在 15～65 岁人群进行艾滋病筛查，并建议对高危人群（如男同性恋者）每年筛查。另外，男同性恋或双性恋者比异性恋者更容易患抑郁症、更容易产生自杀的想法，或自杀企图。在这一人群中，进行抑郁症的心理健康筛查尤其需要谨慎。

跨性别者

跨性别者的性别与出生性别之间的差异是暂时或永久性的。跨性别者（transgendered）是指那些试图呈现出相反性别的社会角色，无论是每时每刻还是只在一部分时间，为此还经常借助于激素疗法、变性手术或者两者联合。穿异性服装者（cross-dressers，曾被称为"异装癖者"）是指一些不时会作异性装扮，以求得到公众的注意之类，或者得到性快感的人。雌雄兼性人（intersex，也称阴阳人）则是一个另外的医学概念，指那些出生时性器官即不明确，或者表型性别与染色体性别不相符（例如，5α- 还原酶缺乏）者。有些人不接受他们自己是绝对的男性或是绝对的女性，而寻求创造出一种新的性别身份，在许多土著文化中都发现过类似的情况。很难就跨性别者和变性者在人群中的比例做出可靠的估计，在不同的文化背景中这个比例也存在着变化。从男性变为女性（male-to-female，MTF）的变性人的总体比例是 1/11 900～1/45 000，而从女性变为男性（female-to-male，FTM）的变性人的总体比例是 1/200 000～1/30 400（De Cuypere et al.，2007）。临床上性别障碍是在出生的性别和表达或经历的性别之间出现的令人痛苦的不一致现象。一些人可能会希望能够改变自己的生理性别，以便同他们内在的自我感知相一致，还有可能为此寻求医学上的帮助。认同自己是跨性别者或是穿异性服装者的人数，较之希望进行性别重置手术的人数要更多。

家庭医生和其他临床医生都参与了跨性别者的卫生保健服务，这些转变是为了缓解跨性别者的性别焦虑和整体的健康。为了减轻性别障碍的痛苦，有些人既要依赖激素疗法，又要依赖变性手术，而有些人却只要依赖激素或只要做变性手术。服用激素的跨性别者可以呈现出相关性别的生理特征。当前，将男性变为女性的性别重置手术在技术上已经很成熟，那些接受手术的人通常都不会被认出，他们是由于这样的手术才变为了女性，甚至连进行妇科检查的大夫在匆促之间都辨别不出来。将女性变为男性的手术则还没有那样地久经考验，手术效果也会存在更多的变数。由于害怕被指责，跨性别者接受医疗服务时，不会暴露自己使用激素或做过变性手术。根据一项研究，有 26% 的

受访者称,他们由于是跨性别者而被拒绝给予医疗保健(Kenagy,2005)。

保健医生应该通过健康教育加强跨性别患者服用激素的管理,比如给予加利福尼亚 - 旧金山变性健康中心的《跨性别者初级卫生保健草案》(见 Web 资源)或世界变性卫生专业协会的《关注变性人、跨性别者、性别模糊者健康》(第 7 版)相关知识(Coleman et al.,2012)。建立激素管理的常规随访,有利于探讨健康促进和预防服务。按照现行指南,比如加州大学旧金山分校跨性别健康研究中心提供的指南,相关网页见(http://transhealth.ucsf.edu)。女性变为男性时所做的胸部重建术并不会像乳房切除术那样,将全部的腺体去除;那些受术者还会保留有腋尾,因此他们至少应当坚持进行自我检查。临床医生应该警惕跨性别者应用雌激素或雄激素的医疗风险,比如雌激素会增加的血栓栓塞,睾丸激素会增加的心血管疾病。

为了改变外在的性征和进行性别重置手术,加用一些激素作为医学干预会是有益的;但应注意,只能对那些已完成了适当的精神和心理健康评估,并且接受着心理健康支持的患者应用激素。对于医学性别转换工作,理想的方式是能有一支多学科的团队,就像在一个综合的项目中那样;或者是能由一名在该领域富有经验的心理健康专家,一名在激素替代和性别转换医疗保健方面知识渊博的初级保健医师,会同泌尿科、妇科和形外科的专科医生,共同负责保健工作。世界跨性别者健康专业联合会(World Professional Association for Transgender Health)也有面向患者的资源链接(http://www.wpath.org)。

特定年龄阶段中与性有关的问题

青春期

> **重点**
>
> - 近一半(47%)的高中学生报告称曾有过性交经历,15% 的人称曾有过 4 个或以上的性伴侣。
> - 84% 的高中学生报告称有接受艾滋病知识的健康教育;然而,仅 2/3 有性生活的青少年报告称在最后一次性交有使用孕套。自 2003 年以来,有性生活的青少年对避孕套的使用并没有得到显著改善(60%~63%)。
> - 12% 的女青少年和 5% 的男青少年报告称,自己曾被强迫发生非自愿的性交。约有 10% 的青少年会受过伴侣有意的攻击、侮辱或身体伤害。

> - 性别障碍在在儿童或青少年表现更明显。
> - 在 LGBTQ(女同性恋、男同性恋、双性恋、跨性别者和同性恋者)中,84% 遭受过言语骚扰,30% 的遭受过身体上的虐待,超过 1/4 的人因性骚扰而辍学。

尽管总免不了有害羞、沉默和尴尬,但大多数的(根据一项调查,有 77%)青少年还是会希望健康保健的提供者能以一种直接的方式来向他们询问性知识与性经历(Rosenthal et al.,1999)。家庭医生可以到学校或兵营进行常规的门诊随诊,或是利用进行入职前体格检查的机会,来向青少年提供相关的医学信息,要知道,这些信息与青少年当前所关心的东西息息相关。

性行为

美国的疾病预防控制中心(Centers for Disease Control and Prevention,CDC)每隔两年,都会实行一项名为青少年高危行为监察(Youth Risk Behavior Surveil-lance,YRBS)的调查项目。2011 年,该项目在全美 43 个州和 21 个大城市 158 所高中发放并回收了 15 503 份问卷,其中有效问卷占 71%。在美国全国范围内,所有的学生中有近一半(47%)报告称曾有过性交经历,各个州的数字在 37%~59% 不等。有 15% 的高中孩子报告说,曾有过四个或以上的性伴侣,国家调查显示发生率达 8%~23%,城市则达 7%~27%。声称有过四个或以上的性伴侣的非洲裔美国男孩的比例(32%),很明显地较西班牙裔美国男孩(20%)以及白人男孩(13%)的比例要高。类似地,非洲裔美国女孩在此方面的比例(18%),比西班牙裔美国女孩(9%)高,而比白人女孩(13%)要高 1/3。约有 1/5 的女孩和男孩称在 9 年级有性行为,但到 12 年级,就有一半的女孩和 44% 男孩有性行为(Eaton et al.,2012)。

家庭医生应当随时注意,十几岁的青少年除了性交,还有可能尝试其他的性行为方式。一些少年会一直保有性关系—包括互相触摸生殖器和进行手淫(这些也被称为"非性交性快感")—达数个月或数年之久,但在这一过程中并不进行交媾。一项研究显示,美国九年级的学生进行口交的比例,较之进行阴道性交的比例明显要高得多(19.6% 对 13.5%),而与阴道性交的方式相比,这些青少年对与口交有关的健康、社会和情感等方面的危险因素的了解,则还要更少一些(Halpern-Felscher et al.,2005)。实际上,口交或者肛交等行为方式涉及的风险—诸如在未经保护的口交,有可能造成经口传播淋球菌感染,而未经保护的肛交会造成 HIV

病毒感染等,应当有人与这些青少年坦诚地加以讨论。2011年美国青少年高危行为监察调查(YRBS)报告显示,8%～4%的高中生接受过学校的艾滋病知识教育,15%的女孩和11%的男孩有过HIV检测。自2003年以来,避孕套的使用率为60%～63%,无显著改变,随着时间的推移,他们使用避孕套的比例却是下降的;在有性生活的10年级学生当中,有63%的人会在阴道插入时使用避孕套,但在11年级和12年级的学生群体中,这一比例却均降到了61%和56%(Eaton et al.,2012)。因此,家庭医生应当提醒那些有性生活的青少年,在每一次口交、阴道性交和肛交的过程中使用避孕套,以把HIV等性传播疾病(sexually transmitted infection)的风险降到最小。

家庭医生不应当一厢情愿地认为,青少年的性经历都是双方同意或者心甘情愿的。在2011年的美国青少年高危行为监察(YRBS)调查中,有8%的青少年报告说,自己曾被强迫发生非自愿的性交(其中,女性占12%,男性5%)。然而,许多曾有过被胁迫的性经历的十几岁的少年,却并不承认那些经历是强奸或者性虐待。为此,用中性的语言来进行提问(譬如,"你是否曾经做过一些和性有关的事情,但其实你是自己并不愿意去做的?"),可能会有助于这些孩子打破沉默,并就这些和性有关的剥夺和创伤与医生展开进一步的对话。约有10%的青少年受过性伴侣的暴力攻击、侮辱或身体伤害,其中非洲裔达12%;西班牙裔11%;白人8%;总和率9.4%。性暴力的比例可能更高,据报道,在大城市的学区发生性暴力的比例达8%～24%(Eaton et al.,2012)。

对于青少年患者来说,毒品和酒精的使用,是发生未采取防护措施的性行为的极为重要的危险因素。同样是在2011年的美国青少年高危行为监察中,有22%的少年报告说,他们在最近一次的性交开始之前,使用了酒精或毒品。有1/3白人女孩(31%)报告称在最后一次性交前使用过口服避孕药,但黑人裔和西班牙裔女孩只有1/10。长效避孕往往是年轻女性进行避孕的最佳选择——她们因为上述物质的使用,时常处于妊娠的风险之中。而对于将酗酒与驾车或是与性联系起来,并且沉溺于此类危险行为、必须借助外力帮助的青少年,可以考虑进行转诊以治疗物质成瘾的情况。

女同性恋、男同性恋、双性恋、跨性别者和不确定性取向者

性取向有三个维度:吸引力,自我认同和性行为。在青春期,这三个维度不稳定,有一定的波动性。在2001年至2009年的美国青少年高危行为监察(YRBS)调查中,53.5%的高中生称与异性发生过性行为,2.5%称与同性发生过性行为,3.3%称仅有过性接触,而40.5%称没有性接触(Kann et al.,2011)。通过一种开放的提问方式,如问:"当你认为能对别人产生性方面的吸引力(也即'性感')、或者是有那种难以捉摸的魅力时,对方一般是男性,还是女性,还是二者都可以,还是都不可以,或者你自己也还不太清楚?"健康保健医生就可以给予这些青少年无拘束地表达其性取向的机会。许多青少年——他(她)们对自己的成年人的身份,不断有着新的发现——会就性取向产生一些疑问。性少数群体(非异性恋者)的首字母缩写为LGBTQ。

性别焦虑

性别的认识发于生命的早期。幼儿就可以意识到性别之间的生理差异。到3岁或4岁时,一个孩子就能识别出自己是男孩或女孩。因此,有些小孩早在幼儿园时就表现出性别焦虑。并不是所有孩子会对自己的性别感到痛苦,并逐渐演变为青春期的性别焦虑症。性别焦虑的青少年更容易出现焦虑和抑郁、逆反行为(Coleman et al. 2012)。2013年,美国儿科学会(American Academy of Pediatrics)发表了一份声明,旨在帮助临床医生更好地为非异性恋(LGBTQ)儿童和青少年提供卫生保健(Levine,2013)。

非异性恋(LGBTQ)的健康风险

在一项对这些新兴的性取向的孕育环境的批评中提到,非异性恋的青少年可能会体会到一种深深的孤独感和被人发现的恐惧,而这可能会影响他们完成那些成长中与自尊、认同和亲密相关的发展任务。公开性取向后,84%的青少年称遭受到语言骚扰,30%称受到身体攻击的伤害,超过1/4(28%)因受到骚扰而退学(Levine,2013)。而他们所在家庭的谴责、疏远和放任,对这些青少年男女非异性恋者,也会造成毁灭性的结果。离开家庭后的非异性恋青少年将变得无家可归,可能冒着感染性病、艾滋病和怀孕的风险,依靠卖淫生存。非异性恋的青少年更有可能发生性交行为,有过三个及以上的性伴侣,以及经历并非出于自愿的性交。1997年至2006年期间,15～19岁男性青少年的艾滋病感染率几乎翻了一番,从每10万人1.3例增至每10万人中有2.5例(CDC,2009)。非异性恋的少年与其异性恋的同龄伙伴相比,也更有可能在较早的年龄就开始使用烟草、酒精或者非法毒品。

而那些正在组成家庭、准备生育或者在产科方面寻求服务(seeking family-planning or obstetric services)

的十几岁的少年，也并不一定都是异性恋；据调查发现，双性恋及女同性恋的受访者相比于她们的同龄伙伴，怀孕的几率要增高二至七倍（Saewyc et al.，2008）。同性恋或双性恋女性在年级很小时就有男性性行为，在毒品和酒精的作用下就更加频繁，被迫性接触也更高（Tornello et al.，2013）。男性和女性同性恋者在最近的性生活中使用避孕套的几率仅为异性恋青年的一半（35.5% vs. 65.5%）（Kann et al.，2011）。最近一年，非异性恋青少年自杀率要比异性恋的同龄人高 2 倍（31%：14%，2007 YRBS）。负责青少年—特别是那些青少年男、女同性恋者及双性恋者的初级保健医生，应当对其抑郁和自杀的可能性多加警惕。医生可以建议他们与美国的男同性恋、女同性恋、双性恋及跨性别者国家青少年通话线路（888-843-4564 or http://www.glnh.org）或与 24 小时开通的、意在预防青少年非异性恋者自杀的特雷弗帮助热线（866-488-7386；866-4UTREVOR）取得联系，以获得更多的支持和帮助。

老年期

> **重 点**
>
> - 性生活可能与好的健康状况有关。由于女性的平均寿命更长，因此当她们步入老年，将有更大的可能已经不再有配偶或者亲密的伴侣。
> - 伴有慢性疾病的男性，睾酮水平低于健康男性。
> - 男性雄激素替代治疗之前，应通过 PSA 检测及肛门指诊检查前列腺情况。PSA 应每年检测 1 次。监测外周血中睾酮水平。

尽管有性生活的可能性随着年龄增加而递减，许多老年人仍能保持性生活；调查显示，57～64 岁的老年人中，分别有 84% 的男性与 62% 的女性在最近 12 个月以来仍有性生活；而 65～74 岁的老年人中，也有 67% 的男性与 40% 的女性在最近 12 个月以来仍然有性生活，而在这两组队列中，不管是男性还是女性，都有三分之二的人每月的性生活次数超过两到三次。不过，那些年龄在 75～85 岁的老年人群体中，则只有 39% 的男性与 17% 的女性在最近 12 个月内有性生活（Lindau et al.，2007）。若干因素会影响到性生活的减少，包括男性和女性的年龄，以及可能影响性功能的一些生理性改变。在性唤起阶段，老年男性体验到的阴囊血管收缩以及睾丸的提升会比原来更少、更不明显一些，而勃起也会有延迟，或者勃起得不甚充分；高潮期持续的时间将不会那么长，最终射出的精液的量也会减少。老年女性在性高潮期时，子宫收缩的次数会减少、强度会变弱。尽管有这些生理性变化，许多老年人仍然有性生活。

在仍然有性生活的老年人当中，有接近半数的人报告说，自己至少存在着一个与性有关的问题；有大约三分之二的人报告说，自己至少存在两个与性有关的问题，并因此苦恼。其中，女性提及最多的问题包括：缺乏性欲（43%），阴道湿润困难（39%），不能达到性高潮（34%），觉得性生活并无愉悦感（23%），疼痛（17%）。在男性中最常见的性方面的问题包括：达到或维持勃起困难（37%），缺乏性欲（28%），达到性高潮过快（28%），对自己在性生活中的表现感到焦虑（27%），以及无法达到性高潮（20%）（Lindau et al.，2007）。应当知道，有性生活的可能性，与能否保持良好的健康状况是相关的。在受访者中，健康状况"很好"或"非常好"的男性与女性分别占 80% 和 70%，而他们很明显地要比那些健康状况"很差"或"一般"的受访者拥有更活跃的性生活（Lindau et al.，2007）。许多很常见的健康方面的小问题，比如关节炎或者背痛，却都有可能使性生活的次数减少。血管性疾病以及相关的危险因素，包括冠状动脉疾病、卒中、糖尿病、高血压、高脂血症、吸烟等，都是与勃起障碍相关的（Laumann et al.，2005）。在子宫切除术以及膀胱、直肠、前列腺等手术引起的阴部神经破坏，可能也会造成性功能的障碍。老年人一般都免不了要服用一些药物，有些药物尤其容易引起性功能障碍（表 42-4）。

无论处于何种年龄，女性有性生活的可能性都要比男性更少一些。然而调查显示，在 65 岁及以上的女性表示，37% 的人表示还能时常有性生活，12% 至少每周有一次性生活（Huang et al.，2009）。女性先前 3 个月没有性活动，缺乏兴趣（39%）是最常见的原因，其次是缺少性伴侣（36%）、伴侣身体问题（23%），伴侣缺乏兴趣（11%）。由于女性的平均寿命更长，因此当她们步入老年，将有更大的可能已经不再有配偶或者亲密的伴侣。在 75～85 岁的老年人当中，仍有一名亲密伴侣的男性数量，几乎是有亲密伴侣的女性数量的两倍（78% 对 40%）（Lindau et al.，2007）。对老年人来说，他们可能和家人一起生活，也可能住在长期护理站，因此隐私的缺乏可能是有问题的。

不管是对老年男性还是女性而言，性激素产生减少都是性功能障碍的一个原因。绝经后雌激素缺乏，是阴道缺乏湿润与弹性的原因。妇女健康倡议（Women's Health Initiative，WHI）对系统性雌激素替代治疗的有害效应给予了更多的关注（Rossouw et al.，2002）。临床医生应当建议女性仔细权衡长期口服雌激素进行替代治疗的利弊，因为它虽然可以减少阴道的萎缩症状，但却会增加冠状动脉疾病、血栓性疾病以及乳腺癌的风险。经阴道的雌激素替代使用乳剂、阴道栓剂或者阴道环则有可能在帮助减轻阴道黏膜萎缩的同时，也让雌激素的系统性吸收得以大大减少。仍有性生活的女性由于阴道黏膜上皮能持续受到刺激和血供，可以不出现显著的阴道萎缩。

睾酮水平确实会随年龄增加而下降，从中年走向老年的过程中最终会下降 50%。每年游离睾酮下降 1.7%～2.8%。有慢性疾病男性的睾丸激素水平比健康男性低。低睾酮水平的体征（腹部脂肪增多，肌肉和骨骼质量减少，体毛减少，男性乳房女性化，小睾丸）和症状（疲劳，虚弱，性欲减退，精力下降，勃起功能障碍），包括迟发性性功能减退的综合征，也称为男性雄激素缺乏或通俗地称作"低 T"，睾丸激素水平高于 12nmol/L（346ng/dl）不需要补充，低于 8nmol/L（231ng/dl）进行替代治疗通常是没有争议的。但睾酮水平在 8～12nmol/L（231～346ng/dl）范围内使用激素进行替代治疗仍有争议。肥胖男性通过减轻体重和增加运动，可以提高睾丸激素的水平。进行睾酮替代疗法（TRT）之前，男性应该进行 PSA 和肛门指诊检测，每年监测 PSA 水平。PSA 升高 0.4ng/ml 超过 2 年，或升高 1.4ng/ml 超过 1 年应进一步作泌尿系统检查（Mohr et al.，2005）。替代治疗的其他风险是增加了红细胞的数量，应定期监测血细胞比容，如血细胞比容超过 54%，应停止替代治疗。睾酮激素替代治疗可以通过肌肉、皮下注射或皮肤进行（表 42-5）。替代治疗应该只是将睾酮水平恢复到正常生理水平。补充睾丸激素增加了男性心血管疾病的风险。一项队列研究显示，老年男性 CAD 睾丸激素替代治疗，因增加老年男性心血管疾病风险而被提前终止（Basaria et al.，2010）。在一项前瞻性研究中发现，通过动脉导管进行的 CAD 睾丸激素替代治疗男性患者，其死亡、心肌梗死或中风的绝对风险比不使用睾酮的人增加 5.8%，而不良事件的相对风险增加 29%（Vigeri et al.，2013）。需要更多关于补充睾丸激素的增加男性老年人风险的研究。

总结

与性有关的问题是个人认同中的一个核心方面。对人类整个生命过程中、健康和疾病状况下的性行为不断加以认识，可以使家庭医生为那些正在此方面遭遇困难的患者提供恰当的保健服务。许多性方面的问题都是可以由家庭医生和其他初级健康保健医生来进行治疗的，无须向专科医师寻求帮助。对一些较为复杂和困难的病例，则应鼓励向专门的性治疗师进行转诊。家庭医生应当对曾经有过同性性体验，或者具有同性性取向的那些人的健康保健需求保持足够的重视。跨性别者则可能对他们过去和现在的性别，都有着健康保健的需要。无论是对青少年还是对老年人，性健康方面的问题都与全身健康保健有着密切的关系。家庭医生应当在对所有患者进行临床诊疗时，常规地问及关于性行为、性关系以及个人认同的情况，以帮助他们最大程度地保持健康。

（江华 江金华 译，刘中民 审校）

参考资料

Allan CA, Forbes EA, Strauss BJG, McLachlin RI: Testosterone therapy increases sexual desire in aging men with low normal testosterone levels and symptoms of androgen deficiency, *Int J Impot Res* 20:396–401, 2008.

American Psychiatric Association: *Diagnostic and statistical manual of mental disorders*, ed 5, DSM-5, Washington, D.C., 2013, American Psychiatric Publishing.

Bacon CG, Mittleman MA, Kawachi I, et al: Sexual function in men older than 50 years of age: results from the health professionals follow-up study, *Ann Intern Med* 139:161–168, 2003.

Basaria S, Covello AD, Travision TG, et al: Adverse events associated with testosterone administration, *N Engl J Med* 36(3):109–122, 2010.

Basson R, Schultz W: Sexual sequelae of general medical disorders, *Lancet* 369(9559):409–424, 2007.

Brison D, Seftel A, Sadeghi-Nejad H: The resurgence of the vacuum erection device (VED) for treatment of erectile dysfunction, *J Sex Med* 10(4):1124–1135, 2013.

Buchmueller T, Carpenter CS: Disparities in health insurance coverage, access, and outcomes for individuals in same-sex versus different-sex relationships, 2000–2007, *Am J Public Health* 100(3):489–495, 2010.

Campbell HE: Clinical monograph for drug formulary review: erectile dysfunction agents, *J Manag Care Pharm* 11(2):151–171, 2005.

Centers for Disease Control and Prevention: Sexual and reproductive health of persons aged 10–24 years—United States, 2002–2007, *MMWR* 58(SS06):1–58, 2009. http://www.cdc.gov/mmwr/preview/mmwrhtml/ss5806a1.htm.

Coleman E, Bockting W, Botzer M, et al: Standards of care for health of transsexual, transgender, and gender-nonconforming people, 7th edition, 2012. http://wpath.org.

Corona G, Rastrelli F, Forti G, Maggi M: Update in testosterone therapy for men, *J Sex Med* 8:639–654, 2011.

Committee on Lesbian, Gay, Bisexual, and Transgender Health Issues and Research Gaps and Opportunities; Board on the Health of Select Populations: *The health of lesbian, gay, bisexual, and transgender people: building a foundation for better understanding*, 2011, Institute of Medicine of the National Academies.

De Cuypere G, Van Hemelrijck M, Michel A, et al: Prevalence and demography of transsexualism in Belgium, *Eur Psychiatry* 22(3):137–141, 2007.

Diamond LE, Earle DC, Garcia WD, Spana C: Co-administration of low doses of intranasal PT-141, a melanocortin receptor agonist, and sildenafil to men with erectile dysfunction results in an enhanced erectile response, *Urology* 65(4):755–759, 2005.

Eaton DK, Kann L, Kinchen S, et al: Youth risk behavior surveillance—United States, 2011, *MMWR* 61(4):1–168, 2012. www.cdc.gov/mmwr/pdf/ss/ss6104.pdf.

Ernst E, Posadzki P, Lee MS: Complementary and alternative medicine (CAM) for sexual dysfunction and erectile dysfunction in older men and women: An overview of systematic reviews, *Maturitas* 70(1):37–41, 2011.

Foresta C, Caretta N, Rossato M, et al: Role of androgens in erectile function, *J Urol* 171(6 Pt 1):2358–2362, 2004.

Gunzler C, Berner MM: Efficacy of psychosocial interventions in men and women with sexual dysfunctions—a systematic review of controlled clinical trials: part 2—the efficacy of psychosocial interventions for female sexual dysfunction, *J Sex Med* 9(12):3108–3125, 2012.

Halpern-Felscher BL, Cornell JL, Kropp RY, Tschann JM: Oral versus vaginal sex among adolescents: perceptions, attitudes and behavior, *Pediatrics* 115:845–851, 2005.

Hellstrom WJ: Emerging treatments for premature ejaculation: focus on dapoxetine, *Neuropsychiatr Dis Treat* 5:37–46, 2009.

Huang AJ, Subak LL, Thom DH, et al: Sexual function and aging in racially and ethnically diverse women, *J Am Geriatr Soc* 57(8):1362–1368, 2009.

Inman BA, Sauver JL, Jacobson DJ, et al: A population-based, longitudinal study of erectile dysfunction and future coronary artery disease, *Mayo Clin Proc* 84:108–113, 2009.

Kann L, Olsen EO, McManus T, et al: Sexual identity, sex of sexual contacts, and health-risk behaviors among students in grades 9-12—youth risk behavior surveillance, selected sites, United States, 2001-2009, *MMWR Surveill Summ* 60(7):1–133, 2011.

Kenagy GP: Transgender health: findings from two needs assessment studies in Philadelphia, *Health Soc Work* 30:19–26, 2005.

Koh AS, Ross LK: Mental health issues: A comparison of lesbian, bisexual and heterosexual women, *J Homosex* 51(1):33–57, 2006.

Labrie F, Archer D, Bouchard C, et al: Intravaginal dehydroepiandrosterone (Prasterone), a physiological and highly efficient treatment of vaginal atrophy, *Menopause* 16(5):897–906, 2009.

Landry T, Bergeron S: How young does vulvo-vaginal pain begin? Prevalence and characteristics of dyspareunia in adolescents, *J Sex Med* 6(4):927–935, 2009.

Laumann EO, Gagnon JH, Michael RT, Michaels S: *The Social Organization of Sexuality. Sexual practices in the United States*, Chicago, 1994, University of Chicago Press.

Laumann EO, Nicolosi A, Glasser DB, et al: Sexual problems among women and men aged 40-80 years: prevalence and correlates identified in the Global Study of Sexual Attitudes and Behaviors, *Int J Impot Res* 17:39–57, 2005.

Leiblum S, Symonds T, Moore J, et al: A methodology study to develop and validate a screener for hypoactive sexual desire in postmenopausal women, *J Sex Med* 3:455–464, 2006.

Levine D, Committee on Adolescence: American Academy of Pediatrics technical report: office-based care for lesbian, gay, bisexual, transgender, and questioning youth, *Pediatrics* 132(1):e297–e313, 2013.

Lindau ST, Schumm LP, Laumann EL, et al: A national study of sexuality and health among older adults in the United States, *N Engl J Med* 357:762–774, 2007.

McGuire H, Hawton K: Interventions for vaginismus, *Cochrane Database Syst Rev* (1):CD001760, 2005.

McMahon CG, Porst H: Oral agents for treatment of premature ejaculation: review of efficacy and safety in the context of the recent International Society for Sexual Medicine criteria for lifelong premature ejaculation, *J Sex Med* 8(10):2707–2725, 2011.

Melnik T, Soares BG, Nasselo AG: Psychosocial interventions for erectile dysfunction, *Cochrane Database Syst Rev* (3):CD004825, 2007.

Miller MS: Role of phosphodiesterace-5 inhibitors for lower urinary tract symptoms, *Ann Pharmacother* 47(2):278–283, 2013.

Mohr BA, Guay AT, O'Donnell AB, McKinlay JB: Normal, bound and nonbound testosterone levels in normally ageing men: results from the Massachusetts Male Ageing Study, *Clin Endocrinol (Oxf)* 62(1):64–73, 2005.

Moreira ED Jr, Brock G, Glasser DB, et al: Help-seeking behavior for sexual problems: the Global Study of Sexual Attitudes and Behaviors, *Int J Clin Pract* 59:6–16, 2005.

Munarriz R, Maitland S, Garcia SP, et al: A prospective duplex Doppler ultrasonographic study in women with sexual arousal disorder to objectively assess genital engorgement induced by EROS therapy, *J Sex Marital Ther* 29(Suppl 1):85–94, 2003.

Nastri CO, Lara LA, Ferriani RA, et al: Hormone therapy for sexual function in perimenopausal and postmenopausal women, *Cochrane Database Syst Rev* (6):Art. No.: CD009672, 2013.

NIH Consensus Development Panel on Impotence, *JAMA* 270(1):83–90, 1993.

Nurnberg GH, Hensley PL, Heiman JR, et al: Sildenafil treatment of women with antidepressant-associated sexual dysfunction: a randomized controlled trial, *JAMA* 300:395–404, 2008.

Nusbaum MRH, Hamilton J: The proactive sexual health history, *Am Fam Physician* 66:1705–1712, 2002.

Ornat L, Martinez-Dearth R, Munoz A, et al: Sexual function, satisfaction with life and menopausal symptoms in middle-aged women, *Maturitas* 75(3):261–269, 2013.

Rosenthal SL, Lewis LM, Succop PA, et al: Adolescents' view regarding sexual history taking, *Clin Pediatr (Phila)* 38:227–233, 1999.

Rossouw JE, Anderson GL, Prentice RL, et al: Risk and benefits of estrogen plus progestin in healthy postmenopausal women: principal results from the Women's Health Initiative randomized controlled trial, *JAMA* 288:321–333, 2002.

Saewyc EM, Poon CS, Homma Y, Skay CL: Stigma management? The links between enacted stigma and teen pregnancy trends among gay, lesbian, and bisexual students in British Columbia, *Can J Hum Sex* 17:123–139, 2008.

Seftel A: Testosterone replacement therapy for male hypogonadism: Part III. Pharmacological and clinical profiles, monitoring, safety issues, and potential future agents, *Int J Impot Res* 19:2–14, 2007.

Segraves RT, Clayton A, Croft H, et al: Bupropion sustained release for the treatment of hypoactive sexual desire disorder in premenopausal women, *Clin Psychopharmacol* 24:338–342, 2004.

Schroder M, Mell LK, Hurteau JA, et al: Clitoral therapy device for treatment of sexual dysfunction in irradiated cervical cancer patients, *Int J Radiat Oncol Biol Phys* 61:1078–1086, 2005.

Schmidt HM, Hagen M, Kriston L, et al: Management of sexual dysfunction due to antipsychotic drug therapy, *Cochrane Database Syst Rev* (11):Art. No.: CD003546, 2012.

Shifren JL, Monz BU, Russo PA, et al: Sexual problems and distress in United States women: prevalence and correlates, *Obstet Gynecol* 112:970–978, 2008.

Simon JA: Opportunities for intervention in HSDD, *J Fam Pract Suppl* 58(7):26–30, 2009.

Sommer F, Goldstein I, Korda JB: Bicycle riding and erectile dysfunction: a review, *J Sex Med* 7(7):2346–2358, 2010.

Taylor MJ, Rudkin L, Bullemor-Day P, et al: Strategies for managing sexual dysfunction induced by antidepressant medication, *Cochrane Database Syst Rev* (5):Art. No.: CD003382, 2013.

Tornello Sl, Riskind RG, Patterson CJ: Sexual orientation and sexual and reproductive health among adolescent young women in the United States, *J Adolesc Health* 2013;Oct 21. doi: pii:S1054-139X(13)00473-4. 10. 1016/jadohealth.2013.08.018. [Epub ahead of print].

United States Preventive Services Task Force. http://www.uspreventive servicestaskforce.org.

Urciuoli R, Cantisani TA, Carlini M, et al: Prostaglandin E1 for treatment of erectile dysfunction, *Cochrane Database Syst Rev* (2):Art. No.: CD001784, 2004. doi: 10.1002/14651858.CD001784.pub2.

Vigeri R, O'Donnell C, Baron AE, et al: Association of testosterone therapy with morality, myocardial infarction, and stroke in men with low testosterone levels, *JAMA* 310(7):1829–1836, 2013.

Vitarelli A, Divenuto L, Fortunato F, et al: Long term patient satisfaction and quality of life with AMS700CX inflatable penile prosthesis, *Arch Ital Urol Androl* 85(3):133–137, 2013.

Yuan J, Zhang R, Yan Z, et al: Comparative effectiveness and safety of oral phosphodiesterase type 5 inhibitors for erectile dysfunction: a systematic review and network meta-analysis, *Eur Urol* 63(5):902–912, 2013.

网络资源

transhealth.ucsf.edu/trans?page=protocol-00-00 University of California, San Francisco Primary Care Protocol for Transgender Patient Care.

wpath.org World Professional Association for Transgender Health.

www.aasect.org American Association of Sexuality Educators, Counselors and Therapists. Can help locate local resources for sexual counseling.

www.cdc.gov/healthyouth/yrbs/data Centers for Disease Control and Prevention's Youth Risk Behavior Surveillance Survey. Data on adolescent high-risk behaviors.

www.endo-society.org/education-and-practice-management/clinical-practice-guidelines Endocrine Society Treatment Guideline (2010) for testosterone therapy in adult men with androgen deficiency syndromes.

www.uspreventiveservicestaskforce.org/uspstf13/hiv/hivfinalrs.htm #summary The U.S. Preventive Services Task Force's HIV screening recommendation.

第43章　临床基因组学

W. GREGORY FEERO ■ PHILIP ZAZOVE ■ FREDERICK CHEN

概述

> ### 重点
>
> ■ 多种疾病相关的新发现正不断提升遗传学在日常患者保健中的作用。
>
> ■ 初级医疗保健提供者应该熟知自己对快速基因组临床技术的利与弊。
>
> ■ 当存在疑问时，初级医疗保健提供者应该熟悉如何寻求资源支持及专家咨询去帮助管理遗传疾病。

我们正处于一个不同寻常的历史时期，我们对人类基因组的差异性如何影响人类健康及疾病有了更深刻的认识。目前，有一部分进展要归因于全人类基因组计划技术的应用。基因组学以及分子生物学等工具已经开始为人类揭示之前神秘莫测的各疾类病解锁，为研究人类种族基本自然属性打开了一扇大门（Feero et al.，2010）。

在过去的10年里，在基因组学中最振奋人心的发现是它与常见疾病的遗传学、癌症防治及微生物基因组学相关。在常见病领域里（如糖尿病、心脏病和哮喘），多基因与环境因素交互作用引起疾病，遗传学家们已经可以通过全基因组全基因组关联研究（genome-wide association，GWAS）这种强有力的技术来证明人类基因组的差异性与常见病发病风险相关。有数千个风险生物标记物，即单核苷酸多态性（single nucleotide polymorphisms，SNPs）已经被证明为可靠的、与发生多种常见病相关的因素。虽然每一个单独的标记物仅占疾病的众多危险因素中的很小部分（这也严重地限制了它们在临床中预测个体疾病危险因素的应用），但是每个标记物都帮助我们更好地发现疾病的病因学（Kraft

and Hunter，2009；Manolio et al.，2013）。这将促进新干预方法在多重常见病中的应用。

基因组的知识被逐渐关注的最主要原因是，新的靶向治疗与传统化疗药物相比，更能提升疗效，并能降低药物的毒性作用，而且越来越多的癌症患者从中获益。通过深入了解致癌相关的病理性突变，这种新一代的肿瘤治疗方法更具可能性。但如果没有来自受影响患者的大样本肿瘤和正常组织的序列分析，大部分的致癌相关的病理性突变分析难以得到成效（McDermott et al.，2011）。快捷而低成本的基因分析和测序技术的应用能提升医学界对院内或者国际爆发的急性传染病的监测和确诊能力（Relman，2011）。

我们正处于发现进程中的起步阶段，我们对人类基因组的初始发现和理解暂不能为各种临床服务做很多贡献。这种观点在纷繁的媒体炒作以及人们对最新遗传学发现的过度关注中被忽略。一个最新发现不能很快被临床应用证明（例如遗传学检查，靶向性治疗），使很多临床医生和患者同时有挫败感，这会导致一些不现实甚至可能有害的期待。采用有前景的，但尚未证实的临床技术是危险的。因此，临床医生应该分清哪些遗传学发现的知识在临床上证实是有意义的，哪些是没有意义的。可能最重要的是，医生应该认识到，目前大量的并且在快速扩张的基因组应用可能会进入一个未发现益处的灰色地带。这些如在表观遗传学（是一种DNA的序列的某些化学成分改变，但不影响碱基序列的现象）灰色地带也将继续增多。当我们对现有结论有怀疑时，应该义不容辞地去寻找更多的有价值的可信的信息。

遗传学与基因组学

遗传学（genetics）与基因组学（genomics）的概念现

在文献中经常是通用的，在本章也不例外。但是，遗传学最适用于研究单个基因，这个基因是做什么的，它的变异如何导致疾病的发生。它是一个特别情况下的快照，环境以及行为学因素往往处于从属角色不起主要作用。例如，一个遗传学情况的原型，囊性纤维化，通常仅是由一个 CFTR 基因的一个位点△F508 缺失突变所导致的。基因组学是一个更广泛的研究，研究"基因组中所有基因的功能以及相互作用"，包括这些基因如何与环境以及人类行为因素相互作用（Guttmacher and Collins，2002）。当我们提到基因组学时，意识到环境因素可能在决定表现型上比基因突变起更大作用是很重要的。

遗传学与循证医学

作为一个学科，临床遗传学一直在一个聚焦于罕见病诊断与治疗的环境中发展。通常，大规模的临床研究设计是不可能实现的，而用不同严重程度的病例来做随机对照试验（randomized controlled trials，RCTs）也是不适合的。这是与循证医学的理念相反的。循证医学主要研究常见疾病，进行大规模的、前瞻性的 RCT 试验，同时还研究个体医疗选择带来的公共卫生结局。随着基因组学的研究成果对常见病的卫生保健产生愈来愈大的影响，我们也应该评估一下有利证据新应用的价值。目前，已经建立了一些关注 EBM 的组织，比如美国预防服务工作队（USPSTF），他们已经将基因组学应用于遗传性乳腺癌、卵巢癌综合征以及血色病的筛查和监测中。美国疾病控制和预防中心（CDC）已经建立了新的组织，比如在实践和预防中遗传学应用评价（EGAPP），该组织是专门评述在卫生保健中有证据支持的遗传学及基因组学应用。自从 2005 年起，EGAPP 针对患者保健中基因组学技术发布了一系列循证指南（表 43-1）。在 2013 年，美国 CDC 公共卫生基因组学办公室参考结果利益的证据以及指南使用情况，列出了基因组学技术清单，并写进三级系统中（OPHG，2013）。随着 EBM 和基因组学在医学中的交叉应用，一定会有越来越多的阵痛出现。那是因为这些有前景的技术已超出了能迅速产生临床受益证据所需的能力和资源。

表 43-1　摘选循证医学推荐的遗传学 / 基因组学应用

疾病	临床情景	推荐	组织名称，推荐时间
乳腺癌	筛查	推荐基层卫生服务提供者运用筛查工具对有乳腺癌、卵巢癌、输卵管和腹膜癌家族史的女性进行乳腺癌筛查；筛检阳性的女性，如 BRCA 监测阳性，应该接受遗传遗传学咨询	USPSTF，2013
	筛查	不推荐在平均危险人群中应用 BRCA1 and BRCA2 检查作为筛查工具	USPSTF，2013
	治疗	没有充足的证据推荐或者不推荐表达谱在特殊患有乳腺癌的女性人群中的常规应用	EGAPP，2008
直肠结肠癌	寻找病例	推荐对新近诊断结肠直肠癌患者进行咨询以及 Lynch 综合征的肿瘤样检测，来降低患者家属的患病率及死亡率	EGAPP，2009
	药物基因检测	没有充足的证据支持推荐或不推荐对转移性结肠直肠癌患者进行 UAT1A1 的检测	EGAPP，2009
	药物基因检测	对于进行西妥昔单抗或帕尼单抗治疗的转移性结直肠癌患者，推荐进行 KRAS 基因检测	EGAPP，2013
血色素沉着症	筛查	不推荐在无症状个体中进行血色病筛查	USPSTF，2008
高脂血症	筛查	推荐尽早对有早期心血管疾病家族史的患者进行高脂血症的筛查	USPSTF，2008
糖尿病	筛查	没有足够的证据推荐使用变异 TCF7L2 来评估 2 型糖尿病的风险	EGAPP，2013
心血管疾病	治疗	不推荐在特发性静脉血栓栓塞症成人患者和家庭成员指导抗凝治疗中常规使用	EGAPP，2011
前列腺癌	监测	不推荐常规进行 PCA3 遗传检测来评估预后进展	EGAPP，2013

注：VTE，静脉血栓栓塞症（Venous thromboembolism）

表格内容摘自美国预防服务工作小组（USPSTF）以及初级卫生保健相关的基因组在实践和预防应用中心的评价（EGAPP）。http://www.uspreventiveservice-staskforce.org/uspstopics.htm#Btopics. EGAPP. http://www.egappreviews.org/workinggrp/recommendations.htm.

家族史：疾病遗传学组成的最好指导

重 点

- 家族史是评定患者遗传性疾病危险度的最通用工具。
- 大量指南被初级卫生保健提供者纳入到家族史信息中。
- 循证医学综述发现，患者提供的家族史往往是准确的。
- 由患者自行完成的网络评价工具能方便地收集到患者的家族史信息。

家族史可以说是单独使用起来最好的方法，它能帮助我们认识初级卫生保健中遗传因素对疾病的影响。尽管这样，现有证据仍表明，家族史依然未被充分应用于临床中。在单基因病变中，家族史已经被证明对于一代又一代的医生都非常有价值，它在诊断疾病以及评价个体患病风险中都起着重要作用。家庭医生应该熟悉单基因疾病的常见遗传方式，包括 X 连锁隐性遗传、X 连锁显性遗传、常染色体显性遗传、常染色体隐性遗传及多因素 / 复杂性遗传（表 43-2）。通常来说，三代的家族遗传史，即家谱系，已经成为收集家族史的"金标准"。当然，一旦家庭医生发现了潜在的遗传学问题，他将轻易地收集并准确地描述出患者的家族史。但是，收集完整的家族史可能非常花费时间，而且在实践的层面看，在短时间的就诊中收集完整的家族史可能不是很可行。因此，最合理的方法就是通过长期的方式来收集、复习及更新患者的家族史。

很多常见病，如 2 型糖尿病、冠心病和癌症等常有家族聚集倾向。家族史同时包含了遗传和环境的危险因素，在各种情况下都是很多验证风险方法的一个非常重要的组成部分。目前人们把注意力集中在将系统性收集家族史作为初级卫生保健中的筛查工具，并写进电子病历中。患者提供的家族史信息在很多情况下是很准确的。但是，目前仅有少数精心设计的试验使用家族史作为筛查工具来评价健康结局（Berg et al., 2009; Wilson et al., 2009）。

如果家庭医生在询问家族史的时间和资源有限时，那么哪一种遗传学家族史是最需要着重收集的呢？有一个初级卫生保健相关的国家协作组织以及一些遗传学专家已经为医生制作了一种助记方式，帮助医生提供医疗卫生服务时能够从遗传学角度进行思考（Burke et al., 2001）。家族基因（family genes）突出了以下方面，来代表遗传学角度的考虑（Whelan et al., 2004）：

家族史——有很多患病的兄弟姐妹或者处于多代均有患病者的家族

- 患有先天性异常的人群
- 极端的或特殊的疾病
- 神经发育迟滞或者退化
- 特殊的病理学改变
- 不正常的实验结果

另一个手段就是筛查（对于家族疾病），他通过以下家族史问题来发现遗传的影响：

- 一些担忧：你是否担忧有一些家族遗传性疾病？
- 生育：你的家族中是否有遇到过怀孕、不孕不育或者先天缺陷的问题？
- 疾病早期、死亡或残疾：你的家族成员中是否有早死或年轻时残疾？
- 种族：你如何描述你的种族？或者你的祖父母是在什么地方出生的？
- 非遗传学问题：你的家族是否有特殊的危险因素或者跟医学无关的特殊情况？

由于电子病历（electronic health record，EHR）系统很少能有效地和完整地收集和现实家族史相关信息，所有国家已经在努力填补这个缺陷。由患者自行完成的问卷以及电子工具为医生获得详细的家族遗传史开辟了另外的途径。美国外科医师通用家族史采集初步行动（U.S. Surgeon General, 2013）包括一个以网络为基础的工具。在这个工具中，患者可以自己完成填写，

表 43-2 初级卫生保健中常见的遗传模式

遗传模式	家族史	举例
X 连锁隐性遗传	男性患病率高，母系遗传，携带者母亲的儿子有 50% 的患病风险	X 连锁色盲 X 连锁肌营养不良
X 连锁显性遗传	男性女性均可能患病，男性患病更严重，男性患者的女儿均患病，男女共同遗传	脆性 X 综合征
常染色体隐性遗传	每一代几乎都会出现患者，患者的子女有 50% 患病几率，男女患病率相等	亨廷顿病 高钾周期性麻痹 Lynch 综合征 马方综合征
常染色体显性遗传	同一代中经常有多个患者，隔代遗传，患者子女患病率为 25%，男女患病率相等	α1- 胰蛋白酶缺乏症 囊性纤维化 镰刀细胞病 大部分先天代谢病
多因素遗传	有家族聚集倾向，一级亲属患病风险高；共同的生活环境可能有很大影响	冠心病 1 型和 2 型糖尿病 多种癌症

储存在本地电脑中,并以谱系或者表格的形式与亲属以及医生分享(我的家族健康史; https://familyhistory.hhs.gov)。这种免费的、容易使用的工具为患者提供了一个通过互联网手段来记录家族史的好方法,该方法也节省了医生的问诊时间。对于用这样的方式收集到的家族史信息,目前可以会用新型的数据标准储存起来,这些信息可以与电子病历系统以及个人健康档案系统信息共享。另外,有很多机构建立了纸质版的家族史采集工具,并可通过网络下载,供患者和医生使用。

遗传学检测

> ### 重　点
>
> - 关于遗传学检查的适应证和禁忌证与一般家族临床疾病史有关。
> - 遗传学检查的内容和禁忌对正确解读结果非常重要。
> - 检查前及检查后的遗传咨询目前是遗传学检查所推荐的,但是这种咨询是否在所有检查中都必要还存在争议。
> - 遗传学检查结果可以对家庭有所提示,临床医生一般都有责任提醒可能患病的家族成员。
> - 家庭医生应该帮助患者提供、解读以及分析遗传学检查结果所提示的健康问题。

　　要说明清楚遗传学或基因组学检查由哪些组成是一件有挑战性的事情。传统上,遗传学检查主要关注脱氧核糖核酸(DNA)的序列,但是"遗传学检查"同样可以关注蛋白或代谢产物的检测(表43-3)。从这个角度来讲,就连空腹血脂检查也属于遗传学检查范畴。另外,遗传学检查不是总需要与家族其他成员相关,例如当我们检测某患者癌症细胞的突变来研究其对预后及治疗的影响时。在一些情况下,家庭医生最重要的作用是向低患病风险人群说明他们是不需要进行遗传学检查。

　　遗传学检查的适应证包括明确疾病诊断、评价疾病危险度以及指导治疗干预方式。遗传学检查可以来自多种标本,而检测 DNA 突变使用的样本通常来自血液、唾液或者颊黏膜拭子。有些检测只为了寻找某个突变,而有些检测则是为了扫描整某个 DNA 区域的所有突变。它们的检查费用从 100 美元到数千美元不等,主要取决于检查的复杂性以及专利情况。通常,目前的检测策略是先要检测家族中患病成员的情况。如果不清楚这个家族突变的位置,即使无症状的家族成员的检测结果是阴性也作用不大,因为所做的检测可能并不是这个家族的特定突变位点。

　　家庭医生应该认识到,遗传学检查除了在患者身上进行,可能还需要在更广的家庭范围中进行。例如,一个对亨廷顿(Huntington)病者的研究结果显示,遗传学检查结果,无论是阳性还是阴性结果,都可以为患者及其家人提供重要的参考结果。这包括抑郁、生活方式行为改变及家庭成员之间关系的改变。那些检查结果阴性的家庭成员可能是有关联的幸存者,也可能被如同在家庭之外一样对待。患者在进行具有高度预测性以及与健康状况密切相关的遗传学检查前,开展遗传学咨询是有很多益处的(Martin and Wilikofsky, 2004)。

　　而对于那些低度预测性或者仅与健康状况有较小相关性的遗传学检查,检查前的遗传学咨询的重要性较低。获得并解释 DNA 突变的分子学检查结果常常有特别的考虑。首先,根据患者的病情选择正确的遗传学检测方法非常重要;其次,这往往并不很容易,尤其当很多种检查方法同时可用时。再次,对于无症状者存在的突变,基因监测结果基本不能预测疾病的发生、病程或者严重程度。近期发现大量与多因素的引常见疾病的危险度相关的 SNP 标记物,更能证实这是对的。第四,即使没有发现致病性突变存在,也不完全意味着这个体没有患病风险或是低患病风险。例如,在一个符合遗传性乳腺癌及卵巢癌综合征诊断标准的家族中,*BRCA1* 或 *BRCA2* 的突变检测可能在患病者中的监测结果是阴性的。患病者突变检查的阴性结果意

表43-3　遗传学/基因组学检查方法

检测方法	方法举例	临床应用	适应证举例
染色体份分析	荧光原位杂交,核型分析,阵列比较基因组杂交	儿科,产前检查	唐氏综合征,不能解释的精神发育迟缓
DNA 分析	等位基因特异性寡核苷酸杂交,测序,荧光 PCR 序列,DNA 微阵列	成人,小儿,产前检查,药理遗传学检查	遗传性乳腺癌及卵巢癌综合征,亨廷顿病,囊性纤维化,华法林药理基因组学,不明原因的发育迟缓
生物化学检查	多种方法	成人,小儿,产前	高脂血症,苯丙酮尿症,四重筛查
表达谱	才 DNA 芯片检测,定量 PCR	成人,小儿	乳腺癌,黑色素瘤,直肠结肠癌

味着这个检查基本上不能提供什么信息，无症状家族成员的患病风险仍然需要通过临床指标来评定，而不是与人群平均水平相比较（GeneTests，2013a）。

因为遗传学检查包含多种复杂因素，因此往往具有专业水准的医生才会给患者提供有针对性的检查。有些临床医生可能是医学遗传学家或其他专科医生（例如肿瘤学医生、神经病学医生、心脏病医生），受他们的专业的影响，他们会对某些遗传知识具有特殊的兴趣和专长，而只有少数初级卫生保健医生具有遗传学专长。遗传咨询师是接受过大师级遗传学培训的人，他们经过了专业培训后帮助管理患有遗传病的患者。在许多医疗保健中，这些专业人员在医生导师的督导下，为患者提供与基因检测有关的检测咨询。遗传咨询师对于管理疑似遗传病患者的初级保健提供者可能是非常有价值的合作伙伴。目前，美国所有地区的遗传学专业人员都短缺。因此，初级保健医生很可能在未来为患者提供更多的遗传咨询和检测。在下一节，我们将更深入地介绍不同类型的基因检测与初级保健的相关性。

遗传学检测举例

孕前及产前筛查

遗传学筛查或检测可以在怀孕前或怀孕中进行。如果可以，怀孕前的筛查或检测是最理想的，因为如果在此时的检测结果提示患遗传病风险高的话，能为患者提供最大范围的选择。胚胎植入前基因检测适用于越来越多情况，但由于费用昂贵，因此许多人无法使用。所以，目前大部分遗传学检查是在怀孕中进行的。在过去的十年中，检测遗传缺陷的能力迅速增长。但无论是孕前检查、产前检查还是检查环境，仍然存在很多伦理问题，包括当我们发现胎儿存在不可治愈的、威胁生命的疾病时我们应如何处理等问题。一般来说，产前检查的指征是高龄产妇、曾有过存在染色体异常的孩子、有单基因遗传病或畸形家族史、神经管发育异常或其他结构异常家族史、怀孕期间检查出异常（例如超声中发现）、父母近亲结婚、反复流产、曾有不明原因的死胎、祖父母近亲结婚以及部分药物的应用等。美国产科医生与妇科医生学院（Obstetricians and Gynecologists，ACOG）以及美国医学遗传学医生学院（American College of Medical Geneticists，ACMG）已经制订了推荐检查的指南。然而，这些指南多是基于专家意见和共识，往往与临床应用不完全一致。

高分辨率超声波检查，母体血清标志物检测以及基于母体血清的无细胞胎儿 DNA 检测都是针对与各种遗传疾病相关的先天性异常的筛查检测。有更多的侵入性检测，如绒毛膜绒毛取样和羊膜穿刺可以提供准确的遗传病症诊断，但是检测风险高，发生并发症的几率也高。而现有指南是建议为所有孕妇提供羊膜穿刺术以帮助检测唐氏综合征（ACOG，2007）。随着孕妇血清无细胞胎儿 DNA 检测的快速发展，它可能将取代更多的侵入性检测。家庭医生应评估所有形式的产前基因筛查或检测带来的风险和益处，与患者及其合作伙伴讨论这些风险和益处，并酌情将其转介给具有遗传学专业知识的医疗保健提供者。

新生儿筛查

大多数人遇到的第一个基因测试是出生后 24 小时的脚跟粘连。被推荐的新生儿筛查小组的出现以及为美国新生儿筛查小组选择条件而改进的循证过程使全美国新生儿筛查项目逐渐一致（National Newborn Screening and Global Resource Center，2013）。尽管大多数病症的检测依赖于使用气相色谱质谱法测量新生血液样品中代谢物的存在，但大部分的病症都是遗传性疾病相关。基于 DNA 的新生儿筛查方案正在全美范围内应用于 CF 和严重联合免疫缺陷等疾病。

新生儿期的听力筛查也取得了成功，通过这些筛查项目，人们及时发现了许多可遗传性先天性听力丧失，以便早期干预，并为这些父母提供继续怀疑设想的咨询。目前，被推荐的统一新生儿筛查小组也进行了相关方法的更新，包括常规使用脉搏血氧定量筛查和诊断严重先天性心脏病婴儿，本病的发生率高达 1%。

药理遗传学

药理遗传学是研究遗传因素如何决定不同个体对药物反应的学科。它包括药物如何代谢以及药物如何与在体内对目标靶点和非目标靶点作用。药物遗传学检测可用于确保准确的药物剂量，避免不良副作用和选择药物。美国食品和药物管理局（FDA）要求药物在其标签中包含涉及药物遗传学检测的信息。尽管家庭医生应意识到存在这样的标签，但是对于不同的药物来说，其参考价值是不同的。例如，初步临床数据表明，与华法林治疗相关的两个基因的变异情况检测能帮助改善需要使用该药物抗凝患者的治疗效果。这促使 FDA 要求华法林药物标签中包含有关药物遗传学检测信息。但随后另一项研究表明，在使用华法林抗凝治疗中添加药物遗传学检测没有得到明显的获益。这就是说，基于临床证据显示，常规使用各种药物遗传学检测来指导肿瘤学和传染病患者的治疗，能从中获益。

表43-4　药理遗传学检查

药物	基因	备注
阿巴卡韦	HLA-B*5701	HIV-1 患者
氨基糖苷类	A1555G	非常规
抗叶酸化疗	MTHFR	非常规
硫唑嘌呤	TPMT	非常规
β受体阻滞剂	CYP2D6	非常规
伊立替康	UGT1A1	非常规
阿片类药物	CYP2D6	非常规
口服避孕药	FVL，凝血酶原G20210A，其他	有 VT 家族史或个人史的人群可以使用
SSRI 类药物	CYP450	EGAPP 不推荐，2007
卡马西平	HLA-B*1502	亚裔美国人
华法林	CYP2C9 和 VKORC1	算法同样或更有效

注：HIV-1，人类免疫缺陷病毒 1 型（human immunodeficiency virus type 1）；EGAPP，基因组应用在实践中的评估与预防（evaluation of genomic applications in practice and prevention）；SSRI，选择性血清素再摄取抑制剂（selective serotonin reuptake inhibitor）；VT，静脉血栓形成（venous thrombosis）

目前，关于家庭医学常见病情的药物基因组学检测建议见表 43-4。

目前，药物基因组学最有希望应用于测量与癌症药物反应性有关的变异。通常，癌症药物是有毒的且价格昂贵的，癌症药物是昂贵且毒性巨大的，因此很多以肿瘤患者存在的突变为基础的个体靶向治疗（个体化用药）已经被证明很有应用价值。例如，对乳腺癌患者的肿瘤进行 HER2 受体基因过表达的检测可以指导靶向治疗；用 KRAS 癌基因突变检测来指导结直肠癌（CRC）治疗（Allegra et al.，2009）。目前，对患者肿瘤中的突变进行检测，已经成为多种癌症（包括乳腺癌，结肠癌，肺癌，胃癌，白血病和淋巴瘤以及转移性黑色素瘤）的常规肿瘤学诊治的一部分。对患者的正常组织和肿瘤组织的 DNA 进行低成本测序的做法，快速推动了癌症诊治的创新，而且更多与癌症治疗相关的药物遗传学检测方法正逐步进入临床应用中。

直接面对消费者检测

随着 2003 年人类基因组工程的完成，许多公司已经开始提供直接面向消费者（direct-to-consumer，DTC）遗传学检测。最近几年，随着价格适当的全基因组 SNP 扫描的来临，人们对 DTC 检测的应用增加明显。花费几百美元，用唾液样本检测，能同时测量出数百万遗传变异。对于这些标记物的检测结果，大多数可能对被测试个体的健康没有多大参加价值，而基于这种测试的结果，可能让患者错误估算了个人的患病风险。

其他的直接面向消费者检查方法可以被分为"医学的"和"非医学的"两种类型。医学检查包括对于经典单基因符合孟德尔遗传定律病变的特异性变异的 DNA 检查、药理遗传学检查以及亲子鉴定。非医学检查则包括确定一个人的种族、地域起源、运动专长、甚至是耳垢类型。DTC 检测可以有匿名检查的优势，也可以将通过常规健康检查途径很难获得的遗传学检查变得很简单。消费者将承担 DTC 遗传学检查的大部分费用。

临床医生应该认识到 DTC 遗传学检查也有"买方提防"的存在。美国对检查进行了常规监督，来确保这些检查的分析过程正确及临床真实性，虽然一些州（加利福尼亚、纽约）已经制定了法律增加对以消费者为导向的检查审议，但是这些监督并不充足。2013 年，美国食品及药物管理局有效地停止了基于 DTC-SNP 的美国常见疾病风险检测，因为潜在的不准确性或误导性结果可能造成伤害；而消费者的需求和科学的进步是否会改变这一立场还有待观察。即使这些检查结果准确，也没有人可以保证这些结果对被检测者有临床应用价值。当训练有素的医疗卫生专业人士都无法帮助患者适当选择和解释基因检测时，这个问题将更加突出。一些公司现在提供了独立于任何测试服务的电话遗传咨询服务。在理想情况下，应该有训练有素的卫生专业人员参与解释任何具有健康影响的遗传或基因组测试结果。

伦理学、法律以及社会问题

重　点

- 临床医师在与患者讨论基因检测时，应考虑潜在的伦理，法律和社会问题（ELSI）。

- GINA 为制止健康保险公司以及雇佣者以遗传学信息为基础产生歧视提供国家级保护。HIPAA 提供保险可移植性以及隐私保护。一些州有更多的综合性法规来防止遗传学歧视。

- "负担得起医疗法"（ACA）为患有遗传疾病的个人提供健康保险中的歧视保护。

- 判例法建议家庭成员有权利了解遗传学信息是否影响他们的个人健康，健康保健提供者有责任对疾病风险向家庭成员进行提示。

- 未成年人不能提供知情同意，因此在不是与健康迫切相关或者童年时期不能治疗的情况下不应该进行遗传学检查。

重要潜在的伦理,法律和社会问题(ELSI)与基因组技术在医疗保健中的应用有关,而 ELSI 研究的资金从一开始就是人类基因组计划的一部分。ELSI 包括关于基于个人基因组的歧视或耻辱等问题。在家庭环境中,每个人都有知道或不知道自己的基因状况的权利,基因检测有对生殖决策的潜在不利影响,以及有对不建议或不可用儿童治疗的基因检测的情况。

很多患者所关心的问题是,遗传学信息可能成为保险公司及雇佣者歧视的工具。在 2008 年,遗传信息无歧视法(GINA)成为了美国正式法律,为制止健康保险公司或雇佣者以遗传信息或家族史信息为基础产生歧视提供了国家级的保护(Hudson et al.,2008)。但是,这个法律并不能阻止遗传学信息在生活着的、需要长期护理的、或者残疾的被保险者中的应用。美国一些州的法律规定比 GINA 提供更严格的保护措施,医生应该了解本州提供的保护措施。2010 年,ACA 通过为基因疾病患者提供了非常重要的保护,这些患者通常需要非常高昂的医疗费用,通过防止保险公司根据先前存在的条件拒绝承保或设定费率。

家庭医生必须记住,影响患者的基因诊断可能会影响整个家庭。在基因检测之前,他们应该讨论是否需要告知家人可能会影响他们的异常结果。当患者不想让家人知道自己患有遗传疾病时,HIPAA 申明并强调,患者对医疗信息隐私的权利。当患者的病情不会改变亲属的健康结果时,医生没有义务提醒。如果这些信息可能影响其他家庭成员的健康,这就会产生一个窘境。美国的一些法院裁定,医生有责任不告知其他家庭成员。医师协助通知家属相关情况也是帮助患者的一种做法(Offit et al.,2004)。

很多有遗传学专家组成的组织已经制定了共识性指南,他们反对对未成年人进行遗传学检查,除非检查可以为孩子的健康立即提供到帮助。对成人的检测经验表明,许多人选择不想知道他们是否有遗传病的风险。在童年就了解成年后患有某种疾病的风险可能会给普通的童年及家庭发展带来不必要的麻烦。因此,比起建议未成年人进行遗传学检查,我们更倾向于建议等待其成年后再考虑是否检查,因为那时他已经可以进行全面的考虑。

关于生育决策往往是很复杂的。我们必须记住,孕期的四重筛查和高分辨超声检查就是遗传学检查。在患者进行孕前或产前筛查或检测之前,家庭医生必须与患者讨论她对检查结果的预期以及随之而来的怀孕计划。在胎儿检查中进行的咨询应该包括很详细的信息,例如检查风险,检查结果可能给父母及胎儿带来

的益处,检查可能出现的异常结果及提示,还包括那些目前尚无定论的结果或者那些提示非亲生子女的结果。目前没有一个可遵循的生育咨询模型,健康专家会尽量避免使女性或夫妻做出带偏见的决定。

初级卫生保健实践中的遗传学:疾病列举

> **重 点**
>
> ■ 提供健康保健的医生应该认识到什么时候遗传学因素对风险评估、诊断或者疾病治疗具有有意义的价值,无论是在罕见病还是常见多因素疾病中。
> ■ 随着遗传疾病诊断和治疗方面的进展保持最新,遗传专家和家庭医生都面临挑战。
> ■ 家庭医生应该识别和利用可信的信息资源,以支持他们对可遗传病患者的照护,因为正确的诊断和管理可以挽救生命。

表 43-5 列出了很多家庭医疗中常见多因素性、单基因性以及染色体异常引起的遗传病,也列出了每种疾病相关的遗传学信息(Acheson and Wiesner,2004;Christiansen et al.,2005;Gaston et al.,1986)。总的来说,单基因和染色体异常导致的疾病十分常见。看到患者时,医生应该对单基因疾病保持警惕,这可能包括癌症,贫血,肝脏疾病,发育迟缓和深静脉血栓形成的原因。作出一个正确的遗传学诊断可能会帮助患者提前进行救命的治疗,对他们的家庭也会有巨大的帮助。

关于多因素疾病的遗传学需要进行大量的研究,并且目前不推荐使用较新的标志物(例如疾病相关的 SNP)对这些疾病进行倾向性基因检测。下面用几个例子说明目前在基础医学和基因组学方面可以做些什么。

遗传性乳腺癌和卵巢癌

一级亲属有绝经前乳腺癌家族史的人患乳腺癌风险增加一倍。这些女性可能从早期筛查中受益,并应该就早期发现的好处提供咨询。在一小部分家庭中,这种疾病以常染色体显性的方式遗传,大约占乳腺癌患者的5%,被称作遗传性乳腺癌及卵巢癌综合征(HBOC 综合征)。目前的 USPSTF 指南建议医师应识别来自这些家庭的个体,因为他们可能从咨询 HBOC 和检测 BRCA1和 BRCA2 基因突变中受益。这些肿瘤的危险因素包括家族中年幼时出现的乳房或卵巢癌(或两者),家族中男

表43-5　家庭医学中的多因素，单基因和染色体遗传疾病

疾病	遗传模式	涉及基因*
单基因疾病	早现性阿尔兹海默病常染色体显性遗传	APP, PSEN1, PSEN2
乳腺癌	常染色体显性遗传，不完全显性	BRCA1, BRCA2
结肠癌（Lynch综合征）	常染色体显性遗传，不完全显性	MLH1, MSH2, MSH6, and PMS2
囊性纤维化	常染色体隐性遗传	CFTR
血色病，成人	常染色体隐性遗传	HFE
马方综合征	常染色体显性遗传	FBN1, TGFBR2
镰刀细胞病	常染色体隐性遗传	HBB
Tay-Sachs病	常染色体隐性遗传	HEXA
β珠蛋白生成障碍性贫血	常染色体隐性遗传	HBB
家族性高胆固醇血症	有多样的遗传模式	LDLR, ApoB, PCSK9, LDLRAP1
染色体疾病		
唐氏综合征	散在性	21三体
脆性X综合征	X连锁显性遗传，不完全线性	FMR1, with > 200CGG重复
Turner综合征	散在性	XO核型
XXY男性（Klinefelter综合征）	散在性	XYY核型
多因素疾病		
阿尔茨海默病	多因素	APOE4，多个SNP
哮喘	多因素	多个SNP
冠心病	多因素	多个SNP
抑郁症	多因素	多个SNP
2型糖尿病	多因素	多个SNP
1型糖尿病	多因素	HLA变异及多个SNP
静脉血栓形成	多因素/常染色体显性遗传	因子V Leiden（FVL），C蛋白和S蛋白，凝血酶原G20210A，凝血酶原Ⅲ

* 列出每种疾病最常见的遗传模式，对于常见的多因素疾病，较少出现单基因突变导致相似疾病的情况

SNP，单核苷酸多态性

数据来自基因检测（http://www.genetests.org）；在线人类孟德尔遗传（http://www.ncbi.nlm.nih.gov/omim）；以及国家人类基因组研究所，全基因组关联研究目录（http://www.genome.gov/26525384）

性乳腺癌的存在以及德系犹太裔等。USPSTF建议，在没有提示个人或家族史的情况下，不要使用BRCA1和BRCA2突变检测作为筛查工具。

目前，人们已发现了许多BRCA突变，它在普通人群中的患病率约为1/800，但在阿什肯纳兹犹太人后裔中的患病率高达1/40。因此，预先测试和后测试咨询对HBOC测试非常重要。ACA要求大多数保险公司（包括Medicare）针对高危人群开展遗传咨询，并提供适当的BRCA1和BRCA2突变检测。在人群中存在许多罕见的突变和未知临床意义的突变，这使测试的解释变得复杂。因此，具有专业水平的临床医生参与到咨询解释工作中是很有必要的。

携带BRCA基因突变的女性可能在一生中有80%的可能性患乳腺癌，有40%的可能性患卵巢癌，而危险

性取决于突变的类型。这部分人群患其他癌症的几率也有所升高，但是没有乳腺癌和卵巢癌明显。我们必须认识到，携带BRCA基因突变的男性乳腺癌患病风险增加的倍数与女性是一样的。事实上，男性被发现乳腺癌后应该进行详细的家族史回顾。个人患病风险的大小取决于哪个基因发生突变以及其他危险因素。目前有很多检查方法被推荐用于早期发现疾病（例如乳腺MRI），但缺乏证据支持这些方法是有效性。例如双侧乳腺切除术和卵巢切除术对女性生活质量有很大的影响，但是证据表明，这些方法能降低90%的癌症危险性（国家综合癌症网络[NCCN]，2013）。

有关他莫昔芬或相关药物预防乳腺癌作用还缺乏明确的证据，这可能与某个特殊的致病突变有关。虽然目前经常推荐BRCA基因突变患者每年进行CA-125

检测，以及推荐经阴道超声检查来筛查卵巢癌，但是这些检查效率目前仍然缺乏充足的证据。越来越多的预防和治疗方法不断涌现，而新的防治方法更有针对性和更少创伤。

治疗要点

- 对于伴有个人病历或家族病史 HBOC 综合征女性患者，应使用经过验证的工具来筛查乳腺癌风险。那些筛查阳性的患者应进行遗传咨询，并在适当情况下检测与 HBOC 综合征相关的基因突变（USPSTF，2013）（推荐等级：A）。
- 对于携带 BRCA 基因突变的患者，推荐进行加强的乳腺癌筛查，包括从 25 岁起或从家族中第一个诊断该病年龄前 10 年起，每年进行乳腺 X 线以及乳腺磁共振检查（NCCN，2013；Saslow et al.，2007）（推荐等级：C）。
- 预防性乳房切除术和卵巢切除术可显着降低 HBOC 患者乳腺癌和卵巢癌的风险（NCCN，2013）（推荐等级：B）。

遗传性结肠直肠癌

在普通人群中，大约有 10% 的人一级亲属患有直肠结肠癌（colorectal cancer，CRC）的，这样的家族史会使他们患 CRC 的危险性增加至 9%～16%。大量指南均推荐具有 CRC 家族史的人进行早期筛查——即从 40 岁起，或比家族内患者发病的最早年龄再提前 10 年就开始筛查 CRC。早期发现并切除腺瘤性息肉使获取相关家族史变得更加困难。因此应仔细询问患者亲属中切除息肉的病史，而那些曾经有腺瘤性息肉切除手术史的患者也应该将病史告知家人。

如家族中有很多 CRC、腺瘤性息肉和子宫内膜癌亲属，尤其是出现在多代人中，或者发病年龄小（<50 岁），这样的家族史提示可能是一种常染色体显性遗传疾病。有两种相对常见的常染色体显性遗传性 CRC 综合征占所有 CRC 病例的 3%～5%；它们分别是 Lynch 综合征和家族性腺瘤性息肉病（FAP）。

Lynch 综合征或遗传性非息肉性结肠癌综合征（HNPCC）发生率约为 1/200～1/800，而且在初级卫生保健过程中难以作出诊断。Lynch 综合征是由修复基因的错配突变引起的，患有该病的患者一生中发生 CRC 的概率约为 80%。这些癌症经常出现在右侧，并且比散发性 CRC 的发病年龄更早。患有 HNPCC 的女性患子宫内膜癌的概率增加，患有其他胃肠道及中枢神经系统癌症的风险也增加，但是概率增加幅度没有前者大。具有证据支持的指南推荐 CRC 患者从 20 多岁开始进行结肠镜检查监测。子宫内膜癌的筛查也是推荐

的，但是并没有充足证据证明其有益。有证据表明，对所有新发 CRC 病例进行 Lynch 综合征相关分子学检查可以有效降低疾病负担。检查结果阳性患者的家庭成员可更早进行检查，如果结果阳性，则可以尽早开始监测（EGAPP 工作组，2009）。

家族性腺瘤性息肉病（*Familial adenomatous polyposis,* *FAP*）在家庭中发生率约为 1/8000，本病患者一生中患有 CRC 的危险性为 100%。该病的处理方法，包括早期乙状结肠镜筛查（10～12 岁）以及早期结肠切除术。非甾体类抗炎药的使用也可起一定预防效果。

家庭医生应该了解 FAP 和 HNPCC，并且确保为提供遗传学评估服务。如果确定了特定的突变，那么可以停止对那些检测为阴性的家庭成员进行早期筛查。而在没有已知突变的情况下，所有家庭成员都应该在早期进行筛查，而且重复筛查的时间间隔要缩短。

治疗要点

- 具有一个患有结肠癌一级亲属的患者（父母，兄弟姐妹，孩子）应该在 40 岁或者比家族内患者最早发病年龄提前 10 年起进行筛查（NCCN，2013）（推荐等级：B）。
- 所有结肠癌肿瘤样本都应该进行；Lynch 综合征（HNPCC）改变的检测，来降低家庭成员的发病率及死亡率（EGAPP 工作组，2009）（推荐等级：A）。
- 对于患有 Lynch 综合征的患者，推荐进行结肠癌筛查（NCCN，2013）（推荐等级：A）。
- 建议在 20 岁起年开始结肠癌筛查和早期结肠切除术，以降低 FAP 综合征患者发生 CRC 的风险（NCCN，2013）（推荐等级：A）。

囊性纤维化

囊性纤维化（cystic fibrosis，CF）是一个常见的常染色体隐性遗传病，可以导致进行性肺部疾病以及胰腺外分泌缺陷。CF 在美国高加索人中患病率约为 1/3200，但是在其他人种中相对少见。CF 的发生是由于获得了两个 CFTR 突变基因，这个基因在调节氯离子通过内皮细胞膜的过程中起重要作用。我们已经发现了多于 1000 种 CFTR 基因突变，但是△ F508 突变是导致大部分典型 CF 病例的原因。

可以通过以下方式对有症状 CF 患者中进行诊断，包括：汗液氯离子试验、鼻跨上皮细胞电位差测量或 CFTR 基因突变的遗传学检测。过去，CF 患者只能存活到青少年期或成年早期，但是随着治疗水平的进步，现在更多的 CF 患者可以存活到成年期。患者在特殊

的 CF 中心接受治疗已经很普遍,但还不清楚该病得到治疗好转的结果是否与特殊 CF 治疗中心的参与有关。肺移植已经成为了一种"治愈"CF 肺部并发症的方法。

所有女性在产前或孕前检查中都应进行 CF 基因携带的筛查来评估风险,以便选择适当的生育方案(ACOG,2011)。我们必须认识到,尽管我们平时使用的产前 CF 筛查可以检查出多种 CF 基因突变,但在某些特定种族人群中的筛查效果仍不理想。尽管在某些人群中,筛查结果是阴性,但一些结果的敏感性低,这同样会引起婴儿患 CF 的残余风险。

在美国,很多州已经将新生儿 CF 筛查定为常规检查项目,已有很多证据证明,CF 筛查可以带来更好的结果(Grosse et al., 2006; Southern et al., 2009)。有时,新生儿 CF 筛查也会让我们陷入困境中。通过筛查结果,我们能知道很多携带不典型 CFTR 基因突变的患者可能只有很轻微的疾病,比如先天性输精管缺失或慢性鼻窦炎。在症状出现之前进行诊断是否能改善这些患者的预后?如果告知家长,那个看起来十分正常的新生儿即将患有非常严重的疾病,这是否会影响父母对待孩子的方式和影响孩子的成长?这些问题的答案目前仍然在探讨中,但它们是评估早期 CF 检测风险和益处时需要考虑的重要因素。

治疗要点

- 新生儿囊性纤维化筛查在美国某些州正在使用,它可以带来更好的结局(Grosse et al., 2006; Southern et al., 2009)(推荐等级:B)。

- 在不考虑种族问题的情况下,对女性进行孕前或产前的 CF 突变基因携带筛查是合理的(ACOG,2011)(推荐等级:C)。

- 共识性指南推荐,汗液氯离子试验或 CFTR 基因突变的遗传学检测可以用来对有症状患者进行 CF 的诊断(GeneTests/GeneReviews,2013b)(推荐等级:C)。

(周志衡 译)

参考资料

Acheson LS, Wiesner GL: Current and future applications of genetics in primary care medicine, *Prim Care* 31:449–460, 2004.

Allegra CJ, Jessup JM, Somerfield MR, et al: American Society of Clinical Oncology provisional clinical opinion: testing for *KRAS* gene mutations in patients with metastatic colorectal carcinoma to predict response to anti-epidermal growth factor receptor monoclonal antibody therapy, *J Clin Oncol* 27:2091–2096, 2009.

American College of Obstetricians and Gynecologists: Update on carrier screening for cystic fibrosis. ACOG Committee Opinion No 486, *Obstet Gynecol* 117:1028–1031, 2011.

American College of Obstetricians and Gynecologists: Screening for fetal chromosomal abnormalities. ACOG Practice Bulletin No 77, *Obstet Gynecol* 109:217–228, 2007.

Berg AO, Baird MA, Botkin JR, et al: National Institutes of Health state-of-the-science conference statement: family history and improving health, *Ann Intern Med* 151(12):872–877, 2009.

Burke W, Fryer-Edwards K, Pinsky L: Genetics in primary care training program, 2001. Available at: http://genes-r-us.uthscsa.edu/resources/genetics/primary_care.htm Accessed Dec 2013.

Christiansen SC, Cannegieter SC, Koster T, et al: Thrombophilia: clinical factors and recurrent venous thrombotic events, *JAMA* 293:2352–2361, 2005.

Evaluation of Genomic Applications in Practice and Prevention (EGAPP) Working Group: Recommendations from the EGAPP Working Group: genetic testing strategies in newly diagnosed individuals with colorectal cancer aimed at reducing morbidity and mortality from Lynch syndrome in relatives, *Genet Med* 11:35–41, 2009.

Feero WG, Guttmacher AE, Collins FS: Genomic medicine—an updated primer, *N Engl J Med* 362:2001–2011, 2010.

Gaston MH, Verter JL, Woods G, et al: Prophylaxis with oral penicillin in children with sickle cell anemia: a randomized trial, *N Engl J Med* 314:1593–1599, 1986.

GeneTests/GeneReviews: *BRCA1 and BRCA2 hereditary breast/ovarian cancer*, 2013a. http://www.ncbi.nlm.nih.gov/bookshelf/br.fcgi?book=gene&part=brca1:Accessed.

GeneTests/GeneReviews: *CFTR-related disorders*, 2013b. http://www.ncbi.nlm.nih.gov/bookshelf/br.fcgi?book=gene&part=cf:Accessed.

Grosse SD, Rosenfeld M, Devine OJ, et al: Potential impact of newborn screening for cystic fibrosis on child survival: a systematic review and analysis, *J Pediatr* 149:362–366, 2006.

Guttmacher A, Collins F: Genomic medicine: a primer, *N Engl J Med* 347:1512–1520, 2002.

Hudson K, Holohan MK, Collins FS: Keeping pace with the times: the Genetic Information Nondiscrimination Act of 2008, *N Engl J Med* 358:2661, 2008.

Kraft P, Hunter DJ: Genetic risk prediction—are we there yet? *N Engl J Med* 360:1701–1703, 2009.

Manolio TA, et al: Implementing genomic medicine in the clinic: the future is here, *Genet Med* 15(4):258–267, 2013.

Martin JR, Wilikofsky AS: Genetic counseling in primary care: longitudinal, psychosocial issues in genetic diagnosis and counseling, *Prim Care* 31:509–524, 2004.

McDermott U, Downing JR, Stratton MR: Genomics and the continuum of cancer care, *N Engl J Med* 364(4):340–350, 2011.

National Comprehensive Cancer Network: *Colorectal cancer screening. NCCN clinical practice guidelines in oncology*, 2013. http://www.nccn.org/professionals/physician_gls/f_guidelines.asp:Accessed. Nov 2013.

National Comprehensive Cancer Network: *Genetic/familial high risk assessment: breast and ovarian. NCCN clinical practice guidelines in oncology*, 2013. http://www.nccn.org/professionals/physician_gls/f_guidelines.asp:Accessed. Nov 2013.

National Institutes of Health Consensus Development Program: *Family history and improving health*, 2009. http://consensus.nih.gov/2009/familyhistory.htm. Accessed Nov 2009.

National Newborn Screening and Global Resource Center: http://genes-r-us.uthscsa.edu/. Accessed Dec 2013.

Office of Public Health Genomics, U.S. Centers of for Disease Control and Prevention: http://www.cdc.gov/genomics/. Accessed Dec 2013.

Offit K, Groeger E, Turner S, et al: The "duty to warn" a patient's family members about hereditary disease risks, *JAMA* 292:1469–1473, 2004.

Relman D: Microbial genomics and infectious diseases, *N Engl J Med* 365(4):347–357, 2011.

Saslow D, Boetes C, Burke W, et al: American Cancer Society Breast Cancer Advisory Group. ACS guidelines for breast screening with MRI as an adjunct to mammography, *CA Cancer J Clin* 57:75–89, 2007.

Southern KW, Mérelle MME, Dankert-Roelse JE, Nagelkerke A: Newborn screening for cystic fibrosis, *Cochrane Database Syst Rev* (1):CD001402, 2009.

U.S. Preventive Services Task Force: *Risk assessment, genetic counseling, and genetic testing for BRCA-related cancer in women*. http://www.uspreventiveservicestaskforce.org/uspstf12/brcatest/brcatestfinalrs.htm. Accessed Dec 2013.

U.S. Surgeon General: *U.S. Surgeon General's family history initiative*, 2005. http://www.genome.gov/17516481. Accessed Dec 2013.

Whelan A, Ball S, Best L, et al: Genetic red flags: clues to thinking genetically in primary care practice, *Prim Care* 31:497–508, 2004.

Wilson BJ, Qureshi N, Santaguida P, et al: Systematic review: family history in risk assessment for common diseases, *Ann Intern Med* 151(12):878–885, 2009.

网络资源

cancer.gov/bcrisktool/Default.aspx A tool from the National Cancer Institute to assess the risk of breast cancer.

familyhistory.hhs.gov My Family Health Portrait. This free, easy-to-use tool is an excellent way for patients to record family history and is time-saving for the clinician. The family history collected by the tool is now stored using emerging data standards that allow the data to be shared with electronic health record and personal health record systems.

genes-r-us.uthscsa.edu National Newborn Screening & Global Resource Center. Extensive information related to newborn screening, including links to the ACTion (ACT) sheets and general genetics resources.

genetests.org Detailed information on many genetic diseases, a genetics services searchable database, a list of laboratories performing specific genetic tests, and an illustrated glossary linked to text.

ghr.nlm.nih.gov Excellent and up-to-date basic resource for genetics and health, including a glossary.

www.cdc.gov/genomics Centers for Disease Control and Prevention (CDC) Office of Public Health Genomics. Extensive information on public health aspects of genetics and genomics, including family history and a listing of genetic applications by levels of available evidence of health benefit. Provides links to other CDC resources related to genomics.

www.egappreviews.org Evaluation of Genomic Applications in Practice and Prevention. Evidence-based guidelines for genomic applications.

www.genome.gov/Health National Human Genome Research Institute. Useful resources for patients and patient care, including links to family history tools and guidelines, the Genetics and Rare Disease website (genetics help desk), National Cancer Institute's cancer PDQ, and genetic professional locators.

www.ncbi.nlm.nih.gov/omim National Library of Medicine Online Mendelian Inheritance in Man. Compendium of information on most genetic diseases but may have more information than most nongeneticists need.

www.nchpeg.org National Coalition for Health Professional Education in Genetics, dedicated to educating health professionals about genetics and genomics.

第**44**章　危机干预、创伤和灾难

ROBERT E. FEINSTEIN ■ EMILY COLLINS

全科医师常常需要去帮助处于危机状态下的患者，无论是致死性的疾病、离异、婴儿猝死，精神危机如抑郁、自杀倾向，或者由强奸、车祸、自然灾害等创伤导致的危机，或是恐怖主义导致的创伤。危机干预措施提供理论和治疗模式，可以容易地用在处于危机状态下的患者、灾难的受害者和曾经受到创伤的患者。本章将回顾危机干预理论的发展历程，讨论目前关于创伤和灾难的想法，并提供危机的生物心理社会方面的评估、规划和干预的方法。

危机干预、创伤和灾难理论的发展

历史回顾

重 点

- 危机是由应激事件造成的短时间心理剧变，可导致应对或适应不良，并影响日常生活能力。危机缓解令功能水平改善；功能水平恢复到危机前，功能稳定但对下次危机有易感性；或者功能水平停留在较低水平（Caplan，1964）。
- 如果告知患者他们可以康复；并且立刻开始治疗；而且尽快回到日常生活，危机可以被有效的治疗（Salmon，1917）。
- 危机通常持续6周并可以自发缓解。危机缓解取决于应激事件的严重性，个人对创伤的反应，帮助患者的支持系统，和创伤对社会的影响（Lindemann，1944）。
- 部分危机是由正常发育导致的，如青春期或者结婚（Erikson，1959）。

Thomas Salmon（1917），一战期间一位英国军医，论述了如何评估严重的"弹震症"（shell shock，创伤性精神症），后者曾给同盟国士兵造成了严重的心理障碍。在首次对因战争造成心理创伤进行医学描述时，Salmon注意到法国士兵比英国士兵出现的心理问题要轻一些。似乎有三个因素能解释这一现象：①法国士兵被告知他们的心理创伤可以康复；②士兵们在前线得到了及时的心理治疗；③士兵们尽快地返回了战场。这些原则逐渐成为现代危机干预理论和灾难管理策略的基石。患者在自己的社会环境中尽早接受危机干预治疗，并期望自己可以从危机或灾难中恢复。此外还应尽力帮助患者尽早重返正常生活和社会环境。

Eric Lindemann（1944）实践和扩展了Salmon的理论。他研究了波士顿的Coconut Grove火灾中500名死者家属的急性哀伤反应。Lindemann发现，在这场浩劫中幸存的正常人，很多都出现了情感危机，表现为痛苦、困惑、焦虑和一过性日常生活能力障碍。此外，他还发现危机导致的心理创伤与之前存在的心理疾病几乎无关，而且只有少数受害者出现了功能水平的明显下降。总的来说，危机预后与应激事件的严重程度、个人反应，个人和家庭，以及社会生活环境的影响直接相关。Lindemann发现多数危机幸存者在6周之内都能够自发缓解。

社会学家Erik Erikson（1959）引入了生命周期的概念，认为生命由不同的发育阶段和发育危机组成。他将其分为8个阶段，并认为在这些阶段中伴随着年龄增长而出现的心理困扰、过渡和危机都是经常会遇到的，而这些阶段本身也是正常的发育过程。如果在度过某个阶段时遇到了困难和挫折，就会影响进入到下一个阶段的能力。例如，一名青少年向成年人寻求对自己社会地位的认可，从而巩固自己与同伴的关系，并

在父母面前争取独立自主的权利。在青少年时期没有做到这一点的人，会对父母形成儿童般的依赖，并在之后的工作、结婚或发展独立自主的社会关系过程中出现困难。

其他的一些危机干预从业者对 Erikson 人格发展 8 阶段论的基本概念做出了扩展，加入了其他危机事件，如第一次离家、中年危机和作为父母经历"空巢综合征"。对于多数患者而言，从生命的一个阶段到下一个阶段的过渡过程，如结婚、离婚、退休或患病，都可能成为导致新的人格发育危机的潜在因素。

Gerald Caplan（1961，1964）将上述早期观点融为现代危机干预理论和治疗方法。他将危机状态定义为由应激事件，或称"危险事件"，导致的短暂而个体化的心理爆发。危险事件造成患者情绪失控，导致患者出现一过性的应对、适应或日常活动能力水平的降低。Caplan 证明了危机事件反映了一个人潜伏和成长的机会。虽然 Caplan 支持 Lindermann 有关急性危机事件的理论，但他仍认为一个人之前在精神方面存在的问题会影响危机的发展、演变和最终解决。危机的发生可能是源于个人应对方式和适应能力存在的问题。Caplan 认同多数急性危机事件在 6 周内可自行缓解，最终结果是以下四种：功能水平改善；功能水平恢复到危机前；功能水平未完全恢复，且对下次危机仍有易感性；以及功能水平严重受损，且稳定停留在较低水平。他还支持了 Linderman 的其他理论，有关一些人自发灵活地应对危机时，可发展出来新的解决问题的方式风格。Caplan 的研究成果使危机治疗的关注点转向如何产生更好的应对机制和适应能力。

目前对危机、创伤和灾难的理解

> **重 点**
>
> ■ 大约 66% 的患者在一生中会经历一次创伤性事件。
> ■ 所有形式的创伤年发病率约为 20%。
> ■ 约有 13% 的美国人口在一生中曾经报告过经历自然灾害或人为灾难。
> ■ 美国国家合并调查估计，18.9% 的男性和 15.2% 的女性报告了一生的自然灾害经验。
> ■ 美国创伤后应激障碍（PTSD）的估计终生患病率为 8%，妇女在生命中的某个时候受影响的男性比男性高出两倍。
> ■ 最常见的创伤事件包括受伤，谋杀，火灾，洪水或自然灾害；经历危及生命的事故；或经历战争。

目前对"危机"的理解已经融入了很多创伤管理和治疗的核心策略。创伤性事件的定义决定了创伤性经历的发生频率。例如，早期研究将创伤性事件仅限于战争、自然灾难和空难，近年来的流行病学调查涵盖了亲密伴侣暴力、车祸、犯罪和没收房产。对生活创伤暴露风险的评估随着"创伤性事件"定义的不同而有所不同（25%~90%）。根据美国《精神障碍诊断统计手册》第 5 版（Diagnostic and Statistical Manual of Mental Disorders, 5th edition, DSM-5），到 75 岁的时候创伤后应激障碍（PTSD）的终生患病率在 8.7%。此外需要注意的是 DSM-5 提到美国成年人 12 个月的患病率为 3.5%。

自然灾难如地震，海啸，飓风，龙卷风和火山爆发等都会对个体造成伤害，摧毁社区，对所在地区的人口造成普遍影响。人为灾难，如"9.11 事件（2001），俄克拉荷马 Oklahoma 爆炸事件（1995），Newtown 枪击案（2012），自杀性爆炸袭击事件，空难事故和环境事故等人为灾难都是 21 世纪的副产品，遗憾的是，已经成为现代生活的一部分。可能导致创伤后应激障碍（PTSD）最常见的创伤事件包括目击伤害、谋杀、火灾、洪水或者自然灾害；危及生命的事件和经历战争。

评估危机或灾难

> **重 点**
>
> 对危机、创伤或灾难的综合性评估包括如下：
> ■ 正常平衡状态。
> ■ 致病应激事件或创伤。
> ■ 对事件意义的个人解读。
> ■ 危机状态。
> ■ 预先存在的性格或精神病学条件。
> ■ 选择性询问既往史。
> ■ 社会支持系统。
> ■ 对当地社会或社区资源的影响。

图 44-1 列出了一种对危机干预理论，可用于治疗危机或创伤。

正常的平衡状态和应激事件

在正常情况下，每个人都有自己内在的心理平衡状态，并在相应的环境支持下完成日常生活和工作，并感受到愉悦的体验。心理平衡是指一个人内心欲望与恐惧，技能和能力，以及价值观和观念之间存在着微妙

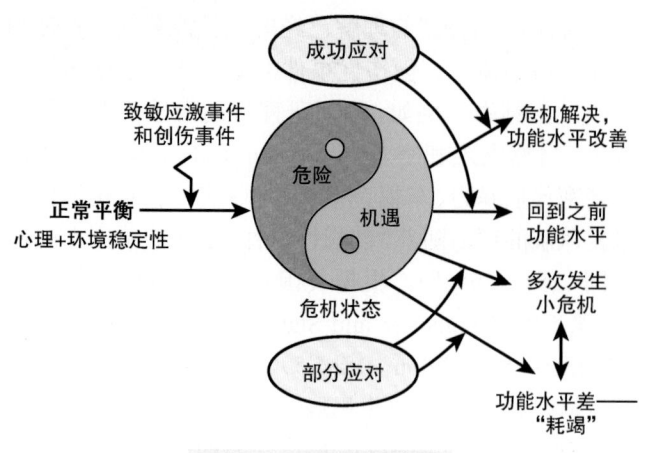

图44-1 危机干预理论

的平衡状态。环境平衡是指对食物、水、住所、躯体舒适度的基本需求，和来自工作、家庭、信仰和社会的社会性整体支持之间的稳定平衡状态。

处于危机状态的患者在应激事件扰乱了正常平衡之后经历了一场情感风暴。全科医生常见的环境应激包括疾病、面对死亡、离婚、分居、失业、经济危机、创伤、亲密伴侣暴力的应对压力。灾难是指紧急环境危机，关注焦点仅限于基本生存、紧急医疗和基本人类需求的保障。心理应激事件可包括亲眼所见的创伤，在灾难中幸存，自暴自弃，爱人去世，做噩梦，性功能异常，或者突然的恐惧、惊恐、愤怒情绪的失控。人格发育危机包括潜伏期、青春期、青少年期、婚姻期、生育期、中年危机、慢性疾病以及退休等，是导致危机发生的常见因素，同时也是重要的共病因素。

Hobson 和同事（1998）修订了 Holmes 和 Rahe（1967）编制的社会再适应评价量表。新版两边列出了 51 项可以导致多数人出现显著应激表现的外源性生活应激事件。量表中前 20 项可分为 5 类：死亡与临终状态，医疗事务，涉及犯罪和司法系统的事务，经济和金融问题，以及家庭矛盾。该量表依据严重程度列出不同的应激事件，从最严重的配偶死亡（第 1 名），到离婚（第 7 名），经历家庭暴力或性虐待（第 11 名），在灾难中幸存（第 16 名）。该量表还包括某些给人们带来压力的积极事件，包括结婚（第 32 名），暴富（第 42 名），和退休（第 49 名）。这一应激事件列表涵盖了日常生活中可导致危机的大多数事件。这些外源性应激事件本身，加上相应产生的内源性不适感，共同导致了情感混乱和一过性的失能，形成了危机早期的不适应表现。

大多数患者寻求治疗时都会惊讶地发现在危机发生的当天或者前几天，有某个严重的未识别的生活应激事件发生。相对少见的是，应激事件有时候在危机

状态的 6 周前发生。一般而言：超过 6 周后出现危机状态的事故不能称为急性应激事件。相反，这些重要事件可能提示之前有未得到完全解决的危机状态的存在，并且同当前的危机存在相关性，如案例 44-1 所示。

案例 44-1

Lisa 是一位 28 岁的女性，因为焦虑、易怒和失眠前来就诊。在她的医生提问指引下，Lisa 发现她的症状开始于 4 周前，当时她在报纸上读到有关当地枪击案的新闻。从那时开始，社交场所就更令她焦虑，回避家人和朋友，并且有入睡困难和沉睡障碍。在学校的班级，她觉得关注工作很困难。她发现自己很难集中注意力，并且经常会回忆过去的同一件事情。她努力不要想起这件事情。当讨论到她的睡眠时，Lisa 表示她从 10 年前开始出现同样的噩梦，当时她家被抢劫，她的一名亲人被枪杀。Lisa 在抢劫的时候不在家，但是回家的时候是她报警。事发后不久她就离开了那处居所，而且随后出现了 PTSD 症状。她也意识到她最近碰到 10 年前遇害那名亲人的母亲。她也提到那次以后她有做心理辅导，并且接受了那次创伤。直到最近，Lisa 已经很多年没出现症状了。

对应激事件含义的解读

无论危机状态是由外源性生活事件还是内源性心理感受导致的，每个人都在这个突发应激事件上增加或解读出额外的含义。对于案例 44-1 中的 Lisa，有关枪击案的报道引发了严重的情感危机和 PTSD 症状的复发。

当倾听有关危机的诱发因素时，很重要的是注意理解患者生活中所有应激事件的意义。Lisa 当地社区枪击案的报告对她来说，有个体化的解读，引发了她陈旧的创伤和 PTSD 症状，导致了这次危机事件。从这次枪击案的解读，Lisa 感觉自己受到了威胁。这次的应激事件唤醒了 10 年前家庭成员遇害的记忆。她开始回避社交场合，有创伤性的梦境导致失眠，并且出现了学习和工作的困难。当地枪击案的报道唤醒了她内在的反应和她关于 10 年前谋杀案过去的选择性记忆。最终导致了社会和职业功能障碍相关的 PTSD 症状复发的急性危机。

Lisa 由于症状前来就诊，但是不能清楚地表达自己的问题。随着有关她的症状和情况讨论的逐步深入，Lisa 意识到自己现在的反应是基于从过去创伤而来的 PTSD 症状。在医生的帮助下，她认识到自己是因

为当地的枪击案报道唤醒了过去的创伤。Lisa 也惊讶地发现碰到那名遇害家人的母亲也诱发了这次 PTSD 症状的再现。在医生的帮助下，Lisa 意识到她目前的恐惧是陈旧的 PTSD 症状再发。她感觉更有安全感，症状减轻，最后完全痊愈了。

危机状态

危机状态可以被定义为一种应激事件导致的短暂心理爆发，进而造成个人应对和适应范围的内心情感混乱或瓦解状态。就像 Lisa 一样，危机状态下，人可能会感到焦虑、噩梦、失眠和行为改变，导致社交和职业功能障碍。某些人可能会否认自己处于危机状态，或表现为心理麻木。

通常，遭遇危机状态或创伤的患者会以一些莫名其妙的躯体不适为主诉（案例44-2）。典型的患者通常在危机期间或创伤后经历四组症状（表44-1）。

案例44-2

Mark，一名 35 岁的房地产经纪人，向全科医生表示焦虑和惊恐发作，担心自己在工作中的表现，感到沮丧，2 周前开始有自杀想法。他说自己变得如此专注于自己不佳的表现，以至于无法做任何事情，担心自己会被解雇。通过全科医生仔细询问，Mark 承认，这些症状开始于 2 周前，当时他的长期女朋友告诉他，他们永远不会结婚。Mark 担心他的女朋友要离开自己或不忠。他提到过去有类似情景，他第一次尝试自杀是在大学，当时初恋女友因为他的室友与自己分手。他跟全科医生说想要得到帮助，因为"不想像自己的父亲一样"。Mark 称当自己是个小男孩的时候，母亲离开了父亲。Mark 的爸爸开始酗酒并且尝试自杀。Mark 的父亲追求其他的关系，并且常常在这些时候心不在焉。不可避免的是，当这些关系结束的时候，Mark 的爸爸会因为抑郁症再发或者试图自杀而住院。

一般而言，像 Mark 这样处于危机状态下的患者说不清是什么困扰着自己，尽管他肯定有什么地方出了问题。Mark 的全科医生问道，"为什么是现在，现在这个时间点，你开始出现自杀倾向和情感危急？"对于这个问题，Mark 开始觉得很沮丧和困惑。然而当他谈到女友，他意识到他在经历害怕失去她的恐慌。当想到他可能再次孤独时，他开始哭泣。他害怕自己会像父亲一样，饮酒、抑郁、反复发生的自杀倾向，而且永远没有再婚。

表44-1 与危机状态或心理创伤相关的常见症状

躯体表现	一般情况
	整体
	失眠
	震颤
	大汗
	寒战
	性欲减退或增加
	开始或增加吸毒
	消化系统
	恶心
	呕吐
	反酸
	食欲减退或增加
	心血管
	心悸
	胸部不适
	神经系统
	头痛
	头晕
	麻木、刺痛
	急性或慢性疼痛
观念	复现创伤性内容梦境或噩梦
	记忆力或注意力降低
	判断力下降
	与创伤有关的强迫或冲动
	重新构建危急事件——控制创伤
	质疑精神或宗教信仰
	精神病（极端表现）
	自杀观念
	杀人观念
感觉	麻木、易激惹、不安
	兴趣缺失
	在提起创伤性事件时出现恐惧及焦虑
	感到悲伤、忧郁、抑郁
	感情爆发和愤怒情绪
	无助感、无望感
行为	过度自我保护和保护家人
	容易受到惊吓
	与他人隔离
	回避与创伤事件相关的活动
	回避可能引起创伤性回忆的地点和人物
	保持忙碌以回避思考
	容易与家人发生冲突
	躁动
	觅药行为
	自杀行为
	冲动、暴力行为

处于危机状态的人们可能不会自己寻求帮助，反而常常是由那些关心他们的亲属、爱人、朋友，甚至警察或救护车带来就诊的。在这种情况下，可能会花上几个小时的时间来探究"为什么是这个时候？"这个问题。让患者前来就诊的是症状，但患者往往不能够指出更深层次潜意识的危机状态。医生会请患者来复述最近6周经历的细节和具代表性的"为什么是现在"有关既往史。这个"为什么是现在"的问题是治疗危机状态的第一步。

解决急性危机与对危机的适应（6周内）

对许多患者而言，随着对危机应对、适应能力的增强，危机的本质通常在6周内缓解。DSM-5（APA，2013）认为在危机前1个月的显著特点是功能障碍，也称"急性应激障碍"。DSM-5规定急性综合征必须持续至少3天并且不多于4周，而且必须对患者的社会和职业功能造成影响或出现功能障碍。危机急性期可能出现的四种结局如图44-1所示。对危机的成功应对和适应可以使危机称为帮助个体成长甚至提高能力水平的推动力。但是对于多数患者而言，危机的最终解决仅仅意味着能力回到了危机之前的基础水平。还有一些患者不能完全解决危机，相反他们"封闭"和否认自己的感觉和近期事件的重要性，从而为下一次危机的出现埋下了伏笔。预后最差的是那些、适应能力较差的患者，他们只能把日常能力维持在一个比较低的水平。例如，一名青春期女性在被男友分手后吞服了30粒药片。这个患者否认了任何自杀企图，反而说"我只是有头痛"。这个患者封闭了她的危机状态。否认自杀行为和对男友的愤怒可能导致适应能力更差，被称为危机忽略或危机未决。这个患者可能继续使用不成功的应对策略，例如酗酒或自残，来处理对痛苦的感受。没有得到解决的危机，会增加患者对未来更小应激事件的易感性。例如，同样是这位患者，假如新的男伴取消了他们的约会，就可能再次出现自杀行为。不过，庆幸的是，未来再次出现危机可以提供新的机会重新解决以往的危机，从而更好的适应和应对方式。

危机、创伤或灾难的后遗症（6周后至终生）

虽然许多患者的危机状态在4～6周内完全缓解，其他的患者可能一直承受创伤或危机的后遗症。预后一般取决于三类影响因素：创伤前、创伤性、创伤后的危险因素（Ursano et al.，1995）。创伤前危险因素包括既往的精神疾病，基因遗传、典型的应对方式、性别和文化。创伤性危险因素与创伤类型、创伤严重性和持续时间，以及身体创伤的严重程度有关。创伤后危险因素包括不成功的应对方式，没有可用的恢复资源，个人和社区反应欠佳，解决问题和适应能力欠佳。通常来说，危机不严重、持续时间短，患者更容易恢复。如果危机持续时间长，如慢性虐待和折磨，或者灾难完全破坏了患者的生活环境（如飓风或地震）。在危机后，恢复条件和应对策略是决定患者预后的重要因素。

在应对处于危机或者遭受创伤的患者时，对于全科医生而言很重要的一点是评估创伤相关的健康问题。此类评估着眼于患者可能存在的躯体疾病或心身不适，关注患者的基本健康医疗需求（食物、保暖、住所、洁净饮水、良好的卫生条件）。从精神科的角度来看，全科医生必须谨记危机事件后出现创伤症状是正常的。很多患者的症状会逐渐缓解并自发消退，而且多数患者可能不需要心理治疗。但是就30%～40%的患者出现了精神疾病迁延的表现（Raphael，1986）。例如，涉及一次车祸的人群中，1年后月后25%的患者出现了精神障碍的表现，有11%最终发展为PTSD（Mayou et al.，1993）。表44-2总结了在危机或创伤诱导的精神障碍的疾病谱。

表44-2　与创伤或危机相关的疾病

适应性障碍（309.XX；DSM-5，p286-287）

急性应激障碍（308.3；DSM-5，p280-281）

创伤后应激障碍（309.81；DSM-5，p271-272）

严重抑郁障碍（296.xx；DSM-5，p160-161）

物质应用或依赖（DSM-5，p481-585）

分离性障碍（301.14；DSM-5，第292页）

广泛性焦虑障碍（300.02；DSM-5，第222页）

惊恐障碍（伴或不伴广场恐怖症）（300.01；DSM-5，p208-209）

特定恐惧症（300.xx；DSM-5，p197-198）

社会焦虑障碍（社会恐惧）（300.23；DSM-5，p202-203）

短暂精神病（298.8；DSM-5，p94）

躯体形式障碍（300.82；DSM-5，p311）

转换性障碍（功能性神经系统症状障碍）（300.11；DSM-5，p318）

DSM-5, Diagnostic and Statistical Manual of Mental Disorders, fifth edition. Diagnostic criteria available from American Psychiatric Association. Diagnostic and statistical manual of mental disorders. 5th ed. Arlington, VA: American Psychiatric Publishing; 2013.

既往精神疾病或人格障碍

对于多数人而言，既往精神疾病或人格障碍和他们应对急性危机状态或创伤的能力没什么关系。一位精神分裂症患者完全可以像其他普通人一样处理好急性危机状态。一个人对急性危机状态或创伤处理得如何主要取决于前文讨论过的那些因素，包括易感因素、对应激事件的定义、危机状态本身、患者的应对能力和方式以及患者支持网络的效应。

然而，确实有很多这样的案例，既往存在的精神障碍、没有得到解决的创伤或危机会影响新一次危机的进展。曾有一位智力发育迟滞的男孩子，因他母亲用完了他最喜欢的早餐谷物而出现了严重的暴力倾向。这种诱因对于大多数人而言可能只是一个很小的应激事件，但对于这个男孩而言，每天早餐吃什么是不能改变的，否则就是一场灾难。精神发育迟滞导致了他智商低下，缺乏语言能力，由于不具备思考其他选择的能力，最后演变为暴力危机。严重精神疾病或人格障碍患者，创伤相关障碍患者，以及那些习惯于刚性应对方式或适应能力较差的人在面对未来的危机有更大的风险。

有选择地询问既往史

对于急性危机状态而言，患者的既往史仅在其能够有助于解释和解决当前的危机状态时才是有用的。很多患者为了回避当前危机状态造成的痛苦会下意识地引导全科医生更多地关注慢性健康疾病，而非当前事件所造成的痛苦。为了避免落入这类的既往史陷阱，医生必须尝试理清目前危机状态的动态发展过程，并寻找患者过去生活中的类似事件，以更好地解释当前的危机状态。例如，有选择地询问过去的自杀倾向以及出现这些自杀倾向时的周围环境能够提供有价值的线索，帮助医生更好地理解当前的自杀危机状态。这种选择性病史询问方法有助于回答"为什么是这个时候"出现自杀倾向这一问题。

除了既往史以外，其他有助于解释暴力倾向的事件还包括虐待动物、逃学、住在寄养家庭，童年时被虐待或忽视，性虐待，曾被家庭暴力，有法律或者严重的经济问题，曾经被监禁、抑郁病史，物质滥用或者酗酒。选择性的既往史可能是与理解急性自杀危机相关的，包括既往试图自杀，抑郁症、双相情感障碍、物质滥用、慢性疼痛或残疾，或者严重的神经系统或身体疾病病史。

在应对创伤受害者时，重要的是询问过去的创伤、既往成功的应对模式或者适应情况，和文化及宗教信仰。这些信息有助于促进恢复。目前创伤性事件越小，灾难前变量越重要，例如既往社会和职业功能或精神疾病病史。

社会系统

每个人都生活在社会交往，社会支持，以及社区和国家资源的网络之中。对于绝大多数人而言，和家人、朋友和同事的社会交往每天都在进行。这些日常的社交活动是由社区支持的，使个人能获得清洁的水、良好的卫生条件、住房、食物、衣服、工作、教育、经济和医疗保健成为可能。社区结构一般是由国家支持而实现的。国家资源支持文明的整个基础设施，从道路到货币体系到宪法保护。一般来说，稳定的社会结构在各个层面上为应对各种形式的危机或自然灾害提供了最大限度的缓冲。患者的社会系统可以用一幅生态图表示（图 44-3 和案例 44-3）。

通常情况下，患者会面临危机，因为直接的社会环境受到诸如离婚、家庭功能障碍、吸毒、失业或告知驱逐等问题的威胁或干扰。对本地支持网络的相应损害可能对患者产生深刻的影响。例如，死亡的配偶是唯一的经济支柱，将可能对患者产生一个更严重的危机。在一个小型的或者失能的支持网络中，即使是相对轻微的应激事件也有可能导致重大危机。例如，一位出不了门的老太太，没有家人、朋友，甚至没有人可以打电话聊天，哪怕是其家庭护理人员的一次失约都可能造成严重的感情危机。

在评估患者的本地支持网络时，全科医生应该考虑患者的人际网络是否有兴趣、可用、并且有能力提供帮助。有一些关系网络是有益的，应该参与进来；但还有某些网络对患者是有害的，应该排除。这种鉴别在亲密伴侣暴力中尤其复杂，例如分居对于保障受害女性的人身安全是必要的，但同时也会给她造成严重的经济负担，或者失去住所和人际关系网络。当患者处于危机状态时，全科医生应该帮助其选择向当前支持关系网络中最可靠的对象请求帮助。具体的有效请求方式可以使向特定的家庭成员打电话，与可靠的上级沟通，聘请律师，接受医疗支持或申请医疗援助 Medicaid。

总的来说，在个人层面的社会支持关系遭到破坏（例如失业）比社会生活层面的破坏（如海啸）的危害程度更小。贫困国家遭到的破坏，如战争或地震可能会造成严重而无法挽回的灾难。在应对长期自然灾难的时候可能会出现社会资源的匮乏。这时候社会关系结构可能会遭到破坏，整个国家或社会的维持和正常运转都出现困难（Eranen and Liebkind，1993）。这在 2012 年的 Sandy 飓风和 2010 年海地地震中体现得尤为明显。这种强度的自然灾害需要当地、州县、国家甚至国际间的支持援助，以帮助灾民重建社会完整性，恢复灾前的正常运转水平。

门诊条件下的危机干预

基本方法

重 点

- 从询问"为什么是现在前来就诊"开始,依次回溯过去发生的有关事件。
- 注意急性危险因素评估,包括自杀、暴力和急性医疗事件的风险。
- 建立生态图或社会关系网络图,详细了解患者的家庭关系和其他方面的社会心理支持,包括朋友、其他医生、保险、社团和教会。
- 从独立的问题或症状开始危机治疗。
- 以独立的问题或症状为核心,绘制轮辐图综合考虑各种生物心理社会文化因素,制定一份周全的治疗计划。
- 帮助患者建立正确的适应和应对技巧以解决问题和治疗症状。
- 使用危机解决策略。
- 必要时为了缓解症状可以使用精神科药物。

危机评估的关注点包括对之前发生的危机或者创伤的评估,对应激事件患者的个性化解读,对危机状态本身的评估,选择性询问既往史及对社会支持网络和相关精神疾病的评估等。这些评估内容对于寻找危机发生的原因以及之后选择合适必要的危机干预治疗手段和问题解决方案是必不可少的。

危机干预治疗手段根据需要可以典型地分为1～5个阶段,也可以根据需要扩展。治疗本身旨在帮助患者可以更好地接受和应对危机状态造成的生物心理社会或文化影响。各个阶段所需要的时间取决于病例的复杂程度和治疗参与者的工作经验。全科医师可以从探究"为什么是现在",或者危机的急性应激事件。之后可以通过有意识地询问寻找与本次危机发生发展相关事件、感受、观念和行为的具体时间点和顺序经过。前来就诊的患者应该被鼓励说出他们急性危机状态的具体细节。

帮助患者描述应激事件的具体细节,急性问题的发展对寻找危机解决方法是有益的。涉及缺乏食品、衣物及住所,卫生条件恶劣、医疗条件匮乏的应该首先优先对待。危机包括暴力、自杀或者危及生命的疾病应该在危机治疗上第二优先对待。日常生活中的危机应该根据患者表现进行相应治疗。

危机治疗应关注于患者近期生活事件动态发展,近6周生活状态,以及既往史中的有关治疗的因素。时间线、生态图/支持关系网络图、轮辐图、基于症状的治疗方法和选择并发展更为恰当的应对的方式是指导危机评估和治疗的有力工具。上述元素可以用于制定解决危机的总体策略。

时间线

时间线是一种从既往生活史直至当前危机状态中选择性提炼出的生活事件的图形演示。全科医生应该在询问患者时建立一条这样的时间线。医师应在患者前来就诊时询问其过去和最近经历的重要生活事件和危机易感因素。汇总分析之后,医师和患者应一起回溯之前6周发生的重要生活事件。最后,医师应该尝试选择性询问有关当前危机状态的过去史。时间线的应用如案例44-3所示。与患者一起制作时间线有助于医患更多地关注近期的生活事件,并开始规范化治疗过程,如案例44-3中图44-2所示。

案例 44-3

Joanne 是一名保险理算员,为 2012 年飓风 Sandy 过后被破坏的家庭工作。她 6 周前开始工作,之前有过飓风 Katrina 破坏的家庭服务的相关工作经验。Sandy 过后倒落的树、破损的房子和车,以及应对创伤后的家庭的压力使她抑郁,没有理由的焦虑和挫败感,和新出现的失眠。4 周前,她向单位寻求帮助,被告知其他的理算员数周后才能前来帮助。她家的保姆在 2 周前提出威胁,因为经济原因要求辞职。保姆可能的辞职会导致照顾儿童的问题。这种情况让 Joanne 开始暴食,饮酒来帮助睡眠,以及偏头痛。她开始去看全科医生。在看诊的时候,医生帮助她建立了她的时间线(图 44-2)。她的全科医生识别了她的抑郁的程度,并且帮助 Joanne 认识到她的偏头痛和失眠是由饮酒引起来的。时间线也发现了 3 周前是她丈夫因为飓风 Irene 去世的祭日。在她丈夫回家的路上,一棵树倒在他的车上。她丈夫的死亡让她成为家里唯一的经济支柱,照顾三个小孩,她婆婆患有痴呆,她自己的双亲年事已高。Joanne 和她的医生开始解决一些问题,在治疗偏头痛和失眠的病因。创建生态图也鼓励她来向自己的兄弟姐妹寻求帮助,并且与她的老板商议在她目前的工作站点增加其他的理算员。

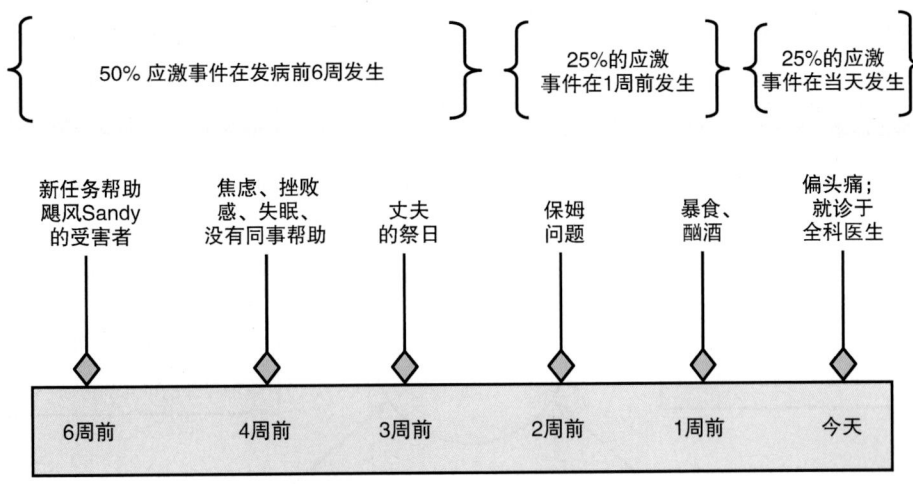

图 44-2 危机时间线：案例 44-3

生态图

生态图是一种对患者整个支持网络的图形演示。生态图包括家庭成员关系和直接支持关系网络。图中还应包括患者目前的家庭情况，三代以内亲属，以及患者所在的生活环境的社区和人际关系资源（如亲属、邻居、法律支持、医师、牧师、社会服务机构等）。生态图可以帮助家庭医生决定找谁来帮助患者，而哪些人应该避开；以及应该利用哪些社会、宗教、法律或经济资源来帮助患者从危机状态中恢复。

利用案例 44-3，Joanne 的生态图如图 44-3 所示。她的兄弟姐妹、老板、同事可以帮助她度过这次危机。

最终决定利用哪些支持的资源取决于医患间的协调一致。她的医生除了给予治疗外还提供了充分的附加的心理咨询服务。

选择问题还是症状

因为大部分危机状态中都是问题和症状同时出现，选择合适的治疗切入点非常重要。直接威胁到患者人身安全的事件肯定要第一优先处理。提供食物、住所、安全和医疗照顾，预防自杀风险和暴力必须是在其他所有关注点之前考虑的。相对较轻的问题和症状可以根据患者的想法灵活处理。

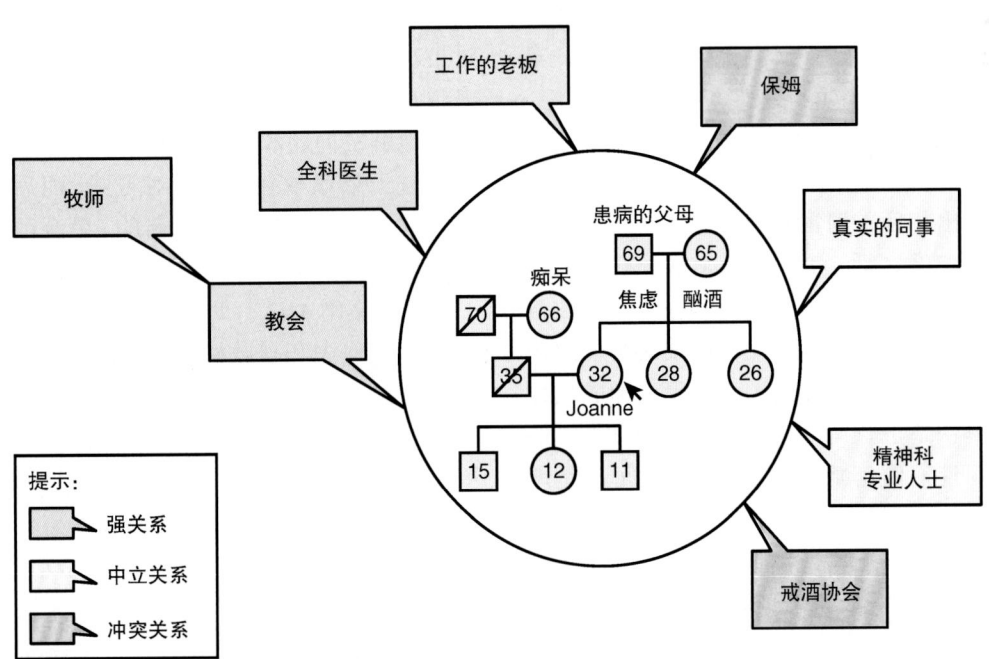

图 44-3 生态图或者支持网络图：案例 44-3. 圆圈代表女性，方框代表男性。圆圈及方框内的数字表示年龄。穿过方框的斜线代表这个人已经去世，箭头代表该患者

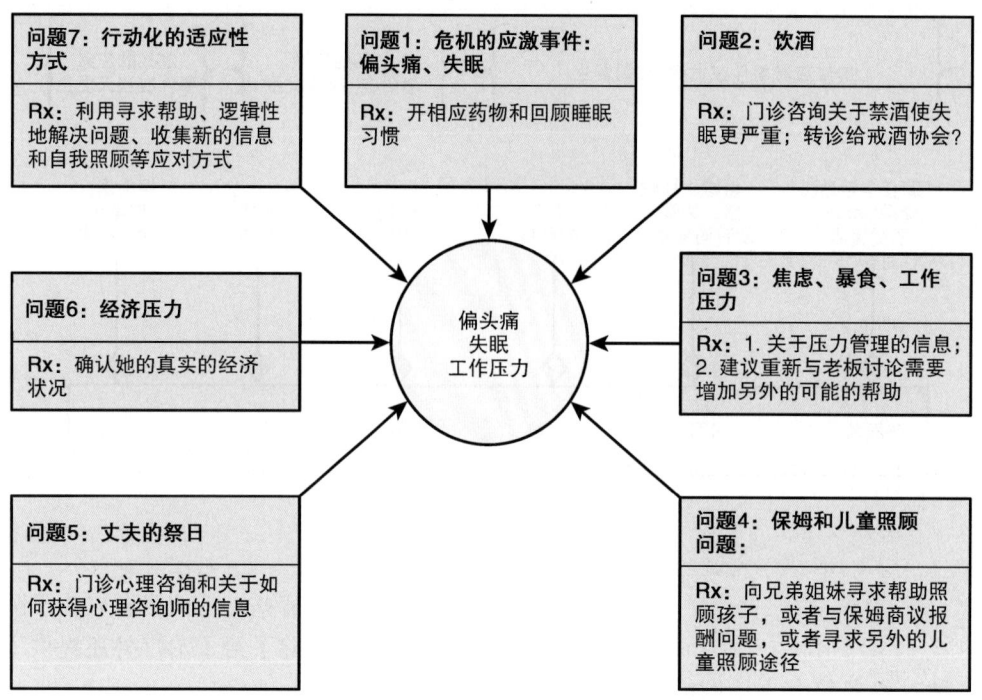

图 44-4　危机形成和治疗方案的轮辐图。Rx：处方

危机形成的轮辐图

轮辐图是一种有效的工具，有助于分析危机原因的形成，并且可以帮助发展有效的、有优先次序的治疗方案。急性危机应该绘制在车轮的中心。而车轮的辐条是可能导致或诱发危机状态的问题或症状。医生应制订一份按优先程度排序的问题清单。对于表上的每一个问题，全科医生都应该做出旨在帮助患者缓解危机状态的特定评估、测试或治疗方法。有关 Joanne 案例中的轮辐图的应用如图 44-4 所示。

基于问题或者症状的治疗

在医生绘制出相应的时间线和生态图，并根据轮辐图制订出治疗方案之后，就可以开始基于问题或基于症状的危机治疗措施。全科医生应该综合使用教育说服、心理治疗或支持性的治疗方法，必要时可使用药物治疗。危机状态治疗的基础在于鼓励患者形成良好的应对技巧并解决适应性障碍，同时学会使用危机解决策略。药物可能对缓解症状是必要的，也可以是严重精神疾病治疗方案中的一部分。

应对技巧和适应性解决问题

幸运的是，多数人最终都能找到新的方法控制或应对危机状态。应对方式是患者面对应激事件所独有

的方法。例如，某些人在面对紧张的危机状态时所习惯于分析自身状况、寻求他人的帮助，或收集进一步的信息。某些人的应对方式在特定的情境下比其他人的更合适。表 44-3 列举了一些典型的适应性应对方式，对其他患者可能有借鉴意义，而病理性的应对方式是其他患者应该避免的，必要的时候建议其他的适应性的应对方式。对于患者的应对方式进行评估并作出恰当的建议和指导有助于危机的尽快解决。这些新的应对技巧有助于患者更好地适应紧张的生活环境。总的来说，那些能够灵活应用多种应对技巧的患者更容易成功地解决问题和危机状态。处于危机状态下的患者往往过于依赖单独一种应对方式，而后者常常不是最适合的。那些不能产生出新的、更合适的应对方式的患者更可能在面对危机状态时出现功能障碍。

回顾案例 44-3 有助于解释什么是应对方式。Joanne 开始感觉焦虑和挫败感，开始暴食以及饮酒是她应对工作压力、失去丈夫的记忆，和照顾孩子出现问题的应对方式。随着偏头痛和失眠症状的出现，她开始看全科医生。她意识到她可以向医生、兄弟姐妹、老板和可能的同事寻求帮助，而且她可以在需要的时候寻求心理医生或者戒酒协会的帮助。她调动了自己的存余的能力来逻辑性地解决问题，同时也采取了替代性的策略，比如通过收集信息找到了新的保姆。她也意识到自己的需求应该关注自我保健，注意睡眠卫生习惯和使用压力管理策略。

表 44-3　应对方式

适应性应对方式	直觉：使用想象和感知觉来解决问题
	逻辑推理：谨慎的，合乎逻辑的演绎推理
	反复试验：尝试任何一种问题解决方式；如果无效，改进之后再次尝试
	求助：收集信息并采取行动
	自我回顾：用饮食、运动、压力管理或睡眠习惯保持健康
	等等看：让时间或环境决定事情的发展结果
	行动导向：采取行动并随时解决出现的问题
	思考：行动前冷静思考可能出现的问题
	精神：请求神的旨意
	情感：使用情感表达方式，如流泪、愤怒或恐惧来解决问题
	控制：控制自己或他人以获得解决问题的能力
	运作：使用各种运作方式来解决危机
病理性应对方式	酗酒、吸毒、焦虑、惊恐、抑郁
	反社会的诈骗行为：使用虚假、说谎、作弊或偷窃的方式解决危机
	自杀：使用自杀或威胁自杀逼迫他人或解决问题
	暴力：使用暴力或威胁使用暴力以获得对他人的控制或解决问题
	回避、否认：拒绝面对或了解存在的问题
	躯体化：以躯体化的症状作为内心情感表达的手段
	冲动：没有达到预期结果时，出现不可预知或冲动的反应
	随机混沌状态：反复试验和冲动性应对方式独特而极端的表现；多见于持续精神病性状态

危机解决策略

除了教会患者新的应对方式和技巧以外，全科医生还应该向患者提供危机解决的总体策略。危机解决策略基于危机状态原理，包括 18 个步骤（表 44-4）。全科医生应指导患者初步了解其中的部分步骤，并鼓励患者尝试使用这些方法作为未来进行自助的策略。

其他的创伤干预

治疗要点

- 危机干预和心理治疗技术是危机或严重创伤的一线治疗方法（Bradley et al., 2005; National Institute for Health and Care Excellence [NICE], 2005）（推荐等级：A）。这些包括：
- 对于成年人和儿童，关注创伤的行为认知疗法（TFCBT）是心理治疗最有益的方式之一（Bisson et al., 2009; Foa et al., 2009; Forbes et al., 2010）（推荐等级：A）。
- 快速眼部运动脱敏疗法在某些研究中非常有效，在另外一些研究中有效性欠佳（Foa et al., 2009）（推荐等级：A or B）。

- 基于暴露的行为认知疗法是最为有效的心理疗法之一（Bisson et al., 2009; Foa et al., 2009; Forbes et al., 2010）（推荐等级：A）。
- 心理教育、呼吸和放松训练以及家庭作业的治疗方法对于 PTSD 患者是有效的（Forbes et al., 2010）（推荐等级：B）。
- 在严重创伤或灾害后，进行心理急救干预是有效的（Bisson, 2007）（推荐等级：B）。
- 强制性的危机压力管理（CISM），有时候也被称为小组干预，是无效的（Benedek et al., 2009）（推荐等级：C）。

处于突发危机状态或经受自然灾害的患者不一定需要进行治疗。而如果患者存在自杀，受到暴力伤害危险，出现急性医疗事件，或发生严重的精神障碍（如精神疾病、PTSD、双相情感障碍、抑郁、过度焦虑等）的风险，危机治疗就显得尤为必要了。如果是患者主动提出，或者愿意配合这些治疗手段效果最好。

创伤的心理治疗应在创伤发生时可以尽快进行，之后坚持随访。如果突然出现了严重而危及生命的精神疾病，则治疗应更为积极，必要时甚至可以强制进行（APA, 2004; NICE, 2005）。

如果在创伤出现 6 周内患者的症状和问题都得到了逐步缓解，而社会和职业功能也保持完整，则不进行精神治疗是最好的选择。证据显示非危及生命状态下的强制性危机干预，也称为危机事故压力处理（CISM, critical incident stress management），或称小组干预（debriefing）（Mitchell et al., 1983），并没有明显效果（Rose et al., 2004）。如果对遭受严重创伤或自然灾害的患者进行心理急救，则可使他们获益 Bisson et al., 2007; Veterans Administration/Department of Defense [VA/DoD] Management of PostTraumatic Stress Working Group, 2012）。这一方法有助于促成安全感，保持镇静，维持个人和群体的工作效率，保证社会关系有效性并鼓励人们形成乐观积极的生活态度。此外，心理教育、呼吸和放松训练经常作为介入的内容，并且在暴露于创伤的初始阶段是有效的（APA, 2004; Benedek et al., 2009; NICE, 2005）。

7 项主要的循证指南被用于治疗急性应激障碍和创伤后应激障碍（Forbes et al., 2010）。这些实践指南对治疗并没有统一的证据水平，这就是为什么某些心理治疗形式在治疗危机、创伤、灾难关键治疗中有两个评级。对于成年人（Foa et al., 2007）和儿童（AACAP Practice Parameters for PTSD, 2010）治疗 PTSD 的最佳建议是聚焦创伤的认知行为疗法（TFCBT）（Foa et al., 2009; Forbes et al., 2010）（推荐等级：A）而不是药物治

表 44-4　危机解决策略

安全评估	如果患者处于由于暴力、自杀风险或突发疾病所致的急性危险状态中，应该予以其更多帮助。如果需要，应该联系医疗工作人员，申请法律强制手段或者其他资源。

1. 教育患者识别危机状态的早期预警信号，一般包括焦虑或抑郁状态，偶发的惊恐症状，被征服感，紧迫感，惊醒症，意识混乱，人格解体，插入式观念，闪回，噩梦，自我挫败感以及自杀和杀人倾向。

2. 帮助患者建立康复的期望。

3. 告诉患者在发生突发事件后，多数危机状态可能需要 6 周左右时间才能逐渐消退、稳定或者缓解。

4. 帮助患者的症状正常化，患者需要知道在发生急性危机或创伤后，精神症状和躯体症状，以及不同寻常的生活方式（例如不去上班）都是正常的，而且是自然健康的应对方式的一部分。

5. 重要的是，告诉患者如果问题和症状在 6 周后没有缓解，他们应该有必要获得进一步的评估和治疗。

6. 如果患者有想法，他/她可以与医生或者可信赖的朋友就危机状态进行沟通。如果这些朋友或者家庭成员没有涉及危机状态是最好的。为了对下一次危机进行预防或早期干涉，医生应该帮助患者发展一张可信赖的朋友、其他的医生或者专科医生和可用社区资源的联系清单。

7. 如果患者挫败于自己的情感，应对能力很差，或者生活方式出现明显异常（超出正常的创伤后反应范围），应考虑帮助患者分享自己的痛苦感受，或分析那些反复或插入性的思维，这可能对其有益，并起到一定程度的缓解作用。

8. 识别患者某些特定症状，问题以及受到危机状态严重影响的功能范围（如工作，家庭，人际关系，经济能力等）。

9. 识别某些对当前危机状态起到促进作用的特定事件，应激事件和症状（如失眠等）。可以在绘制时间线的同时进行（表 44-2）。

10. 使用生态图评估患者的支持关系系统（图 44-3）。使用这种支持关系网络工具，有助于患者发现谁能帮得上忙，谁会导致关系恶化。

11. 选择应该首先治疗的问题或症状。这一点可能很困难，需要对危机的发生原因进行全面地理解和分析之后，才能判断哪些问题或症状需要优先治疗。

12. 使用轮辐图（图 44-4）帮助制订核心危机状态的治疗计划，并判断哪些问题或症状需要优先治疗。

13. 帮助患者理解其当前的应对方式，以及为什么这种应对方式无效。介绍其他的更有适应性的应对方式（表 44-3）。

14. 从其他可有助于危机解决的人那里获得补充信息。这一点仅在对危机状态进行全面分析并确定治疗入手点之后才能进行。

15. 基于这些补充信息、新出现的感受、危机分析结果以及治疗入手点，制订危机解决的特定计划。这份计划应设计新应对方式的使用，一系列后续动作，以及根据临床需要选择的心理治疗药物。

16. 患者应该实践治疗计划。开始一次只解决一个危机原因，会让人感觉没有那么难，从而尝试同时处理多个问题。

17. 评估治疗结果。问题是否已经得到解决？如果是，回到步骤 1 并选择一个新的症状或问题。如果不是，进入步骤 18。

18. 如果初始的计划没有帮助，再次尝试，寻求其他的帮助，或者咨询精神科医师或者其他专科医师。

疗（Forbeset al.，2010）。TFCBT 包括通过想象性的，体内的和指导治疗性的，书面，口头或录音叙事暴露于过去的创伤，并使用认知行为疗法来干预。基于暴露的行为认知疗法是一种有效的循证疗法（Foa et al.，2009；Forbes et al.，2010）。

快速眼部运动脱敏疗法被评为 A 级（by Australian National Health，2007；VA/DoD Management of Post-Traumatic Stress Working Group，2012）或 B 级证据（by the Institute of Medicine，2007）。由于没有足够的经验丰富的创伤治疗师，药物治疗常常被用作创伤心理治疗时的一线治疗。

精神疾病症状的药物治疗

治疗要点

- PTSD 一线治疗是选择性五羟色胺再摄取抑制剂（SSRI），

包括舍曲林和帕罗西汀，这两者都被美国食品与药品管理局 FDA 批准用于 PTSD（Friedman，2013；Stein et al.，2003）（推荐等级：A）。

- 文拉法辛（选择性五羟色胺 - 去甲肾上腺素再摄取抑制剂，SNRI）与 SSRI 一样被用来减轻症状，尽管 SSRI 和 SNRI 可能在退役老兵中可能效果欠佳（Friedman，2013；Hetrick et al.，2010）。

- 米氮平和奈法唑酮被认为是二线药物。然而，由于担心肝毒性，奈法唑酮不常使用（Friedman，2013；Steinet al.，2003）（推荐等级：B）。

- 苯二氮䓬类药物不建议被用于治疗 PTSD，除非用于并发症。有证据表明，这类药物不能减轻症状，并且有潜在的高风险（Friedman，2013；Stein et al.，2003）（推荐等级：B）。

- 安非他酮用于治疗 PTSD 目前还没有一致性的证据（Friedman，2013；Stein et al.，2003）（推荐等级：C）。

- 托吡酯是唯一一个与 SSRI 作用一样有效的抗惊厥药物（Stein et al.，2003）（推荐等级：A）。

- 对于 PTSD 导致的噩梦症状,哌唑嗪可能有效(Friedman, 2013; Stein et al.,2003)(推荐等级:B)。
- 在没有精神症状的情况下,使用非典型抗精神病药物辅助治疗 PTSD 的证据尚无定论。不建议非典型抗精神病药物单药治疗(Krystal et al.,2011; Stein et al.,2003)(推荐等级:B)。
- 目前还没有足够的证据来确定联合的心理治疗和药物治疗是否优于单独的任何一种方式(Hetrick et al.,2010)(推荐等级:A)。

尽管心理治疗技术是危机是治疗急性危机或创伤的一线方法(Forbes et al.,2010),但是使用药物治疗特定症状或精神疾病也是有益的。一般而言,针对减轻症状的药物与治疗主要精神障碍的药物可以平行使用。例如,如果患者仅出现睡眠障碍,则需要使用较新的催眠药。同样,对于抑郁或精神病症状,可以使用抗抑郁药或抗精神病药。这种以症状为导向的方法还没有得到很好的研究。

在急性危机或创伤后,失眠或其他睡眠障碍可能会大大影响应对能力。使用非苯二氮䓬类如唑吡坦,扎来普隆或艾司佐匹克隆可以作为急性睡眠障碍的一线药物治疗。苯二氮䓬类药物治疗急性危机后的睡眠或焦虑状态值得商榷,但对苯二氮䓬类药物可能抑制有效应对的疗效和担忧几乎没有支持。苯二氮䓬类药物也存在依赖和成瘾的风险,数据表明它们不能减少PTSD 的进展(弗里德曼,2013)。虽然有效有关数据较少,但曲唑酮也经常用于慢性睡眠困难,因为它没有依赖的风险。

到目前为止,没有已知的干预措施可以防止 PTSD。对于 PTSD 的主要治疗,药物包括 SSRIs,哌唑嗪和托吡酯。包括舍曲林,帕罗西汀,文拉法辛和氟西汀(APA,2004; Benedek et al.,2009;福布斯 et al.,2010;和 Benedek et al.,2009)有效地治疗 PTSD 症状,包括再度经受创伤,回避,麻木和过度兴奋。Friedman,2013; Stein et al.,2006)。已经证明哌唑嗪可以有效治疗与 PTSD 相关的噩梦,但是对其他 PTSD 症状的影响还没有得到很好的研究(Friedman,2013)。

当考虑药物治疗时,非战斗相关和战斗相关的 PSTD 之间的区别是确定的(Benedek et al.,2009)。与战斗无关的创伤后应激障碍包括平民创伤,童年或成人性侵犯,亲密伴侣暴力,人际创伤,或机动车辆坠毁造成的创伤。对于非战斗相关的 PTSD,舍曲林,帕罗西汀,氟西汀和文拉法辛在短期试验中是有效的。如果患者不需要 TFCBT 或可以与 TFCBT 联合,这些药物可以是主要的治疗形式;尚无证据显示联合治疗优于 SSRI 或 CBT(Hetrick et al.,2010)。最近的研究表明,托吡酯治疗 PTSD 是有益的,并且与 SSRI 相似(Friedman,2013)。抗抑郁药米氮平的疗效是模棱两可的,但据报道有些益处(Friedman,2013)。没有确立 β 受体阻滞剂或安非他酮的疗效。

战争相关创伤药物治疗的结果不太可靠。来自最近参加战争导致 PTSD 年轻退伍军人似乎对 SSRI 和 SNRI 有反应。然而,从以前的战争老年退伍军人似乎对舍曲林或氟西汀没有反应。因此,常见的 SSRIs 可能只对这一组有效(Benedek et al.,2009)。对于两组 PTSD 噩梦,哌唑嗪(3~15mg/ 晚)已被使用并取得了一些成功。

虽然 SSRIs 是 PTSD 药物治疗的一线选择,但不是所有的患者都会有满意的治疗反应。以前曾认为用利培酮和奥氮平辅助治疗可能有帮助。然而,最近一项大规模的老年人随机临床试验发现,利培酮并不比安慰剂好(Friedman,2013; Krystal et al.,2011)。可以考虑使用双丙戊酸钠或锂等情绪稳定剂,但是成功的证据是有限的。丁螺环酮或苯二氮䓬类也可以使用,但只是少量和辅助地减少焦虑或惊恐发作。这些药物不建议作为单药治疗。

总结

全科医师经常会遇到各种突发危机状态、经历过严重创伤的患者、亲密伴侣暴力以及自然灾害情况,这就需要医师具备专业知识来理解患者的主诉并正确制订管理和干预策略。危机干预和灾难管理的目标是评估危机的易感因素,理解患者对应激事件的个性化解读,处理危机状态本身,并在选择性询问病史的基础上更为透彻的理解患者当前的处境。充分利用患者的支持关系网络以及诊断和治疗患者既往精神疾病也是很重要的。综合使用时间线、生态图和轮辐图的危机评估策略有助于患者确立特定的问题解决定势方法。危机管理包括基于症状或基于症状的干预治疗方法,使用适应性应对方式,18 步危机干预方法,以及在必要时使用药物治疗。所有这些干预手段对于寻求危机的最终解决都是很有意义的。

(旭思哲　周虹　译)

参考资料

American Psychiatric Association: *Practice guideline for the treatment of patients with acute stress disorder and posttraumatic stress disorder*, Arlington, Va, 2004, APA.

American Psychiatric Association: *Diagnostic and statistical manual of mental disorders*, ed 5, *(DSM-5)*, Arlington, VA, 2013, American Psychiatric Publishing.

Benedek DM, Friedman MJ, Zatzick D, Ursano RJ: Practice guideline for the treatment of patients with acute stress disorder and posttraumatic stress disorder, *Focus* 7:204–213, 2009.

Bisson JI, Brayne M, Ochberg FrM, Everly GS Jr: Early psychosocial intervention following traumatic events, *Am J Psychiatry* 164(7):1016–1019, 2007.

Caplan G: *An approach to community mental health*, Orlando, Fla, 1961, Grune & Stratton.

Caplan G: *Principles of preventative psychiatry*, New York, 1964, Basic Books.

Eranen L, Liebkind K: Coping with disaster: the helping behavior of communities and individuals. In Wilson JP, Raphael B, editors: *International handbook of traumatic stress syndromes*, New York, 1993, Plenum Press, pp 957–964.

Erikson EH: *Identity and the life cycle*, New York, 1959, International Universities Press.

Friedman MJ: PTSD: Pharmacotherapeutic approaches, *Focus: The Journal of Lifelong Learning in Psychiatry* 11(3):315–320, 2013.

Foa EB, Keane TM, Friedman MJ, Cohen JA, editors: *Effective treatments for PTSD, second edition: practice guidelines from the International Society for Traumatic Stress Studies*, New York, 2009, Guillford Press.

Forbes D, Creamer M, Bisson JL, et al: A guide to guidelines for the treatment of PTSD and related conditions, *J Trauma Stress* 23(5):537–552, 2010.

Hetrick SE, Purcell R, Garner B, Parslow R: Combined pharmacotherapy and psychological therapies for post traumatic stress disorder (PTSD), *Cochrane Database Syst Rev* 7(7):2010.

Hobson CJ, Kamen J, Szostek J, et al: Stressful life events: a revision and update of the social readjustment rating scale, *Int J Stress Manage* 1:1–23, 1998.

Holmes TH, Rahe RH: Social readjustment scale, *J Psychosom Res* 2:213, 1967.

Institute of Medicine: *Treatment of PTSD: assessment of the evidence*, Washington, DC, 2007, The National Academies Press.

Krystal JK, Rosenheck RA, Cramer JA, et al: Veterans Affairs Cooperative Study No. 504 Group: Adjunctive risperidone treatment for antidepressant-resistant symptoms of chronic military service-related PTSD: a randomized trial, *JAMA* 306:493–502, 2011.

Lindemann E: Symptomatology and management of acute grief, *Am J Psychiatry* 101:141, 1944.

Mayou R, Bryant B, Duthie R: Psychiatric consequences of road traffic accidents, *BMJ* 307:647–651, 1993.

Mitchell JT, Madcno AA, Berger TJ, et al: When disaster strikes. The critical incident debriefing process, *J Emerg Med Serv JEMS* 8:36–39, 1983.

Raphael B: *When disaster dtrikes: a handbook for caring professionals*, London, 1986, Hutchinson.

Rose S, Bisson J, Churchill R, Wessely S: Psychological debriefing for preventing posttraumatic stress disorder, *Cochrane Database Syst Rev* (4):CD000560, 2004.

Salmon T: War neurosis (shell shock), *Milit Surg* 41:674, 1917.

Stein DJ, Bandelow B, Hollander E, et al: WCA recommendations for the long-term treatment of posttraumatic stress disorder, *CNS Spectr* 2:31–39, 2003.

Stein DJ, Ipser JC, Seedat S: Pharmacotherapy for post- traumatic stress disorder (PTSD), *Cochrane Database Syst Rev* (1):CD002795, 2006.

Ursano RJ, Fullerton CS, Norwood AE: Psychiatric dimensions of disaster: Patient care, community consultation, and preventive medicine, *Harv Rev Psychiatry* 3:196–209, 1995.

Veterans Administration/Department of Defense Management of Post-Traumatic Stress Working Group: Clinical practice guideline for the management of post-traumatic stress, 2010.

网络资源

www.nice.org.uk/guidance/cg26 National Institute for Health and Care Excellence (NICE). Post-traumatic stress disorder (PTSD): the management of PTSD in adults and children in primary and secondary care, 2005. Clinical Guideline 26.

www.aacap.org/AACAP/AACAP/Families_and_Youth/Facts_for_Families/Facts_for_Families_Pages/Posttraumatic_Stress_Disorder_70.aspx American Academy of Child & Adolescent Psychiatry Practice Facts for Families page.

www.healthquality.va.gov/Post_Traumatic_Stress_Disorder_PTSD.asp U.S. Department of Veterans Affairs, Department of Defense. Clinical practice guideline for management of posttraumatic stress, version 2.0, 2010.

www.istss.org/TreatmentGuidelines/5168.htm International Society for Traumatic Stress Studies (ISTSS) Treatment Guidelines for PTSD.

www.nhmrc.gov.au/publications/synopses/mh13syn.htm Australian National Health and Medical Research Council Guidelines for the Treatment of Adults with Acute Stress Disorder and Posttraumatic Stress Disorder, 2007.

www.rehab.research.va.gov/jour/2012/495/pdf/VADODclinicalguidlines495.pdf Review of Veterans Administration/Department of Defense Clinical Practice Guideline for the Management of Acute Stress and Intervention to Prevent Post-Traumatic Stress Disorder, 2012.

ROBERT E. FEINSTEIN ■ JOSEPH CONNELLY

人格障碍患者是家庭医生较难处理的一类患者，而且容易令家庭医生及医护人员产生紧张反应。人格障碍患者无意识的制造出患者 - 医生 - 医护人员的问题性关系。这个明显的压力会影响医护人员对一个患者的评估、诊断，还会经常影响到医嘱、实验室检验、治疗的建议和评估。大约 15% 的初级保健患者有人格障碍（Moran et al., 2000; National Institute for Mental Health in England, 2003）。然而，人格障碍患者往往没有意识到自己的问题，因为他们通常不抱怨，也没有明显的症状。但当会诊时，人格障碍患者通常会揭示出人际关系方面的问题，有多方面的社交和职业困难。大部分的人格障碍患者在有问题的人际交往后被识别出来，或通过他人尤其是配偶、家人或朋友的抱怨而被识别。家庭医生每天接见这类患者。人格障碍患者倾向于消耗家庭医生不恰当的时间和情感能量。有较多困难应对患者的医生更容易低士气及筋疲力尽（An et al., 2013; Han, 1994, 1996, 2002）。

尽管家庭医生不处理潜在的人格障碍患者，但对困难患者的识别及有效处理却有可能成为常规工作，在医疗环境中也是有必要的。对人格障碍患者管理的目标是为这些人格障碍患者提供能理解他们的家庭医生或医护人员的帮助和医疗管理，得到合适的医疗照顾。

人格类型 vs 人格障碍

人格类型是持久的。他们是一个人一生中思考、感受和行为的习惯性方式。人格类型部分由遗传基因决定，并经常被称为"气质"。气质的某些方面，比如过滤内在刺激的能力或者害羞等，在一个人出生的时候就经常能被发现。另一些人格类型由早期父母在抚养儿童时的互动交流决定，这叫做"性格"，例如移情或焦虑的或抑郁的趋向，这些都可通过培养在后天的环境中获得。人格类型和人格障碍的区别在于其程度。人格类型在人的一生中趋向于相对稳定，并且可以被心理治疗改变，或者根据适应外界环境的需求而改变。当人格类型变得固执、极端、不适应环境、伤害自己或他人，或者带来社会或者职业损伤，都可以称为"人格障碍"（Oldham et al., 2009; Skodal, 2009）。人格障碍更难被改变，除非经历长时期或特殊形式的心理治疗，或者是一些人生中的特殊事件。尽管每个人都是独特的，但是貌似存在着一系列的人格类型和人格障碍。一些人格障碍可以在电影中看到，包括电影"本能"中由 Sharon Stone 所描绘的自恋人格障碍；（电影"恐怖角"中 Robert De Niro 扮演的反社会人格障碍；电影"玻璃动物园"中的 Karen Allen 所描绘的分裂型人格障碍。

分类和诊断

重 点

- 人格障碍是一种内在经验与行为显著偏离个人文化的期望值的长期模式。

- 最少有两方面的问题：认知、有效性、人际交往功能和冲动控制。

- 这种持久的模式在角色范围和社会状态上是墨守成规的，是普遍存在的。

- 这种持久的模式导致临床上明显的压力和社交、职业和其他功能的损害。

- 这种模式是稳定而持久的，发病可以追溯到青少年时期或者在成年期被诊断。

- 用一维分类法进行初级诊断：类别 A，奇特的、古怪的；类别 B，戏剧化的，情感化的；类别 C，回避型恐惧。

- 用绝对分类系统去区分不同的人格障碍类型。

> ■ 一个特别的患者可能会有不同类别的特质或者不止
> 一个特定的人格障碍类型。

有两种分类诊断典型的人格障碍的方法：绝对分类法或多方位分类法。《精神障碍诊断统计手册》（Diagnostic and Statistical Manual of Mental Disorders，4th edition，DSM-4；美国精神病学会，2005）和第 5 版（DSM-5，美国精神病学会，2013）介绍了绝对分类法和多方位分类法。对人格障碍的初步诊断开始于分辨一个患者属于哪种类别，人格障碍的三大类别分别是：类别 A：古怪、异于常人；类别 B：戏剧化的、感情丰富的；类别 C：焦虑的或恐惧的。用多方位分类法鉴别出不同的人格障碍类型后，再用绝对分类法去细分 10 个特定人格原型。绝对分类法的优势在于可以丰富地描述和区别 10 种不同特质的人格类型。这种的分类习惯得到家庭医师的广泛使用。然而，人格特征是复杂的而且通常是个不分离的实体，所以一个患者经常会遇到一个患者符合某两类的诊断标准或者不止一个特定的人格障碍类型。由于目前绝对分类法的这个限制，使多方位的分类方法则更可能是未来的趋势。

DSM-5 有"人格障碍的 DSM-5 替代模型"。这个复杂的多方位分类方法描述 A 标准为包括自我的困扰的"人格功能水平"（例如自我或他人的困扰、自尊问题、规则情感困难和对寻找有意义的生活目标的自我指向困难）和人际关系方面的困扰（共情或亲密感的问题）。B 标准从 5 个广泛的领域去描述人格特质（例如消极情感、敌意、分离、抑制解除和精神质）。这些领域构成 25 种人格特质。尽管 DSM-5 的多方位分类方法提供了更多的类别给精神病学家和其他心理健康专家去应对人格障碍问题，但这个方法至今并没有得到广泛的使用。因为多方位分类方法正在发展当中，这章书使用 DSM-5 采用的绝对分类法进行论述，也是得到广大家庭医生使用的分类法。

对人格分裂患者的处理

> ### 重 点
>
> 处理这些困难的医患关系需要一些特殊的技巧。对于家庭医生来说，以下的五个步骤很有用（表 45-1 和表 45-2 应用了 DSM-5 分类方法概括性地描述了这个过程）。
>
> ■ 理解患者的核心信念、恐惧和非理性的想法。
> ■ 辨别出患者的自我防御机制和处理问题的方式，并运用面对、澄清和解释来修正这些。
> ■ 分辨出患者反复出现的行为以及这些行为会如何影响患者对于医疗服务的依从性。
> ■ 学会运用医生对患者的反应来帮助确定诊断和处理策略。
> ■ 了解对于不同类型的患者有一些有针对性的干预方法（表 45-3）。

患者的核心信念、非理性的想法和恐惧心理

> ### 重 点
>
> ■ 患者有独一无二的核心信念和恐惧心理。
> ■ 这些交互作用使困难患者互相依靠。
> ■ 外界压力作用于核心理念和非理性的恐惧，并随即导致了一些症状的进展或者一些不适应的行为。表 45-2 对此进行了描述。
> ■ 听从医疗建议，并接受医学干预对于一些特定的人格和躯体病样精神障碍的患者来说是可以预测的。

家庭医生可以运用认知行为疗法（CBT）的简单原则来协助处理人格障碍患者。认知行为疗法的理论是：患者的看法和一些人格 / 躯体化的特定的恐惧心理可

表 45-1　人格障碍分类

类别 A（奇特的，古怪的）	类别 B（戏剧化的，情感化的）	类别 C（焦虑，恐惧）
1. 偏执（301.0；DSM-5，p.649）	1. 反社会（301.7；DSM-5，p659）	1. 逃避（301.82；DSM-5，p672-673）
2. 精神分裂样（301.20；DSM-5，p652-653）	2. 交界型（301.83；DSM-5，p.663）	2. 依赖（301.6；DSM-5，p.675）
3. 分裂病型（301.22；DSM-5，p655-656）	3. 表演型（301.50；DSM-5，p.667）	3. 强迫行为与观念（301.4；DSM-5，p678-679）
	4. 自恋型（301.81；DSM-5，p669-670）	

DSM-5, Diagnostic and Statistical Manual of Mental Disorders, fifth edition.

Personality disorder criteria are available from American Psychiatric Association. Diagnostic and statistical manual of mental disorders.5th Ed. Washington, DC: American Psychiatric Association; 2013

以通过使他们自我意识来进行修正（Beck and Freeman，1990；Greenberger and Padesky，1995）。核心信念和恐惧心理深刻并强烈地存在于患者内心，并且别具一格。一旦出现了和核心信念相反的压力，就会紧接着出现一系列更加强烈的反馈。核心信念被外来压力所启动，导致了非理性的恐惧、消极情绪或者一些导致了不适应的躯体症状或行为的情绪，这又会反过来更加确定或放大了患者的核心信念或恐惧心理。当患者出现一些躯体症状、感觉恶心或者感觉脆弱的时候，核心信念和恐惧心理会在看医生的过程中逐渐被激发。举

例来说，一位有胃痛的患者会害怕或相信她会得癌症。因为她的妈妈最近得了胃肠癌，她可能会有一种自觉将死的恐惧。然而，临床医生在了解了她的这种心理和恐惧之后，可以打消她的一些不必要的忧虑。临床医生可以设身处地体会患者心情；与患者讨论她对于生重病的心理和恐惧；帮助患者认识她自身的一些扭曲的，非理性的或者无逻辑的想法，并且，最终，很好地向患者解释其的防御心理，并提出另外的处理方法。表 45-2 列出了每一种人格障碍的 CBT 流程。

表 45-2　处理困难患者的纲要

DSM-5 Disorder	患者的核心信念	患者的恐惧	防御机制	应对方式	患者对于健康的行为
偏执	其他人是对手，需要责备；我正在被检验；他们要抓住我了；我不能信任任何人	利用；轻视；背叛；羞辱；医疗操作的身体侵犯	投射：把自己的冲动归咎于别人 投射性认知：把自己的冲动加上控制别人作为控制自己冲动的方式 否认：拒绝承认痛苦的现实 分裂：自我和他人被认为全部是好的或者全部是坏的	由他们的自主来引导和投射，经常伴随着他们内心优越感的傲慢	谨慎，怀疑，误解，极度，自我满足，反击，愤怒和暴力
精神分裂样	我需要空间；我需要一个人；人们是可更换的，或者不重要的	情感接触；温暖；亲密；关心；侵入或者对私人空间的暴力侵犯	感情隔离：不带感情的存储想法 智能化：将感受替换为事实否认，分裂（见前文） 后退：退回到孩童样思维，感受或行为	内心世界被防御，或者／以及与他人隔离开来	畏缩；寻求隔离和私人空间
分裂病型	与众不同的，魔幻的或古怪的信念（我知道他们都在想／感受些什么）；预感	情感接触；亲密；温暖，关心；对私人空间的暴力侵犯	分裂幻想：当面对痛苦经历的时候用与众不同的幻想来退却 不作为：标志性的魔幻的行为，用来扭转或者取消不能接受的想法，感受或行动。后退，否认，分裂（见前文）	混乱，与众不同，无组织	畏缩；古怪，自私，或者魔幻的行为和动作；寻求隔离和私人空间
反社会	人们都在等着利用和剥削；我走在所有人的前面	无力；丧失威信、尊严、力量	行动表现：用行动或行为表达，而不是用语言或情感 分裂（见前文）	寻求自主，自由；寻求好处或者其他目的	欺骗，隐瞒，操纵；暴力；寻求其他目的
表演型	我需要给人留下深刻印象，需要被崇拜，被爱；我需要被照顾，被帮助；情感控制	丧失爱，崇拜，关注或者依赖性的照顾	性相关的：改变功能或目的成为性别象征，来避免焦虑 后退，行动表现，分裂（见前文） 分离：打断观点或感觉；意识，记忆，或者个人认证 躯体化：有精神过程引发的躯体症状 抑制：无意地对以往痛苦的记忆、感受和经历	以自我为中心，情感驱动，轻浮，反复无常的	戏剧化，展示性，表达，给人深刻印象
交界型	我非常好或者非常坏。我是谁？我不能一个人	分离，失去；情感上的遗弃；不被爱或者不被关心；波动的自尊心	分裂，投射，投射认知，分离，后退，行为表现（见前文）全能：把自己或他人视为全能的 理想化／贬低：在把自己或他人视为理想和贬低自己或他人之间摇摆微小精神经历	敌意依赖；混乱的生活方式；威胁或者寻求亲密，依赖或者假性自主	冲动行为，自杀行为，自残，愤怒／暴力，慌张，焦虑，差的现实，狂暴的人际关系

表 45-2　处理困难患者的纲要（续表）

DSM-5 Disorder	患者的核心信念	患者的恐惧	防御机制	应对方式	患者对于健康的行为
自恋型	我很特别；我很重要；我要优先；这个世界应该围绕着我转	失去威望，形象，美貌，权利或尊严	分裂，投射，投射认证，行动表现，否认，后退（见前文）	优越感和傲慢，自我夸大，以自我为中心，自我保护，贬低，要求，挑剔	自我夸大；膨胀或贬低的自我看待；傲慢的；贬低/理想化；邪恶；嫉妒；竞争
逃避型	我必须逃避伤害或者小心谨慎，否则我可能会被抛弃，暴露或者羞辱	被抛弃；在社交场合尴尬；羞辱；暴露出不自信	抑制：限制自己的想法、感受、行为来避免害羞，暴露不自信、被抛弃，被羞辱 恐惧：害怕物体，人，场合；避免这些以防止自己的焦虑情绪逃避，畏缩，后退，躯体化（见前文）	畏缩或逃跑，避免被指责	逃避，畏缩，社交怯懦，小心谨慎，恐惧/焦虑
依赖型	在没有别人的时候我很无助；我不能做决定；我需要持续的保证和关怀	恐惧分离，独立；做决定和愤怒	依赖：寻求关爱，黏附，需要指导被动攻击：表面上的顺从，被动伪装的固执和愤怒 反向形成：把不能接受的冲动表达成相反的意思后退，分裂（见前文）	被动，依赖，无助	不同寻常的顺从；黏附，无法做决定，像儿童，需要被照顾
强迫观念与行为失调（OCD）	人们应该做得更好；更努力地尝试一下；我必须要做到完美；不能犯任何错误或差错；细节，没有感情，规矩	不整洁，错误，不完美；恐惧感情，尤其是愤怒	感情隔离，智能化，反向形成，不作为，依赖，恐惧，压抑（见前文） 控制：努力调整事物或者他人来避免焦虑置换：把一个人的感受转移到另一个人身上 抑制：限制想法，感受或行为，因害怕不能接受的冲动会带来焦虑或破坏	不可改变，限制的，被细节，规则，安全或安全感所统治	完美主义，追求整洁；逻辑，强迫观念或行为；控制，批评，固执，执着，工作狂，理性的

DSM-5, Diagnostic and Statistical Manual of Mental Disorders, fifth edition.

防御和应对方式

重点

- 防御机制是机体无意识的内部心理过程，它保护患者缓解焦虑和压力的影响，适应环境的变化。
- 用特定的防御机制去诊断患者的特定人格（表 45-2）。
- 有不能解释的躯体症状患者趋向于用否认、外化、躯体化的方法，转变心理压力、有问题的人际关系为不能解释的心理抱怨。
- 处理方式是处理外面世界的典型行为模式。
- 诊断为特殊人格的患者倾向于用一系列的方式应对这些问题（表 45-2）。
- 有严重无法解释的生理上的症状患者倾向于用高度或极低度的焦虑心理或是控制心理来应对这些问题（表 45-2）。

家庭医生可以促使患者正视自己的问题，用这种方式来缓解患者的心理问题以及与此相关的躯体化症状。很重要的一点是要认识到"心理防御机制"的存在，它是一种无意识的心理过程。这些心理过程（如否认、映射等）可以有助于患者缓解内心的矛盾、调节情绪、协调内在的危险感，并协助其适应现实。而另一方面，应对方式则是一种典型的行为模式，是一种处理外在环境的方法。

具有严重的无法解释的躯体化症状的患者在遇到心理上的挫折或者人际交往中的困难时，会倾向于将这些问题转化为一些无法解释的生理上的症状。而这些患者又倾向于用高度或极低度的焦虑心理或是控制心理来应对这些问题（表 45-1）。一些病理性的心理防御机制和应对方式经常会妨碍医疗中协作性的医患关系和医疗行为的进行，因此，通过对困难患者的各种心理防御机制和应对方式的理解，临床医生可能会对它们进行干预和修正。医生可以运用澄清、面对以及解释等方法来处理它们（表 45-1）。举例来说，一个交界性的患者可能会因为医生即将休假而感觉受伤和被遗弃，从而指责医生不关心他。这个患者可能的心理防御机制叫做"贬低"（医生被贬低为"不关心他"），同时他可能采取操控性的应对方（威胁医生说要自杀）。对患者有了这些理解之后，临床医生便无须把患者的贬低和操控行为理解为针对自己的行为。由此开始，医生可以用共情的方式回应患者，表示能够理解患者害怕被遗弃的心理。医生可以对患者澄清说，患者的想法是扭曲的，休假并不代表着对患者个人的遗弃。医生可以进一步对患者解释说休假并不会影响到医生之后对患者给予关心的愿望和能力。患者可以放心，医生休假后会回来，之后的医疗过程会正常进行，可能会有一些特殊的限制，但是另外一个医生会很好地代替处理他的情况。为了避免以后产生的危机，并帮助这种交界性人格障碍患者处理和医生分离的恐惧心理，这个医生在休假前可以采取一个新的处理方式：安排自己休假之中照顾患者的医生同事和患者进行会面。通常，这种方式对于参与患者可能出现的状况并且处理和解决特定的问题有很大的帮助。

患者行为，依从性和对医疗服务的利用

> **重 点**
>
> - A 类别人格障碍（偏执、分裂）的患者趋向于不听从医生的建议，并且不接受医疗服务。他们可能需要更广阔的服务，将他们自己包括在他们的医疗中。
> - B 类别患者（反社会，表演型，交界型，自恋型，自虐型）更倾向于表现出对不同的医疗建议有不同程度的依从性，并且可能会错误、过度或者不接受医疗服务。
> - C 类别的患者（依赖型，强迫型，逃避型）倾向于依从医疗方面的建议，这是出于对不听从建议的后果的惧怕。

困难的患者可能会表现出一些特征性的行为，这些行为会影响他们对于医疗建议的依从性和对医疗服务的应用（Soeteman et al., 2008）。理解这些行为也可以帮助医生调整他们对于这些困难患者的心理预期，并提高对患者进行有效干预的机会，这些干预可能会进一步提高患者的依从性和患者的健康预后。A 类别人格障碍（偏执、分裂）的患者趋向于不听从医生的建议，并且不接受医疗服务。他们可能需要更广阔的服务，将他们自己包括在他们的医疗中。B 类别患者（反社会、表演型、交界型、自恋型、自虐型）更倾向于表现出对不同的医疗建议有不同程度的依从性，并且可能

会错误、过度或者不接受医疗服务。C 类别的患者（依赖型、强迫型、逃避型）倾向于依从医疗方面的建议，这是出于对不听从建议的后果的惧怕。他们对接受医疗服务有一种矛盾的态度，在有其他人参与他们的医疗过程的时候他们更倾向于接受适当的医疗服务。

医生对困难患者的反应

> **重 点**
>
> - 医生的反应在认知、诊断和管理困难患者方面是有用的。
> - 被患者激发的医生反应也被称作"患者引起的反移情作用"。
> - 大部分医生的反应是相似的，个别医生会有奇怪的反应。
> - 困难患者通常会产生紧张的医生情结。
> - 医生可能会感觉到他们在用自己的想象和困难患者进行交流。
> - 医生可能会出现和平时习惯的医疗行为所不同的行为。

尽管 DSM-5 对于以下诊断来说很有帮助，但是家庭医生通常是从自己对待这样一类具有人格表现或无法解释的躯体主诉的患者的态度中发现这类诊断的。在处理这些困难患者的时候，临床医生貌似自己会表现出一些特征性的反应，这些反应也需要被我们所识别，理解和利用，这样才会对患者有利。这些对患者的反应该提醒医生警惕这些困难患者可能有的诊断。典型的被患者激发的医生反应也被称作"患者引起的反移情作用"。这些包括紧张的感觉，不特异的幻想，或者医生的不典型的发现或不能发现复杂躯体不适主诉病因的行为，梦见某个患者，或感觉夸大或者被侵犯，生气，性冲动，或者在私人时间内对患者有一些好奇的幻想。

强烈的影响

通过和患者的沟通引发的对医生强烈的影响可能包括：憎恶、狂暴或者对患者的失望感（Groves, 1978; Strous et al., 2006）。另外，医生可能会有些强烈的感情，如爱、性冲动，或者拯救患者的强烈愿望，或提供格外好的医疗服务的愿望。这些可能会与逃避患者、终止医疗关系或者把患者转给别的医生的愿望交替出现。在极端的案例中，对医生产生的强烈影响可以成为刺激医生做出违反底线事情的焦点。这些都会对医患双方产生极大的伤害，并会严重破坏职业操守。

想象

医生可能会感觉到他们在用自己的想象和困难患者进行交流。这些可能包括在正常工作时间之外对于某些患者过分的担心，梦见自己发现或者无法发现复杂的躯体症状的医学病因，梦见某个患者，或者在私人时间感受到关于患者的夸大或者干涉，或生气，或带有性意味，或者好奇的感觉。

不典型行为

医生可能会注意到自己在处理某些特定患者的时候会出现和平时习惯的医疗行为所不同的行为。这些不同寻常的医生行为应该引起医生对自我的反省，并需要考虑到这些患者可能有人格或者躯体病样的精神障碍。经常，困难患者有一种引起医生无意识反应的能力，从而导致医生出现新的反常的医疗行为。

常见的不典型医生行为可能包括：为安慰患者而进行检查，为病情没有那么复杂的患者预约反常数量的会诊，不断建议进行一些创伤性大的诊断性检查或操作，即使这些检查的产出并不高，不断地为一些特定的患者或其家庭延长医疗时间、降低医疗费用、提供免费的治疗或者与其建立（非职业的）私人关系。常见的与困难患者相关的医生反应在表 45-2 中有详述。

医生可以利用患者产生的反移情作用的视角（患者的感受、幻想和一些反常的医疗行为）作为对诊断有价值的辅助手段，因为困难的患者倾向于在大多数和他打交道的医生中激发出相似的感觉。举例来说，一个有交界性人格的患者（BDP）经常给很多医生带来疲惫的感觉，使得他们为患者的自杀威胁感到忧虑。一个具有多种躯体症状主诉的患者（OCPD）可能会使得医生由于没有办法减轻患者的症状或痛苦而感到沮丧。医生若是能够学会辨识哪些情绪是患者激发的，将会容易地根据自己的情绪鉴定出这种困难患者是属于哪种类型的。最重要的是，医生若是能够识别出自己反常的反应，就会对患者更加宽容，并且会避免引发出患者的情绪。这些会改善医患关系、医疗决策以及最终对患者的关心（Feinstein et al.，1999）。

困难患者的总体处理原则

关注有问题的联盟

为了与患者之间建立一个以信任、接受和有信心的好的工作联盟，家庭医生应该在与患者接触的一开始采取聆听、问开放式问题以及持续地努力表现同情的方式与患者沟通。这个联盟的建立还需要医生的自我意识、承认错误的能力和适应患者希望改善健康的愿望和需求。在与一个具有人格或躯体病样精神障碍的患者建立联盟的时候经常会出现问题。如果这样的联盟之中出现了紧张的关系，医生应该首先询问患者对目前问题的看法。如果患者清楚地表达了这个问题，医生应该与患者联合起来一起解决这个问题，患者才能得到有效的医疗关注。如果这个问题是出自医患关系，那么有帮助的解决方法有：非防御性的聆听、澄清态度、承认错误和表达愿意为改善现状而努力。如果医生认为影响联盟的是另一个不同的问题，医生可以说，"我认为存在着另一个问题（说明这个问题，如社会心理压力，饮酒问题等）。这个问题影响了我想要帮助你变好的能力，使得我无法为你提供最好的医疗服务。我们必须思考一下这个问题，并得出一些解决办法。"

为晤谈选择一个焦点

当为一位困难患者提供医疗的时候，重要的是要持续、可靠和可预知地避免未来的问题。困难患者通常无法表达或者优先表达出自己最重要的医学或者社会心理方面的关注点。对于这些患者，尤为重要的一点在于努力达成一个双方都赞同的为达到短期和长期治疗目标的关注焦点。运用一个叫做"通知 - 分享 - 决策"的过程会很有效。这个过程中，医生花时间与患者讨论和谈判目前医疗服务的急迫目标、长期医疗目标、达到这些目标的策略以及伴随这些优先的医疗计划的具体时间安排（Feinstein et al.，1999）。

运用基本的心理治疗技巧

平时的病例通常表明，一般的医学治疗方法对于困难患者来说并能够充分地解决他的问题。在细心聆听患者主诉之后，家庭医生可以用共情的方式回应患者，表明自己理解了患者的恐惧和症状（表 45-1）。如果这个方法不行，医生可以运用一些基本心理治疗的技巧，比如对质、澄清或者解释，来直接面对干扰医学治疗的当前问题（Stoffers et al.，2012）。

对质是医生将自己对于患者的观察告知患者的一种形式。通常会是一种引起患者注意的评价，与患者本人的信念、想法、感情或者行为正相反。举例来说，一个有焦虑躯体化症状的患者否认心理社会学因素会导致她的躯体症状，医生可对她说她的躯体不适可能是由于医学、心理以及社会压力共同引起的，并且越是焦虑，躯体症状可能越严重。

表 **45-3** 困难患者：依从性，利用，医生反应和干预

DSM-5 疾病	依从性	利用	医生反应	干预
偏执型人格障碍	由于患者对于需要依从存有怀疑，当被医生要求听从的时候很难接受有问题，但是可能在患者寻求缓解症状时会更容易	有限的利用。或者作为利用医疗服务的一种状况，患者可能寻求对于诊断性检查或其他服务的需要的具体的解释和理由	害怕；危险感；不信任；感觉被指责，控诉或者威胁	1. 与患者受伤的感觉共情；承认患者的主诉，不与其争辩或者忽略之 2. 公开诚实地解释医学疾病 3. 纠正对现实的扭曲和不合理的患者期待 4. 温和地质疑非理性的想法，并提出理性的建议 5. 不要质疑妄想 6. 若果患者出于不信任而拒绝治疗，不要坚持，而是问自己是否能够接受不做检查或者某种特定医疗行为 7. 解释投射(责备)和其他防御机制
精神分裂样人格障碍	可能困难需要反复重复和监督；可能需要扩大范围的服务	利用不足，扩大服务范围，若不是太频繁，可能可以帮助患者培养对于医疗的合适利用	分离的；希望能够打破与患者的隔阂	1. 与患者需要私人空间和接触的需求共情 2. 接受患者缺乏社交能力 3. 在可接受的程度下减轻患者的孤僻 4. 中性地传达医疗信息 5. 不要要求患者参与或者允许患者完全的脱离医疗行为 6. 纠正对现实的扭曲和不合理的患者期待 7. 温和地质疑非理性的想法，并提出理性的建议 8. 解释孤立和其他防御机制
分裂病样人格障碍	可能困难；可能需要扩大范围的服务、护士的拜访、社区资源或者病例处理	利用不足；可能需要扩大医疗服务范围来达到合理的和合适的对医疗服务的利用度	分离；"古怪和孤独"，希望能够使患者参与到另外的医疗行为中或者打破和患者的隔阂	1. 与患者与众不同的风格、魔幻的思维和看法共情，避免直接的对质 2. 识别患者对于私人空间的接触的需求 3. 接受患者缺乏社交能力。在可接受的程度下减轻患者的孤僻 4. 中性地传达医疗信息 5. 不要要求患者参与或者允许患者完全的脱离医疗行为 6. 纠正对现实的扭曲和不合理的患者期待 7. 温和地质疑非理性的想法，并提出理性的建议 8. 解释退后和其他防御机制
反社会人格障碍	可能有抵抗性，有各种问题，并且不能耐受持续顺从	可能误用医疗资源来达到自己的其他目的	被利用、剥削或者欺骗。愤怒，并希望揭开谎言，惩罚或监禁患者	1. 与患者害怕被利用和自尊心低下的心理共情 2. 发现自己是否被患者利用来达到其他的目的。若怀疑患者不诚实，和其他人一起确证患者的症状和疾病的进展 3. 不要道德评价。对患者解释欺骗的后果时医生给予的治疗效果会差 4. 纠正对现实的扭曲和不合理的患者期待 5. 温和地质疑非理性的想法，并提出理性的建议 6. 解释防御机制
交界性人格障碍	不稳定，因为依从性容易被情感暴风，人际斗争和混乱的生活方式	所影响错误利用或者过度利用一些不合适的行为，比如自杀或者破坏行为	感觉被操纵，愤怒，无能，精疲力竭，自我怀疑；希望能够拯救或者摆脱患者；负罪感	1. 与患者恐惧被遗弃和分离的心理共情 2. 表达希望帮助患者并满足其合理需求的愿望 3. 询问患者有无通过日记或记录来追踪自己的冲动行为 4. 设定坚定的现实，并不要惩罚 5. 纠正对现实的扭曲和患者无理的期待 6. 质疑非理性的想法；提出更理性的建议 7. 解释分裂和其他防御机制 8. 提前协商好紧急情况的操作。如果患者自杀，必须进入到急诊室。如果患者拒绝你提供的急救措施，提前告诉患者这个治疗上的分歧会中止医患关系

表 45-3　困难患者：依从性，利用，医生反应和干预（续表）

DSM-5 疾病	依从性	利用	医生反应	干预
表演型人格障碍	经常依赖他人，或者依从性不稳定	可能错用或者过度利用医疗资源来引起医生或者工作人员的注意	被奉承的，吸引的，引诱的，或者性冲动。充满感情；精疲力竭；希望拯救患者	1. 与患者害怕失去爱或关心的心理共情 2. 用友好的方式和患者互动，不要太保守或太热情 3. 与患者讨论他们的恐惧心理；可能的话给予他们一些保证 4. 运用逻辑与患者的感情思考方式交流 5. 若患者退缩则需要设置一些限制 6. 纠正对现实的扭曲和不合理的患者期待 7. 质疑非理性的想法，并提出理性的建议 8. 解释性化作用、退后和其他特点的防御机制
自恋型人格障碍	可以产生很多问题。对于需要顺从不能耐受	认为自己有权利用，或者可能在需要时滥用医疗服务	贬低／抬高；卑下感／优越感；恐惧患者的指责或愤怒；希望报复、贬低或者摆脱患者	1. 与患者的脆弱和低自尊共情 2. 不要错误地把患者的优越的态度当做是其真正的自信。不要与其的理所当然感对质 3. 当被贬低或攻击的时候，承认患者感到受伤，承认自己的错误，并表达自己愿意继续帮助的意愿 4. 如果患者继续贬低你，提供转诊，作为一种选择，而不是作为惩罚 5. 纠正对现实的扭曲和患者无理的期待 6. 质疑非理性的想法；提出更理性的建议 7. 解释分裂和其他防御机制
逃避型人格障碍	被逃避行为转移注意力或者耽误。被一种逃避对医疗人员的不赞同的愿望所指引	寻求能够赞同自己并逃避批评的医疗服务，而不是在寻求其对于健康的好处	由于患者经常不能明确表达自己的恐惧而感到沮丧。对患者的软弱感到恼怒	1. 与患者的社交恐惧、羞耻心理、害羞以及害怕被暴露出信心不足，害怕被拒绝、尴尬、羞辱以及愤怒的心理共情 2. 帮助患者描述自己在恐惧状态下的细节 3. 鼓励并支持患者逐渐地面对自己的恐惧和逃避倾向。如果这看上去压力太大，则选择小一点的恐惧来对质 4. 如果对患者恐惧的本质感觉沮丧或者不清楚，寻求该问题的具体描述 5. 温和地引出非理性的想法；提出更理性的建议 6. 纠正对现实的扭曲 7. 解释逃避、恐惧和其他防御机制
依赖型人格障碍	依赖他人给予医疗监督，当一个人的时候对医疗利用不足	但当医生或医疗人员成为其需要得到肯定的来源时，可能会过度利用医疗服务；精疲力竭	对患者的依赖性和需求感到烦恼；可能会拒绝患者合理的需求	1. 与患者需要关注的心理共情 2. 击败患者的全部依赖 3. 小心谨慎地避免告诉患者去做什么 4. 鼓励患者的独立思考和行为 5. 意识到患者说他想要的东西不是他实际需要的 6. 询问患者关于独立为什么那么可怕 7. 不要放弃患者或者威胁终止，由于一些依赖型人格障碍患者终生需要医生的定期联系 8. 温和地引出非理性的想法；提出更理性的建议 9. 纠正对现实的扭曲 10. 解释后退和其他防御机制
强迫行为与观念人格障碍	对规则的固执僵硬地遵守；对可能需要的非意料中的改变感到困扰和焦虑	对利用医疗服务感到抵触。对不肯定的恐惧可能会导致对医疗服务利用的增加。而对于失去控制的恐惧可能会降低利用度	在与患者的固执，寻求细节，追求顺序的控制进行斗争。对感受很疏远，对细节很厌烦	1. 与患者的逻辑，追求细节，无情感的思考方式共情 2. 如果强迫性的想法干扰了医疗行为，询问患者的感受 3. 不要与患者在关于控制和批评方面斗争 4. 避免遗弃患者 5. 温和地引出非理性的想法；提出更理性的建议 6. 纠正对现实的扭曲 7. 解释防御机制

澄清为患者提供了新的信息和视角，或是对误解、沟通不畅或其他让人迷惑的信息的新的阐述。对于困难的患者经常需要反复地进行澄清。很重要的一点是在提出解决问题的新计划之前进行澄清。

解释是针对患者目前干扰医疗的问题的综合手段，它整合了所有和对质以及澄清相关的评价。医生可以对患者的当前医疗状况进行解释，也可以针对患者的核心信念、非理性的想法、恐惧心理、不适的症状或行为、自我防御机制以及应对方式进行解释。还可以对医患互动之间的困难、患者应对疾病出现的问题、患者生活环境中的问题或者患者对必需的医疗手段和治疗的抗拒进行解释。举例来说，对一个不认为自己的症状和任何心理社会因素有关的患者进行解释，可以如下进行：

"我认为，您希望您的身体症状得到缓解。然而，您目前拒绝承认您的心理社会压力对您的疼痛有所影响，这对缓解您的症状没有好处（对质）。那么您将会对我更加气恼，并且抑郁，而这可能会让您产生新的躯体症状，您就会感觉很绝望（澄清）。您如果不接受我对您的疼痛的更加全面的考虑，您就会责怪我不能治好您。您的躯体症状就会变成您不能处理好人生的一个借口（解释）。"

应用如此的解释会有效地重建一种现实有效的医患关系。

关注患者的情感需求

困难患者经常对于内心情感状况、愿望和身体症状极度敏感。最基本的层次上，这通常意味着医生要在开始与他们谈话之前移情、仔细认真地聆听他们的情感需求。对于某些患者（如回避型、依赖型、表演型、边界型），一开始很重要的可能是关注于他们的躯体和心理上的痛苦。对于某些患者（如偏执型、强迫行为与观念），开始干预时最有用的方法可能是家庭医生在患者讨论焦虑、抑郁和产生易激惹情绪之前关注患者对疼痛及心理症状的抱怨。

改变患者的周边环境

当医生从患者的环境中为其增加更多的支持措施，困难患者往往能够表现出症状的减轻和在急性的情绪、身体和行为功能方面的巨大好转。这个意味着医生需要在患者的治疗中引入有帮助的配偶、朋友或者其他人际支持。其他改善患者周边缓解的措施包括：允许护士或者办公人员增加陪伴患者的时间，增加社会服务、自助支持小组以及心理治疗。在极端情况下，

应用心理或者医疗紧急服务可能是有用的办法。一些具有人格障碍的患者需要在警察的帮助之下处理。

提高患者对现实的检验能力

困难患者通常对于现实有一些扭曲的认识。具有 A 类和 B 类人格障碍的压力型患者可能间断地听到声音，出现幻觉，有一些妄想，或者有其他对于现实情况的严重扭曲的看法（比如偏执症）。这些可以在偏执症、人格分裂和交界性人格障碍的患者中出现。如果患者存在对于现实的精神方面的扭曲，应该在给予必需的医学治疗之前处理这些问题。动用外界支持、运用药物控制或者将患者置于安全宁静的环境中一般就足够了。

一个压力型或者躯体化症状的患者还可以表现出对现实的脆弱或混乱的关系。一些疑病的患者表现出一些幻想的信念，他们认为他们自己有严重的疾病，即使医学上的检查没有表现出来。具有身体失形症的患者坚信自己的一部分躯体是残疾的，尽管大家都没有看出来是这样。困难患者可能会有一些扰乱的感觉，比如现实感丧失（把自己的人生当一部电影来看待），人格解体（不能感觉到自己人生中的某些部分），对说过的话有一些戏剧性的扭曲，对现实事件有一些短暂的误解（根据患者本人的核心信念或非理性的想法产生），或者对医生或患者角色的误解。这些对现实的扭曲一般情况下并不危险，但是若没有被医生发现和重视可能会导致医患关系出现严重的问题。一些言语上处理的技巧包括有：暴露和澄清患者的非理性想法或核心信念，并运用对质、澄清和解释来提高患者对于真实事件的辨认能力。

与患者的世界观共情

许多患者需要一个病灶的检查，这令患者觉得医生认为他（她）的问题很严重。所有的心理干预都建立在医生对于患者感情的理解之上。在处理这些问题中，很重要的是能够聆听并对患者表现出的问题进行反馈，并伴以对患者世界观感同身受的理解。举例来说，一个具有逃避型人格的患者在主诉排尿困难和滴尿现象时可能会拒绝医生对其做前列腺的检查。这时临床医生可以做以下反应：

"我理解您逃避解决这个问题的心理。这些检查，包括血液检查，前列腺特异性抗原（PSA）的检查以及直肠指检都只需要花几分钟时间，并且不会非常不舒服。我并不想批评您，我只是觉得这些检查是您必需的。我们今天可以进行这些检查吗？这样我们才能够想方设法地解决您的症状。"

接受患者的缺陷和长处

困难患者在了解世界的时候通常抱着死板的印象，而且他们在社会和职业方面的能力会很受限。他们不会追求或很快地改变自己。然而，由于他们给人的第一印象通常看上去很正常，别人可能会试图改变他们的信念。这通常会导致这类患者的沮丧情绪。更有效的方式则是接受患者的信念和他们在某些功能上的缺陷，并关注于他们的长处以及怎样改变其他的问题或环境来帮助患者应对。

处理非理性的预期和设定合理的限制

困难患者经常会有非理性的预期。他们可能会期待不现实的治愈，不停的诊断性检查，不能达到的残疾诊断，过度的止痛药物，或者过多的咨询。医生必须给患者的非理性预期设置限制。有效的设限过程包括探寻患者之所以相信她的特殊预期能达到的原因。这就需要医生关于什么能做什么不能做对患者进行合理的回应。最终，设限是指在一定合理的程度上同意患者的要求以及对患者不合适的要求说"不"。

质疑无逻辑的感受、想法和行为

患者经常会对他们的疾病和他们即将接受的治疗有非理性的想法。他们可能也会误解医生为沟通做出的努力。举例来说，一个患者可能会认为他的身体不适无法改善，或者医生开出的药物可能会让他不适；另一个患者可能认为核磁共振成像（MRI）可能会治愈她，或者 MRI 可能会给她带来癌症。医生需要去探寻患者的这类非理性的想法，并且澄清事实。如果患者是真的有一些思维混乱，那么与患者的信念对质是无效的。最好接受患者的观点，并请求患者对此有一个不同的观点。

讨论防御机制和应对方法

与患者讨论他们不合适的心理防御机制以及应对方法，并为处理他们目前的状况探寻更有效的方式是对患者有很大好处的。举例来说，一个强迫型患者的胆固醇水平高，并给医生办公室打电话询问其他实验室检查指标的细节。患者得到了他的脂类指标的结果，现在想要知道是否需要改变生活方式或者应用他汀类药物有无好处。患者得到的建议是先开始进行更多的锻炼，他还接受了一些营养方面的咨询建议。于是患者开始关注怎样弥补自己的问题。不停地为患者提供更多的信息并不会让患者感觉更好。事实上，更多的信息只会让患者进入寻求更多信息的恶性循环。于是患者被要求再来看一次医生。这次访问中，医生可能可以说，"我可以继续为您提供更多的信息，但是看起来焦虑在控制着你的问题。你在担心些什么呢？"本质上，这个对话是在说，"你不断寻求信息和细节的应对方法没有带来帮助。如果你能够认识到自己在这个问题上的焦虑情绪，你也许能够感觉更加冷静一点。"具体的心理防御机制和应对方式参见表 45-1。解释心理防御或者改变某种应对方式需要医生对此有分辨的能力，并在解释之前做好准备的对质和澄清工作，最终提出处理当前局面的新的应对方式。

治疗要点

- 关注医患关系。
- 在时间允许的情况下，集中注意于面谈中可控的目标。
- 在与患者晤谈中运用心理治疗的技巧（Davanloo，1990，2001）（推荐等级：A）。
- 关注患者的情感需求（推荐等级：C）。
- 改善患者的周边环境（推荐等级：C）。
- 提高患者对于现实的接受能力（Kernberg，1975，1984，1992）（推荐等级：C）。
- 感同身受地理解患者的世界观（Beck，1990）（推荐等级：C）。
- 接受患者的局限性和长处（推荐等级：C）。
- 处理患者非理性的期望，并为其设置限制（推荐等级：C）。
- 对患者无逻辑的感受、想法和行为提出质疑（Greenberg & Padesky，1995）（推荐等级：C）。
- 与患者讨论和解释心理防御机制和应对方式（表 45-2）（推荐等级：C）。
- 根据医疗所需开具处方（Markovitz，2004；Soloff，2000；Soloff，2009）（推荐等级：A）。
- 对每个特定类型的困难患者运用特定的干预手段，并提出更好的应对方式，见表 45-3（推荐等级：C）。

开具药物处方

药物治疗对人格障碍是有效的。开具药物处方可以针对：①处理人格障碍目标特质或症状；②人格障碍本身，或者③与人格障碍共存的重大精神疾病。

有证据显示对于人格障碍的患者精神药理学是有效的（Stoffers et al.，2010）。用抗抑郁制剂和选择性 5- 羟色胺再摄取抑制剂的旧方法来治疗交界性人格障碍的多重症状已不见在文献中出现。对治疗交界性人格障碍的易激惹、冲动、攻击行为、精神病症状和焦虑等多重症状有效的是阿立哌唑和奥氮平。对治疗交界性人格障碍的易激惹、冲动、攻击行为、人际交往困难和焦虑等多重症状有效的是情绪稳定剂托吡酯。对自杀行为的治疗有效的是三氟噻吨癸酸酯或氟非那嗪癸酸酯、帕罗西汀和奥氮平。其他对交界性人格障碍的单一症状有效的治疗详见表 45-4。

同样有证据显示药物治疗对反社会人格障碍、伴随依特质的回避型人格障碍和分裂病型人格障碍是有效的。详见表 45-4。

当用精神药物去治疗共患有主要精神疾病和人格障碍时，最重要的是关注精神疾病的初始治疗而不是人格障碍。这是因为许多人格障碍的症状与主要的精神疾病的症状是相似的。一些人格障碍的症状会由于主要的精神疾病的治疗措施而完全缓解。如果治疗后人格障碍的症状依然存在，可以用表 45-4 中特定症状的方法来治疗患者。

治疗要点

- 药物治疗可以针对易激惹、冲动、攻击行为、自杀观念、精神病症状、情绪不稳定、人际交往问题、焦虑和抑郁（表 45-4）

（Markovitz, 2004; Soloff, 2000; Soloff, 2009）（推荐等级：A）。

- 治疗症状的剂量与主要精神问题的治疗剂量一样（Markovitz, 2004; Soloff, 2000; Soloff, 2009）（推荐等级：B）。
- 治疗交界性人格障碍的易激惹、冲动、攻击行为、精神病症状和焦虑用阿立哌唑和奥氮平（Lieb et al., 2010）（推荐等级：A）。
- 治疗交界性人格障碍的易激惹、冲动、攻击行为、人际交往困难和焦虑用情绪稳定剂托吡酯（Lieb et al., 2010; Nose et al., 2006; Ypriitham, 2004.）（推荐等级：A）。
- 治疗自杀行为用三氟噻吨癸酸酯或氟非那嗪癸酸酯、帕罗西汀和奥氮平（Lieb et al., 2010; Soloff, 2009）（推荐等级：B）。
- 易怒、愤怒和有情绪症状的人格障碍患者一般对选择性 5-羟色胺再摄取抑制剂（SSRIs）不敏感（Soloff, 2009）（推荐等级：A）。
- 精神病症状可以用低剂量的典型或非典型的抗精神病药物治疗（Soloff, 2009）（推荐等级：B）。

表 45-4　针对人格障碍患者的症状群的药物治疗剂量 *

易激惹，冲动，攻击行为	自杀观念	精神症状	情绪不稳定和人际关系问题	焦虑	抑郁
交界性人格障碍 †（推荐等级：B）					
氟哌啶醇	三氟噻吨癸酸酯	阿替普钠	阿立哌唑	阿立哌唑	阿立哌唑
阿立哌唑	奥氮平	奥氮平	奥氮平	奥氮平	双丙戊酸钠
奥氮平	氟非那嗪癸酸酯		双丙戊酸钠	托吡酯	阿密曲替林
拉莫三嗪	帕罗西汀		托吡酯		
托吡酯					
反社会人格障碍 ‡（推荐等级：C）					
锂					
苯妥英					
西酞普兰					
舍曲林					
分裂病型人格障碍 ‡（推荐等级：B）					
	奥氮平	奥氮平			
	利哌酮	利哌酮			
逃避型人格障碍 ‡（推荐等级：C）					
			溴法罗明		溴法罗明
			西酞普兰		西酞普兰
			舍曲林		舍曲林

* 所有的治疗剂量在重度精神疾病的治疗标准范围内

† Lieb et al., 2010; Soloff, 2000; Soloff, 2009; Nose et al., 2006; Ypriitham, 2004.

‡ Markovitz, 2004; Soloff, 2000; Soloff, 2009.

Adapted from Triebwasser J, Siever LJ. Pharmacotherapy of personality disorders. J Mental Health.2007; 16(1): 5-50 and Stoffers J, Völlm BA, Rüker G, et al., Pharmacological interventions for borderline personality disorder. Cochrane Database Syst Rev. 2010; 6; CD005653.

针对特定人格障碍的干预措施

　　针对每一种人格障碍类别进行特定的干预措施是医学的艺术。基本的特定分类已在表45-1和表45-2中列出。这份纲要包括了选择正确的DSM-4-TR分群；进行特定的人格诊断；理解患者的核心信念、无理性的想法、特定的恐惧心理、主要的防御机制和应对方式；以及识别对每种人格障碍的普遍的医生反应。运用了这些知识，接下来就是针对每种障碍的干预措施（表45-2）。这些概念性的框架可以帮助建立起一些初级医疗中可用的针对特定人格障碍的干预措施。

偏执型人格障碍

　　当与一个妄想症患者交流的时候，医生通常会与恐惧，误解和不安感打交道。医生还可能会感觉到被患者责怪和指控。患者也可能有着相似的被伤害、侵犯的恐惧心理。患者通常对于医生的建议的反应会是误解，不断地寻找错误，对批评极度敏感或者过度警觉。他们可能会积累各种小的侵犯，当作是这个世界不公平的证据。当进行一些有创的医疗操作的时候，妄想症患者可能会表现出极度的恐慌和焦虑；很多妄想症患者无意识地把这种经历视为是同性恋对其的侵犯。具有妄想人格障碍的患者会用投射的方式进行主要的自我心理防御。运用投射的方式，他们控诉医生伤害他们，这反映了他们自己内心伤害别人的方式。

　　与妄想症患者接触的医生需要与患者的误解和高度敏感的心理共情。医生应该避免与患者争执或者试图与他们妄想的世界观说理。极其重要的一点是运用对质和澄清的方式来帮助纠正患者对于其医疗的扭曲看法。遗憾的是，对于错觉或幻觉（现实认知缺陷中最麻烦的两种）的直接对质经常会导致反作用，使得患者对于医生更加怀疑。

　　认识到患者对自己的怀疑有其情感上的真实性对这种状况有所帮助。与其与这些误解或者怀疑进行直接的对质，医生需要认识到他们对这些患者可能认为是错误的行为负有责任。举例来说，医生可以说，"如果我预约了哪项实验室检查的方式给你带来了伤害，我也很难过。"表达自己对于患者权利的理解和关心同样对这种状况有帮助。如果需要进行一些特殊的检查，而患者对此有怀疑，认识到患者的恐惧心理，并且与患者公开诚实地描述这些操作过程的细节、可能的疼痛、风险和益处。如果患者还是拒绝做检查，不要直接地劝说。询问患者，"不如我们换个想法，你可以

接受吗?"若患者同意聆听不同观点，用开放的态度与患者讨论这项检查在医学上的必要性，而不是试图去解决这个问题。在未来的办公室内的访问时，尝试进行新的讨论，探讨患者对于进行特殊检查的要求的恐惧心理。可能需要花费数月时间才能使一个妄想症患者对医生足够信任，同意做合适的治疗。医生的反投射的言论可以分散患者对于医生的投射心理和扭曲看法。医生可以运用反投射的方法来帮助患者评估自己的感受，同时可以将患者的愤怒和怀疑转移到除了医生以外其他不在场的人身上。举例来说，被一个愤怒、怀疑或者指责他的患者困扰的医生可以这样说："当实验室技术员给你抽血的时候你感觉愤怒和受伤，你肯定是害怕这些检查的结果。"

精神分裂样及分裂病样人格

　　医生通常会对于精神分裂及人格分裂患者感觉到疏远或者想要打破患者的孤独感。精神分裂患者可能给医生一种自己很孤独的印象。对于人格分裂的患者，通常的医生反应会是感觉患者孤独，并且"古怪"。表面上看，这两种患者都会恐惧人际交流、感情上的投入和对他们私人空间的侵犯。在最深层面上，他们期待一种没有压迫性的感情交流。他们可能对于医疗上的建议表现出逃避、退缩、明显的感情上的疏离或者否认医疗问题。人格分裂的患者在精神层面上有问题，对现实的检验能力减弱，通常会有一些魔幻的、怪异的或者精神分裂的想法。人格分裂的患者运用回归到一些分裂的幻想或者，更轻一点的，运用否认的方式作为自己的心理防御机制。当他们受到压力的时候会表现得越来越与众不同和退缩。尽管大多数患者不会继续发展成明显的精神分裂症，人格分裂障碍仍然是未来发展成精神分裂症的重要高危因素。

　　精神分裂患者不会在他们的行为中表现出精神方面的与众不同。他们对于与他人的亲密接触反应淡漠，表现出很疏离和冷漠的样子，并且期待独处。不常见的是，这种人格也与未来发展成精神分裂症有关联。当被一个医疗问题施加压力的时候，精神分裂患者会运用独处和理智化的方法来隐藏自己的感情。如果需要的话，他们会退回到儿童状的行为或者运用心理上否认自己的疾病作为自己的主要心理防御机制。

　　具有精神分裂及人格分裂的患者倾向于把他们的医生看做是闯入他们私人空间的外来者。这种想法会使得患者远离他们的医生。当医生不在的时候他们会感觉放松，并且他们会选择更少的医疗行为和接触。通常来说，比较有帮助的方式是在一定程度上接受他

们缺乏社交能力，不需要更多的关注，并允许他们总体上的退缩态度。多数可行的方式是中性或者不带感情地表达医疗信息。

反社会人格障碍

通常对于具有反社会人格障碍的患者的医生反应会是感觉被利用或者被欺骗。这会导致医生的愤怒，使得医生希望能够脱离患者，揭开谎言，并且惩罚或者紧闭患者。这些患者会恐惧自己在生病的时候变得易操控、失去别人的尊敬或崇拜。他们期待被利用，贬低或者羞辱。类似于自恋的患者，他们通常具有较低的自尊，过度的自恋和补偿性的优越感、自大感、鲁莽、感情肤浅，并且会表现出对他人缺乏关注。在医疗行为上，他们经常要求得到特殊的治疗。当他们被揭穿谎言的时候，他们可能会恼怒地攻击或者贬低医生。他们可能对其他的心理操控施以欺骗、说谎、蒙蔽或者偷窃等行为。事实上，他们的友好，柔顺，顺从，表面上的魅力和智慧的外表对于医生来说很有欺骗性。当他们在面对自己的欺骗行为可能被抓住的时候，他们会丧失对于真实的检验能力。这个可以很容易地被一些冲动行为所证实，他们会表现出严重减弱的，或者有时候是心理上的判断力。当接受一些对于疾病完全合理的治疗的时候，他们通常会与自恋人格障碍的患者表现出类似程度和类似特定的问题（Kernberg，1992）。也可以用类似的方法处理（见"自恋型人格障碍"）。

为了处理一个反社会的患者，家庭医生需要警觉，患者有可能要求一些非必需的医疗，甚至装病或者表现出虚构失常。患者可能试图从疾病中寻求达到一些其他的目的，可能是一些非法的好处，或者钱，或者不工作的借口，或者逃避法律问题，或者仅仅是寻求关注。重要的是，不要妄图与患者达到其他目的的想法合谋。举例来说，如果医生认为患者对于功能残疾的要求是伪装的或者不是必需的，医生应该不对其进行更多的评估。如果怀疑患者有欺骗行为，医生可以从其他途径寻求对于症状的确证。患者的交流过程中经常存在不诚实的部分，通常是隐藏重要信息、提供部分真相、或者彻底的说谎、欺骗或者欺诈。如果发生了这种情况，要尽量避免道德说教。相反，对患者承认说，只要他希望他可以愚弄所有的医生。医生可以告诉患者说欺骗的后果是医生会根据这些做出错误的医疗决定。这会最终导致患者得到不充分的或者很差的治疗。医生可以患者一起探寻，为什么患者需要表现出这种自毁行为。可能需要提醒患者，医生的角色是帮助患者解决医疗问题，而不是对患者进行评价，或者帮助患者得到不公平的医疗好处。

交界性人格障碍

交界性人格障碍患者，其中的很多人同样具有躯体化失调（Grant et al.，2004；Lubman et al.，2011），经常会对他们的医生产生依赖。他们会极度地要求、黏附医生，表现出一种绝望的、自毁的行为。医生可能会感觉被操控、愤怒、精疲力竭、或者自我质疑。他们可能会希望终止这种医患关系，或者解救患者，或者他们可能会进入一种不断地进行医疗检验来试图解释很多躯体化症状的怪圈之中。这些患者恐惧分离或遗弃，可能对潜在的损失采取一种恐慌、情绪不稳定、愤怒或者冲动（自杀或者自毁）的行为。他们可能寻求关注，并且用一种表现为躯体化失调的方式自我防御。这些躯体化症状和交界性人格特征经常是儿童期受虐、性虐待或者其他创伤的后遗症（Kernberg，1975；Sansone et al.，2001）。

对于这些主诉多种躯体化症状的患者来说，运用平行问询的方式揭开他们过去的创伤史是最有效的方式。交界性人格障碍患者通常对医疗行为的反应是：表现出对医生或者其他照看者的强烈的依赖性的黏附。他们可能会对没有充分解释他们症状的医生表现出愤怒的贬低，也可能在他们感觉忧虑或者沮丧的时候提出特殊治疗的要求。他们倾向于把其他人联想为"全是好的或者全是坏的"，这组成了他们的低下生活能力的重要一部分。

典型的患者的现实检验能力是完整的。然而，在压力之下，交界性人格障碍患者可能暂时地失去检验现实的能力，并且对现实的看法和感受产生严重的扭曲。他们可能误解医生的意图或者指导。他们还可能经历一些去现实化、去人格化的片段或者一些简短的精神片段。交界性人格障碍患者具有认同性扩散，对于自我认识有非常极端的波动，从夸大到极度的低估自己的能力。他们还具有狂躁的、混乱的人际关系。他们严重地依赖分裂、投射认同、投射和贬低。

对于交界性人格障碍患者的处理包括了对于他们的恐惧心理的共情理解。这些恐惧围绕着可以威胁到他们安全的东西或者是一些对于分离或被遗弃的恐惧。其次，还有一些对于被贬低的敏感或者害怕被羞辱。他们需要坚定的设定限制（例如，医生可以现实性地给予哪些东西）。试图满足这些患者的强烈需求经常会导致医生精疲力竭或者非常愤怒。这可以通过设定现实的限制来避免这个境地，同时，医生给患者提供不同的医疗上的想法或者选择，以及一些更适应现实的行为方面的建议。起初的干预手段应该是尝试建立对现实的检验或者纠正对现实的扭曲。如果对现实的检验是完整的，最有帮助的干预手段可以针对开始医疗行为，并通过对质、澄清和解释问题的方式来降低患者的病理性的分裂型防御机制。

对于交界性人格障碍的初级治疗是心理疗法，辅以针对症状的药物治疗（APA，2001）。四种心理疗法在治疗这类人格障碍中是有效的（Stoffers et al.，2012）。他们是辩证的行为训练、转移焦点心理疗法、基于金属疗法的心理疗法和支持疗法。大多数交界性人格障碍患者需要扩展的心理疗法（一周两次，1～2年）来达到以及维持对于他们人格、人际交往问题和总体生活功能的长时间提高。药物疗法经常具有重要的辅助作用，尤其是对于某些症状的减轻，如情感的不稳定、冲动、类精神症状以及自我毁灭行为（表45-4）。尽管照顾人格障碍患者会耗尽家庭医生的精力，但要知道让BDP患者得到长期的缓解是很好的。

表演型人格障碍

具有表演型人格障碍的患者具有一种特殊的感情表达的方式，他们寻求过度的关注，并且通常表现得很戏剧化，可能同时表现出一种转化障碍。医生可能会感到被恭维，被迷惑，被引诱，或者被引起性冲动。另外，医生可能会感到被患者夸张或者过分的情感所压倒，因为患者的性提议而尴尬，被患者一些不能解释的症状（如假性癫痫、偏瘫、缄默等）所困扰。这些患者可能会无意识地利用他们的症状来引起医生的关注或支持（Bornstein and Gold，2008）。他们还可能利用性来使别人满足他们被照顾的需求或者被浪漫追求的需要。他们害怕自己不被欢迎，或者失去关注或者其他人的钦慕。

存在两种不同水平的表演型人格障碍的表现。Kernberg（1984，1992）描述了一种神经过敏性的表现，"歇斯底里"，这些患者表现出完整的检验现实的能力，自我防御的心理主要集中在压抑和稳定，以及与他人成熟的关系。女性歇斯底里患者在亲密关系中有一种轻浮的，黏人的，像儿童一般依赖的表现，而在社会和工作状况中可以表现得很成熟。男性歇斯底里患者有类似的心理矛盾之处，但是可能表现得"大男子气概"或者"非常柔弱"（Kernberg，1992）。这两种性别的歇斯底里患者都经常对于医疗行为表现出退回到儿童状、有性欲的、依赖的和黏附的地位。他们通过引诱或者调戏别人来满足他们依赖的需求。在办公室之外，他们通常就会表现正常。

而与之对比的是，表演型人格障碍患者（Kernberg，1984，1992）可以展现出短暂的检验现实能力的丧失，心理防御机制集中在分裂、与他人发生混乱的性关系以及一系列无法解释的躯体症状。表演型人格障碍患者以自我为中心，并且自我沉迷于一种弥漫的儿童样的依赖，从亲密关系中扩展到社会和职业的方方面面。女性表演型人格障碍患者还可以表现出以自我为中心和依赖，但是还可能会有疑病和反社会的特征。两种性别的表演型人格障碍患者可能由于一些无法解释的医学症状寻求医疗关注。他们可能对于医疗行为的反应为后退，但是与歇斯底里型患者不同的是，他们的心理防御机制集中在"分裂"上；他们可能把医生视为"都是好的或者都是坏的"，并且可以极度地贬低医生。他们可能表现出极度的以自我为中心，极度寻求关注，极度广泛的性行为，疑病，躯体化和利用别人。所有的这些都可能伴有对于医生的极度依赖。

与这些歇斯底里和表演型的患者打交道的时候，医生需要表现出友好，不能是过分的热情或者保守。通常当歇斯底里和表演型人格障碍患者表现出躯体化症状时，医生采用平行问询的方式会有帮助。可能对于歇斯底里患者来说，有利的方法是对于他们依赖愿望的一些允许和关于他们的恐惧和情感的自由讨论。如果对他们的病情提供有意义的信息，并且允许他们表达对于医生的感激之情，他们经常可以更加放心。相反的，若是满足患者的需求可能会使得表演型人格障碍患者的强烈依赖心理越来越差。为他们提供过度的情感关注可能会使得他们贪婪或者需求更多。若是能够坚定、友好地设定限制（尤其是对他们的性提议），中性地承认和允许他们的合理需求，表演型人格障碍患者将能够从中受益。若是能够关注与他们对于现实的扭曲看法并解释他们的分裂心理防御机制，则能够进一步帮助到他们。

自恋型人格障碍

家庭医生对于自恋型人格障碍患者的反应通常是觉得很难处理。这些患者的优越的、自恋的、傲慢的态度可以显得很咄咄逼人。他们可能会使得别人感觉被贬低和降级。医生可能会对患者的愤怒和批评很有顾虑。另外，这些患者的缺乏共情和人际间的利用可以逐渐地引发医生的愤怒，使得医生会希望用严厉的批评来报复之，或者想要结束这样的医患关系。

自恋型人格障碍患者的核心恐惧是一种脆弱的自尊心和他们需要别人长期的赞美和肯定的结果。他们害怕失去崇拜、权利和力量，并且害怕在脆弱的时候被利用。任何他们感知到的对他们"巨大的自我"的侮辱

（Kernberg，1984，1992）都会使得他们感觉被拒绝、贬低和批评，从而经常导致愤怒、羞愧和屈辱的感受。

自恋型人格障碍患者通常有着完整的检验现实的能力，然而当他们感知到了轻视、拒绝或者来自他人的才能的竞争，他们都会对现实产生严重的扭曲。那些具有偏执和反社会特征的自恋型人格障碍患者（Kernberg，1992）的预后更差。他们经常对自我有脆弱的认知，可以从夸大到一文不值。他们严重地依赖分裂的心理机制来调节他们的自尊。他们把自己描绘为夸大的和优越的。这使得他们可以抵御极度缺乏信心和脆弱的感受。当他们表现出以自我为中心的时候，他们可以贬低、极力攻击他们周围的人。另外，作为分裂心理的一部分，他们可能会把其他他们认为更加有力量和成功的人理想化，并表现出嫉妒的心理。在这样的位置上，他们的自尊暴跌，他们的自我无价值感和他们表现出得贬低自我的行为很好地证明了这一点。

对于自恋型人格障碍患者的处理，就像很多反社会型患者一样，需要医生对患者的优越感和傲慢的行为不产生误解，不把它们理解为真正的自信。当被患者言语贬低的时候，医生最好把这种贬低或者言语攻击的患者看做一个受伤的儿童正在"发脾气"。这可能会防止医生对患者进行报复性的贬低，这样的报复行为只会使医患之间的不适互动升级。干预这种贬低性的攻击包括承认患者感觉受伤，并且患者有权利坚持自己的观点。如果患者能够与一个不带有评论色彩，能够与他共情的医生讨论他的心理，问题通常都会解决，并且建立起一种良好的医患同盟关系。如果没能做到这一点，让患者有权利寻找其他的专家咨询。这个提议需要在没有恶意、自我防御或者道歉的基础上建立。这可能会帮助患者镇静下来，重新考虑自己的位置。

在与自恋型人格障碍患者的长期关系中，目前的分裂可以被很好地解释。可以通过提醒患者他们曾经赞扬过医生的技巧和能力来达到这一目的。可以询问患者为什么现在那么挑剔和愤怒。当这一方法奏效的时候，可以允许患者讨论他对于伤害自尊的侮辱的看法。

逃避型人格障碍

具有逃避型人格障碍的患者忍受着缺乏自信的感觉和对批评的恐惧感。他们具有很低的自尊心，并且相信自己是无能的，缺乏信心的。他们相信别人都是挑剔的，并且对自己是指责的，除非被证明不是这样。尽管逃避型人格障碍患者渴求人际关系和关爱，但他

们对于被批评、拒绝和尴尬或伤害的恐惧使得他们开始时就逃避社交场合或者认识新人。他们的害羞和逃避保护他们免受被贬低或者羞辱的恐惧。在医疗行为中，他们经常通过躯体化症状来寻求社会心理的帮助。这种躯体化症状的主诉可以隐藏他们的心理问题，这种方式使得他们感觉比展现自己无意识或者未表达的情感要安全。他们更愿意不泄露自己的人际交往方面的信息，因为这可能会使得他们显得很脆弱。他们的怯懦、高度敏感和小心谨慎会使得医生产生沮丧或者懊恼的感受。具有逃避型人格障碍的患者通常运用基于后退的防御心理，包括抑制、恐惧症和自我隔离。

当医生同时运用平行问询和以感情为中心的面谈技巧时，处理逃避型人格障碍患者显得更有效。若医生能够识别并与患者的社交恐惧，包括对医生的恐惧进行共情则最为有效。患者可能会由于可能根据医生或者感觉自己没有价值或不重要而极力贬低自己的症状，或者延迟寻求医疗帮助。一些逃避型人格障碍患者做得恰好相反：他们只有通过躯体化的症状才能寻求情感上的帮助。医生应该帮助患者理解自己的症状以及自己围绕诊断或治疗计划的任何具体的恐惧。非理性的恐惧和想法可以被慢慢地纠正，并且医生可以为患者提供其他的解释。医生应该鼓励患者，提供适当的支持，使得患者接受：只有面对自己的躯体化以及其他的恐惧才是最好的处理方法。如果医生感觉到沮丧或者懊恼，通常有用的方法是鼓励患者描述他觉得在医疗中或者在提出的诊疗计划中有什么是最困难的。

依赖型人格障碍

具有依赖型人格障碍的患者可能以对于关注的夸张的需求和（或）需要其他人给予指导为特征。依赖型人格障碍患者可能一开始表现为一种躯体上的疾病。这些初始的医疗主诉，经常会引起并加重医生对其的关心反应，并可能在医患关系中引入一种医生认为出现了更多的躯体症状的趋势（Bornstein and Gold，2008）。依赖型人格障碍患者即使在做很小的决定的时候都经常感觉绝望和缺乏自信，比如，下一步医疗上应该做什么，该穿什么衣服，该和什么人交朋友。他们有一种核心信念，认为他们不能够独自做事，完全没有能力照顾自己，而且必须有别人提供照顾和做决定。他们的主要恐惧就是独立。

尽管交界型患者和依赖型人格障碍患者都对别人极度依赖，他们对于失去重要的人的反应却非常不同。交界型患者会变得非常生气和易怒，而依赖型人格障碍患者会变得非常顺从和谄媚。依赖型人格障碍患者运

用包括后退、被动攻击和反向形成的方式来自我防御。

具有依赖型人格障碍的患者由于害怕失去，对于他们的照顾者非常顺从和黏附。这些患者的依赖使得医生感觉困扰、耗竭和精疲力竭。医生可能会倾向于否认极度依赖型人格障碍患者的合理需求。依赖型人格障碍的患者从疾病中达到的其他目的也对医生提出了另外的挑战。运用平行诊断问询方法和以感情为中心的晤谈技巧会有效。医生必须理解并与患者需要被照顾的感情产生共情，同时鼓励并培养患者的独立思考和行动的能力。由于这些患者经常利用药物、酒精、事务和其他方法来满足自己的依赖需求，医生必须对这些在治疗计划中的运用小心谨慎。医生应该温和地阻止患者寻求照顾的无理的期待。

强迫观念与行为人格障碍

具有强迫观念与行为人格障碍（OCPD）的患者关注于细节、顺序和控制。尽管他们的标签是类似的，但是这些患者与具有强迫观念与行为失调（OCD）的患者有本质上的不同。OCD 患者具有反复的扰乱的想法或者强迫想法，由此产生了明显的内心苦闷。

OCPD 患者的核心的适应表现是保持有条不紊、关注细节和对于理性和逻辑思考的强调。这些表现可能是一辈子的习惯，很多患者在他们的职业生涯中习惯于如此。OCPD 患者经常把这些表现看做是个人的长处。然而，他们对于细节的关注经常会导致他们产生追求完美，忧虑心理或者认为自己不能犯错误或者不完美的意念。他们会用严厉和固执的方式解释规则、准则和价值观。OCPD 患者经常反思自我，并且倾向于将小的身体改变看做是令人烦恼的躯体症状（McGuire and Shore，2001）。

由于他们对于感觉和感情感到不适，具有躯体化表现的患者可能无意识地不断从他们的医生那里寻求保证。他们可能会恐惧无序和肮脏。他们性格中的强迫、挑剔、控制欲及自以为是感经常会在他们与同事、朋友和家庭的关系中带来困难。他们可能会吝啬、固执以及注重秩序。那些经常有强迫表现的医生本人，在谁在控制整个诊断流程或治疗计划这个问题上，可能会感觉被激怒或者被挑战。

OCPD 患者经常运用如下的应对方式：理智化、孤立、转换、做 / 不做及形成反应。运用形成反应，他们可能会表现出一种表面恭敬或者顺从的行为方式，来抑制自我，并对其他人隐藏自己挑剔和自以为是的感觉。这些方式可以用来对抗他们的愤怒和依赖需要，这些感受他们本人通常会否认。疾病通常代表了对这些 OCPD 患者自我控制感受的一种危险的威胁。过去的疾病可能会导致未来的躯体化症状。医生应该理解并予这些失去自我控制得感受来共情，同时帮助患者在处理这个问题的时候重新获得一些控制感。在医疗问题的控制上，应尽量避免与患者的争斗和挣扎。对现实的扭曲，包括过度的完美主义、对逻辑学的理想化以及对感情的逃避，可以在与患者的共事中被引发。

总结

困难患者严重地影响了医生对于医疗行为的不满意。这个结果经常会导致这些困难，但是非常普遍的人群得到低质量的医疗服务。这章书总结了对有人格障碍或躯体症状的患者的特殊的诊断方法、处理和干预策略（表 45-2 和表 45-3）。这个大纲包括了：DSM-5 诊断和认知 - 行为以及心理动力学的角度来解释患者的核心信仰、非理性想法、恐惧、处理和应对方式、行为、对医疗行为的依从性和对医疗服务的利用。也强调了一般的医生反应、通常的策略和对 10 种不同人格障碍的特定医学干预，来维持一种可行的医患关系，来保证所需的医疗服务的进行。

（练玉银 王家骥 译）

参考资料

American Psychiatric Association: *Diagnostic and statistical manual of mental disorders*, ed 4, 2005, text revision American Psychiatric Association.

American Psychiatric Association: *Diagnostic and statistical manual of mental disorders*, ed 5, Arlington, VA, 2013, American Psychiatric Association.

American Psychiatric Association: Practice guideline for the treatment of patients with borderline personality disorder, *Am J Psychiatry* 158(Suppl 10):1–52, 2001.

An PG, Manwll LB, Williams ES, et al: Does a higher frequency of difficult patient encounters lead to lower quality care, *J Fam Pract* 62:24–29, 2013.

Beck AT, Freeman A, editors: *Cognitive therapy of personality disorders*, New York, 1990, Guilford Press.

Bornstein RF, Gold SH: Comorbidity of personality disorder and somatization disorder: a meta-analytic review, *J Psychopathol Behav Assess* 30:154–161, 2008.

Davanloo H: *The technique of unlocking the unconscious in patients suffering from functional disorders. Part I. Restructuring the ego's defenses. Unlocking the unconscious*, Chichester, England, 1990, Wiley & Sons, pp 283–306.

Davanloo H: *Intensive short-term dynamic psychotherapy: spectrum of psychoneurotic disorders. Intensive short-term dynamic psychotherapy*, Chichester, England, 2001, Wiley & Sons.

Feinstein RE, Rabinowitz PM, Carey L: A model for office-based cardiovascular risk reduction and behavioral change. In Feinstein RE, Brewer AA, editors: *Primary care psychiatry and behavioral medicine: brief office treatment and management pathways*, New York, 1999, Springer, pp 330–359.

Grant BF, Stinson FS, Dawson DA: Co-occurrence of 12-month alcohol and drug use disorders and personality disorders in the United States: results from the National Epidemiologic Survey on Alcohol-Related Conditions, *Arch Gen Psychiatry* 61:361–368, 2004.

Greenberger D, Padesky CA: *Mind over mood: a cognitive therapy treatment manual for clients*, New York, 1995, Guilford Press.

Gross R, Olfson M, Gameroff M, et al: Borderline personality disorders in primary care, *Arch Intern Med* 162:53–60, 2002.

Groves JE: Taking care of the hateful patient, *N Engl Med J* 298:883–887, 1978.

Hahn SR: Caring for patients experienced as difficult. In deGruy FV, Dickinson WP, Staton EW, editors: *Twenty common problems in behavioral health*, New York, 2002, McGraw-Hill.

Hahn SR, Kroenke K, Spitzer R, et al: The difficult patient in primary care: prevalence, psychopathology, and impairment, *J Gen Intern Med* 11:1–8, 1996.

Hahn SR, Thompson KS, Wills TA, et al: The difficult doctor-patient relationship: somatization, personality, and psychopathology, *J Clin Epidemiol* 47:647–657, 1994.

Kernberg O: *Borderline conditions and pathological narcissism*, New York, 1975, Jason Aronson.

Kernberg O: *Severe personality disorders: psychotherapeutic strategies*, New Haven, Conn, 1984, Yale University Press.

Kernberg O: *Aggression in personality disorders and perversions*, New Haven, Conn, 1992, Yale University Press.

Lieb K, Vollim B, Rucker G, et al: Pharmacotherapy for borderline personality disorder: Cochrane systematic review of randomised trials, *Br J Psychiatry* 196(1):4–12, 2010.

Lubman DI, Hall K, Pennay A, et al: Managing borderline personality disorder and substance use. An integrated approach, *Aust Fam Physician* 40:376–381, 2011.

Markovitz PJ: Recent trends in the pharmacotherapy of personality disorder, *J Personal Disord* 18:90–101, 2004.

McGuire BE, Shore A: Simulated pain on the symptom checklist-90 revised, *J Clin Psychol* 57:1589–1596, 2001.

Moran P, Jenkins R, Tylee A, et al: The prevalence of personality disorder among primary care attenders, *Acta Psychiatr Scand* 102:52–57, 2000.

National Institute for Mental Health in England: Personality disorder: no longer a diagnosis of exclusion. Policy implementation guidance for the development of services for people with personality disorder, 2003.

Nose M, Cipriana A, Biancosino B, et al: Efficacy of pharmacotherapy against core traits of borderline personality disorder: meta-analysis of randomized controlled trials, *Int Clin Psychopharmacol* 21:345–353, 2006.

Oldham JM, Skodol AE, Bender DS, editors: *Essentials of personality disorders*, Washington, DC, 2009, American Psychiatric Press.

Sansone RA, Wiedman MW, Sansone LA: Adult somatic preoccupation and its relationship to childhood trauma, *Violence Victims* 16:39–47, 2001.

Skodol AE, Bender DS, Oldham JM: Future directions. In Oldham JM, Skodal AE, Bender DS, editors: *Essentials of personality disorders*, Washington, DC, 2009, American Psychiatric Press, pp 381–392.

Soeteman DI, Hakkaart-van Roijen L, et al: The economic burden of personality disorders in mental health care, *J Clin Psychiatry* 69:259–265, 2008.

Soloff PH: Psychopharmacology of borderline personality disorder, *Psychiatry Clin North Am* 23:169–192, 2000.

Soloff H: Somatic treatment. In Oldham JM, Skodol AE, Bender DS, editors: *Essentials of personality disorders*, Washington DC, 2009, American Psychiatric Press, pp 267–288.

Stoffers J, Völlm BA, Rüker G, et al: Pharmacological interventions for borderline personality disorder, *Cochrane Database Syst Rev* (6): CD005653.pub2, 2010. doi: 10.1002/14651858. Art No.:CD005653.

Stoffers J, Völlm BA, Rüker G, et al: Psychological therapies for people with borderline personality disorder, *Cochrane Database Syst Rev* (8): CD005652.pub2, 2012. doi: 10.1002/14651858. Art No.:CD005652.

Strous RD, Ulman AM, Kotler M: The hateful patient revisited: relevance for 21st century medicine, *Eur J Intern Med* 17:387–393, 2006.

Ypriitham R: Psychopharmacology of borderline personality disorder, *Curr Sci* 6:225–231, 2004.

网络资源

www.guideline.gov/search/search.aspx?term=personality+disorders National Guideline Clearinghouse. Practice guidelines for borderline and antisocial personality disorders.

www.ncbi.nlm.nih.gov/pubmedhealth/PMH0001935 National Center for Biotechnology Information. Reviews of the major personality disorders and treatments.

http://pathways.nice.org.uk/pathways/personality-disorders National Institute for Health and Clinical Excellence (NICE). Practice guidelines for personality disorders.

www.nimh.nih.gov/topics/topic-page-borderline-personality-disorder.shtml National Institute of Mental Health on Borderline Personality Disorders.

www.nmha.org/go/information/get-info/personality-disorders Mental Health America. Consumer information about personality disorders.

www.dsm5.org/Documents/Personality%20Disorders%20Fact%20Sheet.pdf American Psychiatric Association. Information on personality disorders.

概况

> ### 重 点
>
> - 焦虑和抑郁增加躯体疾病的发病率与死亡率。
> - 心境障碍包括单向与双向障碍。
> - 焦虑障碍包括八种疾病,在家庭医疗过程中最常遇到的是广泛性焦虑障碍(GAD)与惊恐障碍。
> - 抑郁与焦虑的治疗可以提高总体健康效果。
> - 家庭医疗解决大多数的焦虑与障碍。

在美国,特别是家庭医疗过程中,大多数的焦虑和抑郁障碍是两个最常见的精神疾患。在美国尽管并不缺乏精神障碍的专业医师,但多数的焦虑与障碍患者接受到的诊治多来自于家庭医师。另外同时有躯体疾病与心境或焦虑障碍的患者预后较差,其治疗时间更长,治疗难度更大,与无精神疾患的患者相比有更高的患病率和死亡率(Katon,2003)。反过来,处理这些潜在的抑郁和焦虑障碍不仅能够改善患者的情绪状况,还可以提高患者的整体健康效果,减少花费。从其发病率、严重程度、患病率、死亡率的角度看,识别和治疗焦虑和抑郁障碍对家庭医疗医师来说,显得尤为重要。

抑郁和焦虑障碍包含很多种特定的疾患。这些疾患特定症状的描述、流行病学、评估以及治疗,不在本章的讨论范围之内,我们将更多地讨论在临床实践过程中家庭医师将遇到的常见问题,并提出处理策略,包括评估诊断和治疗。心境障碍包括重症抑郁(也叫做单向抑郁),双向障碍(包括双向Ⅰ型和双向Ⅱ型环型障碍),环性心境障碍和心境恶劣(也称广泛抑郁障碍)。最新版的精神疾病诊断与统计手册(DSM-5)(美国精神医学学会[APA],2013)增加了几种新的心境障碍目录,包括破坏性心境失调障碍(慢性的、严重而持续性的易激惹,伴随严重的脾气暴发,初始暴发年龄早),月经前焦虑性障碍和两种广泛而非特异的抑郁诊断(其他特异抑郁障碍和非特异抑郁障碍)。这章书重点讨论重症抑郁和双向障碍。新版的 DSM-5(APA,2013)目录中焦虑障碍包括广泛性焦虑障碍,惊恐障碍,广场恐惧,特定的惊恐障碍(如恐高)、社交焦虑障碍(社交恐惧),强迫症(OCD)和创伤后应急障碍(PTSD)已经被移出焦虑障碍目录。这章书重点讨论广泛性焦虑障碍和惊恐障碍。

流行病学

> ### 重 点
>
> - 重症焦虑和抑郁障碍是美国两大最常见的精神疾患。
> - 焦虑和抑郁障碍的经济负担在于日常工作的能力丧失、残疾花费以及死亡。
> - 焦虑和抑郁障碍属于慢性疾病,他们的疾病过程通常呈现消长变化规律。
> - 焦虑障碍的患病率通常随着年龄的增加而降低,除了广泛性焦虑障碍除外,老年人均患病率可能增加。
> - 抑郁障碍具有较高的复发率,发作越来越频繁。

在美国普通人群中,发病率最高的两种精神疾患是焦虑和心境障碍(Kessler et al.,2012),焦虑障碍的终身患病率约 16.6%~28.8%(Conway et al.,2006;Kessler et al.,2005a),重症抑郁的终身患病率在 14.9%~16.2%(Kessler et al.,2003)。最近 12 个月的患病率调查显示相似的构成,焦虑障碍最为常见(18.1%)。其次是心境障碍(9.5%)。惊恐障碍和广泛性焦虑障碍的终身患病率分别为 4.7% 和 5.7%（Kessler et al., 2005a）。就医人群中焦虑障碍占到大约 2%，这其中大约 50% 发生在家庭医疗中。而大约 40% 的焦虑障碍患者由精神病医师来处理（Harman et al., 2002）。

重症抑郁的症状较为严重，且影响很大（Kessler et al., 2003）。普通人群中年患病率大概是 6%，而心境恶劣的患病率是 1.8%，双向障碍的患病率是 1%～2%。尽管部分家庭医生不能够识别出这其中的很多抑郁障碍患者（Schultheiset et al., 1999），但是通过家庭医疗得到的精神疾患患病率仍然可达到 10%，甚至更高（Spitzer et al., 1994）。

花费

焦虑和抑郁障碍都需要大量的健康花费，在公共卫生和经济领域都是重要的关注点。截至 2013 年，尽管美国在 1990～2000 年抑郁障碍的治疗率在提高，但抑郁障碍的预计治疗费不降反升，在 2000 年达到了 831 亿美元，其中 261 亿美元被用于直接的医疗支出，54 亿美元用于自杀死亡者，515 亿美元为工作相关花费（Green-berg et al., 2003）。类似的，20 世纪 90 年代，焦虑障碍的年经济负担是 631 亿美元，其中非精神卫生相关的医药支出占总支出的 54%，直接的精神卫生支出占 31%（Green-berg et al., 1999）。这一结果并不奇怪，焦虑障碍患者比抑郁障碍患者更愿意寻求家庭医生的帮助。例如，单一的广泛性焦虑障碍患者（没有其他共病），与无广泛性焦虑或抑郁障碍的患者相比，一年中看过 4 次以上家庭医生的可能性是后者的 1.6 倍（Wit-tchen et al., 2002）。惊恐障碍的患者和对照组相比，在过去的 6 个月中到急诊就诊的可能性是后者的近 2 倍（Roy-Byrne et al., 1999）。

病程

焦虑和抑郁障碍均属于慢性疾病，表现为慢性迁延过程，使得没有得到有效治疗的疾患逐渐加重。焦虑障碍的始发年龄差异较大，取决于特定的情况。如特定的恐惧症和分离性焦虑障碍通常在孩童时期起病（中位发病年龄是 7 岁），但惊恐障碍（中位发病年龄是 21 岁）和广泛性焦虑障碍（中位发病年龄是 31 岁）通常开始于成年早期和中期（Kessler et al., 2005b）。在大于 65 岁的老年患者中，除广泛性焦虑障碍的患病率保持在 4% 并且可能逐渐升高（Krasucki et al., 1998），其他的焦虑障碍患病率均有下降。广泛性焦虑障碍经常反复发作，发作间期症状缓解（Angst et al., 2009）。治疗后的惊恐障碍中超过 1/3 的患者能够完全缓解，但大约 20%

的患者经治疗后仍会发展为慢性疾病过程（Katschnig and Amering, 1998）

尽管重症抑郁障碍的中位发病年龄是 30 岁，但它可以在任何年龄起病（Kessler et al., 2005b）。抑郁经常复发而且越发频繁。第一次发作后将会有 50% 的终身再发率，发作过三次或三次以上的如果不经治疗，100% 会再次复发（Eaton et al., 2008）。每次自然发作大概持续 6 个月或更长（Kessler et al., 2003）。Star*D（Sequenced Treatment Alternatives to Relieve Depression）研究发现为数众多的患者使用一线治疗方案，需要八周或者更长才会有所缓解（Triced et al., 2006）。尽管多数的患者经过治疗都能够达到功能恢复状态，将近 15% 的患者将会出现持续进展的情况，心理社会功能逐渐受损，自杀风险会逐渐升高（Eaton et al., 2008）。

神经生物学和遗传学

焦虑和抑郁障碍的神经生物学改变都很复杂，还没有完全弄清。和帕金森病或亨廷顿病相比，人们还没有发现存在单一脑区的病理变化或解剖病灶可以解释焦虑与抑郁的发生，这些疾病更像是不同神经回路之间相互作用的紊乱（Nestler et al., 2002）。多数对抑郁的研究都涉及下丘脑垂体轴（HPA）和海马的失调，也有些研究涉及心境、奖赏、睡眠、食欲、动机和认知的神经回路。尤其是在某些抑郁患者中发现下丘脑垂体肾上腺轴的过度活跃会导致海马体积缩小，这很可能是脑源性神经营养因子（brain-derived neurotropic factor, BNDF）水平降低或介导 BNDF 表达的机制发生改变的原因。但是，海马体积的缩小是抑郁发生的部分原因，或仅仅是抑郁的结果，现在还不清楚，这种改变并不是在所有的抑郁患者中都可以见到。尽管流行病学的研究结果显示抑郁具有高度的遗传性，有些研究结果显示有 40%～50% 的危险因素可能是遗传的，没有单个基因能够说明问题，抑郁很有可能是多个遗传缺陷的表观型，合并了来自环境的压力（躯体 / 情绪创伤，病毒感染），躯体因素（已经存在或共病的躯体疾病，比如甲状腺功能低下或卒中），以及在大脑发育过程中的一些随机事件（Nestler et al., 2002）。

对焦虑障碍的神经生物学研究着眼于在恐惧反应中涉及的神经网络，但是尽管影像学在不断发展，但每一种焦虑障碍的确切机制尚未完全搞清楚。针对惊恐障碍的原因的研究策略着眼于转化研究，将动物的条件恐惧当作人类惊恐发作的模型。惊恐障碍患者可能拥有一种相当敏感的恐惧机制，涉及杏仁核的中央核团、丘脑、下丘脑、导水管周围灰质、蓝斑核和其他的脑干部位(Gorman et al., 2000)。其他关注焦虑障碍的研究重点在于前岛叶的内感受性(Mathew et al., 2008)。岛叶和前扣带回(ACC)都被认为是机体内脏功能的代表区。这个区域的活性增强可能是焦虑障碍中对躯体信号的错误解读的原因。

遗传学流行病学研究清楚地记录下焦虑障碍具有家族聚集性,这种家族联系主要是遗传因素导致的(Smoller and Faraone, 2008)。主要焦虑障碍(惊恐障碍、社交焦虑障碍、特定的恐惧症、强迫冲动障碍)的先证者的一级亲属和无先证者的亲属相比,风险提高4~6倍(Hettema et al., 2001)。广泛性焦虑障碍的遗传学研究提示一个常见的遗传易感性可能适用成群的焦虑障碍和其他共病(Norrholm and Ressler, 2009)。基因的重叠在多种精神疾患,包括焦虑障碍和抑郁障碍中能可能存在一定的作用。

焦虑、重症抑郁和躯体疾病

重 点

- 焦虑障碍和重症抑郁通常同时存在。
- 焦虑障碍越重,重症抑郁的发生率越高。
- 躯体疾病与焦虑障碍的发生率存在正相关。
- 伴有焦虑或抑郁障碍的躯体疾病患者对躯体症状适应性更差,增大了疾病处理的难度。

焦虑和抑郁的相互作用

重症抑郁和焦虑障碍通常同时存在,一种对另一种的病程和预后都有影响。研究发现重症抑郁最常焦虑障碍共存,共病率为50%~60%(Zimmerman et al., 2002)。焦虑障碍的患者60%会发生抑郁,而抑郁患者中仅有15%的患者会发生焦虑(Minka et al., 1998)。不难想象,焦虑障碍越严重,继发抑郁的可能性越大。和社交恐惧与单纯性恐惧相比,惊恐障碍广场恐惧,冲动强迫障碍,创伤后应激障碍,广泛性焦虑恐惧导致的抑郁很常见。另外,同时患有这两种疾病的患者症状更为严重,发作更频繁,治疗反应更差,有更高的自杀率,病程更加缓慢,总体预后更差。

焦虑和抑郁共病的研究相对较少,在治疗时能够使用的临床证据更少。和伴有广泛性焦虑障碍或广场恐惧的惊恐障碍相比,伴有重症抑郁的患者恢复只有一半。和伴有广场恐惧的惊恐障碍相比,伴有重症抑郁的患者的复发率加倍(Bruce et al., 2005)。另外,焦虑障碍

的儿童和青春期患者伴发抑郁的风险增加8倍Angold et al., 1999)。因此,在焦虑患者出现抑郁症状以及抑郁症患者出现焦虑症状时,临床中应更为积极地进行筛查。

焦虑抑郁躯体疾病的相互作用

焦虑抑郁障碍与躯体疾病之间存在复杂的互相作用关系。躯体疾病患者中焦虑和抑郁的发生率以及焦虑抑郁的患者中躯体疾病的发生率都很高。已经被研究躯体疾病包括糖尿病、肿瘤、脑卒中、心肌梗死、人获得性免疫缺陷病毒相关疾病、帕金森病(Katon, 2003a)。家庭医疗过程中常见的躯体疾病中焦虑和抑郁的并发率也较高。其中心血管疾病的患者发生广泛性焦虑障碍与惊恐障碍的风险提高1.5倍(Goodwin et al., 2008)。有背痛或关节炎的患者,惊恐发作或广泛性焦虑障碍的可能性提高两倍(McWilliams et al., 2004),哮喘患者(儿童和成人)发现焦虑障碍的可能性提高1.3倍(Katon et al., 2004)。糖尿病患者中焦虑和抑郁障碍的发病率为普通人群两倍多(Collins et al., 2009)。几乎所有的肠易激综合征患者都合并有重症抑郁、广泛性焦虑障碍或惊恐障碍(Lydiard et al., 1993)

躯体疾病的患者有更高焦虑抑郁障碍的发病率,这些疾患的存在使患者的躯体疾患的发生率增高。广泛性焦虑障碍或是惊恐障碍的患者,患心脏疾病的可能性几乎增高6倍,患胃肠疾病的可能性几乎增高3倍,患有呼吸疾病的可能性几乎增高2倍,患有偏头痛的可能性几乎也增高2倍(Harter et al., 2008)。抑郁可能是躯体疾病的前兆。重症抑郁与2型糖尿病(Eaton et al., 1996; Kawakami et al., 1999)及冠状动脉疾病(Rugulies, 2002)的发生密切相关。

对患有躯体疾病伴有抑郁或焦虑障碍的患者管理并不简单。即使在躯体疾病控制以后,这些患者可能出现一些无法解释的症状(Katon and Walker, 1998)。大量文献提示,同时患有躯体疾病和焦虑或者抑郁障碍的患者,对一些慢性症状如乏力和疼痛的适应能力更差,对于自身所患的躯体疾病的症状以及其他器官系统的症状也更为关注。不难想象,同时患有躯体疾患和抑郁的患者比单纯患有躯体疾患的患者的医疗花费多50%(Katon, 2003)。共病患者的功能受损更为严重,工作能力丧失也更为严重,生活质量更差,医疗资源的使用也变得更为频繁(Simon, 2003)。对治疗的依从性变差,更多的风险行为如吸烟,过量进食,缺乏运动也增加了疾病管理的难度。对抗抑郁剂的反应也更差,这一点在心血管疾病患者、卒中患者以及糖尿病患者中均得到相关证据的支持(Katon, 2003)。

心境和焦虑障碍的诊断与筛查

重 点

- 管理抑郁症患者时区分单向障碍和双向障碍是非常关键的。心境障碍问卷（MDQ）也许能够帮助临床实践者在家庭医疗中识别双向障碍的患者。
- 患者健康问卷9（PHQ-9）是一种常见的且易于使用的抑郁筛查工具。
- 现在还没有标准的焦虑障碍的筛查工具。

心境障碍的诊断

心境障碍可以分为抑郁，双向障碍以及继发障碍（如由躯体疾病或者是物质使用引起的心境障碍）。对于许多家庭医生而言，识别治疗以及管理抑郁障碍是非常重要的。双向障碍识别和治疗更为困难，最好能够转到专业的精神健康机构进行治疗。因此，本章将集中探讨识别双向障碍，区分单项障碍和双向障碍，不对治疗进行过多的讨论。

重症抑郁的基本特点是病程长达两周以上，患者体会到心境低落或对所有的活动失去兴趣，对自我认识的显著改变，以及临床上显著的心理障碍和社会功能障碍。并常常伴有一系列的其他症状，如睡眠、进食、体力、活动耐力、注意力的改变；犹豫不决，经常感到没有希望，失去价值感或愧疚感（表46-1）。患者可能会反复地想到死亡，感到生命没有价值，曾经想过自杀，甚至可能计划自杀，或已经有自杀行为。很多患者感到记忆力减退，容易分心，思考能力下降。患者常表现出坐卧不定，紧张焦虑，动作迟缓或不动。有些患者突出表现为易激惹，而不是悲伤，他们可能因愤怒而暴发（Fava and Rosenbaum，1999）。这种情况在患有抑郁症的儿童或是青春期患者中更为常见。但有精神病性症状的抑郁最为严重，患者可能会有幻听，指示他们自杀，或产生一些妄想信念，如严重的疑病症（APA，2013）。

心境恶劣的基本特点是在一个慢性心境低落状态之上，持续两年，多数情况下均有存在。患者可能会有一系列的其他症状，如对广泛的兴趣和乐趣的丧失，与社会脱离，愧疚感，反复思忖过去，活动减少，做事成功率降低（表46-2）。自主神经紊乱，包括失眠或睡眠过多，食欲降低或过度进食，乏力，注意力降低等表现也有可能存在，但较重症抑郁发生率低。这些患者可能会感到他们已经很长时间处于这种异常状态，以至

于回想不起来有恢复或者缓解的时期。另外心境恶劣的患者有时也会周期性地发生重症抑郁，通常被称作为"双重抑郁"（APA，2013）。

双向障碍同样表现为慢性的心境障碍，存在躁狂（双向Ⅰ型障碍）或轻躁狂和抑郁（双向Ⅱ型障碍）。躁狂发作时表现为异常持续性欣快感，说话滔滔不绝或是易激惹。尽管躁狂患者通常被认为是总是处于欣快状态，但是仅约20%的患者体验过纯粹的欣快状态，多数会描述成一种混合的有严重的易激惹状态，严重的情感脆弱和心境不稳定（Goodwin and Jamison，2007）。躁狂患者的自尊感通常较为膨胀，变得很自信，需要的睡眠量减少，滔滔不绝，思维拥堵或奔放，有目的性的活动增多（例如开始很多计划但是什么也完不成），性活动增加，娱乐活动过度可能会带来令人痛苦的结果（APA，2013）。患者活动量增大不容易劳累，大约60%的双向Ⅰ型患者会出现精神病性症状，其中包含夸大妄想（觉得自己是全能或"天才"），迫害妄想或是幻觉（幻听比幻视更为常见）（Goodwin and Jamison，2007）。DSM-5认为由抗抑郁治疗引起的完整的轻躁狂发作，持续存在的全部症状超过了使用的治疗的生理效应，则患者可以被诊断为双向障碍。尽管躁狂是这种疾患的主要特征，但抑郁心境可能更为主要。随着病情的发展，双向Ⅰ型患者躁狂抑郁的比例可达到1/3（Judd et al.，2003）。

家庭医生遇到的Ⅰ型患者要少于Ⅱ型患者。Ⅱ型患者主要表现为轻躁狂和重症抑郁发作，随着病程的进展主要表现为抑郁，抑郁和轻躁狂的比例可以达到37∶1（Judd et al.，2003）。轻躁狂的症状和躁狂发作的症状非常相似，但是躁狂发作中极端的职业功能或社会功能损伤在轻躁狂中并不存在。现行的DSM-IV-TR标准要求显著的心境高涨必须存在至少4天，这种心境必须和患者平常的非抑郁状态不同，而且必须伴有功能损伤。因为患者只有在抑郁发作时才会寻求帮助，而且通常不会把新出现的躁狂发作视为不正常（Manning et al.，1999）。另外双向障碍在家庭医疗环境中可能比普通人群更为常见，在家庭医疗中治疗649位抑郁患者，其中21%被筛查出有双向障碍（Hir-schfeld et al.，2005），而14%的人在普通的躯体疾病门诊中筛查出具有双向障碍。尽管其中80%的患者已经被诊断为有单项障碍（Das et al.，2005）。

DSM-5在情绪障碍亚分类和伴随症状中引入了几个重要的概念变化。由于情绪障碍现在被认为存在于一个从双向躁狂到单向抑郁症的连续过程，DSM-5认为，任何一种诊断的患者都可能具有相反极性的"混合"症状。也就是说，躁狂患者也可能有伴随的抑郁症

表 46-1　重症抑郁发作诊断标准

A. Five (or more) of the following symptoms have been present during the same 2-week period and represent a change from previous functioning; at least one of the symptoms is either (1) depressed mood or (2) loss of interest or pleasure.

　　Note: Do not include symptoms that are clearly attributable to a general medical condition or mood-incongruent delusions or hallucinations.

1. Depressed mood most of the day, nearly every day, as indicated by either subjective report (e.g., feels sad, empty, hopeless) or observation made by others (e.g., appears tearful). (**Note:** In children and adolescents, can be irritable mood.)
2. Markedly diminished interest or pleasure in all, or almost all, activities most of the day, nearly every day (as indicated by either subjective account or observation).
3. Significant weight loss when not dieting or weight gain (e.g., a change of more than 5% of body weight in a month), or decrease or increase in appetite nearly every day. (**Note:** In children, consider failure to make expected weight gain.)
4. Insomnia or hypersomnia nearly every day
5. Psychomotor agitation or retardation nearly every day (observable by others, not merely subjective feelings of restlessness or being slowed down)
6. Fatigue or loss of energy nearly every day
7. Feelings of worthlessness or excessive or inappropriate guilt (which may be delusional) nearly every day (not merely self-reproach or guilt about being sick)
8. Diminished ability to think or concentrate or indecisiveness nearly every day (either by subjective account or as observed by others)
9. Recurrent thoughts of death (not just fear of dying), recurrent suicidal ideation without a specific plan, or a suicide attempt or a specific plan for committing suicide

B. The symptoms cause clinically significant distress or impairment in social, occupational, or other important areas of functioning.

C. The episode is not attributable to the physiological effects of a substance or to another medical condition.

　　Note: Criteria A-C represent a major depressive episode.

　　Note: Responses to a significant loss (e.g., bereavement, financial ruin, losses from a natural disaster, a serious medical illness or disability) may include the feelings of intense sadness, rumination about the loss, insomnia, poor appetite, and weight loss noted in Criterion A, which may resemble a depressive episode. Although such symptoms may be understandable or considered appropriate to the loss, the presence of a major depressive episode in addition to the normal response to a significant loss should also be carefully considered. This decision inevitably requires the exercise of clinical judgment based on the individual's history and the cultural norms for the expression of distress in the context of loss. In distinguishing grief from a major depressive episode (MDE), it is useful to consider that in grief the predominant affect is feelings of emptiness and loss, while in MDE it is persistent depressed mood and the inability to anticipate happiness or pleasure. The dysphoria in grief is likely to decrease in intensity over days to weeks and occurs in waves, the so-called pangs of grief. These waves tend to be associated with thoughts or reminders of the deceased. The depressed mood of MDE is more persistent and not tied to specific thoughts or preoccupations. The pain of grief may be accompanied by positive emotions and humor that are uncharacteristic of the pervasive unhappiness and misery characteristic of MDE. The thought content associated with grief generally features a preoccupation with thoughts and memories of the deceased, rather than the self-critical or pessimistic ruminations seen in MDE. In grief, self-esteem is generally preserved, whereas in MDE feelings of worthlessness and self-loathing are common. If self-derogatory ideation is present in grief, it typically involves perceived failings vis-à-vis the deceased (e.g., not visiting frequently enough, not telling the deceased how much he or she was loved). If a bereaved individual thinks about death and dying, such thoughts are generally focused on the deceased and possibly about "joining" the deceased, whereas in MDE such thoughts are focused on ending one's own life because of feeling worthless, undeserving of life, or unable to cope with the pain of depression.

From American Psychiatric Association. *Diagnostic and statistical manual of mental disorders.* 5th ed. Arlington, VA: American Psychiatric Association; 2013.

A. 在同一个 2 周时期内，出现与以往功能不同的明显改变，表现为下列 5 项（或以上），其中至少 1 项是（1）心境抑郁，或（2）丧失兴趣或乐趣
　　注：不包括明显是由于一般躯体情况，或者与心境协调的妄想幻觉所致的症状

1. 几乎每天的一天中大部分时间都心境抑郁，这或者是主观的体验（如感到悲伤、空虚或无望），或者是他人的观察（如看来在流泪）；注：儿童或青少年，可能是心境激惹
2. 几乎每天的一天中大部分时间，对于所有（或几乎所有）活动的兴趣或乐趣都显著减低（来自主观体验或他人观察）
3. 没有节食的情况下体重显著减轻或增加（1 个月内体重变化超过原体重的 5%），或几乎每天食欲减退或增加；注：儿童则为未达到应增体重
4. 几乎每天失眠或嗜睡
5. 几乎每天精神运动性激越或迟缓（由他人观察到的情况，不仅是主观体验到坐立不安或缓慢下来）
6. 几乎每天疲倦乏力或缺乏精力
7. 几乎每天感到生活没有价值，或过分的不合适的自责自罪（可以是妄想性的程度，不仅限于责备自己患了病）
8. 几乎天天感到思考或集中思想的能力减退，或犹豫不决（为或为自我体验或他人观察）
9. 反复想到死亡（不只是怕死），想到没有特殊计划的自杀意念，或者想到某种自杀企图或一种特殊计划以期实行自杀

B. 这些症状产生了临床上明显的痛苦烦恼，或在社交、职业、或其他重要方面的功能缺损

C. 这些症状并非由于某种物质或由于一般躯体性情况所致的直接生理性效应

　　注：标准 A 到 C 代表重症抑郁发作

　　注：重大的失去（如丧失亲人、经济损失、在一次自然灾害中的损失、严重的疾病或残疾）也包括强烈的悲伤情感、沉湎于失去、失眠、无胃口及标准 A 里提到的体重减低，类似于抑郁发作。尽管这些症状可以理解，或是被认为是对失去的正常反应，但重症抑郁发作的存在是应该被慎重考虑的。这就必然要求基于个人过去史和在失去的环境中表达悲痛的文化规则进行临床诊断练习。为区别于悲伤与重症抑郁发作（MDE），认识到悲伤的主要情绪是空虚与失落是重要的，而 MDE 是一种持久的抑郁心情，没有能力去期盼幸福与快乐。悲伤的伤痛强度通常会在数天或数周后下降，波浪式发生，所以也被叫作悲伤的痛苦。这些波浪趋向于与对死者的想念和回忆有关。MDE 的抑郁情绪更持久，而且跟特别的思想或集中精神没有关系。悲伤的痛可能会伴随着正面情绪与幽默，而 MDE 伴随的是广泛不幸福的不典型特征和痛苦的典型特征。悲伤的想法一般是以集中精神和记忆力下降为特征，而 MDE 更常见的是自我批评和悲观地沉湎过去。悲伤者仍然保持着自尊，而 MDE 患者觉得自己无用或自我厌恶的情绪更常见。如果悲伤者存在自我批评思维，在面对死者的情况下，它将典型地产生失败感（如没有经常去看望、没有告诉有多么的爱他或她），如果离丧后出现有关死亡或死的想法，会集中在死亡本身或想到与死者的连接，而 MDE 在这方面的想法则会集中于结束自己的生命，因为觉得生活无价值或觉得自己无能力去面对抑郁症的痛苦

表 46-2 心情恶劣的诊断标准

Depressed mood for most of the day for more days than not as indicated either by subjective account or observation by others for at least 2 years.

Note: In children and adolescents, mood can be irritable and duration must last for at least 1 year.

A. Presence, while depressed, of two (or more) of the following:
 1. Poor appetite or overeating
 2. Insomnia or hypersomnia
 3. Low energy or fatigue
 4. Low self-esteem
 5. Poor concentration or difficulty making decisions
 6. Feelings of hopelessness
B. During the 2-year period (1 year for children or adolescents) of the disturbance, the person has never been without the symptoms in Criteria A and B for more than 2 months at a time.
C. No major depressive episode (see Table 46-1) has been present during the first 2 years of the disturbance (1 year for children and adolescents); that is, the disturbance is not better accounted for by chronic major depressive disorder or major depressive disorder in partial remission.
D. There has never been a manic episode, a mixed episode, or a hypomanic episode, and criteria have never been met for cyclothymic disorder.
E. The disturbance does not occur exclusively during the course of a chronic psychotic disorder, such as schizophrenia or delusional disorder.
F. The symptoms are not caused by the direct physiological effects of a substance (e.g., a drug of abuse, a medication) or a general medical condition (e.g., hypothyroidism).
G. The symptoms cause clinically significant distress or impairment in social, occupational, or other important areas of functioning.

From American Psychiatric Association. *Diagnostic and statistical manual of mental disorders.* 5th ed. Arlington, VA: American Psychiatric Association; 2013.

在至少两年中，绝大部分天的绝大部分时间里，心境低落，这可能是主观陈述或只是旁人观察到的

注意：在儿童或者是青少年中，兴尽可以表现为易激惹得，持续时间至少一年

A. 心境低落，存在以下六项中两项以上：
 1. 食欲降低或过度进食
 2. 失眠和睡眠过多
 3. 乏力和能量不足
 4. 自尊降低
 5. 注意力变差和犹豫不决
 6. 感到无望
B. 在这两年过程中（儿童和青春期一年），患者不存在无症状（诊断标准A和B）的时期长达两个月以上
C. 在前两年中（儿童和青春期一年）无重症抑郁（表46-1），即症状不能更好地用慢性重症抑郁或是重症抑郁障碍部分缓解来解释
D. 从没有躁狂发作，或混合发作，或轻躁狂发作，也不能满足环形障碍的诊断标准
E. 在慢性精神性障碍中比如精神分裂症和妄想症的慢性病病程没有独自存在
F. 症状并非由物质（比如物质滥用或是药物）或躯体疾病（比如甲状腺功能低下）而造成的直接的生理影响
G. 临床意义显著给患者自身造成的痛苦或社会职业和其他功能造成的损伤

状（如抑郁情绪、自杀思维），抑郁患者可能会出现躁狂的共同症状（如竞赛思维，减少对睡眠的需要）。任何一种诊断（双向情感障碍还是单向抑郁症），患者都可能有焦虑困扰、精神病或情绪的季节性变化。临床医生应该认识到，无论是单向抑郁症还是双向情感障碍患者都可能有多种伴随症状，最终可能会影响预后或治疗。然而，这些共同出现症状的临床意义及其对治疗的影响仍在评估中。

单向与双向抑郁的比较

区分单向和双向障碍依旧是难点，给专门治疗心境障碍的医生带来了巨大的挑战。双向障碍的漏诊将导致治疗错误（仅使用抗抑郁剂），加重心境障碍，转向躁狂或者混合状态（即同时存在躁狂和抑郁症状），快速心境转换，加重精神社会功能损伤，产生更强烈的自杀企图，更高的死亡率（Goldberg and Ernst，2002；Goldberg and Truman，2003；Schneck et al.，2008）。治疗双向障碍很少是直截了当的，通常是需要多种药物和多种试验共同参与。抗抑郁剂物治疗双向障碍并非很有效，与单独使用心境稳定剂相比，抗抑郁剂也没有显示出更好的治疗效果（Sachs et al.，2007）。尽管双向抑郁没有特异性的症状，但抑郁的某些特征可能会提示医生，将某个个体的抑郁当成双向障碍的一个表现。双向抑郁可能和单向抑郁表现类似，但是一些抑郁症状可能会帮助区分这两者（Ghaemi et al.，2004；Perlis et al.，2006）（表46-3）。如果一个家庭医生做出双向障碍的诊断，最好将患者转诊至专业的精神病医生进行治疗，尤其是对心境障碍治疗具有丰富经验的医生。

抑郁筛查工具

人们制订了许多抑郁的筛查方法，有些对变化很敏感，适用于随访。将这些工具应用到临床实践中，可能会改善临床预后。对于家庭医生而言，对测量工具最基本的要求是要适用于公共领域，并且根据时间的变化而变化。这样的工具可以更好地管理抑郁症患者（Trivedi et al.，2006）。自我报告的方式节省了受过专业训练的人员进行操作。抑郁筛查方法并不能诊断抑郁障碍，但能够提供一段时间内症状严重程度的关键信息。几乎所有的测试方法都有一个经统计学确定的临界值，在这个临界点上的抑郁症状被认为是有意义的。当抑郁筛查结果为阳性时，有必要进行医疗就诊，因为筛查并不包括许多混杂的诊断变量（比如物质滥用、甲状腺功能低下、丧失亲人或亲近的朋友），因此需要临床医生做出判断。

表46-3　提示双向抑郁的患者特征

特征	双向	单向
药物滥用	非常高	中
家族史	几乎都有	有时
季节性	常见	偶尔
首次发作在25岁之前	很常见	有时
产后患者	很常见	有时
35岁之前出见精神病的症状	高度可预测	不常见
不典型症状	常见	偶尔
突发突止	典型	通常不
反复的重症抑郁发作大于三次	常见	通常不
抗抑郁剂诱发躁狂或轻躁狂	可预测	不常见
发作短暂（<3个月）	提示性	通常不（通常持续3个月以上）
对抗抑郁剂的耐受性混合抑郁（抑郁发作中）	提示性	不常见
存在轻躁狂的特点）	可预测	罕见
焦虑紧张害怕	更为常见	更为不常见
躯体症状（肌肉呼吸泌尿生殖）	更为不常见	更为常见

Modified from Kaye NS. Is your depressed patient bipolar? J Am Board Fam Pract. 2005；18：271-281；and Perlis RH, Brown E, Baker RW, Nierenberg AA. Clinical features of bipolar depression versus major depressive disorder in large multicenter trials. Am J Psychiatry. 2006；163：225-231.

患者健康调查问卷9

患者健康调查问卷9（patient health questionnaire 9, PHQ-9）简单易用，敏感可靠又可信，在家庭医疗中很常见（Kroenke et al., 2001）。它源于 PRIME-MDPHD 的自我报告版本中（Spitzer et al., 1999）的9个抑郁相关的条目。在过去的两周内，至少每天达半天以上，存在5项以上的抑郁症状（其中一项为心境低落或兴趣丧失），就能诊断重症抑郁障碍。在过去的两周内，至少每天达半天以上，存在4项或3项或2项抑郁症状（其中的一项为心境低落或兴趣丧失），就能诊断其他的抑郁综合征（比如轻度抑郁）。9个条目中的1项（有过自杀倾向或以某种方式伤害自己的想法）存在就有意义，不论持续时间的长短。使用从9～15的临界分值，敏感度从68%～95%，特异性从84%～95%。使用9分的临界分值，敏感度为95%，特异度为84%。

快速评估抑郁症状学-自我报告（QIDS-SR）

拥有16个条目的快速评估抑郁症状学的自我报告（QIDS-SRI16），适用于筛查抑郁并随访严重程度的工具（Rush et al., 2006）。QIDS-SRI16是原有30个条目的抑郁症状学评估（IDS）的缩略版本。IDS包括标准

症状和典型的与抑郁有关的症状，如焦虑和易激惹性，而 QIDS 只涉及用来特征性地描述抑郁发作的9大组症状（悲伤的心境，注意力，自我责备，自杀观念，兴趣，精力／乏力，睡眠障碍，食欲或体重改变，存在精神运动性迟滞或抑制）。QIDS 的总分范围是0～27（0～5，无严重程度；6～10，轻度；11～15，中度；16～20，严重；21～27，非常严重）。迄今为止，在全美最大的抑郁试验 STAR*D 中，QIDS 是在管理抑郁方面较为有效的方法之一（Trivedi et al., 2006b）。

筛查双向障碍

尽管现在不存在能够将单向抑郁和双向抑郁进行区分的实验室或影像学工具，但调查问卷以及患者的病史和症状，也许会逐渐显示出它的优势。心境障碍调查问卷（MDQ）是一个将 DSM-Ⅳ标准和临床实践相结合，用于在家庭医疗环境中筛查双向障碍的一项工具（Hirschfeld et al., 2000）。此调查问卷很短，仅有一页纸，采用自我报告的形式，包含13个是非形式的问题以及2个关注功能状态和心境障碍症状的时间的问题，一般在5分钟之内可以完成。对躁狂症状存在7个或以上的阳性答案，对严重（中度到重度）的阳性答案，加之与症状时间相吻合，表明筛查结果为阳性。在不同的临床场所或情境下，MDQ 的特异度和准确度变化很大，对有可疑的心境障碍患者使用时，能够获得两者最佳的结合点（特异度93%，敏感度58%），在对一般社区样本人群使用时略差［特异度97%，敏感度28%（Hirschfeld et al., 2003, 2005）]。其他筛查双向障碍的工具较 MDQ 略复杂，且可靠性和可信度相对较低。

焦虑障碍的诊断

广泛性焦虑障碍的基本特点是过度的焦虑和担心一系列的事件和活动，这种担心持续6个月以上，并且在绝大多数的日子里均有发生。患者认为控制这种担心非常困难，并且患者自身主观有不适感，学习和工作也遇到困难。这种焦虑的强度、持续时间或频率，都与担心发生的事件的影响和实际上的可能性不相符。患者必须至少有3种以上的相关的躯体症状，包括坐立不安、易激惹、肌肉紧张、睡眠障碍、乏力以及注意困难。这些列出的相关症状被认为是反映内心紧张度（坐立不安、易激惹、肌肉紧张）和其他一些与慢性焦虑相关的症状（乏力、注意困难、睡眠障碍）（表46-4）。

惊恐发作，是一组危险的躯体认知以及情绪症状，可能发生在多种焦虑障碍中，如特殊恐惧、社交恐惧、创伤后应激障碍以及急性焦虑障碍。惊恐发作是在没

表46-4 广泛性焦虑障碍的诊断标准

A. Excessive anxiety and worry (apprehensive expectation), occurring more days than not for at least 6 months, about a number of events or activities
B. The person finds it difficult to control the worry.
C. The anxiety and worry are associated with three (or more) of the following six symptoms:
　1. Restlessness and feeling keyed up or on edge
　2. Being easily fatigued
　3. Difficulty concentrating or mind going blank
　4. Irritability
　5. Muscle tension
　6. Sleep disturbance
D. The anxiety, worry, or physical symptoms cause clinically significant distress or impairment in social, occupational, or other important areas of functioning.
E. The disturbance is not caused by the direct physiological effects of a substance or a general medical condition.
F. The disturbance is not better explained by another mental disorder.

From American Psychiatric Association. *Diagnostic and statistical manual of mental disorders.* 5th ed. Arlington, VA: American Psychiatric Association; 2013.

A. 对于许多事件或者活动(比如工作、学习成绩)等，呈现过分的焦虑和担忧(担忧的期望)，至少持续6个月以上
B. 患者感觉难以控制自己不去担忧
C. 焦虑和担忧有以下6种症状中3项以上(在6个月中，多数日子里有至少几种症状)
　1. 坐立不安或者感觉紧张
　2. 容易疲劳
　3. 思想难以集中，或者头脑一下子变得空白
　4. 易激惹
　5. 肌肉紧张
　6. 睡眠障碍
D. 这种焦虑、担忧或者是躯体症状造成了临床上显著的痛苦烦恼，对患者的社会的、职业的或者其他重要方面的功能造成损害
E. 此障碍不是由于某种生理物质或由于一般的躯体情况所致的直接生理效应
F. 此障碍不能用其他精神障碍来解释

表46-5 惊恐发作的诊断标准

An abrupt surge of intense fear or intense discomfort that reaches a peak within minutes and during which time four (or more) of the following symptoms occur:
　1. Palpitations, pounding heart, or accelerated heart rate
　2. Sweating
　3. Trembling or shaking
　4. Sensations of shortness of breath or smothering
　5. Feeling of choking
　6. Chest pain or discomfort
　7. Nausea or abdominal distress
　8. Feeling dizzy, unsteady, lightheaded, or faint
　9. Chills or heat sensations
　10. Paresthesias (numbness or tingling sensations)
　11. Derealization (feelings of unreality) or depersonalization (being detached from oneself)
　12. Fear of losing control or "going crazy"
　13. Fear of dying

From American Psychiatric Association. *Diagnostic and statistical manual of mental disorders.* 5th ed. Arlington, VA: American Psychiatric Association; 2013.

一段时间的极度害怕或不舒服，有下列4种以上症状突然发生，并在10分钟内达到顶峰：
　1. 心悸，心慌或心率增快
　2. 出汗
　3. 颤抖
　4. 觉得气短或气闷
　5. 窒息感
　6. 胸痛或不舒服
　7. 恶心或腹部难受
　8. 感到头昏、站不稳、头重脚轻或晕倒
　9. 现实解体(非现实感)或人格解体(感到并非自己)
　10. 害怕失去控制或将要发疯
　11. 害怕即将死亡
　12. 感觉异常(麻木或刺痛感)
　13. 寒颤或潮热

有真实的危险情况下单独出现的强烈的恐惧感，但有13种或躯体症状中的4种以上(表46-5)，发作突然开始，快速达峰，经常伴有大难临头的危险感，需要逃跑，惊恐发作的症状可以包括躯体不适，出冷汗，心血管系统症状(心慌、心跳加快、胸痛)，神经系统症状(发抖，站立不稳，头重脚轻，感觉异常)，消化系统症状(窒息感、恶心)，呼吸系统症状(憋气)。另外惊恐发作的人常常有濒临死亡的感觉，觉得自己快要发疯了或是有脱离现实的感觉。惊恐发作被列为DSM-5障碍中的特例，没有单独的诊断标准。

惊恐障碍的患者有无法预期的反复惊恐发作，发作后常常会持续担心他会再度发作这种状况，持续至少一个月以上。尤其是惊恐障碍的人可能会开始逃避先前发作的场所，以及那些不容易得到帮助的场所(表46-6)。DSM-5已经把惊恐障碍与广场障碍分为两个不同的诊断。

焦虑障碍的筛查工具

目前已经研发出筛查焦虑障碍的工具，将焦虑看作一组非常广泛的综合征，检查躯体症状(心跳加快，头重脚轻)或认知障碍(担心倾向，担心程度)。其他工具被用来筛查单种疾病(比如恐惧症或惊恐障碍)。尽管新出现的工具或方法对家庭医生可能有用，但到目前为止，还没有一种明确的适用于家庭医疗的筛查工具或对症状严重进行评估的方法出现。广泛性焦虑障碍7分级(GAD-7)在家庭医疗中已经被开发，并进行了验证，内容非常简短，只包含7个自我报告的项目，用于广泛性焦虑障碍(Spitzer et al., 2006)。GAD-7筛

表 46-6   惊恐障碍的诊断标准

A. Recurrent and unexpected panic attacks
B. At least one of the attacks has been followed by 1 month (or more) of one or both of the following:
   1. Persistent concern about having additional panic attacks or their consequences
   2. A significant maladaptive change in behavior related to the attacks
C. The disturbance is not attributable to the physiological effects of a substance or a general medical condition.
D. The disturbance is not better explained by another mental disorder.

From American Psychiatric Association. *Diagnostic and statistical manual of mental disorders.* 5th ed. Arlington, VA: American Psychiatric Association; 2013.

A. 反复和不可预期的惊恐发作
B. 至少有 1 次在发作 1 个月(或更长时间)后,仍有下列各项中的 1 项或 1 项以上
   1. 担心惊恐发作的并发症或其产生的后果(失控、心脏病发作、发疯)
   2. 发作相关的显著的行为改变
C. 惊恐发作并非由于某种生理物质或一般躯体情况所致的直接的生理性效应
D. 惊恐发作不能用其他精神障碍来解释

From American Psychiatric Association. Diagnostic and statistical manual of mental disorders. 5th ed. Arlington, VA: American Psychiatric Association; 2013.

查很可能患有广泛性焦虑障碍的患者,并对严重程度进行评估。10 分或以上的得分代表识别广泛性焦虑障碍患者的合理的临界值,临界值为 5、10、15,分别与轻度、中度或重度的焦虑相关。PHQ 的一个扩展版本包含针对惊恐障碍的 5 个问题(Spitzer et al., 1999),但是单独应用的实用性尚不清楚。焦虑严重程度和功能受损分级(OASIS)是一个包含 5 个条目在内的,可以在各种焦虑障碍中使用,也可以在多种焦虑障碍同时存在时使用,同样用于焦虑障碍的亚临床症状,但它并不是为了诊断特异的焦虑障碍而开发的(Norman et al., 2006)。

在医疗场所抑郁与焦虑患者的评估

重 点

- 焦虑和抑郁障碍的患者常常会有躯体表现。
- 风险评估包括识别可以改变的危险因素以及制订相应的治疗计划。
- 没有数据支持安全合同在风险管理方面的有效性。
- 症状加重或有自杀倾向的患者需要住院。

在医疗场所中诊断焦虑和抑郁障碍极具挑战性。大多数患者更多表现为具体症状,尽管小部分会出现单纯的精神心理症状,如表现出担忧(Bridges and Goldberg, 1985)。诊断更为困难的是患者缺乏表述心理问题的能力,不愿阐述情绪方面的困难,同时就诊时间比较短,在评估和治疗存在精神障碍的患者经验相对缺乏,同样增加了诊断难度。许多临床表现也许和现存的躯体疾病相一致,这便需要更进一步的评估,很可能需要额外增加病因学方面的检查。在就诊于市镇诊所的患者中,只有 17% 的患者表现为纯粹的心理症状。其余患者中,32% 表现为纯粹的躯体症状,27% 表现为已经现存的躯体疾病症状,还有 24% 表现为以躯体疾病主诉在先,而后出现与之相关一个心理问题(Bridges and Goldberg, 1985)。但是,在这些以躯体表现为主的患者中,我们可能发现这样的一个亚群体需要进一步评估焦虑和抑郁状态。包括表现为多种躯体症状(6 个或以上);症状较为严重,但是一般情况还可以;增加了临床医生的诊断难度(Kroenke et al., 1997)。

对焦虑或抑郁症患者进行评估需要到精神专科就诊,以提供彻底的危险因素评估(如自杀、他杀、有能力或没有能力照顾自己),评估疾病的严重程度,识别特定的目标症状作为观察的对象,评估有可能使疾病变复杂或加重疾病的因素(如躯体疾病、药物滥用),在任何可能的情况下,收集来自于家人、朋友或其他临床实践者的相关信息(表 46-7)。将双向障碍和单向障碍进行区分,就像前面所提到的,是建立诊断时最重要方面之一。另外,临床医生应该寻找存在的共病,因为这样的患者通常需要低剂量的抗抑郁药物作为起始剂量,如果不按部就班,症状可能会加重(表 46-8)。针对抑

表 46-7   焦虑或抑郁障碍的初步评估

1. 确立诊断
2. 风险评估
   自杀风险
   对他人的风险
3. 确立疾患的严重程度
   自我照顾的能力
   功能或功能障碍
4. 识别特定的目标症状
   自主神经症状(如睡眠、食欲、注意力)
   使用量表(QIDS)
5. 评估将疾病复杂化的因素
   酒精或物质使用
   共病或基础病
6. 如果可能从家人或朋友处获取信息

郁和焦虑这类疾病的行为特点,对患者的教育显得尤为重要,因为患者和他们的家人通常会认为精神疾患是"没用"的象征,提示有一些其他的个体不完善的地方。为患者提供疾病的预后和预期的治疗过程,将会减轻患者压力。

临床医生应该评估疾病的严重程度,选择一系列的目标症状进行跟踪与测量,以便更好地评估治疗反应。针对特定的抑郁患者选择特定的症状进行观察和跟踪,以完善对疾病变化的客观评估。通常,在患者的主观的心境障碍改善之前,患者的自主神经症状已经有所改善。对睡眠、食欲、精力水平、焦虑以及注意力的评估,使医生针对特定的目标症状,进而选择更为合适的抗抑郁药或抗焦虑药。包括在有失眠症状的患者身上使用具有镇静作用的抗抑郁剂物,如米氮平,或在有乏力和嗜睡症状的患者身上使用具有兴奋作用的抗抑郁剂物,如安非他酮。对症状变化特异和敏感的测量工具(如 PHQ-9,QIDS-SR)也许能帮助医师生更好地跟踪这些变化。另外,评估整体的功能(是否能够淋浴、付账、购物、烹饪),在确立心境障碍导致的功能障碍中同样重要。

表 46-8 抗抑郁剂和抗焦虑剂的给药剂量

药物	通常的每天开始剂量(mg)		
	焦虑	抑郁	每天的剂量范围
选择性 5- 羟色胺再摄取抑制剂(SSRI)			
西酞普兰	10	20	10～60
依他普仑	5	10	5～30
氟西汀	10	20	20～80
氟伏沙明	25	50	100～300
帕罗西丁	10	20	20～60
舍曲林	25	50	50～200
5- 羟色胺 - 去甲肾上腺素再摄取抑制剂(SNRI)			
去甲文拉法辛	50	50	50～100
度洛西汀	30	30	30～120
文拉法辛	37.5	75	150～300
三环类抗抑郁剂(TCA)			
阿米替林	25	50	100～300
丙咪嗪	25	50	100～300
去甲阿密替林	10	25	50～200
地昔帕明	25	50	100～300
去甲肾上腺素 - 多巴胺再摄取抑制剂			
安非他酮	—	150	300～450
去甲肾上腺素 -5- 羟色胺调制剂			
米氮平	15	30	60

鉴别诊断

许多内科疾病可能引起抑郁。和抑郁相关的躯体疾病包括 Addison 病,获得性免疫缺陷综合征(艾滋病,AIDS),冠状动脉疾病(特别是那些和心肌梗死相关的),癌症,多发性硬化,帕金森病,贫血,糖尿病,急性感染,颞动脉炎,甲状腺功能低下,痴呆。医生必须进行完整的神经系统评估,以排除引起抑郁表现的某些基础疾病。另外,许多药物同样会加重抑郁,特别是心血管系统药物、激素、典型抗精神病药物、抗炎症药物以及抗惊厥药。

内科疾病,用于治疗其他精神障碍或是躯体功能障碍的药物,其他具有兴奋作用的物质可能引起或加重焦虑障碍。如甲状腺功能亢进可以模拟或加重焦虑障碍,因此患者表现出焦虑症状时需要仔细评估甲状腺功能。另外,患有惊恐障碍或是广泛性焦虑障碍的患者,其甲状腺功能异常的终身患病风险似乎要更高(Simon et al.,2002)。还应该评估患者其他药物的使用情况,特别是兴奋剂(不管是处方还是有其他获得渠道)、尼古丁、非法药物和咖啡因。

自杀筛查与评估

识别具有自杀风险的患者是一件复杂而且困难的事,特别是在繁忙的临床工作中。对任何年龄段而言,自杀当前是第 11 位的死因,美国每年有大约 32 000 名受害者(CDC,2009)。在 25～34 岁的年龄段,自杀是第二位的死因,在 15～24 岁的年龄段,自杀是第 3 位的死因。75 岁以上的男性具有最高的自杀率,为 37.4/10 000。在美国的自杀成功者中,男性占 89%,是女性的 4 倍。女性中40 多岁和 50 多岁的人群具有最高的自杀率(8/100 000),女性多次自杀的可能性是男性的 2～3 倍(Krug et al.,2002)。大约 60% 的自杀者和心境障碍相关(Isometsa et al.,1995a),大约 50% 的自杀者在自杀死亡的前一个月中曾有过专业帮助(Isometsa et al.,1995b)。

尽管没有明确的自杀评估工具,人们还是发现了一些有助于评估具有自杀风险人群的危险因素。自杀筛查应该包括评估当前的抑郁水平,症状的严重程度,无望的感觉以及当前的自杀观念和行为(也包括继往的自杀企图),药物或酒精的使用(会提高冲动的水平,加重心境障碍),当前的焦虑和易激惹的水平,自杀途径(特别是枪),存在精神病(命令性幻觉,现实检验能力低下),近期的急性应激障碍,以及存在或不存在心理社会支持系统(APA,2003)。可能的话,从家人或朋友那里获得更多的信息,对评估言语或行为有一定帮助,这些言语或行为可能提示患者的自杀意图。

临床医生应该对那些能够改变的自杀危险因素保持警觉。虽然可以改变的病史或生物学危险因素不计其数(过去的自杀企图,家人自杀的历史,男性,童年期的创伤史),其他适合干预的危险因素,如心境、焦虑和精神病性症状等,能够使用其他药物来进行成功干预。对药物滥用患者进行转诊,也许可以帮助患者更为积极地和药物滥用或依赖本身进行抗争,对预防复发也有帮助。鼓励患者动用心理社会资源,如联系家人寻求支持,能够在患者从抑郁中恢复的过程中提供一种保证安全的方法。将患者和枪支进行隔离,可有效地预防患者在急性痛苦和高水平的冲动出现时快速获取枪支而致死。医生应该知晓"安全合同"在预防自杀中并没有效果,可能造成一种错误的患者处在安全状态的感觉(Rudd et al.,2006)。在治疗的全过程中对心境、无望以及自杀观念进行持续地评估是非常必要的。症状加重,伴有自杀计划或积极准备的患者也许需要重点观察和住院治疗。

重症抑郁与焦虑障碍的处理治疗

抑郁和焦虑障碍的主要治疗目标是症状的缓解。重症抑郁治疗的多项研究结果一致显示症状不缓解和更高的复发率,再次发作时更为严重,发作间期缩短,持续的社会和工作障碍,全因死亡率的增加,自杀风险的提高(Judd et al.,2000)。治疗的启动应该包括预期的症状缓解时程、睡眠、药物的选择、随诊计划以及症状加重或存在显著的自杀风险时的安全措施(表46-9)。

表46-9 启动重症抑郁和焦虑障碍的治疗

1. 教育患者
   疾病细节
   治疗进程,预后,目标(症状缓解)
   整体健康状况的重要性:运动、睡眠、营养
   在可能的情况下家人的参与与其他医师的合作
   社会支持、治疗咨询的资源列表
2. 合理选择药物
   既往抗抑郁剂的使用和治疗反应
   家人对抗抑郁剂的治疗反应
   对抗抑郁剂治疗反应的典型时程
3. 给予首次剂量,剂量调整
   药物的常见副作用
4. 建立以检测为基础的效果检测
5. 2~4周后随诊

抑郁

抑郁治疗以药物为主。多数的抑郁症患者,特别是存在自杀倾向者,抑郁导致功能受损者,复发者,以及那些以抑郁为加重因素的存在躯体或是精神疾患者(如惊恐、广泛性焦虑障碍、慢性疼痛),治疗可以防止再次加重或复发,缩短病程,改善心理社会功能,降低自杀风险,提高生活质量。轻症抑郁可以仅对症治疗(比如失眠可以轻度镇静),尽管症状持续或是对症治疗反应差,有必要实施更为激进的治疗。有精神病性症状的抑郁症患者需要在抗抑郁的同时给予抗精神病药物或电抽搐治疗(ECT)。有精神病性症状的抑郁症患者通常需要住院治疗。根据疾病的严重程度和治疗的复杂程度,家庭医生应将具有精神病性症状的抑郁症患者转到精神病学家那里进一步治疗。

再强调一次,抑郁治疗的目标是所有症状的缓解并恢复患者病前的基线功能状态。药物治疗联合心理治疗的效果优于其中单独的一种(de Maat et al.,2008;Thase,1997),因此将患者转给心理治疗师也许有用,特别是中重度抑郁症患者。一部分患者可能会仅选择心理治疗。认知行为治疗(CBT),人际关系治疗,行为治疗,精神动力学治疗也许会被认为和药物治疗一样有效。

药物选择

通常不同类别的抗抑郁药的效果具有可比性,因此药物选择主要基于患者的喜好,副作用,药物相互作用,之前对于特定药物的反应,与其他精神疾患治疗的重叠以及药物花费(表46-10和表46-11)。对于任何一种药物,没有较多的数据支持其疗效增加或起效增快,在正接受临床试验的患者中,普遍的反应率在50%~75%。症状改善通常需要3~6周,尽管 STAR*D 研究提示患者也许需要12~14周才能达到症状缓解。实际上,历经多年、多中心的 STAR*D 研究中,应用西酞普兰首次治疗最终达到缓解的患者中,40%的患者直到治疗开始8周以后才出现反应(症状改善50%)(Trivedi et al.,2006b)。

对于多数患者来说,首次治疗选择 SSRI,SNRI、安非他酮或米氮平是合理的。三环类抗抑郁药物(TCA)通常被用作二线的抗抑郁剂物,原因是其过量时的潜在毒性,具有更大的副作用(很大程度上来源于它们的抗胆碱能效应,抗组胺性质,抗肾上腺能效应),以及潜在的心脏并发症(传导延迟)。单胺氧化酶抑制剂(MAOI)是一种作用较复杂的药物,具有潜在致命性的药物,并

表 46-10　FDA 的抗抑郁治疗使用指征

药物	重症抑郁	强迫冲动障碍	惊恐	创伤后应激障碍	广泛性焦虑障碍	社交焦虑障碍	经前心境紊乱	贪食症	其他/超适应证使用
阿米替林	×								偏头痛,窒息,慢性疼痛
安非他酮	×								
西酞普兰	×								
去甲文拉法辛	×								
地昔帕明	×								
度洛西汀	×				×				糖尿病周围神经痛,纤维肌痛
草酸依地普仑	×				×				
氟西汀	×	×	×				×	×	×/儿童抑郁
氟伏沙明									
丙咪嗪	×								遗尿症
米氮平	×								
去甲阿米替林	×								
帕罗西汀	×	×	×	×	×	×	×		
舍曲林	×	×	×	×			×		早泄
文拉法辛	×		×		×				

注：FDA，美国食品药品管理局；MDD，重症抑郁症；OCD，强迫冲动障碍；PTSD，创伤后应激障碍；GAD，广泛性焦虑障碍；Soc Anx，社交焦虑障碍；PMDD，经前心境紊乱

表 46-11　抗抑郁剂物的常见副作用

类别/药物	副作用	评论
SSRI	胃肠道副作用(恶心,腹泻,胃灼热),性功能障碍(性欲下降,高潮推迟);头痛;失眠/嗜睡	性功能障碍,SSRI 之间可能几乎没有差异 SSRI 可治疗早泄
SNRI	血压升高,大汗,恶心,便秘,头晕,性功能障碍	剂量加大时有血压进一步升高的风险,文拉法(venlafaxine)突然停药可能导致停药症状
TCA	口干,便秘,视力模糊,直立性低血压,体重增加,嗜睡,头痛,出汗,性功能障碍	心脏传导延迟的患者身上使用要小心
安非他酮	失眠,口干,头痛,恶心,便秘,头晕	癫痫或进食障碍禁用,患者一般不会出因此出现性功能障碍
米氮平	嗜睡,食欲增加,体重增加,口干	低剂量时镇静作用更显著
曲唑酮	镇静,体位性地血压,勃起异常	通常作为镇静催眠药物使用
苯二氮䓬类	镇静,乏力,共济失调,发音含混不清,记忆障碍,无力	有依赖或滥用的风险,特别是短小的苯二氮䓬类药物

且和饮食相互作用,也许不应该在家庭医疗中给患者使用。多数抗抑郁治疗在专业机构中进行,但一部分在家庭医疗中进行的研究也显示了抗抑郁药的效果优于安慰剂(Arroll et al., 2009)。因此,在认为不同类别的抗抑郁药或同一类别的不同抗抑郁药的效果具有可比性的前提下,抗抑郁药物的选择主要基于副作用,可能的抗抑郁药的次要使用(例如用来治疗疼痛或失眠),以及对于特定药物的禁忌(比如安非他酮用在癫痫患者)。表 45-8 给出了治疗抑郁药物常用的初始计量。

对于多种精神疾患而言,5- 羟色胺再摄取抑制剂(SSRI)是安全有效的药物。所有的 SSRI 有着相同的作用机制,在治疗抑郁时被认为效果相当。但是,一种 SSRI 的无效并不一定意味着所有 SSRI 无效,患者可能对一种 SSRI 的反应性要强于另一种(Rush et al., 2006b)。5- 羟色胺在抑制特定的肝细胞色素 P-450 代谢系统半衰期,效果的强度,以及是否存在有活性的代谢产物等方面有显著不同。临床医师在使用多种复杂药物的患者中需要判断药物相互作用,因为药物相互作用在

不断地更新和改变。如氟西汀是一种强力的 2D6 抑制剂，可以将 TCA 和苯妥英钠的水平提高三倍，或增强华法林的抗凝效果。在 SSRI 中，氟西汀的半衰期最长，它的活性代谢产物氟西汀的半衰期是 10 天。SSRI 有性功能方面的副作用（性欲下降，高潮延迟或无高潮）以及胃肠道方面的副作用（恶心，腹泻）（表 47-4）。胃肠道的副作用可随着使用时间延长而缓解，但是性功能的副作用一般不会减弱，需要其他治疗药物，如磷酸脂酶抑制剂（如西地那非），或选择一种较少引起性方面副作用的抗抑郁剂。

5 羟色胺 - 去甲肾上腺素再摄取抑制剂（SNRI，如文拉法辛、度洛西汀、去甲文拉法辛）和 SSRI 的抗抑郁效果相似，尽管有一些研究提示 SNRI 略优于 SSRI（Thase et al., 2001）。按照定义来看，SNRI 同时抑制了 5- 羟色胺和去甲肾上腺素的再摄取，但在使用文拉法辛时只有达到将近每天 150mg 的剂量时，才会出现双重神经递质再摄取抑制效果。当低于此剂量时，主要起 SSRI 的作用。文拉法辛有即释和长效两种配方，尽管多数患者和临床医生倾向于后者。长效配方一天只需要一次给药，在停药时很少引起戒断综合征，这在即释配方的使用中经常出现。去甲文拉法辛是文拉法辛的活性代谢产物，较前者效力更强，但是现在还不清楚其作用机制。和文拉法辛不同的是，去甲文拉法辛在任何剂量下都发挥双重抑制功能，除此之外，其余的功效与副作用和其他 SNRI 相同。目前，度洛西汀不仅被用来治疗抑郁，还可用于治疗疼痛，但这可能属于 SNRI 这个药物类别的共同特点，而非其独有。SNRI 的副作用和 SSRI 相似（表 46-11），由于去甲肾上腺素作用的增强，可能产生一些额外的副作用，包括剂量相关的高血压，过度出汗，以及口干等（Thase, 2008a; Thase et al., 2005）。

米氮平是一种 5- 羟色胺 - 去甲肾上腺素调控剂，同时阻断突触后羟色胺（HT）受体，包括 5-HT-3（5- 羟色胺）家族中的那些。米氮平具有镇静效果，能够增加食欲，因此当患者出现失眠或食欲下降，体重降低时是一个较好的选择。由于存在剂量依赖的神经递质阻断（涉及组胺受体）比例，米氮平在低剂量时具有更强的镇静作用。尽管米氮平被报道过具有广泛的抗焦虑作用，可能对轻度到中度的焦虑症患者有益，但目前仅被用于抗抑郁症治疗。它的 5-HT-3 受体阻断效应，可能对有恶心或其他胃肠道症状的患者或有 SSRI 副作用的患者有效。和 SSRI 或 SNRI 相比，米氮平有更少的性功能方面的副作用，曾被尝试用作 SSRI 导致的性功能副作用的解毒剂。常见的副作用包括体重增加和白

天嗜睡（表 46-11）。

安非他酮在抗抑郁药物中有其独特药理性质，包括即释、缓释和长效三种配方。一些研究发现这种药物具有弱的去甲肾上腺素和多巴胺再摄取抑制作用，尽管其确切作用机制尚不明确。安非他酮是一种增强活力的药物，更适合于能量不足或感到不能耐受镇静药物的患者。这种药不会产生性功能方面的副作用（Clayton et al., 2004）。安非他酮很少引起体重增加，对于肥胖患者或感到不能耐受体重增加的患者是一个很好的选择。和 SSRI、SNRI 以及 TCA 不同，安非他酮不能治疗焦虑障碍，由于它具有增强活力的功效，可能会加重焦虑。对于有癫痫或进食障碍的患者，安非他酮的使用带有黑框警告，有进食障碍的患者在临床试验中有更高的癫痫发生率。由于其强的致癫性，给药剂量不应该超过 FDA 推荐的上限。安非他酮也被批准用作戒烟，因此对于想要戒烟的抑郁症患者有特别的功效。

三环类抗抑郁药对抑郁和焦虑障碍有效，很多证据证实，对于重症抑郁症患者，此类药物比 SSRI 更有效（FDA, 2013）。但三环类抗抑郁药比较新的抗抑郁剂具有更大的副作用，过量使用可能致命。

TCA 被分为叔胺和仲胺。叔胺，如阿米替林和丙咪嗪，和仲胺相比，有更强的抗胆碱能、抗组胺和 α- 肾上腺能受体阻断的副作用，它们的代谢产物，去甲阿密替林和地昔帕明也是如此。TCA 和其他抗抑郁药相比，其优势在于，可以快速检测其血药水平，进行个体化剂量给药。一些合理的证据提示 TCA 可能在重症抑郁症患者中更有效（Gelenberg et al., 2010）。另外，将去甲阿密替林的血药浓度控制在 50～150ng/ml 的治疗窗中时，会产生很强的抗抑郁效果。但是，因为存在影响心脏传导方面的副作用，在有传导延迟或正在服用 I 类抗心律失常药物的患者中，需谨慎使用。除此之外，在 50 岁以上可疑有心脏病的患者中应该检测和监测心电图。TCA 还可能引起心动过速和体位性低血压。TCA 最大的副作用是过量致死，10 天给药可以致死，因此在具有高自杀风险的患者中，给予 TCA 需谨慎。TCA 也用于头痛和多种疼痛综合征，因此对于存在这些共病的患者也许有用。

曲唑酮在结构上不同于 SSRI、TCA 或 MAOI，其作用机制仍旧是阻断 5- 羟色胺再摄取。尽管 FDA 批准其作为抗抑郁使用，曲唑酮经常被用作镇静 - 催眠药。当作抗抑郁药使用的剂量通常是 300～450mg，当作镇静 - 催眠药使用药的剂量是 50～150mg。使用风险和副作用包括镇静、异常勃起和心肌的易激惹性，后一种效应包括潜在的诱发尖端扭转室速可能。

治疗要点

- 各种抗抑郁药均有效；选择药物的基础需要考虑其副作用，以前的治疗反应，共病，药物的相互作用和花费（Arroll et al., 2009; Trivedi et al., 2006b）（推荐等级：A）。
- 抗抑郁治疗的一线药物是 SSRIs、SNRIs、米氮平、安非他酮（Rush et al., 2006b）（推荐等级：A）。
- 在抑郁症状缓解或出现无法忍受的副作用之前，抗抑郁药需每2~4周加量（Gelenberg et al., 2010）（推荐等级：A）。
- 抗抑郁治疗从6个月到9个月甚至数年不等，治疗时间的长短决定于先前的发作，发作的严重程度以及症状加重的风险（AHCPR, 1999; Geddes et al., 2003）（SOR: A）。
- 心理治疗在抑郁治疗中的效果已经被证实，可以单独使用也可以联合药物治疗（de Maat et al., 2008; Thase, 1997）（推荐等级：A）。

初始治疗

一旦患者开始进行抗抑郁治疗，药物剂量最优化选择尤为重要，即意味着抑郁症状的缓解和副作用最小化（表46-12）。在治疗过程中监测心境的变化和特定的抑郁症状的改善情况。持续使用定量化的监测工具，如 PHQ-9 或 QIDS，帮助客观评估病情的改善。随诊间隔开始较短，后逐渐延长。副作用的监测，特别是那些不愿主动提出的部分，如影响性功能，能够提高治疗的依从性和改善治疗的合作性。此外还需监测任何心境障碍的加重，易激惹性的加重，冲动，失眠，突然转变成欣快，或自杀意向。这些症状提示有躁狂倾向，此时应停用抗抑郁药，加用心境稳定药。在患者出现治疗反应、药物达到最大剂量或因副作用限制了更多的剂量变化时，抗抑郁药的剂量应每2~4周增加一次。在达到症状缓解或患者已经完成一项完整的抗抑郁试验，如持续进行一项4~8周的治疗之前，需要继续加大剂量（Nierenberg et al., 2000）。

表46-12　抗抑郁治疗的效果评估

1. 监测疗效
2. 持续评估特定症状的改善
3. 评估调整药物的需要
4. 持续使用测量为基础的治疗
5. 评估心境障碍的加重，易激惹性加重，自杀观念的加重
6. 评估对药物治疗的依从性
7. 评估药物的副作用
8. 持续强调营养、躯体锻炼以及自我照顾的重要性
9. 最小化给药的复杂性（如尽可能每天一次，晚上服用）

持续性治疗

如前所述，医师需要持续推进治疗直到症状缓解，达到最大剂量或副作用不可忍受。症状缓解后，需要继续药物治疗6~9个月，否则症状再次加重或复发的风险更大（AHCPR, 1999; Geddes et al., 2003）。多次抑郁发作的患者需要持续治疗，其终生再加重的发生率是50%~85%（Eaton et al., 2008），每发作一次，复发率提高16%（Solomon et al., 2000）。有功能严重受损，严重的自杀倾向，或令人担忧的有自杀意向患者同样需要持续治疗。

终止治疗

达到持续缓解后，药物需要逐渐减量，且应十分谨慎（表46-13）。停药的时机取决于患者当前生活中存在的应激因素，以及潜在的抑郁再次加重或复发后产生的后果（如失去新工作、新近恢复的关系将面对的压力）。药物逐渐减量是为了最小化降低戒断综合征的发生，另外需考虑一旦抑郁症状再次发生，能够快速上调药物剂量。医师需要交代抑郁症状再次加重或复发时早期警示信号（如失眠、早醒、对活动失去兴趣），并正式告知患者在这些症状发生时应与医生取得联系。在停药的前几个月中，症状再次加重或复发的风险最高。因此在这段高危期中需严密监测症状是否再次加重或出现复发。患者在停止服用抗抑郁药后，应当重新开始他们使用以前的药物，调整药物剂量到达症状缓解。

表46-13　抗抑郁治疗的终止

症状缓解达6~12个月

药物逐渐减量而不是突然停药

讨论复发风险和复发的早期警示

抗抑郁治疗失败

抗抑郁剂治疗失败的患者需要谨慎仔细地重新评估，评估的内容包括使用药物的依从性，剂量是否足够，疗程是否达到，诊断是否欠妥，共病的精神疾患，应激因素的增加，未处理的共病或精神活性物质的使用。首次抗抑郁治疗失败较为常见。在 STAR*D 研究中，使用西酞普兰治疗12~14周后，仅 1/3 的患者症状缓解（Trivedi et al., 2006b）。如果患者在给予充分的治疗后无效，可以选择的策略是：①更换另一种不同的抗抑郁剂，同一类别或不同类别；②加用另一种药物增强

现有药物的功；效③联合另一种抗抑郁剂。最终的选择取决于患者的偏好，对现有抗抑郁剂的收益评估，现有的副作用，以及共存的精神或躯体疾患。

如果患者对第一种抗抑郁药没有或几乎没有治疗反应，或发生了难以承受的副作用，一般考虑更换抗抑郁药。首先考虑更换药物类别（如将 SSRI 换成 SNRI），尽管选择同类别的另一种药物也许被认为是同样有效（如将氟西汀换成舍曲林）。更换类别或不更换类别的其他抗抑郁药可以产生 20%～50% 的治疗反应率（Thase，2008b）。在 STAR*D 研究中，将西酞普兰更换为安非他酮 SR，文拉法辛，舍曲林，会有 18%～25% 的缓解率（Rush et al.，2006b）。关于如何更好地进行药物交叉减量，目前没有相关指南，但一般认为不宜突然停药，因为其可能产生严重的戒断综合征。和戒断综合征关系最密切的是那些半衰期短的药物，如文拉法辛（即释）或帕罗西汀。典型的戒断综合征表现为流感样，头后部的电击样感觉或头晕（Taylor et al.，2006）。通常，更换药物时需考虑药物的半衰期和缓慢地交叉减量能够被患者承受。

强化策略指的是在现有的抗抑郁药的基础上添加另一种没有内在抗抑郁活性的物质。通常患者对第一种抗抑郁药只有一部分治疗反应，没有达到症状缓解的目标，而转换成另一种抗抑郁药可能会失去现有的抗抑郁治疗效果。迄今为止两项研究最充分的强化策略是添加锂剂或三碘甲腺原氨酸（T3）。尽管众多的强化策略因为方法学的考虑而受到限制，但其疗效最早在 48 小时，最晚在 2～4 周时出现。最常用的标准是锂使用水平达到 0.5～1.0mmol/L。T3 强化策略有相似的结果，通常比锂更可耐受，通常使用的剂量是 25～50μg/d。在使用第一种抗抑郁药不能达到症状缓解的患者中，其总的缓解率是 15%～50%（Nierenberg et al.，2006）。非典型抗抑郁药也作为强化物质，被有效地应用在无精神病性症状的重症抑郁症患者中。阿立哌唑也有作为强化物质使用的指征，使用量为 2～15mg/d。迄今为止，其他的非典型抗精神病药还没有被 FDA 批准为作为强化物质使用，尽管一项荟萃分析的结果显示非典型抗精神病药作为强化物质使用时优于安慰剂，其需要治疗数（number needed to treat，NNT）对治疗反应和症状缓解均为 9（Nelson and Papakostas，2009）。丁螺环酮也被用作强化物质，因其 5-HT-1A 受体拮抗性也许能够增强 SSRI 的治疗反应。在 STAR*D 研究中，对使用西酞普兰没有能够有效缓解症状的患者中添加丁螺环酮（最高达到 60mg/d）后，30% 可以达到症状完全缓解（Trivedi et al.，2006a）。

两种抗抑郁药联合使用是基于这样的理论：以多种神经递质为靶标，将提高抗抑郁的治疗反应。常见的策略是联合米氮平和文拉法辛，安非他酮和 SSRI，或安非他酮和 SNRI。有很少的证据支持联合相似类别的药物。在 STAR*D 研究中，使用现有的治疗方案症状无法缓解的患者中，文拉法辛联合米氮平和西酞普兰联合安非他酮 SR 有效。经过 12 周的西酞普兰治疗症状没有缓解的患者，联合应用安非他酮能够达到 30% 的缓解率。在一组症状高度顽固的受试者（之前 3 次药物治疗无效）文拉法辛联合米氮平，使 14% 的患者症状达到缓解（McGrath et al.，2006）。

治疗要点

- 抗抑郁剂治疗失败的患者需要谨慎仔细地重新评估，评估的内容包括药物使用的依从性，剂量是否足够，疗程是否达到，诊断是否欠妥，共病的精神疾患，应激因素的增加，未处理的共病（Trivedi et al.，2006a）（推荐等级：A）。
- 当患者第一次抗抑郁治疗失败时，通常需要换药（同类别或更换类别）（Rush et al.，2006b；Thase，2008b），增强疗效（锂、T3、非典型抗精神病药）（Nierenberg et al.，2006；Trivedi et al.，2006a），或联合使用其他抗抑郁剂（McGrath et al.，2006）（推荐等级：A）。

焦虑

抑郁和焦虑障碍在治疗用药方面有显著的重叠。多数的抗抑郁药物也有一定抗焦虑作用（表 46-10），这将简化两种状况同时存在时的治疗策略。另外，广泛性焦虑障碍和惊恐障碍在用药方面也有很大的重叠。我们将分别探讨广泛性焦虑障碍和惊恐障碍的治疗推荐，以此来强调治疗这两种疾病之间的不同点。

广泛性焦虑障碍

抗抑郁药物作为抗焦虑障碍的一线药物，安全有效，能够有效治疗共病的重症抑郁，无成瘾或药物滥用的潜在可能，后者在苯二氮䓬类药物中可以见到。作为一般性的原则，抗抑郁药用于抗焦虑时，首剂大约是其用于抗抑郁治疗时最小剂量的一半，如果剂量过高，许多患者会在开始使用抗抑郁剂时出现相反的症状加重的情况（表 46-8）。焦虑障碍患者对抗抑郁药更为敏感（表 46-11），因此初始治疗时使用较低剂量，并缓慢增加剂量将产生更好的效果。

SSNR，SNRI 被认为是广泛性焦虑障碍的一线治疗药物，众多研究显示出其有效性（Hoffman and Mathew，

2008)。一项针对将抗抑郁药用于抗焦虑的 Cochrane 综述中发现其产生巨大的效应量（effect size），其中包括帕罗西汀、舍曲林、文拉法辛和米氮平。NNT 仅需要 5 名受试者来使其中的一名受益，且无明确证据显示试验药物之间的优劣（Kapczinski et al.，2003）。现在，仅有 SNRI 中的文拉法辛和度洛西汀被 FDA 批准拥有抗焦虑的适应证（表 46-10）。没有 RCT（Randomized controlled trials，随机对照试验）支持氟西汀或西酞普兰在抗抑郁治疗方面的有效性，尽管临床中这样使用，基于这样的假设：SSRI 这个类别的药物在这方面效果相当。SNRI 类药物中去甲文拉法辛也许有效，但目前只适用于重症抑郁。

TCA，在抗焦虑方面同样有效，但是由于副作用范围和潜在的致死性使得它们已退居二线（如，抗胆碱能，镇静，直立性低血压）。有较强的证据支持丙咪嗪在治疗广泛性焦虑障碍患者有效（Kapczinski et al.，2003）。单胺氧化酶抑制剂（MAOI）在抗焦虑方面同样有效，但其有显著的副作用（高血压危象的风险、潜在的具有致死性的和其他药物相互作用的风险），因此一般不在家庭医疗中应用，而作为精神科临床实践的保留药物使用。米氮平在一些双盲实验中也显示了一定的有效性（Gambi et al.，2005），但需要进一步的 RCT 研究来支持它成为一线药物。安非他酮在抗焦虑方面的作用更不清晰，甚至有可能加重焦虑症状。最近的一项预试验研究显示安非他酮 XL 在一项长达 12 周的双盲 RCT 中与草酸依地普仑有相似的抗焦虑作用，并且耐受性好（Bystritsky et al.，2008）。安非他酮也许在治疗广泛性焦虑障碍上有效，但目前只被用作二线或三线药物使用。

苯二氮䓬类药物抗广泛性焦虑障碍作用极其显著，并且起效迅速。典型的状况起效时间为几小时，抗抑郁药起效时间通常要几周。所有的苯二氮䓬类药物在抗焦虑方面作用机制相似，因此药物选择时常常需要考虑半衰期，代谢途径，以及具有活性的代谢产物（特别对有肝脏疾病的患者），以及起效的速度。苯二氮䓬类药物半衰期较短，每天需要多次服用，不太方便，同时还可能出现焦虑反弹，在症状控制不良时根据需要来增加药量。药物如氯硝西泮，有长的半衰期，或阿普唑仑 XR，有缓慢且更长的起效时间，比那些半衰期短的药物更有效，如即刻释放的阿普唑仑或劳拉西泮。按时给药的苯二氮䓬类能够提供更为一致的血液药物浓度，这比按需使用的给药方式可能更为有效。苯二氮䓬类药物的药效持续时间由药物在体内分布（亲脂性）速率和范围决定，而不是或并仅仅是由药物消

除的速率决定。苯二氮䓬类药物中地西泮的半衰期比劳拉西泮长，但由于地西泮的亲脂性更强，其起效更快，单次给药后药效持续时间也更短（Schatzberg and Nemeroff，2009）。药物消除的场所是肝脏，通过其中的微粒体氧化或葡萄糖醛酸苷结合作用进行。氧化过程对肝脏疾病和特定的躯体疾病和药物（如西米替丁）产生影响，因此通过肝脏的氧化作用代谢的苯二氮䓬类药物比那些通过葡萄糖醛酸苷结合进行代谢的药物具有更高的不可预测性。当氧化消除过程改变时，苯二氮䓬类药物中通过肝脏代谢的替马氟沙星，劳拉西泮，奥沙西泮更为安全，耐受性也更好。

苯二氮䓬类药物起效迅速，疗效确切，但是其他的缺点让它们退居二线。苯二氮䓬类药物会引起显著的药物依赖或戒断风险，和其他镇静药物（特别是酒精）混合使用时，剂量过高不但对共病的抑郁无效，还可能有潜在的致死性。苯二氮䓬类药物还会损害注意力，降低警觉水平，具有剂量依赖性的顺性遗忘，对精神病性症状效果有限，包括担心（Hoehn-Saric et al.，1988）。如果用单个药物治疗广泛性焦虑障碍使时，苯二氮䓬类药物只能作为二线或三线药物使用，尽管在初始抗抑郁治疗时，它们经常被作为辅助药物使用，以便在抗抑郁效果出现以前能够很快缓解焦虑症状。是选择单个抗抑郁药还是选择将苯二氮䓬类药物和抗抑郁剂物联合使用，需要根据症状的严重程度和患者的喜好。某些患者可能从长期的抗抑郁药和苯二氮䓬类药物联合治疗中获益。

非苯二氮䓬类和非抗抑郁药可能对广泛性焦虑障碍的治疗也有效，特别是严重程度介于轻中之间的患者。丁螺环酮具有 5-HT-1A 受体的拮抗作用，用于治疗广泛性焦虑障碍，且被 FDA 批准。丁螺环酮对广泛性焦虑障碍有效，特别是那些还未使用苯二氮䓬类药物的患者（Chessick et al.，2006）。在临床实践中，对具有轻到中度症状的患者，丁螺环酮可以作为单个药物使用，经常被认作是抗抑郁药物中的增效药——苯二氮䓬类药物的替代用药。羟嗪，一种抗组胺药，同样具有治疗广泛性焦虑障碍作用，也通过 FDA 批准，在 RCT 研究中显示有效（Llorca et al.，2002）。其镇静作用和缺乏对共病的无效使它退居二线。但有趣的是，一项对广泛性焦虑障碍的药物治疗的效应量的荟萃分析显示羟嗪的效应量（0.45）比 SSRI 要大（0.36）（Hidalgo et al.，2007）。当前如果没有共病的话，羟嗪可以代替苯二氮䓬类药物作为单个药物治疗广泛性焦虑障碍。近期的研究显示普瑞巴林同样对广泛性焦虑障碍有效。在上面提到的荟萃分析中，普瑞巴林在所有的试验药物

（SSRI，SNRI，苯二氮䓬类药物，丁螺环酮，抗组胺药，补充或替代制剂）中具有最大的效应量（0.5）。普瑞巴林有效性的发现来源于两项 RCT。另外，在长达 6 个月的试验中，普瑞巴林比安慰剂具有更强的预防复发的作用（Feltner et al.，2008）。美托洛尔、普奈洛尔和吲哚洛尔也被用于治疗广泛性焦障碍。尽管它们可以阻断焦虑的生理性症状，如发汗，心跳加快，美托洛尔对于焦虑障碍中背后的情绪症状似乎无效，目前没有充足证据支持其用于广泛性焦虑障碍的治疗。

治疗要点

- SSNR，SNRI 被认为是广泛性焦虑障碍的一线治疗药物，首剂是其用于抗抑郁治疗时剂量的一半（Hoffman and Mathew，2008）（推荐等级：A）。
- TCA 对广泛性焦虑障碍有效（推荐等级：A），但是由于副作用和潜在的致死性，使得它们退居二线（Kapczinski et al.，2003）。
- 苯二氮䓬类药物起效迅速，疗效确切（Chessick et al.，2006；Schatzberg and Nemeroff，2009）（推荐等级：A），但是存在药物滥用或依赖的风险。
- 其他治疗广泛性焦虑障碍的药物包括羟嗪（Llorca et al.，2002）（推荐等级：A）、丁螺环酮（Chessick et al.，2006）（推荐等级：B）、普瑞巴林（Feltner et al.，2008）（推荐等级：B）。
- 对广泛性焦虑障碍进行维持治疗能够降低其复发风险（Thuile et al.，2009）（推荐等级：B）。

惊恐障碍

　　与治疗广泛性焦虑障碍相似，SSNR、SNRI、TCA 和苯二氮䓬类药物对惊恐障碍均有效。这些药物的效果似乎相当，药物的选择基于耐受性，花费，治疗共病的效果，潜在的药物滥用和耐受，以及患者的喜好。治疗惊恐障碍的一线药物是 SSRI 和 SNRI。氟西汀、帕罗西汀、舍曲林和文拉法辛均有 FDA 批准的适应证（表 46-10），所有的 SSRI 都有数据支持它们的临床使用（Otto et al.，2001）。SNRI 度洛西汀和去甲文拉法辛目前缺乏大型 RCT 结果支持它们用于治疗焦虑障碍，但是基于这个药物类别的作用，它们可能对惊恐障碍有效。TCA 和 SSRI 一样，对焦虑障碍同样有效，但是它们的抗胆碱能效应和抗组胺效应使得它们的耐受性下降（Bakker et al.，2002）。丙咪嗪和阿氯丙咪嗪有更多的数据支持它们用于焦虑障碍（APA，2009）。由于存在耐受性和过量中毒的问题，TCA 是治疗焦虑障碍的二线药物。

　　在治疗焦虑障碍方面，苯二氮䓬比抗抑郁药更有优势，包括快速起效，按需给药方案，缓解失眠和躯体症状（Bruce et al.，2003）。和治疗广泛性焦虑障碍相似，选择苯二氮䓬中的特定的一种取决于半衰期，起效速度，是否存在有活性的代谢产物，以及代谢途径（特别是在有肝脏疾患者中）。尽管在临床实践中，强效苯二氮䓬类药物（如阿普唑仑、氯硝西泮、劳拉西泮）比低效苯二氮䓬类药物更为常用（比如奥沙西泮），但所有的苯二氮䓬类药物在治疗惊恐障碍中可能等效。氯硝西泮、阿普唑仑都被 FDA 批准用于治疗惊恐障碍，某些临床医生更喜欢氯硝西泮，因为氯硝西泮具有更长的半衰期，给药次数更少，起效更为缓慢。劳拉西泮、地西泮没有被 FDA 批准用于治疗惊恐障碍，但似乎在 RCT 和临床实践中有效（Mitte et al.，2005）。当惊恐障碍没有共病时，苯二氮䓬类可以作为一线的单个药物。快速起效的药物（如阿普唑仑、劳拉西泮）也许更被倾向于作为按需使用或补救使用。但是，作用时间更短的药物，可能带来焦虑症状反弹的问题或是多次给药的依赖性问题。那些具有更长的半衰期的药物，如氯硝西泮、阿普唑仑 XR，可按照计划一天一次或一天两次服用，这样可以提供更为均一的效果，但如果按需使用，不会起到即刻缓解的作用。

　　尽管苯二氮䓬类药物能够快速缓解惊恐恐障的症状，但要使用时必须考虑它们的副作用范围和依赖、滥用、戒断的风险。常见的副作用包括镇静、乏力、共济失调、说话含混不清、记忆障碍、无力。老年患者使用苯二氮䓬类药物有更高的跌倒和骨折的风险（Stone et al.，2008）。既往存在药物滥用史的患者，需要严密监测药物滥用的症状和体征。药物滥用活跃者不应该给予苯二氮䓬类药物。对许多这样的患者，明确讨论并说明只有在特定的日期之后，才能继续开处方药，减少后续冲突的发生，同时提高患者的依从性。

　　只有少量的证据支持将美托洛尔用于惊恐障碍。美托洛尔能够减少惊恐发作时的躯体症状，如心悸，但在惊恐障碍的整体治疗中似乎无效。

治疗要点

- SSNR、SNRI、TCA 和苯二氮䓬类药物对惊恐障碍均有效（Otto et al.，2001）（推荐等级：A）。
- 治疗惊恐障碍的一线药物为 SSRI 和 SNRI，首剂是其用于抗抑郁治疗时剂量的一半（APA，2009）（推荐等级：A）。
- 当没有共病的其他精神疾患（包括物质滥用或依赖）时，苯二氮䓬类药物也作为一线药物（Mitte et al.，2005）（推荐等级：A）。

● 对惊恐障碍进行维持治疗能够降低其复发风险（Thuile et al., 2009）（推荐等级：B）。

焦虑障碍的持续治疗

焦虑障碍的治疗要持续 6 个月到 1 年，现在还缺乏更为确切的治疗时间窗。长期的抗抑郁药治疗焦虑障碍的 RCT 研究结果提示，维持治疗能够显著降低复发风险，并且与具体的障碍分类无关（Thuile et al., 2009）。治疗时间长短的确定一般基于具体的病例，需要考虑风险 / 收益比（与不治疗相比）。如果决定终止治疗，药物减量的速度需要考虑药物代谢动力学以及患者是否出现戒断症状（表 46-13）。

其他考虑

抗抑郁药和自杀意念

2004 年 FDA 给所有的抗抑郁药都加上了一个黑框警告，提示在儿童、青春期人群以及 25 岁以下的人群中使用将提高自杀观念和自杀行为的风险。这一警告基于对涉及 11 种抗抑郁药物的 372 项临床试验，发现有自杀观念和行为的人数上升，尽管并没有观察到实际自杀成功的患者数量的上升。对 FDA 数据的进一步的分析可以发现其中存在着很强的年龄依赖关系，风险最高的是年龄未满 25 岁的人群。用临床术语来说，使用抗抑郁药将导致在 18～24 岁的人群中，每 1000 个人将会增加 4 个人有自杀观念或行为，另外每 1000 个人将会增加 14 个人出现症状加重。30 岁以上的人群中，抗抑郁药使自杀观念的发生下降，在 65 岁以上人群中，每 1000 个人将会减少 6 个人有自杀观念。在 25～64 岁的人群中，抗抑郁药的使用的对自杀观念的产生略有保护效应，而这种效应在 65 岁以上的人群中更强（Levenson and Holland, 2006）。在年龄未满 25 岁的人群中使用抗抑郁剂需要谨慎，严密监视心境障碍的加重和自杀观念，特别是在刚开始使用的药物的几天和几周内。对于大多数的抑郁患者而言，抗抑郁药的收益大于风险（Libby et al., 2007）。

非传统治疗

在过去的几十年中，人们对补充和替代医学（CAM）在健康和疾病治疗中的作用产生浓厚兴趣，并稳步增长。结果使得大量的补充和替代医学在进行严格的方法学的科学测试。调查结果显示，40%～60% 的患者可以采用了 CAM，尽管患者经常并不向医生透露这点

（Elkins et al., 2005）。另外，由于替代药物的生产不受调控，产品的强度、剂量和纯度的变化很常见，这些都将影响结果的可预测性。患者中使用 CAM 的现象相当普遍，他们又不愿意将使用的情况告诉医生，医生有责任询问这些物质的使用情况。

多数 CAM 的治疗对象是抑郁症患者，其中包括（St John 麦芽汁，S- 腺嘌呤 - 甲硫氨酸，OMEGA-3 脂肪酸）。一项对 St John 麦芽汁治疗抑郁的 Cochrane 综述中提及的 29 个临床试验中存在很大的异质性（Linde et al., 2005）。St John 麦芽汁优于安慰剂，和标准的抗抑郁药效果相似。在讲德语的国家中，试验结果的有效性更倾向于 St John 麦芽汁，其榨取物的使用有很长的传统。在一些研究中，这可能是由用药医生的技能或知识，患者的选择或方法有误造成的。更大的一项安慰剂对照试验中得到的结果不一，尽管如此，和抗抑郁剂相比，St John 麦芽汁有很好的耐受性（Shelton, 2009）。

S- 腺嘌呤 - 甲硫氨酸（SAM-e），一种膳食补充剂，被用来治疗很多疾病，从重症抑郁到骨关节炎、肝病。临床试验的结果显示其效果优于安慰剂，与 TCA 治疗抑郁的效果类似，试验发现经肠外给药效果最佳，但经口服给药时得出的结果具有多样性。在作为抗抑郁药的辅助药物使用时，迄今只有一项非盲试验发表。SAM-e 具有很高的安全性，并有很好的耐受性（Papakostas, 2009）。

OMEGA-3 脂肪酸有多种健康益处，在治疗重症抑郁时也能成为有效的增效剂。研究最充分的是二十碳五烯酸（eicosapentanoic acid, EPA）和二十二碳六烯酸（docosahexenoic acid, DHA）。尽管绝大多数的证据都支持在心境障碍治疗中的效用，但各个研究的设计多样，样本量较小，研究结果也尤其局限性（Freeman, 2009）。

现在，几乎没有强有力的证据支持 CAM 在治疗焦虑障碍中的有效性。麻醉椒（kava）在治疗广泛性焦虑障碍中显示出了初步的有效性，但还需要进一步的试验来测试它的副作用和潜在的肝脏毒性（Sarris and Kavanagh, 2009）。一项荟萃分析并没有在麻醉椒和安慰剂之间发现显著的统计学差异（Hidalgo et al., 2007）。由于当前证据的稀少，临床考虑将麻醉椒作为抗焦虑药使用时需谨慎。

其他治疗方法

电抽搐治疗

电抽搐治疗（ECT）是在患者麻醉状态下用电刺激患者的大脑，引发癫痫。ECT 仍旧是抑郁最有效的治

疗方法（UK ECT Group，2003），尽管治疗本身有污名，关于其实践的错误信息，副作用和花费经常使得它成为最后选择的治疗方法。尽管在重症抑郁的情况下偶尔被用作一线治疗，ECT 通常用在多次治疗失败的患者身上，用于伴有精神病性症状的抑郁症患者身上，有自杀或即将自杀的患者身上，以及口服药物有困难的抑郁症患者身上。常规疗程是 6～20 次治疗，急性期每周 3 次，随着患者明显转，逐渐延长治疗时间间隔。急性期过后，患者回到抗抑郁治疗，尽管 ECT 后药物治疗的效果似乎并没有增强（Kellner et al.，2006）。医生应该清楚 ECT 是安全的、耐受好、人道的、有效的治疗方法。

迷走神经刺激和经颅磁刺激

迷走神经（VNS）指的是在左迷走神经颈水平外科植入神经刺激装置，已经被批准用于顽固性抑郁的治疗。VNS 并不是急性期的治疗方法，但是对于抑郁症患者显示出了长期的疗效（George et al.，2005）。经颅磁刺激（TMS）指的是对右侧的前额叶倒入重复性的核磁脉冲，这通常需要几周之内的一系列的治疗。TMS 被批准用于单向抑郁症患者，他们已经经历了一次无效的抗抑郁治疗或者对抗抑郁药物显示出强烈的不耐受性（O'Reardon et al.，2007）。

心理治疗

除了使用药物治疗抑郁、惊恐障碍和广泛性焦虑障碍之外，心理治疗仍旧是精神病学家和心理治疗师用来治疗心境障碍和焦虑障碍的有效工具。尽管家庭医生无法提供这样的治疗，熟悉一般心理治疗的概念和策略还是很必需的。有强烈的证据支持以下几种类型在抑郁和焦虑障碍的治疗中的有效性，包括认知 - 行为疗法、人际关系疗法、心理动力心理治疗、问题解决治疗以及支持治疗（Cuijpers et al.，2008）。一部分患者可能偏好仅用药物的较为温和的治疗方法，而其他则偏好仅仅使用心理治疗或者将药物治疗和心理治疗进行联合。对于焦虑和抑郁障碍，在临床试验中联合干预措施一般较单一疗法有更好的效果（Furukawa et al.，2007；Pampallona et al.，2004）。

转诊至精神卫生专业人员

哪些患者应该转诊？可能由于患者偏好，疾病的严重程度或者是疾病的复杂程度或存在共病。顽固性抑郁或伴有精神病性症状的抑郁症患者最好由专业人员处理。双向障碍的患者最好也转诊，特别是那些承受双向抑郁的患者，因为他们通常较为难治，需要使用复杂的多种药物，治疗不当还会加重病情。要求或需要心理治疗或行为治疗的患者也可以转诊。

小结

对于大多数的抑郁症患者来说，抗抑郁药物带来的效益远远超过风险。对一部分患者来说，CAM 可能有效，但是研究的方法学问题限制了其结论的推广性。对重症抑郁而言，ECT 仍是最有效的治疗方法。迷走神经刺激和经颅磁刺激是治疗抑郁的新方法。

治疗要点

- 对于抑郁和焦虑障碍来说，心理治疗重要有效。心理治疗联合药物治疗比单一的治疗方式显示出更好的效果（Furukawa et al.，2007；Pampallona et al.，2004）（推荐等级：A）。

（练玉银　王家骥 译）

参考资料

American Psychiatric Association: *APA practice guideline for the assessment and treatment of patients with suicidal behaviors*, Arlington, Va, 2003, American Psychiatric Publishing.

American Psychiatric Association: *APA practice guidelines for the treatment of patients with panic disorder*, ed 2, Arlington, Va, 2009, American Psychiatric Publishing.

American Psychiatric Association: *Diagnostic and statistical manual of mental disorders*, ed 5, Arlington, VA, 2013, American Psychiatric Association.

Angold A, Costello EJ, Erkanli A: Comorbidity, *J Child Psychol Psychiatry* 40:57–87, 1999.

Angst J, Gamma A, Baldwin DS, et al: The generalized anxiety spectrum: prevalence, onset, course and outcome, *Eur Arch Psychiatry Clin Neurosci* 259:37–45, 2009.

Arroll B, Elley CR, Fishman T, et al: Antidepressants versus placebo for depression in primary care, *Cochrane Database Syst Rev* (3):CD007954, 2009.

Bakker A, van Balkom A, Spinhoven P: SSRIs vs. TCAs in the treatment of panic disorder: a meta-analysis, *Acta Psychiatr Scand* 106:163–167, 2002.

Bridges KW, Goldberg DP: Somatic presentation of DSM-III psychiatric disorders in primary care, *J Psychosom Res* 29:563–569, 1985.

Bruce SE, Vasile RG, Goisman RM, et al: Are benzodiazepines still the medication of choice for patients with panic disorder with or without agoraphobia?, *Am J Psychiatry* 160:1432–1438, 2003.

Bruce SE, Yonkers KA, Otto MW, et al: Influence of psychiatric comorbidity on recovery and recurrence in generalized anxiety disorder, social phobia, and panic disorder: a 12-year prospective study, *Am J Psychiatry* 162:1179–1187, 2005.

Bystritsky A, Kerwin L, Feusner JD, Vapnik T: A pilot controlled trial of bupropion XL versus escitalopram in generalized anxiety disorder, *Psychopharmacol Bull* 41:46–51, 2008.

Centers for Disease Control and Prevention: *Suicide prevention. Centers for Disease Control and Prevention, National Center for Injury Prevention and Control*, 2012. http://www.cdc.gov/ViolencePrevention/pdf/Suicide_DataSheet-a.pdf. Accessed 9-17-13.

Chessick CA, Allen HA, Thase ME, et al: Azapirones for generalized anxiety disorder, *Cochrane Database Syst Rev* 3:2006.

Clayton AH, Warnock JK, Kornstein SG, et al: A placebo-controlled trial of bupropion SR as an antidote for selective serotonin reuptake inhibitor-induced sexual dysfunction, *J Clin Psychiatry* 65:62–67, 2004.

Collins MM, Corcoran P, Perry IJ: Anxiety and depression symptoms in patients with diabetes, *Diabetic Med* 26:153–161, 2009.

Conway KP, Compton W, Stinson FS, Grant BF: Lifetime comorbidity of DSM-IV mood and anxiety disorders and specific drug use disorders: results from the National Epidemiologic Survey on Alcohol-Related Conditions, *J Clin Psychiatry* 67:247–257, 2006.

Cuijpers P, van Straten A, Andersson G, van Oppen P: Psychotherapy for depression in adults: a meta-analysis of comparative outcome studies, *J Consult Clin Psychol* 76:909–922, 2008.

Das AK, Olfson M, Gameroff MJ, et al: Screening for bipolar disorder in a primary care practice, *JAMA* 293(8):956–963, 2005.

de Maat S, Dekker J, Schoevers R, et al: Short psychodynamic supportive psychotherapy, antidepressants, and their combination in the treatment of major depression: a mega-analysis based on three randomized clinical trials, *Depress Anxiety* 25:565–574, 2008.

Depping AM, Komossa K, Kissling W, Leucht S: Second-generation antipsychotics for anxiety disorders, *Cochrane Database Syst Rev* (12):Art. No.: CD008120, 2010. doi: 10.1002/14651858.CD008120.pub2.

Eaton WW, Armenian H, Gallo J, et al: Depression and risk for onset of type II diabetes: a prospective population-based study, *Diabetes Care* 19:1097–1102, 1996.

Eaton WW, Shao H, Nestadt G, et al: Population-based study of first onset and chronicity in major depressive disorder, *Arch Gen Psychiatry* 65:513–520, 2008.

Elkins G, Rajab MH, Marcus J: Complementary and alternative medicine use by psychiatric inpatients, *Psychol Rep* 96:163–166, 2005.

Fava M, Rosenbaum JF: Anger attacks in patients with depression, *J Clin Psychiatry* 60(Suppl 15):21–24, 1999.

Food and Drug Administration: *FDA approves new drug to treat major depressive disorder*, 2013, 10/10/2013. Retrieved 12/3/2013, from: http://www.fda.gov/newsevents/newsroom/pressannouncements/ucm370416.htm.

Feltner D, Wittchen HU, Kavoussi R, et al: Long-term efficacy of pregabalin in generalized anxiety disorder, *Int Clin Psychopharmacol* 23:18–28, 2008.

Freeman MP: Omega-3 fatty acids in major depressive disorder, *J Clin Psychiatry* 70:7–11, 2009.

Furukawa TA, Watanabe N, Churchill R: Combined psychotherapy plus antidepressants for panic disorder with or without agoraphobia, *Cochrane Database Syst Rev* (1):CD004364, 2007.

Gambi F, De Berardis D, Campanella D, et al: Mirtazapine treatment of generalized anxiety disorder: a fixed-dose, open-label study, *J Psychopharmacol* 19:483–487, 2005.

Geddes JR, Carney SM, Davies C, et al: Relapse prevention with antidepressant drug treatment in depressive disorders: a systematic review, *Lancet* 361(9358):653–661, 2003.

Gelenberg AJ, Freeman MP, Markowitz JC, et al: Independent review panel: Practice guideline for the treatment of patients with major depressive disorder, third edition, *Am J Psychiatry* 167(10):2010.

George MS, Rush AJ, Marangell LB, et al: A one-year comparison of vagus nerve stimulation with treatment as usual for treatment-resistant depression, *Biol Psychiatry* 58:364–373, 2005.

Ghaemi SN, Hsu DJ, Ko JY, et al: Bipolar spectrum disorder: a pilot study, *Psychopathology* 37:222–226, 2004.

Goldberg JF, Ernst CL: Features associated with the delayed initiation of mood stabilizers at illness onset in bipolar disorder, *J Clin Psychiatry* 63:985–991, 2002.

Goldberg JF, Truman CJ: Antidepressant-induced mania: an overview of current controversies, *Bipolar Disord* 5:407–420, 2003.

Goodwin FK, Jamison KR: *Manic-depressive illness*, 2nd ed, New York, 2007, Oxford University Press.

Goodwin RD, Davidson KW, Keyes K: Mental disorders and cardiovascular disease among adults in the United States, *J Psychiatr Res* 43:239–246, 2008.

Gorman JM, Kent JM, Sullivan GM, Coplan JD: Neuroanatomical hypothesis of panic disorder, revised, *Am J Psychiatry* 157:493–505, 2000.

Greenberg PE, Kessler RC, Birnbaum HG, et al: The economic burden of depression in the United States: how did it change between 1990 and 2000?, *J Clin Psychiatry* 64:1465–1475, 2003.

Greenberg PE, Sisitsky T, Kessler RC, et al: The economic burden of anxiety disorders in the 1990s, *J Clin Psychiatry* 60:427–435, 1999.

Harman JS, Rollman BL, Hanusa BH, et al: Physician office visits of adults for anxiety disorders in the United States, 1985–1998, *J Gen Intern Med* 17:165–172, 2002.

Harter MC, Conway KP, Merikangas KR: Associations between anxiety disorders and physical illness, *Eur Arch Psychiatry Clin Neurosci* 253:313–320, 2003.

Hettema JM, Neale MC, Kendler KS: A review and meta-analysis of the genetic epidemiology of anxiety disorders, *Am J Psychiatry* 158:1568–1578, 2001.

Hidalgo RB, Tupler LA, Davidson JRT: An effect-size analysis of pharmacologic treatments for generalized anxiety disorder (report), *J Psychopharmacol* 21:864–869, 2007.

Hirschfeld RM, Calabrese JR, Weissman MM, et al: Screening for bipolar disorder in the community, *J Clin Psychiatry* 64:53–59, 2003.

Hirschfeld RM, Cass AR, Holt DC, Carlson CA: Screening for bipolar disorder in patients treated for depression in a family medicine clinic, *J Am Board Fam Pract* 18:233–239, 2005.

Hirschfeld RM, Williams JB, Spitzer RL, et al: Development and validation of a screening instrument for bipolar spectrum disorder: the Mood Disorder Questionnaire, *Am J Psychiatry* 157:1873–1875, 2000.

Hoehn-Saric R, McLeod DR, Zimmerli WD: Differential effects of alprazolam and imipramine in generalized anxiety disorder: somatic versus psychic symptoms, *J Clin Psychiatry* 49:293–301, 1988.

Hoffman EJ, Mathew SJ: Anxiety disorders: a comprehensive review of pharmacotherapies, *Mt Sinai J Med* 75:248–262, 2008.

Isometsa E, Henriksson M, Marttunen M, et al: Mental disorders in young and middle-aged men who commit suicide, *BMJ* 310(6991):1366–1367, 1995a.

Isometsa ET, Heikkinen ME, Marttunen MJ, et al: The last appointment before suicide: is suicide intent communicated?, *Am J Psychiatry* 152:919–922, 1995b.

Judd LL, Paulus MJ, Schettler PJ, et al: Does incomplete recovery from first lifetime major depressive episode herald a chronic course of illness?, *Am J Psychiatry* 157:1501–1504, 2000.

Judd LL, Schettler PJ, Akiskal HS, et al: Long-term symptomatic status of bipolar I vs. bipolar II disorders, *Int J Neuropsychopharmacol* 6:127–137, 2003.

Kapczinski F, Lima MS, Souza JS, Schmitt R: Antidepressants for generalized anxiety disorder, *Cochrane Database Syst Rev* (2):CD003592, 2003.

Katon WJ: Clinical and health services relationships between major depression, depressive symptoms, and general medical illness, *Biol Psychiatry* 54:216–226, 2003.

Katon WJ, Walker EA: Medically unexplained symptoms in primary care, *J Clin Psychiatry* 59:15–21, 1998.

Katon WJ, Richardson L, Lozano P, McCauley E: The relationship of asthma and anxiety disorders, *Psychosom Med* 66:349–355, 2004.

Katschnig H, Amering M: The long-term course of panic disorder and its predictors [abstract], *J Clin Psychopharmacol* 18:6–11, 1998.

Kawakami N, Takatsuka N, Shimizu H, Ishibashi H: Depressive symptoms and occurrence of type 2 diabetes among Japanese men, *Diabetes Care* 22:1071–1076, 1999.

Kaye NS: Is your depressed patient bipolar?, *J Am Board Fam Pract* 18:271–281, 2005.

Kellner CH, Knapp RG, Petrides G, et al: Continuation electroconvulsive therapy vs pharmacotherapy for relapse prevention in major depression: a multisite study from the Consortium for Research in Electroconvulsive Therapy (CORE), *Arch Gen Psychiatry* 63:1337–1344, 2006.

Kessler RC, Berglund P, Demler O, et al: The epidemiology of major depressive disorder: results from the National Comorbidity Survey Replication (NCS-R), *JAMA* 289(23):3095–3105, 2003.

Kessler RC, Berglund P, Demler O, et al: Lifetime prevalence and age-of-onset distributions of DSM-IV disorders in the National Comorbidity Survey Replication, *Arch Gen Psychiatry* 62:593–602, 2005a.

Kessler RC, Chiu WT, Demler O, et al: Prevalence, severity, and comorbidity of 12-month DSM-IV disorders in the National Comorbidity Survey Replication, *Arch Gen Psychiatry* 62:617–627, 2005b.

Kessler RC, Petukhova M, Sampson NA, et al: Twelve-month and lifetime prevalence and lifetime morbid risk of anxiety and mood disorders in the United States, *Int J Methods Psychiatr Res* 21(3):169–184, 2012. [In English].

Krasucki C, Howard R, Mann A: The relationship between anxiety disorders and age, *Int J Geriatr Psychiatry* 13:79–99, 1998.

Kroenke K, Jackson JL, Chamberlin J: Depressive and anxiety disorders in patients presenting with physical complaints: clinical predictors and outcome, *Am J Med* 103:339–347, 1997.

Kroenke K, Spitzer RL, Williams JB: The PHQ-9: validity of a brief depression severity measure, *J Gen Intern Med* 16:606–613, 2001.

Krug EG, Mercy JA, Dahlberg LL, Zwi AB: The world report on violence and health, *Lancet* 360(9339):1083–1088, 2002.

Levenson M, Holland C. Antidepressants and suicidality in adults: statistical evaluation, 2006. http://www.fda.gov/ohrms/dockets/ac/06/slides/2006-4272s1-04-FDA.ppt:Accessed December 2009.

Libby AM, Brent DA, Morrato EH, et al: Decline in treatment of pediatric depression after FDA advisory on risk of suicidality with SSRIs, *Am J Psychiatry* 164:884–891, 2007.

Linde K, Mulrow CD, Berner M, Egger M: St John's wort for depression, *Cochrane Database Syst Rev* (2):CD000448, 2005.

Llorca PM, Spadone C, Sol O, et al: Efficacy and safety of hydroxyzine in the treatment of generalized anxiety disorder: a 3-month double-blind study, *J Clin Psychiatry* 63:1020–1027, 2002.

Lydiard R, Fossey M, Marsh W, Ballenger J: Prevalence of psychiatric disorders in patients with irritable bowel syndrome, *Psychosomatics* 34:229–234, 1993.

Manning JS, Haykal RF, Akiskal HS: The role of bipolarity in depression in the family practice setting, *Psychiatr Clin North Am* 22:689–703:x, 1999.

Mathew SJ, Price RB, Charney DS: Recent advances in the neurobiology of anxiety disorders: Implications for novel therapeutics, *Am J Med Genet Semin Med Genet* 148C:89–98, 2008.

McGrath PJ, Stewart JW, Fava M, et al: Tranylcypromine versus venlafaxine plus mirtazapine following three failed antidepressant medication trials for depression: a STAR*D report, *Am J Psychiatry* 163:1531–1541, quiz 1666, 2006.

McWilliams LA, Goodwin RD, Cox BJ: Depression and anxiety associated with three pain conditions: results from a nationally representative sample, *Pain* 111:77–83, 2004.

Mineka S, Watson D, Clark LA: Comorbidity of anxiety and unipolar mood disorders, *Annu Rev Psychol* 49:377–412, 1998.

Mitte K, Noack P, Steil R, Hautzinger M: A meta-analytic review of the efficacy of drug treatment in generalized anxiety disorder, *J Clin Psychopharmacol* 25:141–150, 2005.

Nelson JC, Papakostas GI: Atypical antipsychotic augmentation in major depressive disorder: a meta-analysis of placebo-controlled randomized trials, *Am J Psychiatry* 166:980–991, 2009.

Nestler EJ, Barrot M, DiLeone RJ, et al: Neurobiology of depression, *Neuron* 34:13–25, 2002.

Nierenberg AA, Farabaugh AH, Alpert JE, et al: Timing of onset of antidepressant response with fluoxetine treatment, *Am J Psychiatry* 157:1423–1428, 2000.

Nierenberg AA, Fava M, Trivedi MH, et al: A comparison of lithium and T(3) augmentation following two failed medication treatments for depression: a STAR*D report, *Am J Psychiatry* 163:1519–1530, quiz 1665, 2006.

Norman SB, Cissell SH, Means-Christensen AJ, Stein MB: Development and validation of an overall anxiety severity and impairment scale (OASIS), *Depress Anxiety* 23:245–249, 2006.

Norrholm SD, Ressler KJ: Genetics of anxiety and trauma-related disorders, *Neuroscience* 164:272–287, 2009.

O'Reardon JP, Solvason HB, Janicak PG, et al: Efficacy and safety of transcranial magnetic stimulation in the acute treatment of major depression: a multisite randomized controlled trial, *Biol Psychiatry* 62:1208–1216, 2007.

Otto MW, Tuby KS, Gould RA, et al: An effect-size analysis of the relative efficacy and tolerability of serotonin selective reuptake inhibitors for panic disorder, *Am J Psychiatry* 158:1989–1992, 2001.

Pampallona S, Bollini P, Tibaldi G, et al: Combined pharmacotherapy and psychological treatment for depression: a systematic review, *Arch Gen Psychiatry* 61:714–719, 2004.

Papakostas GI: Evidence for *S*-adenosyl-L-methionine (SAM-e) for the treatment of major depressive disorder, *J Clin Psychiatry* 70:18–22, 2009.

Perlis RH, Brown E, Baker RW, Nierenberg AA: Clinical features of bipolar depression versus major depressive disorder in large multicenter trials, *Am J Psychiatry* 163:225–231, 2006.

Roy-Byrne PP, Stein MB, Russo J, et al: Panic disorder in the primary care setting: comorbidity, disability, service utilization, and treatment, *J Clin Psychiatry* 60:492–499, 1999.

Rudd MD, Mandrusiak M, Joiner TE Jr: The case against no-suicide contracts: the commitment to treatment statement as a practice alternative, *J Clin Psychol* 62:243–251, 2006.

Rugulies R: Depression as a predictor for coronary heart disease. a review and meta-analysis, *Am J Prev Med* 23:51–61, 2002.

Rush AJ, Carmody TJ, Ibrahim HM, et al: Comparison of self-report and clinician ratings on two inventories of depressive symptomatology, *Psychiatr Serv* 57:829–837, 2006a.

Rush AJ, Trivedi MH, Wisniewski SR, et al: Bupropion-SR, sertraline, or venlafaxine-XR after failure of SSRIs for depression, *N Engl J Med* 354(12):1231–1242, 2006b.

Sachs GS, Nierenberg AA, Calabrese JR, et al: Effectiveness of adjunctive antidepressant treatment for bipolar depression, *N Engl J Med* 356 (17):1711–1722, 2007.

Sarris J, Kavanagh DJ: Kava and St. John's wort: current evidence for use in mood and anxiety disorders, *J Altern Complement Med* 15:827–836, 2009.

Schatzberg AF, Nemeroff CB, editors: *The American Psychiatric Publishing textbook of psychopharmacology*, Arlington, Va, 2009, American Psychiatric Publishing.

Schneck CD, Miklowitz DJ, Miyahara S, et al: The prospective course of rapid-cycling bipolar disorder: findings from the STEP-BD, *Am J Psychiatry* 165:370–377, quiz 410, 2008.

Schultheis M, Ganesh S, Simon G, et al: Interstellar extinction towards the inner Galactic Bulge, *Astron Astrophys* 349:L69–L72, 1999.

Shelton RC: St John's wort *(Hypericum perforatum)* in major depression, *J Clin Psychiatry* 70:23–27, 2009.

Simon GE: Social and economic burden of mood disorders, *Biol Psychiatry* 54:208–215, 2003.

Simon NM, Blacker D, Korbly NB, et al: Hypothyroidism and hyperthyroidism in anxiety disorders revisited: new data and literature review, *J Affect Disord* 69:209–217, 2002.

Smoller JW, Faraone SV: Genetics of anxiety disorders: complexities and opportunities, *Am J Med Genet Semin Med Genet* 148C:85–88, 2008.

Solomon DA, Keller MB, Leon AC, et al: Multiple recurrences of major depressive disorder, *Am J Psychiatry* 157:229–233, 2000.

Spitzer RL, Kroenke K, Williams JB: Validation and utility of a self-report version of PRIME-MD: the PHQ Primary Care Study. Primary care evaluation of mental disorders. Patient Health Questionnaire, *JAMA* 282(18):1737–1744, 1999.

Spitzer RL, Kroenke K, Williams JB, Lowe B: A brief measure for assessing generalized anxiety disorder: the GAD-7, *Arch Intern Med* 166:1092–1097, 2006.

Spitzer RL, Williams JBW, Kroenke K, et al: Utility of new procedure for diagnosing mental disorders in primary care: the PRIME-MD-1000 Study, *JAMA* 272:1749–1756, 1994.

Stone KL, Ensrud KE, Ancoli-Israel S: Sleep, insomnia and falls in elderly patients, *Sleep Med* 9(Suppl 1):18–22, 2008.

Taylor D, Stewart S, Connolly A: Antidepressant withdrawal symptoms-telephone calls to a national medication helpline, *J Affect Disord* 95:129–133, 2006.

Thase ME: Integrating psychotherapy and pharmacotherapy for treatment of major depressive disorder: current status and future considerations, *J Psychother Pract Res* 6:300–306, 1997.

Thase ME: Are SNRIs more effective than SSRIs? A review of the current state of the controversy, *Psychopharmacol Bull* 41:58–85, 2008a.

Thase ME: Prediction of outcome to a second trial of antidepressant medications following nonremission with citalopram therapy, *Curr Psychiatry Rep* 10:449–451, 2008b.

Thase ME, Entsuah AR, Rudolph RL: Remission rates during treatment with venlafaxine or selective serotonin reuptake inhibitors, *Br J Psychiatry* 178:234–241, 2001.

Thase ME, Tran PV, Wiltse C, et al: Cardiovascular profile of duloxetine, a dual reuptake inhibitor of serotonin and norepinephrine, *J Clin Psychopharmacol* 25:132–140, 2005.

Thuile J, Even C, Rouillon F: Long-term outcome of anxiety disorders: a review of double-blind studies, *Curr Opin Psychiatry* 22:84–89, 2009.

Trivedi MH, Fava M, Wisniewski SR, et al: Medication augmentation after the failure of SSRIs for depression, *N Engl J Med* 354(12):1243–1252, 2006a.

Trivedi MH, Rush AJ, Wisniewski SR, et al: Evaluation of outcomes with citalopram for depression using measurement-based care in STAR*D: implications for clinical practice, *Am J Psychiatry* 163:28–40, 2006b.

UK ECT Group UE: Efficacy and safety of electroconvulsive therapy in depressive disorders: a systematic review and meta-analysis, *Lancet* 361(9360):799–808, 2003.

Wittchen HU, Kessler RC, Beesdo K, et al: Generalized anxiety and depression in primary care: Prevalence, recognition, and management, *J Clin Psychiatry* 63:24–34, 2002.

Zimmerman M, Chelminski I, McDermut W: Major depressive disorder and axis I diagnostic comorbidity, *J Clin Psychiatry* 63:187–193, 2002.

网络资源

Patient Resources

freedomfromfear.org National nonprofit mental health advocacy organization focused on anxiety and depressive disorders.

www.nih.nimh.gov National Institute of Mental Health. Provides excellent up-to-date information on the symptoms, causes, course, and treatment of a number of illnesses. Provides numerous lists and links to resources.

www.ocdfoundation.org The Obsessive-Compulsive Foundation. Provides information and resources on obsessive-compulsive disorder and other mental health diagnoses.

Support for Patients, Family, and Friends

www.afsp.org American Foundation for Suicide Prevention. Leading national nonprofit dedicated to understanding and preventing suicide through education and research and to reaching out to people with mood disorders and those impacted by suicide.

www.coloradofederation.org The Federation for Families for Children's Mental Health. The mission of the federation is to promote mental health for all children, youth, and families. The website has numerous links to resources, articles, books, and support groups.

www.dbsalliance.org Depression and Bipolar Support Alliance. Provides education to patients and families about mood disorders. Advocates research funding, improving access to care, fostering self-help, and decreasing public stigma of these illnesses.

www.healthyminds.org Site created by the American Psychiatric Association to provide education and resources on mental health issues.

www.nami.org National Alliance on Mental Illness. Grass-roots, self-help, support, and advocacy group for people with severe mental illnesses, their family members, and friends.

www.webmd.com/depression Provides information on the diagnosis and treatment of mood disorders.

第47章 谵妄和痴呆

BIRJU B. PATEL ■ RINA EISENTEIN ■ N. WILSON HOLLAND

谵妄

> **重 点**
>
> ■ 谵妄通常被称为精神状态的改变或急性精神混乱的
>   状态。
> ■ 谵妄有两种主要的亚型：活动亢进型和活动抑制型。
> ■ 活动抑制型谵妄诊断不足，因为患者看起来很安静，
>   很困倦，或者很疲倦。
> ■ 谵妄从来都不是正常现象。
> ■ 那些有谵妄的患者应该警惕有潜在的认知障碍。

谵妄是大脑功能的突然变化引起的混乱，不管是生理上还是心理上的原因。其他用于谵妄的术语包括精神状态的改变，急性错乱状态，以及急性脑综合征。诊断通常很难，因为大多数谵妄的患者都有身体和精神疾病的症状。31%～66% 的老年人在住院前或住院期间（Flaherty，2011 年）发生谵妄。了解这种情况是很重要的，因为谵妄经常被误诊。类似情况可能包括痴呆、抑郁症和急性精神病。谵妄常常与不良后果相关。包括住院时间延长，需要长期专业护理，以及死亡率更高（Inouye，2006）。谵妄经常会导致不可逆的功能衰退。

临床特点

谵妄常常被低估和误诊，尽管它可能是最常见的急性发作性认知变化，但它常常被误诊为抑郁、焦虑、精神病或其他精神疾病。因为它经常不被人所识别，所以常常被称为"伟大模仿者"（症状不特异，容易被误诊的疾病）（Caplan and Rabinowitz，2010 年；Marcantonio，2011）。谵妄会急剧进展，首次被发现可能会在晚上。谵妄症状的过程显示出典型的昼夜波动。很多时候，

受累个体情绪情感迅速波动。清醒的时间间隔可能会在 24 小时内间歇性地出现。警觉性是关键的临床特征应该仔细评估。它可能在活动抑制和亢奋之间波动。活动抑制型谵妄可能被误认为是抑郁症，更难识别，有时甚至比那些活动亢进的人预后更差（表 47-1）（Caplan 和 Rabinowitz，2010；Kiely et al.，2007）。此类患者可能更加镇静，不打扰住院护理人员，这就造成识别的困难。另一个重要的临床特征是注意力的改变，注意力集中的时限总是在谵妄和波动中改变。患者可能表现出难以集中注意力、不能听从命令或交流（Caplan 和 Caplan 2010 年，Inouye，2006）。近记忆通常受损，谵妄的患者表现出思维的变化。思维通常是混乱的，支离破碎的（Marcantonio，2011 年）。思维可能会更慢、更匆忙，或者在自然中漫游。通常情况下，意识水平会发生变化。患者表现出对周围环境的认知下降。讲话可能含糊不清，经常出现视、听或触幻觉（Flaherty，2011 年）。可能会有理解错误，比如认为静脉注射是一条蛇，可以看到他们在床单上挑挑拣拣寻找虫子或其他不存在的东西（Alagiakrishnan，2013）。经常出现情感障碍，可能表现为抑郁、焦虑、愤怒、恐惧或妄想。睡眠 - 苏醒周期通常被扰乱经常出现倒错（Inouye，2006）。

谵妄从来都不是正常现象。谵妄暗示有潜在的认知障碍，这可能是大脑衰退的第一个信号。虽然一般来说，谵妄会迅速地发展，但有报告称在其发展或症状明显之前的前驱期可持续数天。前驱期可能会有睡眠障碍，栩栩如生的梦境，以及明显的焦虑等（Cole et al.，2003）。一些急性错乱的患者可能不符合谵妄的诊断标准，这种情况称为亚综合征的谵妄。它有谵妄的相同结局，治疗是一样的（Levkoff et al.，1992；Marcantonio，2011；Quimet et al.，2007）。谵妄一般会持续几天到几周，但也可以症状持续几个月到几年（Levkoff et al.，1992；McCusker et al.，2003）。

表 47-1 谵妄、痴呆和抑郁症的区别

特点	谵妄	痴呆	抑郁
发作	急性的	隐匿的	急性或隐匿的
持续时间	一般数小时至数周；可以更长	数月到数年	数周到数年
发展过程	波动性，夜间可能加重	逐渐恶化的损害晚期影响功能	日间；早晨更糟；可以有情境的变化
注意力	受损和波动	正常；晚期受损	损伤小；缺乏动力
警觉性	活动亢进或活动缺乏；可波动	正常	正常 但可能周期性受损
意识	波动	正常；可以在晚期阶段受损	正常
记忆力	短期记忆经常受损	最初短期记忆受损，发展后短期记忆和长期记忆皆受损	近记忆可能会受损；频繁回答"我不知道"；长期记忆完好无损
幻觉	频繁的视、听、触幻觉	晚期可出现，除了 DLB 视幻觉发生在早期	只发生在患有精神病的抑郁症患者中

注：DLB：路易体痴呆

病因

谵妄常常有多种原因。一系列诱发因素可引起谵妄，包括年龄超过 65 岁老年人，多发于男性。不正常的认知，无论是痴呆还是抑郁症，经常造成谵妄。要记住的一个临床要点是正常的大脑不会谵妄。功能状态改变可能会导致谵妄。这些患者常有跌倒史和不活动史。

视力减退或听力下降的老年人更有可能出现谵妄。记住要让老年住院患者在手边随时有眼镜或助听器可用。老年人生理上的口渴，由此引起的脱水会导致谵妄。

许多共存的临床状态可导致严重的错乱（Alagiakrishnan, 2013；Caplan and Rabinowitz, 2010；DesForges, 1989；Flaherty, 2011；Inouye et al., 2006；Marcantonio, 2011）。包括缺氧、体温过低、体温过高、酒精戒断等，且不限于此。感染是另一个引起谵妄的常见原因。尿路和呼吸道感染是最常见的容易导致谵妄的感染。然而，无症状的菌尿不应该被认为是老年人谵妄的原因。上年纪的老人很多时候往往症状不典型，可能有一些细微的发现，如沉默的胆囊炎、憩室炎、或腹部脓肿。其他传染性疾病包括脑炎脑膜炎，人类免疫缺陷病毒

（HIV）和菌血症。诸如心肌梗死，充血性心力衰竭，慢性肝病，慢性肾功能衰竭等严重疾病可引起谵妄。在鉴别慢性肝脏和慢性肾脏疾病是导致谵妄的病因时，扑翼样震颤是一个有用的临床标志。

应该考虑的代谢异常包括低钠血症、高钠血症、低钙血症、高钙血症、低血糖、甲状腺功能减退和甲状腺机能亢进。用于治疗抑郁症和焦虑症的选择性 5- 羟色胺再摄取抑制剂（SSRI），不应该被忽视是导致低钠血症的原因。恶性肿瘤，急性或慢性疼痛，术后期也是发生谵妄的危险因素。

跌倒导致骨折，尤其是髋骨骨折和硬膜下血肿引起谵妄。硬膜下血肿的患者最初可能没有定位神经体征。对老年跌倒后谵妄的患者，应进行头部低阈值计算断层扫描（CT）评估硬膜下血肿。

毒素和药物，包括全身麻醉，非法毒品，酒精戒断，苯二氮䓬类药物，而阿片类物质，一定不要忽视是潜在的谵妄的原因。抗胆碱能药物可引起老年患者谵妄。这些药物可能是尿失禁处方药，或在药店柜台上发现是许多睡眠辅助药。三环抗抑郁药因有强抗胆碱能副作用不应用于治疗老年抑郁症。同样，帕罗西汀，一种 SSRI 类药物，因抗胆碱能的副作用，不应被用来治疗老年抑郁症，对中风和其他神经疾病史患者也有风险。晚期疾病的患者更有可能存在谵妄，高达 83% 的时间（Breibart and Strou, 2000；Casarett and Inouye, 2001）。可导致谵妄的医源性因素包括身体限制、插导尿管和过多给药，便秘或尿潴留是经常被忽视的原因，谵妄时应排除这些因素（Blackburn and Dunn, 1990）。谵妄的患者应高度怀疑潜在痴呆的可能。

诊断过程

> **重　点**
>
> - 谵妄评价方法（confusion assessment method，CAM）是最常用的评价谵妄的工具。
> - 认知测试也用于评估潜在的功能缺陷。
> - 神经影像、腰椎穿刺和脑电图（EEG）不常规用于评估谵妄，除非有神经定位体征。

除了全面的病史和身体检查外，还要通过简短的床边评估测试做出诊断（Wong et al.，2010）。简易心理状态测验（MMSE）和简易认知功能测试，包括注意力和视空间推理（Borson，2000；Folstein etal.，1975）。其他用来评估注意力的测试包括让患者叙述每周的天数和 100 以内的数字（Marcantonio，2011）。通常不需要常规做神经影像、腰椎穿刺、脑电图等检查除非发现神经定位体征。脑电图支持谵妄的诊断是 θ-δ 波广泛减低，治疗后改善（Caplan and Rabinowitz，2010；Engel and Romano，1959）。由 Inouye 和他的同事开发的 CAM 是一个最常用的诊断谵妄的工具（Inouye et al.，1990）。它的灵敏度 94%～100%，特异性 90%～95%（Inouye et al.，1990；Marcantonio，2011）。CAM 可以在 5 分钟内任意设定（表 47-2）。尽管它能识别是否存在谵妄，但对严重程度的评估是不可靠的。CAM 是一个诊断工具，而不是用于随访患者谵妄改善或恶化的工具。还有一种使用非语言的 CAM-ICU 工具可用于谵妄的评估（Ely et al.，2001）。临床病史和检查在随访中仍是极为重要的。

《精神障碍诊断统计手册》第 5 版（Diagnostic and Statistical Manual of Mental Disorders，5th edition，DSM-5），谵妄的诊断标准包括：（A）注意力的障碍（即：关注、集中、维持及转移注意力能力降低）和认识障碍（对环境的定位降低）；（B）障碍在短时间内发生（通常是几小时到几天），注意力和意识自基线发生了变化，且往往一天之

内病情波动较大；（C）额外的认知障碍（如记忆力缺失、定向障碍、语言、视觉空间的能力，或感觉）；（D）A 和 C 的障碍标准无法用原有的、新形成的或正在发展中的痴呆做更好的解释，也不会发生在严重的觉醒水平降低的情况下，如昏迷；和（E）由病史、体格检查或实验室发现的证据表明此障碍是由下列因素导致：其他一般疾病、物质中毒、药物戒断、暴露于毒物或多种病因导致，物质中毒谵妄将被进一步分类（American Psychiatric Association，2013）。

谵妄的预防

> **重　点**
>
> - 针对谵妄的多种病因和危险因素采用多种方法效果最好。
> - 对老年人积极会诊可有助于防止术后谵妄。

因为谵妄一般是多种病因，多重管理方法最有助于预防谵妄。比如耶鲁谵妄预防试验，针对危险因素可以有效地帮助预防谵妄。在该试验中，干预方案是针对六个风险因素：①意识障碍的定位和治疗；②早期活动有助于防止不能动和跌倒；③非药物方法减轻精神类药物的使用和减少睡眠不足；④沟通策略和适宜的听力设备；⑤沟通策略和适宜的视力障碍设备；⑥早期干预防止大量消耗。

在耶鲁谵妄预防试验中，入组了 852 例 70 岁以上患者（Inouye et al.，1999）。其中一半的患者因谵妄而接受了普通的医院治疗，一半的患者接受了如上所述的 HELP（Hospital Elder Life Program，住院老人生命计划）干预措施。这些干预措施对谵妄的发展产生了显著的影响（9% 比 15%），谵妄的总天数、谵妄发作的总次数和功能下降。HELP 网站随后美国各地的其他医院开始出现类似的结果（Inouye，2006）。

另一个被证明是预防谵妄的有益的方法包括在老年患者中使用前瞻性的老年医学咨询。使用这种方法的一项研究显示，术后髋部骨折患者谵妄的发生率降低了 36%（Marcantonio，2011；Marcantonio et al.，2011）。另一项研究显示，在接受高危髋关节手术的老年患者谵妄发作之前，开始应用低剂量氟哌啶醇，0.5mg 一天三次，3 天减少了术后谵妄的严重程度和持续时间（Flaherty，2011；Kalisvaar et al.，2005）。

表 47-2　CAM 的谵妄标准 *

Ⅰ. 急性或波动性进程

Ⅱ. 缺乏注意力

Ⅲ. 思维紊乱或

Ⅳ. 意识水平改变

*诊断要求 Ⅰ 和 Ⅱ 和 Ⅲ 或 Ⅳ

谵妄的治疗

重　点

- 治疗谵妄首先要识别和纠正潜在的原因。
- 非药物治疗应总是优于药物治疗，不同亚型的谵妄可能需要不同的方法。
- 没有药物被食品和药品管理局（FDA）批准用于治疗谵妄，尽管有几种药物（主要是抗精神病药物和苯二氮䓬类药物）被应用于某些原因的谵妄并获得成功。
- 只有在谵妄引起的行为对患者或他人构成受伤的危险或谵妄行为干扰必要的医疗护理时才使用药物。

治疗谵妄患者一定要先纠正潜在的病因：如停用有风险的药物，治疗感染，纠正电解质不平衡和疼痛治疗，纠正感觉障碍是非常重要的（Khan et al., 2012）。鼓励谵妄患者的家庭成员或朋友呆在床旁并时常给予帮助。应该鼓励患者保持先前的执行日常行为能力（ADLs）功能水平和独立性。提供足够照明的房间，准确的日历，和一个用于沟通的写字板是有益的。避免将患者安置在嘈杂的区域或把两个谵妄的患者放在同一个房间。白天照明应充足，晚间应避免明亮的灯光以保持昼夜节律（Chong et al., 2013）。夜间应尽量减少外部的刺激（例如应避免频繁醒来，除非它们在指导医疗中是必要的）。如果可能的话，护理人员安排应始终保持是熟悉的。如果可能，尽量避免尿导管和束缚（Campbell et al., 2009）。使用从家里带来的熟悉的物品，香氛治疗和愉快的音乐也有帮助。环境策略没有得到充分利用，应该作为一线治疗加以利用，因为没有副作用（Meagher, 2001）。

需要注意的是，没有 FDA 批准的药物用于治疗谵妄。然而，有某些特定行为环境时，如幻觉、妄想、和安全问题，或有妨碍医疗护理的情况，可能需要使用抗精神病药物。支持这些药物使用的数据非常有限，但是没有好的替代方法（Flaherty et al., 2011）。低剂量的氟哌啶醇（0.5～1mg 口服或肌注）通常作为一线治疗。老年患者对药物非常敏感可能需要低剂量。如果需要静脉注射氟哌啶醇，必须检测 QT 延长和致命性心律失常的发生（Huffman and Stern, 2003）。氟哌啶醇一定不要用于帕金森病患者，应用非典型抗精神病药物（尤其是那些有低锥体外活性的药物，如奎硫平）时要予以注意。抗精神病药物可产生低血压和镇静作用，进一步使病情复杂和延长住院时间。使用抗精神病药可增加卒中和死亡的风险，因此，只建议如果绝对需要时短期

应用。长期抗精神病药物也可导致代谢异常如高血糖和高血脂。需要注意的是，路易体痴呆（DLB）的患者对抗精神病药尤其敏感，使用这些药物时可迅速恶化帕金森症状。苯二氮䓬类药物在处理谵妄时被普遍过度应用（但有时不得不用）可以减少发作。半衰期较短的苯二氮䓬类（如劳拉西泮）更受欢迎，因为这类药会引起强烈的镇静、错乱和老年人的跌倒风险。这些药物主要用于治疗酒精和药物戒断引起的谵妄，也用于抗精神病药物禁忌时。胆碱酯酶抑制剂（AChEI）一般对治疗和预防谵妄无作用（van Eijk et al., 2010）。在营养不良患者中，应该补充硫胺素，因为它无副作用，性价比高，并且对酒精中毒或硫胺缺乏引起的谵妄是有效。

治疗要点

- 低剂量抗精神病药物（如氟哌啶醇）被用作一线药物治疗（Huffman and Stern, 2003）（推荐等级：B）。
- 在多数情况下避免苯二氮䓬类除非酒精戒断（Lonergan et al., 2009）（推荐等级：A）。
- 低剂量的氟哌啶醇预先应用可有效减少术后谵妄的严重程度和持续时间（Kalisvaar et al., 2005）（推荐等级：B）。

谵妄的自然病程

通常谵妄精神状态的改变表现为急性发作（与痴呆的渐进性相反），波动性的进程和持续时间不等。可发生在所有的护理体系中：家庭、门诊、长期护理单元、急诊部、重症监护室、临终关怀部门等。在一项研究中大约三分之一的住院老人，在出院时仍有谵妄症状，而较长时间的初始发作通常会导致预后和临床结果更差（McCusker et al., 2003）。长期迁延的谵妄患者符合痴呆的标准（Fong et al., 2009）。老年痴呆症患者谵妄的频率可高达 89%（Fick et al., 2013）。养老院居住的老人如果诊断痴呆，谵妄的发生可增加三倍（Boorsma et al., 2011）。尽管谵妄有可逆性，但通常预示不良的预后和老年痴呆的可能，加剧衰弱，并增加老年人的短期和长期死亡率（Cole and Primeau, 1993）。

痴呆

重　点

- 老年痴呆症的发病率随着老年人口的增加而增加。
- 认知评估包括对不同方面的评价（如执行能力、语言）。

> ■ 与年龄相关的记忆力减退（AAMI），轻度认知功能障碍（MCI）和抑郁症可与痴呆类似。

痴呆是持续的智能下降严重影响个体社会和职业功能的一种临床症状。痴呆症一词来源于拉丁语，意思是"无头脑"。主观记忆力问题通常会让患者为寻求治疗而就医。认知不同领域的变化对识别痴呆是很重要的，DSM-5包括复杂的注意力、执行功能、学习和记忆、语言、感知及社会认知。当面对一个患有主观记忆障碍的患者时，临床医生必须区分很多情况，包括AAMI、MCI、抑郁、谵妄和痴呆（Caplan and Rabinowitz, 2010）。有助于区分各种情况最终确定具体的病因［如阿尔茨海默病（AD），血管性痴呆（VD）］。

临床特点

随着年龄的增长，痴呆症的患病率也在增加。年龄65岁以上人群中约5%～10%的人患有痴呆。这个比例在年龄大于85岁人群增加到约30%～50%（Evans, 1996）。在美国，越来越多的人正在变老，一些人将这种现象称为"银发海啸"（Bartels and Naslund, 2013）。老年人有更主观的认知问题和更高的痴呆患病率（Lliffe and Pealing, 2010）。美国大都会基金会（MetLife Foundation）的一项调查发现，AD是仅次于癌症的美国成年人中第二可怕的疾病。痴呆症的总体影响越来越大，包括社会、经济、卫生保健相关的以及情感影响。

根据DSM-5，痴呆的首选术语是神经认知障碍，它被定义为不是由谵妄或其他精神障碍引起的明显的认知障碍和缺乏独立性。认知障碍是基于心理测量根据测试均值的标准差来量化的。低于均值1～2个标准差代表轻度损害，低于均值2～3个标准差代表严重损害（Reisberg, 2006）。在评估痴呆时也应该考虑到功能、行为及神经定位变化，因为这些可能是病因和预后的

重要线索。在痴呆患者中，可能即表现神经精神症状（神志恍惚、激惹、情绪变化），也表现神经症状（步态不平衡、定位体征、癫痫发作）。

通常，老年患者表现为主观认知方面的问题，比如很难记住名字，处理速度慢，记忆受损，遗忘和把钥匙之类的东西放错地方。区分与正常衰老相关的主观认知问题（AAMI）和更严重的情况如MCI是很重要的，MCI会影响更高水平的活动比如药物和财务管理（受损的IADL）。区分MCI和AAMI是非常具有挑战性的（表47-3）。神经心理测试是用来区分这些情况的，在测试完成后可排除影响认知能力的可逆的临床状况（Pokorski, 2002）。MCI有很大的发展为痴呆的风险，因此早期识别很重要。

抑郁也与痴呆类似，必须要排除。被称为"假性痴呆"，抑郁会影响认知。仔细采集病史和彻底的包括对情绪症状有针对性的评估，可以帮助区分这些情况。未经治疗的抑郁症具有长期独立的增加痴呆的风险。

诊断流程

重 点

> ■ 痴呆症评估应该通过预警信号来提示而不是筛查。
> ■ 许多不同的认知评估工具有助于评估认知障碍和支持痴呆症的诊断。
> ■ 功能评估是评价痴呆的一个重要方面。
> ■ 抑郁症是痴呆最常见的可逆病因。

在繁忙的临床实践中发现痴呆症是一项挑战。通常，痴呆患者不会有记忆减退的主述；相反，配偶或家庭成员会关注这个问题并就医以求进一步评估。重要的是，认知问题在某些情况下，被患者、家庭成员以及医生错误地认为是正常衰老。美国预防服务工作组得

表47-3 区分轻度认知障碍和与年龄相关的记忆障碍

认知问题	年龄相关记忆力减退（AAMI）	轻度认知障碍（MCI）	痴呆
记忆问题主述	围绕记忆困扰记得细节	可能有延迟，但能回忆起问题	记住细节困难；经常缺失
短期记忆	正常	在遗忘的MCI亚型受损	开始即受损，后来更严重
认知评估	正常	中度受损	受损
人际关系和社交能力	正常	通常正常	受损，尤其在FTD
ADL	正常	正常	通常受损
IADL	正常	通常受损	受损

ADL，日常生活活动；*FTD*，额颞叶痴呆；*IADL*，工具性日常生活活动

摘自Patel BB, Holland NW. Mild cognitive impairment: hope for stability, plan for progression. Cleve Clin JMed.2012; 79: 857-864.

出结论,对于任何年龄段推荐或反对常规筛查痴呆的证据不足(Lin et al., 2013)。评估应有警告信号的提示。阿尔茨海默氏病协会(2014)使用"10 个预警标志"提示应进行评价。患者、护理者或临床医生认为有认知功能减退时,应进一步去评估。为快速评估和识别不同方面的认知缺陷,多个不同部门的认知评估工具都是可用和有益的。其中常用的有 Mini-Cog、MMSE、蒙特利尔认知评估(MOCA)、圣路易斯大学精神状况(SLUMS)等等。每个工具就时间管理、认知评估领域、可用的替代版本等不同各有优点和缺点。Mini_Cog 对于繁忙的诊疗实践来说是很好的诊室筛查工具。它仅涉及画钟表和回忆三个词。因其易于评分,简洁,且适用于不同种族人群,使其成为一种非常有用的工具(Borson et al., 2006)。SLUMS 和 MoCA 量表是更耗时测试,更加有助于评估 MCI 和早期认知障碍。这两个测试评估多个认知领域。这些简短的诊室测试可以用来量化认知和认知的障碍,客观地记录认知随时间的变化(Patel and Holland 2012)。当与护理人员和家庭成员讨论病情时,这些工具可以用来讨论认知障碍的程度,也反映了痴呆处于什么阶段。这些测试不应单独使用来得出痴呆的诊断,而应结合功能评估。

认知评估时功能评估也是至关重要的。了解患者是否能独立完成 ADL(洗澡,穿衣,喂食,如厕,走动,洗漱)和 IADL(购物,清洁,洗衣,交通,财务,药物管理,使用电话)是非常重要的。早期认知障碍,IADL 有问题,以前能够独立完成所有工作的患者,他们的高级活动现在需要帮助(特别是在财务和药物管理方面)。后期,随着痴呆的进展,ADL 会受到影响,增加他人照料,并增加住院风险。老年抑郁量表(GDS)的简易形式可用于诊室环境中评估抑郁症(Sheikh and Yesavage, 1986)。评估主要是试图排除导致痴呆的可逆原因。来自 39 篇文章的 meta 分析显示,5620 个有类似痴呆症状的入选者只有 9% 的人有潜在的可逆的痴呆。这些潜在的可逆的导致痴呆的原因包括谵妄,抑郁,药物,甲状腺问题,某些维生素缺乏以及过度饮酒(Clarfield, 2003)。临床最常见的导致痴呆的可逆原因是抑郁症。年龄较大的患者患抑郁症的风险较高,应该仔细评估。

病史和体格检查

鉴于症状的慢性性对得出正确的诊断是至关重要的,一定要获得准确的病史。因为痴呆发生具有潜伏性,认知障碍发生时很难弄清楚。认知障碍的患者的信息来源通常是不可靠的,因此必须求助于护理人员、配偶和朋友,以便进一步澄清并查明具体的损害。

发作方式、临床经过、症状的特定性质在确定认知障碍的病因方面是很有用的。进一步的药物治疗史,处方药和非处方药尤其抗胆碱能和精神活性药物应该是评估的重要方面。也应注意血管性疾病,如糖尿病、高血压、中风、冠状动脉疾病、周围的血管疾病等。要关注药物滥用史、精神疾病、头部创伤、睡眠问题、癫痫发作、手术史、中枢神经系统感染史、教育背景、职业史和老年痴呆症家族史也是评价的重要方面。由 ADLs 和 IADL 确定的功能状态是评估的必要部分。一般的物理检查对发现与痴呆有关的疾病是非常关键的,心血管系统的评估对发现血管疾病是必要的,以及神经检查对寻找病灶是必要的。整体功能上的缺陷会引发安全和支持度的担忧,这通常需要进行额外的评估(如驾驶问题,独立生存能力,药物管理的挑战,财务问题等)(McCarten, 2013)。

实验室和影像学检查

痴呆常见的实验室检查包括全血计数、全面的代谢状况、尿检、促甲状腺激素水平和维生素 B_{12} 的水平。在特定的高危人群中,还会考虑梅毒和 HIV 血清学(Kelley and Minagar, 2009)。所有这些检查都是为了确定与认知有关的疾病并寻找可逆转的痴呆病因。载脂蛋白 E-e4(ApoE-e4)位于 19 号染色体与 AD 发生高风险有关。那些不表达 ApoE-e4 等位基因的人,风险最低,其次是杂合子患者有中度风险,然后是纯合子患者风险最高。ApoE-e4 的基因测试是有争议的,应该只有在考虑到风险与获益之后才进行检测。决定一定必要做这个检测后,与遗传顾问进行讨论是有益的(ErtekinTaner, 2007)。脑脊液(CSF)的研究和结构成像(磁共振成像[MRI]或 CT 和氟脱氧葡萄糖正电子发射断层摄影[FDG-PET])已经取得了很大的进步,但尚未形成临床主流(Mueller et al., 2012; Zetterberg and Blennow, 2013)。这些生物标记物未来在正确诊断阿尔茨海默型老年痴呆症方面是有希望的。成像研究在局部神经缺陷的评估方面是有益的,当高度怀疑可治疗的脑血管疾病时应该使用,比如脑肿瘤,正压性脑积水(NPH),创伤性脑损伤等等。因此,并不是所有痴呆患者都必须做脑成像。如果有必要进行成像研究,建议 CT 或 MRI 是可选择的成像模式。神经心理测试在认知障碍评价方面是非常有用的。它通常要用几个小时来测试和完成智力挑战,测试的患者必须是合适的人选,通常是一气呵成来完成。严重的视觉或听觉障碍构成挑战,使神经心理测试很难完成。此外,患者必须愿意尽自己最大努力去做测试以获得结果评分,然后才能确定不同认知领域的缺陷,并不是所有的患者都需要神经心理测试,只有复杂疑难的患者不容易得出诊断时才应该被参考。一般来说,那些年轻些的中度认知障碍的患者以及痴呆快速发展的患者,尤其适合做神经心理学测试。该测试也可以作为基线与之后认知能力评估相比较。

痴呆的常见类型

阿尔茨海默病是最常见的痴呆类型,占痴呆的 60%~70%,其次是 LBD,占大约 10%~22%,VD 占所有痴呆的 10%~20%,最后是罕见痴呆。痴呆患者死后尸体解剖研究发现,常常存在阿尔茨海默和血管性痴呆的混合类型(Nowrangi et al., 2011)。

阿尔茨海默病

重 点

- AD 是最常见的痴呆类型。
- 早期记忆力减退是 AD 的只要临床表现。
- AD 是缓慢进展的痴呆,诊断后平均生存期限 8~10 年。
- 有痴呆风险的患者建议做身体及精神心理检查。
- 要评估和处理护理人员的压力和负担以避免长期护理安置。
- 晚期痴呆是否下喂食管无明确指示。

阿尔茨海默病是临床诊断的退行性疾病,确切诊断只有通过大脑尸体检查。由 Alois Alzheimer 医生于 1906 年首次描述,AD 的进一步研究只在最近 30 年。AD 的病因尚不明确但被广泛认为 AD 患者是大脑发生了改变。大脑经典的神经病理特点包括:老年斑和神经纤维缠结。AD 患者大脑改变很多发生于疾病出现临床表现前 20 年。最早临床可发觉的障碍表现被认为是引起痴呆的 MCI。大脑神经元外部 β-amyloid 蛋白聚集和神经元内部异常形式的 tau 蛋白聚集。渐渐地突触水平的信息传递失败,大量突触衰退最终神经元死亡。β-amyloid 聚集影响突触神经元间的信息传递,导致细胞死亡。tau 缠结阻碍营养和其他必要的分子进入神经元并导致细胞死亡。这些缠结在海马中回和杏仁核也被发现。海马萎缩的程度与临床状态的改变相关。进展性 AD 患者大脑尸体解剖可发现显著的大脑萎缩,神经元损伤,细胞减少并成碎片。AD 神经病理还涉及神经传导物质,随着胆碱能神经元的缺失,乙酰胆碱水平减少,脑内乙酰胆碱合成酶乙酰胆碱转移酶水平降低。胆碱能神经元减少最常见于海马和基底核。神经传导物质水平的变化导致 AD 患者出现精神症状,如抑郁、焦虑和激动等(Clark and Karlawaish, 2003; Jack et al., 2000)。

AD 的强危险因子包括增龄和一级亲属有早发 AD 家族史。AD 的患病率每 5 年增长一倍,女性多见,或许是因为女性寿命更长。附加危险因素包括头部创伤、血管疾病、存在 ApoE-e4 基因、和教育水平。定期进行体育锻炼是保护因素。典型的 AD 进程是发作后伴随持续数年的逐渐的认知减退。行为障碍也典型并包括抑郁、焦虑、睡眠障碍、幻觉、妄想和激动。从发作到死亡的平均进程 8~10 年。AD 是死亡的第六个主要原因,AD 的死亡常常由感染、心血管疾病和恶病质或脱水引起,目前,大约有 520 万美国人患有 AD(Lindsay et al., 2002)。

记忆力减退是疾病早期表现的基础。随着疾病的进展症状变得更明显最终导致功能受损(首先 IADL 然后 ADL 受损)。在疾病早期,患者主诉记名字和最近的事件困难(短期记忆)。抑郁和冷漠也会使病情变得复杂预后恶化。随着病情的发展,出现额外的症状,包括迷失方向、困惑、判断力受损、行为改变。最后,在 AD 的后期,患者出现说话及吞咽困难,不认识所爱的人,以及在完成 ADL 时症状进一步恶化,最后是患者完全卧床,需要全程护理。AD 患者的病程从轻度到中度到重度不同等级逐步进展(Kelley and Petersen, 2007)。

药物治疗 目前,还没有延缓死亡及停止大脑神经元损伤的改善疾病的治疗方法。AD 管理是复杂的,涉及很多方面,如可用治疗方案的合理使用;对共病情况的适当管理;让患者尽可能地保持积极的精神状态;护理人员和卫生保健团队之间的协调;支持小组和护理人员的培训,以及支持性服务,以减轻护理人员的压力和负担。药物治疗的目的包括改善记忆和认知,改善行为问题,减轻照顾者的压力和负担,最终延缓长期护理安置。许多承诺有疾病改善作用的药物正在全球范围内开展研究。目前,主要的治疗方法包括 AchEI。早期检测是很重要的,所以可以应用适当的管理策略。他克林是第一个被研制出的 AChEI,但因与肝脏毒性有关并需要频繁给药和监测剂量,现已不常使用。其他三种 AChEI 是多奈哌齐、加兰他敏和卡巴拉汀。多奈哌齐自 1990 年中期开始进入市场,每日一次给药。作为一类推荐,这些药物已被很好地研究并证实在管理 AD 的认知症状方面有一定疗效。AChEI 最常见的副作用包括恶心、呕吐和腹泻。然而还有很多其他已知较少的副作用,包括鼻炎、噩梦、晕厥、心动过缓、尿失禁和体重减轻(Patel and Holland, 2011)。像噩梦这样的副作用可以改为清晨给药。通常，药物治疗副作用导致处方量下降或同时处方其他药物来对抗该药的副作用。AChEI 低剂量开始逐渐缓慢滴定到避免出现副作用的剂量。药物应答时长有记录为 52 周内，超出该期限是否受益不确定。是否在一些可能已经出现恶病质和食欲不振的 AD 患者中使用这些药物，风险和收益比是值得考虑的。

其他药物，如 N- 甲基 -D- 天门冬氨酸（NMDA）受体激动剂也用于 AD 的治疗。美金刚是目前唯一可用的 NMDA 激动剂用于治疗中重度 AD。一些数据显示认知症状和生活质量有轻微改善。一般来说美金刚副作用较 AChEI 少。AChEI 有多种不同剂型，包括透皮贴剂、口服分解药丸和液体，以提高 AD 患者的依从性。所有这些药物疗效无差别，无证据推荐哪种剂型更优。他们使认知功能适当改善但不影响 AD 潜在的病理生理变化。开始治疗的决定应个人化，应充分考虑预后、并发症、副作用、依从性及护理人员就有限疗效的风险和获益教育后做出决策（Kelley and Petersen，2007）。

治疗要点

- AChEIs 和 NMDA 激动剂仅有不太多的效果并可能与明显的副作用有关（Kelleyand Petersen，2007；Patel and Holland，2011）（推荐等级：B）。

预防 很多不同的研究都着眼于预防问题，AD 预防的数据主要来自观察性研究。前瞻性随机研究显示不能从维生素 E、非甾体抗炎药（NSAID）、雌激素替代物或 AChEI 治疗中获益。抗氧化剂在 AD 中的应用是一个积极研究的领域。中度 AD 患者的大型临床研究发现，维生素 E 1000IU 一天两次对减缓中度 AD 的进展有效。在众所周知的心血管疾病文献证明维生素 E 剂量大于 400IU/d 心血管原因死亡的风险增加后，这种治疗就不再常用了。尽管观察性研究也发现 NSAIDS 对痴呆有适当的保护作用，但心血管风险和长期使用中的风险阻止其在 AD 中的应用。银杏叶提取物，一种流行的营养添加剂也在 AD 中被研究并未显示获益。此外，它还具有出血风险。体育活动和锻炼被证实有利于健康，并且对认知也有益。对那些有 AD 风险的人群推荐益智的娱乐活动（如玩纸牌、做填字游戏等）和社会活动。优化血管危险因素（控制血压和血糖也是非常重要的（Scarmeas et al.，2009）。

看护者的教育和支持 卫生保健小组必须联系和教育 AD 看护者。看护者对保证 AD 患者的保全、治疗建议的依从性和有效性方面是至关重要的。看护者教育显示可减少他们的压力和倦怠，还降低患者长期的疗养院安置。推荐社会福利工作和社区规划及资源，如阿尔茨海默协会、成人日间卫生保健、临时看护、家庭护理和临终关怀方案等，对看护者和患者是非常有益的。了解和询问 AD 看护者的健康和个人挑战是很重要的。有很多用来评估看护者的负担和压力的工具和调查问卷可使用（Dang et al.，2008）。

临终关怀 通常家庭医生不会把 AD 看作是一种绝症。他们等到疾病的晚期才讨论临终问题和导致不必要的压力和预期的决策。看护者必须意识到 AD 的预后和典型疾病过程，以便提前制定临终关怀的决策并且制定计划。高级护理计划远不止是活着的意愿和授权委托书；包括很多决定，比如住院治疗、舒适护理、人工营养和人员配置。AD 的潜伏性进程对患者和家属来说，很难接受这是一种绝症。通过联邦医疗保险提供的临终关怀服务是对终末期患者预留的。然而，可以早期启动姑息方法。ADL 功能丧失、失去了沟通能力和理解力、语言的缺失及卧床不起是 AD 患者有资格享受医疗保险临终关怀的一些特征。经常出现的临床困境，比如给不能吞咽和吸入的 AD 患者喂食，这种情况体重减轻很难处理。喂养导管在晚期 AD 患者中不应该使用。如果出现这些挑战性的状况，咨询缓和医疗团队或专家是有益的。

路易体痴呆

重 点

- 帕金森特点和早期视幻觉是 DLB 的普遍特征。
- DLB 患者对安定药物敏感性高。

路易体痴呆（DLB）在上世纪 60 年代被首次描述的，作为痴呆的一种类型伴有其他重要的临床特征，包括视觉幻觉、神经异常、帕金森症、安定敏感、睡眠障碍（如异态睡眠）和波动的认知。男性比女性更容易受累。年龄也是这种疾病的危险因素之一。这类患者对精神药物非常敏感，这就导致帕金森症和自主神经异常进一步加重。治疗主要包括胆碱酯酶抑制剂，因为 DLB 的神经化学物质类似于 AD。甲基多巴肼 - 左旋多巴（帕金宁）被用于治疗运动症状。DLB 患者的管理工作是非常具有挑战性的，看护者的教育和培训对尽可能地在社区保持这些患者积极的功能活动是非常重要（Knopman et al.，2003）。

血管性痴呆

重 点

- 典型的 VD 进程是阶梯式进展或与中风的发生相关。
- 改善心血管危险因素是治疗的基础。

血管性痴呆（VD）和阿尔茨海默病在并发症、风险因素和发病机制之间有很多重叠的地方。认知障碍与临床上明显的缺血性或出血性中风或亚临床的"无症状"中风同时出现。通常 VD 早期记忆障碍相对于 AD 轻微，存在执行功能障碍。认知障碍的典型表现可以在中风后突然出现，或继之表现阶梯状进程。神经定位表现经常出现像偏盲，偏瘫等等。病变的位置和范围决定了疾病的临床表现。老年人在脑像中经常发现慢性小血管白质缺血性疾病，可能导致轻度认知障碍。风险因素包括高血压，糖尿病，高脂血症，心房纤维性颤动。治疗主要包括控制和优化血管风险因素和 AChEIs，因为 VD 患者大脑也缺乏乙酰胆碱。

痴呆的少见原因

额颞叶痴呆

重 点

- 早期情绪和行为症状失去抑制是 FTD 的特征。
- 无治疗 FTD 的有效药物。

额颞叶痴呆（FTD）之前被称为"Pick 病"，FTD 是一种平均发病年龄为 58 岁的早发老年痴呆症。约 20%～40% 的 FTD 病例是家族性的。神经影像上表现为额叶和颞叶的严重退化，导致影响人格和行为的临床症状。认知障碍随后出现并经常影响判断和执行功能。社会的去抑制和情绪症状在早起很明显，有助于将这种痴呆与其他类型痴呆症区分开来。神经心理学测试对诊断有帮助。目前，尚无有效的治疗方法用于 FTD，但这些患者通常也都是 AChEIs 治疗，因为症状和其他痴呆症状重叠（Snowden et al., 2002）。

正常压力脑积水

重 点

- 步态不稳（磁力步态）、痴呆和尿失禁是 NPH 临床特征性的三组征。

正常压力脑积水（NPH）是以痴呆、尿失禁及步态异常（磁力步态）三组征为本质的疾病。神经影像显示脑室扩大与脑萎缩不成比例。这些患者通常需要神经和神经外科转诊以确定最佳治疗方案。进行大容量 CSF 腰椎穿刺联合前庭测试，以确定症状是否可逆。如果可逆，可推荐患者行脑室分流术。

克 - 雅病

重 点

- 肌阵挛和认知减退迅速进展（几周内）是克 - 雅病最显著的特征。

克 - 雅病（Creutzfeldt-Jakob disease，CJD）是一种非常罕见的神经变性性疾病，与大脑中的朊病毒感染相关。认知减退发生异常迅速（几周内）。相关的症状有视觉症状、共济失调、刻板的姿势和肌阵挛。诊断通常依据该病的病史特征、脑电图、脑脊液分析和影像。脑部活检提供明确的诊断。散发的 CJD 占病例的 85%。传染性 CJD 是罕见的，源于外部感染朊病毒（医疗操作、器官移植或受感染的动物产品）（Knopman et al., 2003）。

痴呆的行为和精神症状

重 点

- 在使用药物控制行为之前应该尝试非药物干预。
- 抑郁症可以与痴呆共存，应该治疗以改善行为症状。

在痴呆的进程中，大多数患者都经历过情绪、人格、思想和观念的改变，导致行为的改变，包括精神恍惚、重复询问、偏执、妄想、幻觉、激动、攻击性、欣快、冷漠、去抑制、易怒、对护理的抵抗，以及昼夜节律的变化引起白天的困倦和夜晚行为失调（Fuh et al., 2005）。

这些症状通常在痴呆中重度阶段表现出来，经常引起患者的痛苦，增加看护者的负担，以及长期护理安置。早期识别和治疗这些症状是有益的并可以改善生活质量，同时减少看护者的负担。看护者应该接受教育，制造环境并识别和满足患者的需求（包括提供舒适的室温，避免嘈杂环境，尽量减少注意力分散的背景环境，确保患者得到充足的休息）。行为症状可能源于新的大脑结构的变化、环境的变化（搬到陌生的环境和换了不熟悉的照顾者）及恶化的并发症。这些并发症可能包括疲劳、睡眠紊乱、身体不适（如发烧、感染、疼痛或便秘）、药物的副作用、视力或听力受损。评估和优化共病对改善行为症状是很重要的（Cerejeira et al.，2012）。抑郁症常常与痴呆同时发生，抑郁存在导致行为症状加重。

许多非药理学干预已经被研究，包括认知为导向的干预措施（例如回忆疗法），感觉刺激干预（如针灸、芳香疗法、光疗法），行为管理技术（如认知行为疗法、沟通训练和个性化行为强化策略）以及其他社会心理干预措施（如动物辅助疗法、运动）。总的来说，没有足够有力的证据表明任何一种非药物的明显效果。然而，一些观察证据表明，光疗法、手按摩和触摸以及运动疗法在减少与老年痴呆症相关的行为和精神症状方面是有帮助的（O'Neil et al.，2011）。

当非药物治疗无效时，患者的行为是个大问题，必须适当考虑药物治疗。尽管许多不同推荐级别的药物在使用（抗癫痫类药物、苯二氮䓬类药物、抗抑郁药物和抗精神病药物），但目前没有 FDA 批准的药物用于治疗痴呆的行为和精神症状。此外，证据显示用抗精神病药物显著增加了心血管和感染原因的死亡率。抗精神病药物与短期和长期风险有关，应该谨慎使用。某些行为，如漫游，对抗精神病药物治疗没有反应。当使用这些药物时，应该与看护者讨论一下风险和收益，应使用最低的有效剂量。长期使用时，应该积极尝试慢慢减掉这些药物。

痴呆患者的护理环境

重 点

■ 痴呆症是不治之症，早期并且获得姑息和缓护理对高级护理规划很重要。

根据痴呆症的进程，护理环境可随着痴呆的进展而改变。早期痴呆的患者在门诊中，最好在门诊环境管理。理想情况下，在这些患者的管理中应使用以患者为中心、以团队为基础的护理方法。医生的作用是提供教育，讨论护理目标和治疗方案，解释疾病预后和进程，评估在社区中保持患者功能的最优化支持。早期签署预立医疗指示（advanced directives，ADs），包括活的意愿，尤其是健康护理的永久授权，将有助于确定护理的目标并指导未来的治疗。姑息护理应尽早引入到患者和其看护者，关于复苏、管道喂养、实验室检测、住院治疗、静脉注射疗法、和其他积极干预措施的讨论

应该尽早开始，避免在疾病进展过程中不必要和不恰当的干预。

随着疾病的发展，尤其是功能和认知下降，通常需要安置患者进入长期护理机构（辅助生活机构，个人护理之家和养老院）。临终关怀护理最理想由临终关怀医院提供，也可以在家庭服务及长期护理机构等不同地方进行。临终关怀院通过对家庭及看护者提供教育和社会支持，以及症状管理（如疼痛、脱水、便秘、抑郁、感染和晚期谵妄），为晚期痴呆患者提供有价值的服务。

（周萍 译）

参考资料

Alagiakrishnan K: *Delirium clinical presentation*, 2013. Emedicine.medscape.com/article/288890 clinical.
Alzheimer's Association: *10 early signs and symptoms of Alzheimer's*, 2014. http://www.alz.org/alzheimers_disease_10_signs_of_alzheimers.asp.
American Psychiatric Association: *Diagnostic and statistical manual of mental disorders*, ed 5, Arlington, VA, 2013, American Psychiatric Publishing.
Bartels SJ, Naslund JA: The underside of the silver tsunami—older adults and mental health care, *N Engl J Med* 368:493–496, 2013.
Blackburn T, Dunn M: Cystocerebral syndrome. Acute urinary retention presenting as confusion in elderly patients, *Arch Intern Med* 150:2577–2578, 1990.
Boorsma M, Frijters DH, Knol DL, et al: Effects of multidisciplinary integrated care on quality of care in residential care facilities for elderly people: a cluster randomized trial, *CMAJ* 183(11):E724–E732, 2011.
Borson S: The mini-cog: a cognitive "vital signs" measure for dementia screening in multi-lingual elderly, *Int J Geriatr Psychiatry* 15(11):1021, 2000.
Borson S, Scanlan JM, Watanabe J, et al: Improving identification of cognitive impairment in primary care, *Int J Geriatr Psychiatry* 21:349–355, 2006.
Breibart W, Strout D: Delirium in the terminally ill, *Clin Geriatr Med* 16:357–372, 2000.
Campbell N, Boustani M, Ayub A, et al: Pharmacological management of delirium in hospitalized adults–systematic evidence review, *J Gen Intern Med* 24:848–853, 2009.
Caplan JP, Rabinowitz T: An approach to the patient with cognitive impairment: delirium and dementia, *Med Clin North Am* 94:1103–1116, 2010.
Casarett D, Inouye SK: Diagnosis and management of delirium near the end of life, *Ann Intern Med* 135:32–40, 2001.
Cerejeira J, Lagarto L, Mukaetova-Ladinska E: Behavioral and psychological symptoms of dementia, *Front Neurol* 3:73, 2012.
Chong MS, Tan KT, Tay L, et al: Bright light therapy as part of the multicomponent management program improves sleep and functional outcomes in delirious older hospitalized adults, *Clin Interv Aging* 8:565–572, 2013.
Clarfield AM: The decreasing prevalence of reversible dementias: An updated meta-analysis, *Arch Intern Med* 163(18):2219–2229, 2003.
Clark CM, Karlawaish JH: Alzheimer disease: current concepts and emerging diagnosis and therapeutic strategies, *Ann Intern Med* 138:400–1410, 2003.
Cole M, McCusker J, Dendukuri N, et al: The prognostic significance of subsyndromal delirium in elderly medical patients, *J Am Geriatr Soc* 52(6):754–760, 2003.
Cole MG, Primeau FJ: Prognosis of delirium in elderly hospital patients, *CMAJ* 149(1):41, 1993.
Dang S, Badiye A, Kelkar G: The dementia caregiver–a primary care approach, *South Med J* 101:1246–1251, 2008.
De Leeuw FE, Gijn JV: Vascular dementia, *Pract Neurol* 3:86–91, 2003.
DesForges J: Delirium in the elderly patient, *N Engl J Med* 320(9):578–582, 1989.
Ely EW, Inouye SK, Bernard GR: Delirium in mechanically ventilated patients: validity and reliability of the confusion assessment method for the intensive care unit(CAM-ICU), *JAMA* 286:2703–2710, 2001.

Engel G, Romano J: Delirium, a syndrome of cerebral insufficiency, *J Chronic Dis* 9:260–277, 1959.

Ertekin-Taner N: Genetics of Alzheimer's disease: a centennial review, *Neurol Clin* 25:611–667, 2007.

Evans DA: The epidemiology of dementia and Alzheimer's disease: an evolving field, *J Am Geriatr Soc* 44:1482, 1996.

Fick DM, Steis MR, Waller JL, et al: Delirium superimposed on dementia is associated with prolonged length of stay and poor outcomes in hospitalized older adults, *J Hosp Med* 8(9):500–505, 2013.

Flaherty JH: The evaluation and management of delirium among older persons, *Med Clin North Am* 95:555–557, 2011.

Flaherty JH, Gonzales JP, Dong B: Antipsychotics in the treatment of delirium in older hospitalized adults: a systematic review, *J Am Geriatr Soc* 59(Suppl 2):S269–S276, 2011.

Folstein MF, Folstein SE, McHugh PR: Mini-mental state, a practical method for grading the cognitive state of patients for the clinician, *J Psychiatr Res* 12:189–198, 1975.

Fong TG, Jones RN, Shi P, et al: Delirium accelerates cognitive decline in Alzheimer disease, *J Neurology* 72(18):1570–1575, 2009.

Fuh JL, Wang SJ, Cummings JL: Neuropsychiatric profiles in patients with Alzheimer's disease and vascular dementia, *J Neurol Neurosurg Psychiatry* 76:1337–1341, 2005.

Huffman JC, Stern TA: QTc prolongation and the use of antipsychotics: a case discussion, *Prim Care Companion J Clin Psychiatry* 5(6):278–281, 2003.

Inouye SK: Delirium in older persons, *N Eng J Med* 354(11):1157–1165, 2006.

Inouye SK, Baker DI, Fugal P, et al: Dissemination of the hospital elder life program: implementation, adaption, and successes, *J Am Geriatr Soc* 54:1492–1499, 2006.

Inouye S, Bogardus ST, Charpentier P, et al: A multicomponent intervention to prevent delirium in hospitalized older patients, *N Eng J Med* 340:669–676, 1999.

Inouye S, van Dyke C, Alessi CA, et al: Clarifying confusion: the confusion assessment method, *Ann Intern Med* 113(12):941–948, 1990.

Jack CR, Petersen RC, Xu YC, et al: Rates of hippocampal atrophy correlate with change in clinical status in aging and in AD, *Neurology* 55:484–489, 2000.

Kalisvaar KJ, de Jonghe JF, Bogaards MJ, et al: Haloperidol prophylaxis for elderly hip surgery patients at risk for delirium: a randomized placebo-controlled study, *J Am Geriatr Soc* 53:1658–1666, 2005.

Kelley B, Petersen R: Alzheimer's disease and mild cognitive impairment, *Neurol Clin* 25:577–609, 2007.

Kelley RE, Minagar A: Memory complaints and dementia, *Med Clin North Am* 93:389–406, 2009.

Khan BA, Zawahiri M, Campbell NL, et al: Delirium in hospitalized patients: implications of current evidence on clinical practice and future avenues for research–a systematic evidence review, *J Hosp Med* 7:580–589, 2012.

Kiely DK, Jones RN, Bergmann MA, et al: Association between psychomotor activity delirium subtypes and mortality among newly admitted post-acute facility patients, *J Gerontol A Biol Sci Med* 62:174–179, 2007.

Knopman D, Boeve B, Petersen R: Essentials of the proper diagnoses of mild cognitive impairment, dementia, and major subtypes of dementia, *Mayo Clin Proc* 78:1290–1308, 2003.

Kulas JF, Naugle RI: Indications for neuropsychological assessment, *Cleve Clin J Med* 70(9):785–786, 2003.

Levkoff SE, Evans DA, Liptzin B, et al: Delirium: the occurrence and persistence of symptoms among elderly hospitalized patients, *Arch Intern Med* 152:334–340, 1992.

Lin JS, O'Connor E, Rossom R, et al: A screening for cognitive impairment in older adults. A systematic review for the US Preventive Services Task Force, *Ann Intern Med* 159:601–612, 2013.

Lindsay J, Luarin D, Verreault R, et al: Risk factors for Alzheimer's disease: a prospective analysis from the Canadian study of Health and Aging, *Am J Epidemiol* 156:445–453, 2002.

Lliffe S, Pealing L: Subjective memory problems, *BMJ* 340:c1425:703–706, 2010.

Lonergan E, Luxenberg J, Areosa Sastre A, et al: Benzodiazepines for delirium, *Cochrane Database Syst Rev* (4):CD006379, 2009.

Marcantonio EZ: In the clinic: delirium, *Ann Intern Med* ITC6:1–16, 2011.

Marcantonio ER, Flacker JM, Wright RJ, et al: Reducing delirium after hip fracture: a randomized trial, *J Am Geriatr Soc* 49:516–522, 2001.

Marcantonio ER: Delirium, *Ann Intern Med* 154:ITC6-1, 2011.

McCarten JR: Clinical evaluation of early cognitive symptoms, *Clin Geriatr Med* 29(4):791–807, 2013.

McCusker J, Cole M, Dendukuri N, et al: The course of delirium in older medical inpatients: a prospective study, *J Gen Intern Med* 18(9):696–704, 2003.

Meagher DJ: Delirium: optimizing management, *BMJ* 322(7279):144–149, 2001.

MetLife Foundation: *What America thinks: MetLife Foundation Alzheimer's survey*, 2011. https://www.metlife.com/assets/cao/foundation/alzheimers-2011.pdf.

Mueller S, Keeser D, Reiser MF, et al: Functional and structural MR imaging in neuropsychiatric disorders, part 1: imaging techniques and their application in mild cognitive impairment and Alzheimer disease, *Am J Neuroradiol* 33:1845–1850, 2012.

Nowrangi M, Rao V, Lyketsos C: Epidemiology, assessment, and treatment of dementia, *Psychiatr Clin North Am* 34:275–294, 2011.

O'Neil ME, Freeman M, Christensen V, et al: *A systematic evidence review of non-pharmacological interventions for behavioral symptoms of dementia*, Washington (DC), 2011, Department of Veterans Affairs.

Patel BB, Holland NW: Adverse effects of acetylcholinesterase inhibitors, *Clinical Geriatrics* 19(1):27–30, 2011.

Patel BB, Holland NW: Mild cognitive impairment: hope for stability, plan for progression, *Cleve Clin J Med* 79:857–864, 2012.

Pokorski R: Differentiating age-related memory loss from early dementia, *J Insur Med* 34:100–113, 2002.

Quimet S, Riker R, Bergeon N, et al: Subsyndromal delirium in the ICU: evidence of a disease spectrum, *Intensive Care Med* 33(6):941–948, 2007.

Reisberg B: Diagnostic criteria in dementia: a comparison of current criteria, research challenges, and implications for DSM-V, *J Geriatr Psychiatry Neurol* 19(3):137–146, 2006.

Scarmeas N, Luchsinger JA, Schupf N, et al: Physical activity, diet, and risk of Alzheimer disease, *JAMA* 302(6):627–637, 2009.

Sheikh JI, Yesavage JA: *Geriatric Depression Scale (GDS): Recent evidence and development of a shorter version. Clinical Gerontology: A Guide to Assessment and Intervention*, NY, 1986, The Haworth Press, pp 165–173.

Snowden JS, Neary D, Mann DM: Frontotemporal dementia, *Br J Psychiatry* 180:140–143, 2002.

van Eijk MM, Roes KC, Honing ML, et al: Effect of rivastigmine as an adjunct to usual care with haloperidol on duration of delirium and mortality in critically ill patients: a multicentre, double-blind, placebo-controlled randomised trial, *Lancet* 376(9755):1829, 2010.

Wong CL, Holroyd-Leduc J, Simel DL, et al: Does this patient have delirium? Value of bedside instruments, *JAMA* 304:779–786, 2010.

Zetterberg H, Blennow K: Cerebrospinal fluid biomarkers for Alzheimer's disease: more to come? *J Alzheimers Dis* 33:S361–S369, 2013.

网络资源

www.alz.org The Alzheimer's Association, an advocacy organization for patients and families dealing with Alzheimer's disease and other dementias. Includes useful patient and caregiver education materials. Also offers information for physicians and other professionals.

www.amda.com Professional organization for nursing home medical directors, attending physicians, and other members of the interdisciplinary team. Source of clinical and practice management information for care of patients in long-term care settings.

www.hospitalelderlifeprogram.org Description and supportive information for patients, families, and professionals about delirium and a program for its management in hospitals.

www.lbda.org Advocacy organization for patients and families dealing with Lewy body dementia. Useful patient and caregiver education materials. Also offers information for physicians and other professionals.

第48章　酒精使用障碍

KEVIN SHERIN ■ STACY SEIKEL ■ STEVEN HALE

概述

重 点

- 每年与酗酒问题相关的健康花费为 2230 亿美元。
- 酗酒者是医疗服务的重要对象。
- 初级保健对于酗酒者的筛查存在不足。

酗酒是一种普遍的慢性疾病,它大大增加了美国卫生保健体系的成本。酒精使用障碍(alcohol use disorder,AUD)是前三位可预防的死亡原因之一。据美国疾病预防控制中心(CDC,2004)估计,对每一例因酒精致死的人来说,损失了 30 年的潜在生命。从已确定案例来看,酒精使用障碍造成了 230 万人潜在寿命损失(YPLL)及每年可预防的死亡例数约为 75 000 例。与酗酒相关的总医疗费(2006 年数据)为 2230 亿美元,其中 72% 为劳动能力损失;11% 为医疗费用;9.4% 为刑事司法费用;7.5% 是其他方面结果的损失。美国因为过度饮酒导致的经济损失达到人均 746 美元,大多数都是因为狂饮(Bouchery et al.,2011)。

与其他人群相比,酗酒者消耗的医疗保健资源与其不成比例。据上述 2006 年的数据分析报告显示,360 785 个酒精归因性住院病例入住社区医院;127 万急诊就诊;以及 278 万人次就医(Bouchery et al.,2011)。酒精相关交通事故死亡约占交通事故死亡的 39%(National Highway Traffic Safety Administration,2004),谋杀约为 47%,自杀约为 29%(Smith et al.,1999),致命的娱乐相关损伤约为 20%~40%(Mayhew et al.,1999),家庭损伤约为 10%~25%(CDC 1983;Fell and Nash,1989)。摔倒、溺水、烧伤导致的伤害大多与酒精相关(Hingson and Howland,1987,1988)。除分娩外,大于 5% 的患者出院诊断中至少有一项与酒精相关(Chen et al.,2005)。

一直以来,肝硬化与酒精滥用密切相关,肝硬化所导致死亡患者中,约有 60%~90% 归因于酗酒问题(Johannes et al.,1987)。这些酒精肝硬化相关的死亡病例常合并患有丙型肝炎。因急性胰腺炎住院治疗的患者常有酒精依赖。嗜酒人群中,合并有精神病也比较常见,尤其是抑郁和自杀行为。这些后发疾病都引起了管理式医疗组织、联邦和当地政府的医疗费用支付者的注意。然而,在初级医疗机构和急诊机构对酗酒者进行筛查仍未普及。

患病率

重 点

- 酒精使用障碍(AUD)比糖尿病更常见。
- 酗酒在男性中更常见。
- 增加初级医疗机构的筛查和短暂干预(screening and brief interventions,SBIs)可减少饮酒。
- 在医院、急诊及外伤等医疗机构的筛查十分重要,但这些机构提供的短暂干预效果仍不明确。

在美国,约有 1.4 亿人饮酒,酒精是使用最广泛的精神活性物质(Baldwin et al.,1993)。约有 61% 的美国人饮酒(CDC,2003)。美国最近一项使用《精神障碍诊断统计手册》第 5 版(Diagnostic and Statistical Manual of Mental Disorders,5th edition,DSM-5)标准,基于"国家酒精和相关条件流行病学调查"(NESARC,Wave 2)的数据研究显示,过去一年酒精滥用的总体比例为 10.8%(Agrawalet al.,2011)。种族差异不大,白种人酗酒比例为 6.4%,西班牙裔酗酒比例为 7.3%,非洲裔美国人酗酒比例为 4.8%(OAS,1995)。暴饮性饮酒(即在前一个月至少有一次喝酒为 5 杯或 5 杯以上）的患病率为 14.2%（Winick，1996）。男性中酗酒者比例高于女性（男 10.3%，女 6.4%）。数据还表明，酗酒的最大风险是在青年期间发生的（Grant et al.，2008）。

与家庭医学中其他慢性疾病相比，酗酒问题更需要早期发现和干预。美国高血压患者约有 5000 万人，Ⅱ型糖尿病患者约占总人口 2% 以上，即 540 万成人。从患病率来说，酗酒问题与高血压相当，远高于糖尿病。对家庭医生来说，关键在于诊治过程中提高对酗酒问题的筛查、诊断和治疗的重视。以达到与高血压、糖尿病类似的重视程度。医院、急诊和外伤等医疗机构的筛查可起到一定的作用（ACS，2008；Gentillelo et al.，1999；Smothers et al.，2004）。然而，对急性受伤的患者或医院中的住院患者进行短暂干预的效果并不明确（Dappen et al.，2007；Emmen et al.，2004）。一篇对筛查和短暂干预（SBI）的荟萃分析发现，在接受初级

表 48-1　DSM-5 酒精使用障碍诊断标准 *

A. A problematic pattern of alcohol use leading to clinically significant impairment or distress, as manifested by at least two of the following, occurring within a 12-month period:
1. Alcohol is often taken in larger amounts or over a longer period than was intended.
2. There is a persistent desire or unsuccessful efforts to cut down or control alcohol use.
3. A great deal of time is spent in activities necessary to obtain alcohol, use alcohol, or recover from its effects.
4. Craving or strong desire, or urge to use alcohol.
5. Recurrent alcohol use resulting in a failure to fulfill major role obligations at work, school, or home.
6. Continued alcohol use despite having persistent or recurrent social or interpersonal problems caused or exacerbated by the effects of alcohol.
7. Important social, occupational, or recreational activities are given up or reduced because of alcohol use.
8. Recurrent alcohol use in situations in which it is physically hazardous.
9. Alcohol use is continued despite knowledge of having a persistent or recurrent physical or psychological problem that is likely to have been caused or exacerbated by alcohol.
10. Tolerance, as defined by either of the following:
    a. A need for markedly increased amounts of alcohol to achieve intoxication or desired effect
    b. A markedly diminished effect with continued use of the same amount of alcohol
11. Withdrawal, as manifested by either of the following:
    a. The characteristic withdrawal syndrome for alcohol (refer to Criteria A and B of the criteria set for alcohol withdrawal).
    b. Alcohol (or a closely related substance, such as a benzodiazepine) is taken to relieve or avoid withdrawal symptoms.

*Review of data from the National Epidemiologic Survey on Alcohol and Related Conditions has shown that the similarities of the profiles from DSM-IV and DSM-V alcohol use disorder (AUD) far outweighed the differences and that the difference was mostly found at the lower end of the AUD severity spectrum (Dawson et al., 2013).
DSM, Diagnostic and Statistical Manual of Mental Disorders.
Reprinted with permission from American Psychiatric Association. *Diagnostic and statistical manual of mental disorders.* 5th ed. Arlington, VA: American Psychiatric Association; 2013.

一个有问题的酒精使用模式导致临床上显著的受损或痛苦，至少有两个如下症状表现，且发生在 12 个月内：
1. 通常比预期的更大量或更长时间地摄取酒精
2. 持续的渴望，减少或控制酒精使用的努力不成功
3. 大量时间花在获得酒精、使用酒精或从其效果中恢复所需的活动中
4. 渴望或强烈的欲望，或急于使用酒精
5. 反复酒精使用导致未能履行工作、学校或家庭的主要角色义务
6. 经常性饮酒，尽管酒精已经导致或加剧了持续或反复存在的社会或人际关系问题
7. 由于酒精使用，重要的社会、职业或娱乐活动被放弃或减少
8. 在身体受伤害的情况下仍反复使用酒精
9. 继续酒精使用，尽管知道酒精会导致或加剧持续或反复存在的社会或人际关系问题
10. 耐受，满足以下任一项定义：
    a. 需要显著增加酒精量以达到中毒或渴望效果
    b. 继续使用相同量的酒精后效果明显下降
11. 撤药反应，满足以下任一一项表现：
    a. 酒精特征性戒断综合征（参照戒酒标准 A 和 B 标准）。
    b. 服用酒精（或密切相关的物质，如苯二氮䓬类）可缓解或避免戒断症状

美国国家酒精和相关疾病的流行病学调查数据表明，DSM-4 和 DSM-5 中酒精使用障碍（AUD）的相似部分比不同部分中更重要，其区别主要聚集在低端 AUD 严重性范围（Dawson et al., 2013）

医疗 6 个月和 12 个月后，那些并非为治疗酗酒问题而就诊的患者其饮酒也有减少，且无性别差异（Fleming.，2002）。还有一些证据表明，孕妇保健机构的筛查和短暂干预对酗酒问题同样有效（Floyd，2007）。

酗酒问题的致病因素

参见附录 48-1。

DSM-5 关于"物质相关和成瘾障碍"的变化

《精神障碍诊断统计手册》第 5 版（Diagnostic and Statistical Manual of Mental Disorders，5th edition，DSM-5）由美国精神病学协会于 2013 年出版。以前的酒精滥用和酒精依赖症的诊断被整合为一种称为酒精使用障碍的单一疾病。以前在 DSM-4 中使用的"法律后果"标准被删除。在 DSM-5 中增加了一个额外的标准，"渴望或强烈的渴望或马上想使用的欲望"。

在 DSM-5 中，有 11 个标准，类似于 DSM-4（表 48-1）。编码是基于当前症状的严重程度：

- 轻度：两个或三个症状
- 中度：四个或五个症状
- 重度：六个或更多症状

对于 DSM-4 和 DSM-5 之间的差异，请参见 http://pubs.niaaa.nih.gov/publications/dsmfactsheet/dsmfact.PDF

酒精中毒的治疗、筛查与评估

重点

- 对所有 18 岁以上的患者进行 CAGE 筛查。
- 注意"无"饮酒史的患者。
- 紧密随访阳性反应。
- AUDIT-C 是医疗中量化酒精使用障碍的标准。

有可靠证据表明在行医过程中，使用标准筛查工具可帮助医生筛查酒精依赖和酗酒问题。对于家庭医生来说，酗酒的诊断多依赖于病史和体格检查提供的线索（表 48-2）。可疑的线索包括酒后驾车或 MVC、反复外伤、新发的高血压、胃炎、胰腺炎、其他原因无法解释的肝炎（AST＞ALT）、抑郁、近期失业或离婚、原因不明的震颤、上消化道出血、近期跌倒或意外事故、家族史或家庭暴力。

CAGE 所代表的四个问题［削减（cut down），烦恼（annoyed），内疚（guilty），睁眼即饮酒（eye opener）］足以达到筛查的目的（表 48-3）。它是由更复杂的 Michigan Alcoholism Screening Test（MAST）包含的问题（附表 48-1）衍生而来（Hays and Spickard，1987；Powers and Spikard，1984）。

两个阳性的回答被认为是一个阳性的筛查，并表明需要进一步的评估。一个重点是，当对方回答自己没有饮酒的时候，家庭医生不应该假设患者没有酒精使用障碍。如果有这样根本不使用酒精的患者，可能表示他们因为酒精问题而不得不戒酒。鉴于酒精使用障碍的普遍率，建议将 CAGE 问题适用于所有 18 岁以上的患者。另一个简短的筛选问题是 TWEAK 问卷：容忍、忧虑、醒神酒、遗忘和减量（表 48-4）。

篇幅更长的问卷包括 MAST 和酗酒问题测试（Alcohol Use Disorder Test，AUDIT：见附表 48-2）（Saunderset et al.，1993）。二者的预测值更高，但较难实施。也有一些针对特定年龄或特定人群的测试工具，包括老年人酗酒筛查（Geriatric Alcoholism Screen）及青少年嗜酒筛查列表（Adolescent alcoholism inventory）。10 项核心问卷包括与酒精使用相关的 3 个问题（the AUDIT-C）和与饮酒产生的影响相关的 7 个问题。AUDIT 在就医人群和普通人群中的敏感度和特异度均较高，最近

表 48-2　酗酒筛查的线索

因"酒后驾车"被捕
家庭暴力
未说明原因的外伤
家庭关系紧张
新发高血压
胃炎
胰腺炎
震颤

表 48-3　饮酒的简易筛查问题

CAGE*
1. 你是否曾经感觉自己应该少喝一点酒？
2. 有没有人因为批评你喝酒让你觉得很烦？
3. 你有没有过因为喝酒而感到糟糕或愧疚？
4. 你有没有过早上一起床就喝酒，来让自己清醒，或是摆脱宿醉感（醒神酒）？

评分：以上每个问题，如果回答为"是"，得 1 分，如果回答为否，则得 0 分，总分越高，酗酒问题的可能性越大。2 分或以上即有临床意义。

CAGE 的临界值为两个问题有肯定回答，但 ConsensusPanel 推荐家庭医生应将临界值降为 1 个问题，从而发现更多可能有酒精滥用问题的患者。还可以使用其他一些筛查工具。

包括药物滥用筛查的 CAGE 问卷（CAGE-AID）

适用于包药物的 CAGE 问题
1. 你是否曾感觉你应该减少饮酒量或药品用量？
2. 有人因为批评你喝酒或用药而让你觉得很烦吗？
3. 你有因为喝酒或用药而感到糟糕或愧疚？
4. 你有没有过早上一起床就喝酒或者使用药品，来让自己清醒，或是摆脱宿醉感（醒神酒）？

*Ewing JA. Detecting alcoholism：the CAGE questionnaire. JAMA.1984；252：1905-1907.

† Brown RL, Rounds LA. Conjoint screening questionnaires for alcohol and drug abuse. Wisc Med J. 1995；94：135-140.

还被用于有精神疾病的患者的酗酒筛查，以及对于因酗酒问题就医的患者的评估（Gassidyet et al.，2008；Donovan et al.，2006）。AUDIT-C 提供了针对饮酒的量及频率的高效标准评估，并且在就医人群中分辨力较强（Rodriguez-Marros and Santamarina，2007）。

生物学指标

重点

- MCV（mean corpuscular volume）高于 100fL。
- AST 水平高于 ALT 水平。

- CDT（carbohydrates deficient transferrin）的高饱和度大于 1.7%。
- 对大多数人来说，连续两周每日饮酒超过 5 杯，可使 GGT 升高。
- 将 GGT 与 CDT 联用，可使敏感度相较于单个测试提高 20%，而不降低特异度。

可帮助诊断的实验室检查结果包括全血细胞计数（CBC）中平均细胞体积增高、GGT 增高、AST 高于 ALT、原因不明的白细胞减少或血小板减少、CDT 阳性反应（Borg et al.，1992）。对大多数人来说，连续两周每日饮酒约 5 杯，即可导致 GGT 升高（USDHHS，SAM-SHA，2006）。联合使用 GGT 和 CDT，可使敏感度相较于单个测试提高 20%，而不降低特异度（Hitela et al.，2006）。这些测试均未见明显的剂量相关效应，因此很难用他们来进行饮酒的定量测定（SAMSHA，2014）。

询问病史

已有文献回顾如何询问青少年饮酒问题的指南（Speraw and Rogers，1998）。首先应建立信任，保证私密性（询问时父母不应在场）。所提的问题应该从平日生活习惯慢慢过渡到喝酒。关于酒精滥用的标准问题包括喝酒的量、频率、偏好的酒或含酒饮料的类型、开始喝酒的年龄、是否曾经尝试减量或戒酒、最近一次喝酒的时间、喝酒（或戒酒）相关的其他疾病、饮酒模式（从不间断、每天都喝、狂饮）。定量的问题可将狂饮分为"从未狂饮过、每月少于 1 次、每月 1～3 次、每月 3～5 次、每月大于 5 次"。任何模糊的答案或回避某些问题均要引起医生注意。还可以问患者他们买酒的数量，多久买一次。重点在于诱导患者说出与以上问题相关的具体信息，而不要因为某些回答而转移话题。

如果有酗酒的家族史，应仔细询问，因为家族史是主要预测变量。当一名患者表示其从未饮酒时，仍需要问一系列的问题，来确定其不饮酒是否有其他原因。当发现患者有狂饮或连续每日饮酒史时，则需要继续询问其他问题，包括对其生活的影响，家人的担忧情况，遗忘，自己是否担心，宿醉等，来确定患者对于饮酒的观点。

详细评估

若一名患者有酗酒问题，则需要进行更详细的评估。采集病史时应重点询问酒精滥用或酒精依赖可能

表 48-4　饮酒的 TWEAK 筛查

TWEAK 包含五个问题，主要用于筛查孕妇的饮酒问题。

询问点

（1～2）耐量：你能喝多少杯酒？或你喝多少杯酒就会觉得兴奋？

（1～2）担忧：过去一年中是否有好朋友或亲戚对你的喝酒表示过担忧或抱怨？

（1）醒神酒：你是否有时起床后立刻喝杯酒？

（1）遗忘（意识丧失）：有没有朋友或家人曾经说过一些你在喝酒时说的或做的事，但你却记不起来？

（1）减量：你是否曾觉得自己应该少喝点酒？

进行筛查及评分

在进行 TWEAK 筛查之前，先问对方"你是否曾经喝过啤酒、白酒或其他含酒饮料（如威士忌、朗姆酒、伏特加）？"，如果回答为肯定的，则将其当作饮酒者对待。

本筛查总分为 7 分。

对于"耐量 - 能喝多少杯"这个问题，如果其回答为能喝 6 杯或更多酒，则得 2 分。

对于"耐量 - 兴奋"这个问题，如果其回答为 3 杯或更多才能让她感觉兴奋，则得 2 分。

总分大于等于 2 分，则说明此孕妇为危险饮酒者。但初步研究显示，其分界值应定位为 3 或 4 分，这样比 2 分更能筛查出危险的饮酒或酗酒。

造成的危害（嗜酒的并发症见 Woodard，2003）。主要的并发症包括 Wernicke 脑病、戒酒后癫痫、小脑疾病、周围神经病、心肌病、肝硬化、胰腺炎、胃炎、骨髓抑制和髋关节无菌性坏死。详细的病史询问还应包括其酒精耐受程度和戒酒时的症状，包括发抖、幻觉、癫痫和震颤谵妄（DTs）。当然，应首先询问患者上次饮酒的时间以及每日饮酒量。常见的戒酒反应包括焦虑、恶心、呕吐、腹泻、震颤、脉搏增快和血压升高。还应询问患者是否在饮酒过程中出现过意识丧失或遗忘。此外，诊断酗酒时，还应询问酗酒对患者的家庭、社会、法律和职业造成的影响。

精神状况评估是酒精滥用评估的关键。筛查工具如 Beck Depression Inventory 可帮助医生发现潜在的抑郁。由于酗酒者自杀的风险较高，所以还应记录患者对自杀的看法。医生可使用简短精神状态检查（MMSE）来评估患者痴呆或谵妄的可能性，并据此决定患者是否需要进一步的神经精神检查（参见第 42 章）。嗜酒者常否认其嗜酒，认知受损是原因之一。家庭医生还应询问患者性生活史，同时注意其是否有多个性伴侣，并进行 HIV 感染的评估。此外，还应注意患者是否有其他药物滥用或静脉吸毒史。如果患者出现过咯血、盗汗、发热和体重下降，则应进一步检查结核感染。

体格检查

应仔细检查患者的生命体征。若出现血压升高、脉搏增快或呼吸增快，则可能说明患者出现了较严重的戒酒症状。呼气中含有酒精的气味可能意味着患者存在急性酒精中毒的风险，若同时存在口腔干燥，可能是酒精的局部作用导致，而非脱水。嗜酒者还可能出现皮肤改变，包括肥大性酒渣鼻、面部红肿、迟发性皮肤卟啉症。继而应对患者进行完整的神经系统检查，包括脑神经、眼外肌运动、步态、小脑功能和下肢感觉评估。运动失调和眼球震颤可能意味着患者患有 Wernick 脑病。对嗜酒者进行肝脏的叩诊和触诊十分重要，检查四肢时要注意观察是否存在掌腱膜挛缩和手掌红斑。心律不齐表明患者有房颤，或称为"假日心脏"。

对于女性患者，应首先检查其是否妊娠（见"女性酒精滥用和酒精依赖"）。孕妇酗酒可能导致严重的围产期事件。有文献回顾了酒精或其他药物滥用造成心血管、肝脏、胃肠道、神经等系统的继发疾病（Gordis, 2003）。酒精滥用常伴有高血压。

治疗要点

● 证明接受咨询可有效减少妊娠期间饮酒的证据仍有限，但有在普通人群中进行的研究表明，对于生育年龄的女性进行行为学咨询的干预可有效减少饮酒。行为学咨询在减少成年人不当饮酒方面利大于弊（USPSTF, USDHHS, 2006）（推荐等级：B）。

治疗

酒精中毒

重 点

■ 首次饮酒的患者中毒剂量较小。

■ 对酗酒的患者应常规使用维生素 B₁。

■ 对尿进行尿毒理学检测有助于发现其他的同服药物。

酗酒问题在外伤、家庭暴力或自杀行为中均较为常见（McGinnis and Foege, 1993）。决定酒精中毒严重程度的因素包括服用酒精的量、时间和患者对酒精的耐受性。血液中酒精浓度为 20mg/dl 时机体即可发生一些细微的反应，包括轻微的欣快感、协调功能轻微受损

和情绪改变。当浓度达到 80～100mg/dl 时，可能出现反应时间延长及言语不清。当浓度为 100～200mg/dl 时，则会出现共济失调、明显口齿不清和运动失调。而当浓度高达 300mg/dl 时，共济失调将更明显，同时可能伴有困倦、昏睡或呕吐。对于初次饮酒者，酒精浓度达到 400mg/dl 时可能出现昏迷、呼吸抑制、低体温，甚至可因为中枢神经系统抑制、气道受损或误吸导致死亡。慢性酗酒者的耐受水平可能与上述不同，甚至可能因为酒精浓度度过低而出现严重的戒断症状。

酒精性昏迷时，应注意保护气道，必要时进行基本心肺复苏。应将患者置于温暖安全的环境中，严密监测其生命体征。由于酒精吸收十分迅速，故胃排空的疗效十分有限，但如果饮酒时间不超过 60 分钟，可考虑行此治疗。酒精主要经肝脏代谢，此后符合零级动力学。其血液浓度的变化速率与其血液浓度无关。果糖可促进酒精的排泄，但较少使用。在极端病例中，可使用血液透析快速降低血液中的酒精浓度。活性炭不能有效地吸收酒精，但在其他药物中毒时可考虑使用（Mayo-Smith, 2009）。

对于酒精中毒的患者，应常规使用维生素 B₁ 和葡萄糖，因为慢性酗酒者常伴有低血糖和维生素 B₁ 缺乏，如 Wernicke 脑病（精神障碍、脑神经麻痹、共济失调）。由于葡萄糖由硫胺素焦磷酸酶进行代谢，所以维生素 B₁ 应与葡萄糖同时使用或在葡萄糖后立刻使用，以防止出现低血糖。对于所有的患者，医生都应注意其是否服用了其他的药物，因为其他药物的作用可能被酒精中毒所掩盖（Mayo-Smith, 2009）。进行尿的毒理学筛查，可能发现其他药物的阳性结果。

戒酒治疗概述

酗酒者是美国医疗服务使用最多的人群之一。几项研究显示，戒酒治疗可以减少医疗卫生开支，其原因主要是减少了酗酒者及其家人的医疗费用。哈佛大学进行的一项研究比较了 587 例挽救生命的干预措施，其中包括戒酒治疗在内的所有药物滥用的干预排在前 10%（Tengs et al., 1995）。

当酗酒者情况恶化，出现外伤、终末器官受损或行为受损时，医生就必须面对酗酒带来的医学或行为学效应。与其他的慢性疾病一样，酗酒是慢性，且不断渐进的疾病。随着酗酒的进展，戒酒的难度逐渐增大，这也是酗酒者与非酗酒者之间的区别。许多医生认为，用酒精解毒治疗作为对酗酒者的治疗方法，与注射胰岛素治疗糖尿病类似。这种治疗可以解决当前的问题，但对于 1 周后或 1 个月后的问题基本无效。对于

嗜酒者来说,虽然其目标应为完全戒酒,但事实上酒精消耗量仍在增加。在观察治疗效果时,家庭医生应以某段时间的饮酒量减少为标准,并鼓励患者继续坚持。同时,家庭医生应仔细评估患者是否存在重新饮酒的情况,发现此类改变,可帮助患者进一步减少饮酒或完全戒酒。

American Society of Addiction Medicine(ASAM)提出了患者安置标准(PPC),以指导对酗酒者的治疗(Mee-Lee et al.,2001)。PPC 年人的治疗,专家意见并无差别。治疗的程度主要由以下三点来确定:①提供直接医疗管理的程度;②治疗提供的结构、安全和保障程度;③治疗的强度。从 2007 年开始修订现有的标准。需要特殊考虑的人群包括妊娠期和哺乳期妇女,青少年,老年人,HIV 阳性患者,患有神经、心血管、肝脏、肾脏疾病的患者,患有精神疾病的患者以及处于刑事司法环境中的人员(Wright et al.,2009)。

酒精戒断

酒精戒断综合征是在减少饮酒量或停止饮酒后可能发生的一系列事件。酒精戒断可能发生于嗜酒者突然大幅减少饮酒量或完全停止饮酒时。酒精和药理学和代谢机制已众所周知,符合零级动力学,主要经肝脏和细胞色素途径代谢(Mayo-Smith,2009)。

酒精戒断症状较轻或中等的患者,若无严重的精神疾病或其他疾病,门诊治疗即可(Asplund et al.,2004)。戒断症状的严重程度个体差异很大,但大多较轻且持续时间短,仅持续 1~2 天(Driessen et al.,2005;Mayo-Smith,2009)。

酒精戒断的症状和体征存在个体差异,但对于同一患者来说变化不大。大多数戒酒的患者症状都较轻,包括睡眠障碍或焦虑。少数患者可能出现震颤、兴奋、出汗和认知障碍。典型的震颤多在大量饮酒 12~14 小时后出现,多于次日清晨被患者发现。震颤可伴有酒精性幻觉症,即患者出现感觉错误。其他的戒断症状包括恶心、呕吐、吞咽困难、出汗和焦虑。戒酒时出现的癫痫多为单次发作或单纯丛集性发作,并且同一患者的发作模式一般是固定的。癫痫可能是首发戒断症状,多在停止饮酒 24~48 小时后出现,也可见于 24 小时以内或 2 周以后(Victor,1983)(表 48-5)。如果患者同时还滥用苯二氮䓬类(Benzodiazepines)药物,癫痫出现的时间可能更晚。戒断导致的癫痫多为广泛的大发作,可自行停止。转化为癫痫持续状态较少见(<3%)。体征包括脉搏增快、血压升高以及其他自主神经兴奋的体征。

临床研究院酒精戒断评估酒精量表修改版(Clinical

表 48-5   酒精戒断后出现的癫痫

出现癫痫的高峰时间为戒酒后 24~48 小时,也可于戒酒 2 周后出现
癫痫持续时间可较短,或呈暴发样发作
苯妥英钠(dilantin)治疗无效
注意可降低癫痫发作阈的药物[如三环类药物(tricyclics)、吩噻嗪(phenothiazines)]

Institute Withdrawal Assessment for Alcohol scale, revised, CIWA-Ar)是一个用于对酒精戒断综合征进行定量评估、监测和治疗的工具,包含 10 项评估内容(Bayard et al.,2004)(表 48-6)。出现中度戒断症状的患者在进行门诊治疗时,应使用药物控制症状,减少癫痫发作和震颤性谵妄的风险。根据美国和苏格兰的指南(SIGN,2003),可选用苯二氮䓬类治疗戒断症状。对于出现轻度至中度戒断症状的健康人,使用卡马西平(carbamazepine)治疗有许多优势,因此它也是对合适患者的一线治疗(Asplund et al.,2004)。

戒酒患者中约有不到 5% 的患者可出现严重酒精戒断症状,即震颤性谵妄。大多患者在出现震颤性谵妄前,均有一些轻微的戒断症状,但也有患者此前毫无症状。谵妄多出现于最后一次饮酒的 3~4 天后,主要表现为感觉中枢异常、烦躁不安、幻觉和严重的定向障碍(表 48-7)。严重的及威胁生命的自主神经功能亢进可导致心动过速、高血压、多汗,常伴有低热。定向障碍可能导致自伤。大多数情况下,患者的行为与其定向力障碍和幻觉相关。其睡眠也常受到影响,其运动也较活跃。震颤性谵妄的危险因素包括起始评估时血液酒精浓度过高、戒断综合征早期即出现癫痫和过去曾有过谵妄的病史。若体温高于 101℉(38.3℃)则应进行进一步的检查。在开始戒酒前,应对患者进行全面的体格检查,包括分析其胃肠道失血的情况。

治疗要点

- 医生应常规对患者补充维生素 B$_1$(Mayo-Smith,2009)(推荐等级:A)。

- 对于出现戒断症状的患者,可选择使用苯二氮䓬类药物,这也与近期几篇系统综述相符(Ntais et al.,2005)(推荐等级:A)。

- 对经恰当选择的患者来说,卡马西平是一线治疗药物(Asplund et al,2004)(推荐等级:C)。

- 在戒断癫痫中,苯妥英钠(狄兰汀)治疗常无效(Rathlev et al.,1994)。

表 48-6　临床研究所戒酒评估量表(修订版)(CIWA-Ar)*

患者：＿＿＿＿＿＿　日期：＿＿＿＿＿＿　时间：＿＿＿＿＿＿(24小时制, 午夜 = 00：00)

脉搏或心率, 采取1分钟：＿＿＿＿＿＿　血压：＿＿＿＿＿＿

恶心和呕吐

问："你的胃疼吗? 你有没有呕吐?"

表现：

0　没有恶心和呕吐

1　轻微恶心, 无呕吐

2

3

4　干燥间歇性恶心

5

6

7　持续恶心, 频繁干呕, 呕吐

震颤

手臂伸展, 手指分开。

表现：

0　没有震颤

1　不可见, 但可以感觉指尖到指尖

2

3

4　中度, 患者手臂伸直

5

6

7　严重的, 即使手臂没有伸展

阵发性汗水

表现：

0　没有汗水可见

1　几乎感觉不到出汗, 手掌湿润

2

3

4　额头上明显的汗珠

5

6

7　淋湿汗水

焦虑

问，"你感到紧张吗?"

表现：

0　没有焦虑, 放心

1　轻度焦虑

2

3

4　中度焦虑, 或被看守, 因此推断焦虑

5

6

7　相当于急性恐慌状态, 如在严重谵妄或急性精神分裂症反应中所见

触觉干扰

问："你是否有瘙痒、针扎的感觉, 是否有灼痛、麻木感, 或者你觉得虫子在你的皮肤上或下面爬行?"

表现：

0　没有

1　非常轻微的瘙痒、针扎感、烧灼感或麻木

2　轻微的瘙痒、针扎感、灼痛或麻木

3　中度瘙痒、针扎感、灼痛或麻木

4　中度严重的幻觉

5　严重的幻觉

6　极度严重的幻觉

7　持续的幻觉

听觉干扰

问，"你是否更了解你周围的声音? 他们苛刻吗? 他们吓到你了吗? 你听到任何令你感到不安的事情吗? 你听到你认识的东西不在那里吗?"

表现：

0　不存在

1　非常温和的苛刻或吓唬的能力

2　轻度的苛刻或吓唬能力

3　适度的苛刻或吓唬的能力

4　中度严重的幻觉

5　严重的幻觉

6　极度严重的幻觉

7　持续的幻觉

视觉干扰

问，"光线是否太亮? 它的颜色是不同的? 它会伤害你的眼睛吗? 你有没有看到任何令你感到不安的事情? 你看到你知道的东西不在那里吗?"

表现：

0　不存在

1　非常温和的敏感度

2　温和的敏感度

3　中等敏感度

4　中度严重的幻觉

5　严重的幻觉

6　极度严重的幻觉

7　持续的幻觉

头痛, 头胀

问，"你的头感觉不对劲吗? 是否觉得你的头上有一支乐队?"眩晕或头晕目眩不评分, 评级严重程度。

表现：

0　不存在

1　非常温和

2　温和

3　中等

4　中度严重

5　严重

6　非常严重

7　极度严重

表 48-6　临床研究所戒酒评估量表（修订版）（CIWA-Ar）*（续表）

烦躁不安	方向感，感官测试
表现：	问，"这是什么日子？你在哪？我是谁？"
0　活动正常	0　有方向感并可以回答剩余的一系列的问题
1　比正常活动稍微多点	1　不能回答剩下的问题，或者对日期不确定
2	2　日期不超过 2 个日历日
3	3　迷失方向，日期超过 2 个日历日
4　中度烦躁不安	4　迷失方向或不认识旁人
5	
6	
7　在面试的大部分时间里来回走动，或持续的烦躁不安	
总 CIWA-Ar 评分＿＿＿＿＿＿	
测试者姓名缩写＿＿＿＿＿＿	

表 48-7　震颤性谵妄（DTs）

此前多有震颤或癫痫

大多在戒酒 3～4 天后发生

谵妄，伴有严重的定向力障碍

自主神经功能亢进

睡眠障碍

可因其他同患疾病加重（如胰腺炎、肺炎、消化道出血）

戒断症状治疗

　　针对酒精戒断症状的治疗包括支持治疗和药物干预。支持治疗包括在戒酒过程中培养和增强患者戒酒的意愿。平稳安静的环境以及在患者疑惑时对其进行鼓励和再教育可减少患者受伤或复发的几率。

　　根据美国及苏格兰指南（Asplund et al.，2004；SIGN，2003）和 Cochrane 综述（Ntais et al.，2005），戒酒过程中常用的中枢神经药物为苯二氮䓬类。与其他药物相比，苯二氮䓬类副作用较小，风险 / 收益优于其他药物。在未与其他中枢神经抑制药物同时服用时（可通过尿毒理学检查进行筛查），服用过量苯二氮䓬类药物致死几率较低。甲氨二氮（chlordiazepoxide）与地西泮（diazepam）均有效。如果患者有肝病，或者年龄较大，则使用去甲羟基安定（oxazepam）或劳拉西泮（lorazepam）更加安全，因为这两种药的半衰期较短。此外，β 受体阻滞剂如阿替洛尔（atenolol）可减少震颤及拟交感神经样症状，若无禁忌证（表 48-8）时可以使用。服用甲氨二氮时，按第一日服用 100～300mg，此后 3～5 日每日递减 50%，相较于有症状时服用，可提供更平稳的戒酒过程。应注意剂量不应引起过度镇静或嗜睡，所以在每次剂量调整前都应该检测是否存在过度镇静（Sullivan et al.，1989）。积极地用药有助于安抚患者，

表 48-8　酒精戒断综合征：分级和治疗总结

阶段	介入	药理
Ⅰ. 温和	支持联系匿名酒精使用者 提供密切的后续访问	硫胺素，100mg/d 氯氮䓬 如有必要，每天三次 25mg，限 3 天
Ⅱ. 中等	允许简短的住院患者访问 进行观察 检查实验室测试结果（例如镁、磷酸盐、电解质、葡萄糖水平）	如上所述加： 利眠宁 100～300mg/d，限 3 天 阿替洛尔，50～100mg/d，限 3 天
Ⅲ. 严重	入住 ICU 震颤性谵妄，中级护理 实验室测试如上 监控流体状态 可能需要克制 监测感染 防止自我伤害	如上所述加： 利眠宁，100mg/h，直到睡着或平静，然后逐渐减量 抗精神病药物：氟哌啶醇，2～10mg/d 如果不能口服，静脉注射劳拉西泮，1～2mg

控制并发症，同时减少癫痫和震颤性谵妄的风险。也可对门诊患者进行戒酒治疗，但由于缺乏监督，可能存在一定的风险（如癫痫、自伤、服药过量等），同时由于患者可以接触到酒或其他含酒饮料，可能出现复饮。

　　在减少戒断过程中出现的癫痫方面，没有证据表明抗癫痫药如苯妥英钠比苯二氮䓬类疗效更佳。在苏格兰指南中，对有癫痫病史的戒酒患者使用苯妥英钠证据等级为 B（SIGN，2003）。卡马西平优于其他的抗癫痫药，其精神方面不良反应更轻，恢复工作所需要的时间更短，反弹症状更少，同时可减少治疗后饮酒的发生（Malcolm et al.，2001）。抗癫痫药并非戒断治疗过程中的常规用药，仅在伴有癫痫病史的情况下使用。

　　抗精神病药物，如利哌酮（risperidone）、奥氮平（olanzapine)、氟哌啶醇(haloperidol)，对于出现幻觉或震颤性谵妄的患者有益，但可能降低癫痫发作阈(SIGN，2003)。临床试验未发现耳部针刺疗法对戒酒治疗有利。但按摩治疗可减少戒断症状的评分(Kunzet al.，2007；Reader et al.，2005)。

AUD(酒精使用障碍)的干预

家庭医生进行干预的目的是改变酒精性疾病的自然进程或结果。家庭医生可对慢性疾病的患者进行长时间的多种干预。通常在进行干预之前需先评估疾病。干预手段包括建议患者如何控制疾病，可能包括药物治疗，通常需要某种类型的随访或持续监测。

短暂干预

在初级医疗中进行短暂干预效果十分明显(SIGN，2003)(表48-9)。变化阶段这一概念的提出者Prochaska(2009)总结了酒精成瘾患者改变现状的动机。家庭医生可通过与患者进行诱导性谈话，帮助患者进入改变的下一阶段。对于所有的药物滥用，医生对患者进行评估，评价其是否已做好改变的准备，这也是干预的一部分。Prochaska和DiGlimente(1983)在研究吸烟者时，首次报道了家庭医生通过评估患者变化的阶段，有助于确定干预患者的目标。变化包括以下6个阶段：

1. 沉思前期。医生向患者说明酒精的害处(发挥想象力，列出各种原因)，包括对身体的影响和对心理的影响。书面的信息常更有说服力。同时应让患者家属及其他相关人员表示支持。医生应收集患者的各种原始生物学数据，并定期进行随访，同时在患者做好准备后向患者提供所需的帮助。最好不要对患者的行为有所评判。

2. 沉思期。患者已意识到酒精的危害，但仍未做好戒酒的准备。医生可以向患者列举饮酒导致的各种紧急情况，如出血、溃疡、胰腺炎、家庭暴力等，以此促进患者进入行动期。如果患者感兴趣，医生可向患者提供治疗的建议，收集更多的原始生物学指标，缩短随

表48-9　有效短暂干预的组成部分

医生的评估反馈

患者责任的重要性

清晰，直接的改变建议

医生的非参与性方法

提供选项列表

From Bien TH, Miller WR, Tonigan JS. Brief interventions for alcohol problems: a review. Addiction. 1993; 8; 315-335.

访间隔时间，并在患者做好准备后开始帮助患者。

3. 准备期。医生帮助患者进行减少或停止饮酒的各种准备工作。

4. 行动期。患者已做好接受治疗的准备，即已经"触底"，或准备有所改变。医生安排患者进行住院或门诊的戒酒治疗，同时制订治疗计划，并且完成病史采集和体格检查，进行适当的实验室检查。

5. 维持期。医生对患者进行随访，评估患者自助计划的参与度、12步戒酒法的使用程度以及参加匿名戒酒者协会(AA)的频率，监测靶器官的功能，进行精神状态评估和抑郁筛查，进行预防复发的咨询，监测实验室检查指标(如GGT、CDT)，依据患者需要给患者开具维生素、纳曲酮、阿坎酸、抗抑郁药或双硫仑(戒酒硫)，通过监测尿乙基葡萄糖苷酸(ETG)测定患者前72小时的饮酒量。医生应像对待其他慢性病患者一样对患者进行监测并制订治疗计划，定期随诊。

6. 复发期。任何成瘾的患者，都有可能出现复发，医生提前预知这一情况，可以更好地帮助患者再次进行康复疗程，并且提供支持而不对其作任何评判。

短暂干预可在患者每次至诊所就诊时完成(Ed-wards and Rollnick，1997；Fleming et al.，1999)。可在完成对患者的评估之后开始短暂干预。当医生发现证据足以表明或怀疑患者存在酗酒问题时，可评估患者位于哪一变化阶段，并据此开始短暂干预。对于沉思前期的患者，医生应以支持而非对立的态度，向患者说明自己对其酗酒问题的分析，以期使患者进入下一阶段。

例如：史密斯先生，您最近发生的事故，您喝酒的方式，加上您体检时发现肝脏增大，实验室检查也有些异常，这让我觉得喝酒对您来说是一个问题。作为您的家庭医生，我对您的健康状况表示担忧，您觉得我们该采取什么措施呢？

相反，对于处在沉思期的患者，则应询问不同的问题，例如：史密斯先生，我很高兴你已经意识到喝酒影响了您的健康，我们得进一步讨论一下可选的治疗方案。

有效的短暂干预应包含总结医生评估的反馈信息，同时还应强调患者自身的责任，并站在患者的非对立面，向患者提供清晰直接的改变建议，应向患者提供多种治疗方式供其选择(Bien et al.，1993)。命令式的治疗疗效差于移情式的治疗。对于忙碌的家庭医生来说，此种疗法可能需要不断练习和提高，但他们可以在日常工作中完成此种练习和提高，并不需要投入额外的时间或花费。此种治疗方法被称为激励访谈法。激励访谈可有效帮助家庭医生处理各种行为异常的患

者，包括酒精或烟草滥用。在对嗜酒者的短暂干预中实施激励访谈十分有效（Vasilaki et al.，2006）。

经典干预疗法

若短暂干预效果不佳，或需要更积极的治疗时，则可选用经典干预疗法。干预的目的是通过向酗酒者展示大量的证据，促使酗酒者正视酒精的危害。经典干预疗法需药物依赖治疗的专业人员精心安排。除了积极参与到酗酒治疗之外，家庭医生将通过咨询他们转诊的治疗方案，帮助制订经典干预的方案。家庭医生是干预小组的合适成员之一。

酗酒治疗

重　点

- 对于酗酒患者，先采用最少的治疗。
- 对酗酒者多采用长程治疗。
- 在酗酒治疗中，若出现其他疾病，则应提高关注度。

酗酒的治疗方案很多（Fuller et al.，2003；Kranzleret al.，2009）。在酗酒治疗用药中，研究最多的是双硫仑（disulfiram）、纳曲酮（naltrexone）和阿坎酸（acampro-sate）。COMBINE研究的结果以及纳曲酮的贮库式剂型（depot naltrexone formulations）和口服托吡酯（oraltopiramate）的药物试验均为这些药物在戒酒治疗中的作用提供了新的信息。已经证明与口服治疗相比，长效制纳曲酮可以减少不良事件发生率，并显著降低患有酒精使用障碍的男性过度饮酒行为（Bankole，2007）。

在评估一名成功戒除酒瘾的酗酒患者，或是一名不再需要医疗监督的戒瘾治疗的患者，并对其进行治疗时，家庭医生将面临许多选择。患者是应该在医院或社区进行住院治疗，还是应在治疗中心进行治疗，或者门诊治疗？患者应该参加心理咨询、戒酒者互戒协会、或是进行认知行为疗法？住院治疗可使患者与饮酒环境隔离，提供强化治疗，并使家庭成员参与其中，同时可进行深度评估，而且更利于进一步的医学或心理评估。但是花费较大，而且大多在戒瘾后立刻进行，使患者与真实世界隔离，没有证据表明此种治疗可增加长期疗效。有自杀倾向的患者、患有其他疾病会妨碍其康复的患者以及在限制较少的环境中不易维持禁酒状态的患者应考虑去此类机构进行治疗。日治疗及门诊治疗的优势包括花费较低，某些患者可在治疗的

同时工作，此种治疗所处的环境对饮酒限制较少，所需时间更长。一般来说，只要起始治疗时使用门诊治疗是安全的，这种治疗方法限制最少，性价比最高。

对于酒精依赖的患者，应提供其有效的预防复发的治疗。这些治疗包括门诊治疗、社区治疗和中途康复治疗和部分住院治疗（SIGN，2003）。

酒精依赖合并精神疾病：双重诊断

双重诊断是指酒精依赖加上一种或多种其他的精神疾病。嗜酒者常常有其他药物滥用，如纯可卡因、尼古丁甚至阿片制剂（Tallia et al.，2005）。不同的嗜酒者合并的精神疾病不同，不同性别的患者有不同的药物偏好，不同的患者病情进展也不一样（Crum，2009）。通过评估远期结果，发现其健康水平、教育背景、职业及社会关系对合并的精神疾病有较大影响（Crawford et Al.，2008）。

有酗酒问题的患者如果同时患有焦虑或抑郁，应该先治疗酗酒问题。如果在戒酒治疗2周后，抑郁症状仍持续存在，则医生应考虑给患者使用选择性5-羟色胺再吸收抑制剂（SSRI）或三环类抗抑郁药（TCA），或者将患者转诊进行支持性心理治疗和认知-行为治疗（CBT），并同时预防酗酒复发（SIGN，2003）。有证据表明CBT治疗有效（Longabaugh and Morgenstern，1999；Project MATCH，1997）。

对于同时患有精神疾病的酗酒者，应鼓励他们重视他们的饮酒问题，同时动机疗法、CBT、家庭支持及非对立的疗法可帮助他们更好地恢复。对于此类患者，就诊于综合医院可能疗效更佳。在治疗此种患者时，还有另一挑战，称为冲动控制障碍（ICDs），也称作行为上瘾。ICD包括病态赌博（PG）和其他疾病（Yip and Potenza，2009）。患有病态赌博的酗酒者，使用纳曲酮治疗有效（Kim et al.，2001）。

匿名戒酒会

大多数医生听说过匿名戒酒会（Alcoholic Anonymous，AA），许多人可能会建议与酒精相关的患者出席会议。然而，很少有医生对AA很了解。为了准备患者进行第一次匿名戒酒会，熟悉这个组织很重要（表48-10）。

针对酒精依赖及恢复的特定药物治疗

重　点

- 双硫仑可用于厌恶疗法用药。

- 纳曲酮可产生可克服的阿片阻滞,同时可减少酒精的强化效应。
- 对于酗酒问题,长效纳曲酮(depot naltrexone)比口服制剂效果更好。
- 阿坎酸可减小某些患者饮酒的冲动。

对酒精滥用和酒精依赖的患者使用药物治疗,一直以来都备受争议。用于酒精滥用治疗的药物可分为几类,包括用于戒瘾的药物(见前文)、用于戒瘾后减少饮酒量的药物和用于预防酗酒复发的药物。已有人总结过酗酒治疗中的药物干预(Fuller et al.,2003)。美国食品药品监督局(FDA)已批准了三种用于减少或停止饮酒的戒酒治疗的药物:双硫仑(戒酒硫)、阿坎酸(坎普拉尔)、纳曲酮(Revia)和长效纳曲酮(Vivitrol)。

双硫仑

从 20 世纪 40 年代晚期开始,双硫仑就开始用于治疗酒精依赖。双硫仑每日服用一次,可抑制酒精降解过程中的第二个酶,即醛脱氢酶。这一抑制作用使得饮酒后的乙醛浓度较无抑制时升高 5～10 倍。患者饮用各种类型的酒精后出现的症状包括脸红、心悸、呼吸困难、恶心、呕吐、无力和全身不适。如果长时间饮酒或一次饮酒量较大,则可能出现低血压、晕厥、意识丧失,甚至导致死亡。无意接触非饮料类的酒精如古龙水、非处方药或含未煮熟酒精的食物,可能出现一些轻微的反应。也有人在自杀时使用双硫仑,双硫仑可充当"不完全毒药",加上酒精后,则成为"完全毒药"。

双硫仑的主要作用在于患者对饮酒后痛苦感受的理解和体验。一般用药剂量为 125～500mg/d,在停止饮酒 24～48 小时后开始服用是安全的。对于确诊或怀疑患有冠心病的患者,有自杀危险的患者,有严重精神疾病的患者,已经不能完成完整疗程(包括其他治疗形式)的患者,应避免或慎用此药。双硫仑不应作为戒酒的单一治疗药物,而应仔细选择合适的患者,作为其辅助治疗的一部分。一项常被引用的 Veterans Administration 进行的双盲安慰剂对照研究显示,患者服用双硫仑的剂量分别为 250mg、1mg 以及安慰剂,其戒酒结果无显著差异(Fuller et al.,1986)。服用较大剂量的一组其饮酒时间较其他组短。不良反应包括周围神经病、视神经炎、嗜睡、疲乏、金属余味和可能是过敏导致的罕见的肝毒性。推荐在治疗前以及开始治疗后定期检查肝酶水平。

使用口服双硫仑进行监督治疗或直接观察的治疗

表 48-10　匿名戒酒会的信息(AA)

- 可向 AA 网页 www.aa.org 订购面向患者的 AA 小册子。寻找 AA 文献菜单。
- 您所在地区的 AA 聚会也可能在 AA 的网站上找到。
- AA 会议有几种形式。任何对 AA 感兴趣的人都可以参加公开聚会。鼓励医生至少参加一次公开的 AA 会议。当地区域聚会清单指定特定会议是公开还是非公开聚会。
- 非公开聚会只能由酗酒者或有"不喝酒欲望"的人参加。
- 其他类型的聚会包括只有妇女的聚会,男性聚会,同性恋聚会,以及西班牙语聚会。其他类型的聚会包括步骤学习,公开讨论和讲员聚会以及在线聚会。
- 大多数患者出于各种原因反对参加 AA 聚会。对 AA 有一些普遍的反对意见
- "太宗教了,"AA 不是一个宗教项目,而是一个属灵团契。它指的是一个"更高的力量"和"我们理解上帝",但不需要对神有信仰。
- "我不想在许多其他人面前站起来暴露我自己的灵魂",只有那些愿意这样做的人才在 AA 聚会上说话。
- "我不想遇到很多失败者。太令人沮丧了。横向看,AA 更准确地代表了"获胜者们",就是他们在疾病中幸存下来。那些参加足够聚会的人肯定会找到与他们可以认同的人。
- "我不能去那里所有这些人都清醒,我不是。我会感到羞耻。"成员的唯一要求是有一个停止喝酒的愿望。鼓励仍在喝酒的会员"继续回来"。
- "我不想让大家知道我的饮酒情况"。匿名是并且一直是 AA 课程的基础。传统上,AA 成员从未透露与该运动的联系。

戒酒者自助协会印刷:常见反对意。AA 是专业健康服务资源。AA 全球服务,Inc.5～8
http://www.aa.org/assets/en_US/information-for-professionals/p-23-aa-as-a-resource-for-the-health-care-professional.

可用于防止酗酒复发。但应告知患者此种治疗需要完全禁酒,同时使其完全了解双硫仑治疗的风险。

纳曲酮

酒精的欣快感作用主要是由内源性阿片系统介导,激活了额前皮质而产生的(Tuhonen et al.,1994)。纳曲酮是一种阿片拮抗剂,有记录表明其在减少酗酒复发及饮酒欲望方面有一定的作用(O'Malley et al.,1992;Swift et al.,1994;Volpicelli et al.,1992)。服用纳曲酮的饮酒者与未服药者相比,其饮酒后的愉悦感较低,相对对照组其饮酒量增长也较慢(Volpicelli et al.,1995)。没有大量的报道表明纳曲酮可减少对酒精的欲望。纳曲酮给药剂量为每日 50mg 片剂或每月 300mg 注射。这个剂量可产生可克服的阿片阻滞效果,若给予较大剂量,则可抑制其他的阿片作用。纳曲酮的机制不是厌恶治疗。许多酗酒患者报告服药后饮酒愉悦感下降,也有一些报道饮酒后出现了轻微的不适症状。

纳曲酮有肝脏首过效应,过量时有肝毒性。对于正患有阿片制剂上瘾的患者不应使用纳曲酮,因为纳曲酮可导致急性阿片制剂戒断症状(Croop et al.,1997)。常用剂量最常见的不良反应包括恶心、头痛、头晕、焦虑和嗜睡。纳曲酮的适用人群包括对治疗抱怨较多的患者,同时有阿片制剂上瘾而且已完成戒瘾治疗但仍未接受阿片替代治疗的患者,以及在刚开始进行治疗时酒瘾很大的患者(Volpicelli et al.,1997)。纳曲酮不应作为戒酒的单一治疗,而应与其他行为或动机治疗共同进行。一般来说,在完全禁酒 12 个月后,延长禁酒率(prolonged abstinence rates)会有所上升。

口服顺应性较差导致纳曲酮疗效减低(Volpicelli et al.,1997)。在一项预备试验中,使用纳曲酮的皮下长效制剂治疗酒精依赖的患者,在注射后 3 天后仍可测得纳曲酮的血浆浓度,与安慰剂组相比,减低了重度饮酒的频率(Kanzler et al.,1998)。一项长效纳曲酮的随机临床试验则未显示其降低重度饮酒频率的作用,但此试验显示纳洛酮显著延迟了再次饮酒的时间,增加了禁酒天数及禁酒人数(Kanzler et al.,2004)。2006 年 FDA 批准了长效纳曲酮(Vivitrol)用于治疗酒精依赖,臀部肌肉注射,每月 80mg。在开始使用纳曲酮治疗时,患者应处于禁酒状态。

健康政策与研究机构(Agency for Health Care Policy and Research)称,有可靠的证据(证据等级:B)支持使用纳曲酮减少酒瘾和酗酒复发(AHCPR,1999)。另一种阿片拮抗剂纳美芬在一些酗酒患者中也有效,但其相关研究数少于纳曲酮(Kanzler et al.,2009)。

阿坎酸

阿坎酸是酒精依赖治疗处方中的新药之一。FDA 批准将阿坎酸用于治疗那些在治疗开始时已禁酒的酒精依赖患者,帮助其维持禁酒的状态。规定还包括使用此药的患者应参加全面的酒精治疗计划。阿坎酸的耐受性较好,没有严重的副作用(AHCPR,1999)。在欧洲的临床试验显示了阿坎酸治疗酒精依赖的效果,可促进禁酒,并且减少酒精依赖者的饮酒日数。

对于刚刚戒除酒瘾的酒精依赖患者,推荐使用阿坎酸,作为心理社会干预的辅助治疗。阿坎酸被批准用于酒精依赖和酒精滥用的患者,其作用机制暂不清楚,但有证据表明此药可使患者受益。阿坎酸是同型牛磺酸的类似物,一种 GABA 能激动剂。GABA 系统似乎影响了酒精诱导的行为。阿坎酸似乎还对谷氨酸和 NMDA 受体起作用。现多认为慢性酒精暴露改变了神经激动和抑制之间的正常平衡。数项对照临床试

验表明阿坎酸作为心理社会治疗的辅助治疗,对于进行了住院戒瘾治疗的酗酒者有效。这些研究中,阿坎酸的效果优于安慰剂。但对于多种药物滥用的患者,阿坎酸似乎并无治疗效果(Bouza et al.,2004;Mann et al.,2004)。对于有肾损伤风险的患者,包括老年患者,应在开始阿坎酸治疗前评价其肾功能。

两项美国的多中心临床试验,包括 Combining Medications and Behavioral Intervention for Alcoholism(COMBINE)试验,均未能显示出在有治疗意愿人群中阿坎酸优于安慰剂(Anton et al.,2006;Mason et al.,2006)。这种差别可能是由于欧洲试验与美国试验的差异,包括选取的人群不同,如欧洲试验中饮酒程度更重、参与试验前禁酒的时间更长等(Kanzler et al.,2009)。

治疗要点

对于酗酒问题的药物治疗推荐程度(证据等级)如下:

- 纳曲酮(推荐等级:A)。
- 长效纳曲酮(Vivitrol)(推荐等级:A)。
- 阿坎酸(推荐等级:A)。
- 双硫仑(推荐等级:B)。

戒酒治疗中使用的其他药物

抗惊厥药(托吡酯,topiramate)

抗惊厥药作用于 γ- 氨基丁酸(GABA)受体发挥作用。多项安慰剂对照研究,包括卡马西平(Mueller et al.,1997)、双丙戊酸钠(Brady et al.,2002)和托吡酯(Johnson et al.,2003),还有一个多中心研究,说明了托吡酯和抗惊厥药在治疗嗜酒问题中的作用(Johnson et al.,2007)。试验表明托吡酯可降低:①饮酒量 / 日;②饮酒量 / 饮酒日数;③饮酒日数;④重度饮酒日数;⑤ GGT 水平(Johnson et al.,2007)。抗惊厥药物的副作用包括麻木和针刺感、代谢性酸中毒、疲乏、头晕、食欲下降、恶心、腹泻、体重下降、注意力不易集中、记忆力下降和用词困难。少有自杀想法或自杀行为、肾结石和急性继发性青光眼的报道(Kranzler et al.,2009)。

巴氯芬(baclofen)

巴氯芬是一种 GABA-B 受体拮抗剂,长期被用作解痉药。最近巴氯芬才被用于酒精依赖的治疗。在一项适度对照的为期一个月的试验中,与安慰剂相比,巴氯芬有效地增加了总禁酒天数(Addolorato et al.,2002)。一项随访研究显示了巴氯芬对维持 84 名患有肝硬化的

患者的禁酒作用（巴氯芬71%，安慰剂29%）（Addolorato et al.，2007）。治疗过程中可能出现巴氯芬滥用，以及巴氯芬的戒断症状，包括谵妄，这些需要进行进一步的研究（Kanzler et al.，2009）。

血清素类药物

血清素类药物（serotonergic agents）大多戒酒后抑郁不需要特殊的治疗，在禁酒持续数日或数周后可自行缓解（Brown et al.，1988；Schu-kit，1983）。但若患者在酗酒同时患有抑郁症，通常需要药物治疗。虽然选择性血清素再摄取抑制剂类药物副作用较少，但它们可加重早期酗酒恢复者的震颤、焦虑和失眠。所以酗酒同时患有抑郁症的患者，使用三环类药物可能效果更好（Nunes and Levin，2004）。

特殊人群

女性酒精滥用和酒精依赖

与男性相比，女性酒精滥用和酒精依赖的发生率较低，总发生率约为1.5%，老年女性中发生率为1.5%（Mouton and Espino，1999）（表48-11）。通常女性开始治疗的时间要晚于男性，且出现的精神症状更多。女性似乎比男性更早地出现酒精的致病作用（Blume and Zilberman，2005），包括脂肪肝、高血压、贫血、营养不良、消化道出血和需要手术治疗的胃溃疡（Zwenben，2009）。对女性来说，每日饮酒5～7杯，即可导致严重的疾病。

从20世纪90年代晚期开始，各种处方药，特别是阿片类药物的非医学用途使用，已经成为了一个严重的问题。24岁后使用违禁药物、出现精神问题和吸烟的女性，出现酗酒问题的比率较高（Tetrault et al.，2008）。女性中与酗酒同时存在的疾病包括药物成瘾、性虐待、家庭暴力、临界型人格障碍和HIV感染。饮酒的女性同时服用可卡因时，对可卡因的行为影响更加敏感（Zweben，2009）。

家庭医生发现女性的酗酒问题往往晚于男性。筛查测试（如CAGE）在女性中敏感度较低，其解释方法也不同，通常取更低的截取值。这可能是因为女性饮酒量通常较少，加上社会对于酗酒女性的污名化（Bradley et al.，1998）。在女性中筛查测试TWEAK效果优于CAGE。对于医生来说，重要的是告知女性患者她们酗酒的风险要高于男性，对于接受过较多教育的患者也是如此（Green et al.，2007）。被监禁的女性通常在较年轻

表48-11　女性酗酒者特征

酒精滥用比率低于男性
饮酒比男性更加隐匿
TWEAK筛查优于CAGE
引起严重疾病进展所需的饮酒量少于男性
更适于在女性治疗项目中进行治疗

CAGE，减量、懊恼、负罪感和醒脑
TWEAK，耐受、忧虑、醒脑、遗忘和减量

时就开始使用药物和酒精，通常需要较多的教育和工作培训的支持，帮助她们更好地恢复（Zweben，2009）。女性患者加入女性治疗计划中，疗效更佳（Hodgkins et al.，1997）。

酒精滥用与妊娠

医学研究所认定，在妊娠期和围孕期饮酒的潜在风险包括酒精相关的出生缺陷（ARBDs）、酒精相关的神经系统发育异常（ARND）和婴儿酒精综合征（FAS）（Muchowski and Paladine，2004；Warren and Foudin，2001）。婴儿酒精综合征的诊断包括面容异常、生长迟缓和神经系统发育异常。部分婴儿综合征中，患儿有部分以上的表现，且无其他可解释这些症状的疾病。

酒精相关出生缺陷包括确定的母亲饮酒病史加上一种或多种先天缺陷，多见于心脏、肾、视力、听力或骨骼系统。酒精相关神经系统发育异常的确诊需要确定的母亲饮酒史和部分婴儿酒精综合征中可见到的神经系统发育异常或认知行为异常。

美国婴儿酒精综合征的患病率约为0.5～2/1000，每1000名新生儿中，有10名患有酒精暴露相关的疾病。美国的婴儿酒精综合征患病率比其他国家（包括欧洲国家）高20倍，这可能是由于诊断标准不同（Muchowski and Paladine，2004）。妊娠期间或妊娠前的饮酒量，是否存在一个安全的阈值，这一问题仍备受争议。美国许多专家建议孕妇在妊娠前或妊娠期间停止饮酒。酒精对胎儿的作用取决于每次的饮酒量、饮酒处于妊娠的哪个阶段以及妊娠期间饮酒的时间长度。由于许多研究所确定的"轻度"和"重度"饮酒的标准不一，其标准往往有所重叠，因此无法分析具体的作用。狂饮性饮酒，即单日饮酒数超过5杯，即便不是持续如此，与非狂饮性饮酒相比，其对婴儿脑发育的危害也更大（Muchowski and Paladine，2004）。

虽然在妊娠期间大量饮酒通常导致严重的出生缺陷，但也可能出生缺陷较轻。1984年一项包含31 000名妊娠妇女的研究表明如果母亲每日饮酒1杯，所生

婴儿患有生长迟缓的概率会升高。2001 年一项包含六百多名 6～7 岁的非裔美国儿童的研究表明，母亲饮酒量较少时（每日 1 杯），酒精对子女的行为影响可持续至 6～7 岁（Muchowski and Paladine，2004）。一些干预手段似乎有效。有综述回顾了医生对未妊娠的酗酒妇女进行短暂干预的试验，发现这些短暂干预并未能减少这些女性的饮酒。对妊娠女性进行私人咨询的效果也并不优于书面干预。但产前门诊的书面自助手册确实增加了女性停止饮酒的比率。CDC 资助了一项鼓励有酒精暴露妊娠风险的女性停止饮酒和有效避孕的实验项目（Muchowski and Paladine，2004）。虽然这个项目不是对照试验，其中所用到的广泛干预似乎效果较好。参加试验的 143 名女性中，68.5% 停止了饮酒，或在之后的 6 个月随访中使用了有效的避孕措施。若无非法药物使用或没有特定的禁忌证，如 HIV 感染，则不应阻止女性进行母乳喂养（McCarthy and Posey，2000）。

使用证据（applying the evidence） 应对饮酒的妊娠女性提供妊娠饮酒风险相关的书面信息（Floyd et al.，1999；Muchowski and Paladine，2004）。鉴于医生在女性妊娠前或妊娠期间进行戒酒咨询的证据不足。因而全面干预可能更有效，但还缺乏足够的研究。还没有研究女性在围孕期进行戒酒对其新生儿状况影响的评估。

紧急避孕 对于有药物成瘾的女性，提供紧急避孕的相关信息十分重要。在美国，紧急避孕技术推广较好，相关药物为非处方药。但非计划妊娠的女性未充分利用此类技术。全国紧急避孕热线：1-888-NOT-2-LATE（1-888-688-2528）（http://not-2-late.com accessed 8-31-06）。

青少年

家庭医生应学习识别青少年酒精滥用的知识。根据 American Academy of Family Physicians Grahanm Cen-ter，对于青少年不固定的健康访问，38% 由家庭医生完成（AAFP，2001）。对于青少年有专用的筛查工具（Comerci，2002）。家族中的酒精滥用可导致不同水平的异常，包括青少年的酒精滥用或其他药物滥用。约有 3% 的青少年有酒精或其他药物成瘾（NIAAA，1997）。饮酒常为一个家庭的问题，约有 82% 的饮酒家长其家庭其子女也饮酒，72% 的不饮酒家长的家庭其子女也不饮酒（Johnson and Leff，1999）。青少年饮酒的危险因素包括环境、心理和遗传因素。

对于青少年饮酒或酒精滥用的检测依赖于青少年自身提供的信息。因此必须创建一个信任的氛围，同时应提供多次访问。尿药物筛查有效，但此种方法仍有争议。美国儿科学会推荐仅在紧急情况下使用非自愿检测，这些紧急情况包括精神状态的改变、无法表示同意（癫痫、昏迷）、对青少年构成严重危险的紧急医学问题、青春前期或十分年少的青少年和法庭要求的检测（AAP，1998；Comerci，2002）。家庭医生对于青少年酒精或其他药物滥用问题的干预，应针对特定的需求。合适的治疗方案应包括其他家庭成员的参与、完全禁酒或禁药的目标，以及解决青少年问题经验丰富的专业人员的参与。

大学生的饮酒是美国大学面临的主要问题之一。每年约有 1700 例大学生意外死亡与酒精相关（I-ling-son et al.，2005）。NIAAA Task Force on College Drink-ing 将大学生饮酒的危害分为对自身的危害、对他人的危害、对学校的危害以及饮酒与驾驶、高危性行为和身体袭击及性袭击等分类的重叠（NIAAA，2002）。大学对于饮酒的预防策略包括认知行为干预、短期动机干预、单纯回馈干预和环境干预。未成年饮酒的相关规定，包括对提供酒的人进行惩罚，以及学生、所有学校股东和社会活动家参与的校园 - 社区干预均对减少校园饮酒有一定的作用（Larimer et al.，2009）。

对老年人饮酒的治疗

老年人中酗酒问题和其他处方药滥用问题比较普遍（Blow et al.，2002）。家庭医生可使用特定的"老年酗酒问题"筛查测试，包括 SMAST-G、MAST-G、AUDIT 和 CAGE（见前文）（Blow et al.，2009）。老年人多属于"狂饮者"。National Institute on Alcohol Abuse and Al-coholism（NIAAA）以及 Centers for Substance AbuseTreatment（CSAT）出版了对于老年人饮酒的处理指南（Blume，2009）。通常，老年酗酒者同时患有情感障碍。酗酒问题可加重这些情感障碍（Cook et al.，1991）。老年人酗酒的同时患有抑郁症、有自杀风险或问题饮酒可增加晚年自杀率（Blow et al.，2004）。对有酗酒问题的老年人进行短暂干预疗效较好，同时也可增加其对社会生活的适应度。GOAI 研究和 Health Profile Project 发现对老年人进行短暂干预是有效的（Blow and Barry，2009；NIAAA，2008）。

医生的酗酒问题

参见附录 48-2。

预防

初级预防是指对危险人群进行教育，从而避免问题的发生。家庭医生有能力鉴别有酗酒问题的家庭，并对该家庭中的儿童和青少年提供教育。初级预防还包括社区的工作。中国有句谚语，上医医国（最好的医生应该也关心社会的需要）。家庭医生可提供对于酗酒者和酒精滥用者通用的筛查，这也是家庭医生工作内容中二级预防的范例之一。有证据表明，"指定司机"和以学校为基础的饮酒和驾车预防项目效果不佳（Ditter et al.，2005；Elder et al.，2005）。有效的学校预防项目包括综合学校健康教育的密西根模式（Shope et al.，1996）。

公共政策干预

家庭医生可通过医生组织如 AAFP 和州医学会，对酒精滥用问题的公共政策倡导产生影响。CDC（2004）推荐州和当地司法机构采取旨在减少过度饮酒的有效措施。家庭医生可以主张某些政策，包括（不限于）增加酒精消费税、将 DUI 的血液酒精浓度降至 0.04。加重 DUI 的惩罚、限制高速公路或少数民族群体中的酒精类饮品的广告、限制对酒精销售地点指示标识的位置和增加各种场合酒精筛查的机会（如法庭、监狱、急诊室等）。

公共政策干预可分为以下几类：①减少获得酒精的途径，如控制销售的时间和日期，限制销售点密度、垄断管理系统、规定最小饮酒年龄的法律；②惩罚，如加重 DUI 的惩罚、提供者责任制的法律、通过培训改变供酒环境。对环境改变和预防酒精滥用的"生态学研究"包括 Communities Mobilizing for Change on Alcohol Project、the Community Trials Project 和 Sacramento Neighborhood Alcohol Prevention Project（Treno et al.，2009）。这些证据可帮助创建减少酗酒问题发生率的社区环境。

附录

附录 48-1	附录 48-2
附表 48-1	附表 48-2

（田径　周虹 译）

参考资料

AA as a Resource for the Health Care Professional: *Alcoholics Anonymous world services, Inc.* http://aa.org/catalog.cfm?origpage=223&product=11.

Addolorato G, Caputo F, Cristo E, et al: Baclofen efficacy in reducing alcohol craving and intake: a preliminary double-blind randomized controlled study, *Alcohol Alcohol* 37:504–508, 2002.

Addolorato G, Leggio L, Ferulli A, et al: Effectiveness and safety of baclofen for maintenance of alcohol abstinence in alcohol-dependent patients with liver cirrhosis: randomized, double-blind controlled study, *Lancet* 370:1915–1922, 2007.

Agency for Health Care Policy and Research, Department of Health and Human Services, Research Triangle Institute, et al: Evidence Report/Technology Assessment. In *Pharmacotherapy for alcohol dispenses*, 1999. AHCPR Pub No 99–E004.

Agrawal A, Bucholtz KK, Lynskey MT: DSM-IV to DSM-5: the impact of proposed revisions on diagnosis of alcohol use disorders, *Addiction* 106:1935–1943, 2011.

American Academy of Family Physicians: *AAFP reference manual*, Kansas City, Mo, 1998, American Academy of Family Physicians, p 75.

American Academy of Family Physicians Graham Center: *"One pager": family practice and adolescent health care*, Washington, DC, 2001, AAFP.

American Academy of Pediatrics Committee on Substance Abuse: Tobacco, alcohol, and other drugs: the role of the pediatrician in prevention and management of substance abuse, *Pediatrics* 101:125–128, 1998.

American College of Surgeons (ACS) Committee on Trauma: *Alcohol screening and brief intervention (SBI) for trauma patients*. www.facs.org/trauma/publications/sbirtguide.pdf. Accessed April 2008.

American Psychiatric Association: *Diagnostic and statistical manual of mental disorders*, ed 4, text revision (DSM-IV-TR), Washington, DC, 2000, APA.

American Psychiatric Association: *Diagnostic and statistical manual of mental disorders*, ed 5, (DSM-V), Washington, DC, 2013, APA.

Anthenelli FM, Schukitt MA: Genetic influences in addiction. In Wilford BB, editor: *Principles of addiction medicine*, Chevy Chase, Md, 1998, American Society of Addiction Medicine.

Anton RF, O'Malley SS, Ciraulo DA, et al: Combined pharmacotherapies and behavioral interventions in alcohol dependence, the COMBINE study: a randomized controlled trial, *JAMA* 295:2003–2017, 2006.

Asplund CA, Aaronson JW, Aaronson HE: Three regimens for alcohol withdrawal and detoxification, *J Fam Pract* 53:545–554, 2004.

Baldwin WA, Rosenfeld VA, Breslow MJ, et al: Substance abuse–related admissions to adult intensive care, *Chest* 103:21–25, 1993.

Bankole A: Naltrexone long-acting formulation in the treatment of alcohol dependence, *Ther Clin Risk Manag* 3(5):741–749, 2007.

Bayard M, McIntyre J, Hill KR, Woodside J Jr: Alcohol withdrawal syndrome, *Am Fam Physician* 69:1443–1450, 2004. javascript:PopUpMenu2_Set(Menu15053409).

Bien TH, Miller WR, Tonigan JS: Brief interventions for alcohol problems: a review, *Addiction* 88:315–316, 1993.

Birch D, Aston H, Kamall F: Alcohol, drinking, illicit drug use and stress in junior house officers in north-east England, *Lancet* 353:785, 1998.

Blow FC, Barry KL: Older patients with at-risk and problem drinking patterns: new developments in brief interventions, *J Geriatr Psychol Neurol* 13:115–123, 2000.

Blow FC, Barry KL: Treatment of older adults. In *Principles and practice of addiction medicine*, Philadelphia, 2009, Lippincott, p 483.

Blow FC, Barry KL, Fuller B, et al: Analysis of the National Longitudinal Alcohol Epidemiologic Survey (NLAES): alcohol and drug use across age groups. In Korper SR, Council CL, editors: *Substance use by older adults: estimates of future impact on the treatment system. DHHS Pub No SMA 03-3763*, Rockville, Md, 2002, Substance Abuse and Mental Health Services Administration, pp 105–122.

Blow FC, Brockmann OLM, Barry KL: Roles of alcohol in late-life suicide, *Alcohol Clin Exp Res* 28(Suppl):485–565, 2004.

Blume SB, Zilberman ML: Alcohol and women. In Lowinson JG, Ruiz P, Millman RB, Langrod JG, editors: *Substance abuse: a comprehensive textbook*, Philadelphia, 2005, Lippincott–Williams & Wilkins, pp 1049–1064.

Borg S, Beck O, Helander A, et al: Carbohydrate-deficient transferrin and 5-hydroxytryptophan: two new markers of high alcohol consumption. In Litten RZ, Allen JP, editors: *Measuring alcohol consumption: psychosocial and biochemical methods*, Totowa, NH, 1992, Humana Press, pp 148–160.

Bouchery EE, Harwood HJ, Sacks JJ, et al: Economic costs of excessive alcohol consumption in the U.S., 2006, *Am J Prev Med* 41(5):516–524, 2011.

Bouza C, Angeles M, Munoz A, Amate JM: Efficacy and safety of naltrexone and acamprosate in the treatment of alcohol dependence: a systematic review, *Addiction* 99:811–828, 2004.

Bradley KA, Boyed-Wickizer J, Powell SH, et al: Alcohol screening questionnaires in women, *JAMA* 280:166–171, 1998.

Brady KT, Myrick H, Henderson S, et al: The use of divalproex in alcohol relapse prevention: a pilot study, *Drug Alcohol Depend* 67:323–330, 2002.

Brown SA, Schukit MA: Changes in depression among abstinent alcoholics, *J Stud Alcohol* 49:412–417, 1988.

Cassidy CM, Schmitz N, Malla A: Validation of the alcohol use disorder identification test and the drug abuse screening test in first episode psychosis, *Can J Psychiatry* 53:26–33, 2008.

Centers for Disease Control and Prevention: Alcohol as a risk factor for injuries—United States, *MMWR* 32:61, 1983.

Centers for Disease Control and Prevention, National Center for Health Statistics: *Fast stats*, 2003. www.cdc.gov/nchs/fastats/alcohol.htm.

Centers for Disease Control and Prevention: Alcohol-attributable deaths and years of potential life lost–United States, 2001, *MMWR* 53:866–870, 2004.

Chen CA, Yi HY, Hlton ME: *Trends in alcohol-related morbidity among short stay community hospital discharges, United States, 1979–2003. NIAAA Surveillance Report No 72*, Bethesda, Md, 2005, National Institute on Alcohol Abuse and Alcoholism.

Clark DC, Eckenfels EJ, Daugherty SR, et al: Alcohol use patterns through medical school, *JAMA* 257:2921–2926, 1997.

Clonninger CR, Bohman M, Sigvardsson S: Inheritance of alcohol abuse cross-fostering analysis of adopted men, *Arch Gen Psychiatry* 38:861–868, 1981.

Comerci GD: The role of the primary care physician. In Schydlower M, editor: *Substance abuse: a guide for health professionals*, Elk Grove Village, Ill, 2002, American Academy of Pediatrics, pp 21–41.

Cook BL, Winokur G, Garvey MJ, et al: Depression and previous alcoholism in the elderly, *Br J Psychiatry* 1558:72–75, 1991.

Crawford TN, Cohen P, First MB, et al: Comorbid axis I and axis II disorders in early adolescence: outcomes 20 years later, *Arch Gen Psychiatry* 65:641–648, 2008.

Croop RS, Faulkner EB, Labriola DF: The safety profile of naltrexone in the treatment of alcoholism, *Arch Gen Psychiatry* 54:1130–1135, 1997.

Crum RM: The epidemiology of substance abuse disorders. In *Principles of addiction medicine. 4th ed. American Society of Addiction Medicine*, Philadelphia, 2009, Lippincott, p 20.

Dappen JB, Gaume J, Barady P, et al: Brief alcohol intervention and alcohol assessment do not influence alcohol use in injured patients treated in the emergency department: a randomized controlled clinical trial, *Addiction* 102:1224–1233, 2007. errata 102:1995.

Dawson DA, Goldstein RB, Grant BF: Differences in the profiles of DSM-IV and DSM-5 alcohol use disorders: implications for clinicians, *Alcohol Clin Ex Res* 37(S1):E305–E313, 2013.

Ditter SM, Elder RW, Shults RA, et al: Task Force on Community Preventative Services. Effectiveness of designated driver programs for redirecting alcohol impaired driving: a systematic review, *Am J Prev Med* 5(Suppl):280–287, 2005. (review).

Donovan DM, Kivlahan DR, Doyle SR, et al: Concurrent validity of the Alcohol Use Disorders Test (AUDIT) and AUDIT zones in defining levels of severity among outpatients with alcohol dependence in the COMBINE study, *Addiction* 101:1696–1704, 2006.

Driessen M, Lange W, Junghanns K, et al: Proposal of a comprehensive clinical typology of alcohol withdrawal- a cluster analyses approach, *Alcohol Alcohol* 40:301–313, 2005.

Edwards AG, Rollnick S: Outcome studies of brief alcohol intervention in general practice: the problem of lost subjects, *Addiction* 92:1699–1704, 1997.

Emmen JH, Schippers GM, Bleijenberg G, Wollersheim H: Effectiveness of opportunistic brief interventions for problem drinking in a general hospital setting: systematic review, *BMJ* 328(7435):318, 2004.

Ewing JA: Detecting alcoholism: the CAGE questionnaire, *JAMA* 252:1905–1907, 1984.

Fell J, Nash C: The nature of the alcohol problem in U.S. fatal crashes, *Health Educ Q* 16:335–343, 1989.

Federation of State Physicians Health Programs: *The Physician Health Program Guidelines, Appendix I*, 2005, pp 22–26.

Fleming MF: Brief physician advice for problem drinkers: long-term efficacy and benefit-cost analysis, *Alcohol Clin Exp Res* 261:36–43, 2002.

Fleming MF, Manwell LB, Barry Kl, et al: Brief physician advice for alcohol problems in older adults, *J Fam Pract* 48:378–384, 1999.

Floyd FL, Project CHOICES Efficacy Study Group: Preventing alcohol-exposed pregnancies: a randomized controlled trial, *Am J Prev Med* 32:1–10, 2007.

Floyd RL, Ebrahim SH, Boyle CA, Gould DW: Observations from the CDC. Preventing alcohol-exposed pregnancies among women of childbearing age: the necessity of a pre-conceptional approach, *J Women's Health Gen Based Med* 8:733–736, 1999.

Fuller RK, Branchey L, Brightwell DR, et al: Disulfiram treatment of alcoholism, *JAMA* 256:1449–1455, 1986.

Fuller RK, Hiller-Sturmhofel S: The treatment of alcoholism. In Graham AW, Shultz TK, Mayo-Smith MF, et al, editors: *Principles of addiction medicine*, Chevy Chase, Md, 2003, American Society of Addiction Medicine, pp 415–417.

Galanter M, Talbott D, Gallegos K, et al: Combine Alcoholics Anonymous and professional care for addicted physicians, *Am J Psychiatry* 147:64–68, 1990.

Gentilello LM, Villaveces A, Ries RR, et al: Detection of acute alcohol intoxication and chronic alcohol dependence by trauma center staff, *J Trauma* 47:1131–1135, discussion 1135–1139, 1999.

Goodwin DW: Alcoholism and heredity, *Arch Gen Psychiatry* 36:57–61, 1979.

Gordis P: Understanding alcoholism: insight from the research. In Graham AW, Shultz TK, Mayo-Smith MF, et al, editors: *Principles of addiction medicine*, Chevy Chase, Md, 2003, American Society of Addiction Medicine, pp 33–45.

Grant BF, Goldstein RB, Chou SP, et al: Sociodemographic and psychopathologic predictors of first incidence of DSM-IV substance use, mood and anxiety disorders: results from the Wave 2 National Epidemiologic Survey on Alcohol and Related Conditions, *Mol Psychiatry* 2008. e-pub.

Green CA, Polen MR, Janoff SL, et al: "Not getting tanked": definitions of moderate drinking and their health implications, *Drug Alcohol Depend* 86:267–273, 2007.

Hays JT, Spickard WA Jr: Alcoholism: early diagnosis and intervention, *J Gen Intern Med* 2:420–427, 1987.

Hingson R, Heeren T, Winter M, et al: Magnitude of alcohol-related mortality and morbidity among U.S. college students ages 18-24: changes from 1998–2001, *Annu Rev Public Health* 26:259–279, 2005.

Hingson R, Howland J: Alcohol as a risk factor for injury or death resulting from accidental falls: a review of the literature, *J Stud Alcohol* 48:212–219, 1987.

Hingson R, Howland J: Alcohol as a risk factor for drownings: a review of the literature, (1950–1985), *Accid Anal Prev* 20:19–25, 1988.

Hitela J, Koivisto H, Antilla P, et al: Comparison of the combined marker GGT-CDT and the conventional laboratory markers of alcohol abuse in heavy drinkers, moderate drinkers, and abstainers, *Alcohol Alcohol* 41:528–533, 2006.

Hodgkins DC, el-Guebaly N, Addington J: Treatment of substance abusers: single or mixed gender programs, *Addictions* 92:805–812, 1997.

Hughes PH, Brandenburg N, Baldwin DC, et al: Prevalence of substance use among U.S. physicians, *JAMA* 267:2333–2339, 1992.

Hyman SE, Nestler EJ: *The molecular foundation of psychiatry*, Washington, DC, 1993, American Psychiatric Press.

Jacob T, Sher KJ, Bucholz KK, et al: An integrative approach for studying the etiology of alcoholism and other addictions, *Twin Res* 4:103–118, 2001.

Johannes RS, Kuhane RS, Mendeloff AI, et al: Digestive diseases, *Am J Prev Med* 3(Suppl):83–88, 1987.

Johnson BA, Ait-daoud N, Bowden CL, et al: Oral topiramate for treatment of alcohol dependence: a randomized controlled trial, *Lancet* 361:1677–1685, 2003.

Johnson BA, Rosenthal N, Capece JA, et al: Toprimate for treatment of alcohol dependence: a randomized controlled trial, *JAMA* 298:1641–1651, 2007.

Johnson JL, Leff M: Children of substance abusers: overview of research findings, *Pediatrics* 103:1085–1095, 1999.

The Joint Commission (Joint Commission on the Accreditation of Healthcare Organizations): *Comprehensive accreditation manual for hospitals (CAMH): the officials handbook*, Chicago, 2008, Joint Commission.

Kaij L: *Studies on the etiology and sequels of abuse of alcohol*, Lund, Sweden, 1960, University of Lund Press.

Kim SW, Grant JE, Adams DE, et al: Double-blind naltrexone and placebo comparison study in the treatment of pathological gambling, *Biol Psychiatry* 49:914–921, 2001.

Kranzler HR, Ciraulo DA, Jaffe JH: Medications for use in alcohol rehabilitation. In *Addiction medicine: principles and practice. American Society of Addiction Medicine*, Philadelphia, 2009, Lippincott.

Kranzler HR, Modesto-Lowe V, Nuwayser ES: Sustained release naltrexone for alcoholism treatment: a preliminary study, *Alcohol Clin Exp Res* 22:1074–1079, 1998.

Kranzler HR, Weesson DR, Bilbot L: Naltrexone depot for treatment of alcohol dependence: a multicenter, randomized, placebo-controlled clinical trial, *Alcohol Clin Exp Res* 28:1051–1059, 2004.

Kunz S, Schulz M, Lewistsky M, et al: Ear acupuncture for alcohol withdrawal in comparison with aromatherapy: a randomized controlled trial, *Alcohol Clin Exp Res* 31:436–442, 2007.

Larimer M, Kilmer J, Whiteside U: College student drinking. In *Addiction medicine: principles and practice. American Society of Addiction Medicine*, Philadelphia, 2009, Lippincott, pp 501–508.

Lloyd G: One hundred alcohol doctors: a 21-year follow-up, *Alcohol Alcohol* 37:370–374, 2002.

Longabaugh R, Morgenstern J: Cognitive-behavioral skills therapy for alcohol dependence, *Alcohol Res Health* 23:78–86, 1999.

Malcolm R, Myrick H, Brady KT, et al: Update on anti-convulsants for the treatment of alcohol withdrawal, *Am J Addict* 10:165–325, 2001.

Mann K, Lehert P, Morgan MY: The efficacy of acamprosate in the maintenance of abstinence in alcohol-dependent individuals: results of a meta-analysis, *Alcohol Clin Exp Res* 28:51–63, 2004.

Mason BJ, Goodman AM, Chabac S, et al: Effect of oral acamprosate on alcohol dependence in a double-blind, placebo-controlled trial: the role of patient motivation, *J Psychiatr Res* 40:383–393, 2006.

Mayhew DR, Donelson AC, Beirness DJ, et al: Youth, alcohol and the relative risk of crash involvement, *Accid Anal Prev* 18:273–278, 1986.

Mayo-Smith MF: *In Addiction medicine: principles and practice. 4th ed.* American Society of Addiction Medicine, Philadelphia, 2009, Lippincott, pp 559–560.

McCarthy JJ, Posey BL: Methadone levels in human milk, *J Hum Lact* 16:115–120, 2000.

McGinnis JM, Foege WH: Actual causes of death in the United States, *JAMA* 270:2207–2212, 1993.

Mee-Lee D, Shulman G, Fishman M, et al: *Patient placement criteria for the treatment of substance related disorders*, ed 2, revised (ASAM PPC-2R), Chevy Chase, Md, 2001, American Society of Addiction Medicine.

Mouton CP, Espino DV: Health screening in older women, *Am Fam Physician* 59:1835–1840, 1999.

Muchowski K, Paladine H: An ounce of prevention: the evidence supporting periconception health care, *J Fam Pract* 53:126–133, 2004.

Mueller TI, Sout RI, Ruden S, et al: A double-blind placebo-controlled pilot study of carbamazepine for the treatment of alcohol dependence, *Alcohol Clin Exp Res* 21:86–92, 1997.

National Highway Traffic Safety Administration: *Alcohol and highway safety 2006: a review of the state of knowledge*, 2005, National Center for Statistics and Analysis.

National Institute on Alcohol Abuse and Alcoholism (NIAAA): *High-risk drinking in college. What we know and what we need to learn: final report of the Panel on Contexts and Consequences: epidemiology of alcohol use among college students*, Bethesda, Md, 2002, US Department of Health and Human Services, US Public Health Service, National Institutes of Health.

National Institute on Alcohol Abuse and Alcoholism: *Older Adults*, 2008. http://www.niaaa.nih.gov/alcohol-health/special-populations-co-occurring-disorders/older-adults. Accessed on December 2014.

National Institute on Alcohol Abuse and Alcoholism (NIAAA): *Youth drinking: risk factors and consequences*, 1997. Alcohol Alert No 37. http://pubs.niaaa.nih.gov/publications/aa37.htm.

Nestler EJ, Greengard P: Protein phosphorylation and the regulation of neuronal function. In Siegel GJ, Albers RW, Agranoff B, et al, editors: *Basic neurochemistry: molecular, cellular and medical aspects*, Boston, 1994, Little Brown, pp 449–474.

Nestler EJ: From neurobiology to treatment: progress against addiction. In *Principles of addiction medicine*, Philadelphia, 2009, Lippincott, Williams & Wilkins, p 40.

Ntais C, Pakos E, Kyzas P, et al: Benzodiazepines for alcohol withdrawal, *Cochrane Database Syst Rev* CD005063, 2005.

Nunes EV, Levin FR: Treatment of depression in patients with alcohol and other drug dependence: a meta-analysis, *JAMA* 291:1887–1896, 2004.

Nurnberger JI Jr, Foroud T, Flury L, et al: Evidence for a locus on chromosome 1 that influences vulnerability to alcoholism and affective disorder, *Am J Psychiatry* 158:718–724, 2001.

Office of Applied Studies (OAS): *Preliminary estimates from the 1994 national household survey on drug abuse*, Rockville, Md, 1995, Substance Abuse and Mental Health Services Administration.

O'Malley SS, Jaffe AJ, Change G, et al: Naltrexone and coping skills therapy for alcohol dependence: a controlled study, *Arch Gen Psychiatry* 49:881–887, 1992.

Paris RT, Cannavan DI: Physician substance abuse impairment: anesthesiologist vs. other specialties, *J Addict Dis* 18:1–7, 1999.

Powers JS, Spickard A: Michigan Alcoholism Screening Test to diagnose early alcoholism in a general practice, *South Med J* 77:852–856, 1984.

Prochaska J, DiClimente C: States and processes of self-change in smoking: toward an integrative model of change, *J Consult Clin Psychol* 51:390–395, 1983.

Prochaska JO: Enhancing motivation to change. In *Principles and practice of addiction medicine*, Philadelphia, 2009, Lippincott, pp 745–755.

Project MATCH Research Group: Project MATCH secondary a priori hypothesis, *Addiction* 92:1671–1698, 1997.

Rathlev NK, D'Onofrio G, Fish SS, et al: The lack of efficacy of phenytoin in the prevention of recurrent alcohol-related seizures, *Ann Emerg Med* 23(3):513–518, 1994.

Reader M, Young R, Connor JP: Massage therapy improves the management of alcohol withdrawal syndrome, *J Altern Complement Med* 11:311–313, 2005.

Reich T, Edenberg HJ, Goate A, et al: A genome-wide search for genes affecting the risk for alcohol dependence, *Am J Med Genet* 81:207–215, 1998.

Reiger DA, Farmer ME, Rae DS, et al: Co-morbidity of mental disorders with alcohol and other drug abuse, *JAMA* 254:2511–2518, 1990.

Rodriguez-Marros A, Santamarina E: Does the short form of the Alcohol Use Disorders Test (AAUDIT-C) work at a trauma emergency department? *Subst Use Misuse* 42:923–932, 2007.

Saunders JB, Aasland OG, Babor TF, et al: Development of the Alcohol Use Disorders Identification Test (AUDIT): WHO collaborative project on early detection of persons with harmful alcohol consumption. *II*, *Addiction* 88:791–804, 1993.

Schuckit M: Alcoholic patients with secondary depression, *Am J Psychiatry* 140:711–714, 1983.

Scottish Intercollegiate Guidelines Network (SIGN): *The management of harmful drinking and alcohol dependence in primary care*, 2003. SIGN Pub No 74. http://www.sign.ac.uk.

Shope JT, Copelard LA, Marcoax BC, Kamp ME: Effectiveness of a school-based substance abuse prevention program, *J Drug Educ* 26:323–337, 1996.

Smith G, Brannings KC, Miller T: Fatal non-traffic injuries involving alcohol, *Ann Emerg Med* 33:699–702, 1999.

Smothers BA, Yahr HT, Ruhl CE: Detection of alcohol use disorders in general hospital admissions in the United States, *Arch Intern Med* 164:749–756, 2004.

Speraw S, Rogers P: Assessment of the identified substance-abusing adolescent. In Wilford BB, editor: *Principles of addiction medicine*, Chevy Chase, Md, 1998, American Society of Addiction Medicine, pp 1523–1535.

Substance Abuse and Mental Health Services Administration: *The role of biomarkers in the treatment of alcohol use disorders*, 2012 revision. http://store.samhsa.gov/shin/content/SMA12-4686/SMA12-4686.pdf.

Sullivan JT, Sykora K, Schneiderman J, et al: Assessment of alcohol withdrawal: the revised Clinical Institute, Withdrawal Assessment Four Alcohol Scale (CIWA-Ar), *Br J Addict* 84:1353–1357, 1989.

Swift RM, Shelihan W, Kuznetsov O, et al: Naltrexone-induced alterations in human ethanol intoxication, *Am J Psychiatry* 151:1463–1473, 1994.

Talbott GD, Gallegos KV, Wilson PO, Porter TC: The Medical Association of Georgia's impaired physician program. Review of the first 1000 physicians: analysis of specialty, *JAMA* 257:2927–2930, 1987.

Tallia AF, Cardone DA, Ibsen KH, Howarth DF: *Swanson's family practice: a problem-oriented approach*, ed 5, Philadelphia, 2005, Mosby.

Tengs TO, Adams ME, Pliskin JS, et al: Five-hundred life saving interventions and their cost effectiveness, *Risk Anal* 15:369–390, 1995.

Tetrault JM, Desai RA, Becker WC, et al: Gender and non-medical use of prescription opiods: results from a national U.S. survey, *Addiction* 103:258–268, 2008.

Treno A, Gruenwald P, Holder H, et al: Environmental Approaches to Prevention. In *Principles of addiction medicine*, Philadelphia, 2009, Lippincott, pp 319–322, 318.

Tuhonen J, Kuikka J, Hakola P, et al: Acute ethanol-induced changes in cerebral blood flow, *Am J Psychiatry* 151:1505–1507, 1994.

U.S. Department of Health and Human Services, Substance Abuse and Mental Health Services Administration: *Substance abuse treatment advisory*, 2006. http://kap.samhsa.gov/products/manuals/advisory/pdfs/0609_biomakers.pdf.

U.S. Public Health Service: *Tenth Special Report to the U.S. Congress on Alcohol and Health*, Washington, DC, 2000, Department of Health and Human Services.

United States Preventive Services Task Force, United States Department of Health and Human Services, 2006.

Vasilaki EI, Hosier SG, Cox WM: The efficacy of motivational interviewing as a brief intervention for excessive drinking: a meta-analytic review, *Alcohol Alcohol* 41:328–335, 2006.

Victor M: Diagnosis and treatment of alcohol withdrawal states, *Pract Gastroenterol* 7:6–15, 1983.

Volpicelli JR, Alterman AI, Hayashida M, et al: Naltrexone in the treatment of alcohol dependence, *Arch Gen Psychiatry* 49:876–880, 1992.

Volpicelli JR, Rhines KC, Rhines JS, et al: Naltrexone and alcohol dependence, *Arch Gen Psychiatry* 54:737–742, 1997.

Volpicelli JR, Watson NT, King AC, et al: Effect of naltrexone on alcohol "high" in alcoholics, *Am J Psychiatry* 152:613–615, 1995.

Warren KR, Foudin LL: Alcohol-related birth defects: the past, present, and future, *Alcohol Res Health* 25:153–158, 2001.

Winick C: Epidemiology. In Lowinson JH, Ruiz P, Milliman RB, et al, editors: *Substance abuse: a comprehensive textbook*, Baltimore, 1996, Williams & Wilkins, pp 13–15.

Woodard JJ: Pharmacology. In Graham AW, Schultz TK, Mayo-Smith MF, et al, editors: *Principles of addiction medicine*, vol 107, Chevy Chase, Md, 2003, American Society of Addiction Medicine, pp 101–105.

Woodward J: The pharmacology of alcohol. In *Principles and practice of addiction medicine*, Philadelphia, 2009, Lippincott, pp 93–95.

Wright T, Cluver J, Myrick H: Management of intoxication and withdrawal: general principles. In *Principles and practice of addiction medicine*, Philadelphia, 2009, Lippincott.

Yip SW, Potenza MN: Pathological gambling: biological and clinical considerations, *J Addict Med* 3:111–119, 2009.

Zweben JE: Special issues in treatment: women. In *Principles and practice of addiction medicine*, Philadelphia, 2009, Lippincott.

网络资源

www.AA.org Alcoholics Anonymous.

www.samhsa.gov/about-us/who-we-are/offices-centers/csat The Centers for Substance Abuse Treatment is part of Substance Abuse and Mental Health Services and offers resources for treatment guidelines of practical use to clinicians and treatment improvement protocols.

www.niaaa.nih.gov The National Institute on Alcohol Abuse and Alcoholism is a clearinghouse for information on alcohol use disorders and treatment resources and is part of the National Institutes of Health.

www.nida.nih.gov The National Institute on Drug Abuse is a clearinghouse for substance use disorders and offers benefits for dually dependent and dual-use disorder populations and is part of NIH.

www.samhsa.gov The Substance Abuse and Mental Health Services Administration has resources for mental health and substance use disorders.

附录 48-1 酒精使用障碍的致病因素

重 点

- 与血缘后代一样，酗酒父母领养的后代也有四倍的酗酒的可能性。
- 在染色体1、2和7上发现有酒精依赖的"热点"。
- γ-氨基丁酸（GABA）和阿片剂受体被认为与酒精奖励途径相关。

生物学数据支持酒精使用障碍（AUD）的病因。尽管没有单一的病因可以解释 AUD，基因标记在其中作用明显，且已有血缘，双胞胎及领养家庭的研究显明（Anthenelli and Schukitt，1998）。酗酒父母的血缘后代有四倍的风险罹患酒精使用障碍（Goodwin，1979）。同卵双胞胎有 60% 的风险罹患酒精使用障碍，而异卵双胞胎的风险为 39%（Kaij，1960）。环境、基因、人格以及个人所处的社会圈子都是导致最终酗酒问题形成的影响因素。酗酒父母的领养孩子或非领养孩子罹患酒精使用障碍的风险相似；这说明，即使是酗酒父母生的，并不会增加酗酒的风险。究竟什么被遗传了并未完全明确；可能性包括：酒精代谢的差异，对饮酒的精神及生理反应，性格，饮酒经历的不同回忆及口味偏好（Anthenelli and Schukitt，1998）。

Clonninger 及其同事（1981 年）早期的经典领养研究发现了以下的差异：1 型酒精中毒（轻中度，延迟发作，基因影响小，但环境因素影响明显）及 2 型酒精中毒（具有强大的遗传因素，受环境影响较小，25 岁以前发病，与犯罪行为倾向相关）。双胞胎青少年及其父母的进一步基因图谱支持更为统一或综合的方法来研究遗传学和心理社会环境与酗酒和其他成瘾原因的关系（Jacob et al.，2001）。酒精中毒遗传学合作项目涉及六个中心，其中有数以百计的先证者和家属进行了面谈，并制定了计算机化的遗传关系谱系（Gordis，2003）。酗酒者酒精依赖性的染色体"热点"位于染色体 1、2 和 7，有证据表明酗酒和抑郁在染色体 1 上有关联（Nurnberger et al.，2001）。与酒精依赖性的可能关联在第 4 号染色体上具有位点（Reich et al.，1998）。

关于酗酒的人类和动物基因研究可以为处于危险中的人提供更好的治疗和更有侧重的预防工作。例如，酒精通过某些基因蛋白和次级信使及其表达影响大脑（Hyman and Nestler，1993；Nestler and Greengard，1994）。如果可以在基因蛋白质或第二信使水平修饰脑部化学物质，则可能会出现新的治疗和预防途径。酗酒患者的脑化学物质可能是本质上的不同或可能被反复消耗所改变，并且经常导致潜在的瘾性，渴望和复发。目前的研究表明酒精使用障碍是由许多神经递质途径高度介导的。酒精使用障碍的未来治疗可能包括设计为特定脑异常的靶向药物。这种基于脑模型而衍生的两种较新的药物治疗剂是纳曲酮和阿坎酸。

美国公共卫生局（USPHS）再次回顾了酒精的药理学，并展示了酒精如何与影响大脑电传输的配体门控和电压门控离子通道的大家族相互作用（USPHS，2000；Woodard，2003，2009）。GABA 和阿片受体途径在人类研究中被认为是奖励途径。GABA，乙酰胆碱和 5-羟色胺代表酒精作用的主要目标（Woodward，2009）。3，4-亚甲二氧基甲基安非他明（MDMA）和 5-羟色胺（5-HT）受体也似乎作为奖励途径。乙醇有促进 GABA A 受体功能的作用，并通过作为受体信号传导机制的配体门控通道抑制 NMDA 谷氨酸受体功能（Nestler，2009）。神经环路试图适应酒精的定期存在。酒精的慢性使用可能会侵占这些机制，并导致近乎永久性改变的神经生理状态，导致持续饮酒（Woodward，2009）。

附表 48-1　密西根酒精依赖筛查表（MAST）

MAST 是一个简单的自我评分测试，可帮助您评估饮酒问题。请圈出是或否回答以下问题：

1. 你觉得你是个正常饮酒的人吗（正常指的是饮酒量和大多数人一样或更少）是　否
2. 你曾有隔天晚上喝酒，次晨醒来想不起隔晚经历的一部分事情吗？是　否
3. 你的近亲或亲密的朋友曾经对你的饮酒表示担心或抱怨吗？是　否
4. 当喝了 1~2 杯酒后，你能不费力地控制不再喝了。是　否
5. 你曾对饮酒感到内疚吗？是　否
6. 你参加过戒酒的活动吗？是　否
7. 你曾在饮酒后与人斗殴吗？是　否
8. 你曾因饮酒的问题而与配偶、父母或其他近亲产生矛盾吗？是　否
9. 你的家庭成员或亲近的朋友曾为你饮酒的事而求助他人吗？是　否
10. 你曾因饮酒而导致与好友分手吗？是　否
11. 你曾因饮酒而在工作上出问题吗？是　否
12. 你曾因饮酒被解雇吗？是　否
13. 你曾连续两天以上一直饮酒，而忽略责任，家庭和工作吗？是　否
14. 你经常在上午饮酒吗？是　否
15. 医生曾说你的肝脏有问题比如肝硬化吗？是　否
16. 在大量饮酒后，你曾出现震颤谵妄或听到实际上不存在的声音或看到实际上不存在的东西吗？（注明：_____）是　否
17. 你曾因为饮酒引起的问题去求助他人吗？是　否
18. 你曾因为饮酒引起的问题而住院吗？是　否
19. 你曾因为饮酒引起的问题而在精神病院或综合医院精神科住院吗？是　否
20. 你曾因部分原因是因饮酒导致的情绪问题而求助于精神科、其他科医生、社会工作者、心理咨询人员吗？是　否
21. 你曾因饮酒后或醉后驾车而被拘留吗？如有过，共几次(_____)是　否
22. 你曾因为其他的饮酒行为而被拘留几小时以上吗？如有过，共几次(_____)是　否

MAST 测试得分：如果您回答以下问题，请记 1 分：

1. 否
2. 是
3. 是
4. 否
5. 是
6. 是
7~22：是

计算得分并与以下得分卡比较：

0~2：没有明显的问题

3~5：早期或中期问题饮酒者

6 以上：问题饮酒者

Adapted from National Council on Alcoholism and Drug Dependence of the San Fernando Valley（NCADD）

附表 48-2　酒精使用障碍识别测试（AUDIT）：访谈版本

以书面形式阅读问题。仔细记录答案。开始 AUDIT，说："现在我要问一些关于你在过去一年里使用含酒精饮料的一些问题。"通过使用当地的啤酒、葡萄酒、伏特加酒等来解释"含酒精饮料"的含义。以编码取代"标准饮料"。记录回答。

1. 你多久喝一次含酒精的饮料？
 （0）从不［跳到问题 9～10］
 （1）每月或更少
 （2）每月 2～4 次
 （3）每周 2～3 次
 （4）每周 4 次以上

2. 你在喝酒的日子里通常会喝多少杯含酒精的饮料？
 （0）1 或 2
 （1）3 或 4
 （2）5 或 6
 （3）7，8 或 9
 （4）10 以上

3. 你有多少次一次性喝六杯或以上？
 （0）从不
 （1）少于每月
 （2）每月
 （3）每周
 （4）每日或几乎每天

如果问题 2 和 3 的总分数 = 0，请跳到问题 9 和 10

4. 过去一年有多少次，你发现你一开始喝酒就停不下来了？
 （0）从不
 （1）少于每月
 （2）每月
 （3）每周
 （4）每日或几乎每天

5. 过去一年多少次因为喝酒而未能做出你应该做到的事？
 （0）从不
 （1）少于每月
 （2）每月
 （3）每周
 （4）每日或几乎每天

6. 过去一年多少次，你喝了很多后在第二天早上需要喝一杯酒，让自己清醒过来？
 （0）从不
 （1）少于每月
 （2）每月
 （3）每周
 （4）每日或几乎每天

7. 过去一年有多少次，你饮酒后感觉有内疚或痛悔？
 （0）从不
 （1）少于每月
 （2）每月
 （3）每周
 （4）每日或几乎每天

8. 过去一年有多少次，你因为饮酒没能记得前一个晚上发生了什么事？
 （0）从不
 （1）少于每月
 （2）每月
 （3）每周
 （4）每日或几乎每天

9. 你或别人曾经因为你喝酒而受伤吗？
 （0）否
 （2）是的，但不是过去一年内
 （4）是的，过去一年内

10. 有没有你的亲戚或朋友或医生或其他卫生工作者担心您饮酒或建议您减量？
 （0）否
 （2）是的，但不是过去一年内
 （4）是的，过去一年内

记录具体项目总数：
根据在本研究和其他研究中使用 AUDIT 所获得的经验，建议对 AUDIT 分数进行以下解释：
1. 8～15 分之间最适合于提供专注减少危险饮酒量简单建议
2. 16～19 分之间建议提供简短的咨询和持续的观察
3. 20 分以上则明确需要对酒精依赖进行进一步诊断评估

附录 48-2 医生的酗酒问题

医生中酒精使用障碍（AUDs）的患病率与全国终生患病率 13.5% 相当（Reiger et al., 1990）。全科医生和麻醉医师的数量在有物质使用障的 1000 位医生中占据了显著的数量（Talbott et al., 1987）。

男性医师在物质使用障碍研究中多于女性医师。其他患者群体的使用风险因素也适用于医生（请参阅在线讨论致病因素）。医生使用酒精的模式与普通人群不同，医生的会饮用更多的酒精，苯二氮䓬类药物和处方阿片类药物使用增加（Hughes et al., 1992）。许多处方药的使用都是自我规定的。通常在酗酒医生的家庭和社交生活中首先发现损伤。在社交活动中，婚姻不和谐，关系问题和酗酒可能会导致工作障碍和损害（Talbott et al., 1987）。医生的思维最初在空间和建设性技能方面受到损害，同时对记忆产生负面影响。言语技能得以维持，尽管认知受到饮酒持续影响。酗酒的医生经常会转向苯二氮䓬类药物以缓解焦虑或压力症状。进一步的损害导致逃避责任，例如在值班时一去不返，迟到或巡查患者的时候呼吸中有酒精的味道。

几项研究表明，酒精使用模式是在医生职业生涯早期出现的（Birch et al., 1998; Clark et al., 1997）。2001 年，联合委员会（前身为医疗保健组织认证联合委员会）向医院组织施压，要求解决医疗人员的健康问题（The Joint Commission, 2008）。美国国家医学协会和许可机构积极建立医师健康计划和指导方针，以帮助医生恢复工作能力（Federation of State Physician Health Programs, 2005）。医师在这些结构化方案中的治疗结果非常好，持续恢复率为 70%～80% 或更高（Paris and Cannavan, 1999）。对 100 位酒精使用障碍的内科医生进行的一项队列研究发现了类似趋势，平均持续戒酒时间为 17.6 年（Lloyd, 2002 年）。

与任何慢性疾病的治疗一样，早期识别和干预可提高有酗酒问题的医生康复率。治疗后行为和生物（尿）监测，以及出席医生支持小组和 AA 会议在恢复过程中非常重要（Galanter et al., 1990）。美国全科医生研究院（1998）承认那些从酗酒或其他形式的药物滥用接受治疗并且恢复的，并支持那些完成了医生健康程序的被医生健康规则认可的医生。

第49章 尼古丁成瘾

ROBERT E. RAKEL ■ THOMAS HOUSTON

概述

重点

- 吸烟在美国死亡原因中排名第一位。
- 吸烟产生的毒素可导致全身大部分器官的疾病。
- 吸烟者平均死亡年龄比不吸烟者小 13～14 岁,且 50% 的持续吸烟者都死于烟草相关疾病。
- 癌症导致的死亡 40% 与吸烟相关,心血管疾病导致的死亡 21% 与吸烟相关。
- 吸烟造成的死亡中有 10% 是暴露于二手烟环境的非吸烟者。

> 当我看到那些营养不良饥肠辘辘的人们拿定量供应的食物去换取香烟时,我明白了尼古丁上瘾的威力。
>
> **William Foege(1989),对尼日利亚**
> **内战时期难民营的评论**

吸烟会导致尼古丁依赖,与其他药物依赖相差无几。修订后的第五版美国精神病学会(APA,2013)精神疾病诊断标准(DSM-5)将烟草依赖划为物质滥用。烟草依赖的患者需要用药来维持健康。尼古丁是烟草中成瘾的成分,由于在停止吸烟后可造成戒断症状、长期使用可致耐受、同时在出现尼古丁所致症状后患者仍持续使用、加上已知的对健康的危害,尼古丁符合成瘾物的标准。有人认为尼古丁的成瘾性强于可卡因和酒精(Kandel et al.,1997;Krasnegor,1979;Lee and D'Alonzo,1993)。

尼古丁作用于中间皮质和边缘系统的 α4β2 尼古丁乙酰胆碱受体,可能与其他成瘾药物有共同的神经

通路。尼古丁调控位于腹侧被盖区域和伏隔核的大脑奖赏中枢的多巴胺释放,同时减缓多巴胺的降解速度。吸烟后几秒钟内,高浓度的尼古丁就被运送至中枢神经系统(CNS),只需吸三支烟,即可使尼古丁受体达到饱和,饱和状态可持续 3 个小时(Brody et al.,2006)。

一支香烟就可能使青少年上瘾。约有四分之一的年轻人在吸第一支烟时就体会到了放松的体验(FIRE),其中大部分都发展成了尼古丁上瘾(DiFranza et al.,2007)。

对于烟草依赖的人,当尼古丁受体的占据率随时间下降(如晚上睡觉时)时,即会出现对烟草的迫切需求感。缓解这种需求需通过吸烟者尽可能地重新用尼古丁填满这些受体,因此,对吸烟者来说,早上第一支烟往往最让人满足。吸用烟草是最快速的尼古丁运送方式,因此可以最有效地缓解对烟草的渴求,所以医生和患者应认识到,医用尼古丁替代品往往效果较差,其运送的尼古丁浓度较低,对需求感的缓解程度也较差。

烟草中尼古丁的绝对含量同样很高。每日一包的吸烟者每年约接受尼古丁强化剂量(reinforcinghits)100 000 次,远高于可卡因或海洛因(Brunton,1999)。

吸烟对人体健康的危害几乎涉及人体的每一个器官。现已证明主动吸烟与老年性黄斑变性、糖尿病、结直肠癌、肝癌、癌症患者及幸存者的不良健康结果、肺结核、勃起障碍、新生儿口面裂、异位妊娠、类风湿性关节炎、免疫功能缺陷等均有因果关联。此外,目前研究也证明,暴露于二手烟者卒中风险增高(美国卫生与人类服务部 USDHHS,2014)。烟草在美国每年造成 443 000 例死亡,是"美国的头号杀手"(McGinnis and foege,1993;Mokdad et al.,2004)。这些死亡的 1/3 与心血管疾病和脑血管事件(CVA,Stroke)相关,29% 死于肺癌、20% 死于慢性呼吸系统疾病,至少 8% 死于除肺癌以外的恶性肿瘤(图 49-1)。目前研究表明有 13 种

每年美国大约有443 000起死亡时有吸烟导致的*

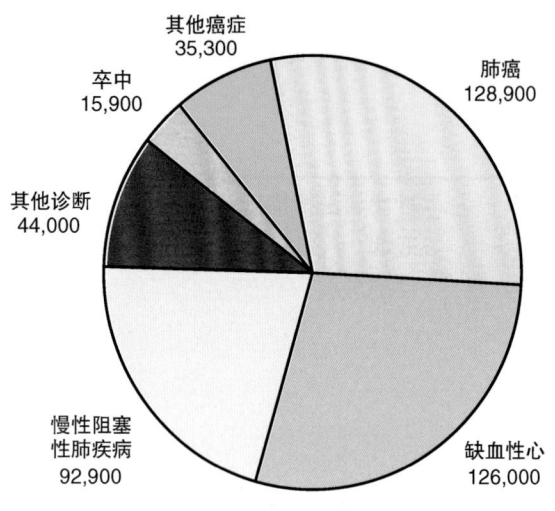

其他癌症
35,300

卒中
15,900

其他诊断
44,000

慢性阻塞
性肺疾病
92,900

肺癌
128,900

缺血性心
126,000

*平均年度死亡数，2000~2004

图 49-1 每年有吸烟导致的死亡数（From Centers for Disease Control and Prevention Office on Smoking and Health. http://www.cdc.gov/tobacco/data_statistics/tables/index.htm.）

不同的癌症与吸烟相关。最新研究结果又增加了肝癌和结直肠癌、糖尿病、类风湿性关节炎、勃起障碍、免疫功能缺陷和新生儿腭裂（USDHHS，2014）。美国公民因吸烟而过早死亡的人数已超过美国历史上所有死于战争的人数的 10 倍以上。另外，因吸烟死亡的美国人人数多于其他原因致死的人数，包括酒精、车祸、自杀、艾滋病、他杀和非法毒品（ACS，2005）。

这些残酷的现实以及疾病相关数据显示，大部分吸烟者并不了解长期吸烟对寿命的影响。美国的男性吸烟者平均寿命比不吸烟者短 13.2 年，女性吸烟者平均寿命比不吸烟者短 14.5 年（Manson et al.，2000）。长久吸烟的成年人中，约有一半的人死于吸烟相关疾病（Doll et al.，2004）。虽然 2005 年新闻主持人 Peter Jennings 死于肺癌引起了较大的反响，也促使许多人戒烟，但总体来说由于缺乏对名人死于烟草相关疾病的宣传（附表 49-1），大众对烟草危害的认识仍十分不足。

根据美国疾病防治中心（CDC，2012）估计，2011 年约有 19% 的美国成年人吸烟（其中男性 21.6%，女性 16.5%）。吸烟率最低的是亚裔（9.9%）和西班牙裔（12.9%），吸烟率最高的是美国印第安人和阿拉斯加原住民（31.5%）。贫困线以下的成年人中吸烟者比例 56.2%）。因此，烟草相关疾病越来越影响贫困人群和缺乏教育人群的生活，而这些人对烟草的危害了解最少，而获得医疗资源的途径也最少（CDC，2008）。

近期研究数据显示，青少年吸烟状况有所改善。全国青少年烟草调查显示，2011 年全国初高中青少年烟草使用率由 2000 年 33.6% 降至 20.4%，其中男生吸烟率由 37.5% 降至 25.3%，女生由 29.6% 降至 15.4%。非西班牙裔白人青少年吸烟率由 37.1% 降至 21.9%。黑人青少年吸烟率由 25.4% 降至 19.8%。现有的青少年吸烟人群中约有一半吸食一种以上烟草（Arrazola et al.，2014）。每年烟草公司用于营销的资金高达 80 亿美元（>2400 万美元/天）（Campaign for Tobacco-Free Kids，2013）。

很少有人成年后才开始吸烟，每天有 4000 名儿童和青少年尝试第一次吸烟，其中 3000 名成为了烟民。吸烟的高中生中，有一半在 14 岁时就开始吸烟了，大部分都在 18 岁前开始吸烟，只有 5% 在 20 岁后才开始吸烟。每年，都有 70% 的吸烟者表示他们想戒烟，约 50% 会尝试戒烟，但成功的人少于 5%（Fiore et al.，2008）。戒烟成功的几率随着戒烟次数而增加，接受过大学教育的人戒烟成功率是未接受大学教育的人的两倍。家庭医生应将烟草成瘾视为需要频繁干预的慢性疾病。

吸烟对健康的危害

烟草中所含的毒素可随血液到达全身各处，几乎对所有的器官都可造成损害。

癌症

> **重 点**
>
> - 患癌症的风险与吸烟的数量存在剂量效应关系。每日吸烟 1 包的吸烟者患癌症的风险是不吸烟者的 20 倍。
> - 吸用标有"低焦油"或"低尼古丁"的香烟的危险并不低于吸用普通香烟。
> - 烟草导致的死亡中，约有不到一半的人死于癌症，其他的人死于心脏病、慢性肺部疾病和卒中。
> - 吸烟可增加大部分器官患恶性肿瘤的几率。

癌症所致死亡中，约有 30% 与吸烟相关，表 49-1 列出的疾病包括癌症，均是有确切证据表明吸烟与其之间存在确定的因果关系或可能的因果关系。通过探讨烟草导致癌症的几种机制，包括 DNA 代谢改变和 DNA-致癌剂加合物的形成，从而导致突变，对 p53 等抑癌基因的抑制以及 K-RAS 癌基因的突变，Hecht（2008）回顾了烟草在癌症发生中起到的作用（附图 49-1）。

表49-1 吸烟与疾病之间的循证关系

已有证据表明吸烟与以下疾病之间存在确定的因果关系:	缺勤次数增加
膀胱癌、宫颈癌、食管癌、肾癌、喉癌、口腔癌、咽癌、胰腺癌、胃癌	术后与伤口愈合和呼吸道相关的并发症
急性髓细胞样白血病	髋部骨折
腹主动脉瘤	绝经后女性骨质疏松
亚临床动脉粥样硬化	胃溃疡
卒中(脑血管事件)	**已有证据表明吸烟与以下疾病之间可能存在因果关系:**
冠心病	结直肠癌
慢性阻塞性肺病	肝癌
急性呼吸道感染,包括肺炎	前列腺癌死亡率增加
婴儿肺功能减退	COPD患者急性呼吸道感染
儿童或青少年肺发育异常	婴儿时期下呼吸道疾病增加
儿童和青少年的呼吸道症状,包括咳嗽、咳痰、喘鸣和呼吸困难	儿童时期和成年后肺功能受损(母亲吸烟时)
儿童和青少年的哮喘相关症状(如喘鸣)	哮喘的儿童和青少年预后较差
过早出现年龄相关的肺功能减退	非特异性支气管高反应性增加
所有成年人的呼吸道症状,包括咳嗽、咳痰、喘鸣和呼吸困难	异位妊娠
哮喘控制不佳	自发性流产
婴儿猝死综合征(SIDS)	腭裂
女性生育力下降	老年男性骨质疏松
胎儿生长受限和低出生体重	龋齿
羊膜早破、胎盘前置、胎盘早剥	勃起功能障碍
早产	黄斑变性
白内障	Graves病

From U.S. Surgeon General. The health consequences of smoking: a report of the Surgeon General, 2004. Rockville, MD: U.S. Department of Health and Human Services, Public Health Service, Office of the Surgeon General; 2004.

肺

患肺癌的风险与每日吸烟量存在明确的剂量效应关系。从1950～1990年,美国男性肺癌的死亡率上升了4倍,女性肺癌的死亡率上升了7倍。虽然自1990年以来,男性的死亡率有所下降,但肺癌仍是恶性肿瘤致死的男性和女性的最主要的死因(致28%的全癌症死亡)。1998年,女性中因肺癌死亡的人数超过了因乳腺癌死亡的人数,肺癌成为女性中致死人数最多的癌症(图49-2、图49-3)。女性死于吸烟相关性疾病的概率与男性相似,并且女性死于肺癌的风险与男性相同(USDHHS,2014)。虽然大多数肿瘤的发病率在男性女性中均有所下降,但黑色素瘤、肝癌、甲状腺癌的发病率均增加了(图49-2、图49-3)。2000～2010年间,虽然随着吸烟率的下降,肺鳞状细胞癌的发病率也随之下降,但肺腺癌的发病率显著升高。这意味着烟草成分的变化对肺癌的相对风险及细胞分型的改变可能存在某些影响(Thun et al.,2013)。

遗憾的是,早期发现肺癌并不能提高其生存率。肺癌的五年生存率仅为15%,从20世纪60年代以来,仅

有轻微地提升(ACS,2005)。约有60%的肺癌患者在一年内死亡,85%的患者在5年内死亡。但如果能停止吸烟,可大大减小肺癌的死亡风险。将每日吸烟数从20支减至10支,肺癌的风险可下降25%(Godt-fredsen et al,2005)。吸烟者戒烟5年后肺癌风险可下降,但即使戒烟15～20年,其患肺癌的风险仍高于不吸烟者(US Surgeon General,2004)。

2013年8月,美国预防医学工作组(USPSTF)发表了建议草案(B级),推荐在年龄55～79岁且具有30年烟龄、戒烟少于15年的高危吸烟人群中每年做小剂量CT扫描,以便早期发现肺癌。此推荐基于临床研究和建模研究证据发现在此类重度吸烟人群中相对于假阳性结果及辐射问题,早期发现肺癌的获益更大。

USPSTF的分析显示早期戒烟可能降低14%的肺癌死亡率。其他组织如美国心脏协会,美国胸科协会,美国胸科医师协会等近期也提出了类似的建议(http://www.uspreventiveservicestaskforce.org/Page/Topic/recommendation-summary/lung-cancer-screening)。

虽然近年来香烟中焦油量有所下降,但吸烟所致的肺癌风险并未改变。标有"低焦油"或低"低尼古丁"

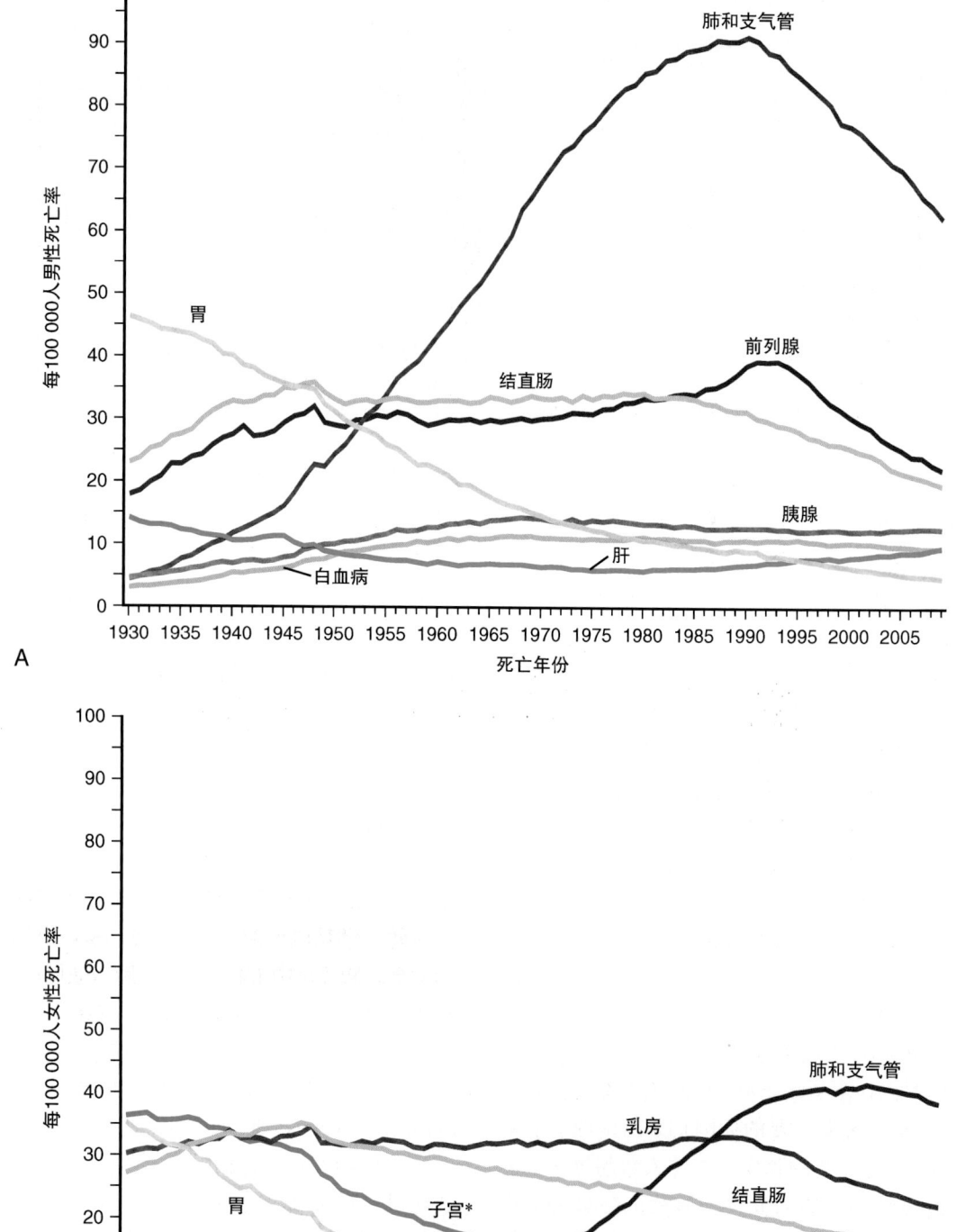

图 49-2 A. 美国 1930～2005 年间待定癌症年度男性年龄调整癌症死亡率(根据 2000 年美国人口年龄调整)。由于国际疾病分类(ICD)编码的改变,技术信息随时间而改变。肺和支气管癌、结直肠癌以及肝癌死亡率受其影响。B. 美国 1930～2005 年间待定癌症年度女性年龄调整癌症死亡率(根据 2000 年美国人口年龄调整)。由于国际疾病分类(ICD)编码的改变,技术信息随时间而改变。子宫癌、卵巢癌、肺和支气管癌以及结直肠癌受其影响(From Siegel R, Naishadham MA, Jemal A. Cancer statistics, 2013. CA Cancer J Clin. 2013; 63: 11-30.)

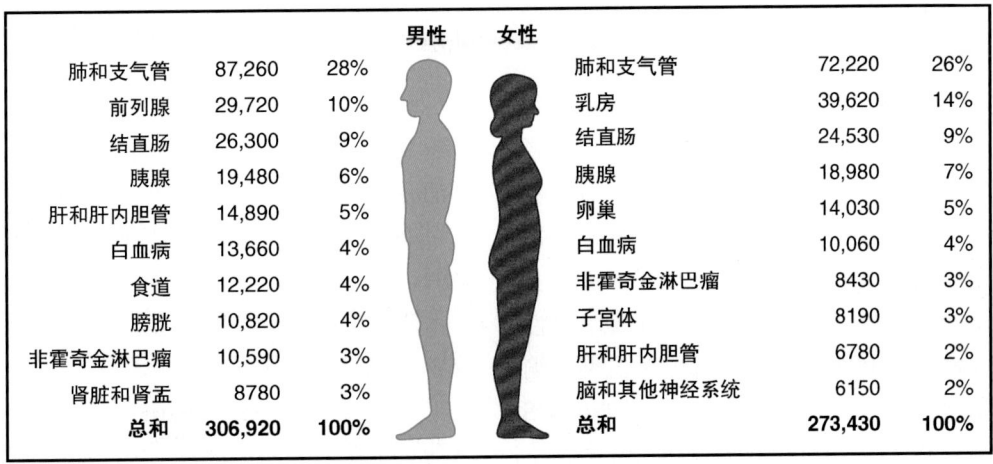

	男性		女性		
肺和支气管	87,260	28%	肺和支气管	72,220	26%
前列腺	29,720	10%	乳房	39,620	14%
结直肠	26,300	9%	结直肠	24,530	9%
胰腺	19,480	6%	胰腺	18,980	7%
肝和肝内胆管	14,890	5%	卵巢	14,030	5%
白血病	13,660	4%	白血病	10,060	4%
食道	12,220	4%	非霍奇金淋巴瘤	8430	3%
膀胱	10,820	4%	子宫体	8190	3%
非霍奇金淋巴瘤	10,590	3%	肝和肝内胆管	6780	2%
肾脏和肾盂	8780	3%	脑和其他神经系统	6150	2%
总和	306,920	100%	总和	273,430	100%

图 49-3　2013 年美国按性别估计的十种主要癌症的死亡数

的香烟致癌作用并不低于普通香烟，吸用普通香烟、轻型香烟或超轻型香烟时，所吸入的致癌物并无本质区别（Hecht et al.，2005）。不过，调查显示大部分人都认为"轻型"香烟的危险性比普通香烟小，普通香烟更容易导致各种疾病。近期联邦政府立法禁止烟草广告中使用"轻型"之类的词汇，将澄清这一误区。

越来越多的证据表明，在吸烟导致肺癌的机制中，有遗传因素的作用（见本章后吸烟者的遗传学）。肺癌的家族聚集性可能有多种原因，包括暴露于二手烟、主要遗传因素（如染色体 6p，基因 CYP1A1），其他影响肺癌风险的基因和可能加强尼古丁成瘾或参与尼古丁代谢的基因（D'Amico，2008；US Surgeon General，2004）。

喉

吸烟者患喉癌的风险增加了 20～30 倍。约有 70% 的口腔癌和 85% 的喉癌患者的死亡与吸烟相关。戒烟后 10 年，口腔癌、咽癌和喉癌的风险明显下降。吸烟与饮酒似乎存在协同递增作用，与仅吸烟或仅饮酒的人相比，同时吸烟和饮酒的人患喉癌的风险高了 75%（US Surgeon General，1990，2004）。

食管

吸烟是食管鳞癌和食管腺癌的致病因素。重度吸烟者（每日吸烟大于 1 包）食管癌死亡率是不吸烟者的 10 倍。酒精使用具有协同作用，重度吸烟与酗酒结合大大增加了食管鳞癌的风险。这种协同效应在男性中更显著（Morita et al.，2010）。

头颈部

头颈部的恶性肿瘤约占所有确诊的恶性肿瘤的 5%，其每年致死的人数占肿瘤致死人数的 3%。使用烟草，无论是吸烟还是咀嚼烟草，都是头颈部肿瘤的主要病因，其使得头颈部肿瘤的风险比不使用烟草的人高了 5～25 倍。有 45%～75% 的头颈部恶性肿瘤是由吸烟导致的（Freedman et al.，2007）。其致癌风险与剂量相关，若同时合并饮酒，将进一步提高头颈部恶性肿瘤的患病风险。

胰腺

胰腺癌的 5 年生存率仅为 2%。由于早期缺乏特异性症状不易诊断，胰腺癌诊断后的平均生存时间不足 6 个月。吸烟者患胰腺癌的风险是不吸烟者的 2～3 倍，且风险随吸烟量成比例上升。戒烟 10 年内其患病风险仍然增高。胰腺癌中 1/4 以上的病例与吸烟相关（Silverman et al.，1994；US Surgeon General，2004）。

宫颈、子宫和卵巢

吸烟的女性患宫颈癌的风险是不吸烟女性的 4 倍。一生只吸 100 支烟宫颈癌风险即可增加一倍。吸烟导致宫颈癌的风险增加在 30 岁以下的女性中比 30 岁以上女性更明显（Slattery et al.，1989）。吸烟女性的宫颈黏膜中，烟草成分包括致突变剂和致癌剂 4- 甲基亚硝氨基 -1-（3- 吡啶基）-1- 丁酮（NNK）的浓度是血浆浓度的 40～50 倍。无论 HPV 检测是否阳性，吸烟均是宫颈上皮内瘤变（CIN）宫颈癌的危险因素。与从未吸烟的女性相比，正在吸烟或曾经吸烟的女性，患 CIN 和宫颈癌的风险升高了 2～4 倍（U.S. Surgeon General，2004）。虽然有证据显示，吸烟可使某些类型的卵巢癌的风险升高 3 倍（Qian et al.，1989；Tworoger et al.，2008），但仍缺乏确切的证据表明吸烟和卵巢癌的因果关系（U.S. Surgeon General，2004）。

膀胱和肾

约有 40% 的膀胱癌与吸烟相关,吸烟者中肾癌的发病率也较高。吸烟者患膀胱癌的风险是从未吸烟者的 2～4 倍。肾脏肿瘤的风险与吸烟剂量相关。每日吸烟 1～9 支的男性患肾细胞癌的风险升高了 60%。每日吸烟超过 1 包的男性患肾癌的风险升高了一倍。女性吸烟者患肾癌的相对危险度(RR)约为 1.38,男性约为 1.54(Hunt et al., 2005)。美国大部分肾盂癌和输尿管肿瘤均与吸烟相关(McLaughlin et al., 1996; US Surgeon General, 2004)。肾和膀胱是香烟毒性产物浓缩的共同通道,也是暴露于烟草中致癌物和放射性物质(如吸烟产生的钋 210)时间最长的器官(Winters and DiFranza, 1982)。

结直肠

吸烟与结直肠癌存在密切关系,但其诱导期约为 35 年。由于诱导期较长,因此这种关系近期才在女性中被发现,同时这也说明了在年轻人中禁烟的重要性(Giovannucci et al., 1994)。正在吸烟者患病风险约升高 20%,这种影响在直肠癌中更明显。虽然无确定性证据表示吸烟与结直肠癌因果关系,但现有证据显示可能约有 12% 的结直肠癌与吸烟相关(Hannan et al., 2009; Tsoi et al., 2009; U.S.Surgeion General, 2004)。

肝

虽然 2004 年的 Surgion General Report 认为吸烟与肝癌之间只是可能存在关系,而非具有确定的因果关系。但一项世界卫生组织国际研究机构就吸烟所作的荟萃分析显示,正在吸烟者患肝癌的相对危险度为 1.55,曾经吸烟者的相对危险度为 1.2(Lee et al., 2009)。最近欧洲一项嵌套病例对照研究发现,吸烟增加肝细胞癌的风险(优势比:正在吸烟者 4.55,既往吸烟者 1.98),然而,鉴于研究人群的高吸烟率,作为影响因子,其归因风险高达 50%(Trichopoulos et al., 2011)。

白血病

总体来说,吸烟白血病的患病风险提高 30%。吸烟者中,白血病死亡率升高了 50%(RR, 1.58),且存在剂量效应关系。风险最高的为髓系白血病。香烟中的成分苯是致癌物,可能是吸烟者发生白血病的最主要原因。美国约有 14% 的白血病病例与吸烟相关(Brownson et al., 1993)。

乳房

虽然以往并不认为吸烟是乳腺癌的一个危险因素,但随着时间推移,越来越多的证据表明,吸烟与乳腺癌可能存在因果关系,尤其是开始吸烟年龄早、吸烟量大、烟龄长的女性。主动吸烟和被动吸烟对乳腺癌均有影响。然而,由于另有部分研究显示吸烟与乳腺癌的相关性很小,因此两者之间是否存在关联仍存在争议。美国加州环境保护局和加拿大工作组都曾专门研究这个问题,两者均发现无论主动吸烟还是被动吸烟都与乳腺癌显著相关。美国外科医生(USDHHS, 2006)关于被动吸烟的报告认为这种关联机制具有提示性(Reynolds, 2013)。

第二原发/复发恶性肿瘤

持续吸烟会干扰癌症的化疗和放疗。持续吸烟者的第二原发肿瘤患病率在肺癌(Lin et al., 2005)和头颈部肿瘤(Chuang et al., 2008)中有所升高。女性乳腺癌患者出现对侧乳腺癌也与持续吸烟相关(Li et al., 2009)。

慢性阻塞性肺病(COPD)

> **重 点**
>
> ■ COPD 是美国致残的主要原因,吸烟是 COPD 最主要的致病因素。
> ■ COPD 的患病风险与吸烟数量成正比,但戒烟(包括 60 岁后戒烟)可使肺功能有所提高。

COPD 包括肺气肿和慢性支气管炎,其最主要的致病因素是吸烟。美国致死原因中,COPD 排名第 4,致残原因中,COPD 排名第一。吸烟使女性死于 COPD 的可能性增加 13 倍,男性增加 12 倍(U.S. Surgeon Gnenral, 2004)。吸烟者一生中患慢性支气管炎的几率为 40%。吸烟与 COPD 的关系似乎存在种族差异。非裔美国人特别是非裔美国女性中的吸烟者,患 COPD 的几率高于白种人中的吸烟者(Dransfield et al., 2006; Pelkonen, 2008)。COPD 的发病率在女性中上升的速度高于男性,2000 年至今,死于 COPD 的女性多于男性(CDC, 2008)。罹患 COPD 的吸烟者同样为烟草相关癌症的潜在高危人群。

支气管和肺实质的改变与吸烟的时间长短和强度成比例。吸烟抑制支气管上皮细胞纤毛的运动,同时还抑制肺泡中巨噬细胞的吞噬能力,导致肺清除异物和细菌的能力下降,从而增加了感染和组织破坏。同时吸烟还会导致包括氧化酶和蛋白酶在内的炎性介质释放,并且抑制肺组织的修复功能。60 岁后戒烟的吸烟者肺功能优于未戒烟者。肺功能与一生中吸烟的总数成反比。戒烟可使肺功能停止下降,戒烟越早效果越佳。

心血管疾病

重点

- 心肌梗死的风险与吸烟数成正比。
- 冠状动脉致死的病例中超过一半为突然发病致死,戒烟后突发死亡的风险立刻下降。
- 过滤嘴香烟或标有"低焦油"或"低尼古丁"的香烟并不能降低心肌梗死的风险。

冠心病

心脏病是美国人主要死因之一,而吸烟是其主要的危险因素。心脏病致死的病例中,约有 30% 与吸烟相关,且存在很强的剂量依赖性。一般来说,吸烟者患冠心病的风险是不吸烟者的 2～4 倍,女性吸烟者患冠心病的风险可能更高。每日吸烟 1～5 支的女性患冠心病的风险是不吸烟女性的 2.5 倍,而每日吸烟 40 支以上的女性患病风险是不吸烟女性的 75 倍。50 岁以下女性发生心肌梗死的病例中有 3/4 与吸烟相关(Dunn et al., 1999;Slone et al., 1978)。吸烟并且服用口服避孕药(OC)的女性心脏病发作的风险与不吸烟也不服口服避孕药女性相比,是后者的 10 倍,而且取决于服用哪一代避孕药。

吸烟可使收缩压、心率、心输出量急性升高,导致血管收缩。吸烟还可增强炎症反应,促进血栓形成和血小板聚集,增加粥样硬化,使斑块不稳定,并且增加低密度脂蛋白(LDLs)的氧化。主动吸烟和暴露于二手烟均可导致血管内皮功能障碍,这是早期粥样硬化的关键之一。吸烟者体内 C 反应蛋白(CRP)含量升高,同时吸烟相关的轻度炎症反应还可使白细胞增加。吸烟者血液黏度增加,吸烟产生的一氧化碳(CO)使得血液携氧能力下降,降低了冠状动脉储备能力。一氧化碳与血红蛋白的亲和力(形成碳氧血红蛋白)比氧气高 245 倍。因此,一氧化碳可减少运送至心肌的氧气量,对心肌产生负性变力作用。碳氧血红蛋白还降低了房颤的发生阈值,这也解释了许多吸烟者的猝死。

冠心病导致的死亡中,有一半以上是由心律不齐导致的猝死。尼古丁可增加血清儿茶酚胺浓度,因此可导致心律不齐。吸烟者戒烟后猝死风险立刻下降,这种下降不随时间变化(Goldenberg et al., 2003)。吸烟所导致的心脏猝死风险无明显性别差异。

心肌梗死的风险与吸烟量成正比。但每日吸烟 1～4 支,即可使男性死于缺血性心脏病的风险升高 2.7 倍,女性的风险升高 2.9 倍(Bjartveit and Tverdal, 2005)。每日吸烟 35 支或更多时,心肌梗死的风险可增高 20 倍。吸"低尼古丁含量"香烟的人患心肌梗死的风险与吸尼古丁含量更多的香烟的人的风险相当。吸"低剂量"香烟的人患病风险仍是不吸烟者的 3 倍(Kaufman et al., 1983)。

曾有研究观察到,吸烟似乎对首次非致死性心脏事件后死亡率具有保护效应,即所谓"吸烟者的悖论"。首次心梗发生的年龄差异(吸烟者首次发生心梗的年龄较非吸烟者早 12～14 岁)、其他合并症如糖尿病、高血压等较少可能是产生这种现象的原因。另一方面,此类人群如持续吸烟,将导致心血管事件发生频率增加,长期生存率降低。

持续吸烟是冠状动脉支架植入术后再狭窄的独立危险因素,同样也是冠脉搭桥术后血栓再形成的独立危险因素。

即便是有冠心病家族史的重度吸烟者,戒烟几年后,心肌梗死的风险可降至从未吸烟者的水平(Rosenberg et al., 1985)。戒烟一年后可将冠心病患病风险减低一半,戒烟 15 年后,患病风险与从未吸烟者相同(U.S. Surgeon General, 1990)。冠心病患者戒烟可将全因死亡率和非致死性心梗的几率减少 36%(Crichley and Capewell, 2004)。饮食健康、经常锻炼并从不吸烟的女性,冠心病的患病几率十分低(Stampfer et al., 2000)。

心肌缺血事件中可能大部分为无症状心肌缺血。吸烟的冠心病患者发生无症状心肌梗死的次数是不吸烟患者的 3 倍,每次持续时间是后者的 12 倍(Barry et al., 1989)。频繁的心肌缺血发作,虽然无症状,但也对心脏造成了损伤。而且吸烟同时促进了血小板黏附,增加了甘油三酯和 LDL 胆固醇的水平,降低了高密度脂蛋白胆固醇的水平,因此其发生心肌梗死的几率更高(Chelland et al., 2008)。

各个年龄段的人戒烟都可获益。获益程度并不随年龄增大而减小,因此对于 65 岁以上的老年人,同样需要戒烟。到 70 岁仍在吸烟的人群死于癌症、心血管疾病和呼吸系统疾病的几率比同龄从不吸烟者高 50%(Hermanson et al., 1988;LaCroix et al., 1991)。

卒中（脑血管意外）

> **重　点**
>
> - 吸烟者（>1 包 / 日）卒中风险升高 6 倍。
> - 有高血压的吸烟者卒中风险升高 20 倍。
> - 戒烟后卒中的风险迅速下降，戒烟 5 年后风险与不吸烟者相同。
> - 暴露于二手烟将使卒中风险升高约 20%～30%（USDHHS, 2014）。

卒中在美国死亡原因中排名第三。虽然卒中最大的危险因素为高血压，但吸烟同样也是重要的危险因素之一。吸烟者卒中的风险是不吸烟者的 2～4 倍。在 Multiple Tisk Factor Intervention Trial（MRFIT）筛查的人群中，吸烟者非出血性卒中的风险是不吸烟者的 2 倍，吸烟可使各类卒中的风险均提高（Neaton et al., 1993）。发表于 2013 年一项较新的系统性回顾和荟萃分析指出，吸烟将使一生中卒中的风险增加 1 倍，并且男性与女性发生缺血性卒中的风险相似。然而女性吸烟者出血性卒中的风险比男性吸烟者高 17%（Peters et al., 2013）。

卒中风险随着吸烟数目的增加而增加。每日吸烟大于 40 支的人卒中风险是每日吸烟小于 10 支的人的 2 倍。与从未吸烟的女性相比，每日吸烟 1～14 支的女性卒中风险增加 2.2 倍，每日吸烟大于等于 25 支的女性卒中风险增加 3.7 倍（Colditz et al., 1988）。在发现了明确的剂量反应关系的同时，Bonita 与其同事（1986）发现吸烟者卒中的风险比不吸烟者升高了 3 倍（附图 49-2）。每日吸烟大于 1 包的吸烟者卒中风险升高 5.6 倍。患有高血压的吸烟者卒中风险升高 20 倍（U.S. Surgeon General, 2004）。

颈动脉硬化程度与烟雾暴露剂量成正比。吸烟可增加缺血性心脏病和脑血管疾病的风险，且与血清胆固醇水平无关。韩国吸烟率全世界第一（男性中 72%），韩国人即使血清胆固醇水平较低，也不能预防吸烟相关的动脉硬化性心血管疾病（Jee et al., 1999）。吸烟可能增加血清纤维蛋白原含量，促进血小板聚集，增加血液黏滞度，从而增加血栓形成的风险。

戒烟后卒中的风险迅速下降。老年人戒烟后脑灌注水平明显高于持续吸烟的人群。即便那些有 30～40 年烟龄的吸烟者，在戒烟后短时间内即可改善大脑循环（Rogers et al., 1985）。

戒烟 5 年后的卒中风险与不吸烟者相当，因此无论患者吸烟时间多长，也应强调"戒烟不嫌晚"。

蛛网膜下腔出血

最近一篇关于蛛网膜下腔出血（SAH）危险因素的系统回顾显示吸烟可使蛛网膜下腔出血的风险加倍（Feigin et al., 2005）。在一项小规模的病例对照研究中，约有 1/3 的蛛网膜下腔出血与吸烟相关，该研究显示，虽然在戒烟几年后风险有所下降，在极重度女性吸烟者戒烟 15 年后，蛛网膜下腔出血风险仍高于不吸烟者（Anderson et al., 2004）。吸烟可使脑动脉瘤相关性蛛网膜下腔出血的风险增加 3～6 倍。

此前涉及高剂量雌激素口服避孕药的研究表明，吸烟与口服避孕药之间有明显的相互作用，同时吸烟和服用口服避孕药的女性卒中和蛛网膜下腔出血的风险有所升高。而针对服用第二代和第三代口服避孕药的女性的研究则显示，即使吸烟者，其风险也并未增高（Yang et al., 2009）。然而美国妇产科医师学会（American College of Obstetricians and Gynecologists, 2006）声明，"年龄大于 35 岁且吸烟的女性需要避孕药时，家庭医生应对其使用混合激素型避孕药（AGOG, 2006）。一项大型多中心合作研究发现服用口服避孕药并且每天吸烟 15 支及以上的女性的总体死亡相对风险（RR）为 2.25。

周围血管疾病

吸烟与男性和女性中其他类型的心血管疾病的关系也十分密切，包括腹主动脉瘤（AAA）和周围血管疾病。周围动脉疾病中有一半是由吸烟导致的，吸烟可使下肢搭桥手术失败率明显增加。冠心病患者的间歇性跛行同样与二手烟暴露有关。腹主动脉瘤的风险与吸烟时间长短和吸烟强度成正比，吸烟 20 包年（每日 1 包，共 20 年）时，其风险可增加 7 倍（U.S. Surgeon General, 2004）。美国预防工作服务组（USPSTF）推荐 65～75 岁的曾经吸过烟的男性（包括只抽烟斗或雪茄），都应使用超声进行一次腹主动脉瘤筛查。每年死于腹主动脉瘤的约有 40% 是女性，这一疾病在女性中致死率更高，因此 65 岁以上的有吸烟史的女性也应注意腹主动脉瘤的问题（Derubertis et al., 2007）。吸烟也是勃起功能障碍的独立危险因素之一，这也是促进男性戒烟的另一理由。

其他疾病

阿尔茨海默病

关于吸烟与阿尔茨海默病和其他导致认知衰退的

疾病之间的关系，多项研究所显示的证据之间存在矛盾。但一篇荟萃分析发现，与不吸烟者相比，现吸烟者患阿尔茨海默病（AD）的 RR 为 1.79，血管性痴呆的 RR 为 1.78。这项研究中涉及的吸烟者在 Mini-Mental State Examination（MMSE）测试中，每年得分下降的速率也更快（Anstev et al.，2007）。另一篇系统回顾和荟萃分析也发现与不吸烟者相比，吸烟者 AD 风险提高较明显（RR，1.59），而血管性痴呆（1.35）和认知衰退（1.20）的风险则较低（Peters et al.，2008）。事实上，对吸烟者而言，开始出现认知功能下降的风险可提早到 35 岁。在弗雷明汉危险评分中，吸烟与糖尿病、年龄作为变量因素，对认知功能和心脏疾病都有影响（Joosenten et al.，2013）。

Graves 病

吸烟是导致 Graves 病的众多因素之一，在女性中更加明显。吸烟者患 Graves 眼病的风险也更高（Vestergaard，2002）。

糖尿病

全世界糖尿病的发病率增长迅速，其中 10% 的 2 型糖尿病与吸烟相关。糖尿病与吸烟之间存在剂量效应关系。吸烟者患 2 型糖尿病的风险达 30%～40%，高于非吸烟者。中心型肥胖是胰岛素抵抗和糖尿病的明确危险因子，而吸烟恰可导致中心型肥胖的发生。每日吸烟大于 1 包的人患糖尿病风险是不吸烟者的 2 倍，每日吸烟 1～14 支的人风险是不吸烟者的 1.5 倍（Manson et al.，2000；Willi et al.，2007）。最近一项有关二手烟暴露与罹患 2 型糖尿病风险的荟萃分析发现暴露于二手烟者罹患 2 型糖尿病的风险增加 28%（Wang et al.，2013）。

吸烟增加了患代谢综合征的风险，同时也增加了代谢综合征导致心血管疾病的风险（Chiolero et al.，2008）。

吸烟的糖尿病患者出现微血管并发症及大血管并发症的风险都有所增高。吸烟还会增加糖尿病肾病、视网膜病和神经病变的风险。这一联系在需胰岛素控制血糖的糖尿病患者中最为明显。糖尿病患者应戒烟以预防各种糖尿病并发症。

抑郁

吸烟者比不吸烟者更容易出现严重抑郁，且出现严重抑郁的几率随吸烟数目的增加而增加。这可能与影响吸烟和抑郁易感性的共同基因相关（Kendler et al.，1993）。对青少年来说，吸烟可能使患抑郁的风险增加，反之亦

然（Brook et al.，2004；Goodman and Capitman，2000）。

皱纹

我们在教育青少年烟草的危害方面并不十分成功。因为对他们说这些疾病，他们并不在乎。可能对青少年来说，比起吸烟有害健康，他们更在乎的是吸烟可导致皱纹、口臭和黄牙。吸烟数越多，鱼尾纹越明显。重度吸烟者出现皱纹的几率比不吸烟者大 5 倍（Kadunce et al.，1991）。

黄斑变性和白内障

黄斑变性是 65 岁以上老年人失明的主要原因。我们无法预防或延缓黄斑变性的进展。每日吸烟 20 支及以上者，黄斑变性的风险为不吸烟者的 2～3 倍。与其他吸烟相关的疾病一样，黄斑变性也与吸烟的剂量有关，随着吸烟包年数的增加，黄斑变性的发病率也有所增加（Christen et al.，1996；Thornton et al.，2005）。吸烟也是核性白内障的原因之一，吸烟者患病风险是不抽烟者的 2～3 倍。

其他

吸烟不仅是类风湿性关节炎的诱因之一，还会影响其治疗方案的疗效。吸咽会增加结核的患病风险和致死率（USDHHS，2014）。

过滤嘴香烟的误区

滤嘴香烟占美国售出香烟的 97%。现在大众对滤嘴香烟有着错误的认识，他们认为滤嘴香烟比非滤嘴香烟安全，而且那些标有"轻型"的香烟对健康危害较小。"低焦油"和"低尼古丁"的滤嘴香烟是现在销售最多的香烟产品。由于尼古丁是造成香烟成瘾的主要成分，因此吸用低尼古丁香烟的人吸烟会更加频繁和深入，从而维持他们血液中的尼古丁浓度。这使得他们吸入的焦油量增加，因此"低焦油"香烟实质上为"高焦油"。每支烟吸 14 口的吸烟者，吸入的焦油量比每支烟吸 8.7 口的吸烟者多 58%。大多香烟厂商制造的滤嘴上都有小孔，通过这些小孔的空气可稀释烟雾，从而得到"轻型"或"超轻型"香烟。但大部分吸烟者会用嘴唇或手指堵住这些小孔，从而获得未被稀释的含有较高浓度尼古丁的香烟（Kozlowski et al.，1980）。

含尼古丁和 CO 较少的香烟安全性并未增加。无论尼古丁含量是否降低，香烟都可使心肌梗死的风险增加 4 倍。风险增加的程度与吸用香烟的数量相关（Palmer et al.，1989）。所谓的"纯天然"和"有机"香烟

也是如此,应向大众澄清这些误区,因为并无确切的证据表明这类烟草产品比其他品牌的烟草更健康。

雪茄烟

> **重　点**
>
> - 雪茄烟并不比纸烟健康,它也能导致癌症和心脏病。
> - 雪茄导致的健康风险与吸用数目及吸烟深度相关。
> - 吸烟者饮酒,可使得烟草相关疾病的风险进一步增加。

2012 年,CDC 估计约有 9.1% 的男性,2.0% 的女性以及 12.6% 的 9～12 年级的学生是现时吸烟者(CDC,2013)。吸用雪茄者的死亡模式与其吸烟深度相关。在吸用雪茄烟的人群中,从未吸用纸烟者吸入的烟雾要远远少于曾经或同时吸用纸烟者。造成这一区别的主要原因在于烟雾的 pH 值不同。雪茄烟的 pH 值比纸烟高,使得尼古丁更容易经口腔黏膜吸收。但若曾经或同时吸用纸烟,则吸烟者已习惯于将烟雾吸入较深,因此患癌症和心脏病的风险也会更高。

吸用雪茄烟者患口腔癌和咽癌的风险与吸用纸烟者相似,患食管癌的风险是不吸烟者的数倍。与吸用纸烟相同,饮酒可使癌症患病风险增加,在发达国家中有 75% 的吸烟者同时饮酒(Pelucci et al.,2008)。

吸烟深度不同,每日吸烟数不同,则患肺癌的风险也有所不同。与不吸烟者相比,不吸纸烟的雪茄烟吸用者吸烟深度较浅时,其肺癌死亡比率为 1.8,而吸烟稍深时其肺癌死亡比率升至 4.9。其整体的肺癌死亡比率为 2.11。同时吸用纸烟的雪茄烟吸用者,肺癌死亡比率为 5.4,若吸烟较深,则升至 9.77。同时吸用纸烟和雪茄烟者,其总体肺癌死亡比率为 11.20(NCI,1998)。

与不吸烟者相比,吸用雪茄烟者患 COPD(RR,1.45)和冠心病(RR,1.27)的风险也更高(Iribarren et al.,1999)。与癌症相似,COPD 和冠心病的风险也与吸烟深度相关。如曾吸用或正吸用纸烟的雪茄烟吸用者,吸烟深度中等,其患 COPD 的风险增加 5 倍(NCI,1998)。

电子香烟

2003 年中国首次研制出电子香烟,其组成部分包括一个与纸烟相似的金属管,一节电池,一个雾化器和含有液态尼古丁、丙二醇和调味剂的药液筒。调味剂种类繁多,如巧克力、樱桃、泡泡糖等,都是对儿童十分有吸引力的东西。当使用者吸用电子香烟时,其尖端的指示灯会闪烁,香烟内部的加热元件会使药液筒中的尼古丁和其他物质汽化,从而产生与香烟烟雾类似的烟雾,其内含有丙二醇,是一种用于防冻的肺刺激性物质。这种烟雾中还含有一些其他化合物,如乙醛、苯、镉、甲醛、铅,以及一些污染物如金属微粒等,但其浓度远低于普通香烟。然而目前并无相关毒理学研究,其对健康的远期影响暂未可知。

在美国,电子香烟产品的购买渠道包括网络、便利商店和加油站,其销售量增长迅速,至 2014 年电子香烟产品的销售额已达十亿美元甚至更多。如今所有主营传统香烟的烟草公司都加入了电子香烟市场,并将它视为一种新型产品打开新的尼古丁贸易市场,占据越来越大的份额。电视媒体上相关的商业广告随处可见。青少年中电子香烟的吸用率尽管低于传统香烟,但也在逐渐升高。2012 年美国青少年烟草使用调查数据显示,已知高中生曾使用过一次电子香烟的比率从 2011 年的 4.7% 升高至 10.0%。同期高中生近 30 天内曾使用过电子香烟的比率从 1.5% 升高至 2.8%。初中生电子香烟的使用率同样翻倍。总体而言,2012 年美国全国范围内中学生电子香烟的使用率超过 178 万。

关于电子香烟许多问题都尚无定论,包括他是否能帮助吸烟者戒烟或反而导致"二重吸烟"和尼古丁的永久依赖。早期研究并未显示其对戒烟有多大帮助。吸用电子香烟的青少年吸用传统香烟的可能性更高,重度吸烟的可能性也更大。

在美国许多州并未严格限制向未成年人销售电子香烟。至今大量呼吁声指向毒品控制中心,其中一半以上的反对呼声是因为五岁和五岁以下的儿童接触电子香烟后出现不良反应,最常见的症状为恶心呕吐。含有尼古丁的液体可按体积(高达一加仑)购买,此种液体食用或经皮肤吸收可导致呕吐和癫痫发作。一茶匙高浓度液体可致一个幼儿死亡。

无烟烟草

> **重　点**
>
> - 鼻烟使用者患颊部和牙龈癌的风险增加 50 倍。
> - 无烟烟草中致癌物的浓度高于香烟烟草,其中的亚硝胺的含量约为熏肉和啤酒中允许含量的 14 000 倍。

无烟烟草包括两类:鼻烟,有干型和湿型。嚼烟,包括散的烟草叶,板烟和烟卷。无烟烟草含有许多与香烟烟草相同的致癌物,而且某些致癌物浓度更高。亚硝胺,是一种强效的化学致癌物,其无烟烟草中的含量是联邦政府允许的熏肉和啤酒内含量的 14 000 倍（Connolly et al.，1986）。

另一种无烟烟草叫 snus，snus 是含有粉末状、经调味的烟草的小包，使用时放在唇下，即可释放尼古丁，经颊黏膜吸收。由于制造工艺不同，snus 的致癌物含量要显著低于传统的无烟烟草。使用 snus 也不需要吐渣。snus 的营销重点在于在不能吸烟时使用 snus，但大部分美国的 snus 使用者同时还吸用香烟。瑞典 snus 的使用已超过了香烟，许多吸烟者使用 snus 来戒烟，但在戒烟后仍持续使用 snus，甚至许多人发展到了 snus 依赖。在美国，对于 snus 和其他所谓"减少危害"的类似产品的使用也有很大的争议。如是否应建议吸烟者改用此类产品来戒烟，毕竟此类无烟烟草可以避免许多可燃烟草带来的危害。

但对无烟烟草依赖进行治疗比较困难，因为用于戒烟的标准药物在无烟烟草使用者都无效，只有行为咨询稍有疗效（Fiore et al.，2008）。现在多建议使用尼古丁贴片和尼古丁含片。关于联合治疗的临床试验也正在进行。无烟烟草使用者戒烟治疗中，行为干预如邮件、口腔和牙齿筛查、集体讨论、工作环境干预和电话支持的证据最佳（推荐等级：B）。但使用盐酸安非他酮（Bupropion SR）或尼古丁贴片或含片均不会让使用者受益（Cayley，2009；推荐等级：A）。

使用无烟烟草增加了口腔癌和咽癌的发病率，而且可导致牙龈萎缩和掉牙。总的来说，鼻烟使用者患口腔癌的 RR 为 2.6，胰腺癌的 RR 为 1.6（Boffetta et al.，2008）。在 18%～64% 的使用者中出现了黏膜白斑（Connolly et al.，1986）。某些研究显示，snus 使用者患口腔癌和咽癌的风险较高（Roosar et al.，2008），但另一些研究显示其风险与普通人群并无差别（Luo et al.，2007）。同时 snus 使用者还有轻微的胰腺癌风险。一篇关于现时无烟烟草使用者的心肌梗死和卒中系统回顾和荟萃分析显示，这两类疾病的相对风险都有轻微升高（Boffetta and Straif，2009）。

虽然 National Cancer Institute 和 Major League Baseball 都开展了一些教育项目，但青少年中使用无烟烟草的人数仍在增加。大学运动员常认为其男性同伴、教练和职业运动员都对需要吐渣的烟草产品不感兴趣（Hiltion et al.，1994）。高中生中约有 8.6% 使用无烟烟草。高中男生中无烟烟草使用率高于高中女生（男生 14%，女生 2.2%）。与大学生相同，许多使用嚼吐香烟的高中生都参加一些有组织的运动。现在正征集教练的支持，在请教练们帮助宣传戒烟方面做得远远不够，应多利用这一资源。

非自愿吸烟（被动吸烟）

重点

- 二手烟中含有 7000 种化合物，其中 70 多种为致癌物。
- 约有 1/3 的肺癌患者为与吸烟者共同生活或在吸烟的环境中工作的不吸烟者。
- 被动吸烟在可预防的死因中排名第三，仅次于饮酒和吸烟。
- 被动吸烟可增加婴儿猝死综合征（SIDS）的风险，同时还可增加年长儿患中耳炎、肿瘤和呼吸系统疾病的风险，且与烟雾暴露剂量直接相关。

二手烟，也称为间接吸烟（ETS），是指接触了从香烟、雪茄、或烟筒的燃烧端散发的烟雾或吸烟者呼出的烟雾。烟草燃烧产生的烟雾中有 2/3 未进入吸烟者肺内，而是直接排入空气。测流烟雾是指纸烟闷烧或雪茄抽空烟间隙时产生的烟雾，而主流烟雾是指吸烟者直接吸入的烟雾，吸烟者呼出的烟雾也是 ETS 的一部分。虽然测流烟雾在吸入前被空气稀释了，但其有毒物质的浓度仍高于主流烟雾，因为其燃烧温度较低，且未经过香烟的过滤。

2006 年的美国外科总住院医师报告：被动吸烟对健康的影响（USDHHS，2006）总结如下：

1. 二手烟导致不吸烟的儿童和成年人过早死亡或患病。

2. 暴露于二手烟的儿童患婴儿猝死综合征（SIDS）、急性呼吸道感染、耳部疾病和严重哮喘的风险均增高。父母吸烟会导致孩子出现呼吸道症状，并且延缓肺的发育。

3. 暴露于二手烟的成年人心血管系统会受损，二手烟还可引起冠心病和肺癌。

4. 科学证据表明无论任何水平的二手烟暴露都是有害的。

5. 完全杜绝室内吸烟可保护人们避免二手烟暴露。将吸烟者与不吸烟者分开，净化空气和建筑物通风均可使不吸烟者避免二手烟暴露。

烟草烟雾中含有 7000 多种化学物，至少有 70 种是已知的致癌物。非吸烟者在家庭或工作中暴露于二手烟可使肺癌患病风险增高 20%～30%（USDHHS，2014）。美国环境保护局（U.S.EPA），国家毒理学项目（National Toxicology Program），美国外科医生协会（US Surgeon General）和国际癌症研究机构（Inernational Agency for

Research on Cancer）都将环境中的烟草烟雾定为 A 类（已知的）人类致癌物，与石棉、芥气、砷和苯属于同类。二手烟每年导致 3000 名不吸烟者死于肺癌，40 000 名死于心脏病。二手烟暴露还可导致儿童出现慢性中耳炎、咳嗽和下呼吸道疾病，如哮喘、支气管炎和肺炎。美国每年因家庭和工作场所二手烟暴露死亡的不吸烟者人数约为 50 000，因此被动吸烟在美国可预防的死亡原因中排名第三，仅次于主动吸烟和饮酒（Air Resources Board, 2005）。

Hirayama（1981）在一项经典研究中首次发现在不吸烟的家庭主妇中若其丈夫吸烟，接受二手烟暴露时，肺癌的患病风险有所增加（附图 49-3）。此后，许多研究表明与吸烟者结婚和肺癌患病风险增高之间存在一定的联系。在家庭中暴露于二手烟，可使肺癌患病风险增高 20%～30%，若在家庭和工作场所均暴露于二手烟，则患病风险更高（USDHHS, 2006）。

美国加州环境保护局的空气资源委员会（the California EPA Air Resources Board）中也有一篇研究到位的关于被动吸烟对健康影响的综述。该综述中针对乳腺癌风险的荟萃分析显示乳腺癌，特别在绝经前期女性中，RR 为 1.68～2.20（Air Resources Board, 2005; Miller et al., 2006）。2009 年加拿大特别工作组的报告发现被动吸烟和乳腺癌之间存在因果关系，特别是在年轻女性、绝经前期女性中这一因果关系更加明显。而在所有年龄段的女性中，主动吸烟与乳腺癌都存在因果关系（Johnson et al., 2011）。一项针对病例对照研究的荟萃分析发现二手烟暴露与宫颈癌之间存在显著相关性，非吸烟女性暴露于二手烟将使其宫颈癌风险增加 73%（Zeng et al., 2012）。丈夫吸烟的女性心肌梗死的危险性约升高 70%（Wells, 1994）。荟萃分析显示暴露于二手烟的不吸烟者，冠心病的风险升高 25%～30%，肺癌的风险也有所升高，多处二手烟暴露会使风险进一步升高（USDHHS, 2006）。即使二手烟暴露剂量很低，其对心血管系统的影响也与主动吸烟相近，二手烟暴露 30 分钟时，可出现血小板聚集，导致血管内皮损伤，此外二手烟还会导致氧化应激，促进血管炎症（Barnoya and Glantz, 2005）。二手烟暴露可使动脉粥样硬化发生过程中的炎性标志物水平上升。暴露于二手烟的人白细胞数较高，CRP 水平、氧化低密度脂蛋白胆固醇、同型半胱氨酸和纤维蛋白原都升高。即使偶尔暴露于二手烟，以上指标也会有所升高。这些指标的升高幅度与主动吸烟者类似。

报告显示公共场所和工作场所禁烟可减少心脏病发作。在实施强有力的禁烟法 12 个月之后，检查社区

心肌梗死率，发现了混合随机效应，急性心肌梗死的住院率为 0.83（95%CI, 0.80～0.87），且这一收益随法律实施的时间增加而增加（Lightwood and Glantz, 2009）。另一项关于 10 处实施禁烟法地区的系统回顾和荟萃分析显示，整体的急性心肌梗死风险下降了 17%，在年轻人和不吸烟者中下降最为明显（Meyers et al., 2009）。

二手烟：对儿童的影响

在小于 5 岁的儿童中，至少有超过一半其家庭成员中有至少一个成年吸烟者。父母中有吸烟者的儿童在一岁以内患支气管炎和肺炎几率较高，随着年龄增长罹患中耳炎的几率也较高。这类儿童发生咳嗽、支气管炎和肺炎的几率均升高，并他们发生上述疾病的几率与家长，特别是母亲吸烟的数量呈正相关。实际上，如果家长每日吸烟至少半包，其子女因为呼吸系统疾病住院的几率可增加一倍。暴露于二手烟的儿童可出现新发哮喘，患有哮喘的年轻患者暴露于二手烟可导致哮喘发作次数增加（Charlton, 1994; Rantakallio, 1978; USHHS, 2006）。

被动吸烟也可增加婴儿猝死综合征的风险。暴露于二手烟的婴儿患 SIDS 的风险加倍，母亲在婴儿出生前后吸烟的，婴儿死于 SIDS 的风险升高 3～4 倍（USDHHS, 2014）。

被动吸烟对儿童比对成人危害更大。由于儿童呼吸频率较快，因此吸入的有害物质较多。暴露于父母二手烟的儿童罹患呼吸道感染次数是平均值的 6 倍。同时，父母吸烟的儿童在智力和情感发育方面也会受损，更易出现行为异常，如活动过度。

关注儿童健康的医生和健康保健提供者应该建议吸烟的父母戒烟，减少他们子女的二手烟暴露剂量，家里和车内是儿童暴露于二手烟最主要的两个场所，因此子女在屋内或车内时家长不应在屋内或车内吸烟。

三手烟

三手烟是指烟草烟雾与物体表面的亚硝酸反应，形成烟草特异性亚硝胺（TSNA）。亚硝酸是常见的室内污染物，当与烟草烟雾结合后，可产生致癌物，且时间越长其致癌性越强。因此，当尼古丁被室内或汽车内的物体及家具表面吸收后，可转变为危险的致癌物。由于 TSNAs 在尘土和地毯中浓度最高，而婴儿和孩子身高矮，日常生活离地板很近，因此尤为危险。吸烟者认为，在无他人在场的室内（如车内或家中）吸烟，对于之后到达的不吸烟者并无危害。事实上，烟雾吸附于室内的装饰用品、棉制品和地毯，并且随着时间逐渐累

积，使得不吸烟者暴露于强效致癌物中。

三手烟的危险之处在于，TSNA 无法通过简单的干洗或肥皂和水清洗来除去其致癌活性。大部分肥皂都是碱性的，而只有酸性的清洁剂才可溶解尼古丁。因此，很难从地毯上除去 TSNA，而且地毯会持续吸附尼古丁。即使用碱性肥皂清洗光滑的石头或金属，也无法去除其表面的尼古丁残留物（Dreyfuss，2010；Sleiman et al.，2010）。

妊娠

参见附录 49-1。

重　点

- 妊娠女性吸烟越多，其发生早产或低出生体重婴儿的风险越高，除非她在怀孕第 4 个月开始停止吸烟。
- 妊娠期间吸烟会增加先天畸形、智力缺陷、学习能力问题和注意缺陷／多动症（ADHD）的风险。
- 自发性流产、胎盘前置、胎膜早破的风险也会增加。
- 生育力下降与吸烟数目成正比。

治疗要点

- 由于吸烟对妊娠期女性和胎儿都有害，因此对于吸烟的妊娠期女性，应提供一对一的心理社会干预，而不能仅提供简单的戒烟的建议（Fiore et all，2008）（推荐等级：A）。
- 虽然在妊娠早期禁烟对胎儿和孕妇都最有利，但在妊娠期间任何时间戒烟都可使胎儿和孕妇受益。因此，医生在第一次产前检查和整个妊娠期间，都应向吸烟的孕妇提供有效的治疗烟草依赖的干预（Fiore et all，2008）（推荐等级：B）。

吸烟与精神健康

精神疾患合并物质滥用使患者死于烟草相关疾病的风险进一步增高，因为这类患者比起其他人更容易吸烟，且吸烟程度更重。美国精神疾病的患者消费的烟草占总量的 70%，其吸烟率是普通人群的 2～4 倍（Grant et al.，2004；Kalman et al.，2005）。在精神疾病患者和物质滥用的患者中，每年有 200 000 人死于烟草相关疾病，这占了美国烟草相关疾病死亡人数的一半（Williams et al.，2004）。但这一特殊人群中的吸烟者表现出强烈的戒烟欲望。对普通吸烟者有效的干预和药物治疗对精神疾病患者和物质滥用患者同样有效（Ranney et al.，

2006）。与其他吸烟者一样，这一患者人群在健康保健时不应忽略戒烟方面的治疗。

社会与法律措施

参见附录 49-2。

戒烟

重　点

- 吸烟的患者在每次就诊时都应建议和鼓励其戒烟。
- 不管吸烟者因为什么疾病就诊，都应利用这一机会教育其戒烟。
- 因为烟草依赖是慢性疾病，因此成功地戒烟需要多种措施，也需要持之以恒。
- 短暂咨询，持续时间通常小于 3 分钟，但是开始干预的一种有效方式。
- 在美国，目前既往吸烟者已超过现时吸烟者。有超过一半的吸烟者已成功戒烟（USDHHS，2014）。

在帮助患者戒烟的过程中，家庭医生扮演的角色是不可替代的。每 10 名吸烟者中，有 7 名每年至少到家庭医生处就诊一次，这是劝戒这些吸烟者戒烟的最好时机。70% 的吸烟者有戒烟的想法，40% 的人每年都会尝试戒烟，但仅有不到 5% 的人戒烟成功。而医生简短的建议即可使戒烟的成功率加倍（Fiore etr al.，2008）。而那些尝试自己戒烟，却未使用推荐戒烟方法的吸烟者，大部分都在 8 天内复吸了（CDC，2008）。

2007 年美国医学院协会（AAMC）进行了一项关于医生行为与戒烟之间联系的调查，调查结果显示：

大部分医生都会问吸烟的患者他们吸烟的状况，并且建议他们戒烟（86%），但只有 13% 的医生会将这些吸烟的患者转诊进行恰当的戒烟治疗，只有 17% 的医生会为此类患者安排随诊来解决他们的吸烟问题。只有 31% 的医生"经常"建议患者使用尼古丁替代疗法，25% 的医生"经常"给患者开其他的戒烟药物。只有 7% 的医生向患者推荐戒烟热线。

患者每次就诊时，家庭医生都应询问其烟草使用情况。因为重复筛查可提高临床干预的比率。而吸烟者每次就诊时，医生都应建议其戒烟（推荐等级：A），因为建议的次数与禁烟之间存在剂量反应关系。将烟草使用筛查与短暂干预联合，是临床预防吸烟的三项

主要手段之一,而且其成本收益比较高(Maciosek et al.,2006)。戒烟治疗包括许多内容:单独和集体进行行为改变的咨询,如激励访谈和解决问题/技巧培训;使用循证的药物治疗;积极地进行戒烟热线咨询(Fiore et al.,2008;USPSTF,2009)。每次患者就诊时都应根据5A(表49-2)对其进行建议。美国公共卫生署(US PHS)(2005)发起了一项活动,鼓励其成员积极参与到戒烟干预之中。AAFP项目推荐医生使用"询问和行动",强调了短暂咨询和有效随访的重要性。AAFP强调采取团队合作的方式来提高戒烟的有效性。在AAFP网站上有许多资源和素材,可以帮助实践团队开发有效的方法。

表49-2 对希望戒烟的患者使用5A

患者每次就诊时询问其吸烟情况(Ask)
向患者提供清晰的针对其个人的戒烟建议(Advise)
评估患者戒烟的意愿(Assess)
为患者戒烟提供帮助(Assist)
安排患者的随访和戒烟支持(Arrange)

作为采集病史的一部分,医生应询问吸烟患者以下三个问题,来评估患者尼古丁成瘾的程度:

1. 您吸多少烟?(您每天吸多少支烟或多少罐/包,吸了多少年了?)

2. 您每天什么时候吸第一支烟?

3. 您在吸完一支烟后过多久会想再吸一支?

每日吸烟超过20支的患者,在起床后30分钟内抽第一支烟的患者以及吸完烟后不到一小时就想再吸的患者,都可能有严重的生理性尼古丁成瘾。每日吸烟少于10支,则意味着成瘾程度较低。还有一些患者称他们仅在社交场合吸烟,每周吸烟5~10支。确定患者吸烟的模式,可帮助确定其成瘾的程度。

测定肺活量的1秒最大呼气量(FEV1)也可帮助鼓励吸烟者戒烟。通过比较吸烟者与相同FEV1的不吸烟者的"肺龄",向吸烟者展示形象的图示(图49-4,A),可使12个月后的戒烟率加倍(从6.4%升至13.6%)(Parkes et al.,2008)。例如,一名52岁的吸烟20包年(每日1包,共20年)的吸烟者,其肺龄约为75岁。患者继续吸烟或戒烟后,其可能的残疾和死亡年龄见下图(图49-4,B)。这种直观的图示在促进戒烟方面往往十分有效,如果吸烟者的肺龄正常,他们会认为他们现在戒烟并不算晚。

变化的阶段

进行任何较大的行为或生活方式改变的患者,都

会经历如下几个阶段:

沉思前期:患者短期内(6个月内)不会考虑戒烟。

沉思期:患者打算几个月内开始戒烟,但还未采取任何行动。

准备期:患者打算在30日内戒烟。

行动期:患者处于戒烟过程中,或者在过去6个月中已戒烟。

维持期:患者持续禁烟已超过3个月。

家庭医生应在这些阶段指出患者的进步,促进患者继续努力戒烟。当一名患者进入准备期时,医生应努力激励患者,包括提供咨询和常规的药物治疗。但是,近期的研究表明许多吸烟者并没有按顺序经历以上几个阶段,而是在无意识无计划地尝试时就成功戒烟了,造成这一现象的原因可能包括疾病或政策的改变,如烟草价格上升以及室内空气净化的法律。医生持续支持和鼓励患者,可帮助增加戒烟的成功率(Ferguson et al.,2009)。

帮助患者做出改变

除了美国公共卫生署(US PHS)(Fiore et al.,2008)提出的戒烟支持之外,激励访谈也十分有效,这是一种以患者为中心的干预方法,主要与患者探讨他们关于改变吸烟行为的矛盾心理。激励访谈通过移情和不评判的谈话方式,让患者了解戒烟的重要性,使患者产生自我激励。可通过患者之前戒烟成功的经历(即使时间很短),让患者在戒烟过程中更加主动(Mallin,2002;Miller and Rollnick,2002)。提供咨询的强度与其效果之间存在明确的关系。即使短暂咨询(≤3分钟)也可使自行戒烟率加倍,强化治疗的疗效更佳,因此有条件时都应使用(Fiore et al.,2008)。

医生与吸烟的患者都应将尼古丁依赖视为一种慢性疾病,从而了解在治疗过程中可能出现多次缓解与复发。对此通常需要采取一些措施,同时对疗效的期待应该实际,因为大多数吸烟者在第一次或第二次戒烟时都会失败。但成功的几率随着尝试的次数增加而增加,不应将复发当做治疗失败。

强化咨询可使戒烟成功率达到22%,即使短暂咨询(<3分钟)也可使戒烟成功率达到13%(Scjrpeder.2005)。医生应抓住每一个可以对患者进行教育的机会,如患者因呼吸道或心血管疾病来就诊时,接触了烟雾暴露的儿童出现哮喘发作时,以及其亲人因吸烟相关疾病死亡时(Miller and Wood,2003)。提供戒烟建议最有效的时机包括产前保健和非致死性心脏病发作后。当向接受过冠脉搭桥手术或心脏病发作过的患者提供强

化咨询和随诊时，其戒烟率超过了 60%，是那些未接受明确建议的患者戒烟率的 2 倍（Smith and Burgess，2009；SOR A）。一篇关于在住院患者中进行戒烟干预的 Cochrane 综述显示，对住院患者进行强化干预，并且在其出院后仍有至少一位联系人对其进行支持，可增加戒烟成功几率（Rigotti et al.，2007）。

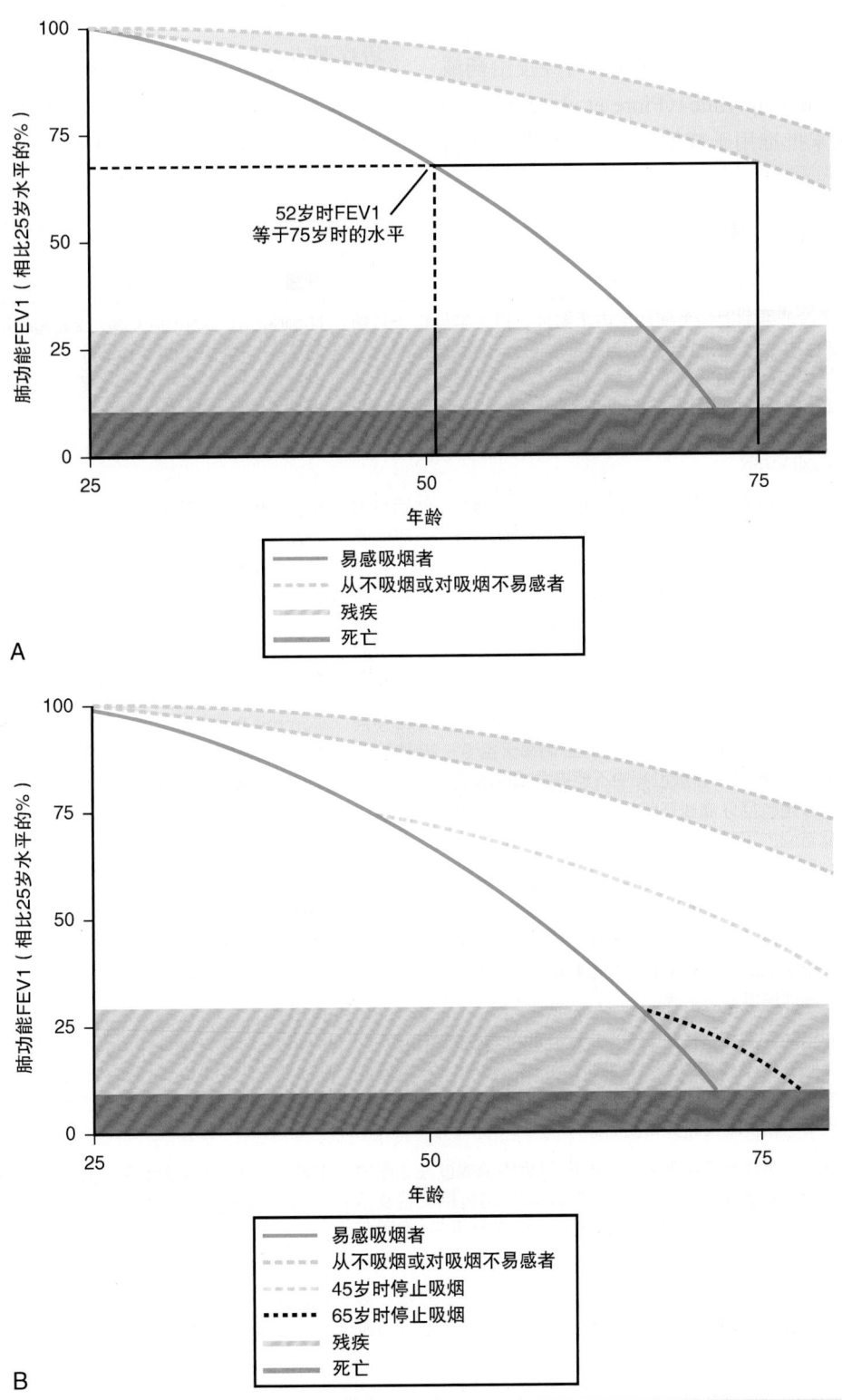

图 49-4 A. 向参与者解释肺年龄。B. 肺功能岁年龄的变化图，显示吸烟如何加速年龄相关肺功能减退（From Parkes G, Greenhaigh T, Griffin M, Dent R. Effect on smoking quit rate of telling patients their lung age: the Step2quit randomized controlled trial. BMJ. 2008；336：598-600.）

药物治疗

已更新的临床治疗指南，Treating Tobacco Use and Dependence（Fiore et al., 2008）讨论了各种用于尼古丁替代治疗的药物和其他两种 FDA 批准的用于治疗戒烟的处方药，安非他酮（brpropion）和 varenicline（表 49-3）。有效的二线药物包括可乐定（clonidine）（可经皮给药或口服）和去甲替林（nortriptyline）（Fiore et al., 2008），但这两种药 FDA 均未批准用于戒烟治疗。这些药物随机临床试验均显示，其与安慰剂相比，戒烟成功率的优势比为安慰剂的 2～4 倍。避免使用的药物和治疗包括抗抑郁药物，如 SSRIs、苯二氮䓬类（benzodiazepines）、美加明（mecamylamine）、催眠、针灸治疗、激光治疗和 β-肾上腺素能阻滞剂，这些药物都不能使患者受益。

治疗要点

- 尝试戒烟的烟草使用者应使用一种或多种一线药物治疗，包括 5 种尼古丁替代治疗（NRTs）（透皮贴剂、口香糖、鼻

表 49-3   尼古丁戒断临床指南

		剂量
尼古丁贴剂	患者戒烟后应马上使用尼古丁贴片。每天早晨将一片新的贴片贴于躯干部（颈部与腰部之间）一块毛发相对较少的部位。使用贴剂的过程中患者活动不受影响。约 8 周或更长时间的疗程与长期使用相比，疗效无明显差异。有新的研究表明，在开始戒烟前两周使用贴片可以增加戒烟成功率	Nicoderm, Habitrol：4 周为 21mg/24h；然后 14mg/24 小时 2 周；然后 7mg/24h，2 周 烟酰胺：15mg/16 小时，4 周；然后 10mg/16 小时 2 周；然后 5mg/16 小时 2 周 ProStep：4 周为 22mg/24h；然后 11mg/24h，4 周
尼古丁口香糖	尼古丁口香糖应该慢慢咀嚼直到出现辛辣味，然后将其贴于颊部和牙龈间以利于口腔黏膜吸收尼古丁。应间断咀嚼及贴覆口香糖约 30 分钟。酸性饮料（如咖啡、果汁及其他软饮料）会干扰颊黏膜吸收尼古丁，所以在嚼口香糖前 5 分钟及咀嚼过程中，只能饮水。指导患者定时使用尼古丁口香糖可能比随意使用获益更大。多数患者都因用量不足而不能达到最大获益	Nicorette：目前剂型包括 2mg/ 片及 4mg/ 片。每天吸烟量超过 1 包，或起床 30 分钟内需要吸烟，或曾有严重戒断症状史的吸烟者应使用 4mg/ 片；吸烟量较少的吸烟者可使用 2mg/ 片。第 1～6 周 1～2 小时/ 片（即至少 9 片/天）；第 7～9 周 2～4 小时/ 片；第 10～12 周 4～8 小时/片；13 周以后间断使用。对于 2mg/ 片剂型，每天使用不超过 30 片；对于 4mg/ 片剂型，每天使用不超过 20 片
尼古丁锭剂	每块尼古丁锭剂含 2mg 或 4mg，当想要吸烟时在口中含化，可持续 20～30 分钟。前 12 周每天含 9～20 块。使用前 15 分钟及含服过程中不能进食或饮水 副作用包括牙痛或牙龈疼痛，消化不良，咽喉刺激症状以及与尼古丁口香糖相似的其他症状	Commit lozenge：2mg/ 块或 4mg/ 块。每天吸烟量超过 1 包，或起床 30 分钟内需要吸烟，或曾有严重戒断症状史的吸烟者应使用 4mg/ 块；吸烟量较少的吸烟者可使用 2mg/ 块。不要吞服、咬碎或咀嚼尼古丁锭剂
尼古丁吸入器	40% 的患者发生口腔和喉咙局部刺激。咳嗽和鼻炎也很常见。这些症状的严重程度和频率随着继续使用而下降 在寒冷的天气里，吸入器和滤芯应该放在里面的口袋里或温暖的地方，因为在温度低于 40°F（4.4°C）时，尼古丁的输送速度显着下降	Nicotrol 吸入器：10mg/ 筒（4mg 交付和吸收 2mg）。每个墨盒持续约 20 分钟，经常膨化，相当于约两支香烟。前 12 周使用 6～16 盒/天；然后在 12 周内逐渐减少
尼古丁鼻喷雾剂	使用前 3 周或更长时间会出现较轻的鼻腔黏膜高反应性。鼻腔充血及嗅觉、味觉的短时改变也可发生。严重反应性气道疾病不能使用本品。在使用过程中不要用力吸入、咽下药物。喷药时头略向后仰	Nicotrol NS：一喷（0.5mg）/ 边（共 1.0mg）。1～2 喷/ 小时，即 8～40 喷/ 天（最多 5 喷/ 小时）。每瓶含 100 喷。最大剂量使用 12 周
安非他酮 SR	禁忌证包括严重头部外伤、癫痫、进食障碍或过去 2 周内使用单胺氧化酶抑制剂（MAOI）。副作用包括失眠及口干。一旦发生失眠，将夜晚服药时间提前至下午，但服药间隔需超过 8 小时	150mg/ 片；前 3 天每天早晨 1 片，随后每天 2 次。预定戒烟日期前 2 周开始服用，持续 12 周。副作用包括恶心（30% 患者），多梦，失眠，头痛，厌食和胃肠胀气
Varenicline	戒烟前 1 周开始使用。副作用包括恶心（30% 患者），多梦，失眠，头痛，厌食和胃肠胀气。FDA 警示包括行为改变及自杀倾向	Chantix：前 3 天 0.5mg/d（白片），第 4～7 天每天 2 次；随后 1.0mg/d（蓝片）；总疗程 12 周

FDA，食品和药物管理局；MAO，单胺氧化酶

* 一些患者可能更喜欢鼻喷雾剂或吸入器，因为更快速的尼古丁输送更好地模拟吸烟。其他人可能更喜欢安非他酮，因为它不是尼古丁疗法。尤其是那些有抑郁症史的患者应考虑安非他酮

由美国卫生与人类服务部修改。治疗烟草使用和依赖：临床实践更新。罗克维尔，MD：卫生保健政策和研究机构，公共卫生服务；2008 年

腔喷雾、舌下含片或蒸汽吸入器)和非尼古丁替代治疗(安非他酮缓释片[SR]或 varenicline)(Eisenberg et al., 2008; Fiore et al., 2008)(推荐等级:A)。

- 短暂咨询(≤3 分钟)可使自发戒烟率翻倍。强化治疗更为有效,因此只要有机会都应该尝试。

尼古丁贴片

尼古丁贴片是基础治疗,经常与其他形式的替代药物、心理治疗及心理咨询结合。贴剂的最主要优点是持续释放,易于使用,且应用隐蔽。其主要副作用是失眠,可以通过晚上揭去贴片改善睡眠情况。

Cornish 和 Gariti(2002)的一项研究表明,贴片使用第二天,患者体内的尼古丁量是吸烟时的一半或更多。根据该研究,使用贴剂后 4~8 周的戒烟成功率是使用安慰剂的 2 倍,即使用尼古丁贴片高达 70%,而安慰剂为 40%。1 年后,使用尼古丁贴片及口香糖的患者戒烟率约为 25%,而安慰剂组为 12%。由于 NRT(尼古丁口香糖、戒烟糖及鼻腔喷剂)有助于缓解烟瘾并易于控制剂量,因此 NRT 与贴剂的短期联合使用可增强戒烟成功率。最新研究表明,预定戒烟日两周前开始使用贴剂的患者可能使戒烟率加倍(Rose et al., 2009)。关于尼古丁贴片的剂量,通常以 1mg/(支烟·天)作为替代量。对重度吸烟者,则可能需要每天 2 包的"加倍贴片"。然而,高剂量尼古丁贴片治疗方案并未得到普遍接受,而且,尼古丁贴片常规使用的证据不足(Dale et al., 2000; Fiore et al., 2008)

尼古丁口香糖

为达到最大收益,应缓慢咀嚼,并将其贴于颊部和牙龈间以利于颊黏膜吸收。虽然目前剂型包括 2mg 及 4mg,推荐每天吸烟超过 1 包的患者使用 4mg 剂型。口腔内的酸性环境会影响吸收,因此应避免饮用咖啡、茶、苏打水和果汁。使用尼古丁口香糖 4~6 周后的戒烟率为 73%,安慰剂组为 49%。与其他 NRT 一样,尼古丁口香糖的疗程应至少为 6 周,但一项循证医学综述显示并没有证据表明使用贴剂超过 8 周可以提高戒烟成功率(Stead et al., 2007)。

尼古丁吸入剂及鼻腔喷剂

尼古丁吸入剂类似香烟,并与香烟作用相仿,从而保留了吸烟行为上的惯性,但不同的是吸入剂中尼古丁是通过颊黏膜吸收而非肺部吸收。其疗效与尼古丁贴剂类似。而相比于其他 NRT,鼻腔喷剂则吸收更加迅速,因此对于严重吸烟者,鼻腔喷剂更应作为一线治疗用药。相比于其他 NRT 单独使用,鼻腔喷剂单独使用可以达到更高的戒烟成功率(Fiore et al., 2008)。

尼古丁糖

相比于尼古丁口香糖,尼古丁糖含尼古丁量稍多,易于使用,引起的胃肠道副作用也更小。这种糖有几种不同口味,可以像普通糖果一样慢慢含化,随后味道会变得比较强烈。这时像尼古丁口香糖一样,将其贴于颊部和牙龈之间,当刺激性味道消失后再在口中含化。不要咀嚼或吞服尼古丁糖。4mg 剂型用于起床后 30 分钟内要吸第一支烟的患者,而 2mg 剂型用于烟瘾比较轻的吸烟者。每天服 7~8 块糖,最多不超过 20 块。尼古丁糖作为单药治疗时疗效比尼古丁口香糖稍好,但与尼古丁贴片连用时效果最佳。

安非他酮

安非他酮是一种单环类抗抑郁药,可以抑制多巴胺和去甲肾上腺素的再摄取。它可以产生多种药效,包括通过激活多巴胺能系统抑制烟瘾,以及对乙酰胆碱 N 受体产生拮抗作用。美国公共卫生署(US PHS)的指南及其他分析显示,与安慰剂相比,安非他酮可以使长期戒烟成功率加倍(Eisenberg et al., 2008; Fiore et al., 2008)。在预定戒烟日前一周开始用药:第 1~3 天 150mg/d;第 4~7 天 150mg/ 次,一天两次,直到戒烟日并长期维持这一剂量。安非他酮也可以用于预防复吸,但这一结论遭到了近期的一篇循证医学综述的质疑(Hajek et al., 2008)。与其他抗抑郁药相同,安非他酮也可能有极小的可能会引发癫痫,并且其禁忌证包括严重头部创伤史,进食障碍及癫痫。安非他酮在延缓戒烟相关的体重增长方面亦有作用。对于安非他酮和 varenicline,FDA 发布了黑框警告,强调了其严重的精神方面事件,包括行为改变、抑郁状态、敌对、焦虑、自杀倾向和蓄意自杀。

联合疗法 正如长效及短效 NRT 联合应用可以提高戒烟成功率,安非他酮也可以与尼古丁贴片或其他形式的 NRT 合用。联合疗法显示出了极大的应用前景。一项联合应用安非他酮和透皮尼古丁制剂的研究表明,联合应用 9 周后,戒烟成功率比单独应用其中任何一种药物有显著提高(Jorenby et al., 1999)。并且在随后的美国公共卫生署颁布的指南中确认了联合疗法的应用(Fiore et al., 2008)。有人可能会认为就像哮喘控制的双重用药一样,在戒烟治疗中,安非他酮或尼古丁贴剂是"控制"药物,而短效 NRT 是"救命"药物。最近一项三药联合疗法使用尼古丁贴剂、安非他酮以及尼古丁雾化吸入6个月，与单独使用贴剂戒烟对照，优势比为2.57（Steinberg et al.，2009）。

梅奥诊所尼古丁依赖中心（Mayo Clinic Nicotine Dependence Center）的医生已常规使用联合疗法，并基于患者静脉血中可替宁（cotinine）水平调整NRT用量。但如果患者静脉血中可替宁（cotinine）水平不可测得，每天吸入或咀嚼烟草量则可以起到提示作用（表49-4）（Dale et al.，2000）。

表49-4 尼古丁替代疗法的推荐剂量

香烟数（每天）	尼古丁贴剂用量（mg/d）
少于10支	7～14
10～20支	14～22
21～40支	22～44
多于40支	44+

Varenicline

Varenicline是一种部分激动/拮抗剂，它选择性地结合于烟碱样受体的α4β2位点，从而阻止尼古丁作用于大脑细胞，促进脑细胞在尼古丁较低水平即释放多巴胺。从而抑制烟瘾及尼古丁戒断症状。一项Varenicline疗效相关的循证医学综述总结指出，Varenicline是不用药物疗法戒烟成功率的2～3倍，1年后随访，安非他酮的相对危险度为1.52（Cahill et al.，2008）。第一周使用Varenicline需小剂量开始并与饭同服，这主要是有助于克服其恶心的主要副作用。前3天0.5mg/d；随后0.5mg/次，一天两次；第8天，即戒烟第1天开始1mg/d，一天两次。治疗需持续至少12周；如果患者不确定是否能戒烟成功或有较高的复吸风险，可能需要再追加12周治疗。一些临床试验表明，延长用药时间有助于提高戒烟成功率。

一些关于Varenicline的担心可能来自于其可能导致行为改变以及自杀倾向。2009年7月，FDA对Varenicline及安非他酮发布了黑框警告称，患者如果服用这两种药物中的任意一种，应该监测其行为改变的相关症状，包括敌对情绪、攻击、抑郁状态以及自杀倾向或蓄意自杀。如果出现任何不寻常的神经精神症状，患者应该停止使用Varenicline，并咨询医生。而且，当服用Varenicline的患者需要驾驶或进行机械操作时，他们应该提前注意到Varenicline是否会影响他们的操作。根据2008年发布的联邦诉讼规则，飞行员、空中交管员以及具有商业运输车辆执照的人不能使用Varenicline。然而，一项纳入了超过80 000人的关于不同戒烟治疗的队列研究显示，没有明确证据证明Varenicline会导致自杀或抑郁（Gunnell et al.，2009）。最新一项针对Varenicline和抑郁的研究为多中心、双盲、随机试验，纳入了525名研究对象，均为经过治疗现处于稳定期或曾经有抑郁症病史。研究显示与安慰剂相比，Varenicline戒烟效果显著（持续戒烟率Varenicline35.9%，安慰剂15.6%；OR 3.35），两组在自杀症状和抑郁恶化方面无差异（Anthenelli et al.，2013）。

早先的一些证据表明，Varenicline与尼古丁贴剂及安非他酮联合使用是安全且容易耐受的；然而在联合治疗成为戒烟的基础治疗前，我们仍需要更多研究。

二线药物

在PHS指南中，可乐定（Clonidine）及去甲替林（nortriptyline）被列为二线药物，与安慰剂相比，二者在戒烟方面均具有明显作用（Fiore et al.，2008）。去甲替林的一般剂量是75～100mg/d，疗程为8～12周。其优点是非常便宜，但需要监测血药浓度以防止中毒。可乐定贴剂，0.2mg/d，推荐疗程为10周，推荐戒烟开始前1周开始用药。可乐定的副作用为嗜睡，这可能成为在很多患者中限制其使用的原因。FDA还未批准以上两种药物用于戒烟。

戒烟热线

电话戒烟热线是最少用到，却是最有效的方法之一。调查显示，相比于医院就诊，70%～85%的吸烟者更倾向于使用戒烟热线。可能是由于戒烟热线十分方便、匿名，而且可以以他们的母语咨询并获得帮助。免费电话1-800784-8669是国家戒烟热线网络唯一的号码。打来电话的区域有州立戒烟热线中心，那么该通电话则被自动转接到州立戒烟热线。如果该地区没有州立热线，那么电话被转接至国家癌症研究所（NCI）戒烟热线，在那里他们将得到戒烟相关服务及其他信息。几乎所有州均有戒烟热线（Schroeder，2005）。另外，1-800-662-8887是加利福尼亚吸烟者帮助热线，该热线为全国咨询者提供一对一的帮助。戒烟热线与NRT结合，效果更好（Bush et al.，2008）。

预防复吸

或许在戒烟中最未知的领域就是预防复吸。随访和与患者保持联系是十分重要的，尤其是在尝试戒烟的最初几周。最初的两周是戒烟的关键阶段，即使吸1支烟也对未来1年内会复吸具有强烈的提示作用。在戒烟初期的回访、电话或戒烟热线咨询员的定期随访应被纳入患者的治疗。为了最终能实现戒烟，家庭医生应该将烟草依赖性治疗纳入其职责范围（Solberg，2000）。关于预防复吸的循证医学综述发现，虽然尚没有明确证据支持特殊的戒烟维持治疗，但使患者意识到并及时消除"诱惑"很有前景（Hajek et al.，2008）。国家癌症研究所网站上有一系列很好的材料可能有助于探讨如何帮助患者防止复吸（http://www.smokefree.gov/resources.aspx 永久免费）。

目前进展

吸烟者的基因

遗传学在与烟草依赖相关的各种问题中起关键作用。最近的研究包括了烟碱依赖性的分子基础，对尼古丁受体家族的遗传影响，对烟草相关癌症和心脏病的遗传影响以及治疗问题。

有基因检测可以帮助人们预测谁更可能成为尼古丁依赖者。那些具有特定基因并在尝试戒烟的人可能对尼古丁贴片的反应会优于包括安非他酮（Zyban）在内的非尼古丁替代方法。然而这可能涉及多个基因，且实用的检测手段尚有待研究发现。

目前针对吸烟者罹患肺癌的基因和基因突变已有很多研究。基因甲基化是一种化学修饰，这可能成为检测早期肺癌的标志物。一个名为 GCP5 的基因具有重要的类似肿瘤抑制因子的作用，一旦缺乏，可能促进肺癌的进展。在不吸烟的肺癌患者中，三分之一均有该基因的变化（Yafei，2010）。

（江华　李明珠　译，刘中民　审校）

附录

参考资料

Air Resources Board, State of California: *Proposed identification of environmental tobacco smoke as a toxic air contaminant*, 2005. http://www.arb.ca.gov/toxics/ets/finalreport/finalreport.htm.

American Academy of Family Physicians (AAFP): *Ask and act: a tobacco cessation campaign*, 2005. http://www.aafp.org/online/en/home/clinical/publichealth/tobacco/askandact.html.

American Cancer Society (ACS): *Cancer facts and figures 2005*, Atlanta, 2005, ACS.

American College of Obstetricians and Gynecologists: Use of hormonal contraception in women with coexisting medical conditions. Practice Bulletin No 73, *Obstet Gynecol* 107:1453–1472, 2006.

American Psychiatric Association: *Diagnostic and Statistical Manual of Mental Disorders*, ed 5, Washington, DC, 2013, APA.

Anderson CS, Feigin V, Bennett D, et al: Australasian Cooperative Research on Subarachnoid Hemorrhage Study (ACROSS) Group. Active and passive smoking and the risk of subarachnoid hemorrhage: an international population-based case-control study, *Stroke* 35:633–637, 2004.

Anstey KJ, von Sanden C, Salim A, O'Kearney R: Smoking as a risk factor for dementia and cognitive decline: a meta-analysis of prospective studies, *Am J Epidemiol* 166:367–378, 2007.

Anthenelli R, Morris C, Ramey TS, et al: Effects of varenicline on smoking cessation in adults with treated current or past major depression, *Ann Int Med* 159:390–400, 2013.

Arrazola RA, Kuiper NM, Dube SR: Patterns of current use of tobacco products among US high school students 2000-2012—findings from the National Youth Tobacco Survey, *J Adol Health* 54(1):54–60, 2014.

Association of American Medical Colleges: *Physician behavior and practice patterns related to smoking cessation*, Washington, DC, 2007, Association of American Medical Colleges.

Barnoya J, Glantz SA: Cardiovascular effects of secondhand smoke: nearly as large as smoking, *Circulation* 111:2684–2698, 2005.

Barry J, Mead K, Nabel EG, et al: Effect of smoking on the activity of ischemic heart disease, *JAMA* 261:398, 1989.

Bjartveit K, Tverdal A: Health consequences of smoking 1-4 cigarettes per day, *Tob Control* 14:315–320, 2005.

Boffetta P, Hecht S, Gray N, et al: Smokeless tobacco and cancer, *Lancet Oncol* 9:667–675, 2008.

Boffetta P, Straif K: Use of smokeless tobacco and risk of myocardial infarction and stroke: systematic review with meta-analysis, *BMJ* 339:b3060, 2009.

Bonita R, Scragg R, Stewart A: Cigarette smoking and risk of premature stroke in men and women, *BMJ* 293:6, 1986.

Breathe California of Sacramento–Emigrant Trails: *Tobacco use in the movies, annual report card, 2005.* http://www.sacbreathe.org.

Brody AL, Mandelkern MA, London ED, et al: Cigarette smoking saturates brain $\alpha_4\beta_2$ nicotinic acetylcholine receptors, *Arch Gen Psychiatry* 63:907–915, 2006.

Brook JS, Schuster E, Zhang C: Cigarette smoking and depressive symptoms: a longitudinal study of adolescents and young adults, *Psychol Rep* 95:159–166, 2004.

Brownson RC, Novotny TE, Perry MC: Cigarette smoking and adult leukemia, *Arch Intern Med* 153:469–475, 1993.

Brunton S: Smoking cessation: Incorporating new strategies into practice, *Fam Pract Recert* 21:103–128, 1999.

Bush TM, McAffee T, Deprey M, et al: The impact of a free nicotine patch starter kit on quit rates in a state quit line, *Nicotine Tob Res* 10:1511–1516, 2008.

Cahill K, Stead LF, Lancaster T: Nicotine receptor partial agonists for smoking cessation, *Cochrane Database Syst Rev* (1):CD006103, 2008.

Campaign for Tobacco-Free Kids: *Research Center factsheets.* http://www.tobaccofreekids.org/facts_issues/tobacco_101/. Accessed October 3, 2013.

Cayley WE: Interventions to help patients reduce or eliminate the use of smokeless tobacco, *Am Fam Physician* 80:1226–1227, 2009.

Centers for Disease Control and Prevention (CDC): Annual smoking-attributable mortality, years of potential life lost, and productivity losses—United States, 1997–2001, *MMWR* 54:625–628, 2005.

Centers for Disease Control and Prevention (CDC): Smoking-attributable mortality, years of potential life lost, and productivity losses—United States, 2000–2004, *MMWR* 57:1226–1228, 2008.

Centers for Disease Control and Prevention (CDC): Cigarette smoking among adults—United States, 2007, *MMWR* 57:1221–1226, 2008.

Centers for Disease Control and Prevention (CDC): Office on Smoking and Health. Current smoking among adults—United States 2011, *MMWR Morb Mortal Wkly Rep* 61(44):889–894, 2012.

Centers for Disease Control and Prevention: Smoking and tobacco use: cigars, 2013. http://www.cdc.gov/tobacco/data_statistics/fact_sheets/tobacco_industry/cigars/#current. Accessed December 2014.

Charlton A: Children and passive smoking: a review, *J Fam Pract* 38:267–277, 1994.

Chelland Campbell S, Moffatt RJ, Stamford BA: Smoking and smoking cessation: the relationship between cardiovascular disease and lipoprotein metabolism: a review, *Atherosclerosis* 201:225–235, 2008.

Chiolero A, Faeh D, Paccaud F, Cornuz J: Consequences of smoking for body weight, body fat distribution, and insulin resistance, *Am J Clin Nutr* 87:801–809, 2008.

Christen WG, Glynn RJ, Manson JE, et al: A prospective study of cigarette smoking and risk of age-related macular degeneration in men, *JAMA* 276:1147–1151, 1996.

Chuang SC, Scelo G, Tonita JM, et al: Risk of second primary cancer among patients with head and neck cancers: a pooled analysis of 13 cancer registries, *Int J Cancer* 123:2390–2396, 2008.

Colditz GA, Bonita R, Stampfer MJ, et al: Cigarette smoking and risk of stroke in middle-aged women, *N Engl J Med* 318:937–941, 1988.

Connolly GN, Winn DM, Hecht SS, et al: The reemergence of smokeless tobacco, *N Engl J Med* 314:1020–1027, 1986.

Cornish JW, Gariti P: Exploring medications to treat nicotine dependence, *Essent Psychopharmacol* 4:325–338, 2002.

Crichley J, Capewell S: Smoking cessation for the secondary prevention of coronary heart disease, *Cochrane Database Syst Rev* (1):CD003041, 2004.

Dale LC, Ebbert JO, Hays JT, Hurt RD: Treatment of nicotine dependence, *Mayo Clin Proc* 75:1311–1316, 2000.

D'Amico TA: Molecular biologic staging of lung cancer, *Ann Thorac Surg* 85:S737–S742, 2008.

Derubertis DG, Trocciola SM, Ryer EJ, et al: Abdominal aortic aneurysm in women: prevalence, risk factors, and implications for screening, *J Vasc Surg* 46:630–635, 2007.

DiFranza J, Savageau JA, Fletcher K, et al: Susceptibility to nicotine dependence: the Development and Assessment of Nicotine Dependence in Youth-2 Study, *Pediatrics* 120:e974–e983, 2007.

Doll R, Peto R, Boreham J, Sutherland I: Mortality in relation to smoking: 50 years' observations on male British doctors, *BMJ* 328:1519, 2004.

Dransfield MT, Davis JJ, Gerald LB, Bailey WC: Racial and gender differences in susceptibility to tobacco smoke among patients with chronic obstructive pulmonary disease, *Respir Med* 100:1110–1116, 2006.

Dreyfuss JH: Thirdhand smoke identified as potent, enduring carcinogen, *CA Cancer J Physicians* 60:203–204, 2010.

Dunn NR, Faragher B, Thorogood M, et al: Risk of myocardial infarction in young female smokers, *Heart* 82:581–583, 1999.

Ebbert JO, Burke MV, Hays JT, Hurt RD: Combination treatment with varenicline and nicotine replacement therapy, *Nicotine Tob Res* 11:572–576, 2009a.

Ebbert JO, Croghan IT, Sood A, et al: Varenicline and bupropion sustained-release combination therapy for smoking cessation, *Nicotine Tob Res* 11:234–239, 2009b.

Eisenberg MJ, Fillon KB, Yavin D, et al: Pharmacotherapies for smoking cessation: a meta-analysis of randomized controlled trials, *CMAJ* 179:135–144, 2008.

Feigin VL, Rinkel GJ, Lawes CM, et al: Risk factors for subarachnoid hemorrhage: an updated systematic review of epidemiological studies, *Stroke* 36:2773–2780, 2005.

Ferguson SG, Shiffman S, Gitchell JG, et al: Unplanned quit attempts–results from a U.S. sample of smokers and ex-smokers, *Nicotine Tob Res* 11:827–832, 2009.

Fiore MC, Bailey WC, Cohen SJ, et al: *Treating tobacco use and dependence. clinical practice guideline 2008 update*, Rockville, Md, 2008, U.S. Department of Health and Human Services, Public Health Service.

Freedman ND, Abnett CC, Leitzmann MF, et al: Prospective investigation of the cigarette smoking–head and neck cancer association by sex, *Cancer* 110:1593–1601, 2007.

Giovannucci E, Rimm EB, Stampfer MJ, et al: A prospective study of cigarette smoking and risk of colorectal adenoma and colorectal cancer in U.S. men, *J Natl Cancer Inst* 86:183–191, 1994.

Godtfredsen NS, Prescott E, Osler M: Effect of smoking reduction on lung cancer risk, *JAMA* 294:1505–1510, 2005.

Goldenberg I, Jonas M, Tenenbaum A, et al: Current smoking, smoking cessation, and the risk of sudden cardiac death in patients with coronary artery disease, *Arch Intern Med* 163:2301–2305, 2003.

Goodman E, Capitman J: Depressive symptoms and cigarette smoking among teens, *Pediatrics* 106:748–755, 2000.

Grant BF, Hasin DS, Chou SP, et al: Nicotine dependence and psychiatric disorders in the United States: results from the national epidemiologic survey on alcohol and related conditions, *Arch Gen Psychiatry* 61:1107–1115, 2004.

Gunnell D, Irvine D, Wise L, et al: Varenicline and suicidal behaviour: a cohort study based on data from the General Practice Research Database, *BMJ* 339:3805, 2009.

Hajek P, Stead LF, West R, et al: Relapse prevention interventions for smoking cessation, *Cochrane Database Syst Rev* (3):CD003999, 2008.

Hannan LM, Jacobs EJ, Thun MJ: The association between cigarette smoking and risk of colorectal cancer in a large prospective cohort from the United States, *Cancer Epidemiol Biomarkers Prev* 18(12):3362–3367, 2009.

Hecht SS: Progress and challenges in selected areas of cancer carcinogenesis, *Chem Res Toxicol* 21:160–171, 2008.

Hecht SS, Murphy SE, Carmella SG, et al: Similar uptake of lung carcinogens by smokers of regular, light, and ultralight cigarettes, *Cancer Epidemiol Biomarkers Prev* 14:693–698, 2005.

Hermanson B, Omenn GS, Kronmal RA, et al: Beneficial six-year outcome of smoking cessation in older men and women with coronary artery disease, *N Engl J Med* 319:1365–1369, 1988.

Herrmann M, King K, Weitzman M: Prenatal tobacco smoke and postnatal secondhand smoke exposure and child neurodevelopment, *Curr Opin Pediatr* 20:184–190, 2008.

Hilton JF, Walsh MM, Masouredis CM, et al: Planning a spit tobacco cessation intervention: identification of beliefs associated with addiction, *Addict Behav* 19:381–391, 1994.

Hirayama T: Non-smoking wives of heavy smokers have a higher risk of lung cancer: a study from Japan, *BMJ* 282:183–185, 1981.

Hunt JD, van der Hel OL, McMillan GP, et al: Renal cell carcinoma in relation to cigarette smoking: meta-analysis of 24 studies, *Int J Cancer* 114:101–108, 2005.

Iribarren C, Tekawa IS, Sidney S, et al: Effect of cigar smoking on the risk of cardiovascular disease, chronic obstructive pulmonary disease, and cancer in men, *N Engl J Med* 40:1773–1780, 1999.

Jee SH, Suh I, Kim I, et al: Smoking and atherosclerotic cardiovascular disease in men with low levels of serum cholesterol: the Korea Medical Insurance Corporation study, *JAMA* 282:2149–2155, 1999.

Johnson KC, Miller AB, Collishaw NE, et al: Active smoking and secondhand smoke increase breast cancer risk: the report of the Canadian Expert Panel on Tobacco Smoke and Breast Cancer Risk (2009), *Tob Control* 20(1):e2, 2011. [Epub 2010 Dec 8].

Joosten H, van Eersel ME, Gansevoort RT, et al: Cardiovascular risk profile and cognitive function in young, middle-aged, and elderly subjects, *Stroke* 44(6):1543–1549, 2013.

Jorenby DE, Leishchow S, Nides M, et al: A controlled trial of sustained-release bupropion, a nicotine patch, or both for smoking cessation, *N Engl J Med* 340:685–691, 1999.

Kadunce DP, Burr R, Gress R, et al: Cigarette smoking: risk factor for premature facial wrinkling, *Ann Intern Med* 114:840–844, 1991.

Kalman D, Morisette SB, George TP: Co-morbidity of smoking in patients with psychiatric and substance use disorders, *Am J Addict* 14:106–123, 2005.

Kandel D, Chen K, Warner LA, et al: Prevalence and demographic correlates of symptoms of last year dependence on alcohol, nicotine, marijuana and cocaine in the U.S. population, *Drug Alcohol Depend* 44:11–29, 1997.

Kaufman DW, Helmrich SP, Rosenberg L, et al: Nicotine and carbon monoxide content of cigarette smoke and the risk of myocardial infarction in young men, *N Engl J Med* 308:409–413, 1983.

Kendler KS, Neale MC, MacLean CJ, et al: Smoking and major depression: a causal analysis, *Arch Gen Psychiatry* 50:36–43, 1993.

Khoury MJ, Govez-Farias M, Mulinare J: Does maternal cigarette smoking during pregnancy cause cleft lip and palate in offspring?, *Am J Dis Child* 143:333–337, 1989.

Kozlowski LT, Frecker RC, Khouw V, et al: The misuse of "less-hazardous" cigarettes and its detection: Hole-blocking of ventilation filters, *Am J Public Health* 70:1202–1203, 1980.

Krasnegor NA, editor: *Cigarette smoking as a dependence process. National Institute on Drug Abuse Research, Monograph Series No 23. DHEW Pub No (ADM) 79–800*, Rockville, Md, 1979, U.S. Department of Health, Education and Welfare, Public Health Service.

LaCroix AZ, Lang J, Scherr P, et al: Smoking and mortality among older men and women in three communities, *N Engl J Med* 324:1619–1625, 1991.

Lee YC, Cohet C, Yang YC, et al: Meta-analysis of epidemiologic studies on cigarette smoking and liver cancer, *Int J Epidemiol* 38:1497–1511, 2009.

Lee EW, D'Alonzo GE: Cigarette smoking, nicotine addiction, and its pharmacologic treatment, *Arch Intern Med* 153:34–48, 1993.

Li CI, Daling JR, Porter PL, et al: Relationship between potentially modifiable lifestyle factors and risk of second primary contralateral breast cancer among women diagnosed with estrogen receptor–positive invasive breast cancer, *J Clin Oncol* 27(32):5312–5318, 2009.

Lightwood JM, Glantz SA: Declines in acute myocardial infarction after smoke-free laws and individual risk attributable to secondhand smoke, *Circulation* 120(14):1373–1379, 2009.

Lin K, Patel SG, Chu PY, et al: Second primary malignancy of the aerodigestive tract in patients treated for cancer of the oral cavity and larynx, *Head Neck* 27:1042–1048, 2005.

Linnet KM, Wisborg K, Obel C, et al: Smoking during pregnancy and the risk for hyperkinetic disorder in offspring, *Pediatrics* 116:462–467, 2005.

Luo J, Ye W, Zendehdel K, et al: Oral use of Swedish moist snuff (snus) and risk for cancer of the mouth, lung, and pancreas in male construction workers: a retrospective cohort study, *Lancet* 369(9578):2015–2020, 2007.

Maciosek MV, Coffield AB, Edwards NM, et al: Priorities among effective clinical preventive services: results of a systematic review and analysis, *Am J Prev Med* 31:51–61, 2006.

Mainous AG, Hueston WJ: The effect of smoking cessation during pregnancy on preterm delivery and low birthweight, *J Fam Pract* 38:262–266, 1994a.

Mainous AG, Hueston WJ: Passive smoke and low birth weight, *Arch Fam Med* 3:875–878, 1994b.

Maisonneuve P, Lowenfels AB: Epidemiology of pancreatic cancer: an update, *Dig Dis* 28(4–5):645–656, 2010.

Malik S, Cleves MA, Honein MA, et al, National Birth Defects Prevention Study: Maternal smoking and congenital heart defects, *Pediatrics* 121:e810–e816, 2008.

Mallin R: Smoking cessation: integration of behavioral and drug therapies, *Am Fam Physician* 65:1107–1114, 2002.

Manson JE, Ajani UA, Lliu S, et al: A prospective study of cigarette smoking and the incidence of diabetes mellitus among U.S. male physicians, *Am J Med* 109:538–552, 2000.

McGinnis JM, Foege WH: Actual causes of death in the United States, *JAMA* 270:2207–2212, 1993.

McLaughlin JK, Blot WJ, Devesa SS, Fraumeni JF Jr: Renal cancer. In Schottenfeld D, Fraumeni JR Jr, editors: *Cancer epidemiology and prevention*, New York, 1996, Oxford University Press, pp 1142–1155.

Meyers DG, Neuberger J, He J: Cardiovascular effect of bans on smoking in public places: a systematic review and meta-analysis, *J Am Coll Cardiol* 54:1249–1255, 2009.

Miller MD, Marty MA, Broadwin R, et al: The association between exposure to environmental tobacco smoke and breast cancer: a review by the California Environmental Protection Agency, *Prev Med* 44:93–106, 2006.

Miller WR, Rollnick S: *Motivational interviewing: preparing people for change*, New York, 2002, Guilford Press.

Miller M, Wood L: Effectiveness of smoking cessation interventions: review of evidence and implications for best practice in Australian health care setting, *Aust NZ J Public Health* 27:300–309, 2003.

Mokdad KH, Ali H, James S, et al: Actual causes of death in the United States, 2000, *JAMA* 291(10):1238–1240, 2004.

Morita M, Kumashiro R, et al: Alcohol drinking, cigarette smoking, and the development of squamous cell carcinoma of the esophagus: epidemiology, clinical findings, and prevention, *Int J Clin Oncol* 15(2):126–134, 2010.

National Cancer Institute (NCI): *Cigars: health effects and trends. smoking and tobacco control. Monograph No 9. NIH Pub No 98-4302*, Bethesda, Md, 1998, U.S. Department of Health and Human Services.

National Toxicology Program: *Report on Carcinogens*, ed 11, 2005, U.S. Department of Health and Human Services, Public Health Service, National Toxicology Program.

Neaton JD, Wentworth DN, Cutler J, et al: Risk factors for death from different types of stroke. Multiple Risk Factor Intervention Trial Research Group, *Ann Epidemiol* 3:493–499, 1993.

Osadchy A, Kazmin A, Koren G: Nicotine replacement therapy during pregnancy: recommended or not recommended?, *J Obstet Gynecol Can* 31:744–747, 2009.

Palmer JR, Rosenberg L, Shapiro S: "Low-yield" cigarettes and the risk of nonfatal myocardial infarction in women, *N Engl J Med* 320:1569–1573, 1989.

Parkes G, Greenhaigh T, Griffin M, Dent R: Effect on smoking quit rate of telling patients their lung age: the Step2quit randomized controlled trial, *BMJ* 336:598–600, 2008.

Pauly JR, Slotkin TA: Maternal tobacco smoking, nicotine replacement and neurobehavioral development, *Acta Paediatr* 97:1331–1337, 2008.

Pelkonen M: Smoking: relationship to chronic bronchitis, chronic obstructive pulmonary disease and mortality, *Curr Opin Pulm Med* 14:105–109, 2008.

Pelucci C, Gallus S, Garavello W, et al: Alcohol and tobacco use, and cancer risk for upper aerodigestive tract and liver, *Eur J Cancer Prev* 17:340–344, 2008.

Peters SAE, Huxley RR, Woodward M: Smoking as a risk factor for stroke in women as compared with men, *Stroke* 2013.

Peters R, Poulter R, Warner J, et al: Smoking, dementia and cognitive decline in the elderly: a systematic review, *BMC Geriatr* 2008. doi: 10.1186/1471-2318-8-36.

Qian H, Feng J, Hou X, et al: Smoking and reproductive cancer, *Female Patient* 14:42–45, 1989.

Ranney L, Melvin C, Lux L, et al: Systematic review: smoking cessation strategies for adults and adults in special populations, *Ann Intern Med* 145:845–856, 2006.

Rantakallio P: Relationship of maternal smoking to morbidity and mortality of the child up to the age of five, *Acta Paediatr Scand* 67:621–631, 1978.

Reynolds P: Smoking and breast cancer, *J Mammary Gland Biol Neoplasia* 18(1):15–23, 2013.

Rigotti NA, Munafo MR, Stead LF: Interventions for smoking cessation in hospitalised patients, *Cochrane Database Syst Rev* 18(3):CD001837, 2007.

Rogers RL, Meyer JS, Judd BW, et al: Abstention from cigarette smoking improves cerebral perfusion among elderly chronic smokers, *JAMA* 253:2970–2974, 1985.

Roosar A, Johansson AL, Sandborgh-Englund G, et al: Cancer and mortality among users and nonusers of snus, *Int J Cancer* 123:168–173, 2008.

Rore C, Brace V, Danielian P, Williams D: Smoking cessation in pregnancy, *Expert Opin Drug Saf* 7:727–737, 2008.

Rose JE, Herscovik JE, Behm FM, Westman EC: Precessation treatment with nicotine patch significantly increases abstinence rates relative to conventional treatment, *Nicotine Tob Res* 11:1067–1075, 2009.

Rosenberg L, Kaufman DW, Helmrich SP, et al: The risk of myocardial infarction after quitting smoking in men under 55 years of age, *N Engl J Med* 313:1511–1514, 1985.

Sandler DP, Wilcox AJ, Everson RB: Preliminary communication: cumulative effects of lifetime passive smoking on cancer risk, *Lancet* 1:312–315, 1985.

Schroeder SA: What to do with a patient who smokes, *JAMA* 294:482–487, 2005.

Siegel R, Naishadham MA, Jemal A: Cancer statistics, 2013, *CA Cancer J Clin* 63:11–30, 2013.

Slattery ML, Robison LM, Schuman K, et al: Cigarette smoking and exposure to passive smoke are risk factors for cervical cancer, *JAMA* 261:1593–1598, 1989.

Sleiman M, Gundel LA, Pankow JF, et al: Formation of carcinogens indoors by surface-mediated reactions of nicotine with nitrous acid, leading to potential thirdhand smoke hazards, *Proc Natl Acad Sci USA* 107:6576–6581, 2010.

Slone D, Shapiro S, Rosenberg L, et al: Relation of cigarette smoking to myocardial infarction in young women, *N Engl J Med* 298:1273–1276, 1978.

Smith PM, Burgess E: Smoking cessation initiated during hospital stay for patients with coronary artery disease: a randomized controlled trial, *CMAJ* 180(13):1297–1303, 2009.

Solberg LI: Incentivising, facilitating, and implementing an office tobacco cessation system, *Tob Control* 9(Suppl 1):37–41, 2000.

Stampfer MJ, Hu FB, Manson JE, et al: Primary prevention of coronary heart disease through diet and lifestyle, *N Engl J Med* 343:16–22, 2000.

Stead LF, Perera R, Bullen C, et al: Nicotine replacement therapy for smoking cessation, *Cochrane Database Syst Rev* (4):CD000146, 2007.

Steinberg MB, Greenhaus S, et al: Triple-combination pharmacotherapy for medically ill smokers: a randomized trial, *Ann Intern Med* 150:447–454, 2009.

Thornton J, Edwards R, Mitchell P, et al: Smoking and age-related macular degeneration: a review of association, *Eye* 19:935–944, 2005.

Thun MJ, Carter BD, Feskanich D, et al: 50-year trends in smoking-related mortality in the United States, *New Engl J Med* 368:351–364, 2013.

Tobacco-Free Kids: Broken promises to our children: a state-by-state look at the 1998 state tobacco settlement 16 years later, 2014. http://www.tobaccofreekids.org/content/what_we_do/state_local_issues/settlement/FY2015/2014_12_11_brokenpromises_report.pdf. Accessed December 2014.

Trichopoulos D, Bamia C, Lagiou P, et al: Hepatocellular carcinoma risk factors and disease burden in a European cohort: a nested case-control study, *J Natl Cancer Inst* 103(22):1686–1695, 2011.

Tsoi KK, Pau CY, Wu WK, et al: Cigarette smoking and the risk of colorectal cancer: a meta-analysis of prospective cohort studies, *Clin Gastroenterol Hepatol* 7:682–688, 2009.

Tworoger SS, Gertig DM, et al: Caffeine, alcohol, smoking, and the risk of incident epithelial ovarian cancer, *Cancer* 112:1169–1177, 2008.

U.S. Department of Health and Human Services: *The health consequences of involuntary exposure to tobacco smoke: a report of the Surgeon General*, Rockville, Md, 2006, U.S. Department of Health and Human Services, Centers for Disease Control and Prevention, Coordinating Center for Health Promotion, National Center for Chronic Disease Prevention and Health Promotion, Office on Smoking and Health.

U.S. Department of Health and Human Services: The health consequences of smoking–50 years of progress: a report of the Surgeon General, Atlanta, GA, 2014, U.S. Department of Health and Human Services, Centers for Disease Control and Prevention, National Center for Chronic Disease Prevention and Health Promotion, Office on Smoking and Health.

U.S. Preventive Services Task Force (USPSTF): *Counseling and interventions to prevent tobacco use and tobacco-caused disease in adults and pregnant women*, Rockville, Md, 2009, Agency for Healthcare Research and Quality. http://www.ahrq.gov/clinic/uspstf/uspstbac2.htm.

U.S. Surgeon General: *The health benefits of smoking cessation: a report of the Surgeon General (DHSS Pub No (CDC) 90-8416)*, Washington, DC, 1990, U.S. Department of Health and Human Services, Public Health Service, CDC, Office on Smoking and Health.

U.S. Surgeon General: The health consequences of smoking: a report of the Surgeon General, 2004, Rockville, Md, 2004, U.S. Department of Health and Human Services, Public Health Service, Office of the Surgeon General.

U.S. Department of Health and Human Services: *The health consequences of involuntary exposure to tobacco smoke: a report of the Surgeon General*, Atlanta, 2006, U.S. Departments of Health and Human Services.

U.S. Task Force on Community Preventive Services: *Recommendations regarding interventions to reduce tobacco use and exposure to environmental tobacco smoke*, 2005. http://www.thecommunityguide.org/tobacco.

Vessey M, Yeates D, Flynn S: Factors affecting mortality in a large cohort study with special reference to oral contraceptive use, *Contraception* 82(3):221–229, 2010.

Vestergaard P: Smoking and thyroid disorders: a meta-analysis, *Eur J Endocrinol* 146:153–161, 2002.

Wang Y, Ji J, Liu YJ, et al: Passive smoking and risk of type 2 diabetes: a meta-analysis of prospective cohort studies, *PLoS ONE* 8(7):e69915, 2013.

Wells AJ: Passive smoking as a cause of heart disease, *J Am Coll Cardiol* 24:546–554, 1994.

Willi C, Bodenmann P, Ghali WA, et al: Active smoking and the risk of type 2 diabetes: a systematic review and meta-analysis, *JAMA* 298(22):2654–2664, 2007.

Williams JM, Ziedonis D: Addressing tobacco among individuals with a mental illness or an addiction, *Addict Behav* 229(6):1067–1083, 2004.

Winters TH, DiFranza JR: Radioactivity in cigarette smoke, *N Engl J Med* 306:364–365, 1982.

Wyszynski DF, Duffy DL, Beaty TH: Maternal cigarette smoking and oral clefts: a meta-analysis, *Cleft Palate Craniofac J* 34:206–210, 1997.

Yafei L, Chau-Chyun S, Yuanqing Y, et al: Genetic variants and risk of lung cancer in never smokers: a genome-wide association study, *Lancet Oncol* 11(4):321–330, 2010.

Yang L, Kuper H, Sandin S, et al: Reproductive history, oral contraceptive use, and the risk of ischemic and hemorrhagic stroke in a cohort study of middle-aged Swedish women, *Stroke* 40:1050–1058, 2009.

Zeng HT, Xiong PA, Wang F, et al: Passive smoking and cervical cancer risk: a meta-analysis based on 3,230 cases and 2,982 controls, *Asian Pac J Cancer Prev* 13(6):2687–2693, 2012.

网络资源

www.aafp.org/patient-care/public-health/tobacco-nicotine/office-champions/training-resources.html Office Champions project training and resources.

www.aafp.org/patient-care/public-health/tobacco-nicotine/ask-act.html American Academy of Family Physicians' website for tobacco prevention and cessation.

www.cancer.gov National Cancer Institute site, with prevention and cessation information.

www.cdc.gov/tobacco Centers for Disease Control and Prevention Office on Smoking & Tobacco Use site. Contains fact sheets, U.S. Surgeon General reports, *MMWR* articles on tobacco, and much more.

www.cochrane.org/cochrane-reviews Evidence-based systematic reviews of the medical literature, with dozens of topics related to smoking and tobacco.

www.epa.gov/smokefree Advice on how to protect children from secondhand smoke. Also contains other tobacco-related materials.

www.lung.org The American Lung Association offers printed quit materials, some in Spanish. Provides a Lung Helpline to speak to someone directly or online. Also offers the tobacco cessation program "Freedom from Smoking Online" at www.ffsonline.org and support for smokers who want to quit at www.quitterinyou.org.

www.nicotine-anonymous.org Offers help to those who wish to stop using nicotine products and provides schedules of Nicotine Anonymous meetings in your area.

www.no-smoke.org The Americans for Nonsmokers' Rights site. A primary spot for information on secondhand smoke.

www.quitnet.com Offers free cutting-edge tobacco-cessation services to people worldwide, including the amount of money saved by quitting.

www.scenesmoking.org Annual monitoring of the amount of smoking in each movie category by the Breathe California of Sacramento–Emigrant Trails, Sacramento. Good video showing that 80% of PG-13 movies show smoking and that leading actors smoke in 82% of them.

www.smokefree.gov Evidence-based information and professional assistance to help support the immediate and long-term needs of people trying to quit smoking.

smokingcessationleadership.ucsf.edu University of California at San Francisco site, promoting health professionals to help patients with cessation.

www.thecommunityguide.org The Guide to Community Preventive Services, especially directed toward reducing tobacco use and secondhand smoke.

www.tobacco.org A daily news service with medical articles on tobacco issues from print and broadcast media.

www.tobaccofreekids.org Campaign for Tobacco-Free Kids. Useful reports and data on state and national issues.

附表 49-1　死于癌症或其他吸烟相关疾病的名人 *

帕特里克斯韦兹（Patrick Swayze）（57岁），胰腺	加里库珀（Gary Cooper）（60岁），肺
纳特金科尔（Nat King Cole）（45岁），肺	切特亨特利（Chet Huntley）（62岁），肺
龙钱尼（Lon Chaney）（47岁），肺	萨米戴维斯 JR（Sammy Davis Jr）（64岁），喉咙
史蒂夫麦昆（Steve McQueen）（50岁），肺	沃尔特迪斯尼（Walt Disney）（65岁），肺
埃罗尔弗林（Eroll Flynn）（50岁），心脏病	于尔伯连纳（Yul Brynner）（65岁），肺
罗杰马里斯（Roger Maris）（51岁），肺	斯宾塞特雷西（Spencer Tracy）（66岁），肺
宝贝露丝（Babe Ruth）（53岁），喉咙	贾卡莫普契尼（Giacamo Puccini）（66岁），喉咙
吉米多西（Jimmy Dorsey）（53岁），肺	彼得詹宁斯（Peter Jennings）（67岁），肺
迈克尔兰登（Michael Landon）（54岁），胰腺	约翰韦恩（John Wayne）（72岁），肺
贝蒂格拉布尔（Betty Grable）（57岁），肺	爱得沙利文（Ed Sullivan）（72岁），肺
爱德华 R. 默罗（Edward R. Murrow）（57岁），肺	伦纳德伯恩斯坦（Leonard Bernstein）（72岁），肺
汉弗莱鲍嘉（Humphrey Bogart）（57岁），喉咙	杜林埃林顿（Duke Ellington）（75岁），肺
克拉克盖博（Clark Gable）（59岁），心脏病	约翰尼卡森（Johnny Carson）（79岁），肺气肿

同时：

万宝路男子（韦恩迈凯伦）（The Marlboro Man）（51岁），肺

R.J. 雷诺兹 I、II 和 III（R.J. Reynolds I，II，and III）（全部死于肺气肿）

杰克班尼（Jack Benny）、亚瑟戈弗雷（Arthur Godfrey）、贝蒂戴维斯（Bette Davis）、露西尔鲍尔（Lucille Ball）和德西阿尔纳斯（Desi Arnaz）

* 死亡年龄在括号内

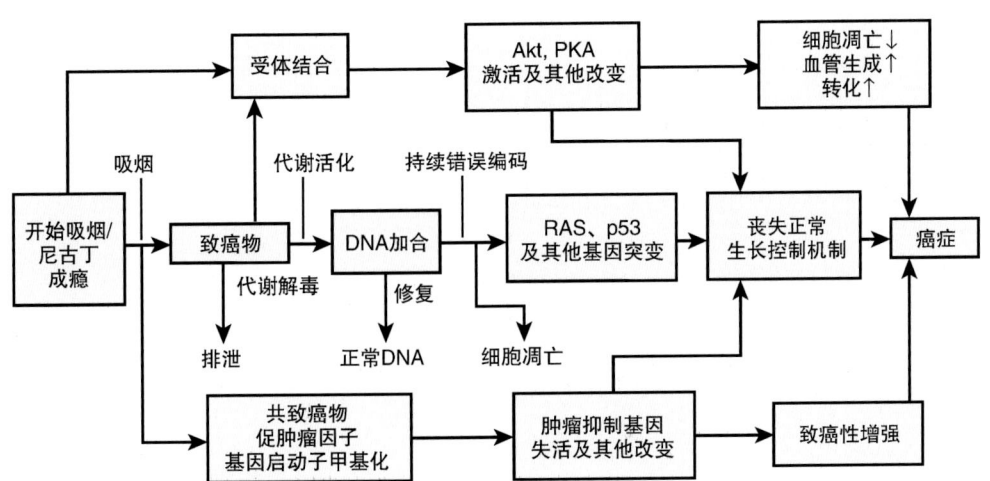

附图 49-1　烟草导致癌症的机制（From American Chemical Society, for Stephen S. Hecht. Progress and Challenges in Selected Areas of Tobacco Carcinogenesis.）

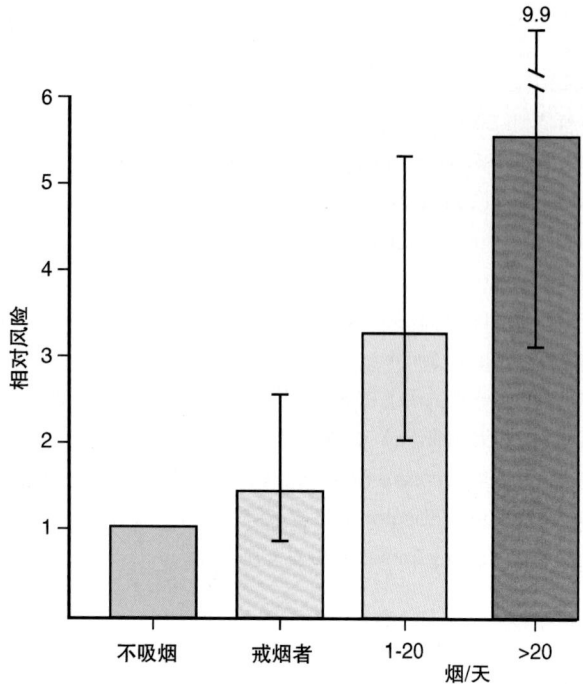

附图 49-2 调整年龄和性别变量后的吸烟与卒中风险。柱状条代表 95% 可信区间（From Bonita R, Scragg R, Stewart A. Cigarette smoking and risk of premature stroke in men and women. BMJ. 1986；293：6.）

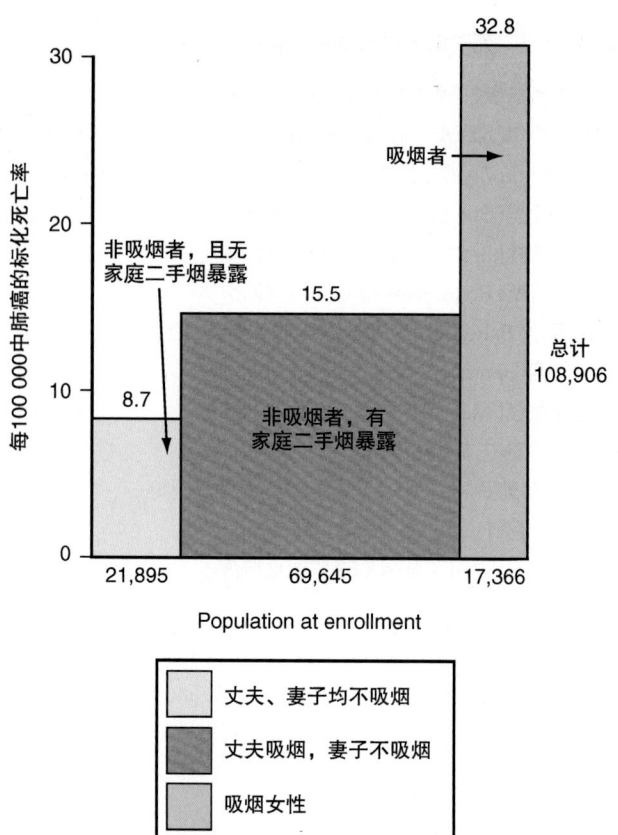

附图 49-3 根据是否存在直接和家庭间接吸烟所得女性肺癌死亡率（From Hirayama T. Nonsmoking wives of heavy smokers have a higher risk of lung cancer：a study from Japan. BMJ. 1981；282：183.）

附录 49-1 吸烟对健康的危害：妊娠

与其他领域一样，孕期吸烟与其对妊娠所造成的伤害存在剂量反应关系孕妇吸烟量越多，新生儿的出生体重越低。孕期吸烟的妇女所生的婴儿平均体重较不吸烟的低 200g。重度吸烟者其新生儿体重低于 2500g 的比率将升高 130%。然而，如果孕妇从怀孕 4 个月期开始戒烟，产下低体重儿的风险与非吸烟者相同。与妊娠期持续吸烟者相比，在妊娠前期停止吸烟的妇女其早产儿比率下降 26%，低出生体重儿比率下降 18%（Mainous and Hueston, 1994a）。自身不吸烟但高度暴露于二手烟的孕妇产下低出生体重婴儿的风险是低度二手烟暴露的孕妇的两倍（Mainous and Hueston, 1994b）。重度吸烟者自发性流产的风险是非吸烟者的两倍。妊娠期吸烟是胎盘前置的风险加倍，并且导致胎盘早剥、孕期出血和胎膜早破。吸烟还可增加早产和围产期死亡的发生率，每年约有 5600 例死于围产期疾病（Centers for Disease Control and Prevention, 2005）。

现认为孕妇吸烟时会吸收致癌物质，导致胎儿跨胎盘暴露，此类婴儿出生后更易罹患癌症（Sandler et al., 1985）。然而，这些婴儿的早期癌症报告并有得到大规模的研究证实，数据并不确定。毒性暴露与遗传学之间的相互作用正在进一步研究中，而这极有可能是此前关于产前吸烟与癌症或先天性疾病的研究并不一致的主要原因。强有力的实验证据表明，孕妇吸氧导致胎儿缺氧，这可以解释一些研究的发现，即吸烟者的婴儿先天异常的发病率增高。在受孕前后 3 个月内吸烟的母亲其后代发生唇腭裂的概率是非吸烟者后代的两倍（Khoury et al., 1989）。吸烟和唇腭裂的后续研究显示，这些问题的优势比较小，约为 1.3（Wyszynski et al., 1997）。在美国国民出生缺陷预防的病例对照研究中，母亲在妊娠期吸烟的婴儿中，母亲为最重度吸烟者的婴儿罹患心脏间隔缺损的风险较轻度吸烟者增加高达 2 倍，且存在剂量反应关系（Malik et al., 2008）。妊娠期吸烟与其他先天异常的相关性尚无确切证据（U.S. Surgeon General, 2004）。妊娠期吸烟的妇女其子女患多动症或注意力缺陷多动障碍（ADHD）的风险是普通孩子的 3 倍（Linnet et al., 2005）。一项关于这些儿童神经发育问题的综述发现，证据表明无论产前还是产后暴露，均与其后代随后出现的行为问题、易激惹、对抗性行为、行为障碍和 ADHD 有关（Herrmann et al., 2008）。

吸烟妇女的另一个问题是生育能力下降（U.S. Surgeon General, 2004）。吸烟者备孕超过一年才受孕成功的比例是非吸烟者的 3～4 倍，并且重度吸烟者较轻度吸烟者更难受孕。有趣的是，在自然受孕和体外试验中均发现生育力下降现象。与非吸烟者相比，吸烟者的精子出现形态异常和运动能力减退的比例更多。

在孕期接受临床咨询可使吸烟者的戒烟率提高至 80%。妊娠对家庭医生来说是鼓励女性吸烟者戒烟的好机会（Fiore et al., 2008）。许多戒烟热线都为妊娠期患者专门制定的戒烟方案。在妊娠期的任何阶段戒烟对母亲和胎儿均有益处，但越早越好。在怀孕初期吸烟的女性中约有 25% 会在随后的 9 个月妊娠期中主动戒烟，然而超过一半的人会在产后 6 个月内复吸。遗憾的是，在这群妇女中所作的预防复吸工作收效甚微（Hajek et al., 2008）。

妊娠期戒烟的药物治疗仍存在广泛争议。除了尼古丁糖外所有的 NRT 药品都是妊娠 D 类，尼古丁糖是 OTC 药品，没有妊娠分类（Fiore et al., 2008）。使用 NRT 的风险获益比似乎是有利的，因为相对于香烟中的 400 多种有毒物质而言，一种低剂量的化学物质的危害要小得多，因此，对那些不配合咨询的人而言，肯能首选继续吸烟（Osadchy et al., 2009; Rore et al., 2008）。有人主张间歇性使用戒烟药物，如使用尼古丁口香糖，尼古丁糖或尼古丁鼻喷雾剂，而非通过使用尼古丁贴片持续吸收药物剂量。而其他人则建议谨慎用药，注意胎儿暴露于尼古丁所导致的神经发育问题，而且有关 NRT 药物在孕期使用的安全性问题需要更多的研究来证实（Pauly and Slotkin, 2008）。目前有关妊娠期使用安非他酮的研究很少，有关 varenicline 的则没有。

至今并无证据表明药物戒烟治疗会增加妊娠期患者性欲减退，在 PHS 指南中咨询仍作为首选（Fiore et al., 2008）。

附录 49-2   社会与法律措施

重 点

- 有许多卫生政策能有效减少烟草的使用,应予以广泛实施。
- 烟草相关收入(消费税和主要结算基金)通畅不用于预防和控制烟草,这对于公共卫生来说是一个很大的损失。

美国社区预防服务工作组(the U.S.Task Force on Community Preventive Services)(2005)报道称强有力的证据表明使用以下政策可降低吸烟率:

1. 对清洁室内空气进行立法
2. 提高烟草消费税
3. 减少大众媒体的烟草广告并加强关于烟草和健康的教育
4. 戒烟热线服务
5. 减少患者接受戒烟服务的花费
6. 改变医生的办公系统,包括病例提醒系统
7. 社区开展工作减少烟草制品向青少年销售和供应

烟草公司予美国总检察长之间签订的 1998 年度和解协议达 2460 亿美元,作为补偿几十年来的烟草相关医疗保健花费。尽管此协议承诺做出有力的一级预防工作,以减少青少年对烟草的需求,但事实上此基金中用于烟草控制的份额微乎其微,尽管也有例外,但对此负责的国家机构大多工作缺乏创造力和力度。在收到行业数十亿美元的撤诉费后,政府将几乎所有钱都用在与反烟草滥用无关的其他方面。从 1998 年到 2008年,国家政府在烟草相关收入(消费税和结算基金)中仅拨出了 3.2% 用于烟草预防、教育和戒烟活工作。在2009 财年,没有一个州在烟草预防上拨足了 CDC 建议的经费,仅 9 个州的拨款仅达到建议经费的一半。在2014 财年,美国各州的烟草相关收入将达到 250 亿美元,并且只需花费其中的 15% 即能达到 CDC 烟草预防支出的目标经费(Campaign for Tobacco-Free Kids,2014)。

第50章 药物滥用

ALICIA KOWALCHUK ■ BRIAN C. REED

问题的范畴

重点

- 2012 年,大约 2.39 千万名年龄大于等于 12 岁的美国人正在使用违禁药物,占美国人口的 9.2%。
- 违禁药物在 18~20 岁人群中使用率最高,约为 23.9%。
- 在美国,大麻是最常使用的违禁药物,且使用率不断增长。
- 2004 年至 2011 年期间,非医疗相关的药物使用引起的医疗紧急事件发生率增加了 132%。
- 2013 年,第五版《美国精神疾病诊断与统计手册》(DSM-5) 关于药物滥用障碍 (substance use disorder, SUD) 的诊断及轻、中、重度分级,取代了 DSM-4 标准。

根据物质滥用及精神健康服务管理局 (SAMHSA) 在 2012 年展开的关于药物使用及健康的全国调查,大约 2.39 千万名年龄大于等于 12 岁的美国人在调查期间或调查前一个月之内使用了违禁药物,占美国人口的 9.2%。这一比率略高于 2002 年至 2008 年调查期间报道的 7.9%~8.3%。目前大麻是最常用的违禁药物,约有 1.89 千万年龄大于等于 12 岁的美国人或 7.2% 的人口正在使用大麻,而 2007 年这一比例为 5.8%。约 79% 的违禁药品使用者几乎每天都使用大麻,其次是作为处方类精神药物的非医疗目的使用如麻醉止痛剂或镇静剂 (6 800 000),可卡因 (1 600 000),致幻剂 (1 100 000),甲基苯丙胺 (440 000) 及海洛因 (335 000)。

违禁药物使用发生率最高的年龄组是 18~20 岁,占 23.9%;其次是 21~25 岁,占 19.7%。2012 年,12~17 岁青年违禁药物使用比率约为 9.5%。

在 12 岁或以上的男性中,药物滥用或依赖的比例是女性的 2 倍 (11.6% vs. 6.9%)。总体上,男性是大麻 (9.6% vs. 5.0%)、可卡因 (1.0% vs. 0.3%) 及致幻剂 (0.6% vs. 0.3%) 的主要使用人群。而在精神药物、止痛药、兴奋剂、镇静剂的非医疗目的使用上,男女比例是接近的 (2.8% vs. 2.4%)。

违禁药品使用的发生率在种族及人种间存在差异。2012 年,违禁物质的使用率在混血人种中最高,达 14.8%。约 12.7% 的美籍印度人或阿拉斯加本土人,11.3% 的黑人,9.2% 的白人,8.3% 的西班牙人,7.8% 的夏威夷本土人或其他太平洋岛屿居民,3.7% 的亚洲人正在使用违禁药品。受教育水平不同,违禁药品的使用程度也存有差异。在 18 岁或以上的违禁药物使用者中,没有完成高中教育的人占 11.1%,这一比例在大学毕业者中降至 6.6%。

在 2012 年,大约每天有 7900 人初次使用违禁药物,多数初次使用者是女性和 18 岁以下的青少年。2012 年总计约 2.9 百万 12 岁或以上的初次使用者中,有 65.6% 人的初次使用了大麻。另有 26% 的人初次使用的违禁药物是非医疗目的如止痛剂等处方药。2011 年,毒品滥用预警网络 (DAWN) 上关于全国毒品应急部门 (ED) 的访问报告显示,有超过 250 万次的药物滥用的访问量,或者说每 10 万人中大约有 790 次访问人次。访问 ED 最常见的药物滥用原因是可卡因中毒、大麻中毒和非医疗目的的药物滥用,如麻醉止痛剂。

18 岁及以上无工作人员中大约有 18.1% 个体正在使用违禁药物,这个比例明显比全职 (8.9%) 或兼职工作 (12.5%) 的个体要高得多。

违禁药物在患有严重精神障碍的人群中也广泛流行。2011 年美国药物使用和健康调查显示,过去的一年中,18 岁及以上严重精神障碍患者中,违禁药品的使用者占 25.2%，而在没有严重精神疾病的同龄人中，这个比例是 11.8%。

术语

"药物使用异常"（substance use disorder，SUD）一词指连续性的药物使用：从节制性使用到危险使用，再到滥用和依赖（图 50-1）。普通人群中的大多数，包括家庭医学的患者，是"节制使用者（abstainers）"。大多数使用违禁药物的人不满足滥用或依赖的诊断标准。家庭医生与患者探讨关于药物滥用问题时，将这个模型熟记于心非常重要。它强调了在专门治疗服务之前，筛查药物滥用者和早期干预危险使用者的重要意义。

DSM-5 对 SUD 诊断标准的更新能很好地反映其连续性。表 50-1 列出了 DSM-5 对药物滥用和药物依赖的诊断标准及轻、中、重度分级。表 50-2 列出了 DSM-IV 对药物滥用和药物依赖的诊断标准以供参考，因为这些标准在患者护理和医学文献中仍然经常被使用。DSM-5 的其他主要变动包括诊断标准、消除法律问题以及添加了大麻戒断的诊断。DSM-IV 与 DSM-5 的诊断标准中有诸多良好的连贯（Compton et al.，2013）。然而当前针对 DSM-IV 中药物滥用及 DSM-5 中轻度药物依赖的恰当的治疗方法仍不明确。

表 50-3 给出一些常见药物的俗名（street names），更全面的目录可以在国家药物控制政策办公室的网站

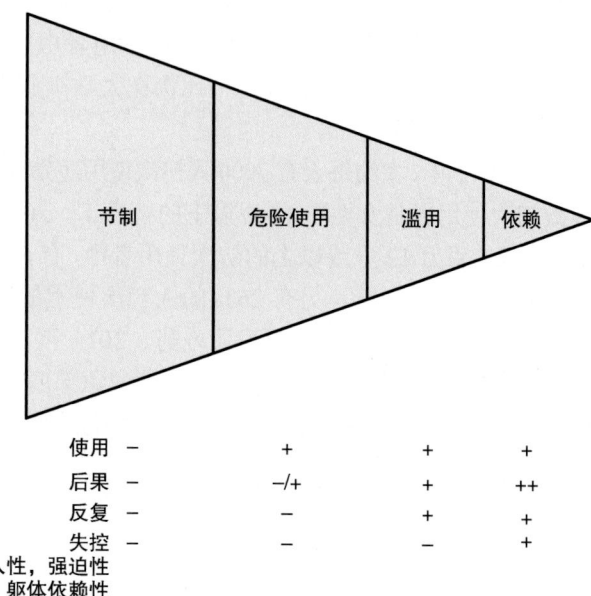

	使用	后果	反复	失控
	−	−	−	−
	+	−/+	−	−
	+	+	+	−
	+	++	+	+

先入性，强迫性
躯体依赖性

图 50-1　物质滥用患者的连续性药物使用（Modified from Brown, RL Module III: Screening and Assessment, Project MAINSTREAM Syllabus Interdisciplinary Faculty Development Program in Substance Abuse Education, October 2005, last accessed from http://www.amersa.org/mainstream. asp 11/19/2014.）

表 50-1　物质滥用和物质依赖的诊断标准（DSM-5）

滥用

大麻、致幻剂（PCP 或类似的芳基环己胺类），其他致幻剂如迷幻药、吸入剂、阿片类药物、镇静药、催眠剂、抗焦虑剂、兴奋剂（包括安非他命样物质、可卡因和其他兴奋剂），以及其他或未知的药物。

依赖

以下表现出现至少 12 个月（符合 2～3 项为轻度、4～5 项为中度、6 项以上为重度）：

1. 该物质往往被摄入较大剂量，或在应该使用的时期之外作更长时期的使用
2. 长期以来有戒掉或控制使用该物质的欲望，或曾有戒除失败的经验
3. 需花费很多时间来获得、使用某物质、或从其药物效应中恢复过来
4. 有强烈的使用该物质的欲望
5. 因为药物的使用，在工作、家庭或学校中没有做应该做的事情
6. 即使在人际关系中造成问题时，也要继续使用该物质
7. 由于使用 / 滥用该物质，放弃或减少了不少重要的社交、职业或娱乐活动
8. 即使知道危险，还在反复使用该物质
9. 尽管认识到不少持久或反复发生的躯体或生理问题，都是该物质所引起或加重的后果，但仍继续用它
10. 耐受（tolerance），需要明显增加剂量才能达到所需效应
11. 有戒断症状，需要明显增加剂量才能缓解

修正

"早期缓解期"：维持达 3～12 个月

"持续缓解期"：维持至少 12 个月

"维持治疗期"：如在治疗时包含美沙酮或丁丙诺啡

"在受控制的环境"：如在基础治疗中被监禁

*DSM-5, Diagnostic and Statistical Manual of Mental Disorders, 5th edition; LSD, lysergic acid diethylamide; PCP, phencyclidine.Adapted from American Psychiatric Association. Diagnostic and statistical manual of mental disorders. 5th ed. Arlington, VA: American Psychiatric Association; 2013.

上查到（www.whitehousedrugpolicy.gov）。俗名因地域和使用群体的不同而不同，最有用的信息来源于当地，通过简单询问患者如何称呼他们正在使用的药物。

筛查

重点

■ 近期，一个用于筛查药物滥用的单一问题在初级保健中被证实有效："去年一年中，你有几次使用违禁药品或出于非治疗目的使用处方药？"回答一次或多于一次，为阳性筛查结果。这个单一问题筛查的敏感性和特异性，可以与含有 4 个问题的 CAGE-AID（CAGE-校正含药物滥用）相媲美。

表 50-2　物质滥用和物质依赖的诊断标准（DSM-IV）

不恰当地应用某种物质以致临床上出现明显的痛苦烦恼或功能缺损，表现为：

滥用

下列一项或以上，出现于 12 个月之内，并且这些症状不符合物质的依赖性标准：

1. 由于多次应用某种物质而导致工作、学业或家庭的失责或失败

2. 在对躯体健康有危险可能的场合多次应用某种物质

3. 反复发生与使用某种物质导致有关的法律问题

4. 尽管由于某种物质的效应而导致或加重了一些持续的或多次发生的社交或人际关系问题，仍然继续应用此物质

依赖

表现为下列三项或以上的表现，出现于 12 个月内的任何时候：

1. 耐受（tolerance），指的是产生以下两种情况之一：需要明显增加剂量才能达到所需效应，或若继续使用原有剂量，效用会明显减低

2. 戒断（withdraw），表现为以下二者之一：有特征性的该物质戒断综合征，用同一（或近似）物质，能缓解或避免戒断症状

3. 该物质往往被摄入较大剂量，或在应该使用的时期之外作更长时期的使用

4. 长期以来有戒掉或控制使用该物质的欲望，或曾有戒除失败的经验

5. 需花费很多时间来获得、使用某物质、或从其药物效应中恢复过来

6. 由于使用 / 滥用该物质，放弃或减少了不少重要的社交、职业或娱乐活动

7. 尽管认识到不少持久或反复发生的躯体或生理问题，都是该物质所引起或加重的后果，但仍继续使用它

*Adapted from American Psychiatric Association. Diagnostic and Statisticall Manual of Mental Disorders. 4th ed, text rev. Washington, DC: American Psychiatric Association; 2000.

筛查（Screening）、简单干预（brief intervention）和推荐治疗（referral to treatment），合称 SBIRT。初级保健中的酒精滥用障碍的 SBIRT 已得到详尽的研究，并被美国预防服务（U.S.Preventive Services Task Force，USPSTF，SORB）推荐整合入初级保健常规。然而，初级保健中药物滥用的 SBIRT 至今研究仍较少，USPSTF 称尚缺乏足够的证据支持或反对将药物滥用的筛查整合入初级保健常规中。

随着近期处方药误用、滥用的增多，使得人们对药物滥用的 SBIRT 整合入初级保健常规的兴趣大增，并被广泛的研究（Insight Project，2009）。药物滥用 SBIRT 在初级保健中的局限性包括在初级保健人群中较酒精滥用的发病率低，还有关于初级保健机构使用筛查工具的实用性和阳性预测值（positive predictive value，PPV）。美国儿科学会（AAP），光明未来行动和美国医学会（AMA）的成年人预防服务指南（GAPS）都推荐

表 50-3　常见药品的俗称

物质	俗名（NIDA 网站）
苯二氮䓬	糖果，镇定剂，安眠药，棍子，手把
可卡因	Blow，撞击，C，糖果，coke，爆裂，薄片，rock，雪
可待因	Cody 船长，校园男孩，烤饼和糖浆
右美沙芬	轻快的 Robo，Robo，三 C
氟硝西泮（十字架）	骗子，绳子，rophies，忘我药，墨西哥安眠药
丙种羟基丁酸盐	液体狂喜，佐治亚州家乡男孩，痛苦的身体创伤
海洛因	红糖，兴奋剂，H，马，垃圾，烟丝，臭鼬，smack
凯特明	K，特别的 K，维生素 K，猫安眠药
LSD（一种迷幻药）	酸，吸墨纸，boomers，立方体，微点
大麻	钝，兴奋剂，印度大麻，草，野草，接合，罐子，大麻烟，杂草
二亚甲基双氧苯丙胺	Adam（亚当），透明，狂喜，乙烯基乙基醚，情爱加速，安宁，X
甲基苯丙胺	粉笔，rank，晶体，火焰，玻璃，go fast，冰，美沙酮，去氧麻黄碱
哌醋甲酯（利他林）	绝妙，维生素 R，聪明药，R-球
羟考酮（奥施康定）氢可酮（维柯丁）	Oxy，OC，杀手，vike（维可）
苯环哌啶	天使粉，船，贪婪者（猪），爱之船，和平片

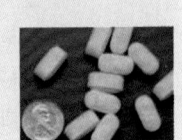

注：GHB，γ- 羟基丁酸盐；LSD，麦角酸二乙胺；MDMA，二亚甲基双氧安非他明；PCP，苯环利定。NIDA，国立药物滥用研究所

成年人药物滥用筛查一年至少一次。美国妇产科医师学会（ACOG）推荐对所有患者（无论怀孕与否）进行规律、周期性的筛查，尽管在指南中没有推荐特异的筛查工具。到此为止，还没有任何筛查工具在孕妇人群中被证实可靠（Lanier and Ko，2008）。常用的较可靠的药物滥用筛查工具简要介绍如下。

CRAFFT 是唯一被认为对青少年可靠的筛查工具，有 83% 的阳性预测率（表 50-4）。它筛查酒精滥用，同时可筛查药物滥用（Knight et al.，2002）。

ASSIST，CAGE-AID 和 DAST 在非妊娠成人中被证实可靠。酒精、吸烟和药物滥用筛查测验（ASSIST）的阳性预测率目前尚无法得知（Newcombe et al.，2005），它同时筛查酒精、吸烟和药物滥用的情况。ASSIST 可从世界卫生组织（WHO）免费获取。

CAGE-AID（CAGE- 校正含药物滥用）有 12%～78% 的阳性预测率。阳性预测率随被测人群中药物滥用的发生率的升高而升高（Brown and Rounds，1995）。它筛查酒精和药物的滥用（附表 50-1）。

药物滥用筛查测试（DAST）类似的有从 23%～75% 的较广的阳性预测率，也应用于公众领域。它只筛查药物滥用（Staley and El-Guebaly，1990）。

ASSIST 和 DAST 较 CAGE-AID 和 CRAFFT 冗长，故没有在这里列出。SAMHSA SBIRT 推动组织推荐同时使用 ASSIST 和 DAST 作为药物筛查（Lanier and Ko，2008）。SBIRT 模式各异，但一般包括了几个关于烟草、酒精和（或）药物滥用的简要筛查问题，被一线工作者采用。近期，一个用于筛查药物滥用的单一问题在初级保健中被证实有效："去年一年中，你有几次使用违禁药品或出于非治疗目的的使用处方药？"回答一次或多于一次，为阳性筛查结果（Smith et al.，2010）。这个单一问题筛查有 100% 的敏感性和 73.5% 的特异性，可以与含有 4 个问题的 CAGE-AID 媲美。

表 50-4 CRAFFT 青少年筛查工具

CRAFFT	问题
车	你是否乘坐过某人（包括您自己）在亢奋状态下、酒后或吸毒后驾驶的汽车？
放松	你是否曾用酒精或毒品来放松自己，让自己感觉更好，或让自己适应环境？
单独	你是否独自一人饮过酒或用过毒品？
遗忘	你是否曾在饮酒或使用毒品时忘记自己做过的事？
朋友	你的家人或朋友是否告诉过你应该节制饮酒或减少使用毒品？
麻烦	你在喝酒或使用毒品时是否引起过麻烦？

被筛查为阳性的患者被进一步评估（通过自主或提供者主导的筛查工具），譬如 DAST 或 ASSIST，这两项测试都能将患者在物质滥用连续过程（SUD continuum）中分级。医生就以往的筛查测试打分，并与患者一同探讨。被筛查为阴性的患者被简短地告知筛查结果，他们对药物使用的健康选择行为被医生强化。被筛查为阳性的危险使用者，并不满足药物依赖或滥用诊断标准的，得到简单干预，通常采用 FRAMES 模式（表 50-5）或 5A 模式（表 50-6）。它们有助于患者对做出改变的接受程度。针对对改变态度矛盾的患者，动机访谈技术（Motivational interviewing technique）也许比 FRAMES 或 5A 更有效（Searight，2009）。

被筛查为阳性并满足药物依赖或滥用诊断标准的患者被转诊至专门机构，或社区药物治疗项目。转诊耗时长，因此经常由知晓当地治疗资源的助手完成，或通过推荐患者到提供资料匹配服务的社区机构。

表 50-5 FRAMES 干预技术

反馈（Feedback）个人风险相关内容
患者做出改变的责任（Responsibility）
建议（Advise）改变
策略单（Menu）
同情（Empathy）：表达同情
效力（self-Efficacy）：激发并支持患者做出改变的自我效力

表 50-6 5A 干预技术

评估（Acess）：为患者评估行为的风险
建议（Advise）：提示患者处于风险中并建议如何改进
共识（Argee）：与患者就治疗达成一致
扶助（Assist）：帮助患者安排治疗计划
安排（Arrange）：安排随访或转诊治疗

实验室检查

重 点

- 任何药物测试方法都包括几方面的考虑：
- 为了掩盖结果，样品可能被掺假：肌苷，pH 值，比重、温度常被用于检测尿样的掺假。
- 一项单独的测试结果证明某个时间点的药物使用，自身并不能做出滥用或依赖的诊断；实验室方法对药物的探测是一项可用于 SUD 筛查、诊断、治疗、预防复发等方面的工具。

■ 假阳性及假阴性结果的发生率取决于摄入药物的种类、数量、使用的时间和某项检测边界值（cut-off value）的设定。所以知晓检测的界值，获得一段时间内完整的药物摄入量和频率的病史很重要。

实验室检查经常被用于 SUD 筛查、治疗和监测复发。尿液药物检测（urine drug test）是最常用的检查方法。其他选择包括血检、毛发检查、汗液检查及口腔分泌物检查，表 50-7 列出了每种药物检测方法的优点和缺陷（Ries et al.，2009）。

表 50-8 详细列出了现有尿检方法可以检测的药物的典型检测时间和导致药检假阳性结果的原因。大多数尿液药物检测采用免疫分析法，因为并不昂贵、快速并且容易自动化。气象色谱和质谱法（GC/MS）被用于确证阳性结果。美沙酮不是大多数尿液筛查试剂盒的组成部分，并且不像阿片类阳性那样明显。单独的美沙酮检测可以得到，单独的检测也被用于大多数"夜

总会药"（club drugs）包括 3，4- 二亚甲基双氧苯丙胺（MDMA），K 粉，和 γ- 羟丁酸钠（GHB）。苯二氮䓬类的药效、半衰期和代谢谱很宽，这使得尿检可靠性降低（Ries et al.，2009）。

药理学

可卡因

可卡因是一种极易成瘾的兴奋剂，是古柯树叶提取物的衍生物。2012 年，有大约 160 万可卡因使用者，占美国总人口的 0.6%。可卡因在 18～25 岁的个体中使用最广泛。

可卡因通过阻断多巴胺的再摄取，引起短暂、强烈的欣快感。多巴胺是一种与欣快和活动相关的神经递质。阻滞多巴胺再摄取能相应地增加多巴胺在中枢神经系统（CNS）中的浓度。可卡因越快地进入血液、传递到中枢神经系统，便会产生越强烈的快感。可卡因

表 50-7　药物检测的方法：优点和缺陷

检测	优点	缺点
血样	难以掺假；检测近期摄入	侵袭性操作；药物在血中的清除较尿中快
毛发	非侵入性；难以掺假；检测一段时期内的使用模式；在司法及研究中经常使用	无法检测近期摄入；较其他方法更难操作
口腔分泌物	非侵入性；便于直接观测，掺假困难；检测近期摄入；快速得出结果	易被近期摄入的其他物质污染；药物在口腔分泌物中的清除较尿中快
汗液	非侵入性；使用贴片搜集样品；检测一段时间内的使用	对药物的定量困难
尿样	非侵入性；快速得出结果；与其他方法相比花费较高	即便在监督下收集样品，依然容易被掺假

表 50-8　尿液药物检测：监测时间及导致假阳性的药物

药物	检测时间	假阳性结果
安非他命、甲基安非他命	1～3 天	苯丙酮，氯喹，氯丙嗪，麻黄素，拉贝洛尔，醇胺，普萘洛尔，伪麻黄碱，雷尼替丁，司来吉兰，曲唑酮，酪胺，vick 吸入剂
巴比妥类	短效：1～4 天 长效：数周	苯妥因
苯二氮䓬类	高度多样化	奥沙普嗪，舍曲林
可卡因	3 天	无
麦角酰二乙胺	2～5 天	阿米替林，氯丙嗪，多虑平，氟西汀，氟哌啶醇，盐酸甲氧氯普胺（胃复安），利培酮，舍曲林，甲硫达嗪，维拉帕米
大麻（THC）	单次使用：2 天 重度滥用：27 天	依非韦仑，泮托拉唑，喹那普利
美沙酮	2～3 天	喹硫平
鸦片	1～2 天	加替沙星，左氧氟沙星，氧氟沙星，罂粟碱，利福平，罂粟子
苯环己哌啶	7 天	右美沙芬，苯海拉明，甲硫达嗪，文拉法辛
丙氧芬	6 小时到 2 天	环苯扎林，苯海拉明，多西拉敏，丙咪嗪，美沙酮

可以经过吸入，注射，或抽吸进入人体。注射或抽吸可卡因能产生强烈的、5～10分钟的快感，较吸入可卡因粉末产生的快感强烈。吸食粉末引起的快感通常持续15～30分钟，起效速度比注射或抽吸可卡因要慢。少量的可卡因给使用者带来欣快感，提高精神的警觉性和活力。

可卡因的中毒症状包括过度兴奋，易激惹，判断力丧失，行为异常，偏执，心动过速，血压升高，瞳孔散大和大汗。增加可卡因使用剂量会导致一些人产生幻听，幻触，妄想和侵略性行为。心脏骤停，癫痫和呼吸骤停是可卡因过量的致死性并发症。可卡因耐受会导致吸食者的大量使用，或更频繁的吸食可卡因。可卡因戒断开始会出现"崩溃（crash）"或过度睡眠，1～2天后，使用者可能会由于缺乏可卡因和低下的多巴胺水平，产生焦虑，烦躁，疲劳和抑郁，也可能产生强烈的药物渴望，抑郁症和自杀观念。

可卡因作为合法的医药广泛地应用于眼，耳，喉手术的局部麻醉，非医疗目的的使用和运输可卡因在1914年12月颁布的Harrison法中被禁止。

大麻

提取自植物大麻（cannabis sativa）的花、茎、种子和叶子。在美国，大麻是普遍被滥用的违禁药。大麻在联邦法律中被视为非法毒品，因此在全国毒品调查范围中。然而，20个州和哥伦比亚特区已经通过立法，允许大麻以某种形式用于医疗。2013年，科罗拉多州和华盛顿州也将大麻的娱乐用途合法化。

大脑中的神经细胞有THC（δ-9-四氢大麻酚）受体，其主要化学激动物质为大麻。一旦药物进入大脑，THC导致多巴胺释放，产生欣快感。抽吸大麻可产生1～3小时的快感。食用混合在食物或冲饮的大麻，能产生持续4小时的较长快感。当身体处于大麻带来的快感中时，个体会经历愉快的情感，感觉时间变慢，感觉到色彩和声音的强烈刺激。大麻使用者也可能突然感到饥饿、口渴、偏执和焦虑。当快感过去，大麻使用者会感到沮丧或昏昏欲睡。长期使用大麻可以改变海马内信息的处理方式而造成短期记忆的损害。大麻也可引起慢性咳嗽、反复肺部感染、肺癌等呼吸系统疾病。DSM-5增加了大麻戒断这一诊断，定义为：重度、长期的大麻滥用者至少有医学上的、社会上的、职业上的或其他重要功能至少有三个戒断症状损害显著减轻。目前，美国食品与药品管理局没有批准任何大麻戒断的治疗方法，即使针对几种重要毒品包括加巴喷丁的研究已在进行。

甲基安非他明

甲基安非他明是一个高度成瘾性的兴奋剂，小剂量甲基安非他明可通过大脑中的神经递质多巴胺的大量释放，从而导致警觉性增高和躯体活动增加。抽吸或注射甲基安非他明的滥用者有短暂的快感。口服或吸入甲基安非他明者可体验到持续约半天的快感。由于存在耐受，甲基安非他明的慢性使用者可能需要更高剂量的药物或数天的摄入。长期使用甲基安非他明会引起大脑的功能和分子层面的变化。慢性甲基安他明使用者，可能会出现焦虑，暴力行为，幻觉、偏执、妄想等精神病性症状。幸运的是，美国的甲基苯丙胺的使用一直在减少。2012年，共有约440 000名甲基安非他明使用者。

致幻剂

致幻剂能改变情绪和感知觉。常用的致幻剂有LSD、PCP、摇头丸（MDMA）、致幻蘑菇（hallucinogenic mushrooms）。2012年，美国有110万人正在使用致幻剂；致幻剂的使用在12～17岁的青少年有所增长。麦角酰二乙胺（LSD）被制成片剂，胶囊或液体出售。它往往被添加入吸水纸并且分装在小的装饰精美的方块里。LSD使用者对声音，色彩产生不可预知的感觉，也有幻觉和妄想。长期使用LSD的后果包括幻觉重现、抑郁症、长期精神症状。五氯酚（PCP）的使用者可通过抽吸、食用、注射或经鼻吸入得到幻觉体验。PCP的使用可能会导致暴力行为，焦虑和偏执。

"夜总会药物"（CLUB DRUGS）

氯胺酮、摇头丸（MDMA）、γ-羟丁酸（GHB）、氟硝西泮（罗眠乐）是常在夜店、夜总会使用的物质，用以增强亲切感和感官刺激。"迷魂药"或摇头丸，通过增加血清素，多巴胺和去甲肾上腺素的释放，产生扭曲的时间感，增强对触觉的享受，提高精力。MDMA常被制成片剂或胶囊。MDMA的纯水晶粉末通常被称为"莫利"。由MDMA造成的交感系统过度兴奋会导致高血压，心动过速，震颤，大汗和心律失常。MDMA中毒与5-羟色胺综合征产生的高热，自主神经不稳定，肌阵挛有关，有致命的可能。MDMA使用者通常会在摄入后第2天体会到严重的抑郁情绪。

氯胺酮（Ketamine）是一种PCP衍生物，属分离性麻醉剂。从兽医和医生办公室盗取，非法供应的氯胺酮被制成粉末状，在夜总会和烟草、大麻一起吸入或经鼻吸入。"K粉"可以提供灵魂脱壳（游离于身体之外）

的感觉，视幻觉，其效用在摄入后持续 30～45 分钟。

γ- 羟丁酸（GHB）低剂量引起欣快感，较高剂量导致嗜睡，头晕，视力障碍，肌张力低下，失忆。GHB 过量可引起癫痫发作，严重的呼吸抑制，昏迷和死亡。由于其镇静和遗忘作用，γ- 羟丁酸被作"约会强暴"（date rape）药。

氟硝西泮（罗眠乐）是一个药效比地西泮强 10 倍的苯二氮䓬类药物，它能减轻焦虑，降低肌张力，并产生抑制作用。高剂量的氟硝西泮可使机体失去对肌肉的控制，导致意识丧失，顺行性遗忘。与 γ- 羟丁酸一样，氟硝西泮被用作"约会强暴"药物（date rape, 2004）。

浴盐是人造的卡西酮衍生物。这些衍生物导致的心理效果与可卡因和摇头丸相似。这些白色或棕色粉末状的药物经常在便利店、香烟店及线上出售。浴盐可容易被摄取，如通过吸入烟、蒸汽或者静脉注射。使用者会产生欣快感、性欲增强，伴随偏执、易激动、幻觉及暴力倾向。2011 年，单独的浴盐中毒或者联合其他药物中毒需要急救者共有 22 904 人。

苯二氮䓬类

苯二氮䓬类是一类被用于镇静，缓解焦虑，诱导睡眠，控制癫痫发作，减轻肌肉痉挛的抑制剂。苯二氮䓬类药物滥用者体验到抑制作用减低和判断力的丧失。可卡因和安非他明的使用者可能采用苯二氮䓬类药物抵消兴奋剂的作用，与酒精和其他抗抑郁药同时使用苯二氮䓬类药物可危及生命。苯二氮䓬类突然停药可引起癫痫发作和戒断综合征（类似于震颤性谵妄）。

阿片类药物（非医疗目的使用的处方药）

氢可酮（维柯丁）是美国最常见的处方阿片类药物。羟考酮（奥施康定）和氢可酮被用于治疗急慢性疼痛。羟考酮（奥施康定）和氢可酮的滥用者体验到欣快、放松和镇静。长期使用会产生耐受，滥用者为体验到以前经历的欣快感而增加药量，过量使用。过量会导致严重的呼吸抑制，低血压、昏迷和死亡。近日，美沙酮被用作治疗慢性疼痛（而不是美沙酮维持治疗）与阿片类药物过量的增长相关。美沙酮相对较长的起效时间和半衰期导致初次使用者更容易过量，因为他们通过加大剂量寻求更强的快感，这种剂量积累导致过量。2011 年，有 488 004 人因非医疗目的使用阿片类处方药物而急诊治疗。

海洛因

海洛因，又称二乙酰吗啡，是一种人工合成的鸦片

类药物，由拜耳公司在 19 世纪后期开发，被用于缓解疼痛和治疗吗啡成瘾。它起效快，半衰期短，因而容易被滥用。所以，海洛因是 Schedule I 类物质（即为在美国不提供作为治疗使用）。

海洛因的使用人数在过去的一年有所上升。据 2 物质滥用及精神健康服务管理局（SAMHSA）2012 年估计，有 66 900 人在前一年使用了海洛因。造成这一数据增加的原因可能是使用者对含鸦片制剂的处方药耐受或是他们无法获得处方药，从而转向使用海洛因。海洛因可经由静脉注射（IV），皮下注射（SC，"skin popping"），或经鼻吸入，以及以提炼可卡因粉形式加热吸入。街头海洛因纯度的提升和人类免疫缺陷病毒（HIV）感染与注射相关的认识，使海洛因的经鼻使用大大增加。海洛因本身是两个活性代谢产物（其中一个是吗啡）的非活性前体，两者都是在 μ- 阿片受体的激动剂。静脉注射（IV）后，使用者在 1～2 分钟内体验到强烈的快感，随之是持续约 1 小时的欣快和镇静。海洛因依赖者的戒断症状在 4～6 小时内发生（Ries et al., 2009）。

中毒与戒断

中毒与戒断的症状体征以及治疗都建立在药物种类的基础上。一般情况下，戒断症状的特点与中毒症状相反，其强度与药物的作用时间成反比，与药物的长期使用成正比。症状产生的时间与药物半衰期成正比。

大多数物质中毒的治疗方式以对症支持治疗为主，通常需要住院治疗。受体拮抗剂可用于阿片类和苯二氮䓬类中毒。戒断症状的处理通常遵循两个原则：用效力较长、强化作用小的类似物替代，然后逐渐减量或控制症状。根据戒断作用的预期严重程度的不同，患者的基本精神和身体健康状态的差别，和患者在门诊获得的支持水平的不同，戒断治疗可选在住院或门诊进行。

阿片类药物

阿片类药物的中毒导致瞳孔缩小、欣快、意识水平的改变、便秘和呼吸抑制。阿片类药物过量的治疗包括提供呼吸支持和使用纳洛酮，纳洛酮是一种阿片受体特异性拮抗剂，通常经静脉给药（IV），但在建立静脉通路之前，也可经皮使用（SC），肌肉注射（IM），通气管插管使用，或滴鼻（Barton et al., 2005）。初始剂量通常为 0.4～0.8mg，发作 2 分钟内静脉给药。剂量及再次给药根据扭转过量反应的需要而定。重复给药的患者需要监测 1～3 小时，如果长效阿片类药物（如美沙

酮过量使用），监测有时会更长。纳洛酮治疗可导致急性、严重的戒断综合征（Ries et al.，2009）。

阿片类戒断很少致命，但极为痛苦，通常伴随着强烈的用药渴望。戒断症状包括呕吐、腹泻、全身酸痛、流涕、体温失调、失眠、焦虑、烦躁、起鸡皮疙瘩、打呵欠、瞳孔散大。可对症治疗，如使用 α2- 肾上腺素受体激动剂可乐定，使用受体拮抗剂，或激动有相反作用的受体。美沙酮可用于短期或长期弱化疗法。丁丙诺啡，一种局部阿片激动剂同样可以被使用。拮抗剂纳曲酮与可乐定的合用，已被有效地用于住院和门诊患者（Ries et al.，2009）。

镇静催眠药（包括苯二氮䓬类）

镇静催眠类药物的中毒导致口齿不清、共济失调、呼吸抑制、感觉麻木、昏迷和死亡（主要是由于过量混合使用）。过量的治疗包括提供呼吸支持和清空胃肠道。使用活性炭和碱化尿液对治疗巴比妥过量特别有帮助。氟马西尼（一种苯二氮䓬受体拮抗剂），可用于治疗苯二氮䓬类过量，但需谨慎，因为此药会显著提高癫痫发作和心律失常的风险，特别是在混合过量和生理上依赖苯二氮䓬类的患者中（Ries et al.，2009）。

镇静催眠药的戒断症状和体征，包括心动过速、高血压、发热、易激、焦虑、幻觉、失眠、恶梦、感觉障碍、震颤、耳鸣、厌食、腹泻、恶心、抽搐、谵妄和死亡。大多数镇静催眠药的戒断方法是使用简单、缓慢、以固定剂量减药，或使用替代药物并减药。简单减药的剂量在达到起始剂量的 25% 之前，不应超 10% 每 1～2 周，随后每 2～4 周减少 5%，直到减完剩余的 25%。替代药物并减药的策略可采用长效苯二氮䓬类（如氯硝西泮），或为短效药物苯巴比妥和上面一样减药。可用转换表来计算近似的等效剂量，替代药品的剂量滴定需在几天到一周完成，以在减药开始之前达到缓解戒断症状的效果。其他已显示出良好效果的辅助治疗药物包括卡马西平、丙戊酸钠、普萘洛尔和曲唑酮。由于许多依赖苯二氮䓬类药物的患者有潜在的焦虑和其他精神疾病，同时由于戒断治疗通常是长期的，因此必须干预并治疗上述这些症状，否则滥用复发的可能性更大（Ries et al.，2009）。

其他药物

附表 50-2 列出了其他药物中毒和戒断的症状和体征。对于其余的药物类别，没有特异的解毒剂或逆转剂。对于这些过量患者的护理，主要是支持和处理特定种类药物过量的后果，如治疗可卡因过量造成的心肌缺血。目前，没有经过 FDA 批准的药物可用于治疗兴奋剂（包括可卡因和甲基苯丙胺），大麻，迷幻剂（如麦角酰二乙胺（LSD），五氯酚（PCP）），或俱乐部的药物[如摇头丸（MDMA）]的戒断治疗。行为疗法是主要方法。

> ### 治疗要点
>
> - 纳洛酮初始剂量为 0.4～0.8mg，视需要反复使用，对自主呼吸不足的有效的阿片类中毒患者有效（Ries et al.，2009）。（推荐等级：A）。
> - 镇静催眠药戒断治疗方法是简单减量或苯巴比妥 / 长效苯二氮䓬类替代并减量。（推荐等级：C）。

药物治疗（除戒断治疗）

SUD 患者急性戒断期后的药物治疗，在阿片类依赖的治疗方面有较长的历史，自 19 世纪末期，直到通过的哈里森法取缔处方阿片类药物（1914）的近一个半世纪，各种阿片类似物被用作维持治疗。目前，有三种主要的药物干预措施：美沙酮、丁丙诺啡及纳曲酮。这三种措施中，对美沙酮的研究最多，并且作为慢性复发性阿片类依赖患者的标准治疗。然而，美沙酮的临床使用备受争议，得到它需要越过很多政策门槛。

纳曲酮（Naltrexone）作为阿片受体上的竞争性拮抗剂，阻止阿片类激动剂的作用。它已被证明对有较强外部动力的患者的治疗最为有效。在更广泛的患者群体中，纳曲酮治疗的维持率在 6 个月内只有 20%～30%。纳曲酮的常用剂量为每天 50mg 或 350mg 每周（划分成 3 个剂量：100、100、150mg）。起始剂量为 25mg，以尽量减少恶心、呕吐等胃肠道副作用，这些副作用会发生在 10% 的患者身上。肝酶要长期监测，因为肝毒性是罕见但较为严重的副作用，停药后可缓解（Ries et al.，2009）。在 2010 年，纳曲酮注射剂以每月供给的形式由美国食品和药物管理局（FDA）批准，用于治疗阿片类药物依赖患者。对长效纳曲酮植入的研究正在等待 FDA 批准。

美沙酮（Methadone）是一种亲和力强的长效阿片类受体激动剂，可以每天一次的剂量来治疗大多数阿片类药物依赖的患者。目前，美沙酮可用于治疗阿片类依赖的患者（如戒断），可被用于医院或持美沙酮治疗资格的机构。自行服用剂量的调节取决于治疗时间和对治疗反应，包括良好的遵嘱用药，遵守程序规则，缺乏转向的行为，对药物欲望的节制等，可通过药物测试结果证实。通常，自行服用剂量一般为一个星期（很多项目是周日休息）。如需增加出院带药的剂量，需要参照州和联邦相关法规，采取更为严格的规约。对于家庭医生而言，观察进行美沙酮维持治疗的患者的取药时间表，可为评估他们的治疗情况提供线索。美沙酮相关的过量死亡率近期在增加，经调查，这种增长更可能是由于误用或滥用美沙酮来作为治疗慢性疼痛的药物，不太可能是由于治疗阿片类激动剂上瘾而导致（CSAT，2004）。

丁丙诺啡（Buprenorphine）是一个局部阿片受体激动剂，可激活 50% 的阿片受体。这通常足以缓解戒断症状并维持长时间的戒断反应，但不足以诱发阿片类依赖患者的快感。它比任何阿片类激动剂与受体的结合都更为紧密，并且具有长半衰期，使它成为封闭治疗（blockade therapy）的一个好的选择。丁丙诺啡舌下含片或药纸，常与纳洛酮（suboxone）复合使用，如使用纳洛酮（一种强效阿片类药物拮抗剂）静脉注入起效甚微之后，不再提倡静脉使用丁丙诺啡，丁丙诺啡有 2、4、8mg 和 12mg 四种剂量规格。不同于美沙酮，2000 年药物滥用治疗法为达到治疗阿片类依赖纳入初级保健的目标，允许在提供美沙酮治疗之外的机构开具丁丙诺啡治疗处方，大大扩展了丁丙诺啡治疗的可获得性。为了获得用丙诺啡治疗阿片类依赖的处方资格，医师需要参加 8 小时的课程（现在可在网上获得），并向美国缉毒局（DEA）提交申请以获得一个额外的"X"号码。医生还需要用特定的方式来转诊或为患者提供基于行为健康的成瘾治疗。丁丙诺啡的一般日剂量为 8~16mg。

一些抗惊厥药，如巴氯芬、双硫仑和抗抑郁药在试验的人群中收效甚微，或仍处于临床试验中。托吡酯最近被证明与安慰剂相比减少了可卡因的使用，但迄今为止，FDA 尚未批准（Bankole et al.，2013）。许多针对兴奋剂依赖的药物干预方法都被研究过，但迄今为止，没有一个被 FDA 批准。治疗兴奋剂依赖的研究还包括持续释放慢作用的兴奋剂，如莫达非尼（Ries et al.，2009）。疫苗疗法目前还处于研究中，如刺激患者的免疫系统产生特定抗体，如通过与可卡因结合，抗体阻止其穿过血脑屏障（Martell et al.，2009）。

关于药物治疗在其他物质滥用（如致幻剂，大麻和俱乐部药物）等中的长期使用，证据很少。目前，行为疗法是治疗的主体（Ries et al.，2009）。

治疗要点

- 美沙酮阿片类依赖的维持治疗，是研究最多最有效的（National Consensus，1998）（推荐等级：A）。
- 丁丙诺啡维持治疗，作为美沙酮治疗阿片类依赖的替代，可被符合规定的经适当的培训和认证的初级保健医生使

用，但足量美沙酮相比治疗效果稍差（Mattick et al.，2008）（推荐等级：A）。
- 口服纳曲酮有助于拥有强大外部激励的患者群体的坚持治疗，如持有执照的专业人士，其他情况下治疗的维持差，复发常见（Minozzi et al.，2006）（推荐等级：B）。

药物滥用的行为疗法

行为疗法是 SUD 的治疗的主要方法。常见的方式包括：认知行为疗法，突发事件管理，动机强化疗法（MET），"团体治疗"和 12 步便利法。除 MET，这些方法没有被家庭医生在日常办公室实践中作为常规使用，但可在以社区为基础的推荐治疗中获得这些治疗。

认知行为疗法

认知行为疗法（CBT）是基于这样的假设：患者获得开始和持续吸毒行为的学习过程也可以被用来减少或停止使用药物。CBT 已被广泛的研究，特别是在可卡因使用者中，并显示出了良好的效果。CBT 主要用于门诊，通常在每周的会见（持续数月）中使用。会见致力于使患者学着认识他们最有可能使用药品的情境，学习避免这些情景，并学习在不诉诸药物使用的办法下解决他们的问题。这些经验通过功能分析（functional analysis）和技能培训（skills training）来获得。在功能分析中，每次药物的使用被放在患者的感觉、思维和使用之前和之后等情境下分析。这有助于识别高风险的情境解决问题。技能培训涉及避免这些情况的方式，和学习新的（或纠正过去的）应对机制，以在不使用药物的情况下处理高风险情境和应对其他生活压力（Carroll，1998）。

突发事件管理

突发事件管理（CM）是基于操作条件反射并涉及的一个结构化的持续的管理系统，用于强化与治疗的目标相一致的行为。基本原则包括加强近期疗效和目标行为之间的联系，目标行为的发生容易验证并常被验证，对持续的积极行为改变给予积极的结果，当目标行为没有发生时，不给予积极的结果。当每次处理一个目标行为时，或在一个短暂的下滑后，强化已经恢复的持续性的积极行为，CM 已经被证明是更有效的。CM 的障碍包括承担奖励的成本，确定这种方法治疗的持续事件。CM 的优势在于可以针对广泛的行为做出改变，并能在严重和多重的药物滥用患者身上获得成功（Petry et al.，2001）。

动机强化治疗

动机强化治疗（MET）致力于增强药物滥用患者健康使用药物的内部动机，激发患者做出上述行为改变的自身的优势和资源。目标由患者设置，尽管咨询者可在适当的时候建议具体的目标。这种方法中医患是非对峙的。咨询者使患者谈论物质使用的好处和坏处，并像积极的倾听者一样作出反映和总结，突出患者的生活目标或信念和目前的药物使用行为间的差异。然后利用这些差异，增加了患者对现状的不适，或改变现状的内在意愿（Miller and Rollnick，2013）。患者对改变行为做出准备的阶段，无论是反思前期，沉思期，准备，行动，保持，或复发，也在每次会见上确定。此外，患者自我改变的效能被评估，患者在指导下谈论之前成功的改变行为的经验，并强调一切改变的正面效果（Prochaska et al.，1992）。MET 已被用于住院部和门诊，从一次谈话（简短的干预）到几个月的每周会见。

团体治疗

团体治疗（therapeutic communities，TCs）是传统的社区机构，团体通过其结构和功能推动个体做出改变，并通过基于十二步疗法的自助项目（12-step-based self-help programs）指导个体恢复。个体在治疗团体中逗留的平均周期是 12 个月（6~24 个月）。团体成员通过在团体中扮演多种角色、承担康复责任、确保团体每日正常运行等，获得进步。团体的日程规划严密：包括小组时间和个体时间，同时还有团体工作和自我成长的时间。团体治疗已经被证明适于帮助有特殊需要的人群：譬如青少年，HIV 感染者，和带孩子的女性。成功完成团体治疗项目的个体使物质滥用行为明显减少。也存在一些一日治疗项目（day treatment program）或非社区团体（nonresidential communities），对社会问题不甚严重的人群而言，这些项目可能更加经济（National Institute on Drug Abuse，2002）。

十二步疗法

十二步疗法（twelve-step facilitation，TSF）是一种尝试激发物质滥用患者的参与度和主动性形式，这些治疗小组的形式包括可卡因匿名会（Cocaine Anonymous，CA）和麻醉剂匿名会（Narcotics Anonymous，NA）。十二步疗法在社区治疗和门诊治疗中都有使用。各治疗阶段间结构紧密，通常有手册指导，并且指派指导顾问作为帮助患者作出改变的促进者，而患者的加入作为作出改变的实体。十二步疗法潜在的原则是相似的：患

者缺乏自制力的事实必须被接受，意志力对于戒除物质滥用而言并不足够，节制和戒除是被希望的。研究显示个体在十二步自助小组中越是高度参与，越是积极和参与越多的聚会，就越有希望成功戒除物质滥用（McIntosh，2009a）。

大多数正规十二步治疗在家庭医生的执业范围之外开展。然而，家庭医师如果做出让患者参与十二步团体的推荐，可以通过以下途径增加患者参与的可能：①订立患者每周参与特定聚会的次数，②在患者就诊过程中通过 CA 或 NA 的当地热线为患者约定首次团体聚会，③鼓励患者参加不同的聚会以寻找到最适合的团体。追踪曾经被推荐或正在治疗群体中的患者的表现和阶段进展，可以融入到日常的初级保健工作中，并且对患者是有帮助的。

治疗要点

- 认知行为疗法和突发事件管理减少了可卡因的使用并提高了治疗持续性（Knapp et al.，2007）（推荐等级：B）。
- 12 步包括积极配合，实现禁欲和恢复（McIntosh，2009b）（推荐等级：C）。

物质滥用患者的初级卫生保健

对物质滥用患者的初级卫生保健必须考虑到患者涉入药物对系统的影响，追溯服用历史，获得药物的方式，违法药物 - 处方药物间的作用，而且有很大比例的物质滥用患者不坚持随诊和服用处方药（Ries et al.，2009）。较之普通人群，感染性疾病（如 HIV、乙型肝炎和丙肝、结核）和性传播疾病（如淋病、衣原体感染、疱疹、梅毒、人类乳头多瘤空泡病毒感染）在物质滥用障碍患者中更为常见，这类患者应该常规筛查。其他静脉药品滥用者的常见感染包括皮肤脓肿、蜂窝织炎、感染性心内膜炎和肺炎。

可卡因和其他兴奋剂会导致心肌梗死和卒中，升高血压，或使得原发性高血压耐药。强效可卡因的滥用，吸入甲基安非他命和大麻会导致肺损伤、慢性梗阻性肺病、纤维化和肺动脉高压。兴奋剂的使用、苯二氮䓬类药物戒断、迷幻药或其他夜店药中毒都可引发癫痫（Ries et al.，2009）。

治疗物质滥用的并发症：哮喘、高血压、慢性疼痛和糖尿病。患者服药的坚持性常因物质滥用患者对获得快感、减少戒断症状的关注而动摇。规律营养的饮食对于物质滥用患者而言可能难以获得，或者不被重视，卫生保健也是如此。睡眠障碍很常见，并可以加重

健康问题。物质滥用患者对治疗药物的保管会因无家可归、搬家、不安全的居住环境而受到影响。

药物滥用会掩盖症状，延迟如癌症等疾病的症状的发现。这种掩盖常与物质滥用患者缺乏对初级医疗保健的获得和利用，难以获得预防服务相关。

特殊人群

青少年

2012年，12～17岁的青少年中约9.5%正在使用非法药物。这延续了青少年中非法药物使用率减少的趋势。与2002年的数据相比，数种非法药物的使用率已经降低，包括大麻（7.2%～8.2%），非医疗目的使用的处方药（2.8%～4.0%）。对于初、高中学生使用兴奋剂和类固醇的关注，使得自1989年开始对于青少年使用类固醇的情况进行监测。与往年相比，合成代谢类固醇使用率总体上有所降低。虽然主要是年轻男性使用合成代谢类固醇，年轻女性占此类药物使用者的比例也有所增加。

大多数青年称非法药物随手可得。例如，约47.8%的12～17岁青少年称，"相当容易"获得大麻，16.0%的青少年称他们可以得到可卡因，11.5%的青少年称他们可以获得迷幻剂。2012年，13.2%的青少年称他们在过去1个月内曾与贩卖毒品者接洽。

鉴于同伴压力对于青少年是一个重要的影响因素，他们对于滥用药物风险以及同伴谴责的态度也被调查。大多数青少年都强烈反对，或有点不赞成同伴的药物滥用行为。然而，对于使用大麻、可卡因、致幻剂和其他药物的危害的认知水平近年来已降低。青少年对有关毒品危害的知识更匮乏，可能会显示某种"代际遗忘"（Johnston et al.，2008）。

少数人种及少数民族

2012年，在7个不同的主要种族之间非法药品使用率存在显著差异。两个或多个种族的后裔正在使用非法药物的比例最高（14.8%）。2012年，估计有11.3%的黑人，12.7%的美洲印第安人或阿拉斯加原住民，9.2%的白人，7.8%的夏威夷原住居民或其他太平洋岛民，8.3%的西班牙裔人和3.7%的亚洲人正在使用非法药物。

孕妇

2012年，15～44岁的孕妇中约5.9%的正在使用非法药物。所有年龄组的孕妇与非孕妇相比使用非法药物的比例都明显较低。在怀孕期间使用可卡因、海洛因、甲基苯丙胺、大麻、摇头丸、吸入剂、尼古丁一直与胎儿宫内发育迟缓、认知能力发展缓慢、关注和学习困难等不良后果相关联。影响程度随孕妇所使用非法药物的类型、数量、频率以及使用时胎儿发育阶段而变化。目前，尽管在不能使用美沙酮时也使用丁丙诺啡，美沙酮维持治疗依然是怀孕期间阿片类药物依赖的首选疗法。对新生儿戒断症状进行监测，并根据症状进行治疗。

精神健康与药物滥用

2011年，严重的精神病患者中的药物滥用或依赖的比率为31.3%。同样，18岁以上的成年人中，在过去一年内曾有严重抑郁症发病者药物滥用的比率比没有出现大的抑郁发病者更高（28.5%与13.4%）。在过去一年内严重抑郁发作也与对非法药物依赖的比率相关。

（江华 李青青 译，刘中民 审校）

附录

附表50-1

附表50-2

参考资料

American Psychiatric Association: *Diagnostic and statistical manual of mental disorders*, ed 4, *text revision (DSM-IV-TR)*, Washington, DC, 2000, APA.

American Psychiatric Association: *Diagnostic and statistical manual of mental disorders*, ed 5, *text revision (DSM-V)*, Washington, DC, 2013, APA.

Bankole A, Ait-Daoud N, Wang X-Q, et al: Topiramate for the treatment of cocaine addiction, *JAMA Psychiatry* 70(12):1338–1346, 2013.

Barton ED, Colwell CB, Wolfe T, et al: Efficacy of intranasal naloxone as a needleless alternative for treatment of opioid overdose in the prehospital setting, *J Emerg Med* 29:265–271, 2005.

Brown RL, Rounds LA: Conjoint screening questionnaires for alcohol and other drug abuse: criterion validity in a primary care practice, *Wis Med J* 94:135–140, 1995.

Carroll KM: *NIDA therapy manuals for drug addiction, manual 1: a cognitive-behavioral approach: treating cocaine addiction*, NIH Publication No. 48-4308, 1998.

Center for Substance Abuse Treatment: *Methadone-associated mortality: report of a national assessment, May 2003. SAMHSA Pub No 04-3904*, Rockville, Md, 2004, Center for Substance Abuse Treatment, Substance Abuse and Mental Health Services Administration.

Compton WM, Dawson DA, Goldstein RB, et al: Crosswalk between DSM-IV dependence and DSM-5 substance use disorders for opioids, cannabis, cocaine and alcohol, *Drug Alcohol Depend* 132:387–390, 2013.

Gahlinger P: Club Drugs: MDMA, gamma-hydroxybutyrate (GHB), rohypnol and ketamine, *Am Fam Physician* 69:2619–2627, 2004.

Insight Project Research Group: SBIRT outcomes in Houston: final report on Insight, a hospital district-based program for patients at risk for alcohol or drug use problems, *Alcohol Clin Exp Res* 33:1374–1381, 2009.

Johnston LD, O'Malley PM, Bachman JG, et al: *Monitoring the future survey: national survey results on drug use, 1975–2008. Vol I. Secondary school students. NIH Pub No 09-7402*, Bethesda, Md, 2008, National Institute on Drug Abuse. http://www.monitoringthefuture.org/pubs/monographs/vol1_2008.pdf.

Knapp WP, Soares B, Farrell M, et al: Psychosocial interventions for cocaine and psychostimulant amphetamines related disorders, *Cochrane Database Syst Rev* (3):CD003023, 2007.

Knight JR, Sherritt L, Shrier LA, et al: Validity of the CRAFFT substance abuse screening test among adolescent clinic patients, *Arch Pediatr Adolesc Med* 156:607–614, 2002.

Lanier D, Ko S: *Screening in primary care settings for illicit drug use: assessment of screening instruments—a supplemental evidence update for the US Preventive Services Task Force. Evidence Synthesis No 58. Part 2. AHRQ Pub No 08-05108-EF-2*, Rockville, Md, 2008, Agency for Healthcare Research and Quality. http://www.preventiveservice.ahrq.gov/clinic/uspstf08/druguse/drugevup.pdf.

Martell BA, Orson FM, Poling J, et al: Cocaine vaccine for the treatment of cocaine dependence in methadone-maintained patients: a randomized, double-blind, placebo-controlled efficacy trial, *Arch Gen Psychiatry* 66:1116–1123, 2009.

Mason BJ, Crean R, Goodell V, et al: A proof of concept randomized controlled study of gabapentin: effects on cannabis use, withdrawal and executive function deficits in cannabis-dependent adults, *Neuropsychopharmacology* 37:1689–1698, 2012.

Mattick RP, Kimber J, Breen C, et al: Buprenorphine maintenance versus placebo or methadone maintenance for opioid dependence, *Cochrane Database Syst Rev* (2):CD002207, 2008.

McIntosh L: Twelve Step Facilitation. Part 1. Making the case for twelve step, *Northwest Frontier ATTC Addiction Messenger Series* 35 12(7), 2009a.

McIntosh L: Twelve Step Facilitation. Part 2. The original model, *Northwest Frontier ATTC Addiction Messenger Series* 35 12(8), 2009b.

Miller WR, Rollnick S: *Motivational interviewing: helping people change*, ed 3, New York, 2013, The Guilford Press.

Minozzi S, Amato L, Vecchi S, et al: Oral naltrexone maintenance treatment for opioid dependence, *Cochrane Database Syst Rev* (1):CD001333, 2006.

National Consensus Development Panel: Effective medical treatment of opiate addiction, *JAMA* 280:1936–1943, 1998.

National Institute on Drug Abuse: Research report series. Therapeutic community. NIH Pub No 02–4877, 2002.

Newcombe DL, Humeniuk RE, Ali R: Validation of the WHO alcohol, smoking and substance involvement screening test (ASSIST): report of results from the Australian site, *Drug Alcohol Rev* 24:217–226, 2005.

Petry NM, Petrakis I, Trevisan L, et al: Contingency management interventions: from research to practice, *Am J Psychiatry* 158:694–702, 2001.

Prochaska JO, DiClemente CC, Norcross JC: In search of how people change: applications to addictive behaviors, *Am Psychol* 47:1102–1114, 1992.

Ries RK, Fiellin DA, Miller SC, et al: *Principles of addiction medicine*, ed 4, Philadelphia, 2009, Lippincott–Williams & Wilkins.

Searight HR: Realistic approaches to counseling in the office setting, *Am Fam Physician* 79:277–284, 2009.

Smith PC, Schmidt SM, Allensworth-Davies D, Saitz R: A single-question screening test for drug use in primary care, *Arch Intern Med* 170(13): 1155–1160, 2010.

Staley D, El-Guebaly N: Psychometric properties of the Drug Abuse Screening Test in a psychiatric patient population, *Addict Behav* 15:257–264, 1990.

Substance Abuse and Mental Health Services Administration: *Results from the 2011 National Survey on Drug Use and Health: mental health findings*, NSDUH Series H-45, HHS Publication No. (SMA) 12-4725, Rockville, MD, 2012, Substance Abuse and Mental Health Services Administration.

Substance Abuse and Mental Health Services Administration: *Results from the 2012 National Survey on Drug Use and Health: summary of national findings*, NSDUH Series H-46, HHS Publication No. (SMA) 13-4795, Rockville, MD, 2013, Substance Abuse and Mental Health Services Administration.

Substance Abuse and Mental Health Services Administration, Drug Abuse Warning Network, 2011: *National estimates of drug-related emergency department visits*, HHS Publication No. (SMA) 13-4760, DAWN Series D-39, Rockville, MD, 2013, Substance Abuse and Mental Health Services Administration.

U.S. Drug Enforcement Agency (DEA): http://www.justice.gov/dea/index.htm.

U.S. Preventive Services Task Force (USPSTF): Screening for illicit drug use, 2008.

网络资源

www.findtreatment.samhsa.gov Substance Abuse and Mental Health Services Administration. Treatment locator resource.

www.nar-anon.org 12-step–based resource for families.

nsduhweb.rti.org The National Survey on Drug Use and Health's website has a current and extensive database.

www.asam.org The American Society of Addiction Medicine's website with links to online buprenorphine training.

www.bu.edu/aodhealth/index.html Boston University's website offering periodic summaries of the latest SUD research findings.

www.cdaweb.org 12-step–based self-help organization.

www.drugfree.org/join-together Addiction medicine news and advocacy and research.

www.nida.nih.gov The National Institute on Drug Abuse's website has valuable resources for physicians and families.

附表 50-1　CAGE-AID 成人筛查工具

CAGE	问题
戒断	你是否曾觉得你应该戒除酒瘾或药瘾?
烦恼	你是否曾因人们批评你滥用酒精或药物感到烦恼?
负罪感	你是否曾因滥用酒精或药物产生坏的感觉或有负罪感?
醒神酒	你是否曾在早上醒来第一件事就是喝酒或用药,用来摆脱神经症状或宿醉(醒神酒)?

每答复一个"否"则计 0 分;每答复一个"是"计 1 分

0~1 分 = 筛查阴性结果

2~4 分 = 阳性筛查结果

附表 50-2　中毒和戒断的症状和体征

药物	中毒	戒断
兴奋剂(包括可卡因)	瞳孔散大,头痛,过度换气,呼吸困难,咳嗽,胸痛,喘憋,咯血,支气管痉挛,肺水肿,精神病性症状,震颤,反射亢进,抽搐,肌阵挛,癫痫,脑出血或心肌梗死,脑水肿,恶心,呕吐,肠梗阻或穿孔,利尿,肌红蛋白尿,急性肾衰竭,发热,恶性高热,横纹肌溶解	抑郁,焦虑,疲劳,快感缺乏,食欲增加,嗜睡,多梦,渴求药物
大麻烟	瞳孔缩小,结膜充血,头痛,呼吸急促,心动过速,体位性低血压,震颤,共济失调,食欲增加,尿潴留	烦躁,失眠,焦虑,抑郁,易激惹,厌食,多梦,畏寒,恶心,出汗
五氯酚(PCP)	水平眼球震颤,泪液和唾液分泌增多,角膜反射丧失,睁眼昏迷,瞳孔散大,咽反射丧失,出汗,潮红,呼吸暂停,肺水肿,呼吸急促,心动过速,高血压,高输出性心衰,昏迷,反射亢进,恶心,呕吐,急性肾衰竭,恶性高热,横纹肌溶解	抑郁,焦虑,烦躁,嗜睡,出汗,震颤,烦躁不安,渴望药物
摇头丸(MDMA)	磨牙,头痛,口干,出汗,潮红,心动过速,高血压,震颤,肌张力增高,恶心,厌食,急性肾衰竭,恶性高热,横纹肌溶解	抑郁,焦虑,疲劳,注意力集中困难,肌肉疼痛
麦角酰二乙胺(LSD)	瞳孔散大,立毛,出汗,高血压,心动过速,反射亢进,震颤,抽搐,恶心,呕吐,尿潴留	疲劳,易激惹,快感缺乏

索 引